DTG

Dicionário Terapêutico Guanabara

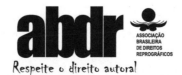

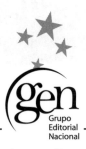

O GEN | Grupo Editorial Nacional reúne as editoras Guanabara Koogan, Santos, Roca, AC Farmacêutica, Forense, Método, LTC, E.P.U. e Forense Universitária, que publicam nas áreas científica, técnica e profissional.

Essas empresas, respeitadas no mercado editorial, construíram catálogos inigualáveis, com obras que têm sido decisivas na formação acadêmica e no aperfeiçoamento de várias gerações de profissionais e de estudantes de Administração, Direito, Enfermagem, Engenharia, Fisioterapia, Medicina, Odontologia, Educação Física e muitas outras ciências, tendo se tornado sinônimo de seriedade e respeito.

Nossa missão é prover o melhor conteúdo científico e distribuí-lo de maneira flexível e conveniente, a preços justos, gerando benefícios e servindo a autores, docentes, livreiros, funcionários, colaboradores e acionistas.

Nosso comportamento ético incondicional e nossa responsabilidade social e ambiental são reforçados pela natureza educacional de nossa atividade, sem comprometer o crescimento contínuo e a rentabilidade do grupo.

DTG

Dicionário Terapêutico Guanabara

Edição 2014/2015

Andrejus Korolkovas

Professor Titular de Química Farmacêutica
Departamento de Farmácia

Faculdade de Ciências Farmacêuticas
Universidade de São Paulo

Francisco Faustino de Albuquerque Carneiro de França

Médico do Instituto Dante Pazzanese de Cardiologia
São Paulo, SP

Médico do Pronto-Socorro Cardiológico de Pernambuco
(PROCAPE)
Universidade de Pernambuco

Colaborador

Bruno Carlos de Almeida Cunha

Professor Titular

Departamento de Tecnologia
Bioquímico-Farmacêutica

Faculdade de Ciências Farmacêuticas
Universidade de São Paulo

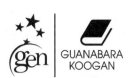

Outras obras do autor

Korolkovas, A. *Essentials of molecular pharmacology — background for drug design*. Wiley-Interscience, New York, 1970, 354 p.

Korolkovas, A. *Essentials of molecular pharmacology* (em japonês). Hirokawa Publishing Company, Tóquio, 1972, 305 p.

Korolkovas, A. *Grundlagen der molekularen Pharmakologie*. Georg Thieme Verlag, Stuttgart, 1974, 350 p.

Korolkovas, A. *Fundamentos de farmacologia molecular — base para o planejamento de fármacos*. EDART — São Paulo Livraria Editora Ltda. e Editora da Universidade de São Paulo, São Paulo, 1974, 459 p.

Korolkovas, A. *Fundamentos de farmacologia molecular — base para o planejamento de fármacos*. 2.ª ed., EDART — São Paulo, Livraria Editora Ltda. e Ministério da Educação e Cultura, São Paulo, 1977, 459 p.

Korolkovas, A. *Análise farmacêutica*. Guanabara Dois, Rio de Janeiro, 1984, 208 p.

Korolkovas, A. *Essentials of medicinal chemistry*. 2nd ed., Wiley-Interscience, New York, 1988, 1204 p.

Korolkovas, A. & Burckhalter, J. H. *Essentials of medicinal chemistry*. Wiley-Interscience, New York, 1976, 697 p.

Korolkovas, A. & Burckhalter, J. H. *Compendio esencial de química farmacéutica*. Editorial Reverté, Barcelona, 1978, 871 p.

Korolkovas, A. & Burckhalter, J. H. *Essentials of medicinal chemistry*. Ho-Chi Publishing House, Taipei, 1978, 679 p.

Korolkovas, A. & Burckhalter, J. H. *Essentials of medicinal chemistry* (em japonês), 2 tomos. Hirokawa Publishing Company, Tóquio, 1980, 601 p.

Korolkovas, A. & Burckhalter, J. H. *Química farmacêutica*. Guanabara Dois, Rio de Janeiro, 1982, 783 p.

Korolkovas, A. et al. *Farmacopéia Brasileira*, IV, Parte I, Atheneu Editora São Paulo Ltda., São Paulo, 1988, 528 p.

Obras dos colaboradores

Almeida Cunha, B. C. *Medicamentos: fator de saúde?* Editora Artpress, São Paulo, 1981, 140 p.

Almeida Cunha, B. C. *Saúde. A prioridade esquecida*. Editora Vozes, Petrópolis, 1987, 133 p.

Bartolo, A. T. & Almeida Cunha, B. C. *Assistência farmacêutica*. Atheneu Editora São Paulo e Editora Universidade de São Paulo, 1989, 198 p.

Direitos exclusivos para a língua portuguesa
Copyright © 2015 by
EDITORA GUANABARA KOOGAN LTDA.
Uma editora integrante do GEN | Grupo Editorial Nacional
Travessa do Ouvidor, 11
Rio de Janeiro – RJ – CEP 20040-040
Tels.: (21) 3543-0770/(11) 5080-0770 | Fax: (21) 3543-0896
www.editoraguanabara.com.br | www.grupogen.com.br | editorial.saude@grupogen.com.br

Reservados todos os direitos. É proibida a duplicação ou reprodução deste volume, no todo ou em parte, em quaisquer formas ou por quaisquer meios (eletrônico, mecânico, gravação, fotocópia, distribuição pela Internet ou outros), sem permissão, por escrito, da EDITORA GUANABARA KOOGAN LTDA.

Editoração eletrônica: Anthares

- Ficha catalográfica

K87d
21. ed.

Korolkovas, Andrejus, 1923-1996
DTG, Dicionário Terapêutico Guanabara / Andrejus Korolkovas, Francisco Faustino de Albuquerque Carneiro de França ; colaborador Bruno Carlos de Almeida Cunha. - 21. ed. - Rio de Janeiro : Guanabara Koogan, 2015.

il.
ISBN 978-85-277-2593-4

1. Medicamentos - Dicionários. I. França, Francisco Faustino de Albuquerque Carneiro de. II. Cunha, Bruno Carlos de Almeida. III. Título. IV. Título: Dicionácio Terapêutico Guanabara.

14-13155.   CDD: 615.19003
            CDU: 615.2(038)

Esta obra é dedicada

às minhas netas
Ludmila e Larissa

às minhas mui amadas filhas
SÔNIA (*in memoriam*) e
MIRIAM MIRNA

e

à minha mulher RUZENA,
fiel e amorosa companheira,
que, nestes 52 anos de convívio,
foi a incansável incentivadora e ajudadora
em todos os meus empreendimentos,
em prol do ensino, da pesquisa
e da prestação de serviços à comunidade.

Andrejus Korolkovas

e

aos meus filhos
Tiago e Lucas
**Francisco Faustino de
A. C. de França**

às minhas netas
Mariana, Clara e Alice
**Bruno Carlos de
Almeida Cunha**

"*Primum non nocere.*" (Em primeiro lugar, não prejudicar.) *Hipócrates*

"Todas as substâncias são venenos; não há nenhuma que não seja veneno. A dose correta diferencia um veneno de um remédio." *Paracelso*

"Se toda a matéria médica, conforme é hoje usada, fosse lançada ao fundo do mar, seria tanto melhor para a humanidade — e tanto pior para os peixes." *O. W. Holmes*

"Um dos primeiros deveres do médico consiste em educar as massas a não tomar remédios."
O. W. Holmes

"Noventa por cento dos enfermos que consultam um médico acabariam curando-se espontaneamente se se limitassem a esperar e a tomar um pouco de ácido acetilsalicílico." *Lewis Thomas*

"É moda atualmente referir-se aos medicamentos e seus produtores em termos depreciativos. No entanto, constitui fato indiscutível serem eles uma das grandes bênçãos da civilização moderna. Para o autor, assim como, conforme ele supõe, para a maior parte das pessoas normais, seria um pesadelo pavoroso um mundo que não dispusesse de meios para aliviar a dor, ou de armas eficazes para debelar as moléstias infecciosas.

"Constitui igualmente fato indubitável o devermos a descoberta e a produção de muitos dos mais valiosos medicamentos aos esforços da indústria farmacêutica, que desempenha, portanto, uma função pública vital...

"Eu, pessoalmente, poderia dispensar qualquer dos meios rápidos de locomoção que a moderna tecnologia nos proporciona, sejam eles automóveis, trens ou aviões a jato; poderia viver perfeitamente sem um aparelho de televisão e, na verdade, o faço; em caso de emergência passaria muito bem sem luz elétrica — estremeço, porém, à ideia de sofrer a tortura da extração de um dente de siso, sem anestésico local, ou, pior ainda, ter um membro amputado ou mesmo sofrer uma operação de apendicite, sem anestesia geral. Detestaria certamente encontrar-me na situação em que nos encontrávamos todos antes que o arsenal terapêutico de modernos fármacos e vacinas estivesse à disposição da medicina terapêutica, quando seria obrigado a assistir impotente à minha mulher morrer de febre puerperal, ou meus amigos desaparecerem com diabetes ou tuberculose, ou meus filhos tornarem-se deformados pelo raquitismo ou, ainda pior, paralisados pela poliomielite." *Ernest B. Chain*

"Numa sociedade tecnológica, será que a medicina pode ser diferente do que é? O poder do médico é transferido progressivamente para os atos técnicos e para os medicamentos. A tradução do fato é que, quanto menos o médico dá de sua pessoa e do seu tempo, mais medicamentos prescreve e mais exames de laboratórios pede. Tal situação não pode durar eternamente, pois é demasiado insatisfatória para todas as partes, salvo talvez para as indústrias que vivem desta superoferta tecnológica." *A. Bourguignon*

"Foi o desenvolvimento de novos fármacos que mudou o curso da medicina moderna. Lembremos apenas alguns exemplos: a) corticosteroides no tratamento da inflamação; b) os potentes diuréticos no tratamento da insuficiência cardíaca congestiva; c) o grande número de fármacos para o tratamento da hipertensão; d) antibióticos potentes e específicos para tratamento de todos os tipos de infecções; e) novos fármacos, como os alcaloides da *Vinca*, para o tratamento da leucemia e outros tipos de câncer, que permitem às crianças, que viveriam somente poucos anos, viver mais e ter vida útil, chegando em alguns casos a curá-las de suas moléstias." *Louis Lemberger*

"Em 75% dos casos, os medicamentos que o médico prescreve ao paciente devem sua eficácia ao ritual que preside o ato e não aos princípios ativos que ele supõe conter o medicamento..." *M. Bosquet*

"A classe médica vive sufocada por uma maciça publicidade farmacêutica. Diz-se até que o lema repassado ao propagandista pelos seus patrões é: "Se você não puder convencê-los, confunda-os". Após concluir o curso de graduação, o médico fica absolutamente jejuno de atualização (por falta de programas de educação médica continuada) e, portanto, inteiramente à mercê de informação veiculada pelos laboratórios farmacêuticos.

"Remédios e equipamentos, consumir é preciso. É o superconsumo para a felicidade da indústria da saúde." *Wilson Luiz Sanvito*

Prefácio à 21ª edição

Apresentamos a 21ª edição do DTG, aprimorada com as mudanças necessárias para manter o conteúdo desta obra sempre atualizado.

Além da introdução de novos fármacos, os efeitos adversos pós-comercialização, regulados pela Organização Mundial da Saúde, são um ponto importante da atualização. No ano de 2013, os alertas principais incluíram: azitromicina, dabigratana, docetaxel, estatinas, olmesartano, rituximabe, risperidona e zolpidem.

No Brasil, a inclusão de novos fármacos depende da liberação da Anvisa, que, por vezes, torna-se demorada em razão do rigor justificável na análise de todos os requisitos necessários. Desse modo, pode não haver tempo hábil para a introdução de determinados medicamentos até o fechamento da edição. Lembramos também que as indústrias farmacêuticas, visando ao aprimoramento e à inovação da pesquisa científica de novos fármacos, continuam em evolução, introduzindo novas apresentações comerciais e formando novas fusões; por isso, alguns medicamentos podem ser encontrados no DTG com o nome do laboratório anterior.

Desde a primeira edição, seguimos a ideia do Prof. Korolkovas de não incluir fitoterápicos no dicionário. Portanto, mantivemos a forma original de apresentação em todos os aspectos.

Imperfeições podem ocorrer, sendo fundamental a colaboração dos profissionais de saúde que utilizam o DTG em fornecer críticas e sugerir modificações. Assim, esta obra poderá ser aprimorada cada vez mais.

Francisco Faustino A. C. França

Prefácio à 1ª edição

A crescente evolução da pesquisa científica e o lançamento de novos medicamentos levaram-nos a pensar no Dicionário Terapêutico Guanabara (DTG), obra de consulta rápida, prática e precisa, destinada a auxiliar médicos, odontologistas, farmacêuticos, enfermeiros, estudantes e outros profissionais da área da saúde, na escolha de um fármaco a ser prescrito.

Esta é obra ética. Adota a classificação terapêutica da Organização Mundial de Saúde (OMS), dividindo os medicamentos utilizados em 24 capítulos. Os nomes genéricos, conforme estabelece a Farmacopeia Brasileira, 4.ª edição, são os recomendados pela OMS; quando esta não dá o nome de algum fármaco, opta-se pelo da Farmacopeia Internacional ou outro código oficial. Entretanto, seguiram-se *sempre* a ortografia e a índole da língua portuguesa.

No início de cada capítulo são descritas as principais características e propriedades das classes e grupos abrangidos por ele. Quando grupos de fármacos apresentam características e propriedades comuns, estas são expostas antes da descrição pormenorizada de cada um.

Os cerca de 1.200 fármacos disponíveis no mercado brasileiro são descritos sob os seguintes aspectos: classe química a que pertencem, mecanismo de ação, farmacodinâmica, farmacocinética, indicações, doses, contraindicações, precauções, efeitos adversos, tratamento de intoxicação por superdose (quando há antídoto específico) e interações medicamentosas. Após essa descrição, arrolam-se os nomes comerciais, os laboratórios fabricantes e as formas de apresentação, bem como as associações racionais.

O DTG não inclui os produtos naturais, os populares e todos aqueles que não sejam propriamente medicamentos, como tônicos capilares, desodorantes, emplastros etc. Tampouco inclui as centenas de associações medicamentosas não racionais disponíveis no mercado.

Nosso objetivo é que o DTG tenha edições periódicas, acompanhando sempre a atualização dos novos lançamentos.

Serão bem-vindas as informações futuras fornecidas pelos laboratórios farmacêuticos com referência aos novos produtos.

Apesar dos cuidados que se tomaram no preparo desta obra, certamente imperfeições ainda permanecem. Serão, portanto, apre-ciadas todas as críticas e sugestões no sentido de aprimorar o conteúdo.

A. K.
B. C. A. C.
F. F. A. C. F.
E. I. F.

Bibliografia

▶ **Obras de referência**

Almeida-Murandian, L.; Penteado, M. *Vigilância sanitária*. 1.ª ed., Guanabara Koogan, 2007.

Batlouni, M.; Ramires, J. A. F. *Farmacologia e terapêutica cardiovascular*. Atheneu, São Paulo, 1999.

British National Formulary, London, 1990.

Budaveri, Susan. *The Merck Index*, 12th ed. Merck & Co. Inc., 1996.

Craig, C. R.; Stitzel, R. E. *Farmacologia moderna*, 6.ª ed., Guanabara Koogan, 2005.

DEF 2014 — Dicionário de especialidades farmacêuticas, 42.ª ed., Editora de Publicações Científicas Ltda., Rio de Janeiro, 2014.

Denominations Communes Internationales (DCI) pour les substances pharmaceutiques. Liste récapitulative n.º 8. Organisation Mondiale de la Santé, Genève, 1992.

Dictionnaire Vidal. 70.ᵉ ed., Office de Vulgarisation Pharmaceutique, Paris, 1994.

Dipiro, J. et al. *Pharmacotherapy. A pathophysiologic approach*. McGraw-Hill, 7th ed., China, 2008.

Dollery, C., Ed. *Therapeutic drugs*. 2 vols., Churchill Livingstone, Edinburg, 1991.

Drug evaluations annual 1996. American Medical Association, Milwaukee, WI, 1996.

Drug facts and comparisons. 48th ed., Lippincott, St. Louis, 1994.

Index nominum: international drug directory. 16th ed., Medpharm, Stuttgart, 1995.

Japan pharmaceutical reference. 3rd ed., Japan Medical Products International Trade Association, Tokyo, 1993.

Lima, D. R. *Manual de farmacologia clínica, terapêutica e toxicologia*. 4.ª ed., Guanabara, Rio de Janeiro, 1995.

L'Informatore farmaceutico. 54.ª ed., Organizzazione Editoriale Medico Farmaceutica, Milano, 1994.

Manual Merck de medicina. 15.ª ed., Roca, São Paulo, 1989.

Martindale — The extra pharmacopoeia. 31st ed., The Pharmaceutical Press, London, 1996.

Mosby-Wolfe Medical Communications — Disfunção erétil, Harcourt Publishers Ltd., 1999.

Nobre, F.; Serrano Jr., C. V. *Tratado de Cardiologia Socesp*. 1.ª ed., Editora Manole Ltda., 2005.

Organização Mundial de Saúde. *Classificação estatística internacional de doenças e problemas relacionados à saúde*, 10.ª revisão, vol. 1, EDUSP, São Paulo, 1993.

Physicians' desk reference, 68th ed., PDR Network, Montvale, NJ, 2014.

Physicians' desk reference for nonprescription drugs. 15th ed., Medical Economics Data Production Company, Montvale, NJ, 1994.

Prado, F. C.; Ramos, J. de A.; Ribeiro do Valle, J., Eds. *Atualização terapêutica*. 18.ª ed., Artes Médicas, São Paulo, 1995.

Pressaco, J. *Medical drug therapy*. Lippincott Williams & Wilkins, Baltimore, MD, USA, 2003.

Remington's pharmaceutical sciences. 18th ed., Mack, Easton, 1990.

Repertorio terapeutico italiano. 6.ª ed., Farmindustria, Milano, 1992.

Rozenfeld, S.; Pepe, V. L. E., Org. *Guia terapêutico ambulatorial — GTA 1992/93*, Artes Médicas, Porto Alegre, 1992/93.

USAN and the USP dictionary of drug names. United States Pharmacopeial Convention, Rockville, MD, 1995.

USP DI 2006 — Drug Information for the Health Care Professional, 26th ed., Micromedex, Inc., Englewood, CO, USA, 2006.

Zanini, A. C.; Basile, A. C.; Martin, M. I. C.; Oga, S. *Guia de medicamentos 1995*, Atheneu Editora São Paulo, São Paulo, 1995.

▶ **Compêndios de química farmacêutica**

Adams, J.; Merluzii, V. *The search for antiviral drugs. Case histories from concept to clinic*. Birkhauser, Boston, 1993.

Alberti, C. G.; Villa, L. *Chimica farmaceutica*. Organizzazione Editoriale Medico Farmaceutica, Milano, 1984.

Beddell, C. R., Ed. *Design of drugs to macromolecular targets*. Wiley, New York, 1992.

Bentley, P. H., Ed. *Recent advances in the chemistry of anti-infective agents*. Royal Society of Chemistry, London, 1993.

Casy, A. F. *The steric factor in medicinal chemistry*. Plenum, New York, 1993.

Delgado, J. N.; Remers, W. A., Eds. *Wilson and Gisvold's textbook of organic medicinal and pharmaceutical chemistry*. 9th ed., Lippincott, Philadelphia, 1990.

Foye, W. O., Ed. *Principles of medicinal chemistry*. 3rd ed., Lea & Febiger, Philadelphia, 1989.

Glasby, J. S. *Encyclopedia of antibiotics*. 3rd ed., Wiley, New York, 1992.

Hansch, C. et al., Eds. *Comprehensive medicinal chemistry*. 6 vols., Pergamon, Oxford, 1990.

King, F. D., Ed. *Medicinal chemistry: principles and practice*. Royal Society of Chemistry, London, 1994.

Korolkovas, A. *Essentials of medicinal chemistry*. 2nd ed., Wiley, New York, 1988.

Krogsgaard-Larsen, P.; Budgaard, H. *A textbook of drug design and development*. Harwood, London, 1991.

Krohn, K. et al. *Antibiotics and antiviral compounds: chemical synthesis and modification*. VCH Publishers, New York, 1993.

Kubinyi, H., Ed. *3-D QSAR in drug design*. ESCOM, Leiden, 1993.

Lancini, G. et al. *Antibiotics*, Plenum, New York, 1995.

Lewis, A. J.; Furst, D. E., Eds. *Nonsteroidal anti-inflammatory drugs*. 2nd ed., Dekker, New York, 1994.

Lopez, M. C. A., Ed. *Introducción a la química farmacéutica*. Interamericana-McGraw-Hill, Madrid, 1993.

Madroñero Pelaez, R. *Química médica: métodos fundamentales en la búsqueda de nuevos fármacos*. Alhambra, Madrid, 1980.

Mathieu, M. *New drug development: a regulatory overview. Revised third edition*. Parexel International Corporation, Waltham, 1994.

Perun, T. J.; Propst, C. L., Eds. *Computer-aided drug design*. Dekker, New York, 1989.

Sloan, K. B. *Prodrugs*. Dekker, New York, 1992.

Smith, C. G. *Process of new drug discovery & development*. CRC Press, Boca Raton, 1992.

Taylor, J. B.; Kennewell, P. D. *Modern medicinal chemistry*. Ellis Horwood, Chichester, 1993.

Testa, B. et al., Eds. *Perspectives in medicinal chemistry*. VHCA, Basel, 1993.

Tripathi, K. D. *Farmacologia médica*, 5.ª ed., Guanabara Koogan, 2006.

Wainer, I. W., Ed. *Drug stereochemistry*. Dekker, New York, 1993.

Wolff, M. E., Ed. *Burger's medicinal chemistry and drug discovery*. Vol. I, Wiley, New York, 1995.

▶ **Compêndios de farmacologia**

American Pharmaceutical Association. *Handbook of nonprescription drugs and case studies workbook*. 10th ed., Washington, 1993.

Bayless, T. M. *Current therapy in gastroenterology and liver disease*. 4th ed., Mosby, St. Louis, 1994.

Bloom, F. E.; Kupfer, D. J., Eds. *Psychopharmacology: the fourth generation of progress*. Raven, New York, 1995.

Bounameaux, H., Ed. *Low-molecular-weight heparins in prophylaxis & therapy of thromboembolic diseases*. Dekker, New York, 1994.

Brain, M. C.; Carbone, P. P., Eds. *Current therapy in hematology-oncology*. 5th ed., Mosby, St. Louis, 1994.

Brocklehurst, J. C. *Textbook of geriatric medicine and gerontology*. 4th ed., Churchill Livingstone, New York, 1992.

Cooper, J. R. et al. *The biochemical basis of neuropharmacology*. 6th ed., Oxford University Press, New York, 1991.

Cooper, S. J.; Hendrie, C. A., Eds. *Ethology and psychopharmacology*. Wiley, New York, 1994.

Dale, M. M. et al. *Textbook of immunopharmacology*. 3rd ed., Blackwell, London, 1994.

Dorr, R. T.; Von Hoff, D. D. *Cancer chemotherapy handbook*. 2nd ed., Appleton & Lange, Norwalk, 1994.

Fitzgerald, P. A. *Handbook of clinical endocrinology*. 2nd ed., Appleton & Lange, Norwalk, 1992.

Frishman, W. H. *Clinical cardiovascular pharmacology*. Mosby, St. Louis, 1994.

Gillin, B. G. et al. *Infections of the central nervous system*. Raven, New York, 1991.

Gilman, A. G. et al. *Goodman & Gilman. As bases farmacológicas da terapêutica*, 11.ª ed., McGraw-Hill, 2007.

Goldzieher, J. W.; Fotherby, K., Eds. *Pharmacology of contraceptive steroids*. Raven, New York, 1994.

Grahame-Smith, D. G.; Aronson, J. K. *Farmacologia clínica e farmacoterapia*, 3.ª ed., Guanabara Koogan, 2004.

Greenwald, P.; Kramer, B. S.; Weed, D. L., Eds. *Cancer prevention and control*. Dekker, New York, 1995.

Hanin, I. et al., Eds. *Alzheimer's and Parkinson's diseases*. Plenum, New York, 1995.

Harvey, R. A. et al. *Pharmacology*, 4th ed., Lippincott, 2008.

Herfindal, E. T. et al., Eds. *Clinical pharmacy and therapeutics*. 5th ed., Williams & Wilkins, Baltimore, 1992.

Hindmarch, I.; Stonier, P. D. *Human psychopharmacology: methods and measures*. Wiley, New York, 1993.

Humphrey, R. P. et al. *Farmacologia*. 6.ª ed, Elsevier, 2007.

Katzung, B. G. *Farmacologia clínica*. Artes Médicas, Porto Alegre, 1991.

Kee, J. L.; Hayes, E. R. *Pharmacology: a nursing process approach*. Saunders, Philadelphia, 1993.

Koopman, W. J.; Schumacher, H. R., Jr., Eds. *Primer on the rheumatic diseases*. 10th ed., Arthritis Foundation, Atlanta, 1993.

Korolkovas, A. *Fundamentos de farmacologia molecular: base para o planejamento de fármacos*. 2.ª ed., EDART e Ministério da Educação e Cultura, São Paulo, 1977.

Lacy, C. et al. *Drug information handbook*. 2nd ed., Lexi-Comp, Hudson, 1993.

Laragh, J. H.; Brenner, B. M., Eds. *Hypertension. Pathophysiology, diagnosis, and management*. 2nd ed., Raven, New York, 1995.

Lasagna, L.; Weintraub, M. *Year book of drug therapy*. Mosby, St. Louis, 1994.

Laurence, D. R.; Bennett, P. N. *Clinical pharmacology*. 7th ed., Churchill Livingstone, Edinburgh, 1992.

Leonard, B. E. *Fundamentals of psychopharmacology*. Wiley, New York, 1992.

Mandell, G. L. et al., Eds. *Principles and practices of infectious diseases*. Churchill Livingstone, New York, 1990.

McCarty, D. J.; Koopman, W. J., Eds. *Arthritis and allied conditions*. 12th ed., Lea & Febiger, Philadelphia, 1993.

Messerli, F. H., Ed. *The ABCs of antihypertensive therapy*. Raven, New York, 1994.

Middleton, E., Jr. et al., Eds. *Allergy, principles and practice*. Mosby, St. Louis, 1993.

Neidle, E. A. et al., Eds. *Farmacologia e terapêutica para dentistas*. 3.ª ed., Guanabara, Rio de Janeiro, 1991.

Pratt, W. B. et al. *The anticancer drugs*. 2nd ed., Oxford University Press, New York, 1994.

Prien, R. F.; Robinson, D. S., Eds. *Clinical evaluation of psychotropic drugs. Principles and guidelines*. Raven, New York, 1994.

Raj, P. P. *Pain management: a comprehensive review*. Mosby, St. Louis, 1994.

Rang, H. P.; Dale M. M. *Farmacologia*. 2.ª ed., Guanabara, Rio de Janeiro, 1991.

Rappaport, H. M. et al. *The guidebook for patient counseling*. Technomic Publishing Company, Lancaster, 1993.

Ray, O. S.; Ksir, C. *Drugs, society and human behavior*. 6th ed., Mosby, St. Louis, 1993.

Reese, R. E.; Betts, R. R., Eds. *A practical approach to infectious diseases*. 3rd ed., Little, Brown, Boston, 1991.

Schatzberg, A. F. et al. *Manual de psicofarmacologia clínica*. 6.ª ed., Artmed, 2008.

Schenkel, E. P., Organizador. *Cuidados com os medicamentos*. SAGRA, Porto Alegre, 1991.

Schrier, R. W. *Geriatric medicine*, Saunders, Philadelphia, 1990.

Schrier, R. W., Ed. *Renal and electrolyte disorders*. 4th ed., Little, Brown, Boston, 1992.

Schrier, R. W., Ed. *The internal medicine casebook*. Little, Brown, Boston, 1994.

Silva, P., Ed. *Farmacologia*. 4.ª ed., Guanabara, Rio de Janeiro, 1994.

Singh, B. et al. *Cardiovascular pharmacology and therapeutics*. Churchill Livingstone, New York, 1994.

Snow, R.; Hall, P., Eds. *Steroid contraceptives and women's response*. Plenum, New York, 1994.

Souza Valle, L. B. de et al., Eds. *Farmacologia integrada*. 2 vols., Atheneu, São Paulo, 1991.

Starr, J. M.; Whalley, L. J. *ACE inhibitors*. Raven, New York, 1994.

Vane, J. R.; Botting, R. M. *Aspirin and other salicylates*. Chapman and Hall Medical, London, 1992.

Velasco, A. et al. *Velazquez farmacologia*. 16.ª ed., Interamericana, Nueva York, 1993.

Veronesi, R., Ed., *Doenças infecciosas e parasitárias*. 8.ª ed., Guanabara, Rio de Janeiro, 1991.

Wilson, J. D.; Foster, D. W., Eds. *William's textbook of endocrinology*. 8th ed., Saunders, Philadelphia, 1992.

Wintrobe, M. W., Ed. *Clinical hematology*. 9th ed., Lea & Febiger, Philadelphia, 1993.

Wolff, S. M. et al. *The 1994 year book of infectious diseases*. Mosby, St. Louis, 1994.

Yamada, T., Ed., *Textbook of gastroenterology*. Lippincott, Philadelphia, 1991.

Zanini, A. C., Oga, S., Eds. *Farmacologia aplicada*. 5.ª ed., Atheneu, São Paulo, 1994.

▶ Obras sobre mecanismo de ação

Casy, A. F. *The steric factor in medicinal chemistry. Dissymetric probes of pharmacological receptors*. Plenum, New York, 1993.

Cohen, Y., Ed. *Pharmacologie moléculaire*. Masson, Paris, 1978.

Conn, P. M., Ed. *The receptors*. 4 vols., Academic, Orlando, Fla., 1984-1986.

Dean, P. M. *Molecular foundations of drug-receptor interaction*. Cambridge University Press, Cambridge, 1987.

Kenakin, T. P. *Pharmacological analysis of drug receptor interaction*. 2nd ed., Raven, New York, 1993.

Mutscher, E.; Derendorf, H. *Drug actions*. Medpharm, Stuttgart, 1994.

Nogrady, T. *Medicinal chemistry: a biochemical approach*. 2nd ed., Oxford University Press, New York, 1988.

O'Brien, R. D., Ed. *The receptors: a comprehensive treatise*. Plenum, New York, 1979.

Peroutka, S. J. *Handbook of receptors and channels. G Protein-coupled receptors*. CRC Press, Boca Raton, 1993.

Pratt, W. B.; Taylor, P. *Principles of drug action*. 3rd ed., Churchill Livingstone, New York, 1990.

Richards, W. G. *Quantum pharmacology*. 2nd ed., Butterworth, Kent, 1983.

Rossow, P. W.; Strosberg, A. D., Eds. *The molecular structure of receptors*. VCH, Weinheim, 1987.

Saavedra, J. M.; Timmermans, P.B.M.W.M., Eds. *Angiotensin receptors*, Plenum, New York, 1994.

Singer, T. P. et al. Eds. *Mechanism of drug action*. Academic, New York, 1984.

Wallach, D. F. H. *Fundamentals of receptor molecular biology*. Dekker, New York, 1987.

Williams, M. et al., Eds. *Receptor pharmacology and function*. Dekker, New York, 1989.

Obras sobre farmacocinética

Anders, M. W., Ed. *Bioactivation of foreign compounds*. Academic, New York, 1985.
Benet, L. Z.; Massoud, N. *Pharmacokinetic basis for drug treatment*. Raven, New York, 1984.
Chow, S.-C.; Liu, J.-P. *Design and analysis of bioavailability & bioequivalence studies*. Dekker, New York, 1992.
Evans, W. E. et al., Eds. *Applied pharmacokinetics: principles of therapeutic drug monitoring*. 3rd ed., Applied Therapeutics, Spokane, 1992.
Garrett, E. R., Hirtz, J. L., Eds. *Drug fate and metabolism*. Dekker, New York, 1988.
Gibaldi, M. *Biopharmaceutics and clinical pharmacokinetics*. 4th ed., Lea & Febiger, Philadelphia, 1991.
Gibson, G. G.; Skett, P. *Introduction to drug metabolism*. Chapman & Hall, London, 1992.
Greenblatt, D. J.; Shader, R. I. *Pharmacokinetics in clinical practice*. Saunders, Philadelphia, 1985.
Hawkins, D. R., Ed. *Biotransformations*. 6 vols., Royal Society of Chemistry, London, 1989-1994.
Hirtz, J., Ed. *The fate of drugs in the organism*. 4 vols., Masson, Paris, 1970-1977.
Jakoby, W. B., Ed. *Enzymatic basis of detoxication*. 2 vols., Academic, New York, 1980.
Jakoby, W. B. et al., Eds. *Metabolic basis of detoxication: metabolism of functional groups*. Academic, New York, 1982.
Mitchell, J. R.; Horning, M. G., Eds. *Drug metabolism and drug toxicity*. Raven, New York, 1984.
Mungall, D. R., Ed. *Applied clinical pharmacokinetics*. Raven, New York, 1983.
Notari, R. E. *Biopharmaceutics and clinical pharmacokinetics*. 4th ed., Dekker, New York, 1987.
Ritschel, W. A. *Handbook of basic pharmacokinetics*. 4th ed., Drug Intelligence Publications, Hamilton, 1992.
Rowland, M.; Tozer, T. N. *Clinical pharmacokinetics: concepts and applications*. 2nd ed., Lea & Febiger, Philadelphia, 1989.
Shargel, L.; Yu, A. B. C. *Applied biopharmaceutics and pharmacokinetics*. Prentice-Hall, London, 1993.
Smolen, V. F.; Ball, L., Eds. *Controlled drug bioavailability*. 3 vols. Wiley, New York, 1984-1985.
Wagner, J. G. *Pharmacokinetics for the pharmaceutical scientist*. Technomic Publishing Company, Lancaster, 1993.
Welling, P. G.; Tse, F. L. S., Eds. *Pharmacokinetics*. 2nd ed. Dekker, New York, 1995.
Yacobi, A. et al., Eds. *Integration of pharmacokinetics, pharmacodynamics, and toxicokinetics in rational drug development*. Plenum, New York, 1993.

Obras sobre posologia

Ahronheim, J. C. *Handbook of prescribing medications for geriatric patients*. Little, Brown, Boston, 1992.
Ansel, H. C.; Popovich, N. G.; Allen, L. V., Jr. *Pharmaceutical dosage forms and drug delivery systems*. 6th ed., Williams & Wilkins, Baltimore, 1995.
Benitz, W. E.; Tatro, D. S. *The pediatric drug handbook*. 3rd ed., Mosby, 1995.
Bloom, H. G.; Schlom, E. A., Eds. *Drug prescribing for the elderly*. Raven, New York, 1993.
Delafuente, J. C.; Stewart, R. B., Eds. *Therapeutics in the elderly*. 2nd ed., Harvey Whitney Books Company, Cincinnati, 1995.
Nahata, M. C.; Hipple, T. F. *Pediatric drug formulations*. 2nd ed., Harvey Whitney Books, Cincinnati, 1992.
Semla, T. P. et al. *Geriatric dosage handbook*. Lexi-Comp, Hudson, 1993.
Takemoto, C. K. et al. *Pediatric dosage handbook*. 2nd ed., Lexi-Comp, Hudson, 1993.

Obras sobre contraindicações

Bedran, J. N. *O uso de drogas na gravidez e na lactação*. Guanabara, Rio de Janeiro, 1988.
Berkowitz, R. L. et al., Eds. *Handbook for prescribing medications during pregnancy*. Little, Brown, Boston, 1981.
Briggs, G. G.; Freeman, R. K.; Yaffe, S. J. *Drugs in pregnancy and lactation*. 4th ed., Williams & Wilkins, Baltimore, 1994.
Niebyl, J. R. *Drug use in pregnancy*. 2nd ed., Lea & Febiger, Philadelphia, 1988.
Rayburn, W. F.; Zuspan, F. P., Eds. *Drug therapy in obstetrics and gynecology*. Appleton-Century-Crofts, Norwalk, 1982.

Obras sobre efeitos adversos

Belkin, L. *First, do no harm*. Simon & Schuster, New York, 1993.
Davies, D. M., Ed. *Textbook of adverse drug reactions*. 3rd ed., Oxford University Press, Oxford, 1985.
Dukes, M. N. G., Ed. *Meyler's side effects of drugs*. 11th ed., Elsevier, Amsterdam, 1988.
Dukes, M. N. G.; Beeley, L., Eds. *Side effects of drugs*. Elsevier, Amsterdam, desde 1977.
Kane, J. M.; Lieberman, J. A., Eds. *Adverse effects of psychotropic drugs*. Guilford, New York, 1992.
Kaufman, D. W. et al. *The drug etiology of agranulocytosis and aplastic anemia*. Oxford University Press, New York, 1991.
Maeder, T. *Adverse reactions*. William Morrow and Company, New York, 1994.
Meyler, L., Ed. *Side effects of drugs*. 7 vols., Excerpta Medica, Amsterdam, 1955-1972.
United Nations Organization. *Consolidated list of products whose consumption and/or sale have been banned, withdrawn, severely restricted or not approved by governments*. 4th ed., United Nations, New York, 1991.

Obras sobre intoxicações

Aronow, R., Ed. *Handbook of common poisonings in children*. 2nd ed., American Academy of Pediatrics, Evanston Ill., 1983.
Bonet, R. C. et al. *Toxicologia de los psicofármacos*. Mosby, St. Louis, 1993.
Ellenhorn, M. J.; Barceloux, D. G. *Medical toxicology: diagnosis and treatment of human poisoning*. Elsevier, New York, 1988.
Goldfrank, L. R. *Toxicologic emergencies*. 3rd ed., Appleton-Century-Crofts, New York, 1986.
Gossel, T. A.; Bricker, J. D. *Principles of clinical toxicology*. 3rd ed., Raven, New York, 1994.
Haddad, L. M.; Winchester, J. F., Eds., *Clinical management of poisoning and drug overdose*. Saunders, Philadelphia, 1983.
Klaassen, C. D. et al., Eds. *Casarett and Doull's toxicology: the basic science of poisons*. 3rd ed., Macmillan, New York, 1985.
Newcombe, D. S. et al. *Clinical immunotoxicology*. Raven, New York, 1992.
Proudfort, A. T. *Acute poisoning*. 2nd. ed., Lexi-Comp, Hudson, 1993.
Welling, P. G.; de la Iglesia, F. A. *Drug toxicokinetics*. Dekker, New York, 1993.
World Health Organization. *Chemical safety fundamentals of applied toxicology. The nature of chemical hazards*. Geneva, 1992.

Obras sobre interações medicamentosas

Bachmann, K. A. et al. *Interações medicamentosas*, 2.ª ed., Manole, 2006.
Cadwallader, D. E. *Biopharmaceutics and drug interactions*. 3rd ed., Raven, New York, 1983.

Cordás, T. A.; Barreto, O. C. O., *Interações medicamentosas*, Lemos Editorial & Gráficos Ltda., São Paulo, SP, 1998.
Fonseca, A. L. da. *Interações medicamentosas*. Editora de Publicações Científicas, Rio de Janeiro, 1991.
Griffin, J. P.; D'Arcy, P. F., Eds. *Adverse drug interactions*. John Wright, Bristol, 1984.
Hansten, P. D. *Drug interactions*. 6th ed., Lea & Febiger, Philadelphia, 1989.
Hansten, P. D.; Horn, J. R. *Drug interactions and updates quarterly*. Applied Therapeutics, Vancouver, 1993.
Oga, S.; Basile, A. C. *Medicamentos e suas interações*. Atheneu, São Paulo, 1994.
Rizack, M. A.; Hillman, C. D. M. *Handbook of adverse drug interactions*. The Medical Letter, New York, 1987.
Salway, J. G., Ed. *Drug-test interactions handbook*. Chapman and Hall Medical, London, 1990.
Schein, J. R.; Hansten, P. *Consumer's guide to drug interactions*. Collier Books, New York, 1993.
Shinn, A. F.; Hogan, M. J., Eds. *Evaluations of drug interactions*. Macmillan, New York, 1988.
Stockley, I. H. *Drug interactions*. 3rd ed., Blackwell, London, 1994.
Tatro, D. S., Ed. *Drug interaction facts*. Facts and Comparisons, St. Louis, 1988.

▶ Publicações seriadas e revistas

Acta Dermato-Venereologica Supplementum
Acta Oncologica
Advances in Drug Research
Advances in Pharmacology and Chemotherapy
American Heart Journal
American Journal of Cardiology
American Journal of Hospital Pharmacy
American Journal of Obstetrics and Gynecology
American Pharmacy
Annales Pharmaceutiques Françaises
Annals of Internal Medicine
Annals of Oncology
Annals of Pharmacotherapy
Annual Drug Data Report
Annual Reports in Medicinal Chemistry
Annual Review of Biochemistry
Annual Review of Microbiology
Annual Review of Pharmacology and Toxicology
Antibiotics and Chemotherapy
Anticancer Drugs
Antimicrobial Agents and Chemotherapy
Archives of Internal Medicine
Archives of Toxicology
Arquivos Brasileiros de Cardiologia
Arzneimittel-Forschung
Bacteriological Reviews
Biochemical and Biophysical Research Communications
Biochemical Pharmacology
Biochemistry
Biochimica et Biophysica Acta
BioDrugs
Biopharmaceutics and Drug Disposition
Blood Pressure
Blood Reviews
Boletín de Medicamentos Esenciales
Bolletino Chimico Farmaceutico
Brazilian Journal of Medical and Biological Research
British Journal of Pharmacology
British Journal of Rheumatology
British Medical Journal
Cancer Epidemiology, Biomarkers and Prevention
Cancer Investigation
Cephalalgia
Chemico-Biological Interactions
Chemotherapy
Clinical Infectious Diseases
Clinical Microbiological Reviews
Clinical Nephrology
Clinical Pharmacokinetics
Clinical Pharmacology and Therapeutics
Connecticut Medicine
CRC Critical Reviews in Toxicology
Current Medicinal Chemistry
Current Opinion in Obstetrics & Gynecology
Current Pharmaceutical Design
Deutsche Medizinische Wochenschrift
Drug Aging
Drug Design and Discovery
Drug Intelligence & Clinical Pharmacy
Drug Metabolism and Disposition
Drug Metabolism Reviews
Drugs
Drugs of the Future
Drugs of Today
Endocrinology
European Journal of Cancer
European Journal of Clinical Pharmacology
European Journal of Medicinal Chemistry
European Journal of Pharmacology
Farmácia Clínica
Farmaco
FEBS Letters
General Pharmacology
Gynecology and Obstetrics Investigation
Human Reproduction
International Journal of Impotence Research
Investigative Radiology
Japanese Journal of Antibiotics
Japanese Journal of Pharmacology
Journal de Pharmacie de Belgique
Journal of Antibiotics
Journal of Antimicrobial Chemotherapy
Journal of Biological Chemistry
Journal of Clinical Pathology
Journal of Clinical Pharmacology
Journal of Clinical Psychiatry
Journal of Human Hypertension
Journal of Infectious Diseases
Journal of Internal Medicine
Journal of Medicinal Chemistry
Journal of Neuroscience Nursing
Journal of Pediatric Health Care
Journal of Pharmaceutical Sciences
Journal of Pharmacokinetics and Biopharmaceutics
Journal of Pharmacology and Experimental Therapeutics
Journal of Pharmacy and Pharmacology
Journal of Steroid Biochemistry and Molecular Biology
Journal of the American Academy of Dermatology
Journal of the American Medical Association
Journal of the National Cancer Institute
Lancet
Leukemia and Lymphoma
Life Sciences
Medical Letter on Drugs and Therapeutics
Medicinal Research Reviews
Medical Sciences Bulletin Drugs

Melanoma Research
Microbiological Reviews
Minerva Ginecologica
Molecular and Biochemical Parasitology
Molecular Aspects of Medicine
Molecular Pharmacology
Movement Disorders
Nature
Naunyn Schmiedeberg's Archives of Pharmacology
Nederlands Tijdschrift Voor Geneeskunde
New England Journal of Medicine
Nippon Risho
Obesity Research
Obstetrics and Gynecology
Oncology
Onkologie
Osteoarthritis Cartilage
Pharmaceutica Acta Helvetiae
Pharmaceutical Chemistry Journal
Pharmaceutical Research
Pharmacie
Pharmacological Reviews
Pharmacopsychiatry
Pharmacotherapy
Pharmazie
Physiological Research
Postgraduate Medicine
Practitioner
Presse Médicale
Progress in Biochemical Pharmacology
Progress in Cardiovascular Diseases
Progress in Drug Research
Progress in Medicinal Chemistry
Quantitative Structure-Activity Relationships
Rational Drug Therapy
Recherche
Reviews in Biochemical Toxicology
Reviews of Infectious Diseases
Revista Brasileira de Farmácia
Revista Brasileira de Medicina
Revista Brasileira de Toxicologia
Revista de Farmácia e Bioquímica da Universidade de São Paulo
Revista Portuguesa de Farmácia
Revue Médicale de Liège
Science
Scientific American
Seminars in Hematology
Therapeutic Drug Monitoring
Topics in Medicinal Chemistry
Topics in Pharmaceutical Sciences
Toxicologic Pathology
Toxicology
Toxicology and Applied Pharmacology
Trends in Pharmacological Sciences
Tropical Medicine and Parasitology
Unlisted Drugs
Urology
Vitamins and Hormones
WHO Drug Information
Year Book of Drug Therapy

Nomenclatura de fármacos

Os fármacos possuem três ou mais nomes. Estes nomes são os seguintes: (*a*) sigla, número do código ou designação do código; (*b*) nome químico; (*c*) nome registrado, nome patenteado, nome comercial ou nome próprio; (*d*) nome genérico, nome oficial ou nome comum; (*e*) sinônimos e outros nomes (Quadro 1).

A sigla é formada geralmente com as iniciais do laboratório ou do pesquisador ou do grupo de pesquisas que preparou ou ensaiou o fármaco pela primeira vez, seguidas de um número. Não identifica a estrutura química do fármaco. Deixa de ser usada logo que for escolhido um nome adequado. Fármacos há com duas ou mais siglas.

O nome químico é o único que descreve a estrutura química do fármaco. É dado de acordo com as regras de nomenclatura dos compostos químicos. Visto que às vezes é muito longo, o nome químico não é adequado para uso rotineiro. O nome químico deve ser escrito em letras *minúsculas*. Um fármaco pode ter vários nomes químicos, pois há diversas maneiras de nomeá-lo.

O nome registrado refere-se ao nome individual selecionado e usado pelo fabricante do fármaco ou medicamento. Se o medicamento é fabricado por mais de uma empresa, como frequentemente acontece, cada firma dá o seu próprio nome registrado. Às vezes o nome patenteado refere-se a uma formulação e não a uma única substância química. O nome patenteado deve ser escrito com iniciais *maiúsculas* de cada palavra do nome. Um fármaco poderá ter diversos nomes registrados, dependendo do número de fabricantes.

O nome genérico refere-se ao nome comum, pelo qual um fármaco é conhecido como substância isolada, sem levar em conta o fabricante. Devia ser simples, conciso e significativo, mas frequentemente não é. Deve ser escrito com a inicial *minúscula*. Este nome é escolhido pelos órgãos oficiais. No Brasil, pelo Ministério da Saúde. Em escala mundial, é a Organização Mundial de Saúde a entidade oficial incumbida de selecionar, aprovar e divulgar os nomes genéricos de fármacos. Os nomes oficiais de fármacos, porém, variam conforme a língua, à semelhança do que ocorre com os nomes das pessoas. Assim, temos: *risperidonum* (latim), *risperidone* (inglês), *risperidon* (russo), *risperidone* (francês), *risperidona* (espanhol) e *risperidona* (português).

Sinônimos são os nomes diferentes dos dados pela OMS, mas consagrados em alguns países, e/ou os antigos nomes oficiais. Alguns fármacos podem ter vários nomes (Quadro 2).

Presume-se, em geral, que os medicamentos que têm o mesmo nome oficial, mas nomes comerciais diferentes, por serem fabricados por laboratórios diferentes, são bioequivalentes. Isso, porém, nem sempre sucede; tais medicamentos podem diferir sensivelmente em sua ação farmacológica, farmacocinética e outras propriedades; vale dizer, podem não ser bioequivalentes. Diversos fatores — principalmente de formulação e fabricação — são responsáveis por esta diferença.

▶ Denominações comuns brasileiras

Após a aprovação das Denominações Comuns Brasileiras (DCB) em agosto de 1993, uma segunda lista foi aprovada em 1996. Visando a uma atualização permanente, a Comissão Permanente de Revisão da Farmacopeia Brasileira aprovou regras de nomenclatura e tradução para fármacos. A resolução RDC n.º 276, de 21 de outubro de 2002, apresenta as regras para a nomenclatura de denominações comuns brasileiras, incluindo o regulamento técnico. Contudo, os fármacos continuam a receber o nome genérico em português sem obedecer a essas regras. Foi, durante muito tempo, o caso dos bloqueadores seletivos do canal de cálcio do grupo dos di-hidropiridínicos, que agora começa a ser corrigido, e em segundo lugar o caso dos antagonistas do receptor da angiotensina II, outra exceção à regra. Nesse sentido, consulte a Proposta para Padronização das Denominações Comuns Brasileiras mais adiante.

Quadro 1 Exemplos de nomes de fármacos

Sigla	Nome químico	Nome registrado	Nome genérico
FK-027 FR 17027 CL 284635	Ácido [6R-[6α,7β(Z)]]-7-[[(2-amino-4-tiazolil)[(carboximetoxi)imino]acetil]amino]-3-etenil-8-oxo-5-tia-1-azabiciclo[4.2.0]oct-2-eno-2-carboxílico	Plenax	Cefixima
LY 139037 ZE-101 ZL-101	N-[2-[[[2-[(dimetilamino)metil]4-tiazolil]metil]tio]-etil]-N'-metil-2-nitro-1,1-etenodiamina	Axid	Nizatidina
RU 965	9-{O-[(2-metoxietoxi)metil]oxima} da eritromicina	Rulid	Roxitromicina
GR 43175	3-[2-(dimetilamino)etil]-N-metil-1H-indol-5-metanossulfonamida	Imigran Sumax	Sumatriptana

As letras iniciais das siglas correspondem aos laboratórios que desenvolveram os fármacos, a saber: FK e FR — Fujisawa Pharmaceutical Co, Japão; GR — Glaxo, Inglaterra; LY — Eli Lilly, Estados Unidos; RU — Roussel-UCLAF, França.

Quadro 2 Sinônimos de nomes genéricos

Denominação comum brasileira	Sinônimos usados em outros países
Benzilpenicilina	Penicilina G
Carmelose	Carboximetilcelulose
Clofenotano	Clorofenotano DDT Dicofano
Cloreto de metilrosanilínio	Cristal violeta Violeta de genciana
Cloreto de metiltionínio	Azul de metileno
Cloreto de suxametônio	Cloreto de succinilcolina
Fenoximetilpenicilina	Penicilina V
Hidroxicarbamida	Hidroxiureia
Hipromelose	Hidroxipropil metilcelulose Metilidroxipropilcelulose
Metamizol sódico	Analgina Dipirona Mesilato de noraminofenazona sódica Noramidopirina-metanossulfonato sódico Sulpirina
Norepinefrina	Levarterenol Noradrenalina
Noretisterona	Noretindrona
Sulfadimidina	Sulfadimezina Sulfametazina

Fonte: Organisation Mondiale de la Santé, *Dénominations Communes Internationales (DCI) pour les Substances Pharmaceutiques*, Liste Récapitulative N.º 8, Genève, 1992.

Proposta para padronização das denominações comuns brasileiras

Na lista recapitulativa n.º 8 das Denominações Comuns Internacionais (DCI), a OMS publicou critério para padronização dos nomes genéricos de fármacos em espanhol, com base nestes nomes em inglês. Adaptados para o português, estes critérios seriam os seguintes:
1) conservar tanto quanto possível as DCI (alterações mínimas);
2) manter a uniformidade das raízes;
3) evitar alongamento de palavras;
4) efetuar as alterações necessárias com base nas seguintes regras:
   4.1) aceitar, na medida do possível, os nomes em inglês e/ou francês;
   4.2) utilizar, tanto quanto possível, o nome já consagrado em português;
   4.3) obedecer à fonética e ortografia portuguesas.

Arrolam-se abaixo as letras ou sílabas de nomes em inglês e os correspondentes em português, com os respectivos exemplos.

Inglês		Português	
-ac	diclofenac	-aco	diclofenaco
-am	piroxicam	-am	piroxicam
-ame	aspartame	-amo	aspartamo
-an	sumatriptan	-ana, -ano	sumatriptana
		exceções:	-orfano (dextrorfano)
			-oxano (tolboxano)
			-sartano (losartano)
			-sulfano (bussulfano)
-ane	mitotane	-ano	mitotano
-ase	alteplase	-ase	alteplase
-ant	beractant	-anto	beractanto
-at	ramiprilat	-ate	ramiprilate
-ate	methotrexate	-ato	metotrexato
-barb	heptabarb	-barbo	heptabarbo
chlo	chlorhexidine	clo	clorexidina
-cort	deflazacort	-corte	deflazacorte
-d	alonimid	-de	alonimide
-el	norgestrel	-el	norgestrel
-em	imipenem	-em	imipeném
-en(e)	isoprofen	-eno	isoprofeno
	hexachlorophene		hexaclorofeno
-er	artemether	-er	artemeter
-et	foscarnet	-ete	foscarnete
-ex	fenproporex	-ex	femproporex
-f	latamoxef	-fe	latamoxefe
-fos	vincofos	-fos	vincofós
-h- (entre vogais)	dihexyverine	—	diexiverina
-hy-	dihydralazine	-i-	di-hidralazina
-ic	timonacic	-ico	timonácico
-ide	finasteride	-ida	finasterida
		exceções:	-ósido (etopósido)
			-óxido (diazóxido)
			brometo
			cloreto
			iodeto
-il(e)	fluorouracil	-ila	fluoruracila
	cefacetrile		cefacetrila
		exceções:	-dil (isotipendil)
			-guanil (proguanil)
			-pril (enalapril)

Inglês		Português	
-ime	cefuroxime	-ima	cefuroxima
-in(e)	oxytocin	-ina	oxitocina
	ergometrine		ergometrina
		exceções:	-dipino (nifedipino)
			-nixino (clonixino)
			-oxacino (ofloxacino)
-ir	acyclovir	-ir	aciclovir
-it(e)	moxisylyte	-ita	moxisilita
		exceção:	-arite (lobenzarite)
-ium	dequalinium	-io	dequalínio
k-	ketoconazole	c-	cetoconazol
-ka-	amikacin	-ca-	amicacina
-ke-	metkefamide	-ce-	metcefamida
khe	khelloside	que	quelósido
-ki-	poskine	-qui-	posquina
		exceções:	leucina, rocitamicina
-ll-	allylestrenol	-l-	alilestrenol
-mf-	gemfibrozil	-nf-	genfibrozila
-nb-	oxyphenbutazone	-mb-*	oxifembutazona
-np-	phenprocoumon	-mp-*	femprocumona
-ol(e)	mestranol	-ol	mestranol
	benznidazole		benznidazol
-om	nafazatrom	-om	nafazatrom
-ome	carbazochrome	-omo	carbazocromo
		exceção:	cef...oma
-on	glucagon	-on	glucagon (masculino)
	ondansetron	-ona	ondansetrona (feminino)
-one	dapsone	-ona	dapsona
-ou-	dicoumarol	-u-	dicumarol
-pafant	modipafant	-pafante	modipafante
ph	diphenhydramine	f	difenidramina
-prim	trimethoprim	-prima	trimetoprima
qua-	quazepam	qua-	quazepam
-qua-	viqualine	-qua-	viqualina
(entre vogais)	lisuride	-ss-[a]	lissurida
-r- (entre vogais)	doxorubicin	-rr-[a]	doxorrubicina
sf-	sfericase	esf-	esfericase
sp-	spectinomycin	esp-	espectinomicina
-st	cicaprost	-ste	cicaproste
st-	stavudine	est-	estavudina
-stim	filgrastim	-stim	filgrastim
th	methadone	t	metadona
w	warfarin	v	varfarina
y	oxyfedrine	i	oxifedrina
-yl	fentanyl	-ila	fentanila
z	hydroflumethiazide	z	hidroflumetiazida

*Embora a OMS recomende que, em espanhol, se conserve o *n* antes de *b* e *p*, em português é preferível seguir as normas de ortografia correntes, que obrigam usar a letra *m* (em vez de *n*) antes de *b* ou *p*. Por outro lado, a nasalidade é expressa por *n* antes de qualquer outra consoante. Assim, por exemplo, em vez de si*m*vastina e tia*m*fenicol, que são os nomes genéricos em espanhol, deve-se grafar si*n*vastina e tia*n*fenicol.
[a]Segundo as normas vigentes da ortografia portuguesa, escrevem-se *rr* e *ss* quando, entre vogais, representam os sons do *r* e *s* iniciais.

Quão completas e corretas são as bulas de nossos medicamentos?

A Secretaria de Vigilância Sanitária tem publicado diversos modelos de bulas e exigido que as monografias de medicamentos sigam esses modelos. Apesar dessas tentativas de normatização, a qualidade das bulas de medicamentos comercializados no Brasil não é uniforme. Muitas, felizmente, são completas e corretas, embora algumas destas sejam verborrágicas. Outras merecem vários reparos; são, frequentemente, incompletas e contêm diversas incorreções.

Número relativamente grande de bulas é passível de uma ou mais das seguintes críticas, feitas aqui com espírito construtivo:

1) Uso de galicismos. Exemplos: o emprego desnecessário dos artigos *um* e *uma*, a utilização da palavra *ergot* em lugar de *esporão de centeio*.

2) Erros de ortografia. Exemplos: d*ihi*dro (o certo é d*i-h*idro), gli*cosídeo* (em lugar de glic*ósido*).

3) Erros de tradução. São muitos: *severe*, como severo (o correto é *grave*); *dosage*, como dosagem (o correto é *dose*; a palavra dosagem, em português, significa doseamento, titulação); *overdose*, como superdosagem (o certo é *superdose* ou *dose excessiva*); *monitoring*, como monitoração (o certo é *vigilância*); *to monitor*, como monitorar (o certo é *vigiar, observar*); *drug*, como droga (o nome correto é *fármaco*); *blood pressure*, como pressão sanguínea (o certo é *pressão arterial*); *condition*, como condição (o correto é *estado, doença, moléstia, quadro clínico*).

4) Uso de termos ingleses sem necessidade. Exemplos: *clearance*, em vez de depuração; *spray*, em lugar de aerossol; *rash*, em vez de exantema ou erupção cutânea; *shampoo*, em lugar de xampu; *screening*, em vez de triagem; *refil*, em lugar de carga; *pool*, em vez de conjunto; *standard*, em vez de padrão.

5) Indicações terapêuticas indevidas.

6) Outras incorreções. Exemplos: metabolismo ou metabolização (quando se refere a produtos exógenos, como fármacos, o termo certo é *biotransformação*); metabolismo de primeira passagem (o termo correto é *eliminação pré-sistêmica*); endovenoso (a palavra correta é *intravenoso*).

7) Omissão de contraindicações ou abrandamento das mesmas. Por exemplo, muitos medicamentos são contraindicados durante os períodos de gravidez e lactação, e a crianças até certa idade. As bulas, em geral, em vez de assim informar nas *contraindicações*, colocam em *precauções* expressões como as seguintes:

"Informe ao seu médico se pretende engravidar ou se está amamentando."

"Os benefícios e os riscos da utilização deste medicamento durante a gravidez devem ser ponderados pelo médico assistente."

"A segurança do uso deste medicamento durante o aleitamento materno não está estabelecida."

"Não se recomenda a utilização deste medicamento em crianças com idade inferior a 12 anos."

8) Omissão de efeitos adversos.

9) Omissão de interações medicamentosas.

Três são as causas principais dos erros de nomenclatura de medicamentos: (1) vários laboratórios utilizam os nomes genéricos adotados em outros países e que nem sempre são iguais às Denominações Comuns Brasileiras; (2) alguns laboratórios simplesmente transcrevem os nomes em inglês, sem aportuguesá-los, conforme as recomendações da Organização Mundial de Saúde; (3) outros confundem nomes químicos com nomes genéricos. Exemplos desses erros:

Nomes genéricos errados	*Nomes genéricos certos*	*Nomes genéricos errados*	*Nomes genéricos certos*
acetaminofeno	paracetamol	atracurium	atracúrio
ácido N-acetil-aspartil-glutâmico	ácido isospaglúmico	axeroftol	retinol
ácido 2-acetoxi-benzoico	ácido acetilsalicílico	aztreonama	aztreonam
ácido 5-amino-salicílico	mesalazina	azul-de-metileno	cloreto de metiltionínio
ácido docusaexanoico	doconexento	becantex	dibunato sódico
ácido épsilon-aminocaproico	ácido aminocaproico	benzonidazol	benznidazol
ácido icosapentanoico	icosapento	bromelina	bromelaína
ácido metacresossulfônico, polímero	policressuleno	bromofeniramina	bronfeniramina
ácido mucopolissacárido-polissulfúrico	polissulfato de mucopolissacarídio	carbetapentano	pentoxiverina
ácido retinoico	tretinoína	carboplatino	carboplatina
ácido tiazolidino-4-carboxílico	timonácico	carboxi-sulfacrisoidina	sulfacrisoidina
ácido 3,3,5-triiodotiroacético	tiratricol	catalino	pirenoxina
actinomicina-D	dactinomicina	CCNU	lomustina
adrenalina	epinefrina	cefadroxil	cefadroxila
água oxigenada	peróxido de hidrogênio	cefetamet pivoxil	cefetamete pivoxila
albuterol	salbutamol	centella asiática	asaticósido
16-alfa-hidroxiestrona	hidroxiestrona	ciclofenil	ciclofenila
17-alfa-hidroxiprogesterona	hidroxiprogesterona	ciclopiroxolamina	ciclopirex
alfa-quimotripsina	quimotripsina	ciprofloxacina	ciprofloxacino
alfa-tocoferol	tocoferol	ciproheptadina	ciproeptadina
alfentanil	alfentanila	cisaprido	cisaprida
aminopirina	aminofenazona	cisplatino	cisplatina
aminotrizoato	amidotrizoato	clorambucil	clorambucila
amisulprida	amissulprida	clorfeniramina	clofenamina
amlodipina	anlodipino	5-cloro-8-hidroxiquinoleína	clioquinol
amrinona	anrinona	coaltar	alcatrão
antipirina	fenazona	cobamida	cobamamida
aspartama	aspartamo	coenzima B_{12}	cobamamida
ativador tissular do plasminogênio	alteplase	cosintropina	tetracosactida
		cromoglicato dissódico	ácido cromoglícico

Nomes genéricos errados	Nomes genéricos certos	Nomes genéricos errados	Nomes genéricos certos
desacetil-lanatosídeo	deslanósido	L-carboximetilcisteína	carbocisteína
dextroclorofeniramina	dexclorfeniramina	leite de magnésia	hidróxido de magnésio
dextrose	glicose	leucovorina	ácido folínico
diatrizoato	amidotrizoato	leuprolida	leuprorrelina
dibucaína	cinchocaína	levarterenol	norepinefrina
dietilpropiona	anfepramona	levulose	frutose
difosfato tetrassódico de estilbestrol	fosfestrol	lisinoprila	lisinopril
difenil-hidantoína	fenitoína	lisurida	lissurida
difenilhidantoinato sódico	fenitoína	lomefloxacina	lomefloxacino
difenilsulfona	dapsona	lomustine	lomustina
dioctilsulfossuccinato de sódio	docusato sódico	L-ornitina	ornitina
diiodohidroxiquinoleína	iodoquinol	losartan	losartano
dipirona	metamizol sódico	L-tiroxina sódica	levotiroxina sódica
DL-acetilmetionina	acetilmetionina	mandelamina	metenamina
DL-alfa-tocoferol acetato	acetato de tocoferol	meclastina	clemastina
DL-carnitina	carnitina	meclizina	meclozina
DL-lisina	lisina	meperidina	petidina
DL-metionina	metionina	mepirizol	epirizol
ergonovina	ergometrina	mesalamina	mesalazina
escinato de sódio	escina	metaproterenol	orciprenalina
etilpapaverina	etaverina	metilergonovina	metilergometrina
etoxibenzamida	etenzamida	metil-hidrazina, derivado	procarbazina
felodipina	felodipino	metimazol	tiamazol
fempiridina	fenazopiridina	metotrimeprazina	levomeprazina
fenproporex	femproporex	mitomicina C	mitomicina
ferro proteinsuccinilato	ferriprotinato	monossulfiram	sulfiram
filgrastima	filgrastim	mucopolissacaridase	tiomucase
fleroxacina	fleroxacino	muramidase	lisozima
5-fluoracil	fluoruracila	naftidrofurilo	naftidrofurila
fluorandrenolida	fludroxicortida	neocaína	bupivacaína
5-fluorocitosina	flucitosina	niacina	ácido nicotínico
flurandrenolina	fludroxicortida	niacinamida	nicotinamida
formol	formaldeído	nifedipina	nifedipino
fosfato tetrassódico do dietilestilbestrol	fosfestrol	nimesulide	nimessulida
		nitrendipina	nitrendipino
gangliosídeos do ácido N-acetilneurâmico	polissiagósido	nitroferrocianeto sódico	nitroprusseto de sódio
		nitrofurazona	nitrofural
gás hilariante	óxido nitroso	nitroprussiato de sódio	nitroprusseto de sódio
gliburida	glibenclamida	noradrenalina	norepinefrina
glicerina	glicerol	noretindrona	noretisterona
glutaraldeído	glutaral	norfloxacina	norfloxacino
gonadorelina	gonadorrelina	ocitocina	oxitocina
goserelina	goserrelina	ondansetron	ondansetrona
granisetrona	granissetrona	oxifenilbutazona	oxifembutazona
hexanicotinato de meso-inositol	nicotinato de inositol	pamidronato	ácido pamidrônico
hidroxifenilbutazona	oxifembutazona	parametiloxifenol	mequinol
hidroxipropilmetilcelulose	hipromelose	pefloxacina	pefloxacino
hidroxiureia	hidroxicarbamida	penicilina G	benzilpenicilina
hioscina	escopolamina	penicilina V	fenoximetilpenicilina
hiperol	peróxido de carbamida	peróxido de ureia	peróxido de carbamida
hormônio folículo-estimulante	urofolitropina	picossulfol	picossulfato sódico
hormônio inibidor do hormônio do crescimento	somatostatina	piridinolcarbamato	piricarbato
		pirilamina	mepiramina
ictiol	ictamol	pirvínio, pamoato	pirvínio, embonato
idoxuridine	idoxuridina	policresuleno	policressuleno
interferon	interferona	povidona, iodo	iodopovidona
iodeto de tibenzônio	iodeto de tibezônio	profenpiridamina	feniramina
iodocloroidroxiquinolina	clioquinol	proparacaína	proximetacaína
5-iodo-2'-deoxiuridina	idoxuridina	propoxifeno	dextropropoxifeno
iodopolividona	iodopovidona	quenodiol	ácido quenodesoxicólico
iohexol	ioexol	quinofórmio	clioquinol
irgasan DP 300	triclosana	ramiprila	ramipril
isoefedrina	pseudoefedrina	rifamicina SV	rifampicina
isoproterenol	isoprenalina	rosoxacina	rosoxacino
isossorbida	dinitrato de isossorbida	rutina	rutósido
isossorbitol, dinitrato	dinitrato de isossorbida	sacarina	sacarato cálcico
isradipina	isradipino	semente de plantago	ispágula
ketamina	cetamina	serratiopeptidase	serrapeptase
L-arginina	arginina	S-(-)-nicotina	nicotina
lauromacrogol 400	polidocanol	soframicina	framicetina
L-carbocisteína	carbocisteína	somatotrofina	somatropina

Nomes genéricos errados	Nomes genéricos certos	Nomes genéricos errados	Nomes genéricos certos
somatrofina	somatropina	urofolitrofina	urofolitropina
succinilcolina	suxametônio	ursodiol	ácido ursodesoxicólico
sulfametoxipirimidina	sulfametoxidiazina	vaselina	petrolato
surfactante pulmonar	beractanto	verapamila	verapamil
teclozan	teclozana	vigabatrin	vigabatrina
teicoplanin	teicoplanina	viofórmio	clioquinol
terazosin	terazosina	violeta de genciana	cloreto de metilrosanilínio
tetraidrozolina	tetrizolina	virasol	ribavirina
timerosal	tiomersal	vitamina A	retinol
tireodina	tiroidina	vitamina B_1	tiamina
triclosan	triclosana	vitamina B_6	cianocobalamina
trietiliodeto de galamina	trietiodeto de galamina	vitamina C	ácido ascórbico
triexifenidila	triexifenidil	vitamina D_2	ergocalciferol
trihidroxietil rutina	troxerrutina	vitamina E	tocoferol
trioxietilrutina	troxerrutina	vitamina K_1	fitomenadiona
triptorelina	triptorrelina	warfarin	varfarina
trometamina	trometamol	xilamida	tosilato de xilamidina
tuaminoheptano	tuaminoeptano	zinco piridiona	piritiona zíncica
ureia peróxido de hidrogênio	peróxido de carbamida	zopiclone	zopiclona

Obsolescência e morte de medicamentos

Há medicamentos que parecem eternos, que provavelmente jamais morrerão. São os extraídos de fontes naturais, sobretudo plantas medicinais, que a humanidade vem utilizando desde priscas eras.

Também há medicamentos que, introduzidos antes do século XX, continuam a ser intensamente usados. Entre estes citam-se os de origem vegetal, como atropina, cafeína, efedrina, emetina, escopolamina, fisostigmina, morfina, papaverina, pilocarpina, quinina e tubocurarina; e alguns sintéticos, como ácido acetilsalicílico, ácido salicílico, ácido undecilênico, éter, metenamina, nitroglicerina e óxido nitroso. O ácido acetilsalicílico, em particular, introduzido na terapêutica inicialmente como analgésico e antipirético, vem encontrando outros empregos.

Vários medicamentos introduzidos no século XX para tratamento de determinadas doenças, com o uso corrente e a observação encontraram também outros empregos. Por exemplo, os estrogênios, usados inicialmente como repositores da deficiência destes hormônios, são hoje usados também como antineoplásicos, profiláticos da osteoporose e anticoncepcionais. A lidocaína, planejada e sintetizada para ser anestésico local, é também usada como antiarrítmico. O dipiridamol, que entrou na terapêutica como antianginoso, é agora empregado como inibidor da agregação plaquetária, adjuvante antitrombótico, adjuvante de auxiliar de diagnóstico e adjuvante profilático do reinfarto do miocárdio. O minoxidil, inicialmente utilizado apenas como anti-hipertensivo, por via sistêmica, é atualmente usado também como estimulante do crescimento de cabelo em alopecia androgenética, por via tópica.

Outros medicamentos, descobertos há pouco tempo e de início usados em certas doenças, são hoje empregados somente para outros fins terapêuticos. Por exemplo, o alopurinol, planejado para ser antineoplásico, acabou sendo empregado como anti-hiperuricêmico, antigotoso e antiurolítico. A buspirona, introduzida como antipsicótico, é hoje utilizada apenas como ansiolítico. A ciclosporina, isolada de fungos na expectativa de obter novo agente antifúngico, provou ser excelente imunossupressor. A clonidina, originalmente usada como descongestionante, é agora empregada como anti-hipertensivo, antidismenorreico, supressor da síndrome de abstinência de opioides, adjuvante no tratamento da síndrome de menopausa e profilático da cefaleia vascular.

Certos medicamentos são retirados do mercado, para depois voltarem ao arsenal terapêutico, com indicações diferentes. É o caso clássico da talidomida. Sintetizada em 1954, foi muito usada como hipnótico até que se verificou ser teratogênica e, por isso, proibiu-se seu emprego. Recentemente foi reintroduzida, mas para tratamento de certos tipos de hansenías. Outro exemplo é o clioquinol, utilizado como antidiarreico por muito tempo; por ser dotado de potencial apreciável para produzir neuropatia mielo-óptica subaguda (SMON), quando administrado por via oral, foi retirado do comércio em muitos países, mas reintroduzido em vários deles para ser usado por via tópica em infecções bacterianas e fúngicas.

Há também o caso de alguns medicamentos, indicados para determinadas doenças, serem substituídos por outros, mais eficazes e menos tóxicos. Por exemplo, o niridazol, inicialmente usado no tratamento da esquistossomose, com a introdução da oxamniquina e, mais tarde, do praziquantel, muito mais eficaz e menos tóxico, passou a ser apenas alternativa ao metronidazol ou tiabendazol no tratamento da dracontíase. O niridazol, portanto, está moribundo.

Agonizantes também estão, entre outros, aminofenazona (anti-inflamatório), bromofórmio (antitussígeno), digitoxina (cardiotônico), fenazona (analgésico-antipirético) e niquetamida (analéptico), seja porque causam graves efeitos adversos, seja porque apresentam margem muito estreita entre a dose terapêutica e a dose tóxica.

A morte definitiva dos medicamentos, por sua vez, pode ser atribuída, principalmente, a causas como:
1) Toxicidade excessiva;
2) Potencial para causar dependência física e/ou psíquica;
3) Falta de comprovação científica de eficácia;
4) Probabilidade de promover o surgimento de germes resistentes;
5) Associação irracional e/ou perigosa de dois ou mais fármacos.

▶ Fármacos excessivamente tóxicos

Após anos de uso de certos fármacos descobrem-se efeitos nocivos que recomendam sua retirada do arsenal terapêutico, sobretudo quando se introduzem medicamentos novos mais seguros e igualmente eficazes. A título de ilustração citam-se os seguintes exemplos:

1) Compostos sulfônicos, como sulfonal, tetronal e trional, utilizados durante várias décadas como hipnóticos.
2) Derivados do ácido clorofenilacético, como alclofenaco e fenclofenaco, empregados até há pouco como anti-inflamatórios.
3) Derivados da anilina, como acetanilida, aminoacetofenetidina, fenacetina e lactilfenetidina, empregados durante muito tempo como analgésicos e antipiréticos.
4) Derivados clorados, como cloreto de etila, clorofórmio e tetracloreto de carbono, os dois primeiros usados como anestésicos gerais e, o último, como anti-helmíntico.
5) Derivados da quinolina, como cinchofeno e neocinchofeno, introduzidos no início do século XX e utilizados até recentemente como antirreumáticos.
6) Metais pesados, como arsênio, bismuto, chumbo, estanho e mercúrio, na forma livre e também como compostos inorgânicos ou orgânicos. Por exemplo, arsfenamina e neoarsfenamina, usadas durante longos anos no tratamento da sífilis, e cloreto mercuroso (calomelano), utilizado antigamente como laxante e antibacteriano tópico e no tratamento da sífilis.
7) Tenicidas de origem vegetal, como cosso, cucúrbita, extrato, etéreo de feto macho, peletierina e santonina.
8) Diversos: aminorex (anoréxico), bemegrida (analéptico), bitionol (anti-helmíntico), dimazol (antifúngico), triparanol (antilipêmico), zimeldina (antidepressivo), zipeprol (antitussígeno) e zomepiraco (analgésico e antipirético).

▶ Fármacos capazes de produzir dependência física e/ou psíquica

São muitos os fármacos dotados de potencial para desenvolver dependência física e/ou psíquica. Por isso, devem ser usados por tempo curto. É o caso dos benzodiazepínicos, barbitúricos e opioides, por exemplo. Alguns fármacos desta classe, todavia, por terem potencial alto para causar dependência, foram retirados do comércio em vários países:

1) Barbitúricos, como heptabarbo e vimbarbital, usados outrora como hipnóticos.
2) Opioides, como diamorfina (heroína), utilizada antigamente como hipnoanalgésico.

▶ Falta de comprovação científica de eficácia dos fármacos

Entre os fármacos desta classe sobressaem aqueles que estavam sendo usados até recentemente como antidiarreicos, a saber:

1) Atapulgita, caulim e pectina, isoladamente, associados entre si ou associados com outros antidiarreicos ou com antimicrobianos.
2) Carbonato de cálcio, carvão ativado, hidróxido de alumínio, silicato de alumínio e silicato de magnésio, associados entre si ou com outros antidiarreicos ou com antimicrobianos.

▶ Medicamentos com probabilidade de promover o surgimento de germes resistentes

Como exemplos citam-se os antidiarreicos contendo antimicrobianos, a saber:

1) Antibióticos: di-hidroestreptomicina, estreptomicina e neomicina, associadas entre si ou com outros antimicrobianos ou com antidiarreicos.

2) Sulfonamidas: formossulfamerazina, ftalilsulfatiazol e sulfaguanidina, isoladamente ou em associações.

▶ Associações irracionais e/ou perigosas de dois ou mais fármacos

Há inúmeros exemplos de tais associações. Infelizmente, em sua maioria ainda continuam no mercado. Mas entre aquelas que foram proibidas ou não são recomendadas citam-se as utilizadas como anorexígenos, antidiarreicos, antidistônicos e ansiolíticos com antipsicóticos.

1) Anorexígenos: associações de anorexígenos (anfepramona, dexfenfluramina, femproporex, fenfluramina e mazindol) entre si e/ou com outros fármacos que atuam no sistema nervoso central (diazepam, por exemplo) e/ou fármacos que atuam no sistema endócrino.

2) Antidiarreicos: associações de antimicrobianos com fármacos anticolinérgicos.

3) Antidistônicos: associações de benzodiazepínico (clordiazepóxido, diazepam, lorazepam, medazepam, oxazepam), ou barbitúrico (fenobarbital), ou antipsicótico (sulpirida) com anticolinérgico (hiosciamina, homatropina, propantelina) e antisserotoninérgico (ergotamina) ou musculotrópico (papaverina).

4) Ansiolíticos com antipsicóticos: bromazepam com sulpirida.

Conteúdo

1 Depressores do Sistema Nervoso Central, 1.1
Anestésicos gerais, 1.2
Sedativos-hipnóticos, 1.8
Antiepilépticos, 1.13
Fármacos antiparkinsonianos, 1.20
Hipnoanalgésicos, 1.27
Analgésicos-antipiréticos, 1.32
Outros analgésicos, 1.39
Fármacos antivertiginosos, 1.48
Antipruriginosos centrais, 1.50

2 Estimulantes do Sistema Nervoso Central, 2.1
Analépticos, 2.1
Psicoestimulantes, 2.3
Nootrópicos, 2.4

3 Fármacos Psicotrópicos, 3.1
Sedativos ansiolíticos, 3.1
Antipsicóticos, 3.4
Antidepressivos, 3.14
Fármacos para sintomatologia neurovegetativa, 3.29

4 Fármacos que Atuam sobre o Sistema Nervoso Periférico, 4.1
Anestésicos locais, 4.1

5 Miorrelaxantes, 5.1
Miorrelaxantes centrais, 5.1
Miorrelaxantes periféricos, 5.3

6 Espasmolíticos, 6.1
Anticolinérgicos, 6.1
Musculotrópicos, 6.6

7 Antialérgicos, 7.1
Anti-histamínicos H_1, 7.1
Glicocorticoides, 7.9
Outros fármacos, 7.9

8 Fármacos Cardiovasculares, 8.1
Fármacos para insuficiência cardíaca congestiva, 8.2
Fármacos antiarrítmicos, 8.6
Dilatadores dos vasos coronarianos, 8.15
Fármacos anti-hipertensivos, 8.20
Fármacos contra a aterosclerose, 8.45
Fármacos antivaricosos, 8.45
Vasoconstritores, 8.46
Vasodilatadores, 8.48

9 Fármacos do Sangue e Sistema Hematopoético, 9.1
Fármacos antianêmicos, 9.1
Fármacos antineutropênicos, 9.8
Fármacos de coagulação sanguínea e hemostípticos, 9.10
Sangue e frações do sangue, 9.29
Substitutos do sangue, 9.29

10 Fármacos do Trato Gastrintestinal, 10.1
Fármacos antissecretores, 10.2
Antiácidos, 10.9
Catárticos, 10.12
Anti-infecciosos do trato gastrintestinal, 10.16
Antidiarreicos, 10.23
Fármacos antiprotozoários para distúrbios gastrintestinais, 10.25
Digestivos, 10.29
Antieméticos, 10.31
Eméticos, 10.37

11 Fármacos do Aparelho Respiratório, 11.1
Antitussígenos, 11.1
Expectorantes, 11.7
Fármacos para o resfriado comum, 11.8
Antiasmáticos, 11.11
Tensoativos pulmonares, 11.25
Fármacos para distúrbios pulmonares, 11.25

12 Agentes Antineoplásicos, 12.1
Agentes alquilantes, 12.3
Antimetabólitos, 12.7
Compostos de platina, 12.15
Antibióticos, 12.17
Produtos vegetais, 12.20
Hormônios e análogos, 12.24
Agentes diversos, 12.31

13 Metabolismo e Nutrição, 13.1
Anorexígenos e outros fármacos antiobesidade, 13.1
Antiastênicos-energéticos, 13.4
Dietéticos, 13.5
Antilipêmicos, 13.9
Lipotrópicos, 13.16
Antidiabéticos, 13.17
Anabolizantes, 13.28
Fármacos para hipotireoidismo, 13.29
Fármacos anti-hipertireoidismo, 13.30
Fármacos para hiperparatireoidismo, 13.31
Fármacos que atuam no metabolismo do ácido úrico, 13.32
Agentes que afetam a calcificação, 13.32
Hormônio do crescimento, 13.37

14 Fármacos Interferentes no Metabolismo da Água e Eletrólitos, 14.1
Diuréticos, 14.1
Hormônio antidiurético e análogos, 14.6
Mineralocorticoides, 14.6
Fornecedores de água e sais minerais, 14.7
Acidificantes, 14.14
Alcalinizantes, 14.14
Resinas permutadoras de íons, 14.14

15 Vitaminas, 15.1
Vitaminas lipossolúveis, 15.1
Vitaminas hidrossolúveis, 15.5
Preparações multivitamínicas com ou sem minerais, 15.9
Coenzimas, 15.11

16 Distúrbios Hormonais Sexuais e Quadros Clínicos Relacionados, 16.1
Distúrbios hormonais masculinos, 16.1
Distúrbios hormonais femininos, 16.4
Gonadotrofinas e fármacos estimulantes da secreção de gonadotrofinas, 16.19
Antagonistas do hormônio liberador da gonadotrofina e inibidores da prolactina, 16.22

Estimulantes uterinos, 16.23
Relaxantes uterinos, 16.26

17 Agentes Imunizantes, 17.1
Soros e imunoglobulinas, 17.1
Vacinas, 17.6

18 Anti-infecciosos, 18.1
Antissépticos, 18.2
Antiprotozoários, 18.7
Antifúngicos, 18.13
Sulfonamidas, 18.24
Tuberculostáticos e hansenostáticos, 18.28
Quimioterápicos para os tratos respiratório e urinário, 18.33
Quimioterápicos antivirais, 18.43
Antibióticos, 18.63
Imunoestimulantes, 18.109

19 Preparações para a Pele e Membranas Mucosas, 19.1
Anti-infecciosos tópicos e relacionados, 19.1
Fármacos anti-inflamatórios locais, 19.12
Antipruríticos e anestésicos aplicados localmente, 19.13
Adstringentes locais, 19.14
Detergentes locais, 19.14
Emolientes, demulcentes e protetores, 19.14
Fármacos queratolíticos e queratoplásticos, 19.15
Outros fármacos aplicados localmente, 19.20

20 Medicamentos Oftálmicos, Otológicos e Nasofaríngeos, 20.1
Medicamentos oftálmicos, 20.1
Medicamentos otológicos, 20.15
Medicamentos nasofaríngeos, 20.16

21 Antirreumáticos, 21.1
Agentes anti-inflamatórios não esteroides, 21.1
Corticosteroides, 21.13
Fármacos que debelam o processo da doença, 21.22
Agentes antigotosos, 21.26

22 Fármacos Imunossupressores, 22.1

23 Fármacos Diversos, 23.1
Auxiliares de diagnósticos, 23.1
Antídotos, agentes quelantes e outros, 23.12
Fármacos usados na retenção urinária, 23.19
Fármacos usados na disfunção erétil, 23.20
Dissuasores de álcool, 23.25
Auxiliares no abandono do tabagismo, 23.26
Fármacos para o preparo cervical e indução do trabalho de parto, 23.28
Fármacos odontológicos aplicados topicamente, 23.28

24 Outros Usos Terapêuticos, 24.1
Fármacos geriátricos e tônicos, 24.1
Dispositivos intrauterinos, 24.2
Espermicidas, 24.2
Testes de gravidez, 24.3
Fármacos com Outros Usos Terapêuticos, 24.3

Apêndice: Valores Laboratoriais de Referência, A.1

Índice de Fármacos por Nomes Genéricos, I.G.1

Índice de Fármacos por Nomes Comerciais, I.C.1

Índice Remissivo, I.R.1

Endereços de Laboratórios, E.L.1

DEPRESSORES DO SISTEMA NERVOSO CENTRAL

▶ ANESTÉSICOS GERAIS
Anestésicos por inalação
- desflurano
- enflurano
- éter
- halotano
- isoflurano
- óxido nitroso
- sevoflurano
- oxigênio

Anestésicos intravenosos
Barbitúricos
- tiopental

Benzodiazepínicos

Opioides
- alfentanila
- fentanila
- remifentanila
- sufentanila

Diversos
- cetamina
- etomidato
- propofol

Associação
- droperidol + citrato de fentanila

▶ SEDATIVOS-HIPNÓTICOS
Benzodiazepínicos
- estazolam
- flunitrazepam
- flurazepam
- midazolam
- nitrazepam
- triazolam

Barbitúricos
- fenobarbital
- pentobarbital

Ciclopirrolonas
- zopiclona

Imidazopiridínicos
- zolpidem

Pirazolopirimidínicos
- zaleplona

Outros sedativos
- valepotriatos

▶ ANTIEPILÉPTICOS
Barbitúricos
- barbexaclona
- fenobarbital
- primidona

Hidantoínas
- fenitoína

Benzodiazepínicos
- clonazepam
- diazepam

Dibenzazepinas
- carbamazepina
- oxcarbazepina

Ácido valproico e derivados
- ácido valproico

Triazínicos
- lamotrigina

Derivados do GABA
- gabapentina
- vigabatrina

Agentes diversos
- riluzol
- topiramato

▶ FÁRMACOS ANTIPARKINSONIANOS
Anticolinérgicos centrais
- biperideno
- metixeno
- triexifenidil

Fármacos que afetam a dopamina cerebral
Agentes dopaminérgicos
- bromocriptina
- lissurida
- pergolida
- pramipexol
- ropinirol

Fármacos liberadores de dopamina
- amantadina
- memantina

Fármacos que aumentam os níveis cerebrais da dopamina
- levodopa
- selegilina

Fármacos que diminuem o metabolismo da dopamina
- levodopa + benserazida
- levodopa + carbidopa
- entacapona
- tolcapona

▶ HIPNOANALGÉSICOS
- buprenorfina
- dextropropoxifeno
- metadona
- morfina
- nalbufina
- oxicodona
- petidina
- tramadol

▶ ANALGÉSICOS-ANTIPIRÉTICOS
Salicilatos
- ácido acetilsalicílico
- salicilamida
- salicilato de sódio

Derivados do *p*-aminofenol
- paracetamol

Derivados da pirazolona
- fenazona
- metamizol
- propifenazona

Derivados de ácidos arilpropiônicos
- fenoprofeno
- ibuprofeno
- naproxeno

Derivados de ácidos heteroarilacéticos
- cetorolaco

▶ OUTROS ANALGÉSICOS
Fármacos usados no tratamento de neuralgias

Fenamatos e isósteros
- ácido mefenâmico
- clonixinato de lisina

Fármacos antienxaqueca
Analgésicos
- isometepteno

Anti-inflamatórios não esteroides

Antagonistas da serotonina
- di-hidroergotamina
- ergotamina
- metisergida
- naratriptana
- pizotifeno
- rizatriptana
- sumatriptana
- zolmitriptana

Betabloqueadores
Bloqueadores do canal de cálcio
Antidepressivos
Compostos de lítio

Diversos
- dexmedetomidina
- flupirtina
- levomepromazina
- parecoxibe
- pregabalina
- viminol

▶ FÁRMACOS ANTIVERTIGINOSOS
Anticolinérgicos
Anti-histamínicos
- betaistina
- dimenidrinato
- meclozina
- prometazina

▶ ANTIPRURIGINOSOS CENTRAIS
- ciproeptadina
- clemastina

1.2 DEPRESSORES DO SISTEMA NERVOSO CENTRAL

Os fármacos que atuam como depressores do sistema nervoso central (SNC) compreendem as seguintes classes: anestésicos gerais, sedativos-hipnóticos, antiepilépticos, fármacos antiparkinsonianos, hipnoanalgésicos, analgésicos-antipiréticos, outros analgésicos, fármacos antivertiginosos e antipruriginosos centrais.

▶ ANESTÉSICOS GERAIS

São fármacos que produzem analgesia, perda de consciência, relaxamento muscular e redução da atividade reflexa mediante depressão não seletiva, mas reversível, do SNC.

Os anestésicos gerais são constituídos por duas classes: anestésicos por inalação e anestésicos intravenosos. Em geral são administrados junto com fármacos auxiliares.

▶ Anestésicos por inalação

Também chamados anestésicos voláteis, podem ser gases ou líquidos voláteis. Alguns deles formam misturas explosivas com o ar ou outros gases. Variam muito em potência, segurança e capacidade de induzir analgesia e relaxamento muscular. Apresentam as seguintes vantagens sobre os anestésicos intravenosos: a propriedade da anestesia pode ser alterada rapidamente mudando-se a concentração inalada, e ausência de depressão respiratória pós-operatória por causa de eliminação rápida.

Os principais anestésicos por inalação são: desflurano, enflurano, éter, halotano, isoflurano, óxido nitroso e sevoflurano. Na inalação, o oxigênio é usado como diluente.

DESFLURANO

É éter do difluorometil-1-fluoro-2,2,2-trifluoroetil, em que o cloro do isoflurano é substituído pelo flúor. É anestésico geral inalatório com potência inferior à do isoflurano e maior do que a do óxido nitroso. Proporciona anestesia com início de ação e recuperação rápidas. Em adultos, pode provocar tosse, hipersecreção, espasmo da laringe, apneia e insaturação da oxiemoglobina. A insaturação de oxigênio (O_2) pode ser minimizada com a administração de O_2 a 100%. Seu mecanismo de ação ainda não é conhecido, mas se sabe que os anestésicos inalatórios ligam-se às proteínas das membranas alterando processos relacionados com o cálcio e aumentando a atividade do ácido gama-aminobutírico (GABA) na transmissão sináptica. Suas ações hemodinâmicas incluem: vasodilatação, queda da pressão arterial dose-dependente, depressão da função miocárdica, aumento da frequência cardíaca. Produz ainda diminuição da atividade eletroencefalográfica, dilatação das arteríolas cerebrais, diminuição da contratilidade muscular, depressão respiratória.

FARMACODINÂMICA
- anestésico geral.

FARMACOCINÉTICA
- após inalação, sofre rápida absorção.
- produz aumento rápido da concentração alveolar.
- com concentrações de 4 a 11% produz anestesia entre 2 e 4 minutos.
- tempo de recuperação entre 5 e 16 minutos.
- eliminado pela via exalatória sob a forma inalterada e < 0,02% pela urina, como metabólitos.

INDICAÇÕES
- para indução e manutenção de anestesia geral, em geral com anestesia suplementar.

DOSES
- como fármaco isolado, 0,5 a 3% aumentando-se de 0,5 a 3% a cada duas ou três inspirações até que a anestesia esteja estabilizada.
- após indução com outro fármaco, 0,5 a 1 concentração alveolar mínima.
- como manutenção, 2,5 a 8,5% de acordo com a resposta clínica.
- para crianças, como manutenção, com administração simultânea de O_2 a 100%, basear-se pela concentração alveolar mínima: 2 semanas e neonatos, 9,2%; 10 semanas, 9,4%; 9 meses, 10%; 2 anos, 9,1%; 4 anos, 8,6%, e 7 anos, 8,1%.

CONTRAINDICAÇÕES
- hipersensibilidade ao desflurano.
- gravidez.
- como indutor de anestesia em crianças.
- hipertermia maligna.

PRECAUÇÕES
- pode ocorrer reação cruzada de hipersensibilidade com outros anestésicos halogenados.
- vigiar a administração na insuficiência coronária, distrofia muscular, miastenia grave, traumatismo craniano e hipertensão craniana.
- vigiar a função cardiopulmonar.

EFEITOS ADVERSOS
- tosse, apneia, asma, hipoxemia, hipersecreção, espasmo de laringe, insaturação da oxiemoglobina, faringite.
- bradicardia e outras arritmias cardíacas, hipertensão, isquemia miocárdica.
- náusea, vômitos.
- agitação, tontura, sialorreia, cefaleia.

INTERAÇÕES MEDICAMENTOSAS
- efeitos aditivos com: aminociclitóis, anestésicos locais, bacitracina, transfusão sanguínea, clindamicina, colistina, lidocaína, lincomicina, bloqueadores neuromusculares, polimixinas, procaína, tetraciclinas.
- o uso concomitante com amiodarona pode produzir hipotensão e bradicardia resistente à administração de atropina.
- o uso concomitante de antimiastênicos (neostigmina e piridostigmina) pode diminuir a atividade bloqueadora neuromuscular.
- associação com betabloqueadores produz hipotensão.
- aumento da frequência cardíaca e complicações decorrentes dessa ação se usado conjuntamente com o desflurano.
- o uso de fármacos depressores do SNC produz efeitos aditivos.

▶ SUPRANE (Baxter), 6 fr. de 100 e 240 mL

ENFLURANO

O enflurano é derivado halogenado do etano, contendo um átomo de cloro e cinco de flúor. Apresenta-se como líquido incolor, com odor etéreo agradável, não inflamável, que deve ser conservado a temperatura não superior a 40 °C em recipientes herméticos, protegido da luz.

FARMACODINÂMICA
- anestésico geral.

FARMACOCINÉTICA
- rapidamente absorvido, atingindo baixo coeficiente de partição sangue/gás (1,91 a 37 °C).
- início de ação: rápido (7 a 10 minutos).
- tempo para recuperação da anestesia: curto (7 a 10 minutos).
- sofre ligeira biotransformação hepática: apenas 2,4% de uma dose são metabolizados e a quantidade de fluoreto (indicador do potencial nefrotóxico) formada é pequena.
- excretado principalmente (80%) inalterado através dos pulmões; o resto, sobretudo na forma de metabólitos, pela urina.

INDICAÇÕES
- indução e manutenção de anestesia geral.
- analgesia para procedimentos que não requerem anestesia geral.
- analgesia para parto vaginal.
- em concentrações baixas, adjuvante de outros anestésicos gerais para parto cesariano.

DOSES
- para indução de anestesia, 2% a 4,5% vaporizados por uma corrente de oxigênio ou mistura de oxigênio-óxido nitroso.
- para manutenção, geralmente 0,5% a 3%.

CONTRAINDICAÇÃO
- hipertermia maligna.

EFEITOS ADVERSOS
- depressão respiratória profunda.
- relaxamento uterino, que é dose-dependente.
- risco de hepatotoxicidade.

INTERAÇÕES MEDICAMENTOSAS
- as mesmas do halotano.

▶ ENFLURANO (Cristália), fr. de 100 e 240 mL
▶ ENFLUTHANE (AstraZeneca), fr. com 250 mL (100% de enflurano)
▶ ETRANE (Abbott), fr. de 100 e 240 mL

ÉTER

Também chamado éter dietílico, éter etílico e éter sulfúrico, é líquido incolor, muito volátil e altamente inflamável. Seus vapores são mais pesados que o ar. Na presença de luz ou ar forma peróxidos explosivos, sobretudo quando se tenta evaporá-lo até a secura. Misturas de vapor de éter com ar, oxigênio ou óxido nitroso em certas concentrações são explosivas. Na presença de chama ou de qualquer aparelho elétrico, pode produzir faísca e inflamar-se. É irritante, causando frequentemente complicações broncopulmonares pós-anestésicas e apneia. O éter produz boa analgesia e relaxamento muscular. Apresenta alta margem de segurança. Entretanto, foi substituído por halotano e outros hidrocarbonetos halogenados, por ser muito inflamável e explosivo.

ANESTÉSICOS GERAIS 1.3

FARMACODINÂMICA
- anestésico geral.

FARMACOCINÉTICA
- rapidamente absorvido, atingindo alto coeficiente de partição sangue/gás.
- pequena quantidade é biotransformada em dióxido de carbono e metabólitos urinários.
- maior parte é lentamente eliminada através dos pulmões, mas também pode ser excretado inalterado na urina.

INDICAÇÕES
- anestesia geral.

DOSE
- 10 a 20% por volume.

HALOTANO

O halotano é derivado halogenado do etano, contendo um átomo de bromo, um de cloro e três de flúor. Apresenta-se como líquido incolor, móvel, denso, com odor característico semelhante ao do clorofórmio e sabor adocicado. Deve ser conservado a temperatura que não exceda 25 °C, em recipientes herméticos e protegido da luz. Mantém sua estabilidade pela adição de timol e amônio (0,01%).

É administrado geralmente junto com óxido nitroso, com o fim de diminuir o risco de depressão circulatória causada por doses elevadas. Às vezes, para lograr relaxamento muscular suficiente, é preciso aplicar agentes bloqueadores neuromusculares. Produz indução relativamente rápida da anestesia.

FARMACODINÂMICA
- anestésico geral.

FARMACOCINÉTICA
- rapidamente absorvido, atingindo baixo coeficiente de partição sangue/gás (2,3 a 37 °C).
- início de ação: rápido (7 a 10 minutos).
- tempo para recuperação da anestesia: curto.
- sofre biotransformação hepática parcial (20%), dando três metabólitos principais, que podem ser mutagênicos; quase não há formação de fluoreto.
- atravessa a barreira placentária.
- excretado no leite materno.
- excretado principalmente (60-80%) inalterado através dos pulmões; o resto, sobretudo na forma de metabólitos, pela urina.

INDICAÇÕES
- indução e manutenção de anestesia geral.
- em concentrações baixas, adjuvante de outros anestésicos gerais durante o parto cesariano.

DOSES
- para indução de anestesia, concentração de 1% a 4% vaporizados por fluxo de oxigênio ou mistura de oxigênio-óxido nitroso.
- para manutenção de anestesia, concentração de 0,5% a 2%.

CONTRAINDICAÇÕES
- arritmias cardíacas.
- disfunção hepática.
- feocromocitoma.
- gravidez.
- hipertermia maligna.
- icterícia.
- lesão intracraniana.
- miastenia grave.
- pressão intracraniana aumentada.
- lactação.

EFEITOS ADVERSOS
- hipotensão grave, falência circulatória, depressão respiratória e insuficiência renal, com dose excessiva.
- arritmias supraventriculares ou ritmo nodal, durante a indução de anestesia.
- seus metabólitos podem apresentar efeitos mutagênicos.
- anormalidades transitórias leves da função hepática.
- aumento de hemorragia uterina, quando usado durante a fase inicial da gravidez.
- relaxamento uterino, que é dose-dependente.
- alucinações, confusão mental, ansiedade e inquietação.

INTERAÇÕES MEDICAMENTOSAS
- retarda a eliminação da cetamina.
- produz diminuição, dose-dependente, na resposta uterina aos oxitócicos, podendo causar hemorragia.
- ingestão crônica de álcool pode exigir aumento de dose.
- agentes anti-hipertensivos, clorpromazina, diuréticos e outros fármacos que causam hipotensão podem potencializar seus efeitos hipotensores.
- antimiastênicos podem diminuir sua atividade bloqueadora neuromuscular.
- bloqueadores neuromusculares não despolarizantes podem aumentar o risco de hipertermia maligna e de bradicardia.
- catecolaminas (dopamina, epinefrina e norepinefrina), efedrina, fenfluramina e outros simpatomiméticos podem aumentar o risco de graves extrassístoles ventriculares.
- outros depressores do sistema nervoso central podem aumentar seus efeitos depressores do SNC, depressores respiratórios e hipotensores.
- fenitoína pode agravar sua hepatotoxicidade.
- uso crônico de indutores enzimáticos hepáticos (como barbitúricos) antes da anestesia pode aumentar sua biotransformação e resultar em risco maior de hepatotoxicidade.
- sulfato de magnésio parenteral pode aumentar os efeitos depressores do SNC.
- metildopa pode diminuir a exigência anestésica.
- óxido nitroso reduz a exigência anestésica.
- suxametônio pode aumentar o risco de hipertensão maligna, e o uso repetido, de bradicardia.
- xantinas podem aumentar o risco de arritmias cardíacas.

▶ FLUOTHANE (AstraZeneca), fr. de 100 e 250 mL
▶ HALOTANO (Aventis Pharma), fr. de 100 e 250 mL

ISOFLURANO

É éter derivado de etila e metila, contendo um átomo de cloro e cinco de flúor. Apresenta-se como líquido claro, incolor, volátil, não inflamável, com odor pungente, que limita a velocidade de indução da anestesia. Deve ser conservado a temperatura de 15 a 30 °C. Embora seja isômero estrutural do enflurano, há muitas diferenças farmacológicas entre os dois agentes.

FARMACODINÂMICA
- anestésico geral.

FARMACOCINÉTICA
- rapidamente absorvido, atingindo baixo coeficiente de partição sangue/gás (1,43 a 37 °C).
- início de ação: rápido.
- tempo para recuperação da anestesia: curto (18,6 ± 2,0 minutos).
- sofre biotransformação mínima; os principais metabólitos são ácido trifluoracético e íon fluoreto, na proporção de aproximadamente 2:1; portanto, a formação de fluoreto é muito pequena.
- excretado principalmente (95%) na forma inalterada pelos pulmões; somente 0,17% é eliminado pela urina.

INDICAÇÕES
- indução e manutenção de anestesia geral.
- analgesia para parto vaginal.
- procedimentos cirúrgicos que não exigem anestesia geral.
- adjuvante de outros anestésicos gerais durante o parto cesariano.

DOSES
- para indução de anestesia, concentração de 3% a 3,5% vaporizados por fluxo de oxigênio ou mistura de oxigênio-óxido nitroso.
- para manutenção de anestesia, concentrações entre 0,5% e 3%.

CONTRAINDICAÇÕES
- hipersensibilidade ao isoflurano ou outros agentes halogenados.
- hipertermia maligna.
- gravidez.

EFEITOS ADVERSOS
- depressão respiratória, hipotensão e arritmias.
- tremor, náuseas e vômito.

INTERAÇÕES MEDICAMENTOSAS
- potencializa os efeitos dos agentes bloqueadores neuromusculares, sobretudo os dos não despolarizantes; sua dose deve ser reduzida a um terço ou dois terços.
- pode prolongar a meia-vida de eliminação da cetamina.
- produz diminuição dose-dependente na resposta uterina aos oxitócicos, podendo causar hemorragia.
- pode causar sensibilização do miocárdio aos efeitos dos simpatomiméticos.
- ingestão crônica de álcool pode exigir aumento de dose.
- aminoglicosídios sistêmicos, capreomicina ou polimixinas sistêmicas podem exercer efeito aditivo sobre o bloqueio neuromuscular.
- agentes anti-hipertensivos, clorpromazina, diuréticos e outros fármacos que causam hipotensão podem potencializar seus efeitos hipotensores.
- antimiastênicos podem diminuir sua atividade bloqueadora neuromuscular.
- outros depressores do SNC podem aumentar seus efeitos depressores do SNC, depressores respiratórios e hipotensores.
- sulfato de magnésio parenteral pode aumentar os efeitos depressores do SNC.
- metildopa pode diminuir a exigência anestésica.
- óxido nitroso reduz a exigência anestésica.

1.4 DEPRESSORES DO SISTEMA NERVOSO CENTRAL

- suxametônio pode aumentar o risco de hipertermia maligna e o uso repetido pode aumentar o risco de bradicardia.
- xantinas podem aumentar o risco de arritmias cardíacas.

▶ *FORANE (Abbott), fr. de 100 mL*
▶ *ISOFLURANE (Cristália), fr. de 100 e 240 mL*
▶ *ISOTHANE (AstraZeneca), (isoflurano 100%), fr. com 125 e 250 mL*

ÓXIDO NITROSO

É gás incolor, mais denso que o ar e não explosivo. Antigamente era conhecido como "gás hilariante".

Farmacodinâmica
- anestésico fraco, mas com boas propriedades analgésicas.

Farmacocinética
- rapidamente absorvido, atingindo baixo coeficiente de partição sangue/gás (0,47 a 37 °C).
- não sofre biotransformação detectável.
- tempo de recuperação da anestesia: curto.
- maior parte é eliminada no gás expirado.
- pequena fração difunde-se através da pele.

Indicações
- sedativo em procedimentos rápidos em odontologia e no segundo estágio do parto.
- anestesia geral junto com anestésicos locais.
- anestésico geral em cirurgia, devendo ser suplementado com outros fármacos, tais como analgésicos opioides, barbitúricos, benzodiazepínicos ou outros anestésicos por inalação.

Doses
- para sedação, 25%.
- para analgesia, 25% a 50% com oxigênio.
- para indução de anestesia, 70% com 30% de oxigênio durante dois a três minutos, após pré-medicação com doses elevadas de narcótico (barbitúrico ou opioide).

Contraindicações
- hipovolemia, choque ou doença cardíaca grave, pois pode causar hipotensão profunda.
- deve ser usado com cautela em presença de certos quadros clínicos, tais como embolia gasosa, pneumotórax, cistos aéreos pulmonares ou obstrução intestinal aguda, bem como durante pneumoencefalografia ou logo após esta.

Efeitos Adversos
- variados graus de hipoxia.
- depressão da medula óssea (leucopenia, anemia megaloblástica), com administração prolongada.
- náusea e vômito em 30% a 60% dos pacientes, sendo mais comuns se usado para suplementar anestésicos mais potentes.
- exposição a concentrações baixas por tempo prolongado pode causar aborto e perturbações hepáticas, neurológicas e renais, bem como anomalias congênitas.

Interações Medicamentosas
- inativa a vitamina B_{12}, podendo causar leucopenia e anemia megaloblástica ou dano neurológico, além de provocar efeito teratogênico ou fototóxico.
- ingestão crônica de álcool pode exigir aumento de dose.

- agentes anti-hipertensivos, clorpromazina, diuréticos e outros fármacos que causam hipotensão podem potencializar seus efeitos hipotensores.
- outros depressores do sistema nervoso central podem aumentar seus efeitos depressores do SNC, depressores respiratórios e hipotensores.
- fentanila ou sufentanila podem diminuir a frequência cardíaca e o débito cardíaco.
- metildopa pode diminuir a exigência anestésica.
- sulfato de magnésio parenteral pode aumentar os efeitos depressores do SNC.
- xantinas podem aumentar o risco de arritmias cardíacas.

SEVOFLURANO

É éter derivado de isopropila e metila, contendo sete átomos de flúor. Apresenta-se como líquido estável, claro, incolor e com odor etéreo agradável. É quase insolúvel em água, mas miscível em etanol, éter e cal sodada. Não contém conservantes. Apresenta estabilidade à temperatura ambiente por pelo menos três anos. É volátil. Não é inflamável nem explosivo. Deve ser conservado à temperatura de 15 a 30 °C.

O sevoflurano tem alta potência, baixa toxicidade e margem relativamente alta de segurança.

Induz a anestesia geralmente de forma suave e mais rápida do que halotano ou isoflurano.

Farmacodinâmica
- anestésico geral.

Farmacocinética
- rapidamente absorvido, atingindo baixo coeficiente de partição sangue/gás (0,63 a 0,69 a 37 °C).
- início de ação: rápido (3,5 a 11,1 minutos no adulto e 2,7 a 3,9 nas crianças).
- tempo de recuperação da anestesia: curto (7,5 ± 5 minutos no adulto e 4,3 ± 1,1 nas crianças).
- atinge níveis plasmáticos máximos em duas horas.
- sofre biotransformação mínima (menos de 5%), dando fluoretos inorgânicos e hexafluorisopropanol.
- excretado quase totalmente inalterado através dos pulmões; pequena fração, na forma de metabólitos, é excretada rapidamente pela urina.

Indicações
- indução e manutenção de anestesia geral.

Doses
- para indução de anestesia, adultos, concentração de 0,5 a 5% vaporizados por fluxo de oxigênio ou mistura de oxigênio-óxido nitroso; crianças, mistura de sevoflurano/óxido nitroso/oxigênio na concentração de 3,3%, 58,5% e 38,2%, respectivamente.
- para manutenção de anestesia, concentração de aproximadamente 1,5% em pacientes maiores de 60 anos de idade e de 2,0% em pacientes mais jovens.

Contraindicações
- sensibilidade ou alergia ao sevoflurano ou a outros anestésicos halogenados.
- hipertermia maligna.
- gravidez.
- lactação.

Efeitos Adversos
- calafrios, febre, cefaleia, hipotermia.
- arritmia, bradicardia, hipertensão, hipotensão.

- náusea, vômito.
- agitação, tontura, sonolência, sialorreia.
- tosse aumentada, hipoxemia, distúrbios respiratórios.
- dificuldade para urinar.

Interações Medicamentosas
- pode prolongar a recuperação do bloqueio neuromuscular induzido por miorrelaxantes não despolarizantes e potencializa seus efeitos.
- óxido nitroso reduz sua concentração alveolar mínima.

▶ *SEVOCRIS (Serono), fr. de 100 e 250 mL c/ 1 mL/mL*
▶ *SEVORANE (Abbott), fr. âmbar de 250 mL*

OXIGÊNIO

O oxigênio é gás incolor, inodoro e insípido.

Indicações
- hipoxia como tratamento de apoio, antes que se determine e se alivie a causa desta.
- anestesia por inalação, como diluente.
- diminuição da doença de descompressão.
- aborto da cefaleia histamínica.
- o oxigênio hiperbárico é útil no tratamento de intoxicação aguda por monóxido de carbono ou por cianeto, anemia causada por perda de sangue, gangrena gasosa, pneumonite química causada por inalação de fumaça, enxertos ou retalhos de pele comprometidos e úlcera de Meleney.
- alívio da distensão abdominal, pneumotórax espontâneo e embolia gasosa.

Efeitos Adversos
- atelectasia progressiva.
- pode induzir apneia em pacientes com doença pulmonar crônica, dano traumático do centro respiratório, ou intoxicação por barbitúrico.
- sintomas de intoxicação, se usado por mais de 12 horas, ou até tempo menor, mas em condições hiperbáricas, concentrações acima de 80%.

▶ Anestésicos intravenosos

Anestésicos intravenosos são sólidos, não explosivos. Produzem perda rápida de consciência, mas anestesia e relaxamento muscular insuficientes; por esta razão, raramente se usam isoladamente. Todos são utilizados para anestesia basal, isto é, para obter certo grau de inconsciência e antes da administração de outro anestésico.

Os principais anestésicos intravenosos pertencem a um dos seguintes grupos químicos: barbitúricos, benzodiazepínicos, opioides, diversos e associação.

1. *Barbitúricos*. No Brasil é comercializado apenas o tiopental.

TIOPENTAL

Corresponde ao ácido etilmetilbutiltiobarbitúrico. É análogo sulfurado do pentobarbital. Tem ação curta. Usado como sal sódico. É administrado por via intravenosa.

As características e propriedades dos barbitúricos são descritas na seção *Antiepilépticos*.

ANESTÉSICOS GERAIS 1.5

FARMACODINÂMICA
- anestésico geral.

FARMACOCINÉTICA
- administrado intravenosamente, pode atingir concentrações eficazes no cérebro dentro de 30 a 60 segundos.
- até 86% podem ligar-se às proteínas plasmáticas.
- quase completamente (99%) biotransformado no fígado; cerca de 3% são transformados em pentobarbital.
- meia-vida: 11,5 horas; volume aparente de distribuição no estado estacionário: 1,4 L/kg; velocidade de eliminação: 150 mL/min; estes valores são maiores na gravidez a termo: meia-vida: 26,1 horas; volume aparente de distribuição: 4,1 L/kg; e velocidade de eliminação: 28,6 mL/min.
- atravessa a barreira placentária.
- excretado pela urina, mas em quantidade mínima devido à reabsorção tubular renal.

INDICAÇÕES
- indução de anestesia geral.
- anestesia para procedimentos cirúrgicos de curta duração.
- suplementação de outros anestésicos.
- produção de hipnose durante anestesia equilibrada com outros agentes, como analgésicos ou miorrelaxantes.
- manutenção de anestesia em procedimentos prolongados, em pequenas doses e em associação com hipnoanalgésicos e óxido nitroso.
- tratamento de estados convulsivos.
- tratamento de pressão intracraniana aumentada.
- narcoanálise e narcossíntese.
- tratamento de hipoxia e isquemia cerebrais.

DOSES
- indução e manutenção da anestesia, adultos, deve ser individualizada; em geral, 50 a 100 mg. Crianças até 15 anos de idade, deve ser individualizada; em geral, para indução, 3 a 5 mg/kg de peso corporal; para manutenção, 1 mg/kg de peso corporal.
- estados convulsivos, 50 a 125 mg.
- narcoanálise e narcossíntese: solução de 2,5%, administrada à velocidade de 100 mg por minuto.
- pressão intracraniana aumentada, 1,5 a 35 mg/kg de peso corporal.

▶ *THIONEMBUTAL (Abbott), fr.-amp. de 500 mg e 1 g*
▶ *THIOPENTAL (Cristália), 25 fr.-amp. de 500 mg e 1 g*

2. *Benzodiazepínicos.* Neste grupo se incluem: diazepam, flunitrazepam, midazolam.

3. *Opioides.* São resultantes da simplificação molecular da morfina. Suas estruturas se assemelham. Atuam provavelmente como agonistas do receptor μ dos hipnoanalgésicos. Os disponíveis em nosso meio são alfentanila, fentanila, remifentanila e sufentanila. São usados como sais.

INDICAÇÕES
- suplementação de analgesia na manutenção de anestesia com barbitúrico/óxido nitroso/oxigênio para procedimentos cirúrgicos curtos.
- analgesia em anestesia geral, por infusão contínua com óxido nitroso/oxigênio.
- indução de anestesia cirúrgica.

CONTRAINDICAÇÕES
- intolerância a agentes morfínicos.
- gravidez.
- lactação.

- depressão respiratória não assistida.
- miastenia.
- pneumopatia obstrutiva.
- crianças abaixo de dois anos.

EFEITOS ADVERSOS
- depressão respiratória, apneia.
- rigidez musculoesquelética.
- bradicardia.
- hipotensão, hipertensão, arritmia.
- náusea, vômito.
- visão turva.
- laringospasmo.
- dependência física ou psíquica.

SUPERDOSE
- intoxicação tratada com nalorfina ou naloxona.

INTERAÇÕES MEDICAMENTOSAS
- podem intensificar ou prolongar a depressão causada por outros depressores do SNC, como anestésicos gerais por inalação, barbitúricos, outros opioides ou tranquilizantes.

ALFENTANILA

Caracteriza-se por apresentar início de ação muito rápido e duração de ação curta. Pode ser usada para indução de anestesia, quer como adjuvante anestésico, quer como agente anestésico isolado.
Usada na forma de cloridrato.

FARMACODINÂMICA
- anestésico geral e adjuvante à anestesia.

FARMACOCINÉTICA
- início de ação: imediato.
- duração do efeito: curta.
- extensivamente (92%) ligada a proteínas.
- volume de distribuição: 0,6-1,0 L/kg.
- meia-vida trifásica: 0,4-3,1 minutos para distribuição, 4,6-21,6 minutos para redistribuição e 64,1-129,3 minutos para eliminação.
- depuração plasmática: 1,7-17,6 mL/kg/min.
- sofre biotransformação, principalmente hepática, dando metabólitos inativos.
- eliminada pela urina (81%) dentro de 24 horas; apenas 2% são excretados na forma inalterada.

DOSES
- devem ser individualizadas.
- as de indução devem ser administradas lentamente, durante três minutos.

INTERAÇÕES MEDICAMENTOSAS
- as já citadas.
- eritromicina pode inibir significativamente sua depuração e aumentar o risco de depressão respiratória.

▶ *ALFENTA (Cristália), 10 e 25 amp. de 5 mL com 0,544 mg/mL*
▶ *RAPIFEN (Janssen-Cilag), 25 amp. de 5 mL com 0,5 mg/mL*

FENTANILA

É produto sintético resultante da simplificação molecular da morfina e 50 a 100 vezes mais potente do que esta, mas sua ação analgésica dura menos tempo (metade ou um terço). Em dose baixa a moderada, produz analgesia; em doses elevadas, perda de consciência. Usada na forma de citrato.

FARMACODINÂMICA
- analgésico, adjuvante à anestesia.

FARMACOCINÉTICA
- por via intravenosa, início de ação de 1 a 2 minutos, atingindo efeito máximo em 3 a 5 minutos e durando 0,5 a 1 hora.
- por via intramuscular, início de ação de 7 a 15 minutos, atingindo efeito máximo em 20 a 30 minutos e durando 1 a 2 horas.
- meia-vida trifásica: 1,7 minuto para distribuição, 15 minutos para redistribuição e 3,6 horas para eliminação, aumentada nos idosos de mais de 60 anos para cerca de 15 horas.
- volume de distribuição: 4 L/kg.
- volume de depuração: 0,96 L/minuto.
- extensivamente (81%) ligada a proteínas.
- sofre desalquilação hepática.
- eliminada pela urina, principalmente na forma de metabólitos urinários (cerca de 80%), e 10 a 25% na forma inalterada.

INDICAÇÕES
- as já citadas.
- neuroleptanalgesia, associada ao droperidol.
- neuroleptanestesia, associada ao droperidol e óxido nitroso.

DOSES
- devem ser individualizadas.
- via intramuscular, adultos, como pré-medicação, 0,05 a 0,1 mg, 30 a 60 minutos antes do ato cirúrgico; em pacientes idosos ou de risco, dose menor.
- via intravenosa, adultos, para indução, 0,05 a 0,1 mg inicialmente, a intervalos de dois a três minutos; para manutenção, 0,025 mg à metade da dose inicial para indução; possui efeito cumulativo e a repetição das doses deve ser cuidadosamente avaliada; crianças de 2 a 12 anos, para indução ou manutenção, 2 a 3 μg/kg.
- para uso transdérmico, em pacientes virgens do uso de opioides, dose inicial de 25 μg.
- para pacientes com uso anterior de opioides, converter a dose parenteral ou oral em dose de aplicação transdérmica. O adesivo é substituído a cada 72 horas. Após 3 dias, caso não haja resposta, os aumentos da dose podem ser feitos com acréscimos de 25 μg/h, sendo que 90 mg/dia de morfina oral corresponde a 25 μg/h do adesivo. Para doses superiores a 100 μg pode-se utilizar mais de um adesivo por dia. Em caso de substituição por outro opioide, ela deve ser feita de maneira gradual. Deve ser aplicado em pele sem irritações ou ferimentos, em superfície plana do dorso ou dos braços e, em caso de a região ser rica em pelos, fazer o corte destes, jamais raspar. Não usar substâncias irritantes para limpeza da pele. Usar local diferente após cada aplicação.

▶ *DUROGESIC (Janssen-Cilag), 5 sistemas adesivos 10, 20, 30 e 40 cm² × 2,5 (25 μg), 5 (50 μg), 7,5 (75 μg), 10 (100 μg) mg, respectivamente*
▶ *FENTANIL (Cristália), 50 amp. de 2 mL com 0,05 mg/mL (da base)*
25 fr.-amp. de 10 mL com 0,05 mg/mL (da base)
▶ *FENTANIL (Janssen-Cilag), 25 fr.-amp. de 10 mL com 0,0785 mg/mL*
25 amp. de 5 mL com 0,0785 mg/mL
50 amp. de 2 mL com 0,0785 mg/mL
▶ *NILPERIDOL (Cristália), 50 amp. de 2 mL*

1.6 DEPRESSORES DO SISTEMA NERVOSO CENTRAL

INDICAÇÃO	INFUSÃO EM BOLO (μg/kg)	INFUSÃO CONTÍNUA (μg/kg/min) TAXA INICIAL	INFUSÃO CONTÍNUA (μg/kg/min) FAIXA
Indução de anestesia em pacientes ventilados	1,0 (administrado durante 30 segundos, no mínimo)	0,5	0,5-1,0
Manutenção de anestesia em pacientes ventilados com uso de:			
• óxido nitroso (66%)	0,5-1,0	0,3-0,5	0,25-2,0
• isoflurano (dose inicial de 0,5 CAM)	0,5-1,0	0,3-0,5	0,25-2,0
• propofol (dose inicial de 100 μg/kg/min)	0,5-1,0	0,3-0,5	0,25-2,0
Anestesia com ventilação espontânea	não recomendada	0,1	0,025-0,1
Analgesia parenteral no pós-operatório imediato	não recomendada	0,1	0,025-0,1

REMIFENTANILA

É composto derivado da 4-anilidopiperidina, diferindo da fentanila, sulfentanila e alfentanila pela adição de um grupo metiléster na posição 1 do anel piperidínico. Atua como potente agonista dos receptores opioides μ. Sua característica principal é que sofre biotransformação por esterases inespecíficas, o que não ocorre com outros opioides para uso anestésico. Isso possibilita um início e término de ação extremamente curtos, impossibilitando o aparecimento de efeitos adversos significativos (depressão respiratória recorrente ou tardia) e proporcionando uma recuperação pós-operatória mais rápida. Não atua sobre a colinesterase plasmática e não parece exercer atividade de liberação da histamina. Os opioides convencionais, como fentanila e derivados, apresentam o inconveniente de produzir acúmulo no organismo (terceiro compartimento), após a administração de altas doses ou com o uso prolongado. A remifentanila possui potência semelhante à da fentanila e 15 vezes maior que a da alfentanila na atenuação da resposta às catecolaminas e aos estímulos cirúrgicos. As vantagens de sua utilização incluem: menor risco de depressão respiratória no pós-operatório, redução da quantidade de agente hipnótico concomitante, resposta rápida e facilidade no manuseio das alterações das doses, analgesia intraoperatória profunda, mínimo risco de superdose, desnecessário ajuste da dose em pacientes com comprometimento renal ou hepático. Durante a manutenção da anestesia, provoca queda da pressão arterial de cerca de 15 a 20% e redução discreta da frequência cardíaca. Como outros opioides, produz rigidez muscular, que pode ser atenuada com a administração de um bloqueador neuromuscular. Pode ser utilizada com água destilada, soro glicosado a 5%, soro glicofisiológico, soro fisiológico, solução de cloreto de sódio a 0,45%, lactato de Ringer. Comercializada sob a forma de cloridrato.

FARMACODINÂMICA
• analgésico, adjuvante à anestesia.

FARMACOCINÉTICA
• rápido início de ação, atingindo rápido equilíbrio através da barreira hematencefálica.
• $t_{1/2}keo$ = 1,3 ± 1,5 minuto.
• contribuição do terceiro compartimento de cerca de 5%.
• sofre rápida biotransformação, por hidrólise, através de esterases inespecíficas, produzindo um metabólito do ácido carboxílico, com meia-vida terminal mais longa e 4.600 vezes menos potente que o fármaco original.
• meia-vida de cerca de 3 a 5 minutos.
• lipossolubilidade menor que a da sufentanila e fentanila e semelhante à da alfentanila.
• volume de distribuição de cerca de 0,39 ± 0,25 L/kg.
• 70% ligam-se às proteínas plasmáticas, principalmente glicoproteína α1 ácida.

INDICAÇÕES
• indução de anestesia geral, em pacientes ventilados, como agente isolado, ou em combinação com um hipnótico.
• manutenção de anestesia em pacientes ventilados com uso concomitante de óxido nitroso, isoflurano ou propofol.
• anestesia para procedimentos cirúrgicos de curta duração.
• como analgésico no pós-operatório imediato.
• como adjuvante em cirurgia sob anestesia local ou regional.

DOSES (VER QUADRO ACIMA)

CONTRAINDICAÇÕES
• hipersensibilidade ao fármaco ou análogos da fentanila.
• gravidez.
• lactação.
• crianças < 2 anos.
• administração epidural, intraespinhal e intratecal. A glicina, presente no produto, produz neurotransmissão excitatória.
• uso IV em bolo para analgesia no pós-operatório imediato e/ou na anestesia com ventilação espontânea.

PRECAUÇÕES
• a rigidez muscular pode ser diminuída com o uso simultâneo de um hipnótico ou um bloqueador neuromuscular.
• rigidez muscular e apneia estão associadas com administração IV em bolo, ou ajustes rápidos na taxa de infusão.
• o uso em pós-operatório imediato deve realizar-se em ambiente equipado para vigilância das funções respiratória e cardiovascular.
• não utilizar o mesmo equipo intravenoso utilizado para sangue, soro ou plasma.
• nos pacientes idosos, reduzir as doses analgésicas em 50%.
• a dose para pacientes obesos deve basear-se no peso corporal ideal.

EFEITOS ADVERSOS
• rigidez muscular.
• hipotensão e bradicardia ou hipertensão.
• calafrios, náuseas, vômitos.
• depressão respiratória.

INTERAÇÕES MEDICAMENTOSAS
• atua sinergicamente com outros agentes anestésicos, opioides e hipotensores.

▶ ULTIVA (GlaxoSmithKline), fr. com pó para reconstituição ×1, 2 e 5 mg

SUFENTANILA

É 7 a 10 vezes mais potente que a fentanila e 625 vezes mais que a morfina. Seu início de ação é igual ou mais rápido que o da fentanila e a recuperação da anestesia é significativamente mais rápida do que com dose anestésica equivalente de fentanila. Apresenta, também, menor tendência à acumulação. A profundidade da analgesia é dose-dependente e pode ser ajustada de acordo com a intensidade da dor do procedimento cirúrgico.

Usada na forma de citrato.

FARMACODINÂMICA
• analgésico, adjuvante à anestesia.

FARMACOCINÉTICA
• início de ação: 5 a 10 minutos.
• atinge concentração plasmática máxima em 10 minutos.
• duração do efeito: geralmente 4 a 6 horas.
• extensivamente (92,5%) ligada às proteínas.
• volume aparente de distribuição: 1,08 a 2,78 L/kg de peso corporal.
• sofre biotransformação no fígado e, parcialmente, no intestino delgado.
• meia-vida trifásica: distribuição, 1,4 minuto; redistribuição, 18 minutos; e eliminação, 2,7 horas.
• depuração: 917 mL/min.
• eliminada pela urina (84%) dentro de 24 horas; apenas 2% são excretados na forma inalterada.

DOSES
• devem ser individualizadas.
• via intravenosa, como agente analgésico, em cirurgia geral, adultos, 0,5 a 5 μg/kg de peso corporal,

com óxido nitroso/oxigênio; para manutenção, 10 a 25 μg, conforme necessário, por infusão contínua. Como agente anestésico, 8 μg/kg de peso corporal; indução de procedimentos neurocirúrgicos, adultos, 1 a 2 μg/kg de peso corporal junto com benzodiazepínico ou pequenas doses de tiopental e oxigênio e um miorrelaxante não despolarizante; para manutenção, doses adicionais que não excedam 1 μg/kg/h ou infusão contínua que não exceda essa velocidade.

- via epidural, para controle da dor pós-operatória, adultos, inicialmente 30 a 50 μg, com doses adicionais de 25 μg, se necessário; como agente analgésico durante o parto, 10 μg adicionados à bupivacaína (0,125%-0,25%).

▶ *FASTFEN (Cristália), 25 amp. de 2 mL com 5 μg/mL*
10 amp. de 5 mL com 50 μg/mL
25 amp. de 1 mL com 50 μg/mL
▶ *SUFENTA (Janssen-Cilag), 25 amp. de 1 mL com 50 μg/mL (usos intravenoso e espinhal)*
10 amp. de 5 mL com 50 μg/mL (uso intravenoso)
25 amp. de 2 mL com 5 μg/mL (uso espinhal)

4. *Diversos.* Este grupo é constituído por cetamina, etomidato, propofol.

CETAMINA

É derivado clorado da cicloexanona. Induz anestesia dissociativa, isto é, estado de sedação e amnésia durante o qual o paciente, embora possa parecer desperto, está dissociado do ambiente. A indução da anestesia é rápida. O tempo de recuperação aumenta quando se administram concomitantemente diazepam, hidroxizina ou barbitúrico. Usada na forma de cloridrato.

Farmacodinâmica
- anestésico geral.

Farmacocinética
- por via parenteral, é rapidamente absorvida e distribuída nos tecidos (7 a 11 minutos), incluindo o cérebro.
- sofre biotransformação hepática.
- por via intravenosa, tempo para indução da anestesia (dose de 1 a 2 mg/kg de peso corporal): sensação de dissociação — 15 segundos; anestesia — 30 segundos; duração da anestesia (dose de 2 mg/kg de peso corporal) — 5 a 10 minutos.
- por via intramuscular, tempo para indução da anestesia (dose de 5 a 10 mg/kg de peso corporal); anestesia: 3 a 4 minutos; duração da anestesia (dose de 10 mg/kg de peso corporal) — 12 a 25 minutos.
- tempo de recuperação da anestesia: curto.
- meia-vida: 2,5 a 4 horas.
- atravessa a barreira placentária.
- pequena fração (5%) da dose administrada é excretada pelas fezes e cerca de 90% pela urina, 2% na forma inalterada, 18% como metabólitos desmetilados e 80% como conjugados de metabólitos hidroxilados.

Indicações
- anestesia repetida em pacientes com queimaduras.
- sedação de pacientes incontroláveis.
- estudos diagnósticos.
- pequenas cirurgias em crianças.
- indução de anestesia, mormente quando não se pode usar barbitúrico ou se deve evitar depressão cardiovascular.
- suplemento às anestesias local e regional.
- anestesia ou analgesia obstétrica.

Doses
- por via intramuscular, para indução, 6,5 a 13 mg/kg; para manutenção, metade da dose; para analgesia, 2 mg/kg.
- por via intravenosa, para indução, método da dose única, 2 mg/kg administrados no período de 60 segundos; para manutenção, metade desta dose, repetida se necessário; quando se usa a técnica de microgotejamento, administra-se concentração de 0,1% à velocidade de 20 mL/minuto; para manutenção, a dose é reduzida a um terço ou metade.

Contraindicações
- aneurismas, angina, insuficiência cardíaca, trauma cerebral e tireotoxicose.
- cirurgias da faringe, laringe ou traqueia.
- eclampsia e pré-eclampsia.
- hipersensibilidade ao fármaco.

Efeitos adversos
- depressão respiratória.
- arritmias cardíacas.
- aumento da pressão do liquor e do fluxo sanguíneo intracraniano.
- aumento da pressão intraocular.
- náusea pós-operatória, calafrio, hipersalivação, lacrimejamento.
- reações cutâneas transitórias.
- distúrbios psíquicos.

Interações medicamentosas
- potencializa os efeitos bloqueadores neuromusculares da tubocurarina.
- pode prolongar o período de recuperação da anestesia dos hidrocarbonetos halogenados.
- pode aumentar o risco de hipotensão e/ou de depressão respiratória dos anti-hipertensivos ou depressores do SNC.
- pode aumentar o risco de hipertensão e taquicardia, quando administrada concomitantemente com hormônios tireoides.

▶ *KETALAR (Pfizer), 5 fr.-amp. de 10 mL com 50 mg/mL*
▶ *KETAMIN (Cristália), 5 fr. de 10 mL com 50 mg/mL*
▶ *KETAMIN S (Cristália), 5 e 50 fr.-amp. de 10 mL com 50 mg/mL*

ETOMIDATO

Quimicamente, é éster etílico do ácido feniletilimidazolcarboxílico. É hipnótico de ação curta, e parece ter efeitos semelhantes aos do ácido aminobutírico (GABA). Não apresenta atividade analgésica. Não causa liberação de histamina.

Farmacodinâmica
- anestésico geral.

Farmacocinética
- início de ação: rápido, geralmente dentro de um minuto.
- duração de ação: dose-dependente, mas geralmente 3 a 5 minutos; pode ser prolongada por pré-medicação sedativa ou por injeções repetidas.
- ligação à albumina sérica: 78%.
- rapidamente hidrolisada no plasma e no fígado, dando metabólitos inativos.
- meia-vida: cerca de 75 minutos.
- aproximadamente 75% de uma dose são excretados pela urina no primeiro dia após a injeção, principalmente (80%) na forma de metabólitos inativos.

Indicações
- indução de anestesia geral.
- suplementação de anestésicos de baixa potência, como óxido nitroso e oxigênio, durante a manutenção de anestesia para procedimentos cirúrgicos de duração curta.

Doses
- devem ser individualizadas; em geral, via intravenosa, adultos e crianças acima de 10 anos, 0,3 mg/kg (0,2 a 0,6 mg/kg) injetado durante o período de 30 a 60 segundos.

Contraindicações
- hipersensibilidade ao etomidato.
- lactação.
- gravidez.
- crianças abaixo de 10 anos.

Efeitos adversos
- dor no local da injeção, dor esta que pode ser reduzida por injeção rápida em veia de grande calibre ou pré-medicação com analgésico, como fentanila ou petidina.
- náusea e vômitos pós-operatórios.
- apneia transitória (15 a 20 segundos) pode ocorrer durante a indução, mormente em pacientes idosos.
- movimentos musculares espontâneos durante a indução que cessam rapidamente.
- supressão reversível da função adrenocortical.
- infusão prolongada pode causar hipotensão, oligúria e distúrbios eletrolíticos que respondem aos glicocorticoides.
- taquicardia e hipertensão acentuadas, que podem ser impedidas por pré-medicação analgésica.

Interações medicamentosas
- antidepressivos tricíclicos, anti-hipertensivos com efeitos depressores do SNC, outros depressores do SNC, inibidores da MAO ou sulfato de magnésio parenteral podem aumentar os efeitos depressores do SNC destes fármacos ou do etomidato.
- anti-hipertensivos ou diuréticos usados como anti-hipertensivos podem potencializar seu efeito hipotensor.
- bloqueadores dos canais de cálcio podem aumentar o risco de hipotensão e/ou depressão respiratória.
- cetamina, mormente em doses elevadas ou, quando rapidamente administrada, pode aumentar o risco de hipotensão e/ou depressão respiratória.
- diazóxido pode resultar em efeito hipotensor aditivo.
- mecamilamina ou trimetafano podem potencializar a resposta hipotensora.

▶ *ETOMIDATO (Cristália), 5 e 25 amp. de 10 mL com 2 mg/mL (genérico)*
▶ *HYPNOMIDATE (Janssen-Cilag), 25 amp. de 10 mL com 2 mg/mL*

PROPOFOL

Corresponde ao 2,6-di-isopropilfenol. É hipnótico de duração curta, que se deve à redistribuição rápida desde o SNC até outros tecidos, alta depuração metabólica e alta lipofilicidade.

Seus efeitos hemodinâmicos são geralmente mais acentuados do que os de outros anestésicos intravenosos. Produz também depressão respiratória; a apneia resultante pode persistir por mais de 60 segundos. Diminui o fluxo sanguíneo cerebral, o consumo de oxigênio metabólico cerebral e a pressão intracraniana e aumenta a resistência cerebrovascular. Em pacientes com pressão intraocular normal, diminui a pressão intraocular em 30 a 50%.

Farmacodinâmica
- anestésico geral, adjuvante à anestesia e hipnótico-sedativo.

Farmacocinética
- administrado por via intravenosa, é rápida e extensivamente distribuído no organismo.
- ligação às proteínas: muito alta (95 a 99%).
- a indução de anestesia é rápida, geralmente dentro de 40 segundos.
- volume de distribuição: aparente inicial, 13 a 76 litros; estado de equilíbrio, 171 a 349 litros; eliminação, 209 a 1.008 litros.
- sofre biotransformação hepática por conjugação, dando metabólitos inativos.
- meia-vida de distribuição bifásica: rápida, 2 a 4 minutos; mais lenta, 30 a 64 minutos.
- meia-vida de eliminação terminal: 3 a 12 horas.
- meia-vida de equilíbrio sangue-cérebro: 2,9 minutos.
- concentração plasmática: 1,5 a 6 μg por mL.
- atravessa a barreira placentária.
- atravessa a barreira hematencefálica rapidamente.
- duração de ação: 3 a 5 minutos.
- a recuperação é rápida: dentro de 8 minutos; se for usado um opioide, até 19 minutos.
- excretado principalmente (70%) pela urina, na forma de metabólitos, dentro de 24 horas após a administração; 90% são excretados dentro de 5 dias.
- depuração: 1,6 a 3,4 L/minuto.

Indicações
- indução de anestesia geral de curta duração.
- manutenção de anestesia em conjunto com outros agentes, como opioides e anestésicos por inalação.
- sedação ou amnésia como suplemento a anestésicos regionais; é também usado em procedimentos que não exigem analgesia, como endoscopia.

Doses
- via intravenosa, deve ser individualizada.
- normalmente, para indução de anestesia geral, adultos até 55 anos de idade e/ou pacientes de graus ASA 1 ou 2, 40 mg cada 10 segundos até início da indução; idosos, debilitados, hipovolêmicos e/ou pacientes com graus ASA 3 ou 4, 20 mg cada 10 segundos até início da indução.
- para manutenção da anestesia geral, adultos até 55 anos e/ou pacientes de graus ASA 1 ou 2, 0,1 a 0,2 mg por kg de peso corporal por minuto; idosos, debilitados, hipovolêmicos e/ou pacientes com graus ASA 3 ou 4, 0,05 a 0,1 mg por kg de peso corporal por minuto.
- quando administrado através de infusão contínua, poderá haver necessidade de incrementos para 10 a 20 minutos após a indução da anestesia.
- quando se usa a técnica de injeções de *bolus* repetidas, podem ser administrados incrementos de 25 mg a 50 mg.
- para sedação, 1 a 4 mg por kg de peso corporal por hora. Não se deve utilizar dose > 4 mg/kg/h.

Contraindicações
- sensibilidade ao propofol.
- gravidez.
- trabalho de parto.
- crianças.

Precauções
- deve ser administrado apenas por profissional competente no uso de anestésicos gerais que tenha à sua disposição equipamento, medicamentos e materiais adequados para ressuscitação.
- recomenda-se cautela quando se administra a pacientes geriátricos, debilitados e/ou hipovolêmicos, porque eles podem requerer doses de indução e manutenção mais baixas.
- deve levar-se em consideração a relação risco/benefício quando existem os seguintes problemas médicos: circulação cerebral prejudicada, distúrbios circulatórios, distúrbios do metabolismo lipídico, função cardiovascular comprometida ou pressão arterial aumentada. O uso de altas doses, para sedação, pode desencadear insuficiência cardíaca em pacientes com cardiopatia grave, além de acidose metabólica, hiperpotassemia e rabdomiólise.

Efeitos Adversos
- apneia, bradicardia e hipotensão.
- hipertensão, mioclonia perioperatória.
- movimentos musculares involuntários temporários, náusea e vômito.
- cólicas abdominais, tosse, tontura, febre, rubor, cefaleia e soluços.
- trombose, flebite.
- dor, ardência ou ferroada no local da injeção.
- depressão cardiovascular e depressão respiratória, com dose excessiva.
- rabdomiólise.
- acidose metabólica, hiperpotassemia.

Interações Medicamentosas
- álcool ou outros fármacos que produzem depressão do SNC podem aumentar os efeitos depressores do SNC, depressores respiratórios ou hipotensivos.

▶ *DIPRIVAN (AstraZeneca), amp. de 20 mL com 10 mg/mL*
fr.-amp. de 50 mL com 10 mg/mL
▶ *PROFOLEN (Blaüsiegel), 5 e 50 amp. de 20 mL com 10 mg/mL*
▶ *PROPOFOL (Cristália), 5 amp. de 20 mL com 10 mg/mL*
▶ *PROPOFOL (Eurofarma), 10 amp. de 20 mL com 10 mg/mL (emulsão injetável), (genérico)*

5. Associação

DROPERIDOL + CITRATO DE FENTANILA

Esta associação de dose fixa contém 2,50 mg/mL de droperidol, neuroléptico butirofenônico, e 0,0785 mg/mL de citrato de fentanila. Só deve ser empregada quando ambos os fármacos precisam ser administrados ao mesmo tempo e nas doses presentes na associação.

Pode causar dependência física ou psíquica.

É usada para produzir neuroleptanalgesia e neuroleptanestesia.

▶ *INOVAL (Janssen-Cilag), 50 amp. de 2 mL*

▶ SEDATIVOS-HIPNÓTICOS

Sedativos-hipnóticos são depressores não seletivos ou gerais do SNC. São utilizados para reduzir a inquietação e a tensão emocional e para induzir quer a sedação, quer o sono.

Não é nítida a distinção entre os efeitos sedativos e os hipnóticos. O mesmo fármaco pode exercer ambas as ações, dependendo do método de uso e da dose empregada. Dose baixa produz apenas sedação, ao passo que dose mais alta causa efeito hipnótico. Em doses elevadas alguns destes fármacos são utilizados para induzir anestesia cirúrgica ou como anestésicos basais.

Os sedativos-hipnóticos são amplamente consumidos em todo o mundo, em escala crescente. Procura-se sedação em uma ou mais das seguintes situações: tensão emocional, ansiedade crônica, hipertensão, potencialização dos analgésicos, controle de convulsões, adjuntos à anestesia e narcoanálise. Os hipnóticos são prescritos para superar os distúrbios do sono.

Aceita-se, geralmente, que os sedativos-hipnóticos atuam interferindo com funções do sistema ativante reticular, quer estimulando o centro do sono, quer inibindo a função do centro do despertar.

A estrutura química dos sedativos-hipnóticos é muito variada. Contudo, apresentam certas características físico-químicas e estruturais em comum, a saber: um grupo polar muito hidrofílico, coeficiente de partição octanol/água próximo de 100 e alta resistência à biotransformação. Os mais comumente usados pertencem a um dos seguintes grupos: benzodiazepínicos, barbitúricos, ciclopirrolonas, imidazopirimidínicos e pirazolopirimidínicos.

Usam-se também outros sedativos.

▶ Benzodiazepínicos

Apresentam a seguinte estrutura geral:

Os benzodiazepínicos são os sedativos-hipnóticos de escolha, em razão de sua eficácia e segurança. São superiores a outros grupos de fármacos nos seguintes aspectos: efeitos adversos, potencial para abuso, dependência farmacológica, interações medicamentosas e letalidade causada por dose excessiva. Eles exercem, em geral, também efeitos ansiolíticos, anticonvulsivantes e miorrelaxantes.

Não se determinou completamente o mecanismo de ação dos benzodiazepínicos. Acredita-se, porém, que eles intensificam ou facilitam a ação neurotransmissora do ácido aminobutírico (GABA), que media a inibição tanto pré- como pós-sináptica em todas as regiões do SNC, em consequência da interação destes fármacos com um receptor específico situado na membrana neuronal.

Quadro 1.1 Benzodiazepínicos usados como sedativos-hipnóticos

Nome oficial	Absorção oral (horas)	Início de ação (minutos)	Tempo para atingir concentração plasmática máxima (horas)	Meia-vida média (faixa) (horas)	Dose ao deitar (mg)
estazolam	0,5		2	(12-24)	1 a 2
flunitrazepam	2	15-30	1	19	1 a 2
flurazepam	0,5-2	15-45	0,5-1	(36-120)	15 a 30
midazolam		1,3	0,5-1	(1,5-2,5)	15
nitrazepam	2	15-30	2	(16-48)	5 a 10
triazolam	rápida	rápido	2	1,5-5,5	0,125 a 0,25

CONTRAINDICAÇÕES
- hipersensibilidade aos benzodiazepínicos.
- insuficiência hepática ou renal.
- insuficiência pulmonar crônica.
- depressão mental.
- tendências suicidas.
- miastenia grave.
- glaucoma de ângulo estreito.
- gravidez.
- lactação.

PRECAUÇÕES
- evitar ingestão de álcool ou outros depressores do sistema nervoso central durante o tratamento.
- não se empenhar em atividades que exijam completa vivacidade mental, tais como operar máquina ou dirigir automóvel.
- pacientes geriátricos ou debilitados, crianças e pacientes com insuficiência hepática ou renal ou albumina sérica baixa devem receber dose inicial reduzida.
- desenvolve-se tolerância cruzada entre os diversos membros da classe.
- são geralmente excretados no leite materno.
- as crianças, especialmente as muito jovens, e os idosos são geralmente mais sensíveis aos seus efeitos sobre o sistema nervoso central.
- o uso prolongado e/ou doses elevadas podem causar dependência física ou psíquica.
- em dose múltipla os benzodiazepínicos de meia-vida longa provocam acúmulo dos fármacos íntegros e/ou seus metabólitos farmacologicamente ativos.
- a administração parenteral pode causar apneia, hipotensão, fraqueza muscular, bradicardia ou parada cardíaca, especialmente em pacientes idosos ou gravemente doentes.
- após uso prolongado, a suspensão do tratamento deve ser gradual, para evitar a síndrome de abstinência.

EFEITOS ADVERSOS
- sonolência e ressaca diurnas, mas com menor frequência que as produzidas por barbitúricos.
- ataxia, tontura, obnubilação, diplopia, amnésia, hipotensão, tremor, incontinência urinária, constipação, fala empastada e leucopenia.
- erupções do tipo maculopapuloso, pruriginosas.
- reações paradoxais: excitação, euforia, nervosismo e irritabilidade.
- rebote da insônia, com a suspensão abrupta.

SUPERDOSE
- não há antídoto para intoxicação; portanto, o tratamento é sintomático, em meio especializado.
- se o paciente estiver consciente, indução ao vômito mecanicamente ou com eméticos.
- se o paciente estiver inconsciente, lavagem gástrica.
- administração de líquidos por via intravenosa para promover diurese.
- manutenção de ventilação adequada.
- administração intravenosa de vasopressores (como dopamina ou norepinefrina) para controlar a hipotensão.
- não usar barbitúricos para combater a estimulação.
- não se determinou o valor da diálise.

INTERAÇÕES MEDICAMENTOSAS
- podem diminuir os efeitos terapêuticos da levodopa.
- outros fármacos que causam dependência, especialmente os depressores do SNC que têm potencial de causar dependência, com o uso prolongado podem aumentar o risco de hábito.
- anestésicos locais de uso parenteral ou anti-hipertensivos com efeitos depressores sobre o SNC ou outros depressores do SNC podem aumentar os efeitos depressores sobre o SNC destes fármacos ou dos benzodiazepínicos.
- anti-hipertensivos ou diuréticos usados como anti-hipertensivos podem potencializar os efeitos hipotensores dos benzodiazepínicos utilizados como pré-anestésicos em cirurgia.
- bloqueadores dos canais de cálcio podem causar hipotensão excessiva.
- cetamina, especialmente em doses elevadas ou quando rapidamente administrada, pode aumentar o risco de hipotensão e/ou depressão respiratória.
- cimetidina pode inibir sua biotransformação hepática.
- sulfato de magnésio parenteral pode potencializar seus efeitos depressores sobre o SNC.
- maprotilina, antidepressores tricíclicos ou inibidores da MAO podem aumentar os efeitos depressores sobre o SNC.

Os principais benzodiazepínicos usados como sedativos-hipnóticos e algumas de suas características encontram-se arrolados no Quadro 1.1.

ESTAZOLAM

É um triazolbenzodiazepínico. Ao lado de sua ação hipnótica, apresenta propriedades ansiolítica, sedativa, anticonvulsivante (fraca) e miorrelaxante (fraca).

FARMACODINÂMICA
- hipnótico-sedativo, ansiolítico, anticonvulsivante e miorrelaxante.

FARMACOCINÉTICA
- administrado por via oral, é rapidamente absorvido, ligando-se pouco a proteínas.
- meia-vida plasmática: em média, 17 horas, variando de 12 a 20 horas.
- atravessa a barreira placentária.
- sofre biotransformação extensa, dando cinco metabólitos (hidroxilados e com o anel triazólico aberto), que são eliminados na urina, nas formas livre ou conjugada.
- pequena fração é excretada na forma intacta, pela urina e pelas fezes.

INDICAÇÕES
- tratamento sintomático da insônia leve a moderada.

DOSES
- via oral, adultos, 1 mg ao deitar; se a insônia persistir, 2 mg; idosos, metade da dose.

CONTRAINDICAÇÕES
- aquelas comuns aos benzodiazepínicos.
- crianças menores de 12 anos.

▶ *NOCTAL* (Abbott), 20 e 30 comprimidos × 2 mg

FLUNITRAZEPAM

É um dos benzodiazepínicos mais utilizados no Brasil.

FARMACODINÂMICA
- hipnótico, sedativo, ansiolítico, miorrelaxante e anticonvulsivante.

FARMACOCINÉTICA
- por via oral, a absorção é rápida e quase completa: 90 a 95% são absorvidos em duas horas.
- ligação a proteínas plasmáticas: alta (80%).
- meia-vida plasmática: em média, 19 horas.
- sofre biotransformação extensa, dando principalmente 7-aminoflunitrazepam e N-dimetilflunitrazepam; este último metabólito é farmacologicamente ativo, mas em grau menor que o fármaco matriz.
- atravessa a barreira placentária.
- eliminado no leite materno.
- excretado pela urina, na forma de metabólitos livres e conjugados.

INDICAÇÕES
- por via oral, tratamento de insônia.
- por via intravenosa, indução ou manutenção da anestesia.
- por via intramuscular, pré-medicação em anestesiologia.

DOSES
- adultos, via oral, 1 mg no momento de dormir; em caso de insônia rebelde, 2 mg; idosos, metade das doses.

1.10 DEPRESSORES DO SISTEMA NERVOSO CENTRAL

- adultos, para indução da anestesia, via intravenosa lenta, 1 a 2 mg; como pré-medicação anestésica, via intramuscular, 1 a 2 mg.
- crianças, como pré-medicação e indução da anestesia, vias intramuscular ou intravenosa lenta, 0,015 a 0,030 mg/kg.
- na insuficiência respiratória grave, renal ou hepática, é necessário adaptar a dose.

▶ ROHYPNOL (Roche), 20 e 30 comprimidos × 1 mg

FLURAZEPAM

É comercializado unicamente para o tratamento da insônia. Reduz significativamente o tempo de indução do sono, o número de vezes que o paciente desperta e o lapso de tempo para voltar a conciliar o sono, além de prolongar o seu tempo de duração. Tem meia-vida longa e eliminação lenta, pois seus metabólitos permanecem no sangue vários dias. A eliminação lenta do seu metabólito ativo principal, o N_1-desalquilflurazepam, é provavelmente responsável pelo pequeníssimo efeito rebote da insônia e pela persistência da ação hipnótica por duas a três noites após a suspensão do fármaco. Ele pode acumular-se e causar sonolência ou diminuição da capacidade diurna.

FARMACODINÂMICA
- hipnótico-sedativo.

FARMACOCINÉTICA
- rapidamente absorvido do trato gastrintestinal.
- ligação a proteínas: alta.
- sofre rápida biotransformação hepática, dando dois metabólitos ativos: N_1-desalquilflurazepam, que é mais ativo do que o fármaco matriz, e N_1-hidroxietilflurazepam.
- meia-vida de eliminação: do fármaco íntegro, 2,3 horas; do N_1-desalquilflurazepam, 74 horas para os homens jovens, 160 para os idosos, 90 para as mulheres jovens e 120 para as idosas; do N_1-hidroxietilflurazepam, 2 a 4 horas.
- o N_1-desalquilflurazepam pode acumular-se e causar sonolência ou diminuição da capacidade diurna.
- eliminado pela urina, na forma de metabólitos conjugados; 22 a 55% do N_1-hidroxietilflurazepam e menos de 1% do N_1-desalquilflurazepam.

INDICAÇÕES
- tratamento intermitente de insônia de longo prazo.
- terapia de curto prazo quando se deseja benzodiazepínico com vida média de eliminação longa e efeito ansiolítico diurno resultante.

DOSES
- via oral, para indução do sono, 30 mg ao deitar; idosos ou debilitados, 15 mg.

CONTRAINDICAÇÕES
- aquelas comuns aos benzodiazepínicos.
- crianças menores de 15 anos.

▶ DALMADORM (ICN), 20 comprimidos × 30 mg

MIDAZOLAM

Difere dos outros benzodiazepínicos por ser solúvel em água. A administração intravenosa raramente causa dor ou tromboflebite. Usado na forma de cloridrato.

FARMACODINÂMICA
- hipnótico, ansiolítico, anticonvulsivante e miorrelaxante.

FARMACOCINÉTICA
- a indução do sono é rápida: cerca de 80 segundos.
- duração da ação hipnótica: cerca de 4,5 minutos.
- liga-se extensivamente (cerca de 96%) às proteínas plasmáticas.
- sofre biotransformação hepática; o principal metabólito farmacologicamente ativo é o α-hidroximidazolam, cuja meia-vida é mais curta que a do midazolam.
- a eliminação é bifásica: fase de distribuição (meia-vida de 10 minutos) e fase de eliminação (meia-vida de 1,5 a 2,5 horas).
- os metabólitos formados sofrem conjugação rápida com o ácido glicurônico e são eliminados como glicuronídios pela urina; menos de 1% é eliminado na forma inalterada.

INDICAÇÕES
- por via oral, para tratamento de distúrbios do sono e todas as formas de insônia.
- por via oral, para sedação na pré-medicação antes de procedimentos cirúrgicos ou diagnósticos.
- por via intravenosa, para indução de anestesia geral.
- por via intramuscular, para sedação pré-operatória.
- por via intravenosa, para sedação cônscia antes de procedimentos diagnósticos ou endoscópicos de curta duração.
- por via intravenosa, sedação prolongada na Unidade de Terapia Intensiva.

DOSES
- via oral, para sedação, 7,5 a 15 mg imediatamente antes de deitar, com um pouco d'água; idosos e debilitados, 7,5 mg; pacientes com disfunção renal e/ou hepática, 7,5 mg; na pré-medicação, 15 mg, 30 a 60 minutos antes do procedimento.
- via intravenosa, para sedação, 5 mg; para indução, 0,2 mg/kg se for usado um hipnoanalgésico para pré-medicação.
- não se estabeleceu dose para crianças nem para procedimentos obstétricos.

INTERAÇÕES MEDICAMENTOSAS
- aquelas comuns aos benzodiazepínicos.
- ranitidina pode diminuir sua absorção.

▶ DORMIRE (Cristália), 20 comprimidos × 15 mg
5 amp. de 3 mL com 5 mg
5 amp. de 5 mL com 1 mg
5 amp. de 10 mL com 50 mg
▶ DORMONID (Roche), 20 e 30 comprimidos × 7,5 e 15 mg
▶ DORMONID INJETÁVEL (Roche), 5 amp. de 3 mL com 15 mg
5 amp. de 5 mL com 5 mg
5 amp. de 10 mL com 50 mg
▶ MALEATO DE MIDAZOLAM (Eurofarma), 20 e 30 comprimidos × 15 mg (genérico)
▶ MALEATO DE MIDAZOLAM (Farmasa), 20 e 30 comprimidos × 15 mg (genérico)
▶ MALEATO DE MIDAZOLAM (Ranbaxy), 20 comprimidos × 7,5 e 15 mg
30 comprimidos × 15 mg (genérico)
▶ MIDAZOLAM (União Química), 5 amp. de 3 mL com 5 mg/mL (sol. injetável), (genérico)

NITRAZEPAM

FARMACODINÂMICA
- hipnótico-sedativo, ansiolítico, anticonvulsivante e miorrelaxante.

FARMACOCINÉTICA
- atinge concentração sérica máxima em 2 horas.
- ligação a proteínas plasmáticas: alta (87%).
- meia-vida: 25 horas.
- atravessa a barreira placentária.
- sofre biotransformação, dando metabólitos inativos.
- excretado pelo leite materno.
- excretado na urina, 65 a 71% da dose na forma de metabólitos livres e conjugados; o resto é eliminado pelas fezes.

INDICAÇÕES
- insônia de naturezas diversas.

DOSES
- via oral, adultos, 5 a 10 mg; pacientes idosos ou debilitados, 2,5 a 5 mg; crianças até 10 anos, 1,25 a 2,5 mg; acima de 10 anos, 2,5 a 5 mg.

▶ NITRAPAN (Cristália), 200 comprimidos × 5 e 10 mg
▶ NITRAZEPAM (Cristália), 20, 50, 100 e 200 comprimidos × 10 mg
▶ NITRAZEPAM (Eurog./Legrand), 20 comprimidos × 5 mg (genérico)
▶ NITRAZEPOL (Farmasa), 20 comprimidos × 5 mg
▶ SONEBON (Sigma Pharma), 20 comprimidos × 5 mg

TRIAZOLAM

É usado unicamente como hipnótico. Sua ação manifesta-se rapidamente. Tem meia-vida curta. Não se verifica acúmulo com dose diária durante, pelo menos, três meses. É eliminado rapidamente ao se interromper o tratamento.

FARMACOCINÉTICA
- administrado por via oral, é rápida e quase completamente absorvido do trato gastrintestinal.
- atinge a concentração plasmática máxima em cerca de duas horas.
- 90% ligam-se às proteínas plasmáticas.
- volume de distribuição de 0,8 a 1,8 L/kg.
- biodisponibilidade de 44%.
- depuração: 6,2 a 8,8 mL/min/kg.
- sofre biotransformação hepática dando dois metabólitos com pouca ou nenhuma atividade hipnótica, e suas meias-vidas de eliminação são de menos de quatro horas.
- excretado pela urina, principalmente na forma de metabólitos conjugados; só pequena fração é eliminada na forma inalterada.

DOSES
- via oral, adultos, 0,125 a 0,25 mg.

EFEITOS ADVERSOS
- amnésia anterógrada com maior probabilidade do que outros benzodiazepínicos.

INTERAÇÕES MEDICAMENTOSAS
- cimetidina e eritromicina podem inibir sua biotransformação hepática.
- isoniazida pode inibir sua eliminação.

- itraconazol e cetoconazol aumentam a ASC do triazolam e não se recomendam essas associações.
- nefazodona aumenta a ASC do triazolam em quatro vezes.

▶ HALCION (Pharmacia Brasil), 20 comprimidos
× 0,125 mg
10 comprimidos × 0,25 mg

▶ Barbitúricos

São derivados do ácido barbitúrico, ou malonilureia, composto heterocíclico (com núcleo piperidínico) resultante da condensação da ureia com o ácido malônico. Sua fórmula geral está adiante.

Antes do advento dos benzodiazepínicos, os barbitúricos eram amplamente usados como sedativos-hipnóticos, apesar de suas muitas desvantagens. Na forma de ácidos livres são pouco solúveis em água. Por esta razão são frequentemente convertidos em sais sódicos, que são hidrossolúveis.

Especialmente na forma de sais sódicos, os barbitúricos são completamente absorvidos do trato gastrintestinal, distribuindo-se de maneira uniforme em todos os tecidos e atingindo concentrações mais elevadas no fígado e nos rins. Sua eliminação se faz principalmente na urina, nas seguintes formas: inalterada, parcialmente oxidados na cadeia lateral e parcialmente conjugados.

Seus efeitos sedativos-hipnóticos parecem resultar de sua ação sobre o tálamo, em que inibem a condução ascendente na formação reticular, interferindo assim com a transmissão dos impulsos ao córtex.

Os barbitúricos apresentam, em comum, as seguintes características e propriedades: contraindicações, precauções, efeitos adversos, tratamento de dose excessiva e interações medicamentosas. Entretanto, por serem mais usados como antiepilépticos, estas são dadas na próxima seção (*Antiepilépticos*).

Os barbitúricos usados no Brasil como hipnóticos são: fenobarbital e pentobarbital sódico.

FENOBARBITAL

Seu uso maior é como anticonvulsivante, seção em que se fornecerão maiores dados sobre ele.

INDICAÇÕES
- sedação durante o dia.
- ansiedade leve.
- tratamento de síndrome de abstinência causada por barbitúricos e outros não benzodiazepínicos.

DOSE
- para sedação ou indução do sono, adultos, 100 a 320 mg.

PENTOBARBITAL

É usado como sal sódico.

FARMACODINÂMICA
- sedativo-hipnótico e anticonvulsivante.

FARMACOCINÉTICA
- é bem absorvido, por todas as vias de administração.
- ligação a proteínas: 60 a 70%.
- início de ação: 20 a 60 minutos.
- duração da ação: 3 a 4 horas.
- meia-vida plasmática: 15 a 50 horas, e parece ser dose-dependente.
- atravessa a barreira placentária.
- sofre biotransformação hepática, dando metabólitos inativos.
- excretado, na forma de metabólitos conjugados, pela urina; menos de 1% é excretado na forma intacta.

INDICAÇÕES
- indução do sono.
- sedação.
- tratamento da ansiedade.
- adjuvante à anestesia.
- por via parenteral, para proteger o cérebro da isquemia e pressão intracraniana aumentada consequente a infarto e trauma craniano.

DOSES
- hipnótico, via oral, 100 mg ao deitar.
- sedativo, via oral, adulto, 20 mg 3 ou 4 vezes ao dia; criança, 2 a 6 mg por kg de peso corporal ao dia.

▶ HYPNOL (Cristália), 20 e 100 cáps. × 100 mg
25 e 50 amp. de 2 mL com 100 mg
fr. de 60 mL c/ 20 mg/mL (elixir)

▶ Ciclopirrolonas

O único introduzido na terapêutica é a zopiclona.

ZOPICLONA

Corresponde a um éster piridinilpirrolpirazinílico do ácido 4-metilpiperazinocarboxílico. Atua basicamente modulando os efeitos do ácido aminobutírico (GABA). Liga-se a receptores específicos (canal de cloreto e receptores alostéricos benzodiazepínicos) situados no córtex cerebral, cerebelo e hipocampo.

A zopiclona constitui alternativa aos benzodiazepínicos, sobretudo a pacientes idosos e àqueles que não toleram os efeitos residuais dos hipnóticos de duração mais longa.

FARMACODINÂMICA
- sedativo-hipnótico.

FARMACOCINÉTICA
- administrada por via oral, é rapidamente absorvida.
- distribui-se rapidamente nos tecidos orgânicos, incluindo o cérebro.
- a ligação às proteínas plasmáticas é fraca (45%).
- atinge concentração plasmática de 60 a 70 µg/mL em 0,5 a 1,5 hora.
- biodisponibilidade: cerca de 80%.
- volume de distribuição: 100 L/kg.
- sofre biotransformação extensiva, por descarboxilação, desmetilação e oxidação, dando produtos inativos, com exceção do *N*-óxido, que é menos ativo do que a zopiclona e corresponde a 11% da dose.
- depuração plasmática: cerca de 14 L/h.
- excretada no leite.
- meia-vida de eliminação, com dose oral: zopiclona e seu *N*-óxido, 3,5 a 6 horas; *N*-desmetilzopiclona, inativa, 7 a 11 horas; média de 6,5 horas; em pacientes idosos ou cirróticos, 8 horas.
- meia-vida de eliminação, com dose intravenosa: 5 horas.
- excretada principalmente (cerca de 80%) pela urina, na forma de metabólitos; 4 a 5% são eliminados na forma íntegra; parte dos metabólitos inativos é excretada pelos pulmões como dióxido de carbono; aproximadamente 16% são eliminados pelas fezes.
- dentro de 24 a 48 horas após a dose final, virtualmente 100% da zopiclona e seus dois principais metabólitos são eliminados.

INDICAÇÕES
- tratamento de insônia.

DOSES
- via oral, adultos, 7,5 mg, 30 a 60 minutos antes de deitar-se.

CONTRAINDICAÇÕES
- hipersensibilidade à zopiclona.
- gravidez.
- lactação.
- insuficiência respiratória grave.
- crianças com menos de 15 anos de idade.

PRECAUÇÕES
- a ingestão de bebidas alcoólicas está formalmente desaconselhada.
- não conduzir veículos nem operar máquinas durante o tratamento.
- devem-se tomar cuidados especiais em casos de pacientes idosos ou com enfermidades psiquiátricas, incluindo tendências às toxicomanias.
- pacientes com miastenia ou insuficiência hepática ou renal devem estar sob cuidadosa vigilância médica durante o tratamento.
- a terapia não deve ultrapassar 28 dias.

EFEITOS ADVERSOS
- sonolência matinal residual.
- sensação de boca amarga e/ou seca.
- hipotonia muscular.
- amnésia anterógrada.
- sensação de embriaguez.
- irritabilidade, agressividade, subexcitação e síndrome de confusão onírica.
- cefaleia, astenia.
- vertigem, delírio e palpitações.
- alterações da pulsação e pressão arterial.
- distúrbios gastrintestinais.
- depressão do SNC.
- alucinações auditivas e visuais.
- alterações de comportamento.
- modificação nos parâmetros do sono na administração descontínua.
- dependência.
- suspensão abrupta do fármaco, após tratamento prolongado, pode provocar irritabilidade, ansiedade, mialgias, tremores, insônia, pesadelos, náuseas, vômitos, convulsões e estado de mal mioclônico com síndrome confusional.

1.12 DEPRESSORES DO SISTEMA NERVOSO CENTRAL

INTERAÇÕES MEDICAMENTOSAS
- diminui os níveis plasmáticos da carbamazepina.
- álcool e tranquilizantes causam sonolência excessiva.
- atropina diminui seus níveis plasmáticos.
- carbamazepina retarda a absorção de ambas.
- depressores neuromusculares (curarizantes, miorrelaxantes) e outros depressores do SNC (especialmente os neurolépticos) têm efeito sinérgico.
- fármacos que afetam o esvaziamento gástrico (atropina, por exemplo) podem influir em sua atividade hipnótica.
- metoclopramida aumenta seus níveis plasmáticos.

▶ *IMOVANE (Aventis Pharma), 20 comprimidos × 7,5 mg*
▶ *NEUROLIL (Sigma Pharma), 20 comprimidos × 7,5 mg*
▶ *ZOPICLONA (Apotex), 20 comprimidos × 7,5 mg (genérico)*
▶ *ZOPICLONA (Arrow), 20 comprimidos × 7,5 mg (genérico)*
▶ *ZOPICLONA (EMS), 20 comprimidos × 7,5 mg (genérico)*
▶ *ZOPICLONA (Germed), 20 comprimidos × 7,5 mg (genérico)*

▶ Imidazopiridínicos

Deste grupo, é comercializado apenas o zolpidem.

ZOLPIDEM

Corresponde à acetamida de imidazopiridina. Atua complexando-se preferencialmente com o subtipo 1 de receptor ω dos benzodiazepínicos. Isso explica seus fracos efeitos ansiolítico, anticonvulsivante e miorrelaxante nas doses sedativas.

O tratamento não deve exceder quatro semanas, e a suspensão de medicamento deve ser progressiva.

Usado na forma de tartarato.

FARMACODINÂMICA
- sedativo-hipnótico.

FARMACOCINÉTICA
- administrado por via oral, é rapidamente absorvido.
- a presença de alimento diminui a velocidade e a extensão da absorção.
- a ligação às proteínas é muito alta (92%).
- o início de ação é rápido.
- a eliminação pré-sistêmica resulta na biodisponibilidade de 70%.
- atinge a concentração máxima (59 ng/mL com dose de 5 mg e 121 ng/mL com dose de 10 mg) em 30 minutos a duas horas, ou mais tempo se ingerido junto com alimento.
- sofre oxidação e hidroxilação hepáticas, dando três metabólitos maiores e diversos menores, todos inativos.
- meia-vida de eliminação: 2,6 horas (faixa: 1,4 a 4,5 horas), porém mais prolongada nos idosos e nos pacientes que sofrem de insuficiência hepática ou renal.
- excretado principalmente pela urina (48 a 67%) e pelas fezes (29 a 42%), primordialmente na forma de metabólitos; apenas traços são eliminados na forma inalterada.
- não é hemodialisável.

INDICAÇÃO
- tratamento por prazo curto de insônia.

DOSES
- via oral, adultos, para indução do sono, 10 mg ao deitar; em pacientes idosos ou debilitados e naqueles com insuficiência hepática, 5 mg inicialmente; a dose não deve exceder 10 mg.
- não se estabeleceram a eficácia e a segurança para menores de 18 anos de idade.

CONTRAINDICAÇÕES
- sensibilidade ao zolpidem.
- gravidez.
- lactação.
- crianças menores de 15 anos.

PRECAUÇÕES
- por recomendação da FDA (2013), a dose de 10 mg/dia deve ser reduzida para 5 mg/dia devido aos efeitos adversos mais acentuados e de 12,5 mg para 6,25 mg na apresentação de liberação prolongada.

EFEITOS ADVERSOS
- sonolência, tontura, depressão mental, ataxia, confusão, amnésia anterógrada, sonambulismo.
- alergia, anafilaxia, exantema, hipotensão.
- alucinações, pesadelos, irritabilidade, palpitações, boca seca, letargia, sinusite.
- diarreia, náusea, vômito, cefaleia, mal-estar, dor abdominal.
- erupções cutâneas, prurido.
- dependência, com uso prolongado.

INTERAÇÕES MEDICAMENTOSAS
- pode aumentar aditivamente os efeitos de outros medicamentos que causam sedação (antidepressivos tricíclicos, anti-histamínicos, antipsicóticos) ou deprimem a função do SNC (álcool, outros agentes hipnóticos).
- pode aumentar a sonolência e a incidência de amnésia anterógrada se tomado concomitantemente com imipramina e diminuir as concentrações máximas desta.

▶ *LIORAM (Mantecorp), 10 e 20 comprimidos × 10 mg*
▶ *NOCTIDEN (Biolab), 10 e 20 comprimidos × 10 mg*
▶ *STILNOX (Sanofi-Synthélabo), 10 e 20 comprimidos revestidos × 10 mg*
▶ *TARTARATO DE ZOLPIDEM (Hexal), 10 e 20 comprimidos × 10 mg (genérico)*

▶ Pirazolopirimidínicos

Deste grupo é comercializada a zaleplona.

ZALEPLONA

É hipnótico pirazolopirimidínico de curta duração que se liga seletivamente ao receptor cerebral ômega-1 da subunidade α do complexo receptor GABA. Possui pouca afinidade pelos receptores ômega-2. É fármaco lipofílico. Possui baixa incidência de efeitos adversos em relação a outros hipnóticos e insônia de rebote mínima. O uso do fármaco não deve ser superior a três semanas.

FARMACODINÂMICA
- sedativo-hipnótico.

FARMACOCINÉTICA
- após administração sofre absorção rápida e quase completa. A alimentação rica em lipídios prolonga a $t_{máx}$ em 2 horas e reduz a $C_{máx}$ em cerca de 35%.
- para uma dose de 10 mg, atinge a $C_{máx}$ média de 28,9 ± 13,9 ng/mL.
- atinge a concentração plasmática máxima em cerca de 1 hora.
- a meia-vida terminal média é de cerca de 1,17 ± 0,30 h.
- volume de distribuição de 1,4 L/kg após administração IV.
- 60% ligam-se às proteínas plasmáticas.
- sofre pré-eliminação sistêmica.
- sofre biotransformação inicial pela aldeído-oxidase, formando 5-oxo-zaleplona. Em etapas seguintes, pela CYP3A4 forma desetilzaleplona e esta, pela aldeído-oxidase, 5-oxo-desetilzaleplona. Os metabólitos finais são conjugados ao ácido glicurônico e excretados pela urina.
- depuração plasmática de cerca de 3 L/h/kg.
- 70% da dose administrada é recuperada na urina em 48 horas, sob a forma de metabólitos. Cerca de 17% são recuperados nas fezes em 6 dias, sob a forma de 5-oxo-zaleplona.

INDICAÇÕES
- tratamento, a curto prazo, da insônia.

DOSES
- para adultos, 10 mg ao deitar. A dose máxima recomendada é de 20 mg.
- para idosos e na insuficiência hepática leve, 5 mg.

CONTRAINDICAÇÕES
- gravidez e lactação.
- crianças.
- insuficiência hepática grave.

PRECAUÇÕES
- vigiar a administração aos pacientes idosos e naqueles com insuficiência hepática.
- vigiar a associação com inibidores da CYP3A4.
- cimetidina aumenta a $C_{máx}$ e a ASC da zaleplona em 85%.

EFEITOS ADVERSOS
- astenia, febre, cefaleia, reação de fotossensibilidade.
- anorexia, náusea, constipação, dispepsia, boca seca, colite.
- amnésia, ansiedade, tontura, alucinações, sonolência, depressão, tremor, vertigem, alterações da personalidade.
- alterações visuais, hiperacusia, parosmia.
- dismenorreia.
- mialgia, dor torácica.

INTERAÇÕES MEDICAMENTOSAS
- o uso concomitante com etanol potencializa os efeitos deste.
- a associação com imipramina ou com tioridazina pode produzir efeitos aditivos sobre a diminuição do estado de atenção.
- rifampicina reduz a $C_{máx}$ e ASC da zaleplona em 80%.

▶ *SONATA (Wyeth), 20 cáps. × 5 e 10 mg*

▶ Outros sedativos

Os mais utilizados são os valepotriatos.

VALEPOTRIATOS

Consistem em princípios ativos isolados da raiz da planta *Valeriana wallichii*, a saber: di-hidrovaltrato (80%), valtrato (15%) e acevaltrato (5%). A mistura destes princípios ativos naturais é usada como sedativo; o valtrato, isoladamente, tem sido utilizado como ansiolítico.

Os valepotriatos exercem efeito estabilizante sobre os centros vegetativos e emocionais, restaurando o equilíbrio autonômico-fisiológico.

Farmacodinâmica
- sedativo.

Indicações
- tratamento da insônia e distúrbios do sono.

Doses
- via oral, adultos, 50 a 100 mg três vezes ao dia; crianças acima de 10 anos, 50 mg duas vezes ao dia; crianças abaixo de 10 anos, 50 a 100 mg ao dia.

Contraindicações
- hipersensibilidade aos valepotriatos.
- gravidez.
- lactação.

Efeitos adversos
- diarreia, azia, reações alérgicas cutâneas, dispepsia.
- taquicardia, insônia.

▶ VALMANE (Byk), 20 drág. × 50 mg

▶ ANTIEPILÉPTICOS

Antiepilépticos, mais comumente chamados anticonvulsivantes, são fármacos que deprimem seletivamente o SNC. Sua principal aplicação está na supressão de crises, acessos ou ataques epilépticos sem causar dano ao SNC nem depressão da respiração. São eficazes em 75 a 80% dos pacientes.

A Comissão de Classificação e Terminologia da Liga Internacional contra Epilepsia, em 1981, assim dividiu as crises epilépticas:
1. Crises parciais (crises focais): crises parciais simples, crises parciais complexas e crises parciais que evoluem secundariamente para crises generalizadas.
2. Crises generalizadas (convulsivas e não convulsivas): crises de ausência (tipo pequeno mal), crises mioclônicas, crises clônicas, crises tônicas, crises tônico-clônicas (tipo grande mal), crises atônicas.
3. Crises epilépticas não classificadas.

Atividade anticonvulsivante encontra-se em várias classes químicas: barbitúricos, hidantoínas, benzodiazepínicos, dibenzazepinas, ácido valproico e derivados, triazínicos, derivados do GABA, topiramato e riluzol.

Muitos anticonvulsivantes apresentam duas características químicas comuns: um grupo polar (geralmente imido) e um grupamento lipofílico.

O mecanismo de ação dos anticonvulsivantes não está perfeitamente elucidado. Entretanto, é muito provável que a ação global que muitos deles exercem resulte do efeito estabilizante da membrana neuronal. No plano molecular, sabe-se que alguns anticonvulsivantes (clonazepam, diazepam, fenobarbital e ácido valproico) aumentam a atividade de sistema inibidor mediado pelo ácido aminobutírico (GABA).

Os benzodiazepínicos têm receptores póssinápticos que facilitam a ligação do GABA ao seu receptor, resultando em maior influxo de íons cloreto através dos canais de cloreto e assim maior inibição do neurônio pós-sináptico. Os barbitúricos e as hidantoínas também podem aumentar a condução de cloreto mediada pelo GABA em membranas pós-sinápticas.

Existe possível associação entre hemorragia neonatal, com problema de coagulação semelhante à deficiência de vitamina K, em crianças nascidas de mães em tratamento com anticonvulsivantes. Recomenda-se, por isso, dar à gestante vitamina K no último mês da gravidez.

▶ Barbitúricos

Na seção *Sedativos-hipnóticos* foram descritas as principais características dos barbitúricos. São usados na forma livre em comprimidos e na de sais sódicos nas preparações injetáveis e nas soluções.

Os barbitúricos são empregados no controle da maioria das formas de epilepsia, principalmente nas crises tônico-clônicas generalizadas e nas crises focais.

São depressores não seletivos do SNC, podendo causar excitação, sedação suave, hipnose e coma profundo. Seus efeitos hipnóticos e anticonvulsivantes podem estar relacionados com a sua capacidade de intensificar e/ou imitar a ação sináptica inibitória do GABA. Acredita-se que, como anticonvulsivantes, atuam deprimindo as transmissões mono e polissináptica no SNC, além de aumentarem o limiar para estimulação elétrica do córtex motor.

Contraindicações
- hipersensibilidade aos barbitúricos.
- porfiria intermitente aguda.
- gravidez.
- lactação.
- depressão mental.
- tendências suicidas.
- sensibilidade ao abuso.
- insuficiência respiratória, hepática ou renal grave.
- coma hepático.

Precauções
- são uma das principais causas de envenenamento fatal por fármacos.
- pacientes intolerantes a um dos barbitúricos podem ser intolerantes a outros.
- pacientes geriátricos podem ser mais sensíveis aos seus efeitos.
- pacientes com doença hepática devem receber doses reduzidas.
- causam aumento na incidência de anormalidades fetais.
- causam diminuição das capacidades mental e/ou física requeridas para a realização de tarefas particularmente perigosas, como operar máquinas e dirigir automóveis.
- as doses devem ser reduzidas quando administrados concomitantemente com outros depressores do sistema nervoso central; por exemplo, álcool, outros hipnóticos e ansiolíticos, antidepressores heterocíclicos, anti-histamínicos, hipnoanalgésicos e neurolépticos.
- devem ser usados com cautela em pacientes tratados com inibidores da MAO, pois estes fármacos podem potencializar seus efeitos depressores.
- injeção numa artéria provoca vasoconstrição espástica e isquêmica intensa e prolongada, podendo causar gangrena das extremidades.
- o uso de barbitúricos no último trimestre da gravidez pode causar dependência física com sintomas de síndrome de abstinência no recém-nascido.
- o uso de barbitúricos de longa duração, especialmente fenobarbital, durante a gravidez causa um defeito de coagulação do recém-nascido que pode provocar hemorragia dentro de 24 horas após o nascimento.
- o emprego repetido e a intervalos curtos causa tolerância e dependência psíquica e/ou física.
- sua administração deve ser suspensa gradualmente, porque a suspensão abrupta pode causar síndrome de abstinência, incluindo delírio, convulsões e morte.
- superdose pode acarretar morte.

Efeitos adversos
- sonolência, letargia, sedação e hipnose.
- ressaca após a sedação.
- osteomalácia ou raquitismo, em tratamento prolongado.
- erupções cutâneas.
- distúrbios gastrintestinais.
- nistagmo.
- ataxia.
- anemia megaloblástica.
- excitação paradoxal em crianças.
- excitação, depressão e confusão mental em idosos.
- dermatite esfoliativa e síndrome de Stevens-Johnson, possivelmente fatal, raramente, como reações de hipersensibilidade.
- superdose pode produzir hipotensão, taquicardia, depressão respiratória, choque profundo, coma e morte, devido à falência cardioventilatória.

Superdose
- imediata lavagem gástrica.
- eliminação do fármaco mediante alcalinização da urina.
- em casos mais graves, controle mecânico da respiração e diálise.

Interações medicamentosas
- apresentam a propriedade de induzir enzimas microssômicas hepáticas e, consequentemente, aceleram a biotransformação de vários fármacos, entre os quais os seguintes: ácido ascórbico, adrenocorticoides, anestésicos halogenados, anticoagulantes cumarínicos e indandiônicos, antidepressores tricíclicos, carbamazepina, ciclofosfamida, ciclosporina, cloranfenicol, dacarbazina, dicumarol, doxiciclina, estrogênios, fenitoína, glicósidos digitálicos, griseofulvina, levotiroxina, paracetamol, rifampicina, quinidina, tetraciclina, varfarina e xantinas.
- podem aumentar a excreção urinária de ácido ascórbico.
- podem diminuir os efeitos de adrenocorticoides, anticoncepcionais orais contendo estrogênio, antidepressores tricíclicos, carbamazepina, ciclosporina, dacarbazina, ergocalciferol, glicósidos digitálicos, griseofulvina, fármacos heterocíclicos, levotiroxina, paracetamol ou quinidina.
- intensificam os efeitos depressores sobre o sistema nervoso central dos alcaloides da *Rauwolfia*.
- uso crônico de barbitúricos antes da administração de anestésicos halogenados pode aumentar a biotransformação destes e aumentar o risco de hepatotoxicidade.
- podem diminuir os efeitos dos anticoagulantes cumarínicos ou indandiônicos.
- podem produzir efeitos variáveis e imprevisíveis sobre a biotransformação dos anticonvulsivantes hidantoínicos.

- podem reduzir a meia-vida e aumentar a atividade leucopênica da ciclofosfamida.
- podem reduzir a disopiramida sérica a concentrações ineficazes.
- podem encurtar a meia-vida da doxiciclina.
- podem diminuir o efeito estrogênico dos estrogênios sistêmicos.
- podem diminuir a absorção da griseofulvina.
- podem aumentar a biotransformação das xantinas.
- ácido valproico e seus derivados podem diminuir sua biotransformação, resultando no aumento de concentrações sanguíneas que podem levar à maior depressão do SNC e toxicidade neurológica.
- álcool, anestésicos gerais, anestésicos locais, anti-hipertensivos com efeitos depressores do SNC, outros depressores do SNC ou sulfato de magnésio parenteral podem aumentar os efeitos depressores do SNC destes fármacos ou dos barbitúricos.
- antidepressivos tricíclicos podem intensificar a depressão do SNC, baixar o limiar convulsivo e diminuir seus efeitos anticonvulsivantes.
- anti-hipertensivos ou diuréticos usados como anti-hipertensivos podem potencializar os efeitos hipotensores dos barbitúricos pré-anestésicos usados em cirurgia.
- bloqueadores dos canais de cálcio podem causar hipotensão excessiva.
- carbamazepina pode aumentar sua biotransformação e, em consequência, diminuir suas concentrações séricas e reduzir suas meias-vidas de eliminação.
- cetamina, especialmente em doses altas ou quando rapidamente administrada, pode aumentar o risco de hipotensão e/ou depressão respiratória.
- colestiramina pode adsorvê-los.
- difenoxilato pode potencializar seus efeitos.
- fenotiazínicos, maprotilina ou tioxantênicos podem baixar o limiar convulsivo.
- folinato de cálcio pode neutralizar os seus efeitos anticonvulsivantes.
- haloperidol pode causar alteração no padrão e/ou frequência de ataques epileptiformes.
- hidroxizina potencializa sua ação depressora do SNC.
- inibidores da anidrase carbônica podem intensificar a osteopenia.
- inibidores da MAO podem potencializar e assim prolongar seus efeitos depressores sobre o SNC e causar alterações no padrão de crises epileptiformes.
- metilfenidato pode aumentar as suas concentrações séricas.
- uso prolongado de doses altas de paracetamol pode aumentar o risco de hepatotoxicidade.

Os barbitúricos comercializados como antiepilépticos são: barbexaclona, fenobarbital e primidona. Esta última é um desoxibarbitúrico.

BARBEXACLONA

É produto de adição equimolecular de fenobarbital ao adrenérgico propilexedrina. Sua ação anticonvulsivante deve-se, portanto, ao fenobarbital. Não apresenta, porém, o efeito hipnótico-sedativo dos barbitúricos; no SNC exerce apenas leve ação estimulante, graças à propilexedrina.

Farmacodinâmica
- antiepiléptico.

Farmacocinética
- após administração oral, regenera os componentes fenobarbital e propilexedrina, seguindo cada qual sua via metabólica própria.

Indicações
- crises tônico-clônicas generalizadas e parciais simples.
- estado de mal epiléptico.

Doses
- via oral, adultos, 200 a 400 mg ao dia, nos pacientes de ambulatório, e 400 a 600 mg ao dia, nos pacientes hospitalizados; diariamente, lactentes, 25 a 50 mg, podendo chegar a 100 mg; crianças de 1 a 2 anos, 50 a 100 mg, podendo chegar a 150 mg; crianças de 2 a 5 anos, 100 a 200 mg, podendo chegar a 250 mg; crianças de 5 a 12 anos, 200 a 400 mg, podendo chegar a 800 mg.

▶ MALIASIN (Abbott), 20 comprimidos × 100 mg

FENOBARBITAL

É um dos anticonvulsivantes mais utilizados. É usado na forma livre e na de sal sódico, esta última em injeção.

Farmacodinâmica
- antiepiléptico, sedativo-hipnótico e anti-hiperbilirrubinemia.

Farmacocinética
- por via oral, a absorção é de 80%.
- início de ação: via oral ou retal: 45 a 60 minutos; via intramuscular: pouco menos; via intravenosa, 0 a 5 minutos.
- atinge níveis sanguíneos máximos dentro de 6 a 18 horas.
- meia-vida é de 3 a 4 dias em crianças e 5 a 6 dias em adultos.
- 40 a 60% são ligados a proteínas plasmáticas.
- difunde-se através da placenta e pode ser excretado no leite materno.
- sofre ampla biotransformação no fígado, formando produtos hidroxilados inativos que são conjugados antes de serem eliminados pelos rins.
- somente cerca de 25% de uma dose são excretados inalterados na urina.

Indicações
- crises tônico-clônicas generalizadas e parciais simples.
- crises causadas pela abstinência barbitúrica em indivíduos dependentes.
- estado de mal epiléptico.
- hiperbilirrubinemia em recém-nascidos.

Doses
- via oral, 50 a 100 mg duas vezes por dia; crianças, 2 a 3 mg/kg por dia, em duas tomadas.
- estado de mal epiléptico, via intramuscular, adultos, 5 a 10 mg/kg; crianças, 10 a 15 mg/kg.

▶ EDHANOL (Sintofarma), 20 comprimidos × 100 mg
▶ FENOBARBITAL (Furp), 500 comprimidos × 100 mg
▶ FENOBARBITAL (Neo-Química), 20 e 200 comprimidos × 100 mg
 fr. de 20 mL com 40 mg/mL (gotas)
▶ FENOBARBITAL (Neovita), 20 e 200 comprimidos × 100 mg
 fr. de 20 mL com 40 mg/mL (gotas)
▶ FENOBARBITAL (Sanval), 20 comprimidos × 100 mg
 fr. de 20 mL com 40 mg/mL (gotas)
▶ FENOBARBITAL (Teuto-Brasileiro), 30 comprimidos × 100 mg (genérico)
▶ FENOBARBITAL (União Química), 30 e 200 comprimidos × 100 mg (genérico)
▶ FENOBARBITAL (Vital Brazil), 200 comprimidos × 100 mg
▶ FENOCRIS (Cristália), 20 e 200 comprimidos × 100 mg
 1 e 10 fr. de 20 mL com 40 mg/mL (gotas)
▶ GARDENAL (Aventis Pharma), 20 comprimidos × 50 e 100 mg
 fr. de 20 mL com 40 mg/mL (gotas)
 5 amp. de 1 mL com 200 mg

PRIMIDONA

Congênere do fenobarbital em que o oxigênio carbonílico da ureia é substituído por dois átomos de hidrogênio. É comumente usada junto com a fenitoína.

Farmacodinâmica
- anticonvulsivante.

Farmacocinética
- rápida e quase completamente absorvida do trato gastrintestinal.
- níveis sanguíneos máximos são atingidos em 4 horas, em média, podendo variar entre 30 minutos e 9 horas.
- cerca de 15% são convertidos no fígado a dois metabólitos ativos, fenobarbital (15-25%) e feniletilmalonamida (FEMA), este último o principal e menos ativo que o fenobarbital.
- meia-vida, em adultos, é de 3 a 24 horas quando usada isoladamente e de 9 horas em tratamento associado a outros fármacos; em crianças, de 8 ± 4,8 horas.
- meia-vida do metabólito fenobarbital é de 72 a 144 horas, e a da FEMA, 24 a 48 horas.
- atravessa a barreira placentária rapidamente.
- excretada no leite materno em quantidades substanciais.
- eliminada pela urina, 20 a 40% na forma inalterada, 30% na forma de FEMA e 25% na forma de fenobarbital.

Indicações
- principalmente em crises tônico-clônicas generalizadas e parciais complexas e simples; no tratamento de crises parciais é menos eficaz que a carbamazepina e a fenitoína.
- não é indicada em crises de ausência.

Doses
- via oral, adultos e crianças de mais de 8 anos, 250 mg diariamente ao deitar ou 10 a 25 mg/kg diariamente em duas a três doses; crianças abaixo de 8 anos, metade da dose adulta, ou, como alternativa, 10 a 25 mg/kg diariamente em duas ou três doses.

▶ EPIDONA (Wyeth-Whitehall), fr. de 120 mL com 125 mg/5 mL (suspensão oral)
▶ PRIMIDONA (Wyeth), fr. de 120 mL com 125 mg/5 mL (suspensão oral)

▶ Hidantoínas

Estes fármacos apresentam-se na forma de ácidos livres, insolúveis em água; por tratamento com base forte são convertidos a sais. Seu uso principal é no tratamento de crises tônico-clônicas e focais. No Brasil é comercializada apenas a fenitoína.

FENITOÍNA

Corresponde à difenil-hidantoína. É usada nas formas livre e de sal sódico.

Parece que a fenitoína atua primariamente sobre o córtex motor inibindo a propagação da crise convulsiva. Promovendo o efluxo de sódio dos neurônios, ela tende a estabilizar o limiar contra a hiperexcitabilidade causada por estimulação excessiva ou alterações ambientais capazes de reduzir o gradiente de sódio da membrana. Isso inclui perda de potenciação pós-tetânica nas sinapses, com o que os focos da crise cortical ficam impedidos de detonar as áreas corticais adjacentes. A fenitoína reduz a atividade máxima dos centros do tronco cerebral responsáveis pela fase tônica das crises tônico-clônicas (grande mal).

FARMACODINÂMICA
- anticonvulsivante, antiarrítmico, antineurálgico, miorrelaxante esquelético e inibidor da secreção/síntese da colagenase.

FARMACOCINÉTICA
- a absorção, quando administrada por via oral, é lenta; por via intramuscular, é errática e incompleta; por via intravenosa, é imediata.
- completamente absorvida do trato gastrintestinal, mas em alguns pacientes a absorção é variável (30 a 97%).
- 70 a 95% são ligados a proteínas plasmáticas.
- rapidamente biotransformada no fígado a um metabólito inativo.
- atinge concentrações séricas máximas dentro de 1,5 a 3 e 4 a 12 horas, nas formas de liberação rápida e lenta, respectivamente.
- meia-vida plasmática é, em média, de 24 horas, variando de 7 a 42 horas.
- eliminada pela urina, principalmente como metabólito hidroxilado, nas formas quer livre, quer conjugada; a excreção é aumentada com urina alcalina.

INDICAÇÕES
- crises tônico-clônicas generalizadas, parciais complexas e parciais simples.
- quando a monoterapia não surte o efeito desejado, é administrada em associação com ácido valproico, carbamazepina, fenobarbital ou primidona.
- por via intravenosa, é eficaz para o mal epiléptico, sendo geralmente dada em adição ao diazepam intravenoso, pois o início de ação da fenitoína sódica é muito mais lento que o do diazepam.
- nevralgias do trigêmeo.
- arritmias atrial e ventricular induzidas por digitálicos.

DOSES
- deve ser individualizada, mas, geralmente para adultos, é de 300 mg por dia, divididos em duas tomadas, e, para crianças, de 5 mg/kg diariamente, divididos em duas tomadas.

CONTRAINDICAÇÕES
- hipersensibilidade a produtos hidantoínicos.
- gravidez.
- lactação.

EFEITOS ADVERSOS
- hiperplasia gengival, sobretudo em crianças; para evitar inflamação secundária, deve-se manter rigorosa higiene oral.
- ataxia, exigindo redução da dose.
- nistagmo e diplopia, podendo haver necessidade de diminuir a dose.
- erupções cutâneas, mas só raramente são graves.
- hipertricose e hirsutismo, sobretudo em crianças, embora raramente.
- reações idiossincrásicas: adenopatia, depressão da medula óssea, hepatite, lúpus eritematoso sistêmico e síndrome de Stevens-Johnson.
- depleção do ácido fólico e consequente anemia megaloblástica.

INTERAÇÕES MEDICAMENTOSAS
- por indução enzimática, a fenitoína pode reduzir as meias-vidas e assim a concentração sérica dos seguintes fármacos: certos antibióticos (cloranfenicol, rifampicina e tetraciclinas), anticoagulantes orais, anticoncepcionais orais, outros anticonvulsivantes, ciclosporina, corticosteroides, ergocalciferol, levodopa, quinidina e sulfonilureias.
- os fármacos seguintes aumentam significativamente a concentração sérica da fenitoína: cimetidina, cloranfenicol, dicumarol, dissulfiram, fenilbutazona, isoniazida, sulfonamidas e trimetoprima.
- os fármacos seguintes diminuem a concentração sérica da fenitoína: ácido fólico, álcool (quando ingerido por períodos prolongados), carbamazepina e possivelmente fenobarbital.

▶ *COMPRIMIDOS DE DIFENILHIDANTOINATO DE SÓDIO A 0,10 g VEAFARM* (Veafarm), 100 e 1.000 comprimidos × 100 mg
▶ *EPELIN CÁPSULAS* (Pfizer), 30 cáps. × 100 mg
▶ *EPELIN LÍQUIDO* (Pfizer), fr. de 120 mL com 100 mg/5 mL
▶ *FENITOÍNA* (Cazi), 25 comprimidos × 100 mg
▶ *FENITOÍNA* (Cristália), 20, 50, 100 e 200 comprimidos × 100 mg
5, 10, 15, 25, 50 e 100 amp. × 250 mg
▶ *FENITOÍNA* (Funed), 200 comprimidos × 100 mg
▶ *FENITOÍNA* (Furp), 500 comprimidos × 100 mg
▶ *FENITOÍNA* (Teuto-Brasileiro), 30 e 100 comprimidos × 100 mg (genérico)
▶ *FENITOÍNA* (União Química), 100 comprimidos × 100 mg
50 amp. de 5 mL com 50 mg
▶ *HIDANTAL* (Aventis Pharma), 25 comprimidos × 100 mg
50 amp. de 5 mL com 50 mg/mL

▶ Benzodiazepínicos

Os benzodiazepínicos são usados principalmente como sedativos-hipnóticos e ansiolíticos. Entretanto, dois deles comercializados no Brasil têm atividade antiepiléptica: clonazepam e diazepam.

As características dos benzodiazepínicos estão descritas na seção *Sedativos-hipnóticos*.

CLONAZEPAM

Embora pertença à família dos benzodiazepínicos, tem ação essencialmente antiepiléptica. Apresenta também efeito miorrelaxante.

FARMACODINÂMICA
- anticonvulsivante e antipânico.

FARMACOCINÉTICA
- por via oral, 82 a 98% da dose são absorvidos do trato gastrintestinal, atingindo concentração máxima dentro de 3 a 12 horas; início de ação: 3 a 60 minutos após a ingestão; duração da ação: 6 a 8 horas na criança e 8 a 12 horas no adulto.
- por via intravenosa, o início da ação é imediato e a duração da ação é de 2 a 3 horas.
- sofre biotransformação, dando 5 metabólitos já identificados.
- meia-vida: 32 a 38 horas.

INDICAÇÕES
- isoladamente ou com outros fármacos, controle de crises mioclônicas ou atônicas e epilepsia fotossensível.
- estado de mal epiléptico.
- crises de ausência que não respondem às succinimidas (não comercializadas no Brasil).
- como ansiolítico em geral, distúrbio do pânico, fobia social.
- transtorno afetivo bipolar, depressão maior.
- tratamento da acatisia, síndrome das pernas inquietas, síndrome da boca ardente.
- vertigens e sintomas relacionados à perturbação do equilíbrio.

DOSES
- como anticonvulsivante, via oral, adultos, inicialmente 1,5 mg por dia dividido em três tomadas, aumentada por 0,5 a 1 mg a cada 3 dias até controlar as crises ou sobrevirem efeitos adversos; a dose de manutenção é geralmente de 0,05 a 0,2 mg/kg.
- via oral, crianças até 10 anos ou 30 quilos, 0,01 a 0,03 mg/kg, divididos em duas ou três tomadas, aumentados por 0,25 a 0,5 mg a cada 3 dias até atingir a dose de manutenção de 0,1 a 0,2 mg/kg/dia.
- via parenteral, adultos e crianças acima de 15 anos, 1 mg por injeção intravenosa lenta, ou injeção intramuscular 4 a 6 vezes por dia; crianças até 15 anos, 0,25 a 0,5 mg por injeção intravenosa muito lenta.
- para tratamento do distúrbio do pânico, adultos, dose inicial de 0,5 mg ao dia dividida em duas tomadas, podendo ser aumentada com acréscimos de 0,25 a 0,5 mg/dia a cada três dias até uma resposta adequada. Como ansiolítico, 0,25 a 4 mg ao dia, divididos em 3 doses. Em geral, a dose recomendada pode variar entre 0,5 e 1,5 mg/dia. Na fobia social, 0,25 a 6 mg ao dia em três tomadas. A dose recomendada pode variar entre 1 e 2,5 mg/dia.
- para tratamento dos transtornos do humor: a) transtorno afetivo bipolar, adultos, 1,5 a 8 mg ao dia, em geral variando entre 2 e 4 mg; b) depressão maior, adultos: 0,5 a 6 mg ao dia, em geral variando entre 2 e 4 mg.
- tratamento da acatisia, adultos, 0,5 a 4,5 mg ao dia, em geral variando entre 0,5 e 3 mg. No tratamento da síndrome das pernas inquietas, adultos, 2 mg ao dia.
- tratamento de vertigem e sintomas relacionados à perturbação do equilíbrio, adultos, 1 mg ao dia, em

1.16 DEPRESSORES DO SISTEMA NERVOSO CENTRAL

duas tomadas. Doses superiores não são recomendadas, pois podem aumentar o efeito contrário.
- tratamento da síndrome da boca ardente, adultos, 0,25 a 6 mg ao dia, variando, em geral, entre 1 e 2 mg/dia.

Interações medicamentosas
- aquelas comuns aos benzodiazepínicos.
- ácido valproico pode causar estado de ausência em alguns pacientes.
- carbamazepina pode aumentar sua biotransformação e, assim, diminuir sua concentração sérica.

▸ CLONAZEPAM (Apotex), 30 comprimidos × 2 mg (genérico)
▸ CLONAZEPAM (EMS), fr. de 20 mL com 2,5 mg/mL (solução oral), (genérico)
▸ CLONAZEPAM (Germed), fr. de 20 mL com 2,5 mg/mL (solução oral), (genérico)
▸ CLONAZEPAM (Medley), fr. de 20 mL com 2,5 mg/mL (solução oral), (genérico)
▸ CLONAZEPAM (União Química), fr. de 20 mL com 2,5 mg/mL (solução oral), (genérico)
▸ CLONOTRIL (Torrent), 20 comprimidos × 0,5 e 2 mg
▸ NAVOTRAX (Neoquímica), 20 comprimidos × 0,5 e 2 mg
▸ RIVOTRIL (Roche), 30 comprimidos × 0,25, 0,5 e 2 mg
  fr. de 20 mL com 2,5 mg/mL (gotas)

DIAZEPAM

Farmacodinâmica
- anticonvulsivante, ansiolítico, hipnótico, sedativo, miorrelaxante esquelético, antipânico, antitremor e amnéstico.

Farmacocinética
- por via oral, rápida e completamente absorvido do trato gastrintestinal, ligando-se extensivamente a proteínas (97%) e atingindo concentração plasmática máxima em 30 a 90 minutos.
- por via intravenosa, atinge concentrações séricas terapêuticas em 2 a 6 minutos, mas a duração da ação é curta, por distribuir-se rapidamente do cérebro dentro de 30 minutos após a injeção, o que reduz a sua eficácia.
- extensivamente biotransformado no fígado, por N-desalquilação e hidroxilação, dando nordazepam, oxazepam e temazepam.
- meia-vida do diazepam é de 27 a 37 horas, e do seu principal metabólito ativo, o nordazepam, de 50 a 100 horas.
- meia-vida prolongada em crianças prematuras, pacientes idosos e com doença hepática.
- excretado pelos rins, principalmente na forma de metabólitos, quer livres, quer conjugados.

Indicações
- segundo muitos especialistas, por via intravenosa é o fármaco de escolha para o controle inicial de crises tônico-clônicas generalizadas contínuas e estado de mal epiléptico de ausência, por ter início de ação imediato.
- por via intravenosa pode ser útil com o sulfato de magnésio ou alternativa deste para controle de crises de eclampsia.
- por via oral é às vezes útil como adjuvante a outros fármacos anticonvulsivantes em espasmos monoclônicos e crises atônicas.

Doses
- via intravenosa, adultos, para estado de mal epiléptico, 5 a 10 mg administrados à razão de 1 mL (5 mg) por minuto, repetido a intervalos de 10 a 15 minutos (máximo, 30 mg); esta dose pode ser repetida em 2 a 4 horas, se necessário; crianças de 5 anos ou mais, 1 mg a cada 4 a 5 minutos (máximo, 10 mg), repetido em 2 a 4 horas se necessário; crianças de menos de 5 anos, 0,2 a 0,5 mg a cada 2 a 5 minutos (máximo, 5 mg).
- via oral, adultos, 2 a 10 mg duas a quatro vezes por dia, começando com dose baixa e aumentando a quantidade gradativamente; crianças, inicialmente 2 a 4 mg por dia, em doses divididas.

Efeitos adversos
- aqueles comuns aos benzodiazepínicos.
- trombose venosa e flebite no local da injeção.
- ginecomastia, com uso prolongado.

Interações medicamentosas
- aquelas comuns aos benzodiazepínicos.
- aumenta os efeitos de anticoagulantes orais do grupo cumarínico.
- quando administrado por via parenteral, pode aumentar a intensidade e prolongar a duração dos bloqueadores neuromusculares não despolarizantes.
- álcool, barbitúricos e outros depressores do sistema nervoso central aumentam a depressão com risco maior de apneia.
- carbamazepina diminui suas concentrações séricas.
- sua meia-vida de eliminação é prolongada por cimetidina, isoniazida e anticoncepcionais orais contendo dose baixa de estrogênio, porque estes fármacos inibem as enzimas microssômicas hepáticas responsáveis pela biotransformação do diazepam.
- fentanila ou sufentanila, em doses elevadas, podem causar hipotensão grave.
- ranitidina diminui sua absorção e reduz sua concentração plasmática em 25%.
- rifampicina pode intensificar sua eliminação.
- ácido valproico desloca-o dos sítios de ligação proteica.

▸ ANSILIVE (Libbs), 20 comprimidos × 5 mg
▸ CALMOCITENO 5 MG (Medley), 20 comprimidos
▸ CALMOCITENO 10 MG (Medley), 20 comprimidos
▸ DIAZEFAST (Sigma Pharma), 20 comprimidos sublinguais × 5 e 10 mg
▸ DIAZEPAM (Cristália), 20, 50, 100 e 200 comprimidos × 5 e 10 mg
  5, 10, 15, 25, 50 e 100 amp. de 2 mL com 10 mg
▸ DIAZEPAM (EMS), 20 comprimidos × 5 e 10 mg (genérico)
▸ DIAZEPAM (Eurofarma), 50 amp. de 2 mL com 10 mg
▸ DIAZEPAM (Furp), 500 comprimidos × 10 mg
  50 amp. com 10 mg/2 mL
▸ DIAZEPAM (Ranbaxy), 20 comprimidos × 5 e 10 mg (genérico)
▸ DIAZEPAM (Sigma Pharma), 5 amp. de 2 mL com 5 mg/mL (genérico)
▸ DIAZEPAM (União Química), 10 e 50 amp. de 2 mL com 5 mg/mL (genérico)
▸ DIAZEPAM (Vital Brazil), 10 e 200 comprimidos × 5 e 10 mg
  50 amp. de 2 mL com 5 mg/mL
▸ DIAZEPAM CAZI (Cazi), 20 comprimidos × 5 e 10 mg
▸ DIAZEPAM 5 MG e 10 MG (Dansk-Flama), 20 comprimidos

▸ DIAZEPAM N. Q. (Sigma Pharma), 20 comprimidos × 2, 5 e 10 mg
  6 amp. de 2 mL com 10 mg
▸ DIAZEPAN COMPRIMIDOS WINDSON (Windson), 20 comprimidos × 5 e 10 mg
▸ DIAZEPAN (Brasmédica), 20 comprimidos × 5 e 10 mg
▸ DIENPAX (Sanofi-Synthélabo), 20 comprimidos × 5 e 10 mg
▸ DIENPAX INJETÁVEL (Sanofi-Synthélabo), 10 amp. de 2 mL com 10 mg
▸ KIATRIUM (Gross), 20 e 100 comprimidos × 5 e 10 mg
▸ KIATRIUM 10 MG INJETÁVEL (Gross), 50 amp. de 2 mL com 10 mg
▸ LETANSIL (IQB), 20 comprimidos × 5 e 10 mg
▸ NOAN (Farmasa), 20 comprimidos × 5 e 10 mg
▸ PAZOLINI (Faria), 20 drág. × 5 mg
▸ SOMAPLUS (Cazi), 30 comprimidos × 5 mg 20 comprimidos × 10 mg
  50 amp. de 2 mL com 10 mg
▸ VALIUM (Roche), 20 e 30 comprimidos × 5 e 10 mg
  50 amp. de 2 mL com 10 mg (injetável)
▸ VALIX (Sintofarma), 20 comprimidos × 5 e 10 mg
  5 e 50 amp. de 10 mL × 10 mg

▸ Dibenzazepinas

São compostos tricíclicos, aparentados quimicamente à imipramina.

Como anticonvulsivantes, parece que atuam limitando a capacidade dos neurônios em manter o disparo repetitivo de alta frequência dos potenciais de ação mediante aumento da inativação dos canais de sódio; podem também impedir a liberação do neurotransmissor bloqueando os canais de sódio pré-sinápticos e a descarga dos potenciais de ação, o que diminui a transmissão sináptica.

Os comercializados no Brasil são carbamazepina e oxcarbazepina.

CARBAMAZEPINA

Farmacodinâmica
- anticonvulsivante, antipsicótico, antineurálgico, antimaníaco e antidiurético.

Farmacocinética
- administrada por via oral, a absorção do trato gastrintestinal é lenta e variável, favorecida quando tomada com alimento, mas quase completa (70%).
- sofre ampla (97%) biotransformação hepática; um de seus metabólitos, a carbamazepina-10,11-epóxido, tem um terço da atividade anticonvulsivante do fármaco matriz, e meia-vida mais curta, apresentando atividade antidepressiva e antineurálgica.
- ligação às proteínas: carbamazepina, moderada (76% nos adultos e 55 a 59% em crianças); carbamazepina-10,11-epóxido, moderada (50%); a forma não ligada atravessa facilmente a barreira hemoliquórica.
- atinge concentrações plasmáticas máximas (4 a 12 µg/mL) dentro de 4 a 5 horas e até 12 horas, após dose de 400 mg.
- o início do efeito anticonvulsivante ocorre dentro de horas ou dias, dependendo do paciente; o efeito analgésico para neuralgia do trigêmeo ocorre em 8 a 72 horas.

- volume aparente de distribuição: carbamazepina, 0,8-2 L/kg; carbamazepina-19,11-epóxido, 0,59-1,5 L/kg.
- visto que induz sua própria biotransformação, a meia-vida inicial de 35 (faixa: 25-65) horas é reduzida para a 29 horas (média de 17 h) em adultos e 14 ± 5 horas em crianças após três ou quatro semanas de administração; da carbamazepina-10,11-epóxido, 5 a 8 horas.
- excretada pelo leite materno, em que atinge 60% da concentração plasmática.
- atravessa a barreira placentária.
- excretada principalmente (72%, dos quais 3% como forma íntegra) pela urina e parcialmente (28%) pelas fezes.

INDICAÇÕES
- isoladamente ou em associação com outros anticonvulsivantes, é eficaz em crises parciais, especialmente as complexas, tônico-clônicas generalizadas e combinações destes tipos de crises.
- tratamento inicial da epilepsia, sobretudo em crianças e mulheres.
- fármaco de escolha para neuralgia trigêmea e glossofaríngea.
- distúrbios maníaco-depressivos, como alternativa para os casos que não respondem ao lítio.
- diabetes insípido.
- distonias.
- soluços incoercíveis.

DOSES
- adultos e crianças acima de 12 anos, inicialmente 400 mg divididos em duas tomadas no primeiro dia, aumentando-se 200 mg em uma a duas semanas, e administrados em 3 ou 4 tomadas divididas; a dose de manutenção é de 800 mg a 1,2 g por dia.
- crianças de 6 a 12 anos, 100 mg duas vezes no primeiro dia, aumentando-se 100 mg em uma a duas semanas.
- crianças abaixo de 6 anos, 100 mg diariamente.

CONTRAINDICAÇÕES
- bloqueio atrioventricular.
- hipersensibilidade à carbamazepina.
- pacientes que tomam inibidores da MAO; é necessário deixar intervalo de, pelo menos, duas semanas entre o tratamento com estes inibidores e o início da terapia com carbamazepina.
- gravidez.
- lactação.

EFEITOS ADVERSOS
- mais comuns são sonolência, tontura, obnubilação, ataxia, náusea e vômito; estes efeitos geralmente retrocedem espontaneamente dentro de uma semana ou após redução da dose.
- menos comuns são reações cardiovasculares, dermatológicas, gastrintestinais, genitourinárias, hematopoéticas, hepáticas, metabólicas, neurológicas e outras.
- retenção de líquidos.
- discrasias sanguíneas, às vezes fatais — depressão da medula óssea.

INTERAÇÕES MEDICAMENTOSAS
- por ser potente indutor de enzimas, diminui a concentração sérica de certos antibióticos (cloranfenicol, rifampicina e tetraciclinas), anticoagulantes orais, anticoncepcionais orais, outros anticonvulsivantes e quinidina.
- dextropropoxifeno, eritromicina, isoniazida e troleandomicina aumentam a concentração sérica da carbamazepina, e a fenitoína a reduz.

▸ CARBAMAZEPINA (Abbott), 20 comprimidos × 200 e 400 mg (genérico)
▸ CARBAMAZEPINA (Biosintética), 30 comprimidos × 200 mg (genérico)
▸ CARBAMAZEPINA (EMS), 20 e 60 comprimidos × 200 mg (genérico)
  20 comprimidos × 400 mg (genérico)
▸ CARBAMAZEPINA (Eurofarma), 10 e 20 comprimidos × 200 mg (genérico)
▸ CARBAMAZEPINA (Furp), 500 comprimidos × 200 mg
▸ CARBAMAZEPINA (Germed), 20 e 60 comprimidos × 200 mg (genérico)
  20 comprimidos × 400 mg (genérico)
▸ CARBAMAZEPINA (Lafepe), 10 comp. × 200 mg
▸ CARBAMAZEPINA (Neo-Química), 20 e 30 comprimidos × 200 mg (genérico)
▸ CARBAMAZEPINA (Novartis), 20 comprimidos × 200 e 400 mg (genérico)
▸ CARBAMAZEPINA (Sanval), 20 comprimidos × 200 mg
▸ CARBAMAZEPINA (Teuto-Brasileiro), 20 comprimidos × 200 e 400 mg
▸ CARBAMAZEPINA (União Química), 20 e 200 comprimidos × 200 mg
▸ FUROSIX (Cibran), 500 comprimidos × 200 mg
▸ TEGRETARD (Cristália), 20, 100 e 200 comprimidos × 200 mg
▸ TEGRETOL (Novartis), 20 e 60 comprimidos × 200 e 400 mg
  fr. de 100 mL com 100 mg/5 mL (suspensão oral)
▸ TEGRETOL CR (Novartis), 20 comprimidos × 200 e 400 mg (liberação controlada)

OXCARBAZEPINA

É derivado da carbamazepina, tendo propriedades semelhantes às deste anticonvulsivante.

Sua eficácia parece ser similar à da carbamazepina. Manifesta menor propensão a produzir efeitos adversos sobre o SNC e reações alérgicas. Causa hiponatremia, que pode ser incômoda. Induz enzimas hepáticas em menor extensão que a carbamazepina e, portanto, suas interações medicamentosas são menos intensas.

FARMACODINÂMICA
- anticonvulsivante.

FARMACOCINÉTICA
- administrada por via oral, é rápida e quase completamente (95%) absorvida do trato gastrintestinal.
- sofre biotransformação rápida e quase completa por redução, dando o metabólito ativo 10,11-di-hidro-10-hidroxicarbamazepina (mono-hidroxiderivado, MHD), que atinge concentrações plasmáticas várias vezes mais altas que o fármaco íntegro.
- biodisponibilidade do MHD: baixa, sendo significativamente aumentada quando a oxcarbazepina é administrada com alimento.
- atinge concentrações plasmáticas máximas (13,0 e 23,6 μmol/L, após doses de 300 e 600 mg, respectivamente) em 4 horas.
- somente 40% do MHD se ligam a proteínas séricas, sobretudo à albumina.
- volume de distribuição do MHD: 0,7 a 0,8 L/kg.
- meia-vida de eliminação do MHD: em média, 9 horas, após dose oral única.
- depuração plasmática total média: 3,6 L/h.
- oxcarbazepina e MHD atravessam a barreira placentária.
- excretados no leite materno tanto o fármaco íntegro quanto o seu metabólito ativo.
- excretada pela urina, quase completamente na forma de metabólitos; menos de 1% é eliminado na forma íntegra.

INDICAÇÕES
- as mesmas da carbamazepina.

DOSES
- adultos, inicialmente 300 mg ao dia, durante ou após a refeição, aumentando-se a dose gradualmente até obter-se resposta ótima, geralmente 600 a 1.200 mg diários; a dose da manutenção é de 30 mg/kg de peso corporal.
- em pacientes com insuficiência renal grave (depuração de creatinina ≤ 30 mL/min), as doses devem ser reduzidas para cerca da metade.
- não se determinou a dose para crianças, mas recomenda-se administrar 10 mg/kg de peso corporal ao dia, aumentando-se paulatinamente a dose; a dose de manutenção é de 30 mg/kg de peso corporal.

CONTRAINDICAÇÕES
- hipersensibilidade à oxcarbazepina.
- bloqueio atrioventricular.
- gravidez.
- lactação.
- menores de 3 anos.
- pacientes que tomam inibidores da MAO; é necessário deixar intervalo de, pelo menos, duas semanas entre o tratamento com estes inibidores e o início da terapia com oxcarbazepina.

PRECAUÇÕES
- recomenda-se a determinação de sódio antes do início do tratamento e, posteriormente, a intervalos regulares, pois poderá causar diminuição dos níveis de sódio sérico.
- se ocorrerem discrasias sanguíneas ou sinais ou sintomas sugestivos de reações de pele graves (como síndrome de Stevens-Johnson), o tratamento deve ser suspenso imediatamente.
- pacientes com disfunção cardíaca, hepática ou renal e os idosos devem ser cuidadosamente observados.
- deve-se evitar suspender o tratamento abruptamente.
- a dose deve ser reduzida de forma gradual, para minimizar o risco de exacerbação de crises ou do *status epilepticus*.
- pacientes devem abster-se do consumo de álcool.
- a oxcarbazepina afeta a capacidade de dirigir veículos e/ou operar máquinas.

EFEITOS ADVERSOS
- os mais comuns são fadiga, vertigens, sonolência.
- distúrbios da memória, cefaleia, tremores, ataxia, distúrbio do sono, parestesia.
- instabilidade psíquica, tinido, depressão, distúrbios visuais, ansiedade.
- distúrbios gastrintestinais, náuseas, vômitos, diarreia.
- erupção cutânea.
- reações alérgicas graves, incluindo síndrome de Stevens-Johnson.
- leucopenia, trombocitopenia, pancitopenia.
- aumento de peso, edema, hiponatremia.

- diminuição da libido nos homens, menstruação irregular.
- raramente, perda de peso.
- em crianças, vômitos, agressividade, febre.

Interações medicamentosas
- intensifica ligeiramente a excreção de ácido valproico e fenitoína.
- pode reduzir as concentrações plasmáticas de estrogênios, progestogênios, anticoncepcionais orais.
- diminui significativamente a biodisponibilidade do felodipino.

▶ AURAN (Aché), 20 comprimidos × 300 e 600 mg
▶ LEPTARD (Cristália), 20 comprimidos × 300 e 600 mg
fr. de 100 mL a 0,6 (solução oral)
▶ OLEPTAL (Torrent), 30 comprimidos × 300 e 600 mg
▶ OXCARB (Genon), fr. de 100 mL com 60 mg/mL (suspensão oral)
▶ OXCARBAZEPINA (Medley), 20, 30 e 60 cáps. × 300 mg (genérico)
20 e 30 cáps. × 600 mg (genérico)
▶ TRILEPTAL (Novartis) 10, 20 e 60 comprimidos × 300 mg
10 e 20 comprimidos × 600 mg
fr. de 100 mL com 60 mg/mL (suspensão oral)

▶ Ácido valproico e derivados

Quimicamente, o ácido valproico é o ácido 2-propilpentanoico. São vários os seus derivados que têm ação anticonvulsivante. Os comercializados no Brasil são o ácido valproico e seu sal sódico. O ácido é líquido viscoso, muito solúvel em água. O sal sódico é pó cristalino deliquescente, solúvel em água.

ÁCIDO VALPROICO

Reduz a frequência de vários tipos de crises epilépticas, porém é mais eficaz em crises generalizadas do que nas parciais. Sua ação parece dever-se ao aumento das taxas de GABA no cérebro.

Farmacodinâmica
- anticonvulsivante.

Farmacocinética
- rápida e completamente absorvido, mas a velocidade de absorção diminui quando tomado com alimento ou na forma de comprimidos entéricos.
- 90% de uma dose são ligados a proteínas plasmáticas.
- atinge níveis plasmáticos máximos dentro de 1,5 a 2 horas após ingestão de preparações líquidas e 1,5 a 4 horas após preparações entéricas.
- meia-vida, em média, é de 12 horas, variando de 6 a 16 horas.
- atravessa as barreiras hematencefálica e placentária, e pequenas quantidades são eliminadas no leite.
- extensivamente biotransformado no fígado.
- pequena quantidade do fármaco e a maioria dos metabólitos, na forma de conjugados glicuronídios, são eliminadas pela urina e bile.

Indicações
- crises de ausência, fotossensíveis e tônico-clônicas generalizadas.
- epilepsia mioclônica juvenil.

Doses
- adultos, inicialmente, 15 mg/kg diariamente, podendo aumentar em intervalos semanais de 5 a 10 mg/kg/dia até o máximo de 60 mg/kg/dia; quando usado com outros anticonvulsivantes, a dose inicial é de 10 mg/kg/dia e a dose de manutenção é de 30 a 45 mg/kg/dia.
- crianças, inicialmente, 10 a 15 mg/kg/dia; dose de manutenção, 20 a 30 mg/kg/dia; quando usado com outros anticonvulsivantes, a dose inicial é de 15 a 20 mg/kg/dia e a dose de manutenção é de 40 a 60 mg/kg/dia.

Contraindicações
- disfunção hepática.
- hepatite aguda ou crônica.
- hipersensibilidade a este fármaco.
- gravidez.
- lactação.

Efeitos adversos
- distúrbios gastrintestinais: azia, náusea, vômito, anorexia, diarreia, cólicas abdominais e constipação.
- aumento de apetite, com consequente aumento de peso.
- alopecia.
- falência hepática, em crianças abaixo de dois anos de idade.
- pancreatite grave ou fatal, mas raramente.
- efeitos teratogênicos em animais de experimentação.
- diminuição do quociente de inteligência (QI) em crianças.

Superdose
- medidas gerais de apoio cardiorrespiratórias, incluindo diurese adequada para facilitar a excreção do fármaco; a naloxona pode reverter os efeitos depressores sobre o sistema nervoso central.

Interações medicamentosas
- pode aumentar o risco de hemorragia em pacientes que tomam fármacos que afetam a coagulação, como ácido acetilsalicílico, dipiridamol, sulfimpirazona, agentes trombolíticos ou varfarina.
- pode aumentar a atividade dos anticoagulantes derivados da cumarina ou indandiona.
- desloca o diazepam das proteínas plasmáticas e pode aumentar sua ação sedativa.
- desloca a fenitoína da albumina sérica e altera sua biotransformação.
- aumenta a concentração sérica do fenobarbital, exigindo redução da dose deste.
- álcool, anestésicos gerais ou depressores do SNC podem potencializar seus efeitos depressores.
- sua meia-vida é diminuída pelos efeitos indutores de enzimas por parte da carbamazepina, fenitoína, fenobarbital e primidona.
- clonazepam pode produzir estados de ausência.
- a administração concomitante com antibióticos carbapenêmicos diminui a concentração plasmática do ácido valproico entre 60 e 100%.

▶ ÁCIDO VALPROICO (Apotex), 30 cáps. × 250 mg (genérico)
▶ ÁCIDO VALPROICO (EMS), fr. de 100 mL com 50 mg/mL (xarope), (genérico)
▶ ÁCIDO VALPROICO (Eurog./Legrand), fr. de 100 mL com 50 mg/mL (xarope), (genérico)
▶ ÁCIDO VALPROICO (Germed), fr. de 100 mL com 50 mg/mL (xarope), (genérico)
▶ ÁCIDO VALPROICO (União Química), fr. de 100 mL com 50 mg/mL (xarope), (genérico)
▶ DEPAKENE (Abbott), 50 drág. × 500 mg
25 comprimidos revestidos × 300 mg (liberação entérica)
50 comprimidos revestidos × 500 mg (liberação entérica)
25 cáps. × 250 mg
xarope de 100 mL com 250 mg/5 mL
▶ DEPAKOTE (Abbott), 20 comprimidos × 250 e 500 mg
▶ DEPAKOTE ER (Abbott), 20 comprimidos de liberação prolongada × 500 mg
▶ EPILENIL (Biolab-Sanus), 25 cáps. gelatinosas × 250 mg
fr. de 100 mL com 250 mg/5 mL
▶ TORVAL CR (Torrent), 30 comprimidos × 300 e 500 mg
▶ VALPAKINE (Sanofi-Synthélabo), 40 drág. entéricas × 200 e 500 mg
fr. de 40 mL com 200 mg/mL

▶ Triazínicos

Esta nova classe de antiepilépticos é representada atualmente apenas pela lamotrigina.

LAMOTRIGINA

Corresponde a derivado diclorofenílico da triazina-3,5-diamina. Não apresenta parentesco estrutural com outros anticonvulsivantes.

A lamotrigina atua nos canais de sódio sensíveis à diferença de potencial para estabilizar as membranas neuronais e inibir a liberação do neurotransmissor, principalmente o aminoácido excitatório, compreendido no desencadeamento de crises epilépticas.

Farmacodinâmica
- anticonvulsivante.

Farmacocinética
- administrada por via oral, é rápida e completamente absorvida do trato gastrintestinal.
- a ligação às proteínas é moderada (55%).
- atinge a concentração plasmática máxima em 2,5 horas.
- sofre biotransformação extensiva; o metabólito principal é o N-glicuronídio, responsável por 65% da dose recuperada na urina.
- meia-vida de eliminação: 29 horas.
- após administração de doses múltiplas (150 mg duas vezes ao dia), ocorre indução de sua própria biotransformação, o que resulta em diminuição de 25% na meia-vida de eliminação.
- excretada principalmente pela urina, mais de 8% na forma íntegra; apenas 2% são eliminados pelas fezes.

Indicações
- tratamento de crises parciais e crises tônico-clônicas generalizadas não controladas satisfatoriamente com outros fármacos anticonvulsivantes.

Doses
- via oral, adultos e crianças acima de 12 anos de idade, inicialmente, 50 mg duas vezes ao dia nas duas primeiras semanas; dose de manutenção, 200 a 400 mg por dia, administrados em duas semanas.
- aos pacientes tratados com valproato sódico a dose inicial é de 50 mg por dia, durante as duas primeiras semanas; dose de manutenção, 100 a 200 mg por dia, administrados em duas tomadas.

CONTRAINDICAÇÕES
- hipersensibilidade à lamotrigina.
- gravidez.
- lactação.
- insuficiência hepática.
- insuficiência renal.
- crianças com menos de 12 anos de idade.

PRECAUÇÕES
- a suspensão abrupta do tratamento pode causar crises de rebote; para evitar este risco a dose deve ser reduzida gradualmente pelo período de duas semanas.
- por ser inibidora, embora fraca, da di-hidrofolato-redutase, a lamotrigina poderá interferir com o metabolismo dos folatos durante tratamentos prolongados.

EFEITOS ADVERSOS
- erupções cutâneas.
- diplopia, visão turva, tontura, sonolência, cefaleia, cansaço e falta de firmeza de movimentos.
- distúrbios gastrintestinais, irritabilidade/agressão.

INTERAÇÕES MEDICAMENTOSAS
- agentes antiepilépticos, como carbamazepina, fenitoína, fenobarbital e primidona, que induzem as enzimas hepáticas, aumentam sua biotransformação.
- valproato sódico reduz sua biotransformação.

▶ LAMICTAL (GlaxoSmithKline), 30 comprimidos × 25, 50 e 100 mg
▶ LAMITOR (Torrent), 30 comprimidos × 25, 50 e 100 mg
▶ LAMOTRIGINA (Arrow), 30 comprimidos × 25, 50 e 100 mg (genérico)
▶ LAMOTRIGINA (Eurofarma), 30 comprimidos × 25, 50 e 100 mg (genérico)
▶ LAMOTRIGINA (Teuto-Brasileiro), 60 comprimidos × 100 mg (genérico)
▶ NEURIUM (Sintofarma), 30 comprimidos × 50 e 100 mg

▶ Derivados do GABA

Os disponíveis em nosso meio são a gabapentina e a vigabatrina.

GABAPENTINA

É um derivado cicloexano-ácido acético e análogo do ácido amibutírico, também conhecido como gama-aminobutírico (GABA). O seu mecanismo íntimo de ação não é conhecido. Não atua sobre os receptores GABA. Parece interferir no transporte de aminoácido do sistema L das membranas celulares cerebrais. É usado como medicação adjuvante com outros anticonvulsivantes.

FARMACODINÂMICA
- anticonvulsivante.

FARMACOCINÉTICA
- sofre absorção parcial pelo sistema L-aminoácido.
- biodisponibilidade de 50 a 60 L.
- atravessa a barreira hematencefálica.
- atinge o pico da concentração plasmática de 2 a 4 horas.
- não sofre biotransformação.
- liga-se fracamente às proteínas plasmáticas: < 5%.
- eliminada pelos rins sob a forma inalterada.
- removível por hemodiálise.

INDICAÇÕES
- no tratamento da epilepsia, como adjuvante com uso concomitante de outros anticonvulsivantes.

DOSES
- 300 mg inicialmente, no primeiro dia, seguidos de 600 mg no segundo em duas doses divididas e 900 mg no terceiro, em três tomadas. A dose pode ser aumentada de acordo com a resposta clínica, até 3.600 mg ao dia, sendo a dose eficaz entre 900 e 1.800 mg.
- para pacientes submetidos a hemodiálise, inicialmente 300 a 400 mg. Doses suplementares de 200 a 300 mg são administradas de 4 em 4 horas.
- para pacientes idosos a dose varia de acordo com a depuração de creatinina. Para depuração > 60 mL/min, 1.200 mg por dia em 3 doses fracionadas. De 30 a 60 mL/min, 600 mg/dia de 12/12 h. De 15 a 30 mL/min, 300 mg uma vez ao dia e para depuração < 15 mL/min, 150 mg/dia.

CONTRAINDICAÇÕES
- hipersensibilidade à gabapentina.
- gravidez e lactação.
- crianças < 12 anos.

PRECAUÇÕES
- vigiar a administração aos idosos e na insuficiência renal. As doses devem ser ajustadas de acordo com a depuração de creatinina.

EFEITOS ADVERSOS
- ataxia, nistagmo.
- amnésia, irritabilidade, depressão, tontura, fadiga.
- boca seca, dispepsia, vômito, diarreia.
- cefaleia, hipotensão.
- leucopenia.

INTERAÇÕES MEDICAMENTOSAS
- uso concomitante com depressores do SNC ou com bebidas alcoólicas produzem efeito depressor aditivo.
- antiácidos contendo alumínio ou magnésio reduzem sua biodisponibilidade em 20%.

▶ GABANEURIN (EMS), 30 cáps. × 300 e 400 mg
▶ GABAPENTINA (Apotex), 30 comprimidos × 300 e 400 mg (genérico)
▶ GABAPENTINA (Biosintética), 30 comprimidos × 300 mg (genérico)
▶ GABAPENTINA (Ranbaxy), 30 comprimidos × 300 e 400 mg (genérico)
▶ NEURONTIN (Pfizer), 30 cáps. × 300 e 400 mg 27 comprimidos × 600 mg
▶ PROGRESSE (Biosintética), 30 cáps. × 300 e 400 mg

VIGABATRINA

Corresponde ao ácido 4-amino-5-hexenoico, ou ácido gamavinilbutírico. Por ser análogo estrutural do ácido gama-aminobutírico (GABA), atua como inibidor irreversível da GABA-transaminase, enzima responsável pelo catabolismo do neurotransmissor GABA; a inibição desta enzima resulta em aumento dos níveis do GABA. Usa-se na forma racêmica.

FARMACODINÂMICA
- antiepiléptico.

FARMACOCINÉTICA
- administrada por via oral, é rapidamente absorvida do trato gastrintestinal; a presença de alimento não interfere em sua biodisponibilidade.
- difunde-se amplamente no organismo, mas não se liga significativamente às proteínas plasmáticas.
- não sofre biotransformação.
- meia-vida de eliminação: 5 a 8 horas.
- excretada principalmente pela urina, recuperando-se 70% de uma dose na forma íntegra nas primeiras 24 horas.

INDICAÇÕES
- coadjuvante no tratamento de epilepsia parcial.
- coadjuvante no tratamento de outras formas de epilepsia refratárias aos tratamentos usuais.

DOSES
- via oral, adultos, 2 g por dia, aumentando-se ou reduzindo-se a dose, se necessário, em frações de 0,5 a 1 g; a dose máxima é de 4 g por dia. Crianças de 3 a 9 anos: 1 g por dia; crianças maiores de 10 anos: 2 g por dia.

CONTRAINDICAÇÕES
- hipersensibilidade à vigabatrina.
- gravidez.
- lactação.

PRECAUÇÕES
- a suspensão abrupta do tratamento com vigabatrina ou a mudança para outro fármaco antiepiléptico deve ser feita gradualmente para evitar crises em efeito rebote.
- pacientes com insuficiência renal devem receber dose menor que a usual.
- deve ser usada com cuidado em pacientes com história pregressa de distúrbios comportamentais e psiquiátricos.

EFEITOS ADVERSOS
- sonolência, fadiga, tontura, nervosismo, irritabilidade, cefaleia.
- agressão, psicose, alterações de memória.
- distúrbios visuais, como diplopia e neurite óptica.
- reação paradoxal, com aumento na frequência das crises.
- aumento de peso e distúrbios gastrintestinais.
- em crianças, excitação e agitação.

INTERAÇÕES MEDICAMENTOSAS
- reduz em cerca de 20% as concentrações plasmáticas de fenitoína.

▶ SABRIL (Aventis Pharma), 60 comprimidos × 500 mg

▶ Agentes diversos

Este grupo é representado pelo riluzol e pelo topiramato.

RILUZOL

É derivado benzotiazólico usado no tratamento da esclerose lateral amiotrófica. Embora a doença seja de etiologia desconhecida, acredita-se que o ácido glutâmico desempenhe um papel nos processos degenerativos da doença. Inibe a liberação de glutamato pré-sináptico no SNC e pós-sináptico nos receptores de aminoácidos excitatórios. Atua, ainda, por meio da inativação dos canais de sódio sensíveis à voltagem e na ativação de processos dependentes da proteína-G. Não afeta as funções cardiovascular e respirória de modo significativo e exibe propriedades anticonvulsivantes.

Farmacodinâmica
- agente terapêutico para esclerose lateral amiotrófica.

Farmacocinética
- após administração oral sofre absorção rápida e quase completa (cerca de 90%).
- $C_{máx}$ e ASC aumentam linearmente com a dose administrada.
- alimentos com alto teor lipídico diminuem a ASC em 20% e a concentração plasmática em 45%.
- biodisponibilidade de cerca de 60%.
- 96% ligam-se às proteínas plasmáticas, principalmente albumina e lipoproteínas.
- sofre extensa biotransformação hepática através de N-hidroxilação via isoenzima 1A2 do citocromo P450 e glicuronidação.
- meia-vida de 12 horas.
- estado de equilíbrio atingido em cinco dias.
- 90% eliminados pela urina, sendo 2% sob a forma inalterada e 5% pelas fezes. Cerca de 85% são recuperados na urina como metabólitos glicurônicos.

Indicações
- tratamento da esclerose lateral amiotrófica.

Doses
- 50 mg a cada 12 horas, administrados uma hora antes ou duas horas após as refeições.

Contraindicações
- hipersensibilidade ao riluzol.
- insuficiência renal.
- gravidez e lactação.
- crianças e adolescentes.

Precauções
- cautela na administração a pacientes portadores de insuficiência hepática.
- avaliar os níveis de ALT antes de iniciar o tratamento e a cada três meses durante os três primeiros meses da terapêutica e trimestralmente no restante do primeiro ano. Deverá ser suspenso se os níveis de ALT > cinco vezes o nível inicial.

Efeitos adversos
- agravamento das reações relacionadas à doença, incluindo astenia e espasticidade.
- diarreia, náusea, vômitos.
- alterações respiratórias, tosse, pneumonia.
- angioedema, disfagia, edema facial, dermatite, hipertensão, icterícia, depressão, neutropenia, alterações urinárias.
- elevação de ALT, γ-GT, DHL, gamaglobulinas.

Interações medicamentosas
- o efeito da associação com álcool é desconhecido. Os pacientes devem ser desencorajados a fazer uso de bebidas alcoólicas quando usando riluzol.
- alopurinol, metildopa, sulfassalazina podem aumentar efeitos hepatotóxicos.
- amitriptilina, cafeína, fenacetina, tacrina, quinolonas, biotransformadas pela isoenzima 1A2, podem aumentar a sua meia-vida.
- omeprazol, rifampicina e fumo diminuem sua meia-vida.

▶ *RILUTEK (Aventis Pharma), 56 comprimidos × 50 mg*

TOPIRAMATO

É derivado sulfamato substituído do monossacarídeo natural D-frutose com atividade antiepiléptica. Atua bloqueando a propagação das crises de maneira mais acentuada do que por elevação do limiar. No seu mecanismo de ação estão envolvidos três processos principais: bloqueio dos canais de sódio com consequente redução das descargas epileptiformes e do número de potenciais de ação gerados; aumento da atividade do ácido γ-aminobutírico (GABA), interagindo diretamente com o receptor GABA e potencializando o fluxo de cloro; antagonismo do receptor de glutamato do tipo cainato diminuindo a excitabilidade neuronal. Este último é exclusivo do topiramato. O bloqueio dos canais de sódio tem sido observado também com a fenitoína e a carbamazepina. Já o efeito sobre o fluxo de cloro não é bloqueado por antagonistas dos benzodiazepínicos. Exerce, ainda, propriedades inibitórias da anidrase carbônica mas que não têm importância na atividade anticonvulsivante.

Farmacodinâmica
- antiepiléptico.

Farmacocinética
- após administração oral é rapidamente absorvido.
- atinge o pico da concentração plasmática entre 2 e 4 horas. A insuficiência renal altera a $C_{máx}$.
- biodisponibilidade de 81%.
- volume de distribuição variando entre 0,55 e 0,8 L/kg após administração de dose única de 100 a 1.200 mg. Em mulheres é cerca de 50% menor, o que é atribuído à alta porcentagem de gordura corporal.
- ligação proteica baixa: 9-17%.
- atravessa a barreira hematencefálica.
- cerca de 50 a 80% são eliminados pela urina sob forma inalterada.
- cerca de < 5% de oito metabólitos são provenientes de hidroxilação e glicuronidação e excretados pela urina e pelas fezes. A biotransformação hepática é, portanto, limitada.
- a insuficiência hepática tem efeito mínimo na farmacocinética do topiramato.
- meia-vida plasmática de cerca de 21,5 horas.
- depuração renal de cerca de 13,9 mL/min.
- removível por hemodiálise.

Indicações
- para o tratamento coadjuvante das crises epilépticas parciais, com ou sem generalização.

Doses
- a dose inicial recomendada é de 25 mg ao dia, administrada à noite, durante uma semana. Posteriormente a dose é aumentada em 25 mg a cada semana e dividida em 2 tomadas diárias até a dose de 150 mg/dia. Caso seja necessário aumentá-la, os incrementos semanais poderão ser de 50 mg. A dose diária usual varia de 200 a 400 mg e é dividida em duas tomadas. A dose máxima recomendada é de 1.600 mg/dia.
- pode ser administrada fora das refeições.
- a dose de fenitoína, quando usada concomitantemente, poderá ser reduzida devido ao aumento dos seus níveis plasmáticos.
- nos pacientes submetidos a hemodiálise poderá ser necessária a suplementação das doses de topiramato igual à metade da dose diária, administrada em dose dividida: metade antes do procedimento e o restante após o término. A dose suplementar pode variar de acordo com o tipo de equipamento utilizado na hemodiálise.

Contraindicações
- hipersensibilidade ao topiramato.
- crianças < 12 anos.
- associação com fármacos depressores do sistema nervoso central ou com álcool.

Precauções
- vigiar a administração aos pacientes com afecções relacionadas com a temperatura, principalmente naqueles em uso concomitante de inibidores da anidrase carbônica e anticolinérgicos.

Efeitos adversos
- cefaleia, tontura, parestesia, distúrbio da fala, tremor, ataxia.
- anorexia, insônia, confusão mental, amnésia, depressão, nervosismo, ansiedade.
- fadiga, dores nas costas.
- infecção das vias respiratórias superiores, dispneia.
- náusea, xerostomia.
- exantema, prurido.
- alteração da gustação.
- alterações visuais.
- polaciúria.
- em crianças, oligoidrose e hipertermia.
- glaucoma de ângulo fechado.

Interações medicamentosas
- a ASC do topiramato diminui em 50% com o uso concomitante de fenitoína ou carbamazepina, porém sem efeito sobre a $C_{máx}$ desta última. A isoenzima CYP2C19 do citocromo P450 é diretamente afetada.
- aumenta sua ASC em 17% quando associado ao ácido valproico e diminui a depuração renal em 13%.
- fenobarbital aumenta a sua concentração plasmática.
- pode diminuir a concentração plasmática de digoxina.
- pode reduzir, moderadamente, os níveis de estrogênios em pacientes usando contraceptivos orais.

▶ *TOPAMAX (Janssen-Cilag), 60 comprimidos 25, 50 e 100 mg*
▶ *TOPIRAMATO (EMS), 60 comprimidos × 50 mg (genérico)*
▶ *TOPIRAMATO (Sandoz), 60 comprimidos × 25, 50 e 100 mg (genérico)*
▶ *TOPTIL (Sandoz), 10, 30 e 60 comprimidos × 25, 50 e 100 mg*

▶ FÁRMACOS ANTIPARKINSONIANOS

Agentes antiparkinsonianos são fármacos utilizados no tratamento sintomático da doença de Parkinson. Ela se deve à deficiência de dopamina no *striatum*. Nos indivíduos sãos a dopamina encontra-se em equilíbrio com a acetilcolina. A dopamina atua primariamente como neurotransmissor inibidor e a acetilcolina como neurotransmissor estimulante dentro do *striatum*. O tratamento da doença de Parkinson recorre a fármacos que fornecem dopamina ao *striatum* e, em menor escala, àqueles que diminuem a atividade colinérgica cerebral bloqueando os receptores colinérgicos centrais.

Os fármacos antiparkinsonianos pertencem a uma das seguintes classes: anticolinérgicos centrais e fármacos que afetam a dopamina cerebral.

▶ Anticolinérgicos centrais

Os anticolinérgicos centrais exercem seus efeitos antiparkinsonianos bloqueando a transmissão colinérgica central da acetilcolina. Em resultado, o nível de acetilcolina dentro do cérebro diminui, restaurando-se o equilíbrio entre a dopamina e a acetilcolina.

Os comercializados no Brasil são: biperideno, metixeno e triexifenidil.

BIPERIDENO

Quimicamente, é derivado do fenilpiperidinopropanol. É anticolinérgico central e periférico. Produz, portanto, efeitos antissecretório, antiespasmódico, midriático e nicotinolítico. Apresenta também atividade parassimpatolítica e ligeira ação antidepressiva. A eficácia e segurança em crianças não foram estabelecidas. Usado na forma de cloridrato e de lactato.

Farmacodinâmica
- antiparkinsoniano e corretor das síndromes extrapiramidais. Produz leves efeitos cardiovasculares e respiratórios.

Indicações
- tratamento sintomático de parkinsonismo arteriosclerótico, idiopático e pós-encefálico.
- alívio de reações extrapiramidais induzidas por fármacos.

Doses
- por via oral, para parkinsonismo arteriosclerótico, idiopático e pós-encefálico, inicialmente 2 mg três vezes por dia, aumentada gradualmente até 20 mg diariamente se for necessária e tolerada; para reações extrapiramidais induzidas por fármacos, 2 mg uma a três vezes por dia.
- por via intramuscular, para reações extrapiramidais induzidas por fármacos, exceto discinesia tardia; adultos, 2 mg, crianças, 0,04 mg/kg; esta dose pode ser repetida a cada 4 horas se necessário, não se devendo tomar mais de 4 doses consecutivas no período de 24 horas.

Contraindicações
- hipersensibilidade ao biperideno.
- glaucoma de ângulo fechado.
- cardiopatias descompensadas.
- insuficiência hepática.
- hipertrofia prostática.
- hipertensão.
- estenoses do aparelho digestivo.

Efeitos adversos
- agitação, confusão mental e euforia.
- secura da boca, cicloplegia, midríase, taquicardia, retenção urinária, constipação e distúrbios psíquicos.
- hipertermia.
- convulsões.

Superdose
- injeção intramuscular ou intravenosa de 1 ou 2 mg de salicilato de fisostigmina, após tratamento sintomático e de apoio.

Interações medicamentosas
- certos antiarrítmicos (quinidina, por exemplo), antidepressores tricíclicos, anti-histamínicos, fenotiazínicos e outros antipsicóticos e fármacos que apresentam ação anticolinérgica secundária, quando tomados concomitantemente com biperideno ou com anticolinérgicos que atuam por mecanismo central, podem provocar síndrome anticolinérgica central.

- AKINETON (Knoll), 75 comprimidos × 2 mg (cloridrato)
  5 amp. de 1 mL com 5 mg (lactato)
- AKINETON RETARD (Knoll), 30 drág. × 4 mg (cloridrato)
- BIPERIDENO (Basf Generix), 80 comprimidos × 2 mg
- CINETOL (Cristália), 80 e 200 comprimidos × 2 mg
  50 amp. de 1 mL com 5 mg/mL
- CLORIDRATO DE BIPERIDENO (Abbott), 80 comprimidos × 2 mg (genérico)
- PARKINSOL (Teuto-Brasileiro), 75 comprimidos × 2 mg

METIXENO

Apresenta propriedades análogas às do biperideno. Usado na forma de cloridrato. Disponível em nosso meio apenas em associações irracionais.

TRIEXIFENIDIL

Apresenta propriedades semelhantes às do biperideno. Doses três a quatro vezes maiores que a terapêutica produzem alterações mentais, principalmente alucinações e delírios, com duração de até 48 horas. Por isso, com frequência, seu uso tem sido abusivo por parte de menores. Utilizado na forma de cloridrato.

Doses
- parkinsonismo arteriosclerótico, idiopático e pós-encefálico, adultos, inicialmente 2 mg, duas ou três vezes por dia; a dose é gradualmente aumentada até se obter o efeito terapêutico desejado ou até que reações adversas impossibilitem aumentar a dose; doses mais elevadas que 15 ou 20 mg por dia são raramente exigidas ou toleradas, mas alguns pacientes com parkinsonismo pós-encefálico podem tolerar 40 ou 50 mg por dia.
- reações extrapiramidais induzidas por fármacos, exceto discinesia tardia, adultos, 1 mg, aumentando-se a dose se necessário; a dose diária total usual é 5 a 15 mg.
- a dose para crianças não está determinada.
- doses elevadas causam excitação do sistema nervoso central.

- ARTANE (Wyeth), 20 comprimidos × 2 e 5 mg
- TRIEXIDYL (Cristália), 200 comprimidos × 5 mg
- TRIEXIPHENIDIL (Cristália), 200 comprimidos × 5 mg
  50 amp. de 1 mL × 5 mg

▶ Fármacos que afetam a dopamina cerebral

Esta classe inclui: (a) agentes dopaminérgicos; (b) fármacos liberadores de dopamina; (c) fármacos que aumentam os níveis cerebrais da dopamina; (d) fármacos que diminuem o metabolismo da dopamina.

1. *Agentes dopaminérgicos*. Cinco são os disponíveis em nosso meio: bromocriptina, lissurida, pergolida, pramipexol e ropinirol. Eles estimulam os receptores dopaminérgicos D-2 centrais.

BROMOCRIPTINA

A bromocriptina é derivada do alcaloide do esporão do centeio. No *nigrostriatum*, por estímulo direto e prolongado dos receptores dopaminérgicos D-2 centrais, diminui a renovação da dopamina. Na doença de Parkinson, pode ser mais eficaz que os agentes anticolinérgicos e amantadina, mas o tratamento de escolha é a levodopa sozinha ou associada à carbidopa.

Usada na forma de mesilato.

Farmacodinâmica
- antiparkinsoniano, anti-hiperprolactinêmico, inibidor da lactação, supressor do hormônio de crescimento, agonista da dopamina, adjuvante da terapia da infertilidade e terapia da síndrome maligna neuroléptica.

Farmacocinética
- absorção rápida, mas incompleta: aproximadamente 28% de uma dose são absorvidos do trato gastrintestinal, mas por causa da eliminação pré-sistêmica só 6% atingem a circulação sistêmica inalterados.
- 90% a 96% ligam-se à albumina sérica.
- o pico do efeito antiparkinsoniano é atingido duas horas após uma única dose.
- extensivamente biotransformada no fígado.
- a eliminação plasmática é bifásica: a meia-vida da fase alfa é de 4 horas; a da fase beta, de 50 horas.
- 98% são excretados nas fezes e 2% na urina.

Indicações
- associado à levodopa ou levodopa + carbidopa no tratamento dos sintomas de parkinsonismo idiopático ou pós-encefalítico.
- alternativa à levodopa se esta for contraindicada ou não tolerada.
- pacientes que não respondem à levodopa (nem todos estes respondem à bromocriptina).
- tratamento de amenorreia e/ou galactorreia.
- tratamento da infertilidade masculina.
- tratamento da acromegalia.
- tratamento de prolactinomas pituitários.
- tratamento do hipogonadismo masculino.

Doses
- inicialmente, com alimento, 1,25 mg duas vezes por dia, aumentando-se quinzenal ou mensalmente por 1,25 a 2,5 mg até se notarem efeitos benéficos ou reações adversas intoleráveis.
- os pacientes, em sua maioria, respondem a 10 a 20 mg por dia, podendo chegar a 40 mg diários.

Contraindicações
- deterioração mental.
- antecedentes de perturbações psíquicas causadas por tratamento com levodopa.
- afecção cardiovascular grave.
- antecedentes de úlceras gastroduodenais.
- intolerância a alcaloides do esporão do centeio.
- lactação.

Precauções
- vigiar a administração aos pacientes com afecções relacionadas com a temperatura, principalmente

naqueles em uso concomitante de inibidores da anidrase carbônica e anticolinérgicos.

Efeitos Adversos
- tontura e náusea transitórias, que podem ser aliviadas se tomada com alimento ou antiácidos.
- menos frequentemente, hipotensão, que pode ser grave, mesmo com doses de 2,5 mg.
- raramente, com doses altas, de 50 a 100 mg por dia, podem ocorrer eritromelalgia, distúrbios mentais e discinesias; todos esses efeitos são reversíveis ao diminuir a dose ou interromper a medicação.
- raramente, infarto do miocárdio, convulsões e crises.
- hipertensão pós-parto, crises e até morte, em pacientes tratadas para suprimir a lactação.
- derrame ou fibrose pleural, pericardite, fibrose retroperitoneal.

Interações Medicamentosas
- anticoncepcionais orais, estrogênios ou progestogênios podem causar amenorreia e/ou galactorreia.
- anti-hipertensivos podem resultar em efeitos hipotensivos aditivos.
- eritromicina pode aumentar suas taxas plasmáticas.
- fenotiazínicos, haloperidol, inibidores da MAO, metildopa, metoclopramida, reserpina ou tioxantênicos podem aumentar as concentrações de prolactina sérica e interferir com os efeitos da bromocriptina.
- levodopa pode produzir efeitos aditivos.

▶ BAGREN (Serono), 15 e 30 comprimidos × 2,5 mg
▶ MESILATO DE BROMOCRIPTINA (Apotex), 14 comprimidos × 2,5 mg (genérico)
▶ PARLODEL (Novartis), 14 e 28 comprimidos × 2,5 mg
▶ PARLODEL SRO (Novartis), 14 e 28 cáps. (liberação oral lenta) × 2,5 e 5 mg

LISSURIDA

Trata-se de alcaloide semissintético do esporão do centeio.

É agonista do receptor D_2 da dopamina e inibidor da secreção da prolactina. Apresenta também atividade serotoninérgica. Tem ações e usos semelhantes aos da bromocriptina.

Usada na forma de maleato.

Farmacodinâmica
- anti-hiperprolactinêmico, inibidor da lactação, antiparkinsoniano, agonista da dopamina e profilático da enxaqueca.

Farmacocinética
- administrada por via oral, é rapidamente absorvida.
- meia-vida plasmática média: 2,2 horas.
- excretada pela urina (apenas 0,05% de uma dose) inalterada em 24 horas.

Indicações
- tratamento de hiperprolactinemia.
- tratamento de amenorreia e infertilidade dependente de prolactina.
- tratamento de acromegalia.
- tratamento da doença de Parkinson, em associação com outros fármacos antiparkinsonianos.
- profilático da enxaqueca.

Doses
- via oral, sempre às refeições, 0,1 a 2 mg por dia, dependendo da doença tratada; no parkinsonismo, inicialmente 0,1 mg à noite, aumentando em 0,1 mg semanalmente até que se observem os efeitos clínicos — a dose varia de 0,6 a 2 mg.

Contraindicações
- intolerância a alcaloides do esporão do centeio.
- gravidez.
- distúrbios graves da circulação arterial periférica.
- insuficiência coronariana.
- distúrbios psicóticos atuais ou pregressos.
- porfiria aguda.

Efeitos Adversos
- náusea, cefaleia, cansaço, sonolência, tontura, vômitos.
- queda brusca da pressão arterial.
- piora temporária dos sintomas da doença de Parkinson.
- pesadelos, alucinações, reações paranoicas e confusão mental.
- distúrbio de sono, reações cutâneas, edema.

Interações Medicamentosas
- neurolépticos e outros antagonistas da dopamina podem atenuar seus efeitos.

▶ DOPERGIN (Schering do Brasil), 28 comprimidos × 0,2 mg

PERGOLIDA

Trata-se de uma ergolina sintética. Possivelmente exerce efeito antiparkinsoniano estimulando diretamente os receptores dopaminérgicos pós-sinápticos, tanto os D_1 como os D_2, no sistema nigroestriatal. É mais potente que a bromocriptina e tem meia-vida mais longa. Suas propriedades dopaminérgicas pós-sinápticas são independentes da síntese ou depósitos da dopamina pré-sináptica; nisso diverge da bromocriptina, mas se assemelha à apomorfina e lissurida.

A pergolida também inibe a secreção da prolactina; eleva transitoriamente a concentração sérica da somatropina em pacientes normais e diminui a mesma em pacientes com acromegalia; diminui as concentrações séricas do hormônio luteinizante (LH).

Usada na forma de mesilato.

Farmacodinâmica
- antiparkinsoniano.

Farmacocinética
- administrada por via oral, é parcialmente absorvida.
- a ligação às proteínas é muito alta (90%).
- sofre biotransformação extensa, dando pelo menos dez metabólitos, incluindo os derivados sulfóxido e sulfona, que conservam atividade dopaminérgica em animais.
- excretada primariamente pela urina.

Indicações
- adjuvante à levodopa ou levodopa + carbidopa no tratamento de sinais e sintomas da doença de Parkinson idiopática ou pós-encefalítica.

Doses
- via oral, adultos e adolescentes, 0,05 mg por dia nos dois primeiros dias; a dose deve ser ajustada paulatinamente para 0,1 ou 0,15 mg a cada terceiro dia durante os 12 dias seguintes. A dose pode então ser aumentada em 0,25 mg/dia a cada dia até se atingir a dose ótima ou 5 mg por dia. Geralmente, a dose terapêutica diária média é de 3 mg, dividida em três tomadas.

Contraindicações
- hipersensibilidade à pergolida ou outros alcaloides do esporão do centeio.
- gravidez.
- lactação.
- disritmias cardíacas.
- distúrbios psiquiátricos.

Precauções
- pacientes sensíveis a outros derivados do esporão do centeio podem ser sensíveis também à pergolida.
- pode diminuir ou inibir o fluxo salivar, contribuindo assim para o desenvolvimento de cáries, doença periodontal, candidíase oral, mal-estar.
- a suspensão abrupta do tratamento provoca piora aguda dos sintomas.

Efeitos Adversos
- hipotensão postural, vasodilatação, palpitações, síncope, arritmia, lesão das valvas cardíacas.
- alucinações, distonia, obnubilação, confusão, sonolência, insônia, discinesia, tontura, ansiedade.
- náusea, constipação, diarreia, dispepsia, anorexia, boca seca, vômito.
- rinite, dispneia cerebral, infarto do miocárdio.
- hemorragia.
- edema periférico, ganho de peso, anemia.
- pleurite, derrame pleural, pericardite, derrame pericárdico, valvopatia cardíaca semelhante à da síndrome carcinoide. O acometimento valvar cardíaco caracteriza-se por alterações fibrorrestritivas e acomete mais a valva mitral. Pode produzir fibrose retroperitoneal.

Interações Medicamentosas
- antagonistas da dopamina (droperidol, fenotiazínicos, haloperidol, metildopa, metoclopramida, papaverina, reserpina ou tioxantênicos) podem diminuir a sua eficácia.
- outros medicamentos hipotensores podem causar efeitos hipotensores aditivos.

▶ CELANCE (Eli Lilly), 30 e 100 comprimidos × 0,05, 0,25 e 1 mg

PRAMIPEXOL

É agonista dopaminérgico antiparkinsoniano, com nome químico (S)-2-amino-4,5,6,7-tetra-hidro-6-(propilamino)benzotiazol. É seletivo para os receptores D_2, D_3 e D_4 com maior afinidade pelo D_3.

Farmacodinâmica
- antiparkinsoniano.

Farmacocinética
- sofre rápida absorção, atingindo a concentração plasmática máxima em cerca de 2 horas.
- biodisponibilidade > 90%.
- os alimentos não alteram a extensão da absorção, porém prolongam o $T_{máx}$ em cerca de 1 hora.
- volume de distribuição: 500 L.

- baixa ligação proteica: 15%.
- meia-vida de cerca de 8 horas. Nos idosos, de cerca de 12 horas.
- 90% eliminados pelos rins pelo sistema tubular, provavelmente pelo sistema de transporte catiônico orgânico e aparecendo na urina sob a forma inalterada.
- depuração renal de aproximadamente 400 mL/min, sendo 30% menor nas mulheres e nos idosos.

INDICAÇÕES
- tratamento dos sinais e sintomas da doença de Parkinson.

DOSES
- A terapêutica deve ser iniciada com doses baixas e aumentadas progressivamente para evitar a ocorrência de efeitos adversos, iniciando com 0,375 mg três vezes ao dia e aumentada a intervalos de 5 a 7 dias. Para os adultos com função renal normal pode-se adotar o seguinte esquema:

Semana	Dose (mg)	Dose total diária
1	0,125	0,375
2	0,25	0,75
3	0,50	1,50
4	0,75	2,25
5	1,0	3,0
6	1,25	3,75
7	1,5	4,5

- o tratamento de manutenção varia entre 1,5 e 4,5 mg/dia em três doses divididas, podendo ser utilizado juntamente com levodopa (cerca de 800 mg/dia). Neste caso a dose desta última deve ser reduzida, em média, em 27%.
- na insuficiência renal leve a moderada, 0,125 mg como dose inicial e 1,5 mg como dose máxima.

CONTRAINDICAÇÕES
- hipersensibilidade ao pramipexol.
- gravidez e lactação.

PRECAUÇÕES
- pode produzir hipotensão ortostática.
- cautela na administração a pacientes portadores de insuficiência renal.

EFEITOS ADVERSOS
- tontura, sonolência, insônia, alucinações, acatisia, discinesia, síndrome extrapiramidal.
- náusea, constipação, anorexia, disfagia.
- edema periférico, perda de peso.
- hipotensão postural.
- mialgia.
- alteração da acomodação visual.
- incontinência urinária.

INTERAÇÕES MEDICAMENTOSAS
- aumenta a $C_{máx}$ da levodopa em 40%.
- cimetidina aumenta a ASC do pramipexol em 50% e a meia-vida em 40%.
- fármacos excretados pelo sistema de transporte tubular catiônico (cimetidina, ranitidina, diltiazem, trianterene, verapamil, quinidina e quinina) diminuem a sua depuração em 20%.
- antagonistas dopaminérgicos podem diminuir o seu efeito.

▶ *MIRAPEX (Pharmacia Brasil), 30 comprimidos × 0,125 e 1 mg*
  30 e 60 comprimidos × 0,25 mg
▶ *SIFROL (Boehringer Ingelheim), 30 comprimidos × 0,25 e 1 mg*

ROPINIROL

É um agonista da dopamina, não ergolínico, de alta especificidade *in vitro* com grande atividade intrínseca nos receptores da dopamina, D_2 e D_3. Tem maior afinidade pelo segundo e menor pelos receptores D_2 e D_4. Possui, ainda, baixa afinidade pelos receptores opioides. Já a afinidade pelos receptores D_1, 5-HT_1, 5-HT_2, benzodiazepínicos, GABA, muscarínicos, α_1, α_2 e β-adrenorreceptores é insignificante. O seu mecanismo íntimo de ação não está bem esclarecido, contudo, acredita-se que ele estimule os receptores dopaminérgicos pós-sinápticos D_2 do putâmen caudado cerebral e melhorando a função motora na doença de Parkinson.

Comercializado como cloridrato.

FARMACODINÂMICA
- antiparkinsoniano.

FARMACOCINÉTICA
- absorção rápida e total após administração oral.
- biodisponibilidade de cerca de 55%.
- sofre pré-eliminação sistêmica.
- volume de distribuição de 7,5 L/kg.
- atinge o pico da concentração plasmática máxima de 1,5 h em jejum e de 2,5 h se administrado com alimentos.
- a administração com alimentos diminui a concentração plasmática em 25%.
- atinge o estado de equilíbrio aos dois dias da administração inicial. As doses são cumulativas.
- atravessa a barreira placentária.
- ligação proteica de cerca de 40%.
- sofre extensa biotransformação hepática através de *N*-despropilação e hidroxilação, utilizando o sistema isoenzimático CYP1A2.
- 88% eliminados pelos rins, sendo cerca de 10% sob a forma inalterada. Cerca de 30% da depuração renal estão reduzidos nos idosos.

INDICAÇÕES
- tratamento dos sintomas da doença de Parkinson idiopática.

DOSES
- como tratamento inicial, 0,25 mg três vezes ao dia. Essa dose pode ser aumentada a intervalos semanais de acordo com a resposta clínica. Pode-se utilizar a tabela abaixo para seguimento de um esquema terapêutico:

Semana	Dose	Dose total diária
1	0,25 mg três vezes/dia	0,75 mg
2	0,5 mg três vezes/dia	1,5 mg
3	0,75 mg três vezes/dia	2,25 mg
4	1 mg três vezes/dia	3 mg

- a dose máxima recomendada é de 24 mg/dia.

CONTRAINDICAÇÕES
- hipersensibilidade ao fármaco.
- gravidez e lactação.
- categoria C da FDA durante a gravidez.
- crianças.

PRECAUÇÕES
- pode produzir hipotensão arterial sistêmica e/ou hipotensão ortostática.
- risco em potencial de desenvolvimento de degeneração da retina (observada apenas em animais).
- pode produzir sonolência.
- pode provocar complicações fibróticas em pacientes com antecedentes do uso de fármacos derivados do *ergot*.
- pode piorar alucinações.
- vigiar a administração aos idosos.
- usar cuidadosamente em pacientes portadores de insuficiência hepática.
- risco em potencial para produzir sintomas semelhantes ao da síndrome neuroléptica maligna em caso de redução abrupta da dose.
- vigiar a administração aos pacientes que dirigem veículos ou operam máquinas.
- a administração de dose excessiva pode aumentar o aparecimento dos efeitos adversos.
- pode alterar as enzimas hepáticas.
- reduz a secreção de prolactina em homens.

EFEITOS ADVERSOS
- hipotensão arterial sistêmica, hipotensão ortostática, arritmias cardíacas.
- astenia, tontura, discinesia, alucinações, confusão mental, sonolência, síncope.
- cefaleia, pesadelos.
- calafrios, hiperidrose, perda de peso.
- diplopia, xeroftalmia.
- dores nos membros, parestesia.
- náuseas, vômito, dor abdominal.
- edema.
- piora da doença de Parkinson.
- incontinência urinária, impotência.

INTERAÇÕES MEDICAMENTOSAS
- todos os fármacos que utilizam o sistema CYP1A2, quer como substrato quer como inibidor, podem modificar a depuração do ropinirol.
- a administração concomitante de carbidopa e levodopa ou somente levodopa aumenta a concentração plasmática da levodopa em cerca de 20%.
- o uso concomitante com ciprofloxacino aumenta a ASC do ropinirol em cerca de 84% e de sua concentração plasmática de 60%.
- haloperidol, metoclopramida, fenotiazinas e tioxantenos podem diminuir a ação do ropinirol.
- estrogênios, principalmente o etinilestradiol, podem reduzir a depuração do ropinirol em cerca de 36%.
- o tabagismo aumenta a sua depuração.

▶ *REQUIP (GlaxoSmithKline), 21 comprimidos × 0,25, 1, 2 e 5 mg*
  126 comprimidos × 0,25 mg

2. *Fármacos liberadores de dopamina.* No Brasil são comercializadas a amantadina e a memantina. Atuam liberando a dopamina das extremidades nervosas. Como antiparkinsonianos são menos eficazes que a levodopa, porém produzem uma resposta mais rápida e menos efeitos adversos. A memantina foi recentemente liberada para uso como fármaco antidemência.

AMANTADINA

Corresponde à 1-adamantanamina. Seu mecanismo de ação antiviral não está completamente esclarecido. Parece bloquear a última fase da montagem do vírus da influenza A. O mecanismo de ação como antiparkinsoniano também é desconhecido: provavelmente aumenta a liberação da dopamina e norepinefrina das terminações nervosas centrais; também inibe a recaptação da dopamina e norepinefrina.

Sua eficácia é da mesma ordem dos demais agentes antiparkinsonianos, especialmente anticolinérgicos, mas não é tão elevada quanto a da levodopa. Todavia, geralmente produz resposta mais rápida (dois a cinco dias) e menor incidência de efeitos adversos, e a dose é mais fácil de ajustar.

A amantadina pode ser usada sozinha ou com levodopa ou agentes anticolinérgicos. Como antiparkinsoniano, atua causando aumento na liberação de dopamina no cérebro.

Usada na forma de cloridrato.

Farmacodinâmica
- antiparkinsoniano, antiviral sistêmico e antifadiga, especialmente em esclerose múltipla.

Farmacocinética
- administrada por via oral, é rápida e quase completamente absorvida do trato gastrintestinal.
- distribuída à saliva, filme da lágrima e secreções nasais.
- atravessa a barreira placentária.
- atravessa a barreira hematencefálica.
- volume de distribuição: 4,4 ± 0,2 L/kg, na função renal normal; 5,1 ± 0,2 L/kg, na insuficiência renal.
- não sofre biotransformação apreciável; identificou-se um metabólito acetilado, em pequenas quantidades.
- meia-vida: função renal normal, 11 a 15 horas; pacientes idosos, 24 a 29 horas; insuficiência renal grave, 7 a 10 dias; hemodiálise, 24 horas.
- início de ação antidiscinética: geralmente dentro de 48 horas.
- ligação a proteínas: cerca de 67% na função renal normal; cerca de 59% nos pacientes submetidos à hemodiálise.
- atinge a concentração sérica máxima, de 0,3 μg/mL, em 2 a 4 horas (faixa, 1 a 8 horas); as concentrações no estado de equilíbrio são atingidas dentro de 2 a 3 dias de administração diária.
- excretada pelo leite.
- excretada pela urina, mais de 90% na forma inalterada por filtração glomerular e secreção tubular renal.
- removível apenas parcialmente (cerca de 4%) por hemodiálise.

Indicações
- profilaxia e tratamento da influenza viral A.
- tratamento de parkinsonismo idiopático, parkinsonismo pós-encefalítico, reações extrapiramidais induzidas por fármacos, parkinsonismo subsequente à intoxicação por monóxido de carbono e parkinsonismo associado à arteriosclerose cerebral no idoso.
- controle de fadiga associada com esclerose múltipla.

Doses
- via oral, para parkinsonismo idiopático ou pós-encefálico, inicialmente 25 a 50 mg diariamente, aumentando progressivamente até 200 mg por dia.
- via oral, adultos de menos de 65 e crianças de mais de 9 anos, para profilaxia das infecções por influenza A, 100 mg duas vezes ao dia; adultos de mais de 65 anos, 100 mg uma vez ao dia; crianças de 1 a 9 anos, 4,4 a 8,8 mg/kg/dia em duas ou três tomadas (máximo de 150 mg ao dia).
- via oral, para tratamento de influenza A, a mesma dose que para profilaxia dentro de 48 horas após a instalação da doença e continuar por 4 a 5 dias.

Contraindicações
- hipersensibilidade à amantadina.
- gravidez.
- lactação.
- crianças menores de um ano de idade.
- úlcera gástrica ou duodenal.

Precauções
- deve-se evitar realizar atividades que requeiram vivacidade mental, como operar máquinas ou dirigir carros.
- deve-se levar em consideração a relação risco/benefício quando existem os seguintes problemas médicos: edema periférico, epilepsia ou outras crises convulsivas, exantema eczematoide recorrente, insuficiência cardíaca congestiva, insuficiência renal, psicose ou psiconeurose grave.

Efeitos adversos
- alguns são semelhantes aos produzidos por agentes anticolinérgicos (veja os do cloridrato de biperideno).
- em cerca de 25% dos pacientes surgem alucinações, dificuldade de pensar, confusão, ansiedade e obnubilação; estes sintomas são leves e reversíveis.
- *livedo reticularis* quando tomada durante um mês ou mais.
- edema dos pés, tornozelos e pernas, em alguns pacientes.
- náusea, tontura e insônia.
- depressão, irritabilidade, anorexia, cefaleia, boca seca, constipação, ataxia e hipotensão ortostática.
- uso prolongado pode reduzir ou inibir o fluxo salivar, contribuindo assim ao desenvolvimento da cárie, doença periodontal, candidíase oral e desconforto.

Interações medicamentosas
- pode intensificar a eficácia da associação de carbidopa e levodopa, ou da levodopa.
- álcool pode aumentar o potencial para os efeitos do SNC, como tontura, obnubilação, hipotensão ortostática ou confusão.
- anticolinérgicos ou outros medicamentos com atividade anticolinérgica, antidepressivos tricíclicos, antidiarreicos opioides e contendo anticolinérgicos, outros antidiscinéticos, ou fenotiazínicos podem potencializar os efeitos anticolinérgicos, especialmente os de confusão, alucinações e pesadelos.
- hidroclorotiazida e triantereno podem reduzir sua depuração renal.

▶ MANTIDAN (Eurofarma), 20 comprimidos × 100 mg

MEMANTINA

É um antagonista não competitivo dos receptores N-metil-D-aspartato (NMDA) com nome químico cloridrato de 1-amino-3,5,-dimetiladamatano. Possui baixa afinidade pelos receptores GABA, benzodiazepínicos, dopaminérgicos, adrenérgicos, da histamina e glicina, além daqueles voltagem-dependentes: Ca^{++}, Na^+ e K^+. Seu efeito antagonista pelos receptores $5HT_3$ é semelhante ao exercido nos receptores NMDA. A hiperestimulação contínua dos receptores NMDA está relacionada com a doença de Alzheimer. Essa estimulação pode produzir uma lesão neuronal e levar a uma incapacidade da plasticidade sináptica, com prejuízo do aprendizado. Os íons Mg^{++} parecem exercer um papel bloqueador dos receptores NMDA sob condições normais. Na doença de Alzheimer eles perdem essa capacidade. A memantina recupera essa plasticidade sináptica. Como consequência, há uma melhora da função cognitiva e diminuição da progressão da doença. Contudo, não existem evidências de que a memantina previna ou retarde o processo degenerativo dos neurônios.

Farmacodinâmica
- antiparkinsoniano, antagonista do receptor NMDA, antidemência.

Farmacocinética
- é bem absorvido após administração oral, sem sofrer influência dos alimentos.
- volume de distribuição de 9 a 11 L/kg.
- atinge o pico da concentração plasmática máxima entre 3 e 7 horas.
- meia-vida de 60 a 80 horas.
- cerca de 45% ligam-se às proteínas plasmáticas.
- cerca de 57 a 82% são eliminados pelos rins, parcialmente através de secreção tubular, sob a forma inalterada. O restante sofre biotransformação hepática formando três metabólitos principais: N-gludantano conjugado, 6-hidroximemantina e memantina 1-nitroso desaminada, com mínimo efeito sobre os receptores NMDA. A participação do sistema enzimático CYP450 é insignificante.

Indicações
- tratamento da demência do tipo Alzheimer, de grau moderado a importante.

Doses
- iniciar com 5 mg ao dia. Essa dose pode ser aumentada com incrementos de 5 mg para 10, 15 e 20 mg/dia, obedecendo-se um intervalo mínimo de uma semana entre as doses. A dose eficaz é de 20 mg/dia.

Contraindicações
- hipersensibilidade à memantina.
- insuficiência renal grave.
- gravidez (categoria B) e lactação.
- pacientes que apresentam convulsões.
- crianças.

Precauções
- na presença de insuficiência renal moderada a dose deve ser reduzida.
- condições que aumentam o pH urinário podem diminuir a eliminação da memantina.

Efeitos adversos
- fadiga, cefaleia, tontura, síncope.
- tremor, convulsão, hipertonia, afasia, hipoestesia, neuralgia, contrações musculares involuntárias.
- dor no dorso, artralgia.
- constipação ou diarreia, vômitos, náusea.
- confusão mental, sonolência, insônia, alucinações, depressão, ansiedade.

- tosse, dispneia.
- hipertensão arterial sistêmica, insuficiência cardíaca, edema periférico.
- incontinência urinária.
- exantema, prurido, celulite, alopecia.
- ataque isquêmico transitório cerebral.

Interações Medicamentosas
- o uso concomitante com fármacos eliminados pelo mesmo sistema de secreção tubular renal, tais como hidroclorotiazida, triantereno, cimetidina, ranitidina, quinidina e nicotina, pode alterar os níveis plasmáticos desses, bem como a memantina. A biodisponibilidade da hidroclorotiazida é reduzida em 20%.
- o uso concomitante com fármacos ou alimentos que aumentam o pH urinário, tais como inibidores da anidrase carbônica e bicarbonato de sódio, e em condições como acidose tubular renal ou infecções graves do trato urinário, pode reduzir a depuração da memantina em cerca de 80%.

▶ *ALOIS (Apsen), 30 comprimidos × 10 mg*
▶ *EBIX (Lundbeck), 28 comprimidos × 10 mg*

3. *Fármacos que aumentam os níveis cerebrais da dopamina.* Em nosso meio são comercializados a levodopa e a selegilina. A primeira é usada em associações.

LEVODOPA

Corresponde à 3-hidroxi-L-tirosina. A dopamina não atravessa a barreira hematencefálica, mas o seu precursor imediato, a levodopa, sim. A levodopa é convertida à dopamina pela enzima L-aminoácido aromático descarboxilase, mais comumente conhecida como dopa descarboxilase. Como esta enzima existe em quantidade muito maior nos tecidos periféricos que no cérebro, é preciso usar doses elevadas de levodopa para atingir níveis terapêuticos do fármaco no SNC.

Farmacodinâmica
- antiparkinsoniano.

Farmacocinética
- é bem absorvida do trato gastrintestinal e amplamente distribuída nos tecidos, mas não no SNC, que recebe menos de 1% da dose devido à biotransformação extensiva na periferia.
- meia-vida de apenas uma a três horas.
- por efeito de eliminação pré-sistêmica, 95% são descarboxilados nos tecidos periféricos passando à dopamina, e este metabólito sofre biotransformação rápida gerando outros metabólitos, principalmente ácido di-hidroxifenilacético e ácido homovanílico.
- sua biodisponibilidade aumenta com a administração simultânea de um inibidor da dopa descarboxilase, como benserazida ou carbidopa.
- atinge a concentração máxima em 1 a 3 horas; na presença de alimentos demora mais.
- duração de ação: até 5 horas por dose.
- melhoria significativa pode ocorrer em 2 a 3 semanas; para alguns pacientes será preciso tratamento por até seis meses.
- cerca de 80% são excretados pela urina dentro de 24 horas na forma de metabólitos, alguns dos quais podem conferir cor vermelha à urina.

Indicações
- fármaco de escolha para doença de Parkinson.
- síndromes parkinsonianas diversas, com exclusão daquelas causadas pelos antipsicóticos.

Doses
- devem ser individualizadas.
- geralmente, por via oral, é de 500 mg a 1 g, dependendo da tolerância do paciente; esta dose pode ser aumentada de 100 a 500 mg a cada dois ou três dias.

Contraindicações
- gravidez.
- lactação.
- sensibilidade à levodopa.

Precauções
- deve-se levar em consideração a relação risco/benefício quando existem os seguintes problemas médicos: asma brônquica ou enfisema e outras doenças pulmonares graves, diabetes melito, distúrbios convulsivos, doença cardiovascular grave, doenças endócrinas, estados psicóticos, glaucoma, infarto do miocárdio com arritmias residuais, insuficiência hepática, insuficiência renal, melanoma maligno, psicoses e psiconeuroses muito acentuadas, retenção urinária, úlcera péptica.

Efeitos Adversos
- taquicardia, extrassístoles ventriculares, redução da pressão arterial.
- anorexia, náusea e vômito.
- discinesias, acinesia, tremor, rigidez, cefaleia e midríase.
- euforia, insônia, ansiedade, hiperatividade, alucinações, irritabilidade, inquietação e sonhos vívidos.
- tosse, rouquidão, corrimento nasal, respiração convulsiva e ofegante, fungação, sensação de pressão no peito, taquipneia ou bradipneia.

Interações Medicamentosas
- pode causar reações psicóticas se tomada com amantadina e arritmias se administrada com anestésicos gerais.
- antiácidos podem aumentar sua absorção.
- seu efeito terapêutico é reduzido por alcaloides da rauwolfia, anticonvulsivantes, benzodiazepínicos, butirofenonas, fenitoína, fenotiazínicos, metoclopramida, papaverina, piridoxina e tioxantonas; o antagonismo entre levodopa e piridoxina não ocorre se é administrado simultaneamente um inibidor da dopa descarboxilase.
- fármacos anti-hipertensivos, especialmente metildopa (inibidor da dopa descarboxilase), potencializam os efeitos centrais da levodopa.
- inibidores da MAO podem causar crise hipertensiva se tomados concomitantemente com a levodopa ou até duas semanas antes de iniciar o tratamento com ela.

SELEGILINA

Corresponde à dimetilpropinilfenetilamina. É também chamada de deprenil.
Atua por inibição irreversível da MAO tipo B, a forma principal da enzima no cérebro humano. A MAO B está compreendida na desaminação oxidativa da dopamina no cérebro e sua inibição acarreta aumento da atividade dopaminérgica. A selegilina pode atuar também por outros mecanismos, como interferência na recaptação da dopamina na sinapse.
Usada na forma de cloridrato.

Farmacodinâmica
- antiparkinsoniano.

Farmacocinética
- administrada por via oral, é rapidamente (pouco mais de 30 minutos) absorvida do trato gastrintestinal.
- a ligação às proteínas séricas é alta (95%), concentrando-se fortemente nas hemácias (0,090 μg/mL).
- atravessa a barreira hematencefálica.
- sofre biotransformação rápida e completamente a N-desmetilselegilina, (−)-metanfetamina e (−)-anfetamina.
- as meias-vidas dos três metabólitos ativos, após uma dose única, são: N-desmetilselegilina — 2 horas; (−)-anfetamina — 17,7 horas; (−)-metanfetamina — 20,5 horas.
- meia-vida de eliminação da selegilina: 39 (faixa: 16 a 69) horas.
- atinge a concentração plasmática (0,033 a 0,045 μg/mL) em 0,5 a 2 horas.
- a duração da ação clínica depende do tempo de regeneração da MAO B.
- excretada pela urina lentamente; 45% de uma dose de 10 mg aparecem na urina como metabólitos dentro de 48 horas após a ingestão; parte é eliminada pelas fezes.

Indicações
- adjunto à levodopa ou levodopa + carbidopa no tratamento do parkinsonismo idiopático.

Doses
- via oral, adultos, 5 mg duas vezes ao dia, no desjejum e no almoço.
- em associação com a levodopa ou levodopa + carbidopa, 2,5 ou 5 mg pela manhã ou no desjejum e no almoço.

Contraindicações
- hipersensibilidade à selegilina.
- gravidez.
- lactação.
- síndromes extrapiramidais.

Precauções
- deve-se levar em consideração a relação risco/benefício quando existem os seguintes problemas médicos: demência profunda, discinesia tardia, hepatopatia, nefropatia, psicose grave, tremor excessivo e úlcera péptica.
- durante o tratamento é aconselhável efetuar controles periódicos da função hepática.

Efeitos Adversos
- discinesias, alteração na disposição ou outras atitudes mentais.
- *angina pectoris*, bradicardia e outras arritmias e asma.
- edema periférico, efeitos extrapiramidais.
- hemorragia gastrintestinal.
- alucinações, cefaleia grave, hipertensão grave e hipotensão ortostática.
- hipertrofia prostática, discinesia tardia.
- sintomas de crise hipertensiva.
- dor abdominal ou estomacal.
- tontura, secura da boca, insônia, náusea ou vômito.

- perda de peso, queda de cabelos, nervosismo, ansiedade, obstipação, letargia, distonia, sudorese e sangramento gastrintestinal.

SUPERDOSE
- indução à êmese ou lavagem gástrica.
- tratamento dos sinais e sintomas do estímulo do SNC com diazepam, administrado lentamente por via intravenosa.

INTERAÇÕES MEDICAMENTOSAS
- potencializa os efeitos adversos da levodopa.
- fluoxetina causa mania, bem como uma reação que se assemelha à síndrome serotonínica.
- petidina e possivelmente outros hipnoanalgésicos podem produzir estímulo imediato, sudorese, rigidez e hipertensão grave; em alguns pacientes, hipotensão, depressão respiratória grave, coma, convulsões, hiperpirexia, colapso vascular e morte.
- alimentos e bebidas contendo tiramina ou outras aminas pressoras podem provocar crises hipertensivas súbitas e graves.

▶ CLORIDRATO DE SELEGILINA (Apotex), 30 comprimidos × 5 mg (genérico)
▶ CLORIDRATO DE SELEGILINA (Biosintética), 30 comprimidos × 5 mg (genérico)
▶ DEPRILAN (Biosintética), 20 comprimidos × 5 mg
▶ ELEPRIL (Farmasa), 20 comprimidos × 5 mg
▶ JUMEXIL (Farmalab), 20 comprimidos × 5 mg 30 drág. × 10 mg
▶ NIAR (Knoll), 10, 30 e 60 comprimidos × 5 mg

4. *Fármacos que diminuem o metabolismo da dopamina.* No Brasil são comercializadas: benserazida e carbidopa, ambas usadas em associação com levodopa, a entacapona e a tolcapona, usada em associação com as três anteriores.

LEVODOPA + BENSERAZIDA

Há duas preparações no mercado brasileiro: uma, na forma de comprimidos, contém 50 mg de benserazida + 200 mg de levodopa; outra, na forma de cápsulas, 25 mg da primeira e 100 mg da segunda. Esta última propicia liberação prolongada dos fármacos no estômago; esta apresentação é conhecida internacionalmente como HBS, que significa *Hydrodynamically Balanced System*. A benserazida é inibidor da dopa descarboxilase, impedindo a descarboxilação periférica da levodopa em dopamina, possibilitando assim a passagem de quantidade maior de levodopa para o cérebro. Isso permite empregar dose menor de levodopa e, portanto, diminuir significativamente a incidência de náusea e vômito.

FARMACODINÂMICA
- antiparkinsoniano.

FARMACOCINÉTICA
- rapidamente absorvida do tubo digestivo, a levodopa é transformada em dopamina sob a ação da dopa descarboxilase periférica.
- só pequena quantidade intacta da levodopa ingerida atravessa a barreira hematencefálica, para ser transformada em dopamina.
- após a administração, a meia-vida da levodopa é de cerca de 45 minutos.
- a benserazida, em doses terapêuticas, não atravessa a barreira hematencefálica, mas diminui significativamente o metabolismo da levodopa à dopamina nos tecidos periféricos e assim aumenta os níveis desta no cérebro.
- a benserazida é rapidamente biotransformada, dando dois metabólitos, ainda não identificados.

INDICAÇÕES
- doença de Parkinson e síndromes parkinsonianas diversas, exceto aquelas de origem medicamentosa.

DOSE
- deve ser individualizada.
- geralmente, por via oral, é de 125 mg pela manhã e à noite, durante a primeira semana; esta dose deve ser aumentada progressivamente até a dose ótima (250 mg).

▶ EKSON (Aché), (levodopa 200 mg + cloridrato de benserazida 50 mg por comprimido), 30 comprimidos
▶ PROLOPA 250 (Roche), 30 comprimidos com 50 mg de cloridrato de benserazida + 200 mg de levodopa
▶ PROLOPA 125 HBS (Roche), 30 cáps. com 25 mg de cloridrato de benserazida + 100 mg de levodopa
▶ PROLOPA DISPERSÍVEL 125 (Roche), 30 comprimidos dispersíveis com 25 mg de cloridrato de benserazida + 100 mg de levodopa

LEVODOPA + CARBIDOPA

As preparações no mercado brasileiro contêm geralmente 25 mg de carbidopa + 250 mg de levodopa em cada comprimido. A carbidopa é inibidor da dopa descarboxilase, impedindo a descarboxilação periférica da levodopa em dopamina, possibilitando assim a passagem de quantidade maior da levodopa para o cérebro. Isso permite empregar dose menor (75% menor) de levodopa e assim diminuir significativamente a incidência de náusea e vômito.

FARMACODINÂMICA
- antiparkinsoniano.

FARMACOCINÉTICA
- absorção moderada (aproximadamente 36%).
- amplamente distribuída nos tecidos corporais, com exceção do SNC.
- atinge níveis plasmáticos máximos em 1,5 a 5 horas.
- a carbidopa não atravessa a barreira hematencefálica, mas diminui significativamente o metabolismo da levodopa à dopamina nos tecidos periféricos e assim aumenta os níveis desta no cérebro.
- a meia-vida da carbidopa é de cerca de 3 horas e a da levodopa é de cerca de 45 minutos; quando se administram conjuntamente, a meia-vida da levodopa é prolongada até cerca de 3 horas.
- excretada pelos rins, principalmente na forma de metabólitos.

INDICAÇÕES
- doença de Parkinson quando os sintomas interferem significativamente nas atividades diárias normais.

DOSES
- inicialmente, meio comprimido uma ou duas vezes por dia, acrescentando meio comprimido cada dia ou em dias alternados até atingir a dose ótima.
- dose de manutenção é geralmente de 3 a 8 comprimidos por dia.

CONTRAINDICAÇÕES
- as mesmas da levodopa.

EFEITOS ADVERSOS
- os mesmos da levodopa.

INTERAÇÕES MEDICAMENTOSAS
- as mesmas da levodopa.

▶ CARBIDOPA + LEVODOPA (Biosintética), (levodopa 250 mg + carbidopa 25 mg por comprimido), 30 comprimidos (genérico)
▶ CRONOMET (Merck Sharp & Dohme), 20 comprimidos com 200 mg de levodopa + 50 mg de carbidopa
▶ DUODOPA CR (Torrent), (levodopa 200 mg + carbidopa 50 mg por comprimido), 30 comprimidos
▶ LEVOCARB (Biolab-Sanus), 30 comprimidos com 250 mg de levodopa + 25 mg de carbidopa
▶ SINEMET (Prodome), 30 comprimidos com 250 mg de levodopa + 25 mg de carbidopa

ENTACAPONA

É fármaco estruturalmente relacionado ao nitrocatecol, inibindo seletivamente, e de forma reversível, a catecol-*O*-metiltransferase (COMT). Como consequência, altera os níveis plasmáticos de levodopa. O uso concomitante com levodopa e um inibidor da dopa descarboxilase produz, em nível central, um aumento de levodopa disponível para transformação em dopamina.

FARMACODINÂMICA
- antiparkinsoniano.

FARMACOCINÉTICA
- sofre rápida absorção após administração oral.
- atinge o pico da concentração plasmática máxima em 1 hora.
- biodisponibilidade de 35%.
- $C_{máx}$ cerca de 1,2 µg/mL após a administração de 200 mg.
- a $C_{máx}$ e a ASC duplicam na presença de insuficiência hepática.
- volume de distribuição de 20 L após administração IV.
- 98% ligam-se às proteínas plasmáticas, principalmente à albumina.
- sofre biotransformação formando um *cis*-isômero e este um conjugado glicuronídico inativo.
- meia-vida de 2 horas.
- depuração total de 850 mL/min.
- 90% excretados pelas fezes e 10% pela urina.

INDICAÇÕES
- tratamento da doença de Parkinson, em combinação com levodopa/carbidopa ou levodopa/benserazida.

DOSES
- 200 mg administrados com cada dose de levodopa/inibidor da dopa descarboxilase, até oito administrações ao dia. A dose máxima recomendada é de 2 g ao dia. A dose diária de levodopa deve ser reduzida de 10 a 30% através do aumento dos intervalos entre as administrações ou da redução da quantidade de levodopa por cada dose.

- para a associação entacapona + carbidopa + levodopa recomenda-se administrar uma única dose conforme orientação médica: 200/12,5/50, 200/25/100 ou 200/37,5/150 mg, respectivamente.

CONTRAINDICAÇÕES
- hipersensibilidade ao fármaco.
- gravidez.
- lactação.
- feocromocitoma.
- síndrome neuroléptica.
- antecedente de rabdomiólise.

PRECAUÇÕES
- a retirada abrupta da entacapona, sem alteração da dose de levodopa/carbidopa, pode produzir piora importante dos sintomas.
- a administração concomitante de fármacos biotransformados pela COMT, tais como isoproterenol, epinefrina, norepinefrina, dopamina, dobutamina, metildopa, apomorfina, isoterina, só deve ser realizada sob estrita vigilância.
- pode produzir hipotensão ortostática.
- vigiar a administração na insuficiência hepática.

EFEITOS ADVERSOS
- náuseas, diarreia, dor abdominal.
- discinesia, hipercinesia.
- hipotensão ortostática.
- alucinações.
- alterações visuais.
- alteração da coloração da urina.
- alteração das transaminases.
- diminuição do ferro sérico.
- fibrose pulmonar.

INTERAÇÕES MEDICAMENTOSAS
- o uso concomitante de isoproterenol, epinefrina, norepinefrina, dopamina, dobutamina, metildopa, apomorfina e isoterina pode produzir arritmias cardíacas e alterações da pressão arterial.
- *in vitro*, inibe as CYP 1A2, 2A6, 2C9, 2C19, 2D6, 2E1 e 3A em concentrações acima dos níveis terapêuticos.
- a associação com antibióticos como ampicilina, cloranfenicol, eritromicina ou rifampicina, ou com colestiramina ou probenecida, pode inibir a excreção da entacapona.
- o uso concomitante com tranilcipromina ou fenelzina pode inibir as vias de biotransformação de catecolaminas.

▶ *COMTAN (Novartis), 30 comprimidos × 200 mg*

ASSOCIAÇÃO
▶ *STALEVO (Novartis), (entacapona 200 mg + carbidopa 12,5 + levodopa 50 mg por comprimido), 10, 30 e 100 comprimidos*
(entacapona 200 mg + carbidopa 25 mg + levodopa 100 mg por comprimido), 10, 30 e 100 comprimidos
(entacapona 200 mg + carbidopa 37,5 mg + levodopa 150 mg por comprimido), 10, 30 e 100 comprimidos

TOLCAPONA

É a 3,4-di-hidroxi-4'-metil-5-nitrobenzofenona, inibidora da catecol-*O*-metiltransferase (COMT). Esta enzima metaboliza a levodopa na circulação periférica e a levodopa e a dopamina no sistema nervoso central. O tratamento da doença de Parkinson utilizando levodopa conjuntamente com um inibidor da descarboxilase, como carbidopa ou benserazida, resulta em menor produção periférica de dopamina e menos efeitos colaterais como resultado da ação desses dois inibidores em nível exclusivo periférico sem atravessar a barreira hematencefálica e aumentando a oferta de levodopa para o metabolismo cerebral. Contudo, a levodopa também sofre *O*-metilação através da COMT formando 3-*O*-metildopa, que não pode ser transformada em dopamina, acumulando-se no plasma em concentrações maiores que as da levodopa. A inibição da COMT, atuando tanto em nível periférico quanto central graças à capacidade de atravessar a barreira hematencefálica, evita a *O*-metilação aumentando a meia-vida e a biodisponibilidade da levodopa e consequentemente maior oferta cerebral desta. A inibição é seletiva, reversível e reduz significativamente o fenômeno de desgaste em pacientes com flutuações na doença de Parkinson, aumentando o tempo *on* em cerca de 20% e reduzindo o tempo *off* entre 30 e 50%. Quando administrada em conjunto com levodopa e com um inibidor da descarboxilase, proporciona níveis plasmáticos mais estáveis da levodopa. Em associação com levodopa, aumenta a biodisponibilidade desta em duas vezes. A redução dos sintomas da doença é, portanto, muito mais evidente. Possibilita, portanto, a redução da dose diária total da levodopa através da diminuição da frequência das administrações.

FARMACODINÂMICA
- antiparkinsoniano.

FARMACOCINÉTICA
- sofre rápida absorção após administração oral, sendo afetada pelos alimentos.
- atinge os níveis plasmáticos entre 1 e 2 horas.
- $C_{máx}$ de 4,6 ± 2 μg/mL e 6,3 ± 2,9 μg/mL para doses de 100 e 200 mg, respectivamente.
- biodisponibilidade absoluta de 65%.
- volume de distribuição de 9 L.
- > 99% ligam-se às proteínas plasmáticas, exclusivamente à albumina.
- sofre biotransformação hepática, sendo a via principal a conjugação, produzindo um glicuronídeo inativo. É ainda metilada pela COMT em 3-*O*-metiltolcapona e via citocromo P450 3A4 e 2A6 a um álcool primário que posteriormente é oxidado a um ácido carboxílico.
- meia-vida de 2 a 3 horas.
- depuração sistêmica de 7 L/h.
- 60% dos metabólitos eliminados pela urina, sendo 0,5% sob a forma inalterada e 40% pelas fezes.

INDICAÇÕES
- para tratamento da doença de Parkinson, em combinação com levodopa/benserazida e levodopa/carbidopa, tanto para pacientes com flutuações como sem flutuações de respostas.

DOSES
- a dose inicial é de 100 mg três vezes ao dia, sendo que a primeira dose diária deve ser administrada junto com a primeira dose diária de levodopa e as posteriores 6 e 12 horas depois. Pode ser ingerida com ou sem alimentos e combinada com levodopa/benserazida e levodopa/carbidopa. De acordo com a resposta clínica à dose inicial, recomenda-se um aumento para 200 mg três vezes ao dia. A dose diária de levodopa pode ser reduzida em 30%, principalmente quando as doses diárias de levodopa são > 600 mg ou quando os pacientes apresentam discinesia moderada ou grave.
- para manutenção, 100 ou 200 mg três vezes ao dia.

CONTRAINDICAÇÕES
- as mesmas da levodopa.
- hipersensibilidade à tolcapona.
- insuficiência hepática grave.

PRECAUÇÕES
- a dose deve ser reduzida em 50% na presença de cirrose hepática moderada.
- observar os níveis de enzimas hepáticas, com controle inicial antes do tratamento e a cada seis semanas durante os seis primeiros meses de tratamento. Deve ser suspensa caso a ALT ultrapasse em 10 vezes o limite normal ou caso apareça icterícia.
- para prevenir a possibilidade de sintomas da síndrome neuroléptica maligna, considerar o aumento das doses diárias de levodopa em caso de suspensão da tolcapona.

EFEITOS ADVERSOS
- anorexia, náuseas, vômitos, dores abdominais, diarreia.
- discinesia, cefaleia, distúrbios do sono, alucinações.
- hipotensão ortostática.
- sudorese aumentada, xerostomia.
- rabdomiólise.
- insuficiência hepática fatal.
- alteração da coloração da urina.
- síndrome neuroléptica maligna.

INTERAÇÕES MEDICAMENTOSAS
- como inibe o citocromo P450 2C9, vigiar os pacientes em uso concomitante de varfarina ou tolbutamida. Observar também aqueles em uso de inibidores da MAO-B e de apomorfina.
- vigiar pacientes em uso simultâneo de fármacos que aumentam as catecolaminas.

▶ *TASMAR (Roche), 30 comprimidos × 100 mg*

▶ HIPNOANALGÉSICOS

Hipnoanalgésicos são fármacos que deprimem seletivamente o SNC empregados para aliviar dor moderada a grave (tanto aguda quanto crônica) de etiologias diversas. Eles atuam complexando-se com receptores estereoespecíficos em muitos locais situados dentro do SNC para alterar os processos que afetam tanto a percepção da dor quanto a resposta emocional à dor.

Estes fármacos são eficazes em aliviar a dor causada por câncer terminal, infarto agudo do miocárdio, dor pleural, diarreia, pós-operatório e cólica biliar, renal ou uretral. São também úteis para medicação pré-anestésica e tosse dolorosa.

Mesmo em doses terapêuticas, os hipnoanalgésicos podem causar depressão respiratória (sobretudo em pacientes idosos e debilitados), constipação, vômito, náusea, distúrbios cardiovasculares e diversas outras reações adversas, como tonturas, obnubilação e alterações de humor. A administração por tempo prolongado destes fármacos pode provocar tolerância e dependência física e psíquica.

A suspensão abrupta da administração de hipnoanalgésicos a viciados ou pacientes sujeitos a tratamento prolongado pode causar síndrome de abstinência característica.

1.28 DEPRESSORES DO SISTEMA NERVOSO CENTRAL

CONTRAINDICAÇÕES
- hipersensibilidade aos hipnoanalgésicos.
- diarreia associada com colite pseudomembranosa causada por cefalosporinas, lincosamidas ou penicilinas.
- diarreia causada por intoxicação, até que o material tóxico seja eliminado do trato gastrintestinal.
- depressão respiratória aguda.
- gravidez.
- lactação.
- para administração epidural ou intratecal, defeitos de coagulação causados por terapia anticoagulante ou distúrbios hematológicos ou infecção no local ou próximo do local da administração.
- crianças com menos de 2 anos de idade.

PRECAUÇÕES
- devem ser usados sob vigilância médica.
- as doses recomendadas não devem ser ultrapassadas.
- durante o tratamento, deve-se evitar o consumo de bebidas alcoólicas e medicamentos calmantes.
- deve-se evitar dirigir veículos ou operar máquinas.
- deve-se usar de cautela ao administrá-los a pacientes muito jovens, idosos, ou muito doentes ou debilitados.
- deve-se levar em consideração a relação risco/benefício quando existem os seguintes problemas médicos: abdome agudo de etiologia desconhecida, abuso ou dependência de fármacos, alcoolismo, arritmias cardíacas, ataque agudo de asma, cirurgia recente do trato gastrintestinal ou do trato urinário, convulsões, doença inflamatória dos intestinos, doença da vesícula biliar ou cálculos biliares, estreitamento uretral, hipertensão intracraniana, hipertrofia ou obstrução prostática, hipotireoidismo, instabilidade emocional, insuficiência hepática, insuficiência renal, lesões intracranianas, reação alérgica, tendências ou tentativas suicidas e traumatismo craniano.

EFEITOS ADVERSOS
- depressão respiratória.
- náusea, vômito e constipação.
- hipotensão ortostática, hipertensão.
- retenção urinária aguda.
- diaforese, prurido, sedação, confusão, convulsões, alucinações, depressão mental e nervosismo.
- hepatotoxicidade.
- miose, espasmo dos tratos biliar e urinário.
- raramente, secreção inapropriada do hormônio antidiurético e fenômenos de hipersensibilidade.
- sonolência e turvação dos processos sensoriais e mentais.
- dores corporais, diarreia, taquicardia, febre e coriza.
- inquietação, irritabilidade.
- cólicas estomacais.
- pele anserina, aumento de sudorese.
- perda de apetite.
- tremor, fadiga, insônia.
- secura da boca, que pode resultar em cárie, doença periodontal, candidíase oral e desconforto.
- estímulo paradoxal do SNC, sobretudo em crianças.
- dependência física, com ou sem dependência psíquica, com administração crônica.
- síndrome de abstinência.

INTERAÇÕES MEDICAMENTOSAS
- dois ou mais hipnoanalgésicos — incluindo alfentanila, fentanila e sufentanila — utilizados concomitantemente podem acarretar efeitos hipotensores, depressores respiratórios e depressores do SNC aditivos.
- podem potencializar os efeitos hipotensores de anti-hipertensivos, diuréticos ou outros fármacos que produzem hipotensão.
- podem interagir com inibidores da MAO.
- podem antagonizar os efeitos da metoclopramida sobre a motilidade gastrintestinal.
- álcool ou outros fármacos que produzem depressão do SNC podem acarretar efeitos depressores do SNC, depressores respiratórios e hipotensores.
- anticolinérgicos ou outros fármacos com atividade anticolinérgica podem aumentar o risco de constipação grave, que pode levar a íleo paralítico e/ou retenção urinária.
- antidiarreicos antiperistálticos podem aumentar o risco de constipação grave bem como depressão do SNC.
- bloqueadores neuromusculares e possivelmente outros fármacos com atividade bloqueadora neuromuscular podem exercer efeito aditivo.
- uso com outros depressores do SNC que causam hábito pode aumentar o risco de hábito.
- hidroxizina pode aumentar a analgesia bem como os efeitos depressores e hipotensores.
- naloxona antagoniza os efeitos analgésicos, depressores respiratórios e sobre o SNC.

Os hipnoanalgésicos comercializados no Brasil são: buprenorfina, codeína, dextropropoxifeno, metadona, morfina, nalbufina, oxicodona, petidina e tramadol. A codeína é mais utilizada como antitussígeno, razão pela qual está descrita na seção *Antitussígenos*.

BUPRENORFINA

Quimicamente, é derivada da oripavina, alcaloide do ópio. Por apresentar o grupamento ciclopropilmetila ligado ao nitrogênio, manifesta propriedades analgésicas tanto agonistas quanto antagonistas. A atividade agonista parcial se deve à complexação com os receptores μ (principalmente) e κ; a atividade antagonista resulta de sua complexação com o receptor δ.

A dissociação lenta da buprenorfina dos receptores opioides, mais do que a depuração plasmática lenta, explica por que sua potência é 20 a 30 vezes maior do que a da morfina e a duração do seu efeito mais longa (até seis horas) do que a da morfina e petidina. Seu potencial de causar dependência física é baixo, mas pode precipitar síndrome de abstinência nos viciados em narcóticos.

Usada na forma de cloridrato.

FARMACODINÂMICA
- hipnoanalgésico, adjuvante à anestesia.

FARMACOCINÉTICA
- por via intramuscular, é rapidamente absorvida, atingindo concentrações plasmáticas máximas em dois a cinco minutos; após cinco minutos, as concentrações se igualam àquelas obtidas com injeção intravenosa; o início de ação ocorre dentro de 15 minutos.
- após injeção intramuscular, é excretada inalterada, principalmente pelas fezes (68%); cerca de 27% são eliminados pela urina, na forma de conjugados do fármaco íntegro e do derivado desalquilado.
- por via intravenosa, o início de ação ocorre em menos de 15 minutos; o volume de distribuição é de 187,8 ± 35,3 L no estado estacionário, a depuração plasmática é de 1.275 ± 88,9 mL/min e a meia-vida é de 2,2 horas (faixa 1,2 a 7,2 horas).
- por via sublingual, a absorção é variável; os níveis sanguíneos máximos são atingidos em cerca de três horas (faixa: 90 a 360 minutos), a absorção se completa dentro de cinco horas e a analgesia é atingida em 15 a 45 minutos; a biodisponibilidade é de cerca de 50%; a ligação a proteínas é alta (cerca de 96%).
- sofre biotransformação hepática.

INDICAÇÕES
- alívio de dores moderadas a intensas em procedimentos cirúrgicos.
- tratamento de dor crônica.
- analgesia em pequenas cirurgias, quando usada com óxido nitroso e flunitrazepam em anestesia equilibrada.

DOSES
- intramuscular ou intravenosa, lenta (durante pelo menos dois minutos), 0,3 a 0,6 mg, repetida a cada 6 a 8 horas.
- via sublingual, inicialmente, 0,2 mg a cada 8 horas, aumentada para 0,2 a 0,4 mg a cada 6 ou 8 horas.
- não se determinou dose para crianças abaixo de 13 anos.

CONTRAINDICAÇÕES
- hipersensibilidade aos hipnoanalgésicos.
- insuficiência respiratória.
- gravidez.
- lactação.
- disfunção do trato biliar.
- insuficiência hepática.
- traumatismos cranianos e hipertensão intracraniana.
- dependência física a narcóticos.
- tratamento por inibidores da MAO.
- intoxicação alcoólica aguda e *delirium tremens*.
- crianças abaixo de 13 anos.

EFEITOS ADVERSOS
- semelhantes aos de outros hipnoanalgésicos.
- sonolência, que é mais acentuada durante a primeira hora após a administração.
- náusea e vômito.
- diaforese, tontura, secura da boca, miose, bradicardia e hipotensão.
- depressão respiratória.

SUPERDOSE
- naloxona pode não ser eficaz em reverter a depressão respiratória.
- o tratamento primário deve ser dirigido ao restabelecimento de ventilação adequada com assistência mecânica à respiração, se necessário.

INTERAÇÕES MEDICAMENTOSAS
- pode aumentar os efeitos depressores do SNC do álcool, anestésicos gerais, anti-histamínicos, benzodiazepínicos, fenotiazínicos, sedativos-hipnóticos, tranquilizantes e outros depressores do SNC.
- outros depressores do SNC podem potencializar os seus efeitos, sobretudo a sonolência.

▶ **TEMGESIC** (Schering-Plough), *100 amp. de 1 mL com 0,3 mg*
24 comprimidos sublinguais × 0,2 mg

DEXTROPROPOXIFENO

Chamado nos Estados Unidos de propoxifeno, é produto sintético. Foi planejado para ser simplificação molecular da morfina. Sua atividade analgésica é menor do que a de outros hipnoanalgésicos. Não manifesta ações anti-inflamatória, antipirética ou antitussígena. Usado nas formas de cloridrato e napsilato.

Em associação com ácido acetilsalicílico, produz analgesia maior do que aquela produzida pela administração de um dos dois fármacos separadamente.

Farmacodinâmica
- hipnoanalgésico.

Farmacocinética
- completamente absorvido após administração oral.
- liga-se fortemente a proteínas.
- início de ação: 15 a 60 minutos.
- atinge efeito máximo em 120 minutos.
- atinge a concentração máxima (0,05-0,1 µg/mL) em 2 a 2,5 horas.
- duração de ação: 4 a 6 horas.
- sofre biotransformação hepática; seu metabólito principal é o norpropoxifeno, menos ativo.
- meia-vida: 14,6 horas (faixa 8 a 24 horas) do dextropropoxifeno; 22,9 horas (faixa 18 a 29 horas) do norpropoxifeno.
- volume aparente de distribuição: 700 a 1.800 L.
- depuração oral: 1,3 a 3,6 L/min; depuração sistêmica: 0,6 a 1,2 L/min.
- excretado pelo leite materno.
- eliminado principalmente pela urina, menos de 10% na forma inalterada.

Indicações
- alívio de dor leve a moderada.

Doses
- via oral, 100 mg (do napsilato) a cada 4 horas.

Superdose
- reanimação cardiorrespiratória em serviço especializado.
- tratamento específico pela naloxona.

Interações medicamentosas
- as já citadas.
- dose excessiva pode potencializar os efeitos estimulantes das anfetaminas, podendo resultar em convulsões fatais.
- aumenta os efeitos dos anticoagulantes cumarínicos ou indandiônicos.
- aumenta a concentração sérica da carbamazepina por diminuir a sua biotransformação e assim pode causar efeitos tóxicos: tontura, sonolência e náusea.
- álcool e outros depressores do SNC produzem efeitos depressores aditivos, que têm causado mortes por superdose.
- nicotina, como a dos cigarros dos fumantes, tende a diminuir as suas concentrações sanguíneas e seus efeitos.
- orfenadrina provoca reações hipoglicêmicas.

Associação
▶ DOLOXENE-A (Eli Lilly), (napsilato de dextropropoxifeno 77 mg + ácido acetilsalicílico 325 mg), 4, 20 e 100 cáps.

METADONA

É opioide analgésico, um derivado difenilpropanolamínico. Produz analgesia intensa e sedação, além de atenuar os sintomas resultantes da desintoxicação na síndrome de abstinência produzida pelos narcóticos. Usada como cloridrato.

Farmacodinâmica
- opioide analgésico.

Farmacocinética
- sofre biotransformação hepática por desmetilação formando metabólitos inativos. A biotransformação também ocorre na mucosa intestinal.
- 60 a 90% ligam-se às proteínas plasmáticas.
- meia-vida de 12 a 18 horas.
- atravessa a barreira placentária.
- eliminada pelos rins, por filtração glomerular com posterior reabsorção com consequente diminuição do pH urinário.
- 20% eliminados pela urina sob a forma original e 13% como metabólitos. Cerca de 20 a 40% são eliminados pelas fezes como metabólitos.

Indicações
- para tratamento da dor intensa.
- no tratamento de desintoxicação na síndrome de abstinência por opioides.

Doses
- para adultos, como analgésico, por via IM, SC ou oral, 2,5 a 10 mg cada três ou quatro horas.
- como supressor da síndrome de abstinência de narcóticos, 15 a 40 mg por via IM ou SC uma vez ao dia até obter o controle dos sintomas. De acordo com a resposta clínica, as doses devem ser reduzidas a intervalos de um ou dois dias.
- para crianças, a dose deve ser individualizada, pelo médico, de acordo com idade e o peso.

Contraindicações
- hipersensibilidade à metadona.
- gravidez e lactação.
- diarreia resultante de colite pseudomembranosa.
- depressão respiratória.
- infecção na área da administração ou próximo dela.

Precauções
- pode inibir a secreção salivar.
- diminui o esvaziamento gástrico.
- produz constrição do esfíncter de Oddi.
- aumenta a pressão liquórica, as atividades da lipase e amilase plasmáticas e os níveis das enzimas hepáticas e das bilirrubinas.
- pode exacerbar convulsões em pacientes que a apresentavam anteriormente.
- cirurgia recente do trato gastrintestinal.
- traumatismo ou lesões do SNC.
- insuficiências hepática e/ou renal.
- hipertrofia prostática.

Efeitos adversos
- febre, dores no corpo, hiper-hidrose, adinamia.
- anorexia, náuseas, vômitos.
- nervosismo, irritabilidade.
- tremor, insônia.

Interações medicamentosas
- acidificantes urinários, como cloreto de amônio, ácido ascórbico, fosfato de sódio ou potássio, aumentam a excreção da metadona.
- o uso concomitante de depressores do SNC e de álcool pode exercer efeito aditivo.
- o uso concomitante de anticolinérgicos pode produzir constipação grave.
- antidiarreicos e antiperistálticos produzem constipação grave.

▶ METADON (Cristália), 20 comprimidos × 5 e 10 mg
10 amp. de 1 mL com 10 mg

MORFINA

Alcaloide extraído da papoula, *Papaver somniferum*, é o protótipo dos hipnoanalgésicos. Usada nas formas de cloridrato e de sulfato. Atua como agonista, primariamente no receptor µ.

Farmacodinâmica
- hipnoanalgésico, adjuvante à anestesia, antidiarreico, antitussígeno e adjuvante à terapia do edema pulmonar.

Farmacocinética
- a ligação às proteínas é baixa.
- volume de distribuição: 3,2 ± 0,3 L/kg.
- atinge o efeito analgésico máximo em 20 a 90 minutos, dependendo da via de administração.
- meia-vida de eliminação: 2,9 ± 0,5 horas.
- sofre biotransformação hepática.
- início de ação: epidural — 15 a 60 minutos; intramuscular — 10 a 30 minutos; intratecal — 15 a 60 minutos; retal — 20 a 60 minutos; subcutânea — 10 a 30 minutos.
- duração da ação: epidural — até 24 horas; intramuscular — 4 a 5 horas; intratecal — até 24 horas; intravenosa — 4 a 5 horas; oral — 4 a 5 horas.
- atravessa a barreira placentária.
- traços são excretados no leite materno.
- excretada principalmente (85%) pela urina, 9 a 12% na forma íntegra, 7 a 10% pela via biliar.

Indicações
- dores intensas e/ou rebeldes.
- alívio de dor aguda moderada a grave devida a causas diversas (câncer terminal, infarto do miocárdio).
- medicação pré-anestésica (anestesia basal).
- analgesia equilibrada.
- tratamento sintomático da diarreia.
- edema agudo do pulmão.
- analgesia em urolitíase aguda.
- tosse dolorosa.

Doses
- via oral, 20 a 25 mg (certos pacientes podem precisar de até 75 mg) cada quatro horas.
- via intramuscular ou sublingual, adultos, 10 mg/70 kg.
- via subcutânea, crianças, 0,1 a 0,2 mg/kg (dose máxima, 15 mg).
- via intravenosa, adultos, 2,5 a 15 mg em 4 a 5 mL de água para injeção, administrada dentro de período de quatro a cinco minutos.
- via epidural, adultos, 5 mg.
- via intratecal, adultos, 0,2 a 1 mg.
- via retal, 10 a 20 mg cada quatro horas.

Efeitos adversos
- os já citados.
- apresenta mais probabilidade do que a maioria de outros opioides de causar constipação e produzir sintomas associados com a liberação da histamina.

1.30 DEPRESSORES DO SISTEMA NERVOSO CENTRAL

INTERAÇÕES MEDICAMENTOSAS
- as já citadas.
- pode diminuir a depuração da zidovudina, potencializando assim a toxicidade de um ou de ambos os fármacos.

SUPERDOSE
- reanimação cardiorrespiratória em serviço especializado.
- tratamento específico pela naloxona.

INTERAÇÕES MEDICAMENTOSAS
- as já citadas.
- pode inibir competitivamente a glicuronidação hepática e diminuir a depuração da zidovudina.

▶ ASTRAMORPH (AstraZeneca), 10 amp. de 2 mL × 1 mg
▶ DIMORF (solução injetável de cloridrato de morfina) (Cristália), 50 amp. de 1 mL com 0,2 mg
▶ DIMORF (comprimidos) (sulfato de morfina penta-hidratado) (Cristália), 50 comprimidos × 10 e 30 mg
▶ DIMORF (Cristália), fr. de 60 mL c/ conta-gotas graduado com 10 mg/mL (solução oral)
▶ DIMORF LC (Cristália), 60 cáps. de liberação programada × 30, 60 e 100 mg
▶ DIMORF SP 10 mg/mL (Cristália), 5 e 50 amp. de 1 mL
▶ DIMORF SP 1 mg/mL (Cristália), 50 amp. de 2 mL
▶ DOLO MOFF (União Química), 50 comprimidos × 10 e 30 mg
 50 amp. de 1 mL × 0,2 mg
 50 amp. de 2 mL × 1 mg/mL
 50 amp. de 1 mL × 10 mg/mL
▶ M.S. LONG (Janssen-Cilag), 60 cáps. × 10, 30, 60 e 100 mg
▶ MST CONTINUS (Asta), 24 comprimidos × 10, 30, 60 e 100 mg
▶ SOLUÇÃO INJETÁVEL DE CLORIDRATO DE MORFINA 0,01 G (Granado), 50 amp. de 1 mL
▶ SOLUÇÃO INJETÁVEL DE CLORIDRATO DE MORFINA 0,02 G (Granado), 50 amp. de 1 mL
▶ SULFATO DE MORFINA (Furp), 500 comprimidos × 10 e 30 mg
 50 amp. com 10 mg/mL (injetável)
 50 fr. a 0,2% (xarope)

NALBUFINA

Corresponde ao derivado ciclobutilmetil da hidroxidi-hidronormorfina. É quimicamente aparentada à naloxona. Apresenta atividade agonista-antagonista. Sua atividade agonista se deve à complexação com os receptores κ e σ. A atividade antagonista é consequência da interação com o receptor μ. A nalbufina é terapeuticamente equivalente à morfina.

Usada na forma de cloridrato.

FARMACODINÂMICA
- hipnoanalgésico e adjuvante à anestesia.

FARMACOCINÉTICA
- administrada pelas vias intramuscular, intravenosa e subcutânea.
- meia-vida: 5 horas.
- início de ação analgésica: intramuscular — dentro de 15 minutos; intravenosa — 2 a 3 minutos; subcutânea — dentro de 15 minutos.
- atinge a concentração plasmática máxima (48 ng/mL) em 60 minutos quando administrada por via intramuscular, e em 30 minutos quando administrada por via intravenosa.
- duração da ação analgésica: intramuscular — 3 a 6 horas; intravenosa — 3 a 4 horas; subcutânea — 3 a 6 horas.
- excretada principalmente pela urina.

INDICAÇÕES
- alívio de dor moderada a grave.
- adjuvante à anestesia geral ou local.

DOSES
- vias intramuscular, intravenosa ou subcutânea, adultos, 10 mg; esta dose pode ser repetida, se necessário, a cada 3 a 6 horas; dose máxima diária: 160 mg.

PRECAUÇÕES
- deve ser utilizada somente por pessoas especialmente treinadas no uso de anestésicos intravenosos e no manejo dos efeitos respiratórios dos opioides; devem estar à disposição naloxona (antídoto específico), equipamento para entubação e ressuscitação e oxigênio.
- deve-se usar de cautela quando utilizada como analgésico para aliviar a dor em pacientes com função cardíaca gravemente comprometida, bem como naqueles que são fisicamente dependentes dos agonistas opioides.

EFEITOS ADVERSOS
- os já citados.
- produz sintomas associados com a liberação de histamina mais do que a maioria de outros hipnoanalgésicos.
- depressão respiratória sujeita ao "efeito teto", depois do qual a profundidade da depressão respiratória não aumenta com a dose.
- raramente, pode causar efeitos subjetivos e psicotomiméticos característicos de agonistas do receptor σ.
- causa propensão à dependência mais baixa do que os agonistas opioides.
- acarreta sintomas de abstinência menos graves do que os produzidos por analgésicos agonistas opioides.

SUPERDOSE
- reanimação cardiorrespiratória em serviço especializado.
- tratamento específico pela naloxona.

INTERAÇÕES MEDICAMENTOSAS
- as já citadas.
- pode antagonizar os efeitos dos agonistas que atuam sobre o receptor μ.

▶ NUBAIN (Novartis), 10 amp. de 1 mL com 10 mg/mL
 5 amp. de 2 mL com 10 mg/mL

OXICODONA

É um derivado da morfina, diferindo desta por apresentar um grupo OCH_3 no C_3, um O no C_6, CH_3 no C_{17}, ligação única entre C_7 e C_8 e adição de OH ao C_{14}, também chamada tecodina e cloridrato de di-hidro-hidroxicodeinona, possuindo ações semelhantes a todos os opioides. É agonista puro dos receptores μ, bloqueando as sinapses nas vias centrais da dor e inibindo as projeções corticais e em nível talâmico. Contudo, exerce efeito moderado na formação reticular. Pode ainda, através de sensibilização ao gás carbônico, deprimir o centro respiratório. Cerca de 30 mg de uma dose oral equivalem a 10 mg de morfina administrada por via intramuscular. Usado como cloridrato.

FARMACODINÂMICA
- analgésico.

FARMACOCINÉTICA
- bem absorvida após administração oral. As apresentações de liberação controlada (LC) mostram uma absorção bifásica, com os tempos de 0,6 e 6,9 horas.
- biodisponibilidade de 100%. Nas apresentações de liberação controlada, 60% a 87%.
- após administração IV, volume de distribuição de 2,6 L/kg.
- 45% ligam-se às proteínas plasmáticas.
- sofre biotransformação hepática formando um metabólito principal, a noroxicodona e a oximorfona e seus derivados glicuronídicos. O primeiro exibe ação analgésica bem inferior ao do composto original. A biotransformação da oximorfona é mediada pela isoenzima CYP2D6.
- tempo para atingir o efeito de cerca de uma hora.
- após administração oral, a duração da ação é de 3 a 4 horas.
- meia-vida de 2 a 3 horas. Nas apresentações de liberação controlada, 4,5 horas.
- depuração plasmática de cerca de 0,8 L/min.
- eliminada pelos rins, sendo encontrados na urina 19% de oxicodona sob a forma inalterada, 50% oxicodona conjugada, < 14% oximorfona conjugada.

INDICAÇÕES
- analgesia moderada a intensa.

DOSES
- 5 mg cada 3 a 6 horas.
- para as apresentações de LC, 10 mg cada 12 horas. Doses posteriores devem ser controladas de acordo com a resposta clínica. Os pacientes podem receber concomitantemente um analgésico não opiáceo ou um anti-inflamatório não esteroide.
- para conversão da dose de uma proporção fixa opioide/paracetamol, ácido acetilsalicílico ou anti-inflamatório não esteroide deve-se observar o seguinte esquema: a) 1 a 5 comprimidos de concentração fixa opioide/não opioide, iniciar com 10 a 20 mg de oxicodona LC a cada 12 horas; b) 6 a 9 comprimidos, 20 a 30 mg cada 12 horas; c) 10 a 12 comprimidos, 30 a 40 mg cada 12 horas. As doses de oxicodona LC devem ser ajustadas caso se decida retirar o outro analgésico não opioide.
- na eventualidade de o paciente estar sendo tratado previamente com outro opioide, deve-se fazer a conversão de acordo com a tabela e obedecendo à seguinte sequência: a) multiplicar mg/dia do opioide prévio pelos fatores de multiplicação, obtendo-se a dose total diária de oxicodona; b) dividir a dose diária de oxicodona LC encontrada pela metade, encontrando-se aquela administrada a cada 12 horas; c) fazer ajuste para uma dose mais baixa de acordo com a potência, disponível para as apresentações de LC; d) retirar os demais fármacos opioides.

HIPNOANALGÉSICOS 1.31

Fatores de multiplicação para conversão da dose diária de opioides administrados anteriormente à oxicodona*

	opioide oral prévio	opioide parenteral prévio
Oxicodona	1	–
Codeína	0,15	–
Fentanil TTS	ver em doses	ver em doses
Hidrocodona	0,9	–
Hidromorfina	4	20
Levorfanol	7,5	15
Meperidina	0,1	0,4
Metadona	1,5	3
Morfina	0,5	3

*mg/dia de opioide prévio × fator = mg/dia de oxicodona oral.

- para conversão de fentanil transdérmico para oxicodona LC, iniciar a administração de oxicodona 18 horas após a remoção do adesivo substituindo inicialmente 25 g/h de fentanil por 10 mg de oxicodona cada 12 horas. A substituição deve ser cuidadosamente tateada.
- para conversão de oxicodona LC a opioides parenterais, iniciar com 50% da dose diária estimada de opioide parenteral, dividida em doses individuais de acordo com o intervalo da dose e titulação com base na resposta clínica.
- para retirada da terapêutica com doses de oxicodona > 60 mg/dia, deve-se reduzir a dose em 50% nos dois primeiros dias e de 25% a cada dois dias, posteriormente até que a dose total alcance aquela recomendada para os pacientes que não recebem opioides (entre 10 e 20 mg cada 12 horas). Se aparecerem sintomas de abstinência, a descontinuação deve ser interrompida, mantendo-se uma dose que permita a ausência deles. Só após um escalonamento adequado e inexistência total de sinais ou sintomas de abstinência é que a oxicodona pode ser descontinuada.

CONTRAINDICAÇÕES
- as já descritas.

PRECAUÇÕES
- as já descritas.

EFEITOS ADVERSOS
- os já descritos.

INTERAÇÕES MEDICAMENTOSAS
- as já descritas.
- o uso concomitante de fármacos biotransformados pela isoenzima CYP2D6 pode interferir na sua farmacocinética.

▶ *OXYCONTIN (Zodiac), 30 e 100 comprimidos de liberação controlada × 10, 20 e 40 mg*

PETIDINA

Embora aparentemente não relacionada estruturalmente à morfina, a petidina (chamada nos Estados Unidos de meperidina) apresenta semelhança com esta. As propriedades farmacológicas e indicações deste derivado fenilpiperidínico são muito semelhantes às da morfina. Sua potência, por via parenteral, é um oitavo da potência da morfina; por via oral, um terço a um quarto. Não exerce, porém, nenhum efeito sobre a tosse e é muito menos constipante. Usada como cloridrato.

FARMACODINÂMICA
- hipnoanalgésico e adjuvante à anestesia.

FARMACOCINÉTICA
- a ligação às proteínas é alta.
- início de ação: intramuscular — 10 a 15 minutos; intravenosa — 1 minuto; subcutânea — 10 a 15 minutos; oral — 15 minutos.
- após injeção intravenosa, o volume de distribuição no estado de equilíbrio é, em média, 269 L (faixa: 198 a 333 L).
- atinge efeito analgésico máximo em 30 a 50 minutos após injeção intramuscular; em 5 a 7 minutos após injeção intravenosa, em 30 a 50 minutos após injeção subcutânea e em 60 a 90 minutos quando administrada por via oral.
- duração de ação: 2 a 4 horas.
- sofre eliminação pré-sistêmica, dando norpetidina, que é ativa e tóxica.
- meia-vida de eliminação, em média, 3,6 horas (variando de 3,1 a 4,1 horas), sendo mais curta à noite e no curso de insuficiência hepatocelular.
- excretada pela urina, principalmente nas formas de norpetidina, ácido petidínico e seus conjugados, e ácido norpetidínico e seus conjugados; 5% eliminados na forma inalterada.
- atravessa a barreira placentária.
- excretada no leite materno.

INDICAÇÕES
- dores intensas e/ou rebeldes aos analgésicos periféricos.
- medicação pré-anestésica (anestesia basal).
- analgesia equilibrada.
- analgesia obstétrica, sendo preferida à morfina, porque provoca menor incidência de vômitos e não atravessa tão facilmente a barreira hematencefálica do feto; todavia, pode produzir depressão respiratória significante no recém-nascido.
- analgesia em urolitíase aguda.

DOSES
- via intramuscular, intravenosa (lenta) ou subcutânea, adultos, 100 mg (faixa 50 a 150 mg) repetidas a intervalos de três a quatro horas, se necessário.
- para analgesia obstétrica, 50 a 100 mg pelas vias intramuscular ou subcutânea, repetida três ou quatro vezes a intervalos de uma a três horas, se necessário.
- crianças, 1 a 1,5 mg/kg (dose máxima, 100 mg), pelas vias intramuscular, oral ou subcutânea, repetida a intervalos de três a quatro horas, se necessário.
- a dose deve ser reduzida quando se administram concomitantemente outros fármacos que deprimem o SNC.

CONTRAINDICAÇÕES
- as já citadas.
- pacientes tratados com inibidores da MAO nos últimos 14 a 21 dias; o uso concomitante causa reações graves, às vezes fatais.

EFEITOS ADVERSOS
- os já citados.
- apresenta mais probabilidade do que a maioria dos outros opioides de causar efeitos associados com a liberação de histamina, convulsões ou constipação.

SUPERDOSE
- reanimação cardiorrespiratória em serviço especializado.
- tratamento específico pela naloxona.

INTERAÇÕES MEDICAMENTOSAS
- as já citadas.
- pode aumentar os efeitos dos anticoagulantes cumarínicos ou indandiônicos.
- anfetaminas podem potencializar seus efeitos analgésicos.
- inibidores da MAO causam reações imprevistas, graves e às vezes fatais.

▶ *DOLANTINA (Aventis Pharma), 5 e 25 amp. de 2 mL com 50 mg/mL*
▶ *DOLOSAL (Cristália), 50 amp. de 2 mL com 50 mg/mL*

TRAMADOL

Corresponde a derivado dimetilamínico do metoxifenilcicloexanol. É analgésico agonista do tipo opioide de ação central. Atua possivelmente sobre os receptores μ, κ e δ, principalmente no tálamo, hipotálamo e sistema límbico. Difere dos outros hipnoanalgésicos por acarretar efeitos cardiovasculares e depressão respiratória mínimos com doses habituais. Seu potencial de produzir hábito e dependência física e psíquica é baixo; essas diferenças podem estar relacionadas com o fato de sua atividade agonista ser parcial.

Usado como cloridrato.

FARMACODINÂMICA
- hipnoanalgésico.

FARMACOCINÉTICA
- administrado por via oral, é rapidamente absorvido.
- atinge as concentrações máximas de 280 ng/mL em cerca de duas horas após dose oral de 100 mg, e 613 e 409 ng/mL em 15 minutos e 2 horas, respectivamente, após dose intravenosa.
- biodisponibilidade: 68% (faixa de 41 a 84%).
- volume de distribuição: 306 L.
- início de ação: 20 a 30 minutos.
- duração de ação: 3 a 7 horas.
- sofre biotransformação hepática, dando O-desmetiltramadol, metabólito ativo, que tem maior afinidade e seletividade pelo receptor μ que o fármaco matriz.
- meia-vida de absorção: 0,38 hora.
- meia-vida de eliminação: aproximadamente 5 horas.
- valores de depuração total: 467 e 710 mL/minuto, após doses intravenosa e oral, respectivamente.
- eliminado pelo leite.
- excretado primariamente via biotransformação hepática.

INDICAÇÕES
- alívio da dor de intensidade moderada ou grave.

DOSES
- via oral, adultos e jovens com mais de 12 anos, 50 a 100 mg, duas a três vezes ao dia; dose máxima, 400 mg.
- vias intramuscular ou intravenosa, lentamente, 50 a 100 mg duas a três vezes ao dia; dose máxima, 400 mg.
- via retal, 50 mg duas a três vezes ao dia; dose máxima, 200 mg.

CONTRAINDICAÇÕES
- gravidez.
- lactação.

PRECAUÇÕES
- as já citadas.
- devem-se medir periodicamente a pressão arterial, o pulso e a frequência respiratória, sobretudo em pacientes que recebem doses mais elevadas.

INTERAÇÕES MEDICAMENTOSAS
- o uso concomitante com varfarina pode aumentar o INR.

SUPERDOSE
- reanimação cardiorrespiratória em serviço especializado.
- tratamento específico pela naloxona.

▶ CLORIDRATO DE TRAMADOL (EMS), 10 cáps. gelatinosas × 50 mg (genérico)
10 comprimidos × 100 mg (genérico)
▶ CLORIDRATO DE TRAMADOL (Eurofarma), 6 amp. de 1 mL com 50 mg (genérico)
6 amp. de 2 mL com 100 mg (genérico)
▶ CLORIDRATO DE TRAMADOL (Hexal), 10 comprimidos × 50 mg (genérico)
▶ CLORIDRATO DE TRAMADOL (Medley), 10 cápsulas × 50 mg (genérico)
▶ CLORIDRATO DE TRAMADOL (Neo-Química), fr. de 10 mL com 100 mg/mL (solução oral), (genérico)
▶ CLORIDRATO DE TRAMADOL (Ratiopharm), fr. de 10 mL com 100 mg/mL (gotas), (genérico)
6 amp. com 50 e 100 mg (genérico)
▶ CLORIDRATO DE TRAMADOL (União Química), 6 e 50 amp. de 1 e 2 mL com 50 mg/mL (solução injetável), (genérico)
▶ DORLESS (União Química), 10 cáps. × 50 mg
fr. de 10 mL com 100 mg/mL (gotas)
6 amp. de 2 mL com 50 e 100 mg
▶ SENSITRAM (Libbs), 10 comprimidos × 50 e 100 mg
30 comprimidos × 100 mg
▶ SYLADOR (Sanofi-Synthélabo), 10 comprimidos × 50 mg
6 amp. de 1 mL com 50 mg (solução injetável)
6 amp. de 2 mL com 100 mg (solução injetável)
fr. conta-gotas de 10 mL com 50 mg/mL
6 supositórios × 100 mg
▶ TIMASEN (Aché), 10 cáps. × 50 mg
fr. de 10 mL com 100 mg/mL (gotas)
6 amp. de 2 mL com 100 mg
▶ TIMASEN SR (Aché), 10 cáps. × 50 e 100 mg
▶ TRAMADEN (Neo-Química), 10 cáps. × 50 mg
▶ TRAMADOL (Cristália), 10 cáps. × 50 mg
fr. de 10 mL com 100 mg/mL (solução oral) 6 amp. de 1 e 2 mL × 50 mg/mL (solução injetável)
▶ TRAMADOL (EMS), 10 comprimidos × 100 mg (genérico)
▶ TRAMADOL (Hexal), 10 cáps. × 50 mg (genérico)
▶ TRAMAL (Pharmacia Brasil), 10 cáps. × 50 mg
fr. de 10 mL com 100 mg/mL (gotas)
5 supositórios × 100 mg
6 amp. de 1 mL com 50 mg
6 amp. de 2 mL com 100 mg
▶ TRAMAL RETARD (Pharmacia Brasil), 10 comprimidos × 100 mg

ASSOCIAÇÃO
▶ PARATRAM (Zodiac), (cloridrato de tramadol 37,5 mg + paracetamol 325 mg por comprimido), 30 comprimidos

▶ ANALGÉSICOS-ANTIPIRÉTICOS

Analgésicos-antipiréticos são fármacos que aliviam dor leve a moderada, como cefaleia, mialgia e artralgia, e baixam a temperatura corporal na febre. Alguns destes fármacos são igualmente eficazes em aliviar a dismenorreia, e diversos deles são usados também como agentes anti-inflamatórios e antirreumáticos.

Esses fármacos são, outrossim, conhecidos como "antialgésicos", porque atenuam a hiperalgesia induzida pelas prostaglandinas.

Revertem estado hiperalgésico (limiar doloroso baixo) ao estado algésico normal (limiar doloroso normal). Embora alguns apresentem também propriedades anti-inflamatórias, sua atividade antialgésica independe dessas propriedades. Produzem seus efeitos predominantemente por ação local, ou perto da região em que a agressão ocorreu. Julga-se que atuam inibindo seletivamente algumas enzimas (ciclo-oxigenase, por exemplo) que catalisam a biossíntese das prostaglandinas. Esta inibição impede a sensibilização dos receptores da dor a mediadores ou moduladores da dor, a saber, estímulo mecânico ou substâncias químicas, tais como íons (hidrogênio e potássio, por exemplo), bradicinina, histamina, serotonina, substância P, prostaciclina e prostaglandinas. Todavia, à ação terapêutica destes fármacos podem estar relacionadas algumas reações adversas causadas por eles: irritação e ulceração gastrintestinais, inibição da agregação plaquetária com consequente prolongamento do tempo de sangramento, função renal comprometida e síndromes alérgicas.

As principais classes de analgésicos-antipiréticos são: salicilatos, derivados do *p*-aminofenol, derivados da pirazolona, derivados de ácidos arilpropiônicos, derivados de ácidos heteroarilacéticos e diversos.

▶ Salicilatos

Salicilatos são os analgésicos-antipiréticos mais usados. Atuam sobre o centro termorregulador do hipotálamo e exercem seus efeitos antipiréticos em pacientes febris, mas nenhum efeito sobre a temperatura corporal normal. Baixam a febre por dilatação dos vasos sanguíneos periféricos, aumentando a dissipação do calor por transpiração. São, também, eficazes em artralgias, reduzindo o edema. Diminuem a permeabilidade capilar anormal dos tecidos inflamados. Inibem a síntese das prostaglandinas.

Os salicilatos comercializados são: ácido acetilsalicílico, salicilamida e salicilato de sódio.

ÁCIDO ACETILSALICÍLICO

É o mais usado dos salicilatos. Sua ação primária é a inativação da ciclo-oxigenase por acetilação irreversível da prostaglandina sintase, enzima que catalisa a primeira fase da biossíntese da prostaglandina a partir do ácido araquidônico.

FARMACODINÂMICA
- analgésico, antipirético, antirreumático, anti-inflamatório, antiagregante plaquetário, antitrombótico, profilático do infarto do miocárdio e profilático de reinfarto do miocárdio.

FARMACOCINÉTICA
- por via oral, é rápida e completamente absorvido, primariamente do intestino delgado e secundariamente do estômago, e distribuído por todos os tecidos do organismo; o alimento retarda a velocidade, mas não a extensão, da absorção; o mesmo fenômeno ocorre nos comprimidos entéricos e nos de formulação de liberação lenta.
- após a absorção, é rápida e parcialmente hidrolisado por esterases contidas no tubo gastrintestinal, fígado e eritrócitos a ácido salicílico, que é 70% a 90% ligado a proteínas e conjugado com a glicina (formando ácido salicilúrico) e ácido glicurônico (dando salicil-glicuronídios acílico e fenólico); uma pequena fração do ácido salicílico é hidroxilada a ácido gentísico e ácidos di-hidroxi e tri-hidroxibenzoicos.
- meia-vida da molécula, íntegra: 15 a 20 minutos.
- atinge concentração máxima no plasma em uma a duas horas.
- a meia-vida do salicilato é de 3 horas com dose de 300 a 650 mg, 5 horas com 1 g e 9 horas com 2 g, isto é, torna-se mais longa à medida que se eleva a dose.
- ao passo que aumenta a meia-vida, diminui a excreção urinária; por isso, para impedir o acúmulo e efeitos tóxicos, devem ser administradas doses com maior intervalo de tempo.
- tempo para atingir o efeito antirreumático máximo: 2 a 3 semanas ou mais.
- a excreção do fármaco íntegro e dos seus metabólitos é feita principalmente pela urina.

INDICAÇÕES
- fármaco de eleição para o alívio de tipos de dor leve e moderada, como cefaleia, artralgia, cólicas menstruais, mialgia, dor de dente, nevralgia e dor causada por neoplasia metastática.
- fármaco de escolha na artrite reumatoide, osteoartrite e artrite juvenil.
- um dos fármacos mais eficazes no tratamento de processos febris menores e na poliartrite da febre reumática.
- tratamento de reações hansenianas leves.
- tratamento de ataques isquêmicos fugazes.
- tratamento da doença de Kawasaki.
- profilaxia da enxaqueca e da trombose.
- profilaxia dos infartos e reinfartos do miocárdio.

DOSES
- como analgésico e antipirético, 500 mg a 1 g cada 4 horas com dose máxima de 3 a 6 g por dia.
- como anti-inflamatório, a dose deve ser individualizada.
- como antirreumático, para febre reumática aguda, 6 a 8 g diariamente.
- não se determinou a dose como inibidor da agregação plaquetária: as doses normalmente usadas vão de 80 mg a 1,5 g por dia.
- crianças: 100 mg/kg de peso/24 horas.

CONTRAINDICAÇÕES
- hipersensibilidade a salicilatos.
- asma.
- moléstias ulcerosas gastroduodenais.
- toda doença hemorrágica constitucional ou adquirida.
- riscos hemorrágicos.
- gravidez.
- trombocitopenia.
- crianças com influenza viral ou varicela.

EFEITOS ADVERSOS
- distúrbios gastrintestinais são os mais comuns. Doses elevadas causam náusea, vômito e dor gás-

ANALGÉSICOS-ANTIPIRÉTICOS **1.33**

trica em 10% a 30% dos pacientes. A fim de diminuir a irritação gástrica do ácido acetilsalicílico, é aconselhável ingeri-lo junto com alimento ou com um copo cheio d'água ou de leite, ou então nas formas de preparação entérica ou supositório.
- pode causar hemorragias ocultas em cerca de 70% dos pacientes. Aumenta a incidência da úlcera péptica em pacientes com artrite reumatoide que tomam o fármaco por períodos prolongados. Pode ativar a úlcera e precipitar hemorragia maciça, risco este que aumenta quando tomado concomitantemente com álcool.
- insuficiência renal, mais comumente em pacientes que sofrem de doença renal. Tratamento prolongado pode causar salicilismo, cujos sintomas são zumbido nos ouvidos, cefaleia, vertigem e confusão.
- diversos defeitos ao feto, sobretudo quando tomado nos três primeiros meses da gravidez, pois atravessa rapidamente a barreira placentária.
- retardamento do trabalho de parto quando usado no fim da gestação.
- síndrome de Reye, doença rara mas grave, em crianças que sofrem de influenza viral ou varicela. Por esta razão, o uso em crianças abaixo de 12 anos deve ser orientado pelo médico.

INTERAÇÕES MEDICAMENTOSAS
- pode aumentar a excreção urinária do ácido ascórbico.
- o risco de hemorragia gastrintestinal é aumentado quando ingerido simultaneamente com ácido valproico, álcool, anti-inflamatórios, barbitúricos e outros sedativos, corticosteroides, fenilbutazona, indometacina, inibidores da anidrase carbônica ou mesalazina.
- pode deslocar os anticoagulantes cumarínicos ou indandiônicos, metotrexato, nifedipino ou verapamil de seus locais de ligação às proteínas.
- pode diminuir a biotransformação de anticonvulsivantes hidantoínicos.
- pode diminuir a biodisponibilidade de muitos anti-inflamatórios não esteroides.
- pode interferir com a coagulação sanguínea normal; portanto, não deve ser tomado uma semana antes de ato cirúrgico.
- eleva os níveis plasmáticos, isto é, as meias-vidas de corticosteroides, fenitoína, metotrexato, penicilinas e sulfonamidas.
- doses múltiplas diminuem os níveis plasmáticos do diflunisal e ibuprofeno, e diminuem a resposta natriurética à furosemida.
- diminui os níveis plasmáticos de fenoprofeno, indometacina, piroxicam e sulindaco.
- aumenta os efeitos farmacológicos da heparina (porque inibe a adesividade plaquetária) e, em doses diárias altas (> 3 g), pode intensificar o efeito hipoprotrombinêmico dos anticoncepcionais orais.
- pode intensificar o efeito hipoglicemiante da insulina ou sulfonilureias antidiabéticas, reduzir a eficácia dos agentes uricosúricos, bloquear o efeito diurético da espironolactona, antagonizar o efeito anti-hipertensivo do captopril e inibir a resposta da tirotrofina à protirrelina (TRH).
- doses elevadas por tempo prolongado aumentam o risco de hemorragia dos trombolíticos.
- doses altas podem aumentar as necessidades de vitamina K.
- pode inibir competitivamente a glicuronidação da zidovudina.
- acidificantes urinários diminuem sua excreção.
- doses elevadas de ácido ascórbico podem causar seu acúmulo e aumentar sua toxicidade.
- ácido valproico ou cefoperazona podem causar hipoprotrombinemia.
- alcalinizantes urinários ou antiácidos em dose alta e uso crônico aumentam sua excreção.
- antiácidos e cimetidina reduzem sua absorção, o fenobarbital acelera sua excreção, e o propranolol, a reserpina e fármacos aparentados diminuem suas propriedades farmacológicas.
- antieméticos, incluindo anti-histamínicos e fenotiazínicos, podem mascarar sintomas de ototoxicidade induzida por salicilato.
- furosemida ou vancomicina aumentam o risco de ototoxicidade.
- glicocorticoides podem aumentar sua excreção.
- laxantes contendo celulose podem reduzir sua eficácia.
- inibidores da agregação plaquetária podem aumentar o risco de hemorragia.
- inibidores da anidrase carbônica podem causar acidose metabólica e assim aumentar a penetração do salicilato no cérebro, com consequente aumento do risco de toxicidade.
- paracetamol em dose alta e por tempo prolongado aumenta significativamente o risco de nefropatia analgésica, necrose papilar renal, doença renal de estágio final e câncer de rim ou bexiga.

▶ *AAS (Sanofi-Synthélabo), 4, 10, 20, 200 e 500 comprimidos × 500 mg*
10, 30 e 200 comprimidos × 100 mg
▶ *AAS ADULTO (Ima), 200 comprimidos × 500 mg*
▶ *AAS INFANTIL (Ima), 200 comprimidos × 100 mg*
▶ *AAS PROTECT (Sanofi Aventis), 30 comprimidos × 100 mg*
▶ *AAS USO INFANTIL (Sanofi Winthrop), 10 e 200 comprimidos × 100 mg*
▶ *ACETICIL (Cazi), 20 e 200 comprimidos × 100 mg 20 e 500 comprimidos × 500 mg*
▶ *ACETIN (Millet Roux), 100 comprimidos × 100 e 500 mg*
▶ *ÁCIDO ACETIL SALICÍLICO (Bergamo), 200 comprimidos × 500 mg*
▶ *ÁCIDO ACETIL SALICÍLICO (Biochimico), 200 comprimidos × 100 e 500 mg*
▶ *ÁCIDO ACETIL SALICÍLICO (Catarinense), 4 e 200 comprimidos × 100 e 500 mg*
▶ *ÁCIDO ACETILSALICÍLICO (Cazi), 20 e 200 comprimidos × 100 mg*
20 e 500 comprimidos × 500 mg
▶ *ÁCIDO ACETILSALICÍLICO (Cimed), 200 comprimidos × 100 mg (genérico)*
100 comprimidos × 500 mg (genérico)
▶ *ÁCIDO ACETILSALICÍLICO (EMS), 20, 100, 200 e 240 comprimidos × 500 mg (genérico)*
▶ *ÁCIDO ACETILSALICÍLICO (Furp), 500 comprimidos × 100 e 500 mg (genérico)*
▶ *ÁCIDO ACETIL SALICÍLICO (Infabra), 200 comprimidos × 100 e 500 mg*
▶ *ÁCIDO ACETIL SALICÍLICO (Lafepe), 500 comprimidos × 100 e 500 mg*
▶ *ÁCIDO ACETILSALICÍLICO (Medley),100 comprimidos × 500 mg*
200 comprimidos × 100 mg
▶ *ÁCIDO ACETIL SALICÍLICO (Neo-Química), 200 comprimidos × 100 mg*
100 comprimidos × 500 mg
▶ *ÁCIDO ACETIL SALICÍLICO (Sanval), 200 comprimidos × 100 e 500 mg*
▶ *ÁCIDO ACETIL SALICÍLICO (Teuto-Brasileiro), 200 comprimidos × 100 mg*
80 comprimidos × 500 mg
▶ *ÁCIDO ACETIL SALICÍLICO (Vital Brazil), 10 e 500 comprimidos × 100 e 500 mg*
▶ *ÁCIDO ACETILSALICÍLICO COMPRIMIDOS (Fisioquímica), 100 comprimidos × 100 e 500 mg*
▶ *ÁCIDO ACETIL SALICÍLICO GILTON (Gilton), 20, 100 e 500 comprimidos × 100 e 500 mg*
▶ *ÁCIDO ACETIL SALICÍLICO 500 MG (Royton), 4 e 100 comprimidos × 500 mg*
▶ *ÁCIDO ACETIL SALICÍLICO USO INFANTIL (Royton), 10 e 200 comprimidos × 100 mg*
▶ *ALIDOR (Aventis Pharma), 20 comprimidos × 500 mg*
▶ *AS-MED (Medquímica), 100 comprimidos × 100 mg 200 comprimidos × 500 mg*
▶ *ASPIRINA (Bayer), 240 comprimidos × 500 mg*
▶ *ASPIRINA INFANTIL (Bayer), 100 comprimidos × 100 mg*
▶ *ASPIRINA 320 (Comprimidos Efervescentes) (Bayer), 50 comprimidos × 320 mg*
▶ *ASPIRINA 500 (Comprimidos Efervescentes) (Bayer), 2 e 50 comprimidos × 500 mg*
▶ *ASPIRINA PREVENT (Bayer), 30 comprimidos × 100 e 300 mg*
▶ *ASPISIN (Farmasa), fr. de 10 mL com 200 mg/mL*
▶ *CAAS (EMS), 200 comprimidos × 500 mg*
▶ *CARDIO AAS (Sigma Pharma), 30 comprimidos × 85 mg*
▶ *COMPRIMIDOS DE ÁCIDO ACETILSALICÍLICO VEAFARM (Veafarm), 100 e 1.000 comprimidos × 500 mg*
▶ *ECASIL (Biolab-Sanus), 20 comprimidos × 500 mg*
▶ *ENDOSALIL (Elofar), 3 e 50 amp. de 2 mL com 200 mg/mL*
fr. de 10 mL com 200 mg/mL (gotas)
▶ *MELHORAL INFANTIL (Sidney Ross), 10 comprimidos × 85 mg*

ÁCIDO ACETILSALICÍLICO TAMPONADO

▶ *BUFERIN (Bristol-Myers Squibb), 30 comprimidos × 486 mg*
50 envelopes com 4 comprimidos × 486 mg
▶ *SOMALGIN (Sigma Pharma), 20 comprimidos × 100, 325 e 500 mg*
▶ *SOMALGIN CARDIO (Sigma Pharma), 32 comprimidos × 81, 100, 162 e 325 mg*

ÁCIDO ACETILSALICÍLICO + ÁCIDO ASCÓRBICO

▶ *ASPIRINA-C (Bayer), (400 mg + 240 mg), 2, 20 e 50 comprimidos efervescentes*

ÁCIDO ACETILSALICÍLICO + CAFEÍNA

▶ *ALICURA (Catarinense), (400 mg + 50 mg), 4 e 200 comprimidos*
▶ *ASPIRINA FORTE (Bayer), (650 mg + 65 mg), 4 e 100 comprimidos*
▶ *DORIL (DM), (500 mg + 30 mg), 4 e 100 comprimidos*
▶ *FONTOL 650 (Byk), (650 mg + 65 mg), 20 e 100 comprimidos*
▶ *MELHORAL (Sidney Ross), (500 mg + 30 mg), 4 e 100 comprimidos*

OUTRAS ASSOCIAÇÕES

▶ *ALKA-SELTZER (Bayer), (ácido acetilsalicílico 324 mg + ácido cítrico 1 g + bicarbonato de sódio 1,9 g por comprimido), 2 e 100 comprimidos efervescentes*
▶ *ANTITERMIN (Quimioterápica Brasileira), (ácido acetilsalicílico 300 mg + cafeína 50 mg + hidróxido de alumínio 50 mg + maleato de pirilamina 10 mg por comprimido), 10 e 200 comprimidos*
▶ *CIBALENA-A (Novartis), (ácido acetilsalicílico 200 mg + cafeína 50 mg + paracetamol 150 mg por comprimido), 4 e 20 comprimidos*

1.34 DEPRESSORES DO SISTEMA NERVOSO CENTRAL

- *DOLOXENE-A (Eli Lilly)*, (ácido acetilsalicílico 325 mg + napsilato de dextropropoxifeno 77 mg por cápsula), 4, 20 e 100 cáps.
- *ENGOV (DM)*, (ácido acetilsalicílico 150 mg + cafeína 50 mg + hidróxido de alumínio 150 mg + maleato de mepiramina 15 mg por comprimido), 4 e 100 comprimidos
- *PREVENCOR (Medley)*, (ácido acetilsalicílico 100 mg + sinvastatina 10, 20 ou 40 mg por comprimido), 30 comprimidos
- *SONRISAL (GlaxoSmithKline)*, (ácido acetilsalicílico 325 mg + ácido cítrico 1.575 mg + bicarbonato de sódio 1.700 mg + carbonato de sódio 400 mg por comprimido), 2 e 60 comprimidos
- *SONRISAL PÓ EFERVESCENTE (GlaxoSmithKline)*, (ácido acetilsalicílico 325 mg + ácido cítrico 1.507 mg + bicarbonato de sódio 1.704 mg + carbonato de sódio 400 mg por envelope), 1 e 50 envelopes

SALICILAMIDA

Quimicamente, corresponde à 2-hidroxibenzamida. Tem propriedades analgésica, anti-inflamatória e antipirética. É comercializada apenas em associação com outros fármacos, principalmente para alívio de sintomas da gripe.

SALICILATO DE SÓDIO

É o sal sódico do ácido salicílico, comercializado na forma de associações. Tem propriedades analgésica, anti-inflamatória e antipirética.

▶ Derivados do *p*-aminofenol

O principal representante desta classe é o paracetamol, metabólito da acetanilida e fenacetina, fármacos que também pertencem a esta classe, mas, devido à sua toxicidade, não são comercializados em muitos países.

PARACETAMOL

Conhecido nos Estados Unidos como acetaminofeno, é o analgésico-antipirético de eleição para os pacientes alérgicos ao ácido acetilsalicílico ou com antecedentes de úlcera péptica. Sua eficácia é equivalente à do ácido acetilsalicílico, mas não possui propriedades anti-inflamatórias. Julga-se que sua ação decorre da inibição da síntese de prostaglandinas.

FARMACODINÂMICA
- analgésico e antipirético.

FARMACOCINÉTICA
- por via oral, é pronta e quase completamente absorvido do trato gastrintestinal.
- atinge níveis plasmáticos máximos em cerca de 50 a 60 minutos.
- não se liga significativamente a proteínas séricas nas doses terapêuticas.
- o volume aparente de distribuição é de cerca de 1 L/kg.
- meia-vida de 1 a 2,5 horas; a ação dura 3 a 4 horas.
- sofre biotransformação no fígado; pequena proporção é biotransformada a derivados hidroxilados e desacetilados.
- o metabólito hidroxilado é tido como o responsável pela hepatotoxicidade.
- eliminado pela urina, principalmente na forma de conjugados glicuronídios e sulfatos.

INDICAÇÕES
- alternativa ao ácido acetilsalicílico no tratamento de cefaleia, dismenorreia, mialgia leve a moderada, artralgia, febre, dor pós-operatória, dor pós-parto e dor crônica causada pelo câncer.

DOSES
- vias oral ou retal, adultos e crianças acima de 12 anos, 325 a 500 mg cada três horas, ou 325 a 650 mg cada quatro horas, com dose diária máxima de 4 g; crianças abaixo de 12 anos, 10 a 15 mg/kg cada quatro horas, conforme necessário (máxima, cinco vezes por dia).

CONTRAINDICAÇÕES
- portadores de hepatopatia.

EFEITOS ADVERSOS
- dor de garganta inexplicada e febre.
- cansaço excessivo.
- embora raramente, pode causar erupções cutâneas do tipo urticária benigna.
- doses elevadas (acima de 10 g em dose única) podem causar lesão hepática em alguns pacientes, podendo levar a necrose completa e irreversível; os sintomas clínicos manifestam-se geralmente em 24 horas.

SUPERDOSE
- o antídoto para intoxicação é a acetilcisteína.
- em seguida, lavagem estomacal ou indução de êmese com xarope de ipecacuanha.

INTERAÇÕES MEDICAMENTOSAS
- doses elevadas potencializam a ação dos anticoagulantes cumarínicos e indandiônicos.
- aumenta a meia-vida do cloranfenicol de 3,25 para 15 horas.
- altera os níveis plasmáticos do diflunisal.
- aumenta os riscos dos salicilatos.
- álcool e anticonvulsivantes realçam seus efeitos tóxicos.
- sua depuração metabólica é acelerada em mulheres que tomam anticoncepcionais orais.

- *ACETOFEN GOTAS (Medley)*, fr. de 10 mL com 120 mg/1,2 mL
- *ACETOFEN 500 (Medley)*, 100 comprimidos × 500 mg
- *ANATYL (Sanval)*, 20 comprimidos × 325 mg
  200 comprimidos × 235 mg
  fr. de 10 mL com 100 mg/mL
- *CALPOL (GlaxoSmithKline)*, fr. de 50 mL com 120 mg/5 mL (susp. pediátrica)
- *CEFALEX (Geyer)*, 100 comprimidos × 500 mg
- *CETYNOL (Brasmédica)*, 20 comprimidos × 325 mg
  fr. de 10 mL com 120 mg/mL
- *DÔRICO (Sanofi-Synthélabo)*, 4, 20 e 100 comprimidos × 500 mg
  10 e 20 comprimidos × 750 mg
- *DÔRICO FLASH (Sanofi-Synthélabo)*, 12 comprimidos × 125 e 250 mg
  8, 16 e 100 comprimidos × 500 mg
- *DÔRICO GOTAS (Sanofi-Synthélabo)*, fr. de 10 mL com 100 mg/mL
- *FEBRALGIN (Boehringer Ingelheim)*, 20 e 200 comprimidos × 750 mg
  fr. com 15 mL × 200 mg/mL
- *GRIPEONIL (Faria)*, 20 comprimidos × 325 mg
- *GRIPOTERMON (Prodotti)*, 20 comprimidos × 500 mg
  fr. de 10 mL com 120 mg/1,2 mL
- *PACEMOL (Gemballa)*, fr. de 15 mL com 120 mg/1,2 mL
- *PACEMOL 500 MG (Gemballa)*, 4, 20 e 100 comprimidos × 500 mg
- *PARACETAMOL (Apotex)*, 100 comprimidos × 500 mg (genérico)
  20 comprimidos × 750 mg (genérico)
- *PARACETAMOL (Biosintética)*, fr. de 15 mL com 200 mg/mL (gotas), (genérico)
- *PARACETAMOL (Brainfarma)*, 4 e 20 comprimidos × 750 mg (genérico)
- *PARACETAMOL (Bunker)*, 20 e 200 mg (genérico)
- *PARACETAMOL (Cinfa)*, 20 e 200 mg (genérico)
- *PARACETAMOL (EMS)*, fr. de 15 mL com 200 mg (gotas), (genérico)
  200 comprimidos × 500 mg (genérico)
  200 comprimidos × 750 mg (genérico)
- *PARACETAMOL (Eurofarma)*, 20 e 200 comprimidos × 750 mg (genérico)
  fr. de 15 mL com 200 mg/mL (gotas), (genérico)
- *PARACETAMOL (Eurog./Legrand)*, fr. de 15 mL com 200 mg/mL (solução oral), (genérico)
- *PARACETAMOL (Farmasa)*, 20 e 200 comprimidos × 750 mg (genérico)
  fr. de 15 mL com 200 mg/mL (solução oral), (genérico)
- *PARACETAMOL (Geolab)*, fr. de 15 mL com 200 mg/mL (solução oral), (genérico)
- *PARACETAMOL (Germed)*, fr. de 15 mL com 200 mg/mL (solução oral), (genérico)
- *PARACETAMOL (Green Pharma)*, 20 e 200 comprimidos × 500 e 750 mg
  fr. de 15 mL com 200 mg/mL (gotas), (genérico)
- *PARACETAMOL (Makros)*, 12 e 200 comprimidos × 500 mg
- *PARACETAMOL (Medley)*, 5 e 200 comprimidos × 750 mg (genérico)
  fr. de 15 mL com 200 mg/mL (solução oral), (genérico)
- *PARACETAMOL (Merck)*, 20 comprimidos × 750 mg (genérico)
  fr. de 15 mL com 200 mg/mL (gotas), (genérico)
- *PARACETAMOL (Neo-Química)*, 20, 100 e 200 comprimidos × 750 mg (genérico)
  fr. de 10 mL × 200 mg/mL (gotas)
- *PARACETAMOL (Prati, Donaduzzi)*, 20 e 500 comprimidos × 500 mg (genérico)
  24 e 480 comprimidos × 750 mg (genérico)
  1 e 200 fr. de 15 mL com 200 mg/mL (gotas), (genérico)
  5 e 50 sachês de 5 g (genérico)
- *PARACETAMOL (Sanofi-Aventis)*, 20 comprimidos × 750 mg (genérico)
- *PARACETAMOL (Teuto-Brasileiro)*, 20 e 200 comprimidos × 500 mg
  200 comprimidos × 750 mg
  fr. de 15 mL com 200 mg/mL (gotas), (genérico)
- *PARACETAMOL (União Química)*, 20 e 200 comprimidos × 750 mg (genérico)
  fr. de 15 mL com 200 mg/mL (solução oral), (genérico)
- *PIRAMIN (Elofar)*, fr. de 10 mL com 100 mg/mL
- *TYLAFLEX (Medquímica)*, 20 e 500 comprimidos × 500 mg
  fr. de 15 mL × 200 mg/mL (gotas)
- *TYLALGIN (Geolab)*, 200 comprimidos × 750 mg
  fr. de 15 mL com 200 mg/mL (solução oral)
- *TYLENOL (Janssen-Cilag)*, 200 comprimidos × 500 mg

ANALGÉSICOS-ANTIPIRÉTICOS 1.35

20 e 200 comprimidos × 750 mg
fr. de 15 mL c/ 200 mg/mL
fr. de 60 mL c/ 160 mg/5 mL (suspensão pediátrica)
▶ TYLENOL BEBÊ (Janssen-Cilag), fr. com 15 mL × 100 mg/mL
▶ TYLENOL AP (Janssen-Cilag), 24 comprimidos × 650 mg
▶ TYLEPHEN (I. Química e Biologia), 20 e 200 comprimidos × 750 mg
fr. de 15 mL com 200 mg/mL

PARACETAMOL + CAFEÍNA

▶ DOREX (Catarinense), (500 mg + 25 mg), 4 e 200 comprimidos
▶ EXCEDRIN (Bristol-Myers Squibb), (1 g + 130 mg), 20 e 200 comprimidos
▶ EXCEDRIN (Bristol-Myers Squibb), (paracetamol 500 mg + cafeína 65 mg por comprimido), 5 ou 50 blísters com 4 comprimidos
▶ TYLALGIN CAF (Geolab), (paracetamol 500 mg + cafeína 65 mg por comprimido), 100 comprimidos
▶ TYLENOL DC (Janssen-Cilag), (paracetamol 500 mg + cafeína 65 mg por comprimido), 20 e 100 comprimidos

PARACETAMOL + CAFEÍNA + CARISOPRODOL

▶ DORILAX (Aché), (350 mg + 50 mg + 150 mg), 12 e 100 comprimidos
▶ PACEFLEX (Gemballa), (300 mg + 30 mg + 150 mg), 12 comprimidos

PARACETAMOL + CODEÍNA

▶ CODEX (União Química), (500 mg + 7,5 mg), 12 comprimidos
(500 mg + 30 mg), 12 comprimidos
▶ TYLEX 7,5 MG (Janssen-Cilag), (500 mg + 7,5 mg), 12 comprimidos
▶ TYLEX 30 MG (Janssen-Cilag), (500 mg + 30 mg), 12 comprimidos

PARACETAMOL + FENILBUTAZONA

▶ ALGIFLAN (Teuto-Brasileiro), (300 mg + 75 mg), 12 drág.
▶ BUTAZIL (Neo-Química), (paracetamol 250 mg + fenilbutazona 125 mg por drágea), 20 drágeas

PARACETAMOL + IBUPROFENO

▶ ALGI-DANILON (Allergan), (300 mg + 200 mg), 20 comprimidos
▶ ALGI-DANILON (Allergan), (500 mg + 200 mg), 5 supos.
▶ ALGIFEN (Sintofarma), (300 mg + 200 mg), 20 comprimidos
▶ REUPLEX (Farmasa), (300 mg + 200 mg), 20 e 220 comprimidos

PARACETAMOL 300 MG + OXIFEMBUTAZONA 75 MG POR COMPRIMIDO OU DRÁGEA

▶ ALGI FLAMANIL (Neo-Química), 12 drág.
▶ ALGI-PERALGIN (Infabra), 20 drág.
▶ FEBUPEN (EMS), 12 e 100 cáps.
▶ FLAMANAN (Legrand), 20 cáps.

OUTRAS ASSOCIAÇÕES

▶ ALGI-TANDERIL (Glenmark), (paracetamol 300 mg + diclofenaco sódico 50 mg + carisoprodol 125 mg + cafeína 30 mg por comprimido), 30 comprimidos
▶ CEFALIUM (Aché), (paracetamol 450 mg + cafeína 75 mg + cloridrato de metoclopramida 10 mg + mesilato de di-hidroergotamina 1 mg por comprimido), 12 comprimidos
▶ CIBALENA-A (Novartis), (paracetamol 150 mg + ácido acetilsalicílico 200 mg + cafeína 50 mg por comprimido), 4 e 20 comprimidos
▶ CIMEGRIPE (Cimed), (paracetamol 800 mg + cloridrato de fenilefrina 20 mg em comprimidos separados), 1 comprimido branco + 1 comprimido amarelo
▶ DESCON (Farmasa), (paracetamol 400 mg + cloridrato de fenilefrina 4 mg + maleato de clorfenamina 4 mg cada cápsula), 20 e 100 cáps.
(paracetamol 40 mg + cloridrato de fenilefrina 0,6 mg + maleato de clorfenamina 0,6 mg cada mL), fr. de 120 mL (solução oral)
(paracetamol 100 mg + cloridrato de fenilefrina 2 mg + maleato de clorfenamina 2 mg cada mL), fr. de 20 mL (gotas)
▶ FLEXALGIN (Geolab), (paracetamol 300 mg + carisoprodol 125 mg + diclofenaco sódico 50 mg + cafeína 30 mg por comprimido), 30 comprimidos
▶ INFRALAX (EMS), (paracetamol 300 mg + carisoprodol 30 mg + diclofenaco sódico 50 mg por comprimido), 200 comprimidos
▶ MIOFLEX (Sanofi-Synthélabo), (paracetamol 300 mg + carisoprodol 150 mg + fenilbutazona 75 mg por comprimido), 16 comprimidos
▶ OTONAL (Biochimico), (paracetamol 300 mg + ácido valeriânico 35 mg + brometo de zinco 39 mg por drágea), 20 drág.
▶ PARACETAMOL + CLORIDRATO DE PSEUDOEFEDRINA (EMS), (paracetamol 500 mg + cloridrato de pseudoefedrina 30 mg por comprimido), 24 comprimidos (genérico)
▶ PARCEL (Novartis), (paracetamol 450 mg + cafeína 40 mg + mesilato de di-hidroergotamina 1 mg por drágea), 20 drág.
▶ PARENZYME ANALGÉSICO (Medley), (paracetamol 300 mg + quimotripsina 8.230 UNF + tripsina 41.200 UNF por drágea), 18 drág.
▶ RESFRILIV (Geolab), (paracetamol 400 mg + maleato de clorfeniramina 4 mg + cloridrato de fenilefrina 4 mg), 10 e 50 sachês
▶ RESFRYNEO (Neo-Química), (paracetamol 400 mg + cloridrato de fenilefrina 4 mg + maleato de clorfeniramina 4 mg por cápsula), 100 cáps.
▶ SARIDON (Roche), (paracetamol 250 mg + cafeína 50 mg + propifenazona 150 mg por comprimido), 20 comprimidos
▶ TANDREX-A (Sintofarma), (paracetamol 300 mg + oxifembutazona 75 mg + hidróxido de alumínio coloidal 50 mg + trissilicato de magnésio 75 mg por comprimido), 20 comprimidos
▶ TANDRILAX (Aché), (paracetamol 300 mg + cafeína 30 mg + carisoprodol 125 mg + diclofenaco sódico 50 mg por comprimido), 30 comprimidos
▶ TRILAX (Hexal-Sandoz), (paracetamol 300 mg + carisoprodol 125 mg + diclofenaco sódico 50 mg + cafeína 30 mg por comprimido), 100 comprimidos
▶ TYLENOL SINUS (Janssen-Cilag), (paracetamol 500 mg + cloridrato de pseudoefedrina 30 mg por comprimido), 24 comprimidos

▶ Derivados da pirazolona

Estes fármacos têm propriedades analgésica, antipirética e anti-inflamatória. Infelizmente, eles podem causar agranulocitose fatal e outras discrasias sanguíneas. Considerando que há, no mercado, analgésicos-antipiréticos igualmente eficazes, sem apresentar os graves efeitos nocivos dos derivados da pirazolona, estes não são mais comercializados em muitos países. No Brasil são comercializados a fenazona, o metamizol e a propifenazona.

FENAZONA

Quimicamente, é a 1,5-dimetil-2-fenil-3-pirazolona.

É comercializada na forma de associação destinada a combater a dor de ouvido e amolecer o cerúmen.

▶ AUDITOL (Sanofi-Synthélabo), (fenazona 500 mg + procaína 200 mg + carbonato de sódio 200 mg + hipossulfito de sódio 200 mg + glicerol q.s.p. 10 mL), fr. de 10 mL

METAMIZOL

Quimicamente, é o ácido 1-fenil-2,3-dimetil-5-pirazolona-4-metilaminometanossulfônico. Antigamente era chamado dipirona, nome ainda utilizado nos Estados Unidos e alguns outros países. É usado nas formas de sais sódico (principalmente) e magnesiano. Por serem solúveis em água, são muito utilizados no Brasil, o que contribui também para o seu abuso.

FARMACODINÂMICA
- analgésico, antiartrítico e antipirético.

FARMACOCINÉTICA
- é rápida e totalmente absorvido do trato gastrintestinal.
- tanto o fármaco matriz quanto seus metabólitos ligam-se fracamente às proteínas plasmáticas e difundem-se rápida e uniformemente nos tecidos.
- atinge concentração máxima em 1 a 1,5 hora quando administrado pelas vias oral ou intramuscular.
- meia-vida de eliminação: cerca de 7 horas.
- metabólitos são totalmente eliminados pelos rins.

INDICAÇÕES
- seu emprego como analgésico não é justificado.
- seu único uso justificado é como antipirético em convulsões febris em crianças, em que poderá ser necessário o emprego de preparação antipirética parenteral após outras medidas (por exemplo, banhos de esponja) e outros fármacos malograrem, ou, raramente, em doenças malignas (como doença de Hodgkin) quando a febre não puder ser controlada por nenhum outro meio.

DOSES
- como antipirético, vias oral, intramuscular, intravenosa ou subcutânea, adultos, 500 mg a 1 g; crianças, 250 a 500 mg, repetida em 3 a 4 horas se necessário.

CONTRAINDICAÇÕES
- hipersensibilidade aos derivados pirazolônicos.
- menores de 5 anos.
- gravidez.
- lactação.
- glaucoma de ângulo fechado.
- nefrites crônicas.
- discrasias sanguíneas.
- certas doenças metabólicas, como porfiria hepática ou deficiência congênita da glicose-6-fosfato desidrogenase.
- asma e infecções respiratórias crônicas.
- quadros clínicos de grave comprometimento cardiocirculatório.

PRECAUÇÕES
- devido aos graves efeitos adversos do metamizol, costuma-se recomendar que se devem executar frequentemente contagens de leucócitos e diferenciais. Esta medida, porém, é ilusória, pois a ocorrência de agranulocitose é imprevisível. A agranulocitose não depende da dose, podendo ser provocada por uma dose mínima — por exemplo, meio comprimido ou 15 gotas — ou após diversas semanas de tratamento, ou por ocasião de uma readministração.
- deve-se suspender a administração do fármaco tão logo se observe alteração na contagem sanguínea ou sinal de agranulocitose.
- o paciente deve ser instruído para interromper o uso ao primeiro indício de dor de garganta ou sinal de outra infecção na boca ou garganta: inchaço, sensibilidade e ulceração.

EFEITOS ADVERSOS
- agranulocitose e outras discrasias sanguíneas (anemia aplástica, púrpura trombocitopênica). Estes acidentes são raros mas mortais em mais de 10% dos casos, não obstante as técnicas de reanimação hematológica atuais.
- erupções cutâneas, edema, tremores, náusea e vômito.
- hemorragia gastrintestinal.
- anúria.
- reações alérgicas: asma e edema angioneurótico.
- agravamento da hipoprotrombinemia.
- queda na pressão arterial.

INTERAÇÕES MEDICAMENTOSAS
- pode potencializar o efeito do álcool.
- acelera a biotransformação hepática dos anticoagulantes cumarínicos e, assim, diminui o tempo de ação destes.
- diminui o nível sanguíneo da ciclosporina.
- alopurinol pode inibir enzimas hepáticas, devendo-se diminuir a dose.
- agentes nefrotóxicos exercem efeito aditivo, interferindo com a função renal.
- anticoncepcionais orais prolongam os seus níveis plasmáticos e, em consequência, aumentam o seu período de atividade.
- barbitúricos diminuem o seu efeito, devendo-se aumentar a dose para alcançar o efeito desejado.
- clorpromazina pode produzir hipotermia grave.

▶ ANADOR (Boehringer), 4, 24, 120 e 240 comprimidos × 500 mg
fr. de 10 e 20 mL com 500 mg/mL (solução oral)
▶ ANALGEX (União Química), 20 comprimidos × 500 mg
50 amp. de 1 mL com 500 mg
fr. de 10 mL com 500 mg/mL (gotas)
▶ BARALGIN (Aventis), 20 comprimidos × 500 mg
fr. de 10 e 20 mL com 500 mg/mL (gotas)
50 amp. de 5 mL com 500 mg/mL
5 supositórios × 300 e 1.000 mg
▶ CONMEL (Sanofi-Synthélabo), 4 e 200 comprimidos × 320 mg
fr. de 15 mL com 500 mg/mL (gotas)
▶ DIPIRON (Medquímica), 100 e 200 comprimidos × 500 mg
fr. de 10 e 20 mL × 500 mg/mL (gotas)
▶ DIPIRONA (Basf), fr. de 20 mL × 500 mg/mL (solução oral)
▶ DIPIRONA (Bergamo), 20 comprimidos × 500 mg
fr. de 10 mL com 500 mg/mL (gotas)
▶ DIPIRONA (Cazi), 20, 200 e 500 comprimidos × 500 mg
fr. de 10 mL com 500 mg/mL (gotas)
fr. de 100 mL com 50 mg/mL (xarope)
▶ DIPIRONA (EMS), 120 comprimidos × 500 mg
1, 10, 25, 50 e 100 amp. de 1 mL com 500 mg
1, 50 e 100 amp. de 2 mL com 500 mg/mL
fr. de 10 e 20 mL com 500 mg/mL (gotas)
▶ DIPIRONA (Fleming), fr. de 10 mL com 100 mg/mL
▶ DIPIRONA (Furp), 500 comprimidos × 500 mg
50 fr. com 500 mg/mL (solução oral)
50 amp. com 500 e 1.000 mg (injetável)
▶ DIPIRONA (Gaspar Viana), fr. de 10 mL com 500 mg/mL (gotas)
100 amp. de 1 e 5 mL com 500 mg/mL
▶ DIPIRONA (Fleming), fr. de 10 mL com 100 mg/mL
▶ DIPIRONA (Hipolabor), 4 e 200 comprimidos × 500 mg
▶ DIPIRONA (Ima), 24, 120, 200, 240 e 500 comprimidos × 320 mg
fr. de 10 mL com 500 mg/mL (gotas)
▶ DIPIRONA (Kanda), 4 e 100 comprimidos × 500 mg
50 amp. de 2 e 5 mL com 500 mg/mL
fr. de 10 mL com 500 mg/mL
▶ DIPIRONA (Lafepe), 500 comp. × 500 mg
100 fr. de 10 mL × 500 mg/mL (solução oral)
100 amp. de 2 mL × 500 mg/mL
▶ DIPIRONA (Legrand), 120 comprimidos × 500 mg
fr. de 10 mL com 500 mg/mL (gotas)
▶ DIPIRONA (Leofarma), fr. de 10 mL com 500 mg/mL (20 gotas)
▶ DIPIRONA (Mesquita), 100 amp. de 1 mL com 200 mg
100 amp. de 1 mL com 500 mg
▶ DIPIRONA (Natus), 48 e 60 comprimidos × 500 mg
fr. de 10, 15 e 20 mL com 500 mg/mL (gotas)
25, 50 e 100 amp. de 1 mL com 500 mg
▶ DIPIRONA (Neo-Química), 4 e 100 comprimidos × 500 mg
50 amp. de 2 e 5 mL com 500 mg/mL
fr. de 10 mL com 500 mg/mL
▶ DIPIRONA (Prodotti), fr. de 10 mL com 500 mg/mL
▶ DIPIRONA (Q.I.F.), fr. de 10 mL com 500 mg/mL (gotas)
▶ DIPIRONA (Royton), 10, 500 e 1.000 comprimidos × 500 mg
1 e 100 fr. de 10 mL com 500 mg/mL (gotas)
▶ DIPIRONA (Sanval), 200 comprimidos × 500 mg
fr. de 10 mL com 500 mg/mL (gotas)
▶ DIPIRONA (Vital Brazil), 10 e 500 comprimidos × 500 mg
50 amp. de 2 mL com 500 mg/mL
▶ DIPIRONA CATARINENSE (Catarinense), fr. de 10 mL com 500 mg/mL (gotas)
▶ DIPIRONA 500 MG (Faria), 100 comprimidos
fr. de 10 mL com 500 mg/mL (gotas)
▶ DIPIRONA COMPRIMIDOS (Fisioquímica), 100 comprimidos × 500 mg
▶ DIPIRONA GOTAS (Fisioquímica), fr. de 10 mL com 500 mg/mL (gotas)
▶ DIPIRONA INJETÁVEL (Fisioquímica), 50 amp. de 2 e 5 mL com 500 mg/mL
▶ DIPIRONA INQ (Quimioterapia), fr. de 10 mL com 500 mg/mL (gotas)
▶ DIPIRONA IODO-SUMA (Iodo-Suma), 200 comprimidos × 500 mg
fr. de 10 mL com 500 mg/mL (20 gotas)
▶ DIPIRONA LUPER (Luper), 10 comprimidos × 500 mg
fr. de 10 mL com 500 mg/mL (gotas)
▶ DIPIRONA SÓDICA (Abbott), fr. de 10 mL × 500 mg/mL (solução oral), (genérico)
▶ DIPIRONA SÓDICA (Biosintética), fr. de 20 mL com 500 mg/mL (gotas), (genérico)
▶ DIPIRONA SÓDICA (Cibran), 10 e 500 comprimidos × 500 mg
50 amp. de 2 mL com 500 mg/mL
50 fr. de 10 mL com 500 mg/mL
▶ DIPIRONA SÓDICA (Ducto), fr. de 10 e 20 mL × 500 mg/mL (gotas), (genérico)
10 fr. de 10 e 20 mL × 500 mg/mL (gotas display), (genérico)
50 e 100 amp. de 2 e 5 mL com 500 mg/mL (genérico)
▶ DIPIRONA SÓDICA (EMS), 100 ampolas de 2 mL com 500 mg/mL (genérico)
fr. de 10 e 20 mL com 500 mg/mL (genérico)
▶ DIPIRONA SÓDICA (Eurofarma), fr. de 10 e 20 mL com 500 mg/mL (gotas), (genérico)
▶ DIPIRONA SÓDICA (Geolab), fr. de 10 mL com 500 mg/mL (gotas), (genérico)
fr. de 20 mL com 500 mg/mL (gotas), (genérico)
▶ DIPIRONA SÓDICA (Green Pharma), fr. de 10 mL com 500 mg/mL (solução oral), (genérico)
▶ DIPIRONA SÓDICA (Legrand), 240 comprimidos × 500 mg (genérico)
▶ DIPIRONA SÓDICA (Medley), 30, 240 e 250 comprimidos × 500 mg/mL (genérico)
fr. de 10 e 20 mL com 500 mg/mL (gotas), (genérico)
fr. de 100 mL com 500 mg/mL (solução oral), (genérico)
▶ DIPIRONA SÓDICA (Neo-Química), 100 comprimidos × 500 mg (genérico)
1 e 50 fr. de 10 e 20 mL × 500 mg/mL (solução oral), (genérico)
50 e 100 amp. de 2 mL com 500 mg/mL
50 amp. de 5 mL com 500 mg/mL (genérico)
▶ DIPIRONA SÓDICA (Prati, Donaduzzi), 100 e 500 comprimidos × 500 mg (genérico) fr. de 10 e 20 mL com 500 mg/mL (gotas), (genérico)
fr. de 100 mL com 50 mg/mL (solução oral), (genérico)
▶ DIPIRONA SÓDICA (Teuto-Brasileiro), fr. de 10 e 20 mL com 500 mg/mL (solução oral), (genérico)
▶ DIPIRONA SÓDICA — ARISTON (Ariston), 50, 100 e 500 comprimidos × 500 mg
5, 50 e 100 amp. de 2 mL com 1 g
5, 50 e 100 amp. de 1 mL com 500 mg
fr. de 10 mL com 500 mg/mL (gotas)
▶ DIPIRONA USMED (Usmed), 20 comprimidos × 500 mg
fr. de 10 mL com 500 mg/mL (gotas)
▶ DIPRIN (Geolab), fr. de 100 mL com 50 mg/mL (solução oral)
fr. de 10 e 20 mL com 500 mg/mL (solução oral)
▶ DORAN (Q. I. F.), 12 comprimidos × 500 mg
fr. de 10 mL com 500 mg/mL (gotas)
▶ DORIL P GOTAS (DM), fr. de 10, 15 e 20 mL com 500 mg/mL (gotas)
▶ HYNALGIN (Hypofarma), 100 amp. de 2 e 5 mL com 500 mg/mL
▶ HYNALGIN GOTAS (Hypofarma), 144 fr. de 10 mL × 500 mg/mL
▶ MAXILIV (Aché), 4 e 20 comprimidos × 500 mg
fr. de 10 e 20 mL com 500 mg/mL
▶ NALGININ (Brasmédica), fr. de 10 mL com 400 mg/mL (gotas)
▶ NEVRALGINA (Climax), 4 e 10 comprimidos × 500 mg
fr. de 10 mL com 500 mg/mL (gotas)
3 amp. de 2 mL (1 g) e 3 amp. de 5 mL (2,5 g)
▶ NOVALGINA (Aventis Pharma), 4, 50 e 200 comprimidos × 500 mg
20, 100 e 200 comprimidos × 100 mg
fr. de 10 e 20 mL com 500 mg/mL (gotas)
fr. de 100 mL com 50 mg/mL (solução oral)
50 amp. de 2 e 5 mL com 500 mg/mL (sol. injetável)
5 supos. × 0,3 e 1 g

ANALGÉSICOS-ANTIPIRÉTICOS **1.37**

▸ *PIRALEX (Fármaco), 300 comprimidos × 500 mg*
fr. de 10 mL com 500 mg/mL (gotas)
▸ *SOLUÇÃO DE DIPIRONA A 50% (Quimioterápica Brasileira), fr. de 10 mL com 500 mg/mL (gotas)*
▸ *SOLUÇÃO DE DIPIRONA 50% GASPAR VIANA (Gaspar Viana), fr. de 10 mL com 500 mg/mL*
amp. de 2 mL com 500 mg
▸ *SOLUÇÃO DE DIPIRONA 50% (Halex Istar), fr. de 10 mL (gotas)*
amp. de 2 e 5 mL
▸ *SOLUÇÃO DE DIPIRONA FLOPEN (Flopen), fr. de 10 mL com 250 mg/mL (gotas)*
▸ *SOLUÇÃO DE DIPIRONE A 50% ORAL (Laborsil), fr. de 10 mL com 500 mg/mL*
▸ *SOLUÇÃO DE METAMIZOL VEAFARM (Veafarm), fr. de 10 mL com 500 mg/mL*
▸ *SOLUÇÃO INJETÁVEL DE METAMIZOL VEAFARM 50% (Veafarm), 100 amp. de 1 mL com 500 mg/mL*
100 amp. de 2 mL com 500 mg/mL
1.000 amp. de 5 mL com 500 mg/mL
▸ *SOLUÇÃO ORAL DE DIPIRONA A 50% BRASMÉDICA (Brasmédica), fr. de 10 mL com 500 mg/mL (gotas)*

METAMIZOL MAGNÉSICO

▸ *DIPIRONA MAGNESIANA (Teuto-Brasileiro), fr. de 10 mL com 400 mg/mL (gotas)*
▸ *EVERGIN (Eversil), fr. de 10 mL com 400 mg/mL (gotas)*
▸ *MAGNOPYROL (Farmasa), 200 comprimidos × 500 mg*
fr. de 100 mL com 50 mg/mL (solução oral sabor chocolate)
fr. de 10 e 20 mL com 500 mg/mL (gotas)
5 supos. × 300 mg
▸ *TOLOXIN (Biolab-Sanus), 12 comprimidos × 500 mg*
fr. de 10 mL com 400 mg/mL
50 amp. de 2 e 5 mL com 400 mg/mL

PROPIFENAZONA

Quimicamente, é a 2,3-dimetil-1-fenil-4-isopropilpirazolona. No Brasil só é comercializada na forma de associações.

Associações
▸ *OPTALIDON (Novartis), (propifenazona 175 mg + cafeína 25 mg por drágea), 2 e 100 drág.*
▸ *SARIDON (Roche), (propifenazona 150 mg + cafeína 50 mg + paracetamol 250 mg por comprimido), 400 comprimidos*
▸ *TONOPAN (Novartis), (propifenazona 125 mg + cafeína 40 mg + mesilato de di-hidroergotamina 0,5 mg por drágea), 16 drág.*

▸ Derivados de ácidos arilpropiônicos

Todos os fármacos desta classe apresentam ações analgésica, antipirética e anti-inflamatória. São usados para o tratamento de diversos quadros clínicos dolorosos e/ou inflamatórios.

Seu mecanismo de ação está relacionado com a inibição da síntese de prostaglandinas.

Farmacodinâmica
- analgésicos, antipiréticos, anti-inflamatórios, antigotosos, antidismenorreicos, profiláticos e supressores da cefaleia vascular.

Indicações
- alívio de dor leve a moderada pós-cirúrgica.
- alívio de sinais e sintomas de artrite psoriática, artrite reumatoide, osteoartrite e outros distúrbios musculoesqueléticos.
- alívio de dor e inflamação em artrite gotosa aguda.
- alívio de espondilite anquilosante.
- tratamento de inflamação não reumática.
- tratamento de dismenorreia primária.
- profilaxia e tratamento de cefaleia vascular.
- tratamento alternativo da síndrome de Reiter.

Contraindicações
- gravidez.
- lactação.
- menores de 14 anos.
- hipersensibilidade a esta classe de fármacos.
- úlcera péptica ativa.
- insuficiência hepática ou renal grave.

Precauções
- devem ser usados com cautela em pacientes geriátricos, pois estes são mais propensos a sofrer ulceração ou hemorragia, de consequências graves, até mortes.
- não devem ser administrados a pacientes em que o ácido acetilsalicílico, iodetos ou outros anti-inflamatórios não esteroides causaram sintomas de asma, broncoespasmo, rinite, angioedema, urticária, pólipo nasal e outros sintomas de reações alérgicas ou anafilactoides.
- não se estabeleceram sua segurança e eficácia em crianças.

Interações medicamentosas
- por inibirem a agregação plaquetária e causarem ulceração gastrintestinal, podem ser perigosos para pacientes que tomam anticoagulantes cumarínicos ou indandiônicos, heparina, ou agentes trombolíticos.
- podem aumentar o efeito hipoglicemiante de agentes antidiabéticos orais ou insulina.
- podem diminuir os efeitos diuréticos, natriuréticos e anti-hipertensivos de agentes anti-hipertensivos ou diuréticos, principalmente do triantereno.
- o risco de efeitos colaterais gastrintestinais, incluindo ulceração ou hemorragia, pode aumentar quando tomados concomitantemente com ácido acetilsalicílico, adrenocorticoides, álcool, certas cefalosporinas, colchicina, corticotrofina, depressores da medula óssea, outros inibidores da agregação plaquetária, medicamentos que causam discrasias sanguíneas, radioterapia, ou suplementos de potássio.
- aumentam a concentração do lítio.
- metotrexato pode causar toxicidade grave, às vezes fatal.
- outros medicamentos nefrotóxicos ou o uso prolongado do paracetamol poderão aumentar o risco e/ou a gravidade de efeitos renais adversos.
- nifedipino ou verapamil podem deslocá-los dos sítios de ligação às proteínas e aumentar suas concentrações plasmáticas e o risco de toxicidade.
- compostos de ouro podem aumentar o risco de efeitos adversos.
- probenecida aumenta sua concentração plasmática por inibir a sua biotransformação hepática.

Os fármacos desta classe disponíveis no Brasil são: fenoprofeno cálcico, ibuprofeno, naproxeno e naproxeno sódico.

Outros fármacos desta classe e que, embora sejam também analgésicos, são mais usados como anti-inflamatórios são estudados no capítulo 21. São: cetoprofeno, diclofenaco, fentiazaco, flurbiprofeno, glucametacina, indometacina, pranoprofeno.

FENOPROFENO

É derivado do ácido benzenoacético. Sua estrutura química e ação farmacológica assemelham-se às do ibuprofeno. Sua eficácia é semelhante à do ácido acetilsalicílico, codeína ou dextropropoxifeno em pacientes com vários quadros clínicos dolorosos.

Usado na forma de sal cálcico di-hidratado.

Farmacocinética
- administrado por via oral, é rapidamente absorvido.
- atinge níveis plasmáticos máximos (50 mg/mL com dose de 600 mg) em 90 minutos.
- liga-se extensivamente às proteínas plasmáticas (mais de 99%).
- volume de distribuição: 0,08 a 0,1 L/kg.
- a ação antirreumática inicia-se em dois dias e atinge o efeito máximo em duas a três semanas.
- sofre biotransformação hepática quase completa, principalmente a conjugados glicurônidos; forma-se pequena quantidade de 4-hidroxifenoprofeno.
- meia-vida de eliminação: duas a três horas.
- 90% de uma dose, na forma de metabólitos, são excretados pela urina em 24 horas; pequenas quantidades do fármaco íntegro se recuperam nas fezes.

Doses
- via oral, adultos, como analgésico, 200 mg cada 4 a 6 horas; como antirreumático, 300 a 600 mg três ou quatro vezes ao dia; dose máxima, 3,2 g; para ataques agudos de inflamação, 800 mg cada 6 horas durante 3 a 8 dias.

Efeitos adversos
- dispepsia, náusea, vômito, constipação.
- tontura, sonolência, sudorese, astenia.
- cólicas abdominais, flatulência, anorexia, cefaleia.
- sensibilidade, irritação, ou ulceração da mucosa oral.
- reações hepáticas, renais, idiossincráticas e diversas.

Interações medicamentosas
- as já citadas.
- pode interferir com as determinações de triiodotironina total e livre.
- ácido acetilsalicílico acelera sua depuração metabólica, reduzindo assim sua biodisponibilidade.
- antiácidos podem diminuir significativamente suas concentrações plasmáticas.
- fenobarbital pode diminuir sua meia-vida plasmática.

▸ *TRANDOR (Eli Lilly), 10 e 100 cáps. × 200 mg*

IBUPROFENO

O ibuprofeno é derivado do ácido fenilpropiônico.

1.38 DEPRESSORES DO SISTEMA NERVOSO CENTRAL

FARMACOCINÉTICA
- por via oral, é rapidamente absorvido do trato gastrintestinal.
- atinge a concentração plasmática máxima (23-45 μg/mL com dose de 400 mg e 56-66 μg/mL com dose de 800 mg) em 1,2 a 2,1 horas.
- liga-se extensivamente (cerca de 99%) a proteínas plasmáticas.
- sofre biotransformação hepática.
- meia-vida: aproximadamente duas horas.
- rapidamente excretado pela urina, menos de 1% na forma inalterada e aproximadamente 99% como metabólitos, principalmente conjugados.

INDICAÇÕES
- as já citadas.
- alívio de artrite juvenil aguda ou crônica.

DOSES
- via oral, adultos, como analgésico, 200 a 400 mg cada 4 a 6 horas.
- via oral, adultos, para ataques de artrite, 800 mg cada 8 horas inicialmente; a dose é reduzida a 400 mg cada 6 horas durante 24 a 72 horas após o desaparecimento dos sintomas.
- via oral, adultos, para artrite reumatoide e osteoartrite, 1,2 a 3,2 g diariamente em tomadas divididas.
- via oral, crianças, para artrite juvenil, 30 a 40 mg/kg/dia divididos em 3 ou 4 tomadas.

EFEITOS ADVERSOS
- náusea, vômito.
- diarreia, azia, constipação, dor epigástrica.
- tontura, delírio, cefaleia.
- meningite asséptica.
- erupções maculopapulares, eritematosas, ou urticariformes.
- prurido generalizado.
- reações hepáticas, renais, idiossincráticas e diversas.

- ▶ ACTIPROFEN (Sanofi Winthrop), 20 comprimidos × 200 mg
- ▶ ADVIL (Wyeth), 20 e 100 comprimidos × 200 mg 3, 8 e 36 cáps. × 400 mg
- ▶ ALIVIUM (Schering-Plough), 10 comprimidos × 400 e 600 mg fr. de 20, 30, 40, 50 e 60 mL com 50 mg/mL (gotas)
- ▶ ARTRIL 300 (Farmasa), 20 comprimidos × 300 mg
- ▶ ARTRIL 600 (Farmasa), 20 comprimidos × 600 mg
- ▶ BENOTRIN (EMS), 30 drág. × 600 mg
- ▶ BUSCOFEN (Boehringer Ingelhein), 10 cápsulas × 400 mg
- ▶ DALSY (Abbott), fr. com 200 mL c/ seringa dosadora × 100 mg/5 mL
- ▶ DANILON (Allergan), 30 comprimidos × 600 mg
- ▶ DORALIV (Aché), fr. de 30 mL com 50 mg (gotas)
- ▶ DORETRIM (Novartis), 30 cáps. × 400 mg fr. de 200 mL c/ seringa dosadora com 100 mg/5 mL (suspensão oral)
- ▶ IBUFRAN (Neo-Química), 20 comprimidos × 300 mg 10 comprimidos × 400 mg 30 comprimidos × 600 mg fr. de 30 mL com 50 mg/mL (suspensão oral)
- ▶ IBUPROFENO (Brainfarma), fr. de 30 mL com 50 mg/mL (gotas), (genérico)
- ▶ IBUPROFENO (EMS), 20 comprimidos × 200 mg (genérico)
- ▶ IBUPROFENO (Neoquímica), fr. de 20 mL com 100 mg/mL (gotas), (genérico)
- ▶ IBUPROFENO (Teuto-Brasileiro), 20 comprimidos × 300 e 600 mg fr. de 30 mL com 50 mg/mL (gotas), (genérico)
- ▶ IBUPROFENO (União Química), 20 drág. × 600 mg
- ▶ LOMBALGINA (Neo-Química), 20 comprimidos × 300 mg
- ▶ MOTRIN (Pharmacia Brasil), 30 drág. × 600 mg
- ▶ PARARTRIN (Cazi), 30 comprimidos × 300 e 600 mg
- ▶ SANAFEN (GlaxoSmithKline), 8 e 24 comprimidos × 200 mg
- ▶ UNIPROFEN (União Química), 20 comprimidos × 400 mg

IBUPROFENO + PARACETAMOL

▶ Veja **paracetamol + ibuprofeno**

IBUPROFENO + ARGININA

- ▶ SPIDUFEN 400 (Zambon), (ibuprofeno 400 mg + arginina 370 mg por envelope), 6, 20 e 100 envelopes
- ▶ SPIDUFEN 600 (Zambon), (ibuprofeno 600 mg + arginina 555 mg por envelope) 10 envelopes × 600 mg

NAPROXENO

Este fármaco é usado tanto na forma de ácido quanto na de sal sódico. O ácido é praticamente insolúvel em água, ao passo que o sal sódico é hidrossolúvel.

O naproxeno sódico é absorvido mais rapidamente e produz nível plasmático mais alto que o ácido. As outras propriedades e ações das duas formas são as mesmas.

Seu efeito analgésico é comparável ao do ácido acetilsalicílico, da associação ácido acetilsalicílico + codeína, do paracetamol, ou da pentazocina, e de duração mais longa.

Na artrite reumatoide, o naproxeno é mais eficaz que ibuprofeno, fenoprofeno ou indometacina, nesta sequência, ou, pelo menos, tão eficaz quanto estes.

É um dos anti-inflamatórios não esteroides mais bem tolerados.

FARMACOCINÉTICA
- rápida e completamente absorvido pelas vias oral ou retal.
- a ligação às proteínas plasmáticas é muito alta (cerca de 99%).
- atinge a concentração plasmática máxima (90 μg/mL com dose de 750 mg) em 2 a 4 horas; e sal sódico, em 1 a 2 horas.
- o volume aparente de distribuição é de aproximadamente 0,1 L/kg.
- atinge o estado de equilíbrio em 2 a 2,5 dias.
- sofre biotransformação hepática.
- a meia-vida de eliminação é dose-dependente e varia de 12 a 15 horas.
- cerca de 60% são eliminados pela urina, principalmente na forma de glicuronídio; 28% são excretados como glicuronídio do metabólito 6-desmetilado e 10% na forma inalterada.
- menos de 3% de naproxeno e seus metabólitos são excretados pelas fezes.

DOSES
- para alívio de dor suave a moderada ou tratamento de dismenorreia primária, 500 mg de naproxeno inicialmente, seguida por 250 mg cada 6 a 8 horas; ou 550 mg de naproxeno sódico, seguida de 275 mg cada 6 a 8 horas.
- para inflamação leve a moderadamente grave do músculo esquelético e de tecido mole, 250 mg de naproxeno ou 275 mg de naproxeno sódico duas vezes por dia; em tratamentos prolongados, a dose deve ser ajustada.
- para ataques inflamatórios agudos, 750 mg seguida de 250 mg cada 8 horas até a cessação dos ataques.
- para artrite reumatoide e osteoartrite, 500 a 750 mg diariamente divididos em duas tomadas.
- crianças, 10 mg/kg de peso corporal, divididos em duas tomadas.

EFEITOS ADVERSOS
- náusea, tontura, azia, cefaleia, mal-estar abdominal, sonolência, constipação e diarreia.
- sangramento gastrintestinal, mas menos frequente que o produzido pelo ácido acetilsalicílico; entretanto, esta reação poderá ser grave e causar ulcerações.

INTERAÇÕES MEDICAMENTOSAS
- as já citadas.
- outros medicamentos fotossensibilizantes poderão causar efeitos fotossensibilizantes aditivos.

- ▶ NAPROSYN (Roche), 15 comprimidos × 250 mg 20 comprimidos × 500 mg fr. de 100 mL com 25 mg/mL (suspensão)
- ▶ NAPROXENO (Apotex), 15 comprimidos × 250 mg (genérico) 20 comprimidos × 500 mg (genérico)
- ▶ NAPROXENO (Biosintética), 15 comprimidos × 250 mg (genérico) 20 comprimidos × 200 mg (genérico)
- ▶ NAPROXENO (Neo-Química), 20 comprimidos × 550 mg (genérico)
- ▶ NAPROXENO (Teuto-Brasileiro), 20 comprimidos × 250 e 500 mg

NAPROXENO SÓDICO

- ▶ FLANAX (Syntex), 15 comprimidos × 250 mg 20 comprimidos × 275 e 500 mg 10 comprimidos × 550 mg fr. de 60 mL com 25 mg/mL (suspensão)
- ▶ NAPROXENO SÓDICO (Apotex), 10 comprimidos × 550 mg (genérico)

▶ Derivados de ácidos heteroarilacéticos

Os derivados deste grupo, que na realidade é um subgrupo de derivados de ácidos arilpropiônicos, são mais utilizados com agentes anti-inflamatórios e estão descritos no capítulo 21, em agentes anti-inflamatórios não esteroides. O único representante desta classe que é utilizado como analgésico e descrito aqui é o cetorolaco. Em oftalmologia é utilizado como anti-inflamatório.

CETORLACO

É derivado do ácido heteroarilacético, um anti-inflamatório não esteroide (AINE) quimicamente relacionado à indometacina e à tolmetina. Seu mecanismo de ação é semelhante ao de outros AINES inibindo a atividade da ciclo-oxigenase com a consequente diminuição dos precursores de prostaglandinas e tromboxano e redução da síntese de prostaglandina. Sua atividade analgésica está relacionada com o bloqueio do impulso da dor. Exerce ainda ação antiagregante plaquetária reversível, em geral entre 24 e 48 horas após a suspensão do fármaco.

Comercializado como cetorolaco de trometamina. Nos EUA e Canadá são utilizadas as apresentações oral, IM e IV. No Brasil são comercializadas as apresentações sublingual e oftálmica.

FARMACODINÂMICA
- analgésico.

FARMACOCINÉTICA
- absorções rápida e completa após administrações IM e oral. O uso concomitante com alimentos ricos em lipídios altera a velocidade de absorção, mas não a extensão.
- volume de distribuição de cerca de 0,15 a 0,33 L/kg. Nos portadores de insuficiência renal, o enantiômero ativo –S possui o dobro do Vol_D e o enantiômero –R, cerca de 20% a mais.
- início da ação entre 30 minutos e uma hora e dependente da dose. Duração da ação (IM ou IV): 4 a 6 horas.
- para dose única IM de até 60 mg, atinge o pico da concentração plasmática máxima em 30 a 60 minutos. Para as doses de 15 e 30 mg IV, $C_{máx}$ atingida de 1,1 ± 0,7 e 2,9 ± 1,8 minuto, respectivamente. Para uma dose oral única de 10 mg, 44 ± 34 minutos.
- na aplicação da solução oftálmica os níveis séricos são baixos em torno do décimo dia e não são detectados após 24 dias. No humor aquoso atinge concentração média de 95 ng/mL.
- > 99% ligam-se às proteínas plasmáticas.
- atinge o estado de equilíbrio em cerca de 24 horas, em administrações a cada 6 horas.
- < 50% sofrem biotransformação hepática formando dois metabólitos principais: um conjugado glicurônico e o *p*-hidroxicetorolaco, ambos com pouca atividade.
- meia-vida, para forma racêmica, de cerca de 5,3 horas nos pacientes com função renal normal. Os idosos apresentam valores discretamente maiores. Nos portadores de insuficiência renal, entre 10,3 e 10,8 horas. Naqueles submetidos a diálise, cerca de 13,6 horas. Para os enantiômeros –S e –R, nos pacientes com função renal normal, 2,5 horas e 5 horas, respectivamente.
- 91% eliminados pelos rins e 6% pela via bile/fecal, sendo a eliminação do enantiômero –S cerca de duas vezes mais rápida.
- depuração em pacientes com função renal normal: para 30 mg IM, 0,023 L/kg/h; para 30 mg IV, 0,03 L/kg/h; para 10 mg VO, 0,025 L/kg/h. Para os pacientes idosos e para doses IM de 30 mg e oral de 10 mg, 0,019 e 0,024 L/kg/h, respectivamente. Na presença de insuficiência hepática: 0,029 L/kg/h para uma dose de 30 mg IM e 0,033 L/kg/h para uma dose oral de 10 mg. Na insuficiência renal com creatinina sérica variando entre 1,9 e 5 mg/100 mL: 0,015 L/kg/h para uma dose de 30 mg IM e 0,016 L/kg/h para uma dose oral de 10 mg. Em pacientes submetidos a diálise, 0,016 L/kg/h para uma dose IM de 30 mg.
- não removível significativamente por hemodiálise.

INDICAÇÕES
- tratamento da dor aguda de intensidade moderada a grave e em que poderia ser necessário o uso de opiáceos, principalmente no pós-operatório. Indica-se o uso oral como manutenção após administração parenteral. A duração máxima do tratamento não deve ser superior a cinco dias.
- em oftalmologia, no tratamento da conjuntivite alérgica, como preventivo e no tratamento da inflamação ocular no pós-operatório de catarata.

DOSES
- para paciente de 16 a 64 anos, com peso mínimo de 50 kg, 20 mg VO, inicialmente seguidos de 10 mg até quatro vezes ao dia a intervalos de 4 ou 6 horas.
- para pacientes com alteração da função renal, 10 mg até quatro vezes ao dia a intervalos de 4 ou 6 horas.
- como dose máxima oral para adultos, incluindo > 65 anos, 40 mg/dia não excedendo um total de 5 dias.
- > 65 anos, 10 mg até quatro vezes ao dia a intervalos de 4 a 6 horas.
- para conjuntivite alérgica, 1 gota 4 vezes ao dia. Como anti-inflamatório oftálmico, 1 gota 4 vezes ao dia iniciando-se 24 horas após cirurgia de catarata e continuando por duas semanas. Neste último caso pode ser iniciado 24 horas antes da cirurgia e mantido por 3 a 4 semanas.

CONTRAINDICAÇÕES
- hipersensibilidade ao fármaco.
- discrasias sanguíneas.
- hemorragia cerebrovascular, sangramento gastrintestinal ativo ou recente, úlcera péptica, colite ulcerativa ou histórico de doença ulcerativa gastrintestinal.
- insuficiência renal grave.
- como analgésico, em profilaxia da dor no pré-operatório.
- no intraoperatório na presença de hemorragia.
- uso > 5 dias.
- pólipos nasais associados com broncoespasmo, angioedema, anafilaxia induzida por aspirina ou reações alérgicas relacionadas com AINES.
- gravidez e lactação.
- < 16 anos.
- uso concomitante de ácido acetilsalicílico ou outros AINES.
- uso simultâneo de probenecida.

PRECAUÇÕES
- pode ocorrer reação cruzada com AINES.
- pode provocar ulceração gastrintestinal e/ou sangramento e toxicidade renal.
- inibe a agregação plaquetária.
- pode mascarar o início e a progressão de infecções.
- recomenda-se avaliar o risco para administração nos seguintes casos: asma brônquica, hepatopatia ativa ou doença colestática, alcoolismo ativo, doença inflamatória intestinal, tabagismo, alteração importante da função cardíaca, insuficiência renal leve a moderada, edema, hipovolemia, sepse, lúpus eritematoso sistêmico.
- vigiar a administração aos > 65 anos.

EFEITOS ADVERSOS
- ulceração e/ou sangramento gastrintestinal.
- edema, edema agudo de pulmão.
- febre.
- hipertensão arterial sistêmica.
- púrpura, exantema, trombocitopenia.
- estomatite.
- reações de anafilaxia.
- asma brônquica, broncoespasmo, dispneia.
- anemia, sangramento cirúrgico, pós-operatório.
- hematoquezia.
- icterícia colestática.
- alterações visuais.
- dermatite esfoliativa, eosinofilia.
- desmaio, convulsões, alucinações, depressão mental, psicose, meningite asséptica.
- síndrome urêmica hemolítica.
- hepatite, pancreatite aguda.
- nefrite, insuficiência renal aguda.
- síndromes de Stevens-Johnson e de Lyell.
- prolongamento do tempo de coagulação.
- aumento dos níveis séricos de ureia, creatinina, potássio.
- alteração das provas de função hepática, principalmente transaminases.

INTERAÇÕES MEDICAMENTOSAS
- o uso concomitante de probenecida diminui a eliminação do cetorolaco.
- embora não tenham sido documentadas interações com o cetorolaco, há risco em potencial como com outros AINES: a) corticosteroides, suplementos de potássio, álcool, trombolíticos, heparina, anticoagulantes orais: risco de ulceração e/ou sangramento gastrintestinal ou outro; b) paracetamol: risco de efeitos adversos renais; c) diuréticos e outros anti-hipertensivos: diminuição dos efeitos destes; d) ácido acetilsalicílico ou outros AINES: toxicidade adicional; e) cefamandol, cefoperazol, cefotetano, plicamicina e ácido valproico podem produzir hipotrombinemia; f) compostos à base de ouro: risco de efeitos adversos renais; g) lítio e metotrexato: aumento da concentração destes.

▶ *ACULAR (Allergan)*, fr. de 5 mL com 5 mg/mL (sol. oftálmica)
▶ *ACULAR LS (Allergan)*, fr. de 5 e 10 mL com 5 mg/mL (sol. oftálmica)
▶ *CETOROLACO DE TROMETAMINA (Biosintética)*, fr. de 5 mL com 5 mg/mL (sol. oftálmica), (genérico)
▶ *CETOROLACO DE TROMETAMINA (Cristália)*, fr. de 5 mL com 5 mg/mL (sol. oftálmica), (genérico)
▶ *CETOROLACO DE TROMETAMINA (EMS)*, fr. de 5 mL com 5 mg/mL (solução oftálmica), (genérico)
▶ *CETOROLACO DE TROMETAMINA (Eurog./Legrand)*, fr. de 5 mL com 5 mg/mL (solução oftálmica), (genérico)
▶ *CETOROLACO DE TROMETAMINA (Germed)*, fr. de 5 mL com 5 mg/mL (sol. oftálmica), (genérico)
▶ *CETROLAC (Genom)*, fr. de 5 mL (solução oftálmica)
▶ *DEOCIL (Diffucap-Chemobras)*, 10 e 20 comprimidos sublinguais × 10 mg
▶ *OPTILAR (Geolab)*, fr. de 5 mL com 5 mg/mL
▶ *TORADOL (Roche)*, 10 amp. de 1 mL com 30 mg (solução injetável)
▶ *TORAGESIC (Sigma Pharma)*, 10 comprimidos sublinguais × 10 mg
▶ *TROMETANOL CETOROLACO (Geolab)*, fr. de 5 mL com 5 mg/mL (genérico)

▶ OUTROS ANALGÉSICOS

Além dos analgésicos que também são usados como antipiréticos, há aqueles que se utilizam exclusivamente como analgésicos, embora possam exercer igualmente outras ações. Estes fármacos podem ser divididos nas seguintes classes: fármacos usados no tratamento de neuralgias, fenamatos, fármacos antienxaqueca e diversos.

▶ Fármacos usados no tratamento de neuralgias

As neuralgias são tratadas por diversos fármacos que apresentam atividade anticonvulsivante, miorrelaxante, ou antidepressiva, e descritos em outras seções ou capítulos deste dicionário. Estes compostos são frequentemente mais úteis do que os fármacos dotados de propriedades analgésicas gerais. Alguns deles podem exercer atividade analgésica inibindo a transmissão da dor pós-sináptica.

Distinguem-se quatro tipos principais de neuralgias:

1. *Neuralgia do trigêmeo*

O fármaco de escolha é a carbamazepina, usada principalmente como anticonvulsivante. A segunda opção é o baclofeno, empregado geralmente como miorrelaxante. A terceira escolha é a fenitoína, utilizada mais como anticonvulsivante. Nos casos de malogro repetido no tratamento terapêutico, deve-se recorrer à cirurgia, que é quase sempre eficaz.

2. *Neuralgia glossofaríngea*

Como fármaco de eleição usa-se a carbamazepina. Se a dor persistir, a cocainização da faringe pode proporcionar alívio temporário. Em casos refratários à carbamazepina, recomenda-se a secção cirúrgica do nono nervo craniano.

3. *Neuralgia pós-herpética*

Neste tipo de neuralgia é eficaz a amitriptilina, cujo emprego principal é como antidepressivo.

4. *Neuropatia diabética*

Em geral, a dor desta neuralgia não responde à terapia com fármacos. Seu tratamento deve incluir o controle das concentrações de glicose sanguínea e a administração de analgésicos não opiáceos, embora estes não atenuem significativamente a dor. Determinadas dores relacionadas com esta neuropatia podem ceder a um dos seguintes fármacos: carbamazepina, fenitoína ou antidepressivos tricíclicos (amitriptilina, imipramina).

▶ Fenamatos e isósteros

Fenamatos são derivados do ácido *N*-arilantranílico. Seu emprego principal é como anti-inflamatórios. Alguns, porém, possuem também ou exclusivamente propriedades analgésicas e, por isso, são indicados para o alívio de dor moderada. Como analgésicos desta classe atuam os seguintes fármacos: ácido mefenâmico, clonixinato de lisina. São inibidores da biossíntese de prostaglandinas.

ÁCIDO MEFENÂMICO

Corresponde ao ácido *N*-(2,3-xilil)antranílico. Sua eficácia não é maior do que a do ácido acetilsalicílico e outros analgésicos suaves, que devem ser os preferidos, pois o ácido mefenâmico causa efeitos adversos graves.

Farmacodinâmica

- analgésico, antidismenorreico e profilático e supressor da cefaleia vascular.

Farmacocinética

- administrado por via oral, é absorvido do trato gastrintestinal.
- liga-se extensivamente às proteínas séricas.
- atinge a concentração plasmática máxima (3,6 μg/mL com dose de 250 mg e 10 μg/mL com dose de 1.000 mg) em 2 a 4 horas.
- sofre biotransformação hepática, formando derivados 3′-hidroximetilados e 3′-carboxilatos.
- excretado pelo leite.
- meia-vida de eliminação: 2 horas.
- excretado pelas vias urinária (67%) e biliar (até 25%), dentro de 48 horas, principalmente na forma de metabólitos acilglicuronídios.

Indicações

- profilaxia e tratamento de cefaleia vascular.
- alívio de dor leve a moderada causada por neoplasia metastática.
- alívio da dor e outros sintomas causados por dismenorreia primária e por dispositivos intrauterinos.
- profilaxia ou tratamento da enxaqueca resultante da menstruação.

Doses

- via oral, adultos e crianças com mais de 14 anos, 500 mg inicialmente, seguida por 250 mg cada seis horas, de preferência com alimento, por não mais do que uma semana.

Contraindicações

- hipersensibilidade ao ácido mefenâmico.
- insuficiência renal.
- pacientes em quem o ácido acetilsalicílico e outros anti-inflamatórios não esteroides induzem sintomas de broncoespasmo, rinite alérgica ou urticária.
- ulceração ativa ou inflamação crônica do trato gastrintestinal.
- gravidez.
- lactação.
- menores de 14 anos.

Precauções

- em caso de dor abdominal, de febre inexplicada, de astenia, ou de aparecimento de icterícia, recomenda-se dosar as transaminases; se elas estiverem elevadas, deve-se interromper o tratamento e jamais voltar a ingerir fenamatos.
- podem ocorrer reações alérgicas e até choque; frequentemente, elas são precedidas pela ocorrência, em uma tomada anterior, de sintomas menores, tais como: formigamento da palma das mãos e planta dos pés, vermelhidão brusca do rosto e do pescoço, erupção cutânea, sensação de picadas na faringe, sensação de mal-estar. Estes antecedentes, que devem ser pesquisados por interrogatório antes de toda nova prescrição, contraindicam o prosseguimento ou retomada do tratamento pelos fenamatos, em razão de possível sensibilidade cruzada; em qualquer caso de alterações alérgicas, hepáticas ou renais, o tratamento deve ser interrompido e o paciente deve ser advertido para não tomar mais fenamatos.
- não ultrapassar a dose habitual.
- sempre beber muita água com cada tomada.
- evitar ingerir bebidas alcoólicas durante o tratamento.

Efeitos adversos

- distúrbios gastrintestinais: diarreia, sangramento gastrintestinal oculto, constipação, náusea, dispepsia, dor abdominal e vômito.
- crises epilépticas generalizadas.
- cefaleia, sonolência, vertigem e tontura.
- anemia hemolítica, agranulocitose, púrpura trombocitopênica e anemia megaloblástica.
- pode exacerbar a asma.
- deve-se interromper o tratamento quando ocorrer exantema ou diarreia.

Interações medicamentosas

- pode aumentar o risco de ulceração ou hemorragia quando ingerido concomitantemente com álcool, outros analgésicos ou penicilinas.
- pode potencializar os efeitos dos anticoagulantes cumarínicos ou indandiônicos, heparina ou agentes trombolíticos.
- pode aumentar o efeito hipoglicêmico dos agentes antidiabéticos mediante deslocamento das proteínas séricas.
- pode diminuir os efeitos dos anti-hipertensivos ou diuréticos.
- betabloqueadores, em caso de hipotensão ou choque, reduzem as reações cardiovasculares de compensação.
- cefalosporinas podem causar hipoprotrombinemia bem como inibição da agregação plaquetária, além de aumentar o risco de sangramento.
- outros inibidores da agregação plaquetária podem aumentar o risco de sangramento.
- paracetamol pode aumentar o risco de efeitos renais adversos.

▶ ÁCIDO MEFENÂMICO (Biosintética), 24 comprimidos × 500 mg (genérico)
▶ PONSDRIL (Legrand), 24 comprimidos × 500 mg
▶ PONSTAN (Pfizer), 24 comprimidos × 500 mg
▶ STANDOR (União Química), 24 comprimidos × 500 mg

CLONIXINATO DE LISINA

Também chamado clonixina, é um analgésico não esteroide e isóstero heterocíclico dos fenamatos, pertencente ao grupo dos não salicílicos e ao subgrupo dos derivados do ácido antranílico.

Possui importante ação analgésica, anti-inflamatória e antipirética moderadas. Inibe a atividade da ciclo-oxigenase e consequentemente das prostaglandinas, de maneira reversível. Exerce ainda certa ação farmacológica em nível talâmico e medular.

Farmacodinâmica

- analgésico, anti-inflamatório e antipirético.

Farmacocinética

- rápida absorção por via oral, em torno de 10 minutos.
- pico de ação precoce, com níveis plasmáticos terapêuticos em torno de 1 hora.
- níveis plasmáticos eficazes até 6 horas.
- ligação proteica de 96-98%.
- sofre biotransformação hepática produzindo 4 tipos de metabólitos diferentes.
- eliminado pela urina em 74% e 24,8% pelas fezes.

Indicações

- tratamento da dor de diversas etiologias: cefaleia, odontalgia, dismenorreia, mialgia, dor articular, dor traumática, dor pós-cirurgia.

Doses

- para adultos e crianças maiores de 10 anos, 125 mg 3 a 4 vezes ao dia, em intervalos regulares, com ajuste posológico de acordo com a intensidade da dor, dose máxima diária de 750 mg.
- para administração parenteral, 100 a 200 mg por via IM ou IV cada 6 horas.

Contraindicações

- úlcera péptica ativa ou hemorragia gastrintestinal.
- gravidez.

Efeitos adversos

- dores epigástricas, náuseas, pirose, vômito, hemorragia digestiva.

INTERAÇÕES MEDICAMENTOSAS
- potencializa o efeito dos anticoagulantes orais.

▶ *DOLAMIN (Sintofarma), 16 e 30 comprimidos × 125 mg*
6 ampolas de 4 mL × 200 mg

ASSOCIAÇÃO
▶ *DOLAMIN FLEX (Farmoquímica), (clonixinato de lisina 125 mg + cloridrato de ciclobenzaprina 5 mg por comprimido), 15 comprimidos*

▶ Fármacos antienxaqueca

A enxaqueca é quadro clínico aflitivo que, até onde se sabe, restringe-se ao homem. Embora seja síndrome tão familiar, é difícil definir a enxaqueca. Ela caracteriza-se pelo aparecimento de dores de cabeça recorrentes, em geral com caráter pulsátil, precedidas ou não por sintomas neurológicos focais, denominados de aura. Seguem-se, às vezes, náuseas, vômitos, fotofobia e fonofobia. Horas ou dias antes da cefaleia podem surgir alguns sintomas premonitórios, tais como: hiperatividade, depressão nervosa, irritabilidade, bocejos repetidos, falta de memória, desejos de comer certos alimentos e sonolência.

A Sociedade Internacional de Cefaleia, em 1988, dividiu a enxaqueca nos seguintes subgrupos: enxaqueca sem aura, antigamente denominada de enxaqueca forma comum; enxaqueca com aura, anteriormente chamada enxaqueca clássica; enxaqueca oftalmoplégica; enxaqueca retiniana; síndrome periódica da infância, que pode ser precursora da enxaqueca ou associada a ela; e complicações da enxaqueca, que incluem: a) *status* enxaquecoso; b) infarto enxaquecoso, antigamente denominado de enxaqueca complicada.

A fisiopatologia da enxaqueca é complexa e pouco compreendida. Diversas teorias, neurogênicas e vasculares, têm sido aventadas para explicar a etiologia da enxaqueca. Segundo as teorias neurogênicas, a causa da enxaqueca reside dentro do cérebro; as alterações vasculares observadas na síndrome seriam epifenômenos. As teorias vasculares, por outro lado, propõem que a enxaqueca resulta da dilatação excessiva de artérias cranianas extracerebrais (principalmente do couro cabeludo e/ou durais) e anastomoses arteriovenosas.

Os fatores implicados mais comumente na patogênese da enxaqueca são de diversas ordens: físicos, psicológicos, médicos, hormonais, dietéticos, climáticos e outros.

O controle da enxaqueca, em que o fator hereditário atinge 65% a 70% dos pacientes afetados, inicia-se com a explicação apropriada aos pacientes sobre a natureza benigna da síndrome e com o estabelecimento de boa relação médico-paciente. A profilaxia mais eficaz é a psicoterapia de suporte.

O primeiro objetivo da prevenção da enxaqueca consiste em impedir as crises, evitando os fatores desencadeantes. Em alguns pacientes a simples modificação de hábitos alimentares e de estilo de vida os auxilia muito.

O segundo meio de controlar a enxaqueca baseia-se na utilização de tratamento não medicamentoso, como a terapia de relaxamento, prática de exercícios esportivos, acupuntura, tala oclusal, *biofeedback* e várias formas de medicina folclórica. Nas crises leves de enxaqueca podem ser suficientes o repouso em quarto escuro, analgésicos e sono. Essas técnicas proporcionam benefício a cerca de 70% dos pacientes. Nas crises mais intensas de enxaqueca deve-se recorrer a fármacos eficazes, específicos e/ou inespecíficos. Não raro dois ou mais destes meios são utilizados simultaneamente.

Os fármacos usados na terapia da enxaqueca podem ser divididos em dois grupos: aqueles usados profilaticamente para reduzir o número de crises enxaquecosas e fármacos que abortam crise enxaquecosa instalada.

Na profilaxia da enxaqueca são mais utilizados fármacos que pertencem a uma das seguintes classes farmacológicas: antagonistas da serotonina, antidepressivos tricíclicos, anti-inflamatórios não esteroides, betabloqueadores, bloqueadores dos canais de cálcio e compostos de lítio.

Para o alívio sintomático da dor causada pela enxaqueca são mais usados fármacos pertencentes às seguintes classes: analgésicos, antagonistas da serotonina e anti-inflamatórios não esteroides.

1. *Analgésicos*
Os mais utilizados são ácido acetilsalicílico e paracetamol. Foram descritos na seção *Analgésicos-antipiréticos* deste capítulo. São usados isoladamente e também em associação, sobretudo com cafeína e, às vezes, outros fármacos, principalmente antagonistas da serotonina. Aqui também é descrito outro fármaco antienxaqueca, o isometepteno.

ISOMETEPTENO

É a N-1,5-trimetil-4-hexenilamina, um estimulante adrenérgico pertencente ao grupo das aminas alifáticas. Bloqueia a atividade da acetilcolina nas sinapses ganglionares do sistema nervoso autônomo e apresenta ação espasmolítica, atuando diretamente sobre a musculatura lisa. Atua suprimindo a cefaleia de origem vascular. Seu mecanismo íntimo de ação não está completamente esclarecido. Comercializado como mucato e utilizado, no Brasil, em associação com outros fármacos. Como é usado em associação com o metamizol sódico e com a cafeína anidra, observar as contraindicações, efeitos adversos e interações dos fármacos com os quais o isometepteno está associado.

FARMACODINÂMICA
- analgésico, antiespasmódico, antienxaqueca.

FARMACOCINÉTICA
- perfil farmacocinético semelhante ao do paracetamol.
- o metabólito urinário principal é o trans-2-metil-6-metilamino-2-heptano-1-ol.

INDICAÇÕES
- tratamento da cefaleia, cefaleia tipo tensão e da enxaqueca.

DOSE
- para cefaleia do tipo tensão, 1 ou 2 cápsulas (30 mg cada), de quatro em quatro horas, até um total de 8 cápsulas ao dia.
- para cefaleia vascular, tipo enxaqueca, 2 cápsulas como dose de ataque seguidas de 1 cápsula de hora em hora, de acordo com a resposta clínica, até um total de 5 cápsulas em um período de 12 horas.

CONTRAINDICAÇÕES
- as mesmas do paracetamol.

EFEITOS ADVERSOS
- os mesmos do paracetamol.

INTERAÇÕES MEDICAMENTOSAS
- as mesmas do paracetamol.

▶ *CEFALINA (Neoquímica), (metamizol sódico 300 mg + mucato de isometepteno 30 mg + cafeína anidra 30 mg por comprimido), 20 e 100 comprimidos*
(metamizol sódico 300 mg + mucato de isometepteno 50 mg + cafeína anidra 30 mg cada mL), fr. de 15 mL (gotas)
▶ *SEDALGINA (mucato de isometepteno 30 mg + metamizol sódico 300 mg + cafeína 30 mg por drágea), 30 drágeas*

2. *Anti-inflamatórios não esteroides*
Os usados são: ácido flufenâmico, ácido mefenâmico, ácido tolfenâmico, diclofenaco, ibuprofeno e naproxeno. Alguns destes são descritos em outras seções deste capítulo e, outros, no Capítulo 21.

3. *Antagonistas da serotonina*
Os empregados são: di-hidroergotamina, ergotamina, metisergida, naratriptana, pizotifeno, rizatriptana, sumatriptana e zolmitriptana.

DI-HIDROERGOTAMINA

Atua como antagonista α-adrenérgico e antisserotoninérgico. Usada na forma de mesilato.

FARMACODINÂMICA
- supressor da cefaleia vascular, anti-hipotensor e adjuvante à profilaxia da trombose.

FARMACOCINÉTICA
- início de ação: via intramuscular, 15 a 30 minutos; via intravenosa, menos de 5 minutos.
- duração de ação: via intramuscular, 3 a 4 horas.
- sofre eliminação pré-sistêmica extensiva.
- eliminação do plasma é rápida e bifásica: a meia-vida da fase alfa é, em média, 1,35 minuto e a meia-vida da fase beta é 23 minutos.
- concentrações plasmáticas máximas são atingidas em 2 a 11 minutos.
- excretada pela urina, menos de 10% como fármaco inalterado e na forma de metabólitos.

INDICAÇÕES
- tratamento de cefaleia vascular.
- profilaxia de trombose de veia profunda.
- tratamento de hipotensão ortostática.

DOSES
- via intramuscular, adultos, 1 mg no início de um ataque, repetida, se necessário, a intervalos horários até o total de 3 mg.
- via intravenosa, para efeito rápido, adultos, 1 mg, repetida, se necessário, uma vez após uma hora. A dose total não deve exceder 2 mg.

CONTRAINDICAÇÕES
- gravidez.
- hipersensibilidade aos alcaloides do esporão do centeio.
- portadores de doenças vasculares obstrutivas graves.

INTERAÇÕES MEDICAMENTOSAS
- outros alcaloides do esporão do centeio, ou outros vasoconstritores, incluindo os presentes em alguns anestésicos locais, podem resultar em vasoconstrição aumentada.

1.42 DEPRESSORES DO SISTEMA NERVOSO CENTRAL

- nicotina dos fumantes inveterados constringe os vasos sanguíneos, podendo produzir isquemia vascular periférica.

▶ *DIHYDERGOT SPRAY NASAL (Novartis)*, 1 amp. de 1 mL com 4 mg para aerossol nasal

Associações
▶ *CEFALIUM (Aché)*, (mesilato de di-hidroergotamina 1 mg + cafeína 75 mg + cloridrato de metoclopramida 10 mg + paracetamol 450 mg por comprimido), 12 comprimidos
▶ *CEFALIV (Aché)*, (mesilato de di-hidroergotamina 1 mg + metamizol sódico 350 mg + cafeína 100 mg por comprimido), 12 comprimidos
▶ *MIGRALIV (Sigma Pharma)*, (mesilato de di-hidroergotamina 1 mg + cafeína 100 mg + metamizol sódico 350 mg por comprimido), 12 comprimidos
▶ *PARCEL (Novartis)*, (mesilato de di-hidroergotamina 1 mg + cafeína 40 mg + paracetamol 450 mg por drágea), 20 drág.
▶ *TONOPAN (Novartis)*, (mesilato de di-hidroergotamina 0,5 mg + cafeína 40 mg + propifenazona 125 mg por drágea), 16 drág.

ERGOTAMINA

Atua estimulando os receptores serotoninérgicos e α-adrenérgicos. Visto que pode causar dependência, sua suspensão deve ser gradual. Usada como tartarato e mesilato.

Farmacodinâmica
- supressor da cefaleia vascular.

Farmacocinética
- por inalação, é bem e rapidamente absorvida.
- por via oral, é pouco e lentamente absorvida (cerca de 60% de uma dose); parece que a cafeína facilita a absorção oral.
- por via sublingual, a absorção é muito pequena.
- sofre extensa eliminação pré-sistêmica, em que 97% do fármaco absorvido são degradados.
- rapidamente distribuída aos tecidos.
- meia-vida: aproximadamente duas horas.
- início de ação: por via oral é variável, geralmente dentro de 1 a 2 horas.
- tempo para atingir a concentração plasmática: 0,5 a 3 horas após administração oral.
- metabólitos são eliminados principalmente (90%) na bile e apenas traços (3% a 4%) pela urina.
- meia-vida de eliminação: 21 a 34 horas, o que explica o efeito terapêutico prolongado e a toxicidade.
- é removível por diálise.

Indicações
- tratamento de cefaleias vasculares, como enxaqueca e cefaleias histamínicas.
- fármaco de escolha no tratamento de ataques agudos de enxaqueca.
- alívio ou profilaxia de ataques agudos de cefaleia histamínica.

Doses
- devem ser individualizadas.
- inalação, adultos, uma inalação única (0,36 mg) no início de um ataque, repetida a intervalos de não menos de cinco minutos até um total de seis inalações em 24 horas (no máximo, 15 inalações em uma semana).
- via sublingual, adultos, 2 mg no início de um ataque, seguida por 2 mg cada 30 minutos se necessário (no máximo, 6 mg em 24 horas e 10 mg em uma semana).

Contraindicações
- gravidez.
- lactação.
- vasculopatias periféricas.
- hipertensão grave.
- cardiopatia coronariana.
- úlcera péptica.
- insuficiências hepática e renal.
- estados infecciosos.
- desnutrição.
- hipersensibilidade aos alcaloides do esporão do centeio.

Efeitos adversos
- náusea, vômito, mal-estar epigástrico, diarreia, polidipsia e sonolência.
- parestesias das extremidades, cãibras e fraqueza das pernas, mialgias, dor precordial anginoide, taquicardia e bradicardia sinusal transitórias.
- formigamento dos dedos dos pés e das mãos; quando ocorrem estes sintomas, o medicamento deve ser imediatamente suspenso.

Interações medicamentosas
- outros alcaloides do esporão do centeio, outros vasoconstritores, incluindo aqueles presentes em alguns anestésicos locais, ou vasopressores podem produzir isquemia vascular periférica e gangrena; o efeito pressor das aminas pressoras simpatomiméticas pode ser potencializado com possível hipertensão grave e ruptura dos vasos sanguíneos cerebrais.
- nicotina dos fumantes inveterados contrai os vasos sanguíneos, podendo produzir isquemia vascular periférica.
- a associação com eritromicina, ritonavir, outros inibidores da protease e verapamil pode produzir aumento da concentração sérica da ergotamina e deve ser evitada. O uso concomitante com macrolídios, principalmente eritromicina, pode desencadear ergotismo.

▶ *ERGOTRATE (Biolab)*, 12 comprimidos × 0,2 mg 100 amp. de 1 mL com 0,3 mg/mL (solução injetável)
▶ *GYNERGENE (Novartis)*, 5 amp. de 1 mL com 0,5 mg

Associações
▶ *CAFERGOT (Novartis)*, (tartarato de ergotamina 1 mg + cafeína 100 mg por comprimido), 20 comprimidos
▶ *MIGRAL (Q.I.F.)*, (tartarato de ergotamina 1 mg + ácido acetilsalicílico 300 mg + cafeína 100 mg + metilbrometo de homatropina 1, 2 mg por comprimido), 12 comprimidos
▶ *MIGRALIV (Sigma Pharma)*, (mesilato de di-hidroergotamina 1 mg + metamizol sódico 350 mg + cafeína 100 mg por comprimido), 12 comprimidos
▶ *MIGRANE (Sigma Pharma)*, (tartarato de ergotamina 1 mg + ácido acetilsalicílico 350 mg + cafeína 100 mg + metilbrometo de homatropina 1,2 mg por comprimido), 20 comprimidos
▶ *ORMIGREIN (Akzo)*, (tartarato de ergotamina 1 mg + cafeína 100 mg + paracetamol 220 mg + sulfato de atropina 12,5 μg + sulfato de hiosciamina 87,5 mg por comprimido), 10 e 100 comprimidos

METISERGIDA

É alcaloide semissintético do esporão do centeio. Não se conhece bem o seu mecanismo de ação em impedir a enxaqueca, mas pode estar relacionado com o seu efeito antisserotonina e com a inibição da liberação da histamina e estabilização das plaquetas contra a liberação espontânea de serotonina.

Devido ao risco de fibrose, em vários tecidos (cardíaco, peniano, pleuropulmonar e/ou retroperitoneal), não deve ser administrada por mais de seis meses; deve-se conservar intervalo de três a quatro semanas entre cada período de tratamento. Para evitar a cefaleia de rebote, recomenda-se suspender o fármaco gradualmente.

Farmacodinâmica
- profilático da cefaleia vascular.

Farmacocinética
- rapidamente absorvida após administração oral.
- início de ação: 1 a 2 dias.
- duração de ação: 1 a 2 dias.
- sofre biotransformação, provavelmente hepática.
- excretada pela urina (56%), na forma íntegra e na de metabólitos.

Indicações
- profilaxia da enxaqueca e cefaleias histamínicas episódicas em pacientes com cefaleias frequentes e/ou incapacitantes.

Doses
- adultos, para profilaxia da enxaqueca, inicialmente, 2 mg às refeições no primeiro dia, aumentada para 2 mg nos dias dois e três até atingir 6 mg diariamente.
- adultos, para profilaxia da cefaleia histamínica, inicialmente, 2 mg ao dia às refeições, aumentada gradualmente até 8 mg ao dia.

Contraindicações
- as mesmas da ergotamina.
- doença pulmonar.
- lesões valvares cardíacas.
- artrite reumatoide ou outras doenças do colágeno.
- quadros clínicos que possam progredir até fibrose nos tecidos cardíaco, peniano, pleuropulmonar e/ou retroperitoneal.
- flebite ou celulite dos membros inferiores.
- crianças.

Efeitos adversos
- alterações fibróticas em tecidos retroperitoneais, pleuropulmonares e cardíacos, que podem ocorrer em tratamento prolongado e ininterrupto.
- insuficiência vascular.
- insônia, nervosismo, euforia, ataxia, tontura, fala rápida, dificuldade em pensar, sentimento de despersonalização, pesadelos e alucinações.
- sonolência, perda de iniciativa, letargia e depressão mental.
- náusea, vômito, diarreia, dor abdominal.
- alopecia, dermatite, edema periférico e localizado, ganho de peso, artralgia e mialgia.

Interações medicamentosas
- outros alcaloides do esporão do centeio, vasoconstritores ou vasopressores podem resultar em vasoconstrição aumentada.
- nicotina dos fumantes inveterados causa constrição dos vasos sanguíneos e poderá produzir isquemia vascular periférica.

▶ *DESERILA (Novartis)*, 25 drág. × 1 mg

NARATRIPTANA

Corresponde à N-metil-3-(1-metil-4-piperidinil)-1H-indol-5-etano-sulfonamida, um agonista seletivo dos receptores 5-HT$_1$, subtipos 5-HT$_{1B}$ e 5-HT$_{1D}$. Não possui atividade significativa nos receptores 5-HT$_2$, 5-HT$_3$, adrenérgicos, dopaminérgicos, histamínicos, muscarínicos e benzodiazepínicos. Sua afinidade é cerca de seis vezes maior pelo receptor 5-HT$_{1B}$ e três vezes maior pelo 5-HT$_{1D}$ do que a sumatriptana. Apresentada sob a forma de cloridrato.

FARMACODINÂMICA
- fármaco antienxaqueca.

FARMACOCINÉTICA
- sofre rápida absorção, após administração oral.
- biodisponibilidade de 63% nos homens e 74% nas mulheres.
- baixa ligação às proteínas plasmáticas (28 a 31%).
- volume de distribuição de 170 L.
- atinge a concentração plasmática máxima em cerca de 3 a 6 horas (16,6 ng/mL nas mulheres e 10,8 ng/mL nos homens).
- sofre biotransformação hepática pelas isoenzimas do citocromo P450 formando metabólitos inativos.
- meia-vida de cerca de 6 horas após administração de uma dose oral de 5 mg.
- depuração plasmática de cerca de 770 mL/min para os homens e de 509 mL/min para as mulheres.
- 80% eliminados pelos rins, sendo 50% sob a forma inalterada e 30% sob a forma de metabólitos.

INDICAÇÕES
- tratamento das crises de enxaqueca, não sendo indicada como profilático.

DOSES
- a dose recomendada é de 2,5 mg, podendo ser repetida após 4 horas se os sintomas não cederem. A dose total de 5 mg/24 horas não deve ser ultrapassada.

CONTRAINDICAÇÕES
- hipersensibilidade ao fármaco.
- gravidez e lactação.
- < 18 e > 65 anos.
- doença arterial coronariana.
- hipertensão arterial sistêmica descontrolada.
- doença vascular periférica.
- acidente vascular cerebral isquêmico recente.
- insuficiências hepática e/ou renal grave.

PRECAUÇÕES
- evitar dirigir veículos e operar máquinas quando usar o fármaco, pois a atenção e a habilidade podem estar prejudicadas.
- avaliar os pacientes com potencial de desenvolver insuficiência coronária.
- risco de hipersensibilidade em pacientes com antecedente de alergia às sulfonamidas.
- evitar o uso de bebidas alcoólicas, pois agrava a enxaqueca.

EFEITOS ADVERSOS
- dor torácica, sensação de opressão no peito ou garganta, parestesias.
- arritmias cardíacas, hiper- ou hipotensão arterial.

INTERAÇÕES MEDICAMENTOSAS
- efeitos aditivos com uso simultâneo de di-hidroergocristina, ergotamina ou outros fármacos antienxaqueca.
- o uso concomitante de fármacos serotoninérgicos pode provocar incoordenação motora, fraqueza ou hiper-reflexia.

▶ *NARAMIG (GlaxoSmithKline), 4 comprimidos × 2,5 mg*

PIZOTIFENO

É composto tricíclico derivado do benzocicloeptatieno ligado à metilpiperidina. Antagoniza as ações da histamina, serotonina e triptamina. Apresenta também fracas propriedades antimuscarínicas. Seu efeito antienxaqueca é atribuído à sua afinidade pelos receptores S$_2$ da serotonina. Usado como malato.

FARMACODINÂMICA
- antisserotoninérgico, anti-histamínico, antimuscarínico e antidepressivo.

FARMACOCINÉTICA
- rápida e quase completamente absorvido do trato gastrintestinal.
- atinge concentrações plasmáticas máximas em 5 a 7 horas.
- liga-se em grande parte (91%) às proteínas plasmáticas, mas com fraca afinidade, o que explica a boa distribuição do fármaco nos tecidos.
- sofre biotransformação hepática extensa, dando metabólitos N-desmetilados e conjugados com ácido glicurônico.
- meia-vida: cerca de 23 horas.
- cerca de 36% de uma dose são excretados em 24 horas; em 120 horas, 62% de uma dose são excretados pela urina e 24% pelas fezes.

INDICAÇÕES
- profilaxia de cefaleias vasculares recorrentes, inclusive enxaquecas; não é eficaz no tratamento de ataque agudo.

DOSES
- adultos, inicialmente, 0,5 mg por dia, aumentada até 0,5 mg três vezes por dia; nos casos refratários, a dose pode ser aumentada até 6 mg por dia, administrada em três doses fracionadas.

CONTRAINDICAÇÕES
- glaucoma de ângulo fechado.
- risco de retenção urinária (hipertrofia prostática).
- crianças menores de cinco anos.
- gravidez, a menos que seja necessário.

EFEITOS ADVERSOS
- sonolência.
- náuseas, vertigens, dores musculares.
- aumento ponderal.
- modificações do humor.

INTERAÇÕES MEDICAMENTOSAS
- pode potencializar os efeitos centrais do álcool, anti-histamínicos, hipnóticos e sedativos.

▶ *SANDOMIGRAN (Novartis), 20 drág. × 0,5 mg*

RIZATRIPTANA

É um agonista seletivo dos receptores 5-HT$_{1B}$ e 5-HT$_{1D}$, com nome químico N,N-dimetil-5-(1H-1,2,4-triazol-1-ilmetil)-1H-indol-3-etanamina e apresentado na forma de monobenzoato. Tem fraca afinidade pelos receptores 5-HT$_{1A}$, 5-HT$_{1E}$, 5-HT$_{1F}$ e 5-HT$_7$. Exerce atividade terapêutica na enxaqueca atuando nos receptores mencionados, localizados nos vasos intracranianos e nas terminações nervosas no sistema trigêmeo, inibindo a liberação neuropeptídica e reduzindo a transmissão nas vias do trigêmeo responsáveis pela dor.

FARMACODINÂMICA
- fármaco antienxaqueca.

FARMACOCINÉTICA
- sofre absorção completa após administração oral.
- atinge o pico da concentração plasmática em 1-1,5 hora.
- biodisponibilidade de 45%.
- meia-vida de 2 a 3 horas.
- ASC é cerca de 30% maior nas mulheres.
- volume de distribuição: 140 L.
- baixa ligação proteica: 14%.
- sofre eliminação pré-sistêmica.
- sofre biotransformação hepática, via desaminação oxidativa pela MAO-A, ao metabólito inativo ácido indol-acético e outro ativo, o N-monodesmetil-rizatriptana. Este último corresponde a cerca de 14% do composto principal. Outros metabólitos inativos são compostos N-óxido e 6-hidróxi. É inibidora competitiva do sistema do citocromo P450 2D6 em concentrações altas.
- 82% da dose administrada são recuperados na urina e 12% nas fezes.

INDICAÇÕES
- tratamento das crises agudas de enxaqueca.

DOSES
- 5 a 10 mg e individualizada para cada caso.
- doses adicionais devem aguardar um intervalo de duas horas, não excedendo 30 mg nas 24 horas.

CONTRAINDICAÇÕES
- hipersensibilidade à rizatriptana.
- cardiopatias, principalmente cardiopatia isquêmica.
- hipertensão arterial sistêmica descontrolada.
- uso concomitante de outros agonistas 5-HT$_1$ ou fármacos contendo ergotamina ou metisergida.
- cefaleia basilar.
- < 18 anos.
- gravidez e lactação.

PRECAUÇÕES
- pacientes com fatores de risco de doença arterial coronária devem ser cuidadosamente avaliados.
- vigilância quanto à possibilidade de ocorrência de eventos cerebrais.
- pode produzir elevação da pressão arterial.
- administração cuidadosa a pacientes com distúrbios de absorção, biotransformação e excreção de fármacos.
- depuração da rizatriptana apresenta-se diminuída na insuficiência renal.
- na insuficiência hepática sua concentração está aumentada em 30%.
- vigiar efeitos oftalmológicos devido à possibilidade de ligar-se à melanina.
- a apresentação de dissolução rápida contém fenilalanina.
- vigiar a administração simultânea de recaptadores da serotonina (fluoxetina, fluvoxamina, paroxetina, sertralina).

1.44 DEPRESSORES DO SISTEMA NERVOSO CENTRAL

Efeitos adversos
- parestesias.
- náuseas, boca seca.
- dor torácica.
- cefaleia, tontura, sonolência, astenia, fadiga.
- palpitações, arritmias cardíacas, hipertensão, angina.

Interações medicamentosas
- propranolol aumenta sua concentração plasmática em 70%.

▶ MAXALT (Merck Sharp & Dohme), 2 cáps. × 5 e 10 mg
2 cáps. × 10 mg (discos de dissolução rápida)

SUMATRIPTANA

Corresponde a derivado da indolmetanossulfonamida; portanto, é estruturalmente aparentada ao triptofano, mas tem atividade antienxaquecosa muito mais específica do que o neurotransmissor endógeno.

Atua como agonista seletivo do receptor 5-HT$_1$ na circulação da artéria carótida. Sua atividade antienxaquecosa se deve à vasoconstrição seletiva dos vasos sanguíneos cranianos que se encontram dilatados e distendidos durante a enxaqueca e/ou à inibição da inflamação na dura-máter mediada neurogenicamente.

Usada na forma de succinato.

Farmacodinâmica
- antienxaquecoso e analgésico.

Farmacocinética
- administrada por via oral, o início de ação ocorre em 30 minutos.
- administrada por via subcutânea, o início de ação se dá em 10 a 15 minutos.
- a ligação às proteínas plasmáticas é baixa: 14 a 21%.
- atinge a concentração sérica máxima (72 ng/mL) em 10 minutos em média (faixa: 5 a 20 minutos).
- volume médio de distribuição: 170 litros.
- biodisponibilidade média: 96%.
- sofre biotransformação hepática; o principal metabólito é o ácido indolacético, que é inativo.
- meia-vida de eliminação: aproximadamente duas horas.
- depuração plasmática média total: aproximadamente 160 mL/min.
- depuração plasmática média renal: aproximadamente 260 mL/min.
- depuração não renal: cerca de 80% da depuração total.
- excretada principalmente pela urina, nas formas íntegra e de ácido indolacético, este tanto na forma livre como na de conjugado glicurônico.

Indicações
- tratamento de crises agudas de enxaqueca com ou sem aura.
- tratamento de cefaleia histamínica.

Doses
- via oral, adultos, 100 mg, logo que os sintomas surgirem; a dose máxima é de 300 mg, administrados em tomadas de 100 mg, no prazo de 24 horas.
- via subcutânea, adultos, 6 mg; se for necessário, mais 6 mg nas 24 horas seguintes, pelo menos uma hora depois da dose inicial; a dose diária máxima é de 12 mg.
- aerossol nasal, até duas doses (40 mg) ao dia.

Contraindicações
- hipersensibilidade à sumatriptana.
- gravidez.
- lactação.
- pacientes com doença cardiovascular.
- pacientes que tenham tido infarto do miocárdio ou tenham doença cardíaca isquêmica ou angina de Prinzmetal/vasoespasmo coronariano.
- pacientes com hipertensão não controlada.
- pacientes com mais de 65 anos de idade.

Precauções
- pode ser perigosa e até mortal a pacientes com doença cardiovascular.
- não deve ser administrada por via intravenosa, pois pode provocar vasoespasmo coronariano.
- não deve ser administrada concomitantemente com ergotamina, mas somente 6 horas antes ou 24 horas depois.
- pacientes tratados com sumatriptana não devem realizar tarefas que necessitem de atenção, como, por exemplo, dirigir ou operar máquinas.
- deve ser administrada com cautela em pacientes com insuficiência hepática ou renal, naqueles com distúrbios cardíacos subjacentes e em pacientes que, embora assintomáticos, tenham predisposição a fatores de risco significativos para doença arterial coronariana.
- deve-se usar de cautela ao administrá-la a pacientes com hipertensão arterial grave ou resistente.

Efeitos adversos
- dor transitória no local da injeção.
- dor no peito e tensão, as quais podem ser intensas e irradiar-se para a garganta.
- sonolência, fadiga, náusea, vômito, sensações de formigamento, rubor e calor.
- elevação de curta duração da pressão arterial, resistência vascular periférica.
- parada cardíaca.

Interações medicamentosas
- ergotamina exerce efeito aditivo.

▶ IMIGRAN (GlaxoSmithKline), sol. inj. com 6 mg/0,5 mL
2 comprimidos × 50 e 100 mg
▶ SUCCINATO DE SUMATRIPTANA (Arrow), 2 comprimidos × 50 e 100 mg (genérico)
▶ SUCCINATO DE SUMATRIPTANA (Eurofarma), 2 comprimidos × 50 e 100 mg (genérico)
▶ SUMAX (Libbs), 2 comprimidos × 100 mg
sol. inj. com 6 mg/0,5 mL
2 aplicadores de dose única × 20 mg (aerossol nasal)

ZOLMITRIPTANA

É um agonista altamente seletivo e potente do receptor 5-hidroxitriptamina (5-HT$_{1B/1D}$) usado para o tratamento da enxaqueca. Quimicamente é a (S)-4-[[3-[2-(dimetilamino)etil]-1H-indol-5-il]metil]-2-oxazolidinona. Atua nesses receptores nos vasos intracranianos e nervos sensitivos com consequente vasoconstrição e inibindo a liberação de neuropeptídeos inflamatórios. Não afeta a frequência cardíaca e tem efeito desprezível sobre a pressão arterial sistólica dos adultos jovens. A pressão sistólica supina nos idosos pode estar aumentada de até 16 mm Hg.

Farmacodinâmica
- antienxaqueca.

Farmacocinética
- sofre rápida e extensa absorção após administração oral.
- biodisponibilidade de cerca de 40%, não afetada por alimentos.
- sofre biotransformação hepática formando três metabólitos, sendo o N-desmetil um agonista do receptor 5-HT$_{1D}$ e apresentando concentração plasmática de cerca de 70% do composto original. Os metabólitos N-óxido e ácido indol-acético são inativos e apresentam C$_{máx}$ mais elevada no idoso.
- atinge 75% da concentração plasmática máxima em 1 hora.
- sua concentração plasmática e de seus metabólitos são menores durante a crise de enxaqueca.
- baixa ligação proteica: 25%.
- atravessa a barreira hematencefálica.
- meia-vida em adultos jovens variando de 2,7 a 2,9 horas e no idoso de 2,8 a 3,6 horas.
- sofre eliminação pré-sistêmica.
- é também eliminada pela urina.

Indicações
- tratamento das crises de enxaqueca. Não deve ser usada como profilático.

Doses
- iniciar com 2,5 mg ou menos, pois os efeitos adversos aumentam com a elevação da dose.
- a dose ótima varia entre 2,5 e 5 mg.
- a dose pode ser repetida após 2 horas, se necessário, mas sem ultrapassar 10 mg no período de 24 horas.

Contraindicações
- doença cardíaca, hipertensão arterial sistêmica não controlada.
- síndrome de Wolff-Parkinson-White ou outras vias acessórias de condução cardíaca associadas a arritmias cardíacas.
- gravidez ou lactação.
- insuficiência renal ou hepática.

Precauções
- fazer avaliação cardiológica periódica, ficando-se atento ao vasoespasmo coronariano.

Efeitos adversos
- dor precordial, tonturas, náuseas, dispneia, exantema, edema labial ou da face, parestesias, sensação de calor ou frio, bocejos, dor de garganta, sonolência e fraqueza, acidente vascular cerebral, complicações cardíacas.

Interações medicamentosas
- interage com inibidores da MAO e fármacos contendo ergotamina.
- a moclobemida aumenta a ASC da zolmitriptana em 26% e de três vezes do seu metabólito ativo.

▶ ZOMIG (AstraZeneca), 2 e 6 comprimidos × 2,5 mg
▶ ZOMIG OD (Biosintética), 2 comp. orodispersíveis × 2,5 mg

4. *Betabloqueadores*

Vários fármacos deste grupo são eficazes na prevenção da enxaqueca: atenolol, metoprolol, nadolol, propranolol e timolol. Todos estes são destituídos de atividade simpatomimética e antagonizam os receptores β$_1$. Outros, porém, manifestaram-se ineficazes: alprenolol, oxprenolol, pindolol e practolol. Esse comportamento mostra que a profilaxia da enxaqueca não está relacionada com o betabloqueio.

O mais usado é o propranolol. Seu emprego principal, porém, é como anti-hipertensivo e antiarrítmico.

5. *Bloqueadores do canal de cálcio*

Os antagonistas de cálcio encontram emprego no tratamento de distúrbios cardiovasculares. São igualmente úteis na prevenção da enxaqueca; acredita-se que esta atividade se deva à inibição que exercem sobre a contração do músculo liso vascular, mas também podem atuar em locais dentro do SNC. Eles impedem a entrada de íons cálcio através dos canais da membrana e, por este mecanismo, inibem a vasoconstrição inicial que ocorre durante a primeira fase do ataque de enxaqueca. Os mais ativos são cinarizina, flunarizina, nifedipino e verapamil, descritos no capítulo 8.

O mais usado para profilaxia da enxaqueca é o verapamil. Mostrou-se eficaz em pacientes que não responderam a outros fármacos antienxaqueca.

6. *Antidepressivos*

O mais usado é a amitriptilina, na forma de cloridrato. É útil na profilaxia da enxaqueca. Não se conhece o seu mecanismo de ação na enxaqueca. Está descrita no capítulo 3.

A dose, como profilático da enxaqueca, para adultos, inicialmente, é de 25 mg ao dia ao deitar, aumentado de 25 mg cada uma ou duas semanas até atingir 100 a 200 mg, se necessário. Para enxaquecas de contração de músculo, inicialmente, 50 a 75 mg ao deitar, aumentada cada duas a três semanas até 200 a 250 mg ao dia; o tratamento deve ser suspenso um a dois meses após o desaparecimento da enxaqueca.

7. *Compostos de lítio*

O utilizado em enxaqueca é o carbonato de lítio, cujo emprego principal é como antidepressivo. É considerado por muitos especialistas como o fármaco de escolha na profilaxia de cefaleia histamínica crônica. Desconhece-se, porém, o seu mecanismo de ação nesta doença. Está descrito no capítulo 3.

▶ **Diversos**

No Brasil são comercializados os seguintes: dexmedetomidina, flupirtina, levomepromazina, parecoxibe, pregabalina e viminol. A dexmedetomidina foi inicialmente usada como anestésico, porém, devido a bradicardia excessiva e hipertensão seguida de hipotensão, passou a ser utilizada como sedativo e por esse motivo foi incluída aqui. Além destes, a fenazopiridina, que, por ser analgésico urinário, está descrita no capítulo 18.

DEXMEDETOMIDINA

É o enantiômero-S da medetomidina, um agonista seletivo α_2-adrenérgico com propriedades sedativa e analgésica. Exerce ações α_1 e α_2 quando administrada em doses elevadas ($\geq$ 1.000 µg/kg) em infusão IV lenta, ou com infusão rápida. Estimula esses receptores no *locus ceruleus* produzindo sedação e, na medula espinhal, analgesia. Sua ligação com os receptores α_2 é cerca de oito vezes mais potente que a da clonidina. Seus efeitos sedativos, analgésicos e ansiolíticos, no pós-operatório de cirurgia, são rápidos e com mínima depressão respiratória.

Comercializado como cloridrato.

Farmacodinâmica
- sedativo, analgésico.

Farmacocinética
- após administração IV, meia-vida de distribuição de cerca de 6 minutos e meia-vida terminal de 2 horas.
- volume de distribuição de 118 L.
- 94% ligam-se às proteínas plasmáticas. Essa ligação diminui consideravelmente na presença de insuficiência hepática.
- sofre biotransformação hepática através de glicuronidação e do sistema isoenzimático do citocromo P450. A N-glicuronidação forma metabólitos inativos. A hidroxilação é mediada pela CYP 2A6 formando 3-hidroxidexmedetomidina, um composto glicuronídico da 3-hidroxidexmedetomidina e 3-carboxidexmedetomidina. A N-metilação forma a 3-hidroxi-N-metildexmedetomidina, 3-carboxi-N-metildexmedetomidina e N-metil-O-glicuronídio-dexmedetomidina.
- nas insuficiências hepáticas leve, moderada e grave, as depurações são de 74%, 64% e 53%, respectivamente, em relação aos pacientes normais.
- depuração de 39 L/h.
- 95% eliminados pela urina e 4% pelas fezes. Cerca de 34% excretados na urina são metabólitos resultantes de N-glicuronidação.

Indicações
- sedação de pacientes intubados e naqueles submetidos à ventilação mecânica.

Doses
- iniciar com uma dose de 1 µg/kg durante 10 minutos, diluídos em soro fisiológico a 0,9% (SF), em infusão IV contínua por via central ou periférica. Em geral, diluem-se 2 mL do fármaco em 48 mL de SF administrados em 10 a 20 minutos.
- como manutenção, 0,2 a 0,7 µg/kg/h.
- não se deve ultrapassar 24 horas de infusão.
- a administração é compatível com solução de lactato de Ringer, soros glicosado e fisiológico, manitol a 20%, tiopental sódico, etomidato, brometos de pancurônio e vecurônio, succinilcolina, besilato de atracúrio, cloreto de mivacúrio, brometo de glicopirrolato, cloridrato de fenilefrina, sulfato de atropina, midazolam, sulfato de morfina, citrato de fentanila e substitutos do plasma.

Contraindicações
- hipersensibilidade ao fármaco.
- administração na mesma via onde se infunde sangue ou plasma.
- gravidez e lactação.
- < 18 anos.

Precauções
- deve ser administrado apenas por profissionais familiarizados com o manuseio de pacientes em terapia intensiva.
- vigiar a administração aos portadores de tono vagal acentuado devido ao risco de bradicardia e parada sinusal e na presença de bloqueio AV total.
- pode produzir hipertensão.
- a interrupção abrupta do tratamento pode produzir sinais e sintomas semelhantes aos que ocorreram com a supressão do uso de um fármaco α_2-adrenérgico.
- reduzir a dose na presença de insuficiência hepática. Pode ser necessária, também, a redução com o uso concomitante de anestésico, hipnótico, opioide ou outro sedativo.
- clastogênico, *in vitro*, no teste de aberração cromossômica linfocítica humana.

Efeitos adversos
- hipotensão ou hipertensão, bradicardia, fibrilação atrial e outras arritmias cardíacas.
- náusea, diarreia, vômito.
- cefaleia, tontura, neuralgia, neurite, alterações da fala, agitação, confusão mental, alucinações, sonolência.
- hiperpirexia, hipovolemia, ligeiro efeito anestésico, dor.
- hipoxia, efusão pleural, apneia, broncoespasmo, dispneia, hipercapnia.
- infecção, leucocitose, anemia.
- edema pulmonar.
- sede, oligúria.
- aumento das enzimas hepáticas.
- sudorese excessiva.
- anormalidade da visão.

Interações medicamentosas
- efeito aditivo com o uso concomitante de outros sedativos, anestésicos, hipnóticos e opioides.

▶ *PRECEDEX (Abbott), 5 fr.-amp. de 2 mL com 100 µg/mL*

FLUPIRTINA

Corresponde ao éster etílico de derivado do ácido fluorfenilpiridinilcarbâmico. Apresenta potência analgésica média a forte, situando-se seu efeito analgésico entre o da morfina e o do paracetamol. Seu mecanismo de ação não está completamente esclarecido. Ela atua tanto na região da medula espinhal quanto na da supraespinhal. Embora exerça ação central, sabe-se que não apresenta afinidade pelos receptores opiáceos. Por isso, não exibe potencial para provocar dependência física; também não causa dependência psíquica ou tolerância. A flupirtina tampouco manifesta afinidade pelos receptores benzodiazepínicos; portanto, não apresenta potencial de dependência típico dos benzodiazepínicos. No mecanismo de ação está compreendido o sistema noradrenérgico. Ela inibe a síntese das prostaglandinas periféricas, mas este efeito é reduzido.

Usada na forma de maleato.

Farmacodinâmica
- analgésico e miorrelaxante.

Farmacocinética
- administrada por via oral, é rápida e quase completamente (cerca de 90%) absorvida do trato gastrintestinal.
- a ligação às proteínas é alta (84%).
- início de ação: 20 a 30 minutos.
- atinge o efeito máximo em 30 minutos.
- duração da ação: 3 a 5 horas.
- atinge a concentração plasmática máxima de 2,0 mg/mL em média, após administração de 200 mg por via oral, em 1,4 a 2,6 horas.
- biodisponibilidade: 90%.
- meia-vida: aproximadamente 10 horas.
- sofre biotransformação, principalmente hepática, dando metabólitos, incluindo ácido *p*-flúor-hipúrico e 2-amino-3-acetamido-6-[4-flúor]benzilaminopiridina; este último tem parte do efeito analgésico da flupirtina.
- excretada pelas vias urinária (70%) e biliar (18%).

1.46 DEPRESSORES DO SISTEMA NERVOSO CENTRAL

INDICAÇÕES
- alívio de dores de diversas origens, inclusive as causadas por doenças musculoesqueléticas e reumáticas.

DOSES
- via oral, 100 mg três a quatro vezes ao dia; dose máxima, 600 mg; a dose deve ser diminuída para idosos e pacientes com insuficiência renal.

CONTRAINDICAÇÕES
- hipersensibilidade à flupirtina.
- gravidez.
- lactação.
- risco de perturbação cerebral funcional de origem hepática.
- obstrução biliar.
- miastenia grave.

PRECAUÇÕES
- não deve ser utilizada por mais de quatro semanas.
- pacientes em tratamento não devem dirigir veículos e manusear máquinas.
- em pacientes com insuficiência hepática ou renal deve-se efetuar controle das enzimas hepáticas e da taxa de creatinina.

EFEITOS ADVERSOS
- fadiga, náuseas, sonolência, vertigens e tontura.
- dores estomacais, diarreia, enjoo, vômito e constipação intestinal.
- distúrbios circulatórios, inquietação e cefaleia.
- sudorese, secura da boca.
- distúrbios visuais, reações cutâneas.

INTERAÇÕES MEDICAMENTOSAS
- pode potencializar o efeito do álcool e de fármacos com propriedades sedativas.
- pode potencializar a atividade dos fármacos anticoagulantes.
- é incompatível com o paracetamol.

▶ *KATADOLON (Aché), 12 cáps. × 100 mg*

LEVOMEPROMAZINA

Chamada metotrimeprazina nos Estados Unidos, corresponde a derivado fenotiazínico, tendo cadeia lateral alifática. Exerce ação antiemética fraca, anticolinérgica moderada, extrapiramidal fraca a moderada e hipotensora e sedativa fortes. Seu efeito analgésico é comparável ao da morfina e petidina, com acentuado efeito sedativo.

Usada nas formas de cloridrato e maleato.

FARMACODINÂMICA
- analgésico, sedativo e antipsicótico.

FARMACOCINÉTICA
- efeito analgésico máximo ocorre geralmente dentro de 20 a 40 minutos após injeção intramuscular e se mantém durante cerca de quatro horas.
- atinge concentrações séricas máximas após uma a três horas.
- meia-vida de eliminação: 15 a 30 horas.
- sofre biotransformação, dando conjugados sulfóxidos e glicuronídios.
- excretada principalmente pela urina, na forma de metabólitos; apenas 1% é excretado pelas fezes e pela urina na forma inalterada.

INDICAÇÕES
- alívio de dor moderada a grave em pacientes não ambulatoriais.
- produção de analgesia obstétrica e sedação quando se deve evitar a depressão respiratória.
- alívio de ansiedade, apreensão, inquietação e sedação antes de cirurgia.
- adjuvante à terapia na anestesia geral para aumentar os efeitos dos anestésicos.

DOSES
- via oral, adultos, inicialmente, 6 a 25 mg por dia em três tomadas divididas, junto com as refeições, no caso de dor leve ou psicose leve a moderada, ou 50 a 75 mg por dia em 2 ou 3 tomadas divididas, junto com as refeições, no caso de dor ou psicose grave, aumentando-se paulatinamente a dose conforme necessário e tolerado; crianças acima de 12 anos, inicialmente, 250 µg/kg de peso corporal por dia em duas ou três tomadas, junto com as refeições, ajustando-se gradualmente a dose conforme necessário e tolerado.
- via intramuscular, adultos e adolescentes, inicialmente, 10 a 20 mg a intervalos de quatro a seis horas, aumentando-se a dose se necessário. Idosos, inicialmente, 5 a 10 mg a cada quatro a seis horas, aumentando-se a dose conforme necessário e tolerado. Crianças, 0,062 a 0,125 mg por kg de peso corporal, em tomada única ou em tomadas divididas.

CONTRAINDICAÇÕES
- gravidez.
- lactação.
- hipersensibilidade a fenotiazínicos.
- antecedentes de agranulocitose tóxica ou de porfiria.
- superdose de depressores do SNC ou estados comatosos.
- doença miocárdica, renal ou hepática grave.
- hipotensão clinicamente significante.
- glaucoma de ângulo fechado.
- risco de retenção urinária.
- crianças com menos de 12 anos de idade.

PRECAUÇÕES
- idosos e pacientes debilitados com doença cardíaca são mais sensíveis aos seus efeitos; por isso, devem receber dose inicial baixa e individualizá-la depois disso.
- quando for administrada por mais de 30 dias, devem realizar-se periodicamente hemogramas e estudos da função hepática.
- pode causar reações do tipo alérgico, sobretudo em asmáticos ou pessoas não asmáticas atópicas.

EFEITOS ADVERSOS
- hipotensão ortostática, incluindo desmaio ou síncope e fraqueza.
- discinesias, tontura, sedação excessiva, sonolência e fala empastada.
- desconforto abdominal, náusea, vômito.
- dificuldade na micção; raramente, inércia uterina.
- inflamação local e edema.
- agranulocitose com tratamento prolongado e dose elevada.
- calafrios, secura da boca, congestão nasal, constipação e dor no local da injeção.
- diminuição da libido.

INTERAÇÕES MEDICAMENTOSAS
- agentes anti-hipertensivos e inibidores da MAO podem prolongar e intensificar seus efeitos sedativo e anticolinérgico.
- agentes depressores do SNC, incluindo anestésicos gerais, barbitúricos, hipnoanalgésicos e reserpina, exercem efeitos aditivos.
- atropina, escopolamina e suxametônio podem causar taquicardia e queda na pressão arterial, agravando os sintomas de estimulação, delírio e extrapiramidais.

CLORIDRATO DE LEVOMEPROMAZINA

▶ *NEOZINE (Aventis Pharma), 20 e 200 comprimidos × 25 e 100 mg*
5 amp. de 1 mL com 25 mg
fr. de 20 mL com 1 mg/gota
▶ *NEOZINE GOTAS PEDIÁTRICAS (Aventis Pharma), fr. de 20 mL a 1% com 0,25 mg/gota*

MALEATO DE LEVOMEPROMAZINA

▶ *LEVOZINE (Cristália), 20, 50, 100 e 200 comprimidos × 25 e 100 mg*
5, 10, 25, 50 e 100 amp. de 5 mL com 25 mg
fr. de 20 mL com 40 mg/mL (gotas)

PARECOXIBE

É um pró-fármaco do valdecoxibe, um inibidor seletivo da COX-2. É usado para o alívio da dor em cirurgias dentária, ortopédica e de revascularização miocárdica. O efeito analgésico de 40 mg administrados por via intramuscular é comparável a 60 mg do cetorolaco ou de 30 mg do cetorolaco por via intravenosa. A duração analgésica varia entre 6 e 12 horas. Comercializado como parecoxibe sódico.

FARMACODINÂMICA
- inibidor da COX-2; analgésico.

FARMACOCINÉTICA
- após administração IM ou IV sofre hidrólise no fígado e é convertido ao fármaco ativo, valdecoxibe.
- sofre biotransformação hepática formando o metabólito ativo valdecoxibe e o ácido propiônico, utilizando o sistema isoenzimático CYP3A4 E CYP2C9. Cerca de 20% sofrem glicuronidação da porção sulfonamida.
- atinge o estado de equilíbrio em cerca de 4 dias se administrado duas vezes ao dia.
- após uma injeção de 20 mg, atinge a concentração plasmática máxima em cerca de 30 minutos para a administração IV e em cerca de uma hora para a IM.
- após administração IV apresenta um volume de distribuição de 55 L.
- 98% ligam-se às proteínas plasmáticas.
- meia-vida do metabólito ativo de cerca de 8 horas.
- cerca de 70% são excretados na urina sob a forma de metabólitos inativos e menos de 5% sob a forma inalterada. A eliminação fecal é mínima.
- depuração plasmática de cerca de 6 L/h. A depuração está reduzida nos idosos. Não há alteração significativa na presença de insuficiência renal.

INDICAÇÕES
- tratamento em curto prazo da dor em pós-operatório.

DOSES
- 40 mg por via IV ou IM, seguidos de 20 a 40 mg cada 6 ou 12 horas de acordo com a resposta clí-

nica. A dose máxima recomendada é de 80 mg. A administração IV pode ser realizada em bolo. A injeção IM deve ser profunda e administrada de forma lenta. Para pacientes > 65 anos não há necessidade de ajuste da dose. Contudo, para aqueles com menos de 50 kg deve-se reduzir a dose pela metade.
- para os pacientes portadores de insuficiência hepática de grau moderado, reduzir a dose pela metade, não ultrapassando 40 mg por dia.

Contraindicações
- hipersensibilidade ao fármaco.
- reações alérgicas, incluindo as cutâneas e principalmente a síndrome de Stevens-Johnson, necrólise epidérmica tóxica, eritema multiforme, hipersensibilidade às sulfonamidas.
- úlcera péptica ativa ou hemorragia gastrintestinal.
- gravidez e lactação.
- < 18 anos de idade.

Precauções
- vigiar o aparecimento de qualquer reação alérgica cutânea, principalmente nos pacientes com antecedente de alergia às sulfonamidas. Nesse caso o fármaco deve ser suspenso.
- vigiar a administração aos portadores de insuficiências renal e/ou hepática, aos cardiopatas e aos hipertensos, pois a inibição da síntese de prostaglandina pode produzir alteração da função renal e retenção hídrica. O mesmo cuidado deve ser observado quanto aos portadores de desidratação e naqueles em uso de anticoagulantes orais. Avaliar regularmente o tempo de protrombina, com atividade enzimática, e o INR.
- pacientes submetidos à cirurgia de revascularização miocárdica podem apresentar risco em potencial para o desenvolvimento de complicações tromboembólicas e dificuldade na cicatrização, incluindo do esterno.
- vigiar a administração aos pacientes em uso de metotrexato devido à possível toxicidade deste. Também pode aumentar a concentração sérica do lítio.
- os pacientes que apresentam tontura, vertigem ou sonolência devem evitar dirigir veículos ou operar máquinas.
- o fármaco deve ser reconstituído exclusivamente com cloreto de sódio a 0,9%, glicose a 5% ou cloreto de sódio a 0,45%.
- a reconstituição com lactato de Ringer ou com glicose a 5% com lactato de Ringer pode formar um precipitado. Também a reconstituição com água destilada não é recomendada, pois forma uma solução não isotônica.
- a administração deve ser feita exclusivamente de forma isolada, sem misturar com outros medicamentos, realizando uma pré-lavagem com uma solução compatível.

Efeitos adversos
- anemia, trombocitopenia.
- hipopotassemia.
- agitação, insônia.
- hipestesia, alterações cerebrovasculares.
- hipertensão ou hipotensão, bradicardia ou taquicardia, insuficiência cardíaca.
- insuficiência respiratória.
- dispepsia, flatulência, dor abdominal, náusea, vômito.
- ulceração gastroduodenal.
- equimose, prurido.
- dor nas costas.
- oligúria, insuficiência renal.
- aumento da creatinina sérica, da AST e da ALT.
- edema periférico.
- eritema multiforme, dermatite esfoliativa, síndrome de Stevens-Johnson, necrólise epidérmica tóxica, angioedema, anafilaxia.

Interações medicamentosas
- o uso concomitante de anticoagulante oral ou de ácido acetilsalicílico pode aumentar o risco de sangramento.
- pode reduzir o efeito dos diuréticos e dos anti-hipertensivos.
- o uso concomitante com ciclosporina ou tacrolimo aumenta o risco de nefrotoxicidade.
- deve-se reduzir a dose de morfina quando usado com ela.
- o fluconazol aumenta a ASC e a $C_{máx}$ do metabólito ativo em 62% e 19%, respectivamente. As mesmas alterações são verificadas com o cetoconazol, de 38% para a ASC e de 24% para a $C_{máx}$.
- a rifampicina, a fenitoína, a carbamazepina e a dexametasona podem aumentar a biotransformação do valdecoxibe.
- fármacos biotransformados pelo isossistema CYP2D6, como o dextrometorfano, flecainida, propafenona ou metoprolol, podem ter sua concentração plasmática aumentada. A concentração do dextrometorfano pode aumentar em cerca de três vezes.
- aumenta a concentração plasmática de uma dose de 40 mg de omeprazol em cerca de 46%.
- diminui a depuração do lítio.

▶ BEXTRA (Pfizer), 1 e 10 fr.-amp. com 40 mg + diluente (solução injetável)

PREGABALINA

É o ácido (S)-3-(aminometil)-5-metil-hexanoico, derivado do ácido gama-aminobutírico (GABA). Liga-se com alta especificidade ao sítio delta-α_2 nos tecidos do sistema nervoso central. Contudo, não se liga diretamente aos receptores $GABA_A$, $GABA_B$ ou benzodiazepínicos. Seu uso prolongado pode aumentar a proteína transportadora do GABA. Também não exerce efeito bloqueador dos canais de sódio, nem nos receptores opiáceos e na ciclo-oxigenase. O sítio delta-α_2 é uma subunidade auxiliar dos portões de cálcio. Acredita-se que exerça ação anticonvulsivante e antinociceptiva. Sua atividade *in vitro* parece reduzir a liberação de diversos neurotransmissores dependentes do cálcio. Não possui atividade inibidora da dopamina e da serotonina ou recaptação da norepinefrina.

Farmacodinâmica
- analgésico, redutor da liberação de neurotransmissores.

Farmacocinética
- após administração oral, atinge o pico da concentração plasmática em 1,5 hora.
- a administração com alimentos diminui a $C_{máx}$ de 25% a 30% e aumenta o $T_{máx}$ de cerca de três horas, porém, sem efeito significativo na sua absorção total.
- biodisponibilidade ≥ 90% e independente da dose.
- atinge o estado de equilíbrio entre 24 e 48 horas.
- não se liga às proteínas plasmáticas.
- volume de distribuição de cerca de 0,5 L/kg.
- é substrato do sistema transportador L responsável pelo transporte de aminoácidos através da barreira hematencefálica.
- meia-vida de 6,3 horas.
- cerca de 90% são eliminados pela urina sob a forma inalterada; o derivado N-metilado é o metabólito principal.
- depuração renal média de 67 a 80,9 mL/min.
- removível por hemodiálise.

Indicações
- tratamento da dor neuropática da neuropatia diabética, da neuralgia pós-herpética e da fibromialgia.
- tratamento adjuvante de convulsões com início parcial.

Doses
- como dose inicial, na neuropatia periférica diabética, 150 mg ao dia em três tomadas. Essa dose pode ser aumentada para 300 mg ao dia após uma semana.
- na neuralgia herpética, 150 mg ao dia divididos em duas ou três doses. Após uma semana, a dose pode ser aumentada para 300 mg ao dia, e a dose máxima recomendada é de 600 mg ao dia.
- na fibromialgia, 150 mg ao dia em duas administrações, podendo aumentar para 300 mg ao dia após uma semana. A dose máxima recomendada é de 450 mg ao dia.
- como terapêutica adjuvante de convulsões de início parcial, 150 mg ao dia em duas tomadas. Como dose máxima, 600 mg ao dia.
- na insuficiência renal as doses devem ser reduzidas.

Ajuste da dose na insuficiência renal					
Depuração de creatinina (mL/min)	Dose total por dia (mg/dia)				Frequência da dose
≥ 60	150	300	450	600	duas ou três × dia
30-60	75	150	225	300	duas ou três × dia
15-30	25-50	75	100-150	150	duas × dia ou única
< 15	25	25-50	50-75	75	única

Contraindicações
- hipersensibilidade ao fármaco.
- gravidez e lactação.
- crianças.

Precauções
- vigiar cuidadosamente a administração aos pacientes com antecedentes de angioedema.
- suspensão gradual do medicamento em pacientes com doenças convulsivas.
- aparecimento de angiossarcoma em camundongos em estudos pré-clínicos.
- evitar o uso concomitante com bebidas alcoólicas.
- vigiar a administração com depressores do sistema nervoso central.
- o uso abusivo pode provocar euforia.
- pode induzir ao suicídio.

Efeitos adversos
- cefaleia, dor, edema facial, sensação de embriaguez.
- xerostomia, constipação, vômito, flatulência.
- edema, ganho de peso.
- miastenia, espasmos musculares.

- sonolência, tonturas, ataxia, confusão mental, amnésia, depressão, incoordenação motora, distúrbio da fala, vertigem, letargia, tremor.
- infecção, bronquite.
- visão turva, diplopia, diminuição da acuidade visual.
- incontinência urinária.
- elevação de CPK.
- plaquetopenia.
- prolongamento do intervalo PR ao eletrocardiograma.

Interações Medicamentosas
- o uso com depressores do sistema nervoso central exerce efeitos aditivos nas funções motora e cognitiva.

▶ *LYRICA (Pfizer), 14 e 28 cáps. × 75 mg
28 cáps. × 150 mg*

VIMINOL

Corresponde a um derivado do clorofenilmetilpirrolmetanol. É analgésico não narcótico de ação central, com potência superior à dos salicilatos e pirazolônicos e comparável à dos hipnoanalgésicos. Não provoca dependência nem suprime a síndrome de abstinência causada por opiáceos.

Usado na forma de hidroxibenzoato.

Farmacodinâmica
- analgésico.

Farmacocinética
- administrado por via oral, é absorvido do trato gastrintestinal.
- sofre biotransformação, principalmente hepática.
- início de ação: uma hora.
- duração da ação: pelo menos 4 horas.
- excretado principalmente pela urina.

Indicações
- tratamento sintomático de dores de diversas causas e várias localizações: osteoarticulares, neuríticas, vasculares, viscerais, neoplásicas e outras; cefaleia do tipo não hemicrânico, mialgias, epúlides, osteítes maxilares e outras dores dentárias, sinusite, estados dolorosos pós-operatórios.

Doses
- via oral, adultos, com estômago cheio e um pouco de líquido, 50 ou 100 mg da base por vez, até o máximo de 400 mg por dia; nas dores crônicas são aconselháveis três a quatro tomadas por dia.

Contraindicações
- hipersensibilidade ao viminol.
- gravidez.

Precauções
- evitar operar máquinas ou dirigir veículos.
- usar com cautela em broncopatias crônicas e durante o tratamento com depressores do sistema respiratório.
- pode mascarar a dor nos quadros clínicos em que o sintoma "dor" tem importância especial para fins de diagnóstico, como nas síndromes abdominais agudas e traumatismos cranianos.

Efeitos Adversos
- sedação leve.
- sensação de plenitude gástrica ou náusea.
- prisão de ventre.

Interações Medicamentosas
- potencializa a ação hipnótica dos barbitúricos.

▶ FÁRMACOS ANTIVERTIGINOSOS

São fármacos que impedem ou aliviam a vertigem. A vertigem pode ser verdadeira (objetiva) ou subjetiva. A objetiva está associada com alucinações de movimento e pode ser produzida por qualquer processo ou lesão que afete o cérebro, o oitavo nervo craniano ou o sistema labiríntico. As suas principais causas são: isquemia ou atrofia cerebrais, neuronite vestibular ou labiríntica, vertigem posicional benigna, doença de Ménière, enxaqueca e perda de audição. Às vezes, esta vertigem é acompanhada de náusea e vômito.

A vertigem subjetiva caracteriza-se primordialmente pela sensação pré-sincopal de obnubilação, desmaio ou percepção alterada, às vezes acompanhada de sensação de movimento como se este fosse dentro da cabeça. Pode ser causada por distúrbios que não permitem irrigação sanguínea adequada à cóclea e/ou ao aparelho vestibular.

Vários fármacos podem causar vertigem, entre eles os que lesam o oitavo nervo craniano (ácido etacrínico, antibióticos aminoglicosídicos e furosemida) ou produzem hipotensão ortostática (agentes anti-hipertensivos, fenotiazínicos). A supressão do medicamento causador da vertigem ou redução da dose é a conduta que se impõe.

Os agentes antivertiginosos, também chamados antidínicos ou anticinetóticos, pertencem aos seguintes grupos: anticolinérgicos, anti-histamínicos e fármacos diversos.

Em determinadas circunstâncias utilizam-se, como adjuvantes, fármacos pertencentes a outras classes terapêuticas: a) ansiolíticos, como diazepam e lorazepam, para suprimir as respostas vestibulares e reduzir a ansiedade que pode acompanhar a vertigem; b) antidopaminérgicos, para combater o vômito; c) antidepressivos, para aliviar depressão grave.

Na doença de Ménière é difícil avaliar a eficácia terapêutica, pois em 60% dos pacientes se dá remissão espontânea dos sintomas. Todavia, o diazepam por via oral controla os sintomas em 60 a 70% dos pacientes. Casos refratários são tratados com meclozina por via oral, dimenidrinato pelas vias oral ou intramuscular, escopolamina pelas vias oral ou subcutânea, droperidol por via intravenosa, ou diazepam por via intravenosa *lentamente*. Devem-se corrigir a desidratação e o desequilíbrio eletrolítico provocados pelo vômito.

▶ Anticolinérgicos

O fármaco mais útil deste grupo é o bromidrato de escopolamina. É usado para a prevenção da cinetose. Mas seus vários efeitos adversos limitam seu emprego para este fim. É mais utilizado como antiespasmódico, razão pela qual está descrito no capítulo 6, *Espasmolíticos*.

▶ Anti-histamínicos

Neste grupo estão incluídos os seguintes fármacos: buclizina, difenidramina, dimenidrinato, hidroxizina, meclozina e prometazina. Acredita-se que atuem afetando as vias que se originam no labirinto. Como antivertiginosos e antieméticos são mais usados a betaistina, o dimenidrinato, a meclozina e a prometazina.

BETAISTINA

É análogo da histamina, um derivado piridínico, com ação antagonista importante dos receptores H$_3$ e agonista fraco dos receptores H$_1$ localizados nos sistemas nervosos central e autônomo. Possui, ainda, ação inibitória na geração de impulsos nos neurônios dos núcleos vestibulares lateral e medial. Seu mecanismo de ação é desconhecido. Produz uma melhora da circulação sanguínea do ouvido interno através do relaxamento da microcirculação pré-capilar. Comercializado como dicloridrato.

Farmacodinâmica
- anti-histamínico H$_3$, antivertiginoso, vasodilatador cerebral e periférico.

Farmacocinética
- sofre rápida absorção após administração oral.
- é biotransformada formando dois metabólitos principais: 2-(2 aminoetil)piridina e ácido 2-piridilacético.
- atinge o pico da concentração plasmática entre 3 e 5 horas.
- excretada pela urina sob a forma de metabólitos em cerca de 3 dias, sendo 40% em 24 horas e 95% em 73 horas.

Indicações
- tratamento da vertigem, com ou sem sintomas cocleares e naquela resultante de distúrbios circulatórios do ouvido interno.
- síndrome de Ménière.

Doses
- 24 a 48 mg ao dia, divididos em três administrações, durante 2 a 3 meses.
- a dose máxima recomendada é de 48 mg ao dia.

Contraindicações
- hipersensibilidade ao fármaco.
- úlcera gastroduodenal.
- feocromocitoma.
- gestação e lactação.
- uso concomitante com anti-histamínicos e atropina.

Precauções
- vigiar a administração aos pacientes portadores de asma, devido ao risco de desenvolver broncoconstrição.

Efeitos Adversos
- cefaleia.
- distúrbios gastrintestinais.
- erupções cutâneas.

Interações Medicamentosas
- efeitos aditivos com uso concomitante de histamina

▶ *BETASERC (Solvay Farma), 30 comprimidos × 16 e 24 mg*
▶ *BETADINE (Aché), 30 e 60 comprimidos × 8, 16 e 24 mg*
▶ *LABIRIN (Apsen), 30 comprimidos × 8 e 16 mg*

DIMENIDRINATO

Anti-histamínico H_1 da classe das etanolaminas, tendo propriedades sedativas com efeitos antiemético e antivertiginoso. Quimicamente, é o sal cloroteofilina da difenidramina.

Farmacodinâmica
- anti-histamínico H_1, anticinetótico, antiemético e antivertiginoso, com ação depressora do sistema nervoso central.

Farmacocinética
- duração de ação: 3 a 6 horas.

Indicações
- tratamento sintomático da vertigem associada com labirintite e doença de Ménière.

Doses
- quando usado para profilaxia da cinetose, tomar 30 minutos ou, melhor, uma a duas horas antes de exposição às condições que podem precipitar a cinetose.
- via intramuscular, adultos, 50 mg cada três a quatro horas; crianças, 1 a 1,5 mg/kg cada seis horas (no máximo, 300 mg/dia).
- via intravenosa, adultos, 50 mg diluídos em 10 mL de cloreto de sódio administrados num período de dois minutos; crianças, não se determinou a dose.
- via oral, adultos, 50 a 100 mg cada quatro horas; crianças, 1 a 1,5 mg/kg cada seis horas (máximo, 300 mg/dia).

Contraindicações
- glaucoma de ângulo fechado.
- risco de retenção urinária.

Efeitos adversos
- sonolência diurna.
- efeitos atropínicos.

Superdose
- anticonvulsivante de ação rápida pelas vias intramuscular ou intravenosa.
- lavagem gástrica.

Interações medicamentosas
- potencializa os efeitos dos depressores do SNC.
- potencializa os efeitos atropínicos dos anticolinérgicos.
- pode mascarar as vertigens causadas por certos antibióticos ototóxicos.

▶ *DRAMAMINE (Pharmacia Brasil), fr. de 120 mL com 2,5 mg/mL (xarope)*
▶ *DRAMIN (Nycomed), 20 comprimidos × 100 mg fr. de 120 mL com 2,5 mg/mL (solução oral)*
▶ *DRAMIN CAPSGEL (Nycomed), 10 cápsulas × 25 mg 4, 10 e 100 cápsulas × 50 mg*

Associações
▶ *DRAMIN B6 (Nycomed) Comprimidos, (dimenidrinato 50 mg + cloridrato de piridoxina 10 mg por comprimido), 20 comprimidos*
▶ *DRAMIN B6 (Nycomed) Injetável, (dimenidrinato 50 mg + cloridrato de piridoxina 50 mg por mL), 6 e 100 amp. de 1 mL*
▶ *DRAMIN B6 (Nycomed) Gotas Pediátrico, (dimenidrinato 25 mg + cloridrato de piridoxina 5 mg por mL), fr. de 20 mL*
▶ *DRAMIN B6 DL (Nycomed), (dimenidrinato 30 mg + cloridrato de piridoxina 50 mg + glicose 1.000 mg + frutose 1.000 mg por 10 mL), 3 e 100 amp. de 10 mL (injetável intravenoso)*

MECLOZINA

É um derivado piperazínico, um difenilmetano, antivertiginoso, cuja ação parece estar relacionada com atividade anticolinérgica, diminuindo a estimulação vestibular e deprimindo a função labiríntica. Sua ação anti-histamínica é resultante de antagonismo competitivo da histamina nos receptores H_1. Exerce, ainda, ação antipruriginosa através da inibição do efeito irritativo da histamina sobre as terminações nervosas. Comercializado como cloridrato.

Farmacodinâmica
- antiemético, antivertiginoso, anti-histamínico, anticolinérgico, depressor do SNC.

Farmacocinética
- é bem absorvida após administração oral.
- início da ação: uma hora.
- duração da ação entre 8 e 24 horas.
- meia-vida de cerca de 6 horas.
- sofre biotransformação hepática.
- atravessa as barreiras hematencefálica e placentária.
- é excretada no leite materno.
- eliminada por via renal.

Indicações
- profilaxia e tratamento da cinetose, vertigem. Náusea e vômitos relacionados resultantes de radioterapia.

Doses
- como profilático da cinetose, para adultos e adolescentes, 25 a 50 mg administrados uma hora antes da viagem, podendo ser repetidos a cada 24 horas.
- para vertigem, 25 a 100 mg, em doses fracionadas, quando necessário.

Contraindicações
- hipersensibilidade ao fármaco.
- < 12 anos de idade.

Precauções
- na gestação, categoria B.
- pode produzir obstrução urinária, retenção gástrica, diminuir o tono e a motilidade gastrintestinais, aumentar a pressão intraocular, diminuir a secreção brônquica.
- em adultos e crianças pode exacerbar os efeitos anticolinérgicos.
- pode produzir resultados falso-negativos de testes alérgicos.
- vigiar a administração aos condutores de veículos e operadores de máquinas.
- vigiar a administração na presença de insuficiências renal e/ou respiratória.

Efeitos adversos
- xerostomia, visão turva, sonolência.
- depressão ou estimulação do SNC, alucinações, insônia, convulsões.
- tem-se observado fenda palatina, em ratos, com doses de 25 a 50 vezes aquelas utilizadas em seres humanos.
- erupção cutânea.
- retenção urinária.
- constipação.
- perturbações visuais.
- hipotonia muscular.
- hipotensão arterial.

Interações medicamentosas
- uso concomitante com álcool ou depressores do SNC pode exercer efeitos aditivos.
- potencializa os efeitos de anticolinérgicos.
- pode diminuir a resposta emética à apomorfina.

▶ *MECLIN (Apsen), 15 comprimidos × 25 mg*

PROMETAZINA

É derivado fenotiazínico com a cadeia lateral 2-dimetilaminopropila ligada ao átomo de nitrogênio do anel tricíclico. Apresenta acentuada atividade anti-histamínica H_1 central e periférica e forte atividade antimuscarínica central. A esta última se deve seu efeito antivertiginoso. Como antiemético atua provavelmente por inibição da zona desencadeadora quimiorreceptora medular.

Usada nas formas básica e de cloridrato.

Farmacodinâmica
- anti-histamínico H_1, antivertiginoso, antiemético e sedativo-hipnótico.

Farmacocinética
- absorvida rapidamente do trato gastrintestinal.
- início de ação: via intravenosa, 3 a 5 minutos; via intramuscular, oral ou retal, 20 minutos.
- duração de ação: anti-histamínica, seis a 12 horas; sedativa, duas a oito horas.
- sofre extensa biotransformação hepática.
- liga-se às proteínas na proporção de 90%.
- meia-vida: cerca de sete horas.
- atravessa as barreiras placentária e hematencefálica.
- excretada em maior proporção pela urina, principalmente como sulfóxido, e pequena fração na forma inalterada; pequena parcela é eliminada pelas fezes.

Indicações
- profilaxia e tratamento de cinetose.
- profilaxia e tratamento de náusea e vômito decorrentes da anestesia e cirurgia.
- tratamento de rinite perene e alérgica sazonal ou vasomotora.
- tratamento de conjuntivite alérgica.
- tratamento de prurido, urticária e angioedema.
- sedação e hipnose em sedação pré-operatória, pós-operatória e obstétrica.
- adjuvante no tratamento de reações anafiláticas e dor pós-operatória.
- adjuvante na analgesia e anestesia durante a cirurgia.

Doses
- vias oral ou retal, para cinetose, adultos, 25 mg duas vezes por dia, meia hora ou uma hora antes de viajar.
- para crianças maiores de 2 anos de idade, como anti-histamínico, 125 µg/kg ou 3,75 mg/m² de superfície corpórea cada 4 ou 6 horas. Ou 500 µg/kg ou 15 mg/m² de superfície corpórea, à noite, ao deitar. Outro esquema a ser utilizado é administrar 5 a 12,5 mg três vezes por dia ou 25 mg, à noite, ao deitar.
- como antiemético, por via oral, 250 a 500 µg/kg ou 7,5 a 15 mg/m² de superfície corpórea a intervalos de 4 a 6 horas. Ou 10 a 25 mg cada 4 ou 6 horas.

1.50 DEPRESSORES DO SISTEMA NERVOSO CENTRAL

- como antivertiginoso, por via oral, 500 μg/kg ou 15 mg/m² de superfície corpórea de 12/12 horas ou 10 a 25 mg duas vezes por dia.
- como sedativo-hipnótico, por via oral, 500 μg a 1 mg/kg ou 15 a 30 mg/m² de superfície corpórea. Outro esquema é de 10 a 25 mg quando necessário.
- vias intramuscular ou retal, para tratamento de náusea e vômito, adultos, inicialmente 25 mg, em seguida 12,5 a 25 mg, conforme necessário, a cada quatro ou seis horas.
- via oral, como antipruriginoso, adultos, 25 mg ao deitar, ou 12,5 mg quatro vezes por dia.
- vias intramuscular, intravenosa ou retal, como antipruriginoso, adultos, 25 mg repetida em duas horas se necessário.
- crianças, meia-dose da empregada para adultos.
- via tópica, fina camada de creme no local da afecção.

Contraindicações
- gravidez.
- lactação.
- prematuros, recém-nascidos e crianças com menos de 2 anos de idade.
- crianças e adolescentes com sintomas de síndrome de Reye.
- glaucoma de ângulo fechado.
- disfunções hepática e/ou renal.

Precauções
- vigiar a administração às crianças com menos de 2 anos de idade.

Efeitos adversos
- sedação, sonolência, tontura e hipotensão.
- secreções brônquicas, secura da boca, dificuldade de acomodação, constipação, retenção urinária, sensibilidade à luz, confusão mental ou excitação no idoso.
- reações extrapiramidais.
- fotossensibilização.
- reação paradoxal de hiperexcitabilidade em crianças.

Superdose
- lavagem gástrica.
- tratamento sintomático.

Interações medicamentosas
- pode antagonizar os efeitos dos anorexígenos.
- pode antagonizar a vasoconstrição periférica produzida por doses altas de dopamina.
- pode diminuir a resposta pressora da efedrina.
- pode bloquear os efeitos alfa-adrenérgicos da epinefrina.
- pode inibir a captação neuronal de guanadrel e guanetidina.
- pode inibir os efeitos antiparkinsonianos da levodopa.
- pode mascarar os sintomas dos fármacos ototóxicos, como cisplatina, paromomicina, salicilatos e vancomicina.
- álcool, antidepressivos tricíclicos, anti-hipertensivos com efeitos depressores do SNC, inibidores da MAO, ou sulfato de magnésio parenteral podem potencializar os efeitos depressores do SNC destes fármacos ou da prometazina.
- amantadina, antidiscinéticos, anti-histamínicos ou antimuscarínicos podem potencializar seus efeitos.
- agentes antitireoidianos podem aumentar o risco de agranulocitose.
- betabloqueadores aumentam a concentração plasmática de ambos.
- fármacos fotossensibilizantes podem causar efeitos fotossensibilizantes aditivos.
- quinidina pode resultar em efeitos cardíacos aditivos.

▶ *FENALERG (QIF), bisnaga com 20 g × 20 mg/g*
▶ *FENERGAN (Rhodia), 20 comprimidos × 25 mg*
25 amp. de 2 mL com 25 mg/mL
▶ *PAMERGAN (Cristália), 20, 50, 100 e 200 comprimidos × 25 mg*
20, 50 e 100 amp. de 2 mL com 50 mg
▶ *PROMETAZINA (Cristália), 200 comprimidos × 25 mg*
50 amp. de 2 mL com 25 mg/mL
▶ *PROMETAZINA (Vital Brazil), 10 e 500 comprimidos × 25 mg*
50 amp. de 2 mL com 25 mg/mL

▶ ANTIPRURIGINOSOS CENTRAIS

Antipruriginosos centrais são fármacos de ação central utilizados para prevenir ou suprimir pruridos ou comichões. Pertencem à classe dos anti-histamínicos principalmente fenotiazínicos ou análogos, que atuam bloqueando competitivamente os receptores H_1. Alguns são também antagonistas da serotonina. Os usados no Brasil são: ciproeptadina, clemastina e prometazina. Esta última é descrita na seção *Antivertiginosos* deste capítulo.

CIPROEPTADINA

A ciproeptadina é anti-histamínico H_1 que tem estrutura análoga à dos fenotiazínicos. Possui também atividade antisserotoninérgica. Além disso, tem fraca atividade anticolinérgica e apresenta leves propriedades depressoras centrais. Seus diversos mecanismos de ação estão relacionados com o antagonismo competitivo com os mediadores químicos — histamina, serotonina e acetilcolina — pelos respectivos receptores.
Usada na forma de cloridrato.

Farmacodinâmica
- anti-histamínico e antisserotoninérgico, com efeitos anticolinérgico e sedativo, estimulante do apetite e supressor da cefaleia vascular.

Farmacocinética
- bem absorvida por via oral.
- início de ação: 15 a 60 minutos.
- atinge o efeito máximo em uma a duas horas.
- sofre biotransformação hepática e parcialmente renal.
- duração de ação: oito horas.
- excretada pela urina (pelo menos 40%) e pelas fezes (2 a 20%), principalmente na forma de metabólitos.

Indicações
- tratamento sintomático de prurido associado com reações alérgicas.
- tratamento de rinite alérgica perene ou sazonal.
- tratamento de urticária fria.
- tratamento da doença de Cushing e da síndrome de Nelson.
- tratamento de enxaqueca em crianças.
- como antidiarreico na síndrome carcinoide.

Doses
- via oral, adultos, 4 a 20 mg ao dia em tomadas divididas; a dose deve ser individualizada e não exceder 0,5 mg/kg por dia; crianças de 7 a 14 anos, 4 mg duas ou três vezes ao dia (máximo de 16 mg diariamente); crianças de dois a seis anos, 2 mg duas ou três vezes ao dia (máximo de 12 mg diariamente).

Contraindicações
- hipersensibilidade à ciproeptadina e fármacos de estrutura análoga.
- prematuros e recém-nascidos.
- lactação.
- crises agudas de asma.
- pacientes com retenção urinária.
- pacientes tratados com inibidores da MAO.
- glaucoma de ângulo fechado.
- úlcera péptica estenosante.
- hipertrofia prostática.
- obstrução do colo da bexiga.
- obstrução piloroduodenal.
- pacientes idosos debilitados.

Efeitos adversos
- típicos dos anti-histamínicos, principalmente sedação e sonolência.
- possível aumento do apetite.
- espessamento da secreção brônquica.
- dificuldade respiratória.
- dose excessiva em crianças pode provocar alucinações, depressão do SNC, convulsões e morte.

Interações medicamentosas
- álcool e outros depressores do SNC podem produzir efeitos aditivos.
- amantadina, antimuscarínicos, fenotiazínicos, haloperidol ou procainamida podem potencializar seus efeitos.
- inibidores da MAO podem intensificar ou prolongar seus efeitos anticolinérgicos.

▶ *PERIATIN (Prodome), 50 comprimidos × 4 mg*
fr. de 240 mL com 2 mg/5 mL (elixir)
▶ *PREPTIN (Teuto-Brasileiro), 60 comprimidos × 4 mg*
fr. com 240 mL × 2 mg/5 mL

CLEMASTINA

É anti-histamínico H_1 derivado da etanolamina. Usada como fumarato.

Farmacodinâmica
- anti-histamínico, com efeitos antimuscarínico e sedativo.

Farmacocinética
- absorvida do trato gastrintestinal de maneira relativamente lenta, mas completamente (98-100%).
- atinge concentrações plasmáticas máximas em duas a quatro horas.
- duração de ação: 12 horas.
- sofre biotransformação hepática intensa.
- excretada em duas fases: uma rápida (meia-vida de 3,4 ± 1,4 h), outra lenta (meia-vida de 55 ± 26 h).

eliminada principalmente pela urina (57%) e, em parte (18%), pelas fezes, na forma de metabólitos, e apenas 2 a 3% na forma inalterada.

INDICAÇÕES
- tratamento sintomático de rinites alérgicas.
- tratamento de urticária e angioedema.
- tratamento de dermatoses pruriginosas.

DOSES
- via oral, adultos, 1,34 a 2,68 mg duas a três vezes ao dia (máximo, 8,04 mg ao dia); crianças até 12 anos de idade, 0,67 a 1,34 mg a cada oito a 12 horas, conforme necessário.

CONTRAINDICAÇÕES
- prematuros e recém-nascidos.
- hipersensibilidade a clemastina e outros anti-histamínicos de estrutura química semelhante.
- glaucoma de ângulo fechado.
- úlcera péptica estenosante.
- hipertrofia prostática.
- obstrução do colo da bexiga.
- pacientes com retenção urinária.
- gravidez e lactação, a menos que estritamente indicado.

EFEITOS ADVERSOS
- típicos dos anti-histamínicos, principalmente sedação, sonolência, tontura, secura da boca, fadiga.

INTERAÇÕES MEDICAMENTOSAS
- as mesmas da ciproeptadina.

▶ *AGASTEN (Novartis), 15 comprimidos × 1 mg fr. de 120 mL com 0,75 mg/15 mL (xarope)*

ESTIMULANTES DO SISTEMA NERVOSO CENTRAL

▶ **ANALÉPTICOS**
Estimulantes respiratórios
   almitrina
   niquetamida
Estimulantes convulsivantes

Estimulantes psicomotores
   aminofilina
   cafeína
   teofilina

▶ **PSICOESTIMULANTES**
   metilfenidato
   modafinila

▶ **NOOTRÓPICOS**
   citicolina
   donepezila
   galantamina
   piracetam
   rivastigmina
   vimpocetina

Estes fármacos exercem sua ação através do estímulo não seletivo do SNC. Alguns produzem estímulo intenso, ao passo que outros causam efeito fraco.

Os mecanismos compreendidos no estímulo do SNC são: bloqueio seletivo pós-sináptico ou pré-sináptico da inibição neuronal e estímulo neuronal direto.

Os estimulantes do SNC são usados para diversas finalidades: tratamento de estados depressivos, manutenção da vigília ou vivacidade, recuperação da consciência, da respiração ou pressão arterial e restauração dos reflexos normais.

Há três classes de estimulantes do SNC: analépticos, psicoestimulantes e nootrópicos.

▶ ANALÉPTICOS

Analépticos, também chamados estimulantes respiratórios, são estimulantes gerais do SNC. Aumentam a ventilação pulmonar por seus efeitos sobre a respiração, intensificam a resposta à estimulação sensorial e aceleram o retorno dos reflexos normais, podendo seguir-se depressão superior à existente antes de sua administração.

Seu emprego clínico é agora limitado. Eles não manifestam nenhuma ação útil como antagonistas específicos dos hipnóticos e sedativos. Para o tratamento da depressão respiratória associada com coma induzido por fármacos, o tratamento de escolha é a terapia de apoio, como manutenção da ventilação adequada e do equilíbrio eletrolítico e o uso de diálise para retirada do agente tóxico, quando possível. Os analépticos são administrados somente como adjuvantes.

Tampouco devem os analépticos ser usados para reverter a depressão respiratória causada por hipnoanalgésicos ou agentes bloqueadores neuromusculares. Em vez deles, devem ser administrados antagonistas específicos.

Os analépticos mais antigos, como niquetamida, pentetrazol e picrotoxina, não são seguros: a margem entre a dose analéptica e a dose convulsiva é estreita.

As metilxantinas não devem ser usadas como analépticos gerais. Elas têm utilidade no tratamento de apneia primária da puberdade.

Segundo o seu modo de ação, os analépticos podem ser divididos em quatro grupos: estimulantes respiratórios, estimulantes anticonvulsivantes, estimulantes psicomotores e estimulantes adrenérgicos. O último grupo, constituído de anfetamina e metilfenidato e compostos aparentados, é apresentado entre os psicoestimulantes, pois são assim considerados.

▶ Estimulantes respiratórios

No Brasil são comercializadas a almitrina e a niquetamida.

ALMITRINA

Corresponde a uma triazina ligada a um grupo piperazínico, ambos altamente substituídos.

Na broncopneumopatia crônica obstrutiva, melhora os parâmetros gasométricos por estímulo dos quimiorreceptores periféricos aórticos e carotidianos: aumento da SaO_2 e da PaO_2 e redução da $PaCO_2$. Estes efeitos independem de qualquer modificação significativa da ventilação global e são acompanhados de melhora da ventilação alveolar, o que contribui para a melhora global da hematose.

Usada na forma de bismesilato.

FARMACODINÂMICA
- estimulante respiratório.

FARMACOCINÉTICA
- administrada por via oral, é rapidamente absorvida.
- liga-se fortemente às proteínas (99%).
- atinge a concentração plasmática máxima em três horas.
- sofre biotransformação essencialmente hepática.
- excretada principalmente pelas fezes e parcialmente pela urina, na forma íntegra e de metabólitos inativos.
- meia-vida de eliminação: dose única, 40 a 80 horas; doses repetidas, 30 dias.

INDICAÇÕES
- tratamento da insuficiência respiratória com hipoxemia ligada à bronquite obstrutiva crônica.

DOSES
- via oral, 50 a 100 mg por dia, em duas tomadas, durante as principais refeições; após tratamento inicial de três meses, instituir terapia de manutenção, consistindo em um mês de suspensão para cada dois meses de tratamento.

CONTRAINDICAÇÕES
- gravidez.
- lactação.
- doença hepática grave.

PRECAUÇÕES
- não deve ser usada para tratamento dos estados asmáticos, pois pode agravar o broncoespasmo.
- se o paciente apresentar fator broncoespástico simples, antes de usar a almitrina deve-se administrar um broncodilatador, para assegurar a permeabilidade das vias respiratórias.
- não ultrapassar a dose recomendada.
- em casos de parestesias persistentes dos membros inferiores ou de perda de peso superior a 5%, recomenda-se suspender o tratamento.

EFEITOS ADVERSOS
- emagrecimento, neuropatias periféricas, parestesias (picadas, formigamentos, adormecimentos).
- náuseas, queimação, sensação de peso epigástrico, dispepsias.

2.2 ESTIMULANTES DO SISTEMA NERVOSO CENTRAL

- distúrbios de sono, sonolência.
- agitação, ansiedade, palpitações, vertigens.

▶ *VECTARION (Servier), 30 comprimidos × 50 mg*

NIQUETAMIDA

Corresponde à dietilpiridinocarboxamida. Apresenta-se como solução aquosa (25% p/p) para administração oral. Estimula o SNC em todos os níveis do eixo cerebrospinal, mas atua principalmente sobre a medula.

É também estimulante respiratório e circulatório.

No Brasil, é disponível apenas em associação.

▶ Estimulantes convulsivantes

Fármacos deste grupo não são mais usados como analépticos. São, porém, muito úteis em estudos experimentais. O pentetrazol, principal representante deste grupo, está, todavia, incluído em algumas associações medicamentosas irracionais de antitussígenos. Ele causa convulsões estimulando os neurônios excitatórios e inibitórios.

▶ Estimulantes psicomotores

Também chamados estimulantes cerebrais, eles estimulam o córtex cerebral e os centros medulares, além de outras partes do SNC. Os comercializados no Brasil são as metilxantinas aminofilina, cafeína e teofilina, a segunda na forma de associações.

Segundo descobertas recentes, as metilxantinas exercem sua ação através do bloqueio de receptores da adenosina, que desempenha inúmeras funções fisiológicas. Outros mecanismos de ação propostos: alteração na concentração do íon cálcio na musculatura lisa, inibição dos efeitos das prostaglandinas sobre o músculo liso e inibição da liberação da histamina e leucotrienos de mastócitos.

A ação como estimulantes respiratórios não está completamente esclarecida. Presume-se, todavia, que atuam primariamente através do estímulo do centro respiratório medular, isto é, aumentam a sensibilidade do centro respiratório às ações estimulatórias do dióxido de carbono e aumentam a ventilação alveolar, reduzindo deste modo a gravidade e frequência dos episódios apneicos.

AMINOFILINA

Aminofilina é o sal etilenodiamínico da teofilina. Em meio biológico ela se dissocia, liberando a teofilina, que é o princípio ativo. Suas propriedades são, por isso, quase idênticas às da teofilina. A aminofilina é usada principalmente como broncodilatadora, tendo ação também como estimulante do miocárdio. Está descrita na seção *Antiasmáticos* do capítulo 11, *Fármacos do aparelho respiratório*.

CAFEÍNA

É eficaz no tratamento da apneia primária do prematuro. No Brasil, só é encontrada em dezenas de associações medicamentosas, não raro irracionais, usadas principalmente como antigripais, analgésicos, antitérmicos e miorrelaxantes centrais.

TEOFILINA

Corresponde à 1,3-dimetilxantina. Pode ser administrada pelas vias oral, retal e intravenosa.

FARMACODINÂMICA
- broncodilatador, estimulante respiratório, profilático da asma.

FARMACOCINÉTICA
- quando administrada por via oral, é bem e completamente absorvida.
- alimento diminui a velocidade, mas não a extensão, da absorção; doses mais altas reduzem a velocidade de absorção; em formulações de ação prolongada, é mais lentamente absorvida.
- a ligação às proteínas varia: cerca de 60% em pacientes adultos, 36% em recém-nascidos e 35% em pacientes com cirrose hepática.
- biotransformada parcialmente, no fígado, em cafeína; isto é clinicamente mais significante nos recém-nascidos e crianças com menos de 3 anos de idade devido à meia-vida extremamente longa da cafeína nestes pacientes.
- meia-vida média: crianças de até 6 meses, menos de 24 horas; crianças maiores de 6 meses, 3,7 horas; adultos não fumantes, 8,7 horas; fumantes, 5,7 horas; adultos com doenças pulmonares, mais de 24 horas.
- a concentração sérica máxima é atingida em 1 hora na solução oral, 2 horas nos comprimidos e 5 horas nas cápsulas de ação prolongada.
- atravessa a barreira placentária.
- excretada pela urina, cerca de 10% na forma inalterada; nos recém-nascidos, é muito maior, chegando a cerca de 50% nos recém-nascidos prematuros.

INDICAÇÕES
- profilaxia e tratamento de asma brônquica.
- profilaxia da asma induzida por exercício.
- tratamento da bronquite crônica.
- tratamento de enfisema.
- prevenção e controle da apneia neonatal, especialmente apneia primária da prematuridade.
- tratamento da respiração de Cheyne-Stokes.

DOSES
- devem ser cuidadosamente ajustadas, pois há ampla variação individual na meia-vida plasmática (2 a 12 horas no adulto) e são vários os fatores que alteram a excreção (por exemplo, dieta, doenças, fármacos).
- em geral, 6 mg/kg inicialmente, seguida de 2 a 4 mg/kg a cada 4 a 8 horas.
- a dose de manutenção é de 1 a 4 mg/kg a cada 6 a 12 horas.

CONTRAINDICAÇÕES
- intolerância à teofilina.
- menores de 3 anos.
- pacientes com úlceras gastrintestinais ou refluxo gastroesofágico significativo.

EFEITOS ADVERSOS
- cefaleia, tontura, nervosismo, insônia, náusea, vômito e dor epigástrica.
- aumento na frequência de arritmias em pacientes que apresentam taquicardia atrial multifocal.
- concentrações séricas acima de 35 µg/mL causam cefaleia grave, hipopotassemia, arritmias, vômito persistente e até convulsões, podendo levar à morte.
- relaxamento do esfíncter gastroesofagiano, resultando em refluxo para o esôfago.
- retenção urinária por relaxação da bexiga.
- infusão rápida pode causar reações cardiovasculares fatais.

SUPERDOSE
- a intoxicação por superdose é tratada com ipecacuanha para retirar a teofilina do estômago e carvão ativado para evitar maior absorção do fármaco.
- a seguir, administra-se um catártico, como sulfato de sódio, para aumentar a eliminação do carvão e da teofilina não absorvida.
- em situações agudas, pode ser efetuada a hemoperfusão.
- para superdose crônica, recomenda-se a hemoperfusão quando os níveis séricos atingem 60 µg/mL.
- injeção intravenosa de fenobarbital, como profilático em pacientes com concentrações séricas perigosamente altas, pois o barbitúrico pode elevar o limiar dos ataques.

INTERAÇÕES MEDICAMENTOSAS
- doses elevadas de alopurinol (600 mg por dia) e doses usuais de anticoncepcionais orais, alguns antibióticos macrolídicos (eritromicina e troleandomicina) e cimetidina podem reduzir a excreção e prolongar sua meia-vida plasmática, podendo acarretar toxicidade.
- anestésicos gerais por inalação, sobretudo halotano, podem aumentar o risco de arritmias cardíacas.
- betabloqueadores, furosemida, infecções virais e vacina do vírus da influenza podem prolongar sua meia-vida.
- dieta pobre em proteínas e rica em carboidratos pode inibir a biotransformação da teofilina, resultando em diminuição de sua depuração.
- dieta rica em proteínas e baixa em carboidratos pode acelerar a biotransformação da teofilina, levando ao aumento de sua depuração.
- efedrina e outros broncodilatadores simpatomiméticos podem resultar em toxicidade aditiva.
- outros estimulantes do sistema nervoso central podem produzir efeitos aditivos, causando nervosismo, insônia, irritabilidade e até convulsões ou arritmias cardíacas.
- o fumo pode induzir sua biotransformação hepática.
- os indutores enzimáticos (carbamazepina, fenitoína, fenobarbital, primidona, rifampicina) podem diminuir suas taxas plasmáticas e atividade.
- outras metilxantinas podem aumentar o potencial para efeitos tóxicos.

▶ *CODRINAN (Honorterápica), fr. de 100 mL com 100 mg/15 mL*
20 comprimidos × 200 mg
▶ *TALOFILINA (Novartis), 20 cáps. × 100, 200 e 300 mg*
▶ *TEOFILINA ARISTON (Ariston), 20 cáps. × 300 mg*
▶ *TEOFILINA BERMÁCIA RETARD (CIF), 20 cáps. 300 mg*
▶ *TEOFILINA BERMÁCIA SOLUÇÃO (CIF), fr. de 210 mL com 100 mg/15 mL*
▶ *TEOLONG (Abbott), fr. de 210 mL com 100 mg/15 mL*
▶ *TEOLONG (Abbott), 30 cáps. de liberação programada × 100, 200 e 300 mg*

PSICOESTIMULANTES

Esta classe de fármacos é constituída por anfetaminas simpatomiméticas e compostos relacionados. Contudo, ao contrário do que ocorre com as catecolaminas, eles atravessam facilmente a barreira hematencefálica, e isto explica seus efeitos centrais. São estimulantes potentes do SNC e também exercem atividades cardiovasculares, hipertérmicas e anorexígenas. Manifestam utilidade no tratamento de depressão leve, narcolepsia e distúrbios em crianças hipercinéticas. São também usados para aumentar o grau de vigília e inibir o apetite. Infelizmente, tendem a causar dependência psíquica ou física. Não se justifica seu emprego para suprimir a fadiga. Visto que aumentam a pressão arterial, são potencialmente perigosos a pacientes afetados por doenças cardiovasculares.

Os psicoestimulantes comercializados no Brasil são o metilfenidato e a modafilina.

METILFENIDATO

Corresponde ao éster metílico do ácido fenil-piperidinacético. Parece atuar no córtex cerebral e estruturas subcorticais, incluindo o tálamo. Não se conhece, porém, o mecanismo pelo qual produz seus efeitos mentais e comportamentais em crianças. Usado na forma de cloridrato.

Farmacodinâmica
- estimulante do sistema nervoso central.

Farmacocinética
- após administração oral, é rápida e completamente absorvido.
- atinge concentração sérica máxima em 1 a 2 horas.
- meia-vida plasmática: 1 a 2 horas.
- duração de ação: 4 a 6 horas.
- sofre biotransformação rápida, principalmente (80%) por hidrólise, dando ácido ritalínico, que é o metilfenidato desesterificado.
- excretado pela urina, sobretudo na forma de metabólitos.

Indicações
- adjuvante a medidas psicológicas, educacionais ou sociais no controle de crianças com distúrbio de déficit de atenção.
- tratamento de narcolepsia.

Doses
- para o distúrbio de déficit de atenção, a dose deve ser individualizada; em geral, crianças de seis anos ou mais idosas, inicialmente, 5 mg duas vezes ao dia (30 minutos antes do desjejum e do almoço); esta dose pode ser gradualmente aumentada de 5 ou 10 mg a intervalos semanais (dose máxima, 60 mg por dia). Se ocorrer aumento paradoxal dos sintomas, deve-se reduzir a dose ou interromper o tratamento.
- para narcolepsia, adultos, 10 mg duas a três vezes ao dia.

Contraindicações
- hipersensibilidade ao metilfenidato.
- ansiedade, tensão ou agitação graves.
- depressão grave.
- síndrome de Tourette.
- glaucoma.
- tiques motores que não os devidos à síndrome de Tourette.
- instabilidade emocional.
- epilepsia.
- hipertensão.
- gravidez.
- crianças com menos de seis anos de idade.

Efeitos Adversos
- nervosismo, insônia.
- anorexia, perda de peso e redução no crescimento durante tratamento prolongado.
- tontura, discinesia, náusea, dor abdominal, exantema, hipotensão, hipertensão, palpitação, arritmias, taquicardia e cefaleia.
- dependência física ou psíquica.
- tolerância, quando usado em doses elevadas por períodos prolongados.

Interações Medicamentosas
- pode aumentar as concentrações séricas de anticoagulantes, anticonvulsivantes, antidepressivos tricíclicos, fenilbutazona ou oxifembutazona, por causar inibição do metabolismo.
- pode reduzir os efeitos hipotensores dos anti-hipertensivos (como guanetidina) ou diuréticos usados como anti-hipertensivos.
- pode potencializar os efeitos pressores dos vasopressores.
- antimuscarínicos, mormente atropina e fármacos aparentados, podem intensificar os efeitos antimuscarínicos.
- inibidores da MAO podem potencializar os seus efeitos.
- outros medicamentos que estimulam o SNC podem resultar em estímulo aditivo do SNC até níveis excessivos, a ponto de causar nervosismo, irritabilidade, insônia ou possivelmente convulsões.
- a pimozida pode mascarar a causa de tiques.

▶ *CONCERTA (Janssen-Cilag), 30 comprimidos × 18 e 36 mg*
▶ *RITALINA (Novartis), 20 comprimidos × 10 mg*
▶ *RITALINA LA (Novartis), 30 cáps. de ação controlada × 20, 30 e 40 mg*

MODAFINILA

É a 2-[(difenilmetil)-sulfinil]acetamida, um composto racêmico, estimulante da vigília. Seu mecanismo preciso de ação é desconhecido; porém, atua à semelhança dos agentes simpaticomiméticos como as anfetaminas e o metilfenidato. Apresenta interação fraca com os receptores da norepinefrina, serotonina, dopamina, GABA, adenosina, histamina-3, melatonina e benzodiazepinas. Não tem efeito inibidor da MAO-B ou das fosfodiesterases II-V. Sua ação sobre o estado de atenção pode ser atenuada pela prazosina. Embora ligue-se, *in vitro*, ao transportador da dopamina e inibida a recaptação de dopamina, não é agonista direto ou indireto do receptor da dopamina.

Farmacodinâmica
- estimulante da vigília.

Farmacocinética
- sofre rápida absorção, atingindo o pico da concentração plasmática entre 2 e 4 h.
- os alimentos podem retardar sua absorção.
- volume de distribuição de cerca de 0,9 L/kg.
- 60% ligam-se às proteínas plasmáticas, principalmente à albumina.
- 90% sofrem biotransformação hepática por meio de desaminação hidrolítica, S-oxidação, hidroxilação do anel aromático, conjugação glicuronídica e posterior eliminação renal. A principal via de biotransformação utiliza a isoforma CYP3A4.
- 80% eliminados pela urina e 1% pelas fezes. O metabólito principal é a modafinila ácida, além de cerca de 6 outros em concentrações mais baixas. Os mais significativos são a modafinila ácida e a modafinila sulfona. Os metabólitos modafinila ácida, modafinila sulfona, 2-[(difenilmetil)-sulfinil] ácido acético e 4-hidroxi modafinila, são inativos.
- o metabólito modafinila sulfona acumula-se após doses múltiplas.
- meia-vida de cerca de 40 horas.

Indicações
- estimulante do estado de atenção em pacientes com sonolência excessiva associada à narcolepsia, síndrome da apneia do sono e outras afecções do sono.

Doses
- 200 mg por dia, em dose única.

Contraindicações
- gravidez e lactação. Categoria C da FDA.
- < 16 anos e > 65 anos.

Efeitos Adversos
- cefaleia, dor nas costas, dor torácica, calafrios, rigidez de nunca.
- hipertensão, taquicardia, palpitação, vasodilatação.
- dispepsia, diarreia, náusea, anorexia, boca seca, constipação, aumento das enzimas hepáticas, flatulência, sede, ulceração da moca.
- eosinofilia.
- nervosismo, insônia, ansiedade, depressão, sonolência, hipertonia, agitação, confusão mental, tremor, labilidade emocional, vertigem, parestesia.
- rinite, faringite, epistaxe, asma.
- sudorese.
- ambliopia, alteração do paladar, dor ocular, visão anormal.
- hematúria, piúria.
- herpes simples.

Precauções
- vigiar a administração com o uso concomitante de inibidores da MAO.
- embora não pareça interferir na farmacocinética da varfarina, recomenda-se vigiar o uso da modafinila em associação com este anticoagulante.

Interações Medicamentosas
- o uso concomitante de metilfenidato ou de dextroanfetamina pode retardar a absorção do modafinil em 1 h.
- o uso concomitante de clomipramina pode aumentar a concentração plasmática desta.
- diminui a $C_{máx}$ do triazolam em 42% e a ASC em 59%.
- diminui a $C_{máx}$ do etinilestradiol em 11% e da ASC em 18%.
- diminui os níveis séricos da ciclosporina em 50%.
- é indutor, *in vitro*, da CYP1A2, CYP2B6 e CYP3A4 e pode alterar a biotransformação dos fármacos que utilizam esses sistemas e, assim, reduzir suas concentrações. Fármacos biotransformados pelo sistema CYP2C19 (S-varfarina, fenitoína, diazepam, propranolol, alguns antidepressivos tricíclicos) podem ter sua eliminação prolongada.

- indutores potentes da CYP3A4 (carbamazepina, fenobarbital, rifampicina) ou inibidores (cetoconazol, itraconazol) podem alterar os níveis plasmáticos da modafinila.

▶ *STAVIGILE (Libbs), 30 comprimidos × 200 mg*

NOOTRÓPICOS

Nootrópicos (do grego *noos* = mente, e *tropos* = desvio) são fármacos que afetam seletivamente funções cerebrais superiores, acentuando o domínio do córtex sobre os sistemas subcorticais e estimulando a atenção, a memória e o pensamento. São usados para o tratamento de distúrbios cognitivos. Os comercializados no Brasil são citicolina, codergocrina, donepezila, galantamina, piracetam, rivastigmina e vimpocetina. A codergocrina, comercializada com mesilato, é uma combinação de di-hidroergocornina, di-hidroergocristina, di-hidroalfaergocriptina e di-hidrobetaergocriptina. Esses produtos comercializados no Brasil estão listados na descrição da di-hidroergocristina, no capítulo 8.

CITICOLINA

Também chamada de difosfocolina citidina, é a citidina-5′-difosfocolina, um precursor do fosfolipídio fosfatidilcolina, responsável pela utilização dos ácidos graxos. Atua também como neuroprotetor por intermédio dos precursores da síntese da fosfatidilcolina: a colina e a citidina, que participam da função das células nervosas, síntese proteica (DNA e RNA), e a primeira, da formação de acetilcolina. Aumenta os níveis de norepinefrina e dopamina no SNC. Promove, portanto, melhoria evidente das alterações bioelétricas cerebrais presentes em estados traumáticos, alterações da memória, declínio cognitivo da idade e exerce efeito protetor no estado de vigilância quando existe hipoxemia. Seu efeito é superior ao da maioria dos nootrópicos. Os efeitos deletérios resultantes da deficiência irrigatória vascular são significativamente minimizados ou revertidos. Observa-se aumento da atividade alfa.

FARMACODINÂMICA
- nootrópico, estimulante dopaminérgico, parassimpaticomimético, antioxidante cerebral.

FARMACOCINÉTICA
- sofre absorção quase completa após administração oral.
- a biodisponibilidade é semelhante à da administração IV.
- sofre biotransformação formando citidina e colina.
- atravessa a barreira hematencefálica.

INDICAÇÕES
- para tratamento do coma leve pós-traumatismo craniano.
- tratamento das alterações da memória.
- para recuperação de tecidos lesados por infarto cerebral ou outras lesões resultantes de hipoxemia.

DOSES
- para adultos, por via oral, 500 mg ao dia, por até 12 semanas.
- para adultos, por via IV ou IM, 500 a 1.000 mg/dia, por 5 a 10 dias, seguidos de 250 mg/dia.

CONTRAINDICAÇÕES
- hipertonia do sistema parassimpático.

EFEITOS ADVERSOS
- tonturas, agitação, insônia, enxaqueca.
- exantema.
- hipotensão arterial.

INTERAÇÕES MEDICAMENTOSAS
- não administrar concomitantemente com fármacos que contenham meclofenoxato.

▶ *SOMAZINA (Salvoy Farma), 15 comprimidos × 500 mg*

DONEPEZILA

É derivado piperidínico, inibidor não competitivo e reversível da acetilcolinesterase, com grande seletividade neuronal. Sua ação sobre as fibras musculares cardíacas e sobre a musculatura esquelética é mínima. Usado como cloridrato.

FARMACODINÂMICA
- inibidor da colinesterase.

FARMACOCINÉTICA
- após administração oral, sofre boa absorção com biodisponibilidade de 100%.
- atinge o pico da concentração plasmática entre três e quatro horas.
- após administração de múltiplas doses, acumula-se no plasma de quatro a sete vezes mais, atingindo o estado de equilíbrio em cerca de quinze dias.
- volume de distribuição de 12 L/kg.
- 96% ligam-se às proteínas plasmáticas, principalmente à albumina e à glicoproteína ácida-α_1.
- sofre pré-eliminação sistêmica formando quatro metabólitos principais, sendo dois deles ativos. O metabólito 6-O-desmetil-donepezila corresponde a 20% do fármaco original.
- é biotransformado no fígado através do sistema enzimático P450, isoenzimas CYP2D6 e CYP3A4 e de glicuronidação.
- meia-vida de 70 horas.
- 57% eliminados pela urina, sendo 17% como fármaco inalterado e 15% pelas fezes, sendo 1% sob a forma inalterada.

INDICAÇÕES
- tratamento da doença de Alzheimer leve a moderada.
- para redução dos sintomas de mania nos portadores de psicose bipolar.

DOSES
- como dose inicial, 5 mg à noite, ao deitar. Após quatro a seis semanas, a dose pode ser aumentada para 10 mg.

CONTRAINDICAÇÕES
- hipersensibilidade à donepezila.
- gravidez e lactação.
- crianças.

PRECAUÇÕES
- vigiar a administração aos pacientes idosos, devido ao risco de perda de peso e aparecimento de efeitos adversos mais intensos.
- vigiar a administração em portadores de doença do nó sinusal, antecedentes de arritmias supraventriculares, síncopes de etiologia desconhecida, insuficiência hepática, antecedente de úlcera péptica, antecedente de convulsões, asma brônquica e adenoma prostático.
- durante anestesia, pode aumentar os efeitos relaxantes musculares do tipo succinilcolina.

EFEITOS ADVERSOS
- cefaleia, insônia, vertigem, astenia, depressão.
- náusea, vômitos, diarreia, dor abdominal.
- mialgias, cãibras.
- perda de peso.
- crise convulsiva.
- bloqueio atrioventricular, fibrilação atrial.
- incontinência urinária.
- bronquite, faringite, rinite.
- hemorragia digestiva.

INTERAÇÕES MEDICAMENTOSAS
- pode apresentar efeito aditivo no uso concomitante com outros anticolinérgicos ou de agonistas colinérgicos e agentes bloqueadores neuromusculares.
- carbamazepina, dexametasona, fenobarbital, fenitoína, rifampicina podem encurtar o tempo de eliminação da donepezila.
- o uso concomitante de anti-inflamatórios não esteroides pode aumentar a secreção gástrica e aumentar o risco de sangramento gastrintestinal.

▶ *EPEZ (Torrent), 10 e 30 comprimidos × 5 mg 30 comprimidos × 10 mg*
▶ *ERANZ (Wyeth), 28 comprimidos × 5 e 10 mg*

GALANTAMINA

É uma benzofurobenzazepina, inibidora seletiva e reversível da colinesterase. Em outros países é utilizada nas intoxicações produzidas pelos anticolinérgicos centrais bem como naquelas produzidas por agentes curarizantes não despolarizantes. No Brasil é utilizada apenas na apresentação oral para tratamento dos distúrbios cognitivos da demência. Comercializada como hidrobromato.

FARMACODINÂMICA
- inibidor da colinesterase.

FARMACOCINÉTICA
- após administração oral, sofre rápida absorção.
- após administração de uma dose de 8 mg atinge o pico da concentração plasmática máxima de 43 ± 13 ng/mL em cerca de 1,2 hora. O uso concomitante com alimentos reduz a $C_{máx}$ em 25%.
- ASC e meia-vida plasmática > 30% em pacientes portadores de insuficiência hepática moderada.
- nas insuficiências renais moderada e grave, as concentrações plasmáticas da galantamina aumentam de 38 e 67%, respectivamente.
- biodisponibilidade de 88,5%.
- 52,7% são distribuídos nas células sanguíneas e 39% para o compartimento aquoso do plasma.
- cerca de 17,7 ± 0,8% ligam-se às proteínas plasmáticas.
- sofre N-oxidação, N-desmetilação, O-desmetilação, glicuronidação e epimerização. A O-desmetilação é mais acentuada no isossistema CYP 2D6. *In vitro*, os isossistemas mais envolvidos na biotransformação são 2D6 e 3A4.
- 18 a 22% eliminados pela urina após 24 horas, sob a forma inalterada. Os metabólitos glicuronídico e O-desmetilgalantamina também têm eliminação importante.
- 90 a 97% recuperados na urina após 7 dias e 2,2 a 6,3% nas fezes.
- depuração renal de cerca de 65 mL/min.

NOOTRÓPICOS 2.5

Indicações
- tratamento dos distúrbios cognitivos da demência do tipo Alzheimer.

Doses
- como dose inicial, 8 mg ao dia em duas tomadas, durante quatro semanas.
- como manutenção, 16 mg ao dia em duas tomadas, durante 4 semanas.
- a dose máxima recomendada é de 24 mg/dia.

Contraindicações
- hipersensibilidade à galantamina.
- insuficiência hepática e renal.
- gravidez e lactação.
- obstrução intestinal ou na recuperação de cirurgia gastrintestinal.
- obstrução urinária ou em pacientes em recuperação de cirurgia da bexiga.

Precauções
- pode apresentar efeitos vagotônicos sobre a frequência cardíaca.
- vigiar a administração aos pacientes com antecedente de úlcera péptica.
- observar os pacientes com antecedente de convulsão, de asma brônquica ou outra doença pulmonar obstrutiva crônica grave.
- vigiar a administração aos pacientes que conduzem veículos ou operam máquinas.
- com o uso concomitante de fármacos inibidores das isoenzimas CYP 2D6 e 3A4 deve-se reduzir a dose da galantamina.

Efeitos adversos
- dispepsia, anorexia, náuseas, vômitos, diarreia, dor abdominal.
- fadiga, tonturas, cefaleia, sonolência.
- redução do peso.
- bradicardia, síncope.

Interações medicamentosas
- não deve ser usada em conjunto com outros agentes colinomiméticos.
- o uso concomitante de fármacos cardiovasculares que afetam a frequência cardíaca pode ter efeito aditivo.
- exacerba o relaxamento muscular pelo uso de outros fármacos do tipo succinilcolina durante a anestesia.
- fármacos inibidores dos isossistemas CYP 2D6 e 3A4 podem aumentar a ASC da galantamina.

▶ REMINYL (Janssen-Cilag), 14 comprimidos × 4 mg
  56 comprimidos × 8 e 12 mg
  7 cáps. de liberação prolongada × 8 mg
  28 cáps. de liberação prolongada × 16 mg
▶ REMINYL ER (Janssen-Cilag), 7 cáps. de liberação prolongada × 8 mg
  28 cáps. de liberação prolongada × 16 e 24 mg

PIRACETAM

Quimicamente, é a 1-acetamido-2-pirrolidinona. As propriedades metabólicas, antiagregantes plaquetárias, hemorreológicas e microcirculatórias do piracetam podem explicar seus efeitos psicotrópicos e, especialmente, estar relacionadas com sua atividade nos distúrbios psicocomportamentais da senescência.

Farmacodinâmica
- nootrópico.

Farmacocinética
- administrado por via oral, é completa e rapidamente absorvido, atingindo nível sanguíneo máximo em 45 minutos.
- eliminado principalmente pela urina, sem sofrer biotransformação, em 30 horas; cerca de 1 a 2% são encontrados nas fezes.
- a meia-vida no sangue é de 4 a 5 horas; nos pacientes com insuficiência renal total e irreversível, a meia-vida biológica é de 48 a 50 horas.
- atravessa a barreira placentária.

Indicações
- perturbações psicocomportamentais da senescência; atenção, concentração, vigilância, memorização, sociabilidade.
- síndromes mentais da insuficiência cerebral, distúrbios do rendimento mental e irritabilidade dos anciãos.
- tratamento do mioclono.

Doses
- via oral, adultos, 800 mg 2 vezes por dia, nas primeiras 3 a 4 semanas, reduzindo-se em seguida a dose para 400 mg 3 vezes por dia; por injeção, 1.000 mg 3 vezes por dia. Crianças, 60 mg/kg/dia, em 3 vezes.

Contraindicações
- hipersensibilidade ao piracetam.
- insuficiência renal grave.
- desaconselha-se a utilização de doses elevadas a intervalos próximos quando não há diálise.

Efeitos adversos
- agitação psicomotora no início do tratamento, raramente.
- embora raramente, efeitos neurológicos (cefaleias, convulsões, vertigens, sintomas extrapiramidais) e sintomas gastrintestinais (náuseas, vômitos, anorexia, diarreia ou constipação e gastralgias).

▶ CINTILAN (Medley), 60 cáps. × 400 mg 12 e 25 amp. de 5 mL com 1.000 mg
▶ CINTILAN PEDIÁTRICO (Medley), fr. de 120 mL com 30 mg/5 mL
▶ NOOTRON (Biosintética), 60 comprimidos × 400 mg 5 amp. de 5 mL com 1.000 mg
▶ NOOTRON (Biosintética) pediátrico, fr. de 110 mL com 30 mg/5 mL
▶ NOOTROPIL (Aventis Pharma), 30 comprimidos × 800 mg
  12 amp. de 5 mL com 1.000 mg
▶ PIRACETAM (Hexal), 30 comprimidos × 800 mg (genérico)

Associação
▶ ISKETAM (Aché), (piracetam 400 mg + mesilato de di-hidroergocristina 1 mg por comprimido), 20 comprimidos

RIVASTIGMINA

É o (-)(S)-N-etil-3-{(1-dimetilamino)etil}-N-metilfenilcarbamato, um inibidor de longa duração da acetilcolinesterase (AchE). É seletivo para a AchE atuando nas áreas mais afetadas na doença de Alzheimer, o córtex e o hipocampo e com alta seletividade pela forma G1 da enzima. Ele mimetiza a ação da acetilcolina como um substrato para a AchE resultando num complexo carbamilado, impedindo a hidrólise subsequente da AchE por longo tempo. A inibição da AchE diminui a formação de fragmentos da proteína amiloidogênica, precursora de β-amiloide, e das placas amiloides.

Farmacodinâmica
- nootrópico.

Farmacocinética
- após administração é rápida e completamente absorvida.
- pico da concentração plasmática atingido em cerca de 1 hora.
- a biodisponibilidade aumenta com a dose administrada, sendo de 3%, 11% e 35,5% para as doses de 1, 2,5 e 3 mg respectivamente, sugerindo pré-eliminação sistêmica.
- a administração de alimentos atrasa a absorção em 90 minutos, diminui a $C_{máx}$ e aumenta a ASC em cerca de 30%.
- a ASC relaciona-se de forma inversamente proporcional com a superfície corporal.
- 40% ligam-se às proteínas plasmáticas.
- volume de distribuição após administração IV de 1,8 a 2,7 L/kg.
- alta penetração cerebral.
- meia-vida plasmática de 1 hora.
- rápida e extensivamente biotransformada por hidrólise mediada pela colinesterase, principalmente hepática, ao metabólito descarbamilado com mínima atividade inibitória da AchE. O metabólito descarbamilado sofre N-desmetilação e/ou conjugação com sulfatos. A via das isoenzimas do citocromo P450 é utilizada de forma insignificante.
- > 90% eliminados em 24 horas, por via renal sob a forma de metabólitos e < 1% pelas fezes.

Indicações
- tratamento de transtornos da função cognitiva associados à doença de Alzheimer.

Doses
- a dose inicial recomendada é de 1,5 mg duas vezes ao dia, podendo ser aumentada para 3 mg duas vezes ao dia após duas semanas de tratamento. Aumentos posteriores para 4,5 e 6 mg, duas vezes ao dia, dependerão da tolerabilidade e obedecendo ao intervalo de duas semanas. A dose máxima é de 6 mg, duas vezes ao dia. Se ocorrer efeito adverso a dose deve ser reduzida. A dose de manutenção varia de 1,5 a 6 mg ao dia e para obter o efeito terapêutico desejado deve-se manter aquela mais elevada, com boa tolerabilidade.

Contraindicações
- hipersensibilidade à rivastigmina ou a outros derivados carbamatos.
- gravidez.
- lactação.

Precauções
- vigiar a administração em pacientes com antecedentes de sangramento gastrintestinal ativo ou oculto, pois pode aumentar a secreção gástrica.
- pode produzir retenção urinária.
- pode exacerbar convulsões.
- usar com cautela nos pacientes com afecções pulmonares.
- uso cuidadoso em portadores de doença do nó sinusal ou arritmias cardíacas.
- pode exacerbar o efeito de relaxantes musculares.
- para reintrodução do tratamento após suspensão devido a vômitos intensos, reiniciar com a menor dose possível.

2.6 ESTIMULANTES DO SISTEMA NERVOSO CENTRAL

Efeitos adversos
- astenia, fadiga, perda de peso.
- tontura, cefaleia, sonolência.
- náusea, vômito, diarreia, dor abdominal, anorexia, dispepsia.
- agitação, insônia, confusão mental, depressão, tremor.
- infecções do trato respiratório superior.
- infecções do trato urinário.
- bradicardia, síncope, infarto do miocárdio.

Superdose
- no caso de superdose sem sintomas, não administrar o fármaco por 24 horas.
- na superdose acompanhada de náuseas e vômitos, usar antieméticos.
- no caso de superdose grave, usar atropina IV, inicialmente 0,03 mg/kg com doses subsequentes de acordo com a resposta clínica.
- não é recomendado o uso de escopolamina como antídoto.

Interações medicamentosas
- potencializa o efeito dos relaxantes musculares.
- não associar com colinomiméticos.

▶ EXELON (Novartis), 28 cáps. × 1,5, 3, 4, 5 e 6 mg
  56 cáps. × 3 mg
  30 adesivos transdérmicos × 4,6 e 9,5 mg/24 h
▶ PROMETAX (Biosintética), 28 cáps. × 1,5, 4,5 e 6,0 mg
  28 e 56 cáps. × 3 mg

VIMPOCETINA

É um composto derivado da vincamina, um alcaloide extraído da planta *Vinca minor*. Também é conhecida como éster etílico do ácido 3α,16-α-apovincamínico, éster etílico do eburnamenina-14-ácido carboxílico. Acredita-se que exerça ações no metabolismo e fluxo sanguíneo cerebrais, causando aumento cognitivo; é anticonvulsivante, neuroprotetor e antioxidante. Nos EUA é usado apenas como suplemento dietético. Exerce atividade bloqueadora dos canais de cálcio, atuando nos canais de sódio dependentes de voltagem, e parece inibir a liberação de acetilcolina influenciada por aminoácidos excitatórios, o que protegeria os neurônios contra excitotoxicidade. Inibe também a fosfodiesterase GMP, o que poderia levar a um aumento do GMP cíclico na musculatura vascular lisa, diminuindo a resistência vascular cerebral e aumentando o fluxo cerebral. Sua ação antioxidante tem sido considerada semelhante à da vitamina E. Não tem qualquer efeito na doença de Alzheimer.

Farmacodinâmica
- neuroprotetor, derivado da vincamina.

Farmacocinética
- sofre absorção no intestino delgado, que aumenta de 60 a 100% quando administrada com os alimentos. A absorção em jejum é muito baixa, de cerca de 7%. Após ser absorvida, concentra-se preferencialmente no tálamo, putâmen e regiões neocorticais.
- atinge o pico da concentração plasmática máxima em cerca de 1 a 1½ h após a administração.
- sofre biotransformação hepática, formando o ácido apovincamínico sob a forma inativa.
- meia-vida de uma a duas horas.
- eliminado na urina sob a forma de ácido apovincamínico. Apenas uma pequena quantidade é eliminada como fármaco inalterado.
- atravessa a barreira hematencefálica.

Indicações
- como suplemento dietético na melhora dos processos mentais, tratamento dos sintomas dos distúrbios cognitivos relacionados a patologias vasculares cerebrais, no trauma acústico, síndrome de Ménière e distúrbios visuais secundários à arteriosclerose.

Doses
- 5 a 10 mg ao dia até o máximo de 20 mg. Alguns estudos utilizaram doses de 10 mg três vezes ao dia.

Contraindicações
- hipersensibilidade ao fármaco ou aos alcaloides da vinca (vimblastina ou vincristina).
- gravidez e lactação.

Precauções
- pode produzir hipotensão arterial.
- vigiar a administração concomitante com varfarina e fazer controle do INR.

Efeitos adversos
- tonturas, insônia, boca seca, cefaleia, exantema.
- hipotensão arterial sistêmica, taquicardia.
- náusea.

Interações medicamentosas
- o uso concomitante com varfarina pode alterar o INR, pois ela diminui a agregação plaquetária.

▶ VICOG (Marjan), 30 comprimidos × 5 mg

FÁRMACOS PSICOTRÓPICOS

▶ SEDATIVOS ANSIOLÍTICOS

Benzodiazepínicos
- alprazolam
- bromazepam
- clobazam
- clorazepato dipotássico
- clordiazepóxido
- cloxazolam
- lorazepam
- oxazepam

Compostos diversos
- buspirona

▶ ANTIPSICÓTICOS

Fenotiazínicos
- clorpromazina
- flufenazina
- periciazina
- pipotiazina
- tioridazina
- trifluoperazina

Tioxantênicos
- zuclopentixol

Dibenzodiazepínicos
- clozapina

Dibenzotiazepínicos
- quetiapina

Tienobenzodiazepínicos
- olanzapina

Butirofenônicos
- droperidol
- haloperidol
- penfluridol

Difenilbutilamínicos
- pimozida

Ortopramidas
- amissulprida
- sulpirida
- tiaprida
- veraliprida

Pirimidinonas
- paliperidona
- risperidona

Benzotiazolilpiperazínicos
- ziprasidona

Quinolinônicos
- aripiprazol

Dibenzo-oxepino pirróis
- asenapina

▶ ANTIDEPRESSIVOS

Compostos tricíclicos
- amineptina
- amitriptilina
- clomipramina
- imipramina
- nortriptilina

Inibidores da MAO
- moclobemida
- tranilcipromina

Sais de lítio
- carbonato de lítio

Antidepressivos diversos
- agomelatina
- citalopram
- desvenlafaxina
- duloxetina
- escitalopram
- fluoxetina
- fluvoxamina
- maprotilina
- mianserina
- mirtazapina
- nefazodona
- paroxetina
- reboxetina
- sertralina
- tacrina
- tianeptina
- trazodona
- venlafaxina

▶ FÁRMACOS PARA SINTOMATOLOGIA NEUROVEGETATIVA

Fármacos psicotrópicos são modificadores seletivos do sistema nervoso central usados no tratamento de distúrbios psíquicos. São também chamados de *psicofármacos*, *psicoativos* ou *psicoterápicos* e incluem fármacos que deprimem ou estimulam seletivamente a atividade mental.

A ação destes fármacos se exerce no hipotálamo, no tronco cerebral e provavelmente em outras partes subcorticais do cérebro compreendidas na coordenação do comportamento emocional.

Os psicofármacos mais usados pertencem às seguintes classes: sedativos ansiolíticos, antipsicóticos (neurolépticos), antidepressivos e fármacos para sintomatologia neurovegetativa.

▶ SEDATIVOS ANSIOLÍTICOS

Sedativos ansiolíticos, antigamente chamados, impropriamente, de *tranquilizantes menores* e conhecidos também como *tensiolíticos*, são usados para controlar neuroses e tensões. Em doses altas podem auxiliar no tratamento de excitabilidade psicomotora grave, tal como *delirium tremens* (é o caso dos benzodiazepínicos). Manifestaram utilidade em determinados sintomas de psicoses tóxicas.

A ansiedade pode apresentar-se sob duas formas: estados de ansiedade e distúrbios fóbicos. Os estados de ansiedade podem ser distúrbio do pânico, distúrbio de ansiedade generalizado, distúrbio obsessivo-compulsivo, distúrbio de tensão pós-traumático e ansiedade atípica. Os distúrbios fóbicos são agorafobia, fobia social e fobia simples.

Diversas hipóteses foram aventadas para explicar a causa da ansiedade. Contudo, a base neurofisiológica está ainda sendo investigada.

O controle da ansiedade não requer necessariamente o emprego de fármacos. Muitos pacientes podem ser auxiliados quer por aconselhamento médico no consultório, quer por terapias de comportamento. Mas aqueles que recusam tais tratamentos ou não respondem a eles podem precisar de farmacoterapia com agente ansiolítico.

Os ansiolíticos apresentam efeitos adversos. Sonolência é o mais comum. Outros são mais raros: ataxia, vertigem, cefaleia, secura da boca, fadiga, fraqueza muscular, discrasias sanguíneas, icterícia. O uso prolongado de doses elevadas pode causar dependência física e psíquica. Doses maciças podem resultar em coma e morte, mas menos frequentemente do que com o emprego de barbitúricos. Um efeito adverso curioso é o estímulo do apetite, com aumento consequente de peso.

De acordo com sua estrutura química, os sedativos ansiolíticos comercializados no Brasil podem ser divididos em duas classes: benzodiazepínicos e compostos diversos.

▶ Benzodiazepínicos

Estruturalmente, são derivados da 1,4-benzodiazepin-2-ona (veja seção *Sedativos-hipnóticos*, capítulo 1). Por isso, apresentam propriedades físicas, químicas, farmacológicas e terapêuticas muito semelhantes.

Sua ação ansiolítica decorre da complexação com receptores específicos. Tais receptores estão situados nas sinapses GABAérgicas em diferentes regiões do cérebro. Ao se ligarem a estes receptores, os benzodiazepínicos potencializam a atividade do ácido amibutírico (GABA), que é o neurotransmissor inibitório mais importante no sistema nervoso central. O receptor do GABA está associado com canais do íon cloreto,

3.2 FÁRMACOS PSICOTRÓPICOS

na membrana da célula nervosa pós-sináptica. Quando os receptores dos benzodiazepínicos são ativados na presença do GABA, os canais do íon cloreto se abrem, permitindo que estes íons fluam livremente para o interior da célula, resultando em membrana celular hiperpolarizada (isto é, mais negativamente carregada), o que atenua os neurotransmissores excitatórios despolarizantes.

Indicações
- fármacos de escolha como ansiolíticos, sedativos ou hipnóticos.
- medicação pré-anestésica.
- suspensão da ingestão de álcool.
- crises epilépticas.
- espasticidade.
- espasmo muscular esquelético localizado.
- mioclono noturno.

Tolerância
- tolerância à sedação e ataxia produzidas por benzodiazepínicos surgem com administração continuada da mesma dose, mas a tolerância ao efeito sobre a ansiedade desenvolve-se muito mais lentamente, no caso de seu aparecimento.
- com superdose desenvolve-se tolerância rapidamente (taquifilaxia) às ações hipnótica, respiratória e cardiovascular.

Abuso
- o potencial para abuso é moderado.
- administração por tempo prolongado de doses altas e, em alguns casos, até de doses terapêuticas usuais pode causar dependência física.
- dependência ocorre com frequência em indivíduos que tomam álcool e abusam de drogas; deve-se evitar administrar benzodiazepínicos a estes pacientes.
- síndrome de abstinência ocorre com a interrupção súbita dos benzodiazepínicos. Recomenda-se reduzir a dose muito gradualmente (5 a 10% ou menos por dia por 10 a 14 dias). Um benzodiazepínico de duração longa pode ser substituído, temporariamente, por outro de ação curta, para controlar os sinais e sintomas de interrupção.
- benzodiazepínicos de duração longa podem ser interrompidos abruptamente em pacientes que não têm história de crises se não houver outros fatores de risco, como álcool, barbitúricos ou hipnoanalgésicos.
- dependência psicológica é mais comum do que a física e pode ocorrer com qualquer dose.

Outras características comuns aos benzodiazepínicos estão descritas na seção *Sedativos-hipnóticos*, do capítulo 1, *Depressores do sistema nervoso central*.

Os benzodiazepínicos utilizados como ansiolíticos no Brasil são: alprazolam, bromazepam, clobazam, clorazepato dipotássico, clordiazepóxido, cloxazolam, diazepam, lorazepam e oxazepam. O diazepam está descrito na seção *Antiepilépticos*, capítulo 1.

ALPRAZOLAM

Estruturalmente, é um triazolbenzodiazepínico com ações ansiolítica e sedativo-hipnótica.

Farmacodinâmica
- ansiolítico, sedativo-hipnótico e agente antipânico.

Farmacocinética
- por via oral, é rapidamente e bem absorvido.
- atinge nível sanguíneo máximo em 1 a 2 horas e níveis de estado estacionário em 2 a 5 dias.
- 70% são ligados a proteínas séricas.
- sua biodisponibilidade é pelo menos 80%.
- sofre biotransformação e seus metabólitos são excretados principalmente pela urina (80%).
- atravessa a barreira placentária.
- meia-vida de eliminação de 11,1 horas nos jovens e 19 horas nos idosos.
- o metabólito principal, alfa-hidroxialprazolam, cuja atividade é metade da do fármaco matriz, é conjugado e excretado rapidamente, sendo eliminado principalmente pela urina.

Indicações
- tratamento da ansiedade sob todas as formas.
- distúrbios funcionais e manifestações somáticas associadas à ansiedade.
- tratamento de distúrbio do pânico.

Doses
- via oral, para ansiedade, adultos, 0,25 a 0,5 mg três vezes por dia (dose máxima, 4 mg); idosos ou debilitados, 0,25 mg duas ou três vezes por dia.
- via oral, para distúrbio do pânico ou agorafobia, adultos, 0,5 mg três vezes por dia após as refeições durante dois dias, aumentando-se 0,5 mg a uma das doses a cada dois dias até que se deem 2 mg três vezes por dia.
- não foi determinada dose para menores de 18 anos.

▶ ALPRAZOLAM (Apotex), 20 comprimidos × 0,25, 0,5 e 1 mg (genérico)
▶ ALPRAZOLAM (Arrow), 20 comprimidos × 0,25, 0,5 e 1 mg (genérico)
▶ ALPRAZOLAM (Biosintética), 30 comprimidos × 0,25 e 0,5 mg (genérico)
▶ ALPRAZOLAM (EMS), 20 comprimidos × 0,5 mg (genérico)
▶ ALPRAZOLAM (Eurofarma), 20 comprimidos × 0,25, 0,5 e 1 mg (genérico)
▶ ALPRAZOLAM (Novartis), 20 comprimidos × 0,25, 0,5 e 1 mg (genérico)
▶ ALTROX (Torrent), 20 comprimidos × 0,25, 0,5 e 1 mg
▶ APRAZ (Mantecorp), 20 comprimidos × 0,25, 0,5, 1,0 e 2,0 mg
▶ FRONTAL (Pharmacia-Pfizer), 20 e 30 comprimidos × 0,25, 0,5 e 1,0 mg
30 comprimidos × 2,0 mg
▶ FRONTAL XR (Pharmacia-Pfizer), 30 comprimidos 0,5, 1 e 2 mg
▶ TRANQUINAL (Merck), 20 comprimidos × 0,25, 0,5, 1 e 2 mg

BROMAZEPAM

Estruturalmente, é benzodiazepínico com átomo de bromo e grupo piridínico.

Farmacodinâmica
- ansiolítico, sedativo, miorrelaxante e anticonvulsivante.

Farmacocinética
- administrado por via oral, a absorção se dá em 1 a 4 horas.
- biodisponibilidade de 84%.
- liga-se moderadamente a proteínas (70%).
- meia-vida, em média, de 20 horas.
- sofre biotransformação, dando dois metabólitos principais.
- atravessa a barreira placentária.
- excretado no leite materno.
- metabólitos e pequena fração intata eliminados pela urina.

Indicações
- tratamento da ansiedade sob todas as formas.
- alívio de distúrbios funcionais e manifestações somáticas associados à ansiedade.

Doses
- via oral, adultos, inicialmente 6 a 18 mg por dia em tomadas divididas; idosos e debilitados, inicialmente 3 mg por dia em tomadas divididas, ajustando-se a dose conforme necessário.
- não foi determinada dose para menores de 18 anos.

▶ BROMAZEPAM (Abbott), 20 comprimidos × 3 e 6 mg (genérico)
▶ BROMAZEPAM (Apotex), 20 comprimidos × 6 mg (genérico)
▶ BROMAZEPAM (Arrow), 20 e 30 comprimidos × 3 e 6 mg (genérico)
▶ BROMAZEPAM (Biosintética), 20 e 30 comprimidos × 3 e 6 mg (genérico)
▶ BROMAZEPAM (EMS), 20 comprimidos × 6 mg (genérico)
▶ BROMAZEPAM (Eurofarma), 20 e 30 comprimidos × 3 e 6 mg (genérico)
▶ BROMAZEPAM (Medley), 20, 30 e 200 comprimidos × 3 e 6 mg (genérico)
▶ BROMAZEPAM (Merck), 20 comprimidos × 3 e 6 mg (genérico)
▶ BROMAZEPAM (União Química), 20, 30 e 200 comprimidos × 3 e 6 mg (genérico)
▶ BROZEPAX (Biosintética), 20 comprimidos × 3 e 6 mg
▶ LEXFAST (Sigma Pharma), 20 comprimidos × 3 e 6 mg
▶ LEXOTAN (Roche), 20 e 30 comprimidos × 3 e 6 mg fr. de 20 mL com 0,1 mg/gota (gotas)
▶ NERVIUM (De Mayo), 20 comprimidos × 3 e 6 mg
▶ NEURILAN (Gross), 20 comprimidos × 3 e 6 mg
▶ NOVAZEPAM (Sigma Pharma), 20 comprimidos × 3 e 5 mg
▶ SOMALIUM (Aché), 20 comprimidos × 3 e 6 mg fr. de 20 mL com 2,5 mg/mL (gotas)

CLOBAZAM

É benzodiazepínico contendo átomo de cloro e grupo fenila.

Farmacodinâmica
- ansiolítico.

Farmacocinética
- por via oral é absorvido rapidamente.
- atinge a concentração sérica máxima em cerca de duas horas.
- 85 a 90% são ligados a proteínas.
- meia-vida plasmática de cerca de 20 horas.
- atravessa a barreira placentária.
- excretado no leite materno.
- excretado essencialmente pela urina, tanto na forma íntegra quanto na de metabólitos, dos quais o principal é o desmetilclobazam.

INDICAÇÕES
- tratamento da ansiedade sob todas as formas.
- ansiedade relacionada com manifestações somáticas.

DOSES
- via oral, adultos, 10 mg duas a três vezes por dia; crianças e idosos, 5 a 10 mg, duas vezes por dia.

▶ FRISIUM (Aventis Pharma), 20 comprimidos × 10 e 20 mg
▶ URBANIL (Aventis Pharma), 20 comprimidos × 10 e 20 mg

CLORAZEPATO DIPOTÁSSICO

Estruturalmente, é benzodiazepínico contendo um átomo de cloro e dois de potássio. Sua atividade ansiolítica é igual à do diazepam e depende de sua biotransformação a metabólitos ativos.

FARMACODINÂMICA
- ansiolítico, sedativo-hipnótico e anticonvulsivante.

FARMACOCINÉTICA
- após administração oral, é rapidamente absorvido do trato gastrintestinal, principalmente na forma de nordazepam.
- início de ação: 30 a 60 minutos.
- liga-se fortemente a proteínas.
- atinge concentração plasmática máxima em 1 a 2 horas.
- sofre descarboxilação quase total (80%) no estômago, dando nordazepam, o principal metabólito ativo.
- principalmente na forma de nordazepam, atinge concentrações plasmáticas do estado estacionário em uma a duas semanas.
- meia-vida de eliminação é, em média, de 40 horas, mas seus metabólitos permanecem no sangue por vários dias ou até semanas.

INDICAÇÕES
- distúrbios de ansiedade.
- crises epilépticas.
- desintoxicação alcoólica e prevenção de acidentes de síndrome de abstinência.

DOSES
- via oral, adultos, para ansiedade, 15 a 60 mg em duas a quatro tomadas divididas ou uma tomada única ao deitar; idosos ou debilitados, inicialmente 7,5 a 15 mg por dia.
- não se determinou dose para menores de 9 anos.

▶ TRANXILENE (Sanofi-Synthélabo), 20 cáps. × 5, 10 e 15 mg

CLORDIAZEPÓXIDO

Corresponde ao 4-óxido da benzodiazepina contendo átomo de cloro no carbono 7, grupo metilamino na posição 2 e grupo fenila em 5. Suas propriedades anticonvulsivantes e miorrelaxantes são menos pronunciadas do que as do diazepam. É ligeiramente mais útil para aliviar ansiedade do que os não benzodiazepínicos.

FARMACODINÂMICA
- ansiolítico, sedativo-hipnótico, miorrelaxante, anticonvulsivante e antitremor.

FARMACOCINÉTICA
- absorvido rapidamente.
- liga-se muito fortemente a proteínas.
- níveis sanguíneos variam amplamente entre os indivíduos.
- sofre biotransformação, dando quatro metabólitos ativos: demoxepam, desmetilclordiazepóxido, nordazepam e oxazepam.
- meia-vida do metabólito principal, o desmetilclordiazepóxido, varia de um a quatro dias; portanto, podem ocorrer efeitos cumulativos com a administração diária repetida.
- início de ação: 15 a 45 minutos por via oral, 15 a 30 minutos por via intramuscular e 1 a 5 minutos por via intravenosa.
- atinge concentração plasmática máxima, por via oral, em meia hora a duas horas.
- eliminado na urina lentamente, visto que os metabólitos permanecem no sangue por vários dias ou até semanas.

INDICAÇÕES
- tratamento da ansiedade sob todas as formas.
- medicação pré-anestésica.

DOSES
- via oral, para ansiedade, adultos, 15 a 100 mg divididos em três ou quatro tomadas ou uma vez ao deitar; idosos ou debilitados, 5 mg duas a quatro vezes diariamente; crianças maiores de 6 anos, 5 mg duas a quatro vezes por dia; crianças menores de 6 anos, não se estabeleceu a dose.

▶ PSICOSEDIN (Farmasa), 20 comprimidos × 10 e 25 mg
▶ PSICOSEDIN INJETÁVEL 100 MG (Farmasa), 25 fr.-amp. × 100 mg

ASSOCIAÇÃO
▶ LIMBITROL (ICN), (clordiazepóxido 5 mg + cloridrato de amitriptilina 12,5 mg por cápsula), 20 cáps.

CLOXAZOLAM

Contém dois átomos de cloro e o grupo tetra-hidro-oxazol ligado ao anel benzodiazepínico.

FARMACODINÂMICA
- ansiolítico e anticonvulsivante.

INDICAÇÕES
- tratamento da ansiedade sob todas as formas.
- pré-medicação anestésica.
- coadjuvante no tratamento de distúrbios psicopáticos.

DOSES
- via oral, 3 a 12 mg ao dia.

▶ CLOXAZOLAM (Eurofarma), 20 comprimidos × 1, 2 e 4 mg (genérico)
▶ CLOXAZOLAM (Novartis), 20 comprimidos × 1, 2 e 4 mg (genérico)
▶ CLOZAL (Sankyo), 20 comprimidos × 1 e 2 mg
▶ ELUM (Farmasa), 20 comprimidos × 1 e 2 mg
▶ EUTONIS (Eurofarma), 20 comprimidos × 1, 2 e 4 mg
▶ OLCADIL (Novartis), 20 comprimidos × 1, 2 e 4 mg

LORAZEPAM

Benzodiazepínico contendo dois átomos de cloro.

FARMACODINÂMICA
- ansiolítico, sedativo-hipnótico, anticonvulsivante e miorrelaxante.

FARMACOCINÉTICA
- rápida e quase completamente absorvido.
- atinge concentrações plasmáticas máximas em cerca de duas horas.
- biodisponibilidade de 90 a 95%.
- liga-se moderadamente (65%) às proteínas plasmáticas.
- meia-vida de 15 horas em média, variando de 8 a 25 horas.
- excretado no leite materno.
- eliminados cerca de 90% pela urina na forma de glicuronídios inativos.

INDICAÇÕES
- tratamento da ansiedade sob todas as formas.
- tratamento da insônia.
- pré-anestésico (anestesia basal).
- tratamento do estado de mal epiléptico.
- alívio dos sintomas da síndrome de abstinência alcoólica aguda.
- catatonia induzida por neurolépticos.
- antiemético em náusea e vômito induzidos por antineoplásicos.

DOSES
- via oral, adultos, para ansiedade, inicialmente 1 e 2 mg duas ou três vezes por dia; a dose pode ser aumentada gradualmente até o máximo de 10 mg diariamente em duas ou três tomadas divididas; para insônia, uma única dose de 2 a 4 mg ao deitar.
- doses devem ser reduzidas à metade em idosos ou debilitados.

EFEITOS ADVERSOS
- não parece produzir dependência, mas produz, na maioria dos pacientes, uma síndrome de abstinência (os pacientes não conseguem conciliar o sono com a suspensão do fármaco, só conseguindo alguns dias após a suspensão).

INTERAÇÕES MEDICAMENTOSAS
- aquelas comuns aos benzodiazepínicos.
- escopolamina por via sistêmica pode aumentar a incidência de sedação, alucinação e comportamento irracional.

▶ CALMOGENOL (Brasmédica), 20 comprimidos × 1 mg
▶ LORAX (Wyeth), 20 comprimidos × 1 e 2 mg
▶ LORAZEFAST (Sigma Pharma), 20 comprimidos × 1 e 2 mg
▶ LORAZEPAM (Apotex), 20 comprimidos × 1 e 2 mg (genérico)
▶ LORAZEPAM (Arrow), 20 comprimidos × 1 e 2 mg (genérico)
▶ LORAZEPAM (EMS), 10 comprimidos × 1 e 2 mg (genérico)
▶ LORAZEPAM (Eurog./Legrand), comprimidos × 1 e 2 mg (genérico)
▶ LORAZEPAM (Germed), 20 comprimidos × 1 e 2 mg (genérico)
▶ LORAZEPAM (Medley), 20 comprimidos × 1 e 2 mg (genérico)
▶ LORAZEPAM (Merck), 20 comprimidos × 1 e 2 mg (genérico)
▶ LORAZEPAM (Ranbaxy), 20 e 30 comprimidos × 1 e 2 mg (genérico)
▶ LORAZEPAX (Sigma Pharma), 20 comprimidos sublinguais × 1 e 2 mg

3.4 FÁRMACOS PSICOTRÓPICOS

▶ *MAX-PAX (Biolab-Sanus), 20 comprimidos × 1 e 2 mg*
▶ *MESMERIN (Sigma Pharma), 20 comprimidos × 1 e 2 mg*

OXAZEPAM

Apresenta um átomo de cloro. Tem ação ansiolítica. Também causa alívio dos sintomas de síndrome de abstinência alcoólica aguda. No Brasil é usado apenas em associações.

▶ Compostos diversos

Doses baixas de propranolol e outros beta-bloqueadores têm sido usadas com êxito para aliviar certos tipos de ansiedade. Outros fármacos — como a hidroxizina, usada no Brasil em associações — devem seu efeito ansiolítico à ação sedativa. Contudo, recentemente foi introduzido um ansiolítico seletivo, a buspirona.

BUSPIRONA

Quimicamente, é derivado pirimidilpiperazínico ligado a um grupo azaspirodecanodiona. Não tem nenhuma afinidade pelo receptor dos benzodiazepínicos. É agonista seletivo dos receptores S_{1A}, isto é, sua ação se deve à ligação com o receptor S_{1A} da serotonina. Usada na forma de cloridrato.

Em doses terapêuticas, a buspirona não causa sedação nem relaxamento muscular. Não apresenta as propriedades hipnótica, anticonvulsivante e miorrelaxante dos benzodiazepínicos. Não potencializa de forma significativa os efeitos depressores do álcool nem altera a capacidade de dirigir veículos ou operar maquinário complexo.

FARMACODINÂMICA
- ansiolítico.

FARMACOCINÉTICA
- administrada por via oral, a absorção é rápida e quase completa.
- atinge concentrações plasmáticas máximas em 60 a 90 minutos.
- cerca de 95% de uma dose são ligados a proteínas plasmáticas.
- volume médio de distribuição: 5,3 L/kg.
- sofre extensiva eliminação pré-sistêmica por hidroxilação e rompimento da cadeia lateral pirimidilpiperazínica, dando principalmente 5-hidroxibuspirona e seu glicuronídio, que são inativos, e pirimidilpiperazina, metabólito que tem 20% da potência da buspirona.
- meia-vida da buspirona é de 2,1 a 2,7 horas e a da pirimidilpiperazina, seu metabólito ativo, de 3,8 a 28,1 horas (média = 5,7 horas).
- em 24 horas, 29% a 63% de uma dose são excretados pela urina (menos de 1% como fármaco íntegro) e 18% a 38% pelas fezes.

INDICAÇÕES
- tratamento sintomático de distúrbios generalizados da ansiedade.

DOSES
- via oral, inicialmente 5 mg três vezes por dia; esta dose pode ser aumentada 5 mg a cada dois ou três dias, até no máximo 60 mg diários; usualmente, 20 a 30 mg por dia, divididos em duas a três tomadas.

CONTRAINDICAÇÕES
- hipersensibilidade à buspirona.
- miastenia grave.
- glaucoma de ângulo fechado.
- gravidez.
- lactação.
- insuficiência hepática ou renal grave.

EFEITOS ADVERSOS
- nervosismo, cefaleia, fraqueza, tontura, depressão, sudorese e náusea.
- com doses elevadas (40 mg), efeitos disfóricos.

INTERAÇÕES MEDICAMENTOSAS
- pode deslocar a digoxina ligada a proteínas plasmáticas.
- inibidores da MAO aumentam pressão arterial.

▶ *ANSIENON (Cazi), 20 comprimidos × 5 e 10 mg*
▶ *ANSITEC (Libbs), 20 comprimidos × 5 e 10 mg*
▶ *BUSPANIL (Novartis), 20 comprimidos × 5 e 10 mg*
▶ *BUSPAR (Bristol-Myers Squibb), 20 comprimidos × 5 e 10 mg*
▶ *CLORIDRATO DE BUSPIRONA (Apotex), 20 comprimidos × 10 mg (genérico)*

▶ ANTIPSICÓTICOS

Antipsicóticos, também chamados *neurolépticos*, e antigamente denominados *ataráxicos* e *tranquilizantes maiores*, não só acalmam pacientes psiquiátricos gravemente conturbados, mas também os aliviam dos sintomas de suas doenças. Entretanto, ao contrário do efeito causado pelos hipnóticos e sedativos, eles não embotam a consciência nem deprimem os centros vitais. São usados no tratamento de pacientes que sofrem de desorganização psicótica de pensamento e comportamento, e no alívio de grave tensão emocional. Em outras palavras, sua aplicação maior é na terapia de psicoses funcionais, especialmente esquizofrenia. Contudo, não são curativos. Sua ação é primariamente paliativa, visto que se desconhece o fator causal das psicoses funcionais. Acredita-se, porém, que fatores genéticos conferem predisposição à esquizofrenia. Segundo uma teoria recente, esta doença resulta de transmissão neuro-humoral dopaminérgica seletiva excessiva ou hiperativa. Todavia, não há prova de que a psicose seja um estado hiperdopaminérgico.

Em sua maioria, os antipsicóticos produzem suas ações farmacológicas interferindo com mecanismos dopaminérgicos centrais. Vale dizer, eles atuam nos receptores (pré-sinápticos e principalmente pós-sinápticos) D_1 e D_2 da dopamina, isto é, bloqueando a complexação da dopamina com seus receptores. A potência clínica destes fármacos correlaciona-se melhor com sua afinidade pelos receptores D_2.

Estes fármacos são contraindicados nas seguintes circunstâncias: estado comatoso, intoxicação aguda por depressores do sistema nervoso central (álcool, hipnóticos etc.), úlcera péptica e outras doenças gastrintestinais, agranulocitose, hipersensibilidade aos antipsicóticos, primeiro trimestre da gravidez e duas semanas antes do parto, lactação, doença de Parkinson e doenças hepáticas ou renais.

Durante o tratamento com antipsicóticos deve-se evitar exercer atividades que requerem vivacidade mental, critério e coordenação física (por exemplo, dirigir carro, operar maquinário perigoso). O tratamento deve continuar após o paciente deixar o hospital, mesmo que ele se sinta bem.

Os agentes antipsicóticos, em sua maioria, possuem também ações antiemética, simpatolítica e bloqueadora alfa-adrenérgica. O desenvolvimento de alguma tolerância aos seus efeitos sedativos, anticolinérgicos e antiadrenérgicos (hipotensivos) leva semanas ou meses. Pequena tolerância também se desenvolve à sua ação antipsicótica. Nos indivíduos que os tomam ocorre adaptação fisiológica, porque a suspensão abrupta da medicação após tratamento prolongado resulta, em cerca de um terço dos pacientes, nos seguintes sintomas: náusea, vômito, diaforese, cefaleia, inquietação e insônia; estes surgem dois a três dias após a interrupção e podem persistir por até duas semanas. Recomenda-se redução gradual (por uma a duas semanas) da dose quando se deseja terminar o tratamento com antipsicóticos.

Seus efeitos adversos mais comuns são: sedação, distonia, acatisia, parkinsonismo, discinesia tardia, hipotensão ortostática, secura da boca, taquicardia, retenção urinária, constipação, icterícia colestática, fotossensibilidade, disfunção sexual e disfunção respiratória. A incidência destes efeitos é mais elevada em pacientes maiores de 55 anos.

Visto que alguns destes fármacos produzem bloqueio autonômico em graus variados, um vasopressor, como a norepinefrina, deve ser administrado se ocorrer colapso circulatório.

Os antipsicóticos atravessam a barreira placentária e são excretados também pelo leite materno.

Diversas interações ocorrem entre estes fármacos e outros. Os antipsicóticos podem realçar a ação de outros depressores do sistema nervoso central (por exemplo, álcool, analgésicos, anestésicos gerais, ansiolíticos, anti-hipertensivos e hipnóticos). Podem interferir com a captação neuronal da guanetidina, o que antagoniza o efeito anti-hipertensivo desta. Por outro lado, antidepressores heterocíclicos podem aumentar a depressão do sistema nervoso central.

Os neurolépticos comercializados no Brasil pertencem às seguintes classes: fenotiazínicos, tioxantênicos, dibenzodiazepínicos, dibenzotiazepínicos, tienobenzodiazepínicos, butirofenônicos, difenilbutilamínicos, ortopraminas, pirimidinonas, benzotiazolilpiperazínicos e quinolinônicos e dibenzo-oxepino pirróis.

▶ Fenotiazínicos

São todos derivados da fenotiazina, contendo uma cadeia lateral ligada ao átomo de nitrogênio e grupos substituintes no anel. Mais especificamente, apresentam as seguintes características estruturais comuns: anel tricíclico, tendo o central seis ou sete membros, cadeia lateral de três membros e grupo amino terminal terciário (Fig. 3.1). Em consequência, apresentam características farmacológicas comuns.

Julga-se que seu efeito antipsicótico se deve ao bloqueio dos receptores pós-sinápticos da dopamina no cérebro. Também produzem efeito bloqueador alfa-adrenérgico e deprimem a libe-

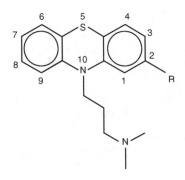

Fig. 3.1 Estrutura geral dos fenotiazínicos.

ração de hormônios hipotalâmicos, pituitários e hipofisários. O efeito antiemético decorre da inibição da zona desencadeadora do quimiorreceptor medular. O efeito sedativo, por sua vez, é consequência da redução indireta de estímulos ao sistema reticular do tronco cerebral.

A ligação às proteínas é muito alta (90% ou mais). Sofrem biotransformação no fígado. Nos administrados por via oral, o efeito antipsicótico é gradual (levando até diversas semanas) e variável entre os pacientes. A excreção é principalmente renal e parcialmente biliar.

INDICAÇÕES
- controle de distúrbios psicóticos.
- controle de náuseas e vômitos.
- controle de ansiedade e inquietação graves.
- controle de comportamento hiperexcitável.
- controle de hipercinese em crianças.
- auxiliar no tratamento de tétano.
- tratamento de porfiria intermitente aguda.
- controle de soluço incoercível.

CONTRAINDICAÇÕES
- hipersensibilidade aos fenotiazínicos.
- depressão grave do sistema nervoso central.
- doença cardiovascular grave.
- estados comatosos.
- gravidez.
- lactação.

PRECAUÇÕES
- usar cautelosamente quando existem os seguintes problemas médicos: alcoolismo, depressão da medula óssea, distúrbios respiratórios, doença de Parkinson, glaucoma ou predisposição a ele, insuficiência hepática, retenção urinária, síndrome de Reye, úlcera péptica.

EFEITOS ADVERSOS
- mais comuns: congestão nasal, constipação, diminuição da sudorese, efeitos extrapiramidais, hipotensão, secura da boca, sonolência e visão obscurecida.
- menos comuns: alterações no período menstrual, diminuição da capacidade sexual, discinesia tardia, fotossensibilidade, inchaço das mamas, reações alérgicas e retenção urinária.
- raros: agranulocitose, descoramento da pele, icterícia obstrutiva e síndrome maligna neuroléptica.

INTERAÇÕES MEDICAMENTOSAS
- podem reduzir a biotransformação dos anticoagulantes cumarínicos ou indandiônicos.
- podem aumentar o risco de agranulocitose quando tomados com agentes antitireóideos.
- podem baixar o limiar das crises epilépticas quando tomados com anticonvulsivantes.
- podem inibir os efeitos antiparkinsonianos da levodopa.
- podem bloquear a resposta pressora à fenilefrina, resultando possivelmente em hipotensão grave.
- os efeitos alfa-adrenérgicos da epinefrina podem ser bloqueados, resultando em hipotensão e taquicardia graves.
- amantadina, anti-histamínicos ou antimuscarínicos podem intensificar os efeitos colaterais antimuscarínicos.
- anfetaminas podem diminuir os efeitos estimulantes.
- antiácidos contendo alumínio ou magnésio ou adsorventes antidiarreicos podem inibir a absorção de fenotiazínicos administrados por via oral.
- os betabloqueadores aumentam a concentração plasmática de ambos os tipos de fármacos.
- outros fármacos que causam reações extrapiramidais podem aumentar a gravidade e frequência de efeitos extrapiramidais.
- inibidores da MAO ou antidepressivos tricíclicos podem prolongar e intensificar os efeitos sedativos e antimuscarínicos dos fenotiazínicos e vice-versa.
- fármacos ototóxicos, principalmente antibióticos ototóxicos, podem mascarar alguns sintomas de ototoxicidade, como zumbido no ouvido, tontura, ou vertigem.
- fármacos fotossensibilizantes podem causar efeitos fotossensibilizantes aditivos.
- a quinidina pode resultar em efeitos cardíacos aditivos.

Os antipsicóticos fenotiazínicos comercializados no Brasil são: clorpromazina, flufenazina, levomepromazina, periciazina, pipotiazina, tioridazina e trifluoperazina. Levomeprazina está descrita na seção *Outros analgésicos*, capítulo 1.

CLORPROMAZINA

Contém um átomo de cloro na posição 2 do anel e cadeia lateral alifática. Apresenta ações antiemética, hipotensora e sedativa fortes, anticolinérgica moderada a forte e extrapiramidal fraca a moderada.

Usada nas formas de base livre e de cloridrato.

FARMACODINÂMICA
- antipsicótico de potência relativamente baixa, sedativo e antiemético.

FARMACOCINÉTICA
- por via oral, a absorção é completa e a biodisponibilidade é de cerca de 32%; atinge concentração plasmática máxima em duas a quatro horas; sofre biotransformação no intestino e no fígado (efeito da eliminação pré-sistêmica acentuada), dando pelo menos 100 metabólitos, alguns deles farmacologicamente ativos.
- por via intramuscular, as concentrações plasmáticas são quatro a dez vezes maiores do que aquelas na administração oral; o início de ação se dá dentro de 20 a 30 minutos e o efeito máximo é atingido em duas a três horas.
- é extensivamente distribuída (21 ± 9 L/kg) e ligada a proteínas (95% a 98%).
- meia-vida plasmática de 30 ± 7 horas; contudo, alguns metabólitos são eliminados lentamente (durante meses) pela urina.
- menos de 1% do fármaco é excretado na forma inalterada.

DOSES
- não deve ser usada em menores de 6 meses.
- via intramuscular, para psicoses ativas agudas em adultos hospitalizados, 25 a 100 mg inicialmente, repetida em uma a quatro horas conforme necessário; pacientes idosos ou debilitados, doses menores; crianças, 0,5 mg/kg a cada seis a oito horas, gradualmente aumentada até controlar os sintomas; a dose diária total não deve exceder 40 mg em crianças menores de 5 anos ou 75 mg em crianças acima dessa idade.
- via intravenosa, só para soluço incoercível, pois esta via é muito irritante.
- via oral, com água ou leite, para psicoses diversas, adultos, inicialmente 200 a 600 mg diariamente em tomadas divididas, aumentadas se necessário até controlar os sintomas ou surgirem efeitos adversos; pacientes idosos ou debilitados, um terço ou metade da dose de adulto; crianças, 0,5 mg/kg cada quatro a seis horas.

▶ *AMPLICTIL (Aventis Pharma), 20 comprimidos × 25 e 100 mg*
5 amp. de 5 mL com 25 mg
fr. de 20 mL de solução a 4% (1 gota = 1 mg)
▶ *CLORPROMAZINA (Cristália) 20, 50, 100 e 200 comprimidos × 25 e 100 mg*
5, 10, 15, 25, 50 e 100 amp. com 25 mg
fr. de 20 mL com 40 mg/mL (gotas)
▶ *CLORPROMAZINA (Furp), 500 comprimidos × 25 e 100 mg*
▶ *CLORPROMAZINA (União Química), 20 comprimidos × 100 mg*
50 amp. de 5 mL com 25 mg
▶ *CLORPROMAZINA (Vital Brazil), 10 e 200 comprimidos × 25 e 100 mg*
50 amp. de 5 mL com 5 mg/mL
▶ *LONGACTIL (Cristália), 20 e 200 comprimidos × 25 mg*
20 e 200 comprimidos × 100 mg
50 amp. de 5 mL com 25 mg
1 e 10 fr. de 20 mL com 40 mg/mL

FLUFENAZINA

É a mais potente das fenotiazinas. Contém um grupo trifluormetila na posição 2 do anel e cadeia lateral piperazínica, que é responsável pelas reações extrapiramidais. Apresenta ações antiemética, anticolinérgica, hipotensora e sedativa fracas.

Comercializada nas formas de cloridrato, usado por via oral, e de enantato, empregado por via parenteral.

FARMACODINÂMICA
- antipsicótico.

FARMACOCINÉTICA
- o cloridrato atinge concentração sanguínea máxima em duas a quatro horas e sua meia-vida plasmática é de cerca de 12 horas.
- o enantato atinge concentração sanguínea máxima em dois a quatro dias, a duração de sua ação é de duas a três semanas e a meia-vida plasmática é de cerca de 3,6 dias.

DOSES
- cloridrato, por via oral, adultos, inicialmente 0,5 mg a 2,5 mg quatro vezes por dia, reduzindo-se gradual-

mente até a dose de manutenção de 1 a 5 mg por dia; pacientes idosos, emaciados ou debilitados, 1 a 2,5 mg por dia.
- enantato, pelas vias intramuscular ou subcutânea, adultos, 25 mg, repetida em uma a três semanas conforme necessário; crianças até 12 anos, dose não determinada.

CLORIDRATO DE FLUFENAZINA

▶ *ANATENSOL (Bristol-Myers Squibb), 20 drág. × 1 mg*

ENANTATO DE FLUFENAZINA

▶ *ANATENSOL-DEPOT (Bristol-Myers Squibb), 25 amp. de 1 mL com 25 mg*
▶ *FLUFENAN (Cristália), 20 e 200 comprimidos × 5 mg*
▶ *FLUFENAN DEPOT (Cristália), 25 e 50 amp. de 1 mL com 25 mg*

PERICIAZINA

Apresenta um grupo ciano na posição 2 do anel e cadeia lateral piperidínica. Tem ações antiemética, anticolinérgica e sedativa fortes e extrapiramidal e hipotensora moderadas.

FARMACODINÂMICA
- antipsicótico.

DOSES
- via oral, adultos, estados de agressividade, dose diária de 10 a 60 mg; idosos, 5 a 15 mg; crianças, 1 mg por ano de idade.
- via oral, psicoses de evolução longa, adultos, dose diária de 100 a 200 mg, em seguida 50 a 100 mg em tratamento de manutenção.

▶ *NEULEPTIL (Aventis Pharma), 20 comprimidos × 10 mg*
  fr. de 20 mL a 4% (1 gota = 1 mg)
▶ *NEULEPTIL GOTAS PEDIÁTRICO (Aventis Pharma), fr. de 20 mL a 1% (1 gota = 0,25 mg)*

PIPOTIAZINA

Contém o grupo dimetilaminossulfonila na posição 2 do anel e um grupo piperidínico substituído na cadeia lateral. Apresenta ações antiemética, anticolinérgica, hipotensora e sedativa fracas, e extrapiramidais fortes.
Usada na forma de base livre, por via oral, e de palmitato, de ação prolongada, por via intramuscular.

FARMACODINÂMICA
- antipsicótico.

FARMACOCINÉTICA
- administrada por via intramuscular, o início de ação é geralmente dentro dos primeiros 2 ou 3 dias e os efeitos antipsicóticos se manifestam dentro de uma semana.
- os efeitos de uma única injeção podem durar de 3 a 6 semanas, mas o controle adequado dos sintomas pode ser mantido com uma única injeção cada 4 semanas.

DOSES
- via oral, adultos e adolescentes, psicoses crônicas, 10 a 20 mg por dia, em uma única tomada; obtido o efeito desejado, a dose poderá ser reduzida, principalmente quando o tratamento for ambulatorial; em psicoses agudas, poderá ser necessária dose superior a 20 mg por dia, durante alguns dias, reduzindo-se, depois, para 10 a 20 mg por dia.
- via intramuscular, adultos, inicialmente 100 mg; crianças abaixo de 6 anos, 12,5 mg; crianças de 6 a 12 anos, 25 mg; acima de 12 anos, 75 a 100 mg. As injeções, tanto para adultos como para crianças, devem conservar intervalo médio de 30 dias.

PIPOTIAZINA

▶ *PIPORTIL (Aventis Pharma), 20 comprimidos × 10 mg*

PALMITATO DE PIPOTIAZINA

▶ *PIPORTIL L4 (Aventis Pharma), 3 amp. de 1 mL com 25 mg*
  1 amp. de 4 mL com 100 mg

TIORIDAZINA

Contém grupo metiltio (responsável pela retinopatia pigmentar) na posição 2 do anel e cadeia lateral piperidínica. Tem ações antiemética e extrapiramidal fracas, anticolinérgica e sedativa moderadas, e hipotensora moderada a forte. Sua eficácia é semelhante à da clorpromazina em doses equivalentes.
Comercializada na forma de cloridrato.

FARMACODINÂMICA
- antipsicótico, sedativo e ansiolítico.

FARMACOCINÉTICA
- por via oral, a absorção é rápida e completa.
- atinge concentração plasmática máxima em duas a quatro horas.
- a ligação às proteínas é muito alta (90%).
- sofre sulfoxidação, dando mesoridazina e sulforidazina, farmacologicamente ativas, e tioridazina-5-sulfóxido, inativo.
- tioridazina e mesoridazina são amplamente distribuídas e a razão entre o fármaco ligado e o fármaco livre é de 3:1 e 2:1, respectivamente.
- concentração de mesoridazina livre é relativamente mais alta e este fármaco forma menos metabólitos inativos e é inativado mais lentamente que a tioridazina; estes fatores explicam sua potência clínica maior e a resposta à mesoridazina dos pacientes refratários à tioridazina.
- meia-vida aproximada de 10 horas.
- cerca de 35% são eliminados pela urina e o resto pelas fezes.

DOSES
- via oral, adultos, inicialmente 150 a 300 mg diariamente em tomadas divididas; estas podem ser aumentadas gradualmente a um máximo de 800 mg diariamente em pacientes hospitalizados; em tratamento de manutenção, a dose deve ser reduzida gradualmente até nível eficaz mínimo.
- idosos ou debilitados, um terço ou metade da dose usual do adulto.
- crianças de 2 anos ou mais, 1 mg/kg diariamente em tomadas divididas; menores de 2 anos, não se estabeleceu uma dose.

▶ *MELLERIL (Valeant), 20 drág. × 10, 25, 50 e 100 mg*
  20 comprimidos retard × 200 mg
  fr. de 50 mL com 30 mg/mL c/ dosador graduado (solução oral)

TRIFLUOPERAZINA

Apresenta o grupo trifluormetila na posição 2 do anel e cadeia lateral piperazínica (a que se atribuem as reações extrapiramidais). É o protótipo dos fenotiazínicos piperazínicos. Tem ações antiemética e extrapiramidais fortes, e anticolinérgica, hipotensora e sedativa fracas. Usada como dicloridrato.

FARMACODINÂMICA
- antipsicótico e antiemético.

FARMACOCINÉTICA
- semelhante à da clorpromazina.
- sofre biotransformação dando diversos metabólitos.

DOSES
- via oral, adultos (ambulatoriais), inicialmente 2 a 4 mg diariamente em tomadas divididas; hospitalizados, 4 a 10 mg diariamente em tomadas divididas, aumentando gradualmente até a quantidade ótima; idosos ou debilitados, um terço à metade da dose adulta usual.
- crianças de 6 anos ou mais, 1 a 2 mg diariamente, gradualmente aumentada até a quantidade ótima (raramente mais de 15 mg diariamente).
- após controlar os sintomas, a dose deve ser reduzida paulatinamente para todos os pacientes até a quantidade eficaz mínima para manutenção.

▶ *STELAZINE (GlaxoSmithKline), 20 comprimidos × 2 e 5 mg*

ASSOCIAÇÃO
▶ *STELAPAR (GlaxoSmithKline), (dicloridrato de trifluoperazina 1,18 mg + sulfato de tranilcipromina 13,70 mg), 20 drág. (nº 1)*
▶ *STELAPAR (GlaxoSmithKline), (dicloridrato de trifluoperazina 2,36 mg + sulfato de tranilcipromina 13,70 mg), 20 drág. (nº 2)*

▶ Tioxantênicos

Estreitamente aparentados aos fenotiazínicos, os tioxantênicos resultaram da substituição isostérica da clorpromazina e análogos. Suas ações farmacológicas e efeitos adversos são semelhantes aos dos fenotiazínicos. No Brasil o único comercializado é o zuclopentixol.

ZUCLOPENTIXOL

Também conhecido como cis(Z)clopentixol, pertence à classe dos tioxantênicos. É profármaco que sofre hidrólise para zuclopentixol, isômero do clopentixol. É antipsicótico que atua bloqueando os receptores dopaminérgicos D_1 e D_2, além de possuir atividade atropínica e α-adrenolítica. Comercializado sob a forma de acetato, para uso intramuscular, ou de dicloridrato, para uso oral.

FARMACODINÂMICA
- antipsicótico.

FARMACOCINÉTICA
- após administração oral sofre pré-eliminação sistêmica.
- administrado por via IM, tem sua biodisponibilidade dependente da liberação do éster do excipiente. Por via oral, a biodisponibilidade é de cerca de 40%.

- início da ação: 4 horas.
- por via oral, atinge o pico plasmático em cerca de 4 horas. Para administração IM, em 36 horas.
- o zuclopentixol é o fármaco formado após hidrólise. Este sofre N-acetilação, sulfoxidação e glicuroconjugação.
- meia-vida de cerca de 20 horas.
- atravessa a barreira placentária.
- eliminado pelas fezes.

INDICAÇÕES
- tratamento da esquizofrenia, paranoia, delírio crônico, agitação aguda, psicose alucinatória.

DOSES
- para adultos, 50 a 150 mg IM em dose única, repetida após dois ou três dias. (A duração do tratamento não deve exceder 6 dias.)
- para adultos, por via oral, 10 a 50 mg ao dia, podendo ser aumentados de 10 a 20 mg até um total de 100 mg. Para pacientes idosos, 5 mg em dose única, de preferência no final do dia, podendo ser aumentada para 10 ou 20 mg. A critério médico, as doses podem ser fracionadas.
- para psicoses crônicas, como manutenção, por via oral, 20 a 40 mg/dia.

CONTRAINDICAÇÕES
- hipersensibilidade ao zuclopentixol.
- gravidez.
- lactação.
- glaucoma de ângulo fechado.
- adenoma de próstata.

PRECAUÇÕES
- vigiar a administração aos pacientes portadores de insuficiências hepática e renal.
- alertar os pacientes operadores de máquinas e condutores de veículos.
- vigiar a administração aos portadores de epilepsia, síndrome de Parkinson e aos idosos.

EFEITOS ADVERSOS
- sonolência, boca seca.
- alterações visuais.
- constipação.
- impotência, frigidez.
- amenorreia, galactorreia.
- retenção urinária.
- hipotensão ortostática, taquicardia.
- aumento de peso.
- discinesia precoce ou tardia.
- sintomas extrapiramidais.
- alterações das provas de função hepática.

▶ *CLOPIXOL (Lundbeck), 20 comprimidos × 10 e 25 mg*
▶ *CLOPIXOL ACUPHASE (Lundbeck), ampola de 1 mL × 50 mg/mL*
▶ *CLOPIXOL DEPOT (Lundbeck), 1 amp. de 1 mL com 20 mg/mL (sol. para injeção IM)*

▶ Dibenzodiazepínicos

O único comercializado no Brasil é a clozapina.

CLOZAPINA

Trata-se de derivado clorado da dibenzodiazepina ligada à metilpiperazina. É preferencialmente mais ativa nos receptores límbicos da dopamina no cérebro, interferindo com a ligação da dopamina aos receptores D_1 e D_2. A clozapina complexa-se primariamente com locais não dopaminérgicos (receptores α-adrenérgicos, colinérgicos, histaminérgicos, serotoninérgicos); não se sabe, porém, se uma associação destes efeitos pode contribuir à eficácia da clozapina.

FARMACODINÂMICA
- antipsicótico atípico.

FARMACOCINÉTICA
- administrada por via oral, é rápida e quase completamente absorvida.
- a ligação às proteínas é muito alta (90%).
- sofre extensa eliminação pré-sistêmica, dando metabólitos com atividade limitada ou inativos.
- meia-vida de eliminação: 4 a 12 horas (média 8 horas) após dose única de 75 mg; 4 a 6 horas (média 12 horas) após atingir o estado de equilíbrio com dose de 100 mg duas vezes ao dia.
- atinge a concentração sérica máxima (102 a 771 ng — média 319) por mL em 1 a 6 horas (média, 2,5 horas); concentrações de estado de equilíbrio são atingidas em 8 a 10 dias.
- a ação dura de 4 a 12 horas.
- atravessa a barreira placentária.
- eliminada principalmente (50%) pela urina e (30%) pelas fezes.

INDICAÇÕES
- apenas no controle de pacientes esquizofrênicos gravemente enfermos que não responderam a outros agentes antipsicóticos ou que não podem tolerar os efeitos adversos destes.

DOSES
- via oral, adultos, como dose inicial, 12,5 mg uma ou duas vezes ao dia, aumentando-se de 25 a 50 mg por dia, até atingir uma dose de 300 a 450 mg por dia no fim de duas semanas; doses suplementares não devem ultrapassar 100 mg uma ou duas vezes por semana.
- após reiniciar a administração quando a última dose foi administrada há dois dias ou mais, começar com 12,5 mg uma ou duas vezes por dia. Para obter uma dose eficaz devem-se tatear as doses subsequentes.

CONTRAINDICAÇÕES
- depressão grave do SNC.
- distúrbios mieloproliferativos, especificamente discrasias sanguíneas e depressão da medula óssea.
- antecedentes de granulocitopenia/agranulocitose induzida por fármacos.
- psicoses alcoólicas e tóxicas.
- intoxicação por fármacos.
- doença hepática ou cardíaca grave.

PRECAUÇÕES
- deve-se levar em consideração a relação risco/benefício quando existem os seguintes problemas médicos: convulsões, distúrbios cardiovasculares, distúrbios gastrintestinais, hipertrofia prostática, insuficiência hepática, insuficiência renal, predisposição a glaucoma de ângulo estreito.
- as discrasias induzidas pela clozapina podem resultar em infecções, atraso de cicatrização e sangramento gengival.
- pode produzir hipomotilidade gastrintestinal.

EFEITOS ADVERSOS
- agranulocitose, eosinofilia, granulocitopenia, leucopenia, trombocitopenia.
- convulsões (maior prevalência que nos antipsicóticos tradicionais).
- taquicardia, miocardite, hipotensão, hipotensão ortostática.
- tromboembolismo venoso, embolia pulmonar.
- agitação, acatisia, confusão, dificuldade de acomodação.
- alterações no eletrocardiograma.
- hipertensão, síncope.
- dificuldade de urinar.
- efeitos extrapiramidais, especialmente acinesia ou hipocinesia.
- impotência.
- tremor.
- insônia, depressão mental.
- síndrome neuroléptica maligna.
- constipação, tontura ou obnubilação, sonolência, cefaleia, hipersalivação, náusea ou vômito, ganho de peso.
- aumento de enzimas hepáticas.

INTERAÇÕES MEDICAMENTOSAS
- pode potencializar os efeitos dos anticolinérgicos e dos depressores da medula óssea.
- pode aumentar as concentrações de digoxina, fenitoína, heparina e varfarina e deslocar estes fármacos de seus locais ligantes.
- pode causar efeitos hipotensivos aditivos dos fármacos hipotensores.
- álcool ou medicamentos que produzem depressão do SNC podem aumentar a gravidade e frequência dos efeitos depressores do SNC.
- lítio pode aumentar o risco de convulsões, estados caracterizados por confusão, síndrome maligna neuroléptica e discinesias.
- tabagismo pode diminuir suas concentrações séricas.

▶ *LEPONEX (Novartis), 20 comprimidos × 25 mg
30 comprimidos × 100 mg*

▶ Dibenzotiazepínicos

O único comercializado no Brasil é a quetiapina.

QUETIAPINA

É derivado dibenzotiazepínico antagonista dos receptores $5\text{-}HT_{1A}$ e $5\text{-}HT_2$, dopaminérgicos D_1 e D_2, histaminérgicos H_1 e adrenérgicos α_1 e α_2. Não possui afinidade significativa pelos receptores muscarínicos ou benzodiazepínicos. Caracteriza-se por não promover sintomas extrapiramidais e por não apresentar aumentos de prolactina nos estudos realizados em humanos. Durante o início da terapêutica pode ocorrer uma diminuição das concentrações de T_4. Comercializado como fumarato.

FARMACODINÂMICA
- antipsicótico.

FARMACOCINÉTICA
- sofre rápida absorção após administração oral.
- volume de distribuição: 10 ± 4 L/kg.
- atinge o pico da concentração plasmática em cerca de uma hora e meia.
- meia-vida de cerca de 6 horas.
- 83% ligam-se às proteínas plasmáticas.
- sofre extensa biotransformação hepática, principalmente sulfoxidação mediada pela isoforma

CYP3A4 do citocromo P450 e por oxidação, produzindo metabólitos inativos.
- 73% eliminados pela urina e 21% pelas fezes, sendo < 1% sob a forma inalterada.

Indicações
- tratamento da esquizofrenia.

Doses
- iniciar com 50 mg no primeiro dia, passando a 100 mg no segundo, 200 mg no terceiro e 300 mg no quarto dia. A partir do quarto dia, ajustar a dose até atingir a faixa considerada eficaz (entre 300 e 450 mg/dia). De acordo com a resposta clínica, essa faixa pode variar de 150 a 750 mg/dia. As doses podem ser fracionadas em 2 ou 3 tomadas.

Contraindicações
- hipersensibilidade ao fármaco.
- gravidez e lactação.
- crianças.

Precauções
- pode produzir hipotensão ortostática.
- vigiar o intervalo QT ao eletrocardiograma.
- administrar com cautela a pacientes com doença cardiovascular, cerebrovascular e naqueles com histórico de convulsões.
- vigiar a administração a pacientes submetidos a condições que elevam a temperatura corpórea.

Efeitos Adversos
- sonolência, tontura, disartria, sintomas extrapiramidais, síndrome neuroléptica maligna.
- exantema, edema periférico.
- hipotensão postural, taquicardia.
- anorexia, constipação, dor abdominal.
- leucopenia, trombocitopenia, alteração das enzimas hepáticas.
- pancreatite.

Interações Medicamentosas
- efeito aditivo com administração concomitante de depressores do SNC e de álcool.
- aumenta o efeito hipotensor dos anti-hipertensivos.
- cimetidina diminui a depuração da quetiapina em 20%.
- fenitoína aumenta sua depuração.
- pode antagonizar os efeitos de agonistas dopaminérgicos, levodopa ou de fármacos inibidores da isoforma CYP3A4 do citocromo P450 (eritromicina, fluconazol, itraconazol, cetoconazol).
- diminui a depuração do lorazepam em 20%.
- tioridazina aumenta a depuração da quetiapina em 65%.

▶ *SEROQUEL (AstraZeneca), 14 comprimidos × 25 mg 28 comprimidos × 100 e 200 mg*
▶ *SEROQUEL XRO (AstraZeneca), 10 e 30 comprimidos × 50 mg 30 comprimidos × 200 e 300 mg*

▶ Tienobenzodiazepínicos

O único comercializado no Brasil é a olanzapina.

OLANZAPINA

É um antipsicótico da classe dos tienobenzodiazepínicos cuja estrutura química relaciona-se com a clozapina, diferindo desta por apresentar um anel tieno no lugar do benzeno, além de não ser halogenada. O seu mecanismo íntimo de ação é desconhecido, mas acredita-se que esteja relacionado com o antagonismo dos receptores da dopamina. Liga-se com grande afinidade aos receptores serotoninérgicos 5-HT$_{2A}$ e 5-HT$_{2C}$ e dopaminérgicos D$_1$, D$_2$, D$_3$ e D$_4$. Exerce um efeito anticolinérgico que pode ser explicado por sua grande afinidade e antagonismo dos receptores muscarínicos, além de alta afinidade também pelos receptores α$_1$-adrenérgicos e histaminérgicos H$_1$. Este último antagonismo pode ser responsável por hipotensão ortostática e sonolência, que ocorrem com o seu uso. O seu uso crônico pode produzir aumento moderado dos níveis de prolactina.

Farmacodinâmica
- antipsicótico.

Farmacocinética
- sofre boa absorção após a administração oral, não sofrendo interferência da alimentação, sendo que 40% sofrem biotransformação antes de atingir a circulação sistêmica. A biotransformação ocorre por oxidação mediada pelas isoenzimas do CYP IA$_2$ e CYP P$_2$D$_6$ do citocromo P450 e pelo sistema da monoxigenase contendo flavina e por glicuronidação. Os dois metabólitos principais são 10-*N*-glicuronida e 4'-*N*-desmetil olanzapina, que são inativos.
- biodisponibilidade entre 80 e 100%.
- tempo de concentração plasmática máxima entre 5 e 8 horas.
- 93% ligam-se às proteínas plasmáticas.
- depuração plasmática de 23,6 L/h.
- volume de distribuição de 109 L.
- meia-vida plasmática: 30,5 horas.
- 57% eliminados pelos rins, sendo que 7% sob forma inalterada e 30% pelas fezes. Não é removida por diálise.

Indicações
- tratamento da esquizofrenia.

Doses
- a dose inicial é de 5-10 mg/dia, em dose única, independente das refeições, podendo ser ajustada de acordo com o quadro clínico, com aumentos de 5 mg/dia a intervalos de uma semana até o limite de 20 mg/dia. As doses superiores a 10 mg não se mostraram muito mais eficazes.

Contraindicações
- hipersensibilidade à olanzapina.
- gravidez.
- lactação.
- crianças.

Precauções
- síndrome neuroléptica maligna.
- câncer de mama (1/3 dos cânceres de mama são dependentes da prolactina).
- insuficiência cardíaca importante, isquemia miocárdica, distúrbios da condução de grau avançado, hipovolemia e isquemia cerebral podem exacerbar uma hipotensão ortostática.
- discinesia tardia pode desenvolver-se com o aumento cumulativo do fármaco.
- o efeito anticolinérgico da olanzapina pode piorar o glaucoma de ângulo estreito, o íleo paralítico ou a hipertrofia prostática.
- pacientes com antecedentes de ou com convulsões podem ter suas crises precipitadas.
- vigiar os pacientes em condições que possam contribuir para o aumento da temperatura corporal, pois os antipsicóticos podem afetar a capacidade orgânica de redução da temperatura.
- vigilância nos pacientes com depressão da medula óssea ou que apresentem leucopenia.
- usar com cuidado em pacientes portadores de disfunção hepática pelo potencial de alterações de AST e ALT.
- vigilância nos pacientes com tendências suicidas.
- a superdose acidental aguda produz um exagero das ações farmacológicas da olanzapina. São indicadas medidas de suporte geral, já que não existe antídoto específico.

Efeitos Adversos
- sonolência, tontura, ganho de peso, agitação, efeitos extrapiramidais parkinsonianos, alterações da personalidade, diminuição da libido, diplopia.
- edema periférico, hipotensão ortostática, taquicardia, arritmias, infarto do miocárdio, insuficiência cardíaca, morte súbita, trombose mesentérica, choque.
- febre.
- leucopenia, granulocitopenia, pancitopenia, anemia.
- elevação de AST e ALT.
- ginecomastia, galactorreia.
- variações hematológicas assintomáticas.
- pode produzir hiperglicemia.

Interações Medicamentosas
- fármacos que atuam na isoenzima CYP1A2 ou as glicuronil transferases, como carbamazepina, omeprazol ou rifampicina, podem aumentar a depuração da olanzapina.
- efeitos aditivos podem ocorrer com o uso de depressores do SNC ou com álcool.
- o metabolismo da olanzapina pode ser induzido pelo fumo com aumento da sua depuração de 40%.
- acentuação dos efeitos dos fármacos anti-hipertensivos.
- exacerbação do efeito de anticolinérgicos ou da olanzapina.

▶ *AXONIUM (Aché), 7 e 30 comprimidos × 2,5 e 5 mg 30 comprimidos × 10 mg*
▶ *OPINOX (Medley), 10, 15 e 30 comprimidos × 2,5, 5 e 10 mg 56 comprimidos × 7,5 mg*
▶ *ZYPREXA (Eli Lilly), 14 e 28 comprimidos × 5 mg 56 comprimidos × 7,5 mg 14, 28 e 56 comprimidos × 10 mg*
▶ *ZYPREXA ZYDIS (Eli Lilly), 28 comprimidos de dissolução rápida × 5 e 10 mg*

▶ Butirofenônicos

São derivados da butirofenona. Sua ação farmacológica é semelhante à dos fenotiazínicos, mas sua toxicidade é menor. Atuam inibindo seletivamente os receptores dopaminérgicos D$_2$. Os efeitos adversos mais frequentes são sintomas extrapiramidais, sobretudo com doses elevadas. Os comercializados no Brasil são droperidol, haloperidol e penfluridol.

DROPERIDOL

Apresenta o grupo piridilbenzimidazolina ligado à fluorbutirofenona.

Farmacodinâmica
- antipsicótico, ansiolítico e antiemético.

ANTIPSICÓTICOS 3.9

Farmacocinética
- início de ação: 10 a 15 minutos.
- meia-vida de eliminação: 2,2 horas.

Indicações
- tratamento de estados de agitação e de turbulência no curso de psicoses agudas e crônicas e nos estados de agressividade.
- profilaxia de náusea e vômito associada com anestesia e cirurgia.
- alívio de náusea e vômito na síndrome de Ménière.
- alívio de náusea e vômito induzidos por cisplatina.
- em associação com fentanila, em neuroleptanalgesia e neuroleptanestesia.

Doses
- via intramuscular, para estados de agitação, 25 a 100 mg por dia.
- via intramuscular, para pré-medicação, adultos, 2,5 a 10 mg; crianças de 2 a 12 anos, 1 a 1,5 mg para cada 9 a 11 kg.
- via intravenosa, para síndrome de Ménière, adultos, 5 mg; para impedir náusea e vômito pós-operatórios, adultos, 1,25 mg a 2,5 mg cinco minutos antes da anestesia, repetida intramuscularmente durante as primeiras 24 horas após a cirurgia, se necessário; crianças de 1 a 15 anos, 0,05 mg/kg. Como antiemético na quimioterapia do câncer, adultos, 2,5 a 5 mg 30 a 60 minutos antes do tratamento; a mesma dose ou metade da dose intramuscularmente, se necessário; crianças, 1,25 mg/20 kg repetida intramuscularmente, se necessário. Para náusea e vômito induzidos por cisplatina ou outros agentes eméticos fortes, adultos, uma dose de ataque de 15 mg e, em seguida, 7,5 mg a cada duas horas, num total de sete doses.

Contraindicações
- hipersensibilidade ao droperidol.
- gravidez.

Efeitos adversos
- ocasionalmente, reações extrapiramidais dentro de 24 a 48 horas.
- às vezes, reações disfóricas.
- sedação ou sonolência.
- discinesias tardias.
- hipotensão ortostática.
- impotência, frigidez.
- amenorreia, galactorreia, ginecomastia, hiperprolactinemia.
- aumento de peso.
- aumento do intervalo QT ao ECG.

Interações medicamentosas
- potencializa os efeitos dos hipotensores, anti-hipertensivos e depressores do sistema nervoso central.

▶ DROPERIDOL (Cristália), 50 amp. de 1 mL com 2,5 mg
▶ DROPERIDOL (Janssen-Cilag), 50 amp. de 2 mL com 2,5 mg/mL
25 fr.-amp. de 10 mL com 2,5 mg/mL

Associação
▶ INOVAL (Janssen-Cilag), (droperidol 2,5 mg + citrato de fentanila 0,0785 mg por ampola), 25 amp. de 10 mL

HALOPERIDOL

Apresenta o grupo clorofenil-hidroxipiperidino ligado à fluorbutirofenona. É o protótipo das butirofenonas antipsicóticas. Usado tanto na forma livre quanto na de éster decanoato, que é profármaco do haloperidol. O decanoato tem ação prolongada; por hidrólise enzimática libera o haloperidol, que é o fármaco ativo.

Farmacodinâmica
- antipsicótico e antidistônico na síndrome de Gilles de la Tourette.

Farmacocinética
- administrado por via oral, é bem absorvido do trato gastrintestinal.
- cerca de 92% de uma dose são ligados a proteínas plasmáticas.
- atinge efeito máximo dentro de uma hora (por via intramuscular) e três horas (por via oral).
- volume de distribuição: 20 L/kg.
- as concentrações plasmáticas para atividade ótima são 8 a 17,7 ng/mL.
- sofre degradação parcial no fígado, por N-desalquilação e glicuronidação oxidativas; o único metabólito ativo é o haloperidol reduzido.
- meia-vida plasmática após administração oral varia de 12 a 38 horas.
- eliminado principalmente pela urina e pelas fezes, na forma de ácidos 4-fluorbenzoilpropiônico e 4-fluorfenilacetúrico.
- menos de 1% é excretado íntegro pela urina.
- o decanoato é hidrolisado enzimaticamente a haloperidol, atingindo concentrações plasmáticas máximas entre um e dois dias e concentrações de estado estacionário de 2 a 8 ng/mL no terceiro mês após a injeção intramuscular mensal.

Indicações
- tratamento da esquizofrenia e psicoses ativas agudas.
- tratamento da síndrome de Tourette, em que é fármaco de escolha.
- ocasionalmente, terapia adjunta em retardo mental e coreia de Huntington.
- profilaxia e tratamento de náusea e vômito.
- o decanoato, profilaxia da esquizofrenia crônica.

Doses
- haloperidol, por via intramuscular, para psicoses agudas com agitação acentuada, adultos, inicialmente 2 a 5 mg; doses subsequentes podem ser administradas a intervalos de 4 a 8 horas até controlar os sintomas; em geral, bastam 10 mg por dia. Para idosos ou pacientes debilitados e crianças abaixo de 12 anos, não se estabeleceu dose.
- haloperidol, por via intramuscular, para náusea e vômito, 1, 2 ou 5 mg cada 12 horas, conforme necessário.
- decanoato de haloperidol, por via oral, para psicoses ativas agudas, adultos e crianças maiores de 12 anos, inicialmente, 0,5 a 2 mg para sintomas moderados e 3 a 5 mg para sintomas graves, cada 8 a 12 horas até controlar os sintomas; em geral, é suficiente dose de 10 mg/dia. Após obter o controle, reduzir gradualmente a dose, até 2 a 8 mg/dia. Para esquizofrenia crônica, adultos e crianças acima de 12 anos, inicialmente 6 a 15 mg em doses divididas, aumentando gradualmente até obter o controle e, a seguir, gradualmente reduzidas até níveis de manutenção, geralmente 2 a 8 mg/dia. Crianças de 3 a 12 anos, inicialmente, 0,5 mg/dia, aumentada de 0,5 mg a intervalos de cinco a sete dias até obter o efeito terapêutico desejado, podendo administrar-se a dose diária total em duas ou três tomadas divididas. Para distúrbios psicóticos, as doses de manutenção são de 0,05 a 0,15 mg/kg/dia. Para crianças abaixo de 3 anos não se estabeleceu dose.

Contraindicações
- gravidez.
- lactação.
- depressão tóxica grave do sistema nervoso central induzida por fármacos.
- doença de Parkinson.
- afecções cardiovasculares ou hepáticas graves.

Efeitos adversos
- hipertermia.
- reações extrapiramidais, que podem ser irreversíveis.
- ocasionalmente, hipotensão ortostática.
- sedação ou sonolência.
- discinesias tardias.
- impotência, frigidez.
- amenorreia, galactorreia, ginecomastia, hiperprolactinemia.

Interações medicamentosas
- pode potencializar a intoxicação pelo álcool e causar hipotensão grave.
- pode realçar os efeitos dos anticolinérgicos, causando aumento na pressão intraocular de pacientes com glaucoma, e dos anti-histamínicos, hipnoanalgésicos, hipnóticos, sedativos e outros tranquilizantes, causando sedação excessiva.
- pode diminuir os efeitos das anfetaminas, anticoagulantes orais, efedrina, fenilefrina e levodopa.
- pode produzir alterações no padrão de crises convulsivas quando tomado simultaneamente com anticonvulsivantes, incluindo barbitúricos.
- pode intensificar os efeitos antimuscarínicos dos antidiscinéticos, anti-histamínicos e antimuscarínicos.
- pode causar hipotensão grave quando ingerido concomitantemente com agentes bloqueadores beta-adrenérgicos.
- pode potencializar a atividade depressora dos depressores do SNC.
- pode antagonizar a vasoconstrição periférica produzida pela dopamina.
- pode bloquear os efeitos alfa-adrenérgicos da epinefrina.
- pode aumentar a gravidade e frequência de efeitos extrapiramidais dos medicamentos que causam reação extrapiramidal.
- pode causar graves anormalidades mentais e comportamentais quando administrado concomitantemente com metildopa.

▶ HALDOL (Janssen-Cilag), 20 e 100 comprimidos × 5 mg
20 comprimidos × 1 mg
fr. de 20 mL com 2 mg/mL
25 amp. de 1 mL com 5 mg
▶ HALDOL DECANOATO (Janssen-Cilag), 3 amp. de 1 mL com 50 mg (de haloperidol)
▶ HALOPERIDOL (Bioquímico), 200 comprimidos × 5 mg
50 amp. de 1 mL com 5 mg
fr. de 20 mL com 2 mg/mL
▶ HALOPERIDOL (Cristália), 20 e 200 comprimidos × 1 e 5 mg

3.10 FÁRMACOS PSICOTRÓPICOS

5, 10, 15, 25 e 100 amp. de 1 mL com 5 mg fr. de 20 mL com 2 mg/mL
▶ HALOPERIDOL (Furp), 500 comprimidos × 1 e 5 mg
50 amp. com 5 mg/mL (injetável)
▶ HALOPERIDOL (Teuto-Brasileiro), 20 comprimidos × 1 e 5 mg
▶ HALOPERIDOL (União Química), 20 comprimidos × 1 mg
20 e 200 comprimidos × 5 mg
▶ HALOPERIDOL (Vital Brazil), 10 e 200 comprimidos × 1 e 5 mg

PENFLURIDOL

Apresenta os grupos fluorfenil e 4-cloro-3-(trifluormetil)fenil-4-piperidinol ligados à fluorbutirofenona. Tem eficácia semelhante à da clorpromazina e causa menos sonolência, porém maior incidência de reações extrapiramidais. Manifesta ação prolongada (sete dias após uma única administração), que se deve a três mecanismos: fixação e retenção seletivas sobre as estruturas cerebrais; ciclo êntero-hepático e armazenamento nos tecidos adiposos. Exerce ações antiautista e antiapática.

FARMACODINÂMICA
- antipsicótico.

FARMACOCINÉTICA
- administrado por via oral, a maior parte do fármaco é absorvida rapidamente do trato gastrintestinal.
- atinge concentrações plasmáticas máximas em 12 a 24 horas após uma dose oral.
- sofre parcialmente N-desalquilação hepática, dando o ácido 4,4-bis(4-fluorfenil)butírico.
- a duração de sua ação é muito longa, cerca de uma semana.
- excretado principalmente pelas fezes, na forma de fármaco íntegro e de metabólitos, e pequena quantidade, na forma de ácido 4,4-bis(4-fluorfenil) butírico, pela urina.

INDICAÇÕES
- tratamento de psicoses crônicas: delírios crônicos e psicoses alucinatórias, esquizofrenias sob todas as suas formas.

DOSES
- via oral, 20 a 60 mg por semana; se necessário, a dose pode ser aumentada até 120 mg.

CONTRAINDICAÇÕES
- gravidez.
- doença de Parkinson.
- depressões endógenas.
- insuficiências renal e hepática.
- afecções cardiovasculares graves.

EFEITOS ADVERSOS
- sedação ou sonolência.
- discinesias precoces.
- reações extrapiramidais.
- fadiga, sialorreia e aumento na sudorese.
- discinesias tardias.
- impotência, frigidez.
- amenorreia, galactorreia, ginecomastia, hiperprolactinemia.
- síndrome maligna: em caso de hipertermia, suspender o tratamento.

INTERAÇÕES MEDICAMENTOSAS
- potencializa os efeitos dos depressores do sistema nervoso central, como álcool, analgésicos, anestésicos, hipnóticos e tranquilizantes.

▶ SEMAP (Janssen-Cilag), 6 comprimidos × 20 mg

▶ Difenilbutilamínicos

Constituem isósteros ou duplicações parciais da molécula do haloperidol. Farmacologicamente, são idênticos às butirofenonas e fenotiazínicos piperazínicos, mas sua ação é mais prolongada. O único representante no Brasil é a pimozida.

PIMOZIDA

Apresenta o grupo piperidilbenzimidazolinona ligado ao grupamento bis(fluorfenil) butila.

FARMACODINÂMICA
- antipsicótico.

FARMACOCINÉTICA
- é bem absorvida (50% de uma dose) do trato gastrintestinal.
- sofre biotransformação significante por eliminação pré-sistêmica, primariamente por N-desalquilação oxidativa.
- meia-vida de eliminação de 55 horas em pacientes esquizofrênicos.
- tempo para atingir concentração máxima: 6 a 8 horas (faixa: 4 a 12 horas).
- excreção do fármaco e metabólitos pela urina.

INDICAÇÕES
- supressão de tiques fônicos e motores em pacientes com síndrome de Tourette.

DOSES
- via oral, adultos, inicialmente, 1 a 2 mg por dia em tomadas divididas, aumentada gradualmente em dias alternados até o máximo de 0,3 mg/kg ou 20 mg por dia. A dose usual de manutenção é 10 mg por dia.
- não se determinou dose eficaz para crianças abaixo de 12 anos.

CONTRAINDICAÇÕES
- primeiro trimestre da gravidez.
- arritmias cardíacas.
- depressão grave do SNC.
- estados comatosos.
- tiques, motores ou fônicos, não causados pela síndrome de Tourette.

EFEITOS ADVERSOS
- incidência semelhante à de outros antipsicóticos.
- reações extrapiramidais e discinesia tardia, com uso prolongado.
- síndrome maligna neuroléptica.
- arritmias ventriculares, raras mas potencialmente graves.
- sedação.
- reações anticolinérgicas.
- perda da libido.

INTERAÇÕES MEDICAMENTOSAS
- pode potencializar os efeitos depressores do SNC do álcool, outros depressores do SNC e sulfato de magnésio parenteral.
- pode mascarar a causa dos tiques se tomada concomitantemente com anfetaminas, ou metilfenidato, ou pemolina.
- pode intensificar os efeitos antimuscarínicos da atropina e antimuscarínicos aparentados.
- pode potencializar as arritmias cardíacas causadas por antidepressivos tricíclicos, disopiramida, fenotiazínicos, procaína ou quinidina.

▶ ORAP 1 MG (Janssen-Cilag), 20 comprimidos × 1 mg
▶ ORAP 4 MG (Janssen-Cilag), 20 comprimidos × 4 mg

▶ Ortopramidas

São também conhecidas como ortoanisamidas e benzamidas substituídas; a veraliprida, porém, é uma *orto*veratramida.

As ortopramidas exercem seu efeito neuroléptico mediante bloqueio seletivo dos receptores dopaminérgicos D_2 centrais e dos autoinibitórios pré-sinápticos.

No Brasil são comercializadas, como antipsicóticos, as seguintes ortopramidas: amissulprida, sulpirida, tiaprida e veraliprida.

AMISSULPRIDA

FARMACOCINÉTICA
- após administração oral, atinge concentração plasmática máxima em 3,7 horas.
- biodisponibilidade: cerca de 36%.
- volume de distribuição: de 9 a 16 L/kg.
- excretada pela urina, principalmente na forma íntegra, e 4 a 10% na forma de derivado N-óxido.
- meia-vida de eliminação: fase rápida, 2 a 3 horas, em que se eliminam 80 a 98% da dose; fase lenta, 12 a 19 horas.
- depuração renal: 300 mL/minuto.

INDICAÇÕES
- tratamento da síndrome deficitária de não psicóticos (síndrome timastênica).

DOSES
- via oral, 50 mg ao dia, no desjejum.

CONTRAINDICAÇÕES
- feocromocitoma.
- primeiro trimestre da gravidez.

PRECAUÇÕES
- por ser excretada pela urina, é prudente reduzir a dose em presença de insuficiência renal grave.
- impõe-se vigilância rigorosa quando usada em pacientes epilépticos, pois pode baixar o limiar epileptogênico.

EFEITOS ADVERSOS
- galactorreia.
- aumento de peso.

INTERAÇÕES MEDICAMENTOSAS
- álcool e levodopa interagem com a amissulprida.

▶ SOCIAN (Sanofi-Synthélabo), 20 comprimidos × 50 mg
▶ SOCIAN 200 MG (Servier-Synthélabo), 20 comprimidos × 200 mg

SULPIRIDA

Farmacocinética
- administrada por via oral, é absorvida do trato gastrintestinal em 4,5 horas.
- a ligação às proteínas é baixa (40%).
- biodisponibilidade: 25 a 35%.
- sofre biotransformação muito pequena.
- meia-vida plasmática: 8 horas e meia.
- 92% de doses intramusculares são excretadas não biotransformadas pela urina.
- excretada principalmente (50 a 70%) pela urina, o resto pelas fezes.

Indicações
- tratamento de estados neuróticos depressivos, algumas síndromes vertiginosas e esquizofrenia.

Doses
- via oral, adultos, estados neuróticos depressivos, 100 a 200 mg ao dia, em duas tomadas (manhã e noite); síndromes vertiginosas, 150 a 300 mg ao dia, em duas tomadas; esquizofrenia, 400 a 800 mg ao dia, em duas tomadas. As doses podem ser aumentadas até o máximo de 1.200 mg ao dia.
- via oral, adultos, sintomas predominantemente excitatórios, inicialmente 400 mg duas vezes ao dia e aumentando-se até 1.200 mg ao dia; sintomas predominantemente depressivos, 800 mg ao dia; pacientes com sintomatologia mista, 400 a 600 mg duas vezes ao dia.

Contraindicações
- feocromocitoma.
- primeiro trimestre da gravidez.

Precauções
- em caso de hipertermia, deve-se suspender o tratamento.
- deve ser usada com prudência em idosos, epilépticos e parkinsonianos.
- deve-se reduzir a dose nos pacientes com insuficiência renal grave.

Efeitos adversos
- sedação ou sonolência.
- discinesias precoces.
- síndrome extrapiramidal.
- crises hipertensivas.
- discinesias tardias.
- hipotensão ortostática.
- impotência, frigidez.
- amenorreia, galactorreia, ginecomastia, hiperprolactinemia.
- aumento de peso.

Interações medicamentosas
- potencializa os efeitos de anti-hipertensivos, depressores do SNC (como analgésicos, anestésicos, hipnóticos e tranquilizantes) e hipertensores.
- antagoniza os efeitos da levodopa.

▶ *DOGMATIL 50 MG (Sanofi-Synthélabo), 20 cáps.*
▶ *DOGMATIL 200 MG (Sanofi-Synthélabo), 20 comprimidos*
▶ *DOGMATIL GOTAS PEDIÁTRICAS (Sanofi-Synthélabo), fr. de 30 mL com 0,02 g/mL*
▶ *EQUILID 50 (Aventis Pharma), 20 cáps.* × *50 mg*
▶ *EQUILID 200 (Aventis Pharma), 20 comprimidos* × *200 mg*

TIAPRIDA

Farmacocinética
- administrada por via oral, é rapidamente absorvida.
- atinge concentração plasmática máxima na primeira hora.
- meia-vida: intramuscular, 3 horas; via oral, 4 horas.
- excretada principalmente pela urina; 94,5% da dose administrada por via intramuscular e 88,5% da dose ingerida por via oral são eliminados em 24 horas.

Indicações
- estados de agressividade e de agitação, especialmente no curso de etilismo crônico.
- movimentos anormais, do tipo coreico.
- algias intensas e rebeldes, sensíveis aos antipsicóticos.

Doses
- via oral, forma crônica, 100 ou 200 mg por dia; forma aguda, 300 a 400 mg por dia, com redução progressiva da posologia após resultado terapêutico evidente.

Contraindicações
- gravidez.

Precauções
- em caso de hipertermia, deve-se interromper o tratamento.
- deve ser usada com prudência por aqueles que executam tarefas arriscadas, como manobrar máquinas ou dirigir automóveis.
- não ingerir bebidas alcoólicas durante o tratamento.
- deve-se exercer vigilância rigorosa quando se administra a epilépticos.
- deve ser usada com cautela em idosos, pacientes com afecções cardiovasculares graves, ou insuficiência renal, ou parkinsonianos.

Efeitos adversos
- sedação ou sonolência.
- discinesias precoces.
- síndrome extrapiramidal.
- discinesias tardias.
- hipotensão ortostática.
- impotência, frigidez.
- amenorreia, galactorreia, ginecomastia, hiperprolactinemia.
- aumento de peso.

Interações medicamentosas
- potencializa os efeitos de anti-hipertensivos, depressores do SNC (como analgésicos, anestésicos, hipnóticos e tranquilizantes) e hipertensores.

▶ *TIAPRIDAL (Sanofi-Synthélabo), 20 comprimidos* × *100 mg*
6 amp. de 2 mL com 100 mg

VERALIPRIDA

É uma *orto*veratramida. Além da atividade antagonista seletiva da dopamina, apresenta ação antigonadotrópica e estimula a secreção da prolactina.

Farmacocinética
- administrada por via oral, é bem absorvida.
- biodisponibilidade: em média, 80%.
- atinge a concentração plasmática máxima em 2,5 horas.
- meia-vida de eliminação: 4 horas.
- depuração total: 775 mL por minuto.
- depuração renal: 250 mL por minuto, em média.
- excretada rápida e principalmente pela urina, 44% na forma íntegra nas primeiras 120 horas, e parcialmente pelas fezes.

Indicações
- tratamento de sintomas cardiovasculares e psicológicos associados com a menopausa confirmada: fogachos, agitação, depressão, irritabilidade, nervosismo.

Doses
- via oral, 100 mg ao dia, durante 20 dias; o tratamento poderá ser renovado, após intervalo de 10 dias.

Contraindicações
- gravidez.
- lactação.
- hiperprolactinemia não funcional.
- galactorreia.
- mastopatia fibrocística.
- displasias mamárias.
- neoplasias mamárias.
- hipersensibilidade à veraliprida.

Precauções
- o tratamento deve limitar-se a um ciclo de 20 dias; caso reapareçam os sintomas, pode-se repetir a terapia após intervalo de 10 dias.
- não corrige a hipoestrogenia da menopausa e não pode constituir tratamento desta carência, em particular nas mucosas genitais e no sistema ósseo.
- não deve ser usada em pacientes portadores de adenomas hipofisários com produção de prolactina.

Efeitos adversos
- aumento de peso.
- galactorreia.
- sedação ou sonolência.
- sensação de congestão mamária.
- discinesia neuromuscular.
- síndrome extrapiramidal.

▶ *AGREAL (Sanofi-Synthélabo), 20 cáps.* × *100 mg*

▶ Pirimidinonas

Também chamados de classe dos derivados do benzisoxazol, constituem uma nova classe de antipsicóticos, que atuam centralmente como potentes antagonistas dos receptores dopaminérgicos D_2 e serotoninérgicos S_2 (5-HT_2). Apresentam também afinidade pelos receptores H_1-histaminérgicos e α_2-adrenérgicos.
Caracterizam-se pela presença do grupamento pirimidinona fundido com anel homocíclico ou heterocíclico de cinco ou seis membros e ligado a longa cadeia contendo anel piperidínico e um ou mais átomos de flúor. No Brasil são comercializadas a paliperidona e a risperidona.

PALIPERIDONA

Fármaco psicotrópico que pertence à classe dos derivados do benzisoxazol. É formado por uma mistura racêmica (+)- e (−)- da paliperidona, cujos enantiômeros apresentam atividade farmacológica semelhante. É um metabólito ativo da risperidona cujo mecanismo de ação é desconhecido. Contudo, acredita-se que sua atividade é mediada por um mecanismo de antagonismo dos receptores da dopamina, o tipo 2 (D_2), e da serotonina, o tipo 2 ($5HT_{2A}$). A ação antagônica é predominante sobre o receptor $5HT_{2A}$.

Também exerce ação no antagonismo dos receptores adrenérgicos α_1 e α_2, bem como dos histaminérgicos H_1. Não tem afinidade pelos receptores colinérgicos muscarínicos ou pelos receptores adrenérgicos β_1 e β_2.

Farmacodinâmica
- antipsicótico.

Farmacocinética
- alcança a concentração plasmática máxima 24 h após uma dose.
- a administração com alimentos ricos em lipídios aumenta a $C_{máx}$ e ASC em 60 e 54%, respectivamente.
- meia-vida de cerca de 23 h.
- meia-vida de 24 h em pacientes com insuficiência renal leve, 40 h na moderada e 51 h na grave.
- alcança o estado de equilíbrio entre 4 e 5 dias.
- biodisponibilidade de 28%.
- 80% eliminados pela urina e 11% pelas fezes. As vias metabólicas utilizadas e responsáveis por > 10% da dose utilizada são: desacilação, hidroxilação, desidrogenização e cisão do benzisoxazol.
- sua depuração diminui quando há insuficiência renal, sendo de 32% na de grau médio, 64% na de grau moderado e 71% na de grau grave.
- a exposição à paliperidona pode diminuir quando há insuficiência hepática em razão de uma menor ligação às proteínas plasmáticas.

Indicações
- tratamento da esquizofrenia.

Doses
- para esquizofrenia, 6 mg uma vez ao dia. Pode-se aumentar a dose até 12 mg/dia de acordo com a necessidade clínica enquanto uma dose de 3 mg pode ser eficaz para alguns pacientes. O aumento da dose deve ser avaliado criteriosamente e sempre a intervalos de 5 dias.
- para afecção esquizoafetiva, 6 mg/dia. A dose pode variar entre 3 e 12 mg. O aumento da dose deve ser realizado a intervalos de 4 dias e com incrementos de 3 mg.
- a dose máxima recomendada é de 12 mg/dia.
- No caso de insuficiência renal leve, 3 mg/dia, podendo aumentar para 6 mg, de acordo com a resposta clínica, e 1,5 mg na insuficiência renal moderada a grave. Nesse último caso, a referida dose pode ser aumentada para 3 mg nas mesmas condições.

Contraindicações
- hipersensibilidade ao fármaco ou à risperidona.
- arritmias cardíacas, QT prolongado ao eletrocardiograma, congênito ou adquirido. Em associação com medicamentos que prolongam o QT.
- psicose relacionada com demência.
- gravidez e lactação. Categoria C da FDA, na gravidez.
- síndrome neuroléptica maligna.
- estreitamento gastrintestinal importante.
- uso em associação com fármacos que prolongam o QT ao eletrocardiograma, tais como antiarrítmicos das classes IA e III, antipsicóticos, antibióticos (gatifloxacino ou moxifloxacino).

Precauções
- administrar com extremo cuidado quando houver discinesia tardia. Se surgirem sintomas de discinesia tardia durante o tratamento com paliperidona, o fármaco deve ser suspenso.
- como com outros antipsicóticos, pode haver descontrole da glicemia (hiperglicemia).
- aumenta os níveis de prolactina.
- como o comprimido da apresentação não é deformável, não se deve administrá-lo aos pacientes com estreitamento gastrintestinal importante, histórico de peritonite, fibrose cística, pseudo-obstrução intestinal ou divertículo de Meckel.
- administração cuidadosa aos portadores de doença cardíaca, doença cerebrovascular ou condições ou uso de medicamentos que causem hipotensão.
- exercer cautela se os pacientes apresentarem leucopenia, neutropenia, agranulocitose.
- pode alterar a habilidade de operar máquinas, o pensamento e o estado de vigília.
- exercer cautela se o paciente apresentar tendência suicida.
- estar atento ao uso em condições que elevam a temperatura corporal.
- exercer cautela se o paciente usar outros fármacos que atuam no sistema nervoso central e/ou ingerir etanol.
- deve-se avaliar a dose da paliperidona quando administrada concomitantemente com a carbamazepina e aumentá-la, se necessário. Quando se suspende a carbamazepina, deve-se avaliar uma redução da dose da paliperidona.

Efeitos adversos
- BAV de primeiro grau, bloqueio de ramo, arritmia sinusal, taquicardia, QT prolongado, hipotensão ortostática.
- dor no abdome superior, boca seca, hipersecreção salivar, anorexia, vômito.
- astenia e fadiga.
- acatisia, tontura, sintomas extrapiramidais, cefaleia, sonolência, ansiedade, letargia.
- amenorreia, galactorreia, ginecomastia.
- perturbação visual.
- edema de língua, paralisia da língua.
- hipercolesterolemia, hipertrigliceridemia.
- discinesia tardia, síndrome neuroléptica maligna.
- convulsões.
- aumento de peso.
- tosse.
- priapismo.
- efeito antiemético.

Interações medicamentosas
- pode antagonizar o efeito da levodopa e de outros agonistas da dopamina.
- o uso com fármacos que provocam hipotensão ortostática pode potencializar esse efeito.
- a carbamazepina diminui em 37% a $C_{máx}$ e a ASC da paliperidona.
- na associação da paliperidona com paroxetina, a exposição à paliperidona é cerca de 16% maior.
- o divalproex sódico aumenta em 50% a $C_{máx}$ e a ASC da paliperidona, devendo-se reduzir sua dose.

▶ INVEGA (Janssen Cilag), 7 e 28 comprimidos × 3, 6 e 9 mg

RISPERIDONA

O grupamento pirimidinona está fundido com o anel piridínico e ligado a uma longa cadeia constituída por fluorbenzisoxazolilpiperidiniletilmetila.

É mais eficaz e apresenta menos efeitos adversos que os outros antipsicóticos.

Farmacodinâmica
- antipsicótico.

Farmacocinética
- administrada por via oral, é rápida e completamente absorvida; a absorção não é afetada pela presença de alimento.
- é rapidamente distribuída; volume de distribuição: 1 a 2 L/kg.
- atinge concentração plasmática máxima em 1 a 2 horas.
- sofre biotransformação, dando vários metabólitos: o principal é a 9-hidroxi-risperidona, que apresenta atividade semelhante à da risperidona.
- o estado estacionário é atingido em um dia para a risperidona e quatro a cinco dias para o metabólito principal.
- a ligação às proteínas plasmáticas é alta: 88% para a risperidona e 77% para a 9-hidroxi-risperidona.
- meia-vida de eliminação: risperidona, 3 horas; 9-hidroxi-risperidona, 24 horas.
- excretada em uma semana pela urina (70%) e pelas fezes (14%); na urina 35 a 45% da dose são da risperidona mais 9-hidroxi-risperidona; a porcentagem restante é de metabólitos inativos.
- em idosos e nos pacientes com insuficiência renal as concentrações plasmáticas atingidas são mais altas e a eliminação é mais lenta.

Indicações
- tratamento de manutenção de psicoses esquizofrênicas aguda e crônica.

Doses
- devem ser adaptadas gradualmente e reduzidas em pacientes com hipotensão.
- via oral, adultos e adolescentes acima de 15 anos, no primeiro dia 1 mg duas vezes ao dia, com boa quantidade de água, pela manhã e à noite, com as refeições ou entre elas; a dose deve ser aumentada a 2 mg duas vezes ao dia no segundo dia e a 3 mg duas vezes ao dia no terceiro dia; a partir de então a dose deve permanecer inalterada, ou ser posteriormente individualizada, se necessário; a dose habitual ideal é de 2 a 4 mg, duas vezes ao dia.
- em pacientes idosos ou com insuficiência hepática ou renal, a dose deve ser reduzida à metade.
- não se determinou a dose para crianças menores de 15 anos.

Contraindicações
- hipersensibilidade à risperidona.
- gravidez.
- lactação.
- insuficiência hepática.
- insuficiência renal.
- doença de Parkinson.
- epilepsia.

Precauções
- deve ser usada com cautela por pacientes com doença cardiovascular.
- pode causar síndrome neuroléptica maligna, como os outros antipsicóticos.

- pode interferir com as atividades, desaconselhando-se o paciente a dirigir e operar máquinas.

EFEITOS ADVERSOS
- insônia, agitação, ansiedade, cefaleia.
- sonolência, fadiga, dificuldade de concentração, constipação, visão turva, dispepsia, náusea, dor abdominal, obstrução nasal.
- erupção cutânea.
- diminuição da libido, ginecomastia.
- ganho de peso, intoxicação hídrica.
- efeitos extrapiramidais, mas menos do que os causados pelos antipsicóticos clássicos, como o haloperidol: tremor, rigidez muscular, hipersalivação, bradicinesia, acatisia, distonia aguda.
- hiperprolactinemia: galactorreia, distúrbios do ciclo menstrual, amenorreia.
- hipotensão e tontura ortostáticas, taquicardia reflexa.
- acidente vascular cerebral.
- rabdomiólise.

INTERAÇÕES MEDICAMENTOSAS
- pode antagonizar os efeitos de anticonvulsivantes, como levodopa.
- álcool, antidepressivos tricíclicos, anti-histamínicos, alguns betabloqueadores, hipnoanalgésicos ou tranquilizantes intensificam seus efeitos.

▶ ESQUIDON (Merck), 30 comprimidos × 1, 2 e 3 mg
▶ RESPIDON (Torrent), 20 comprimidos × 1, 2 e 3 mg
▶ RISPERDAL (Janssen-Cilag), 20 comprimidos × 1, 2 e 3 mg
   fr. de 100 mL com pipeta dosadora de 3 mL com 1 mg/mL
▶ RISPERIDON (Cristália), 6 comprimidos × 1 mg
   20 comprimidos × 2 e 3 mg
▶ RISPERIDONA (EMS), fr. de 30 mL com 1 mg/mL (solução oral), (genérico)
▶ RISPERIDONA (Sandoz), 20 comprimidos × 1, 2 e 3 mg (genérico)
▶ ZARGUS (Biosintética), 20 comprimidos × 1, 2 e 3 mg

▶ **Benzotiazolilpiperazínicos**

O único comercializado no Brasil é a ziprasidona.

ZIPRASIDONA

É antipsicótico, uma benzotiazolilpiperazina, com alta afinidade pelos receptores de serotonina 5-HT$_{2A}$ e de dopamina D$_2$, com maior afinidade pelo primeiro. Funciona como antagonista dos receptores D$_2$, 5-HT$_{2A}$ e 5-HT$_{1D}$. A afinidade pelos receptores 5-HT$_{1A}$, 5-HT$_{2C}$ e 5-HT$_{1D}$ é igual ou maior que pelo receptor D$_2$. Também é agonista importante do receptor 5-HT$_{1A}$ e exerce atividade inibitória moderada na recaptação sináptica de 5-HT e de norepinefrina. Já a afinidade pelos receptores muscarínicos M$_1$ é mínima e pelos receptores H$_1$ e α$_1$ apenas moderada. É utilizada para o tratamento da esquizofrenia com melhora dos sintomas negativos, do humor e com a vantagem de produzir menor incidência de sintomas extrapiramidais, sedação, hipotensão postural e alterações cognitivas. Acredita-se que sua atividade antipsicótica resulte da interação das atividades antagonistas. A resposta clínica ocorre de maneira rápida, em geral dentro de uma semana. Possui atividade comparável à do haloperidol, porém é muito eficaz na prevenção da exacerbação aguda da doença e na melhora dos sintomas negativos centrais. Comercializado como cloridrato.

FARMACODINÂMICA
- antipsicótico.

FARMACOCINÉTICA
- bem absorvida após administração oral, atinge o pico da concentração plasmática entre 6 e 8 horas.
- após administração de uma dose de 20 mg em jejum, apresenta biodisponibilidade de 60%. Os alimentos duplicam a sua absorção.
- volume de distribuição de 1,5 L/kg.
- > 99% ligam-se às proteínas plasmáticas, principalmente à albumina e à glicoproteína ácida α$_1$.
- sofre biotransformação extensa formando quatro metabólitos principais: sulfóxido de benzisotiazol, benzisotiazolsulfona, sulfóxido de ziprasidona e S-metil-di-hidroziprasidona. A principal via de biotransformação utiliza o isossistema CYP3A4 e com menor contribuição do CYP1A2, sendo < 1/3 mediado por oxidação e 2/3 por redução pela aldeído oxidase.
- meia-vida de 6 horas, após administração IV.
- depuração sistêmica média, após administração IV, de cerca de 7,5 mL/kg/min.
- não é removida por hemodiálise.
- < 4% eliminados pelas fezes e < 1% pela urina, como fármaco inalterado.

INDICAÇÕES
- tratamento da esquizofrenia.

DOSES
- 40 mg duas vezes ao dia, administrados com alimentos. De acordo com a resposta clínica, esta dose pode ser aumentada para até o máximo de 80 mg duas vezes ao dia. Como o estado de equilíbrio é atingido entre 1 e 3 dias, os ajustes de dose devem ser realizados a intervalos de, no mínimo, 2 dias.
- como manutenção, manter a dose mínima eficaz, que pode variar de 20 até 80 mg duas vezes ao dia.
- 10 a 20 mg, IM, até a dose máxima de 40 mg/dia. As doses de 10 mg podem ser administradas a intervalos de duas horas e as de 20 mg a intervalos de quatro horas até a dose máxima. Não se deve ultrapassar o limite de administração por três dias consecutivos.

CONTRAINDICAÇÕES
- hipersensibilidade à ziprasidona.
- pacientes com histórico de intervalo QT prolongado ao ECG.
- uso concomitante com fármacos com potencial de aumentar o intervalo QT.
- gravidez e lactação.
- < 18 anos.

PRECAUÇÕES
- vigiar os pacientes que apresentam distúrbios eletrolíticos, principalmente hipopotassemia, devido ao risco do prolongamento do intervalo QT. A ziprasidona deve ser suspensa se o intervalo QT > 500 ms.
- como com outros antipsicóticos, há o risco potencial de desenvolver síndrome neuroléptica maligna, discinesia tardia e outras síndromes extrapiramidais tardias com o tratamento prolongado.
- vigiar a administração aos pacientes com antecedente de convulsões.
- vigiar os pacientes que dirigem veículos ou operam máquinas.
- vigiar os pacientes com tendência ao suicídio.
- fazer controle dos eletrólitos séricos, principalmente magnésio e potássio.
- vigiar cuidadosamente a administração concomitante de outros fármacos que atuam no SNC.

EFEITOS ADVERSOS
- astenia, sonolência, hipotermia, calafrios.
- dor abdominal, náuseas, constipação, dispepsia, diarreia, disfagia, boca seca, anorexia.
- hipotensão postural, hipertensão, alargamento do intervalo QT ao ECG.
- discinesia tardia, outros sintomas extrapiramidais.
- visão anormal.
- mialgia.
- distúrbios respiratórios.
- anemia, leucocitose, leucopenia, eosinofilia, linfadenopatia, trombocitopenia.
- impotência, ejaculação anormal, priapismo.
- ganho de peso.
- reação de fotossensibilidade, exantema.
- aumenta os níveis de prolactina.
- amenorreia, metrorragia.
- hiperglicemia, aumento das enzimas hepáticas, hipercolesterolemia, hipopotassemia, albuminúria.

INTERAÇÕES MEDICAMENTOSAS
- pode antagonizar os efeitos da levodopa e dos agonistas da dopamina.
- pode aumentar o risco de hipotensão se usada concomitantemente com anti-hipertensivos.
- carbamazepina diminui a ASC da ziprasidona em 35%.
- cetoconazol aumenta a ASC e a C$_{máx}$ da ziprasidona de 35 a 40%. Outros inibidores do isossistema CYP3A4 podem exercer efeito semelhante.
- estudos *in vitro* mostraram pequeno potencial para interferir em fármacos biotransformados pelas isoenzimas CYP1A2, CYP2C9, CYP2C19, CYP2D6 e CYP3A4.
- desenvolve adenoma e carcinoma de hipófise e adenocarcinoma de glândula mamária em fêmeas de camundongos e alterações da hipófise e de glândula mamária em roedores.
- devido ao risco da associação com fármacos que prolongam o QT, não se deve fazer uso concomitante de: dofetilida, sotalol, quinidina e outros antiarrítmicos das classes Ia e III, tioridazina, clorpromazina, dolasetrona, droperidol, gatifloxacino, mefloquina, moxifloxacino, probucol, tacrolimo.

▶ GEODON (Pfizer), 30 comprimidos × 60 mg 14, 30 e 50 comprimidos × 40 mg
30 comprimidos × 80 mg

▶ **Quinolinônicos**

O único comercializado no Brasil é o aripiprazol.

ARIPIPRAZOL

É um derivado quinolinônico com afinidade pelos receptores dopaminérgicos D$_2$ e D$_3$ e serotoninérgicos 5-HT$_{1A}$, exercendo ação agonista sobre estes e antagonista sobre os receptores 5-HT$_{2A}$. Sua afinidade pelos receptores D$_4$, 5-HT$_{2C}$, 5 HT$_7$, α$_1$-adrenérgico e histaminérgicos H$_1$ é moderada, bem como pelos receptores de recaptação da serotonina. Sua ação antagonista sobre os receptores α_1-adrenérgicos pode produzir hipertensão ortostática.

Farmacodinâmica
- antipsicótico.

Farmacocinética
- é bem absorvido após administração oral, apresentando uma biodisponibilidade de 87%. A administração conjunta com alimentos prolonga a $T_{máx}$ em cerca de três horas para o composto original e em doze horas para o metabólito desidroaripiprazol.
- volume de distribuição de 404 L após administração IV.
- 99% ligam-se às proteínas plasmáticas, principalmente à albumina.
- atravessa a barreira hematencefálica.
- atinge o pico da concentração plasmática entre 3 e 5 horas.
- atinge o estado de equilíbrio em cerca de duas semanas.
- sofre biotransformação hepática através de desidrogenação, hidroxilação e N-desacilação, utilizando o sistema isoenzimático CYP2D6 e CYP3A4 e formando um metabólito principal, desidroaripiprazol. Este representa 40% da concentração plasmática do composto original.
- 55% eliminados pelas fezes, sendo 18% sob a forma inalterada e 25% pelos rins.

Indicações
- tratamento da esquizofrenia.

Doses
- 10 a 15 mg ao dia. Aumento de dose deve observar um intervalo mínimo de duas semanas.

Contraindicações
- hipersensibilidade ao fármaco.
- gravidez e lactação.
- crianças.

Precauções
- vigiar a administração aos pacientes idosos devido ao risco de dificuldade na deglutição e sonolência.
- categoria C da FDA na gravidez.
- vigiar cuidadosamente a administração aos pacientes dependentes de drogas ou do álcool, com doença de Alzheimer, antecedente de convulsões, doença cardíaca ou cerebrovascular e em condições tais como desidratação ou hipovolemia e tendência ao suicídio.
- fazer acompanhamento oftalmológico, pois produz degeneração da retina em ratos.

Efeitos adversos
- convulsões, síndrome neuroléptica maligna.
- discinesia tardia.
- acatisia, ansiedade, sonolência, insônia, cefaleia, astenia.
- constipação, náusea, vômito.
- aumento do peso.
- exantema.
- febre, tosse, tremores, visão turva.

Interações medicamentosas
- não é inibidor ou indutor da CYP2D6.
- pode aumentar os efeitos do álcool.
- pode aumentar o efeito hipotensor se usado concomitantemente com anti-hipertensivos antagonistas dos receptores α_1.
- carbamazepina e outros indutores da CYP3A4 aumentam a depuração do aripiprazol.
- pode interagir com depressores ou estimulantes do SNC.
- os inibidores da CYP3A4, tais como itraconazol ou cetoconazol, podem inibir a eliminação do aripiprazol.
- o uso concomitante com inibidores da CYP2D6, tais como fluoxetina, paroxetina ou quinidina, pode aumentar os níveis séricos do aripiprazol.
- o uso concomitante de fármacos anticolinérgicos pode diminuir a capacidade de controlar a temperatura corpórea.

▶ *ABILIFY (Bristol-Myers Squibb), 10 e 30 comprimidos × 5 e 20 mg*
30 comprimidos × 30 mg
▶ *ARISTAB (Aché), 10 e 30 comprimidos × 10 e 15 mg*
30 comprimidos × 20 e 30 mg

▶ Dibenzo-oxepino pirróis

O único fármaco comercializado no Brasil pertencente a essa nova classe de antipsicóticos é a asenapina.

ASENAPINA

É um fármaco psicotrópico pertencente à classe do dibenzo-oxepino pirrol. Seu mecanismo íntimo de ação é desconhecido. Acredita-se que a asenapina seja mediada por atividade antagonista dos receptores D_2 e $5\text{-}HT_{2A}$. Apresenta alta afinidade pelos receptores serotonínicos $5HT_{1A}$, $5HT_{1B}$, $5\text{-}HT_{2A}$, $5\text{-}HT_{2B}$, $5\text{-}HT_{2C}$, $5\text{-}HT_5$, $5\text{-}HT_6$ e $5\text{-}HT_7$, dopaminérgicos D_1, D_2, D_3 e D_4, adrenérgicos α_1 e α_2, histamínico H_1 e moderada afinidade pelos receptores H_2. Não apresenta afinidade significativa pelos receptores muscarínicos. Comercializada como maleato.

Farmacodinâmica
- antipsicótico.

Farmacocinética
- após a administração de uma dose de 5 mg, sofre rápida absorção e a $C_{máx}$ média é de cerca de 4 ng/mL
- atinge o pico da concentração plasmática máxima entre 30 min à 1,5 h
- biodisponibilidade de 35%
- volume de distribuição de 20 à 25 L/kg
- 95% ligam-se às proteínas plasmáticas, principalmente à glicoproteína ácida α_1
- sofre glicuronidação via UGT1A4 e oxidação isossistema do citocromo P450, principalmente a CYP 1A2
- meia-vida de 24 h
- depuração de 52 L/h
- 50% eliminados pela urina e 40% pelas fezes. Os principais metabólitos são: N^+ glicuronídio, N-desmetilasenapina, N-carbomoil glicuronídio
- o estado de equilíbrio, após múltiplas doses, é atingido dentro de três dias.

Indicações
- tratamento da esquizofrenia.
- tratamento de episódios maníacos ou mistos associados a desordem bipolar I em adultos.

Doses
- para esquizofrenia, 5 mg 2 vezes/dia pela via sublingual. De acordo com a resposta clínica, a dose pode ser aumentada para 10 mg 2 vezes/dia após 1 semana de tratamento.
- para episódios maníacos da desordem bipolar I, 10 mg 2 vezes/dia. Esta dose pode ser reduzida para 5 mg 2 vezes/dia na ocorrência de efeitos adversos.

Contraindicações
- hipersensibilidade ao fármaco.
- psicose relacionada com a demência.
- gravidez e lactação. Categoria C da FDA.
- insuficiência hepática grave.
- crianças.

Precauções
- pacientes idosos com psicose relacionada com a demência tratados com antipsicóticos têm maior risco de morte.
- vigiar quanto ao risco de síndrome neuroléptica maligna e de discinesia tardia.
- dosar a glicose antes de iniciar o tratamento e fazer acompanhamento durante o tratamento.
- vigiar quanto ao risco de suicídio.
- administrar com cuidado em pacientes que usem concomitantemente fármacos que sejam substrato ou inibidor da CYP2D6.
- vigiar a administração aos pacientes idosos.
- alimentos sólidos ou líquidos podem afetar a sua farmacocinética. A administração pela via sublingual deve ser feita cerca de 10 min após a alimentação ou ingestão de líquidos.

Efeitos adversos
- acatisia, hipoestesia oral, sonolência.
- disfagia.
- hiperglicemia.
- aumento do peso.
- hipotensão ortostática, síncope, hipertensão arterial sistêmica, prolongamento do intervalo QT ao eletrocardiograma, taquicardia, bloqueio de ramo transitório.
- hiperprolactinemia, leucopenia, neutropenia, agranulocitose, hipercolesterolemia, hipertrigliceridemia, elevações de enzimas hepáticas principalmente ALT, aumento de CK.
- trombocitopernia, hiponatremia.
- convulsões, alterações cognitivas e motoras.
- constipação intestinal, boca seca, hipersecreção salivar, vômito.
- fadiga, irritabilidade.
- hiperpirexia.

Interações medicamentosas
- o uso concomitante com fluvoxamina aumenta a $C_{máx}$ e ASC da asenapina de 13% e 29%, respectivamente
- a associação com paroxetina, diminui a $C_{máx}$ e ASC da asenapina de 13% e 9%, respectivamente
- a imipramina aumenta a $C_{máx}$ da asenapina de 17% e a paroxetina ASC de 10%
- a cimetidina diminui a $C_{máx}$ da asenapina de 13% e aumenta a ASC de 1%
- a carbamazepina diminui a $C_{máx}$ e a ASC da asenapina de 16%
- o valproato aumenta a $C_{máx}$ da asenapina de 2% e diminui a ASC de 1%
- aumenta a concentração de paroxetina em cerca de duas vezes.

▶ *SAPHRIS (Lundbeck), 20 e 60 comprimidos × 5 e 10 mg*

▶ ANTIDEPRESSIVOS

Agentes antidepressivos, também conhecidos como antidepressores, são aqueles usados para restaurar pacientes mentalmente deprimidos a um estado mental melhorado. São úteis em depressões e sintomas depressivos e, até certo ponto, no tratamento de fases depressivas de determinados tipos de esquizofrenia. Diminuem a intensidade dos sintomas, reduzem a tendência ao suicídio e aceleram a velocidade de normalização.

A depressão acompanha muitos distúrbios físicos, mentais e emocionais. Os distúrbios afetivos podem ser classificados como: distúrbio bipolar (com os tipos maníaco, deprimido ou misto), depressão maior (ou depressão unipolar, com seu subtipo "depressão maior com melancolia", antigamente conhecida como depressão endógena), distúrbio ciclotímico, depressão distímica e depressão atípica.

É indispensável distinguir entre estes vários tipos de distúrbios afetivos, pois o prognóstico e o tratamento diferem. Pelas mesmas razões, deve-se fazer distinção entre distúrbios primários e secundários, estes últimos também chamados depressões reativas, que surgem em consequência de algum outro distúrbio psiquiátrico ou médico primário.

Os antidepressivos são muito úteis em distúrbios depressivos primários; contudo, eles podem ser também eficazes em formas secundárias. Em pacientes que manifestam tendências suicidas ou que são refratários aos agentes antidepressivos, recomenda-se a terapia eletroconvulsiva.

Várias teorias foram propostas para explicar as causas bioquímicas dos distúrbios afetivos. Em sua maioria atribuem papel fundamental às aminas neurotransmissoras, tais como dopamina, norepinefrina e serotonina. Assim, segundo a hipótese de amina biógena, os distúrbios afetivos resultam das deficiências genéticas na atividade funcional destes neurotransmissores.

Não se conhece o mecanismo de ação exato dos agentes antidepressivos. A demora do início de atividade clínica destes fármacos levou à hipótese atual de que os efeitos farmacológicos e clínicos produzidos pela administração destes agentes por tempo prolongado resultam de alteração gradual, ou mudanças "adaptativas", de receptores adrenérgicos, dopaminérgicos e serotoninérgicos centrais selecionados, tais como diminuição do número destes autorreceptores (especialmente α_2, β e S_2), em consequência de sua subsensibilidade causada pela maioria dos antidepressivos. Esta alteração conduz a aumento nos níveis daquelas aminas biógenas no sistema nervoso central e, portanto, à reversão da depressão. Contudo, alguns antidepressivos, como a mianserina, não produzem β-subsensibilidade.

Os antidepressivos, em sua maioria, elevam primariamente os níveis da norepinefrina ou da serotonina, ou de ambas, no sistema nervoso central inibindo a recaptação de uma destas aminas biógenas ou de ambas nas terminações nervosas. Alguns poucos antidepressivos também bloqueiam a recaptação da dopamina. Os inibidores da MAO aumentam estes níveis impedindo a oxidação das mesmas aminas.

Alterações adaptativas de receptores da histamina e opiáceos também desempenham papel no mecanismo de ação dos antidepressivos. Entretanto, os efeitos sedativos e anticolinérgicos produzidos por alguns deles (tais como os compostos tricíclicos) talvez se devam à interação destes fármacos com os receptores H_1 da histamina e muscarínicos, respectivamente.

Os antidepressivos comercializados no Brasil pertencem às seguintes classes: compostos tricíclicos, inibidores da MAO, sais de lítio e diversos.

▶ Compostos tricíclicos

São quimicamente semelhantes aos agentes antipsicóticos fenotiazínicos. Como ocorre também naqueles fármacos, a atividade antidepressiva está relacionada com a estrutura, dependendo do núcleo tricíclico, da cadeia lateral e da natureza do grupo amínico básico. Apresentam, entretanto, algumas diferenças com aqueles: o anel central é geralmente constituído de sete ou oito átomos, a cadeia lateral é de três e, às vezes, de dois átomos de carbono, e o grupo amínico é geralmente secundário.

Os compostos tricíclicos são os mais usados para o tratamento de pacientes deprimidos. Reduzem a preocupação mórbida em 60% a 70% dos pacientes com depressão maior. O tratamento inicial é de quatro a oito semanas, período necessário para o paciente tornar-se quase livre de sintomas. No tratamento ambulatorial usa-se a menor dose, que é gradualmente aumentada, se necessário. Nos pacientes hospitalizados emprega-se dose geralmente maior, e o tempo para atingir a máxima é usualmente mais curto. Finda a fase inicial, prolonga-se o tratamento por cerca de seis meses. Neste período geralmente reduz-se a dose para diminuir os efeitos adversos. Para evitar a síndrome de abstinência, a interrupção do tratamento deve ser gradual.

Os antidepressivos são bem absorvidos quando administrados por via oral, extensivamente biotransformados, altamente ligados a proteínas plasmáticas e teciduais e lentamente eliminados.

INDICAÇÕES

- tratamento da depressão mental.
- tratamento de distúrbio do pânico.
- tratamento de dor neurogênica.
- tratamento da síndrome de narcolepsia/cataplexia.
- tratamento de bulimia nervosa.
- profilaxia de cefaleia, inclusive enxaqueca histamínica.

CONTRAINDICAÇÕES

- hipersensibilidade a esta classe de fármacos.
- esquizofrênicos agudamente agitados.
- período de recuperação subsequente a infarto do miocárdio.
- gravidez.
- menores de 12 anos, com exceção da imipramina.

PRECAUÇÕES

- visto que mascaram a mania, devem ser usados com cautela em pacientes com mania mista e depressão.
- devem ser empregados com atenção especial em pacientes que manifestem tendências suicidas quando começarem a responder ao tratamento, pois o risco de suicídio poderá aumentar quando se inicia a recuperação e os pacientes se tornam mais ativos.
- devem ser usados com cautela em pacientes idosos e naqueles que já tiveram convulsões, insuficiência renal, ou função hepática gravemente comprometida.
- recomenda-se vigilância estreita de pacientes com glaucoma de ângulo estreito, retenção ou obstrução urinária, ou naqueles que correm o risco de desenvolver íleo paralítico.
- em pacientes com doença cardíaca devem-se pesar os riscos muito cuidadosamente, sendo importante vigiar a pressão arterial, pois são comuns e graves os efeitos hipotensivos, sobretudo em pacientes idosos que sofrem de hipotensão ortostática.
- a dose deve ser reduzida gradualmente em pacientes que foram tratados inicialmente com doses altas, para evitar a síndrome de abstinência.
- deve ser mantido intervalo de pelo menos duas semanas entre a suspensão de inibidores da MAO e a administração de compostos tricíclicos e vice-versa.
- pacientes idosos frequentemente exigem dose menor e aumentos de dose mais graduais.

EFEITOS ADVERSOS

- os mais comuns devem-se às atividades anticolinérgicas e bloqueadoras α-adrenérgicas: diaforese, secura da boca, constipação, rubor, visão embaçada, taquicardia e hipotensão.
- xerostomia, especialmente em pacientes de meia-idade e idosos.
- sedação, tremor, bloqueio da fala, ansiedade e insônia.
- aumento de apetite, em alguns pacientes.
- convulsões, sobretudo em pacientes predispostos a tais distúrbios.
- síndrome parkinsoniana.
- agranulocitose ou outras discrasias sanguíneas.
- reação alérgica, alopecia.
- ginecomastia, galactorreia, icterícia colestática.
- reações cardíacas com superdoses em pacientes com disfunção cardíaca preexistente.

INTERAÇÕES MEDICAMENTOSAS

- potencializam os efeitos depressores sobre o sistema nervoso central quando administrados concomitantemente com álcool, anti-hipertensivos com efeitos depressores do sistema nervoso central (por exemplo, alcaloides da rauwolfia e guanabenzo), anti-histamínicos e outros depressores do sistema nervoso central.
- podem intensificar os efeitos antimuscarínicos da amantadina, antidiscinéticos, anti-histamínicos ou atropina e compostos relacionados.
- podem causar aumento na atividade anticoagulante dos anticoagulantes cumarínicos ou indandiônicos.
- podem aumentar o risco de agranulocitose de agentes antitireoidianos, tais como metimazol sódico ou propiltiouracila.
- podem diminuir os efeitos hipotensores de clonidina ou guanetidina.
- podem antagonizar os efeitos do metilfenidato.
- barbitúricos e efedrina podem diminuir os efeitos dos tricíclicos.
- cimetidina pode inibir a biotransformação dos tricíclicos e aumentar as concentrações plasmáticas, resultando em toxicidade.
- dissulfiram pode causar delírio transitório, sobretudo quando administrado junto com amitriptilina.
- fenfluramina pode potencializar os efeitos sedativos dos tricíclicos ou dela própria.
- estrogênios ou anticoncepcionais contendo estrogênios podem ter diminuição de seus efeitos terapêuticos e também aumentar as concentrações plasmáticas dos tricíclicos, resultando em toxicidade.

- fenotiazínicos, haloperidol, maprotilina ou tioxantênicos podem prolongar e intensificar seus próprios efeitos sedativos e antimuscarínicos ou dos tricíclicos.
- hormônios tireoidianos podem aumentar a possibilidade de arritmias cardíacas.
- inibidores da MAO causam episódios hiperpiréticos, convulsões graves, crises hipertensivas e até morte; deve ser observado intervalo mínimo de 14 dias entre a suspensão dos inibidores da MAO e o início do tratamento com tricíclicos e vice-versa.
- pimozida pode potencializar as arritmias cardíacas.
- simpatomiméticos de ação direta (por exemplo, epinefrina, isoprenalina e norepinefrina) e de ação direta e indireta, mas predominantemente direta (por exemplo, dopamina e fenilefrina), podem potencializar os efeitos cardiovasculares.

Os antidepressivos comercializados no Brasil são: amineptina, amitriptilina, clomipramina, imipramina e nortriptilina.

AMINEPTINA

Estruturalmente, consta de um anel dibenzociclo-heptênico ligado a uma cadeia lateral formada pelo ácido amino-heptanoico. Atua essencialmente sobre os receptores dopaminérgicos, sem provocar efeitos noradrenérgicos ou serotoninérgicos. Usada na forma de cloridrato.

Farmacodinâmica
- antidepressivo dopaminérgico.

Farmacocinética
- rapidamente absorvida do trato digestivo e distribuída uniformemente no organismo.
- tem rápido início de ação: sobre a lentificação psicomotora (3 a 5 dias) e sobre o humor deprimido (7 dias).
- eliminada rapidamente: dois terços da dose administrada são eliminados em menos de 12 horas, principalmente pela urina.

Indicações
- estados depressivos reativos, neuróticos e de involução.
- episódios depressivos das psicoses maníaco-depressivas.

Dose
- via oral, 100 a 200 mg por dia, administrados de manhã e ao meio-dia.

Contraindicações
- as já citadas.
- coreia de Huntington.

▶ SURVECTOR (Servier), 20 e 30 comprimidos × 100 mg

AMITRIPTILINA

Apresenta o anel dibenzociclo-heptênico ligado à cadeia lateral dimetilpropanamina. Manifesta acentuados efeitos antimuscarínicos e sedativos. Usada na forma de cloridrato.

Farmacodinâmica
- antidepressivo, antienurético, antineurálgico, agente antiúlcera e antibulímico.

Farmacocinética
- rapidamente absorvida do trato gastrintestinal.
- a ligação às proteínas é muito alta (95%).
- atinge concentrações plasmáticas em cerca de 6 horas.
- é parcialmente desmetilada por eliminação pré-sistêmica no fígado, dando o metabólito ativo, a nortriptilina.
- tanto o fármaco íntegro quanto seu metabólito são distribuídos por todo o organismo e extensivamente ligados às proteínas plasmáticas e teciduais.
- meia-vida da amitriptilina é de 15,1 horas (faixa: 10,3 a 25,3 horas), e a do seu metabólito nortriptilina, 26,6 horas (faixa: 16,5 a 35,7 horas).
- início de ação é lento, durando 1 a 3 semanas.
- volume de distribuição: 12 a 18 L/kg.
- eliminada lentamente, sobretudo pela urina.

Indicações
- as já citadas.
- adjuvante no tratamento temporário da enurese noturna em crianças de 6 anos ou mais idosas.

Doses
- via intramuscular, adultos, inicialmente 20 a 30 mg quatro vezes por dia.
- via oral, adultos hospitalizados, inicialmente 100 mg por dia em tomadas divididas, aumentada gradualmente até 200 mg por dia; adultos ambulatoriais, inicialmente 75 mg aumentada até 150 mg por dia em tomadas divididas. Se até a terceira semana de tratamento não se manifestar melhora significativa, pode-se aumentar a dose (50 mg na dose diária total a cada semana) até atingir a dose máxima (300 mg). Para manutenção, recomenda-se a dose mínima.
- via oral, pacientes idosos e adolescentes, inicialmente, 25 a 50 mg por dia, aumentada até 100 mg por dia em tomadas divididas.

▶ AMITRIPTILINA (Abbott), 20 comprimidos × 25 mg
▶ AMITRIPTILINA (Neo-Química), 20 comprimidos × 25 mg
▶ AMYTRIL (Cristália), 20 e 200 comprimidos × 25 mg
▶ CLORIDRATO DE AMITRIPTILINA (Eurofarma), 20 comprimidos × 25 e 75 mg (genérico)
▶ CLORIDRATO DE AMITRIPTILINA (Medley), 20 comprimidos × 25 e 75 mg (genérico)
▶ NEUROTRYPT (Sigma Pharma), 30 comprimidos × 25 e 75 mg
▶ PROTANOL (Teuto-Brasileiro), 20 comprimidos × 25 mg
▶ TRYPTANOL (Prodome), 20 comprimidos × 25 e 75 mg

Associação
▶ LIMBITROL (ICN), (amitriptilina 12,5 mg + clordiazepóxido 5 mg por cápsula), 20 cáps.

CLOMIPRAMINA

Estruturalmente, é um dibenzazepínico, com uma cadeia lateral propanamínica e um átomo de cloro na posição 3 do anel tricíclico. Seus efeitos antimuscarínicos e sedativos relativos são moderados. Usada na forma de cloridrato.

Farmacodinâmica
- antidepressivo, agente antiobsessivo-compulsivo, agente antipânico, antineurálgico, anticataplético e antibulímico.

Farmacocinética
- administrada por via oral, é rápida e completamente absorvida.
- liga-se extensivamente (96%) a proteínas.
- na eliminação pré-sistêmica é em grande parte biotransformada; um dos principais metabólitos é a desipramina, que também é antidepressivo.
- administrada por via parenteral, a biotransformação se dá em menor proporção.
- o início de ação é de duas a três semanas.
- meia-vida: 21 a 31 horas.
- volume de distribuição: 12 L/kg.
- excretada principalmente pela urina.

Indicações
- as já citadas.
- alívio dos sintomas de distúrbios obsessivo-compulsivos independentes de depressão concomitante.

Doses
- via oral, adultos, inicialmente 25 mg três vezes por dia; a dose deve ser ajustada se necessário e tolerado; adolescentes e pacientes geriátricos, inicialmente 10 mg por dia, aumentando-se a dose em 10 mg por dia conforme necessário e tolerado (geralmente 30 a 50 mg/dia).
- via intravenosa, adultos, inicialmente 50 a 75 mg, diluídos e perfeitamente homogeneizados em 250 a 500 mL de solução isotônica salina ou glicosada, que deve ser administrada por infusão uma vez por dia lentamente (hora e meia a três horas).
- via intramuscular, adultos, inicialmente 25 ou 50 mg, aumentando-se a dose gradualmente em 25 mg, até 100 e 150 mg por dia; debelados os sintomas, reduzir gradualmente o número de injeções e substituir o tratamento injetável por oral, até atingir a dose de manutenção.
- não se determinou dose para menores de 12 anos.

Contraindicações
- as já citadas.
- glaucoma de ângulo estreito.
- risco de retenção urinária.
- lactação.

▶ ANAFRANIL (Novartis), 20 drág. × 10 e 25 mg 10 amp. de 2 mL com 25 mg/2 mL
▶ ANAFRANIL SR (Novartis), 20 comprimidos de liberação lenta × 75 mg
▶ CLORIDRATO DE CLOMIPRAMINA (EMS), 20 comprimidos × 10 e 25 mg (genérico)
▶ CLORIDRATO DE CLOMIPRAMINA (Eurog./Legrand), 20 comprimidos × 10 e 25 mg (genérico)
▶ CLORIDRATO DE CLOMIPRAMINA (Germed), 20 comprimidos × 10 e 25 mg (genérico)
▶ FENTIL (Neo-Química), 20 drág. × 10 e 25 mg

IMIPRAMINA

Corresponde a uma dibenzazepina, com cadeia lateral propanamínica. É o protótipo dos antidepressivos tricíclicos, sendo usada nas formas de cloridrato (solúvel em água) e embonato (insolúvel em água). Tem efeitos antimuscarínicos e sedativos moderados.

Farmacodinâmica
- antidepressivo, antienurético, agente antipânico, antineurálgico, anticataplético, antibulímico e adjuvante à antinarcolepsia.

Farmacocinética
- administrada por via oral, é rápida e completamente absorvida.
- é altamente ligada (96%) a proteínas.
- sofre eliminação pré-sistêmica, dando principalmente desipramina, que apresenta também ação antidepressiva.
- concentração plasmática terapêutica: 150 a 300 ng/mL.
- meia-vida: 11 a 25 horas.
- volume de distribuição: 15 a 31 L/kg.
- excretada lentamente, sobretudo pela urina.

Indicações
- as já citadas.
- alívio dos sintomas de desatenção e impulsividade inapropriadas desenvolvidas com ou sem hiperatividade.
- prevenção da síndrome de abstinência provocada pela cocaína.
- adjuvante no tratamento temporário de enurese noturna em crianças acima de seis anos de idade.
- tratamento de incontinência urinária.

Doses
- a dose deve ser individualizada com base na resposta clínica.
- via oral, adultos hospitalizados, inicialmente 100 mg por dia em tomadas divididas, aumentando-se até 200 mg por dia; podem-se administrar 250 a 300 mg diariamente se não houver resposta após duas semanas; adultos não hospitalizados, inicialmente 75 mg, aumentando-se até 150 mg em tomadas divididas, podendo-se chegar, se preciso, à dose máxima de 200 mg; a dose de manutenção é a mínima eficaz; adolescentes e pacientes geriátricos, inicialmente 25 a 50 mg diariamente, aumentando-se até 100 mg por dia em tomadas divididas.
- via intramuscular, adultos, inicialmente até 100 mg por dia em tomadas divididas; logo que se puder, deve-se substituir esta via pela oral.
- para enurese noturna, crianças de 6 a 12 anos, 25 mg diariamente; se não houver resposta satisfatória dentro de uma semana, aumenta-se a dose para 50 mg diariamente; crianças acima de 12 anos, até 75 mg diariamente.

▶ *DEPRAMINA (Teuto-Brasileiro), 20 e 200 comprimidos × 25 mg*
5 e 50 amp. com 25 mg
▶ *TOFRANIL (Novartis), 20 drág. × 10 e 25 mg de cloridrato*
▶ *TOFRANIL PAMOATO (Novartis), 20 cáps. × 112,5 e 225,0 mg de pamoato, correspondentes, respectivamente, a 75 e 150 mg de cloridrato*

NORTRIPTILINA

É produto de biotransformação da amitriptilina. Consta de um anel dibenzocicloeptênico ligado a uma cadeia propanamínica. É usada na forma de cloridrato. Seus efeitos antimuscarínico e sedativo são suaves. Pode causar tonturas.
Usada na forma de cloridrato.

Farmacodinâmica
- antidepressivo.

Farmacocinética
- a ligação às proteínas é alta (92%).
- concentração plasmática terapêutica: 50 a 150 ng/mL.
- sofre biotransformação, produzindo 10-hidroxinortriptilina, metabólito ativo.
- volume de distribuição: 14 a 22 L/kg.
- meia-vida: 18 a 44 horas.

Doses
- via oral, adultos, 75 a 100 mg ao dia.
- em pacientes adolescentes e adultos, 30 a 50 mg ao dia, inicialmente com dose baixa de 25 mg, aumentando-a gradativamente.

▶ *CLORIDRATO DE NORTRIPTILINA (Eurofarma), 20 e 30 cáps. gelatinosas × 10, 25 e 50 mg (genérico)*
20 cáps. gelatinosas × 75 mg (genérico)
▶ *PAMELOR (Novartis), 20 e 30 cáps. × 10, 25, 50 e 75 mg*
fr. de 100 mL com 2 mg/mL (solução oral)

▶ Inibidores da MAO

Os inibidores da MAO apresentam a propriedade de impedir a desaminação oxidativa das aminas biógenas, tais como dopamina, epinefrina, norepinefrina, serotonina, triptamina e tiramina.

Seu mecanismo de ação é indefinido. Mas eles inibem tanto a monoamino-oxidase A quanto a B. A monoamino-oxidase A desamina preferencialmente a norepinefrina e a serotonina, elevando transitoriamente as concentrações citoplásmicas e vesiculares destas aminas biógenas.

Os inibidores da MAO comercializados no país são moclobemida e tranilcipromina. Eles unem-se reversivelmente à MAO, ao passo que outros inibidores da MAO, como fenelzina e isocarboxazida, se ligam a esta enzima irreversivelmente.

MOCLOBEMIDA

Corresponde a derivado da benzamida e morfolina. Atua inibindo reversivelmente a monoamino-oxidase, em especial a do tipo A, diminuindo assim o metabolismo da norepinefrina e serotonina, o que acarreta aumento da concentração destes neurotransmissores.

Farmacodinâmica
- antidepressivo.

Farmacocinética
- administrada por via oral, é amplamente absorvida do trato gastrintestinal.
- a ligação às proteínas é baixa (50%).
- sofre eliminação pré-sistêmica, sendo quase inteiramente biotransformada, sobretudo por oxidação da fração morfolina da molécula, dando alguns metabólitos ativos.
- extensivamente difundida pelo organismo.
- volume de distribuição: 1,2 L/kg.
- biodisponibilidade: 60% com dose única, 80% com doses múltiplas.
- atinge concentração plasmática máxima em aproximadamente uma hora.
- excretada pelo leite, em quantidades mínimas.
- depuração sanguínea: aproximadamente 20 a 50 L/hora.
- meia-vida de eliminação: uma a duas horas.
- eliminada pela urina, na forma de metabólitos; menos de 1% na forma íntegra.

Indicações
- tratamento de síndromes depressivas.

Doses
- via oral, 100 mg três vezes ao dia, após as principais refeições; a dose pode ser aumentada ou diminuída, a critério médico.

Contraindicações
- hipersensibilidade a qualquer inibidor da MAO.
- gravidez.
- lactação.
- estados de confusão aguda.
- feocromocitoma.
- tireotoxicose.
- crianças.

Precauções
- pacientes com tendências suicidas devem ser cuidadosamente vigiados no início do tratamento.
- pacientes depressivos com excitação ou agitação não devem ser tratados isoladamente, mas em associação com um sedativo (benzodiazepínico, por exemplo).
- pode causar exacerbação dos sintomas esquizofrênicos de pacientes que apresentam psicose esquizofrênica ou esquizoafetiva.
- pacientes hipertensos devem evitar o consumo de grandes quantidades de alimentos ricos em tiramina.
- causa diminuição no desempenho de atividades que requerem plena capacidade de atenção, como condução de veículos.
- pode causar crise hipertensiva em pacientes com tireotoxicose ou feocromocitoma.

Efeitos adversos
- distúrbios do sono, vertigens, náuseas, cefaleia, agitação.
- tremor, frio, sonolência, rubor, cansaço dos membros inferiores.
- estados confusionais.

Interações medicamentosas
- potencializa os efeitos do ibuprofeno e dos opiáceos.
- pode potencializar e prolongar o efeito farmacológico de fármacos simpatomiméticos administrados por via sistêmica.
- interage com a tiramina.
- cimetidina prolonga sua biotransformação.

▶ *AURORIX (Roche), 30 comprimidos × 100, 150 e 300 mg*
▶ *MOCLOBEMIDA (Apotex), 30 comprimidos × 300 mg (genérico)*
▶ *MOCLOBEMIDA (Hexal), 30 comprimidos × 150 e 300 mg (genérico)*
▶ *MOCLOBEMIDA (Sanval), 30 comprimidos × 100 e 150 mg*

TRANILCIPROMINA

Estruturalmente, é a fenilciclopropilamina. É usada na forma de sulfato, que é hidrossolúvel.

Farmacodinâmica
- antidepressivo e agente antipânico.

Farmacocinética
- administrada por via oral, é bem absorvida pelo trato gastrintestinal.
- sofre biotransformação hepática rápida por oxidação.

3.18 FÁRMACOS PSICOTRÓPICOS

- início de ação: 7 a 10 dias com dose apropriada em alguns pacientes, podendo levar até 4 a 8 semanas para lograr o efeito terapêutico.
- duração da ação: 3 a 5 dias.
- atinge concentração plasmática máxima em 1 a 3,5 horas.
- atravessa a barreira placentária.
- excretada pelo leite materno.
- eliminada pelas fezes e urina.

Indicações
- tratamento de distúrbio distímico e depressão atípica.
- útil em distúrbios pânicos e fobias.

Doses
- via oral, adultos não hospitalizados, inicialmente, 20 a 40 mg por dia em duas tomadas igualmente divididas, de manhã e à tarde; as doses seguintes devem ser ajustadas de acordo com a resposta do paciente.
- não há informação adequada para determinar dose para crianças abaixo de 16 anos.

Contraindicações
- sensibilidade a qualquer inibidor da MAO.
- alcoolismo ativo.
- gravidez.
- lactação.
- feocromocitoma.
- insuficiência cardíaca congestiva.
- insuficiência hepática grave.
- insuficiência renal grave.
- crianças menores de 16 anos.
- maiores de 60 anos.

Precauções
- exige-se cautela ao ser usada por pacientes que sofreram simpatectomia.
- deve-se levar em consideração a relação risco/benefício quando existem os seguintes problemas médicos: arritmias cardíacas, asma ou bronquite, cefaleias graves ou frequentes, diabetes melito, distúrbio bipolar, doença cardiovascular ou insuficiência coronariana, doença cerebrovascular, doença de Parkinson, epilepsia, esquizofrenia, hipertensão, hipertireoidismo, insuficiência hepática, insuficiência renal, pacientes com tendências suicidas.

Efeitos adversos
- sonolência, secura da boca, hipotensão ortostática, visão obscurecida, disúria e constipação são os mais comuns.
- impotência ou incapacidade de ejacular, em 10% dos homens.
- leucopenia, erupções cutâneas, fotossensibilidade, hepatotoxicidade, alucinações e polineuropatia.
- ganho de peso, insônia e movimentos espasmódicos durante o sono.
- inchaço das pernas e pés.
- hemorragia intracraniana, às vezes fatal.
- hiponatremia.
- dependência, ocasionalmente.

Interações com medicamentos e alimentos
- potencializa os efeitos de outros adrenérgicos que atuam indiretamente: aminas simpatomiméticas, anfetaminas, efedrina e metilfenidato.
- pode intensificar os efeitos hipoglicemiantes de antidiabéticos orais e da insulina.
- álcool, anestésicos gerais, anti-hipertensivos com efeitos depressores do SNC, depressores do SNC e sulfato de amônio parenteral podem aumentar os efeitos depressores do SNC.
- alimentos ou bebidas contendo grande quantidade de tiramina (queijo, vinhos tintos, fígado de galinha, arenque salgado ou defumado, figos enlatados, chocolate em grande quantidade, cerveja, levedura de cerveja, carnes sazonadas e extratos de carne, iogurte não pasteurizado) podem causar crises hipertensivas.
- anestésicos locais com fenilefrina podem causar hipertensão grave.
- cafeína (café, chá, chocolate, cola e outros produtos contendo cafeína) em excesso pode produzir arritmias cardíacas perigosas ou hipertensão grave.
- petidina pode causar coma, hipertensão grave ou hipotensão, depressão respiratória grave, convulsões, hiperpirexia maligna, excitação, colapso vascular periférico e morte.

▶ PARNATE (GlaxoSmithKline), 20 drág. × 10 mg

Associação
▶ STELAPAR (GlaxoSmithKline), (sulfato de tranilcipromina 13,70 mg + dicloridrato de trifluoperazina 1,18 mg), 20 drág. (nº 1)
▶ STELAPAR (GlaxoSmithKline), (sulfato de tranilcipromina 13,70 mg + dicloridrato de trifluoperazina 2,36 mg), 20 drág. (nº 2)

▶ Sais de lítio

Embora sejam usados diversos sais de lítio, o único comercializado no Brasil é o carbonato de lítio.

CARBONATO DE LÍTIO

Corresponde quimicamente ao carbonato de dilítio. É pó branco, granular e inodoro, pouco solúvel em água. Deve ser administrado sob cuidadosa vigilância médica. As doses terapêuticas estão muito próximas das doses tóxicas.

Seu mecanismo de ação não está completamente elucidado. Julga-se, porém, que o efeito estabilizante do humor está relacionado com a redução da concentração do neurotransmissor catecolamínico, provavelmente mediada pelo efeito do íon lítio sobre a $Na^+K^+ATPase$ para melhorar o transporte do íon sódio através da membrana transneuronal; segundo outra hipótese, o lítio pode diminuir a concentração do ATP cíclico, o que resultaria em sensibilidade diminuída dos receptores da adenilciclase hormônio-sensíveis. O efeito granulopoiético, por sua vez, se deve ao estímulo da granulopoiese, proliferação da medula óssea, elevação da produção de neutrófilos e aumento do depósito de granulócitos. Quanto à ação do lítio nas enxaquecas histamínicas, acredita-se que ela está diretamente relacionada com alterações nas concentrações de serotonina e histamina plaquetárias.

Farmacodinâmica
- antimaníaco, adjuvante na terapia antidepressiva, granulopoiético e profilático da enxaqueca histamínica.

Farmacocinética
- completamente absorvido 6 a 8 horas após administração oral.
- não se liga a proteínas, sendo distribuído no fluido total do organismo, concentrando-se em vários tecidos em graus diferentes.
- início de ação lento: cinco a dez dias.
- melhora clínica dentro de uma a três semanas.
- atinge concentração sérica máxima em 4 horas e concentração sérica de estado de equilíbrio em 4 dias.
- após atingir estado de equilíbrio, o nível de lítio no liquor é de aproximadamente 40% do nível no soro.
- concentração sérica terapêutica em mania aguda, 1,0 a 1,5 mEq por litro, e a de manutenção, 0,6 a 1,2 mEq por litro.
- meia-vida plasmática em adultos, 24 horas; em adolescentes, 18 horas; em idosos, até 36 horas.
- no início do tratamento a meia-vida é bifásica; a concentração sérica diminui rapidamente durante as 5 ou 6 horas iniciais, seguida por declínio mais gradual nas 24 horas seguintes.
- cerca de 80% do lítio filtrado são reabsorvidos.
- eliminado quase inteiramente (95%, na forma inalterada) pela urina, 4 a 5% pelo suor e menos de 1% pelas fezes.

Indicações
- tratamento de mania aguda e episódios hipomaníacos.
- tratamento da neutropenia.
- profilaxia de distúrbio bipolar.
- profilaxia de enxaqueca histamínica.
- auxiliar no tratamento de depressão unipolar, usado em associação com antidepressivos tricíclicos.

Doses
- a dose deve ser individualizada com base nos níveis séricos e na resposta, devendo-se suspender o fármaco se não se obtiver resposta em algumas semanas.
- adultos, para mania aguda, inicialmente 0,6 a 1,8 g por dia dividida em três tomadas, aumentada ou diminuída diariamente ou em dias alternados por 0,3 g (máximo 2,4 g) para produzir nível sérico de 0,75 a 1,5 mEq/L; quando a crise aguda diminui, a dose deve ser reduzida rapidamente para obter nível sérico de 0,4 a 1,0 mEq/L.
- para crianças menores de 12 anos, não se determinou a dose.

Contraindicações
- sensibilidade ao lítio.
- primeiro trimestre da gravidez.
- dez dias antes do parto.
- lactação.
- lactentes.
- doença renal ou cardíaca, debilitação ou desidratação graves, ou depleção de sódio.
- crianças menores de 12 anos.
- histórico de leucemia.

Precauções
- deve-se levar em consideração a relação risco/benefício quando existem os seguintes problemas médicos: bócio ou hipotireoidismo, diabetes melito, distúrbios do SNC (como epilepsia e parkinsonismo), doença cerebral orgânica, esquizofrenia, hiperparatireoidismo, infecções graves, psoríase, retenção urinária.

Efeitos adversos
- náusea, diarreia, mal-estar e ligeiro tremor de mãos são os mais comuns.
- sede, poliúria, polidipsia e fadiga, que são reversíveis quando se suspende a medicação.

- aumento de peso.
- reações dermatológicas, sobretudo erupções acneiformes.
- sonolência, vômito, secura da boca, dor abdominal, fraqueza muscular, letargia, tontura, ataxia, fala empastada e nistagmo são sinais precoces de intoxicação, que ocorre com concentrações acima de 1,5 mEq/L e são comuns com concentrações de 2 mEq/L.
- anorexia, náusea e vômito persistentes, visão obscurecida, sincinesias faciais, convulsões epileptiformes, psicose tóxica, movimentos clônicos de todas as extremidades, síncope, alterações eletroencefalográficas, falência circulatória aguda, estupor e coma, com concentrações entre 2 a 2,5 mEq/L.
- convulsões generalizadas, oligúria e morte, com concentrações acima de 2,5 mEq/L.
- diminuição da função renal e bócio eutireoide e/ou hipotireoidismo, com tratamento prolongado.

SUPERDOSE
- não se conhece antídoto específico.
- lavagem gástrica.
- ureia, manitol e aminofilina, para acelerar a excreção de lítio.
- hemodiálise, para retirar o íon lítio do organismo do paciente gravemente intoxicado.

INTERAÇÕES MEDICAMENTOSAS
- prolonga os efeitos de agentes bloqueadores neuromusculares.
- pode reduzir a absorção gastrintestinal de clorpromazina e possivelmente outros fenotiazínicos.
- antitireoidianos e iodetos exercem efeitos antitireoidianos sinérgicos, aumentando os efeitos tóxicos do lítio.
- diuréticos podem reduzir a excreção renal de lítio e, assim, aumentar os seus níveis séricos com risco de intoxicação por lítio.
- fenilbutazona e indometacina elevam as concentrações séricas de lítio.
- haloperidol pode causar toxicidade neurológica e dano cerebral irreversíveis.
- xantinas aumentam a excreção urinária de lítio.

▶ *CARBOLIM (Dansk-Flama), 50 comprimidos × 300 mg*
▶ *CARBOLITIUM (Eurofarma), 50 comprimidos × 300 mg*
▶ *CARBOLITIUM CR (Eurofarma), 30 comprimidos × 450 mg*
▶ *CARBONATO DE LÍTIO (Neo-Química), 50 comprimidos × 300 mg*

▶ Antidepressivos diversos

Esta classe é constituída por compostos de estrutura variada. São incluídos aqui compostos bicíclicos (citalopram, paroxetina, sertralina), tetracíclicos (maprotilina, mianserina), derivados indol (trazodona) e com outras estruturas distintas. Embora os antidepressivos possam ainda ser classificados segundo seu modo de ação — a) inibidores seletivos de recaptação de serotonina; b) inibidores seletivos de recaptação da dopamina; c) inibidores seletivos de recaptação de norepinefrina; d) inibidores específicos de recaptação de norepinefrina e serotonina; e) inibidores específicos de recaptação de norepinefrina e dopamina; f) inibidores específicos de recaptação de serotonina e dopamina; g) outras ações —, aqui as ações são descritas dentro de cada fármaco em particular. São considerados da primeira geração os tricíclicos. Da segunda geração, mianserina, trazodona.

Os comercializados no Brasil são: agomelatina, bupropiona, citalopram, desvenlafaxina, duloxetina, escitalopram, fluoxetina, fluvoxamina, maprotilina, mianserina, mirtazapina, nefazodona, paroxetina, reboxetina, sertralina, tacrina, tianeptina, trazodona e venlafaxina. A bupropiona é descrita no Capítulo 23, em *Auxiliares no abandono do tabagismo*.

AGOMELATINA

É a N-[2-(7-metoxinaftaleno-1-il)etil]acetamida, antidepressivo, agonista melatoninérgico, que atua nos receptores MT$_1$ e MT$_2$ e é antagonista 5-HT$_{2C}$. A agomelatina aumenta a liberação de noradrenalina e de dopamina no córtex frontal sem influenciar os níveis extracelulares da serotonina. Não influi na absorção de monoaminas, na afinidade pelos receptores α e β-adrenérgicos, histaminérgicos, colinérgicos, dopaminérgicos e benzodiazepínicos. É usada no tratamento da depressão maior e atua induzindo o avanço da fase do sono com melhora da sua qualidade, diminuição da ansiedade sem alterar a vigilância diurna e a memória. Exerce efeito neutro no peso corporal, na frequência cardíaca e na pressão arterial. Pode ainda produzir diminuição da temperatura corpórea. Apresenta maiores benefícios do que a sertralina e a paroxetina por não apresentar efeitos adversos significativos na esfera sexual.

FARMACODINÂMICA
- antidepressivo.

FARMACOCINÉTICA
- ≥ 80% são absorvidos após administração oral.
- biodisponibilidade < 5%. Mais elevada no sexo feminino. A administração de alimentos não interfere na biodisponibilidade.
- atinge a concentração plasmática máxima entre 1 e 2 horas.
- volume de distribuição de cerca de 35 L.
- 95% ligam-se às proteínas plasmáticas. Não é alterada pela insuficiência renal ou com aumento da idade, porém a fração livre duplica na presença de insuficiência hepática.
- sofre biotransformação hepática através do sistema isoenzimático CYP1A2 (90%), CYP2C9/CYP2C19 (10%), formando metabólitos inativos: agomelatina hidroxilada e desmetilada.
- na presença de insuficiência hepática leve ou moderada, há um aumento da exposição à agomelatina de 70 e 140 vezes, respectivamente.
- meia-vida de 1 a 2 horas e apresenta depuração de cerca de 1.100 mL/min.
- 80% são eliminados pela urina sob a forma de metabólitos. A presença de insuficiência renal importante não altera a farmacocinética de forma significativa.

INDICAÇÕES
- tratamento da depressão maior em adultos.

DOSES
- 25 mg, uma vez ao dia, à noite, ao deitar. Se não houver resposta clínica, a dose pode ser aumentada para 50 mg. O tratamento pode prolongar-se por 6 meses.

CONTRAINDICAÇÕES
- hipersensibilidade ao fármaco.
- insuficiência hepática.
- uso concomitante de inibidores potentes da CYP1A2 (fluvoxamina, ciprofloxacino).
- < 18 anos.
- idosos portadores de demência.
- gravidez e lactação.

PRECAUÇÕES
- vigiar a administração aos pacientes com antecedentes de mania ou hipomania. O fármaco deve ser suspenso se aparecerem sintomas maníacos.
- vigiar cuidadosamente pacientes com tendência suicida.
- realizar testes da função hepática antes de iniciar o tratamento e após 6, 12 e 24 semanas. Testes subsequentes devem ser avaliados quando necessário. A agomelatina pode produzir aumentos das transaminases > três vezes, principalmente com doses de 50 mg. Na presença de transaminases séricas alteradas, os exames devem ser repetidos após 48 horas. Caso as transaminases ultrapassem em três vezes o valor normal, o fármaco deve ser suspenso. Caso haja o aparecimento de icterícia, suspender o tratamento.
- administração cuidadosa em pacientes que usem concomitantemente bebidas alcoólicas
- o fármaco contém lactose na sua composição.

EFEITOS ADVERSOS
- cefaleia, tonturas, sonolência, insônia, enxaqueca, parestesia, fadiga.
- náuseas, constipação ou diarreia, epigastralgia.
- visão turva.
- hiperidrose.
- eczema, erupção eritematosa.
- lombalgia.
- hepatite, aumentos de AST e ALT.
- ansiedade.

INTERAÇÕES MEDICAMENTOSAS
- a fluvoxamina inibe a biotransformação da agomelatina aumentando a exposição ao fármaco em cerca de 60 vezes.
- o uso associado com estrogênios também aumenta a exposição à agomelatina.
- o uso concomitante de inibidores da CYP1A2, tais como propranolol e ciprofloxacino, pode aumentar ou diminuir a biodisponibilidade da agomelatina. Como ela é biotransformada pelas CYP1A2 CYP2C 9/19 os fármacos que interagem com essas isoenzimas podem interferir na farmacocinética.

▶ *VALDOXAN (Servier), 28 comprimidos × 25 mg*

CITALOPRAM

Corresponde à dimetilaminopropilfluorfenilftalancarbonitrila.

Sua ação deve-se à inibição potente e seletiva da recaptação da serotonina. Não afeta a captação de outros neurotransmissores, tampouco tem afinidade pelos receptores de qualquer neurotransmissor. Ao contrário do que ocorre com os antidepressivos tricíclicos, não atua sobre os receptores alfa-adrenérgicos, colinérgicos, muscarínicos e histaminérgicos, cujo estímulo provoca efeitos colaterais como sedação, boca seca e hipotensão postural. Apresenta, todavia, eficácia terapêutica semelhante à dos antidepressivos tricíclicos e tolerabilidade mais favorável que a destes, pois produz incidência relativamente baixa de efeitos anticolinérgicos. Parece exercer efeitos mínimos sobre o sistema cardiovascular e é um dos poucos antidepressivos excretados pela urina. Essas características constituem vantagem no tratamento de idosos e daqueles que não toleram os efeitos adversos anticolinérgicos dos antidepressivos tricíclicos.

Farmacodinâmica
- antidepressivo.

Farmacocinética
- administrado por via oral, é absorvido completamente do trato gastrintestinal.
- liga-se fracamente (50%) às proteínas.
- atinge concentrações plasmáticas máximas de 120 a 150 nmol/L em duas a quatro horas.
- durante tratamento prolongado, acumula-se no organismo.
- volume de distribuição: 14 L/kg.
- depuração sistêmica em pacientes idosos (0,08 a 0,3 L/min) é menor que nos jovens (0,4 L/min).
- biodisponibilidade: cerca de 80%.
- meia-vida de eliminação: 33 horas nos jovens e 1,5 a 3,75 dias nos idosos.
- sofre biotransformação, por *N*-desmetilação, desaminação e *N*-oxidação, dando principalmente o metabólito desmetilcitalopram, quatro vezes menos potente que o citalopram e que se encontra no plasma em concentrações menores que o fármaco de partida (metade ou um terço).
- o citalopram e seus metabólitos atravessam a barreira placentária.
- excretado pelo leite.
- excretado pela urina, na forma íntegra (12%), como desmetilcitalopram (12%), parcialmente na forma de outros metabólitos e pelas fezes (mais de 65%).

Indicações
- tratamento de depressões endógenas e não endógenas; seu efeito antidepressivo começa a ser observado dentro de duas a quatro semanas após o início do tratamento e o efeito máximo ocorre após cinco a seis semanas de uso.

Doses
- via oral, adultos jovens, 20 mg uma vez por dia, podendo-se aumentar a dose para 40 ou até 60 mg; idosos e pacientes com insuficiência hepática, 10 a 30 mg uma vez por dia; não se estabeleceu a segurança do fármaco em crianças.

Contraindicações
- hipersensibilidade ao citalopram.
- insuficiência hepática.
- gravidez.
- crianças.

Precauções
- deve ser mantido intervalo de pelo menos 14 dias entre a suspensão de inibidores da MAO e a administração de citalopram e vice-versa.
- a suspensão do fármaco deve ser paulatina.
- pode aumentar a pressão intraocular.

Efeitos adversos
- náusea, vômito, perspiração aumentada, cefaleia.
- boca seca, tremor, insônia, ansiedade.
- pode aumentar a pressão intraocular.
- pode produzir insuficiência hepática.

Interações medicamentosas
- pode aumentar os níveis plasmáticos de alguns antidepressivos tricíclicos.
- aumenta os efeitos serotoninérgicos da sumatriptana.
- cimetidina aumenta seu nível plasmático.
- inibidores da MAO podem causar reações graves, como hipertermia, rigidez, mioclonia, agitação, instabilidade autonômica, delírio, crise hipertensiva, coma.

▶ *ALCYTAM (Torrent), 14 e 28 comprimidos × 20 mg*
▶ *CELAPRAM (Merck Serono), 30 comprimidos × 20 mg*
▶ *CIPRAMIL (Schering-Plough), 14 e 28 comprimidos × 20 mg*
▶ *CITALOPRAM (Arrow), 14 e 28 comprimidos × 20 mg (genérico)*
▶ *CITALOPRAM (Brainfarma), 14 e 28 comprimidos × 20 mg (genérico)*
▶ *CITALOPRAM (Eurofarma), 14 e 28 comprimidos × 20 mg (genérico)*
▶ *CITALOPRAM (Hexal), 10 e 30 comprimidos × 20 mg (genérico)*
▶ *CITALOPRAM (Merck), 30 comprimidos × 20 mg (genérico)*
▶ *CITALOPRAM (Ranbaxy), 14 e 28 comprimidos × 20 mg (genérico)*
▶ *CITALOPRAM (Ratiopharm), 14 e 28 comprimidos × 20 mg (genérico)*
▶ *CITTÀ (Eurofarma), 14 e 28 comprimidos × 20 mg*
▶ *MAXAPRAN (Biosintética), 14 e 28 comprimidos × 20 mg*
▶ *PROCIMAX (Libbs), 14 e 28 comprimidos × 20 mg*

DESVENLAFAXINA

É a *O*-desmetilvenlafaxina, um metabólito ativo da venlafaxina, com nome químico RS-4-[2-dimetilamino-1-(1-hidroxiciclo-hexil)etil]fenol. É um inibidor seletivo e potente da serotonina e da norepinefrina. Não possui afinidade significativa pelos receptores colinérgico-muscarínicos, H_1-histaminérgico ou α_1-adrenérgico. É desprovido de atividade inibidora da monoaminoxidase. Comercializada como succinato.

Farmacodinâmica
- antidepressivo.

Farmacocinética
- biodisponibilidade de 80%.
- a concentração plasmática no estado de equilíbrio é atingida em 4 a 5 dias.
- meia-vida de cerca de 11 h.
- a concentração plasmática máxima aumenta em cerca de 16% se administrada em jejum.
- baixa ligação proteica, de cerca de 30%.
- volume de distribuição de 3,4 L/kg.
- é biotransformada principalmente através de conjugação e, em menor grau, por metabolismo oxidativo. A isoenzima CYP3A4 é responsável pela N-desmetilação.
- 45% são eliminados pela urina em cerca de 72 h, sendo 19% como metabólito glicuronídico e menos de 5% como metabólito oxidativo N,O-didesmetilvenlafaxina.
- em paciente > 75 anos, a $C_{máx}$ aumenta 32% e a ASC, 55%.
- em mulheres, a $C_{máx}$ é mais elevada em cerca de 25% e a ASC, 10%.
- na presença de insuficiências hepáticas moderada e importante a ASC aumenta cerca de 31% e 35%, respectivamente.
- a depuração sistêmica diminui 20% e 36% na insuficiência hepática moderada e grave, respectivamente.
- a meia-vida nos portadores de insuficiência hepática moderada e grave é de cerca de 13 e 14 h, respectivamente.

Indicações
- tratamento da depressão maior, da ansiedade e da síndrome do pânico.

Doses
- 50 mg uma vez ao dia com ou sem alimentos. De acordo com a resposta clínica, a dose pode ser aumentada a intervalos de 7 dias. A dose máxima recomendada é de 200 mg ao dia.
- na presença de insuficiência renal importante a dose recomendada é de 50 mg ao dia, em dias alternados.
- na presença de insuficiência hepática a dose indicada é de 50 mg, uma vez ao dia.

Contraindicações
- hipersensibilidade ao fármaco.
- uso concomitante com inibidores da MAO.
- gravidez. Categoria C.
- lactação.
- crianças.

Precauções
- não administrar em pacientes em uso de inibidores da MAO.
- vigiar a administração em pacientes em uso de fármacos que afetam o sistema neurotransmissor serotonérgico.
- evitar o uso concomitante de bebidas alcoólicas.
- vigiar a administração nos pacientes portadores de insuficiência renal e/ou hepática.
- avaliar o risco potencial de tendência suicida.
- pode, potencialmente, desencadear síndrome neuroléptica maligna.
- fazer controle da pressão arterial sistêmica.
- pode aumentar o risco de sangramento.
- pode produzir midríase e aumentar a pressão intraocular.
- como ocorre com outros antidepressivos inibidores seletivos da recaptação de serotonina e da recaptação da serotonina-norepinefrina, pode produzir hiponatremia.
- vigiar quanto ao desencadeamento de doença pulmonar intersticial e pneumonia eosinofílica relacionada com a venlafaxina.
- se for necessário o uso associado com um agonista do receptor da 5-hidroxitriptamina, deve-se observar cuidadosamente as doses e verificar o desencadeamento de efeitos adversos.
- no caso de uso anterior de um inibidor da MAO, o tratamento com desvenlafaxina só pode ser iniciado 2 semanas após a suspensão do primeiro. Outrossim, para iniciar um inibidor da MAO, deve-se suspender a desvenlafaxina, no mínimo, 7 dias antes.

Efeitos adversos
- palpitações, taquicardia, hipertensão arterial sistêmica, hipotensão ortostática.
- xerostomia, náusea, diarreia, constipação, vômito.
- fadiga, calafrios, astenia, diminuições do apetite e do peso.

- tontura, sonolência, cefaleia, tremor, parestesia, distúrbio da atenção, síncope, convulsão, alterações extrapiramidais.
- insônia, irritabilidade, ansiedade, nervosismo, sonhos anormais, irritabilidade.
- bocejo.
- hiperidrose, exantema.
- visão turva, midríase, tinito, disgeusia.
- sensação de calor.
- anorgasmia, diminuição da libido, orgasmo anormal, ejaculação tardia, disfunção erétil, disfunção sexual.
- rigidez musculoesquelética.
- epistaxe.
- aumento dos níveis séricos de colesterol total, colesterol LDL, triglicérides.
- proteinúria.

INTERAÇÕES MEDICAMENTOSAS
- não deve ser usado com fármacos que contenham venlafaxina.
- risco de efeitos adversos graves, inclusive morte, se associado com inibidores da MAO.
- o uso concomitante com ácido acetilsalicílico, anti-inflamatórios não hormonais, varfarina e anticoagulantes pode aumentar o risco de sangramento.
- o uso simultâneo com fármacos inibidores potentes da CYP3A4 pode aumentar as concentrações da desvenlafaxina.
- cetoconazol aumenta a ASC e a $C_{máx}$ da desvenlafaxina em 43% e 8%, respectivamente.
- o uso concomitante de desipramina aumenta a $C_{máx}$ e a ASC desta em 25% e 17%, respectivamente.
- a associação com 4 mg de midazolam diminui a ASC e a $C_{máx}$ deste em 31% e 16%, respectivamente.

▶ PRISTIQ (Wyeth), 14 e 28 comprimidos de liberação prolongada × 50 mg
14 comprimidos × 100 mg

DULOXETINA

É o cloridrato de (+)-(S)-N-metil-γ-(1-naftiloxi)-2-tiofenopropilamina, inibidor seletivo da recaptação da serotonina e da norepinefrina. Não possui afinidade significativa pelos receptores dopaminérgicos D_2, $α_1$-adrenérgicos, muscarínicos, histaminérgicos H_1, opioides, $5-HT_{1A}$, $5-HT_{2A}$, $5-HT_{1B}$, $5-HT_{2C}$ e $5-HT_{1D}$. Não inibe a MAO. Como inibidor da recaptação da serotonina é mais potente que a fluoxetina. Usado como antidepressivo e no controle da incontinência urinária. Sua ação nesta última baseia-se no aumento da atividade do músculo esfíncter da uretra.

Comercializado como cloridrato.

FARMACODINÂMICA
- antidepressivo.

FARMACOCINÉTICA
- é bem absorvida após administração oral. Os alimentos não alteram a $C_{máx}$ porém reduzem a $t_{máx}$ de 6 a 10 horas e a ASC de cerca de 10%. A absorção também é retardada em cerca de 3 horas se administrada à noite, em relação à administração pela manhã. Sua farmacocinética é diretamente proporcional à dose administrada.
- volume de distribuição de cerca de 1.640 L.
- > 90% ligam-se às proteínas plasmáticas principalmente albumina e glicoproteína ácida-$α_1$.
- sua biodisponibilidade pode diminuir nos tabagistas.
- sofre biotransformação hepática utilizando principalmente os sistemas isoenzimáticos CYP2D6 e CYP1A2, através de oxidação do anel naftil nas posições 4-, 5- ou 6- e posterior conjugação e nova oxidação formando um intermediário catecol ou outro di-hidroxi. São formados inúmeros metabólitos, sendo os principais um conjugado glicurônico 4-hidroxiduloxetina e o conjugado sulfato de 5-hidroxi-6-metoxiduloxetina. Os metabólitos não possuem atividade farmacológica significativa. A biotransformação da duloxetina está diminuída na presença de insuficiência hepática.
- meia-vida de cerca de 12 horas.
- depuração oral média de cerca de 114 L/h. Há um acúmulo sérico dos metabólitos de 7 a 9 vezes na presença de insuficiência renal grave.
- 70% eliminados pela urina sob a forma de metabólitos, sendo que < 1% sob a forma de duloxetina inalterada; 20% eliminados pelas fezes.

INDICAÇÕES
- tratamento da depressão maior.
- tratamento da dor neural periférica do diabético.

DOSES
- como antidepressivo, 40 a 60 mg ao dia em duas tomadas. Doses > 60 mg não fornecem maior efeito terapêutico.
- no tratamento da dor neural periférica do diabético, 60 mg ao dia, em dose única.

CONTRAINDICAÇÕES
- hipersensibilidade ao fármaco.
- uso concomitante com inibidores da MAO.
- glaucoma de ângulo estreito descontrolado.
- gravidez (categoria C) e lactação.
- crianças.
- insuficiência renal grave e na insuficiência hepática.
- uso concomitante com a tioridazina.
- uso concomitante com inibidores da CYP1A2.

PRECAUÇÕES
- como os pacientes portadores de depressão maior em uso ou não de antidepressivos podem apresentar eventual tendência ao suicídio, deve-se observar a administração da duloxetina e o aparecimento dessa tendência.
- não deve ser administrada até 2 semanas após a suspensão do tratamento com inibidores da MAO. Devido ao perfil farmacocinético da duloxetina, deve-se esperar um mínimo de cinco dias.
- pode aumentar os níveis de transaminases séricas.
- pode produzir aumento discreto da pressão arterial, tanto sistólica como diastólica.
- administração cuidadosa aos pacientes com antecedentes de mania e de convulsões.
- a parada do tratamento requer redução gradual da dose.
- uso cuidadoso nos pacientes que utilizam fármacos com ação no SNC.
- fármacos que aumentam o pH gástrico podem produzir uma liberação precoce da duloxetina. Contudo, o uso concomitante de antiácidos contendo alumínio ou magnésio e a associação com famotidina não produzem alteração significativa.

EFEITOS ADVERSOS
- náusea, xerostomia, constipação ou diarreia, vômito, anorexia.
- perda de peso.
- fadiga.
- tremor, sonolência ou insônia, tontura, ansiedade.
- hiperidrose, sensação de calores, pirexia.
- taquicardia, aumento das pressões sistólica e diastólica.
- mialgia, cãibras.
- borramento da visão.
- diminuição da libido, alteração do orgasmo, disfunção erétil, disfunção da ejaculação.
- alterações de AST, ALT, CPK e FA.
- hipoglicemia.
- disúria.

INTERAÇÕES MEDICAMENTOSAS
- o uso concomitante com fluvoxamina aumenta a ASC e a $C_{máx}$ em 6 e 2,5 vezes, respectivamente. Outros inibidores da CYP1A2, como as quinolonas, podem produzir efeitos semelhantes.
- o uso concomitante com inibidores potentes da CYP2D6, como a paroxetina, fluoxetina ou quinidina, pode aumentar a concentração de duloxetina. A associação com a paroxetina produz um aumento da concentração da duloxetina de cerca de 60%.
- a associação com desipramina produz um aumento da ASC desta. Fármacos biotransformados pelo isossistema CYP2D6, tais como antidepressivos tricíclicos, fenotiazinas e antiarrítmicos do grupo 1C, podem ter sua concentração aumentada quando usados concomitantemente com a duloxetina.

▶ CYMBALTA (Eli Lilly), 14 cáps. × 30 mg
14 e 28 cáps. × 60 mg

ESCITALOPRAM

É o enantiômero-S do citalopram, inibidor da recaptação da serotonina. É cerca de duas vezes mais potente do que o citalopram e 40 vezes mais do que o enantiômero-R. Possui baixa afinidade pelos receptores $5-HT_{1-7}$, α e β-adrenérgicos, da dopamina (D_{1-5}), histamina (H_{1-3}), muscarínico (M_{1-5}), benzodiazepínicos. Além disso, não se liga ou possui baixa afinidade também pelos canais iônicos de Na(+), K(+), Cl(−) e Ca(++). Os efeitos clínicos são observados dentro de uma a duas semanas a partir do início do tratamento.

Comercializado como oxalato.

FARMACODINÂMICA
- antidepressivo.

FARMACOCINÉTICA
- sofre absorção completa após administração oral, não sendo afetada pelos alimentos.
- atinge o pico da concentração plasmática máxima em cerca de 4 a 5 horas.
- A ASC é cerca de 50% maior nos pacientes idosos.
- biodisponibilidade de 80%.
- volume de distribuição de 12 L/kg.
- cerca de 56% ligam-se às proteínas plasmáticas.
- sofre biotransformação hepática principalmente através das isoenzimas CYP2C19, CYP3A4 e CYP2D6, formando dois metabólitos principais, S-desmetilcitalopram e S-didesmetilcitalopram, com potência muito menor do que o composto original. Sofre ainda oxidação do átomo de nitrogênio. Em estado de equilíbrio, a concentração

3.22 FÁRMACOS PSICOTRÓPICOS

plasmática do desmetilcitalopram é cerca de um terço da do escitalopram.
- meia-vida de cerca de 27-32 horas, sendo maior nos idosos e na presença de insuficiência hepática.
- depuração de 600 mL/min. Na presença de insuficiência hepática reduz-se em cerca de 37%, e na insuficiência renal leve a moderada, em cerca de 17%.
- eliminado pelo fígado e pelos rins. Cerca de 8% e 10% são recuperados na urina como escitalopram e S-desmetilcitalopram, respectivamente.

INDICAÇÕES
- tratamento da depressão maior.

DOSES
- 10 mg ao dia, podendo ser aumentada para 20 mg de acordo com a resposta clínica, obedecendo-se um intervalo de, no mínimo, uma semana.
- na insuficiência hepática e nos idosos, recomenda-se iniciar com 5 mg ao dia. Aumento posterior para 10 mg ao dia dependerá das condições clínicas do paciente.
- para pacientes com deficiência de biotransformação pela CYP2C19, recomenda-se iniciar com 5 mg ao dia durante as duas primeiras semanas de tratamento.
- para síndrome do pânico, iniciar com 5 mg ao dia. A dose máxima recomendada é de 20 mg ao dia.

CONTRAINDICAÇÕES
- hipersensibilidade ao fármaco ou ao citalopram.
- uso concomitante de inibidores da MAO.
- convulsão, mania.
- gravidez e lactação.
- < 18 anos.
- uso concomitante com bebidas alcoólicas.

PRECAUÇÕES
- pode produzir hiponatremia.
- vigiar a administração aos pacientes em uso concomitante de fármacos biotransformados pelo sistema isoenzimático CYP2D6 (antidepressivos tricíclicos).
- uso cuidadoso em pacientes com tendência suicida, em portadores de doenças que alterem o metabolismo e as condições hemodinâmicas, na insuficiência renal grave, antecedente de hipomania e mania, ansiedade paradoxal, tendências hemorrágicas e naqueles com antecedentes de convulsões ou submetidos a eletroconvulsoterapia.
- devem-se orientar os pacientes que operam máquinas.
- em caso de descontinuação do tratamento, a dose deve ser reduzida gradualmente por um período de uma a duas semanas.
- observar um intervalo de duas semanas para iniciar o tratamento em pacientes que utilizaram inibidores da MAO.
- em estudos *in vitro*, o citalopram racêmico foi mutagênico em cepas bacterianas de *Salmonella* e clastogênico em células pulmonares de hamster chinês.

EFEITOS ADVERSOS
- xerostomia, aumento da sudorese.
- tontura, fadiga, irritabilidade, dificuldade de concentração, bocejo, parestesia, tremor, vertigem, visão borrada.
- náusea, diarreia, constipação, dor abdominal, má digestão.
- sintomas gripais.
- sinusite, rinite.
- sonolência ou insônia, diminuições da libido e do apetite.
- impotência, anorgasmia, alterações da ejaculação.
- palpitação, hipertensão, taquicardia ou bradicardia.
- hipertermia.
- aumento ou redução do peso.
- reações alérgicas, exantema.
- dor torácica, artralgia, mialgia, cãibras.
- hiponatremia.

INTERAÇÕES MEDICAMENTOSAS
- as mesmas do citalopram.
- o uso concomitante com carbonato de lítio aumenta os efeitos serotonérgicos do escitalopram.
- o uso concomitante com sumatriptana pode produzir fraqueza, hiper-reflexia, incoordenação motora.
- aumenta o tempo de protrombina em cerca de 5% quando usado com a varfarina.
- diminui a concentração plasmática máxima e a ASC do cetoconazol em 21% e 10%, respectivamente, com o uso concomitante do citalopram racêmico.
- aumenta a $C_{máx}$ e a ASC do metoprolol em 50% e 82%, respectivamente.
- o uso concomitante de *Hypericum perforatum* pode aumentar os efeitos adversos.
- o uso concomitante com desipramina duplica os níveis plasmáticos desta.
- carbamazepina pode aumentar a depuração do escitalopram.
- cimetidina aumenta a ASC e a $C_{máx}$ do citalopram em 43% e 39%, respectivamente.

▸ ESPRAN (Torrent), 10 e 30 comprimidos × 10 mg
▸ EXODUS (Aché), 15 e 30 comprimidos × 10 mg
▸ LEXAPRO (Lundbeck), 7, 14 e 28 comprimidos × 10 mg
14 e 28 comprimidos × 15 e 20 mg
fr. de 15 mL com 20 mg/mL (gotas)

FLUOXETINA

É derivada da feniltrifluortoliloxipropilamina. Sua ação antidepressiva está relacionada com a inibição da captação neuronal da serotonina pelo sistema nervoso central. Exerce também efeito anoréxico. Usada na forma de cloridrato.

FARMACODINÂMICA
- antidepressivo e agente antiobsessional.

FARMACOCINÉTICA
- absorvida rapidamente do trato gastrintestinal.
- amplamente distribuída pelo organismo.
- liga-se extensivamente (94,5%) a proteínas.
- atinge concentrações plasmáticas máximas em 6 a 8 horas.
- início de ação: entre 1 e 4 semanas.
- sofre extensa biotransformação hepática a norfluoxetina (cuja potência e seletividade como bloqueador da captação da serotonina são equivalentes às da fluoxetina) e outros metabólitos, não identificados.
- atinge a concentração sérica máxima, com dose de 40 mg, de 15 a 55 ng/mL; com doses múltiplas (40 mg por dia durante 30 dias), 91 a 302 ng/mL de fluoxetina e 72 a 258 ng/mL de norfluoxetina.
- meia-vida de eliminação: da fluoxetina, 2 a 3 dias; da norfluoxetina, 7 a 9 dias; essa eliminação lenta é responsável pelo acúmulo do fármaco em regimes de uso prolongado; nos pacientes com insuficiência hepática a meia-vida de eliminação é prolongada, 7, 6 e 12 dias, respectivamente, para a fluoxetina e norfluoxetina.
- excretada principalmente (80%) pela urina, sobretudo na forma de metabólitos, quer livres quer conjugados; pequenas porções (15%) aparecem nas fezes.

INDICAÇÕES
- tratamento de depressão maior.
- tratamento de distúrbio obsessivo-compulsivo.
- tratamento de bulimia nervosa.

DOSES
- via oral, adultos, 20 mg ao dia, administrada de manhã; se necessário, pode-se aumentar a dose até 80 mg ao dia.
- na manutenção de tratamento responsivo à fluoxetina, recomendam-se 90 mg por semana, devendo-se iniciar após interrupção de sete dias da dose diária de 20 mg.
- não se determinaram a segurança e a eficácia em crianças.

CONTRAINDICAÇÕES
- hipersensibilidade à fluoxetina.
- gravidez.
- lactação.

PRECAUÇÕES
- deve-se exercer vigilância cuidadosa de pacientes deprimidos com tendências suicidas, não permitindo que tenham acesso a grandes quantidades de fluoxetina.
- evitar o uso de bebidas alcoólicas durante o tratamento.
- deve ser usada com cautela em pacientes debilitados ou em pacientes que tomam múltiplos medicamentos ativos sobre o SNC, pacientes estes que podem ser mais suscetíveis a convulsões induzidas pela fluoxetina.
- interromper o tratamento com fluoxetina e consultar o médico logo que surgirem exantemas ou urticária.
- deve-se levar em consideração a relação risco/benefício quando existem os seguintes problemas médicos: convulsões, diabetes melito, insuficiência hepática, insuficiência renal.
- pode aumentar a pressão intraocular.

EFEITOS ADVERSOS
- exantema e urticária.
- ansiedade, nervosismo, insônia, hipomania.
- anorexia, com consequente perda de peso.
- reação alérgica ou síndrome semelhante à doença do soro.
- náusea, vômito, cefaleia, convulsões, tremor, sonolência, secura da boca, sudorese e diarreia.
- tontura ou obnubilação.
- aumento da pressão intraocular.
- insuficiência hepática.

INTERAÇÕES MEDICAMENTOSAS
- pode prolongar a meia-vida do diazepam.
- pode causar efeito adverso se tomada simultaneamente com outro fármaco (digitoxina, por exemplo) que também se liga fortemente a proteínas.
- álcool e outros depressores do SNC podem potencializar os seus efeitos.

- inibidores da MAO podem acarretar crises hipertensivas; deve-se conservar intervalo de, pelo menos, cinco semanas entre a suspensão da fluoxetina e o início de tratamento com inibidores da MAO.
- triptofano causa agitação, inquietação e distúrbios gastrintestinais.

▶ CLORIDRATO DE FLUOXETINA (Apotex), 14 e 28 cáps. × 20 mg (genérico)
▶ CLORIDRATO DE FLUOXETINA (Biosintética), 30 cáps. × 20 mg (genérico)
▶ CLORIDRATO DE FLUOXETINA (EMS), 14 e 28 cáps. × 20 mg (genérico)
▶ CLORIDRATO DE FLUOXETINA (Eurog./Legrand), 30 comprimidos × 20 mg (genérico)
fr. de 20 mL com 20 mg/mL (gotas), (genérico)
▶ CLORIDRATO DE FLUOXETINA (Germed), 14 e 30 comprimidos × 20 mg (genérico)
fr. de 20 mL com 20 mg/mL (gotas), (genérico)
▶ CLORIDRATO DE FLUOXETINA (Hexal), 30 cáps. gelatinosas × 20 mg (genérico)
▶ CLORIDRATO DE FLUOXETINA (Medley), fr. de 20 mL com 20 mg/mL (solução oral), (genérico)
▶ CLORIDRATO DE FLUOXETINA (Neo-Química), 28 cáps. × 20 mg
▶ CLORIDRATO DE FLUOXETINA (Novartis), 14 e 28 comprimidos × 20 mg (genérico)
▶ CLORIDRATO DE FLUOXETINA (Ranbaxy), 7, 14 e 28 cáps. gelatinosas × 20 mg (genérico)
▶ CLORIDRATO DE FLUOXETINA (Ratiopharm), 7, 14 e 28 cáps. × 20 mg (genérico)
▶ DAFORIN (Sigma Pharma), 10 e 20 cáps. × 20 mg
20 comprimidos × 20 mg
fr. de 20 mL × 20 mg/mL (gotas)
▶ DEPRAX (Aché), 14 e 28 cáps. × 20 mg
▶ DEPRESS (União Química), fr. de 30 mL com 20 mg/mL (gotas)
▶ EUFOR 20 (Farmasa), 14 e 28 comprimidos × 20 mg
▶ FLUOXETINA (Abbott), 14 cáps. × 20 mg
▶ FLUOXETINA (Neo-Química), 28 cáps. × 20 mg
▶ FLUXENE (Eurofarma), 7, 14 e 28 cáps. × 20 mg
▶ NORTEC (Ativus), 14 e 28 comprimidos × 10 e 20 mg
▶ PROZAC (Eli Lilly), 7, 14 e 28 cáps. × 20 mg 70 mL com 20 mg/5 mL
14 e 28 comprimidos solúveis × 20 mg
fr. de 70 mL com 20 mg/5 mL
▶ PROZAC DURAPAC (Eli Lilly), 2 e 4 cáps. × 90 mg
▶ PROZEN (Teuto-Brasileiro), fr. de 70 mL × 20 mg/5 mL
▶ PSIQUIAL (Merck), 14 e 28 comprimidos × 20 mg
▶ VEROTINA (Libbs), 14 e 28 comprimidos × 20 mg
fr. de 20 mL c/ 20 mg (1 mg/gota), (gotas)

FLUVOXAMINA

É um inibidor seletivo da recaptação da serotonina (5-HT), um éter 2-aminoetil oxima derivado da aralquilcetona sem relacionar-se, do ponto de vista químico, com outros inibidores da recaptação da serotonina e com a clomipramina. Atua diretamente sobre os neurônios cerebrais, não possuindo atividade significativa α ou β-adrenérgica, histaminérgica, muscarínica, ou nos receptores dopaminérgicos. É usada para o tratamento do transtorno obsessivo-compulsivo. Apresentada sob a forma de maleato.

Farmacodinâmica
- antidepressivo.

Farmacocinética
- após administração oral é quase completamente absorvida, não sofrendo influência do alimento.
- biodisponibilidade de 53%.
- volume de distribuição de aproximadamente 25 L/kg.
- 80% ligam-se às proteínas plasmáticas na faixa de concentração de 20 a 2.000 ng/mL.
- meia-vida plasmática em estado de equilíbrio, após múltiplas doses de 100 mg/dia, é de cerca de 15,6 horas.
- concentração de estado de equilíbrio atingida entre 5 e 10 dias.
- as concentrações plasmáticas em idosos são 40% maiores que nos jovens e a depuração do fármaco está reduzida em 50% nos primeiros.
- depuração da fluvoxamina reduzida em 30% na presença de disfunção hepática.
- sofre biotransformação hepática extensa utilizando como principais vias a desmetilação oxidativa e a desaminação, produzindo cerca de 9 metabólitos.
- 94% dos metabólitos são recuperados na urina dentro de 71 horas, sendo os principais a fluvoxamina ácida e um análogo N-acetilado responsáveis por 60% da excreção urinária. O fluvoxetanol, resultante da desaminação oxidativa, é responsável por 10%. Cerca de 2% são eliminados pela urina sob a forma inalterada.

Indicações
- tratamento da depressão e dos sintomas do transtorno obsessivo-compulsivo.

Dose
- para depressão a dose inicial recomendada é de 50 a 100 mg, em dose única ao anoitecer, podendo ser aumentada gradualmente até 300 mg ao dia. Doses superiores a 150 mg devem ser divididas. O tratamento prolonga-se por, no mínimo, 6 meses.
- para tratamento do transtorno obsessivo-compulsivo a dose inicial é de 50 mg ao dia por 3 a 4 dias com dose eficaz entre 100 e 300 mg. Doses superiores a 150 mg devem ser fracionadas. Se após 10 semanas não houver resposta adequada, o tratamento deve ser reavaliado. O ajuste posológico deve ser individualizado no sentido de manter a menor dose eficaz.

Contraindicações
- hipersensibilidade à fluvoxamina.
- uso concomitante de terfenadina, astemizol ou diazepam.
- gravidez e lactação.
- menores de 18 anos.

Precauções
- a associação com outro fármaco inibidor da recaptação de serotonina e inibidores da monoaminoxidase pode produzir reação fatal, hipertermia, rigidez, mioclonia, instabilidade do sistema nervoso autônomo ou agitação que progride para delírio e coma.
- depuração dos benzodiazepínicos biotransformados por oxidação hepática (alprazolam, midazolam, triazolam, etc.) é reduzida pela fluvoxamina. O mesmo não ocorre com aqueles biotransformados por glicuronidação (lorazepam, oxazepam, temazepam). Para o alprazolam, em que a sua concentração plasmática é o dobro, a sua dose deve ser reduzida para a menor dose eficaz. O diazepam tem a sua depuração muito diminuída, juntamente com o seu metabólito, o desmetil diazepam.
- diminui a depuração de teofilina em cerca de 3 vezes.
- aumenta a concentração de varfarina em 98% com consequente aumento do tempo de protrombina.
- como com outros antidepressivos, vigiar cuidadosamente quanto à tendência de suicídio.
- cuidados na administração a pacientes com doenças em que possam ocorrer alterações no estado hemodinâmico ou no metabolismo.

Efeitos Adversos
- hipomania ou mania.
- cefaleia, astenia, sonolência, boca seca, nervosismo, amnésia, tonturas, tremor, convulsão, ansiedade, agitação, hipertonia, diminuição da libido.
- síndrome neuroléptica maligna.
- artralgia, bursite, artrite, miastenia.
- dispneia, infecção do trato respiratório superior.
- sudorese, acne, alopécia, eczema.
- hipotireoidismo, perda ou ganho de peso.
- alteração do paladar, ambliopia.
- palpitações, hipertensão, hipotensão, síncope, edema.
- náuseas, vômitos, diarreia, flatulência, disfagia.
- alterações das transaminases, insuficiência hepática.
- afecções dentárias.
- ejaculação anormal, impotência, anorgasmia, retenção urinária.

Superdose
- não há antídoto específico. A administração de carvão ativado pode ser tão eficaz quanto a provocação do vômito ou a lavagem gástrica.

Interações Medicamentosas
- pode inibir as isoenzimas do citocromo P450 utilizadas na biotransformação dos fármacos mencionados em precauções, tais como: 1A2, 2C9 e 3A4, sendo potente inibidora da primeira.
- lítio aumenta os efeitos serotonérgicos da fluvoxamina, podendo provocar convulsão.
- eleva a concentração da clozapina, antidepressivos tricíclicos, carbamazepina, metadona, propranolol, metoprolol (porém não o atenolol).
- acentuação da bradicardia com o uso concomitante de diltiazem.
- o fumo aumenta a biotransformação da fluvoxamina em 25%.

▶ LUVOX (Pharmacia Brasil), 15 e 30 comprimidos × 100 mg

MAPROTILINA

Quimicamente, corresponde a derivado do etano-antraceno (composto tetracíclico) com cadeia lateral propanamínica. Assemelha-se à imipramina na eficácia e nos efeitos farmacológicos e clínicos. Atua por bloqueio da captação neuronal da norepinefrina, mais do que a da serotonina. É usada na forma de cloridrato ou de mesilato.

Farmacocinética
- administrada por via oral, é completamente absorvida.
- liga-se extensivamente (88%) a proteínas.
- atinge concentrações plasmáticas máximas em 9 a 16 horas.
- efeito terapêutico é alcançado dentro de 2 a 3 semanas, mas às vezes em 7 dias.
- volume máximo de distribuição: 23 L/kg.
- sofre extensa biotransformação hepática, por hidroxilação simples ou múltipla do anel e oxidação da cadeia lateral.

- meia-vida de eliminação: 27 a 58 horas (média, 43 horas); do metabólito ativo, 60 a 90 horas.
- cerca de 65% (principalmente na forma de metabólitos glicuronídios) são excretados pela urina e aproximadamente 30% nas fezes.

INDICAÇÕES
- tratamento de pacientes com distúrbio distímico ou distúrbio afetivo bipolar, fase depressiva.
- alívio da ansiedade associada com depressão.
- tratamento de alguns tipos de dor crônica.

DOSES
- adultos, hospitalizados, via oral, inicialmente, 100 a 150 mg por dia em tomadas divididas, gradualmente aumentadas se necessário e se forem toleradas; em certos casos, a dose eficaz chega a 225 mg, dose máxima; por infusão gota a gota, 25 a 150 mg por dia — o conteúdo de 1 ou 2 ampolas (25-50 mg) deve ser diluído em 250 mL de soro fisiológico ou solução glicosada isotônica e aplicado no espaço de uma hora e meia a duas horas; via intravenosa direta, dose única de 25 a 50 mg diluídos em 10 ou 20 mL de soro fisiológico ou água destilada, injetada lentamente (mínimo de 3 minutos) — a dose diária não deve ultrapassar 150 mg.
- adultos, não hospitalizados, via oral, inicialmente 75 mg por dia em dose única ou dividida, durante duas semanas. Caso necessário, na terceira semana pode-se aumentar paulatinamente a dose (em 25 mg na diária total a cada semana) até melhora clínica, aparecimento de efeitos adversos intoleráveis, ou atingir dose diária máxima (225 mg); para manutenção, recomenda-se a dose mínima eficaz.
- idosos, inicialmente, 25 a 50 mg diariamente; para manutenção, 50 a 75 mg por dia.
- não se determinou a dose para crianças até 18 anos.

CONTRAINDICAÇÕES
- hipersensibilidade à maprotilina ou antidepressivos tricíclicos.
- pacientes com crises convulsivas, incluindo epilepsia.
- gravidez.
- lactação.
- lactentes.
- fase aguda do infarto do miocárdio.

PRECAUÇÕES
- deve-se levar em consideração a relação risco/benefício quando existem os seguintes problemas médicos: alcoolismo ativo, asma, discrasias sanguíneas, distúrbio bipolar, distúrbios cardiovasculares, distúrbios gastrintestinais, esquizofrenia, glaucoma de ângulo fechado, hipertireoidismo, hipertrofia prostática, infarto do miocárdio, insuficiência hepática, pressão intraocular aumentada, retenção urinária.

EFEITOS ADVERSOS
- sonolência e efeitos anticolinérgicos são os mais comuns, podendo causar xerostomia, sobretudo nos pacientes de meia-idade ou idosos, resultando na erosão da gengiva e dentes naturais.
- agranulocitose, ginecomastia em homens e mulheres, tumefação dos testículos, impotência, diminuição ou aumento da libido.
- exantemas, rubor, edema, prurido.
- alucinações, confusão, hipotensão.
- efeitos cardiotóxicos.
- constipação grave, náusea ou vômito, tremedeira ou agitação, excitação, perda de peso.
- crises convulsivas.
- secreção inadequada de leite, icterícia colestática, frequência cardíaca irregular.
- visão obscurecida, tontura ou obnubilação.
- sonolência, secura da boca, cefaleia, fadiga ou fraqueza.

INTERAÇÕES MEDICAMENTOSAS
- pode diminuir os efeitos anti-hipertensivos da clonidina.
- álcool, anti-hipertensivos com efeitos depressores sobre o SNC e outros antidepressivos do SNC podem potencializar seus efeitos depressores sobre o SNC.
- anti-histamínicos e antimuscarínicos podem potencializar os efeitos antimuscarínicos de ambas as classes de fármacos ou da maprotilina.
- hormônios tireoidianos podem aumentar a possibilidade de arritmias cardíacas.
- inibidores da MAO podem acarretar crises hipertensivas e até morte.
- simpatomiméticos podem potencializar os efeitos cardiovasculares.

▶ CLORIDRATO DE MAPROTILINA (Hexal), 20 comprimidos × 25 e 75 mg (genérico)
▶ LUDIOMIL (Novartis), 20 comprimidos × 25 e 75 mg (na forma de cloridrato)
5 amp. × 25 mg/5 mL (na forma de mesilato)

MIANSERINA

É composto tetracíclico, derivado da dibenzopirazinoazepina. Atua bloqueando seletivamente os receptores α_2-adrenérgicos pré-sinápticos. Sua ação antidepressiva é igual à dos tricíclicos. É usada como cloridrato.

FARMACODINÂMICA
- antidepressivo e ansiolítico.

FARMACOCINÉTICA
- administrada por via oral, é absorvida rapidamente.
- atinge concentração plasmática máxima em duas a três horas.
- meia-vida plasmática: cerca de 17 horas.
- biodisponibilidade: aproximadamente 30%.
- fixa-se extensivamente (90%) a proteínas plasmáticas.
- sofre biotransformação hepática por 8-hidroxilação aromática, desmetilação e N-oxidação.
- 70% do fármaco e seus metabólitos são excretados pela urina e quase todo o resto pelas fezes; apenas 0,2 a 0,6% é eliminado pelo leite.

INDICAÇÕES
- estados depressivos de todas as naturezas, sobretudo depressão endógena, depressão reativa, melancolia involutiva, depressão associada a distúrbios somáticos e estados depressivos do tipo neurótico.

DOSES
- via oral, adultos, inicialmente 30 a 40 mg por dia, ajustando-se a dose de acordo com a resposta clínica, até o máximo de 90 mg; idosos, inicialmente não mais que 30 mg por dia, aumentando-se a dose lentamente.
- não se determinou dose para crianças.

CONTRAINDICAÇÕES
- hipersensibilidade à mianserina.
- mania.
- gravidez.
- lactação.

EFEITOS ADVERSOS
- sonolência, secura da boca, constipação.
- raramente, convulsões, ganho de peso, artralgias, edemas, disfunção hepática e icterícia.
- discrasias sanguíneas, como granulocitopenia ou agranulocitose.

▶ CLORIDRATO DE MIANSERINA (Hexal), 20 comprimidos × 30 mg (genérico)
▶ TOLVON (Akzo Organon Teknika), 20 comprimidos × 30 e 60 mg

MIRTAZAPINA

É um antidepressivo derivado piperazinoazepínico destituído da cadeia lateral responsável pela atividade anticolinérgica dos antidepressivos tricíclicos. É constituído pela mistura racêmica dos enantiômeros R e S–mirtazapina. Atua aumentando a transmissão noradrenérgica através do bloqueio dos autorreceptores adrenérgicos α_2 e a transmissão serotonérgica através do aumento da descarga das células 5-HT e bloqueio dos heterorreceptores α_2. É específico na transmissão mediada pelos receptores 5-HT$_1$ relacionados com os efeitos ansiolíticos e antidepressivos. Por outro lado, bloqueia os receptores 5-HT$_2$ e 5-HT$_3$ responsáveis pelos efeitos adversos. Possui eficácia clínica semelhante à amitriptilina, clomipramina e doxepina e superior à trazodona. Diminui consideravelmente os distúrbios do sono, a tendência suicida e os distúrbios psicomotores cognitivos e vegetativos com menos efeitos colaterais que os tricíclicos.

FARMACODINÂMICA
- antidepressivo.

FARMACOCINÉTICA
- após administração oral é rapidamente absorvida.
- biodisponibilidade de 50%.
- 85% ligam-se às proteínas plasmáticas.
- sofre extensa biotransformação hepática através de desmetilação e oxidação pelas isoenzimas 2D6, 1A2 e 3A4 do citocromo P450. As duas primeiras estão envolvidas com a formação do hidroximetabólito e a última com a dos metabólitos desmetil e N-óxido.
- a desmetilmirtazapina é o único metabólito farmacologicamente ativo, possuindo ação dez vezes inferior à do composto principal.
- meia-vida de 20-40 horas.
- 85% eliminados pela urina, sendo 4% sob a forma inalterada e 15% pelas fezes.
- as insuficiências hepática e renal diminuem a depuração da mirtazapina.

INDICAÇÕES
- tratamento dos estados depressivos.

DOSES
- a dose inicial recomendada é de 15 mg ao dia, administrada como dose única, à noite. A dose eficaz encontra-se entre 15 e 45 mg.

Contraindicações
- hipersensibilidade à mirtazapina.
- uso concomitante com inibidores da MAO ou antes de duas semanas após a interrupção do tratamento com estes.
- gravidez e lactação.
- crianças.

Precauções
- vigiar os pacientes quanto ao aparecimento de depressão da medula óssea.
- vigilância naqueles portadores de epilepsia, síndrome cerebral orgânica, insuficiência hepática ou renal, afecção cardiovascular.
- pode afetar a capacidade de concentração e o estado de alerta.

Efeitos Adversos
- aumento do apetite, ganho de peso, sonolência, sedação.
- mania, convulsão, tremor, melancolia.
- hipotensão, edema.
- exantema.
- depressão da medula óssea.
- elevação das transaminases séricas, gama-GT e insuficiência hepática.

Interações Medicamentosas
- potencializa a ação depressora do álcool e os efeitos sedativos dos benzodiazepínicos.
- inibidores da MAO potencializam os efeitos adversos.

▸ *MENELAT (Torrent), 30 comprimidos × 30 e 45 mg*
▸ *MIRTAZAPINA (Novartis), 14 e 28 comprimidos × 30 mg (genérico)*
   28 comprimidos × 45 mg (genérico)
▸ *RAZAPINA (Sandoz), 7, 14 e 28 comprimidos × 30 e 45 mg*
▸ *REMERON (Akzo Organon Teknika), 14, 20 e 28 comprimidos × 30 e 45 mg*

NEFAZODONA

Corresponde quimicamente a uma triazolona altamente substituída. Atua não só como inibidor seletivo da recaptação da serotonina, mas também como antagonista dos receptores 5-HT$_2$. Este duplo mecanismo de ação é o responsável pelo número menor de efeitos adversos por ela produzidos. Sua eficácia antidepressiva é semelhante à da imipramina. Contudo, diferentemente do que ocorre com a imipramina, não apresenta atividade colinérgica ou histamínica, nenhuma toxicidade cardíaca, e manifesta afinidade reduzida pelos receptores α_1.

Em março de 2003 foi retirada do mercado europeu devido a graves reações hepáticas adversas.

Usada como cloridrato.

Farmacodinâmica
- antidepressivo.

Farmacocinética
- administrada por via oral, é rápida e completamente absorvida; a presença de alimento retarda a absorção e diminui a biodisponibilidade em 20%.
- a ligação às proteínas plasmáticas é muito alta (> 99%).
- atinge concentrações plasmáticas médias, de 84, 196 e 392 µg/mL, com doses únicas, respectivamente, de 50, 100 e 200 mg, em 1 a 3 horas.
- sofre extensiva biotransformação pré-sistêmica, dando os metabólitos hidroxinefazodona, *m*-clorofenilpiperazina e *p*-hidroxinefazodona, todos ativos.
- biodisponibilidade: 15% a 23%, com doses de 50 a 200 mg.
- atinge o estado de equilíbrio em 3 a 4 dias.
- os picos médios de concentrações plasmáticas alcançados com doses de 50, 100 e 200 mg duas vezes ao dia são 270, 730 e 2.050 µg/mL, respectivamente.
- volume de distribuição no estado de equilíbrio: 0,23 a 0,69 L/kg.
- meia-vida de eliminação: nefazodona, pacientes normais, 2 a 4 horas; pacientes cirróticos, média de 5,3 h após dose de 200 mg; hidroxinefazodona, pacientes normais, 1,6 h; pacientes cirróticos, 2,1 h.
- excretada pela urina, na forma íntegra e de metabólitos.

Indicação
- tratamento de estados depressivos.

Doses
- via oral, adultos, inicialmente 100 mg duas vezes ao dia, aumentando-se para 150 ou 200 mg duas vezes ao dia; dose de manutenção, 300 mg por dia, podendo variar de 300 a 500 mg; idosos e pacientes com disfunção hepática, a dose inicial é de 50 mg duas vezes ao dia.

Contraindicações
- hipersensibilidade à nefazodona e outros antidepressivos fenilpiperazínicos.
- gravidez.
- lactação.
- menores de 18 anos.
- doença hepática aguda ou em pacientes que apresentam níveis elevados de transaminases.

Precauções
- evitar o uso de bebidas alcoólicas durante o tratamento.
- devido à possibilidade de tentativa de suicídio em pacientes com depressão grave, deve-se vigiar cuidadosamente estes pacientes no início do tratamento.
- deve-se usar de cautela no tratamento de pacientes com comprometimento hepático ou renal.
- deve ser usada com cautela por aqueles que operam máquinas ou dirigem veículos.

Efeitos Adversos
- sonolência, tontura, vertigem, astenia, boca seca, náusea, constipação, ambliopia.
- agitação, tremor, ansiedade, cefaleia.
- hepatotoxicidade.
- insuficiência hepática.

Interações Medicamentosas
- potencializa a ação da morfina.
- aumenta a meia-vida do triazolam de 2,3 para 7 horas.

▸ *SERZONE (Bristol-Myers Squibb), 14 comprimidos × 100 e 150 mg*

PAROXETINA

É derivada da benzodioxolfluorfenilpiperidina. Sua ação antidepressiva se deve à inibição seletiva da recaptura da serotonina pelos neurônios, aumentando assim a concentração desta amina nestes locais. Não inibe significativamente a captação de norepinefrina *in vivo*. Tem afinidade anticolinérgica muito reduzida.

Usada como cloridrato.

Farmacodinâmica
- antidepressivo.

Farmacocinética
- administrada por via oral, é bem absorvida pelo trato gastrintestinal; a absorção não é afetada por alimentos ou antiácidos.
- a ligação às proteínas é muito alta (95%).
- distribui-se largamente pelos tecidos orgânicos.
- início de ação: rápido.
- duração da ação: longa.
- volume de distribuição: grande.
- em pacientes com cirrose hepática atinge concentração máxima em 6,9 horas, com meia-vida de 19,8 horas.
- sofre biotransformação extensa, mediante oxidação, metilação e conjugação.
- meia-vida plasmática: 13,8 horas em média (faixa: 6,9 a 37,1 horas).
- meia-vida de eliminação: primeira fase, por eliminação pré-sistêmica; segunda fase, por eliminação sistêmica.
- excretada pelo leite.
- eliminada pela urina, parcialmente na forma íntegra (menos de 2%) e principalmente como metabólitos (64%), na forma de glicuronídios ou sulfato, pela urina e pelas fezes.

Indicação
- tratamento da depressão.

Doses
- via oral, adultos, 20 mg ao dia, em tomada única, sem mastigar, junto com alimentos; a dose poderá ser aumentada até 50 mg por dia; em pacientes com insuficiência renal grave (depuração de creatinina, 30 mL/min) ou insuficiência hepática, o tratamento deve ser iniciado com dose mínima.

Contraindicações
- hipersensibilidade à paroxetina.
- gravidez.
- lactação.
- crianças.

Precauções
- evitar o uso de bebidas alcoólicas durante o tratamento.
- não se devem dirigir veículos motorizados e operar máquinas de precisão quando se toma o medicamento.
- deve ser usada com cautela em pacientes com epilepsia ou com história de mania.
- em pacientes com insuficiência renal, o tratamento deve ser iniciado com doses baixas.
- o tratamento não deve ser suspenso de modo abrupto.
- pode aumentar a pressão intraocular.

Efeitos Adversos
- sonolência, astenia, cefaleia, sudorese, fraqueza, insônia, disfunção sexual.
- vertigem, tremor, náusea, secura da boca, constipação.
- dificuldade de concentração, irritabilidade.

- síndrome de abstinência, quando o tratamento é suspenso abruptamente; os sintomas são tontura ou vertigem, depressão, parestesia e estimulação do SNC, sonhos anormais.
- pode aumentar a pressão intraocular.
- insuficiência hepática.

INTERAÇÕES MEDICAMENTOSAS
- pode aumentar o tempo de sangramento causado pelos anticoagulantes orais.
- aumenta o nível de certos antiarrítmicos, antidepressores tricíclicos e neurolépticos.
- antagoniza o efeito anti-hipertensivo da guanetidina.
- ácido acetilsalicílico aumenta seu efeito tóxico.
- álcool e outros depressores do SNC podem potencializar seus efeitos.
- anticonvulsivantes podem aumentar a incidência de efeitos adversos.
- carvão ativado bloqueia rapidamente sua absorção.
- cimetidina pode aumentar sua biodisponibilidade.
- fenitoína pode reduzir sua biodisponibilidade.
- inibidores da MAO podem acarretar crises hipertensivas; deve-se conservar intervalo de, pelo menos, duas semanas entre a suspensão da paroxetina e o início de tratamento com inibidores da MAO.
- triptofano causa agitação, inquietação e distúrbios gastrintestinais.

▶ AROPAX (GlaxoSmithKline), 10, 20 e 30 comprimidos × 20 mg
▶ BENEPAX (Apsen), 20 comprimidos × 20 e 30 mg
▶ CEBRILIN (Libbs), 10, 20 e 30 comprimidos × 20 mg
▶ CLORIDRATO DE PAROXETINA (Apotex), 20 e 30 comprimidos × 20 mg (genérico)
▶ CLORIDRATO DE PAROXETINA (Arrow), 20 e 30 comprimidos × 20 mg (genérico)
▶ CLORIDRATO DE PAROXETINA (Biosintética), 20 e 30 comprimidos × 20 mg (genérico)
▶ CLORIDRATO DE PAROXETINA (Brainfarma), 20 e 30 comprimidos × 20 mg (genérico)
▶ CLORIDRATO DE PAROXETINA (Eurofarma), 20 e 30 comprimidos × 20 mg (genérico)
▶ CLORIDRATO DE PAROXETINA (Farmasa), 20 e 30 comprimidos × 20 mg (genérico)
▶ CLORIDRATO DE PAROXETINA (Merck), 20 e 30 comprimidos × 20 mg (genérico)
▶ CLORIDRATO DE PAROXETINA (Ranbaxy), 20 e 30 comprimidos × 20 mg (genérico)
▶ CLORIDRATO DE PAROXETINA (Ratiopharm), 20 e 30 comprimidos × 20 mg (genérico)
▶ CLORIDRATO DE PAROXETINA (Zydus), 30 comprimidos × 20 mg (genérico)
▶ MORATUS (Medley), 20 e 30 comprimidos × 20 mg
▶ PAXAN (Biosintética), 20 e 30 comprimidos × 20 mg
▶ PAXIL CR (GlaxoSmithKline), 10 e 30 comprimidos × 12,5 e 25 mg
▶ PAXTRAT (Genon), 20 e 30 comprimidos × 20 mg
▶ PONDERA (Eurofarma), 20 comprimidos × 10 mg
  20 e 30 comprimidos × 20 mg
  30 comprimidos × 30 mg
  20 comprimidos × 40 mg

REBOXETINA

É um antidepressivo potente e seletivo, inibidor da recaptação de norepinefrina, com nome químico metanossulfonato de (2RS, (RS)-2-[(-(2-etoxifenoxi) benzil)]) morfolina. Ao contrário dos outros antidepressivos, não possui afinidade pelos receptores adrenérgicos, dopaminérgicos, muscarínicos colinérgicos, histamínicos nem exerce efeito inibitório sobre a MAO. Possui dois enantiômeros: R,R e S,S, sendo o segundo mais potente. Estas características permitem um perfil de atuação sem o inconveniente dos efeitos adversos comuns à maioria dos outros antidepressivos. A influência sobre o aparelho cardiovascular é insignificante nas doses clínicas terapêuticas.

FARMACODINÂMICA
- antidepressivo.

FARMACOCINÉTICA
- sofre rápida absorção após administração oral.
- atinge o pico da concentração plasmática máxima em 2 horas, após dose de 2 mg.
- atinge a concentração plasmática máxima de 120 ng/mL após administração oral de 4 mg.
- biodisponibilidade de 90%, sem sofrer alteração na sua extensão com uso de alimento.
- volume de distribuição: 32 L.
- sofre biotransformação hepática através de hidroxilação do anel etoxifenoxi e o-dealquilação e oxidação do anel morfolínico utilizando a isoenzima CYP3A4 do citocromo P450. Em concentrações elevadas inibe a CYP2D6 e não interfere nas demais isoenzimas desse sistema.
- 97% ligam-se às proteínas plasmáticas, principalmente glicoproteína α_1-ácida.
- meia-vida de cerca de 13 horas.
- 78% eliminados pela urina, sendo 10% sob a forma inalterada e 16% pelas fezes.
- depuração de 29 mL/min.

INDICAÇÕES
- tratamento da depressão aguda e na manutenção da melhora clínica.

DOSES
- 4 mg duas vezes ao dia, podendo ser aumentadas após 3 semanas para 10 mg/dia de acordo com a resposta clínica.
- para > 65 anos 2 mg duas vezes ao dia, podendo ser aumentadas para 6 mg/dia após 3 semanas.
- na insuficiência hepática e/ou renal moderada a grave, 2 mg duas vezes ao dia.

CONTRAINDICAÇÕES
- hipersensibilidade à reboxetina.
- gravidez.
- lactação.
- crianças.
- uso concomitante de inibidores da MAO.

PRECAUÇÕES
- vigiar a administração aos pacientes com antecedente de convulsão.
- vigilância rigorosa aos pacientes bipolares, com retenção urinária e com glaucoma.
- pode produzir hipotensão ortostática e taquicardia com o uso de doses acima das recomendadas.

EFEITOS ADVERSOS
- secura da boca, constipação, hiperidrose.
- retenção urinária, impotência.
- vertigem, tremor, visão turva.
- hipotensão ortostática, taquicardia, alteração da condutibilidade em idosos.

INTERAÇÕES MEDICAMENTOSAS
- fármacos que utilizem biotransformação via isoenzima CYP3A4 podem aumentar as concentrações de reboxetina.
- em doses mais altas inibe a CYP2D6.

▶ PROLIFT (Pharmacia Brasil), 20 comprimidos × 4 mg

SERTRALINA

Corresponde a derivado diclorado da tetraidrometilnaftilamina.

Atua como inibidor potente e seletivo da captação de serotonina neuronal, e apenas fraco na captação neuronal de norepinefrina e dopamina. A inibição da recaptação da serotonina intensifica a transmissão serotoninérgica, acarretando inibição subsequente da atividade adrenérgica na substância ferruginosa e a isto se deve sua ação antidepressiva.

A sertralina não apresenta afinidade significante pelos receptores adrenégicos, muscarínicos, histaminérgicos, GABAérgicos, serotoninérgicos ou benzodiazepínicos. Tampouco inibe a MAO. Manifesta efeitos anoréticos e antiobsessionais. Tem fraco efeito uricosúrico e sua ação antidepressiva é comparável à da amitriptilina.

Usada como cloridrato.

FARMACODINÂMICA
- antidepressivo.

FARMACOCINÉTICA
- administrada por via oral, a absorção é lenta mas consistente; a presença de alimento aumenta sua biodisponibilidade.
- a ligação às proteínas é muito alta (98%).
- sofre biotransformação pré-sistêmica no fígado, dando, por N-desmetilação, primeiramente a N-desmetilsertralina, que tem apenas 1/8 da atividade do fármaco matriz. Tanto a sertralina quanto a N-desmetilsertralina sofrem desaminação oxidativa e subsequente redução, hidroxilação e conjugação glicuronídica.
- tanto a sertralina quanto seus metabólitos distribuem-se extensivamente nos tecidos.
- meia-vida: sertralina, 24 a 26 horas; N-desmetilsertralina, 62 a 104 horas.
- início de ação: dentro de 2 a 4 semanas.
- atinge a concentração plasmática máxima em 4,5 a 8,4 horas após a administração da dose.
- depuração é reduzida aproximadamente em 40% nos idosos.
- excretada pelas vias renal (40 a 45% de uma dose dentro de 9 dias, menos de 0,2% na forma íntegra) e fecal (40 a 45% de uma dose dentro de 9 dias, 12 a 14% na forma íntegra).

INDICAÇÃO
- tratamento de sintomas de depressão.

DOSES
- via oral, adultos, 50 mg em dose única diária, ou pela manhã ou à noite, podendo-se aumentar a dose, caso necessário, até 200 mg por dia, em incrementos semanais de 50 mg.

CONTRAINDICAÇÕES
- hipersensibilidade à sertralina.
- gravidez.
- lactação.

PRECAUÇÕES
- não deve ser utilizada em crianças, pois nestas não se estabeleceram sua eficácia e segurança.
- não deve ser usada concomitantemente com álcool.
- deve ser mantido intervalo de pelo menos 14 dias entre a suspensão de inibidores da MAO e a administração de sertralina e vice-versa.
- deve-se levar em consideração a relação risco/benefício quando existem os seguintes problemas médicos: abuso ou dependência de drogas, distúrbios de crises convulsivas, doença coronariana instável, infarto do miocárdio recente, insuficiência hepática, insuficiência renal, perda de peso.
- deve ser usada com cautela por aqueles que operam máquinas ou dirigem veículos.
- pode aumentar a pressão intraocular.

EFEITOS ADVERSOS
- febre, hipomania ou mania, exantema, urticária ou prurido.
- náusea, dispneia, diarreia, fezes amolecidas.
- insônia, sonolência, tremor, tontura.
- disfunção sexual masculina (principalmente retardo na ejaculação).
- fadiga, cefaleia, agitação, anorexia.
- indisposição digestiva, perda de peso.
- pode aumentar a pressão intraocular.
- insuficiência hepática.

INTERAÇÕES MEDICAMENTOSAS
- pode prolongar a meia-vida do diazepam.
- pode deslocar digoxina e varfarina de seus locais de ligação às proteínas.
- pode reduzir a depuração da tolbutamida.
- cimetidina provoca diminuição substancial em sua excreção.
- inibidores da MAO podem causar confusão, agitação, inquietação, sintomas gastrintestinais, e até convulsões graves e crises hipertensivas.
- lítio pode causar alta incidência de efeitos adversos associados à serotonina.

▶ *ASSERT (Eurofarma), 20 comprimidos × 50 mg*
▶ *CLORIDRATO DE SERTRALINA (Biosintética), 30 comprimidos × 50 mg (genérico)*
▶ *CLORIDRATO DE SERTRALINA (Brainfarma), 10 e 20 comprimidos × 50 mg (genérico)*
▶ *CLORIDRATO DE SERTRALINA (EMS), 20 comprimidos × 50 mg (genérico)*
▶ *CLORIDRATO DE SERTRALINA (Eurofarma), 10, 20 e 28 comprimidos × 50 mg (genérico)*
▶ *CLORIDRATO DE SERTRALINA (Medley), 30 e 500 comprimidos × 50 mg (genérico)*
▶ *CLORIDRATO DE SERTRALINA (Novartis), 30 comprimidos × 50 mg (genérico)*
▶ *CLORIDRATO DE SERTRALINA (Ranbaxy), 10, 20 e 28 comprimidos × 50 mg (genérico)*
▶ *CLORIDRATO DE SERTRALINA (Ratiopharm), 10, 20 e 30 comprimidos × 50 mg (genérico)*
▶ *DIELOFT TPM (Medley), 14 comprimidos × 50 mg*
▶ *NOVATIV (Ativus), 20 comprimidos × 50 mg*
▶ *SERCERIN (Farmasa), 10 e 20 comprimidos × 50 mg*
▶ *SERENATA (Torrent), 20 comprimidos × 50 mg*
▶ *TOLREST (Biosintética), 14 comprimidos × 25 mg*
  21 comprimidos × 50 mg
  30 comprimidos × 75 mg
  20 comprimidos × 100 mg
▶ *ZOLOFT (Pfizer), 10, 20 e 28 comprimidos × 50 mg*
  14 comprimidos × 100 mg

TACRINA

Corresponde à tetraidroaminoacridina.

Atua sobre o sistema colinérgico inibindo reversivelmente a colinesterase e complexando-se reversível e competitivamente com os receptores muscarínicos da acetilcolina. A inibição da colinesterase aumenta o nível de acetilcolina no SNC.

A tacrina também pode bloquear os canais de potássio, aumentando a duração do potencial de ação e, assim, a liberação de acetilcolina dos neurônios colinérgicos. Outrossim, inibe a MAO. Pode igualmente inibir a recaptação de norepinefrina, dopamina e serotonina.

Por ser colinomimético potente, pode exercer efeitos vagotônicos sobre o coração, como bradicardia, e aumentar a atividade dos tratos gastrintestinal e urinário.

Usada como cloridrato monoidratado.

FARMACODINÂMICA
- adjuvante no tratamento dos sintomas da demência.

FARMACOCINÉTICA
- administrada por via oral, é rapidamente absorvida do trato gastrintestinal; a presença de alimentos reduz sua biodisponibilidade em 30 a 40%.
- sofre eliminação pré-sistêmica muito alta, o que pode explicar sua biodisponibilidade de apenas 17 ± 13%.
- é rapidamente biotransformada pelo fígado, principalmente pelo sistema citocromo P_{450}, dando vários metabólitos, sobretudo a velnacrina, que tem atividade colinérgica central e cuja concentração plasmática excede a do fármaco matriz.
- atinge concentração plasmática máxima (5,1, 20,7 e 33,9 ng/mL após 9 doses de 10, 20 e 30 mg, respectivamente) em 0,5 a 3 horas.
- volume de distribuição: 349 ± 193 L.
- a ligação às proteínas plasmáticas é moderada (55%).
- meia-vida da tacrina: 1,59 e 2,14 horas após dose única de 25 e 50 mg, respectivamente; 2,91 horas após administração contínua.
- meia-vida da velnacrina: 2,5 a 3,1 horas.
- meia-vida dos metabólitos: 3,56, 4,11 e 5,07 horas, após dose única de 25 e 50 mg e após doses repetidas de 50 mg, respectivamente.
- excretada pela urina, menos de 3% na forma íntegra.

INDICAÇÕES
- tratamento sintomático da demência leve a moderada do tipo de Alzheimer; nos ensaios clínicos verificou-se que, neste quadro clínico, ela tem eficácia limitada.

DOSES
- via oral, adultos, entre as refeições, inicialmente 10 mg quatro vezes ao dia; esta dose deve ser mantida por 6 semanas, no mínimo, com observação semanal dos níveis de transaminases; em seguida, a dose deve ser aumentada para 20 mg quatro vezes ao dia, se não houver aumento significativo nos níveis de transaminase e o paciente tolerar; se o paciente tolerar, pode-se aumentar a dose para 30 mg quatro vezes ao dia depois de, no mínimo, 6 semanas e, posteriormente, depois de outras 6 semanas, para 40 mg quatro vezes ao dia.

Se ocorrerem elevações da transaminase sérica, a dose deve ser alterada ou o tratamento deve ser suspenso. Pacientes que tiverem icterícia causada pela tacrina confirmada por bilirrubina total elevada (maior que 3 mg/dL) *devem suspender permanentemente o tratamento com tacrina e jamais reintroduzi-lo*.

Não se estabeleceram a segurança e eficácia da tacrina em crianças.

CONTRAINDICAÇÕES
- hipersensibilidade à tacrina ou outras acridinas.
- gravidez.
- lactação.
- icterícia.

PRECAUÇÕES
- pacientes hipersensíveis a outros derivados da acridina podem ser sensíveis à tacrina.
- visto que as acridinas são carcinogênicas em animais, a tacrina poderá ser carcinogênica em humanos.
- durante o tratamento deve-se observar a função cognitiva do paciente.
- devem-se vigiar os valores da alaninoaminotransferase semanalmente nas primeiras 18 semanas de tratamento e, posteriormente, a cada 30 dias.
- deve-se levar em consideração a relação risco/benefício quando existem os seguintes problemas médicos: asma brônquica, bradicardia, disfunção do nó sinusal, distúrbios metabólicos, doença de Parkinson, epilepsia, ferimento na cabeça com perda de consciência, hipotensão, insuficiência hepática, lesões intracranianas, obstrução gastrintestinal, obstrução do trato urinário, pressão intracraniana aumentada, úlcera péptica.

EFEITOS ADVERSOS
- aumento das transaminases.
- hepatotoxicidade.
- anorexia, náusea, vômito, diarreia, poliúria, obstrução urinária, desconforto abdominal.
- ataxia, sudorese, dispneia, mialgia, tontura.
- bradicardia, taquicardia, hipertensão, hipotensão, palpitações, síncope.
- erupção cutânea.
- asma, convulsões, irritação, nervosismo.
- pancreatite.

SUPERDOSE
- tratamento de suporte: lavagem gastrintestinal, manutenção das funções respiratória e cardíaca, vigilância da função cardíaca.
- sulfato de atropina, por via intravenosa, 1 a 2 mg como dose inicial.

INTERAÇÕES MEDICAMENTOSAS
- pode prolongar ou aumentar o relaxamento muscular produzido por agentes bloqueadores neuromusculares.
- pode aumentar a secreção de ácido gástrico quando tomada concomitantemente com anti-inflamatórios não esteroides.
- pode diminuir os efeitos dos anticolinérgicos.
- pode aumentar os efeitos dos colinomiméticos e inibidores da colinesterase.
- aumenta a concentração plasmática e a meia-vida da teofilina.
- anticolinérgicos podem diminuir seus efeitos.
- cimetidina pode aumentar seus efeitos tóxicos.
- colinomiméticos e inibidores da colinesterase podem aumentar seus efeitos.
- o fumo diminui sua concentração plasmática média e, portanto, sua eficácia.

▶ *COGNEX (Parke-Davis), 120 cáps. × 10, 20, 30 e 40 mg*
▶ *TACRINAL (Biosintética), 30 e 100 cáps. × 10, 20, 30 e 40 mg*

TIANEPTINA

É um antidepressivo cuja molécula é derivada dos tricíclicos, possuindo um núcleo dibenzotiazepínico contendo dois heteroátomos e uma cadeia lateral longa com grupo carboxílico terminal, possuindo propriedades bioquímicas diferentes dos tricíclicos clássicos. Estimula a captação da serotonina (5-HT) no cérebro sem afetar a captação, liberação ou ligação dos outros neurotransmissores. Modula, ainda, o eixo hipotalâmico-hipofisário-adrenocortical (HHA) através da regulação da atividade dos neurônios relacionados com a liberação do fator de liberação da corticotrofina, como no hipocampo. A redução da resposta excessiva do eixo HHA produz uma restauração da troca normal entre os sistemas endócrino e límbico que se encontra reduzida na depressão, e, portanto, aumenta a resistência ao estresse. Além disso, melhora a memória, a atenção e o aprendizado, ao contrário de outros antidepressivos tricíclicos. É isenta de efeitos anticolinérgicos, habitualmente não produz sonolência, variação de peso corporal ou alteração da função hepática. Ao contrário dos antidepressivos tricíclicos, não altera a pressão arterial, frequência, ritmo e condução cardíacos ou a função ventricular esquerda.

Farmacodinâmica
- antidepressivo.

Farmacocinética
- após a administração oral é rapidamente absorvida.
- pico da concentração plasmática atingido em 1 hora.
- biodisponibilidade de 99%.
- não sofre pré-eliminação sistêmica.
- ligação às proteínas plasmáticas de 94%.
- sofre biotransformação hepática por betaoxidação e N-desmetilação, sendo o C_5 análogo (MC_5) o seu principal metabólito plasmático.
- meia-vida terminal de 2,5 horas.
- os seus metabólitos têm excreção principalmente pelos rins, porém a excreção renal do fármaco intato é baixa (8%).

Indicações
- depressões neurótica e reativa.
- estados mistos ansioso-depressivo.
- somatização da depressão e ansiedade.
- depressão e ansiedade nos idosos.
- depressão com ansiedade nos alcoólatras, em todas as fases da doença, principalmente no período de abstinência.

Doses
- 12,5 mg em três administrações diárias: pela manhã, ao meio-dia e à noite.
- não é necessário modificar a dose para os pacientes etilistas crônicos.
- nos pacientes com mais de 70 anos e naqueles portadores de insuficiência renal, reduzir a dose para 25 mg ao dia.
- a dose máxima preconizada é de 37,5 mg ao dia.

Contraindicações
- crianças menores de 15 anos.
- associação aos inibidores da MAO.
- gravidez e lactação.

Precauções
- devido ao risco de suicídio inerente aos estados depressivos, deve-se exercer vigilância particularmente no início da terapêutica.
- nos pacientes submetidos a anestesia geral deve-se suspender o tratamento entre 24 e 48 horas antes do procedimento.
- para interrupção da terapêutica recomenda-se redução progressiva da dose de 7 a 14 dias.
- pode ocorrer queda da vigilância em alguns pacientes. Devem-se alertar os pacientes que conduzem veículos ou trabalhem com máquinas.

Efeitos Adversos
- dor abdominal, dor gástrica, secura da boca, anorexia, náuseas, vômitos, constipação, flatulência.
- astenia, insônia, sonolência, pesadelos.
- vertigem, cefaleia, lipotímia, tremores, ondas de calor.
- desconforto respiratório, sensação de "entalo" na garganta.
- mialgia, lombalgia.

Interações Medicamentosas
- desaconselhadas as associações com inibidores da MAO não seletivos, devido ao risco de colapso, hipertensão, hipotermia, convulsões e morte.
- não deve ser usada em associação com a mianserina devido a um efeito antagonista.

▶ *STABLON (Servier), 30 drág. × 12,5 mg*

TRAZODONA

É antidepressivo derivado propilfenilpiperazínico da triazolopiridina, sem relação com os derivados tricíclicos ou tetracíclicos. Inibe a recaptação de serotonina no cérebro com pequena atividade sobre os receptores α-adrenérgicos e sem afetar de forma significativa as recaptações de dopamina e norepinefrina. A atividade α-adrenérgica é responsável pelos efeitos adversos de boca seca e hipotensão arterial. A trazodona exerce, ainda, atividade agonista serotoninérgica juntamente com seu metabólito, a *m*-clorofenilpiperazina.

Farmacodinâmica
- antidepressivo.

Farmacocinética
- após administração oral sofre rápida absorção.
- atinge a concentração plasmática máxima em cerca de 1,5 hora, sendo de 2,5 horas quando administrada com alimentos.
- volume de distribuição de 1 L/kg.
- alta ligação proteica: > 90%.
- sofre extensa biotransformação hepática por hidroxilação, formando um metabólito ativo, a *m*-clorofenilpiperazina e o ácido oxotriazolopiridinopropiônico.
- meia-vida de cerca de seis horas.
- 75% eliminados pelos rins como metabólitos inativos e 20% pela bile.

Indicações
- no tratamento dos estados depressivos, principalmente acompanhados de insônia e ansiedade.
- tratamento dos estados dolorosos que acompanham a neuropatia diabética e outros tipos crônicos de dor.

Doses
- para adultos hospitalizados, 150 mg em doses divididas, podendo ser aumentados de 50 mg ao dia a intervalos de 3 ou 4 dias até atingir a dose máxima de 400 mg/dia ou aparecimento de efeitos adversos.
- para adultos em tratamento ambulatorial, 150 mg/dia em doses divididas, podendo ser aumentadas de 50 mg/dia a cada 3 ou 4 dias, a partir da terceira semana se não houver resposta clínica.
- para idosos e adolescentes, 25 a 50 mg/dia, aumentando para 100 ou 150 mg/dia em doses fracionadas.
- para pacientes de 6 a 18 anos, 1,5 a 2 mg/kg/dia em doses divididas e aumentando-se como na administração para os adultos, até o máximo de 6 mg/kg/dia.
- para manutenção usar a menor dose possível que produza o efeito clínico desejado.

Contraindicações
- hipersensibilidade à trazodona.
- gravidez e lactação.
- crianças < 6 anos.
- alcoolismo ativo.
- arritmias cardíacas.
- insuficiências renal e hepática.

Precauções
- pode produzir hipotensão ortostática.
- cautela na administração a pacientes idosos, utilizando-se doses reduzidas.
- vigiar os pacientes idosos quanto ao risco do desenvolvimento de cáries, patologias periodontais e candidíase oral.

Efeitos Adversos
- boca seca, constipação, retenção urinária.
- tonturas, tremores, sonolência ou insônia.
- hipotensão ortostática, taquicardia.
- alterações visuais.
- náuseas, vômitos.
- priapismo.
- insuficiência hepática.

Interações Medicamentosas
- potencializa efeitos depressivos centrais se usada concomitantemente com álcool ou outros antidepressivos.
- efeitos anticolinérgicos aditivos com uso simultâneo de anticolinérgicos e anti-histamínicos.
- o uso concomitante de anti-hipertensivos pode produzir maior hipotensão.
- aumenta as concentrações de digoxina e de fenitoína.
- pode interagir com inibidores da CYP3A4, incluindo cetoconazol, ritonavir, indinavir e o indutor carbamazepina.

▶ *DONAREN (Apsen), 60 comprimidos × 50 mg*

VENLAFAXINA

É antidepressivo feniletilamínico, diferindo do mecanismo de ação dos tricíclicos ou dos recaptadores de serotonina. Atua potencializando a neurotransmissão no sistema nervoso central. Não possui afinidade pelos receptores α ou β-adrenérgicos, dopaminérgicos, muscarínicos, serotonérgicos, entre outros. Contudo, juntamente com seu metabólito, a O-desmetilvenlafaxina, possui atividade inibitória da recaptação de serotonina e da norepinefrina e quase nenhuma sobre a da dopamina. Em doses baixas exerce efeito mais seletivo na recaptação de serotonina e nas mais elevadas, na de norepinefrina.

Farmacodinâmica
- antidepressivo.

Farmacocinética
- cerca de 92% absorvidos após administração oral.
- volume de distribuição de 6 a 8 L/kg.
- atinge o pico da concentração plasmática em 2 horas e seu metabólito em 4 horas.
- sofre pré-eliminação sistêmica.
- biotransformado no fígado formando um metabólito principal, a O-desmetilvenlafaxina, por meio da isoenzima 2D6 do citocromo P450.
- 25 a 30% ligam-se às proteínas plasmáticas e 18 a 42% do metabólito ativo.
- meia-vida: 3-5 horas.
- 87% eliminados pelos rins. Sendo 5% sob a forma inalterada, 29% de O-desmetilvenlafaxina não conjugada e 26% desta última, conjugada.

Indicações
- tratamento da depressão mental.

Doses
- 75 mg ao dia, divididos em duas ou três tomadas, podendo ser aumentada de 75 mg/dia a intervalos de 4 dias até uma dose máxima de 225 mg/dia.
- reduzir a dose em 50% na insuficiência hepática e 25% na insuficiência renal leve e 50% na moderada a grave.

Contraindicações
- hipersensibilidade ao fármaco.
- gravidez e lactação.
- < 18 anos.
- uso concomitante de álcool.

Precauções
- vigiar os pacientes portadores de insuficiências hepática e renal, devendo reduzir-se a dose.
- pode diminuir a secreção de saliva, facilitando o desenvolvimento de periodontite e cáries.

Efeitos Adversos
- cefaleia, boca seca, distúrbios da acomodação do olho, diminuição da libido.
- hipertensão arterial, taquicardia.
- confusão mental, agitação, instabilidade emocional.
- exantema, prurido.
- disfunção urinária.
- elevação do colesterol.
- insuficiência hepática.

Interações Medicamentosas
- associação com inibidores da MAO pode produzir síndrome da serotonina.
- depressores do SNC têm efeito aditivo.
- cimetidina aumenta sua concentração em 60%.
- inibidores da MAO podem produzir a síndrome da serotonina.

▶ *CLORIDRATO DE VENLAFAXINA (Eurofarma), 14 comprimidos × 75 e 150 mg (genérico)*
▶ *EFEXOR (Wyeth), 28 comprimidos × 37,5, 50 e 75 mg*
▶ *EFEXOR XR (Wyeth), 7 cáps. de liberação controlada × 37,5 mg*
14 cáps. de liberação controlada × 75 e 150 mg
▶ *VENLIFT OD (Torrent), 14 cáps. × 75 e 150 mg*

▶ FÁRMACOS PARA SINTOMATOLOGIA NEUROVEGETATIVA

Nos mercados internacional e nacional as preparações destinadas ao alívio dos sintomas neurovegetativos consistem geralmente em associações medicamentosas, das quais fazem parte principalmente fármacos psicotrópicos e espasmolíticos.

FÁRMACOS QUE ATUAM SOBRE O SISTEMA NERVOSO PERIFÉRICO 4

▶ ANESTÉSICOS LOCAIS

Derivados de ésteres
- benzocaína
- butambeno
- procaína
- proximetacaína
- tetracaína

Derivados de amidas
- bupivacaína
- cinchocaína
- levobupivacaína
- lidocaína
- prilocaína
- ropivacaína

Esta classe é constituída por anestésicos locais.

▶ ANESTÉSICOS LOCAIS

Anestésicos locais bloqueiam reversivelmente a geração e a condução de impulsos ao longo de uma fibra nervosa. Sua ação resulta da capacidade de deprimir os impulsos dos nervos aferentes da pele, superfície de mucosas e músculos ao sistema nervoso central.

Esses fármacos são muito usados, sobretudo em cirurgia, odontologia e oftalmologia.

Muitas teorias foram aventadas para explicar seu mecanismo de ação. A mais aceita é que eles atuam diminuindo a permeabilidade da membrana neuronal pela competição com os íons cálcio e reduzindo as trocas de íons sódio e potássio.

Os anestésicos locais mais usados na terapêutica podem ser divididos em dois grupos: derivados de ésteres e derivados de amidas.

CONTRAINDICAÇÕES
- deficiência de colinesterase plasmática.
- doença renal.
- hemorroidas sangrantes, para uso retal.
- hipertermia maligna.
- inflamação e/ou infecção na região da injeção.
- insuficiência ou doença hepática.
- insuficiência da função cardiovascular.
- mucosa traumatizada gravemente.
- hipersensibilidade aos anestésicos locais.

PRECAUÇÕES
- pacientes intolerantes a um derivado de éster podem ser intolerantes também a outros derivados de éster.
- pacientes intolerantes a um derivado de amida podem ser, raramente, intolerantes também a outros derivados de amida.

EFEITOS ADVERSOS
- edema da pele, boca ou garganta.
- visão embaçada, convulsões.
- tontura, sonolência.
- zumbido nos ouvidos.
- calafrio ou tremor.
- ansiedade, excitação, nervosismo ou inquietação incomuns.
- aumento anormal na sudorese.
- frequência cardíaca anormalmente lenta ou irregular.
- palidez incomum.
- ardência, pungência ou sensibilidade não presentes antes da aplicação.
- erupção da pele, rubor, prurido, ou urticária.

INTERAÇÕES MEDICAMENTOSAS
- podem antagonizar os efeitos dos antimiastênicos sobre a musculatura lisa.
- podem causar a liberação de íons de metais pesados das soluções de desinfetantes.
- podem inibir a transmissão neuronal dos agentes bloqueadores neuromusculares.
- podem causar efeitos aditivos nas alterações induzidas por hipnoanalgésicos na frequência respiratória e ventilação alveolar.
- depressores do sistema nervoso central, incluindo aqueles comumente usados como medicação pré-anestésica ou como suplementação da anestesia local, ou sulfato de magnésio parenteral podem resultar em efeitos depressores aditivos.
- inibidores da MAO podem aumentar o risco de hipertensão nos pacientes que recebem anestésicos locais via bloqueio subaracnoide.
- trimetafano pode aumentar o risco de hipotensão grave e/ou bradicardia.
- vasoconstritores podem causar restrição excessiva da circulação, isquemia e gangrena.

INTERAÇÕES MEDICAMENTOSAS DE ASSOCIAÇÕES DE ANESTÉSICOS LOCAIS CONTENDO VASOCONSTRITORES (COMO EPINEFRINA OU FENILEFRINA)
- anestésicos por inalação podem causar arritmias cardíacas dose-dependentes.
- antidepressivos tricíclicos ou fenotiazínicos podem causar hipertensão grave prolongada.
- betabloqueadores podem resultar em hipertensão e bradicardia dose-dependentes com possível bloqueio cardíaco.
- inibidores da MAO podem prolongar e intensificar os efeitos estimulantes e vasopressores.
- oxitócicos tipo alcaloides do esporão de centeio, administrados dentro de 3 a 4 horas após anestesia por bloqueio caudal, podem causar hipertensão grave persistente.

▶ Derivados de ésteres

São ésteres do ácido *para*-aminobenzoico. Devido à presença da função éster, são facilmente hidrolisados, perdendo a atividade. Por esta razão, sua ação é relativamente curta e apresentam menor toxicidade.

Além das interações medicamentosas vistas anteriormente, os derivados de ésteres apresentam mais duas, a saber: a) podem antagonizar a atividade antibacteriana de sulfonamidas; b) inibidores da acetilcolinesterase podem inibir sua biotransformação e aumentar o risco de toxicidade.

Os comercializados no Brasil são: benzocaína, butambeno, procaína, proximetacaína e tetracaína.

BENZOCAÍNA

É um dos agentes mais amplamente usados para alívio da dor provocada por queimadura solar, episiotomia, pequenas feridas e também do prurido. Por ser pouco solúvel em água e pouco absorvida, a incidência de reações tóxicas sistêmicas é baixa. Integra várias formas farmacêuticas, tais como aerossol, creme, gel, solução e unguento.

FARMACODINÂMICA
- anestésico local.

FARMACOCINÉTICA
- início de ação: cerca de um minuto.
- duração da ação: 15 a 20 minutos.

4.1

4.2 FÁRMACOS QUE ATUAM SOBRE O SISTEMA NERVOSO PERIFÉRICO

- é pouco absorvida.
- excretada pela urina na forma de metabólitos.

INDICAÇÕES
- anestesia da pele e membranas mucosas.
- alívio da dor devida a lesões em mucosas.

DOSES
- aplicação tópica, à superfície afetada, conforme necessário.

EFEITOS ADVERSOS
- aqueles comuns aos anestésicos locais.
- pode causar metemoglobinemia em lactentes em consequência de absorção aumentada.
- sensibilização por contato.

ASSOCIAÇÕES
- ▶ *ANDOLBA (Wyeth-Whitehall), (benzocaína 4,5% + benzoxiquina 1,2% + cloreto de benzetônio 0,1% + mentol 0,5%), tubo de 43 g (aerossol)*
- ▶ *CEPACAÍNA (Aventis Pharma) aerossol, (benzocaína 60 mg + cloreto de cetilpiridínio 7,5 mg por 15 mL), fr. de 50 mL*
- ▶ *CEPACAÍNA (Aventis Pharma) pastilhas, (benzocaína 10 mg + cloreto de cetilpiridínio 1,466 mg por pastilha), 12, 16 e 20 pastilhas*
- ▶ *CEPACAÍNA (Aventis Pharma) solução, (benzocaína 60 mg + cloreto de cetilpiridínio 7,5 mg por 15 mL), fr. de 100 e 200 mL*
- ▶ *COLUBIAZOL (Aventis Pharma) aerossol, (benzocaína 1 g + sulfacrisoidina 5 g + cloreto de benzalcônio 0,050 g por 100 mL), fr. de 20 mL*
- ▶ *TONSILDROPS (Eversil), (benzocaína 2,00 mg + cloreto de cetilpiridínio 2,50 mg por pastilha), 12 pastilhas*

BUTAMBENO

Corresponde ao aminobenzoato de butila. Usado na forma de picrato, que tem cor amarela. Por ser relativamente insolúvel em água é pouco absorvido, permanecendo em contato com a pele por período prolongado.

FARMACODINÂMICA
- anestésico local.

INDICAÇÕES
- anestesia da pele e mucosas em casos de queimadura, picada, mordedura e dermatite de contato.
- alívio de dor e prurido associados com distúrbios anorretais.

DOSES
- aplicação tópica, à superfície afetada, como pomada a 1% três ou quatro vezes por dia ou conforme necessário; cobrir a área tratada com atadura ou faixa frouxa para impedir que manche a roupa.

▶ *UNGUENTO PICRATO DE BUTESIN (Abbott), bisnaga com 30 g a 1%*

PROCAÍNA

Durante muitos anos foi o anestésico local injetável preferido, até surgirem agentes melhores, como a lidocaína. Não é eficaz quando aplicada topicamente. Usada com cloridrato.

FARMACODINÂMICA
- anestésico local.

FARMACOCINÉTICA
- início de ação: 2 a 5 minutos.
- liga-se muito fracamente a proteínas.
- rapidamente absorvida após administração parenteral.
- duração de ação: cerca de uma hora.
- meia-vida: adulto, 30 a 50 segundos; recém-nascido, 54 a 114 segundos.
- grande fração é hidrolisada pela colinesterase plasmática a ácido p-aminobenzoico e dietilaminoetanol; o resto é biotransformado no fígado.

INDICAÇÕES
- na forma injetável, para anestesia infiltrativa, bloqueio neural e subaracnoide.
- não é indicada para anestesia caudal ou epidural.

DOSES
- a máxima para adultos (excluída a anestesia subaracnoide) é de 500 ou 600 mg com epinefrina 1:200.000.

- ▶ *CLORIDRATO DE PROCAÍNA A 2% (Lafepe), 100 amp. de 10 mL*
- ▶ *SOLUÇÃO DE CLORIDRATO DE PROCAÍNA (Hypofarma), sol. inj. a 1%, 2% e 5%, 100 amp. de 1, 2, 5, 10 e 20 mL*
- ▶ *SOLUÇÃO INJETÁVEL DE CLORIDRATO DE PROCAÍNA 1% GRANADO (Granado), 100 amp. de 5, 10 e 20 mL*
- ▶ *SOLUÇÃO INJETÁVEL DE CLORIDRATO DE PROCAÍNA 2% GRANADO (Granado), 100 amp. de 5, 10 e 20 mL*
- ▶ *SOLUÇÃO INJETÁVEL DE PROCAÍNA A 2% VEAFARM (Veafarm), 100 amp. de 5 mL*

ASSOCIAÇÕES
- ▶ *OTONAX (Sanval), (cloridrato de procaína 50 mg + fenol 4 mg por mL), fr. de 10 mL (solução otológica)*
- ▶ *TIMPANOL (Q.I.F.), (cloridrato de procaína 50 mg + fenol 4 mg por mL), fr. com 10 mL (solução otológica)*

PROXIMETACAÍNA

Denominada proparacaína nos Estados Unidos, é empregada em oftalmologia. Usada na forma de cloridrato.

FARMACODINÂMICA
- anestésico local.

FARMACOCINÉTICA
- produz anestesia corneana adequada dentro de 20 minutos após a instilação.
- duração da anestesia (que pode ser aumentada repetindo a aplicação): aproximadamente 15 minutos.

INDICAÇÕES
- anestesia da conjuntiva e córnea.

DOSES
- 1 ou 2 gotas de solução a 0,5% antes do procedimento.

CONTRAINDICAÇÕES
- inflamação e/ou infecção ocular.
- alergias.

EFEITOS ADVERSOS
- irregularidades transitórias na superfície do epitélio corneano.
- administração repetida pode retardar a cura.
- dose excessiva causa distúrbios do sistema nervoso central.

- ▶ *ANESTALCON (Alcon), fr. de 5 mL com 5 mg/mL (colírio)*
- ▶ *VISONEST (Allergan), fr. de 5 mL com 5 mg/mL (colírio)*

TETRACAÍNA

É usada nas formas tanto livre (básica) quanto na de cloridrato. A tetracaína básica é composto ceroso sólido, muito pouco solúvel em água e, portanto, utilizada em cremes. O cloridrato é pó cristalino solúvel em água e, por isso, empregado em injeções.

FARMACODINÂMICA
- anestésico local.

FARMACOCINÉTICA
- aplicada na forma injetável, o início de ação é lento (cerca de cinco minutos), mas a anestesia dura de 2 a 3 horas.
- aplicada topicamente, o início de ação é também lento, mas a anestesia persiste por cerca de 45 minutos.
- a ligação a proteínas é alta.
- é rapidamente hidrolisada no sangue, pelas esterases, a ácido p-aminobenzoico, sendo completamente biotransformada dentro de uma hora após a injeção.

INDICAÇÕES
- na forma injetável, para anestesia subaracnoide.
- não é recomendada para anestesia por infiltração, bloqueio de nervos periférico e caudal, por causa de seu lento início de ação e elevada toxicidade sistêmica.
- na forma de solução pode ser usada topicamente no olho, para anestesiar a conjuntiva e a córnea, no ouvido e nas mucosas acessíveis antes de exames, endoscopia e instrumentação.
- na forma de creme é empregada em alguns distúrbios dermatológicos.

DOSES
- variáveis, dependendo do local de aplicação.

▶ *TETRACAÍNA A 1% GRANADO (Granado), 100 amp. de 2 mL*

▶ Derivados de amidas

São análogos estruturais dos derivados de ésteres em que a função éster foi substituída por amida. Apresentam maior estabilidade e resistência à hidrólise. Esta resistência é incrementada por grupos metílicos na posição orto em relação à função amida, devido a impedimento estérico ao ataque do grupo carbonila. Além disso, os derivados de amidas são mais potentes, apresentam menor incidência de efeitos adversos e causam menor irritação local.

Aparentemente não há sensibilização cruzada entre eles e os derivados do ácido p-aminobenzoico.

Os comercializados no Brasil são: bupivacaína, cinchocaína, levobupivacaína, lidocaína, prilocaína e ropivacaína.

ANESTÉSICOS LOCAIS 4.3

BUPIVACAÍNA

É usada na forma de cloridrato, pó cristalino branco, solúvel em água. É quatro vezes mais potente do que a lidocaína. A bupivacaína injetável deve ser usada exclusivamente por especialistas.

FARMACODINÂMICA
- anestésico local, podendo ser usada em todos os tipos de anestesia periférica.

FARMACOCINÉTICA
- o início de ação é rápido.
- duração da ação: uma hora a uma hora e meia; este tempo pode ser aumentado injetando-a com epinefrina; alguns bloqueios de nervos periféricos podem durar mais de 24 horas.
- liga-se extensivamente (80-90%) a proteínas plasmáticas, atingindo níveis máximos no sangue em 30 a 45 minutos e baixando a níveis insignificantes nas três a seis horas seguintes.
- sofre biotransformação no fígado, via conjugação com ácido glicurônico, sendo rapidamente retirada da circulação sanguínea; o metabólito principal é a pipecoloxilidina.
- somente 6% de uma dose são excretados pela urina na forma de fármaco inalterado.
- meia-vida de eliminação: cerca de duas horas e meia.
- atravessa a barreira placentária por difusão passiva.

INDICAÇÕES
- por injeção, para anestesia infiltrativa, bloqueio de nervo, espinal e epidural; em oftalmologia, para obter acinesia do nervo facial, bloqueio retrobulbar e anestesia infiltrativa.
- anestesia subaracnoide, utilizada quando se necessita tempo de anestesia prolongado.
- administrada por técnicas epidurais contínuas, no alívio de dores de parto, mas apenas em concentrações baixas (0,25% e 0,5%); não se recomendam concentrações de 0,75%.

DOSES
- não devem exceder 175 mg sem epinefrina e 225 mg com epinefrina 1:200.000; entre as aplicações, guardar intervalo de, no mínimo, três horas.

CONTRAINDICAÇÕES
- anestesia epidural em obstetrícia, em concentração alta (0,75%), pois pode causar parada cardíaca.

▶ BUPIVACAÍNA 0,5% (Eurofarma), 6 fr.-amp. de 20 mL com 5 mg/mL
▶ BUPIVACAÍNA 0,5% sem vasoconstritor (Apsen), 6 amp. de 20 mL com 5 mg/mL
▶ BUPIVACAÍNA ABBOTT (Abbott) a 0,25%, 6 amp. de 20 mL com 2,5 mg/mL
a 0,5%, 6 amp. de 20 mL com 5 mg/mL
a 0,75%, 6 amp. de 20 mL com 7,5 mg/mL
▶ MARCAÍNA (AstraZeneca) 0,25%, 6 fr.-amp. de 20 mL com 2,5 mg/mL
0,5%, 6 fr.-amp. de 20 mL com 5 mg/mL
0,75%, 6 amp. de 20 mL com 7,5 mg/mL
▶ MARCAÍNA ISOBÁRICA (AstraZeneca), 20 amp. de 4 mL com 5 mg/mL
▶ NEOCAÍNA (Cristália) 0,25%, 6 amp. de 20 mL com 2,5 mg/mL
0,5%, 6 amp. de 20 mL com 5 mg/mL
▶ NEOCAÍNA 0,5% ISOBÁRICA (Cristália), 20 amp. de 4 mL
▶ NEOCAÍNA SEM ADRENALINA (Cristália), fr.-amp. de 20 mL com 2,5, 5,0 e 7,5 mg/mL

ASSOCIAÇÕES
▶ BUPIVACAÍNA (CLORIDRATO) + EPINEFRINA (BITARTARATO) INAF (Eurofarma), 6 fr.-amp. de 20 mL
▶ BUPIVACAÍNA 0,5% COM EPINEFRINA (ADRENALINA) 1:200.000 (Apsen), 6 fr. de 20 mL
▶ MARCAÍNA 0,5% COM EPINEFRINA (Astra-Zeneca), (cloridrato de bupivacaína 5 mg + bitartarato de epinefrina 9,1 µg por mL), 6 fr.-amp. de 20 mL
▶ MARCAÍNA 0,75% COM EPINEFRINA (Astra-Zeneca), (cloridrato de epinefrina 7,5 mg + bitartarato de epinefrina 9,1 µg por mL), 6 amp. de 20 mL
▶ MARCAÍNA PESADA 0,5% (AstraZeneca), (cloridrato de bupivacaína 5 mg + glicose 80 mg por mL), 20 amp. de 4 mL
▶ NEOCAÍNA 0,5% TUBETES (Cristália), (cloridrato de bupivacaína 9 mg + bitartarato de epinefrina 16,4 mg por 1,8 mL), 25 tubetes
▶ NEOCAÍNA PESADA 0,5% (Cristália), (cloridrato de bupivacaína 20 mg + glicose 320 mg por 4 mL), 20 amp. de 4 mL

CINCHOCAÍNA

Chamada dibucaína nos Estados Unidos, é usada na forma de cloridrato, em pomada para aplicação tópica.

FARMACODINÂMICA
- anestésico local.

FARMACOCINÉTICA
- início de ação: dentro de 15 minutos.
- duração de ação: 2 a 4 horas.

INDICAÇÕES
- anestesia superficial de duração longa no ouvido, pele e junção mucocutânea retal.
- em associação com anti-inflamatórios, no tratamento de hemorroidas e outros distúrbios anorretais.

▶ NUPERCAINAL (Novartis), bisnaga de 20 g com 10 mg por g (pomada)

ASSOCIAÇÕES
▶ ULTRAPROCT (Schering do Brasil), (cloridrato de cinchocaína 1 mg + fluocortolona — sob as formas de caproato e pivalato — 1 mg + undecilenato de clemizol 5 mg por supositório), 6 supos.
▶ ULTRAPROCT (Schering do Brasil), (cloridrato de cinchocaína a 0,5% + fluocortolona — sob as formas de caproato e pivalato — a 0,15% + undecilenato de clemizol a 1%), bisnaga de 10 g (pomada)

LEVOBUPIVACAÍNA

É o enantiômero-S (-) da bupivacaína. Possui farmacocinética e propriedades clínicas semelhantes, diferindo da bupivacaína por apresentar uma duração mais longa do bloqueio sensorial e menores efeitos adversos cardiovasculares e do sistema nervoso central (SNC). Os primeiros incluem, principalmente, menor efeito miocárdico inotrópico negativo e menor prolongamento do intervalo QT. O efeito depressor sobre o SNC também é bem inferior. Comercializado como cloridrato.

FARMACODINÂMICA
- anestésico local.

FARMACOCINÉTICA
- $C_{máx}$, ASC, meia-vida, volume de distribuição e depuração semelhantes aos da bupivacaína.
- sofre biotransformação extensa *in vitro*, através do sistema isoenzimático CYP3A4 e CYP1A2, formando desbutil-levobupivacaína e 3-hidroxilevobupivacaína, respectivamente. *In vivo*, o metabólito 3-hidroxilevobupivacaína é biotransformado, formando conjugados glicurônicos e sulfatos.
- não se detecta a levobupivacaína inalterada, na urina e nas fezes.

INDICAÇÕES
- anestesia local ou regional em cirurgia e procedimentos obstétricos e no alívio pós-operatório da dor.
- anestesia epidural, bloqueio periférico ou infiltração local.
- em infusão contínua epidural, bloqueio epidural intermitente, bloqueio periférico contínuo ou intermitente, infiltração local no controle da dor.
- para analgesia epidural contínua, concomitantemente com fentanila ou clonidina.

DOSES
- usar as menores dose e concentração necessárias. Inicialmente, administrar uma dose-teste de 3 a 5 mL com epinefrina.
- a dose varia de acordo com o procedimento e, em geral, recomenda-se a administração de acordo com a tabela:

	Concentração %	Dose mL	Dose mg	Bloqueio motor
Anestesia cirúrgica				
Cirurgia c/ epidural	0,5-0,75	10-20	50-150	Moderado ou completo
Cesárea c/ epidural	0,5	20-30	100-150	Moderado ou completo
Nervo periférico	0,25-0,5	30 0,4 mL/kg	75-150 1-2 mg/kg	Moderado ou completo
Oftálmica	0,75	5-15	37,5-112,5	Moderado ou completo
Infiltração local	0,25	60	150	Não
Anestesia do parto	0,25	10-20	25-50	Mínimo a moderado
Infusão epidural p/ controle da dor em PO	0,125*-0,25**	4-10 mL/h	5-25 mg/h	Mínimo a moderado

*0,125 para uso exclusivo em combinação com fentanila ou clonidina.
**para uso com diluição de 0,9% de cloreto de sódio.

4.4 FÁRMACOS QUE ATUAM SOBRE O SISTEMA NERVOSO PERIFÉRICO

- podem-se administrar doses adicionais, por via epidural, de até 375 mg, durante cirurgia.
- a dose máxima recomendada para bloqueio intraoperatório e/ou alívio da dor em pós-operatório (PO) é de 695 mg/dia. Para infusão epidural PO, de 570 mg/dia. Para injeção única adicional em bloqueio do plexo braquial, máximo de 300 mg.

Contraindicações
- hipersensibilidade ao fármaco ou a qualquer anestésico local do grupo derivado de amidas.
- uso IV.
- levobupivacaína a 0,75% em pacientes obstétricas.
- bloqueio paracervical em obstetrícia.
- durante a evolução da gravidez.
- lactação.
- crianças.
- anestesia em situações de urgência (em que é necessário um início de ação rápido).

Precauções
- a administração de doses repetitivas pode produzir efeito cumulativo.
- vigiar a administração aos pacientes portadores de hipotensão, hipovolemia ou patologia cardíaca, principalmente bloqueio AV e nas insuficiências hepática e renal.
- observar a ocorrência de ansiedade, inquietação, sensação de cabeça leve, formigamento da boca ou lábios, gosto metálico na boca, perturbação visual e sinais de toxicidade do SNC.
- vigiar eventual injeção intravascular acidental.
- não se deve usar injeção rápida de doses altas.

Efeitos adversos
- febre, tontura, cefaleia.
- náusea, vômito.
- dores no dorso.
- hipoventilação, parada respiratória, broncoespasmo, edema pulmonar.
- hipotensão, síncope, arritmias cardíacas.
- sofrimento fetal.
- prolongamento da fase expulsiva do parto.
- hipocinesia, espasmo muscular generalizado, contrações musculares involuntárias.
- reações alérgicas.

Interações medicamentosas
- efeitos aditivos com outros anestésicos locais derivados de amidas.
- pode interagir com indutores e/ou inibidores de fármacos biotransformados pelo sistema isoenzimático CYP3A4 e/ou CYP1A2.

▶ NOVABUPI ISOBÁRICA (Cristália), 10 estojos de 3 amp. de 4 mL c/ 5 mg/mL
▶ NOVABUPI COM VASOCONSTRITOR (Cristália), (cloridrato de levobupivacaína 5 mg + bitartarato de epinefrina 9,1 μg por mL), 10 fr.-amp. de 20 mL
▶ NOVABUPI SEM VASOCONSTRITOR 0,5% (Cristália), 10 fr.-amp. de 20 mL c/ 5 mg/mL

LIDOCAÍNA

É usada nas formas tanto básica quanto de cloridrato. Ambas apresentam-se como pós cristalinos brancos, mas a base é quase insolúvel em água, servindo para a preparação de cremes, ao passo que o cloridrato é muito hidrossolúvel, utilizado na forma injetável. Nesta forma deve ser empregada exclusivamente por profissional especializado.

Farmacodinâmica
- anestésico local e antiarrítmico.

Farmacocinética
- início de ação: 2 a 5 minutos.
- duração de ação: 60 a 75 minutos quando usada isoladamente e duas ou mais horas quando administrada em associação com epinefrina; da solução tópica: 15 a 20 minutos; da solução por aerossol: 10 a 15 minutos.
- rapidamente absorvida dos locais de injeção, através da pele lesada, das mucosas e do trato gastrintestinal.
- após injeção intravenosa, as concentrações séricas baixam rapidamente depois de 10 minutos.
- meia-vida de eliminação: cerca de duas horas, mas pode dobrar em pacientes com disfunção hepática.
- é baixa a biodisponibilidade quando administrada por via oral.
- sofre eliminação pré-sistêmica no fígado, sendo rapidamente desetilada e, em seguida, hidrolisada por amidases dando compostos diversos, que são excretados pela urina e dos quais apenas 10% são eliminados na forma inalterada.
- um de seus metabólitos, a glicinexilidina, possui reduzida atividade anestésica, mas significativa ação tóxica; visto que é eliminada lentamente, seu acúmulo no organismo pode causar intoxicação.
- atravessa a barreira placentária por difusão simples.

Indicações
- na forma injetável, é amplamente usada para os seguintes tipos de anestesia: infiltrativa, regional intravenosa, bloqueio de nervo, epidural e espinal (subaracnoide); e também em oftalmologia, para obter acinesia do nervo facial, bloqueio retrobulbar e anestesia infiltrativa.
- nas formas de aerossol, colutório, gel, pomada e unguento, é usada para anestesia tópica.
- por infusão intravenosa, algumas vezes é o último recurso no estado do mal epiléptico, após haverem malogrado os fármacos de eleição.
- por infusão intravenosa, é o fármaco de escolha para supressão imediata de extrassístoles ventriculares e taquicardia ventricular, independentemente da etiologia da arritmia.
- alívio da dor associada à neuralgia pós-herpética.

Doses
- por injeção (exceto no caso de anestesia subaracnoide), 300 mg sem epinefrina ou 500 mg com epinefrina; entre as aplicações guardar intervalo de, no mínimo, duas horas.
- na aplicação tópica, solução a 2 ou 4%.
- como antiarrítmico, via intramuscular, adultos, 300 mg injetada no músculo deltoide; via intravenosa, adultos, para arritmias ventriculares, dose de ataque de 50 a 100 mg administrada em dois a três minutos e repetida, se necessário, cinco minutos depois; após a dose de ataque, infusão de solução à velocidade de 1 a 4 mg por minuto; crianças, 0,5 a 1 mg/kg cada cinco minutos para um máximo de três doses ou infusão de solução contendo 5 mg/mL à velocidade de 0,03 mg/kg/min.

Contraindicações
- as já citadas.
- no bloqueio subaracnoide, bloqueio AV completo, infecção no local da aplicação, hemorragia e/ou hipotensão grave, choque, septicemia.

Precauções
- para o uso tópico, aplicar na pele intacta.
- na gravidez, categoria B da FDA.

Interações medicamentosas
- aquelas comuns aos anestésicos locais.
- betabloqueadores podem retardar sua biotransformação.
- cimetidina pode inibir sua biotransformação hepática.

LIDOCAÍNA (BÁSICA)

▶ LIDOCAÍNA (Vital Brazil), 50 amp. de 5 mL a 2%
▶ XYLOCAÍNA SPRAY 10% (AstraZeneca), fr. de 50 mL com 100 mg/mL

CLORIDRATO DE LIDOCAÍNA

▶ CLORIDRATO DE LIDOCAÍNA 2% (Cristália), bisnaga de 10 mL (gel tópico), (genérico)
▶ CLORIDRATO DE LIDOCAÍNA (EMS), bisnagas de 30 g com 20 mg/g (gel), (genérico)
▶ CLORIDRATO DE LIDOCAÍNA (União Química), 12 amp. de 20 mL com solução injetável a 1 e 2%
▶ DERMOMAX (Biosintética), bisnaga de 5 e 30 g com 40 mg/g (creme dermatológico a 4%)
▶ GEL DE LIDOCAÍNA 2% HIDROSOLÚVEL APSEN (Apsen), bisnaga de 30 g
▶ HYPOCAÍNA SEM VASOCONSTRITOR (Hypofarma), fr.-amp. de 20 mL a 1%; amp. de 5 mL a 2%
▶ LIDOCAÍNA (Germed), bisnaga de 30 g com 40 mg/g (creme), (genérico)
▶ LIDOCAÍNA 5% (União Química), bisnaga com 20 g de pomada
▶ LIDOCAÍNA 1% SEM VASOCONSTRITOR (Apsen), 12 fr. de 20 mL
▶ LIDOCAÍNA 2% SEM VASOCONSTRITOR (Apsen), 12 fr. de 20 mL
▶ LIDOCAÍNA 2% SEM VASOCONSTRITOR (Hypofarma), 25 fr.-amp. de 20 mL (genérico)
▶ LIDOCAÍNA 5% PARA RAQUIANESTESIA HIPERBÁRICA (PESADA) (Apsen), 25 amp. de 2 mL
▶ LIDOCAÍNA 10% SPRAY (Cristália), fr. com 70 mL
▶ LIDOCAÍNA GEL 2% (Neo-Química), bisnagas com 30 g
▶ LIDOCAÍNA GEL 2% (União Química), bisnaga com 30 g
▶ LIDOCAÍNA GELEIA 2% (Apsen), bisnaga com 30 mL
▶ LIDOCAÍNA VISCOSA 2 G% (Apsen), fr. com 60 mL
▶ SOLUÇÃO INJETÁVEL DE CLORIDRATO DE LIDOCAÍNA (Apsen), solução a 0,5%, 1% e 2%, fr. de 20 e 50 mL
▶ SOLUÇÃO INJETÁVEL DE LIDOCAÍNA A 2% VEAFARM (Veafarm), fr. de 20 mL
▶ XYLESTESIN (Cristália), 10 fr.-amp. de 20 mL com 10 mg/mL
▶ XYLESTESIN (Cristália), 10 fr.-amp. de 20 mL com 20 mg/mL
▶ XYLESTESIN 2% (Cristália), 50 e 500 tubetes de 1,8 mL com 36 mg
▶ XYLESTESIN 10% (Cristália), fr. de 40 mL com 100 mg/mL (solução para aplicação tópica)
▶ XYLESTESIN GELEIA (Cristália), 10 bisnagas de 30 g com 20 mg/mL
▶ XYLESTESIN ODONTOLÓGICO (Cristália), 50 e 500 tubetes de 1,8 mL a 2%
▶ XYLESTESIN PESADA 5% (Cristália), 50 amp. de 2 mL com 50 mg/mL
▶ XYLESTESIN POMADA (Cristália), bisnaga de 25 g com 0,05 g/g
▶ XYLESTESIN SOLUÇÃO TÓPICA (Cristália), fr. de 40 mL com 100 mg/mL

- XYLOCAÍNA (AstraZeneca), 1% e 2%, 12 fr.-amp. de 20 mL
- XYLOCAÍNA GELEIA 2% (AstraZeneca), bisnaga de 30 mg com 100 mg/5 g
- XYLOCAÍNA POMADA (AstraZeneca), bisnaga de 25 g com 50 mg/g
- XYLOCAÍNA SPRAY 10% (AstraZeneca), fr. de 50 mL com 100 mg/mL
- XYLOCAÍNA VISCOSA (AstraZeneca), fr. de 50 mL com 100 mg/5 mL

ASSOCIAÇÕES
- CLORIDRATO DE LIDOCAÍNA + GLICOSE (Abbott), (cloridrato de lidocaína 50 mg + 75 mg de glicose por mL), 25 e 50 amp. de 2 mL (genérico)
- EMLA (Astra), (lidocaína 25 mg + prilocaína 25 mg por grama), 5 bisnagas de 5 g e 10 bandagens oclusivas
  1 bisnaga de 5 g e 2 bandagens oclusivas
- HYPOCAÍNA 2% COM VASOCONSTRITOR (Hypofarma), (cloridrato de lidocaína 20 mg + epinefrina 0,005 mg cada mL), 25 fr.-amp. de 20 mL
- HYPOCAÍNA HYPERBÁRICA (Hypofarma), (cloridrato de lidocaína 5% + glicose 7,5%), 50 amp. de 2 mL
- LIDOCAÍNA 1% COM EPINEFRINA (ADRENALINA) 1:200.000 (Apsen), 12 fr. de 20 mL
- LIDOCAÍNA 2% COM EPINEFRINA (ADRENALINA) 1:200.000 (Apsen), 12 fr. de 20 mL
- MEDICAÍNA 5% (Cristália), (lidocaína 25 mg + prilocaína 25 mg por grama), bisnaga com 5 g (pomada)
- PROCTO-GLYVENOL (Novartis), (lidocaína 40 mg + tribenósido 400 mg por supositório), 5 sup.
- PROCTO-GLYVENOL (Novartis), (cloridrato de lidocaína 2 g + tribenósido 5 g por 100 mL), bisnaga de 15 g (creme)
- SOLUÇÃO INJETÁVEL DE CLORIDRATO DE LIDOCAÍNA (Apsen), solução a 0,5%, 1% e 2% com epinefrina 1:100.000, fr. de 20 e 50 mL
- SPRAY ANTISSÉPTICO (Johnson & Johnson), (cloridrato de lidocaína 2,10 mg + cloreto de benzetônio 0,135 mg por mL), fr. de 50 mL (aerossol)
- XYLESTESIN 1% (Cristália), (cloridrato de lidocaína 10 mg + bitartarato de epinefrina 0,01 mg por mL), 10 fr.-amp. de 20 mL
- XYLESTESIN 2% (Cristália), (cloridrato de lidocaína 20 mg + bitartarato de epinefrina 0,01 mg por mL), 10 fr.-amp. de 20 mL
- XYLESTESIN ODONTOLÓGICO (Cristália), (cloridrato de lidocaína 36 mg + bitartarato de norepinefrina 0,072 mg por tubete de 1,8 mL), 50 e 500 tubetes (anestésico odontológico de ação rápida)
- XYLOCAÍNA (AstraZeneca), (cloridrato de lidocaína 36 mg + norepinefrina 0,036 mg por 1,8 mL), 50 tubetes
- XYLOCAÍNA COM EPINEFRINA 1:200.000 (AstraZeneca), (lidocaína 20 mg + epinefrina 0,005 mg por mL), 12 fr.-amp. de 20 mL
- XYLOCAÍNA PESADA 5% (AstraZeneca), (cloridrato de lidocaína 50 mg + glicose 75 mg por mL), 25 amp. de 2 mL
- XYLOPROCT (AstraZeneca), (lidocaína 50 mg + acetato de hidrocortisona 2,5 mg + óxido de zinco 180 mg + subacetato de alumínio 35 mg por g), bisnaga de 25 g (pomada)

PRILOCAÍNA

Semelhante farmacologicamente à lidocaína. Usada como cloridrato, geralmente em associação com vasoconstritores.

FARMACODINÂMICA
- anestésico local.

FARMACOCINÉTICA
- início de ação rápido, porém mais lento que o da lidocaína.
- duração de ação: mais longa do que a da lidocaína.
- ligação moderada a proteínas.
- meia-vida: 1,25 hora.
- mais rapidamente biotransformada e excretada que a lidocaína; por isso, é 40% menos tóxica.

INDICAÇÕES
- anestesia infiltrativa, regional intravenosa (para a qual é o fármaco preferido), bloqueio neural periférico e epidural.
- anestesia em ambulatório.
- não tem emprego tópico nem para anestesia subaracnoide.

DOSES
- em geral, em adultos sadios normais, máxima de 600 mg ou 8 mg/kg, no período de duas horas ou não mais de 1,2 g no período de quatro horas; em crianças, a dose deve ser reduzida, utilizando-se concentração de 0,5% a 1%.

EFEITOS ADVERSOS
- aqueles comuns aos anestésicos locais.
- dois metabólitos (ortotoluidina e nitrosotoluidina) formam metemoglobina; esta é tratada com injeção intravenosa de cloreto de metiltionínio (azul de metileno).
- doses acima de 600 mg podem produzir cianose.

ASSOCIAÇÕES
- CITANEST 3% COM OCTAPRESSIN (AstraZeneca), (cloridrato de prilocaína 30 mg + felipressina 0,03 UI por mL), 50 tubetes de 1,8 mL
- CITOCAÍNA (Cristália), (cloridrato de prilocaína 30 mg + felipressina 0,03 UI por mL), 100 e 500 tubetes de 1 mL
- EMLA (AstraZeneca), (prilocaína 25 mg + lidocaína 25 mg por grama), 5 bisnagas de 5 g e 10 bandagens oclusivas
  1 bisnaga de 5 g e 2 bandagens oclusivas
- MEDICAÍNA 5% (Cristália), (prilocaína 25 mg + lidocaína 25 mg por grama), bisnaga com 5 g (pomada)

ROPIVACAÍNA

É um anestésico local, um S-enantiômero da propil-pipecoloxilidida. Atua diminuindo a permeabilidade da membrana neuronal aos íons sódio e produzindo um consequente bloqueio do início e propagação dos impulsos nervosos, resultando em bloqueios sensitivo e motor. Produz bloqueio motor menor que o da bupivacaína. Usada na forma de cloridrato.

FARMACODINÂMICA
- anestésico, local ou peridural.

FARMACOCINÉTICA
- sofre absorção sistêmica completa dependente da vascularidade do local aplicado e da concentração.
- 94% ligam-se às proteínas plasmáticas, principalmente à glicoproteína ácida α_1.
- sofre extensa biotransformação hepática utilizando o sistema do citocromo P450, para 3-hidroxirropivacaína e outros metabólitos.
- distribuição rápida no espaço peridural de 14 minutos e lenta, de 4,2 horas.
- meia-vida após administração epidural de 4,2 horas e intravascular de 1,8 hora.
- a duração da ação varia de acordo com a concentração e o volume administrados: 0,5 a 1,5 hora.
- 86% eliminados pelos rins na forma de metabólitos.
- atravessa a barreira placentária.

INDICAÇÕES
- para anestesia peridural na cesárea, no controle da dor durante o parto ou em pós-operatório, bloqueios infiltrativos e do campo operatório.

DOSES
- para anestesia peridural lombar, em cirurgia cesárea: 100-150 mg da solução a 0,5% administradas em doses progressivas. Início da ação de 10-20 minutos e duração da ação de 3-4 horas.
- para anestesia obstétrica peridural lombar, 20-40 mg da solução a 0,2%, seguida de 12-28 mg/hora em infusão contínua de 20-30 mg/kg/hora em doses progressivas.
- para bloqueio regional, 5-200 mg, em doses progressivas. Início da ação de 1,5 minuto e duração da ação de 2-6 horas.
- para bloqueio neuronal maior, 175-250 mg, em doses progressivas.
- para controle da dor pós-operatória, em infiltração, 2-200 mg, e peridural lombar: infusão contínua de 12-20 mg/hora.

CONTRAINDICAÇÕES
- hipersensibilidade à ropivacaína.
- crianças < 12 anos.
- insuficiência renal ou hepática.
- lactação.

PRECAUÇÕES
- o uso durante o parto pode prolongar o segundo estágio, interferindo com a motricidade.
- pode produzir colapso cardiocirculatório na eventualidade de injeção intravascular.
- vigiar o nível de consciência e as funções cardiovascular e respiratória.
- pode ter efeitos leves na habilidade para dirigir veículos ou operar máquinas.

EFEITOS ADVERSOS
- colapso cardiocirculatório.
- efeitos cardiovasculares e neurológicos, febre, icterícia, insuficiência respiratória, taquipneia, vômitos nos RN.
- hipotensão arterial materna ou fetal, bradicardia ou taquicardia fetal.
- ansiedade, alterações visuais, calafrios, febre, cefaleia, alteração da fala, tonturas, prurido, tremor, náuseas, retenção urinária.

INTERAÇÕES MEDICAMENTOSAS
- efeitos aditivos com outros anestésicos locais.
- imipramina, fluvoxamina, teofilina, verapamil podem produzir níveis tóxicos de ropivacaína.

- NAROPIN (AstraZeneca), cx. com 5 amp. de 20 mL × 2 mg/mL (0,2%), 7,5 mg/mL (0,75%) e 10 mg/mL (1%), sol. inj. cx. com 5 bolsas de 100 mL × 2 mg/mL (0,2%), sol. inj. para infusão peridural

MIORRELAXANTES

▶ **MIORRELAXANTES CENTRAIS**
Carbamatos do propanodiol
  carisoprodol
Benzodiazepínicos
Agentes diversos
  baclofeno
  ciclobenzaprina
  dantroleno
  orfenadrina
  tiocolchicósido
  tizanidina

▶ **MIORRELAXANTES PERIFÉRICOS**
Bloqueadores despolarizantes
  cloreto de suxametônio

Bloqueadores não despolarizantes
  cloreto de alcurônio
  besilato de atracúrio
  besilato de cisatracúrio
  trietiodeto de galamina
  brometo de pancurônio
  brometo de rocurônio
  brometo de vecurônio

Miorrelaxantes são fármacos usados para relaxar os espasmos que acompanham as síndromes musculares crônicas dolorosas. Este efeito pode ser obtido por ação central ou por ação periférica. Por isso, são divididos em miorrelaxantes centrais e miorrelaxantes periféricos.

▶ MIORRELAXANTES CENTRAIS

São fármacos que deprimem seletivamente a parte do sistema nervoso central que controla o tono muscular. São usados para promover relaxamento dos espasmos musculoesqueléticos, no tratamento sintomático do tétano e em certos procedimentos ortopédicos.

Estes fármacos são úteis como adjuvantes no repouso, psicoterapia e outras medidas apropriadas para tratar do mal-estar produzido por espasmo musculoesquelético doloroso localizado.

O mecanismo de ação dos miorrelaxantes centrais não está perfeitamente esclarecido. Acredita-se que, em sua maioria, eles atuam bloqueando ou retardando a transmissão dos impulsos nervosos nas sinapses internunciais dentro da medula espinal e no tronco, tálamo e gânglios basais do cérebro.

Os miorrelaxantes centrais podem produzir os seguintes efeitos adversos: sonolência, rubor, fraqueza, tontura, visão embaçada, letargia e lassidão. Doses elevadas ocasionalmente causam náuseas, vômito, dor abdominal e azia. Os pacientes tratados com estes miorrelaxantes devem evitar exercer atividades que requeiram coordenação motora, pensamento lógico e vivacidade mental.

Há três classes de miorrelaxantes centrais: carbamatos do propanodiol, benzodiazepínicos e agentes diversos.

▶ Carbamatos do propanodiol

O único comercializado no Brasil é o carisoprodol, mas apenas em associações irracionais.

CARISOPRODOL

Estruturalmente é um dicarbamato de derivado do propanodiol.

FARMACODINÂMICA
- miorrelaxante esquelético central.

FARMACOCINÉTICA
- início de ação: meia-hora.
- atinge concentração máxima, de 4-7 µg/mL, em 4 horas.
- duração de ação: 4 a 6 horas.
- meia-vida de eliminação: 8 horas.
- sofre biotransformação no fígado (um dos metabólitos é o meprobamato) e os produtos são eliminados pela urina; menos de 1% é excretado na forma inalterada de carisoprodol.
- excretado no leite materno em quantidades significativas.

INDICAÇÕES
- alívio de sinais e sintomas de espasmo muscular localizado.

DOSES
- via oral, adultos, 350 mg 4 vezes por dia; crianças, a dose não foi determinada.

CONTRAINDICAÇÕES
- insuficiência hepática ou renal.
- porfiria aguda intermitente.
- depressão do sistema nervoso central.

EFEITOS ADVERSOS
- sonolência, tontura, obnubilação.
- ocasionalmente, náusea, vômito, queimação epigástrica, distúrbio abdominal, constipação, diarreia, ou ataxia.
- embora muito raramente, pode causar dependência psíquica.

INTERAÇÕES MEDICAMENTOSAS
- álcool, anestésicos gerais, antidepressores tricíclicos, outros depressores do sistema nervoso central, sulfato de magnésio parenteral, hipnoanalgésicos, inibidores da amino-oxidase podem acarretar aumento dos efeitos depressores do sistema nervoso central.
- estimulantes do sistema nervoso central antagonizam seus efeitos.

ASSOCIAÇÕES
- *DORILAX (Aché), (carisoprodol 150 mg + cafeína 50 mg + paracetamol 350 mg por comprimido), 12 comprimidos*
- *MIONEVRIX (Aché) (carisoprodol 250 mg + cloridrato de piridoxina 100 mg + cloridrato de tiamina 50 mg + cianocobalamina 1.000 µg + metamizol sódico 250 mg por comprimido), 20 comprimidos*
- *PACEFLEX (Gemballa) (carisoprodol 150 mg + cafeína 50 mg + paracetamol 350 mg por comprimido), 12 comprimidos*
- *TANDRILAX (Aché), (carisoprodol 125 mg + cafeína 30 mg + diclofenaco sódico 50 mg + paracetamol 300 mg por comprimido), 30 comprimidos*

▶ Benzodiazepínicos

O mais empregado é o diazepam, já descrito entre os anticonvulsivantes.

▶ Agentes diversos

Pertencem a classes químicas diversas. Os comercializados são: baclofeno, ciclobenza-

5.2 MIORRELAXANTES

prina, clormezanona, dantroleno, orfenadrina, tiocolchicósido e tizanidina. A clormezanona é atualmente considerada obsoleta; por isso, não merecerá maior atenção.

BACLOFENO

Estruturalmente, é análogo químico do neurotransmissor inibitório, o ácido amibutírico, também conhecido como gama-aminobutírico (GABA). Distingue-se de todos os outros miorrelaxantes. Não tem efeito sobre a junção neuromuscular, mas deprime a transmissão dos reflexos monossinápticos e polissinápticos na medula espinal. Esta ação ocorre pré-sinapticamente no receptor do GABA inibindo a liberação dos transmissores excitatórios putativos, os ácidos glutâmico e aspártico, das fibras aferentes primárias. O baclofeno exerce efeito antinociceptivo.

Farmacodinâmica
- antiespástico, analgésico específico para a neuralgia trigêmea e relaxante do esfíncter uretral externo.

Farmacocinética
- rápida e quase completamente absorvido, atingindo concentração sérica máxima, de 500 a 600 ng/mL, em 2 a 3 horas.
- cerca de 30% são ligados a proteínas.
- meia-vida média de 3 a 4 horas, mas há considerável variação individual.
- início de ação: altamente variável, de horas a semanas.
- a razão de distribuição plasma:cérebro é aproximadamente 10, e o fármaco é eliminado lentamente do cérebro.
- atravessa a barreira placentária.
- sofre biotransformação hepática; somente cerca de 15% de uma dose são metabolizados.
- cerca de 70 a 85% de uma dose são eliminados inalterados pela urina em um dia; o resto, pelas fezes.
- eliminação completa leva três dias.

Indicações
- alívio dos sinais e sintomas da espasticidade.
- tratamento de neuralgia trigêmea.
- controle da hipertonicidade do esfíncter uretral externo.

Doses
- a medicação deve ser ingerida durante as refeições ou acompanhada de leite.
- a dose diária deve ser baixa e aumentada paulatinamente.
- como regra, 5 a 10 mg diariamente durante os primeiros três dias, aumentando 5 mg, 3 vezes por dia a cada 3 dias até atingir o efeito ótimo ou a dose máxima de 80 mg diariamente.
- alguns pacientes podem precisar de 120 mg diariamente.
- crianças, 5 mg por dia, aumentando-se a dose gradualmente.
- terminado o tratamento, a dose deve ser reduzida gradualmente durante uma ou duas semanas.

Contraindicações
- hipersensibilidade ao baclofeno.
- três primeiros meses da gravidez.
- lesões cerebrais ou acidente vascular cerebral.
- insuficiência renal.
- epilepsia.
- diabetes.

Efeitos adversos
- relativamente bem tolerado, e reações nocivas graves são incomuns.
- sonolência, lassidão e tontura ocorrem frequentemente.
- ataxia, mesmo com doses terapêuticas.
- fraqueza muscular.
- náusea, distúrbio gastrintestinal, constipação ou diarreia, insônia, cefaleia, confusão, hipotensão sintomática e frequência urinária.

Interações medicamentosas
- álcool, anestésicos gerais, antidepressores tricíclicos e outros depressores do sistema nervoso central, inibidores da MAO e sulfato de magnésio parenteral podem aumentar os efeitos hipotensores e depressores do SNC.
- agentes antidiabéticos orais e insulina podem aumentar as concentrações de glicose.

▶ BACLOFEN (Teuto-Brasileiro), 20 comprimidos × 10 mg
▶ BACLOFENO (EMS), 20 comprimidos × 10 mg (genérico)
▶ BACLON (União Química), 20 comprimidos × 10 mg
▶ LIORESAL (Novartis), 20 comprimidos × 10 mg

CICLOBENZAPRINA

É relaxante muscular estruturalmente relacionado com os antidepressivos tricíclicos e corresponde à 3-(5H-dibenzo[a,d]cicloepteno-5-ilideno)-N, N-dimetil 1-propanamina. Seu mecanismo íntimo de ação ainda não está totalmente esclarecido, mas parece exercer efeito antagônico nos receptores 5-HT$_2$. Atua no tronco encefálico e na medula espinhal diminuindo a atividade dos neurônios motores alfa e gama com consequente relaxamento muscular. É indicada como medicação adjuvante para tratamento dos espasmos musculares excluindo-se aqueles produzidos por afecções do SNC. Usado sob a forma de cloridrato.

Farmacodinâmica
- relaxante da musculatura esquelética, anti-histamínico, antimuscarínico.

Farmacocinética
- é bem absorvida após administração oral.
- biodisponibilidade de cerca de 55%.
- atinge o pico da concentração plasmática entre 3 e 8 horas. A faixa terapêutica encontra-se entre 20 e 30 ng/mL.
- 93% ligam-se às proteínas plasmáticas.
- sofre biotransformações hepática e gastrintestinal. As isoformas 3A4 e 1A2 são as mais envolvidas.
- início da ação de 1 hora e duração do efeito de 12 a 24 horas.
- meia-vida de 24 a 36 horas.
- eliminada pelos rins sob a forma de metabólitos conjugados, pela bile e pelas fezes.

Indicações
- para tratamento dos espasmos musculares, juntamente com fisioterapia, das afecções musculoesqueléticas como fibromialgias, lombalgias, torcicolos e periartrite.

Doses
- nas afecções musculoesqueléticas, 20 a 40 mg ao dia, em duas a quatro administrações.
- na síndrome de fibromialgia, 5 a 40 mg ao deitar.

Contraindicações
- hipersensibilidade ao fármaco.
- gravidez e lactação.
- < 15 anos.
- após a fase aguda de IAM, insuficiência cardíaca, arritmias cardíacas.
- hipertireoidismo.
- glaucoma.
- retenção urinária.
- uso concomitante de inibidores da MAO.

Precauções
- vigiar a administração aos idosos.
- pode inibir a secreção salivar.
- pacientes que fizeram uso de inibidores da MAO só poderão utilizar a ciclobenzaprina obedecendo a um intervalo de 2 semanas após sua suspensão. Para pacientes hospitalizados este intervalo pode ser reduzido para 1 semana.

Efeitos adversos
- efeitos anticolinérgicos.
- angioedema, anafilaxia.
- depressão, desorientação mental.
- hepatite, colestase.
- síncope.

Interações medicamentosas
- o uso concomitante de antidepressivos tricíclicos, depressores do SNC e álcool pode exercer efeito aditivo.
- pode potencializar ações dos anticolinérgicos.

▶ CIZAX (Mantecorp), 10 e 30 comprimidos × 5 e 10 mg
▶ CLORIDRATO DE CICLOBENZAPRINA (Brainfarma), 30 comprimidos × 5 e 10 mg (medicamento genérico)
▶ CLORIDRATO DE CICLOBENZAPRINA (Eurofarma), 30 comprimidos × 5 e 10 mg (genérico)
▶ MIOSAN (Apsen), 30 comprimidos × 5 e 10 mg
▶ MIRTAX (Aché), 30 comprimidos × 5 e 10 mg

Associação
▶ DOLAMIN FLEX (Farmoquímica), (cloridrato de ciclobenzaprina 5 mg + clonixinato de lisina 125 mg por comprimido), 15 comprimidos

DANTROLENO

Pertence à classe química das hidantoínas, com nome químico [(nitro-4-fenil)-5 furfurilideno amino]-1 imidazolidinodiona-2,4 sódica. Atua diminuindo a liberação de cálcio do retículo sarcoplasmático e o processo de excitação-contração da musculatura esquelética. Ambos os processos estão relacionados com a hipertermia maligna e com efeito antiespasmódico. Contudo, não interfere no potencial de repouso, na excitabilidade muscular ou na transmissão neuromuscular. Usado como dantroleno sódico.

Farmacodinâmica
- miorrelaxante.

Farmacocinética
- após administração oral, cerca de 35% são reabsorvidos pelo trato gastrintestinal.
- atinge o pico da concentração plasmática máxima em 5 horas.
- início da ação em cerca de 1 semana ou mais.
- sofre biotransformação hepática, formando derivados 5-hidroxil e acetamino.

- 90% ligam-se às proteínas plasmáticas.
- meia-vida: 8,7 horas após administração oral e 4 a 8 horas por via IV.
- cerca de 25% eliminados pelos rins, sob a forma de metabólitos e < 1% como composto ativo. Cerca de 40 a 50% eliminados pelas fezes.

INDICAÇÕES
- por administração IV, no tratamento adjuvante da síndrome de hipertermia maligna durante ou após uma anestesia ou cirurgia.
- por administração IV, como preventivo da síndrome de hipertermia maligna em pacientes predispostos a desenvolvê-la.
- por via oral, como redutor de espasticidade em afecções neurológicas: lesões da medula espinal, AVC, esclerose múltipla.
- tratamento da síndrome neuroléptica maligna.
- mialgia induzida por esforço na deficiência de fosforilase ou na distrofia muscular de Duchenne.

DOSES
- como adjuvante profilático da hipertermia maligna, 2,5 mg/kg por infusão IV uma hora antes da anestesia. Por via oral, 4 a 8 mg/kg/dia em 3 ou 4 doses de um a dois dias antes da cirurgia, sendo que a última dose deve ser administrada de 3 a 4 horas antes da intervenção.
- no tratamento da hipertermia maligna, IV, em bolo, 1 mg/kg, inicialmente, até o desaparecimento dos sintomas ou até atingir a dose máxima cumulativa de 10 mg/kg.
- para tratamento após a crise de hipertermia maligna, VO, 4 a 8 mg/kg/dia fracionados em quatro doses durante três dias.
- como antiespasmódico, VO, 25 mg uma vez ao dia. A dose pode ser aumentada de 25 mg cada quatro ou sete dias até que seja obtida resposta clínica ou que seja atingida a dose de 400 mg/dia.
- para crianças, como antiespasmódico, 0,5 mg/kg duas vezes ao dia, inicialmente, até uma adequada resposta clínica ou que seja alcançada uma dose máxima de 3 mg/kg quatro vezes/dia.

CONTRAINDICAÇÕES
- hipersensibilidade ao fármaco.
- gravidez e lactação.
- doença hepática.
- função cardíaca prejudicada.
- doenças neuromusculares, miopatias e insuficiência respiratória.
- uso concomitante de bloqueadores de canal do cálcio.

PRECAUÇÕES
- para diluição utilizar somente água destilada. Soro glicosado a 5%, soro fisiológico a 0,9% e outras soluções não são adequadas para diluição. O conteúdo do preparado deve ser protegido da ação da luz direta.

EFEITOS ADVERSOS
- hepatotoxicidade precipitada por reação alérgica ao fármaco, mais frequente no sexo feminino, em pacientes > 35 anos de idade e em uso concomitante de outros fármacos, principalmente estrógenos. Doses > 800 mg propiciam maior chance de complicações e durante terapêutica crônica entre 3 e 8 meses, principalmente hepatite.
- diarreia ou constipação grave.
- depressão respiratória.
- depressão, confusão mental, convulsão.
- dificuldade de micção, urina escura.
- dermatite.

INTERAÇÕES MEDICAMENTOSAS
- o uso concomitante de depressores do SNC pode aumentar o efeito destes.
- o uso concomitante de fármacos que interfiram na biotransformação hepática pode aumentar o potencial hepatotóxico.
- bloqueadores de canal de cálcio (verapamil) possuem o risco potencial de desenvolver fibrilação ventricular.

▶ *DANTROLEN (Cristália), 12 fr.-amp. com 60 mL × 20 mL*

ORFENADRINA

Quimicamente, é o-metildifenidramina. Usada como citrato. No Brasil, só é comercializada em associação com cafeína e metamizol sódico, associação esta irracional.

TIOCOLCHICÓSIDO

Estruturalmente, é derivado semissintético sulfurado da colchicina.

FARMACODINÂMICA
- miorrelaxante esquelético central.

FARMACOCINÉTICA
- atinge o nível plasmático máximo em 0,5-1 hora após a administração oral.
- meia-vida: 1 a 2 horas.
- duração de ação: 24 horas.
- cerca de 98% de uma dose oral são eliminados durante 120 horas, 82% pelas fezes e 16% pela urina.

INDICAÇÕES
- contraturas musculares das síndromes neurológicas e das afecções reumáticas.

DOSES
- via oral, adultos, inicialmente 4 mg por dia, podendo-se aumentar até 12 a 16 mg por dia; crianças, 4 a 12 mg por dia, dependendo da idade.
- via intramuscular, adultos, 8 mg por dia durante oito a dez dias; crianças de 3 a 4 anos, 2 mg por dia.
- via intravenosa, adultos, 4 mg por dia durante três a quatro dias; crianças de 3 a 4 anos, 1 mg por dia.

CONTRAINDICAÇÕES
- hipersensibilidade ao fármaco.
- paralisia flácida.
- hipotonia muscular.

EFEITOS ADVERSOS
- raramente, excitação com ansiedade ou insônia após injeção intravenosa e diarreia após administração oral.

▶ *COLTRAX (Aventis Pharma), 12 comprimidos × 4 mg 3 amp. de 2 mL com 4 mg (solução injetável)*

TIZANIDINA

Estruturalmente, é derivado imidazólico do benzotiadiazol. Usada como cloridrato.

FARMACODINÂMICA
- miorrelaxante esquelético central.

FARMACOCINÉTICA
- rápida e quase completamente absorvida.
- atinge concentração plasmática máxima em 1 a 2 horas.
- a ligação a proteínas é baixa (30%).
- sofre biotransformação hepática, dando metabólitos praticamente inativos.
- o fármaco íntegro e seus metabólitos são excretados principalmente pela urina (70%).
- meia-vida de eliminação: 3 a 5 horas.

INDICAÇÕES
- alívio de espasmos musculares dolorosos.
- espasticidade devida a distúrbios neurológicos.

DOSES
- para alívio de espasmos musculares dolorosos, 2 a 4 mg três vezes por dia.
- em espasticidade devida a distúrbios neurológicos, a dose deve ser adaptada às necessidades individuais do paciente, mas a dose inicial diária não deve exceder 6 mg, divididos em três tomadas diárias; a dose pode ser aumentada gradualmente em 2 a 4 mg, a intervalos de 3 a 4 dias, ou semanais.

EFEITOS ADVERSOS
- sonolência, fadiga, tontura, náusea, secura da boca e ligeira redução da pressão arterial.
- fraqueza muscular, insônia, hipotensão e bradicardia.

INTERAÇÕES MEDICAMENTOSAS
- álcool e outros sedativos podem potencializar sua ação.
- agentes anti-hipertensivos, inclusive diuréticos, podem acarretar hipotensão e bradicardia.

▶ *SIRDALUD (Novartis), 20 comprimidos × 2 mg*

▶ MIORRELAXANTES PERIFÉRICOS

Mais comumente conhecidos como bloqueadores neuromusculares, são fármacos que induzem o relaxamento da musculatura esquelética por interrupção da transmissão do impulso nervoso na junção neuromuscular esquelética. São usados principalmente como adjuvantes em anestesia, quer para produzir relaxamento muscular prolongado durante a cirurgia, particularmente cirurgia abdominal, e outro tipo de tratamento, quer para facilitar a endoscopia ou intubação endotraqueal. O seu emprego permite ao médico trabalhar com menores concentrações dos anestésicos gerais.

Os miorrelaxantes periféricos devem ser administrados por anestesistas adequadamente treinados e que estejam familiarizados com suas ações, características e riscos.

São divididos em dois grupos: despolarizantes e não despolarizantes.

▶ Bloqueadores despolarizantes

São assim chamados por despolarizarem a membrana da placa motora de maneira semelhante àquela produzida pela acetilcolina, em consequência da complexação destes fármacos com os receptores nicotínicos da acetilcolina nos gânglios e junções neuromusculares. São moléculas longas

5.4 MIORRELAXANTES

e apresentam estrutura simétrica. Seus efeitos não são antagonizados pelos anticolinesterásicos; de fato, estes fármacos até podem prolongar o bloqueio neuromuscular. O único comercializado no Brasil é o cloreto de suxametônio.

CLORETO DE SUXAMETÔNIO

Quimicamente, é produto da duplicação molecular da acetilcolina. Nos Estados Unidos é chamado succinilcolina.

Farmacodinâmica
- bloqueador neuromuscular despolarizante.

Farmacocinética
- início de ação rápido: via intravenosa, 30 a 60 segundos; via intramuscular, até 3 minutos.
- atinge efeito máximo em 1 minuto quando administrado por via intravenosa.
- duração de ação curta: 4 a 10 minutos.
- rapidamente hidrolisado pela pseudocolinesterase plasmática, dando primeiro succinilmonocolina, que é em seguida hidrolisada lentamente a colina e ácido succínico.
- pequena fração atravessa a barreira placentária.
- excretado em pequena proporção (10%) inalterado pela urina, junto com metabólitos.

Indicações
- produção de relaxamento muscular, sobretudo em intubação endotraqueal ou para procedimentos cirúrgicos de curta duração.
- redução da intensidade das contrações musculares de convulsões induzidas farmacológica ou eletricamente.

Doses
- a dose requerida varia grandemente; um estimulador do nervo periférico ajuda a regular a velocidade de infusão.
- via intravenosa, adultos, inicialmente 0,3 a 1,5 mg/kg; doses subsequentes, 0,01 a 0,05 mg/kg. Para infusão contínua, administra-se solução de 0,1% (1 mg/mL) ou 0,2% (2 mg/mL) à velocidade de 2,5 a 7,5 mg/min. Em grávida reduz-se a dose. Lactentes, 2 mg/kg. Crianças, 1 mg/kg. Não se recomenda infusão contínua para recém-nascidos e crianças de tenra idade.
- via intramuscular, lactentes, 4 mg/kg; crianças, 2 a 3 mg/kg (dose total máxima, 150 mg).

Contraindicações
- hipersensibilidade ao suxametônio.
- déficit congênito conhecido de pseudocolinesterase plasmática.
- antecedentes de hipertermia maligna.
- miopatias associadas com valores elevados de creatina-fosfoquinase.
- glaucoma de ângulo fechado.
- ferimentos oculares perfurantes, cirurgia ocular.
- gravidez.
- tetraplegia.
- queimaduras graves.
- hiperpotassemia.
- arritmias cardíacas graves.
- intoxicação digitálica, ou pacientes digitalizados.
- hepatopatia grave.
- insuficiência respiratória ou renal.
- problemas neuromusculares.
- traumas graves.
- carcinoma broncogênico.

Efeitos adversos
- aumento na pressão intraocular.
- aumento nas concentrações séricas de potássio.
- taquifilaxia, após doses repetidas.
- mioglobinemia e mioglobinúria, especialmente em crianças.
- bradicardia transitória, seguida de hipotensão, arritmias cardíacas e possivelmente curto período de parada do seio carotídeo devido à estimulação vagal aumentada.
- dose excessiva pode causar depressão respiratória prolongada ou apneia e colapso cardiovascular.
- dores musculares.

Interações medicamentosas
- administrada a pacientes que usam mióticos anticolinesterásicos de ação prolongada, pode produzir apneia prolongada e colapso cardiovascular.
- anestésicos por inalação, anestésicos locais, antibióticos aminoglicosídicos, anticolinesterásicos, antimaláricos, capreomicina, carbonato de lítio, ciclofosfamida, clindamicina, fenelzina, fisostigmina, inseticidas neurotóxicos, sais de magnésio, oxitocina, polimixinas, procainamida, quinidina, tiotepa ou trimetafano intensificam o bloqueio neuromuscular.
- glicósidos digitálicos podem aumentar os efeitos cardíacos.
- hipnoanalgésicos (como fentanila ou sufentanila) podem deprimir a respiração, por efeito aditivo.

▶ QUELICIN (Abbott), fr.-amp. de 10 mL com 500 mg
fr.-amp. de 5 mL com 100 mg

▶ Bloqueadores não despolarizantes

Também chamados estabilizantes ou competitivos, porque competem com a acetilcolina pelos receptores colinérgicos da placa motora, mas são incapazes de efetuar a despolarização característica do neuroefetor natural. Estruturalmente, são moléculas complexas, volumosas e parcialmente rígidas, tendo um ou dois átomos de nitrogênio quaternário. Seus efeitos podem ser antagonizados pelos anticolinesterásicos como neostigmina ou piridostigmina.

São indicados como adjuvantes em anestesia para obter maior relaxamento muscular em operações cirúrgicas, quando se deseja duração de ação intermediária ou prolongada, e também para facilitar a intubação traqueal e proporcionar relaxamento do músculo esquelético durante a cirurgia ou ventilação mecânica.

Os bloqueadores não despolarizantes disponíveis no Brasil são: cloreto de alcurônio, besilato de atracúrio, besilato de cisatracúrio, trietiodeto de galamina, brometo de pancurônio, brometo de rocurônio e brometo de vecurônio.

CLORETO DE ALCURÔNIO

Corresponde à dialiltoxiferina, derivado sintético da toxiferina, alcaloide do curare. Usado na forma de dicloreto.

Farmacodinâmica
- bloqueador neuromuscular não despolarizante.

Farmacocinética
- administrado por via intravenosa, é distribuído amplamente por todos os tecidos do organismo.
- início de ação: cerca de 2 minutos.
- duração de ação: 20 a 30 minutos.
- não sofre biotransformação.
- meia-vida de eliminação: 3,3 horas.
- excretado na forma inalterada, principalmente pela urina (80 a 85%) e parcialmente pelas fezes (10 a 15%).

Doses
- via intravenosa, adultos, inicialmente 0,2 a 0,25 mg/kg de peso corporal; 0,3 mg proporciona relaxamento muscular por cerca de 40 minutos; crianças, inicialmente, 0,125 a 0,2 mg/kg de peso corporal.

Contraindicações
- hipersensibilidade ao fármaco.
- miastenia grave, miopatia.
- insuficiência respiratória.
- doença pulmonar.
- distúrbios alérgicos.

Efeitos adversos
- queda da pressão arterial.
- ligeiro aumento na frequência cardíaca.
- ocasionalmente, apneia pós-operatória.
- dose excessiva causa insuficiência respiratória.

Interações medicamentosas
- as mesmas da galamina.

▶ ALLOFERINE (ICN), 50 amp. de 2 mL com 10 mg

BESILATO DE ATRACÚRIO

Estruturalmente, é éster bis-quaternário simétrico derivado da papaverina. A duração do bloqueio neuromuscular produzido por ele não se correlaciona com os níveis de pseudocolinesterase plasmática e não é alterada pela ausência da função renal.

Farmacodinâmica
- bloqueador neuromuscular não despolarizante.

Farmacocinética
- liga-se fortemente a proteínas.
- início de ação: dentro de 2 minutos.
- atinge o efeito máximo em 3 a 5 minutos.
- sofre inativação por hidrólise de um grupo éster e eliminação de Hoffman, resultando ambos os processos no rompimento da cadeia entre átomos de nitrogênio quaternário; os metabólitos não apresentam ação miorrelaxante.
- duração de ação: 20 a 70 minutos.
- meia-vida de distribuição: 2 a 3,4 minutos.
- meia-vida de eliminação: 20 minutos.
- tempo de recuperação: 35 a 45 minutos.
- atravessa a barreira placentária.
- excretado pelas vias renal e biliar, menos de 10% na forma inalterada.

Doses
- via intravenosa, inicialmente 0,4 a 0,5 mg/kg; doses subsequentes, 0,08 a 0,1 mg/kg. Caso se administre antes suxametônio por intubação, recomenda-se a dose inicial de 0,3 a 0,4 mg/kg.

Contraindicações
- hipersensibilidade ao fármaco.
- miastenia grave.
- gravidez.
- carcinoma broncogênico.

Efeitos adversos
- parecem associados com a liberação de histamina.
- urticária, exantema, sibilação e hipotensão.
- broncoespasmo ou reação anafilactoide.
- bradicardia.
- hipotensão, se administrado rapidamente ou em dose elevada.
- depressão respiratória ou diminuição da função pulmonar.

Interações medicamentosas
- as mesmas da galamina.

▶ *BESILATO DE ATRACÚRIO (Eurofarma), 5 comprimidos × 25 e 50 mg (genérico)*
▶ *TRACRIUM (GlaxoSmithKline), 5 amp. de 2,5 e 5 mL com 10 mg/mL*
▶ *TRACUR (Cristália), 5 amp. de 2,5 mL com 25 mg 5 amp. de 5 mL com 50 mg*

BESILATO DE CISATRACÚRIO

É derivado benzilisoquinolínico, bloqueador neuromuscular não despolarizante. Compete com a acetilcolina pela ligação à placa receptora motora e é antagonizado por agentes anticolinesterase. Em animais é mais potente que o atracúrio. Tem a vantagem de não afetar de modo significativo a pressão arterial e a frequência cardíaca e não induz a liberação histamínica. É cerca de três vezes mais potente que o atracúrio. Comercializado sob a forma de besilato.

Farmacodinâmica
- bloqueador neuromuscular.

Farmacocinética
- em adultos o início da ação é dose-dependente: após administração de 0,15 mg/kg, cerca de 2 minutos; após administração de 0,2 mg/kg, 1,5 minuto.
- em adultos recebendo anestesia com opioide, o tempo para atingir o pico da ação também depende da dose: para 0,15 mg/kg, 3,5 minutos e 2,9 minutos após 0,2 mg/kg.
- nos idosos e em portadores de insuficiência renal grave, o tempo para atingir o pico da ação é cerca de 1 minuto mais longo para uma dose de 0,1 mg/kg. Na insuficiência hepática grave, cerca de 1 minuto a menos para a mesma dose.
- a ED95 (dose necessária para produzir uma depressão de 95% da resposta de contração muscular do músculo adutor do polegar à estimulação do nervo ulnar) é de cerca de 0,05 mg/kg durante anestesia com opioides. Em crianças submetidas a anestesia com halotano, de 0,04 mg/kg.
- duração do efeito: para adultos submetidos a cirurgia, 55 minutos após administração de 0,15 mg/kg e 65 minutos após 0,2 mg/kg. Em crianças esse tempo é cerca de 2,8 minutos para uma dose de 0,1 mg/kg.
- 80% são biotransformados pela via de Hoffman e um certo grau de participação hepática, formando metabólitos principais derivados acrilato monoquaternários que, posteriormente, são novamente biotransformados pela via de Hofmann e hidrolisados por esterases plasmáticas inespecíficas. Um outro metabólito é a laudanosina, que é biotransformada, formando metabólitos desmetilados e conjugados para ácido glicurônico. Os primeiros são metabólitos inativos. A laudanosina é também inativa, porém produz hipotensão e, em doses maiores, efeitos excitatórios em animais. Fígado e rins têm menor participação, porém constituem via de eliminação dos metabólitos.
- farmacocinética da administração por bolo e por infusão é semelhante e proporcional à dose entre 0,1 e 0,2 mg/kg.
- biodisponibilidade limitada devido ao grande peso molecular e elevada polaridade.
- volume de distribuição e depuração cerca de 21 e 16% maiores, respectivamente, em hepatopatas.
- meia-vida de 22 a 29 minutos. Esta não sofre influência de insuficiência hepática ou renal, ou duração da administração, mas é maior nos idosos.
- a meia-vida da laudanosina é de cerca de 6,6 ± 4,1 horas e aumentada nas insuficiências hepática e renal.
- depuração média de 7,5 mL/kg/min.
- tempo de recuperação espontânea à estimulação nervosa periférica de 95% do valor controle (T_{95}): para pacientes submetidos a cirurgia, dose de 0,15 mg/kg, 76 minutos e 81 minutos para a dose de 0,2 mg/kg. Para crianças de 2 a 12 anos, 46 minutos para a dose de 0,1 mg/kg.
- índice de recuperação (T_{25-75}): após administração de 0,15 mg/kg, cerca de 13 minutos. Para crianças de 2 a 12 anos, 10 minutos para a dose de 0,1 mg/kg.
- tempo de recuperação T_4: $T_1 \geq 70\%$ — para adultos, após administração de 0,15 mg/kg, 75 minutos; para crianças de 2 a 12 anos, 44 minutos para uma dose de 0,1 mg/kg.
- 95% eliminados pelos rins sob a forma de metabólitos, menos de 10% sob a forma inalterada e 4% pelas fezes.

Indicações
- como adjuvante em cirurgia geral ou para pacientes submetidos a respiração assistida, com a finalidade de proporcionar intubação endotraqueal e relaxamento da musculatura esquelética.

Contraindicações
- gravidez.
- lactação.
- intubação endotraqueal rápida, devido ao seu tempo de início de ação intermediário.
- < 2 anos.

Doses
- para intubação traqueal em adultos: 0,15 mg/kg (3 vezes a ED95) IV, produzindo efeito ótimo cerca de 2 minutos após a administração e 55 minutos de relaxamento muscular. Dose de 0,2 mg/kg produz condições ideais para a intubação em cerca de 1 a 1,5 minuto e relaxamento de 61 minutos.
- para manutenção: 0,03 mg/kg IV, após os efeitos da dose inicial começarem a diminuir, e posteriormente a intervalos de 20 minutos. As doses podem ser ajustadas para proporcionar duração de ação maior ou menor. Doses de repetição de 0,06 a 0,1 mg/kg podem ser utilizadas a cada 40 minutos (ou 0,002 a 0,004 em infusão contínua).
- por infusão IV, inicialmente 0,003 mg/kg/min, depois 0,001 a 0,002 mg/kg/min.
- para pacientes internados em UTI, 0,003 mg/kg/min inicialmente, por infusão IV. As doses podem variar de acordo com o quadro clínico, variando de 0,0005 a 0,0102 mg/kg/min.
- para crianças entre 2 e 12 anos, para uso IV, dose inicial de 0,01 mg/kg administrada em 5 a 10 segundos para produzir um bloqueio em cerca de 2 minutos e com duração de 28 minutos.
- para manutenção: em pacientes submetidos a cirurgia, infusão IV de 0,003 mg/kg/min, inicialmente; depois 0,001 a 0,002 mg/kg/min. Nos pacientes submetidos a cirurgia cardíaca com hipotermia a dose pode ser reduzida em 50%.
- para pacientes em regime de terapia intensiva, infusão IV de 0,003 mg/kg/min. As doses podem ser ajustadas de acordo com as necessidades.

Precauções
- deve ser administrado por profissionais familiarizados com o uso e as ações dos bloqueadores neuromusculares.
- alteração do equilíbrio ácido/base ou eletrolítica pode ser antagonizada ou potencializada.
- pacientes queimados podem apresentar resistência aos seus efeitos.
- efeito prolongado em pacientes com miastenia grave ou outra doença neuromuscular.
- vigiar a função muscular usando um estimulador de nervo periférico ou mantendo a cabeça erguida durante 5 segundos.
- embora o metabólito laudanosina esteja relacionado com efeito de hipotensão e excitação cerebral em animais, vigiar possíveis alterações em seres humanos.
- o cisatracúrio é compatível para administração com as seguintes soluções: soro fisiológico, glicose a 5%, cloreto de sódio a 0,18%, cloreto de sódio a 0,45%, glicose a 2,5%.
- não deve ser administrado na mesma via com soluções alcalinas, propofol, cetorolaco, trometamol, lactato de Ringer.
- após mistura com outras soluções o produto final deve apresentar-se claro, incolor ou ligeiramente amarelado/esverdeado. O uso é exclusivo para administração em diluição.

Efeitos adversos
- rubor, exantema cutâneo.
- hipotensão, bradicardia.
- broncoespasmo.

Interações medicamentosas
- os fármacos seguintes podem aumentar seus efeitos: aminociclitóis, anestésicos, bacitracina, clindamicina, colistina, lincomicina, lítio, sais de magnésio, polimixinas, procainamida, quinidina, propranolol, bloqueadores dos canais de cálcio, tetraciclinas, furosemida, tiazídicos, manitol, acetazolamida.
- teofilina e aminofilina, fenitoína e carbamazepina podem ser resistentes ao seu efeito.
- corticosteroides podem produzir síndrome de paralisia e/ou fraqueza muscular.
- a administração de cisatracúrio após recuperação de 10 a 95% da dose de 1 mg/kg de succinilcolina pode prolongar o bloqueio neuromuscular em cerca de 2 minutos.

▶ *NIMBIUM (GlaxoSmithKline), cx. com 5 amp. de 2,5, 5 ou 10 mL × 2 e 5 mg/mL*
fr.-amp. com 30 mL × 5 mg/mL

TRIETIODETO DE GALAMINA

Estruturalmente, é produto da simplificação da molécula da tubocurarina, alcaloide extraído do curare.

Farmacodinâmica
- bloqueador neuromuscular não despolarizante.

5.6 MIORRELAXANTES

FARMACOCINÉTICA
- início de ação: 1 a 2 minutos.
- atinge o efeito máximo em 3 a 5 minutos.
- duração da ação: 15 a 30 minutos.
- não sofre biotransformação.
- meia-vida: de distribuição, 16 minutos; de eliminação, 150 minutos.
- excretado, na forma inalterada, somente pela urina.

DOSES
- a dose requerida varia grandemente; um estimulador de nervo periférico ajuda a determinar a quantidade apropriada; quando se usa óxido nitroso como único anestésico por inalação, as doses são as indicadas abaixo; devem ser reduzidas caso se utilize anestésico mais potente.
- via intravenosa, adultos e crianças, inicialmente 1 mg/kg; doses seguintes, 0,3 a 0,5 mg/kg. Lactentes até 1 mês de idade, inicialmente 1 mg/kg; doses seguintes, 0,5 mg/kg.

CONTRAINDICAÇÕES
- hipersensibilidade à galamina ou a iodeto.
- insuficiência renal.
- gravidez.

INTERAÇÕES MEDICAMENTOSAS
- anestésicos por inalação, anestésicos locais, antibióticos aminoglicosídicos, betabloqueadores, bloqueadores neuromusculares despolarizantes, capreomicina, clindamicina, lincomicina, sais de magnésio, polimixinas, procainamida, quinidina ou trimetafano podem intensificar o bloqueio neuromuscular.
- antimiastênicos ou edrofônio antagonizam seus efeitos e vice-versa.
- sais de cálcio geralmente revertem seus efeitos.
- fármacos depletores de potássio (ácido etacrínico, adrenocorticoides, anfotericina B, bumetanida, corticotropina, diuréticos tiazídicos, furosemida, indapamida, inibidores da anidrase carbônica) podem intensificar o bloqueio neuromuscular.
- hipnoanalgésicos (como fentanila ou sufentanila) podem deprimir a respiração, por efeito aditivo.

▶ FLAXEDIL (Aventis Pharma), 25 amp. de 2 mL com 40 mg

BROMETO DE PANCURÔNIO

Quimicamente, pode ser considerado como híbrido de duas moléculas de acetilcolina com uma de androstano.

FARMACODINÂMICA
- bloqueador neuromuscular não despolarizante.

FARMACOCINÉTICA
- início de ação: 30 a 45 segundos.
- atinge o efeito máximo em 3 a 4,5 minutos.
- duração de ação: menos de 60 minutos.
- liga-se fortemente à gamaglobulina e moderadamente às proteínas plasmáticas.
- sofre biotransformação hepática dando metabólitos muito menos ativos.
- atravessa a barreira placentária, mas em quantidade insignificante.
- meia-vida de distribuição: 10 a 13 minutos.
- meia-vida de eliminação: 89 a 161 minutos.
- tempo de recuperação: menos de 60 minutos.

- cerca de 40% da dose total são recuperados na urina na forma inalterada e metabólitos e aproximadamente 11% na bile.

DOSES
- a dose requerida varia grandemente; um estimulante do nervo periférico ajuda a determinar a quantidade apropriada; quando se usa óxido nitroso como único anestésico por inalação, as doses são as indicadas abaixo; devem ser reduzidas caso se utilize anestésico mais potente.
- via intravenosa, adultos e crianças, inicialmente 0,04 a 0,1 mg/kg; para intubação, 0,1 mg/kg; doses seguintes, 0,01 a 0,02 mg/kg, repetidas conforme necessário (geralmente, a cada 20 a 40 minutos).

CONTRAINDICAÇÕES
- hipersensibilidade ao pancurônio e a bromometo.
- miastenia grave, miopatia.
- gravidez.

EFEITOS ADVERSOS
- aumento da frequência cardíaca, débito cardíaco e pressão arterial.
- ocasionalmente, extrassístoles ventriculares.
- depressão respiratória prolongada ou apneia e colapso cardiovascular.

INTERAÇÕES MEDICAMENTOSAS
- as mesmas da galamina.

▶ PANCURON (Cristália), 50 amp. de 2 mL com 4 mg
▶ PAVULON (Akzo Organon Teknika), amp. de 2 mL com 4 mg
fr.-amp. de 5 mL com 10 mg
fr.-amp. de 10 mL com 10 mg

BROMETO DE ROCURÔNIO

É composto esteroide de amônio, não despolarizante, com início da ação entre intermediária e rápida, de acordo com a dose empregada. Sua ação instala-se rapidamente e é semelhante à da succinilcolina. Seu mecanismo de ação consiste num bloqueio neuromuscular através da competição com a acetilcolina nos receptores colinérgicos da placa motora terminal. Pode ainda produzir liberação de histamina e um aumento da frequência cardíaca de até 30%.

FARMACODINÂMICA
- bloqueador neuromuscular não despolarizante.

FARMACOCINÉTICA
- cerca de 80% da dose inicial sofre redistribuição, diminuindo após 4 a 8 horas.
- volume de distribuição de cerca de 0,26 ± 0,03 L/kg. Na presença de insuficiência hepática e em transplantados renais é de cerca de 0,53 ± 0,14 e 0,34 ± 0,11 L/kg, respectivamente. Em

Anestesia com óxido nitroso-opiáceo-oxigênio		
Idade do paciente	Dose	Pico do efeito
18-64 anos	0,45 mg/kg de peso	3 minutos
18-64 anos	0,6 mg/kg de peso	1,8 minuto
18-64 anos	0,9 mg/kg de peso	1,4 minuto
18-64 anos	1,2 mg/kg de peso	1 minuto
> 65 anos	0,6 mg/kg de peso	3,7 minutos
> 65 anos	0,9 mg/kg de peso	2,5 minutos
> 65 anos	1,2 mg/kg de peso	1,3 minuto

Anestesia com halotano		
Idade do paciente	Dose	Pico do efeito
crianças entre 3 e 12 meses	0,6 mg/kg	0,8 minuto
crianças entre 3 e 12 meses	0,8 mg/kg	0,7 minuto
crianças entre 1 e 12 anos	0,6 mg/kg	1 minuto
crianças entre 1 e 12 anos	0,8 mg/kg	0,5 minuto

Idade do paciente	Dose	Duração do efeito
18-64 anos	0,45 mg/kg de peso	22 minutos
18-64 anos	0,6 mg/kg de peso	31 minutos
18-64 anos	0,8 mg/kg de peso	58 minutos
18-64 anos	1,2 mg/kg de peso	67 minutos
> 65 anos	0,6 mg/kg de peso	46 minutos
> 65 anos	0,9 mg/kg de peso	62 minutos
> 65 anos	1,2 mg/kg de peso	94 minutos
crianças entre 3 e 12 meses	0,6 mg/kg de peso	41 minutos
crianças entre 3 e 12 meses	0,8 mg/kg de peso	40 minutos
crianças entre 1 e 12 anos	0,6 mg/kg de peso	26 minutos
crianças entre 1 e 12 anos	0,8 mg/kg de peso	30 minutos

crianças até 1 ano de idade é de 0,3 ± 0,04 L/kg e naquelas > 1 ano é semelhante ao dos adultos normais. Em idosos apresenta níveis de cerca de 0,22 ± 0,03 L/kg.
- para uma dose de 0,6 mg/kg de peso administrada em 5 segundos, o início da ação é atingido entre 60 e 70 segundos.
- o pico da ação depende da dose, da idade do paciente e do tipo de anestésico (ver os dois primeiros quadros anteriormente).
- a duração do efeito também depende da dose (ver o terceiro quadro anteriormente).
- baixa ligação proteica (30%).
- sofre biotransformação hepática através de desacetilação formando o metabólito 17-desacetilrocurônio, com pequena atividade.
- distribuição bifásica: uma rápida com meia-vida de 1 a 2 minutos e outra lenta, com meia-vida de 14 a 18 minutos.
- meia-vida para adultos e > 65 anos, sob anestesia com óxido nitroso-opiáceo-oxigênio, é de 1,4 hora e com isoflurano, 0,08 hora. Para transplantados renais sob anestesia com isoflurano, cerca de 2,4 horas. Em crianças sob anestesia com halotano: de 3 a 12 meses, 1,3 hora; 1 a 3 anos, 1,1 hora, e 3 a 8 anos, 0,8 hora.
- depuração plasmática de cerca de 3,7 mL/kg/min.
- eliminado pelas vias biliar e renal.

Indicações
- como adjuvante à anestesia geral para facilitar a intubação endotraqueal e como relaxante da musculatura esquelética durante cirurgia.
- para facilitar a intubação endotraqueal e a ventilação mecânica em pacientes internados em unidade de terapia intensiva.

Doses
- para paralisia da musculatura esquelética, para intubação rápida, inicialmente por via IV, 0,6 a 1,2 mg/kg de peso.
- para intubação traqueal, por via IV, 0,6 mg/kg de peso. Pode-se usar uma dose menor de 0,45 mg/kg de peso com prolongamento do tempo de bloqueio suficiente para a intubação (cerca de 1,3 minuto) e para obter um bloqueio máximo (cerca de 4 minutos). Doses maiores podem ser utilizadas sob anestesia com óxido nitroso-opiáceo-oxigênio sem efeitos adversos cardiovasculares significativos.
- para manutenção, 0,1 a 0,2 mg/kg de peso, IV, administrados quando a transmissão neuromuscular tenha se recuperado em 25% ou quando houver 2 a 3 contrações em resposta a um estímulo TOF. Doses adicionais só poderão ser administradas de acordo com a resposta neuromuscular e até que a função neuromuscular se restabeleça.
- por infusão IV, 0,01 a 0,012 mg/kg de peso/min após a recuperação da dose para intubação. A velocidade de infusão varia de acordo com a resposta clínica do paciente de acordo com a resposta de contração à estimulação periférica. Em geral, velocidades de infusão adequadas são alcançadas com 0,004 a 0,016 mg/kg/min.
- para crianças, como dose inicial para paralisia da musculatura esquelética: a) até 3 meses de idade não há consenso ainda estabelecido; b) de 3 meses a 12 anos, para intubação, IV, 0,6 mg/kg de peso. Como manutenção, IV, 0,075 a 0,125 mg/kg de peso, administrada quando a resposta neuromuscular se tenha recuperado em 25%. Para manutenção, por infusão IV, 0,012 mg/kg/min quando a resposta neuromuscular retorna a cerca de 10% do valor basal.
- para facilitação de ventilação mecânica, dose inicial de 0,6 mg/kg de peso, seguida de infusão contínua tão logo ocorra recuperação de 10% ao estímulo ou 1 a 2 contrações em resposta a um estímulo TOF.

Contraindicações
- hipersensibilidade ao fármaco.
- gravidez e lactação.
- crianças < 3 meses.

Precauções
- pode ser administrado via IV, em bolo ou em infusão contínua, sendo compatível com: cloreto de sódio a 0,9%, glicose a 5%, soro glicofisiológico, lactato de Ringer, poligelina e água para injeção.
- em pacientes queimados pode ocorrer resistência aos agentes bloqueadores neuromusculares.
- bloqueio neuromuscular acentuado em pacientes muito debilitados.
- início de ação retardada na presença de doença cardiovascular em que a circulação esteja diminuída.
- nos distúrbios do equilíbrio acidobásico os efeitos podem aumentar ou diminuir.
- na presença de insuficiência hepática e/ou renal, a duração da ação pode aumentar.
- na miastenia grave e em outras doenças neuromusculares pode haver exacerbação acentuada do efeito, mesmo com doses pequenas.
- pacientes geriátricos apresentam uma duração do efeito discretamente maior.
- não foram realizados estudos de avaliação do potencial carcinogênico.

Efeitos Adversos
- dor no local da injeção.
- hipertensão e/ou hipotensão arterial sistêmica.
- prurido, exantema.
- espasmo brônquico.
- arritmias cardíacas.
- náusea, vômitos, soluços.

Superdose
- os efeitos clínicos podem ser os mesmos que os das superdoses de outros bloqueadores neuromusculares, e o tratamento consiste na manutenção de ventilação adequada e recuperação da função neuromuscular. Devem-se administrar inibidores da acetilcolinesterase e fármacos anticolinérgicos até que haja recuperação espontânea.

Interações Medicamentosas
- pode produzir aumento do bloqueio neuromuscular quando usado concomitantemente com aminociclitóis, bacitracina, colistina, polimixina, tetraciclinas, vancomicina.
- a associação com anestésicos inalatórios, principalmente enflurano e isoflurano, produz efeitos aditivos.
- aumento do efeito pode ocorrer ainda com uso concomitante de: altas doses de metronidazol, diuréticos, tiamina, inibidores da MAO, quinidina, protamina, bloqueadores α-adrenérgicos, bloqueadores dos canais de cálcio, sais de magnésio, sais de lítio.
- pode haver resistência ao seu efeito quando usado com os seguintes fármacos: neostigmina, edrofônio, piridostigmina, derivados da aminopiridina, administração crônica prévia de corticosteroides, fenitoína, carbamazepina, norepinefrina, azatioprina, cloretos de cálcio e de potássio, teofilina e aminofilina.

▶ *ESMERON (Akzo Organon Teknika), 12 fr.-amp. de 5 mL com 10 mg/mL*
▶ *ROMERAN (Biochimico), 12 fr.-amp. de 5 mL com 10 mg/mL*

BROMETO DE VECURÔNIO

É análogo monoquaternário do brometo de pancurônio e tem potência equivalente.

Farmacodinâmica
- bloqueador neuromuscular não despolarizante.

Farmacocinética
- início de ação: dentro de um minuto.
- liga-se moderada a fortemente a proteínas.
- atinge o efeito máximo em 3 a 5 minutos.
- sofre biotransformação hepática; somente 5 a 10% de uma dose são biotransformados; um dos metabólitos tem alguma atividade bloqueadora neuromuscular.
- meia-vida de distribuição: 2 a 3, 4 minutos.
- meia-vida de eliminação: 20 minutos.
- tempo de recuperação: 40 a 50 minutos.
- atravessa a barreira placentária.
- duração do efeito máximo: 25 a 30 minutos.
- eliminado pelas vias biliar (25 a 50% de uma dose) e renal (3 a 35% de uma dose).

Doses
- via intravenosa, adultos e adolescentes, 0,08 a 0,1 mg/kg; doses intraoperatórias subsequentes, 0,01 a 0,015 mg/kg, repetidas conforme necessário. Crianças de 1 a 10 anos podem exigir dose inicial maior e doses suplementares mais frequentes; lactentes de menos de um ano de idade são mais sensíveis que os adultos e o tempo de recuperação poderá ser mais prolongado.

Contraindicações
- hipersensibilidade ao fármaco.
- miastenia grave.
- gravidez.

Efeitos Adversos
- os mesmos do pancurônio.

Interações Medicamentosas
- as mesmas da galamina.

▶ *NORCURON (Akzo Organon Teknika), 10 e 50 amp. de 4 mg*

ESPASMOLÍTICOS

▶ ANTICOLINÉRGICOS
Alcaloides da beladona e derivados
    atropina
    beladona
    escopolamina
    hiosciamina
    homatropina
Compostos de amônio quaternário
    brometo de otilônio
    brometo de propantelina
    tartarato de tolterodina

Compostos amínicos terciários sintéticos
    darifenacina
    diciclovenina
    oxibutinina
    solifenacina

▶ MUSCULOTRÓPICOS
Papaverina e derivados
    etaverina
    papaverina

Outros musculotrópicos
    brometo de pinavério
    camilofina
    flavoxato
    mebeverina
    pargeverina
    trimebutina

Espasmolíticos gerais, também chamados antiespasmódicos, são fármacos que reduzem o tono e a motilidade dos aparelhos gastrintestinal e geniturinário. São usados como coadjuvantes no tratamento de úlceras gástrica e duodenal e para aliviar os espasmos viscerais.

Três grupos de fármacos têm atividade antiespasmódica: anticolinérgicos com ação neurotrópica, espasmolíticos musculotrópicos e bloqueadores α-adrenérgicos.

No Brasil, são comuns associações de dois antiespasmódicos, não raro contendo analgésico, principalmente o metamizol sódico (dipirona). Essas associações não são recomendadas, em parte porque o metamizol sódico produz graves efeitos adversos.

▶ ANTICOLINÉRGICOS

Os agentes anticolinérgicos com atividade antiespasmódica apresentam a estrutura geral R-COO(CH$_2$)$_n$Ń, chamada *fórmula espasmolítica* ou *grupamento espasmofórico*, em que R é grupo volumoso ligado ao nitrogênio básico através da ponte —COO— (ou grupo isóstero) e a cadeia —(CH$_2$)$_n$, em que *n* é, na maioria dos casos, 2 e às vezes 3. Estes fármacos são, pois, estruturalmente muito semelhantes aos agentes colinérgicos. Ambos são aparentados à acetilcolina.

Os espasmolíticos anticolinérgicos atuam, em geral, por antagonismo competitivo com a acetilcolina pelos locais receptores muscarínicos em glândulas exócrinas e músculo liso. Eles inibem a inervação parassimpática e assim reduzem a secreção e a motilidade do trato gastrintestinal. Por esta razão, sua ação é denominada neurotrópica.

Não existem diferenças nítidas e clinicamente significantes entre os diversos antiespasmódicos anticolinérgicos. Do ponto de vista prático, eles se equivalem.

Alguns anticolinérgicos espasmolíticos são associados a agentes ansiolíticos, tais como barbitúricos, benzodiazepínicos, hidroxizina e meprobamato. Essas associações podem auxiliar no alívio da síndrome do colo irritável. Os benzodiazepínicos parecem ser os mais eficazes e seguros. Entretanto, visto que os anticolinérgicos exigem maior individualização de dose do que a maioria dos fármacos, é geralmente impraticável utilizar associações.

Mesmo em doses terapêuticas, os anticolinérgicos produzem muitos efeitos adversos, tais como secura da boca, anidrose, cicloplegia, midríase, taquicardia, disúria, constipação e retenção urinária aguda. Em pacientes idosos, podem causar glaucoma, constipação e dificuldade com a acomodação visual. Doses elevadas podem produzir extrema secura da boca, acompanhada por sensação de queimação, sede, disfagia, fotofobia acentuada, febre, exantema, náusea, vômito, taquicardia, hipotensão ou hipertensão, leucocitose e outros efeitos adversos.

São contraindicados em pacientes com esofagite reflexa. Devem ser usados com cautela pelos que sofrem de hipertrofia prostática, obstrução pilórica, obstrução do colo da bexiga e insuficiência cardíaca congestiva. Podem precipitar ataque de glaucoma agudo nos predispostos ao fechamento do ângulo.

Os antiácidos podem interferir com a absorção dos anticolinérgicos; deve-se guardar intervalo de uma hora pelo menos.

Os anticolinérgicos com atividade espasmolítica podem ser agrupados assim: alcaloides da beladona e derivados, compostos de amônio quaternário e compostos amínicos terciários sintéticos.

▶ Alcaloides da beladona e derivados

Alguns são extraídos de espécies de solanáceas, principalmente da *Atropa belladona*. Outros são produtos semissintéticos. Consistem em bases terciárias e, como tais, são rapidamente absorvidos pelo trato gastrintestinal e atravessam a barreira hematencefálica. Eles antagonizam competitivamente os efeitos da acetilcolina nos receptores muscarínicos. Não bloqueiam a transmissão nem na junção neuromuscular nem nos gânglios autonômicos, a menos que se administrem doses tóxicas.

Seus efeitos adversos são: aumento rápido da temperatura quando se administram a pacientes, sobretudo crianças, onde a temperatura ambiente é alta; excitação, agitação, sonolência ou confusão, em pacientes idosos ou debilitados; aumento da pressão intraocular e hipersensibilidade, embora raramente. Doses elevadas causam sintomas de estímulos do sistema nervoso central (tais como inquietação, irritabilidade, tremor, alucinações, delírio), podendo sobrevir depressão respiratória e morte por paralisia medular. Estes efeitos tóxicos atingem mais as crianças do que os adultos. A superdose é combatida por indução ao vômito ou lavagem estomacal com solução de ácido tânico 4%, seguida de administração de carvão ativado.

Os alcaloides da beladona e derivados comercializados no Brasil são: atropina, beladona (nas formas de extrato fluido, extrato mole, extrato seco, pó e tintura), escopolamina, hiosciamina e homatropina.

6.1

6.2 ESPASMOLÍTICOS

ATROPINA

É alcaloide isolado de várias espécies de solanáceas. Corresponde ao tropato de tropina. É antimuscarínico potente. Administrada por inalação, inibe o aumento no tono colinérgico que ocorre durante a broncoconstrição reflexa; a resposta é altamente individualizada. Usada na forma de sulfato.

Farmacodinâmica
- antiespasmódico, broncodilatador, antissecretório, antiarrítmico, midriático e cicloplégico.

Farmacocinética
- rapidamente absorvida pela pele, membranas das mucosas e trato intestinal, mas não pelo estômago.
- atinge o efeito máximo em 30 a 60 minutos, quando administrada por inalação.
- liga-se moderadamente às proteínas plasmáticas.
- duração de ação: via parenteral, curta; via oral, aproximadamente três horas em adultos jovens, podendo ser consideravelmente mais longa em crianças e nos idosos.
- hidrolisada enzimaticamente no fígado a tropina e ácido trópico.
- meia-vida: 13 a 38 horas.
- atravessa as barreiras hematencefálica e a placentária.
- excretada pela urina, 13 a 50% na forma inalterada.

Indicações
- tratamento da síndrome do colo irritável, distúrbios intestinais funcionais ou neurogênicos e distúrbios gastrintestinais espásticos.
- tratamento de asma aguda ou estado de mal asmático quando o paciente não responde satisfatoriamente à teofilina ou aos β-adrenérgicos ou não pode tolerá-los.
- tratamento de bronquite crônica ou asma com componente bronquítico.
- tratamento de determinadas bradiarritmias reversíveis que podem acompanhar o infarto agudo do miocárdio.
- tratamento de distúrbios espásticos do trato biliar.
- adjuvante no tratamento de úlcera péptica.
- antídoto aos efeitos dos inibidores da acetilcolinesterase, praguicidas organofosforados e muscarina.
- profilaxia de salivação e secreções excessivas do trato respiratório, em anestesia.

Doses
- como espasmolítico, vias oral ou subcutânea, adultos, 0,3 a 1,2 mg a cada 4 a 6 horas; via subcutânea, crianças, 0,01 mg/kg a cada 4 a 6 horas.
- como antiasmático, inalação oral, 0,025 mg/kg (adultos) ou 0,05 mg/kg (crianças) diluídos em 3 a 5 mL de solução salina e administrados por nebulizador 3 ou 4 vezes por dia.
- como antiarrítmico, via intravenosa, adultos, inicialmente 0,4 a 1 mg a cada 1 a 2 horas; às vezes se exigem doses mais altas (máximo, 2 mg); crianças, 0,01 a 0,03 mg/kg.
- como cicloplégico e midriático, adultos, uma gota de solução 1%, instilada antes da cirurgia; crianças, uma gota de solução 0,125%.
- como adjuvante à anestesia, via oral, adultos, 2 mg; via intramuscular, 0,6 mg; crianças de 3 a 14 anos, 0,4 mg; crianças de 1 a 3 anos, 0,3 mg; crianças de 4 a 12 meses, 0,2 mg; recém-nascidos, 0,1 mg.
- em intoxicação por anticolinesterásicos, via intravenosa, 1 a 2 mg.

Contraindicações
- hipersensibilidade à atropina.
- glaucoma.
- uropatia obstrutiva.
- doença obstrutiva do trato gastrintestinal.
- íleo paralítico, atonia intestinal de pacientes idosos ou debilitados.
- estado cardiovascular instável em hemorragia aguda.
- colite ulcerativa grave, especialmente se complicada por megacolo tóxico.
- miastenia grave.
- hiperplasia da próstata.

Efeitos adversos
- secura da boca, cicloplegia, midríase, sede exagerada.
- dificuldade em urinar e rubor facial.
- glaucoma de ângulo fechado se instilada em olhos com ângulo anatomicamente estreito.
- pode aumentar a pressão intraocular se instilada na conjuntiva de pacientes com glaucoma de ângulo aberto.
- doses elevadas podem causar hiperpirexia, retenção urinária, confusão, alucinações.
- glaucoma de ângulo estreito, psicose, hipertermia e até êxito letal, com superdoses maciças por inalação.
- arritmia.

Interações medicamentosas
- pode causar aumento do pH gastrintestinal e, em consequência, reduzir de maneira acentuada a absorção do cetoconazol.
- pode aumentar a gravidade das lesões gastrintestinais induzidas pelo cloreto de potássio.
- pode aumentar as concentrações séricas da digoxina devido à diminuição da motilidade gastrintestinal.
- pode antagonizar os efeitos da metoclopramida sobre a motilidade gastrintestinal.
- pode intensificar os efeitos antimuscarínicos da procainamida.
- adrenocorticoides, corticotropina, glicocorticoides ou haloperidol usados por muito tempo concomitantemente com alcaloides da beladona podem aumentar a pressão intraocular.
- agentes alcalinizantes, inclusive inibidores da anidrase carbônica, podem diminuir sua excreção urinária e assim potencializar seus efeitos terapêuticos e/ou efeitos adversos.
- antiácidos ou antidiarreicos adsorventes administrados dentro de uma hora após a administração de alcaloides de beladona tendem a reduzir os efeitos terapêuticos destes últimos.
- antimiastênicos podem reduzir ainda mais a motilidade intestinal.
- fármacos com efeitos antimuscarínicos e antidepressores tricíclicos podem intensificar estes efeitos devido às ações antimuscarínicas secundárias destes fármacos.
- guanetidina ou reserpina podem antagonizar a sua ação inibitória sobre a secreção do suco gástrico.
- hipnoanalgésicos podem aumentar o risco de constipação grave, que pode resultar em íleo paralítico e/ou retenção urinária.
- inibidores da MAO podem intensificar seus efeitos antimuscarínicos e potencializar sua ação.

▶ ATROP (Genom), fr. de 5 mL
▶ ATROPINA 0,5% — 1% (Allergan), fr. conta-gotas de 3 mL com 5 e 10 mg/mL (colírio)
▶ ATROPINA (Furp), 50 amp. com 0,25 mg/mL
▶ ATROPINA 0,0005 (Vitex), 100 amp. de 10 mL
▶ ATROPINA 0,00025 G (Vitex), amp. de 1 mL
▶ ATROPINA SULFATO (Vital Brazil), 50 amp. de 1 mL com 25 mg/mL
▶ HYTROPIN (Hypofarma), 100 amp. de 1 mL com 0,25, 0,5 e 1,0 mg
▶ SOLUÇÃO DE ATROPINA (Halex Istar), amp. de 1 mL com 0,25 mg
▶ SOLUÇÃO INJETÁVEL DE SULFATO DE ATROPINA (Hypofarma), 100 amp. de 1 mL com 0,25 mg, 0,50 mg ou 1,0 mg
▶ SOLUÇÃO INJETÁVEL DE SULFATO DE ATROPINA (Mesquita), 100 amp. de 1 mL com 0,25 mg ou 50 mg
▶ SOLUÇÃO INJETÁVEL DE SULFATO DE ATROPINA A 0,25 MG — BRASMÉDICA (Brasmédica), 100 amp. de 1 mL
▶ SOLUÇÃO INJETÁVEL DE SULFATO DE ATROPINA A 0,50 MG — BRASMÉDICA (Brasmédica), 100 amp. de 1 mL
▶ SOLUÇÃO INJETÁVEL DE SULFATO DE ATROPINA A 0,001 G GRANADO (Granado), 6 e 100 amp. de 1 mL
▶ SOLUÇÃO INJETÁVEL DE SULFATO DE ATROPINA A 0,0005 G GRANADO (Granado), 6 e 100 amp. de 1 mL
▶ SOLUÇÃO INJETÁVEL DE SULFATO DE ATROPINA A 0,00025 G GRANADO (Granado), 6 e 100 amp. de 1 mL
▶ SOLUÇÃO INJETÁVEL DE SULFATO DE ATROPINA ½ MG VEAFARM (Veafarm), 100 amp. de 1 mL com 0,5 mg
▶ SOLUÇÃO INJETÁVEL DE SULFATO DE ATROPINA A ¼ MG VEAFARM (Veafarm), 100 amp. de 1 mL com 0,25 mg
▶ SULFATO DE ATROPINA (Apsen), 100 amp. de 1 mL com 0,25 mg/mL
▶ SULFATO DE ATROPINA (Lafepe), amp. de 1 mL × 0,25 mg/mL
▶ SULFATO DE ATROPINA — 0,25 MG (Gaspar Viana), 100 amp. de 1 mL

BELADONA

Beladona é constituída pelos alcaloides (atropina, escopolamina e hiosciamina) extraídos da *Atropa belladona*. Suas propriedades terapêuticas são, portanto, as dos seus componentes. Usada como espasmolítico na incontinência urinária e na rinite, nas formas de extrato fluido, extrato mole, extrato seco, pó e tintura. No Brasil é comercializada na forma de associações com outros fármacos usadas especialmente como coleréticos e colagogos, sendo poucas as indicadas como espasmolíticos.

ESCOPOLAMINA

É alcaloide extraído de algumas espécies de solanáceas. Corresponde ao tropato de escopina. Também conhecida como hioscina. Como antivertiginoso atua primariamente reduzindo a excitabilidade dos receptores labirínticos e deprimindo a condução na via cerebelar vestibular. Usada nas formas livre, de bromidrato e de butilbrometo. As duas primeiras formas são comercializadas em nosso meio apenas em associações com outros fármacos. A última é composto de amônio quaternário.

Farmacodinâmica
- antimuscarínico, antiespasmódico, antiemético, antivertiginoso, pré-anestésico.

Farmacocinética
- absorvida rapidamente do trato gastrintestinal.
- penetra na circulação através das superfícies mucosas do organismo.
- duração de ação: via oral, 4 a 6 horas; via transdérmica, até 72 horas.
- liga-se pouco a proteínas.
- hidrolisada enzimaticamente no fígado.
- meia-vida: 8 horas.
- atravessa a barreira placentária.
- excretada pela urina, 99% na forma de metabólitos e 1% na forma inalterada.

Indicações
- adjuvante no tratamento de síndrome do colo irritável.
- profilaxia e tratamento da cinetose.
- tratamento de dismenorreia ou enurese noturna.
- medicação pré-anestésica, como antissialagogo e antiarrítmico.
- midríase pós-operatória, uveíte anterior e alguns glaucomas secundários.

Doses
- como anticolinérgico, antiespasmódico, antidismenorreico, na forma de butilbrometo, via oral, adultos, 10 a 20 mg três ou quatro vezes ao dia, de acordo com a resposta clínica.
- como anticolinérgico, antiespasmódico gastrintestinal, na forma de butilbrometo, via intramuscular, intravenosa ou subcutânea, para adultos e adolescentes, 10 a 20 mg três ou quatro vezes ao dia, de acordo com a resposta clínica.
- como anticolinérgico, na forma de bromidrato, via intramuscular, intravenosa ou subcutânea, 0,3 a 0,6 mg em dose única.
- para tratamento da sialorreia e das secreções das vias respiratórias em anestesia, na forma de bromidrato, 0,2 a 0,6 mg, via intramuscular, meia a uma hora antes da indução anestésica.
- como antiemético, na forma de bromidrato, via intramuscular, intravenosa ou subcutânea, 0,3 a 0,6 mg em dose única.
- como sedativo e agente adjuvante em anestesia, na forma de bromidrato, 0,6 mg, via intramuscular, intravenosa ou subcutânea, três ou quatro vezes ao dia.
- como anticolinérgico e antiemético, na forma de bromidrato, uso pediátrico, 0,006 mg/kg ou 0,2 mg/m^2 de superfície corpórea em dose única.
- para profilaxia da sialorreia e das secreções das vias respiratórias superiores em anestesia, na forma de bromidrato, via intramuscular, 45 minutos a uma hora antes da indução anestésica: a) até 4 meses – contraindicado; b) 4 a 7 meses – 0,1 mg; c) 7 meses a 3 anos – 0,15 mg; d) 3 a 8 anos – 0,2 mg; e) 8 a 12 anos – 0,3 mg.

Contraindicações
- glaucoma de ângulo fechado.
- risco de retenção urinária.

Efeitos Adversos
- midríase, sonolência, secura da boca, visão embaçada, alteração no pulso, amnésia e fadiga.
- falsa sensação de bem-estar e dificuldade no sono, com doses elevadas.
- glaucoma de ângulo fechado se instilada em olhos com ângulos anatomicamente estreitos.
- aumento da pressão intraocular se instilada em olhos com glaucoma de ângulo aberto.
- depressão do sistema nervoso central e hemorragia no recém-nascido quando administrada parenteralmente antes do trabalho de parto.
- reações psicóticas agudas, especialmente em crianças e idosos.
- retenção urinária, constipação, desorientação.
- bradicardia.

Interações Medicamentosas
- as mesmas da atropina.
- pode diminuir a resposta emética à apomorfina no tratamento de intoxicação.
- apomorfina produz efeitos aditivos sobre a depressão do sistema nervoso central.
- outros depressores do sistema nervoso central podem potencializar os efeitos de ambos, resultando em sedação aditiva.

- ▶ *ALGEXIN (Honorterápica), 10 e 20 drág. × 10 mg fr. de 10 mL com 10 mg/mL (gotas)*
- ▶ *BUSCOPAN (Boehringer), 20 drág. × 10 mg 6 amp. de 1 mL com 20 mg (solução injetável) fr. de 20 mL com 10 mg/mL*
- ▶ *BUTILBROMETO DE ESCOPOLAMINA (EMS), fr. de 20 mL com 10 mg/mL (solução oral), (genérico)*
- ▶ *BUTILBROMETO DE ESCOPOLAMINA (Hipolabor), amp. de 1 mL com 20 mg/mL (solução injetável), (genérico)*
- ▶ *BUTILBROMETO DE ESCOPOLAMINA (Prati, Donaduzzi), fr. de 20 mL com 10 mg/mL (solução oral), (genérico)*
- ▶ *BUTILBROMETO DE ESCOPOLAMINA (Sigma Pharma), fr. de 20 mL com 10 mg/mL (solução oral), (genérico)*
- ▶ *BUTILBROMETO DE ESCOPOLAMINA (Teuto-Brasileiro), 6 amp. de 1 mL com 20 mg (solução injetável), (genérico)*
- ▶ *ESCOPOLAMINA (Lafepe), 100 amp. de 1 mL com 20 mg/mL*
- ▶ *ESCOPOLAMINA (Teuto-Brasileiro), 6 amp. de 1 mL com 200 mg (genérico)*
- ▶ *HIOSCINA (Furp), 500 comprimidos × 10 mg 50 amp. de 1 mL com 20 mg/mL (solução injetável)*
- ▶ *HIOSCINA (União Química), 20 comprimidos × 10 mg 50 amp. de 1 mL com 20 mg*
- ▶ *HIOSCINA (Vital Brazil), 10 e 500 comprimidos × 10 mg 50 amp. de 1 mL com 20 mg*
- ▶ *HYPOCINA (Hypofarma), 100 amp. de 1 mL com 20 mg*

Associação
- ▶ *ATROVEX (Medquímica), (brometo de N-butilescopolamina 10 mg + metamizol sódico 250 mg por comprimido), 20 comprimidos*
- ▶ *BROMETO DE N-BUTIL ESCOPOLAMINA + DIPIRONA SÓDICA (EMS), (brometo de escopolamina 4 mg + metamizol 500 mg por mL), 50 amp. de 5 mL (genérico)*
- ▶ *BROMETO DE N-BUTIL ESCOPOLAMINA + DIPIRONA SÓDICA (Medley), (brometo de escopolamina 6,67 mg + metamizol sódico 333,40 mg cada mL), fr. de 20 mL (solução oral), (genérico)*
- ▶ *BUSCOPAN COMPOSTO (Boehringer Ingelheim), (brometo de N-butilescopolamina 10 mg + metamizol 250 mg por comprimido), 20 comprimidos (brometo de N-butilescopolamina 4,59 mg + metamizol 333,4 mg cada mL), fr. de 20 mL (gotas)*
- ▶ *BUSCOPAN DUO (Boehringer Ingelheim), (brometo de escopolamina 10 mg + paracetamol 500 mg por comprimido), 20 e 120 comprimidos*
- ▶ *BUSCOPAN PLUS (Boehringer Ingelheim), (brometo de N-butilescopolamina 10 mg + paracetamol 500 mg por comprimido), 20 comprimidos*
- ▶ *BUTILBROMETO DE ESCOPOLAMINA + DIPIRONA SÓDICA (Hipolabor), (brometo de escopolamina 4 mg + metamizol sódico 500 mL cada mL), 3, 50 e 100 amp. de 5 mL (solução injetável), (genérico)*
- ▶ *BUTILBROMETO DE ESCOPOLAMINA + DIPIRONA SÓDICA (Legrand), (butilbrometo de escopolamina 6,67 mg + metamizol 333,4 mg por mL), fr. de 20 mL (genérico)*
- ▶ *HYPOCINA COMPOSTA (Hypofarma), (brometo de N-butilescopolamina 4 mg + metamizol sódico 500 mg por mL), 100 amp. de 5 mL*
- ▶ *HYPOCINA COMPOSTA GOTAS (Hypofarma), (brometo de N-butilescopolamina 6,67 mg + metamizol sódico 333,4 mg por mL), 100 fr. de 20 mL*

HIOSCIAMINA

É isômero levogiro da atropina. Entretanto, sua atividade periférica é o dobro da atividade da atropina, que é a forma racêmica do mesmo alcaloide extraído da solanácea *Atropa belladona*. Por exigir apenas metade da dose da atropina, seus efeitos adversos sobre o sistema nervoso central são menores. Como espasmolítico, é indicada no tratamento de distúrbios do trato urinário inferior associados com hipermotilidade. No Brasil, é comercializada apenas em associação com metamizol sódico. Usada nas formas básica e de sulfato.

HOMATROPINA

É produto sintético correspondente ao mandelato de tropina. Estruturalmente, é o análogo da atropina, diferindo desta pela ausência do grupo CH_2 ligado ao carbono α. A homatropina bloqueia as respostas do músculo do esfíncter da íris e do músculo acomodativo do corpo ciliar ao estímulo pela acetilcolina, produzindo midríase e cicloplegia. Usada nas formas de bromidrato, metilbrometo e metonitrato. Os dois últimos são compostos de amônio quaternário. O metonitrato é usado em nosso meio apenas em associação com outros fármacos.

O metilbrometo de homatropina, utilizado na forma isolada e também em associação com outros fármacos, é menos potente que a atropina em atividade antimuscarínica, mas é quatro vezes mais potente como gangliopégico.

Farmacodinâmica
- anticolinérgico, cicloplégico, midriático.

Farmacocinética
- na forma de bromidrato, instilação repetida da solução a 2% a intervalos de 10 minutos produz cicloplegia máxima em 60 minutos e seus efeitos podem persistir por 36 a 48 horas.
- na forma de composto de amônio quaternário, é absorvida de maneira irregular e só 10 a 25%, após dose oral.
- na forma de composto de amônio quaternário, a passagem através da barreira hematencefálica é baixa e a entrada no olho é muito reduzida.
- sofre biotransformação hepática, por hidrólise enzimática.

Indicações
- na forma de bromidrato, primariamente para medida de erros refrativos, para tratamento de uveíte, para produzir midríase pré-operatória e pós-operatória e como adjuvante óptico em alguns casos de opacidades de lente axial.
- na forma de metilbrometo, em associação com outros fármacos, alívio de espasmo gastrintestinal.

6.4 ESPASMOLÍTICOS

DOSES
- como midriático e cicloplégico, na forma de bromidrato, adultos, instilação na conjuntiva de uma gota de solução a 2 ou 5%, repetida em 5 a 10 minutos, se necessário; crianças, uma gota de solução a 1 ou 2% a cada 10 minutos por 3 a 5 doses; na uveíte, instilação na conjuntiva de uma gota de solução a 2 ou 5% duas ou três vezes ao dia; crianças, 1 gota de solução a 1 ou 2% duas ou três vezes ao dia.
- como espasmolítico, na forma de metilbrometo, via oral, adultos, 2,5 a 10 mg quatro vezes ao dia; crianças, 3 a 6 mg quatro vezes ao dia; lactentes, 0,3 mg dissolvidos em água cinco ou seis vezes ao dia.

CONTRAINDICAÇÕES
- glaucoma de ângulo fechado.
- síndrome de Down ou mongolismo.
- paralisia espástica, em crianças.
- lesão renal ou hepática.
- distúrbios cardíacos.
- hipertrofia da próstata.
- doença de Parkinson.
- cistite e prisão de ventre grave.

EFEITOS ADVERSOS
- aumento de sede ou secura incomum da boca, sonolência, cansaço ou fraqueza incomuns.
- fala lenta.
- febre, rubor facial, exantema.
- edema estomacal em crianças.
- frequência cardíaca incomumente elevada.
- midríase.
- xerostomia.
- retenção urinária.
- perturbações de acomodação visual.
- confusão ou comportamento incomum, alucinações.

INTERAÇÕES MEDICAMENTOSAS
- pode interferir com a ação antiglaucoma do carbacol e pilocarpina; estes fármacos, por sua vez, neutralizam o efeito midriático da homatropina.
- pode antagonizar as ações antiglaucoma e miótica dos inibidores colinesterásicos oftálmicos.

▶ *NOVATROPINA (Biolab-Sanus), fr. de 15 mL com 2 mg/mL*
▶ *SOLUÇÃO DE METILBROMETO DE HOMATROPINA KANDA (Kanda), fr. de 10 mL com 2,5 mg/mL*
▶ *SOLUÇÃO DE METILBROMETO DE HOMATROPINA PEDIÁTRICO INQ (Quimioterapia), fr. de 10 e 15 mL com 2 mg/mL*
▶ *SOLUÇÃO DE METILBROMETO DE HOMATROPINA VEAFARM (Veafarm), fr. de 15 mL com 2 mg/mL*

ASSOCIAÇÃO
▶ *ESPASMO LUFTAL (Bristol-Myers Squibb), (metilbrometo de homatropina 2,5 mg + dimeticona 80 mg por mL), fr. de 15 mL*

▶ Compostos de amônio quaternário

Estes fármacos são ionizados e, consequentemente, não atravessam com facilidade a barreira hematencefálica. Por isso, geralmente não exercem ação sobre o sistema nervoso central. Sua ionização explica em grande parte sua ampla variabilidade em absorção após administração oral. Suas ações devem-se, na maioria, ao efeito antimuscarínico, e suas ações antiespasmódicas resultam, em parte, de seus efeitos gangliopégicos relativamente específicos no trato gastrintestinal.

Doses elevadas destes fármacos podem causar bloqueio ganglônico, resultando em hipotensão ortostática e impotência. Doses tóxicas podem produzir parada respiratória em resultado do bloqueio neuromuscular.

Os fármacos deste grupo comercializados em nosso meio são: brometo de otilônio, brometo de propantelina e tartarato de tolterodina.

Certas formas de escopolamina e homatropina são também compostos de amônio quaternário, mas já foram vistas na seção anterior.

BROMETO DE OTILÔNIO

É composto de amônio quaternário possuindo uma cadeia alifática longa. É agente espasmolítico com pouca penetração no sistema nervoso central. Seu mecanismo de ação consiste em modificar os fluxos de Ca^{++} nos sítios intra- e extracelulares, bloqueando os canais de cálcio e ligando-se aos receptores muscarínicos e também aos receptores da neurocinina-2. Sua ação espasmolítica não prejudica a secreção gástrica, reduz a hipermotilidade e modula a sensação visceral.

FARMACODINÂMICA
- espasmolítico

FARMACOCINÉTICA
- sofre mínima absorção gastrintestinal (cerca de 3%), acumulando-se no intestino.
- excretado pelas fezes.

INDICAÇÕES
- tratamento de dor, desconforto, distensão e outros transtornos funcionais do trato gastrintestinal, como a síndrome do intestino irritável. Também é indicado no preparo para exames por imagem do trato gastrintestinal distal.

DOSES
- 40 a 120 mg, por via oral, ao dia.

CONTRAINDICAÇÕES
- hipersensibilidade ao fármaco.
- gravidez.

PRECAUÇÕES
- deve ser usado com cautela nos pacientes portadores de glaucoma, hipertrofia da próstata e estenose pilórica.
- vigiar a administração a pacientes durante a lactação e sob uso restrito.

EFEITOS ADVERSOS
- cefaleia, tontura.
- palpitação.
- desconforto abdominal, náusea, vômito.
- retenção urinária.
- midríase, sem interferir com a visão.

▶ *LONIUM (Apsen), 10 e 30 comprimidos × 40 mg*

BROMETO DE PROPANTELINA

É um dos espasmolíticos mais úteis. Apresenta propriedades antimuscarínicas e gangliopégicas. Usada para aliviar espasmo do trato gastrintestinal e como adjuvante no tratamento de úlcera gástrica e duodenal. Emprega-se também para melhorar a capacidade da bexiga em pacientes com bexiga neurogênica inibida e como adjuvante em exame radiológico ou endoscópico do trato gastrintestinal. Usada também na forma básica. No Brasil, é comercializada apenas em associações, empregadas como antidistônicos, cuja presença no arsenal terapêutico é injustificável.

TARTARATO DE TOLTERODINA

É antagonista dos receptores muscarínicos, com nome químico (R)-N,N-di-isopropil-3-(2-hidroxi-5-metilfenil)-3-fenilpropanamina L-hidrogênio. Reduz a pressão detrusora da bexiga, com consequente esvaziamento incompleto da bexiga.

FARMACODINÂMICA
- antagonista dos receptores muscarínicos.

FARMACOCINÉTICA
- após administração oral é absorvido e biotransformado no fígado formando um metabólito principal, um derivado 5-hidroximetil. Este possui atividade antimuscarínica semelhante à do composto original. São altamente seletivos.
- atinge a concentração plasmática máxima em 1 a 2 horas.
- as concentrações médias nos idosos são de 20 a 50% mais elevadas.
- os alimentos aumentam a sua biodisponibilidade em cerca de 53% sem afetar os níveis do 5-hidroximetil.
- alta ligação proteica, principalmente α_1-lipoproteína ácida. O metabólito principal tem baixa ligação proteica.
- volume de distribuição, após administração IV de 1,28 mg, de cerca de 113 ± 26,7 L.
- sofre extensa biotransformação hepática através da oxidação do grupo 5-metil, mediada pela isoenzima 2D6 do citocromo P450, formando o metabólito ativo 5-hidroximetil. Outros metabólitos incluem o 5-ácido carboxílico e o 5-ácido carboxílico N-desacilado, responsáveis por 51 ± 14% e 29 ± 6,3% dos metabólitos recuperados na urina, respectivamente.
- meia-vida varia de 1,9 a 3,7 horas.
- 77% eliminados pela urina e 17% pelas fezes.

INDICAÇÕES
- tratamento de pacientes com hiperatividade da bexiga, com sintomas de aumento da frequência miccional ou incontinência urinária.

DOSES
- 2 mg duas vezes ao dia. A dose pode ser reduzida para 1 mg duas vezes ao dia de acordo com a tolerância e nos casos de insuficiência hepática.

CONTRAINDICAÇÕES
- hipersensibilidade à tolterodina.
- gravidez e lactação.
- crianças.

PRECAUÇÕES
- risco de retenção urinária nos casos de obstrução ao esvaziamento vesical e de patologias obstrutivas intestinais, como estenose pilórica.
- cautela nos pacientes com glaucoma de ângulo estreito.
- cautela nos portadores de insuficiência renal.

EFEITOS ADVERSOS

- dispepsia, boca seca, cefaleia, constipação, xeroftalmia.
- dor abdominal, diarreia, flatulência, náusea, vômito.
- disúria, nictúria.
- eritema, exantema.
- irritabilidade, sonolência.
- aumento do peso.
- hipertensão.

INTERAÇÕES MEDICAMENTOSAS

- pacientes em uso concomitante de inibidores do citocromo P450 não devem fazer uso de doses de tolterodina superiores a 1 mg duas vezes ao dia.

▶ *DETRUSITOL (Pharmacia Brasil), 28 comprimidos × 1 e 2 mg*
60 comprimidos × 2 mg

▶ Compostos amínicos terciários sintéticos

Quando administrados por via oral, estes fármacos apresentam biodisponibilidade mais uniforme do que os alcaloides da beladona e seus efeitos sobre o sistema nervoso central não são tão acentuados. O efeito antiespasmódico de alguns deles resulta de mecanismo ainda desconhecido, não meramente de sua ação anticolinérgica. Os usados entre nós são: adifenina, darifenacina, dicicloverina, metixeno, oxibutina, piperidolato e solifenacina. Todos, com exceção da dicicloverina, oxibutinina e solifenacina, são comercializados apenas na forma de associações; o metamizol sódico faz parte daquelas em que comparecem a adifenina ou o metixeno. Estas associações não têm justificativa farmacológica válida.

DARIFENACINA

É um derivado amínico terciário da difenilacetamida quiral, antagonista competitivo do receptor muscarínico M_3 com fórmula empírica $C_{28}H_{30}N_2O_2 \cdot HB_r$. Esta seletividade é maior cerca de 9 a 59 vezes que pelos receptores M_1, M_2, M_4 e M_5. Está relacionado com as funções colinérgicas, entre elas a musculatura lisa da bexiga e a secreção salivar. Comercializado como bromidrato.

FARMACODINÂMICA
- espasmolítico.

FARMACOCINÉTICA
- ao atingir o estado de equilíbrio, a biodisponibilidade é de 15 e 19% para doses de 7,5 e 15 mg, respectivamente. Não sofre influência se administrada com alimentos.
- volume de distribuição de 163 L.
- cerca de 98% ligam-se às proteínas plasmáticas, principalmente à α_1 glicoproteína ácida.
- sofre biotransformação hepática extensa através do isossistema enzimático CYP3A4 e CYP2D6 utilizando monoidroxilação no anel di-hidrobenzofurânico e N-desacilação do nitrogênio pirrolidínico, formando metabólitos desprovidos de efeito significativo.
- meia-vida de cerca de 13 a 19 horas.
- após uma dose oral de 7,5 mg, atinge uma concentração plasmática máxima para biotransformação intensa (metabólitos EM) através da CYP2D6 de 2,01 ng/mL e de 5,76 ng/mL após uma dose de 15 mg.
- para biotransformação discreta (metabólitos PM) pelo isossistema CYP2D6, atinge uma concentração plasmática máxima de 4,27 ng/mL e 9,9 ng/mL para doses de 7,5 e 15 mg, respectivamente. A $C_{máx}$ e a ASC foram maiores nas mulheres do que nos homens: 57%-79% e 61%-73%, respectivamente.
- 60% eliminados pela urina, sendo 3% sob a forma inalterada, e 40% pelas fezes.
- depuração renal de 40 L/h para os metabólitos EM e de 32 L/h para os PM.

INDICAÇÕES
- tratamento da hiperatividade da bexiga que apresente sintomas de urgência, frequência e/ou incontinência urinárias.

DOSES
- 7,5 mg, por via oral, uma vez ao dia. Essa dose pode ser aumentada para 15 mg ao dia duas semanas após o início do tratamento.
- para pacientes portadores de insuficiência hepática moderada ou quando for necessário o uso concomitante de fármacos inibidores potentes da CYP3A4, a dose máxima recomendada é de 7,5 mg por dia.

CONTRAINDICAÇÕES
- hipersensibilidade ao fármaco.
- crianças.
- retenção gástrica.
- glaucoma de ângulo estreito descontrolado.
- retenção urinária.
- gravidez e lactação.

PRECAUÇÕES
- as seguintes situações clínicas devem ser avaliadas quanto à administração do fármaco e se os benefícios forem os esperados. Em geral, a tendência é para contraindicação. A administração deve ser rigorosamente vigiada.
- obstrução do trato urinário.
- constipação grave, diminuição da motilidade gastrintestinal ou obstrução intestinal.
- miastenia grave, colite ulcerativa.
- insuficiência hepática moderada ou grave.

EFEITOS ADVERSOS
- retenção urinária.
- boca seca, dispepsia, constipação, dor abdominal, náusea, vômito.
- tontura.
- secura dos olhos e da pele.
- dor nas costas, artralgia.
- hipertensão arterial sistêmica.
- prurido.
- vaginite.
- ganho de peso.
- sinais e sintomas semelhantes aos da gripe, sinusite.

INTERAÇÕES MEDICAMENTOSAS
- o uso concomitante de inibidores da CYP2D6, como a paroxetina, aumenta a exposição à darifenacina em 33%.
- substratos da CYP2D6 tais como flecainida e imipramina, tioridazina e antidepressivos tricíclicos podem modificar a farmacocinética da darifenacina.
- inibidores potentes da CYP3A4 como claritromicina, itraconazol e cetoconazol, nefazoxona, nelfinavir e ritonavir podem aumentar a concentração plasmática máxima da darifenacina e a sua ASC.
- substratos do isossistema CYP3A4 como o midazolam aumentam a exposição deste em 17%.
- inibidores do citocromo P450 como cimetidina aumentam a $C_{máx}$ e a ASC da darifenacina.
- a digoxina aumenta a sua exposição em 16%.
- o uso concomitante de anticolinérgicos pode aumentar os efeitos adversos.
- o uso concomitante de varfarina deve ter o INR e o tempo de protrombina controlados.

▶ *ENABLEX (Novartis), 14 e 28 comprimidos de liberação prolongada × 7,5 e 15 mg*

DICICLOVERINA

Corresponde ao éster 2-dietilaminoetílico do ácido bicicloexilcarboxílico. É um dos anticolinérgicos mais usados como espasmolítico. Seus efeitos periféricos anticolinérgicos são semelhantes aos da atropina, mas muito mais fracos. Exerce ações antiespasmódica direta e anestésica local. Usada na forma de cloridrato.

FARMACODINÂMICA
- espasmolítico.

FARMACOCINÉTICA
- rapidamente absorvida quando administrada pelas vias oral ou intramuscular.

INDICAÇÕES
- tratamento de síndrome do colo irritável funcional, tais como colo irritável, colo espástico e colite mucosa.
- tratamento de incontinência urinária.
- adjuvante no tratamento de úlcera gástrica e duodenal.

DOSES
- via oral, adultos, 10 a 20 mg três ou quatro vezes ao dia; crianças, 10 mg três ou quatro vezes ao dia; lactentes, 5 mg três ou quatro vezes ao dia. Em todos os pacientes a dose deve ser ajustada, se for necessário e tolerada.

CONTRAINDICAÇÕES
- instabilidade cardiovascular em hemorragia aguda.
- atonia intestinal de pacientes idosos ou debilitados.
- obstrução intestinal.
- miastenia grave.
- íleo paralítico.
- colite ulcerativa grave.
- uropatia obstrutiva.
- lactação.

EFEITOS ADVERSOS
- constipação, especialmente nos idosos.
- retenção urinária.
- inibição da lactação.
- exantema.
- sonolência, visão embaçada.
- pesadelos, sono agitado.

INTERAÇÕES MEDICAMENTOSAS
- pode aumentar a gravidade de lesões gastrintestinais induzidas pelo cloreto de potássio.
- pode aumentar as concentrações séricas da digoxina.

6.6 ESPASMOLÍTICOS

- pode antagonizar os efeitos da metoclopramida sobre a motilidade gastrintestinal.
- álcool, agentes anti-hipertensivos com efeitos depressores sobre o sistema nervoso central, depressores do sistema nervoso central ou sulfato de magnésio parenteral podem intensificar os efeitos sedativos.
- amantadina, antidepressores tricíclicos, anti-histamínicos, outros antimuscarínicos, antiparkinsonianos, fenotiazínicos, haloperidol, inibidores da MAO, pimozida ou procainamida podem intensificar os efeitos antimuscarínicos.
- antiácidos ou antidiarreicos adsorventes podem reduzir seus efeitos terapêuticos.
- antimiastênicos podem reduzir ainda mais a motilidade intestinal.
- hipnoanalgésicos podem aumentar o risco de constipação grave, que pode resultar em íleo paralítico e/ou retenção urinária.

▶ BENTYL (Medley), fr. de 15 mL com 20 mg/mL (gotas)

OXIBUTININA

Corresponde a derivado do éster do ácido fenilcicloexanoglicólico.

Exerce efeito antiespasmódico direto sobre a musculatura lisa e inibe a ação da acetilcolina nos receptores colinérgicos pós-ganglionares. Em resultado, aumenta a capacidade da bexiga e retarda o desejo inicial de micção pela redução do número de impulsos que chegam ao músculo expulsor da urina.

Usada na forma de cloreto.

FARMACODINÂMICA
- antiespasmódico urinário.

FARMACOCINÉTICA
- administrada por via oral, é rapidamente absorvida do trato gastrintestinal.
- atinge a concentração plasmática máxima, de cerca de 7 µg/L, 50 minutos após administração de 5 mg.
- início de ação: 30 minutos a uma hora.
- atinge o efeito máximo em 3 a 6 horas.
- sofre biotransformação hepática.
- duração de ação: 6 a 10 horas.
- excretada pela urina.

INDICAÇÕES
- alívio de sintomas urológicos relacionados com a micção, como incontinência urinária, urgência miccional, noctúria e incontinência em pacientes com bexiga neurogênica espástica não inibida e bexiga neurogênica reflexa.

DOSES
- via oral, adultos, 5 mg duas vezes ao dia; dose máxima, 5 mg quatro vezes ao dia; crianças acima de 5 anos, 5 mg duas vezes ao dia; dose máxima, 5 mg três vezes ao dia.

CONTRAINDICAÇÕES
- hipersensibilidade à oxibutinina.
- gravidez.
- lactação.
- crianças menores de 5 anos.
- glaucoma de ângulo aberto.
- doença cardíaca.
- obstrução parcial ou total do trato gastrintestinal.
- íleo paralítico.
- atonia intestinal nos idosos ou pacientes debilitados.
- megacolo tóxico com complicação de colite ulcerativa.
- colite grave.
- miastenia grave.
- hemorragia aguda.
- uropatia obstrutiva.
- hérnia do hiato.
- hipertireoidismo.
- hipertrofia prostática.
- retenção urinária.

PRECAUÇÕES
- evitar o uso de álcool ou outros depressores do SNC.
- não conduzir veículos nem operar máquinas perigosas.
- deve ser administrada cautelosamente nas seguintes situações: temperatura ambiente elevada, diarreia, idosos e todos os pacientes com neuropatias relacionadas com o SNC ou com afecções hepáticas ou renais.

EFEITOS ADVERSOS
- diminuição da transpiração, retenção urinária, visão turva.
- palpitações, taquicardia, cicloplegia, midríase, aumento da pressão ocular.
- debilidade, sonolência, vertigens, insônia.
- constipação, vômitos, secura da boca.
- impotência, supressão da lactação.
- reações alérgicas, incluindo urticárias.

INTERAÇÕES MEDICAMENTOSAS
- pode aumentar os efeitos sedativos de outros depressores do SNC.
- antimuscarínicos ou outros fármacos com atividade anticolinérgica potencializam seus efeitos anticolinérgicos.
- outros depressores do SNC podem aumentar seus efeitos sedativos.

▶ INCONTINOL (Millet Roux), 20 comprimidos × 5 mg
▶ RETEMIC (Apsen), 30 e 60 comprimidos × 5 mg
   fr. de 120 mL com 1 mg/mL
▶ RETEMIC UD (Apsen), 30 comprimidos × 10 mg

SOLIFENACINA

Amina terciária cujo nome químico é 1-azabiciclo[2.2.2]octo-8-il (1S)-1-fenil-3,4-di-hidro-1H-isoquinolina-2-carboxilato. É espasmolítico antagonista dos efeitos dos receptores muscarínicos, incluindo as contrações da musculatura lisa da bexiga e a estimulação da secreção salivar. É antagonista competitivo que se liga principalmente aos receptores do subtipo M_3. Diminui o tônus da musculatura lisa da bexiga, possibilitando que ela retenha maior volume de urina e reduzindo o número de micções, urgência urinária e a incontinência. Como apresenta meia-vida longa, torna possível o controle com uma dose única diária. Comercializada como succinato.

FARMACODINÂMICA
- espasmolítico.

FARMACOCINÉTICA
- após a administração oral, apresenta biodisponibilidade de cerca de 90%. Sua biodisponibilidade não sofre influência dos alimentos.
- volume de distribuição de cerca de 600 L.
- 98% ligam-se às proteínas plasmáticas, principalmente à glicoproteína ácida α_1.
- sofre biotransformação hepática extensa por meio da N-oxidação do anel quinuclidínico, 4R-hidroxilação do anel tetra-hidroisoquinolínico, formando um metabólito ativo, a 4R-hidroxisolifenacina, além de 3 outros metabólitos inativos.
- meia-vida de 45 a 68 horas.
- 69,2% eliminados pela urina e < 15% como solifenacina intacta. Os metabólitos principais são: N-óxido da solifenacina, 4R hidroxissolifenacina e 4R-hidroxi-N-óxido da solifenacina. Cerca de 22,5% são eliminados pelas fezes cujo metabólito principal é a 4R-hidroxissolifenacina.

INDICAÇÕES
- tratamento da hiperatividade da bexiga com sintomas de incontinência urinária, urgência ou frequência urinária.

DOSES
- 5 mg ao dia, por via oral, podendo ser aumentada para 10 mg. Nos pacientes com depuração de creatinina < 30 mL/min, a dose não deve ser > 5 mg ao dia.
- a dose máxima recomendada é de 10 mg ao dia.

CONTRAINDICAÇÕES
- hipersensibilidade ao fármaco.
- retenção gástrica.
- glaucoma de ângulo estreito não controlado.
- retenção urinária.
- insuficiência renal ou hepática grave.
- crianças.
- gravidez. Categoria C da FDA.
- lactação.

PRECAUÇÕES
- avaliar o risco-benefício nas seguintes situações: obstrução ao fluxo urinário, afecções obstrutivas do trato gastrintestinal, diminuição da motilidade do trato gastrintestinal, insuficiência hepática moderada, aumento do intervalo QT no eletrocardiograma.

EFEITOS ADVERSOS
- constipação intestinal, boca seca, dispepsia, náusea, vômito, dor no abdome superior.
- depressão, tontura.
- tosse.
- olho seco.
- tontura, fadiga.
- hipertensão arterial sistêmica, edema dos membros inferiores.
- retenção urinária, infecção urinária.

INTERAÇÕES MEDICAMENTOSAS
- fármacos inibidores da isoenzima CYP3A4 podem aumentar a concentração plasmática máxima e da ASC da solifenacina.
- o uso concomitante de medicamentos que aumentem o intervalo QT ao elotrocardiograma pode elevar ainda mais esse intervalo.

▶ VESICARE (Astellas), 10 e 30 comprimidos × 5 e 10 mg

▶ MUSCULOTRÓPICOS

Espasmolíticos musculotrópicos ou miotrópicos exercem efeito antiespasmódico por ação direta sobre o músculo liso, não em resultado de antagonismo com a acetilcolina por seus receptores muscarínicos.

Estes fármacos são úteis em vários quadros clínicos que afetam o sistema vascular e os aparelhos gastrintestinal e geniturinário.

Os espasmolíticos musculotrópicos são antagonistas não competitivos da acetilcolina e outros agentes colinérgicos. Desconhece-se o seu mecanismo de ação. Provavelmente atuam como antagonistas fisiológicos, interferindo com diversos relaxantes endógenos do músculo liso.

Seus efeitos adversos são mal-estar abdominal, náusea, constipação ou diarreia, anorexia, vertigem, sonolência, exantema e outros.

Os musculotrópicos podem ser divididos em dois grupos: a) papaverina e derivados; b) outros musculotrópicos.

▶ Papaverina e derivados

Constam apenas de dois: etaverina e papaverina. São usados nas formas básica e de cloridratos.

ETAVERINA

É homólogo tetraetilado da papaverina e com ações semelhantes. Não é comercializada na forma livre, mas em associações.

PAPAVERINA

Alcaloide originalmente extraído do ópio e atualmente obtido por síntese. Quimicamente, é derivado da dimetoxi-isoquinolina ligada ao grupo dimetoxifenila por meio de um grupo metila.

É relaxante inespecífico do músculo liso. Produz ação antiespasmódica nos vasos sanguíneos, aliviando assim o espasmo arterial causado por oclusão vascular aguda. Sugeriu-se que inibe a fosfodiesterase nas células do músculo liso e deste modo interfere com o mecanismo da contração muscular. É capaz de produzir dilatação arteriolar nas circulações sistêmica, coronariana e cerebral. Entretanto, não se demonstrou seu valor terapêutico em várias doenças vasculares periféricas obstrutivas e vasospásticas. Tampouco se definiu seu papel no tratamento sintomático e para impedir o progresso da doença de Ménière. Apesar da falta de prova de sua eficácia, a papaverina é comercializada por muitos laboratórios farmacêuticos.

FARMACODINÂMICA
- espasmolítico.

FARMACOCINÉTICA
- a absorção é variável.
- liga-se fortemente às proteínas.
- a biodisponibilidade, por via oral, é geralmente cerca de 54%.
- sofre biotransformação hepática.
- meia-vida: 0,5 a 2 horas (variável; pode ser até 24 horas).
- excretada pela urina, na forma de metabólitos.

INDICAÇÕES
- não há prova científica de que seja eficaz para o tratamento de insuficiência cerebrovascular, doença vascular periférica, isquemia miocárdica e espasmo visceral.

DOSES
- via oral, 100 a 300 mg três a cinco vezes ao dia.

CONTRAINDICAÇÕES
- bloqueio coronariano atrioventricular completo.

EFEITOS ADVERSOS
- náuseas, vertigem, mal-estar abdominal, sonolência, cefaleia, anorexia, constipação ou diarreia, indisposição, hiperidrose, exantema, rubor facial, taquicardia e reações hepáticas devidas à hipersensibilidade.

INTERAÇÕES MEDICAMENTOSAS
- pode reduzir a eficácia da levodopa.
- o fumo pode interferir com o seu efeito terapêutico.

▶ *CLORIDRATO DE PAPAVERINA 0,10 G (Geyer)*, 100 comprimidos
100 amp. de 2 mL
▶ *COMPRIMIDOS DE CLORIDRATO DE PAPAVERINA A 0,10 G VEAFARM (Veafarm)*, 100 comprimidos
▶ *HYPOVERIN (Hypofarma)*, 10 amp. de 2 mL com 50 mg/mL
▶ *SOLUÇÃO INJETÁVEL DE CLORIDRATO DE PAPAVERINA A 0,10 MG VEAFARM (Veafarm)*, 100 amp. de 2 mL

▶ Outros musculotrópicos

Em nosso meio são comercializados o brometo de pinavério, que é composto de amônio quaternário, e os seguintes ésteres: camilofina, flavoxato, mebeverina, pargeverina e trimebutina.

BROMETO DE PINAVÉRIO

Trata-se de composto de amônio quaternário derivado de bromoveratrila e morfolínio. Sua ação espasmolítica musculotrópica se deve à interação com os canais de cálcio. Diminui o débito ácido sem modificar o volume de secreção gástrica. Acelera o esvaziamento gástrico. Por ser desprovido de efeitos anticolinérgicos, pode ser prescrito a glaucomatosos e prostáticos.

FARMACODINÂMICA
- antiespasmódico.

FARMACOCINÉTICA
- administrado por via oral, é pouco absorvido do trato gastrintestinal.
- a ligação às proteínas é muito alta (98%).
- atinge a concentração máxima em cerca de uma hora.
- meia-vida de eliminação: cerca de 3,5 horas.
- eliminado principalmente pela via biliar.

INDICAÇÕES
- tratamento de colopatias funcionais, discinesias biliares, discinesias esofagianas.
- tratamento de úlceras gastroduodenais.
- preparação do paciente para radiologia e endoscopia digestiva.

DOSES
- via oral, 50 mg três vezes ao dia, antes das principais refeições.

CONTRAINDICAÇÕES
- hipersensibilidade ao brometo de pinavério.
- gravidez.
- lactação.
- crianças.

EFEITOS ADVERSOS
- constipação, epigastralgias.
- superdose causa náuseas, sensação de plenitude gástrica, diarreia e flatulência.

INTERAÇÕES MEDICAMENTOSAS
- pode interferir com a absorção de fármacos do intestino delgado.
- não afeta a atividade de digitálicos, heparina, hipoglicemiantes sulfonilureicos ou insulina.

▶ *BROMETO DE PINAVÉRIO (Teuto)*, 10, 20, 30 e 60 comprimidos × 50 mg (genérico)
▶ *DICETEL (Altana)*, 20 comprimidos × 50 e 100 mg
▶ *SIILIF (Nycomed Pharma)*, 30 comprimidos × 50 e 100 mg, 60 comprimidos × 100 mg

CAMILOFINA

É éster de derivado da fenilglicina, utilizada no tratamento sintomático de espasmos do trato digestivo. Usada na forma de dicloridrato.

ASSOCIAÇÕES
▶ *ESPASMO-SILIDRON (SmithKline/Beecham)* Comprimidos (dicloridrato de camilofina 30 mg + dimeticona 40 mg por comprimido), 20 comprimidos
Gotas (dicloridrato de camilofina 30 mg + dimeticona 40 mg em 30 gotas = 0,6 mL), 20 mL
Gotas Pediátricas (dicloridrato de camilofina 20 mg + dimeticona 40 mg em 30 gotas = 0,6 mL), 20 mL

FLAVOXATO

É carboxilato do benzopirano substituído contendo um grupo piperidinoetila. Exerce a sua ação espasmolítica diretamente sobre a musculatura lisa do aparelho geniturinário por inibição da fosfodiesterase e antagonismo ao cálcio. Não é mais eficaz que um anticolinérgico nos distúrbios para os quais é indicado. Algumas autoridades consideram que ele não é melhor que um placebo. Para a incontinência urinária, não deve ser considerado fármaco de primeira escolha. Usado na forma de cloridrato.

FARMACODINÂMICA
- antiespasmódico, anestésico local, analgésico e anticolinérgico.

FARMACOCINÉTICA
- bem absorvido do trato gastrintestinal.
- início de ação: 55 minutos.
- atinge efeito máximo em menos de duas horas.
- sofre biotransformação hepática, dando o metabólito ácido 3-metilflavon-8-carboxílico.
- cerca de 50% do metabólito são excretados pela urina nas formas livre e de conjugado como glicuronídio (10 a 30% são excretados em 6 horas).

INDICAÇÕES
- alívio sintomático de disúria, tenesmo vesical, nictúria, dor suprapúbica, poliaciúria e incontinência no curso de afecções do aparelho urinário inferior,

6.8 ESPASMOLÍTICOS

tais como: cistite, prostatite, uretrite, uretrocistite e uretrotrigonite.

DOSES
- via oral, adultos e maiores de 12 anos, 100 ou 200 mg três ou quatro vezes ao dia; pode-se reduzir a dose quando os sintomas cederem.

CONTRAINDICAÇÕES
- obstrução pilórica ou duodenal.
- lesões intestinais obstrutivas ou íleo paralítico.
- glaucoma.
- acalásia.
- hemorragia gastrintestinal.
- uropatias obstrutivas do trato urinário inferior.
- menores de 12 anos.
- gravidez.
- lactação.

EFEITOS ADVERSOS
- náusea, vômito, secura da boca.
- vertigem, cefaleia, confusão mental especialmente em idosos, nervosismo, sonolência.
- taquicardia e palpitação.
- urticária e outras dermatoses, eosinofilia e hiperpirexia.
- aumento da pressão intraocular, dificuldade na acomodação ocular, visão embaçada.
- disúria.

▶ *GENURIN-S (Aventis), 30 drág. × 200 mg*

MEBEVERINA

É espasmolítico musculotrópico, um éster benzoato. Exerce ação espasmolítica semelhante à da papaverina e comporta-se como um antagonista do cálcio ao nível da membrana celular. Comercializada como cloridrato.

FARMACODINÂMICA
- espasmolítico musculotrópico.

FARMACOCINÉTICA
- sofre absorção pequena no estômago e rápida ao nível intestinal.
- atinge o pico da concentração plasmática máxima entre uma e três horas.
- sofre hidrólise hepática.
- eliminada pelos rins sob a forma de ácido verátrico simples ou conjugado. Eliminação total em 24 horas.

INDICAÇÕES
- espasmo gastrintestinal, discinesia biliar, cólica hepática, cólica da diverticulite, colite espasmódica e constipação.

DOSES
- por via oral, 300 a 400 mg por dia. Por via retal, 100 mg por dia.

CONTRAINDICAÇÕES
- mucoviscidose.
- porfiria.
- gravidez e lactação.

EFEITOS ADVERSOS
- cefaleia, náuseas, vertigem.
- reações cutâneas.

▶ *DUSPATALIN (Salvoy Farma), 30 cáps. de ação retardada × 200 mg*

PARGEVERINA

É acetato de derivado difenílico, usado como cloridrato. Indicado para tratamento sintomático de espasmos da musculatura lisa. A dose, por via oral, para adultos, é de 5 a 10 mg, três a cinco vezes por dia.

▶ *BIPASMIN (Boehringer Ingelheim), 20 drág. × 5 mg*
fr. de 20 mL com 5 mg/mL

TRIMEBUTINA

É um éster benzoato, um espasmolítico musculotrópico que age diretamente sobre a musculatura lisa. Atua como um antagonista do cálcio produzindo um aumento da 3' 5' AMP através da inibição da fosfodiesterase. Além disso, exerce ação analgésica e reguladora da atividade intestinal anormal acelerando o esvaziamento gástrico e modulando a atividade contrátil do intestino. Sua ação mais específica é sobre o trato digestivo. Comercializado como maleato.

FARMACODINÂMICA
- espasmolítico, analgésico, regulador da motilidade intestinal.

FARMACOCINÉTICA
- atinge o pico da concentração plasmática máxima em cerca de 0,9 ± 0,4 h.
- meia-vida de cerca de 9,2 ± 2,3 h.
- biodisponibilidade de cerca de 97 ± 13%.
- sofre biotransformação hepática produzindo três metabólitos principais: a N-monodesmetiltrimebutina, N-didesmetiltrimebutina e o ácido 3,4,5-trimetoxibenzoico.

INDICAÇÕES
- síndrome do intestino irritável.
- dispepsia.
- íleo paralítico no pós-operatório.
- processos inflamatórios anais.
- fissura anal.

DOSES
- por via oral, 400 a 600 mg ao dia, em duas ou três tomadas. A dose máxima recomendada é de 600 mg.

CONTRAINDICAÇÕES
- hipersensibilidade ao fármaco.
- primeiro trimestre da gravidez.
- < 12 anos.

PRECAUÇÕES
- vigiar a administração durante a gravidez.
- evitar o uso concomitante com bebidas alcoólicas.

EFEITOS ADVERSOS
- sensação de queimação local, eritema cutâneo.
- sonolência, cefaleia, tontura, fraqueza.
- boca seca, constipação, diarreia, náuseas, vômitos.
- leucopenia.

▶ *DIGEDRAT (Medley), 20 cáps. × 200 mg*

ANTIALÉRGICOS

▶ **ANTI-HISTAMÍNICOS H₁**

Anti-histamínicos H₁ de primeira geração
Derivados da etanolamina
- carbinoxamina
- clorfenoxamina
- difenidramina
- doxilamina
- feniltoloxamina

Derivados da etilenodiamina
- mepiramina
- tripelenamina

Derivados da propilamina
- bronfeniramina
- clorfenamina
- dexclorfeniramina
- feniramina
- triprolidina

Derivados da piperazina
- buclizina
- cinarizina
- flunarizina
- hidroxizina

Derivados da fenotiazina
- oxomemazina
- prometazina

Fármacos com estrutura diversa
- ácido espaglumínico
- antazolina
- azatadina
- azelastina
- cetotifeno
- ciproeptadina
- clemastina
- clemizol
- difenilpiralina
- isotipendil
- levocabastina
- pimetixeno

Anti-histamínicos H₁ de segunda geração
- bilastina
- cetirizina
- desloratadina
- ebastina
- epinastina
- fexofenadina
- levocetirizina
- loratadina
- mequitazina
- rupatadina

▶ **GLICOCORTICOIDES**

▶ **OUTROS FÁRMACOS**

Antialérgicos são fármacos utilizados para combater os sintomas da alergia. Esta é uma reação anormal dos tecidos de determinadas pessoas ao se exporem a agentes que, em quantidades semelhantes, são aparentemente inócuos para outros indivíduos. Dois outros termos são aparentados à alergia: anafilaxia, que se refere às reações de hipersensibilidade, e sensibilidade, que está intimamente relacionada com a alergia e a anafilaxia. Não raro os três fenômenos se confundem.

Os sintomas da alergia são provocados por substâncias ditas alérgenos. Estes podem ser proteínas estranhas ao organismo e, portanto, antígenos completos. Outros são polipeptídios, lipídios ou extratos solúveis de natureza lipoide ou constituintes microbianos, todos com algum grau de antigenicidade. Outros, ainda, são produtos químicos mais simples, como fármacos, que não são antígenos, mas simples haptenos que, ao se combinarem com proteínas, são capazes de provocar a formação de anticorpos e de induzir a hipersensibilidade.

As substâncias capazes de funcionar como alérgenos são inúmeras. As principais podem ser divididas em: inalantes (os alérgenos mais importantes), alimentos, medicamentos, agentes infecciosos, de contatos, agentes físicos e outros agentes.

O tratamento de eleição da alergia consiste na eliminação do agente alergênico do ambiente do paciente. Se isto não for exequível, tenta-se a dessensibilização. Outro recurso é o emprego dos fármacos antialérgicos. Estes pertencem a uma das seguintes classes: anti-histamínicos H₁, glicocorticoides e outros fármacos.

▶ ANTI-HISTAMÍNICOS H₁

Estes fármacos devem a maior parte de seus vários efeitos, principalmente o antialérgico, à sua competição com a histamina pelos locais do receptor H₁ sobre as células efetoras. Assim impedem, mas não revertem, as respostas mediadas só pela histamina. Eles também podem inibir a liberação da histamina e outros agentes inflamatórios dos mastócitos e basófilos.

O mecanismo pelo qual alguns anti-histamínicos exercem seus efeitos antieméticos, anticinetóticos e antivertiginosos não está devidamente esclarecido. Os referidos efeitos talvez se devam às ações anticolinérgicas centrais destes fármacos.

O efeito antidiscinético da difenidramina no parkinsonismo parece ser consequência da inibição central das ações da acetilcolina; o efeito antitussígeno resulta de sua ação direta sobre o centro da tosse.

O efeito sedativo-hipnótico ocorre por conta, em grande parte, da ocupação dos receptores H₁ no cérebro; este efeito se manifesta só nos anti-histamínicos H₁ de primeira geração, sendo nulos ou insignificantes nos de segunda geração.

O estímulo do apetite por parte da ciproeptadina e, em grau menor, do astemizol é consequência da competição pelos receptores da serotonina.

A ação ansiolítica da hidroxizina talvez se deva à supressão de atividade em certas regiões-chave da área subcortical do SNC.

A atividade anestésica local explica-se pelo fato de serem estruturalmente semelhantes aos anestésicos locais.

Os indivíduos sensibilizados a um anti-histamínico H₁ podem manifestar sensibilidade cruzada a outros anti-histamínicos H₁ ou fármacos relacionados.

Às vezes os anti-histamínicos H₁ são aplicados topicamente para tratar de conjuntivite alérgica, dermatite alérgica, prurido causado por picadas de insetos e quadros clínicos semelhantes. A aplicação tópica por períodos longos pode provocar sensibilização. Por isso, se houver indicação, deve-se preferir a administração por via oral.

Os anti-histamínicos H₁ fazem parte de várias associações para o tratamento do resfriado comum. Não há, porém, prova de que eles sejam eficazes para este quadro clínico. Existem também associações de anti-histamínicos H₁ com analgésicos e adrenérgicos descongestionantes nasais, para tratamento de alergias e infecções do aparelho respiratório superior. Entretanto, nem sempre a dose de cada ingrediente é a adequada; podem causar sedação em um paciente e superestímulo em outro.

INDICAÇÕES
- tratamento de rinite alérgica perene e sazonal.
- tratamento de rinite vasomotora.
- tratamento de conjuntivite alérgica.
- tratamento de prurido, urticária ou angioedema.
- tratamento de reações anafiláticas.

7.2 ANTIALÉRGICOS

CONTRAINDICAÇÕES
- asma aguda.
- obstrução do colo da bexiga.
- hipertrofia prostática sintomática.
- insuficiência hepática.
- predisposição à retenção urinária.
- predisposição a glaucoma de ângulo estreito.
- primeiro trimestre da gravidez.
- lactação.

PRECAUÇÕES
- não dirigir veículos nem operar máquinas.
- não ingerir bebidas alcoólicas, pois intensificam o efeito depressor.
- não usar em lactantes, porque pequenas quantidades são excretadas no leite materno e podem provocar excitação ou irritabilidade nos lactentes.

EFEITOS ADVERSOS
- sedação (em grau menor que os não sedantes), sonolência.
- espessamento das secreções brônquicas.
- tontura, lassidão, fadiga, zumbido, incoordenação, diplopia.
- euforia, irritabilidade, insônia, tremores e tendência aumentada a convulsões, sobretudo em crianças.
- perda de apetite, secura da boca, náusea, vômito, mal-estar abdominal, constipação ou diarreia.
- inibição da lactação.

INTERAÇÕES MEDICAMENTOSAS
- podem potencializar os efeitos antimuscarínicos de amantadina, antimuscarínicos, fenotiazínicos, haloperidol ou procainamida.
- álcool, antidepressores tricíclicos, anti-hipertensivos com efeitos depressores sobre o sistema nervoso central, outros depressores do sistema nervoso central, sulfato de magnésio parenteral e maprotilina podem potencializar os efeitos depressores sobre o sistema nervoso central destes fármacos ou dos anti-histamínicos.
- inibidores da MAO podem prolongar e intensificar os efeitos antimuscarínicos e depressores sobre o sistema nervoso central.
- medicamentos ototóxicos, como cisplatina, salicilatos e vancomicina, podem mascarar os sintomas de ototoxicidade, como zumbido, tontura ou vertigem.

Os anti-histamínicos H_1 podem ser agrupados em duas classes: anti-histamínicos H_1 de primeira geração e anti-histamínicos H_1 de segunda geração. Além de terem estruturas químicas bem diversas, as ações dos fármacos das duas classes também são diferentes (Quadro 7.1).

▶ Anti-histamínicos H_1 de primeira geração

Podem-se representar os anti-histamínicos H_1 de primeira geração pela fórmula geral

$$\begin{array}{c}Ar\\Ar'\end{array}\!\!>\!\!X-CH_2-CH_2-N\!\!<\!\!\begin{array}{c}R\\R'\end{array}$$

em que Ar e Ar' são grupos arila, incluindo fenila, fenila substituída e grupamentos heteroarílicos; R e R' são grupos alquílicos, geralmente CH_3; X representa O, N ou CH. Aqueles em que X = O têm acentuada ação sedativa. Compostos em que X = N são mais ativos e mais tóxicos. Quando X = CH, os anti-histamínicos são menos ativos e menos tóxicos.

Os grupos arílicos conferem considerável lipofilicidade e provavelmente estão compreendidos em ligação hidrofóbica com o receptor H_1. O nitrogênio terminal deve ser terciário, que é positivamente carregado no pH fisiológico e pode formar com o receptor H_1 uma ligação iônica; os derivados dimetilados exercem atividade mais intensa que outros homólogos; a cadeia alquílica entre X e N, para atividade ótima, deve ter dois átomos de carbono, assemelhando-se, assim, à cadeia lateral da molécula da histamina; a introdução de grupos com efeito indutivo-I na posição *para* dos grupos Ar ou Ar' acentua a potência, quiçá por reforçar a ligação hidrofóbica com um receptor. Em suma, o agente anti-histamínico H_1, em geral, deve possuir um grupo amino ionizável e um dipolo central.

Os fatores estéricos influem na atividade anti-histamínica H_1. Por exemplo, na série $XCH_2CH_2\overset{\cdot\cdot}{N}HMe_2$ são mais ativos aqueles que possuem os grupos N e X na conformação *trans*. Em solução, contudo, os anti-histamínicos H_1 não estão exclusivamente em *trans*, mas podem existir em outras conformações.

Os anti-histamínicos H_1 de primeira geração são relacionados estruturalmente aos simpatolíticos. Daí apresentarem, uns mais outros menos, também atividade anticolinérgica. Manifestam, igualmente, efeitos sedativos. Muitos são usados apenas em associações com descongestionantes, analgésicos e anticolinérgicos.

Quimicamente, os anti-histamínicos H_1 de primeira geração pertencem aos seguintes grupos de estruturas: derivados da etanolamina, derivados da etilenodiamina, derivados da propilamina, derivados da piperazina, derivados da fenotiazina e fármacos diversos. Geralmente são usados como sais: cloridrato, citrato, fumarato, fosfato, succinato, maleato, tartarato. Estes sais são pós cristalinos brancos, solúveis em água.

1. Derivados da etanolamina

Devido à sua semelhança estrutural com agentes simpatolíticos correspondentes, estes anti-histamínicos H_1 manifestam atividade anticolinérgica. Os efeitos antieméticos destes fármacos talvez se devam às suas ações anticolinérgicas centrais. Seu protótipo é a difenidramina.

Os comercializados no Brasil são: carbinoxamina, clorfenoxamina, difenidramina, doxilamina e feniltoloxamina.

CARBINOXAMINA

Tem ações anti-histamínica H_1, antisserotoninérgica e anticolinérgica. Usada na forma de maleato. Comercializada apenas em associações, principalmente indicadas para o tratamento sintomático do resfriado comum. Sua meia-vida é de 10 a 20 horas e a ação dura 3 a 6 horas.

▶ *NALDECON PEDIÁTRICO (Bristol-Myers Squibb), (maleato de carbinoxamina 2 mg + paracetamol 120 mg por mL), fr. de 15 mL (solução oral)*

CLORFENOXAMINA

Atua sobre os receptores H_1 centrais e periféricos. Apresenta efeitos sedativo, anticolinérgico, anestésico local e antisserotoninérgico. Usada na forma de cloridrato.

▶ *CLOREVAN COMPRIMIDOS (Ariston), 20 comprimidos × 20 mg*
▶ *CLOREVAN CREME (Ariston), bisnaga de 20 g com 15 mg/g*
▶ *CLOREVAN SOLUÇÃO INJETÁVEL (Ariston), 3 amp. de 1 mL com 10 mg*
▶ *CLOREVAN XAROPE PEDIÁTRICO (Ariston), fr. de 60 mL com 14,7 mg/medida (4,2 mL)*

DIFENIDRAMINA

Tem maior atividade antimuscarínica, com efeitos sedativos pronunciados. Suas ações na doença de Parkinson e discinesias induzidas por

Quadro 7.1 Ações de grupos de anti-histamínicos H_1

Classe	Atividade anti-histamínica	Efeitos sedativos	Atividade anticolinérgica	Efeitos antieméticos	Efeitos adversos gastrintestinais	Duração de ação
Anti-histamínicos H_1 de primeira geração						
Etanolaminas	+ a + +*	+ a + + +	+ + +	+ + a + + +	+	4 a 6 horas
Etilenodiaminas	+ a + +	+ a + +	0 a +	0	+ + +	4 a 6 horas
Alquilaminas	+ + a + + +	+ a + +	+ +	0	+	4 a 25 horas
Fenotiazinas	+ a + + +	+ + +	+ + +	+ + + +	0	4 a 24 horas
Anti-histamínicos H_1 de segunda geração	+ + a + + +	0 a +	0 a +	0	0	12 a 24 horas

Fonte: Ziment, I. — *Respiratory Pharmacology and Therapeutics*. Saunders, Philadelphia, 1978.
*0 a + + + + escala de atividade; 0 representa efeito semelhante ao de placebo.

fármacos parecem dever-se aos seus efeitos sedativos e à inibição central das ações da acetilcolina que são mediadas pelos receptores muscarínicos. O reflexo da tosse é suprimido por efeito direto sobre o centro da tosse. Usada na forma de cloridrato. Integra várias associações usadas como descongestionantes.

Farmacodinâmica
- anti-histamínico H_1, antiemético, antitussígeno, anticinetótico, antivertiginoso e sedativo-hipnótico.

Farmacocinética
- liga-se fortemente a proteínas (98 a 99%).
- duração de ação: 3 a 6 horas.
- atinge a concentração máxima em 1 a 4 horas.
- meia-vida de eliminação: 1 a 4 horas.

Indicações
- as mesmas dos outros anti-histamínicos e mais as seguintes.
- tratamento da doença de Parkinson e de reações extrapiramidais induzidas por fármacos.
- profilaxia e tratamento de vertigem, náusea ou vômito da cinetose.
- tratamento da tosse, apenas em doses que produzem sedação significativa.
- sedação-hipnose, inclusive como medicação pré-operatória.
- adjuvante no tratamento da insônia.
- anestesia local dentária, por via parenteral.

Doses
- via oral, adultos, 25 a 50 mg três ou quatro vezes ao dia; crianças com menos de 12 anos de idade, 5 mg/kg em quatro tomadas num período de 24 horas; quando usada para profilaxia da cinetose, deve ser tomada pelo menos 30 minutos, e preferivelmente uma ou duas horas, antes da exposição a condições que possam precipitar a cinetose.

▶ *DIFENIDRAMINA (Cristália), 25 amp. de 1 mL c/ 50 mg/mL*

DOXILAMINA

É também sedativo-hipnótico. Sua ação dura de 3 a 6 horas. Não se recomenda seu emprego em crianças menores de 6 anos. Usada na forma de succinato.

Além de fazer parte de associações antialérgicas, é constituinte de outras, utilizadas no tratamento da tosse e suas complicações (veja capítulo 11).

FENILTOLOXAMINA

Usada na forma de citrato, em associações, principalmente as utilizadas no tratamento sintomático do resfriado comum.

2. *Derivados da etilenodiamina*

A esta classe pertencem os anti-histamínicos H_1 úteis mais antigos. O protótipo é a mepiramina. Apresentam atividade anticolinérgica menor que a dos derivados da etanolamina e nenhum efeito antiemético; entretanto, seus efeitos adversos gastrintestinais são mais intensos.

A esta classe pertencem mepiramina e tripelenamina.

MEPIRAMINA

Chamada pirilamina nos Estados Unidos, é usada como maleato. Além de anti-histamínico, é sedativo-hipnótico. Sua ação dura 8 horas e seus efeitos gastrintestinais são mais pronunciados. Não se recomenda seu uso por crianças menores de 6 anos. Disponível em associações, geralmente irracionais.

TRIPELENAMINA

Sua ação dura de 3 a 6 horas. Tem efeitos gastrintestinais pronunciados. Usada na forma de citrato, em associações antiasmática e expectorante.

3. *Derivados da propilamina*

A esta classe pertencem os anti-histamínicos H_1 mais ativos. Sua atividade anticolinérgica é igual à dos derivados da etilenodiamina; não apresentam efeitos antieméticos e os efeitos gastrintestinais são pouco intensos. O protótipo é a clorfenamina. Os membros saturados são chamados feniraminas, que são moléculas quirais. Alguns são usados como misturas racêmicas (bronfeniramina, clorfenamina), embora os isômeros dextrorrotatórios (dexfeniramina, dexclorfeniramina) sejam mais ativos. No Brasil são comercializados os seguintes: bronfeniramina, clorfenamina, dexclorfeniramina, feniramina e triprolidina.

BRONFENIRAMINA

Atinge a concentração máxima em 2 a 5 horas e o efeito máximo em 3 a 9 horas. Sua ação dura 4 a 12 horas. A meia-vida de eliminação é de 25 horas. Usada na forma de maleato, em associações utilizadas como antigripais e descongestionantes nasais.

Associação
▶ *DECONGEX PLUS (Aché), (maleato de bronfeniramina 12 mg + cloridrato de fenilefrina 15 mg + cloridrato de fenilpropanolamina 15 mg por comprimido), 12 comprimidos*
(maleato de bronfeniramina 2 mg + cloridrato de fenilefrina 5 mg + cloridrato de fenilpropanolamina 5 mg cada 5 mL), frasco de 120 mL (xarope)
(maleato de bronfeniramina 2 mg + cloridrato de fenilefrina 2,5 mg + cloridrato de fenilpropanolamina 2,5 mg cada 1 mL), frasco de 20 mL (gotas)

CLORFENAMINA

Chamada clorfeniramina nos Estados Unidos. Tem efeitos sedativos menos acentuados que os anti-histamínicos tradicionais. A reação mais comum é a sonolência. Atinge a concentração máxima em 2 a 6 horas e o efeito máximo em 6 horas. Sua ação dura 4 a 12 horas. A meia-vida de eliminação é de 14 a 25 horas. Constitui ingrediente de medicamentos para resfriados. Não se recomenda seu emprego para menores de 12 anos. Usada na forma de maleato.

DEXCLORFENIRAMINA

Corresponde ao isômero dextrogiro da clorfenamina. É duas vezes mais ativa do que o produto racêmico. Além do efeito anti-histamínico, apresenta também propriedades anticolinérgicas. A incidência de efeitos adversos é baixa; o mais comum é sonolência. Sua ação dura 4 a 12 horas. Usada na forma de maleato.

Doses
- via oral, 1 ou 2 mg três ou quatro vezes ao dia (comprimidos, xarope) ou 4 ou 6 mg duas vezes ao dia e, para casos resistentes, 8 mg duas vezes ao dia ou 6 mg três vezes ao dia (reptabs); crianças menores de 12 anos, 0,15 mg/kg diariamente em quatro tomadas.

▶ *DEX-CLORFENIRAMINA (Sanval), 20 comprimidos × 2 mg*
fr. de 100 mL com 2 mg/5 mL
▶ *DEXCLORFENIRAMINA (Teuto-Brasileiro), 20 comprimidos × 2 mg*
fr. de 100 mL × 2 mg/5 mL (xarope)
▶ *DEXTRO-CLORFENIRAMINA ROYTON (Royton), 20 comprimidos × 2 mg*
fr. de 100 mL com 2 mg/5 mL
▶ *FENIRAX (Multilab), bisnaga de 30 g com 10 mg/g (creme)*
▶ *HISTAMIN (Neo-Química), 20 comprimidos × 2 mg*
fr. de 100 mL com 2 mg/5 mL
▶ *HYSTIN (Geolab), fr. de 120 mL com 2 mg/5 mL (solução oral)*
▶ *MALEATO DE DEXCLORFENIRAMINA (Brainfarma), 20 comprimidos × 2 mg (genérico)*
fr. de 120 mL com 0,4 mg/mL (xarope), (genérico)
▶ *MALEATO DE DEXCLORFENIRAMINA (Cristália), fr. de 100 mL c/ 0,4 mg/mL (genérico)*
▶ *MALEATO DE DEXCLORFENIRAMINA (EMS), fr. de 120 mL com 0,4 mg/mL (solução oral), (genérico)*
bisnaga de 30 g com 10 mg/g (creme)
▶ *MALEATO DE DEXCLORFENIRAMINA (Eurog./Legrand), 20 comprimidos × 20 mg (genérico)*
▶ *MALEATO DE DEXCLORFENIRAMINA (Germed), 20 comprimidos × 20 mg (genérico)*
▶ *MALEATO DE DEXCLORFENIRAMINA (Medley), fr. de 120 e 150 mL com 0,4 mg/mL (solução oral), (genérico)*
▶ *MALEATO DE DEXCLORFENIRAMINA (Merck), fr. de 120 mL com 0,4 mg/mL (solução oral), (genérico)*
▶ *MALEATO DE DEXCLORFENIRAMINA (Neoquímica), fr. de 120 mL com 0,4 mg/mL (solução oral), (genérico)*
bisnaga de 30 g com 10 mg/g (creme), (genérico)
▶ *MALEATO DE DEXCLORFENIRAMINA (Prati, Donaduzzi), fr. de 100 e 120 mL com 0,4 mg/mL (solução oral), (genérico)*
▶ *MALEATO DE DEXCLORFENIRAMINA (Teuto-Brasileiro), fr. de 100 mL × 0,4 mg/mL (xarope), (genérico)*
▶ *POLARAMINE (Mantecorp), comprimidos, 20 comprimidos × 2 mg*
▶ *POLARAMINE (Mantecorp), drágeas, 12 drág. × 6 mg*
▶ *POLARAMINE (Mantecorp), xarope, fr. de 100 mL com 2 mg/5 mL*
▶ *POLARAMINE (Mantecorp), fr. de 20 mL com 2,8 mg/mL (gotas)*
▶ *POLARAMINE (Mantecorp), bisnaga de 30 g com 10 mg/g (creme)*

Associações
▶ *MALEATO DE DEXCLORFENIRAMINA + BETAMETASONA (Cristália) (maleato de dexclorfeniramina 0,4 mg + betametasona 0,05 mg cada mL), fr. de 120 mL (xarope), (genérico)*
▶ *MALEATO DE DEXCLORFENIRAMINA + BETAMETASONA (EMS) (maleato de dexclorfeniramina 0,4 mg + betametasona 0,05 mg cada mL), fr. de 120 mL (xarope), (genérico)*

7.4 ANTIALÉRGICOS

- MALEATO DE DEXCLORFENIRAMINA + BETAMETASONA (Eurofarma) (0,4 mg + 0,05 mg por mL), fr. de 120 mL (xarope), (genérico)
- MALEATO DE DEXCLORFENIRAMINA + BETAMETASONA (Eurog./Legrand) (maleato de dexclorfeniramina 0,4 mg + betametasona 0,05 mg cada mL), fr. de 120 mL (xarope), (genérico)
- MALEATO DE DEXCLORFENIRAMINA + BETAMETASONA (Germed) (maleato de dexclorfeniramina 0,4 mg + betametasona 0,05 mg cada mL), fr. de 120 mL (xarope), (genérico)
- MALEATO DE DEXCLORFENIRAMINA + BETAMETASONA (Medley) (0,4 mg + 0,05 mg por mL, respectivamente), fr. de 120 mL (genérico)
- MALEATO DE DEXCLORFENIRAMINA + BETAMETASONA (Merck) (maleato de dexclorfeniramina 0,4 mg + betametasona 0,05 mg cada mL), fr. de 120 mL (xarope), (genérico)
- MALEATO DE DEXCLORFENIRAMINA + BETAMETASONA (União Química) (maleato de dexclorfeniramina 0,4 mg + betametasona 0,05 mg cada mL), fr. de 120 mL (xarope), (genérico)
- MALEATO DE DEXCLORFENIRAMINA + SULFATO DE PSEUDOEFEDRINA + GUAIFENESINA (EMS) (maleato de dexclorfeniramina 0,4 mg + sulfato de pseudoefedrina + 4 mg + guaifenesina 20 mg cada mL), fr. de 120 mL (solução oral), (genérico)
- MALEATO DE DEXCLORFENIRAMINA + SULFATO DE PSEUDOEFEDRINA + GUAIFENESINA (Eurog./Legrand), (maleato de dexclorfeniramina 0,4 mg + sulfato de pseudoefedrina + 4 mg + guaifenesina 20 mg cada mL), fr. de 120 mL (solução oral), (genérico)
- MALEATO DE DEXCLORFENIRAMINA + SULFATO DE PSEUDOEFEDRINA + GUAIFENESINA (Germed), (maleato de dexclorfeniramina 0,4 mg + sulfato de pseudoefedrina + 4 mg + guaifenesina 20 mg cada mL), fr. de 120 mL (solução oral), (genérico)

FENIRAMINA

É menos potente que a prometazina, tem duração de ação mais curta e causa menos sedação. Usada como maleato.

TRIPROLIDINA

Atinge a concentração máxima em 2 horas e o efeito máximo em 2 a 3 horas. A ação dura 4 a 12 horas. Sua meia-vida de eliminação é de 3 a 3,3 horas. É comercializada em associação com outros fármacos. Usada na forma de cloridrato.

4. *Derivados da piperazina*

Estes fármacos podem ser considerados como derivados cíclicos da etilenodiamina. Têm início de ação lento e duração longa. Alguns deles são utilizados na profilaxia e tratamento da cinetose. Outros têm predominantemente ação anti-histamínica, que é moderadamente potente e com incidência menor de sonolência. Em estudos em animais, verificou-se que podem ser teratogênicos; este efeito é atribuído à norclorciclizina, metabólito destes fármacos.

No Brasil são comercializados os seguintes: buclizina, cinarizina, flunarizina e hidroxizina. As três primeiras piperazinas estão descritas em outros capítulos e a hidroxizina é descrita neste capítulo.

HIDROXIZINA

É um derivado piperazínico com atividade anti-histamínica, usado também como agente antiansiedade. Possui uma duração de ação de cerca de 4 a 6 horas e meia-vida de 20 a 25 horas. Pode produzir falsos resultados nas determinações dos 17-hidroxicorticosteroides urinários.

Doses
- para adultos, 25 a 100 mg três a quatro vezes por dia.
- para crianças, 0,5 mg/kg de 6/6 horas ou, para crianças > 6 anos, 30 a 50 mg/dia. Para crianças de 6 a 12 anos, 50 a 100 mg/dia.

- CLORIDRATO DE HIDROXIZINA (Brainfarma), fr. de 100 mL com seringa dosadora com 2 mg/mL (genérico)
- PRURIZIN (Darrow), 20 cáps. × 25 mg
  30 comprimidos × 10 mg
  fr. de 100 mL × 10 mg/5 mL (solução oral)

5. *Derivados da fenotiazina*

Estes anti-histamínicos H₁ foram gerados ligando os grupamentos arílicos dos derivados da etilenodiamina através de um átomo de enxofre. Deste fechamento anelar resultaram não só novos antagonistas H₁, mas também diversos agentes psicotrópicos úteis. O protótipo é a prometazina.

Os comercializados em nosso meio são oxomemazina (usada apenas em associações irracionais) e prometazina (descrita no capítulo 1, na seção *Fármacos antivertiginosos*).

6. *Fármacos com estrutura diversa*

Nesta classe incluem-se aqueles cuja estrutura não está aparentemente relacionada com a das classes anteriores. Entretanto, eles podem ser considerados como análogos, isósteros ou homólogos de uma delas. Os disponíveis em nosso meio são: ácido espaglumínico, antazolina, azatadina, azelastina, cetotifeno, ciproeptadina, clemastina, clemizol, difenilpiralina, isotipendil, levocabastina e pimetixeno. Alguns estão descritos em outros capítulos: antazolina (20), cetotifeno (11) e ciproeptadina (1). Clemizol e difenilpiralina são comercializados apenas em associações.

ÁCIDO ESPAGLUMÍNICO

É o ácido N-acetilaspartil glutâmico. Inibe a desgranulação dos mastócitos da mucosa conjuntival relacionados com a liberação dos mediadores químicos dos processos inflamatórios produtores da alergia. Além disso, bloqueia a ativação do complemento e a síntese de leucotrienos das células sensibilizadas. Comercializado como glutamato de sódio.

Farmacodinâmica
- antialérgico oftálmico.

Farmacocinética
- após aplicação na conjuntiva ocular mantém altas concentrações por várias horas.

Indicações
- tratamento de manifestações moderadas de conjuntivite e blefaroconjuntivite de etiologia alérgica.

Doses
- para adultos e crianças, uma gota no saco conjuntival duas a seis vezes por dia. O tratamento pode prolongar-se até a regressão total da sintomatologia.

Contraindicações
- gravidez e lactação.
- < 4 anos.

Efeitos adversos
- sensações de queimação e formigamento oculares.

- NAABAK (Allergan), fr. de 5 mL com 49 mg/mL

AZATADINA

É derivada da benzocicloeptadina. Apresenta semelhanças com a ciproeptadina. Exerce efeitos antisserotoninérgicos, anticolinérgicos e sedativos, além de anti-histamínicos. Não é recomendada a menores de 12 anos de idade. Usada na forma de maleato. Em associação com pseudoefedrina, é utilizada como descongestionante.

Farmacodinâmica
- anti-histamínico H₁, antisserotoninérgico, anticolinérgico, sedativo.

Farmacocinética
- rapidamente absorvida do trato gastrintestinal.
- liga-se pouco a proteínas.
- atinge níveis plasmáticos máximos em cerca de 4 horas.
- sofre biotransformação, dando metabólitos conjugados.
- meia-vida de eliminação: 12 horas.
- cerca de 50% de uma dose são excretados na urina em cinco dias, 20% na forma inalterada e o resto como metabólitos conjugados.

Indicações
- tratamento de rinite alérgica perene e sazonal.
- tratamento de urticária crônica.

Associação
- CEDRIN (Mantecorp), (maleato de azatadina 1 mg + sulfato de pseudoefedrina 120 mg por drágea), 10 drágeas
  (maleato de azatadina 0,5 mg + sulfato de pseudoefedrina 30 mg por 5 mL), fr. de 100 mL (xarope)

AZELASTINA

É derivado da ftalazinona, ligada a grupo metilazepina e clorofenilmetila. Apresenta características anti-histamínicas e antialérgicas. Sua atividade anticolinérgica é desprezível.

Inibe a liberação de histamina e outros mediadores inflamatórios dos mastócitos. Produz broncodilatação acentuada em pacientes com bronquite obstrutiva e asma. É tão eficaz quanto terfenadina e ácido cromoglícico para rinite alérgica crônica.

Usada na forma de cloridrato.

Farmacodinâmica
- anti-histamínico H₁, antialérgico.

Indicações
- profilaxia e tratamento de asma.
- tratamento de rinite alérgica perene e sazonal.
- tratamento de rinoconjuntivite alérgica.

Doses
- 0,14 mg por aerossol nasal em cada narina duas vezes ao dia; seu uso crônico não deve ultrapassar seis meses.

Contraindicações
- hipersensibilidade à azelastina.
- gravidez.
- lactação.
- < 6 anos.

Efeitos Adversos
- alteração do paladar, sonolência ou fadiga.
- boca seca, alteração do apetite, ganho de peso, náusea, vômito, dor estomacal, exantema, sede, epistaxe.
- irritação em mucosas nasais, quando administrada por aerossol.

▶ *AZELAST (Sigma Pharma), fr. de 10 mL com 1 mg/mL (solução nasal)*
▶ *RINO-AZETIN (UCI-Farma), fr. de 10 mL c/ 1 mg/mL (solução nasal)*
▶ *RINO-LASTIN (Aché), fr. de 10 mL com 1 mg/mL (aerossol nasal — frasco nebulizador)*

CLEMASTINA

Seu efeito adverso mais frequente é a sonolência, mas a incidência de efeitos sedativos centrais é geralmente baixa. Seu efeito anticolinérgico é muito fraco. Sua ação dura 3 a 6 horas. Usada na forma de fumarato. Mais dados são apresentados na seção *Antipruriginosos centrais* do capítulo 1, *Depressores do sistema nervoso central*.

▶ *AGASTEN (Novartis), 15 comprimidos × 1 mg*
  fr. de 120 mL com 0,75 mg/15 mL (xarope)

ISOTIPENDIL

É derivado de análogo da fenotiazina. Usado na forma de cloridrato.

▶ *ANDANTOL (Aché), bisnaga de 20 g c/ 7,5 mg/g de geleia (uso tópico)*

LEVOCABASTINA

Deriva-se da cicloexilpiperidina e é anti-histamínico potente e seletivo. É antagonista do receptor H$_1$ competindo com a histamina nesse local, impedindo a sua ligação nas células efetoras.

Farmacodinâmica
- anti-histamínico oftálmico e nasofaríngeo.

Farmacocinética
- após administração oftálmica de 0,05% atinge a concentração plasmática de 1 a 2 ng/mL.
- após administração oral, 20 a 30% biotransformados a um metabólito acilglicuronídico.
- início da ação, por via oftálmica: 10 a 15 minutos.
- ativa por até 4 horas.
- 70% eliminados pelos rins sob a forma inalterada e 10 a 20% sob a forma acilglicuronídica. Eliminação fecal de 10 a 20%.

Indicações
- tratamento das conjuntivites alérgicas.

Doses
- 1 gota em cada olho duas vezes ao dia, podendo ser aumentada para três ou quatro vezes ao dia.
- duas aplicações em cada narina duas vezes ao dia, podendo ser aumentada como na apresentação oftálmica.

Contraindicações
- hipersensibilidade à levocabastina.
- gravidez e lactação.
- crianças < 12 anos.

Precauções
- vigilância na administração aos idosos.

Efeitos Adversos
- cefaleia, fadiga, sonolência, boca seca.
- tosse, dispneia, edema palpebral, náusea, distúrbios visuais.

▶ *LIVOSTIN GOTAS OCULARES (Janssen-Cilag), fr. com 4 mL × 0,54 mg/mL*
▶ *LIVOSTIN SPRAY NASAL (Janssen-Cilag), aerossol com 10 mL × 0,54 mg/mL (nasal)*

PIMETIXENO

É derivado tioxantênico, com cadeia metil-piperidínica.

Atua como antagonista da histamina e também da serotonina, acetilcolina, bradicinina e catecolaminas. É eficaz na hipersecreção brônquica, edema da mucosa, constrição brônquica, inibindo os fatores desencadeantes sem exercer ação direta sobre o arco reflexo da tosse. Em pediatria, é útil em doenças alérgicas da pele e do trato respiratório, distúrbios de sono, excitação e nervosismo.

Usado nas formas livre e de maleato.

Indicações
- tratamento de dispneia asmatiforme da criança.

Doses
- via oral, xarope, crianças de 1 a 5 anos, 0,5 a 0,75 mg, três vezes ao dia; 5 a 10 anos, 0,75 a 10,0 mg, três vezes ao dia; acima de 10 anos, 10,0 a 15,0 mg, três vezes ao dia.
- via oral, gotas, a partir de um ano de idade, 1 gota de solução por kg de peso corporal, três vezes ao dia.

Contraindicações
- hipersensibilidade ao pimetixeno ou agentes anti-histamínicos.
- gravidez.
- lactação.
- crianças abaixo de um ano de idade.

Precauções
- deve-se evitar dirigir veículos ou operar máquinas.

Efeitos Adversos
- sonolência, torpor, secura da boca, náusea, tontura.
- midríase, taquicardia.
- hiperglicemia, embora raramente.

Interações Medicamentosas
- pode potencializar os efeitos do álcool e outros sedativos, hipnóticos e de anti-histamínicos.

▶ *MURICALM (Novartis), fr. de 120 mL com 0,5 mg/5 mL (xarope)*
  fr. de 10 mL com 1 mg/mL (solução oral)
▶ *SONIN (Evolabis), fr. de 120 mL com 0,5 mg/5 mL (xarope)*

Associação
▶ *SANTUSSAL (Novartis), (pimetixeno 0,5 mg + cloreto de amônio 100,0 mg + proxifilina 12,5 mg por 5 mL), fr. de 120 mL (xarope)*

▶ Anti-histamínicos H$_1$ de segunda geração

Os anti-histamínicos H$_1$ de segunda geração, embora de estrutura química bem variada, podem ser considerados como análogos, homólogos ou congêneres dos da primeira geração. Alguns são usados como cloridratos ou outros sais.

Diferem dos da primeira geração, não só por terem estrutura química mais complexa, mas também por apresentarem efeitos sedativos e atividade anticolinérgica menos intensos e ausência de efeitos antieméticos e gastrintestinais. Sua ação (12 a 24 horas) é mais longa que a da maioria dos de primeira geração (Quadro 7.1).

No Brasil, são comercializados os seguintes: bilastina, cetirizina, desloratadina, ebastina, epinastina, fexofenadina, levocetirizina, loratadina, mequitazina e rupatadina.

BILASTINA

É um anti-histamínico de segunda geração, antagonista seletivo do receptor H$_1$. Tem potência comparável a do astemizol e da difenidramina, três vezes à da cetirizina e cinco vezes superior à da fexofenadina. Seu nome químico é 2-[4-(2{4[1-(2-etoxietil)-1H-benzimidal-2-il]-1-piperidinil}etil)fenil]-2-ácido metilpropanoico.

Farmacodinâmica
- anti-histamínico.

Farmacocinética
- após administração oral é rapidamente absorvida.
- atinge a concentração plasmática em cerca de 1,3 h.
- biodisponibilidade de 61%.
- cerca de 84 a 90% ligam-se às proteínas plasmáticas.
- meia-vida de cerca de 14,5 h.
- eliminada, em grande parte, sob a forma inalterada sendo, 35% pelas fezes e 65% pela urina. Cerca de 96% são eliminados dentro de 24 h.
- não atravessa a barreira hematencefálica.

Indicações
- tratamento sintomático da rinocojuntivite alérgica sazonal e perene e da urticária.

Doses
- para adultos e adolescentes > 12 anos de idade, 20 mg 1 vez/dia, administrados uma hora antes ou duas horas após a alimentação.

Contraindicação
- hipersensibilidade ao fármaco.
- < 12 anos de idade.

7.6 ANTIALÉRGICOS

- gravidez e lactação.
- administração concomitante da glicoproteína P na insuficiência renal moderada ou grave.

Precauções
- vigiar a administração aos pacientes que dirigem ou trabalham com máquinas.

Efeitos adversos
- sonolência, cefaleia.
- insônia, náuseas, vertigem, tinito.
- arritmia sinusal, bloqueio de ramo direito, prolongamento do intervalo QT.
- ressecamento nasal, boca seca, sede.
- gastrite, dispepsia, diarreia, dor abdominal.
- astenia, pirexia.
- aumento da creatinina sérica, da AST, da ALT e dos triglicerídios.
- aumento do peso.

Interações medicamentosas
- a administração com toronja diminui a biodisponibilidade da bilastina em 30%.
- cetoconazol ou eritromicina aumentam a ASC e a $C_{máx}$ da bilastina de duas e de duas a três vezes, respectivamente. Outros medicamentos que são substratos ou inibidores da glicoproteína P, como a ciclosporina podem aumentar a concentração plasmática da bilastina.
- o uso concomitante de diltiazem aumenta a concentração plasmática da bilastina de 50%.

▶ ALEKTOS (Nycomed), 4, 10 e 30 comprimidos × 20 mg

CETIRIZINA

É metabólito da hidroxizina. Complexa-se preferencialmente com os receptores H_1 periféricos em vez de com os do SNC, como o fazem também astemizol, loratadina e terfenadina. E, como estes, causa broncodilatação suave e também bloqueia a broncoconstrição induzida pela histamina em pacientes asmáticos. Tem, por isso, ação antiasmática.

Administrada por via oral, liga-se fortemente às proteínas (93%). Atinge a concentração máxima em uma hora. Sua meia-vida é de 8 horas. A dose, para adultos, é de 10 mg ao dia, por via oral. Não é recomendada a crianças com menos de 12 anos de idade. É excretada principalmente pela urina, 60% de uma dose na forma inalterada.

Foram registradas, no Canadá, convulsões em 1,4% dos pacientes em uso da cetirizina.

Usada na forma de dicloridrato.

▶ CETIRTEC (Teuto-Brasileiro), fr. de 120 mL com 1 mg/mL (solução oral)
▶ CETIRIZIN (Sintofarma), 6 comprimidos × 10 mg
▶ DICLORIDRATO DE CETIRIZINA (Biosintética), 6 e 12 comprimidos × 10 mg (genérico)
▶ DICLORIDRATO DE CETIRIZINA (Hexal), 7 e 14 comprimidos × 10 mg (genérico)
▶ DICLORIDRATO DE CETIRIZINA (IPCA), 6, 10 e 12 comprimidos × 10 mg (genérico)
▶ DICLORIDRATO DE CETIRIZINA (Medley), 6 e 12 comprimidos × 10 mg (genérico)
fr. de 60 e 120 mL com 1 mg/mL (solução oral), (genérico)
▶ DICLORIDRATO DE CETIRIZINA (Prati, Donaduzzi), fr. de 80 e 120 mL com 1 mg/mL (solução oral), (genérico)
▶ DICLORIDRATO DE CETIRIZINA (Teuto-Brasileiro), 120 mL com 1 mg/mL (solução oral)
▶ ZETALERG (UCI-Farma), 6 e 12 comprimidos × 10 mg fr. c/ 75 mL × 5 mg/5 mL (solução oral)
▶ ZETIR (Abbott), 6 e 12 comprimidos × 10 mg fr. de 75 mL c/ 1 mg/mL (solução oral) fr. de 10 mL c/ 10 mg/mL
▶ ZINETRIN (Siefel), 6 comprimidos × 10 mg
▶ ZYRTEC (GlaxoSmithKline), 12 comprimidos × 10 mg fr. de 120 mL com 1 mg/mL (solução oral)

Associações
▶ CETRIZIN-MG (Sintofarma), (dicloridrato de cetirizina 5 mg + cloridrato de d-pseudoefedrina 120 mg), 6 e 20 cáps.
▶ ZYRTEC-D (GlaxoSmithKline), (dicloridrato de cetirizina 5 mg + cloridrato de pseudoefedrina 120 mg por cápsula), 10 cáps.

DESLORATADINA

É antagonista seletivo dos receptores H_1 e metabólito principal da loratadina, com propriedades anti-histamínica e anti-inflamatória. Inibe a liberação das citocinas IL-4, IL-6, IL-8 e IL-13 e de quimiocinas, como as reguladoras da atividade normal das células T, além da liberação de histamina, triptase, prostaglandina (PGD2) e leucotrieno (LTC4) dependentes de IgE, a quimiotaxia de eosinófilos induzida pelo fator de ativação das plaquetas, a manifestação de moléculas de adesão como a P-selectina e a produção de ânion superóxido pelos neutrófilos polimorfonucleares ativados. Reduz de forma significativa os sinais e os sintomas da rinite alérgica sazonal, tais como coriza, espirro, prurido e congestão nasal, bem como os oculares, prurido, lacrimejamento e eritema. Alivia ainda o prurido do palato e a tosse. Nos portadores de asma concomitante, reduz os sintomas desta. Na urticária idiopática crônica há uma melhora importante do prurido. Não possui efeitos antimuscarínicos e/ou anticolinérgicos, sedativos, e não interfere no QRS e no intervalo QT ao eletrocardiograma. Não é arritmogênica.

Farmacodinâmica
- anti-histamínico, anti-inflamatório.

Farmacocinética
- após absorção oral, atinge o pico da concentração plasmática máxima em cerca de 3 horas. Não sofre influência da administração conjunta com alimentos.
- para doses de 5 a 20 mg, a biodisponibilidade é proporcional à dose.
- sofre biotransformação extensa formando um metabólito principal ativo, a 3-hidroxidesloratadina (3-OH), e que sofre posterior glicuronidação. Não parece ser biotransformada de forma significativa pela isoenzima CYP3A4. Uma parte de pacientes da raça negra tem uma deficiência na biotransformação.
- o composto original atinge a concentração plasmática média de 3,98 μg/L em 3,17 horas e seu metabólito 3-OH, a de 1,99 μg/L em 4,76 horas.
- ASC de 56,9 ng·h/mL para a desloratadina e de 32,3 ng·h/mL para a 3-OH.
- 82 a 87% e 85 a 89% da desloratadina e 3-OH ligam-se às proteínas plasmáticas, respectivamente.
- na insuficiência hepática há um aumento da ASC de cerca de 2,4 vezes.
- na presença de insuficiência renal leve a moderada as $C_{máx}$ e ASC aumentam de 1,2 e 1,9 vez, respectivamente, e na grave, de 1,7 e 2,5 vezes.
- no sexo feminino as $C_{máx}$ e ASC são maiores tanto para o composto original quanto para o seu metabólito ativo, porém sem relevância clínica.
- na raça negra, as $C_{máx}$ e ASC foram de 18% e 32% maiores, respectivamente. Para a 3-OH há uma redução dos dois parâmetros de cerca de 10%.
- meia-vida de 26,8 e 36 h para a desloratadina e a 3-OH, respectivamente. A meia-vida média de eliminação está aumentada na presença de insuficiência hepática.
- 87% são recuperados em partes iguais, na urina e nas fezes, como metabólitos.
- a depuração da desloratadina na insuficiência hepática leve, moderada e grave é de cerca de 37%, 36% e 28%, respectivamente, em relação ao paciente com função hepática normal.
- não atravessa significativamente a barreira hematencefálica.
- não é eliminada por hemodiálise.

Indicações
- tratamento dos sinais e sintomas da rinite alérgica sazonal.

Doses
- adultos e > 12 anos, 5 mg por via oral, uma vez ao dia.

Contraindicações
- hipersensibilidade à desloratadina.
- gravidez e lactação.
- < 12 anos.

Precauções
- vigiar a administração aos pacientes que dirigem veículos ou operam máquinas.
- vigiar a administração aos pacientes da raça negra.
- para pacientes portadores de insuficiência hepática e/ou renal, iniciar o tratamento com 5 mg por dia, em dias alternados.

Efeitos adversos
- cefaleia, fadiga, tontura, sonolência.
- faringite.
- xerostomia, dispepsia, náuseas.
- mialgia.
- exantema, prurido, urticária, edema.
- aumento das enzimas hepáticas e de bilirrubinas.

Interações medicamentosas
- o uso concomitante de um dos seguintes fármacos: eritromicina, cetoconazol, azitromicina, fluoxetina ou cimetidina pode produzir aumento das concentrações plasmáticas da desloratadina e da 3-OH, porém sem significado clínico.

▶ DESALEX (Schering-Plough), 30 comprimidos × 5 mg
fr. de 60 e 100 mL com 0,5 mg/mL (xarope)
▶ DESLORATADINA (EMS), 10 e 30 comprimidos × 5 mg (genérico) fr. de 60 e 100 mL com 0,5 mg/mL (xarope), (genérico)
▶ DESLORATADINA (Germed), 10 e 30 comprimidos × 5 mg (genérico) fr. de 60 e 100 mL com 0,5 mg/mL (xarope), (genérico)
▶ DESLORATADINA (Legrand), 10 e 30 comprimidos × 5 mg (genérico) fr. de 60 e 100 mL com 0,5 mg/mL (xarope), (genérico)
▶ DESLORATADINA (Medley), fr. de 60 e 100 mL com 0,5 mg/mL (xarope). (genérico)

- ▶ *DESLORATADINA (Novaquímcia), 10 e 30 comprimidos × 5 mg (genérico) fr. de 60 e 100 mL com 0,5 mg/mL (xarope), (genérico)*
- ▶ *DESLORATADINA (Prati Donaduzzi), fr. de 60 mL com 0,5 mg/mL (xarope), (genérico)*
- ▶ *SIGMALIV (Sigma Pharma), 10 comprimidos × 5 mg fr. de 60 e 100 mL com 0,5 mg/mL (xarope)*

EBASTINA

É um anti-histamínico de segunda geração derivado da oxipiperidina. O seu metabólito ativo, a cerebastina, é derivada do ácido carboxílico e desempenha a principal função terapêutica. A modificação na cadeia lateral alifática do átomo de nitrogênio do anel piperidínico confere à molécula de ebastina uma ação prolongada e baixa atividade estimulante central sobre os receptores H_1. Não provoca nenhuma alteração significativa na capacidade de dirigir veículos ou operar máquinas.

Farmacodinâmica
- anti-histamínico.

Farmacocinética
- após administração oral sofre rápida absorção.
- sofre extensa pré-eliminação sistêmica.
- biotransformada via isoenzima CYP3A4 para o metabólito ativo cerebastina.
- atinge o pico da concentração plasmática máxima de 4 a 6 horas após administração de 5 a 40 mg.
- meia-vida de 13,8-15,3 horas.
- > 95% ligam-se às proteínas plasmáticas.
- 66% excretados na urina na forma de metabólito conjugado.

Indicações
- tratamento sintomático da rinite alérgica (sazonal ou perene) associada ou não à conjuntivite alérgica.
- tratamento da urticária idiopática crônica.

Doses
- para adultos e crianças > 12 anos, 10 mg uma vez ao dia. Nos casos mais graves, incluindo rinite alérgica sazonal, recomenda-se 20 mg ao dia.
- para urticária idiopática crônica, 10 mg uma vez ao dia.
- para crianças de 6 a 11 anos, 5 mg uma vez ao dia.

Contraindicações
- hipersensibilidade à ebastina.
- crianças < 2 anos.
- gravidez e lactação.

Precauções
- cautela na presença de insuficiência renal ou hepática, síndrome de QT longo, hipopotassemia, inibição do sistema enzimático CYP3A4.
- como com outros anti-histamínicos, cautela quanto a possível sedação e efeito resultante sobre a capacidade de dirigir veículos ou operar máquinas.

Efeitos adversos
- cefaleia, boca seca, sonolência, faringite, dor abdominal, dispepsia, astenia, epistaxe, rinite, sinusite, náusea, insônia.

Interações medicamentosas
- pode interferir no resultado do teste alérgico cutâneo, devendo ser adiado até o quinto ou sétimo dia após a suspensão do tratamento.
- pode potencializar o efeito de outros anti-histamínicos.
- o uso concomitante de cetoconazol ou eritromicina aumenta o intervalo QTc, ao eletrocardiograma, de 4,7 a 5%.

- ▶ *EBASTEL (Eurofarma), 10 comprimidos × 10 mg fr. de 60 mL com 1 mg/mL (xarope)*

Associação
- ▶ *EBASTEL D (Eurofarma), (ebastina 10 mg + pseudoefedrina 120 mg por cápsula), 5 cáps. gelatinosas*

EPINASTINA

É o cloridrato de (±) 3-amino-9, 13b-di-hidro-1H-dibenz [c.f] imidazo [1.5-a] azepina, um derivado guanidínico tetracíclico, potente antialérgico que apresenta atividade bloqueadora dos receptores H_1, inibe a liberação de histamina e de SRS-A (substância de reação lenta da anafilaxia) além da inibição da captação de cálcio dos mastócitos. Exerce ainda efeito antagonista sobre outros mediadores como leucotrienos C_4, fator ativador de plaquetas e a serotonina. É praticamente destituída de efeito anticolinérgico.

Farmacodinâmica
- antialérgico.

Farmacocinética
- sofre absorção gastrintestinal, com biodisponibilidade de 40%.
- eliminação pré-sistêmica desprezível.
- pico da concentração plasmática de 1,7 a 3,2 horas.
- a administração contínua e prolongada não produz acumulação do fármaco.
- não atravessa facilmente a barreira hematencefálica.
- 64% ligam-se às proteínas plasmáticas.
- meia-vida de eliminação plasmática: 7-16 horas após administração oral de 10 mg e 7 a 12 horas após dose de 20 mg.
- depuração renal elevada: 518,7 ± 83,8 mL/min.
- 25,4% eliminados pela urina e 70,4% pelas fezes, sob forma inalterada.

Indicações
- profilaxia e tratamento da rinite alérgica e de patologias dermatológicas com prurido: urticária, eczemas/dermatites e asma brônquica.

Doses
- para rinite alérgica, por via oral, 20 mg uma vez ao dia.
- para patologias dermatológicas alérgicas, por via oral, 10 a 20 mg uma vez ao dia.

Contraindicações
- hipersensibilidade à epinastina.
- gravidez e lactação.

Precauções
- os pacientes que operam máquinas ou dirigem veículos devem ser advertidos quanto a eventuais efeitos adversos.

Efeitos adversos
- fadiga, sonolência, secura na boca, tontura, desconforto gastrintestinal.

Interações medicamentosas
- não existem experiências clínicas com o uso concomitante de hipnóticos, outros anti-histamínicos ou álcool.

- ▶ *TALERC (Aché), 10 comprimidos × 10 e 20 mg fr. de 50 mL c/ 10 mg/5 mL (xarope)*

Associação
- ▶ *TALERC D (Aché), (cloridrato de epinastina 10 mg + sulfato de pseudoefedrina 120 mg por comprimido), 10 comprimidos*

FEXOFENADINA

É metabólito ativo da terfenadina, um ácido benzenoacético substituído. A terfenadina é convertida em um derivado alcoólico pela oxidação dependente do citocromo P450, 3A4 e, posteriormente, em uma etapa independente do citocromo, é convertida em fexofenadina. É antagonista dos receptores H_1, eficaz no tratamento da rinite alérgica e urticária e desprovida de efeitos sedativos. Comercializado como cloridrato.

Farmacodinâmica
- anti-histamínico H_1.

Farmacocinética
- após administração oral é facilmente absorvida, não sofrendo influência dos alimentos.
- biodisponibilidade de cerca de 33%.
- 70% ligam-se às proteínas plasmáticas.
- atinge a concentração plasmática máxima em cerca de 2,6 horas após administração oral de 120 mg.
- início da ação alcançado em 1 hora e efeito máximo em 2 a 3 horas.
- duração da ação de até 12 horas.
- meia-vida de eliminação de cerca de 14,4 horas.
- 80% eliminados sob forma inalterada pelas fezes e 12% pela urina, sendo o metil-éster da fexofenadina o único metabólito encontrado em pequenas quantidades.

Indicações
- como anti-histamínico no tratamento das manifestações alérgicas, tais como rinite e urticária.

Doses
- para adultos e crianças > 12 anos, na rinite alérgica, 120 mg uma vez ao dia.
- para crianças de 6 meses a 2 anos de idade, 15 mg duas vezes ao dia.
- para crianças de 2 a 11 anos, 30 mg duas vezes ao dia.
- para pacientes pediátricos com função renal diminuída, com idade entre 6 meses e 2 anos de idade, 15 mg uma vez ao dia, e entre 2 e 11 anos, 30 mg uma vez ao dia.
- na urticária, para adultos e crianças > 12 anos, 180 mg uma vez ao dia.
- na insuficiência renal recomenda-se uma dose inicial de 120 mg, cada 48 horas, podendo ser aumentada para 180 mg no mesmo intervalo.

Contraindicações
- hipersensibilidade ao fármaco.
- gravidez e lactação.
- crianças < 12 anos.

7.8 ANTIALÉRGICOS

PRECAUÇÕES
- como os níveis plasmáticos são mais elevados e a eliminação mais lenta na insuficiência renal, é necessário um ajuste posológico.

EFEITOS ADVERSOS
- cefaleia, tonturas, sonolência, fadiga, irritação na garganta.
- náusea, diarreia.
- convulsões.

INTERAÇÕES MEDICAMENTOSAS
- hidróxidos de alumínio e magnésio reduzem sua biodisponibilidade, recomendando-se aguardar um período de cerca de 2 horas entre as administrações de fexofenadina e aqueles antiácidos.
- a administração concomitante de eritromicina ou cetoconazol aumenta em 2 a 3 vezes o seu nível plasmático.

▸ ALLEGRA (Aventis Pharma), 10 cáps. × 60 mg 10 comprimidos × 120 e 180 mg 20 comprimidos × 30 mg
▸ ALLEGRA PEDIÁTRICO (Sanofi-Aventis), fr. de 60 mL com 6 mg/mL (suspensão oral)
▸ ALTIVA (Ranbaxy), 4, 6 e 10 comprimidos × 120 e 180 mg
▸ CLORIDRATO DE FEXOFENADINA (Brainfarma), 10 comprimidos × 120 e 180 mg (genérico)
▸ CLORIDRATO DE FEXOFENADINA (Ranbaxy), 10 comprimidos × 120 e 180 mg (genérico)
▸ CLORIDRATO DE FEXOFENADINA (Ratiopharm), 10 comprimidos × 120 e 180 mg (genérico)
▸ FEXODANE (UCI-Farma), 10 cáps. × 60 mg 10 comprimidos × 120 e 180 mg
▸ RAFEX (Medley), 5 e 10 comprimidos × 120 e 180 mg

ASSOCIAÇÕES
▸ ALLEGRA D (Aventis Pharma), (fexofenamida 60 mg + pseudoefedrina 120 mg por comprimido), 10 comprimidos de liberação programada
▸ ALLEXOFEDRIN D (EMS), (cloridrato de fexofenadina 60 mg + cloridrato de pseudoefedrina 120 mg por comprimido), 10 comprimidos
▸ FEXO D (UCI-Farma), (cloridrato de fexofenadina 60 mg + cloridrato de pseudoefedrina 120 mg por comprimido), 10 comprimidos

LEVOCETIRIZINA

É o enantiômero R da cetirizina, um antagonista de segunda geração dos receptores H_1. Sua afinidade pelos receptores H_1 é duas vezes maior que a da cetirizina.

FARMACODINÂMICA
- anti-histamínico.

FARMACOCINÉTICA
- após absorção oral, atinge a concentração plasmática máxima em cerca de 0,9 h. Os alimentos não interferem no grau de absorção.
- cerca de 90% ligam-se às proteínas plasmáticas.
- menos de 14% sofrem biotransformação.
- meia-vida de cerca de 8 horas.
- eliminada pelos rins. Cerca de 85,4% da levocetirizina e de seus metabólitos são excretados pela urina e 12,9% pelas fezes.

INDICAÇÕES
- tratamento dos sintomas associados às enfermidades alérgicas: rinite alérgica sazonal, rinite alérgica perene e urticária crônica idiopática.

DOSES
- para adultos, crianças > 6 anos e adolescentes, 5 mg ao dia.
- na presença de insuficiência renal fazer o seguinte ajuste: a) para depuração de creatinina ≥ 80 mL/min e entre 50 e 79 mL/min, 5 mg/dia; b) depuração de creatinina entre 30 e 49 mL/min, 5 mg a cada 48 horas; c) depuração de creatinina < 30 mL/min, 5 mg a cada 72 horas.

CONTRAINDICAÇÕES
- hipersensibilidade à levocetirizina ou à cetirizina.
- depuração de creatinina < 10 mL/min.
- insuficiência renal associada à insuficiência hepática.
- gravidez e lactação.
- < 6 anos de idade.

PRECAUÇÕES
- alertar os pacientes que operam máquinas.

EFEITOS ADVERSOS
- dor de garganta, secura da boca, cefaleia, fadiga, astenia, sonolência.
- constipação, dor abdominal.
- reações de hipersensibilidade, angioedema.

▸ ZYXEM (Farmalab-Chiesi), 10 comprimidos × 5 mg

LORATADINA

É derivado clorado de benzociclo-hepta-piridinopiperidina. Tem ação broncodilatadora suave. Não apresenta atividade anticolinérgica significante. À semelhança da fexofenadina e da cetirizina, pode produzir convulsões.

FARMACOCINÉTICA
- início de ação: 27 minutos.
- atinge a concentração máxima em 1 a 2 horas e o efeito máximo em 4 a 6 horas.
- meia-vida: 7,8 a 11 horas.
- duração da ação: pelo menos 24 horas.

INDICAÇÕES
- adjuvante no tratamento de asma.

DOSES
- via oral, adultos e adolescentes, 10 mg uma vez ao dia; não se determinou a dose para crianças.

▸ ALERGALIV (Sigma Pharma), 7 e 15 comprimidos × 10 mg
fr. de 100 mL com 1 mg/mL (xarope)
▸ CLARITIN (Schering-Plough), 6 e 12 comprimidos × 10 mg
fr. de 100 mL com 5 mg/5 mL
▸ CLISTIN (Mantecorp), 12 comprimidos × 10 mg fr. de 100 mL com 1 mg/mL (xarope)
▸ LORADINE (Teuto-Brasileiro), 12 comprimidos × 10 mg
▸ LORALERG (Farmasa), 10 comprimidos × 10 mg fr. com 60 mL × 5 mg/5 mL (xarope)
▸ LORANIL (Libbs), 6 e 20 comprimidos × 10 mg
▸ LORATADINA (Apotex), 12 comprimidos × 10 mg (genérico)
▸ LORATADINA (Ativus), fr. de 100 mL com 1 mg/mL (xarope)
▸ LORATADINA (Biosintética), 12 comprimidos × 10 mg (genérico)
fr. de 100 mL com 1 mg/mL (xarope), (genérico)
▸ LORATADINA (Brainfarma), 12 comprimidos × 10 mg (genérico)
fr. de 100 mL com 1 mg/mL (xarope), (genérico)
▸ LORATADINA (Cinfa), 10 comprimidos × 10 mg (genérico)
▸ LORATADINA (EMS), fr. de 100 mL com 1 mg/mL (xarope), (genérico)
▸ LORATADINA (Eurog./Legrand), fr. de 100 mL com 1 mg/mL (xarope), (genérico)
▸ LORATADINA (Geolab), fr. de 100 mL com 1 mg/mL (xarope), (genérico)
▸ LORATADINA (Hexal), 12 comprimidos × 10 mg (genérico)
▸ LORATADINA (Medley), fr. de 100 mL × 1 mg/mL (xarope), (genérico)
▸ LORATADINA (Merck), 12 comprimidos × 10 mg (genérico)
fr. de 100 mL com 5 mg/5 mL (xarope)
▸ LORATADINA (Novartis), 10 comprimidos × 10 mg (genérico)
▸ LORATADINA (Prati, Donaduzzi), fr. de 100 mL com 5 mg/ 5 mL (xarope), (genérico)
▸ LORATADINA (Ranbaxy), 6, 10, 12 e 20 comprimidos × 10 mg (genérico)
▸ LORATADINA (Ratiopharm), 12 comprimidos × 10 mg (genérico)
▸ LOREMIX (Ativus), 12 comprimidos × 10 mg fr. com 100 mL × 5 mg/5 mL (xarope)

ASSOCIAÇÕES
▸ CLARITIN D (Schering-Plough), (loratadina 5 mg + pseudoefedrina 120 mg por drágea), 12 e 24 drág. (loratadina 1 mg + pseudoefedrina 12 mg cada mL), fr. de 60 mL (xarope)
▸ CLARITIN D 24 HORAS (Schering-Plough), (loratadina 10 mg + pseudoefedrina 240 mg por comprimido), 6 comprimidos
▸ LORALERG-D (Farmasa), (loratadina 5 mg + pseudoefedrina 120 mg por comprimido), 10 comprimidos
(loratadina 1 mg + pseudoefedrina 12 mg por mL), fr. de 60 mL (xarope)
▸ LORATADINA + SULFATO DE PSEUDOEFEDRINA (Biosintética), (loratadina 1 mg + sulfato de pseudoefedrina 12 mg cada mL), fr. de 60 mL (xarope), (genérico)
▸ LORATADINA + SULFATO DE PSEUDOEFEDRINA (Brainfarma), (loratadina 5 mg + sulfato de pseudoefedrina 120 mg por drágea), 12 drág. (genérico)
(loratadina 1 mg + sulfato de pseudoefedrina 12 mg cada mL), fr. de 60 mL (xarope), (genérico)
▸ LORATADINA + SULFATO DE PSEUDOEFEDRINA (EMS), (loratadina 1 mg + sulfato de pseudoefedrina 12 mg cada mL), fr. de 60 mL (xarope), (genérico)
▸ LORATADINA + SULFATO DE PSEUDOEFEDRINA (Eurofarma), (loratadina 1 mg + sulfato de pseudoefedrina 12 mg cada mL), fr. de 60 mL (xarope), (genérico)
▸ LORATADINA + SULFATO DE PSEUDOEFEDRINA (Germed), (loratadina 1 mg + sulfato de pseudoefedrina 12 mg cada mL), fr. de 60 mL (xarope), (genérico)
▸ LORATADINA + SULFATO DE PSEUDOEFEDRINA (Medley), (loratadina 1 mg + sulfato de pseudoefedrina 12 mg cada mL), fr. de 60 mL (xarope), (genérico)
▸ LORATADINA + SULFATO DE PSEUDOEFEDRINA (Neo-Química), (loratadina 1 mg + sulfato de pseudoefedrina 12 mg cada mL), fr. de 60 mL (xarope), (genérico)

▶ LORATADINA + SULFATO DE PSEUDOEFEDRINA (Novartis), (loratadina 1 mg + sulfato de pseudoefedrina 12 mg cada mL), fr. de 60 mL (xarope), (genérico)

▶ LORATADINA + SULFATO DE PSEUDOEFEDRINA (Teuto-Brasileiro), (loratadina 1 mg + sulfato de pseudoefedrina 12 mg cada mL), fr. de 60 mL (xarope), (genérico)

MEQUITAZINA

Apresenta duplo mecanismo de ação: antagoniza os receptores histamínicos H_1 periféricos e inibe a liberação dos mediadores da alergia ao nível dos mastócitos. É não sedante na maioria dos pacientes.

Farmacodinâmica
- antialérgico.

Farmacocinética
- é rapidamente absorvida.
- meia-vida de eliminação: mais de 12 horas.
- não atravessa a barreira hematencefálica.
- excretada nas fezes na forma inalterada e na de metabólitos principalmente pelas fezes; só pequena fração é eliminada, na forma inalterada, pela urina.

Doses
- via oral, adultos, 5 mg de manhã e à noite, às refeições; crianças, 2,5 mg por kg de peso corporal por dia, em duas tomadas.

▶ PRIMASONE (Aventis Pharma), 10 e 20 comprimidos × 5 mg
fr. de 120 mL com 0,5 mg/mL (xarope)

RUPATADINA

É inibidor seletivo dos receptores H_1 e dos receptores do fator ativador das plaquetas (FAP), possuindo ação prolongada e desprovido de efeito sedativo, com nome químico 8-cloro-6,11-di-hidro-11-[1-(5-metil-3-piridinil)metil]-4-piperidinilideno]-5H-benzo[5,6]-cicloepta[1,2-b]piridina. Suas propriedades anti-histamínicas são semelhantes ou mais intensas do que as da loratadina. Além disso, pode inibir a desgranulação dos mastócitos, induzida por estímulos imunológicos, e a liberação de citocinas, incluindo o fator de necrose tumoral α nos mastócitos e monócitos. Seu início de ação é rápido e persiste por mais de 24 horas. Outra vantagem é que não produz alterações significativas no intervalo QTc. Comercializado como fumarato.

Farmacodinâmica
- anti-histamínico.

Farmacocinética
- sofre rápida absorção após administração oral.
- atinge o pico da concentração plasmática máxima em cerca de 45 minutos.
- concentração plasmática máxima média de 2,2 e 4,6 ng/mL após doses orais únicas de 10 e 20 mg, respectivamente.
- meia-vida de cerca de 5,9 horas em adultos jovens. Nos idosos, 8,7 horas.
- 98,5 a 99% ligam-se às proteínas plasmáticas.
- a ASC aumenta de cerca de 23% e a $t_{máx}$ é retardada em uma hora se administrada com alimentos.
- sofre pré-eliminação sistêmica.
- é completamente biotransformada pelo sistema enzimático do citocromo P450, principalmente a CYP3A4. Os metabólitos desloratadina e metabólitos hidroxilados possuem atividade anti-histamínica.
- após administração de dose marcada, 34,6% são eliminados pela urina e 60,9% pelas fezes durante sete dias.

Indicações
- tratamento dos sintomas da rinite alérgica sazonal e perene.

Doses
- para adultos e maiores de 12 anos, 10 mg, uma vez ao dia.

Contraindicações
- hipersensibilidade ao fármaco.
- < 12 anos.
- gravidez e lactação.
- insuficiência hepática e/ou renal.

Precauções
- deve ser usada com cuidado em idosos.
- vigiar a administração aos pacientes que conduzem veículos ou trabalham com máquinas.
- não se recomenda o uso concomitante com cetoconazol, eritromicina ou qualquer outro inibidor da isoenzima CYP3A4.

Efeitos adversos
- astenia, fadiga, sonolência.
- xerostomia, dispepsia, faringite, rinite, aumento do apetite.

Interações medicamentosas
- o uso concomitante com cetoconazol e eritromicina aumenta de 10 e de 2 a 3 vezes a concentração da rupatadina, respectivamente.
- o uso simultâneo de 20 mg com álcool produz aumento dos efeitos deste.
- pode produzir efeito aditivo se administrada com depressores do sistema nervoso central.

▶ RUPAFIN (Biosintética), 10 comprimidos × 10 mg

GLICOCORTICOIDES

Os glicocorticoides têm vários empregos terapêuticos, principalmente como anti-inflamatórios. Por esta razão, são eles descritos pormenorizadamente no capítulo correspondente (21, Antirreumáticos). Entretanto, são também utilizados como antialérgicos. Reservam-se para o controle de episódios alérgicos agudos. Eles não constituem substitutos para outro tipo de conduta, como abstenção de alérgenos, anti-histamínicos para a febre do feno e β-adrenérgicos para asma. No Brasil, como antialérgicos, são usados, em geral em associações, os seguintes: beclometasona, betametasona, dexametasona e isoflupredona.

OUTROS FÁRMACOS

Além dos anti-histamínicos e glicocorticoides, alguns outros fármacos apresentam atividade antialérgica. Os principais são: ácido cromoglícico, epinefrina e pseudoefedrina. Eles são descritos em outros capítulos.

A epinefrina é o agente de escolha para anafilaxia e outras emergências alérgicas. Todavia, os anti-histamínicos H_1 podem ser usados como adjuvantes para controlar os efeitos secundários sobre a pele e a mucosa.

FÁRMACOS CARDIOVASCULARES

▶ **FÁRMACOS PARA INSUFICIÊNCIA CARDÍACA CONGESTIVA**

Glicósidos digitálicos
    deslanósido
    digitoxina
    digoxina
    metildigoxina

Outros fármacos inotrópicos
    dobutamina
    dopamina
    ibopamina
    levosimendana
    milrinona

▶ **FÁRMACOS ANTIARRÍTMICOS**

Classe I. Fármacos estabilizantes da membrana
    Classe IA
        disopiramida
        procainamida
        quinidina
    Classe IB
        mexiletina
    Classe IC
        propafenona

Classe II. β-Bloqueadores
    esmolol
    metoprolol
    nadolol
    propranolol
    sotalol
    timolol

Classe III. Fármacos que prolongam o potencial de ação
    amiodarona
    sotalol

Classe IV. Bloqueadores seletivos do canal de cálcio
    verapamil

Outros antiarrítmicos
    adenosina

▶ **DILATADORES DOS VASOS CORONARIANOS**

Nitratos
    dinitrato de isossorbida
    mononitrato de isossorbida
    nitroglicerina
    propatilnitrato
    tenitramina

β-Bloqueadores
    pindolol

Bloqueadores seletivos do canal de cálcio
    Di-hidropiridínicos
        anlodipino
        felodipino
        isradipino
        nifedipino
        nisoldipino
    Diversos
        diltiazem
        verapamil

Outros antianginosos
    ivabradina
    trimetazidina

▶ **FÁRMACOS ANTI-HIPERTENSIVOS**

Inibidores adrenérgicos
    β-Bloqueadores
        atenolol
        bisoprolol
        carvedilol
    α-Bloqueadores
        alfuzosina
        doxazosina
        prazosina
        terazosina

Inibidores da ECA
    benazepril
    captopril
    cilazapril
    delapril
    enalapril
    fosinopril
    lisinopril
    perindopril
    quinapril
    ramipril
    trandolapril

Antagonistas de cálcio
    diltiazem
    lacidipino
    lercanidipino
    levanlodipino
    manidipino
    nitrendipino

Inibidores da renina
    alisquireno

Antagonistas do receptor da angiotensina II
    candesartano
    irbesartano
    losartano
    olmesartano
    telmisartano
    valsartano

Agonistas α_2 de ação central
    clonidina
    guanabenzo
    metildopa

Agonistas dos receptores imidazolínicos
    moxonidina
    rilmenidina

Antagonistas adrenérgicos de ação periférica
    reserpina
    urapidil

Vasodilatadores diretos
    Vasodilatadores arteriais
        di-hidralazina
        hidralazina
        minoxidil
    Vasodilatadores arteriais e venosos
        nitroprusseto de sódio

Anti-hipertensivos pulmonares
    ambrisentana
    bosentana
    sildenafila

▶ **FÁRMACOS CONTRA A ATEROSCLEROSE**

▶ **FÁRMACOS ANTIVARICOSOS**
    etanolamina
    glicose
    polidocanol
    tribenósido
    troxerrutina

▶ **VASOCONSTRITORES**
    etilefrina
    fenilefrina
    metaraminol
    norepinefrina
    terlipressina

▶ **VASODILATADORES**

Vasodilatadores periféricos e cerebrais
    bametano
    benciclano
    buflomedil
    cinarizina
    di-hidroergocristina
    flunarizina
    naftidrofurila
    nicergolina
    nimodipino
    papaverina
    piribedil
    vincamina

Diversos
    nesiritida

8.1

8.2 FÁRMACOS CARDIOVASCULARES

Fármacos cardiovasculares são os empregados para a prevenção ou tratamento de doenças cardiovasculares. Estas doenças ocupam o primeiro lugar como *causa mortis* nos países civilizados. Elas compreendem doenças do coração e doenças dos vasos sanguíneos e linfáticos. Os fármacos desta grande classe podem ser assim divididos: fármacos para insuficiência cardíaca congestiva, fármacos antiarrítmicos, dilatadores dos vasos coronarianos, fármacos anti-hipertensivos, fármacos contra a aterosclerose, fármacos antivaricosos, vasoconstritores e vasodilatadores.

▶ FÁRMACOS PARA INSUFICIÊNCIA CARDÍACA CONGESTIVA

Também chamados cardiotônicos, estes fármacos aumentam a força contrátil do coração e exercem importantes ações sobre a excitabilidade, automaticidade, velocidade de condução e períodos refratários cardíacos. Dividem-se em glicósidos digitálicos e outros fármacos inotrópicos.

▶ Glicósidos digitálicos

São isolados da digital (*Digitalis purpura* ou *D. lanata*) ou podem ser produzidos por síntese. Exercem efeito inotrópico positivo, isto é, aumentam a força de contração do miocárdio. Na insuficiência cardíaca congestiva, suas respostas benéficas são débito cardíaco aumentado, pressão venosa e volume sanguíneo diminuídos, tamanho do coração diminuído, redução do edema e aumento da diurese.

Todos os glicósidos digitálicos apresentam as mesmas ações farmacológicas. Entretanto, variam em potência, velocidade de absorção, início de ação e taxa e via de excreção. Convém que o cardiologista se familiarize bem com um ou dois fármacos deste grupo (em geral digoxina e/ou digitoxina) e prescreva exclusivamente estes.

O quadro clínico determina qual o fármaco a utilizar. Quando se deseja ação imediata, pode-se administrar intravenosamente a digoxina ou o deslanósido: o início de ação de ambos é de 10 a 30 minutos e atingem o efeito máximo em 1 a 4 horas. Isso ocorre no caso de pacientes com insuficiência cardíaca congestiva aguda ou arritmia supraventricular com resposta ventricular rápida; para esta última alguns cardiologistas preferem verapamil ou um β-bloqueador isolado ou com glicósidos digitálicos. No tratamento inicial, em situações menos críticas, se usam digoxina e digitoxina por via oral. A digoxina apresenta a vantagem de ter meia-vida relativamente curta: 36 a 40 horas. A digitoxina é raramente utilizada porque a sua meia-vida é mais longa (5 a 9 dias) e produz intoxicação com facilidade.

A dose destes fármacos deve ser individualizada e titulada em termos de resposta terapêutica. Eles atravessam a placenta e são excretados no leite materno. Frequentemente as grávidas necessitam de doses maiores nas últimas semanas da gravidez. Após o parto, e até seis semanas depois, a dose materna frequentemente precisa ser reduzida para manter concentrações séricas aceitáveis. Também nos lactentes prematuros e imaturos deve-se reduzir a dose. Pacientes com função renal prejudicada, geriátricos ou debilitados e que usam marca-passos cardíacos requerem titulação cuidadosa, porquanto podem manifestar respostas tóxicas a doses e concentrações séricas geralmente toleradas por outros pacientes.

O mecanismo de ação dos digitálicos não está ainda completamente elucidado. Acredita-se que sua ação direta decorra da inibição da Na$^+$,K$^+$-ATPase, sistema enzimático que fornece a energia para o transporte ativo de íons Na$^+$ e K$^+$ através da membrana da célula miocárdica, processo esse chamado "bomba de sódio". Os digitálicos complexam-se reversivelmente com a Na$^+$,K$^+$-ATPase na membrana celular e assim impedem a ligação do ATP, inativando a bomba de sódio. Esta inativação acarreta o aumento da concentração intracelular de íons Na$^+$ e a diminuição da concentração intracelular dos íons K$^+$. Em consequência disso são intensificados os efeitos eletrofisiológicos *diretos* e tóxicos dos digitálicos. O efeito inotrópico positivo, por sua vez, decorre da captação celular aumentada de íons Ca^{++}, que desempenham papel central no acoplamento excitação-contração miocárdica.

INDICAÇÕES

- tratamento de insuficiência cardíaca congestiva.
- profilaxia e tratamento das seguintes arritmias cardíacas: fibrilação atrial, *flutter* atrial, taquicardia atrial paroxística.
- tratamento de choque cardiogênico, especialmente quando é acompanhado por edema pulmonar.

CONTRAINDICAÇÕES

- idiossincrasia aos digitálicos.
- taquicardia e fibrilação ventriculares.
- síndrome do seio carotídeo hipersensível.

PRECAUÇÕES

- quando há risco grande de intoxicação por digitálicos, é aconselhável usar glicósido de ação curta e rapidamente eliminado.
- é essencial efetuar vigilância eletrocardiográfica em lactentes, recém-nascidos com doença cardíaca, especialmente prematuros.
- pacientes idosos precisam de atenção especial por terem massa corporal menor e depuração renal geralmente reduzida.
- digitálicos devem ser usados com cautela em presença de doença cardíaca ativa, como infarto agudo do miocárdio e miocardite aguda.
- a hipopotassemia pode aumentar a toxicidade digitálica.
- deve-se reduzir a dose: a) nos casos em que a sensibilidade aos digitálicos é aumentada: idosos, hipoxia por insuficiência respiratória, hipercalcemia, hipotireoidismo; b) na insuficiência hepática e/ou na insuficiência renal grave; c) no começo de tratamento se outro digitálico foi prescrito nos dias precedentes.

EFEITOS ADVERSOS

- a dose terapêutica é próxima da dose tóxica e 5% a 20% dos pacientes apresentam sinais e sintomas de intoxicação.
- distúrbios gastrintestinais: anorexia, náusea, vômito, dor abdominal, diarreia.
- distúrbios neurológicos: fadiga, depressão, cefaleia, sonolência, letargia, fraqueza, neuralgia, pesadelos, inquietação, confusão, vertigem, desorientação, mudanças de personalidade e, raramente, alucinações e outras reações psicóticas.
- distúrbios oculares: fotofobia, midríase, percepção modificada da cor, aparecimento de halos em volta das luzes, redução da acuidade visual e, raramente, cegueira temporária.
- disfunção sexual, ginecomastia, sudorese e reações de hipersensibilidade.

SUPERDOSE

- quando os sintomas não são graves, basta a suspensão do tratamento; determinação dos níveis de potássio sérico e, se for indicado, administração de cloreto de potássio e/ou fármacos antiarrítmicos.

INTERAÇÕES MEDICAMENTOSAS

- adrenocorticoides, anfotericina B parenteral, corticotrofina, diuréticos depletores de potássio, ou inibidores da anidrase carbônica podem aumentar a possibilidade de toxicidade dos digitálicos causada pela hipopotassemia.
- antiácidos podem inibir sua absorção.
- outros antiarrítmicos, sais de cálcio por via parenteral, pancurônio, alcaloides da *Rauwolfia*, simpatomiméticos ou suxametônio podem aumentar o risco de arritmias cardíacas.
- adsorventes antidiarreicos, colestiramina, colestipol, fibra dietética em grandes quantidades, laxantes, neomicina oral ou sulfassalazina podem inibir sua absorção e, assim, reduzir sua biodisponibilidade.
- antimuscarínicos podem aumentar as concentrações séricas da digoxina.
- β-bloqueadores podem causar bradicardia excessiva.
- agentes bloqueadores do canal de cálcio podem aumentar sua concentração sérica e resultar (no caso de diltiazem e verapamil) em bradicardia excessiva.
- claritromicina interage com a digoxina, possivelmente aumentando os níveis desta.
- fenilbutazona ou oxifembutazona podem causar redução nas concentrações plasmáticas.
- hidroxicloroquina, quinidina ou quinina podem aumentar concentrações séricas de digoxina e digitoxina.
- indometacina pode diminuir sua depuração renal em recém-nascidos prematuros.
- indutores de enzimas hepáticas podem requerer ajustamento da dose.
- sulfato de magnésio pode causar alterações na condução cardíaca e bloqueio cardíaco.
- metoclopramida pode diminuir a absorção gastrintestinal da digoxina.
- sais de potássio podem causar hiperpotassemia.
- rifampicina pode reduzir os níveis séricos da digoxina em lactentes prematuros.
- hormônios tireoidianos podem requerer aumento da dose dos digitálicos.
- certos vasodilatadores (hidralazina, nitroprusseto de sódio) reduzem os níveis séricos da digoxina.

No Brasil são comercializados os seguintes digitálicos: deslanósido, digitoxina, digoxina e metildigoxina.

DESLANÓSIDO

Corresponde ao lanatósido C desacetilado. É obtido por hidrólise alcalina controlada do lanatósido C, glicósido extraído da *Digitalis lanata*. Usado apenas por via parenteral.

FARMACODINÂMICA

- cardiotônico e antiarrítmico.

FÁRMACOS PARA INSUFICIÊNCIA CARDÍACA CONGESTIVA   **8.3**

FARMACOCINÉTICA
- início de ação: 10 a 30 minutos.
- atinge efeito máximo em duas a três horas.
- duração da ação: dois a cinco dias.
- meia-vida: 33 a 36 horas.
- excretado principalmente pela urina.

DOSES
- via intravenosa, adultos, inicialmente 0,8 mg, em seguida 0,4 mg cada duas a quatro horas até o máximo de 2 mg.
- via intravenosa, ataque, adultos, 0,4 a 0,8 mg; em seguida, 0,2 a 0,4 mg cada 12 horas.
- via intravenosa, ataque, crianças, as doses seguintes são administradas em duas porções subdivididas a intervalos de 8 a 12 horas: prematuro a um mês, 0,01 mg/kg; um mês a 20 kg, 0,02 a 0,04 mg/kg; mais de 20 kg, 0,01 mg/kg.

▶ *CEDILANIDE (Novartis), 50 amp. de 2 mL c/ 0,2 mg/mL*

DIGITOXINA

É o principal glicósido ativo da folha da digital. Seu emprego decaiu muito. Visto que somente pequena fração do composto matriz é eliminada pela depuração renal, sua meia-vida não é aumentada em pacientes com função renal prejudicada; por isso, a digitoxina poderá ser utilizada nestes pacientes. Àqueles com disfunção hepática, o fármaco deve ser administrado com cautela e em dose reduzida.

FARMACODINÂMICA
- cardiotônico e antiarrítmico.

FARMACOCINÉTICA
- quase completamente absorvida do trato gastrintestinal.
- liga-se extensivamente (97%) às proteínas plasmáticas.
- início de ação: 1 a 4 horas.
- atinge efeito máximo em 8 a 12 horas.
- sofre biotransformação hepática extensa.
- meia-vida: 120 a 216 horas.
- níveis séricos terapêuticos variam de 15 a 25 ng/mL.
- duração de ação: aproximadamente 14 dias.
- quantidades insignificantes são retiradas por diálise.
- excretada na bile, reciclada e eventualmente eliminada pela urina, 80% como metabólitos inativos.

DOSES
- as doses indicadas a seguir são para pacientes que não receberam digitálicos por, pelo menos, duas semanas; pacientes obesos ou idosos e aqueles com distúrbios eletrolíticos (especialmente hipopotassemia) ou anormalidades metabólicas (especialmente hipotireoidismo).
- atualmente o uso de digitoxina é limitado, sendo aconselháveis outros glicósidos digitálicos, como a digoxina.
- via oral, adultos, dá-se preferência à digitalização lenta para evitar intoxicação, 0,2 mg a cada 12 horas, até um total de 1,2 mg. Para manutenção, 0,1 mg diariamente (faixa, 0,05 a 0,2 mg).

▶ *DIGITALINE NATIVELLE (Barrenne), fr. de 10 mL a 1:1.000 (5 gotas = 0,1 mL)*
▶ *DIGITOXINA 0,1 MG (Bristol-Myers Squibb), 50 comprimidos*

DIGOXINA

Extraído das folhas da *Digitalis lanata*, é o glicósido mais amplamente usado, sendo o preferido de muitos cardiologistas, por suas propriedades farmacocinéticas.

FARMACODINÂMICA
- cardiotônico e antiarrítmico.

FARMACOCINÉTICA
- quase completamente absorvida do trato gastrintestinal.
- início de ação: via intravenosa, 5 a 30 minutos; via oral, uma a duas horas.
- ligam-se 20 a 30% às proteínas plasmáticas.
- amplamente distribuída nos tecidos do organismo, atingindo concentrações altas no músculo esquelético, fígado, coração, cérebro e rins.
- início de ação: via intravenosa, 5 a 30 minutos; via oral, uma e duas horas.
- não se acumula no tecido adiposo.
- o acúmulo no miocárdio é maior nos lactentes que nos adultos.
- atinge efeito máximo em uma a quatro horas após administração intravenosa e duas a seis horas após administração oral.
- biodisponibilidade por via oral é 60% a 85%.
- volume aparente de distribuição: 6 L/kg, mas menor nos pacientes idosos e nos que têm função renal prejudicada.
- duração de ação: aproximadamente seis dias.
- quantidades insignificantes são retiradas por diálise.
- atravessa a placenta.
- níveis séricos terapêuticos variam entre 0,5 e 2,5 ng/mL.
- meia-vida: 32 a 48 horas, em pacientes com função renal normal, porém mais prolongada naqueles com função renal prejudicada.
- aproximadamente 50% a 75% de uma dose são excretados, na forma inalterada, pela urina na maioria dos pacientes, mas em alguns é extensivamente biotransformada a metabólitos ativos e inativos.

DOSES
- as doses indicadas a seguir são para pacientes que não receberam digitálicos por, pelo menos, duas semanas; idosos e aqueles com distúrbio eletrolítico (especialmente hipopotassemia) ou anormalidades metabólicas (especialmente hipotireoidismo).
- via oral, adultos, a dose digitalizante média é de 1 mg. Inicialmente administrar 0,5 mg e doses adicionais de 0,1 a 0,3 mg cada 6 a 8 horas. Para manutenção, 0,125 a 0,25 mg diariamente (0,125 mg no idoso), dependendo do peso corporal e da função renal conforme determinados pela depuração da creatinina. A dose deve ser reduzida à medida que a função renal diminui. *Para muitos pacientes com insuficiência cardíaca congestiva é apropriada a instituição de tratamento de manutenção sem dose de ataque*. Níveis séricos terapêuticos são atingidos depois de seis a sete dias de tratamento de manutenção em pacientes com função renal normal. Doses diárias únicas são geralmente satisfatórias para manutenção; contudo, a alguns pacientes com taquiarritmias supraventriculares recorrentes poderá ser necessário administrar duas tomadas divididas.

Para crianças, são administradas as doses totais seguintes, divididas a intervalos de 8 horas, sendo a dose inicial metade da total. Por via oral, RN prematuros, 0,02 mg/kg; RN a termo, 0,03 mg/kg; um a 23 meses, 0,035 a 0,05 mg/kg; 24 meses a 5 anos, 0,03 a 0,04 mg/kg; 5 a 10 anos, 0,02 a 0,035 mg/kg; acima de 10 anos a dose total é de 0,008 a 0,012 mg/kg. A dose diária de manutenção é de 20% a 30% da dose de ataque oral, em recém-nascidos prematuros, e 25% a 35% em recém-nascidos a termo e crianças. Pode-se conseguir digitalização gradual iniciando o tratamento com a dose de manutenção apropriada, sendo este método o mais utilizado atualmente.

- via intravenosa, adultos, a dose digitalizante média é 0,5 a 0,75 mg, divididos em duas porções diárias. Para manutenção, 0,125 a 0,5 mg diariamente.

Para crianças, as doses digitalizantes são equivalentes a dois terços da dose oral.

▶ *DIGOXINA (Barrenne), 20 comprimidos × 0,25 mg*
▶ *DIGOXINA (Darrow), 20 e 100 comprimidos × 0,25 mg*
▶ *DIGOXINA (Furp), 500 comprimidos × 0,25 mg*
▶ *DIGOXINA (GlaxoSmithKline), 25 e 100 comprimidos × 0,25 mg*
   fr. de 60 mL com 0,05 mg/mL (elixir pediátrico)
   fr. de 10 mL com 0,5 mg/mL (solução oral)
▶ *DIGOXINA (Green Pharma), 20 e 500 comprimidos × 0,25 mg*
▶ *DIGOXINA (Legrand), 20 comprimidos × 0,25 mg*
   1 amp. de 2 mL com 0,5 mg
   fr. de 10 mL com 0,5 mg/mL (gotas)
▶ *DIGOXINA (Neo-Química), 24 e 100 comprimidos × 0,25 mg*
▶ *DIGOXINA (Prati, Donaduzzi), fr. de 60 mL com 0,5 mg/mL (solução oral), (genérico)*
   fr. de 60 mL com 0,05 mg/mL (elixir), (genérico)
▶ *DIGOXINA (Teuto-Brasileiro), 30 e 100 comprimidos × 0,25 mg*
▶ *DIGOXINA (Vital Brazil), 10 e 500 comprimidos × 0,25 mg*
▶ *LANOXIN (GlaxoSmithKline), 40 comprimidos × 0,25 mg*

METILDIGOXINA

Corresponde à digoxina metilada na posição β. Tem, por isso, as mesmas propriedades gerais e usos da digoxina, mas seu início de ação é mais rápido.

FARMACODINÂMICA
- cardiotônico e antiarrítmico.

FARMACOCINÉTICA
- é rápida e quase completamente absorvida do trato gastrintestinal.
- início de ação: 5 a 15 minutos.
- atinge efeito máximo em 15 a 30 minutos.
- meia-vida: 54 a 60 horas.
- sofre desmetilação, dando digoxina como metabólito ativo.
- duração de ação é semelhante ou um pouco mais longa que a da digoxina.
- cerca de 60% de uma dose são excretados pela urina como fármaco inalterado e metabólitos durante 7 dias e 30% aparecem nas fezes nas mesmas formas.
- aproximadamente 22% de uma dose se perdem por dia através de inativação ou excreção.

DOSES
- a dose deve ser individualizada.

8.4 FÁRMACOS CARDIOVASCULARES

- via oral, adultos, dose de saturação, 0,1 mg duas vezes ao dia, durante dois dias; dose de manutenção, 0,1 mg ao dia.

▶ *LANITOP (Evolabis), 30 comprimidos × 0,1 mg*

▶ Outros fármacos inotrópicos

Reservam-se estes fármacos a pacientes com insuficiência cardíaca congestiva refratária a digitálicos, diuréticos e vasodilatadores. Os comercializados no Brasil são dobutamina, dopamina, ibopamina, levosimendana e milrinona.

DOBUTAMINA

É catecolamina sintética derivada do pirocatecol. Atua primariamente sobre os receptores β_1 do miocárdio, exerce ações menos acentuadas sobre os receptores β_2 e α e não ativa os receptores dopaminérgicos na musculatura renal e mesentérica. O estímulo direto dos receptores β_1 do coração aumenta a contratilidade do miocárdio e o volume de ejeção, resultando em débito cardíaco aumentado. Usada na forma de cloridrato.

Farmacodinâmica
- estimulante cardíaco para uso por curto prazo.

Farmacocinética
- início de ação: 1 a 2 minutos; contudo, quando a infusão é lenta, pode levar até 10 minutos.
- atinge efeito máximo em 10 minutos.
- meia-vida plasmática: cerca de 2 minutos.
- sofre biotransformação hepática, principalmente metilação do núcleo catecólico e posterior conjugação dos metabólitos, que são inativos.
- excretada pela urina, principalmente na forma de conjugados.

Indicações
- tratamento de *curto prazo* de adultos para aumentar o débito cardíaco em pacientes com insuficiência cardíaca crônica grave; em pacientes que têm fibrilação atrial com resposta ventricular rápida deve ser administrado antes um digitálico.
- tratamento de insuficiência circulatória aguda secundária à contratilidade miocárdica deprimida.

Doses
- o cloridrato de dobutamina é incompatível com solução alcalina e não deve ser misturado com injeção de bicarbonato de sódio. Pode ser reconstituído com água estéril ou com injeção de dextrose 5% adicionando 10 a 20 mL de diluente ao frasco contendo 250 mg de dobutamina. Pode-se refrigerar esta solução por 48 horas ou armazená-la à temperatura ambiente por seis horas. Ela deve ser diluída a, pelo menos, 50 mL antes da infusão e ser usada em 24 horas.
- via intravenosa, adultos, a velocidade de infusão requerida para aumentar o débito cardíaco geralmente varia de 2,5 a 10 µg/kg/min. Raramente podem ser exigidas velocidades de infusão até 40 µg/kg/min.
- para crianças, 2 a 20 µg/kg/min, IV. Preparar uma diluição de 3 mg/kg em 50 mL ou 15 mg/kg em 250 mL nas soluções mencionadas anteriormente.

Contraindicações
- hipersensibilidade à dobutamina.
- estenose subaórtica hipertrófica idiopática.
- gravidez.
- hipertensão.
- fibrilação atrial.

Efeitos adversos
- taquicardia e hipertensão sistólica.
- náusea, cefaleia, angina, dispneia, palpitações e arritmias ventriculares.
- isquemia miocárdica em pacientes com doença da artéria coronariana que não têm insuficiência cardíaca.
- pode intensificar a resposta ventricular à fibrilação atrial.
- pode exigir o aumento da dose de insulina em diabéticos.

Interações medicamentosas
- pode diminuir os efeitos hipotensores de guanadrel ou guanetidina e estes, por sua vez, podem potencializar os efeitos pressores da dobutamina.
- anestésicos gerais por inalação, especialmente ciclopropano e halotano, podem aumentar o potencial para arritmias ventriculares.
- β-bloqueadores podem antagonizar os efeitos β_1-adrenérgicos da dobutamina.
- nitroprusseto de sódio pode resultar em débito cardíaco aumentado e pressão capilar pulmonar menor.

▶ *CLORIDRATO DE DOBUTAMINA (Abbott), 6 e 10 fr.-amp. de 20 mL com 250 mg (sol. injetável), (genérico)*
▶ *CLORIDRATO DE DOBUTAMINA (Bergamo), amp. de 20 mL c/ 250 mg*
▶ *CLORIDRATO DE DOBUTAMINA (Eurofarma), 1 e 5 amp. de 20 mL com 250 mg (solução injetável) (genérico)*
▶ *CLORIDRATO DE DOBUTAMINA INJETÁVEL ABBOTT (Abbott), 10 fr.-amp. de 20 mL c/ 12,5 mg/mL*
▶ *DOBTAN (União Química), amp. de 20 mL c/ 250 mg*
▶ *DOBUTAMINA (Ariston), 20 amp. de 20 mL c/ 250 mg*
▶ *DOBUTAMINA (Biosintética), 5 amp. de 5 mL c/ 50 mg/mL*
▶ *DOBUTREX (Eli Lilly), amp. de 20 mL com 250 mg*
▶ *HIBUTAN (Halexlstar), amp. de 20 mL com 250 mg bolsa plástica de 250 mL com 250 mg*
▶ *INOTAM (Eurofarma), 5 amp. de 5 mL c/ 50 mg/mL*

DOPAMINA

É catecolamina simpatomimética endógena, precursora imediata da norepinefrina. Foi isolada de *Hermidium alipes*, mas pode ser preparada por via sintética. Ela exerce efeito inotrópico positivo através de ação direta sobre os receptores β-adrenérgicos e liberação da norepinefrina dos locais de armazenamento nos tecidos. Doses pequenas ativam os receptores dopaminérgicos e também os receptores β; em resultado, aumenta a contratilidade miocárdica, a frequência cardíaca e o débito cardíaco. Doses mais altas (acima de 10 µg/kg/min) causam vasoconstrição e redução do fluxo sanguíneo renal, com o consequente decréscimo de eliminação da urina.

Usada na forma de cloridrato.

Farmacodinâmica
- estimulante cardíaco e vasopressor.

Farmacocinética
- início de ação: 5 minutos.
- meia-vida: cerca de 2 minutos.
- duração de ação: menos de 10 minutos.
- sofre metabolismo no fígado, rins e plasma pela MAO e COMT, dando produtos inativos; cerca de 25% de uma dose são metabolizados à norepinefrina.
- excretada essencialmente (80%) pela urina, principalmente na forma de metabólitos.

Indicações
- tratamento da descompensação cardíaca, como aquela encontrada na insuficiência cardíaca congestiva crônica ou insuficiência cardíaca aguda.
- tratamento de hipotensão aguda presente na síndrome de choque causada por infarto do miocárdio, trauma, septicemia endotóxica, cirurgia cardíaca ou insuficiência renal.

Doses
- via intravenosa, adultos, prepara-se uma solução, contendo de preferência 400 µg/mL, diluindo o conteúdo de uma ampola com solução estéril de cloreto de sódio ou injeção de dextrose 5%. Inicialmente, a solução diluída é infundida à velocidade de 2 a 5 µg/kg/min. Em pacientes mais gravemente enfermos, uma velocidade de infusão inicial de 5 µg/kg/min pode ser aumentada gradualmente por 5 a 10 µg/kg/min a 20 a 30 µg/kg/min. Se forem exigidas doses mais altas, devem-se observar atentamente a diurese e o eletrocardiograma. Frequentemente é necessário adicionar fluido quando se suspende o fármaco.
- para crianças, para aumento do fluxo renal e do débito urinário, 2 a 5 µg/kg/min, IV. Para aumentar o débito cardíaco e o fluxo renal, 5 a 15 µg/kg/min, IV. Para obter efeito α-adrenérgico, 20 a 30 µg/kg/min. Todas as doses devem ser diluídas nas soluções anteriormente mencionadas.

Contraindicações
- feocromocitoma.
- taquiarritmias ou arritmias ventriculares.

Precaução
- antes do tratamento deve-se, se possível, corrigir completamente a hipovolemia, ou com sangue total ou com expansores do plasma.

Efeitos adversos
- náusea, vômito, cefaleia, palpitação, dispneia, hipotensão, hipertensão, vasoconstrição, taquiarritmias e angina.
- necrose tecidual em consequência do extravasamento durante a infusão.

Interações medicamentosas
- pode diminuir os efeitos hipotensores dos alcaloides da *Rauwolfia*.
- pode diminuir o efeito hipotensor do guanadrel ou guanetidina.
- pode reduzir os efeitos antianginosos dos nitratos.
- amidotrizoatos ou iotalamato podem aumentar os efeitos neurológicos, incluindo paraplegia.
- anestésicos gerais por inalação podem aumentar o risco de graves arritmias ventriculares.
- anti-hipertensivos ou diuréticos usados como anti-hipertensivos podem reduzir seus efeitos anti-hipertensivos.

- α-bloqueadores ou outros fármacos com ação α-adrenérgica antagonizam a vasoconstrição periférica produzida por doses altas de dopamina.
- β-bloqueadores podem causar inibição dos efeitos terapêuticos da dopamina e vice-versa.
- diuréticos podem aumentar o efeito diurético da dopamina e vice-versa.
- ergometrina, metilergonovina ou metisergida podem intensificar a vasoconstrição.
- ergometrina, ergotamina, metilergonovina ou oxitocina podem potencializar o efeito pressor da dopamina, com possível hipertensão grave e ruptura dos vasos sanguíneos cerebrais.
- fenitoína intravenosa pode causar hipotensão e bradicardia súbitas.
- glicósidos digitálicos podem aumentar o risco de arritmias cardíacas.
- inibidores da MAO podem prolongar e intensificar os efeitos cardioestimulantes e vasopressores.
- levodopa pode aumentar a possibilidade de arritmias cardíacas.
- maprotilina, nomifensina ou antidepressores tricíclicos podem potencializar seus efeitos cardiovasculares.
- mazindol ou metilfenidato podem potencializar seu efeito pressor.
- mecamilamina, metildopa ou trimetafano podem intensificar sua resposta pressora.
- outros simpatomiméticos podem aumentar os efeitos cardiovasculares da dopamina ou vice-versa.
- hormônios tireoidianos podem aumentar os efeitos da dopamina ou vice-versa.

▶ CLORIDRATO DE DOPAMINA (Bergamo), 10 amp. de 10 mL c/ 50 mg
▶ CLORIDRATO DE DOPAMINA (Eurofarma), 10 amp. de 10 mL c/ 5 mg/mL (genérico)
▶ CLORIDRATO DE DOPAMINA (Teuto-Brasileiro), 10 amp. de 10 mL × 50 mg (genérico)
▶ CLORIDRATO DE DOPAMINA (União Química), 10 e 50 amp. de 10 mL com 5 mg/mL (genérico)
▶ DOPAMIN (Cristália), 20 amp. de 10 mL c/ 50 mg
▶ DOPAMINA (Eurofarma), 10 amp. de 10 mL c/ 50 mg
▶ INOTROPISA (Hypofarma), 100 amp. de 10 mL c/ 5 mg/mL
▶ REVIMINE (União Química), 10 amp. de 10 mL c/ 50 mg
▶ REVIVAN (Zambon), 10 amp. de 10 mL c/ 50 mg 10 amp. de 5 mL c/ 200 mg

IBOPAMINA

Corresponde ao éster di-isobutírico da *N*-metildopamina. Atua por estimulação dos receptores dopaminérgicos e, em grau menor, beta-adrenérgicos, produzindo os seguintes efeitos: vasodilatação periférica, diurese e natriurese, além de inibir a liberação de norepinefrina e reduzir a hipersecreção de aldosterona. Assim reduz a resistência vascular periférica e a impedância à ejeção ventricular, a pré-carga cardíaca e os efeitos sistêmicos negativos causados pela hiperatividade neuro-humoral.

Pode ser usada em associação com outros fármacos: glicósidos digitálicos, diuréticos e vasodilatadores.

Usada como cloridrato.

Farmacodinâmica
- vasodilatador de uso oral.

Farmacocinética
- administrada por via oral, é rápida e prontamente absorvida.
- sofre biotransformação, dando desoxiepinefrina e outros metabólitos.
- a desoxiepinefrina atinge concentração plasmática máxima em uma hora e meia.
- meia-vida da desoxiepinefrina: hora e meia.
- excretada na forma livre ou conjugada principalmente (80 a 90%) pela urina, o resto pelas fezes; nas primeiras 24 horas 68% da dose são recuperados na forma de metabólitos.

Indicações
- tratamento sintomático da insuficiência cardíaca congestiva.

Doses
- via oral, adultos, na insuficiência cardíaca congestiva leve, 50 mg duas a três vezes ao dia, como monoterapia ou em associação com outros fármacos; na insuficiência congestiva moderada a grave, 100 a 200 mg três vezes ao dia.

Pode ser usada com vantagens em associação com digoxina, diuréticos ou inibidores da ECA.

Contraindicações
- hipersensibilidade à ibopamina.
- gravidez.
- lactação.
- feocromocitoma.
- arritmias graves, especialmente arritmias ventriculares.

Precauções
- deve ser administrada com cautela nos pacientes com infarto de miocárdio recente e naqueles com cardiopatia isquêmica em fase de instabilidade.
- nos pacientes com doença do nó sinusal e no hipertireoidismo, o tratamento deve iniciar-se com dose baixa.

Efeitos adversos
- queimação, náusea, gastralgia.
- palpitação, raramente.

Superdose
- lavagem gástrica, se a ibopamina tiver sido ingerida há pouco tempo.
- tratamento específico com haloperidol e sulpirida.

Interações medicamentosas
- potencializa os efeitos de glicósidos digitálicos, diuréticos e vasodilatadores.
- antagonistas dopaminérgicos atenuam seu efeito.

▶ ESCANDINE (Zambon), 30 comprimidos × 50 e 100 mg

LEVOSIMENDANA

É um cardiotônico derivado dinitrilopiridazinônico, inibidor da fosfodiesterase-3, atuando nas proteínas contráteis do miocárdio. Seu mecanismo de ação consiste em: a) aumentar a sensibilidade da troponina C ao cálcio ionizado com aumento na corrente (Ca,L) modulada pela fosforilação da adenosina 3',5'-monofosfato cíclico (AMP cíclico) e b) abrir os canais de potássio, dependentes do ATP, da membrana plasmática das células musculares lisas vasculares. Assim, como consequência da primeira propriedade, aumenta a contratilidade miocárdica, com a vantagem de não aumentar as demandas de oxigênio. Além disso, exerce um efeito anti-hibernante no miocárdio sem proporcionar aumentos da concentração intracelular de cálcio. Sua segunda ação produz um efeito vasodilatador e pode aumentar a perfusão colateral subepicárdica com efeito anti-isquêmico. Como resultado, aumenta o débito e o índice cardíacos, diminui as pré- e pós-cargas, aumenta o fluxo sanguíneo coronariano e possui baixo potencial arritmogênico. A melhora dos parâmetros hemodinâmicos é superior à da dobutamina. Seus efeitos eletrofisiológicos incluem, ainda, aumento da frequência cardíaca em até 9 batimentos/minuto, diminuição do tempo de recuperação do nó sinusal, dos períodos refratários efetivos dos átrios, do nó AV e ventrículos e do intervalo AH. Em geral, não interfere significativamente no intervalo QT.

Outra vantagem adicional é que pode ser utilizada com betabloqueadores orais. A melhora das condições hemodinâmicas proporciona benefício sintomático da insuficiência cardíaca congestiva (ICC) e redução da morbidade e da mortalidade resultantes de alteração da função sistólica ventricular esquerda. Utilizada para administração IV. Os efeitos sobre a pressão arterial duram cerca de 3 a 4 dias e sobre a frequência cardíaca, de 7 a 9 dias.

Farmacodinâmica
- cardiotônico, vasodilatador.

Farmacocinética
- após administração IV atinge a concentração plasmática máxima em cerca de 2 dias.
- volume de distribuição de cerca de 0,2 L/kg.
- sofre biotransformação por conjugação a cisteinilglicina N-acetilada ou cíclica e conjugados cisteínicos. Cerca de 5% da dose são biotransformados no intestino formando o metabólito aminofenilpiridazinona (OR-1855) que, após absorção, é biotransformado pela N-acetiltransferase ao metabólito OR-1896, um metabólito acetilado possuindo maior atividade. *In vitro*, a levosimendana pode exercer efeito inibitório discreto na isoenzima CYP2D6. O fármaco original e os metabólitos não inibem as isoenzimas CYP1A2, 2C19, 2E1 ou 3A4.
- meia-vida de cerca de 1 hora, sendo que a dos metabólitos varia de 75 a 80 horas.
- cerca de 98% ligam-se às proteínas plasmáticas, principalmente à albumina.
- depuração de 3,0 mL/min/kg.
- 54% excretados como metabólitos pela urina, 44% pelas fezes e < 0,05% como fármaco inalterado na urina. Cerca de 95% da dose administrada são eliminados em uma semana.

Indicações
- tratamento da descompensação da insuficiência cardíaca crônica grave como alternativa em situações em que ocorram resultados insatisfatórios com o tratamento convencional e/ou haja necessidade de suporte inotrópico.

Doses
- como dose inicial, 12 a 24 μg/kg em infusão de 10 minutos seguida de uma infusão contínua de 0,1 μg/kg/min. Doses de 24 μg/kg podem associar-se a uma maior incidência de efeitos adversos. Após 30 a 60 minutos avaliar a resposta do paciente. Em caso de hipotensão e taquicardia reduzir a dose

8.6 FÁRMACOS CARDIOVASCULARES

para 0,05 μg/kg/min ou, se necessário, suspender a administração. A solução para infusão deve ser preparada com soro glicosado a 5%. Para 0,025 mg/mL de infusão, misturar 5 mL de levosimendana 2,5 mg/mL com 500 mL de SG a 5%. Para infusão de 0,05 mg/mL, misturar 10 mL de levosimendana 2,5 mg/mL com 500 mL de SG a 5%.
- caso apresente tendência a hipotensão, iniciar com uma dose menor, de 3 a 6 μg/kg.
- para melhor efeito hemodinâmico e na ausência de efeitos adversos, a velocidade de infusão pode ser aumentada para 0,2 μg/kg/min.
- duração recomendada da infusão é de até 24 horas.

CONTRAINDICAÇÕES
- hipersensibilidade ao fármaco.
- gravidez e lactação.
- < 18 anos.
- obstrução mecânica da via de entrada e/ou da via de saída ventricular.
- taquicardia, hipotensão grave, choque, antecedente de *torsades de pointes*.
- insuficiência renal grave (depuração de creatinina < 30 mL/min).
- insuficiência hepática grave.

PRECAUÇÕES
- vigiar o paciente até 3 dias após a administração inicial, pois os efeitos hemodinâmicos podem persistir por, no mínimo, 24 horas após a infusão.
- administrar com cautela na presença de insuficiência renal e/ou hepática leve a moderada.
- administração com cautela aos pacientes portadores de fibrilação atrial com frequência ventricular elevada.
- exceto a digoxina, não se recomenda a administração concomitante de outros fármacos inotrópicos.
- em pacientes com taquicardia ventricular sustentada ou não sustentada não relacionadas a reperfusão, bem como outras arritmias potencialmente perigosas, elas devem ser tratadas e controladas antes da administração da levosimendana.
- administração cuidadosa aos pacientes portadores de QT longo ou com isquemia miocárdica.
- vigiar a administração com controle da pressão arterial, frequência cardíaca, ECG e diurese. Os eletrólitos séricos também devem ser avaliados em caso de uso de doses elevadas. Na presença de insuficiência renal e/ou hepática essa vigilância deve prolongar-se até o quinto dia.
- furosemida e digoxina podem ser administradas simultaneamente em linhas IV.

EFEITOS ADVERSOS
- cefaleia, tonturas.
- dor no local da aplicação.
- hipotensão arterial.
- arritmias cardíacas, palpitações. Taquicardia e aumento do intervalo QT com o uso de doses ≥ 0,4 μg/kg/min e em infusões superiores a 24 horas de duração.
- isquemia miocárdica.
- náuseas e vômitos.
- pode diminuir o hematócrito, a hemoglobina e o potássio sérico.

SUPERDOSE
- em caso de superdose a hipotensão arterial pode ser tratada com vasopressores. A diminuição acentuada nas pressões de enchimento cardíaco deve ser tratada com a administração de fluidos parenterais.

INTERAÇÕES MEDICAMENTOSAS
- aumenta o volume de distribuição da varfarina e diminui a sua meia-vida de eliminação.
- o uso concomitante com mononitrato de isossorbida pode potencializar hipotensão ortostática. Contudo, o uso concomitante de nitratos não produz queda adicional da pressão arterial.

▶ *SIMDAX (Abbott), amp. de 5 × 12,5 mg amp. de 10 mL × 25 mg*

MILRINONA

É derivado da bipiridina-5-carbonitrila. Sua potência inotrópica é 10 a 30 vezes maior do que a da anrinona. Trata-se de agente inotrópico positivo direto dotado de efeitos vasodilatadores, com pouca atividade cronotrópica. Ela relaxa a musculatura lisa arterial e venosa, reduzindo assim tanto a pré-carga como a pós-carga. Estes efeitos devem-se à inibição da fosfodiesterase III no músculo cardíaco e liso e consequente aumento do cAMP citoplasmático.

A milrinona aumenta ligeiramente a velocidade de condução atrioventricular e exerce efeito favorável sobre a função diastólica ventricular.

Usada na forma de lactato.

FARMACODINÂMICA
- cardiotônico.

FARMACOCINÉTICA
- administrada lentamente por via intravenosa, liga-se altamente às proteínas (70%).
- sua ação dura 3 a 6 horas.
- biodisponibilidade: 76%.
- meia-vida de eliminação: 2,3 a 2,7 horas.
- volume de distribuição: 0,33 a 0,47 L/kg.
- depuração: 0,13 a 0,14 L/kg/h.
- excretada pela urina, 80 a 85% na forma íntegra e 13% na forma do metabólito *O*-glicuronídico.
- depuração renal média: 0,3 L/min.
- nos pacientes normais, a eliminação é rápida, sendo cerca de 60% recuperados dentro das primeiras duas horas após a administração e aproximadamente 90% dentro das primeiras oito horas após a administração.

INDICAÇÕES
- controle a curto prazo da insuficiência cardíaca congestiva grave, mas não logo depois de infarto do miocárdio.

DOSES
- via intravenosa, adultos, inicialmente uma dose de ataque de 50 μg/kg infundida lentamente, em cerca de 10 minutos. Para manutenção, infunde-se o medicamento à velocidade de 0,375 a 0,75 μg/kg/min. A dose diária total não deve exceder 1,13 mg/kg/dia. Os pacientes devem ser atentamente observados. As respostas hemodinâmicas e clínicas determinam a duração do tratamento.

CONTRAINDICAÇÕES
- hipersensibilidade à milrinona.
- doença valvular aórtica ou pulmonar grave.
- infarto agudo do miocárdio.
- cardiomiopatia hipertrófica.
- gravidez.
- lactação.

PRECAUÇÕES
- a eficácia e segurança da milrinona não foram estabelecidas em crianças.
- pacientes sensíveis à anrinona podem ser sensíveis também à milrinona.
- deve-se levar em consideração a relação risco/benefício quando existem os seguintes problemas médicos: estenose subaórtica hipertrófica, insuficiência renal.

EFEITOS ADVERSOS
- arritmias ventricular e supraventricular.
- hipotensão, angina, trombocitopenia.
- cefaleia, hipopotassemia, tremor, diarreia, dor no tórax.

INTERAÇÕES MEDICAMENTOSAS
- furosemida interage quimicamente com a milrinona, formando precipitado.
- medicamentos hipotensores podem provocar efeitos hipotensivos.

▶ *PRIMACOR I. V. (Sanofi-Synthélabo), fr.-amp. de 20 mL c/ 1,00 mg/mL*

▶ FÁRMACOS ANTIARRÍTMICOS

São fármacos usados para modificar, ou restabelecer, o ritmo cardíaco normal. Distúrbios da frequência e ritmo cardíacos são causados por diversas doenças e uso de certos fármacos. As arritmias cardíacas resultam de distúrbios da formação ou na condução do impulso elétrico através do miocárdio, ou por combinação de ambos os processos.

Quadro 8.1 Classificação de fármacos antiarrítmicos

Classe I	Bloqueadores do canal de sódio
IA	Acentuada depressão da fase 0, efeito moderado sobre a condução e repolarização prolongada
	1. quinidina
	2. procainamida
	3. disopiramida
IB	Depressão mínima da fase 0, efeito leve sobre a condução e repolarização diminuída
	1. lidocaína
	2. fenitoína
	3. mexiletina
IC	Depressão acentuada da fase 0, efeito acentuado sobre a condução e efeito leve sobre a repolarização
	1. propafenona
	2. alguns não disponíveis no Brasil: flecainida, lorcainida
Classe II	Bloqueadores β-adrenérgicos
	1. propranolol
	2. outros β-bloqueadores
Classe III	Fármacos com repolarização prolongada
	1. amiodarona
	2. dronedarona
	3. sotalol
Classe IV	Bloqueadores seletivos do canal de cálcio
	1. verapamil
Outros antiarrítmicos	
	adenosina
	glicósidos digitálicos

Os fármacos antiarrítmicos atuam modificando direta ou indiretamente as macromoléculas que controlam os fluxos de íons através da membrana.

Tomando em consideração o seu uso, os agentes antiarrítmicos podem ser divididos em duas classes: a) fármacos usados para tratamento de taquiarritmias: adenosina, amiodarona, β-bloqueadores, disopiramida, fenitoína, glicósidos digitálicos, inibidores da acetilcolinesterase, lidocaína, mexiletina, procainamida, quinidina, vasoconstritores e verapamil; b) fármacos usados no tratamento de bradiarritmias: atropina e isoprenalina; estes dois já estão descritos nos capítulos 6 e 11, respectivamente.

Mais frequentemente, porém, os antiarrítmicos são classificados segundo a sua influência sobre o potencial de ação cardíaco. De acordo com este critério, há quatro classes de antiarrítmicos: I — fármacos estabilizantes da membrana; II — β-bloqueadores; III — fármacos que prolongam o potencial de ação; e IV — bloqueadores seletivos do canal de cálcio. A classe I pode ser subdividida em três subclasses, na base dos efeitos sobre a duração do potencial de ação. Há, ainda, antiarrítmicos que não se enquadram nesta classificação (Quadro 8.1).

▶ Classe I. Fármacos estabilizantes da membrana

Os fármacos da classe I, também chamada tipo I, apresentam propriedades anestésicas locais. Eles interferem com a corrente de despolarização rápida para dentro da célula transportada pelos íons sódio. A classe I compreende as seguintes três subclasses:

1) IA, constituída de fármacos que prolongam a refratariedade e retardam a condução; exemplos: disopiramida, procainamida e quinidina;

2) IB, composta de fármacos que encurtam a duração do período refratário e exercem pouco efeito sobre a condução no tecido normal; exemplos: fenitoína e lidocaína, descritas em outros capítulos, e mexiletina;

3) IC, formada por fármacos que apresentam condução acentuadamente lenta, mas efeitos mínimos sobre a refratariedade; exemplos: flecainida e lorcainida, ainda não disponíveis em nosso país, e propafenona, a única comercializada no Brasil.

1. *Classe IA.* Os antiarrítmicos desta subclasse comercializados em nosso meio são disopiramida, procainamida e quinidina.

DISOPIRAMIDA

É derivada da piridinacetamida. Tem também atividade antimuscarínica. Apresenta efeito inotrópico negativo significante. Em contraste com o que ocorre com procainamida e quinidina, causa vasoconstrição periférica. Usada tanto na forma básica quanto na de fosfato.

Farmacodinâmica
- antiarrítmico.

Farmacocinética
- rápida e quase completamente absorvida pelo trato gastrintestinal.
- liga-se moderadamente (cerca de 50%) a proteínas.
- biodisponibilidade: 83%.
- volume de distribuição: 0,78 L/kg.
- atinge concentração máxima em 30 minutos a 3 horas.
- início de efeito terapêutico: 30 minutos a 3,5 horas.
- meia-vida: 7 horas em pacientes normais, 8 a 18 horas naqueles com insuficiência renal.
- sofre biotransformação hepática.
- duração da ação: 1,5 a 8,5 horas.
- rapidamente retirada da circulação geral durante a hemodiálise.
- excretada no leite materno, na forma íntegra e na de metabólitos.
- eliminada 80% pela urina (cerca de 50% na forma íntegra, 20% como metabólito mono-N-desalquilado e 10% na forma de outros metabólitos) e aproximadamente 15% pela bile.
- níveis plasmáticos terapêuticos variam de 2 a 4 μg/mL ou mais altos (até 8 μg/mL) para arritmias ventriculares.

Indicações
- profilaxia e tratamento de arritmias ventriculares.
- profilaxia e tratamento de algumas taquicardias supraventriculares.

Doses
- tomar o medicamento com estômago vazio, uma hora antes ou duas horas depois de ingerir alimento.
- via oral, adultos, 100 a 150 mg cada 6 horas (faixa, 400 a 800 mg diariamente); crianças (na forma de suspensão contendo 1 a 10 mg/mL): de menos de um ano, 10 a 30 mg/kg; de 1 a 4 anos, 10 a 20 mg/kg; de 4 a 12 anos, 10 a 15 mg/kg; de 12 a 18 anos, 6 a 15 mg/kg.

Contraindicações
- bloqueio atrioventricular de segundo e terceiro graus (pacientes sem marca-passo cardíaco).
- choque cardiogênico.
- prolongamento congênito do intervalo Q-T.
- hipersensibilidade à disopiramida.

Efeitos adversos
- secura da boca, visão borrada, constipação e retenção urinária.
- náusea, vômito, dor gástrica e diarreia.
- insuficiência cardíaca em pacientes descompensados.
- hipotensão profunda.
- bloqueio cardíaco.
- ação hipoglicemiante.

Interações medicamentosas
- pode intensificar os efeitos antimuscarínicos da atropina e compostos aparentados.
- pode intensificar os efeitos dos hipoglicemiantes orais ou insulina devido aos efeitos hipoglicêmicos aditivos.
- álcool pode intensificar o desenvolvimento de hipoglicemia e/ou hipotensão.
- outros antiarrítmicos podem causar condução excessivamente prolongada com débito cardíaco diminuído.
- indutores de enzimas hepáticas podem reduzir a sua concentração sérica a níveis ineficazes.
- pimozida pode potencializar as arritmias cardíacas.

▶ *DICORANTIL CÁPSULAS (Aventis Pharma), 40 cáps. × 100 mg*
▶ *DICORANTIL F 250 (Aventis Pharma), 16 comprimidos × 250 mg*
▶ *DICORANTIL INJETÁVEL (Aventis Pharma), 6 amp. de 10 mL c/ 100 mg*

PROCAINAMIDA

É derivada do anestésico local procaína. Exerce efeito cardíaco direto. Suas propriedades eletrofisiológicas, efeitos hemodinâmicos e ações antiarrítmicas são semelhantes aos da quinidina. Para tratamento oral prolongado prefere-se a quinidina, mas para uso intravenoso frequentemente recorre-se à procainamida. Usada na forma de cloridrato.

Farmacodinâmica
- antiarrítmico.

Farmacocinética
- a absorção, via oral e via intramuscular, é rápida; via intravenosa, é imediata.
- ligação a proteínas é fraca: 15%.
- biodisponibilidade: 75% a 95%, quando administrada por via oral.
- volume de distribuição: 2 L/kg.
- sofre biotransformação hepática; 25% de uma dose são convertidos no metabólito ativo acecainida; até 40% de conversão ocorrem em pacientes que são aceladores rápidos ou naqueles com função renal prejudicada; a taxa de acetilação é determinada geneticamente, indicando distribuição modal em aceladores lentos e aceladores rápidos.
- meia-vida da procainamida íntegra: 2,5 a 4,5 horas (11 a 20 horas naqueles com função renal prejudicada).
- meia-vida da acecainida: cerca de 6 horas.
- atinge o efeito máximo em 60 a 90 minutos, quando administrada por via oral, 15 a 60 minutos por via intramuscular e imediatamente, por via intravenosa.
- excretada no leite materno, junto com acecainida.
- tanto a procainamida quanto a acecainida são removíveis por hemodiálise.
- depuração plasmática: 11,8 mL/min/kg.
- atravessa a barreira placentária.
- excretada pela urina, 50 a 60% na forma inalterada.
- níveis sanguíneos terapêuticos variam entre 4 e 10 μg/mL, mas o controle de arritmias graves pode exigir níveis mais altos.

Indicações
- tratamento de extrassístoles ventriculares, taquicardia ventricular, fibrilação atrial, taquicardia atrial paroxística.

Doses
- a dose deve ser reduzida em pacientes com insuficiência renal.
- via oral, adultos, inicialmente, 250 a 500 mg a cada três a seis horas; uma dose de ataque de 1 g produz concentração sérica eficaz rapidamente. Crianças, 50 mg/kg ao dia em quatro a seis porções divididas.
- via intravenosa, adultos, 25 a 50 mg/min até a supressão de arritmias (máximo, 1 g). Para manutenção, 2 a 4 mg/min. Crianças, 5 a 15 mg/kg administrados durante 30 minutos.

8.8 FÁRMACOS CARDIOVASCULARES

CONTRAINDICAÇÕES
- hipersensibilidade à procainamida.
- bloqueio AV completo e também bloqueio AV de segundo e terceiro graus, a menos que seja controlado por marca-passo elétrico.
- miastenia grave.
- gravidez.

EFEITOS ADVERSOS
- anorexia, náusea, vômito, diarreia, urticária, prurido.
- hipotensão, depressão miocárdica, bloqueio AV, arritmias ventriculares (incluindo *torsades de pointes*), resposta ventricular aumentada ao *flutter* atrial ou fibrilação.
- alongamento do Q-T, ampliação do complexo QRS.
- distúrbios mentais (depressão, alucinações, psicose, ataxia cerebelar), raramente.

INTERAÇÕES MEDICAMENTOSAS
- pode antagonizar os efeitos dos antimiastênicos sobre o músculo esquelético.
- pode prolongar ou intensificar os efeitos dos bloqueadores neuromusculares.
- outros antiarrítmicos podem produzir efeitos cardíacos aditivos.
- antidiscinéticos, anti-histamínicos ou antimuscarínicos podem intensificar os efeitos atropínicos decorrentes de suas atividades antimuscarínicas secundárias.
- anti-hipertensivos podem produzir efeitos hipotensivos aditivos.
- cimetidina e ranitidina reduzem sua depuração renal.
- pimozida pode potencializar as arritmias cardíacas.

▶ PROCAMIDE (Zambon), 20 comprimidos × 300 mg
3 amp. de 5 mL c/ 500 mg

QUINIDINA

Alcaloide extraído de várias espécies de *Cinchona* e seus híbridos ou preparada a partir da quinina, da qual é o diastereoisômero dextrorrotatório. Atualmente, isomerização da quinina é a maior fonte de quinidina. Ela exerce tanto ação direta quanto indireta (antimuscarínica) sobre o tecido cardíaco. Suas propriedades antiarrítmicas se devem à depressão da automaticidade, especialmente em focos ectópicos, redução da velocidade de condução e aumento da duração do potencial de ação e, portanto, do período refratário válido do tecido do miocárdio. É usada na forma de sais, principalmente sulfato.

FARMACODINÂMICA
- antiarrítmico.

FARMACOCINÉTICA
- é bem absorvida do trato gastrintestinal.
- liga-se extensivamente (80 a 90%) a proteínas; esta ligação é reduzida em pacientes com cirrose ou infarto agudo do miocárdio.
- volume de distribuição: 2 a 3,5 L/kg, que aumenta em pacientes com cirrose e diminui naqueles com insuficiência cardíaca congestiva.
- sofre biotransformação hepática extensa (60 a 85%), dando alguns metabólitos cardioativos.
- meia-vida: 5 a 12 horas, sendo mais longa nos pacientes idosos e naqueles que sofrem de cirrose.
- eliminação: 2,5 a 5 mL/min/kg, sendo mais reduzida nos idosos e nos pacientes que sofrem de insuficiência cardíaca congestiva e mais rápida nas crianças que nos adultos.
- excretada pela urina (20%), principalmente na forma de metabólitos e somente 15 a 40% na forma inalterada.
- níveis plasmáticos terapêuticos variam de 2,3 a 5 µg/mL, quando se usa o método de Cramer e Isaakson.

INDICAÇÕES
- profilaxia e tratamento de arritmias cardíacas.
- contrações atrial e ventricular prematuras.
- fibrilação atrial estabelecida.
- fibrilação atrial paroxística.
- *flutter* atrial.
- ritmo juncional AV paroxístico.
- taquicardia atrial paroxística.
- taquicardia ventricular paroxística não associada com bloqueio cardíaco completo.
- tratamento de manutenção após conversão elétrica da fibrilação atrial e/ou *flutter* atrial.

DOSES
- sulfato de quinidina, via oral, adultos, 200 mg cada quatro a seis horas. Crianças, 6 mg/kg a cada quatro a seis horas.
- os pacientes idosos e aqueles com insuficiência cardíaca congestiva ou insuficiência hepática ou renal podem precisar de redução da dose.

CONTRAINDICAÇÕES
- bloqueio AV completo.
- distúrbios de condução AV causados por intoxicação digitálica.
- defeitos de condução intraventriculares.
- impulsos aberrantes e ritmos anormais devidos a mecanismos de escape.
- miastenia grave.
- idiossincrasia ou hipersensibilidade à quinidina e fármacos aparentados.
- tratamento de cãibras noturnas.

EFEITOS ADVERSOS
- diarreia, náusea e vômito.
- sintomas de cinchonismo: cefaleia, vertigem, palpitações, distúrbios visuais, zumbido, confusão, perda de memória, psicose, delírio, desorientação.
- discrasias sanguíneas: anemia hemolítica, agranulocitose, púrpura não trombocitopênica, síndrome de Henoch-Schönlein.
- reações dermatológicas: urticária, fotossensibilidade, exantemas, dermatite eczematosa.
- prolongamento do intervalo Q-T, alargamento de complexo QRS, arritmias ventriculares, incluindo *torsades de pointes*.
- fibrilação ventricular, hipotensão.

INTERAÇÕES MEDICAMENTOSAS
- pode antagonizar os efeitos dos antimiastênicos sobre o músculo esquelético.
- pode aumentar a concentração sérica de digoxina e digitoxina.
- pode potencializar os efeitos dos agentes bloqueadores neuromusculares.
- alcalinizantes urinários, especialmente inibidores da anidrase carbônica, grandes quantidades de sucos de frutos cítricos, antiácidos ou bicarbonato de sódio podem aumentar o potencial para efeitos tóxicos.
- outros antiarrítmicos, fenotiazínicos ou alcaloides da *Rauwolfia* podem resultar em efeitos cardíacos aditivos.
- anticoagulantes cumarínicos ou indandiônicos podem causar hipoprotrombinemia aditiva.
- carbonato de cálcio pode aumentar sua reabsorção tubular renal.
- cimetidina reduz a sua depuração do organismo e prolonga sua meia-vida.
- indutores de enzimas hepáticas podem diminuir suas concentrações séricas.
- pimozida pode potencializar as arritmias cardíacas.
- medicamentos contendo potássio geralmente intensificam seus efeitos.
- quinina pode aumentar a possibilidade de cinchonismo.
- verapamil pode causar hipotensão.

SULFATO DE QUINIDINA

▶ QUINICARDINE (Farmasa), 20 comprimidos × 200 mg
▶ QUINIDINE DURILES (AstraZeneca), 20 comprimidos × 200 mg

2. *Classe IB*. Os antiarrítmicos desta subclasse disponíveis no Brasil são fenitoína, lidocaína e mexiletina.

Fenitoína é usada mais como anticonvulsivante (capítulo 1) e a lidocaína, como anestésico local (capítulo 4).

MEXILETINA

Aparentada à lidocaína, é eficaz tanto por via oral quanto por via intravenosa. Não apresenta efeito inotrópico negativo clinicamente importante. Usada como cloridrato.

FARMACODINÂMICA
- antiarrítmico.

FARMACOCINÉTICA
- bem absorvida (88%) do trato gastrintestinal; a absorção é retardada e incompleta nos pacientes com infarto agudo do miocárdio, sobretudo nos que receberam hipnoanalgésicos.
- liga-se às proteínas na proporção de 70%.
- atinge níveis plasmáticos máximos em duas a quatro horas após administração oral.
- volume total de distribuição: 5,5 L/kg.
- sofre biotransformação hepática extensa, dando metabólitos essencialmente inativos.
- meia-vida plasmática: 8 a 12 horas em indivíduos normais e 18 horas naqueles com infarto agudo do miocárdio.
- excretada no leite materno.
- somente 10% a 15% de uma dose são excretados inalterados pela urina; por isso, a insuficiência renal tem pouco efeito sobre a depuração, a menos que a depuração da creatinina seja inferior a 10 mL/min.
- níveis plasmáticos terapêuticos parecem variar entre 0,5 e 2 µg/mL.

INDICAÇÕES
- profilaxia e tratamento da extrassístole ventricular e taquicardia.
- supressão de arritmias ventriculares em sobreviventes de infarto agudo do miocárdio.
- tratamento de arritmias ventriculares refratárias recidivantes.

DOSES
- deve ser administrada com alimentos ou antiácidos.

- via oral, adultos, inicialmente 200 mg cada oito horas. Se for essencial controle rápido, pode ser administrada dose inicial de ataque de 400 mg, seguida por dose de 200 mg em oito horas. Em seguida a dose pode ser aumentada ou diminuída por 50 ou 100 mg. Recomenda-se um mínimo de dois ou três dias entre ajustamentos da dose. A dose usual de manutenção é 200 a 300 mg cada oito horas. Se não se lograr resposta satisfatória e o fármaco for tolerado, pode ser administrada dose de 400 mg cada oito horas.
- para crianças, por via oral, 2,5 a 5 mg/kg/dose, a cada 8 horas.

CONTRAINDICAÇÕES
- choque cardiogênico.
- bloqueio AV de segundo ou terceiro graus pre-existente (na ausência de marca-passo).
- bradiarritmias graves.
- insuficiência hepática ou renal.
- primeiro trimestre da gravidez.

EFEITOS ADVERSOS
- náusea, vômito, mal-estar, tremor, tontura, parestesias, disartria, diplopia, ataxia, confusão.
- bradicardia, fibrilação atrial, hipotensão, dispneia e taquiarritmias ventriculares, incluindo *torsades de pointes*.

INTERAÇÕES MEDICAMENTOSAS
- fenitoína, rifampicina e provavelmente outros indutores de enzimas diminuem sua meia-vida.
- hipnoanalgésicos podem retardar sua absorção.
- metoclopramida pode acelerar sua absorção.

▶ MEXITIL (Boehringer Ingelheim), 20 cáps. × 100 mg
30 cáps. × 200 mg

3. *Classe IC*. O único antiarrítmico desta subclasse comercializado no Brasil é a propafenona.

PROPAFENONA

Apresenta semelhança estrutural com anestésicos locais. Além de antiarrítmico, tem fracas propriedades β-bloqueadora e bloqueadora do canal de cálcio. Manifesta leve efeito inotrópico negativo. Usada na forma de cloridrato.

FARMACODINÂMICA
- antiarrítmico.

FARMACOCINÉTICA
- é 100% absorvida, ligando-se extensivamente (95%) às proteínas.
- atinge concentração plasmática máxima em cerca de três horas.
- biodisponibilidade: menos de 20%, devido à eliminação pré-sistêmica.
- volume de distribuição: 3,6 L/kg.
- meia-vida de eliminação: aproximadamente cinco a oito horas.
- depuração: 11 mL/min/kg.
- menos de 1% é excretado pela urina, na forma inalterada; o restante, pela urina e bile, na forma de metabólitos inativos e ativos, prolongando a duração do efeito antiarrítmico.

INDICAÇÕES
- tratamento de taquiarritmias supraventriculares, ventriculares e especialmente extrassistolia ventricular.
- profilaxia de recidivas de arritmias associadas com a síndrome de Wolff-Parkinson-White.

DOSES
- via oral, adultos, 300 mg a cada 12 horas, às refeições, podendo chegar até 900 mg ao dia.
- via intravenosa, adultos, aplicação de urgência, 1 a 2 mg/kg de peso, administrados em 3 a 5 minutos; aplica-se uma segunda dose, se necessário, após decorridos 90 minutos; aplicação lenta, infusão durante 1 a 3 horas, nas arritmias graves. Aplicação lenta prolongada para manutenção, 560 mg para adulto médio em 24 horas (70 mg a cada 3 horas); cessado o quadro agudo, 300 mg a cada 12 horas.
- para crianças, iniciar com 8 a 10 mg/kg/24 h, podendo ser aumentados a intervalos de 2 ou 3 dias em incrementos de 2 mg/kg/24 h até o máximo de 20 mg/kg/24 h.

CONTRAINDICAÇÕES
- insuficiência cardíaca não compensada.
- bradicardia, hipotensão.
- estados de choque de origem não ritmogênica.
- bloqueios do sistema de condução.
- primeiro trimestre da gravidez.

EFEITOS ADVERSOS
- náusea, vômito, constipação, tontura, parestesias, distúrbios de gosto, cefaleia, exantemas, lipotímia.
- bradicardia, distúrbio da condução AV ou intraventricular e arritmias ventriculares.

INTERAÇÕES MEDICAMENTOSAS
- aumenta os níveis séricos da digoxina.
- provoca aumentos significativos nas concentrações plasmáticas e meias-vidas do metoprolol e propranolol.
- pequenas doses causam aumento significativo nas concentrações da varfarina.
- cimetidina produz aumento de 20% nas suas concentrações plasmáticas.

▶ RITMONORM (Abbott), 20 comprimidos × 300 mg
6 amp. de 20 mL c/ 70 mg

▶ Classe II. β-Bloqueadores

Os fármacos desta classe apresentam propriedades antiadrenérgicas. Podem ser representados pela fórmula geral

em que R pode ser anel aromático ou outro substituinte e R' é ou H ou CH₃. Portanto, o grupo farmacofórico dos β-bloqueadores consiste em sistema aromático ligado através de ponte metilênica a um grupamento α-hidroxietilamina e este ligado a um resíduo alquílico substituído no grupo amino.

Atuam sobre os receptores β-adrenérgicos que se localizam predominantemente no coração, nas artérias e arteríolas do músculo esquelético e nos brônquios. Em decorrência disto, bloqueiam o estímulo cardíaco e assim provocam a vasodilatação e a constrição bronquial. Os receptores β situam-se também no fígado, nos rins e em muitos outros órgãos e tecidos. O bloqueio dos receptores ($β_1$) cardíacos reduz a frequência cardíaca, a contratilidade cardíaca e o débito cardíaco, além de retardar o tempo de condução atrioventricular (AV) e, ao nível celular, suprimir a automaticidade, bem como reduzir a pressão arterial.

O bloqueio dos receptores ($β_2$) não cardíacos aumenta a resistência das vias respiratórias, inibe a glicogenólise e lipólise induzidas pelas catecolaminas e impede o efeito vasodilatador das catecolaminas sobre os vasos sanguíneos periféricos.

Alguns β-bloqueadores têm também a propriedade de estimular o receptor β; a esta propriedade se dá o nome de atividade simpatomimética intrínseca ou atividade agonista parcial. Parece que os fármacos que possuem esta atividade não produzem bradicardia tão pronunciada nem efeito inotrópico negativo em repouso. Certos β-bloqueadores exercem igualmente ações diretas sobre as membranas celulares; estas ações são geralmente descritas como estabilizante da membrana ou anestésica local.

Segundo sua afinidade relativa, os β-bloqueadores são classificados em: a) não seletivos, por se ligarem aos receptores tanto $β_1$ quanto $β_2$ em todos os locais: carvedilol, nadolol, oxprenolol, pindolol, propranolol, sotalol e timolol; b) cardiosseletivos, por terem maior afinidade pelos receptores $β_1$: atenolol, bisoprolol, esmolol e metoprolol.

FARMACODINÂMICA
Os β-bloqueadores têm as seguintes ações:
- anticolinérgica.
- antianginosa.
- antiarrítmica.
- anti-hipertensiva.
- antitremor.
- adjuvante na terapia de cardiomiopatia hipertrófica.
- adjuvante na terapia de feocromocitoma.
- adjuvante na terapia da tireotoxicose.
- profilática no reinfarto do miocárdio.

INDICAÇÕES
- tratamento de *angina pectoris* crônica.
- profilaxia e tratamento de arritmias cardíacas.
- tratamento da hipertensão.
- profilaxia do reinfarto do miocárdio.
- controle de angina, palpitações e síncope associadas com estenose subaórtica hipertrófica.
- tratamento de tremores.
- adjuvante no tratamento de feocromocitoma.
- adjuvante no tratamento de tireotoxicose.
- tratamento da síndrome de prolapso da valva mitral.

CONTRAINDICAÇÕES
- insuficiência cardíaca descompensada.
- choque cardiogênico.
- bloqueio atrioventricular de segundo e terceiro graus.
- bradicardia grave.
- asma brônquica.
- síndrome de Raynaud.
- gravidez.

PRECAUÇÕES
- podem promover o broncoespasmo e bloquear o efeito broncodilatador da epinefrina nos pacientes que sofrem de alergia, asma brônquica, enfisema ou bronquite não alérgica.
- oferecem risco de maior depressão da contratilidade miocárdica, por isso devem ser administrados com cautela aos que sofrem de insuficiência cardíaca congestiva.

8.10 FÁRMACOS CARDIOVASCULARES

- oferecem risco de exacerbamento da angina, infarto do miocárdio e arritmias com a interrupção abrupta do tratamento aos pacientes que sofrem de doença das artérias coronarianas.
- podem mascarar a taquicardia associada com hipoglicemia nos pacientes tratados com insulina ou hipoglicemiantes orais.
- devem ser utilizados com cautela nos pacientes que sofrem de insuficiência renal ou hepática, hipertireoidismo e depressão mental.
- podem reduzir a circulação periférica nos pacientes que sofrem da síndrome de Raynaud e outras doenças vasculares periféricas.
- a suspensão do tratamento deve ser com redução gradual das doses.

EFEITOS ADVERSOS
- insuficiência cardíaca congestiva.
- agravamento dos distúrbios de condução atrioventricular.
- broncoespasmo.
- bradicardia intensa e hipotensão, sobretudo em aplicação intravenosa.
- infarto do miocárdio ou cardiotireotoxicose, em consequência do rebote causado pela supressão brusca do tratamento.
- disfunção sexual e distúrbios gastrintestinais.

SUPERDOSE
- injeção intravenosa de 0,5 a 1 mg de atropina para controlar bradicardia excessiva.
- epinefrina ou norepinefrina para tratamento de hipotensão grave.
- glicósidos digitálicos e diuréticos para tratamento de insuficiência cardíaca.
- agonista β_2 e/ou teofilina para tratamento de broncoespasmo.

INTERAÇÕES MEDICAMENTOSAS
- podem potencializar e prolongar a ação de bloqueadores neuromusculares não despolarizantes.
- impedem a taquicardia produzida pelo diazóxido, mas também aumentam os efeitos hipotensivos.
- podem diminuir a biotransformação hepática e aumentar o risco de toxicidade da lidocaína.
- analgésicos anti-inflamatórios não esteroides, especialmente indometacina, podem reduzir seus efeitos anti-hipertensivos.
- agentes antidiabéticos ou insulina podem aumentar o risco de hipoglicemia ou hiperglicemia.
- outros anti-hipertensivos, diuréticos ou agentes pré-anestésicos e anestésicos usados em cirurgia podem ter potencializados os seus efeitos anti-hipertensivos.
- cimetidina aumenta o efeito β-bloqueador, por reduzir sua depuração e inibir sua biotransformação.
- estrogênios podem diminuir seus efeitos anti-hipertensivos.
- fenotiazínicos causam aumento de concentração plasmática de ambos.
- glicósidos cardiotônicos podem causar bradicardia excessiva com possível bloqueio cardíaco.
- inibidores da MAO podem causar hipertensão significante.
- reserpina provoca bloqueio β-adrenérgico aditivo e possivelmente excessivo.
- simpatomiméticos com atividade β-adrenérgica podem causar inibição mútua dos efeitos terapêuticos.
- xantinas, especialmente aminofilina ou teofilina, podem provocar inibição mútua dos efeitos terapêuticos.

Os β-bloqueadores encontrados no mercado brasileiro e usados com antiarrítmicos são: esmolol, metoprolol, nadolol, propranolol e sotalol. O timolol, embora também com propriedades antiarrítmicas, é mais utilizado, em nosso país, em oftalmologia.

ESMOLOL

É éster metílico do ácido 4-[2-hidroxi-3-[(metiletil)amino]-propoxi]benzenopropanoico. É um betabloqueador cardiosseletivo, atuando sobre os receptores cardíacos β_1. Em doses baixas exerce bloqueio nos receptores β_1 e em doses elevadas nos β_2. Em doses terapêuticas é desprovido de ação estabilizadora de membrana ou de atividade simpatomimética intrínseca. Comercializado sob a forma de cloridrato.

FARMACODINÂMICA
- as ações já citadas.

FARMACOCINÉTICA
- cerca de 55% ligam-se às proteínas plasmáticas.
- o tempo para atingir o estado de equilíbrio com uma dose de ataque é de cerca de 5 minutos e de 30 minutos sem dose de ataque.
- duração da ação de 10 a 20 minutos após o término da administração.
- sofre hidrólise nos eritrócitos, através de esterases formando um metabólito ácido-livre e metanol.
- meia-vida de cerca de 2 minutos. Meia-vida terminal de 9 minutos.
- eliminado pela urina sob a forma de metabólitos.

INDICAÇÕES
- para controle da frequência ventricular elevada na presença de fibrilação ou de *flutter* atrial.
- para controle de taquicardia sinusal em pacientes com isquemia miocárdica aguda.
- controle de taquicardia em intra- ou pós-operatório de cirurgias.
- para tratamento de hipertensão arterial sistêmica refratária que ocorre em fases intra- ou pós-operatória de cirurgias.

DOSES
- como dose de ataque, IV, 500 µg (0,5 mg)/kg/min durante 1 minuto.
- como manutenção, 50 µg (0,05 mg)/kg/min, IV, durante 4 minutos. Caso a resposta clínica não seja adequada, a dose pode ser repetida com aumentos de 50 µg (0,05 mg)/kg/min. Quando a arritmia é controlada, doses posteriores devem ser ajustadas e tateadas [reduzidas para 25 µg (0,025 mg)/kg/min ou menos], de acordo com a resposta clínica.
- respostas terapêuticas adequadas são obtidas na faixa entre 50 e 200 µg (0,05–0,2 mg)/kg/min. As doses de manutenção geralmente não são superiores a 200 µg (0,2 mg)/kg/min e podem ser administradas por até 48 horas.
- para controle de taquicardia ou hipertensão arterial sistêmica em intra- ou pós-operatório de cirurgias, 250 a 500 µg (0,25 a 0,5 mg)/kg/min durante 1 minuto. Quando a resposta não é satisfatória, pode-se repetir a dose e aumentá-la como no esquema mencionado no segundo item. Geralmente repetem-se até quatro sequências.
- para crianças, 50 µg (0,05 mg)/kg/min, IV. A dose pode ser aumentada a cada 10 minutos até um máximo de 300 µg (0,3 mg)/kg/min.

CONTRAINDICAÇÕES
- as já mencionadas.

PRECAUÇÕES
- a administração IV deve ser realizada em diluições de soro fisiológico, soro glicosado, glicose a 5% ou lactato de Ringer. Não deverá ser administrada em diluição com bicarbonato de sódio. Em geral, retiram-se 20 mL da solução utilizada como diluente e introduzem-se 5 g de esmolol no frasco, formando uma solução contendo 10 mg de esmolol/mL. A solução permanece estável por 24 horas.
- não deve ser administrado, IV, em bolo.

EFEITOS ADVERSOS
- os já citados.

INTERAÇÕES MEDICAMENTOSAS
- as já citadas.

▶ BREVIBLOC (Cristália), 1 e 10 amp. de 10 mL com 250 mg/mL
20 fr.-amp. de 10 mL com 10 mg/mL

METOPROLOL

Tem o grupo metoxi ligado ao anel aromático. Atua primariamente sobre os receptores β_1. É, portanto, cardiosseletivo. Não tem atividade simpatomimética intrínseca nem propriedade estabilizante da membrana. Sua lipofilicidade é moderada. Em doses altas inibe também os receptores β_2, principalmente os localizados na musculatura bronquial e vascular. Pode agravar a insuficiência vascular periférica. Sua potência β-bloqueadora varia de 0,5 a 2. Usado como tartarato.

FARMACODINÂMICA
- as ações já citadas, profilático da enxaqueca e adjuvante da terapia da ansiedade.

FARMACOCINÉTICA
- é rápida e quase completamente (95%) absorvido.
- somente cerca de 12% de uma dose se ligam às proteínas.
- atinge efeito máximo em uma hora após administração oral e em 20 minutos após infusão intravenosa.
- sofre eliminação pré-sistêmica e só 40% do fármaco atingem a circulação sistêmica.
- meia-vida: 3 a 7 horas.
- não é removível por hemodiálise.
- menos de 5% de uma dose oral são recuperados na urina; o resto é eliminado pelos rins como metabólitos inativos.

INDICAÇÕES
- as já citadas.
- profilaxia da enxaqueca.
- adjuvante no tratamento da ansiedade.

DOSES
- varia amplamente e deve ser titulada na base da resposta terapêutica.
- via oral, adultos, como antiarrítmico, 100 mg duas vezes ao dia.
- via oral, adultos, como anti-hipertensivo, inicialmente, 50 mg ao dia. Caso não se obtenha a resposta desejada, a dose pode ser aumentada gradualmente. A dose de manutenção varia de 100 a 300 mg ao dia, geralmente administrada em uma ou duas tomadas.

- via oral, adultos, como antianginoso, 50 mg três ou quatro vezes ao dia; para profilaxia prolongada após ataque agudo do miocárdio, 100 mg duas vezes ao dia.
- via intravenosa, adultos, para tratamento precoce do infarto agudo do miocárdio, inicialmente, três injeções de 5 mg administradas a intervalos de dois minutos.

- ▶ *LOPRESSOR (Novartis), 20 comprimidos × 100 mg*
- ▶ *METOPROLOL (Multilab), 30 comprimidos × 100 mg (genérico)*
- ▶ *SELOKEN (AstraZeneca), 20 comprimidos × 100 mg 5 amp. de 5 mL com 5 mg*
- ▶ *SELOKEN DURILES (AstraZeneca), 30 comprimidos × 200 mg*
- ▶ *SELOKEN INJETÁVEL (AstraZeneca), 3 seringas descartáveis c/ 5 mg*
- ▶ *SELOZOK (AstraZeneca), 20, 30 e 60 comprimidos × 25, 50 e 100 mg*
- ▶ *TARTARATO DE METOPROLOL (Biosintética), 30 comprimidos × 100 mg (genérico)*

Associações
- ▶ *SELOPRESS (AstraZeneca), (tartarato de metoprolol 100 mg + hidroclorotiazida 12,5 mg por comprimido), 20 comprimidos*
- ▶ *SELOPRESO ZOK (AstraZeneca), (metoprolol 100 mg + hidroclorotiazida 12,5 mg por comprimido de liberações controlada e imediata, respectivamente), 20 comprimidos*

NADOLOL

Apresenta o anel 2,3-naftalenodiol em lugar do anel aromático normal da fórmula geral dos β-bloqueadores. Tem ação longa e não seletiva, pois atua sobre os receptores β_1 e β_2. Não manifesta atividade simpatomimética intrínseca nem propriedade estabilizante da membrana. Sua solubilidade em lipídios é baixa. A potência β-bloqueadora é 0,5.

Farmacodinâmica
- as ações já citadas, profilático da enxaqueca.

Farmacocinética
- sua absorção é variada; em média, 30%.
- ligação a proteínas: 30%.
- atinge concentrações séricas máximas em 3 a 4 horas.
- meia-vida: 20 a 24 horas.
- não sofre biotransformação hepática.
- atinge concentrações estáveis em 6 a 9 dias.
- removível por hemodiálise.
- excretados 70% na forma inalterada, principalmente pela urina.

Indicações
- as já citadas.
- profilaxia da enxaqueca.

Doses
- via oral, adultos, como antiarrítmico, inicialmente, 40 mg uma vez ao dia. A dose pode ser aumentada gradualmente a intervalos semanais, se necessário, até 160 mg diariamente.
- via oral, adultos, como anti-hipertensivo, 40 mg uma vez ao dia. A dose pode ser aumentada gradualmente em incrementos de 40 a 80 mg até obter-se redução ótima da pressão arterial; poderão ser necessárias doses de até 240 ou 320 mg uma vez ao dia.
- via oral, adultos, como antianginoso, inicialmente, 40 mg uma vez por dia. A dose pode ser aumentada gradualmente para 40 ou 80 mg a intervalos de 3 a 7 dias até obter a resposta desejada. A dose de manutenção é 40 a 80 mg uma vez ao dia.
- via oral, adultos, como profilático da enxaqueca, inicialmente 20 a 40 mg uma vez ao dia, aumentando-se gradualmente a dose até 120 mg ao dia, se necessário.
- não se determinou a dose pediátrica.

- ▶ *CORGARD (Bristol-Myers Squibb), 30 comprimidos × 40 mg*
  20 comprimidos × 80 mg

PROPRANOLOL

Apresenta o anel naftalênico em lugar do grupo fenila. Sua atividade antiarrítmica deve-se a duas ações: bloqueio dos β-receptores cardíacos, principalmente, e atividade estabilizante da membrana, esta última só com concentrações acima das utilizadas clinicamente. Não tem atividade simpatomimética intrínseca. Os efeitos cardíacos do bloqueio do receptor β consistem em redução da frequência cardíaca e contratilidade do miocárdio, prolongamento do tempo de condução AV e da refratariedade e supressão da automaticidade. Sua potência β-bloqueadora é tomada como unidade. Usado na forma de cloridrato.

Farmacodinâmica
- as ações já citadas, profilático da enxaqueca e adjuvante na terapia da ansiedade.

Farmacocinética
- absorvido quase completamente do trato gastrintestinal.
- cerca de 80% de uma dose são removidos durante a eliminação pré-sistêmica; esta porcentagem diminui para 65% com o tratamento crônico.
- ligação a proteínas: 90%.
- biodisponibilidade: 30%.
- atinge o efeito máximo em uma hora a uma hora e meia.
- meia-vida: duas a três horas, mais longa nos pacientes com cirrose.
- sofre biotransformação hepática, dando metabólitos ativos, como o 4-hidroxipropranolol.
- não é removível por hemodiálise.
- excretado pela urina, 0,5% como fármaco íntegro.

Indicações
- as já citadas.
- tratamento da acatisia.
- profilaxia da enxaqueca.
- adjuvante no tratamento da ansiedade.
- adjuvante no tratamento da menopausa.
- adjuvante à anestesia, para controlar a taquicardia do seio carotídeo e extrassístoles ventriculares frequentes.

Doses
- a dose eficaz varia amplamente; a suspensão do tratamento deve ser paulatina.
- via oral, adultos, como antiarrítmico, 10 a 80 mg três ou quatro vezes ao dia. Doses maiores (até 640 mg ao dia) podem ser necessárias para suprimir as arritmias ventriculares crônicas. Crianças, 0,5 a 4 mg/kg ao dia em quatro tomadas divididas. Às vezes se usam até 16 mg/kg diariamente.
- via intravenosa, adultos, como antiarrítmico, 0,1 a 0,15 mg/kg administrados em aumentos de 0,5 a 0,75 mg a cada um ou dois minutos. Crianças, 0,01 a 0,15 mg/kg durante três a cinco minutos. Devem ser continuamente vigiados o eletrocardiograma e a pressão arterial. Se houver risco de depressão do miocárdio, devem ser usadas doses menores.
- via oral, adultos, para hipertensão crônica, inicialmente 40 mg diariamente. Caso não se obtenha a resposta desejada, a dose deve ser aumentada para 80 mg duas vezes ao dia. Se necessário, pode-se aumentar a dose até o máximo de 480 mg ao dia, em geral em uma ou duas tomadas. Crianças, 1 mg/kg quatro vezes ao dia.
- via oral, adultos, como antianginoso, inicialmente, 10 a 20 mg três ou quatro vezes ao dia. A dose pode ser aumentada gradualmente para controlar os sintomas. Para manutenção, os pacientes podem necessitar de 160 a 240 mg por dia, geralmente em quatro tomadas divididas. Alguns pacientes requerem até 400 mg diariamente.
- via oral, adultos, para profilaxia da enxaqueca, a dose deve ser individualizada. Geralmente, 20 a 40 mg duas ou três vezes ao dia, aumentada gradualmente para 20 a 40 mg cada terceiro ou quarto dia até se observar efeito terapêutico ou ocorrerem efeitos adversos. Crianças, a dose deve ser individualizada, mas é aproximadamente 0,6 a 1,5 mg/kg/dia.

- ▶ *CARDBLOC (Hexal), 30 comprimidos × 80 mg*
- ▶ *CARDIX (Multilab), 40 comprimidos × 40 mg, 20 comprimidos × 80 mg*
- ▶ *CLORIDRATO DE PROPRANOLOL (Germed), 30 e 60 comprimidos × 10, 40 e 80 mg (genérico)*
- ▶ *CLORIDRATO DE PROPRANOLOL (Neo-Química), 30 comprimidos × 40 e 80 mg (genérico)*
- ▶ *CLORIDRATO DE PROPRANOLOL (Prati, Donaduzzi), 20 e 600 comprimidos × 10, 40 e 80 mg (genérico)*
- ▶ *CLORIDRATO DE PROPRANOLOL (Teuto-Brasileiro), 30 e 40 comprimidos × 40 mg (genérico) 20 comprimidos × 80 mg (genérico)*
- ▶ *CLORIDRATO DE PROPRANOLOL (União Química), 30 e 40 comprimidos × 40 mg (genérico)*
- ▶ *COMPRIMIDOS DE PROPRANOLOL UQFN (União Química), 40 comprimidos × 10, 40 e 80 mg*
- ▶ *INDERAL (AstraZeneca), 24 comprimidos × 10 mg 20 comprimidos × 40 e 80 mg*
- ▶ *PRESSOFLUX (Medquímica), 40, 200, 300 e 500 comprimidos × 40 mg*
  20, 200, 300 e 500 comprimidos × 80 mg
- ▶ *PROPRANOLOL (Abbott), 40 comprimidos × 40 mg 20 comprimidos × 80 mg*
- ▶ *PROPRANOLOL (Cazi), 50 comprimidos × 40 mg*
- ▶ *PROPRANOLOL (Cibran), 20 comprimidos × 40 e 80 mg*
- ▶ *PROPRANOLOL (Furp), 500 comprimidos × 40 mg*
- ▶ *PROPRANOLOL (Lafepe), 500 comprimidos × 40 mg*
- ▶ *PROPRANOLOL (Neo-Química), 40 comprimidos × 40 mg*
- ▶ *PROPRANOLOL (Sanval), 40 comprimidos × 40 mg*
- ▶ *PROPRANOLOL (Vital Brazil), 10 e 500 comprimidos × 40 mg*
- ▶ *PROPRANOLOL AYERST (Sigma Pharma), 50 comprimidos × 10 mg*
  40 comprimidos × 40 mg
  20 comprimidos × 80 mg
  10 amp. de 1 mL com 1 mg
- ▶ *REBATEN LA (Sigma Pharma), 30 cáps. × 80 e 160 mg*

8.12 FÁRMACOS CARDIOVASCULARES

Associações
▶ *CLORIDRATO DE PROPRANOLOL + HIDROCLOROTIAZIDA (cloridrato de propranolol 40 ou 80 mg + hidroclorotiazida 25 mg por comprimido), 30 comprimidos*
▶ *TENADREN (Sigma Pharma), (cloridrato de propranolol 40 mg + hidroclorotiazida 12,5 ou 25 mg por comprimido), 30 comprimidos*
▶ *TENADREN (Sigma Pharma), (cloridrato de propranolol 80 mg + hidroclorotiazida 12,5 ou 25 mg por comprimido), 30 comprimidos*

SOTALOL

Apresenta o grupo metanossulfonamídico ligado ao anel aromático e, na cadeia lateral, está ausente o grupamento $-O-CH_2-$ unido ao mesmo anel. É antagonista não seletivo, pois atua sobre os receptores adrenérgicos β_1 e β_2. Não tem atividade simpatomimética intrínseca nem propriedade estabilizante da membrana. Sua solubilidade em lipídios é baixa.

O sotalol apresenta atividades antiarrítmicas da classe II dos β-bloqueadores combinadas às típicas dos fármacos da classe III. Por sua ação β-bloqueadora, causa redução na frequência cardíaca (efeito cronotrópico negativo) e redução limitada na força de contração (efeito inotrópico negativo). Sua atividade classe III se traduz no aumento na duração do potencial de ação e, consequentemente, na duração de repolarização e do período refratário.

Usado na forma de cloridrato.

Farmacodinâmica
- as já citadas, adjuvante na terapia da ansiedade.

Farmacocinética
- administrado por via oral, é quase totalmente (mais de 90%) absorvido.
- não se liga a proteínas.
- não sofre biotransformação significativa.
- atinge o efeito máximo em 2,5 a 4 horas e os níveis plasmáticos em estado de equilíbrio, em 2 a 3 dias.
- biodisponibilidade: maior que 90%.
- depuração: em média, 150 mL/min.
- volume de distribuição aparente: 1,6 a 2,4 L/kg.
- meia-vida de eliminação: 15 horas (faixa 10 a 20 horas).
- atravessa a barreira hematencefálica em proporção baixa; as concentrações no líquor são apenas 10% daquela do plasma.
- removível por hemodiálise.
- excretado principalmente pela urina, na forma íntegra (80 a 90%); a excreção diminui em idosos com insuficiência renal.

Indicações
- as já citadas.
- adjuvante no tratamento da ansiedade.

Doses
- via oral, preferencialmente antes das refeições, inicialmente 80 mg duas vezes por dia; esta dose poderá ser aumentada até 160 mg duas vezes por dia a intervalos semanais ou com menor frequência; em pacientes com disfunção renal, a dose deve ser reduzida, quando a creatinina sérica for maior que 120 μmol/L.

▶ *CLORIDRATO DE SOTALOL (EMS), 20 comprimidos × 160 mg (genérico)*
▶ *CLORIDRATO DE SOTALOL (Hexal), 20 comprimidos × 160 mg (genérico)*
▶ *CLORIDRATO DE SOTALOL (Merck), 30 comprimidos × 160 mg (genérico)*
▶ *CLORIDRATO DE SOTALOL (Ranbaxy), 20 comprimidos × 160 mg (genérico)*
▶ *SOTACOR (Bristol-Myers Squibb), 20 comprimidos × 160 mg*

TIMOLOL

Em lugar de anel benzênico, apresenta o tiadiazólico tendo, na posição 4, o morfolínico. É β-bloqueador não seletivo, com leve atividade simpatomimética intrínseca, mas sem propriedade estabilizante da membrana. Tem baixa solubilidade em lipídios. Sua potência β-bloqueadora é 5 a 10 vezes a do propranolol. Usado na forma de maleato.

Farmacodinâmica
- as ações já citadas, antiglaucomatoso.

Farmacocinética
- é quase completamente absorvido (90%).
- liga-se fracamente às proteínas.
- atinge efeito máximo em 1 a 2 horas.
- sofre biotransformação hepática.
- meia-vida: 4 horas.
- excretado pela urina, na forma de metabólitos.
- não é removível por hemodiálise.

Indicações
- as já citadas.
- tratamento de glaucoma de ângulo aberto.
- profilaxia da enxaqueca.
- adjuvante no tratamento da ansiedade.

Doses
- via oral, adultos, como antiarrítmico, anti-hipertensivo ou antianginoso, inicialmente, 10 mg duas vezes ao dia. A dose pode ser aumentada ou diminuída, dependendo da frequência cardíaca e resposta da pressão arterial. A dose de manutenção é de 20 a 40 mg por dia. Esta dose pode ser aumentada até o máximo de 60 mg. Deve-se guardar intervalo de, pelo menos, sete dias entre aumentos na dose.
- via oral, adultos, como profilático do reinfarto do miocárdio, 10 mg duas vezes ao dia.
- via oral, adultos, como profilático da enxaqueca vascular, 10 mg duas vezes ao dia, aumentada, se necessário, até 30 mg por dia.
- via tópica, em glaucoma, inicialmente uma gota de solução 0,25% instilada no saco da conjuntiva duas vezes ao dia. Caso não se obtenha resposta, a dose deve ser aumentada para uma gota de solução 0,5% duas vezes ao dia.

Efeitos adversos
- os já citados.
- inflamação dos vasos sanguíneos.
- sintomas de lúpus.

▶ *GLAUTIMOL (Alcon), fr. de 5 mL c/ 5,0 mg/mL (colírio)*
▶ *MALEATO DE TIMOLOL (Alcon), fr. de 5 mL a 0,5% (solução oftálmica), (genérico)*
▶ *MALEATO DE TIMOLOL (Alergan), fr. de 5 mL a 0,25% e 0,5% (solução oftálmica), (genérico) fr. de 10 mL a 0,5% (solução oftálmica), (genérico)*
▶ *MALEATO DE TIMOLOL (Apotex), fr. de 5 mL a 0,5% (solução oftálmica), (genérico)*
▶ *MALEATO DE TIMOLOL (Biosintética), fr. de 5 mL c/ 0,25 e 0,5 pcc (solução oftálmica), (genérico)*
▶ *MALEATO DE TIMOLOL (Cristália), fr. de 5 mL a 0,5% (solução oftálmica), (genérico)*
▶ *MALEATO DE TIMOLOL (EMS), fr. de 5 mL a 0,25% e 0,5% (solução oftálmica), (genérico)*
▶ *MALEATO DE TIMOLOL (Eurog./Legrand), fr. de 5 mL a 0,25% e 0,5% (solução oftálmica), (genérico)*
▶ *MALEATO DE TIMOLOL (Germed), fr. de 5 mL a 0,25% e 0,5% (solução oftálmica), (genérico)*
▶ *TIMOLOL 0,25% (Allergan), fr. de 5 mL c/ 2,5 mg/mL (colírio)*
▶ *TIMOLOL 0,5% (Allergan), fr. de 5 mL c/ 5,0 mg/mL (colírio)*
▶ *TIMOPTOL (Merck Sharp & Dohme), fr. de 5 mL c/ 2,5 e 5,0 mg/mL (colírio)*
▶ *TIMOPTOL-XE (Merck Sharp & Dohme), fr. de 5 mL c/ 2,5 e 5,0 mg/mL (solução gel oftálmica estéril)*

▶ Classe III. Fármacos que prolongam o potencial de ação

Estes fármacos exercem efeito benéfico prolongando o período refratário. No Brasil são comercializados a amiodarona e a dronedarona. A dronedarona apresenta propriedades das quatro classes de Vaughan-Williams, porém com efeito mais pertencente à classe III. O sotalol, além de agir como β-bloqueador, também apresenta atividade típica de fármacos da classe III.

AMIODARONA

É derivado iodado do benzofurano estruturalmente aparentado à tiroxina. Exerce efeitos antiadrenérgicos e ações antianginosas e antiarrítmicas. Suas propriedades antiarrítmicas resultam de, pelo menos, duas propriedades principais: a) prolongamento da duração do potencial de ação e do período refratário da célula do miocárdio; b) inibição não competitiva α e β-adrenérgica. Usada como cloridrato.

Farmacodinâmica
- antiarrítmico.

Farmacocinética
- a absorção é variável.
- início de ação lento: dois a três dias, porém mais comumente uma a três semanas.
- biodisponibilidade: aproximadamente 50%, mas varia entre 35% e 65%.
- amplamente distribuída por todo o organismo, atingindo concentrações mais altas no tecido adiposo, fígado e pulmões.
- atinge concentrações plasmáticas máximas em 3 a 7 horas após uma dose única.
- a ligação a proteínas é alta (96%).
- volume de distribuição: média 69 L/kg (faixa 0,9 a 148 L/kg).
- sofre biotransformação extensiva; seu metabólito principal é a desetilamiodarona, cuja atividade farmacológica não se determinou.
- pode ser biotransformada mais rapidamente em crianças do que em adultos.
- meia-vida: 13 a 107 dias (após tratamento por prazo longo).
- menos de 1% de uma dose é eliminado inalterado pela urina.

- depuração corporal total varia de 0,10 a 0,77 L/min.
- excretada principalmente pela bile, mas pode ocorrer parcialmente recirculação êntero-hepática.
- sua eliminação é bifásica: uma fase inicial, de 2,5 a 10 dias, em que os níveis plasmáticos são reduzidos à metade; a fase terminal, muito mais lenta, de 26 a 107 dias (média de 53 dias), em que se elimina o fármaco íntegro.
- meia-vida do metabólito: aproximadamente 61 dias, com eliminação bifásica: fase inicial, de 2,5 a 10 dias; a terminal, extremamente lenta, dos compartimentos teciduais pobremente perfundidos como gordura.
- níveis séricos terapêuticos: 1,5 a 2 µg/mL.
- atravessa a barreira placentária (10 a 50%), causando bradicardia em lactentes recém-nascidos.
- eliminados no leite materno em concentrações equivalentes a uma baixa dose de manutenção tanto o fármaco íntegro quanto o seu metabólito.

INDICAÇÕES
- profilaxia e tratamento de arritmias ventriculares e supraventriculares.
- tratamento de taquicardias graves associadas com a síndrome de Wolff-Parkinson-White.
- profilaxia da crise de angina do peito.

DOSES
- devido a fatores peculiares à amiodarona, ela deve ser administrada somente por médicos que têm experiência no tratamento de arritmias que apresentam risco de vida e possam vigiar adequadamente a sua eficácia e efeitos adversos.
- via oral, adultos, para arritmias ventriculares refratárias, 800 mg a 1,6 g por dia inicialmente, seguida por 600 a 800 mg ao dia após uma ou duas semanas e, em seguida, 400 a 800 mg diariamente. Depois disso deve ser administrada a menor dose eficaz. Para arritmias supraventriculares, 600 mg ao dia em três porções durante uma semana, seguida por 200 a 400 mg ao dia. Em seguida, deve ser administrada a menor dose eficaz, para minimizar os efeitos colaterais. Em alguns pacientes pode ser eficaz uma dose de manutenção de 200 mg em dias alternados. Para a síndrome bradicardia-taquicardia, inicialmente, 200 mg duas vezes ao dia, seguida por 200 a 600 mg ao dia. Crianças, 3 a 20 mg/kg diariamente.
- via intravenosa, adultos, inicialmente, até 5 mg/kg administrada durante período de 5 a 15 minutos; esta dose *não* deve ser repetida em 15 minutos. O fármaco pode então ser infundido na dose de 600 mg a 1,2 g a cada 12 ou 24 horas durante vários dias.

CONTRAINDICAÇÕES
- gravidez.
- bradicardias sinusais.
- bloqueio sinoatrial.
- bloqueio atrioventricular.
- distúrbios de condução trifasciculares.
- colapso cardiovascular.
- hipotensão arterial grave.

PRECAUÇÕES
- A associação com sinvastatina, principalmente com doses superiores a 20 mg ao dia, pode aumentar o risco de rabdomiólise.

EFEITOS ADVERSOS
- anorexia, náusea, vômito, dor abdominal e constipação.
- cefaleia, fraqueza, insônia, mialgia, tremor, ataxia, depressão, parestesias, pesadelos e alucinações.
- acúmulo de microdepósitos pardo-amarelados na córnea da maioria dos pacientes durante tratamento prolongado; estes depósitos, reversíveis, podem causar fotofobia, aparecimento de halos coloridos ao redor da luz e, ocasionalmente, acuidade visual reduzida.
- reações de fotossensibilidade, como eritema e edema de áreas expostas à luz solar, em cerca de 10% dos pacientes.
- descoramento azulado persistente da pele e melanodermatite devido à deposição de cristais na pele.
- alteração do metabolismo do hormônio tireoidiano e, ocasionalmente, hipotireoidismo clínico ou, menos comumente, hipertireoidismo.
- bradicardia, depressão miocárdica, hipotensão, bloqueio sinoatrial, bloqueio AV resistente à atropina, arritmias ventriculares que podem ser refratárias à cardioversão, insuficiência cardíaca congestiva fatal, choque cardiogênico e parada cardíaca.
- pneumonite de hipersensibilidade e fibrose pulmonar; estas complicações, que parecem ser as mais comuns naqueles com anormalidades preexistentes de função pulmonar, podem resolver-se com a suspensão do tratamento, mas cerca de 10% dos pacientes apresentam complicações respiratórias.
- elevação dos níveis de enzimas hepáticas.

INTERAÇÕES MEDICAMENTOSAS
- aumenta os níveis séricos da digoxina, fenitoína, procainamida ou quinidina, podendo causar sintomas de toxicidade.
- intensifica o efeito da varfarina; esta interação pode persistir durante vários meses após suspender a amiodarona.
- β-bloqueadores, digitálicos ou verapamil podem causar bradicardia sintomática ou diferentes graus de bloqueio na condução.
- disopiramida, propafenona ou quinidina podem causar arritmias ventriculares.

▶ AMIOBAL (Baldacci), 30 comprimidos × 100 e 200 mg
▶ AMIODARONA (Abbott), 20 comprimidos × 200 mg
▶ ANCORON (Libbs), 20 comprimidos × 100 e 200 mg
6 e 50 amp. de 3 mL c/ 150 mg
fr. de 30 mL c/ 200 mg/mL (gotas)
▶ ANGIODARONA (Cazi), 20 comprimidos × 200 mg
▶ ATLANSIL (Sanofi-Synthélabo), 20 comprimidos × 100 e 200 mg
6 e 50 amp. de 3 mL c/ 150 mg
▶ CLORIDRATO DE AMIODARONA (Biosintética), 30 comprimidos × 200 mg (genérico)
▶ CLORIDRATO DE AMIODARONA (Sanofi-Aventis), 20 comprimidos × 200 mg (genérico)
▶ COR MIO (Hexal), 30 comprimidos × 200 mg
▶ MIOCOR (UCI-Farma), 20 comprimidos × 200 mg
▶ MIODARON (Biosintética), 20 comprimidos × 200 mg
25 amp. de 3 mL c/ 150 mg
▶ MIODON (Biolab Sanus), 30 comprimidos × 100 e 200 mg

▶ Classe IV. Bloqueadores seletivos do canal de cálcio

Estes fármacos bloqueiam o fluxo lento de íons cálcio para o interior das células do miocárdio. São, por isso, também chamados de antagonistas dos íons cálcio. Reduzindo a concentração intracelular de cálcio, dilatam as artérias coronarianas e as artérias e arteríolas periféricas, e podem reduzir a frequência cardíaca, diminuir a contratilidade miocárdica (efeito inotrópico negativo) e deprimir a condução nodal SA e AV.

No Brasil é comercializado como antiarrítmico apenas o verapamil.

PRECAUÇÕES
- a disopiramida deve ser administrada 48 horas antes ou 24 horas depois do verapamil, pois ambos os fármacos possuem propriedades inotrópicas negativas; já se relataram mortes causadas por administração concomitante destes dois fármacos; recomenda-se também cautela quando a disopiramida é usada junto com diltiazem.
- os bloqueadores de cálcio devem ser administrados com cautela em pacientes com insuficiência hepática ou renal e naqueles com hipotensão leve a moderada.
- eletrocardiograma e a pressão arterial devem ser vigiados continuamente quando se usam os antagonistas de cálcio.

INTERAÇÕES MEDICAMENTOSAS
- podem potencializar os efeitos de outros anti-hipertensivos, diuréticos ou agentes pré-anestésicos usados em cirurgia.
- podem aumentar a concentração sérica da digoxina.
- podem ocorrer alterações nas concentrações séricas dos fármacos livres, não ligados, quando se administram concomitantemente com fármacos que se ligam intensamente a proteínas, como anti-inflamatórios/analgésicos não esteroides, anticoagulantes cumarínicos e indandiônicos, anticonvulsivantes hidantoínicos, quinidina, quinina, salicilatos e sulfimpirazona.
- álcool, barbitúricos ou hipnoanalgésicos podem causar hipotensão excessiva.
- anestésicos por inalação podem causar depressão cardiovascular excessiva.
- anti-inflamatórios/analgésicos não esteroides, especialmente indometacina, ou simpatomiméticos podem reduzir seus efeitos anti-hipertensivos.
- agentes β-bloqueadores podem causar efeito aditivo.
- a cimetidina pode reduzir sua depuração.
- simpatomiméticos podem reduzir seus efeitos anti-hipertensivos.

VERAPAMIL

É derivado sintético da papaverina. Além de bloquear o canal lento de cálcio, também produz leve antagonismo simpático inespecífico. Deprime os nódulos SA e AV; geralmente não altera a frequência cardíaca, mas pode causar bradicardia. Seu efeito inotrópico negativo não se manifesta com doses terapêuticas. Usado como cloridrato.

FARMACODINÂMICA
- antiarrítmico, anti-hipertensivo, antianginoso profilático da enxaqueca e adjuvante da terapia de cardiomiopatia hipertrófica.

FARMACOCINÉTICA
- administrado por via oral, é quase completamente absorvido.

8.14 FÁRMACOS CARDIOVASCULARES

- administrado por infusão intravenosa, a eliminação é bifásica: uma fase de distribuição inicial rápida (meia-vida: cerca de 4 minutos) e uma fase de eliminação terminal mais lenta (meia-vida: 2 a 5 horas).
- ligação a proteínas: 90%.
- início da ação: por via oral, 1 a 2 horas; por via intravenosa, dentro de 1 a 5 minutos.
- duração da ação: por via intravenosa, cerca de 2 horas.
- atinge o efeito máximo em cerca de 30 a 90 minutos, por via oral; 3 a 5 minutos, por via intravenosa.
- biodisponibilidade é de 20 a 35%, por causa da intensa eliminação pré-sistêmica.
- sofre biotransformação hepática intensa, dando vários metabólitos; os principais são produtos N- e O-desalquilados, incluindo norverapamil, que tem atividade vasodilatadora mas não afeta a condução AV.
- meia-vida: 4,5 a 12 horas, aumentada em pacientes com cirrose e reduzida em idosos com fibrilação atrial.
- volume de distribuição no estado estacionário: 6 L/kg; menor nos idosos com fibrilação atrial e maior nos pacientes com cirrose.
- excretado no leite materno.
- atravessa a barreira placentária.
- não é removível por hemodiálise.
- aproximadamente 70% de uma dose são excretados como metabólitos pela urina e 16% ou mais pelas fezes; cerca de 3 a 4% são excretados pela urina na forma inalterada.

Indicações
- profilaxia e tratamento de taquiarritmias supraventriculares.
- tratamento de hipertensão essencial.
- tratamento de angina clássica.
- tratamento de angina vasoespástica.
- adjuvante no tratamento de cardiomiopatia hipertrófica.
- profilaxia da enxaqueca.

Doses
- via intravenosa, adultos, como antiarrítmico, 5 a 10 mg infundidos durante dois minutos (ou três minutos, em pacientes idosos). Pode-se dar, 30 minutos depois, uma dose adicional de 10 mg, se necessário. Para manutenção, infusões de 0,005 mg/kg/min. Lactentes até 1 ano, 0,1 a 0,2 mg/kg durante dois minutos, repetindo-se a dose em 30 minutos, se necessário. Crianças de 1 a 15 anos, 0,1 a 0,3 mg/kg, repetida, se necessário, em 30 minutos. Não se deve dar mais de 10 mg como dose diária.
- via oral, adultos, como antiarrítmico ou antianginoso, 240 a 480 mg por dia em 3 ou 4 tomadas divididas. Os pacientes com insuficiência hepática devem receber aproximadamente 30% desta dose.
- via oral, adultos, como anti-hipertensivo, 80 a 120 mg três vezes ao dia.
- via oral, adultos, em cardiomiopatia hipertrófica, inicialmente, 20 a 40 mg três vezes ao dia, dose esta que pode ser aumentada gradualmente até 80 mg três vezes ao dia por uma semana e, em seguida, 120 mg três ou quatro vezes ao dia.

Contraindicações
- hipersensibilidade ao verapamil.
- insuficiência cardíaca congestiva adiantada.
- hipotensão arterial grave (pressão sistólica inferior a 90 mmHg).
- doença do nódulo sinusal, exceto em pacientes com marca-passo artificial.
- bloqueio AV de segundo e terceiro graus, exceto em pacientes com marca-passo artificial.
- choque cardiogênico.
- grave disfunção ventricular esquerda.
- síndrome de Wolff-Parkinson-White acompanhada por *flutter* ou fibrilação atrial.
- gravidez.

Efeitos adversos
- constipação, obnubilação, prurido, vertigem, fraqueza, nervosismo, rubor, exantema, hipotensão ortostática, cefaleia, distúrbios gástricos.
- hipotensão grave, bradicardia, falência cardíaca e arritmias, quando tomado junto com β-bloqueador.
- quando administrado intravenosamente, pode causar hipotensão grave, bradicardia e assistolia em paciente com doença do nódulo sinusal ou naqueles que estão recebendo simultaneamente um β-bloqueador.

Interações medicamentosas
- aquelas comuns aos bloqueadores seletivos de cálcio.
- pode potencializar a atividade dos agentes bloqueadores neuromusculares.
- pode aumentar as concentrações de carbamazepina e, em resultado, produzir diplopia, cefaleia, ataxia ou tontura.
- pode aumentar os níveis séricos da ciclosporina.
- pode causar diminuição dos níveis séricos de lítio.
- amiodarona pode causar bradicardia sintomática ou parada sinusal.
- fenobarbital pode aumentar sua depuração.
- quinidina pode causar hipotensão.
- rifampicina e, provavelmente, outros fármacos indutores de enzimas reduzem sua biodisponibilidade.

▶ *CLORIDRATO DE VERAPAMIL (Abbott), 30 comprimidos × 80 mg (genérico)*
 20 comprimidos × 120 mg (genérico)
 30 comprimidos × 240 mg (genérico)
▶ *CLORIDRATO DE VERAPAMIL (Apotex), 30 comprimidos × 80 mg (genérico)*
▶ *CLORIDRATO DE VERAPAMIL (EMS), 30 comprimidos × 80 mg (genérico)*
▶ *CLORIDRATO DE VERAPAMIL (Eurog./Legrand), 30 comprimidos × 80 mg (genérico)*
▶ *CLORIDRATO DE VERAPAMIL (Germed), 30 comprimidos × 80 mg (genérico)*
▶ *CLORIDRATO DE VERAPAMIL (Hexal), 30 comprimidos × 80 mg (genérico)*
 20 comprimidos × 120 e 240 mg (genérico)
▶ *CLORIDRATO DE VERAPAMIL (Teuto-Brasileiro), 30 comprimidos × 80 mg (genérico)*
▶ *DILACOR (Teuto-Brasileiro), 30 comprimidos × 80 mg*
▶ *DILACORON 80 MG (Abbott), 30 comprimidos × 80 mg*
▶ *DILACORON INJETÁVEL (Abbott), 5 amp. de 2 mL c/ 5 mg*
▶ *DILACORON RETARD (Abbott), 30 comprimidos × 30 e 60 cáps. gelatinosas × 120 e 240 mg*
▶ *MULTICOR (Multilab), 20 comprimidos × 80 mg*
▶ *VERACORON (Cibran), 20 drág. × 40, 80 e 120 mg 5 amp. de 2 mL com 5 mg*
▶ *VERALPRESS (Medquímica), 30, 200, 300 e 500 comprimidos × 80 mg*
▶ *VERAPAMIL (Neo-Química), 20 drág. × 40, 80 e 120 mg*
▶ *VERAPAMIL (Royton), 20 drág. × 80 mg 50 amp. c/ 5 mg*
▶ *VERAPAMIL (Sanval), 20 drág. × 80 mg*

▶ Outros antiarrítmicos

Esta classe é constituída por adenosina e glicósidos digitálicos. Os últimos estão descritos no início deste capítulo.

ADENOSINA

É a ribofuranosiladenina, nucleosídio amplamente distribuído na natureza, obtida do ácido nucleico da levedura. Atua como antiarrítmico diminuindo o tempo de indução nos nodos AV e SA e interrompendo a condução através do nodo AV. Deprime a função ventricular esquerda; entretanto, por ter meia-vida curta, seu efeito é transitório, o que permite seu emprego em pacientes com função ventricular esquerda reduzida.

Farmacodinâmica
- antiarrítmico.

Farmacocinética
- administrada por via intravenosa, sofre biotransformação muito rápida; por desaminação, forma primeiramente inosina inativa — que depois se degrada a hipoxantina e, em seguida, a ácido úrico — e, por fosforilação, monofosfato de adenosina.
- meia-vida: menos de 10 segundos.
- o início de ação é imediato.
- eliminada pela urina na forma de metabólitos, principalmente ácido úrico.

Indicações
- tratamento de taquicardia paroxística supraventricular, incluindo a síndrome de Wolff-Parkinson-White.
- tratamento de tumores cerebrais.

Doses
- via intravenosa, rápida, 6 mg; se não for eficaz, administrar 12 mg dentro de 1 a 2 minutos, repetindo esta mesma dose se necessário.
- para crianças, inicialmente, 0,05 mg/kg/dose, IV, e no máximo, 6 mg/dose. Doses adicionais de 0,05 a 0,1 mg/kg/dose poderão ser administradas a intervalos de 2 a 5 minutos, não ultrapassando um total de 0,25 mg/kg.

Contraindicações
- gravidez.
- lactação.
- pacientes asmáticos.
- bloqueio atrioventricular (AV) de 2º ou 3º graus.

Efeitos adversos
- rubor facial, pressão torácica, tontura, cefaleia, tosse, hiperventilação, vertigem, torpor.
- formigamento nos braços, sabor metálico.

Interações medicamentosas
- carbamazepina pode aumentar o bloqueio coronariano causado pela adenosina.
- dipiridamol potencializa seus efeitos.
- xantinas antagonizam seus efeitos.

▶ *ADENOCARD INJETÁVEL (Libbs), 6 amp. de 2 mL com 3 mg/mL*

DILATADORES DOS VASOS CORONARIANOS

Também chamados antianginosos, são fármacos que aumentam o fluxo sanguíneo nos vasos que irrigam o coração. São utilizados para alívio ou prevenção da dor em ataques da angina do peito.

A angina do peito é quadro clínico que se manifesta quando o trabalho cardíaco e a demanda miocárdica de oxigênio excedem a capacidade do sistema arterial coronário de suprir o sangue oxigenado.

Há dois tipos de angina: a clássica, ou angina de esforço, e a angina variante de Prinzmetal. A primeira é geralmente consequência de exercício ou emoção, e muito provavelmente resulta de isquemia miocárdica transitória. A angina variante ocorre quando o paciente está em repouso, sendo causada por reduções episódicas no suprimento de oxigênio ao miocárdio devidas ao espasmo arterial coronariano.

Os antianginosos não devem o seu efeito exclusivamente à vasodilatação. Alguns fármacos antianginosos são empregados no tratamento de ataques agudos, enquanto outros são preferidos na profilaxia a longo prazo.

Os dilatadores dos vasos coronarianos constituem, todavia, apenas parte do programa geral de tratamento que visa à redução dos fatores de risco predisponentes às doenças coronarianas. Outras medidas se impõem, entre as quais as seguintes: a) abolição do hábito de fumar, com o fim não só de evitar os efeitos nocivos da nicotina, do alcatrão e do monóxido de carbono sobre os sintomas anginosos, mas também de eliminar um fator que, segundo se supõe, acelera a aterosclerose; b) redução do peso corporal, no caso de pacientes obesos; c) realização de exercícios físicos regulares adequados; d) abstenção das atividades ou acontecimentos que precipitam os ataques anginosos, tais como consumo de refeições pesadas, exercício vigoroso, tensão emocional e exposição ao ar frio; e) medicação com agentes ansiolíticos, como tratamento coadjuvante.

Para prevenção ou alívio de ataques agudos de angina do peito usam-se intermitentemente nitratos por administração sublingual. Para a profilaxia a longo prazo, os fármacos indicados são os betabloqueadores, nitratos por via oral ou tópica e bloqueadores seletivos do canal de cálcio. Estes fármacos reduzem a demanda cardíaca de oxigênio e aumentam o suprimento de oxigênio para o miocárdio.

Os vasodilatadores dos vasos coronários são divididos nos seguintes grupos: nitratos, betabloqueadores, bloqueadores seletivos do canal de cálcio e outros antianginosos.

▶ Nitratos

Este grupo compreende nitratos orgânicos. São utilizados primariamente para impedir e aliviar os ataques de angina. Eles atuam como vasodilatadores de ação *direta*, assim chamada por não depender da inervação e não ser mediada por nenhum tipo de receptor. Diminuem as demandas de oxigênio por parte do miocárdio através de seus efeitos sobre a circulação sistêmica. Ambos os tipos de angina respondem à sua ação.

Os nitratos são administrados por diversas vias. Os nitratos sublinguais são dados intermitentemente para impedir ou aliviar os ataques agudos de angina. Os nitratos orais e a nitroglicerina na forma de bandagem adesiva são usados para profilaxia por tempo prolongado.

INDICAÇÕES
- profilaxia e tratamento da angina do peito e da insuficiência coronariana.

CONTRAINDICAÇÕES
- anemia intensa.
- hemorragia cerebral ou traumatismo craniano recente.
- glaucoma.
- hipertireoidismo.
- cardiomiopatia hipertrófica.
- infarto agudo do miocárdio.

PRECAUÇÕES
- os pacientes intolerantes a um nitrato podem ser intolerantes também a outros nitratos.
- o tratamento deve ser suspenso se ocorrer visão borrada ou boca seca.
- é possível ocorrer tolerância com uso prolongado.
- quando se interrompe esta medicação após administração por tempo prolongado, deve-se reduzir gradualmente a dose.

EFEITOS ADVERSOS
- cefaleia, rubor e tontura.
- hipotensão ortostática e síncope.
- taquicardia reflexa.
- bradicardia grave.
- isquemia cerebral transitória, raramente.

INTERAÇÕES MEDICAMENTOSAS
- podem diminuir os efeitos da acetilcolina, histamina ou norepinefrina.
- podem neutralizar o efeito pressor dos simpatomiméticos, podendo resultar em hipotensão.
- álcool, antidepressivos tricíclicos, anti-hipertensivos, betabloqueadores, bloqueadores seletivos do canal de cálcio, hipnoanalgésicos, hipotensores ou outros vasodilatadores podem intensificar seus efeitos hipotensores ortostáticos.
- simpatomiméticos podem reduzir seus efeitos antianginosos.

Os fármacos deste grupo disponíveis em nosso meio são: dinitrato de isossorbida, mononitrato de isossorbida, nitroglicerina, propatilnitrato e tenitramina.

DINITRATO DE ISOSSORBIDA

Corresponde ao dinitrato do dianidroglucitol. Tem propriedades semelhantes às da nitroglicerina.

FARMACODINÂMICA
- antianginoso.

FARMACOCINÉTICA
- rapidamente absorvido da mucosa oral e do trato gastrintestinal.
- sofre biotransformação quase total no fígado (muito rápida e quase completamente) e no sangue (enzimaticamente), dando dois metabólitos ativos: 2-mononitrato e o 5-mononitrato de isossorbida.
- início de ação: cápsulas e comprimidos orais, 15 a 40 minutos; comprimidos mastigáveis, 2 a 5 minutos; comprimidos sublinguais, 2 a 5 minutos; cápsulas e comprimidos de ação prolongada, 30 minutos.
- duração de ação: cápsulas e comprimidos orais, 4 a 6 horas; comprimidos mastigáveis, 1 a 2 horas; comprimidos sublinguais, 1 a 2 horas; cápsulas e comprimidos de ação prolongada, 12 horas.
- excretado pela urina, após ser quase totalmente biotransformado.

DOSES
- via sublingual, adultos, como antianginoso, 2,5 a 5 mg.
- via oral, na insuficiência coronariana, 10 a 80 mg três ou quatro vezes ao dia.
- não se determinou a dose pediátrica.

▶ *ISOCORD (Evolabis), 30 cáps. × 20 e 40 mg*
▶ *ISOCORD SUBLINGUAL (Asta), 24 e 60 comprimidos × 2,5 e 5 mg*
▶ *ISORDIL AP (Sigma Pharma), 12 e 30 cáps. × 40 mg (ação prolongada)*
▶ *ISORDIL ORAL (Sigma Pharma), 60 comprimidos × 5 mg*
24 comprimidos × 10 mg
▶ *ISORDIL SUBLINGUAL (Sigma Pharma), 60 comprimidos × 2,5 mg*
24 e 60 comprimidos × 5 mg
▶ *ISOSSORBIDA (Cazi), 20 comprimidos × 5 mg (sublingual)*
24 e 500 comprimidos × 10 mg
▶ *ISOSSORBIDA (Sanval), 20 comprimidos × 5 e 10 mg*

MONONITRATO DE ISOSSORBIDA

Corresponde ao 5-mononitrato do dianidroglucitol. É um metabólito ativo do dinitrato de isossorbida. Suas propriedades são semelhantes às da nitroglicerina.

FARMACODINÂMICA
- antianginoso.

FARMACOCINÉTICA
- rapidamente absorvido do trato gastrintestinal.
- atinge concentração plasmática máxima dentro de uma hora.
- não sofre biotransformação hepática.
- meia-vida plasmática: 4 a 5 horas.
- eliminado mais lentamente que o dinitrato de isossorbida.

DOSES
- via oral, adultos, 20 mg duas ou três vezes ao dia.
- bolo IV, 40 a 100 mg (0,4 a 0,8 mg/kg) cada 8 a 12 horas.
- intracoronário: 10 a 40 mg.
- infusão contínua IV: 0,4 a 0,8 mg/kg diluído em soro fisiológico ou glicosado.

▶ *CINCORDIL (Sigma Pharma), 15 comprimidos × 20 e 40 mg*
▶ *CORONAR (Biolab Sanus), 30 comprimidos × 20 mg*
50 amp. de 1 mL c/ 10 mg
▶ *MONOCORDIL (Baldacci), 20 e 30 comprimidos × 20 e 40 mg*
24 cáps. retard × 50 mg
30 comprimidos SL × 5 mg
12 amp. de 5 mL com 50 mg
50 amp. de 1 mL com 10 mg
▶ *MONONITRATO DE ISOSSORBIDA (Biosintética), 20 e 30 comprimidos × 20 e 40 mg (genérico)*

8.16 FÁRMACOS CARDIOVASCULARES

- MONONITRATO DE ISOSSORBIDA (Eurofarma), 50 amp. de 1 e 5 mL com 10 mg/mL (genérico)
- MONONITRATO DE ISOSSORBIDA (Zydus), 30 comprimidos × 20 mg (genérico) 20 comprimidos × 40 mg (genérico)
- VEXELL (Gross), 20 e 30 cáps. × 20, 40 e 60 mg

Associação
- VASCLIN (Libbs), (mononitrato de isossorbida 60 mg + ácido acetilsalicílico 100 mg por cápsula), 30 cáps.

NITROGLICERINA

Corresponde ao trinitrato de propanotriol. É o fármaco de escolha entre os nitratos. No Brasil é comercializada na forma de discos e sistemas terapêuticos transdérmicos, aerossol e injetável.

Farmacodinâmica
- antianginoso.

Farmacocinética
- rapidamente absorvida pela mucosa oral.
- início de ação: 1 a 3 minutos.
- meia-vida: 1 a 4 minutos.
- sofre biotransformação no fígado (muito rápida e quase completa) e no sangue (enzimaticamente), dando metabólitos sem atividade vasodilatadora.
- duração da ação: 30 a 60 minutos.
- excretada pela urina, principalmente na forma de metabólitos.

Doses
- aplicar o disco ou o sistema terapêutico transdérmico uma vez ao dia.
- para a apresentação aerossol, um ou dois jatos por via sublingual no início da crise. Não se recomenda a aplicação de três ou mais doses.
- para angina do peito instável ou vasoespástica grave, infarto do miocárdio, edema agudo de pulmão com pressão arterial superior a 100 mm de Hg, inicialmente 5 μg (0,005 mg)/min, aumentando-se a dose de 5 μg/min a intervalos de 3 a 5 minutos até obter-se o efeito desejado ou que seja atingida uma dose de 20 μg (0,02 mg)/min. Caso não se obtenha a resposta esperada nessa dose, administram-se aumentos de 10 μg/min a cada 3 a 5 minutos e, posteriormente, de até 20 μg/min (0,02 mg/min). Podem ser necessárias doses de até 200 μg/min para obter-se a eficácia esperada. A nitroglicerina deve ser diluída em soro glicosado a 5% ou soro fisiológico (250 ou 500 mL). A pressão arterial e o ritmo cardíaco devem ser rigorosamente vigiados. Efeitos de tolerância, em geral, surgem após 24 h da administração inicial e estão relacionados à depleção dos radicais sulfidrila, na parede arterial, que são os responsáveis pela conversão dos nitratos orgânicos em óxido nítrico. O tratamento não deve ultrapassar 48 horas. Para evitar-se um possível efeito rebote, deve-se fazer a suspensão do fármaco de maneira gradual, podendo ser introduzido um nitrato por via oral. No Brasil é comercializada também uma apresentação que pode ser administrada em infusão não diluída (NITRONAL INFUSÃO).

Contraindicações
- hipotensão arterial importante (PA sistólica < 100 mm de Hg).
- uso de sildenafila nas últimas 24 horas.

- NITRADISC 5 (Pharmacia Brasil), 7 discos adesivos × 18 mg (5 mg/24 h)
- NITRADISC 10 (Pharmacia Brasil), 7 discos adesivos × 36 mg (10 mg/24 h)
- NITRODERM TTS (Novartis), 10 sistemas terapêuticos transdérmicos com 25 e 50 mg
- NITRONAL INFUSÃO (Biobrás), amp. com 50 mL × 1 mg/mL
- NITRONAL SPRAY (Biobrás), fr. com 200 doses × 0,4 mg/dose (aerossol)
- TRIDIL (Cristália), amp. de 5 mL c/ 25 mg amp. de 10 mL c/ 50 mg

PROPATILNITRATO

Corresponde ao trinitrato de um derivado do 1,3-propanodiol.

Farmacodinâmica
- antianginoso.

Farmacocinética
- início de ação: 55 a 150 segundos.
- duração de ação: 5 horas.

Doses
- vias oral ou sublingual, adultos, como profilático da angina do peito, 10 mg três vezes ao dia; para ataques agudos, 10 mg.

- SUSTRATE (Bristol-Myers Squibb), 50 comprimidos × 10 mg

TENITRAMINA

Corresponde ao tetranitrato de derivado da etilenodiamina. Suas ações são análogas às da nitroglicerina.

Doses
- via oral, adultos, nas crises anginosas, 5 mg de cada vez, no aparecimento da dor; na profilaxia e no tratamento de manutenção, 2,5 mg cada 6 horas.

- DITRAN (Breves), 50 comprimidos × 2,5 mg

▶ β-Bloqueadores

Estes fármacos, além de antianginosos, são também usados como antiarrítmicos e anti-hipertensivos.

A eficácia dos β-bloqueadores na angina de esforço deve-se à sua capacidade de diminuir a frequência cardíaca, a contratilidade miocárdica e a pressão arterial. Em consequência, a demanda miocárdica de oxigênio é diminuída e o início da dor isquêmica é retardado. Na angina variante, contudo, seu efeito não é consistente; pode ser tanto benéfico quanto prejudicial.

Os β-bloqueadores comercializados no Brasil e usados como antianginosos, antiarrítmicos e anti-hipertensivos são: atenolol, bisoprolol, carvedilol, esmolol, metoprolol, nadolol, pindolol, propranolol, sotalol e timolol. O pindolol está descrito nesta seção: *Dilatadores dos vasos coronarianos*, que também fornece pormenores sobre este grupo de fármacos. O atenolol, bisoprolol e carvedilol estão descritos em *Inibidores adrenérgicos* na seção *Anti-hipertensivos*. O atenolol, embora pertença à classe de antiarrítmicos, é mais utilizado como anti-hipertensivo. Os demais aparecem na seção *Antiarrítmicos*.

PINDOLOL

Apresenta anel indólico em lugar do anel aromático. É β-bloqueador não seletivo, moderadamente lipofílico, com atividade simpatomimética intrínseca parcial e moderada propriedade estabilizante da membrana. Sua potência β-bloqueadora é 5 a 10 vezes a do propranolol.

Farmacodinâmica
- antiadrenérgico, anti-hipertensivo, antianginoso, agente antitremor e adjuvante na terapia de cardiomiopatia hipertrófica.

Farmacocinética
- é rápida e quase completamente absorvido (mais de 95%).
- ligação a proteínas: 40%.
- volume de distribuição em pacientes sadios: cerca de 2 L/kg.
- sofre biotransformação hepática extensa.
- meia-vida: 3 a 4 horas.
- excretado (35 a 40%) na forma inalterada pela urina e 60 a 65% na forma de metabólitos conjugados.
- cerca de 6 a 9% de uma dose intravenosa é excretada pela bile nas fezes.

Indicações
- tratamento da hipertensão.
- tratamento de *angina pectoris* crônica.
- tratamento de tremores.
- tratamento da síndrome do prolapso da valva mitral.
- controle de angina, palpitações e síncope associadas com estenose subaórtica hipertrófica.

Doses
- a dose deve ser individualizada.
- via oral, adultos, como anti-hipertensivo, inicialmente, 10 mg duas vezes ao dia ou 5 mg três vezes ao dia. Caso não se obtenha resposta satisfatória, a dose pode ser aumentada de 10 mg por dia a intervalos de duas a três semanas até 60 mg por dia.
- via oral, adultos, como antianginoso, 10 mg quatro vezes ao dia.

Contraindicações
- as citadas na seção *Classe II. β-Bloqueadores* deste capítulo.

Precauções
- as arroladas na seção *Classe II. β-Bloqueadores* deste capítulo.

Efeitos adversos
- os indicados na seção *Classe II. β-Bloqueadores* deste capítulo.

Superdose
- como indicado na seção *Classe II. β-Bloqueadores* deste capítulo.

Interações medicamentosas
- as citadas na seção *Classe II. β-Bloqueadores* deste capítulo.

- VISKEN (Novartis), 20 comprimidos × 5 e 10 mg

Associação
- VISKALDIX (Novartis), (pindolol 10 mg + clopamida 5 mg por comprimido), 20 comprimidos

Bloqueadores seletivos do canal de cálcio

Os bloqueadores de cálcio são assim chamados porque agem primariamente, embora não exclusivamente, inibindo o fluxo de cálcio extracelular para o interior das células através dos canais lentos das membranas celulares. Isto é, seu local de ação é o canal dependente de voltagem, do tipo lento, do subtipo L, pois só ele é sensível aos bloqueadores de cálcio. O canal L está presente em quase todas as células excitáveis, mas se concentra mais no cérebro, no músculo liso arterial e no miocárdio. Do bloqueio do canal de cálcio resultam redução na concentração de cálcio intracelular e dilatação das artérias e arteríolas periféricas e também dos vasos cerebrais.

Quanto aos derivados di-hidropiridínicos, eles ligam-se apenas, e de maneira estereoespecífica, à subunidade α_1 (que tem massa aparente de 175 kD) do canal. Esta subunidade, como as demais, contém uma região (Arg-X-X)$_7$, em que X é resíduo hidrofóbico. Acredita-se que esta região seja o sensor de voltagem que transforma os campos elétricos em alterações conformacionais na proteína que abre e fecha o poro do canal.

Os bloqueadores seletivos do canal de cálcio podem ser divididos em dois grupos: di-hidropiridínicos e diversos.

1. *Di-hidropiridínicos*. São assim chamados por terem, na sua estrutura, um anel di-hidropiridínico substituído ligado a um anel fenila contendo um ou dois átomos ou grupos (Fig. 8.1). São diésteres do ácido 3,5-piridinodicarboxílico, por isso são do gênero masculino.

Estes fármacos são seletivos para a musculatura lisa vascular comparada com o miocárdio e, portanto, atuam primariamente como vasodilatadores. A redução da resistência vascular periférica total é resultado da vasodilatação. Os efeitos hipotensores produzidos por eles são acompanhados por taquicardia reflexa. Exercem efeito inotrópico negativo. Em geral, não deprimem a função sinoatrial (SA) nem a atrioventricular (AV).

O seu efeito antianginoso deve-se à dilatação da vasculatura periférica. Essa dilatação reduz a pressão sistêmica ou pós-carga cardíaca, que resulta em diminuição da tensão da parede miocárdica e requisitos reduzidos de oxigênio dos tecidos miocárdicos. Na angina vasoespástica, o relaxamento das artérias e arteríolas coronárias e a inibição do espasmo da artéria coronária melhoram o fluxo sanguíneo e o fornecimento de oxigênio aos tecidos miocárdicos.

FARMACODINÂMICA
- anti-hipertensivo e antianginoso.

INDICAÇÕES
- tratamento da hipertensão.
- tratamento da *angina pectoris* crônica.

DOSES
- variam de fármaco a fármaco.
- não se estabeleceu a dose para crianças, pois não se determinou sua eficácia e segurança nesses pacientes.

CONTRAINDICAÇÕES
- hipotensão grave.
- hipersensibilidade aos bloqueadores de cálcio.
- gravidez.

PRECAUÇÕES
- deve-se levar em consideração a relação risco/benefício quando existem os seguintes problemas médicos: bradicardia extrema, choque cardiogênico, hipotensão leve a moderada, insuficiência cardíaca, insuficiência hepática, insuficiência renal, infarto agudo do miocárdio com congestão pulmonar ou sensibilidade aos bloqueadores dos canais de cálcio.
- uso restrito em situações especiais nas síndromes isquêmicas miocárdicas instáveis.

EFEITOS ADVERSOS
- angina, insuficiência cardíaca congestiva ou edema pulmonar, edema periférico.
- taquicardia, bradicardia.
- hipotensão excessiva, hiperplasia gengival, reação alérgica.

SUPERDOSE
- em hipotensão sintomática, administrar líquidos por via intravenosa; dopamina ou dobutamina, cloreto de cálcio, isoprenalina, metaraminol ou norepinefrina por via intravenosa.
- em taquicardia, administrar lidocaína ou procainamida por via intravenosa.
- em bradicardia, administrar atropina, isoprenalina, norepinefrina ou cloreto de cálcio por via intravenosa, ou usar marca-passo cardíaco eletrônico.

INTERAÇÕES MEDICAMENTOSAS
- anestésicos por inalação podem causar hipotensão aditiva.
- fármacos anti-inflamatórios não esteroides, especialmente indometacina, podem antagonizar seu efeito anti-hipertensivo.
- cimetidina ou ranitidina podem acarretar seu acúmulo, em resultado da inibição da eliminação pré-sistêmica.
- os estrogênios, por induzirem a retenção de líquido, aumentam a pressão arterial.
- outros fármacos que produzem hipotensão podem potencializar seus efeitos hipotensores.
- lítio pode causar neurotoxicidade na forma de náusea, vômito, diarreia, ataxia, tremores e/ou tinido.
- prazosina e possivelmente outros agentes bloqueadores α-adrenérgicos podem aumentar o efeito hipotensor.
- procainamida, quinidina ou outros fármacos que causam prolongamento do intervalo QT podem aumentar o prolongamento do intervalo QT.
- simpatomiméticos podem reduzir os seus efeitos anti-hipertensivos.

Os di-hidropiridínicos comercializados no Brasil como antianginosos e anti-hipertensivos são: anlodipino, felodipino, isradipino, nifedipino e nisoldipino. Com exceção do nifedipino, que é da primeira geração, todos os outros são da segunda geração de di-hidropiridínicos.

ANLODIPINO

Contém duas cadeias laterais longas no anel di-hidropiridínico. Uma delas, a 2-aminoetoximetila, situada na proximidade do nitrogênio do anel di-hidropiridínico, por efeito estérico protege contra a ação da citocromo P$_{450}$, enzima responsável pela oxidação do anel di-hidropiridínico à piridina correspondente. Ele tem início de ação lento, mas efeito prolongado graças à ligação iônica do grupo amino protonizado com o oxigênio aniônico do grupo fosfato da membrana fosfolipídica.

Usado na forma de besilato.

FARMACOCINÉTICA
- administrado por via oral, é rápida e completamente absorvido.
- atinge concentração plasmática máxima em 5,6 a 6,4 horas.
- biodisponibilidade sistêmica média: 64% (faixa entre 52% e 88%).
- meia-vida de eliminação: 35 a 50 horas.
- após administração intravenosa, a meia-vida plasmática média é de 34 horas; a depuração média, de 7 mL/min/kg, e o volume médio de distribuição, de 21 L/kg.
- sofre biotransformação intensa, dando como metabólitos principalmente derivados piridínicos, com atividade mínima.
- excretado pela urina, principalmente na forma de metabólitos.

DOSES
- como antianginoso e anti-hipertensivo, por via oral, 5 a 10 mg por dia.
- como dose máxima, 10 mg por dia.
- para crianças > 6 anos, por via oral, 2,5 a 5 mg por dia.

▶ *AMLOCOR (Torrent), 30 comprimidos × 5 e 10 mg*
▶ *AMLOPRAX (Teuto-Brasileiro), 20 comprimidos × 5 mg*
▶ *ANLO (Sigma Pharma), 30 comprimidos × 5 e 10 mg*
▶ *ANLODIBAL (Baldacci), 30 comprimidos × 5 e 10 mg*
▶ *BESILAPIN (Geolab), 20 comprimidos × 5 e 10 mg*
▶ *BESILATO DE ANLODIPINO (Biosintética), 30 comprimidos × 5 e 10 mg (genérico)*

Fig. 8.1 Estrutura geral dos anti-hipertensivos di-hidropiridínicos.
1. É necessária sua presença
2. Podem ser grupos volumosos
3. A função éster é ótima como antagonista: –COOR > COMe > CN > H; e NO$_2$ como ativador
4. Centro estereogênico (estereosseletividade)
5. a) Ângulo de torção determinado do anel aromático
   b) Substituintes $o \geqslant m \geqslant p$; doadores de elétrons < aceptores de elétrons
6. Pode apresentar grupos volumosos
7. Ótimo com grupos alquílicos pequenos

8.18 FÁRMACOS CARDIOVASCULARES

- *BESILATO DE ANLODIPINO (Brainfarma), 30 comprimidos × 5 e 10 mg (genérico)*
- *BESILATO DE ANLODIPINO (Cristália), 20 e 30 comprimidos × 5 e 10 mg (genérico)*
- *BESILATO DE ANLODIPINO (EMS), 20 e 30 comprimidos × 5 e 10 mg (genérico)*
- *BESILATO DE ANLODIPINO (Medley), 20, 30 e 150 comprimidos × 5 e 10 mg (genérico)*
- *BESILATO DE ANLODIPINO (Merck), 20 e 30 comprimidos × 5 mg (genérico)*
  20 e 60 comprimidos × 5 e 10 mg (genérico)
- *BESILATO DE ANLODIPINO (Novartis), 20 e 30 comprimidos × 5 e 10 mg (genérico)*
- *BESILATO DE ANLODIPINO (Ranbaxy), 30 comprimidos × 5 e 10 mg (genérico)*
- *BESILATO DE ANLODIPINO (Ratiopharm), 20 e 30 comprimidos × 5 e 10 mg (genérico)*
- *BESILATO DE ANLODIPINO (Teuto-Brasileiro), 20 e 30 comprimidos × 5 mg (genérico)*
  30 comprimidos × 10 mg (genérico)
- *BESILATO DE ANLODIPINO (União Química), 10, 20 e 30 comprimidos × 5 e 10 mg (genérico)*
- *CORDAREX (Biosintética), 7, 20 e 30 comprimidos × 2,5 e 5 mg*
  20 e 30 comprimidos × 10 mg
- *CORDIPINA (Farmasa), 20 comprimidos × 5 e 10 mg*
- *NICORD (Marjan), 10 comprimidos × 5 mg, 20 comprimidos × 2,5 e 10 mg*
- *NORVASC (Pfizer), 20 e 30 comprimidos × 5 e 10 mg*
- *PRESSAT (Biolab-Sanus), 20 e 30 comprimidos × 5 e 10 mg*
- *ROXFLAN (Merck), 20 comprimidos × 5 e 10 mg*
- *TENSALIV (Neo-Química), 20 comprimidos × 5 mg*
- *TENSODIN (Ativus), 20 comprimidos × 5 e 10 mg*

Associações
- *ATMOS (Eurofarma), (besilato de anlodipino 5 mg + maleato de enalapril 10 ou 20 mg por cápsula) 30 cáps.*
  (besilato de anlodipino 2,5 mg + maleato de enalapril 10 mg por cápsula), 30 cáps.
- *BETALOR (Biosintética), (besilato de anlodipino 5 mg + atenolol 25 ou 50 mg por cápsula), 30 cáps.*
- *BRANTA (Torrent), (besilato de anlodipino 5 mg + losartano potássico 50 mg por comprimidos), 30 comprimidos*
- *CADUET (Pfizer), (besilato de anlodipino 5 mg + atorvastatina 10 mg por comprimido), 10 e 30 comprimidos*
  (besilato de anlodipino 5 mg + atorvastatina 20 mg por comprimido), 10 e 30 comprimidos
  (besilato de anlodipino 10 mg + atorvastatina 10 mg por comprimido), 10 e 30 comprimidos
  (besilato de anlodipino 10 mg + atorvastatina 20 mg por comprimido), 10 e 30 comprimidos
- *DIOVAN AMLO FIX (Novartis), (valsartano 80, 160 ou 320 mg + anlodipino 5 mg por comprimido), 28 comprimidos*
  (valsartano 160 ou 320 mg + anlodipino 10 mg por comprimido), 28 comprimidos
- *LOTAR (Biosintética), (besilato de anlodipino 2,5 e 5 mg + losartano potássico 50 e 100 mg por comprimido, respectivamente), 30 comprimidos*
- *SINERGEN 2,5/10 (Biosintética), (besilato de anlodipino 2,5 mg + maleato de enalapril 10 mg por cápsula), 30 cáps.*
- *SINERGEN 5/10 (Biosintética), (besilato de anlodipino 5 mg + maleato de enalapril 10 mg por cápsula), 30 cáps.*
- *SINERGEN 5/20 (Biosintética), (besilato de anlodipino 5 mg + maleato de enalapril 20 mg por comprimido), 30 cáps.*

FELODIPINO

Apresenta dois grupos ésteres (metílico e etílico) ligados ao anel di-hidropiridínico e dois átomos de cloro unidos ao anel fenila. É vasodilatador periférico potente, sendo cerca de cem vezes mais seletivo na musculatura lisa vascular do que no músculo cardíaco. Não deprime a função SA nem a AV; o aumento reflexo na frequência cardíaca em resposta à vasodilatação mascara o efeito inotrópico negativo.

Farmacocinética
- administrado por via oral, é quase completamente absorvido.
- biodisponibilidade: cerca de 15%, devido à eliminação pré-sistêmica; não é afetada pela presença de alimento.
- a ligação às proteínas é muito alta (99%).
- início de ação: dentro de 2 a 5 horas.
- duração de ação: 24 horas.
- atinge a concentração máxima em 2,5 a 5 horas; as concentrações plasmáticas máximas no estado de equilíbrio são cerca de 20% mais altas do que aquelas após uma dose única.
- sofre biotransformação hepática extensiva e rápida, com eliminação pré-sistêmica acentuada; foram identificados seis metabólitos, responsáveis por 23% de uma dose oral, mas nenhum com atividade vasodilatadora significante.
- meia-vida polifásica: a terminal, de 11 a 16 horas.
- excretado pelas vias renal (70%, menos de 0,5% na forma inalterada) e biliar/fecal (10%, menos de 0,5% na forma íntegra).

Indicações
- as já citadas.
- tratamento do fenômeno de Raynaud.

Doses
- via oral, adultos, como antianginoso, 10 mg uma vez ao dia; como anti-hipertensivo, 5 mg uma vez ao dia, ajustando-se a dose conforme necessário, geralmente a intervalos de não menos que duas semanas; a dose de manutenção é de 5 a 10 mg uma vez ao dia; nos idosos, a dose deve ser diminuída.

- *FELODIPINO (Hexal), 20 comprimidos × 5 e 10 mg (genérico)*
- *SPLENDIL (AstraZeneca), 20 comprimidos × 2,5, 5 e 10 mg*

ISRADIPINO

Apresenta dois grupos volumosos no anel di-hidropiridínico e o anel benzofurazanílico em lugar do anel fenila. É vasodilatador periférico potente; o aumento reflexo na frequência cardíaca em resposta à vasodilatação mascara o efeito inotrópico negativo. Seu efeito vasodilatador é mais proeminente do que seu efeito sobre a contração e condução cardíacas. É altamente eficaz em baixar a pressão arterial. Seu efeito inotrópico negativo é menor que o do nifedipino. Usado principalmente no tratamento da hipertensão essencial. É também eficaz na *angina pectoris*, insuficiência cardíaca congestiva e arritmias ventriculares.

Farmacocinética
- administrado por via oral, a absorção no trato gastrintestinal é quase completa (90 a 95%); a presença de alimento reduz a velocidade da absorção, mas não sua extensão.
- biodisponibilidade: 15 a 24%, em razão da eliminação pré-sistêmica; a biodisponibilidade é maior nos pacientes idosos e naqueles com insuficiência renal.
- a ligação às proteínas é muito alta (95%).
- volume de distribuição no estado de equilíbrio: 2,9 L/kg.
- sofre biotransformação completa; identificaram-se seis metabólitos, todos sem atividade farmacológica significativa.
- excretado no leite.
- meia-vida bifásica: inicial, 1,5 a 2 horas; terminal, cerca de 8 horas.
- início de ação: 2 a 3 horas.
- atinge a concentração plasmática máxima (2 a 10 μg/mL) em cerca de 1,5 hora.
- tempo para atingir o efeito anti-hipertensivo máximo, com doses múltiplas: 2 a 4 semanas.
- duração da ação: mais de 12 horas; até 21 horas, especialmente após doses de 10 e 20 mg.
- depuração: 43 L/h.
- excretado pelas vias renal (60 a 65%) e biliar/fecal (25 a 35%), na forma de metabólitos; nenhuma fração da dose é eliminada na forma íntegra.

Doses
- via oral, adultos, inicialmente 2,5 mg duas vezes ao dia, isoladamente ou em associação com diurético tiazídico, aumentando-se a dose, se necessário, em incrementos de 5 mg por dia a intervalos de duas a quatro semanas; nos idosos e naqueles com insuficiência hepática ou renal, a dose inicial é de 1,25 mg duas vezes ao dia.

Contraindicações
- as já citadas.
- lactação.

Efeitos adversos
- os já citados.
- cefaleia, tontura, palpitações, rubor, náusea.

- *LOMIR (Novartis), 28 comprimidos × 2,5 mg*
- *LOMIR SRO (Novartis), 14 cáps. × 5 mg (liberação oral lenta)*

NIFEDIPINO

É éster dimetílico de ácido derivado da di-hidropiridina ligada ao grupo 2-nitrofenila. É potente vasodilatador arterial periférico. Não deprime a função nodal SA ou AV. O aumento reflexo na frequência cardíaca em resposta à vasodilatação mascara o efeito inotrópico negativo. Seu efeito benéfico na angina clássica parece dever-se a dois mecanismos, principalmente o segundo: a) relaxação e prevenção do espasmo arterial coronariano e b) redução da utilização do oxigênio.

A sua ação anti-hipertensiva deve-se à redução da resistência vascular periférica total em resultado da vasodilatação.

Farmacocinética
- mais de 90% da dose são absorvidos rapidamente; a ingestão simultânea de alimento retarda, mas não reduz a absorção.
- ligação a proteínas é muito alta (92 a 98%).
- biodisponibilidade: 60 a 75%, devido à eliminação pré-sistêmica; a biodisponibilidade aumenta na insuficiência hepática.
- início de ação: cápsulas e comprimidos, 20 minutos.

- tempo para atingir a concentração plasmática máxima: cápsulas, 30 a 60 minutos; comprimidos, 1 a 2 horas; comprimidos de liberação lenta, 1,5 a 4,2 horas.
- meia-vida: aproximadamente 2 horas.
- duração da ação: cápsulas e comprimidos, 4 a 8 horas; comprimidos de ação prolongada, 12 a 24 horas.
- sofre biotransformação quase completa, principalmente por oxidação hepática, dando três metabólitos inativos.
- excretado pelas vias renal (80%, somente traços na forma inalterada) e fecal (5-15%, como metabólitos).

Indicações
- as já citadas.
- tratamento sintomático do fenômeno de Raynaud.

Doses
comprimidos comuns
- via oral, adultos, como antianginoso ou anti-hipertensivo, inicialmente 10 mg três vezes ao dia, aumentando-se a dose gradualmente a cada período de 7 a 14 dias, conforme necessário e tolerado; raramente se exige dose diária superior a 120 mg; na crise hipertensiva, 10 mg como dose única; se necessário, mais 10 mg após 30 minutos.
- para crianças, nas urgências hipertensivas, 0,25 a 0,5 mg/kg/dose, por via sublingual, a cada 4 ou 6 horas. Na cardiomiopatia hipertrófica, 0,6 a 0,9 mg/kg/24 h, por via oral.

comprimidos de liberação prolongada
- via oral, adultos, como antianginoso ou anti-hipertensivo, 10 mg duas vezes ao dia, podendo-se elevar a dose até 20 mg três vezes ao dia, se necessário.

comprimidos de liberação gradual
- via oral, adultos, como antianginoso ou anti-hipertensivo, 30 ou 60 mg ao dia.

Contraindicações
- as já citadas.
- infarto agudo do miocárdio.
- insuficiência cardíaca.
- angina instável.
- angina pós-infarto.
- estenose aórtica grave.
- insuficiência hepática.
- lactação.

Efeitos adversos
- os já indicados.
- artrite, cegueira noturna.
- cefaleia, tontura, fraqueza, náusea, diarreia, rubor, cãibras musculares intensas.
- isquemia miocárdica.
- disfunção renal reversível.
- reações dérmicas.
- parestesia.
- ginecomastia.
- hiperplasia gengival.

Interações medicamentosas
- as já arroladas.
- pode causar alterações nas concentrações séricas dos fármacos que se ligam extensivamente às proteínas (quinidina, por exemplo).
- pode causar aumento do nível plasmático da digoxina.
- a ingestão concomitante de suco de laranja inibe sua biotransformação oxidativa, o que pode aumentar o efeito hipotensor.

▸ ADALAT (Bayer), 60 cáps. × 10 mg
▸ ADALAT OROS (Bayer), 15 comprimidos × 20, 30 e 60 mg
▸ ADALAT RETARD (Bayer), 30 comprimidos × 10 e 20 mg
▸ BIOCORD ER (Biosintética), 30 comprimidos × 20 e 50 mg (liberação gradual)
▸ CARDALIN (Sintofarma), 30 comprimidos × 10 mg
▸ CARDALIN RETARD (Sintofarma), 30 comprimidos × 20 mg
▸ CRONODIPIN (Merck), 15 comprimidos × 30 e 60 mg
▸ DILAFLUX (Medley), 30 comprimidos × 10 mg 60 cáps. × 10 mg
▸ DILAFLUX RETARD (Medley), 20 comprimidos × 20 mg
▸ NIFEDIPINA (Braskap), 20 comprimidos × 10 e 20 mg
▸ NIFEDIPINA (Funed), 500 comprimidos × 20 mg
▸ NIFEDIPINA (Furp), 500 comprimidos × 20 mg
▸ NIFEDIPINA (Neo-Química), 30 comprimidos × 10 e 20 mg
▸ NIFEDIPINA (Neovita), 30 e 60 cáps. × 10 mg
▸ NIFEDIPINA (Prodotti), 30 e 60 cáps. × 10 mg
▸ NIFEDIPINA (Royton), 30 e 60 cáps. × 10 mg
▸ NIFEDIPINA (Sanval), 30 comprimidos × 10 mg 30 cáps. × 10 mg
▸ NIFEDIPINA RETARD (Neovita), 30 comprimidos × 20 mg
▸ NIFEDIPINO (EMS), 30 comprimidos × 10 e 20 mg (genérico)
▸ OXCORD (Biosintética), 30 comprimidos × 10 mg 20 comprimidos × 20 mg 30 cáps. × 10 mg
▸ OXCORD RETARD (Biosintética), 20, 30 e 60 comprimidos × 20 mg
▸ VASICOR (Haller), 30 cáps. × 10 mg

NISOLDIPINO

É semelhante estruturalmente ao nifedipino, diferindo deste por modificação do éster metílico: de $-OC_2H_5$ para $-OC_4H_9$. Possui maior seletividade em relação ao músculo liso vascular do que sobre o miocárdio, exercendo efeitos anti-hipertensivo e dilatador dos vasos coronários com ação inotrópica negativa não significativa. Produz redução da pressão arterial tanto sistólica quanto diastólica, que é dose-dependente. Possui um perfil plasmático que está relacionado com a formulação apresentada: forma convencional de solução ou comprimido e a forma de liberação prolongada. A primeira apresenta uma concentração plasmática e eliminação rápidas, enquanto a segunda produz níveis terapêuticos eficazes durante as 24 horas. Como decorrência, não se observam aumentos significativos da frequência cardíaca, como acontece com outros di-hidropiridínicos. Em comparação com o nifedipino, tem efeito inotrópico negativo 5 a 10 vezes menor e seletividade coronariana 10 vezes maior. Exerce ainda inibição da agregação plaquetária humana, redução da proliferação de células endoteliais e não afeta a glicemia, sendo útil no tratamento de hipertensos também portadores de diabetes melito. Outrossim, não interfere nos níveis lipídicos. O efeito na queda da pressão arterial é comparável a diversos outros anti-hipertensivos, com algumas vantagens já descritas.

Farmacocinética
- após administração oral, 87% são absorvidos. Alimentos gordurosos e a administração com toranja produzem um aumento da sua concentração.
- sofre biotransformação hepática, pré-sistêmica extensa e a nível intestinal. Como consequência, a biodisponibilidade é de cerca de 5%. Dos cinco metabólitos principais, apenas um tem cerca de 10% de atividade do fármaco original. A principal via metabólica é a hidroxilação do éster de isobutil.
- concentração máxima plasmática atingida entre 6 e 12 horas.
- ligação proteica plasmática > 99%.
- meia-vida de eliminação entre 7 e 12 horas.
- excreção renal dos metabólitos.

Doses
- como anti-hipertensivo e antianginoso, inicialmente 10 mg por via oral da formulação de ação prolongada, em dose única diária. A dose pode ser aumentada em 10 mg/dia a intervalos semanais até 30 mg/dia. A dose de manutenção oscila entre 20 e 30 mg/dia. A administração deve ser feita, preferencialmente, em jejum.
- Pacientes > 65 anos ou com comprometimento da função hepática devem receber uma dose de 10 mg/dia.

Contraindicações
- as já citadas.

Precauções
- como sofre extensa biotransformação hepática, seu uso em idosos e na disfunção hepática deve ser vigiado.
- como a excreção renal não é uma via importante para eliminação do nisoldipino inalterado, o ajuste posológico não é necessário na presença de insuficiência renal.
- efeito aditivo quando usado conjuntamente com outros anti-hipertensivos.
- o uso em pacientes com insuficiência cardíaca deve ser revestido de cuidados.

Efeitos adversos
- os já citados.

Interações medicamentosas
- cimetidina aumenta a concentração plasmática do nisoldipino.
- o nisoldipino de liberação convencional aumenta a biodisponibilidade dos β-bloqueadores administrados por via oral, embora com a formulação de ação prolongada não haja efeito hemodinâmico significativo.
- não existem interações significativas entre a formulação prolongada e a administração concomitante de digoxina, varfarina ou quinidina. Contudo, a quinidina pode causar um decréscimo na AUC do nisoldipino, podendo ser necessário aumentar a dose deste último.
- a associação com fenitoína deve ser evitada, pois a biodisponibilidade do nisoldipino é muito reduzida.
- rifampicina acelera a biotransformação do nisoldipino.

▸ SYSCOR AP (AstraZeneca), 30 comprimidos × 10, 20 e 30 mg

2. *Diversos*. A este grupo pertencem: diltiazem e verapamil. Diltiazem está descrito na seção *Fármacos Anti-hipertensivos* e o verapamil, na seção *Antiarrítmicos*.

Outros antianginosos

Neste grupo incluem-se a ivabradina e a trimetazidina, atuando por um mecanismo diferente dos outros vasodilatadores dos vasos coronários.

IVABRADINA

É um inibidor seletivo do nó sinusal atuando através do controle da despolarização do marca-passo cardíaco. Não exerce efeito na condução intra-atrial, atrioventricular ou na contratilidade cardíaca. Reduz a frequência cardíaca em cerca de 10 bpm e o consumo de oxigênio pelo miocárdio. Seu nome químico é (S)-3-[3-[[[(3,4-dimetoxibiciclo [4.2.0] octa-1,3,5-trieno-7-il)metil]metilamino]propil]-1,3,4,5-tetra-hidro-7,8-dimetoxi-2H-3 benzazepina-2-ona. Ela atua no canal I_f, que é um canal de fluxo lento de entrada de sódio, responsável pela despolarização diastólica do tecido de His-Purkinje (fase 4). Esse canal regula a atividade de marca-passo do nó sinusal. Ao bloquear esse canal, reduz a atividade do marca-passo sinusal. Comercializada como cloridrato.

Farmacodinâmica
- antianginoso. Inibidor do canal I_f.

Farmacocinética
- sofre absorção completa após administração oral. A administração com alimentos retarda a absorção em cerca de uma hora.
- atinge o pico da concentração plasmática máxima em cerca de uma hora.
- biodisponibilidade de cerca de 40%.
- sofre pré-eliminação sistêmica.
- 70% ligam-se às proteínas plasmáticas.
- sofre biotransformação hepática através do sistema CYP3A4, formando um metabólito ativo, um derivado N-desmetilado.
- meia-vida de 2 horas.
- depuração total de 400 mL/min e depuração renal de cerca de 70 mL/min.
- sofre eliminações pelas fezes e pela urina, sendo 4% excretados pela urina.

Indicações
- tratamento sintomático da angina de peito estável crônica em pacientes em ritmo sinusal e que apresentam intolerância ao uso de betabloqueador.

Doses
- como tratamento inicial, 5 mg duas vezes ao dia. Após 1 mês pode-se aumentar a dose para 7,5 mg duas vezes ao dia para obter eficácia terapêutica ideal.

Contraindicações
- doença do nó sinusal, bloqueio sinoatrial, bloqueio AV do segundo ou terceiro grau.
- uso concomitante com inibidores do isossistema CYP3A4, antibióticos macrolídios, nefazodona, nelfinavir e ritonavir, verapamil, diltiazem.
- após acidente vascular cerebral.
- gravidez e lactação.
- crianças e adolescentes.
- hipersensibilidade ao fármaco.
- frequência cardíaca < 60 bpm antes do início do tratamento.
- infarto agudo do miocárdio, choque cardiogênico, hipotensão arterial (< 90/50 mm de Hg).
- insuficiência hepática grave.
- insuficiência cardíaca classes II e IV da NYHA.
- pacientes dependentes de marca-passo artificial.
- fibrilação atrial ou outras arritmias que interfiram com a função sinusal.
- uso concomitante com fármacos que aumentem o QT ao eletrocardiograma.

Precauções
- em pacientes idosos, usar uma dose de 2,5 mg duas vezes ao dia.
- durante o tratamento, se a frequência cardíaca cair abaixo de 50 bpm, em repouso, ou se houver sinais e sintomas relacionados à bradicardia, deve-se reduzir a dose para 2,5 mg duas vezes ao dia.
- pacientes em uso concomitante de inibidores moderados do isossistema CYP3A4, como o fluconazol, devem ter a dose reduzida de ivabradina para 2,5 mg duas vezes ao dia.
- interromper o tratamento se ocorrerem alterações visuais.
- a apresentação contém lactose e deve-se observar a administração aos pacientes com intolerância à lactose.
- vigiar a administração aos portadores de depuração de creatinina < 15 mL/min.

Efeitos adversos
- fenômenos luminosos (fosfofenos), visão borrada.
- palpitações, extrassístoles supraventriculares e ventriculares.
- bradicardia, bloqueio AV do primeiro grau.
- náusea, constipação, diarreia.
- cefaleia, tontura, vertigem, dispneia.
- cãibras.
- hiperuricemia, eosinofilia, aumento da creatinina.

Interações medicamentosas
- o uso concomitante com fármacos que prolongam o QT pode aumentar esse intervalo.
- inibidores potentes da CYP3A4, como cetoconazol, itraconazol, antibióticos macrolídios, inibidores da protease do HIV e jasamicina, podem aumentar a concentração plasmática da ivabradina de 7 a 8 vezes.
- verapamil e diltiazem aumentam a ASC da ivabradina de 2 a 3 vezes.
- o suco de toranja aumenta a ação da ivabradina.
- indutores da CYP3A4, como rifampicina, barbitúricos, fenitoína e *Hypericum perforatum*, podem diminuir a atividade da ivabradina.
- o uso concomitante com a erva-de-são-joão reduz a ASC da ivabradina pela metade.

▶ PROCORALAN (Servier), 14, 28 e 56 comprimidos × 5 e 7,5 mg

TRIMETAZIDINA

É a 1-(2,3,4-trimetoxibenzil)piperazina. É usada como antianginoso, na nefropatia produzida por ciclosporina e nas síndromes vertiginosas. Seu mecanismo de ação é desconhecido. Melhora a isquemia miocárdica induzida pelo esforço e a isquemia miocárdica silenciosa observada na monitorização cardíaca ambulatorial. Exerce um efeito cardioprotetor anti-isquêmico com melhora da hipoxemia e das reservas energéticas celulares, além de proteger as membranas celulares contra efeitos dos radicais livres. Este último está relacionado com sua ação redutora do conteúdo do AMP cíclico e com as respostas agregantes ao colágeno e ao ADP envolvidos na ativação plaquetária. Diminui o débito cardíaco e o retorno venoso sem modificar as pressões arteriais sistólica e diastólica. Acredita-se que restaure a síntese de ATP nas células mesangiais e glomerulares. Apresentada sob a forma de dicloridrato.

Farmacodinâmica
- antianginoso.

Farmacocinética
- sofre rápida e extensa absorção pela mucosa intestinal: cerca de 94%.
- biodisponibilidade de cerca de 90%.
- atinge a concentração plasmática máxima em 2 h.
- volume de distribuição: 316 L.
- meia-vida de 0,36 ± 16 h.
- eliminação bifásica inicial, com meia-vida de 1,5 hora, e outra, dominante, com meia-vida de 6,5 horas.
- 40,7 a 60,1% excretados pela urina sob a forma inalterada e sob a forma dos metabólitos N-formil-trimetazidina (6%) e 2,3,4-ácido trimetoxibenzoico, que possuem eliminação mais lenta. Cerca de 6% são eliminados pelas fezes.

Indicações
- tratamento da angina de peito, síndrome vertiginosa e nefropatia produzida pela ciclosporina.

Doses
- 40 a 60 mg ao dia, em duas ou três doses fracionadas.

Contraindicações
- gravidez.
- lactação.

Efeitos adversos
- náuseas, dor epigástrica, cefaleia, vertigem.

▶ VASTAREL (Servier), 30 e 60 comprimidos × 20 mg
▶ VASTAREL MR (Servier), 30 e 60 comprimidos × 35 mg

▶ FÁRMACOS ANTI-HIPERTENSIVOS

São agentes usados no tratamento da hipertensão arterial sistêmica, quadro clínico no qual a pressão sistólica excede 140 mm Hg ou a pressão diastólica ultrapassa 90 mm Hg (Quadro 8.2). Também podem ser usados no tratamento da hipertensão arterial pulmonar.

Verificou-se que certos sais minerais — potássio, cálcio e magnésio — protegem contra o desenvolvimento da hipertensão. Por outro lado, a cafeína pode aumentar a pressão arterial, mas se desenvolve rapidamente tolerância a este efeito pressor. Não se encontraram efeitos consistentes sobre a pressão arterial causados por ingestão de proporções variadas de carboidratos ou proteínas na dieta ou consumo aumentado de cebola ou alho.

A hipertensão pode ser parcialmente controlada por modificação no estilo de vida, redução do peso corporal ao ideal, restrição do consumo de sal na dieta, moderação do consumo de álcool, abstenção do fumo e aumento da atividade física.

FÁRMACOS ANTI-HIPERTENSIVOS

Quadro 8.2 Classificação da pressão arterial para >18 anos*

Categoria	Sistólica (mm Hg)	Diastólica (mm Hg)
Ótima	< 120	< 80
Normal	< 130	< 85
Limítrofe	130-139	85-89
Hipertensão		
Estágio 1 (leve)	140-159	90-99
Estágio 2 (moderada)	160-179	100-109
Estágio 3 (grave)	> 180	> 110
Sistólica isolada	> 140	< 90

*IV Diretrizes Brasileiras de Hipertensão Arterial.

Se a resposta ao tratamento não farmacológico não for suficiente, este deve ser coadjuvado pela terapia com fármacos anti-hipertensivos. Devem ser preferidos os diuréticos ou β-bloqueadores, porque comprovaram que causam redução na morbidade e mortalidade. Outros fármacos utilizados são inibidores da enzima conversora da angiotensina (ECA), bloqueadores seletivos do canal de cálcio e inibidores adrenérgicos, mas estes não foram testados para comprovar que reduzem a morbidade e mortalidade.

Se a resposta for inadequada, isto é, se o paciente não estiver obtendo controle de sua hipertensão arterial, deve-se aumentar a dose, ou substituir o fármaco usado por outro ou adicionar um segundo fármaco (de classe diferente).

Caso a resposta continue inadequada, deve-se adicionar um segundo ou terceiro agente e/ou diurético se este não estiver ainda prescrito.

Os fármacos anti-hipertensivos podem ser assim divididos: 1) agentes anti-hipertensivos iniciais: diuréticos, inibidores adrenérgicos, inibidores da ECA, antagonistas de cálcio e antagonistas do receptor da angiotensina II; 2) agentes anti-hipertensivos suplementares: antagonistas α_2 de ação central, antagonistas adrenérgicos de ação periférica, agonistas dos receptores imidazolínicos e vasodilatadores diretos e 3) agentes anti-hipertensivos pulmonares: bosentana e sildenafila. Esta última é descrita no capítulo 23.

Os diuréticos são estudados no capítulo 14, em que se arrolam também as associações deles com outros anti-hipertensivos.

▶ Inibidores adrenérgicos

Esta classe inclui os seguintes grupos: β-bloqueadores e α-bloqueadores.

1. *β-bloqueadores.* Os usados como anti-hipertensivos são: atenolol, bisoprolol, carvedilol, metoprolol, nadolol, nebivolol, pindolol, propranolol, sotalol e timolol. O pindolol está descrito na seção β-bloqueadores do grupo *Dilatadores dos vasos coronarianos;* atenolol, carvedilol, bisoprolol e nebivolol, nesta seção, e os demais na seção Classe II. β-bloqueadores do grupo *Fármacos antiarrítmicos,* deste capítulo.

ATENOLOL

Apresenta o grupo benzenodietilamida ligado ao anel aromático. É cardiosseletivo de ação longa, que atua primariamente sobre os receptores β_1. Não tem atividades estabilizadora da membrana e simpatomimética intrínseca. Sua solubilidade em lipídios é baixa. Com doses maiores, inibe também os receptores β_2, principalmente os localizados na musculatura bronquial e vascular. Sua potência β-bloqueadora é 1, igual, portanto, à do propranolol.

FARMACODINÂMICA
- as ações já citadas, profilático da enxaqueca.

FARMACOCINÉTICA
- é rápida mas incompletamente (50%) absorvido do trato gastrintestinal.
- ligação a proteínas: 6 a 16%.
- atinge efeito máximo em 2 a 4 horas, que persiste no mínimo 24 horas.
- biodisponibilidade: 40%.
- meia-vida: 6 a 7 horas, mais longa em uremia.
- sofre biotransformação hepática mínima.
- removível por hemodiálise.
- excretado no leite materno.
- excretado pela urina, 85% na forma inalterada.

INDICAÇÕES
- as já citadas.
- profilaxia da enxaqueca.

DOSES
- via oral, adultos, como antiarrítmico, inicialmente, 50 mg uma vez ao dia; a dose pode ser aumentada para 100 a 200 mg por dia. O intervalo entre as tomadas deve ser aumentado em pacientes com insuficiência renal.
- via oral, adultos, como anti-hipertensivo, 25 mg uma vez ao dia; caso não se obtenha resposta, a dose pode ser aumentada a 50 mg por dia e, em seguida, a 100 mg por dia.
- via oral, adultos, como antianginoso, 50, 100 ou 200 mg uma vez ao dia.

▶ *ABLOK (Biolab Sanus), 30 comprimidos × 25, 50 e 100 mg*
▶ *ANGIPRESS (Biosintética), 28 comprimidos × 25, 50 e 100 mg*
▶ *ATENOBAL (Baldacci), 30 comprimidos × 25, 50 e 100 mg*
▶ *ATENOL (AstraZeneca), 28 comprimidos × 25, 50 e 100 mg*
▶ *ATENOL (Cazi), 30 comprimidos × 50 e 100 mg*
▶ *ATENOL (Neo-Química), 28 comprimidos × 50 e 100 mg*
▶ *ATENOLAB (Multilab), 28 comprimidos × 50 e 100 mg*
▶ *ATENOLOL (Abbott), 28 comprimidos × 50 e 100 mg (genérico)*
▶ *ATENOLOL (Apotex), 30 comprimidos × 50 e 100 mg (genérico)*
▶ *ATENOLOL (Arrow), 28 comprimidos × 50 e 100 mg (genérico)*
▶ *ATENOLOL (Biosintética), 30 comprimidos × 25, 50 e 100 mg (genérico)*
▶ *ATENOLOL (Cinfa), 30 comprimidos × 50 e 100 mg (genérico)*
▶ *ATENOLOL (Cristália), 30 comprimidos × 25, 50 e 100 mg (genérico)*
▶ *ATENOLOL (EMS), 30 e 60 comprimidos × 25 mg (genérico)*
28 e 30 comprimidos × 50 e 100 mg (genérico)
▶ *ATENOLOL (Hexal), 30 comprimidos × 25, 50 e 100 mg (genérico)*
▶ *ATENOLOL (IPCA), 14, 28 e 30 comprimidos × 25, 50 e 100 mg (genérico)*
60 comprimidos × 25 mg (genérico)
▶ *ATENOLOL (Legrand), 30 comprimidos × 25, 50 e 100 mg (genérico)*
▶ *ATENOLOL (Medley), 30 comprimidos × 25, 50 e 100 mg (genérico)*
▶ *ATENOLOL (Merck), 30 comprimidos × 50 e 100 mg (genérico)*
▶ *ATENOLOL (Novartis), 30 comprimidos × 25, 50 e 100 mg (genérico)*
▶ *ATENOLOL (Teuto-Brasileiro), 30 comprimidos × 50 mg (genérico)*
28 comprimidos × 100 mg (genérico)
▶ *ATENOPRESS (Hexal), 28 comprimidos × 25, 50 e 100 mg*
▶ *NEOTENOL (Biobrás), 30 comprimidos × 50 e 100 mg*
▶ *PLENACOR (Merck-Bagó), 28 comprimidos × 25, 50 e 100 mg*

ASSOCIAÇÕES
▶ *ABLOK PLUS (Biolab Sanus), (atenolol 50 mg + clortalidona 12,5 mg por comprimido), 30 comprimidos*
(atenolol 100 mg + clortalidona 25 mg por comprimido), 30 comprimidos
▶ *ANGIPRESS CD 25/12,5 (Biosintética), (atenolol 25 mg + clortalidona 12,5 mg por comprimido), 28 comprimidos*
▶ *ANGIPRESS CD 50/12,5 (Biosintética), (atenolol 50 mg + clortalidona 12,5 mg por comprimido), 28 comprimidos*
▶ *ANGIPRESS CD 100/25 (Biosintética), (atenolol 100 mg + clortalidona 25 mg por comprimido), 28 comprimidos*
▶ *ATELIDONA (Teuto-Brasileiro), (atenolol 50 mg + clortalidona 12,5 mg por comprimido), 30 e 60 comprimidos*
(atenolol 100 mg + clortalidona 25 mg por comprimido), 30 e 60 comprimidos
▶ *ATENOLOL + CLORTALIDONA (Biosintética), (atenolol 50 mg + clortalidona 12,5 mg por comprimido), 30 comprimidos (genérico) (atenolol 100 mg + clortalidona 25 mg por comprimido), 30 comprimidos (genérico)*
▶ *ATENOLOL + CLORTALIDONA (EMS), (atenolol 50 mg + clortalidona 12,5 mg por comprimido), 30 comprimidos (genérico) (atenolol 100 mg + clortalidona 25 mg por comprimido), 30 comprimidos (genérico)*
▶ *ATENOLOL + CLORTALIDONA (Legrand), (atenolol 50 mg + clortalidona 12,5 mg por comprimido), 30 comprimidos (genérico)*
▶ *ATENOLOL + CLORTALIDONA (Merck), (atenolol 25 mg + clortalidona 12,5 mg por comprimido), 30 comprimidos (genérico) (atenolol 100 mg + clortalidona 25 mg por comprimido), 30 comprimidos (genérico)*
▶ *ATENOLOL + CLORTALIDONA (Teuto-Brasileiro), (atenolol 50 mg + clortalidona 12,5 mg por comprimido), 30 comprimidos, (genérico) (atenolol 100 mg + clortalidona 25 mg por comprimido), 30 comprimidos, (genérico)*
▶ *ATENOLOL (Neo-Química), 30 comprimidos × 50 e 100 mg (genérico)*
▶ *ATENORESE 50/12,5 (Hexal), (atenolol 50 mg + clortalidona 12,5 mg por comprimido), 30 comprimidos*
▶ *ATENORESE 100/25 (Hexal), (atenolol 100 mg + clortalidona 25 mg por comprimido), 30 comprimidos*
▶ *ATENORIC (Neo-Química), (atenolol 100 mg + clortalidona 25 mg por comprimido), 28 comprimidos*

8.22 FÁRMACOS CARDIOVASCULARES

- *BETACARD PLUS 50 (Torrent), (atenolol 50 mg + clortalidona 12,5 mg por comprimido), 30 comprimidos*
- *BETACARD PLUS 100 (Torrent), (atenolol 100 mg + clortalidona 25 mg por comprimido), 30 comprimidos*
- *BETALOR (Biosintética), (atenolol 25 ou 50 mg + besilato de anlodipino 5 mg por cápsula), 30 cáps.*
- *NIFELAT (Biosintética), (atenolol 50 mg + nifedipino 20 mg por cápsula), 28 cáps.*
- *NIFELAT (Biosintética), (atenolol 25 mg + nifedipino 10 mg por cápsula), 28 cáps.*
- *TENORETIC 100 (AstraZeneca), (atenolol 100 mg + clortalidona 25 mg por comprimido), 28 comprimidos*
- *TENORETIC 50 (AstraZeneca), (atenolol 50 mg + clortalidona 12,5 mg por comprimido), 28 comprimidos*

BISOPROLOL

É betabloqueador cardiosseletivo resultante de uma mistura racêmica do hemifumarato. O enantiômero S(−) é responsável pela maior parte da ação betabloqueadora.

Farmacodinâmica
- anti-hipertensivo e antianginoso.

Farmacocinética
- absorção intestinal quase completa.
- biodisponibilidade de 80%.
- eliminação pré-sistêmica < 20%.
- sofre biotransformação hepática, produzindo metabólitos inativos.
- $t_{máx}$ de 2 a 4 horas.
- $t_{1/2}$ de 9 a 12 horas.
- 30% ligam-se às proteínas plasmáticas.
- 50% eliminados pelo fígado e o restante pelos rins.

Indicações
- tratamento da hipertensão arterial.
- tratamento da angina de peito.

Doses
- como anti-hipertensivo iniciar com 2,5 mg em dose única diária, podendo ser aumentada, a cada duas semanas, para 5 mg/dia e até uma dose máxima de 10 mg/dia. A associação com 6,25 mg de hidroclorotiazida aumenta a eficácia entre 13% e 20%, dependendo da potência da dose do bisoprolol.

Contraindicações
- as já citadas na seção *Classe II. β-Bloqueadores* deste capítulo.
- insuficiência renal grave.
- hipersensibilidade ao bisoprolol ou às substâncias derivadas da sulfonamida.

Precauções
- as já citadas na seção *Classe II. β-Bloqueadores* deste capítulo.
- para a associação com hidroclorotiazida, as já citadas no capítulo 14.

Interações medicamentosas
- as citadas na seção *Classe II. β-Bloqueadores* deste capítulo.

- *CONCOR (Merck), 14 comprimidos × 1,25, 2,5, 5 e 10 mg*
- *FUMARATO DE BISOPROLOL (Hexal), 20 comprimidos × 5 e 10 mg (genérico)*
- *FUMARATO DE BISOPROLOL (Medley), 20 comprimidos × 5 e 10 mg (genérico)*

Associação
- *BICONCOR (Merck), (fumarato de bisoprolol 2,5, 5 ou 10 mg + hidroclorotiazida 6,25 mg por comprimido), 30 comprimidos*

CARVEDILOL

É betabloqueador não seletivo que apresenta um grupo carbazol no lugar do anel aromático e o grupo metoxifenoxietil ligado ao grupamento α-hidroxietilamina. Bloqueia competitivamente os adrenoceptores $β_1$, $β_2$ e $α_1$. O bloqueio do adrenoceptor $β_1$ pode ser atribuído ao enantiômero S(−), exercendo também uma atividade antioxidante. A seletividade para os adrenoceptores $β_1$ e $β_2$ é moderada. Os dois enantiômeros demonstram atividade bloqueadora do adrenoceptor $α_1$ semelhante, sendo maior pelo enantiômero R(+) e com propriedade vasodilatadora. A atividade $β_2$ é maior que a do propranolol, enquanto a $α_1$ é menor que a do labetalol e da prasozina. Reduz as pressões sistólica e diastólica em doses de 12,5 a 200 mg por via oral e é destituído de atividade simpaticomimética, sem produzir, portanto, taquicardia reflexa. Observa-se uma melhora da função miocárdica, principalmente na pós-carga, e uma diminuição do volume ventricular esquerdo, com efeito protetor contra a necrose miocárdica, arritmias cardíacas e lesão celular ocasionada por radicais livres oxidantes. Até a dose de 50 mg/dia, não compromete a função renal. Apresenta ainda um efeito antiproliferativo da íntima e não afeta os perfis lipídicos plasmáticos. Tem-se observado uma redução na mortalidade em pacientes com insuficiência cardíaca congestiva.

Farmacodinâmica
- as já citadas.

Farmacocinética
- após administração oral sofre absorção rápida e extensa.
- $t_{máx}$ de 1 a 2 horas após administração oral.
- $C_{máx}$ é dose-dependente: para doses de 25 e 50 mg por via oral, variações de 21-67 μg/L e 66-122 μg/L respectivamente, sendo maior para o enantiômero R(+).
- sofre extensa pré-eliminação sistêmica com biodisponibilidade oral de 20-25%, não sendo influenciada pela ingestão de alimentos.
- enantiômero R(+) possui biodisponibilidade absoluta maior do que o enantiômero S(−).
- não produz acúmulo com doses repetidas.
- meia-vida: 7 a 10 horas.
- altamente lipofílico.
- liga-se amplamente às proteínas plasmáticas (95%).
- sofre extensa biotransformação hepática pelas enzimas do citocromo P450.
- produz alguns metabólitos ativos (M2, M4, M5 e SB209995).
- depuração plasmática de 0,52 L/h/kg após administração IV.
- $t_{1/2}β$ de 2 a 8 h, sendo mais curto para o enantiômero R(+).
- excretado na bile, pelas fezes (60%) e pela urina (16%).
- remoção por hemodiálise é insignificante.

Indicações
- as já citadas.

Doses
- como anti-hipertensivo a dose inicial recomendada é de 6,25 mg, por via oral, duas vezes ao dia por uma a duas semanas. De acordo com a resposta clínica, poderá ser aumentada para 12,5 mg, duas vezes ao dia, e dobrada a cada uma ou duas semanas até o máximo de 50 mg duas vezes ao dia. Para os pacientes idosos, iniciar com 6,25 mg/dia, sendo 12,5 mg/dia plenamente eficaz.
- quando usado na insuficiência cardíaca controlada, iniciar com 3,125 mg duas vezes ao dia e aumentar, se necessário, até a dose máxima de 25 mg duas vezes ao dia.
- nenhum ajuste de dose é necessário na insuficiência renal.

Contraindicações
- as já citadas.
- insuficiência hepática.

Precauções
- risco de hipotensão ortostática nos idosos.
- pode mascarar a hipoglicemia nos pacientes diabéticos.
- vigilância quando administrado em pacientes com insuficiência cardíaca controlada.
- vigilância quando usado com bloqueadores dos canais de cálcio.
- cautela nos pacientes com feocromocitoma, devendo introduzir-se previamente um α-bloqueador.
- uso cuidadoso nos pacientes portadores de angina de Prinzmetal.

Efeitos adversos
- os já citados.
- fadiga, dor torácica, edemas, febre.
- síncope.
- aumento de AST, ALT, bilirrubinas, triglicérides.
- diarreia.

Interações medicamentosas
- interage com outros inibidores das enzimas P450 dos citocromos.
- efeitos anti-hipertensivos aumentados quando administrado concomitantemente com outros anti-hipertensivos e com barbitúricos, fenotiazinas, antidepressivos tricíclicos, inibidores da MAO, vasodilatadores e álcool.
- a associação com fármacos que exercem efeito redutor da frequência cardíaca, como reserpina, guanetidina, metildopa, clonidina, digoxina ou guanfacina, pode acentuar a bradicardia.
- cimetidina aumenta a concentração do carvedilol em 30%.
- aumenta a concentração da digoxina em 16%.
- o uso concomitante com nifedipino pode produzir hipotensão acentuada e distúrbios da condução ventricular.
- anestésicos podem ocasionar inotropismo negativo.

- *CARDILOL (Libbs), 15 comprimidos × 3,125, 6,25, 12,5 e 25 mg*
  30 comprimidos × 25 mg
- *CAVERDILAT (Sigma Pharma), 30 comprimidos × 3,125, 6,25, 12,5 e 25 mg*
- *CARVEDILOL (Biosintética), 15 comprimidos × 3,25, 6,25, 12,5 e 25 mg (genérico)*
  30 comprimidos × 25 mg (genérico)
- *CARVEDILOL (Medley), 30 e 60 comprimidos × 6,25, 12,5 e 25 mg (genérico)*

▶ CARVEDILOL (Neo-Química), 15 comprimidos × 3,125, 6,25 e 12,5 mg
30 comprimidos × 25 mg (genérico)
▶ COREDIOL (Abbott), 15 e 30 comprimidos × 3,125, 6,25, 12,5, 25 mg
▶ COREG (Roche), 16 comprimidos × 3,125, 6,25, 12,5 e 25 mg
14 comprimidos × 12,5 mg
▶ DILATREND (Asta), 16 comprimidos × 3,125, 6,25, 12,5 e 25 mg, 30 comprimidos × 25 mg
▶ DIVELOL (Baldacci), 14 e 28 comprimidos × 3,125 mg, 14 comprimidos × 6,25 e 12,5 mg
28 comprimidos × 25 mg
▶ ICTUS (Biolab Sanus), 30 comprimidos × 3,125, 6,25, 12,5 e 25 mg
▶ KARVIL (Torrent) 15 comprimidos × 3,125, 6,25 e 12,5 mg

NEBIVOLOL

É uma combinação racêmica de dois enantiômeros, o d-nebivolol (+ SRRR nebivolol) e o l-nebivolol (− RSSS), um betabloqueador de terceira geração. Possui alta seletividade pelos receptores β₁. O enantiômero d-nebivolol é responsável pela sua cardiosseletividade; o l-enantiômero possui pouca afinidade e desprovido de seletividade pelos referidos receptores. Sua seletividade é maior quando comparada a bisoprolol, carvedilol e metoprolol. Possui atividade inotrópica negativa, no miocárdio ventricular, menor do que a do metoprolol e do carvedilol. É desprovido de atividade simpaticomimética intrínseca e de ação estabilizadora da membrana. Sua ação na resistência das vias respiratórias superiores é insignificante. Possui ação vasodilatadora mediada pelo óxido nítrico à acetilcolina, dependente do endotélio, sendo observada tanto em indivíduos normais como em hipertensão arterial sistêmica. Aumenta a fração de ejeção do ventrículo esquerdo, volume sistólico, débito cardíaco e volume diastólico final. Diminui a resistência periférica com redução tanto da pressão arterial diastólica como da sistólica, além da hipertrofia ventricular esquerda e da frequência cardíaca. Permite um controle eficaz da pressão arterial em dose única de 24 horas com excelente relação vale-pico. Na presença de insuficiência cardíaca crônica, melhora o desempenho do ventrículo esquerdo e a capacidade do exercício. É desprovido de antagonismo α-adrenérgico.

Farmacodinâmica
- betabloqueador, vasodilatador.

Farmacocinética
- após administração oral, sofre rápida absorção, não sendo afetado pelos alimentos.
- atinge o pico da concentração plasmática máxima entre meia e duas horas. Ele é cerca de 23 vezes mais elevado nos metabolizadores fracos do que nos extensos.
- biodisponibilidade de cerca de 100% nos metabolizadores fracos e de 12% nos extensos ou normais.
- sofre biotransformação hepática através de hidroxilações alicíclica e aromática, N-desalquilação e glicuronidação formando hidroximetabólitos e glicuronídicos. A hidroxilação aromática é mediada pela CYP2D6.
- meia-vida de cerca de 20 horas nos metabolizadores extensos e duas vezes mais longa do que nos fracos.
- possui alta ligação às proteínas plasmáticas, principalmente à albumina.
- 38% são eliminados pela urina e 48% pelas fezes, sendo a excreção urinária inferior a 0,5% da dose.

Indicações
- tratamento da hipertensão arterial sistêmica.
- tratamento da insuficiência cardíaca em idosos, maiores de 70 anos, com fração de ejeção ≤ 35% ao ecocardiograma.

Doses
- na hipertensão arterial sistêmica, 5 mg por dia. Para pacientes idosos, 2,5 mg ao dia.
- na insuficiência cardíaca iniciar com 1,25 mg aumentando-se após uma ou duas semanas para 2,5 mg ao dia, 5 mg e 10 mg de acordo com a resposta clínica. A dose máxima recomendada é de 10 mg ao dia.
- nos pacientes com insuficiência renal, iniciar com 2,5 mg ao dia podendo aumentar-se para 5 mg posteriormente de acordo com a resposta clínica.

Contraindicações
- hipersensibilidade ao fármaco.
- pressão arterial sistólica < 90 mm Hg.
- alterações circulatórias dos membros superiores ou inferiores.
- bradicardia sinusal, bloqueio atrioventricular (AV) de segundo ou terceiro grau e outras alterações importantes do ritmo cardíaco.
- asma ou bronquite asmática.
- feocromocitoma não tratado.
- doença hepática ou metabólica.
- insuficiência cardíaca aguda ou descompensada, choque cardiogênico.
- crianças e adolescentes.
- gravidez e lactação.
- isuficiência renal importante.

Precauções
- vigiar a frequência cardíaca, aparecimento de angina do peito, insuficiência cardíaca crônica não tratada, bloqueio AV do primeiro grau, desenvolvimento de síndrome de Raynaud, alterações do aparelho respiratório, diabetes melito, psoríase, insuficiência renal.
- observar a administração aos pacientes portadores de disfunção tiroidiana devido às alterações na frequência cardíaca.
- pode intensificar a reação ao pólen.
- observar a administração aos pacientes submetidos a anestesia.
- como pode produzir fadiga ou vertigem, observar a administração aos paciente que operam máquinas.
- o fármaco possui lactose em sua composição e os pacientes com intolerância devem ser observados.
- o tratamento não deve ser suspenso de forma abrupta.
- reduzir a dose na presença de insuficiência renal.
- observar a administração concomitante de antiarrítmicos da classe III.

Efeitos adversos
- cefaleia, vertigem, cansaço.
- prurido, formigamento.
- constipação, diarreia, náusea.
- edemas das mãos e pés.
- bradicardia sinusal, bloqueios atrioventriculares.
- hipotensão arterial sistêmica.
- claudicação
- alterações visuais.
- impotência.
- erupção cutânea, piora da psoríase.
- pesadelos, depressão.
- piora da insuficiência cardíaca.
- hiperuricemia.

Interações medicamentosas
- o uso concomitante de hipotensores, sedativos, barbitúricos, fenotiazina, tioridazina, antidepressivos, anestésicos, β-adrenérgicos pode produzir ou piorar uma hipotensão arterial sistêmica.
- antiasmáticos, fármacos usados para a obstrução nasal, antiglaucomatosos e sildenafila também podem alterar a pressão arterial.
- antiácidos e outros fármacos utilizados no tratamento de úlcera péptica ou gastrite devem ser administrados no intervalo entre as refeições, separadamente do nebivolol.
- a cimetidina aumenta os níveis plasmáticos do nebivolol.
- não se recomenda a sua associação com os seguintes fármacos: antiarrítmicos da classe I, antagonistas dos canais de cálcio, anti-hipertensivos de ação central.
- o uso com digital pode alterar a condução AV.

▶ NEBILET (Biolab), 28 comprimidos × 5 mg
▶ NEBLOCK (Torrent), 30 comprimidos × 5 mg

2. α-*Bloqueadores*. Os comercializados em nosso meio são a alfuzosina, a doxazosina, a prazosina e a terazosina.

ALFUZOSINA

É derivado furânico da quinazolina. Sua estrutura química e propriedades farmacológicas são muito semelhantes às da prazosina. Usada na forma de cloridrato.

Farmacodinâmica
- anti-hipertensivo.

Farmacocinética
- administrada por via oral, é bem absorvida; a presença de alimento não altera o perfil farmacocinético.
- em pacientes com mais de 75 anos, a absorção é mais rápida e os níveis de pico mais elevados; a biodisponibilidade pode ser aumentada e, em alguns pacientes, o volume de distribuição ser reduzido.
- a ligação às proteínas é alta (cerca de 90%), 68,2% à albumina humana e 52,5% às glicoproteínas séricas.
- sofre biotransformação parcial, dando metabólitos inativos.
- biodisponibilidade média: 64%.
- na insuficiência renal crônica, aumenta o volume de distribuição e a depuração.
- atinge concentração plasmática máxima em 0,5 a 3 horas.
- meia-vida de eliminação: 3 a 5 horas, mais prolongada em pacientes com insuficiência hepática grave.
- excretada principalmente na bile e fezes.
- não é dialisável.

Indicação
- controle da obstrução urinária causada por hiperplasia benigna da próstata.

Doses
- via oral, adultos, 2,5 mg três vezes ao dia; pacientes com mais de 65 anos ou sob tratamento com

anti-hipertensivos, 2,5 mg duas vezes ao dia (pela manhã e à noite); pacientes com insuficiência renal, inicialmente 2,5 mg duas vezes ao dia, sendo ajustada de acordo com a resposta clínica; pacientes com insuficiência hepática leve a moderada, inicialmente 2,5 mg por dia, aumentada para 2,5 mg duas vezes ao dia, de acordo com a resposta clínica.

Contraindicações
- hipersensibilidade à alfuzosina.
- hipotensão ortostática.
- insuficiência hepática grave.

Efeitos adversos
- náusea, diarreia, vômito, gastralgia.
- vertigem, tontura, mal-estar, cefaleia.
- boca seca, taquicardia, dor torácica.
- síncope, astenia, fadiga, sonolência.
- erupções cutâneas, prurido, vermelhidão.
- hipotensão ortostática, palpitações, edemas.

Interações medicamentosas
- outros bloqueadores α_1 ou antagonistas do cálcio podem produzir efeito sinérgico potente, acarretando hipotensão.
- anestésicos gerais podem causar instabilidade da pressão arterial.

▶ XATRAL (Sanofi-Synthélabo), 30 comprimidos revestidos × 2,5 mg
▶ XATRAL LP (Sanofi-Synthélabo), 20 comprimidos × 5 mg
▶ XATRAL OD (Sanofi-Synthélabo), 10 comprimidos de liberação retardada × 10 mg

DOXAZOSINA

É derivado piperazínico da quinazolina.
Sua ação anti-hipertensiva deve-se principalmente ao bloqueio seletivo dos receptores α_1-adrenérgicos.
Seu efeito na hiperplasia prostática benigna resulta da relaxação da musculatura lisa do colo da vesícula biliar, próstata e cápsula prostática produzida pelo bloqueio do receptor α_1-adrenérgico.
Ela reduz ligeiramente os níveis de colesterol total, lipoproteínas de densidade baixa (LDL), colesterol e triglicérides.
Usada na forma de mesilato.

Farmacodinâmica
- anti-hipertensivo, agente de tratamento de hiperplasia prostática benigna.

Farmacocinética
- administrada por via oral, é bem absorvida do trato gastrintestinal.
- a ligação às proteínas é muito alta: 98 a 99%.
- biodisponibilidade: acima de 95%.
- sofre biotransformação hepática extensiva, dando vários metabólitos em pequena quantidade.
- meia-vida de eliminação: 19 a 22 horas.
- início de ação: na hipertensão, 1 a 2 horas; na hiperplasia prostática benigna, dentro de 1 a 2 semanas.
- atinge a concentração plasmática máxima (9,6 μg/mL após dose de 1 mg) em 1,5 a 3,6 horas.
- o efeito anti-hipertensivo máximo, com dose única, é atingido em 5 a 6 horas.
- duração da ação, com dose única: 24 horas.
- excretada pelas fezes, 5% na forma íntegra e 63 a 65% na forma de metabólitos, e 94% pela urina.
- não é removível por hemodiálise.

Indicações
- tratamento de hipertensão.
- tratamento de hiperplasia prostática benigna.

Doses
- via oral, adultos, inicialmente 1 mg (da base) uma vez ao dia, ao deitar; a intervalos semanais, a dose de manutenção pode ser aumentada para 2 a 4 mg.

Contraindicações
- hipersensibilidade à doxazosina e outros quinazolínicos.
- insuficiência hepática.
- insuficiência renal.

Efeitos adversos
- tontura, vertigem, náusea, sonolência.
- arritmias, hipotensão ortostática, dispneia, palpitações, taquicardia.
- edema periférico.
- cefaleia, fadiga incomum.
- nervosismo, inquietação, irritabilidade, rinite.
- obnubilação.

Interações
- pode potencializar os efeitos anti-hipertensivos de fármacos hipotensores.
- anti-inflamatórios não esteroides, especialmente indometacina, podem reduzir seus efeitos anti-hipertensivos.
- estrogênios podem aumentar a pressão arterial.
- simpatomiméticos podem diminuir seus efeitos anti-hipertensivos.

▶ CARDURAN (Pfizer), 10 e 30 comprimidos × 2 e 4 mg
▶ CARDURAN XL (Pfizer), 20 comprimidos de liberação controlada × 4 mg
▶ DOXURAN (Sandoz), 20 comprimidos × 4 mg
▶ EUPROSTATIN (EMS), 30 comprimidos × 2 mg
▶ MESILATO DE DOXAZOSINA (Apotex), 10 comprimidos × 2 mg (genérico)
▶ MESILATO DE DOXAZOSINA (EMS), 30 comprimidos × 2 mg (genérico)
▶ MESILATO DE DOXAZOSINA (Eurog./Legrand), 30 comprimidos × 2 mg (genérico)
▶ MESILATO DE DOXAZOSINA (Hexal), 10 e 30 comprimidos × 2 e 4 mg (genérico)
▶ MESILATO DE DOXAZOSINA (Medley), 30 comprimidos × 2 mg (genérico)
▶ MESILATO DE DOXAZOSINA (Merck), 30 comprimidos × 2 e 4 mg (genérico)
▶ MESILATO DE DOXAZOSINA (Ranbaxy), 10 e 30 comprimidos × 2 mg (genérico)
▶ MESILATO DE DOXAZOSINA (Teuto-Brasileiro), 30 comprimidos × 2 mg (genérico)
▶ PRODIL (Farmasa), 10 comprimidos × 1, 2 e 4 mg
▶ UNOPROST (Apsen), 20 comprimidos × 1, 2 e 4 mg
▶ ZOFLUX (Libbs), 15 comprimidos × 1, 2 e 4 mg

PRAZOSINA

Corresponde a um derivado piperazínico da quinazolina. Reduz a resistência periférica total por antagonismo competitivo com as catecolaminas pelos receptores α_1-adrenérgicos. Produz vasodilatação, mas geralmente tem pouco efeito sobre o débito cardíaco. Dilata tanto as arteríolas como as veias. Seu efeito hipotensor é mais acentuado quando o paciente está em pé.

A prazosina é o fármaco preferido para tratar pacientes que sofrem tanto de hipertensão quanto de insuficiência cardíaca congestiva. Tratamento por tempo prolongado pode resultar em tolerância ao seu efeito anti-hipertensivo.
É usada na forma de cloridrato.

Farmacodinâmica
- anti-hipertensivo, vasodilatador (na insuficiência cardíaca congestiva), antídoto (no envenenamento por alcaloides do esporão de centeio) e adjuvante na terapia vasoespástica.

Farmacocinética
- administrada por via oral, é rapidamente absorvida do trato gastrintestinal.
- liga-se altamente (92% a 97%) às proteínas.
- volume de distribuição: 0,5 L/kg em pacientes hipertensos.
- biodisponibilidade: 43% a 85%.
- tempo de atingir a concentração máxima: 1 a 3 horas.
- sofre biotransformação extensiva, provavelmente hepática, por desmetilação e conjugação; quatro dos metabólitos têm aproximadamente 10 a 25% da atividade da prazosina e podem contribuir ao seu efeito anti-hipertensivo.
- meia-vida: aproximadamente 2,5 horas, prolongada nos pacientes idosos e naqueles com insuficiência cardíaca congestiva (6 a 8 horas).
- excretada pelo leite materno.
- início de ação: como anti-hipertensivo, dentro de 2 horas após uma única dose; na insuficiência cardíaca congestiva, 1 hora.
- duração da ação: como anti-hipertensivo, uma única dose, até 10 horas; na insuficiência cardíaca congestiva, 6 horas.
- não é dialisável.
- depuração: 3,0 ± 0,3 mL/min/kg.
- excretada primariamente pela bile e fezes; 6 a 10% pela urina. Excretada na forma inalterada (5 a 11%) e de metabólitos. A eliminação poderá ser mais lenta em pacientes com insuficiência cardíaca congestiva do que nos pacientes normais.

Indicações
- tratamento da hipertensão; não é considerada agente primário no tratamento da hipertensão essencial.
- tratamento da insuficiência cardíaca congestiva como adjuvante à digoxina e diuréticos.
- alívio de vasoconstrição neurogênica em pacientes com a doença de Raynaud e fenômeno de Raynaud.
- tratamento da retenção urinária.
- tratamento de vasoespasmo periférico causado por superdose de alcaloides do esporão de centeio.
- alívio dos sinais e sintomas de hiperplasia prostática benigna.

Doses
- a posologia deve ser ajustada para atender às necessidades de cada paciente, na base da resposta da pressão arterial.
- via oral, adultos, como anti-hipertensivo, a primeira dose não deve exceder 1 mg, dada ao deitar, a fim de minimizar o perigo de reação sincopal. O paciente deve permanecer na cama por algumas horas. Depois disso, pode-se dar 1 mg duas vezes ao dia, aumentada para três vezes ao dia mais tarde, se necessário. Para manutenção, a dose deve ser aumentada paulatinamente até 20 mg ao dia. A adição concomitante de diurético intensifica a res-

posta terapêutica. Quando tomada com diurético e β-bloqueador, doses relativamente baixas podem ser suficientes. Crianças, 0,1 mg/kg ao dia.
- via oral, na insuficiência cardíaca congestiva, 2 a 7 mg quatro vezes ao dia; a dose inicial não deve exceder 1 mg; crianças, 0,1 mg/kg em tomadas divididas.
- via oral, adultos, na doença de Raynaud, 1 mg duas ou três vezes ao dia.
- via oral, adultos, em retenção urinária, inicialmente 1 mg ao deitar, em seguida 1 mg três vezes ao dia. Esta dose pode ser aumentada a intervalos semanais em 1 mg/dose até obter-se o efeito adequado.

Contraindicações
- hipersensibilidade à prazosina.
- doença cardíaca grave.
- edemas pulmonares ligados a uma estenose aórtica ou mitral.
- insuficiência renal.
- gravidez.
- lactação.
- crianças abaixo de 12 anos.

Efeitos adversos
- hipotensão ortostática acentuada e síncope, levando ocasionalmente ao colapso ou perda de consciência no início do tratamento ("fenômeno da primeira dose") ou quando se aumenta a dose.
- taquicardia, palpitações.
- dor do peito.
- edema, se não for administrado concomitantemente um diurético.
- secura da boca, congestão nasal, cefaleia, pesadelos, incontinência urinária, priapismo, letargia.
- disfunção sexual (impotência), poliartrite febril, hipotermia e reações dermatológicas (incluindo urticária e angioedema).
- tontura, sonolência, desmaio, obnubilação.

Interações medicamentosas
- pode potencializar os efeitos anti-hipertensivos de outros anti-hipertensivos, diuréticos ou pré-anestésicos e anestésicos usados em cirurgia.
- analgésicos anti-inflamatórios não esteroides, especialmente indometacina, ou simpatomiméticos podem reduzir seus efeitos anti-hipertensivos.

▶ MINIPRESS SR (Pfizer), 15 cáps. × 1, 2 e 4 mg

TERAZOSINA

É derivado piperazínico da quinazolina, estruturalmente análogo da prazosina, divergindo desta por ter saturado o grupo furano. É bloqueador α_1-adrenérgico pós-sináptico periférico seletivo. Suas ações e indicações são semelhantes às da prazosina. Tem, porém, meia-vida mais longa, que permite administração uma vez ao dia. Ela reduz a resistência periférica total e exerce pouco efeito sobre o débito e a frequência cardíacos. Como anti-hipertensivo, pode ser utilizada isoladamente ou em associação com diurético tiazídico ou betabloqueador.

O bloqueio dos receptores adrenérgicos melhora a urodinâmica em pacientes com obstrução crônica do esvaziamento da bexiga, que ocorre na hiperplasia prostática benigna (HPB). Daí ser usada, como agente único, para alívio dos sinais e sintomas de HPB.

A terazosina afeta os lipídios séricos: diminui os níveis de colesterol total e as frações de lipoproteínas de baixa densidade (LDL) e de densidade muito baixa (VLDL). Não se esclareceu, ainda, o significado dessas alterações.

É usada na forma de cloridrato di-hidratado.

Farmacodinâmica
- anti-hipertensivo.

Farmacocinética
- administrada por via oral, é rápida e quase completamente absorvida; a absorção não é afetada pelo alimento.
- a ligação às proteínas plasmáticas é alta (90 a 94%).
- biodisponibilidade: aproximadamente 90%.
- a eliminação pré-sistêmica é mínima.
- sofre biotransformação hepática extensa; foram identificados quatro metabólitos, um dos quais apresenta atividade anti-hipertensiva.
- a ação inicia-se dentro de 15 minutos e dura 24 horas, com dose única.
- atinge a concentração plasmática máxima em cerca de uma hora.
- o efeito máximo é atingido em 2 a 3 horas, com dose única, e até 6 a 8 semanas, com doses múltiplas.
- meia-vida: 12 horas.
- excretada pelas fezes (40%), 20% na forma íntegra, e pela urina (40%), 10% na forma inalterada.

Indicações
- tratamento de hipertensão leve a moderada, como monofármaco ou associada a diurético ou betabloqueador.
- alívio dos sinais e sintomas de hiperplasia prostática benigna, como fármaco único.

Doses
- via oral, adultos, na hipertensão, 1 a 5 mg ao dia ao deitar; a dose pode ser aumentada até 20 mg ao dia, se necessário; na hiperplasia prostática benigna, 5 a 10 mg ao dia.

Contraindicações
- hipersensibilidade à terazosina.
- gravidez.
- lactação.
- angina ou doença cardíaca grave.
- insuficiência hepática.
- insuficiência renal.
- crianças abaixo de 12 anos.

Efeitos adversos
- hipotensão ortostática, síncope.
- tontura, fraqueza, sonolência, náusea ou vômito, boca seca, cefaleia, insônia, congestão nasal, edema periférico, palpitações, sudorese.
- angina, dispneia, taquicardia, vasodilatação.
- astenia, dor nas costas ou nas articulações, ganho de peso.
- diminuição da libido, impotência, aumento da frequência urinária.
- priapismo, podendo causar dano permanente ao pênis.
- ambliopia, distúrbios oculares, zumbido, conjuntivite.

Interações medicamentosas
- pode potencializar os efeitos anti-hipertensivos de outros medicamentos hipotensores, como álcool, anestésicos, ansiolíticos, antidepressores, antipsicóticos, bloqueadores do canal de cálcio, dopaminérgicos, diuréticos, hipnóticos e nitratos.
- anti-inflamatórios não esteroides e corticoides podem antagonizar seu efeito anti-hipertensivo.
- anticoncepcionais orais, estrogênios e simpatomiméticos podem reduzir seus efeitos anti-hipertensivos.

▶ CLORIDRATO DE TERAZOSINA (Abbott), 14 comprimidos × 2 mg (genérico)
15 comprimidos × 5 mg (genérico)
▶ HYTRIN (Abbott), 14 comprimidos × 2 mg 15 e 30 comprimidos × 5 mg

▶ Inibidores da ECA

A enzima conversora da angiotensina (ECA) é mais corretamente chamada dipeptidil carboxipeptidase I, EC 3.4.15.1. Ela catalisa a conversão da angiotensina I inativa à angiotensina II, que é vasoconstritora potente. Esta inibição resulta em diminuição na angiotensina II e aldosterona circulantes e aumento compensatório nos níveis de angiotensina I e renina. Em consequência, não ocorre vasoconstrição e diminui a pressão arterial. Eles reduzem também a resistência arterial periférica (Fig. 8.2).

Os inibidores da ECA constituem recente inovação no campo de agentes anti-hipertensivos, podendo ainda ser utilizados no tratamento da insuficiência cardíaca congestiva, por terem ação vasodilatadora.

Geralmente estes inibidores apresentam anel heterocíclico de 5 membros, às vezes fundido com outro de 7, unido a uma longa cadeia lateral. Via de regra apresentam *dois* grupos ácidos, um deles latente, por encontrar-se esterificado. *In vivo*, por ação das esterases, o grupo éster é hidrolisado, principalmente no fígado, liberando o segundo grupo ácido. Os que têm *um* grupo ácido esterificado são, portanto, profármacos. Em geral são ativos, ou mais ativos, apenas os compostos que têm *dois* grupos ácidos livres. Os nomes oficiais dos profármacos terminam em *pril*; os dos fármacos ativos, em *prilat*.

O centro ativo da ECA contém um íon zinco, que é envolvido no processo catalítico. A intensidade da ação farmacológica e, portanto, a potência dos inibidores da ECA dependem da força de ligação do ligante zinco e do número de locais ligantes adicionais; isto também parece influir na cinética de eliminação. A penetração tecidual, biotransformação e via de eliminação destes fármacos, por sua vez, podem ser determinadas pelo tamanho, conformação e lipofilicidade das moléculas. De acordo com o ligante do íon zinco da ECA, seus inibidores podem ser distribuídos em três classes químicas (Fig. 8.3).

A primeira classe é constituída por aqueles que contêm o grupo sulfidrila. O único disponível em nosso meio é o captopril.

A segunda classe contém o grupo carboxila. Este é ligante relativamente fraco, o que é compensado pela presença de dois ou mais locais ligantes. Isso torna estes fármacos mais potentes e de duração mais longa que o captopril. Os comercializados no Brasil são: benazepril, cilazapril, delapril, enalapril, lisinopril, perindopril, quinapril, ramipril e trandolapril. São todos profármacos.

A terceira classe apresenta o grupo fosfinila. O único disponível no nosso mercado é o fosinopril. É profármaco.

O captopril é da primeira geração; os demais, da segunda geração.

8.26 FÁRMACOS CARDIOVASCULARES

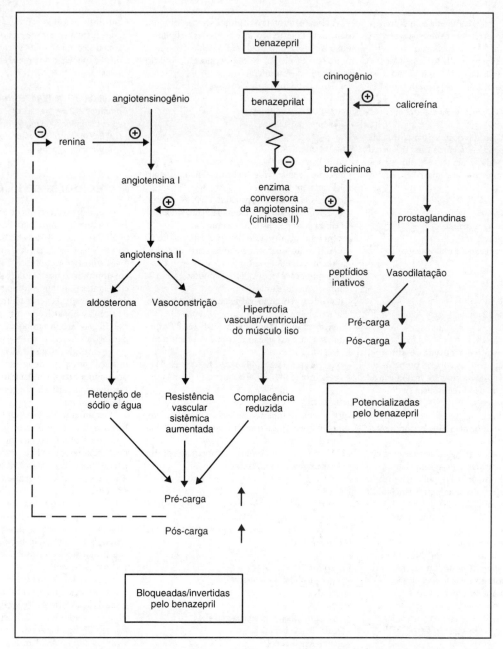

Fig. 8.2 Mecanismo de ação dos inibidores da ECA, exemplificado pelo mecanismo de ação do benazepril. Representam-se simplificadamente os sistemas renina-angiotensina-aldosterona e calicreína-cinina-prostaglandinas, seus efeitos sobre a homeostasia cardiovascular e as consequências da administração do benazepril. + denota ativação; − indica inibição (modificada de Todd, P. A. & Benfield, P., *Drugs*, *39*:110-135, 1990).

Os inibidores da ECA apresentam várias propriedades e características comuns, como: contraindicações, precauções, efeitos adversos e interações medicamentosas. As principais propriedades farmacocinéticas estão expostas no Quadro 8.3.

Contraindicações
- hipersensibilidade ao fármaco.
- gravidez.
- lactação.

Precauções
- deve-se levar em consideração a relação risco/benefício quando existem os seguintes problemas médicos: angioedema, depressão da medula óssea, diabetes melito, doença autoimune grave, estenose da artéria renal, hiperpotassemia, insuficiência cerebrovascular, insuficiência coronariana, insuficiência renal, sensibilidade ao inibidor da ECA prescrito, transplante renal.
- exige-se também cautela em pacientes com grave restrição dietética de sódio ou que precisem de diálise.
- recomenda-se que a terapia anterior com diuréticos seja suspensa dois a três dias antes de iniciar o tratamento com inibidor da ECA, exceto em pacientes com hipertensão acelerada ou maligna ou hipertensão difícil de controlar.

Efeitos Adversos
- hipotensão, exantema, febre, dor nas articulações.
- dor no peito, angioedema das extremidades, face, lábios, mucosas, língua, glote e/ou laringe.
- hiperpotassemia.
- neutropenia ou agranulocitose.
- pancreatite.
- tosse seca contínua, cefaleia.
- diarreia, disgeusia, fadiga, náusea.

Interações Medicamentosas
- acarretam aumento reversível nas concentrações e na toxicidade de lítio sérico.
- álcool, diuréticos ou outros fármacos produtores de hipotensão podem acarretar efeitos hipotensores aditivos.
- antiácidos podem diminuir sua biodisponibilidade.
- fármacos anti-inflamatórios não esteroides, especialmente indometacina, podem reduzir seus efeitos anti-hipertensivos.

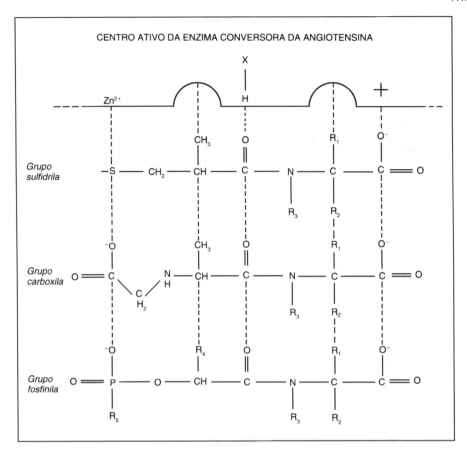

Fig. 8.3 Representação esquemática das estruturas químicas das três classes de inibidores da ECA e da interação deles com o centro ativo desta enzima.

Quadro 8.3 Propriedades farmacocinéticas dos inibidores da ECA captopril, lisinopril, enalapril, ramipril, cilazapril, benazepril e fosinopril em voluntários sadios

Parâmetro farmacocinético	Captopril	Lisinopril	Enalapril	Ramipril	Cilazapril	Benazepril	Fosinopril
	\multicolumn{7}{c}{Inibidor da enzima conversora da angiotensina}
Profármaco	não	não	sim	sim	sim	sim	sim
Absorção oral (%)	75	30	≈60	56	45-75[a]	≥ 37	32[b]-36[c]
Efeito do alimento na absorção	↓	nenhum	nenhum	nenhum	↓	↓velocidade, mas não a extensão	↓velocidade, mas não a extensão
$C_{máx}$ (μg/L) [dose]	500-1.300 [100 mg]	≈40 [10 mg]	30-40[d] [10 mg]	22-33[d] [10 mg]	36-38[d] [2,5 mg]	≈500[d,e]	99-140[d] [10 mg]
$t_{máx}$ (h)	0,8	6	3,5[d]	3[d]	2[d]	1-1,5[d]	2,4-4,2[d,f]
Meia-vida terminal (h)	≈2	≈30[g]	≈35[d,g]	≈110[d,g]	40-50[d,g]	≈20[d]	11,5-12[d,g]
Principal via de eliminação	renal	renal	renal	renal	renal	renal	renal/hepática
Ligação à proteína	≈30%	[h]	≈50%	56%	ND	≈95%[d]	89,0-99,8%[d]

[a]Dados de biodisponibilidade; [b]Formulação em solução (10 mg); [c]Formulação em cápsula (10 mg); [d]Dados para o metabólito ativo; [e]nmol/kg; [f]Após doses orais únicas de 10 a 640 mg; [g]Relação da concentração polifásica vs tempo com a fase terminal prolongada possivelmente devido à ligação à ECA; [h]Liga-se somente à ECA. Abreviações/símbolos: ND = não há dados; $C_{máx}$ = concentração plasmática máxima; $t_{máx}$ = tempo para atingir a $C_{máx}$; ↓ = reduzido.

- ciclosporina, diuréticos poupadores de potássio, leite com baixo teor de sal, medicamentos contendo potássio, sangue de banco de sangue, substâncias contendo altas concentrações de potássio, substitutos do sal ou suplementos de potássio podem acarretar hiperpotassemia.
- depressores da medula óssea podem resultar em risco aumentado de desenvolvimento de neutropenia potencialmente fatal e/ou agranulocitose.
- os estrogênios, por induzirem retenção de líquido, podem aumentar a pressão arterial.
- simpatomiméticos podem reduzir seus efeitos anti-hipertensivos.
- a associação de inibidores da ECA, diuréticos e anti-inflamatórios não hormonais pode produzir insuficiência renal aguda.

BENAZEPRIL

Corresponde a um derivado do ácido benzazepinacético. Sua estrutura, em que representam papel importante o peptídio homofenilalanina e o anel de sete membros, confere ao benazepril maior hidrofobicidade, o que resulta em dissociação lenta do seu receptor e, por conseguinte, duração mais prolongada da inibição da ECA.

Usado na forma de cloridrato.

Farmacodinâmica
- anti-hipertensivo e vasodilatador utilizado na insuficiência cardíaca congestiva.

8.28 FÁRMACOS CARDIOVASCULARES

Farmacocinética
- na insuficiência hepática a conversão ao metabólito ativo benazeprilat é reduzida.
- a ligação às proteínas tanto do benazepril quanto do metabólito benazeprilat é muito alta (acima de 95%).
- sofre biotransformação hepática, dando benazeprilat, metabólito ativo.
- meia-vida: do benazepril, 0,6 h; do metabólito ativo, 10 a 11 horas.
- início de ação, com dose única: dentro de 1 hora.
- atinge a concentração plasmática máxima: benazepril, 0,5 a 1 h; benazeprilat, 1 a 1,5 hora.
- tempo para atingir o efeito máximo, com dose única: 2 a 4 horas.
- duração de ação, com dose única: aproximadamente 24 horas.
- atravessa a barreira placentária.
- tanto o benazepril quanto o benazeprilat são excretados pelo leite.
- excretado principalmente pela urina e parcialmente (11 a 12%) pela via biliar.
- ligeiramente removível por hemodiálise.

Indicações
- tratamento da hipertensão, isoladamente ou em associação com diurético tiazídico.
- em associação com diurético ou digitálico, tratamento da insuficiência cardíaca congestiva que não responde a outras medidas.
- tratamento da hipertensão ou crise renal em esclerodermia.

Doses
- por via oral, como anti-hipertensivo, inicialmente 10 mg por dia. Como manutenção, 20 a 40 mg por dia em 1 ou 2 tomadas.
- como vasodilatador no tratamento da insuficiência cardíaca congestiva, por via oral, inicialmente 5 mg por dia e como manutenção 5 a 10 mg por dia, em dose única.
- como anti-hipertensivo, em crianças > 6 anos de idade, iniciar com 0,2 mg/kg/dia até 10 mg por dia.
- a dose máxima não deve ultrapassar 80 mg por dia.

▶ LOTENSIN (Novartis), 14, 30 e 60 comprimidos × 5 e 10 mg

Associações
▶ LOTENSIN-H 5/6,5 (Novartis), (benazepril 5 mg + hidroclorotiazida 6,25 mg por comprimido), 30 comprimidos
▶ LOTENSIN-H 10/12,5 (Novartis), (benazepril 10 mg + hidroclorotiazida 12,5 mg por comprimido), 30 comprimidos

CAPTOPRIL

Corresponde à D-2-metil-3-mercaptopropanol-L-prolina. Foi o primeiro inibidor da ECA a ser introduzido na terapêutica. É considerado da primeira geração. A presença do grupo tiólico é, em parte, responsável pela maior incidência de tosse que nos seus análogos da segunda geração.

Farmacodinâmica
- anti-hipertensivo e vasodilatador utilizado na insuficiência cardíaca congestiva.

Farmacocinética
- é rapidamente e pelo menos 75% absorvido do trato gastrintestinal; a absorção é reduzida de 30 a 40% na presença de alimento.
- liga-se fracamente (25% a 30%) a proteínas.
- biodisponibilidade aumenta com administração prolongada.
- sofre biotransformação hepática reduzida na insuficiência hepática.
- volume de distribuição: 0,7 ± 0,4 L/kg.
- meia-vida: menos de 3 horas, aumentada na insuficiência renal (3,5 a 32 horas).
- atinge o efeito máximo em 60 a 90 minutos.
- duração da ação: aproximadamente 6 a 12 horas; relacionada com a dose.
- atravessa a barreira placentária.
- não atravessa a barreira hematencefálica.
- excretado no leite materno.
- no período de 24 horas, mais de 95% da dose absorvida são eliminados pela urina, 40 a 50% na forma inalterada; a maioria do resto é o dímero dissulfeto de captopril e dissulfeto de captopril-cisteína.
- meia-vida de eliminação: 1,7 hora.
- removível por diálise.

Indicações
- as mesmas do benazepril.
- tratamento de hipertensão do recém-nascido.

Doses
- deve ser individualizada e tomada uma hora antes das refeições.
- via oral, adultos, para hipertensão leve a moderada, inicialmente 25 mg duas ou três vezes ao dia, aumentando-se, de acordo com a resposta clínica após uma ou duas semanas, para 50 mg duas ou três vezes ao dia. A dose deve ser reduzida na insuficiência renal. Os diuréticos reforçam a resposta terapêutica.
- via oral, adultos, para insuficiência cardíaca pós-infarto do miocárdio, inicialmente 6,25 mg, seguidos de 12,5 mg três vezes ao dia. A dose pode ser aumentada até 50 mg três vezes ao dia. Na insuficiência cardíaca não relacionada ao infarto do miocárdio, 25 mg três vezes ao dia, podendo-se aumentar para 50 mg três vezes ao dia após uma ou duas semanas. Como dose máxima, 450 mg/dia.
- para crianças < 12 meses, inicialmente 0,01 mg/kg, aumentando-se de acordo com a resposta clínica. Em geral, a dose recomendada é de 0,5 a 1 mg/kg/24 h em três ou quatro administrações. A dose máxima recomendada é de 4 mg/kg/24 h.
- para crianças > 12 meses, iniciar com 0,15 a 0,2 mg/kg/dose, dobrando-se a dose a intervalos de 2 horas até que a hipertensão seja controlada. Como manutenção, 1,5 a 2 mg/kg/24 h em duas ou três administrações.
- para > 12 anos, 6,25 a 12,5 mg/dose, em duas ou três administrações ao dia. Como dose máxima, 75 mg três vezes ao dia.

Efeitos Adversos
- os já citados.
- proteinúria.

▶ CAPOTEN (Bristol-Myers Squibb), 15 e 30 comprimidos × 12,5 mg
14, 16 e 28 comprimidos × 25 e 50 mg
▶ CAPTIL (Hebron), 15 e 30 comprimidos × 12,5, 25 e 50 mg
▶ CAPTOLAB (Multilab), 30 comprimidos × 12,5, 25 e 50 mg
▶ CAPTON (Royton), 15 e 30 comprimidos × 12,5 mg
16 e 28 comprimidos × 25 e 50 mg
▶ CAPTOPRIL (Abbott), 30 comprimidos × 12,5 mg
16 comprimidos × 25 mg
▶ CAPTOPRIL (Apotex), 30 comprimidos × 12,5, 25 e 50 mg (genérico)
▶ CAPTOPRIL (Bergamo), 15 e 30 comprimidos × 12,5, 25 e 50 mg
▶ CAPTOPRIL (Biosintética), 30 comprimidos × 12,5, 25 e 50 mg (genérico)
▶ CAPTOPRIL (Bunker), 15, 30 e 60 comprimidos × 12,5 mg
16, 25, 35 e 50 comprimidos × 25 e 50 mg
▶ CAPTOPRIL (Cazi), 15 e 30 comprimidos × 12,5 mg
16 e 28 comprimidos × 25 mg
30 comprimidos × 50 mg
▶ CAPTOPRIL (Cimed), 20 e 500 comprimidos × 12,5, 25 e 50 mg
▶ CAPTOPRIL (Cinfa), 30 comprimidos × 25 e 50 mg (genérico)
60 comprimidos × 25 mg (genérico)
▶ CAPTOPRIL (Cristália), 30 comprimidos × 12,5, 25 e 50 mg (genérico)
▶ CAPTOPRIL (EMS), 15 e 30 comprimidos × 12,5 mg (genérico)
16 e 28 comprimidos × 25 e 50 mg (genérico)
▶ CAPTOPRIL (Eurofarma), 30 comprimidos × 12,5, 25 e 50 mg (genérico)
▶ CAPTOPRIL (Funed), 50 comprimidos × 25 mg
▶ CAPTOPRIL (Germed), 30 comprimidos × 12,5, 25 e 50 mg (genérico)
▶ CAPTOPRIL (Hexal), 14 e 30 comprimidos × 25 mg
30 e 60 comprimidos × 25 e 50 mg (genérico)
▶ CAPTOPRIL (Luper), 15 e 30 comprimidos × 12,5 mg
16 e 28 comprimidos × 25 e 50 mg
▶ CAPTOPRIL (Medley), 16, 30, 60, 90 e 150 comprimidos × 12,5, 25 e 50 mg (genérico)
▶ CAPTOPRIL (Merck), 30 e 50 comprimidos × 12,5, 25 e 50 mg (genérico)
▶ CAPTOPRIL (Neo-Química), 30 comprimidos × 12,5, 25 e 50 mg (genérico)
▶ CAPTOPRIL (Novartis), 30 comprimidos × 25 e 50 mg (genérico)
▶ CAPTOPRIL (Prodotti), 30 comprimidos × 25 e 50 mg
▶ CAPTOPRIL (Ranbaxy), 30 comprimidos × 12,5 mg (genérico)
16 e 28 comprimidos × 25 e 50 mg (genérico)
▶ CAPTOPRIL (Royton), 15 e 30 comprimidos × 12,5 mg
16 e 28 comprimidos × 25 e 50 mg
▶ CAPTOPRIL (Sanval), 20 e 500 comprimidos × 25 e 50 mg
▶ CAPTOPRIL (Sedabel), 15 e 30 comprimidos × 12,5 e 25 mg
▶ CAPTOPRIL (Teuto-Brasileiro), 15 e 30 comprimidos × 12,5, 25 e 50 mg
▶ CATOPROL (Medley), 16 e 30 comprimidos × 12,5, 25 e 50 mg
▶ FURP-CAPTOPRIL (Furp), 500 comprimidos × 50 mg
▶ HIPOCATRIL (Cibran), 15 e 30 comprimidos × 12,5, 25 e 50 mg
▶ PRESSTOPRIL (Medquímica), 16 comprimidos × 12,5, 25 e 50 mg
28, 200, 300 e 500 comprimidos × 25 e 50 mg
▶ PRILPRESSIN (Legrand), 15 e 30 comprimidos × 12,5 mg
16 e 30 comprimidos × 25 mg
16 e 28 comprimidos × 50 mg

Associações
▶ CAPTOPRIL + HIDROCLOROTIAZIDA (Biosintética), (captopril 50 mg + hidroclorotiazida 25 mg por comprimido), 30 comprimidos (genérico)

- CAPTOPRIL + HIDROCLOROTIAZIDA (EMS), (captopril 50 mg + hidroclorotiazida 25 mg por comprimido), 15, 30 e 60 comprimidos (genérico)
- CAPTOPRIL + HIDROCLOROTIAZIDA (Germed), (captopril 50 mg + hidroclorotiazida 25 mg por comprimido), 30 comprimidos (genérico)
- CAPTOPRIL + HIDROCLOROTIAZIDA (Hexal), (captopril 50 mg + hidroclorotiazida 25 mg por comprimido), 16 e 30 comprimidos (genérico)
- CAPTOPRIL + HIDROCLOROTIAZIDA (Medley), (captopril 50 mg + hidroclorotiazida 12,5 mg por comprimido), 16, 30 e 60 comprimidos (genérico)
- CAPTOPRIL + HIDROCLOROTIAZIDA (Novartis), (captopril 50 mg + hidroclorotiazida 25 mg por comprimido), 30 comprimidos (genérico)
- LOPRIL-D (Bristol-Myers Squibb), (captopril 50 mg + hidroclorotiazida 25 mg por comprimido), 16 e 30 comprimidos

CILAZAPRIL

É derivado do ácido piridazinodiazepinacarboxílico. Trata-se de um dos mais potentes inibidores da ECA da segunda geração. É dez vezes mais potente que o captopril e cinco vezes mais potente que o enalaprilat.

O cilazapril foi planejado usando a técnica de modelagem molecular, com auxílio de computadores, a fim de obter fármaco que estabelecesse ligação ótima à ECA. A presença, em sua estrutura, do peptídio homofenilalanina (em lugar do grupo tiólico do captopril) e do anel bicíclico de sete membros confere-lhe maior hidrofobicidade, que se manifesta pela alta afinidade pela ECA, à qual se liga firmemente. Isso resulta em dissociação lenta do seu receptor e, por consequência, duração mais prolongada do efeito inibidor da ECA.

Farmacodinâmica
- anti-hipertensivo e vasodilatador utilizado na insuficiência cardíaca congestiva.

Farmacocinética
- sofre hidrólise no fígado e por ação das esterases teciduais, dando cilazaprilat, o metabólito ativo.
- atinge a concentração plasmática máxima: cilazapril, cerca de 1 hora; cilazaprilat, 3 horas.
- meia-vida de eliminação bifásica: inicial, 1,5 a 2 horas; terminal, 40 a 50 horas.
- não há acúmulo do fármaco por administração repetida, pois o composto livre é rapidamente excretado durante a fase inicial.
- excretado pela urina, na forma inalterada.

Indicações
- as mesmas do benazepril.

Doses
- como vasodilatador no tratamento da insuficiência cardíaca congestiva, iniciar com 0,5 mg por dia, podendo-se aumentar para 1 a 5 mg por dia de acordo com a resposta clínica.
- para pacientes com insuficiência renal iniciar com uma dose de 0,25 mg ao dia.

- VASCASE (Roche), 20 comprimidos × 1 mg
  10 e 20 comprimidos × 2,5 e 5 mg

Associação
- VASCASE PLUS (Roche), (cilazapril 5 mg + hidroclorotiazida 12,5 mg por comprimido), 20 comprimidos

DELAPRIL

É um derivado dipeptídico sintético. Corresponde a um éster monoetílico do ácido dicarboxílico diferenciando-se de outros inibidores da ECA pela ausência do grupo sulfidrílico e do resíduo prolínico. É um profármaco que sofre hidrólise do anel indânico para conversão em um metabólito principal, delapril-diácido (delaprilat, (MI), 5-hidroxidelapril-diácido (MIII), ambos ativos, e um metabólito dicetopiperazínico inativo (MII). Sua lipofilia é superior a muitos outros inibidores da ECA e possui afinidade seletiva pelo sítio C terminal da ECA e portanto para o miocárdio. Sua ação de potencialização da bradicinina é fraca. Graças à maior lipofilia, exerce ação inibitória da ECA superior ao captopril e enalapril e com duração de ação mais prolongada. A redução da pressão arterial acompanha-se da supressão da liberação de angiotensina II da parede vascular. Reduz as hipertrofias vascular e cardíaca. Produz menor incidência de tosse. Apresentado sob a forma de cloridrato.

Farmacodinâmica
- anti-hipertensivo e vasodilatador utilizado na insuficiência cardíaca congestiva.

Farmacocinética
- após extensa absorção oral é biotransformado para dois metabólitos ativos: delapril-diácido (delaprilat, MI) e 5-hidroxidelapril-diácido (MIII) e um metabólito dicetopiperazínico inativo (MII).
- $C_{máx}$ de 489, 635 e 229 mg/mL para delapril, delapril-diácido e 5-hidroxidelapril-diácido, respectivamente.
- o tempo para atingir a concentração plasmática máxima é de 0,30, 1,21 e 1,40 hora para o delapril, delapril-diácido e 5-hidroxidelapril-diácido, respectivamente.
- a meia-vida do delapril e do delaprilat é de cerca de 1,2 hora.
- cerca de 95% ligam-se às proteínas plasmáticas.
- excretado principalmente pelos rins, sendo 54,5% encontrados na urina e 30,2% nas fezes. Parece não afetar significativamente a depuração de creatinina.

Indicações
- as mesmas do benazepril.

Doses
- para hipertensão arterial sistêmica a dose inicial recomendada é de 15 mg duas vezes ao dia, podendo ser aumentada após duas semanas para 45 ou 60 mg/dia, de acordo com a resposta clínica. A dose máxima recomendada é de 120 mg/dia.
- para tratamento da insuficiência cardíaca, iniciar com 15 mg/dia, divididos em duas tomadas. A dose poderá ser aumentada para 30 mg/dia de acordo com a resposta clínica. A dose máxima recomendada é de 60 mg/dia.

Contraindicações
- gravidez.
- lactação.
- crianças.

Precauções
- pacientes com insuficiência renal com creatinina sérica > 3 mg/mL, iniciar com dose menor: 15 mg/dia em duas tomadas.

- DELAKETE (Farmalab-Chiesi), 30 comprimidos × 15 e 30 mg

Associação
- HIPERTIL (Farmalab-Chiesi), (cloridrato de delapril 30 mg + dicloridrato de manidipino 10 mg por comprimido), 28 comprimidos

ENALAPRIL

É derivado peptídico sintético. Corresponde ao éster etílico da 1-[[carboxi-3-fenilpropil]-L-alanil]-L-prolina. Trata-se de profármaco que é hidrolisado no fígado à forma diácida ativa, o enalaprilat, fármaco de ação prolongada e mais ativo que o enalapril. Não apresenta o grupo sulfidrila, que é considerado responsável por alguns dos efeitos adversos do captopril. É mais bem tolerado que o captopril. Usado na forma de maleato.

Farmacodinâmica
- anti-hipertensivo e vasodilatador utilizado na insuficiência cardíaca congestiva.

Farmacocinética
- a absorção é de aproximadamente 60%.
- atinge concentração sérica máxima dentro de 3 a 4 horas após uma dose oral.
- biodisponibilidade: 40%.
- é bioativado por hidrólise, regenerando o enalaprilat, o fármaco ativo; na insuficiência hepática, esta conversão é reduzida.
- meia-vida: 11 horas nos pacientes normais e cinco vezes mais em presença de insuficiência renal.
- excretado principalmente pela urina; cerca de 94% de uma dose são recuperados na urina e nas fezes como enalaprilat (cerca de 40%) ou enalapril.

Indicações
- as mesmas do benazepril.

Doses
- via oral, como anti-hipertensivo, adultos, inicialmente 2,5 mg para pacientes que estão tomando diurético e aqueles com insuficiência renal; 5 mg por dia aos que não estão tomando diurético e cuja função renal é normal ou moderadamente insuficiente; dose de manutenção, 10 a 40 mg ao dia.
- via oral, para tratamento de insuficiência cardíaca congestiva, adultos, 5 mg duas vezes ao dia.
- para crianças < 12 anos, 0,1 mg/kg/24 h inicialmente, por via oral, até o máximo de 0,5 mg/kg/24 h. Para crianças > 12 anos, 0,05 a 0,08 mg/kg/dose cada 8-24 h.

- ARILIN (Neovita), 30 comprimidos × 5, 10 e 20 mg
  50 fr.-amp. de 5 mL c/ 5 mg
- ATENS (Farmasa), 10 e 30 comprimidos × 20 mg
  20 comprimidos × 10 mg
  30 comprimidos × 5 mg
- ENALABAL (Baldacci), 30 comprimidos × 5, 10 e 20 mg
- ENALAPRESS (Medquímica), 30 comprimidos × 5, 10 e 20 mg
  200, 300 e 500 comprimidos × 5 e 10 mg
- ENALAPRIL (Bergamo), 30 comprimidos × 5, 10 e 20 mg
- ENALAPRIL (Neo-Química), 30 comprimidos × 5, 10 e 20 mg
- ENALAPRIL (Prodotti), 30 comprimidos × 5, 10 e 20 mg

- ENALAPRIL (Royton), 30 comprimidos × 5, 10 e 20 mg
- ENALAPRIL (Sanval), 20 comprimidos × 5, 10 e 20 mg
- ENALATEC (Green Pharma), 30 comprimidos × 5, 10 e 20 mg
- ENATEC (Hebron), 30 comprimidos × 5 e 10 mg
  10 e 30 comprimidos × 20 mg
- EUPRESSIN (Biosintética), 30 comprimidos × 2,5, 5, 10 e 20 mg
- GLIOTEN (Merck-Bagó), 30 comprimidos × 2,5, 5, 10 e 20 mg
- MALEATO DE ENALAPRIL (Biosintética), 30 comprimidos × 5, 10 e 20 mg (genérico)
- MALEATO DE ENALAPRIL (Brainfarma), 30 comprimidos × 5, 10 e 20 mg (genérico)
- MALEATO DE ENALAPRIL (Cristália), 30 comprimidos × 5, 10 e 20 mg (genérico)
- MALEATO DE ENALAPRIL (EMS), 30 comprimidos × 5, 10 e 20 mg (genérico)
- MALEATO DE ENALAPRIL (Germed), 30 comprimidos × 5, 10 e 20 mg
- MALEATO DE ENALAPRIL (Hexal), 30 comprimidos × 5, 10 e 20 mg (genérico)
- MALEATO DE ENALAPRIL (Medley), 30 e 500 comprimidos × 5, 10 e 20 mg (genérico)
- MALEATO DE ENALAPRIL (Mepha), 28 e 30 comprimidos × 5 e 10 mg (genérico)
  10, 28 e 30 comprimidos × 20 mg (genérico)
- MALEATO DE ENALAPRIL (Neo-Química), 30 comprimidos × 5, 10 e 20 mg (genérico)
- MALEATO DE ENALAPRIL (Novartis), 30 comprimidos × 5, 10 e 20 mg (genérico)
- MALEATO DE ENALAPRIL (Ranbaxy), 10 e 30 comprimidos × 5, 10 e 20 mg (genérico)
- MALEATO DE ENALAPRIL (Teuto-Brasileiro), 30 comprimidos × 5, 10 e 20 mg (genérico) 100 comprimidos × 10 mg (genérico)
- MALENA (EMS), 30 comprimidos × 5, 10 e 20 mg
- MULTIPRESSIM (Multilab), 30 comprimidos × 5, 10 e 20 mg
- NEOLAPRIL (Biobrás), 30 comprimidos × 5, 10 e 20 mg
- PRESSOTEC (Teuto), 30 comprimidos × 5, 10 e 20 mg
- RENIPRESS (Bergamo), 30 comprimidos × 5 e 10 mg
  10 e 30 comprimidos × 20 mg
- RENITEC (Merck Sharp & Dohme), 30 comprimidos × 5 e 10 mg
  10 e 30 comprimidos × 20 mg
  1 fr.-amp. de 5 mL com 1 mg/mL
- VASOPRIL (Biolab-Sanus), 30 comprimidos × 5, 10 e 20 mg

ENALAPRIL + HIDROCLOROTIAZIDA

- ATENS-H (Farmasa), (10 mg + 25 mg), 30 comprimidos
- COPRESSOTEC (Teuto-Brasileiro), (10 mg + 25 mg), 30 comprimidos
  (20 mg + 12,5 mg), 30 comprimidos
- CORRENITEC 10/25 (Merck Sharp & Dohme), (10 mg + 25 mg), 30 comprimidos
- CORRENITEC 20/12,5 (Merck Sharp & Dohme), (20 mg + 12,5 mg), 30 comprimidos
- ENATEC F (Hebron), (10 mg + 25 mg), 30 comprimidos
  (20 mg + 12,5 mg), 30 comprimidos
- EUPRESSIN-H 10/25 (Biosintética), (10 mg + 25 mg por comprimido), 30 comprimidos
- EUPRESSIN-H 20/12,5 (Biosintética), (20 mg + 12,5 mg por comprimido), 30 comprimidos
- GLIOTENZIDE 10 (Merck Bagó), (10 mg + 25 mg por comprimido), 30 comprimidos
- GLIOTENZIDE 20 (Merck Bagó), (20 mg + 12,5 mg por comprimido), 30 comprimidos
- MALEATO DE ENALAPRIL + HIDROCLOROTIAZIDA (Biosintética), (maleato de enalapril 10 mg + hidroclorotiazida 25 mg por comprimido), 30 comprimidos (genérico)
  (maleato de enalapril 20 mg + hidroclorotiazida 12,5 mg por comprimido), 30 comprimidos (genérico)
- MALEATO DE ENALAPRIL + HIDROCLOROTIAZIDA (EMS), (maleato de enalapril 10 mg + hidroclorotiazida 25 mg por comprimido), 30 comprimidos (genérico)
  (maleato de enalapril 20 mg + hidroclorotiazida 12,5 mg por comprimido), 30 comprimidos (genérico)
- MALEATO DE ENALAPRIL + HIDROCLOROTIAZIDA (Eurog./Legrand), (maleato de enalapril 10 mg + hidroclorotiazida 25 mg por comprimido), 30 comprimidos (genérico)
  (maleato de enalapril 20 mg + hidroclorotiazida 12,5 mg por comprimido), 30 comprimidos (genérico)
- MALEATO DE ENALAPRIL + HIDROCLOROTIAZIDA (Germed), (maleato de enalapril 10 mg + hidroclorotiazida 25 mg por comprimido), 30 comprimidos (genérico)
  (maleato de enalapril 20 mg + hidroclorotiazida 12,5 mg por comprimido), 30 comprimidos (genérico)
- MALEATO DE ENALAPRIL + HIDROCLOROTIAZIDA (Medley), (10 ou 20 + 20 ou 12,5 mg, respectivamente, por comprimido), 30 comprimidos (genérico)
- MALEATO DE ENALAPRIL + HIDROCLOROTIAZIDA (Novartis), (maleato de enalapril 20 mg + hidroclorotiazida 12,5 mg por comprimido), 30 comprimidos (genérico)
- MALEATO DE ENALAPRIL + HIDROCLOROTIAZIDA (Merck), (maleato de enalapril 10 mg + hidroclorotiazida 25 mg por comprimido), 30 comprimidos (genérico)
  (maleato de enalapril 20 mg + hidroclorotiazida 12,5 mg por comprimido), 30 comprimidos
- PRESSEL H (Legrand), (10 mg + 25 mg), 30 comprimidos (20 mg + 12,5 mg), 30 comprimidos
- VASOPRIL PLUS (Biolab-Sanus), (10 mg + 25 mg), 30 comprimidos
  (20 mg + 12,5 mg), 30 comprimidos

ENALAPRIL + ANLODIPINO

- SINERGEN 2,5/10 (Biosintética), (besilato de anlodipino 2,5 mg + maleato de enalapril 10 mg por comprimido), 30 cáps.
- SINERGEN 5/10 (Biosintética), (besilato de anlodipino 5 mg + maleato de enalapril 10 mg por comprimido), 30 cáps.
- SINERGEN 5/20 (Biosintética), (besilato de anlodipino 5 mg + maleato de enalapril 20 mg por comprimido), 30 cáps.

FOSINOPRIL

Sua estrutura difere da de outros inibidores da ECA por apresentar um grupo fosfinila ligado ao esqueleto principal da molécula, que contém o grupamento cicloexilprolina. *In vivo* é hidrolisado, liberando o metabólito ativo, o fosinoprilat.

Usado na forma de sal sódico.

Farmacodinâmica
- anti-hipertensivo.

Farmacocinética
- administrado por via oral, é absorvido lentamente, pelo menos 37%, do trato gastrintestinal.
- sofre hidrólise no fígado e na mucosa gastrintestinal, dando fosinoprilat, o metabólito ativo; na insuficiência hepática esta conversão é reduzida.
- a ligação do fosinoprilat às proteínas é muito alta (97 a 98%).
- meia-vida do fosinoprilat: aproximadamente 11,5 horas.
- início de ação: dentro de uma hora.
- o fosinoprilat atinge a concentração plasmática máxima em 2 a 4 horas.
- atinge o efeito máximo em 2 a 6 horas.
- depuração do fosinoprilat no hipertenso com insuficiência renal é aproximadamente 50% mais lenta do que nos pacientes normais.
- duração de ação: aproximadamente 24 horas.
- excretado pelo leite.
- excretado pelas vias renal (44 a 50%) e fecal (46 a 50%).
- não é bem dialisado.

Indicações
- tratamento da hipertensão, isoladamente ou em associação com diurético tiazídico.
- tratamento de hipertensão ou crise renal com esclerodermia.

Doses
- como anti-hipertensivo, para adultos, por via oral, iniciar com 10 mg uma vez ao dia, podendo-se ajustar a dose para 20 a 40 mg uma vez ao dia.
- como vasodilatador no tratamento da insuficiência cardíaca congestiva, usar dose semelhante à usada como anti-hipertensivo.
- a dose máxima diária recomendada é de 80 mg para adultos e 40 mg para crianças.
- como anti-hipertensivo, para crianças > 50 kg, 5 a 10 mg por dia.

- MONOPRIL (Bristol-Myers Squibb), 16 e 30 comprimidos × 10 mg
  30 comprimidos × 20 mg

Associação
- MONOPLUS (Bristol-Myers Squibb), (fosinopril 10 mg + hidroclorotiazida 12,5 mg por comprimido), 16 e 30 comprimidos

LISINOPRIL

É derivado peptídico sintético. Corresponde ao di-hidrato de derivado da fenilpropilisilprolina. Não é profármaco.

Farmacodinâmica
- anti-hipertensivo e vasodilatador utilizado na insuficiência cardíaca congestiva.

Farmacocinética
- administrado por via oral, cerca de 25% de uma dose são absorvidos; a absorção não é afetada pela presença de alimento no trato gastrintestinal.
- não se liga às proteínas.
- não sofre biotransformação.
- meia-vida: 12 horas; aumentada na insuficiência renal.
- início de ação: dentro de uma hora.

- tempo para atingir a concentração sérica máxima: 7 horas.
- tempo para atingir o efeito máximo: 6 horas.
- duração de ação: aproximadamente 24 horas.
- excretado inteiramente inalterado pela urina.
- removível por hemodiálise.

Indicações
- as mesmas do benazepril.

Doses
- via oral, adultos, inicialmente, 10 mg uma vez ao dia; a dose deve ser ajustada de acordo com a resposta da pressão arterial; a dose usual é de 20 a 40 mg por dia administrada numa única tomada.
- como vasodilatador no tratamento da insuficiência cardíaca congestiva, iniciar com 5 mg ao dia, podendo-se aumentar a dose até 20 mg.
- como dose máxima, 80 mg por dia.
- como anti-hipertensivo, em crianças > 6 anos, 0,07 mg/kg/dia até 5 mg ao dia.

Efeitos Adversos
- os já citados.
- eritema multiforme e outras reações dermatológicas.
- anemia hemolítica.

▸ *LISINOPRIL (Biosintética), 30 comprimidos × 5, 10 e 20 mg*
▸ *LISINOPRIL (Brainfarma), 30 comprimidos × 5, 10 e 20 mg (genérico)*
▸ *LISINOPRIL (Cinfa), 30 comprimidos × 5 e 20 mg (genérico)*
▸ *LISINOPRIL (Cristália), 30 comprimidos × 5, 10 e 20 mg (genérico)*
▸ *LISINOPRIL (EMS), 30 comprimidos × 5, 10, 20 e 30 mg (genérico)*
▸ *LISINOPRIL (Eurog./Legrand), 30 comprimidos × 5, 10, 20 e 30 mg (genérico)*
▸ *LISINOPRIL (Germed), 30 comprimidos × 5, 10, 20 e 30 mg (genérico)*
▸ *LISINOPRIL (Hexal), 30 comprimidos × 5, 10 e 20 mg (genérico)*
▸ *LISINOPRIL (Medley), 10, 20, 30, 40 e 150 comprimidos × 5, 10 e 20 mg (genérico)*
▸ *LISINOPRIL (Merck), 30 comprimidos × 5 e 20 mg (genérico)*
▸ *LISINOPRIL (Novartis), 30 comprimidos × 5, 10 e 20 mg (genérico)*
▸ *LISINOPRIL (Ranbaxy), 10 e 30 comprimidos × 5, 10 e 20 mg (genérico)*
▸ *LISINOPRIL (Ratiopharm), 30 comprimidos × 5, 10 e 20 mg (genérico)*
▸ *LISINOPRIL (Teuto-Brasileiro), 30 comprimidos × 5, 10 e 20 mg (genérico)*
▸ *LISINOVIL (Hexal), 30 comprimidos × 5, 10 e 20 mg*
▸ *LISTRIL (Torrent), 30 comprimidos × 5 e 10 mg*
▸ *PRILCOR (Sigma Pharma), 30 comprimidos × 5, 10 e 20 mg*
20 e 30 comprimidos × 30 mg
▸ *PRINIVIL (Prodome), 10 comprimidos × 20 mg*
30 comprimidos × 5 e 10 mg
▸ *VASOJET (União Química), 30 comprimidos × 5 e 10 mg*
▸ *ZESTRIL (AstraZeneca), 30 comprimidos × 5, 10 e 20 mg*

Associações
▸ *LISINOPRIL + HIDROCLOROTIAZIDA (Biosintética), (lisinopril 20 mg + hidroclorotiazida 12,5 mg por comprimido), 30 comprimidos (genérico)*
▸ *LISINOPRIL + HIDROCLOROTIAZIDA (Merck), (lisinopril 20 mg + hidroclorotiazida 12,5 mg por comprimido), 30 comprimidos (genérico)*
▸ *PRINZIDE 10/12,5 (Prodome), (10 mg de lisinopril + 12,5 mg de hidroclorotiazida), 30 comprimidos*
▸ *PRINZIDE 20/12,5 (Prodome), (20 mg de lisinopril + 12,5 mg de hidroclorotiazida), 30 comprimidos*
▸ *ZESTORETIC (AstraZeneca), (lisinopril 20 mg + hidroclorotiazida 12,5 mg por comprimido), 30 comprimidos*

PERINDOPRIL

O perindopril é um profármaco lipossolúvel de ação prolongada e potente inibidor da ECA. Sua estrutura química é composta por um grupo peridroindólico e sem radical sulfidrila. Após a absorção oral sofre hidrólise, produzindo diversos metabólitos inativos e um metabólito diácido, o perindoprilat, que é cerca de 1.000 vezes mais potente do que o éster original. É capaz de produzir efeitos anti-hipertensivos adequados durante 24 horas, com uma única dose diária.

Farmacodinâmica
- anti-hipertensivo e vasodilatador utilizado na insuficiência cardíaca congestiva.

Farmacocinética
- administrado por via oral é rápida e quase completamente absorvido.
- sofre biotransformação hepática, através de hidrólise do grupo éster, dando origem ao perindoprilat, que é o metabólito ativo, perindoprilat glucuronídico e outros metabólitos inativos. Utiliza ainda processos de glucuronização e ciclização.
- o metabólito perindoprilat glucuronídico é resultante de eliminação pré-sistêmica.
- biodisponibilidade de 95%.
- a distribuição do perindopril e do perindoprilat é limitada devido à baixa lipofilicidade dos compostos.
- liga-se às proteínas plasmáticas, sendo 60% para o perindopril e 20% para o perindoprilat.
- a formação do perindoprilat é lenta, sendo o seu pico de concentração plasmática em torno de 3,5 h. A taxa de conversão do perindopril para perindoprilat é de 20%.
- sofre eliminação bifásica, sendo a excreção da fração livre muito rápida e lenta para aquela ligada à ECA, sendo a meia-vida plasmática de cerca de 1 h. A baixa excreção urinária sugere que sua eliminação seja essencialmente por biotransformação. Contudo, a eliminação do perindoprilat dá-se exclusivamente através da excreção urinária.
- meia-vida terminal de 25 h.

Indicações
- tratamento da hipertensão arterial sistêmica.
- tratamento da insuficiência cardíaca congestiva.

Doses
- como anti-hipertensivo, 4 mg por via oral em dose única diária, podendo ser aumentada para 8 mg após 4 semanas.
- na insuficiência cardíaca congestiva, iniciar com 2 mg com dose eficaz entre 2 e 4 mg.

Efeitos Adversos
- os já citados.
- pneumonite.

Contraindicações
- além das já citadas, não deve ser administrado a crianças por não ter sido realizado nenhum estudo pediátrico.

Precauções
- na insuficiência renal a dose de perindopril deve ser ajustada de acordo com a depuração da creatinina: para depuração da creatinina entre 30 e 60 mL/min, administrar 2 mg por dia. Entre 15 e 30 mL/min, 2 mg a cada 2 dias, e < 15 mL/min, 2 mg no dia da diálise.
- nos idosos o tratamento inicial indicado é de 2 mg ao dia, tendo-se o cuidado de avaliar a função renal antes de instituir a terapêutica.
- foram observadas reações anafiláticas durante hemodiálise em uso de membranas altamente permeáveis, portanto, esta associação deve ser evitada.

▸ *COVERSYL (Servier), 30 comprimidos × 4 mg*

Associação
▸ *COVERSYL PLUS (Servier), (perindopril 4 mg + indapamida 1,25 mg por comprimido), 30 comprimidos*
▸ *PERICOR (Torrent), 10 e 30 comprimidos × 4 mg*

QUINAPRIL

É um profármaco, inibidor não sulfidrílico da ECA, tendo como composto ativo o quinaprilat. Este é cerca de três vezes mais potente que o composto original. Comercializado na forma de cloridrato.

Farmacodinâmica
- anti-hipertensivo e vasodilatador utilizado na insuficiência cardíaca congestiva.

Farmacocinética
- cerca de 60% absorvidos após administração oral. Os alimentos não alteram o grau de absorção mas podem alterar o tempo para atingir a $C_{máx}$.
- alta ligação proteica: > 97%.
- atinge o pico da concentração plasmática de 1 a 2 horas.
- sofre biotransformação hepática por hidrólise, formando o metabólito diácido principal, quinaprilat e dois outros inativos.
- início da ação: 1 hora.
- meia-vida de cerca de três horas.
- duração da ação: 24 horas.
- 61% eliminados na urina na forma de quinaprilat e 37% pelas fezes.

Indicações
- as mesmas do benazepril.

Doses
- na hipertensão arterial, iniciar com uma dose de 10 mg ao dia, podendo ser aumentada até 80 mg a intervalos de duas semanas, em administração única diária ou dividida, de acordo com a resposta clínica.
- na insuficiência cardíaca, iniciar com 2,5 mg ao dia, podendo ser aumentada até 40 mg, em dose única ou dividida.

Interações Medicamentosas
- reduz a absorção de tetraciclina ou de outros fármacos que interagem com magnésio.

▸ *ACCUPRIL (Pfizer), 28 comprimidos × 10 e 20 mg*

RAMIPRIL

Corresponde a derivado do enalapril, do qual diverge apenas por apresentar anel bicíclico em vez de monocíclico na extremidade heterocíclica. *In vivo* é biotransformado, sobretudo na mucosa gastrintestinal e no fígado, ao diácido ativo, o fosinoprilat.

É anti-hipertensivo eficaz e potente, cuja ação persiste por 24 h, devido às suas características químicas e farmacocinéticas que lhe conferem alta especificidade e afinidade pela ECA, sendo que sua ligação é prolongada e de dissociação bifásica.

O ramipril apresenta a capacidade de inibir o sistema renina/angiotensina, tanto no sistema circulatório quanto nos tecidos. Isso permite que exerça efeito importante na proteção dos órgãos de risco compreendidos na síndrome hipertensiva: coração, parede vascular, rins e cérebro.

FARMACODINÂMICA
- anti-hipertensivo e vasodilatador utilizado na insuficiência cardíaca congestiva.

FARMACOCINÉTICA
- administrado por via oral, é rapidamente e, pelo menos, 50 a 60% absorvido do trato gastrintestinal.
- distribui-se rapidamente a todos os tecidos, atingindo concentrações mais altas no fígado, rins e pulmões do que no sangue.
- sofre biotransformação, principalmente hepática, dando, por hidrólise, o ramiprilat, o metabólito ativo; na insuficiência hepática esta conversão é reduzida; tanto o ramipril quanto o ramiprilat são biotransformados em derivados dicetopiperazínicos.
- a ligação às proteínas do ramipril e do ramiprilat é alta: 73% e 56%, respectivamente.
- meia-vida: ramipril, 5,1 h; ramiprilat, 13 a 17 h, mas aumentada na insuficiência renal.
- início de ação: dentro de 1 a 2 horas.
- duração da ação, com dose única: cerca de 24 horas.
- tempo para atingir a concentração plasmática máxima: ramipril (52,2 ± 19,5 µg/L), dentro de 1 hora; ramiprilat (33,6 ± 19,3 µg/L), 3 horas.
- depuração renal: 126,8 ± 41,4 mL/min.
- atinge o efeito máximo em 4 a 6,5 h.
- biodisponibilidade absoluta: ramipril, 28%; ramiprilat, 44%.
- atravessa a barreira placentária.
- excretado pelas vias renal (aproximadamente 60%) e fecal (40%), principalmente como metabólitos.

INDICAÇÕES
- as mesmas do benazepril.

DOSES
- via oral, adultos, inicialmente 2,5 mg uma vez ao dia; a dose pode ser aumentada a intervalos de 2 a 3 semanas até o máximo de 10 mg ao dia.

▶ ECATOR (Torrent), 30 cáps. × 2,5 e 5 mg
▶ NAPRIX (Libbs), 20 e 30 comprimidos × 2,5 e 5 mg 30 comprimidos × 10 mg
▶ RAMIPRIL (Biosintética), 20 e 30 comprimidos × 2,5 e 5 mg (genérico)
▶ RAMIPRIL (Brainfarma), 30 comprimidos × 2,5 e 5 mg (genérico)
▶ RAMIPRIL (Cristália), 20 e 30 comprimidos × 2,5 e 5 mg (genérico)
▶ RAMIPRIL (Novartis), 30 comprimidos × 2,5 e 5 mg (genérico)
▶ RAMIPRIL (Ranbaxy), 30 comprimidos × 2,5 e 5 mg (genérico)
▶ RAMIPRIL (Ratiopharm), 15 e 30 comprimidos × 2,5 e 5 mg (genérico)
▶ RAMIPRIL (Sanofi-Aventis), 30 comprimidos × 5 mg (genérico)
▶ TRIATEC (Aventis Pharma), 15 e 30 comprimidos × 2,5 e 5 mg
▶ TRIATEC PREVENT (Aventis Pharma), 15 e 30 cáps. × 10 mg

ASSOCIAÇÕES
▶ ECATOR ANLO (Torrent), (ramipril 2,5 mg + besilato de anlodipino 5 mg por comprimido), 30 cápsulas (ramipril 5 mg + besilato de anlodipino 5 mg por comprimido), 10 e 30 cápsulas
▶ ECATOR H (Torrent), (ramipril 5 mg + hidroclorotiazida 25 mg por comprimido), 30 comprimidos
▶ NAPRIX A (Libbs), (ramipril 2,5 ou 5 mg + besilato de anlodipino 5 mg por cápsula), 30 cáps.
▶ NAPRIX D 5/12,5 (Libbs), (ramipril 5 mg + hidroclorotiazida 12,5 mg por comprimido), 30 comprimidos
▶ NAPRIX 5/25 (Libbs), (ramipril 5 mg + hidroclorotiazida 25 mg por comprimido), 30 comprimidos
▶ TRIATEC D (Aventis Pharma), (ramipril 5 mg + hidroclorotiazida 25 mg por comprimido), 30 comprimidos

TRANDOLAPRIL

Trata-se de derivado do ácido indolinocarboxílico. *In vivo* é biotransformado ao diácido ativo, o trandolaprilat.

FARMACODINÂMICA
- anti-hipertensivo.

FARMACOCINÉTICA
- administrado por via oral, é muito rapidamente absorvido; a quantidade absorvida é equivalente a 40 a 60% da dose, não sendo afetada pela ingestão de alimentos.
- é bioativado por hidrólise, regenerando o trandolaprilat, o fármaco ativo.
- o trandolaprilat liga-se fortemente às proteínas (80%).
- o trandolapril atinge concentração plasmática máxima em 30 minutos; o trandolaprilat, em 4 a 6 horas; as concentrações plasmáticas do trandolaprilat são mais altas em pacientes com depuração de creatinina menor ou igual a 30 mL/min.
- duração de ação: 24 horas.
- após administração repetida de uma dose diária, atinge estado de equilíbrio em quatro dias.
- depuração do trandolaprilat: menor ou igual a 30 mL/min.
- meia-vida: trandolapril, menos de uma hora; trandolaprilat, 16 a 24 horas.
- o trandolaprilat (10 a 15% da dose administrada do trandolapril) é excretado pela urina na forma inalterada.

INDICAÇÕES
- tratamento de hipertensão arterial essencial ou primária.

DOSES
- via oral, adultos, 2 mg uma vez ao dia; esta dose pode ser dobrada, se necessário, após duas a quatro semanas de tratamento; em insuficiência renal, a dose deve ser reduzida para 0,5 mg se a depuração de creatinina for menor ou igual a 30 mL/min; não é necessário ajustar a dose em pacientes com mais de 65 anos de idade.

▶ GOPTEN (Abbott), 20 cáps. × 2 mg
▶ ODRIK (Asta), 20 cáps. × 2 mg

▶ Antagonistas de cálcio

Os fármacos bloqueadores seletivos do canal de cálcio utilizados como anti-hipertensivos são: anlodipino, diltiazem, felodipino, isradipino, lacidipino, lercanidipino, manidipino, nifedipino, nisoldipino, nitrendipino e verapamil. Verapamil está descrito na seção *Antiarrítmicos*, e os demais, exceto diltiazem, lacidipino, lercanidipino, levanlodipino, manidipino e nitrendipino, em *Dilatadores dos vasos coronarianos*, deste capítulo.

DILTIAZEM

É derivado da benzotiazepina. Deprime os nódulos SA e AV e exerce pouco ou nenhum efeito inotrópico negativo. Ele reduz a frequência cardíaca menos do que o verapamil, mas pode causar leve bradicardia. Usado na forma de cloridrato.

FARMACODINÂMICA
- antiarrítmico, anti-hipertensivo e antianginoso.

FARMACOCINÉTICA
- mais de 90% de uma dose oral são rapidamente absorvidos.
- ligação a proteínas alta: 70 a 80% (35 a 40% à albumina).
- biodisponibilidade: 40%; pode atingir 90% com o uso crônico.
- meia-vida bifásica: a primeira fase, mais curta, de 20 a 30 minutos; a segunda, mais longa, de aproximadamente 3,5 horas.
- sofre biotransformação hepática; o principal metabólito é o desacetildiltiazem, que tem 25% a 50% da atividade de dilatação coronariana do diltiazem.
- início de ação: 30 minutos.
- atinge a concentração máxima em 30 minutos a 3 horas.
- excretados 60% pela bile e 40% pela urina (incluindo o desacetildiltiazem), 2 a 4% na forma inalterada.

INDICAÇÕES
- tratamento de hipertensão essencial.
- tratamento de angina clássica.
- tratamento de angina vasoespástica.
- profilaxia e tratamento de taquiarritmias supraventriculares.

DOSES
- via oral, adultos, como antiarrítmico ou anti-hipertensivo, 60 a 120 mg três vezes ao dia, antes das refeições.
- via oral, adultos, como antianginoso, inicialmente, 30 mg quatro vezes ao dia, antes das refeições. A dose pode ser aumentada gradualmente até o máximo de 360 mg diariamente.
- para adultos, uso IV em bolo, inicialmente 0,25 mg/kg administrado durante 2 minutos com monitorização cardíaca e vigilância da PA. Após 15 minutos, se não houver resposta adequada, poderá ser utilizada dose de 0,35 mg/kg.
- para adultos, IV contínuo, com a finalidade de baixar a frequência cardíaca na fibrilação ou *flutter* atrial, 10 mg/h após a administração IV em bolo. Doses posteriores podem ser aumentadas de 5 mg/h até o máximo de 15 mg/h. Deverá ser diluído em soro fisiológico (SF) a 0,9% ou soro glicosado a 5% (SG) de acordo com o seguinte esquema:

FÁRMACOS ANTI-HIPERTENSIVOS **8.33**

SG ou SF mL	Diltiazem (mg)	Concentração mg/mL	Dose mg/h	Velocidade de infusão mL/h
100	125	1,0	10	10
250	250	0,83	10	12
500	250	0,45	10	22

CONTRAINDICAÇÕES
- hipersensibilidade ao diltiazem.
- doença do nó sinusal, exceto em pacientes com marca-passo artificial.
- bloqueio AV de segundo e terceiro graus, exceto em pacientes com marca-passo artificial.
- hipotensão arterial grave (pressão sistólica inferior a 90 mm Hg).
- infarto agudo do miocárdio e congestão pulmonar.
- bradicardia acentuada (pulso inferior a 55 bpm).
- relativas, por falta de dados experimentais suficientes: gravidez, lactação e infância.

EFEITOS ADVERSOS
- bradicardia, tontura, fraqueza, cefaleia, rubor, secura da boca.
- edema de tornozelos, distúrbios gastrintestinais.
- reações dermatológicas, como necrose epidérmica.
- síndrome de Stevens-Johnson, doença potencialmente fatal.

▶ ANGIOLONG (Farmalab-Chiesi), 50 comprimidos × 30 e 60 mg
▶ ANGIOLONG AP (Farmalab-Chiesi), 20 cáps. × 90 e 180 mg
10 cáps. × 300 mg
▶ BALCOR (Baldacci), 20 e 50 comprimidos × 30 mg
24 comprimidos × 60 mg
▶ BALCOR IV (Baldacci), fr.-amp. × 25 e 50 mg
▶ BALCORD RETARD (Baldacci), 20 cáps. × 90, 120, 180 e 240 mg
▶ CARDIZEM (Boehringer Ingelheim), 50 comprimidos × 30 mg
25 e 50 comprimidos × 60 mg
▶ CARDIZEM CD (Boehringer Ingelheim), 15 cáps. × 180 e 240 mg
▶ CARDIZEM SR (Boehringer Ingelheim), 20 cáps. × 90 e 120 mg
▶ CLORIDRATO DE DILTIAZEM (Apotex), 20 cáps. × 90 e 120 mg (genérico)
▶ CLORIDRATO DE DILTIAZEM (Biosintética), 30 comprimidos × 30 e 60 mg (genérico)
▶ CLORIDRATO DE DILTIAZEM (EMS), 25 e 50 comprimidos × 60 mg
20 cáps. × 90 e 120 mg (genérico)
▶ CLORIDRATO DE DILTIAZEM (Eurog./Legrand), 50 comprimidos × 30 mg (genérico)
25 e 50 comprimidos × 60 mg (genérico)
▶ CLORIDRATO DE DILTIAZEM (Germed), 50 comprimidos × 30 mg (genérico)
▶ DILCOR (Gross), 20 cáps. de ação prolongada × 90, 180 e 300 mg
25 e 60 comprimidos × 60 mg (genérico)
▶ DILTIPRESS (Sigma Pharma), 30 cáps. × 90, 120, 180, 240, 300 e 360 mg
▶ DILTZEM (Pharmacia Brasil), 60 comprimidos × 60 mg
▶ DILTZEM AP (Pharmacia Brasil), 20 comprimidos × 90 e 120 mg
10 comprimidos × 240 mg
▶ DILTOR CD (Torrent), 20 cáps. × 180 e 240 mg
▶ INCORIL AP 90 (Merck Bagó), 30 comprimidos
▶ INCORIL AP 120 (Merck Bagó), 30 comprimidos
▶ INCORIL AP 180 (Merck Bagó), 30 comprimidos
▶ INCORIL AP 240 (Merck Bagó), 30 comprimidos

LACIDIPINO

Apresenta os ésteres etílicos ligados ao anel di-hidropiridínico e cadeia lateral ramificada longa unida à posição 2 do grupo fenila.
Suas propriedades e mecanismo de ação são semelhantes aos de outros bloqueadores seletivos do canal de cálcio.

FARMACODINÂMICA
- anti-hipertensivo.

FARMACOCINÉTICA
- administrado por via oral, é rapidamente absorvido do trato gastrintestinal, apesar da baixa taxa de absorção.
- liga-se fortemente às proteínas (> 95%).
- sofre significativa eliminação pré-sistêmica no fígado.
- atinge concentração plasmática máxima em 30 a 150 minutos.
- biodisponibilidade absoluta: 2 a 9%.
- meia-vida sérica: 1,5 hora.
- excretado na forma de metabólitos, 70% da dose administrada pelas fezes e o restante pela urina.

INDICAÇÕES
- tratamento de hipertensão, isoladamente ou em associação com outros anti-hipertensivos, com betabloqueadores e diuréticos.

DOSES
- via oral, adultos, 4 mg uma vez ao dia, de preferência pela manhã; se necessário, pode-se aumentar a dose para 6 mg; em idosos e pacientes com insuficiência hepática, a dose inicial deve ser reduzida a 2 mg uma vez ao dia.

CONTRAINDICAÇÕES
- hipersensibilidade ao lacidipino.
- gravidez.
- lactação.
- crianças.

EFEITOS ADVERSOS
- cefaleia, rubor, edemas, tonturas, palpitações.
- astenia, erupções da pele, perturbações gástricas.
- náuseas, poliúria.
- dores torácica e gengival.

INTERAÇÕES MEDICAMENTOSAS
- betabloqueadores, diuréticos e outros agentes anti-hipertensivos podem potencializar seus efeitos hipotensivos.
- cimetidina aumenta seu nível plasmático.

▶ LACIPIL (GlaxoSmithKline), 14 comprimidos × 4 mg

LERCANIDIPINO

É composto racêmico que apresenta um centro quiral na posição 4 do anel di-hidropiridínico. Possui quantidades idênticas dos dois enantiômeros que exercem atividade farmacológica distinta, sendo o (S)-enantiômero mais potente do que o (R). É altamente específico para os canais do tipo L e tem fraca atividade pelos canais de sódio e mínima pelos receptores α_{1a} e α_{1b}, D_2-dopaminérgicos e 5-HT$_2$. Não possui qualquer afinidade pelos receptores α_2, β e muscarínicos. Graças à sua lipofilia, exerce efeito prolongado. Atua tanto na hipertensão arterial (HAS) sistólica quanto na diastólica e é especialmente útil na hipertensão sistólica do idoso, sem produzir hipotensão ortostática. Possui eficácia comparável à do nifedipino e nitrendipino e maior que a do verapamil. Como o nitrendipino, reduz a resistência coronariana e parece exercer um efeito protetor sobre os miócitos cardíacos. À semelhança de outros antagonistas do cálcio, produz diminuição da proliferação muscular lisa relacionada com a dose. Como bloqueador seletivo do canal de cálcio de terceira geração, não possui efeito significativo sobre a contratilidade cardíaca e não induz taquicardia reflexa.

FARMACOCINÉTICA
- sofre absorção quase completa, após administração oral.
- baixa biodisponibilidade devido à pré-eliminação sistêmica. Alimentos ricos em lipídios a diminuem.
- atinge o pico da concentração plasmática entre 1,5 e 3 horas.
- sofre biotransformação hepática por meio de desaminação oxidativa da cadeia lateral, glicuronidação, N,N-didealquilação e redução do grupo NO$_2$.
- 51% eliminados pelas fezes e 45% pela urina.
- > 98% ligam-se às proteínas plasmáticas.
- meia-vida de 2 a 5 horas.

DOSES
- 10 a 20 mg uma vez ao dia.

CONTRAINDICAÇÕES
- as já citadas.

PRECAUÇÕES
- diminuir a dose em pacientes portadores de insuficiência hepática grave e naqueles submetidos à diálise.

▶ ZANIDIP (Asta), 20 comprimidos × 10 mg

LEVANLODIPINO

É o enantiômero S-(-) do anlodipino com nome químico 3-etil-5-metil (4S)-2-[(2-aminoetoxi)metil]-4-(2-clorofenil)-6-metil-1,4-di-hidropiridina-3,5-ácido carboxílico.

FARMACODINÂMICA
- anti-hipertensivo, bloqueador dos canais de cálcio.

FARMACOCINÉTICA
- após absorção oral, atinge o pico da concentração plasmática entre 6 e 12 h.

- biodisponibilidade de 64 a 90%, sem sofrer influência dos alimentos.
- cerca de 95% ligam-se às proteínas plasmáticas.
- volume de distribuição de 21 L/kg.
- cerca de 90% sofrem biotransformação hepática formando metabólitos ativos.
- meia-vida de 35 h.

Indicações
- tratamento da hipertensão arterial sistêmica.

Doses
- como dose inicial, 5 mg/dia. A dose pode ser aumentada para 10 mg de acordo com a resposta clínica. Aumento da dose deve ser feito com intervalo de 2 semanas.
- dose máxima recomendada é de 10 mg/dia.
- como manutenção, 2,5 mg/dia.

Contraindicações
- hipersensibilidade ao fármaco.
- gravidez e lactação. Categoria C da FDA.
- crianças.

Precauções
- vigiar a administração aos pacientes portadores de insuficiência hepática e renal.
- em pacientes idosos e naqueles com disfunção hepática, recomenda-se administrar 2,5 mg/dia.

Efeitos Adversos
- cefaleia, tontura, indisposição.
- tosse, dificuldade de respiração.
- taquicardia, bradicardia, fibrilação atrial.
- hipotensão arterial, hipotensão ortostática, síncope, vasculite.
- artralgia, artrite, mialgia.
- edema, angioedema, eritema.
- hipopotassemia, hiponatremia, hiperglicemia.

Interações Medicamentosas
- o uso concomitante com betabloqueadores pode causar hipotensão importante ou agravar a insuficiência cardíaca.
- o uso associado de estrogênios pode produzir retenção hídrica.
- a associação com lítio pode provocar náuseas, vômito, diarreia, ataxia, tremor, surdez.
- anti-inflamatórios não esteroides, principalmente a indometacina, podem reduzir o efeito anti-hipertensivo do levanlodipino.
- o uso concomitante do bluflomedil pode aumentar o efeito hipotensor.
- como com outros bloqueadores dos canais de cálcio, pode diminuir o efeito do clopidogrel.
- aumenta a concentração plasmática da ciclosporina.
- quinupristina e dalfopristina podem aumentar sua concentração plasmática.
- o uso de bloqueadores dos canais de cálcio e de dantroleno pode alterar a função cardiovascular e causar hiperpotassemia.
- vigiar a administração concomitante de epirrubicina.
- ritonavir, saquinavir, itraconazol, posaconazol, voriconazol e cetoconazol podem aumentar sua concentração plasmática.
- rifapentina reduz sua concentração plasmática.

▶ NOVANLO (Biolab), 20 e 30 comprimidos × 2,5 e 5 mg

MANIDIPINO

É antagonista dos canais de cálcio di-hidropiridínico altamente seletivo com propriedades protetoras sobre a hemodinâmica renal. Proporciona queda da pressão arterial por até 24 horas e reduz, de maneira significativa, a resistência vascular renal (dilatações arteriolar aferente e eferente), aumento dos fluxos sanguíneo e plasmático renais e do filtrado glomerular. Inibindo, também, a proliferação das células musculares aos fatores mitogênicos mesangiais (PDGF e endotelina-1), pode prevenir o dano endotelial dislipêmico. Como consequência, é particularmente benéfico no tratamento de hipertensos portadores de diabetes melito. Exerce, ainda, ação diurética através da inibição da reabsorção de sódio e de água ao nível tubular. Comercializado como cloridrato.

Farmacodinâmica
- anti-hipertensivo.

Farmacocinética
- sofre rápida absorção após administração oral.
- a administração com alimentos aumenta a sua biodisponibilidade em cerca de 50%, sem alterar a absorção.
- atinge a concentração plasmática máxima entre uma e duas horas.
- meia-vida de eliminação bifásica: 1,4 a 2,1 horas e 3,8 a 8 horas.
- farmacocinética linear para doses crescentes de 5 a 20 mg.
- em pacientes com disfunção renal pode haver prolongamento da meia-vida.
- > 99% ligam-se às proteínas plasmáticas.
- sofre pré-eliminação sistêmica.
- sofre extensa biotransformação hepática.
- 63% eliminados pelas fezes e 31% pela urina.

Indicações
- tratamento da hipertensão arterial sistêmica essencial, particularmente nos pacientes portadores de alterações renais e/ou diabetes melito.

Doses
- 10 mg como dose inicial, uma vez ao dia, após o desjejum. De acordo com a resposta clínica, esta dose pode ser aumentada para 20 mg uma vez ao dia, após uma ou duas semanas.
- como manutenção, 20 mg ao dia.

Contraindicações
- hipersensibilidade ao manidipino.
- gravidez e lactação.
- crianças.

Precauções
- reduzir a dose em pacientes > 65 anos e na presença de insuficiência hepática.
- vigiar a administração concomitante com outros anti-hipertensivos devido ao risco de hipotensão.

Efeitos Adversos
- cefaleia, tonturas, vertigens, palpitações, fogachos, edema.
- náuseas, vômitos, mal-estar, xerostomia.
- erupção cutânea.
- aumentos reversíveis das enzimas hepáticas.
- azotemia e aumento da creatinina sérica.

Interações Medicamentosas
- efeitos aditivos com uso concomitante de outros anti-hipertensivos.
- cimetidina aumenta o efeito do manidipino.
- aumenta a concentração sérica da digoxina.
- indutores da biotransformação hepática como fenitoína, carbamazepina e fenobarbital podem reduzir seu nível plasmático.

▶ MANIVASC (Farmalab-Chiesi), 14 e 28 comprimidos × 10 e 20 mg

Associação
▶ HIPERTIL (Farmalab Chiesi), (manidipino 10 mg + cloridrato de delapril 30 mg por comprimido), 28 comprimidos

NITRENDIPINO

Apresenta os ésteres metílico e etílico ligados ao anel di-hidropiridínico e o grupo nitro unido ao anel fenila. Sua estrutura é, portanto, muito semelhante à do nifedipino. Consequentemente, suas propriedades e seu mecanismo de ação também se assemelham.

Farmacodinâmica
- anti-hipertensivo.

Farmacocinética
- cerca de 80% da dose oral são absorvidos.
- atinge concentração plasmática máxima dentro de uma a duas horas.
- manifesta efeito máximo dentro de quatro horas.
- liga-se fortemente (98%) às proteínas plasmáticas.
- volume de distribuição: 2 a 6 L/kg, no estado estacionário.
- meia-vida: 12 a 24 horas.
- concentrações plasmáticas e meia-vida de eliminação aumentam nos pacientes com doença hepática.
- sofre biotransformação hepática extensa, por desidrogenação a análogo da piridina, cisão dos grupos éster por hidrólise a ácidos carboxílicos e hidroxilação dos grupos metílicos com conjugação subsequente na bile.
- aproximadamente 11% de uma dose são excretados pela urina e 77% pelas fezes como metabólitos polares inativos, 96 horas após administração da dose oral; menos de 0,1% é eliminado na forma inalterada pela urina.
- depuração: 81 a 87 L/h.

Indicações
- tratamento de hipertensão essencial leve e moderada.

Doses
- via oral, adultos, 20 mg pela manhã, após o desjejum; se necessário, pode-se aumentar esta dose para 40 mg, divididos em duas tomadas, pela manhã e à noite; os idosos podem responder a doses de 5 a 10 mg.

Contraindicações
- crianças.
- gravidez.
- lactação.
- hipersensibilidade ao nitrendipino.

Efeitos Adversos
- cefaleia, rubor, edema de tornozelos e palpitações.
- tontura, alergia, poliúria e fadiga.

- a interrupção abrupta do tratamento pode causar o efeito rebote.

Superdose
- lavagem gástrica e acompanhamento em unidade de tratamento intensivo.
- perfusão de gluconato de cálcio em casos de intoxicação aguda.

Interações Medicamentosas
- pode aumentar a concentração sérica de digoxina.
- β-bloqueadores ou outros anti-hipertensivos podem potencializar seus efeitos anti-hipertensivos.

▶ *CALTREN (Libbs), 20 comprimidos × 10 e 20 mg*
▶ *NITRENCORD (Biosintética), 30 comprimidos × 10 e 20 mg*
▶ *NITRENDIPINO (Biosintética), 30 comprimidos × 10 e 20 mg (genérico)*

▶ Inibidores da renina

No Brasil é comercializado o único representante desta nova classe de fármacos anti-hipertensivos, o alisquireno. Ele atua inibindo a conversão do angiotensinogênio a angiotensina I.

ALISQUIRENO

É um inibidor potente e direto da renina com nome químico hemifumarato de (2S,4S,5S,7S)-N-(2-carbomoil-2-metilpropil)-5-amino-4-hidroxi-2,7-di-isopropil-8-[4-metoxi-3-(-3-metoxipropoxi)fenil]-octanamida. Inibe a conversão do angiotensinogênio a angiotensina I, com a consequente diminuição dos níveis de renina plasmática. Sua vantagem sobre os inibidores da enzima conversora da angiotensina (ECA) é que o efeito do aumento dos níveis de renina produzido pelos inibidores da ECA é eliminado. Assim, os níveis da angiotensina I e angiotensina II são reduzidos. A redução dos níveis de renina plasmática pode variar de 50% a 80%. Em geral, não produz hipertensão rebote após a interrupção do tratamento anti-hipertensivo. Comercializado como hemifumarato.

Farmacodinâmica
- inibidor da renina, anti-hipertensivo.

Farmacocinética
- após administração oral é pouco absorvido, apresentando uma biodisponibilidade de cerca de 2,5%.
- após administração oral atinge o pico da concentração plasmática máxima entre uma e três horas.
- a administração concomitante com alimentos ricos em lipídios diminui as suas ASC e $C_{máx}$ em 71% e 85%, respectivamente.
- o efeito máximo anti-hipertensivo é atingido em cerca de duas semanas.
- é biotransformado utilizando o isossistema CYP3A4.
- 25% eliminados pela urina.

Indicações
- tratamento da hipertensão arterial como monoterapia ou em associação com outros anti-hipertensivos.

Doses
- como início do tratamento, 150 mg por via oral por dia. A dose pode ser aumentada para 300 mg ao dia se não houver resposta adequada, sendo a dose máxima recomendada.

Contraindicações
- hipersensibilidade ao alisquireno.
- gravidez e lactação.
- < 18 anos de idade.
- insuficiência renal de grau moderado a importante ou com antecedente de diálise, síndrome nefrótica, estenose de artéria renal uni- ou bilateral e hipertensão renovascular.

Precauções
- os estudos com alisquireno não avaliaram os seus efeitos em uso associado com varfarina.
- vigiar o eventual aparecimento de hipotensão principalmente se associado aos outros anti-hipertensivos.
- vigiar a administração na presença de insuficiência renal leve.
- observar os níveis de potássio sérico, pois pode produzir hiperpotassemia principalmente se usado concomitantemente com inibidores da ECA.
- nos estudos clínicos com o alisquireno foram usadas associações com os seguintes anti-hipertensivos: hidroclorotiazida, valsartano, irbesartano, inibidores da ECA, anlodipino. Com os inibidores da ECA não foram analisadas associações com as doses máximas destes.

Efeitos Adversos
- angioedema com sintomas respiratórios, edema periorbitário, edema de face, mãos e todo o corpo.
- diarreia, dor abdominal, dispepsia, refluxo gastroesofágico.
- tosse.
- hiperpotassemia, hiperuricemia, gota, litíase renal.
- diminuição do hematócrito e da hemoglobina.
- aumento da CPK.
- contrações tônico-clônicas com perda da consciência.
- cefaleia, tontura, fadiga, dor nas costas.
- nasofaringite, infecção do trato respiratório superior.

Interações Medicamentosas
- o uso concomitante de irbesartano reduz a concentração plasmática do alisquireno em até 50%.
- a atorvastatina aumenta a concentração plasmática do alisquireno em 50% e da sua ASC após doses múltiplas.
- o cetoconazol usado em uma dose de 200 mg aumenta a concentração plasmática do alisquireno em 80%.
- não inibe o isossistema enzimático CYP1A2, 2C8, 2C9, 2D6, 2E1, CYP3A. Também não induz o isossistema CYP3A4.
- diminui a ASC e a $C_{máx}$ da furosemida em 30% e 50%, respectivamente.

▶ *RASILEZ (Novartis), 7, 14 e 28 comprimidos × 150 e 300 mg*

Associações
▶ *RASILEZ AMLO (Novartis), (alisquireno 150 mg + anlodipino 5 mg cada comprimido) 14 e 28 comprimidos*
(alisquireno 300 mg + anlodipino 10 mg cada comprimido), 14 e 28 comprimidos

▶ *RASILEZ HCT (Novartis), (alisquireno 150 mg + hidroclorotiazida 12,5 ou 25 mg cada comprimido), 14 e 28 comprimidos (alisquireno 300 mg + hidroclorotiazida 12,5 ou 25 mg cada comprimido), 14 e 28 comprimidos*

▶ Antagonistas do receptor da angiotensina II

A angiotensina II exerce o seu papel ao nível da superfície celular, mediante dois tipos de receptores específicos conhecidos como AT_1 e AT_2. Por outro lado, os primeiros são subdivididos em dois subtipos: AT_{1a} e AT_{1b}. Estes estão relacionados com a proteína G e distribuídos amplamente no organismo, principalmente na camada média muscular e no endotélio dos vasos e ainda rins, fígado, SNC, trato gastrintestinal, sistema urinário, córtex adrenal e pulmões. São responsáveis pela maioria dos efeitos conhecidos da angiotensina II por meio da ativação do sistema fosfatidilinositol/cálcio citosólico, incluindo: vasoconstrição, aumento de aldosterona e da reabsorção tubular de sódio, aumento da atividade simpática e indução do crescimento muscular liso. O receptor AT_2 é primariamente embrionário, não sendo encontrado em grande número no indivíduo adulto, e parece não se relacionar com a proteína G. Os seus locais de ligação encontram-se na medula adrenal, pâncreas, ovários, SNC e tecidos fetais. O seu papel ainda não está totalmente esclarecido e relaciona-se com a diferenciação de crescimento celular.

Os antagonistas do receptor da angiotensina II caracterizam-se pela alta afinidade, bloqueando os efeitos desta, com a vantagem de não afetarem a bradicinina e produzirem um antagonismo independente do local de formação da angiotensina II.

Os comercializados no Brasil são: candesartano, irbesartano, losartano, olmesartano, telmisartano e valsartano. São todos fármacos estruturalmente relacionados com o benzimidazol-7-ácido carboxílico e, portanto, do gênero masculino.

CANDESARTANO

É derivado do benzimidazol-7-ácido carboxílico. É administrado sob a forma de um profármaco inativo, o éster candesartano cilexetila, que é rápida e completamente convertido, por hidrólise, durante a absorção gastrintestinal, ao composto ativo candesartano. O composto ativo é cerca de 30 a 100 vezes mais potente que o profármaco. É bloqueador seletivo e potente do receptor AT_1. Liga-se fortemente a este receptor e desprende-se lentamente, o que permite uma duração de ação anti-hipertensiva prolongada. Produz redução significativa das pressões arteriais sistólica e diastólica durante as 24 horas em doses únicas que variam de 4 a 16 mg, sendo proporcional à dose administrada e com efeito máximo na dose de 16 mg atingido dentro de 4 semanas. A relação vale-pico é de cerca de 80 a 100%. Nas doses de 4-8 mg é tão eficaz quanto as de 10-20 mg de enalapril, e nas de 8 mg tem eficácia semelhante às de 5 mg de anlodipino, 25 mg de hidroclorotiazida e 50 mg de losartano. Porém, é mais potente que este último quando a dose é aumentada para 16 mg.

FARMACODINÂMICA
- anti-hipertensivo.

FARMACOCINÉTICA
- após administração oral é rápida e completamente convertido, por hidrólise, a candesartano.
- biodisponibilidade de cerca de 42%.
- atinge o pico da concentração plasmática máxima entre 3 e 4 horas.
- as concentrações plasmáticas aumentam linearmente com o aumento da dose e em cerca de 50% nos idosos, moderadamente na insuficiência renal leve a moderada e na insuficiência hepática moderada a severa.
- 99,8% ligam-se às proteínas plasmáticas, principalmente à albumina.
- 20 a 30% sofrem biotransformação hepática.
- eliminado sob a forma inalterada pela urina e pelas fezes, sendo 33% de uma dose marcada recuperada na urina e 67% nas fezes.
- o metabólito MII (CV-15959) é o único identificado no plasma, na urina e nas fezes sob a forma inativa e utilizando a via do citocromo P450 CYP2C de forma não significativa.
- meia-vida de eliminação de cerca de 9,3 horas.

INDICAÇÕES
- tratamento da hipertensão arterial sistêmica.

DOSES
- como dose inicial, 8 mg uma vez ao dia.
- como manutenção, 8 a 16 mg uma vez ao dia.

CONTRAINDICAÇÕES
- hipersensibilidade ao candesartano.
- gravidez e lactação.

PRECAUÇÕES
- pode acarretar aumento da ureia e creatinina séricas em pacientes com estenose da artéria renal.
- cuidado especial nos portadores de cardiomiopatia hipertrófica, estenose aórtica ou estenose mitral significativa.
- efeito anti-hipertensivo aditivo com o uso simultâneo de outros anti-hipertensivos.
- pode aumentar os níveis de potássio sérico se usado concomitantemente com diuréticos poupadores de potássio, outros fármacos que afetam o sistema renina-angiotensina-aldosterona e sais que contenham potássio.
- vigilância cuidadosa quando administrado com lítio.
- recomenda-se dose reduzida nas insuficiências hepática e renal severas.
- embora produza $C_{máx}$ aumentada em idosos, é em geral bem tolerado nas doses recomendadas.

EFEITOS ADVERSOS
- cefaleia, vertigem, fadiga, dor nas costas.
- dor abdominal, diarreia, náusea, vômito.
- tosse, infecção do trato respiratório superior, bronquite, rinite.
- edema periférico.
- aumento transitório de transaminases.

INTERAÇÕES MEDICAMENTOSAS
- produz diminuição de 7% na concentração plasmática da varfarina, porém sem efeito no tempo de protrombina.
- uso concomitante com hidroclorotiazida produz aumento da biodisponibilidade do candesartano de 18% e de 25% da sua concentração plasmática.

▶ *ATACAND (AstraZeneca), 20 e 30 comprimidos × 8 e 16 mg, 30 comprimidos × 32 mg*
▶ *BLOPRESS (Abbott), 20 e 30 comprimidos × 8 mg e 16 mg*
▶ *CANDESARTANO CILEXETILA (Sandoz), 30 comprimidos × 8 e 16 mg (genérico)*

ASSOCIAÇÕES
▶ *ATACAND COMB (AstraZeneca), (candesartano cilexetila 16 mg + felodipino 2,5 ou 5 mg por comprimido), 10 + 10 e 30 + 30 comprimidos*
▶ *ATACAND HCT (AstraZeneca), (candesartano cilexetila 8 ou 16 mg + hidroclorotiazida 12,5 mg), 20 e 30 comprimidos*

IRBESARTANO

É um antagonista não competitivo dos receptores AT_1 com elevada potência, seletividade e duração de ação prolongada. É o principal composto de uma série de imidazolonas, uma bifenila tetrazólica substituída com alto grau de lipofilicidade e cerca de 1,8 vez maior que o losartano.

É melhor tolerado que o enalapril. Não produz interferência nas ligações com os receptores α-adrenérgicos, da histamina, serotoninérgicos, receptores hormonais ou naqueles envolvidos nas ações neuropeptídicas. Também não exerce ação inibidora de renina e da enzima conversora da angiotensina. Ao contrário do losartano, não diminui a concentração plasmática de ácido úrico nem aumenta sua eliminação urinária.

FARMACODINÂMICA
- anti-hipertensivo.

FARMACOCINÉTICA
- absorção rápida e completa após administração oral.
- sofre biotransformação hepática.
- biodisponibilidade de 60 a 80% e não é afetada pela ingestão de alimentos.
- meia-vida plasmática de 11 a 15 horas.
- 90% ligam-se às proteínas plasmáticas.
- eliminado pelas vias hepática e renal.

INDICAÇÕES
- tratamento da hipertensão arterial sistêmica.

DOSES
- por via oral, 150 a 300 mg em dose única diária.
- para crianças entre 6 e 12 anos de idade, inicialmente 75 mg uma vez por dia podendo-se aumentar até 150 mg caso seja necessária uma redução maior da pressão arterial.

CONTRAINDICAÇÕES
- hipersensibilidade ao irbesartano.
- gravidez.
- lactação.

EFEITOS ADVERSOS
- cefaleia, tontura.
- tosse.
- infecção do trato respiratório superior.
- mialgias.

INTERAÇÕES MEDICAMENTOSAS
- exerce efeito sinérgico quando associado à hidroclorotiazida.

▶ *APROVEL (Sanofi-Synthélabo), 14 e 28 comprimidos × 150 e 300 mg*
▶ *ÁVAPRO (Bristol-Myers Squibb), 14 e 28 comprimidos × 150 e 300 mg*

ASSOCIAÇÕES
▶ *APROZIDE 150/12,5 (Sanofi-Synthélabo), (irbesartano 150 mg + hidroclorotiazida 12,5 mg por comprimido), 14 e 28 comprimidos*
▶ *APROZIDE 300/12,5 (Sanofi-Synthélabo) (irbesartano 300 mg + hidroclorotiazida 12,5 mg por comprimido), 14 e 28 comprimidos*

LOSARTANO

Estruturalmente consiste em anel imidazólico substituído ligado a um grupamento tetrazolfenílico.

Atua como antagonista não peptídico potente do receptor da angiotensina II, tendo alta afinidade e seletividade pelo receptor AT_1, sem apresentar atividades agonistas nem efeitos de abstinência após a suspensão da terapia em pacientes hipertensivos. Ele inibe a ligação da angiotensina II a este receptor, acarretando aumento na atividade da renina plasmática e consequentes aumentos na concentração da angiotensina II plasmática. É melhor tolerado que vários outros agentes anti-hipertensivos.

Usado como losartano potássico.

FARMACODINÂMICA
- anti-hipertensivo, antagonista do receptor da angiotensina II.

FARMACOCINÉTICA
- administrado por via oral, é bem absorvido do trato gastrintestinal.
- biodisponibilidade: cerca de 33%.
- sofre substancial eliminação pré-sistêmica pelo sistema citocromo P_{450}, dando como metabólito principal um ácido carboxílico que é 10 a 40 vezes mais potente que o fármaco matriz, sendo ele o responsável pela maior parte da atividade farmacológica; formam-se também outros metabólitos, muito menos ativos que o losartano.
- a ligação às proteínas é muito alta: do losartano, 98,7%; do metabólito principal, 99,8%.
- a concentração máxima é atingida em cerca de uma hora pelo losartano e 2 a 4 horas pelo metabólito principal.
- manifesta-se o efeito máximo em cerca de 6 horas.
- a ação, com dose simples, dura 24 horas ou mais.
- meia-vida de eliminação: do losartano, cerca de duas horas; do metabólito principal, 6 a 9 horas.
- excretado principalmente pelas fezes (60%) e pela urina (35%, dos quais 4% da dose como fármaco íntegro e 6% da dose como metabólito ativo).
- nem o losartano nem o metabólito principal são removíveis por hemodiálise.

INDICAÇÕES
- tratamento da hipertensão, quer isolado quer em associação com outros agentes anti-hipertensivos.

DOSES
- via oral, adultos, 50 mg uma vez ao dia, podendo ser aumentada para 100 mg uma vez ao dia; em pacientes com disfunção hepática deve-se diminuir a dose; em pacientes com depleção do volume intravascular (como os tratados com doses altas de diuréticos), a dose inicial deve ser reduzida a

FÁRMACOS ANTI-HIPERTENSIVOS   8.37

25 mg uma vez ao dia; a dose de manutenção é de 25 a 100 mg ao dia, podendo ser tomada de uma só vez ou dividida em duas tomadas.
- para crianças > 6 anos, iniciar com 0,7 mg/kg, uma vez ao dia, até um total de 50 mg.

CONTRAINDICAÇÕES
- hipersensibilidade ao losartano.
- gravidez.
- lactação.
- crianças < 6 anos ou em crianças com depuração renal < 30 mL/min/1,73 m².

EFEITOS ADVERSOS
- cefaleia, infecção do trato respiratório superior, tontura, astenia, fadiga.
- efeitos ortostáticos.
- erupção cutânea.
- hiperpotassemia.
- diarreia, cólicas ou dores musculares.
- tosse seca, insônia, congestão nasal.

INTERAÇÕES MEDICAMENTOSAS
- anti-inflamatórios não esteroides, sobretudo indometacina, podem antagonizar seu efeito.
- ciclosporina, diuréticos poupadores de potássio, alimentos ou medicamentos contendo potássio podem causar hiperpotassemia.
- diuréticos podem acarretar hipotensão sintomática.
- outros medicamentos hipotensores podem produzir efeitos hipotensivos aditivos.
- simpatomiméticos podem reduzir seus efeitos.

▶ *ARADOIS (Biolab-Sanus), 30 comprimidos × 25, 50 e 100 mg*
▶ *ARARTAN (Geolab), 30 comprimidos × 50 e 100 mg*
▶ *CORUS (Biosintética), 30 comprimidos × 25 e 50 mg*
▶ *COZAAR (Merck Sharp & Dohme), 21 comprimidos × 12,5 mg*
  15 e 30 comprimidos × 50 mg
  30 comprimidos × 100 mg
▶ *LORSACOR (Sandoz), 14, 28, 30 e 60 comprimidos × 50 mg*
▶ *LOSACORON (Vitapan), 28 comprimidos × 50 mg*
▶ *LOSARTANA POTÁSSICA (Biosintética), 14 e 28 comprimidos × 50 mg (genérico)*
▶ *LOSARTANA POTÁSSICA (Brainfarma), 14 e 28 comprimidos × 50 mg (genérico)*
▶ *LOSARTANA POTÁSSICA (Cinfa), 30 comprimidos × 50 mg (genérico)*
▶ *LOSARTANA POTÁSSICA (Cristália), 20 e 30 comprimidos × 50 mg (genérico)*
▶ *LOSARTANA POTÁSSICA (EMS), 30 comprimidos × 50 e 100 mg (genérico)*
▶ *LOSARTANA POTÁSSICA (Eurofarma), 15 e 30 comprimidos × 50 mg (genérico)*
▶ *LOSARTANA POTÁSSICA (Farmasa), 15 e 30 comprimidos × 50 mg (genérico)*
▶ *LOSARTANA POTÁSSICA (Medley), 15, 30 e 60 comprimidos × 50 mg (genérico)*
▶ *LOSARTANA POTÁSSICA (Merck), 30 comprimidos × 50 mg (genérico)*
▶ *LOSARTANA POTÁSSICA (Novartis), 14 e 28 comprimidos × 50 mg (genérico)*
▶ *LOSARTANA POTÁSSICA (Ranbaxy), 21 comprimidos × 12,5 mg (genérico)*
  14 e 28 comprimidos × 50 mg (genérico)
▶ *LOSARTANA POTÁSSICA (Ratiopharm), 21 comprimidos × 12,5 mg (genérico)*
  14 e 28 comprimidos × 50 mg (genérico)
▶ *LOSARTEC (Marjan), 10 e 30 comprimidos × 25 e 50 mg*
▶ *LOSARTION (Merck), 30 comprimidos × 50 mg*
▶ *LOSATAL (Hebron), 14 e 28 comprimidos × 50 mg*
▶ *REDUPRESS (Aché), 14 e 28 comprimidos × 50 mg*
▶ *TORLÓS (Torrent), 28 comprimidos × 25 mg*
  14 e 28 comprimidos × 50 mg, 30 comprimidos × 10 mg
▶ *VALTRIAN (Medley), 30 comprimidos × 25, 50 e 100 mg*
▶ *ZAARPRESS (Sigma Pharma), 30 comprimidos × 25 e 50 mg*
  15 e 30 comprimidos × 100 mg

LOSARTANO + BESILATO DE ANLODIPINO

▶ *BRANTA (Torrent), (losartano potássico 50 mg + besilato de anlodipino 5 mg por comprimido), 10 e 30 comprimidos*
▶ *LOTAR (Biosintética), (losartano potássico 50 e 100 mg + besilato de anlodipino 2,5 e 5 mg por comprimido, respectivamente), 30 comprimidos*

LOSARTANO + HIDROCLOROTIAZINA

▶ *ARADOIS-H (Biolab-Sanus), (losartano 50 mg + hidroclorotiazida 12,5 mg por comprimido), 30 e 60 comprimidos*
  (losartano 100 mg + hidroclorotiazida 25 mg por comprimido), 30 e 60 comprimidos
▶ *CORUS-H (Biosintética), (losartano 50 mg + hidroclorotiazida 12,5 mg por comprimido), 30 comprimidos*
  (losartano 100 mg + hidroclorotiazida 25 mg por comprimido), 30 comprimidos
▶ *HIPRESS (Aché), (losartano 50 mg + hidroclorotiazida 12,5 mg por comprimido), 15 e 30 comprimidos*
▶ *HYZAAR 50/12,5 (Merck Sharp & Dohme) (losartano 50 mg + hidroclorotiazida 12,5 mg por comprimido), 15 e 30 comprimidos*
▶ *HYZAAR 100/25 (Merck Sharp & Dohme), (losartano 100 mg + hidroclorotiazida 25 mg por comprimido), 15 e 30 comprimidos*
▶ *LOSARTANA POTÁSSICA HIDROCLOROTIAZIDA (EMS), (losartano potássico 50 mg + hidroclorotiazida 12,5 mg por comprimido), 30 comprimidos (genérico)*
▶ *LOSARTANA POTÁSSICA HIDROCLOROTIAZIDA (Eurog./Legrand) (losartano potássico 100 mg + hidroclorotiazida 25 mg por comprimido), 30 comprimidos (genérico)*
▶ *LOSARTANA POTÁSSICA HIDROCLOROTIAZIDA (Germed) (losartano potássico 100 mg + hidroclorotiazida 25 mg por comprimido), 30 comprimidos (genérico)*
▶ *TORLÓS-H (Torrent), (losartano 50 mg + hidroclorotiazida 12,5 mg por comprimido), 14 e 28 comprimidos*
▶ *ZAARPRESS HCT (EMS), (losartano potássico 50 mg + hidroclorotiazida 12,5 mg por comprimido), 30 comprimidos*
  (losartano potássico 100 mg + hidroclorotiazida 25 mg por comprimido), 30 comprimidos

OLMESARTANO

É um profármaco resultante da hidrólise do olmesartano medoxomila, antagonista seletivo do subtipo AT_1 do receptor da angiotensina II e com denominação química 2,3-di-hidroxi-2-butenil-4-(1-hidroxi-1-metiletil)-2-propil-1-[p-(o-1H-tetrazol-5-ilfenil)benzil]imidazol-5-carboxilato cíclico-2,3-carbonato. Comercializado como olmesartano medoxomila.

FARMACODINÂMICA
- anti-hipertensivo.

FARMACOCINÉTICA
- biodisponibilidade de 26%.
- durante a absorção gastrintestinal o olmesartano medoxomila sofre hidrólise esterificada formando o olmesartano.
- volume de distribuição de 17 L.
- atinge o pico da concentração plasmática máxima entre 1 e 2 horas.
- alta ligação proteica, cerca de 99%.
- o estado de equilíbrio é atingido entre 3 e 5 dias.
- não se acumula no plasma.
- depuração renal de 0,6 L/h.
- 35 a 50% eliminados pelos rins e 50 a 65% pelas fezes, através da via biliar.

INDICAÇÕES
- tratamento da hipertensão arterial sistêmica como monoterapia ou em associação com outros anti-hipertensivos.

DOSES
- como monoterapia, 20 mg, em dose única, ao dia. Caso a resposta clínica seja inadequada, após duas semanas do tratamento inicial, pode-se aumentar a dose para 40 mg ao dia, em uma única tomada. Doses maiores não fornecem eficácia anti-hipertensiva superior.

CONTRAINDICAÇÕES
- hipersensibilidade ao fármaco.
- gravidez e lactação.
- crianças.

PRECAUÇÕES
- *in vitro*, induz aberrações cromossômicas em culturas de células de hamster.
- em idosos, a ASC aumenta em cerca de 33% e diminui sua depuração renal em 30%.
- pode elevar os níveis das enzimas hepáticas.
- pode aumentar os níveis séricos de ureia e creatinina.

EFEITOS ADVERSOS
- hematúria, hiperuricemia, hiperlipemia.
- bronquite ou infecção do trato respiratório superior, tosse.
- taquicardia, hipotensão.
- diarreia, náusea, dor no dorso, dor abdominal, artralgia, dispepsia, gastroenterite.
- mialgia, artralgia, fadiga, tontura, vertigem.
- edema facial.
- exantema cutâneo.
- enteropatia com diarreia e perda de peso acentuada.

▶ *BENICAR (Sankyo Pharma), 30 comprimidos × 20 e 40 mg*
▶ *OLMETEC (Pfizer), 30 comprimidos × 20 e 40 mg*

ASSOCIAÇÕES
▶ *BENICAR ANLO (Daiichi Sankyo), (olmesartano 20 ou 40 mg + anlodipino 5 mg por comprimido), 30 comprimidos*
  (olmesartano 40 mg + anlodipino 10 mg por comprimido), 30 comprimidos
▶ *BENICAR HCT (Daiichi Sankyo), (olmesartano 20 ou 40 mg + hidroclorotiazida 12,5 ou 25 mg por comprimido), 30 comprimidos*

▶ OLMETEC HCT (olmesartano 20 mg + hidroclorotiazida 12,5 por comprimido), 30 comprimidos
(olmesartano 40 mg + hidroclorotiazida 12,5 ou 25 mg por comprimido), 30 comprimidos

TELMISARTANO

É derivado do benzimidazol-7-ácido carboxílico com nome químico 4'-[(1,4'-dimetil-2'-propil[2,6'-bi-1H-benzimidazol]-1'-il)metil]-[1,1'-bifenil]-2-ácido carboxílico e bloqueador do receptor AT_1. Eficácia comparável à do atenolol, lisinopril, enalapril, losartano e anlodipino. O uso concomitante de hidroclorotiazida produz efeito hipotensor adicional.

Farmacodinâmica
- anti-hipertensivo.

Farmacocinética
- após administração oral, atinge o pico da concentração plasmática em 0,5 a 1 hora.
- a $C_{máx}$ e ASC aumentam com doses progressivas.
- sua biodisponibilidade é dose-dependente: após administração de 40 mg, 42%, e após 160 mg, 58%. O alimento a diminui discretamente com redução da ASC de cerca de 6% após administração de 40 mg e de 20% após 160 mg.
- sofre biotransformação hepática por conjugação formando um metabólito aciglicuronídico inativo, representando 11% após administração de uma dose única. De um modo geral o sistema enzimático do citocromo P450 não participa da biotransformação.
- meia-vida de cerca de 24 horas, exceto pela inibição de fármacos que utilizam a isoforma CYP 2C19.
- > 99,5% ligam-se às proteínas plasmáticas, principalmente albumina e glicoproteína ácida α_1.
- > 97% eliminados pelas fezes e 0,91% pela urina.
- depuração plasmática > 800 mL/min.

Indicações
- tratamento da hipertensão arterial sistêmica.

Doses
- 40 mg uma vez ao dia. Doses maiores utilizadas até o máximo de 160 mg/dia não parecem produzir maior efeito hipotensor.

Contraindicações
- as mesmas já citadas para outros bloqueadores do mesmo grupo.

Precauções
- as mesmas já citadas para outros bloqueadores do mesmo grupo.

Efeitos Adversos
- infecções das vias respiratórias superiores.
- dor no dorso, mialgia, cefaleia, tontura, fadiga, tosse, dor torácica.
- dor abdominal, náusea.
- edema periférico.
- alteração da creatinina e enzimas hepáticas.

Interações Medicamentosas
- aumenta a concentração plasmática da digoxina em até 49%.
- diminui a concentração plasmática da varfarina.

- pode interferir na biotransformação de fármacos que utilizam a isoforma CYP 2C19 do citocromo P450.

▶ MICARDIS (Boehringer Ingelheim), 10 e 30 comprimidos × 40 e 80 mg
14 comprimidos × 80 mg
▶ PRITOR (GlaxoSmithKline), 14 e 28 comprimidos × 40 mg
28 comprimidos × 80 mg

Associações
▶ MICARDIS ANLO (Boehringer Ingelheim), (valsartano 40 ou 80 mg + besilato de anlodipino 5 mg por comprimido), 30 comprimidos
(valsartano 40 ou 80 mg + besilato de anlodipino 10 mg por comprimido), 30 comprimidos
▶ MICARDIS HCT (telmisartano 40 ou 80 mg + hidroclorotiazida 12,5 mg por comprimido), 30 comprimidos
(telmisartano 80 mg + hidroclorotiazida 25 mg por comprimido), 30 comprimidos

VALSARTANO

Difere do losartano pela substituição do imidazol heterocíclico por um aminoácido acilado. É um antagonista da angiotensina II atuando através do bloqueio seletivo dos receptores AT_1, com consequente redução da pressão arterial. Não afeta a frequência cardíaca, a adaptação ortostática após a mudança de decúbito ou as consequências hemodinâmicas da estimulação simpática após o exercício. Possui afinidade cerca de 20.000 vezes maior pelo receptor AT_1 do que pelo AT_2, sendo esta seletividade maior que a do losartano. Eficácia semelhante à do enalapril, lisinopril, anlodipino e hidroclorotiazida mas com melhor tolerabilidade.

Farmacodinâmica
- anti-hipertensivo.

Farmacocinética
- administrado por via oral, é bem absorvido no trato gastrintestinal.
- biotransformação mínima, atuando no receptor AT_1 sem sofrer transformações.
- biodisponibilidade de 23%.
- atinge os níveis plasmáticos máximos cerca de duas horas após a dose oral de 80 mg.
- meia-vida de distribuição < 1 hora.
- meia-vida terminal de cerca de 9 horas.
- alta ligação proteica (94-97%), principalmente à albumina.
- volume de distribuição: 17 L.
- depuração plasmática: 2 L/h.
- excretado praticamente de forma inalterada, sendo 83% pelas fezes e 13% pela urina.
- remoção improvável através da hemodiálise devido à alta ligação proteica.

Indicações
- tratamento da hipertensão arterial sistêmica.

Doses
- por via oral, 80 mg uma vez ao dia. O efeito anti-hipertensivo manifesta-se até duas semanas após a administração e o efeito máximo após quatro semanas. Se a resposta for inadequada, a dose pode ser aumentada para 160 mg ao dia ou associada a um diurético. Não é necessário ajuste posológico na insuficiência renal. Na insuficiência hepática a dose não deve ultrapassar 80 mg.

Contraindicações
- hipersensibilidade ao valsartano.
- gravidez e lactação.
- insuficiência hepática grave, cirrose biliar ou obstrução das vias biliares.
- crianças.

Precauções
- a administração simultânea com diuréticos poupadores de potássio, suplementação de potássio ou outros fármacos que aumentem o potássio pode produzir hiperpotassemia.
- como ocorre com os vasodilatadores, o valsartano não deve ser utilizado em pacientes portadores de estenose aórtica, estenose mitral ou cardiomiopatia hipertrófica.
- não deve ser usado no hiperaldosteronismo primário.

Efeitos Adversos
- cefaleia, vertigem.
- infecção viral, infecção do trato respiratório superior.
- tosse.
- dor abdominal, diarreia, náusea.
- rinite, sinusite.
- fadiga, artralgia.

Interações Medicamentosas
- não foram observadas interações significativas.
- como não sofre extensa biotransformação hepática, não são esperadas interações relevantes em termos de inibição do sistema do citocromo P_{450}.
- embora com alta ligação proteica, não foi observada qualquer interação com fármacos que possuem também alta ligação proteica: diclofenaco, furosemida e varfarina.

▶ ANGIO II (Medley), 30 comprimidos × 80, 160 e 320 mg
▶ BRATOR (Torrent), 10, 14, 28, 30 e 60 comprimidos × 40, 80, 160 e 320 mg
▶ BRAVAN (Aché), 30 comprimidos × 80, 160 e 320 mg
▶ DIOVAN (Novartis), 14 e 28 comprimidos × 40, 80, 160 e 320 mg
▶ TAMCORE (Abbott), 30 comprimidos × 80, 160 e 320 mg
▶ TAREG (Biosintética), 28 comprimidos × 80 e 160 mg

Associações
▶ BRATOR-H (Torrent), (valsartano 80, 160 ou 320 mg + hidroclorotiazida 12,5 mg por comprimido), 10, 14, 28 e 30 comprimidos (valsartano 160 ou 320 mg + hidroclorotiazida 25 mg por comprimido), 10, 14, 28 e 30 comprimidos
▶ CO-TAREG (Biosintética), (valsartano 80 ou 160 mg + hidroclorotiazida 12,5 mg por cápsula), 28 comprimidos
▶ DIOCOMB SI (Novartis), (valsartano 80 ou 160 mg por comprimido), 28 comprimidos + (sinvastatina 10 ou 20 mg por comprimido), 28 comprimidos
▶ DIOVAN AMLO (Novartis), (valsartano 80 ou 160 mg + besilato de anlodipino 5 mg por comprimido), 28 comprimidos
▶ DIOVAN AMLO FIX (Novartis), (valsartano 160 ou 320 mg + besilato de anlodipino 5 mg por cápsulas)

(valsartano 80, 160 ou 320 mg + besilato de anlodipino 5 mg por cápsula), 28 cápsulas
(valsartano 160 ou 320 mg + besilato de anlodipino 10 mg por cápsula), 28 cápsulas
▶ DIOVAN HCT (Novartis), (valsartano 80 mg + hidroclorotiazida 12,5 mg por comprimido), 14 e 28 comprimidos
(valsartano 160 mg + hidroclorotiazida 12,5 mg por comprimido), 14 e 28 comprimidos (valsartano 160 mg + hidroclorotiazida 25 mg por comprimido), 28 comprimidos
▶ DIOVAN TRIPLO (Novartis), (valsartano 160 mg + hidroclorotiazida 12,5 mg + besilato de anlodipino 5 ou 10 mg), 14 + 14 ou 28 + 28 comprimidos de valsartano + hidroclorotiazida e anlodipino (valsartano 160 mg + hidroclorotiazida 25 mg + besilato de anlodipino 5 ou 10 mg), 28 comprimidos
▶ DOPCOR HCT (Aspen), (valsartano 80, 160 ou 320 mg + hidroclorotiazida 12,5 mg por comprimido), 30 comprimidos
(valsartano 160 ou 320 mg + hidroclorotiazida 25 mg por comprimido), 30 comprimidos
▶ EXFORGE HCT (valsartano 160 mg + hidrolorotiazida 12,5 mg + besilato de anlodipino 5 ou10 mg por comprimido), 28 comprimidos
(valsartano 160 mg + hidroclorotiazida 25 mg + besilato de anlodipino 5 ou 10 mg por comprimido), 28 comprimidos), 28 comprimidos
(valsartano 320 mg + hidroclorotiazida 25 mg + besilato de anlodipino 10 mg por comprimido), 28 comprimidos

▶ Agonistas α_2 de ação central

Estes fármacos atuam por mecanismos neurais. Apresentam algumas propriedades e características comuns, como as relacionadas com doses e interações medicamentosas.

A este grupo pertencem os seguintes agentes: clonidina, guanabenzo e metildopa.

Doses
- a posologia deve ser ajustada cuidadosa e gradualmente a fim de proporcionar resposta terapêutica ótima com o mínimo de efeitos colaterais.
- a administração simultânea de diurético intensifica o efeito anti-hipertensivo.

Interações medicamentosas
- podem potencializar os efeitos anti-hipertensivos de outros anti-hipertensivos, diuréticos ou pré-anestésicos e anestésicos gerais usados em cirurgia.
- álcool, depressores do sistema nervoso central ou metamizol sódico podem intensificar os efeitos depressores destes fármacos ou dos anti-hipertensivos depressores do simpático com ação central.
- analgésicos anti-inflamatórios não esteroides (especialmente indometacina) ou simpatomiméticos podem reduzir seus efeitos anti-hipertensivos.

CLONIDINA

É derivado imidazólico diclorado. Reduz a pressão arterial estimulando os receptores α_2-adrenérgicos no centro vasomotor da medula. O efeito hipotensor resulta da queda na resistência vascular periférica e ligeira redução da frequência cardíaca. Quando administrada por via epidural, produz analgesia interferindo na transmissão do sinal da dor para o cérebro, ao nível dos receptores α_2-adrenérgicos pré-sinápticos. Usada na forma de cloridrato.

Farmacodinâmica
- anti-hipertensivo, profilático da enxaqueca, adjuvante na terapia da dismenorreia, adjuvante na terapia da síndrome menopausal, supressor da síndrome de abstinência de opioides.

Farmacocinética
- rapidamente absorvida após administração oral.
- início de ação: 30 a 60 minutos.
- volume de distribuição: 2,1 L/kg.
- biodisponibilidade: 75%.
- atinge concentração plasmática máxima em 3 a 5 horas e o efeito máximo em 2 a 4 horas.
- por infusão epidural atinge concentração plasmática máxima em 19 ± 27 minutos.
- meia-vida (fase beta): função renal normal, 12,7 (6 a 23) horas; na insuficiência renal, 25 a 37 horas.
- duração do efeito; até 8 horas (24 a 36 horas em alguns pacientes).
- sofre biotransformação hepática.
- eliminada predominantemente (65%) pela urina, na forma inalterada e de metabólitos; 20% são excretados pelas fezes.
- excretada no leite materno.
- depuração: 3,1 ± 1,2 mL/min/kg.

Indicações
- tratamento de todas as formas de hipertensão arterial.
- profilaxia da enxaqueca.
- adjuvante no tratamento da dismenorreia.
- adjuvante no tratamento do rubor menopausal.
- tratamento da síndrome de abstinência de opioides.
- para tratamento de dor intensa juntamente com opioides, quando não aliviada por outros analgésicos.

Doses
- via oral, adultos, inicialmente 0,1 mg uma vez ao dia ao deitar, por várias semanas, seguida por 0,1 mg duas vezes ao dia; a dose pode ser aumentada gradualmente de 0,1 ou 0,2 mg. A manutenção varia de 0,2 a 0,8 mg, em tomadas divididas.
- como analgésico, por infusão epidural, 30 μg/h e tateada até o alívio da dor. A dose máxima recomendada é de 40 μg/h.
- para crianças maiores, que suportem a colocação de um cateter epidural, 0,5 μg/kg/h e ajustado de acordo com a resposta clínica.

Contraindicações
- feocromocitoma.
- insuficiência renal grave.
- lactação.

Precauções
- a administração epidural só deve ser realizada por profissionais familiarizados com procedimentos anestésicos.

Efeitos adversos
- sonolência, secura da boca e constipação.
- fadiga, fraqueza, dor muscular ou das articulações.
- nervosismo, agitação, depressão mental, cefaleia, insônia.
- sintomas ortostáticos, palpitações e taquicardia, bradicardia.
- exantemas, alucinações, ganho de peso, ginecomastia, impotência, ejaculação diminuída, libido diminuída.
- crise hipertensiva grave, com a suspensão súbita.

Interações medicamentosas
- aquelas já citadas no início e mais as seguintes.
- anorexígenos (exceto fenfluramina) ou antidepressores tricíclicos podem diminuir seus efeitos hipotensores.
- interrupção simultânea de β-bloqueadores e clonidina em tratamento concomitante pode aumentar o risco de crise hipertensiva causada pela supressão da clonidina; o ideal é suspender os β-bloqueadores antes de retirar a clonidina; pode-se prejudicar o controle da pressão arterial quando se associam os dois tipos de fármacos.
- fenfluramina pode aumentar seus efeitos hipotensores.

▶ ATENSINA (Boehringer Ingelheim), 30 comprimidos × 0,100, 0,150 e 0,200 mg
▶ CLONIDINA (Neo-Química), 30 comprimidos × 0,150 mg
▶ CLORIDRATO DE CLONIDINA (Teuto-Brasileiro), 30 comprimidos × 100, 150 e 200 mg

GUANABENZO

Corresponde a um derivado da diclorobenzila da guanidina. Julga-se que seu efeito anti-hipertensivo se deva ao estímulo dos receptores α_2-adrenérgicos, resultando em decréscimo do fluxo simpático do cérebro ao nível bulbar para o sistema circulatório periférico. O efeito hipotensor é mais acentuado quando o paciente está na posição ereta. Usado na forma de acetato.

Farmacodinâmica
- anti-hipertensivo.

Farmacocinética
- aproximadamente 75% são absorvidos do trato gastrintestinal.
- liga-se fortemente (90%) a proteínas.
- início de ação: dentro de 60 minutos.
- atinge a concentração plasmática máxima em 2 a 5 horas e o efeito máximo em 2 a 4 horas.
- duração da ação: 12 horas.
- biodisponibilidade: 75%.
- sofre biotransformação hepática extensa (99%).
- meia-vida: 7 a 10 horas.
- excretado principalmente (cerca de 84%) pela urina (menos de 1% na forma inalterada) e cerca de 16% pelas fezes.

Indicações
- tratamento da hipertensão leve a moderada.

Doses
- via oral, adultos, inicialmente 4 mg duas vezes ao dia; a dose pode ser aumentada gradualmente até 32 mg duas vezes ao dia.

Contraindicações
- hipersensibilidade ao guanabenzo.
- gravidez.
- lactação.

Efeitos adversos
- sonolência, tontura, vertigens e secura da boca.
- fraqueza e hipotensão ortostática.
- cefaleia, palpitações, bradicardia, visão borrada, congestão nasal, distúrbios gastrintestinais, frequência urinária.
- ansiedade, depressão, arritmias, insônia, ginecomastia, impotência, diminuição da libido, ejaculação diminuída.
- reações de síndrome de abstinência em pacientes que ingeriram doses elevadas devidas à interrupção súbita do medicamento.

▶ *LISAPRES (Libbs), 30 comprimidos × 4 mg*
▶ *TENELID (Allergan), 30 drág. × 4 mg*

METILDOPA

Corresponde à 3-hidroxi-α-metil-L-tirosina. Sua atividade anti-hipertensiva se deve ao metabólito nordefrina, que diminui a pressão arterial ativando os receptores α-adrenérgicos inibitórios no sistema nervoso central, reduzindo, assim, o fluxo simpático para o coração, rins e vasculatura periférica. Diminui também a resistência periférica total com redução mínima da frequência cardíaca e débito cardíaco.

Por ser indutora de hepatite, devem-se realizar mensalmente testes de função hepática durante os primeiros meses de tratamento ou toda vez que sobrevém febre inexplicada; em alguns pacientes a febre ocorre sem envolvimento hepático. O aparecimento de febre deve determinar a interrupção da metildopa.

Farmacodinâmica
- anti-hipertensivo.

Farmacocinética
- a absorção do trato gastrintestinal é variável, mas a média é aproximadamente 50%.
- sofre biotransformação extensa nos neurônios adrenérgicos centrais, dando nordefrina, metabólito ativo, e vários outros metabólitos.
- biodisponibilidade: 50%.
- volume de distribuição: 0,37 ± 0,1 L/kg.
- tempo para atingir o efeito máximo: dose única, 4 a 6 horas; doses múltiplas, 2 a 3 dias.
- meia-vida: nos pacientes normais é bifásica (alfa, 1,7 hora, e beta, 7 a 16 horas); nos pacientes anúricos, fase alfa de 3,6 horas.
- duração de ação variável: via oral, dose única 12 a 24 horas; doses múltiplas, 24 a 48 horas.
- atravessa a barreira placentária e é excretada no leite materno, mas sem provocar efeitos adversos significativos no feto ou recém-nascido.
- eliminada principalmente pela urina, 20 a 55% na forma inalterada; a fração não absorvida é excretada inalterada pelas fezes.
- depuração: 3,1 ± 0,9 mL/min/kg.

Indicações
- tratamento de hipertensão moderada a grave.
- tratamento de hipertensão crônica durante a gravidez.

Doses
- via oral, para hipertensão crônica, adultos, inicialmente 250 mg ao deitar; esta dose pode ser aumentada para 250 mg duas vezes ao dia após uma semana; crianças, inicialmente 10 mg/kg diariamente, divididos, em duas a quatro doses; a dose é então aumentada ou diminuída a intervalos de dois dias ou mais longos, de acordo com a resposta (dose máxima, 65 mg/kg ao dia).
- para crianças, 5 a 10 mg/kg/dose por via oral, a intervalos de 6 ou 8 horas. Como dose máxima, 65 mg/kg/24 h.

Contraindicações
- hipersensibilidade à metildopa.
- antecedente de hepatite medicamentosa, sobretudo com a metildopa.
- doença hepática ativa, como hepatite aguda e cirrose ativa.
- estado depressivo grave.
- feocromocitoma.
- lactação.

Efeitos adversos
- edema dos pés ou membros inferiores.
- febre, insônia, pesadelos, depressão mental, ansiedade.
- sonolência, secura da boca, náusea, vômito, diarreia, flatulência, congestão nasal.
- impotência, diminuição da libido, ejaculação diminuída, ginecomastia.
- hipotensão ortostática, bradicardia.
- alterações significativas nos resultados dos testes da função hepática, indicativas de hepatite induzida pelo fármaco e geralmente reversível; mas a reexposição à metildopa pode causar necrose hepática fatal.
- leucopenia, trombocitopenia, colite aguda, pancreatite, miocardite de hipersensibilidade, reações papulosas.
- crises hipertensivas, embora raramente, após interrupção do tratamento.
- teste de Coombs positivo, anemia hemolítica rara e reversível, mas às vezes fatal.

Interações medicamentosas
- aquelas já citadas no início e mais as seguintes.
- pode aumentar o efeito anticoagulante dos anticoagulantes orais.
- pode causar hiperexcitabilidade nos pacientes tratados com inibidores da MAO.
- anorexígenos, exceto fenfluramina, ou simpatomiméticos podem diminuir seus efeitos hipotensores.
- fenfluramina pode aumentar seus efeitos hipotensores.
- haloperidol pode causar efeitos mentais indesejados, tais como desorientação e raciocínio lento ou difícil.

▶ *ALDOMET (Aspen Pharma), 30 comprimidos × 250 e 500 mg*
▶ *ALDOTENSIN (Teuto-Brasileiro), 30 comprimidos × 250 e 500 mg*
▶ *ETILDOPANAN (Neo-Química), 30 comprimidos × 250 e 500 mg*
▶ *MEDPRESS (Medquímica), 30, 200, 300 e 500 comprimidos × 250 e 500 mg*
▶ *METILDOPA (Bergamo), 10 comprimidos × 250 e 500 mg*
▶ *METILDOPA (Biosintética), 30 comprimidos × 500 mg (genérico)*
▶ *METILDOPA (Braskap), 20 comprimidos × 500 mg*
▶ *METILDOPA (Bunker), 20 e 30 comprimidos × 250 e 500 mg*
▶ *METILDOPA (Delta), 20 e 30 comprimidos × 250 e 500 mg*
▶ *METILDOPA (Ducto), 30 comprimidos × 250 mg 20 comprimidos × 500 mg*
▶ *METILDOPA (EMS), 30 comprimidos × 250 mg e 500 mg (genérico)*
▶ *METILDOPA (Furp), 1.000 comprimidos × 500 mg*
▶ *METILDOPA (Lafepe), 500 comprimidos × 500 mg*
▶ *METILDOPA (Luper), 30 comprimidos × 250 e 500 mg (genérico)*
▶ *METILDOPA (Medley), 30 comprimidos × 250 mg (genérico)*
30 e 500 comprimidos × 500 mg (genérico)
▶ *METILDOPA (Neo-Química), 20 e 30 comprimidos × 250 e 500 mg*
▶ *METILDOPA (Prodotti), 20, 30 e 200 comprimidos × 250 e 500 mg*
▶ *METILDOPA (Ranbaxy), 30 comprimidos × 250 e 500 mg (genérico)*
▶ *METILDOPA (Royton), 30 comprimidos × 250 e 500 mg*
▶ *METILDOPA (Sanval), 20 comprimidos × 250 e 500 mg*
▶ *METILDOPA (Teuto-Brasileiro), 30 comprimidos × 250 e 500 mg*
▶ *METILPRESS (Sigma Pharma), 30 comprimidos × 250 e 500 mg*
▶ *TENSIOVAL (Sanval), 20 e 500 comprimidos × 250 e 500 mg*

METILDOPA + HIDROCLOROTIAZIDA

▶ *HYDROMET 15 (Prodome), (250 mg + 15 mg), 30 comprimidos*
▶ *HYDROMET 25 (Prodome), (250 mg + 25 mg), 30 comprimidos*

▶ Agonistas dos receptores imidazolínicos

Estes receptores atuam no sistema nervoso central e no rim regulando a pressão arterial. Sua estimulação produz inibição simpática periférica com a consequente queda da pressão arterial elevada. São classificados em dois subgrupos: I_1 e I_2.

No Brasil são comercializados dois fármacos que exercem ação principalmente sobre os receptores I_1, a moxonidina e a rilmenidina. Possuem pouca atividade pelos receptores α_2.

MOXONIDINA

É um agonista específico dos receptores imidazolínicos com pouca atividade sobre os receptores α_2 centrais, com denominação química 4-cloro-N-(imidazolina-2-ilideno)-6-metoxi-2-metil-5-pirimidina. Reduz a pressão arterial através da estimulação seletiva desses receptores com redução da atividade simpática central e periférica, bem como bloqueando o sistema renina-angiotensina-aldosterona com queda da atividade da renina plasmática. Esse efeito redutor da PA relaciona-se com uma maior afinidade pelos receptores imidazolínicos do que pelos α_2, participantes da mediação de efeitos adversos. A seletividade imidazolínica é cerca de 200 a 300 vezes maior do que aos receptores α_2. A atividade redutora da renina ocorre, provavelmente, por ação direta renal com queda das concentrações de angiotensina II e da liberação de aldosterona. Não diminui sua eficácia num período de 24 meses nem altera a frequência cardíaca de modo significativo. Exerce efeito na regressão da hipertrofia ventricular esquerda.

Farmacodinâmica
- anti-hipertensivo.

Farmacocinética
- 90% absorvidos após administração oral.
- biodisponibilidade de 88%.
- sem eliminação pré-sistêmica.
- meia-vida plasmática de 2-3 horas.
- $C_{máx}$ = 1-3 ng/mL.
- $t_{máx}$ = 30-180 min.
- ligação às proteínas plasmáticas de 7%.
- 90% eliminados pelos rins, sendo 70% sob a forma inalterada e 20% através de metabólitos, principalmente 4,5-desidromoxonidina e derivado guanidina quase sem efeito anti-hipertensivo.
- 20% biotransformados em 24 horas.
- volume de distribuição de 1,4-4,0 L/kg.
- atravessa a barreira hematencefálica.

Indicações
- hipertensão arterial sistêmica primária.

Doses
- iniciar a terapêutica com 0,2 mg ao dia. Ajustar a dose a intervalos de três semanas.
- com a dose de 0,4 mg atinge-se 70% do efeito terapêutico desejado.
- com posologia maior que 0,4 mg e até 0,6 mg pode-se dividir a administração a cada 12 horas.
- na insuficiência renal moderada (depuração > 30 mL/min e < 60 mL/min) a dose única não deve exceder 0,2 mg.

Efeitos adversos
- boca seca.
- cansaço.
- cefaleia, tonturas, distúrbios do sono.
- sensação de fraqueza nas pernas.

Contraindicações
- hipersensibilidade à moxonidina.
- edema angioneurótico.
- doença do nó sinusal, bradicardia acentuada, bloqueios atrioventriculares do segundo e terceiro graus.
- arritmias malignas.
- insuficiência cardíaca grave.
- insuficiência coronária grave.
- hepatopatia avançada.
- insuficiência renal grave.
- doença de Raynaud.
- doença de Parkinson.
- epilepsia.
- glaucoma.
- gravidez e lactação.
- crianças abaixo de 16 anos.

Precauções
- a utilização com o uso simultâneo de betabloqueador deve ser vigiada, e quando for decidida a suspensão, retirar primeiramente o betabloqueador.
- evitar a associação com antidepressivos tricíclicos, benzodiazepínicos ou álcool.
- embora sem efeito-rebote comprovado, a interrupção abrupta do uso da moxonidina deve ser evitada.

Interações medicamentosas
- efeito aditivo com o uso de outros anti-hipertensivos.
- efeito-rebote quando, na vigência de tratamento combinado moxonidina com betabloqueador, suspende-se a moxonidina em primeiro lugar.
- tolazoliana diminui ou neutraliza o seu efeito.

▶ *CYNT (Solvay Farma), 30 comprimidos × 0,2 e 0,4 mg*

RILMENIDINA

É agonista altamente seletivo dos receptores imidazolínico I_1 no tronco cerebral e no rim com nome químico 2-(diciclopropil-metil)amino-2-oxazolina. Não age, em doses terapêuticas, sobre os receptores α_2 e possui pouca atividade sobre os receptores α_1 pós-sinápticos. Estimula esses receptores nos núcleos dos tratos solitários centrais diminuindo a estimulação simpática e a resistência periférica, com consequente queda da pressão arterial. Não afeta o débito cardíaco, a contratilidade miocárdica ou a eletrofisiologia cardíaca. Outrossim, não causa retenção de água e sal e, habitualmente, não produz hipotensão ortostática. Sua alta seletividade proporciona menores efeitos adversos comuns a outros imidazolínicos que atuam nos receptores α_2. Apresentado na forma de di-hidrofosfato.

Farmacodinâmica
- anti-hipertensivo.

Farmacocinética
- sofre rápida absorção após administração oral.
- atinge o pico da concentração plasmática entre 1 e 3 horas.
- não sofre eliminação pré-sistêmica.
- biodisponibilidade de cerca de 110,1 ± 5,3%, sem ser significativamente afetada pelos alimentos.
- volume de distribuição de cerca de 315 L.
- 71,18 ± 4,49% eliminados pela urina sob a forma inalterada.
- depuração renal de cerca de 330,13 ± 27,42 mL/min.
- meia-vida terminal entre 7 e 8 horas.

Indicações
- tratamento da hipertensão arterial sistêmica.

Doses
- 1 mg uma vez ao dia, podendo ser aumentada para 2 mg ao dia cerca de 1 mês após o início do tratamento.

Contraindicações
- hipersensibilidade à rilmenidina.
- gravidez e lactação.
- insuficiência renal com depuração de creatinina, 15 mL/min.
- crianças.

Precauções
- efeito hipotensor aditivo com uso concomitante de outros anti-hipertensivos.
- vigilância na administração a pacientes com infarto do miocárdio e acidente vascular cerebral recente.
- evitar o uso concomitante de bebidas alcoólicas.
- na insuficiência renal moderada a grave a dose deve ser reduzida para 1 mg ao dia, em dias alternados. Nos pacientes submetidos a hemodiálise, nas sessões de 4 horas/dia, três vezes por semana, para 1 mg ao final de cada sessão.

Efeitos adversos
- insônia, astenia, fadiga, sonolência, ansiedade, depressão, secura da boca, rubor facial.
- palpitações, hipotensão postural.
- dor epigástrica, náusea, diarreia, constipação intestinal.
- lesões cutâneas.
- cãibras, edema.
- distúrbios sexuais.

Interações medicamentosas
- não fazer uso concomitante com inibidores da MAO.
- uso concomitante com antidepressivos tricíclicos pode antagonizar o seu efeito anti-hipertensivo.

▶ *HYPERIUM (Servier), 15 e 30 comprimidos × 1 mg*

▶ Antagonistas adrenérgicos de ação periférica

Os comercializados no Brasil são reserpina e urapidil.

RESERPINA

É alcaloide extraído das raízes de certas espécies de *Rauwolfia* (Apocynaceae), principalmente *R. serpentina* e *R. vomitoria*. Dos 64 isômeros possíveis da reserpina, só a natural, que corresponde ao isômero levogiro, é ativa.

Por serem vários e graves os efeitos adversos que causa e por existirem fármacos mais eficazes e mais seguros, o uso da reserpina é, atualmente, restrito.

Julga-se que a atividade anti-hipertensiva se deve ao débito cardíaco reduzido e possivelmente à diminuição na resistência periférica. Ela atua primariamente esgotando os depósitos de catecolaminas e serotonina dos neurônios simpáticos periféricos e centrais.

Seus efeitos cardiovasculares e sobre o sistema nervoso central podem persistir por vários meses após a suspensão do fármaco.

Farmacodinâmica
- anti-hipertensivo.

Farmacocinética
- após administração oral, é rapidamente absorvida do trato gastrintestinal.
- liga-se fortemente (96%) às proteínas plasmáticas.
- sofre biotransformação no fígado e no intestino, dando reserpato de metila e ácido 3,4,5-trimetoxibenzoico, o principal metabólito.
- início de ação: anti-hipertensiva, vários dias a três semanas (doses múltiplas); depleção das catecolaminas, dentro de uma hora (dose única).
- tempo para atingir o efeito máximo: anti-hipertensivo, três a seis semanas (doses múltiplas); depleção das catecolaminas, dentro de 24 horas (dose única).
- duração de ação anti-hipertensiva: uma a seis semanas.
- meia-vida: nos pacientes normais, inicial, 4,5 horas; terminal, 45 a 168 horas; nos pacientes anúricos, terminal 87 a 323 horas.
- atravessa a barreira placentária.

- excretadas mais de 60% pelas fezes, principalmente na forma inalterada, em quatro dias, e 8% pela urina, menos de 1% na forma inalterada, mas principalmente como ácido 3,4,5-trimetoxibenzoico, em quatro dias.

Indicações
- tratamento de hipertensão leve a moderada, junto com um diurético.
- tratamento do fenômeno de Raynaud.
- alívio de sintomas em estados psicóticos agitados, tais como esquizofrenia.
- adjuvante no tratamento de distúrbios vasoespásticos.

Doses
- a posologia não deve ser ajustada com mais frequência do que a cada cinco a sete dias. Para intensificar a resposta terapêutica, deve-se administrar concomitantemente um diurético.
- via oral, para hipertensão crônica, adultos e crianças, inicialmente e para manutenção, 0,05 a 0,1 mg uma vez ao dia. A dose deve ser aumentada somente se necessário; a dose diária não deve exceder 0,25 mg.

Contraindicações
- hipersensibilidade à reserpina.
- depressão mental, especialmente com tendências suicidas.
- depressão cardíaca.
- arritmias cardíacas.
- epilepsia.
- colite ulcerativa.
- úlcera péptica ativa.
- cálculos biliares.
- doença de Parkinson.
- feocromocitoma.
- insuficiência renal.
- problemas respiratórios.
- pacientes submetidos à terapia eletroconvulsiva.

Efeitos adversos
- letargia, secura da boca, congestão nasal.
- edema dos tornozelos e membros inferiores, se não for administrado concomitantemente um diurético.
- náusea, vômito, diarreia, anorexia.
- diminuição da libido, impotência, ejaculação diminuída, ginecomastia.
- depressão mental, que pode ser suficientemente intensa para exigir hospitalização ou, raramente, resultar em tentativa de suicídio; esta depressão pode persistir durante vários meses após a suspensão do fármaco.
- pesadelos, hipotensão, bradicardia.

Superdose
- lavagem estomacal imediata.
- instilação de uma pasta de carvão ativado.
- tratamento sintomático.

Interações medicamentosas
- pode intensificar os efeitos depressores do SNC do álcool ou de depressores do SNC.
- pode potencializar os efeitos anti-hipertensivos de outros anti-hipertensivos, diuréticos ou pré-anestésicos e anestésicos gerais usados em cirurgia.
- pode antagonizar a ação inibitória dos antimuscarínicos sobre a secreção gástrica.
- pode causar depleção da dopamina e efeitos parkinsonianos, diminuindo os efeitos terapêuticos da levodopa.
- álcool ou depressores do SNC podem intensificar seus efeitos depressores do SNC.
- analgésicos anti-inflamatórios não esteroides, especialmente indometacina, ou simpatomiméticos podem reduzir seus efeitos anti-hipertensivos.
- glicósidos digitálicos e quinidina podem causar arritmias cardíacas.
- inibidores da MAO podem provocar hipertensão moderada a grave e súbita e hiperpirexia que podem atingir níveis críticos.

▶ ORTOSERPINA (Makros), 40 comprimidos × 0,25 mg
▶ RAUSERPIN (Breves), 50 e 250 comprimidos × 0,10 mg
40 e 200 comprimidos × 0,25 mg
30 e 100 comprimidos × 1,0 mg
▶ RESERPINA CRISTALIZADA (Gross), 30 comprimidos × 0,25 mg

Associações
▶ ADELFAN-ESIDREX (Novartis), (reserpina 0,1 mg + hidroclorotiazida 10 mg + sulfato de di-hidralazina 10 mg por comprimido), 20 comprimidos
▶ HIGROTON-RESERPINA (Novartis), (reserpina 0,25 mg + clortalidona 50 mg por comprimido), 20 comprimidos

URAPIDIL

É derivado fenilpiperazínico da uracila. Reduz a pressão arterial sem causar alteração na frequência cardíaca. Ao nível central, diminui a atividade simpática estimulando os receptores serotoninérgicos S_{1A} e bloqueando os receptores α_1-adrenérgicos. No plano periférico, reduz a resistência vascular periférica bloqueando os receptores α_1-adrenérgicos. Usado como cloridrato.

Farmacodinâmica
- anti-hipertensivo.

Farmacocinética
- rápida e quase totalmente (92%) absorvido do trato gastrintestinal.
- atinge concentração plasmática máxima dentro de duas horas após administração oral.
- duração da ação: 4 a 6 horas.
- sofre biotransformação rápida, dando vários (5 a 8) metabólitos.
- meia-vida de eliminação: 2,2 ± 0,2 h.
- eliminado pelas fezes e principalmente pela urina (cerca de 70%), primordialmente na forma de metabólitos; cerca de 20% são excretados na forma inalterada.
- depuração plasmática: 170 mL/min.

Indicações
- tratamento da hipertensão.

Doses
- via oral, adultos, 60 mg em duas tomadas de 30 mg; pode-se aumentar a dose para 120 mg por dia em duas tomadas de 60 mg.

Contraindicações
- gravidez.
- lactação.

Efeitos adversos
- vertigem, náusea, sonolência, taquicardia, agitação contínua, enxaqueca, desajustes circulatórios ortostáticos, sintomas de alergia.

Interações medicamentosas
- pode potencializar o efeito de outros agentes anti-hipertensivos.

▶ EBRANTIL (Byk), 30 cáps. × 30 e 60 mg

▶ Vasodilatadores diretos

Nesta classe são incluídos os vasodilatadores arteriais e os vasodilatadores arteriais e venosos.

1. *Vasodilatadores arteriais*. Os comercializados no Brasil são: di-hidralazina, hidralazina e minoxidil. Seu efeito anti-hipertensivo resulta da vasodilatação direta das arteríolas, com pequeno efeito sobre o sistema nervoso. Reduzem a resistência periférica e causam acentuado aumento na frequência cardíaca e no débito cardíaco.

DI-HIDRALAZINA

Corresponde à 1,4-di-hidrazinoftalazina. É agente antiadrenérgico. Seu mecanismo de ação é igual ao da hidralazina.

É utilizada na forma de sulfato. No Brasil é comercializada apenas em associação com outros fármacos.

Associação
▶ ADELFAN-ESIDREX (Novartis), (di-hidralazina 10 mg + hidroclorotiazida 10 mg + reserpina 0,1 mg por comprimido), 20 comprimidos

HIDRALAZINA

Corresponde à 1-hidrazinoftalazina. É usada como fármaco complementar concomitantemente com β-bloqueadores ou diuréticos. Reduz a pressão arterial relaxando diretamente a musculatura lisa arteriolar. Usada na forma de cloridrato.

Farmacodinâmica
- anti-hipertensivo, vasodilatador utilizado na insuficiência cardíaca congestiva.

Farmacocinética
- rapidamente absorvida (até 90%) após administração oral.
- início de ação: 45 minutos.
- duração da ação: 3 a 8 horas.
- atinge a concentração plasmática máxima em cerca de 60 minutos.
- ligação a proteínas é alta (87%).
- sofre biotransformação por hidroxilação do sistema anelar e conjugação com ácido glicurônico e por N-acetilação.
- biodisponibilidade: aproximadamente 30% nos aceltiladores lentos e 50% nos acetiladores rápidos.
- atravessa a barreira placentária.
- volume de distribuição: 1,6 L/kg.
- meia-vida: 0,44 a 0,47 hora do fármaco e 2 a 4 horas de um seu metabólito.
- sofre biotransformação hepática extensa, dando alguns metabólitos ativos; a velocidade de acetilação se deve à variação genética.
- excretada pelo leite materno.
- eliminada principalmente pela urina, 2 a 14% na forma inalterada e o resto como metabólitos acetilados e hidroxilados, conjugados em parte com ácido glicurônico.
- depuração: 8 a 10 mL/min/kg.

INDICAÇÕES
- tratamento da hipertensão grave e moderada, em associação com outros anti-hipertensivos (beta-bloqueadores, diuréticos).
- adjuvante no tratamento de insuficiência cardíaca congestiva.

DOSES
- via oral, para hipertensão crônica, adultos, inicialmente, 10 a 25 mg duas ou três vezes diariamente; a dose pode então ser aumentada para 10 a 25 mg até que a pressão arterial seja reduzida ao nível desejado; a dose máxima não deve exceder 200 mg. Crianças, inicialmente, 0,75 mg/kg em quatro tomadas divididas; pode-se aumentar paulatinamente a dose até o máximo de 7,5 mg/kg diariamente.

CONTRAINDICAÇÕES
- hipersensibilidade à hidralazina ou outras hidrazinoftalazinas.
- gravidez.
- lactação.
- aneurisma dissecante da aorta.
- taquicardia grave.

EFEITOS ADVERSOS
- retenção de sódio e água.
- cefaleia, anorexia, náusea, vômito, diarreia, palpitação, taquicardia, tontura, *angina pectoris*.
- síndrome reumatoide aguda simulando lúpus eritematoso sistêmico, maior em acetiladores lentos e mulheres.
- neuropatia periférica, discrasias sanguíneas, hepatotoxicidade e colangite aguda, embora raramente.

INTERAÇÕES MEDICAMENTOSAS
- pode potencializar os efeitos anti-hipertensivos de outros anti-hipertensivos, diuréticos, pré-anestésicos ou anestésicos usados em cirurgia.
- analgésicos anti-inflamatórios não esteroides, especialmente indometacina, ou simpatomiméticos podem reduzir seus efeitos anti-hipertensivos.

▶ APRESOLINA (Novartis), 20 drág. × 25 e 50 mg
▶ LOWPRESS (Cazi), 20 comprimidos × 25 e 50 mg
▶ NEPRESOL (Cristália), 200 comprimidos × 50 mg
   50 amp. de 1 mL com 20 mg

MINOXIDIL

Corresponde a um óxido de derivado piperidínico da 2,4-diaminopirimidina. Atua diretamente sobre as arteríolas, reduzindo assim a resistência periférica total.

FARMACODINÂMICA
- anti-hipertensivo e estimulante do crescimento de cabelo utilizado por via tópica na alopecia androgenética.

FARMACOCINÉTICA
- pelo menos 90% são absorvidos do trato gastrintestinal.
- início de ação: 30 minutos.
- atinge a concentração plasmática máxima em uma hora.
- atinge o efeito máximo em duas a três horas com dose única e dentro de três a sete dias com doses múltiplas.
- sofre biotransformação hepática extensa, dando metabólitos muito menos ativos, o principal dos quais é o glicuronídio de minoxidil.
- meia-vida plasmática: cerca de 4,2 horas.
- duração da ação: 24 a 48 horas; até 75 horas.
- excretados 12% na forma inalterada e 88% como metabólitos, principalmente pela urina (97%) e o resto pelas fezes (3%).
- removível por hemodiálise.
- como estimulante do crescimento de cabelo, o efeito só aparece quatro meses depois do início do tratamento.

INDICAÇÕES
- tratamento da hipertensão sintomática e não controlável, em associação com dose máxima de um diurético mais dois outros fármacos anti-hipertensivos.
- tratamento de alopecia androgenética tanto em homens como em mulheres.

DOSES
- deve ser administrado simultaneamente com um diurético (geralmente furosemida, para evitar a retenção de líquido e possível insuficiência cardíaca congestiva) e um β-bloqueador ou outro depressor simpatomimético.
- via oral, adultos e crianças acima de 12 anos, inicialmente 5 mg uma vez ao dia; se necessário, a dose pode ser aumentada gradualmente para 10, 20 e até 40 mg ao dia em porções divididas ou numa única tomada; crianças abaixo de 12 anos, inicialmente 0,2 mg/kg diariamente como dose única; se necessário, a dose pode ser aumentada em 0,1 a 0,2 mg/kg até se obter o controle ou a dose máxima de 50 mg/dia.
- via tópica, como estimulante do crescimento de cabelo, 1 mL de solução a 2% duas vezes por dia.

CONTRAINDICAÇÕES
- hipersensibilidade ao minoxidil.
- feocromocitoma.
- gravidez.
- lactação.
- doença ou acidente cerebrovasculares.
- insuficiência cardíaca congestiva não resultante de hipertensão.
- insuficiência coronariana, incluindo *angina pectoris*.
- hipertensão maligna.
- infarto do miocárdio.
- derrame pericárdico.
- insuficiência da função renal.

EFEITOS ADVERSOS
- retenção de sal e água.
- pericardite, derrame e tamponamento pericárdicos.
- taquicardia.
- náusea, vômito.
- hipotensão, mais frequente nos idosos.
- hipertricose, reversível.
- fenômeno de rebote, com a interrupção abrupta.
- na aplicação tópica, dermatite, reação alérgica, queimação do couro cabeludo, foliculite, aumento da alopecia, tontura, eczema, obnubilação, cefaleia, disfunção sexual, distúrbios visuais, absorção sistêmica.

SUPERDOSE
- injeção intravenosa de cloreto de sódio.
- em caso de perfusão insuficiente de órgão vital, a hipotensão é tratada com fenilefrina, angiotensina II, vasopressina ou dopamina.

INTERAÇÕES MEDICAMENTOSAS
- pode potencializar os efeitos anti-hipertensivos de outros anti-hipertensivos, diuréticos, ou pré-anestésicos e anestésicos usados em cirurgia.
- analgésicos anti-inflamatórios não esteroides, especialmente indometacina, ou simpatomiméticos podem reduzir seus efeitos anti-hipertensivos.
- anti-hipertensivos parenterais potentes, como diazóxido ou nitroprusseto de sódio, ou nitratos podem resultar em grave efeito hipotensor aditivo.

▶ LONITEN (Pharmacia Brasil), 30 comprimidos × 10 mg
▶ MINOXIDIL (Apotex), fr. de 60 mL a 2% (bomba aerossol), (genérico)
   fr. de 60 mL a 2% (carga), (solução tópica), (genérico)

2. *Vasodilatadores arteriais e venosos*. O único representante é o nitroprusseto de sódio.

NITROPRUSSETO DE SÓDIO

Também chamado nitroprussiato sódico e nitroferrocianeto de sódio. Seu efeito anti-hipertensivo se deve à vasodilatação que causa por efeito direto sobre a musculatura lisa arterial e venosa. Ele reduz a resistência periférica. Deve ser usado apenas em pacientes hospitalizados, como infusão com dextrose 5% estéril em água, nunca para injeção direta.

FARMACODINÂMICA
- anti-hipertensivo, agente redutor da pós-carga cardíaca, adjuvante no tratamento do infarto do miocárdio e antídoto.

FARMACOCINÉTICA
- início de ação: quase imediato.
- atinge o efeito máximo quase imediatamente.
- duração do efeito: 1 a 10 minutos após interromper a infusão.
- meia-vida: muito curta, de apenas alguns minutos.
- biotransformado pelos eritrócitos em cianeto, que é em seguida convertido ao metabólito final, tiocianato.
- o tiocianato é eliminado por excreção renal; sua meia-vida é de quatro a sete dias em pacientes com função renal normal e maior em pacientes com insuficiência da função renal ou hiponatremia. O tiocianato pode acumular-se até atingir concentrações tóxicas se forem administradas doses elevadas durante mais de três dias.

INDICAÇÕES
- fármaco de escolha no tratamento da maioria das crises hipertensivas que exigem terapia parenteral.
- tratamento da insuficiência cardíaca congestiva.
- adjuvante no tratamento do infarto agudo do miocárdio.
- adjuvante no tratamento da regurgitação valvar.
- antídoto à intoxicação por alcaloides do esporão do centeio.

ESTABILIDADE
- deve ser mantido ao abrigo da luz. As soluções devem ser preparadas extemporaneamente e usadas dentro de 24 horas. Estas soluções apresentam cor amarelada; se a cor for marrom, laranja ou azul, a solução deve ser desprezada. A mudança na cor para azul, verde ou marrom indica a reação de

nitroprusseto de sódio com outra substância; também nestes casos a solução deve ser desprezada.

Doses
- via intravenosa, como anti-hipertensivo, deve ser usado somente em unidade de terapia intensiva, e a pressão arterial deve ser medida frequentemente durante a infusão; adultos, 50 mg, diluídos em 250 a 1.000 mL de dextrose a 5% em água, são infundidos à velocidade de 0,5 a 10 µg/kg/min; devem-se administrar outros anti-hipertensivos enquanto se estabiliza a pressão arterial com nitroprusseto de sódio; crianças, 0,1 a 8 µg/kg/min.

Contraindicações
- hipertensão compensatória.
- em cirurgia de pacientes com circulação cerebral inadequada.
- durante cirurgia de emergência em pacientes moribundos.
- contração muscular, desorientação, delírio e comportamento psicótico.
- hipotensão, taquicardia.

Superdose
- inalação de nitrito de amila seguida por infusão intravenosa de nitrito de sódio e tiossulfato de sódio.

Interações medicamentosas
- pode causar graves efeitos hipotensivos se usado concomitantemente com outros anti-hipertensivos.
- pode resultar em débito cardíaco elevado e em pressão capilar pulmonar mais baixa se usado simultaneamente com dobutamina.
- pré-anestésicos e anestésicos usados em cirurgia podem acarretar efeitos hipotensivos aumentados.
- simpatomiméticos podem reduzir seus efeitos hipotensores.

▶ NIPRIDE (Biolab-Sanus), 5 fr.-amp. × 50 mg c/ 5 amp. de 2 mL de diluente c/ 100 mg de glicose
▶ NITROP (Hypofarma), amp. de 2 mL c/ 50 mg
▶ NITROPRUS (Cristália), 1 e 5 fr.-amp. c/ 50 mg c/ diluente

▶ Anti-hipertensivos pulmonares

Nesta classe são incluídas a ambrisentana e a bosentana um antagonista do receptor da endotelina-1, e a sildenafila. Esta última está descrita no Capítulo 23.

AMBRISENTANA*

É o (+)-(2S)-2-[4,6-dimetilpirimidin-2-il)oxi]-3-metoxi-3,3- ácido difenilpropanoico, um antagonista do receptor do endotélio. É seletivo para o receptor tipo A (ET$_A$) além de ser substrato da P-gp *in vitro*.

Farmacodinâmica
- anti-hipertensivo pulmonar.

Farmacocinética
- biodisponibilidade desconhecida.
- após administração oral, atinge a concentração plasmática máxima em 2 horas.

*De acordo com ANVISA e GlaxoSmithKline (2012), este fármaco não deve ser utilizado em pacientes com fibrose pulmonar idiopática.

- 99% ligam-se às proteínas plasmáticas.
- eliminada, predominantemente, pela via não renal.
- 4% são eliminados com 4-hidroximetilambrisentana.
- depuração média de cerca de 38 mL/min em pacientes normais e de 19 mL/min naqueles com hipertensão pulmonar.
- meia-vida de 9 horas.

Indicações
- tratamento da hipertensão pulmonar. O tratamento visa melhorar a tolerância ao esforço e interromper a piora do quadro clínico.

Doses
- dose inicial, 5 mg/dia. Se esta dose for bem tolerada, aumentar para 10 mg/dia.

Contraindicações
- gravidez e lactação.
- crianças.
- insuficiência hepática moderada ou grave.

Precauções
- pode diminuir o número de espermatozoides.
- pode provocar queda nos níveis de hemoglobina nas primeiras semanas de tratamento.
- vigiar retenção hídrica.
- suspender o tratamento caso ocorra edema agudo (doença veno-oclusiva pulmonar como causa) de pulmão.
- limitar a dose da ambrisentana em 5 mg/dia no caso de associação com ciclosporina.

Efeitos adversos
- edema periférico, congestão nasal, sinusite, eritema.
- aumento das transaminases em níveis até 3 vezes o valor normal.
- hipersensibilidade.
- retenção hídrica, podendo levar à insuficiência cardíaca.
- reações de hipersensibilidade.

Interações medicamentosas
- ciclosporina aumenta a exposição da ambrisentana cerca de 2 vezes.

▶ VOLIBRIS (GlaxoSmithKline), 30 comprimidos × 5 e 10 mg

BOSENTANA

É composto pirimidínico, um antagonista do receptor da endotelina. A endotelina 1 (ET-1), que pertence à classe dos neuro-hormônios, produz vasoconstrição potente, além de fibrose, e estimula a proliferação celular ao ligar-se aos receptores ET$_A$ e ET$_B$ no endotélio e na musculatura lisa vascular. Pacientes portadores de hipertensão arterial pulmonar apresentam níveis de ET-1 elevados no pulmão e no plasma. Diminui as resistências vasculares pulmonar e sistêmica. Também aumenta o débito cardíaco sem efeito cronotrópico.

Farmacodinâmica
- antagonista do receptor da endotelina, anti-hipertensivo pulmonar.

Farmacocinética
- biodisponibilidade de cerca de 50%. A absorção não é influenciada pelos alimentos.
- volume de distribuição de cerca de 18 L.
- sofre biotransformação hepática via sistemas isoenzimáticos CYP3A4 e CYP2C9, formando três metabólitos. O metabólito Ro-485033 é ativo e responsável por 10 a 20% da atividade do composto original.
- meia-vida de cerca de 5 horas.
- atinge o pico da concentração plasmática máxima entre 3 e 5 horas.
- atinge o estado de equilíbrio entre 3 e 5 dias.
- > 98% ligam-se às proteínas plasmáticas, principalmente à albumina.
- sofre biotransformação hepática. É indutora das CYP2C9 e CYP3A4 e provavelmente da CYP2C19.
- depuração total após uma dose IV de cerca de 8 L/h.
- eliminada principalmente pela via biliar e < 3% pela urina.

Indicações
- tratamento da hipertensão arterial pulmonar em pacientes com sintomatologia classe III ou IV da OMS.

Doses
- como dose inicial, para > 12 anos ou < 40 kg e para adultos, dose inicial de 62,5 mg duas vezes ao dia durante quatro semanas. Após esse período, a dose pode ser aumentada até a dose de manutenção de cerca de 125 mg duas vezes ao dia.
- na descontinuação do tratamento, deve-se reduzir a dose em 62,5 mg, duas vezes ao dia, gradualmente por um período de 3 a 7 dias.
- doses > 250 mg ao dia não fornecem benefício adicional.

Contraindicações
- hipersensibilidade à bosentana.
- insuficiência hepática moderada ou grave.
- gravidez e lactação.
- crianças.
- uso concomitante com gliburida.

Precauções
- vigiar a administração aos portadores de insuficiência hepática de grau leve.
- vigiar os níveis do hematócrito após 30 dias da administração inicial e a cada três meses.
- Pode elevar os níveis de AST e ALT de, no mínimo, 3 vezes. Estas alterações dependem da dose e podem ocorrer no início e no fim do tratamento, sendo reversíveis. Realizar exames de AST e ALT antes do início do tratamento e mensalmente após o início do tratamento até o sexto mês. Em seguida, controle trimestral. Havendo quaisquer anormalidades nos níveis séricos enzimáticos deve-se modificar o tratamento: > 3 e ≤ 5 vezes, reduzir a dose ou interromper o tratamento. Em caso de os níveis atingirem os valores pré-tratamento, pode-se reiniciar a terapêutica. Se os valores estiverem > 5 vezes e ≤ 8, suspender a administração e observar cada duas semanas; se normalizar, proceder como no caso anterior. Para níveis > 8 vezes o normal, suspender o tratamento em definitivo. Se ocorrerem alterações enzimáticas com sinais ou sintomas tais como náuseas, vômitos, febre, dor abdominal, icterícia, letargia, fadiga ou aumento das bilirrubinas, deve-se interromper o tratamento. Quando reintroduz-se uma dose, vigiar os níveis

enzimáticos após três dias e após duas semanas e posteriormente quando necessário.
- realizar teste de gravidez antes de iniciar a terapêutica e depois, mensalmente.
- não há estudos científicos em crianças com resultados conhecidos.

Efeitos adversos
- sinais de disfunção hepática.
- hipotensão.
- cefaleia, eritema da face, pescoço, braços e tórax.
- fadiga.
- edema dos membros inferiores.
- palpitações.
- dispepsia.
- aumenta a incidência de adenomas e carcinomas hepáticos e de astrocitomas cerebrais, em ratos, em doses muito elevadas em comparação com humanos.

Interações medicamentosas
- o uso concomitante com ciclosporina A diminui sua concentração plasmática em 50% e aumenta a da bosentana em cerca de 30 vezes.
- o uso concomitante com inibidores do citocromo P450, como o cetoconazol, duplica a concentração da bosentana.
- os contraceptivos orais podem ter seu efeito reduzido. Considerar uma outra opção de método contraceptivo.
- gliburida e estatinas, principalmente atorvastatina, lovastatina e sinvastatina podem ter suas concentrações reduzidas.
- diminui a concentração da S-varfarina e da R-varfarina de 29 e 38%, respectivamente.

▶ TRACLEER (Actelion), 60 comprimidos × 65,5 e 125 mg

▶ FÁRMACOS CONTRA A ATEROSCLEROSE

São agentes usados no tratamento da aterosclerose. Estão descritos na seção *Antilipêmicos*, do capítulo 13.

▶ FÁRMACOS ANTIVARICOSOS

São substâncias usadas no tratamento de veias varicosas. Em geral, são agentes esclerosantes, isto é, fármacos que obliteram o lúmen das veias varicosas destruindo seu endotélio localmente. Julga-se que atuem causando dano à íntima, trombose intraluminal e organização fibrosa intravascular.

Esta classe inclui os seguintes fármacos comercializados no Brasil: diosmina, escina, esculina, etanolamina, glicose, polidocanol, rutina, tribenósido e troxerrutina. Em sua maioria, são usados como hemostípticos, descritos na seção correspondente do capítulo 9.

ETANOLAMINA

Usada na forma de oleato, líquido viscoso incolor ou ligeiramente amarelo com odor amoniacal.

Farmacodinâmica
- antivaricoso.

Indicações
- tratamento de veias varicosas e varizes esofágicas.

Doses
- via intravenosa, 0,5 a 1,5 mL em cada veia.

Efeitos adversos
- reações de hipersensibilidade.
- irritação à pele e mucosas.

▶ ETHAMOLIN (Zest), 6 amp. de 2 mL a 5%

GLICOSE

Monossacarídio de amplo emprego no tratamento de depleção de carboidratos e fluido. É estudada como nutriente no capítulo 13. Aqui é descrito apenas o seu emprego como agente esclerosante.

Farmacodinâmica
- antivaricoso.

Indicações
- tratamento de veias varicosas e como irritante para produzir pleurite adesiva.

Doses
- via intravenosa, solução 50% à velocidade de 5 mL por minuto.

Contraindicações
- pacientes com anúria, hemorragia intracraniana ou intraespinhal e *delirium tremens* em que houver desidratação.
- diabetes.

Efeitos adversos
- dor local, irritação da veia e tromboflebite.
- distúrbios de fluido e eletrólitos, tais como edema, hipopotassemia, hipomagnesemia e hipofosfatemia.

▶ GLICOSE (Vital Brazil), 50 amp. de 10 mL a 25% e 50%
▶ GLICOSE 25% (Darrow), 25 amp. de 10 mL
▶ GLICOSE 50%-70% (Fresenius), fr. de 100 mL
▶ GLICOSE A 25% e 30% (Gaspar Viana), 100 amp. de 10 mL
▶ GLICOSE A 50% (Gaspar Viana), 100 amp. de 10 mL ou 25 amp. de 20 mL
▶ GLICOSE A 50% (Lafepe), 10 amp. × 10 mL A 5%, bisnaga de 500 mL
▶ GLICOSE A 25% (Mesquita), 100 amp. de 10 mL
▶ GLICOSE A 50% (J. P.), fr. de 250 mL
▶ GLICOSE HIPERTÔNICA 25% ARISTON (Ariston), 100 amp. de 10 e 20 mL
▶ GLICOSE HIPERTÔNICA A 50% (Mesquita), 100 amp. de 10 e 20 mL
▶ GLICOSE HIPERTÔNICA A 50% ARISTON (Ariston), 100 amp. de 10 e 20 mL
▶ GLICOSE VEAFARM A 50% (Veafarm), amp. de 10 e 20 mL
▶ SOLUÇÃO DE GLICOSE A 50% (Biosintética), fr. de 250 e 500 mL
▶ SOLUÇÃO INJETÁVEL DE GLICOSE A 25% BRASMÉDICA (Brasmédica), 10 amp. de 10 e 20 mL
▶ SOLUÇÃO INJETÁVEL DE GLICOSE A 50% BRASMÉDICA (Brasmédica), 100 amp. de 10 mL 50 amp. de 20 mL
▶ SOLUÇÃO DE GLICOSE A 50% EM ÁGUA DESTILADA (Darrow), fr. de 500 mL
▶ SOLUÇÃO INJETÁVEL DE GLICOSE A 25% VEAFARM (Veafarm), 100 amp. de 10 mL
▶ SOLUÇÃO INJETÁVEL DE GLICOSE A 30% VEAFARM (Veafarm), amp. de 100 mL
▶ SOLUÇÃO INJETÁVEL DE GLICOSE A 25% E 50% GRANADO (Granado)

POLIDOCANOL

Também chamado lauromacrogol 400, corresponde ao éter monododecílico do macrogol, $C_{12}H_{25}(-O-CH_2-CH_2-)_nOH$, em que $n = 9$. Sua estrutura química consiste, portanto, em cadeia alifática hidrofílica (hidróxido polietilênico) unida a álcool hidrofóbico lipossolúvel (álcool dodecílico). Devido a esta propriedade dual, isto é, hidrofílica e hidrofóbica, comporta-se como agente tensoativo que atua sobre o endotélio vascular ligando-se aos lipídios superficiais das células endoteliais das veias normais. Produz a formação *in situ* de um trombo seguida por reação fibrótica específica e seletiva nas veias varicosas, acarretando a esclerose das mesmas.

As soluções do polidocanol contêm 5% do volume em álcool etílico.

Além do efeito esclerosante, apresenta também ação anestésica local.

Farmacodinâmica
- agente fleboesclerosante.

Farmacocinética
- a administração de doses repetidas não causa acúmulo do fármaco nos diversos órgãos.
- a ligação às proteínas é moderada (64%).
- meia-vida: 4 horas.
- volume de distribuição aparente: 24,5 L/h.
- depuração total: 11,71 L/h.
- depuração renal: 2,43 L/h.
- depuração biliar: 3,14 L/h.
- excretado rápida e quase completamente do organismo.

Indicações
- escleropatia de varizes esofagianas (paravasal).
- escleropatia (paravasal) da parede esofágica.
- obliteração de varizes e hemorroidas.

Doses
- de maneira geral, não se deve exceder a dose de 2 mg/kg de peso corporal por dia.
- no caso de varizes reticulares e tipo raminhas, a injeção deve ser aplicada somente na perna apoiada horizontalmente ou 30 a 45 graus acima da posição horizontal; a dose é geralmente de 2 mg/kg de peso ao dia, até 20 injeções, se for preciso, observando a dose máxima; para escleropatia de varizes reticulares, 0,1 a 0,3 mL de solução a 1%, por via intravenosa; para escleropatia de varizes tipo raminhas, 0,1 a 0,2 mL de solução a 1%, por via intravasal; caso não seja possível aplicar injeção na veia central, usa-se a solução a 0,5%.
- no caso de varizes esofagianas, aplicam-se as injeções de preferência de modo paravasal (submucosa, subepitelial) na parte inferior do esôfago, começando desde a cárdia; dependendo da experiência do terapeuta é possível utilizar injeção intravasal; a dose da primeira sessão é de 5 a 40 mL de solução a 0,5%; a segunda sessão deverá

FÁRMACOS CARDIOVASCULARES

ser realizada geralmente após sete dias, usando-se solução a 1%.
- para escleropatia de hemorroidas e obliteração de varizes, 2 mL da solução a 3%; nas sessões subsequentes, dose máxima de 3 mL da mesma solução.

Contraindicações

a) *obliteração de varizes e esclerose de hemorroidas*
- alergia ao polidocanol.
- paciente impossibilitado de caminhar.
- doença de oclusão arterial de III e IV graus. Dependendo do grau de gravidade, a obliteração poderá ser contraindicada nos seguintes casos:
- tromboses superficiais, principalmente tromboses profundas de veias.
- edemas das pernas.
- sintomas de microangiopatia diabética.
- doenças cardíacas agudas graves, como endocardite e miocardite.
- insuficiência cardíaca.
- estados febris.
- asma brônquica.
- doenças de oclusão arterial de II grau em caso de indicação cosmética.
- paciente com capacidade limitada de movimentação ou estado geral precário.

b) *varizes esofagianas*
- alergia ao polidocanol.
- estado de choque.
Dependendo do grau de gravidade, a esclerose poderá ser contraindicada nos seguintes casos:
- doenças cardíacas agudas graves, como endocardite e miocardite.
- insuficiência cardíaca.
- estados febris.
- asma brônquica.
- doenças pulmonares agudas.
- primeiro trimestre e após a 35ª semana de gravidez, exceto nos casos de sangramentos agudos.

Precauções
- nunca aplicar injeção por via intra-arterial, pois provoca necroses.
- em nenhum caso, varizes gástricas podem ser esclerosadas com concentrações mais altas do que as recomendadas (2%, 3% e 4%), pois podem acarretar necroses gravíssimas, que poderão obrigar a amputação.
- por ter ação anestésica local, pode provocar efeito antiarrítmico.
- no período de lactação, antes da escleropatia deve-se interromper a amamentação durante dois a três dias.

Efeitos Adversos
a) *obliteração de varizes*
- hiperpigmentação na área da esclerose.
- periflebite e necrose local.
- reações cutâneas alérgicas.
- colapso circulatório, tontura, vertigens, náuseas, distúrbios da visão, sabor metálico na boca.

b) *obliteração de varizes esofagianas*
- necroses e ulcerações esofagianas, hemorragia da pleura, estenose esofagiana.
- febre.
- colapso circulatório, tontura, náusea, distúrbios da visão, sabor metálico na boca.
- choque anafilático, embora raramente.

▶ *AETHOXYSKLEROL (Teuto-Brasileiro), 5 amp. de 2 mL a 0,5%, 1% e 3%, com 5, 10 e 30 mg/mL, respectivamente*
fr.-amp. de 30 mL a 1%, com 10 mg/mL

TRIBENÓSIDO

Corresponde ao 3,5,6-tri-O-benzil-D-glucofuranósido de etila.

Farmacodinâmica
- antivaricoso.

Farmacocinética
- rápida e quase totalmente absorvido do trato gastrintestinal.
- sofre biotransformação extensa, dando vários metabólitos, cujas atividades são menores do que a do fármaco matriz.
- atinge concentrações plasmáticas máximas de 9 a 18 μg/mL uma hora após a ingestão de uma dose equivalente a 10 mg/kg.
- meia-vida bifásica: a primeira, de cerca de duas horas, a segunda, de 20 horas.
- excretado principalmente pela urina (cerca de 20% na forma de ácido hipúrico), 77 a 93% da dose nas primeiras nove horas após a ingestão e 93 a 100% da dose após 72 horas.

Indicações
- tratamento de distúrbios inflamatórios e varicosos das veias.

Doses
- via oral, 200 mg três a quatro vezes ao dia, ingeridos durante ou após as refeições.

Contraindicações
- hipersensibilidade ao tribenósido.
- gravidez.
- lactação.
- pacientes eczematosos.

Efeitos Adversos
- erupções cutâneas e distúrbios gastrintestinais.

▶ *GLYVENOL (Novartis), 40 drág. × 200 mg*

Associações
▶ *PROCTO-GLYVENOL (Novartis), (tribenósido 400 mg + lidocaína 40 mg por supositório), 5 supos.*
▶ *PROCTO-GLYVENOL (Novartis), (tribenósido 5 g + cloridrato de lidocaína 2 g por 100 g de creme), bisnaga de 15 g com aplicador*

TROXERRUTINA

É derivado flavonoide que, segundo se julga, melhora a função capilar reduzindo a exsudação e o edema. Tem sido usada para diminuir o déficit capilar e a insuficiência venosa das extremidades inferiores e para hemorroidas.
No Brasil, é comercializada em associação com outros fármacos.

▶ VASOCONSTRITORES

Também chamados estimulantes do músculo liso, são usados em várias condições em que é necessária a vasoconstrição; por exemplo, em anestesia, arritmias, hemorroidas, hipotensão, enxaqueca, congestão nasal, oftalmologia e choque.
De interesse deste capítulo são as aminas simpatomiméticas utilizadas como adjuvantes temporários no tratamento do choque, a saber: dobutamina, dopamina, efedrina, epinefrina, etilefrina, fenilefrina, norepinefrina e metaraminol. Dobutamina e dopamina estão descritas na seção *Fármacos para insuficiência cardíaca congestiva* deste capítulo; e efedrina, epinefrina e fenilefrina, entre os *Antiasmáticos* do capítulo 11. A fenilefrina também é descrita neste capítulo.
Inclui-se ainda, neste capítulo, a terlipressina, um vasoconstritor usado no tratamento de hemorragias resultantes de varizes esofágicas.

ETILEFRINA

Corresponde ao álcool etilaminometil-hidroxibenzílico. Exerce efeito simpatomimético por ligar-se aos receptores α e β-adrenérgicos. Por sua ação inotrópica positiva e sobre o sistema circulatório, aumenta o débito cardíaco e eleva a pressão arterial.
Usada na forma de cloridrato.

Farmacodinâmica
- vasoconstritor.

Farmacocinética
- administrada por via oral, atinge a concentração plasmática máxima em 30 a 60 minutos.
- meia-vida plasmática: cerca de duas horas.
- excretada essencialmente (90% em 24 horas) pela urina, na forma livre e de derivados sulfoconjugados.

Indicações
- tratamento de hipotensão ortostática.

Doses
- via oral, 5 a 7,5 mg três vezes ao dia; lactentes, 1,25 a 2,5 mg duas a três vezes ao dia; crianças maiores, 2,5 a 5 mg duas a três vezes ao dia.

Contraindicações
- hipertireoidismo.
- hipertensão arterial.
- insuficiência cardíaca descompensada.
- insuficiência coronariana.

Efeitos Adversos
- cefaleia, eritema, palpitações, crises de taquicardia e de ansiedade.

Interações Medicamentosas
- antidepressores tricíclicos podem potencializar seus efeitos.
- inibidores da MAO podem causar risco de crise hipertensiva.

▶ *EFORTIL (Boehringer Ingelheim), 20 comprimidos × 5 mg*
fr. de 20 mL com 7,5 mg/mL
6 amp. de 1 mL com 10 mg

FENILEFRINA

É uma fenotilamina agonista α₁-adrenérgica. Em oftalmologia é utilizada como midriático e descongestionante e está descrita no capítulo 20, e no capítulo 11 por seu largo emprego em otorrinolaringologia, como descongestionante nasal. Como vasopressor é útil no choque e na hipotensão grave, em anestesia e na ressuscitação cardiopulmonar.

FARMACODINÂMICA
- vasoconstritor.

FARMACOCINÉTICA
- sofre biotransformações hepática e gastrintestinal.
- meia-vida muito rápida.
- duração da ação de 5 a 20 minutos.

INDICAÇÕES
- hipotensão leve a moderada.
- choque e hipotensão grave.
- hipotensão durante anestesia.
- antiarrítmico.

DOSES
- na hipotensão arterial leve a moderada, por via IM ou SC, 2 a 5 mg cada 10 ou 15 minutos. Por via IV, 0,2 mg, cada 10 ou 15 minutos, se necessário.
- no choque ou na hipotensão grave, por via IV, 10 mg diluídos em 500 mL de soro glicosado a 5% ou soro fisiológico a 0,9%. Deve ser infundida, inicialmente, numa dose de 0,1 a 0,8 mg/min até que se obtenha o controle da pressão arterial. Doses posteriores devem ser infundidas entre 0,04 e 0,06 mg/min.
- na prevenção de hipotensão arterial induzida durante raquianestesia ou anestesia epidural, 2 a 3 mg por via IM ou SC cerca de quatro minutos antes do procedimento.
- na urgência de hipotensão arterial, inicialmente 0,2 mg, podendo ser repetido de acordo com a resposta clínica. Como dose máxima, 0,5 mg/dose.
- como antiarrítmico, 0,5 mg IV inicialmente. As doses posteriores podem ser semelhantes às anteriores, com acréscimos entre 0,1 e 0,2 mg.
- para crianças, 0,5 a 1 mg/12,5 kg.

CONTRAINDICAÇÕES
- gravidez e lactação.

PRECAUÇÕES
- diminui o reflexo barorreceptor nos idosos.

INTERAÇÕES MEDICAMENTOSAS
- o uso concomitante de bloqueadores alfa-adrenérgicos ou fármacos que possuam essa ação podem antagonizar o efeito vasoconstritor.
- o uso concomitante de clorofórmio, enflurano, halotano e anestésicos semelhantes pode desencadear arritmias cardíacas graves.
- os antidepressivos tricíclicos e inibidores da MAO, além de efeito arrítmico em potencial, podem desenvolver ação hipertensiva.
- os anti-hipertensivos em geral e os diuréticos podem ter suas ações reduzidas.
- os fármacos antienxaqueca podem exacerbar a vasoconstrição.
- o uso de hormônio tireoidiano pode precipitar insuficiência coronariana.
- o uso simultâneo dos nitratos pode ter seu efeito antianginoso reduzido.
- derivados hidantoínicos podem produzir bradicardia e hipotensão.

▶ FENILEFRIN (Cristália), 50 amp. de 1 mL c/ 10 mg/mL

METARAMINOL

Corresponde a um derivado do benzenometanol. Atua primariamente por efeito direto sobre os receptores α-adrenérgicos. Exerce também efeito indireto liberando norepinefrina de seus locais ligantes. Outrossim, estimula diretamente os receptores $β_1$-adrenérgicos do coração. A vasoconstrição resultante do aumento das pressões sistólica e diastólica é geralmente acompanhada por bradicardia reflexa acentuada.

O metaraminol produz igualmente vasoconstrição pulmonar, aumento do tono venoso e diminuição do fluxo sanguíneo cerebral. Geralmente não produz estímulo do SNC.

Usado na forma de bitartarato.

FARMACODINÂMICA
- vasoconstritor e agente de reversão do priapismo.

FARMACOCINÉTICA
- sofre biotransformação hepática.
- início de ação na hipotensão: via intramuscular, cerca de 10 minutos; infusão intravenosa, um a dois minutos; via subcutânea, cinco a 20 minutos.
- duração da ação na hipotensão: infusão intravenosa, cerca de 20 minutos; vias intramuscular ou subcutânea, cerca de uma hora.
- excretado pelas vias biliar/renal, principalmente na forma de metabólitos; a excreção renal pode ser acelerada por acidificação da urina.

INDICAÇÕES
- profilaxia e tratamento da hipotensão aguda.
- tratamento do priapismo resultante do uso de papaverina ou fentolamina administradas intracavernosamente ou de outras causas.

DOSES
- vias subcutânea ou intramuscular, 2 a 10 mg.
- infusão intravenosa, adultos, 15 a 100 mg em 500 mL de cloreto de sódio ou glicose a 5%, ajustando a velocidade de infusão para manter a pressão no nível desejado.
- via intravenosa direta, adultos, em choque grave quando o tempo é fator importante, 0,5 a 5 mg, seguida de infusão de 15 a 100 mg em 500 mL.
- vias subcutânea ou intramuscular, crianças, 0,1 mg por kg de peso corporal ou 3 mg por metro quadrado de área corporal.
- infusão intravenosa, crianças, 0,4 mg por kg de peso corporal ou 12 mg por metro quadrado de área corporal como solução contendo 1 mg em cada 25 mL de injeção de cloreto de sódio a 0,9% ou injeção de glicose a 5%, ajustando a velocidade de infusão para manter a pressão no nível desejado.
- via intravenosa direta, crianças, em choque grave, 0,01 mg por kg de peso corporal ou 0,3 mg por metro quadrado de área corporal.

CONTRAINDICAÇÕES
- hipersensibilidade ao metaraminol.
- uso de ciclopropano ou halotano em anestesia.

PRECAUÇÕES
- o metaraminol não constitui substituto para reposição de sangue, plasma, líquidos e/ou eletrólitos; antes de iniciar o tratamento com ele deve-se, se possível, corrigir plenamente a depleção de volume sanguíneo.
- deve ser usado com cautela no tratamento de priapismo, pois podem ocorrer hipertensão e alterações eletrocardiográficas isquêmicas.
- deve-se selecionar cuidadosamente o local para infusão intravenosa, optando-se preferencialmente pelas veias maiores; o mesmo se diz sobre as vias subcutânea ou intramuscular.
- ao se interromper o tratamento com metaraminol, o fármaco deve ser suspenso paulatinamente.
- deve-se levar em consideração a relação risco/benefício quando existem os seguintes problemas médicos: acidose, cirrose, diabetes melito, doença de Buerger, doença cardíaca, doença vascular periférica, estados de hipercoagulabilidade, hipercapnia, hipertensão, hipertireoidismo, hipoxia, história de malária, sensibilidade ao metaraminol.

EFEITOS ADVERSOS
- taquicardia ventricular ou outras arritmias.
- formação de abscesso, vasoconstrição local devida ao extravasamento.
- hipotensão.
- reação alérgica a sulfitos.

INTERAÇÕES MEDICAMENTOSAS
- diminui os efeitos hipotensivos dos alcaloides da *Rauwolfia*.
- pode aumentar os efeitos neurológicos de amidotrizoato, iotalamato ou ioxaglato.
- pode reduzir os efeitos anti-hipertensivos dos diuréticos usados como anti-hipertensivos.
- reverte o efeito vasodilatador causado por fentolamina ou papaverina administradas por via intracavernosa.
- pode aumentar o risco de arritmias cardíacas se tomado junto com glicósidos digitálicos.
- pode aumentar os efeitos dos hormônios tireoidianos.
- pode prolongar e intensificar os efeitos cardioestimulantes e vasopressores de inibidores da MAO.
- pode reduzir os efeitos antianginais dos nitratos.
- pode intensificar os efeitos cardiovasculares de outros simpatomiméticos.
- anestésicos por inalação podem aumentar o risco de arritmias ventriculares.
- antidepressivos tricíclicos ou maprotilina podem potencializar seus efeitos cardiovasculares.
- α-bloqueadores adrenérgicos geralmente diminuem, mas não revertem nem bloqueiam completamente seu efeito pressor.
- β-bloqueadores podem acarretar inibição mútua dos efeitos terapêuticos.
- ergonovina, ergotamina, metilergonovina, metisergida ou oxitocina podem causar vasoconstrição acentuada e potencializar o seu efeito pressor, acarretando possível hipertensão grave e ruptura dos vasos sanguíneos cerebrais.
- hormônios tireoidianos podem aumentar seus efeitos.
- levodopa pode aumentar a possibilidade de arritmias cardíacas.
- mazindol ou metilfenidato podem potencializar seu efeito pressor.
- metildopa pode intensificar a resposta pressora.

▶ ARAMIN (Cristália), 50 amp. de 1 mL com 10 mg

NOREPINEFRINA

Difere da epinefrina pela ausência de um grupo metílico no átomo de nitrogênio. Sua potente ação vasoconstritora resulta do estímulo dos receptores α-adrenérgicos; o acentuado efeito vasoconstritor se deve principalmente ao aumento da resistência periférica. Ela atua também nos receptores $β_1$-adrenérgicos, estimulando o miocárdio e aumentando o débito cardíaco.

Usada nas formas livre, de bitartarato e de cloridrato. No Brasil é comercializada como monofármaco ou em associação com o anestésico local lidocaína.

BITARTARATO DE NOREPINEFRINA

▸ HYPONOR (Hypofarma), 10 e 50 amp. de 4 mL × 8 mg/4 mL (equivalente a 1 mg/mL de norepinefrina base) e 4 mg/4 mL (equivalente a 0,5 mg/mL de norepinefrina base)

TERLIPRESSINA

É dodecapeptídio análogo da vasopressina com duração do efeito mais prolongada e com menos efeitos adversos. Sofre ativação através de peptidases circulantes e tissulares da lisina-vasopressina, promovendo vasoconstrição, reabsorção de sódio no rim e liberação de ACTH. Como consequência, há aumento da resistência periférica e redução da pressão porta.

Farmacodinâmica
- vasoconstritor, redutor da pressão porta.

Farmacocinética
- após administração IV, a lisina-vasopressina é detectada após 40 a 60 minutos.
- atinge o pico da concentração plasmática máxima em cerca de 2 horas.
- sofre biotransformação formando a lisina-vasopressina sob a ação de endopeptidases plasmáticas e tissulares.
- meia-vida de cerca de 1 hora para o produto inativado e de 8 minutos para a lisina-vasopressina.
- eliminada pelos rins. Cerca de 0,25 a 1,27% detectado na urina sob a forma de terlipressina e cerca 1/10 sob a forma de lisina-vasopressina.

Indicações
- tratamento da ruptura de varizes esofágicas.

Doses
- IV, 1 a 2 mg de acordo com o peso do paciente: a) < 50 kg, 1 mg; b) entre 50 e 70 kg, 1,5 mg; c) > 70 kg, 2 mg.

Contraindicações
- hipersensibilidade ao fármaco.
- gravidez.
- infarto do miocárdio.
- choque séptico.

Precauções
- antecedente de infarto do miocárdio, insuficiência coronária, hipertensão arterial sistêmica, arritmias cardíacas.
- insuficiência respiratória e/ou renal crônica.
- idosos.
- asma brônquica.

Efeitos adversos
- cefaleia.
- dor abdominal, diarreia.
- hipertensão arterial sistêmica, bradicardia, agravamento de insuficiência coronária, infarto do miocárdio, insuficiência ventricular esquerda.
- insuficiência respiratória aguda.
- acrocianose, necrose cutânea.

▸ GLYPRESSIN (Ferring), 1 e 5 fr.-amp. com 5 mL de diluente c/ 1 mg

▶ VASODILATADORES

Esta seção trata dos vasodilatadores primordialmente periféricos, cerebrais e diversos. (Os vasodilatadores coronarianos estão descritos em outra seção deste capítulo.) São fármacos que dilatam os vasos, quer da pele, quer do cérebro, mas geralmente em ambas as partes do organismo. Embora atuem por mecanismos diversos, reduzem o tono no músculo liso vascular, aumentando assim os fluxos sanguíneos periférico e cerebral. Seu valor clínico é limitado. Contudo, são úteis em vasoconstrições periférica e cerebral. Do ponto de vista farmacodinâmico, são semelhantes aos agentes anti-hipertensivos.

Os vasodilatadores periféricos são utilizados no tratamento de doenças vasculares periféricas: a) distúrbios vasoespásticos: doença de Raynaud, acrocianose e *livedo reticularis* primária (idiopática); e b) doença vascular periférica oclusiva crônica: aterosclerose obliterante.

Por manifestarem seletividade pelos vasos cerebrais, os vasodilatadores cerebrais são empregados somente no tratamento de distúrbios cerebrais.

Quando usados em doses elevadas, estes fármacos podem causar hipotensão postural. Por isso, são contraindicados em pacientes com angina do peito, trombose coronariana e doença cerebrovascular.

1. *Vasodilatadores periféricos e cerebrais*. No Brasil são comercializados os seguintes fármacos deste grupo: bametano, benciclano, buflomedil, cinarizina, di-hidroergocristina, flunarizina, naftidrofurila, nicergolina, nimodipino, papaverina, piribedil e vincamina.

BAMETANO

Corresponde ao butilamino-hidroxifeniletanol. Provoca vasodilatação por efeito musculotrópico. Usado na forma de sulfato.

Farmacodinâmica
- vasodilatador periférico.

Farmacocinética
- atinge taxa plasmática máxima em 30 minutos.
- eliminado pela urina, 47% da dose após três horas, 80% da dose após 48 horas.

Indicações
- tratamento de certos distúrbios circulatórios periféricos.

Doses
- via oral, 25 mg quatro vezes ao dia; os melhores resultados são obtidos após tratamento de várias semanas.

Contraindicações
- angina do peito.
- infarto recente do miocárdio.

Efeitos adversos
- tontura e outros sintomas de hipotensão.
- rubor facial, cefaleia.
- palpitações, taquicardia, excitação.

▸ VASCULAT (Boehringer Ingelheim), 30 comprimidos × 12,5 mg

BENCICLANO

É derivado da benzilcicloeptiloxidimetil-propilamina. Atua dilatando os vasos arteriais, inibindo a adesividade plaquetária e melhorando o fluxo sanguíneo pela redução da agregação eritrocitária e aumento da flexibilidade dos eritrócitos. Através destes mecanismos, é capaz de melhorar as manifestações patológicas nas extremidades e no cérebro, decorrentes de distúrbios circulatórios. Usado na forma de fumarato.

Farmacodinâmica
- vasodilatador periférico e cerebral.

Farmacocinética
- facilmente absorvido pelo trato gastrintestinal.
- início de ação: 15 minutos.
- duração de ação: cerca de 8 horas.

Indicações
- tratamento de distúrbios periféricos e cerebrais.

Doses
- via oral, 100 mg três vezes ao dia; em casos graves, 100 mg quatro vezes ao dia.
- via parenteral, 50 a 100 mg; caso necessário, até 150 a 200 mg.

Contraindicações
- insuficiência cardíaca descompensada.
- insuficiência hepática ou renal grave.
- fase aguda do infarto do miocárdio.
- apoplexia (durante os três primeiros dias).
- bloqueio AV de qualquer grau.
- gravidez.

Efeitos adversos
- distúrbios gastrintestinais.
- sinais de excitação, tonturas, hiperestimulação, tremor das mãos e alterações do sono.
- confusão temporária e alucinação.
- espasmos tônico-clônicos, com superdose.

Interações medicamentosas
- pode exercer efeito sinérgico quando usado com anti-hipertensivos, nitratos e outros vasodilatadores, sobretudo α-bloqueadores.
- pode potencializar a ação dos psicotrópicos tricíclicos.
- anestésicos locais, antiarrítmicos ou β-bloqueadores podem alterar a função cardíaca.
- anticoagulantes podem modificar os parâmetros de coagulação sanguínea.

▸ FLUDILAT (Akzo Organon Teknika), 24 comprimidos × 100 mg
▸ FLUDILAT RETARD (Akzo Organon Teknika), 24 comprimidos revestidos × 200 mg

BUFLOMEDIL

Corresponde a um derivado pirrolidínico da butirofenona. Produz uma série de efeitos farmacológicos, tais como: inibição inespecífica dos α-adrenoceptores na musculatura lisa vascular, inibição da agregação plaquetária, melhora da deformabilidade eritrocitária, antagonismo inespecífico do cálcio e atividade poupadora de oxigênio. A propriedade benéfica principal parece ser a melhora no fluxo sanguíneo nutricional em tecidos isquêmicos sem a produção de efeitos sistêmicos. Usado na forma de cloridrato.

Farmacodinâmica
- vasodilatador periférico.

Farmacocinética
- absorvido do trato gastrintestinal.
- biodisponibilidade: 50 a 80%.
- meia-vida de eliminação média: 1,5 a 4,3 horas.
- excretado principalmente pela urina.
- depuração total: 15,7 a 38,3 L/h.

Indicações
- tratamento de distúrbios circulatórios periféricos, incluindo claudicação intermitente.

Doses
- via oral, 150 mg três a quatro vezes ao dia, ou 300 mg duas vezes ao dia, ou 600 mg uma vez ao dia.
- via intravenosa, 50 a 400 mg ao dia, por infusão lenta direta em tomadas divididas a intervalos regulares, ou por infusão lenta em 500 mL de solução glicosada ou salina isotônica.
- via intramuscular profunda, 50 mg três vezes ao dia, até o máximo de 14 dias, devendo em seguida continuar o tratamento por via oral.

Contraindicações
- sangramento arterial grave.
- insuficiência renal.
- gravidez.
- lactação.
- menores de 18 anos.

Efeitos adversos
- distúrbios gastrintestinais, vertigem, cefaleia, prurido, hipotensão, parestesia.
- hipotensão grave, taquicardia e convulsões, com superdose.

▶ *BUFEDIL (Abbott), 30 comprimidos × 150 e 300 mg 15 comprimidos de liberação controlada × 600 mg 5 amp. de 5 mL c/ 50 mg*

CINARIZINA

Corresponde à benzidrilcinamilpiperazina. É anti-histamínico, mas também inibe o transporte de cálcio através das membranas celulares. Possui propriedades relaxantes do músculo liso e inibe a vasoconstrição. Daí decorre o seu emprego no controle de vários distúrbios vasculares.

Farmacodinâmica
- vasodilatador periférico, anti-histamínico, antiemético, profilático da enxaqueca.

Farmacocinética
- atinge taxa plasmática máxima entre 2 e 4 horas.
- excretada pela urina.

Indicações
- tratamento de vários tipos de espasmos vasculares periféricos e/ou cerebrais, incluindo claudicação intermitente.
- tratamento sintomático da náusea e vertigem devidas à doença de Ménière e outros distúrbios labirínticos.
- prevenção e tratamento da cinetose.
- profilaxia da enxaqueca.

Doses
- via oral, para doença arterial periférica, 25 ou 75 mg três vezes ao dia; para cinetose, 25 mg duas horas antes do início da viagem e 25 mg cada oito horas durante a viagem.

Contraindicações
- porfiria aguda.
- gravidez.

Efeitos adversos
- sintomas extrapiramidais.
- sonolência, transtornos gastrintestinais.

▶ *ANTIGERON (Farmasa), 30 comprimidos × 25 mg fr. de 30 mL c/ 25 mg/mL*
▶ *ANTIGERON AP 75 MG (Farmasa), 30 comprimidos × 75 mg*
▶ *CINAGERON (Cibran), 30 comprimidos × 25 e 75 mg*
▶ *CINARIZINA (Ranbaxy), 30 comprimidos × 25 e 75 mg (genérico)*
▶ *CINARIZINA (Ratiopharm), 30 comprimidos × 25 e 75 mg (genérico)*
▶ *CRONOGERON 25 e 75 MG (Arrow), 30 comprimidos × 25 e 75 mg*
▶ *MEDGERON (Medquímica), 30 comprimidos × 25 e 75 mg*
▶ *STUGERON 25 MG COMPRIMIDOS (Janssen-Cilag), 30 comprimidos × 25 mg*
▶ *STUGERON 75 MG COMPRIMIDOS (Janssen-Cilag), 30 comprimidos × 75 mg*
▶ *STUGERON SUSPENSÃO (Janssen-Cilag), fr. de 15 mL c/ 75 mg/mL*
▶ *VESSEL 25 (Farmion), 30 comprimidos × 25 mg*
▶ *VESSEL 75 (Farmion), 30 comprimidos × 75 mg*

DI-HIDROERGOCRISTINA

É derivado sintético hidrogenado da ergocristina, um dos alcaloides do esporão do centeio. Aumenta o tono venoso e produz diminuição da frequência cardíaca. No plano central atua como agonista da dopamina e serotonina e como antagonista da norepinefrina. Perifericamente, bloqueia os receptores α. Usada nas formas tanto livre quanto na de mesilato.

Farmacodinâmica
- vasodilatador periférico e cerebral.

Farmacocinética
- rápida mas incompletamente (aproximadamente 25%) absorvida do trato gastrintestinal; cerca de 50% de uma dose absorvida são retirados por eliminação pré-sistêmica.
- atinge a concentração plasmática máxima em uma a duas horas.
- sofre biotransformação hepática.
- meia-vida: três a quatro horas.
- início de ação: a melhora clínica pode demorar três a quatro semanas ou mais.
- excretada essencialmente pela urina.

Indicações
- tratamento sintomático da deterioração mental associada com distúrbios cerebrovasculares e na doença vascular periférica.

Doses
- via oral, 1,5 a 3 mg três vezes ao dia.

Contraindicação
- gravidez.

Efeitos adversos
- ataques de porfiria intermitente aguda.
- tontura, bradicardia, erupção cutânea.

Interações medicamentosas
- outros alcaloides do esporão do centeio ou vasoconstritores podem produzir isquemia vascular periférica e gangrena.
- o hábito de fumar, pela nicotina do tabaco, pode produzir isquemia vascular periférica.

DI-HIDROERGOCRISTINA

▶ *ISKEMIL (Aché), 20 comprimidos × 3 mg 20 cáps. gelatinosas de liberação programada × 6 mg*

MESILATO DE DI-HIDROERGOCRISTINA

▶ *ISKEVERT (Medley), 20 comprimidos × 1,5 mg fr. de 30 mL c/ 1 mg/mL (gotas)*

Associações
▶ *CODERGINE (Neo-Química), (partes iguais de di-hidroergocornina, di-hidroergocristina, di-hidroalfaergocriptina e di-hidrobetaergocriptina, também chamadas de codergocrina), 14 cáps. × 6 mg*
▶ *HYDERGINE (Novartis), (partes iguais dos mesilatos de di-hidroergocornina, di-hidroergocriptina e di-hidroergocristina), 14 comprimidos × 4,5 mg fr. de 15 mL c/ 3 mg/mL (gotas) fr. de 30 mL c/ 1,0 mg/mL 50 amp. de 1 mL c/ 0,3 mg/mL 36 cáps. × 1,0 mg*
▶ *HYDERGINE SRO (Novartis), 14 e 28 cáps. liberação lenta × 6 mg*
▶ *ISKETAM (Aché), (piracetam 400 mg + mesilato de di-hidroergocristina 1 mg por comprimido), 20 comprimidos*
▶ *NOROGIL (Aventis Pharma), (mesilato de di-hidroergocristina 0,80 mg + lomifilina 80,00 mg por drágea), 20 drág.*
▶ *VERTIZINE D (Aché), (mesilato de di-hidroergocristina 3 mg + flunarizina 10 mg por comprimido), 20 comprimidos*

FLUNARIZINA

É derivado difluorado da cinarizina. Não deprime o nó sinoatrial (SA) nem o atrioventricular (AV). Não apresenta efeito inotrópico negativo nem efeito anti-hipertensivo, tampouco aumento reflexo na frequência cardíaca.

Seu efeito inibidor das vasoconstrições central e periférica parece dever-se ao bloqueio de cálcio, pois ela é bloqueadora dos canais de cálcio. Possui também propriedades anti-histamínica, depressora do SNC e antivertiginosa. Usada nas formas livre e de dicloridrato.

Farmacodinâmica
- vasodilatador cerebral e periférico, terapia da hemorragia subaracnóidea, profilático da enxaqueca e antivertiginoso.

8.50 FÁRMACOS CARDIOVASCULARES

Farmacocinética
- é bem absorvida.
- a ligação às proteínas é muito alta (99%).
- atinge a concentração plasmática máxima em duas a quatro horas.
- sofre eliminação pré-sistêmica extensa.
- meia-vida: 19 dias.
- atinge o efeito máximo, após doses múltiplas, em várias semanas.
- excretada na forma de metabólitos muito lentamente e por tempo prolongado.
- eliminada pelas vias renal (menos de 0,2% nas primeiras 48 horas) e biliar/fecal (menos de 6% nas primeiras 48 horas).

Indicações
- tratamento de déficits neurológicos associados com hemorragia subaracnóidea.
- profilaxia e tratamento de insuficiência venosa periférica, doença arterial oclusiva e claudicação intermitente.
- profilaxia da enxaqueca.
- profilaxia de vertigens.

Doses
- via oral, adultos, 10 mg duas vezes ao dia, com intervalo de 12 horas; a dose de manutenção poderá ser reduzida; não se estabeleceu dose para crianças.

Contraindicações
- gravidez.
- lactação.
- fase aguda de acidente vascular cerebral.
- cardiopatias descompensadas.
- insuficiência hepática ou renal.
- doenças infecciosas graves.
- depressões graves.

Efeitos adversos
- sonolência, astenia, secura da boca.
- aumento do peso corporal e distúrbios gastrintestinais.
- sintomas extrapiramidais e depressão psíquica.
- galactorreia.

▶ FLUNARIN (Asta), 60 cáps. × 10 mg
 fr. de 30 mL c/ 5 mg/mL (gotas)
▶ FLUVERT (Medley), 30 comprimidos × 10 mg
▶ SIBELIUM (Janssen-Cilag), 30 comprimidos × 10 mg
▶ VERTIX (Aché), 50 comprimidos × 10 mg
 fr. de 30 mL com 5 mg/mL (gotas)

Associação
▶ VERTIZINE D (Aché), (flunarizina 10 mg + mesilato de di-hidroergocristina 3 mg por comprimido), 20 comprimidos

NAFTIDROFURILA

É derivado dietilaminoetílico do naftilfurfurilpropionato. Atua diretamente sobre a musculatura lisa dos vasos e sobre o sistema nervoso simpático, tanto à altura dos gânglios — por inibição competitiva da acetilcolina — como ao longo dos axônios — provocando efeito anestésico local. Usada na forma de oxalato.

Farmacodinâmica
- vasodilatador periférico e espasmolítico.

Farmacocinética
- rapidamente absorvida pelo trato gastrintestinal.
- a taxa de ligação às proteínas plasmáticas é da ordem de 80%; a forma circulante é o éster básico.
- sofre biotransformação, passando por ciclo êntero-hepático.
- atinge concentração plasmática máxima dentro de uma hora.
- meia-vida plasmática: 40 a 60 minutos.
- atravessa a barreira hematencefálica e, provavelmente, a placentária.
- eliminada principalmente pelas fezes, após glicuroconjugação; somente fração pequena é excretada pela urina.

Indicações
- tratamento de distúrbios cerebrais e periféricos, incluindo claudicação intermitente.

Doses
- via oral, 100 a 200 mg três vezes ao dia.
- infusão intravenosa ou intra-arterial, durante período mínimo de 90 minutos, 200 mg duas vezes ao dia.

Contraindicações
- insuficiência cardíaca grave ou distúrbios de condução.
- hemorragia cerebral recente.

Efeitos adversos
- náusea e dor epigástrica.
- erupções cutâneas.
- convulsões.
- depressão da condução cardíaca, com superdose.
- tromboflebite, com infusão intravenosa.

Interações medicamentosas
- β-bloqueadores e antiarrítmicos podem causar efeito depressor cardíaco aditivo.

▶ IRIDUX (Aventis), 36 cáps. × 100 mg
 10 amp. × 40 mg
▶ IRIDUX F 200 (Aventis), 24 cáps. × 200 mg

NICERGOLINA

É derivado dos alcaloides do esporão de centeio. Atua como antagonista α-adrenérgico, aumentando o débito arterial encefálico e a utilização do oxigênio e da glicose pela célula cerebral. Apresenta efeito hipotensor e ação antiagregante plaquetária.

Farmacodinâmica
- vasodilatador cerebral, periférico e antiadesivo plaquetário.

Farmacocinética
- início de ação: via oral — cerca de 60 minutos; via intramuscular — 30 a 40 minutos; via intravenosa — imediato.

Indicações
- tratamento de sintomas de deterioração mental associada com insuficiência cerebrovascular.
- tratamento de doença vascular periférica.

Doses
- via oral, 10 mg três vezes ao dia, longe das refeições.
- via intramuscular, 2 a 4 mg duas vezes ao dia.
- via intravenosa, 4 a 8 mg em 100 mL ou 250 mL de solução fisiológica salina ou glicosada, por fleboclise lenta.
- via intra-arterial, 4 mg em 10 mL de solução fisiológica injetada em dois minutos.

Contraindicações
- hipersensibilidade à nicergolina.
- gravidez.

Efeitos adversos
- distúrbios gastrintestinais.
- hipotensão e vertigens após administração parenteral.
- sensação de calor e rubor cutâneo.
- sonolência, tontura, insônia.

Interações medicamentosas
- pode potencializar os efeitos dos fármacos anti-hipertensivos.

▶ SERMION (Pharmacia Brasil), 20 drág. × 10 mg
 20 comprimidos × 30 mg
▶ SERMION INJETÁVEL (Pharmacia & Upjohn), 3 fr.-amp. com 4 mg

NIMODIPINO

É bloqueador seletivo dos canais de cálcio do grupo dos di-hidropiridínicos. Tem duas longas cadeias laterais ligadas ao anel di-hidropiridínico e o grupo nitro unido ao anel fenila. É vasodilatador periférico potente. Não deprime o nó sinoatrial (S) nem o atrioventricular (AV). Não apresenta efeito inotrópico negativo. Em resposta à vasodilatação que provoca, ocorre aumento reflexo na frequência cardíaca.

O seu mecanismo de ação no tratamento de déficits neurológicos causados por hemorragia subaracnóidea não é conhecido com exatidão.

Farmacodinâmica
- terapia da hemorragia subaracnóidea.

Farmacocinética
- é rápida e quase completamente absorvido.
- sofre eliminação pré-sistêmica extensa.
- biodisponibilidade: apenas 13% nos pacientes normais; aumenta significativamente em pacientes com insuficiência hepática, chegando até a dobrar a concentração sérica máxima.
- a ligação às proteínas é muito alta (mais de 95%) e independe da concentração.
- sofre biotransformação hepática intensa, dando metabólitos inativos.
- atinge a concentração plasmática máxima em 30 a 60 minutos.
- meia-vida de eliminação: 5 horas.
- volume de distribuição no estado de equilíbrio: 0,94 a 2,3 L/kg; por via intravenosa, 121 L/kg.
- velocidade de excreção: 124 L/kg.
- excretada pelas vias renal (principalmente, menos de 1% na forma inalterada) e biliar/fecal.
- não é significativamente removível por hemodiálise ou diálise peritoneal, porque se liga extensivamente às proteínas.

Indicações
- tratamento de déficits neurológicos associados com hemorragia subaracnóidea.
- tratamento de distúrbios cognitivos dos idosos.

DOSES

- via oral, adultos, para reduzir os déficits neurológicos posteriores à hemorragia subaracnóidea, 60 mg cada quatro horas, começando o tratamento dentro de 96 horas após a hemorragia e continuando por 21 dias consecutivos; nos pacientes com insuficiência hepática, a dose deve ser reduzida para 30 mg cada quatro horas, devendo-se exercer estreito controle da pressão arterial e da frequência cardíaca; os idosos podem ser mais sensíveis aos efeitos de uma dose usual; não se determinou a dose para crianças.
- via oral, no tratamento de distúrbios cognitivos do paciente idoso, 30 mg três vezes ao dia.
- infusão intravenosa, adulto, inicialmente 1 mg nas primeiras duas horas e, caso se verifique boa tolerância, aumentar a dose para 2 mg a partir da segunda hora; na insuficiência renal ou hepática grave, a dose deve ser diminuída.
- infusão intracisternal, 1 mL da solução (0,2 mg) e 19 mL de solução de Ringer.

CONTRAINDICAÇÕES

- hipersensibilidade ao nimodipino.
- gravidez.
- lactação.
- edema cerebral generalizado.
- hipertensão intracraniana grave.
- insuficiência hepática grave (cirrose).
- hipotensão grave.
- infarto agudo do miocárdio.
- bradicardia ou insuficiência cardíaca.

PRECAUÇÕES

- as arroladas na seção *Bloqueadores seletivos do canal de cálcio*.
- recomenda-se cautela quando usado em pacientes idosos com insuficiência de múltiplos órgãos, insuficiência renal grave (depuração < 20 mL/min) e insuficiência cardíaca grave.
- deve ser usado com cuidado em pacientes com hipotensão grave (pas < 90 mm Hg).
- recomenda-se efetuar exames neurológicos a intervalos periódicos durante o tratamento.

EFEITOS ADVERSOS

- hipotensão; quando ocorrer, deve-se interromper o tratamento.
- vasodilatação (inclusive rubor), cefaleia, dispepsia, flebite.
- edema periférico, erupção cutânea, secura da boca.
- taquicardia, trombocitopenia.
- náusea, tontura, astenia, irritação gastrintestinal.
- fraqueza, sensação de calor.
- dores no peito.
- flatulência, dor abdominal, sudorese excessiva, diarreia, vertigem.
- aumento da frequência cardíaca.
- insônia, agitação motora, excitação, ansiedade.

INTERAÇÕES MEDICAMENTOSAS

- as mencionadas na seção *Bloqueadores seletivos do canal de cálcio*.
- ácido valproico pode aumentar sua concentração plasmática.

▶ EUGERIAL (Merck-Bagó), 30 comprimidos × 30 mg
▶ NIMODIPINO (Hexal), 30 comprimidos × 30 mg (genérico)
▶ NIMOTOP (Bayer), 30 comprimidos × 30 mg fr. de 50 mL com 10 mg
▶ NOODIPINA (Apsen), 30 comprimidos × 30 mg fr.-amp. c/ 50 mL c/ 10 mg
▶ NORTON (Farmasa), 30 comprimidos × 30 mg
▶ OXIGEN (Biosintética), 30 comprimidos × 30 mg fr. de 25 mL c/ 40 mg/mL
▶ OXIGEN INJETÁVEL (Biosintética), fr.-amp. de 50 mL com 0,2 mg/mL

PAPAVERINA

Descrita no capítulo 6, *Espasmolíticos*. Tem sido usada com a intenção de aliviar a isquemia e os sintomas de demência senil; entretanto, não há prova para justificar seu uso clínico nestas condições.

PIRIBEDIL

Corresponde à piperonilpiperazinilpirimidina. É agonista dopaminérgico.

FARMACODINÂMICA

- vasodilatador periférico.

FARMACOCINÉTICA

- rapidamente absorvido, atingindo concentração plasmática máxima uma hora após administração oral.
- meia-vida bifásica: a primeira, de 1,7 hora; a segunda, de 6,9 horas.
- liga-se frouxamente às proteínas.
- sofre biotransformação extensa, dando dois metabólitos principais: um derivado hidroxilado e outro di-hidroxilado.
- excretado principalmente (68%) pela urina, na forma de metabólitos; 25% são eliminados pelas fezes.

INDICAÇÕES

- tratamento de distúrbios circulatórios.

DOSES

- via oral, 20 mg três vezes ao dia.

CONTRAINDICAÇÕES

- infarto agudo do miocárdio.
- colapso cardiovascular.

EFEITOS ADVERSOS

- náusea, flatulência, vômito, tontura, confusão, sonolência, hipotermia, discinesias e alterações ocasionais da função hepática.

▶ TRIVASTAL (Servier), 16 e 32 drág. × 20 mg
▶ TRIVASTAL RETARD (Servier), 16 e 30 drág. × 50 mg

VINCAMINA

É alcaloide obtido da *Vinca minor* (Apocynaceae), derivado da burnamenina. Alega-se que seu efeito terapêutico se deve à ação sobre o metabolismo neuronal e sobre a redistribuição do fluxo sanguíneo para as zonas isquêmicas.

FARMACODINÂMICA

- vasodilatador cerebral.

INDICAÇÕES

- tratamento de distúrbios cerebrais.

DOSES

- via oral, 20 mg pela manhã e à noite.
- via intramuscular, 15 a 30 mg ao dia.

CONTRAINDICAÇÕES

- hipersensibilidade à vincamina.
- neoformações cerebrais com hipertensão intracraniana.
- gravidez.
- disfunção cardíaca.

▶ VINCAGIL (Aventis Pharma), 16 comprimidos × 10 mg
▶ VINCAGIL RETARD (Aventis Pharma), 16 cáps. × 30 mg

2. Diversos.

Aqui é descrito um vasodilatador, um peptídio natriurético humano, usado no tratamento da insuficiência cardíaca congestiva.

NESIRITIDA

É um peptídio natriurético humano do tipo B (BNP-h) obtido a partir da *E. coli* utilizando técnica de DNA recombinante. Apresenta a mesma sequência de 32 aminoácidos que o peptídio endógeno que é produzido pelo miocárdio ventricular em resposta à sobrecarga volumétrica. Apresenta a fórmula empírica $C_{143}H_{244}N_{50}O_{42}S_4$. O BNP humano não é um vasodilatador dependente das células endoteliais nem tampouco do monofosfato de adenosina cíclico (cAMP) e dos receptores beta-adrenérgicos. Ele liga-se aos receptores da guanilil guanilato ciclase (CG-A) na superfície das células da musculatura lisa vascular e das células endoteliais com o consequente aumento das concentrações intracelulares do monofosfato de guanosina-3',5'-cíclico (cGMP), produzindo relaxamento e dilatação da célula muscular lisa. Na presença de insuficiência cardíaca, os níveis séricos de BNP estão aumentados. Não exerce efeito sobre a contratilidade cardíaca e sobre os parâmetros eletrofisiológicos cardíacos. Suas principais ações incluem reduções dose-dependentes da pressão capilar pulmonar e da pressão arterial sistêmica, redução dos níveis plasmáticos de aldosterona e norepinefrina, excreção de sódio e água através da inibição da reabsorção de sódio nos túbulos proximal e distal do rim, além da inibição de neuro-hormônios. Aumenta a filtração glomerular com efeito vasoconstritor na arteríola eferente e vasodilatador na arteríola aferente. Exerce, ainda, efeito vasodilatador coronariano, podendo ser mediado por liberação de óxido nítrico e/ou prostaglandina. Apresenta uma ação moduladora sobre os neutrófilos, protegendo contra a citotoxicidade endotelial e atuando como anti-inflamatório. Age também sobre os fibroblastos, inibindo as respostas fibróticas.

FARMACODINÂMICA

- peptídio natriurético humano, vasodilatador.

FARMACOCINÉTICA

- após a administração IV, em bolo, utilizando-se uma dose de 2 µg/kg e seguida de infusão de 0,01 µg/kg/min, apresenta início de ação rápido, sendo 60% do efeito de 3 horas observado dentro de 15 minutos e 95% em 60 minutos.
- volume de distribuição de cerca de 0,19 L/kg.
- depuração média de 9,2 mL/min/kg.
- meia-vida de distribuição de cerca de 2 minutos e meia-vida de eliminação de 18 minutos.

- nas doses de 0,01 a 0,03 μg/kg/min, aumenta o nível de BNP de 3 a 6 vezes.
- sofre endocitose, hidrólise lipossomal intracelular, degradação proteolítica mediada pela endopeptidase neutra e filtração renal.

Indicações
- tratamento da insuficiência cardíaca congestiva descompensada que necessita de tratamento por via intravenosa.

Doses
- 2 μg/kg, em bolo, seguidos de infusão IV contínua de 0,01 μg/kg/min durante, no mínimo, 24 horas.
- para calcular a velocidade de infusão e liberar uma dose de 0,01 μg/kg/min, recomenda-se usar a fórmula: velocidade de infusão (mL/h) = peso do paciente (kg) × 0,1. O fármaco deve ser preparado utilizando-se 245 mL de diluente, que fornece uma concentração de cerca de 6 g/mL de nesiritida.
- a dose pode ser aumentada, de acordo com a necessidade clínica, de 0,005 μg/kg/min e precedida por uma administração em bolo de 1 μg/kg, em intervalo superior a 3 horas até uma taxa de infusão máxima de 0,03 μg/kg/min.

Contraindicações
- hipersensibilidade à nesiritida.
- choque cardiogênico.
- pressão arterial sistêmica sistólica < 90 mm de Hg.
- gravidez e lactação.
- crianças.
- para uso em pacientes nos quais não é recomendado o uso de vasodilatadores: estenose valvar importante, cardiomiopatia restritiva ou obstrutiva, pericardite constritiva, tamponamento cardíaco e em condições em que o débito cardíaco depende do retorno venoso e nos pacientes com pressões de enchimento cardíaco baixas.

Precauções
- não deve ser usado com o objetivo de melhorar a função renal ou de aumentar a diurese.
- não usar em infusão intermitente agendada eletivamente.
- em doses maiores que 0,01 μg/kg/min pode aumentar os níveis de creatinina sérica.
- vigiar a pressão arterial sistêmica, pois pode produzir hipotensão. Nessa condição, a dose deve ser reduzida ou suspensa de acordo com a resposta clínica. O uso concomitante de outros hipotensores pode aumentar a hipotensão.

Efeitos Adversos
- hipotensão arterial sistêmica.
- extrassistolia, taquicardia ventricular, bradicardia ou taquicardia, fibrilação atrial, distúrbios da condução atrioventricular, *angina pectoris*.
- cefaleia.
- dor abdominal, dor no corpo.
- tontura, insônia, ansiedade.
- náusea, vômito.
- elevação da creatinina sérica.
- prurido, *rash* cutâneo, cãibras.
- dor no local da injeção.
- confusão mental, parestesia, sonolência, tremor, sudorese, ambliopia, aumento da tosse, hemoptise, apneia, anemia.

Interações Medicamentosas
- incompatível com formulações injetáveis de heparina, insulina, etacrinato de sódio, bumetanida, enalaprilato, hidralazina e furosemida. Tais fármacos devem ser administrados em via separada.
- incompatível com o conservante metabissulfito de sódio.

▶ *NATRECOR (Janssen-Cilag)*, 1, 2 e 3 fr-amp. com 1,5 mg (solução injetável)

FÁRMACOS DO SANGUE E SISTEMA HEMATOPOÉTICO

▶ FÁRMACOS ANTIANÊMICOS
Antianêmicos antimicrocíticos
  ferriprotinato
  ferromaltose
  fumarato ferroso
  gluconato ferroso
  quelato de glicinato de ferro
  sacarato de óxido de ferro
  sulfato ferroso
Antianêmicos antimacrocíticos
  Cobalaminas
    cianocobalamina
    cobamamida
    hidroxocobalamina
  Folatos
    ácido fólico
    ácido folínico
Antianêmicos renais
    epoetina
  Diversos
    deferiprona
    oprelvecina

▶ FÁRMACOS ANTINEUTROPÊNICOS
    filgrastim
    lenograstim
    molgramostim
    pegfilgrastim

▶ FÁRMACOS DE COAGULAÇÃO SANGUÍNEA E HEMOSTÍPTICOS
Anticoagulantes
  Anticoagulantes de ação direta
    heparina
    heparinoides
  Heparinas de baixo peso molecular
    dalteparina sódica
    enoxaparina sódica
    nadroparina cálcica

  Inibidores da trombina
    dabigatrana
  Inibidores do fator Xa
    apixabana
    fondaparinux
    rivaroxabana
  Anticoagulantes de ação indireta
    femprocumona
    varfarina
Antagonistas de anticoagulantes
    protamina
Coagulantes
  Hemostáticos sistêmicos
  Componentes do sangue
    complexo protrombínico anti-hemofílico humano
    complexo protrombínico humano
    crioprecipitado anti-hemofílico liofilizado
    fator VIII de coagulação do sangue humano liofilizado
    fator IX de coagulação do sangue humano liofilizado
    fibrinogênio
  Vitaminas K e análogos
    fitomenadiona
  Agentes diversos
    carbazocromo
    eptacog alfa
    desmopressina
    estrogênios conjugados
    etansilato
    somatostatina
    succinato de estriol
  Hemostáticos tópicos
    ácido acexâmico
    esponja de gelatina absorvível
    fibrina
    trombina
    tromboplastina
Antitrombóticos

  Antitrombóticos diversos
    abciximabe
    cilostazol
    clopidogrel
    dipiridamol
    drotrecogina alfa
    pentoxifilina
    prasugrel
    ticagrelor
    ticlopidina
    tirofibana
    trapidil
    triflusal
  Fibrinolíticos
    alteplase
    estreptoquinase
    fibrinolisina
    tenecteplase
  Antifibrinolíticos
    ácido aminocaproico
    ácido tranexâmico
    aprotinina
  Hemostípticos
    aminaftona
    diosmina
    dobesilato de cálcio
    escina
    hesperidina
    rutósido
    troxerrutina

▶ SANGUE E FRAÇÕES DO SANGUE
    albumina
    plasma

▶ SUBSTITUTOS DO SANGUE
    dextrano 40
    dextrano 70
    poligelina

Também denominados agentes hematológicos, são substâncias que atuam no sangue ou substituem alguns componentes sanguíneos. Compreendem cinco classes: (a) fármacos antianêmicos, (b) fármacos antineutropênicos, (c) fármacos de coagulação sanguínea e hemostípticos, (d) sangue e frações do sangue (exceto gamaglobulinas e fibrinogênio) e (e) substitutos (macromoleculares) do sangue.

▶ FÁRMACOS ANTIANÊMICOS

São agentes utilizados no tratamento de anemias. As anemias são causadas por níveis inadequados no organismo de substâncias químicas específicas, sobretudo ferro, vitamina B_{12}, ácido fólico ou eritropoetina, todas essenciais para a maturação normal dos eritrócitos. Os fármacos antianêmicos constituem, portanto, exemplo de terapia de reposição.

Há mais de 30 tipos diferentes de anemias, que podem ser distribuídas em três grandes classes: 1. anemias devido a sangramento; 2. anemias devido à eritropoese deficiente; 3. anemias devido à destruição excessiva de hemácias (anemias hemolíticas).

As anemias de maior interesse são: (a) anemia normocítica, causada pela perda, destruição ou formação defeituosa do sangue; (b) anemia microcítica hipocrômica, resultante da deficiência de ferro; (c) anemia macrocítica ou megaloblástica, causada pela deficiência de vitamina B_{12} ou ácido fólico; (d) anemia da insuficiência renal, resultante da produção diminuída de eritropoetina pelo rim. Os fármacos antianêmicos são úteis para os três últimos tipos de anemia.

Antes de prescrever o tratamento, deve-se estabelecer o diagnóstico etiológico da anemia. Os fármacos antianêmicos não são permutáveis. Assim, a deficiência de vitamina B_{12} não deve ser tratada com ácido fólico e vice-versa, sob pena de acarretar danos iatrogênicos irreversíveis ao paciente. O ferro é eficaz nas anemias ferroprivas; mas seu emprego em anemias normocíticas, não associadas à deficiência de ferro, é incorreto, podendo causar hemossiderose grave.

Em anemias nutricionais resultantes de dietas muito pobres, pode-se considerar como terapia racional um suplemento polivitamínico. Entretanto, o uso de associações para o tratamento de anemias é fortemente desaprovado. Deve-se preferir sempre o emprego de um único antianêmico, evitando-se o uso de associações, sobretudo quando as vias preferidas de administração para dois fármacos são diferentes; por exemplo, na anemia causada por deficiências de ferro e vitamina B_{12}, a via oral é preferida para o ferro e a via parenteral para a vitamina B_{12}.

A associação de sal de ferro com dose elevada de ácido ascórbico pode ser considerada racional para os pacientes que apresentam dificuldade em absorver o ferro (o ácido ascórbico aumenta a absorção do ferro); todavia, a ingestão de um comprimido de 300 mg de sulfato ferroso representa dose mais do que suficiente de ferro, a despeito da má absorção.

Não devem ser geralmente usadas associações de ferro com ácido fólico, cianocobalamina e piridoxina para o tratamento de anemia; a associação de ácido fólico com ferro é, porém, suplemento profilático razoável no período da gravidez. Não há, todavia, nenhuma base científica para a inclusão de traços de metais (por exemplo, cobalto, cobre e molibdênio) em preparação destinada ao tratamento de anemia.

Em vários países, entre eles o Brasil, são inúmeras as associações que contêm um ou mais dos seguintes fármacos: sais de ferro, várias vitaminas (incluindo ácido fólico e cianocobalamina), extrato de fígado, fator intrínseco e traços de minerais. É duvidosa a biodisponibilidade de alguns componentes contidos em tais associações. Por isso, elas não serão citadas neste *Dicionário*.

Os antianêmicos podem ser divididos em três grupos: antianêmicos antimicrocíticos, antianêmicos antimacrocíticos e antianêmicos renais.

▶ Antianêmicos antimicrocíticos

Também chamados agentes hematínicos, são fármacos que fornecem ferro ao organismo. O ferro é constituinte normal do organismo humano, onde se distribui amplamente, na forma tanto inorgânica quanto orgânica, no total de cerca de 3,5 a 4,5 g; 70% deste total são considerados ferro funcional ou essencial, assim chamado porque desempenha funções fisiológicas e ocorre na hemoglobina, mioglobina e enzimas intracelulares contendo ferro; os 30% restantes constituem o ferro dito não essencial ou de armazenamento, ocorrendo como ferritina ou hemossiderina. O ferro é melhor absorvido no estado ferroso, mas é complexado à proteína ou heme como íon férrico.

O heme é a unidade porfirínica complexada ao ferro da hemoglobina. Considerando-se que o conteúdo de ferro da hemoglobina é de 0,33%, a perda de 100 mL de sangue se traduz na perda de 50 mg de ferro. Esta perda pode ocorrer por causa de hemorragias e também por infestações de vermes. As principais causas das anemias ferroprivas são, contudo, dieta inadequada, má absorção, gravidez e/ou perda de sangue. Essas anemias são tratadas com preparações contendo ferro.

Os preparados de ferro suprem o ferro necessário para os processos fisiológicos normais do organismo. Ele é incorporado à hemoglobina e mioglobina, que exercem suas funções no transporte de oxigênio e na respiração celular, respectivamente, e a outras macromoléculas que requerem ferro.

Farmacocinética
- são absorvidos principalmente do duodeno e jejuno proximal.
- a absorção de ferro ingerido é maior nos indivíduos ferroprivos (20 a 30%) do que nos não deficientes de ferro (3 a 10%).
- a absorção é mais eficaz quando o ferro é ingerido na forma ferrosa em vez da forma férrica, com estômago vazio.
- quando administrados junto com alimento, a quantidade de ferro absorvido pode ser reduzida à metade ou até um terço daquela absorvida com estômago vazio.
- a ligação é alta à hemoglobina e baixa à mioglobina, enzimas, transferrina, ferritina e hemossiderina.
- não há sistema fisiológico de excreção para o ferro; contudo, diariamente perdem-se pequenas quantidades na queda da pele, cabelo e unhas, bem como pelas fezes, perspiração, leite materno (0,5 a 1,0 mg por dia), sangue menstrual e urina; a perda média diária para adultos é de 1 mg por dia (e 1,5 mg por dia para mulheres adultas sadias na pré-menopausa).

Indicações
- profilaxia e tratamento da anemia ferropriva.

Contraindicações
- hipersensibilidade ao ferro.
- hemocromatose.
- hemossiderose.
- outros quadros clínicos anêmicos.
- pancreatite crônica.
- cirrose hepática.

Precauções
- tomar com estômago vazio uma hora antes ou duas horas depois das refeições; ou com alimento, para diminuir a possibilidade de distúrbio estomacal.
- ingerir junto com água ou suco de frutas, copo cheio para adultos, meio copo para crianças, para impedir manchas dos dentes e mascarar gosto.
- não se deve administrar preparação parenteral simultaneamente com preparação oral.

Efeitos adversos
- preparações orais comumente conferem cor preta às fezes e podem provocar distúrbios gastrintestinais como náuseas, vômitos, diarreia, dor epigástrica, cólicas e constipação intestinais, especialmente em mulheres grávidas; nesses pacientes a redução da dose diária ou a administração imediatamente após as refeições minimiza esses possíveis efeitos.
- preparações parenterais podem causar febre, náusea e vômito, urticária, artralgias e outros efeitos adversos, incluindo anafilaxia fatal.
- doses excessivas são prejudiciais, podendo provocar crises hemolíticas perigosas, até mesmo morte.

Superdose
- pode ser fatal, especialmente em crianças pequenas; é essencial o tratamento imediato.

- indução do vômito com xarope de ipeca; lavagem intestinal com bicarbonato de sódio se o paciente estiver comatoso ou tendo convulsões.
- administração lenta, intravenosa ou intramuscular, do antídoto deferoxamina em casos de intoxicação grave; a deferoxamina é contraindicada a pacientes com insuficiência renal.

Interações medicamentosas
- podem reduzir os efeitos da penicilamina.
- reduzem a absorção e os efeitos terapêuticos das tetraciclinas orais.
- álcool, antiácidos contendo carbonatos ou trissilicato de magnésio, café, cereais, chá, fibra dietética, leite ou laticínios, ovos, ou pão de cereal integral diminuem a absorção de ferro devido à formação de complexos menos solúveis ou insolúveis.
- ferro parenteral administrado concomitantemente com ferro oral pode resultar em toxicidade do ferro.
- pancreatina ou pancrelipase pode diminuir a absorção do ferro.
- vitamina E pode prejudicar a resposta hematológica em pacientes com anemia ferropriva.

Os principais agentes hematínicos usados no Brasil, alguns apenas em associações medicamentosas, são: citrato férrico, ferriprotinato, ferrocitrato amoniacal, ferrocolinato, ferromaltose, fumarato ferroso, gluconato ferroso, quelato de glicinato de ferro, sacarato de óxido de ferro e sulfato ferroso. São, em sua maioria, usados apenas em preparações orais. Alguns são utilizados também em preparações parenterais.

O sulfato ferroso é o fármaco de escolha. Em casos em que é bem tolerado não há justificativa para utilizar preparações mais caras e complexas.

FERRIPROTINATO

Correspondente ao proteinsuccinilato de ferro, é complexo ferro-proteico semissintético, obtido por succinilação da caseína e adição de ferro através de reação com sal férrico. Contém 5% ± 0,2% de ferro trivalente.

Administrado por via oral, é bem absorvido, atingindo níveis hematínicos de ferro rapidamente, sem ultrapassar o limite compatível com a homeostasia normal. Sua absorção é melhor do que a do sulfato ferroso e outros sais de ferro e permanece no sangue durante período mais prolongado. Não é digerido pela pepsina, mas biotransformado pela pancreatina em pH neutro.

A dose, para adultos, é de 40 a 80 mg de Fe^{+++} por dia; para crianças, 4 mg/kg/dia de Fe^{+++}; as doses devem ser ingeridas em duas tomadas, de preferência antes das refeições.

▶ *FISIOFER (Eurofarma), fr. de 150 mL com 800 mg/15 mL*
10 flaconetes de 15 mL com 800 mg

FERROMALTOSE

É complexo de hidróxido férrico e isomaltose. Contém 30% de ferro elementar. Uma vez administrado, libera o ferro trivalente de maneira lenta e gradual. Apresenta boa tolerância. Indicado em todas as anemias ferroprivas hipocrômicas.

- *NORIPURUM (Altana) Comprimidos, 20 comprimidos × 100 mg de Ferro(III)*
  Xarope, fr. de 100 mL com 10 mg de Ferro(III)/mL
  Injetável IM, 3 amp. de 2 mL com 100 mg de Ferro(III)
  Gotas, fr. de 15 mL com 50 mg de Ferro(III)/mL
- *ULTRAFER (Farmoquímica), fr. de 20 mL com 2,5 mg cada gota (solução oral)*

FUMARATO FERROSO

É usado o sal anidro, que contém 33% de ferro ferroso elementar.

Farmacologicamente, é semelhante ao sulfato ferroso para o tratamento de anemia ferropriva simples. Por ter solubilidade reduzida, não deve ser usado por pacientes aclorídricos.

- *FERRIN (Ativus), 20 drág. × 152,12 mg (correspondendo a 50 mg de ferro elementar)*

GLUCONATO FERROSO

Corresponde ao sal anidro. Contém 11,6% de ferro ferroso elementar.

Farmacologicamente, é semelhante ao sulfato ferroso para o tratamento de anemia ferropriva simples. Por ter solubilidade reduzida, não deve ser usado em pacientes aclorídricos.

- *FERRIN (Ativus), fr. de 30 mL com 159,80 mg/mL (correspondendo a 20 mg/mL de ferro elementar) (gotas)*
  fr. de 100 mL com 199,72 mg/5 mL (correspondendo a 25 mg/5 mL de ferro elementar) (solução oral)

QUELATO DE GLICINATO DE FERRO

É formado por duas moléculas de glicina ligadas ao ferro, que apresenta um conteúdo de 18%. Não é hidrolisado no intestino e, como acontece com outros aminoácidos quelatos, sofre excelente absorção. Após ser absorvido, o ferro é liberado do quelato para utilização pelo organismo. Sofre biotransformação pelas vias comuns dos aminoácidos. É desprovido de reações de quelação indesejáveis e possui boa tolerância. Para adultos, adolescentes e crianças de 4 a 12 anos, recomenda-se uma dose de 250 a 500 mg/dia (50 a 100 mg de Fe III) ou em duas tomadas para as últimas. Para lactentes e crianças até 4 anos, 125 mg (25 mg de Fe III) a 250 mg (50 mg de Fe III), na base de 2,5 a 5 mg/kg para a dose de ferro diária.

- *NEUTROFER (Sigma Pharma), 30 comprimidos × 300 mg*
  15 e 30 comprimidos mastigáveis, 500 mg
  20 flaconetes de 5 mL × 250 mg/mL

SACARATO DE ÓXIDO DE FERRO

É complexo coloidal padronizado de óxido de ferro e sacarose. Indicado no tratamento de anemias ferroprivas hipocrômicas e em todos os estados de deficiência de ferro.

A dose injetável IM, profunda, varia de acordo com as necessidades de ferro e obedecendo à fórmula:

$$N = \frac{[\text{peso (kg)} \times \text{DHb (g/dL)} \times 2{,}4] + \text{reservas de ferro (mg)}}{50 \text{ (mg/mL)}}$$

N = total de mL a ser aplicado
DHb = diferença entre a hemoglobina ideal para o sexo e a idade e a hemoglobina encontrada (g/dL)
2,4 = porcentagem de ferro presente em cada molécula de hemoglobina × 7% (volume percentual aproximado de sangue no organismo).

Na apresentação IV, utiliza-se a fórmula:

$$N = \frac{(\text{peso em kg} \times \text{DHb} \times 2{,}4) + \text{reservas de ferro}}{20}$$

A dose deve ser preferencialmente diluída em soro fisiológico e administrada em, no mínimo, 3 a 5 horas.

Para uso oral pediátrico, a dose varia entre 2,5 e 5 mg/kg em uma ou mais administrações. Para adultos, em geral, 100 a 200 mg/dia.

- *NORIPURUM (Altana), 5 amp. de 2 mL c/ 5 agulhas de 5 cm com 100 mg de ferro (III), (sol. injetável, usos adulto e pediátrico)*
  5 amp. de 5 mL com 100 mg de ferro (III), (solução para uso IV)
  20 comprimidos mastigáveis × 100 mg de ferro (III)
  fr. de 100 mL com 100 mg/10 mL de ferro (III), (xarope para usos adulto e pediátrico)
  fr. de 15 mL com 50 mg/mL de ferro (III), (gotas)
- *NORIPURUM INTRAMUSCULAR (Altana), 5 amp. de 2 mL + 5 agulhas longas de 5 cm × 100 mg (ferro III)*
- *NORIPURUM VITAMINADO (Altana), (ferro III 435 mg + mononitrato de tiamina 4 mg + riboflavina 1 mg + cloridrato de piridoxina 1 mg + nicotinamida 10 mg + pantotenato de cálcio 2 mg + ácido ascórbico 100 mg + ácido fólico 2 mg + cianocobalamina 25 μg por comprimido), 30 comprimidos*

SULFATO FERROSO

Corresponde ao sal heptaidratado. É inodoro e hidrossolúvel, com sabor metálico adstringente. Deve ser mantido em recipientes herméticos, pois é facilmente oxidado, além de ser eflorescente ao ar.

É o agente hematínico mais usado para o tratamento de anemia ferropriva simples, porém é o mais tóxico.

A dose terapêutica, via oral, para adultos é de 30 a 60 mg de ferro elementar, até o máximo de 180 mg ao dia em três ou quatro tomadas; crianças de seis a 12 anos, 24 a 120 mg ao dia em três ou quatro tomadas; crianças de dois a cinco anos, 15 a 45 mg ao dia em três ou quatro tomadas; crianças de seis meses a dois anos, até 6 mg/kg em três ou quatro tomadas; lactentes, 10 a 25 mg ao dia em três ou quatro tomadas.

A dose profilática, via oral, para mulheres na idade de procriação, adolescentes e crianças é cerca de 20 mg de ferro elementar ao dia; lactentes normais, 10 a 15 mg ao dia durante o primeiro ano; lactentes com baixo peso e baixas reservas de ferro, 2 mg/kg de ferro elementar ao dia e, a seguir, dose gradativamente menor até 1 mg/kg por dia.

- *DRÁGEAS DE SULFATO FERROSO IODO-SUMA (Iodo-Suma), 50 e 1.000 drág. × 300 mg*
- *FER-IN-SOL (Bristol-Myers Squibb), fr. de 30 mL com 125 mg/mL*
- *SULFATO FERROSO (Bergamo), fr. de 30 mL com 25 mg/mL (gotas)*
- *SULFATO FERROSO (Cazi), 50 drág. × 250 mg*
- *SULFATO FERROSO (Cimed), 50 e 100 drág. × 250 mg*
  fr. de 100 mL com 250 mg/10 mL
- *SULFATO FERROSO (EMS), 50 comprimidos × 40 mg*
- *SULFATO FERROSO (Furp), 50 fr. com 68 mg/mL (solução oral)*
- *SULFATO FERROSO (Haller), 50 drág. × 300 mg fr. de 100 mL com 150 mg/5 mL*
- *SULFATO FERROSO (Laborsil), 50 drág. × 250 mg fr. de 100 mL com 250 mg/10 mL*
- *SULFATO FERROSO (Lafepe), fr. de 150 mL × 44 mg/mL de ferro elementar*
  50 fr. de 30 mL com 124,1 mg
- *SULFATO FERROSO (Legrand), fr. de 30 mL com 25 mg/mL*
- *SULFATO FERROSO (Luper), 50 drág. × 300 mg fr. de 100 mL com 300 mg/10 mL*
- *SULFATO FERROSO (Osório de Moraes), 50 drág. × 300 mg*
  fr. de 100 mL com 500 mg/10 mL
  fr. de 30 mL com 125 mg/mL
- *SULFATO FERROSO (Prodotti), 50 drág. × 250 mg fr. de 50 e 100 mL com 250 mg/10 mL*
  fr. de 30 mL com 125 mg/mL
- *SULFATO FERROSO (Sanval), 50 comprimidos × 40 mg*
  fr. de 30 mL com 25 mg/mL
- *SULFATO FERROSO ARISTON DRÁGEAS (Ariston), 50, 250 e 1.000 drág. × 300 mg*
- *SULFATO FERROSO A 300 MG LUPER (Luper), 50 drág.*
- *SULFATO FERROSO DRÁGEAS (Osório de Moraes), 50 e 1.000 drág. × 300 mg*
- *SULFATO FERROSO GOTAS (Neo-Química), fr. de 30 mL com 125 mg/mL*
- *SULFATO FERROSO NATURAL (Fontovit), 50 cáps. × 40 mg*
- *SULFATO FERROSO PROFARB (Profarb), 50 drág. × 200 mg*
- *SULFATO FERROSO UQFN (União Química), 50 drág. × 40 mg*
- *XAROPE DE SULFATO FERROSO (Osório de Moraes), fr. de 100 mL com 500 mg/mL*

▶ Antianêmicos antimacrocíticos

São também chamados agentes para anemias megaloblásticas. Estas são causadas predominantemente por deficiência de vitamina B_{12} ou ácido fólico resultante de diversos fatores, tais como ingestão ou absorção inadequadas destas substâncias. As anemias megaloblásticas são tratadas quer com vitamina B_{12}, quer com folatos, dependendo da carência causadora da anemia.

A vitamina B_{12} e o ácido fólico são cofatores essenciais para a síntese do DNA, e a carência de um destes nutrientes causa maturação nuclear defeituosa, que inibe a hematopoese normal.

Antes de instituir o tratamento, é preciso fazer o diagnóstico correto da anemia megaloblástica. Entretanto, em certos casos (trombocitopenia grave associada com hemorragia, leucopenia grave associada com infecção, anemia grave, acentuado dano neurológico ou outras complicações graves) impõe-se a necessidade de terapia imediata, que consiste na administração por via intramuscular ou intravenosa de 1.000 μg de vitamina B_{12} e 15 mg de ácido fólico, seguida de ingestão por via oral de 5 mg de ácido fólico e 1.000 μg de vitamina B_{12} durante uma semana.

Os agentes utilizados no tratamento de anemias megaloblásticas pertencem a dois subgrupos: cobalaminas e folatos.

▶ Cobalaminas

Estas são sintetizadas por microrganismos que os animais ingerem e absorvem a partir do solo. As fontes naturais destas vitaminas são, portanto, as proteínas animais, tais como carne, pescado, gema de ovo e laticínios. Visto que as plantas não fornecem cobalaminas, os vegetarianos podem desenvolver deficiência delas. Esta deficiência, porém, só aparece após muitos anos, pois a maior parte da vitamina B_{12} é reabsorvida na circulação êntero-hepática e a depleção dos locais de armazenamento no organismo é gradual. A vitamina B_{12} é armazenada principalmente no fígado.

Os preparados de cobalaminas são clinicamente úteis no tratamento de anemia perniciosa, anemia macrocítica nutricional e alguns casos de espru tropical ou não tropical, vale dizer, estados de deficiência de vitamina B_{12}. As preparações de vitamina B_{12} são administradas de preferência por via intramuscular ou subcutânea profunda. Preparações orais administradas durante períodos prolongados na anemia perniciosa com complicações neurológicas podem causar danos permanentes. Danos neurológicos irreversíveis ocorrem quando o paciente com anemia perniciosa deixa de receber vitamina B_{12} a intervalos regulares pelo resto da vida.

As cobalaminas de interesse terapêutico são: cianocobalamina, cobamamida, hidroxocobalamina, injeção de fígado e vitamina B_{12} com concentrado de fator intrínseco. A cobamamida é usada como agente anabólico. A injeção de fígado é considerada obsoleta; não deve ser usada; causa reações alérgicas; a cianocobalamina cristalina para injeção é superior a todas as preparações de fígado. A vitamina B_{12} com concentrado de fator intrínseco é mal absorvida, inútil em doença intestinal, desenvolve refratariedade e provoca sensibilização; por estas razões, esta preparação não é recomendada.

As cobalaminas utilizadas como antianêmicos são cianocobalamina e hidroxocobalamina. Elas substituem as cobalaminas naturais, essenciais ao crescimento normal, nutrição e desempenho de diversos processos fisiológicos, tais como a síntese de proteínas e do DNA.

Cianocobalamina e hidroxocobalamina têm propriedades comuns.

CIANOCOBALAMINA

Quimicamente, é a (5,6-dimetilbenzimidazolil)cianocobamida, de acordo com a nomenclatura especialmente criada para esta molécula altamente complexa. Trata-se de um complexo de coordenação neutro de cobalto contendo o íon inorgânico unido firmemente a seis ligantes coordenados octaedricamente. Um deles é o grupo ciano. Apesar de ser ácido polibásico fraco, a vitamina pode ser considerada como sal interno essencialmente neutro.

O único uso clínico confirmado da cianocobalamina é no tratamento de estados carenciais comprovados de vitamina B_{12}, nos quais ela é o fármaco de escolha. Não tem valor terapêutico na hepatite infecciosa, esclerose múltipla, distúrbios hematológicos, nevralgia do trigêmeo e outras neuropatias, distúrbios mentais, inapetência ou má nutrição, ambliopia, crescimento retardado, fadiga, alergias, tireotoxicose, envelhecimento, esterilidade e outros quadros clínicos para os quais ela tem sido impropriamente receitada.

FARMACODINÂMICA
- vitamina, antianêmico, auxiliar no diagnóstico da deficiência de vitamina B_{12}.

FARMACOCINÉTICA
- rapidamente absorvida do trato gastrintestinal (metade inferior do íleo), exceto em síndromes de má absorção.
- liga-se fortemente a proteínas.
- atinge a concentração plasmática máxima, após administração oral, em 8 a 12 horas.
- armazenada principalmente no fígado (90%) e parte nos rins.
- sofre biotransformação hepática.
- meia-vida: aproximadamente seis dias (400 dias no fígado).
- excretada pelas fezes; o excesso das necessidades diárias é excretado, principalmente na forma inalterada, pela urina.

INDICAÇÕES
- tratamento da anemia perniciosa.
- tratamento da deficiência vitamínica específica.
- diagnóstico da deficiência da vitamina B_{12}.

DOSES
- vias intramuscular ou subcutânea profunda, para tratamento de anemia perniciosa não complicada ou absorção defeituosa de vitamina B_{12}, adultos, 100 μg diariamente durante cinco a dez dias, seguida por 100 a 200 μg mensalmente até completar-se a remissão; depois disso, 100 μg mensalmente manterão a remissão. Para as complicações graves que exigem tratamento imediato, 1.000 μg de vitamina B_{12} e 15 mg de ácido fólico pelas vias intramuscular ou intravenosa, seguida por administração diária por via oral de 5 mg de ácido fólico e 1.000 μg de vitamina B_{12} durante uma semana. Crianças, 1.000 a 5.000 μg em doses divididas de 30 a 50 μg/dia durante duas ou mais semanas. Depois disso, 100 μg a cada quatro semanas manterão a remissão. Lactentes, para deficiência de transcobalamina, 1.000 μg duas vezes por semana. Para manter as remissões, o tratamento deve continuar pelo resto da vida.
- via intramuscular, para diagnóstico da deficiência de vitamina B_{12}, 1 μg/dia durante dez dias, mais dieta pobre em ácido fólico e vitamina B_{12}.
- via oral, dose terapêutica, para manutenção ou remissão em anemia perniciosa, adultos e crianças, 1.000 μg duas vezes por semana.
- via oral, dose suplementar dietética, para carência de vitamina B_{12}, adultos e crianças, 6 μg diariamente (em vegetarianos); lactentes até um ano, 2 a 3 μg diariamente.

CONTRAINDICAÇÕES
- alergia às cobalaminas.
- doença de Leber.
- tumor maligno.
- gota.

EFEITOS ADVERSOS
- exantema, prurido, reação anafilática após administração parenteral.
- diarreia.

INTERAÇÕES MEDICAMENTOSAS
- ácido ascórbico pode destruí-la.
- ácido fólico, em doses altas e contínuas, pode reduzir sua concentração no sangue.
- álcool (ingestão excessiva por mais de duas semanas), aminossalicilatos, antibióticos aminoglicosídicos, anticonvulsivantes, cloranfenicol, colchicina, colestiramina (uso prolongado), ou potássio na forma de liberação lenta podem reduzir sua absorção do trato gastrintestinal.

▶ SOLUÇÃO INJETÁVEL DE VITAMINA B-12 a 1.000 μg (Laborsil), 100 amp. de 2 mL
▶ SOLUÇÃO INJETÁVEL DE VITAMINA B_{12} a 1.000 μg BRASMÉDICA (Brasmédica), 100 amp. de 2 mL
▶ VITAMINA B-12 (Neo-Química), 50 amp. de 1 mL com 1.000 μg
▶ VITAMINA B-12 SANVAL (Sanval), 10 e 100 amp. de 2 mL com 1.000 e 5.000 μg

COBAMAMIDA

Sua estrutura é muito semelhante à da cianocobalamina e hidroxocobalamina: ligado ao cobalto, em vez de CN (como na cianocobalamina) ou OH (como na hidroxocobalamina), apresenta o grupo 5'-desoxiadenosila. É, portanto, derivado da adenosina.

Atua como coenzima da vitamina B_{12} na síntese de ácidos nucleicos. Apresenta capacidade notável de aumentar a síntese proteica.

A cobamamida é eficaz contra a anemia e distúrbios neurológicos resultantes da deficiência de vitamina B_{12} ou de distúrbios metabólicos.

FARMACODINÂMICA
- vitamina hematopoética.

FARMACOCINÉTICA
- após administração intramuscular de 100, 500 e 1.000 μg, permanecem no organismo, depois de três dias, 41, 114 e 125 μg, respectivamente, de cobamamida.

INDICAÇÕES
- profilaxia e tratamento da deficiência de vitamina B_{12}.
- suplementação de vitamina B_{12} quando há aumento da necessidade de vitamina B_{12}, resultante da ingestão insuficiente de alimento.
- tratamento de anemia megaloblástica.
- tratamento de difilobotríase.
- tratamento de distúrbios neurológicos associados com anemia maligna.
- tratamento de síndrome de má absorção, como espru.
- tratamento de doenças causadas por deficiência de vitamina B_{12} ou distúrbios metabólicos, como: anemia nutricional, anemia na gravidez, anemia

pós-gastrectomia, anemia devido à insuficiência hepática, leucopenia devido à radiação, neuralgia, mialgia, artralgia, neurite periférica, paralisia de nervos periféricos, distúrbios nervosos centrais.

Doses
- via intramuscular, adultos, 500 a 1.000 μg; a dose pode ser ajustada segundo a idade dos pacientes e gravidade dos sintomas.
- via oral, adultos, 5 a 10 mg ao dia; crianças, 5 mg ao dia.

Efeitos adversos
- reações de hipersensibilidade.

▶ *CRONOBÊ (Biolab Sanus), 2 amp. de 2,5 mL × 5.000 μg*
▶ *ENZICOBA 1 MG (Farmasa), 12 e 40 microcomprimidos × 1 mg*
▶ *ENZICOBA 5 MG (Farmasa), 20 microcomprimidos × 5 mg*

Associação
▶ *COBACTIN (Zambon), (cobamamida 1 mg + cloridrato de ciproeptadina 4 mg por comprimido), 16 comprimidos (cobamamida 20 mg + cloridrato de ciproeptadina 80 mg por 100 mL), fr. de 120 mL (xarope)*

HIDROXOCOBALAMINA

Tem estrutura química ligeiramente diferente da estrutura da cianocobalamina: em vez de CN, apresenta OH como um dos substituintes. Sob a ação da luz, em pH 3,5-5,5, a cianocobalamina origina parcialmente hidroxocobalamina que, por sua vez, nestas condições, é parcialmente transformada em aquocobalamina.

A hidroxocobalamina é preparada por remoção fotolítica do grupo cianeto da cianocobalamina. É uma base e pode, portanto, formar sais, como cloreto e sulfato. Suas preparações devem ser mantidas em recipientes herméticos e opacos, em local fresco.

Esta vitamina tem as mesmas propriedades e indicações da cianocobalamina. Mas, devido ao fato de ligar-se com mais firmeza às proteínas séricas, tem ação mais prolongada que a da cianocobalamina; por esta razão, é considerada, por alguns, como a vitamina B_{12} natural de ação prolongada. Alguns pacientes criam anticorpos ao complexo hidroxocobalamina e transcobalamina II. Por isso, para o tratamento de anemia megaloblástica prefere-se a cianocobalamina.

Para uma série de quadros clínicos, incluindo distúrbios neurológicos e psiquiátricos, sarcoide cutâneo e como tônico para pacientes que se queixam de fadiga, tem sido utilizado o tratamento com megadose de hidroxocobalamina. Contudo, não há comprovação científica de efeito benéfico em nenhum destes quadros clínicos.

▶ *HYVIT B12 (Hypofarma), 100 amp. de 2 mL c/ 2.500 μg/mL*
▶ *RUBRANOVA (Mead Johnson), 1 amp. de 2 mL com 5.000 e 15.000 μg*

▶ Folatos

O ácido fólico, correspondente ao ácido pteroilglutâmico, é vitamina amplamente distribuída na natureza, estando presente em quase todos os alimentos. Apresenta-se nas formas de conjugado (em geral heptaglutamato) com uma ou mais moléculas de ácido glutâmico. O cozimento prolongado e outros tipos de beneficiamento dos alimentos destroem estas formas.

O adulto exige 50 μg de ácido fólico por dia, quantidade esta facilmente suprida pela alimentação. A carência de folato é comum nas doenças intestinais que interferem com a absorção de ácido fólico, em doenças crônicas (por exemplo, neoplásicas, inflamatórias, renais) e em alcoólatras.

Nos casos em que a anemia por carência de folato é de origem dietética, basta a inclusão de uma fruta fresca ou vegetal não cozido ou um copo de suco de fruta na dieta diária para corrigi-la adequadamente. A necessidade de folato é muito alta durante a gravidez e a lactação; nestas condições, justifica-se a administração de folato como suplemento dietético.

Os folatos são indicados nos casos de deficiência de ácido fólico. Não devem ser usados para tratar anemia perniciosa (a menos que se administrem concomitantemente doses adequadas de cobalaminas), porque eles mascaram o diagnóstico e produzem danos neurológicos irreparáveis. São rápida e preferencialmente absorvidos do intestino delgado, razão pela qual a via oral é a mais indicada, exceto quando a deficiência de folatos for causada por absorção deficiente.

Segundo alguns pesquisadores, a carência de folatos pode causar, sobretudo em idosos, distúrbios neurológicos e psiquiátricos, tais como: fadiga, irritabilidade, insônia, depressão, desmemória e constipação crônica. Relata-se que o tratamento com ácido fólico alivia estes distúrbios.

Os folatos substituem o ácido fólico nas suas funções metabólicas. *In vivo*, o ácido fólico é enzimaticamente reduzido a derivados do ácido tetraidrofólico, formas de coenzimas que agem como portadores de unidades monocarbônicas (formila, formimino, hidroximetila, metila) em diversas metilações, especialmente na biossíntese de metionina, colina, serina, histidina, purinas e pirimidinas e, por extensão, na biossíntese de DNA e RNA.

Na terapêutica utilizam-se os seguintes folatos: ácido fólico (e seu sal sódico) e ácido folínico. Eles apresentam certas propriedades em comum.

ÁCIDO FÓLICO

É o ácido pteroilmonoglutâmico obtido por síntese. Usado nas formas livre e de sal sódico; a segunda é mais hidrossolúvel que a primeira. Nunca deve ser usado como agente único em anemia perniciosa ou outros estados de deficiência de vitamina B_{12}, pois tal uso pode complicar o diagnóstico por corrigir a anemia, com a possibilidade de sobrevir dano neurológico irreversível se não se administrar vitamina B_{12} prontamente.

Não se provou a eficácia de ácido fólico em diversos distúrbios psiquiátricos. Tampouco se comprovou a eficácia de megadoses deste fármaco para o tratamento de vários quadros clínicos; por isso, seu uso para esse fim deve ser desencorajado.

O ácido fólico é administrado, de preferência, por via oral, reservando-se a via parenteral para os pacientes que não o conseguem absorver por essa via.

Farmacodinâmica
- vitamina, auxiliar no diagnóstico de deficiência de folato.

Farmacocinética
- quase completamente absorvido do trato gastrintestinal (principalmente na parte superior do duodeno), quando administrado por via oral.
- liga-se extensivamente às proteínas plasmáticas.
- armazenado, em grande proporção, no fígado.
- sofre biotransformação hepática; na presença de ácido ascórbico é convertido no fígado e no plasma à sua forma metabolicamente ativa (ácido tetraidrofólico) pela di-hidrofolato redutase.
- excretado pela urina, quase inteiramente como metabólitos; o excesso, além das necessidades diárias, é excretado, em grande parte inalterado, pela urina.
- removido pela diálise.

Indicações
- profilaxia e tratamento de anemias megaloblásticas devidas à deficiência de ácido fólico.
- diagnóstico de deficiência de folato.

Doses
- *terapêutica*, via oral, adultos e crianças, 0,25 a 1 mg ao dia. Na maioria dos pacientes com deficiência de folato não complicada, dose de 0,1 mg produz resposta hematológica adequada e evita mascarar a deficiência de vitamina B_{12} concomitante.
- *terapêutica*, vias intramuscular, intravenosa ou subcutânea, adultos e crianças, 0,5 a 1 mg diariamente para a maioria das deficiências. Ao desaparecerem os sintomas e os testes sanguíneos se tornarem normais, deve-se administrar dose de manutenção de 0,1 a 0,25 mg diariamente por via oral se possível. Para anemia grave que exige tratamento imediato, 15 mg de ácido fólico com 1.000 μg de vitamina B_{12}, seguida por administração oral de 5 mg de ácido fólico e 1.000 μg de vitamina B_{12} diariamente durante uma semana.
- *profilática*, via oral, adultos e crianças, durante períodos de exigência aumentada (doença hemolítica, alcoolismo, infecção, por exemplo), gravidez e lactação, 1 mg ao dia. Lactentes com peso reduzido no nascimento e nos que se alimentam de leite de cabra, 0,05 mg ao dia.

Efeitos adversos
- sensibilização alérgica (febre, exantema), embora raramente.
- possível alteração da cor da urina, que se torna amarela.

Interações medicamentosas
- pode diminuir os efeitos dos anticonvulsivantes hidantoínicos, como fenitoína.
- adrenocorticoides (uso prolongado), analgésicos (uso prolongado), anticonvulsivantes hidantoínicos ou estrogênios (inclusive anticoncepcionais orais) podem aumentar as exigências de ácido fólico.
- antibióticos podem interferir com o método microbiológico de ensaio do ácido fólico e causar resultados falsamente baixos.
- metotrexato, pirimetamina, trianterone ou trimetoprima atuam como antagonistas de folatos por inibir a di-hidrofolato redutase; este antagonismo é mais significante com doses altas ou uso prolongado; os pacientes que recebem estes medicamentos devem ser tratados com ácido folínico em vez de ácido fólico.

- sulfas, incluindo a sulfassalazina, inibem a absorção de folatos; deve-se aumentar a dose de ácido fólico nos pacientes tratados com sulfassalazina.

- ACFOL (Cazi), 40 comprimidos × 5 mg fr. de 10 mL com 5 mg/mL (gotas)
- ÁCIDO FÓLICO (Neo-Química), 20 comprimidos × 5 mg
- ÁCIDO FÓLICO (Teuto-Brasileiro), 20 comprimidos × 5 mg
- ACIFÓLICO (Elofar), 20 comprimidos × 5 mg
- ENDOFOLIN 2 MG (Marjan), 20 comprimidos
- ENDOFOLIN 5 MG (Marjan), 20 comprimidos
- ENFOL (Ativus), 20 comprimidos × 5 mg fr. de 30 mL com 0,2 mg/mL (gotas) fr. de 100 mL com 0,4 mg/mL (solução oral)
- FEMME FÓLICO (Aché), 30 comprimidos × 5 mg
- FOLACIN (Ativus), 20 comprimidos × 5 mg
- FOLIN (Geyer), 100 comprimidos × 5 mg

ASSOCIAÇÕES
- DTN-FOL (Biolab), (ácido fólico 400 μg + acetato de dextroalfatocoferol 10 mg por cáps.), 90 cáps.
- ENDOFOLIN (Marjan), (ácido fólico 2 mg + ácido ascórbico 200 mg por 5 mL), fr. de 100 mL (solução)
- ENDOFOLIN (Marjan), (ácido fólico 0,2 mg + ácido ascórbico 50 mg por mL), fr. de 30 mL (gotas)
- FOLACIN (Ativus), (ácido fólico 2 mg + ácido ascórbico 200 mg por 5 mL), fr. de 100 mL (líquido) (ácido fólico 0,2 mg + ácido ascórbico 50 mg por mL), fr. de 30 mL (gotas)
- IBERIN FÓLICO 500 GRADUMET (Abbott), (ácido fólico 800 μg + ácido ascórbico 100 mg + sulfato ferroso 525 mg por comprimido), 30 comprimidos
- NORIPURUM FÓLICO (Altana), (ácido fólico 0,35 mg + ferromaltose 333,34 mg — equivalente a 100 mg de Ferro(III) — por comprimido), 20 comprimidos mastigáveis

ÁCIDO FOLÍNICO

É a forma metabolicamente ativa, reduzida do ácido fólico. Corresponde ao ácido 5-formil-tetraidrofólico. Não é afetado pelo bloqueio da di-hidrofolato redutase pelos antagonistas do ácido fólico. Essa propriedade permite que se processe a síntese das purinas e da timidina e, portanto, do DNA, RNA e proteínas. Usado na forma de sal cálcico.

FARMACODINÂMICA
- antianêmico, antídoto aos antagonistas do ácido fólico.

FARMACOCINÉTICA
- é rapidamente absorvido após administração oral.
- concentra-se largamente no fígado.
- sofre extensa e rápida biotransformação hepática e intestinal, dando principalmente 5-metiltetraidrofolato, que é ativo; quando administrado por via oral, a biotransformação é rápida (30 minutos) e extensa (mais de 90%); por via parenteral é mais lenta e menos extensa (por via intravenosa é aproximadamente 50%; por via intramuscular, 72%).
- atravessa a barreira hematencefálica em quantidades moderadas.
- tempo para atingir a concentração sérica máxima: por via oral, 1,72 ± 0,8 hora; por via intramuscular, 0,71 ± 0,09 hora.
- início de ação: via oral, 20 a 30 minutos; via intramuscular, 10 a 20 minutos; via intravenosa, menos de 5 minutos.
- duração da ação: 3 a 6 horas, por todas as vias.
- meia-vida: 3,5 horas, por via intramuscular.
- excreção: renal, 80 a 90%; fecal, 5 a 8%.

INDICAÇÕES
- tratamento da anemia megaloblástica.
- antídoto aos efeitos tóxicos causados por antifólicos (metotrexato, pirimetamina ou trimetoprima).
- tratamento de algumas formas de câncer.

DOSES
- vias oral ou intramuscular, adultos e crianças, para anemia megaloblástica, não mais de 1 mg diariamente.

CONTRAINDICAÇÕES
- insuficiência renal.

EFEITOS ADVERSOS
- exantema, urticária, prurido e respiração sibilante.

INTERAÇÕES MEDICAMENTOSAS
- doses elevadas podem neutralizar os efeitos anticonvulsivantes de barbitúricos, hidantoínicos e primidona.

- CALFOLIN (Eurofarma), 10 comp. × 15 mg fr.-amp. × 50 mg
- LEUCOVORIN (Wyeth), 10 comprimidos × 15 mg 6 amp. de 1 mL com 3 mg fr.-amp. com 50 mg
- LEUCOVORINA (Asta), 10 comprimidos × 15 mg 1 fr.-amp. com 3 mg 1 fr.-amp. com 50 mg
- LEVORIN (Blaüsiegel), 10 comprimidos × 15 mg 6 amp. com 3 mg
- MATERFOLIC (Farmoquímica), 30 comprimidos × 5 mg
- TECNOVORIN (Zodiac), 10 comprimidos × 15 mg 1 amp. com 3 mg fr.-amp. de 20 mL com 50 mg

▶ Antianêmicos renais

São agentes utilizados na insuficiência ou doença renal crônica causada pela produção diminuída de eritropoetina, hormônio endógeno, produzido principalmente pelo rim e que induz a eritropoese estimulando a produção de hemácias. A eritropoetina também induz a liberação de reticulócitos da medula óssea na corrente sanguínea, onde se maturam a eritrócitos.

Habitualmente normocítica e normocrômica, a anemia renal é resistente aos fármacos anteriormente descritos. O único antianêmico renal disponível em nosso meio é a epoetina.

EPOETINA

Epoetina é uma glicoproteína produzida por tecnologia do DNA recombinante. Contém 165 aminoácidos em sequência idêntica à da eritropoetina humana endógena. Sua atividade biológica é igual à do hormônio endógeno.

A epoetina corrige a insuficiência renal crônica causada pela produção diminuída da eritropoetina pelo rim.

Outras ações da epoetina são: aumento da viscosidade sanguínea e resistência vascular periférica, que resultam em aumento da pressão arterial. Ela pode corrigir a tendência ao sangramento associada com a insuficiência renal crônica, que pode ser causada parcialmente pela deficiência de eritrócitos; todavia, pode também aumentar a tendência trombótica em alguns pacientes.

As consequências da correção da anemia pela epoetina são: melhoria do bem-estar; aumento de apetite; alívio da fadiga, fraqueza, cefaleia, taquicardia ou *angina pectoris*; tolerância aumentada a exercício e atividade física; melhoria no sono, função sexual e função cognitiva.

FARMACODINÂMICA
- antianêmico.

FARMACOCINÉTICA
- meia-vida de eliminação: média de 4 a 13 horas após administração intravenosa ou subcutânea.
- início de ação: aumento na contagem de reticulócitos, dentro de 7 a 10 dias; aumento na contagem de eritrócitos, hematócrito, hemoglobina, 2 a 6 semanas.
- tempo para atingir a concentração máxima: dose intravenosa única, 15 minutos; dose subcutânea única, 5 a 24 horas.
- atinge o efeito máximo geralmente dentro de dois meses.
- duração da ação: cerca de duas semanas.

INDICAÇÕES
- tratamento da anemia associada com insuficiência renal crônica em pacientes que não exigem diálise, bem como naqueles que recebem diálise.
- tratamento de anemia grave associada com AIDS ou com terapia por zidovudina para AIDS.
- tratamento de anemia associada com malignidade.
- tratamento de anemia associada com doença renal de estágio final.
- profilaxia de anemia associada com doação frequente de sangue.
- a epoetina não é substituto para as transfusões de sangue; contudo, com o uso crônico, reduz a necessidade de repetidas transfusões de sangue de manutenção.

DOSES
- via intravenosa, por infusão lenta (1 a 5 minutos), 50 UI/kg três vezes por semana. A mesma dose pode ser administrada, durante o período de manutenção, por via subcutânea. Se for necessário, a dose poderá ser aumentada em 25 UI/kg de cada vez, em intervalos de quatro semanas; a dose máxima é de 200 UI/kg repetida três vezes por semana.

CONTRAINDICAÇÕES
- gravidez.
- lactação.
- crianças.
- hipersensibilidade à epoetina e/ou albumina humana.
- hipertensão arterial não controlada.
- prevenção de anemia em pacientes com câncer.

PRECAUÇÕES
- deve ser usada com cautela em pacientes com hipertensão arterial não controlada, doença vascular isquêmica, história de convulsões, distúrbios hematológicos e qualquer quadro clínico que diminua ou retarde a resposta à epoetina.

- o emprego de anti-hipertensivos, heparina e suplementos de ferro enquanto o paciente é tratado com epoetina exige aumento das doses dos três primeiros grupos de fármacos.
- deve-se controlar a taxa de hemoglobina uma a duas vezes por semana, até obter nível estável de 10 a 12 g/dL, passando-se então a observar essa taxa uma vez por semana.
- pode produzir tromboembolismo em pacientes com câncer.

Efeitos adversos
- dor torácica, edema, bradicardia, cefaleia.
- elevação da pressão arterial, isquemia cerebral, encefalopatia, policitemia.
- convulsões, exantemas, urticária.
- artralgias, astenia, diarreia, náusea, fadiga.
- dor nos ossos, febre, transpiração, tremor e cãibras abdominais, que regridem espontaneamente 10-12 horas após a injeção.

▶ *ALFAEPOETINA (Blaüsiegel), 1 e 12 fr.-amp. c/ 1.000, 2.000, 3.000 e 4.000 UI c/ diluente de 1 mL*
1 e 12 amp. de 1 mL c/ 1.000, 2.000 UI
1 e 12 seringas pré-enchidas de 0,5 mL c/ 1.000, 2.000 UI
1 e 12 seringas pré-enchidas de 0,3 mL c/ 3.000 UI
1 e 12 amp. de 1 mL c/ 3.000 UI
1 e 12 fr.-amp. de 1 mL c/ 4.000 UI
1 e 12 seringas pré-enchidas de 0,4 mL c/ 4.000 UI
1 e 12 amp. de 1 mL c/ 4.000 UI
1 e 12 seringas pré-enchidas de 1 mL c/ 10.000 UI
1 e 12 fr.-amp. de 1 mL c/ 10.000 UI
1 e 12 amp. de 1 mL c/ 10.000 UI
1 e 12 seringas pré-enchidas de 1 mL c/ 40.000 UI
1 e 12 amp. de 1 mL c/ 40.000 UI
▶ *EPREX (Janssen-Cilag), 6 fr.-amp. de 1 mL com 2.000, 4.000 e 10.000 UI*
▶ *ERITROMAX (Blaüsiegel), 1, 3, 6, 9 e 12 seringas pré-enchidas com 1.000 UI/0,5 mL, 2.000 UI/0,5 mL, 3.000 UI/0,3 mL, 4.000 UI/0,4 mL, 10.000 UI/1 mL*
▶ *HEMAX ERITRON (Biosintética), fr.-amp. de 2 ml com 2.000 e 4.000 UI*
fr.-amp. de 1 mL com 1.000 UI
▶ *HEMOPREX 500 UI (Bergamo), 1 e 6 seringas pré-enchidas de 0,25 mL com 500 UI (2.000 UI/mL), (solução injetável IV/SC)*
▶ *HEMOPREX 1000 UI (Bergamo), 6 fr.-amp. de 0,5 mL e 1 e 6 seringas pré-enchidas de 0,5 mL com 1.000 UI (2.000 UI/mL), (solução injetável IV/SC)*
▶ *HEMOPREX 2000 UI (Bergamo), 6 fr.-amp. de 1 mL e 6 seringas pré-enchidas de 0,5 mL com 2.000 UI (2.000 UI/mL), (solução injetável IV/SC)*
▶ *RECORMON (Roche), 6 fr.-amp. c/ 1.000, 2.000, 5.000 e 10.000 UI*

▶ Diversos

Aqui são descritos um estimulante hematopoético, a oprelvecina, e um quelante de ferro, a deferiprona.

DEFERIPRONA

É a 1,3-hidroxi-1,2-dimetilpiridina-4-ona, um fármaco quelante bidentado que se liga ao ferro em uma proporção molar 3:1. Atua promovendo a excreção de ferro e evitando o seu acúmulo, principalmente em pacientes transfusionados e portadores de talassemia. Sabe-se, porém, que a terapêutica com quelantes não evita completamente a lesão dos órgãos pelo ferro. Não modifica, de forma significativa, os níveis de ferritina. Em estudos comparativos com a deferoxamina esses níveis não mostram diferenças relevantes, e mesmo a concentração hepática de ferro pode ser maior nos pacientes tratados com a deferiprona. A sua grande vantagem é a administração oral.

Farmacodinâmica
- quelante de ferro.
- sofre rápida absorção após administração oral, no trato gastrintestinal superior.
- atinge o pico da concentração plasmática máxima entre 45 e 60 minutos. Quando administrada com os alimentos, esse tempo pode atingir 2 horas.
- sofre biotransformação formando um conjugado glicuronídico e o grupo 3-hidroxi torna-se desativado. O pico da concentração desse metabólito ocorre entre 2 e 3 horas.
- meia-vida de cerca de 2 a 3 horas.
- 75% a 90% eliminados pelos rins.
- também uma parte é eliminada pelas fezes.

Indicações
- tratamento do excesso de ferro em pacientes com talassemia maior que não podem usar a deferoxamina.

Doses
- 25 mg/kg, por via oral, três vezes ao dia. A dose diária total permitida é de 75 mg/kg. Não se deve ultrapassar a dose de 100 mg/kg/dia.

Contraindicações
- hipersensibilidade ao fármaco.
- crianças < 10 anos de idade.
- antecedente ou presença de neutropenia.
- antecedente de agranulocitose.
- gravidez e lactação.

Precauções
- os pacientes não devem fazer uso concomitante de medicamentos que possam ocasionar leucopenia.
- ocorrendo neutropenia ($1,5 \times 10^9$/L), o tratamento deve ser suspenso.
- fazer avaliação de zinco sérico mensalmente, pois a deferiprona pode diminuir seus níveis.
- interromper o tratamento se o nível de ferritina < 500 µg/L.
- vigiar a administração aos portadores de insuficiência hepática e/ou renal. Fazer controle laboratorial.
- pode ocasionar modificação da cor da urina para uma tonalidade vermelha ou marrom.

Efeitos adversos
- náusea, vômitos, dor abdominal, aumento do apetite.
- alteração da cor da urina para vermelho ou marrom.
- artropatias.
- aumento de ALT.
- fibrose hepática.
- neutropenia.

Interações medicamentosas
- pode interagir com medicamentos dependentes de cálcio trivalente, com os antiácidos contendo alumínio.

▶ *FERRIPROX (Farmalab), 100 comprimidos × 500 mg*

OPRELVECINA

Também chamada de interleucina-11 (IL-11) e rIL-11, é um polipeptídio produzido em cultivos de *Escherichia coli* por técnicas de DNA recombinante. A IL-11 é produzida na medula óssea possuindo fator de crescimento trombopoético que estimula a proliferação de células-tronco hematopoéticas e progenitoras megacariocíticas, com o consequente aumento de plaquetas. Difere da IL-11 pela falta do resíduo prolina aminoterminal num total de 177 aminoácidos, em vez dos 178 encontrados na IL-11.

Osteoblastos primários e osteoclastos possuem RNA-mensageiros para receptores de IL-11 e gp130, sendo as IL-11 o transdutor de sinal da gp130.

Pode também produzir uma diminuição da excreção de sódio e aumento médio do volume plasmático de cerca de 10%.

Farmacodinâmica
- estimulante hematopoético.

Farmacocinética
- após a administração de 50 µg/kg, atinge a concentração plasmática máxima em cerca de 3,2 ± 2,4 horas, com uma $C_{máx}$ de 17,4 ± 5,4 ng/mL.
- após administração inicial, aumenta a contagem de plaquetas entre 5 e 9 dias.
- sofre biotransformação extensa.
- produz aumento crescente de plaquetas por até 7 dias após a interrupção do tratamento, com retorno aos níveis basais em 2 semanas.
- eliminada pelos rins.

Indicações
- como preventivo de trombocitopenia grave, diminuindo a necessidade da administração de concentrado globular após quimioterapia mielossupressora em pacientes portadores de neoplasias malignas não mieloides.

Doses
- por via subcutânea, no abdome, coxa, quadril ou deltoide, 50 µg/kg ao dia.

O tratamento deve ser iniciado, preferencialmente, de 6 a 24 horas após o término da quimioterapia e mantido até que a contagem de plaquetas atinja 50.000 cél./mm^3, em geral de 10 a 21 dias. A administração deve ser suspensa até 2 dias antes da próxima quimioterapia.

Contraindicações
- hipersensibilidade ao fármaco.
- insuficiência cardíaca congestiva, arritmias atriais.
- todas as condições em que exista acúmulo de líquido.
- tumores do SNC.
- gravidez e lactação.
- crianças.

Efeitos adversos
- retenção hídrica.
- arritmias atriais, insuficiência cardíaca.
- moníliase oral.
- visão turva, conjuntivite hemorrágica.
- dermatite esfoliativa.
- náuseas, vômitos, diarreia.
- astenia, parestesias.

▶ *NEUMEGA (Wyeth), fr.-amp. c/ diluente c/ 5 mg*
▶ *PLAQUEMAX (Bergamo), 1 e 7 fr.-amp. × 3 e 5 mg com diluente de 1 mL (pó liófilo injetável)*

FÁRMACOS ANTINEUTROPÊNICOS

São agentes utilizados no tratamento da neutropenia, doença caracterizada pela redução da contagem sanguínea de neutrófilos e que geralmente acarreta aumento da suscetibilidade a infecções bacterianas ou fúngicas.

Tomando por base a contagem de granulócitos (leucócitos totais × % de granulócitos) e o risco relativo da infecção, a neutropenia é classificada em leve (1.000 a 2.000/mm^3), moderada (500 a 1.000/mm^3) ou grave (< 500/mm^3). A neutropenia grave apresenta risco de vida.

A neutropenia é consequência da produção celular prejudicada, marginalização aumentada com redistribuição das células no sangue e utilização aumentada ou aumento da renovação celular. Pode ser aguda (que ocorre em alguns dias) ou crônica (que dura meses ou anos).

A causa mais comum de neutropenia é a insuficiência de produção de neutrófilos provocada por fármacos, como anticonvulsivantes, antineoplásicos (agentes alquilantes, antibióticos antraciclínicos e antimetabólitos), agentes antirretrovirais (didanosina, zalcitabina, zidovudina), antitireoidianos, cloranfenicol, fenotiazínicos, penicilinas, sulfonamidas.

Também ocorre neutropenia em doenças raras hereditárias e congênitas.

Os pacientes com neutropenia aguda e grave e com infecção devem geralmente ser hospitalizados e tratados com antibióticos de largo espectro (penicilinas resistentes à betalactamase ou cefalosporina associada a um aminoglicosídio). Caso haja suspeita de que a neutropenia aguda é induzida por fármacos, estes devem ser imediatamente suspensos.

A neutropenia crônica, desde que leve a moderada, raramente necessita de tratamento. Em caso de necessidade, usam-se corticosteroides, geralmente prednisona. No caso de o paciente apresentar esplenomegalia e sequestração esplênica de neutrófilos (como na doença de Felty ou leucemia tricocítica), além de neutropenia grave e infecções graves, impõe-se a esplenectomia; esta elevará a contagem de neutrófilos na maioria dos pacientes.

Há pouco o arsenal terapêutico foi enriquecido com quatro fármacos antineutropênicos e estimulantes hematopoéticos: filgrastim, lenograstim, molgramostim, pegfilgrastim e sargramostim, obtidos por tecnologia de DNA recombinante. Os três primeiros já são comercializados no Brasil.

FILGRASTIM

Consiste em uma cadeia polipeptídica não glicosilada constituída de 175 aminoácidos produzida por processo de DNA recombinante, mediante inserção na bactéria *Escherichia coli* do gene responsável pelo fator estimulante da colônia de granulócitos humanos. Apresenta sequência de aminoácidos idêntica à desse fator, exceto a adição do *N*-terminal da metionina necessário para a expressão da *E. coli*. Ele estimula a produção de granulócitos neutrófilos.

O filgrastim atua sobre células hematopoéticas ligando-se a receptores específicos situados nas superfícies das células estimulando a proliferação, diferenciação e alguma ativação funcional da célula terminal. Tem a mesma atividade biológica dos hormônios endógenos, que promovem a diferenciação de células progenitoras mieloides em granulócitos e monócitos; outras vias produzem eritrócitos e plaquetas.

Considerado como fator de crescimento hematopoético da classe II, o filgrastim atua sobre células progenitoras capazes de formar apenas um único tipo de célula diferenciada: o granulócito neutrófilo. Sua administração a pacientes cuja medula óssea foi esgotada por agentes mielotóxicos ou doenças como AIDS resulta em aumento do número de células progenitoras hematopoéticas circulantes.

FARMACODINÂMICA
- estimulante hematopoético, antineutropênico.

FARMACOCINÉTICA
- administrado por via subcutânea, é detectado no soro dentro de cinco minutos.
- meia-vida de eliminação: aproximadamente 3,5 horas.
- a diminuição do número de neutrófilos circulantes ocorre dentro dos primeiros cinco minutos de administração intravenosa; após quatro horas, as contagens começam a aumentar, com um pico inicial dentro de 24 horas.
- atinge a concentração máxima duas a oito horas após administração subcutânea.

INDICAÇÕES
- redução na duração de neutropenia e incidência de neutropenia febril nos pacientes portadores de neoplasias não mieloides, tratados com quimioterápicos citotóxicos.
- tratamento de neutropenia crônica grave.
- tratamento de neutropenia induzida por fármacos.
- tratamento de pacientes aidéticos com neutropenia causada pela própria doença ou infecção de organismos oportunistas (como os citomegalovírus) ou por agentes antirretrovirais (didanosina, zalcitabina, zidovudina).
- prolongamento da sobrevida de pacientes que sofreram transplante de medula óssea autóloga alogênica em quem o enxerto é demorado ou foi rejeitado, na presença ou ausência de infecção.
- aceleração da recuperação de enxerto mieloide em pacientes com linfoma não Hodgkin, leucemia linfoblástica aguda e doença de Hodgkin que sofreram transplante autólogo da medula óssea.
- tratamento de síndromes mielodisplásicas.

DOSES
- para neutropenia relacionada com quimioterápicos antineoplásicos, infusão intravenosa ou injeção subcutânea, adultos, 0,5 milhão de unidades (MU) (5 µg/kg/dia), diluída em solução de glicose a 5% durante 30 minutos. Iniciar a administração somente 24 horas após a última dose de quimioterápico citotóxico. Continuar a administração até por duas semanas, até que a contagem absoluta de neutrófilos atinja 10.000/mm^3 após o nadir. Se necessário, pode-se aumentar a dose.
- para promoção de enxerto mieloide após transplante de medula óssea, infusão intravenosa ou injeção subcutânea, adultos, 5 µg/kg/dia durante 21 dias. Iniciar o tratamento duas a quatro horas após a infusão de medula óssea autóloga e não menos do que 24 horas após a última dose de quimioterápico e 12 horas após a última dose de radioterapia.
- para tratamento de enxerto mieloide após malogro ou demora do transplante de medula óssea, infusão intravenosa ou injeção subcutânea, adultos, 5 µg/kg/dia durante 14 dias; o tratamento deve ser repetido após sete dias se o enxerto não ocorreu.

CONTRAINDICAÇÕES
- hipersensibilidade ao produto ou a seus componentes.
- gravidez.

PRECAUÇÕES
- deve-se usar de cautela em ajustar o tempo da administração do filgrastim aos pacientes que recebem quimioterapia antineoplásica ou radioterapia.
- deve-se levar em consideração a relação risco/benefício quando existem os seguintes problemas médicos: doença autoimune, doença cardiovascular, número excessivo de células mieloides leucêmicas imaturas na medula óssea ou sangue periférico, quadros clínicos inflamatórios, sensibilidade ao filgrastim, sensibilidade às proteínas derivadas da *E. coli*, sepse.

EFEITOS ADVERSOS
- leucocitose excessiva.
- reação alérgica ou anafilática.
- arritmia supraventricular transitória.
- esplenomegalia, com uso crônico.
- febre, lesões na pele.
- vasculite.
- vermelhidão ou dor no local da injeção subcutânea.
- artralgias ou mialgias.
- cefaleia leve a moderada.
- exantema ou urticária.
- dor óssea.

▶ *FILGRASTINE (Bläusiegel), 1, 5, 10 e 12 fr.-amp. de 1 mL com 300 µg*
1 e 12 seringas pré-enchidas de 0,5 e 1 mL com 300 µg
▶ *FILGRASTRIM (Biosintética), 5 fr.-amp. × 300 µg*
▶ *GRANULOKINE (Roche), 5 fr.-amp. de 1 mL com 30 MU (300 µg)*
▶ *LEUCIN (Bergamo), 5 fr.-amp. × 300 e 480 µg*

LENOGRASTIM

É um fator estimulador de colônias de granulócitos (G-CSF) recombinante humano glicosilado, com peso molecular de cerca de 20 kD, formado por 174 aminoácidos e aproximadamente 4% de carboidrato. Sua estrutura é constituída por cinco resíduos de cisteína formando duas pontes dissulfeto na cadeia (Cis 36 – Cis 42 e Cis 64 – Cis 74) e um Cis 17 livre. Possui, ainda, uma cadeia de carboidrato com ligação O, constituída por D-galactose, N-acetilgalactosamina e ácido N-acetil-neuramínico ligada à treonina (Thr) 133. O DNA complementar para o G-CSF humano foi isolado a partir de RNAm preparados de uma linhagem de células escamosas humanas. É, então, formada uma glicoproteína humana recombinante, rHuG-CSF, que sofre purificação, conferindo à molécula glicosilada importante papel para sua estabilidade e potência biológica. A fração açúcar do rHuG-CSF confere rigidez à alça que contém o resíduo treonina 133, proporcionando efeito protetor sobre a proteólise. Possui potência superior ao filgrastim.

Farmacodinâmica
- estimulador de colônias de granulócitos humanos.

Farmacocinética
- o pico da concentração sérica, no final da infusão IV ou após injeção subcutânea, é proporcional à dose.
- a biodisponibilidade varia de 20 a 60% e é dependente da dose.
- meia-vida após administração IV de 1 a 1,5 hora e de 3 a 4 horas para a subcutânea.
- doses subcutâneas repetitivas aumentam a depuração plasmática em três vezes (de 50 para > 150 mL/min).
- é biotransformado para peptídeos.
- < 1% excretado pela urina sob a forma inalterada.

Indicações
- redução na duração da neutropenia e suas complicações, em pacientes portadores de neoplasias não mieloides que sofreram transplante autólogo ou alogênico de medula óssea.
- redução da duração da neutropenia grave ou complicações associadas, em pacientes com neoplasias não mieloides tratados com quimioterapia citotóxica associada à neutropenia febril.

Doses
- para transplante de medula óssea, 150 μg (19,2 MUI/m²/dia) por infusão IV durante 30 minutos, diluídos em 100 mL de solução salina isotônica, iniciando-se um dia após o transplante e mantidos até que se obtenha o efeito desejado e a contagem de neutrófilos retorne ao nível estável com, no máximo, 28 dias consecutivos de tratamento.
- na quimioterapia citotóxica administrar a mesma dose acima, por via subcutânea, iniciando-se no dia seguinte à conclusão da quimioterapia.

Contraindicações
- hipersensibilidade ao lenograstim.
- não deve ser usado para aumentar a intensidade da dose de quimioterapia citotóxica.
- administração simultânea com quimioterápicos citotóxicos.
- na neoplasia mieloide.
- na mielodisplasia, leucemia mieloide aguda ou crônica.
- insuficiência renal ou hepática.
- gravidez e lactação.
- crianças < 2 anos.

Precauções
- cuidadoso controle da contagem de leucócitos a intervalos regulares. Se a contagem exceder 50 × 10⁹/L, o fármaco deve ser suspenso.
- as injeções subcutâneas devem ser aplicadas em locais alternados: face lateral proximal dos braços ou coxas e a região abdominal abaixo do umbigo.
- o tratamento só deve ser feito em centro oncológico e/ou hematológico.

Efeitos adversos
- náusea, vômito, anorexia.
- perda de peso, astenia, febre, cefaleia, dor abdominal.
- reação no local da injeção, erupção cutânea.
- distúrbios das mucosas.
- alopecia.
- dor óssea.
- infecções e septicemia.

Interações medicamentosas
- não é recomendado o seu uso nos dias anterior e posterior à quimioterapia, em virtude da sensibilidade das células mieloides de rápida divisão em resposta à quimioterapia.
- pode aumentar a toxicidade dos agentes antineoplásicos caracterizados pela mielotoxicidade cumulativa ou sobre as plaquetas.

▶ *GRANOCYTE (Aventis Pharma), caixas com 1 e 5 fr.-amp. com ampola de diluente (1 mL) × 33,6 (263 μg)*

MOLGRAMOSTIM

Consiste em uma cadeia polipeptídica não glicosilada constituída de 127 aminoácidos, com isoleucina na posição 100, produzida por processo de DNA recombinante, mediante inserção de uma cepa da bactéria *Escherichia coli* do gene responsável pelo fator estimulante de granulócitos humanos. Ele estimula a produção de granulócitos e macrófagos.

Considerado como fator de crescimento hematopoético da classe II, o molgramostim promove aumentos significativos de leucócitos, principalmente granulócitos, neutrófilos e, em grau menor, de linfócitos e eosinófilos.

Seu mecanismo de ação é semelhante ao do filgrastim.

Farmacodinâmica
- estimulante hematopoético, antineutropênico.

Farmacocinética
- administrado pelas vias subcutânea e intravenosa, é distribuído extensamente.
- sofre biotransformação rápida.
- atinge concentração sérica máxima em três a quatro horas.
- meia-vida de eliminação: via intravenosa, uma a duas horas; via subcutânea, duas a três horas.
- excretado rapidamente.

Indicações
- redução da gravidade de neutropenia nos pacientes tratados com terapia mielossupressora, como quimioterápicos citotóxicos.
- tratamento de neutropenia induzida por fármacos.
- aceleração da recuperação de enxerto mieloide em pacientes com leucopenia associada à infecção, inclusive por HIV, ou pacientes submetidos a transplantes de medula óssea autóloga ou singênica.
- tratamento de síndromes mielodisplásicas.

Doses
- a dose diária máxima não deve exceder 10 μg/kg de peso corporal.
- via subcutânea, após quimioterapia do câncer, 5 a 10 μg/kg/dia; o tratamento deve ser iniciado 24 horas depois da última dose de quimioterápico e continuar por sete a dez dias; síndromes mielodisplásicas/anemia aplásica, 3 μg/kg uma vez ao dia.
- perfusão intravenosa, após transplante de medula óssea (TMO), 10 μg/kg/dia durante quatro a seis horas, começando no dia seguinte ao TMO e prosseguindo até que a contagem absoluta de neutrófilos seja > 1.000/mm³; a duração máxima do tratamento é de 30 dias.
- via subcutânea, em leucopenia associada à infecção (inclusive por HIV), 1 a 5 μg/kg uma vez ao dia.

Contraindicações
- hipersensibilidade ao molgramostim ou a algum componente da formulação injetável.
- gravidez.
- lactação.
- doença mieloide maligna.

Precauções
- deve ser usado sob a supervisão de médico experiente no tratamento de distúrbios oncológicos e hematopoéticos ou de doenças infecciosas.
- a primeira dose deve ser administrada sob rigorosa supervisão médica.
- a administração do fármaco deve ser suspensa imediatamente e não mais retomada se ocorrerem reações de hipersensibilidade, tais como anafilaxia, angioedema ou broncoconstrição.
- deve-se interromper a administração do fármaco caso ocorra pleurite, derrame pleural, pericardite e/ou derrame pericárdico.
- os pacientes com doença pulmonar preexistente podem estar predispostos à diminuição da função pulmonar e dispneia e devem ser controlados rigorosamente.
- alguns pacientes desenvolvem doença autoimune.

Efeitos adversos
- rigidez, dispneia, febre, náuseas, vômitos, diarreia.
- astenia, hipotensão, rubor, erupção cutânea, anorexia.
- dor torácica inespecífica, dor musculoesquelética.
- cefaleia, aumento da sudorese, dor abdominal, prurido, tontura, edema periférico, parestesia, mialgia.
- anafilaxia, broncoespasmo, insuficiência cardíaca, síndrome de derrame capilar, distúrbios cerebrovasculares.
- confusão, convulsões, anomalias do ritmo cardíaco, hipertensão intracraniana, derrame pericárdico, pericardite, derrame pleural, edema pulmonar, síncope.

▶ *LEUCOCITIM (Blaüsiegel), fr.-amp. com 150, 300 e 400 mg e diluente.*
▶ *LEUCOMAX (Novartis), 1 fr. com 150, 300 ou 400 μg de pó liofilizado, acompanhado de diluente.*

PEGFILGRASTIM

É um monometoxipolietileno glicol, um conjugado covalente do filgrastim. Atua no sistema hematopoético como fator estimulante de colônias. Liga-se aos receptores celulares estimulando sua proliferação.

Farmacodinâmica
- antineutropênico, estimulante hematopoético.

Farmacocinética
- após administração subcutânea, meia-vida de 15 a 80 horas.
- devido à sua ligação com o receptor neutrofílico, sua depuração diminui com o aumento da dose administrada. Após o início da recuperação neutrofílica, sua concentração diminui de forma rápida.

Indicações
- tratamento da neutropenia em pacientes submetidos à quimioterapia para diminuir os riscos de

infecção, em pacientes com malignidade não mieloide que recebem tratamento imunossupressor e associado com ocorrência significativa de neutropenia febril.

Doses
- para tratamento da neutropenia relacionada à quimioterapia, 6 mg, por via subcutânea, em uma única aplicação, para cada ciclo quimioterápico.

Contraindicações
- hipersensibilidade ao fármaco, ao filgrastim e às proteínas derivadas de *E. coli*.
- doenças malignas mieloides e/ou mielodisplasia.
- mobilização de células progenitoras do sangue periférico.
- septicemia.
- anemia falciforme.
- não deve ser administrado entre 14 dias antes e 24 horas após o tratamento quimioterápico citotóxico, com fluorouracil e outros antimetabólitos.

Precauções
- vigiar a administração aos pacientes portadores de SARA (síndrome de deficiência respiratória aguda).
- fazer avaliação hematológica antes de iniciar o tratamento.
- vigiar o aparecimento de dor abdominal. O filgrastim pode provocar ruptura esplênica. Os pacientes com esplenomegalia devem ser observados rigorosamente.

Efeitos adversos
- granulocitopenia, febre neutropênica.
- hipoxemia, SARA.
- esplenomegalia, ruptura esplênica.
- dor abdominal.
- alopecia.
- artralgia, dor óssea.
- anorexia, náusea, vômitos, constipação, diarreia, alteração do paladar, dispepsia, estomatite.
- tontura.
- febre, fadiga, cefaleia, mialgia, insônia, adinamia.
- edema periférico.
- aumento reversível de DHL, fosfatase alcalina e ácido úrico.
- neutrofilia $> 100 \times 10^9/L$.

Interações medicamentosas
- o uso concomitante de lítio pode potencializar a liberação de neutrófilos.

▶ *NEULASTIM (Roche), 1 seringa pré-enchida de 0,6 mL com 6 mg (solução injetável)*

▶ FÁRMACOS DE COAGULAÇÃO SANGUÍNEA E HEMOSTÍPTICOS

Esta seção inclui fármacos que atuam sobre o sangue, quer promovendo a hemostase, quer impedindo a coagulação sanguínea, além daqueles que inibem a formação de trombo ou o dissolvem. Os fármacos aqui estudados são divididos nas seguintes sete classes: anticoagulantes, antagonistas de anticoagulantes, coagulantes, antitrombóticos, fibrinolíticos, antifibrinolíticos e hemostípticos.

▶ Anticoagulantes

Anticoagulantes são fármacos que prolongam o tempo de coagulação do sangue. São usados em diversos distúrbios cardiovasculares, tais como moléstia cardíaca reumática, infarto agudo do miocárdio, embolia pulmonar, doença vascular cerebral, doença vascular periférica e trombose venosa. Também são úteis em casos especiais em oftalmologia, otorrinolaringologia, obstetrícia e cirurgia ortopédica. Os anticoagulantes atualmente utilizados agem por inibir a ação ou a formação de um ou mais dos fatores de coagulação.

Os anticoagulantes são geralmente divididos em dois grandes grupos: anticoagulantes de ação direta; anticoagulantes de ação indireta.

1. **Anticoagulantes de ação direta.** São capazes de atuar em tubo de ensaio e possuem antagonistas de ação direta. Este grupo é constituído de fármacos administrados parenteralmente, como heparina e heparinoides.

Existem duas características estruturais associadas à atividade anticoagulante desta classe de fármacos: (a) o grau de dissociação de todos os grupos ionizáveis; (b) dimensão e forma molecular.

Devido aos seus grupos fortemente ácidos, a heparina e os heparinoides são rapidamente neutralizados por compostos de natureza básica, tais como o sulfato de protamina, perdendo assim sua capacidade anticoagulante.

Este grupo engloba também as heparinas de baixo peso molecular e inibidores do fator Xa, apixabana e rivaroxabana.

HEPARINA

A heparina é componente normal do organismo. Age tanto *in vivo* quanto *in vitro*. Forma-se nos mastócitos, mas é encontrada principalmente no fígado e pulmões, embora em quantidades pequenas: dez toneladas de fígado bovino permitem a extração de somente um quilo de heparina. Quimicamente, ela se caracteriza pela ligação sulfâmica, da qual não se conhece outro exemplo na natureza. É um mucopolissacarídio sulfatado. Por hidrólise, a heparina libera diversas frações, algumas das quais também possuem ação anticoagulante.

A heparina pode ser isolada de diversas fontes, mas sua constituição não é sempre a mesma. Assim, a heparina porcina não é idêntica à heparina canina ou bovina. Além disso, da heparina já foram separadas por eletroforese duas frações, a α-heparina e a β-heparina.

É quimicamente heterogênea. Consiste em mistura de moléculas cujo peso molecular varia de 4.000 a 40.000 dáltons.

A heparina é comercializada como sal sódico ou solução; a última é usada para a estocagem de sangue. A heparina tem ação direta e imediata. Daí ser o fármaco de primeira escolha quando houver necessidade de efeito anticoagulante rápido. É administrada por via parenteral, intravenosa ou subcutânea; por via oral ou sublingual é inativa. Não é fibrinolítica.

Ela produz efeito anticoagulante somente na presença de antitrombina III, cofator plasmático que inibe fatores de coagulação ativados (IIa, IXa, Xa, XIa e provavelmente XIIa) que têm um grupamento serina reativo no seu centro ativo. Esta inibição resulta da complexação da antitrombina III com estes fatores e sua inativação gradual e irreversível. A heparina liga-se aos resíduos lisila da molécula da antitrombina III. Isto conduz à aceleração muito pronunciada do efeito inibitório da antitrombina III.

Pode, ainda, exercer inibição da agregação plaquetária que se manifesta quando usada em altas doses e pode também exercer um papel profibrinolítico, diminuindo a atividade dos inibidores da ativação do plasminogênio.

Utilizada por via tópica, no tratamento de queimaduras de primeiro e segundo graus, pode exercer ação analgésica, anti-inflamatória e angiogênica, com redução da dor e facilitando a cicatrização. Para esse uso contém heparina de alto peso molecular.

Farmacodinâmica
- anticoagulante.

Farmacocinética
- rápida e extensivamente absorvida.
- liga-se amplamente a proteínas.
- início de ação: via intravenosa (direta ou infusão), imediata; via subcutânea, 20 a 60 minutos, em geral.
- sofre biotransformação, principalmente no fígado, pela cisão parcial dos grupos sulfato.
- duração de ação é dose-dependente: doses intravenosas de 100, 200 e 400 unidades/kg têm meias-vidas de 56, 96 e 152 minutos, respectivamente; administração subcutânea produz efeito mais prolongado, mas imprevisível.
- não atravessa a barreira placentária.
- excretada pela urina: até 50% de uma dose podem ser eliminados na forma inalterada, sobretudo quando se injetam doses elevadas.
- não é excretada pelo leite materno.
- não é removida pela hemodiálise.
- quando aplicada pela via tópica, não altera de forma significativa a heparinemia e o tempo de coagulação. Também por via tópica, espalha-se rapidamente na lesão com início de ação imediato.

Indicações
- anticoagulante de escolha quando se deseja efeito imediato.
- coadjuvante na manutenção de circulação extracorpórea durante cirurgia de coração aberto e hemodiálise renal.
- tratamento de trombose venosa profunda maciça ou embolia pulmonar.
- tratamento de tromboembolia arterial.
- profilaxia de trombose cerebral.
- tratamento de coagulação intravascular disseminada de várias etiologias, como em pacientes com leucemia aguda (geralmente do tipo promielocítico).
- em doses baixas, profilaxia do embolismo pulmonar pós-operatório maciço em pacientes em risco que têm mais de 40 anos de idade.
- como anti-inflamatório e analgésico no tratamento de queimaduras de primeiro e segundo graus. As queimaduras de terceiro grau devem ser tratadas com os procedimentos convencionais.

Doses
- infusão intravenosa, adultos, 20.000 a 40.000 unidades em 1.000 mL de solução de cloreto de

sódio isotônico ou soro glicosado a 5%, administradas no período de 24 horas. Este esquema de tratamento é geralmente precedido por dose de ataque de 5.000 unidades administrada por injeção intravenosa. Frequentemente administra-se a infusão à velocidade de 1.000 unidades por hora, ajustando-se a dose conforme determinada pelos resultados dos testes de coagulação. Crianças, 50 unidades por kg de peso corporal como dose de ataque inicialmente, em seguida 100 unidades por kg de peso corporal cada quatro horas, ou conforme determinada pelos resultados dos testes de coagulação.
- intravenosa, adultos, inicialmente 10.000 unidades, em seguida 5.000 a 10.000 unidades cada quatro a seis horas, ou conforme determinada pelos resultados dos testes de coagulação. A dose pode ser administrada sem diluição ou diluída com 50 a 100 mL de injeção de cloreto de sódio isotônico. Crianças, 50 unidades por kg de peso corporal como dose de ataque inicialmente, em seguida 100 unidades por kg de peso corporal cada quatro horas, ou conforme determinada pelos resultados dos testes de coagulação.
- subcutânea, profunda, inicialmente 10.000 a 20.000 unidades, em seguida 8.000 a 10.000 unidades cada oito horas ou 15.000 a 20.000 unidades cada 12 horas, ou conforme determinada pelos resultados dos testes de coagulação. Este esquema de tratamento é geralmente precedido por uma dose de ataque de 5.000 unidades administrada por injeção intravenosa.
- não se deve usar a via intramuscular porque pode resultar em irritação tecidual, sangramento local ou hematoma.
- 5.000 UI/mL para cada 1% de área queimada cada 8 horas. Cada dose do aerossol libera 0,14 mL e corresponde a 3 ou 4 jatos quando a concentração é de 10.000 UI/mL ou 6 a 8 jatos quando é de 5.000 UI/mL por 1% de área queimada. Após a formação de crostas a frequência pode passar a um intervalo de 12 horas até o desprendimento, quando a administração pode ser interrompida. Não retirar as crostas. A utilização de heparina IV ou SC no queimado, como profilaxia de tromboembolismo, não deve ser suspensa.

Contraindicações
- hipersensibilidade à heparina.
- trombocitopenia grave.
- aneurisma cerebral ou aórtico.
- insuficiência suprarrenal.
- hemorragia cerebrovascular.
- hemorragia ativa incontrolável.
- hipertensão grave não controlada.
- hemofilia.
- gravidez.
- aborto iminente.
- pós-parto.
- insuficiência renal grave.

Precauções
- evitar o contato com as mucosas, principalmente com a conjuntiva ocular.
- vigiar a administração aos pacientes com tendência à hemorragia.

Efeitos adversos
- apesar de não atravessar a barreira placentária nem ser teratogênica, a heparina causa de 13 a 22% de aumento nos casos de nascimento prematuro ou natimortalidade. Estes índices são inferiores aos causados por anticoagulantes cumarínicos.
- necrose da pele ou ruptura dos capilares locais com equimoses subsequentes no local da injeção subcutânea.
- reações febris ou alérgicas (urticária).
- reações anafilactoides, inclusive choque anafilático.
- dificuldades respiratórias.
- osteoporose, em tratamentos de longa duração.
- hipersensibilidade vasospástica.
- alopecia.
- formigamento e insensibilidade nos pés e mãos.
- hemorragia, mais comum em pacientes idosos, gravemente doentes, alcoólatras ou naqueles tratados concomitantemente com fármacos antiplaquetários.
- dores no tórax.
- trombocitopenia.

Superdose
- efeitos ligeiros da superdose geralmente respondem à suspensão da heparina.
- superdose mais grave é tratada com injeção de sulfato de protamina.
- poderá ser necessária transfusão de sangue total ou de plasma se a hemorragia for intensa; isto poderá diluir, mas não neutralizará, os efeitos da heparina.

Interações medicamentosas
- ácido acetilsalicílico, ácido valproico, analgésicos anti-inflamatórios não esteroides, dextrano, dipiridamol, fenilbutazona, ibuprofeno, indometacina e algumas penicilinas podem causar hemorragia por inibirem a função das plaquetas.
- ácido etacrínico, adrenocorticoides, corticotrofina, dextrose-citrato, estreptoquinase, glicocorticoides, salicilatos não acetilados ou uroquinase podem aumentar o risco de hemorragia em pacientes que recebem terapia anticoagulante.
- cloroquina ou hidroxicloroquina podem causar trombocitopenia e que resulta em maior risco de hemorragia.
- metimazol, probenecida ou propiltiouracila podem intensificar o seu efeito anticoagulante.
- grandes doses de salicilatos podem causar hipoprotrombinemia.

▶ ALIMAX (Cristália), fr. de 50 mL com nebulizador × 5.000 e 10.000 UI/mL (aerossol tópico)
▶ HEPAMAX-S (Blaüsiegel), 1, 25 e 100 fr.-amp. de 5 mL com 5.000 UI/mL (solução injetável IV/SC)
▶ HEPARINA (Eurofarma), 5 fr.-amp. c/ 5 mL × 5.000 UI
▶ HEPARINA SÓDICA (Ariston), 25 fr.-amp. c/ 5 mL × 5.000 UI
▶ HEPARINA SÓDICA ORGANON TEKNIKA (Akzo Organon Teknika), 5 e 50 fr.-amp. de 5 mL com 5.000 UI/mL
▶ LIQUEMINE (Roche), 5 fr.-amp. de 5 mL com 5.000 UI/mL (para uso IV)
▶ LIQUEMINE SUBCUTÂNEO (Roche), 25 amp. de 0,25 mL com 5.000 UI
▶ TROMBOFOB GEL (Knoll), 20 sachês de 3 g e bisnaga de 40 g com 200 UI/g

Associações
▶ DOLOBENE GEL (Mepha), (heparina sódica 0,33 g (50.000 UI), dimetilsulfóxido 15 g + D-pantenol 2,5 g por 100 g), bisnagas de 50 g
▶ TROMBOFOB POMADA (Knoll), (heparina sódica 50 UI + nicotinato de benzila 2 mg por grama), bisnaga com 40 g
▶ VENALOT H (Altana), (heparina 2.000 UI + cumarina 200 mg por 40 mL), fr. de 40 mL

HEPARINOIDES

Os heparinoides são obtidos a partir da heparina por meio de determinadas reações químicas, tais como oxidação, hidrólise suave e condensação com reagentes apropriados. Outra maneira de obter heparinoides consiste na esterificação exaustiva de alguns mucopolissacarídios naturais ou polímeros sintéticos com ácido clorossulfônico. Outros heparinoides devem o nome à sua semelhança estrutural com a heparina.

Os heparinoides agem por mobilizarem a heparina ligada a proteínas plasmáticas. São usados como anticoagulantes e também para aliviar a inflamação.

No Brasil são comercializados os seguintes heparinoides: apolato sódico, polissulfato de mucopolissacarídio e sulfomucopolissacarídio.

POLISSULFATO DE MUCOPOLISSACARÍDIO

▶ HIRUDOID (Sankyo), bisnagas de 40 g com 3 mg/g (gel) ou com 3 mg/g e 5 mg/g (pomada)
▶ HIRUDOID 500 (Sankyo), bisnaga de 40 g com 5 mg/g (gel ou pomada)

SULFOMUCOPOLISSACARÍDIO

▶ ATEROIDE (Breves), 30 drág. × 10 mg

Associações
▶ ATEROIDE POMADA (Breves), (sulfomucopolissacarídio 20 mg + nicotinato de metila 2,5 mg por g), bisnagas com 15 g
▶ PERGALEN (Aventis Pharma), (apolato sódico 10 mg + nicotinato de benzila 1,25 por g), bisnagas com 20 g

1a. **Heparinas de baixo peso molecular**. Consistem em fragmentos de heparina obtidos por degradação alcalina ou ácida da heparina extraída da mucosa intestinal porcina. Diferem entre si pelo peso molecular médio (de < 3.000 a cerca de 9.000 dáltons) e nos seus efeitos biológicos. Nelas as atividades antitrombótica e anticoagulante da heparina estão dissociadas. Apresentam forte atividade antifator Xa e fraca ação contra o fator IIa. A relação atividade anti-Xa/atividade anti-IIa é superior a 4. Manifestam alta afinidade pela antitrombina III, exercendo ação dupla sobre a cascata da coagulação. Assim como a heparina, inibem a trombina e, além disso, atuam sobre o complexo protrombinase (fator Xa, fator V, cálcio e fosfolipídio), mas causam efeito menor sobre a função plaquetária.

Indicações
- profilaxia da doença tromboembólica.

Contraindicações
- hipersensibilidade a heparinas de baixo peso molecular.
- gravidez.
- endocardite infecciosa aguda.
- trombocitopenia nos pacientes que apresentam teste de agregação positivo in vitro em presença de heparina de baixo peso molecular.
- manifestações ou tendências hemorrágicas.
- úlcera gastroduodenal ativa.
- acidentes vasculares cerebrais hemorrágicos.
- após intervenções cirúrgicas do cérebro e da medula espinhal.

FÁRMACOS DO SANGUE E SISTEMA HEMATOPOÉTICO

PRECAUÇÕES
- devem ser usadas com cautela em pacientes com insuficiência hepática, hipertensão arterial não controlada ou antecedentes de úlcera gastroduodenal.

EFEITOS ADVERSOS
- reações alérgicas cutâneas ou sistêmicas.
- pequenos hematomas no local da injeção.
- risco de trombocitopenia nos pacientes suscetíveis.
- necrose cutânea, geralmente no local da injeção.
- elevação das transaminases.

SUPERDOSE
- protamina, injetada por via intravenosa lentamente.

INTERAÇÕES MEDICAMENTOSAS
- ácido acetilsalicílico, ácido valproico, agentes trombolíticos, antiagregantes plaquetários, anticoagulantes orais, anti-inflamatórios não esteroides, corticoides, dextrano 40, ou ticlopidina podem potencializar seus efeitos, aumentando o risco hemorrágico.

No Brasil são comercializadas três heparinas de baixo peso molecular: dalteparina sódica, enoxaparina sódica e nadroparina cálcica. Esta última foi a primeira a ser introduzida.

DALTEPARINA SÓDICA

É derivada da heparina, obtida por despolimerização do ácido nitroso, possuindo baixo peso molecular (entre 2.000 e 9.000 dáltons). Atua inibindo o fator de coagulação Xa e a trombina ligando-se à antitrombina III (ATIII). Ao contrário da heparina, potencializa a inibição do fator Xa. O grau de inibição da trombina é menor.

Não afeta os testes de coagulação de maneira significativa, tais como tempo de protrombina, tempo de trombina ou o tempo de tromboplastina parcial ativada. Também não produz alterações relevantes na adesividade plaquetária, na fibrinólise, lipase lipoproteica e fator 4 plaquetário.

FARMACODINÂMICA
- anticoagulante e antitrombótico.

FARMACOCINÉTICA
- biodisponibilidade de 87 ± 6%.
- atinge o pico da concentração plasmática máxima em cerca de 4 horas após administração subcutânea (SC).
- o pico da atividade antifator Xa aumenta proporcionalmente com a dose.
- não ocorre acúmulo significativo da atividade antifator Xa com duas doses diárias de 100 UI/kg por via SC durante 7 dias.
- volume de distribuição de 40 a 60 mL/kg.
- liga-se fracamente às proteínas plasmáticas (< 10%).
- meia-vida de 3 a 5 horas para administração SC e de 2 horas para a IV. Em pacientes portadores de insuficiência renal crônica e submetidos a hemodiálise, a meia-vida após administração IV é de cerca de 5,7 ± 2 horas.
- eliminada pela urina.
- depuração plasmática após doses IV de 30 e 120 UI/kg de 24,6 ± 5,4 e 15,6 ± 2,4 mL/kg/h, respectivamente.

INDICAÇÕES
- profilaxia da trombose venosa, tromboembolismo pulmonar, em pacientes submetidos a cirurgia abdominal ou do quadril com risco de complicações tromboembólicas.

DOSES
- para cirurgia abdominal, 2.500 UI por via SC 1 a 2 horas antes da intervenção e repetida, uma vez por dia, durante 5 a 10 dias.
- em cirurgia abdominal com alto risco de tromboembolismo, 5.000 UI na noite anterior à intervenção e repetida uma vez ao dia, por 5 a 10 dias. Em pacientes com doença maligna podem-se, alternativamente, administrar 2.500 UI 1 a 2 horas antes da cirurgia, por via SC e repetindo 12 horas depois e, posteriormente, 5.000 UI/dia por 5 a 10 dias.
- para tratamento da trombose venosa profunda, 200 UI/kg, SC, uma vez ao dia ou 100 UI/kg de 12 em 12 horas; ou 200 UI/kg em infusão IV contínua/24 h (8,3 UI/h).
- o tratamento pode ser acompanhado controlando a atividade do antifator Xa.

▶ *FRAGMIN (Pharmacia Brasil), 10 seringas de 0,2 mL prontas para uso contendo 2.500 e 5.000 UI 10 amp. × 10.000 UI*

ENOXAPARINA SÓDICA

É obtida por despolimerização controlada, mediante degradação alcalina, de um éster benzílico da heparina. Consiste em cadeias curtas de mucopolissacarídio, com peso molecular médio de 4.500 dáltons.

A enoxaparina é duas vezes mais eficaz que a heparina e três vezes mais eficaz que o dextrano 70 na redução da incidência de trombose venosa profunda em casos de alto risco.

FARMACOCINÉTICA
- após injeção por via subcutânea, é rápida e completamente absorvida.
- distribui-se por vários órgãos, mas se concentra no fígado, rins, baço e paredes vasculares.
- volume de distribuição: 5,2 a 9,3 L.
- biodisponibilidade: maior que 93%.
- duração da ação: até 24 horas após injeção subcutânea.
- atinge a concentração plasmática máxima (1,6 μg/mL após dose de 20 mg e 3,8 μg/mL após dose de 40 mg) em três a quatro horas.
- sofre ligeira biotransformação hepática, por dessulfatação e despolimerização.
- atividade anti-Xa é, em média, 0,16 e 0,38 U/mL, com doses de 20 e 40 mg, respectivamente.
- meia-vida: 4,4 horas para dose de 40 mg.
- depuração: 1,25 L/hora.
- meia-vida de eliminação: cerca de 4 horas, ligeiramente retardada (6 a 7 horas) nos idosos.
- excretada principalmente pela urina, na forma íntegra e de metabólito.

INDICAÇÕES
- a já citada.
- prevenção da coagulação do circuito de circulação extracorpórea em hemodiálise.
- tratamento da angina instável e infarto do miocárdio sem onda Q administrada concomitantemente com o ácido acetilsalicílico.
- tratamento do infarto agudo do miocárdio com supradesnivelamento do segmento ST, incluindo os pacientes com consequente intervenção coronariana percutânea.

DOSES
- via subcutânea (não usar a via intramuscular), em pacientes que apresentam risco moderado, 20 mg por dia; em pacientes com alto risco, 40 mg por dia; em cirurgia ortopédica, a primeira injeção deverá ser aplicada 12 horas antes da intervenção; a duração do tratamento depende da persistência do risco tromboembólico, geralmente 7 a 10 dias.
- via intravenosa, em pacientes de hemodiálise, 1 mg/kg no acesso arterial do circuito de diálise; pacientes com alto risco hemorrágico, 0,5 mg/kg (acesso vascular duplo) ou 0,75 mg/kg (acesso vascular simples).
- no tratamento da angina instável e infarto do miocárdio sem onda Q, 1 mg/kg, SC, a cada 12 horas administrada concomitantemente com ácido acetilsalicílico, 100 a 325 mg, uma vez ao dia.
- no tratamento do infarto agudo do miocárdio com supradesnivelamento do segmento ST, 30 mg IV, em bolo, seguidos de 1 mg/kg, SC, a cada 12 horas, sendo que as duas primeiras doses devem ser no máximo de 100 mg e as demais de 1 mg/kg.

PRECAUÇÕES
- não deve ser utilizada para profilaxia de trombo em portadores de próteses cardíacas.

▶ *CLEXANE (Sanofi-Aventis), 10 seringas pré-enchidas com 0,2 mL × 20 mg*
10 seringas pré-enchidas com 0,4 mL × 40 mg
2 seringas pré-enchidas com 0,6 mL × 60 mg
2 seringas pré-enchidas com 0,8 mL × 80 mg
2 seringas pré-enchidas com 1 mL × 100 mg
▶ *ENOXALOW (Blaüsiegel), 1 ou 10 seringas pré-enchidas com 20 mg/0,2 mL, 40 mg/0,4 mL, 60 mg/0,6 mL, 80 mg/0,8 mL e 100 mg/1,0 mL*

NADROPARINA CÁLCICA

É produzida por despolimerização controlada, mediante degradação por ácido nitroso, da heparina. Seu peso molecular médio é de 4.500 dáltons.

Sua potência é medida em unidades antifator X ativado (u.AXa.IC). Cada uma dessas unidades apresenta a mesma atividade inibitória de uma unidade internacional de heparina.

FARMACOCINÉTICA
- os parâmetros farmacocinéticos são determinados pela medida da atividade anti-Xa.
- após injeção subcutânea, atinge a concentração máxima em cerca de três horas.
- meia-vida de eliminação da atividade anti-Xa: 3,5 horas.
- a atividade anti-Xa persiste por, pelo menos, 18 horas após a injeção.
- atividade anti-IIa é muito reduzida, atingindo seu nível máximo em cerca de três horas.
- a biodisponibilidade é praticamente total (98%).

DOSES
- via subcutânea (não usar as vias intramuscular ou intravenosa), segundo técnica especial, para profilaxia da doença tromboembólica, 7.500 u.AXa.IC, uma vez por dia; para cirurgia geral, 7.500 u.AXa.IC, duas a quatro horas antes do ato cirúrgico, sendo o tratamento mantido por sete dias no mínimo.

▶ *FRAXIPARINA (Sanofi-Synthélabo), 10 seringas de 0,3 mL com 2.850 UI Axa*
5 seringas de 0,4, 0,6, 0,8 e 1,0 mL com 3.800, 5.700, 7.600 e 9.500 UI Axa, respectivamente
▶ *FRAXIPARINA TX (Sanofi-Synthélabo), 2 e 10 seringas de 0,6, 0,8 e 1,0 mL com 11.400, 15.200 e 19.000 UI Axa, respectivamente*

1b. **Inibidores da trombina.** Este grupo é representado por um anticoagulante inibidor direto oral da trombina, a dabigatrana.

DABIGATRANA

É um profármaco que é ativado, no plasma, formando o composto ativo. É inibidor competitivo direto e reversível da trombina. Inibe, ainda, a trombina livre. O efeito resultante é a inibição da formação do trombo. Seus efeitos sobre os exames que controlam a coagulação são mais evidentes no prolongamento do tempo de tromboplastina parcial ativada (TTPa), tempo de trombina (TT) e tempo de coagulação (TC), INR (*international normalized ratio*). Este último é menos sensível que o TT e o TC. Comercializado como etexilato.

Farmacodinâmica
- anticoagulante.

Farmacocinética
- após absorção oral, atinge a concentração plasmática entre 0,5 e 2 horas. A $C_{máx}$ é retardada quando administrada com alimentos.
- quando utilizada no primeiro dia da cirurgia, há um retardo na absorção, que volta a ser mais rápida nos dias posteriores, obtendo-se uma $C_{máx}$ após 2 horas.
- no plasma, o pró-farmaco sofre clivagem através de hidrólise catalisada por esterase e conjugação formando acilglicuronídios ativos com quatro isômeros: 1-O, 2-O, 3-O e 4-O. Cada um corresponde a menos de 10% da dabigatrana plasmática total.
- meia-vida de cerca de 14 a 17 horas.
- na presença de insuficiências renais moderada e grave a ASC é cerca de 2,7 e 6 vezes maior, respectivamente. Na insuficiência renal grave a meia-vida é 2 vezes mais longa.
- biodisponibilidade de cerca de 6,5%.
- 34 a 35% ligam-se às proteínas plasmáticas.
- volume de distribuição de cerca de 60 a 70 L.
- após administração IV observa-se eliminação renal de cerca de 85% e 6% fecal, principalmente sob a forma inalterada.

Indicações
- prevenção de tromboembolismo venoso em pacientes submetidos à cirurgia eletiva de artroplastia total de quadril ou joelho.
- tratamento de fibrilação atrial não valvar.

Doses
- para prevenção de tromboembolismo venoso após cirurgia de artroplastia do joelho ou artroplastia total do quadril, inicialmente, 110 mg administrados entre 1 e 4 horas após o término da intervenção, seguidos de 220 mg por dia durante 28 a 35 dias. O início do tratamento pode ser retardado em caso de hemostasia inadequada. Nesses casos, usar 220 mg ao dia.
- reduzir a dose para 150 mg ao dia na insuficiência renal moderada.
- a dose recomendada para os idosos é de 150 mg ao dia.
- para tratamento da fibrilação atrial não valvar, com depuração de creatinina > 30 mL/min, 150 mg duas vezes ao dia. Para depuração de creatinina entre 15 e 30 mL/min, 75 mg, duas vezes ao dia.

Contraindicações
- hipersensibilidade ao fármaco.
- gravidez e lactação. Categoria B da FDA.
- insuficiência renal grave.
- manifestações hemorrágicas, pacientes com diáteses hemorrágicas ou com comprometimento espontâneo ou farmacológico da coagulação.
- lesão em órgãos com risco de sangramento significante nos últimos 6 meses.
- insuficiência hepática moderada a grave.
- uso concomitante com: heparinas não fracionadas, de baixo peso molecular, fondaparinux, desirudina, trombolíticos, antagonistas do receptor GPIIb/IIIa, clopidogrel, ticlopidina, dextranp, sulfimpirazona e antagonistas da vitamina K.
- < 18 anos de idade.
- uso concomitante com quinidina.
- prevenção de tromboembolismo em pacientes portadores de próteses valvares cardíacas.

Precauções
- a heparina não fracionada pode ser administrada somente em doses necessárias para manter a permeabilidade de cateter venoso central ou arterial.
- ácido acetilsalicílico nas doses de 75 a 325 mg pode aumentar o risco de sangramento quando usado com doses de dabigatrana superior às recomendadas. Nas doses habituais, vigiar quanto ao risco de hemorragia.
- vigiar a administração em pacientes que serão submetidos à biopsia ou sofreram traumatismo extenso recente; tratamentos com risco hemorrágico.
- risco de hamatoma raquidiano ou epidural após punção traumática ou repetida ou com o uso prolongado de cateteres epidurais no pós-operatório. Após a remoção do cateter, deve-se esperar, pelo menos, 1 hora para administrar a dose inicial da dabigatrana.
- no caso de mudança de tratamento com dabigatrana para anticoagulante parenteral, aguardar 24 horas após a última dose.
- no caso de mudança de tratamento com anticoagulante parenteral para dabigatrana, aguardar o horário da próxima dose do anticoagulante parenteral.
- reduzir a dose para 150 mg ao dia quando usada concomitantemente com amiodarona.
- não existe antídoto.

Efeitos adversos
- anemia, hematoma, epistaxes, lesões hemorrágicas.
- hemorragias gastrintestinal, retal e hemorroidária.
- alteração da função hepática.
- hemorragia da pele, hemartrose, hematúria.
- trombocitopenia.

Interações medicamentosas
- não produz indução ou inibição das principais isoenzimas do citocromo P450.
- a amiodarona aumenta a ASC e $C_{máx}$ da dabigatrana em cerca de 60% e 50%, respectivamente.
- o uso concomitante de pantoprazol produz uma diminuição na ASC × tempo de cerca de 30%.

▶ *PRADAXA (Boehringer Ingelheim), 10, 30 e 60 cáps. × 75, 110 e 150 mg*

1c. **Inibidor do fator Xa.** Este grupo é representado por inibidores diretos do fator Xa: a apixabana, o fondaparinux e a rivaroxabana.

APIXABANA

É a 1-(4-metoxifenil)-7-oxo-6-[4-(2-oxopiperidin-1-il)fenil]-4,5-di-hidropirazolo[5,4c] piridina-3-carboxamida, um inibidor seletivo, potente, reversível, ativo no sítio de inibição do fator Xa. Para exercer a atividade antitrombótica, não necessita da antitrombina III. Inibe o fator Xa livre, ligado ao coágulo e a atividade da protrombinase. Consequentemente, previne a geração de trombina e a formação do trombo. A apixabana prolonga testes de coagulação como o tempo de protrombina, o INR e o tempo de tromboplastina parcial ativada. Contudo, as alterações são pequenas nas doses terapêuticas e esses testes de coagulação não são recomendados para avaliar seus efeitos farmacodinâmicos. Não apresenta efeitos diretos sobre a agregação plaquetária induzida pela trombina, porém a inibe de modo indireto. É eficaz na prevenção das tromboses arterial e venosa. Apresenta, também, eficácia semelhante ou superior à da enoxaparina na prevenção do tromboembolismo venoso em pacientes submetidos à artroplastia de quadril ou de joelho com a vantagem de ser utilizada por via oral.

Farmacodinâmica
- antitrombótico.

Farmacocinética
- após administração oral é rapidamente absorvida atingindo a $C_{máx}$ entre 3 e 4 h. O tempo médio para atingir a $C_{máx}$ varia de 1,5 a 3,3 h. A $C_{máx}$ não é influenciada pela alimentação.
- a ASC é 32% maior em pacientes > 65 anos.
- a exposição da apixabana é cerca de 18% maior em mulheres.
- para uma dose de 10 mg, biodisponibilidade de cerca de 50%.
- 87% ligam-se às proteínas plasmáticas.
- volume de distribuição é de cerca de 21 L.
- sofre biotransformação por meio de o-desmetilação e hidroxilação do grupo 3-oxo-piperidinil utilizando o isossistema da CYP3A4/5 e menor participação das CYP1A2, 2C8, 2C9, 2C19 e 2J2.
- 25% são eliminados pelas fezes e 27% pela urina. É ainda excretada pela bile e diretamente pelo intestino.
- depuração total de cerca de 3,3 L/h.
- na insuficiência renal leve, moderada e grave, as concentrações plasmáticas aumentam de 16, 29 e 44%, respectivamente.
- meia-vida de 9 a 14 h.

Indicações
- prevenção do tromboembolismo venoso em pacientes adultos submetidos à artroplastia eletiva de quadril ou de joelho.

Dose
- 2,5 mg 2 vezes/dia administradas 12 à 24 h após a cirurgia. Após a cirurgia, a duração do tratamento nos pacientes submetidos à artroplastia de quadril é de 32 à 38 dias; naqueles submetidos à artroplastia de joelho, de 10 à 14 dias.
- a anticoagulação pode ser iniciada mais precocemente ao critério médico, na eventualidade de potencial benefício.

CONTRAINDICAÇÕES
- hipersensibilidade ao fármaco.
- hemorragia ativa.
- doença hepática associada à coagulopatia.
- < 18 anos.
- insuficiência hepática grave.
- insuficiência renal grave em pacientes submetidos a diálise.
- cirurgia de fratura de quadril.
- gravidez e lactação. Categoria B da FDA.
- uso concomitante de outros anticoagulantes e antiplaquetários.

PRECAUÇÕES
- nenhum ajuste de dose é necessário em pacientes portadores de insuficiência hepática leve a moderada.
- usar com cautela em portadores de insuficiência renal grave.
- vigiar o risco de hemorragia; nesses casos, suspender o tratamento.
- vigiar a administração aos pacientes em uso de anti-inflamatórios não esteroides, incluindo ácido acetilsalicílico. Outros anticoagulantes e outros antiplaquetários devem ser evitados.
- não se recomenda o uso concomitante de fármacos inibidores potentes da CYP3A4 e da gpP, como os antifúngicos azólicos e os inibidores da protease do HIV.
- risco de hemorragia em anestesia neuroaxial ou punção espinal/epidural. Os cateteres epidurais ou intratecais devem ser removidos, pelo menos 5 h antes da primeira dose de apixabana. Vigiar o aparecimento de sintomas ou sinais neurológicos.
- o produto comercializado tem lactose.

INTERAÇÕES MEDICAMENTOSAS
- o uso com inibidores da CYP3A4, como os antifúngicos azólicos (cetoconazol, itraconazol, voriconazol, posaconazol) e ritonavir, aumenta a exposição à apixabana em cerca de duas vezes.
- a associação com indutores fortes da CYP3A4 e da gnP (rifampicina, fenitoína, carbamazepina, fenobarbital, erva-de-são-joão) pode reduzir a exposição da apixabana de 50%.

▶ ELIQUIS (Bristol-Myers Squibb), 10, 20, 60, 100 comprimidos × 2,5 mg

FONDAPARINUX

É um pentassacarídio, inibidor sintético e específico do fator Xa com a fórmula empírica $C_{31}H_{43}N_3Na_{10}O_{49}S_8$. A atividade antitrombótica é mediada pela inibição seletiva do fator Xa, ligando-se à ATIII. Esta inibição interrompe a cascata da coagulação, inibe a formação de trombina e do trombo. Não inativa a trombina nem tem efeito sobre as plaquetas. Também não afeta a atividade fibrinolítica, o tempo de sangramento, o tempo de tromboplastina parcial ativada ou o tempo de coagulação ativada. A ação antifator Xa aumenta com a elevação da sua concentração e atinge os valores máximos em cerca de três horas. O fondaparinux é usado para calibrar a amostra do antifator Xa. A estandardização internacional da heparina não é adequada para esse uso. A sua atividade é expressa em miligramas do calibrador do fondaparinux. Na redução de eventos isquêmicos, apresenta efeitos semelhantes à enoxaparina, porém, com redução de sangramento maior, e melhora da morbidade e da mortalidade em longo prazo. Comercializada como fondaparinux sódico.

FARMACODINÂMICA
- anticoagulante, antitrombótico.

FARMACOCINÉTICA
- após administração subcutânea, sofre rápida absorção.
- biodisponibilidade de 100%.
- atinge uma $C_{máx}$ de 0,34 mg/L em cerca de duas horas.
- distribui-se principalmente no sangue e, em menor grau, nos fluidos extravasculares.
- volume de distribuição de cerda de 7 à 11 L.
- 94% ligam-se à antitrombina III.
- 77% eliminados pela urina sob a forma inalterada em 72 horas. Sua eliminação está prolongada na presença de função renal diminuída e a depuração do fondaparinux é cerca de 25% menor na insuficiência renal leve, 40% na moderada e 55% na grave. Sua eliminação também se apresenta retardada nos pacientes > 75 anos. Sua depuração diminui em cerca de 25% nesse grupo. A depuração do fondaparinux diminui em cerca de 30% em pacientes com peso < 50 kg.
- meia-vida de 17 à 21 horas.

INDICAÇÕES
- profilaxia da trombose venosa profunda.
- na cirurgia de quadril ou de joelho.
- em pacientes submetidos a cirurgia abdominal com risco de complicações tromboembólicas.
- tratamento da trombose venosa profunda com uso concomitante de varfarina.
- tratamento do tromboembolismo pulmonar agudo em associação com varfarina.
- síndrome coronariana aguda com ou sem elevação de ST.

DOSES
- na profilaxia da trombose venosa profunda na cirurgia do quadril ou joelho, 2,5 mg por injeção subcutânea (SC), uma vez por dia. Após atingida a hemostasia, a dose inicial deve ser administrada entre 6 e 8 horas após a cirurgia. Deve ser administrada de 5 a 9 dias até um máximo de 11 dias. Nos pacientes submetidos à cirurgia de fratura do quadril, pode-se prolongar o tratamento por até 24 dias.
- na profilaxia da trombose venosa profunda em cirurgia abdominal, 2,5 mg por dia, por via subcutânea, entre 6 e 8 horas após a cirurgia. A duração do tratamento é a mesma que na cirurgia de quadril.
- no tromboembolismo pulmonar, para pacientes com peso inferior a 50 kg, 5 mg e 7,5 mg entre 50 e 100 kg. Naqueles > 100 kg, 10 mg por via SC, uma vez por dia. A duração da administração é de 5 a 9 dias, podendo estender-se até por 26 dias.
- na síndrome coronariana aguda sem elevação de ST, 2,5 mg, uma vez ao dia, por via SC; a duração do tratamento é de até 8 dias.
- na síndrome coronariana aguda com elevação de ST, 2,5 mg, uma vez ao dia, sendo a primeira dose por via intravenosa e as demais por via SC. A duração do tratamento é de até 8 dias ou até a alta hospitalar.

CONTRAINDICAÇÕES
- hipersensibilidade ao fármaco.
- insuficiência renal grave (depuração de creatinina < 30 mL/min).
- < 50 kg com fratura de quadril, cirurgia de quadril ou joelho e cirurgia abdominal. O risco de sangramento é maior nesses casos.
- qualquer tipo de sangramento, endocardite infecciosa, trombocitopenia.
- gravidez e lactação. Categoria B da FDA.
- crianças.

PRECAUÇÕES
- a administração em tempo inferior a 6 horas depois da cirurgia aumenta o risco de sangramento.
- risco de sangramento renal.
- não deve ser aplicado por via intramuscular.
- usar com grande cuidado nos casos de condições que possam produzir hemorragia.
- na vigência de alterações dos parâmetros de coagulação ou na presença de hemorragia, o fondaparinux deve ser suspenso.
- suspender sua administração se a contagem de plaquetas < 100.000/mm³.
- não tem antídoto.
- realizar exame hematológico regular durante o tratamento, dosagem de creatinina, pesquisa de sangue oculto nas fezes.
- usar com muito cuidado na presença de hipertensão arterial sistêmica descontrolada, antecedente de ulceração gastrintestinal, retinopatia diabética e hemorragia.
- fármacos que possam produzir hemorragia devem ter sua administração suspensa antes do início do tratamento.
- usar com cuidado em idosos.

EFEITOS ADVERSOS
- trombocitopenia, púrpura, hematoma, hemorragia pós-operatória, hemorragia importante.
- anemia, febre, cefaleia.
- tontura, confusão mental, insônia.
- constipação, náuseas, vômito, diarreia, dispepsia.
- edema.
- exantema.
- hipopotassemia.
- retenção urinária.

INTERAÇÕES MEDICAMENTOSAS
- não influencia a farmacodinâmica da varfarina, ácido acetilsalicílico, piroxicam e digoxina.
- a inibição da hidroxilação da CYP2A6 da cumarina pelo fondaparinux varia de 17% a 28%. A inibição de outros sistemas enzimáticos (CYP1A2, 2C9, 2C19, 2D6, 3A4 e 3E1) variou de 0 a 16%.

▶ ARIXTRA (GlaxoSmithKline), 2 seringas preenchidas com 0,5 mL de solução (injetável).

RIVAROXABANA

É inibidora do fator Xa (FXa) com nome químico 5-cloro-N-[[(5S)-2-oxo-3-[4-(3-oxomorfolin-4-il)fenil]oxazolidin-5-il]metil]tiofeno-2-carboxamida, usada na prevenção do tromboembolismo venoso e por via oral.

FARMACODINÂMICA
- anticoagulante.

FARMACOCINÉTICA
- sofre rápida absorção após administração oral.
- apresenta alta biodisponibilidade.
- atinge a concentração plasmática máxima em 3 a 4 horas.

- a inibição do fator Xa pode permanecer por até 12 horas.
- liga-se extensivamente às proteínas plasmáticas.
- sofre biotransformação hepática, porém sem inibir ou induzir especificamente as enzimas do sistema CYP450.
- meia-vida de cerca de 8 horas.
- eliminada principalmente pelos rins e pelas fezes.

INDICAÇÕES
- prevenção do tromboembolismo venoso em pacientes adultos submetidos a artroplastia eletiva do quadril ou joelho.

DOSES
- 10 mg, por via oral, uma vez ao dia. A dose inicial deve ser administrada entre 6 e 10 horas depois da intervenção cirúrgica desde que haja ocorrido a hemostasia. A duração do tratamento depende do risco individual de o paciente apresentar tromboembolismo venoso de acordo com a cirurgia realizada. Na cirurgia de quadril recomenda-se uma duração do tratamento de 5 semanas; na de joelho, o tratamento deve durar 2 semanas.

CONTRAINDICAÇÕES
- hipersensibilidade ao fármaco ou a um dos seus componentes.
- hemorragia ativa clinicamente significativa.
- hepatopatia associada a coagulopatia ou risco relevante de hemorragia.
- gravidez e lactação.
- < 18 anos.
- depuração da creatinina < 15 mL/min.
- antimicóticos azólicos (cetoconazol, itraconazol, voriconazol) e inibidores da protease do HIV.
- cirurgia de fratura de quadril.
- em anestesia espinal/epidural ou punção lombar.

PRECAUÇÕES
- vigiar a administração aos pacientes portadores de insuficiência renal grave devido ao aumento das concentrações plasmáticas da rivaroxabana.
- administração cuidadosa nos portadores de insuficiência hepática moderada não associada a coagulopatia.
- vigiar a administração aos pacientes com risco de hemorragia nas seguintes situações clínicas: alterações congênitas ou adquiridas da coagulação, úlcera gastrintestinal ativa ou recidivante, retinopatia vascular, hipertensão arterial grave e descontrolada, hemorragia intracraniana ou intracerebral, anomalias vasculares intramedulares ou intracerebrais, cirurgia cerebral, espinal ou oftálmica de realização recente.
- no caso de o paciente estar usando um cateter epidural, este não deverá ser retirado antes de 18 horas depois da administração da rivaroxabana.
- na ocorrência de uma punção traumática, a administração da rivaroxabana deve ser retardada por 24 horas.
- a apresentação do fármaco contém lactose.

EFEITOS ADVERSOS
- anemia, hemorragia pós-intervenção cirúrgica, trombocitopenia, hemorragia do trato gastrintestinal e do trato geniturinário, epistaxe, hemorragia adrenal ou em outro órgão, hemorragia conjuntival, hemoptise.
- secreção da ferida cirúrgica.
- hipotensão, taquicardia, cefaleia, síncope.
- náuseas, obstipação ou diarreia, dores abdominais, dispepsia, xerostomia, vômitos, icterícia.
- prurido, exantema, urticária,
- fadiga, astenia, edema localizado ou periférico, febre.
- dores nas extremidades.
- aumento de γ-GT, transaminases séricas, lípase, amilase, bilirrubina, HDL-colestrol, fosfatase alcalina.

INTERAÇÕES MEDICAMENTOSAS
- inibidores potentes de CYP3A4 e da P-GP podem aumentar as concentrações da rivaroxabana.
- o fluconazol parece ter um efeito menor sobre a exposição à rivaroxabana.
- o uso concomitante de anti-inflamatórios não esteroides, ácido acetilsalicílico, inibidores da agregação plaquetária e outros antitrombóticos pode aumentar o risco de hemorragia.
- o uso concomitante de indutores potentes da CYP3A4, como rifampicina, fenitoína, carbamazepina, fenobarbital ou erva-de-são-joão, pode diminuir as concentrações plasmáticas da rivaroxabana.
- a claritromicina aumenta a ASC e a $C_{máx}$ da rivaroxabana em 1,5 e 1,4 vez, respectivamente.
- a eritromicina aumenta a ASC da rivaroxabana em cerca de 1,3 vez, bem como da $C_{máx}$ média.
- o uso concomitante de enoxaparina exerce efeito aditivo sobre a atividade antifator Xa e sem outros efeitos significativos nos testes de coagulação. A enoxaparina não afeta a farmacocinética da rivaroxabana.
- o uso concomitante de ácido acetilsalicílico e clopidogrel não parece produzir interação farmacocinética significativa, porém deve-se vigiar o risco potencial de sangramento.

▶ XARELTO (Bayer), 10 comprimidos × 10 mg

2. **Anticoagulantes de ação indireta.** Também chamados anticoagulantes orais, eles inibem a síntese vitamina K-dependente de diversos fatores de coagulação, e a vitamina K antagoniza seu efeito inibitório. São geralmente usados para profilaxia por tempo prolongado, pela via oral (varfarina sódica é administrada também intravenosamente). São biotransformados no fígado e os metabólitos são eliminados principalmente pela urina. Atravessam a barreira placentária e são excretados no leite materno. Atuam somente *in vivo*, não *in vitro*.

Os anticoagulantes orais atuam por mecanismo essencialmente idêntico. Eles inibem a biossíntese hepática dos fatores de coagulação II, VII, IX e X por prejudicarem as reações vitamina K-dependentes compreendidas na coagulação sanguínea. Esta inibição resulta em formas biologicamente inativas destas proteínas coagulantes. Isso explica por que sua ação terapêutica se desenvolve lentamente.

INDICAÇÕES
- profilaxia e tratamento de trombose venosa profunda.
- profilaxia e tratamento de tromboembolia pulmonar.
- profilaxia de tromboembolia associada com fibrilação atrial crônica, infarto do miocárdio, cardioversão de fibrilação atrial crônica, elétrica ou farmacológica.
- profilaxia da recidiva de tromboembolia cerebral.
- tratamento de ataques isquêmicos transitórios.

CONTRAINDICAÇÕES
- aborto ameaçado ou incompleto.
- gravidez.
- lactação.
- aneurisma cerebral ou aórtico.
- hemorragia cerebrovascular ou tendência à hemorragia de qualquer natureza.
- antes ou depois de ato cirúrgico grande (neurocirurgia, cirurgia oftálmica ou outra).
- discrasias sanguíneas hemorrágicas, como trombocitopenia.
- hemofilia.
- hipertensão grave não controlada.
- pericardite aguda ou outros estados hemorrágicos potenciais.
- doença ulcerativa ativa do trato gastrintestinal.
- doença hepática ou renal grave.
- feridas ulcerativas abertas.
- indisposição ou incapacidade de o paciente entender o tratamento, ausência de laboratório confiável para realizar os testes de vigilância, ou grave risco de interações medicamentosas.

PRECAUÇÕES
- se ocorrerem complicações hemorrágicas graves, deve-se interromper imediatamente a administração de anticoagulantes.
- anticoagulantes devem ser usados com cautela na presença de doença hepática ou renal leve, hipertensão importante, alcoolismo, endocardite infecciosa, tubos de drenagem em qualquer orifício ou histórico de úlceras gastrintestinais e nos pacientes com ocupações arriscadas.

EFEITOS ADVERSOS
- hemorragia gastrintestinal.
- lesões necróticas, mais comumente observadas em mulheres com excesso de peso, sobretudo em regiões do corpo ricas em tecido lipídico (seios, coxas, nádegas, abdome e panturrilhas).
- hemorragia adrenal, mas raramente.
- distúrbios gastrintestinais, níveis elevados de transaminase, leucopenia, urticária, dermatite e alopecia.
- diarreia, náusea, vômito.

SUPERDOSE
- sangramento pequeno ou prolongamento excessivo do tempo de protrombina pode responder à suspensão temporária do tratamento.
- os efeitos dos anticoagulantes podem ser combatidos pela administração oral ou intravenosa de fitomenadiona, mas os efeitos só aparecem quatro a oito horas depois.
- caso seja necessário obter efeitos rapidamente, pode-se usar plasma humano fresco ou congelado de um único doador; deve-se usar de cautela, porém, pois os produtos do plasma podem produzir hepatite e hipervolemia.

INTERAÇÕES MEDICAMENTOSAS
- podem aumentar a ação das sulfonilureias.
- legumes frescos com alto teor de vitamina K_1 (diversas variedades de couve, espinafre) podem reduzir seu efeito.
- seus efeitos são prolongados ou intensificados pelos seguintes fármacos: ácido acetilsalicílico em doses diárias altas (mais de 3 g), cimetidina, anestésicos locais, alguns antibióticos (cefalosporinas e cloranfenicol, por exemplo), clofibrato, dissulfiram, fármacos tireoidianos, fenilbutazona, metronidazol, oxifembutazona ou trimetoprima-sulfametoxazol.

- seus efeitos são diminuídos pelos seguintes fármacos: alopurinol, antiácidos, anticolinérgicos, anticoncepcionais, barbitúricos, colestiramina e outros sequestrantes de ácidos biliares, corticosteroides, diuréticos, estrogênios, glicósidos cardíacos, griseofulvina, hipnoanalgésicos, laxantes expansores ou rifampicina.

Segundo a constituição química, os anticoagulantes orais podem ser divididos em: a) derivados da cumarina: femprocumona e varfarina; b) derivados da indandiona: fenindiona. No nosso meio só são comercializados os fármacos do primeiro grupo.

FEMPROCUMONA

Quimicamente, é a 3-(1-fenilpropil)-4-hidroxicumarina.

Farmacodinâmica
- anticoagulante oral.

Farmacocinética
- bem absorvida do trato gastrintestinal.
- liga-se extensivamente (mais de 90%) à albumina.
- início de ação: dois a três dias.
- duração da ação: sete a 14 dias.
- meia-vida: seis a sete dias.
- atravessa a barreira placentária.
- excretada pelo leite materno.
- sofre biotransformação hepática.
- excretada pela urina, na forma de metabólitos hidroxilados conjugados.

Doses
- devem ser controladas tomando-se por base o tempo de protrombina ou um teste adequado; deve-se realizar a primeira determinação antes do início do tratamento.

Valor de Quick (antes do tratamento)	Dose no 1º dia	Dose no 2º dia
80-100%	15 mg	9 mg
70%	15 mg	6 mg
60%	12 mg	6 mg
< 60%	Efetuar pesquisa de função hepática	

No terceiro dia, é necessário proceder à nova determinação e adaptar a posologia de acordo com o resultado. Em geral, o valor de Quick deve ser abaixo de 15 a 25% do valor normal (INR: 2,5-5,0) e de 20-30% (INR: 1,5-2,5); somente então há risco anormalmente elevado de hemorragia. Dose de manutenção: 1,5 a 6 mg por dia.
INR = *International Normalized Ratio*.

▶ *MARCOUMAR (Roche), 25 comprimidos × 3 mg*

VARFARINA

Corresponde à 3-(α-acetonilbenzil)-4-hidroxicumarina. Pode ser usada pelas vias oral, intramuscular e intravenosa; todavia, a administração parenteral não oferece vantagens sobre a via oral, exceto nos pacientes que não podem tolerar o tratamento oral. Usada na forma de sal sódico. É também rodenticida.

Farmacodinâmica
- anticoagulante.

Farmacocinética
- absorvida quase completamente do trato gastrintestinal.
- liga-se extensivamente (97%) à albumina; somente a forma livre é ativa.
- início de ação: 0,5 a três dias.
- duração da ação: dois a cinco dias.
- atinge o efeito máximo em 1,5 a 3 dias.
- meia-vida: 1,5 a 2,5 dias (média de 50 horas).
- atravessa a barreira placentária.
- excretada pelo leite materno, mas em pequenas quantidades.
- sofre biotransformação hepática por hidroxilação.
- eliminada pelos rins, principalmente na forma de metabólitos inativos.

Doses
- vias oral ou intravenosa, a dose preferida é 15 mg, 10 mg e 15 mg nos primeiros três dias. A dose atual de manutenção é 5 a 7,5 mg diariamente depois disso. Contudo, variações na resposta de indução poderão exigir doses (após as primeiras 24 horas) de aproximadamente 5 a 20 mg, com as doses de manutenção de menos de 5 a até pelo menos 10 mg, respectivamente.

Interações medicamentosas
- o uso concomitante com tramadol pode aumentar o INR. Aumentos importantes do INR também podem ocorrer com o uso simultâneo de antibióticos macrolídios.
- o uso concomitante com algumas fluoroquinolonas tais como ciprofloxacino, gatifloxacino, levofloxacino, moxifloxacino e norfloxacino pode aumentar os efeitos da varfarina.
- o uso concomitante de alguns produtos naturais pode alterar o INR: *Hypericum perforatum*, *Panax ginseng* e *Allium sativum* diminuem a concentração plasmática da varfarina. O uso de *ginkgo biloba* pode produzir sangramento.

▶ *COUMADIN (Bristol-Myers Squibb), 30 comprimidos × 1, 2,5 e 5 mg*
▶ *MAREVAN (Zest), 10 e 30 comprimidos × 5 mg*
▶ *WARFARIN (União Química), 10 comprimidos × 5 mg*

▶ Antagonistas de anticoagulantes

São fármacos que neutralizam os efeitos dos anticoagulantes, ou os inativam. Os utilizados no Brasil são a protamina, antídoto da heparina, e a vitamina K. Esta está descrita no tópico de coagulantes, no subitem 1. Hemostáticos sistêmicos.

PROTAMINA

Consiste em mistura purificada de princípios proteicos simples, obtidos do esperma ou testículos de espécies adequadas de peixes (dos gêneros *Salmo*, *Trutta*, *Onchorhyncus*). Quando administrada na ausência de heparina, possui ação anticoagulante. Contudo, quando aplicada na presença da heparina, substância fortemente ácida, a protamina, por ser composto fortemente básico, combina-se com a heparina para formar um complexo estável e assim a neutraliza. Isso acarreta dissociação do complexo heparina-antitrombina III e resulta na perda da atividade anticoagulante da heparina e da protamina.

A protamina é usada na forma de cloridrato.

Farmacodinâmica
- antídoto da heparina.

Farmacocinética
- início de ação: 30 segundos.
- a neutralização da heparina ocorre dentro de cinco minutos após administração intravenosa.
- duração de ação: duas horas, dependendo da temperatura corporal.

Indicações
- tratamento de superdose de heparina.

Dose
- via intravenosa, muito lentamente, calculada a partir da heparinemia; em caso de urgência, 0,5 mg/kg de peso; esta dose poderá ser renovada eventualmente após 20 minutos, mas na maioria dos casos basta uma única injeção.

Contraindicações
- intolerância à protamina.

Efeitos adversos
- dificuldade de respirar.
- súbita queda da pressão arterial.
- hemorragia (rebote heparínico).
- hipertensão pulmonar, bradicardia, dispneia, reações alérgicas.
- choque anafilático e outras reações anafilactoides.
- hipertensão sistêmica, náusea, vômito, lassidão.

Incompatibilidades
- o cloridrato e o sulfato de protamina são quimicamente incompatíveis com certos antibióticos, incluindo diversas cefalosporinas e penicilinas.

▶ *PROTAMINA 1.000 (ICN), 25 amp. de 5 mL com 10 mg (equivalente a 1.000 UI de protamina)*

▶ Coagulantes

Coagulantes são substâncias empregadas em doenças hemorrágicas para estancar sangrias anormais, restabelecendo a hemostasia. Visto que a coagulação ou formação de coágulo é a fase mais complexa e provavelmente mais importante da hemostasia, estes fármacos são também denominados hemostáticos.

O mecanismo de coagulação compreende vários fatores. A deficiência de um ou outro destes fatores de coagulação restringe a hemostase e causa determinadas moléstias passíveis de tratamento com hemostáticos sistêmicos. Hemorragias superficiais ou sangrias capilares são tratadas com hemostáticos tópicos.

Os hemostáticos mais amplamente utilizados estão agrupados em duas classes: hemostáticos sistêmicos e hemostáticos tópicos.

1. **Hemostáticos sistêmicos.** Recebem este nome por serem administrados por via sistê-

mica. Levando-se em consideração suas origens, mecanismo de ação ou estrutura química, distinguem-se os seguintes grupos: (a) componentes do sangue; (b) vitaminas K e análogos; (c) agentes diversos.

a. *Componentes do sangue.* São preparados a partir de um depósito (*pool*) de plasma humano proveniente de doadores sadios que não devem ser portadores de agentes infecciosos transmissíveis por transfusão de sangue ou derivados do sangue. Na obtenção destes componentes tomam-se diversos cuidados, para evitar que as doações sejam de sangue de indivíduos contaminados por viroses (hepatite, AIDS etc.). Ademais, durante a fabricação todo o sangue é submetido a tratamento apropriado a fim de obter a inativação virótica. O produto final, por sua vez, é testado para comprovar a ausência de antígenos aos agentes virais. Alguns destes preparados contêm heparina, para reduzir a possibilidade de coagulação intravascular disseminada.

Os componentes do sangue atuam repondo fatores específicos compreendidos na coagulação sanguínea.

Doses
- variam de paciente para paciente, segundo o tipo e a localização do fenômeno hemorrágico.

Contraindicações
- pacientes com coagulação intravascular disseminada.

Efeitos adversos
- risco de contrair hepatite viral.
- infecções oportunistas e síndrome de imunodeficiência adquirida (AIDS), principalmente em pacientes mais idosos que receberam tratamento frequente com fatores de reposição.
- reações alérgicas, desde urticária até anafilaxia.

Os principais componentes de sangue usados como hemostáticos são: complexo protrombínico anti-hemofílico humano, complexo protrombínico humano, crioprecipitado anti-hemofílico liofilizado, fator VIII de coagulação do sangue humano liofilizado, fator IX de coagulação do sangue humano liofilizado e fibrinogênio.

COMPLEXO PROTROMBÍNICO ANTI-HEMOFÍLICO HUMANO

É preparado a partir de um depósito de plasma por processo de ativação controlada. Contém o complexo anti-inibidor com ação coagulante. É indicado para uso em adultos e em crianças. Sua potência e doses são medidas em unidades. Uma unidade FEIBA (Factor Eight Bypassing Activity) é capaz de reduzir, em 50% do valor padrão, o tempo de tromboplastina parcial ativada de um plasma de referência com alto título de inibidor do fator VIII.

Indicações
- profilaxia e tratamento de pacientes com hemofilia A e outras hemorragias causadas por inibidores do fator VIII de coagulação.
- tratamento de pacientes portadores de inibidores adquiridos contra os fatores IX, XI e XII da coagulação.
- tratamento da doença de Willebrand.

▶ FEIBA IMMUNO (Immuno), fr.-amp. de 250 UI, 500 UI e 1.000 UI, cada qual acompanhado de 20 mL de diluente

COMPLEXO PROTROMBÍNICO HUMANO

Contém os fatores II, VII, IX e X da coagulação humana em concentração pelo menos 60 vezes maior do que as do plasma humano fresco normal. Não contém nenhum fator ativador da coagulação. Entretanto, contém heparina e sais sódicos.

Indicações
- tratamento de hemorragias associadas com a deficiência dos fatores II, VII, IX e X.

▶ PROTHROMPLEX-T (Immuno), fr.-amp. com 600 UI/20 mL

CRIOPRECIPITADO ANTI-HEMOFÍLICO LIOFILIZADO

Consiste em um concentrado liofilizado estéril do fator anti-hemofílico humano preparado a partir da fração crioproteica, rica em fator VIII, do plasma humano venoso obtido de doadores adequados de sangue total de uma única unidade de plasma oriundo do sangue total ou por plasmaférese, coletado e beneficiado em sistema fechado. Não contém conservante. Em sua composição entra também o fator I, fibrinogênio.

Contém 250 unidades de fator VIII. Cada unidade corresponde à atividade deste fator contido em 1 mL de plasma fresco.

Indicações
- tratamento de pacientes com hemofilia A (deficiência do fator VIII).
- profilaxia em pacientes com hemofilia A para procedimentos dentários e intervenções cirúrgicas.

▶ MONOCLATE-P (Aventis Behring), fr.-amp. com 250 UI, acompanhado de 2,5 mL de diluente

FATOR VIII DE COAGULAÇÃO DO SANGUE HUMANO LIOFILIZADO

É preparado por técnica adequada de fracionamento e dissolvido em líquido apropriado, distribuído em recipientes estéreis e imediatamente liofilizado. Não se acrescenta conservante antimicrobiano, mas se pode acrescentar agente antiviral; pode-se adicionar heparina.

Seu principal componente é o fator VIII da coagulação. Contém também o fator I, fibrinogênio.

Comercializa-se também um preparado, o *VUEFFE* (Baldacci), contendo peptídeos derivados do fator VIII bovino, com 0,5 mg por comprimido. É usado como anti-hemorrágico.

Indicações
- as mesmas do crioprecipitado anti-hemofílico liofilizado.

▶ EMOCLOT D.I. (Cristália), fr.-amp. c/ 250, 500 e 1.000 UI
▶ KRYOBULIN (Immuno), fr.-amp. com 250, 500 e 1.000 UI, acompanhado de 10 mL de diluente

FATOR IX DE COAGULAÇÃO DO SANGUE HUMANO LIOFILIZADO

Também chamado concentrado do fator IX humano, apresenta concentração, pelo menos, cinquenta vezes maior do que a do plasma fresco. Assim, 1 mg do produto contém 1 UI do fator IX, no mínimo. Define-se UI (Unidade Internacional) do fator IX como a atividade deste fator em 1 mL de plasma fresco, normal, médio. Esta preparação contém heparina.

Indicações
- profilaxia e tratamento de hemorragias em pacientes portadores de hemofilia B.
- controle de hemorragias em pacientes portadores de hemofilia A que têm anticorpos ao fator VIII e não dispõem de preparação específica.

▶ BEBULIN (Immuno), fr.-amp. com 200 e 500 UI do fator IX, acompanhado de 10 mL de diluente
▶ BENEFIX (Wyeth), fr. com 250, 500 e 1.000 UI c/ diluente
▶ MONONINE (Aventis Behring), fr.-amp. com 250, 500 e 1.000 UI

FIBRINOGÊNIO

É obtido pelo fracionamento de plasma humano líquido. Contém o constituinte solúvel do plasma humano que é transformado em fibrina pela adição de trombina. Comercializado sob a forma liofilizada, em associação com aprotinina e trombina, como adesivo cirúrgico e hemostático local (*TISSUCOL*, Immuno) e sob a forma de esponja em associação com trombina (*TACHOSIL*, Nycomed).

Indicações
- controle de hemorragia em casos de afibrinogenemia ou hipofibrinogenemia.

b. *Vitaminas K e análogos.* As vitaminas K e análogos são naftoquinonas lipossolúveis estruturalmente modificadas. São usadas no tratamento de hipoprotrombinemia, que ocorre raramente, porque a vitamina K é amplamente distribuída em alimentos, além de ser produzida por bactérias do colo. Contudo, absorção deficiente, ou outras condições, podem resultar em fornecimento inadequado de vitamina K ao fígado.

O único representante deste grupo de coagulantes comercializado no Brasil é a fitomenadiona.

FITOMENADIONA

Quimicamente, é a 2-metil-3-fitil-1,4-naftoquinona. Produz ação fisiológica mais rápida, mais potente e mais prolongada que outros análogos sintéticos da vitamina K, sendo geralmente preferida quando são indicadas doses elevadas ou tratamento a longo prazo.

A fitomenadiona exerce sua ação coagulante promovendo a biossíntese hepática de alguns fatores de coagulação (II, VII, IX e X). Em consequência, são mantidos níveis plasmáticos destes fatores. Em outras palavras, sua ação farmacológica é idêntica à função fisiológica normal da vitamina K.

Farmacodinâmica
- hemostático sistêmico, suplemento nutricional (vitamina), protrombogênico, antídoto à hipoprotrombinemia induzida por fármacos.

Farmacocinética
- rapidamente absorvida (exigindo, para isso, a presença de bile) do duodeno, concentrando-se no fígado, mas a concentração baixa rapidamente.
- sofre rápida biotransformação hepática, provavelmente pela redução ao di-hidroxiderivado correspondente.
- excretada pela urina e pelas fezes, principalmente na forma de conjugados glicuronídios e sulfatados.

Indicações
- profilaxia e tratamento de hipoprotrombinemia produzida pelos anticoagulantes orais.
- profilaxia ou tratamento da doença hemorrágica do recém-nascido e da hipoprotrombinemia causada por nutrição deficiente, absorção inadequada de vitamina K, síntese inadequada de vitamina K no trato gastrintestinal, ou ação tóxica de certos fármacos (por exemplo, antibióticos e salicilatos) administrados concomitantemente com anticoagulantes.

Doses
- sempre que possível, deve-se preferir a via subcutânea ou intramuscular à administração intravenosa.
- vias oral, subcutânea, intramuscular, para estados hipoprotrombinêmicos, adultos e crianças, 2,5 a 25 mg; raramente são necessárias doses de 50 mg.
- vias intravenosa, intramuscular, subcutânea, para profilaxia de doença hemorrágica no recém-nascido, 0,5 a 1 mg imediatamente após o nascimento; embora menos desejável, 1 a 5 mg podem ser dados à mãe 12 a 24 horas antes do parto. Para tratamento de doença hemorrágica no recém-nascido, 1 mg pelas vias intramuscular ou subcutânea.
- via intravenosa (lenta), que deve ser usada apenas quando as outras vias não são exequíveis, inicialmente, para superdose leve de anticoagulantes orais, 0,5 a 5 mg; para superdose moderada, até 10 mg; para hemorragia grave, 25 mg (raramente até 50 mg).

Contraindicações
- hipersensibilidade à fitomenadiona.
- gravidez.

Efeitos adversos
- reação rara semelhante à de hipersensibilidade ou anafilaxia, incluindo choque e parada cardíaca e/ou respiratória, pode resultar ocasionalmente em morte após administração intravenosa, mormente quando rápida.
- rubor da face, hiperidrose, sensação de constrição do peito, cianose, insuficiência vascular periférica, vermelhidão, dor ou edema no local da injeção.
- sensação de gosto peculiar.

Interações medicamentosas
- pode diminuir os efeitos dos anticoagulantes cumarínicos ou indandiônicos.
- antibióticos de largo espectro, quinidina, quinina, salicilatos (em doses altas), ou sulfonamidas antibacterianas podem exigir aumento de sua dose.
- dactinomicina pode diminuir os seus efeitos.
- grandes quantidades de hidróxido de alumínio podem precipitar ácidos biliares no intestino delgado superior, diminuindo assim a absorção de vitaminas lipossolúveis.
- óleo mineral pode diminuir sua absorção.
- primaquina pode aumentar o seu potencial para efeitos tóxicos.

▶ *KANAKION MM (Roche), 5 amp. de 1 mL com 10 mg*
▶ *KANAKION MM PEDIÁTRICO (Roche), 5 amp. com 2 mg/0,2 mL*

c. *Agentes diversos.* Os hemostáticos sistêmicos diversos comercializados em nosso meio são: carbazocromo, eptacog alfa, desmopressina, estrogênios conjugados, etansilato, somatostatina e succinato de estriol.

CARBAZOCROMO

Corresponde à semicarbazona do adrenocromo. É, pois, produto de oxidação da epinefrina. Tem sido usado pelas vias oral e parenteral, como hemostático em alguns tipos de choque. Hoje é considerado obsoleto.

▶ *ADRENOPLASMA (Climax), fr. de 500 mL com 5 mg/10 mL*
▶ *ADRENOXIL (Climax), 5 amp. de 1 mL com 5 mg*

EPTACOG ALFA

Também chamado de fator VIIa recombinante ou proconvertina, é uma glicoproteína dependente da vitamina K constituída por 406 resíduos aminoácidos. É obtido através da técnica do DNA recombinante mediante clonagem a partir de células renais de hamster. A etapa seguinte é uma purificação cromatográfica por autocatálise proteica para a forma ativa (rFVIIa). Liga-se ao fator tissular ativando os fatores de coagulação (X-Xa e IX-IXa) e promovendo a coagulação. Por sua vez, o fator X ativado interage com outros fatores e converte a protrombina em trombina e o fibrinogênio em fibrina. Seu uso é restrito aos pacientes portadores de hemofilias A e B que tenham desenvolvido anticorpos inibidores do fator VIII ou fator IX.

Farmacodinâmica
- anti-hemorrágico.

Farmacocinética
- absorção: 44%.
- volume de distribuição de 103 mL/kg.
- duração da ação de cerca de 3 horas.
- meia-vida de cerca de 2,3 horas.

Indicações
- tratamento de hemorragia grave, prevenção de hemorragia cirúrgica em portadores de hemofilias A e B.

Doses
- por via IV, para tratamento de hemorragia, 90 μg/kg em bolo administrados em 2 a 5 minutos e a intervalos de 2 horas até que a hemostasia ocorra. Dependendo da resposta clínica, pode-se utilizar dose de até 120 μg/kg. Em hemorragias graves, continuar a administração a intervalos de 3 a 6 horas após a hemostasia. Contudo, os efeitos prolongados do fármaco são desconhecidos, e o tratamento deve ser abreviado dentro do menor tempo possível após a coagulação.

Contraindicações
- hipersensibilidade à proteína de ratos, hamster ou boi.
- gravidez e lactação.
- uso concomitante de concentrados complexos de protrombina, ativados ou não.

Precauções
- vigiar a administração aos pacientes idosos (ausência de estudos neste grupo).

Efeitos adversos
- febre.
- edema.
- prurido.
- anafilaxia e outras reações alérgicas.
- diminuição do fibrinogênio plasmático, hemorragia, hemartrose, distúrbios da coagulação: hipoprotrombinemia, fibrinólise ou coagulação intravascular disseminada.
- bradicardia, hipotensão ou hipertensão.
- alteração da função renal.
- pneumonia.

Interações medicamentosas
- não se recomenda o uso concomitante de concentrados complexos de protrombina.

▶ *NOVOSEVEN 60 (Novo Nordisk), fr. com 2,2 mL de diluente com 60 kUI/frasco, do pó (1,2 mg/frasco) ou 30 kUI/mL (0,6 mg/mL) após reconstituição.*
▶ *NOVOSEVEN 120 (Novo Nordisk), fr. com 4,3 mL de diluente com 120 kUI/frasco, do pó (2,4 mg/frasco) ou 30 kUI/mL (0,6 mg/mL) após reconstituição.*
▶ *NOVOSEVEN 240 (Novo Nordisk), fr. com 8,5 mL de diluente com 240 kUI/frasco, do pó (4,8 mg/frasco) ou 30 kUI/mL (0,6 mg/mL) após reconstituição.*

DESMOPRESSINA

É análogo sintético da argipressina. A injeção intravenosa aumenta temporariamente as concentrações do fator VIII. O efeito se torna evidente dentro de 30 minutos.

A desmopressina pode ser usada em pacientes com deficiência leve ou moderada do fator VIII; por exemplo, em hemartroses, hemorragia da mucosa, hemorragia em extrações dentárias.

O emprego da desmopressina evita o risco de hepatite e AIDS associado com produtos sanguíneos.

A especialidade farmacêutica de desmopressina comercializada no Brasil destina-se ao diagnóstico e tratamento de diabetes insípido, seu emprego principal (veja capítulo 14).

ESTROGÊNIOS CONJUGADOS

O emprego principal dos estrogênios conjugados é no tratamento de distúrbios hormonais femininos. Por isso, estão descritos pormenorizadamente no capítulo 16. Todavia, na forma injetável são também indicados no tratamento de hemorragia uterina disfuncional causada por desequilíbrio hormonal na ausência de patologia orgânica.

A dose é de 25 mg, por via intravenosa, lentamente, repetida em 6 a 12 horas, se necessário.

ETANSILATO

É composto de adição do ácido 2,5-di-hidroxibenzenossulfônico com dietilamina. Usado como hemostático, anti-hemorrágico e angioprotetor para aumentar a resistência dos vasos e diminuir sua permeabilidade. Considera-se que atua sobre a parede capilar.

Farmacocinética
- absorvido do trato gastrintestinal.
- excretado rapidamente (quatro horas), sobretudo pela urina, na forma inalterada.

Indicações
- profilaxia e controle de hemorragias dos pequenos vasos sanguíneos.

Doses
- via oral, adultos, 500 mg cada quatro ou seis horas; crianças, 250 mg cada quatro ou seis horas.
- vias intramuscular ou intravenosa, adultos, inicialmente 1 g, seguida de 500 mg cada quatro ou seis horas; crianças, inicialmente 750 mg, seguida de 250 mg cada quatro ou seis horas; recém-nascidos, 12,5 mg/kg cada seis horas.

Contraindicações
- porfiria aguda.

Efeitos adversos
- náusea, cefaleia e exantema.
- hipotensão transitória, após injeção intravenosa.

▶ *DICINONE (Sanofi-Synthélabo), 20 comprimidos × 250 mg*
6 amp. de 2 mL com 250 mg

SOMATOSTATINA

Também chamada hormônio inibidor do hormônio do crescimento, é tetradecapeptídeo sintético idêntico ao hormônio natural, isolado primeiramente do hipotálamo.

A somatostatina inibe a secreção da somatotropina (hormônio do crescimento), tirotrofina (hormônio estimulante da tireoide), gastrina, glucagon, insulina e outros hormônios e secreção pancreática exócrina. É capaz de reduzir significativamente o fluxo sanguíneo esplâncnico sem alterar apreciavelmente a pressão arterial sistêmica.

Estudos recentes concluem que o tratamento com somatostatina não tem nenhum efeito substancial sobre o resultado na maioria dos pacientes com hemorragia gastrintestinal superior aguda.

Usada na forma de acetato.

Indicações
- profilaxia de complicações pós-operatórias consequentes à intervenção cirúrgica sobre o pâncreas e órgãos vizinhos.
- tratamento coadjuvante da cetoacidose diabética.

Doses
- infusão intravenosa contínua, 3,5 µg/kg/hora (em média, 250 µg/hora).

Contraindicações
- hipersensibilidade à somatostatina.
- gravidez.
- lactação.

Efeitos adversos
- náusea, vertigens e sensação de calor.
- leve elevação da pressão arterial com redução concomitante do pulso.

▶ *STILAMIN (Serono), amp. de 2 mL com 250 µg e 3 mg*

SUCCINATO DE ESTRIOL

O estriol é estrogênio natural. Seu uso principal é para correção das carências estrogênicas, razão pela qual é descrito no capítulo 16. Como hemostático, protege as paredes dos vasos capilares.

Farmacocinética
- hidrolisado no fígado.
- eliminado na forma de conjugado glicurônico.

Indicações
- profilaxia e tratamento de hemorragia disfuncional.

Doses
- vias intravenosa ou intramuscular, adultos, 20 ou 40 mg diariamente; crianças, 5 a 10 mg diariamente.

Contraindicações
- gravidez.
- lactação.

▶ *STYPTANON (Akzo Organon Teknika), fr.-amp. com 20 mg e amp. com 2 mL de solvente*

2. **Hemostáticos tópicos.** Hemostáticos tópicos ou locais são substâncias aplicadas topicamente às superfícies que sangram a fim de estancar a hemorragia. Eles aceleram a coagulação do sangue e assim são úteis para controlar a sangria capilar e sangramento venoso. Contudo, não têm efeito sobre hemorragias venosas ou arteriais.

Os principais hemostáticos tópicos são: ácido acexâmico, esponja de gelatina absorvível, fibrina, trombina e tromboplastina.

ÁCIDO ACEXÂMICO

Corresponde ao ácido acetaminocaproico. Seu mecanismo de ação é semelhante ao do ácido aminocaproico.

Na forma de pomada, regulariza a produção de fibras colágenas no seio do tecido conjuntivo inflamado e irritado, favorecendo assim os fenômenos de cicatrização cutânea.

É usado na forma de sal sódico.

Farmacocinética
- quantidades significativas são absorvidas por via percutânea.

Indicações
- tratamento de cicatrizações cutâneas difíceis.
- prevenção de cicatrizes defeituosas.

Doses
- no caso de feridas, uma camada espessa de pomada sob gaze; essa aplicação deve ser renovada a cada dois dias.
- como prevenção de escaras de decúbito, aplicação da pomada duas vezes ao dia, massageando ligeira e prolongadamente a área suscetível ao aparecimento de escaras.

Efeitos adversos
- eczema de contato, principalmente em caso de emprego prolongado.

▶ *PLASTENAN (Sanofi-Synthélabo), bisnaga de 40 g com 50 mg/g*

ESPONJA DE GELATINA ABSORVÍVEL

Trata-se de esponja cirúrgica estéril à base de esponja de gelatina. É aplicada topicamente para auxiliar no controle tanto da sangria capilar quanto da hemorragia leve a moderada. Utilizada principalmente em superfícies altamente vascularizadas que são difíceis de suturar.

Usada como hemostático em procedimentos cirúrgicos. É capaz de absorver sangue em quantidade equivalente a muitas vezes o seu peso. Pode ser deixada no local após o fechamento de uma ferida cirúrgica. A reabsorção se completa em quatro a seis semanas. No local da aplicação não ocorre reação celular nem se forma tecido cicatrizado em excesso.

Doses
- via tópica (na ferida ou local cirúrgico), aplica-se a quantidade mínima necessária para recobrir a área e controlar a hemorragia.

Contraindicações
- gravidez.
- controle de sangramento pós-parto ou menorragia.
- fechamento de incisões da pele (pois pode interferir com a cicatrização) ou na presença de infecção.

Efeitos adversos
- pode formar um ninho para infecção ou abscesso.
- granuloma de célula-gigante no local da implantação no cérebro.
- acúmulo de fluido estéril que causa compressão do cérebro e medula espinhal.

▶ *GELFOAM (Pharmacia Brasil), envelope com uma esponja*

FIBRINA

Consiste em esponja estéril artificial seca de fibrina humana. É usada, por via tópica, em hemorragias odontológicas.

▶ *FIBRINOL (Baldacci), vidro com 12 unidades*

TROMBINA

Consiste em substância proteica plasmática estéril preparada a partir de protrombina bovina. Ela coagula o sangue total, plasma ou solução de fibrinogênio em resultado de sua ação catalítica. É aplicada topicamente para controlar a sangria capilar em procedimentos cirúrgicos. Ademais, abrevia a duração do sangramento dos locais de perfuração em pacientes heparinizados.

No Brasil, é comercializada em associação com aprotinina e fibrinogênio como adesivo cirúrgico e hemostático local (*TISSUCOL*, Immuno).

TROMBOPLASTINA

É fator tissular de coagulação sanguínea que inicia a conversão da protrombina em trombina na formação do coágulo.

No Brasil é disponível em associação com anestésicos locais e outros fármacos, nas formas de pomada e supositórios, utilizada para tratamento de hemorroidas (*CLAUDEMOR*, (Sankyo), embalagem com 5 supositórios, bisnaga com 20 g e cânula para aplicação).

▶ Antitrombóticos

São substâncias que previnem a formação de trombos. Há dois tipos diferentes de trombos: trombo venoso e trombo arterial. Tromboembolia é provavelmente a doença mais comum na população de meia-idade da maioria dos países civilizados.

Consideram-se de alto risco para ocorrência de tromboembolismo venoso os pacientes com tromboembolismo venoso prévio, neoplasia abdominal ou pélvica, cirurgias ortopédicas de grande porte dos membros inferiores, entre outros.

Julga-se que são de risco moderado os pacientes com os seguintes fatores predisponentes: idade superior a 40 anos, obesidade, varizes dos membros inferiores, neoplasias a distância, doença pulmonar ou cardíaca crônica, estrogenioterapia, puerpério, infecções sistêmicas, entre outros.

O ácido acetilsalicílico, clofibrato e dextrano, usados primordialmente para outros fins, apresentam também atividade antitrombótica, pois são antiagregantes plaquetários.

Os antitrombóticos comercializados no Brasil incluem as heparinas de baixo peso molecular, um inibidor direto oral da trombina e antitrombóticos diversos. As heparinas de baixo peso molecular e os inibidores do fator Xa, de uso oral, estão descritos na seção de anticoagulantes.

▶ Antitrombóticos diversos

Os disponíveis em nosso meio são abciximabe, cilostazol, clopidogrel, dipiridamol, drotrecogina alfa, pentoxifilina, prasugrel, ticagrelor, ticlopidina, tirofibana, trapidil e triflusal.

O ácido acetilsalicílico, o dextrano e a nicergolina, usados primordialmente para outros fins, apresentam também atividade antitrombótica, pois são antiagregantes plaquetários.

ABCIXIMABE

O abciximabe é o fragmento Fab do anticorpo monoclonal murino-humano 7E3 quimérico. O anticorpo 7E3 é produzido por perfusão contínua em cultura de células de mamífero. O fragmento Fab é purificado a partir do sobrenadante da cultura de células envolvendo inativação viral específica e procedimentos de extração e digestão com papaína e cromatografia por coluna. Liga-se ao receptor GPIIb/IIIa, membro da família das integrinas (receptores de adesão) e o maior receptor de superfície envolvido na agregação plaquetária. O abciximabe inibe a agregação plaquetária evitando a ligação do fibrinogênio, fator von Willebrand e outras moléculas de adesão ao receptor GPIIb/IIIa de plaquetas ativadas, evitando a formação do trombo.

FARMACODINÂMICA
- antitrombótico.

FARMACOCINÉTICA
- após administração em bolo IV de 0,25 mg/kg, 85-90% dos receptores GPIIb/IIIa são bloqueados.
- após administração em bolo IV as concentrações livres de abciximabe no plasma diminuem rapidamente com meia-vida inicial de menos de 10 minutos.
- meia-vida relacionada à rápida ligação aos receptores plaquetários, de 30 minutos.
- o bloqueio do receptor pode ser mantido até 12 horas com infusão IV de 10 μg/min.
- função plaquetária recuperada em 48 horas, podendo o abciximabe permanecer na circulação por até 10 dias ligado à plaqueta.
- no término da infusão, as concentrações plasmáticas livres caem rapidamente por cerca de 6 horas e depois progressivamente.
- depuração renal plasmática rápida atribuída à distribuição extravascular, rápida filtração e reabsorção.

INDICAÇÕES
- o abciximabe é indicado como adjuvante da heparina e da aspirina para a prevenção de complicações cardíacas isquêmicas em pacientes de alto risco submetidos a angioplastia transluminal coronária percutânea (ATC) ou aterectomia.

DOSES
- a dose recomendada é em bolo IV de 0,25 mg/kg administrado em 10-60 minutos antes do início da ATC, seguida por uma infusão IV contínua de 10 μg/min por 12 horas. Os produtos parenterais devem ser inspecionados quanto à presença de partículas. Retirar em uma seringa a quantidade necessária de abciximabe usando-se um filtro de 0,2 ou 0,22 μm estéril, injetando em seguida em soro fisiológico ou soro glicosado a 5% estéril e administrar em bomba de infusão também equipada com um filtro 0,2 ou 0,22 μm, em linha intravenosa separada. Uma vez misturada, a solução pode ser armazenada até 12 horas em 2 a 8°C.

CONTRAINDICAÇÕES
- hipersensibilidade ao abciximabe.
- sangramento interno ativo.
- sangramento gastrintestinal ou geniturinário significativos e recentes (últimas seis semanas).
- acidente vascular cerebral há menos de dois anos ou com deficiência neurológica residual significativa.
- diátese hemorrágica.
- uso de anticoagulantes orais nos últimos sete dias, a menos que o tempo de protrombina seja ≤ 1,2 vez o controle.
- trombocitopenia (100.000 células/μL).
- grande cirurgia ou trauma recentes (menos de seis semanas).
- tumor intracraniano, malformação arteriovenosa ou aneurisma.
- hipertensão arterial grave.
- antecedente de vasculite.
- uso intravenoso de dextrano antes da ATC ou intenção de usá-lo durante a ATC.
- gravidez e lactação.
- crianças.

PRECAUÇÕES
- devido ao aumento do risco de sangramento com a administração de abciximabe, fazer avaliação do risco-benefício antes do tratamento.
- a aspirina deve ser administrada em dose diária máxima de 300 mg.
- na administração de heparina, se o tempo de coagulação ativado (TCA) for < 300 s antes do início da ATC, deve-se obedecer ao seguinte esquema:
TCA < 150 s, 100 U/kg
TCA 150-225 s, 75 U/kg
TCA 226-299 s, 50 U/kg

A dose inicial de heparina, em bolo, não deve exceder 10.000 U. O TCA deve ser verificado 2 minutos após o bolo, e se for < 300 s administrar bolos adicionais até que seja alcançado um TCA de nível terapêutico (≥ 300 s): TCA < 275 s, dose adicional de 50 U/kg, e TCA 275-299 s, dose adicional de 25 U/kg.
- durante a ATC o TCA deve ser verificado de hora em hora. Se o TCA for < 300 s, administrar bolos adicionais de acordo com o esquema anterior, devendo ser avaliado 2 minutos após cada bolo.
- a administração contínua da heparina, após a ATC, deve ser feita com 10 U/kg/h e ajustada para manter o tempo de tromboplastina parcial ativada (TTPA) entre 60 e 85 s ou 1,5-2,5 vezes os valores iniciais. No mínimo, o TTPA deve ser medido 6 h após a última dose de heparina em bolo.
- recomendações específicas de cuidados com o local da incisão para acesso arterial: na inserção do dilatador na artéria femoral, colocar somente um dilatador (evitar dilatador venoso) puncionado à parede anterior da artéria ou veia quando efetuar acesso vascular. Enquanto o dilatador estiver na artéria, verificar o local da inserção, pulsos distais a cada 15 min e depois de hora em hora até 6 h. Para remoção do dilatador e após, seguir os procedimentos rotineiros para o manuseio desses dilatadores.
- atenção para os locais potenciais de sangramento.
- aumento do risco de sangramento retroperitoneal associado com punção vascular femoral.
- administrar antagonistas do receptor histamínico-H$_2$ ou antiácidos para evitar sangramento gastrintestinal.
- realização das provas de coagulação antes da administração do abciximabe.
- se o tempo de sangramento for maior que 12 min podem ser transfundidas 10 unidades de plaquetas. O abciximabe pode ser deslocado de receptores de plaquetas endógenas e ligar-se a plaquetas que foram transfundidas.
- cuidado especial quando usado com fármacos que alteram a hemostase.
- para reduzir a possibilidade de trombocitopenia, vigiar a contagem de plaquetas antes do tratamento, 2-4 h e 24 h após a administração. No caso de trombocitopenia o abciximabe deve ser suspenso. Se a contagem de plaquetas ≤ 60.000 células/μL, suspender a heparina e a aspirina, e se ≤ 50.000 células/μL, transfundir plaquetas.

REAÇÕES ADVERSAS
- sangramento, sendo mais comum nos pacientes tratados com regime de bolo + infusão. Pode

ocorrer no local de acesso arterial, gastrintestinal, geniturinário, retroperitoneal.
- infarto cerebral hemorrágico.
- trombocitopenia.
- desenvolvimento de anticorpo antiquimérico humano.
- hipotensão, bradicardia.
- náusea, vômito.
- anemia, leucocitose.
- hipoestesia.
- derrame pleural, pneumonia.
- dor.
- edema periférico.
- tontura.

Interações medicamentosas
- apesar de não terem sido estudadas sistematicamente as interações medicamentosas com abciximabe, o fármaco tem sido administrado em associação com heparina, varfarina, betabloqueadores, inibidores da ECA, nitratos orais e IV e aspirina. Heparina, outros anticoagulantes, trombolíticos e antiadesivos plaquetários podem estar relacionados com risco de sangramento.

▶ *REOPRO (Eli Lilly), fr. com 5 mL × 10 μg (2 μg/mL)*

CILOSTAZOL

É derivado quinolinônico inibidor da fosfodiesterase III. Ao inibir a atividade desta enzima, suprime a degradação do AMPc produzindo um consequente acúmulo nas plaquetas e vasos sanguíneos. O efeito resultante é a inibição reversível da agregação plaquetária e vasodilatação, sendo utilizados diversos estímulos tais como trombina, colágeno, ADP, ácido araquidônico, epinefrina. Pode, ainda, produzir redução dos triglicérides da ordem de 15% e aumento do colesterol-HDL de 10%. Sua ação vasodilatadora é mais específica sobre o leito vascular femoral. Pode produzir aumento da frequência cardíaca e de arritmias ventriculares.

Farmacodinâmica
- vasodilatador periférico.

Farmacocinética
- é bem absorvido após administração oral. Alimentos com alto teor de gordura aumentam a sua absorção ($C_{máx}$ aumenta em até 90% e a ASC em 25%).
- biodisponibilidade desconhecida.
- 95 a 98% ligam-se às proteínas plasmáticas, principalmente à albumina.
- é biotransformado de forma extensa pelas isoenzimas do citocromo P-450, principalmente a 3A4, formando 2 metabólitos ativos: 3,4-desidrocilostazol e 4'-trans-hidroxicilostazol. No plasma, cerca de 56% são constituídos pelo cilostazol, 15% pelo 3,4-desidrocilostazol e 4% pelo 4'-trans-hidroxicilostazol. Um deles exerce cerca de 50% da ação farmacológica. A participação da isoenzima CYP2C19 é bem menor.
- meia-vida de cerca de 11 a 13 horas.
- efeito cumulativo com a administração sucessiva.
- 74% excretados pela urina à forma de metabólitos e 20% pelas fezes. 30% de uma dose é excretada pela urina como 4'-trans-hidroxicilostazol.

Indicações
- redução dos sintomas da claudicação intermitente.

Doses
- 100 mg meia hora antes ou duas horas após o desjejum e o jantar. Reduzir a dose quando administrar conjuntamente fármacos inibidores da CYP3A4 (cetoconazol, itraconazol, eritromicina, diltiazem) e da CYP2C19 (omeprazol).

Contraindicações
- hipersensibilidade ao fármaco.
- insuficiência cardíaca congestiva.
- insuficiência hepática moderada a grave.
- gravidez e lactação.
- crianças.

Precauções
- não há estudos sobre a segurança do uso concomitante com clopidogrel.
- vigiar a administração aos pacientes com cardiopatia grave.

Efeitos adversos
- cefaleia.
- dor abdominal, náuseas, flatulência, dispepsia, diarreia.
- taquicardia, palpitações, arritmias cardíacas, infarto do miocárdio, hipotensão, isquemia, infarto cerebral.
- edema periférico.
- mialgia, artralgia.
- tontura, vertigem.
- tosse, faringite, rinite.

Interações medicamentosas
- vigiar a administração concomitante com os inibidores da CYP3A4 e CYP2C19.

▶ *CEBRALAT (Libbs), 30 comprimidos × 50 e 100 mg 60 comprimidos × 50 e 100 mg*
▶ *CLAUDIC (Biolab), 30 e 60 comprimidos × 50 e 100 mg*
▶ *VASOGARD (Biosintética), 30 e 60 comprimidos × 50 e 100 mg*

CLOPIDOGREL

É análogo da ticlopidina, um derivado tienopiridínico, inibidor seletivo da agregação plaquetária. Atua ligando-se aos receptores ADP-adenilciclase na superfície plaquetária, inibindo a ativação do complexo da glicoproteína GPIIb/IIIa mediada pelo ADP, reduzindo a formação de trombos tanto arteriais quanto venosos. O receptor de ADP é modificado de forma irreversível, afetando as plaquetas em toda sua vida útil. É mais eficaz que a ticlopidina e reduz o risco de eventos isquêmicos em até 8,7% em relação ao ácido acetilsalicílico. Possui tolerabilidade superior a outros fármacos antiadesivos plaquetários na redução de complicações isquêmicas em pacientes com infarto do miocárdio, acidente vascular cerebral ou doença arterial periférica, particularmente com relação à neutropenia. Também apresenta alguns efeitos adversos gastrintestinais e hepáticos menos acentuados do que com a administração do ácido acetilsalicílico, porém, exantema e diarreia com maior frequência. Comercializado como bissulfato.

Farmacodinâmica
- antiadesivo plaquetário.

Farmacocinética
- após administração oral é rapidamente absorvido (cerca de 50%).
- alta ligação proteica: 98%.
- o metabólito do ácido carboxílico atinge a $C_{máx}$ em cerca de uma hora.
- sofre biotransformação hepática através do sistema do citocromo P450, principalmente a isoenzima 2C9, por hidrólise, produzindo um metabólito inativo derivado do ácido carboxílico.
- meia-vida de cerca de oito horas.
- duração da ação de aproximadamente cinco dias.
- 50% eliminados pelos rins e 46% pelas fezes.

Indicações
- tratamento da redução de eventos ateroscleróticos, tais como infarto miocárdico, acidente vascular cerebral, consequências da doença vascular periférica.

Doses
- 75 mg uma vez ao dia.

Contraindicações
- hipersensibilidade ao clopidogrel.
- gravidez e lactação.
- crianças.
- hemorragia ativa.

Precauções
- cautela na administração a portadores de insuficiência hepática, em risco de hemorragia em consequência de trauma ou cirurgia.
- suspender 7 dias antes da cirurgia em que não se deseje efeito antiadesivo plaquetário.

Efeitos adversos
- dor torácica, fadiga.
- hipertensão, edema.
- dor abdominal, dispepsia, náusea, diarreia.
- neutropenia.
- hemorragia gastrintestinal, púrpura, epistaxe.
- hipercolesterolemia.
- exantema.
- depressão mental.

Interações medicamentosas
- potencializa o efeito do ácido acetilsalicílico na agregação plaquetária mas não o efeito deste último sobre a inibição mediada pelo clopidogrel sobre a agregação induzida pelo ADP.
- risco de hemorragia se usado concomitantemente com anti-inflamatórios não esteroides, ácido acetilsalicílico ou varfarina.
- pode interferir com a biotransformação da fenitoína, tamoxifeno, tolbutamida, fluvastatina e outros fármacos biotransformados pela isoenzima 2C9.
- o uso concomitante com inibidores da bomba protônica pode reduzir o efeito do clopidogrel através da inibição da enzima conversora para a forma ativa do fármaco.

▶ *ATEROGREL (Biolab), 30 e 60 comprimidos × 75 mg*
▶ *BISSULFATO DE CLOPIDOGREL (EMS), 28 comprimidos × 75 mg (genérico)*
▶ *BISSULFATO DE CLOPIDOGREL (Medley), 28 comprimidos × 75 mg (genérico)*

- *BISSULFATO DE CLOPIDOGREL (Sandoz), 14 e 28 comprimidos × 75 mg (genérico)*
- *CLOPIN (Aché), 15 e 30 comprimidos × 75 mg*
- *ISCOVER (Bristol-Myers Squibb), 14 e 28 comprimidos × 75 mg*
- *LOPIGREL (Medley), 14 e 28 comprimidos × 75 mg*
- *PLAGREL (Sandoz), 14 comprimidos × 75 mg*
- *PLAVIX (Sanofi-Synthélabo), 14 e 28 comprimidos × 75 mg*

Associações
- *PLAVIX PROTECT (bissulfato de clopidogrel 75 mg + ácido acetilsalicílico 100 mg), 14 comprimidos de clopidogrel e 14 comprimidos de ácido acetilsalicílico*

DIPIRIDAMOL

É derivado da dipiperidinopirimido-pirimidina contendo quatro funções alcoólicas. Ele inibe as atividades enzimáticas da adenosina desaminase e da fosfodiesterase. Esta inibição resulta no acúmulo de adenosina, nucleotídios da adenina e AMP cíclico, o que explica tanto os seus efeitos antianginosos (sobretudo em doses mais elevadas) quanto os efeitos inibitórios da agregação plaquetária.

Farmacodinâmica
- antiagregante plaquetário e vasodilatador coronariano.

Farmacocinética
- a absorção por parte do trato gastrintestinal é variável e lenta.
- a ligação a proteínas é muito alta.
- biodisponibilidade: varia de 27 a 66%.
- atinge concentração plasmática máxima em 2,5 horas.
- sofre biotransformação no fígado, onde é conjugado como glicuronídio.
- meia-vida: uma a 12 horas.
- excretado principalmente na bile; a excreção pode ser retardada pela recirculação êntero-hepática.
- pequena quantidade é excretada pela urina como glicuronídio.

Indicações
- profilaxia da agregação plaquetária.
- tratamento por tempo prolongado da *angina pectoris* crônica.

Doses
- via oral, adultos, como antiagregante plaquetário, 100 mg quatro vezes por dia; como antianginoso, 50 mg três vezes por dia, aumentando-se a dose se for necessário e tolerado.

Contraindicações
- propensão à hipotensão.
- gravidez.
- lactação.
- crianças com menos de 12 anos de idade.

Efeitos adversos
- tontura, cefaleia, rubor, síncope, vômito, diarreia e exantema.
- indução de angina.

Interações medicamentosas
- ácido valproico, analgésicos, anticoagulantes orais, anti-inflamatórios não esteroides, algumas cefalosporinas, dextranos, estreptoquinase, heparina, certas penicilinas ou salicilatos (especialmente ácido acetilsalicílico) podem aumentar o risco de hemorragia.

- *DIPIRIDAMOL (Vital Brazil), 10 e 500 comprimidos × 75 mg*
- *FLUXOCOR (Cibran), 20 e 200 drág. × 75 e 100 mg*
- *PERSANTIN (Boehringer Ingelheim), 40 e 200 drág. × 75 mg*
  50 drág. × 100 mg
  5 amp. de 2 mL com 10 mg

DROTRECOGINA ALFA

É uma forma recombinante da proteína C ativada humana. Atua promovendo uma diminuição do dímero-D e IL-6 em pacientes portadores de septicemia. Produz, ainda, uma normalização do plasminogênio e diminuição mais rápida dos níveis de PAI-1, trombina-antitrombina, protrombina F1.2 e elevações nos níveis de antitrombina e proteína C. O efeito antitrombótico da proteína C ativada resulta da inibição dos fatores Va e VIIIa. Os efeitos anti-inflamatórios são evidentes, com inibição do fator de necrose tumoral humano; além disso, exerce atividade profibrinolítica indireta atuando sobre o inibidor-1 do ativador do plasminogênio. Tanto os efeitos anti-inflamatórios quanto o profibrinolítico foram observados *in vitro*.

Farmacodinâmica
- antitrombótico.

Farmacocinética
- concentrações de equilíbrio são proporcionais às velocidades de infusão entre 12 e 30 μg/kg/h.
- atinge o pico da concentração plasmática máxima em 96 horas.
- concentração no estado de equilíbrio de cerca de 45 ng/mL atingido em 2 horas.
- duração da ação: 2 horas.
- depuração média de 40 L/h.

Indicações
- para redução da mortalidade em pacientes com septicemia grave.

Doses
- 24 μg/kg/h, por infusão IV, durante 96 horas. Caso se interrompa a infusão, reiniciar com a mesma dose. O conteúdo do frasco de 5 mg deve ser reconstituído em 2,5 mL de água estéril para injeção e o de 20 mg, em 10 mL. A solução fornece uma concentração de 2 mg/mL. Após a reconstituição, diluir em soro fisiológico a 0,9%.

Contraindicações
- hipersensibilidade ao fármaco.
- cateter epidural, hérnia cerebral ou cirurgia intracraniana ou intramedular nos últimos 2 meses.
- neoplasia intracraniana.
- hemorragia intracraniana ocorrida há até 3 meses.
- trauma ou cirurgia.
- gravidez e lactação.
- crianças.

Precauções
- pode produzir desenvolvimento de anticorpos.
- não foram realizados estudos para avaliação de carcinogenicidade.
- vigiar cuidadosamente eventual administração a pacientes com aneurisma intracraniano, malformação arteriovenosa intracraniana, diátese hemorrágica, doença hepática, possibilidade de sangramento gastrintestinal, plaquetopenia e INR > 3. Fazer uma avaliação cuidadosa para decidir se o tratamento deve ser instituído nessas condições.
- soluções compatíveis para administração na mesma via incluem: soro fisiológico a 0,9%, lactato de Ringer, soro glicosado, cloreto de sódio para injeção.
- pode produzir aumento do tempo de tromboplastina parcial ativado.
- não usar para administração IV em bolo.

Efeitos adversos
- hemorragia.

Interações medicamentosas
- o uso concomitante de anticoagulantes orais, glicoproteína IIb/IIIa, ácido acetilsalicílico, antiadesivos plaquetários, heparina ou trombolíticos pode aumentar o risco de hemorragia. Neste caso, avaliar cuidadosamente a decisão de instituir o tratamento com drotecogina alfa.

- *XIGRIS (Eli Lilly), fr. com 5 e 20 mg de pó (injetável)*

PENTOXIFILINA

É derivado da dimetilxantina. Reduz a viscosidade do sangue e melhora a flexibilidade eritrocitária, o fluxo microcirculatório e as concentrações do oxigênio tecidual. A redução da viscosidade sanguínea pode ser consequência das concentrações diminuídas do fibrinogênio plasmático e inibição da agregação dos eritrócitos e das plaquetas. Apresenta também leves propriedades vasodilatadoras quando administrada intravenosamente.

Farmacodinâmica
- antiadesivo plaquetário.

Farmacocinética
- rápida e quase completamente absorvida do trato gastrintestinal, mas sofre extensa eliminação pré-sistêmica; a absorção é retardada mas não reduzida pelo alimento.
- sofre biotransformação, primeiro pelos eritrócitos e depois no fígado, dando vários metabólitos, cujos níveis sanguíneos são bem maiores do que os do fármaco matriz.
- liga-se à membrana eritrocitária.
- início de ação: com doses múltiplas, 2 a 4 semanas.
- atinge concentração plasmática máxima dentro de duas a quatro horas.
- meia-vida plasmática: da pentoxifilina, 0,4 a 0,8 hora; dos metabólitos, 1 a 1,6 hora.
- excretada pelo leite materno.
- biodisponibilidade é aumentada e a velocidade de excreção é diminuída nos idosos.
- excretada quase totalmente (94%) pela urina, na forma de metabólitos; menos de 4% são eliminados pelas fezes.

Indicações
- tratamento de claudicação intermitente associada com doença arterial periférica oclusiva crônica.

Doses
- via oral, adultos, 400 mg duas a três vezes ao dia, após as principais refeições.

- via intravenosa lenta (cerca de 5 minutos), adultos, 100 mg ao dia.
- via intramuscular, adultos, 100 a 300 mg ao dia.
- via intra-arterial, adultos, 100 mg ao dia.

CONTRAINDICAÇÕES
- hipersensibilidade às xantinas.
- lactação.
- gravidez.
- hemorragia grave.
- insuficiência da função renal.
- doença coronariana grave ou hipotensão.
- menores de 18 anos.

EFEITOS ADVERSOS
- náusea, distúrbios gastrintestinais.
- flatulência, anorexia e vômito.
- tontura, cefaleia e rubor.
- nervosismo, insônia, sonolência, ansiedade e confusão.
- arritmias cardíacas, hepatite, icterícia e discrasias sanguíneas, embora raramente.
- perda de consciência, febre, hipotensão, agitação e convulsões podem ocorrer com superdose.

INTERAÇÕES MEDICAMENTOSAS
- inibe a agregação plaquetária e pode aumentar o risco de sangramento quando administrada concomitantemente com anticoagulantes cumarínicos ou indandiônicos, heparina ou outros fármacos que podem interferir com a coagulação sanguínea, inibidores da agregação plaquetária ou agentes trombolíticos.
- pode potencializar os efeitos dos agentes anti-hipertensivos.
- pode intensificar a ação hipoglicemiante da insulina em diabéticos.
- cimetidina aumenta significativamente sua concentração plasmática no estado de equilíbrio.
- o hábito de fumar, por causa da nicotina, pode interferir no efeito terapêutico.
- agentes simpatomiméticos ou outras xantinas podem causar estimulação excessiva do SNC.

▶ PENTOX (Farmasa), 20 comprimidos × 400 mg
5 amp. de 5 mL com 20 mg/mL
▶ PENTOXIFILINA (Apotex), 20 comprimidos × 400 mg (genérico)
▶ PENTOXIFILINA (Biosintética), 30 comprimidos × 400 mg (genérico)
▶ PENTOXIFILINA (EMS), 20 comprimidos × 400 mg (genérico)
▶ PENTOXIFILINA (Hexal), 20 comprimidos × 600 mg (genérico)
▶ TRENTAL (Aventis Pharma), 20 drág. × 400 mg
5 amp. de 5 mL com 20 mg/mL
▶ TRENTAL VERT 600 MG (Aventis Pharma), 20 comprimidos de liberação prolongada × 600 mg

PRASUGREL

É um pró-fármaco, um composto tienopiridínico inibidor da agregação plaquetária mediado pelo receptor $P2Y_{12}$ADP. Liga-se de forma irreversível a esse receptor. Comercializado como cloridrato.

FARMACODINÂMICA
- inibidor da ativação e agregação plaquetárias.

FARMACOCINÉTICA
- após a administração de 60 mg, inibe a agregação plaquetária dentro de 1 h em 50% dos pacientes. A inibição máxima é de cerca de 80%.
- a inibição média em estado de equilíbrio é de cerca de 70% entre 3 e 5 dias.
- após a suspensão do uso do fármaco, a agregação plaquetária se normaliza entre 5 e 9 dias.
- após administração oral, ≥ 79% sofrem absorção.
- atinge o pico da concentração plasmática máxima do metabólito ativo em 30 minutos. A administração com alimentos ricos em lipídios pode diminuir a $C_{máx}$ em 49% e aumentar o $T_{máx}$ em 0,5 a 15,5 h.
- a ASC aumenta com doses crescentes entre 5 e 60 mg. Não produz acúmulo do metabólito ativo após doses repetidas. A ASC não se altera com a administração de alimentos ricos em lipídios. A ASC também é cerca de 19% maior em japoneses, chineses e coreanos em relação aos caucasianos.
- 98% do metabólito ativo ligam-se à albumina. Os principais metabólitos inativos têm forte ligação proteica.
- é hidrolisado no intestino, formando uma tiolactona e, em seguida, é convertido ao metabólito ativo. O metabólito ativo é biotransformado através de S-metilação ou conjugação com a cisteína, formando dois metabólitos inativos. Utiliza principalmente os sistemas isoenzimáticos CYP3A4 e CYP2B6, e, em menor proporção, os sistemas CYP2C9 e CYP2C19.
- volume de distribuição entre 44 e 68 L.
- depuração varia de 112 a 166 L/h.
- 68% eliminados pela urina e 27% pelas fezes sob a forma de metabólitos inativos.
- metabólito ativo não removível por hemodiálise.

INDICAÇÕES
- como redutor de eventos cardiovasculares trombóticos em síndromes coronarianas agudas submetidos à intervenção coronária percutânea: a) angina instável ou infarto do miocárdio sem supradesnivelamento de ST; b) infarto do miocárdio com supradesnivelamento de ST em pacientes submetidos a intervenção percutânea primária ou tardia.

DOSES
- 60 mg como dose única de ataque, seguidos de 10 mg por dia, com uso concomitante de ácido acetilsalicílico, com doses variando de 75 a 325 mg ao dia.
- para < 60 kg, recomenda-se 5 mg por dia como dose de manutenção.

CONTRAINDICAÇÕES
- sangramento ativo.
- antecedente de acidente vascular cerebral.
- trombocitopenia.
- gravidez e lactação. Categoria B da FDA.
- grupo pediátrico.

PRECAUÇÕES
- risco de sangramento em > 75 anos e < 60 kg.
- não é necessário ajuste da dose na presença de insuficiência renal ou de insuficiência hepática leve a moderada.

EFEITOS ADVERSOS
- hemorragia.
- púrpura trombocitopênica.
- desenvolvimento de doença maligna, principalmente no cólon e pulmão sem comprovação de relação direta com o fármaco como agente causador.
- anemia.
- alteração da função hepática.
- angioedema e reações alérgicas.
- cefaleia, tontura, fadiga, pirexia, dor nas costas e extremidades.
- dispneia, tosse.
- náusea, diarreia.
- hipertensão, hipotensão, bradicardia, fibrilação atrial.
- hiperlipemia, leucopenia.
- edema periférico.

INTERAÇÕES MEDICAMENTOSAS
- risco maior de sangramento com uso concomitante de varfarina e anti-inflamatórios não esteroides.
- pode ser administrado com fármacos indutores ou inibidores do citocromo P450, ácido acetilsalicílico, heparina, inibidores GPIIb/IIIa, estatinas, digoxina, inibidores da bomba protônica e bloqueadores H_2.

▶ EFFIENT (Eli Lilly), 14 comprimidos × 5 mg
14 e 30 comprimidos × 10 mg

TICAGRELOR

É uma ciclopentiltriazolopirimidina, antagonista do receptor seletivo do difosfato de adenosina que atua ao nível do receptor $P2Y_{12}$ e inibe tanto a ativação quanto a agregação plaquetária. Sua ação não é direta no local da ligação ADP, porém interage com o receptor ADP $P2Y_{12}$, interferindo na transdução do sinal.

FARMACODINÂMICA
- antiadesivo plaquetário.

FARMACOCINÉTICA
- após rápida absorção oral de 90 mg, apresenta concentração plasmática máxima de 529 ng/mL e ASC de 3.451 ng*h/mL.
- alcança um $t_{máx}$ de 1,5 h. O $t_{1/2}$ é de cerca de 7 h para o ticagrelor e de 8,5 h para o metabólito ativo.
- biodisponibilidade em torno de 36%.
- volume de distribuição de 87,51 L.
- mais de 99,7% ligam-se às proteínas plasmáticas.
- a ingestão de alimentos com alto valor calórico aumenta a ASC em 21% e diminui a $C_{máx}$ em 22%.
- sofre biotransformação hepática, utilizando o sistema CYP3A4, formando um metabólito principal, o AR-C124910XX. A sua exposição é de cerca de 30 a 40% do composto original.
- 57,8% são eliminados pelas fezes, via biliar, e 26,5% pela urina.

INDICAÇÕES
- tratamento preventivo de eventos trombóticos nas síndromes coronarianas agudas, inclusive nos pacientes submetidos a intervenção percutânea.

DOSES
- como dose única inicial, 180 mg por dia, seguida de 90 mg duas vezes ao dia, associada com ácido acetilsalicílico 75 a 150 mg ao dia. A duração recomendada é de 12 meses.

CONTRAINDICAÇÕES
- hipersensibilidade ao fármaco.
- < 18 anos de idade.
- hemorragia.
- antecedente de hemorragia intracraniana.
- insuficiência hepática moderada a grave.
- associação com inibidores potentes da CYP3A4 (cetoconazol, claritromicina, nefazodona, rito-

navir, atazanavir) ou inibidores fracos, como cisaprida e alcaloides ergóticos.
- uso concomitante de sinvastatina ou lovastatina com dose > 40 mg.
- gravidez e lactação.

Precauções
- administração cuidadosa se o paciente fizer uso de fármacos que aumentem o risco de hemorragia (anti-inflamatórios não esteroides, anticoagulantes orais, fibrinolíticos).
- o uso concomitante de antifibrinolíticos, como ácido aminocaproico ou ácido tranexâmico e fator recombinante VIIa pode aumentar a hemóstase.
- suspender 7 dias antes de cirurgia.
- administração cuidadosa se o paciente apresentar BAV de segundo ou terceiro grau e doença do nó sinusal, pois foram observadas pausas ventriculares assintomáticas em estudos clínicos. O mesmo cuidado deve ser tido se for associado a fármacos bradicardizantes.
- controle da função renal, especialmente em ≥ 75 anos de idade, pois os níveis de creatinina sérica podem aumentar durante o tratamento.
- administração cuidadosa em caso de hiperuricemia.
- não se recomenda o uso de ácido acetilsalicílico com dose > 300 mg.
- administração cuidadosa se o paciente estiver usando inibidores potentes de glicoproteína-P (verapamil, quinidina, ciclosporina).

Efeitos adversos
- dispneia.
- confusão mental, parestesias, cefaleia, tonturas.
- hemorragias intracraniana, ocular, do ouvido, gastrintestinal, retroperitoneal, vaginal, do trato urinário, subcutânea, hemartrose, hemoptise, epistaxe. Hemorragia em procedimentos cirúrgicos, hemorragia traumática.
- constipação intestinal, vômitos, diarreia, dor abdominal, náuseas, dispepsia.
- erupção cutânea, prurido.

Interações medicamentosas
- o uso concomitante de cetoconazol com ticagrelor aumenta sua $C_{máx}$ e a ASC em cerca de 2,4 e 7,3 vezes, respectivamente. A $C_{máx}$ e a ASC do metabólito ativo reduzem-se em cerca de 89 e 56%, respectivamente.
- o diltiazem aumenta a $C_{máx}$ do ticagrelor em 69% e a ASC em cerca de 2,7 vezes e diminui a $C_{máx}$ do metabólito ativo em 38%.
- rifampicina diminui a $C_{máx}$ e a ASC do ticagrelor em 73 e 86%, respectivamente. A concentração plasmática do metabólito ativo permanece inalterada, e sua ASC reduz-se em 46%.
- o uso com sinvastatina aumenta a $C_{máx}$ desta em 81% e a ASC em 56%.
- o uso com atorvastatina aumenta a $C_{máx}$ desta em 23% e a ASC em 36%.
- o uso com contraceptivos orais como levonorgestrel e etinilestradiol aumenta a exposição ao etinilestradiol em cerca de 20%.
- a administração de digoxina aumenta a $C_{máx}$ desta em 75% e da ASC em 28%.

▶ BRILINTA (AstraZeneca), 20 , 30 e 60 comprimidos × 90 mg

TICLOPIDINA

É derivada da clorobenziltienopiridina. Inibe a adesividade e agregação plaquetárias, mediante ativação da prostaglandina E_1. É antiagregante plaquetário. Usada na forma de cloridrato.

Indicações
- tratamento de doença aterosclerótica.
- tratamento da claudicação intermitente.
- prevenção da obstrução de cânulas e conectores nos desvios arteriovenosos da hemodiálise.

Doses
- via oral, 250 mg uma ou duas vezes ao dia, durante as refeições.

Contraindicações
- alergia à ticlopidina.
- diáteses hemorrágicas.
- úlceras gastrintestinais.
- gravidez.
- lactação.

Efeitos adversos
- distúrbios gastrintestinais e exantemas.
- discrasias sanguíneas (leucopenia, trombocitopenia e agranulocitose), especialmente graves em pacientes idosos.
- vertigens.
- disfunção hepática grave.
- icterícia colestática e/ou aumento das transaminases.
- manifestações hemorrágicas.
- graves reações epidérmicas.
- depressão da medula óssea e anemia aplástica.

Superdose
- protamina, injetada por via intravenosa lentamente.

Interações medicamentosas
- ácido acetilsalicílico e outros anti-inflamatórios não esteroides aumentam o tempo de sangramento.
- anticoagulantes orais aumentam a taxa de protrombina e o tempo de sangramento.
- heparina aumenta o tempo de coagulação e o tempo de sangramento.

▶ CLORIDRATO DE TICLOPIDINA (Apotex), 20 comprimidos × 250 mg (genérico)
▶ CLORIDRATO DE TICLOPIDINA (Biosintética), 30 comprimidos × 250 mg (genérico)
▶ CLORIDRATO DE TICLOPIDINA (Cinfa), 20 e 30 comprimidos × 250 mg (genérico)
▶ CLORIDRATO DE TICLOPIDINA (Merck), 30 comprimidos × 250 mg (genérico)
▶ PLAKETAR (Biolab Sanus), 20 comprimidos × 250 mg
▶ TICLID (Sanofi-Synthélabo), 20 drág. × 250 mg
▶ TICLOBAL (Baldacci), 30 comprimidos × 250 mg

TIROFIBANA

É inibidora da agregação plaquetária, quimicamente denominado N-(butilsulfonil)-O-[4-(4-piperidinil)butil]-L-tirosina monocloridrato mono-hidratado. É antagonista reversível, não peptídico, do receptor glicoproteico plaquetário IIb/IIIa. Apresentada sob a forma de cloridrato.

Farmacodinâmica
- antiadesivo plaquetário IV.

Farmacocinética
- > 90% da inibição plaquetária ocorre no final de uma infusão de 30 minutos.
- meia-vida de cerca de 2 horas.
- baixa ligação proteica.
- volume de distribuição: 22-42 L.
- depuração plasmática de 213 a 314 mL/min, sendo menor nos portadores de doença arterial coronária: 152-267 mL/min.
- nos idosos a depuração plasmática é de 19 a 26% mais baixa e < 50% na insuficiência renal com depuração de creatinina < 30 mL/min.
- removível por hemodiálise.
- 65% eliminados pela urina e 25% pelas fezes.

Indicações
- tratamento da insuficiência coronária aguda, simultaneamente com heparina, incluindo pacientes submetidos a angioplastia transluminal coronária (ATC) ou aterectomia.

Doses
- 0,4 μg/kg/min durante 30 minutos, seguido de 0,1 μg/kg/min. Na insuficiência renal com depuração de creatinina < 30 mL/min, reduzir a dose pela metade.

Contraindicações
- hipersensibilidade à tirofibana.
- sangramento interno, histórico de diátese hemorrágica ou acidente vascular cerebral nos últimos 30 dias, neoplasia intracraniana, malformação arteriovenosa ou aneurisma.
- trombocitopenia.
- dissecção aórtica.
- hipertensão arterial sistêmica com PA sistólica > 180 mmHg e diastólica > 110 mmHg.
- uso concomitante de trombolíticos.
- uso simultâneo de outro inibidor glicoproteico plaquetário IIb/IIIa.
- pericardite aguda.

Precauções
- cautela no manuseio da artéria femoral: quando se utiliza o acesso femoral, deve-se suspender a heparina de 3 a 4 horas da retirada do introdutor e TTPa < 45 segundos, além dos cuidados inerentes a essa técnica.
- evitar outras punções arteriais ou venosas, injeções IM, uso de sonda nasogástrica ou urinária, intubação endotraqueal. Quando for necessário um acesso venoso, evitar o subclávio ou o jugular.
- fazer contagem de plaquetas, hemoglobina e hematócrito antes de iniciar o tratamento, até 6 horas após a infusão ou de acordo com a resposta clínica, quando necessário.
- vigilância se contagem de plaquetas < 90.000/mm³. Nessa eventualidade, suspender a tirofibana, bem como a heparina.
- vigiar o uso simultâneo com heparina, ácido acetilsalicílico ou varfarina.
- não adicionar outros fármacos ou remover a solução diretamente do frasco, usando seringa. Também não usar diversos frascos ligados por conectores em série.
- a tirofibana para injeção IV deve ser diluída como a apresentação previamente misturada: retirar e desprezar 100 mL de um frasco de 500 mL de soro fisiológico a 0,9% ou glicosado a 5% e substituir por igual volume de tirofibana, ou 50 mL de um frasco de 250 mL para obter uma concentração de 50 μg/mL.
- administrar, simultaneamente, heparina por 12 a 24 horas após ATC ou aterectomia.

Efeitos adversos
- hemorragia.

- edema, dor pélvica, reação vasovagal.
- dissecção coronária.
- tontura, sudorese.
- náusea, cefaleia, febre.

INTERAÇÕES MEDICAMENTOSAS
- risco aumentado de sangramento quando associado a fármacos que alterem a coagulação.

▶ AGRASTAT (Merck Sharp & Dohme), fr. c/ 50 mL × 0,25 mg/mL

TRAPIDIL

É um derivado tiazolpirimidínico com propriedades antiplaquetárias e anti-isquêmicas. Proporciona, ainda, vasodilatação arterial e venosa com a consequente diminuição da resistência periférica e da pressão venosa, principalmente nas vasculaturas coronariana e periférica. Essa atividade é mais evidente nos vasos coronarianos epicárdicos. Diminui as crises de angina e reduz o consumo de nitroglicerina. Ao contrário dos antiagregantes plaquetários inibidores da cicloxigenase, atua em uma fase posterior da síntese dos eicosanoides inibindo a biossíntese do tromboxano A_2 e potencializando os efeitos das prostaciclinas. É antagonista do fator de crescimento derivado das plaquetas e inibe a proliferação das células musculares lisas vasculares. Graças a esta propriedade, reduz a reestenose pós-angioplastia. A incidência de reestenose coronária é menor do que nos casos tratados com ácido acetilsalicílico. Sua farmacocinética não se altera de forma significativa na insuficiência renal.

FARMACODINÂMICA
- antiadesivo plaquetário.

FARMACOCINÉTICA
- sofre rápida absorção após administração oral, de cerca de 65%.
- atinge a concentração plasmática máxima em 1 a 2 horas.
- $T_{máx}$ para o metabólito M_1 é de 7,33 horas.
- $C_{máx}$ de 3,2 μg/mL e de 1,59 μg/mL para o metabólito M_1.
- 80% ligam-se às proteínas plasmáticas.
- volume de distribuição de 30,77 L para o composto principal e de 51,72 L para o metabólito M_1.
- meia-vida de 2,23 horas para o fármaco original e de 3,14 horas para o metabólito principal.
- sofre extensa biotransformação hepática produzindo um metabólito principal, M_1, com acentuada atividade farmacológica.
- eliminado pela urina na forma de metabólitos hidroxilados e sulfoconjugados.
- depuração total de 9,63 L/h.

INDICAÇÕES
- tratamento da cardiopatia isquêmica, vasculopatias periféricas e cerebrais.
- prevenção da reestenose pós-angioplastia coronária.

DOSES
- 200 mg duas vezes ao dia.

CONTRAINDICAÇÕES
- hipersensibilidade ao trapidil.
- gravidez e lactação.
- diáteses hemorrágicas, distúrbios da coagulação sanguínea, AVC hemorrágico.
- úlcera péptica.

PRECAUÇÕES
- uso cauteloso na disfunção hepática.
- pacientes portadores de colagenoses aumentam os efeitos adversos.
- vigiar a administração concomitante de anticoagulantes orais, heparina e anti-inflamatórios não esteroides.
- suspensão de 3 a 5 dias antes de cirurgia.

EFEITOS ADVERSOS
- aumento das taxas de AST e ALT.
- plenitude gástrica, meteorismo, náuseas, vômitos, anorexia, dor abdominal.
- cefaleia, vertigem, insônia, astenia.
- sudorese, hipotensão, palpitação.

INTERAÇÕES MEDICAMENTOSAS
- efeitos aditivos com antiadesivos plaquetários, anticoagulantes orais, heparina e anti-inflamatórios não esteroides.

▶ TRAVISCO (Farmalab Chiesi), 30 comprimidos × 200 mg

TRIFLUSAL

Corresponde ao acetato do ácido trifluorcreosótico. Possui atividade antitrombótica.

FARMACODINÂMICA
- inibidor da agregação plaquetária.

INDICAÇÕES
- profilaxia e tratamento de distúrbios tromboembólicos.

DOSES
- via oral, 300 mg três vezes ao dia, de preferência durante ou após as refeições.

CONTRAINDICAÇÕES
- hipoatividade plaquetária.
- gravidez.
- lactação.
- hemorragias recentes.

EFEITOS ADVERSOS
- distúrbios gástricos.

INTERAÇÕES MEDICAMENTOSAS
- aumenta a ação dos anticoagulantes.
- potencializa a ação de hipoglicemiantes orais.

▶ DISGREN (Biosintética), 20 cáps. × 300 mg

▶ Fibrinolíticos

Também chamados trombolíticos, são substâncias que apresentam a propriedade de dissolver os trombos já formados através de ação proteolítica sobre a rede de fibrina sustentadora. São usados quando se exige dissolução rápida de coágulo. Sua atividade se manifesta apenas sobre trombos recém-formados; não se consegue lise em trombos de mais de 72 horas.

Os fibrinolíticos atuam por estimular a conversão de plasminogênio endógeno a fibrinolisina, resultando em digestão da fibrina e lise dos coágulos. Também diminuem a viscosidade do plasma e a agregação de eritrócitos.

As hemorragias graves causadas pelos trombolíticos são tratadas com inibidores fibrinolíticos, principalmente ácido aminocaproico. A atividade fibrinolítica é realçada por certos fármacos, sobretudo esteroides anabolizantes e agentes hipoglicemiantes.

CONTRAINDICAÇÕES
- gravidez.
- lactação.
- maiores de 75 anos.
- acidente cerebrovascular.
- aneurisma.
- cirurgia torácica recente (até oito semanas).
- hipertensão grave não controlada.
- malformação arteriovenosa.
- neurocirurgia intracraniana ou intraespinhal (dois meses ou menos).
- sangramento ativo.
- traumatismo recente do SNC.
- tumor cerebral primário ou neoplasma metastático.

EFEITOS ADVERSOS
- sangramento de cortes, feridas ou gengiva.
- diminuição da pressão arterial.
- febre, reação alérgica.
- náusea, vômito.

INTERAÇÕES MEDICAMENTOSAS
- ácido valproico pode causar hipoprotrombinemia e inibir a agregação plaquetária.
- anticoagulantes cumarínicos ou indandiônicos ou heparina aumentam o risco de hemorragia.
- agentes antifibrinolíticos podem antagonizar seus efeitos.
- agentes anti-hipertensivos ou outros medicamentos que produzem hipotensão podem aumentar o risco de hipotensão grave.
- fármacos anti-inflamatórios não esteroides (especialmente ácido acetilsalicílico, fenilbutazona e indometacina) ou outros inibidores da agregação plaquetária podem aumentar o risco de sangramento.
- glicocorticoides ou salicilatos não acetilados podem acarretar ulceração gastrintestinal e causar hemorragia grave.

Os principais fibrinolíticos são proteínas; a maioria é dotada de atividade enzimática. No Brasil são comercializadas alteplase, estreptoquinase, fibrinolisina e tenecteplase.

ALTEPLASE

Chamada inicialmente como "ativador tecidual do plasminogênio humano recombinante", é uma glicoproteína produzida por tecnologia do DNA recombinante. Ativa preferencialmente o plasminogênio ligado à fibrina, transformando-o diretamente em plasmina.

FARMACODINÂMICA
- trombolítico.

FARMACOCINÉTICA
- meia-vida bifásica: distribuição, cerca de quatro minutos; eliminação, cerca de 35 minutos.
- sofre biotransformação hepática intensa.

- o efeito hiperfibrinolítico desaparece dentro de poucas horas após a suspensão da administração.
- aproximadamente 80% de uma dose são eliminados pela urina como metabólitos dentro de 18 horas.

Doses
- para pacientes > 67 kg, 100 mg, sendo 15 mg IV em bolo, inicialmente, seguidos de 50 mg infundidos em 30 minutos, e, dos 35 mg restantes, em 60 minutos. A dose total não deve exceder 100 mg.
- para pacientes ≤ 67 kg, 15 mg IV em bolo, inicialmente, seguidos de 0,75 mg/kg infundidos em 30 minutos, não excedendo 50 mg, e 0,50 mg/kg em 60 minutos, não excedendo 35 mg.
- também pode ser administrada no esquema de hora: a) 100 mg IV, sendo 60 mg na primeira hora e, destes, 6 a 10 mg em bolo; b) 20 mg na segunda hora; c) 20 mg na terceira hora. Para pacientes < 65 kg, 1,25 mg/kg em três horas, como no esquema anterior.

Contraindicações
- as já citadas.
- hipersensibilidade à alteplase.
- crianças.
- endocardite infecciosa.
- pancreatite aguda.
- hepatopatia grave.
- diabetes melito grave.
- retinopatia diabética hemorrágica.
- anemia falciforme.

Superdose
- caso ocorra hemorragia grave, infusão de plasma fresco ou de sangue total e, se necessário, administração de antifibrinolíticos sintéticos.

▶ **ACTILYSE (Boheringer Ingelheim)**, fr.-amp. × 20 mg, acompanhado de 20 mL de diluente
fr.-amp. × 50 mg, acompanhado de 50 mL de diluente
fr.-amp. × 70 mg (fr.-amp. × 20 mg + fr.-amp. × 50 mg), acompanhados dos respectivos diluentes
fr.-amp. × 100 mg (2 fr.-amp. × 50 mg), acompanhados dos respectivos diluentes

ESTREPTOQUINASE

A estreptoquinase é proteína enzimática, com peso molecular de 47.000 dáltons. É produto catabólico secretado por estreptococos beta-hemolíticos do grupo C. Embora antigênica, as reações pirogênicas ou alérgicas são raramente graves, porque a preparação comercial é altamente purificada. Apresenta-se na forma de pó estéril liofilizado.

Atua indiretamente para promover a conversão do plasminogênio em plasmina.

Farmacodinâmica
- fibrinolítico.

Farmacocinética
- após administração intravenosa, é rapidamente eliminada da circulação.
- meia-vida bifásica: fase "rápida", de 11 a 13 minutos (devido à ação dos anticorpos); fase "lenta", de 83 minutos, na ausência de anticorpos.
- a atividade cessa logo após a suspensão do tratamento.

Indicações
- tratamento do infarto agudo do miocárdio.
- tratamento de embolia pulmonar aguda, trombose venosa profunda, trombose arterial, embolia arterial e trombose arterial coronariana aguda.
- desobstrução da oclusão da cânula arteriovenosa.
- desobstrução do entupimento do cateter intravenoso.

Doses
- a via e a dose variam de acordo com a doença a tratar ou aparelho a desobstruir.
- pode variar de 250.000 UI a 1.500.000 UI/24 horas.
- administra-se a estreptoquinase reconstituída em 100 mL de soro glicosado a 5% ou soro fisiológico a 0,9% na dose de 1,5 milhão UI em 30-60 minutos.
- trombose arterial ou embolia, ou trombose venosa profunda ou embolia pulmonar: uso IV de 250.000 UI como dose inicial em 30 min, seguida de 100.000 UI em uma hora por infusão contínua.
- trombose coronariana: uso IV de 1.500.000 UI em uma hora.
- uso intra-arterial (via artéria coronária): 20.000 UI iniciais, seguidas por 2.000 UI/min por uma hora. Recomenda-se o uso concomitante de heparina.

Contraindicações
- as já citadas.
- hipersensibilidade à estreptoquinase.
- histórico de anafilaxia ou outra reação alérgica grave.

Efeitos Adversos
- os já citados.
- reações de hipersensibilidade grave, incluindo anafilaxia.
- agravamento de hemorragias menstruais.
- embolias cerebrais, periféricas e pulmonares.

Superdose
- hemorragia grave é tratada com ácido aminocaproico ou ácido tranexâmico.
- em caso de déficit de volume sanguíneo, administram-se expansores plasmáticos, sangue total ou plasma fresco.

▶ **KABIKINASE (Pharmacia Brasil)**, fr.-amp. com 250.000, 750.000 e 1.500.000 UI
▶ **SOLUSTREP (Bergamo)**, fr.-amp. com 750.000 e 1.500.000 UI
▶ **STREPTASE (Aventis Behring)**, fr.-amp. com 250.000, 750.000 e 1.500.000 UI
▶ **STREPTONASE (Blaüsiegel)**, fr.-amp. com 750.000 e 1.500.000 UI

FIBRINOLISINA

Também chamada plasmina, é enzima proteolítica de origem bovina. No Brasil é comercializada em associação com a desoxirribonuclease, outra enzima lítica, isolada do pâncreas bovino. Duas associações encerram também antibiótico.

A associação destas duas enzimas baseia-se na observação de que os exsudatos purulentos consistem grandemente em material fibrinoso e nucleoproteína. A fibrinolisina ataca principalmente a fibrina dos coágulos sanguíneos e exsudatos fibrinosos. A desoxirribonuclease ataca o ácido desoxirribonucleico (DNA).

As especialidades farmacêuticas contendo fibrinolisina e desoxirribonuclease (e, em dois casos, também antibiótico) são indicadas como medicação cicatrizante nas lesões inflamatórias ou traumáticas da pele e da mucosa e nas cervicites e vaginites consequentes à cirurgia e ao parto.

As associações de fibrinolisina com antibióticos (sobretudo cloranfenicol) são injustificadas e irracionais.

Embora com resultados controversos, muitas são utilizadas no Brasil há anos.

TENECTEPLASE

É um ativador tecidual do plasminogênio (t-PA) obtido através de tecnologia do DNA recombinante a partir de células ovarianas de hamster chinês. É uma glicoproteína constituída por 527 aminoácidos diferindo do rt-PA (ativador tecidual do plasminogênio recombinante) pela substituição da treonina 103 pela asparagina, da asparagina 117 pela glutamina, ambas no domínio Kringle 1, e substituição da tetra-alanina nos aminoácidos 296-299 no domínio da protease com substituição de uma lisina, uma histidina e duas argininas por quatro alaninas. Esta alteração aumenta a especificidade pela fibrina. No meio de cultura utiliza-se a gentamicina, embora esta seja praticamente indetectável no produto final. Seu mecanismo de ação consiste em ligar-se à fibrina e converter o plasminogênio em plasmina. É considerado um trombolítico de terceira geração e possui eficácia semelhante à alteplase na redução da mortalidade por infarto agudo do miocárdio (IAM), com a vantagem de possuir meia-vida maior, o que proporciona a administração de dose única IV em bolo. O número de complicações hemorrágicas foi semelhante ao da alteplase nos estudos realizados com os dois fármacos.

Farmacodinâmica
- trombolítico.

Farmacocinética
- o volume de distribuição inicial está relacionado com o peso do paciente e aproxima-se do volume plasmático.
- meia-vida bifásica: meia-vida inicial de cerca de 22 horas e uma terminal de 115 minutos (90-130).
- sofre biotransformação hepática.
- depuração plasmática varia de 98,4 ± 42 a 119 ± 49 mL/min. Em relação ao rt-PA, possui uma depuração plasmática 4 vezes mais lenta.

Indicações
- tratamento da redução da mortalidade por infarto agudo do miocárdio. A administração deve ser a mais precoce possível (≤ 6 horas do início dos sintomas do IAM).

Doses
- a dose é calculada de acordo com o peso do paciente e não deve ultrapassar 50 mg. O uso é exclusivamente IV e deve obedecer ao seguinte esquema:

Peso (kg)	Tenecteplase [TNKase (mg)]	Volume administrado (mL)
< 60	30 (6.000 U)	6
≥ 60 a < 70	35 (7.000 U)	7
≥ 70 a < 80	40 (8.000 U)	8
≥ 80 a < 90	45 (9.000 U)	9
≥ 90	50 (10.000 U)	10

- administram-se, concomitantemente, 150 a 325 mg de ácido acetilsalicílico seguidos da mesma dose diária e heparina: a) para pacientes com peso ≤ 67 kg, 4.000 UI IV, seguidas de uma infusão de 800 UI/h; b) para pacientes > 67 kg, 5.000 UI IV em bolo, seguidas de uma infusão de 1.000 UI/h. A heparina deve ser mantida por 48 a 72 horas e mantendo um TTPa entre 50 e 75 segundos. Não se recomenda o uso de inibidores de GP IIb/IIIa.
- após reconstituição a TNKase apresenta uma concentração de 5 mg/mL. Observar se há formação de partículas ou de descoloração.

Contraindicações
- hipersensibilidade ao fármaco.
- hemorragia interna.
- antecedente de acidente vascular cerebral.
- cirurgia intracraniana ou intramedular nos dois últimos meses.
- neoplasia intracraniana, malformação arteriovenosa ou aneurisma.
- diátese hemorrágica.
- hipertensão grave não controlada.
- gravidez e lactação.
- crianças.

Precauções
- em caso de hemorragia, não controlada sob pressão, suspender o uso concomitante de heparina e/ou ácido acetilsalicílico.
- risco aumentado de sangramento com uso simultâneo de anticoagulantes e/ou antiadesivos plaquetários.
- deve-se evitar o manuseio desnecessário do paciente e as injeções IM nas primeiras horas após a administração.
- em caso de necessidade de punção arterial após o uso de tenecteplase, usar um vaso do membro superior passível de ser comprimido. A compressão deve ser feita, no mínimo, por 30 minutos.
- risco maior de complicações pode ocorrer nos seguintes casos: a) cirurgia recente de grande porte; b) doença cerebrovascular; c) hemorragia recente do trato gastrintestinal e/ou urinário; d) traumatismo recente; e) hipertensão arterial sistêmica com PA sistólica ≥ 180 mm Hg e/ou PA diastólica ≥ 110 mm Hg; f) trombos grandes em câmaras esquerdas; g) pericardite aguda; h) endocardite infecciosa; i) patologias oftálmicas hemorrágicas; j) disfunção hepática grave; k) tromboflebite séptica ou cânula AV ocluída em local infectado; l) uso concomitante de anticoagulante oral e/ou inibidor de GP IIb/IIIa; m) idade avançada.
- podem ocorrer embolia por colesterol e arritmias de reperfusão.
- a readministração deve ser feita sob vigilância, embora não tenha ocorrido a formação sustentada de anticorpos à TNKase.
- pode ocorrer precipitação se administrada na mesma via IV contendo dextrose. Deve-se ter o cuidado de proceder à lavagem com solução salina de vias em que vinha sendo infundida dextrose.

Efeitos Adversos
- sangramento em diversos sistemas.
- anafilaxia.
- náuseas, vômitos.
- febre.
- hipotensão.
- reações diversas, podendo resultar de sequelas de doenças subjacentes: choque cardiogênico, arritmias, edema agudo de pulmão, parada cardíaca, insuficiência cardíaca, isquemia miocárdica, reinfarto do miocárdio, ruptura miocárdica, tamponamento cardíaco, pericardite, derrame pericárdico, trombose, insuficiência mitral, embolia.

Interações Medicamentosas
- a associação com anticoagulantes, inibidores da GP IIb/IIIa e/ou antiadesivos plaquetários pode aumentar o risco de hemorragias.

▶ *METALYSE (Boehringer Ingelheim), 1 fr.-amp. c/ 40 mg (8.000 U) e 1 seringa pré-carregada com 8 mL de água para injeção*

▶ Antifibrinolíticos

São fármacos que inibem a fibrinólise. Os usados no Brasil são derivados de aminoácidos: ácido aminocaproico, ácido tranexâmico e aprotinina.

ÁCIDO AMINOCAPROICO

Corresponde ao ácido 6-aminoexanoico. Pode auxiliar a controlar hemorragia grave associada com fibrinólise excessiva causada por ativação aumentada do plasminogênio (profibrinolisina). Atua como potente inibidor competitivo de ativadores de plasminogênio e, em grau menor, inibe a atividade da plasmina.

Farmacodinâmica
- antifibrinolítico, anti-hemorrágico.

Farmacocinética
- administrado por via oral, é bem e rapidamente absorvido.
- distribuído amplamente por todo o organismo; não parece ligar-se às proteínas plasmáticas.
- atinge níveis plasmáticos máximos em cerca de duas horas.
- concentra-se na urina.
- concentração plasmática terapêutica: 130 μg/mL.
- excretado rapidamente (a maior parte dentro de 12 horas) pela urina, em grande parte inalterado.

Indicações
- tratamento de hemorragia induzida por hiperfibrinólise ou fibrinólise urinária.
- controle de hematúria cirúrgica e não cirúrgica proveniente da bexiga, próstata ou uretra.
- profilaxia de hemorragia provocada por cirurgia dentária.

Doses
- adultos, inicialmente, 4 a 5 g por via oral ou por infusão intravenosa *lenta* (em 250 mL de cloreto de sódio fisiológico, água estéril, dextrose 5% ou solução de Ringer); em seguida, 1 g (em 50 mL de diluente se administrado intravenosamente) a intervalos de uma hora ou 4 a 5 g cada quatro horas se a função renal for normal (dose máxima, 30 g/24 horas).
- crianças, inicialmente, 100 mg/kg; em seguida, 33 mg/kg/h (dose máxima, 18 g/m²/24 horas).

Contraindicações
- hipersensibilidade ao ácido aminocaproico.
- processo ativo de coagulação intravascular.
- na presença de coagulação intravascular disseminada, pois pode causar tromboses graves ou até fatais. Caso seja preciso usar o ácido aminocaproico neste quadro clínico, deve-se administrar concomitantemente heparina.
- gravidez.
- hematúria oriunda do trato urinário superior.
- doenças cardíaca, hepática ou renal.
- predisposição à trombose.

Efeitos Adversos
- náusea, diarreia, vômito.
- tontura, prurido, exantema, eritema, cefaleia, hipotensão, dispepsia, inibição da ejaculação, fadiga, arritmias e congestão nasal.
- trombose generalizada.
- insuficiência hepática, em pacientes cirróticos.
- insuficiência renal.

Interações Medicamentosas
- complexo coagulante anti-inibitório ou complexo do fator IX podem aumentar o risco de complicações trombóticas.
- estrogênios ou anticoncepcionais orais contendo estrogênios podem aumentar o potencial para a formação de trombo.
- agentes trombolíticos atuam como seus antagonistas e vice-versa.

▶ *IPSILON (Nikkho), 6 e 50 envelopes de 6 comprimidos × 5 mg*
fr.-amp. de 20 mL com 1 e 4 g

ÁCIDO TRANEXÂMICO

Corresponde ao ácido 4-(aminometil)-cicloexanocarboxílico. Tem ação antifibrinolítica ao inibir a ativação de plasminogênio em plasmina. Também inibe diretamente a atividade da plasmina. Seu mecanismo de ação, portanto, é semelhante ao do ácido aminocaproico.

Farmacodinâmica
- antifibrilatório, anti-hemorrágico.

Farmacocinética
- administrado por via oral, é absorvido (30% a 50% de uma dose) rapidamente; a biodisponibilidade não se altera pela ingestão de alimento.
- a ligação às proteínas é muita baixa: menos de 3%.
- por via oral, atinge concentração plasmática máxima (8 μg/mL com dose de 1 g e 15 μg/mL com dose de 2 g) dentro de aproximadamente três horas.
- por via intravenosa, atinge concentração máxima imediatamente, sendo nula após seis horas.
- a concentração plasmática terapêutica é de 10 μg/mL.
- menos de 5% de uma dose sofrem biotransformação.
- meia-vida de eliminação: cerca de duas horas, com administração intravenosa de dose de 1 g.
- concentra-se nos tecidos, o que explica sua ação prolongada.
- atravessa a barreira placentária.
- difunde-se do liquor, da membrana sinovial e do líquido sinovial.
- excretado pelo leite, atingindo concentração de cerca de 1% da do plasma materno.
- cerca de 90% da dose administrada são excretados pela urina, via filtração glomerular, nas primeiras 12 horas, essencialmente (mais de 95%) na forma inalterada.

9.28 FÁRMACOS DO SANGUE E SISTEMA HEMATOPOÉTICO

INDICAÇÕES
- profilaxia e tratamento de hemorragia pós-cirurgia dentária, em hemofílicos.
- tratamento de hemorragia pós-cirúrgica.
- tratamento de hemorragia induzida por hiperfibrinólise.
- tratamento de angioedema hereditário.

DOSES
- via oral, 25 mg/kg três ou quatro vezes ao dia, começando um dia antes da cirurgia dentária.
- via intravenosa, 10 mg/kg antes da cirurgia dentária; os hemofílicos devem tomar também, nesta ocasião, os fatores de coagulação (fator VIII ou fator IX). Aos pacientes que não podem tomar o medicamento por via oral, esta dose deve ser repetida três ou quatro vezes ao dia durante dois a oito dias.

CONTRAINDICAÇÕES
- gravidez.
- trombose.
- coagulação intravascular disseminada.
- insuficiência renal grave.
- hemorragia subaracnoide.
- púrpura trombocitopênica idiopática.

EFEITOS ADVERSOS
- vertigens, náusea, diarreia, vômito.
- hipotensão, distúrbios visuais.

INTERAÇÕES MEDICAMENTOSAS
- as mesmas do ácido aminocaproico.

▶ *TRANSAMIN (Nikkho), 12 e 250 comprimidos × 250 mg*
5 amp. de 5 mL com 250 mg
5 e 25 amp. de 2,5 mL com 250 mg
5 e 25 amp. de 10 mL com 1.000 mg

APROTININA

É polipeptídio de uma única cadeia extraído de tecidos bovinos. Consiste em 58 resíduos de aminoácidos e seu peso molecular é 6.500.

Ela inibe as enzimas proteolíticas, incluindo calidinogenase e tripsina, bem como plasmina e alguns ativadores de plasminogênio.

Não é absorvida do trato gastrintestinal. Após a injeção ou infusão intravenosa ocorre rápida depuração inicial. É excretada pela urina em forma inativa.

A aprotinina tem sido usada no tratamento de hemorragia devida à hiperfibrinólise e em alguns tipos de choque.

Um dos seus efeitos adversos mais graves, descoberto recentemente, é o de provocar a formação de coágulos das artérias coronárias.

No Brasil é comercializada como monofármaco nas hemorragias decorrentes de hiperfibrinólise pós-operatória e pós-traumática ou como profilático para reduzir a perda de sangue em cirurgias de grande porte. Em geral, utiliza-se sempre uma dose-teste de 10.000 UIC devido ao risco de reações alérgicas. Em associação com fibrinogênio e trombina é usada como adesivo cirúrgico e hemostático local.

DOSES
- em cirurgia cardiovascular com circulação extracorpórea, 10.000 UIC IV como dose-teste, seguidos de 1.000.000 a 2.000.000 UIC IV lenta ou em infusão durante 15 a 20 minutos, antes da esternotomia. Uma dose adicional de 1-2.000.000 UIC pode ser adicionada ao *prime* do oxigenador do circuito extracorpóreo.
- como manutenção, 250.000 a 500.000 UIC/h durante toda a cirurgia.
- a dose máxima recomendada é de 7.000.000 UIC.
- para hemorragia hiperfibrinolítica, 500.000 UIC IV, seguidos de 200.000 UIC a cada 4 horas.
- para distúrbios hemostáticos em Ginecologia e Obstetrícia, 1.000.000 UIC IV, seguidos de 200.000 UIC/h.

EFEITOS ADVERSOS
- anafilaxia.
- insuficiência renal.

▶ *TRASYLOL 500.000 UIC (Bayer), fr. com 50 mL × 500.000 UIC (10.000 UIC/mL ou cerca de 70 mg de aprotinina)*

ASSOCIAÇÃO
▶ *TISSUCOL (Immuno), kit de 0,5, 1,2 e 5 mL (adesivo cirúrgico hemostático local)*

▶ Hemostípticos

São fármacos com suposto efeito sobre a fragilidade capilar. Alega-se que reduzem a permeabilidade capilar. Por esta pretensa propriedade, são usados como protetores de capilares em ampla gama de distúrbios circulatórios. Para a maioria deles, porém, é inconcludente a prova de valor terapêutico.

Os hemostípticos, em sua maioria, são derivados flavonoides ou bioflavonoides. Os comercializados em nosso meio são: aminaftona, diosmina, dobesilato de cálcio, escina, hesperidina, rutina e troxerrutina.

AMINAFTONA

É derivada do aminobenzoato da naftoidroquinona. Reduz o tempo de hemorragia capilar aumentando a resistência e diminuindo a permeabilidade. É administrada por via oral para tratamento de quadros clínicos caracterizados por permeabilidade capilar aumentada, varicose, hemorroidas e diátese hemorrágica.

▶ *CAPILAREMA (Baldacci), 24 comprimidos × 75 mg*

DIOSMINA

É bioflavonoide extraído de rutáceas. Tem sido usada no tratamento de distúrbios venosos, à semelhança da rutina.

▶ *DAFLON (Servier), 16 e 30 comprimidos revestidos × 150 mg*

ASSOCIAÇÕES
▶ *DAFLON 500 (Servier), (diosmina 450 mg + hesperidina 50 mg por comprimido), 30 e 60 comprimidos revestidos*
▶ *DIOSMIN (Aché), (diosmina 450 mg + hesperidina 50 mg por comprimido), 30 e 60 comprimidos*
▶ *DIOSMIN SDU (Aché), (diosmina 900 mg + hesperidina 100 mg cada 5 g), 15 e 30 sachês*
▶ *FLAVENOS 200 (Biolab), (diosmina 450 mg + hesperidina 50 mg por comprimido), 20, 30, 50 e 100 comprimidos*

DOBESILATO DE CÁLCIO

Corresponde ao 2,5-di-hidroxibenzenossulfonato de cálcio. Alega-se que reduz a permeabilidade capilar. Tem sido usado em retinopatia diabética e outros distúrbios vasculares. Ocasionalmente, causa náuseas e distúrbios gastrintestinais. É também ingrediente de pomada indicada para tratamento de hemorroidas.

▶ *DOXIUM 500 (Allergan), 15 e 30 comprimidos × 500 mg*

ASSOCIAÇÃO
▶ *PROCTIUM (Allergan), (dobesilato de cálcio 40 mg + cloridrato de lidocaína 4 mg + prednisolona 1 mg por g), 6 bisnagas de 18 g*

ESCINA

Consiste em mistura de saponinas encontradas na semente da castanha-da-índia, *Aesculus hippocastanum*. Tem sido usada na prevenção e tratamento de vários distúrbios vasculares periféricos. Por via intravenosa, tem sido administrada para prevenção e tratamento de edema pós-operatório. É administrada pelas vias oral, tópica e intravenosa. É usada nas formas livre e de sal sódico.

▶ *REPARIL DRÁGEAS (Altana), 30 drág. × 20 mg*
▶ *REPARIL INJETÁVEL (Altana), 3 amp. × 5 mg*
▶ *VENOSTASIN RETARD (Ariston), 20 cáps. × 300 mg de extrato de castanha-da-índia (correspondente a 50 mg de escina)*

ASSOCIAÇÕES
▶ *REPARIL (Altana) Aerossol, (escina 15 mg + sal sódico de escina polissulfonada 15 mg + salicilato de dietilamina 75 mg por grama), fr. com 50 mL*
▶ *REPARIL (Altana) Gel, (escina 1 g + sal sódico de escina polissulfonada 1 g + salicilato de dietilamina 5 g por 100 g), bisnaga de 30 e 100 g*
▶ *VENOSTASIN (Ariston), (escina 10 mg + heparina sódica 50 UI + salicilato de etileno glicol 50 mg cada 10 g), bisnaga de 20 g (gel)*

HESPERIDINA

É flavonoide encontrado em limões e limas (*Citrus sinensis*). Tem sido usada no tratamento da fragilidade capilar. No Brasil é usada em associação medicamentosa indicada como venotônico e vasculoprotetor, em varizes, hemorroidas e hemorragias.

ASSOCIAÇÕES
▶ *DAFLON 500 (Servier), (hesperidina 50 mg + diosmina 450 mg por comprimido), 30 e 60 comprimidos*
▶ *DIOSMIN (Aché), (diosmina 450 mg + hesperidina 50 mg por comprimido), 30 e 60 comprimidos*

RUTÓSIDO

É flavonoide encontrado em muitas plantas.

O rutósido tem sido usado no tratamento de estados doentios caracterizados por hemorragia capilar associada com fragilidade capilar aumentada. É tido como protetor de capilares. Entretanto, não há prova conclusiva de seu valor terapêutico.

No Brasil ele faz parte de diversas associações utilizadas principalmente no tratamento de varizes e hemorroidas.

TROXERRUTINA

É flavonoide derivado do rutósido. Usada no tratamento de distúrbios venosos. Tem sido administrada para aliviar a fragilidade capilar e a insuficiência venosa dos membros inferiores. Por via oral, é usada no tratamento de varizes. O uso tópico destina-se ao alívio de dores e edemas relacionados com a insuficiência venosa ou de origem traumática.

▶ *VENORUTON (Allergan) Gel, bisnagas de 20 g com 20 mg/g*
▶ *VENORUTON (Allergan) 300, 20 cáps. × 300 mg*
▶ *VENORUTON (Allergan) 500, 20 comprimidos revestidos × 500 mg*

Associação

▶ *VENALOT (Altana), (troxerrutina 90 mg + cumarina 15 mg por drágea), 20 e 60 drág.*

▶ SANGUE E FRAÇÕES DO SANGUE

O sangue é fluido muito complexo, contendo diversos componentes e executando muitas funções: transporte de oxigênio e substratos metabólicos aos tecidos, retirada do dióxido de carbono e produtos metabólicos e manutenção das concentrações adequadas de íons e outros solutos nos fluidos extracelulares.

Sob condições normais o volume do sangue circulante mantém-se constante. Mas hemorragias, queimaduras, diarreia, vômito e outros quadros clínicos patológicos causam diminuição do volume sanguíneo. A desidratação assim produzida é superada por diversos meios. No passado, para compensar hemorragia profunda, os médicos, em sua maioria, preferiam a transfusão de sangue total. A disponibilidade de preparações contendo componentes de sangue diminuiu grandemente a necessidade de transfusões de sangue total, as quais, contudo, podem ser exigidas em casos de perda aguda de sangue. Os componentes disponíveis são: albumina sérica humana normal, concentrado de hemácias humanas, hemoglobina, medula óssea, plaquetas, plasma anti-hemofílico e fração proteica do plasma. De fato, nenhuma transfusão de sangue deveria ser administrada a menos que a relação risco/benefício seja favorável. Para a manutenção temporária do volume sanguíneo, são suficientes os substitutos do plasma.

A transfusão de sangue total ou de um de seus componentes apresenta diversas desvantagens: (1) o sangue e seus componentes acarretam muitas despesas na coleta, conservação e administração; (2) há sempre risco da transferência de microrganismos patogênicos, tais como vírus de inclusão citomegálica, vírus de Epstein-Barr e aqueles que causam a síndrome de imunodeficiência adquirida (AIDS), herpes, mononucleose infecciosa e hepatite, bem como microrganismos causadores da brucelose, doença de Chagas, malária, sífilis e toxoplasmose; (3) risco de ocorrência de respostas alérgicas, tais como pruridos generalizados, urticária e broncoespasmos; (4) risco de ocorrência de reações febris devidas a pirogênios ou aglutininas de leucócitos ou plaquetas; (5) perigo de hemólise, às vezes letal, devido a engano na tipagem ou outras causas; (6) risco da contaminação do sangue ou plasma por bactérias, resultando em bacteremia sistêmica; (7) sobrecarga circulatória, risco especialmente para pacientes idosos ou muito jovens ou vítimas de doenças pulmonares ou cardíacas; (8) a transfusão maciça de sangue estocado aumenta o risco de parada cardíaca, hiperpotassemia, trombocitopenia e outras complicações.

No Brasil as frações de sangue encontradas no comércio são: albumina, fibrinogênio, gamaglobulina e plasma. O fibrinogênio está descrito neste capítulo entre os coagulantes sistêmicos. A gamaglobulina é tratada no capítulo 17.

ALBUMINA

Consiste em preparação de proteína plasmática estéril contendo albumina sérica. É obtida por fracionamento do sangue de doadores humanos sadios. Não é reativa aos antígenos de superfície de hepatite B. Geralmente contém agentes estabilizadores, como caprilato de sódio e/ou acetiltriptofanato. Não deve ser utilizada se a solução estiver turva ou contiver sedimento.

Indicações
- estados de choque.
- queimaduras.
- tratamento pré- e pós-operatório.
- tratamento de edemas agudos.
- hipoalbuminemia crônica.
- como adjuvante durante exsanguíneo-transfusão para tratar a hiperbilirrubinemia, uma vez que a albumina se liga à bilirrubina.
- desequilíbrio de fluidos durante a gravidez.

Doses
- por infusão, a dose varia conforme a indicação e a gravidade do caso.

Contraindicações
- anemia grave.
- distúrbios circulatórios crônicos: hipertensão descompensada, afecções cardíacas descompensadas, tendência à trombose.

Efeitos adversos
- calafrios, febre, urticária.

▶ *ALBITAL 20% IV (Cristália), fr.-amp. de 50 mL*
▶ *ALBUMINA HUMANA 20% (Aventis Behring), fr.-amp. de 50 mL c/ 0,20 g/mL*
▶ *ALBUMINA HUMANA 25% (Aventis Behring), fr.-amp. de 50 mL c/ 0,25 g/mL*
▶ *ALBUMINA HUMANA A 20% "IMMUNO" (Immuno), fr.-amp. de 50 mL*
▶ *ALBUMINA HUMANA ARMOUR 25% (Armour), fr. de 50 mL com 12,5 g*
▶ *ALBUMINA HUMANA NORDISK (Novo Nordisk), fr. c/ 50 mg/mL fr. com 200 mg/mL*
▶ *ALBUMINA "SCLAVO" (BBC), fr. de 50 mL c/ 10 g*
▶ *ALBUTEIN (United Medical), fr. de 250 e 500 mL*
▶ *BLAUBIMAX (Blaüsiegel), fr.-amp. de 50 mL com 0,2 g/mL e equipo*

PLASMA

É obtido pela centrifugação do sangue total. Contém todos os elementos do sangue, menos os glóbulos. O mais usado na terapêutica é o fresco liofilizado. É utilizado em pacientes com deficiência de um ou mais fatores de coagulação e quando não se dispõe do concentrado específico ou não se conhece o fator deficiente.

O plasma liofilizado é indicado no tratamento dos estados de choque, nas hipoproteinemias, nas síndromes de má absorção e na hiperalimentação parenteral.

Entre os efeitos adversos que pode provocar, os principais são: reações alérgicas e transmissão de hepatite infecciosa A, B ou "nem A nem B".

▶ SUBSTITUTOS DO SANGUE

São apenas expansores do plasma, isto é, aumentam o volume do sangue circulante e, nos casos de choque e hemorragia, em que este volume diminui, aumentam a pressão arterial. Contudo, não são úteis no tratamento de anemia ou hipoproteinemia. Na verdade, nenhum dos substitutos do sangue comercializados em nosso meio é capaz de realizar as funções hemodinâmicas do sangue, como o transporte de oxigênio. Outrossim, falta-lhes um sistema de coagulação, não contém globulinas e leucócitos e são destituídos da capacidade de tamponamento e atividade enzimática normalmente proporcionada pelos eritrócitos.

Segundo a maioria dos médicos, a hipovolemia e a hemoconcentração podem também ser tratadas mediante a reposição temporária com uma solução equilibrada de eletrólitos, ou injeções de soluções aquosas de cloreto de sódio a 8% ou de dextrose a 5%.

Determinadas propriedades são necessárias para que uma substância seja considerada substituto do plasma. Entre elas sobressaem as seguintes: efeito coloido-osmótico adequado, viscosidade própria para administração intravenosa, ausência de toxicidade e antigenicidade, apirogenicidade, fácil esterilização, retenção de 50% no organismo até 6 a 12 horas após a administração, estabilidade prolongada, ausência de risco de provocar dano aos componentes do plasma ou aos órgãos. Nenhum dos substitutos do plasma atualmente disponíveis satisfaz integralmente aos requisitos acima. Eles substituem apenas alguns dos componentes plasmáticos (tais como água, sais, glicose, aminoácidos, proteínas etc.) e são eficazes em restaurar e manter o volume de sangue circulante.

Os substitutos do plasma comercializados no Brasil são dextrano 40, dextrano 70 e poligelina.

DEXTRANO 40

Polissacarídio obtido na fermentação de sacarose por *Leuconostoc mesenteroides* e *Leuconostoc dextranicum,* seguida da hidrólise parcial do produto de alto peso molecular assim obtido e fracionamento dos produtos resultantes. Consiste em cadeia de moléculas de glicose unidas principalmente por ligações glicosídicas. Seu peso molecular é cerca de 40.000.

O dextrano 40 é comercializado em solução de cloreto de sódio ou de glicose.

Farmacocinética
- após a perfusão intravenosa, é eliminado principalmente pela urina: 50% em três horas, 60% em seis horas, 70% em 24 horas; o resto é biotransformado, por ação catalítica da dextranase, em dióxido de carbono e água, à razão de 70 a 90 mg de dextrano por kg/dia.

Indicações
- restauração da massa sanguínea.
- prevenção de acidentes tromboembólicos pós-operatórios e pós-traumáticos.

Doses
- no caso de perfusão única, não ultrapassar 1.500 mL.
- no caso de perfusões repetidas, não ultrapassar um litro por dia.

Contraindicações
- sobrecarga circulatória e/ou tumefação do sangue extracelular.
- insuficiência cardíaca congestiva grave.
- insuficiência renal ou anúria.
- hipocoagulabilidade, especialmente de origem plaquetária.
- hipersensibilidade conhecida ao dextrano.

Efeitos adversos
- reações alérgicas.
- possibilidade de aumento de sangramentos e de hemorragias de origem traumática e/ou cirúrgica por efeito de hemodiluição.

Interações medicamentosas
- heparina pode causar hemorragia intensa.

▸ *DEXTRAN 40 COM CLORETO DE SÓDIO (J.P.)*
▸ *DEXTRAN 40 COM GLICOSE (J.P.)*
▸ *RHEOMACRODEX (B. Braun), solução de dextrano 40 a 10% em solução de cloreto de sódio a 0,9%, amp. de 500 mL*
▸ *RHEOMACRODEX (B. Braun), solução de dextrano 40 a 10% em solução de glicose a 5%, amp. de 500 mL*
▸ *SOLUÇÃO INJETÁVEL DE DEXTRAN 40 A 10% E GLICOSE A 5% (Darrow), amp. de 500 mL*

Associação
▸ *ISODEX (B. Braun), (dextrano 40 3 g + cloreto de cálcio di-hidratado 0,02 g + cloreto de potássio 0,03 g + cloreto de sódio 0,6 g + lactato de sódio 0,31 g em 100 mL), amp. de 500 mL*

DEXTRANO 70

É obtido da mesma maneira que o dextrano 40 e apresenta a mesma constituição química, mas seu peso molecular é cerca de 70.000. As outras características e propriedades são análogas às do dextrano 40.

O dextrano 70 é comercializado em solução de cloreto de sódio ou de glicose.

▸ *DEXTRAN 70 COM CLORETO DE SÓDIO (J.P.)*
▸ *DEXTRAN 70 COM GLICOSE (J.P.)*

POLIGELINA

Consiste em polímero da ureia e polipeptídios derivados de gelatina desnaturada. É comercializada em soluções aquosas a 3,5%, contendo íons Na^+, K^+, Ca^{++} e Cl^-. Contrariamente às outras gelatinas, não é agregante plaquetária e não inibe a desagregação.

Farmacocinética
- 50% da dose administrada são eliminados em duas a cinco horas.
- 85% são excretados pela urina e o resto pelas fezes, na forma inalterada; cerca de 3% sofrem biotransformação.

Indicações
- todos os estados de choque, seja qual for a sua origem, e em todas as fases.

Doses
- por infusão intravenosa, dependendo a velocidade da condição do paciente; normalmente, não excede 500 mL em 60 minutos; em hipovolemia intensa, a velocidade de infusão pode ser maior e a dose mais elevada.

Contraindicações
- intolerância conhecida à poligelina.

Efeitos adversos
- reações alérgicas e anafiláticas.

▸ *HAEMACCEL (Aventis Pharma), fr. de 500 mL c/ 35 g/1.000 mL*

FÁRMACOS DO TRATO GASTRINTESTINAL

▶ FÁRMACOS ANTISSECRETORES

Espasmolíticos
  iodeto de isopropamida
Fármacos antiúlceras
  Anti-histamínicos H$_2$
    cimetidina
    citrato de bismuto ranitidina
    famotidina
    nizatidina
    ranitidina
  Prostaglandinas
    misoprostol
  Inibidores da bomba protônica
    esomeprazol
    lansoprazol
    omeprazol
    pantoprazol
    rabeprazol
  Diversos
    mesalazina
    subcitrato de bismuto coloidal
    sucralfato

▶ ANTIÁCIDOS

Antiácidos isolados
  hidróxido de alumínio
  hidróxido de magnésio
  magaldrato
Misturas de antiácidos
Associações de antiácidos com outros fármacos
  dimeticona

▶ CATÁRTICOS

Formadores de massa
  ágar
  carmelose
  fibra dietética
  goma esterculia
  ispagula
  metilcelulose
  muciloide hidrofílico de psílio
  policarbofila
Estimulantes
  Antraquinônicos
    cáscara sagrada
    cássia
    dantrona
    frângula
    sene
Derivados do difenilmetano
  bisacodil
  fenolftaleína
  picossulfato sódico
Outros
  ácido desidrocólico
  docusato sódico
  óleo de rícino
Salinos
  Compostos de magnésio
    Sais de sódio
    Álcoois poli-hídricos
Lubrificantes
  óleo mineral
Outros laxantes
  glicerol
  lactulose
  macrogol 3350
Associações
Enemas

▶ ANTI-INFECCIOSOS DO TRATO GASTRINTESTINAL

Anti-helmínticos
  Compostos de amônio quaternário
    hidroxinaftoato de befênio
  Derivados do benzimidazol
    albendazol
    cambendazol
    mebendazol
    tiabendazol
  Corantes cianínicos
    embonato de pirvínio
  Derivados do imidotiazol
    levamisol
    tetramisol
  Piperazina e sais
    piperazina
  Derivados da quinolina
    oxamniquina
    praziquantel
  Vinilpirimidinas
    oxipirantel
    pirantel
  Diversos
    ivermectina
    niclosamida
Antibióticos para infecções gastrintestinais
Sulfonamidas para infecções gastrintestinais e outros usos
  sulfassalazina
Quimioterápicos diversos para infecções gastrintestinais
  Fluorquinolonas
  Nitrofuranos
    nifuroxazida

▶ ANTIDIARREICOS

  difenoxilato
  loperamida
  racecadotrila

▶ FÁRMACOS ANTIPROTOZOÁRIOS PARA DISTÚRBIOS GASTRINTESTINAIS

Amebíase
  4-Aminoquinolinas
    Antibióticos
  Haloacetamidas
    etofamida
    teclozana
  8-Hidroxiquinolinas
  5-Nitroimidazóis
    benzoilmetronidazol
    metronidazol
    nimorazol
    secnidazol
    tinidazol
Balantidíase
Coccidiose
Dientamebíase
Giardíase
  furazolidona
  nitazoxanida

▶ DIGESTIVOS

Estomáquicos
Coleréticos
  ácido desidrocólico
  alcachofra
  bile
  boldo
  di-isopromina
  fumária
  jurubeba
Enzimas digestivas
  pancreatina
  pancrelipase
Fármacos análogos e outros
  ácido ursodesoxicólico
  cisaprida
  tegaserod

▶ ANTIEMÉTICOS

Anticolinérgicos
  buclizina
Anti-histamínicos
Antidopaminérgicos
  Butirofenonas e fármacos aparentados
  Benzamidas substituídas e compostos análogos
    alizaprida
    bromoprida
    domperidona
    metoclopramida
Antisserotoninérgicos
  dolasetrona
  granissetrona
  ondansetrona
  tropissetrona
Fármacos diversos
  aprepitanto

▶ EMÉTICOS

10.1

10.2 FÁRMACOS DO TRATO GASTRINTESTINAL

Este capítulo inclui os agentes utilizados no tratamento dos distúrbios e doenças que afetam o aparelho digestivo, mormente o estômago e o intestino. Podem ser divididos nas seguintes classes: fármacos antissecretores, antiácidos, catárticos, anti-infecciosos do trato gastrintestinal, antidiarreicos, fármacos antiprotozoários para distúrbios gastrintestinais, digestivos, antieméticos e eméticos.

▶ FÁRMACOS ANTISSECRETORES

Alguns destes agentes são utilizados para aliviar espasmos viscerais e como adjuvantes no tratamento de úlceras gástricas e duodenais, ao passo que outros são usados no tratamento destas mesmas úlceras. Podem ser divididos em dois grupos: espasmolíticos e fármacos antiúlceras.

▶ Espasmolíticos

Este grupo compreende os seguintes agentes antimuscarínicos: atropina, brometo de emeprônio, brometo de pinavério, brometo de propantelina, dicicloverina, escopolamina e iodeto de isopropamida. Com exceção do iodeto de isopropamida, todos estão descritos na seção *Anticolinérgicos,* do capítulo 6, *Espasmolíticos.*

IODETO DE ISOPROPAMIDA

Corresponde ao iodeto de carbamoil-difenilpropildi-isopropilmetilamônio. Seus efeitos periféricos são semelhantes aos da atropina. É usado como adjuvante no tratamento de úlcera péptica e para alívio de espasmos viscerais. No Brasil é comercializado em associações com outros fármacos indicados como descongestionantes nasais.

▶ Fármacos antiúlceras

São agentes utilizados no tratamento de úlceras pépticas, gástricas e duodenais. Os antiácidos são também usados para o mesmo fim, mas seu mecanismo de ação é diferente do mecanismo de ação dos fármacos antiúlceras específicos.

Os fármacos antiúlceras podem ser agrupados em: anti-histamínicos H_2, prostaglandinas, inibidores da bomba protônica e diversos.

1. *Anti-histamínicos H_2.* Sua estrutura lembra parcialmente a histamina. Consiste em anel heterocíclico de cinco membros, geralmente substituído, unido a uma cadeia lateral de oito átomos. O anel heterocíclico pode ser imidazólico, tiazólico ou furânico. A cadeia lateral apresenta, em sua extremidade, grupo muito polar, embora não transporte carga; este grupo confere atividades antagônicas e impede que atravessem a barreira hematencefálica, evitando assim o surgimento de algumas reações adversas que poderiam ser causadas por esses antagonistas do receptor H_2.

Estes fármacos são inibidores competitivos da histamina no receptor H_2, ligando-se a este através do anel heterocíclico e da longa cadeia lateral. Desta interação resulta diminuição tanto da secreção basal quanto da secreção noturna de suco gástrico. Eles também reduzem a secreção do suco gástrico estimulada por alimento, betazol, cafeína, insulina e pentagastrina.

Os antagonistas do receptor H_2 comercializados no Brasil são: cimetidina, citrato de bismuto ranitidina, famotidina, nizatidina e ranitidina. Eles aliviam os sintomas das úlceras duodenal e gástrica em uma semana; a cicatrização pode levar 4 a 8 semanas e, às vezes, mais. Cerca de 10% não respondem ao tratamento. Nos pacientes difíceis de tratar pode-se adicionar um antiácido e/ou anticolinérgico.

FARMACODINÂMICA
- antagonistas do receptor H_2 da histamina, agentes antiúlceras, inibidores da secreção gástrica.

INDICAÇÕES
- profilaxia e tratamento de úlcera duodenal.
- tratamento de úlcera gástrica.
- tratamento de estados hipersecretórios patológicos, como síndrome de Zollinger-Ellison, mastocitose sistêmica e adenoma endócrino múltiplo.
- tratamento de esofagite de refluxo.
- tratamento de hemorragia gastrintestinal alta.
- profilaxia de pneumonite de aspiração.
- adjuvante no tratamento de artrite reumatoide.

CONTRAINDICAÇÕES
- hipersensibilidade ao fármaco.
- cirrose.
- insuficiência hepática ou renal.
- gravidez.
- lactação.
- menores de 16 anos.
- doenças inflamatórias crônicas.

EFEITOS ADVERSOS
- diarreia, tontura, cefaleia, sonolência, cansaço, mialgia, artralgia, exantema.
- confusão mental, agitação, psicose, depressão, ansiedade, alucinações, desorientação.
- leucopenia, granulocitopenia, trombocitopenia.
- constipação, dor abdominal, secura da boca, náusea, vômito.

CIMETIDINA

Contém um anel imidazólico e um grupo guanidínico. Apresenta ação antiandrogênica. Usada nas formas livre e de cloridrato.

FARMACODINÂMICA
- as já citadas e adjuvante na terapia da urticária.

FARMACOCINÉTICA
- rapidamente e bem absorvida (cerca de 60% a 70%) do trato gastrintestinal; em presença de alimento a velocidade, mas não a extensão, é diminuída.
- liga-se fracamente (20%) a proteínas.
- atinge a concentração máxima em 45 a 90 minutos após a administração.
- volume de distribuição: 1 L/kg.
- duração de ação: 4 a 5 horas.
- biodisponibilidade oral: aproximadamente 70%.
- sofre biotransformação hepática parcial (30 a 40% de uma dose oral); no estômago, é biotransformada em composto N-nitroso.
- meia-vida: em pacientes normais, 2 a 3 horas; em pacientes anéfricos, 5 horas.
- atravessa a barreira placentária.
- excretada no leite materno.
- excretada principalmente pela urina (cerca de 48% de uma dose oral e 75% de uma dose parenteral são excretados inalterados em 24 horas — o restante é constituído por metabólitos 5-hidroximetila e sulfóxido) e pelas fezes (10% de uma dose oral).
- depuração renal: 400 a 600 mL/minuto.
- removível por hemodiálise.

INDICAÇÕES
- as já citadas.
- tratamento de insuficiência pancreática.
- adjuvante no tratamento de urticária aguda.

DOSES
- via oral, para úlceras gástrica ou duodenal e esofagite de refluxo, adultos, 300 mg com as refeições ou imediatamente após elas e ao deitar (total, 1,2 g diariamente) durante 4 a 6 semanas; para úlcera duodenal, como tratamento alternativo, 200 mg às refeições e 400 mg ao deitar, ou 400 mg de manhã e 400 mg ao deitar, ou 600 mg ao deitar.
- via intravenosa, adultos, infusão de 1 a 4 mg/kg/h.
- via intramuscular, adultos, 300 mg a cada seis horas.

EFEITOS ADVERSOS
- os já citados.
- ginecomastia e impotência.
- broncoespasmos.

INTERAÇÕES MEDICAMENTOSAS
- é incompatível com aminofilina ou barbitúricos.
- pode diminuir a biotransformação hepática de anticoagulantes cumarínicos ou indandiônicos, benzodiazepínicos, cafeína, carbamazepina, fenitoína, fenobarbital, metoprolol, metronidazol, propranolol ou teofilina.
- pode inibir a biotransformação de antidepressivos tricíclicos e aumentar as concentrações sanguíneas destes.
- reduz pela metade a absorção do cetoconazol.
- pode diminuir a eliminação renal de diltiazem, lidocaína, nifedipino, procainamida e seu metabólito ativo, e verapamil.
- aumenta a meia-vida da quinidina.
- antiácidos, metoclopramida ou sucralfato diminuem sua biodisponibilidade.
- depressores da medula óssea podem aumentar o risco de neutropenia ou outras discrasias sanguíneas.

▶ CIMETIDAN (Cimed), 20 comprimidos × 200 mg
▶ CIMETIDINA (Ariston), 50 amp. c/ 2 mL × 300 mg
▶ CIMETIDINA (Abbott), 40 comprimidos × 200 mg
   16 comprimidos × 400 mg
▶ CIMETIDINA (Biosintética), 20 e 500 comprimidos
   × 200 mg
▶ CIMETIDINA (Braskap), 20 comprimidos × 200 mg
▶ CIMETIDINA (Cibran), 10, 40 e 100 comprimidos
   × 200 mg
   16 comprimidos × 400 mg
▶ CIMETIDINA (Ducto), 40 comprimidos × 200 mg
▶ CIMETIDINA (EMS), 16 comprimidos × 400 mg
   (genérico)
▶ CIMETIDINA (Furp), 500 comprimidos × 200 mg
▶ CIMETIDINA (Hexal), 40 comprimidos × 200 mg
   (genérico)
   16 comprimidos × 400 mg (genérico)
▶ CIMETIDINA (Lafepe), 500 comp. × 200 mg
▶ CIMETIDINA (Luper), 20 e 40 comprimidos × 200 mg
   16 comprimidos × 400 mg
▶ CIMETIDINA (Neo-Química), 16 comprimidos
   × 400 mg

FÁRMACOS ANTISSECRETORES 10.3

▸ CIMETIDINA (Neovita), 40 comprimidos × 200 mg
6 amp. c/ 2 mL c/ 300 mg
▸ CIMETIDINA (Prodotti), 40 comprimidos × 200 mg
20 comprimidos × 400 mg
▸ CIMETIDINA (Sanval), 40 comprimidos × 200 mg
▸ CIMETIDINA (Teuto-Brasileiro), 10 e 40 comprimidos × 200 mg (genérico)
16 comprimidos × 400 mg (genérico)
▸ CIMETIDINA (Vital Brazil), 10 e 500 comprimidos × 200 mg
fr. com 150 mg/5 mL (suspensão)
▸ CIMETIL (Infabra), 20 comprimidos × 200 mg
10 comprimidos × 400 mg
▸ CIMETILAB (Multilab), 40 comprimidos × 200 mg
20 comprimidos × 400 mg
▸ CIMEX-RETARD (Baldacci), 24 cáps. × 300 mg
▸ CLIMATIDINE (Clímax), 40 comprimidos × 200 mg
▸ CLORIDRATO DE CIMETIDINA (EMS), 6 e 100 amp. de 2 mL c/ 150 mg/mL (genérico)
6 e 100 amp. c/ 2 mL × 300 mg (genérico)
▸ CLORIDRATO DE CIMETIDINA (Teuto-Brasileiro), amp. de 2 mL × 150 mg/mL (genérico)
▸ DUOMET (União Química), 20 comprimidos × 200 mg
50 amp. de 2 mL com 300 mg
▸ ETIDINE (EMS), 100 amp. de 2 mL com 300 mg
▸ GASTRODINE (Apsen), 40 comprimidos × 200 mg
48 amp. de 2 mL c/ 300 mg
▸ PRISTONAL (Cifarma), 40 comprimidos × 200 mg
6 amp. de 2 mL c/ 300 mg
▸ STOMAKON (Biolab-Sanus), 24 comprimidos × 200 mg
6 amp. de 2 mL c/ 300 mg
▸ STOMET (Farmoquímica), 40 comprimidos × 200 mg
fr. de 120 mL c/ 200 mg/5 mL (solução)
▸ TAGAMET (GlaxoSmithKline), 10, 20, 40 e 100 comprimidos × 200 mg
16 comprimidos × 400 mg
8 comprimidos × 800 mg
6 amp. de 2 mL com 300 mg
vidro de 150 mL c/ 200 mg/5 mL
▸ ULCEDINE (Sanofi-Synthélabo), 40 comprimidos × 200 mg
6 amp. de 2 mL c/ 300 mg
▸ ULCEDINE 400 (Sanofi-Synthélabo), 16 comprimidos × 400 mg
▸ ULCENAX (Medquímica), 10 e 40 comprimidos × 200 mg
20 comprimidos × 400 mg
▸ ULCENON (Legrand), 24 comprimidos × 200 mg
▸ ULCIMET (Farmasa), 40 e 100 comprimidos × 200 mg
vidro de 150 mL c/ 200 mg/5 mL
6 amp. de 2 mL c/ 300 mg
▸ ULCINAX (Neo-Química), 20 comprimidos × 200 e 400 mg
▸ ULCUMEX (Catarinense), 40 comprimidos × 200 mg
▸ ULGASTRIN (Cibran), 40 e 100 comprimidos × 200 mg
16 comprimidos × 400 mg
50 amp. de 2 mL com 300 mg
▸ UP MEP (Cimed), 30, 40 e 100 comprimidos × 200 mg
vidro de 150 mL c/ 200 mg/5 mL

CITRATO DE BISMUTO RANITIDINA

É formado pelo citrato de bismuto e ranitidina e corresponde ao citrato de bismuto N-[2-(5-dimetilaminometilfurano-2-ilmetil-sulfanil)-etil]-N'-metil-2-nitro-1,1-etenodiamina.

Produz inibição, relacionada à dose, da acidez intragástrica de 24 horas. Protege a mucosa gástrica através da estimulação de prostaglandinas endógenas e inibe a atividade da pepsina. Possui ação bactericida mais rápida contra o H. pylori do que uma concentração equivalente da mistura ranitidina/citrato de bismuto. A supressão do H. pylori é maior se for administrado 30 minutos após as refeições. Tem, ainda, a capacidade de reduzir o desenvolvimento de resistência aos antibióticos.

Farmacocinética
- após administração oral é hidrolisado no suco gástrico liberando a ranitidina e o bismuto.
- a ranitidina sofre rápida absorção. A absorção do citrato de bismuto é < 1% da dose de bismuto administrada.
- a ranitidina sofre significativa eliminação pré-sistêmica.
- atinge a concentração plasmática máxima de 1 a 3 horas para a ranitidina e de 15 a 60 minutos para o citrato de bismuto.
- a ranitidina liga-se fracamente (15%) às proteínas, enquanto o bismuto tem alta ligação proteica.
- a principal via de eliminação da ranitidina e do bismuto é através da depuração renal.
- meia-vida de eliminação de cerca de 3 horas para a ranitidina e o bismuto.
- a meia-vida plasmática terminal do bismuto é de cerca de 21 dias.
- a ranitidina e o bismuto atravessam a barreira placentária.
- ambos são excretados pelo leite materno.

Doses
- recomenda-se a administração de 400 mg, por via oral, 2 vezes ao dia, pela manhã e à tarde, com ou sem alimento.

Interações medicamentosas
- as já descritas em ranitidina.

▸ PYLORID (GlaxoSmithKline), 28 comprimidos × 400 mg

FAMOTIDINA

Apresenta anel tiazólico e um grupo guanidínico. Tem pouco ou nenhum efeito antiandrogênico, isto é, não causa ginecomastia nem impotência.

Farmacocinética
- rapidamente absorvida do trato gastrintestinal.
- liga-se fracamente (20%) às proteínas plasmáticas.
- início de ação: rápido.
- atinge concentração plasmática máxima em cerca de duas horas após administração oral.
- pequena proporção sofre biotransformação hepática.
- meia-vida de eliminação; 2,5 a 4 horas.
- excretada pela urina, quase toda na forma inalterada.

Doses
- via oral, para úlcera gástrica benigna, úlcera duodenal e estados de hipersecreção, adultos, 40 mg ao dia, ao deitar, durante 4 a 8 semanas; para síndrome de Zollinger-Ellison, 20 mg a cada 6 horas.

▸ FAMODINE (Farmasa), 10 comprimidos × 20 e 40 mg
▸ FAMOSET (Solvay Farma), 10 e 30 comprimidos × 20 e 40 mg
▸ FAMOX (Aché), 10 e 30 comprimidos × 20 e 40 mg
▸ FAMOXIL (Hebron), 10 e 30 comprimidos × 20 e 40 mg

NIZATIDINA

Contém anel tiazólico com dois grupamentos laterais: 2-dimetilaminometila e 4-metiltioetilmetilnitroetenodiamina.

Seu efeito inibidor da secreção gástrica é semelhante ao da ranitidina. No tratamento de úlcera péptica, seu valor é comparável aos da ranitidina e cimetidina. Não produz efeito antiandrogênico apreciável, isto é, não causa ginecomastia nem impotência.

Farmacocinética
- administrada por via oral, é rapidamente e bem absorvida (mais de 90%) do trato gastrintestinal.
- liga-se moderadamente (35%) às proteínas.
- atinge a concentração e o efeito máximos em 30 minutos a 3 horas.
- concentração sérica média que resulta em 50% de inibição: 295 ng/mL.
- volume aparente de distribuição: 0,8 a 1,5 L/kg.
- duração da ação: noturna, até 12 horas; basal, até 8 horas.
- biodisponibilidade: 70%.
- a depuração sistêmica (10 mL/min/kg) é diminuída em pacientes urêmicos e em idosos.
- excretada principalmente pelos rins; 90% da dose administrada (60% na forma íntegra) são recuperados na urina dentro de 16 horas.

Doses
- via oral, adultos, 300 mg uma vez de noite ou 150 mg duas vezes ao dia, durante 4 a 8 semanas. Deve-se reduzir a dose inicial em 50% nos pacientes com úlceras pépticas não complicadas e depuração de creatinina de menos de 10 mL/minuto.

▸ AXID (Eli Lilly), 10 e 20 cáps. × 150 e 300 mg
5 amp. de 4 mL c/ 25 mg/mL

RANITIDINA

Apresenta anel furânico e um grupo nitroetenodiamínico. É 4 a 13 vezes mais potente que a cimetidina em antagonizar a secreção gástrica estimulada pela pentagastrina. Tem pouca afinidade pelos receptores androgênicos, isto é, não causa ginecomastia nem impotência.

Por potência maior e incidência menor de efeitos adversos do que a cimetidina, a ranitidina é o fármaco de escolha no tratamento de estados hipersecretórios.

É usada na forma de cloridrato.

Farmacocinética
- rapidamente e bem absorvida (cerca de 50% da dose oral) do trato gastrintestinal.
- muito rapidamente absorvida após administração intramuscular.
- liga-se fracamente (15%) a proteínas.
- atinge concentração plasmática máxima dentro de 1 a 3 horas após administração oral e dentro de 15 minutos após administração intramuscular.

10.4 FÁRMACOS DO TRATO GASTRINTESTINAL

- sofre significativa eliminação pré-sistêmica, dando metabólitos inativos: N-óxido, S-óxido e desmetilranitidina.
- duração de ação: basal e estimulada, até 4 horas; noturna, até 12 horas.
- biodisponibilidade: por via oral, cerca de 50%; por via intramuscular, 90% a 100%.
- meia-vida de eliminação: via oral, 2,5 a 3 horas; via parenteral, 2 a 2,5 horas.
- volume aparente de distribuição: 1,2 a 1,9 L/kg.
- excretada pelo leite materno.
- atravessa a barreira placentária.
- excretada principalmente pela urina (30% de uma dose oral e 68% a 79% de uma dose intravenosa na forma inalterada e menos de 10% na forma de metabólitos: o principal é o N-óxido) e o resto pelas fezes.
- removível por hemodiálise e diálise peritoneal.
- depuração renal nos sãos: aproximadamente 500 mL/minuto.

Doses

- via oral, adultos, inicialmente 150 mg duas vezes ao dia ou 300 mg ao deitar; para manutenção, 150 mg ao deitar.
- via intramuscular, adultos, 50 mg cada seis a oito horas.
- via intravenosa, adultos, o equivalente a 50 mg cada seis a oito horas, diluídos em 20 mL de solução intravenosa compatível e administrada por período não inferior a cinco minutos.
- infusão intravenosa, o equivalente a 50 mg cada seis a oito horas, diluídos em 100 mL de solução intravenosa compatível e administrada por período de 15 a 20 minutos.

Interações medicamentosas

- não potencializa os fármacos que têm sua biotransformação mediada pelo sistema oxigenase de função mista do citocromo P450.
- reduz acentuadamente a absorção do cetoconazol e diazepam.
- aumenta as concentrações plasmáticas do diltiazem.
- interage com fentanila, metoprolol, midazolam, nifedipino, teofilina e varfarina.
- antiácidos altamente potentes, propantelina e outros anticolinérgicos podem diminuir sua absorção.

▶ ANTAGON (Ativus), 10 e 20 comprimidos × 150 mg
8 e 16 comprimidos × 300 mg
▶ ANTAK (GlaxoSmithKline), 10 comprimidos efervescentes × 150 e 300 mg
▶ ANTAK 150 (GlaxoSmithKline), 10 e 20 comprimidos × 150 mg
▶ ANTAK 300 (GlaxoSmithKline), 8, 16 e 32 comprimidos × 300 mg
▶ ANTAK INJETÁVEL (GlaxoSmithKline), 5 amp. de 2 mL c/ 50 mg
▶ ANTAK XAROPE (GlaxoSmithKline), vidro de 120 mL com 150 mg/10 mL
▶ CLORIDRATO DE RANITIDINA (AB Farmo), 10, 20 e 30 comprimidos × 150 mg (genérico)
▶ CLORIDRATO DE RANITIDINA (Apotex), 20 comprimidos × 150 e 300 mg (genérico)
▶ CLORIDRATO DE RANITIDINA (Ativus), 10 e 20 comprimidos × 150 mg (genérico)
10, 20 e 30 comprimidos × 300 mg (genérico)
▶ CLORIDRATO DE RANITIDINA (Cinfa), 10, 14 e 20 comprimidos × 300 mg (genérico)
▶ CLORIDRATO DE RANITIDINA (EMS), 20 comprimidos × 150 e 300 mg (genérico)
6 e 100 amp. de 2 mL × 25 mg/mL (genérico)
▶ CLORIDRATO DE RANITIDINA (Eurofarma), 20 comprimidos × 150 mg
10 e 20 comprimidos × 300 mg (genérico)
▶ CLORIDRATO DE RANITIDINA (Hexal), 10 e 20 comprimidos × 150 mg (genérico)
10 comprimidos × 300 mg (genérico)
▶ CLORIDRATO DE RANITIDINA (Medley), 10 e 20 comprimidos × 150 e 300 mg (genérico)
▶ CLORIDRATO DE RANITIDINA (Merck), 20 comprimidos × 150 e 300 mg (genérico)
▶ CLORIDRATO DE RANITIDINA (Novartis), 20 comprimidos × 150 mg (genérico)
10 e 20 comprimidos × 300 mg (genérico)
▶ CLORIDRATO DE RANITIDINA (Ranbaxy), 10, 20 e 30 comprimidos × 150 e 300 mg (genérico)
▶ CLORIDRATO DE RANITIDINA (Teuto-Brasileiro), 10 comprimidos × 150 e 300 mg (genérico)
10 comprimidos × 300 mg (genérico)
amp. de 2 mL × 150 mg (genérico)
▶ CLORIDRATO DE RANITIDINA (União Química), 5 e 50 ampolas de 2 mL c/ 25 mg/mL (genérico)
▶ HYCIMET (Hypofarma), 100 amp. de 2 mL c/ 150 mg/mL
▶ LABEL (Asta), 20 comprimidos × 150 mg
fr. de 120 mL × 150 mg/10 mL
▶ LABEL 300 MG (Aché), 12 e 20 comprimidos × 300 mg
▶ LABEL INJETÁVEL (Aché), 6 amp. de 5 mL com 50 mg
▶ LOGAT (Libbs), 10 e 20 comprimidos × 150 mg
▶ LOGAT 300 (Libbs), 8 e 16 comprimidos × 300 mg
▶ LOGAT INJETÁVEL (Libbs), 5 amp. de 2 mL c/ 50 mg
▶ RADAN (Marjan), 20 comprimidos × 150 mg fr. de 100 mL com 75 mg/5 mL
8 comprimidos × 300 mg
▶ RANIBLOCK (Sandoz), 20 comprimidos × 150 mg
16 comprimidos × 300 mg
▶ RANIDIN 300 MG (União Química), 8 comprimidos × 300 mg
▶ RANITIDIL (Medquímica), 10 e 20 comprimidos × 150 mg
8, 16 e 32 comprimidos × 300 mg
▶ RANITIDINA (Merck), 20 comprimidos × 150 e 300 mg (genérico)
▶ RANITIDINA (Royton), 20 comprimidos × 150 mg
8 comprimidos × 300 mg
▶ RANITIDINA (Teuto-Brasileiro), 8, 16 e 32 comprimidos × 300 mg
5 amp. de 2 mL × 50 mg
▶ RANITIL (EMS), 20 comprimidos × 150 mg, 10 comprimidos × 300 mg
5 amp. de 2 mL com 50 mg
▶ REGALIL (Farmoquímica), 20 comprimidos × 150 mg
8 comprimidos revestidos × 300 mg
▶ TAZEPIN (Clímax), 10 e 20 comprimidos × 150 mg
5 amp. com 2 mL × 50 mg
▶ TAZEPIN RETARD (Clímax), 8 comprimidos × 300 mg
▶ ULCOREN (Medley), 20 comprimidos × 150 mg
10 comprimidos × 300 mg
▶ ZADINE (UCI-Farma), 10 e 200 comprimidos × 75 mg
20 comprimidos × 150 mg
16 comprimidos × 300 mg
▶ ZYLIUM 150 (Farmasa), 20 e 60 comprimidos × 150 mg
▶ ZYLIUM 300 (Farmasa), 8 e 32 comprimidos × 300 mg
▶ ZYLIUM 50 INJETÁVEL (Farmasa), 5 amp. de 5 mL c/ 50 mg

2. *Prostaglandinas*. O fármaco deste grupo disponível em nosso mercado é o misoprostol.

MISOPROSTOL

É derivado sintético da prostaglandina E_1. Exerce ação direta nos receptores da prostaglandina E_1, situados na superfície das células parietais gástricas. Atua inibindo a secreção gástrica basal e a estimulada pela histamina, pentagastrina, alimentos e café.

Em nosso meio, está sendo indevidamente usado como abortivo.

Farmacodinâmica
- agente antiúlcera e protetor da mucosa gástrica.

Farmacocinética
- rapidamente absorvido após administração oral.
- atinge concentração plasmática máxima em 30 a 60 minutos.
- sofre biotransformação rápida por desesterificação, dando ácido livre, e este, compostos mais polares.
- o ácido livre liga-se fortemente às proteínas séricas (cerca de 85%).
- meia-vida de eliminação: fase rápida, 1,7 hora; fase lenta, 157 horas.
- meia-vida do ácido livre: 20,6 minutos.
- excretado principalmente pela urina e também pelas fezes (15%), 80% da dose em 24 horas, na forma de metabólitos (73%).

Indicações
- tratamento de úlceras duodenais e gástricas.
- em conjunto com anti-inflamatórios não esteroides, profilaxia contra úlceras induzidas por fármacos anti-inflamatórios não esteroides.

Doses
- deve ser tomado após as refeições e ao deitar-se, durante quatro a oito semanas.
- via oral, úlceras duodenais, 800 µg por dia, divididos em 2 a 4 tomadas; úlceras gástricas, 200 µg quatro vezes por dia; úlceras, erosões e lesões hemorrágicas, 200 µg quatro vezes ao dia.

Contraindicações
- hipersensibilidade a prostaglandinas.
- gravidez.
- lactação.
- doença vascular cerebral.
- cardiopatia coronariana.

Efeitos adversos
- diarreia.
- cefaleia, dor abdominal.
- hemorragia uterina.

▶ CYTOTEC (Pharmacia Brasil), 28 comprimidos × 200 µg

3. *Inibidores da bomba protônica*. Neste grupo os comercializados no Brasil são: esomeprazol, lansoprazol, omeprazol, pantoprazol e rabeprazol.

ESOMEPRAZOL

É o isômero-S do omeprazol, bloqueador da bomba protônica nas células parietais gástricas. Proporciona um maior controle do pH intragástrico do que o omeprazol, o lansoprazol e o pantoprazol em pacientes portadores de doença do refluxo gastroesofágico. Na dose de 40 mg ao dia, fracionados em duas tomadas durante sete dias, e em terapêutica associada tríplice com claritromicina e amoxicilina é extremamente eficaz na erradicação do *Helicobacter pylori* em 90% dos casos. Em geral, após o tratamento tríplice não há necessidade de prolongamento da terapêutica com outros antissecretores. No tratamento de manutenção a longo prazo, não há benefício clínico adicional da dose de 40 mg em comparação com a de 20 mg. Comercializado como esomeprazol magnésico.

Farmacodinâmica
- agente antiúlcera.

Farmacocinética
- sofre rápida absorção após administração oral;
- atinge o pico da concentração plasmática entre 1 e 2 horas.
- a administração concomitante com claritromicina e amoxicilina aumenta os níveis plasmáticos do esomeprazol e da 14-hidroxiclaritromicina.
- a administração com alimentos diminui a ASC entre 33 e 53%.
- biodisponibilidade de cerca de 64% após uma dose de 40 mg e de 89% para 80 mg. Para a dose de 20 mg, em administração única, 50%, e de 68% para 20 mg em duas tomadas.
- volume de distribuição de cerca de 16 L.
- sofre biotransformação hepática extensa mediada pelas isoenzimas do sistema do citocromo P450, formando metabólitos inativos. A maioria da biotransformação depende do sistema CYP2C19 que forma os metabólitos hidroxi- e desmetila. O metabólito sulfona depende do sistema CYP3A4, porém com menor contribuição.
- 97% ligam-se às proteínas plasmáticas.
- meia-vida de 1 a 1,5 hora.
- cerca de 80% são excretados na urina sob a forma de metabólitos inativos e o restante nas fezes, também sob a forma inativa; < 1% excretado pela urina como composto original.

Indicações
- tratamento da esofagite de refluxo erosiva.
- tratamento de manutenção para prevenir recidiva de esofagite erosiva.
- tratamento da doença do refluxo gastroesofágico.
- tratamento sintomático da doença do refluxo gastroesofágico.
- tratamento da úlcera duodenal relacionada ao *H. pylori*.
- tratamento de erradicação do *H. pylori* em associação com tratamento antibacteriano adequado (claritromicina, amoxicilina).

Doses
- na doença do refluxo gastroesofágico com esofagite de refluxo erosiva, 40 mg uma vez ao dia durante 4 semanas. Pode-se prolongar o tratamento por mais 4 semanas nos casos de esofagite não cicatrizada ou nos pacientes com sintomatologia persistente.
- como manutenção, para prevenir recidiva, nos casos de esofagite de refluxo erosiva, 20 mg uma vez ao dia.
- para tratamento sintomático da doença do refluxo gastroesofágico sem esofagite (pirose, dor epigástrica), 20 mg uma vez ao dia por 4 semanas. Caso os sintomas não desapareçam nesse período, reavaliar o paciente.
- para tratamento da úlcera duodenal associada ao *H. pylori*, terapêutica tríplice com 20 mg de esomeprazol, 500 mg de claritromicina e 1 g de amoxicilina, 2 vezes ao dia durante 7 dias.

Contraindicações
- hipersensibilidade ao fármaco.
- gravidez e lactação.
- crianças.

Precauções
- as doses devem ser administradas uma hora antes das refeições. Nos pacientes com dificuldade de deglutição o comprimido deve ser disperso em meio copo d'água sem gás ou em suco de fruta. Em pacientes com sonda nasoenteral a dispersão deve ser administrada em até 30 minutos.
- como ocorre com o omeprazol, observar os pacientes submetidos a tratamento a longo prazo quanto ao risco de desenvolvimento de gastrite atrófica.

Efeitos adversos
- cefaleia, astenia, febre.
- artralgia, agravamento de artrite.
- dor abdominal, náuseas, vômitos, diarreia, constipação, boca seca.
- dermatite, prurido, urticária, angioedema.
- anemia, linfadenopatia cervical, epistaxe, leucocitose ou leucopenia, trombocitopenia.
- bilirrubinemia, aumentos de AST, ALT e fosfatase alcalina,
- glicosúria, hiperuricemia, hiponatremia, hipomagnesemia em uso prolongado (> 1 ano), deficiência de vitamina B_{12}, aumento ou perda de peso.
- dismenorreia, vaginite.
- agravamento de asma, tosse, dispneia, edema de laringe.
- cistite, albuminúria, hematúria, disúria.
- ginecomastia.
- parestesia, sonolência, insônia, vertigem, confusão mental, agitação, agressividade, depressão, alucinações.
- hipertensão, taquicardia.

Interações medicamentosas
- pode aumentar a concentração plasmática de fármacos biotransformados pelo sistema isoenzimático CYP2C19, quando usados concomitantemente: diazepam, citalopram, imipramina, clomipramina, fenitoína.
- a associação com diazepam reduz a depuração deste em 45%.
- o uso concomitante de fenitoína aumenta os níveis plasmáticos desta em 13%.
- como é inibidor da secreção ácida gástrica, interfere com a absorção de fármacos cuja biodisponibilidade depende do pH gástrico: cetoconazol, sais de ferro, digoxina.

▶ *ESOMEPRAZOL MAGNÉSIO (EMS)*, 14 e 28 comprimidos × 20 e 40 mg (genérico)
▶ *ESOMEPRAZOL MAGNÉSIO (Germed)*, 14 e 28 comprimidos × 20 e 40 mg (genérico)
▶ *ESOMEPRAZOL MAGNÉSIO (Legrand)*, 14 e 28 comprimidos × 20 e 40 mg (genérico)
▶ *ESOMEPRAZOL MAGNÉSIO (Nova-Química)*, 7, 14 e 28 comprimidos × 20 e 40 mg (genérico)
▶ *ESOMEPRAZOL MAGNÉSIO (Ranbaxy)*, 7 e 14 comprimidos × 20 e 40 mg (genérico)
▶ *ESOMEPRAZOL MAGNÉSIO TRI-HIDRATADO (Medley)*, 14 e 28 comprimidos × 14, 28 comprimidos
▶ *ESOP (Nova Química)*, 14 e 28 comprimidos 20 e 40 mg
▶ *EZOBLOC (Daiichi-Sankyo)*, 14 e 28 comprimidos × 20 e 40 mg
▶ *NEXIUM (AstraZeneca)*, 7 e 14 comprimidos × 20 e 40 mg
▶ *NEXIUM IV (AstraZeneca)*, 10 fr.-amp. × 40 mg (42,5 mg de esomeprazol sódico), (pó para solução injetável)

Associação
▶ *VIMOVO (AstraZeneca)*, (esometrazol magnésio 20 mg + naproxeno 500 mg por comprimido), 20 comprimidos

LANSOPRAZOL

É um benzimidazol substituído, assemelhando-se sua estrutura à do omeprazol; como este, é inibidor da bomba protônica. Em pH ácido é transformado em forma ativa, uma sulfenamida, que reage com os grupos tiólicos da enzima H^+, K^+-ATPase e assim a inibe. Essa inibição bloqueia o passo final da secreção ácida.

Produz taxas de cura mais altas que a ranitidina ou famotidina em pacientes com úlcera duodenal e gástrica. Cura úlceras duodenais mais rapidamente que a ranitidina ou famotidina.

Farmacodinâmica
- agente antiúlcera.

Farmacocinética
- administrado por via oral, é rapidamente absorvido; o alimento reduz a absorção em aproximadamente 50%; não se acumula no organismo.
- atinge a concentração plasmática máxima (1,038 ng/mL em jejum e 679 ng/mL após uma refeição) em 2,2 horas quando tomado em jejum e 3,5 horas se administrado após uma refeição; em idosos, este tempo dobra.
- sofre biotransformação extensiva por eliminação pré-sistêmica, dando dois metabólitos principais, lansoprazolsulfona e hidroxilansoprazol.
- a inibição da secreção ácida gástrica persiste por até 36 horas após uma dose única.
- meia-vida: 1,19 a 1,6 hora; nos idosos, 2,9 horas.
- biodisponibilidade: 85%.
- excretado pela urina (15%), sobretudo na forma de metabólitos, com menos de 1% na forma íntegra.
- não é removível por hemodiálise.

Indicações
- tratamento de úlcera duodenal, úlcera gástrica, esofagite de refluxo, síndrome de Zollinger-Ellison.

Doses
- via oral, adultos, para úlcera duodenal, 30 mg ao dia, durante duas a quatro semanas; para úlcera gástrica e esofagite de refluxo, 30 mg ao dia, durante quatro a oito semanas; para síndrome de Zollinger-Ellison, inicialmente 60 mg ao dia, aumentando-se a dose até o paciente ficar assintomático.
- a primeira dose deve ser ingerida pela manhã, em jejum; a segunda, também com o estômago vazio.
- para erradicação de *Helicobacter pylori*, em esquema tríplice, 30 mg de lansoprazol, 500 mg de claritromicina e 1 g de amoxicilina, duas vezes ao dia durante 10 a 14 dias. Para o esquema duplo, 30 mg de lansoprazol e 1 g de amoxicilina, três vezes ao dia por 14 dias.
- não se determinaram as doses para crianças.

CONTRAINDICAÇÕES
- hipersensibilidade ao lansoprazol.
- gravidez.
- lactação.
- disfunção hepática.

EFEITOS ADVERSOS
- constipação, diarreia, distensão abdominal, boca seca.
- tontura, náusea, cefaleia, insônia.
- exantema, prurido.
- anemia, leucopenia, eosinofilia, hipomagnesemia em uso prolongado.

INTERAÇÕES MEDICAMENTOSAS
- aumenta em cerca de 50% a depuração da teofilina.
- sucralfato retarda a sua absorção e reduz sua biodisponibilidade em aproximadamente 30%.

▶ ANZOPROL (UCI-Farma), 7 e 14 cáps. × 30 mg
▶ DIPROX (Sintofarma), 7 cáps. de liberação retardada × 30 mg
▶ ILSATEC (Boehringer), 7 cáps. × 30 mg
▶ LANOGASTRO (Teuto-Brasileiro), 7 e 14 cáps. × 30 mg
▶ LANSOPRAZOL (EMS), 14 e 28 cáps. × 15 e 30 mg (genérico)
7 cáps. × 30 mg
▶ LANSOPRAZOL (Eurog./Legrand), 7 e 14 cáps. × 15 e 30 mg (genérico)
▶ LANSOPRAZOL (Germed), 7 e 14 cáps. × 15 e 30 mg (genérico)
▶ LANSOPRAZOL (Medley), 7 e 28 cáps. × 15 mg (genérico)
7, 14 e 28 cáps. × 30 mg
▶ LANZ (Sigma Pharma), 14 cáps. × 15 mg, 7 cáps. × 30 mg
▶ LANZOL (Aché), 7 cáps. × 30 mg
▶ OGASTRO (Abbott), 14 cáps. × 15 mg
7, 14 e 28 cáps. × 30 mg
▶ PRAZOL (Medley), 14 e 28 cáps. × 15 mg; 7 e 14 cáps. × 30 mg

ASSOCIAÇÕES
▶ ANZOPAC (UCI-Farma), (lansoprazol 30 mg por cápsula), 14, 20 e 28 cáps. + (claritromicina 500 mg por comprimido)
14, 20 e 28 comprimidos + (amoxicilina 500 mg por cápsula), 28, 40 e 56 cáps.
▶ H. BACTER IBP (Cifarma), (lansoprazol 30 mg por cápsula), 14 cáps. + (claritromicina 500 mg por comprimido), 2 comprimidos + (amoxicilina 500 mg por cáps.), 4 cáps.
▶ HELICOPAC (Sigma Pharma), (lansoprazol 30 mg), 14 cáps. + (claritromicina 500 mg) 14 comprimidos + (amoxicilina 1 g), 14 comprimidos
▶ HELIKLAR (Abbott), (lansoprazol 30 mg + claritromicina 500 mg + amoxicilina 500 mg por cápsula, comprimido e cápsula), 14 cáps. de liberação controlada + 7 comprimidos + 7 cáps., respectivamente
▶ LANSODOM (Medley), (lansoprazol 15 ou 30 mg + 10 mg de domperidona por cápsula), 30 cáps.
▶ LANSOPRID (Medley), (lansoprazol 15 ou 30 mg por cápsula), 7 cáps. + (bromoprida 10 mg por cápsula), 21 cáps.
▶ LASOPRAZOL + CLARITROMICINA + AMOXICILINA (Teuto-Brasileiro), (lansoprazol 30 mL + claritromicina 500 mg + amoxicilina 500 mg), 14 comprimidos, 2 comprimidos e 4 cáps., respectivamente
▶ PYLORIPAC (Medley), (lansoprazol 30 mg + claritromicina 500 mg + amoxicilina 500 mg por cápsula, comprimido e cápsula, respectivamente), 14 cáps. + 14 comp. + 28 cáps.
▶ PYLORITRAT IBP (Teuto-Brasileiro) (lanzoprazol 30 mg + claritromicina 500 mg + amoxicilina 500 mg, 7 cartuchos com 8 comprimidos

OMEPRAZOL

Corresponde a um benzimidazol substituído. Em pH neutro é quimicamente estável e sem atividade inibitória. Em pH 5 e mais baixo sofre rearranjo, dando um ácido sulfênico e uma sulfenamida, que reagem com os grupos tiólicos da enzima H^+, K^+-ATPase, a bomba protônica, e assim a inibem irreversivelmente. Essa inibição impede a produção do ácido clorídrico pela célula parietal por estímulo dos receptores colinérgicos, histaminérgicos e gastrinérgicos.

FARMACODINÂMICA
- agente antiúlcera.

FARMACOCINÉTICA
- administrado por via oral, é rapidamente absorvido.
- liga-se fortemente (95%) às proteínas plasmáticas.
- início de ação: rápido.
- biodisponibilidade depende da dose e do pH gástrico, podendo atingir 70% com administração repetida.
- sofre biotransformação hepática quase completa, dando três metabólitos principais, um dos quais é ativo.
- duração da ação: 4 a 72 horas.
- meia-vida de eliminação: 30 a 90 minutos.
- excretado principalmente pela urina, sobretudo na forma de metabólitos.

INDICAÇÕES
- tratamento de úlcera duodenal, úlcera gástrica, esofagite de refluxo, síndrome de Zollinger-Ellison, adenoma endócrino múltiplo e mastocitose sistêmica.

DOSES
- via oral, adultos, para úlcera duodenal, úlcera gástrica e esofagite de refluxo, 20 mg antes do desjejum, durante duas semanas; se não houver cicatrização, prolongar o tratamento por mais duas a seis semanas; nos doentes refratários a outros medicamentos, 40 mg uma vez ao dia, durante quatro semanas para os pacientes com úlcera duodenal e durante oito semanas para os casos de úlcera gástrica ou esofagite de refluxo; não se recomendam tratamentos por mais de oito semanas.
- para erradicação do *H. pylori*, em esquema duplo, 40 mg de omeprazol, ao dia e 500 mg de claritromicina três vezes por dia durante 14 dias. Em pacientes portadores de úlcera, desde o início do tratamento, recomenda-se o uso adicional de omeprazol 20 mg/dia durante 14 dias. Para o esquema tríplice, 20 mg de omeprazol, 500 mg de claritromicina e 1 g de amoxicilina duas vezes ao dia durante 10 dias. Nos portadores de úlcera, no início do tratamento, administrar dose adicional de omeprazol de 20 mg/dia durante 18 dias.
- via oral, adultos, para síndrome de Zollinger-Ellison, inicialmente, 60 mg uma vez ao dia, ajustando-se individualmente a dose por período de tempo que será determinado pela evolução clínica do paciente; doses acima de 80 mg ao dia devem ser divididas em duas tomadas; o tratamento pode prolongar-se por oito semanas ou mais; neste último caso deve ser feito com acompanhamento médico rigoroso.
- por via IV, nos pacientes nos quais o tratamento por VO não está indicado, 40 mg/dia. Nos portadores de síndrome de Zollinger-Ellison, 60 mg/dia. Podem-se utilizar doses adicionais, mas quando elas excederem 60 mg/dia deverão ser fracionadas. Para injeção IV, diluir o omeprazol em 10 mL do diluente adequado e aplicá-lo lentamente por, no mínimo, 2,5 minutos e com uma velocidade máxima de 4 mL/min. Para infusão IV, diluir o omeprazol em 100 mL de soro fisiológico ou glicosado a 5% e administrar em 20 a 30 minutos. Pode-se prolongar a infusão em até 12 horas quando utilizado o soro fisiológico e em até 6 horas quando com o glicosado.
- para crianças < 20 kg, por VO, 10 mg ao dia. Para ≥ 20 kg, 20 mg/dia.

CONTRAINDICAÇÕES
- hipersensibilidade ao omeprazol.
- gravidez.
- lactação.

EFEITOS ADVERSOS
- náusea, diarreia, cólicas abdominais, parestesia, tontura, cefaleia, obstipação, flatulência, fraqueza, secura da boca, sonolência, exantemas, leucopenia.
- deficiência de sódio no sangue.
- insuficiência renal aguda secundária a nefrite intersticial.
- ginecomastia.
- hipomagnesemia em uso prolongado (> 1 ano).

INTERAÇÕES MEDICAMENTOSAS
- pode resultar na redução em absorção de ésteres da ampicilina, cetoconazol e sais de ferro.
- pode causar diminuição da biotransformação hepática de anticoagulantes cumarínicos ou indandiônicos, diazepam ou fenitoína e assim prolongar o tempo de eliminação e aumentar a concentração sérica destes fármacos.
- pode aumentar os efeitos leucopênicos e/ou trombocitopênicos dos depressores da medula óssea.
- depressores da medula óssea podem aumentar os seus efeitos leucopênicos e/ou trombocitopênicos.

▶ BIOPRAZOL (Glenmark), 14 cáps. × 10 mg 7 e 14 cáps. × 20 mg
▶ EUPEPT (Cifarma), 7 e 14 comprimidos × 10 e 20 mg
▶ GASPIREN (Biolab-Sanus), 14 cáps. × 20 mg
▶ GASTRIUM (Aché), 14 cáps. × 10 mg
7 e 14 cáps. × 20 mg
7 e 28 cáps. × 40 mg
▶ KLISPEL (Ativus), 14 cáps. × 10 mg
7 cáps. × 20 e 40 mg
▶ LOMEPRAL (Pharmacia Brasil), 14 cáps. × 10 mg
7 cáps. × 20 mg
▶ LOPRAZOL (Teuto-Brasileiro), 14 cáps. × 10 mg
7 e 14 cáps. × 20 mg
▶ LOSEC MUPS (AstraZeneca), (omeprazol magnésio), 14 comprimidos × 10 mg
7 e 14 comprimidos × 20 mg
7 comprimidos × 40 mg
▶ LOZAP (Farmoquímica), 14 cáps. × 10 mg
7, 14 e 28 cáps. × 20 mg
7 cáps. × 40 mg
▶ LOZEPREL (Multilab), 14 e 28 cáps. × 20 mg 56 cáps. × 20 mg
▶ MEPRAZ (Eurofarma), 25 fr.-amp. c/ diluente de 10 mL × 40 mg
▶ MEPRAZOL (Medquímica), 14 cáps. × 10 e 20 mg
7 cáps. × 20 e 40 mg
▶ OMEP (UCI-Farma), 14 cáps. × 10 mg; 7 e 14 cáps. × 20 mg
▶ OMEPRASEC (Aventis Pharma), 14 cáps. × 10 mg;
7 cáps. × 20 mg

FÁRMACOS ANTISSECRETORES **10.7**

- OMEPRAZOL *(Biosintética), 7 e 14 cáps. × 10 e 20 mg (genérico)*
- OMEPRAZOL *(Cristália), 25 fr.-amp. com 40 mg c/ diluente (solução injetável), (genérico)*
- OMEPRAZOL *(EMS), 14 comprimidos × 10 mg (genérico)*
  7, 14 e 28 comprimidos × 20 mg (genérico)
  7 comprimidos × 40 mg (genérico)
- OMEPRAZOL *(Eurofarma), fr.-amp. c/ 40 mg (solução injetável), (genérico)*
- OMEPRAZOL *(Germed), 14 comprimidos × 10 mg (genérico)*
  7, 14 e 28 comprimidos × 20 mg (genérico)
  7 comprimidos × 40 mg (genérico)
- OMEPRAZOL *(Hexal), 20 cáps. × 10 mg*
  10 cáps. × 20 mg
- OMEPRAZOL *(Libbs), 14 cáps. × 10 mg (genérico)*
  7 e 28 cáps. × 20 mg (genérico)
  7 cáps. × 40 mg (genérico)
- OMEPRAZOL *(Medley), 14 cáps. × 10 mg (genérico)*
  7 e 14 cáps. × 20 mg (genérico)
  7 cáps. × 40 mg (genérico)
- OMEPRAZOL *(Merck), 7 e 14 comprimidos × 20 mg (genérico)*
- OMEPRAZOL *(Neo-Química), 14 cáps. × 20 mg*
- OMEPRAZOL *(Ratiopharm), 7, 14 e 28 comprimidos × 20 mg (genérico)*
- OMEPRAZOL *(Royton), 14 cáps. × 10 e 20 mg*
- OMEPRAZOL *(Teuto-Brasileiro), 14 cáps. × 10 mg (genérico)*
  7, 14, 28 e 56 cáps. × 20 mg (genérico)
- OMEPRAZOL SÓDICO *(Eurofarma), 25 fr.- amp. com diluente × 40 mg (genérico), (sol. injetável)*
- OPRAZON *(Ariston), 14 cáps. × 20 mg*
  20 fr.-amp. c/ 10 mL de diluente com 40 mg
- PEPRAZOL *(Libbs), 14 cáps. × 10 mg*
  7 e 28 cáps. × 20 mg
  7 cáps. × 40 mg
- PRATIPRAZOL *(Prati, Donaduzzi), 14 cáps. × 10 mg*
  7 e 28 cáps. × 20 mg
  7 cáps. × 40 mg
- ULCOZOL *(Merck-Bagó), 14 e 28 cáps. × 20 mg*
- VICTRIX *(Farmasa), 7 e 14 cáps. × 20 mg*
  14 e 28 cáps. × 10 mg
  1 fr.-amp. com 40 mg

Associações
- ERRADIC *(Libbs), (omeprazol 20 mg por cápsula) + (amoxicilina 500 mg por cápsula) + (claritromicina 500 mg por cápsula), 14 e 20, 14 e 20 e 28 e 40 comprimidos, respectivamente*
- ERRADIC UG *(Libbs), (omeprazol 20 mg por cápsula gastrorresistente) + (amoxicilina 500 mg por cápsula) + (claritromicina 500 mg por comprimido), 7 cartelas do esquema tríplice e 21 cáps. de omeprazol*
- H. BACTER *(Cifarma), (lansoprazol 30 mg), 14, 20 e 28 cáps. + (claritromicina 500 mg), 14, 20 e 28 comp. + (amoxicilina 500 mg), 28, 40 e 56 cáps.*
- OMEPRAMIX *(Aché), (omeprazol 20 mg), 14 cáps. + (claritromicina 500 mg), 14 comprimidos + (amoxicilina 500 mg), 28 cáps.*

PANTOPRAZOL

É um benzimidazol substituído, como o lansoprazol e omeprazol, tendo o grupo difluormetoxi unido à fenila do biciclo. Atua como inibidor da bomba protônica. Em pH abaixo de 3 sofre rearranjo, dando uma sulfenamida cíclica, que se liga covalentemente às cisteínas dos segmentos quinto e sexto da membrana da H^+, K^+-ATPase gástrica, a bomba protônica, e assim a inibe. Essa inibição, que aumenta com o aumento da secreção ácida, acarreta supressão potente e prolongada da secreção ácida basal e estimulada pela histamina, acetilcolina e gastrina. É mais estável que o omeprazol em meio neutro ou moderadamente ácido.

Sua eficácia e potência são comparáveis às do omeprazol. É superior à ranitidina no tratamento de úlceras duodenais agudas não complicadas, úlcera gástrica e esofagite de refluxo.

É usado nas formas de sal sódico sesqui-hidratado e magnésio di-hidratado. Esta última forma apresenta meia-vida maior.

Farmacodinâmica
- agente antiúlcera.

Farmacocinética
- administrado por via oral, após a dissolução do comprimido entérico é rápida e completamente absorvido.
- distribui-se amplamente no organismo.
- liga-se fortemente (98%) às proteínas plasmáticas.
- atinge a concentração plasmática máxima (2-3 µg/mL) em 2,5 horas.
- biodisponibilidade: 77%.
- sofre biotransformação hepática extensa, dando vários metabólitos, principalmente sulfato de desmetilpantoprazol.
- meia-vida: do pantoprazol — cerca de uma hora; do metabólito principal — cerca de 1,5 h; a meia-vida aumenta nos pacientes com cirrose hepática grave.
- volume de distribuição: cerca de 0,15 L/kg.
- depuração sérica total: 0,13 L/h/kg; esta diminui consideravelmente nos pacientes com cirrose hepática grave.
- excretado principalmente (80%) pela urina, quase totalmente na forma de metabólitos, sobretudo sulfatos conjugados, e pelas fezes.

Indicações
- tratamento de úlcera duodenal, úlcera gástrica, esofagite de refluxo moderada e grave.

Doses
- via oral, adultos, 40 mg ao dia, antes do desjejum, podendo ser aumentada até 80 mg ao dia; idosos e pacientes com insuficiência renal não devem ultrapassar a dose de 40 mg ao dia; o tratamento de úlcera duodenal deve continuar durante duas semanas; da úlcera gástrica e esofagite de refluxo, durante quatro e oito semanas; não se recomendam tratamentos por mais de oito semanas.
- não se tem experiência com o tratamento de crianças.

Contraindicações
- hipersensibilidade ao pantoprazol.
- insuficiência hepática.
- gravidez.
- lactação.

Precauções
- antes de iniciar o tratamento, deve-se excluir a possibilidade de úlcera gástrica maligna e doenças malignas do esôfago, já que o tratamento com pantoprazol pode aliviar os sintomas e causar atraso no seu diagnóstico.
- o diagnóstico de esofagite de refluxo deve ser confirmado por endoscopia.
- não é indicado em distúrbios gastrintestinais leves, como dispepsia nervosa.

Efeitos Adversos
- diarreia, cefaleia, tonturas, prurido, exantema.
- dores abdominais, flatulência, edema, febre, depressão e distúrbios visuais (turvação visual).
- hipomagnesemia em uso prolongado (> 1 ano).

Interações Medicamentosas
- reduz a absorção do cetoconazol.
- não interage com antiácidos, diclofenaco, digoxina e femprocumona.
- visto que seu potencial para interagir com o sistema enzimático P450 é menor que o de outros inibidores da bomba protônica, não interage com anticoncepcionais hormonais, diazepam, fenazona, fenitoína, nifedipino, teofilina e varfarina.

- GASTROPAN *(Neo-Química), 14 comprimidos × 40 mg*
- NOPROP *(Farmasa), 7 e 14 comprimidos × 40 mg*
- PANTOCAL *(Eurofarma), 7 e 14 comprimidos × 40 mg*
- PANTONAX *(Medquímica), 7 e 14 comprimidos × 40 mg*
- PANTOPRAZOL *(EMS), 7, 14 e 28 comprimidos × 20 e 40 mg (genérico)*
- PANTOPRAZOL *(Eurofarma), 7, 14 e 28 comprimidos × 40 mg (genérico)*
- PANTOPRAZOL *(Germed), 14 e 28 comprimidos × 20 e 40 mg (genérico)*
- PANTOPRAZOL *(Medley), 7 e 14 comprimidos × 20 e 40 mg (genérico)*
- PANTOZOL *(Nycomed), 2, 7, 14, 28, 42 e 56 comprimidos × 40 mg*
  2 e 28 envelopes × 40 mg (grânulos)
- PANTOZOL EV *(Nycomed), fr.-amp. × 40 mg c/ 10 mL de diluente*
- PANTRAT *(Cifarma), 7 e 14 comprimidos × 40 mg*
- PRAZY *(EMS), 28 comprimidos × 20 e 40 mg*
- TECTA *(Nycomed), 30 e 60 comprimidos × 40 mg*
- ZIPROL *(Baldacci), 14 comprimidos × 20 e 40 mg*
- ZURCAL *(Novartis), 7, 14 e 28 comprimidos × 20 e 40 mg*

RABEPRAZOL

É um benzimidazol substituído que inibe a secreção gástrica por meio da inibição da bomba de prótons. Possui ação comparável à do omeprazol e superior à da ranitidina e famotidina. Com tratamento a longo prazo há um aumento do nível de gastrina de jejum e relacionado com a dose. Como com outros inibidores da bomba protônica, estimula a proliferação de células enterocromafínicas com consequente hiperplasia.

Farmacodinâmica
- agente antiúlcera.

Farmacocinética
- após absorção oral é detectado no plasma em cerca de 1 hora. Cerca de 30% de uma dose são absorvidos.
- atinge a concentração plasmática máxima de 2 a 5 horas após administração de 20 mg.
- doses múltiplas não exercem efeito cumulativo.
- biodisponibilidade de cerca de 52%.
- sofre biotransformação extensa, produzindo os metabólitos inativos tioéter, mediante redução, e sulfona. *In vitro* as isoenzimas 3A4 e 2C19 do sistema do citocromo P450 são responsáveis pela

formação do metabólito sulfona e desmetilrabeprazol, respectivamente.
- 96,3% ligam-se às proteínas plasmáticas.
- meia-vida de cerca de 1 a 2 horas.
- 30 a 35% são eliminados pela urina sob a forma de metabólitos: um ácido carboxílico tioéter e seu glicurônico, e metabólitos ácidos mercaptúricos. O restante é eliminado pelas fezes.

Indicações
- tratamento de úlcera gástrica, duodenal e refluxo gastroesofágico.
- como profilático da recidiva de úlceras gastroduodenais e do refluxo gastroesofágico.
- tratamento de condições hipersecretórias gástricas, inclusive síndrome de Zollinger-Ellison.

Doses
- tratamento da úlcera duodenal, para adultos, 20 a 40 mg uma vez ao dia, por 4 a 8 semanas, podendo ser administrado por mais 8 semanas se não houver resposta clínica inicial.
- para esofagite de refluxo, 10 a 20 mg uma vez ao dia por 8 semanas.
- como profilático, utilizar a mesma dose para o tratamento da úlcera ou do refluxo.
- para tratamento da hipersecreção (como Zollinger-Ellison), iniciar com 60 mg/dia. Doses posteriores poderão ser necessárias até 100 mg/dia.

Contraindicações
- hipersensibilidade ao rabeprazol.
- gravidez.
- lactação.
- crianças.

Precauções
- reduzir a dose na presença de insuficiência hepática.

Efeitos Adversos
- febre, astenia, dor torácica.
- reações alérgicas e de fotossensibilidade.
- hipertensão, angina do peito, infarto do miocárdio, alterações eletrocardiográficas, tais como bloqueio de ramo, prolongamento do QT, bradicardia ou taquicardia sinusal.
- dor abdominal, diarreia, náuseas, vômitos, dispepsia, anorexia, melena, colelitíase, colecistite, esofagite, glossite, estomatite, proctite.
- insônia, ansiedade, tontura, depressão, sonolência, neuralgia, vertigem, convulsão, alteração da libido.
- albuminúria, alteração plaquetária, aumento de CPK, hipercolesterolemia, hiperglicemia, hipopotassemia, hiponatremia, leucocitose, alteração das enzimas hepáticas, aumento do PSA.

Interações Medicamentosas
- pode inibir a biotransformação da ciclosporina.
- pode interferir com a absorção de fármacos que dependem do pH gástrico (aumento da concentração da digoxina e diminuição de cerca de 30% da biodisponibilidade do cetoconazol). Contudo, a administração concomitante de antiácidos não altera a concentração do rabeprazol.

▶ *PARIET (Janssen-Cilag), 14 comprimidos × 10 mg*
   7, 14 e 28 comprimidos × 20 mg
▶ *RABIETAL (UCI-Farma), 7 e 14 comprimidos de liberação retardada × 10 mg*
   7, 14 e 28 comprimidos de liberação retardada × 20 mg

4. *Diversos*. Três são os disponíveis em nosso meio: mesalazina, subcitrato de bismuto coloidal e sucralfato.

MESALAZINA

Chamada mesalamina nos Estados Unidos, corresponde ao ácido 5-aminossalicílico (5-ASA).

Seu mecanismo de ação é incerto. Entretanto, por bloquear a ciclo-oxigenase e inibir a biossíntese de prostaglandinas no cólon, exerce efeito inibitório local sobre a produção de metabólitos do ácido araquidônico, produção esta que é aumentada em pacientes portadores da doença inflamatória crônica dos intestinos.

Farmacodinâmica
- supressora da doença inflamatória dos intestinos.

Farmacocinética
- administrada por via retal, é pouco absorvida do cólon (menos de 15%, em média).
- a mesalazina absorvida é rapidamente acetilada a N-acetil-5-ASA, que é desativada pelo menos em dois lugares, o epitélio colônico e o fígado.
- meia-vida de eliminação: da mesalazina, 3 horas; do metabólito N-acetil-5-ASA, 5 a 10 horas.
- a porção não absorvida é excretada pelas fezes; a parte absorvida é eliminada pela urina; 10 a 30% da dose administrada são excretados pela urina dentro de 24 horas como N-acetil-5-ASA.

Indicações
- tratamento e remissão de colite ulcerativa leve a moderada, proctossigmoidite e proctite.

Doses
- via retal, adultos e adolescentes, 3 g de pó diluídos em 100 mL como enema de retenção.
- via retal, adultos e adolescentes, 2 a 4 supositórios de 250 mg ao dia.
- via oral, para adultos, iniciar com 2 g ao dia em doses fracionadas, podendo ser aumentada até 4 g por dia.
- via oral, para crianças, 20 a 30 mg/kg ao dia em doses fracionadas.

Contraindicações
- sensibilidade à mesalazina, salicilatos e outros fármacos de estrutura análoga.
- gravidez.
- lactação.

Precauções
- pacientes sensíveis a salicilatos podem ser sensíveis também à mesalazina.
- deve-se levar em consideração a relação risco/benefício nos pacientes com insuficiência renal.

Efeitos Adversos
- irritação nasal, síndrome de intolerância aguda.
- cólicas ou dores abdominais ou estomacais.
- formação de gases ou flatulência.
- cefaleia, náusea.
- perda de cabelo.

▶ *ASALIT (Merck), 20 comprimidos × 400 mg*
   10 supositórios × 250 mg
   1 envelope de 3 g com fr. de 100 mL de solução diluente
▶ *MESACOL (Altana), 30 comprimidos × 400 e 800 mg*
   10 supositórios × 250 e 500 mg
▶ *MESALAZINA (EMS), 3 envelopes de 100 mL com 3 g (enema), (genérico)*
▶ *MESALAZINA (Eurog./Legrand), 3 envelopes de 100 mL com 3 g (enema), (genérico)*
▶ *MESALAZINA (Germed), 3 envelopes de 100 mL com 3 g (enema), (genérico)*
▶ *PENTASA (Ferring), 15 e 28 supositórios × 1.000 µg*
   50 e 60 sachês × 1 e 2 g
   50 e 100 comprimidos de liberação controlada × 500 mg

SUBCITRATO DE BISMUTO COLOIDAL

Consiste em um complexo coloidal polinuclear do sal de amônio potássico de oxoidroxocitratobismutato(III).

Manifesta eficácia comparável à dos anti-histamínicos H_2, como cimetidina ou ranitidina, em pacientes com úlcera duodenal. Além disso, atua contra *Campylobacter pylori*, microrganismo com provável ação ulcerogênica.

Seu mecanismo de ação não está perfeitamente esclarecido. Em presença de acidez gástrica, o bismuto coloidal forma um precipitado abundante que se deposita sobre o nicho ulceroso e arredores. Os produtos da necrose tecidual, oriundos da úlcera, por quelação, formam camada protetora insolúvel, impedindo o ataque de fatores agressivos, principalmente ácido clorídrico. Assim, a cicatrização pode evoluir até a completa restauração da mucosa.

Farmacodinâmica
- agente antiúlcera.

Farmacocinética
- administrado por via oral, atinge a concentração máxima no fim de 4 semanas, raramente alcançando níveis superiores a 50 mg/mL.
- pequena quantidade absorvida é eliminada pela urina.
- a maior parte do bismuto é excretada pelas fezes.

Indicações
- tratamento de úlceras gástrica e duodenal, esofagite de refluxo, gastrite e duodenite.

Doses
- via oral, 120 mg quatro vezes ao dia, meia hora antes ou meia hora depois das três principais refeições e ao deitar, durante 4 a 8 semanas. Recomenda-se intervalo de 8 semanas entre um ciclo e outro de tratamento.

Contraindicações
- hipersensibilidade ao bismuto.
- gravidez.
- lactação.
- insuficiência renal grave.

Precauções
- a intoxicação com sais de bismuto pode acarretar encefalopatia reversível, com o uso prolongado.
- durante o tratamento com este fármaco, não se recomenda o uso de bebidas alcoólicas ou fumo.
- não devem ser ingeridas bebidas gaseificadas, antiácidos ou leite meia hora antes e meia hora depois da administração do fármaco.

Efeitos Adversos
- náuseas, vômitos, diarreia, tontura, cefaleia.
- escurecimento dos dentes e da língua.

- escurecimento das fezes, devido à formação do sulfeto de bismuto.
- erupção cutânea.

INTERAÇÕES MEDICAMENTOSAS
- pode reduzir a absorção gastrintestinal de cálcio e ferro.
- inibe a eficácia das tetraciclinas tomadas por via oral.
- antiácidos e alimentos podem interferir com sua ação.

▶ PEPTULAN (Farmasa), 28 e 112 comprimidos × 120 mg

SUCRALFATO

É complexo constituído de sacarose sulfatada e hidróxido de alumínio. No suco gástrico dissocia-se, liberando ânion altamente polar que é essencialmente não absorvível.

Exerce ação local formando com o exsudato proteináceo (albumina e fibrinogênio) um complexo úlcera-aderente que cobre o local da úlcera e, assim, a protege contra o ataque por parte do suco gástrico, pepsina e sais biliares. Sua atividade antiúlcera deve-se, em grau menor, à formação de uma barreira viscosa na superfície da mucosa intacta do estômago e duodeno. Também inibe a atividade da pepsina.

FARMACODINÂMICA
- agente antiúlcera, protetor da mucosa gástrica.

FARMACOCINÉTICA
- administrado por via oral, 3% a 5% do componente dissacarídio e menos de 0,02% de alumínio são absorvidos do trato gastrintestinal.
- duração do efeito: 5 horas.
- eliminado principalmente (90%) pelas fezes; pequenas quantidades do sulfato dissacarídio são excretadas pela urina.

INDICAÇÕES
- tratamento da úlcera duodenal, úlcera gástrica e esofagite de refluxo.
- tratamento de mucosite e estomatite orais subsequentes à radioterapia de câncer de cabeça e pescoço.
- adjuvante no tratamento de artrite reumatoide.
- profilaxia e tratamento de ulceração e hemorragia induzidas por estresse.
- profilaxia da úlcera gástrica.

DOSES
- via oral, adultos, para tratamento de úlcera duodenal e gástrica e esofagite de refluxo, um grama quatro vezes ao dia uma hora antes de cada refeição e ao deitar; para profilaxia de úlcera duodenal, um grama duas vezes por dia com estômago vazio.
- crianças, para tratamento da úlcera duodenal, não se estabeleceu dose; em esofagite de refluxo, 500 mg quatro vezes por dia uma hora antes de cada refeição e ao deitar.

CONTRAINDICAÇÕES
- sensibilidade ao sucralfato.
- gravidez.

PRECAUÇÕES
- deve-se avaliar a relação risco/benefício nos seguintes quadros clínicos; disfagia, insuficiência renal, obstrução do trato gastrintestinal.

EFEITOS ADVERSOS
- constipação.
- sonolência, obnubilação, tontura, secura da boca.
- diarreia, indigestão, náusea, cólicas ou dor estomacais.
- dor nas costas.
- exantema, urticária, coceira.

INTERAÇÕES MEDICAMENTOSAS
- pode diminuir a absorção de cimetidina, ciprofloxacino, digoxina, fenitoína, norfloxacino, ofloxacino, quinidina, ranitidina, teofilina, tetraciclinas orais, varfarina ou vitaminas lipossolúveis; pacientes devem tomar estes fármacos duas horas antes do sucralfato.
- medicamentos contendo alumínio podem causar intoxicação por alumínio em pacientes com insuficiência renal.
- antiácidos podem interferir em sua ligação à mucosa; pacientes não devem tomar estes medicamentos dentro de meia hora antes ou depois do sucralfato.

▶ SUCRAFILM (Sigma Pharma), 30 comprimidos mastigáveis × 1 g
20 flaconetes de 10 mL com 200 mg/mL

▶ ANTIÁCIDOS

Antiácidos são fármacos de escolha para gastrite aguda, sendo também úteis no controle da úlcera péptica. São indicados igualmente no tratamento de sintomas funcionais, tais como azia, dispepsia e indigestão ácida. Eles aliviam a dor, promovem a cicatrização e previnem a ocorrência de recidivas. Alguns também inativam a pepsina e exercem ação adsorvente. Seu uso principal é no tratamento da hiperacidez e do refluxo gastroesofágico.

Em adição aos antiácidos, outros fármacos, como anticolinérgicos e anti-histamínicos H_2, além da mudança de certos hábitos, como repousar e abandonar o vício do fumo, podem impedir a necessidade de cirurgia para a retirada da úlcera péptica.

Os antiácidos orais são, geralmente, compostos básicos de alumínio, cálcio e magnésio. Eles reagem com o ácido clorídrico no estômago para formar compostos neutros menos ácidos ou pouco solúveis. Seu efeito é, em geral, de apenas 20 a 30 minutos, por causa do rápido esvaziamento gástrico. O emprego adequado destas preparações orais eleva o pH do estômago a 5,0 ou mais, o que resulta na inativação da pepsina e facilita a cura da úlcera péptica. As preparações líquidas são, geralmente, mais eficazes que os comprimidos.

Segundo a sua maior ou menor absorção, os antiácidos são divididos em dois tipos: a) absorvíveis; são mais potentes, produzindo neutralização rápida e completa; o uso contínuo destes antiácidos pode resultar em alcalose; exemplos: bicarbonato de sódio e carbonato de cálcio; b) não absorvíveis; são os preferidos, por causarem menores efeitos adversos; reagem com o ácido clorídrico formando sais pouco absorvíveis ou não absorvíveis, elevando assim o pH gástrico e diminuindo a atividade da pepsina; exemplos: hidróxido de alumínio, hidróxido de magnésio e magaldrato.

CONTRAINDICAÇÕES
- primeiro trimestre da gravidez.
- apendicite ou sintomas de apendicite.
- hemorragia gastrintestinal ou retal não diagnosticada.
- menores de 6 anos, a menos que seja prescrito pelo médico.

EFEITOS ADVERSOS
- constipação.
- diarreia.

INTERAÇÕES MEDICAMENTOSAS
- podem reduzir os efeitos terapêuticos de antidiscinéticos, antimuscarínicos e metenamina.
- podem dissolver muito rapidamente o revestimento entérico das drágeas de bisacodil, resultando em irritação gástrica ou duodenal.
- podem causar redução acentuada na absorção do cetoconazol.
- podem diminuir a absorção de cimetidina, preparações de ferro orais, famotidina, nizatidina, ranitidina, sucralfato ou tetraciclinas orais.
- podem retardar, mas não reduzir, a absorção de clordiazepóxido e diazepam.
- podem diminuir significativamente a concentração plasmática do diflunisal.
- podem inibir a absorção dos fenotiazínicos, especialmente da clorpromazina oral, dos glicósidos digitálicos e dos tioxantênicos orais.
- podem impedir a absorção de sais de fosfato.
- podem aumentar a absorção de levodopa.
- podem aumentar a excreção de salicilatos.
- anticoagulantes cumarínicos ou indandiônicos podem diminuir sua absorção.

As preparações antiácidas mais comumente usadas podem ser divididas em três grupos: antiácidos isolados, misturas de antiácidos e associações de antiácidos com outros fármacos.

▶ Antiácidos isolados

Em sua maioria, são compostos simples ou complexos contendo alumínio, cálcio ou magnésio e, às vezes, silício. Determinados antiácidos são compostos poliméricos orgânicos.

Os utilizados no Brasil são: bicarbonato de sódio (descrito no capítulo 14), hidróxido de alumínio, hidróxido de magnésio e magaldrato.

HIDRÓXIDO DE ALUMÍNIO

Consiste em mistura de hidratos de hidróxido de alumínio e óxido de alumínio. Tanto o hidróxido como o óxido reagem com o ácido clorídrico do estômago, formando cloreto de alumínio:

$$Al(OH)_3 + 3\,HCl \mapsto AlCl_3 + 3\,H_2O$$

A capacidade neutralizante é baixa, comparada à dos antiácidos contendo magnésio, carbonato de cálcio e bicarbonato de sódio, porém mais alta do que a do carbonato de alumínio.

Sua ação antiurolítica se deve à ligação aos íons fosfato no intestino para formar fosfato de alumínio insolúvel, que é excretado pelas fezes. Reduz assim os fosfatos na urina e impede a formação de cálculos urinários fosfáticos. A ação anti-hiperfosfatêmica deve-se ao mesmo mecanismo. Por isso, quando o hidróxido de alumínio for usado por tempo prolongado em pacientes com fraturas ósseas, recomenda-se administração adequada de fosfato para compensar a depleção deste.

Farmacodinâmica
- antiácido, antiurolítico e anti-hiperfosfatêmico.

Farmacocinética
- pequenas quantidades são absorvidas do intestino.
- início de ação: lento.
- duração da ação antiácida: prolongada.
- excretado pela urina e pelas fezes: 17 a 31% dos sais formados são absorvidos e eliminados pela urina.

Indicações
- tratamento sintomático da hiperacidez e do refluxo gastroesofágico.
- profilaxia de cálculos urinários.
- tratamento da hiperfosfatemia.
- tratamento da hipocalcemia do recém-nascido.
- tratamento da diarreia crônica, como adsorvente.

Doses
- via oral, adultos, como antiácido, 600 mg a 1,2 g quatro a seis vezes ao dia, entre as refeições e ao deitar; para úlcera péptica, 960 mg a 3,6 g cada uma a duas horas durante o dia; como anti-hiperfosfatêmico, 1,9 a 4,8 g três ou quatro vezes ao dia (em conjunto com restrição dietética de fosfato).
- via intragástrica, adultos, para sintomas extremamente graves de úlcera péptica (pacientes hospitalizados), 2,6 a 4,8 g, diluídos com duas a três partes de leite ou água, cada 30 minutos.
- crianças, a dose deve ser individualizada pelo médico.

Contraindicações
- as já citadas.
- hemorroidas.
- obstrução intestinal.
- insuficiência renal grave.

▶ ANACIDRON-H (Bergamo), fr. de 150 e 200 mL com 310 mg/5 mL
▶ FLUAGEL (EMS), 100 comprimidos × 230 e 300 mg fr. de 150 e 240 mL com 619,33 mg/10 mL (suspensão)
▶ GEL DE HIDRÓXIDO DE ALUMÍNIO (Lafepe), fr. de 150 mL × 0,44 mg/mL (suspensão)
▶ HIDRÓXIDO DE ALUMÍNIO (EMS), fr. de 240 mL × 61,5 mg/mL (suspensão oral), (genérico)
▶ HIDRÓXIDO DE ALUMÍNIO (Furp), 50 fr. com 2 mg/mL (suspensão)
▶ HIDRÓXIDO DE ALUMÍNIO (Prati, Donaduzzi), fr. de 150 e 240 mL × 61,5 mg/mL (suspensão oral), (genérico)
50 fr. de 100 e 150 mL × 61,5 mg/mL (suspensão oral), (genérico)
50 fr. de 240 mL × 61,5 mg/mL (gel), (genérico)
▶ HIDRÓXIDO DE ALUMÍNIO (Sanval), 24 e 50 comprimidos × 300 mg
fr. de 100 e 200 mL com 62 mg/mL (suspensão oral)
▶ HIDRÓXIDO DE ALUMÍNIO (União Química), 10 comprimidos × 400 mg
fr. de 150 mL com 619,5 mg/10 mL
▶ NATUSGEL (Neovita), 30 comprimidos 150 mL com 600 mg/10 mL
▶ NOACID (Infabra), 30 comprimidos × 300 mg fr. de 150 mL com 300 mg/5 mL (suspensão oral)
▶ PEPSAMAR COMPRIMIDOS (Sanofi-Synthélabo), 100 comprimidos × 230 mg
▶ PEPSAMAR GEL (Sanofi-Synthélabo), fr. de 240 mL com 619,5 mg/10 mL

HIDRÓXIDO DE MAGNÉSIO

É também chamado leite de magnésia. Reage prontamente com o ácido clorídrico do estômago, dando cloreto de magnésio:

$$Mg(OH)_2 + 2\ HCl \mapsto MgCl_2 + 2\ H_2O$$

Tem capacidade neutralizante baixa. Julga-se que sua ação laxante se deve ao efeito osmótico primariamente no intestino delgado, como pode ser consequência da liberação de colecistocinina da mucosa intestinal, que pode estimular os movimentos contráteis e propulsores do colo. Comercializado em associações.

Farmacodinâmica
- antiácido, laxante, alcalinizante e antiurolítico.

Farmacocinética
- aproximadamente 10% do magnésio contido no hidróxido de magnésio são absorvidos do intestino.
- início da ação antiácida: rápido.
- início da ação laxante: 2 a 8 horas.
- duração da ação antiácida: prolongada.
- excretado pela urina e pelas fezes: de 5 a 15% dos sais formados são absorvidos e eliminados pela urina.

Indicações
- tratamento sintomático da hiperacidez e do refluxo gastroesofágico.
- profilaxia da recidiva de cálculos de cálcio.
- tratamento da constipação.

Doses
- via oral, adultos, como antiácido, 330 mg quatro vezes ou mais por dia, ou 5 a 15 mL (400 mg/5 mL) com um pouco de água quatro vezes ao dia; como laxante, 1,8 a 3,6 g ou 30 a 60 mL como dose única, com estômago cheio, com um ou mais copos de água ou outros líquidos.
- via oral, crianças, como antiácido, 2,5 a 5 mL até quatro vezes ao dia; como laxante, crianças até um ano de idade, 5 mL como dose única; crianças de 1 a 12 anos, 7,5 a 30 mL como dose única, sempre com pelo menos meio copo de água ou outros líquidos.

Contraindicações
- as já citadas.
- insuficiência renal grave.
- colite ulcerativa.
- colostomia.
- diverticulite.
- ileostomia.
- obstrução intestinal.

MAGALDRATO

É o sulfato de hidróxido de alumínio e magnésio. Tem ação tamponante rápida e uniforme. O magaldrato reage com o ácido clorídrico em dois estágios: o hidroximagnésio é rapidamente convertido no íon magnésio, que se combina com o ácido clorídrico formando o cloreto de magnésio, ao passo que o aluminato converte-se em hidróxido de alumínio hidratado, que reage mais lentamente com o ácido proporcionando efeito antiácido prolongado. Por isso, o magaldrato tampona mais consistentemente o conteúdo gástrico do que uma simples mistura. O pH obtido oscila entre 3,5 e 5,0.

Farmacodinâmica
- antiácido.

Farmacocinética
- início de ação: intermediário.
- duração da ação: prolongada.

Indicações
- alívio dos distúrbios gástricos associados com azia e má digestão.
- alívio sintomático da hiperacidez associada com o diagnóstico de úlcera péptica, gastrite, esofagite péptica, hiperacidez gástrica e hérnia do hiato.

Doses
- via oral, adultos, em distúrbios gástricos leves, 800 mg ou 5 a 10 mL da suspensão quatro vezes ao dia, entre as principais refeições e à noite ao deitar.

Contraindicações
- as mesmas do hidróxido de magnésio.

▶ RIOPAN (Altana), 20 comprimidos × 800 mg fr. de 240 mL c/ 400 mg/5 mL (gel)

Associações
▶ RIOPAN PLUS (Altana), (magaldrato 800 mg + dimeticona 100 mg por comprimido), 20 comprimidos
▶ RIOPAN PLUS (Altana), (magaldrato 400 mg + dimeticona 50 mg por 5 mL), fr. de 240 mL

▶ Misturas de antiácidos

Estas misturas contêm geralmente hidróxido de alumínio e hidróxido de magnésio, além de um ou mais dos seguintes compostos: bicarbonato de sódio, carbonato de cálcio, carbonato de bismuto, carbonato de magnésio, cloreto de metiossulfônio (vitamina U), hidrotalcita, subcarbonato de bismuto, subnitrato de bismuto e trissilicato de magnésio. Podem conter também um espasmolítico, como cloridrato de dicicloverina ou metilbrometo de homatropina.

As misturas que contêm alumínio e/ou cálcio com hidróxido de magnésio apresentam a vantagem de contrabalançar os efeitos constipantes do alumínio e/ou cálcio com as propriedades laxantes do magnésio.

O bicarbonato de sódio tem ação curta. Embora seja altamente eficaz, pode causar alcalose sistêmica e rebote. Por isso, seu uso deve ser evitado.

O carbonato de cálcio tem ação prolongada. Aproximadamente 10% do cálcio são absorvidos do intestino. É contraindicado durante o primeiro trimestre da gravidez e aos pacientes que sofrem de hipercalcemia ou fibrilação ventricular. Pode produzir rebote ácido por estímulo da gastrina.

O carbonato de magnésio tem ação curta. É associado ao hidróxido de alumínio a fim de reduzir os efeitos constipantes do magnésio. Além de antiácido, é laxante e aditivo alimentar. No estômago é convertido a cloreto de magnésio e dióxido de carbono; este pode causar mal-estar. A fração de magnésio absorvida é em geral excretada rapidamente pela urina.

A hidrotalcita é complexo constituído por carbonato e hidróxido de alumínio e magnésio. A isso se deve seu efeito antiácido.

O subnitrato de bismuto apresenta o risco de ser reduzido a nitrito solúvel pela ação das bactérias intestinais e causar metemoglobinemia.

O trissilicato de magnésio tem ação lenta, com longa duração de efeito e capacidade neutralizante muito baixa. É contraindicado em insuficiência renal grave.

No Brasil são comercializadas, entre outras, as misturas arroladas no Quadro 10.1.

▶ Associações de antiácidos com outros fármacos

Contêm geralmente hidróxido de alumínio, hidróxido de magnésio e dimeticona, como agente antifisético, em doses variadas. Conquanto a dimeticona tenha ação antiespumante, sua utilidade nestas associações não está perfeitamente comprovada.

Algumas preparações podem ter hidrotalcita e carbonato de cálcio. Outras contêm o espasmolítico dicicloverina, ou o anestésico local oxetacaína, ou a enzima digestiva diástase, ou o catártico metilcelulose.

As principais associações de antiácidos com outros fármacos disponíveis no nosso mercado estão arroladas no Quadro 10.2.

DIMETICONA

Também chamada simeticona, consiste em mistura de polissiloxanas dimetílicas e sílica-gel adequadamente purificada para emprego farmacêutico. *In vitro* reduz a tensão superficial das bolhas gasosas. Não se determinou claramente sua pertinência à ação *in vivo*.

A fim de impedir a formação de gases intestinais, antes de usar a dimeticona é importante submeter o paciente a dieta e exercícios adequados.

FARMACODINÂMICA
- antifisético, auxiliar de diagnóstico (gastroscopia, radiografia do intestino).

FARMACOCINÉTICA
- não atravessa a barreira intestinal.
- excretada pelas fezes, na forma inalterada.

INDICAÇÕES
- alívio de quadros clínicos funcionais em que a retenção de gases poderá constituir problema.
- preparação do paciente para exames radiológicos do tubo digestivo.
- não se comprovou sua eficácia clínica em aerofagia, dispepsia funcional, úlcera péptica, colite crônica ou diverticulite.

DOSES
- via oral, adultos, 40 mg três vezes ao dia, após as refeições e ao deitar; crianças, a dose deve ser individualizada pelo médico.

CONTRAINDICAÇÕES
- hipersensibilidade à dimeticona.
- gravidez.
- lactação.

EFEITOS ADVERSOS
- constipação moderada e transitória.

▶ *ANFLAT (Cazi), 20 comprimidos × 40 mg*
 fr. de 10 mL × 75 mg/mL (30 gotas)
▶ *DIMETHICONE (Elofar), 20 comprimidos × 40 mg*
 fr. de 10 mL c/ 75 mg/mL (30 gotas)
▶ *DIMETHICONE (Legrand), 20, 30, 100 e 200 comprimidos × 40 mg*
 fr. de 10 mL c/ 75 mg/mL (30 gotas)
▶ *DIMETICONA (Abbott), 20 comprimidos × 40 mg (genérico)*
▶ *DIMETICONA (EMS), 20 comprimidos × 40 mg (genérico)*
 10 cáps. gelatinosas × 125 mg (genérico)
 fr. de 15 mL c/ 75 mg/mL (emulsão oral), (genérico)
▶ *DIMETICONA (Eurofarma), fr. de 15 mL com 75 mg/mL (gotas), (genérico)*
▶ *DIMETICONA (Eurog./Legrand), 20 comprimidos × 40 mg (genérico)*
 10 cáps. gelatinosas × 125 mg (genérico)
 fr. de 15 mL c/ 75 mg/mL (emulsão oral), (genérico)
▶ *DIMETICONA (Germed), 20 comprimidos × 40 mg (genérico)*
 10 cáps. gelatinosas × 125 mg (genérico)
 fr. de 15 mL c/ 75 mg/mL (emulsão oral), (genérico)
▶ *DIMETICONA (Medley), 10 comprimidos × 40 mg (genérico)*
 10 cáps. gelatinosas × 125 mg (genérico)
 fr. de 15 mL c/ 75 mg/mL (emulsão oral), (genérico)
▶ *DIMETICONA (Merck), fr. de 15 mL com 75 mg/mL (emulsão oral), (genérico)*
▶ *DIMETICONA (Neo-Química), 20 comprimidos × 40 mg*
 fr. de 10 mL c/ 75 mg/mL
▶ *DIMETICONA (Prati, Donaduzzi), fr. de 10 e 15 mL c/ 75 mg/mL (emulsão oral), (genérico)*
▶ *DIMETICONA (Teuto-Brasileiro), fr. de 15 mL com 75 mg/mL (gotas), (genérico)*
▶ *DIMEZIN (Teuto-Brasileiro), 20 comprimidos × 40 mg*
 fr. de 10 mL × 75 mg/mL (gotas)
▶ *FINIGÁS (Apsen), 20 comprimidos × 40 mg*
 fr. de 10 mL c/ 75 mg/mL (gotas)
▶ *FLAGASS (Aché), 20 comprimidos × 40 mg*
 fr. de 10 mL c/ 75 mg/mL (suspensão oral)
▶ *FLATEX (Farmasa), 20 comprimidos × 40 e 80 mg*
 12 comprimidos mastigáveis × 150 mg
 fr. com 10 mL c/ 150 mg/mL (gotas, adultos)
 fr. de 15 mL c/ 75 mg/mL (gotas pediátricas)

Quadro 10.1 Fórmulas de misturas de antiácidos (por comprimido ou 5 mL)

Produto (fabricante)	Apresentação	Al(OH)$_3$ (mg)	Mg(OH)$_2$ (mg)	CaCO$_3$ (mg)	MgCO$_3$ (mg)	Mg$_2$O$_8$Si$_3$ (mg)	Outros (mg)
GASTRI-VYR (Cazi)	150 mL susp.	178	185	231,5			
GAVIZ (União Química)	12 comprimidos 240 mL susp.	160 200			200	50	
GELMAX (Novamed)	24 comprimidos 240 mL susp.	178 178	185 185	230 238			
KOLANTYL (Medley)	120 comprimidos 200 mL gel	240 200	144 150			90	metilcelulose (50)
MAGNÉSIA BISURADA (Whitehall)	40 pastilhas			520,8	67		bicarbonato de sódio (63,7) subcarbonato de bismuto (3,3)
NATUSGEL (Neovita)	30 comprimidos	225	200	250			
NEUTRAN (Prodotti)	20 e 30 comprimidos 100, 120 e 200 mL susp.	225 356	200 370				
PEPSOGEL (Legrand)	20 comprimidos 240 mL susp.	333 200	160 150				simeticona (25) simeticona (25)
RENNIE (Roche)	12 ou 24 pastilhas			680	80		
SILIGEL (Stafford)	20 comprimidos 100 mL susp.	100 200				200 400	dimeticona (40) dimeticona (80)
STONGEL (Cazi)	20 comprimidos	400	400				

10.12 FÁRMACOS DO TRATO GASTRINTESTINAL

Quadro 10.2 Fórmulas das associações de antiácidos com outros fármacos (por comprimido ou 5 mL)

Produto (fabricante)	Apresentação	Al(OH)$_3$ (mg)	Mg(OH)$_2$ (mg)	Dimeticona (mg)	Outros (mg)
ALCALONE PLUS (Bunker)	20 comprimidos	200	200	20	
	100 mL susp.	200	200	20	
ALCA-LUFTAL (Bristol-Myers Squibb)	120 mL gel	330	200	80	
ALGEDROX (De Mayo)	30 comprimidos	200	200	70	
	240 mL susp.	600	300	70	
ANDURSIL (Novartis)	20 comprimidos	200	200	250	hidrotalcita (750)
	240 mL susp.	200	200	150	hidrotalcita (200)
ASILONE (Sanofi-Synthélabo)	12 comprimidos	500		270	
	240 mL susp.	420	100	135	
DROXAINE (Daudt Oliveira)	240 mL susp.	300	100		oxetacaína (10)
ESPASMACID (Gemballa)	30 comprimidos	184	116	25	
	250 mL susp.	200	72	25	
ESTOMAGEL (Neo-Química)	30 comprimidos	200	200	20	
	150 mL susp.	200	150		
GAMALAT (Igefarma)	20 comprimidos	200	200	20	
	180 mL susp.	200	200	20	
GASTRAN (Johnson & Johnson)	20 comprimidos	200	200	20	
	150 mL susp.	200	200	20	
GELUSIL (Pfizer)	240 mL susp.	650	350	30	
HIDROXOGEL (Delta)	20 comprimidos	200	200	20	
	100 e 240 mL susp.	200	200	20	
KOLANTYL DMP (Medley)	200 mL susp.	200	150	25	metilcelulose (42,5)
MAALOX PLUS (Aventis Pharma)	30 comprimidos	200	200	20	
	240 mL susp.	200	200	20	
MYLANTA PLUS (Pfizer)	36 comprimidos	400	400	30	
	240 mL susp.	400	400	30	
NEUTRAFORTE SUSPENSÃO (Ariston)	240 mL susp.	400	400	30	
SILUDROX (Eurofarma)	30 comprimidos	184	116	25	
	240 mL susp.	200	72	25	
SIMECO PLUS (Eurofarma)	30 comprimidos	600	300	35	
	240 mL susp.	600	300	35	

- FREEGAS (Prati, Donaduzzi), 300 comprimidos × 40 mg
  200 fr. de 10 mL c/ 75 mg/mL (gotas)
- LUFISAN (Sandoz), 20 comprimidos × 40 mg
  fr. de 15 mL com 15 mg/mL (gotas)
- LUFTAL (Bristol-Myers Squibb), 20, 100 e 200 comprimidos × 40 mg
  fr. de 15 mL c/ 75 mg/mL
- LUFTAL MAX (Bristol-Myers Squibb), 4, 10 e 80 cáps. gelatinosas × 125 mg
  10 e 40 comprimidos mastigáveis × 125 mg
- SILIDRON (Stafford Miller), 20 comprimidos × 40 mg
  fr. de 10 e 20 mL c/ 40 mg/0,6 mL (30 gotas)
- SIMETICONA (Sandoz), 20 comprimidos × 40 mg (genérico)
  fr. de 15 mL com 75 mg/mL (gotas), (genérico)
- SIMETICONA (Biosintética), 20 comprimidos × 40 mg (genérico)
  10 cáps. gelatinosas × 125 mg (genérico)
  fr. de 10 mL c/ 75 mg/mL (solução oral), (genérico)
- SIMETICONA (Medley), 20 e 200 comprimidos × 40 mg (genérico)
  10 e 90 cáps. gelatinosas × 125 mg (genérico)
- SIMETICONA (Medquímica), 20 comprimidos × 40 mg (genérico)
  fr. de 15 mL c/ 75 mg/mL (gotas), (genérico)
- SIMETICONA (Merck), fr. de 15 mL c/ 75 mg/mL (gotas), (genérico)
- SIMETICONA (Neoquímica), 20 comprimidos × 40 mg (genérico)
- SIMETICONA (Novaquímica), 20 comprimidos × 40 mg (genérico)
  fr. de 15 mL c/ 75 mg/mL (emulsão oral), (genérico)
- SIMETICONA (Prati Donaduzzi), 20, 80 e 600 comprimidos × 40 mg (genérico) fr. de 10 e 15 mL c/ 75 mg/mL (emulsão oral), (genérico)
- SIMETICONA (Teuto-Brasileiro), 20 comprimidos × 40 mg (genérico)

Associações

- DIMETICONA + METILBROMETO DE HOMATROPINA (EMS), (dimeticona 80 mg + metilbrometo de homatropina 2,5 mg cada mL), fr. de 20 mL (genérico)
- DIMETICONA + METILBROMETO DE HOMATROPINA (Eurog./Legrand), (dimeticona 80 mg + metilbrometo de homatropina 2,5 mg cada mL), fr. de 20 mL (genérico)
- DIMETICONA + METILBROMETO DE HOMATROPINA (Germed), (dimeticona 80 mg + metilbrometo de homatropina 2,5 mg cada mL), fr. de 20 mL (genérico)
- DIMETICONA + METILBROMETO DE HOMATROPINA (Medley), (dimeticona 80 mg + metilbrometo de homatropina 2,5 mg cada mL), fr. de 20 mL (genérico)
- FLAGASS BABY (Aché), (dimeticona 80 mg + metilbrometo de homatropina 2,5 mg cada mL), fr. de 15 mL

▶ CATÁRTICOS

Também chamados laxantes, purgantes ou purgativos, são fármacos que facilitam a eliminação de fezes. Como a prisão de ventre acomete cerca de um terço da população, os catárticos são amplamente usados, em geral como automedicação, quer para alterar o hábito de defecar, quer para torná-lo mais regular. Seu uso, porém, pode ser necessário em certos quadros clínicos: para reduzir esforço excessivo em doença cardiovascular ou em pacientes com hemorroidas, após ato cirúrgico ou quando a constipação se deve a efeitos neurológicos, alterações hormonais, como na gravidez, ou tratamento com certos fármacos, como hipnoanalgésicos.

É possível aliviar a constipação sem recorrer aos laxantes. Não raro o exercício físico regular, aumento em conteúdo de fibra vegetal na dieta (frutas, legumes, cereais fibrosos) e ingestão de grande quantidade de líquido são suficientes para resolver o problema.

Quando a constipação funcional não responder a estas medidas, deve-se recorrer aos catárticos, mas apenas temporariamente. Alguns são usados também para limpeza dos intestinos para procedimentos cirúrgicos.

Purgativos drásticos ou fortes, como aloés, coloquíntida, ipomeia, jalapa, podofilina e óleo de cróton devem ser evitados, bem como os laxantes perigosos, oxifenisatina e seu acetato, por exemplo, que alteram a função hepática.

Quando se usam laxantes, devem-se tomar 6 a 8 copos de líquido por dia, a fim de amolecer as fezes.

CONTRAINDICAÇÕES
- apendicite ou sintomas de apendicite.
- hemorragia retal não diagnosticada.
- insuficiência cardíaca congestiva.
- hipertensão.
- diabetes melito.
- impactação fecal.
- obstrução intestinal.
- menores de 6 anos.

EFEITOS ADVERSOS
- elevação das concentrações sanguíneas de glicose.
- dependência, com o uso prolongado.
- abuso pode impedir o redesenvolvimento de hábito normal, produz diarreia líquida com perda excessiva de água e eletrólitos e causa alterações na musculatura intestinal, semelhante à colite ulcerativa e ao megacolo.

INTERAÇÕES MEDICAMENTOSAS
- quando tomados junto com diuréticos poupadores de potássio (amilorida, espironolactona e triantereno) ou suplementos de potássio, seu uso crônico ou abusivo pode reduzir as concentrações séricas de potássio, promovendo perda excessiva de potássio do trato intestinal.

Segundo seu mecanismo de ação, os catárticos são agrupados em formadores de massa, estimulantes, salinos e lubrificantes. Há ainda outros laxantes, além de associações e enemas.

▶ Formadores de massa

Também chamados mucilantes, são produtos de origem vegetal. São os únicos laxantes que podem ser usados por tempo prolongado. Agem lenta e suavemente e são os mais seguros para promover a evacuação. Geralmente produzem efeito dentro de 12 a 24 horas, atingindo o efeito máximo após vários dias.

Devem ser tomados com quantidade substancial de líquidos, para evitar impactação e obstrução intestinal, porque atuam absorvendo água e sofrendo expansão, provocando assim aumento do volume das fezes que, por sua vez, estimula o peristaltismo.

São indicados para profilaxia e tratamento da constipação e usados mais frequentemente por pacientes com diverticulose e síndrome de colo irritável.

Além das interações medicamentosas já citadas, os laxativos contendo celulose podem reduzir o efeito de anticoagulantes orais, glicósidos digitálicos ou salicilatos; recomenda-se observar intervalo de duas horas entre a administração destes medicamentos.

Os disponíveis em nosso meio, geralmente comercializados em associações, são: ágar, carmelose (carboximetilcelulose), farelo, fibra dietética, goma estercúlia (goma caraia), ispagula (semente de plantago), metilcelulose, muciloide hidrofílico de psílio e policarbofila.

ÁGAR

Consiste em substância mucilaginosa dessecada constituída de polissacarídios extraídos de diversas espécies de algas rodofíceas. Ingerido oralmente não é degradado no intestino, onde se expande grandemente por incorporar água e aumenta a massa fecal, estimulando assim os movimentos peristálticos.

CARMELOSE

Trata-se do sal sódico do éter policarboximetílico da celulose. É indigerível e não absorvível. Em mistura com a água forma coloide hidrofílico volumoso. Amolece as fezes formadas no prazo de um a três dias. É usada para diminuir a fluidez das fezes em pacientes com diarreia aquosa crônica.

FIBRA DIETÉTICA

O produto comercializado como laxante é concentrado de fibras dietéticas, constituídas de celulose, hemicelulose, lignina, pectina e polissacarídios não estruturais (algáceos, gomas, mucilagens). É indicada para a regulação da função intestinal, bem como na suplementação alimentar e dietas pobres em resíduos.

▶ FIBRACAP (Hebron), pote c/ 250 g
▶ MAGRISAN (Baruel), 60 cáps.
▶ TRIFIBRA MIX (Sanofi-Synthélabo), 12 e 30 envelopes × 5 g

GOMA ESTERCÚLIA

Também chamada goma caraia, consiste em goma vegetal indigerível e inabsorvível contendo polissacarídios hidrofílicos.

ISPAGULA

Consiste nas sementes maduras secas de *Plantago ovata*, ricas em hemicelulose. Aumenta a massa fecal por absorção da água. É indigerível e não absorvível.

METILCELULOSE

Trata-se de celulose tendo algumas hidroxilas na forma de éter metílico. É indigerível e não absorvível. Intumesce em contato com a água, formando coloide hidrofílico volumoso. O amolecimento das fezes formadas ocorre geralmente dentro de um a três dias. É usada para diminuir a fluidez das fezes em pacientes com diarreia aquosa crônica.

MUCILOIDE HIDROFÍLICO DE PSÍLIO

É coloide refinado, rico em hemicelulose, obtido das sementes de *Plantago psyllium* e *P. indica*. Por absorção de água aumenta de volume. Não é digerível nem absorvível. É útil quando associado com sene, com ou sem óleo mineral, para impedir constipação em pacientes em risco ou naqueles que não podem tolerar a constipação.

Este laxante é contraindicado a pacientes com dores abdominais, náuseas ou vômitos de causa desconhecida, e naqueles com suspeita de megacolo chagásico.

▶ METAMUCIL (Procter & Gamble), 10 sachês de 5,85 g (sabores laranja, lima-limão)
1 pote de pó de 210 g (sabores laranja, lima-limão)

POLICARBOFILA

Comercializada como policarbofila cálcica, é o sal de cálcio do ácido poliacrílico ligado ao divinilglicol. É química e fisiologicamente inerte. Em meio alcalino apresenta capacidade hidrofílica importante, entre 60 e 100 vezes o seu peso. É desprovida de efeito irritativo intestinal sem interferir com a absorção ou com a digestão alimentar. É usada tanto no tratamento da constipação quanto da diarreia. Seu efeito manifesta-se entre 12 e 72 horas, aumentando a consistência da massa fecal. Difere de outros laxantes por prevenir a constipação e a diarreia sem promover diarreia ou constipação. É indicada como regulador do hábito intestinal, na obstrução intestinal crônica funcional ou associada à diverticulose, na síndrome do intestino irritável, nas doenças perianais em que se deseja uma consistência mais mole das fezes, no tratamento sintomático das diarreias agudas e crônicas.

▶ BENESTARE (Medley), 30 comprimidos × 625 mg
▶ MUVINOR (Libbs), 30 comprimidos × 500 mg

▶ Estimulantes

São conhecidos também por laxantes de contato. Não se esclareceu ainda o mecanismo preciso de sua ação. Julga-se que aumentam a peristalse por efeito direto sobre a musculatura lisa intestinal por irritação e/ou estímulo dos plexos dos nervos intramurais. Produzem acúmulo de fluidos e eletrólitos intestinais no lúmen, aumentando assim o peristaltismo e provocando a eliminação das fezes em 6 a 8 horas, geralmente; excetuam-se o óleo de rícino, cuja resposta se dá em cerca de 2 a 6 horas, e o docusato sódico, cuja ação só se manifesta dentro de 24 a 48 horas e, às vezes, até 3 a 5 dias. Alguns são absorvidos, sofrem biotransformação hepática e retornam ao intestino na bile.

São indicados para profilaxia e tratamento da constipação intestinal e limpeza intestinal prévia nos exames radiológicos, nas intervenções cirúrgicas e no trabalho de parto.

O uso contínuo destes laxantes pode causar melanose colônica, degeneração neuronal do colo, síndrome do "colo preguiçoso" e graves distúrbios hidreletrolíticos.

Além das interações medicamentosas já citadas, o docusato sódico pode aumentar a absorção sistêmica da dantrona, fenolftaleína ou óleo mineral, ao passo que antiácidos ou leite podem desintegrar muito rapidamente o revestimento entérico do bisacodil e causar irritação gástrica ou duodenal.

Os estimulantes disponíveis no mercado brasileiro, alguns apenas em associações, podem ser divididos nos seguintes grupos: antraquinônicos, derivados do difenilmetano e outros.

1. *Antraquinônicos*

Contêm três núcleos aromáticos condensados, que correspondem à 9,10-antracenodiona. Excetuando dantrona, que é produto sintético, são glicósidos extraídos de plantas. Não se recomenda seu uso crônico. São contraindicados durante o período da lactação. Podem conferir nova cor à urina.

Os disponíveis em nosso meio são: cáscara sagrada, cássia, dantrona, frângula e sene. São geralmente comercializados em associações medicamentosas.

CÁSCARA SAGRADA

É obtida da casca de *Rhamnus purshiana*. Contém cerca de 8% de glicósidos hidroxiantracênicos.

CÁSSIA

Corresponde ao extrato aquoso evaporado de frutos maduros da *Cassia fistula*, da família Leguminosae. Contém hidroximetilantraquinonas. Hoje é considerada obsoleta.

DANTRONA

É a 1,8-di-hidroxiantraquinona. É absorvida parcialmente do intestino delgado e excretada pelas fezes, urina e outras secreções, inclusive pelo leite. Pode colorir de róseo ou vermelho a pele da região perianal e a urina. O uso prolongado ou doses altas podem descorar a mucosa do intestino grosso.

FRÂNGULA

Consiste na casca seca de partes de *Rhamnus frangula* da família Rhamnaceae. Contém cerca de 6% de glicofrangulinas, que são glicósidos antraquinônicos.

SENE

É o fruto seco de *Cassia angustifolia*, da família Leguminosae. Contém cerca de 2% de glicósidos hidroxiantracênicos, calculados como senósidos.

2. *Derivados do difenilmetano*

Atuam primariamente no colo, produzindo efeito em cerca de seis horas. São geralmente tomados ao deitar a fim de produzirem o efeito na manhã seguinte. Seu uso deve limitar-se a 10 dias consecutivos. A dose excessiva pode causar deficiência de fluido e eletrólitos.

Os comercializados no Brasil são: bisacodil, fenolftaleína e picossulfato sódico.

BISACODIL

Corresponde ao diacetato de derivado piridínico do difenilmetano. As enzimas intestinais e bacterianas convertem-no rapidamente ao seu metabólito desacetilado ativo. Cerca de 5% de uma dose por via oral são absorvidos e excretados pela urina como glicuronídio, metabólito inativo que é também excretado na bile e pode ser hidrolisado ao fármaco ativo no colo.

O bisacodil pode causar mal-estar abdominal. A administração por via retal causa às vezes irritação; o uso repetido pode provocar proctite e escarificação do epitélio.

A dose, por via oral, para adultos, é de 10 mg. Para preparar o trato gastrintestinal inferior para procedimentos especiais podem ser administrados até 30 mg. A dose para crianças é de 5 mg. As drágeas devem ser deglutidas inteiras, sem mastigar, com um copo d'água ou outros líquidos; deve-se observar intervalo de uma hora entre a ingestão de bisacodil e de antiácidos ou leite.

Por via retal, a dose para adultos e crianças acima de 2 anos é de 10 mg; para crianças abaixo de 2 anos, 5 mg.

▶ DISLAX (Makros), fr. de 10 mL c/ 7,5 mg/mL (20 gotas)
▶ DULCOLAX (Boehringer Ingelheim), 20 drág. × 5 mg
▶ 6 supositórios × 10 mg

ASSOCIAÇÃO

▶ HUMECTOL D (Virtu's), (bisacodil 5 mg + docusato sódico 60 mg por drágea), 20 drág.

FENOLFTALEÍNA

É derivado isobenzofuranônico do difenilmetano. Pode causar reações alérgicas e a síndrome de Stevens-Johnson. Perturbações cardíacas e respiratórias, além de albuminúria e hematúria, são outros efeitos adversos. Tende a determinar hábito. Pode conferir cor rósea ou vermelha à urina ou fezes.

PICOSSULFATO SÓDICO

Corresponde a um derivado piridínico de sulfato sódico do difenilmetano. Estimula os movimentos intestinais, após ser hidrolisado pelas bactérias colônicas ao metabólito ativo, bis(*p*-hidroxifenil)-2-piridilmetano. Atua no intestino grosso. Manifesta efeito laxante dentro de 6 a 10 horas.

A dose, por via oral, para adultos, é de 5 a 10 gotas de solução contendo 7,5 mg/mL, podendo ser aumentada até 15 ou mais gotas. Para crianças, a dose média é de 2 a 5 gotas. As gotas devem ser administradas diluídas com um pouco d'água.

É contraindicado em diarreias e estados de desidratação. Pode causar dor abdominal.

▶ DILTIN (Cimed), fr. de 20 mL c/ 7,5 mg/mL (gotas)
▶ GUTTALAX (Boehringer Ingelheim), fr. de 20 mL × 7,5 mg/mL (gotas)
50 pérolas gelatinosas × 2,5 mg
▶ PICOLAX (Ferring), 2 sachês c/ 16,3 g de pó × 10 mg

3. *Outros*

Os principais representantes de outros laxantes de contato são: ácido desidrocólico, docusato sódico e óleo de rícino.

ÁCIDO DESIDROCÓLICO

Trata-se de derivado sintético de ácidos biliares. Na dose de 750 mg a 1,5 g diariamente, em três tomadas divididas, é laxante e também hidrocolerético eficaz. Não se recomenda a menores de 6 anos. Tampouco se estabeleceu dose para crianças até 12 anos. É usado nas formas de ácido e de sal sódico. Comercializado em associações.

ASSOCIAÇÃO

▶ HEPATOBYL (Biobreves), (ácido desidrocólico 65 mg + extrato mole de bile 10 mg + bile despigmentada em pó 10 mg + extrato mole do boldo 2 mg + extrato de beladona 10 mg por drágea) 40 drág.

DOCUSATO SÓDICO

Corresponde ao sal sódico do sulfossuccinato de dioctila. Por ser tensoativo, causa queda na tensão superficial dos líquidos intestinais e exerce ação detergente, facilitando a penetração de água no bolo fecal, amolecendo-o. O efeito completo como laxante manifesta-se dentro de um a dois dias.

A dose, para adultos, é de 60 a 240 mg por dia, com um copo d'água, após as refeições; para crianças acima de 6 anos, 30 a 120 mg por dia. Não se recomenda seu uso a menores de 6 anos.

Pode provocar diarreia e é hepatotóxico. Aumenta a absorção e, portanto, a toxicidade de vários outros laxantes. Por isso, suas associações com dantrona são condenadas.

ASSOCIAÇÃO

▶ HUMECTOL D (Virtu's), (docusato sódico 60 mg + bisacodil 5 mg por drágea), 20 drág.

ÓLEO DE RÍCINO

Extraído das sementes de *Ricinus communis*, contém dois princípios ativos: ricina, enzima extremamente tóxica, e um óleo (80% do total) constituído principalmente do triglicerídio do ácido ricinoleico.

Por via tópica é usado como emoliente. Quando ingerido, no intestino delgado o óleo é hidrolisado a glicerol e ácido ricinoleico. Este, por ser tensoativo aniônico, reduz a absorção de fluido e eletrólitos e estimula os movimentos peristálticos. É também absorvido e biotransformado como outros ácidos graxos.

Visto que esvazia completamente o gás e fezes do intestino, é utilizado para preparar os pacientes para exame radiológico.

A dose habitual, para adultos, é de 15 a 60 mL, e o efeito se manifesta em uma a seis horas. É, geralmente, administrado com o estômago vazio. O colo fica esvaziado tão completamente que a passagem do bolo fecal normal pode ficar retardada dois dias ou mais.

É contraindicado na gravidez, na menstruação, na obstrução intestinal e em casos de dores abdominais.

Como efeitos adversos, causa alterações morfológicas no intestino delgado e modifica a permeabilidade da mucosa. Pode produzir náusea, vômito e cólicas. Por isso, preferem-se outros laxantes.

▶ LAXOL (Daudt Oliveira), fr. de 60 mL

▶ Salinos

Por conterem íons polivalentes pouco absorvíveis (como fosfato, magnésio, sódio) e/ou carboidratos (como sorbitol), através da pressão osmótica promovem o acúmulo de grande volume de fluido no intestino, aumentando assim o peristaltismo. Para evitar desidratação, é necessária a ingestão de volume adequado de fluido.

Estes laxantes agem geralmente dentro de três horas, mas doses menores podem produzir efeito 6 a 12 horas após sua administração.

São indicados para ajudar a evacuação do intestino antes de ato cirúrgico e radiografia, para acelerar a excreção de diversos parasitas, como nematódeos, após terapia anti-helmíntica e para apressar a excreção de substâncias tóxicas (exceto ácidas ou alcalinas) do trato gastrintestinal.

Os laxantes salinos são contraindicados em casos de colostomia e ileostomia.

Os que contêm sódio podem promover a retenção de sódio e causar edema. Em pacientes com insuficiência renal têm causado insuficiência cardíaca congestiva, coma e morte, em resultado da hiperpotassemia e hipermagnesemia.

Além das interações medicamentosas já citadas, os laxantes contendo magnésio reduzem a eficácia de anticoagulantes orais cumarínicos ou indandiônicos, glicósidos digitálicos ou fenotiazínicos (especialmente clorpromazina) e formam complexos não absorvíveis com tetraciclinas orais; deve-se observar intervalo de uma a duas horas entre a administração destes medicamentos.

No Brasil são comercializados compostos de magnésio, sais de sódio e álcoois poli-hídricos.

1. *Compostos de magnésio*
Os principais são carbonato, citrato, hidróxido e sulfato. O hidróxido de magnésio está descrito na seção *Antiácidos* deste capítulo.

2. *Sais de sódio*
Os usados entre nós são o fosfato monobásico, o fosfato dibásico, o laurilsulfato e o sulfato, todos usados em associações.

3. *Álcoois poli-hídricos*
Usa-se o sorbitol, presente em muitos frutos e vegetais e preparado comercialmente por redução da glicose.

Como laxante, é administrado pelas vias oral ou retal na dose de 20 a 50 g. É encontrado aqui apenas em associações.

▶ Lubrificantes

Aumentam a retenção de água nas fezes revestindo as superfícies do bolo fecal e dos intestinos com um filme imiscível com água. O efeito lubrificante facilita a defecação.

Atualmente, o único laxante lubrificante é o óleo mineral.

ÓLEO MINERAL

Consiste em mistura de hidrocarbonetos líquidos obtidos do petróleo. É preferível aos laxantes estimulantes porque é mais seguro e não provoca tolerância. Pode ser usado em associação com ispagula e/ou sene para impedir constipação em pacientes em risco ou nos debilitados ou doentes.

É indigerível e pouco absorvido. Seu início de ação é de 6 a 8 horas; tomado ao deitar, dentro de 12 horas.

Os pacientes que sofrem de hemorroidas ou fissuras anais encontram alívio com o seu emprego.

A dose, para adultos, é 15 a 45 mL duas vezes ao dia; crianças acima de 6 anos, 10 a 15 mL ao deitar ou 10 a 15 mL duas vezes ao dia. Não se recomenda seu uso para pacientes idosos, nem para crianças menores de 6 anos.

O uso de óleo mineral por tempo prolongado pode diminuir a absorção de alimentos, vitaminas lipossolúveis e alguns medicamentos administrados por via oral. O uso crônico durante a gravidez pode causar hipoprotrombinemia e doença hemorrágica do recém-nascido. Outro inconveniente deste laxante é o seu escoamento do intestino grosso. Os menores de 6 anos e os idosos estão mais sujeitos à aspiração de gotículas de óleo que podem produzir pneumonia lipídica.

Além das interações medicamentosas já citadas, o óleo mineral pode interferir com a absorção e reduzir a eficácia de anticoagulantes orais cumarínicos ou indandiônicos, anticoncepcionais orais, glicósidos digitálicos ou vitaminas lipossolúveis. Além disso, diminui a absorção da fitomenadiona, o que pode causar efeitos anticoagulantes. O docusato sódico, por sua vez, pode aumentar a absorção do óleo mineral e resultar na formação de depósitos tumor-símiles nos tecidos.

▶ *NUJOL (Schering-Plough), fr. de 200 mL*
▶ *ÓLEO MINERAL (Bergamo), fr. de 100 e 200 mL*
▶ *ÓLEO MINERAL (Biochimico), fr. de 200 mL*
▶ *ÓLEO MINERAL (Hypofarma), 50 fr. de 100 e 200 mL*
▶ *ÓLEO MINERAL 100% (Cristália), fr. de 100 e 200 mL*
▶ *ÓLEO MINERAL (Sanval), fr. de 100 mL*
▶ *ÓLEO MINERAL (União Química), fr. de 100 mL*
▶ *PUROL (Bravir), fr. de 200 mL*

▶ Outros laxantes

Os comercializados no Brasil são o glicerol, a lactulose e o macrogol 3350.

GLICEROL

Também chamado glicerina, corresponde ao 1,2,3-propanotriol.

É usado na forma de supositórios ou enema, para promover a evacuação fecal em 15 a 30 minutos. Atua estimulando a contração do reto mediante ações irritante e hiperosmótica.

▶ *GLICERINA (Bergamo), 10 supositórios × 1,800 g (adulto)*
  10 supositórios × 0,900 g (infantil)
▶ *GLICERINA VEAFARM (Veafarm), 12 supositórios × 2,7 mg (adulto)*
  12 supositórios × 1,35 mg (infantil)
▶ *SUPOSITÓRIO DE GLICERINA (Apsen), 6 supositórios × 1,800 g (adulto)*
  6 supositórios × 1,456 g (infantil)
  6 supositórios × 0,728 g (lactente)
▶ *SUPOSITÓRIO DE GLICERINA (Biochimico), 12 supositórios com 90% (adulto)*
  18 supositórios com 90% (infantil)
▶ *SUPOSITÓRIOS DE GLICERINA (EMS), 6 supositórios × 2,254 g (adulto)*
  6 supositórios × 1,127 g (infantil)
▶ *SUPOSITÓRIOS DE GLICERINA (Pfizer), 24 supositórios × 950 mg/g (adulto)*
▶ *SUPOSITÓRIOS DE GLICERINA (Prodotti), 5 supositórios × 1,82 g (adulto)*
  5 supositórios × 1,456 g (infantil)
▶ *SUPOSITÓRIOS DE GLICERINA GRANADO (Granado), 12 supositórios × 4 g (adulto)*
  12 supositórios × 1,65 g (lactente)
▶ *SUPOSITÓRIOS DE GLICERINA MEDIC (Medic), 6 supositórios com 90% (adulto)*
  6 supositórios com 90% (infantil)
▶ *SUPOSITÓRIOS DE GLICERINA SANVAL (Sanval), 5 supositórios com 90% (adulto)*
  5 supositórios com 90% (infantil)
  5 supositórios com 90% (lactente)

LACTULOSE

É dissacarídio semissintético correspondente à galactopirano-frutose. Contém até 1,2 g de lactose e até 2,2 de galactose por 15 mL.

É pouco absorvida pelo intestino (menos de 3% de uma dose), porque o homem não possui, em seu intestino, enzima capaz de digeri-la. Não exerce nenhum efeito sobre o intestino delgado. Atua amolecendo as fezes.

Seu início de ação se dá em 24 a 48 horas. É eliminada pela urina.

A dose, para adultos, é de 15 a 30 mL por dia.

▶ *DUPHALAC (Solvay), fr. de 200 mL com 667 mg/mL*
▶ *LACTULONA (Sankyo), fr. de 120 mL com 667 mg/mL (xarope)*
  10 sachês de 15 mL

MACROGOL 3350

Também chamado de polietileno glicol 3350, é laxante hiperosmótico usado em associação com eletrólitos. É um polímero com peso molecular de cerca de 3.350 kDa. Praticamente não sofre absorção, retendo moléculas de água através de pontes de hidrogênio hidratando as fezes, aumentando a massa fecal e facilitando o peristaltismo intestinal, sem efeito irritativo. Após administração de cerca de 240 g, 0,06% é recuperado na urina e não é detectado no plasma. É utilizado no tratamento sintomático da constipação crônica.

▶ *HARMOLAX (Schering-Plough), 14 ou 50 sachês × 17 g (pó)*
▶ *MUVINLAX (Libbs), (macrogol 3350 13,125 g + bicarbonato de sódio 0,1785 g + cloreto de sódio 0,3507 g + cloreto de potássio 0,0466 g cada sachê), 20 sachês com 14 g*

▶ Associações

No mercado há várias associações de laxantes. Não há comprovação satisfatória de que elas sejam vantajosas, a não ser em casos muito especiais.

A associação de docusato sódico com laxante estimulante (dantrona, fenolftaleína) é perigosa, pois o docusato sódico pode aumentar a absorção do outro agente contido na mistura. A associação de dantrona com docusato sódico é hepatotóxica e pode causar dano à mucosa intestinal. É prudente evitar esta associação.

Abaixo são arroladas algumas associações, apenas para informação. Não significa que a inclusão neste *Dicionário* recomende o seu emprego.

10.16 FÁRMACOS DO TRATO GASTRINTESTINAL

ALCAÇUZ 4 MG + CÁSSIA 19,50 MG + COENTRO 9 MG + SENE 400 MG + TAMARINDO 19,50 MG POR CÁPSULA OU 5 GRAMAS DE GELEIA

- FRUTARINE (Farmalab), fr. com 250 g
- LAXTAM (Merck), potes com 150 e 250 g
- NATURETTI (Aventis Pharma), 16 cáps. potes com 130 e 260 g
- NOVOLAX (Medley), bisnaga com 200 g
- TAMARINE (Barrenne), potes com 150 e 250 g

ISPAGULA + SENE

- AGIOLAX (Altana), (54,200 g + 12,400 g por 100 g), latas de 100 e 250 g de granulado
- PLANTAX (Farmion), (54,200 g + 12,400 g por 100 g), fr. de 100 e 250 g de granulado

OUTRAS ASSOCIAÇÕES
- AGAROL (Pfizer), (ágar 0,040 g + fenolftaleína 0,197 g + óleo mineral 4,234 g por 15 mL), fr. de 240 mL
- DIOCTOSAL (Libbs), (ácido desidrocólico 25 mg + cáscara sagrada 50 mg + docusato sódico 10 mg + fenolftaleína 50 mg + sulfato de magnésio 50 mg por drágea), 20 e 50 drág.

Enemas

Em sua maioria atuam aumentando o volume fecal. Na maioria dos indivíduos, um enema contendo apenas água alivia a constipação. A adição de laxativos ou outras substâncias a uma solução de enema é potencialmente perigosa e tem pouco valor terapêutico. Contudo, os enemas comercializados e que contêm glicerol, laxante lubrificante (óleo mineral), sais hipertônicos (fosfato de sódio monobásico + fosfato de sódio dibásico, sorbitol) ou tensoativo (bisacodil, docusato sódico) são relativamente seguros, além de oferecerem facilidade na aplicação.

Entre os efeitos adversos dos enemas citam-se os seguintes: irritação da mucosa, fraqueza, perspiração excessiva, convulsões, choque e/ou coma. Por causa dos riscos envolvidos, os enemas só devem ser usados quando há clara indicação para isso e não se dispõe de substituto adequado.

- ENEMA DE FOSFATO DE SÓDIO COMPOSTO (Braun), (fosfato de sódio monobásico 18,0 g + fosfato de sódio dibásico 8,0 g por 100 mL), amp. de 120 mL
- ENEMA DE GLICERINA A 12% (Hypofarma), amp. de 250 mL c/ 30 g
- ENEMA DE SORBITOL + DIOCTILSULFOSSUCCINATO DE SÓDIO (Braun), (docusato sódico 0,100 g + sorbitol 30,83 g por 100 mL), amp. de 120 mL
- FLEET ENEMA (Wyeth-Whitehall), (fosfato de sódio monobásico 16 g + fosfato de sódio dibásico 6 g por 100 mL), fr. de 130 mL
- GLICERINA A 6% (Biosintética), fr. de 1.000 mL
- GLICERINA A 12% (Biosintética), fr. de 500 mL
- GLICERINA A 25% (Biosintética), fr. de 250 mL
- HYPOFARMA ENEMA DE GLICERINA (Hypofarma), 35 amp. plásticas de 250 mL a 12% c/ aplicador 20 amp. plásticas de 500 mL a 12% c/ aplicador
- SOLUÇÃO DE GLICERINA A 6% (Gaspar Viana), 10 amp. de 1.000 mL
- SOLUÇÃO DE GLICERINA A 12% (Gaspar Viana), 50 amp. de 250 mL
- SOLUÇÃO DE GLICERINA A 25% (Gaspar Viana), 50 amp. de 250 mL
- SOLUÇÃO ENEMA DE GLICERINA 6% SANOBIOL (Sanobiol)
- SOLUÇÃO ENEMA DE GLICERINA 12% SANOBIOL (Sanobiol)
- SOLUÇÃO ENEMA DE GLICERINA 25% SANOBIOL (Sanobiol)
- SOLUÇÃO GLICERINADA A 6% (J. P.), fr. de 1.000 mL
- SOLUÇÃO GLICERINADA A 12% (J. P.), fr. de 500 mL
- SOLUÇÃO GLICERINADA A 25% (J. P.), fr. de 250 mL

▶ ANTI-INFECCIOSOS DO TRATO GASTRINTESTINAL

São quimioterápicos que atuam sobre os agentes etiológicos de parasitoses do trato gastrintestinal. Compreendem as seguintes classes de fármacos: anti-helmínticos, antibióticos para infecções gastrintestinais, sulfonamidas para infecções gastrintestinais, quimioterápicos diversos para infecções gastrintestinais.

▶ Anti-helmínticos

Anti-helmínticos são fármacos usados nas doenças parasitárias causadas por vermes, chamados cientificamente helmintos. Eles agem ou pela destruição do parasito ou pela sua expulsão do hospedeiro infestado.

As helmintíases intestinais atingem grande importância em nosso meio. Em algumas regiões, em virtude das precárias condições de saneamento básico, quase 100% da população se encontram contaminados por mono ou poliparasitoses. Assim, em muitas áreas, torna-se praticamente impossível controlar as helmintíases apenas pelo tratamento dos indivíduos comprovadamente infestados. Por isso, em populações que vivem em condições socioeconômicas muito baixas, a conduta adotada nos programas de saúde comunitária é a de tratar toda a população a cada seis meses pela administração de um anti-helmíntico polivalente. O tratamento das helmintíases deve considerar vários fatores: a) a natureza do helminto; b) o ciclo de vida do parasito; c) o hospedeiro reservatório; d) o vetor do hospedeiro animal intermediário; e) o local de infestação humana; f) o hospedeiro definitivo; e g) os fármacos a serem administrados.

Em algumas parasitoses as medidas ideais incluem a interrupção do ciclo completo do parasito, inclusive em sua fase fora do organismo humano, como é o caso da esquistossomose e outras em que há hospedeiro intermediário.

Ao lado destas medidas, devem ser adotadas as seguintes normas de higiene:

1. Manter sempre limpas as instalações sanitárias.
2. Manter limpas as roupas de cama, roupas íntimas e toalhas.
3. Somente usar chupetas depois de fervê-las.
4. Lavar as mãos antes das refeições e após uso dos sanitários.
5. Cortar e escovar sempre as unhas das crianças.
6. Evitar que as crianças e adultos andem descalços.
7. Beber água sempre fervida ou filtrada.
8. Ferver sempre o leite.
9. Evitar banhos em rios poluídos.
10. Evitar carne malcozida.
11. Lavar bem as frutas, verduras e legumes, antes de comê-los.
12. Conservar alimentos e depósitos de água sempre bem cobertos.

Os anti-helmínticos disponíveis atualmente são, em sua maioria, ativos contra mais de um parasito. Alguns apresentam espectro amplo, sendo chamados de anti-helmínticos polivalentes, pelo fato de agirem contra várias espécies de parasitos.

Os quimioterápicos anti-helmínticos podem ser agrupados em três classes: a) ativos contra nematódeos; b) ativos contra cestóideos; c) ativos contra trematódeos.

O Quadro 10.3 resume as principais helmintíases, os fármacos de escolha e as alternativas de tratamento.

Quadro 10.3 Anti-helmínticos de eleição e secundários usados no tratamento de helmintíases intestinais

Doença parasitária	Helminto	Fármacos de escolha	Fármacos secundários
NEMATODA			
Ancilostomíase	Ancylostoma duodenale	mebendazol ou embonato de pirantel	albendazol
Ascaridíase	Ascaris lumbricoides	mebendazol ou embonato de pirantel	citrato de piperazina albendazol
Enterobíase (oxiuríase)	Enterobius vermicularis	embonato de pirantel ou mebendazol	citrato de piperazina albendazol
Estrongiloidíase	Strongyloides stercoralis	tiabendazol	albendazol
Necatoríase	Necator americanus	mebendazol ou embonato de pirantel	albendazol
Tricuríase	Trichuris trichiura	mebendazol	albendazol
CESTOIDEA			
Himenolepíase	Hymenolepis nana	praziquantel	niclosamida
Teníase	Taenia saginata	niclosamida ou praziquantel	albendazol
	Taenia solium	niclosamida ou praziquantel	albendazol
DIGENEA			
Esquistossomíase	Schistosoma mansoni	praziquantel	oxamniquina*

*Tem sido mais usada por ter menor preço e a mesma eficácia do praziquantel.

Quanto à estrutura química, os anti-helmínticos comercializados no Brasil podem ser divididos em: compostos de amônio quaternário, derivados do benzimidazol, corantes cianínicos, derivados do imidotiazol, piperazina e sais, derivados da quinolina, vinilpirimidinas e diversos.

1. *Compostos de amônio quaternário*. O único comercializado no Brasil é o hidroxinaftoato de befênio.

HIDROXINAFTOATO DE BEFÊNIO

Corresponde ao 3-hidroxi-2-naftoato de benzildimetil(2-fenoxietil)amônio. É ativo contra *Ancylostoma duodenale* e *Necator americanus*. Também tem atividade contra infestações por *Ascaris lumbricoides*.

Depois que surgiram novos anti-helmínticos menos tóxicos, seu uso ficou muito restrito. Atua por ação direta sobre os vermes. Por ser agente bloqueador neuromuscular despolarizante que estimula os gânglios, induz ativação nicotínica contínua forte, que resulta em contração muscular e paralisia espástica dos vermes, seguida de sua expulsão dos hospedeiros pelos movimentos normais do intestino.

FARMACODINÂMICA
- anti-helmíntico.

FARMACOCINÉTICA
- administrado por via oral, só pequena fração é absorvida do trato gastrintestinal.
- a maior parte da dose fica retida no intestino.
- cerca de 0,5% é excretado pela urina.

INDICAÇÕES
- alternativa para o tratamento de ancilostomíase e necatoríase.

DOSES
- via oral, adultos e crianças acima de 22,5 kg, 5 g duas vezes por dia; crianças abaixo de 22,5 kg, 2,5 g duas vezes por dia. O tratamento é feito por um dia para o *A. duodenale* e três dias para o *N. americanus*.

CONTRAINDICAÇÕES
- gravidez.

EFEITOS ADVERSOS
- náusea, vômito, diarreia, cefaleia, vertigem.

▶ *DEBEFENIUM (UCI-Farma), 10 e 200 comprimidos × 500 mg*
  fr. c/ 10 g de microgranulado

2. *Derivados do benzimidazol.* Apresentam uma das seguintes estruturas gerais:

São anti-helmínticos polivalentes. Exercem atividade vermicida, ovicida e larvicida. Agem por contato direto com os vermes, inibindo a formação de seus microtúbulos através do bloqueio da captação de glicose. Isto resulta na depleção de glicogênio dos parasitos e, por sua vez, na formação reduzida de trifosfato de adenosina (ATP) necessário para a sobrevivência e reprodução destes. Consequentemente ocorrem paralisia e morte dos vermes, que são eliminados passivamente pelas fezes. Os benzimidazólicos não interferem no metabolismo da glicose no homem, porque o sistema microtubular das células do hospedeiro é diferente daquele dos helmintos.

Na forma de comprimidos os benzimidazóis podem ser deglutidos, mastigados, triturados ou misturados a alimentos. Na forma de suspensão, podem ser administrados diretamente ou misturados a líquidos.

Os benzimidazóis disponíveis em nosso meio são: albendazol, cambendazol, mebendazol e tiabendazol. Não são racionais as muitas associações entre eles existentes no mercado brasileiro.

ALBENDAZOL

Corresponde à fórmula A em que R = $CH_3CH_2CH_2S-$. É, pois, análogo estrutural do mebendazol. Exerce efeito antiparasitário sobre os nematódeos e a maior parte dos cestóideos. Tem efeito giardicida superior ao do metronidazol e tinidazol. Ativo contra *larva migrans* cutânea.

FARMACODINÂMICA
- anti-helmíntico polivalente; é vermicida, larvicida e ovicida.

FARMACOCINÉTICA
- administrado por via oral, é pouco absorvido (5%) do trato gastrintestinal.
- sofre eliminação pré-sistêmica rápida.
- no fígado é biotransformado, dando como metabólito principal o sulfóxido, que atinge a concentração máxima de 0,25 a 0,30 µg/mL cerca de 2,5 a 3 horas após administração de uma dose.
- a ligação do sulfóxido às proteínas plasmáticas é de 70%.
- meia-vida biológica do sulfóxido: 8 a 9 horas.
- excretado pela urina nas primeiras 24 horas, na forma de metabólitos, principalmente sulfóxido.

INDICAÇÕES
- tratamento de ancilostomíase, ascaridíase, cisticercose, enterobíase, estrongiloidíase, *larva migrans* cutânea, necatoríase, teníases, triquinose e tricuríase; os índices de cura na estrongiloidíase e teníases são menores que os obtidos com o mebendazol.

DOSES
- via oral, adultos e crianças com mais de 2 anos de idade, 400 mg, em dose única; em enterobíase, crianças acima de 2 anos, 100 mg em dose única. A estrongiloidíase ou teníases exigem tratamento por três dias consecutivos. Se não ocorrer cura, após três semanas deve-se efetuar um segundo tratamento.

CONTRAINDICAÇÕES
- hipersensibilidade aos benzimidazóis.
- gravidez.
- lactação.
- crianças com menos de 2 anos.

EFEITOS ADVERSOS
- dor epigástrica, diarreia, cefaleia.
- náuseas, vômito, tontura, secura da boca, febre, prurido.
- alopecia reversível, raramente.

INTERAÇÕES MEDICAMENTOSAS
- dexametasona aumenta em cerca de 50% os seus níveis plasmáticos.

▶ *ALBA-3 (IQB), 2 comprimidos × 200 mg*
  fr. de 10 mL × 400 mg (suspensão)
▶ *ALBEN (Infabra), 2 comprimidos × 200 mg*
  1 comprimido × 400 mg
  fr. de 10 mL × 400 mg (suspensão)
▶ *ALBENDAZOL (Abbott), 1 comprimido mastigável × 400 mg (genérico)*
▶ *ALBENDAZOL (Ducto), 2 comprimidos × 200 mg*
  fr. de 10 ml × 400 mg (suspensão), (genérico)
▶ *ALBENDAZOL (EMS), fr. de 10 mL c/ 40 mg/mL (suspensão oral)*
▶ *ALBENDAZOL (Fármaco), 1 e 200 fr. de 10 mL com 40 mg/mL (suspensão oral), (genérico)*
▶ *ALBENDAZOL (Funed), 300 comprimidos × 200 mg*
▶ *ALBENDAZOL (Green Pharma), 2 e 144 comprimidos × 200 mg*
  1 comprimido × 400 mg
  1 e 200 fr. de 10 mL × 400 mg (suspensão)
▶ *ALBENDAZOL (IMA), 2 comprimidos × 200 mg*
  fr. de 10 mL × 400 mg (suspensão)
▶ *ALBENDAZOL (Iodo-Suma), 2 comprimidos × 200 mg*
  fr. de 10 mL × 400 mg (suspensão)
▶ *ALBENDAZOL (Leofarma), 2 comprimidos × 200 mg*
  fr. de 10 mL × 400 mg
▶ *ALBENDAZOL (Medley), fr. de 10 mL c/ 400 mg (suspensão oral), (genérico)*
▶ *ALBENDAZOL (Neo-Química), 2 comprimidos × 200 mg*
  1 comprimido × 400 mg (genérico)
  fr. de 10 mL × 400 mg (suspensão), (genérico)
▶ *ALBENDAZOL (Prati, Donaduzzi), 1 e 100 comprimidos mastigáveis × 400 mg*
  1 e 200 fr. de 10 mL c/ 400 mg (suspensão oral) (genérico)
▶ *ALBENDAZOL (Teuto-Brasileiro), 2 comprimidos × 200 mg*
  1 e 5 comprimidos × 400 mg
  fr. de 10 mL × 400 mg (suspensão), (genérico)
▶ *ALIN (Millet Roux), 1 comprimido × 400 mg*
  fr. de 10 mL × 400 mg (suspensão)
▶ *AMPLOZOL (Sigma Pharma), 2 comprimidos × 200 mg*
  fr. de 10 mL × 400 mg (suspensão)
▶ *BENTIAMIN (Haller), 1 e 2 comprimidos de 200 mg*
  fr. de 10 mL × 400 mg (suspensão)
▶ *DAZOL (Darrow), 2 comprimidos × 200 mg*
  fr. de 10 mL × 400 mg (suspensão)
▶ *MEBENIX (Cimed), 2 comprimidos × 200 mg*
  fr. de 10 mL × 400 mg (suspensão)
▶ *MONOZOL (Legrand), 1 comprimido × 400 mg*
  fr. de 5, 10 e 15 mL × 400 mg/5 mL (suspensão)
▶ *PARASIN (Aché), 1 e 3 comprimidos × 400 mg*
  fr. de 10 mL × 400 mg
▶ *VERMICLASE (Cifarma), 2 comprimidos × 200 mg*
  1 comprimido × 400 mg
  fr. de 10 mL a 4% (suspensão oral)
▶ *ZENTEL (SmithKline Beecham), 2 e 12 comprimidos × 200 mg*
  5 comprimidos × 400 mg
  1 comprimido mastigável × 400 mg
  fr. de 10 mL × 400 mg

- ZOLBEN (Sanofi-Synthélabo), 1 cáps. × 400 mg fr. de 10 mL × 400 mg

CAMBENDAZOL

Obedece à fórmula B, em que R = (CH$_3$)$_2$CHOOCNH-. É, portanto, derivado do tiabendazol. Atua por mecanismo semelhante ao deste.

Farmacodinâmica
- anti-helmíntico.

Indicações
- tratamento da estrongiloidíase.

Doses
- via oral, adultos e crianças acima de 12 anos, comprimidos, 360 mg em dose única; crianças de 7 a 12 anos, 90 a 180 mg. No caso de usar suspensão, crianças de 2 a 6 anos, 10 mL (= 60 mg); crianças de 7 a 12 anos, 20 mL (= 120 mg). Repetir o tratamento após 10 dias.

Contraindicações
- hipersensibilidade aos benzimidazóis.
- hepatopatias.
- insuficiência renal grave.
- gravidez.
- lactação.

Efeitos adversos
- tontura, náusea, astenia, dor epigástrica, cólicas abdominais, cefaleia, anorexia, vômito.

- CAMBEM (UCI-Farma), 2 comprimidos × 180 mg fr. de 20 mL c/ 6 mg/mL (suspensão)

Associação
- EXELMIN (UCI-Farma), (cambendazol 75 mg + mebendazol 200 mg por comprimido), 6 comprimidos
(cambendazol 150 mg + mebendazol 400 mg cada 30 mL), fr. de 30 mL (suspensão oral)

MEBENDAZOL

Corresponde à fórmula A, em que R é C$_6$H$_5$CO-.

Farmacodinâmica
- anti-helmíntico polivalente; é vermicida, podendo ser também ovicida para os ovos da maioria dos helmintos.

Farmacocinética
- administrado por via oral, é pouco absorvido (aproximadamente 5 a 10%) do trato gastrintestinal; a absorção aumenta quando tomado com alimento, especialmente alimento gorduroso.
- liga-se fortemente às proteínas.
- atinge níveis plasmáticos máximos dentro de 2 a 5 horas (faixa: 0,5 a 7 horas).
- biodisponibilidade é apenas 2,1% a 3,3% devido à eliminação pré-sistêmica muito alta.
- sofre biotransformação, principalmente hepática, dando pelo menos três metabólitos inativos; o metabólito primário é o 2-amino-5-benzoilbenzimidazol.
- atravessa a barreira placentária.
- após dose de 100 mg, duas vezes por dia, por 3 dias, os níveis plasmáticos do mebendazol e de seu metabólito principal não excedem 0,03 µg/mL e 0,09 µg/mL, respectivamente.
- meia-vida: nos pacientes com função hepática normal, 2,5 a 5,5 h (faixa: 2,5 a 9 horas); nos pacientes com insuficiência hepática (colestase), aproximadamente 35 horas.
- excretado na forma íntegra ou como metabólito primário, aproximadamente 95% pelas fezes e 2 a 5% pela urina.

Indicações
- tratamento de escolha para ancilostomíase, ascaridíase, enterobíase, estrongiloidíase, necatoríase e tricuríase.
- tratamento da triquinose, como agente secundário.
- tratamento de infecções helmínticas múltiplas.
- tratamento de capilaríase, hidatidose e gnatostomíase.

Doses
- via oral, adultos e crianças, 100 mg duas vezes por dia, durante três dias consecutivos; caso não ocorra cura, este esquema pode ser repetido após duas semanas.

Contraindicações
- hipersensibilidade aos benzimidazóis.
- gravidez.
- lactação.

Efeitos adversos
- dor abdominal transitória, diarreia, febre, prurido e exantema.
- neutropenia reversível.

Interações medicamentosas
- pontencializa a ação de insulina e hipoglicemiantes orais.
- carbamazepina reduz suas concentrações plasmáticas.

6 comprimidos × 100 mg e/ou fr. de 30 mL c/ 100 mg/5 mL (suspensão)

- AVERPAN (Natus)
- BENDRAX (Haller)
- CESSAVERM (Quimioterapia)
- ERAVERM (Gemballa)
- FELLER (Makros)
- GEOPHAGOL (Sanval)
- GRAN-VERM (Brasmédica)
- KINDELMIN (Kinder)
- MEBEN (UCI-Farma)
- MEBENDAZOL (Abbott), (genérico)
- MEBENDAZOL (Biochimico)
- MEBENDAZOL (Biosintética), 20 mg/mL (genérico)
- MEBENDAZOL (Braskap)
- MEBENDAZOL (Cimed)
- MEBENDAZOL (Cristália), (genérico)
- MEBENDAZOL (EMS), (genérico)
- MEBENDAZOL (Fisioquímica)
- MEBENDAZOL (Furp)
- MEBENDAZOL (Kinder), (genérico)
- MEBENDAZOL (Lafepe)
- MEBENDAZOL (Leofarma)
- MEBENDAZOL (Neo-Química), (genérico)
- MEBENDAZOL (Osório de Moraes)
- MEBENDAZOL (Prati, Donaduzzi), (genérico)
- MEBENDAZOL (Teuto-Brasileiro), (genérico)
- MEBENDAZOL (Vital Brazil)
- MEBENDAZOL PRECIFARMA (Precifarma)
- MEBENDAZOL ROYTON (Royton)
- MEBENDAZOL UCI-FARMA (UCI-Farma)
- MEBENDAZOL USMED (Usmed)
- MEBENDAZOLE (Prodotti)
- MEBENDAZOTIL (Iodo-Suma)
- MEBENDIL (União Química)
- MENTABOM (Medquímica)
- MOBEN (Elofar)
- MULTIELMIN (Osório de Moraes)
- MULTIZOL (Multilab)
- NECAMIN (Aché)
- PANFUGAN (Altana), 8 cáps. × 100 mg fr. de 40 mL c/ 100 mg/5 mL (suspensão)
- PANTELMIN (Janssen-Cilag)
- PARELMIN (Q.I.F.)
- PENTAZOLE (Profarb)
- PLURIVERM (Medley)
- POLITELMIN (Gilton)
- QUINTELMIN (EMS)
- SIRBEN (Searle)
- TENITRAT (Catarinense)
- TETRAHELMIN (Luper)
- VERMEPEN (Flopen)
- VERMIL (Laborsil)
- VERMIRAX (Janssen)
- VERMONON (Brasifa)
- VERMOPLEX (Honorterápica)
- VERMORAL (Legrand)

300 comprimidos × 100 mg

- MEBENDAZOL (Cristália), (genérico)
- MEBENDAZOL (Lafepe)

Associações
- MEBENDAZOL + TIABENDAZOL (EMS), (mebendazol 200 mg + tiabendazol 332 mg por comprimido), 6 comprimidos (genérico)
- MEBENDAZOL + TIABENDAZOL (Eurog./Legrand), (mebendazol 200 mg + tiabendazol 332 mg por comprimido), 6 comprimidos (genérico)
- MEBENDAZOL + TIABENDAZOL (Germed), (mebendazol 200 mg + tiabendazol 332 mg por comprimido), 6 comprimidos (genérico)
- MEBENDAZOL + TIABENDAZOL (Prati, Donaduzzi), (mebendazol 20 mg + tiabendazol 33,2 mg por mL), fr. de 30 mL (suspensão oral), (genérico) 6 comprimidos mastigáveis (genérico)
- NEOVERMIN (Neo-Química), (mebendazol 100 mg + tiabendazol 166 mg por comprimido), 6 e 12 comprimidos
(mebendazol 100 mg + tiabendazol 166 mg por 5 mL) fr. de 30 mL (suspensão)
- OCTELMIN (Schering-Plough), (mebendazol 100 mg + tiabendazol 166 mg por comprimido), 12 comprimidos
(mebendazol 100 mg + tiabendazol 166 mg cada 5 mL), fr. com 30 mL

TIABENDAZOL

Corresponde à fórmula B, em que R é H. Julga-se que atua inibindo a fumarato redutase específica dos helmintos.

É o fármaco de escolha no tratamento da infestação intestinal por *Strongyloides stercoralis*. Também é o quimioterápico de eleição para o tratamento de *larva migrans* cutânea (*Ancylostoma braziliense*). Os tratamentos tópicos com neve carbônica ou cloreto de etila já não são usados nesta última indicação, pois a pomada do tiabendazol é muito superior. É usado também no tratamento da escabiose.

O tiabendazol é ativo contra outros parasitas intestinais, mas há quimioterápicos com melhor índice de cura e menos efeitos adversos nessas outras indicações.

Farmacodinâmica
- anti-helmíntico polivalente; seu espectro é semelhante ao do mebendazol.

FARMACOCINÉTICA

- após administração oral, é rapidamente absorvido do trato gastrintestinal.
- sofre biotransformação hepática; é rápida e quase completamente biotransformado a 5-hidroxitiabendazol, que é então conjugado a glicuronídio ou sulfato.
- meia-vida: do tiabendazol, 1,2 h (faixa: 0,9 a 2 horas); do 5-hidroxitiabendazol, 1,7 h (faixa: 1,4 a 2 horas).
- atinge a concentração sérica máxima dentro de 1 a 2 horas.
- o pico da concentração sérica dos metabólitos é aproximadamente 6,5 a 10 µg/mL.
- excretado principalmente pela urina (até 90%) como metabólitos inativos e menos de 1% na forma inalterada, dentro de 48 horas (a maior parte durante as primeiras 24 horas); aproximadamente 5% são excretados pelas fezes dentro de 48 horas.

INDICAÇÕES

- tratamento de escolha de estrongiloidíase e triquinose.
- tratamento de toxocaríase, *larva migrans* cutânea e *larva migrans* visceral.
- tratamento da escabiose.
- tratamento da capilaríase, dracunculíase e tricostrongilíase.

DOSES

- via oral, adultos e crianças, 25 mg/kg (máximo de 1,5 g), duas vezes por dia, após as refeições. A duração do tratamento é de dois dias.
- via tópica, aplicar no local afetado duas vezes por dia; o tratamento pode ser concomitante com o uso oral, na mesma dose indicada para as demais helmintíases.

CONTRAINDICAÇÕES

- hipersensibilidade aos benzimidazóis.
- insuficiência renal.
- insuficiência hepática.
- gravidez.
- lactação.

EFEITOS ADVERSOS

- sonolência, tontura, vertigem, anorexia, náusea, vômito, diarreia, dor epigástrica.
- eritema multiforme; em casos graves (síndrome de Stevens-Johnson), até morte.
- odor de aspargo na urina.
- quando usado no tratamento de ascaridíase, às vezes lombrigas vivas aparecem na boca e no nariz.

INTERAÇÕES MEDICAMENTOSAS

- pode interferir com a biotransformação de derivados xantínicos e aumenta a concentração sanguínea da teofilina.

▸ FOLDAN (Biolab-Sanus), bisnagas de 45 g (pomada)
fr. de 50 mL (loção cremosa)
sabonete de 65 g
▸ FOLDERM SABONETE (Kinder), sabonete de 65 g
▸ THIABEN (UCI-Farma), 6 comprimidos × 500 mg
fr. de 40 mL c/ 250 mg/5 mL (suspensão)
▸ THIABENDAZOL (União Química), 6 comprimidos × 500 mg
fr. de 60 mL c/ 250 mg/5 mL (suspensão)
▸ TIABENDAZOL (Elofar), 12 comprimidos × 500 mg
▸ TIABENDAZOL (EMS), 6 comprimidos × 500 mg (genérico)
▸ TIABENDAZOL (Eurog./Legrand), 6 comprimidos × 500 mg (genérico)
▸ TIABENDAZOL (Germed), 6 comprimidos × 500 mg (genérico)
▸ TIABENDAZOL (Teuto-Brasileiro), fr. de 60 mL × 250 mg/5 mL
▸ TIABENDAZOL POMADA (Elofar), bisnaga de 45 g c/ 50 mg/g
▸ TIABIOSE (UCI-Farma), bisnagas de 20, 30 e 50 g (creme)
fr. de 60 e 100 mL de loção
sabonete de 65 g

3. *Corantes cianínicos.* Apresentam um sistema íon amidínio, que se caracteriza pela presença de átomo de nitrogênio quaternário ligado a um átomo de nitrogênio terciário através de uma cadeia carbônica conjugada ou ressonante de ligações duplas alternadas com ligações simples. Este sistema com estruturas ressonantes é, aparentemente, essencial para a atividade anti-helmíntica, talvez porque participe de interações por transferência de carga.

O único corante cianínico comercializado no Brasil é o embonato de pirvínio.

EMBONATO DE PIRVÍNIO

Corresponde a um derivado de fenilpirroletenilquinolínio. É praticamente insolúvel em água. Por esta razão, é pouco absorvido do trato intestinal do paciente, permanecendo por período prolongado em contato com os parasitos intestinais, o que facilita a ação letal sobre eles.

Parece que atua impedindo os parasitos de utilizar carboidratos exógenos; com o esgotamento das reservas endógenas dessas substâncias os helmintos são levados à morte.

FARMACODINÂMICA

- anti-helmíntico, ativo na enterobíase.

FARMACOCINÉTICA

- pouco absorvido do trato gastrintestinal.
- eliminado pelas fezes, na forma íntegra.

INDICAÇÕES

- tratamento da enterobíase, como alternativa ao mebendazol ou pirantel, que são os fármacos preferidos.

DOSES

- via oral, adultos e crianças, 5 mg/kg (em termos da base), repetida em duas ou três semanas, se necessário. A dose máxima para adulto, independentemente do peso, não deve ultrapassar 350 mg (da base). Os comprimidos devem ser engolidos imediatamente e não mastigados.

CONTRAINDICAÇÕES

- hipersensibilidade ao fármaco.
- gravidez.
- insuficiência hepática.
- insuficiência renal.
- doença intestinal inflamatória.

EFEITOS ADVERSOS

- náusea, cefaleia, cólicas abdominais, diarreia, vômito.
- reações alérgicas e fotossensibilização.
- coloração vermelho-brilhante das fezes.

▸ PYR-PAM (UCI-Farma), 6 drág. × 100 mg
fr. de 40 mL c/ 50 mg/5 mL
▸ PYVERM (Cifarma), 6 comprimidos × 100 mg
fr. de 40 mL com 10 mg/mL (suspensão oral)

4. *Derivados do imidotiazol.* Os disponíveis no mercado brasileiro são levamisol e tetramisol, ambos usados na forma de cloridrato. São potentes inibidores estereoespecíficos da fumarato redutase em vários nematódeos. Esta inibição produz contração dos helmintos, seguida por paralisia tônica e eliminação subsequente dos vermes. Em vários países o levamisol e o tetramisol são usados apenas em medicina veterinária.

LEVAMISOL

Corresponde ao isômero (−) do tetramisol. Além de ser muito eficaz no tratamento da ascaridíase, é usado em ancilostomíase e necatoríases. Manifesta efeito em enterobíase, estrongiloidíase e tricuríase.

Como imunoestimulante, o levamisol influencia as defesas do hospedeiro modulando as respostas imunes mediadas por células; restaura as funções deprimidas das células T.

FARMACODINÂMICA

- anti-helmíntico, especialmente ativo na ascaridíase, e imunoestimulante.

FARMACOCINÉTICA

- administrado por via oral, é rapidamente absorvido do trato gastrintestinal.
- atinge pico plasmático dentro de 1 a 2 horas.
- meia-vida: 4 horas.
- sofre extensa biotransformação hepática; julga-se que sua atividade imunoestimulante se deve a um dos metabólitos.
- excretado pela urina e pelas fezes, predominantemente na forma de metabólitos.

INDICAÇÕES

- tratamento de ascaridíase.
- como imunoestimulante e também em certos processos malignos, mas neste caso sempre como adjuvante à quimioterapia.

DOSES

- via oral, na ascaridíase, adultos, dose única de 150 mg; crianças, dose única de 80 mg.
- via oral, como imunoestimulante, 2,5 mg/kg/dia em dose única. As modificações da dose devem ser feitas a critério médico, com base no quadro clínico e laboratorial.

CONTRAINDICAÇÕES

- hipersensibilidade ao fármaco.
- gravidez.
- lactação.
- insuficiência hepática ou renal.
- discrasias sanguíneas.

EFEITOS ADVERSOS

- quando usado na ascaridíase, náusea, vômito, dor abdominal, tontura, cefaleia.
- quando usado como imunoestimulante (por período prolongado), reações de hipersensibilidade, como febre, síndrome semelhante à da influenza, artralgia, dor muscular, exantema e vasculite cutânea; efeitos sobre o sistema nervoso central, como fadiga, cefaleia, confusão, insônia,

tontura, nervosismo e convulsões; anormalidades hematológicas, como agranulocitose, leucopenia e trombocitopenia; distúrbios gastrintestinais, como gosto metálico na boca, náusea e vômito.

▶ ASCARIDIL (Janssen-Cilag), 100 comprimidos × 150 mg
100 comprimidos × 80 mg (pediátrico)
▶ COFASOL (UCI-Farma), 1 comprimido × 80 e 150 mg
fr. de 30 mL c/ 80 mg (xarope pediátrico)

TETRAMISOL

É a mistura racêmica dos isômeros (−), ativo, e do (+). Corresponde ao tetraidrofenilimidazotiazol.

Farmacodinâmica
• anti-helmíntico, ativo na ascaridíase.

Farmacocinética
• bem absorvido do trato gastrintestinal.
• sofre biotransformação.
• excretado rapidamente (cerca de 4 horas após administração), na forma de metabólitos, pela urina, fezes e trato respiratório.

Indicações
• tratamento de ascaridíase, como alternativa a fármacos melhores.

Doses
• via oral, dose única, adultos e crianças acima de 7 anos, 150 mg; crianças de 1 a 7 anos, 80 mg; lactentes até 1 ano, 40 mg.

Contraindicações
• as mesmas do levamisol.

Efeitos adversos
• anorexia, desconforto abdominal, náusea, vômito, cefaleia, tontura.

▶ ASCAVERM (Gemballa), 2 comprimidos × 80 mg
▶ COMPRIMIDOS DE TETRAMIZOL BRASMÉDICA (Brasmédica), 1 comprimido × 150 mg
▶ PROFARSOL (Profarb), 2 comprimidos × 150 mg
▶ TETRAMIZOL (TETRAMIZOTIL) (Osório de Moraes), 1 comprimido × 150 mg
1 comprimido × 80 mg (pediátrico)

5. *Piperazina e sais*. A piperazina é fármaco alternativo no tratamento da ascaridíase e da enterobíase. Na ascaridíase, produz paralisia da musculatura dos vermes, que perdem a capacidade de manter sua posição no intestino, sendo expulsos um a três dias depois do tratamento, de modo passivo, com o peristaltismo intestinal. O índice de cura com dose única é de 70% e chega a 90%-100% com dois dias de tratamento. As fases larvárias não são eficazmente paralisadas, recomendando-se o tratamento em duas a quatro semanas. Para erradicar completamente a infestação, devem-se tratar todos os membros da família.

Em enterobíase, os vermes, em sua maioria, passam vivos e ativos durante os primeiros quatro dias do tratamento. Para obter efeitos ótimos é geralmente necessário tratamento durante sete dias.

No Brasil, além da piperazina hexaidratada, são comercializados os seguintes sais deste quimioterápico: adipato, citrato e dilactato. Quando em solução, todos eles formam a piperazina hexaidratada e são igualmente eficazes.

PIPERAZINA

Farmacodinâmica
• anti-helmíntico ativo contra ascaridíase e enterobíase.

Farmacocinética
• rapidamente absorvida do trato gastrintestinal.
• aproximadamente 25% da dose sofrem biotransformação.
• a maior parte da dose oral é excretada na urina em 24 horas, cerca de 20% na forma inalterada.

Indicações
• tratamento de ascaridíase e enterobíase, como fármaco alternativo.

Doses
• os valores são considerados para a piperazina hexaidratada.
• via oral, ascaridíase, adultos, 3,5 g em dose única, por dois dias; crianças, 75 mg/kg em dose única, por dois dias (dose máxima, 3,5 g).
• via oral, enterobíase, adultos e crianças, 65 mg/kg (máxima, 2,5 g) em dose única, durante 7 dias consecutivos. O tratamento deve ser repetido após intervalo de uma semana.

Contraindicações
• hipersensibilidade à piperazina.
• gravidez.
• lactação.
• insuficiência hepática.
• insuficiência renal.
• antecedentes convulsivos.

Efeitos adversos
• náusea, vômito, diarreia, perturbações visuais, cólicas abdominais.
• urticária, enfraquecimento muscular, cefaleia, vertigem.

Superdose
• sintomas: efeitos neurológicos simulando comprometimento cerebelar, principalmente distúrbios da marcha.
• tratamento: sintomático, hospitalar, com aumento da administração de fluidos eletrolíticos para favorecer a diurese e eliminação da piperazina.

Interações medicamentosas
• pode intensificar os efeitos extrapiramidais da clorpromazina, e assim precipitar convulsões potencialmente fatais.
• pode antagonizar a ação do embonato de pirantel.

ADIPATO DE PIPERAZINA

▶ PIPERCREAM (Usmed), fr. de 60 e 100 mL c/ 500 mg/5 mL

CITRATO DE PIPERAZINA

▶ ORTOVERMIN (Makros), fr. de 60 e 110 mL c/ 500 mg/5 mL

PIPERAZINA HEXAIDRATADA

▶ ASCARIN (Iodo-Suma), fr. de 100 mL c/ 500 mg/5 mL
▶ VERMIFRAN (Faria), fr. de 60 mL c/ 500 mg/5 mL
▶ VERMILEN (Quimioterápica Brasileira), fr. de 100 mL c/ 500 mg/5 mL
▶ XAROPE DE PIPERAZINA CIMED (Cimed), fr. de 60 mL c/ 500 mg/5 mL

6. *Derivados da quinolina*. Em nosso meio são disponíveis dois: a oxamniquina e o praziquantel.

OXAMNIQUINA

É derivado do 6-quinolinometanol. É ativa contra os vermes imaturos e maduros de *Schistosoma mansoni*. Provoca o desprendimento dos vermes das veias mesentéricas para o fígado, onde são destruídos.

Farmacodinâmica
• anti-helmíntico ativo na esquistossomose.

Farmacocinética
• após administração oral, é bem absorvida do trato gastrintestinal; a presença de alimentos retarda a absorção e limita os níveis plasmáticos.
• atinge o pico de concentração plasmática em 1 a 1,5 hora.
• sofre biotransformação extensa, provavelmente hepática, dando metabólitos ácidos inativos; o metabólito principal é o derivado 6-carboxi.
• meia-vida: 1 a 2,5 horas.
• excretada quase totalmente pela urina, 0,4 a 1,9% na forma inalterada; cerca de 40 a 70% são excretados como derivado carboxil; este metabólito inativo é excretado largamente dentro das primeiras 12 horas; a excreção pelas fezes é mínima.

Indicações
• tratamento da esquistossomose mansônica, como fármaco alternativo.

Doses
• via oral, adultos e crianças acima de 30 kg, 15 mg/kg, em dose única (máxima, 1,25 g); crianças abaixo de 30 kg, 20 mg/kg, em duas doses de 10 mg/kg em um único dia, com intervalo de 3 a 8 horas entre as doses. A tolerabilidade é melhor se administrada após as refeições.

Contraindicações
• gravidez.
• lactação.
• insuficiência hepática.
• insuficiência renal.
• insuficiência cardíaca descompensada.
• antecedentes convulsivos.

Efeitos adversos
• tontura, sonolência, cefaleia.
• convulsões epileptiformes, embora raramente.
• náusea, vômito, dor abdominal, anorexia.
• urticária.
• alterações do eletroencefalograma.
• elevação das transaminases (podem já estar alteradas em pacientes com comprometimento hepatoesplênico da doença).

INTERAÇÕES MEDICAMENTOSAS
- não foram descritas, mas levando em consideração o mecanismo de ação da oxamniquina, deve ser evitada sua administração concomitante com outros fármacos que sofrem biotransformação hepática.

▶ MANSIL (Pfizer), 6 cáps. × 250 mg
fr. de 12 mL c/ 50 mg/mL

PRAZIQUANTEL

É derivado acilado da pirazino-isoquinolina. O responsável pela maior parte da atividade anti-helmíntica é o isômero (−).

É provável que o praziquantel deve a sua ação anti-helmíntica à inibição da bomba Na^+, K^+ dos esquistossomos. Em resultado, aumenta a permeabilidade da membrana do helminto a certos cátions monovalentes e divalentes, principalmente cálcio (que participa da contração muscular dos esquistossomos), que leva à intensificação da atividade muscular, seguida por contração e paralisia espástica. Como consequência, os helmintos se separam dos tecidos do hospedeiro e são rapidamente deslocados das veias mesentéricas para o fígado, ao passo que os helmintos intestinais são expelidos.

FARMACODINÂMICA
- anti-helmíntico ativo contra trematódeos e cestóideos.

FARMACOCINÉTICA
- no homem é rápida e quase completamente (80%) absorvido após administração oral; nos helmintos é rapidamente absorvido.
- no homem é distribuído ao soro e liquor; nos helmintos, parece distribuir-se por todo o corpo.
- atinge concentração sérica máxima em 1 a 3 horas.
- no homem sofre acentuada eliminação pré-sistêmica, sendo rápida e completamente biotransformado a derivados mono e poli-hidroxilados; não parece sofrer biotransformação por cestóideos ou esquistossomos.
- meia-vida: praziquantel, 0,8 a 1,5 h; metabólitos, 4 a 5 horas.
- concentração sérica máxima: 1 μg/mL.
- excretado pelo leite.
- excretado rapidamente pela urina, principalmente na forma de metabólitos; 72% são excretados dentro de 24 horas; aproximadamente 80% são excretados dentro de 4 dias.

INDICAÇÕES
- tratamento de escolha para clonorquíase, cisticercose, difilobotríase, esquistossomose de todas as espécies, forma neurológica da esquistossomose, fasciolopsíase, heterofíase, himenolepíase, metagonimíase, opistorquíase, paragonimíase e teníase causada por Taenia saginata e T. solium.
- tratamento de todos os tipos de cisticercose (exceto cisticercose ocular); é usado também no tratamento de neurocisticercose. Pode ser necessário associá-lo a adrenocorticoides. O tratamento da cisticercose ocular é cirúrgico.
- tratamento de dipilidíase.

DOSES
- via oral, na esquistossomose, 20 mg/kg, três vezes, em um dia de tratamento; o intervalo entre as doses deve ser de, no mínimo, 4 h e, no máximo, 6 h.
- via oral, na teníase, adultos, 600 mg em dose única; crianças de 6 a 12 anos, 300 mg, em dose única; crianças de 2 a 6 anos, 150 mg, em dose única.
- via oral, na himenolepíase, adultos, 900 mg, em dose única; crianças de 6 a 12 anos, 600 mg, em dose única; crianças de 2 a 6 anos, 300 mg, em dose única.
- via oral, na forma cutânea e muscular da cisticercose, 30 mg/kg/dia, em três tomadas diárias, por 7 dias; na neurocisticercose (tratamento hospitalar), 50 mg/kg/dia em três tomadas diárias, por 15 a 21 dias. Aconselha-se o uso simultâneo de corticoides (3 mg de dexametasona por dia ou dose equivalente de outro corticoide) que deve ser prolongado por 4 dias após o término do uso de praziquantel, com redução gradativa da dose.

CONTRAINDICAÇÕES
- hipersensibilidade ao praziquantel.
- cisticercose ocular.
- gravidez.
- lactação.
- menores de 4 anos.

EFEITOS ADVERSOS
- mal-estar, cefaleia, tontura, elevação da temperatura.
- desconforto abdominal, náusea.
- urticária.

▶ CESTOX (Merck), 12 comprimidos × 150 mg
▶ CISTICID (Merck), 50 comprimidos × 500 mg

7. *Vinilpirimidinas*. As disponíveis no Brasil são oxipirantel e pirantel.

OXIPIRANTEL

Trata-se de derivado do pirantel, com propriedades semelhantes às do fármaco matriz. Usado na forma de embonato.

▶ TRICOCEL (UCI-Farma), 4 comprimidos × 107 mg
fr. de 20 mL c/ 11 mg/mL (suspensão)

PIRANTEL

É derivado tienilentenilpirimidínico. Não é vermicida nem ovicida. Age como bloqueador neuromuscular despolarizante, provocando assim contração súbita, seguida por paralisia, dos helmintos. Atua também como inibidor da colinesterase e estimulante ganglionar; os helmintos tornam-se incapazes de manter sua posição na luz intestinal e são expelidos do corpo pelas fezes por peristaltismo.

Usado na forma de embonato.

FARMACODINÂMICA
- anti-helmíntico de amplo espectro.

FARMACOCINÉTICA
- pouco e incompletamente absorvido do trato gastrintestinal.
- atinge o pico de concentração plasmática dentro de 1 a 3 horas.
- mais de 50% da dose são eliminados pelas fezes, na forma inalterada, e menos de 15% pela urina, como fármaco íntegro e metabólitos.

INDICAÇÕES
- tratamento, como um dos fármacos de escolha, de ascaridíase e enterobíase.
- tratamento de ancilostomíase e necatoríase.

DOSES
- via oral, adultos e crianças, 11 mg/kg/dia (máximo, 1 g). Na ascaridíase e enterobíase, é administrado em dose única; na ancilostomíase e necatoríase, a duração do tratamento é de 3 dias.

CONTRAINDICAÇÕES
- gravidez.
- lactação.
- insuficiência hepática.
- crianças abaixo de 2 anos.

EFEITOS ADVERSOS
- anorexia, tontura, sonolência e cefaleia.
- náusea, vômito e diarreia.
- erupção cutânea.

INTERAÇÕES MEDICAMENTOSAS
- piperazina pode antagonizar sua ação.

▶ ASCARICAL (Farmoquímica), 3 e 6 comprimidos × 250 mg (da base)
fr. de 45 mL c/ 250 mg (da base)/15 mL
fr. de 15 mL c/ 250 mg (da base)/5 mL

8. *Diversos*. A este grupo pertencem a ivermectina e a niclosamida.

IVERMECTINA

É uma lactona macrocíclica semissintética produzida pelo *Streptomyces avermitilis*. Resulta de uma mistura de di-hidroavermectina maior que 24% e de menos de 20% de di-hidroavermectina B1b. Produz uma maior liberação de GABA com a consequente abertura do canal de cloro ao nível da membrana neuronal do parasita. O GABA liga-se mais fortemente às junções neurônicas dos parasitas, interrompendo o impulso nervoso. O aumento da permeabilidade da membrana ao cloro produz ainda hiperpolarização das células musculares. Como resultado, induz à paralisação e morte do parasita. É ativa contra *Onchocerca volvulus, Wuchereria bancrofti, Brugia malayi, Brugia timori, Strongyloides stercoralis* (estágio intestinal), *Sarcoptes scabiei, Pediculus humanus* e larvas do *Ancylostoma brasiliensis*.

FARMACODINÂMICA
- anti-helmíntico.

FARMACOCINÉTICA
- sofre absorção digestiva após administração oral.
- atinge a concentração plasmática de 25 ng/mL em cerca de 3 a 4 horas após administração oral de 150 μg/kg.
- volume de distribuição: 47 L.
- sofre biotransformação hepática.
- liga-se fortemente aos lipídios, fígado e bile. Cerca de 93% ligam-se às proteínas plasmáticas.
- meia-vida de cerca de 56 horas.
- 98% eliminados pelas fezes e < 1% pela urina.

INDICAÇÕES
- tratamento da filariose, oncocercose, estrongiloidíase, escabiose, pediculose, *larva migrans* cutânea.

Doses
- varia de 150 a 400 µg/kg em dose única de acordo com a patologia: para estrongiloidíase, escabiose ou pediculose, 200 µg/kg; para oncocercose, 150 µg/kg; e para filariose linfática, 400 µg/kg.

Contraindicações
- hipersensibilidade ao fármaco.
- gravidez e lactação.
- em portadores de afecções do SNC que possam afetar a barreira hematencefálica.
- crianças < 15 kg.

Efeitos Adversos
- febre, cefaleia, tonturas, tremores.
- edema facial.
- prurido.
- artralgia.
- diarreia, náuseas, vômitos.
- encefalopatia.

Interações Medicamentosas
- administrar com cautela a pacientes em uso de fármacos depressores do SNC.

▶ IVERMEC (UCI-Farma), 2 e 4 comprimidos × 6 mg
▶ LEVERCTIN (Sigma Pharma), 2 e 4 comprimidos × 6 mg
▶ PLURIMEC (Biolab), 2 e 4 comprimidos × 6 mg
▶ REVECTINA (Sintofarma), 2 e 4 comprimidos × 6 mg
▶ VERMECTIL (Cifarma), 2 e 4 comprimidos × 6 mg

NICLOSAMIDA

É derivado halogenado da salicilamida. Inibe a fosforilação oxidativa nas mitocôndrias dos cestóideos, promovendo a morte tanto do escólex como dos segmentos proximais. Com isso o escólex se desprende da parede intestinal e é digerido, sendo eliminado com as fezes, sem que seja possível identificá-lo.

Farmacodinâmica
- anti-helmíntico ativo contra cestóideos.

Farmacocinética
- praticamente não é absorvida pelo trato gastrintestinal.
- eliminada pelas fezes.

Indicações
- tratamento, como fármaco de escolha, de himenolepíase e teníase causada por *Taenia saginata* e *Taenia solium*.
- tratamento de difilobotríase e dipilidíase.

Doses
- via oral, em teníases, adultos e crianças acima de 8 anos, 2 g após a refeição principal; crianças de 2 a 8 anos, 1 g após a refeição principal.
- via oral, na himenolepíase, adultos e crianças acima de 8 anos, 1 g no primeiro dia e, a seguir, 500 mg/dia, durante 6 dias (total: 4 g); crianças de 2 a 8 anos, 500 mg/dia durante 7 dias.

Os comprimidos devem ser mastigados e engolidos com água; recomenda-se a administração de um laxante para facilitar a eliminação do verme.

Contraindicações
- hipersensibilidade à niclosamida.
- gravidez.
- lactação.
- crianças abaixo de 2 anos.

Efeitos Adversos
- cólicas, dores abdominais ou estomacais.
- anorexia.
- náusea ou vômito.
- tontura, sonolência, cefaleia.
- gosto desagradável, diarreia, prurido na região retal, exantema.

Superdose
- administração de laxante de ação rápida e enema.
- não induzir ao vômito.

▶ ATENASE (UCI-Farma), 4 comprimidos × 500 mg

▶ Antibióticos para infecções gastrintestinais

Por serem utilizados mais em infecções sistêmicas e tópicas, os antibióticos são descritos com pormenores no capítulo 18.

As principais infecções gastrintestinais são:

a) gastrenterite infecciosa, também chamada diarreia infecciosa, causada por vírus (Rotavírus e vírus Norwalk), bactérias (*Staphylococcus aureus, Bacillus cereus, Clostridium perfringens, Escherichia coli, Vibrio cholerae, Shigella* sp., *Salmonella* sp., *Campylobacter jejuni, Yersinia enterocolitica, Vibrio parahaemolyticus, Aeromonas hydrophila*) e protozoários (*Giardia lamblia, Entamoeba histolytica, Cryptosporidium* sp.).

b) diarreia do viajante, causada por determinadas bactérias: *Escherichia coli* (50%), *Shigella* (15%), *Salmonella* (10%), *Campylobacter* (3%). O protozoário *Giardia* contribui com 4%.

c) colite pseudomembranosa associada a antibiótico, cujo agente etiológico principal é o *Clostridium difficile*.

d) febre tifoide, causada pela *Salmonella typhi*.

e) hepatite infecciosa, cujo agente etiológico são os diversos vírus da hepatite.

f) colecistite aguda, resultante da obstrução do duto cístico por cálculos biliares; em cerca de 50% a 70% dos casos sobrevém infecção bacteriana por *Escherichia coli, Klebsiella, Enterobacter, Proteus* ou *Bacteroides fragilis*.

g) peritonite secundária à perfuração do intestino, causada por *Escherichia coli, Klebsiella, Proteus, Streptococcus faecalis, Bacteroides fragilis, Peptostreptococcus, Peptococcus*, clostrídios.

Os antibióticos ativos nas infecções gastrintestinais podem ser divididos nos seguintes grupos: penicilinas, cefalosporinas, betalactâmicos não clássicos, anfenicóis, tetraciclinas, glicopeptídios, macrolídicos, aminociclitóis e lincosamidas.

Considerando que o emprego maior dos representantes destes grupos de antibióticos é no tratamento de infecções sistêmicas e/ou tópicas, eles são descritos no capítulo 18, *Anti-infecciosos*. Aqui se dão apenas os nomes dos que se utilizam também nas infecções gastrintestinais.

1. *Penicilinas:* amoxicilina, ampicilina, benzilpenicilina, carbenicilina e metampicilina.
2. *Cefalosporinas:* cefalotina, cefazolina e cefoxitina.
3. *Betalactâmicos não clássicos:* imipenem, mas associada à cilastatina sódica.
4. *Anfenicóis:* cloranfenicol e tianfenicol.
5. *Tetraciclinas:* doxiciclina, minociclina, oxitetraciclina e tetraciclina.
6. *Glicopeptídios:* vancomicina.
7. *Macrolídicos:* eritromicina.
8. *Aminociclitóis:* amicacina, estreptomicina, gentamicina, neomicina, netilmicina, sisomicina e tobramicina.
9. *Lincosamidas:* clindamicina e lincomicina.

▶ Sulfonamidas para infecções gastrintestinais e outros usos

As sulfonamidas estão descritas, com pormenores, no capítulo 18, *Anti-infecciosos*. Aquelas usadas para infecções gastrintestinais foram planejadas por latenciação de fármacos: ao grupo amino livre de certas sulfonamidas foram anexados grupamentos adequados com o objetivo de obter profármacos praticamente insolúveis em água. Devido à presença destes grupamentos, elas são pouco absorvidas do trato gastrintestinal (somente cerca de 5%) e assim atingem concentração alta no lúmen do colo, onde a hidrólise bacteriana libera lentamente a sulfonamida matriz.

As sulfas intestinais disponíveis no nosso mercado são: formossulfamerazina, formossulfatiazol, ftalilsulfatiazol e sulfaguanidina. São todas utilizadas em associações, principalmente antidiarreicas; algumas são para infecções urinárias. Não há justificativa racional para a existência de tais associações.

Uma outra sulfonamida, a sulfassalazina, é utilizada, como monofármaco, no tratamento da colite ulcerativa e também na artrite reumatoide.

SULFASSALAZINA

É derivado sulfapiridínico e é também conhecida como salazossulfapiridina, utilizada no tratamento da colite ulcerativa e da artrite reumatoide. Seu mecanismo de ação como anti-inflamatório não está esclarecido. Ao ser biotransformada, uma parte atinge o cólon, onde, por ação de bactérias intestinais, forma a sulfapiridina, inativa na colite, e o ácido 5-aminossalicílico, também conhecido como mesalamina, que atua localmente. Esse último parece exercer uma ação anti-inflamatória através da inibição da ciclo-oxigenase e da lipoxigenase. Como consequência, diminui a produção de prostaglandinas, leucotrienos e de ácidos hidroxieicosatetraenoicos, além de exercer uma atividade removedora de radicais livres.

Farmacodinâmica
- anti-inflamatório intestinal, antirreumático.

Farmacocinética
- menos de 12% sofrem absorção intestinal, sendo que 1/3 da porção absorvida volta ao intestino pela bile. Uma grande parte de uma dose atinge o cólon.
- o tempo para atingir a concentração plasmática máxima depende da apresentação utilizada: para suspensão oral, 1,5 a 6 horas para a sulfassalazina e 9 a 24 horas para a sulfapiridina. Para a apresentação em comprimidos, 1,5 a 6 horas para a sulfassalazina

e 6 a 24 horas para a sulfapiridina. Para a apresentação de liberação entérica, 3 a 12 horas para a sulfassalazina e 12 a 24 horas para a sulfapiridina.

- sofre biotransformação no cólon, por bactérias intestinais, formando a sulfapiridina, inativa, e o ácido 5-aminossalicílico (mesalamina), que é o metabólito ativo. A primeira é completamente absorvida e biotransformada no fígado parcialmente, por hidroxilação e acetilação e posterior conjugação com ácido glicurônico, sendo responsável pela maioria dos efeitos adversos. Menos de 50% da mesalamina é absorvida. O segundo sofre acetilação.
- distribui-se no soro, tecido conjuntivo, fígado e intestino, com volume de distribuição de cerca de 64 L.
- atravessa a barreira placentária.
- 99% ligam-se às proteínas plasmáticas, sendo 50% para a sulfapiridina e 43% para a mesalamina.
- meia-vida de 5 a 10 horas para o composto original, 6 a 14 horas para a sulfapiridina e 0,6 a 1,4 hora para a mesalamina.
- pequena quantidade de sulfassalazina é eliminada pelas fezes. 5% correspondem à sulfapiridina e 67% à mesalamina. Mais de 80% dos metabólitos são eliminados pela urina.

INDICAÇÕES
- tratamento da retocolite ulcerativa inespecífica, colite ulcerativa média ou moderada, doença de Crohn.
- tratamento da artrite reumatoide e espondilite anquilosante.

DOSES
- iniciar com 500 mg de 6 em 6 ou de 12 em 12 horas. A dose recomendada é de 1 g cada 6 ou 8 horas.
- para manutenção, 500 mg cada 6 horas.

CONTRAINDICAÇÕES
- hipersensibilidade à sulfassalazina, sulfonamidas ou salicilatos.
- gravidez e lactação.
- crianças < 2 anos.

PRECAUÇÕES
- vigiar paciente com baixa acetilação.
- vigiar sinais de trombocitopenia.

EFEITOS ADVERSOS
- reações de hipersensibilidade, incluindo fotossensibilidade.
- oligospermia e infertilidade reversíveis após suspensão.
- cefaleia.
- discrasias sanguíneas.
- exacerbação de colite ulcerativa, hepatite.
- síndrome de Stevens-Johnson ou síndrome semelhante ao lúpus eritematoso sistêmico.
- distúrbios gastrintestinais.

INTERAÇÕES MEDICAMENTOSAS
- pode prolongar o efeito dos anticoagulantes orais, anticonvulsivantes e antidiabéticos orais.
- uso concomitante de depressores da medula óssea, metotrexato, sulfimpirazona e fenilbutazona aumenta os efeitos destes.
- diminui a absorção dos digitálicos e do ácido fólico.
- potencializa o efeito de hemolíticos e de fármacos hepatotóxicos.

▶ AZULFIN (Apsen), 60 comprimidos × 500 mg

▶ Quimioterápicos diversos para infecções gastrintestinais

Esta classe é constituída de fluorquinolonas e nitrofuranos.

1. *Fluorquinolonas*. Sua indicação principal, como das quinolonas em geral, é no tratamento de infecções do trato urinário. Por isso, são descritas no capítulo 18, *Anti-infecciosos*. Entretanto, as quatro seguintes apresentam atividade também em infecções gastrintestinais: ciprofloxacino, norfloxacino, ofloxacino e pefloxacino.

2. *Nitrofuranos*. Devido a reações nocivas graves causadas por alguns nitrofuranos, vários países retiraram-nos do mercado. Em sua maioria estes compostos são usados em infecções do trato urinário; são, por isso, descritos no capítulo 18. Um nitrofurano, porém, é também utilizado para o tratamento de infecções gastrintestinais: furazolidona, descrita na seção *Fármacos antiprotozoários para distúrbios gastrintestinais (giardíase)*.

Um outro composto do mesmo grupo comercializado no Brasil é a nifuroxazida.

NIFUROXAZIDA

É um derivado do grupo dos nitrofuranos com propriedades antissépticas intestinais. Exerce sua atividade através de contato intraluminal, interferindo com o sistema enzimático bacteriano.

FARMACODINÂMICA
- antisséptico intestinal.

FARMACOCINÉTICA
- não é absorvido pelo trato gastrintestinal. Nos casos de lesão de mucosa pode ocorrer fraca absorção.

INDICAÇÕES
- intoxicação alimentar, diarreia infecciosa.

DOSES
- para adultos e crianças maiores, 600 a 800 mg ao dia. Para crianças menores, 400 a 600 mg ao dia.

CONTRAINDICAÇÕES
- hipersensibilidade aos derivados nitrofurânicos.
- prematuros e < 1 mês.
- gestação até o terceiro mês.

PRECAUÇÕES
- não se deve usar tratamento prolongado.

EFEITOS ADVERSOS
- reações de hipersensibilidade.
- pústula exantematosa aguda generalizada.

▶ PASSIFURIL (Millet Roux), 12 cáps. × 150 mg fr. de 40 mL c/ 200 mg/5 mL

▶ ANTIDIARREICOS

São fármacos usados no tratamento da diarreia caracterizada pela perda excessiva de fluido e eletrólitos. Este distúrbio resulta de diversas causas: infecção, fármacos, envenenamento, alergia, lesões gastrintestinais, má-absorção e distribuição alterada dos ácidos biliares. A diarreia é mais perigosa em crianças e idosos.

Os antidiarreicos podem ser específicos ou inespecíficos.

Os antidiarreicos específicos são aqueles que atuam sobre os microrganismos patogênicos que causam diarreia. Eles estão descritos na seção anterior.

Os antidiarreicos inespecíficos são usados somente para aliviar os sintomas da diarreia. Estes medicamentos podem prolongar a diarreia, mascarar a desidratação, perfurar o intestino ou produzir intoxicação. Ademais, podem causar graves efeitos nos pacientes que tomam medicamentos cardiovasculares, tranquilizantes, antialérgicos ou que sofrem de hipertensão ocular, prostática ou de refluxo.

Ressalte-se que a diarreia é enfermidade que se cura espontaneamente, caso se evite a desidratação e o paciente seja alimentado adequadamente. O tratamento recomendado para corrigir a desidratação é o soro de reidratação oral (SRO). A diarreia grave poderá exigir administração parenteral de fluidos e eletrólitos, sobretudo em pacientes que não podem tomar fluidos (soluções que contêm eletrólitos, glicose e aminoácidos) por via oral. A abstenção de bebidas alcoólicas ou metilxantínicas constitui adjuvante útil no tratamento da diarreia.

As preparações antidiarreicas comercializadas no Brasil são, em sua esmagadora maioria, irracionais. Consistem, quase todas, em associações contendo dois ou mais dos seguintes fármacos: a) antibióticos: di-hidroestreptomicina, estreptomicina, neomicina; b) sulfas: formossulfamerazina, ftalilsulfatiazol, sulfadiazina, sulfaguanidina, sulfametoxazol, sulfametoxipiridazina; c) outros quimioterápicos: clioquinol, furazolidona, trimetoprima; d) adsorventes: atapulgita, carbonato de cálcio, carvão vegetal, caulim, hidróxido de alumínio, pectina; e) antimuscarínicos: metilbrometo de homatropina, sulfato de atropina; f) *Lactobacillus acidophilus*, *Bacillus cereus* e *Saccharomyces boulardii*-17; g) opiáceos: difenoxilato, elixir paregórico, loperamida.

Os antibióticos, sulfas e outros quimioterápicos são utilizados no tratamento de determinadas infecções; mas seu emprego em diarreia é condenável, pois esta é geralmente autolimitada e o uso dos quimioterápicos só acarretaria os seus efeitos adversos. Por isso, o tratamento da diarreia é geralmente inespecífico.

O uso do clioquinol, por via oral, foi proibido em diversos países, por sua neurotoxicidade; este antibacteriano e antifúngico, porém, é ainda empregado em preparações tópicas.

Nenhum valor no tratamento de diarreia têm os seguintes compostos: adsorventes, antimuscarínicos, elixir paregórico e *Lactobacillus*.

Além do subsalicilato de bismuto, antidiarreico de reconhecido valor, apenas o difenoxilato e a loperamida encontram algum respaldo científico no seu emprego como antidiarreicos. Ambos são opioides. Eles inibem a peristalse por efeito direto sobre as terminações nervosas e/ou gânglios intramurais da parede intestinal, presumivelmente em resultado de sua complexação com os receptores opioides. Parte do seu efeito antidiarreico talvez se deva à redução da secreção gastrintestinal, por inativação da calmodulina, a proteína reguladora dependente de cálcio. O uso de antidiarreicos não deve excluir a hidratação oral ou parenteral.

Seu uso em crianças pequenas, especialmente abaixo de 2 anos, provocou inúmeros casos de intoxicação grave (coma e mesmo a morte). Por isso, alguns países, inclusive o Brasil, proibiram o seu emprego em crianças.

Recentemente foi lançado no Brasil um fármaco que exerce controle mais fisiológico na diarreia aguda, a racecadotrila.

DIFENOXILATO

Corresponde ao éster etílico de ácido derivado da difenilpiperidina. Usado na forma de cloridrato.

No Brasil é comercializado apenas em associações medicamentosas. A mais comum contém doses subterapêuticas de sulfato de atropina para impedir o uso deliberado de superdose. Entretanto, a presença de atropina pode causar efeitos adversos em indivíduos sensíveis ou na superdose. Por isso, não se recomenda nem mesmo esta associação.

Farmacodinâmica
- antidiarreico.

Farmacocinética
- é bem absorvido do trato gastrintestinal.
- início do efeito: 45 a 60 minutos.
- sofre biotransformação hepática rápida e extensa; seu metabólito principal, a difenoxina, tem atividade semelhante.
- meia-vida: difenoxilato, 2,5 horas; difenoxina, 12 a 24 horas.
- pode ser excretado pelo leite.
- duração do efeito: 3 a 4 horas.
- excretado em quatro dias nas formas íntegra e de metabólitos pelas fezes (49%) e pela urina (14%); menos de 1% é excretado inalterado pela urina e 6% na forma de difenoxina mais seu conjugado glicuronídio.

Indicações
- tratamento da diarreia.
- redução da frequência e fluidez das fezes em pacientes com colostomias e ileostomias.

Doses
- via oral, adultos, 5 mg quatro vezes ao dia.

Contraindicações
- hipersensibilidade ao fármaco.
- gravidez.
- lactação.
- insuficiência hepática.
- diarreia aguda associada com microrganismos invasivos (Salmonella, Shigella etc.)
- colite pseudomembranosa associada à terapia com antibióticos de amplo espectro.
- doença de Crohn.
- colite ulcerativa aguda.
- crianças.

Efeitos Adversos
- distensão abdominal, obstrução intestinal, dilatação do colo, exantema, sonolência, tontura, depressão mental, inquietação, náusea, cefaleia, visão borrada.
- depleção de fluidos e eletrólitos.
- megacolo tóxico, íleo paralítico.
- doses elevadas (40 a 60 mg) causam atividade opioide, inclusive euforia, supressão da síndrome de abstinência morfínica e dependência física após uso crônico.
- doses tóxicas podem causar depressão respiratória e coma.

Superdose
- lavagem gástrica, seguida da administração oral ou por sonda de suspensão aquosa de 100 g de carvão ativado.
- em casos de depressão do sistema nervoso central, administrar naloxona.

Interações Medicamentosas
- álcool, anestésicos gerais ou locais, antidepressivos tricíclicos, anti-hipertensivos, outros depressores do sistema nervoso central ou sulfato de magnésio parenteral podem potencializar os efeitos depressores do SNC, tanto do difenoxilato quanto destes fármacos.
- hipnoanalgésicos podem resultar em risco aumentado de constipação grave e efeitos depressores aditivos do SNC.
- inibidores da MAO podem precipitar crise hipertensiva.

Associação
▶ LOMOTIL (Pharmacia Brasil), (cloridrato de difenoxilato 2,5 mg + sulfato de atropina 0,025 mg por comprimido), 10 comprimidos

LOPERAMIDA

Corresponde à butanamida derivada da difenilpiperidina. Usada na forma de cloridrato.

Farmacodinâmica
- antidiarreico.

Farmacocinética
- após administração oral, apenas 40% são absorvidos.
- liga-se fortemente (97%) a proteínas.
- atinge níveis plasmáticos máximos em cerca de 5 horas após administração na forma de comprimidos e 2,5 horas após administração na forma de gotas.
- não atravessa a barreira hematencefálica.
- sofre biotransformação hepática quase completa.
- meia-vida: 10,8 horas (faixa: 9,1 a 14,4 horas).
- excretada principalmente (90%) pelas fezes (25% na forma inalterada); 10% são eliminados pela urina (1,3% como fármaco íntegro e conjugado com ácido glicurônico).

Indicações
- as mesmas do difenoxilato.

Doses
- via oral, adultos, inicialmente 2 a 4 mg, seguida de 1 a 2 mg três a quatro vezes ao dia, até a obtenção de uma a duas evacuações diárias.

Contraindicações
- as mesmas do difenoxilato.

Efeitos Adversos
- cólicas abdominais, constipação, secura da boca, vômito, fraqueza, tontura ou sonolência.
- depleção de fluidos e eletrólitos.
- reações de hipersensibilidade, incluindo exantemas.
- megacolo tóxico.

Superdose
- o mesmo procedimento descrito para o difenoxilato.

Interações Medicamentosas
- hipnoanalgésicos podem aumentar o risco de constipação grave.

▶ CLOSECS (Eurofarma), 12 comprimidos × 2 mg
▶ DIARRESEC (Farmion), 12 comprimidos × 2 mg
▶ IMOSEC (Janssen-Cilag), 12 e 200 comprimidos × 2 mg
▶ MAGNOSTASE (Neo-Química), 12 comprimidos × 2 mg

Associação
▶ IMODIUM PLUS (Janssen-Cilag), (loperamida 2 mg + dimeticona 125 mg por comprimido), 6 comprimidos

RACECADOTRILA

É dipeptídio com uma única ligação amida, com nome químico N-(R,S)-[2-[(acetiltio),metil]-1-oxo-3-fenilpropil]-glicina benzil éster. É um profármaco inibidor da encefalinase. As encefalinas inibem a atividade secretora da mucosa intestinal por interferência direta nos receptores delta, com a consequente diminuição do cAMP. Esta ação é muito curta, pois as encefalinas são rapidamente degradadas pelas encefalinases.

O metabólito ativo da rececadotrila atua nos locais ativos das encefalinases, proporcionando uma atuação mais prolongada das encefalinas e inibindo a secreção da mucosa intestinal. Por meio desse mecanismo reduz a diarreia, sem afetar a motilidade gastrintestinal nem a atividade da encefalinase no sistema nervoso central.

Farmacodinâmica
- antidiarreico.

Farmacocinética
- sofre rápida absorção após administração oral.
- sofre hidrólise formando um metabólito ativo, a (RS)-N-[1-oxo-2-(mercaptometil)-3-fenilproil]-glicina, e este a metabólitos inativos.
- 90% do metabólito ativo ligam-se às proteínas plasmáticas, principalmente albumina.
- início da ação: 30 minutos:
- meia-vida de 3 horas.
- não atravessa a barreira hematencefálica.
- eliminada pelas fezes, rins e pulmões.

Indicações
- tratamento da diarreia aguda.

Doses
- 100 mg inicialmente, seguida da administração a cada 8 horas até que ceda a diarreia. A dose máxima recomendada é de 400 mg.

Contraindicações
- hipersensibilidade à racecadotrila.
- gravidez.
- lactação.
- < 15 anos.

EFEITOS ADVERSOS
- cefaleia, sonolência, vertigem.
- constipação, náuseas, vômitos.

▶ *TIORFAN (Bagó), 9 cáps. × 100 mg*
▶ *TIORFAN SACHÊ (Bagó), 18 sachês c/ 3 g de pó granulado*

▶ FÁRMACOS ANTIPROTOZOÁRIOS PARA DISTÚRBIOS GASTRINTESTINAIS

Os fármacos deste grupo agem em quatro classes de protozoários: 1. *Sarcodina*, representada pela *Entamoeba histolytica* (agente etiológico da amebíase); 2. *Mastigophora* (flagelados), que causam a doença de Chagas, giardíase, leishmaniose e tricomoníase; 3. *Ciliophora* (ciliados), que inclui o *Balantidium coli*, causador da balantidíase; 4. *Sporozoa*, que compreende os agentes da coccidiose, malária, pneumocistose e toxoplasmose.

Essas doenças ainda apresentam vários problemas em seu tratamento, pois não há vacinas, muitos medicamentos são tóxicos e, quando se consideram os tratamentos em massa, os custos e a operação se tornam caros e difíceis, principalmente em países com estrutura socioeconômica precária. Medidas mais eficazes são o combate ao inseto vetor (quando existe), eliminação do reservatório da infecção e melhoria das condições sanitárias e de vida das populações afetadas.

Neste capítulo são descritas apenas as protozooses gastrintestinais, a saber: amebíase, balantidíase, coccidiose, dientamebíase e giardíase. No capítulo 18, *Anti-infecciosos*, são descritas as outras protozooses: doença de Chagas, leishmaniose, malária, pneumocistose, toxoplasmose e tricomoníase.

▶ Amebíase

É bastante disseminada em todo o mundo, podendo apresentar-se com sintomas de dor abdominal e diarreia, embora muitos indivíduos parasitados sejam assintomáticos. A forma mais comum é a intestinal, mas pode haver localização no fígado, onde se apresenta na forma de abscesso.

Os agentes antiamebianos disponíveis no Brasil podem ser divididos nas seguintes classes: 4-aminoquinolinas, antibióticos, haloacetamidas, 8-hidroxiquinolinas e 5-nitroimidazóis.

1. *4-Aminoquinolinas*. Incluem amodiaquina e cloroquina. Embora ativos na amebíase, seu uso principal é como antimaláricos (ver adiante).
2. *Antibióticos*. Eritromicina, oxitetraciclina e tetraciclina foram usados na forma intestinal, ou por terem ação direta sobre a ameba, ou por modificarem a flora intestinal, tornando inviável a sobrevivência da ameba. Hoje em dia seu emprego como antiamebianos está abandonado.
3. *Haloacetamidas*. Estes derivados da dicloroacetamida são amebicidas de contato, usados no tratamento da amebíase intestinal. Seu mecanismo de ação é desconhecido. Mas parece que inibem a síntese proteica, atuando como o cloranfenicol. No mercado há dois: etofamida e teclozana. São contraindicados na gravidez.

ETOFAMIDA

DOSES
- via oral, adultos, 1 g ao dia durante três dias consecutivos; crianças, suspensão a 2%, 1 colher das de sobremesa três vezes ao dia durante três dias.

▶ *KITNOS 500 (Pharmacia Brasil), 6 comprimidos × 500 mg*
  15 comprimidos × 200 mg
▶ *KITNOS SUSPENSÃO A 2% (Pharmacia Brasil), fr. de 100 mL c/ 20 mg/mL*

TECLOZANA

DOSES
- via oral, comprimidos, adultos, 100 mg três vezes ao dia, de 8 em 8 horas durante 5 dias; ou 500 mg cada 12 horas, apenas três doses; crianças de menos de 7 anos, 250 mg de 8 em 8 horas durante 5 dias.
- via oral, suspensão, crianças de 1 a 3 anos, 2 mL três vezes ao dia; 4 a 7 anos, 4 mL três vezes ao dia; 8 a 12 anos, 5 mL três vezes ao dia; acima de 12 anos, 10 mL três vezes ao dia; essas doses devem ser administradas de 8 em 8 horas, durante 5 dias.

▶ *FALMONOX 100 MG (Sanofi-Synthélabo), 15 comprimidos × 100 mg*
▶ *FALMONOX 500 MG (Sanofi-Synthélabo), 3 comprimidos × 500 mg*
▶ *FALMONOX SUSPENSÃO (Sanofi-Synthélabo), fr. de 90 mL c/ 50 mg/5 mL*

4. *8-Hidroxiquinolinas*. O único representante desta classe é o clioquinol. Como amebicida foi retirado do mercado, pois seu uso prolongado, por via oral, mesmo em doses terapêuticas, causa neuropatia mielo-óptica subaguda (SMON), identificada principalmente no Japão. É, todavia, usado em preparações tópicas, como antibacteriano e antifúngico.

5. *5-Nitroimidazóis*. Apresentam a fórmula geral abaixo:

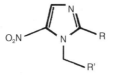

A presença do grupo nitro na posição 5 é essencial à atividade.

São atualmente considerados os quimioterápicos de escolha para o tratamento da amebíase. São também eficazes em giardíase, tricomoníase e diversas outras doenças causadas por parasitos protozoários. Encontram igualmente emprego nas infecções sistêmicas por microrganismos anaeróbios.

Seu mecanismo de ação está associado com a redução do grupo nitro, que se comporta como aceptor de elétrons para proteínas transportadoras de elétrons. As formas reduzidas dos 5-nitroimidazóis produzem lesões bioquímicas, tais como a perda da estrutura helicoidal do DNA, ruptura do cordão e inibição resultante da síntese de ácido nucleico, o que leva à morte da célula do protozoário.

Os comercializados no Brasil são: benzoilmetronidazol, metronidazol, nimorazol, secnidazol e tinidazol.

Os 5-nitroimidazóis são amebicidas mistos, isto é, agem tanto na forma intestinal como nas formas invasivas da *E. histolytica*.

CONTRAINDICAÇÕES
- hipersensibilidade aos 5-nitroimidazóis.
- gravidez.
- lactação.
- discrasias sanguíneas.
- doença ativa do SNC.
- menores de um ano de idade.

EFEITOS ADVERSOS
- náusea, vômito, anorexia, diarreia, gosto metálico na boca.
- urticária, prurido, edema, exantema.
- secura da boca, cefaleia, vertigens, incoordenação motora, ataxia.
- convulsões e neuropatia sensorial periférica, em tratamentos prolongados.
- leucopenia, neutropenia.
- escurecimento da urina.
- tromboflebite, após administração intravenosa.

INTERAÇÕES MEDICAMENTOSAS
- podem causar efeitos semelhantes aos do dissulfiram se ingeridos simultaneamente com álcool, ou pelo menos um dia depois.
- podem potencializar os efeitos de anticoagulantes cumarínicos ou indandiônicos, por inibirem a biotransformação enzimática destes.
- podem causar confusão e reações psicóticas se tomados concomitantemente com dissulfiram, ou até duas semanas depois, em pacientes alcoólatras.
- cimetidina pode reduzir sua biotransformação hepática.
- fenitoína, fenobarbital e outros fármacos que induzem enzimas microssômicas hepáticas podem acelerar sua eliminação.
- medicamentos neurotóxicos podem aumentar o potencial para neurotoxicidade.

BENZOILMETRONIDAZOL

É profármaco do metronidazol. No trato gastrintestinal é hidrolisado, liberando o metronidazol, que é então absorvido. Suas propriedades são, portanto, as do fármaco matriz.

▶ *FLAGYL PEDIÁTRICO (Aventis Pharma), fr. de 80 mL c/ 40 mg/mL (suspensão)*
▶ *METRONIDAZOL (Legrand), fr. de 80 mL c/ 40 mg/mL (suspensão)*
▶ *METRONIDAZOL (Neo-Química), fr. de 80 mL c/ 40 mg/mL (suspensão)*
▶ *METRONIDAZOL PEDIÁTRICO (Leofarma), fr. de 50 mL c/ 40 mg/mL*
▶ *METRONIDAZOL PEDIÁTRICO SUSPENSÃO (Teuto-Brasileiro), fr. de 80 mL c/ 40 mg/mL*
▶ *METRONIDAZOL SUSPENSÃO (Legrand), fr. de 60 mL c/ 40 mg/mL*

METRONIDAZOL

Este 5-nitroimidazólico tem R = CH_3 e R' = CH_2OH. É o fármaco de escolha nas formas intestinais e extraintestinais da amebíase, tricomoníase e muitas infecções bacterianas aeróbias graves.

Também manifesta atividade em balantidíase, giardíase e vaginite causada por *Gardnerella vaginalis*. É usado nas formas livre e de cloridrato.

Farmacodinâmica
- amebicida, giardicida e tricomonicida; ativo contra bactérias anaeróbias dos gêneros *Bacteroides*, *Clostridium*, *Fusobacterium*, *Peptococcus* e *Peptostreptococcus*.

Farmacocinética
- administrado por via oral, é rápida e completamente absorvido e amplamente distribuído pelo organismo.
- liga-se fracamente (menos de 20%) às proteínas.
- atinge concentração plasmática máxima dentro de 1 a 2 horas.
- volume de distribuição: 0,8 L/kg.
- sofre biotransformação principalmente no fígado, dando primariamente 1-(2-hidroxietil)-2-hidroximetil-5-nitroimidazol (ativo), ácido 2-metil-5-nitroimidazol-1-ilacético e conjugados glicuronídios.
- na presença de insuficiência hepática pode acumular-se no plasma.
- meia-vida: metronidazol, 6 a 12 horas (média 8 horas); 2-hidroximetilderivado, cerca de 15 horas.
- o metronidazol e seus metabólitos são excretados principalmente pela urina (60 a 80%; deste total, 20% na forma inalterada) e parte (6 a 15%) pelas fezes.
- atravessa a barreira placentária.
- excretado no leite.
- removido rapidamente por hemodiálise, tanto o fármaco íntegro quanto seus dois metabólitos principais.

Indicações
- tratamento de amebíase intestinal aguda e extraintestinal.
- tratamento de tricomoníase sintomática e assintomática.
- tratamento do parceiro assintomático de paciente infectada com *T. vaginalis*.
- tratamento de vaginite por *Gardnerella vaginalis*.
- tratamento de giardíase.
- tratamento de balantidíase, como alternativa à tetraciclina.
- tratamento de infecções anaeróbias graves: abscesso cerebral, infecções intra-abdominais e pélvicas, osteomielite, artrite séptica e endocardite.
- profilaxia de infecção pós-operatória em pacientes que vão sofrer cirurgia colorretal eletiva classificada como contaminada ou potencialmente contaminada.

Doses
- via oral, para amebíase, adultos, 750 mg três vezes ao dia durante 5 a 10 dias; crianças, 35 a 50 mg/kg por dia, dividida em três tomadas, durante 10 dias.
- via oral, para tricomoníase, 2 g numa única dose ou em duas tomadas iguais; no tratamento de 7 dias, 250 mg três vezes diariamente.
- via oral, para giardíase, adultos, 250 a 500 mg três vezes ao dia durante 5 a 7 dias ou 2 g diariamente numa única dose durante 3 dias; crianças, 5 mg/kg três vezes ao dia durante 5 a 7 dias.
- via oral, para balantidíase, adultos, 750 mg três vezes ao dia durante 5 a 10 dias; crianças, 35 a 50 mg/kg/dia em três tomadas durante 10 dias.
- via oral, para vaginite por *Gardnerella vaginalis*, adultos, 500 mg duas vezes ao dia, durante 7 dias.
- via oral, para infecções anaeróbias, adultos, 7,5 mg/kg cada 6 horas; para vaginite bacteriana, 500 mg duas vezes ao dia durante 7 dias; para colite pseudomembranosa causada por *Clostridium difficile*, 500 mg três vezes ao dia durante 7 a 15 dias ou 250 mg quatro vezes ao dia durante 10 dias.
- via intravenosa, para infecções anaeróbias, dose de ataque de 15 mg/kg perfundida lentamente (uma hora), seguida por doses de manutenção de 7,5 mg/kg perfundida no período de uma hora cada 6 a 8 horas. O tratamento dura geralmente 7 a 14 dias, mas pode ser mais longo para algumas infecções (por exemplo, articulações, osso, endocárdio); a via intravenosa deve ser substituída pela via oral logo que possível.
- para uso vaginal, 37,5 mg uma ou duas vezes ao dia por cinco dias.

▶ BENZOILMETRONIDAZOL (EMS), fr. de 80 e 120 mL c/ 40 mg/mL (genérico)
▶ BENZOILMETRONIDAZOL (Eurofarma), fr. de 120 mL a 4% (suspensão oral), (genérico)
▶ BENZOILMETRONIDAZOL (Sanofi-Aventis), fr. de 100 mL com 40 mg/mL (suspensão oral), (genérico)
▶ BENZOILMETRONIDAZOL (Teuto-Brasileiro), fr. de 80 mL c/ 40 mg/mL (suspensão oral), (genérico)
▶ ETIOGYN METRONIDAZOL (Laborsil), 20 comprimidos × 250 mg
fr. de 80 mL c/ 40 mg/mL (suspensão)
▶ FLAGYL (Aventis Pharma), 20 comprimidos × 250 mg
24 comprimidos × 400 mg
▶ FLAGYL GINECOLÓGICO (Aventis Pharma), bisnaga de 50 g c/ 100 mg/g (gel)
▶ FLAGYL INJETÁVEL (Aventis Pharma), fr. de 100 mL c/ 5 mg/mL
▶ FLAGYL PEDIÁTRICO (Aventis Pharma), fr. de 120 mL c/ 40 mg/mL (suspensão oral)
▶ FLAZOL (Medquímica), 20, 200, 300 e 500 comprimidos × 250 mg
fr. de 100 mL × 200 mg/5 mL (suspensão oral)
▶ GINOVAGIN (Neo-Química), bisnaga de 40 g c/ 125 mg/g
▶ METRONIDAZOL (Ariston), fr. de 100 mL c/ 500 mg (injetável)
▶ METRONIDAZOL (Abbott), 20 comprimidos × 250 mg
24 comprimidos × 400 mg
▶ METRONIDAZOL (Biosintética), 20 e 500 comprimidos × 250 mg
▶ METRONIDAZOL (Ducto), 20 comprimidos × 250 mg
fr. de 80 mL c/ 40 mg/mL (suspensão)
bisnaga c/ 40 g + aplicador (creme vaginal)
▶ METRONIDAZOL (Elofar), 20 comprimidos × 250 mg
fr. de 80 mL c/ 200 mg/5 mL (suspensão)
▶ METRONIDAZOL (EMS), 20 comprimidos × 250 e 400 mg (genérico)
1 e 25 bisnagas c/ 50 g + aplicador × 100 mg/g (gel vaginal), (genérico)
▶ METRONIDAZOL (Eurofarma), fr. de 100 mL com 5 mg/mL
▶ METRONIDAZOL (Funed), 500 comprimidos × 250 mg
50 fr. de 100 mL c/ 40 mg/mL (suspensão)
▶ METRONIDAZOL (Furp), 500 comprimidos × 250 mg
50 fr. com 200 mg/5 mL (suspensão)
50 bisnagas com 500 mg/5 g (gel vaginal)

▶ METRONIDAZOL (Geolab), 1 bisnaga de 50 g c/ 10 aplicadores × 100 mg/g (geleia ginecológica), (genérico)
▶ METRONIDAZOL (Green Pharma), 20 e 200 comprimidos × 250 mg
1 e 50 fr. de 100 mL c/ 40 mg/mL (suspensão)
▶ METRONIDAZOL (Lafepe), 50 bisnagas c/ 50 g com 100 mg/g (creme vaginal)
▶ METRONIDAZOL (Legrand), 20 comprimidos × 250 e 400 mg
▶ METRONIDAZOL (Luper), 20 comprimidos × 250 mg
fr. de 80 mL c/ 40 mg/mL (suspensão)
▶ METRONIDAZOL (Neo-Química), 20 comprimidos × 250 mg
fr. de 80 mL c/ 40 mg/mL (suspensão)
▶ METRONIDAZOL (Prati, Donaduzzi), bisnagas de 50 g c/ 100 mg/g (gel vaginal), (genérico)
▶ METRONIDAZOL (Prodotti), 20 comprimidos 250 e 400 mg
fr. de 100 mL c/ 40 mg/mL
▶ METRONIDAZOL (Royton), 20 e 500 comprimidos × 250 mg
▶ METRONIDAZOL (Sanval), 20 comprimidos × 250 mg
fr. de 100 mL c/ 40 mg/mL
bisnaga com 50 g c/ 100 mg/g (gel vaginal), (genérico)
▶ METRONIDAZOL (Teuto-Brasileiro), 20 comprimidos × 250 e 500 mg
bisnaga de 50 g c/ 100 mg/g (gel vaginal), (genérico)
▶ METRONIDAZOL (União Química), 20 comprimidos × 250 mg
fr. de 100 mL c/ 40 mg/mL (suspensão)
bisnaga com 50 g + aplicador com 100 mg/g (creme vaginal)
▶ METRONIDAZOL (Vital Brazil), 10 e 500 comprimidos × 250 mg
50 fr. de 100 mL c/ 40 mg/mL (suspensão)
▶ METRONIX (ICN), fr. de 100 mL c/ 5 mg/mL (injetável)
▶ POLIBIOTIC (Prati, Donaduzzi), 300 comprimidos × 250 mg
▶ SOLUÇÃO DE METRONIDAZOL A 0,5% (B. Braun), amp. ou fr.-amp. de 10, 50 e 100 mL
▶ SOLUÇÃO DE METRONIDAZOL 0,5% (Halex Istar), fr. de 100 mL
▶ TRINODAZOL (Geolab), 20 comprimidos 100 e 250 mg/g, bisnagas de 50 g com 10 aplicadores (geleia ginecológica)

Associações
▶ BENZOILMETRONIDAZOL + NISTATINA (Sanofi-Aventis), (benzoilmetronidazol 100 mg + nistatina 20.000 UI cada grama), bisnaga de 50 g com 10 aplicadores (creme vaginal), (genérico)
▶ BENZOILMETRONIDAZOL + NISTATINA + CLORETO DE BENZALCÔNIO (Prati, Donaduzzi), (benzoilmetronidazol 62,5 mg + nistatina 25.000 U + cloreto de benzalcônio 1,25 mg cada grama), bisnaga com 40 g com 10 aplicadores (creme vaginal), (genérico)
▶ FLAGYL NISTATINA CREME (Aventis Pharma), (metronidazol 500 mg + nistatina 100.000 UI cada 5 g), bisnaga de 50 g c/ 10 aplicadores (creme vaginal)
▶ KOLPITRAT (Medley), (benzoilmetronidazol 62,5 mg + nistatina 25.000 UI + cloreto de benzalcônio 1,25 mg cada grama), bisnaga de 40 g (creme vaginal)
▶ NISTAZOL (Hebron), (benzoilmetronidazol 420,02 mg + cloreto de benzalcônio 5 mg + nistatina 100.000 UI cada 4 g), bisnagas de 40 g c/ 10 aplicadores (creme vaginal)
▶ PERIODONTIL (Aventis Pharma), (metronidazol 125 mg + espiramicina 250 mg), 20 comprimidos

NIMORAZOL

Corresponde ao 5-nitroimidazol em que

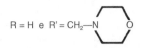

R = H e R' = CH$_2$—N○O

Farmacodinâmica
- igual à do metronidazol.

Farmacocinética
- rapidamente absorvido do intestino delgado.
- atinge concentração plasmática máxima dentro de duas horas.
- concentrações altas ocorrem nas secreções salivares e vaginais.
- sofre biotransformação hepática, dando dois metabólitos ativos.
- excretado no leite, junto com metabólitos.
- excretado pela urina, na forma de metabólitos.

Indicações
- tratamento de amebíase intestinal aguda e extraintestinal.
- tratamento de tricomoníase urogenital feminina e masculina.
- tratamento de giardíase.
- tratamento de vaginite por *Gardnerella vaginalis*.
- tratamento de infecções anaeróbias graves.

Doses
- via oral, adultos, na amebíase, tricomoníase e vulvovaginite, 2 g de uma só vez ou 1 g à noite e, no dia seguinte, 1 g pela manhã e 1 g à noite, após as refeições; na giardíase, adultos, 500 mg duas vezes ao dia, durante dois dias, ou 1 g duas vezes ao dia.

▶ *NAXOGIN (Pharmacia Brasil), 8 comprimidos × 500 mg*
fr. com 30 g c/ 25 mg/mL (grânulos p/ xarope)

Associação
▶ *NAXOGIN COMPOSTO (Pharmacia Brasil), (nimorazol 250 mg + cloranfenicol 250 mg + nistatina 100.000 UI por comprimido vaginal), 10 comprimidos vaginais c/ aplicador*

SECNIDAZOL

Neste 5-nitroimidazol, R = CH$_3$ e R' = CH(OH)CH$_3$.

Farmacodinâmica
- amebicida e tricomonicida.

Farmacocinética
- rapidamente absorvido do trato gastrintestinal.
- atinge concentração plasmática máxima dentro de 3 horas.
- meia-vida: cerca de 20 horas.
- atravessa a barreira placentária.
- excretado no leite.
- excretado essencialmente pela urina, lentamente (16% da dose ingerida são eliminados em 72 horas).

Indicações
- tratamento de amebíase intestinal e amebíase hepática.
- tratamento de tricomoníase urogenital.

Doses
- via oral, adultos, para amebíase intestinal e tricomoníase, 2 g em uma única tomada em uma das refeições, preferencialmente à noite; crianças, 30 mg/kg/dia em tomada única; para amebíase hepática, adultos, 1,5 g por dia em três tomadas, durante 5 a 7 dias; crianças, 30 mg/kg/dia durante 5 a 7 dias.

▶ *DEPROZOL (Aché), 4 e 8 comprimidos × 500 mg 2 e 4 comprimidos × 1.000 mg*
▶ *SECNIDAL (Aventis), 4 e 8 comprimidos × 500 mg 2 e 4 comprimidos × 1.000 mg*
fr. de 15 e 30 mL c/ 30 mg/mL
▶ *SECNIDAZOL (EMS), fr. de 15 e 30 mL com 30 mg/mL (suspensão oral)*
▶ *SECNIDAZOL (Eurog./Legrand), fr. de 15 e 30 mL c/ 30 mg/mL (suspensão oral), (genérico)*
▶ *SECNIDAZOL (Germed), fr. de 15 e 30 mL c/ 30 mg/mL (suspensão oral), (genérico)*
▶ *SECNIDAZOL (Medley), 4, 8, 80 comprimidos × 500 mg (genérico)*
2, 4, 80 comprimidos × 1 g (genérico)
▶ *SECNIDAZOL (Neo-Química), 2 comprimidos × 1 g (genérico)*
▶ *SECNIDAZOL (Prati, Donaduzzi), 4, 8 e 400 comprimidos × 500 mg (genérico)*
2, 4 e 200 comprimidos × 1 g (genérico)
▶ *SECNIDAZOL (Ranbaxy), 2 e 4 comprimidos × 500 e 1.000 mg (genérico)*
▶ *SECNIDAZOL (Ratiopharm), 2 e 4 comprimidos × 1 g (genérico)*
▶ *SECNIDAZOL (Teuto-Brasileiro), 2 e 4 comprimidos × 1 g (genérico)*
▶ *SECNI-PLUS (Farmoquímica), 4 e 8 comprimidos × 500 mg*
2 e 4 comprimidos × 1.000 mg
fr. de 450 e 900 mg c/ 15 e 30 mL (suspensão oral)
▶ *SECNIX (Cifarma), 4 comprimidos × 500 mg 2 comprimidos × 1.000 mg*
▶ *SECNIZOL (UCI-Farma), 4 e 8 comprimidos × 500 mg 2 e 4 comprimidos × 1.000 mg*
fr. para diluição de 15 e 30 mL × 450 e 900 mg, respectivamente (30 mg/mL suspensão oral)
▶ *UNIGYN (Sigma Pharma), 2 e 4 comprimidos × 1 g*

Associação
▶ *GYNOPAC (Farmoquímica), (tioconazol 100 mg + tinidazol 150 mg cada 5 g + secnidazol 1.000 mg cada comprimido), 7 aplicadores descartáveis + 2 comprimidos (creme vaginal/comprimidos)*

TINIDAZOL

Corresponde ao 5-nitroimidazol em que R = CH$_3$ e R' = CH$_2$SO$_2$C$_2$H$_5$.

Farmacodinâmica
- igual à do metronidazol.

Farmacocinética
- administrado por via oral, é rapidamente absorvido e amplamente distribuído.
- liga-se fracamente (12%) às proteínas.
- atinge concentração plasmática máxima em 2 a 3 horas.
- meia-vida: 10 a 12 horas.
- sofre biotransformação hepática, dando metabólitos, alguns dos quais ativos.
- a maior parte da dose administrada é eliminada no curso das primeiras 24 horas e a dose total, em 72 horas.
- atravessa a barreira placentária.
- excretado no leite.
- excretado principalmente pela urina (metade na forma inalterada) e parcialmente pelas fezes.

Indicações
- as mesmas do metronidazol.

Doses
- via oral, para amebíase, 2 g em dose única, por 2 dias; para amebíase extraintestinal, 2 g por dia durante 3 dias; para giardíase, tricomoníase e vulvovaginites inespecíficas, 2 g em dose única. As doses devem ser administradas durante as refeições ou após estas. Não se determinou a dose para crianças abaixo de 12 anos.

▶ *AMPLIUM (Farmasa), 4 e 8 comprimidos × 500 mg*
▶ *FACYL 500 (Medley), 4 e 8 drág. × 500 mg*
▶ *FASIGYN (Pfizer), 4 drág. × 500 mg*
▶ *GINOSUTIN (Akzo Organon Teknika), 8 drág. × 500 mg*
▶ *PLETIL ADULTO (Pharmacia Brasil), 4 e 8 comprimidos × 500 mg*
▶ *PLETIL INFANTIL (Pharmacia Brasil), 8 drág. × 200 mg*
fr. de 15 mL c/ 100 mg/mL (suspensão)
▶ *TINIDAZOL (Farmasa), 4 e 8 comprimidos × 500 mg (genérico)*
▶ *TINIDAZOL (Medley), 4 e 8 comprimidos × 500 mg (genérico)*
▶ *TRINIZOL (UCI-Farma), 4, 8 e 100 drág. × 500 mg*

Associações
▶ *FACYL M (Medley), (tinidazol 150 mg + miconazol 100 mg cada 5 g), bisnaga c/ 80 g*
▶ *GINOMETRIM ORAL (Nikkho), (tinidazol 500 mg + maleato de pirilamina 5 mg por comprimido), 8 comprimidos*
▶ *GYNOPAC (Farmoquímica), (tioconazol 100 mg + tinidazol 150 mg cada 5 g + secnidazol 1.000 mg cada comprimido), 7 aplicadores descartáveis + 2 comprimidos (creme vaginal/comprimidos)*
▶ *SECZOL (Medley), (tinidazol 150 mg + tioconazol 100 mg por comprimido vaginal a cada 5 g) 7 comprimidos vaginais com 7 aplicadores bisnaga com 35 g e 7 aplicadores (creme vaginal)*
▶ *TINIDAZOL + NITRATO DE MICONAZOL (Cristália), (tinidazol 30 mg + nitrato de miconazol 20 mg cada grama), bisnagas de 40 g (creme vaginal), (genérico)*
▶ *TINIDAZOL + NITRATO DE MICONAZOL (EMS), (tinidazol 30 mg + nitrato de miconazol 20 mg cada grama), bisnagas de 45 g + 7 aplicadores (creme vaginal), (genérico)*
▶ *TINIDAZOL + NITRATO DE MICONAZOL (Eurog./Legrand), (tinidazol 30 mg + nitrato de miconazol 20 mg cada grama), bisnagas de 45 g + 7 aplicadores (creme vaginal), (genérico)*
▶ *TINIDAZOL + NITRATO DE MICONAZOL (Farmasa), (tinidazol 30 mg + nitrato de miconazol 20 mg cada grama), bisnagas de 40 g + 7 aplicadores (creme vaginal), (genérico)*
bisnagas de 80 g + 14 aplicadores (genérico)
▶ *TINIDAZOL + NITRATO DE MICONAZOL (Germed), (tinidazol 30 mg + nitrato de miconazol 20 mg cada grama), bisnagas de 45 g + 7 aplicadores (creme vaginal), (genérico)*
▶ *TINIDAZOL + NITRATO DE MICONAZOL (Medley), (tinidazol 30 mg + nitrato de miconazol 20 mg por grama), bisnagas de 40 g (creme vaginal), (genérico)*
▶ *TRAVOGYN (Ativus), (tinidazol 150 mg + tioconazol 100 mg cada 5 g), bisnaga com 35 g e 7 aplicadores (creme vaginal)*

Balantidíase

Infecção causada pelo protozoário ciliado *Balantidium coli*. É parasito de suínos, podendo também atingir equinos e bovinos. O homem se infecta pela ingestão dos cistos e trofozoítos. É de baixa incidência e, em muitos indivíduos, se mantém assintomática. Pode ser tratada pelo metronidazol e tetraciclinas. No homem o quimioterápico de escolha é a tetraciclina (ver antibióticos).

Coccidiose

É causada por dois parasitos coccidianos intracelulares: *Cryptosporidium* (criptosporidiose) e *Isospora belli* (isosporíase). Ambas produzem diarreia leve e autolimitada, que se resolve em duas a quatro semanas, sem tratamento. Em casos mais graves, o medicamento mais eficaz é a associação trimetoprima/sulfametoxazol, na dose de trimetoprima, 5 mg/kg e sulfametoxazol, 5 mg/kg, 4 vezes ao dia, por 21 dias.

Dientamebíase

Seu agente etiológico é o flagelado *Dientamoeba fragilis*. Causa sintomas intestinais crônicos leves, incluindo diarreia. Com frequência vem associada com a enterobiose. O medicamento indicado é a tetraciclina (ver antibióticos).

Giardíase

É infecção intestinal causada pela *Giardia lamblia*, eliminada nas fezes de indivíduos parasitados na forma de cistos, que são infectantes. É doença cosmopolita, sendo muito disseminada em crianças. Os portadores, em sua maioria, são assintomáticos, mas podem ocorrer sintomas gastrintestinais como diarreia, dor abdominal, distensão e flatulência.

O quimioterápico de escolha é o metronidazol. Outros 5-nitroimidazóis ativos: benzoilmetronidazol, nimorazol, ornidazol e tinidazol. Também giardicidas são a amodiaquina e a furazolidona.

Foi recentemente introduzido no Brasil um novo fármaco pertencente à classe dos tiazolídicos, a nitazoxanida.

FURAZOLIDONA

Corresponde à oxazolidinona de derivado do 5-nitrofurano. Seu mecanismo de ação, como o dos quimioterápicos 5-nitrofurânicos em geral, está ligado à formação de intermediários de radicais livres quimicamente reativos, que são deletérios às células dos parasitos, mas menos danosos às células dos mamíferos.

Deve-se evitar a ingestão de álcool durante o tratamento e até quatro dias após este.

Farmacodinâmica
- giardicida, tricomonicida e bactericida de amplo espectro (maioria dos patógenos do trato gastrintestinal, como *Escherichia coli*, estafilococos, *Salmonella*, *Shigella*, *Proteus*, *Enterobacter aerogenes* e *Vibrio cholerae*).

Farmacocinética
- administrada por via oral, é muito pouco absorvida.
- sofre biotransformação e inativação no intestino.
- cerca de 5% são excretados pela urina, junto com metabólitos coloridos, e aproximadamente 2% pelas fezes, na forma inalterada.

Indicações
- tratamento de giardíase.
- tratamento de enterites e disenterias causadas por bactérias sensíveis (*Salmonella*, *Shigella*, *V. cholerae*).

Doses
- via oral, adultos, 200 mg duas vezes ao dia, durante 7 dias consecutivos; crianças de 7 a 12 anos, 100 mg duas vezes ao dia, durante 7 dias consecutivos; crianças até 6 anos, 50 mg (suspensão) duas vezes ao dia, durante 7 dias consecutivos. As doses devem ser tomadas pela manhã, após o desjejum, e à noite, ao deitar.

Contraindicações
- hipersensibilidade aos nitrofuranos.
- gravidez.
- lactação.
- deficiência de G-6-PD.
- crianças menores de um mês de idade.

Efeitos adversos
- hipotensão, urticária, febre, artralgia, exantema, angioedema.
- náusea, vômito, tontura, sonolência.
- colite, proctite e prurido anal.
- cefaleia, mal-estar.
- hemólise intravascular reversível nos deficientes de G-6-PD.

Interações medicamentosas
- pode reduzir o efeito anti-hipertensivo da guanetidina.
- pode aumentar o efeito hipoglicêmico da insulina e sulfonilureias.
- álcool pode causar reação semelhante à produzida pelo dissulfiram.
- aminas simpatomiméticas de ação indireta (efedrina, fenilefrina, fenilpropanolamina), alimentos contendo tiramina (chocolate, ovos, queijos etc.), inibidores da MAO e levodopa podem causar crises hipertensivas, que podem ocorrer até semanas após a suspensão da furazolidona.
- antidepressivos tricíclicos podem aumentar os efeitos terapêuticos e tóxicos destes fármacos e da furazolidona.
- anti-histamínicos, hipnoanalgésicos, sedativos, tranquilizantes podem causar hipotensão ortostática e hipoglicemia.
- petidina pode resultar em efeitos graves e imprevisíveis: hipo ou hipertensão, inquietação, agitação, convulsões e coma.

▶ FURAZOLIDONA (Funed), 500 comprimidos × 100 mg
▶ FURAZOLIDONA (Neo-Química), 14 comprimidos × 200 mg
fr. de 70 mL c/ 50 mg/5 mL
▶ FURAZOLIDONA (Teuto-Brasileiro), 14 comprimidos × 200 mg
fr. de 70 mL × 50 mg/5 mL (suspensão)
▶ GIARLAM (UCI-Farma), 14 comprimidos × 200 mg
fr. de 70 mL c/ 50 mg/5 mL (suspensão)

NITAZOXANIDA

É a tiazolida nitazoxanida [2-acetiloliloxi-N-(5-nitro-2-tiazolil)benzamida] agente sintético antiprotozoário de amplo espectro pertencente a uma nova classe, a dos tiazolídicos. Sua estrutura é baseada na da niclosamida. O grupo nitro associado ao tiazol parece não ser necessário para a ação do fármaco. Acredita-se que atue através da redução do seu grupo nitro via nitrorredutase incluindo a enzima piruvato ferredoxina oxirredutase, essencial para o metabolismo energético do agente infectante. É ativa contra *Giardia lamblia* e contra esporozoítas e oocistos de *Cryptosporidium parvum*. É ainda eficaz tratamento de infecções parasitárias intestinais ocasionadas por *Ancylostoma duodenale*, *Ascaris lumbricoides*, *Balantidium coli*, *Blastomyces hominis*, *Cyclospora cayetanensis*, *Entamoeba histolytica/E. dispar*, *Enterobius vermicularis*, *Hymenolepis nana*, *Isospora belli*, *Taenia saginata*, *Trichuris trichiura*. Contudo, não foram realizados estudos em pacientes portadores de infecção pelo vírus HIV que apresentavam diarreia provocada por *Giardia lamblia*, e sua ação não foi superior à do placebo no tratamento de infecções provocadas por *Cryptosporidium parvum*.

Farmacodinâmica
- antiprotozoário.

Farmacocinética
- sofre absorção oral, apresentando uma biodisponibilidade de 70% para a suspensão oral em relação à apresentação em comprimidos.
- a administração com os alimentos aumenta a ASC cerca de duas vezes e a $C_{máx}$ cerca de 50% para a apresentação em comprimidos, e de 45-50% e 10% para a suspensão oral, respectivamente.
- sofre rápida hidrólise formando um metabólito ativo, a desacetil-nitazoxanida, com posterior conjugação principalmente através da glucuronidação e formando o metabólito tizoxanida glucuronídio.
- alta ligação às proteínas plasmáticas (> 99%).
- atinge o pico da concentração plasmática máxima em cerca de uma hora para a tizoxanida e de quatro horas para o metabólito glucuronídico.
- cerca de 66% eliminados pelas fezes como tizoxanida biliar — fármaco original e metabólito glucuronídico — e 33% eliminados pela via renal como tizoxanida e tizoxanida glucuronídio.

Indicações
- tratamento da diarreia provocada por *Cryptosporum parvum* para pacientes pediátricos com idade entre 1 e 11 anos.
- tratamento da diarreia provocada por *Giardia lamblia*.
- tratamento de infecções parasitárias intestinais ocasionadas por *Ancylostoma duodenale*, *Ascaris lumbricoides*, *Balantidium coli*, *Blastomyces hominis*, *Cyclospora cayetanensis*, *Entamoeba histolytica/E. dispar*, *Enterobius vermicularis*, *Hymenolepsis nana*, *Isospora belli*, *Taenia saginata*, *Trichuris trichiura*.
- tratamento de gastroenterites virais causadas por rotavírus e norovírus.

Doses
- para tratamento da diarreia provocada por *Giardia lamblia*, adultos e adolescentes, por via oral, 500 mg de 12/12 h durante três dias.

- não foram estabelecidas, ainda, doses eficazes e seguras para > 11 anos de idade no tratamento de infecções por *Cryptosporidium parvum*.
- para tratamento de gastroenterites virais causadas por rotavírus e norovírus, 500 mg cada 12 horas durante 3 dias. Para crianças a partir de 12 meses, 7,5 mg/kg cada 12 horas durante 3 dias.
- para tratamento de infecções ocasionadas por *Giardia lamblia* e por *Cryptosporidium parvum* e para outras infecções parasitárias intestinais, para crianças de 12 a 47 meses de idade, 100 mg, por via oral, cada 12 horas durante três dias. Para crianças de 4 a 11 anos de idade, 200 mg, por via oral, cada 12 horas durante três dias.

Contraindicações
- hipersensibilidade ao fármaco.
- crianças < 1 ano.
- gravidez e lactação. Categoria B da FDA na gravidez.

Precauções
- observar a administração aos pacientes idosos.
- presença de doença biliar, hepática ou renal associada.
- diabéticos (a suspensão oral contém sacarose).
- pacientes portadores de infecção pelo vírus HIV e em outros tipos de imunodepressão.
- pode alterar ALT e creatinina.
- vigiar a administração concomitante de fármacos que possuam alta ligação proteica.

Efeitos adversos
- dor abdominal, diarreia, vômitos, flatulência.
- anorexia ou aumento do apetite.
- tonturas, cefaleia, febre.
- mal-estar, prurido, rinite.
- sudorese.
- aumento das glândulas salivares.
- descoloração da urina e dos olhos.

Interações medicamentosas
- o uso concomitante de fármacos que possuam alta ligação proteica pode competir com a nitazoxanida.

▶ ANNITA (Farmoquímica), 6 comprimidos × 500 mg
fr. de 45 e 100 mL c/ 20 mg/mL (suspensão oral)

▶ DIGESTIVOS

São fármacos que auxiliam o processo de digestão no trato gastrintestinal. São, na verdade, produtos usados como terapia de reposição em estados deficitários. Os principais grupos de digestivos são: estomáquicos, coleréticos, enzimas digestivas e fármacos análogos.

▶ Estomáquicos

Estomáquicos são princípios naturais e substâncias sintéticas que estimulam o apetite. Geralmente são tônicos amargos que aumentam a secreção pancreática estimulando as mucosas gástrica e duodenal. Aparentemente, a sensação de amargor não contribui de maneira apreciável à resposta. O estímulo do trato gastrintestinal melhora as funções digestivas e metabólicas, resultando em melhor apetite. Gozaram de popularidade no passado e ainda estão incluídos em muitas preparações tônicas. Em geral, são tomados antes das refeições.

Superdose ou abuso da maioria deles produzem envenenamento ou intoxicação graves.

Como regra, estomáquicos são extratos de plantas, principalmente da família Gentianaceae. Entre os amargos comercializados no Brasil temos a estricnina e noz vômica, mas apenas em associações promovidas como tônicos.

▶ Coleréticos

Coleréticos são fármacos que aumentam a produção da bile pelo fígado. Colagogos são agentes que promovem a excreção da bile armazenada da vesícula biliar. Ambos estes grupos de fármacos são usados no tratamento de determinados quadros patológicos comuns do trato biliar.

Os coleréticos comercializados entre nós são: ácido desidrocólico, alcachofra, bile, boldo, di-isopromina, fumária e jurubeba. Em geral, são formulações contendo dois ou mais coleréticos e/ou colagogos, além de outras bases medicamentosas.

Os coleréticos, em nosso meio, são comercializados como monofármacos ou em associações.

▶ B-VESIL (Daudt), 16 drág.
fr. com 20 mL
12 flaconetes de 10 mL
▶ HEPATOBYL (Biobreves), fr. com 40 drág.

ALCACHOFRA

▶ ALCACHOFRA (Brasmédica), 30 e 100 drág. × 350 mg
80 comprimidos × 400 mg
▶ ALCACHOFRA (Geyer), vidro c/ 50 drág. vidro de 60 mL
▶ ALCACHOFRA (Sanval), 60 e 120 comprimidos × 300 mg
▶ ALCACHOFRA NATURAL (Fontovit), 50 cáps. × 400 mg
▶ ALCACHOFRA NATURAL (Ima), 100 comprimidos × 300 mg
▶ ALCACHOFRA NATURAL (Q.I.F.), 20, 60 e 100 comprimidos × 200 mg
▶ ALCACHOFRA NATURAL (Sedabel), 30, 100, 200 e 400 comprimidos × 200 mg
▶ ALCACHOFRA NATURAL COMPRIMIDOS (Infabra), 200 comprimidos × 200 mg
▶ ALCACHOFRA PURÍSSIMA (Infabra), 100 comprimidos × 300 mg
▶ CHOPHYTOL (Millet Roux), 40 e 120 drág. × 200 mg
vidro de 40 e 100 mL (gotas)
6 e 100 amp. de 5 mL c/ 100 mg
vidro de 200 mL (solução)
▶ EXTRATO DE ALCACHOFRA GRANADO (Granado), vidro de 100 mL

BOLDO

▶ BOLDO NATURAL (Ima), 100 comprimidos × 300 mg
▶ BOLDO VERNE (Primá), vidro de 200 mL

FUMÁRIA

▶ ODDIBIL (Aventis Pharma), 20 comprimidos × 250 mg

JURUBEBA

▶ JURUBEBA ATIBAIA (Gilton), vidro de 300 mL

▶ Enzimas digestivas

As enzimas são muito usadas na terapêutica. No Brasil, além de preparações contendo uma só enzima, são comercializadas também associações de enzimas com constituintes biliares, derivados antieméticos e outros fármacos. Não há justificativa para o emprego destas associações. Caso o paciente necessite de outros fármacos além de uma determinada enzima, eles devem ser prescritos em separado.

Entre as várias enzimas usadas, sobressaem as pancreáticas, extraídas do pâncreas do porco ou do boi: pancreatina e pancrelipase. Elas são eficazes para a terapia de reposição nas doenças acompanhadas por diminuição acentuada na secreção destas enzimas, tais como pancreatectomia, pancreatite crônica, fibrose cística e tumores pancreáticos benignos ou malignos. Elas são indicadas somente quando se comprovar deficiência pancreática exócrina. Não há nenhuma justificativa racional para o seu emprego em distúrbios gastrintestinais não relacionados com deficiência de enzimas pancreáticas, como medicamentos para dispepsia ou como "auxílios digestivos".

A pancreatina e a pancrelipase ajudam a digerir e absorver gorduras, proteínas e carboidratos. A pancrelipase apresenta atividade lipásica maior do que a pancreatina, o que permite controle melhor da esteatorreia. Estas enzimas exercem seus efeitos no duodeno e jejuno superior. Para evitar a destruição das enzimas pela pepsina gástrica ou inativação pelo pH ácido, algumas preparações são apresentadas com revestimento entérico. Estas preparações, porém, têm pouco valor clínico, pois o revestimento pode impedir a liberação das enzimas no duodeno.

As enzimas pancreáticas disponíveis em nosso meio na forma livre são pancreatina e pancrelipase.

Outras enzimas pancreáticas são a alfaquimotripsina e a tripsina, comercializadas no Brasil apenas em associações.

PANCREATINA

É constituída por várias enzimas, principalmente amilase, lipase e protease. A de maior poder digestivo é rotulada como pancreatina tríplex.

Doses
- via oral, adultos, 4 a 8 g diariamente em tomadas divididas às refeições; crianças, inicialmente, 300 a 600 mg com cada refeição; a dose ou frequência da administração pode ser aumentada para reduzir a esteatorreia se não ocorrer vômito ou diarreia.

Contraindicações
- hipersensibilidade à proteína porcina.
- gravidez.
- lactação.

Efeitos adversos
- rinite alérgica e broncoespasmo.
- doses elevadas podem causar náusea, cólicas abdominais ou diarreia.
- doses extremamente altas causam hiperuricosúria e hiperuricemia.

10.30 FÁRMACOS DO TRATO GASTRINTESTINAL

Interações medicamentosas
- antiácidos ou cimetidina podem aumentar a quantidade de pancreatina no duodeno.

▶ CREON (Solvay Farma), 30 e 100 cáps. × 10.000 U USP
30 cáps. × 25.000 U USP
▶ PANCREASE (Janssen-Cilag), 100 e 250 cáps.

Associações
▶ DIGEPLUS (Aché), (pancreatina 40 mg + pepsina 10 mg + cloridrato de metoclopramida 7 mg + dimeticona 30 mg + ácido desidrocólico 25 mg + celulase 30 mg por cápsula), 30 cáps.
▶ ELOZIMA (Elofar), (pancreatina tríplex 170 mg + dimeticona 80 mg por drágea), 20 drág.
▶ NUTRIZIM (Merck), (pancreatina 4 X NF XI 400 mg + bromelina 50 mg + dimeticona 40 mg + bile bovina 30 mg por drágea), 20 drág.
▶ PANKREOFLAT (Byk), (pancreatina tríplex 170 mg + dimeticona 80 mg por drágea), 20 drág.

PANCRELIPASE

É constituída pelas seguintes enzimas: amilase (30.000 unidades USP), lipase (8.000 unidades USP) e protease (30.000 unidades USP). Apresenta-se na forma de microgrânulos com revestimento entérico, que evita sua inativação pela acidez gástrica e minimiza seu odor e sabor.

Doses
- via oral, adultos, 1 a 2 cápsulas em cada refeição ou lanche, de preferência inteira, com auxílio de algum líquido; a dose eficaz é de 3 a 8 cápsulas por dia. Crianças, 1 a 2 cápsulas às refeições.

Contraindicações
- hipersensibilidade à proteína porcina.
- pancreatite aguda.
- gravidez.
- lactação.

Efeitos adversos
- erupções cutâneas.
- diarreia, obstrução intestinal, náusea, cólicas ou dor estomacais.
- doses extremamente altas causam hiperuricosúria e hiperuricemia.

Interações medicamentosas
- pode diminuir a absorção de ferro.
- antiácidos contendo carbonato de cálcio ou hidróxido de magnésio podem diminuir sua eficácia.

▶ COTAZYM-F (Akzo Organon Teknika), 10 cáps.

▶ Fármacos análogos e outros

Neste grupo são incluídos o ácido ursodesoxicólico, a cisaprida e o tegaserod. Este último é um agonista do receptor 5-HT$_4$ que estimula o peristaltismo intestinal com melhora da consistência do bolo fecal e alívio do desconforto e distensão abdominais. De certa maneira funciona como um catártico, mas por um mecanismo completamente diferente. Por esta razão, é apresentado nesta seção.

ÁCIDO URSODESOXICÓLICO

Conhecido como ursodiol nos Estados Unidos, corresponde ao ácido 3α,7β-di-hidro-xicolanoico.

Seu mecanismo de ação é semelhante ao do ácido quenodesoxicólico.

Ele aumenta o fluxo da bile. Em doença hepática crônica, parece reduzir as propriedades detergentes dos sais biliares, diminuindo assim sua citotoxicidade. Pode também proteger as células hepáticas da atividade prejudicial dos ácidos biliares tóxicos, cuja concentração aumenta em pacientes com doença hepática crônica. Cálculos biliares radiopacos (contendo cálcio) e alguns cálculos de bilirrubinato de cálcio (contendo pigmento) são resistentes ao tratamento.

Farmacodinâmica
- anticolelítico.

Farmacocinética
- administrado por via oral, é absorvido do intestino delgado.
- a ligação às proteínas é alta.
- sofre biotransformação hepática por eliminação pré-sistêmica, dando conjugados da taurina e glicina.
- atinge a concentração máxima em 1 a 3 horas.
- meia-vida: 3,5 a 5,8 dias.
- excretado principalmente pelas fezes, em pequeníssimas quantidades pela urina; pequena quantidade do ácido ursodesoxicólico passa ao cólon, onde sofre 7-desidroxilação bacteriana dando ácido litocólico, que é parcialmente absorvido do cólon, mas é sulfatado no fígado e rapidamente eliminado pelas fezes como conjugado sulfolitocolilglicina ou sulfolitocoliltaurina.

Indicações
- dissolução dos cálculos biliares constituídos de colesterol.
- tratamento de atresia biliar, colangite esclerosante, cirrose alcoólica, cirrose biliar, doença hepática colestática crônica, doença hepática associada com fibrose cística, hepatite crônica.
- profilaxia da rejeição de transplante de fígado.
- profilaxia da formação de cálculos biliares.
- controle dos sinais e sintomas clínicos associados com cirrose biliar primária.

Doses
- via oral, adultos, com refeições ou leite, 8 a 10 mg/kg/dia, dividida em 2 ou 3 tomadas; a duração do tratamento deve ser, pelo menos, de 4 a 6 meses.

Contraindicações
- as mesmas do ácido quenodesoxicólico.
- icterícia obstrutiva.

Precauções
- as mesmas do ácido quenodesoxicólico.

Efeitos adversos
- diarreia.

Interações medicamentosas
- as mesmas do ácido quenodesoxicólico.

▶ URSACOL (Zambon), 20 comprimidos × 50 e 150 mg

CISAPRIDA

É derivada da metoxibenzamida substituída por átomo de cloro e ligada a uma longa cadeia contendo o grupo fluorfenoxipropila substituído.

Aumenta e coordena a motilidade propulsora gastrintestinal, impedindo assim a estase e o refluxo. Difere dos outros fármacos aceleradores da motilidade por não apresentar propriedades antidopaminérgicas nem propriedades estimulantes sobre os receptores colinérgicos.

Devido aos graves efeitos adversos cardiovasculares, foi retirada de comercialização nos EUA em meados de 2000. Os mais importantes estavam relacionados ao prolongamento do intervalo QT, taquicardia ventricular, inclusive *torsades de pointes*, fibrilação ventricular e morte súbita. Cerca de 85% dos casos fatais ocorreram em pacientes com doença cardíaca preexistente. No Brasil, continua sendo largamente utilizada no grupo pediátrico.

Farmacodinâmica
- estimulante peristáltico.

Farmacocinética
- início da ação: 30 a 60 minutos, após administração oral, e 60 a 120 minutos, após administração retal.
- atinge o pico plasmático máximo dentro de 1 a 2 horas.
- biodisponibilidade de 30 a 40%.
- cerca de 97% ligam-se às proteínas plasmáticas, principalmente à albumina.
- sofre pré-eliminação sistêmica no fígado e intestino.
- é biotransformada no fígado pelo sistema isoenzimático 3A4.
- meia-vida de eliminação: 10 horas.
- excretada pelo leite em escala limitada.
- excretada pela urina e pelas fezes, em proporções praticamente iguais.

Indicações
- tratamento dos distúrbios ocasionados por retardo no esvaziamento gástrico.
- tratamento da síndrome de desconforto digestivo alto.
- tratamento do refluxo gastroesofágico.
- restabelecimento da motilidade propulsora do cólon.

Doses
- para adultos e adolescentes, via oral, 5 ou 10 mg três vezes ao dia, 15 minutos antes de cada refeição (café, almoço e jantar). Caso necessário, 10 mg antes de deitar.
- para crianças, via oral, 0,15 a 0,3 mg/kg três ou quatro vezes ao dia, antes das refeições.

Contraindicações
- hipersensibilidade ao fármaco.
- gravidez e lactação.
- doença cardíaca: insuficiência cardíaca congestiva, QT longo ou história de QT longo prévio, bloqueio AV do segundo e/ou terceiro grau, disfunção do nó sinusal, antecedentes ou presença de outras arritmias cardíacas, doença isquêmica.
- uso concomitante de claritromicina, eritromicina ou troleandomicina, fluconazol, itraconazol, cetoconazol, miconazol, indinavir, nelfinavir, ritonavir, saquinavir, pois aumentam a concentração plasmática da cisaprida. Fármacos que aumentam o QT ao ECG, nefazodona, terfenadina e diuréticos espoliadores de potássio em pacientes suscetíveis.

- hemorragia, obstrução mecânica ou perfuração gastrintestinal.
- insuficiência renal e/ou respiratória.
- distúrbios eletrolíticos (potássio e magnésio).

PRECAUÇÕES
- deve-se usar de cautela ao administrá-la a pacientes em que a motilidade gastrintestinal possa ser prejudicial.
- cautela na administração em presença de desidratação, desnutrição, uso de insulina, doença pulmonar obstrutiva crônica.
- pacientes portadores de insuficiência hepática e/ou renal que eventualmente tomarem cisaprida devem usar metade da dose.
- deve-se tomar muito cuidado ao dirigir veículos ou operar máquinas de precisão.
- eliminação mais lenta nos idosos.
- vigiar a administração aos pacientes em uso concomitante de fármacos que sejam biotransformados pelo sistema isoenzímático 3A4 (veja a Tabela A.14 do Apêndice).

EFEITOS ADVERSOS
- diarreia, borborigmo, cólicas abdominais.
- cefaleia.
- apneia.
- confusão mental, alterações visuais, amnésia, convulsões, reações extrapiramidais, reações de fotossensibilidade.
- prolongamento do intervalo QT, bloqueio AV do terceiro grau, taquicardia ventricular incluindo *torsades de pointes*, fibrilação ventricular, morte súbita.
- desenvolvimento de anticorpos antinucleares, anemia hemolítica, metemoglobinemia, hiper ou hipoglicemia com acidose.

INTERAÇÕES MEDICAMENTOSAS
- acelera a absorção de depressores do SNC, como álcool, barbitúricos e benzodiazepínicos, potencializando seus efeitos quando ingeridos concomitantemente.
- aumenta a velocidade de absorção de fármacos que são absorvidos no intestino: anticoagulantes, anti-histamínicos H_2, benzodiazepínicos, ranitidina, cimetidina e paracetamol.
- diminui a absorção de fármacos que são absorvidos no estômago.
- fármacos anticolinérgicos antagonizam, em grande parte, seus efeitos pró-cinéticos.
- fármacos inibidores do isossistema 3A4 aumentam sua concentração.

▶ KINEPRID (Bergamo), 30 comprimidos × 5, 10 e 20 mg
fr. de 100 mL c/ 1 mg/mL
▶ PREPULSID (Janssen-Cilag), 30 comprimidos × 5 e 10 mg
fr. de 100 mL c/ 1 mg/mL

TEGASEROD

É agonista parcial dos receptores tipo 4 da serotonina que atuam no trato gastrintestinal, com nome químico 1-[[(5-metoxi-indol-3-il)metileno]amino]-3-pentilguanidina. Possui grande afinidade pelo receptor $5-HT_4$ mas não pelos receptores $5-HT_3$ nem pelos dopaminérgicos. Como resultado, produz uma inibição da sensibilidade visceral e estimula os reflexos peristálticos e da secreção intestinal. Ao nível dos receptores $5-HT_4$ induz à liberação de grandes quantidades de neurotransmissores, tais como peptídios, e de calcitonina gene-relacionada. Exerce atividade procinética gastrintestinal, aceleração do esvaziamento gástrico e do trânsito do intestino delgado e do cólon. Nos portadores de refluxo gastroesofágico diminui o refluxo pós-prandial e a exposição à acidez. Aumenta, ainda, a frequência de eliminação do bolo fecal e da sua consistência. Sua eficácia, em geral, é evidente após um tratamento de 12 semanas, porém não surte efeito no sexo masculino. Comercializado como maleato.

FARMACODINÂMICA
- agonista dos receptores $5-HT_4$, estimulador dos movimentos peristálticos.

FARMACOCINÉTICA
- é rapidamente absorvido após absorção oral.
- atinge o pico da concentração plasmática em uma hora.
- biodisponibilidade de cerca de 10%. A administração com alimentos a reduz entre 40 e 65% e a $C_{máx}$, entre 20 e 40%.
- a ASC e a $C_{máx}$ aumentam de 40 e 22% nos idosos e de 43 e 18% na insuficiência hepática leve a moderada, respectivamente.
- não há alteração significativa nos parâmetros farmacocinéticos na presença de insuficiência renal (depuração de creatinina ≤ 15 mL/min/1,73 m^2). Contudo, na insuficiência renal grave a concentração do metabólito principal aumenta de 10 vezes.
- 98% ligam-se às proteínas plasmáticas, principalmente à glicoproteína ácida α_1.
- volume de distribuição de 368 ± 223.
- sofre hidrólise pré-sistêmica catalisada pela acidez gástrica, oxidação e conjugação formando um metabólito principal, o ácido glicurônico 5-metoxi-indol-3-carboxílico com afinidade desprezível pelos receptores $5-HT_4$. A outra via de biotransformação é através da glicuronidação direta formando 3 isômeros N-glicuronídios.
- *in vitro* não interfere nos sistemas isoenzímáticos do citocromo P450, CYP2C8, 2C9, 2C19, 2E1 e 3A4.
- meia-vida de 11 ± 5 horas.
- depuração plasmática após administração IV de 77 ± 15 L/h.
- não é eliminado por diálise.
- cerca de 2/3 de uma dose oral são excretados nas fezes sob a forma inalterada e o restante pela urina como metabólito principal.

INDICAÇÕES
- tratamento sintomático de cólicas abdominais e da constipação em mulheres com quadro de síndrome do cólon irritável.

DOSES
- 6 mg duas vezes ao dia por, no máximo, 12 semanas, administrados antes das refeições. Após 4 semanas de tratamento a paciente deve ser avaliada. Caso a resposta terapêutica seja inadequada, a terapêutica deve ser interrompida. Tratamento adicional poderá ser continuado, de acordo com o benefício clínico obtido, por até no máximo 8 semanas adicionais.

CONTRAINDICAÇÕES
- hipersensibilidade ao fármaco.
- homens.
- crianças.
- insuficiência hepática e/ou renal grave.
- gravidez e lactação.

PRECAUÇÕES
- vigiar a administração aos pacientes com motilidade intestinal aumentada, com diarreia e na presença de insuficiência renal e/ou hepática de leve a moderada.
- vigiar o aparecimento de dor torácica, dispneia, fraqueza, dificuldade na marcha ou na fala, sinais e/ou sintomas de infarto do miocárdio ou acidente vascular cerebral.

EFEITOS ADVERSOS
- náuseas, dor abdominal, diarreia, flatulência, dispepsia, vômitos, constipação, gastroenterite, hemorroidas, colite isquêmica.
- cefaleia, enxaqueca, obnubilação.
- angústia, insônia.
- fadiga, dor torácica, alergia, febre, edema periférico.
- infecções das vias respiratórias superiores.
- mialgia, artropatia, dor no dorso.
- dismenorreia.

▶ ZELMAC (Novartis), 30 comprimidos × 6 mg

ANTIEMÉTICOS

Antieméticos são fármacos que impedem ou aliviam a náusea e o vômito. Estes males podem ser sintomas de distúrbios orgânicos de aparelhos diferentes, principalmente do trato gastrintestinal, de gravidade variada. As causas de náuseas e vômitos são várias: cinetose, distúrbios metabólicos e emocionais, estímulos dolorosos ou nocivos, exposição a ambientes não familiares, fármacos, gravidez, infecção, radiação e vertigem. O vômito ocorre comumente na cinetose, em pacientes com gastrenterite, durante a gravidez, no período pós-operatório, nos expostos à radiação e nos tratados com quimioterápicos.

O tratamento do vômito consiste em, sempre que possível, eliminar a causa básica. Justifica-se recorrer a fármacos antieméticos apenas quando não há alternativa e os benefícios proporcionados são maiores que os riscos compreendidos.

Via de regra, a profilaxia é mais eficaz do que o tratamento do vômito, sobretudo no caso de este ser causado por cinetose, radiação ou quimioterapia. Na prevenção, a via oral é a mais útil; para o tratamento, preferem-se as vias parenteral e retal.

Os agentes antieméticos pertencem a um dos seguintes grupos: anticolinérgicos, anti-histamínicos, antidopaminérgicos, antisserotoninérgicos e fármacos diversos.

▶ Anticolinérgicos

Dentre os anticolinérgicos, a escopolamina é o fármaco mais eficaz na cinetose, mormente quando ela é grave e de duração curta. Este fármaco atua principalmente reduzindo a excitabilidade dos receptores labirínticos e deprimindo a condução na via cerebelar vestibular. Por ser usada mais como antiespasmódico, a escopolamina está descrita no capítulo 6, *Espasmolíticos*.

Outro fármaco usado como antiemético e que tem ações anticolinérgicas é a buclizina.

BUCLIZINA

É derivada da piperazina, com cadeias arilalifáticas ligadas aos dois nitrogênios. Embora não se conheça precisamente o seu mecanismo de ação como antiemético e anticinetósico, ele poderá estar relacionado com suas ações anticolinérgicas centrais.

A buclizina diminui a estimulação vestibular e deprime a função do labirinto. No efeito antiemético poderá estar também compreendida uma ação sobre a zona desencadeadora quimiorreceptiva medular.

Ela apresenta também efeitos anti-histamínico, anticolinérgico, antivertiginoso, depressor do SNC e anestésico local.

Em associação com analgésicos, é usada para enxaqueca.

Utilizada como dicloridrato.

Farmacodinâmica
- antiemético.

Farmacocinética
- duração da ação: 4 a 6 horas.

Indicações
- profilaxia de náuseas, vômito e vertigem associados com a cinetose.

Doses
- via oral, adultos, 50 mg, com alimento, água ou leite, pelo menos meia hora antes de viajar; dose máxima, até 150 mg por dia.

Contraindicações
- sensibilidade à buclizina.
- gravidez.
- lactação.
- crianças e idosos.

Precauções
- deve-se levar em consideração a relação risco/benefício quando existem os seguintes problemas médicos: glaucoma de ângulo estreito ou predisposição a ele, hipertrofia prostática sintomática, obstrução do colo da bexiga ou obstrução piloroduodenal.

Efeitos Adversos
- sonolência, visão borrada.
- secura da boca, nariz e garganta.
- cefaleia, nervosismo, inquietação, insônia.
- constipação, retenção urinária.

Interações Medicamentosas
- administração anterior da buclizina pode diminuir a resposta emética à apomorfina no tratamento de intoxicações.
- álcool ou outros fármacos que produzem depressão do SNC podem potencializar seus efeitos depressores do SNC e vice-versa.
- anticolinérgicos ou outros fármacos com atividade anticolinérgica podem potencializar os efeitos anticolinérgicos.

▶ *BUCLINA (Sanofi-Synthélabo), 20 comprimidos × 25 mg*
▶ *POSTAFEN (Aventis Pharma), 20 comprimidos × 25 mg*

Associação
▶ *PROFOL (Medley), (cloridrato de buclizina 25 mg + cloridrato de lisina 200 mg + triptofana 20 mg + cloridrato de piridoxina 20 mg + cianocobalamina 50 µg por comprimido), 20 comprimidos (cloridrato de buclizina 1 mg + cloridrato de lisina 30 mg + triptofana 2 mg + cloridrato de piridoxina 2 mg + cianocobalamina 5 µg cada mL), fr. de 100 mL (suspensão oral)*

▶ Anti-histamínicos

São mais utilizados o dimenidrinato e a prometazina, descritos na seção *Antivertiginosos* do capítulo 1, *Depressores do sistema nervoso central*.

▶ Antidopaminérgicos

Este grupo inclui: (*a*) butirofenonas e fármacos aparentados: droperidol e haloperidol; (*b*) benzamidas substituídas e compostos análogos: alizaprida, bromoprida, domperidona e metoclopramida. Constituem os antieméticos mais eficazes em náusea e vômito causados por doença de radiação, toxinas e fármacos citotóxicos, sendo os fármacos de escolha para estes quadros clínicos. Sonolência, hipotensão ortostática, secura da boca e congestão nasal são alguns dos muitos efeitos adversos. Eles atuam primariamente na zona desencadeadora quimiorreceptora e, em grau menor, no centro do vômito.

O droperidol e o haloperidol estão descritos na seção *Sedativos ansiolíticos*, do capítulo 3, *Fármacos psicotrópicos*.

ALIZAPRIDA

É carboxamida de derivado do benzotriazol. O tratamento não deve exceder uma semana. Usada como cloridrato.

Farmacodinâmica
- antiemético e neuroléptico.

Farmacocinética
- é bem absorvida.
- biodisponibilidade: 70 a 80%.
- meia-vida: 3 horas.
- depuração: 500 mL/min.
- excretada (90%) íntegra pela urina.

Indicações
- tratamento sintomático de náusea e vômitos (com exceção dos vômitos da gravidez).

Doses
- a posologia deve ser individualizada.
- via oral, adultos, 100 a 200 mg por dia; crianças maiores de 6 anos, 25 mg três vezes ao dia.
- via intramuscular ou intravenosa, adultos, 50 mg três vezes ao dia; crianças maiores de 6 anos, 25 mg.

Contraindicações
- hipersensibilidade à alizaprida.
- feocromocitoma.
- gravidez.
- lactação.

Efeitos Adversos
- sonolência, hipotensão ortostática, tremor, cefaleia, insônia, vertigens, dispneia, diarreia.
- sintomas extrapiramidais, como espasmos faciais, movimentos involuntários e torcicolo, especialmente em crianças.
- amenorreia, galactorreia, ginecomastia, hiperprolactinemia.
- discinesias tardias.

Interações Medicamentosas
- pode potencializar os efeitos de álcool, anticolinérgicos, anti-hipertensivos, hipnóticos e neurolépticos.
- pode reduzir a digoxinemia da digoxina.
- antimuscarínicos podem diminuir sua atividade.

▶ *SUPERAN (Sanofi-Synthélabo), 20 comprimidos × 50 mg*
6 amp. de 2 mL c/ 50 mg
fr. de 30 mL c/ 12 mg/mL (gotas pediátricas)

BROMOPRIDA

É derivada da anisamida substituída por átomo de bromo e grupos amino e dietilaminoetila.

Farmacodinâmica
- antiemético e regulador da motricidade gastroduodenal.

Indicações
- tratamento de náusea e vômitos.
- exames radiológicos do tubo digestivo.

Doses
- adultos, 10 mg três vezes por dia, por via oral, antes das refeições ou 10 a 20 mg pelas vias intramuscular ou intravenosa.
- crianças, 0,5 mg/kg/dia divididos em 3 a 4 tomadas, por via oral, ou 5 mg pelas vias intramuscular ou intravenosa.

Contraindicações
- hipersensibilidade à bromoprida.
- hemorragias gastrintestinais.
- obstrução mecânica da motricidade gastrintestinal.
- perfuração digestiva.
- *forma injetável*: gravidez, lactação, recém-nascidos.
- *formas orais*: último trimestre da gravidez, lactação.

Efeitos Adversos
- raramente, sonolência, cefaleia, astenia, calafrios, distúrbios de acomodação.
- espasmos musculares localizados ou generalizados, reversíveis, em alguns pacientes tratados anteriormente com neurolépticos ou que apresentam hipersensibilidade à bromoprida e fármacos análogos.

Interações Medicamentosas
- atropínicos anulam seu efeito sobre a motricidade gastrentérica.
- neurolépticos aumentam seus efeitos adversos.

▶ *BROMOPAN (UCI-Farma), 20 cáps. × 10 mg*
fr. de 120 mL com 1 mg/mL (solução oral)
fr. de 20 mL com 4 mg/mL (gotas pediátricas)
▶ *BROMOPRIDA (Biosintética), fr. de 120 mL c/ 1 mg/mL (solução oral), (genérico)*
▶ *BROMOPRIDA (EMS), fr. de 10 e 20 mL c/ 4 mg/mL (solução oral), (genérico)*

ANTIEMÉTICOS 10.33

- BROMOPRIDA (Medley), 20 cáps. × 10 mg (genérico)
  fr. de 120 mL c/ 1 mg/mL (solução oral), (genérico)
  fr. de 20 mL c/ 4 mg/mL (solução oral), (genérico)
  fr. de 10 mL c/ 8 mg/mL (solução oral), (genérico)
- BROMOPRIDA (Merck), fr. de 20 mL com 4 mg/mL (solução oral), (genérico)
- BROMOPRIDA (Prati, Donaduzzi), fr. de 20 mL c/ 4 mg/mL (solução oral), (genérico)
  fr. de 120 mL c/ 1 mg/mL (solução oral), (genérico)
- BROMOPRIDA (Teuto-Brasileiro), fr. de 20 mL c/ 4 mg/mL (solução oral), (genérico)
- DIGECAP (Sigma Pharma), 20 comprimidos × 10 mg
  fr. de 10 mL c/ 4 mg/mL (gotas)
- DIGEREX (De Mayo), 20 comprimidos × 10 mg
  fr. de 10 mL c/ 4 mg/mL (gotas)
  5 amp. de 2 mL c/ 10 mg
- DIGESAN (Sanofi-Synthélabo), 20 cáps. × 10 mg
  6 amp. de 2 mL c/ 10 mg
  fr. de 20 mL de gotas pediátricas c/ 4 mg/mL fr. de 120 mL c/ 1 mg/mL (solução oral)
- DIGESAN RETARD (Sanofi-Synthélabo), 20 cáps. × 20 mg
- DIGESPRID (Neo-Química), 20 cáps. × 10 mg
  fr. de 20 mL × 4 mg/mL (gotas)
- DIGESTIL (Teuto-Brasileiro), 20 comprimidos × 10 mg
  fr. de 20 mL × 4 mg/mL (gotas)
- DIGESTINA (União Química), 20 comprimidos × 10 mg
- DIGESTINA GOTAS PEDIÁTRICAS (União Química), fr. de 20 mL c/ 4 mg/mL (gotas)
- DIGESTON (Q.I.F.), 20 comprimidos × 10 mg
- PANGEST (Farmasa), 20 cáps. × 10 mg
  fr. de 120 mL c/ 1 mg/mL (solução oral)
  fr. de 20 mL c/ 4 mg/mL (gotas pediátricas)
- PANGEST RETARD (Farmasa), 20 cáps. × 20 mg
- PLAMET (Libbs), 20 comprimidos × 10 mg
  6 e 50 amp. de 2 mL c/ 10 mg/2 mL
  fr. de 120 mL c/ 1 mg/mL (solução oral)
  fr. conta-gotas de 10 mL c/ 8 mg/mL
- PRIDECIL (Farmalab), 20 cáps. × 10 mg
  fr. de 10 mL c/ 4 mg/mL (gotas)

DOMPERIDONA

É derivada de dois grupamentos benzimidazólicos unidos por uma cadeia propilpiperidínica.

FARMACODINÂMICA
- bloqueador periférico da dopamina, antiemético e modificador das funções gastrintestinais.

FARMACOCINÉTICA
- bem absorvida por qualquer via de administração.
- atinge concentrações plasmáticas máximas 10 a 30 minutos após administração intramuscular e oral e uma a duas horas após administração retal.
- meia-vida de cerca de 7 horas.
- sofre biotransformação hepática extensiva.
- não atravessa facilmente a barreira hematencefálica.
- excretada na bile.

INDICAÇÕES
- tratamento sintomático das náuseas e vômitos, especialmente pós-operatórios, das afecções hepatodigestivas, após a administração de citotóxicos, em pediatria e após hemodiálise.
- tratamento de síndromes dispépticas causadas por distúrbio da motricidade digestiva.

DOSES
- vias intramuscular ou intravenosa, adultos, 10 mg até seis vezes por dia (máxima, 1 mg/kg diariamente); crianças, 0,1 a 0,2 mg/kg três a seis vezes por dia (máxima, 1 mg/kg diariamente).
- via oral, adultos, 20 a 40 mg três ou quatro vezes diariamente. Para síndromes dispépticas, adultos, 10 mg três vezes por dia, cerca de 30 minutos antes das refeições e ao deitar; crianças, 0,3 mg/kg três vezes por dia cerca de 30 minutos antes das refeições e, se necessário, ao deitar. A dose para adultos e crianças pode ser dobrada se não houver melhoria após duas semanas de tratamento.

CONTRAINDICAÇÕES
- hemorragia gastrintestinal, obstrução mecânica ou perfuração digestiva.
- discinesias tardias iatrogênicas.

EFEITOS ADVERSOS
- arritmias cardíacas, quando administrada como bolo intravenoso (mais de 50 mg).
- ginecomastia em tratamento prolongado com dose elevada.

INTERAÇÕES MEDICAMENTOSAS
- antagoniza os efeitos dos anticolinérgicos sobre a motricidade digestiva.
- antiácidos e anti-histamínicos H_2 podem prejudicar sua absorção.

- MOTILIUM (Janssen-Cilag), 20, 30 e 60 comprimidos × 10 mg
  fr. de 60, 100 e 200 mL c/ 1 mg/mL (suspensão)
- PERIDAL (Medley), 30 e 60 comprimidos × 10 mg
  fr. de 100 mL com 1 mg/mL (suspensão oral)

METOCLOPRAMIDA

Estruturalmente aparentada à procainamida, mas tem espectro de atividade farmacológica diferente. Exerce efeito antidopaminérgico na zona desencadeadora do quimiorreceptor. Estimula a motilidade do trato gastrintestinal superior e aumenta a velocidade do esvaziamento gástrico.

FARMACODINÂMICA
- bloqueador dopaminérgico, antiemético, estimulante peristáltico, adjuvante do esvaziamento gastrintestinal.

FARMACOCINÉTICA
- bem absorvida quando administrada por via oral, atingindo o efeito máximo em 30 a 60 minutos.
- por via intramuscular, o início de ação é de 10 a 15 minutos.
- por via intravenosa, o início de ação é de 1 a 3 minutos.
- sofre pequena biotransformação hepática.
- meia-vida plasmática de 2,6 a 6 horas em pacientes com função renal normal.
- cerca de 85% de uma dose são excretados na urina, metade nas formas inalterada, conjugados sulfatados e glicuronídicos e o resto como metabólitos.
- excretada no leite materno.

INDICAÇÕES
- prevenção de náusea e vômito induzidos por cisplatina e outros citotóxicos altamente eméticos.
- alívio de náusea e vômito induzidos por hipnoanalgésicos, toxinas e radiação.
- tratamento de gastroparesia diabética.
- preparação à biopsia jejunal de certos exames do tubo digestivo.
- tratamento de esofagite de refluxo.
- para apressar o esvaziamento gástrico.
- para aumentar a secreção de leite.
- tratamento de enxaqueca.

DOSES
- via intravenosa, adultos, para aliviar náusea e vômito induzidos por agentes antineoplásicos, 0,5 a 0,75 mg/kg diluídos em 50 mL de solução parenteral de grande volume e infundidos lentamente, num período de 15 a 30 minutos antes da quimioterapia e a intervalos de 2, 5 e 8 horas após a primeira dose; para regimes altamente eméticos contendo cisplatina, 2 a 3 mg/kg meia-hora antes da quimioterapia e, em seguida, a intervalos de duas a quatro horas; para regimes altamente eméticos não contendo cisplatina, 1 mg/kg 30 minutos antes da quimioterapia e duas horas mais tarde; a dose para crianças ainda não foi determinada, mas a incidência de reações extrapiramidais é demasiadamente elevada.
- via oral, adultos, para aliviar náusea e vômito induzidos por cisplatina, 0,5 mg/kg quatro vezes por dia durante seis dias, começando 24 horas após a quimioterapia.
- deve ser reduzida em cerca de 60% em pacientes com insuficiência renal grave.
- via oral, para alívio de gastroparesia diabética e outros distúrbios de esvaziamento gástrico, adultos, 10 mg 30 minutos antes das refeições e ao deitar; crianças e adultos jovens, máximo de 0,5 mg/kg diariamente em três doses; crianças menores de 6 anos, 0,1 mg/kg em dose única.
- por via intramuscular ou intravenosa, para alívio de sintomas graves de gastroparesia diabética, adultos, 10 mg injetados lentamente num período de 1 a 2 minutos, 30 minutos antes das refeições e ao deitar; crianças acima de 6 anos e adultos jovens, 0,5 mg/kg por dia em três doses; crianças abaixo de 6 anos, 0,1 mg/kg numa única dose.

CONTRAINDICAÇÕES
- obstrução mecânica, hemorragia gastrintestinal ou perfuração digestiva.
- feocromocitoma.
- epilepsia.
- cuidados devem ser tomados quando o paciente sofre de insuficiência hepática, ou doença de Parkinson ou insuficiência renal.

EFEITOS ADVERSOS
- sonolência, lassidão, sedação, diarreia, confusão mental.
- reações extrapiramidais, quando usada por muitos meses ou anos, sendo mais comuns em idosos e crianças.
- reações distônicas e acatisia.
- agitação, irritabilidade, erupção urticária ou macropapular, secura da boca, hirsutismo, edema glossal ou periorbital e rigidez e dor de pescoço.
- metemoglobinemia em recém-nascidos que receberam dose excessiva.
- discinesia com o uso crônico do fármaco.

INTERAÇÕES MEDICAMENTOSAS
- pode aumentar a gravidade e frequência de reações extrapiramidais causadas por butirofenônicos, fenotiazínicos e tioxantênicos.
- pode aumentar as ações sedativas dos depressores do SNC.

- pode prejudicar a absorção gastrintestinal da digoxina.
- pode reduzir a biodisponibilidade oral da cimetidina em 25% a 30%.
- pode reduzir a eficácia da levodopa.
- acelera a absorção da mexiletina.
- atropina e outros anticolinérgicos podem diminuir sua ação sobre a motilidade gastrintestinal.

▶ *CLORIDRATO DE METOCLOPRAMIDA (EMS)*, 100 amp. de 2 mL
  amp. c/ 5 mg/mL (genérico)
▶ *CLORIDRATO DE METOCLOPRAMIDA (Fármaco)*, 1 e 200 fr. de 10 mL c/ 4 mg/mL (solução oral), (genérico)
▶ *CLORIDRATO DE METOCLOPRAMIDA (Halex Istar)*, 100 fr.-amp. de 2 mL c/ 5 mg/mL (genérico)
▶ *CLORIDRATO DE METOCLOPRAMIDA (Medley)*, fr. de 10 mL c/ 4 mg/mL (solução oral), (genérico)
▶ *CLORIDRATO DE METOCLOPRAMIDA (Neo-Química)*, 100 amp. de 10 mg c/ 10 mg/mL (genérico)
▶ *CLORIDRATO DE METOCLOPRAMIDA (Prati, Donaduzzi)*, fr. de 10 mL c/ 4 mg/mL (gotas), (genérico)
▶ *CLORIDRATO DE METOCLOPRAMIDA (Teuto-Brasileiro)*, amp. de 2 mL c/ 10 mg (genérico)
  fr. de 10 mL × 4 mg/mL (solução oral), (genérico)
▶ *DART (Bergamo)*, fr. de 10 mL c/ 3 mg/mL (gotas)
▶ *EUCIL (Farmasa)*, 20 e 200 comprimidos × 10 mg
  fr. de 10 mL c/ 10 mg/mL (gotas)
  fr. de 10 mL c/ 4 mg/mL (gotas pediátricas)
  fr. de 120 mL c/ 5 mg/mL (xarope)
  3 e 100 amp. de 2 mL c/ 10 mg
  5 supositórios × 10 mg
  5 supositórios pediátricos × 5 mg
▶ *FLUCCIL (Ducto)*, 20 comprimidos × 10 mg
  fr. de 10 mL c/ 4 mg/mL (gotas)
  50 amp. de 2 mL c/ 5 mg/mL (solução injetável)
▶ *HYPOSIL (Hypofarma)*, 100 amp. de 2 mL c/ 5 mg/mL
▶ *METOCLOPRAMIDA (Braskap)*, 20 comprimidos × 10 mg
  fr. de 10 mL c/ 4 mg/mL (gotas)
▶ *METOCLOPRAMIDA (EMS)*, 20 comprimidos × 10 mg
  fr. de 10, 25, 50 e 120 mL c/ 5 mg/5 mL (solução)
  3 e 100 amp. de 2 mL c/ 5 mg/mL (solução injetável)
  5 supositórios × 10 mg (adulto)
  5 supositórios × 4 mg (infantil)
▶ *METOCLOPRAMIDA (Furp)*, 500 comprimidos × 10 mg
  50 fr. com 4 mg/mL (solução oral)
  50 amp. de 2 mL c/ 10 mg (solução injetável)
▶ *METOCLOPRAMIDA (Halex Istar)*, amp. de 2 mL c/ 5 mg/mL
▶ *METOCLOPRAMIDA (Lafepe)*, 500 comp. × 10 mg
  amp. de 2 mL × 5 mg/mL
▶ *METOCLOPRAMIDA (Neo-Química)*, 3 e 100 amp. de 2 mL c/ 10 mg (genérico)
▶ *METOCLOPRAMIDA (Teuto-Brasileiro)*, fr. de 10 mL c/ 4 mg/mL (gotas), (genérico)
▶ *METOCLOPRAMIDA (Vital Brazil)*, 10 e 500 comprimidos × 10 mg
  50 amp. de 2 mL c/ 5 mg/mL
▶ *METOCLOPRAMIDA SOLUÇÃO INJETÁVEL (Ariston)*, 50 e 100 amp. de 2 mL c/ 10 mg
▶ *METOVIT (Brasmédica)*, 20 comprimidos × 10 mg
  fr. de 10 mL c/ 4 mg/mL (gotas)
▶ *PLAGEX (Teuto-Brasileiro)*, 20 comprimidos × 10 mg
  100 amp. de 2 mL × 10 mg
▶ *PLASIL (Aventis Pharma)*, 20 comprimidos × 10 mg
  fr. de 100 mL c/ 5 mg/5 mL (solução)
  fr. de 10 mL c/ 4 mg/mL (gotas pediátricas)
  100 amp. de 2 mL c/ 10 mg
▶ *VOMIX (Natus)*, 20 comprimidos × 10 mg
  fr. de 10 mL c/ 4 mg/mL (gotas)

▶ Antisserotoninérgicos

São fármacos que atuam como antagonistas competitivos e altamente potentes e seletivos dos receptores S_3 (5-HT_3) da serotonina. Estes receptores encontram-se perifericamente nas terminações nervosas vagais e centralmente na zona desencadeadora do quimiorreceptor da área postrema do cérebro. A ação dos antisserotoninérgicos é provavelmente mediada via antagonismo de receptores tanto periféricos como os situados no SNC.

Fármacos emetogênicos e a radioterapia causam a liberação da serotonina, que passa a estimular os receptores serotoninérgicos e o centro do vômito. Bloqueando estes receptores, os antisserotoninérgicos impedem a ação da serotonina e inibem o reflexo de vômito.

Os antisserotoninérgicos têm pouca ou nenhuma afinidade pelos receptores S_1, S_2 ou D_2 (da dopamina).

FARMACODINÂMICA
- antieméticos.

INDICAÇÕES
- profilaxia de náusea e vômito induzidos por quimioterápicos citotóxicos, incluindo doses de cisplatina, e radioterapia.

CONTRAINDICAÇÕES
- sensibilidade aos antisserotoninérgicos.
- gravidez.
- lactação.
- insuficiência hepática.

EFEITOS ADVERSOS
- broncoespasmo.
- constipação, diarreia, febre e/ou calafrios, cefaleia.
- dor abdominal, cólicas estomacais.
- tontura e obnubilação.
- sonolência, boca seca, erupção cutânea.
- fraqueza ou cansaço incomuns.
- perda de peso.

INTERAÇÕES MEDICAMENTOSAS
- indutores e inibidores de enzimas hepáticas podem alterar sua depuração e meia-vida.

Os fármacos deste grupo comercializados no Brasil são quatro: dolasetrona, granissetrona, ondansetrona e tropissetrona.

DOLASETRONA

É o metanossulfonato de 1H-indol-3-carboxilato de (2r,6R,8r,9aS)-3-oxo-octaidro-2-6-metano-2H-quinolizina-8-il, um antiemético antagonista seletivo com alta especificidade pelos receptores serotonínicos do subtipo 3 (5-HT_3). Sua afinidade por receptores da dopamina é pequena.

O reflexo do vômito está relacionado com esses receptores localizados nas terminações parassimpáticas gastrintestinais, incluindo as vias aferentes vagais. Eles são encontrados ainda na área postrema cerebral.

Comercializada como mesilato.

FARMACODINÂMICA
- antiemético.

FARMACOCINÉTICA
- após absorção oral é rapidamente biotransformada no fígado a hidrodolasetrona, através da carbonil redutase e posteriormente por hidroxilação através das isoenzimas CYP 2D6 e N-oxidação pela CYP3A4 e flavina monoxigenase.
- biodisponibilidade de 75%.
- volume de distribuição de 5,8 L/kg.
- atinge o pico da concentração plasmática máxima em 1 hora após administração oral e 0,6 h após administração IV.
- 69 a 77% ligam-se às proteínas plasmáticas sendo 50% à glicoproteína ácida α_1.
- meia-vida da hidrodolasetrona de 8,1 horas.
- depuração da hidrodolasetrona de cerca de 13,4 mL/kg/min em adultos e de 1,6 a 3,4 vezes maior. Na presença de insuficiência renal ou hepática há um decréscimo da depuração de cerca de 44% e 42%, respectivamente.
- 67% eliminados pelos rins, sendo 53% sob a forma inalterada e o restante como glicuronídios hidroxilados e metabólitos N-óxidos. 33% eliminados pelas fezes sob a forma de metabólitos.

INDICAÇÕES
- para tratamento de náuseas e vômitos em pacientes submetidos a quimioterapia, no pós-operatório de cirurgia e como profilático desses sintomas nos pacientes que irão submeter-se a tratamento cirúrgico.

DOSES
- por via oral, em adultos, 100 mg uma hora antes da quimioterapia ou duas horas antes da cirurgia.
- em crianças e adolescentes (2 a 16 anos), 1,8 mg/kg por via oral até o máximo de 100 mg uma hora antes da quimioterapia. No pós-operatório, como profilático, 1,2 mg/kg até o máximo de 100 mg, duas horas antes da intervenção.
- como profilático, 1,8 mg/kg ou 100 mg IV em dose única 30 minutos antes da quimioterapia. Na cirurgia, 12,5 mg IV, 15 minutos antes do término da anestesia ou na presença de náuseas e vômitos no pós-operatório.
- por via IV, em crianças e adolescentes, na quimioterapia usar a mesma dose do adulto. No pós-operatório, 0,35 mg/kg em dose única até o máximo de 12,5 mg/dose 15 minutos antes do término da anestesia.
- todas as administrações IV podem ser feitas em bolo em até 100 mg em 30 segundos ou diluído em solução IV compatível de 50 mL em 15 minutos.

CONTRAINDICAÇÕES
- hipersensibilidade ao fármaco.
- gravidez e lactação.
- crianças.
- síndrome do QT longo.

PRECAUÇÕES
- carcinogênico em animais.
- pode produzir aumento do intervalo QT ao eletrocardiograma e risco de desenvolver taquicardia ventricular do tipo *torsades de pointes*.
- cautela na administração conjunta de antracicilina em altas doses.

EFEITOS ADVERSOS
- hipertensão ou hipotensão arterial.

- bradicardia, aumento do intervalo QT ao ECG, taquicardia, palpitações, edema.
- anafilaxia.
- dor torácica, broncoespasmo.
- retenção urinária, hematúria.
- dor abdominal, diarreia.
- alteração de AST e ALT.

INTERAÇÕES MEDICAMENTOSAS
- atenolol diminui a depuração da hidrodolasetrona em 27%.
- cimetidina aumenta a concentração plasmática da hidrodolasetrona em 24%.
- o uso concomitante de rifampicina diminui a concentração plasmática da hidrodolasetrona em 28%.
- vigiar a administração concomitante de antiarrítmicos que exercem influência no intervalo QT.
- administração cautelosa na presença de hipopotassemia e/ou hipomagnesemia e com o uso concomitante de diuréticos.

▶ *ANZEMET IV (Aventis), amp. com 100 mg/5 mL*

GRANISSETRONA

Corresponde à indazolcarboxamida ligada a um azobiciclo substituído.

Atua como antagonista potente e seletivo dos receptores S_3 (5-HT_3) da serotonina. Tem pouca ou nenhuma afinidade pelos receptores S_1, S_2 ou D_2 (da dopamina). Sua ação é semelhante à da ondansetrona.

Usada como cloridrato.

FARMACODINÂMICA
- antiemético.

FARMACOCINÉTICA
- após infusão intravenosa, é ampla e rapidamente distribuída.
- a ligação às proteínas plasmáticas é da ordem de 65%.
- sofre biotransformação hepática rápida e extensa, principalmente por N-desmetilação e oxidação do anel aromático, seguida por conjugação com glicuronídio ou sulfato; os metabólitos são inativos.
- meia-vida terminal: cerca de 9 horas.
- atinge a concentração plasmática máxima de 27 a 38 ng/mL.
- volume de distribuição: 2 a 3 L/kg.
- depuração total: 0,2 a 0,4 L/h/kg.
- excretada pelas vias urinária (61%) e fecal (34%), principalmente como 7-hidroxigranissetrona; entre 2 e 23% de uma dose são recuperados da urina na forma inalterada.

DOSES
- adultos, 3 mg por infusão intravenosa durante 5 minutos, antes da terapia citostática ou da radioterapia; o fármaco deve ser diluído em 20 a 50 mL de líquido para infusão intravenosa; duas doses adicionais poderão ser administradas dentro de 24 horas; a dose máxima em 24 horas não deve exceder 9 mg.
- por via oral, 1 mg duas vezes ao dia dentro de uma semana após tratamento com citostático, sendo a primeira dose administrada cerca de uma hora antes do início da terapêutica com citostático. A dose máxima diária pode variar de 20 a 28 mg e não deve exceder 7 ciclos de quimioterapia.

▶ *CLORIDRATO DE GRANISETRONA (Eurofarma), amp. de 1 e 3 mL c/ 1 mg/mL (solução injetável), (genérico)*
▶ *KYTRIL (Roche), 2 comprimidos × 1 mg amp. de 1 mL c/ 1 mg amp. de 3 mL c/ 3 mg*

ONDANSETRONA

É derivado da carbazolona ligada a grupo imidazolilmetílico.

Atua como antagonista competitivo altamente seletivo dos receptores S_3 (5-HT_3) da serotonina. Estes receptores encontram-se perifericamente nas terminações nervosas vagais e centralmente na zona desencadeadora do quimiorreceptor da área postrema do cérebro; não se sabe, porém, se a ação da ondansetrona é mediada pelos receptores periféricos ou pelos receptores centrais, ou por ambos.

Fármacos emetogênicos e a radioterapia causam a liberação da serotonina, que passa a estimular os receptores serotoninérgicos e o centro do vômito. Bloqueando estes receptores, a ondansetrona impede a ação da serotonina e inibe o reflexo de vômito.

A ondansetrona é mais eficaz em impedir náusea e vômito induzidos por quimioterápicos emetogênicos durante a fase aguda, que dura 24 horas após o início da quimioterapia, do que a metoclopramida. Não apresenta atividade antagonista sobre o receptor da dopamina e, portanto, não causa efeitos adversos extrapiramidais.

Usada como cloridrato di-hidratado.

FARMACODINÂMICA
- antiemético.

FARMACOCINÉTICA
- administrada por via oral, é rapidamente absorvida, atingindo concentração plasmática máxima de cerca de 30 ng/L em 1,5 hora.
- biodisponibilidade quando administrada por via oral: aproximadamente 60%.
- administrada por infusão intravenosa durante 5 minutos, o volume de distribuição em jovens sadios é de cerca de 160 L; em pacientes de 4 a 12 anos, o volume de distribuição é um pouco maior.
- 36% do fármaco circulante se distribuem nos eritrócitos.
- a ligação às proteínas é alta (70 a 76%).
- sofre biotransformação hepática extensiva, primariamente por hidroxilação, seguida por conjugação como sulfato ou glicuronídio.
- meia-vida de eliminação: adultos, 4 horas; idosos, mais longa; pacientes com menos de 15 anos, cerca de 2,4 horas.
- atinge concentração plasmática máxima, após dose de 0,15 mg por kg de peso corporal, de 102 a 170 ng/mL (279 a 464 nmol/L), com valores maiores nos mais idosos.
- a depuração é significativamente reduzida e a meia-vida plasmática é significativamente prolongada nos pacientes com insuficiência hepática moderada ou grave.
- excretada primariamente pela urina, sobretudo na forma de metabólitos; menos de 5% de dose intravenosa são recuperados na forma inalterada.
- depuração plasmática: 0,381 a 0,262 L por hora por kg, com valores menores nos mais idosos.

INDICAÇÕES
- profilaxia de náusea e vômito induzidos por quimioterápicos citotóxicos, incluindo doses altas de cisplatina, e radioterapia.

DOSES
- adultos, via oral, 8 mg, 1 a 2 horas antes da quimioterapia; 8 mg cada 8 horas durante 5 dias, após a quimioterapia. Como dose máxima, 16 mg.
- quimioterapia altamente emetogênica, dose inicial, via intravenosa, 8 mg administrados lentamente (durante 15 minutos), começando 30 minutos antes da quimioterapia.
- pós-quimioterapia, via intravenosa, 1 mg por hora por infusão contínua até 24 horas, seguida por 8 mg, via oral, cada 8 horas, durante 5 dias.
- quimioterapia menos emetogênica, dose inicial, via intravenosa, 8 mg administrados lentamente (até 15 minutos), começando 30 minutos antes da quimioterapia.
- radioterapia, dose inicial, via oral, 8 mg, 1 a 2 horas antes da radioterapia e 8 mg cada 8 horas após a quimioterapia.
- crianças de 4 a 12 anos de idade, via intravenosa, dose inicial, 3 a 5 mg por m^2 de superfície corporal administrada lentamente (durante 15 minutos) imediatamente antes da quimioterapia; via oral, 4 mg cada 8 horas, durante 15 dias após a quimioterapia.

CONTRAINDICAÇÕES
- sensibilidade à ondansetrona.
- gravidez.
- lactação.
- insuficiência hepática.

EFEITOS ADVERSOS
- broncoespasmo.
- constipação, diarreia, febre e/ou calafrios, cefaleia.
- dor abdominal, cólicas estomacais.
- tontura e obnubilação.
- sonolência, secura da boca, erupção cutânea.
- fraqueza ou cansaço incomuns.
- prolongamento do intervalo QT ao eletrocardiograma.

INTERAÇÕES MEDICAMENTOSAS
- indutores e inibidores de enzimas hepáticas podem alterar sua depuração e meia-vida.

▶ *CLORIDRATO DE ONDANSETRONA (Eurofarma), 5 amp. de 2 e 4 mL c/ 2 mg/mL (sol. injetável), (genérico)*
▶ *CLORIDRATO DE ONDANSETRONA (IPCA), 10, 30 e 100 comprimidos × 4 e 8 mg (genérico)*
▶ *INJETRAX (Blaüsiegel), 20 amp. de 2 mL c/ 4 mg 20 amp. de 4 mL c/ 8 mg*
▶ *NAUSEDRON (Cristália), 10 comprimidos × 8 mg 1 e 50 amp. de 2 mL c/ 4 mg/mL 1 e 50 amp. de 4 mL c/ 8 mg/mL*
▶ *ONDANSETRONA (Biosintética), 10 comprimidos × 4 e 8 mg amp. de 2 mL c/ 4 mg amp. de 4 mL c/ 8 mg*
▶ *ONDANSETRONA (IPCA), 10, 30 e 100 comprimidos × 4 e 8 mg (genérico)*
▶ *ONTRAX (Blaüsiegel), 10 comprimidos × 4 e 8 mg*
▶ *VONAU FLASH (Biolab Sanus), 10 comprimidos × 4 e 8 mg*
▶ *ZOFRAN (GlaxoSmithKline), 10 comprimidos × 4 e 8 mg amp. de 2 mL c/ 4 mg amp. de 4 mL c/ 8 mg*

TROPISSETRONA

É análogo estrutural da granissetrona. Corresponde ao indolcarboxilato ligado a um biciclo substituído. Mostrou-se igual à metoclopramida e superior à alizaprida em impedir o vômito induzido por doses altas de agentes alquilantes. Sua eficácia é potencializada pela dexametasona. Apenas raramente produz efeitos extrapiramidais.

Usada como cloridrato.

Farmacocinética
- administrada por via oral, é rápida e quase completamente (mais de 95%) absorvida; a presença de alimentos aumenta a biodisponibilidade de cerca de 60% para cerca de 80%.
- meia-vida: aproximadamente 20 minutos.
- atinge a concentração plasmática máxima em três horas.
- biodisponibilidade: aproximadamente 60% com dose de 5 mg e quase 100% com dose de 45 mg.
- duração de ação: 24 horas.
- a ligação às proteínas plasmáticas é alta (71%).
- volume de distribuição: 400 a 600 L em adultos, 265 L em crianças com menos de 15 anos e 145 L em crianças com menos de 6 anos.
- sua biotransformação está relacionada com um sistema enzimático que determina o polimorfismo da biotransformação de debrisoquina/esparteína; em resultado, há dois fenótipos de metabolizadores: rápidos e lentos; cerca de 8% da população branca é metabolizadora lenta.
- sofre biotransformação hepática extensiva, por hidroxilação no anel indólico, seguida por conjugação como sulfato ou glicuronídio.
- metabólitos não contribuem para a ação farmacológica.
- meia-vida de eliminação (fase β): cerca de 8 horas nos metabolizadores rápidos e até 45 horas nos metabolizadores lentos.
- depuração total; cerca de 1 L/minuto, contribuindo a renal com cerca de 10%; nos pacientes metabolizadores lentos, reduz-se para 0,1 a 0,2 L/minuto, embora a renal se mantenha inalterada; essa redução da depuração extrarrenal resulta em meia-vida de eliminação quatro a cinco vezes mais longa.
- nos metabolizadores lentos, tropissetrona íntegra é excretada pela urina em proporção maior que nos metabolizadores rápidos.
- excretada pela urina e fezes, na proporção de 5:1.

Doses
- no primeiro dia a via de administração é a intravenosa; pouco antes da quimioterapia antineoplásica, sob a forma de injeção lenta ou de infusão, diluída em solução parenteral, como solução salina normal, solução de Ringer, glicose a 5% ou levulose, imediatamente após levantar ou no mínimo uma hora antes da ingestão de alimentos; do 2.º ao 6.º dia, recomenda-se a administração por via oral.
- adultos, 5 mg ao dia.
- crianças acima de dois anos de idade, 0,2 mg/kg até a dose máxima diária de 5 mg.

▶ NAVOBAN (Novartis), 1, 5 e 10 amp. de 5 mL c/ 5 mg
5 cáps. × 5 mg

▶ Fármacos diversos

Vários fármacos pertencentes a classes químicas distintas das já vistas apresentam atividade antiemética. No Brasil são comercializados os seguintes: aprepitanto, difenidol e trimebutina.

O difenidol está descrito na seção *Antivertiginosos*, do capítulo 1, *Depressores do sistema nervoso central*. A trimebutina está descrita na seção *Outros musculotrópicos*, capítulo 6. Aqui é descrito o aprepitanto.

APREPITANTO

É um antagonista altamente seletivo dos receptores da substância P [neurocinina 1 (NK$_1$)] com propriedades antieméticas. Os antagonistas dos receptores da substância P [neurocinina 1 (NK$_1$)] também parecem exercer atividade antidepressiva e ansiolítica. Esses receptores são encontrados nos neurônios localizados no *locus coeruleus* e também na rafe dorsal dos neurônios 5-HT. A substância P exerce ação excitatória mediada pelos receptores NK$_1$, porém sem atuar diretamente nos neurônios pós-sinápticos 5-HT. Não possui afinidade pelos receptores 5-HT$_3$, dopaminérgicos ou dos corticosteroides. Seu efeito antiemético é particularmente observado nos pacientes submetidos a quimioterapia. Observa-se, ainda, uma ação potencializadora antiemética da ondansetrona e da dexametasona.

Farmacodinâmica
- antiemético.

Farmacocinética
- sua absorção oral não sofre influência dos alimentos.
- biodisponibilidade de cerca de 65%.
- após administração oral, atinge o pico da concentração plasmática em cerca de quatro horas.
- na presença de insuficiência hepática de grau leve, após a administração oral de 125 mg no primeiro dia e de 80 mg/dia no segundo e terceiro dias, a ASC$_{0-24h}$ é cerca de 11% e 36% no primeiro e no terceiro dia. Na presença de insuficiência hepática de grau moderado, a ASC$_{0-24h}$ é cerca de 10% maior no primeiro dia e 18% no terceiro dia, em comparação com pacientes com função hepática normal. A ASC não é afetada de forma significativa na presença de insuficiência renal.
- > 95% ligam-se às proteínas plasmáticas.
- volume de distribuição de cerca de 70 L.
- meia-vida de 9 a 13 horas.
- atravessa a barreira placentária em ratos e a barreira hematencefálica nos humanos.
- sofre biotransformação hepática mediada principalmente pela isoenzima CYP3A4 e em menor grau pela CYP1A2 e CYP2C19, via oxidação do anel morfolínico e de suas cadeias laterais.
- 57% eliminados pela urina e 45% pelas fezes; < 0,2% de uma dose é recuperada através de diálise.
- depuração plasmática de 62 a 90 mL/min.

Indicações
- para prevenção de náusea e vômitos, em associação com outros antieméticos, resultantes de quimioterapia, incluindo cisplatina.

Doses
- deve ser utilizado como parte do tratamento que inclui um corticosteroide e um antagonista 5-HT$_3$. Iniciar, no primeiro dia, com 125 mg por via oral uma hora antes da quimioterapia e 80 mg ao dia, pela manhã, no segundo e terceiro dias. O esquema abaixo deve ser observado.

Contraindicações
- hipersensibilidade ao fármaco.
- gravidez e lactação.
- < 18 anos.
- uso concomitante com astemizol, cisaprida, primozida ou terfenadina.
- uso crônico.

Precauções
- não se recomenda sua administração aos pacientes portadores de insuficiência hepática grave.
- vigiar a administração aos pacientes que usam concomitantemente fármacos biotransformados pelo sistema isoenzimático CYP3A4, incluindo: docetaxel, paclitaxel, etopósido, irinotecana, ifosfamida, imatinibe, vinorelbina, vimblastina, vincristina.
- vigiar a administração aos pacientes que usam varfarina. O INR deve ser acompanhado durante duas semanas após o início do tratamento.
- carcinogênicos em animais.
- na gravidez, categoria B da FDA.

Efeitos adversos
- fadiga, astenia, tonturas, febre, desidratação, cefaleia, insônia.
- dor abdominal, constipação, diarreia, desconforto epigástrico, náuseas, vômitos, anorexia, soluços, sialorreia.
- tinido.
- hipertensão, hipotensão, taquicardia ou bradicardia.
- diabetes melito.
- mialgia.
- tosse, dispneia.
- alopécia, exantema.
- disúria, insuficiência renal.
- neuropatia periférica.
- aumento de AST, ALT, ureia, creatinina e proteinúria.

Interações medicamentosas
- pode produzir queda do INR quando usado em associação com a varfarina.

	Primeiro dia	Segundo dia	Terceiro dia	Quarto dia
Aprepitanto	125 mg	80 mg	80 mg	0
Dexametasona	12 mg VO	8 mg VO	8 mg VO	8 mg VO
Ondansetrona	32 mg IV	0	0	0

- pode reduzir a eficácia dos anticoncepcionais orais.
- pode aumentar a concentração plasmática de fármacos biotransformados pelo citocromo CYP3A4. Em contrapartida, fármacos indutores da CYP3A4, tais como a rifampicina, a carbamazepina e a fenitoína, podem reduzir a concentração plasmática do aprepitanto.
- como indutor moderado do citocromo CYP2C9, pode diminuir a concentração plasmática de fármacos que utilizam a mesma via metabólica, tais como a fenitoína, a varfarina e a tolbutamida.
- o uso concomitante com dexametasona e metilprednisolona aumenta a ASC destas. O uso desta associação requer uma redução da dose da ordem de 50% para a dexametasona oral e metilprednisolona oral e de 25% para a metilprednisolona.
- aumenta a ASC do midazolam.
- fármacos inibidores da CYP3A4 (cetoconazol, itraconazol, nefazodona, troleandomicina, claritromicina, nelfinavir, ritonavir) podem aumentar a concentração plasmática do aprepitanto.
- o uso conjunto com diltiazem aumenta a concentração plasmática dos dois fármacos.
- o uso concomitante com paroxetina diminui a concentração plasmática dos dois.

▶ *EMEND (Merck Sharp & Dohme), 3 cáps. × 1 de 125 mg e 2 de 80 mg*

▶ EMÉTICOS

Eméticos são fármacos que induzem o vômito. São usados especialmente em casos de envenenamento. Atuam diretamente na zona desencadeadora quimiorreceptora na medula. Seus efeitos são intensificados se o paciente ingerir concomitantemente 200 a 300 mL de água.

Os eméticos são contraindicados nos seguintes casos: pacientes inconscientes, inebriados ou semicomatosos; paciente que tenha ingerido substância corrosiva (como ácidos ou bases fortes) ou estimulantes do sistema nervoso central e após ingestão de destilados de petróleo (gasolina, querosene etc.) ou óleos voláteis.

O vômito pode ser induzido mecanicamente pressionando a faringe posterior. Esta técnica, porém, não é tão eficaz quanto a administração de eméticos.

Os eméticos mais usados são a apomorfina e o xarope de ipeca. Nenhum destes é comercializado no Brasil, na forma livre. Não se deve confundir xarope de ipeca com extrato fluido de ipeca, que é 14 vezes mais potente e pode causar mortes.

FÁRMACOS DO APARELHO RESPIRATÓRIO

▶ **ANTITUSSÍGENOS**
Antitussígenos centrais
    butamirato
    clobutinol
    cloperastina
    codeína
    dextrometorfano
    dibunato sódico
    fedrilato
    noscapina
    oxeladina
    pipazetato
Antitussígenos periféricos
Expectorantes
Hidratantes
Anestésicos locais
Broncodilatadores
Antitussígenos locais
    dropropizina
    levodropropizina
Mucolíticos
    acetilcisteína
    ambroxol
    bromexina
    brovanexina
    carbocisteína
    erdosteína
    sobrerol

▶ **EXPECTORANTES**
Expectorantes sedativos
    guaifenesina
    iodeto de potássio
    sulfoguaiacol
Expectorantes estimulantes
    creosoto

▶ **FÁRMACOS PARA O RESFRIADO COMUM**
Descongestionantes nasais
Anti-histamínicos
Analgésicos
Outros componentes
Cloreto de sódio
Aminas simpatomiméticas
    efedrina
    fenilefrina
    fenoxazolina
    metoxifenamina
    nafazolina
    oximetazolina
    prednazolina
    pseudoefedrina
    tuaminoeptano
    xilometazolina
Anti-histamínicos
    clorfenamina
    difenidramina
    fenindamina

▶ **ANTIASMÁTICOS**
Asma
Bronquite crônica
Enfisema
Agonistas β-adrenérgicos
    bambuterol
    efedrina
    epinefrina
    etafedrina
    fenoterol
    formoterol
    indacaterol
    salbutamol
    salmeterol
    terbutalina

Metilxantinas
    acefilinato de heptaminol
    ambufilina
    aminofilina
    bamifilina
    proxifilina
    teofilina
    teofilinato de ambroxol
    teofilinato de colina
Glicocorticoides
    beclometasona
    budesonida
    ciclesonida
    flunisolida
    fluticasona
Inibidores da liberação da histamina e outros autacoides
    ácido cromoglícico
    nedocromil
Anticolinérgicos
    brometo de ipratrópio
    brometo de tiotrópio
Anti-histamínicos
    cetotifeno
Antiasmáticos diversos
    montelucaste
    omalizumabe
    roflumilaste
    zafirlucaste

▶ **TENSOATIVOS PULMONARES**
    beractanto
    palmitato de colfoscerila

▶ **FÁRMACOS PARA DISTÚRBIOS PULMONARES**
    dornase alfa

As doenças do aparelho respiratório são muito disseminadas. Sua etiologia assim como a sintomatologia são muito variadas, estendendo-se desde o resfriado comum até a bronquite. Para o seu tratamento, que é basicamente sintomático, usam-se diversos fármacos, principalmente antitussígenos, expectorantes, fármacos para o resfriado comum, antiasmáticos e tensoativos pulmonares.

▶ ANTITUSSÍGENOS

Antitussígenos são agentes que auxiliam a diminuir a frequência e intensidade do ato de tossir. A tosse é reflexo fisiológico protetor parcialmente sob controle voluntário. Sua função consiste em expelir as substâncias irritantes ou o excesso de secreções do trato respiratório. Assim sendo, a tosse é geralmente útil, produtiva, e não se lhe dispensa maior atenção, por ser sintoma suave; esta tosse, via de regra, não deve ser tratada. Contudo, às vezes a tosse se torna incômoda, sobretudo quando impede o sono à noite; neste caso, recorre-se aos supressores da tosse.

A tosse é regulada pelo centro da tosse, que se localiza na medula oblongata. Mas a tosse pode também resultar de estimulação, de tipo mecânico, químico ou outro, das extremidades nervosas do trato respiratório.

Importa fazer distinção entre tosse aguda e tosse crônica. Para a autolimitada tosse não produtiva, resultante de resfriado comum ou infecção benigna do trato respiratório superior, emprega-se medicação sintomática. A tosse crônica é aquela que persiste por, pelo menos, três semanas; ela é causada, em mais de 70% dos casos, por corrimento nasal, asma brônquica ou ambos. Bronquite crônica e o hábito de fumar são responsáveis significativos por este tipo de tosse nos adultos. Pacientes que sofrem de tosse produtiva não devem tomar supressores da tosse. Entretanto, aconselha-se o emprego destes fármacos quando a sua ação não interferir significativamente com a resolução da doença subjacente ou quando as complicações (por exemplo, fratura da costela, síncope da tosse) são perigosas para o paciente.

Os antitussígenos podem atuar quer elevando o limiar do centro da tosse, quer reduzindo o número de impulsos transmitidos ao centro da

11.1

tosse a partir dos receptores periféricos; alguns antitussígenos atuam por ambos os mecanismos.

Em geral, os antitussígenos não são usados isoladamente, mas incorporados em preparações que contêm um antitussígeno de ação central ou periférica e um ou mais fármacos dentre as seguintes classes: expectorantes, mucolíticos, demulcentes e placebos. A associação usada deve preencher os seguintes requisitos: a) ser utilizada somente na presença simultânea de sintomas múltiplos; b) ser terapeuticamente apropriada para o tipo e gravidade dos sintomas tratados; c) conter não mais do que três fármacos de grupos farmacológicos diferentes e não mais de um fármaco de cada grupo farmacológico; d) cada fármaco estar presente em concentração eficaz e segura e contribuir para o tratamento; e) levar em consideração os possíveis efeitos adversos dos fármacos integrantes. Muitas associações comercial e largamente consumidas não preenchem estes requisitos.

Os antitussígenos são geralmente classificados em agentes de ação central e agentes de ação periférica. Os primeiros atuam sobre o centro medular da tosse. Os segundos atuam no local da irritação.

▶ Antitussígenos centrais

Estes fármacos atuam diminuindo a sensibilidade do centro da tosse aos estímulos que chegam. Não devem ser usados em conjunto com expectorantes. Os usados no Brasil são: a) opiáceos: codeína, dextrometorfano e noscapina; b) outros: bromofórmio, butamirato, clobutinol, cloperastina, dibunato sódico, fedrilato, oxeladina, pentoxiverina e pipazetato.

O bromofórmio não deveria ser mais usado, pois é muito tóxico; seus efeitos adversos assemelham-se aos causados pelo envenenamento por clorofórmio, mas são mais prolongados. A eficácia da pentoxiverina como antitussígeno não está comprovada. Por estas razões, o bromofórmio e a pentoxiverina (também chamada carbetapentano) não estão descritos neste *Dicionário*.

BUTAMIRATO

É éster do ácido benzenoacético. Tem ação antitussígena central e broncodilatadora. É usado na forma de citrato.

▶ BESEDAN (Wyeth), vidro de 120 mL com 10 mg/5 mL (xarope)
fr. de 15 mL com 10 mg/mL (gotas)

CLOBUTINOL

Corresponde ao 1-*p*-clorofenil-2,3-dimetil-4-dimetilamino-2-butanol. Indicado quando não se deseja ação expectorante. Não provoca depressão respiratória, pois exerce ação seletiva sobre o centro da tosse. Contraindicado em pacientes epilépticos, cardiopatas e no primeiro trimestre da gravidez. Produz taquicardia leve. Usado na forma de cloridrato.

Recentemente, a Agência Europeia de Medicamentos (EMEA) recomendou sua retirada de comercialização devido ao risco de prolongamento do intervalo QT ao eletrocardiograma.

▶ CLORIDRATO DE CLOBUTINOL (EMS), fr. de 120 mL com 4 mg/mL (xarope), (genérico)
▶ CLORIDRATO DE CLOBUTINOL (Legrand), fr. de 120 mL com 4 mg/mL (genérico)
▶ CLORIDRATO DE CLOBUTINOL (Medley), fr. de 20 mL com 60 mg/mL (gotas), (genérico)
fr. de 120 mL com 40 mg/mL (xarope), (genérico)
▶ CLORIDRATO DE CLOBUTINOL (Prati, Donaduzzi), fr. de 120 mL com 4 mg/mL (xarope), (genérico)
fr. de 20 mL com 60 mg/mL (gotas), (genérico)
▶ SILOMAT (Boehringer Ingelheim), fr. de 20 mL com 60 mg/mL (gotas)
fr. de 120 mL com 40 mg/10 mL (xarope)

ASSOCIAÇÕES

▶ CLORIDRATO DE CLOBUTINOL + SUCCINATO DE DOXILAMINA (Medley) (cloridrato de clobutinol 4 mg + succinato de doxilamina 0,75 mg cada mL), (xarope), fr. de 120 mL (genérico)
▶ CLORIDRATO DE CLOBUTINOL + SUCCINATO DE DOXILAMINA (Prati, Donaduzzi) (cloridrato de clobutinol 48 mg + succinato de doxilamina 9 mg cada mL), fr. de 20 mL (solução oral), (genérico)
(cloridrato de clobutinol 4 mg + succinato de doxilamina 0,75 mg cada mL), fr. de 120 mL (xarope), (genérico)
▶ CLORIDRATO DE CLOBUTINOL + SUCCINATO DE DOXILAMINA (União Química) (cloridrato de clobutinol 48 mg + succinato de doxilamina 9 mg cada mL), (solução oral), fr. de 20 mL (genérico)
(cloridrato de clobutinol 4 mg + succinato de doxilamina 0,75 mg cada mL), fr. de 120 mL (xarope), (genérico)
▶ SILOMAT PLUS (Boehringer Ingelheim), (cloridrato de clobutinol 20 mg + succinato de doxilamina 3,75 mg por 5 mL), 120 mL (xarope)
▶ SILOMAT PLUS (Boehringer Ingelheim), (cloridrato de clobutinol 48 mg + succinato de doxilamina 9 mg por mL), 20 mL (gotas)

CLOPERASTINA

Corresponde à clorofenilbenziloxietilpiperidina. Sua estrutura química lembra a dos anti-histamínicos H_1. É antitussígeno de ação central sobre o centro bulbar da tosse dotado de ação periférica de tipo anti-histamínico.
Usada na forma de fendizoato.

FARMACODINÂMICA
• antitussígeno.

FARMACOCINÉTICA
• administrada por via oral, no intervalo das refeições.
• início de ação: 20 a 30 minutos.
• duração de ação: 6 a 8 horas.

INDICAÇÕES
• tratamento sintomático de todas as formas de tosse que podem surgir durante as doenças das vias respiratórias.

DOSES
• via oral, 1 a 2 mg/kg/dia fracionados em quatro tomadas, sendo duas à noite ao deitar, uma pela manhã e outra à tarde.

CONTRAINDICAÇÕES
• hipersensibilidade à cloperastina.
• gravidez.
• lactação.

EFEITOS ADVERSOS
• secura da boca, sonolência.

INTERAÇÕES MEDICAMENTOSAS
• aumenta o efeito sedativo dos depressores do SNC, como álcool, barbitúricos, hipnóticos, sedativos e tranquilizantes.
• inibidores da MAO podem causar excitação, hipotensão e hiperpirexia.

▶ SEKI (Zambon), fr. de 120 mL com 3,54 mg/mL (xarope)
fr. conta-gotas de 15 mL com 35,4 mg/mL (gotas)

CODEÍNA

A codeína é alcaloide extraído do ópio ou obtido por síntese a partir da tebaína. Estruturalmente, é a 3-metoximorfina. Atua por depressão do centro medular da tosse. Em geral, é usada em associação com broncodilatadores ou descongestionantes nasais e anti-histamínicos. Apresenta propriedades analgésicas (em associação com outros tipos de fármacos) e antidiarreicas. Por ser constituinte de diversas associações antitussígenas, às vezes seu emprego se torna abusivo, podendo induzir dependência. É usada nas formas livre e de dietilbarbiturato, fosfato, resinato e sulfato. A forma preferida como antitussígeno é de fosfato.

FARMACODINÂMICA
• antitussígeno de ação central, hipnoanalgésico e antidiarreico.

FARMACOCINÉTICA
• administrada por via oral, é rapidamente absorvida; atinge níveis plasmáticos máximos em cerca de uma hora; a meia-vida plasmática é de cerca de 3,5 horas.
• administrada por via intramuscular, atinge níveis plasmáticos máximos em cerca de 30 minutos; a meia-vida é de cerca de três horas.
• a ligação às proteínas é muito baixa.
• sofre biotransformação, principalmente no fígado, dando em parte (10%) morfina.
• a duração da ação é de 4 a 6 horas.
• excretada pela urina, 5 a 15% como codeína íntegra e 10% como morfina inalterada ou conjugados.

INDICAÇÕES
• alívio da tosse aguda associada com várias doenças e irritantes.
• tratamento de diarreia leve.
• alívio de dor leve a moderada.

DOSES
• alívio da tosse, adultos, 10 a 20 mg cada quatro a seis horas (máxima, 120 mg/dia); crianças de 6 a 12 anos, 5 a 10 mg cada quatro a seis horas (máxima, 60 mg/dia); 2 a 6 anos, 2,5 a 5 mg cada quatro a seis horas (máxima, 30 mg/dia). Raramente se indica a codeína como supressor da tosse em crianças.
• tratamento da diarreia, por via oral, adultos, 15 a 60 mg cada quatro a oito horas, conforme necessário; a codeína não deve ser usada em crianças menores de 12 anos; por via intramuscular, 15 a 30 mg cada duas a quatro horas, conforme necessário.
• para analgesia, pelas vias oral, subcutânea ou intramuscular, adultos, 30 a 60 mg quatro a seis vezes por dia, conforme necessário.

CONTRAINDICAÇÕES
- tosse produtiva.
- insuficiência respiratória.
- toxicomania.
- gravidez até perto do término.
- crianças menores de 30 meses.

EFEITOS ADVERSOS
- constipação, tontura, disforia, sonolência, náusea e vômitos.
- hipotensão, vasodilatação cutânea, urticária e, mais raramente, broncoconstrição.
- doses altas podem causar depressão respiratória.
- risco de dependência física quando usada por tempo prolongado.

SUPERDOSE
- indução ao vômito ou lavagem gástrica.
- administração de naloxona.

INTERAÇÕES MEDICAMENTOSAS
- as mesmas da morfina.

▶ *CODEIN (Cristália), 25 amp. de 2 mL × 30 mg/mL*

ASSOCIAÇÕES
▶ *CODATEN (Novartis), (sulfato de codeína 50 mg + diclofenaco sódico 50 mg por comprimido), 20 comprimidos*
▶ *SETUX (Aventis Pharma), suspensão aquosa (resinato de codeína 2 mg + resinato de feniltoloxamina 0,66 mg por mL), fr. c/ 100 mL*
▶ *TYLEX (Janssen-Cilag) 7,5 mg, (codeína 7,5 mg + paracetamol 500 mg por comprimido), 12 comprimidos*
▶ *TYLEX (Janssen-Cilag) 30 mg, (codeína 30 mg + paracetamol 500 mg por comprimido), 12 comprimidos*

DEXTROMETORFANO

É o isômero dextrogiro do metorfano, produto sintético derivado do fenantreno mas contendo um anel adicional. Parece ser tão eficaz quanto a codeína, exceto em tosse aguda grave. Exerce ação central elevando o limiar da tosse. Suprime o reflexo da tosse por ação direta sobre o centro da tosse na medula. Com doses habituais não produz depressão respiratória. Não induz ao hábito nem apresenta ações analgésica ou sedativa. É o antitussígeno mais seguro ora disponível. Bromidrato é a forma usada. É comercializado só em associações.

FARMACODINÂMICA
- antitussígeno de ação central.

FARMACOCINÉTICA
- bem absorvido do tubo digestivo.
- início de ação: geralmente dentro de meia hora.
- sofre biotransformação hepática.
- duração de ação: até 6 horas.
- excretado principalmente pela urina, nas formas íntegra e de metabólito desmetilado, inclusive dextrorfano.

INDICAÇÕES
- alívio sintomático da tosse não produtiva causada por pequena irritação da garganta e dos brônquios que ocorre com os resfriados ou irritantes inalados.

DOSES
- adultos, 10 a 20 mg cada quatro horas ou 30 mg cada seis a oito horas (máxima, 120 mg/dia).
- crianças, 1 mg/kg diariamente em três ou quatro tomadas; como alternativa, crianças de 6 a 12 anos, 5 a 10 mg cada quatro horas ou 15 mg cada seis a oito horas (máxima, 60 mg/24 horas); 2 a 6 anos, 2,5 a 5 mg cada quatro horas ou 7,5 mg cada seis a oito horas (máxima, 30 mg/dia).

CONTRAINDICAÇÕES
- insuficiência respiratória.
- tosse do asmático.
- crianças com menos de 30 meses.
- lactantes.
- pacientes com função hepática diminuída.

EFEITOS ADVERSOS
- ligeira sonolência, constipação, náusea, vômitos, gastralgia, tontura e reações cutâneas alérgicas são os mais comuns.
- doses altas podem causar depressão respiratória e do sistema nervoso central.

SUPERDOSE
- administração de naloxona.

INTERAÇÕES MEDICAMENTOSAS
- álcool, antidepressivos tricíclicos, anti-hipertensivos com efeitos depressores do SNC e depressores do SNC podem potencializar os efeitos depressores do SNC causados por estes medicamentos ou pelo dextrometorfano.
- inibidores da MAO podem causar excitação, hipotensão e hiperpirexia.

▶ *BENALET TSC (Johnson & Johnson), fr. de 120 mL com 3 mg/mL (xarope)*

ASSOCIAÇÕES
▶ *HELIFENICOL (Ariston), (bromidrato de dextrometorfano 15 mg + helicidina 170 mg por 5 mL), fr. de 60 mL*
▶ *SILENCIUM (Aventis Pharma), (dextrometorfano 3,65 mg + benzocaína 1 mg + cloreto de cetilpiridínio 0,40 mg por pastilha), 20 pastilhas*
▶ *SILENCIUM (Aventis Pharma), (bromidrato de dextrometorfano 5 mg + succinato de doxilamina 3 mg + citrato de sódio 250 mg + cloreto de cetilpiridínio 1,25 mg por 5 mL), fr. de 100 mL*
▶ *XAROPE 44E (Proctor & Gamble), (bromidrato de dextrometorfano 1,33 g + guaifenesina 13,33 g por mL), fr. de 120 mL (xarope)*

DIBUNATO SÓDICO

Corresponde ao sal sódico do ácido 2,6-di-*tert*-butilnaftaleno-4-sulfônico. Além de antitussígeno, exerce leve ação expectorante. Indicado para o alívio da tosse de etiologias diversas. Contraindicado em estados de depressão nervosa. Seus efeitos adversos são sonolência leve e distúrbios gastrintestinais. Disponível na forma de associações.

ASSOCIAÇÃO
▶ *PLACTOSSE (Ima), (dibunato sódico 25 mg + benzoato de sódio 50 mg + guaifenesina 15 mg por 10 mL), fr. de 120 mL*

FEDRILATO

É derivado do fenilpiranocarboxilato da morfolina. Usado como antitussígeno no tratamento de bronquite crônica, asmatiforme ou enfisematosa. Contraindicado a menores de dois anos. Provoca distúrbios gástricos.

▶ *GOTAS BINELLI (Sanofi-Synthélabo), fr. de 10 mL com 20 mg/mL (gotas)*
▶ *SEDATOSS (Cilag), fr. de 120 mL com 2 mg/mL (xarope)*

NOSCAPINA

É alcaloide extraído do ópio. Quimicamente, é derivado da benzofuranona e da quinolina. Suprime a tosse, sem causar analgesia nem sedação. É broncodilatador fraco e estimulante da respiração. Comercializada apenas em associações.

OXELADINA

Corresponde ao 2-etil-2-fenilbutirato de 2-(2-dietilaminoetoxi)-etila. Em doses terapêuticas, não deprime o centro respiratório. Indicada em tosses de etiologias diversas. Usada na forma de citrato. Comercializada apenas em associações.

PIPAZETATO

Quimicamente, é éster de ácido derivado da piridobenzotiazina, tendo na cadeia lateral um grupo alquiloxipiperidínico. Usado no tratamento de tosse irritativa provocada pelo fumo, infecções agudas e crônicas das vias respiratórias, tuberculose pulmonar, silicose e outras causas. Não modifica a expectoração nem induz ao hábito. Pode causar intolerância. Empregado na forma de cloridrato. A dose, por via oral, é de 20 mg uma ou duas vezes ao dia; por via retal, 10 a 20 mg duas a três vezes ao dia.

▶ *SELVIGON (Aché), fr. de 100 mL com 20 mg/10 mL (xarope)*
   fr. de 10 mL com 40 mg/25 gotas

▶ Antitussígenos periféricos

Estes atuam perifericamente sobre os receptores da tosse nas vias respiratórias. São constituídos por expectorantes, hidratantes, anestésicos locais, broncodilatadores, antitussígenos locais e mucolíticos.

1. *Expectorantes*. Serão estudados na próxima seção.

2. *Hidratantes*. Apresentam ação demulcente, diminuindo a frequência, a gravidade e a duração da tosse e também aliviando os sintomas da laringotraqueobronquite. O agente hidratante mais comum é a água, administrada por inalação, oralmente ou parenteralmente. Preferem-se, todavia, soluções salinas normais ou hipotônicas. Outros demulcentes são o glicerol e o mel.

3. *Anestésicos locais*. Aliviam a irritação dos receptores faríngicos e bloqueiam a dor que desencoraja o ato de tossir. O mais usado, por nebulização, é a lidocaína.

4. *Broncodilatadores*. Diminuem a tosse, sobretudo em asmáticos cujo sintoma precoce é apenas a tosse. Serão estudados adiante, na seção *Antiasmáticos*.

5. *Antitussígenos locais*. Os mais conhecidos são a cânfora e o mentol, usados na forma

de unguento. Os outros são a dropropizina e a levodropizina.

DROPROPIZINA

Corresponde ao 3-(4-fenil-1-piperazinil)-1,2-propanodiol. Interrompe o reflexo da tosse na sua origem, intervindo na estimulação irritativa da mucosa traqueobrônquica, mediante complexação com receptores periféricos. Não produz efeitos narcóticos. Não apresenta propriedade mucolítica.

FARMACODINÂMICA
- sedativo da tosse, com ação predominantemente periférica.

FARMACOCINÉTICA
- administrada por via oral, é rapidamente absorvida.
- atinge concentração sérica máxima em 30 minutos.
- sofre biotransformação máxima no fígado e nos rins.
- duração do efeito: 3 a 4 horas.

INDICAÇÕES
- tratamento da tosse não produtiva, de qualquer etiologia.

DOSES
- via oral, adultos, 30 mg, 3 a 4 vezes por dia; crianças de 3 a 12 anos, 15 mg, 3 a 4 vezes ao dia; crianças de 1 a 3 anos, 7,5 mg, 3 a 4 vezes por dia; crianças de 6 meses a 1 ano, 3,75 mg, 3 a 4 vezes por dia.

CONTRAINDICAÇÕES
- primeiro trimestre de gravidez.
- insuficiência respiratória grave.
- hipotensão.
- asma brônquica.
- crianças com idade inferior a seis meses.

EFEITOS ADVERSOS
- náusea, sonolência, taquicardia.
- depressão respiratória, broncoespasmo.
- hipotensão ortostática.

▶ ATOSSION (Elofar), fr. de 100 mL com 3 mg/mL (xarope p/ adulto)
fr. de 60 mL com 1,5 mg/mL (xarope pediátrico)
▶ DROPROPIZINA (Medley), fr. de 120 mL com 1,5 e 3 mg/mL (xarope), (genérico)
▶ DROPROPIZINA (Neo-Química), fr. de 120 mL com 1,5 e 3 mg/mL (xarope), (genérico)
▶ DROPROPIZINA (Prati, Donaduzzi), fr. de 10 mL com 30 mg/mL (gotas), (genérico)
fr. de 120 mL com 1,5 mg/mL (xarope), (genérico)
fr. de 120 mL com 3 mg/mL (xarope), (genérico)
▶ DROPROPIZINA (União Química), fr. de 120 mL com 3 mg/mL (xarope), (genérico)
▶ ERITÓS (Biolab-Sanus), fr. de 15 mL com 30 mg/mL (solução oral)
fr. de 150 mL com 15 mg/5 mL (xarope p/ adulto)
fr. de 150 mL com 7,5 mg/5 mL (xarope pediátrico)
▶ FLEXTOSS (Teuto-Brasileiro), fr. de 100 mL × 15 mg/5 mL (xarope adulto)
fr. de 60 mL × 7,5 mg/5 mL (xarope pediátrico)
fr. de 10 mL × 30 mg/mL (gotas)
▶ NEOTOSS (Neo-Química), fr. de 10 mL c/ 30 mg/mL (gotas)
fr. de 60 mL c/ 7,5 mg/5 mL (xarope infantil)
fr. de 100 mL c/ 15 mg/5 mL (xarope adulto)
▶ TUSSIFLEX D (Abbott), fr. de 120 mL com 15 mg/5 mL (xarope p/ adulto)
fr. de 120 mL com 7,5 mg/5 mL (xarope pediátrico)
fr. de 10 mL com 30 mg/mL (gotas)
▶ VIBRAL (Sintofarma), fr. de 120 mL com 15 mg/5 mL (xarope p/ adulto)
fr. de 120 mL com 7,5 mg/5 mL (xarope pediátrico)
fr. de 10 mL com 30 mg/mL (gotas)

LEVODROPROPIZINA

É o (S)-isômero da dropropizina possuindo atividade antitussígena semelhante ao fármaco racêmico mas com efeitos bem menores sobre o sistema nervoso central. Atua, mais provavelmente, inibindo a liberação de neuropeptídeos sensitivos, diminuindo a hiper-reatividade brônquica inespecífica. Não exerce efeitos significativos nos aparelhos cardiovascular e respiratório. Possui afinidade pelos receptores α-adrenérgicos e histamínicos H_1.

FARMACODINÂMICA
- sedativo periférico da tosse.

FARMACOCINÉTICA
- rápida absorção após administração oral.
- $C_{máx}$ atingida entre 15 e 60 minutos.
- sofre eliminação pré-sistêmica extensa.
- sofre biotransformação hepática.
- 11 a 14% ligam-se às proteínas plasmáticas.
- 83% excretados pela urina, sendo 43,4% sob a forma de metabólitos não identificados e 5% pelas fezes.
- $T_{máx}$ entre 0,61 e 0,67 hora.
- meia-vida de eliminação entre 0,5 a 2,05 horas.

INDICAÇÕES
- tratamento da tosse não produtiva, de qualquer etiologia.

DOSES
- para adultos e crianças maiores de 12 anos, 60 mg três vezes ao dia com intervalos de, no mínimo, 6 horas entre as administrações. Para crianças acima de 2 anos, 1 mg/kg até três vezes ao dia.

CONTRAINDICAÇÕES
- gravidez e lactação.
- crianças menores de 2 anos.
- insuficiência renal grave.

PRECAUÇÕES
- como sua eliminação está prolongada nos pacientes submetidos a diálise peritoneal e hemodiálise, o esquema posológico deve ser modificado.
- a apresentação de xarope contém sacarose.
- pode produzir diminuição da atenção, com efeitos na habilidade de dirigir veículos ou operar máquinas.
- embora não tenham sido observadas interações com benzodiazepínicos, deve-se vigiar sua administração a pacientes que estejam utilizando medicação sedativa concomitante.

EFEITOS ADVERSOS
- fadiga, sonolência, torpor, diminuição da consciência, vertigem, cefaleia.
- palpitações.
- náusea, vômito, pirose, desconforto abdominal, diarreia.
- reações alérgicas cutâneas.

▶ ANTUX (Aché), fr. de 120 mL × 30 mg/5 mL (xarope)
fr. de 20 mL × 30 mg/mL (gotas)
▶ ZYPLO (Pfizer), fr. de 120 mL com 6 mg/mL (xarope)
fr. de 15 mL com 60 mg/mL (gotas)

6. *Mucolíticos.* Facilitam a eliminação das secreções e assim contribuem para uma tosse produtiva. Os mais usados são: acetilcisteína, aerossol salino hipertônico, ambroxol, bromexina, brovanexina, carbocisteína, erdosteína, enzimas proteolíticas (quimotripsina e tripsina) e sobrerol.

ACETILCISTEÍNA

Quimicamente é a *N*-acetil-L-cisteína. Diminui a viscosidade das secreções pulmonares e facilita a retirada destas pela tosse, drenagem postural ou meios mecânicos. Seu efeito mucolítico deve-se ao grupo tiólico livre, que atua diretamente sobre as mucoproteínas abrindo as ligações dissulfeto e diminuindo a viscosidade do muco. Usada pelas vias oral, intramuscular, intravenosa e tópica (nebulização ou instilação intracavitária). Por via tópica, sua ação mucolítica mais intensa é no pH de 7 a 9. Apresenta, como desvantagem, o seu odor sulfuroso.

O seu efeito como antídoto ao paracetamol deve-se à manutenção ou restauração das concentrações hepáticas da glutationa, que inativa um metabólito intermediário do paracetamol que se julga ser hepatotóxico. A acetilcisteína pode atuar reduzindo este metabólito ao fármaco de partida e/ou fornecendo grupos tiólicos para a conjugação do metabólito. Ela também pode inativar diretamente o metabólito.

FARMACODINÂMICA
- mucolítico, antídoto à intoxicação por paracetamol.

FARMACOCINÉTICA
- o início de ação, quando administrada por inalação, se dá dentro de um minuto; quando instilada diretamente, é imediato.
- o tempo para atingir efeito máximo, por inalação, é de 5 a 10 minutos.
- administrada por via oral, é rapidamente absorvida, atingindo concentração máxima dentro de aproximadamente três horas.
- a maior parte da dose participa da reação tioldissulfeto; o restante é absorvido do epitélio pulmonar.
- sofre desacetilação no fígado, dando cisteína, que é subsequentemente biotransformada.

INDICAÇÕES
- fluidificação das secreções das mucosas das vias respiratórias.
- auxiliar de diagnóstico em estudos brônquicos.
- antídoto à superdose de paracetamol para proteger o fígado contra a hepatotoxicidade.

DOSES
- por via oral, adultos e crianças maiores de 12 anos, 600 mg diariamente em três tomadas ou em tomada única (só para adultos); crianças de quatro a 12 anos, 100 mg três vezes ao dia; crianças com idade inferior a quatro anos, 15 mg/kg/dia.
- por via intravenosa, adultos, 300 mg/kg de peso corporal administrada em três vezes; dose inicial

de carga — 150 mg/kg de peso corporal em até 200 mL de dextrose 5% administrada no período de 15 minutos; segunda infusão — 50 mg/kg de peso corporal em 500 mL de dextrose 5% administrada no período de quatro horas; terceira infusão — 100 mg/kg de peso corporal em 1.000 mL de dextrose 5% administrada nas 16 horas seguintes.
- por via intramuscular, adultos, 300 mg duas vezes ao dia.
- por nebulização, adultos, 300 mg por sessão, uma a duas sessões por dia; crianças, metade da dose.
- por via instilativa, 300 mg, uma ou duas vezes ao dia.

Contraindicações
- sensibilidade à acetilcisteína.

Precauções
- deve ser usada com cautela em pacientes com asma brônquica, com úlcera péptica e idosos ou debilitados com insuficiência respiratória grave.
- pouco antes da inalação em pacientes asmáticos ou com doenças respiratórias ativas, deve-se administrar um broncodilatador para impedir broncoespasmo.

Efeitos adversos
- hemoptise, ocasionalmente, por nebulização.
- aperto sibilante no peito ou dificuldade de espirrar, sobretudo em pacientes asmáticos, quando usada por nebulização.
- sonolência, febre.
- exantemas e prurido, raramente.
- doses altas podem causar gastralgias, náuseas, vômito.
- cefaleia, estomatite, rinorreia, broncoespasmo, tinido, urticária, edema facial, quando usado por nebulização.
- reações anafiláticas, raramente.

Interações medicamentosas
- quando administrada por via oral, sua eficácia pode ser diminuída se tomada concomitantemente com carvão ativado.

▸ ACETILCISTEÍNA (Brainfarma), fr. de 100 mL com 20 mg/mL (xarope)
▸ ACETILCISTEÍNA (EMS), 16 env. de 5 g × 200 e 600 mg (genérico)
fr. de 100 e 120 mL com 20 mg/mL (xarope), (genérico)
fr. de 120 mL com 40 mg/mL (genérico)
▸ ACETILCISTEÍNA (Eurofarma), 5 amp. de 3 mL com 100 mg/mL (solução injetável), (genérico)
▸ ACETILCISTEÍNA (Farmasa), 16 env. de 5 g × 100, 200 e 600 mg (genérico)
fr. de 100 e 150 mg com 20 mg/mL (xarope), (genérico)
▸ ACETILCISTEÍNA (Geolab), fr. de 120 mL com 20 mg/mL (xarope infantil)
fr. de 120 mL com 40 mg/mL (xarope adulto)
▸ ACETILCISTEÍNA (Germed), 16 env. de 5 g × 200 e 600 mg (genérico)
fr. de 120 mL com 20 e 40 mg/mL (genérico)
▸ ACETILCISTEÍNA (Medley), 16 env. de 5 g × 100, 200 e 600 mg (genérico)
▸ ACETILCISTEÍNA (Prati, Donaduzzi), fr. de 100 e 150 mL com 20 mg/mL (xarope), (genérico)
▸ ACETILCISTEÍNA (Teuto-Brasileiro), fr. de 120 mL com 20 mg/mL (uso pediátrico) e 40 mg/mL (uso adulto)
▸ AIRES (Eurofarma), 16 envelopes com 5 g × 100, 200 e 600 mg
▸ BROMUC (Ariston), fr. de 100 mL com 20 mg/mL (xarope)
5 e 100 amp. de 3 mL com 300 mg

▸ CETILPLEX (Neoquímica), fr. de 100 mL com 20 mg/mL (xarope)
16 envelopes × 100 e 200 mg (granulado)
▸ FLUICIS (Glenmark), fr. de 100 mL com 20 mg/mL
16 env. de 5 g × 100, 200 e 600 mg com 20, 40 e 120 mg/g (respectivamente), (granulado efervescente)
▸ FLUIMUCIL (Zambon), 5 amp. de 3 mL c/ 300 mg
5 amp. de 2 mL c/ 400 mg
▸ FLUIMUCIL oral (Zambon), 15 env. × 200 mg (adulto)
16 env. × 100 mg
▸ FLUIMUCIL D (Zambon), 16 env. × 600 mg
▸ FLUIMUCIL NASAL (Zambon), fr. de 20 mL com 11,5 mg/mL (aerossol nasal)
▸ FLUIMUCIL XAROPE PEDIÁTRICO (Zambon), fr. c/ 40 g para preparação extemporânea de 100 mL de xarope (1 mL = 20 mg)

AMBROXOL

Quimicamente, é derivado amínico do dibromofenilcicloexanol. Corresponde a um dos metabólitos da bromexina. Diminui a viscosidade e adesividade do muco, facilitando a expectoração e diminuindo o trabalho respiratório. É usado nas formas livre, de cloridrato e de teofilinato.

Farmacodinâmica
- mucolítico e expectorante.

Farmacocinética
- rapidamente absorvido do trato entérico.
- atinge níveis séricos máximos dentro de duas horas.
- meia-vida de cerca de 10 horas.
- eliminado na forma inalterada e como metabólitos pela urina.

Indicações
- broncopneumopatias aguda e crônica, nas quais está indicada a eliminação de secreções.

Doses
- adultos e crianças acima de 5 anos, 15 mg três vezes ao dia; crianças de 2 a 5 anos, 7,5 mg três vezes ao dia; crianças até 2 anos, 7,5 mg duas vezes ao dia.

Contraindicações
- hipersensibilidade ao ambroxol.
- primeiro trimestre e no último período da gravidez.
- pacientes com graves alterações hepáticas e/ou renais.

Efeitos adversos
- náusea, diarreia.

Superdose
- indução ao vômito e/ou lavagem gástrica.

▸ AMBROTEN (Marjan), fr. de 100 mL com 30 mg/5 mL (xarope)
fr. de 50 mL com 7,5 mg/mL (gotas)
▸ AMBROXMED (Cimed), fr. 100 mL × 15 e 30 mg/mL (xarope)
▸ AMBROXOL (Abbott), fr. de 10 mL × 6 mg/mL (xarope adulto)
fr. de 120 mL × 3 mg/mL
fr. de 60 mL × 7,5 mg/mL (solução oral)
▸ ANABRON (Millet Roux), fr. de 100 mL com 15 mg/5 mL (xarope p/ adulto)
fr. de 100 mL com 3 mg/mL (xarope pediátrico)

▸ CLORIDRATO DE AMBROXOL (Abbott), fr. de 120 mL × 6 mg/mL (xarope adulto), (genérico)
fr. de 120 mL × 3 mg/mL (xarope pediátrico), (genérico)
fr. de 60 mL × 7,5 mg/mL (solução oral), (genérico)
▸ CLORIDRATO DE AMBROXOL (Biosintética), fr. de 120 mL com 6 mg/mL (genérico)
▸ CLORIDRATO DE AMBROXOL (Cinfa), fr. de 120 mL com 1 mg/mL (xarope), (genérico)
▸ CLORIDRATO DE AMBROXOL (Cristália), fr. de 120 mL com 3 e 6 mg/mL (xarope), (genérico)
fr. de 60 mL com 7,5 mg/mL (sol. oral), (genérico)
▸ CLORIDRATO DE AMBROXOL (EMS), fr. de 120 mL c/ 3 e 6 mg/mL (genérico)
▸ CLORIDRATO DE AMBROXOL (Fármaco), 50 fr. de 100 mL com 3 e 6 mg/mL (xarope), (genérico)
1 fr. de 120 mL com 3 e 6 mg/mL (xarope), (genérico)
50 fr. de 100 mL com 7,5 mg/mL (sol. nasal), (genérico)
1 fr. de 120 mL com 7,5 mg/mL (sol. nasal), (genérico)
1 e 50 fr. de 120 mL com 6 mg/mL (genérico)
▸ CLORIDRATO DE AMBROXOL (Medley), 1 e 24 fr. de 120 mL com 3 e 6 mg/mL (xaropes infantil e adulto), (genérico)
▸ CLORIDRATO DE AMBROXOL (Neo-Química), fr. de 120 mL c/ 3 e 6 mg/mL (xarope), (genérico)
▸ CLORIDRATO DE AMBROXOL (Prati, Donaduzzi), fr. de 50 mL c/ 7,5 mg/mL (solução oral), (genérico)
50 fr. de 50 mL c/ 7,5 mg/mL (xarope), (genérico)
50 fr. de 100 e 120 mL c/ 3 mg/mL (xarope), (genérico)
50 fr. de 100 e 120 mL c/ 6 mg/mL (xarope), (genérico)
▸ CLORIDRATO DE AMBROXOL (Teuto-Brasileiro), fr. de 120 mL c/ 3 e 6 mg/mL (xarope), (genérico)
▸ EXPECTUSS XAROPE (EMS), fr. de 100 mL com 30 mg/5 mL (adulto) e 15 mg/5 mL (infantil)
▸ FLUIBRON (Farmalab-Chiesi), fr. de 100 mL com 30 mg/5 mL (xarope p/ adulto)
fr. de 100 mL com 15 mg/5 mL (xarope pediátrico)
fr. de 50 mL com 7,5 mg/mL (gotas)
▸ FLUIBRON A (Farmalab-Chiesi), 10 flaconetes de 2 mL × 15 mg
▸ FLUIDIN (Ativus), fr. de 100 mL com 30 mg/5 mL (xarope p/ adulto)
fr. de 100 mL com 15 mg/5 mL (xarope pediátrico)
▸ FLUXOL (UCI-Farma), fr. com 120 mL × 30 mg/5 mL (xarope adulto)
fr. com 120 mL × 15 mg/5 mL (xarope infantil)
fr. com 50 mL × 7,5 mg/mL (gotas)
▸ MUCIBRON (Medley), fr. de 100 mL com 30 mg/5 mL (xarope p/ adulto)
fr. de 100 mL com 15 mg/5 mL (xarope infantil)
fr. de 50 mL com 7,5 mg/mL (gotas)
▸ MUCOCLEAN (Royton), fr. de 120 mL c/ 30 mg/5 mL (xarope adulto)
fr. de 120 mL c/ 15 mg/5 mL (xarope pediátrico)
▸ MUCOLIN (Abbott), 20 comprimidos × 30 mg
fr. de 120 mL com 30 mg/5 mL (xarope p/ adulto)
fr. de 120 mL com 15 mg/5 mL (xarope infantil)
fr. de 60 mL com 7,5 mg/mL (gotas)
▸ MUCOSOLVAN (Boehringer Ingelheim), fr. de 120 mL com 30 mg/5 mL (xarope p/ adulto)
fr. de 120 mL com 15 mg/5 mL (xarope pediátrico)
fr. de 50 mL com 7,5 mg/mL (gotas)
▸ PROBEC (Farmoquímica), fr. de 100 mL × 6 mg/mL (xarope adulto)
fr. de 100 mL × 3 mg/mL (xarope pediátrico)
▸ SURFACTIL-EXPECTORANTE (Farmion), fr. de 100 mL com 30 mg/5 mL (xarope p/ adulto)
fr. de 100 mL com 5 mg/5 mL (xarope pediátrico)
fr. de 50 mL com 7,5 mg/mL (gotas)
▸ TEOMUC (Biolab-Sanus), fr. de 120 mL com 25 mg/5 mL (xarope pediátrico)

11.6 FÁRMACOS DO APARELHO RESPIRATÓRIO

TEOFILINATO DE AMBROXOL (ACEBROFILINA)

▶ *BRONDILAT (Aché), fr. de 120 mL com 50 mg/5 mL*
▶ *BRONDILAT PEDIÁTRICO (Aché), fr. de 120 mL c/ 25 mg/5 mL (xarope)*

BROMEXINA

É derivado amínico do dibromofenilcicloexano. *In vivo* é biotransformada em ambroxol. Tem ações mucolítica e expectorante. Usada na forma de cloridrato. É também comercializada em associação com alguns antibióticos: amoxicilina, ampicilina, cefaloridina, eritromicina.

▶ *BISOLVON (Boehringer Ingelheim), fr. de 50 mL com 2 mg/mL (gotas)*
fr. de 120 mL com 8 mg/10 mL
▶ *CLORIDRATO DE BROMEXINA (EMS), fr. de 120 mL com 4 mg/5 mL (xarope), (genérico)*
▶ *CLORIDRATO DE BROMEXINA (Legrand), fr. de 120 mL com 4 mg/5 mL (xarope pediátrico), (genérico)*
▶ *CLORIDRATO DE BROMEXINA (Medley), 1 e 24 fr. de 120 mL com 0,8 e 1,6 mg/mL (genérico)*
▶ *CLORIDRATO DE BROMEXINA (Prati, Donaduzzi), fr. de 120 mL com 4 e 8 mg/5 mL (xarope), (genérico)*

Associação
▶ *BRONCATAR (Cazi), (cloridrato de bromexina 6 mg + sulfoguaiacol 600 mg por 15 mL), fr. c/ 150 mL*

BROVANEXINA

Quimicamente, este mucolítico e expectorante é produto de hibridação da bromexina com derivado do guaiacol.

▶ *BRONQUIMUCIL (Dansk-Flama), fr. de 100 mL com 15 mg/5 mL*

CARBOCISTEÍNA

Quimicamente, é a carboximetilcisteína. Seu mecanismo de ação é idêntico ao da acetilcisteína. Ademais, tem a capacidade de aumentar a síntese da sialomucina, constituinte fundamental do muco brônquico, de que depende a propriedade reológica do mesmo. Tem ações fluidificante, expectorante e anti-inflamatória do epitélio brônquico e das vias respiratórias superiores.

Farmacodinâmica
- mucolítico.

Farmacocinética
- administrada por via oral, é rápida e completamente absorvida do trato gastrintestinal.
- atinge concentração plasmática máxima em aproximadamente duas horas.
- fixa-se eletivamente no tecido pulmonar.
- eliminada nas formas íntegra e de metabólitos (entre os quais o ácido tiodiglicólico) pela urina.

Indicações
- bronquites agudas e crônicas, insuficiência respiratória crônica.
- rinites, sinusites, laringites.

Doses
- adultos e crianças acima de 12 anos, 500 a 750 mg três vezes ao dia.
- crianças de 5 a 12 anos, 120 mg três vezes ao dia.
- crianças abaixo de 5 anos, 5 mg/kg três vezes ao dia.

Contraindicações
- hipersensibilidade à carbocisteína.
- úlcera gastroduodenal.
- recém-nascido com menos de 30 dias.

Efeitos adversos
- com doses altas, gastralgias, náuseas, diarreias.

Superdose
- indução ao vômito e lavagem gástrica.

▶ *CARBOCISTEÍNA (Biosintética), fr. de 100 mL com 20 e 50 mg/mL (xarope), (genérico)*
▶ *CARBOCISTEÍNA (Eurog./Legrand), fr. de 20 mL com 50 mg/mL (solução oral), (genérico)*
▶ *CARBOCISTEÍNA (Fármaco), fr. de 100 mL com 20 e 50 mg/mL (xarope), (genérico)*
50 fr. de 80 mL com 250 mg/5 mL (xarope), (genérico)
200 fr. de 80 mL com 20 mg/mL (xarope), (genérico)
1 e 200 fr. de 20 mL com 50 mg/mL (gotas), genérico
▶ *CARBOCISTEÍNA (Geolab), fr. de 100 mL com 50 mg/mL (xarope adulto e pediátrico), (genérico)*
▶ *CARBOCISTEÍNA (Germed), fr. de 20 mL com 50 mg/mL (solução oral), (genérico)*
▶ *CARBOCISTEÍNA (Medley), 1 e 24 fr. de 20 mL com 50 mg/mL (solução oral), (genérico)*
1 e 24 fr. de 100 mL com 20 e 50 mg/mL (genérico)
▶ *CARBOCISTEÍNA (Merck), fr. de 100 mL com 20 e 50 mg/mL (genérico)*
▶ *CARBOCISTEÍNA (Neo-Química), fr. de 100 mL com 20 e 50 mg/mL (xarope), (genérico)*
▶ *CARBOCISTEÍNA (Prati, Donaduzzi), 50 fr. de 80 mL com 20 mg/mL (xarope), (genérico)*
fr. de 100 mL com 20 mg/mL (xarope), (genérico)
50 fr. de 80 mL com 50 mg/mL (xarope), (genérico)
fr. de 100 mL com 50 mg/mL (xarope), (genérico)
▶ *CARBOCISTEÍNA (Teuto-Brasileiro), fr. de 50 mg/mL (xarope), (genérico)*
fr. com 20 mg/mL (xarope pediátrico), (genérico)
▶ *L-CARBOCISTEÍNA (EMS), fr. de 100 mL c/ 20 e 50 mg/mL (xarope), (genérico)*
▶ *L-CARBOCISTEÍNA (EMS), fr. c/ 20 e 50 mg/mL (xarope), (genérico)*
▶ *MUCOCISTEIN (Neo-Química), fr. de 100 mL × 250 mg/5 mL (xarope adulto)*
fr. de 100 mL × 100 mg/5 mL (xarope pediátrico)
fr. de 50 mL × 50 mg/mL (gotas)
▶ *MUCODESTROL (Eurofarma), fr. de 100 mL com 250 mg/5 mL (xarope p/ adulto)*
fr. de 100 mL com 100 mg/5 mL (xarope pediátrico)
▶ *MUCOFAN (Wyeth-Whitehall), fr. de 100 mL com 250 mg/5 mL (xarope p/ adulto)*
fr. de 100 mL com 100 mg/5 mL (xarope pediátrico)
fr. de 20 mL com 50 mg/mL (gotas)
▶ *MUCOFLUX (Merck), fr. de 100 mL com 100 e 250 mg/5 mL (xarope)*
▶ *MUCOLISIL (Sanofi-Synthélabo), fr. de 100 mL com 250 mg/5 mL (xarope)*
▶ *MUCOLITIC (Altana), 15 env. de 4 g × 250 mg (granulado adulto)*
15 env. de 4 g × 100 mg (granulado pediátrico)
fr. de 100 mL com 250 mg/5 mL (xarope p/adulto)
fr. de 100 mL com 100 mg/5 mL (xarope pediátrico)
fr. de 20 mL com 50 mg/mL (gotas)
▶ *MUCOLITIL (Medquímica), fr. de 100 mL × 250 mg/5 mL (xarope)*
fr. de 20 mL com 50 mg/5 mL (gotas)
▶ *MUCOTOSS (Sigma Pharma), fr. de 100 mL com 50 mg/mL (xarope p/ adulto)*
fr. de 100 mL com 20 mg/mL (xarope pediátrico)

ERDOSTEÍNA

É derivada de um aminoácido natural, a homocisteína, na forma N-tiolactônica e com nome químico N-(carboximetiltioacetil) homocisteína tiolactona. Possui dois grupos sulfidrílicos bloqueados que são liberados após eliminação pré-sistêmica, através da abertura do anel lactônico e pela desacetilação da cadeia lateral. Esses radicais quebram as pontes dissulfeto das glicoproteínas, que formam os filamentos de muco, com consequente redução da viscosidade. A ausência desses radicais livres proporciona melhor tolerância gástrica. A erdosteína regula a produção do muco, sua viscosidade e aumenta o transporte mucociliar. Além disso, exerce efeito protetor contra danos à α_1-antitripsina, induzida pela fase gasosa do fumo do cigarro. Facilita a penetração de antibióticos no escarro graças à redução das secreções brônquicas, particularmente com aumento da eficácia da amoxicilina.

Farmacodinâmica
- mucolítico.

Farmacocinética
- é rapidamente absorvida após administração oral.
- sofre biotransformação hepática, produzindo três metabólitos ativos: N-tiodiglicol-homocisteína, N-acetil-homocisteína e homocisteína. Os dois últimos possuem um metabolismo mais lento que a erdosteína e o primeiro.
- pico da concentração plasmática de 1,4 hora.
- $T_{máx}$ de 1,2 hora.
- a ingestão de alimentos aumenta discretamente os picos da erdosteína e seus metabólitos sem afetar a concentração plasmática máxima e a área sob a curva.
- meia-vida plasmática de 1,4 hora.
- depuração plasmática total de 170,5 L/h.

Indicações
- doenças broncopulmonares agudas e crônicas (exacerbação ou fase estável de bronquites agudas ou crônicas; bronquiectasias, asma brônquica hipersecretora).
- doenças agudas e crônicas do trato respiratório superior (rinites, sinusites, faringites, laringites e traqueítes).
- para proteção da evolução incapacitante de doença brônquica, como afecções broncopulmonares hipersecretoras com enfisema e na bronquite crônica em fumantes.
- profilaxia e terapia de complicações no pós-operatório: broncopneumonias e atelectasias pulmonares.

Doses
- para adultos e crianças maiores de 12 anos, por via oral, 300 mg duas vezes ao dia.
- para crianças de 5 a 11 anos, 225 mg 2 vezes ao dia (apresentação: granulado em envelopes).
- crianças de 2 a 4 anos, 87,5 mg (2,5 mL) a 175 mg (5,0 mL) duas vezes ao dia (apresentação: suspensão extemporânea a 3,5%).

CONTRAINDICAÇÕES
- hipersensibilidade à erdosteína.
- a suspensão extemporânea e o granulado dos envelopes contêm aspartamo e são contraindicados na fenilcetonúria.

PRECAUÇÕES
- o uso em diabéticos deve ser vigiado devido ao conteúdo de sacarose da apresentação em granulado.
- deve ser administrado com cautela em pacientes com úlcera gastroduodenal.

EFEITOS ADVERSOS
- gastrintestinais.

▸ *ERDOTIN (Aché), 20 cáps. × 300 mg envelopes c/ 4,425 g × 225 mg (granulado) fr. de 25 e 50 g correspondentes a 50 e 100 mL respectivamente após reconstituição × 35 mg/mL (suspensão)*

▸ *FLUSTEN (Eurofarma), 20 cáps.× 300 mg cartucho com 20 envelopes × 225 mg (granulado) cx. com 1 fr. com 50 g de granulado para reconstituição de 100 mL (suspensão extemporânea a 3,5%)*

SOBREROL

É derivado trimetilado do cicloexenometanol.

FARMACODINÂMICA
- fluidificante e regulador das secreções do aparelho respiratório.

FARMACOCINÉTICA
- rapidamente absorvido do trato gastrintestinal, no máximo em 60 minutos.
- rapidamente distribuído, atingindo níveis elevados no muco bronquial dentro de uma hora após a administração.
- meia-vida plasmática, quando administrado por via intravenosa, é de 1,6 hora; por via oral, 2,4 horas.
- sofre biotransformação, dando carvona na fase I e conjugados com ácido glicurônico, na fase II.
- excretado na forma livre e de metabólitos pela urina.

INDICAÇÕES
- afecções agudas e crônicas do aparelho respiratório em que haja aumento de secreções.
- bronquites agudas e crônicas, bronquiectasias, laringotraqueobronquites, sobretudo quando associadas à insuficiência respiratória (asma e enfisema).
- pré e pós-operatório de intervenções do aparelho respiratório.

DOSES
- xarope, adultos, 80 a 160 mg duas vezes por dia; crianças acima de dois anos, 80 mg duas vezes por dia; lactentes, 40 mg duas vezes por dia.
- aerossol, adultos e crianças, 40 mg para cada nebulização duas vezes por dia.
- supositório infantil, 100 a 200 mg por dia.

▸ *SOBREPIN (Farmasa), fr. de 100 mL com 40 mg/5 mL (xarope)*
5 amp. de 3 mL com 40 mg (aerossol)
5 supositórios × 100 mg (infantil)

▶ EXPECTORANTES

Expectorantes são agentes que, em doses altas, estimulam o fluxo dos fluidos das vias respiratórias e facilitam o deslocamento dos irritantes para a faringe. São úteis em tosse irritante não produtiva associada com quantidade pequena de secreção. Não devem ser usados em conjunto com antitussígenos.

De acordo com o seu suposto mecanismo de ação, podem ser divididos em expectorantes sedativos e expectorantes estimulantes.

▶ Expectorantes sedativos

Atuam estimulando os reflexos gástricos através da irritação do estômago. Os principais são: ambroxol, benzoato de amônio, bromexina, brovanexina, citrato de sódio, cloreto de amônio, guaiacol, guaifenesina, iodeto de potássio, ipeca e sulfoguaiacol. Estes fármacos são, em geral, usados em associações. O cloreto de amônio é obsoleto.

Por serem também mucolíticos, ambroxol, bromexina e brovanexina estão descritos na seção anterior, entre os antitussígenos periféricos.

GUAIFENESINA

Quimicamente, corresponde ao éter glicerílico do guaiacol. É, portanto, um híbrido de guaiacol (expectorante) e glicerol (demulcente). É o expectorante mais usado. Nas doses recomendadas, porém, sua eficácia é discutível. Em doses até 10 vezes superiores às habituais, aumenta o volume dos fluidos do trato respiratório, pode facilitar o transporte de muco e provavelmente exerce ação emética. Em doses menores, pacientes com asma, bronquite ou outros distúrbios respiratórios são pouco beneficiados.

▸ *GUAIFENESINA (EMS), fr. de 120 mL com 13,33 mg/mL (xarope), (genérico)*
▸ *GUAIFENESINA (Erog./Legrand), fr. de 120 mL com 13,33 mg/mL (xarope), (genérico)*
▸ *GUAIFENESINA (Germed), fr. de 120 mL com 13,33 mg/mL (xarope), (genérico)*
▸ *XAROPE VICK DE GUAIFENESINA (Proctor & Gamble), fr. de 120 mL com 200 mg/15 mL (xarope)*

ASSOCIAÇÕES
▸ *AEROFLUX EDULITO (GlaxoSmithKline), (guaifenesina 100 mg + citrato de sódio 60 mg + sulfato de salbutamol 2 mg por 5 mL), fr. de 120 mL*
▸ *BRICANYL EXPECTORANTE (AstraZeneca), (guaifenesina 13,3 mg + sulfato de terbutalina 0,3 mg por mL), fr. de 100 e 200 mL*
▸ *BRONCO-PED (Stiefel), (cloridrato de etafedrina 20 mg + ambufilina 60 mg + doxilamina 6 mg + guaifenesina 100 mg por 5 mL), fr. de 100 mL (xarope)*
▸ *POLARAMINE EXPECTORANTE (Mantecorp), (guaifenesina 100 mg + maleato de dexclorfeniramina 2 mg + sulfato de pseudoefedrina 100 mg por 5 mL), fr. de 120 mL*
▸ *REVENIL EXPECTORANTE (Aventis Pharma), (guaifenesina 100 mg + ambufilina 60 mg + cloridrato de etafedrina 20 mg + succinato de doxilamina 6 mg por 5 mL), fr. de 100 e 200 mL*
▸ *TOPLEXIL (Aventis Pharma), (guaifenesina 33,30 mg + benzoato de sódio 33,30 mg + oxomemazina 1,66 mg + paracetamol 33,30 mg por 5 mL), fr. de 120 mL*
▸ *TOPLEXIL PEDIÁTRICO (Aventis Pharma), (guaifenesina 25 mg + benzoato de sódio 25 mg + oxomemazina 0,825 mg + paracetamol 10 mg por 5 mL), fr. de 120 mL*
▸ *TRANSPULMIN (Aché), (guaifenesina 50 mg + mentol 1,05 mg + cansilato de sódio 90 mg + citrato de oxeladina 15 mg + eucaliptol 0,5 mg cada 15 mL), fr. de 15 mL (xarope)*
▸ *XAROPE 44E (Proctor & Gamble), (guaifenesina 13,33 g + bromidrato de dextrometorfano 1,33 g por mL), fr. de 120 mL (xarope)*

IODETO DE POTÁSSIO

Embora outrora muito utilizado como expectorante, não se comprovou sua eficácia. Sua administração prolongada pode deprimir a função da tireoide. Por estas e outras razões, neste *Dicionário* não se incluem as especialidades farmacêuticas que contêm iodeto de potássio indicadas como expectorantes.

O iodeto de potássio, porém, é geralmente adicionado ao regime para promover a involução e diminuir a vascularidade da glândula tireoide, com o objetivo de reduzir a tendência à hemorragia excessiva no ato cirúrgico. Também utiliza-se este sal de potássio no tratamento de esporotricose linfática cutânea (micose em que é o fármaco de escolha), do eritema nodoso e da deficiência de iodo. É igualmente indicado como protetor da radiação (glândula tireoide) antes e depois da administração de radionuclídeos ou emergências de radiação.

SULFOGUAIACOL

Corresponde ao guaiacolsulfonato de potássio. Sua ação expectorante deve-se ao guaiacol. Ele pode estimular a secreção do fluido do trato respiratório quando administrado em doses subeméticas. Sua eficácia não está comprovada. É utilizado em associações.

ASSOCIAÇÕES
▸ *FENERGAN EXPECTORANTE (Rhodia), (sulfoguaiacol 45 mg + cloridrato de prometazina 5 mg + extrato fluido de ipeca 0,010 mL por 5 mL), fr. de 120 mL*
▸ *FENERGAN EXPECTORANTE PEDIÁTRICO (Aventis Pharma), (sulfoguaiacol 45 mg + cloridrato de prometazina 2,5 mg + extrato fluido de ipeca 0,010 mL por 5 mL), fr. de 120 mL*

▶ Expectorantes estimulantes

Agem estimulando as células secretórias das vias respiratórias. Os principais, usados em associações, são: alcaçuz, bálsamo de tolu, creosoto e grindélia.

CREOSOTO
▸ *PÍLULAS DE CREOSOTO "MONTE SERRAT" (Monte Serrat), 60 píl. × 50 mg*

FÁRMACOS PARA O RESFRIADO COMUM

O resfriado comum é doença viral causada especialmente por rinovírus e coronavírus. Consiste em infecção aguda das mucosas das vias respiratórias superiores. A transmissão se faz principalmente por contato direto e raramente através de perdigotos, espirros ou tosse. Os indivíduos doentes disseminam o agente etiológico em suas secreções respiratórias, como o muco nasal. Estas secreções contaminam as mãos e objetos domiciliares, que podem passar os vírus às mãos de outros indivíduos e, inoculados nas mucosas nasais destes, infectar os suscetíveis. Pode-se diminuir a transmissão do resfriado comum mediante a lavagem de mãos, mesmo sem sabão.

Os principais sintomas do resfriado comum são rinorreia, espirro e tosse seca, com ou sem leve dor de garganta. Entre os sintomas sistêmicos sobressaem o mal-estar, a cefaleia e a mialgia, além de febre, que não é usual em adultos, mas comum em crianças.

O resfriado comum é normalmente benigno e autolimitado. Ele geralmente desaparece dentro de uma ou duas semanas, a menos que sobrevenha infecção bacteriana secundária. Se isso vier a ocorrer, e uma vez diagnosticada a infecção, recomenda-se o emprego de agentes anti-infecciosos. É inútil e prejudicial tratar rotineiramente o resfriado comum com agentes antimicrobianos.

Visto que não existe tratamento específico para o resfriado comum, não é necessário identificar o vírus causador da infecção. Basta aliviar os sintomas da doença. Tampouco há meios de prevenir a infecção. Estudos clínicos bem orientados provaram que o ácido ascórbico não previne nem cura a doença.

O tratamento sintomático consiste no uso de medicamentos que aliviam a congestão nasal, secam as membranas da mucosa nasal e baixam a febre e a dor. Isto é conseguido pelo emprego de vários fármacos, pois não há nenhum que exerça sozinho os três efeitos. No mercado farmacêutico existem várias associações, mas elas apresentam, em geral, diversas desvantagens, tais como: concentrações inadequadas de um ou mais dos constituintes da formulação e presença de dois ou mais princípios ativos do mesmo grupo farmacológico. Não obstante estas desvantagens, as associações medicamentosas para alívio dos sintomas do resfriado comum são muito utilizadas, pois proporcionam meio mais conveniente e às vezes menos oneroso do que o emprego de vários fármacos isolados.

Em geral, os medicamentos contra o resfriado comum contêm um descongestionante nasal, um anti-histamínico e um analgésico. Podem, todavia, incorporar outros componentes.

▶ Descongestionantes nasais

Os principais integrantes dos descongestionantes nasais são constituídos pelas aminas simpatomiméticas, que exercem ação estimulante nos receptores α-adrenérgicos. Elas ativam os receptores α no músculo liso vascular, causando assim, na mucosa nasal, vasoconstrição das arteríolas dilatadas e redução do fluxo sanguíneo na área ingurgitada, edematosa.

As formas farmacêuticas preferidas são os aerossóis de aplicação tópica, pois proporcionam maior alívio sintomático e causam menor incidência de efeitos adversos; lamentavelmente, produzem congestão nasal reflexa, o que recomenda limitar seu uso a três a cinco dias.

▶ Anti-histamínicos

Os anti-histamínicos são constituintes frequentes de associações medicamentosas para tratamento do resfriado comum. Em consequência de suas propriedades atropínicas, eles secam as secreções nasais e provocam sedação, embora estes efeitos sejam mínimos. A sonolência é a reação adversa mais comum, ocorrendo em 20% dos pacientes.

▶ Analgésicos

Os analgésicos mais comumente presentes em associações para alívio do resfriado são ácido acetilsalicílico, metamizol sódico e paracetamol. Menos usados são carbasalato cálcico e salicilamida.

▶ Outros componentes

Alguns preparados utilizados no alívio dos sintomas do resfriado contêm cafeína, cujo objetivo é evitar a sonolência causada pelos anti-histamínicos. Todavia, na presença de um descongestionante na formulação, é indesejável o estímulo cardíaco adicional produzido pela cafeína.

Ademais, algumas formulações incorporam ácido ascórbico, pois ele pode atenuar ligeiramente a gravidade e duração dos sintomas do resfriado. Entretanto, ele é ineficaz na sua prevenção ou cura.

Como adjuvantes aos descongestionantes nasais, pacientes com grave congestão podem necessitar de um esteroide sistêmico, como dexametasona e isoflupredona. Antibióticos, porém, devem ser reservados apenas para os que apresentam infecções bacterianas secundárias. Antibióticos não devem ser usados no tratamento, tampouco na profilaxia, do resfriado comum.

▶ Cloreto de sódio

Para aliviar a congestão nasal podem ser usadas gotas nasais contendo cloreto de sódio isolado ou associado a um antisséptico (cloreto de benzalcônio, por exemplo).

As preparações disponíveis no mercado, em geral, contêm cloreto de sódio e cloreto de benzalcônio (em geral 9 mg do primeiro com 0,1 mg do segundo por mL), ou ainda 30 mg de cloreto de sódio solução hipertônica a 3% ou com 4,5 mg/g.

▶ MAXIDRATE (Libbs), fr. com dispositivo aplicador com 4,5 mg/g (gel)
▶ NARIX (Honorterápica), infantil
▶ NEOSORO (Neo-Química)
▶ NESORO (Novaquímica)
▶ NOVO RINO-S (Bunker)
▶ RINOBEN (Cazi)
▶ RINOSORO (Farmasa)
▶ RINOSORO 3% (Farmasa)
▶ RINOSORO SIC (Farmasa)
▶ SALSEP (Libbs)
▶ SOLUÇÃO FISIOLÓGICA NASAL (Bergamo)
▶ SOLUÇÃO FISIOLÓGICA NASAL (Sanval)
▶ SORINE (Aché)
▶ SORINE H (Aché)
▶ SORINE INFANTIL (Aché)
▶ SORINE SSC (Aché)

▶ Aminas simpatomiméticas

São utilizadas para aliviar a congestão da membrana nasal em quadros clínicos agudos, como resfriado comum, rinite alérgica, rinite vasomotora, coriza aguda, sinusite e febre do feno. Elas atuam estimulando os receptores α-adrenérgicos da musculatura lisa vascular, causando descongestão nasal, vasoconstrição e efeitos pressores. Algumas aminas simpatomiméticas — como efedrina e pseudoefedrina — retêm propriedades β-adrenérgicas. Quando aplicadas diretamente às membranas mucosas, causam vasoconstrição intensa. Produzem também efeito análogo quando administradas por via sistêmica.

A aplicação destas aminas por via oral não é tão eficaz quanto a aplicação tópica. Entretanto, apresentam duração de ação mais longa, causam menos irritação local e não acarretam congestão reflexa (rinite medicamentosa).

INDICAÇÕES
- via oral, alívio temporário da congestão nasal, devido ao resfriado comum e outros quadros clínicos relacionados; promoção da drenagem do seio facial; alívio da congestão do seio eustaquiano.
- via tópica, alívio sintomático da congestão da mucosa nasofaríngea; adjuvante no tratamento de infecções do ouvido médio por diminuir a congestão ao redor das tubas auditivas.

CONTRAINDICAÇÕES
- hipersensibilidade ou idiossincrasias às aminas simpatomiméticas.
- tratamento com inibidores da MAO.

PRECAUÇÕES
- devem ser usadas apenas em estados agudos e não mais do que por três a cinco dias.
- devem ser administradas com cautela aos pacientes com hipertensão, doença cardiovascular, doença arterial coronariana, doença cardíaca isquêmica, diabetes melito, hipertireoidismo, pressão intraocular aumentada ou hipertrofia prostática.

EFEITOS ADVERSOS
- tremor, nervosismo, irritabilidade, ansiedade, inquietação, cefaleia, sonolência, tontura, obnubilação, excitabilidade, insônia, alucinações, distúrbios psicológicos, psicose prolongada, convulsões, depressão do SNC, fraqueza.
- arritmias e colapso cardiovascular com hipotensão, palpitações.
- blefarospasmo.
- micção difícil ou dolorosa.

- palidez, dificuldade respiratória, sudorese, distonia orofacial.
- sensação de ardência, congestão reflexa, secura e irritação da mucosa nasal, quando aplicadas topicamente.
- reações sistêmicas, sobretudo em crianças, podendo produzir diminuição da temperatura corporal, depressão do SNC e até coma.
- dose excessiva causa hipertensão transitória, nervosismo, náusea, tontura, palpitação, arritmias e, de vez em quando, estímulo do SNC com crises.

SUPERDOSE
- tratamento sintomático.
- indução ao vômito por ipeca, seguido por carvão ativado.
- lavagem estomacal.

INTERAÇÕES MEDICAMENTOSAS
- antidepressivos tricíclicos podem potencializar a resposta das aminas simpatomiméticas de ação direta e diminuir a resposta das de ação mista.
- inibidores da MAO aumentam sua resposta pressora.
- metildopa pode potencializar os seus efeitos pressores.

As aminas simpatomiméticas usadas como descongestionantes nasais são: efedrina, fenilefrina, fenoxazolina, metoxifenamina, nafazolina, oximetazolina, prednazolina, pseudoefedrina, tuaminoeptano e xilometazolina. A epinefrina, que estimula os receptores α e β, é usada topicamente para controlar a epistaxe ou para facilitar a cirurgia nasal. Hoje em dia só raramente é usada como descongestionante nasal.

EFEDRINA

Corresponde ao isômero D(-)-efedrina, alcaloide extraído de algumas espécies de *Ephedra*, ou obtido por síntese. Exerce ação direta e indireta sobre os adrenoceptores, tanto quanto β. Usada nas formas de cloridrato e sulfato.

▶ SULFATO DE EFEDRINA (Abbott), 25 e 100 amp. de 1 mL com 50 mg

ASSOCIAÇÕES
▶ ARGYROPHEDRINE (Sanofi-Synthélabo), (sulfato de efedrina 1,00 g + vitelinato de prata 1,00 g + sulfato de sódio 0,90 g por 100 mL), fr. com 20 mL
▶ RINISONE (I.Q.C.), (cloridrato de efedrina 5 mg + nitrato de nafazolina 1,250 mg + acetato de isofluspredona 0,030 mg por mL), fr. plástico nebulizador com 15 mL

FENILEFRINA

Entre os descongestionantes nasais tópicos, é um dos mais utilizados. Atua sobre os receptores α-adrenérgicos. Sua ação tem início rápido e dura de 30 minutos a 4 horas.

O fármaco único é mais eficaz do que as associações com anti-histamínicos. Causa pouco ou nenhum estímulo do SNC. Usada na forma de cloridrato.

Além de descongestionante nasal, exerce ação sistêmica e se usa também como midriático e descongestionante oftálmico (veja capítulo 20).

ASSOCIAÇÕES
▶ BIALERGE (Elofar), (cloridrato de fenilefrina 5 mg + maleato de bronfeniramina 4 mg por comprimido), 20 comprimidos
▶ BIALERGE (Elofar), (cloridrato de fenilefrina 5 mg + maleato de bronfeniramina 4 mg por 5 mL), fr. de 100 mL
▶ COLDRIN (Janssen-Cilag), (cloridrato de fenilefrina 10 mg + ácido ascórbico 100 mg + cinarizina 10 mg + citrato de pentoxiverina 10 mg + paracetamol 300 mg por comprimido), 12 comprimidos
▶ CORISTINA D (Schering-Plough), (cloridrato de fenilefrina 10 mg + ácido acetilsalicílico 230 mg + cafeína 30 mg + maleato de dexclorfeniramina 1 mg por comprimido), 192 comprimidos
▶ EFEDRIN (Cristália), 100 amp. de 1 mL c/ 50 mg/mL
▶ GRIPCAPS C (Infabra), (drágea vermelha: fenilefrina 10 mg + paracetamol 300 mg; drágea amarela: ácido ascórbico 300 mg), 10 drág. de cor vermelha e 10 drág. de cor amarela
▶ NALDECON (Brystol-Myers Squibb), (cloridrato de fenilefrina 20 mg + paracetamol 400 mg por comprimido amarelo), (maleato de carbinoxamina 4 mg + paracetamol 400 mg por comprimido laranja), 24 e 200 comprimidos
▶ NALDECON BEBÊ (Bristol-Myers Squibb), (paracetamol 120 mg + maleato de carbinoxamina 2 mg cada mL), fr. de 15 e 20 mL
▶ NALDECON DIA (Bristol-Myers Squibb), (cloridrato de fenilefrina 20 mg + paracetamol 400 mg por comprimido amarelo), (paracetamol 400 mg por comprimido branco), 24, 80 e 100 comprimidos
▶ NALDECON NOITE (Brystol-Myers Squibb), (20 mg de cloridrato de fenilefrina + 400 mg de paracetamol cada comprimido amarelo), (400 mg de paracetamol + 4 mg de maleato de carbinoxamina cada comprimido laranja), 24 e 200 comprimidos
▶ RESPRIN (Johnson & Johnson), (cloridrato de fenilefrina 10 mg + citrato de pentoxiverina 10 mg + maleato de carbinoxamina 2 mg + paracetamol 400 mg por comprimido), 12 comprimidos
▶ RESPRIN (Johnson & Johnson) Elixir, (cloridrato de fenilefrina 5 mg + citrato de pentoxiverina 5 mg + maleato de carbinoxamina 2 mg + paracetamol 200 mg por 5 mL), fr. de 60 mL
▶ RINOSBON (Medley), (cloridrato de fenilefrina 2,5 mg + dexametasona 10 μg + maleato de clorfenamina 2 mg + cloreto de benzalcônio 0,2 mg por mL), fr. de 10 mL (gotas ou nebulizador)

FENOXAZOLINA

É derivado imidazolínico. Usada por via tópica como vasoconstritor da mucosa rinofaríngea. Contraindicada a crianças menores de 7 anos, a pacientes que estejam tomando inibidores da MAO e àqueles com glaucoma de ângulo fechado. É usada na forma de cloridrato.

▶ ATURGYL (GlaxoSmithKline) Adulto, (cloridrato de fenoxazolina 10 mg + solução fisiológica de cloreto de sódio q.s.p. 10 mL), fr. de 10 mL
▶ ATURGYL (GlaxoSmithKline) Uso Infantil, (cloridrato de fenoxazolina 5 mg + solução fisiológica de cloreto de sódio q.s.p. 10 mL), fr. de 10 mL
▶ CLORIDRATO DE FENOXAZOLINA (Legrand), fr. de 10 mL com 0,5 mg/mL (solução nasal), (genérico) fr. de 10 mL com 1 mg/mL (solução nasal gotas), (genérico)
▶ RINOLON (Farmasa), fr. de 10 mL com 1 mg/mL (sol. nasal adulto)
fr. de 10 mL com 0,5 mg/mL (sol. nasal infantil)

METOXIFENAMINA

Corresponde à metoxidimetilfenetilamina. Usada como cloridrato. É broncodilatadora.

Usada em associação com outros fármacos no tratamento de gripe e resfriados.

metoxifenamina 27,5 mg + ácido acetilsalicílico 324 mg + cafeína 32,4 mg + clorfenamina 2,1 mg por cápsula

▶ CHERACAP (Pharmacia Brasil), 12 cáps.

NAFAZOLINA

Derivado da imidazolina. Usada por via tópica para aliviar o edema local e a congestão das membranas da mucosa nasal. O início de ação se dá dentro de 10 minutos e seus efeitos duram de 2 a 6 horas.

Não é recomendada a crianças menores de 6 anos. Seu emprego em crianças maiores e em cardiopatas deve ser cauteloso, devendo preferir-se outros fármacos. Usada nas formas de cloridrato e nitrato.

No mercado farmacêutico brasileiro há muitas associações que, além da nafazolina, contêm um anti-histamínico e, às vezes, um antisséptico, bem como um quimioterápico, geralmente neomicina, ou tirotricina, ou um derivado nitrofurânico. As preparações contendo antibióticos e outros quimioterápicos devem ser evitadas, a menos que haja indicação específica. Por isso, tais associações não se arrolam neste *Dicionário*.

▶ NARIX (Honorterápica), (cloridrato de nafazolina), fr. de 15 mL com 0,5 mg/mL (adulto)
▶ PRIVINA (Novartis), (nitrato de nafazolina, solução 1:1.000), fr. de 15 mL (gotas)

ASSOCIAÇÕES
▶ ADNAX (DM), (cloridrato de nafazolina 1 mg + cloridrato de difenidramina 0,5 mg por mL), fr. de 20 mL (gotas)
▶ ALERGOTOX NASAL (Makros), (cloridrato de nafazolina + cloridrato de difenidramina), fr. de 10 mL (adulto e infantil)
▶ ANGINO-RUB SOLUÇÃO NASAL (Eurofarma), (cloridrato de nafazolina 5 mg + clorobutanol 4 mg + dexpantenol 5 mg por mL), fr. de 15 mL (gotas)
▶ CLORIDRATO DE NAFAZOLINA (EMS), fr. de 30 mL com 0,5 mg/mL (solução nasal), (genérico)
▶ CLORIDRATO DE NAFAZOLINA (Eurog./Legrand), fr. de 30 mL com 0,5 mg/mL (solução nasal), (genérico)
▶ CLORIDRATO DE NAFAZOLINA (Germed), fr. de 30 mL com 0,5 mg/mL (solução nasal), (genérico)
▶ CLORIDRATO DE NAFAZOLINA (Medley), fr. de 30 mL com 0,5 mg/mL (solução nasal), (genérico)
▶ CLORIDRATO DE NAFAZOLINA (Teuto-Brasileiro), fr. de 30 mL com 0,5 mg/mL (solução nasal), (genérico)
▶ CONIDRIN (Dansk-Flama) Adulto, (cloridrato de nafazolina 1 mg + maleato de pirilamina 1 mg + tiomersal 0,01 mg por mL), fr. de 15 mL (gotas)
▶ CONIDRIN (Dansk-Flama) Lactente, (cloridrato de nafazolina 0,25 mg + maleato de pirilamina 0,25 mg + tiomersal 0,0025 mg por mL), 10 mL (gotas)
▶ CONIDRIN (Dansk-Flama) Pediátrico, (cloridrato de nafazolina 0,5 mg + maleato de pirilamina 0,5 mg + tiomersal 0,01 mg por mL), fr. de 10 mL (gotas)

11.10 FÁRMACOS DO APARELHO RESPIRATÓRIO

- NARIDRIN (EMS), (cloridrato de nafazolina 1 mg + maleato de pirilamina 5 mg + pantotenol 5 mg por mL), fr. com 15 mL (uso adulto)
- NARIDRIN (EMS), (cloridrato de nafazolina 0,5 mg + maleato de pirilamina 5 mg + pantotenol 5 mg por mL), fr. com 15 mL (uso infantil)
- RHINODEX (Quimioterapia), (cloridrato de nafazolina 1 mg + cloreto de benzalcônio 0,1 mg por mL), fr. de 15 e 20 mL
- RINISONE — veja em Efedrina
- RINOX (Cibran), (cloridrato de nafazolina 0,5 mg + cloreto de benzalcônio 0,1 mg por mL), fr. com 15 mL (uso adulto)
- SORINE ADULTO (Aché), (cloridrato de nafazolina 0,5 mg + cloreto de benzalcônio 0,1 mg + cloreto de sódio 7 mg por mL), fr. de 15 e 30 mL

OXIMETAZOLINA

É derivado da imidazolina. Indicada por via tópica para o alívio temporário da congestão nasal causada pelo resfriado comum, febre do feno, sinusite ou outras alergias das vias respiratórias superiores. O início de ação ocorre em menos de 10 minutos e seus efeitos podem persistir por cinco horas ou mais. As reações adversas são mais suaves do que as de outros descongestionantes nasais. Usada na forma de cloridrato.

- AFRIN (Schering-Plough) Nasal Adulto, fr. de 10 mL c/ 10 e 30 solução a 0,05%
- AFRIN (Schering-Plough) Nasal Pediátrico, fr. de 10 mL c/ solução a 0,025%
- AFRIN (Schering-Plough) Oftálmico, fr. de 20 mL c/ 25 mg/mL
- CLORIDRATO DE OXIMETAZOLINA (Cinfa), fr. de 10 e 30 mL com 0,5 mg/mL (solução nasal), (genérico)
- CLORIDRATO DE OXIMETAZOLINA (EMS), fr. de 20 mL com 0,25 mg/mL (solução nasal), (genérico) fr. de 30 mL com 0,5 mg/mL (solução nasal), (genérico)
- CLORIDRATO DE OXIMETAZOLINA (Eurog./Legrand), fr. de 20 mL com 0,25 mg/mL (solução nasal), (genérico) fr. de 30 mL com 0,5 mg/mL (solução nasal), (genérico)
- CLORIDRATO DE OXIMETAZOLINA (Teuto-Brasileiro), fr. de 20 mL com 0,25 mg/mL (solução nasal), (genérico) fr. de 10 e 30 mL com 0,5 mg/mL (solução nasal), (genérico)
- FREENAL (Aché), fr. nebulizador de 20 mL c/ 0,5 mg (solução nasal)
- NASIVIN (Merck) Gotas, fr. de 10 mL c/ 0,5 mg/mL
- NASIVIN (Merck) para Nebulização, fr. de 10 mL c/ 0,5 mg/mL
- NASIVIN INFANTIL (Merck) Gotas, fr. de 10 mL c/ 0,25 mg/mL
- RINIDAL (Neo-Química), fr. de 10 e 30 mL com 0,5 mg/mL (adulto), (uso nasal) fr. de 20 mL × 0,25 mg/mL (infantil), (uso nasal)

PREDNAZOLINA

Trata-se de composto da adição de fenoxazolina com fosfato de prednisolona. Apresenta, portanto, as propriedades de ambos os fármacos.

Como descongestionante nasal, usa-se no tratamento de faringite, rinite e sinusite.

- OTO-RINIL (Faria), fr. de 10 mL c/ 2,50 mg/mL

PSEUDOEFEDRINA

Corresponde ao isômero dextrogiro da efedrina e apresenta propriedades e usos semelhantes; todavia, não é eficaz na asma. Seus efeitos adversos são menos graves e ocorrem menos frequentemente que os causados pela efedrina. Usada nas formas de cloridrato e sulfato.

Associações

- ACTIFEDRIN (Farmoquímica), (cloridrato de pseudoefedrina 60 mg + cloridrato de triprolidina 2,5 mg por comprimido), 20 comprimidos
- ACTIFEDRIN (Farmoquímica), (cloridrato de pseudoefedrina 30 mg + cloridrato de triprolidina 1,25 mg por 5 mL), fr. de 100 mL (xarope)
- ALLEXOFEDRIN D (EMS), (cloridrato de pseudoefedrina 120 mg + cloridrato de fexofenadina 60 mg por comprimido), 10 comprimidos
- CEDRIN DRÁGEAS (Schering-Plough), (sulfato de pseudoefedrina 120 mg + maleato de azatadina 1 mg por drágea), 10 drág.
- CEDRIN XAROPE (Schering-Plough), (sulfato de pseudoefedrina 120 mg + maleato de azatadina 1 mg por mL), fr. com 100 mL
- CLARITIN-D (Schering-Plough), (cloridrato de pseudoefedrina 120 mg + loratadina 5 mg por drágea), 12 drág.
- DIMETAPP (Whitehall), (cloridrato de pseudoefedrina 30 mg + guaifenesina 200 mg + paracetamol 325 mg por comprimido), 28 comprimidos (cloridrato de pseudoefedrina 60 mg + maleato de bronfeniramina 4 mg por cápsula), 20 cáps. (cloridrato de pseudoefedrina 15 mg + maleato de bronfeniramina 1 mg cada 5 mL), fr. de 120 mL (elixir)
- DIMETAPP EXPECTORANTE (Whitehall), (cloridrato de pseudoefedrina 30 mg + guaifenesina 100 mg cada 5 mL), fr. de 150 mL
- DISOFROL (Schering-Plough), (sulfato de pseudoefedrina 120 mg + maleato de dexbronfeniramina 6 mg por cápsula), 8 cáps.
- LORALERG-D (Farmasa), (pseudoefedrina 120 mg + loratadina 5 mg por comprimido), 10 comprimidos (pseudoefedrina 12 mg + loratadina 1 mg por mL), fr. com 60 mL de xarope
- LORANIL-D (Libbs), (pseudoefedrina 120 mg + loratadina 5 mg por comprimido), 6 comprimidos (pseudoefedrina 12 mg + loratadina 1 mg por mL), fr. de 60 mL (xarope)
- LORATADINA + SULFATO DE PSEUDOEFEDRINA (Teuto-Brasileiro), (loratadina 1 mg + sulfato de pseudoefedrina 12 mg cada mL), fr. de 60 mL (xarope), (genérico)
- POLARAMINE — veja em Guaifenesina
- TRIFEDRIN (Farmoquímica), (cloridrato de pseudoefedrina 10 mg + cloridrato de triprolidina 0,5 mg + sulfaguaiacol 50 mg por 5 mL), fr. de 100 mL (xarope)
- WINTER AP (Merck), (sulfato de pseudoefedrina 120 mg + dexbronfeniramina 6 mg por cápsula), 8 cáps.

TUAMINOEPTANO

Corresponde a 2-heptanamina. É amina simpatomimética com propriedades análogas às de outras. Usado como sulfato.

Associação

- RINOFLUIMUCIL (Zambon), (sulfato de tuaminoeptano 5 mg + acetato de fludrocortisona 0,03 mg + acetilcisteína 10 mg + cloreto de benzalcônio 0,125 mg por mL), fr. de 12 mL (gotas)

XILOMETAZOLINA

É imidazolínico usado topicamente para o alívio temporário da congestão nasal. O início de ação ocorre dentro de cinco a 10 minutos e os efeitos duram cinco a seis horas. São raros os efeitos adversos. Seu uso prolongado ou dose excessiva causa inchaço crônico da mucosa nasal. Usada na forma de cloridrato.

- OTRIVINA (Novartis), fr. de 15 mL c/ solução a 1:1.000 (solução)
- OTRIVINA (Novartis), bisnaga de 10 g c/ 0,1 g/100 g (gel)

▶ Anti-histamínicos

Os anti-histamínicos mais comumente usados nas preparações para o resfriado são: azatadina, bronfeniramina, carbinoxamina, clorfenamina, dexbronfeniramina, dexclorfeniramina, difenidramina, feniltoloxamina, pirilamina e triprolidina. Os menos usados são: difenilpiralina, fenindamina, feniramina e tenildiamina.

Por serem muito utilizados como antialérgicos, no capítulo 7 se descrevem suas propriedades e características.

CLORFENAMINA

Este fármaco está descrito no capítulo 7, Antialérgicos.

Associações

- BENEGRIP (Newlab) Drágeas, (drágea verde: maleato de clorfenamina 2 mg + cafeína 15 mg + salicilamida 200 mg; drágea amarela: ácido ascórbico 300 mg), 4, 16 e 160 drág.
- CHERACAP (Pharmacia Brasil), (maleato de clorfenamina 2,1 mg + ácido acetilsalicílico 324 mg + cafeína 32,4 mg + cloridrato de metoxifenamina 27,5 mg por cápsula), 12 cáps.
- RESCOLD (Klinger), (maleato de clorfenamina 4 mg + paracetamol 400 mg + cloridrato de fenilefrina 4 mg por cápsula), 20 cáps. (maleato de clorfenamina 2 mg + paracetamol 100 mg + cloridrato de fenilefrina 2 mg por mL), fr. de 20 mL (gotas)
- RESFRY (Neo-Química), (drágea rosa: maleato de clorfenamina 2 mg + cafeína 15 mg + paracetamol; drágea amarela: ácido ascórbico 300 mg), 10 drág. de cor rosa e 10 drág. de cor amarela
- RESFRY (Neo-Química), (maleato de clorfenamina 1 mg + ácido ascórbico 100 mg + cafeína 7,5 mg + paracetamol 100 mg por 5 mL), fr. com 60 mL
- TERMOGRIPE "C" (Luper) Drágeas, (maleato de clorfenamina 2 mg + ácido ascórbico 300 mg + cafeína 15 mg + salicilamida 200 mg por drágea), 10 e 50 drág.
- TERMIGRIPE "C" (Luper) Xarope infantil, (maleato de clorfenamina 1 mg + ácido ascórbico 150 mg + cafeína 7,5 mg + salicilamida 100 mg por 5 mL), fr. de 60 mL

DIFENIDRAMINA

Está descrita no capítulo 7, Antialérgicos.

Associações

- ADNAX — veja em Nafazolina
- ALERGOGEL (Laborsil), (cloridrato de difenidramina + cloreto de amônio), fr. de 100 mL

- ALERGOTOX NASAL — veja em Nafazolina
- ALERGOTOX PASTILHAS (Makros), (cloridrato de difenidramina + benzocaína + cloreto de cetilpiridínio), 12 pastilhas
- BENADRYL (Pfizer), (cloridrato de difenidramina 12,5 mg + citrato de sódio 56,25 mg + cloreto de amônio 125 mg por 5 mL), fr. de 120 mL
- BENALET (Pfizer), (cloridrato de difenidramina 5 mg + citrato de sódio 10 mg + cloreto de amônio 50 mg por pastilha), 12 pastilhas
- BEQUIDRIL (Teuto-Brasileiro), (cloridrato de difenidramina + citrato de sódio + cloreto de amônio), fr. de 120 mL
- DRENOTOSSE (Gilton), (cloridrato de difenidramina 15 mg + cloreto de amônio 125 mg por 5 mL), fr. de 100 mL
- NOTUSS (Aché), (cloridrato de difenidramina 3 mg + paracetamol 50 mg + cloridrato de pseudoefedrina 3 mg + dropropizina 3 mg por mL), fr. de 120 mL (xarope adulto)
(cloridrato de difenidramina 1,5 mg + paracetamol 12 mg + cloridrato de pseudoefedrina 1,5 mg + dropropizina 1,5 mg por mL), fr. de 120 mL (xarope infantil)
- PULMOTOSSE (Delta), (cloridrato de difenidramina 15 mg + cloreto de amônio 125 mg por 5 mL), fr. de 100 mL
- TOSSESTOP (Ima), (cloridrato de difenidramina + cloreto de amônio), fr. de 100 mL (solução) fr. de 10 e 20 mL (gotas pediátricas)

FENINDAMINA

É derivado da piperidina. Diferentemente do que ocorre com a maioria dos anti-histamínicos, ela pode causar efeito estimulante, especialmente em crianças. Sua ação dura de 4 a 6 horas. Usada como tartarato.

Associação

- SUPERHIST (Eurofarma), (tartarato de fenindamina 10 mg + ácido acetilsalicílico 275,40 mg + ácido ascórbico 20 mg + cafeína anidra 16,20 mg + gel seco de hidróxido de alumínio e carbonato de magnésio 54,56 mg por comprimido), 8 comprimidos

ANTIASMÁTICOS

Asma é estado caracterizado pela hiper-reatividade e estreitamento reversível dos brônquios. Não raro estão presentes edema da mucosa e tampão de muco e, quando coexistem asma e bronquite, também hipersecreção. O agente desencadeador da asma pode ser um alérgeno ou uma infecção interna do aparelho respiratório. A doença pode ser precipitada por exercício, exposição ao ar seco frio e outros fatores. Em alguns pacientes podem coexistir asma, bronquite crônica e enfisema.

Asma

Os sintomas mais comuns da asma são falta de ar e tensão do tórax, acompanhadas por respiração ofegante, dispneia e tosse; são também frequentes a congestão nasal e outros sinais de sinusite ou rinite. O tratamento consiste em reverter ou impedir o broncoespasmo, a inflamação e o edema, corrigir a hipoxemia e eliminar o tampão de muco. Os fármacos usados são: agonistas β-adrenérgicos, metilxantinas, glicocorticoides, inibidores da liberação da histamina e outros autacoides, anticolinérgicos, anti-histamínicos e antiasmáticos diversos. Infecção bacteriana aguda ou crônica presente poderá exigir o emprego de antibióticos. Na asma aguda poderá ser necessário suplemento de potássio. Não se recomenda o uso de associações medicamentosas, pois são disponíveis fármacos individuais eficazes. O tratamento do tipo profilático com fármacos deve ser prolongado, durante vários meses, pois geralmente não é possível prever quando sobrevirá o broncoespasmo.

São contraindicados os seguintes fármacos: a) agentes anti-inflamatórios, como ácido acetilsalicílico; b) acetilcisteína, pois pode agravar o broncoespasmo; c) β-bloqueadores administrados sistêmica ou até topicamente, porquanto podem agravar o broncoespasmo; caso seja essencial o seu emprego, devem ser administrados com cuidado; d) depressores respiratórios, que devem ser evitados durante ataque asmático agudo.

Algumas associações medicamentosas para asma contêm expectorante ou descongestionante e um ou dois broncodilatadores. Não há nenhuma prova de que expectorantes ou mucolíticos (como guaifenesina) sejam eficazes em asma aguda. Descongestionantes nasais só são úteis temporariamente quando a asma é complicada por infecção aguda das vias respiratórias superiores. Os iodetos (como iodeto de potássio) não são recomendados como expectorantes. Tampouco são recomendáveis as associações contendo barbitúrico (como fenobarbital) ou ansiolítico (como hidroxizina), porque a eficácia de tais associações com dose fixa em distúrbios brônquicos não está documentada; outrossim, os barbitúricos podem aumentar a biotransformação de glicocorticoides, se estes forem administrados simultaneamente.

Além do tratamento por medicamentos, os asmáticos são beneficiados por apoio psicológico, exercícios de respiração e biorregeneração. É também importante a hidratação: a ingestão adequada de líquidos pode diminuir sensivelmente a inspissação das secreções brônquicas. Poderá igualmente ser benéfico controlar qualquer distúrbio alérgico subjacente.

Bronquite crônica

Bronquite crônica é doença prolongada da árvore traqueobrônquica, com inflamação crônica, alterações fibróticas e atróficas nas mucosas e nos tecidos bronquiais mais profundos, associada comumente com enfisema ou outra afecção pulmonar crônica. Há duas formas de bronquite crônica: a simples, caracterizada por hipersecreção de muco, e a obstrutiva, caracterizada por grandes desigualdades de ventilação/perfusão, seguida por dispneia, cianose e *cor pulmonale*. Nesta última deve-se evitar tensão e irritantes brônquicos, inclusive o fumo; até o fumo passivo pode agravar ou precipitar o broncoespasmo. O controle da insuficiência cardíaca poderá exigir oxigênio, restrição de sal e diuréticos. As infecções bacterianas que sobrevêm são tratadas com antibióticos.

O tratamento da bronquite crônica não é tão eficaz quanto o da asma. Os fármacos mais usados são os agonistas β-adrenérgicos, as metilxantinas e/ou anticolinérgicos. Alguns médicos recomendam também glicocorticoides durante duas a quatro semanas para identificar os pacientes que apresentam componente asmático significativo. A exacerbação aguda grave de bronquite crônica obstrutiva exige hidratação intravenosa, aminofilina intravenosa, agonista $β_2$-adrenérgico, tratamento por oxigênio, terapia física do tórax com drenagem postural e geralmente antibióticos. Novo fármaco para a bronquite crônica obstrutiva é a almitrina.

Enfisema

O enfisema é causado pela perda de elasticidade do parênquima pulmonar e agravado pelo hábito de fumar. As características do enfisema são destruição irreversível e coalescência dos septos alveolares com hipertrofia dos espaços aéreos distais e perda da elasticidade dos pulmões.

Alguns pacientes que sofrem de enfisema apresentam deficiência genética da enzima $α_1$-antitripsina, o maior componente da $α_1$-globulina plasmática em adultos. A ausência deste fator acarreta a destruição do parênquima pulmonar por parte das proteases pulmonares e sanguíneas. Nos pacientes deficientes da referida enzima, a predisposição ao enfisema é aumentada pelos irritantes transportados pelo ar e pelo hábito de fumar.

O objetivo do tratamento é aliviar o broncoespasmo, reduzir as secreções e controlar a infecção, hipoxia e insuficiência cardíaca, se estas sobrevierem. Os fármacos mais usados são oxigênio, para combater a hipoxia; teofilina, para aumentar a contratilidade e diminuir a fatigabilidade do músculo diafragmático; e recondicionamento do exercício, para melhorar a tolerância ao exercício e permitir a execução de trabalho com menor consumo de oxigênio.

Agonistas β-adrenérgicos

São assim chamados porque estimulam os receptores $β_1$ e/ou $β_2$-adrenérgicos. Os receptores $β_1$ ocorrem no coração, artérias coronárias, músculo intestinal e adipócitos; eles estão associados com o estímulo cardíaco e lipólise. Os adrenoceptores $β_2$ estão localizados na maioria das artérias, pulmão e músculo uterino; seu estímulo causa broncodilatação e vasodilatação. Os novos β-adrenérgicos têm maior seletividade pelos receptores $β_2$. Os agonistas $β_2$-adrenérgicos mais seletivos usados no Brasil são: fenoterol, isoetarina, orciprenalina, salbutamol e terbutalina. Quando administrados sistemicamente parece que perdem alguma especificidade $β_2$ e provocam taquicardia e outros efeitos adversos em consequência do estímulo dos receptores $β_1$ em tecidos cardiovasculares e em tecidos não vasculares. Por isso, é preferível administrá-los por inalação.

Os agonistas β-adrenérgicos aumentam o AMP cíclico intracelular ou inibem a liberação de mediadores inflamatórios. Eles revertem rapidamente a broncoconstrição, aumentam a taxa de depuração mucociliar, melhoram frequentemente a expectoração, impedem a liberação de mediadores inflamatórios e diminuem a fatigabilidade do músculo diafragmático. Quando administrados por inalação, impedem os sintomas de asma leve. Para asma noturna são benéficos, se tomados ao deitar, os de ação mais longa: fenoterol, salbutamol e terbutalina. Também são eficazes em asma moderada, às vezes coadjuvados por metilxantinas por via oral, e para tratamento de manutenção. São usados, igualmente, por inalação ou via subcutânea, em exacerbação aguda grave, em conjunto com aminofilina por infusão intravenosa. Por via subcutânea integram o tratamento de estado asmático, junto com aminofilina por infusão intravenosa. Por inalação são eficazes na profilaxia de asma induzida por exercício. São contraindicados no trabalho de parto. Pacientes idosos são mais sensíveis aos seus efeitos; daí recomendar-se cautela ao administrá-los a eles.

Os efeitos adversos mais comuns são ansiedade, tremor e inquietação. Para evitar a ocorrência de hipoxemia administra-se oxigênio.

Os simpatomiméticos, em sua maioria, contêm os componentes estruturais indicados na figura a seguir. Cada qual destes componentes contribui à afinidade pelo receptor e à atividade α e β-adrenérgica.

Os agonistas β-adrenérgicos comercializados no Brasil são: bambuterol, efedrina, epinefrina, etafedrina, fenoterol, formoterol, indacaterol, isoetarina, salbutamol, salmeterol e terbutalina.

BAMBUTEROL

É um derivado da terbutalina da qual é um pró-fármaco, um agonista β-adrenérgico com estimulação seletiva pelos receptores β_2. Atua aliviando a broncoconstrição, inibindo a liberação de substâncias endógenas produtoras do espasmo, diminuindo o edema, além de estimular o movimento mucociliar. Seu efeito relaxante é mais prolongado do que o da terbutalina. Seus efeitos terapêuticos são muito semelhantes aos deste fármaco. Comercializado como cloridrato.

Farmacodinâmica
- broncodilatador, antiasmático.

Farmacocinética
- após administração oral, cerca de 20% são absorvidos pelo trato gastrintestinal. A absorção não sofre influência da administração concomitante com alimentos.
- sofre pré-eliminação sistêmica. Após absorção sofre hidrólise através de pseudocolinesterases plasmáticas e oxidação, formando terbutalina ativa. Cerca de 2/3 da terbutalina sofrem pré-eliminação sistêmica e somente 65% atingem a circulação; 1/3 da dose absorvida é biotransformada na parede intestinal e no fígado.
- biodisponibilidade de cerca de 10%.
- atinge o pico da concentração plasmática máxima entre 2 e 6 horas.
- duração do efeito de cerca de 24 horas, atingindo o estado de equilíbrio após 4 a 5 dias da administração inicial.
- meia-vida de cerca de 13 horas para o bambuterol e de 21 horas para o metabólito ativo.
- eliminado pelos rins.

Indicações
- tratamento contínuo da asma brônquica.
- tratamento da bronquite crônica e do enfisema pulmonar.
- tratamento de pneumopatias com broncoespasmo.

Doses
- para adultos, 10 mg ao dia, ao deitar. Após uma a duas semanas da administração inicial, a dose pode ser aumentada para 20 mg por dia, dependendo da resposta clínica. A dose máxima recomendada é de 20 mg ao dia.
- na presença de insuficiência renal, a dose recomendada é de 5 mg por dia, podendo ser aumentada para 10 mg após uma ou duas semanas.
- para crianças de 6 a 12 anos de idade, 10 mg. Esta pode ser aumentada para 20 mg após uma ou duas semanas. Para crianças de 2 a 5 anos, 10 mg.

Contraindicações
- hipersensibilidade ao bambuterol ou à terbutalina.
- gravidez e lactação.

Precauções
- para crianças orientais, recomenda-se uma dose de 5 mg ao dia devido à farmacocinética diferente.
- reduzir a dose na presença de insuficiência renal.
- na presença de insuficiência hepática, deve-se vigiar a administração do bambuterol. Deve-se dar preferência ao uso da terbutalina.
- vigiar a administração aos pacientes portadores de hipertiroidismo, afecções cardiovasculares graves, principalmente insuficiência cardíaca, cardiopatia isquêmica e taquiarritmias, cardiomiopatia hipertrófica. Também aqueles com antecedentes de convulsões.
- realizar avaliação da glicemia antes da administração do bambuterol devido ao efeito hiperglicêmico.
- pode produzir hipopotassemia.

Efeitos adversos
- tremor, excitação psicomotora.
- taquicardia e outras arritmias cardíacas, palpitações, hipertensão arterial sistêmica ou hipotensão arterial, insuficiência cardíaca.
- cefaleia, sudorese.
- exantema, urticária.
- hipopotassemia, hiperglicemia.

Interações medicamentosas
- pode interagir com relaxantes musculares cujo metabolismo é realizado pela colinesterase plasmática.
- betabloqueadores podem inibir o efeito do bambuterol.

▶ BAMBEC (Astrazeneca), fr. de 100 mL com 1 mg/mL (solução oral)

EFEDRINA

Quimicamente, é o 1-fenil-2-metilaminopropanol. Como broncodilatadora, é menos eficaz do que a epinefrina. Parece atuar indiretamente, causando liberação de norepinefrina; seu efeito diminui ao passo que se esgotam os locais de armazenamento da norepinefrina. Pode causar estímulo do sistema nervoso central e efeitos cardiovasculares colaterais. Algumas autoridades consideram efedrina como obsoleta no tratamento de asma, ponderando que existem adrenérgicos β_2 seletivos e mais potentes e de ação mais prolongada.

Outros dados estão descritos na seção *Fármacos para o resfriado comum*.

As associações medicamentosas da efedrina para asma não são recomendáveis, pois ou contêm guaifenesina, de duvidosa eficácia na asma, ou fenobarbital ou hidroxizina, cuja eficácia em distúrbios brônquicos não está documentada.

EPINEFRINA

Apresenta o grupamento 1,2-benzenodiol como núcleo aromático e o grupo metila na extremidade da cadeia lateral. É o principal hormônio simpatomimético produzido pela medula adrenal. Corresponde ao isômero levogiro. Em alguns países é chamada adrenalina. É o protótipo dos broncodilatadores adrenérgicos. Ela estimula os receptores β_2, mas também tem significante atividade β_1 e α-adrenérgica, o que explica o seu mecanismo de ação e a vasta gama de suas indicações. Usada nas formas livre e de cloridrato.

Farmacodinâmica
- broncodilatador, vasopressor, estimulante cardíaco, adjuvante de anestésicos locais, anti-hemorrágico, midriático, descongestionante, antiglaucomatoso.

Farmacocinética
- por via oral não atinge concentração farmacologicamente ativa porque é rapidamente conjugada e oxidada na mucosa gastrintestinal e no fígado.
- por via subcutânea é absorvida lentamente por causa da vasoconstrição local; calor e massagem no local da administração aceleram a velocidade de absorção.
- por nebulização ou inalação, suas ações se restringem grandemente às vias respiratórias.
- seu efeito dura de 1 a 1,5 hora.
- *in vivo* é rapidamente desaminada pela MAO e pela catecol-O-metiltransferase (COMT), dando vários metabólitos, principalmente normetanefrina e ácido 4-hidroxi-3-metoximandélico.
- atravessa a barreira placentária e é excretada pelo leite materno.
- eliminada pela urina, quase toda na forma de metabólitos.

Indicações
- tratamento sintomático de asma brônquica e outras doenças pulmonares obstrutivas.
- tratamento de choque anafilático.
- tratamento da parada cardíaca e de vários outros distúrbios cardiovasculares.
- tratamento da cardiopatia diftérica.
- tratamento de glaucoma de ângulo aberto.
- controle de epistaxe ou facilitação de cirurgia nasal ou ocular.
- tratamento de hemorragia superficial.
- raramente, como descongestionante nasal; neste caso, deve ser aplicada pelo médico.
- adjuvante à anestesia local.

Doses
- por inalação, solução de 0,1% a 1%.
- por via subcutânea, adultos, 0,2 a 0,5 mg a cada 20 minutos conforme necessário, até três vezes; crianças, 0,01 mg/kg. Em ataques agudos graves

de asma, as doses para adultos e crianças podem ser repetidas a cada 20 minutos, para um máximo de três doses.

Contraindicações
- parto e lactação.
- gravidez.
- hipertensão, hipertireoidismo, diabetes, doença cardíaca isquêmica ou insuficiência cerebrovascular.
- pacientes medicados com inibidores da MAO.
- glaucoma de ângulo fechado.
- anestesia geral com hidrocarbonetos halogenados ou ciclopropano.
- anestesia local de certas áreas, principalmente extremidades, como dedos.

Efeitos adversos
- ansiedade, tremores, cefaleia, palpitação, taquicardia.
- broncoespasmo reflexo, sobretudo após inalação.
- elevação ou queda da pressão arterial com sequelas, como hemorragia cerebral, com doses altas ou injeção intravenosa rápida.
- arritmias ventriculares, às vezes.
- refratariedade e tolerância, após administração muito frequente.
- irritação das mucosas faríngea e bronquial, com administração muito frequente.
- uso em crianças asmáticas pode causar síncope.

Interações medicamentosas
- pode diminuir os efeitos hipotensores dos alcaloides da *Rauwolfia*.
- pode diminuir os efeitos dos agentes antidiabéticos orais ou da insulina, porque aumenta a glicose sanguínea por diminuir a secreção de insulina e estimular a glicogenólise.
- pode reduzir os efeitos dos anti-hipertensivos ou diuréticos usados como anti-hipertensivos.
- pode reduzir os efeitos antianginosos dos nitratos.
- alcaloides do esporão de centeio e fármacos aparentados podem causar vasoconstrição aumentada, isquemia vascular periférica e gangrena, e hipotensão grave.
- amidotrizoatos ou iotalamato podem aumentar os efeitos neurológicos, até paraplegia, durante a aortografia.
- anestésicos gerais inalantes podem aumentar o risco de arritmias ventriculares graves.
- anestésicos locais parenterais para anestesiar áreas com artérias terminais (dedos, pênis) podem causar isquemia e esta resultar em gangrena.
- antidepressivos tricíclicos podem potencializar seus efeitos cardiovasculares, possivelmente causando arritmias ou hipertensão grave ou hiperpirexia.
- α-bloqueadores e outros fármacos com ação bloqueadora α-adrenérgica ou vasodilatadores que atuam rapidamente podem bloquear seus efeitos α-adrenérgicos, podendo causar hipotensão grave e taquicardia.
- β-bloqueadores podem inibir seus efeitos terapêuticos e vice-versa.
- outros fármacos estimulantes do sistema nervoso central podem causar efeitos aditivos.
- glicosídeos digitálicos ou levodopa podem aumentar o risco de arritmias cardíacas.
- hormônios tireoidianos podem aumentar o risco de insuficiência coronariana.
- mazindol pode potencializar o seu efeito pressor.

- mecamilamina, metildopa, metilfenidato ou trimetafano podem aumentar seu efeito pressor.
- outros simpatomiméticos broncodilatadores, administrados na forma de aerossol, podem causar efeitos aditivos, provocando toxicidade.
- simpatomiméticos orais podem aumentar os efeitos cardiovasculares de ambos.
- xantinas podem acarretar efeitos aditivos tóxicos.

▶ ADRENALINA (Geyer), 100 amp. de 1 mL c/ 1 mg
▶ ADRENALINA 1:1.000 (Gaspar Viana), 100 amp. de 2 mL
▶ EPINEFRINA (Vital Brasil), 50 amp. de 1 mL c/ 1 mg
▶ EPINEFRINA 1:1.000 (Cristália), 100 amp. de 1 mL c/ 1 mg
▶ HYDREN (Hypofarma), 100 amp. de 1 mL c/ 1 mg
▶ SOLUÇÃO MILESINAL DE ADRENALINA (Ariston), 100 amp. de 1 mL c/ 1 mg

ETAFEDRINA

Quimicamente, é a efedrina com um grupo etila ligado ao átomo de nitrogênio da cadeia lateral. Tem ação semelhante à da efedrina. Usada na forma de cloridrato. Disponível em associações antialérgicas, broncodilatadoras e expectorantes.

Associação
▶ REVENIL — veja em Guaifenesina

FENOTEROL

É derivado do benzenodiol, apresentando, na extremidade da cadeia lateral, o grupo 4-hidroxifenila. É estimulante β_2-adrenérgico específico, com duração de ação relativamente longa (4 horas). Usado na forma de bromidrato.

Farmacodinâmica
- broncodilatador.

Doses
- inalação por aerossol, inalação oral, 0,2 ou 0,4 mg repetida até quatro vezes ao dia, se necessário.
- solução por inalação, inalação oral, administrada por nebulizador, 0,5 mg a 1 mg como solução a 0,1% diluída com solução salina.
- comprimidos por via oral, inicialmente 2,5 mg duas vezes ao dia, aumentada, se necessário, para o máximo de 5 mg três vezes ao dia.
- não se determinou a dose para crianças até 12 anos de idade.

▶ BEROTEC (Boehringer Ingelheim), 20 comprimidos × 2,5 mg
fr. de 10 mL (= 200 doses) com 0,1 mg por dose (aerossol)
fr. de 15 mL (= 300 doses) com 0,2 mg por dose (aerossol)
fr. de 20 mL com 5 mg/mL (gotas)
fr. de 120 mL com 5 mg/10 mL (xarope p/ adultos)
▶ BEROTEC XAROPE PEDIÁTRICO (Boehringer Ingelheim), fr. de 120 mL com 2,5 mg/10 mL
▶ BROMIDRATO DE FENOTEROL (EMS), fr. de 20 mL com 5 mg (genérico)
fr. de 120 mL com 0,25 e 0,5 mg/mL (xarope), (genérico)
▶ BROMIDRATO DE FENOTEROL (Medley), fr. de 5 e 20 mL com 5 mg/mL (gotas), (genérico)

▶ BROMIDRATO DE FENOTEROL (Prati, Donaduzzi), fr. de 20 mL com 5 mg/mL (solução oral), (genérico)
▶ FENOZAN (Zambon), fr. com 200 doses × 0,2 mg (aerossol)
fr. de 120 mL × 2,5 mg/10 mL (xarope pediátrico)
fr. de 20 mL × 5 mg/mL (20 gotas), (solução a 0,5%)

Associações
▶ DUOVENT (Boehringer Ingelheim), (bromidrato de fenoterol 0,100 mg + brometo de ipratrópio 0,040 mg por dose), fr. de 15 mL (correspondente a 300 doses)
▶ FYMNAL (Farmasa), (ibuprofeno 200 mg + fenoterol 1,5 mg por comprimido), 20 comprimidos

FORMOTEROL

É um agonista adrenoceptor β_2-seletivo de longa duração e sua molécula possui caráter lipofílico e hidrofílico com fórmula molecular $(C_{19}H_{24}N_2O_4)_2$-$C_4H_4O_4$-$2H_2O$. O primeiro assegura um rápido início de ação, enquanto o segundo, uma duração de ação prolongada. Os enantiômeros RR- e R- são ativos farmacologicamente. É potente inibidor da liberação da histamina dos basófilos, induzida pela IgE, e dos leucotrienos dos mastócitos. Utilizado por via inalatória, tem demonstrado eficácia equivalente ou superior ao salbutamol, fenoterol e terbutalina no tratamento da asma e não ocorre taquifilaxia. Comercializado sob a forma de fumarato. No Brasil é utilizado apenas por via inalatória.

Farmacodinâmica
- broncodilatador e antiasmático.

Farmacocinética
- a maior parte da dose inalada é deglutida, sofrendo rápida absorção oral.
- administrado por via oral, produz efeito broncodilatador prolongado mas um início de ação bem mais lento do que o inalado.
- sofre eliminação pré-sistêmica.
- após inalação o efeito é alcançado em 1 a 3 minutos.
- 61 a 64% ligam-se às proteínas plasmáticas.
- concentração plasmática máxima atingida em 30 a 60 minutos.
- meia-vida de 2 a 3 horas.
- duração da ação: 12 horas.
- doses orais repetidas não levam ao acúmulo significativo do fármaco.
- o principal metabólito urinário é o O-glucuronídeo fenólico do formoterol.
- depuração renal de 1.501 mL/min.
- 70% eliminados pela urina e 30% pelas fezes.

Indicações
- profilaxia e tratamento do broncoespasmo em pacientes com doenças obstrutivas reversíveis das vias respiratórias.
- profilaxia do broncoespasmo induzido por alérgenos ou exercícios.

Doses
- para adultos, para tratamento de manutenção regular: 1 a 2 jatos ou 12-24 µg (1 a 2 cápsulas, para inalação) duas vezes ao dia.
- para profilaxia do broncoespasmo induzido por exercícios ou alérgenos, 1 ou 2 jatos ou 12-24 µg (1 a 2 cápsulas, para inalação), inalados com 15 minutos de antecedência.

11.14 FÁRMACOS DO APARELHO RESPIRATÓRIO

- para crianças com > 5 anos, para tratamento de manutenção regular, 12 μg (1 cápsula, para inalação), duas vezes ao dia. Para profilaxia do broncoespasmo induzido por exercícios ou alérgenos, 12 μg inalados com 15 minutos de antecedência. Se necessário, podem-se utilizar 1 ou 2 doses suplementares.

CONTRAINDICAÇÕES
- hipersensibilidade ao formoterol.
- gravidez.
- lactação.

PRECAUÇÕES
- vigiar a administração na cardiopatia isquêmica; na presença de arritmias cardíacas, especialmente bloqueio AV do terceiro grau; insuficiência cardíaca; estenose aórtica subvalvar idiopática; cardiomiopatia obstrutiva hipertrófica; QT prolongado; tireotoxicose, diabetes melito.

EFEITOS ADVERSOS
- são proporcionais às doses administradas e à via de administração, sendo mais frequentes após administração oral.
- tremor.
- palpitações.
- cefaleia.
- cãibras, mialgia.
- agitação, tontura.
- irritação orofaríngea.
- agravamento do broncoespasmo.

INTERAÇÕES MEDICAMENTOSAS
- simpaticomiméticos, derivados da xantina, esteroides, diuréticos, digitálicos e betabloqueadores.

▶ FLUIR (Mantecorp), 30 e 60 cáps. com ou sem inalador × 12 μg
▶ FORADIL (Novartis), 30 cáps. (para inalação) com um inalador × 12 μg
aerossol, tubo com 50 doses com um aplicador × 12 μg/jato
▶ FORMOCAPS (Biosintética), 30 cáps. c/inalador × 12 μg
30 cáps. × 12 μg (recarga)
▶ OXIS TURBUHALER (AstraZeneca), tubos com 60 doses × 6 e 12 μg/dose

ASSOCIAÇÕES
▶ ALENIA (Biosintética), (fumarato de formoterol 6 μg + budesonida 100 ou 200 μg por cápsula), 60 cáps. com inalador
(fumarato de formoterol 12 μg + budesonida 400 μg por cápsula), 60 cáps. com inalador
▶ FORASEQ (Novartis), (fumarato de formoterol 12 μg por cápsula + budesonida 200 e 400 μg por cápsula), 60 cáps. de cada para inalação
▶ FORMARE (Libbs), 30 e 60 cáps. × 12 μg
▶ SYMBICORT 6/100 (AstraZeneca), (fumarato de formoterol 6 μg + budesonida 100 μg por dose p/ inalação), 60 doses
▶ SYMBICORT 6/200 (AstraZeneca), (fumarato de formoterol 6 μg + budesonida 200 μg por dose p/ inalação), 60 doses
▶ SYMBICORT 12/400 (AstraZeneca), (fumarato de formoterol 12 μg + budesonida 400 mg por dose p/ inalação), 60 doses com inalador turbuhaler
▶ VANNAIR 6/100 (AstraZeneca), (fumarato de formoterol di-hidratado 6 μg + budesonida 100 μg cada dose), tubo de 8 mL com 10,7 g (120 doses)
▶ VANNAIR 6/200 (AstraZeneca), (fumarato de formoterol di-hidratado 6 μg + budesonida 200 μg cada dose), tubo de 8 mL com 10,7 g (120 doses)

INDACATEROL

É um agonista β_2-adrenérgico de longa duração. Ativa a adenilciclase intracelular, aumentando, consequentemente, os níveis de 3,5-monofosfato cíclico de adenosina (cAMP), que produzem o relaxamento da musculatura lisa brônquica. Sua atividade agonista dos receptores β_2 é cerca de 24 vezes maior do que a dos receptores β_1 e 20 vezes maior que a dos receptores β_3. Sua seletividade é semelhante à do formoterol. Reduz tanto a hiperinsuflação dinâmica como a estática em pacientes com doença pulmonar obstrutiva crônica moderada a grave. Aumenta, ainda, a capacidade inspiratória no repouso. Provoca melhora significativa da função pulmonar, que dura até 24 h. Comercializado como maleato.

FARMACODINÂMICA
- broncodilatador.

FARMACOCINÉTICA
- após inalação de dose única ou de doses repetidas, alcança o pico da concentração plasmática em cerca de 15 minutos.
- início da ação de 5 minutos com pico do efeito entre 2 e 4 h.
- a exposição é proporcional à dose, de 150 a 600 μg.
- biodisponibilidade de 43%.
- alcança o estado de equilíbrio entre 12 e 14 dias.
- após infusão IV, apresenta volume de distribuição de 2.557 L.
- apresenta alta ligação às proteínas plasmáticas, de cerca de 95%.
- sofre biotransformação por meio do sistema CYP3A4 por hidroxilação, formando um metabólito principal, além de O-glicuronídio fenólico de indacaterol e o indacaterol hidroxilado e um diáster isômero do derivado hidroxilado, um N-glicuronídio de indacaterol e produtos C- e N-dialquilados.
- meia-vida de 45,5 a 126 h.
- 54% eliminados sob a forma inalterada pelas fezes e menos de 2%, pela urina.
- depuração renal de 0,46 a 1,20 L/h e depuração sérica de 23,3 L/h.

INDICAÇÕES
- como broncodilatador, no tratamento de manutenção a longo prazo da obstrução ao fluxo de ar da doença pulmonar obstrutiva crônica.

DOSES
- 150 μg por via inalatória oral, uma vez ao dia. A dose pode ser aumentada se não houver resposta clínica. A dose máxima recomendada é de 300 mg ao dia.

CONTRAINDICAÇÕES
- asma brônquica.
- < 18 anos de idade.
- episódios agudos de broncoespasmo.
- gravidez e lactação.
- uso concomitante com outros agonistas β_2-adrenérgicos de longa duração.
- uso concomitante de betabloqueadores, incluindo colírios.

PRECAUÇÕES
- pode inibir o trabalho de parto em razão do efeito relaxante da musculatura lisa uterina.
- pode produzir hipopotassemia e hiperglicemia. Deve-se avaliar a glicemia antes do início do tratamento.
- pode aumentar a frequência cardíaca e a pressão arterial.
- pode alterar o ECG com os achados de achatamento da onda T e depressão do segmento ST.
- administração cautelosa se o paciente apresentar doença cardíaca, distúrbios convulsivos, tireotoxicose ou resposta exacerbada aos agonistas β_2-adrenérgicos.
- deve ser administrado com precauções aos pacientes tratados com inibidores da monoaminoxidase, antidepressivos tricíclicos, medicamentos que prolongam o intervalo QT.

EFEITOS ADVERSOS
- tremor muscular esquelético, câimbras.
- insônia.
- taquicardia, aumento do QT_c < 5 ms.
- hipopotassemia.
- hiperglicemia.

INTERAÇÕES MEDICAMENTOSAS
- o uso concomitante de simpaticomiméticos pode potencializar os efeitos do indacaterol.
- metilxantinas, esteroides, diuréticos espoliadores de potássio podem acentuar a hipopotassemia.
- betabloqueadores podem antagonizar o efeito do indacaterol.
- o verapamil aumenta a ASC do indacaterol de 1,4 a 2 vezes e 1,5 vez a sua $C_{máx}$.
- a eritromicina aumenta a ASC de 1,4 a 1,6 vez e 1,2 vez a $C_{máx}$.
- o cetoconazol aumenta a ASC e a $C_{máx}$ em 2 vezes e 1,4 vez, respectivamente.

▶ ONBRIZE (Novartis), 10 e 30 cápsulas × 150 e 300 μg + 1 inalador.

SALBUTAMOL

Conhecido como albuterol nos Estados Unidos, é potente agonista β_2-adrenérgico seletivo. Estruturalmente assemelha-se à epinefrina, mas uma das hidroxilas fenólicas foi substituída por CH_2OH, o que o torna resistente à degradação pela COMT e sulfatase. Está sendo considerado como o fármaco padrão para o tratamento de asma. Parece estimular o centro respiratório. Usado na forma de sulfato.

FARMACODINÂMICA
- broncodilatador e inibidor do trabalho de parto prematuro.

FARMACOCINÉTICA
- por via oral, é bem absorvido do trato gastrintestinal.
- por inalação, é absorvido gradualmente dos brônquios e uma porção da fração deglutida é absorvida do trato gastrintestinal.
- sofre biotransformação hepática, dando um metabólito que tem pouca ou nenhuma atividade β-adrenérgica.
- início de ação varia: inalação, 5 a 15 minutos; via oral, dentro de 30 minutos.
- atinge efeito máximo (melhoramento da função pulmonar) em 60 a 90 minutos por inalação e 2 a 3 horas por via oral.

ANTIASMÁTICOS 11.15

- a duração da ação varia: inalação, 4 a 6 horas; via oral, 6 horas ou mais.
- excretado pela urina (72 a 76%) e pelas fezes (4 a 10%), a maior parte (44 a 60%) na forma de metabólitos.

INDICAÇÕES
- tratamento de doença pulmonar obstrutiva.
- profilaxia de broncoespasmo induzido por exercício.
- controle do trabalho de parto prematuro.

DOSES
- por via oral, comprimidos, adultos e adolescentes acima de 12 anos de idade, 2 a 4 mg três a quatro vezes ao dia; xarope, adultos e adolescentes acima de 12 anos, 2 a 4 mg três ou quatro vezes ao dia; crianças de 6 a 12 anos, 2 mg três ou quatro vezes ao dia; crianças de 2 a 6 anos, 0,1 mg/kg (máximo, 2 mg) três vezes ao dia.
- por inalação, adultos e adolescentes acima de 12 anos, duas ou três inalações profundas a intervalos de 1 a 5 minutos; isto pode ser repetido a cada 4 a 6 horas; a dose diária total não deve exceder 16 a 20 inalações.

CONTRAINDICAÇÕES
- hipersensibilidade ao salbutamol.
- arritmia cardíaca preexistente.
- gravidez e lactação.

EFEITOS ADVERSOS
- semelhantes aos de outros simpatomiméticos.
- tremor nas mãos é o mais comum.
- taquicardia leve e ligeira queda na pressão arterial diastólica, com doses altas.
- redução de potássio sérico, com administração intravenosa e ocasionalmente por outras vias.
- cefaleia.
- lesões dermatológicas, inclusive a síndrome de Stevens-Johnson potencialmente fatal.

INTERAÇÕES MEDICAMENTOSAS
- essencialmente as mesmas da epinefrina.

▶ AEROGOLD (Glenmarck), lata com 200 doses com 100 μg
▶ AEROJET (Farmalab-Chiesi), 20 comprimidos × 200 mg
fr. de 100 mL c/ 2 mg/5 mL (xarope)
▶ AEROLIN (GlaxoSmithKline) Comprimidos, 20 comprimidos × 2 e 4 mg
Injetável, 5 amp. de 1 mL com 0,5 mg/mL
Solução para Nebulização, fr. de 5 mL com 5 mg/mL
Solução Oral (Edulito), fr. de 120 mL com 2 mg/5 mL
Spray, 200 doses (aerossol) × 100 μg/dose
Xarope, fr. de 120 mL com 2 mg/5 mL
▶ AEROLIN NEBULES (GlaxoSmithKline), 10 e 20 ampolas de 2,5 mL com 2,5 ou 5 mg
▶ AEROLIN SPANDETS (GlaxoSmithKline), 20 comprimidos × 8 mg
▶ AEROMED (Medquímica), 20 comprimidos × 2 mg
fr. de 120 mL × 2 mg/5 mL (xarope)
▶ AERO-PED (Stiefel), fr. de 120 mL × 2 mg/5 mL (xarope)
▶ AEROTRAT (Cazi), fr. de 100 mL com 2 mg/5 mL (xarope)
▶ ALFAD (Biosintética) – alfacalcidol
▶ ASMALIV (Legrand), 20 comprimidos × 2 e 4 mg
fr. de 120 mL com 2 mg/5 mL (xarope)
▶ BUTOVENT PULVINAL (Farmalab-Chiesi), pó para inalação com inalador × 200 μg (100 doses)

▶ PNEUMOLAT (Farmion), 20 e 100 comprimidos × 2 e 4 mg
fr. de 120 mL com 2 mg/5 mL (xarope)
▶ SALBUTALIN (Hebron), 20 comprimidos × 2 e 4 mg
fr. de 120 mL com 2 mg/5 mL (xarope)
▶ SALBUTAMOL (Elofar), 10 e 500 comprimidos × 2 mg
▶ SALBUTAMOL (Furp), 50 fr. com 2 mg/5 mL (xarope)
▶ SALBUTAMOL (Lafepe), 10 comprimidos × 2 mg
fr. de 120 mL × 0,4 mg/mL
▶ SALBUTAMOL (Prodotti), 20 comprimidos × 2 e 4 mg
fr. de 120 mL com 2 mg/5 mL (xarope)
▶ SALBUTAMOL (Sanval), 20 comprimidos × 2 mg
fr. de 120 mL com 0,4 mg/mL (xarope)
▶ SALBUTAMOL (União Química), fr. de 100 mL com 0,4 mg/mL (xarope)
▶ SALBUTAMOL 2 MG (União Química), 20 comprimidos
▶ SALBUTAMOL ROYTON (Royton), 20 comprimidos × 2 e 4 mg
fr. de 120 mL com 2 mg/5 mL (xarope)
▶ SALTAMOL (Zambon), tubo com 200 doses × 100 μg
▶ SULFATO DE SALBUTAMOL (Bunker), fr. de 100 mL com 0,4 mg/mL (xarope), (genérico)
▶ SULFATO DE SALBUTAMOL (Cristália), fr. de 120 mL com 0,4 mg/mL (xarope), (genérico)
▶ SULFATO DE SALBUTAMOL (EMS), fr. de 120 mL × 0,4 mg/mL (genérico)
▶ SULFATO DE SALBUTAMOL (Medley), fr. de 120 mL com 0,4 mg/mL (xarope), (genérico)
▶ SULFATO DE SALBUTAMOL (Neo-Química), fr. de 120 mL × 0,4 mg/mL (genérico)
▶ SULFATO DE SALBUTAMOL (Prati, Donaduzzi), 50 fr. de 100 mL com 0,4 mg/mL (xarope), (genérico)
fr. de 120 mL com 0,4 mg/mL (xarope), (genérico)
▶ SULFATO DE SALBUTAMOL (Teuto-Brasileiro), fr. de 120 mL × 0,4 mg/mL (solução oral), (genérico)
▶ SULFATO DE SALBUTAMOL (União Química), 1 e 50 fr. de 100 mL com 0,4 mg/mL (xarope), (genérico)
▶ TEODEN (Biosintética), fr. com 10 mL × 100 μg/dose (aerossol com 200 doses)

ASSOCIAÇÕES
▶ AEROCORT S (Glenmark), (salbutamol 50 mg + dipropionato de beclometasona 100 μg) aerossol com 200 doses
▶ AEROFLUX EDULITO (GlaxoSmithKline), (salbutamol 2 mg + citrato de sódio 60 mg + guaifenesina 100 mg por 5 mL), fr. de 120 mL
▶ AEROTIDE (GlaxoSmithKline), (salbutamol 100 μg + dipropionato de beclometasona 50 μg por jato), 200 doses
▶ BECLOTAMOL (Zambon), (salbutamol 100 μg + dipropionato de beclometasona 50 μg por dose), tubo com 200 doses (aerossol)
▶ CLENIL COMPOSITUM A (Farmalab-Chiesi), (sulfato de salbutamol 0,964 mg + dipropionato de beclometasona 400 μg cada flaconete), 10 flaconetes (suspensão para nebulização)
▶ COMBIVENT (Boehringer Ingelheim), (salbutamol 120 μg + brometo de ipratrópio 20 μg por dose com 50 μL), fr. com 10 mL (200 doses) com aerossol dosificador com bocal e aerocâmara

SALMETEROL

Apresenta estrutura semelhante à do salbutamol, mas a cadeia ligada ao átomo de nitrogênio é longa, terminando com um grupo fenila. É agonista β_2-adrenérgico altamente seletivo e de ação longa. O início de ação, porém, não é rápido, podendo demorar até 10 minutos, o que torna a inalação deste fármaco inadequada para o alívio sintomático do broncoespasmo e distúrbios semelhantes. Exerce igualmente alguma atividade anti-inflamatória, mas esta não tem relevância clínica. Em doses terapêuticas tem pequeno ou nenhum efeito cardiovascular mensurável.
Usado na forma de xinafoato.

FARMACODINÂMICA
- broncodilatador e antiasmático.

FARMACOCINÉTICA
- início de ação: 5 a 10 minutos após inalação.
- duração de ação: cerca de 12 horas.
- atinge concentrações plasmáticas muito baixas (cerca de 200 ng/mL ou menos) após a inalação.
- após doses regulares do fármaco detecta-se ácido hidroxinaftoico na circulação sistêmica, atingindo no estado de equilíbrio concentrações de aproximadamente 100 ng/mL.

INDICAÇÕES
- tratamento de doença pulmonar obstrutiva.
- tratamento de asma, bronquite crônica e enfisema.

DOSES
- por inalação, adultos, 50 μg, duas vezes ao dia; em obstrução mais grave, 100 μg duas vezes ao dia.

CONTRAINDICAÇÕES
- hipersensibilidade ao salmeterol.
- gravidez.
- lactação.
- tireotoxicose.
- crianças menores de 12 anos.

EFEITOS ADVERSOS
- tremores.
- cefaleia, palpitações.
- broncoespasmo paradoxal; se ocorrer, o tratamento deve ser suspenso.

INTERAÇÕES MEDICAMENTOSAS
- essencialmente as mesmas da epinefrina.

▶ SEREVENT (GlaxoSmithKline) Rotadisks, rotadiscos com quatro receptáculos (bolhas), cada um contendo 50 μg
▶ SEREVENT (GlaxoSmithKline) Spray, lata com 60 doses + aplicador

ASSOCIAÇÕES
▶ SERETIDE DISKUS (GlaxoSmithKline), (xinafoato de salmeterol 50 μg + propionato de fluticasona 100 μg por disco), discos com 60 doses (xinafoato de salmeterol 50 μg + propionato de fluticasona 250 μg por disco), discos com 60 doses (xinafoato de salmeterol 50 μg + propionato de fluticasona 500 μg por disco), discos com 60 doses

TERBUTALINA

Apresenta hidroxilas nas posições 1 e 3 no anel benzênico e três metilas na extremidade da cadeia lateral. É agonista β_2-adrenérgico seletivo. Sua ação na asma é semelhante à do salbutamol. Usada na forma de sulfato.

11.16 FÁRMACOS DO APARELHO RESPIRATÓRIO

FARMACODINÂMICA
- broncodilatador, inibidor do trabalho de parto prematuro.

FARMACOCINÉTICA
- início de ação: via parenteral, dentro de 5 minutos; via oral, dentro de 30 minutos.
- atinge o efeito máximo em 30 a 60 minutos por via parenteral, 1 a 2 horas por inalação e 2 a 3 horas por via oral.
- a duração de ação varia: via parenteral, 1,5 a 4 horas; inalação, 3 a 6 horas; via oral, 4 a 8 horas.
- parcialmente biotransformada no fígado, primariamente ao conjugado sulfatado inativo.
- excretada principalmente pela urina.

INDICAÇÕES
- profilaxia e tratamento do broncoespasmo observado na asma brônquica, bronquite crônica, enfisema e outras pneumopatias.
- como miorrelaxante uterino no manuseio do trabalho de parto prematuro não complicado.

DOSES
- por via oral, como broncodilatador, adultos, 2,5 a 5 mg três vezes por dia, administrada a intervalos de 6 horas; crianças de 12 a 15 anos de idade, 2,5 mg três vezes por dia, administrada a intervalos de 6 horas; não se determinou dose para menores de 12 anos de idade.
- por via oral, como inibidor do trabalho de parto prematuro, 2,5 mg a cada 4 a 6 horas até o parto a termo.

EFEITOS ADVERSOS
- tremor, especialmente nos idosos, com frequência.
- tontura, fadiga, nervosismo, palpitação e zumbido nos ouvidos, raramente.

INTERAÇÕES MEDICAMENTOSAS
- essencialmente iguais às da epinefrina.

▶ *BRICANYL BRONCODILATADOR (AstraZeneca)*, 20 comprimidos × 2,5 mg
fr. de 100 mL com 0,3 mg/mL
▶ *BRICANYL DURILES (AstraZeneca)*, 10 comprimidos × 5 mg (liberação prolongada)
▶ *BRICANYL INJETÁVEL (AstraZeneca)*, 25 amp. de 1 mL com 0,5 mg
▶ *BRICANYL SOLUÇÃO PARA NEBULIZAÇÃO (AstraZeneca)*, fr. de 10 mL com 10 mg/mL
▶ *BRICANYL TURBUHALER (AstraZeneca)*, pó para inalação, tubos com 200 doses de 0,5 mg
▶ *SULFATO DE TERBUTALINA (Medley)*, fr. de 100 mL com 0,3 mg/mL (xarope), (genérico)
▶ *SULFATO DE TERBUTALINA (Merck)*, fr. de 100 mL com 0,3 mg/mL (xarope), (genérico)
▶ *SULFATO DE TERBUTALINA (Prati, Donaduzzi)*, 1 e 50 fr. de 100 mL com 0,3 mg/mL (xarope), (genérico)

ASSOCIAÇÕES
▶ *BRICANYL EXPECTORANTE (AstraZeneca)*, (sulfato de terbutalina 0,3 mg + guaifenesina 13,3 por mL), fr. de100 mL (xarope)
▶ *SULFATO DE TERBUTALINA + GUAIFENESINA (Medley)*, (sulfato de terbutalina 0,3 mg + guaifenesina 13,3 mg cada mL), fr. de 100 mL (xarope), (genérico)
▶ *SULFATO DE TERBUTALINA + GUAIFENESINA (Prati, Donaduzzi)*, (sulfato de terbutalina 0,3 mg + guaifenesina 13,3 mg cada mL), fr. de 100 mL (xarope), (genérico)

▶ Metilxantinas

São derivados metilados da xantina. Como antiasmáticos são usados apenas a teofilina e seus derivados. O mecanismo de ação das metilxantinas está exposto na seção *Estimulantes psicomotores*, do capítulo 2 *Estimulantes do Sistema Nervoso Central*. São eficazes quando inaladas e têm início de ação mais lento quando tomadas por via oral. Em asma moderada, podem ser coadjuvantes dos β_2-adrenérgicos. Em exacerbação grave que não reage adequadamente a um agonista β-adrenérgico, administra-se intravenosamente aminofilina ou teofilina.

As metilxantinas comercializadas no Brasil são acefilinato de heptaminol, ambufilina, aminofilina, bamifilina, proxifilina, teofilina, teofilinato de ambroxol e teofilinato de colina.

ACEFILINATO DE HEPTAMINOL

Quimicamente, é produto de adição molecular de acefilina (ácido teofilin-7-acético) e heptaminol, que é estimulante cardíaco e vasodilatador. Por isso, o acefilinato de heptaminol é broncodilatador e cardiotônico. Após absorção no trato gastrintestinal, dissocia-se em acefilina e heptaminol, mas a acefilina não se converte *in vivo* em teofilina.

É indicado no tratamento sintomático da dispneia das broncopneumopatias crônicas. Tem empregos semelhantes aos da teofilina. É aplicada por via oral em doses de 0,5 a 1 g três vezes ao dia, ou por injeção intramuscular ou intravenosa.

Disponível no nosso mercado apenas em uma única associação, indicada pelo fabricante para tratamento de hipertensão e arteriosclerose.

ASSOCIAÇÃO
▶ *SUREPTIL (Sanofi-Synthélabo)*, (acefilinato de heptaminol 0,200 g + cinarizina 0,020 g por comprimido), 20 comprimidos.

AMBUFILINA

É produto de adição molecular de teofilina e 2-amino-2-metil-1-propanol. *In vivo* libera a teofilina.

Disponível entre nós apenas em associações descritas na seção *Anti-histamínicos*, capítulo 7.

AMINOFILINA

É o sal etilenodiamínico da teofilina, que contribui com 86% e é liberado *in vivo*. Por isso, suas características e propriedades são essencialmente idênticas às da teofilina. A etilenodiamina pode ocasionalmente estar associada com reações alérgicas.

A aminofilina tem as mesmas indicações da teofilina, mais as seguintes: intravenosamente, no tratamento de exacerbações agudas de asma moderada a grave; adjuvante no tratamento de insuficiência cardíaca congestiva e edema pulmonar, mas foi substituída por fármacos mais eficazes; antiespasmódico, estimulante cardíaco e diurético, também substituída por fármacos mais eficazes.

Os supositórios de aminofilina são absorvidos erraticamente e o uso prolongado produz irritação local.

▶ *AMINOFILINA (Biochimico)*, 50 amp. de 10 mL com 24 mg/mL
▶ *AMINOFILINA (Braskap)*, 10 e 20 comprimidos × 100 mg
▶ *AMINOFILINA (Cazi)*, 20 comprimidos × 100 e 200 mg
▶ *AMINOFILINA (EMS)*, 100 amp. de 10 mL c/ 24 mg/mL (genérico)
▶ *AMINOFILINA (Furp)*, 500 comprimidos × 100 mg 50 amp. com 240 mg/10 mL (solução injetável)
▶ *AMINOFILINA (Hipolabor)*, 20 e 100 comprimidos × 100 e 200 mg
fr. de 10 mL com 24 mg/mL (gotas)
amp. de 10 mL com 24 mg/mL
▶ *AMINOFILINA (Lafepe)*, 100 amp. de 10 mL × 250 mg
▶ *AMINOFILINA (Neo-Química)*, 20 comprimidos × 100 e 200 mg
50 amp. de 10 mL × 240 mg
▶ *AMINOFILINA (Novartis)*, 20 comprimidos × 100 e 200 mg
fr. de 10 mL com 240 mg/mL (gotas)
100 amp. de 10 mL com 0,24 g/amp.
▶ *AMINOFILINA (Teuto-Brasileiro)*, amp. de 10 mL × 24 mg/mL (genérico)
▶ *AMINOFILINA (União Química)*, 20 comprimidos × 100 e 200 mg
fr. de 10 mL com 240 mg/mL (gotas)
100 amp. de 10 mL com 24 mg/mL
▶ *AMINOFILINA (Vital Brazil)*, 10 e 1.000 comprimidos × 100 mg
50 amp. de 10 mL com 24 mg/mL
▶ *AMINOFILINA 2,4% (Gaspar Viana)*, 100 amp. de 10 mL
▶ *AMINOFILINA ARISTON COMPRIMIDOS (Ariston)*, 20 comprimidos × 100 e 200 mg
▶ *AMINOFILINA EMS — INJETÁVEL (EMS)*, 100 amp. de 10 mL com 24 mg/mL
▶ *AMINOFILINA IMA (Ima)*, 100 amp. de 10 mL com 24 mg/mL
10, 20 e 500 comprimidos × 100 e 200 mg
fr. de 10 mL com 10 mg/gota
▶ *EUFILIN (Byk)*, 5 amp. de 240 mg
10 supositórios × 100 mg (infantil)
▶ *EUFILIN AP 150 (Byk)*, 21 cáps. × 150 mg
▶ *EUFILIN AP 250 (Byk)*, 21 cáps. × 250 mg
▶ *EUFILIN AP 350 (Byk)*, 21 cáps. × 350 mg
▶ *HYFILINA (Hypofarma)*, 100 amp. de 10 mL c/ 24 mg/mL
▶ *SOLUÇÃO DE AMINOFILINA (Halex Istar)*, amp. de 10 mL com 24 mg/mL
▶ *SOLUÇÃO INJETÁVEL DE AMINOFILINA ARISTON (Ariston)*, 5, 10 e 100 amp. de 10 mL com 24 mg/mL
▶ *SOLUÇÃO INJETÁVEL DE AMINOFILINA BRASMÉDICA (Brasmédica)*, 100 amp. de 10 mL com 24 mg/mL
▶ *SOLUÇÃO INJETÁVEL DE AMINOFILINA 0,240 G (Hypofarma)*, amp. de 10 mL com 24 mg/mL
▶ *SOLUÇÃO INJETÁVEL DE AMINOFILINA VEAFARM (Veafarm)*, 100 amp. de 10 mL com 24 mg/mL

BAMIFILINA

É derivado da teofilina, contendo duas cadeias laterais nas posições 7 e 8. Usada na forma de cloridrato.

Apresenta ação espasmolítica e propriedades analépticas respiratórias, vasodilatadoras e broncoespasmolíticas. Difere da teofilina por não exercer ação estimulante sobre o SNC.

Sofre biotransformação rápida, dando três metabólitos, que também são ativos.

A dose é de 600 mg por dia, em duas tomadas, antes das refeições.

▸ BAMIFIX (Farmalab-Chiesi), 10 e 20 drág. × 300 e 600 mg

PROXIFILINA

Quimicamente, é a 7-(2-hidroxi)-teofilina. Seu uso é semelhante ao da aminofilina, mas é melhor tolerada. Sua meia-vida biológica é de 4,3 horas. Cerca de 25% são excretados pela urina na forma inalterada. A dose usual por via oral é de 300 mg três vezes por dia. No Brasil só é comercializada em uma associação indicada pelo fabricante como antitussígeno: *SANTUS-SAL* (Novartis).

TEOFILINA

Quimicamente, é a 1,3-dimetilxantina. Como broncodilatador, relaxa o músculo liso das vias respiratórias brônquicas e vasos sanguíneos pulmonares para aliviar o broncoespasmo e aumentar os índices de fluxo e a capacidade vital.

Os mecanismos propostos para a ação da teofilina são: bloqueio competitivo dos receptores da adenosina, inibição dos efeitos das prostaglandinas sobre o músculo liso, alteração na concentração do íon cálcio no músculo liso e bloqueio da liberação de histamina e leucotrienos dos mastócitos.

O mecanismo de ação como estimulante respiratório não está completamente elucidado. Contudo, julga-se que atua primariamente através da estimulação do centro respiratório medular.

As preparações de liberação prolongada são úteis, especialmente em pacientes que apresentam sintomas noturnos. Em fumantes e crianças é geralmente necessário administrar estas preparações com mais frequência.

Dados adicionais sobre a teofilina estão expostos na seção *Analépticos*, do capítulo 2 *Estimulantes do Sistema Nervoso Central*.

▸ CODRINAN (Honoterápica), fr. de 100 mL com 100 mg/15 mL
20 comprimidos × 200 mg
▸ TALOFILINA (Novartis), 20 cáps. × 100, 200 e 300 mg
▸ TEOFILAB (Multilab), fr. de 200 mL com 100 mg/5 mL (solução oral)
▸ TEOFILINA (I. Química e Biologia), 20 cáps. de liberação prolongada × 100, 200 e 300 mg
▸ TEOFILINA ARISTON (Ariston), 20 cáps. × 300 mg
▸ TEOFILINA BERMÁCIA RETARD (CIF), 20 cáps. × 300 mg
▸ TEOFILINA BERMÁCIA SOLUÇÃO (CIF), fr. de 210 mL com 100 mg/15 mL
▸ TEOLONG (Abbott), 20 cáps. × 100, 200 e 300 mg
▸ TEOLONG (Abbott), fr. de 210 mL com 100 mg/15 mL
▸ TEOPHYL CHRONOCAPS (IQB), 20 cáps. de liberação regulada × 200 e 300 mg

Associações
▸ MARAX (Pfizer), (teofilina 130 mg + cloridrato de hidroxizina 10 mg + sulfato de efedrina 25 mg por comprimido), 20 comprimidos
▸ MARAX (Pfizer), (teofilina 32,50 mg + cloridrato de hidroxizina 2,5 mg + sulfato de efedrina 6,25 mg por 5 mL), fr. com 120 mL (xarope)

TEOFILINATO DE AMBROXOL

Chamado também de acebrofilina, é produto de adição molecular de teofilina e ambroxol. *In vivo*, são liberados tanto a teofilina quanto o ambroxol. Este último é expectorante e mucolítico.

▸ ACEBROFILINA (Biosintética), fr. de 120 mL com 5 e 10 mg/mL (genérico)
▸ ACEBROFILINA (EMS), fr. de 120 mL com 25 e 50 mg/5 mL (genérico)
▸ ACEBROFILINA (Eurofarma), fr. de 120 mL com 5 e 10 mg/mL (xarope), (genérico)
▸ ACEBROFILINA (Germed), fr. de 120 mL com 25 e 50 mg/5 mL (genérico)
▸ ACEBROFILINA (Medley), fr. de 120 mL com 5 e 10 mg/mL
▸ ACEBROFILINA (Neo Química), fr. de 120 mL com 5 e 10 mg/mL
▸ ACEBROFILINA (Teuto-Brasileiro), fr. de 120 mL com 25 e 50 mg/5 mL (genérico)
▸ ACEBROFILINA (União Química), fr. de 120 mL com 5 mg/mL (genérico)
▸ BRISMUCOL (Bristol-Myers Squibb), fr. de 120 mL com 50 mg/5 mL (xarope p/ adulto)
fr. de 120 mL com 25 mg/5 mL (xarope pediátrico)
20 cáps. × 50 mg
▸ BRONDILAT (Aché), fr. de 120 mL com 50 mg/5 mL (xarope p/ adulto)
▸ BRONDILAT PEDIÁTRICO (Aché), fr. de 120 mL c/ 25 mg/5 mL (xarope)
▸ BRONFILIL (Cifarma), fr. de 120 mL × 25 e 50 mg/5 mL (xarope)
▸ DILABRONCO (Teuto-Brasileiro), fr. de 120 mL com 25 e 50 mg/mL (xarope)
▸ EXPECDILAT (EMS), fr. de 120 mL com 50 mg/5 mL

TEOFILINATO DE COLINA

É produto de adição molecular de teofilina e colina. Contém 43% de teofilina anidra, que é liberada *in vivo*. Disponível no Brasil na forma de uma única associação (com iodeto de potássio) como drágea e xarope: *IODEPOL BD* (Aché).

▸ Glicocorticoides

Os glicocorticoides produzem efeitos anti-inflamatórios estimulando a biossíntese da proteína lipomodulina que, por sua vez, inibe a ação enzimática da fosfolipase A_2. Deste modo é impedida a liberação do ácido araquidônico e, em consequência, não se formam seus metabólitos, como prostaglandinas, tromboxanos, leucotrienos e outros. Em suma, atuam na asma por inibição da resposta biológica à inflamação e impedimento da síntese ou ação dos mediadores inflamatórios. Diminuem assim a inflamação e o edema.

Por administração sistêmica, são os fármacos antiasmáticos mais eficazes. Entretanto, devido aos efeitos adversos, seu emprego prolongado só se justifica em pacientes que não respondem adequadamente aos outros fármacos ou associação destes.

Os glicocorticoides são usados, por via oral, em exacerbações graves de asma moderada e para impedir estado asmático e como terapia de manutenção para exacerbações repetidas. Por via intravenosa, também em exacerbação aguda grave, quando os broncodilatadores não se mostram eficazes, e como coadjuvantes no tratamento do estado asmático. Como antiasmáticos são usados os seguintes: beclometasona, dexametasona, flunisolida, metilprednisolona, prednisona e triancinolona. O mais usado é a beclometasona, por apresentar várias vantagens sobre os demais: é disponível em aerossol, bem absorvido, rapidamente biotransformado em compostos inativos, altamente ativo por via tópica e baixa atividade sistêmica. Recentemente, foram introduzidas a budesonida, a ciclesonida, a flunisolida e a fluticasona. Outros glicocorticoides são discutidos no capítulo 21.

Os glicorticoides usados pela via inalatória podem provocar atrofia da pele, principalmente nos pacientes expostos à luz solar.

BECLOMETASONA

Corresponde ao dipropionato de beclometasona. É glicocorticoide sintético muito potente. Usado por inalação, atua localmente sobre a mucosa respiratória. O uso de inalação oral ou nasal requer um nebulizador.

Farmacodinâmica
• antiasmático, anti-inflamatório nasal e tópico, adrenocorticoide tópico.

Farmacocinética
• rapidamente absorvida de todos os tecidos respiratórios e gastrintestinais.
• liga-se extensivamente (87%) a proteínas plasmáticas.
• atravessa a barreira placentária.
• parte da dose é deglutida e eliminada pelas fezes, sua principal via de excreção.
• outra parte penetra os brônquios, onde exerce seus efeitos, e depois passa para a circulação geral.
• meia-vida plasmática: 15 horas.
• sofre biotransformação hepática rapidamente, dando principalmente metabólitos inativos.
• cerca de 15% do fármaco são excretados pela urina, na forma de metabólitos tanto livres quanto conjugados; 35 a 65% são eliminados pelas fezes.

Indicações
• controle dos sintomas de asma brônquica.
• profilaxia e tratamento de rinite alérgica perene ou sazonal.
• prevenção de pólipos nasais recorrentes.

Doses
• por inalação oral, adultos e crianças maiores de 14 anos, inicialmente 0,02 mg três ou quatro vezes ao dia, ajustada segundo a resposta do paciente; crianças de 6 a 14 anos, inicialmente 0,01 mg duas ou três vezes ao dia, ajustada segundo a resposta do paciente, mas não excedendo 0,5 mg.
• por inalação nasal, adultos e crianças maiores de 12 anos, 0,04 mg em cada narina duas a quatro vezes ao dia.

Contraindicações
• hipersensibilidade ao fármaco.
• primeiro trimestre da gravidez.

- crianças menores de 12 anos, por inalação nasal, e menores de 6 anos, por inalação oral.
- tuberculose pulmonar evolutiva ou latente não tratada.
- úlcera digestiva em evolução não tratada e não vigiada.
- infecção bacteriana não tratada e infecção sistêmica fúngica ou viral.

Efeitos Adversos
- é baixa a incidência de efeitos adversos sistêmicos; para minimizá-los, os pacientes devem efetuar gargarejos repetidos com água após as inalações a fim de reduzir a absorção do fármaco por via digestiva.
- rouquidão, secura da boca, tosse ou respiração ofegante.
- reações de hipersensibilidade, embora raramente.
- sensações de irritação e ardência no nariz.
- candidíases limitadas à orofaringe que cedem espontaneamente ou a tratamento com nistatina.
- quando a dose diária ultrapassa 2 mg, podem surgir sintomas de supressão suprarrenal com a suspensão do fármaco.
- morte devida à insuficiência adrenal em pacientes asmáticos durante ou após a transferência de corticosteroides sistêmicos à beclometasona na forma de aerossol.

▶ ALDECINA NASAL (Schering-Plough), fr. com 200 doses
▶ ALDECINA ORAL (Schering-Plough), fr. com 200 doses
▶ ALERFIN (Farmalab-Chiesi), fr. com válvula dosimetrada e aplicador nasal com 120 doses × 100 μg/dose (0,77 mg/mL)
▶ BECLORT (Glenmark), aerossol com 200 doses c/ 250 μg/dose
▶ BECLOSOL AEROSSOL (GlaxoSmithKline), fr. com 200 doses × 50 μg
▶ BECLOSOL AEROSSOL AQUOSO NASAL (GlaxoSmithKline), fr. com 100, 200 e 300 doses × 50 μg
▶ BECLOSOL NASAL AEROSSOL (GlaxoSmithKline), fr. com 200 doses × 50 μg
▶ CLENIL 50 μg SPRAY (Farmalab-Chiesi), 200 doses × 50 μg
▶ CLENIL 250 μg SPRAY (Farmalab-Chiesi), 200 doses × 250 μg
▶ CLENIL A (Farmalab-Chiesi), 10 flaconetes de 2 mL × 400 μg
▶ CLENIL NASAL AQUOSO (Farmalab-Chiesi), fr. de 20 mL com 130 doses × 50 μg (suspensão para instilação nasal)
▶ CLENIL PULVINAL (Farmalab-Chiesi), 100 doses × 100, 200 e 400 μg (pó para inalação)
▶ MIFLASONA (Novartis), 60 cáps. com inalador × 200 e 400 μg

Associações
▶ AEROTIDE — veja em Salbutamol
▶ CLENIL COMPOSITUM AEROSSOL — veja em Salbutamol

BUDESONIDA

O efeito deste glicocorticoide, utilizado no tratamento da asma brônquica, é bloquear a resposta inflamatória, reduzindo o edema e as secreções.

Farmacocinética
- absorção rápida e incompleta, dos pulmões e trato gastrintestinal. A absorção nasal é pequena.
- 10 a 25% do fármaco inalado são depositados na boca e garganta, sendo que grande parte da dose atinge o trato respiratório.
- biotransformado, no fígado, para metabólitos inativos.
- início de ação de 5 a 7 dias até 2 a 3 semanas.
- meia-vida plasmática de 120 minutos.
- eliminada pelas fezes e pelos rins.

Indicações
- para adultos e crianças > 6 anos, como manutenção do tratamento profilático da asma brônquica.
- nos pacientes que requerem tratamento da asma com corticosteroides.

Doses
Bucal
- inalação oral, 0,4 mg (400 μg) a 2,4 mg por dia, divididos em 2 a 4 doses durante os períodos de asma grave.
- para manutenção, 0,2 a 0,4 mg (200 a 400 μg) 2 vezes ao dia.
- não é recomendada sua administração em crianças até 6 anos.
- para crianças de 6 a 12 anos, inalação oral, 0,1 a 0,2 mg (100 a 200 μg) 2 vezes ao dia durante as crises de asma.

Enema
- 2 mg, por via retal (1 frasco da suspensão reconstituída), à noite, antes de dormir, durante 4 semanas.

Nasal
- para adultos e adolescentes 0,2 mg (200 μg) — 2 doses — em cada narina, uma vez ao dia pela manhã.
- manutenção, 0,1 mg (100 μg) — 1 dose — em cada narina uma vez ao dia.
- não é indicada para crianças < 6 anos.
- crianças < 6 anos, mesmas doses de adolescentes.

Nebulização
- para adultos e adolescentes, inalação oral, 1 a 2 mg diluídos em solução estéril de cloreto de sódio para inalação, se necessário, numa proporção de volume de 2:4 mL e administrados via nebulização por um período de 10 a 15 minutos, 2 vezes ao dia.
- para manutenção, 500 μg (0,5 mg) a 1 mg, 2 vezes ao dia e utilizando-se como acima.
- para crianças de 3 meses a 12 anos, inalação oral, 500 μg (0,5 mg) a 1 mg diluído em solução estéril de cloreto de sódio, se necessário, numa proporção de volume de 2:4 e administrado via nebulização por um período de 10 a 15 minutos 2 vezes ao dia.
- para manutenção, inalação oral de 250 a 500 μg (0,25 a 0,5 mg) 2 vezes ao dia e utilizando-se como descrito anteriormente.

Oral
- para adultos, 9 mg uma vez ao dia, pela manhã, por 8 semanas.
- para manutenção, 6 mg ao dia, pela manhã.

Contraindicações
- as já citadas.
- avaliação da função adrenal, crescimento e desenvolvimento das crianças.

Efeitos Adversos
- candidíase orofaringiana, broncoespasmo, candidíase esofagiana.
- tosse, boca seca, cefaleia, náusea, alteração do paladar.

Interações Medicamentosas
- não são observadas interações medicamentosas significativas.

▶ BUDECORT AQUA (AstraZeneca), fr. de 120 doses × 32 e 64 μg (aerossol nasal)
fr. de 200 doses × 50 μg (aerossol nasal)
▶ BUDIAIR SPRAY JET (Farmalab-Chiesi), 200 doses de aerossol com 200 (g/dose)
▶ BUSONID (Biosintética), fr. com 6 mL (120 doses) × 32 e 64 μg (suspensão aquosa nasal)
fr. com 10 mL (200 doses) × 50 μg aerossol nasal
fr. com 5 mL (100 doses) × 200 μg aerossol bucal adulto
fr. com 5 mL (100 doses) × 50 μg aerossol bucal infantil
fr. com 6 mL (120 doses) × 50 e 100 μg (suspensão aquosa oral)
inalador com 60 cáps. × 200 e 400 μg
▶ CORTASM (Zambon), fr. com 100 doses × 0,200 mg (aerossol adulto)
fr. com 100 doses × 0,050 mg (aerossol infantil)
▶ ENTOCORT CÁPSULAS (AstraZeneca), 45 cáps. de liberação controlada × 3 mg
▶ ENTOCORT ENEMA (AstraZeneca), cx. com 7 comprimidos dispersíveis e 7 diluentes de 115 mL × 2,3 mg (0,02 mg/mL da suspensão após preparo)
▶ MIFLONIDE (Novartis), 60 cáps. para inalação × 200 e 400 μg
▶ NOEX (Eurofarma), aerossol nasal × 32, 50 e 64 μg
▶ PULMICORT (AstraZeneca), tubo haler (200 doses) × 100 μg; tubo haler (100 doses) × 200 μg; suspensão para nebulização, 20 fr. de 2 mL × 0,25 e 0,5 mg/mL

Associações
▶ ALENIA (Biosintética), (budesonida 100 ou 200 μg + fumarato de formoterol 6 μg por cápsula), 60 cáps. com inalador
▶ FORASEQ (Novartis), (fumarato de formoterol 12 μg por cápsula + budesonida 200 e 400 μg por cápsula), 60 cáps. de cada para inalação
▶ SYMBICORT 6/100 (AstraZeneca), (budesonida 100 μg + fumarato de formoterol 6 μg por dose p/ inalação), 60 doses
▶ SYMBICORT 6/200 (AstraZeneca), (budesonida 200 μg + fumarato de formoterol 6 μg por dose p/ inalação), 60 doses
▶ SYMBICORT 12/400 (budesonida 400 μg + fumarato de formoterol 12 μg por dose p/ inalação), 60 doses

CICLESONIDA

É um epímero-R puro, pró-fármaco corticosteroide, lipofílico, que é convertido, nos pulmões, a um composto ativo a desisobutirilciclesonida. Por ser altamente lipofílica, permite uma duração de ação maior. O metabólito ativo possui uma afinidade de ligação ao receptor de cerca de 100 vezes maior do que a ciclesonida. Possui grande atividade anti-inflamatória. Reduz a resposta das vias respiratórias ao monofosfato de adenosina além de atenuar o aumento dos eosinófilos e dos mediadores da inflamação. Em geral, não diminui as médias de cortisol plasmático de 24 horas e em doses altas, entre 1.280 e 1.600 μg/dL, não suprimiu os marcadores bioquímicos da função adrenal. A administração matutina ou vespertina com provas espirométricas é igualmente eficaz, porém o pico do fluxo expiratório vespertino apresenta uma melhora maior. Em relação à budosenida, esta reduz o cortisol urinário, o que não foi observado com a ciclesonida. Também, com relação à melhora da capacidade vital forçada, a ciclesonida é superior à budosenida. No alívio dos sintomas da asma ela apresenta uma eficácia semelhante à do propionato de fluticasona.

Farmacodinâmica
- antiasmático

Farmacocinética
- após administração oral e IV a absorção é incompleta, de cerca de 24,5%.
- biodisponibilidade de < 0,5% para a ciclesonida e < 1% para o seu metabólito. Contudo, a biodisponibilidade sistêmica do metabólito ativo é > 50% quando o fármaco é usado com inalador dosimetrado.
- volume de distribuição de cerca de 2,9 L/kg.
- depuração sérica total de cerca de 2,0 L/h/kg.
- tanto a ciclesonida como o metabólito ativo possuem alta ligação proteica (99%).
- nos pulmões, sofre hidrólise, formando o metabólito principal.
- no fígado, é biotransformada pelo sistema isoenzimático CYP3A4.
- meia-vida, para radioatividade total, de 45,2 h. A do metabólito ativado é de 3,5 h.
- 67% eliminados pelas fezes, principalmente pela via biliar.

Indicações
- prevenção e controle da asma brônquica leve, moderada ou grave em adultos e adolescentes > 12 anos de idade.

Doses
- para adultos e adolescentes > 12 anos de idade, 80 a 640 µg ao dia. As doses médias recomendadas dependem do caso clínico e podem ser assim administradas: a) para asma leve: 160 µg uma vez ao dia; b) para asma moderada: 160 a 320 µg uma vez ao dia, e c) para asma grave: 320 a 640 µg uma vez ao dia ou 320 µg duas vezes ao dia. Pode-se, ainda, seguir a tabela abaixo.
- uma vez alcançada a resposta desejada, a dose pode ser reduzida gradualmente até um patamar mínimo que controle as crises de asma. Deve-se manter um tratamento regular.
- em caso de transferência de outros corticosteroides inalatórios para a ciclesonida, pode ser necessário o uso de doses mais elevadas. Nesses casos a ciclesonida deve ser administrada em 1 ou 2 doses uma vez ao dia. Para aqueles que utilizavam tratamento crônico com corticosteroides orais, com asma grave persistente, recomenda-se uma dose de ciclesonida de 320 a 640 µg duas vezes ao dia. Também é recomendável manter o corticosteroide oral durante cerca de 10 dias, e só então o corticosteroide oral deve ser reduzido gradualmente. Não se deve retirar abruptamente a administração da ciclesonida.

Contraindicações
- hipersensibilidade à ciclesonida
- crianças < 4 anos de idade.
- gravidez e lactação.

Precauções
- vigiar a administração aos pacientes portadores de insuficiência hepática grave.
- vigiar a administração aos pacientes portadores de tuberculose pulmonar ativa, infecções fúngicas, bacterianas ou virais e somente quando estiverem sob controle terapêutico.
- não foram realizados estudos sobre a influência da ciclesonida sobre a função renal pelo fato de o fármaco não ser eliminado pela via renal.
- inalação exclusiva pela boca.

Efeitos adversos
- reações locais: inflamação, irritação, queimação.
- sensação de gosto ruim na boca.
- prurido e/ou eczema na pele.
- broncoespasmo paradoxal.
- outros efeitos adversos comuns aos corticosteroides inalatórios.

Interações medicamentosas
- vigiar a administração juntamente com fármacos que são biotransformados pelo sistema isoenzimático CYP3A4.

▶ *ALVESCO (Altana), fr. aerossol com 60 ou 120 doses × 80 ou 160 µg/dose*
▶ *OMNARIS (Nycomed), fr. aerossol com 120 doses × 50 µg/dose (susp. nasal)*

FLUNISOLIDA

É derivado fluorado da desonida (veja capítulo 21). Suas indicações são semelhantes às da beclometasona por inalação. A incidência de candidíase oral e disforia é menor que aquela observada com beclometasona.

Farmacodinâmica
- antiasmático, anti-inflamatório por inalação.

Farmacocinética
- rapidamente absorvida dos pulmões e trato gastrintestinal.
- sofre biotransformação rápida, dando produto inativo.
- meia-vida: 90 a 120 minutos.
- atinge o pico plasmático em poucos minutos ou, no máximo, em 60 min.
- excretada pelas vias fecal e renal.

Indicações
- controle de asma brônquica crônica.

Doses
- inalação oral, adultos e crianças de 6 anos ou mais, idosos duas a quatro inalações duas ou três vezes por dia.
- não se estabeleceram sua eficácia e segurança em crianças com menos de seis anos de idade.

Contraindicações
- hipersensibilidade à flunisolida.
- primeiro trimestre da gravidez.
- lactação.
- osteoporose.
- infecções micóticas, bacterianas ou virais.
- tuberculose pulmonar.
- crianças com menos de 6 anos de idade.

Efeitos adversos
- candidíase esofagiana ou estomatite micótica.
- broncoespasmo aumentado.
- inquietação, nervosismo, depressão mental, mudanças de comportamento.
- boca seca, tosse, diarreia, náusea, vômito, cefaleia.
- irritação da garganta, disforia.

▶ *FLUNITEC (Boehringer Ingelheim), fr. de 6 mL com 250 µg/dose, 120 doses (aerossol)*

FLUTICASONA

A fluticasona é um glicocorticosteroide que se assemelha ao cortisol natural. Apresenta ligação dupla em C_1-C_2, C_4-C_5, átomo de flúor em C_6 e C_9, grupo CH_3 no C_{16} e grupos $COS\ CH_2F$ e $OCOCH_2H_5$ no C_{17}. Usado na forma de propionato.

As modificações químicas da sua estrutura diminuem a atividade mineralocorticoide e aumentam a potência e a lipofilicidade. Tem afinidade pelo receptor glicocorticoide de cerca de 18 vezes maior que a dexametasona e quase o dobro da beclometasona. Os efeitos anti-inflamatórios são eficazes na asma mas o mecanismo de ação é desconhecido.

Farmacodinâmica
- anti-inflamatório tópico e inalatório.

Farmacocinética
- baixa absorção.
- por aplicação nasal, biodisponibilidade < 2% e por inalação oral < 1%.
- após administração intravenosa 90% ligam-se às proteínas plasmáticas.
- sofre biotransformação hepática a um derivado do ácido carboxílico, com fraca atividade.
- meia-vida plasmática de 3 horas.
- rápida depuração plasmática.
- início de ação de até 12 horas.
- picos plasmáticos acima do nível de detecção (50 µg/mL) quando a dose recomendada de 200 µg/dia é superada.
- pico de ação de vários dias.
- menos de 5% excretados na urina e o restante pelas fezes.

Indicações
- tratamento da asma brônquica (não do mal asmático ou outras crises agudas) para melhorar a função pulmonar e reduzir os sintomas da asma.

	Asma leve 160 µg	Asma moderada 160-320 µg	Asma grave 320-640 µg
Ciclesonida	2 doses uma vez ao dia	2 a 4 doses uma vez ao dia	Podem-se prescrever 160 µg ao dia para conveniência do paciente
	1 dose uma vez ao dia	1 a 2 doses uma vez ao dia	2 doses uma vez ao dia ou 4 doses uma vez ao dia divididas em 2 tomadas

- profilaxia e tratamento da rinite alérgica sazonal, inclusive febre do feno e rinite crônica.

Doses

Uso nasal
- em adultos e crianças > 12 anos, 100 µg (2 doses) em cada narina, uma vez por dia, ou 50 µg (1 dose) em cada narina, 2 vezes ao dia.
- para manutenção, uso nasal, 50 µg em cada narina, uma vez ao dia.
- a dose total diária não deve ultrapassar 200 µg.
- não foram estabelecidos níveis de segurança em crianças menores de 12 anos.

Aplicação oral
- para asma crônica, inalação oral de 88 a 440 µg 2 vezes ao dia.
- para pacientes com tratamento prévio para asma, incluindo corticosteroides sistêmicos, inalação oral de 880 µg 2 vezes ao dia. Após 1 semana, reduzir o corticosteroide oral.
- doses limites de 880 µg 2 vezes ao dia para os pacientes com tratamento prévio com corticosteroide oral ou 440 µg 2 vezes ao dia para aqueles que usavam corticosteroides inalatórios ou broncodilatadores isoladamente.

Contraindicações
- hipersensibilidade à fluticasona.

Precauções
- não há estudos quanto à segurança da administração na gravidez.
- não existem evidências de alteração na fertilidade, mas produz redução do peso total da próstata.
- não há comprovação de excreção no leite.
- avaliação do risco-benefício nos seguintes casos: glaucoma, infecções bacterianas, fúngicas ou virais, úlceras nasais, cirurgia nasal ou trauma, herpes ocular, tuberculose.
- avaliar a função adrenal periodicamente no caso de administração prolongada.
- exames otorrinolaringológicos periódicos para detecção de infecção nasal, perfuração de septo ou ulcerações.

Efeitos adversos
- risco mínimo nas doses recomendadas.
- atenção especial para os efeitos adversos de incidência mais comum: epistaxe, cefaleia, faringite, bronquite, náusea, vômito, sinusite, ulceração da mucosa nasal.
- insuficiência adrenal.
- alterações do comportamento, em crianças.

▶ *AVAMYS (GlaxoSmithKline), fr. de 9,1 mL com 27,5 µg/dose (120 doses), (aerossol nasal)*
▶ *FLIXONASE (GlaxoSmithKline), 60 e 120 doses (50 µg/dose), aerossol nasal*
▶ *FLIXOTIDE (GlaxoSmithKline), aerossol com 60 doses × 50 e 250 µg*
▶ *FLUTICAN (Glenmark), fr. de 10 mL com 50 µg/dose (suspensão nasal)*
▶ *FLUTICAPS (Biosintética), 60 cáps. × 50 e 250 µg com inalador e refil*
▶ *FLUTIVATE (GlaxoSmithKline), bisnagas com 30 g × 0,05 mg (0,005%) e 0,5 mg (0,05%) (pomada e creme, respectivamente)*
▶ *PLURAIR (Pfizer), fr. com 60 doses com 50 µg/dose (aerossol nasal)*

Associações
▶ *SERETIDE DISKUS (GlaxoSmithKline), (propionato de fluticasona 100 µg + xinafoato de salmeterol 50 µg por disco), discos com 28 e 60 doses*
(propionato de fluticasona 250 µg + xinafoato de salmeterol 50 µg por disco), discos com 28 e 60 doses
(propionato de fluticasona 500 µg + xinafoato de salmeterol 50 µg por disco), discos com 28 e 60 doses

▶ Inibidores da liberação da histamina e outros autacoides

Este grupo de fármacos compreende os antialérgicos que interferem na liberação, biossíntese ou catabolismo da histamina e outros autacoides. Os comercializados no Brasil são ácido cromoglícico e nedocromil.

ÁCIDO CROMOGLÍCICO

Corresponde ao sal dissódico de derivado da biscromona. É também chamado cromoglicato dissódico. Seu mecanismo de ação consiste na inibição da liberação de histamina, leucotrienos e outras substâncias dos mastócitos que causam reações de hipersensibilidade, provavelmente interferindo com o transporte de cálcio através da membrana dos mastócitos. Ele inibe a desgranulação dos mastócitos sensibilizados por alérgenos específicos. Inibe as reações broncoconstritivas imediatas e não imediatas a antígeno inalado. Também atenua o broncoespasmo provocado por ácido acetilsalicílico, ar frio, dióxido de enxofre, exercício e poluentes ambientais. De fato, quando administrado diretamente à mucosa brônquica manifesta propriedades anti-inflamatórias específicas, a saber: inibição da ativação de células inflamatórias secundárias como eosinófilos e neutrófilos e inibição do reflexo neural. É aplicado por inalação oral ou nasal.

Farmacodinâmica
- anti-inflamatório não esteroide (por inalação), estabilizador de mastócitos, antiasmático profilático, antialérgeno (por inalação).

Farmacocinética
- a absorção oral é mínima e o fármaco não é ativo por esta via.
- quando inalado por via bucal, cerca de 8 a 10% de uma dose penetram os pulmões, de onde são rapidamente absorvidos na circulação sistêmica; atinge o nível plasmático máximo dentro de alguns minutos; a meia-vida é de aproximadamente 80 minutos; a duração da ação é de 4 a 6 horas, excretados 50% pela urina e 50% pela bile, inalterados; pequena porção é deglutida e eliminada pelas fezes.
- quando inalado por via nasal, menos de 7% do total da dose são absorvidos; produz resultados em menos de uma semana, levando até 4 semanas para atingir o efeito máximo; menos de 7% de uma dose são excretados na bile e urina, na forma inalterada, e o restante da dose é expelido pelo nariz, ou deglutido e eliminado pelas fezes.

Indicações
- profilaxia de asma brônquica.
- profilaxia de broncoespasmo induzido por alérgenos ou por exercício.
- profilaxia e tratamento dos sintomas de rinite alérgica.

Dose
- deve ser individualizada.
- aplicado por inalação (vias oral ou nasal), somente através de seu aplicador, especialmente desenvolvido para essa finalidade (Spinhaler). *A cápsula não deve ser deglutida.*

Contraindicações
- hipersensibilidade ao fármaco.
- crianças com menos de 5 anos.

Efeitos adversos
- reações graves são raras.
- quando aplicado por inalação bucal, podem ocorrer irritação ou secura da garganta, vômito, tosse, tontura, rouquidão e náuseas.
- quando aplicado por inalação nasal, pode sobrevir leve irritação transitória da mucosa nasal.

▶ *CROMOGLICATO DISSÓDICO (Apotex), 25 amp. de 2 mL c/ 10 mg/mL (genérico)*
▶ *CROMOGLICATO DISSÓDICO (Neo-Química), fr. de 5 e 13 mL com 40 mg/mL (solução nasal), (genérico)*
▶ *INTAL (Aventis Pharma), lata de 15,9 g com 112 inalações (aerossol)*
30 cáps. × 20 mg
24 amp. de 2 mL com 20 mg
▶ *INTAL NASAL (Aventis Pharma), fr. de 17,5 mL com 20 mg/mL (aerossol)*
▶ *INTAL NASAL (Aventis Pharma), fr. de 13 mL com 40 mg/mL (solução)*
▶ *INTAL SOLUÇÃO PARA NEBULIZAÇÃO (Aventis Pharma), 24 amp. de 2 mL*
▶ *MAXICROM (Alcon), fr. de 5 mL a 2 e 4%*
▶ *RILAN (UCI-Farma), fr. de 15 mL de solução nasal (aerossol)*

NEDOCROMIL

Corresponde a derivado do ácido piranoquinolina-2,8-dicarboxílico. É, pois, aparentado ao ácido cromoglícico, tendo os mesmos empregos deste. Dele difere porque afeta as funções e inibe a liberação de mediadores inflamatórios adicionais, como citocinas e taquininas; isso explica sua maior potência.

Atua inibindo a ativação e a liberação de histamina, prostaglandinas, leucotrienos e outros mediadores inflamatórios de vários tipos de células localizadas no lúmen e nas mucosas da árvore brônquica. Seu mecanismo de ação deve-se parcialmente à inibição dos reflexos axônicos e liberação de neuropeptídios sensoriais, como neurocinina A, substância P e certos peptídios; disso resulta o bloqueio da broncoconstrição induzida pela bradicinina.

Assim como o ácido cromoglícico, não é broncodilatator; por isso, não é útil no tratamento de asma aguda.

Usado na forma de sal sódico.

Farmacodinâmica
- profilático de asma alérgica (por inalação).

Farmacocinética
- aplicado por inalação, 7 a 9% de uma dose única e 17% de doses múltiplas são absorvidos principalmente do trato respiratório.

- a maior parte da dose inalada é engolida, mas apenas 2 a 3% são absorvidos do trato gastrintestinal.
- 5 a 6% da dose inalada são absorvidos lentamente do trato respiratório.
- distribui-se no plasma.
- cerca de 89% ligam-se reversivelmente às proteínas plasmáticas, atingindo as concentrações de 0,5 a 50 μg/mL.
- a ação inicia-se dentro de 30 minutos.
- no tratamento de manutenção, a melhora clínica ocorre em duas a quatro semanas; em alguns pacientes, em poucos dias.
- atinge a concentração máxima (2,8 ng/mL) em 5 a 9 minutos em pacientes asmáticos.
- a ação dura de 6 a 12 horas.
- não sofre biotransformação.
- meia-vida: 1,5 a 3,3 horas.
- excretado rapidamente na forma inalterada, pela urina e pela bile.

INDICAÇÕES
- profilaxia de asma brônquica, podendo ser usado isoladamente ou em associação com broncodilatadores e/ou corticosteroides.
- profilaxia do broncoespasmo induzido por poluidores atmosféricos (como dióxido de enxofre), exercício, ar frio ou alérgenos inalados.

DOSES
- por inalação oral, adultos e crianças maiores de 12 anos, na profilaxia de asma brônquica, 4 mg (duas inalações) duas vezes por dia, podendo ser aumentada até quatro vezes por dia se necessário; na profilaxia do broncoespasmo, 4 mg (duas inalações) como dose única até 30 minutos antes de exercício ou exposição a qualquer fator precipitante.
- não se estabeleceram a eficácia e a segurança em crianças com menos de 12 anos de idade.

CONTRAINDICAÇÕES
- sensibilidade ao nedocromil.

EFEITOS ADVERSOS
- reações graves são raras.
- broncoespasmo aumentado.
- cefaleia, náusea, tosse, rinite, irritação da garganta.

▶ TILADE (Aventis Pharma), fr. contendo 112 inalações com 2 mg/inalação (aerossol)

▶ Anticolinérgicos

Alguns anticolinérgicos antimuscarínicos podem aliviar o broncoespasmo bloqueando os impulsos colinérgicos parassimpáticos no receptor. Por isso, podem ser utilizados em casos de ineficácia de β-adrenérgicos inalados ou teofilina ou quando a tosse é forte. Os usados são brometo de ipratrópio, brometo de tiotrópio e sulfato de atropina. São mais eficazes e produzem menos reações adversas quando administrados por inalação.

BROMETO DE IPRATRÓPIO

Quimicamente, é derivado da atropina. Corresponde a um éster do tropano. É antimuscarínico mais eficaz e mais seguro que a atropina. Pode ser útil quando a teofilina e/ou β$_2$-adrenérgico inalado não é adequado ou não tolerado e nos pacientes asmáticos que apresentam, como sintoma predominante, bronquite crônica ou tosse. Não deve, porém, ser usado para o tratamento de episódios agudos de broncoespasmo em que se exige resposta rápida, porque tem início de ação mais lento do que o dos agonistas adrenérgicos β$_2$ administrados por inalação.

FARMACODINÂMICA
- broncodilatador.

FARMACOCINÉTICA
- pouco absorvido, atingindo níveis sanguíneos muito baixos.
- início de ação: dentro de 5 a 15 minutos.
- atinge o efeito máximo em cerca de 1 a 2 horas após a inalação.
- duração de ação é de aproximadamente 3 a 5 horas.
- a pequena fração absorvida sofre biotransformação hepática, dando metabólitos praticamente inativos.
- meia-vida de eliminação é de cerca de 2 horas.
- não atravessa a barreira hematencefálica.
- excretado, em sua maioria, pelas fezes (90%), na forma íntegra.

INDICAÇÕES
- tratamento de manutenção na obstrução crônica das vias respiratórias, tais como bronquite crônica, asma e enfisema.

DOSES
- para doença pulmonar obstrutiva crônica, 0,25 a 0,5 mg em nebulização (diluída) três ou quatro vezes ao dia, a intervalos de 6 ou 8 horas. Casos graves, 0,5 mg cada 4 ou 8 horas.
- para asma brônquica, em inalação oral, 0,5 mg em diluição para nebulização, três ou quatro vezes ao dia, a intervalos de 6 ou 8 horas.
- para crianças de 5 anos a 12, para inalação oral, 0,125 a 0,25 mg cada 4 ou 6 horas, podendo ser diluídos em 3 a 5 mL de solução fisiológica para nebulização.
- para adultos e crianças > 6 anos com rinorreia alérgica, 2 aplicações intranasais (0,042 mg) em cada narina cada 12 ou 8 horas. A dose máxima recomendada é 0,252 mg cada 24 horas.

CONTRAINDICAÇÕES
- hipersensibilidade à atropina ou seus derivados.
- menores de 12 anos.

EFEITOS ADVERSOS
- palpitações, nervosismo, tontura, cefaleia, exantema, náusea, distúrbios gastrintestinais, visão embaçada.
- secura da boca, tosse, exacerbação dos sintomas.

▶ ATROVENT (Boehringer Ingelheim), fr. de 20 mL c/ 0,250 mg/mL (solução para inalação)
fr. de 15 mL com bocal e aerocâmara c/ 0,020 mg/dose (aerossol dosificador)
▶ ATROVENT NASAL (Boehringer Ingelheim), fr. de 15 mL com 0,300 mg/mL (aerossol)
▶ BROMETO DE IPRATRÓPIO (Neo-Química), fr. de 20 mL com 0,25 mg/mL (gotas), (genérico)
▶ BROMETO DE IPRATRÓPIO (Prati, Donaduzzi), 1 e 200 fr. de 20 mL com 0,25 mg/mL (solução para inalação), (genérico)
▶ BROMETO DE IPRATRÓPIO (Teuto-Brasileiro), fr. de 20 mL com 0,25 mg/mL (solução nasal), (genérico)
▶ BROMETO DE IPRATRÓPIO (União Química), fr. de 20 mL com 0,25 mg/mL (solução para inalação), (genérico)

ASSOCIAÇÃO
▶ DUOVENT (Boehringer Ingelheim), (brometo de ipratrópio 0,040 mg + bromidrato de fenoterol 0,100 mg por dose), fr. de 15 mL (correspondente a 300 doses)

BROMETO DE TIOTRÓPIO

É composto de amônio quaternário, derivado do brometo de ipratrópio. É um anticolinérgico potente, de ação prolongada, que se liga seletivamente aos receptores muscarínicos M$_1$, M$_2$ e M$_3$, porém com dissociação lenta dos receptores M$_1$ e M$_3$ e mais rápida do M$_2$. Sua ação broncodilatadora é dose-dependente e superior a 24 horas, sendo mais eficaz que a do brometo de ipratrópio e a do salmeterol, com resultante melhora da função pulmonar, da sintomatologia resultante da doença pulmonar obstrutiva crônica e de suas recidivas, bem como melhora da qualidade de vida. Em pacientes asmáticos, o seu efeito, em dose única diária, pode chegar até 36 horas. É desprovido de efeitos cardiovasculares ou respiratórios significativos.

FARMACODINÂMICA
- anticolinérgico, broncodilatador.

FARMACOCINÉTICA
- após inalação, atinge o pico da concentração plasmática máxima em cerca de cinco minutos, caindo para níveis de cerca de 2 pg/mL em menos de uma hora.
- para soluções orais, biodisponibilidade de 2 a 3%. Cerca de 10 a 15% são absorvidos pelo trato gastrintestinal.
- biodisponibilidade de 19,5%.
- volume de distribuição de 32 L/kg.
- cerca de < 20% sofrem biotransformação hepática, in vitro, via sistema enzimático do citocromo P450 através de oxidação e conjugação subsequente envolvendo as CYP 2D6 e 3A4.
- meia-vida de 5 a 6 dias.
- em estudos realizados em animais, não atravessa a barreira hematencefálica.
- depuração de 880 mL/min. A depuração diminui discretamente no paciente idoso. Na presença de insuficiência renal leve há um aumento de cerca de 39% na ASC e de 82% naquela de grau moderado a grave.
- 74% eliminados na urina sob a forma inalterada.
- pequena parte do composto original é biotransformada a N-metilescopolamina e ácido ditienilglicólico sem participação enzimática, ambos inativos.
- na presença de insuficiência hepática não há alteração significativa da sua farmacocinética.

INDICAÇÕES
- como broncodilatador no tratamento da doença pulmonar obstrutiva crônica.

DOSES
- 22,5 μg do brometo de tiotrópio monoidratado são equivalentes a 18 μg de tiotrópio, uma vez ao dia

usando o dispositivo apropriado que acompanha o produto. Cada dose libera 10 μg.

CONTRAINDICAÇÕES
- hipersensibilidade ao fármaco, à atropina e a seus derivados.
- < 18 anos.
- gravidez e lactação.
- insuficiência renal grave.
- uso concomitante com outros anticolinérgicos.
- tratamento inicial dos episódios agudos de broncoespasmo.

PRECAUÇÕES
- as cápsulas não devem ser deglutidas.
- uso exclusivo com o dispositivo apropriado que acompanha o produto.
- vigiar a administração na presença de glaucoma de ângulo estreito, hiperplasia prostática ou obstrução do colo da bexiga.
- evitar o contato acidental com os olhos.

EFEITOS ADVERSOS
- xerostomia.
- constipação.
- taquicardia.
- sinusite, faringite, moniliase.
- retenção urinária.

▶ SPIRIVA (Pfizer), 10 e 30 cáps. com inalador × 22,5 μg de brometo de tiotrópio monoidrato (equivalente a 18 μg de tiotrópio)

▶ Anti-histamínicos

Os anti-histamínicos ocasionalmente impedem ou abortam episódios alérgicos, sobretudo em crianças. O mais usado como antiasmático é o fumarato de cetotifeno. Outro, fenotiazínico, é a oxomemazina, comercializada apenas em associações, com a guaifenesina.

CETOTIFENO

Quimicamente, é uma cetona de composto tricíclico (benzocicloeptatiofeno) ligado pelo anel central à metilpiperidina. Possui propriedades antianafiláticas. Inibe por tempo prolongado as reações histamínicas por bloqueio dos receptores H$_1$. A duração do tratamento deve ser suficientemente prolongada, pois a ação profilática se manifesta progressivamente em cerca de quatro semanas; o efeito protetor máximo é obtido por tratamento durante vários meses; o cetotifeno não tem efeito cumulativo. Usado na forma de fumarato.

FARMACODINÂMICA
- antiasmático, anti-histamínico.

FARMACOCINÉTICA
- absorvido rápida e quase completamente pela via oral.
- cerca de 75% se ligam às proteínas plasmáticas.
- sofre biotransformação hepática intensa, dando diversos metabólitos, que, sob a forma livre e na de glicuroconjugados, são encontrados no plasma e na urina.
- atinge concentração plasmática máxima em duas a quatro horas.

- eliminação é bifásica, com uma meia-vida curta de 3 a 5 horas e outra longa, de 21 horas.
- excretado principalmente (60%) pela urina, 0,8% na forma inalterada e 22 a 27% sob a forma de derivados glicuroconjugados.

INDICAÇÕES
- profilaxia da asma brônquica alérgica ou com componente alérgico.

DOSES
- por via oral, adultos e crianças acima de 3 anos, 1 mg duas vezes ao dia (com as refeições matinal e noturna); em pacientes suscetíveis à sedação, 0,5 mg duas vezes ao dia, aumentando até a dose terapêutica total de 1 mg.
- por via oral, crianças de 6 meses a 3 anos, 0,5 mg duas vezes ao dia.
- na conjuntivite alérgica, 1 a 2 gotas no saco conjuntival, duas a quatro vezes ao dia.

CONTRAINDICAÇÕES
- menores de 6 meses.
- primeiro trimestre da gravidez.
- lactantes.

EFEITOS ADVERSOS
- sedação, com sonolência diurna.
- secura da boca, tontura e distúrbios digestivos.

INTERAÇÕES MEDICAMENTOSAS
- pode potencializar os efeitos do álcool, anti-histamínicos, hipnóticos e sedativos.
- fármacos hipoglicemiantes podem causar diminuição reversível de plaquetas.

▶ ASDRON (Marjan), 20 comprimidos × 1 mg
fr. de 100 mL com 0,2 mg/mL (xarope)
▶ ASMALERGIN (Millet Roux), 20 comprimidos × 1 mg
fr. de 100 mL com 0,2 mg/mL (xarope)
▶ ASMAX (Ativus), 20 comprimidos × 1 mg
fr. de 100 mL com 0,2 mg/mL (xarope)
fr. de 30 mL com 1 mg/mL (gotas)
▶ ASMEN (Farmalab), 20 comprimidos × 1 mg
fr. de 100 mL com 0,2 mg/mL (xarope)
▶ ASMOFEN (Teuto-Brasileiro), 20 comprimidos × 1 mg
fr. de 120 mL × 1 mg/5 mL (xarope)
fr. de 30 mL × 1 mg/mL (gotas)
▶ FUMARATO DE CETOTIFENO (Ativus), fr. de 30 e 100 mL com 1 mg/mL (solução oral), (genérico)
▶ FUMARATO DE CETOTIFENO (EMS), 20 comprimidos × 2 mg (genérico)
fr. de 30 mL com 1 mg/mL (solução oral), (genérico)
fr. de 120 mL com 0,2 mg/mL (xarope), (genérico)
▶ FUMARATO DE CETOTIFENO (Eurog./Legrand), fr. de 30 mL com 1 mg/mL (solução oral), (genérico)
fr. de 120 mL com 0,2 mg/mL (xarope), (genérico)
▶ FUMARATO DE CETOTIFENO (Germed), fr. de 30 mL com 1 mg/mL (solução oral), (genérico)
fr. de 120 mL com 0,2 mg/mL (xarope), (genérico)
▶ FUMARATO DE CETOTIFENO (Medley), 1 e 24 fr. de 120 mL com 0,2 mg/mL (genérico)
1 e 24 fr. de 30 mL com 1 mg/mL (genérico)
▶ FUMARATO DE CETOTIFENO (Merck), fr. de 100 mL com 1 mg/5 mL (xarope), (genérico)
▶ FUMARATO DE CETOTIFENO (Teuto), fr. de 120 mL com 0,2 mg/mL (xarope), (genérico)
▶ FUMARATO DE CETOTIFENO (União Química), fr. de 120 mL com 1 mg/5 mL (solução oral), (genérico)
▶ NEMESIL (Sanofi-Synthélabo), 20 comprimidos × 1 mg
fr. de 120 mL com 0,2 mg/mL (xarope)
▶ PROFILASMIN-PED (Stiefel), fr. de 120 ml com 200 mg/mL (xarope)
▶ PRURIFEN (Neo-Química), fr. de 120 mL com 1 mg/5 mL (xarope)
▶ ZADITEN (Novartis), 20 comprimidos × 1 mg
fr. de 120 mL com 0,2 mg/mL (xarope)
fr. de 30 mL com 1 mg/mL (gotas)
fr. de 5 mL com 0,5 mg/mL (colírio)
▶ ZETITEC (UCI-Farma), fr. c/ 120 mL × 1 mg/5 mL (suspensão)
fr. c/ 30 mL × 1 mg/mL (solução oral) c/ conta-gotas
20 comprimidos × 1 mg

▶ Antiasmáticos diversos

Vários outros compostos, com mecanismos diversos, apresentam ação antiasmática. Um deles, usado entre nós, é o pimetixeno. Está descrito no capítulo 7.

Os outros são: os antagonistas dos receptores dos leucotrienos, o montelucaste e o zafirlucaste; um anticorpo monoclonal recombinante, o omalizumabe, e um inibidor da fosfodiesterase 4, o roflumilaste.

MONTELUCASTE

É um antagonista específico e potente do receptor do leucotrieno cisteínico LT1 e inibidor da ação fisiológica do leucotrieno D4 (LTD4) e, consequentemente, dos efeitos danosos dos leucotrienos, como broncoconstrição, aumento da secreção brônquica, edema, diminuição do movimento ciliar respiratório. Possui duração de ação prolongada, permitindo administração a cada 24 horas. As respostas asmáticas imediata e tardia são consideravelmente reduzidas. O volume expiratório forçado em 1 segundo (VEF1) melhora consideravelmente até 12 semanas após o início da terapia, provocando uma diminuição do uso de beta-agonistas durante as crises de asma. Não se observa tolerância à terapêutica. É muito seguro para uso pediátrico.

É descrito quimicamente como o sal monossódico do ácido acético [R-(E)]-1-[[[1-3-[2-(7-cloro-2-quinolinil)etinil]fenil]-3-[2-(1-hidroxi-1-metiletil)fenil]propil]tio]metil]ciclopropano.

FARMACODINÂMICA
- antiasmático.

FARMACOCINÉTICA
- após administração oral é rapidamente absorvido, sem sofrer influência do alimento.
- biodisponibilidade de 64%.
- atinge o pico da concentração plasmática máxima de 3 a 4 horas após a administração de 10 mg da apresentação comprimidos e de 2 a 2,5 horas após 5 mg dos comprimidos mastigáveis.
- volume de distribuição varia de 8 a 11 L.
- > 99% ligam-se às proteínas plasmáticas.
- meia-vida plasmática de 2,7 a 5,5 horas.

- sofre extensa biotransformação hepática produzindo cerca de seis metabólitos, sendo os metabólitos M5 e M6 detectados no plasma em concentrações cerca de 10 vezes menores do que o fármaco ativo. O metabólito M4 predomina na bile. O metabólito M6 liga-se fortemente ao receptor de leucotrienos, enquanto o M5, de 8 a 10 vezes menos.
- a isoenzima 3A4 do citocromo P450 está envolvida na formação do metabólito M5 e a 2C9, na do metabólito M6.
- depuração plasmática de cerca de 45 mL/min.
- 86% eliminados pela bile e < 0,2% pela urina.

INDICAÇÕES
- profilaxia e tratamento crônico da asma, incluindo: prevenção dos sintomas diurnos e noturnos, tratamento de pacientes asmáticos sensíveis à aspirina e prevenção da broncoconstrição induzida por exercício.

DOSES
- para adultos, 10 mg uma vez ao dia, ao deitar.
- para crianças > 6 anos, 5 mg uma vez ao dia, ao deitar.

CONTRAINDICAÇÕES
- hipersensibilidade ao montelucaste.
- crianças < 6 anos.
- crises agudas de asma.
- gravidez e lactação.

PRECAUÇÕES
- corticosteroides orais ou inalatórios não devem ser substituídos abruptamente pelo montelucaste.
- apesar dos portadores de insuficiência hepática leve a moderada mostrarem uma AST cerca de 41% mais alta, não é necessário ajuste da dose.
- a apresentação de 5 mg contém fenilalanina.
- vigiar os pacientes quanto ao aparecimento de eosinofilia (vasculite da síndrome de Churg-Strauss), agravamento dos sintomas pulmonares, complicações cardíacas e neuropatia.

EFEITOS ADVERSOS
- astenia, fadiga, febre, dor abdominal.
- diarreia, dispepsia.
- cefaleia, tontura, insônia.
- congestão nasal, tosse, gripe.
- erupção cutânea.
- elevações de AST e ALT.

INTERAÇÕES MEDICAMENTOSAS
- fenobarbital pode reduzir sua concentração plasmática.

▶ *MONTELAIR (Aché), 10 e 30 comprimidos × 10 mg*
10 e 30 sachês × 4 mg
▶ *MONTELUCASTE DE SÓDIO (Biosintética), 10 e 30 comprimidos × 10 mg (genérico)*
▶ *SINGULAIR (Merck Sharp & Dohme), 10, 14 e 30 comprimidos × 5 e 10 mg*
30 comprimidos mastigáveis × 4 mg
▶ *SINGULAIR BABY (Merck Sharp & Dohme), 10 e 30 sachês × 4 mg*

OMALIZUMABE

É anticorpo monoclonal recombinante obtido por engenharia genética que se liga ao domínio Cε3 da IgE circulante e este com o receptor FcεRI, impedindo a ativação dos mastócitos e basófilos. Como resultado, cai o nível circulante plasmático de IgE e nos fluidos intersticiais com diminuição importante de imunocomplexos responsáveis pela ligação com os alérgenos. Portanto, é a acoplagem IgE-anti-IgE (anticorpo monoclonal) ao alérgeno formando o complexo IgE-anti-IgE-alérgeno que não se une ao receptor Fcε3. Posteriormente estes complexos são eliminados graças à fagocitose efetuada por macrófagos. Acredita-se que eles também se acumulam em regiões próximas à mucosa epitelial das vias respiratórias, impedindo a entrada dos alérgenos. A impossibilidade da união IgE circulante-receptor-anticorpo impossibilitará o desencadeamento da cascata de liberação de histamina, prostaglandinas, leucotrienos, citocinas e outros mediadores responsáveis pelo desencadeamento das crises de asma brônquica e de outras reações alérgicas. Após administração de uma dose única obtém-se redução das concentrações de IgE livre da ordem de 95% e em cerca de 50% dos pacientes consegue-se reduzir a dose de corticosteroide inalado pela metade.

FARMACODINÂMICA
- antiasmático.

FARMACOCINÉTICA
- após administração em dose única por via subcutânea atinge o pico da concentração plasmática entre 6 e 10 dias.
- biodisponibilidade entre 53 e 71%.
- meia-vida plasmática média de 22 ± 8,2 dias.
- a depuração do omalizumabe relaciona-se com a depuração da IgG e é da ordem de 2,27 a 4,12 mL/kg/dia.

INDICAÇÕES
- profilaxia e tratamento das exacerbações dos sintomas da asma brônquica.
- profilaxia e tratamento dos sintomas nasais e oculares da rinite alérgica sazonal.

DOSES
- 150 a 375 mg cada duas ou quatro semanas, por via subcutânea. As doses e a frequência das administrações são calculadas de acordo com o nível sérico de IgE, devendo ser aferido antes do início do tratamento e baseadas no peso corpóreo, segundo a tabela a seguir:

DOSES DE OMALIZUMABE PARA ADULTOS E CRIANÇAS > 6 ANOS

A dose máxima recomendada não deve ultrapassar 20 mg/kg ou 750 mg. Para os pacientes cujo peso não se enquadre na tabela, pode-se utilizar a seguinte fórmula: peso corpóreo (kg) × IgE basal (UI/mL) × 0,008 mg/kg (UI/mL) = dose individual (mg)/intervalo de 2 semanas. O uso de corticosteroide pode ser suspenso após 16 semanas.

- para rinite, 300 mg cada 3 ou 4 semanas e iniciado cerca de 2 semanas antes do início previsto da época do pólen. As doses são calculadas de acordo com a tabela:

DOSE DE OMALIZUMABE PARA ADULTOS E CRIANÇAS > 6 ANOS COM RINITE ALÉRGICA

IgE sérica basal (UI/mL)	mg por dose	Frequência da administração
≥ 30 ≤ 150	300	cada 4 semanas
> 150 ≤ 700	300	cada 3 semanas

CONTRAINDICAÇÕES
- hipersensibilidade ao fármaco.
- gravidez e lactação.
- crianças < 6 anos.

PRECAUÇÕES
- vigiar a administração aos pacientes > 65 anos.
- os níveis séricos IgE total podem aumentar em até 4 vezes durante o tratamento. O teste Abbott IMX fornece os títulos de IgE total sérica mais confiáveis.

EFEITOS ADVERSOS
- hipersensibilidade ao fármaco.
- anafilaxia.
- artralgia.
- cefaleia, dor, dores nos membros inferiores ou nos braços.
- fadiga, tontura.
- prurido, dermatite.

▶ *XOLAIR (Novartis), fr.-amp. com 5 mL de diluente × 150 mg*

IgE basal (UI/mL)	Peso em kg/miligramas de omalizumabe por intervalo de 4 semanas							
	20-30	>30-40	>40-50	>50-60	>60-70	>70-80	>80-90	>90-150
>30-100	150	150	150	150	150	150	150	300
>100-200	150	150	300	300	300	300	300	450
>200-300	150	300	300	300	450	450	450	600
>300-400	300	300	450	450	450	600	600	
>400-500	300	450	450	600	600	600	750	
>500-600	300	450	600	600				
>600-700	450	450	600	750				
>700-800	450	600	750					
>800-900	450	600	750					
>900-1.000	600	750						
>1.000-1.100	600	750						
>1.100-1.200	600							
>1.200-1.300	750							

ROFLUMILASTE

É inibidor seletivo da fosfodiesterase 4 (PDE4), um anti-inflamatório não esteroide que atua na PDE4A, 4B e 4D, com nome químico 3-(ciclopropilmetoxi)-N-(3,5-dicloropiridin-4-il)-(difluorometoxi) benzamida. Seu metabólito N-óxido roflumilaste apresenta propriedade semelhante, mas, *in vitro*, apresenta potência 3 vezes menor que o composto original. Provoca uma elevação do AMP cíclico nas células do pulmão e, por meio da estimulação de neutrófilos, monócitos, macrófagos ou linfócitos, inibe a liberação de mediadores inflamatórios. Na doença pulmonar obstrutiva crônica, diminui a concentração de neutrófilos no escarro, além de diminuir o influxo de neutrófilos e eosinófilos nas vias respiratórias.

Farmacodinâmica
- antiasmático.

Farmacocinética
- após uma dose oral de 500 µg, alcança a concentração plasmática máxima em cerca de 1 h, podendo variar de 0,5 a 2 h. As concentrações máximas do metabólito N-óxido são alcançadas em cerca de 8 horas. Não sofre influência dos alimentos; porém, prolonga a $T_{máx}$ em aproximadamente 1 h e reduz a $C_{máx}$ de 40%, sem afetar esses parâmetros do N-óxido roflumilaste.
- as concentrações plasmáticas de estado de equilíbrio do roflumilaste e do N-óxido roflumilaste são alcançadas em 4 e 6 dias, respectivamente.
- biodisponibilidade de 80%.
- 99 e 97% do roflumilaste e do N-óxido roflumilaste ligam-se às proteínas plasmáticas, respectivamente.
- volume de distribuição de 2,9 L/kg.
- a ASC plasmática do N-óxido roflumilaste é 10 vezes maior que a do roflumilaste.
- no caso de insuficiência hepática moderada, a ASC do roflumilaste aumenta em 51% e a do N-óxido roflumilaste em 24% nos pacientes Child-Pugh A e em 92% e 41% nos Child-Pugh B, respectivamente.
- na insuficiência renal grave, a ASC do roflumilaste se reduz em 21% e a do N-óxido roflumilaste em 7% enquanto a $C_{máx}$ se reduz em 16 e 12%, respectivamente.
- > 65 anos de idade apresentam ASC e $C_{máx}$ aumentadas de 27 e 16%, respectivamente, para o roflumilaste e 19 e 13% para o seu metabólito principal.
- no sexo feminino, a ASC do roflumilaste é 39% maior e a do metabólito principal o aumento é de 33%.
- apresenta baixa penetração na barreira hematencefálica.
- sofre biotransformação extensa por meio do sistema do citocromo P450, provavelmente CYP1A2 e 3A4, e de reações de conjugação, formando um metabólito principal, o N-óxido roflumilaste.
- meia-vida do roflumilaste e do N-óxido roflumilaste de 17 e 30 h, respectivamente.
- depuração plasmática de 9,6 L/h.
- cerca de 70% do roflumilaste radiomarcado são recuperados na urina.
- < 1% do N-óxido roflumilaste são detectados na urina, além de outros metabólitos conjugados como o N-óxido glicuronídio e o 4-amino-3,5-dicloropiridina N-óxido.

Indicações
- como redutor do risco de exacerbações da doença pulmonar obstrutiva crônica (DPOC) nos pacientes com DPOC grave associada à bronquite e histórico de exacerbações.

Dose
- 500 µg uma vez ao dia. Para alcançar o efeito desejado pode levar várias semanas.

Contraindicações
- insuficiência hepática ou grave.
- gravidez e lactação. Categoria C da FDA.
- crianças.
- uso concomitante de fármacos indutores potentes do citocromo P450.

Precauções
- como não é broncodilatador, não deve ser usado para aliviar o espasmo brônquico.
- ter atenção em relação a tendência suicida. Avaliar cuidadosamente histórico prévio de depressão ou de suicídio.

Efeitos Adversos
- náusea, diarreia, dispepsia, gastrite, vômito, dor abdominal.
- anorexia, perda de peso.
- cefaleia.
- insônia, tontura.
- espasmos musculares, tremor.
- rinite, sinusite, infecção do trato urinário.
- comportamento suicida.

Interações Medicamentosas
- fármacos indutores potentes do citocromo P450 (rifampicina, fenobarbital, carbamazepina, fenitoína) diminuem a exposição ao roflumilaste e reduzem seu efeito terapêutico.
- o uso concomitante de inibidores da CYP3A4 ou que inibem conjuntamente as CYP3A4 e CYP1A2 (eritromicina, cetoconazol, fluvoxamina, enoxacina, cimetidina) podem aumentar a exposição sistêmica do roflumilaste e provocar mais efeitos adversos.
- contraceptivos orais que contêm gestodeno e etinilestradiol em sua composição podem aumentar a exposição sistêmica do roflumilaste.

▶ *DAXAS (Nycomed), 30 comprimidos revestidos × 500 µg*

ZAFIRLUCASTE

Corresponde à 4-(5-ciclopentiloxicarbonilamino-1-metilindol-3-ilmetil)-3-metoxi-o-toilsulfonilbenzamida e é inibidor competitivo das ações dos cisteinil-leucotrienos nos receptores LTD_4 e LTE_4. Ele compete no local do receptor pela ligação a cada um desses cisteinil-leucotrienos, responsáveis por potente constrição dos brônquios e relacionados a diversos processos inflamatórios na asma. Desse modo, previne o efeito broncoconstritor de um alérgeno, atenuando a inflamação, reduzindo a secreção mucosa, as concentrações de células e mediadores inflamatórios. Bloqueia ainda a broncoconstrição associada ao fator de ativação plaquetária. A melhora da função pulmonar relaciona-se em proporção direta com a dose usada e com a concentração plasmática. Reduz a utilização de β_2-agonistas também relacionada à dose. Possui um início de ação precoce e uma duração de ação prolongada. Os efeitos benéficos são observados a partir do terceiro dia de tratamento, melhorando a função pulmonar ao longo de treze semanas, com redução do despertar noturno e dos sintomas matinais da asma.

Farmacodinâmica
- antiasmático

Indicações
- profilaxia e tratamento de manutenção da asma crônica. Nos pacientes asmáticos que não estão controlados adequadamente com um β-agonista, está indicado como tratamento de manutenção de primeira linha. Deve ser usado de modo contínuo.

Farmacocinética
- bem absorvido após administração oral.
- alimentos reduzem a biodisponibilidade em 75%.
- atinge o pico da concentração plasmática em cerca de 3 horas.
- $C_{máx}$ e AST aumentadas em cerca de duas vezes nos idosos e na insuficiência hepática.
- concentração de equilíbrio atingida após 3 dias e proporcional à dose.
- sofre extensa biotransformação hepática, produzindo metabólitos 90 vezes menos potentes.
- > 99% ligam-se às proteínas plasmáticas.
- meia-vida de 10 horas.
- 88% eliminados pelas fezes e 10% pela urina.

Doses
- para adultos e crianças > 12 anos recomenda-se uma dose inicial de 20 mg duas vezes ao dia até um máximo de 40 mg duas vezes ao dia de acordo com a resposta clínica. Para manutenção, 20 mg duas vezes ao dia.
- para crianças entre 7 e 11 anos, 10 mg duas vezes ao dia.
- para pacientes idosos, 20 mg duas vezes ao dia.

Contraindicações
- hipersensibilidade ao zafirlucaste.
- gravidez.
- lactação.
- crianças < 7 anos.
- cirrose hepática.

Precauções
- não deve ser substituído abruptamente por corticosteroides administrados por via oral ou inalatória.
- a redução dos corticosteroides pode produzir eosinofilia sistêmica, algumas vezes com vasculite sistêmica compatível com síndrome de Churg-Strauss.
- podem ocorrer elevações transitórias em AST e ALT. Na presença de sinais e sintomas de insuficiência hepática, considerar a decisão de descontinuar o tratamento tendo em vista as condições do paciente.
- administração cuidadosa quando associado à warfarina.
- vigiar a administração concomitante com fármacos com biotransformação mediada pela isoenzima 3A4 do citocromo P450, como astemizol, cisaprida, ciclosporina, bloqueadores di-hidropiridínicos dos canais de cálcio, e pela isoenzima 2C9, como carbamazepina, fenitoína e tolbutamida.
- o tratamento deve ser mantido durante as exacerbações agudas da asma.
- não usar para reversão do broncoespasmo nas crises agudas de asma.

Efeitos adversos
- cefaleia
- faringite, rinite.
- náusea.
- reações de exacerbação da asma.
- urticária, angioedema, erupções cutâneas.
- alterações da função hepática (AST, ALT), icterícia.

Interações medicamentosas
- pode ser administrado com outros fármacos usados contra asma e alergia, sem interações adversas.
- ácido acetilsalicílico eleva as concentrações plasmáticas de zafirlucaste em 45%.
- o uso concomitante de eritromicina diminui a concentração plasmática de zafirlucaste em 40%.
- a teofilina diminui o nível plasmático de zafirlucaste em 30%.
- usado simultaneamente com terfenadina, reduz a AST daquele em 54%.
- inibe o sistema da isoenzima 2C9 do citocromo P450 quando associado à warfarina, produzindo um aumento do tempo de protrombina de 35%.

▶ *ACCOLATE (AstraZeneca), 28 e 56 comprimidos × 20 mg*
▶ *ACCOLATE PEDIÁTRICO (AstraZeneca), 28 e 56 comprimidos × 10 mg*

▶ TENSOATIVOS PULMONARES

São produtos utilizados na síndrome do desconforto respiratório (SDR), também chamada doença da membrana hialina (DMH), do recém-nascido. Para o tratamento de suporte usam-se algumas das seguintes medidas: prevenção da infecção hospitalar, impedimento da aspiração pulmonar e choque, oxigenoterapia, suporte ventilatório, uso da pressão expiratória final positiva, utilização da ventilação pulmonar mecânica convencional, hipoventilação controlada, uso de técnicas ventilatórias não convencionais, prevenção da toxicidade pelo oxigênio, impedimento da possibilidade de barotrauma, administração adequada de líquidos, manutenção do débito cardíaco por fármacos vasoativos e fornecimento de nutrição adequada.

Dois tensoativos pulmonares têm sido utilizados para a SDR: beractanto e palmitato de colfoscerila. Estes produtos devem ser administrados apenas por profissionais treinados e experientes em cuidados e ressuscitação de recém-nascidos prematuros. Antes da administração destes fármacos, as vias respiratórias do recém-nascido devem ser desimpedidas por aspiração. O tempo mínimo recomendado para a administração da dose total é de 4 minutos.

BERACTANTO

Consiste no extrato de tensoativo de pulmão bovino ou porcino modificado, contendo principalmente fosfolipídios, modificados pela adição de dipalmitoilfosfatidilcolina, ácido palmítico e tripalmitina. É utilizado na profilaxia e tratamento da síndrome do desconforto respiratório do recém-nascido.

A dose usual, por via endotraqueal, é equivalente a 100 mg de fosfolipídios por kg de peso corporal. Durante as primeiras 48 horas de vida podem ser administradas quatro doses; contudo, não se deve administrar mais frequentemente do que a cada 6 horas.

Os efeitos adversos mais comuns são bradicardia transitória e dessaturação de oxigênio. Raros são: palidez, vasoconstrição, hipotensão, hipertensão, hipocapnia, hipercapnia, apneia, hemorragia intracraniana.

▶ *ALVEOFACT (Boehringer Ingelheim), fr.-amp. de 1,2 mL com 54 mg*
▶ *CUROSURF (Farmalab), fr. de 1,5 mL com 120 mg fr. de 3 mL com 240 mg*
▶ *SURVANTA (Abbott), fr.-amp. de 8 mL com 25 mg/mL (suspensão endotraqueal)*

PALMITATO DE COLFOSCERILA

Corresponde a 1,2-dipalmitoil-*sn*-glicero-3-fosfocolina. É tensoativo sintético utilizado na síndrome de desconforto respiratório do recém-nascido, em lactentes nascidos com 32 semanas de gestação ou menos, e no tratamento da SDR em todas as idades gestacionais.

A dose para profilaxia, por via endotraqueal, é de 67,5 mg (5 mL) por kg de peso corporal para a primeira aplicação, administrada como tomada única logo que possível após o nascimento; a segunda e terceira doses devem ser administradas aproximadamente 12 e 24 horas mais tarde a todos os lactentes que permanecem na ventilação mecânica nessas ocasiões.

A dose para tratamento de resgate, por via endotraqueal, é, inicialmente, 67,5 mg (5 mL) por kg de peso corporal, administrada logo que possível após confirmação da SDR; a segunda dose deve ser administrada aproximadamente 12 horas após a primeira dose, contanto que o lactente permaneça sob ventilação mecânica.

Os efeitos adversos mais comuns são hemorragia pulmonar e apneia.

▶ *EXOSURF (GlaxoSmithKline), fr.-amp. de 10 mL com 108 mg/10 mL (13,5 mg/mL, quando reconstituído com 8 mL de água estéril para injeção fornecida pelo fabricante) (suspensão endotraqueal)*

▶ FÁRMACOS PARA DISTÚRBIOS PULMONARES

O distúrbio pulmonar mais comum é a fibrose cística. O único fármaco disponível em nosso meio para o tratamento deste distúrbio é a dornase alfa.

DORNASE ALFA

Também chamada desoxirribonuclease I humana recombinante (rhDNase) e DNase I, consiste em glicoproteína obtida por engenharia genética. Contém 260 aminoácidos em sequência primária idêntica à da desoxirribonuclease humana, enzima normalmente produzida em pequenas quantidades no pâncreas e glândulas salivares e presente no sangue, urina e saliva.

A dornase alfa atua reduzindo significativamente a viscoelasticidade do escarro em pacientes com fibrose cística, por fragmentação da longa molécula do DNA extracelular. Isso resulta em melhora da função pulmonar.

Farmacodinâmica
- adjuvante à terapia da fibrose cística.

Farmacocinética
- atinge concentração média no escarro de 3 µg/mL após 15 minutos; esta concentração cai para cerca de 0,6 µg/mL, em média, duas horas após a inalação.
- melhora significante na função pulmonar ocorre dentro de três dias a uma semana.
- redução nas infecções do trato respiratório leva semanas a meses.

Indicações
- tratamento de pacientes portadores de fibrose cística para reduzir a frequência das infecções respiratórias que exigem antibioticoterapia intravenosa e para melhorar a função respiratória.

Doses
- por nebulização, 2,5 mg uma vez ao dia, utilizando o nebulizador recomendado; quando necessário, 2,5 mg duas vezes ao dia.
- não se estabeleceram a eficácia e a segurança em crianças com menos de cinco anos.

Contraindicações
- sensibilidade à dornase alfa, produtos originários de células de ovário de criceto chinês ou qualquer componente do produto.
- gravidez.
- lactação.

Efeitos adversos
- rouquidão, faringite, laringite, erupção cutânea, dor torácica, conjuntivite.
- dor abdominal, astenia, febre, síndrome gripal, mal-estar, sepse.

▶ *PULMOZYME (Roche), 6 amp. com 1 mg/mL (dose única)*

AGENTES ANTINEOPLÁSICOS

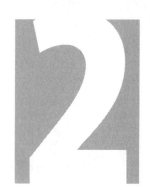

Tratamento do câncer
Ciclo celular
Problemas da quimioterapia antineoplásica
Associação de antineoplásicos
Classificação

▶ AGENTES ALQUILANTES
Mostardas nitrogenadas
    ciclofosfamida
    clorambucila
    ifosfamida
    melfalano
Nitrosureias
    carmustina
    fotemustina
    lomustina
Sulfonatos de alquila
    bussulfano
Triazenos
    dacarbazina
    temozolomida

▶ ANTIMETABÓLITOS
Análogos do ácido fólico
    metotrexato
    pemetrexede
    raltitrexato
Análogos das pirimidinas
    azacitidina
    capecitabina
    citarabina
    fluoruracila
    gencitabina
Análogos das purinas
    cladribina
    fludarabina
    mercaptopurina
    tioguanina

▶ COMPOSTOS DE PLATINA
    carboplatina
    cisplatina
    oxaliplatina

▶ ANTIBIÓTICOS
    bleomicina
    dactinomicina
    daunorrubicina
    doxorrubicina
    epirrubicina
    idarrubicina
    mitomicina

▶ PRODUTOS VEGETAIS
Alcaloides da vinca
    vimblastina
    vincristina
    vinorelbina
Podofilotoxinas
    etoposido
    podofilotoxina
    teniposido
Taxanos
    docetaxel
    paclitaxel

▶ HORMÔNIOS E ANÁLOGOS
Adrenocorticoides
    dexametasona
    prednisona
Androgênios
    testosterona
Estrogênios
    dietilestilbestrol
    fosfestrol
Progestogênios
    medroxiprogesterona
    megestrol
Antiandrogênios
    bicalutamida
    flutamida
    nilutamida
Antiestrogênios e inibidores da aromatase
    anastrozol
    exemestano
    formestano
    letrozol
    tamoxifeno
    toremifeno
Análogos da gonadorrelina
    busserrelina
    goserrelina
    leuprorrelina
    triptorrelina
Análogos da somatostatina
    lanreotida
    octreotida

▶ AGENTES DIVERSOS
    alentuzumabe
    aminoglutetimida
    BCG intravesical
    bevacizumabe
    bortezomibe
    cetuximabe
    Corynebacterium parvum
    degarelix
    desatinibe
    erlotinibe
    extrato metanólico de BCG
    gefitinibe
    hidroxicarbamida
    imatinibe
    interferona alfa
    interferona beta
    interleucina-2
    irinotecana
    lapatinibe
    mesna
    miltefosina
    mitotano
    mitoxantrona
    procarbazina
    rituximabe
    sorafenibe
    sunitinibe
    timostimulina
    topotecana
    transtuzumabe
    tretinoína
    vemurafenibe

Agentes antineoplásicos são quimioterápicos usados no tratamento do câncer. O objetivo do seu emprego é a destruição seletiva das células tumorais. Contrariamente ao que ocorre no tratamento de outros tipos de doenças, em que se utiliza geralmente um único fármaco, o tratamento moderno do câncer compreende cada vez mais a quimioterapia combinada, às vezes em associação com outros métodos de tratamento.

Câncer ou *neoplasia* maligna refere-se não a uma única doença, mas a centenas de doenças distintas causadas, provavelmente, por vários agentes, tais como certos compostos químicos, energia radiante (até a dos raios solares), certos vírus, agentes poluidores (da água, ar e alimento), deficiências alimentares, fatores hereditários e mutação celular de origem desconhecida.

Há dois grupos principais de câncer: tumores sólidos e enfermidades malignas hematológicas. Os tumores sólidos localizam-se inicialmente nos tecidos e órgãos concretos. Com o tempo, as células cancerosas separam-se do tumor primário e, levadas pelo sistema linfático ou corrente sanguínea, atingem locais distantes do organismo, onde se dividem e formam tumores secundários. A este fenômeno dá-se o nome de metástase; ele caracteriza a fase de disseminação da doença. As enfermidades malignas hematológicas, por sua vez, afetam os sistemas sanguíneo e linfático e, por isso, não raro já se encontram disseminadas desde o começo. As principais características dos tumores malignos são: a) crescimento ilimitado, insensível aos mecanismos de controle normais que limitam o crescimento e divisão celulares em tecidos

12.2 AGENTES ANTINEOPLÁSICOS

diferenciados; b) tendência invasora das células cancerosas, que penetram capilares, paredes de veias e canais linfáticos adjacentes; c) tendência a propagar-se metastaticamente a regiões remotas do organismo; esta invasão de tecidos normais e crescimento entre células normais é o que torna letal o câncer; d) morfologia celular menos diferenciada.

As neoplasias malignas ocupam o segundo lugar como *causa mortis*, vindo em seguida às doenças cardiovasculares. Segundo sua localização e forma, recebem nomes diferentes: carcinoma (tecido epitelial), sarcoma (tecido conjuntivo), linfoma (gânglios linfáticos) e leucemia (glóbulos brancos), que pode ser leucemia mieloide e leucemia linfoide. Os tumores malignos podem ser classificados também segundo sua localização anatômica. As leucemias recebem igualmente nomes diferentes, de acordo com o quadro sanguíneo e os sintomas que apresentam.

▶ Tratamento do câncer

Os tipos de tratamento de câncer hoje em dia são os seguintes: cirurgia, que é o método mais frequentemente empregado e o tratamento de escolha para tumores sólidos localizados, tais como câncer da mama e câncer do cólon; radioterapia, geralmente como adjuvante da cirurgia e usada logo após esta e também no tratamento de tumores sensíveis a ela, como seminoma dos testículos, retinoblastoma e carcinoma espinocelular localizado da nasofaringe; quimioterapia, recurso para tratar de tumores generalizados, isto é, não localizados, tais como, por exemplo, leucemia, coriocarcinoma, mieloma múltiplo, doença de Hodgkin e linfoma de Burkitt e como adjuvante à cirurgia e, em determinados casos, à radioterapia.

Os agentes antineoplásicos disponíveis hoje em dia são, geralmente, apenas paliativos, sobretudo no caso da leucemia. Usualmente não curam o câncer, apenas efetuam sua remissão temporária. Contudo, alguns tipos de neoplasias humanas disseminadas são altamente passíveis de cura pela quimioterapia.

Os agentes antineoplásicos são, em sua maioria, essencialmente fármacos anticrescimento, planejados na suposição de que as células cancerosas multiplicam-se sempre mais rapidamente do que todas as células normais; assim, os agentes antineoplásicos devem, de algum modo, interferir na mitose celular. Entretanto, as células tumorais não sofrem mitose mais rápida do que todas as células normais. Por exemplo, as células do sistema hematopoético, mucosa interna, mucosa oral, folículos capilares e pele dividem-se mais rapidamente do que as células tumorais. Por esta razão, os fármacos que atuam destruindo células que se dividem rapidamente deverão atacar também os tecidos normais e, por isso, são muito tóxicos e até letais para o paciente. Sintomas comuns de intoxicação causada pelos agentes antineoplásicos são leucopenia, trombocitopenia, anorexia, náusea, vômito, alopecia, tromboflebite e cistite. Por isso, a quimioterapia deve ser acompanhada de exames hematológicos. Contudo, é utilizada para o tratamento de tumores não localizados e, também, como adjuvante na cirurgia e radioterapia, nos casos em que esses tratamentos são os indicados.

▶ Ciclo celular

Para se compreender o mecanismo de ação dos agentes antineoplásicos e por que somente certas células tumorais são sensíveis a estes fármacos, devem ser levadas em consideração as fases do ciclo celular dos tumores (Fig. 12.1).

A divisão das células passa por determinadas fases. A duração do ciclo e da fase varia amplamente em células de tipos diferentes. Após completar-se a fase mitótica (M), as células permanecem durante período variável de tempo na fase pós-mitótica (G_1), em que a síntese do DNA não se verifica, mas as sínteses do RNA e das proteínas prosseguem normalmente. Na fase G_1 tardia, ocorre eclosão de síntese de RNA. Em seguida vem a fase sintética (S), quando o DNA celular é replicado. Daí começa a fase pós-sintética (G_2), em que a célula é tetraploide, isto é, encerra duas vezes o conteúdo de DNA, e a síntese proteica e de RNA continuam. A seguir vem a fase mitótica (M); durante este período as sínteses proteica e de RNA diminuem abruptamente, ao passo que o material genético é segregado nas células-filhas. No fim da fase mitótica, abrem-se duas alternativas às células: a) podem reentrar na fase G_1 e prosseguir proliferando; b) podem entrar na fase de repouso (G_0). Algumas das células em repouso perdem sua capacidade de proliferar, abandonando irreversivelmente o ciclo; outras células em repouso permanecem viáveis, sendo potencialmente capazes de produzir linhagem ilimitada de descendentes. Estas são as chamadas células clonogênicas ou células-tronco; em sua maioria estas são refratárias aos agentes antineoplásicos, sendo capazes de sobreviver à quimioterapia; portanto, podem repovoar o tumor e causar a recorrência da doença. Assim, a persistência das células tumorais clonogênicas é causa provável dos malogros da quimioterapia.

Fármacos antineoplásicos específicos são eficazes somente contra células que se dividem ativamente. Ademais, as concentrações citotóxicas dos fármacos fase-específicos devem ser mantidas por tempo suficiente para expor fração suficiente das células cancerosas durante sua passagem através da fase sensível.

Alguns agentes antineoplásicos são eficazes primariamente durante parte do ciclo celular; são chamados cicloespecíficos. Por exemplo, citarabina e hidroxicarbamida são fase-S-específicas,

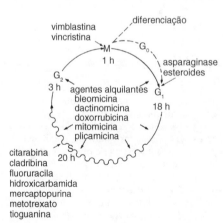

Fig. 12.1 Ciclo celular e local de ação dos agentes antineoplásicos.

Quadro 12.1 Fases do ciclo celular

Fase G_1 ou pré-sintética:
Intervalo anterior à síntese de DNA, de duração muito variável. Nesta fase formam-se as enzimas para a síntese de DNA.

Fase S ou sintética:
É a fase da síntese do DNA.

Fase G_2 ou pós-sintética:
Intervalo entre o final da síntese de DNA e o início da mitose.

Fase M:
É o período da mitose; cada célula-filha possui uma dupla dotação de DNA e dá origem a duas células G_1, que entram em G_1 ou em G_2.

Fase G_0 ou não proliferativa:
Corresponde ao período em que as células se encontram em repouso. As células nesta etapa não estão em período de proliferação e não passam para G_1.

vale dizer, atuam sobre células em divisão que se encontram na fase S do ciclo celular. Mercaptopurina e metotrexato são também fase-S-específicos; seus efeitos, porém, são autolimitados porque exercem outras ações inibitórias que retardam o ingresso das células na fase S. Vimblastina e vincristina, que são inibidoras do fuso mitótico, são fase-M-específicas.

Os agentes alquilantes, os antibióticos em sua maioria, a cisplatina e a procarbazina são ciclofase-inespecíficos. Muitos destes quimioterápicos são mais eficazes contra células que se encontram em proliferação ou aquelas que estão em fase específica do ciclo celular.

Alguns antineoplásicos são ativos apenas na fase estacionária (G_0), enquanto outros atuam em uma ou mais fases do crescimento logarítmico: fase mitótica (M), fase pós-mitótica (G_1), fase sintética (S) ou fase pré-mitótica (G_2) (Quadro 12.1). Em geral, fármacos que formam ligações covalentes com seus receptores, assim inibindo de maneira *irreversível*, são letais em todas as fases; é o caso dos agentes alquilantes, que são usados contra tumores sólidos, cujas células estão preponderantemente na fase estacionária. Por outro lado, quimioterápicos que se complexam com seus receptores mediante interações mais fracas, tais como ligações iônicas e hidrogênicas, transferência de carga e interações hidrofóbicas e de van der Waals, causando assim apenas inibição *reversível*, são letais somente para células que se dividem rapidamente; por exemplo, os antimetabólitos, que atuam predominante ou exclusivamente durante a fase S.

▶ Problemas da quimioterapia antineoplásica

O objetivo da quimioterapia do câncer é erradicar todas as células malignas sem afetar as células normais. Infelizmente, a quimioterapia não resolveu o problema do câncer até o grau desejado. Para este malogro há diversas razões, sendo as duas primeiras as principais:

Quadro 12.2 Resistência aos quimioterápicos antineoplásicos

Captação insuficiente do fármaco pela célula cancerosa	muitos fármacos, como os antibióticos antraciclínicos, mercaptopurina, metotrexato, mostardas nitrogenadas, alcaloides da vinca
Aumento da concentração da enzima-alvo ou afinidade alterada pela enzima-alvo	fluoruracila, metotrexato
Ativação insuficiente do fármaco	fluoruracila, mercaptopurina
Aumento da utilização de outra via bioquímica para a síntese de purinas e pirimidinas	antimetabólitos
Aumento da desativação do fármaco	citarabina
Aumento da renovação do DNA	agentes alquilantes
Diminuição do receptor	hormônios esteroides

1. As diferenças bioquímicas e morfológicas entre as células normais e as cancerosas são mínimas. Portanto, os agentes antineoplásicos são, em geral, tóxicos também para as células normais.

2. As células neoplásicas, em sua maioria, não são verdadeiramente "estranhas" ao hospedeiro. Em consequência, via de regra não suscitam resposta imunológica, em contraste com o que ocorre em infecções microbianas, em que as defesas imunológicas desempenham papel importantíssimo em coadjuvar o agente quimioterápico. Todavia, já foram detectados antígenos "estranhos" em diversos neoplasmas humanos — carcinoma do cólon, neuroblastoma e linfoma de Burkitt, por exemplo — o que sugere que os mecanismos de defesa podem estar compreendidos em remissões a longo prazo.

3. As células cancerosas desenvolvem resistência aos agentes antineoplásicos muito rapidamente (Quadro 12.2). Uma tentativa de obviar isto e melhorar o índice quimioterápico é a terapia combinada, mormente mediante associação racional de antimetabólitos. Contudo, até este extremo recurso terapêutico não resolve o problema; de fato, poderá até agravar toda a situação selecionando, do tumor tratado, os tipos mais malignos de câncer.

4. Alguns tumores malignos são pobremente irrigados pelo sangue e isso dificulta o fácil acesso dos fármacos às células cancerosas. Com o objetivo de aumentar a concentração de fármacos nos locais desejados, estão sendo utilizadas as técnicas de infusão e perfusão regionais.

5. Não existe, ainda, nenhum meio ideal de avaliar a utilidade terapêutica de agente antineoplásico potencial. Os dados obtidos com tumores experimentais transplantados de animais, tipo de triagem mais importante usado hoje em dia, não podem ser extrapolados a tumores humanos.

6. Os agentes antineoplásicos hodiernos, em sua maioria, produzem efeitos colaterais muito graves, tais como o fenômeno da imunorreação.

7. Sob certas condições, os agentes antineoplásicos conhecidos, se não todos, são também carcinogênicos.

Portanto, a estratégia na quimioterapia do câncer consiste primordialmente em, com base na histologia e bioquímica comparadas, explorar as diferenças morfológicas e metabólicas entre as células cancerosas e as células normais.

▶ **Associação de antineoplásicos**

O emprego de dois ou mais fármacos no tratamento do câncer baseia-se no conceito do sinergismo terapêutico. O objetivo principal é evitar o aparecimento precoce de resistência.

Os métodos para formar as associações de fármacos antineoplásicos são:

1. Método bioquímico: consiste em utilizar quimioterápicos adequados para causar alterações bioquímicas tais que reduzam a produção e a disponibilidade de um metabólito essencial para as células cancerosas, seja atacando fases diversas dos ciclos de biossíntese, seja inibindo processos diferentes compreendidos na manutenção e função de macromoléculas essenciais. Usam-se três sistemas básicos: a) inibição ou bloqueio sequencial (inibição de fases enzimáticas diferentes de um caminho bioquímico multienzimático; por exemplo, inibição de enzimas diversas compreendidas na biossíntese do ácido fólico); b) inibição ou bloqueio simultâneo (inibição concomitante de ciclos metabólicos paralelos que conduzem a um mesmo produto final; por exemplo, dano ao DNA, RNA ou proteínas por um quimioterápico e impedimento subsequente de sua recuperação ou síntese por um segundo quimioterápico); c) inibição complementar (produção de alterações bioquímicas em pontos diferentes da biossíntese de macromoléculas poliméricas; por exemplo, interferência na biossíntese dos ácidos nucleicos por um antimetabólito e bloqueio de sua replicação por um agente alquilante).

2. Método citocinético: consiste em utilizar quimioterápicos que atuem em fases diferentes do ciclo celular. Por exemplo, a associação de vincristina com metotrexato ou citarabina: a primeira atua na fase mitótica, ao passo que as outras agem especificamente na fase sintética. As associações feitas com base neste princípio, embora tenham dado resultados satisfatórios, não se mostraram superiores aos outros tipos de associação.

3. Método empírico: consiste no emprego, em associação, de quimioterápicos que atuem sobre determinado tumor por mecanismos diferentes. Por exemplo, a associação BCVPP (carmustina, vimblastina, ciclofosfamida, procarbazina e prednisona) no tratamento da doença de Hodgkin. Este método possibilita obter associações em doses bem toleradas.

As associações de antineoplásicos proporcionam geralmente resultados melhores que a monoterapia, com redução dos efeitos tóxicos, aumento da ação antineoplásica e retardamento do início da resistência. A seleção de fármacos para essas associações deve obedecer às seguintes normas: a) cada quimioterápico deve possuir sua atividade antineoplásica específica; b) os quimioterápicos devem atuar por mecanismos diferentes a fim de reduzir ao mínimo a possibilidade de aparecimento de resistência; c) as reações tóxicas causadas pelos quimioterápicos integrantes da associação não devem sobrepor-se, para que se possam usar as doses toleradas máximas de cada agente a fim de produzir a maior destruição das células tumorais; d) cada quimioterápico deve ser administrado na fase do ciclo celular quando ele é mais eficaz e a associação deve ser dada a intervalos compatíveis.

Somente médicos especializados na quimioterapia do câncer devem utilizar as associações de agentes antineoplásicos. As doses e os esquemas de administração são muito diferentes dos usados quando se empregam os quimioterápicos isoladamente.

▶ **Classificação**

Os agentes antineoplásicos podem ser divididos nas seguintes classes: agentes alquilantes, antimetabólitos, compostos de platina, antibióticos, produtos vegetais, hormônios e análogos e agentes diversos.

▶ **AGENTES ALQUILANTES**

São assim chamados porque atuam alquilando os ácidos nucleicos e proteínas. Sua ação citotóxica se deve primordialmente à ligação cruzada de fitas do DNA e RNA, bem como à inibição da síntese proteica. Os mais ativos são os compostos bifuncionais, as mostardas de "dois braços", como clorambucila. Os agentes monofuncionais, como as nitrosureias, são altamente mutagênicos.

Os agentes alquilantes são fase-inespecíficos do ciclo celular. Vale dizer, eles matam tanto as células em repouso quanto as células em divisão, embora, em sua maioria, sejam ativos contra as células proliferativas. São mais eficazes em tumores do sistema reticuloendotelial: leucemia crônica, linfomas e mielomas, por exemplo. Alguns manifestam atividade somente após sua biotransformação. Isso acontece com a ciclofosfamida, um profármaco (bioprecursor).

Todos os agentes alquilantes são teratogênicos, mutagênicos e carcinogênicos em experiências realizadas com animais de laboratório. Devem ser administrados em ambiente hospitalar, por médicos especializados.

O mecanismo de ação dos agentes alquilantes é provavelmente o mesmo. Eles matam as células durante todas as fases do ciclo celular. Inicialmente formam intermediários altamente reativos. Estes intermediários reagem então com o enxofre, o nitrogênio e o oxigênio de constituintes celulares, com tiol ionizado, amina, fosfato ionizado e ácido carboxílico ionizado, nesta sequência decrescente de preferência, ligando-se a eles fortemente através de ligações covalentes.

Como espécies químicas altamente reativas, os agentes alquilantes não são seletivos. Reagem

12.4 AGENTES ANTINEOPLÁSICOS

irreversivelmente com vários nucleófilos e não necessariamente com aqueles que são parte de células tumorais.

O componente celular mais sensível à ação dos agentes alquilantes é o DNA. O local primário de ataque é o átomo N-7 da guanina; outros átomos atacados são: N-3 da guanina, N-3, N-1 e N-7 da adenina, O-6 da timina e N-3 da citosina. A alquilação com ligação cruzada subsequente não só inibe a síntese do DNA, mas também causa expunção da guanina (despurinação) com a formação concomitante de uma ligação apurínica, facilmente hidrolisável, no arcabouço ribose-fosfato do DNA.

Embora haja agentes alquilantes mono, bi e trifuncionais, a maior atividade anticâncer encontra-se em agentes bifuncionais: eles contêm dois centros separados por uma distância ótima. Este é o caso de bussulfano, clorambucila e ciclofosfamida. Eles inibem a replicação do DNA quer direta, quer indiretamente.

CONTRAINDICAÇÕES
- hipersensibilidade aos fármacos.
- gravidez.
- lactação.

PRECAUÇÕES
- os pacientes devem estar sob a vigilância de médico com experiência no uso de agentes alquilantes.
- os efeitos mielodepressores podem resultar em aumento na incidência de infecção microbiana, cura retardada e sangramento gengival. Trabalho odontológico deve ser completado antes de iniciar o tratamento ou postergado até que o hemograma volte ao normal.
- deve-se levar em consideração a relação risco/benefício, quando existem os seguintes problemas médicos: funções hepática ou renal diminuídas, herpes-zóster, infecção, mielodepressão, sensibilidade ao fármaco, varicela.
- o emprego por tempo prolongado para quadros clínicos não neoplásicos apresenta o risco de carcinogenicidade potencial.
- são provavelmente mutagênicos e teratogênicos em humanos.
- afetam a fertilidade humana, produzindo amenorreia e azoospermia.
- deve-se realizar hemograma e medir frequentemente os níveis de ácido úrico para detectar hiperuricemia.

EFEITOS ADVERSOS
- mielodepressão: leucopenia, trombocitopenia, anemia.
- náusea, vômito.
- amenorreia, azoospermia.
- fibrose pulmonar.
- alopecia.

INTERAÇÕES MEDICAMENTOSAS
- podem elevar a concentração sérica de ácido úrico nos pacientes tratados concomitantemente com alopurinol, colchicina ou probenecida.
- por terem a capacidade de suprimir os mecanismos de defesa normais, podem diminuir a resposta de anticorpos do paciente quando tomados com vacinas de vírus mortos; deve-se guardar intervalo de três meses a um ano entre as aplicações das duas medicações.
- por terem a capacidade de suprimir os mecanismos de defesa normais, podem potencializar a replicação do vírus da vacina com vírus atenuados, aumentar os efeitos adversos do vírus da vacina e diminuir a resposta de anticorpos do paciente; deve-se guardar geralmente intervalo de três meses a um ano entre as aplicações das duas medicações.
- medicamentos que causam discrasias sanguíneas podem aumentar seus efeitos leucopênicos e/ou trombocitopênicos.
- outros mielodepressores ou radioterapia podem causar mielodepressão aditiva.

Os agentes alquilantes pertencem a um dos seguintes grupos: mostardas nitrogenadas, nitrosureias, sulfonatos de alquila e triazenos.

▶ Mostardas nitrogenadas

São agentes bifuncionais. Constituem o grupo mais numeroso: ciclofosfamida, clorambucila, ifosfamida e melfalano.

CICLOFOSFAMIDA

Corresponde ao éster fosfamídico cíclico da mecloretamina. É o agente alquilante mais amplamente usado. Pode ser administrado pelas vias oral ou intravenosa. Trata-se de um profármaco do tipo bioprecursor; sua atividade alquilante só se manifesta após sua biotransformação enzimática a dois metabólitos ativos: mostarda fosforamídica e mostarda nornitrogenada. É bifuncional.

FARMACODINÂMICA
- antineoplásico, imunossupressor.

FARMACOCINÉTICA
- após administração oral, é bem absorvida (biodisponibilidade é maior do que 75%).
- atravessa parcialmente as barreiras hematencefálica e placentária.
- sofre biotransformação hepática, dando vários metabólitos, inclusive dois ativos: mostarda fosforamídica e mostarda nornitrogenada; estes metabólitos ativos são gerados nas próprias células tumorais, o que explica sua baixa toxicidade às células hepáticas normais.
- cerca de 56% dos metabólitos ativos estão ligados a proteínas.
- meia-vida plasmática: 4 a 6 horas.
- excretada pelo leite.
- excretada pela urina (50 a 70% em 48 horas), dois terços na forma de metabólitos e 5 a 25% na forma íntegra.
- é dialisável.

INDICAÇÕES
- em associação com outros antineoplásicos, é tratamento de escolha de linfomas não Hodgkin.
- tratamento de leucemias linfoblástica aguda, mielocítica aguda e monocítica aguda.
- tratamento de leucemias linfocítica crônica e mielocítica crônica.
- tratamento de carcinomas da bexiga, cervical, endometrial, da mama, ovariano, prostático, pulmonar e testicular.
- tratamento de neuroblastoma.
- tratamento de retinoblastoma.
- tratamento do tumor de Wilms.
- tratamento da doença de Hodgkin.
- tratamento de micose fungoide adiantada.
- tratamento de mieloma múltiplo.
- tratamento de síndrome nefrótica.
- tratamento de diversos sarcomas, incluindo sarcoma de Ewing, osteossarcoma e sarcomas de tecidos moles.
- tratamento de tumores ovarianos da célula germinativa primordial.
- como imunossupressor, no tratamento de artrite reumatoide e outras doenças autoimunes.
- prevenção da rejeição em hemotransplantes.

DOSES
- vias oral ou intravenosa, a dose deve ser individualizada; geralmente, dose de ataque, 40 a 50 mg/kg, em tomadas de 10 a 20 mg/kg durante 2 a 5 dias, seguida de dose de manutenção reduzida a um terço ou à metade.

EFEITOS ADVERSOS
- os já citados.
- anorexia, diarreia, estomatite.
- cistite hemorrágica grave, até fatal.
- fibrose da bexiga e carcinoma, com uso prolongado.
- disfunção hepática com icterícia, hiperpigmentação, ulceração oral, colite hemorrágica.
- fibrose ovariana.
- retenção de líquido.
- miocardite, insuficiência cardíaca congestiva.
- neoplasia secundária.
- hiperuricemia, nefropatia por ácido úrico.

INTERAÇÕES MEDICAMENTOSAS
- as já citadas.
- pode intensificar a atividade dos anticoagulantes orais.
- diminui os níveis plasmáticos da digoxina.
- pode intensificar o bloqueio neuromuscular do suxametônio porque diminui as concentrações plasmáticas ou a atividade da pseudocolinesterase.
- barbitúricos (como fenobarbital) alteram a velocidade de sua biotransformação e a atividade leucopênica.
- citarabina em doses elevadas acarreta aumento em cardiomiopatia com morte subsequente.
- cloranfenicol pode diminuir sua biotransformação hepática a metabólitos ativos.
- daunorrubicina ou doxorrubicina podem aumentar a cardiotoxicidade.
- outros imunossupressores podem aumentar o risco de infecção e o desenvolvimento de neoplasmas.
- lovastatina em pacientes de transplante cardíaco pode aumentar o risco de rabdomiólise e insuficiência renal aguda.

▶ GENUXAL (Asta), 50 drág. × 50 mg
10 fr.-amp. de 10 mL c/ 200 mg
1 fr.-amp. de 50 mL c/ 1.000 mg

CLORAMBUCILA

Corresponde ao ácido cloroetilaminofenilbutírico. É a mostarda nitrogenada menos tóxica e que atua mais lentamente. Apresenta efeito linfocítico acentuado. Embora seja geralmente usada isolada, pode também ser utilizada em associação com outros agentes.

FARMACODINÂMICA
- antineoplásico, imunossupressor.

FARMACOCINÉTICA
- após administração oral, é rápida e completamente absorvida do trato gastrintestinal.

AGENTES ALQUILANTES 12.5

- a ligação à albumina é muito alta (99%).
- atinge a concentração plasmática máxima em uma hora.
- sofre biotransformação hepática extensa, dando vários metabólitos, pelo menos um dos quais, a mostarda do ácido fenilacético, é ativo; também sofre degradação espontânea, formando derivados monoidroxilados e di-hidroxilados.
- meia-vida: clorambucila — aproximadamente 1,5 hora; mostarda do ácido fenilacético — 2,5 horas.
- os efeitos clínicos notam-se geralmente dentro de 3 a 4 semanas.
- excretada pela urina, quase completamente na forma de metabólitos; menos de 1% como clorambucila ou mostarda do ácido fenilacético.
- não é dialisável.

INDICAÇÕES
- fármaco de escolha no tratamento paliativo de leucemia linfocítica crônica.
- tratamento paliativo de linfomas não Hodgkin, macroglobulinemia primária e mieloma múltiplo.
- tratamento de carcinomas ovariano e testicular.
- tratamento de leucemia tricocítica.
- tratamento de policitemia vera.
- tratamento de síndrome nefrótica.

DOSES
- via oral, 0,1 a 0,2 mg/kg/dia durante 3 a 6 semanas.

EFEITOS ADVERSOS
- os já citados.
- diarreia, ulceração oral.
- hepatotoxicidade com icterícia.
- síndrome de displasia broncopulmonar.
- convulsões.
- febre, hipersensibilidade da pele, neuropatia periférica, pneumonia intersticial, cistite estéril, queratite.

INTERAÇÕES MEDICAMENTOSAS
- as já citadas.
- antidepressivos tricíclicos e possivelmente compostos estruturalmente relacionados podem baixar o limiar de crises convulsivas.
- outros imunossupressores usados em pacientes com transplantes cardíacos podem aumentar o risco de rabdomiólise e insuficiência renal aguda.

▶ LEUKERAN (GlaxoSmithKline), 50 comprimidos × 2 mg

IFOSFAMIDA

Consiste em análogo estrutural da ciclofosfamida; difere desta por apresentar um dos grupos cloroetílicos ligado covalentemente a um nitrogênio anelar. *In vivo* é ativada por enzimas microssômicas hepáticas ao metabólito citotóxico.

FARMACODINÂMICA
- antineoplásico.

FARMACOCINÉTICA
- é dose-dependente.
- em doses de 3,8 a 5 g/m²/dia, as concentrações plasmáticas decaem bifasicamente e a meia-vida de eliminação terminal é de cerca de 15 horas.
- em doses de 1,6 a 2,4 g/m²/dia, as concentrações plasmáticas decaem monoexponencialmente e a meia-vida de eliminação é de cerca de 7 horas.
- sofre hidroxilação, formando o intermediário instável 4-hidroxi-ifosfamida; este se degrada rapidamente, dando o metabólito urinário estável 4-cetoifosfamida; forma-se também o metabólito urinário estável 4-carboxifosfamida; os metabólitos urinários não são citotóxicos.
- a oxidação enzimática das cadeias laterais e a desalquilação subsequente produzem os metabólitos urinários principais, ifosfamida descloroetila e ciclofosfamida descloroetila.
- excretada pelo leite.
- após doses de 5 g/m² é eliminada (70 a 86%) pela urina, 61% da dose na forma íntegra.
- após doses de 1,6 a 2,4 g/m² só 12 a 18% são excretados pela urina na forma íntegra dentro de 72 horas.

INDICAÇÕES
- tratamento, como fármaco de terceira linha, em associação com outros antineoplásicos, de tumores testiculares de células germinativas.
- tratamento de sarcomas do tecido mole, sarcoma de Ewing e linfomas não Hodgkin.
- tratamento de carcinoma de pulmão e carcinoma pancreático.

DOSES
- via intravenosa, 50 a 60 mg durante cinco dias consecutivos.

EFEITOS ADVERSOS
- os já citados.
- cistite hemorrágica, disúria, urinação frequente, hematúria.
- sonolência, confusão, alucinações, coma.
- anorexia, diarreia, constipação.
- disfunção hepática, flebite, febre de origem desconhecida, reações alérgicas, cardiopatia, dermatite, fadiga.
- hipopotassemia grave e às vezes com risco de vida.

INTERAÇÕES MEDICAMENTOSAS
- as já citadas.
- pode aumentar os efeitos dos medicamentos nefrotóxicos.
- indutores de enzimas hepáticas podem induzir biotransformação microssômica aumentando a formação de metabólitos alquilantes de ifosfamida.

▶ HOLOXANE (Asta), 10 fr.-amp. × 0,5, 1 e 2 g
▶ IFOSFAMIDA (Eurofarma), 10 comprimidos × 500 e 1.000 mg (genérico)

MELFALANO

Corresponde à bis(2-cloroetil)aminofenilalanina. É, pois, mostarda da fenilalanina. O efeito de repelir elétrons do anel diminui a reatividade do fármaco; em consequência, antes que exerça sua ação alquilante ele tem tempo de ser absorvido e distribuído. Penetra as células pelo sistema de transporte de aminoácidos.

Os pacientes sensíveis à clorambucila podem ser também sensíveis ao melfalano.

FARMACODINÂMICA
- antineoplásico.

FARMACOCINÉTICA
- é variável e incompletamente absorvido do trato gastrintestinal.
- a ligação às proteínas é baixa (30% ou menos).
- é desativado nos líquidos e tecidos orgânicos.
- permanece ativo no sangue por cerca de seis horas.
- meia-vida terminal: aproximadamente 90 minutos.
- excretado principalmente pela urina (50%, dos quais 10 a 15% na forma íntegra) e parcialmente (20 a 50%) pelas fezes.
- não é removível por hemodiálise.

INDICAÇÕES
- agente de escolha no tratamento paliativo de mieloma múltiplo.
- adjuvante no tratamento do estágio II do carcinoma mamário.
- tratamento de carcinoma ovariano e melanoma maligno.

DOSES
- via oral, 6 a 8 mg/m² durante quatro dias consecutivos cada seis semanas. Ajusta-se geralmente a dose para produzir leucopenia suave para obter resultados ótimos.

EFEITOS ADVERSOS
- os já citados.
- diarreia e ulceração oral.
- hipersensibilidade da pele.
- vasculite.

▶ ALKERAN (GlaxoSmithKline), 25 comprimidos × 2 mg
fr.-amp. × 50 mg

▶ Nitrosureias

Este grupo compreende três agentes bifuncionais: carmustina, fotemustina e lomustina.

São altamente lipofílicas e, por isso, atravessam a barreira hematencefálica facilmente, sendo usadas no tratamento de tumores malignos do sistema nervoso central.

CARMUSTINA

Corresponde à bis(2-cloroetil)-*N*-nitrosureia.

FARMACODINÂMICA
- antineoplásico.

FARMACOCINÉTICA
- atravessa a barreira hematencefálica, atingindo no liquor níveis 50% dos do plasma ou maiores.
- sofre biotransformação hepática rápida (aproximadamente 5 minutos), dando alguns metabólitos ativos, que podem persistir no plasma por vários dias, o que pode explicar sua toxicidade hematológica retardada.
- meia-vida biológica: 15 a 30 minutos; a dos metabólitos, 67 horas.
- excretada principalmente pela urina (60 a 70%, menos de 1% na forma íntegra), apenas 1% pelas fezes e 10% pelos pulmões (na forma de dióxido de carbono).

INDICAÇÕES
- tratamento paliativo de tumores cerebrais primários, carcinoma hepático e carcinoma gastrintestinal.

- agente de segunda escolha no tratamento da doença de Hodgkin e linfomas não Hodgkin.
- tratamento de mieloma múltiplo, em associação com prednisona.
- tratamento de melanoma maligno disseminado, em associação com sulfato de vincristina.
- tratamento tópico de micose fungoide.

Doses
- via intravenosa, 200 mg/m² infundidos em período de uma a duas horas cada seis semanas.
- para a administração em discos, com implante de carmustina, 61,6 mg (8 discos) na cavidade de ressecção. Caso a cavidade não comporte os 8 discos, deve-se implantar o maior número possível. Os discos são biodegradáveis no cérebro humano.

Efeitos adversos
- os já citados.
- azotemia progressiva e insuficiência renal.
- hepatotoxicidade reversível.
- anemia, rubor facial, estomatite.
- ardência no local da injeção.

Interações medicamentosas
- as já citadas.
- outros medicamentos hepatotóxicos ou nefrotóxicos podem intensificar sua hepatotoxicidade ou nefrotoxicidade.

▶ BECENUN (Bristol-Myers Squibb), 10 fr.-amp. × 100 mg
▶ GLIADEL WAFER (Aventis Pharma), 8 discos com 7,7 mg

FOTEMUSTINA

É um profármaco, uma cloroetilnitrosureia em que um grupamento fosfonoalanina é inserido no radical nitrosureia. É biotransformada a um metabólito intermediário, 2-cloroetildizoidróxido, e daí a 6-guanina, responsável pela citotoxicidade. Exerce atividade citostática com acúmulo na fase G_2M principalmente no glioma maligno cerebral, carcinoma não de pequenas células do pulmão e metástases do melanoma maligno. No primeiro, a resposta terapêutica aparece até 33 semanas após o início do tratamento e com resposta média de 26,3%. Nas metástases cerebrais resultantes do carcinoma pulmonar a resposta é de 16,7% e nas do melanoma maligno, de 24,3%.

Farmacodinâmica
- antineoplásico.

Farmacocinética
- meia-vida de cerca de 30 minutos.
- 25 a 30% ligam-se às proteínas plasmáticas, principalmente albumina e α-glicoproteína ácida.
- 50 a 60% eliminados pela urina na forma de metabólitos.

Indicações
- tratamento das metástases do melanoma maligno.
- tratamento do glioma maligno cerebral.

Doses
- 100 mg/m² de superfície corporal por via IV, diluídos em 250 mL de soro glicosado a 5%, infundidos em uma hora e em três administrações consecutivas com intervalo de uma semana seguido de um reforço após quatro a cinco semanas.

Contraindicações
- hipersensibilidade à fotemustina.
- gravidez e lactação.
- crianças.

Precauções
- administrar somente quando o número de plaquetas > 100.000/mm³ e de granulócitos > 2.000/mm³.
- nos pacientes submetidos a quimioterapia prévia, administrá-la somente após quatro semanas ou seis semanas após o uso de nitrosureias.

Efeitos adversos
- náuseas, vômitos, dor abdominal, diarreia, febre.
- leucopenia, trombocitopenia.
- aumento das transaminases séricas, fosfatase alcalina, bilirrubinas e ureia plasmática.
- dor no local da injeção, prurido, parestesias.

Interações medicamentosas
- o uso concomitante com dacarbazina em doses elevadas pode produzir toxicidade pulmonar.

▶ MUPHORAN (Servier), fr. de pó c/ uma amp. de diluente × 200 mg/4 mL (solução reconstituída)

LOMUSTINA

Corresponde à 1-(2-cloroetil)-3-cicloexil-1-nitrosureia.

Farmacodinâmica
- antineoplásico.

Farmacocinética
- administrada por via oral, é rápida e completamente absorvida.
- liga-se moderadamente (50%) às proteínas.
- desaparece rapidamente do plasma.
- atravessa a barreira hematencefálica, atingindo no liquor níveis equivalentes a 50% dos do plasma ou maiores.
- sofre biotransformação hepática rápida (cerca de 15 minutos), dando alguns metabólitos ativos.
- os níveis máximos dos metabólitos aparecem em cerca de três horas.
- meia-vida biológica: aproximadamente 94 minutos; a dos metabólitos, 16 a 48 horas.
- excretada pelo leite.
- excretada principalmente (50% em 12 horas) pela urina, totalmente na forma de metabólitos; menos de 5% são eliminados pelas fezes e 10% pelos pulmões (na forma de dióxido de carbono).

Indicações
- tratamento de tumores cerebrais tanto primários quanto metastáticos, em pacientes que já foram submetidos à cirurgia e/ou radioterapia.
- tratamento de carcinoma gastrintestinal, mamário adiantado, pulmonar e renal.
- como agente de segunda escolha no tratamento de linfomas de Hodgkin, em associação com outros fármacos.
- tratamento de melanoma maligno.
- tratamento de mieloma múltiplo.

Doses
- via oral, adultos e crianças, 130 mg/m² como dose única cada seis semanas.

Efeitos adversos
- os já citados.
- anorexia, estomatite, anemia.
- desorientação, letargia, ataxia, disartria.
- insuficiência renal.

▶ CITOSTAL (Bristol-Myers Squibb), 5 cáps. × 10 ou 40 mg

▶ Sulfonatos de alquila

O único comercializado em nosso meio é o bussulfano. É bifuncional.

BUSSULFANO

Corresponde ao éster tetrametilênico do ácido metanossulfônico. É bifuncional. Atua predominantemente contra as células da série granulocítica. Induz hipoplasia grave da medula óssea.

Farmacodinâmica
- antineoplásico.

Farmacocinética
- após administração oral, é completamente absorvido do trato gastrintestinal.
- sofre biotransformação hepática rápida.
- meia-vida: cerca de 2,5 horas.
- resposta clínica começa geralmente dentro de 1 a 2 semanas após o início do tratamento.
- excretado pela urina (10 a 50% em 24 horas), lentamente, quase inteiramente na forma de metabólitos, principalmente ácido metanossulfônico.

Indicações
- tratamento paliativo de leucemia mielocítica crônica.
- tratamento de leucemia mielocítica aguda.
- é útil nas síndromes mieloproliferativas, policitemia vera e mielofibrose com metaplasia mieloide.

Doses
- via oral, 2 a 6 mg/m² até que a contagem dos leucócitos diminua a 10.000/μL.

Efeitos adversos
- os já citados.
- hiperpigmentação, diarreia, tontura, confusão mental.
- hipotensão, astenia, perda de peso.
- fadiga grave, anorexia, melanoderma.
- nefropatia, insuficiência renal aguda, hiperuricemia.
- ginecomastia, catarata.
- tosse persistente e dispneia progressiva.
- displasia celular em muitos órgãos.
- aberrações cromossômicas.

▶ MYLERAN (GlaxoSmithKline), 50 comprimidos × 2 mg

▶ Triazenos

No Brasil são comercializadas a dacarbazina e a temozolomida.

DACARBAZINA

Trata-se da dimetiltriazenoimidazolcarboxamida. É monofuncional.

Farmacodinâmica
- antineoplásico.

Farmacocinética
- visto que a absorção oral é incompleta e altamente variável, é administrada somente por via intravenosa.
- a ligação a proteínas é muito baixa.
- atravessa a barreira hematencefálica até certo ponto.
- sofre biotransformação hepática extensa, primeiro por N-desmetilação à forma monometilada e, em seguida, a aminoimidazolcarboxamida e diazometano.
- o carbocátion ativo forma-se a partir do diazometano.
- meia-vida bifásica: paciente normal, fase alfa, 19 minutos; fase beta, 5 horas; paciente com função hepática ou renal diminuída, fase alfa, 55 minutos; fase beta, 7,2 horas.
- excretada principalmente (40% em 6 horas) pela urina, metade na forma íntegra.

Indicações
- tratamento paliativo de melanoma maligno metastático.
- tratamento da doença de Hodgkin como fármaco de segunda escolha em associação com outros agentes.
- tratamento de alguns sarcomas metastáticos do tecido mole.

Doses
- via intravenosa, 250 mg/m²/dia durante cinco dias cada três a quatro semanas.

Efeitos adversos
- os já citados.
- anorexia, febre, mialgia, mal-estar.
- rubor facial, parestesia.
- necrose hepática.
- dor no local da infusão.

▶ DACARB (Eurofarma), fr.-amp. × 100 e 200 mg
▶ EVODAZIN (Evolabis), fr.-amp. × 100 e 200 mg (pó liofilizado para injeção IV)

TEMOZOLOMIDA

É um derivado imidazotetrazínico com atividade antineoplásica. Sofre hidrólise para formar o composto ativo 5-(3-metiltriazeno-1-il) imidazol-4-carboxamida (MTIC) em pH neutro ou alcalino, sendo mais rápida neste último. O seu efeito citotóxico é exercido através da alquilação do DNA que ocorre principalmente nas posições O^6 e N^7 da guanina.

Farmacodinâmica
- agente alquilante.

Farmacocinética
- sofre absorção completa e rápida após administração oral. Os alimentos reduzem a extensão e a velocidade da absorção. Com alimentação rica em lipídios, a concentração plasmática e ASC são reduzidas em 32% e 9%, respectivamente. A $T_{máx}$ é duplicada.
- volume de distribuição de 0,4 L/kg.
- liga-se fracamente às proteínas plasmáticas.
- atinge o pico da concentração plasmática máxima em 30 e 90 minutos.
- meia-vida de 1,8 hora.
- sofre hidrólise formando o metabólito ativo, MTIC e um metabólito ácido. Numa segunda etapa, a MTIC é hidrolisada à 5-amino-imidazol-4-carboxamida (AIC), um composto intermediário da biossíntese da purina e do ácido nucleico, e à metil-hidrazina. Esta também parece exercer atividade alquilante. O sistema enzimático do citocromo P450 tem mínima participação na biotransformação da temozolomida.
- depuração de 5,5 L/h/m². Em mulheres a depuração é cerca de 5% menor.
- cerca de 37,7% de uma dose marcada são recuperados na urina e 0,8% nas fezes após sete dias, sendo 5,6% como fármaco inalterado, 12% como AIC, 2,3% como metabólito ácido e 17% como metabólitos polares não identificados.

Indicações
- para o tratamento de adultos portadores de astrocitoma anaplástico refratário a outras terapêuticas.

Doses
- como dose inicial para adultos e crianças > 3 anos, 150 mg/m², por via oral, em jejum ou uma hora antes da refeição, uma vez ao dia por cinco dias consecutivos, para um ciclo de tratamento de 28 dias. A dose deve ser ajustada de acordo com a contagem de neutrófilos e de plaquetas antes do início do tratamento e antes do começo do próximo ciclo. A contagem absoluta de neutrófilos deve ser ≥ 1,5 × 10⁹/L e de plaquetas ≥ 100 × 10⁹/L no primeiro dia do ciclo seguinte. Nesse caso, a dose pode ser aumentada para 200 mg/m²/dia durante cinco dias consecutivos para um ciclo de 28 dias de tratamento. Deve-se obter uma contagem total de neutrófilos no 22º dia de tratamento (21 dias após a primeira dose) ou 48 horas após. Daí em diante, contagens semanais para obter os parâmetros de contagem anteriormente mencionados. O ciclo seguinte só deverá ser iniciado se o nível dos leucócitos e das plaquetas forem aqueles estabelecidos. Para uma queda dos parâmetros leucocitários < 1,0 × 10⁹/L e de plaquetas < 50 × 10⁹/L, em qualquer ciclo, a dose deverá ser reduzida de 50 mg/m² no ciclo seguinte, porém, nunca < 100 mg/m². A terapêutica pode ser mantida enquanto perdurar a doença e no máximo por dois anos. Um antiemético pode ser usado antes ou após a administração, para reduzir náuseas e vômitos.

Contraindicações
- hipersensibilidade à temozolomida ou dacarbazina.
- gravidez e lactação.
- mielossupressão grave.
- < 3 anos.

Precauções
- vigiar a administração aos portadores de insuficiências renal e hepática graves.
- vigiar a administração aos idosos (maior risco de neutropenia e trombocitopenia).
- deve-se ter um manuseio cuidadoso das cápsulas. Em caso de abertura acidental da cápsula, evitar a inalação do seu conteúdo ou o contato com a pele e mucosas.
- realizar exame hematológico completo no 22º dia do ciclo (21 dias após a dose inicial) e após, semanalmente.

Efeitos adversos
- cefaleia, fadiga, astenia, febre, dor no dorso.
- edema periférico.
- anorexia, alteração do paladar, náuseas, vômitos, constipação ou diarreia, dor abdominal.
- ganho de peso.
- ansiedade, depressão, confusão mental, convulsões, tonturas, amnésia, sonolência, paresia, hemiparesia, coordenação anormal, ataxia, disfasia.
- hiperatividade do córtex adrenal.
- mialgia.
- dor nas mamas.
- infecções do trato respiratório superior ou do trato urinário.
- exantema, prurido.
- diplopia e outras alterações visuais.
- alopecia.
- neutropenia e trombocitopenia.

Interações medicamentosas
- o uso concomitante de ácido valproico diminui a depuração da temozolomida em cerca de 5%.

▶ TEMODAL (Schering-Plough), 5 cáps. × 5, 20, 100 e 250 mg

▶ ANTIMETABÓLITOS

São análogos estruturais dos metabólitos compreendidos na biossíntese de ácidos nucleicos e de cofatores contendo purina e pirimidina. Eles interferem em importantes reações enzimáticas na biossíntese de ácidos nucleicos, purinas, pirimidinas e seus precursores. Também podem ser incorporados nos ácidos nucleicos em lugar dos nucleotídios normais correspondentes.

Muitos antimetabólitos devem sua ação citostática a produtos de sua biotransformação. Eles inibem a replicação do DNA quer direta, quer indiretamente, isto é, atuam primariamente durante a fase S do ciclo celular. São, na maioria, fase-específicos. Eles interferem com processos bioquímicos importantes na síntese de ácidos nucleicos e seus precursores. Além disso, alguns deles são incorporados nos ácidos nucleicos em lugar dos nucleotídios normais correspondentes. Essa interferência causa alterações nas funções celulares essenciais, incluindo inibição da síntese do DNA, e resulta na morte da célula proliferante.

Alguns antimetabólitos são inativos por si sós. Na verdade são bioprecursores, isto é, devem ser biotransformados a suas formas ativas. Por outro lado, diversos quimioterápicos desta classe de citostáticos foram planejados para ser profármacos ou provaram ser profármacos.

Os antimetabólitos podem ser divididos em três grupos: análogos do ácido fólico, análogos das pirimidinas e análogos das purinas. São todos carcinogênicos, mutagênicos e teratogênicos.

▶ Análogos do ácido fólico

Os comercializados em nosso meio são o metotrexato, pemetrexed e raltitrexato.

METOTREXATO

Corresponde ao ácido 4-amino-10-metilfólico. É específico para a fase S da divisão celular. Atua por inibição da di-hidrofolato redutase, ligan-

12.8 AGENTES ANTINEOPLÁSICOS

do-se a esta enzima 3.000 a 100.000 vezes mais fortemente que o seu substrato. Impede, assim, a redução do di-hidrofolato ao ativo tetraidrofolato. Isso resulta na inibição da síntese de DNA, RNA, timidilato e proteica. Afeta o crescimento de células em proliferação rápida (como as células cancerosas, células da bexiga, espermatogônia, células fetais, células da medula óssea e mucosas bucal e intestinal) mais do que o crescimento da maioria dos tecidos normais e pele.

Além de citostático, o metotrexato apresenta leve atividade imunossupressora. É usado nas formas livre e de sal sódico.

FARMACODINÂMICA
- antineoplásico.

FARMACOCINÉTICA
- administrado por via oral, nas doses convencionais, é rapidamente absorvido; em doses mais altas, a absorção é muito variável.
- a ligação às proteínas, primariamente albumina, é moderada (aproximadamente 35%).
- após administração oral, atinge níveis plasmáticos máximos em uma a duas horas; após administração intramuscular, em 30 a 60 minutos.
- penetra as células por sistema de transporte ativo.
- sofre biotransformação hepática mínima, dando vários metabólitos; o 7-hidroximetotrexato é nefrotóxico.
- meia-vida trifásica: fase alfa de eliminação plasmática, devido à distribuição tecidual, 0,75 hora; fase beta de eliminação, devido à depuração renal e excreção biliar, duas a três horas; fase terminal lenta, provavelmente devido à reciclagem êntero-hepática, oito a dez horas.
- atravessa a barreira placentária.
- é retido nas células como poliglutamatos por períodos longos: durante semanas nos rins e durante vários meses no fígado.
- depuração: 0,63 a 2,62 mL/min/kg.
- no liquor atinge concentrações baixas: apenas 3% das atingidas na circulação sistêmica; com doses altas seguidas de folinato cálcico pode atingir concentrações citotóxicas no sistema nervoso central.
- excretado pelo leite.
- cerca de 50 a 90% são excretados na forma inalterada pela urina dentro de 24 horas por filtração glomerular e secreção tubular ativa; pequena fração (10% ou menos) é excretada pelas fezes, provavelmente através do trato biliar.

INDICAÇÕES
- tratamento de carcinoma da bexiga, da cabeça e pescoço, cervical, da mama, ovariano, da próstata, do pulmão, renal e testicular.
- tratamento de leucemia linfocítica aguda.
- tratamento de leucemia mielocítica aguda.
- tratamento de linfomas não Hodgkin.
- tratamento de micose fungoide.
- tratamento de mieloma múltiplo.
- tratamento de osteossarcoma.
- tratamento de tumores trofoblásticos.
- profilaxia e tratamento de leucemia meníngea.
- tratamento de artrite reumatoide.
- tratamento de artrite psoriática.
- tratamento de dermatomiosite.
- tratamento de psoríase.

DOSES
- para câncer, via oral, 2,5 a 5 mg por dia; vias intramuscular ou intravenosa, 25 mg/m² uma ou duas vezes por semana; quando usado com ciclofosfamida e fluoruracila no carcinoma da mama, 40 mg/m² intravenosamente nos dias primeiro e oitavo de cada 28 dias; via intravenosa de dose alta, 1,5 g/m² com folinato cálcico cada três semanas; via intratecal, 5 a 10 mg/m² cada dois a cinco dias até que a contagem das células do liquor retorne ao normal.
- para psoríase, via oral, 7,5 a 25 mg/semana ou 2,5 a 5 mg a intervalos de 12 horas para três doses cada semana; vias intramuscular ou intravenosa, 7,5 a 50 mg/semana.
- para artrite reumatoide e artrite psoriática, via oral, adultos, 7,5 mg/semana como dose única; esta dose pode ser aumentada, se necessário, a 15 mg/semana após seis semanas.

CONTRAINDICAÇÕES
- hipersensibilidade ao metotrexato.
- gravidez.
- lactação.
- distúrbios renais ou hepáticos graves.
- discrasias sanguíneas anteriores.
- imunodeficiência.

PRECAUÇÕES
- seu uso é restrito a hospitais e deve ser aplicado apenas por médicos com experiência em quimioterapia antimetabólica.
- devido à possibilidade de reações tóxicas graves e até fatais, o paciente deve ser informado pelo médico sobre os riscos compreendidos e deve ficar sob controle constante.
- deve-se exercer vigilância periódica para detectar toxicidade realizando hemograma completo, exame de urina e testes das funções hepática e renal; hidratação adequada e alcalinização da urina intensificam a excreção do metotrexato.
- é abortogênico, além de teratogênico, mutagênico e carcinogênico.
- os efeitos mielodepressores podem resultar em aumento na incidência de infecção microbiana, cura retardada e sangramento gengival. Trabalho odontológico deve ser completado antes de iniciar o tratamento ou postergado até que o hemograma volte ao normal.
- deve-se levar em consideração a relação risco/benefício, quando existem os seguintes problemas: acidúria (pH urinário abaixo de 7), ascite, cálculos renais de urato, colite ulcerativa, desidratação, efusões pleurais ou peritoneais, gota, herpes zoster, infecção, insuficiência hepática, insuficiência renal, mielodepressão, mucosite oral, náusea e vômito, obstrução gastrintestinal, sensibilidade ao metotrexato, úlcera péptica, varicela.
- deve-se usar de cautela quando for empregado em pacientes com debilidade geral e naqueles que já foram tratados com agentes citotóxicos ou radioterapia.

EFEITOS ADVERSOS
- mielodepressão, com anemia, leucopenia, trombocitopenia, hipogamaglobulinemia; usa-se o folinato cálcico, administrado dentro de 42 horas após a administração do metotrexato, para livrar a medula óssea desses efeitos.
- diarreia, estomatite ulcerativa, enterite hemorrágica e morte por perfuração intestinal.
- náusea, vômito, distúrbios abdominais, mal-estar, fadiga, febre, calafrios, tontura, resistência diminuída à infecção.
- erupções eritematosas, prurido, urticária, fotossensibilidade, alterações pigmentares, alopecia, acne, dermatite, equimoses, furunculose, telangiectasia, necrose da pele e tecidos moles.
- gengivite, faringite, anorexia, hematêmese, enterite, melena, ulceração e sangramento gastrintestinais.
- pneumonite intersticial, às vezes fatal.
- cefaleia, sonolência, visão obscurecida, afasia, hemiparesia, paresia, convulsões, leucoencefalopatia.
- insuficiência renal, azotemia, cistite, hematúria, nefropatia grave, oligospermia transitória, oogênese ou espermatogênese defeituosas, infertilidade, disfunção menstrual, corrimento vaginal, aborto, defeitos fetais, nefropatia grave.
- hepatotoxicidade, atrofia do fígado, fibrose e cirrose, em geral somente após uso prolongado.
- após o uso intratecal, podem ocorrer os seguintes sintomas de toxicidade para o lado do sistema nervoso central: aracnoidite química (cefaleia, dor nas costas, rigidez da nuca, febre); paresia transitória (paraplegia com envolvimento de raízes dos nervos espinhais); leucoencefalopatia (confusão, irritabilidade, ataxia, sonolência, demência e, ocasionalmente, convulsões maiores).

SUPERDOSE
- administração de folinato cálcico por infusão intravenosa em doses de até 75 mg dentro de 12 horas, seguidas por 12 mg intramuscularmente cada seis horas por quatro doses.

INTERAÇÕES MEDICAMENTOSAS
- pode aumentar a atividade anticoagulante e/ou aumentar o risco de hemorragia dos agentes antigotosos (alopurinol, colchicina ou probenecida).
- por ter a capacidade de suprimir os mecanismos de defesa normais, pode diminuir a resposta de anticorpos do paciente quando tomado com vacinas de vírus mortos; deve-se guardar intervalo de três meses a um ano entre as aplicações das duas medicações.
- por ter a capacidade de suprimir os mecanismos de defesa normais, pode potencializar a replicação do vírus da vacina com vírus atenuados, aumentar os efeitos adversos do vírus da vacina e diminuir a resposta de anticorpos do paciente; deve-se guardar geralmente intervalo de três meses a um ano entre as aplicações das duas medicações.
- aciclovir parenteral administrado concomitantemente com metotrexato intratecal pode causar anormalidades neurológicas.
- ácido fólico e seus derivados contidos em produtos vitamínicos podem interferir com os seus efeitos.
- alcaloides da vinca, citarabina ou daunorrubicina aumentam a sua captação celular.
- álcool ou outros medicamentos hepatotóxicos podem aumentar o risco de hepatotoxicidade.
- bleomicina, canamicina, corticosteroides, hidroxicarbamida, mercaptopurina, neomicina e penicilinas diminuem sua captação celular.
- cetoprofeno, diclofenaco, diflunisal, fenilbutazona, indometacina ou naproxeno causam toxicidade grave, às vezes fatal.
- citarabina administrada 48 horas antes ou 10 minutos depois da terapia com o metotrexato pode provocar efeito sinérgico citotóxico.
- cloranfenicol, fenitoína, salicilatos, sulfonamidas e tetraciclinas podem deslocá-lo da albumina plasmática.
- medicamentos que causam discrasia sanguínea podem aumentar os seus efeitos leucopênicos e/ou trombocitopênicos.

- fenilbutazona pode aumentar o risco de agranulocitose ou mielodepressão, deslocar o metotrexato de seus locais de ligação às proteínas e diminuir sua depuração renal.
- fármacos que reduzem o fluxo sanguíneo renal (por exemplo, anti-inflamatórios não esteroides), que são nefrotóxicos (por exemplo, cisplatina) ou que são ácidos orgânicos fracos (por exemplo, ácido acetilsalicílico) podem retardar a sua excreção e causar mielodepressão grave.
- outros mielodepressores ou radioterapia podem causar mielodepressão aditiva.
- pirimetamina, triantereno ou trimetoprima podem aumentar seus efeitos tóxicos.
- probenecida pode inibir sua excreção renal e resultar em concentrações plasmáticas tóxicas.
- sulfonamidas aumentam o risco de hepatotoxicidade.

▶ CYTOSAFE METOTREXATO (Pharmacia Brasil), fr.-amp. com 2 mL c/ 50 mg
fr.-amp. com 20 mL c/ 500 mg
fr.-amp. com 10 mL c/ 1.000 mg
▶ METHOTREXATE (Wyeth), 25 comprimidos × 2,5 mg
fr.-amp. de 1 mL c/ 25 mg
fr.-amp. de 2 mL c/ 50 mg
fr.-amp. de 20 mL c/ 500 mg
▶ METOTREXATO (Asta), fr.-amp. de 2 mL c/ 50 mg (genérico)
fr.-amp. de 20 mL c/ 50 mg (genérico)
▶ METOTREXATO (Biosintética), fr.-amp. de 2 mL com diluente c/ 50 e 500 mg
▶ METOTREXATO (Bristol-Myers Squibb), fr.-amp. c/ 50 mg
▶ METOTREXATO (Zodiac), 100 comprimidos × 2,5 mg
fr.-amp. c/ 50 mg e 500 mg
▶ METOTREXATO INJETÁVEL (Pharmacia & Upjohn), fr.-amp. de 2 mL c/ 50 mg
fr.-amp. de 20 mL c/ 500 mg
▶ METREXATO (Blaüsiegel), 25 comprimidos × 2,5 mg
▶ REUTREXATO (Apsen), 24 comprimidos × 2,5 mg
▶ TECNOMET (Zodiac), 50 comprimidos × 2,5 mg

PEMETREXEDE

É um antineoplásico análogo do ácido fólico com nome químico N-[4[2-(2-amino-4,7-dihidro-4-oxo-1H-pirrolo[2,3-d]pirimidino-5-il)etil]benzoil] ácido glutâmico, sal dissódico, heptaidratado. Possui uma estrutura pirrolopirimidínica e atua como antagonista do ácido fólico alterando o processo metabólico dependente deste ácido, que é necessário para a replicação celular. Inibe a timidilato sintetase (TS), a di-hidrofolato redutase (DHFR) e a formiltransferase glicinamida ribonucleotídica (GARFT), enzimas que participam da biossíntese de nucleotídios pirimidínicos e purínicos inibindo a formação de DNA e RNA. É conduzido para o interior das células por um transportador fólico reduzido e por sistemas transportadores proteicos ligados ao ácido fólico na membrana. No interior celular é convertido para formas poliglutâmicas sob a ação da folilpoliglutamato sintetase. Estas formas são inibidoras de TS e GARFT. A poliglutamação é uma reação dependente da concentração que ocorre nas células tumorais e, em menor grau, nas células normais. Os metabólitos poliglutamatados têm uma ação mais prolongada por apresentarem uma meia-vida intracelular maior nas células neoplásicas. O risco de toxicidade é maior quando os níveis de ácido fólico intracelular estão baixos e isso pode ser vigiado com o controle dos níveis séricos de homocisteína, podendo ser controlado com a administração de ácido fólico e vitamina B_{12}.

Age inibindo o crescimento *in vitro* de linhagens de células do mesotelioma (MSTO-211H, NCI-H2052). O uso concomitante com cisplatina mostra efeito sinérgico sobre a linhagem MSTO-211H.

FARMACODINÂMICA
- antineoplásico.

FARMACOCINÉTICA
- o comportamento farmacocinético foi avaliado com doses variando entre 0,2 e 838 mg/m² infundidos durante 10 minutos.
- volume de distribuição de 16,1 L.
- cerca de 81% ligam-se às proteínas plasmáticas.
- 70 a 90% são eliminados sob a forma inalterada na urina.
- depuração sistêmica total de cerca de 91,8 mL/min.
- meia-vida de 3,5 horas nos pacientes com função renal normal.
- a $C_{máx}$ e a ASC aumentam proporcionalmente à dose administrada.

INDICAÇÕES
- tratamento do mesotelioma pleural maligno em combinação com a cisplatina sem indicação cirúrgica.
- tratamento primário do câncer pulmonar de células não pequenas após quimioterapia primária.

DOSES
- para o tratamento do mesotelioma pleural maligno, 500 mg/m² em infusão IV durante 10 minutos, no primeiro dia de cada ciclo de tratamento de 21 dias. A dose de cisplatina recomendada é de 75 mg/m² infundidos em 2 horas, iniciando-se cerca de 30 minutos após a administração inicial do pemetrexede. Os pacientes devem ser bem hidratados antes e depois da administração da cisplatina.
- para o tratamento do câncer pulmonar de células não pequenas, 500 mg/m² em infusão IV administrados durante 10 minutos no primeiro dia de cada ciclo de 21 dias.
- doses subsequentes no início de um próximo ciclo devem basear-se nos exames hematológicos ou na presença de toxicidade prévia.

Redução da dose de pemetrexede isoladamente ou em combinação com cisplatina	Toxicidade hematológica
contagem de neutrófilos < 500/mm³ e de plaquetas ≥ 50.000/mm³	75% da dose prévia (ambos os fármacos)
contagem de plaquetas < 50.000/mm³ independente da contagem de neutrófilos	50% da dose prévia (ambos os fármacos)

CONTRAINDICAÇÕES
- hipersensibilidade ao fármaco.
- categoria D na gravidez.
- lactação.
- crianças.
- pacientes com depuração de creatinina < 45 mL/min.

PRECAUÇÕES
- pode produzir mielossupressão.
- realizar estudo hematológico completo e bioquímico antes do início do tratamento e no oitavo e décimo quinto dia de cada ciclo. Um novo ciclo só pode ser reiniciado se a contagem de neutrófilos ≥ 1.500 células/mm³, a contagem de plaquetas ≥ 100.000 células/mm³ e a depuração de creatinina ≥ 45 mL/min.
- pacientes que apresentem retenção hídrica do terceiro espaço devem ser submetidos a drenagem antes da administração do fármaco.
- só deve ser administrado por profissionais médicos familiarizados com a terapêutica antineoplásica.
- todos os pacientes submetidos ao tratamento devem receber suplemento de ácido fólico e vitamina B_{12} para evitar toxicidades hematológica e gastrintestinal.

EFEITOS ADVERSOS
- anemia, leucopenia, neutropenia, trombocitopenia.
- elevação da creatinina sérica, insuficiência renal.
- febre, fadiga.
- tromboembolismo.
- anorexia, náusea, vômitos, constipação ou diarreia, estomatite, faringite, disfagia.
- desidratação.
- dor torácica, dispneia.
- neuropatia, alterações do humor, depressão.
- neutropenia febril.
- reações alérgicas, exantema, descamação da pele.

INTERAÇÕES MEDICAMENTOSAS
- fármacos que diminuem a depuração renal podem diminuir a depuração do pemetrexede.
- fármacos que têm secreção tubular podem retardar a depuração do pemetrexede.
- vigiar a administração concomitante de ibuprofeno, na presença de insuficiência renal de grau leve a moderado.
- pacientes portadores de insuficiência renal de grau leve a moderado devem evitar fazer uso de anti-inflamatórios não esteroides com meias-vidas curtas cerca de 2 dias antes e depois da administração do pemetrexede. Para aqueles de que não se tem informação da interação com anti-inflamatórios de meias-vidas longas, deve-se interromper o uso destes cerca de 5 dias antes e não administrá-los até 2 dias após o uso do pemetrexede. Vigiar a ocorrência de distúrbios gastrintestinais, renais e hematológicos, principalmente mielossupressão.

▶ ALIMTA (Eli Lilly do Brasil Ltda), fr. com pó estéril liofilizado × 500 mg (solução injetável intravenosa)

RALTITREXATO

É antineoplásico análogo de folato quinazolínico que inibe seletivamente a timidilato-sintase (TS). Após ser transportado para o interior da célula por transportadores de folatos reduzidos, é poliglutamatado com grande retenção intracelular. A TS é responsável pela metilação da 2′-desoxirrudina-5-monofosfato para timidina-5-monofosfato e este a um derivado trifosfato que

12.10 AGENTES ANTINEOPLÁSICOS

Depuração de creatinina (mL/min)	Dose em % de 3 mg/m²	Intervalo das doses (semanas)
> 65	dose plena	3
55–65	75	4
25–54	50	4
< 25	não administrar	não administrar

é fundamental para a replicação do DNA. Como resultado da inibição da TS, ocorre uma fragmentação do DNA levando à morte celular.

Farmacodinâmica
- antineoplásico.

Farmacocinética
- após administração IV de 3 mg/m² atinge a concentração plasmática máxima de 656 ng/mL.
- volume de distribuição de 548 L.
- cerca de 93% ligam-se às proteínas plasmáticas.
- sofre poliglutamização através da folipoliglutamato-sintetase, formando poliglutamatos.
- meia-vida trifásica, com meia-vida terminal de cerca de 198 h. A meia-vida prolonga-se na presença de insuficiência renal.
- depuração renal de 25 mL/min. Depuração total de 51,6 mL/min.
- cerca de 50% eliminados pela urina sob a forma inalterada e cerca de 15% pelas fezes, em 15 dias.

Indicações
- tratamento do câncer avançado colorretal.

Doses
- 3 mg/m² por via IV, diluídos em 50 a 250 mL de soro glicosado a 5% ou soro fisiológico a 0,9%, durante um período > 15 minutos e a intervalos de 3 semanas. Não se devem misturar outros fármacos no mesmo recipiente do raltitrexato. Não se recomendam doses superiores devido ao maior risco de toxicidade.
- na insuficiência renal com depuração de creatinina ≤ 65 mL/min administrar segundo o quadro acima.

Superdose
- administrar leucovorina na dose de 25 mg/m², por via IV, em intervalos de seis horas.

Contraindicações
- hipersensibilidade ao raltitrexato.
- gravidez e lactação.
- insuficiência renal e/ou hepática grave.

Precauções
- realizar exames prévios antes da instituição do tratamento, incluindo bilirrubinas, AST, ALT, hemograma completo com contagem de plaquetas, depurações de creatinina sérica e plasmática. O número total de leucócitos totais deve ser > 4.000/mm³, neutrófilos > 2.000/mm³ e plaquetas > 100.000/mm³.
- ajuste da dose na insuficiência renal leve a moderada.
- na presença de sinais de toxicidade gastrintestinal e/ou hematológica o tratamento deve ser postergado até que eles desapareçam, ou que as enzimas hepáticas e os exames hematológicos atinjam a faixa de segurança.
- as doses devem ser reduzidas em 25% para os casos de sinais de toxicidade hematológica grau 3 da OMS ou grau 2 para toxicidade gastrintestinal; 50% para toxicidade hematológica grau 4 ou grau 3 para a gastrintestinal. Todas as doses subsequentes devem ser reduzidas.
- suspender o tratamento na presença de toxicidade gastrintestinal grau 4 da OMS ou grau 3 gastrintestinal associado ao grau 4 da hematológica.
- vigiar cuidadosamente quanto ao aparecimento de trombocitopenia.
- evitar o uso concomitante de bebidas alcoólicas e de ácido acetilsalicílico.
- o tratamento deve ser supervisionado por médico familiarizado com terapêutica antineoplásica. Devem ser usadas roupas protetoras adequadas, incluindo luvas e óculos cirúrgicos descartáveis. Na eventualidade de contato com a pele, lavar imediatamente.
- higiene e cuidados odontológicos antes e durante o tratamento devido ao maior risco de infecções.
- vigiar a administração aos pacientes em uso de outros depressores da medula óssea ou submetidos a radioterapia.
- vacinação concomitante pode interferir na resposta imunológica à vacina.

Efeitos adversos
- diarreia, náuseas, vômitos, anorexia, dor abdominal, constipação.
- cefaleia, astenia.
- anemia, leucopenia, neutropenia, trombocitopenia.
- edema periférico, exantema.
- arritmias cardíacas, insuficiência cardíaca.
- perda de peso.
- alterações de AST, ALT, bilirrubinas.

Interações medicamentosas
- o uso concomitante de ácido fólico, leucovorina (ácido folínico) ou vitaminas contendo esses fármacos pode interferir no efeito terapêutico.
- o uso concomitante de imunossupressores pode aumentar o risco de infecção e o desenvolvimento de neoplasias.

▶ TOMUDEX (AstraZeneca), fr.-amp. c/ 2 mg

▶ Análogos das pirimidinas

Em nosso meio são disponíveis: azacitidina, capecitabina, citarabina, fluoruracila e gencitabina.

Contraindicações
- hipersensibilidade ao fármaco.
- gravidez.
- lactação.

Precauções
- os pacientes devem estar hospitalizados e sob a vigilância de médico com experiência no uso de antimetabólitos.
- afetam a fertilidade humana, produzindo amenorreia e azoospermia.
- os efeitos mielodepressores podem resultar em aumento na incidência de infecção microbiana, cura retardada e sangramento gengival. Trabalho odontológico deve ser completado antes de iniciar o tratamento ou postergado até que o hemograma volte ao normal.
- deve-se realizar hemograma e medir frequentemente os níveis de ácido úrico para detectar hiperuricemia.
- deve-se levar em consideração a relação risco/benefício, quando existem os seguintes problemas: funções hepática ou renal diminuídas, herpes-zóster, infecção, infiltração da célula tumoral da medula óssea, mielodepressão, sensibilidade ao fármaco, varicela.
- deve-se usar de cautela extrema quando usados em pacientes previamente tratados com agentes alquilantes ou radioterapia da região pélvica com dose alta: nestes casos, deve-se reduzir a dose.
- interromper o tratamento se aparecerem sintomas de toxicidade.

Interações medicamentosas
- medicamentos causadores de discrasias sanguíneas podem aumentar os efeitos leucopênicos e/ou trombocitopênicos.
- outros mielodepressores e radioterapia podem causar mielodepressão aditiva.
- por terem a capacidade de suprimir os mecanismos de defesa normais, podem diminuir a resposta de anticorpos do paciente quando tomados com vacinas de vírus mortos; deve-se guardar intervalo de três meses a um ano entre as aplicações das duas medicações.
- por terem a capacidade de suprimir os mecanismos de defesa normais, podem potencializar a replicação do vírus da vacina com vírus atenuados, aumentar os efeitos adversos do vírus da vacina e diminuir a resposta de anticorpos do paciente; deve-se guardar geralmente intervalo de três meses a um ano entre as aplicações das duas medicações.

AZACITIDINA

É a 4-amino-1-β-D-ribofuranosil-s-triazin-2-(1H)-ona, um nucleosídeo pirimidínico análogo da citidina. Exerce atividade antineoplásica através da hipometilação do DNA e citotoxicidade direta sobre células hematopoéticas anormais na medula óssea. A concentração necessária para a inibição da metilação do DNA não produz supressão da síntese de DNA. A hipometilação pode restabelecer a função normal dos genes que são necessários para a proliferação e diferenciação. Seus efeitos citotóxicos produzem a morte das células em divisão rápida, incluindo as cancerosas não responsivas aos mecanismos de controle do crescimento normal. Células não proliferativas são insensíveis à azacitidina.

Farmacodinâmica
- antineoplásico.

Farmacocinética
- é rapidamente absorvida após administração subcutânea.
- atinge uma concentração plasmática de 750 ± 403 ng/mL em cerca de 0,5 hora.
- biodisponibilidade de 89%.
- volume de distribuição de cerca de 76 ± 26 L.
- depuração de 167 ± 49 L/h.

- meia-vida de 41 ± 8 minutos.
- eliminada principalmente pelos rins e < 1% pelas fezes.

INDICAÇÕES
- tratamento dos subtipos da síndrome mieloblástica francesa-americana-britânica (FAB): anemia refratária ou anemia refratária com sideroblastos, anemia refratária com excesso de blastos, anemia refratária com excesso de blastos em transformação e leucemia mielomonocítica crônica.

DOSES
- 75 mg/m² por dia durante 7 dias, por via subcutânea ou por infusão IV. Os ciclos devem ser repetidos a cada 4 semanas. Após dois ciclos de tratamento, a dose pode ser aumentada para 100 mg/m² se não houver resposta clínica e se não ocorrerem sinais de toxicidade, exceto náusea e vômitos. Todos os paciente devem ser tratados por um mínimo de 4 a 6 ciclos. Um resultado com resposta parcial ou mesmo completa pode requerer tratamento com novos ciclos.
- o tratamento deve ser administrado até que os pacientes tenham obtido resultado satisfatório.
- para pacientes com contagem de leucócitos ≥ 3,0 × 10⁹/L e contagem absoluta de neutrófilos (CAN) < 1,5 × 10⁹/L e plaquetas ≥ 75 × 10⁹/L, ajustar a dose de acordo com a tabela para qualquer ciclo:

Contagem		% Dose na próxima administração
CAN (× 10⁹/L)	Plaquetas (× 10⁹/L)	
< 0,5	< 25	50
0,5-1,5	25-50	67
> 1,5	> 50	100

- para pacientes com contagem de leucócitos < 3,0 × 10⁹/L e CAN ≥ 1,5 × 10⁹/L e plaquetas < 75 × 10⁹/L o ajuste da dose deve basear-se na contagem celular e na celularidade da biopsia de medula óssea:

% Diminuição em contagem basal	Celularidade da biopsia de medula óssea (%)		
	30-60	15-30	< 15
	% Dose da próxima administração		
50-75	100	50	33
> 75	75	50	33

No caso de ocorrer alteração da contagem celular, como visto, o próximo ciclo de tratamento deve ser adiado por 28 dias e desde que a contagem de leucócitos e plaquetas esteja > 25% e em elevação. Se não houver um aumento > 25% ao redor do 28º dia, as contagens devem ser reavaliadas a intervalo de 7 dias. Se após 42 dias não ocorrer um aumento de 25%, o paciente deve ser tratado com 50% da dose anterior.

- na condição em que os níveis de bicarbonato sérico estejam < 200 mEq/L, a dose deve ser reduzida em 50% no próximo ciclo.
- na presença de elevação da ureia e da creatinina séricas, deve-se aguardar a administração do próximo clínico até que esses parâmetros retornem aos níveis normais, e a dose deve ser reduzida em 50% no próximo ciclo de tratamento.

CONTRAINDICAÇÕES
- hipersensibilidade ao fármaco.
- tumores hepáticos malignos de grau avançado.
- gravidez e lactação. É teratogênica em animais. Categoria D da FDA.

PRECAUÇÕES
- antes da administração os pacientes devem ser medicados para prevenir náuseas e vômitos.
- vigiar o aparecimento de alterações hematológicas e toxicidade renal. Nesses casos as doses devem ser adiadas ou sofrer redução.
- vigiar a administração nos pacientes idosos devido à diminuição da função renal nessa faixa etária.
- realizar exames leucocitário e plaquetário principalmente antes de novos ciclos. Nesses casos, observar as tabelas das doses para o caso.
- pacientes do sexo masculino devem ser orientados que suas parceiras sexuais não poderão engravidar quando sob uso da azacitidina.
- os profissionais que prepararem o fármaco para administração devem tomar cuidado especial quanto ao seu manuseio.
- para uso subcutâneo, o produto deve ser reconstituído em 4 mL de água destilada para injeção. Para uso IV, reconstituir a dose com 10 mL de água destilada para injeção. O frasco deve ser agitado e todo o conteúdo deve estar dissolvido. Essa solução conterá 10 mg/mL. A dose calculada deve ser então injetada em 50 a 100 mL de um frasco para infusão contendo cloreto de sódio a 0,9% ou lactato de Ringer. O produto é incompatível com soro glicosado ou com soluções que contenham bicarbonato. A dose IV deve ser administrada por um período de 10 a 40 minutos e completada em até 1 h após a reconstituição inicial.

EFEITOS ADVERSOS
- anemia, agravamento de anemia, leucopenia, agranulocitose, neutropenia, trombocitopenia.
- desconforto abdominal, constipação, diarreia, sangramento gengival, fezes pastosas, hemorragia na boca, estomatite, náusea, vômito, anorexia.
- dor torácica, eritema, queimação, granuloma, dor, alterações de pigmentação, prurido, edema no local da injeção.
- letargia, mal-estar, pirexia.
- infecções do trato respiratório superior, nasofaringite, pneumonia.
- hemorragia após o procedimento.
- artralgia, mialgia.
- cefaleia, tontura.
- ansiedade, insônia.
- dispneia.
- pele seca, equimose, eritema, exantema, nódulo na pele, urticária.
- hematoma, hipotensão, hipertensão, petéquias, hematúria, hemorragia ocular.
- hipopotassemia.
- fibrilação atrial, insuficiência cardíaca, cardiomiopatia congestiva.
- choque anafilático.
- insuficiência renal, hemorragia cerebral, convulsões.
- colecistite.

▶ *VIDAZA (United Medical), fr.-amp. com 100 mg (solução injetável)*

CAPECITABINA

É análogo da pirimidina com nome químico N-pentoxicarbonil-5'-desoxi-5-fluorcitidina, com atividade tumor-ativada. Possui ativação seletiva nas células tumorais, produzindo uma maior concentração de metabólito ativo 5-fluoruracila (5-FU) do que nas células normais e com consequente diminuição dos efeitos colaterais. É um profármaco que se torna ativo após passar por três etapas enzimáticas. Numa primeira etapa, ocorrendo no fígado, a capecitabina é convertida para 5'-desoxi-5-fluorcitidina (5'-DFCR) pela carboxilesterase. Em seguida sofre a ação da citidina-desaminase, no fígado e/ou célula tumoral, formando a 5'-desoxi-5-fluoruridina (5'-DFUR), ambos compostos não tóxicos. Numa terceira etapa sofre a ação da timidina-fosforilase, enzima altamente concentrada em tumores sólidos, com a formação da 5-FU. Essa fase final de conversão ocorre especificamente no tumor, proporcionando concentrações elevadas da 5-FU que é o componente citotóxico ativo. Sua ação é bem demonstrada no tratamento do câncer colorretal e no câncer de mama avançado ou metastático e resistente a esquema com paclitaxel/antraciclina.

FARMACODINÂMICA
- antineoplásico.

FARMACOCINÉTICA
- é rápida e intensamente (70%) absorvida após administração oral.
- atinge o pico da concentração plasmática em cerca de duas horas.
- sofre biotransformação hepática a dois metabólitos inativos: a 5'-DFCR e 5'-DFUR. A formação subsequente da 5-FU, o composto ativo, ocorre no tumor pelo fator angiogênico timidina-fosforilase. Nas etapas seguintes a 5-FU é convertida a di-hidro-5-FU pela enzima di-hidropirimidina-desidrogenase e esta ao ácido 5-flúor-ureído-propiônico (FUPA) pela di-hidropirimidinase. Finalmente, o FUPA é convertido a α-flúor-β-alanina (FBAL) pela ação da β-ureído-propionase.
- biodisponibilidade da 5'-DFUR: 42%.
- após a biotransformação para os metabólitos 5'-DFCR e 5'-DFUR, o $t_{1/2}$ para declínio das concentrações é de cerca de 0,5 a 1 hora.
- a FBAL atinge o pico da concentração plasmática em cerca de três horas e declina com $t_{1/2}$ de 3,32 horas.
- ligação às proteínas plasmáticas de 54% para o composto original, 62% para a 5'-DFUR e 10% para a 5'-DFCR e 5-FU.
- não sofre acúmulo plasmático.
- 70% eliminados na urina, sendo cerca de 52% sob a forma de FBAL.
- as concentrações plasmáticas de 5-FU são cerca de 30 a 35% maiores em torno do décimo quarto dia após administração inicial, em comparação com o primeiro.

INDICAÇÕES
- tratamento do câncer avançado de mama ou metastático resistente ao esquema paclitaxel/antraciclina.

DOSES
- 2.510 mg/m²/dia duas vezes ao dia, por 14 dias, repetidos a cada 21 dias e obedecendo a um intervalo de descanso de 7 dias. As doses são adminis-

tradas cerca de 30 minutos após uma refeição. O tratamento pode ser continuado até 18 semanas para os pacientes que apresentam boa resposta terapêutica ou com a doença estabilizada ao final de seis semanas.

Com resultado adequado persistindo após esse período, o tratamento pode ser mantido por até 48 semanas. Prolongamento posterior dependerá da resposta clínica. Nos casos de resposta inadequada ou toxicidade inaceitável, o tratamento deve ser suspenso.

Contraindicações
- hipersensibilidade às fluoropirimidinas.
- gravidez.
- lactação.
- insuficiência renal grave.

Precauções
- reduzir a dose na presença de insuficiência renal.

Efeitos adversos
- anorexia, diarreia, desidratação, estomatite, náuseas, vômitos.
- fadiga.
- síndrome mão-pé.
- neutropenia, hiperbilirrubinemia.
- neurotoxicidade.

Interações medicamentosas
- pode aumentar o tempo de protrombina e do INR quando usada concomitantemente com a varfarina.

▶ XELODA (Roche), 60 comprimidos × 150 mg
120 comprimidos × 500 mg

CITARABINA

Aparentada quimicamente à citidina e desoxicitidina; a diferença com estes nucleosídios normais consiste no grupamento de açúcar: em vez de ribose ou desoxirribose, há arabinose. Sofre biotransformação ao metabólito ativo, trifosfato de arabinofuranosilcitosina, que impede a síntese do DNA por inibir a DNA polimerase. É também imunossupressor potente. É exclusivamente fase S-específica do ciclo celular.

É usada nas formas livre e de cloridrato.

Farmacodinâmica
- antineoplásico.

Farmacocinética
- após administração oral, menos de 20% são absorvidos; por isso, é administrada por via intravenosa.
- a ligação a proteínas é baixa (15%).
- sofre biotransformação, sendo rapidamente desaminada no sangue e nos tecidos, especialmente no fígado.
- só pequena fração atravessa a barreira hematencefálica com administração intravenosa rápida; após infusão intravenosa contínua, atinge no líquor concentrações 40 a 50% daquelas no estado de equilíbrio.
- em regimes de dose alta, atinge níveis plasmáticos máximos aproximadamente 100 vezes maiores que os obtidos com doses convencionais.
- meia-vida varia entre indivíduos; é bifásica: fase alfa, 10 a 15 minutos; fase beta, 1 a 3 horas (cerca de 2 horas após administração intratecal).
- atinge a concentração plasmática máxima, após administração por via subcutânea, em 20 a 60 minutos.
- excretada principalmente (80%) pela urina, menos de 10% na forma inalterada.

Indicações
- tratamento da doença de Hodgkin.
- tratamento de eritroleucemia.
- tratamento das leucemias linfocítica aguda, meníngea, mielocítica aguda e mielocítica crônica.
- tratamento de linfomas não Hodgkin em crianças.
- tratamento da síndrome mielodisplásica.

Doses
- via intravenosa, 100 a 200 mg/m²/dia; em geral, são dadas infusões de cinco a sete dias com uma antraciclina e tioguanina.
- via intravenosa, dose alta, 2 a 3 g/m² infundidos em período de 1 a 2 horas cada 12 horas, para um total de 12 doses.
- via subcutânea, para terapia de manutenção em leucemia aguda, 50 mg/m² semanalmente.
- via subcutânea, dose baixa, 10 mg/m² duas vezes por dia durante 21 dias.
- via intratecal, 5 a 75 mg/m² em 10 mL de solução salina dados uma a três vezes por semana.

Precauções
- as já citadas.
- histórico de gota e histórico de cálculos renais de urato exigem consideração da relação risco/benefício.

Efeitos adversos
- mielodepressão, com leucopenia, trombocitopenia, anemia, reticulocitopenia, megaloblastose.
- náusea, vômito, diarreia, dor abdominal, ulceração anal ou oral, disfunção hepática, febre, exantema, tromboflebite e sangramento.
- estomatite, febre, anafilaxia.
- hiperuricemia.
- tóxica ao sistema nervoso central, quando aplicada por via intratecal.
- sepsia, pneumonia, celulite no local da injeção, ulceração da pele, retenção urinária, disfunção renal, neurite ou neurotoxicidade, dores de garganta, dores torácicas, ulceração esofagiana, esofagite, necrose do intestino, tontura, alopecia, urticária, cefaleia, icterícia, púrpura, edema alérgico.
- doses elevadas causam dor conjuntival e fotofobia, disfunção cerebelar da linha mediana e neuropatia periférica.

Interações medicamentosas
- as já citadas.
- pode diminuir a absorção da digoxina mesmo muitos dias após a suspensão da quimioterapia.
- alopurinol, colchicina ou probenecida podem elevar a concentração do ácido úrico no sangue.
- ciclofosfamida com dose alta de citarabina usada em transplante de medula óssea pode resultar em aumento de cardiomiopatia com morte subsequente.

▶ ALEXAN (Pharmacia & Upjohn), 10 amp. de 5 mL c/ 100 mg
2 amp. de 10 mL c/ 500 mg
1 amp. de 20 mL c/ 1.000 mg
▶ ARACYTIN (Pharmacia Brasil), fr.-amp. com diluente c/ 100 mg
fr.-amp. com 5 mL c/ 100 mg
fr.-amp. com 25 mL c/ 500 mg
fr.-amp. com 10 mL c/ 1.000 mg
▶ CITARAX (Blaüsiegel), 10 fr.-amp. com 100 mg/5 mL
10 fr.-amp. com 500 mg/10 mL

FLUORURACILA

Trata-se da uracila fluorada, em que o átomo de hidrogênio da posição 5 foi substituído pelo átomo de flúor. É fase S-específico do ciclo celular. O efeito antitumoral ocorre só depois de sua conversão *in vivo* ao metabólito ativo, o 5-monofosfato de 5-flúor-2'-desoxiuridina, que inibe a timidilato sintetase, enzima catalisadora da transformação do ácido desoxiuridílico a ácido timidílico, impedindo assim a síntese do DNA e, em menor extensão, do RNA.

A fluoruracila é mais tóxica às células em proliferação do que às células não proliferativas. Quando usada topicamente, destrói seletivamente as células que proliferam rapidamente.

Farmacodinâmica
- antineoplásico.

Farmacocinética
- por ser absorvida de forma irregular, não se usa a via oral.
- administrada geralmente por via intravenosa; às vezes, por via intra-arterial para liberação direta ao tumor (por exemplo, artéria hepática para metástases hepáticas) e por injeção direta nas efusões nas cavidades do corpo (por exemplo, câncer ovariano).
- administrada por via tópica, a absorção é de aproximadamente 6%, insuficiente para produzir efeitos adversos sistêmicos, e o início de ação se dá em 2 a 3 dias.
- atravessa a barreira hematencefálica.
- sofre biotransformação rápida (uma hora) nos tecidos, produzindo o metabólito ativo, o monofosfato de floxuridina; no fígado sofre degradação catabólica.
- meia-vida, por administração intravenosa: fase alfa, 10 a 20 minutos (fluoruracila); fase beta, prolongada (cerca de 20 horas), por ser armazenada nos tecidos (metabólitos).
- excretados 60 a 80% da dose pelos pulmões, na forma de dióxido de carbono em 8 a 12 horas; 15% são eliminados na forma íntegra pela urina dentro de 6 horas.

Indicações
- tratamento paliativo dos carcinomas do cólon, do estômago, da mama, do pâncreas e do reto em pacientes considerados incuráveis pela cirurgia ou outros meios.
- tratamento do carcinoma da bexiga, cervical, endometrial, ovariano, do pulmão e prostático.
- tratamento por injeção arterial de tumores do fígado e da cabeça e pescoço.
- tratamento por administração intracavitária de efusões malignas pericárdicas, peritoneais e pleurais.
- por via tópica, tratamento de quadros clínicos pré-cancerosos da pele, incluindo queratoses actínicas múltiplas, queilite actínica, leucoplasia da mucosa, radiodermatite, doença de Bowen e eritroplasia de Queyrat.
- por via tópica, tratamento de carcinoma da pele.

Doses
- via intravenosa, dose de ataque de 400 a 500 mg/m² uma vez ao dia durante quatro dias consecutivos; se não ocorrer toxicidade, administra-se dose de

manutenção semanal. Com a infusão contínua, 1 g/m² diariamente durante cinco dias, repetida cada 3 a 4 semanas; deve-se ajustar a dose se surgirem efeitos hematológicos ou gastrintestinais.
- via intra-arterial (hepática), 800 mg/m²/dia durante 14 a 21 dias por infusão contínua.
- via tópica, aplicar o creme ou a solução duas vezes ao dia o suficiente para cobrir as lesões.

Precauções
- as já citadas.
- quando se usa a via tópica, deve-se levar em consideração a relação risco/benefício em pacientes com dermatoses preexistentes, especialmente cloasma e rosácea.

Efeitos adversos
- anorexia, náusea, vômito, diarreia, fadiga.
- estomatite, esofagofaringite.
- leucopenia, trombocitopenia.
- alopecia, dermatite.
- conjuntivite aguda e crônica.
- ataxia cerebelar reversível.
- isquemia miocárdica.
- pneumopatia.
- dor, prurido, hiperpigmentação e ardência no local da aplicação, quando se usa a preparação tópica.

Interações medicamentosas
- as já citadas.
- alopurinol pode alterar o seu efeito.
- folinato cálcico pode aumentar seus efeitos terapêuticos e tóxicos.
- pré-tratamento com metotrexato aumenta a formação do metabólito ativo.
- oxipurinol, metabólito do alopurinol, diminui a sua toxicidade e provavelmente melhora o índice terapêutico.

▶ EFURIX (ICN), bisnaga de 15 g a 5% (creme)
▶ FLUOROURACIL (Aventis Pharma), 5 amp. de 10 mL c/ 50 mg/mL
10 amp. de 5 mL c/ 50 mg/mL
▶ FLUOROURACILA (Eurofarma), fr.-amp. de 10 mL com 25 mg/mL (sol. injetável), (genérico)
▶ FLUORO-URACIL (ICN); 10 amp. de 10 mL com 250 mg

GENCITABINA

É análogo estrutural da citarabina, dela diferindo por apresentar dois átomos de flúor na posição 2' em vez do grupo OH. Quimicamente, é 2'-desoxi-2',2'-difluorcitidina. Sofre biotransformação intracelular, dando os nucleosídios ativos difosfato e trifosfato. Estes, após uma série de reações, acabam inibindo a síntese do DNA e causando o efeito citotóxico. A gencitabina é S-específica do ciclo celular.

Além do seu emprego citado em *Indicações*, manifesta atividade no carcinoma avançado da mama, ovário, próstata e câncer de pulmão do tipo pequenas células.

É usada na forma de cloridrato.

Farmacodinâmica
- antineoplásico.

Farmacocinética
- administrada unicamente por via intravenosa, é rapidamente biotransformada pela citidina-desaminase no fígado, rins, sangue e outros tecidos em difosfato de uracila, a 2'-desoxi-2',2'-difluoruridina (dFdU), que é inativo.
- a ligação às proteínas é desprezível.
- a distribuição tecidual da gencitabina é pequena.
- o metabólito dFdU é amplamente distribuído nos tecidos, sendo excretado pela urina sem sofrer biotransformação subsequente.
- depuração é 60 a 80% menor nas mulheres do que nos homens; isso pode resultar em concentrações plasmáticas mais altas nas mulheres que nos homens para a mesma dose.
- atinge as concentrações plasmáticas máximas de 10 a 40 μg/L, após infusão de 30 minutos (dose única de 1.000 mg/m²), com meia-vida terminal de 17 minutos.
- após infusões únicas de doses entre 1.000 e 2.500 mg/m², durante 1,1 h ou menos, as meias-vidas variam de 11 a 26 minutos.
- após infusões únicas de doses entre 2.500 e 3.600 mg/m² durante 3,6 a 4,3 h, as meias-vidas variam de 18,5 a 57,1 minutos.
- após doses múltiplas, as meias-vidas são mais longas do que aquelas observadas com doses únicas, independente da duração da infusão.
- volume médio de distribuição do compartimento central: 11 L/m² (faixa: 5 a 21 L/m²).
- volume médio de distribuição no estado estacionário: 17 L/m² (faixa: 9 a 30 L/m²).
- depuração sistêmica média: 90 L/h/m² (faixa: 40 a 130 L/h/m²).
- depuração renal média: 2 a 7 L/h/m².
- o metabólito dFdU atinge as concentrações plasmáticas (melhor descritas por curva trifásica) de 28 a 52 μg/mL, após infusão de 30 minutos (dose única de 1.000 mg/m²), com meia-vida para a fase terminal de 65 horas (faixa: 33 a 84 horas).
- volume médio de distribuição do dFdU no compartimento central: 18 L/m² (faixa: 11 a 22 L/m²).
- volume médio de distribuição do dFdU no estado estacionário: 150 L/m² (faixa: 96 a 228 L/m²).
- depuração sistêmica média de dFdU: 2,5 L/h/m² (faixa: 1 a 4 L/h/m²).
- após repetições semanais das doses de gencitabina, as concentrações de dFdU (obtidas imediatamente antes da próxima dose) variam entre 0,07 e 1,2 μg/mL e não ocorre acúmulo com doses adicionais.
- meia-vida da fase de eliminação terminal do metabólito ativo, trifosfato de gencitabina, de células mononucleares: 0,7 a 12 h.
- concentrações plasmáticas de trifosfato de gencitabina no estado estacionário: 0,4 a 0,5 μg/mL.
- a gencitabina é excretada principalmente (99%) pela urina na forma do metabólito inativo (dFdU) e menos de 1% na forma inalterada e apenas parcialmente (1%) pelas fezes.

Indicações
- tratamento de carcinoma não de pequenas células do pulmão.
- tratamento de carcinoma pancreático primário adiantado e metastático.

Doses
- via intravenosa, adultos, infusão de 30 minutos de 1.000 mg/m², repetida uma vez por semana durante três semanas, com uma semana de descanso. Em seguida, repete-se este ciclo de quatro semanas.
- não se estabeleceram a eficácia e a segurança da gencitabina em crianças.

Efeitos adversos
- mielodepressão, com anemia, leucopenia, trombocitopenia.
- náuseas, vômito, diarreia.
- hematúria, proteinúria, síndrome hemolítico-urêmica.
- dispneia.
- erupção cutânea, reações no local da injeção, broncoespasmo.
- sonolência, astenia, parestesias.
- cefaleia, dor nas costas, calafrios, mialgia, anorexia, tosse, rinite, mal-estar, sudorese, insônia, febre.
- edema, edema periférico, edema facial, edema pulmonar.
- alopecia reversível.
- irritação ou eritema, constipação leve, hipotensão.

▶ GEMZAR (Eli Lilly), fr. de 10 e 50 mL com 200 mg ou 1 g de base livre; após reconstituição com solução fisiológica (cloreto de sódio a 0,9%), 5 mL para 200 mg e 25 mL para 1 g, respectivamente

▶ Análogos das purinas

Atuam como antimetabólitos das purinas. São fase S-específicos do ciclo celular da divisão celular. Entretanto, sua atividade só se manifesta após serem anabolizados nos tecidos aos respectivos nucleotídios. São, portanto, bioprecursores. Seu efeito citotóxico se deve à inibição da síntese do DNA e, em grau menor, do RNA.

Em nosso meio são disponíveis a cladribina, a fludarabina, a mercaptopurina e a tioguanina.

Contraindicações
- hipersensibilidade ao fármaco.
- gravidez.
- lactação.

Precauções
- os pacientes devem estar hospitalizados e sob a vigilância de médico com experiência no uso de antimetabólitos.
- afetam a fertilidade humana, produzindo amenorreia e azoospermia.
- os efeitos mielodepressores podem resultar em aumento na incidência de infecção microbiana, cura retardada e sangramento gengival. Trabalho odontológico deve ser completado antes de iniciar o tratamento ou postergado até que o hemograma volte ao normal.
- deve-se realizar a contagem de leucócitos semanalmente; redução anormal destes impõe suspensão do tratamento.
- deve-se levar em consideração a relação risco/benefício, quando existem os seguintes problemas: cálculos renais de urato, funções hepática ou renal diminuídas, gota, herpes-zóster, infecção, mielodepressão, sensibilidade ao fármaco, varicela.
- deve-se usar de cautela extrema quando usados em pacientes previamente tratados com agentes citotóxicos ou radioterapia.

Efeitos adversos
- mielodepressão, com leucopenia, trombocitopenia, anemia.
- náusea, vômito, anorexia, diarreia e estomatite, sobretudo com doses altas.
- disfunção hepática, geralmente icterícia colestática, hepatomegalia.
- hiperuricemia, em consequência da lise das células tumorais.
- ulcerações gastrintestinais.
- erupções cutâneas.

12.14 AGENTES ANTINEOPLÁSICOS

INTERAÇÕES MEDICAMENTOSAS
- pode aumentar a atividade anticoagulante e/ou risco de hemorragia de anticoagulantes cumarínicos ou indandiônicos.
- alopurinol, colchicina ou probenecida podem causar aumento de sua atividade e toxicidade por inibirem seu metabolismo.
- medicamentos que causam discrasias sanguíneas podem aumentar seus efeitos leucopênicos e/ou trombocitopênicos.
- outros medicamentos hepatotóxicos podem aumentar o risco de hepatotoxicidade.
- outros imunossupressores podem aumentar o risco de infecção e desenvolvimento de neoplasmas.
- outros mielodepressores ou radioterapia podem acarretar mielodepressão aditiva.
- por terem a capacidade de suprimir os mecanismos de defesa normais, podem diminuir a resposta de anticorpos do paciente quando tomados com vacinas de vírus mortos; deve-se guardar intervalo de três meses a um ano entre as aplicações das duas medicações.
- por terem a capacidade de suprimir os mecanismos de defesa normais, podem potencializar a replicação do vírus da vacina com vírus atenuados, aumentar os efeitos adversos do vírus da vacina e diminuir a resposta de anticorpos do paciente; deve-se guardar geralmente intervalo de três meses a um ano entre as aplicações das duas medicações.

CLADRIBINA

Corresponde a 2-cloro-desoxiadenosina, sendo, portanto, análogo halogenado da desoxiadenosina. É fosforilada pela desoxicitidina quinase e se acumula como trifosfato-desoxinucleotídio, metabólito que inibe a síntese e regeneração do DNA e mata linfócitos e monócitos. Distingue-se de outros análogos das purinas por ser citotóxica tanto aos linfócitos e monócitos em proliferação, como àqueles em quiescência. Essa característica da cladribina é importante para sua ação na tricoleucemia, pois os tricócitos estão frequentemente em fase de quiescência.

FARMACODINÂMICA
- antineoplásico.

FARMACOCINÉTICA
- administrada por infusão intravenosa lenta, liga-se moderadamente a proteínas (cerca de 20%).
- por ação da desoxicitidina quinase presente nas células, é fosforilada ao 5′-trifosfato de 2-cloro-2′-desoxiadenosina, o metabólito ativo.
- meia-vida: inicial (de distribuição), 35 ± 12 minutos; terminal (de eliminação), 6,7 ± 2,5 horas.
- atravessa a barreira hematencefálica.
- atinge a concentração, com infusões de duas horas, de 198 ± 87 nmol/L e a concentração no estado estacionário, durante infusões de 24 horas, de 22,5 ± 11 nmol/L.
- volume médio de distribuição no estado estacionário: 9,2 ± 5,4 L/kg.
- leva, em média, quatro meses para produzir a resposta terapêutica, isto é, a ausência de tricócitos na medula óssea e no sangue periférico e normalização do hemograma.
- desconhece-se como é excretada.

INDICAÇÕES
- tratamento de tricoleucemia.
- tratamento de leucemia linfocítica crônica.
- tratamento de alguns linfomas não Hodgkin.
- tratamento de macroglobulinemia de Waldenström.

DOSES
- infusão intravenosa contínua por 7 dias consecutivos, 0,09 mg/kg/dia, em tricoleucemia.

▶ *LEUSTATIN (Janssen-Cilag), 7 fr.-amp. de 10 mL c/ 1 mg/mL (solução injetável)*

FLUDARABINA

É um nucleotídio fluorado análogo da 9-β-D-arabinofuranosiladenina (ara-A), cuja denominação química é 2-flúor-9-(5-O-fosfono-β-D-arabinofuranosil)-9H-purina-6-amina. Também é conhecida como 2-flúor-ara AMP ou 2-F-ara-AMP. Difere da vidarabina por ser mais resistente à desativação pela adenosina desaminase. A 2-F-ara-AMP é um profármaco sofrendo fosforilação intracelular para o trifosfato ativo, 2-F-ara-ATP, responsável pela inibição de várias enzimas fundamentais para a síntese de DNA, tais como: ribonucleotídio redutase, DNA primase, DNA polimerase, DNA ligase. Acredita-se que possa inibir também a síntese de RNA, diminuindo a incorporação da uridina e leucina. Exerce atividade imunossupressora inibindo os linfócitos e também em células não proliferativas. Deve ser aplicada sob supervisão de um médico com experiência em quimioterapia. Usada como fosfato.

FARMACODINÂMICA
- antineoplásico.

FARMACOCINÉTICA
- após infusão IV de 2-F-ara-AMP, por trinta minutos, atinge concentrações máximas de cerca de 2,5 μM imediatamente após o término da infusão.
- os níveis plasmáticos e as ASC aumentam linearmente com a dose.
- após administração IV é rapidamente fosforilada para 2-F-ara-A.
- sofre rápida biotransformação para 2-F-ara-A e, em seguida, fosforilação intracelular pela desoxicitidina cinase, formando 2-F-ara-ATP, que é o principal metabólito ativo.
- os níveis máximos de 2-F-ara-A sofrem queda em três fases: fase de distribuição, curta com meia-vida de 5 minutos; fase intermediária com meia-vida de 1 a 2 horas e fase de eliminação com meia-vida de cerca de 10 horas.
- tempo de resposta terapêutica varia de 7 a 21 semanas.
- 60% eliminados pela urina, sendo 23% sob a forma inalterada.

INDICAÇÕES
- tratamento da leucemia linfocítica crônica de células-B que não respondeu ou que apresentou evolução da doença durante ou após o tratamento com pelo menos um regime padrão contendo agente alquilante.

DOSES
- existe uma variedade de esquemas terapêuticos, quer isolada, quer em associação com outros antineoplásicos, sendo que a dose deve ser ajustada para atingir as necessidades de cada paciente, de acordo com a resposta clínica e com o grau de depressão da medula óssea.
- em geral, a dose para adultos é a administração IV durante 30 minutos de 25 mg/m^2/dia por cinco dias consecutivos e repetida a intervalos de 28 dias.

CONTRAINDICAÇÕES
- hipersensibilidade à fludarabina.
- gravidez e lactação.
- crianças.
- depuração de creatinina < 30 mL/min.
- uso concomitante de pentostatina.

PRECAUÇÕES
- avaliação periódica das contagens de sangue periférico.
- controle da função renal.
- vigiar a administração aos idosos.
- mulheres e homens em idade fértil devem adotar medidas contraceptivas durante o tratamento e até seis meses após.
- evitar vacinação com vírus vivos, durante e após o tratamento.
- vigiar os pacientes com gota ou com antecedentes de cálculos renais de urato, devido ao risco de hiperuricemia resultante da síndrome de lise tumoral.
- administração cuidadosa nos pacientes previamente submetidos a quimioterapia ou radioterapia.

EFEITOS ADVERSOS
- quando utilizada em doses muito elevadas (> 96 mg/m^2/dia) pode produzir efeitos neurológicos graves, coma e morte.
- supressão grave da medula óssea, anemia acentuada, trombocitopenia, neutropenia e até mielossupressão acumulativa.
- anemia hemolítica.
- síndrome de lise tumoral.
- infecções graves, com risco maior para as fúngicas ou infecções causadas por *Pneumocystis carinii*.
- reações de hipersensibilidade pulmonar com tosse, dispneia e infiltração pulmonar intersticial.
- anorexia, náusea, vômitos, diarreia, estomatite, sangramento gastrintestinal.
- exantemas.
- alopecia.
- alteração de enzimas hepáticas.

INTERAÇÕES MEDICAMENTOSAS
- risco de discrasias sanguíneas se associada com fármacos que exercem estes efeitos adversos.
- o uso concomitante de fármacos depressores da medula óssea ou radioterapia pode agravar a depressão.
- pentostatina aumenta o risco de toxicidade pulmonar fatal.
- a resposta das vacinas de vírus mortos pode ser reduzida devido à imunossupressão.
- as vacinas de vírus vivos podem aumentar os efeitos adversos dos vírus das vacinas e/ou diminuir a resposta do paciente à vacina.

▶ *FLUDARA (Schering), 5 fr.-amp. × 50 mg*

MERCAPTOPURINA

Análogo da hipoxantina, desta diferindo por ter átomo de S em vez de O na posição 6. É biotransformada intracelularmente em 6-tioinosinato, o ribonucleotídio ativo.

FARMACODINÂMICA
- antineoplásico, imunossupressor.

Farmacocinética

- após administração oral, é incompleta e irregularmente absorvida (biodisponibilidade de 5 a 37%) do trato gastrintestinal.
- a ligação às proteínas é baixa (cerca de 20%).
- é distribuída amplamente aos tecidos orgânicos, mas só uma pequena fração penetra o liquor, insuficiente para tratar de leucemia meníngea.
- atinge níveis plasmáticos máximos em duas horas, não se detectando o fármaco após oito horas.
- tanto a mercaptopurina quanto o seu nucleotídio ativo são biotransformados extensivamente a numerosos produtos no fígado.
- meia-vida plasmática: 21 minutos em crianças e 47 minutos em adultos.
- cerca de 50% da mercaptopurina e seus metabólitos são excretados pela urina em 24 horas, nas formas íntegra (7 a 39%) e de metabólitos.
- é removível por diálise.

Indicações

- tratamento de leucemias linfocítica aguda, mielocítica aguda, mielocítica crônica, mielomonocítica aguda.
- tratamento de alguns linfomas não Hodgkin pediátricos.
- tratamento de policitemia vera.
- tratamento de artrite psoriática.
- tratamento de enterite regional (doença de Crohn) e colite ulcerativa.

Doses

- via oral, para indução da remissão, adultos e crianças acima de cinco anos, 100 mg/m² ao dia; se necessário, a dose pode ser aumentada cautelosamente até o máximo de 200 mg/m² ao dia.

Para tratamento de manutenção em crianças com leucemia linfocítica em remissão, 50 mg/m² diariamente como dose única, em geral em associação com outros fármacos.

▶ PURI-NETHOL (GlaxoSmithKline), 25 comprimidos × 50 mg

TIOGUANINA

Análogo da guanina, desta diferindo por ter átomo de S em vez de O na posição 6. É anabolizada ao seu nucleotídio, 6-tioguaninarribosefosfato, metabólito ativo, que atua como inibidor por retroalimentação da fase inicial da biossíntese das purinas, além de bloquear outros importantes processos metabólicos. Também é convertida ao trifosfato de desoxinucleosídio, que pode ser incorporado ao DNA das células tumorais. Isso resulta na inibição da síntese do DNA e, em grau menor, do RNA.

As células tumorais resistentes à mercaptopurina manifestam geralmente resistência cruzada à tioguanina.

A tioguanina é também imunossupressor.

Farmacodinâmica
- antineoplásico.

Farmacocinética

- quando administrada por via oral, é absorvida incompletamente (em média, cerca de 30% de uma dose).
- atinge nível plasmático máximo em 8 horas e declina lentamente depois disso.
- após administração intravenosa, é depurada rapidamente do plasma; mais de 80% de uma dose são excretados dentro de 24 horas.
- apenas pequena fração entra no liquor.
- meia-vida de eliminação: tioguanina, 1,5 hora; metabólitos, 6 a 8 horas.
- tioguanina e seus metabólitos ativos são extensivamente inativados no fígado, primariamente por metilação.
- não é extensivamente desaminada e somente pequena fração é convertida a ácido tiourico pela enzima xantino-oxidase.

Indicações

- tratamento de leucemias linfocítica aguda, mielocítica aguda e mielocítica crônica, embora para esta última seja geralmente preferido o bussulfano.

Doses

- via oral, adultos e crianças, 80 mg/m² ao dia; se necessário, esta dose pode ser aumentada cautelosamente até 120 mg/m² diariamente. Para indução de remissão em leucemia mielógena aguda, em associação com daunorrubicina e citarabina, adultos e crianças, 100 mg/m² cada 12 horas nos dias um até sete.

▶ LANVIS (GlaxoSmithKline), 25 comprimidos × 40 mg

COMPOSTOS DE PLATINA

Consistem em complexos de coordenação da platina. Seu mecanismo de ação é semelhante ao dos agentes alquilantes bifuncionais, isto é, estabelecem ligação cruzada com as fitas do DNA e assim interferem com sua ação. Em ensaios experimentais, manifestaram ser carcinogênicos, mutagênicos, embriotóxicos e teratogênicos.

São ciclo-fase-inespecíficos.

Os comercializados no Brasil são carboplatina, cisplatina e oxaliplatina.

Contraindicações
- hipersensibilidade ao fármaco.
- gravidez.
- lactação.
- insuficiência renal grave.
- mielodepressão grave.

Precauções

- os pacientes devem estar sob a vigilância de médico com experiência no uso de compostos de platina.
- deve-se realizar audiometria antes da terapia e durante a terapia.
- deve-se realizar hemograma e exame da função hepática regularmente.
- os efeitos mielodepressores podem resultar em aumento na incidência de infecção microbiana, cura retardada e sangramento gengival. Trabalho odontológico deve ser completado antes de iniciar o tratamento ou postergado até que o hemograma volte ao normal.
- deve-se levar em consideração a relação risco/benefício, quando existem os seguintes problemas: diminuição da audição, funções hepática ou renal diminuídas, herpes-zóster, infecção, sensibilidade ao fármaco, varicela.
- deve-se usar de cautela nos pacientes que foram submetidos à terapia prévia com citotóxicos ou radioterapia.
- afetam a fertilidade humana, produzindo amenorreia e azoospermia.

Efeitos Adversos

- mielodepressão, com leucopenia, trombocitopenia, neutropenia, anemia.
- náusea, vômito.
- zumbido, perda auditiva.
- distúrbios visuais e alterações no paladar.
- reações alérgicas, como eritema, febre, prurido.
- astenia, alopecia.
- reações anafilactoides.
- estomatite, mucosite.
- hipomagnesemia, hipocalcemia, hiponatremia, hipopotassemia e hipofosfatemia.

Interações Medicamentosas

- alumínio pode reagir com os compostos de platina, resultando em precipitação e diminuição da potência; por isso, não se devem usar agulhas ou equipamentos intravenosos com peças contendo alumínio.
- antibióticos aminoglicosídicos podem aumentar o potencial para nefrotoxicidade e ototoxicidade.
- medicamentos que causam discrasias sanguíneas podem aumentar seus efeitos leucopênicos e/ou trombocitopênicos.
- outros mielodepressores e radioterapia podem intensificar seus efeitos.
- outros medicamentos nefrotóxicos e ototóxicos podem aumentar o potencial para nefrotoxicidade ou ototoxicidade.
- por terem a capacidade de suprimir os mecanismos de defesa normais, podem diminuir a resposta de anticorpos do paciente quando tomados com vacinas de vírus mortos; deve-se guardar intervalo de três meses a um ano entre as aplicações das duas medicações.
- por terem a capacidade de suprimir os mecanismos de defesa normais, podem potencializar a replicação do vírus da vacina com vírus atenuados, aumentar os efeitos adversos do vírus da vacina e diminuir a resposta de anticorpos do paciente; deve-se guardar geralmente intervalo de três meses a um ano entre as aplicações das duas medicações.

CARBOPLATINA

Corresponde ao complexo da platina com ácido 1,1-ciclobutanocarboxílico.

Farmacodinâmica
- antineoplásico.

Farmacocinética

- a ligação às proteínas é muito baixa.
- a platina da carboplatina liga-se irreversivelmente às proteínas plasmáticas e é lentamente eliminada com meia-vida mínima de 5 dias.
- atinge níveis mais altos no fígado, rins, pele e tumores.
- é hidrolisada em solução, menos lentamente que a cisplatina, à espécie ativa que reage com o DNA.
- praticamente não sofre biotransformação.
- meia-vida bifásica: fase alfa, 1,1 a 2,0 horas; fase beta, 2,6 a 5,9 horas.
- excretada pela urina, 71% em 24 horas, na forma íntegra; 6% são eliminados nas 12 horas seguintes e somente 3 a 5% dentro de 96 horas.
- depuração total do organismo: 4,4 L/hora.
- volume aparente de distribuição: 16 L.

12.16 AGENTES ANTINEOPLÁSICOS

INDICAÇÕES
- tratamento paliativo de carcinoma ovariano recorrente, até em pacientes tratadas previamente com cisplatina.
- tratamento de carcinomas de pulmão da célula pequena e não pequena.
- tratamento de carcinoma testicular.
- tratamento de seminoma.
- tratamento de tumores de cabeça e pescoço.

DOSES
- via intravenosa, 360 mg/m² infundidos durante, pelo menos, 15 minutos; doses subsequentes podem ser administradas após quatro semanas.

PRECAUÇÕES
- as já citadas.
- deve-se levar em consideração a relação risco/benefício quando existem, além dos problemas já arrolados, mais os seguintes: ascite, efusão pleural e hemorragia significativa.

- B-PLATIN (Blaüsiegel), fr.-amp. com 150 mg
- CARBOPLATINA (Asta), fr.-amp. c/ 50 e 150 mg
- CARBOPLATINA (Biosintética), fr.-amp. c/ 50 e 150 mg
- CARBOPLATINA (Eurofarma), fr. de 15 e 45 mL c/ 10 mg/mL (genérico)
- CARBOPLATINO (Zodiac), fr.-amp. c/ 150 e 450 mg
- CYTOSAFE CARBOPLATINA (Pharmacia Brasil), fr.-amp. com 5 mL c/ 50 mg
  fr.-amp. com 15 mL c/ 150 mg
  fr.-amp. com 45 mL c/ 450 mg
- EVOCARB (Evolabis), fr.-amp. × 50 e 150 mg
- PARAPLATIN (Bristol-Myers Squibb), fr.-amp. c/ 50, 150 e 450 mg

CISPLATINA

Corresponde à *cis*-diaminodicloroplatina.

FARMACODINÂMICA
- antineoplásico.

FARMACOCINÉTICA
- após administração intravenosa, acumula-se no fígado, rins e intestinos.
- sofre biotransformação não enzimática rápida, dando produtos inativos.
- seus metabólitos ligam-se significativamente (mais de 90%) às proteínas, durante a fase beta.
- meia-vida bifásica: fase alfa, 25 a 49 minutos; fase beta, 58 a 73 horas nos pacientes normais e até 240 horas nos anúricos.
- só pequena fração penetra o liquor.
- a inibição do DNA persiste por vários dias após a administração.
- excretada principalmente pela urina, 30% durante as primeiras 24 horas; só 25% a 45% são recuperados após cinco dias; pequeníssima fração é eliminada pelas fezes; pode-se detectar a platina nos tecidos por quatro meses ou mais após a administração.
- removível por diálise, mas apenas dentro de 3 horas após a administração.

INDICAÇÕES
- tratamento, como fármaco único, do carcinoma da bexiga transicional que não é mais tratável por cirurgia e/ou radioterapia.
- tratamento, em associação com outros antineoplásicos, de tumores ovarianos metastáticos em pacientes que já passaram por processo cirúrgico ou radioterápico.
- tratamento, como agente de segunda escolha, de tumores ovarianos metastáticos refratários à quimioterapia padrão.
- tratamento, em associação com outros quimioterápicos, de tumores testiculares.
- tratamento de carcinomas adrenocortical, da cabeça e pescoço, cervical, endometrial, gástrico, da mama, prostático e do pulmão.
- tratamento de neuroblastoma em crianças.
- tratamento de osteossarcoma em crianças.
- tratamento de tumores ovarianos de células germinativas e de tumores de células germinativas em crianças.

DOSES
- via intravenosa, 60 a 120 mg/m² uma vez cada três a quatro semanas.

PRECAUÇÕES
- as já citadas.
- deve-se levar em consideração a relação risco/benefício quando existem, além dos problemas já arrolados, mais os seguintes: cálculos renais de urato e gota.

EFEITOS ADVERSOS
- os já citados.
- hiperuricemia.
- diminuição da função renal.
- neuropatias periféricas.

INTERAÇÕES MEDICAMENTOSAS
- as já citadas.
- pode aumentar a concentração de ácido úrico sanguíneo se tomada concomitantemente com alopurinol, colchicina ou probenecida.
- pode reduzir os níveis plasmáticos da fenitoína.
- anti-histamínicos, buclizina, fenotiazínicos ou tioxantênicos podem mascarar os sintomas de ototoxicidade.
- a diminuição da função renal induzida pela cisplatina pode aumentar a toxicidade da bleomicina.

- CISPLATEX (Eurofarma), fr.-amp. de 20 mL c/ 10 mg
  fr. de 100 mL c/ 50 mg
- CISPLATINA (Asta), fr.-amp. de 10, 50 e 100 mL c/ 1 mg/mL (solução injetável), (genérico)
- CISPLATINA (Biosintética), fr.-amp. c/ 10 e 50 mg
- CISPLATINA (Eli Lilly), fr.-amp. c/ 10 e 50 mg
- CISPLATINA (Zodiac), fr.-amp. de 20 mL c/ 10 mg
  fr. de 100 mL c/ 50 mg
- CISPLATINA ASTA MÉDICA (Asta), fr.-amp. de 10 mL c/ 10 mg
  fr. de 50 mL c/ 50 mg
  fr. de 100 mL c/ 100 mg
- CISPLATINA SOLUÇÃO INJETÁVEL (Pharmacia & Upjohn), 5 fr.-amp. de 10 mL c/ 10 mg
  fr.-amp. de 50 mL c/ 50 mg
  fr.-amp. de 100 mL c/ 100 mg
- CISPLATINUM (Wyeth), fr.-amp. c/ 10 e 50 mg
- CISPLATYL (Aventis Pharma), fr.-amp. c/ 10 e 50 mg
- C-PLATIN (Blaüsiegel), fr.-amp. com 10 mg/20 mL, 50 mg/100 mL e 100 mg/100 mL
- PLATINIL (Quiral Química), fr.-amp. c/ 10 e 50 mg
- PLATIRAN (Bristol-Myers Squibb), fr.-amp. c/ 10, 50 e 100 mg
- P & U CISPLATINA (Pharmacia Brasil), fr.-amp. de 10 mL c/ 10 mg
  fr.-amp. de 50 mL c/ 50 mg
  fr.-amp. de 100 mL c/ 100 mg
- TENOPLATIN (Zodiac), fr.-amp. c/ 10 mg/20 mL (solução injetável)
  fr.-amp. com 50 mg/100 mL (solução injetável)

OXALIPLATINA

É um complexo da platina no qual um oxalato e um 1,2-diaminociclohexano envolvem o átomo central da platina na posição *trans*. É composto estéreo-isômero, com ligação ao DNA extremamente rápida em relação à da cisplatina. Atua sobre diversos tipos de neoplasias malignas resistentes à cisplatina. Sua atividade é semelhante à da fluoruracila em linhagens celulares do câncer de cólon, ovário e mama e não apresenta resistência cruzada com a cisplatina. As principais linhagens celulares humanas em que atua compreendem: HT29 e CaCo2 (cólon), A2780 (ovário), MCF-7 (mama), HT144 (melanoma), RT4 (bexiga), U87MG (glioma), L1210/DDP, L1210/PtR4 e L1210/DDP5. Exerce ainda efeito sinérgico maior quando usada concomitantemente com 5-fluoruracila do que com cisplatina.

FARMACODINÂMICA
- antineoplásico.

FARMACOCINÉTICA
- após duas horas de administração IV atinge uma concentração plasmática máxima de 5,11 ± 0,2 μg/mL.
- a ASC de 0 a 48 horas é de cerca de 189,2 ± 12,1 μg/mL/h.
- volume de distribuição de 70,4 ± 4,44 L.
- ao final da perfusão, cerca de 50% da platina estão fixados aos eritrócitos e o restante no plasma, sendo 75% ligados às proteínas plasmáticas e 25% sob a forma livre.
- meia-vida de cerca de 40 horas.
- 50% eliminados pela urina, dentro de 48 horas, e 55% em até 6 dias, e 5% pelas fezes em até 11 dias.
- depuração de cerca de 1,32 ± 0,09 L/h.

INDICAÇÕES
- tratamento do câncer colorretal metastático resistente às fluoropirimidinas. Usado como monoterapia ou em associação a uma fluoropirimidina.

DOSES
- 130 mg/m² em infusão IV de duas a seis horas, diluídos em 250 ou 500 mL de soro glicosado a 5% podendo ser repetidos a intervalos de três semanas de acordo com a resposta clínica.

CONTRAINDICAÇÕES
- hipersensibilidade ao fármaco.
- gravidez.
- lactação.

PRECAUÇÕES
- realizar hemograma antes do início do tratamento e antes de cada nova aplicação.
- vigiar o aparecimento de toxicidade neurológica, principalmente quando usada em associação com fármacos que exerçam esse potencial.
- uso rotineiro de antiemético para minimizar efeitos adversos digestivos.
- administração por profissionais com experiência no uso de quimioterapia antineoplásica.
- não fazer administração IV em bolo.

EFEITOS ADVERSOS
- anemia, leucopenia, trombocitopenia.
- náuseas, vômitos, diarreia.
- neuropatia periférica sensitiva, cãibras.
- eritema, erupção da pele.
- elevações discretas das enzimas hepáticas.

INTERAÇÕES MEDICAMENTOSAS
- efeito sinérgico com a 5-fluoruracila.

▸ *ELOXATIN (Sanofi-Synthélabo), fr.-amp. c/ pó liofilizado p/ reconstituição × 50 mg fr.-amp. c/ pó liofilizado p/ reconstituição × 100 mg*
▸ *EVOXALI (Evolabis), fr.-amp. × 50 e 100 mg*
▸ *EZULEN (Biosintética), fr. com 50 e 100 mg*
▸ *O-PLAT (Zodiac), fr.-amp. com 50 e 100 mg (solução injetável)*
▸ *OXALIPLATINA (Eurofarma), 50 fr.-amp. com 50 e 100 mg (genérico)*
▸ *UXALUM (Novartis), fr.-amp. × 50 e 100 mg (solução injetável)*

▶ ANTIBIÓTICOS

São obtidos por fermentação microbiana. Os disponíveis no Brasil são: bleomicina, dactinomicina, daunorrubicina, doxorrubicina, epirrubicina, idarrubicina e mitomicina. Seu efeito antineoplásico se deve à sua ligação ao DNA celular ou reação com ele.

Por serem pouco absorvidos do trato gastrintestinal, geralmente são administrados por via intravenosa.

São carcinogênicos, mutagênicos e teratogênicos.

BLEOMICINA

Consiste em mistura de bleomicinas A_2 e B_2, antibióticos glicopeptídios produzidos por uma cepa de *Streptomyces verticillus*.

A bleomicina exerce sua ação após ativação prévia *in vivo*. Num processo bioquímico complexo, ela acaba finalmente causando fragmentação do DNA, o que leva as células cancerosas à morte.

Parece apresentar alguma fase-especificidade do ciclo celular. É mais ativa durante a fase G_2, mas tem alguma atividade nas fases G_1 tardia, S precoce e M. Por manifestar atividade mielossupressora, tem sido usada extensivamente em associação com outros antineoplásicos.

Usada na forma de sulfato.

FARMACODINÂMICA
- antineoplásico.

FARMACOCINÉTICA
- é inativa quando administrada por via oral.
- após administração intrapleural ou intraperitoneal, cerca de 45% são absorvidos na circulação sistêmica.
- a ligação às proteínas é muito baixa (1%).
- não atravessa a barreira hematencefálica.
- sofre biotransformação, provavelmente por degradação enzimática nos tecidos; não se sabe se há metabólitos ativos.
- meia-vida: 115 minutos em pacientes com depuração de creatinina maior que 35 mL por minuto; em pacientes com depuração de creatinina menor que 35 mL por minuto, a meia-vida aumenta exponencialmente, à medida que a depuração de creatinina diminui.
- administrado por via intramuscular, atinge níveis sanguíneos máximos em 30 a 60 minutos, que são aproximadamente um terço dos produzidos por injeção intravenosa.
- é rapidamente inativada em todos os tecidos normais, menos na pele e pulmões.
- excretada principalmente pela urina (60 a 70%), grandemente na forma íntegra; a excreção é acentuadamente reduzida na insuficiência renal.
- provavelmente não é dialisável.

INDICAÇÕES
- tratamento de carcinomas escamosos da cabeça e pescoço, cervical, pele, pênis e vulva.
- tratamento de carcinomas renal e testicular.
- tratamento de linfomas de Hodgkin.
- tratamento de linfomas não Hodgkin.
- tratamento de osteossarcoma.
- tratamento de alguns sarcomas do tecido mole.
- tratamento, por administração intracavitária, de efusões peritoneais.
- profilaxia e tratamento de efusões pleurais.
- tratamento de tumores ovarianos da célula germinativa.
- tratamento, em associação com outros agentes, de micose fungoide de estado adiantado.
- tratamento, por injeção intralesional, de verruga que não responde ao tratamento convencional.

DOSES
- vias intramuscular, intravenosa, subcutânea, para carcinomas de células escamosas, linfomas e carcinoma testicular, 10 a 20 unidades/m² uma ou duas vezes por semana (até uma dose total de 300 a 400 unidades).
- via intracavitária, após sonda de drenagem por toracostomia, 15 a 240 unidades diluídas em solução salina normal administrada no espaço pleural.

CONTRAINDICAÇÕES
- hipersensibilidade ou idiossincrasia à bleomicina.
- gravidez.
- lactação.

PRECAUÇÕES
- seu uso é restrito a hospital ou ambulatório especializado e deve ser aplicado por pessoal treinado.
- deve-se levar em consideração a relação risco/benefício quando existem os seguintes problemas: doença vascular periférica, fenômeno de Raynaud, insuficiência das funções hepática, pulmonar ou renal, sensibilidade à bleomicina.
- deve-se usar de cautela em pacientes que foram tratados previamente por agentes citotóxicos e radioterapia, bem como nos fumantes.
- os pacientes devem ser observados cuidadosa e frequentemente durante e após a terapia.
- recomenda-se radiografia do tórax cada uma a duas semanas como vigilância de toxicidade pulmonar.

EFEITOS ADVERSOS
- pneumonite, que pode evoluir a fibrose pulmonar, e esta pode ser fatal, sobretudo em pacientes com mais de 70 anos de idade.
- alopecia, hiperpigmentação, eritema prurítico, hiperqueratoses.
- edema, mucosite, estomatite.
- hipotensão, confusão mental, febre, calafrios.
- anorexia, vômito, perda de peso.

INTERAÇÕES MEDICAMENTOSAS
- pode diminuir os níveis plasmáticos e a excreção renal da digoxina.
- anestésicos gerais em pacientes tratados previamente com bleomicina podem causar deterioração pulmonar rápida.
- outros antineoplásicos ou radioterapia podem aumentar sua toxicidade, incluindo mielodepressão.
- cisplatina pode retardar sua depuração e intensificar sua toxicidade.
- vincristina administrada antes da bleomicina interrompe as células em mitose, tornando-as mais sensíveis ao antibiótico, o que representa vantagem terapêutica.

▸ *BLENOXANE (Bristol-Myers Squibb), amp. c/ 15 unidades (1 unidade = 1 mg de atividade)*
▸ *BLEOMICINA (Zodiac), fr.-amp. c/ 15 U + diluente*
▸ *BLEOMICINA BIOSINTÉTICA (Biosintética), fr.-amp. c/ 15 U + diluente*

DACTINOMICINA

É o principal componente da mistura de actinomicinas produzidas por *Streptomyces parvulus*. É fase-inespecífica do ciclo celular.

Sua atividade citotóxica deve-se à ligação do grupamento cromóforo fenoxazona aos resíduos de guanosina do DNA e, por intercalação entre pares de bases do DNA, formação de um complexo estável com o DNA. Isso resulta em inibição da síntese do RNA dependente do DNA e, em concentrações mais altas, da síntese do DNA.

Apresenta atividade bacteriostática contra germes Gram-negativos e Gram-positivos. É também ativa contra alguns fungos. Tem igualmente atividade imunossupressora.

FARMACODINÂMICA
- antineoplásico.

FARMACOCINÉTICA
- por ser pouco absorvida quando dada por via oral, é administrada intravenosamente.
- liga-se extensivamente aos tecidos.
- sofre biotransformação mínima.
- não atravessa a barreira hematencefálica.
- atravessa a barreira placentária.
- meia-vida: 36 horas.
- excreção biliar/fecal, 50% na forma inalterada; pela urina, 10% na forma íntegra; cerca de 30% de uma dose são recuperados na urina e fezes em uma semana.

INDICAÇÕES
- como agente único, tratamento de sarcoma botrioide, sarcoma de Ewing, tumores trofoblásticos.
- em associação com outros antineoplásicos, tratamento de carcinoma endometrial, carcinoma ovariano, carcinoma testicular, melanoma maligno, osteossarcoma, rabdomiossarcoma, sarcoma de Ewing, sarcoma de Kaposi, tumor de Wilms e tumores trofoblásticos.

DOSES
- via intravenosa, 0,4 a 0,6 mg/m² diariamente por um máximo de cinco dias.

CONTRAINDICAÇÕES
- hipersensibilidade à dactinomicina.
- gravidez.
- lactação.

PRECAUÇÕES
- deve ser administrada somente sob a vigilância de médico experiente em quimioterapia do câncer.

12.18 AGENTES ANTINEOPLÁSICOS

- deve-se realizar hemograma, contagem de plaquetas e ensaios de enzimas hepáticas antes do tratamento e a intervalos periódicos durante a terapia.
- deve-se usar de cautela em pacientes que foram submetidos à terapia com citotóxicos ou radioterapia.
- os efeitos mielodepressores podem resultar em aumento na incidência de infecção microbiana, cura retardada e sangramento gengival. Trabalho odontológico deve ser completado antes de iniciar o tratamento ou postergado até que o hemograma volte ao normal.
- deve-se levar em consideração a relação risco/benefício quando existem os seguintes problemas: cálculos renais de urato, funções hepática ou renal diminuídas, gota, herpes-zóster, infecção, mielodepressão, sensibilidade à dactinomicina, varicela.
- deve ser administrada com cautela àqueles com doença renal ou hepática ou função diminuída da medula óssea.

Efeitos adversos
- mielodepressão, com leucopenia e trombocitopenia.
- anemia, que pode progredir a anemia aplástica.
- anorexia, náusea, vômito.
- dor abdominal e diarreia.
- estomatite ulcerativa, queilite, disfagia, esofagia, glossite e proctite.
- alopecia, erupção acneiforme.
- eritema cutâneo, descamação e hiperpigmentação.
- mal-estar, fadiga, letargia, febre, mialgia, hipocalcemia e morte.
- celulite, se ocorrer extravasamento.

Interações medicamentosas
- pode aumentar as concentrações de ácido úrico sanguíneo quando administrada com alopurinol, colchicina ou probenecida.
- pode potencializar os efeitos de outros mielodepressores e radioterapia, incluindo toxicidade gastrintestinal, mielodepressão, eritema e pigmentação da pele.
- pode diminuir os efeitos da vitamina K.
- medicamentos que causam discrasias sanguíneas podem aumentar seus efeitos leucopênicos e/ou trombocitopênicos.
- doxorrubicina pode aumentar a cardiotoxicidade.
- por ter a capacidade de suprimir os mecanismos de defesa normais, pode diminuir a resposta de anticorpos do paciente quando tomada com vacinas de vírus mortos; deve-se guardar intervalo de três meses a um ano entre as aplicações das duas medicações.
- por ter a capacidade de suprimir os mecanismos de defesa normais, pode potencializar a replicação do vírus da vacina com vírus atenuados, aumentar os efeitos adversos do vírus da vacina e diminuir a resposta de anticorpos do paciente; deve-se guardar geralmente intervalo de três meses a um ano entre as aplicações das duas medicações.

▶ BIOACT-D (Lafepe), 12 amp. de 5 mL com 0,5 mg
▶ COSMEGEN (Prodome), fr.-amp. c/ 0,5 mg
▶ DACTINOMICINA (Lafepe), 12 amp. de 5 mL c/ 500 µg

DAUNORRUBICINA

É antibiótico antracíclínico isolado de culturas de *Streptomyces peucetius*. Mostra-se mais ativa na fase S do ciclo celular, mas não é ciclo-específica. Parece atuar por intercalação entre pares de bases e inibição das sínteses de DNA e RNA por desordenamento do molde e obstrução espacial.

Observou-se resistência cruzada entre daunorrubicina e doxorrubicina. Apresenta também efeitos antibacteriano e imunossupressor.

Usada na forma de cloridrato.

Farmacodinâmica
- antineoplásico.

Farmacocinética
- é pouco absorvida quando administrada por via oral.
- distribui-se rapidamente por todo o organismo, especialmente aos rins, baço, fígado e coração, nas formas íntegra e de metabólitos.
- não atravessa a barreira hematencefálica.
- sofre biotransformação rápida (uma hora) no fígado, onde 25% da dose se concentram, dando daunorrubicinol, ativo, e outros metabólitos.
- meia-vida de distribuição: 45 minutos.
- meia-vida de eliminação: daunorrubicina, 18,5 horas; daunorrubicinol, 26,7 horas; metabólitos, 55 horas.
- excretada lentamente pela urina, 25% na forma ativa; cerca de 40% são eliminados por excreção biliar.

Indicações
- tratamento, em associação com outros antineoplásicos, de leucemia linfocítica aguda, leucemia mielocítica crônica, leucemia não linfocítica aguda.
- tratamento de linfomas não Hodgkin.
- tratamento de neuroblastoma.
- tratamento de sarcoma de Ewing.
- tratamento de tumor de Wilms.

Doses
- via intravenosa, 30 a 60 mg/m² diariamente durante três dias, repetidas a intervalos de três a seis semanas.

Contraindicações
- hipersensibilidade à daunorrubicina.
- gravidez.
- lactação.

Precauções
- deve ser administrada somente sob a vigilância de médico experiente em quimioterapia do câncer.
- deve-se realizar hemograma antes de iniciar a terapia e a intervalos periódicos durante o tratamento.
- deve ser usada com grande cautela em pacientes com doença coronariana.
- deve-se reduzir a dose em pacientes com função hepática ou renal prejudicadas.
- os efeitos mielodepressores podem resultar em aumento na incidência de infecção microbiana, cura retardada e sangramento gengival. Trabalho odontológico deve ser completado antes de iniciar o tratamento ou postergado até que o hemograma volte ao normal.
- deve-se levar em consideração a relação risco/benefício, quando existem os seguintes problemas médicos: cálculos renais de urato, doença cardíaca, funções hepática ou renal prejudicadas, gota, herpes-zóster, infecção, infiltração da célula tumoral da medula óssea, mielodepressão, sensibilidade ao fármaco, varicela.
- deve-se usar de cautela em pacientes com reservas inadequadas da medula óssea em consequência de tratamento anterior com agentes citotóxicos ou radioterapia.

Efeitos adversos
- mielodepressão grave, com leucopenia e trombocitopenia.
- náusea, vômito, diarreia.
- estomatite, esofagite, dor estomacal.
- alopecia, hiperpigmentação.
- reações febris, calafrios e exantemas.
- hiperuricemia, por lise rápida das células leucêmicas.
- taquicardia, extrassístoles, alterações na onda ST-T, cardiomiopatia, insuficiência coronariana congestiva potencialmente fatal.
- celulite e necrose tecidual local grave no caso de extravasamento por aplicação intravenosa.

Interações medicamentosas
- pode elevar a concentração sérica de ácido úrico nos pacientes tratados concomitantemente com alopurinol, colchicina ou probenecida.
- por ter a capacidade de suprimir os mecanismos de defesa normais, pode diminuir a resposta de anticorpos do paciente quando tomada com vacina de vírus mortos; deve-se guardar intervalo de três meses a um ano entre as aplicações das duas medicações.
- por ter a capacidade de suprimir os mecanismos de defesa normais, pode potencializar a replicação do vírus da vacina com vírus atenuados, aumentar os efeitos adversos do vírus da vacina e diminuir a resposta de anticorpos do paciente; deve-se guardar geralmente intervalo de três meses a um ano entre as aplicações das duas medicações.
- ciclofosfamida ou radioterapia da área mediastinal podem aumentar a cardiotoxicidade.
- medicamentos que causam discrasias sanguíneas podem aumentar seus efeitos leucopênicos e/ou trombocitopênicos.
- doxorrubicina aumenta o risco de cardiotoxicidade a paciente tratado anteriormente com daunorrubicina.
- outros medicamentos hepatotóxicos podem aumentar o risco de toxicidade.
- outros mielodepressores ou radioterapia podem causar mielodepressão aditiva.

▶ DAUNOBLASTINA (Pharmacia Brasil), fr.-amp. c/ 20 mg
▶ DAUNOXOME (United Medical), fr. de 25 mL com 50 mg

DOXORRUBICINA

É antibiótico isolado de culturas de *Streptomyces peucetius*, variedade *caesius*, sendo muito semelhante à daunorrubicina, tanto na estrutura química quanto na ação quimioterápica. Usada na forma de cloridrato.

Farmacodinâmica
- antineoplásico.

Farmacocinética
- é pouco absorvida por via oral, por isso é administrada intravenosamente.
- liga-se extensivamente às proteínas.
- não atravessa a barreira hematencefálica.

- sofre biotransformação rápida (uma hora) no fígado, produzindo vários metabólitos, entre os quais um ativo, o álcool doxorrubicinol.
- meia-vida: doxorrubicina, fase alfa, 0,6 hora; fase beta, 16,7 horas; metabólitos, fase alfa, 3,3 horas; fase beta, 31,7 horas.
- excretada principalmente na bile, 50% na forma íntegra e 23% como doxorrubicinol; menos de 10% são eliminados pela urina, dos quais metade como metabólitos.

INDICAÇÕES
- tratamento de carcinomas da bexiga, broncogênico, da cabeça e pescoço, cervical, endometrial, gástrico, hepático, de mama, do ovário, do pâncreas, da próstata, testicular, da tireoide.
- tratamento de leucemia linfocítica (linfoblástica) aguda e leucemia mielocítica (mieloblástica) aguda.
- tratamento de linfomas de Hodgkin e não Hodgkin.
- tratamento de mieloma múltiplo.
- tratamento de neuroblastoma.
- tratamento de osteossarcoma.
- tratamento de sarcoma de Ewing.
- tratamento de sarcoma do tecido mole.
- tratamento de tumores de células germinativas do ovário.
- tratamento do tumor de Wilms.

DOSES
- via intravenosa, 60 a 75 mg/m^2 em aplicação única cada três semanas.

CONTRAINDICAÇÕES
- hipersensibilidade à doxorrubicina.
- gravidez.
- lactação.

PRECAUÇÕES
- as mesmas da daunorrubicina.

EFEITOS ADVERSOS
- os mesmos da daunorrubicina.

INTERAÇÕES MEDICAMENTOSAS
- as mesmas da daunorrubicina.

▶ ADRIBLASTINA (Pharmacia Brasil), fr.-amp. c/ 10 e 50 mg
▶ CLORIDRATO DE DOXORRUBICINA (Asta), fr.-amp. c/ 50 e 100 mg (genérico)
▶ CLORIDRATO DE DOXORRUBICINA (Eurofarma), fr.-amp. com 10 e 50 mg (genérico)
▶ DOXINA (Eurofarma), fr.-amp. c/ 10 e 50 mg
▶ DOXORRUBICINA (Bergamo), fr.-amp. c/ 10 e 50 mg
▶ DOXORRUBICINA (Zodiac), fr.-amp. c/ 10 e 50 mg
▶ DOXORRUBICINA ASTA MÉDICA (Asta), fr.-amp. c/ 10 e 50 mg
▶ RUBEX (Bristol-Myers Squibb), fr.-amp. c/ 10, 50 e 100 mg

EPIRRUBICINA

É antibiótico antraciclínico sintético, análogo da doxorrubicina, desta diferindo apenas na posição do grupo hidroxi do grupamento açúcar. Por isso, suas propriedades são semelhantes.
Usada na forma de cloridrato.

FARMACODINÂMICA
- antineoplásico.

FARMACOCINÉTICA
- administrada por via intravenosa, é rápida e extensivamente distribuída aos tecidos.
- sofre biotransformação hepática, dando epirrubicinol (13-hidroxirrubicina), que tem atividade antineoplásica.
- não atravessa a barreira hematencefálica.
- velocidade de depuração: 0,9 L/minuto.
- meia-vida trifásica: a primeira é rápida, a última é lenta; a média é de cerca de 40 horas.
- excretada principalmente pela via hepatobiliar.

INDICAÇÕES
- tratamento de carcinomas cervical, do cólon, gástrico, hepático, de mama, do ovário, do pâncreas, de pulmão, do rim.
- tratamento de leucemias.
- tratamento de linfomas malignos.
- tratamento de mieloma múltiplo.
- tratamento de sarcoma do tecido mole.

DOSES
- via intravenosa, 75 a 90 mg/m^2, repetida com intervalos de 21 dias; a dose total de cada ciclo pode ser dividida em dois dias consecutivos.

CONTRAINDICAÇÕES
- hipersensibilidade à epirrubicina.
- gravidez.
- lactação.

PRECAUÇÕES
- deve ser administrada somente sob a vigilância de médico experiente em quimioterapia de câncer.
- não deve ser usada em pacientes com mielodepressão acentuada induzida por terapia medicamentosa ou radioterapia anteriores.
- não deve ser empregada em pacientes já tratados com doses cumulativas máximas de outros antraciclínicos, como daunorrubicina ou doxorrubicina.
- durante os primeiros ciclos de tratamento, os pacientes devem ser cuidadosa e frequentemente vigiados, mediante realização de hemograma e verificação da função hepática.

EFEITOS ADVERSOS
- mielodepressão, com leucopenia.
- náusea, vômito, diarreia, hiperpirexia.
- cardiotoxicidade, insuficiência cardíaca congestiva, cardiomiopatia.
- mucosite, estomatite com erosões dolorosas.
- alopecia.
- lesão tecidual grave, em caso de extravasamento no local da injeção.

INTERAÇÕES MEDICAMENTOSAS
- as mesmas da daunorrubicina.

▶ EPIRRUBICINA BIOSINTÉTICA (Biosintética), fr.-amp. c/ 10 e 50 mg
▶ FARMORUBICINA CS (Pharmacia Brasil), fr.-amp. de 5 mL c/ 10 mg
fr.-amp. de 10 mL c/ 20 mg
fr.-amp. de 25 mL c/ 50 mg
fr.-amp. de 100 mL c/ 200 mg
▶ FARMORUBICINA RD (Pharmacia Brasil), fr.-amp. c/ 10 e 50 mg
▶ RUBINA (Eurofarma), fr.-amp. c/ 10 e 50 mg

IDARRUBICINA

Considerada antraciclina de segunda geração, consiste em antibiótico sintético. Assemelha-se à daunorrubicina, dela diferindo pela ausência do grupo metoxi na posição 4 do sistema anelar antraquinônico. Essa alteração lhe confere alta lipofilicidade, resultando em aumento da captação celular em comparação com outras antraciclinas.
Seu mecanismo de ação é análogo ao da daunorrubicina. Intercala-se entre os pares de bases do DNA e inibe a síntese deste, interage com as RNA-polimerases e inibe a topoisomerase II.
É um dos poucos antibióticos antraciclínicos que pode ser administrado por via oral.
Usada na forma de cloridrato.

FARMACODINÂMICA
- antineoplásico.

FARMACOCINÉTICA
- administrada pela via intravenosa, atinge a concentração máxima em poucos minutos.
- biodisponibilidade quando administrada por via oral: cerca de 30%.
- volume de distribuição: 2.225 L.
- sofre biotransformação rápida e extensa, tanto hepática como extra-hepática; seu principal metabólito é idarrubicinol, cuja potência é igual à do antibiótico matriz.
- as concentrações da idarrubicina e do idarrubicinol são 400 e 200 vezes, respectivamente mais altas nas células nucleadas do sangue e da medula óssea do que no plasma.
- liga-se extensivamente às proteínas: idarrubicina, 97%; idarrubicinol, 94%.
- meia-vida; idarrubicina, 22 horas em média (faixa, 4 a 46 horas); em associação com citarabina, 20 horas em média (faixa, 7 a 38 horas); idarrubicinol, mais de 45 horas.
- eliminada principalmente pela via biliar, como idarrubicinol; pela urina, menos de 5%.

INDICAÇÕES
- tratamento de leucemia mielocítica aguda.
- tratamento de leucemia linfoblástica aguda em pacientes pediátricos.
- tratamento de leucemia mielógena crônica.
- tratamento de síndromes mielodisplásicas.

DOSES
- via intravenosa, adultos, 12 mg/m^2 diariamente, durante três dias, associada com citarabina.

CONTRAINDICAÇÕES
- hipersensibilidade à idarrubicina.
- gravidez.
- lactação.
- crianças.

PRECAUÇÕES
- as mesmas da daunorrubicina.

EFEITOS ADVERSOS
- os mesmos da daunorrubicina, mas é menos cardiotóxica.

INTERAÇÕES MEDICAMENTOSAS
- as mesmas da daunorrubicina.
- não deve ser misturada com heparina, pois pode formar precipitado.

▶ ZAVEDOS (Pharmacia Brasil), fr.-amp. c/ 5 e 10 mg
1 cáps. × 5, 10 e 25 mg

MITOMICINA

Antibiótico isolado de cultura de *Streptomyces caespitosus*. É ativada por redutases intracelulares, formando um agente alquilante bifuncional ou trifuncional, que estabelece ligação cruzada do DNA e inibe sua síntese e, em grau menor, também a do RNA e proteica. É fase-inespecífica do ciclo celular, sendo, porém, mais ativa nas fases G_1 posterior e S anterior.

Farmacodinâmica
- antineoplásico.

Farmacocinética
- não é absorvida quando administrada por via oral.
- é amplamente distribuída por todos os tecidos orgânicos.
- não atravessa a barreira hematencefálica.
- sofre biotransformação rápida, principalmente no fígado; pequenas porções nos tecidos, inclusive nos rins.
- atinge concentrações séricas máximas de 2,4 μg/mL após injeção intravenosa de 30 mg, 1,7 μg/mL após dose de 20 mg e 0,52 μg/mL após dose de 10 mg.
- meia-vida: fase alfa, 10 a 17 minutos; fase beta, 50 a 60 minutos.
- excretada pela urina, 10% na forma íntegra; pequena fração é eliminada pela bile e pelas fezes.

Indicações
- tratamento paliativo, em associação com outros antineoplásicos, do adenocarcinoma do estômago ou pâncreas que não responde à cirurgia e/ou radioterapia.
- tratamento de adenocarcinomas do cólon e da mama.
- tratamento de carcinomas da bexiga, biliar, cervical e pulmonar.
- tratamento de alguns tumores da cabeça e do pescoço.
- tratamento tópico do carcinoma superficial de células de transição da bexiga.
- tratamento de leucemia mielocítica crônica.

Doses
- via intravenosa, 10 a 20 mg/m² cada seis a oito semanas.

Contraindicações
- hipersensibilidade ou idiossincrasia à mitomicina.
- gravidez.
- lactação.
- trombocitopenia, distúrbios de coagulação ou tendência crescente à hemorragia.

Precauções
- deve ser administrada apenas sob a vigilância de médico experiente em quimioterapia antineoplásica.
- deve-se realizar contagem de plaquetas e de leucócitos antes de iniciar o tratamento e a intervalos periódicos durante a terapia.
- os efeitos mielodepressores podem resultar em aumento na incidência de infecção microbiana, cura retardada e sangramento gengival. Trabalho odontológico deve ser completado antes de iniciar o tratamento ou postergado até que o hemograma volte ao normal.
- deve-se levar em consideração a relação risco/benefício quando existem os seguintes problemas médicos: distúrbios de coagulação, função renal diminuída, herpes-zóster, infecção, mielodepressão, sensibilidade à mitomicina, varicela.
- deve-se usar de cautela em pacientes previamente tratados com citotóxicos ou radioterapia.

Efeitos Adversos
- mielodepressão, com leucopenia e trombocitopenia.
- síndrome urêmica hemolítica, que consiste primariamente em anemia hemolítica microangiopática, trombocitopenia e insuficiência renal irreversível.
- febre, náusea, vômito, anorexia.
- alopecia, erupções cutâneas, estomatite.
- esclerose glomerular.
- dispneia, tosse seca, infiltração pulmonar.
- febre, sonolência, diarreia.
- insuficiência cardíaca congestiva.
- aumento nas concentrações séricas da creatinina.
- cefaleia, visão turva, confusão mental, síncope, fadiga, edema, tromboflebite, hematêmese, dor.
- necrose tecidual e celulite, ulcerações graves no local de extravasamento.
- quando administrada por instilação intravesical, tratamentos múltiplos podem causar cistite e erupções eczematosas.

Interações Medicamentosas
- por ter a capacidade de suprimir os mecanismos de defesa normais, pode diminuir a resposta de anticorpos do paciente quando tomada com vacina de vírus mortos; deve-se guardar intervalo de três meses a um ano entre as aplicações das duas medicações.
- por ter a capacidade de suprimir os mecanismos de defesa normais, pode potencializar a replicação do vírus da vacina com vírus atenuados, aumentar os efeitos adversos do vírus da vacina e diminuir a resposta de anticorpos do paciente; deve-se guardar geralmente intervalo de três meses a um ano entre as aplicações das duas medicações.
- medicamentos que causam discrasias sanguíneas podem aumentar seus efeitos leucopênicos e/ou trombocitopênicos.
- doxorrubicina aumenta o risco de cardiotoxicidade a paciente tratado anteriormente com mitomicina.
- outros mielodepressores ou radioterapia podem causar mielodepressão aditiva.

▶ *MITOCIN (Bristol-Myers Squibb), fr.-amp. c/ 5 mg*

▶ PRODUTOS VEGETAIS

Os antineoplásicos extraídos de vegetais são alcaloides da vinca, podofilotoxinas e taxanos.

▶ Alcaloides da vinca

São extraídos da planta vincapervinca (*Vinca rosea*). Comportam-se como inibidores mitóticos, atuando por complexação com a tubulina, o componente proteico dos microtúbulos e do fuso mitótico, interferindo assim com a montagem de microtúbulos e interrompendo a divisão celular na metáfase. Podem também interferir com o metabolismo de aminoácidos. São fase M-específicos.

Embora tenham estruturas químicas e mecanismos de ação semelhantes, apresentam diferenças importantes na atividade citotóxica. Pacientes que se tornam resistentes a um dos alcaloides da vinca frequentemente respondem a outro.

São administrados unicamente por via intravenosa. A administração intratecal é fatal. Por serem altamente irritantes ao tecido, deve-se tomar cuidado especial para evitar extravasamento.

Apresentam meia-vida trifásica, sendo eliminados principalmente por excreção biliar e biotransformação. Apenas pequena fração (3 a 8%) é recuperada na urina.

A maior neurotoxicidade da vincristina pode dever-se, em parte, à sua meia-vida de eliminação mais longa. Em contraste com o que ocorre com a vimblastina, a vincristina não produz mielodepressão grave. Por isso, esta pode ser útil em associação com agentes antineoplásicos mielodepressores.

Os alcaloides da vinca mostraram-se teratogênicos em experiências com animais, mas não carcinogênicos nem mutagênicos.

Três são os produtos disponíveis em nosso meio: vimblastina, vincristina e vinorelbina.

VIMBLASTINA

Usada na forma de sulfato.

Farmacodinâmica
- antineoplásico.

Farmacocinética
- por ser pouco absorvida por via oral, é administrada por via intravenosa.
- a ligação às proteínas é alta: cerca de 80%.
- meia-vida trifásica: inicial, 3,7 minutos; média, 1,64 hora; terminal, 24,8 horas.
- não atravessa a barreira hematencefálica em proporção significativa.
- sofre biotransformação hepática, em que é ativada, dando o metabólito desacetilvimblastina.
- excretada principalmente pela bile; 30% são excretados pelas fezes como metabólitos nos primeiros três dias e 21% são eliminados pela urina.

Indicações
- tratamento de escolha, em associação com bleomicina e cisplatina, de câncer testicular não seminomatoso disseminado.
- tratamento de carcinomas da bexiga, da cabeça e pescoço, de mama, de pulmão, do rim.
- tratamento de coriocarcinoma, inclusive de mama.
- tratamento de histiocitose X.
- tratamento de leucemia mielocítica crônica.
- tratamento de linfomas das células T cutâneos.
- tratamento de linfomas de Hodgkin e não Hodgkin.
- tratamento de micose fungoide (estágios adiantados).
- tratamento de neuroblastoma.
- tratamento do sarcoma de Kaposi.
- tratamento de tumores ovarianos de células germinativas.
- tratamento de tumores trofoblásticos.

Doses
- via intravenosa, 4 a 8 mg/m² semanalmente. Em associação com bleomicina e cisplatina para câncer testicular, 0,3 mg/kg cada três semanas durante quatro cursos.

CONTRAINDICAÇÕES
- hipersensibilidade à vimblastina.
- gravidez.
- lactação.
- granulocitopenia.

PRECAUÇÕES
- deve ser aplicada por médico experiente em quimioterapia do câncer.
- deve-se levar em consideração a relação risco/benefício quando existem os seguintes problemas médicos: cálculos renais de urato, função hepática diminuída, gota, herpes-zóster, infecção, infiltração de célula tumoral da medula óssea, mielodepressão, sensibilidade à vimblastina, varicela.
- deve-se usar de cautela em pacientes tratados previamente com citotóxicos ou radioterapia.

EFEITOS ADVERSOS
- leucopenia, anemia, trombocitopenia.
- parestesias, perda de reflexos do tendão profundo, neurite periférica, depressão mental, cefaleia e convulsões.
- náusea, vômito, anorexia, estomatite, glossite, constipação e íleo adinâmico.
- fenômeno de Raynaud.
- aspermia.
- sangramento retal, colite hemorrágica.
- alopecia.
- hipertensão.
- hiperuricemia ou nefropatia úrica aguda.
- flebite e celulite grave no local da injeção, caso ocorra extravasamento.

INTERAÇÕES MEDICAMENTOSAS
- pode elevar as concentrações sanguíneas de ácido úrico quando tomada concomitantemente com alopurinol, colchicina ou probenecida.
- reduz as concentrações plasmáticas da fenitoína.
- aumenta a captação celular do metotrexato.
- por ter a capacidade de suprimir os mecanismos de defesa normais, pode diminuir a resposta de anticorpos do paciente quando tomada com vacina de vírus mortos; deve-se guardar intervalo de três meses a um ano entre as aplicações das duas medicações.
- por ter a capacidade de suprimir os mecanismos de defesa normais, pode potencializar a replicação do vírus da vacina com vírus atenuados, aumentar os efeitos adversos do vírus da vacina e diminuir a resposta de anticorpos do paciente; deve-se guardar geralmente intervalo de três meses a um ano entre as aplicações das duas medicações.
- medicamentos que causam discrasias sanguíneas podem aumentar seus efeitos leucopênicos e/ou trombocitopênicos.
- outros mielodepressores ou radioterapia podem causar mielodepressão aditiva.

▶ *SULFATO DE VINBLASTINA (Neovita), fr.-amp. c/ 10 mg*
▶ *VELBAN (Eli Lilly), fr. c/ 10 mg*

VINCRISTINA

Por produzir mielodepressão insignificante, é frequentemente utilizada em associação com outros antineoplásicos, até aqueles que causam mielodepressão.
É usada na forma de sulfato.

FARMACODINÂMICA
- antineoplásico.

FARMACOCINÉTICA
- administrada unicamente por via intravenosa; a administração intratecal é fatal.
- 15 a 30 minutos depois da injeção, mais de 90% do fármaco são transferidos para os tecidos, onde permanece localizado, mas não irreversivelmente ligado.
- a ligação às proteínas é alta (75%).
- sofre biotransformação hepática.
- não atravessa significativamente a barreira hematencefálica.
- meia-vida trifásica: alfa, 5 minutos; beta, 2 h 18 min; gama, 85 horas (a faixa é de 19 a 155 horas).
- excretada principalmente pela bile (67%) e cerca de 12% pela urina; aproximadamente 50% como metabólitos.

INDICAÇÕES
- tratamento de carcinomas da cérvix, colorretal, de mama, do ovário, de pulmão.
- tratamento de linfomas de Hodgkin e não Hodgkin.
- tratamento de leucemia linfocítica aguda.
- tratamento de leucemia linfocítica crônica e leucemia mielocítica crônica.
- tratamento de melanoma maligno, micose fungoide, mieloma múltiplo, neuroblastoma, osteossarcoma, púrpura trombocitopênica idiopática, rabdomiossarcoma.
- tratamento de sarcoma de Ewing.
- tratamento de tumor de Wilms.
- tratamento de tumores ovarianos de células germinativas.

DOSES
- via intravenosa, adultos, 1,4 mg/m² uma vez por semana (dose máxima, 2 mg/m²). Crianças com mais de um ano de idade, 2 mg/m² uma vez por semana. Crianças com menos de 10 kg de peso ou com área corporal de menos de 1 m², 0,05 mg/kg uma vez por semana para evitar neurotoxicidade excessiva.

CONTRAINDICAÇÕES
- hipersensibilidade à vincristina.
- gravidez.
- lactação.
- forma desmielinizante da síndrome de Charcot-Marie-Tooth.

PRECAUÇÕES
- deve ser aplicada por médico experiente em quimioterapia do câncer.
- deve-se realizar hemograma completo antes de administrar cada dose.
- deve-se levar em consideração a relação risco/benefício quando existem os seguintes problemas médicos: cálculos renais de urato, doença neuromuscular, função hepática diminuída, gota, herpes-zóster, infecção, leucopenia, sensibilidade à vincristina, varicela.
- deve-se usar de cautela em pacientes tratados previamente com agentes citotóxicos ou radioterapia, e naqueles com problemas neuromusculares que parecem ser mais sensíveis aos efeitos neurotóxicos da vincristina.

EFEITOS ADVERSOS
- alopecia.
- hiperuricemia ou nefropatia úrica aguda.
- amenorreia, azoospermia.
- dispneia aguda, broncoespasmo, pneumonia intersticial.
- constipação, dor abdominal, náusea, vômito, diarreia, anorexia, estomatite.
- ptose, diplopia, paralisia de nervo abducente, paralisia das cordas vocais.
- hipertensão e hipotensão.
- depressão da medula óssea, leucopenia, trombocitopenia.
- flebite e celulite grave no local da injeção, se ocorrer extravasamento.

INTERAÇÕES MEDICAMENTOSAS
- pode elevar as concentrações de ácido úrico quando administrada concomitantemente com alopurinol, colchicina ou probenecida.
- reduz os níveis sanguíneos da fenitoína.
- por ter a capacidade de suprimir os mecanismos de defesa normais, pode diminuir a resposta de anticorpos do paciente quando tomada com vacina de vírus mortos; deve-se guardar intervalo de três meses a um ano entre as aplicações das duas medicações.
- por ter a capacidade de suprimir os mecanismos de defesa normais, pode potencializar a replicação do vírus da vacina com vírus atenuados, aumentar os efeitos adversos do vírus da vacina e diminuir a resposta de anticorpos do paciente; deve-se guardar geralmente intervalo de três meses a um ano entre as aplicações das duas medicações.
- medicamentos que causam discrasias sanguíneas podem aumentar seus efeitos leucopênicos e/ou trombocitopênicos.
- doxorrubicina e prednisona podem acarretar aumento na mielodepressão.
- outros mielodepressores ou radioterapia podem aumentar seus efeitos mielodepressores.
- outros medicamentos neurotóxicos e irradiação da corda espinal podem acarretar neurotoxicidade aditiva.

▶ *CYTOSAFE SULFATO DE VINCRISTINA (Pharmacia Brasil), 5 fr.-amp. com 1 mL c/ 1 mg*
▶ *EPÓSIDO (Blaüsiegel), 20 cáps. × 50 mg 10 cáps. × 100 mg*
10 fr.-amp. de 5 mL com 100 mg
▶ *ONCOVIN (Eli Lilly), fr. c/ 1 mg*
▶ *SULFATO DE VINCRISTINA (Neovita), fr.-amp. c/ 1 mg*
▶ *VINCRISTIN (Bristol-Myers Squibb), fr.-amp. c/ 1 mg*
▶ *VINCRISTINA (Biosintética), fr.-amp. c/ 1 mg*
▶ *VINCRISTINA (Cristália), fr. de 10 mL c/ 1 mg 1, 5 e 10 fr.-amp. c/ 1 mg*
▶ *VINCRISTINA (Pharmacia Brasil), fr.-amp. c/ 1 mg*
▶ *VINCRISTINA (Zodiac), fr.-amp. c/ 1 mg*

VINORELBINA

É alcaloide semissintético que difere quimicamente da vimblastina por uma substituição do grupamento catarantina.
Atua de preferência sobre os microtúbulos mitóticos e não afeta os microtúbulos axonais, a não ser em concentrações altas. Seu poder espiralizante da tubulina é inferior ao da vincristina.
Usada na forma de ditartarato.

FARMACODINÂMICA
- antineoplásico.

FARMACOCINÉTICA
- após injeção intravenosa, a cinética plasmática é trifásica; a meia-vida da fase terminal é de 40 horas.

- captada intensa e prolongadamente pelos tecidos.
- a ligação às proteínas é alta (50% a 80%).
- excretada principalmente pelas fezes.

INDICAÇÕES
- tratamento de carcinoma de pulmão.
- tratamento de carcinoma de mama.

DOSES
- via intravenosa, adultos, 25 a 30 mg/m^2, uma vez por semana; em pacientes com insuficiência hepática, deve-se reduzir a dose. A dose calculada deve ser diluída em solução fisiológica (125 mL, por exemplo) e infundida em 15 a 20 minutos; após a administração, lavar abundantemente a veia com solução fisiológica.

CONTRAINDICAÇÕES
- hipersensibilidade à vinorelbina.
- gravidez.
- lactação.
- insuficiência hepática grave.

PRECAUÇÕES
- deve ser aplicada por médico experiente em quimioterapia do câncer.
- deve-se realizar hemograma completo antes de administrar uma dose.
- evitar contaminação acidental dos olhos; se esta ocorrer, lavá-los imediata e abundantemente.
- não deve ser usada simultaneamente com radioterapia cujos campos incluam o fígado.

EFEITOS ADVERSOS
- leucopenia, anemia, neutropenia.
- abolição dos reflexos osteotendinosos, parestesias, fadiga dos membros.
- paresia intestinal, íleo paralítico.
- constipação, náusea, vômitos.
- dispneia, broncoespasmo.
- alopecia, dor na mandíbula.
- reações no local da injeção, que podem chegar à necrose se ocorrer extravasamento do fármaco.

▶ *NAVELBINE (Asta), 1 fr.-amp. de 1 e 5 mL com 10 mg/mL*
▶ *NORELBIN (Eurofarma), fr.-amp. de 1 mL com 10 mg/mL*
fr.-amp. de 5 mL com 10 mg/mL

▶ Podofilotoxinas

A podofilotoxina é glicósido antineoplásico encontrado nos rizomas das plantas *Podophyllum peltatum* e *P. emodi*. No Brasil são comercializados ainda dois de seus derivados semissintéticos: etopósido e tenipósido.

As podofilotoxinas parecem atuar no estágio pré-mitótico da divisão celular, inibindo assim a síntese do DNA. São ciclo celular-dependentes e fase-específicas, atuando predominantemente sobre as fases S e G$_2$ da divisão celular. Sua citotoxicidade pode ser mediada por sua ligação à topoisomerase II. São mutagênicas e genotóxicas em células de mamíferos, além de carcinogênicas.

ETOPÓSIDO

É um glicopiranósido da podofilotoxina.

FARMACODINÂMICA
- antineoplásico.

FARMACOCINÉTICA
- a absorção por via oral é variável; a disponibilidade é, em média, de 50% (faixa de 25% a 75%).
- a ligação às proteínas é muito alta: 94%.
- os níveis no liquor são geralmente menos de 10% do que aqueles no plasma.
- meia-vida bifásica: alfa, 2 horas; beta, 5 horas; terminal, 7 horas (faixa de 3 a 12 horas).
- excretado pelo leite.
- excretado principalmente pela urina (44% a 60%, dos quais 67% na forma inalterada); até 16% são eliminados pelas fezes, nas formas íntegra e de metabólitos, e 6% ou menos pela bile.

INDICAÇÕES
- tratamento, em associação com outros antineoplásicos, de carcinoma testicular refratário à terapia prévia com cirurgia, quimioterapia e radioterapia.
- tratamento, em associação com outros agentes, de carcinoma de pulmão de célula pequena.
- tratamento de carcinoma da bexiga.
- tratamento, isolado ou em associação com outros agentes, de linfomas de Hodgkin e não Hodgkin e leucemia mielocítica aguda.
- tratamento de sarcoma de Ewing.
- tratamento de sarcoma de Kaposi e sarcoma de Kaposi associado a AIDS.

DOSES
- via oral, para câncer de pulmão de célula pequena, 70 a 100 mg/m^2.
- via intravenosa, por infusão lenta (30 a 60 minutos), para câncer testicular, 50 a 100 mg/m^2 infundidos diariamente por cinco dias; para câncer de pulmão de célula pequena, 35 mg/m^2 diariamente por quatro dias a 50 mg/m^2 diariamente por cinco dias.

CONTRAINDICAÇÕES
- hipersensibilidade ao etopósido.
- gravidez.
- lactação.

PRECAUÇÕES
- deve ser administrado sob a superintendência de médico experiente em quimioterapia do câncer.
- deve-se levar em consideração a relação risco/benefício quando existem os seguintes problemas médicos: funções hepática ou renal diminuídas, herpes-zóster, infecção, mielodepressão, sensibilidade ao etopósido, varicela.
- devem-se realizar hemograma e contagem de plaquetas antes de iniciar o tratamento e em intervalos periódicos.
- deve-se usar com cautela em pacientes tratados previamente com citotóxicos ou radioterapia.

EFEITOS ADVERSOS
- mielodepressão, com leucopenia, trombocitopenia, anemia.
- estomatite.
- neurotoxicidade.
- neuropatia periférica.
- alopecia, exantema, pigmentação, prurido.
- anorexia, náusea, vômito, fadiga, diarreia.
- febre, calafrios, palpitações, broncoespasmo, taquicardia, dispneia, hipotensão.
- dor e flebite no local da injeção.

INTERAÇÕES MEDICAMENTOSAS
- por ter a capacidade de suprimir os mecanismos de defesa normais, pode diminuir a resposta de anticorpos do paciente quando tomado com vacinas de vírus mortos; deve-se guardar intervalo de três meses a um ano entre as aplicações das duas medicações.
- por ter a capacidade de suprimir os mecanismos de defesa normais, pode potencializar a replicação do vírus da vacina com vírus atenuados, aumentar os efeitos adversos do vírus da vacina e diminuir a resposta de anticorpos do paciente; deve-se guardar geralmente intervalo de três meses a um ano entre as aplicações das duas medicações.
- medicamentos que causam discrasias sanguíneas podem aumentar seus efeitos leucopênicos e/ou trombocitopênicos.
- outros mielodepressores ou radioterapia podem causar mielodepressão aditiva.

▶ *CYTOSAFE ETOPOSIDO (Pharmacia Brasil), 10 fr.-amp. com 5 mL c/ 100 mg*
▶ *ETOPOS (Eurofarma), 10 e 20 cáps. × 50 mg 10 cáps. × 100 mg*
▶ *ETOPOSIDO (Biosintética), 10 fr.-amp. c/ 100 mg*
▶ *ETOPOSIDO ASTA MÉDICA (Asta), 20 cáps. × 50 mg*
10 cáps. × 100 mg
10 fr.-amp. de 5 mL c/ 100 mg
▶ *ETOPOSIDO INJETÁVEL (Bergamo), fr.-amp. de 5, 8 e 25 mL c/ 25 mg/mL*
▶ *ETOPOSIDO SOLUÇÃO INJETÁVEL (Pharmacia & Upjohn), 10 fr.-amp. de 5 mL c/ 100 mg*
▶ *EVOPOSDO (Evolabis), amp. de 5 mL × 20 mg*
▶ *NEXVEP (Bristol-Myers Squibb), fr.-amp. c/ 100 mg*
▶ *VEPESID (Bristol-Myers Squibb), 10 fr.-amp. c/ 100 mg*
10 cáps. × 100 mg
20 cáps. × 50 mg

PODOFILOTOXINA

É composto sintetizado a partir de plantas dos gêneros *Corniferae* (espécie *juniperus*) e *Berberidaceae* (espécie *podophyllum*). O seu mecanismo de ação exato é desconhecido, porém é potente mitotóxico, levando a necrose celular e remoção gradual do tecido afetado.

FARMACODINÂMICA
- citostático.

FARMACOCINÉTICA
- ocorre absorção sistêmica em aplicações entre 0,1 e 1,5 mL a 0,05% e não produz acúmulo após doses repetitivas.
- atinge o pico da concentração plasmática entre 1 e 2 horas após a aplicação de uma dose entre 0,1 e 1,5 mL a 0,5%.
- atinge o pico da concentração plasmática entre 1 e 4,5 horas.

INDICAÇÕES
- tratamento tópico de verrugas anogenitais externas.

DOSES
- aplicar fina camada sobre as lesões previamente lavadas e secas, duas vezes ao dia, por três dias consecutivos. Após sete dias, caso não haja uma resposta clínica adequada, o ciclo de tratamento pode ser repetido. O número total de ciclos de tra-

tamento não deve ser superior a quatro, sempre observando um intervalo de uma semana entre cada ciclo. Caso a área afetada seja maior que 10 cm², o fármaco deverá ser aplicado por um médico.

Contraindicações
- hipersensibilidade ao fármaco.
- gravidez e lactação.
- crianças.

Precauções
- aplicar em pele sem queimadura ou irritação.
- evitar o contato com mucosas e com os olhos.
- evitar o uso durante a menstruação.
- abster-se de relações sexuais durante o período do tratamento. Caso ocorram, fazer uso de preservativo.
- evitar o contato do produto com a pele sadia.
- lavar as mãos após manusear o produto.

Efeitos adversos
- sensação de queimação da pele, sangramento local.
- inflamação e dor locais, prurido, alteração do odor, formação de vesículas, erosão, descamação, formação de cicatriz, descoloração da pele.
- cefaleia, tonturas, vômitos.
- fimose, dispareunia.

▶ *WARTEC (Stiefel)*, bisnaga de 5 g com 1,5 mg/g (creme)

TENIPÓSIDO

É um glicopiranósido tenilidínico da podofilotoxina.

Farmacodinâmica
- antineoplásico.

Farmacocinética
- liga-se altamente às proteínas séricas (mais de 99%).
- sofre biotransformação extensa (86%), dando metabólitos menos potentes.
- biodisponibilidade: 30% a 35%.
- depuração plasmática bifásica: meia-vida terminal de 6 a 20 horas.
- excretada pela urina (4% a 12% na forma íntegra e 30% a 35% como metabólitos) e pelas fezes (cerca de 5%).

Indicações
- tratamento de leucemia linfocítica aguda.
- tratamento de leucemia mielocítica aguda.
- tratamento de linfomas malignos, de Hodgkin e não Hodgkin.
- tratamento de neuroblastoma.
- tratamento de carcinoma pulmonar.
- tratamento de mieloma múltiplo.

Doses
- via intravenosa, 300 mg/m² por ciclo administrados em 3 a 5 dias; os ciclos podem ser repetidos cada três semanas ou a partir da recuperação da medula óssea.

Contraindicações
- hipersensibilidade ao tenipósido.
- gravidez.
- lactação.

Efeitos adversos
- mielodepressão.
- leucopenia, trombocitopenia, neutropenia, anemia.
- alopecia.
- náusea, vômito, diarreia, mucosite, anorexia, dor abdominal.
- reações anafiláticas.
- urticária, com ou sem prurido.
- disfunção renal.
- hipertensão.
- cefaleia, confusão, astenia.
- hipotensão, após injeção intravenosa rápida.
- flebite química, no local da injeção.

Interações medicamentosas
- aumenta ligeiramente a depuração do metotrexato.
- salicilato de sódio, sulfametizol ou tolbutamida deslocam-no de seus locais de ligação.

▶ *VUMON (Bristol-Myers Squibb)*, 10 amp. c/ 50 mg

▶ Taxanos

Constituem nova classe de agentes antineoplásicos. São assim chamados porque estão relacionados com plantas do gênero *Taxus*, da família Taxaceae. Os dois taxanos atualmente disponíveis são: docetaxel e paclitaxel (Fig. 12.2).

DOCETAXEL

É composto semissintético preparado a partir de um precursor não citotóxico extraído de agulhas do teixo europeu, *Taxus baccata*. Este precursor é esterificado com cadeia lateral sintética, dando docetaxel que é citotóxico.

Seu mecanismo de ação é igual ao do paclitaxel.

A potência do docetaxel é maior que a do paclitaxel.

Farmacodinâmica
- antineoplásico.

Farmacocinética
- administrado por infusão, os níveis plasmáticos declinam rapidamente, podendo ser determinados no máximo dentro de 7 horas.
- meia-vida bifásica: fase alfa, 0,12 h; fase beta, 4,8 h.
- volume médio de distribuição: 126 ± 140 L/m².

Composto	R¹	R²
paclitaxel	OCOCH₃	C₆H₅
docetaxel	OH	OC(CH₃)₃

Fig. 12.2 Fórmulas estruturais do docetaxel e do paclitaxel.

- velocidade de depuração: 41 ± 29 L/m² por hora.
- as concentrações plasmáticas máximas são constantes no esquema de cinco dias, indicando que o fármaco não se acumula neste período.
- atinge concentrações plasmáticas máximas de 55 a 286 ng/mL, com dose diária de 12 mg/m²; 219 a 521 ng/mL, com dose diária de 14 mg/m²; e 211 a 788 ng/mL, com dose diária de 16 mg/m².
- eliminado pela urina (menos de 6% da dose administrada) em 24 horas.

Indicações
- tratamento de câncer de mama adiantado ou metastático, que não respondeu à quimioterapia prévia (em que deverá ter sido incluído antibiótico antraciclínico), desde que esta não tenha sido contraindicada.
- tratamento de câncer de pulmão adiantado ou metastático, mesmo que não tenha respondido à quimioterapia com compostos de platina.

Doses
- via intravenosa por infusão de uma hora, adultos, 100 mg/m² de área corporal cada 3 semanas. Não deve ser administrado até que a contagem de neutrófilos seja de, *pelo menos*, 1.500/mm³. Em pacientes com reações cutâneas graves ou cumulativas ou neuropatias graves periféricas deve-se reduzir a dose para 75 mg/m² e, até, para 55 mg/m².
- não se estabeleceram a eficácia e a segurança do docetaxel em crianças.

Contraindicações
- hipersensibilidade ao docetaxel ou ao polissorbato 80.
- gravidez.
- lactação.
- neuropatia basal (menos de 1.500 neutrófilos/mm³).
- crianças.

Precauções
- durante a infusão recomenda-se realizar cuidadosa vigilância das funções vitais.
- para reduzir a retenção de líquidos, todos os pacientes devem ser pré-medicados com 16 mg por dia de dexametasona por via oral, durante 4 a 5 dias, começando-se um dia antes do início da administração do docetaxel.
- durante o tratamento, efetuar hemogramas com frequência; não devem ser tratados pacientes que acusem menos de 1.500 neutrófilos/mm³; em neutropenia grave (< 500 neutrófilos/mm³ por 7 dias ou mais), recomenda-se reduzir a dose.
- a ocorrência de reações de hipersensibilidade grave, como hipotensão (com redução da pressão arterial em mais de 20 mmHg, broncoespasmos ou erupções cutâneas/eritema generalizados), requer a suspensão imediata do docetaxel e tratamento sintomático agressivo; pacientes que apresentarem tais reações não devem receber novamente o docetaxel.
- em casos graves de neurotoxicidade periférica, recomenda-se diminuir a dose.
- o aparecimento de reações cutâneas, como eritema localizado na pele das extremidades com edema seguido de descamação, requer a interrupção da terapia com docetaxel.

Efeitos adversos
- granulocitopenia, mucosite, diarreia, náusea, vômito, alopecia.
- neutropenia grave (reversível e não cumulativa), anemia, trombocitopenia.

- hipotensão e/ou broncoespasmo, vermelhidão, erupções com ou sem prurido, tensão torácica, dor lombar, dispneia, febre, calafrios.
- astenia, artralgias, mialgias.
- erupções localizadas principalmente nos pés, mãos, braços, face ou tórax.
- hipo ou hiperpigmentação, algumas vezes com dor e onicólise.
- edema, ascite, derrame pleural, derrame pericárdico, aumento da permeabilidade capilar e ganho de peso; para evitar a retenção de líquidos, os pacientes devem ser pré-medicados com corticoides.
- pneumonite, infiltrados pulmonares, síndrome do desconforto respiratório agudo, insuficiência respiratória.

INTERAÇÕES MEDICAMENTOSAS
- pode interagir quimicamente com o cetoconazol.

▶ DOCETAXEL (Eurofarma), fr. de 0,5 mL com 20 mg + diluente de 1,5 mL (solução injetável), (genérico) fr. de 2 mL com 80 mg + diluente de 6 mL (solução injetável), (genérico)
▶ TAXOTERE (Aventis Pharma), 1 fr.-amp. de 0,5 mL com 20 mg
1 fr.-amp. de 2,0 mL com 80 mg

PACLITAXEL

Denominado de início taxol, é alcaloide extraído da casca do teixo oriental, *Taxus brevifolia*. Trata-se de um taxano diterpênico anelar complexo.

Como agente antimicrotúbulo, estabiliza os microtúbulos citoplásmicos em resultado de sua ligação à tubulina polimerizada. Os efeitos inibitórios provocados por ele sobre a despolimerização dos microtúbulos interrompem o ciclo celular na fase G_2 final ou na mitose. Seu mecanismo de ação, portanto, difere daquele dos alcaloides da vinca, que se ligam aos dímeros da tubulina solúvel e bloqueiam a polimerização dos microtúbulos.

FARMACODINÂMICA
- antineoplásico.

FARMACOCINÉTICA
- administrado por via intravenosa, apresenta declínio bifásico nas concentrações plasmáticas.
- a ligação às proteínas é muito alta (89 a 98%).
- sofre biotransformação, provavelmente hepática.
- meia-vida bifásica: inicial, 16 a 20 minutos; terminal, 6,5 a 8,5 horas.
- excretado quase totalmente na forma de metabólitos; só 5% de uma dose são eliminados na forma íntegra.

INDICAÇÕES
- tratamento de carcinoma ovariano metastático que não respondeu à quimioterapia de primeira linha ou subsequente.
- tratamento de carcinoma mamário metastático.

DOSES
- o produto concentrado deve ser diluído (em solução fisiológica ou de dextrose) antes da infusão, até a concentração final de 0,3 a 1,2 mg/mL. Estas soluções são estáveis até 27 horas, à temperatura e iluminação ambientes.
- via intravenosa, adultas, 135 mg/m² de superfície corporal, como infusão de 24 horas uma vez cada três semanas. Para impedir graves reações de hipersensibilidade, todas as pacientes devem receber 20 mg de dexametasona oral 12 e 6 horas antes do paclitaxel, 50 mg de difenidramina intravenosa 30 a 60 minutos antes do paclitaxel e 300, 50 ou 20 mg de cimetidina, ranitidina ou famotidina, respectivamente, 30 a 60 minutos antes do paclitaxel. Não se deve repetir o tratamento até que a contagem de neutrófilos da paciente seja pelo menos 1.500/mm³ e a contagem de plaquetas seja pelo menos 100.000/mm³. Nas pacientes que apresentarem neutropenia grave (menos de 500 neutrófilos por mm³ durante uma semana ou mais) ou neutropenia periférica grave, as doses subsequentes devem ser reduzidas em 20%.
- não se determinaram a segurança e a eficácia do paclitaxel em crianças.

CONTRAINDICAÇÕES
- sensibilidade ao paclitaxel.
- gravidez.
- lactação.

PRECAUÇÕES
- seus efeitos depressores da medula óssea podem aumentar a incidência de infecções microbianas, cura retardada e hemorragia gengival.
- deve ser usado com cautela em pacientes que já foram tratadas com antineoplásicos ou radioterapia.
- deve-se levar em consideração a relação risco/benefício quando existem os seguintes problemas médicos: angina, anormalidades de condução cardíaca, depressão da medula óssea, herpes-zóster, infecção, insuficiência cardíaca congestiva, varicela.
- durante a primeira hora da infusão do paclitaxel, recomenda-se observar os sinais vitais.
- deve-se realizar nas pacientes os seguintes exames hematológicos: contagem de leucócitos, contagem de plaquetas, hematócrito ou hemoglobina.

EFEITOS ADVERSOS
- neutropenia, leucopenia, trombocitopenia, anemia.
- infecções.
- hemorragia.
- bradicardia, hipotensão, hipertensão.
- neutropenia periférica.
- mialgia, artralgia.
- alopecia reversível em quase todas as pacientes.
- fadiga, náusea, vômitos, diarreia, mucosite.
- exantema, prurido.
- reações de hipersensibilidade, provavelmente causadas pelo veículo, o óleo de rícino polioxietilado.
- extravasamento, com flebite ou celulite.

INTERAÇÕES MEDICAMENTOSAS
- pode diminuir a resposta das pacientes às vacinas de vírus mortos ou vivos; deve-se observar intervalo de três meses a um ano entre as duas medicações.
- outros depressores da medula óssea e a radioterapia podem causar efeito aditivo na depressão da medula óssea.
- medicamentos que causam discrasias sanguíneas podem intensificar seus efeitos leucopênicos e/ou trombocitopênicos.

▶ EVOTAXEL (Evolabis), fr.-amp. de 25 mL × 6 mg/mL amp. de 5 mL × 30 mg
amp. de 16,7 mL × 100 mg
▶ PACLITAXEL (Eurofarma), fr.-amp. de 5 mL e 16,7 mL com 6 mg (solução injetável), (genérico)
fr.-amp. de 5 mL com 30 mg (solução injetável), (genérico)
fr.-amp. de 16,7 mL com 100 mg (solução injetável), (genérico)
▶ PACLITAXEL (Biosintética), fr.-amp. de 5 mL c/ 30 mg
▶ PAREXEL (Zodiac), 1, 5 e 10 fr.-amp. c/ 30 mg
▶ PAXEL (Cristália), fr.-amp. de 5 mL c/ 30 mg
▶ TARVEXOL (Novartis), fr.-amp. de 5 mL com 30 mg
▶ TAXILAN (Bergamo), fr.-amp. de 5 mL com 30 mg
fr.-amp. de 16,7 mL com 100 mg
▶ TAXOL (Bristol-Myers Squibb), fr.-amp. de 5 mL com 30 mg

▶ HORMÔNIOS E ANÁLOGOS

Esta classe de antineoplásicos compreende os seguintes grupos: adrenocorticoides, androgênios, estrogênios, progestogênios, antiandrogênios, antiestrogênios e inibidores da aromatase, análogos da gonadorrelina e análogos da somatostatina.

▶ Adrenocorticoides

Suas múltiplas aplicações terapêuticas e características gerais estão expostas na seção *Corticosteroides*, do Capítulo 21.

Na quimioterapia do câncer, suas indicações principais são leucemia linfocítica aguda e crônica, doença de Hodgkin e linfomas não Hodgkin. São igualmente usados em mieloma múltiplo e carcinoma de mama. Geralmente são administrados em associação com outros agentes antineoplásicos.

São também utilizados no tratamento de certas complicações do câncer, especialmente hipercalcemia em tumores que respondem a esteroides e edema cerebral associado com metástases intracranianas. São igualmente empregados em associação com radioterapia a fim de reduzir edema em áreas críticas. São também usados para reduzir náusea e vômito resultantes da quimioterapia antineoplásica.

Exercem seu efeito citotóxico complexando-se com receptores citoplásmicos específicos nas células cancerosas.

O principal efeito adverso, com uso prolongado, é a face cushingoide. Outros efeitos são retenção hídrica, que pode resultar em edema, insuficiência coronariana e hipertensão; perda de potássio, que pode causar fraqueza muscular; tolerância diminuída à glicose, que pode resultar em glicosúria e diabetes melito.

Os adrenocorticoides usados na quimioterapia do câncer são dexametasona e prednisona.

DEXAMETASONA

DOSES
- vias oral, intramuscular, intravenosa, para reduzir edema cerebral, 4 a 16 mg diariamente em tomadas divididas.

PREDNISONA

DOSES
- via oral, 10 a 100 mg diariamente. Quando usada em associação com outros antineoplásicos, 40 mg/m² a 100 mg/m², conforme o regime adotado.

▶ Androgênios

São descritos pormenorizadamente no Capítulo 16, em que se enumeram também seus usos principais. Alguns são igualmente utilizados no controle paliativo do carcinoma de mama disseminado positivo ao receptor de estrogênio em mulheres pós-menopausa, embora o tamoxifeno seja o agente primário para o tratamento deste tipo de câncer.

Os efeitos adversos dos androgênios são: retenção hídrica, hipercalcemia, masculinização, alopecia e eritrocitemia. Icterícia colestática e neoplasmas hepatocelulares são menos comuns.

Os androgênios são contraindicados em pacientes com doença cardiorrenal ou hipercalcemia e em grávidas ou lactantes.

Como antineoplásicos no Brasil é usada a testosterona.

TESTOSTERONA

Doses
- via intramuscular, 100 mg três vezes por semana.

▶ Estrogênios

São descritos pormenorizadamente no Capítulo 16, em que se expõem também seus empregos principais. Alguns são igualmente utilizados no controle paliativo do carcinoma de mama metastático positivo ao receptor de estrogênio em mulheres pós-menopausa, embora o antiestrogênio tamoxifeno seja atualmente o fármaco principal para estas pacientes. Os estrogênios são igualmente utilizados no tratamento paliativo do carcinoma adiantado da próstata.

Em nosso meio os estrogênios usados como antineoplásicos são dietilestilbestrol e fosfestrol.

DIETILESTILBESTROL

É hormônio sintético derivado da simplificação da molécula de estradiol, usado como antineoplásico. É um fármaco não esteroide que inibe a secreção do hormônio luteinizante (LH) e diminui a concentração plasmática de testosterona através de ação direta nos testículos. No homem, compete pela ligação ao local apropriado aos receptores androgênicos diminuindo a proliferação do tumor dependente do androgênio.

Farmacodinâmica
- antineoplásico usado no carcinoma prostático.

Indicações
- tratamento do carcinoma metastático da próstata.
- tratamento do câncer da próstata hormônio-dependente.

Doses
- 1 a 3 mg, por via oral, podendo ser aumentada em casos avançados.

▶ *DESTILBENOL (Apsen), 50 comprimidos × 1 mg*

FOSFESTROL

Corresponde ao éster difosfato de dietilestilbestrol. É usado no tratamento de carcinoma da próstata.

Doses
- via oral, 50 mg três vezes por dia, aumentada até 200 mg ou mais, se necessário.
- via intravenosa, 500 mg dissolvidos em 300 mL de solução salina ou dextrose no primeiro dia; em seguida, 1 g dissolvido em 300 mL de solução salina ou dextrose administrada diariamente por 5 dias ou mais, dependendo da resposta do paciente.

▶ *RONVAN (Asta), 50 comprimidos × 120 mg*
10 amp. de 5 mL c/ 250 mg

▶ Progestogênios

O Capítulo 16 fornece dados pormenorizados sobre este grupo de hormônios, bem como seus empregos principais.

Os progestogênios, também chamados progestinas, são hormônios de escolha para o controle paliativo de carcinoma endometrial disseminado. Manifestam igualmente atividade no câncer de mama e nos cânceres da próstata e do ovário.

Como antineoplásicos são utilizados medroxiprogesterona e megestrol.

MEDROXIPROGESTERONA

Por via oral é indicada somente como progestogênio. Por via parenteral, na forma de acetato, é indicada apenas como antineoplásico. É usada também como anticoncepcional sistêmico.

Farmacodinâmica
- progestogênio, antineoplásico, anticoncepcional.

Farmacocinética
- sofre biotransformação, primariamente hepática.
- excretada principalmente pela urina, mas o acetato é excretado primariamente pelas fezes.

Indicações
- tratamento paliativo de carcinoma endometrial inoperável, recorrente e metastático, e de carcinoma renal.
- tratamento de amenorreia e sangramento uterino funcional devido ao desequilíbrio hormonal.
- tratamento da puberdade precoce.
- tratamento, em associação com estrogênio, de sintomas da menopausa e hipermenorreia.
- anticoncepcional de duração longa, por via parenteral.
- tratamento da síndrome do ovário policístico.

Doses
- via intramuscular, como acetato, inicialmente 400 mg a 1 g semanalmente; para manutenção, 400 mg mensalmente.
- para endometriose, a dose pode variar de acordo com o esquema: 50 mg por semana ou 100 mg, por via IM, a intervalos de duas semanas durante, no mínimo, seis meses.

Contraindicações
- hipersensibilidade à medroxiprogesterona.
- gravidez.
- sangramento do trato urinário.
- sangramento vaginal.
- patologia da mama de origem não diagnosticada.

Efeitos adversos
- anorexia, retenção hídrica.
- nervosismo, insônia, sonolência, fadiga, tontura, cefaleia.
- edema angioneurótico, prurido, urticária e erupção generalizada.
- acne, alopecia, hirsutismo.
- náusea, icterícia.
- hiperpirexia, anafilaxia.
- hipercalcemia, em paciente com metástases ósseas.
- dor no local da injeção.

▶ *ACETATO DE MEDROXIPROGESTERONA (Bunker), 5 comprimidos × 10 mg*
▶ *ACETATO DE MEDROXIPROGESTERONA (Delta), 5 comprimidos × 10 mg*
▶ *ACETATO DE MEDROXIPROGESTERONA (EMS), 14 comprimidos × 2,5 e 5 mg*
5 comprimidos × 10 mg
▶ *ACETATO DE MEDROXIPROGESTERONA (União Química), 50 comprimidos × 10 mg*
▶ *COMPRIMIDOS DE MEDROXIPROGESTERONA (Sanval), 5 comprimidos × 10 mg*
▶ *CONTRACEPT (Sigma Pharma), 1 fr.-amp. de 1 mL × 150 mg*
▶ *CYCRIN (Wyeth), 14 comprimidos × 2,5, 5 e 10 mg*
▶ *DEPO-PROVERA 150 MG (Pharmacia Brasil), fr.-amp. de 1 mL c/ 150 mg*
seringa pré-enchida com 1 mL c/ 150 mg
▶ *FARLUTAL (Pharmacia Brasil), 14 comprimidos × 2,5 mg*
14 e 20 comprimidos × 5 mg
▶ *FARLUTAL AD (Pharmacia Brasil), 10 comprimidos × 500 mg*
fr.-amp. de 2,5 mL c/ 500 mg
▶ *LUTEON (De Mayo), 14 comprimidos × 2,5, 5 e 10 mg*
▶ *PROCEPT (Sigma Pharma), fr.-amp. de 1 mL c/ 50 mg*
▶ *PROVERA (Pharmacia Brasil), 14 comprimidos × 2,5, 5 e 10 mg*
▶ *TRICILON (Akzo Organon Teknika), 25 fr.-amp. de 1 mL c/ 150 mg*

MEGESTROL

Indicado apenas como antineoplásico. É o único progestogênio antineoplásico usado por via oral.

Empregado na forma de acetato.

Farmacodinâmica
- antineoplásico.

Farmacocinética
- sofre biotransformação principalmente hepática.
- excretado principalmente pela urina.

Indicações
- tratamento paliativo de carcinoma avançado de mama e do endométrio.

Doses
- via oral, para carcinoma de mama, 160 mg/dia em quatro tomadas divididas; para carcinoma endometrial, 40 a 320 mg diariamente, em tomadas

divididas. O período adequado para determinar sua eficácia é, pelo menos, dois meses de tratamento.
- não se estabeleceram segurança e eficácia em crianças.

CONTRAINDICAÇÕES
- hipersensibilidade ao megestrol.
- primeiros 4 meses de gravidez.
- lactação.
- doença ou disfunção hepáticas.
- aborto incompleto.
- carcinoma da mama ou de órgãos reprodutivos.
- sangramento vaginal.
- teste diagnóstico de gravidez.

EFEITOS ADVERSOS
- ganho de peso.
- tromboflebite, embolia pulmonar.
- síndrome do túnel do carpo.
- alopecia.
- exacerbação do tumor.
- hiperglicemia.
- sangramento uterino espontâneo.
- hipertensão, insuficiência cardíaca.
- face cushingoide.
- alteração do humor, fogachos.
- náusea, vômito, edema, dispneia.
- erupção cutânea.

▶ ACETATO DE MEGESTROL (Apotex), 30 comprimidos × 160 mg (genérico)
▶ ACETATO DE MEGESTROL (Bergamo), 50 comprimidos × 40 mg
30 comprimidos × 160 mg
▶ MEGESTAT (Bristol-Myers Squibb), 30 comprimidos × 160 mg
50 comprimidos × 40 mg
▶ MEGESTROL (Asta), 30 comprimidos × 160 mg

▶ Antiandrogênios

Os antiandrogênios bloqueiam a síntese ou ação dos androgênios. Por isso são úteis no controle de hiperplasia e carcinoma da próstata. Também são utilizados no tratamento da acne e de síndromes virilizantes nas mulheres, além de serem empregados para inibir o impulso sexual em homens adultos e controlar a puberdade nos rapazes.

Como antineoplásicos utilizam-se bicalutamida, flutamida e nilutamida.

BICALUTAMIDA

É um antiandrogênio não esteroide, a (RS)-4′-ciano-3-[(4-fluorofenil)sulfanil]-2-hidroxi-2-metil-3′-(trifluorometil)-propionanilida, sem exercer qualquer outra atividade endócrina. É utilizado no tratamento do câncer avançado da próstata em associação com um análogo do hormônio de liberação das gonadotrofinas (GnRH) ou com a castração cirúrgica. A atividade antiandrogênica da mistura racêmica é resultante do enantiômero-(R), que sofre absorção e eliminação lentas. O enantiômero-(S) é mais rapidamente absorvido e eliminado. Atua ligando-se aos receptores androgênicos e, assim, inibindo o estímulo androgênico, com a consequente regressão dos tumores prostáticos. Em animais, sua afinidade pelo receptor androgênico prostático é cerca de 4 vezes aquela de 2-hidroxiflutamida. É tão eficaz quanto a associação de um análogo do GnRH com flutamida. Já a associação com análogos do GnRH tem efeito aditivo na redução do PSA quando comparada com a castração isolada. Quando usado em terapia combinada, reduz o PSA para níveis normais em 70% dos pacientes, após o terceiro mês. O uso em monoterapia pode produzir aumentos da testosterona sérica e do estradiol, sendo que no tratamento combinado o GnRH exerce efeito supressor sobre a primeira.

FARMACODINÂMICA
- antineoplásico.

FARMACOCINÉTICA
- é bem absorvido após administração oral e não sofre influência dos alimentos.
- para administração de 50 mg ao dia, atinge concentrações de equilíbrio, para o enantiômetro-(R), de 9 μg/mL.
- o tempo para atingir o pico da concentração plasmática, para o enantiômero-(R), é de 31 horas.
- 96% ligam-se às proteínas plasmáticas.
- sofre extensa biotransformação hepática via oxidação e glicuronidação.
- meia-vida do enantiômero-(R) de cerca de 1 semana.
- eliminado pelos rins e pela bile em iguais proporções, sendo que na urina são encontrados dois metabólitos principais, conjugados glucurônicos e hidroxi.

INDICAÇÕES
- tratamento avançado do câncer de próstata em combinação com o tratamento com análogos do GnRH ou castração cirúrgica.

DOSES
- 50 mg uma vez ao dia administrados simultaneamente com o tratamento com um análogo do GnRH ou castração cirúrgica.

CONTRAINDICAÇÕES
- hipersensibilidade.
- crianças.

PRECAUÇÕES
- administração cuidadosa na insuficiência hepática moderada a grave.
- realizar provas de função hepática periodicamente.
- vigiar a administração concomitante com anticoagulantes cumarínicos, pois pode deslocá-los das proteínas plasmáticas.
- diálise pode não ser útil devido à alta ligação às proteínas plasmáticas.

EFEITOS ADVERSOS
- sensação de calor, prurido, hipersensibilidade mamária, ginecomastia.
- náusea, vômito, diarreia, astenia, pele seca.
- icterícia e elevação de enzimas hepáticas.

Outras reações, que surgiram em investigações clínicas e com frequência ≥ 1%, incluem: boca seca, anorexia, dispepsia, constipação, flatulência, insônia, cefaleia, sonolência, tonturas, diminuição da libido, calafrios, dispneia, impotência, noctúria, anemia, alopecia, exantema, sudorese, hirsutismo, insuficiência cardíaca, dor torácica, diabetes, edema periférico, ganho ou perda de peso.

▶ CASODEX (AstraZeneca), 28 comprimidos × 50 mg
▶ LUTAMIDAL (Zodiac), 28 comprimidos × 50 mg

FLUTAMIDA

Corresponde a um derivado nitrotrifluorado da fenilpropanamida. Apresenta efeitos antiandrogênicos, incluindo inibição da captação de androgênios e/ou inibição da ligação nuclear de androgênios nos tecidos-alvo.

FARMACODINÂMICA
- antineoplásico.

FARMACOCINÉTICA
- administrada por via oral, é rápida e quase completamente absorvida.
- a ligação a proteínas é muito alta: 94% a 96% para flutamida e 92% a 94% para o metabólito 2-hidroxiflutamida.
- sofre biotransformação hepática rápida e extensa, dando, pelo menos, 10 metabólitos, dos quais pelo menos seis foram identificados; o principal encontrado no plasma é a 2-hidroxiflutamida.
- após dose oral única de 250 mg, atinge concentrações máximas (10 a 20 μg/L) do fármaco inalterado dentro de uma hora; as concentrações da 2-hidroxiflutamida são muito mais altas (cerca de 1,3 mg/L), atingidas em cerca de duas horas.
- meia-vida da 2-hidroxiflutamida: 6 horas, com dose de 250 mg, e 9 horas, com dose de 500 mg.
- excretada pela urina (50% de uma dose dentro de 72 horas), sobretudo na forma de metabólitos e seus conjugados; 4% são eliminados pelas fezes.

INDICAÇÕES
- tratamento, em associação com leuprorrelina, de carcinoma da próstata metastático.

DOSES
- via oral, 250 mg três vezes ao dia, a intervalos de 8 horas, simultaneamente com leuprorrelina.

CONTRAINDICAÇÕES
- hipersensibilidade à flutamida.
- gravidez.
- lactação.
- insuficiência hepática.
- depressão.
- complicações tromboembólicas.

PRECAUÇÕES
- em tratamento prolongado, deve-se efetuar controle periódico da função hepática.
- poderá ocorrer retenção hídrica.
- durante o tratamento, recomenda-se o uso de medidas anticoncepcionais.

EFEITOS ADVERSOS
- ginecomastia, náusea, vômito, diarreia.
- elevações transitórias das enzimas séricas, hepatite.
- perda da potência e da libido.
- ondas de calor.

▶ EULEXIN (Schering-Plough), 20 comprimidos × 250 mg
▶ FLUTAMIDA (Asta), 20 comprimidos × 250 mg (genérico)
▶ FLUTAMIDA (Biosintética), 20 comprimidos × 250 mg

HORMÔNIOS E ANÁLOGOS **12.27**

- FLUTAMIDA (Hexal), 21 comprimidos × 250 mg (genérico)
- FLUTAMIDA (Neovita), 20 comprimidos × 250 mg
- TECNOFLUT (Zodiac), 20, 60 e 90 comprimidos × 250 mg
- TEFLUT (Blaüsiegel), 20 comprimidos × 250 mg

NILUTAMIDA

Corresponde a um derivado nitrotrifluorado da fenilimidazolidinodiona. Trata-se, portanto, de isóstero não clássico da flutamida, cuja cadeia lateral linear foi ciclizada e ligeiramente modificada. Por isso, a nilutamida apresenta características e propriedades muito semelhantes às da flutamida.

- ANANDRON (Aventis Pharma), 50 comprimidos × 50 mg

▶ Antiestrogênios e inibidores da aromatase

Os ovários são responsáveis pela maior parte da produção dos estrogênios nas mulheres em idade fértil. Após a menopausa, o fornecimento de estrogênios é alterado, passando a ser sintetizado perifericamente a partir de androgênios adrenais e envolvendo a enzima aromatase. Ela exerce papel fundamental mediando a transformação de androstenediona e testosterona em estrona e estradiol, respectivamente. A supressão do efeito estrogênico é fundamental nos casos em que o crescimento do tumor depende da estimulação estrogênica na presença de câncer de mama.

Os antiestrogênios são fármacos capazes de inibir ou modificar os efeitos produzidos pelos estrogênios. Dois agentes não esteroides são comercializados no Brasil para o tratamento do câncer: tamoxifeno e toremifeno, que atuam por mecanismo competitivo no receptor de estrogênio.

Os inibidores da aromatase, uma enzima do citocromo P450, pertencem a uma nova classe de fármacos que atuam inibindo esta enzima responsável pela conversão da androstenediona e testosterona para estrona e estradiol, respectivamente. A aromatase é encontrada em tecidos periféricos como muscular, adiposo, no fígado e em células tumorais.

No Brasil são utilizados cinco inibidores da aromatase, como antineoplásicos: aminoglutetimida, anastrozol, exemestano, formestano e letrozol. A primeira é descrita em *Agentes diversos*, deste capítulo.

ANASTROZOL

Compreende a 2,2′[1H-1,2,4-triazol-1-ilmetil]-1,3-fenileno] bis [2-metilpropionotrila]. É um inibidor da aromatase, não esteroide, seletivo e eficaz usado no tratamento avançado do câncer de mama em mulheres após a menopausa, que interfere na produção periférica de estradiol. A supressão é mantida geralmente por um período de 15 meses.

Farmacodinâmica
- antineoplásico.

Farmacocinética
- após administração oral sofre rápida absorção.
- atinge o pico da concentração plasmática em cerca de 2 horas.
- biodisponibilidade de 100%.
- reduz 70% do estradiol em 24 horas e 80% após a segunda semana.
- estado de equilíbrio atingido do sexto ao nono dia e com concentrações plasmáticas três vezes maiores do que aquelas após a primeira dose.
- sofre biotransformação hepática através de N-desalquilação, hidroxilação e glicuronidação, produzindo metabólitos inativos, sendo o principal o triazol.
- 40% ligam-se às proteínas plasmáticas.
- meia-vida de 40-50 horas.
- efeito persiste até seis dias após sua suspensão.
- 85% eliminados pela bile e 11% pelos rins, sendo 10% sob a forma inalterada e 60% como metabólitos.

Indicações
- tratamento do câncer avançado de mama em mulheres após a menopausa, nas quais houve progressão da doença após o tratamento com tamoxifeno ou outro antiestrogênio.

Doses
- 1 mg em dose única diária.

Contraindicações
- hipersensibilidade ao anastrozol.
- mulheres antes da menopausa.
- gravidez.
- lactação.
- insuficiência renal com depuração de creatinina < 20 mL/min.
- insuficiência hepática moderada a grave.

Efeitos adversos
- rubor, ressecamento vaginal, adelgaçamento dos cabelos, alopecia.
- anorexia, náusea, vômito, diarreia.
- astenia, sonolência, cefaleia, exantema, dor articular, sudorese, hemorragia vaginal, aumento do peso.
- dispneia, edema periférico, dor torácica.
- hipertensão, tromboembolismo, tromboflebite.
- aumento de enzimas hepáticas.
- elevação do colesterol total e do LDL-colesterol.

- ANASTRAZOL (Eurofarma), 28 comprimidos × 1 mg (genérico)
- ARIMIDEX (AstraZeneca), 28, 280 comprimidos × 1 mg

EXEMESTANO

É a 6-metilenandrosta-1,4-dieno-3,17-diona, inibidor da aromatase usado no tratamento do câncer avançado de mama em mulheres na pós-menopausa. É estruturalmente relacionado ao substrato natural androstenediona, atuando como substrato falso para a aromatase. Diminui consideravelmente os níveis de estrogênios em mulheres na pós-menopausa sem influir sobre a aldosterona e os corticosteroides adrenais. Durante o tratamento, doses de ≥ 200 mg ao dia produzem aumento nos níveis de androstenediona e testosterona. Em doses baixas observa-se uma discreta diminuição de LH e com doses ≥ 2,5 mg ao dia, uma diminuição da globulina ligada ao hormônio sexual (SHBG).

Farmacodinâmica
- antineoplásico.

Farmacocinética
- sofre rápida absorção após administração oral. A alimentação rica em lipídios aumenta os níveis plasmáticos em cerca de 40%.
- extensa distribuição nos tecidos corporais.
- atinge a concentração plasmática máxima em cerca de 1,2 hora em mulheres portadoras de câncer de mama e cerca de 2,9 horas em mulheres normais, na pós-menopausa.
- após dose de 25 mg produz efeito supressor de estrogênio entre 2 e 3 dias, persistindo por 4 ou 5 dias.
- 90% ligam-se às proteínas plasmáticas, principalmente à albumina e α_1-glicoproteína.
- sofre extensa biotransformação hepática utilizando o sistema da isoenzima CYP3A4 do citocromo P450, através de oxidação, formando diversos metabólitos inativos. O metabólito 17-di-hidro liga-se ao receptor androgênico com afinidade cerca de 100 vezes maior do que o composto original.
- meia-vida terminal de 24 horas.
- eliminações renal e fecal semelhantes: 42%, em cerca de sete dias.
- < 1% eliminado pela urina.

Indicações
- tratamento do câncer avançado de mama que progrediu após tratamento com tamoxifeno.

Doses
- administração oral de 25 mg ao dia, após uma refeição.

Contraindicações
- hipersensibilidade ao exemestano.
- gravidez e lactação.
- insuficiência hepática e/ou renal.

Precauções
- a administração deve ser realizada por médico familiarizado com a terapêutica antineoplásica.
- vigiar níveis de AST, ALT, fosfatase alcalina, leucograma.

Efeitos adversos
- dispneia, bronquite, dor torácica, tosse.
- dor abdominal, constipação, diarreia, dispepsia.
- edema, hipertensão arterial sistêmica.
- linfocitopenia.
- anorexia, astenia, fadiga, tontura, cefaleia, febre.
- depressão mental, insônia.
- alopecia, artralgia, fraturas espontâneas.
- prurido, exantema.

Interações medicamentosas
- o uso concomitante de fármacos indutores do sistema da isoenzima CYP3A4 do citocromo P450 pode diminuir a sua concentração plasmática.
- a administração de estrogênios pode interferir na ação farmacológica do exemestano.

- AROMASIN (Pharmacia Brasil), 30 drág. × 25 mg

FORMESTANO

É a 4-hidroxiandrostenediona, um inibidor específico da aromatase, enzima-chave da biossíntese estrogênica, indicado no tratamento do câncer de mama avançado em mulheres na pós-menopausa. Pode ser utilizado como fármaco de segunda linha quando as pacientes apresentam intolerância ao tamoxifeno ou quando há recidiva da doença após o uso deste último. É melhor tolerado que outros fármacos de segunda linha que são recomendados como segunda opção: progestágenos e aminoglutetimida. O formestano funciona como uma imitação do substrato: liga-se mais avidamente do que seu substrato (a androstenediona) à molécula da aromatase, deslocando o substrato do seu local de ligação, fazendo com que os androgênios permaneçam indisponíveis para a enzima e, assim, bloqueando a síntese estrogênica. Não induz qualquer depleção de esteroides que não os estrógenos, sendo a comedicação com esteroides desnecessária.

Farmacodinâmica
- antineoplásico.

Indicações
- tratamento do câncer avançado de mama.

Farmacocinética
- a administração IM resulta num depósito de onde é gradualmente liberado na circulação.
- pico de concentração plasmática entre 1 e 2 dias.
- vida-média terminal de 6 dias.
- concentrações plasmáticas de equilíbrio obtidas após a quarta dose quinzenal de 250 mg ou 500 mg IM, com níveis médios de 1,3 e 2,7 ng/mL, respectivamente.
- biotransformação hepática através de glucuronização.
- menos de 1% são eliminados sem alterações, não afetando uma disfunção renal quando existente.

Doses
- 250 mg por via intramuscular profunda a cada duas semanas.

Contraindicações
- mulheres na pré-menopausa.
- gravidez e lactação.
- hipersensibilidade ao formestano.

Precauções
- injeção intravascular acidental pode levar a sintomas tais como paladar amargo, sensação de calor, taquicardia, dispneia, tontura.
- cautela nos pacientes em uso concomitante de anticoagulantes para prevenir hematomas ou sangramentos no local da aplicação.
- vigiar a glicemia.

Efeitos adversos
- prurido, dor, irritação, sensação de queimação, edema, granuloma no local da aplicação.
- exantema, alopecia, hipertricose facial.
- letargia, sonolência, cefaleia, vertigens, labilidade emocional.
- edema de membro inferior, tromboflebite.
- sangramento vaginal, cólicas abdominais, colpite.
- náusea, vômito, constipação.
- espasmos musculares, artralgias.

Interações medicamentosas
- não foram realizados estudos específicos de interação.
- observado aumento do hirsutismo em paciente usando fenitoína.

Condições de armazenamento
- os frascos de formestano e o meio para suspensão devem ser armazenados em temperatura inferior a 25°C. Após preparo para injeção, a suspensão deve ser utilizada em até 24 horas e armazenada em temperatura entre 2 e 8°C.

▶ LENTARON DEPOT (Novartis), 2 e 6 fr.-amp. c/ 2 mL de diluente × 250 mg

LETROZOL

É um derivado sintético benzidriltriazólico que atua como inibidor competitivo não esteroide da aromatase e impossibilitando a transformação dos androgênios adrenais para estrogênios a nível dos tecidos periféricos e células cancerosas da mama.

Farmacodinâmica
- antineoplásico.

Farmacocinética
- após administração oral sofre absorção completa, sendo que os alimentos diminuem discretamente a velocidade de absorção, porém sem alterar o seu grau.
- biodisponibilidade de cerca de 99,9%.
- volume de distribuição de 1,87 ± 0,47 L/kg.
- 60% ligam-se às proteínas plasmáticas, sendo 55% à albumina.
- sofre biotransformação hepática principalmente pelo sistema do citocromo P450, através das isoenzimas 3A4 e 2A6, produzindo um metabólito carbinol inativo.
- alcança o estado de equilíbrio dentro de duas a seis semanas após administração de 2,5 mg/dia.
- meia-vida terminal de cerca de dois dias.
- 88,2 ± 7,6% eliminados pela urina, sendo cerca de 75% sob a forma de conjugados glicuronídicos, 9% como dois metabólitos não identificados e 6% sob a forma inalterada.

Indicações
- tratamento do câncer avançado de mama em mulheres na pós-menopausa, natural ou induzida artificialmente.

Doses
- 2,5 mg, por via oral, uma vez ao dia.

Contraindicações
- hipersensibilidade ao fármaco.
- mulheres na pré-menopausa.
- crianças.
- gravidez e lactação.

Precauções
- vigiar a administração em pacientes com depuração de creatinina < 10 mL/min e na insuficiência hepática grave.
- pode aumentar as concentrações séricas de cálcio, colesterol, AST, ALT, gamaglutamiltransferase.

Efeitos adversos
- dispneia, dor torácica, edema periférico, fadiga, cefaleia, sensação de calor, exantema, alopecia, hipertensão, depressão mental.
- náusea, vômito, anorexia, constipação, diarreia, aumento do peso.

▶ FEMARA (Novartis), 28 comprimidos × 2,5 mg

TAMOXIFENO

Corresponde à difenilbutenilfenoxidimetiletanamina. É agente antiestrogênio não esteroide com fracos efeitos estrogênicos. Sua atividade citotóxica pode estar relacionada com seus efeitos antiestrogênicos. Ele compete com o estradiol e outros estrogênios pela ligação aos receptores estrogênicos. É carcinogênico e teratogênico em animais.

Usado na forma de citrato.

Farmacodinâmica
- antineoplásico.

Farmacocinética
- administrado por via oral, atinge níveis plasmáticos máximos em 4 a 7 horas.
- sofre biotransformação hepática, dando vários metabólitos; o principal é o N-desmetiltamoxifeno; no estado de equilíbrio as concentrações deste metabólito no sangue são aproximadamente o dobro das do fármaco matriz.
- meia-vida de distribuição: 7 a 14 horas; picos secundários em quatro ou mais dias podem dever-se à circulação êntero-hepática.
- meia-vida de eliminação: pode exceder 7 dias.
- a resposta objetiva ocorre dentro de 4 a 10 semanas de tratamento.
- excretado lentamente pelas fezes; só pequena fração é detectável na urina; a maior parte da dose é eliminada na forma conjugada; menos de 30% são excretados na forma hidroxilada ou inalterada.

Indicações
- tratamento paliativo, como forma de escolha, do câncer de mama adiantado.

Doses
- via oral, 10 a 20 mg duas vezes por dia; se não houver resposta em dois a três meses, a dose deve ser aumentada para 20 mg duas vezes por dia.

Contraindicações
- hipersensibilidade ao tamoxifeno.
- gravidez.
- lactação.

Precauções
- deve-se levar em consideração a relação risco/benefício quando existem os seguintes problemas médicos: cataratas ou distúrbio da visão, leucopenia, sensibilidade ao tamoxifeno, trombocitopenia.
- recomenda-se efetuar hemograma e verificar periodicamente as concentrações séricas de cálcio.
- induz à ovulação, o que coloca as pacientes no risco de engravidar.

Efeitos adversos
- náusea, vômito e ondas de calor.
- leucopenia, trombocitopenia.
- sangramento ou corrimento vaginal, irregularidades menstruais, exantema.
- hipercalcemia, edema periférico, anorexia, prurido vulvar, depressão, tontura, obnubilação, cefaleia.
- dano hepático.

Interações medicamentosas
- pode prolongar ou intensificar a resposta aos anticoagulantes orais.
- antiácidos, cimetidina, famotidina ou ranitidina aumentam o pH intragástrico e podem causar sua dissolução prematura.

- estrogênios podem interferir com seu efeito terapêutico.

▶ *CITRATO DE TAMOXIFENO (Hexal), 30 comprimidos × 10 e 20 mg (genérico)*
▶ *NOLVADEX (AstraZeneca), 30 e 250 comprimidos × 10 mg*
▶ *NOLVADEX-D (AstraZeneca), 30 comprimidos × 20 mg*
▶ *P & U TAMOXIFENO (Pharmacia Brasil), 30 comprimidos × 10 e 20 mg*
▶ *TAMOXIFEN (Aventis), 30 e 250 comprimidos × 10 e 20 mg*
▶ *TAMOXIFEN (Wyeth), 60 comprimidos × 10 mg*
▶ *TAMOXIFENO (Asta), 30 comprimidos × 10 e 20 mg*
▶ *TAMOXIFENO (Biosintética), 30 comprimidos × 10 e 20 mg*
▶ *TAMOXIFENO (Hexal), 30 comprimidos × 10 e 20 mg (genérico)*
▶ *TAMOXIFENO (Neovita), 30 e 250 comprimidos × 10 e 20 mg*
▶ *TAMOXIN (Eurofarma), 30 comprimidos × 10 e 20 mg*
▶ *TAXOFEN (Blaüsiegel), 30 e 250 comprimidos × 10 mg*
30 comprimidos × 20 mg
▶ *TECNOTAX (Zodiac), 30 comprimidos × 10 e 20 mg*

TOREMIFENO

É um antiestrogênio, um derivado trifeniletileno não esteroide, o citrato de 4-cloro-1,2-difenil-1-{4-[2-(N,N-dimetil-amino) etoxil]-fenil}-1-buteno. Atua bloqueando o crescimento dos tumores de mama dependentes do estrogênio endógeno, ligando-se competitivamente ao receptor de estrogênio (RE) no tecido tumoral mamário. O complexo fármaco-receptor resultante liga-se a elementos específicos, no núcleo celular. A regulação subsequente do m-RNA induzida pelo estrogênio é então bloqueada, com modificação da síntese proteica e bloqueio da divisão celular. Inibe, de forma dependente da concentração, o crescimento *in vitro* das linhagens celulares de câncer de mama MCF-7 e ZR-75-1, RE-positivas em seres humanos. Também tem demonstrado efeito redutor do colesterol total e do colesterol-LDL. Não afeta significativamente a função linfocitária T. Produz cerca de dez metabólitos, sendo o principal o N-dimetiltoremifeno, com atividade antiestrogênica, mas que parece não contribuir para o efeito antitumoral global.

Farmacodinâmica
- Antineoplásico.

Farmacocinética
- após administração oral é quase completamente absorvido.
- sofre eliminação pré-sistêmica.
- concentração plasmática máxima atingida em 4 horas.
- meia-vida de distribuição de 4 horas.
- amplamente distribuído nos tecidos corporais.
- ligação às proteínas plasmáticas > 99%.
- sofre biotransformação hepática extensa.
- eliminado pela bile, pelas fezes e < 10% pelos rins.
- meia-vida de eliminação de 5 dias.

Indicações
- tratamento do câncer avançado de mama em mulheres na pós-menopausa.

Doses
- via oral, 60 mg, uma vez ao dia, podendo ser utilizadas doses elevadas até 240 mg, em pacientes selecionadas.

Contraindicações
- pacientes com antecedentes de tromboembolismo grave.
- hiperplasia preexistente do endométrio.
- gravidez.
- lactação.

Precauções
- as pacientes com metástases ósseas devem ser vigiadas criteriosamente nas primeiras semanas de tratamento, devido à possibilidade de ocorrência de hipercalcemia.

Efeitos adversos
- ondas de calor, sudorese, cefaleia, zumbidos, fadiga, lombalgia, calafrios, aumento de peso.
- anorexia, náuseas, vômitos, constipação intestinal.
- leucorreia, sangramento vaginal, dor nas mamas.
- tremores, vertigem, insônia, labilidade emocional, depressão.
- tromboembolismo.
- prurido, descoloração da pele, alopecia.
- hiperplasia endometrial.

Interações medicamentosas
- diuréticos tiazídicos podem aumentar o risco de hipercalcemia.
- fenobarbital, fenitoína e carbamazepina diminuem a concentração sérica do toremifeno.
- interação com anticoagulantes orais, aumentando o risco de sangramento.
- cetoconazol e outros antimicóticos similares podem inibir o metabolismo do toremifeno.

▶ *FARESTON (Schering-Plough), 20 e 30 comprimidos × 60 mg*

▶ Análogos da gonadorrelina

A gonadorrelina, também chamada hormônio liberador da gonadotrofina (GnRH) e hormônio liberador do hormônio luteinizante (LHRH), é um decapeptídio que também estimula a liberação da lutrofina (LH) e da folitrofina (FSH) nos mamíferos.

Como antineoplásicos são usados quatro de seus análogos sintéticos: busserrelina, goserrelina, leuprorrelina e triptorrelina. Apresentam as seguintes vantagens: são mais resistentes à proteólise e ligam-se aos receptores da gonadorrelina e às proteínas plasmáticas com maior afinidade que a gonadorrelina natural. Isso resulta em menor velocidade de depuração *in vivo* e aumento de potência.

Os quatro análogos da gonadorrelina atuam pelo mesmo mecanismo. Estimulam a liberação da lutrofina e da folitrofina da hipófise anterior que, por sua vez, aumenta temporariamente as concentrações de testosterona nos homens. Contudo, a administração diária contínua suprime a secreção da gonadorrelina, provocando queda nas concentrações da testosterona e "castração médica".

São usados na forma de acetato.

BUSSERRELINA

Este análogo sintético da gonadorrelina é nonapeptídio, dela diferindo em duas características estruturais: o resíduo 6-Gly foi substituído por 6-D-(t-butil)-serina, e o resíduo 10-Gly-NH$_2$, por 10-NHC$_2$H$_5$.

Farmacodinâmica
- antineoplásico.

Farmacocinética
- ocorre aumento transitório das concentrações de testosterona na primeira semana de tratamento, mas estas baixam a níveis de castração dentro de 2 a 4 semanas.

Indicações
- tratamento paliativo de carcinoma da próstata adiantado, sobretudo como alternativa à orquiectomia ou administração de estrogênio.

Doses
- inalação nasal, 200 µg em cada narina, cada oito horas.

Contraindicações
- hipersensibilidade aos análogos da gonadorrelina.
- gravidez.
- lactação.

Precauções
- deve-se levar em consideração a relação risco/benefício quando existem os seguintes problemas médicos: metástases vertebrais, sensibilidade ao fármaco, uropatia obstrutiva.

Efeitos adversos
- dor óssea, formigamento das mãos ou dos pés, retenção urinária, fraqueza nas pernas.
- ondas de calor.
- diminuição da libido, impotência.
- nariz seco ou dolorido, cefaleia, sudorese aumentada.

▶ *SUPREFRACT DEPOT (Aventis Pharma), seringa descartável c/ 1 implante subcutâneo com 2 microbastonetes c/ 6,3 mg*

GOSERRELINA

Este análogo sintético da gonadorrelina é nonapeptídio, dela divergindo em duas características estruturais: o resíduo 6-Gly foi substituído por 6-Ser(t-Bu) e o resíduo 10-Gly-NH$_2$, por 10-NHNH-CONH$_2$.

Farmacodinâmica
- antineoplásico.

Farmacocinética
- após administração subcutânea, a absorção é mais lenta durante os primeiros oito dias do que durante o resto do período de 28 dias.
- atinge a concentração sérica máxima, de 2,5 ng/mL, em 12 a 15 dias; liberada continuamente pelo período de 28 dias.
- meia-vida: 4,2 horas, aumentada ligeiramente na insuficiência renal.
- ocorre aumento transitório das concentrações de testosterona dentro da primeira semana de tra-

tamento; em seguida, dentro de 2 a 4 semanas, baixam a níveis de castração.
- a supressão das concentrações de testosterona aos níveis de castração persiste enquanto dura o tratamento.

Indicações
- tratamento paliativo do carcinoma da próstata adiantado, sobretudo como alternativa à orquiectomia ou administração de estrogênio.

Doses
- via subcutânea, 3,6 mg na parede abdominal anterior a cada 28 dias.

Contraindicações
- hipersensibilidade aos análogos da gonadorrelina.
- gravidez.
- lactação.

Precauções
- deve ser administrada por médico experiente em quimioterapia antineoplásica.
- deve-se levar em consideração a relação risco/benefício quando existem os seguintes problemas médicos: metástases vertebrais, sensibilidade ao fármaco, uropatia obstrutiva.

Efeitos adversos
- ondas de calor.
- diminuição da libido, impotência.
- fadiga, náusea, dor e sintomas urinários.
- dor óssea.
- inchaço e sensibilidade da região anterior do tórax.
- erupções cutâneas.
- eritema no local da injeção.

▶ ZOLADEX (AstraZeneca), depot c/ 3,6 mg
▶ ZOLADEX LA (AstraZeneca), depot c/ 10,8 mg

LEUPRORRELINA

Este análogo sintético da gonadorrelina é nonapeptídio, dela divergindo em duas características estruturais: o resíduo 6-Gly foi substituído por 6-D-Leu e o resíduo 10-Gly-NH$_2$, por 10-NHC$_2$H$_5$.

Farmacodinâmica
- antineoplásico.

Farmacocinética
- não é ativa por via oral, por isso é administrada por via subcutânea.
- meia-vida plasmática: aproximadamente 3 horas.
- ocorre aumento transitório das concentrações de testosterona dentro da primeira semana de tratamento; em seguida, dentro de 2 a 4 semanas, baixam a níveis de castração.

Indicações
- tratamento paliativo de câncer de próstata adiantado, sobretudo como alternativa à orquiectomia ou administração de estrogênio.
- tratamento em pré-operatório de leiomiomas uterinos, para melhoria da anemia juntamente com suplemento de ferro.
- tratamento da dor e redução das lesões provocadas pela endometriose.
- tratamento da puberdade precoce central em crianças cujas características sexuais secundárias aparecem antes dos 8 anos de idade no sexo feminino e antes dos 9 anos no sexo masculino.

Doses
- forma de depósito, via intramuscular, adultos, 7,5 mg uma vez por mês.
- para adultos, com anemia secundária a leiomioma, por via IM, 3,75 mg uma vez por mês durante, no máximo, três meses. Pode-se utilizar uma dose única de 11,25 mg.
- para endometriose, 3,75 mg, IM, uma vez por mês ou 11,25 mg trimestralmente durante, no máximo, 6 meses.
- para crianças portadoras de puberdade precoce central, inicialmente 0,3 mg/kg IM com intervalo de quatro semanas. A dose mínima total deve ser de 7,5 mg. Para ≤ 25 kg, 7,5 mg por via IM, com intervalo de quatro semanas. Para pacientes entre 25 e 37,5 kg, 11,25 mg, IM, cada quatro semanas. Para > 37,5 kg, 15 mg, IM, cada quatro semanas.
- como manutenção, as doses devem ser aumentadas de 3,75 mg a cada quatro semanas até uma dose máxima de 15 mg cada quatro semanas.

Contraindicações
- hipersensibilidade aos análogos da gonadorrelina.
- gravidez.
- lactação.

Precauções
- as mesmas da goserrelina.

Efeitos adversos
- embolia pulmonar, tromboflebite, infarto do miocárdio.
- ondas de calor.
- visão obscurecida, dor óssea, problemas do trato urinário.
- constipação.
- diminuição da libido, impotência, ginecomastia.
- tontura, cefaleia, anorexia, náusea, vômito.
- no local da aplicação: inchaço, vermelhidão, coceira e ardência.

▶ LECTRUM (Sandoz), fr.-amp. c/ diluente de 1,5 mL × 3,75 e 7,5 mg
▶ LORELIN DEPOT (Bergamo), fr.-amp. com 2 mL de diluente, seringa, 2 agulhas e sachê para assepsia × 3,75 mg
▶ LORIN DEPOT (Bergamo), fr.-amp. c/ diluente de 2 mL × 3,75 mg
▶ LUPRON (Abbott), fr.-amp. de 2,8 mL c/ 1 mg/0,2 mL
▶ LUPRON DEPOT (Abbott), fr.-amp. c/ seringa, diluente e 2 agulhas × 3,75, 7,5, 11,25 e 22,5 mg/mL
▶ RELISER (Serono), fr.-amp. com 3,5 mL e 30 seringas descartáveis de 0,3 mL × 5 mg/mL

TRIPTORRELINA

Este análogo sintético da gonadorrelina é decapeptídio, dela divergindo em uma característica estrutural: o resíduo 6-Gly foi substituído por 6-D-triptofano. É usada como preparação de liberação programada.

Farmacodinâmica
- antineoplásico.

Farmacocinética
- não é ativa por via oral, por isso é administrada por via intramuscular.
- início de ação: meia hora após a administração intramuscular.
- duração da ação: aproximadamente 30 dias.

Indicações
- tratamento de neoplasias hormônio-dependentes, tais como carcinoma de mama e da próstata, sobretudo como alternativa à orquiectomia ou administração de estrogênio.
- tratamento de endometriose e puberdade precoce verdadeira.

Doses
- via intramuscular, 3 mg uma vez por mês.

Contraindicações
- hipersensibilidade aos análogos da gonadorrelina.
- gravidez.
- lactação.

Efeitos adversos
- impotência, diminuição da libido, sintomas de menopausa.

▶ GONAPEPTYL DEPOT (Ferring), cartuchos c/ 1 seringa de microcápsulas × 3,75 mg
▶ NEO DECAPEPTYL (Aché), fr.-amp. com 3,75 mg de microgrânulos de liberação prolongada

▶ Análogos da somatostatina

No Brasil são comercializadas a lanreotida e a octreotida.

LANREOTIDA

É um octapeptídio, análogo sintético da somatostatina, com duração de ação mais prolongada. Atua diminuindo a secreção hipofisária do hormônio do crescimento. Possui afinidade maior pelos receptores periféricos da somatostatina do que pelos centrais. Exibe, ainda, atividade antiproliferativa e inibe as secreções peptídicas do sistema gastroenteropancreático e a secreção hidroeletrolítica do jejuno. Comercializado como acetato.

Farmacodinâmica
- análogo da somatostatina, antineoplásico.

Farmacocinética
- administrada por via SC, apresenta biodisponibilidade de cerca de 80%. Administrada por via IM, forma de liberação lenta, biodisponibilidade de 46,1% ± 16,7%.
- após uma dose de 7 μg/kg, atinge o pico plasmático entre 30 e 40 minutos. Para a apresentação de ação prolongada, por via IM, apresenta uma primeira fase com pico plasmático inicial em 1,4 ± 0,8 hora e o segundo com 1,9 ± 1,8 dia.
- 78% ligam-se às proteínas plasmáticas.
- meia-vida de cerca de duas horas para a apresentação de liberação imediata e de cerca de 5 dias para aquela de liberação prolongada.

Indicações
- tratamento do tumor carcinoide.
- tratamento de tumores secretantes de peptídios vasoativos intestinais.
- tratamento da acromegalia.

DOSES
- 30 mg, por via IM, a cada 14 dias. Caso a resposta clínica seja inadequada, o intervalo pode ser reduzido para 10 dias.

CONTRAINDICAÇÕES
- hipersensibilidade ao fármaco.
- gravidez e lactação.

PRECAUÇÕES
- vigiar a administração nos pacientes portadores de diabetes melito, insuficiência hepática e/ou renal.
- em pacientes diabéticos dependentes de insulina, as doses devem ser reduzidas inicialmente em 25% e controladas posteriormente de acordo com os níveis da glicemia.
- antes da administração aos pacientes com suspeita de tumor carcinoide, deve-se afastar a hipótese de tumor intestinal obstrutivo.
- vigiar alteração da fertilidade.

EFEITOS ADVERSOS
- dor abdominal, diarreia, náusea, vômitos, litíase biliar, pancreatite aguda, oclusão intestinal.
- dor no local da injeção.
- encefalopatia hepática.

INTERAÇÕES MEDICAMENTOSAS
- pode diminuir a absorção intestinal da ciclosporina.
- pode produzir hipoglicemia em pacientes em uso concomitante de antidiabéticos orais e/ou insulina.

▶ SOMATULINE LP (Biosintética), 1 fr.-amp. com 2 mL de diluente (manitol 16 mg + água destilada) × 30 mg (correspondente a 40 mg de lanreotida)

OCTREOTIDA

É octapeptídio cíclico sintético, semelhante à somatostatina, porém de ação mais potente e mais prolongada.

A octreotida causa bloqueio da secreção da serotonina e diversos hormônios peptídicos gastroenteropancreáticos, como gastrina, glucágon, secretina, motilina, insulina, polipeptídio pancreático e peptídio intestinal vasoativo (VIP = *vasoactive intestinal peptide*). Outrossim, diminui o fluxo esplênico, prolonga o tempo do trânsito gastrintestinal e diminui as contrações da vesícula biliar.

Usada na forma de acetato.

FARMACODINÂMICA
- antidiarreico (tumor gastrintestinal e AIDS), anti-hipotensivo (crise carcinoide), anti-hipoglicêmico (tumor pancreático), supressor da somatropina (acromegalia).

FARMACOCINÉTICA
- administrada por via subcutânea, é rápida e completamente absorvida, distribuindo-se rapidamente do compartimento plasmático.
- a ligação às proteínas é alta (65%), principalmente às lipoproteínas e, em grau menor, à albumina.
- atinge a concentração máxima (5,5 ng/mL, com dose de 100 μg) em cerca de 25 minutos.
- meia-vida de eliminação: 1,5 hora.
- a ação dura até 12 horas, dependendo do tipo de tumor.
- volume de distribuição: 13,6 L.
- depuração orgânica total: 160 mL/min.
- cerca de 32% de uma dose são excretados pela urina na forma íntegra e o restante na bile e por proteólise.

INDICAÇÕES
- tratamento sintomático de tumores carcinoides metastáticos, em que bloqueia ou inibe a diarreia grave e surtos de fezes soltas associados.
- tratamento da diarreia aquosa profusa associada com tumores secretores do VIP e glucágon.
- tratamento da acromegalia.
- tratamento de diarreia grave em pacientes aidéticos refratária a fármacos antibacterianos ou antimotilidade.
- tratamento da hipotensão provocada por crise carcinoide durante indução da anestesia.
- tratamento paliativo dos sintomas resultantes de hiperinsulinemia.

DOSES
- via subcutânea, adultos, para tumores carcinoides metastáticos, 100 a 600 μg diariamente, em duas a quatro injeções durante as primeiras duas semanas de tratamento, ajustando-se em seguida as doses, caso necessário; para VIPomas, 200 a 300 μg diariamente em duas a quatro injeções; para diarreia relacionada com AIDS, inicialmente 50 μg uma ou duas vezes ao dia, ajustando-se depois a dose com base na resposta do paciente; para acromegalia, 100 μg três vezes por dia; para tumor pancreático, 50 a 150 μg inicialmente, duas vezes por dia 30 minutos antes das refeições, aumentando-se a dose paulatinamente, de acordo com a tolerância e a resposta do paciente.
- via subcutânea, crianças, 1 a 10 μg/kg de peso corporal por dia.

CONTRAINDICAÇÕES
- hipersensibilidade à octreotida.
- gravidez.
- lactação.

PRECAUÇÕES
- tratamento por tempo prolongado, como no caso da acromegalia, pode causar colelitíase.
- quando usada em diabéticos pode causar diminuição da demanda de insulina ou antidiabético via oral.
- ocasionalmente pode ocorrer recorrência grave dos sintomas.
- sua meia-vida pode aumentar em pacientes com insuficiência renal grave.
- deve ser administrada entre as refeições e ao deitar.
- para evitar irritações locais, devem-se alternar os locais de aplicação da injeção subcutânea.
- a injeção subcutânea deve ser administrada de preferência na parte superior da coxa ou no abdômen.
- deve-se levar em consideração a relação risco/benefício nos pacientes com um ou mais dos seguintes problemas médicos: cálculos biliares, diabetes melito, doença das vias biliares ou insuficiência renal.
- em tratamento prolongado deve-se fazer controle da função tireoidiana.

EFEITOS ADVERSOS
- hiperglicemia, hipoglicemia, galactorreia.
- dor abdominal ou estomacal, anorexia, flatulência, constipação, diarreia, esteatorreia, náusea, vômito.
- cefaleia, tontura, obnubilação, edema, rubor da face, fadiga, insônia, irritabilidade, diminuição da libido.
- alteração da tolerância pós-prandial à glicose.
- dor no local da injeção.

INTERAÇÕES MEDICAMENTOSAS
- reduz a absorção intestinal de ciclosporina e retarda a da cimetidina.
- agentes antidiabéticos orais, glucágon, insulina ou somatropina podem acarretar hipo ou hiperglicemia.

▶ SANDOSTATIN (Novartis), 5 amp. de 1 mL com 0,05, 0,1 e 0,5 mg
▶ SANDOSTATIN LAR (Novartis), fr.-amp. c/ 10, 20 e 30 mg

▶ AGENTES DIVERSOS

Os utilizados no Brasil são: alentuzumabe, aminoglutetimida, BCG intravesical, bevacizumabe, bortezomibe, cetuximabe, *Corynebacterium parvum*, degarelix, desatinibe, erlotinibe, extrato metanólico de BCG, gefitinibe, hidroxicarbamida, imatinibe, interferona alfa, interferona beta, interleucina-2, irinotecana, lapatinibe, mesna, miltefosina, mitotano, mitoxantrona, procarbazina, rituximabe, sorafenibe, sunitinibe, timostimulina, topotecana, transtuzumabe, tretinoína e vemurafenibe.

ALENTUZUMABE

É anticorpo monoclonal derivado do DNA recombinante que atua na glicoproteína da superfície celular 21–28 kD, CD52. O anticorpo é uma kappa IgG1, sendo produzido em uma suspensão de células de ovário do hamster chinês e contendo neomicina. Seu mecanismo de ação consiste na ligação ao CD52, um antígeno não modulador existente na superfície dos linfócitos B e T, monócitos, macrófagos, células NK, granulócitos e células da medula óssea. Após a ligação à célula leucêmica ocorre a sua desintegração. É utilizado como tratamento de terceira linha na leucemia linfocítica crônica.

FARMACODINÂMICA
- anticorpo monoclonal, antileucêmico.

FARMACOCINÉTICA
- a administração atinge o estado de equilíbrio em torno da sexta semana.

INDICAÇÕES
- tratamento da leucemia linfocítica crônica das células B (B-CLL) em pacientes que se submeteram ao tratamento prévio com fármacos alquilantes ou nos quais a terapêutica com fludarabina não mostrou resultado desejável. O seu uso não está indicado como tratamento de primeira linha bem como a utilização da via subcutânea.

DOSES
- 3 mg por via IV, administrados em duas horas. Quando esta dose diária é bem tolerada (grau ≤ 2), pode-se aumentá-la para 10 mg ao dia e mantê-la enquanto não aparecerem efeitos adversos, quando então se pode iniciar a dose de manutenção.
- como manutenção, 30 mg por dia IV, três vezes por semana, em dias alternados, até 12 semanas. O escalonamento da dose é atingido entre 3 e 7 dias.

12.32 AGENTES ANTINEOPLÁSICOS

Toxicidade hematológica	Dose modificada e reinício da terapia
Primeira ocorrência de contagem absoluta (CAN) de neutrófilos < 250 μL e/ou contagem de plaquetas ≤ 25.000 μL	Suspender o alentuzumabe. Quando a CAN ≥ 500 μL e a contagem de plaquetas ≥ 50.000 μL, reiniciar a terapêutica com a mesma dose. Se o intervalo entre as doses for > 7 dias, iniciar com 3 mg e fazer um escalonamento até atingir 10 mg e, se bem tolerado, até 30 mg.
Para uma segunda ocorrência de CAN < 250 μL e/ou contagem de plaquetas ≤ 25.000 μL	Suspender o alentuzumabe. Quando o CAN ≥ 500 μL e a contagem de plaquetas ≥ 50.000 μL, reiniciar a terapêutica com uma dose de 10 mg, passando para 30 mg se houver tolerância.
Para uma terceira ocorrência de CAN < 250 ≥ e/ou contagem de plaquetas ≤ 25.000 μL	Suspender definitivamente o tratamento.
Para uma diminuição da CAN e/ou contagem de plaquetas ≤ 50% dos valores iniciais nos pacientes que iniciaram o tratamento com uma CAN ≤ 500 μL e/ou contagem de plaquetas inicial ≤ 25.000 μL	Suspender o tratamento. Quando a CAN ≥ 500 μL e a contagem de plaquetas retorne ao valor prévio, reiniciar o tratamento. Se o intervalo entre as doses for > 7 dias, iniciar com 3 mg e escalonar a dose para 10 mg e depois para 30 mg se houver tolerância.

- na presença de neutropenia e plaquetopenia significativas, seguir o esquema terapêutico da tabela anteriormente apresentada.
- doses > 3 mg podem não ser bem toleradas. Não se deve administrar doses > 30 mg ou doses cumulativas semanais de 90 mg. Doses > 90 mg estão associadas com o aparecimento de pancitopenia.

CONTRAINDICAÇÕES
- hipersensibilidade ao fármaco.
- gravidez e lactação.
- crianças.
- infecções sistêmicas ativas ou doenças malignas secundárias ativas.

PRECAUÇÕES
- pode ocorrer um aumento da incidência de infecções dentárias. Deve-se realizar um tratamento dentário antes de iniciar o uso do fármaco.
- realizar, como controle, a contagem dos linfócitos totais e CD4.
- controle semanal para avaliação da contagem linfocitária.
- entrar em contato com o médico no caso de infecção ou aparecimento de malignidade.
- pacientes do sexo feminino com aparecimento de eventual gravidez ou que desejem engravidar devem entrar em contato com seu médico.
- avaliar a indicação da introdução do tratamento na presença de depressão da medula óssea, varicela recente, herpes-zóster.
- doença cardíaca isquêmica (hipotensão arterial).
- radioterapia prévia.
- fazer controle hematológico total e contagem de CD4.
- vigiar a pressão arterial e reações pós-infusionais.
- evitar vacinação.
- cuidado adicional ao escovar os dentes, uso de objetos perfurantes, esportes que possam ocasionar lesões corporais.
- observar o aparecimento de sangramento digestivo e/ou urinário ou o aparecimento de petéquias.

EFEITOS ADVERSOS
- anemia, neutropenia, trombocitopenia, pancitopenia.
- edema periférico.
- septicemia.
- taquicardia.
- reações anafiláticas.
- moniliáse.
- dor abdominal, náusea, dispepsia, diarreia, vômito, constipação.
- tontura, disestesias, hiperidrose, insônia, mialgia.
- estomatite.
- *herpes simplex*.
- broncoespasmo, tosse, dispneia.
- sonolência, tremor.
- púrpura.
- anúria.
- alteração da temperatura corpórea.

▶ *CAMPATH (Schering), amp. com 1 mL com 30 mg*

AMINOGLUTETIMIDA

Corresponde à aminofeniletilglutaramida. Antigamente foi usada como anticonvulsivante.

Atua inibindo a conversão enzimática do colesterol a pregnenolona, reduzindo, assim, a síntese de esteroides adrenais. Inibe igualmente a produção de estrogênio a partir de androgênios nos tecidos periféricos mediante bloqueio do complexo enzima aromatase dependente do citocromo P450.

FARMACODINÂMICA
- antiadrenal e antineoplásico.

FARMACOCINÉTICA
- administrada por via oral, é rápida e completamente absorvida do trato gastrintestinal.
- liga-se fracamente (20% a 25%) às proteínas.
- sofre biotransformação hepática, dando, como metabólito principal, a *N*-desacetilaminoglutetimida, cuja atividade não chega a ser 1/5 da atividade do fármaco matriz.
- meia-vida: 11 a 16 horas, mas diminui para 5 a 9 horas após tratamento prolongado (seis semanas), porque o fármaco é indutor das enzimas hepáticas e acelera sua própria biotransformação.
- depuração: 2,6 a 5,3 L/hora.
- atinge a concentração máxima, de 6 μg/mL, em uma a duas horas.
- suprime a função adrenal em 3 a 5 dias.
- excretada pela urina, de 34% a 54% na forma inalterada, e 4% a 25% na forma de metabólito acetilado.
- removível por hemodiálise.

INDICAÇÕES
- tratamento de carcinoma de mama ou da próstata, em associação com glicocorticoides.
- tratamento da síndrome de Cushing.

DOSES
- via oral, adultos, inicialmente 125 mg duas vezes ao dia; em seguida, 250 mg duas a três vezes ao dia; manutenção, 250 mg quatro vezes ao dia, de preferência a cada seis horas.

CONTRAINDICAÇÕES
- hipersensibilidade à aminoglutetimida.
- gravidez.

PRECAUÇÕES
- pode causar hipofunção cortical adrenal.
- pode suprimir a produção de aldosterona e causar hipotensão.
- não se determinaram a eficácia e segurança do fármaco em crianças.
- deve-se levar em consideração a relação risco/benefício quando existem os seguintes problemas médicos: infecção, insuficiência renal, herpes-zóster, hipotireoidismo, varicela.

EFEITOS ADVERSOS
- obnubilação, letargia, cefaleia, tontura.
- náusea, diarreia, vômito, icterícia.
- insuficiência adrenocortical.
- hipotireoidismo, gota.
- neutropenia, trombocitopenia, pancitopenia, agranulocitose.
- hiponatremia, hipotensão, taquicardia.
- exantema, prurido, urticária.
- mialgia, febre.
- masculinização e hirsutismo em mulheres.

INTERAÇÕES MEDICAMENTOSAS
- pode alterar a biotransformação de mineralocorticoides.
- pode reduzir os efeitos de anticoagulantes orais, dexametasona, digitoxina, digoxina, medroxiprogesterona ou teofilina.
- álcool pode potencializar seus efeitos.

▶ *ORIMETEN (Novartis), 100 comprimidos × 250 mg*

BCG INTRAVESICAL

O BCG para uso intravesical é composto de bactérias BCG na concentração de 2 milhões de unidades/mg. Produz respostas inflamatória e imunológica locais na bexiga, seguidas de reação granulomatosa. Erradica os tumores residuais em mais de 60% dos casos de carcinoma papilar e em mais de 70% dos casos de carcinoma *in situ*. A evolução a longo prazo tem demonstrado que a recorrência dos tumores papilares diminui em cerca de 40% em relação à quimioterapia intravesical. Pode ser administrado conjuntamente pela via percutânea. A administração SC conjunta não tem mostrado resultado clínico convincente.

INDICAÇÕES
- tratamento de tumores epiteliais da bexiga, carcinoma *in situ* e tumores papilares primitivos ou

recidivantes com invasão restrita à lâmina própria.
- tratamento de neoplasias em associação com quimioterápicos.

Doses
- por via intravesical, 40 mg diluídos em 50 mL de solução fisiológica. Em seguida, coloca-se a sonda uretral, e após a drenagem urinária administra-se lentamente a solução. Retira-se a sonda e o paciente deverá permanecer deitado nos primeiros 15 minutos. A solução deve permanecer no interior da bexiga por até duas horas. Após 15 minutos o paciente poderá assumir outra posição. Ao completar-se o tempo preestabelecido, o paciente deve urinar, na posição sentada. O tratamento deve ser iniciado entre 7 e 14 dias após a biopsia ou a ressecção cirúrgica do tumor, consistindo em uma instilação endovesical semanal durante seis semanas. Pode-se utilizar um tratamento suplementar após seis semanas de intervalo, durante uma a três semanas.

Contraindicações
- hipersensibilidade ao fármaco.
- gravidez e lactação.
- crianças.
- pacientes submetidos a tratamento com imunossupressores, tuberculose ativa, febre, infecção urinária aguda e traumatismo das vias urinárias.

Precauções
- deve ser administrado, pelo menos, com intervalo de uma semana após ressecção transuretral.
- recomenda-se fazer cistoscopia, exame citológico da urina, uroculturas e biopsia da bexiga a intervalos regulares para avaliar a resposta ao tratamento.

Efeitos adversos
- hipersensibilidade, que pode levar ao choque.
- febre, calafrios, mal-estar, lesão renal, disúria, polaciúria, hematúria.

▶ ONCO BCG (Butantan), flaconete de 5 mL c/ 40 μg (2 milhões de bacilos viáveis/mg)

BEVACIZUMABE

É um anticorpo monoclonal recombinante obtido a partir de células ovarianas do hamster chinês e que inibe o fator de crescimento endotelial vascular humano (VEGF). A função do VEGF é de promover a proliferação celular nos vasos sanguíneos e está relacionada com a angiogênese. Ao ligar-se ao VEGF, evita a interação com seus receptores Flk-1 e KDR na superfície endotelial das células. Sua eficácia no tratamento do câncer metastático de cólon e reto é maior quando usado em associação com a 5-fluoruracila.

Farmacodinâmica
- antiproliferativo celular.

Farmacocinética
- meia-vida de cerca de 20 dias.
- atinge o estado de equilíbrio em 100 dias após a administração de uma dose de 10 mg/kg a cada duas semanas.
- a depuração varia com o peso, o gênero e a agressividade do tumor. A depuração corrigida é de 0,207 L/dia para os homens e é maior nas mulheres. A depuração também é maior nos tumores mais extensos.

Indicações
- para tratamento de primeira linha nos pacientes portadores de câncer metastático do cólon e do reto, em associação com 5-fluoruracila.

Doses
- 5 mg/kg em dose única, por via IV em infusão a intervalos de 2 semanas, prolongando-se até que haja uma resposta satisfatória. A dose inicial deve ser infundida em 90 minutos. Se a dose inicial for bem tolerada, a infusão da segunda dose pode ser feita em 60 minutos. Na ausência de reações, as doses subsequentes poderão ser realizadas em 30 minutos.
- a dose máxima utilizada em seres humanos foi de 20 mg/kg.

Contraindicações
- hemorragias, principalmente hemoptise.
- categoria C da FDA, na gravidez.
- lactação.
- crianças.

Precauções
- hipersensibilidade ao fármaco.
- administrar somente 28 dias após a realização de uma grande cirurgia, devendo a incisão cirúrgica estar completamente cicatrizada.
- suspender a administração em casos de perfuração gastrintestinal, hemorragia, tromboembolismo arterial, síndrome nefrótica ou crise hipertensiva.
- na presença de proteinúria moderada ou grave deve-se suspender temporariamente o medicamento.
- pode produzir imunogenicidade.
- suspender o fármaco várias semanas antes de uma cirurgia eletiva.
- não deve ser feita infusão IV diluída com dextrose.
- não pode ser aplicado em bolo.
- vigiar a pressão arterial a cada duas ou três semanas.
- realizar avaliação de proteinúria.
- pode afetar a fertilidade.
- deve ser preparado por um profissional experiente, diluindo a dose calculada em 100 mL de cloreto de sódio a 0,9%. O fármaco deve ser estocado sob refrigeração (2° a 8°C) até 8 horas após o preparo da solução para infusão IV e deve ser protegido contra a luz.

Efeitos adversos
- perfuração gastrintestinal e deiscência da incisão cirúrgica, com formação de abscessos.
- epistaxe e outros eventos hemorrágicos, incluindo hemorragia pulmonar fatal, hemorragia subaracnoide, hemorragia gastrintestinal.
- complicações tromboembólicas arteriais.
- hipertensão arterial sistêmica inclusive grave, hipotensão, síncope.
- proteinúria, síndrome nefrótica.
- insuficiência cardíaca congestiva.
- efeitos relacionados com a infusão: hipertensão arterial sistêmica, sintomas e sinais neurológicos, sibilos, dor torácica, cefaleia, diaforese.
- dor abdominal, anorexia, náusea, vômitos, diarreia ou constipação.
- leucopenia, neutropenia, hipopotassemia, hiponatremia, bilirrubinemia.
- dispneia, estomatite.
- dermatite esfoliativa.
- perda de peso.
- mialgia.
- alopecia, ressecamento da pele, ulceração ou descoloração da pele.

▶ AVASTIN (Roche), fr.-amp. de 4 mL com 100 mg (solução injetável)
fr.-amp. de 16 mL com 400 mg (solução injetável)

BORTEZOMIBE

É o ácido {(1R)-3-metil-1-(2S)-3-fenil-2-[(pirazin-2-carboxamido)propanamido]butil} burônico, um inibidor reversível do proteassomo 26S com atividade semelhante à quimotripsina, nas células mamárias. O proteassomo 26S é responsável pela degradação de proteínas específicas que regulam a concentração intracelular. A ruptura da homeostase intracelular leva à morte celular. O bortezomibe é ativo in vitro contra diversos tipos de células cancerosas e retarda, in vivo, o crescimento de células tumorais.

Farmacodinâmica
- antineoplásico.

Farmacocinética
- cerca de 83% ligam-se às proteínas plasmáticas.
- sofre biotransformação utilizando o sistema isoenzimático 3A4, 2D6, 2C19, 2C9 e 1A2 do citocromo P450 através de oxidação formando metabólitos desboronados que sofrem hidroxilação para produzir metabólitos inativos.
- após a administração IV de 1,3 mg/m² de superfície corpórea atinge o pico da concentração de 509 ng/mL.
- meia-vida entre 9 e 15 horas.

Indicações
- tratamento do mieloma múltiplo em pacientes que receberam, no mínimo, um tratamento prévio.
- tratamento do linfoma de células em manto.

Doses
- para pacientes assintomáticos ou com grau 1 de neuropatia periférica, 1,3 mg/m²/dose IV, em bolo, duas vezes por semana durante duas semanas: dias 1, 4, 8 e 11. Após, respeitar um repouso de 10 dias (dias 12 a 21) após a primeira etapa. Em caso de tratamento prolongado maior que 8 ciclos, administrar uma vez por semana durante 4 semanas (dias 1, 8, 15 e 22) e seguido de um período de repouso de 13 dias (dias 23 a 35). Todas as doses devem respeitar um intervalo mínimo de 72 horas.
- para pacientes com grau 1 de dor ou grau 2 de sintomas de neuropatia periférica: 1 mg/m²/dose, IV, em bolo, durante 2 semanas: dias 1, 4, 8 e 11, obedecendo-se a um repouso de dez dias (dias 12-21). Observar um intervalo de 72 horas entre as doses.
- interromper o tratamento em pacientes com grau 4 de sintomas de neuropatia periférica. Também é interrompido quando surgem sinais de toxicidade grau 3 não hematológica ou grau 4 hematológica.
- o tratamento pode ser reiniciado quando desaparecem os sintomas de toxicidade com uma redução da dose de 25%: 1,3 mg/m²/dose para 1 mg/m²/dose. Ou de 1 mg/m²/dose para 0,7 mg/m²/dose.
- cada dose a ser administrada deve ser diluída em 3,5 mL de solução salina (cloreto de sódio a 0,9%).

12.34 AGENTES ANTINEOPLÁSICOS

Após o preparo pode ser utilizada até 8 horas depois e mantida em luz ambiente.

CONTRAINDICAÇÕES
- hipersensibilidade ao bortezomibe.
- gravidez e lactação.
- crianças.

PRECAUÇÕES
- observar cuidadosamente a administração nas seguintes condições: cardiopatia, síncope, desidratação, insuficiência hepática, neuropatia periférica, insuficiência renal e síndrome da lise tumoral. Pode ocorrer insuficiência cardíaca e desenvolvimento de sinais de toxicidade.
- controlar o hemograma completo e a contagem de plaquetas além da glicemia e do aparecimento de neuropatia periférica.
- deve ser administrado apenas por profissionais com experiência no manuseio de terapêutica antineoplásica.

EFEITOS ADVERSOS
- anemia.
- desidratação.
- disestesia, parestesia, neuropatia periférica.
- hipotensão, dispneia, edema.
- desenvolvimento de herpes-zóster.
- neutropenia, trombocitopenia.
- febre, calafrios, cefaleia, tontura.
- aparecimento de infecção do trato respiratório superior ou pneumonia.
- dor abdominal, anorexia, náusea, vômito, diarreia.
- insônia.
- prurido.
- cãibras, mialgia, dor óssea.
- disgeusia, visão turva.
- exantema.

INTERAÇÕES MEDICAMENTOSAS
- como substrato do isossistema 3A4, 2C19 e 1A2 do citocromo P450, o uso concomitante com amiodarona, antivirais, isoniazida, nitrofurantoína e estatinas pode, potencialmente, aumentar o risco de neuropatia periférica.
- indutores ou inibidores da CYP3A4 podem desencadear sinais de toxicidade.
- o uso concomitante de anti-hipertensivos pode exacerbar a hipotensão.

▶ VELCADE (Janssen-Cilag), pó liofilizado para uso IV c/ 38,5 mg

CETUXIMABE

É anticorpo monoclonal quimérico humano produzido em culturas de células de mamíferos (mieloma murino), que se liga especificamente ao domínio extracelular do receptor do fator de crescimento epidérmico (EGFR) humano inibindo o crescimento de células tumorais. Assim, *in vitro*, bloqueia a fosforilação e a ativação de cinases relacionadas com o receptor com a resultante inibição da proliferação celular, indução de apoptose e diminuição da produção tanto do fator de crescimento endotelial vascular quanto da metaloproteinase da matriz. *In vivo*, seu mecanismo íntimo de ação não está bem esclarecido. É constituído por regiões Fv de anticorpo anti-EGFR murino com regiões de cadeia leve capa e pesada IgG$_1$ humana e apresentando um peso molecular de cerca de 152 kDa. Sua ligação ocorre tanto com as células normais como com as células tumorais. Sua ação *in vitro* medeia a toxicidade celular dependente de anticorpo contra certos tipos de tumores humanos. O seu uso como coadjuvante no tratamento radioterápico, com irinotecana, irinotecana com 5-fluoruracila, em estudos com camundongos, demonstrou maior efeito terapêutico do que a radioterapia ou quimioterapia isoladas.

FARMACODINÂMICA
- antineoplásico, anticorpo monoclonal humano.

FARMACOCINÉTICA
- a ASC aumenta proporcionalmente à dose entre 20 e 400 mg/m^2.
- o volume de distribuição é dose-dependente e varia de 2 a 3 L/m^2.
- após a infusão IV de uma dose de 400 mg/m^2, atinge a concentração plasmática máxima de cerca de 199 µg/mL.
- meia-vida de cerca de 112 horas (63-230 h) e meia-vida de eliminação de 97 horas, variando entre 41 e 213 h.
- com o aumento da dose de 20 para 200 mg/m^2 a depuração diminui de 0,08 para 0,02 L/h/m^2. Para doses > 200 mg/m^2 atinge um platô. A depuração depende da área de superfície corpórea (ASC), aumentando de cerca de 1,8 vez quando a ASC passa de 1,3 para 2,3 m^2. Pacientes do sexo feminino com carcinoma colorretal apresentavam depuração 25% menor que os do sexo masculino.
- após a administração da dose recomendada semanal, atinge o estado de equilíbrio ao redor da terceira semana.

INDICAÇÕES
- tratamento local ou regional do carcinoma de células escamosas da cabeça e pescoço de grau avançado, em associação com radioterapia.
- como monoterapia, tratamento do carcinoma metastático de células escamosas da cabeça e do pescoço em que houve falha no tratamento prévio com compostos à base de platina.
- tratamento do carcinoma colorretal juntamente com irinotecana, nos pacientes resistentes ao tratamento com irinotecana.
- como monoterapia, tratamento do carcinoma colorretal em pacientes com intolerância à irinotecana.

DOSES
- para tratamento de células escamosas da cabeça e pescoço, como monoterapia ou em associação com radioterapia, usar uma dose de ataque de 400 mg/m^2, por infusão IV, administrados em 2 horas, utilizando-se uma velocidade máxima de infusão de 5 mL/min, uma semana antes do início da radioterapia. Recomenda-se uma dose semanal de manutenção de 250 mg/m^2 infundidos durante 1 hora para um tratamento radioterápico com duração de 6 a 7 semanas.
- para tratamento de carcinoma colorretal recomenda-se o mesmo esquema acima enquanto houver progressão da doença ou aparecerem sinais de toxicidade.
- recomenda-se reduzir a dose em cerca de 50% quando surgirem reações à infusão de grau leve a moderado. No caso de reações graves o tratamento deve ser suspenso.

CONTRAINDICAÇÕES
- hipersensibilidade ao fármaco.
- gravidez e lactação.
- crianças.

PRECAUÇÕES
- não deve ser administrado em bolo. Usar bomba de infusão. Fazer lavagem da linha após a administração utilizando soro fisiológico a 0,9%.
- recomenda-se administrar um anti-histamínico antagonista H$_1$ antes de iniciar a infusão.
- recomenda-se usar um filtro de linha de 0,22 µm.
- na presença de reação tipo exantema acneiforme grave, reduzir a dose. Essa redução não é necessária em caso de dermatite provocada pelo tratamento radioterápico.
- fazer controle bioquímico dos eletrólitos séricos tais como magnésio, potássio e cálcio, pois foram observados raros casos de parada cardíaca. Esse controle deve ser feito até 8 semanas.
- usar com cautela em pacientes portadores de insuficiência coronariana, arritmias cardíacas e insuficiência cardíaca.

EFEITOS ADVERSOS
- cefaleia, febre, astenia, calafrios.
- reações alérgicas à infusão IV, tais como hipotensão, urticária, broncoespasmo, perda de consciência. Os pacientes devem ser observados até uma hora após o término da infusão.
- estomatite, náusea, vômito, anorexia, disfagia, xerostomia, dispepsia, constipação ou diarreia.
- perda de peso, desidratação.
- tosse, faringite, doença pulmonar intersticial.
- exantema acneiforme da face, tórax ou dorso, com extensão para as extremidades; dermatite por radiação; pruridos; reações no local da infusão.
- embolia pulmonar.
- hipomagnesemia.
- insuficiência renal.

INTERAÇÕES MEDICAMENTOSAS
- observaram-se casos de cardiotoxicidade e morte na associação com o tratamento radioterápico e cisplatina da dose de 100 mg/m^2.

▶ ERBITUX (Merck Serono), fr. de 50 mL com 2 mg/mL (solução injetável)

CORYNEBACTERIUM PARVUM

Corynebacterium parvum é uma espécie de bactéria Gram-positiva. É comercializada na forma de preparação contendo microrganismos liofilizados inativados.

FARMACODINÂMICA
- antineoplásico imunoestimulante.

INDICAÇÕES
- coadjuvante à cirurgia, quimioterapia e radioterapia, no tratamento de tumores sólidos.
- tratamento de efusões malignas.

DOSES
- via intracavitária (intrapleural ou intraperitoneal), 2 mg uma vez por semana durante 10 semanas; crianças, metade da dose.

PRECAUÇÕES
- devem-se efetuar controles imunológicos periódicos.

EFEITOS ADVERSOS
- febre, hipotensão, mal-estar, dor abdominal, náusea, vômito.
- dispneia, hiperestesia e hemiparesia, obrigando a suspensão do tratamento.
- hipertermia, dor no local da aplicação.

▶ *CORYMUNUN INJETÁVEL (Fundação Ataulpho de Paiva), fr.-amp. de 5 mL c/ 2 mg/mL*
▶ *IMUNOPARVUM (Lafepe), 50 fr. de 150 mL 2 amp. de 2 mL com 4 mg*

DEGARELIX

É uma amida decapeptídica sintética, antagonista do receptor GnRH (hormônio liberador de gonadotrofina). Liga-se a este receptor na hipófise, de modo reversível. Como consequência, diminui a liberação de gonadotrofinas e testosterona. Apresenta-se na fórmula empírica $C_{82}H_{103}N_{18}O_{16}Cl$. A administração de uma dose de 240 mg causa diminuição das concentrações plasmáticas de LH, FSH e testosterona. Comercializada como acetato.

FARMACODINÂMICA
- antagonista do receptor GnRH, antineoplásico.

FARMACOCINÉTICA
- após administração subcutânea de 40 mg/mL, atinge $C_{máx}$ de 26,2 ng/mL e ASC de 1.054 ng · dia/mL.
- atinge a concentração plasmática máxima dentro de 2 dias.
- cerca de 90% ligam-se às proteínas plasmáticas *in vitro*.
- sofre hidrólise peptídica.
- eliminado de forma bifásica, nas fezes, como fragmentos peptídicos. 20 a 30% são eliminados pela urina e 70 a 80% por meio do sistema hepatobiliar.
- depuração renal de 9 L/h.
- meia-vida de cerca de 53 dias.

INDICAÇÕES
- tratamento de câncer avançado da próstata.

DOSES
- 240 mg por via subcutânea, divididos em duas doses de 120 mg.
- como manutenção, 80 mg em uma única aplicação a cada 28 dias.

CONTRAINDICAÇÕES
- hipersensibilidade ao fármaco.

PRECAUÇÕES
- teratogênico em estudos realizados na gravidez.
- com tratamento em longo prazo de privação androgênica, pode prolongar o intervalo QT no eletrocardiograma. Considerar o risco/benefício em pacientes que usam antiarrítmicos das classes IA ou III.
- vigiar o tratamento realizando dosagens periódicas do PSA. Em caso de aumento, avaliar as concentrações séricas de testosterona.
- recomenda-se realizar, mensalmente, dosagens dos níveis de testosterona nos casos de insuficiência hepática.
- o fármaco reconstituído deve ser administrado até 1 h. Não se deve agitar o preparado.

EFEITOS ADVERSOS
- reações no local da injeção: dor, eritema, edema.
- sensação de calor, calafrios, fadiga, aumento do peso.
- aumento dos níveis de transaminases e gama-GT.
- hipertensão arterial sistêmica.
- artralgia, dor nas costas.
- constipação intestinal.

▶ *FIRMAGON (Ferring), fr.-amp com 120 mg (128 mg de acetato de degarelix)*

DESATINIBE

É inibidor de múltiplas tirosina cinases: BCR-ABL, família da SRC, c-KIT, EPHA2 e PDGFRβ, com nome químico N-(2-cloro-6-metilfenil)-2-[[6-[4-(2-hidroxietil)-1-piperazinil]-2-metil-4-pirimidil]amino]-5-tiazolcarboxamida. Atua em linhagens de células leucêmicas resistentes ao mesilato de imatinibe. Age na leucemia mieloide crônica e na leucemia linfoblástica aguda.

FARMACODINÂMICA
- antineoplásico.

FARMACOCINÉTICA
- após administração oral, atinge a concentração plasmática máxima entre 0,5 e 6 horas.
- a ASC aumenta com doses variando entre 15 e 240 mg/dia. Alimentos ricos em lipídios aumentam a ASC em cerca de 14%.
- volume de distribuição de 2.505 L.
- meia-vida de cerca de 3 a 5 horas.
- cerca de 96% ligam-se às proteínas plasmáticas, enquanto seu metabólito ativo apresenta uma ligação às proteínas plasmáticas de cerca de 93%.
- sofre extensa biotransformação hepática utilizando o isossistema enzimático 3A4, formando um metabólito ativo, que não exerce papel importante na farmacocinética do fármaco. Outros sistemas usados são o da 3 mono-oxigenase da flavina (FMO-3) e a uridina-difosfato-glicuronosiltransferase (UGT). É inibidor fraco da CYP3A4.
- 85% eliminados pelas fezes e cerca de 4% pela urina em até 10 dias. Entre 0,1% e 19% são eliminados sob a forma inalterada e o restante como metabólitos.

INDICAÇÕES
- tratamento de adultos portadores de leucemia mieloide crônica, na fase crônica, acelerada, ou blástica mieloide/linfoide que apresentam resistência ou intolerância a outros tratamentos, incluindo imatinibe.
- tratamento de adultos portadores de leucemia linfoblástica aguda com cromossomo Filadélfia positivo que tenham apresentado resistência ou intolerância a outros tratamentos prévios.

DOSES
- para leucemia mieloide crônica na fase crônica, 100 mg, uma vez ao dia, pela manhã ou à noite.
- para leucemia mieloide crônica na fase acelerada, blástica mieloide/linfoide, 140 mg/dia divididos em duas doses, pela manhã e à noite, enquanto houver manifestação clínica da doença. Essa dose pode ser aumentada ou diminuída de 20 mg de acordo com a resposta clínica.

CONTRAINDICAÇÕES
- hipersensibilidade ao fármaco.

- gravidez e lactação.
- < 18 anos de idade.

PRECAUÇÕES
- pode produzir trombocitopenia, neutropenia e anemia graves, sendo mais frequentes nas leucemias mieloides crônicas de grau avançado e leucemias linfoblásticas agudas com cromossomo Filadélfia positivo do que na fase crônica da leucemia mieloide crônica.
- controlar a contagem de células sanguíneas uma vez por semana nos dois primeiros meses de tratamento, passando depois para um controle mensal. A mielossupressão é reversível e pode ser controlada reduzindo-se a dose ou suspendendo-se o fármaco.
- pode provocar hemorragias resultantes de disfunção plaquetária.
- pode produzir retenção hídrica com derrames pleural e/ou pericárdico, edema agudo de pulmão, ascite, anasarca.
- pode aumentar o QTc no eletrocardiograma. Durante o uso de fármacos que possam prolongar o QTc, na síndrome de QT longo, fazer uma vigilância cuidadosa. Na presença de hipopotassemia ou hipomagnesemia, corrigir essas alterações antes de iniciar o tratamento.
- deve-se evitar o uso concomitante com antagonistas H_2 e inibidores da bomba protônica.

EFEITOS ADVERSOS
- retenção hídrica.
- cefaleia, tontura, pirexia, calafrios.
- constipação, diarreia, náuseas, dor abdominal, vômito.
- hemorragias gastrintestinal e do sistema nervoso central.
- mialgia, artralgia, dor torácica, neuropatia.
- fadiga, astenia, dispneia, tosse.
- exantema cutâneo.
- infecções, incluindo respiratórias.
- inflamação de mucosas.
- perda ou aumento de peso.
- arritmias cardíacas, QTC prolongado.
- prurido.
- febre neutropênica.

INTERAÇÕES MEDICAMENTOSAS
- como inibidor do isossistema CYP3A4, pode alterar a concentração de outros fármacos que utilizam esse sistema enzimático.
- o uso concomitante com cetoconazol pode aumentar a concentração e a ASC do desatinibe de 4 a 5 vezes, respectivamente.
- fármacos inibidores da CYP3A4, tais como cetoconazol, itraconazol, eritromicina, claritromicina, atazanavir, indinavir, nefazodona nelfinavir, ritonavir, saquinavir e telitromicina, podem diminuir a biotransformação do desatinibe e aumentar sua concentração.
- a administração simultânea com rifampicina, um potente indutor da CYP3A4, reduz a concentração plasmática máxima e a ASC do desatinibe em cerca de 81% e 82%, respectivamente.
- *Hypericum perfuratum* pode reduzir a $C_{máx}$ do desatinibe de forma importante.
- antiácidos aumentam a concentração plasmática máxima do desatinibe em cerca de 26% quando administrados cerca de 2 horas antes do desatinib. Quando administrados conjuntamente, pode haver redução da $C_{máx}$ do desatinibe de até 58%.
- a administração do desatinibe cerca de 10 horas após o uso de famotidina reduz a ASC e a $C_{máx}$ do

desatinibe em cerca de 61% e 63%, respectivamente.
- inibidores da bomba protônica, como o omeprazol, podem reduzir a exposição ao desatinibe.
- aumenta a $C_{máx}$ e a ASC da sinvastatina em cerca de 37% e 20%, respectivamente.

▶ *SPRYCEL (Bristol-Myers Squibb), 60 comprimidos × 20 e 50 mg*

ERLOTINIBE

É uma quinazolinamina com nome químico N-(3-etinilfenil)-6,7-bis(2-metoxietoxi)-4-quinazolinamina. Inibe a fosforilação intracelular da tirosina cinase relacionada com o receptor do fator de crescimento epidérmico. Esse receptor encontra-se tanto em células normais como nas com câncer. Comercializado como cloridrato.

Farmacodinâmica
- antineoplásico.

Farmacocinética
- 60% são absorvidos após administração oral.
- biodisponibilidade de cerca de 100%.
- 93% ligam-se à albumina e à glicoproteína ácida-α_1.
- volume de distribuição de 232 L.
- meia-vida de 36 horas.
- sofre biotransformação hepática através da isoenzima CYP3A4 e, em menor grau, pela CYP1A2 além da isoforma extra-hepática CYP1A1.
- 83% são eliminados pelas fezes e 8% pela urina.
- a depuração do erlotinibe é cerca de 24% maior nos fumantes.

Indicações
- como monoterapia, tratamento do câncer avançado de células não pequenas na falha de, pelo menos, um tratamento com outro quimioterápico.
- em associação com a gencitabina como tratamento de primeira linha no câncer localizado do pâncreas, avançado e irressecável ou no câncer metastático de pâncreas.

Doses
- para o câncer de pulmão de células não pequenas, 150 mg ao dia administrados uma hora antes da refeição ou duas horas após. O tratamento deve ser mantido até que haja resposta clínica ou apareçam efeitos adversos indesejáveis.
- para o câncer de pâncreas, 100 mg ao dia administrados uma hora antes ou duas horas após uma refeição.

Contraindicações
- gravidez e lactação. Categoria D da FDA.
- crianças.

Precauções
- caso o paciente desenvolva o aparecimento de novos sintomas pulmonares, tais como febre, tosse, dispneia, ou o aparecimento de doença pulmonar intersticial, deve-se suspender o fármaco.
- deve-se considerar a diminuição da dose ou suspensão temporária do tratamento com o aparecimento de reações adversas na pele. Nesses casos, as doses devem ser reduzidas em 50 mg.
- o aparecimento de diarreia pode ser controlado com loperamida. Na hipótese de diarreia incontrolável mesmo com a medida anterior, deve-se suspender temporariamente o medicamento ou reduzir a dose.
- no uso concomitante com fármacos inibidores fortes da CYP3A4 e que apresentam efeitos adversos importantes, a dose pode ser diminuída.
- vigiar a administração aos pacientes com insuficiência hepática.

Efeitos Adversos
- doença pulmonar intersticial.
- acidente vascular cerebral.
- anemia hemolítica microangiopática.
- fadiga, pirexia, perda de peso, cefaleia.
- anorexia, náusea, vômito, dor abdominal, constipação, flatulência, dispepsia.
- insuficiência hepática.
- hemorragia gastrintestinal.
- epistaxe.
- conjuntivite, ceratite, úlcera de córnea.
- insuficiência renal.
- edema, dor óssea, mialgia.
- dispneia, tosse.
- estomatite.
- tontura, ansiedade, insônia.
- alopecia.
- neuropatia.
- infecções.
- rigidez.
- síncope, arritmias, isquemia, infarto do miocárdio.
- elevações de AST, ALT e bilirrubinas.

Interações Medicamentosas
- o uso concomitante com um indutor da CYP3A4, como rifampicina, como pré-tratamento, diminui a ASC do erlotinibe de 2/3 a 4/5. A dose máxima do erlotinibe nessa combinação é de 450 mg. Ao suspender a rifampicina, a dose do erlotinibe deve ser reduzida ao valor inicial.

▶ *TARCEVA (Roche), 30 comprimidos × 25, 100 e 150 mg*

EXTRATO METANÓLICO DE BCG

O BCG (Bacilo Calmette-Guérin) é uma cepa atenuada do *Mycobacterium bovis*. O seu resíduo extraído com metanol é conhecido como MER. Consiste em suspensão dos principais agentes imunoestimuladores do *Mycobacterium bovis*, estirpe Moreau.

Produz imunoestimulação inespecífica.

Indicações
- tratamento de neoplasias, em associação com quimioterápicos.

Doses
- via subcutânea, de 7 em 7 dias, de acordo com o seguinte esquema: primeira dose, 0,1 mL (50 µg); segunda dose, 0,2 mL (100 µg); terceira dose, 0,3 mL (150 µg), quarta dose, 0,4 mL (200 µg); quinta dose, 0,5 mL (250 µg); tratamento de reforço, com uma dose de 0,5 mL, a intervalos de 30 ou mais dias.

Efeitos Adversos
- hipersensibilidade, que pode levar até ao choque.
- lesão renal, febre, calafrios, mal-estar.

▶ *EXTRATO METANÓLICO DE BCG (Fundação Ataulpho de Paiva), fr.-amp. de 5 mL c/ 500 µg/mL (suspensão)*

▶ *ONCO BCG ORAL (Butantan), flaconete de 5 mL c/ 500 µg*

GEFITINIBE

É uma anilinoquinazolina, inibidora seletiva dos receptores do fator de crescimento epidérmico (EGFR, também conhecido como Her1 ou ErB1). Esta ação resulta da ligação ao sítio do trifosfato de adenosia (ATP) da enzima ECGR tirosinoquinase. Como resultado, há inativação de transdução do sinal Ras antiapoptótico e inibição das células malignas.

Farmacodinâmica
- antineoplásico.

Farmacocinética
- após absorção oral, alcança a concentração plasmática máxima entre 3 e 7 h.
- biodisponibilidade de cerca de 59%.
- a administração com alimentos, com um pH > 5, reduz a exposição ao gefitinibe em 47% em razão da alteração de solubilidade no estômago.
- alcança o estado de equilíbrio entre a sétima e a décima doses, com acúmulo de 2 a 8 vezes, após uma única dose diária. No estado de equilíbrio, as concentrações plasmáticas são mantidas com uma variação de duas a três vezes por um período de 24 horas entre as doses.
- volume de distribuição de cerca de 1.400 L.
- 90% ligam-se às proteínas plasmáticas, principalmente à albumina e à glicoproteína α_1.
- meia-vida de 41 h.
- sofre biotransformação hepática utilizando os sistemas CYP3A4 e CYP2D6 produzindo oito metabólitos plasmáticos. O principal é o O-desmetilgenitinibe que tem uma potência cerca de 14 vezes menor que o fármaco original. Seu potencial inibitório da CYP2D6, *in vitro*, é pequeno.
- eliminado pelas fezes e menos de 4% pela urina.
- depuração plasmática total de cerca de 500 mL/min.

Indicações
- em adultos, tratamento do câncer avançado de pulmão de células não pequenas com mutações EGFR-TK.

Doses
- 250 mg, por via oral, por dia.

Contraindicações
- hipersensibilidade ao fármaco.
- gravidez e lactação.
- < 18 anos de idade.

Precauções
- no caso de falha de uma dose, ela pode ser administrada até 12 h antes da seguinte.
- administração cuidadosa se o paciente apresentar insuficiência hepática moderada a importante.
- nos pacientes que apresentam diarreia frequente ou reações adversas da pele, pode-se interromper o tratamento por 14 dias.
- pode precipitar o desenvolvimento de doença pulmonar intersticial. Caso surjam sinais de piora do quadro respiratório, como dispneia, febre e tosse, deve-se suspender o fármaco e investigar, rigorosamente, o quadro. Se for confirmada doença pulmonar intersticial, o tratamento deve ser suspenso.

- investigar se há fatores de risco para o desenvolvimento de doença pulmonar intersticial: tabagismo, *status* de performance (PS ≥ 2), comprovação de redução das dimensões do pulmão (≤ 50%), diagnóstico recente de câncer de pulmão de células não pequenas (< 6 meses), doença pulmonar intersticial prévia, ≥ 55 anos de idade e cardiopatia. O risco de morte ocorre quando há histórico de tabagismo, diminuição do tamanho do pulmão, doença pulmonar intersticial, > 65 anos e áreas extensas com aderência pleural (≥ 50%).
- avaliar a função hepática, pois pode produzir insuficiência hepática.

Efeitos adversos
- diarreia, vômito, náusea, estomatite, boca seca, pancreatite, perfuração intestinal.
- doença pulmonar intersticial com casos fatais.
- epistaxe e hematúria.
- conjuntivite, blefarite, xerostomia.
- anorexia, desidratação, astenia, pirexia.
- elevação de AST, ALT, bilirrubina total de leve a moderada.
- reações cutâneas: pústulas, prurido, pela seca, fissuras, eritema, vasculite.
- alterações nas unhas.
- alopecia.
- eritema multiforme e síndrome de Stevens-Johnson.
- elevação de creatinina.
- proteinúria, cistite hemorrágica.
- estudos *in vitro* indicam que o gefitinibe tem um potencial para inibir a repolarização ventricular e o intervalo QT.

Interações medicamentosas
- inibidores potentes da CYP3A4 (cetoconazol, posaconazol, voriconazol, inibidores da protease, claritromicina, telitromicina, por exemplo) podem diminuir a depuração do gefitinibe e aumentar sua concentração plasmática. Este aumento também é observado em pacientes portadores de um genótipo biotransformador fraco de CYP2D6.
- com uso prévio de itraconazol, pode haver aumento de 80% da ASC do gefitinibe.
- fármacos indutores da CYP3A4 (fenitoína, carbamazepina, rifampicina, barbitúricos, *Hypericum perforatum*) podem aumentar a biotransformação do gefitinibe e diminuir sua concentração plasmática. O tratamento prévio com rifampicina reduz a ASC do gefitinibe em cerca de 83%.
- substâncias que elevam o pH gástrico podem reduzir a concentração plasmática do gefitinibe. Antiácidos em doses elevadas têm efeito semelhante, e o uso concomitante de ranitidina em doses que produzem elevações do pH ≥ 5 pode reduzir a ASC do gefitinibe em cerca de 47%.
- o potencial inibitório do gefitinibe sobre a CYP2D6 é limitado. O uso concomitante de metoprolol pode aumentar sua exposição em 35%. Recomenda-se modificação da dose do gefitinibe quando se pretende utilizar um substrato da CYP2D6.
- o uso concomitante com varfarina pode provocar elevações do INR e hemorragias.

▶ *IRESSA* (AstraZeneca), 30 comprimidos × 250 mg

HIDROXICARBAMIDA

Corresponde à hidroxiureia. Atua como antimetabólito. Bloqueia a síntese do DNA inibindo a ribonucleosídio difosfato redutase, enzima que catalisa a conversão de difosfatos de ribonucleosídio a difosfatos de desoxirribonucleosídio. É fase S-específica. Mostrou-se teratogênica e mutagênica em experiências com animais.

Farmacodinâmica
- antineoplásico.

Farmacocinética
- após administração oral, é rapidamente absorvida do trato gastrintestinal.
- atravessa a barreira hematencefálica.
- sofre biotransformação hepática.
- atinge a concentração sérica máxima dentro de 2 horas; dentro de 24 horas, a concentração plasmática é essencialmente zero.
- meia-vida: 3 a 4 horas.
- excretada principalmente (80%, dos quais 50% na forma íntegra, dentro de 12 horas) pela urina; também pela respiração, na forma de dióxido de carbono.

Indicações
- controle local, em associação com a radioterapia, de carcinomas de células escamosas primárias da cabeça e pescoço, excluindo o lábio.
- tratamento de carcinoma recorrente, metastático ou inoperável do ovário.
- tratamento de carcinoma prostático adiantado.
- tratamento de leucemia mielocítica crônica resistente.
- tratamento de melanoma maligno.
- tratamento de policitemia vera.

Doses
- via oral, tumores sólidos: terapia intermitente, 80 mg/kg de peso corporal como dose única a cada três dias; terapia contínua, 20 a 30 mg/kg de peso corporal em dose única diária; terapia concomitante com irradiação (carcinoma de cabeça e pescoço), 80 mg/kg de peso corporal em dose única a cada três dias.
- via oral, leucemia mielocítica crônica resistente, terapia contínua, 20 a 30 mg/kg de peso corporal como dose única diária.

Contraindicações
- hipersensibilidade à hidroxicarbamida.
- gravidez.
- lactação.
- mielodepressão acentuada, com leucopenia, trombocitopenia ou anemia grave.

Precauções
- deve ser administrada por médico experiente em quimioterapia do câncer.
- deve-se levar em consideração a relação risco/benefício quando existem os seguintes problemas médicos: anemia, cálculos renais de urato, função hepática comprometida, gota, herpes-zóster, infecção, mielodepressão, sensibilidade à hidroxicarbamida, varicela.
- deve-se usar de cautela em pacientes submetidos previamente ao tratamento por agentes citotóxicos e radioterapia.

Efeitos adversos
- mielodepressão, com leucopenia, trombocitopenia, anemia, megaloblastose.
- estomatite, anorexia, náusea, vômito, diarreia, constipação.
- erupção maculopapular, prurido, alopecia.
- cefaleia, tontura, desorientação, alucinações, convulsões.
- hiperuricemia, cálculos de ácido úrico.

Interações medicamentosas
- pode elevar a concentração do ácido úrico sanguíneo quando administrada concomitantemente com alopurinol, colchicina ou probenecida.
- por ter a capacidade de suprimir os mecanismos de defesa normais, pode diminuir a resposta de anticorpos do paciente quando tomada com vacinas de vírus mortos; deve-se guardar intervalo de três meses a um ano entre as aplicações das duas medicações.
- por ter a capacidade de suprimir os mecanismos de defesa normais, pode potencializar a replicação do vírus da vacina com vírus atenuados, aumentar os efeitos adversos do vírus da vacina e diminuir a resposta de anticorpos do paciente; deve-se guardar geralmente intervalo de três meses a um ano entre as aplicações das duas medicações.
- medicamentos que causam discrasias sanguíneas podem aumentar seus efeitos leucopênicos e/ou trombocitopênicos.
- outros mielodepressores ou radioterapia podem acarretar mielodepressão aditiva.

▶ *HYDREA* (Bristol-Myers Squibb), 100 cáps. × 500 mg

IMATINIBE

É inibidor da tirosina cinase da oncoproteína BCR-ABL, criada pela anormalidade do cromossomo Filadélfia da leucemia mieloide crônica. Acredita-se que a leucemia mieloide crônica é originada pela expansão da série mieloide resultante diretamente da atividade desregulada da tirosina cinase da proteína de fusão BCR-ABL. Esta enzima está presente em todos os casos de leucemia mieloide crônica, durante o curso da doença e em cerca de 20% dos casos de leucemia linfoblástica aguda. Além de interferir na proliferação das linhagens de células BCR-ABL positivas, induz a apoptose. Inibe o crescimento das células mieloides BCR-ABL translocadas, bem como de linhagens celulares BCR-ABL positivas de pacientes portadores de leucemia mieloide crônica em crise blástica, *in vivo*. *In vitro*, pode ainda inibir o receptor da tirosinoquinase para o fator de crescimento derivado das plaquetas (PDGF) e do fator estimulante das células germinativas (SCF), c-Kit, além dos eventos celulares mediados pelos PDGF e SCF. Sua denominação química é a 4-[(4-metil-1-piperazinil)metil]-N-[4-metil-3-[[4-(3-piridinil)-2-pirimidinil] amino]fenil] benzamida metanossulfonato. Comercializado como mesilato.

Farmacodinâmica
- antineoplásico.

Farmacocinética
- bem absorvido por via oral.
- atinge o pico da concentração plasmática máxima entre 2 e 4 horas.
- biodisponibilidade de 98%.
- meia-vida de cerca de 18 horas. Meia-vida do metabólito N-desmetil de cerca de 40 horas.
- com aumentos das doses administradas entre 25 e 1.000 mg, há um aumento proporcional da ASC.
- 95% ligam-se às proteínas plasmáticas, principalmente à albumina e à glicoproteína ácida-α_1.

- sofre biotransformação mediada pelo sistema enzimático do citocromo P450, principalmente pelo isossistema CYP3A4, formando um metabólito principal, um derivado piperazínico N-desmetilado. As isoenzimas CYP1A2, 2D6, 2C9 e 2C19 possuem menor participação.
- depuração de cerca de 8 L/h. Para pacientes da mesma faixa etária e com o dobro do peso, de cerca de 14 L/h.
- eliminado principalmente pelas fezes, sob a forma de metabólitos. Cerca de 81% são eliminados dentro de 7 dias (68% pelas fezes e 13% pela urina). Cerca de 25% do imatinibe são eliminados sob a forma inalterada (20% pelas fezes e 5% pela urina).

INDICAÇÕES
- tratamento da leucemia mieloide crônica em crise blástica, em fase acelerada, ou na fase crônica após falha no tratamento com interferona alfa.

DOSES
- 400 mg ao dia, em dose única, na fase crônica da leucemia mieloide crônica e 600 mg ao dia na fase acelerada ou crise blástica. Deve se administrar juntamente com alimentos e bastante água. De acordo com a resposta clínica, as doses podem ser aumentadas para 400 a 600 mg na fase crônica ou 600 a 800 mg (em duas doses diárias) na fase acelerada ou crise blástica, desde que não estejam presentes efeitos adversos graves e as seguintes circunstâncias: a) resposta inadequada após três meses; b) resposta hematológica insatisfatória; c) progressão da doença.

CONTRAINDICAÇÕES
- hipersensibilidade ao imatinibe.
- gravidez e lactação.
- crianças.
- insuficiência hepática.

PRECAUÇÕES
- pode produzir edema e retenção hídrica acentuada, principalmente em pacientes > 65 anos. Controlar o peso dos pacientes durante a terapêutica.
- administrar o fármaco juntamente com alimentos e bastante água para evitar irritação gástrica.
- deve ser manuseado por profissionais com experiência de terapêutica antineoplásica.
- controle hematológico semanal durante o primeiro mês de tratamento e a cada duas semanas no segundo mês, devido ao risco de neutropenia e trombocitopenia. Avaliação periódica a partir do terceiro mês.
- controle rigoroso das provas de função hepática devido ao risco de hepatotoxicidade.
- o tratamento não deve ser superior a 6 meses.
- apesar do imatinibe e seus metabólitos não sofrerem excreção renal significativa, não foram realizadas avaliações em pacientes portadores de insuficiência renal.

EFEITOS ADVERSOS
- náuseas, vômitos, diarreia ou constipação, anorexia, dor abdominal.
- edema, retenção hídrica, aumento de peso.
- cãibras, mialgias, artralgia.
- cefaleia, fadiga.
- hemorragias do SNC e gastrintestinal.
- tosse, dispneia.
- sudorese noturna, fraqueza.
- anemia, neutropenia, trombocitopenia.
- hipopotassemia.
- elevações de creatinina, bilirrubina, fosfatase alcalina, AST, ALT.

INTERAÇÕES MEDICAMENTOSAS
- fármacos inibidores do isossistema CYP3A4 podem aumentar a sua concentração plasmática, devido à diminuição da sua biotransformação.
- fármacos indutores do isossistema CYP3A4 podem aumentar a biotransformação do imatinibe e diminuir sua concentração plasmática.
- aumenta a concentração plasmática e a ASC da sinvastina de 2 a 3,5 vezes.
- inibe os isossistemas CYP2C9, 2D6 e 3A4/5 in vitro, podendo aumentar as concentrações plasmáticas dos fármacos biotransformados por eles.

▶ GLIVEC (Novartis), 120 cáps. × 100 mg

INTERFERONA ALFA

Consiste em uma família de glicoproteínas espécie-específicas altamente homóloga que inibe a replicação viral e a proliferação celular e modula a imunorreação. É produzida por leucócitos sanguíneos periféricos ou células linfoblastoides por exposição a vírus vivo ou inativado, RNA de hélice dupla ou produtos bacterianos. Atualmente é também produzida por processo de DNA recombinante, utilizando a *Escherichia coli* geneticamente modificada. Por este processo sintético são produzidas as interferonas alfa-2a e alfa-2b. Ambas consistem em uma cadeia proteica de 165 aminoácidos. Diferem apenas na posição 23: a primeira tem grupo lisina, e a segunda, o grupo arginina.

Apresenta atividades antiviral, antiproliferativa e imunomoduladora. Julga-se que as duas primeiras decorrem de alterações na síntese de RNA, DNA e proteínas celulares, incluindo oncogenes. Não se conhece o mecanismo exato da atividade antineoplásica, embora possa ser o mesmo.

Como antiviral, ela inibe a replicação em células infectadas por vírus. Como antiproliferativo, suprime a proliferação celular. Como imunomodulador, intensifica a atividade fagocítica dos macrófagos e aumenta a citotoxicidade específica dos linfócitos pelas células-alvo.

FARMACODINÂMICA
- quimioterápico antiviral e antineoplásico.

FARMACOCINÉTICA
- não é absorvida do trato gastrintestinal.
- administrada pelas vias intramuscular ou subcutânea, mais de 80% da dose são absorvidos.
- administrada pela via intralesional, não atinge níveis plasmáticos detectáveis, embora produza efeitos sistêmicos, o que indica absorção sistêmica parcial.
- sofre biotransformação renal completa, degradando-se rapidamente durante a reabsorção tubular.
- início de ação: 2 semanas a 6 meses.
- atinge a concentração máxima, com dose única: interferona alfa-2a, 3,8 h por via intramuscular e 7,3 h por via subcutânea; alfa-2b, 3 a 12 horas pelas vias intramuscular ou subcutânea.
- o efeito máximo, no tratamento de condiloma acuminado, ocorre em 4 a 8 semanas após o início do tratamento.
- meia-vida: alfa-2a, 6 a 8 h (via intramuscular) e 3,7 a 8,5 h (via intravenosa); alfa-2b, 2 a 3 h (vias intramuscular ou subcutânea).
- é eliminada em quantidades desprezíveis pela urina, pois os metabólitos são quase completamente reabsorvidos nos túbulos renais.

INDICAÇÕES
- tratamento de tricoleucemia.
- tratamento de hepatite crônica ativa.
- tratamento de carcinoma da bexiga, carcinoma renal e leucemia mielocítica crônica.
- tratamento de sarcoma de Kaposi associado com AIDS.
- tratamento de linfomas não Hodgkin, melanoma maligno, micose fungoide, mieloma múltiplo.
- apenas da interferona alfa-2b: tratamento de condiloma acuminado, carcinoma cervical avançado, papilomatose laríngea.

DOSES
interferona alfa-2a
- vias intramuscular ou subcutânea, em tricoleucemia, indução, 3 milhões de UI por dia durante 16 a 24 semanas; manutenção, 3 milhões de UI três vezes por semana. Em sarcoma de Kaposi associado com AIDS, indução, 36 milhões de UI por dia durante 10 a 12 semanas; manutenção, 36 milhões de UI três vezes por semana.

interferona alfa-2b
- vias intramuscular ou subcutânea, em tricoleucemia, 2 milhões de UI/m² de área corporal, três vezes por semana, em dias alternados. Sarcoma de Kaposi associado com AIDS, 30 milhões de UI/m² de área corporal três vezes por semana. Hepatite crônica ativa, 3 milhões de UI três vezes por semana.
- via intralesional, em condiloma acuminado, 1 milhão de UI por verruga, três vezes por semana, em dias alternados.

CONTRAINDICAÇÕES
- hipersensibilidade à interferona alfa.
- gravidez.
- lactação.
- hepatite crônica adiantada com dano hepático descompensado ou cirrose hepática.
- hepatite autoimune.
- história de doença autoimune.

PRECAUÇÕES
- deve ser administrada sob orientação de médico com experiência em quimioterapia antineoplásica.
- deve-se usar de máxima cautela quando usada em portadores de cardiopatias, distúrbios convulsivos e/ou comprometimento grave das funções renal, hepática ou mieloide (mielossupressão).
- pode diminuir ou inibir o fluxo salivar, o que favorece o desenvolvimento de cárie, doença periodontal e candidíase.
- pode acarretar aumento de incidência de infecção microbiana, atraso na cura e sangramento gengival.
- pode agravar doenças autoimunes.
- deve-se levar em consideração a relação risco/benefício quando existem os seguintes problemas médicos: cardiopatia, comprometimento do SNC, convulsões, depressão da medula óssea, diabetes melito, doença psíquica, doença pulmonar, doença renal grave, herpes labial, herpes-zóster, varicela.

EFEITOS ADVERSOS
- sintomas semelhantes aos causados pela gripe: febre, cefaleia, calafrios, mal-estar, mialgia, artralgia, náusea, vômito, diarreia.
- urticária, angioedema, broncoconstrição, anafilaxia.

- erupções cutâneas.
- hipotensão ou hipertensão, cianose, arritmias, palpitações, edema pulmonar, infarto do miocárdio, derrame cerebral.
- ataxia, sonolência, irritação, confusão mental, tontura, nervosismo, insônia, dificuldade de concentração.
- hipertireoidismo ou hipotireoidismo.
- anemia, fadiga incomum, depressão mental.
- faringite, boca seca, dor ocular, epistaxe, alterações gustativas, sangramento gengival, constipação intestinal.
- astenia, anorexia com perda de peso, alopecia.
- diminuição da libido, tosse, vertigens.
- insuficiência renal, síndrome nefrótica.
- neuropatia periférica.
- leucopenia, trombocitopenia, diminuição de hemoglobina e hematócrito.
- herpes simples, estomatite, hiperplasia gengival, distensão abdominal, cãibras.
- convulsões, coma.
- inflamação no local da injeção.

INTERAÇÕES MEDICAMENTOSAS
- álcool ou depressores do SNC podem intensificar os efeitos depressores destes medicamentos ou da interferona alfa.
- outros depressores da medula óssea ou radioterapia podem provocar depressão aditiva da medula óssea.
- medicamentos que causam discrasias sanguíneas podem aumentar seus efeitos leucopênicos e/ou trombocitopênicos.

- ▶ BLAUFERON-A (Blaüsiegel), fr.-amp. com 3.000.000, 4.500.000, 9.000.000 e 18.000.000 UI e 1 amp. de 1 mL de diluente
- ▶ INTERFERON (Biosintética), 5 fr.-amp. de 1 mL com 1.000.000, 3.000.000, 5.000.000 e 10.000.000 UI de interferona alfa-2b
- ▶ INTERFERON ALFA-2B (Biosintética), cx. com 5 fr.-amp. e 5 amp. de 1 mL de água bidestilada × 1.000.000, 3.000.000, 5.000.000 e 10.000.000 UI
- ▶ INTERIF (Biolab-Sanus), bisnaga de 5 g com 5.000 UI/g
- ▶ INTRON-A (Schering Plough), fr.-amp. com 3.000.000, 5.000.000 e 10.000.000 UI de interferona alfa-2b
- ▶ KINNOFERON 2A (Bergamo), 1 e 5 fr.-amp. com diluente × 3.000.000, 6.000.000 e 9.000.000 UI
- ▶ ROFERON-A (Roche), fr.-amp. de 1 mL com 3.000.000, 4.500.000 e 9.000.000 UI de interferona alfa-2a
  seringa pré-enchida de 0,5 mL com 3.000.000, 4.500.000 e 9.000.000 UI de interferona alfa-2a
- ▶ WELLFERON (GlaxoSmithKline), fr. c/ 1 mL de soro fisiológico × 3 e 10 UM – Interferona alfa N-1

INTERFERONA BETA

Antigamente conhecida como interferona de fibroblastos, por ser produzida por fibroblastos humanos, apresenta atividades e mecanismos de ação semelhantes aos de interferona alfa.

FARMACODINÂMICA
- quimioterápico antiviral e antineoplásico.

INDICAÇÕES
- tratamento de esclerose múltipla, ceratoconjuntivite por adenovírus, ceratoconjuntivite herpética.
- tratamento de condiloma plano e acuminado, herpes genital, herpes labial, herpes-zóster.
- tratamento de diversos tipos de neoplasias.
- tratamento de tricoleucemia.
- tratamento da síndrome de imunodeficiência adquirida (AIDS).

DOSES
- vias intramuscular, intravenosa, subcutânea ou intralesional, 1.000.000 a 3.000.000 UI por dia durante vários dias, dependendo da doença tratada.

EFEITOS ADVERSOS
- aumento da temperatura corpórea, após administração intralesional.
- sensação de fraqueza, cefaleia, náuseas, vômitos.
- dor no local da injeção.

INTERAÇÕES MEDICAMENTOSAS
- fármacos que interferem na biossíntese das prostaglandinas (ácido acetilsalicílico, corticosteroides, indometacina) podem reduzir sua ação biológica.

- ▶ AVONEX (Abbott), 4 envelopes (1 fr.-amp. + 1 seringa com diluente + 2 agulhas por envelope) × 30 μg (6.000.000 UI)
- ▶ BETAFERON (Schering), 15 fr.-amps. de 3 mL × 0,3 mg (9,6 milhões UI)
- ▶ BLAUFERON-B (Blaüsiegel), fr.-amp. com 3.000.000, 5.000.000 e 10.000.000 UI e 1 amp. de 1 mL de diluente
- ▶ REBIF (Serono), fr.-amp. × 3.000.000 UI e amp. 2 mL de diluente

ASSOCIAÇÃO
- ▶ SEROBIF (Serono), (interferona beta 3.000.000 UI + albumina humana 9 mg + manitol 5 mg + acetato de sódio 0,2 mg) 1 e 3 fr.-amps. c/ diluente de 2 mL

INTERLEUCINA-2

É imunoestimulante, também chamado fator de crescimento dos linfócitos T ou aldesleucina. É produto de engenharia genética obtido mediante técnica do DNA recombinante usando cepas de *Escherichia coli* e com nome químico des-alanil-1, serina-125 interleucina-2 humana. Difere da interleucina-2 humana por não ser glicosilada, por não possuir uma alanina N-terminal e apresentando uma serina substituindo a cisteína na posição 125.

Atua estimulando a proliferação e o crescimento dos linfócitos, a citotoxicidade dos monócitos, além de induzir a formação de células linfocina-ativadas (LAK) e *natural killer* (LK). Pode, ainda, estimular a produção de interferona gama.

FARMACODINÂMICA
- antineoplásico, imunoestimulante.

FARMACOCINÉTICA
- após administração IV, cerca de 30% da dose inicial são detectados no plasma.
- volume de distribuição entre 6,3 e 7,9 L.
- meia-vida alfa de cerca de 13 minutos e beta de 85 minutos.
- cerca de 80% são biotransformados formando aminoácidos nas células dos tubos contornados proximais.
- depuração de cerca de 268 mL/min.
- eliminada pelos rins, através de filtração glomerular e extração peritubular.

INDICAÇÕES
- tratamento do carcinoma metastático dos rins.
- tratamento do melanoma metastático.
- como estimulante da produção de linfócitos CD4.

DOSES
- 600.000 UI/kg (0,037 mg/kg) IV, administrados por infusão durante 15 minutos e a intervalo de oito horas num total de 14 doses. Após um intervalo de 9 dias o esquema é repetido até o máximo de 28 doses por ciclo de tratamento de acordo com a resposta clínica. Os pacientes devem ser reavaliados após quatro semanas e novos ciclos só devem ser indicados se houver sinais de regressão tumoral. Um ciclo completo só deverá ser repetido após um intervalo de sete semanas após a alta.

CONTRAINDICAÇÕES
- hipersensibilidade ao fármaco.
- gravidez e lactação.
- crianças.
- idosos.
- insuficiências hepática, cardíaca e respiratória.
- insuficiência coronariana.
- metástases cerebrais não tratadas.
- doença de Crohn (risco de exacerbação dos sintomas).
- ocorrência em tratamento anterior de: taquicardia ventricular sustentada ou outras arritmias cardíacas, sinais eletrocardiográficos de isquemia miocárdica, tamponamento cardíaco, insuficiência renal, coma, convulsão, hemorragia digestiva com necessidade de tratamento cirúrgico, intubação por mais de 72 horas.

PRECAUÇÕES
- avaliação clínica rigorosa antes do início do tratamento.
- na eventualidade de aparecimento de arritmias cardíacas o tratamento só deverá ser reiniciado após o desaparecimento total das mesmas.
- para saturação de $O_2 < 90\%$, alterações mentais, septicemia, creatinina sérica $\geq 4,5$ mg/dL ou ≥ 4 mg/dL na presença de acidose, hiperpotassemia ou sobrecarga de volume, o tratamento só poderá ser reiniciado após correção dos parâmetros.
- após o aparecimento de efeitos adversos que necessitem de ajuste de dose, optar pela suspensão do tratamento.

EFEITOS ADVERSOS
- febre, calafrios, astenia, cefaleia, infecções.
- dor articular.
- dispneia, edema.
- hipotensão arterial, arritmias cardíacas, alterações do ECG, angina, síncope, edema agudo de pulmão.
- alterações neurológicas, coma.
- exantema cutâneo (extremidades).
- síndrome lúpica.
- aumento de creatinina sérica, AST, bilirrubinas.
- dor abdominal.
- insuficiências cardíaca e renal.
- diarreia, náuseas, vômitos, anorexia.
- trombocitopenia, anemia, leucopenia.

AGENTES ANTINEOPLÁSICOS

INTERAÇÕES MEDICAMENTOSAS
- efeito sinérgico com uso concomitante de fármacos psicotrópicos.
- uso simultâneo de fármacos potencialmente tóxicos sobre diversos órgãos e sistemas pode aumentar o risco de toxicidade.
- a associação com outros antineoplásicos, como dacarbazina, cisplatina, tamoxifeno e interferona alfa, pode agravar os efeitos adversos.
- risco de cardiotoxicidade aumentada e rabdomiólise com terapêutica associada de interferona alfa. Essa associação pode ainda agravar doenças inflamatórias autoimunes.
- a administração de corticosteroides pode diminuir a eficácia da aldesleucina.

▶ INTERLEUKIN (Blaüsiegel), fr.-amp. com 18 MUI e 1,2 mL de diluente
▶ PROLEUKIN (Zodiac), fr.-amp. c/ 1 mg

IRINOTECANA

É um profármaco, análogo semissintético da camptotecina e inibidora da topoisomerase I, com mecanismo de ação semelhante ao da topotecana. O seu metabólito ativo, o SN-38, é formado a partir da clivagem da ligação do carbamato mediada pela carboxilesterase e sua potência varia de 2 a 2.000 vezes em relação ao fármaco original. Aumenta a sobrevida dos pacientes portadores de câncer colorretal, principalmente nos casos em que ocorre recorrência da doença ou disseminação após tratamento quimioterápico.

FARMACODINÂMICA
- antineoplásico.

FARMACOCINÉTICA
- nas doses de 50 a 350 mg/m² a ASC aumenta progressivamente com a dose.
- $C_{máx}$ de 1,660 ± 797 ng/mL para o composto original e 26,3 ± 11,9 ng/mL para o metabólito SN-38.
- sofre biotransformação hepática mediada pela carboxilesterase formando o metabólito SN-38 e este um metabólito glicuronídico, possuindo atividade cerca de 1/50 a 1/100 em relação ao SN-38.
- o SN-38 atinge a concentração plasmática máxima cerca de 1 hora após o término da infusão de 90 minutos.
- meia-vida de 5,8 ± 0,7 hora para a irinotecana e de 10,4 ± 3,1 horas para o SN-38.
- 30 a 68% da irinotecana ligam-se às proteínas plasmáticas e 98% do SN-38.
- 11 a 20% excretados na urina, sendo a excreção do SN < 1% e do SN-38 glicuronídeo, 3%.

INDICAÇÕES
- tratamento de pacientes portadores de câncer metastático colorretal recorrente ou disseminado após quimioterapia.

DOSES

Esquema de dose semanal
- 125 mg/m² IV, diluídos em soro glicosado a 5% ou soro fisiológico a 0,9%, aplicados em 90 minutos a intervalos de uma semana num total de seis semanas. A concentração varia de 0,12 a 2,8 mg/mL e, em geral, a diluição é preparada com 250 a 500 mL do soro glicosado a 5%.
- a solução é física e quimicamente estável por um período de 24 horas em temperatura ambiente.
- nos pacientes que foram submetidos a radioterapia pélvica ou abdominal ou com níveis de bilirrubina entre 1 e 2 mg/dL, iniciar com uma dose de 100 mg/m².

Doses da irinotecana

Toxicidade (INC*)	Durante tratamento		Início das próximas etapas
	semanal	semanal	cada 3 semanas
Ausente	manter nível dose	↑ 25 mg/m² até o máximo de 150 mg/m²	manter nível dose
Neutropenia 1 (1.500 a 1.999/mm³) 2 (1.000 a 1.499/mm³) 3 (500 a 999/mm³) 4 < 500/mm³	manter nível dose ↑ 25 mg/m² omitir dose, depois ↓ 25 mg/m² ≤ grau 2 omitir dose, depois ↓ 50 mg/m² ≤ grau 2	manter nível dose manter nível dose ↓ 25 mg/m² ↓ 50 mg/m²	manter nível dose manter nível dose ↓ 50 mg/m² ↓ 50 mg/m²
Febre neutropênica Neutropenia grau 4 & febre ≥ grau 2	omitir dose, depois 50 mg/m² após melhora	↓ 50 mg/m²	↓ 50 mg/m²
Outras toxicidades hematológicas	modificações da dose para leucopenia, trombocitopenia e anemia, durante o tratamento, baseiam-se nos critérios de toxicidade e são as mesmas acima.		
Diarreia 1 (2-3 evac./dia) 2 (4-6 evac./dia) 3 (7-9 evac./dia) 4 (≥ 10 evac./dia)	manter nível dose ↓ 25 mg/m² omitir dose, depois ↓ 25 mg/m² melhora ≤ grau 2 omitir dose, depois ↓ 50 mg/m² melhora ≤ grau 2	manter nível dose manter nível dose ↓ 25 mg/m² ↓ 50 mg/m²	manter nível dose manter nível dose ↓ 50 mg/m² ↓ 50 mg/m²
Outras toxicidades não hematológicas 1 2 3 4	manter nível dose ↓ 25 mg/m² omitir dose, depois ↓ 25 mg/m² melhora ≤ grau 2 omitir dose, depois ↓ 50 mg/m²	manter nível dose ↓ 25 mg/m² ↓ 25 mg/m² ↓ 50 mg/m²	manter nível dose ↓ 50 mg/m² ↓ 50 mg/m² ↓ 50 mg/m²

*Instituto Nacional do Câncer — USA.

- as doses subsequentes variam de 50 a 150 mg/m² com aumentos de 25 a 50 mg/m².
- todos os esquemas de tratamento são uma vez por semana por quatro semanas e com um período de repouso de duas semanas para doses posteriores.

Esquema de dose a cada 3 semanas
- 350 mg/m², por infusão IV, durante 90 minutos, a intervalo de 3 semanas e preparadas como no tratamento anterior. O tratamento pode ser mantido enquanto houver benefício clínico.

Esquema de dose modificado
- ver quadro anterior.

CONTRAINDICAÇÕES
- hipersensibilidade à irinotecana.
- gravidez e lactação.
- uso simultâneo de radioterapia.

PRECAUÇÕES
- reduzir a dose na insuficiência renal.
- cuidado no manuseio e preparo do medicamento quanto ao risco de extravasamento: em caso de contato com a pele com sinais de irritação, lavar a região afetada com água estéril e aplicar gelo.
- deve-se fazer uso de antieméticos antes da infusão da irinotecana, cerca de 30 minutos antes.
- em pacientes com antecedentes de rinite, sialorreia, miose, lacrimejamento, diaforese, cólica abdominal ou diarreia, administrar, profilaticamente, atropina na dose de 0,25 a 1 mg IV ou SC.
- vigiar a administração aos idosos, principalmente os que foram submetidos a radioterapia abdominal ou pélvica e portadores de insuficiência hepática.
- risco de neutropenia nos portadores de bilirrubinas elevadas.

EFEITOS ADVERSOS
- náusea, vômito, anorexia, constipação, estomatite ou diarreia. Esta última pode apresentar-se como precoce ou tardia. A precoce, aparecendo logo após a infusão, é de natureza colinérgica, sendo transitória. A tardia ocorre após 24 horas da infusão, provocando desidratação e desequilíbrio eletrolítico. Neste caso o tratamento deve ser interrompido e recomeçado somente após a recuperação.
- pode produzir anemia e mielossupressão. A terapêutica deve ser suspensa se os neutrófilos forem < 1.000/mm³. Após recuperar os níveis para valores > 1.500/mm³, reduzir as doses posteriores. Vigiar também a contagem de plaquetas.
- fadiga, insônia, cefaleia, tontura, dispneia, febre, edema.
- sudorese, exantema, alopecia.
- pode produzir linfopenia e hiperglicemia e estão relacionadas com o uso de dexametasona usada como antiemético.
- evitar o uso de diuréticos pelo agravamento do quadro na eventualidade de diarreia e vômitos.

INTERAÇÕES MEDICAMENTOSAS
- risco aditivo de mielossupressão e diarreia com uso concomitante de outros antineoplásicos. E nos submetidos a radioterapia.
- risco de acatisia com uso de proclorperazina.

▶ *CAMPTOSAR (Pharmacia Brasil), fr.-amps. com 5 mL × 100 mg*
▶ *CLORIDRATO DE IRINOTECANO (Eurofarma), fr.-amp. de 2 mL com 40 mg (solução injetável), (genérico)*
fr.-amp. de 5 mL com 100 mg (solução injetável), (genérico)
▶ *EVOTERIN (Evolabis), amp. de 2 e 5 mL × 20 mg/mL*
▶ *TECNOTECAN (Zodiac), fr.-amp. de 5 mL com 100 mg (solução injetável)*
fr.-amp. de 2 mL com 2 mg

LAPATINIBE

É um inibidor da cinase pertencente à classe das 4-anilinoquinazolinas. Inibe a tirosina cinase intracelular tanto do receptor do fator de crescimento epidérmico (ECFR [ErbB1]) quanto o tipo 2 do receptor epidérmico humano (HER2 [ErbB2]). É muito eficaz contra as linhagens celulares do câncer da mama. Comercializado como ditosilato monoidratado.

FARMACODINÂMICA
- antineoplásico.

FARMACOCINÉTICA
- após administração oral, sofre absorção incompleta e variável.
- as concentrações séricas são detectadas entre 0 e 1,5 hora após a administração inicial.
- atinge o pico da concentração plasmática máxima em 4 horas.
- atinge o estado de equilíbrio entre 6 e 7 dias.
- meia-vida de cerca de 24 horas. Meia-vida terminal de 14,2 horas.
- sua exposição no estado de equilíbrio é cerca de 2 vezes maior quando administrado em duas doses diárias quando em comparação com a dose única.
- a ASC é cerca de três a quatro vezes maior quando ingerida com uma refeição com 5% e 50% de lipídios, respectivamente.
- > 99% ligam-se à albumina e à glicoproteína ácida α-1.
- *in vitro*, é substrato para as proteínas BCRP e ABCG2 e a glicoproteína-P (PgP e ABCB1). Pode ainda inibir a OATP 1B1.
- sofre biotransformação extensa através dos isossistemas CYP3A4 e CYP3A5 e em grau menor pelas CYP2C19 e CYP2C8, formando metabólitos oxidados.
- a eliminação pelas fezes varia entre 3 e 67% e < 2% pela urina.

INDICAÇÕES
- para o tratamento do câncer avançado de mama ou de suas metástases em associação com capecitabina e em pacientes previamente tratados, inclusive com antraciclina, taxano e trastuzumabe.

DOSES
- 1.250 mg em dose única oral, do primeiro ao vigésimo primeiro dia, com o uso concomitante de 2 g/m²/dia de capecitabina administrada duas vezes ao dia a cada 12 horas do primeiro ao décimo quarto dia. A ingestão deve ser feita cerca de 1 hora antes ou depois de uma refeição. Em caso de falha de uma dose, a dose do dia seguinte não deve ser dobrada. O tratamento deve ser mantido enquanto houver sinais de progressão da doença ou até o aparecimento de toxicidade.
- na presença de insuficiência hepática grave, a dose deve ser reduzida para 750 mg/dia.

CONTRAINDICAÇÕES
- gravidez e lactação.
- crianças.

PRECAUÇÕES
- vigiar a administração aos pacientes com diminuição da fração de ejeção do ventrículo esquerdo ao ecocardiograma.
- reduzir a dose na presença de insuficiência hepática grave.
- administração cuidadosa aos portadores de intervalo QT prolongado ao eletrocardiograma.

EFEITOS ADVERSOS
- diarreia, náusea, vômito, estomatite.
- dispneia.
- eritrodisestesia palmoplantar.
- exantema, xerodermia.
- inflamação de mucosas.
- dor no dorso ou nas extremidades.
- insônia.
- diminuição da função sistólica do ventrículo esquerdo.
- alteração da hemoglobina, plaquetas, neutrófilos, bilirrubina total, AST e ALT.

INTERAÇÕES MEDICAMENTOSAS
- fármacos que utilizam os isossistemas CYP3A4 e CYP2C8 como substrato podem alterar a farmacocinética do lapatinib e devem ter suas doses reduzidas.
- fármacos que utilizam a PgP como substrato podem ter suas concentrações plasmáticas elevadas.
- inibidores potentes da CYP3A4 alteram a concentração do lapatinib. O cetoconazol aumenta a ASC do lapatinib de 3,6 vezes e a meia-vida de cerca de 1,7 vez. Já a ASC do lapatinib, quando associado à carbamazepina, é diminuída em cerca de 72%.

▶ *TYKERB (GlaxoSmithKline), 70 comprimidos × 250 mg*

MESNA

É agente destoxificante correspondente ao 2-mercaptoetanossulfonato sódico. No rim, é oxidada rapidamente ao dissulfeto (dimesna), composto tiólico livre, que reage quimicamente com os metabólitos urotóxicos dos antineoplásicos oxazafosforínicos (ciclofosfamida e ifosfamida) e os destoxifica. Também reage com as ligações duplas da acroleína, metabólito tóxico da ifosfamida.

Visto que nem mesna nem dimesna penetram as células, não ocorre destoxificação dos metabólitos ativos dos antineoplásicos citados nas células tumorais e, portanto, o uso da mesna concomitantemente com ciclofosfamida ou ifosfamida não reduz a eficácia citotóxica destes antineoplásicos. Por isso, mesna é administrada junto com os antineoplásicos oxazafosforínicos.

Por ter sabor desagradável, é usada apenas por via intravenosa.

FARMACODINÂMICA
- profilático da cistite hemorrágica.

FARMACOCINÉTICA
- administrada por via intravenosa, é rapidamente oxidada ao seu metabólito único, dimesna, que corresponde ao 2,2′-ditiodieta-nossulfonato dissódico.
- a ligação às proteínas é baixa (10%).
- volume de distribuição: 0,65 L/kg.

12.42 AGENTES ANTINEOPLÁSICOS

- depuração plasmática: 1,23 L/kg/h.
- meia-vida: mesna, 15 a 30 minutos; dimesna, cerca de 70 minutos.
- excretada pela urina, rapidamente (grande parte em quatro horas e 50% a 60% em 24 horas), por filtração glomerular, 32% como mesna e 33% como dimesna.

Indicações
- profilaxia da cistite hemorrágica induzida por antineoplásicos oxazafosforínicos, como ciclofosfamida e ifosfamida.

Doses
- via intravenosa, adultos, três injeções por dia, cada qual correspondente a 20% da dose de oxazafosforinas empregada no tratamento; a primeira injeção, administrada ao mesmo tempo que a oxazafosforina; a segunda, 4 horas mais tarde; a terceira, 8 horas depois.

Contraindicações
- sensibilidade à mesna ou outros compostos tiólicos.
- gravidez.
- lactação.

Precauções
- o efeito protetor de mesna restringe-se somente às vias urinárias; portanto, devem ser mantidas todas as outras medidas profiláticas ou concomitantemente recomendadas para o tratamento com as oxazafosforinas.

Efeitos adversos
- reação alérgica.
- náusea, vômitos, diarreia.
- cefaleia, dor das extremidades, fadiga, hipotensão.

▸ MESNA (Blausiegel), 5, 10 e 50 ampolas de 4 mL × 400 mg (solução injetável), (genérico)
▸ MESNA (Eurofarma), 10 amp. de 2 e 4 mL c/ 100 mg/mL (sol. injetável), (genérico)
▸ MITEXAN (Asta), 10 amp. de 2 mL c/ 200 mg
10 amp. de 4 mL c/ 400 mg

MILTEFOSINA

É a hexadecilfosfocolina, um acilfosfolipídio heterocíclico com propriedades tópicas contra células cancerosas. O seu mecanismo de ação é desconhecido. Parece atuar como um profármaco inibindo a fosfolipase C e/ou D e produzindo hexadecanol ou hexadecilfosfato como princípios ativos, podendo exercer, ainda, propriedades anti-invasivas. Usada com três solventes 3-alcoxipropilenoglicóis que promovem uma melhor penetração na pele.

Farmacodinâmica
- antineoplásico tópico.

Farmacocinética
- biodisponibilidade sistêmica, através da medida da ASC e após administração oral ou tópica, não é possível, pois a miltefosina não é adequada para administração parenteral devido à sua ação hemolítica.
- após tratamento oral prolongado de 150 mg/dia apresenta concentração plasmática média de 67 nmol/mL.
- dose de até 450 mg/dia durante meses, por via tópica, produzem concentração plasmática < 1 nmol/mL.
- os 3-alcoxipropilenoglicóis proporcionam nível sistêmico baixo de substância ativa (< 1 nmol/mL).
- a miltefosina disponível sofre biotransformação hepática.

Indicações
- tratamento das lesões cutâneas malignas do carcinoma de mama, com infiltração superficial e/ou nodular nas quais cirurgia, radioterapia, terapia hormonal ou quimioterapia não são eficientes, ou quando não houver indicação desses procedimentos.

Doses
- o volume da solução depende da área em tratamento. Durante a primeira semana, aplicar, uma vez ao dia, 3 mg (2 gotas/10 cm^2), usando o mínimo de 1 gota para um pequeno nódulo isolado. Incluir uma margem de cerca de 3 cm além da infiltração visível. A dose total diária não deve ultrapassar 5 mL, o que equivale a uma área de 500 cm^2 e uma dose de 300 mg.
- na segunda semana de tratamento aplicar 2 vezes ao dia (pela manhã e à noite).
- aplicar por um período mínimo de oito semanas consecutivas, prolongando-se até quatro semanas após o desaparecimento das metástases cutâneas se houver boa tolerabilidade. Em caso de regressão parcial ou sem alteração, o tratamento pode ser mantido até que haja indícios de renovação do crescimento ou de perda da eficácia terapêutica.

Contraindicações
- hipersensibilidade à miltefosina.
- durante radioterapia.
- áreas extensas de metástases.

Precauções
- aumento de efeitos adversos se utilizada em áreas extensas ou ulceradas.
- evitar aplicação sobre a pele sã, membranas mucosas ou olhos. No caso de contato acidental a área afetada deve ser lavada com água em abundância ou com água e sabão.
- usar luvas de plástico para aplicação.
- após aplicar a solução sobre a área afetada, massagear levemente. Em lesões ulceradas, cobrir com gaze.
- a formação de escamas ou aparecimento de prurido podem ser aliviados com aplicação de um creme oleoso inerte.
- revisão oftalmológica cada 6 meses.
- vigiar as funções hepática e renal.

Efeitos adversos
- eritema, prurido, ressecamento da pele, escarificação, queimação, principalmente nas lesões ulceradas.
- reações mais severas se for aplicada dose acima da recomendada: dermatite, atrofia, ulceração, necrose.
- quando administrada por via oral, pode induzir alteração reversível da camada pigmentar da retina.
- anorexia, náuseas, vômito, diarreia.
- cefaleia, alopecia.
- elevação da creatinina e/ou enzimas hepáticas.

▸ MILTEX (Asta), frasco conta-gota com 10 mL (40 gotas = 1 mL) e 20 luvas descartáveis × 60 mg/mL

MITOTANO

Quimicamente, é derivado clorado do feniletilbenzeno. Sua estrutura é semelhante à dos inseticidas DDD e DDT. Desconhece-se seu mecanismo de ação, mas talvez sua ação citotóxica se deva à supressão do córtex adrenal.

Farmacodinâmica
- antineoplásico, antiadrenal.

Farmacocinética
- cerca de 40% de uma dose oral são absorvidos do trato gastrintestinal.
- é distribuído a todos os tecidos do organismo; armazena-se nos tecidos ricos em lipídios.
- pequena fração atravessa a barreira hematencefálica.
- sofre biotransformação hepática e renal a metabólito hidrossolúvel.
- doses diárias de 5 a 15 g produzem concentrações sanguíneas de 10 a 90 µg/mL de fármaco inalterado e 30 a 50 µg/mL de um metabólito.
- meia-vida: 18 a 159 dias.
- início de ação: dois ou três dias.
- leva 3 a 5 horas para atingir a concentração plasmática máxima.
- excretada parcialmente (10% a 25% como metabólito) pela urina; 1 a 17% pela bile (como metabólito).
- concentrações plasmáticas mensuráveis persistem por 6 a 9 semanas após suspensão do mitotano.

Indicações
- tratamento paliativo de carcinoma funcional e não funcional inoperável do córtex suprarrenal.
- tratamento da síndrome de Cushing.

Doses
- via oral, para carcinoma, inicialmente, 8 a 10 g administrados em três ou quatro tomadas diariamente. A dose é aumentada gradualmente até a dose máxima tolerada. Esta poderá variar de 2 a 16 g, mas é geralmente 8 a 10 g ao dia. Se ocorrerem reações adversas, a dose é reduzida até a quantidade máxima tolerada.
- via oral, para terapia coadjuvante com irradiação da hipófise em pacientes selecionados com a síndrome de Cushing, inicialmente, 500 mg a 1 g diariamente em tomadas divididas. A dose poderá ser aumentada cada duas ou quatro semanas até o máximo de 4 g ao dia. A dose de manutenção é 500 mg a 2 g diariamente.

Contraindicações
- hipersensibilidade ao mitotano.
- gravidez.
- lactação.

Precauções
- deve ser administrado sob a vigilância de médico qualificado e experiente no uso de agentes antineoplásicos.
- o tratamento deve ser temporariamente interrompido se surgir choque ou trauma grave devido à supressão adrenal causada pelo mitotano; devem-se administrar esteroides exógenos, uma vez que a glândula suprarrenal deprimida poderá não iniciar imediatamente a secreção de esteroides.
- por causar sedação, letargia, vertigem e outros efeitos que afetam o SNC, os pacientes ambulatoriais não devem exercer atividades que exigem atenção, como operar máquinas e dirigir veículos.

- deve-se levar em consideração a relação risco/benefício quando existem os seguintes problemas médicos: função hepática diminuída, infecção, sensibilidade ao mitotano.

Efeitos adversos
- anorexia, náusea, vômito, diarreia.
- letargia, sonolência, tontura, vertigem.
- dermatite.
- visão borrada, diplopia, opacidade do cristalino, retinopatia tóxica, albuminúria, cistite hemorrágica, hematúria, rubor, hiperpirexia, hipotensão ortostática, hipertensão.
- dor generalizada.

Interações medicamentosas
- altera o metabolismo de esteroides exógenos, necessitando aumentar a dose destes no tratamento de insuficiência adrenal.
- acelera a biotransformação de anticoagulantes cumarínicos.
- inibe a resposta adrenal à corticotrofina.
- diminui os níveis de iodo ligado à proteína e 17-hidroxicorticosteroides urinários.
- medicamentos que causam depressão do sistema nervoso central produzem efeitos depressivos aditivos do sistema nervoso.

▶ *LISODREN (Bristol-Myers Squibb), 100 comprimidos × 500 mg*

MITOXANTRONA

É antracenodiona sintética, análogo estrutural da doxorrubicina. Parece ser mais ativa na fase S posterior da divisão celular, mas não é fase-específica. Inibe a síntese de DNA e RNA por intercalação dos três anéis fundidos entre pares de bases e interação eletrostática da cadeia lateral com os grupos fosfato dos ácidos nucleicos. Apresenta também efeitos antiviral, antibacteriano, antiprotozoário e imunossupressor. É carcinogênica e mutagênica, mas não teratogênica.

Usada na forma de dicloridrato.

Farmacodinâmica
- antineoplásico.

Farmacocinética
- distribui-se rápida e extensamente, concentrando-se mais na tireoide, fígado, coração e eritrócitos.
- a ligação às proteínas é alta (78%).
- sofre biotransformação hepática, dando primariamente derivados de ácidos mono e dicarboxílico.
- meia-vida trifásica: inicial, 12 a 15 minutos; intermediária, meia hora a uma ou mais horas; terminal, um a dois dias.
- excretada pela bile e pelas fezes, até 25% em 5 dias; 6 a 11% são eliminados pela urina, 65% dos quais na forma íntegra e o restante na forma de dois metabólitos inativos e seus conjugados glicuronídios.

Indicações
- tratamento, em associação com outros antineoplásicos, de leucemia não linfocítica aguda em adultos.
- tratamento, isolada ou em associação com outros antineoplásicos, de carcinomas de mama, incluindo doenças localmente avançadas e metastáticas.
- tratamento de hepatoma e linfomas não Hodgkin.

Doses
- via intravenosa, 14 mg/m² como dose única, que pode ser repetida a intervalos de 21 dias.

Contraindicações
- hipersensibilidade à mitoxantrona.
- gravidez.
- lactação.

Precauções
- deve ser administrada apenas por médicos experientes no uso de antineoplásicos.
- os efeitos mielodepressores podem resultar em aumento na incidência de infecção microbiana, cura retardada e sangramento gengival. Trabalho odontológico deve ser completado antes de iniciar o tratamento ou postergado até que o hemograma volte ao normal.
- deve-se levar em consideração a relação risco/benefício quando existem os seguintes problemas médicos: cálculos renais de urato, doença coronariana, gota, herpes-zóster, infecção, insuficiência grave da função hepática, mielodepressão, sensibilidade à mitoxantrona e varicela.
- deve-se usar de cautela em pacientes com reservas medulares inadequadas por tratamento prévio com citotóxicos ou radioterapia.

Efeitos adversos
- mielodepressão profunda, com granulocitopenia, anemia, trombocitopenia, leucopenia.
- náusea, vômito, cefaleia, diarreia, mucosite, febre, alopecia.
- tosse, sangramento gastrintestinal.
- dor estomacal, estomatite ou mucosite.
- hiperuricemia, anorexia, dispneia, fadiga, fraqueza.
- arritmias, insuficiência cardíaca congestiva, conjuntivite, icterícia, insuficiência renal, convulsões.
- exantema.
- irritação, flebite ou necrose no local da injeção, se ocorrer extravasamento.
- confere cor verde-azulada à urina durante 24 horas após administração.

Interações medicamentosas
- pode elevar a concentração de ácido úrico sanguíneo se tomada concomitantemente com alopurinol, colchicina ou probenecida.
- pode aumentar o risco de cardiotoxicidade do paciente, tratado previamente com daunorrubicina, doxorrubicina ou radioterapia.
- por ter a capacidade de suprimir os mecanismos de defesa normais, pode diminuir a resposta de anticorpos ao paciente quando tomada com vacinas de vírus mortos; deve-se guardar intervalo de três meses a um ano entre as aplicações das duas medicações.
- por ter a capacidade de suprimir os mecanismos de defesa normais, pode potencializar a replicação do vírus da vacina com vírus atenuados, aumentar os efeitos adversos do vírus da vacina e diminuir a resposta de anticorpos do paciente; deve-se guardar geralmente intervalo de três meses a um ano entre as aplicações das duas medicações.
- medicamentos que causam discrasias sanguíneas podem aumentar seus efeitos leucopênicos e/ou trombocitopênicos.
- outros mielodepressores podem causar mielodepressão aditiva.

▶ *CLORIDRATO DE MITOXANTRONA (Neovita), fr.-amp. de 10 mL c/ 20 mg*

▶ *MITOXANTRONA (Asta), 1 fr.-amp. de 10 e 15 mL c/ 2 mg/mL*
▶ *MITOXANTRONA (Zodiac), fr.-amp. c/ 20 mg*
▶ *NOVANTRONE (Wyeth), fr.-amp. de 10 e 15 mL c/ 2 mg/mL*

PROCARBAZINA

Corresponde a um derivado da metil-hidrazina. É agente alquilante e inibidor da monoamino-oxidase. Seu mecanismo de ação antineoplásica parece assemelhar-se ao dos agentes alquilantes. É fase S-específica do ciclo celular. Inibe a síntese de DNA, RNA e proteínas. Tem atividade imunossupressora. É carcinogênica, mutagênica e teratogênica.

Usada como cloridrato.

Farmacodinâmica
- antineoplásico.

Farmacocinética
- é rápida e quase completamente absorvida do trato gastrintestinal após administração oral.
- concentra-se inicialmente no fígado e nos rins.
- atravessa a barreira hematencefálica.
- sofre biotransformação hepática, dando metabólitos ativos e inativos.
- meia-vida: aproximadamente 10 minutos.
- excretada principalmente (45% a 70%) pela urina, menos de 5% na forma inalterada; cerca de 30% são eliminados pela respiração, na forma de metano e dióxido de carbono.

Indicações
- tratamento, em associação com outros antineoplásicos, de linfomas de Hodgkin e alguns linfomas não Hodgkin.
- tratamento de tumores cerebrais e carcinoma broncogênico.
- tratamento de melanoma maligno.
- tratamento de mieloma múltiplo.
- tratamento de policitemia vera.

Doses
- via oral, inicialmente, 100 mg/m² diariamente; a dose é aumentada cada semana a 150 a 200 mg/m². Esta dose é administrada durante três semanas e então reduzida a 100 mg/m² por dia até surgir a toxicidade. A dose deve ser diminuída em pacientes com disfunção hepática, renal ou óssea.

Contraindicações
- hipersensibilidade à procarbazina.
- gravidez.
- lactação.
- alcoolismo ativo.
- insuficiência coronariana congestiva.
- grave comprometimento das funções hepática ou renal.
- feocromocitoma.

Precauções
- deve ser administrada apenas por médico experiente em quimioterapia antineoplásica.
- os efeitos mielodepressores podem resultar em aumento na incidência de infecção microbiana, cura retardada e sangramento gengival. Trabalho odontológico deve ser completado antes de iniciar o tratamento ou postergado até que o hemograma retorne ao normal.

12.44 AGENTES ANTINEOPLÁSICOS

- deve-se levar em consideração a relação risco/benefício quando existem os seguintes problemas médicos: arritmias cardíacas, cefaleias graves ou frequentes, diabetes melito, doença cardiovascular ou insuficiência coronariana, epilepsia, esquizofrenia paranoide ou outras condições de personalidade hiperexcitável, funções hepática ou renal comprometidas, herpes-zóster, hipertireoidismo, infecção, mielodepressão, parkinsonismo, sensibilidade à procarbazina, varicela.
- deve-se usar de cautela em pacientes previamente tratados com antineoplásicos ou radioterapia.
- deve-se usar de cautela em pacientes que sofreram simpatectomia.

EFEITOS ADVERSOS
- mielodepressão, com leucopenia e trombocitopenia.
- distúrbios gastrintestinais.
- confusão, convulsões, alucinações.
- hemólise, anemia hemolítica.
- náusea, vômito, pneumonite.
- estomatite, disfagia, diarreia.
- letargia, sonolência, depressão, neuropatia periférica com parestesia, nistagmo, ataxia.
- mialgia, artralgia, hipotensão ortostática, dermatite, prurido, hiperpigmentação, alopecia.

INTERAÇÕES MEDICAMENTOSAS
- visto que inibe a MAO, deve-se evitar a administração concomitante de antidepressores tricíclicos, bebidas ou alimentos com alto teor de tiramina e simpatomiméticos.
- pode intensificar os efeitos dos depressores do SNC, barbitúricos, fenotiazínicos, hipnoanalgésicos.
- por ter a capacidade de suprimir os mecanismos de defesa normais, pode diminuir a resposta de anticorpos do paciente quando tomada com vacinas de vírus mortos; deve-se guardar intervalo de três meses a um ano entre as aplicações das duas medicações.
- por ter a capacidade de suprimir os mecanismos de defesa normais, pode potencializar a replicação do vírus da vacina com vírus atenuados, aumentar os efeitos adversos do vírus da vacina e diminuir a resposta de anticorpos do paciente; deve-se guardar geralmente intervalo de três meses a um ano entre as aplicações das duas medicações.
- álcool pode acarretar reação semelhante à provocada pelo sulfiram, depressão aditiva do SNC e hipotensão postural.

▶ NATULANAR (Eurofarma), 50 cáps. × 50 mg

RITUXIMABE

É uma imunoglobulina IgG1 *kappa* obtida por engenharia genética a partir das regiões variáveis murinas (Fab) do anticorpo monoclonal-CD20 e das regiões constantes κ humanas. É uma proteína glicosilada contendo 1.328 aminoácidos com grande afinidade pelas ligações com o antígeno CD20 de 5,2 a 11 nM. O anticorpo é produzido nas células ovarianas de hamster chinês, em culturas celulares e em um meio contendo 100 μg/mL de gentamicina. Este aminociclitol não é detectado no produto final. Através de técnicas de inativação viral e de remoção, o anticorpo é purificado.

O CD20 é uma proteína da membrana da linhagem dos linfócitos B humanos: precursores de células-B e células-B maduras, porém, não de células progenitoras, células pró-B, células plasmáticas normais e outros tecidos normais. Ele está presente em mais de 95% de todas as células-B dos linfomas não Hodgkin (LNH) e não circula no plasma como antígeno livre. Acredita-se que esteja envolvido na regulação do crescimento da célula-B, atuando provavelmente como os canais de sódio, e restringe-se às células linfoides do timo, polpa branca do baço, células-B do sangue periférico e dos linfonodos. Os anticorpos que se ligam ao CD20 causam profunda depressão das células-B maduras.

O rituximabe liga-se ao antígeno CD20 dos linfócitos B desencadeando reações que produzirão a lise da célula-B. Atua produzindo citotoxicidade complemento-dependente (CDC) e citotoxicidade celular anticorpo-dependente (ADCC), além de sensibilizar a linhagem de células-B dos linfomas resistentes a fármacos, tornando-as vulneráveis aos efeitos citotóxicos de alguns quimioterápicos.

FARMACODINÂMICA
- antineoplásico.

FARMACOCINÉTICA
- após administração IV de 375 mg/m² de superfície corporal, uma vez por semana durante quatro semanas, atinge a concentração plasmática máxima de 238,7 μg/mL.
- as concentrações plasmáticas aumentam linearmente com a dose.
- meia-vida plasmática média de 68,1 horas após administração de 375 mg/m².
- depuração plasmática após a primeira infusão: 0,0459 L/h.
- após a quarta infusão os valores médios da meia-vida plasmática, concentração plasmática máxima e depuração plasmática foram de 189,9 horas, 480,7 μg/mL e 0,0145 L/h, respectivamente.
- detectado no plasma até 3-6 meses após a última infusão.

INDICAÇÕES
- tratamento dos LNH indolentes de células-B que não responderam a outras terapêuticas ou quando a doença progrediu durante ou após pelo menos um tratamento padrão contendo agente alquilante.

DOSES
- como monoterapia, 375 mg/m² de superfície corporal administrados em infusão IV, uma vez por semana por quatro semanas.
- para a primeira infusão, iniciar com 50 mg/h e posteriormente aumentando para 50 mg/h a cada 30 minutos até o máximo de 400 mg/h. Na eventualidade de aparecimento de reações de hipersensibilidade ou efeitos adversos relacionados à infusão, a administração deve ser suspensa, podendo ser reiniciada posteriormente com metade da velocidade anterior.
- para infusões subsequentes, iniciar com 100 mg/h aumentando de 100 mg/h a cada 30 minutos até o máximo de 400 mg/h.

CONTRAINDICAÇÕES
- hipersensibilidade ao fármaco.
- gravidez e lactação.
- crianças.
- tratamento da hepatite B em atividade.

PRECAUÇÕES
- pacientes portadores de doença pulmonar preexistente apresentam risco de desenvolver broncoespasmo.
- suspender anti-hipertensivos 12 horas antes e durante a infusão, devido ao risco de hipotensão.
- vigiar a administração a pacientes cardíacos.
- cautela nos pacientes com contagem de neutrófilos $< 1,5 \times 10^3$ e/ou contagem de plaquetas $< 75 \times 10^3/mm^3$. Realizar hemograma completo com contagem de plaquetas regularmente durante o tratamento.
- a infusão deverá ter uso exclusivo IV em infusão ou bolo.
- administrar, previamente ao seu uso, um analgésico, um antipirético e um anti-histamínico.
- pode reativar o vírus da hepatite B em pacientes soropositivos.

EFEITOS ADVERSOS
- hipotensão ortostática, hipertensão, bradicardia ou taquicardia.
- anorexia, dispepsia, diarreia.
- leucopenia, trombocitopenia, linfadenopatia.
- ansiedade, tontura, depressão, parestesia, hiperestesia, agitação, insônia, sonolência, neurite, leucoencefalopatia, edemas facial e periférico, perda de peso.
- aumento de HDL, hiperuricemia, hiperglicemia, hipocalcemia.
- aumento da tosse, broncoconstrição, laringismo.
- transpiração, sudorese noturna, ressecamento da pele.
- perda do paladar, dor de ouvido, distúrbios lacrimais.
- disúria, hematúria.
- anafilaxia com reação fatal.

INTERAÇÕES MEDICAMENTOSAS
- pacientes titulados com anticorpos anticamundongo humano ou com anticorpo antiquimérico humano poderão desenvolver reações de hipersensibilidade quando associados a outros tratamentos usando anticorpos monoclonais.

▶ MABTHERA (Roche), cx. com 2 frascos × 100 mg/10 mL
cx. com 1 frasco × 500 mg/50 mL

SORAFENIBE

É um inibidor da multicinase que atua diminuindo a proliferação das células malignas *in vitro*. Sua ação é exercida sobre as cinases da superfície celular KIT, FLT-3, VEGFR-2 e sobre as quinases intracelulares múltiplas como CRAF, BRAF e BRAF mutante, sendo muitas delas relacionadas com a angiogênese. Seu nome químico é 4-(4-{3-[4-cloro-3-(trifluoro-metil)fenil]ureído}fenoxi)-N^2-metilpiridina-2-carboxamida.

FARMACODINÂMICA
- antineoplásico.

FARMACOCINÉTICA
- após administração oral apresenta biodisponibilidade entre 38 e 49%. Os alimentos ricos em lipídios a reduzem em 29%.
- 99% ligam-se às proteínas plasmáticas.
- atinge o pico da concentração plasmática em cerca de três horas.
- sofre biotransformação hepática através do isossistema CYP3A4 e glicuronidação mediada pela

UGT1A9 formando oito metabólitos, sendo o sorafenibe responsável por 70 a 85% e o metabólito N-óxido piridina por 9 a 16%.
- meia-vida entre 25 e 48 h.
- após uma dose de 100 mg, 77% são eliminados pelas fezes, sendo 51% sob a forma inalterada e 19% pela urina sob a forma de metabólitos glicuronados.

Indicações
- tratamento do câncer avançado do rim.

Doses
- por via oral, 400 mg duas vezes ao dia uma hora antes ou duas horas após uma refeição.
- para toxicidade grau 2 sem melhora dentro de 7 dias, suspender o tratamento ou quando aparece uma segunda ou terceira reincidência de toxicidade grau 2. A terapêutica somente poderá ser reiniciada quando o grau de toxicidade retornar ao grau 0-1. Nesses casos a dose deve ser reduzida para 400 mg por dia ou em dias alternados.
- para toxicidade cutânea grau 3, em primeira ou segunda ocorrência, interromper o tratamento até que regrida ao grau 0-1. Ao recomeçar o tratamento reduzir a dose como no esquema anterior.

Contraindicações
- hipersensibilidade ao fármaco.
- gravidez e lactação. Categoria D da FDA.
- crianças.
- insuficiência hepática.
- insuficiência renal grave.

Precauções
- clastogênico em células de mamíferos.
- suspender, temporariamente, o tratamento em pacientes que vão submeter-se a uma cirurgia.
- vigiar a pressão arterial durante as 6 primeiras semanas de tratamento.

Efeitos Adversos
- hemorragia, anemia, trombocitopenia.
- hipertensão arterial sistêmica, inclusive crise hipertensiva.
- reações de hipersensibilidade.
- hiponatremia, hipofosfatemia, hiperbilirrubinemia.
- aumentos da fosfatase alcalina, transaminases, amilase, lipase.
- hipotireoidismo.
- isquemia miocárdica, infarto do miocárdio.
- leucopenia, linfopenia.
- mialgia.
- pancreatite.
- tinito.
- dor abdominal, anorexia, constipação, diarreia, náusea, vômito, disfagia, dispepsia, gastrite, refluxo gastrintestinal, mucosite, estomatite.
- perda de peso, astenia, fadiga, depressão.
- rouquidão, tosse, dispneia.
- febre, cefaleia, mialgia, artralgia, dor óssea.
- eczema, eritema, eritema multiforme, acne, foliculite, alopecia, pele seca.
- disfunção erétil.
- neuropatia sensorial.
- desidratação.
- ginecomastia.

Interações Medicamentosas
- fármacos que utilizam os sistemas isoenzimáticos CYP2B6 e CYP2C8 podem aumentar suas concentrações quando usados concomitantemente com o sorafenibe.
- indutores da CYP3A4: carbamazepam, dexametasona, fenobarbital, fenitoína, rifampicina, erva-de-são-joão, diminuem a concentração do sorafenibe.
- aumenta a ASC da doxorrubicina em 21%.
- fármacos que utilizam como substrato UGT1A1, como a irinotecana, aumentam a ASC desta entre 26 e 42%. Já os fármacos biotransformados pela UGT1A9 podem aumentar suas concentrações.
- o uso concomitante com varfarina pode aumentar o INR.

▶ *NEXAVAR (Bayer Health Care), 60 comprimidos × 200 mg*

SUNITINIBE

É um composto hidroxi-(2S)-ácido butanedioico com a N-[2-(dietilamino)etil]-5-[(Z)-(5-fluoro-1,2-di-hidro-2-oxo-3H-indol-3-ilidina)metil]-2,4-dimetil-1H-pirro-3-carboxamina(1:1). É inibidor da cinase que se liga a diversos receptores das tirosinoquinases (RTK) que estão relacionadas com o crescimento tumoral, na angiogênese patológica e na progressão do câncer metastático. É ativo contra diversas quinases ($>$ 80) além de ser inibidor dos receptores do fator de crescimento derivado das plaquetas (PDGFRα e PDGFRβ), dos receptores do fator de crescimento endotelial vascular (VEGFR1, VEGFR2 e VEGFR3), do receptor do fator de células-tronco (KIT), da tirosina cinase-3 similar a Fms (FLT3), do receptor do fator de estimulação de colônia tipo 1 (CSF-1R) e do receptor do fator neurotrófico derivado de linhagem celular glial (RET). Comercializado como maleato.

Farmacodinâmica
- antineoplásico.

Farmacocinética
- atinge a concentração plasmática máxima entre 6 e 12 horas após a administração oral.
- a administração com alimentos não altera sua biodisponibilidade.
- 90 e 95% do sunitinibe e seu principal metabólito ligam-se às proteínas plasmáticas, respectivamente.
- volume de distribuição de cerca de 2.230 L.
- A ASC e a $C_{máx}$ aumentam proporcionalmente com o aumento da dose em uma faixa entre 25 e 100 mg.
- sofre biotransformação hepática utilizando o sistema isoenzimático CYP3A4 do citocromo P450 formando um metabólito ativo que sofre nova biotransformação. O metabólito ativo corresponde a 23 a 37% da exposição total.
- 61% eliminados pelas fezes e 16% pelos rins.
- depuração total entre 34 e 62 L/h.
- meia-vida do sunitinibe e seu metabólito de cerca de 40 a 60 h e 80 a 110 h, respectivamente.
- após a administração de doses repetitivas, há um acúmulo do fármaco original de 3 a 4 vezes e do seu metabólito principal de cerca de 7 a 10 vezes.
- atinge o estado de equilíbrio entre 10 e 14 dias.
- não há alteração significativa da farmacocinética na presença de insuficiência hepática leve ou moderada. Não há parâmetros avaliados na presença de insuficiência renal.

Indicações
- tratamento de tumor estromal gastrintestinal depois de intolerância ou falha do tratamento com mesilato de imatinib.
- tratamento do carcinoma avançado de células renais.

Doses
- 50 mg por via oral, uma vez ao dia, durante 4 semanas, seguido de 2 semanas de intervalo totalizando um ciclo completo de 6 semanas. A modificação da dose, em incrementos ou reduções de 12,5 mg, depende da segurança e da tolerabilidade individuais.
- Não usar dose diária $>$ 87,5 mg ou $<$ 12,5 mg.

Contraindicações
- hipersensibilidade ao fármaco.
- gravidez e lactação. Categoria D da FDA na gestação.
- crianças.

Precauções
- em caso de omissão de dose, adiar a administração para o dia seguinte, porém, pode haver comprometimento da eficácia do tratamento.
- vigiar os pacientes quanto ao desenvolvimento de insuficiência cardíaca congestiva (ICC). Na presença de ICC deve-se interromper o tratamento.
- vigiar os pacientes quanto ao aparecimento de hipertensão arterial sistêmica (HAS). Na presença de HAS, esta deverá estar primeiramente controlada.
- observar o paciente quanto ao desenvolvimento de insuficiência adrenal naqueles que foram submetidos a cirurgia, trauma ou apresentaram infecção grave.
- realizar leucograma e avaliação bioquímica, inclusive de fosfato, antes de iniciar o tratamento.
- uso cuidadoso nos diabéticos devido ao conteúdo de açúcar presente na apresentação.

Efeitos Adversos
- alteração da cor, secura, espessamento ou rachadura da pele. Aparecimento de bolhas ou exantema na palma das mãos e na planta dos pés.
- hemorragia tumoral.
- epistaxe.
- perfuração gastrintestinal.
- leucopenia e plaquetopenia.
- insuficiência cardíaca congestiva, diminuição da fração de ejeção do ventrículo esquerdo.
- prolongamento do intervalo QT.
- embolia pulmonar.
- hipertensão arterial sistêmica.
- hipotireoidismo.
- náusea, diarreia, estomatite, dispepsia, vômitos, pancreatite.
- aumento de amilase e lipase séricas.
- convulsões nos pacientes que apresentavam metástases cerebrais.

Interações Medicamentosas
- a administração concomitante com o cetoconazol aumentou a concentração plasmática e a ASC do sunitinibe em 49 e 51%, respectivamente. O uso simultâneo com outros inibidores da CYP3A4 (ritonavir, itraconazol, eritromicina, claritromicina, suco de toronja) pode aumentar a concentração do sunitinibe.
- a associação com rifampicina, uma indutora da CYP3A4, reduz a concentração plasmática máxima e a ASC do sunitinibe em 23 e 46%, respectivamente.

- o uso concomitante com indutores da CYP3A4 (dexametasona, fenitoína, carbamazepina, fenobarbital, *Hypericum perforatum*) pode reduzir as concentrações do sunitinibe.

▶ SUTENT (Pfizer), fr. com 28 cáps. × 12,5, 25 e 50 mg

TIMOSTIMULINA

Conhecida também pela sigla TP-1, consiste em lisado ácido de timo de vitelo.

INDICAÇÕES
- tratamento de distúrbios de imunodeficiência.
- adjuvante no tratamento de neoplasias.

DOSES
- via intramuscular, adultos, 1 g ao dia; crianças, 500 mg a 1 g ao dia.
- via oral, adultos, 3 a 6 g ao dia; crianças maiores de 6 anos, 3 g uma a duas vezes ao dia; crianças de 1 a 6 anos, 1,5 g uma a duas vezes ao dia; lactentes até 1 ano, 1 g uma a três vezes ao dia.

CONTRAINDICAÇÕES
- primeiro trimestre da gravidez.
- hipersensibilidade aos fatores tímicos.

EFEITOS ADVERSOS
- dor no local da injeção.
- urticária, choque anafilático.

▶ TP-1 SERONO (Serono), amp. × 10, 25 e 50 mg

TOPOTECANA

É um derivado semissintético da camptotecina, um alcaloide derivado da casca de uma planta chinesa, a *Camptotheca acuminata*. É hidrossolúvel e potente inibidora da topoisomerase I do DNA com propriedades antineoplásicas. A topoisomerase I desempenha um papel fundamental na proliferação celular, sendo responsável pela manutenção da estrutura do DNA durante a divisão celular. Sua inibição acarreta uma ruptura da cadeia de DNA, interferindo na religação da hemicadeia clivada, e consequentemente morte celular. A topoisomerase I é encontrada tanto em células normais quanto em células tumorais, porém torna-se mais vulnerável em células em crescimento na fase em que o DNA se divide, onde é encontrada em maior quantidade. A topotecana exerceria assim sua seletividade pelas células neoplásicas. Acredita-se também que o crescimento exagerado destas células permitiria uma maior captação do fármaco. Apresentada sob a forma de cloridrato.

FARMACODINÂMICA
- antineoplásico.

FARMACOCINÉTICA
- sofre hidrólise reversível do anel lactônico, numa reação dependente do pH, em soluções aquosas. A forma lactônica, de anel fechado, predomina durante a infusão IV, sendo hidrolisada no final.
- pode ser hidrolisado parcialmente antes da administração, em soluções parenterais.
- a forma hidroxiácida, de anel aberto, após hidrólise é destituída de propriedades inibitórias de topoisomerase I.
- o metabólito inativo carboxilado atinge níveis superiores ao da forma lactônica cerca de 45 minutos após administração IV durante 30 minutos.
- as concentrações plasmáticas e ASC mostram uma relação linear com o aumento da dose.
- administrado por via oral sofre hidrólise no intestino com predomínio da forma de anel aberto, que quase não é absorvida.
- não produz efeito cumulativo.
- biodisponibilidade de aproximadamente 35%.
- volume de distribuição de cerca de 130 L.
- depuração plasmática da topotecana total de cerca de 1.000 mL/min.
- meia-vida de 2 a 3 horas.
- 30% excretados pela urina.
- a insuficiência hepática não altera sua farmacocinética.
- aumento da meia-vida em até 5 horas na presença de insuficiência renal.

INDICAÇÕES
- tratamento do carcinoma metastático de ovário que não respondeu ao tratamento inicial ou subsequente.

DOSES
- 1,5 mg/m² por dia durante 30 minutos, IV e durante 5 dias consecutivos, em um ciclo de 21 dias. Recomenda-se um mínimo de 4 ciclos, de 9 a 12 semanas.
- na insuficiência renal, 0,75 mg/m² por dia, em 30 minutos e durante 5 dias consecutivos por um ciclo de 21 dias.

SUPERDOSE
- a superdose produz mielotoxicidade. Não existe antídoto.

CONTRAINDICAÇÕES
- hipersensibilidade à topotecana.
- gravidez e lactação.
- discrasias sanguíneas.

PRECAUÇÕES
- reduzir a dose na presença de insuficiência renal.
- realizar controles hematológicos periódicos, não sendo recomendado reiniciar um novo ciclo antes que a hemoglobina atinja um nível de 9 mg/dL, a contagem de neutrófilos > 1.000 células/mm³ e a de plaquetas > 100.000/mm³.

EFEITOS ADVERSOS
- febre, fadiga, astenia, cefaleia, dispneia.
- alopecia.
- anemia, neutropenia, leucopenia moderada a severa, trombocitopenia.
- infecções associadas à neutropenia.
- náuseas, vômitos, diarreia ou constipação, dores abdominais, estomatite.
- aumento de AST e ALT.

▶ HYCAMTIN (GlaxoSmithKline), 1 e 5 fr.-amp. × 4 mg

TRANSTUZUMABE

É anticorpo monoclonal derivado de células de ovário do hamster chinês, cultivadas em preparações contendo gentamicina e obtido por técnicas de DNA recombinante. Liga-se seletivamente ao receptor proteico HER2 presente em 25 a 30% dos carcinomas primários de mama. Como consequência, inibe o crescimento das células tumorais. Acredita-se que possa atuar, ainda, nas células *natural killer* que se fixam às células com superexpressão da HER2 e aos anticorpos transtuzumabe que recebem um sinal de que a célula anormal deve ser destruída.

O HER2 constitui um dos quatro genes (proto-oncogene HER) responsáveis pela codificação de superfície celular dos fatores de crescimento HER1 a HER4, expressos tanto em células normais quanto nas neoplásicas. Quando superexpressos produzem alta atividade enzimática intracelular com total descontrole no crescimento, divisão e diferenciação celulares. A indicação terapêutica do transtuzumabe requer testes imuno-histoquímicos para avaliação da superexpressão do HER2.

FARMACODINÂMICA
- antineoplásico.

FARMACOCINÉTICA
- volume de distribuição de cerca de 44 mL/kg.
- para uma dose de ataque de 4 mg, seguida de dose de manutenção de 2 mg/kg/semana, atinge o pico da concentração plasmática no estado de equilíbrio de cerca de 123 μg/mL.
- para as mesmas doses, atinge as concentrações de equilíbrio entre 16 e 32 semanas.
- meia-vida relacionada à dose: de 10 a 500 mg uma vez por semana, 1,7 a 12 dias. Para uma dose de ataque de 4 mg/kg e de manutenção de 2 mg/kg/semana, 5,8 dias.
- a depuração do transtuzumabe diminui de duas vezes quando usado simultaneamente com paclitaxel.

INDICAÇÕES
- tratamento do carcinoma metastático de mama em pacientes que foram submetidas previamente a quimioterapia.
- em associação com paclitaxel, em pacientes com superexpressão da proteína HER2 e sem quimioterapia prévia.

DOSES
- para tratamento do carcinoma de mama, como ataque, 4 mg/kg IV, administrados durante 90 minutos.
- como manutenção, 2 mg/kg IV, administrados durante 30 minutos e a intervalos de 7 dias.
- a dose máxima recomendada é de 500 mg.

CONTRAINDICAÇÕES
- hipersensibilidade ao fármaco.
- gravidez e lactação.
- crianças.

PRECAUÇÕES
- risco de desenvolver cardiomiopatia. Pacientes também submetidos à terapêutica com fármacos cardiotóxicos ou radioterapia apresentam risco em potencial.
- os pacientes devem ser acompanhados do ponto de vista cardiovascular com exame clínico, ECG, ecocardiograma e/ou cintilografia miocárdica.

EFEITOS ADVERSOS
- reações resultantes da infusão: febre, calafrios, tonturas, cefaleia, náusea, vômitos, dispneia.
- insuficiência cardíaca congestiva.
- síndrome do desconforto respiratório do adulto.
- reações alérgicas.
- anemia, leucopenia.
- diarreia, anorexia.

- infecções.
- parestesias.
- exantema cutâneo.

INTERAÇÕES MEDICAMENTOSAS
- o uso concomitante com ciclofosfamida, doxorrubicina ou epirrubicina aumentam o risco de cardiotoxicidade.
- o uso concomitante de paclitaxel aumenta os níveis séricos de transtuzumabe.
- a associação com antraciclina aumenta o risco de cardiotoxicidade. Esta última só deve ser utilizada 22 semanas após a interrupção do transtuzumabe.

▶ HERCEPTIN (Roche), fr. c/ pó liofilizado e 20 mL de diluente × 440 mg

TRETINOÍNA

Corresponde ao ácido *trans*-retinoico, derivado da vitamina A. Inibe a proliferação celular em linhagem de células hematopoiéticas, incluindo as leucêmicas mieloides humanas. Acredita-se que atue através de uma alteração na ligação do ácido *trans*-retinoico a um receptor do núcleo do ácido retinoico. No Capítulo 19 é descrito como queratolítico tópico.

FARMACODINÂMICA
- antineoplásico.

FARMACOCINÉTICA
- após absorção oral atinge o pico da concentração plasmática em 3 horas.
- a concentração plasmática diminui acentuadamente durante o tratamento com doses múltiplas.
- liga-se amplamente às proteínas plasmáticas.
- meia-vida de cerca de 0,7 hora. Os metabólitos 4-oxo apresentam meia-vida maior do que o composto original.
- sofre biotransformação hepática por oxidação e glicuronidação, utilizando o sistema do citocromo P450.
- 60% eliminados pela urina.

INDICAÇÕES
- para indução da remissão em leucemia promielocítica aguda (FAB AML-M3). Após a remissão completa deve ser empregada quimioterapia com doses plenas. O tempo médio de recidivas é de 4 a 6 meses.

DOSES
- para leucemia promielocítica aguda, 45 mg/m² de superfície corporal dividida em duas doses orais, durante 30 a 90 dias até a remissão completa.
- após a remissão completa administra-se um esquema padrão de quimioterapia de consolidação.

CONTRAINDICAÇÕES
- hipersensibilidade ao fármaco.
- gravidez e lactação.
- síndrome do ácido retinoico.

PRECAUÇÕES
- a prevenção da síndrome do ácido retinoico pode ser feita através de quimioterapia com doses plenas.

- deverá ser utilizado por profissionais com experiência no tratamento de doenças hematológicas e/ou oncológicas.

EFEITOS ADVERSOS
- eritema, prurido, sudorese profusa, celulite, alopecia, ressecamento das mucosas, sangramento dérmico, dermatite.
- dor abdominal, obstipação, diarreia, bolhas na boca, desconforto epigástrico.
- arritmia cardíaca.
- tosse, congestão nasal, dispneia, faringite, insuficiência respiratória, derrame pleural, sibilos.
- tontura, confusão mental, hipertensão intracraniana, ansiedade.
- alterações visuais e auditivas.
- febre, calafrios, fadiga, alteração do peso, mialgia, hemorragias.
- elevação dos níveis de colesterol, triglicérides e transaminases.

INTERAÇÕES MEDICAMENTOSAS
- pode interagir com fármacos que são biotransformados através do sistema do citocromo P450.

▶ VESANOID (Roche), 100 cápsulas × 100 mg

VEMURAFENIBE

É o propano-1-ácido sulfônico {3-[5-(4-clorofenil)-1H-pirrol[2,3-b] piridina-3-carbonil]-2,4 difluorofenil}-amida, um inibidor da quinase serina-treonina do BFRAF. As proteínas BRAF resultam de mutações no gene BRAF por substituição da valina na posição do aminoácido 600. Elas podem provocar proliferação celular na ausência de fatores do crescimento. O vemurafenibe interrompe a etapa B-Raf/MEK da via B-Raf/MEK/ERK desde que haja uma mutação V600E. Atua de maneira específica em pacientes portadores de melanoma. Cerca de 60% dos melanomas apresentam essa mutação. Também é eficaz na forma mais rara de mutação BRAF V600K. Pode apresentar resistência. É inibidora da P-gp *in vitro*.

FARMACODINÂMICA
- antineoplásico.

FARMACOCINÉTICA
- biodisponibilidade desconhecida.
- $T_{máx}$ de 3 à 4 horas.
- $C_{máx}$ e UC_{0-12} de 62 ± 17 μg/mL e 601 ± 170 μg*h/mL, respectivamente.
- provoca acúmulo após a administração de doses múltiplas.
- administrado com refeição rica em gorduras, aumenta a ASC em cerca de 5 vezes, a $C_{máx}$ em 2,5 vezes e o $T_{máx}$ em 4 horas.
- mais de 99% ligam-se às proteínas plasmáticas, principalmente à albumina e à lipoproteína ácida α_1.
- sofre biotransformação hepática através do isossistema da CYP3A4 e produz metabólitos resultantes de glicuronidação e glicosilação.
- 94% são eliminados pelas fezes e < 1% pela urina, dentro de 48 horas. A excreção biliar pode ser uma importante via de eliminação.
- depuração de cerca de 29,3 L/dia.

INDICAÇÕES
- tratamento do melanoma metastático não ressecável com mutação BRAF V600E.

DOSES
- 960 mg a cada 12 horas com ou sem alimentos. Em caso de não administração de uma dose, ela pode ser tomada até 4 horas após a última.

CONTRAINDICAÇÕES
- hipersensibilidade ao fármaco.
- distúrbios eletrolíticos incorrigíveis.
- síndrome do QT longo ou em associação com fármacos que prolongam o intervalo QT.
- gravidez e lactação.
- < 18 e > 65 anos de idade.

Quadro 1 Esquema de modificação de dose com base no grau de qualquer efeito adverso (EA) grau (CTC-AE).

Graus	Modificação de dose recomendada
Grau 1 ou 2 (tolerável)	Manter a dose de 960 mg de vemurafenibe, 2 vezes/dia.
Grau 2 (intolerável) ou grau 3	
1ª ocorrência de qualquer EA de grau 2 ou 3	Interromper o tratamento até grau 0 – 1. Retomar o tratamento com 720 mg, 2 vezes/dia (ou 480 mg, 2 vezes/dia, caso a dose já tenha sido reduzida).
2ª ocorrência de qualquer EA de grau 2 ou 3 ou persistência após interrupção do tratamento	Interromper o tratamento até grau 0 – 1. Retomar o tratamento com 480 mg, 2 vezes/dia (ou suspender permanentemente, caso a dose já tenha sido reduzida para 480 mg, 2 vezes/dia).
3ª ocorrência de qualquer EA de grau 2 ou 3 ou persistência após a 2ª redução de dose	Suspender permanentemente.
Grau 4	
1ª ocorrência de qualquer EA grau 4	Suspender permanentemente ou interromper o tratamento com vemurafenibe até grau 0 – 1. Retomar o tratamento com 480 mg, 2 vezes/dia (ou suspender permanentemente, caso a dose já tenha sido reduzida para 480 mg, 2 vezes/dia).
2ª ocorrência de qualquer EA de grau 4 ou persistência de qualquer EA grau 4 após a 1ª redução de dose	Suspender permanentemente.

Intensidade dos efeitos adversos segundo a versão 4.0 do *Common Terminoloy Criteria for Adverse Events* (CTC-AE).

Quadro 2 Esquema de modificação de dose com base no prolongamento do intervalo QT.

Valor do QTc	Modificação de dose recomendada
QTc > 500 ms na linha basal	Tratamento não recomendado.
QTc aumenta para valores > 500 ms com alteração > 60 ms comparativamente aos valores antes do tratamento	Suspender permanentemente.
1ª ocorrência de QTc > 500 ms durante o tratamento e a alteração permanece < 60 ms comparativamente aos valores antes do tratamento	Interromper temporariamente o tratamento até QTc inferior a 500 ms. Ver medidas de monitoramento na Seção 4.4. Retomar o tratamento com 720 mg, 2 vezes/dia (ou 480 mg, 2 vezes/dia, caso a dose já tenha sido reduzida).
2ª ocorrência de QTc > 500 ms durante o tratamento e a alteração permanece < 60 ms comparativamente aos valores antes do tratamento	Interromper temporariamente o tratamento até QTc inferior a 500 ms. Retomar o tratamento com 480 mg, 2 vezes/dia (ou suspender permanentemente, caso a dose já tenha sido reduzida para 480 mg, 2 vezes/dia).
3ª ocorrência de QTc > 500 ms durante o tratamento e a alteração permanece < 60 ms comparativamente aos valores	Suspender permanentemente.

Intensidade dos efeitos adversos segundo a versão 4.0 do *Common Terminology Criteria for Adverse Events* (CTC-AE).

PRECAUÇÕES
- pode provocar o aparecimento de carcinoma de células escamosas cutâneas entre 7 e 8 semanas de tratamento, em média, principalmente em pacientes acima de 65 anos, com antecedente de câncer de pele e naqueles que se submeteram à exposição crônica ao sol. Também pode ocasionar o desenvolvimento de carcinoma de células escamosas não cutâneas.
- realizar exame dermatológico antes do início do tratamento e, daí em diante, a cada 2 meses. Vigiar os pacientes por até 6 meses após a suspensão do medicamento.
- realizar eletrocardiograma antes de iniciar a terapêutica e após, a cada 3 meses.
- vigiar os níveis de eletrólitos regularmente, inclusive nas modificações das doses.
- suspender o tratamento no caso do QTc > 500 ms. Depois da normalização, readministrá-lo em uma dose reduzida. Também interromper a terapêutica se o QTc permanecer > 500 ms ou se for > 60 ms em relação ao exame inicial.
- vigiar os níveis de transaminases, fosfatase alcalina, bilirrubina antes de iniciar o tratamento e após, mensalmente.
- pacientes devem evitar exposição ao sol, proteger-se com filtros solares, óculos apropriados e protetores labiais.
- reações adversas são mais frequentes em mulheres do que em homens.
- avaliar o ajuste de dose dos biotransformados pelas isoenzimas CYP1A2 ou CYP3A4.
- controlar o INR quando do uso simultâneo de varfarina.

EFEITOS ADVERSOS
- eritema, reação de fotossensibilidade, erupção cutânea maculopapulosa, hiperceratose, prurido, alopecia, pele seca, síndrome de eritrodisestia, eritema nodoso, necrólise epidérmica, síndrome de Stevens-Johnson.
- carcinoma espinocelular cutâneo.
- anorexia, cefaleia, disgeusia, fadiga, pirexia, astenia, edema periférico.
- artralgia, mialgia, dor nas costas.
- elevação de gama-GT, ALT, AST, fosfatase alcalina, bilirrubina.
- prolongamento do QTc ao eletrocardiograma.
- novos melanomas primários.

INTERAÇÕES MEDICAMENTOSAS
- o vemurafenibe pode aumentar a exposição plasmática de fármacos predominantemente metabolizados pela CY1A2 e diminuir a exposição dos biotransformados pela CYP3A4.
- a administração concomitante de cafeína pode inibir a CYP1A2.
- midazolam provoca indução da CYP3A4 com diminuição de 32% da exposição plasmática do midazolam. O vemurafenibe pode diminuir a exposição plasmática de fármacos metabolizados por esse isossistema.
- uso concomitante de varfarina pode aumentar a exposição desta em 20%.

▶ *ZELBORAF (Roche), 56 comprimidos × 240 mg.*

METABOLISMO E NUTRIÇÃO

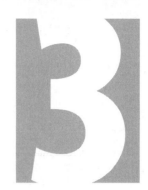

▶ **ANOREXÍGENOS E OUTROS FÁRMACOS ANTIOBESIDADE**
Anorexígenos
   sibutramina
Outros fármacos antiobesidade
   orlistate
   quitosana
   rimonabanto

▶ **ANTIASTÊNICOS-ENERGÉTICOS**
   aspartato de arginina
   levocarnitina
   sulbutiamina

▶ **DIETÉTICOS**
Alimentos parenterais
   frutose
   glicose
Alimentos enterais
Suplementos alimentares
Alimentos para recém-nascidos e lactentes
Fibras
Substitutos de gêneros alimentícios
   Substitutos do sal
   Substitutos do açúcar
      acessulfamo
      aspartamo
      ciclamato sódico
      sacarato cálcico
   Substitutos do leite

▶ **ANTILIPÊMICOS**
Inibidores da HMG-CoA redutase
   atorvastatina
   fluvastatina
   lovastatina
   pitavastatina
   pravastatina
   rosuvastatina
   sinvastatina
Derivados do ácido fíbrico
   bezafibrato
   ciprofibrato
   etofibrato
   fenofibrato
   genfibrozila
Fármacos diversos
   acipimox

   colestiramina
   ezetimiba
   piricarbato
   triglicerídios marinhos ômega-3

▶ **LIPOTRÓPICOS**
   colina
   inositol
   L-ornitina
   metionina
   silimarina
   tiratricol

▶ **ANTIDIABÉTICOS**
Insulina
   Insulinas de ação rápida
   Insulinas de ação intermediária
   Insulinas de ação prolongada
Hipoglicemiantes orais
   Sulfonilureias
      clorpropamida
      glibenclamida
      gliclazida
      glimepirida
      glipizida
   Biguanidas
      fenformina
      metformina
   Inibidores da glicosidase
      acarbose
   Tiazolidinodionas
      pioglitazona
   Estimulantes da secreção de insulina não sulfonilureia
      repaglinida
   Derivados da D-fenilalanina
      nateglinida
   Gliptinas
      linagliptina
      saxagliptina
      sitagliptina
      vildagliptina
Outros hipoglicemiantes
   exenatida
   liraglutida
Hiperglicemiantes
   diazóxido
   glucágon

▶ **ANABOLIZANTES**
   nandrolona
   oximetolona

▶ **FÁRMACOS PARA HIPOTIREOIDISMO**
   levotiroxina sódica
   liotironina
   liotrix

▶ **FÁRMACOS ANTI-HIPERTIREOIDISMO**
   propiltiouracila
   tiamazol

▶ **FÁRMACOS PARA HIPERPARATIREOIDISMO**
   cinacalcete

▶ **FÁRMACOS QUE ATUAM NO METABOLISMO DO ÁCIDO ÚRICO**

▶ **AGENTES QUE AFETAM A CALCIFICAÇÃO**
Bifosfonatos
   ácido alendrônico
   ácido clodrônico
   ácido ibandrônico
   ácido pamidrônico
   ácido risedrônico
   ácido zoledrônico
Calcitoninas
   calcitonina (humana)
   calcitonina (sintética de enguia)
   calcitonina (sintética de salmão)
Outros fármacos
   ipriflavona
   quelato de glicinato de cálcio
   raloxifeno
   ranelato de estrôncio
   teriparatida

▶ **HORMÔNIO DO CRESCIMENTO**
   somatropina

Neste capítulo são estudados fármacos que interferem no metabolismo e nutrição, a saber: anorexígenos e outros fármacos antiobesidade, antiastênicos-energéticos, dietéticos, antilipêmicos, lipotrópicos, antidiabéticos, anabolizantes, fármacos para hipotireoidismo, fármacos anti-hipertireoidismo, fármacos que atuam no metabolismo do ácido úrico, agentes que afetam a calcificação e hormônio do crescimento.

▶ ANOREXÍGENOS E OUTROS FÁRMACOS ANTIOBESIDADE

▶ Anorexígenos

São fármacos que provocam anorexia, isto é, redução ou perda de apetite. Devem ser utilizados apenas como adjuvantes no tratamento da obesidade. Não se recomenda seu emprego como tratamento primário para promover a perda de peso.

Para a maioria dos obesos, o excesso de peso pode ser controlado por meio de dieta, exercício e terapia de comportamento.

Os anorexígenos não devem ser usados por mais tempo do que o requerido para lograr as mudanças desejadas no comportamento, dieta e atividade física. Não devem ser utilizados sozinhos quando termina um programa amplo de emagrecimento.

Não se conhece exatamente seu mecanismo de ação como supressores de apetite. Sendo aminas simpatomiméticas, seus efeitos farmacológicos são semelhantes aos das anfetaminas, incluindo estimulação do SNC e elevação da pressão arterial. Julga-se que o efeito principal destes fármacos é sobre o centro de controle do apetite no hipotálamo; isso resulta na redução da fome por alteração do controle químico da transmissão do impulso nervoso.

A fenfluramina difere dos outros anorexígenos por produzir depressão e não estimulação do SNC e, frequentemente, diminuição da pressão arterial.

A sibutramina é uma betafenetilamina, inibidora da recaptação de serotonina e de norepinefrina.

O mazindol é uma imidazolina; não apresenta estrutura fenetilamínica dos outros anorexígenos. Parece inibir a captura neuronal da norepinefrina e dopamina liberadas nas sinapses.

Não se determinou que a ação dos anorexígenos resulte primariamente da supressão do apetite. Podem estar compreendidas outras ações e efeitos metabólicos do SNC.

Muitas dietas excêntricas e diversos fármacos têm sido abusados como anorexígenos. Entre estes últimos sobressaem os digitálicos, diuréticos, laxantes, hormônios da tireoide, gonadotrofina coriônica, cáscara sagrada. Não se justifica o uso destes agentes para reduzir o peso, pois apresentam efeitos potencialmente perigosos.

Farmacodinâmica
- supressores do apetite.

Farmacocinética
- administrados por via oral, manifestam geralmente seus efeitos por 4 a 6 horas (mazindol, 8 a 15 horas).
- sofrem biotransformação hepática.
- atingem concentração sanguínea máxima em uma a duas horas após administração oral.
- são eliminados pela urina, variando de 20% a 75% da dose administrada.

Indicações
- tratamento da obesidade exógena, durante curto tempo (poucas semanas), em conjunto com regime de redução de peso baseado na restrição calórica, exercício e modificação de comportamento.

Contraindicações
- arteriosclerose adiantada.
- doença cardiovascular sintomática.
- hipertensão moderada a grave.
- hipertireoidismo.
- hipersensibilidade ou idiossincrasia a aminas simpatomiméticas.
- estados agitados.
- abuso dos fármacos.
- durante a administração de inibidores da MAO ou dentro de 14 dias após esta.
- coadministração com outros estimulantes do SNC.
- isquemia cerebral.
- glaucoma.
- lactação.
- gravidez.
- consumo de álcool.

Precauções
- não se recomenda seu uso em crianças até os 12 anos de idade.
- podem diminuir o fluxo salivar, contribuindo ao desenvolvimento de cáries, doença periodontal, candidíase oral e mal-estar.
- podem produzir tontura, fadiga e depressão extremas após cessação abrupta de tratamento prolongado com doses elevadas.
- deve-se levar em consideração a relação risco/benefício quando existem os seguintes problemas: diabetes melito, hipertensão leve, psicose (especialmente esquizofrênica), sensibilidade a supressores de apetite ou outros simpatomiméticos.

Efeitos adversos
- nervosismo, insônia, irritabilidade, fraqueza ou fadiga, tensão, discinesia, confusão, tremor, ansiedade, euforia, depressão, agitação, incoordenação, tremor, cefaleia.
- secura da boca, paladar desagradável, visão obscurecida, midríase, irritação ocular, náusea, vômito, diarreia, tontura, obnubilação, taquicardia e outras arritmias, hipertensão, sudorese.
- urticária, exantema, eritema, sensação de ardor.
- disúria, poliúria, frequência urinária, impotência.
- depressão da medula óssea, agranulocitose, leucopenia.
- perda de cabelo, equimose, dor no peito, febre, mialgia, ginecomastia, calafrios, rubor.
- dependência física ou psíquica, com uso prolongado de doses elevadas.
- tolerância; quando ela se desenvolve, deve-se interromper a medicação.

Interações medicamentosas
- uso crônico antes da anestesia pode resultar em arritmias cardíacas provocadas por anestésicos por inalação, especialmente halotano.
- podem diminuir os efeitos hipotensivos dos agentes anti-hipertensivos, especialmente clonidina, guanetidina, metildopa ou alcaloides da *Rauwolfia*.
- podem aumentar os efeitos hipoglicêmicos da insulina e sulfonilureias.
- álcool aumenta o potencial para os efeitos sobre o SNC.
- antidepressores tricíclicos podem diminuir seus efeitos anorexígenos.
- outros estimulantes do SNC ou hormônios tireoides podem aumentar os efeitos estimulantes.

Por norma da ANVISA, foi publicada a resolução RDC nº 52, de 6 de outubro de 2011, em que a anfepramona, o femproporex e o mazindol foram proibidos de serem comercializados no país. A sibutramina foi mantida com restrições.

SIBUTRAMINA

É o cloridrato monoidratado de N-{1-[1-(4-clorofenil) ciclobutil]-3-metilbutil}-N,N-dimetilamina. O composto é uma amina terciária e sofre desmetilação formando uma amina secundária, metabólito 1, e outra primária, metabólito 2. Atua inibindo a recaptação de norepinefrina (NE) e de 5-hidroxitriptamina (5-HT), sendo os dois metabólitos muito mais potentes. Possui baixa afinidade pelos receptores serotonérgicos (5-HT$_1$, 5-HT$_{1A}$, 5-HT$_{2A}$, 5-HT$_{2C}$, 5-HT$_{1D}$), adrenérgicos (β_1, β_2, β_3, α_1, α_2), dopaminérgicos (D$_1$, D$_2$), muscarínicos (M$_1$, M$_2$), histaminérgicos (H$_1$), de glutamato e de benzodiazepínicos.

Ao contrário da fenfluramina e da anfetamina, a sibutramina e seus metabólitos não aumentam a liberação neuronal de NE, de 5-HT ou de dopamina e não inibem a atividade da monoaminoxidase. A capacidade de reduzir a ingestão de alimentos, em modelos animais, resulta de uma intensificação da saciedade. A redução de peso é aparente em torno da quarta semana e máxima na sexta.

Farmacodinâmica
- redutor do peso, no tratamento da obesidade.

Farmacocinética
- é rápida e eficientemente absorvida no trato gastrintestinal.
- sofre pré-eliminação sistêmica.
- sofre biotransformação hepática através das isoenzimas do citocromo P450, principalmente 3A4, produzindo dois metabólitos ativos (M$_1$ e M$_2$).
- após administração oral, atinge a concentração plasmática máxima em 1,2 hora.
- os metabólitos atingem a concentração plasmática máxima em cerca de 3 horas.
- os dois metabólitos principais alcançam o estado de equilíbrio dentro de 4 dias.
- a ligação às proteínas plasmáticas é de 97% para a sibutramina e 94% para os metabólitos (M$_1$ e M$_2$).
- meia-vida de 1,1 hora.
- meia-vida dos metabólitos M$_1$ e M$_2$ de 14 e 16 horas, respectivamente.
- 77% excretados principalmente pela urina.

Indicações
- para tratamento da obesidade e redução do peso corpóreo, em conjunto com dieta e exercícios.

Doses
- a dose inicial recomendada é de 10 mg ao dia. Pode ser aumentada até o máximo de 30 mg ao dia, com resultados superiores quanto à perda de peso, porém com menor tolerabilidade.

Contraindicações
- hipersensibilidade à sibutramina.
- gravidez.
- lactação.
- crianças e jovens até 18 anos e idosos > 65 anos.
- hipertensão moderada a grave.
- consumo de álcool.
- durante a administração de inibidores da MAO ou dentro de 14 dias após esta.
- uso concomitante de outros fármacos de ação central para redução do peso.

Precauções
- cautela na administração a nefropatas.
- deve ser usado com cuidado em pacientes com história de epilepsia. Em caso de convulsão durante o tratamento, deve ser suspensa.
- como outros fármacos de ação central, pode afetar a capacidade de julgamento do paciente durante atividades que exijam atenção.
- deve ser usado com cautela em pacientes com doenças cardíacas.

Efeitos adversos
- cefaleia, dor nas costas, artralgia, astenia, dor abdominal, reações alérgicas, taquicardia, vasodilatação, enxaqueca.
- anorexia, constipação, náusea, dispepsia, aumento do apetite, vômitos.

- boca seca, insônia, vertigem, nervosismo, ansiedade, depressão, sonolência, labilidade emocional.
- dismenorreia.
- insuficiência aórtica.
- hipertensão arterial, acidente vascular cerebral.
- dor e hemorragia oculares.

INTERAÇÕES MEDICAMENTOSAS
- cetoconazol pode inibir o metabolismo da sibutramina.
- o tratamento concomitante com antagonistas adrenérgicos como metoprolol, prazosina ou antagonistas de 5-HT, como a metergolina e ritanserina, pode diminuir o seu efeito.

▸ BIOMAG (Aché), 30 cáps. × 10 e 15 mg
▸ CLORIDRATO DE SIBUTRAMINA MONOIDRATADO (Biosintética), 30 cáps. × 10 e 15 mg (genérico)
▸ CLORIDRATO DE SIBUTRAMINA MONOIDRATADO (Medley), 30 cáps. × 10 e 15 mg (genérico)
▸ PLENTY (Medley), 30 cáps. × 10 e 15 mg
▸ REDUCTIL (Abbott), 30 cáps. × 10 e 15 mg
▸ REDULIP (Sandoz), 30 cáps. gelatinosas × 10 mg, 10 e 30 cáps. gelatinosas × 15 mg
▸ SLENFIG (Torrent), 10 e 30 cáps. × 10 e 15 mg
▸ VAZY (EMS), 30 cáps. × 10 e 15 mg

▸ Outros fármacos antiobesidade

No Brasil são comercializados três outros fármacos com propriedades antiobesidade que atuam por mecanismos completamente diferentes dos anorexígenos: orlistat, quitosana e rimonabanto. Os dois primeiros interferem na absorção dos lipídios no intestino sem sofrer absorção significativa. O rimonabanto atua no sistema canabinoide.

ORLISTATE

Também chamada tetraidrolipstatina, é derivado hidrogenado da lipstatina, um inibidor natural da lipase produzido pelo *Streptomyces toxytricini*. O seu nome químico é N-formil-L-leucina (S)-1-[(2S,3S)-3-hexil-4-oxooxetan-2-il]metil]dodecil éster. É potente inibidor das lipases gástricas e pancreáticas, sem efeito significativo sobre a atividade da lipase hepática sistêmica. Não exerce atividade contra a amilase, tripsina, quimotripsina e fosfolipase. Atua ligando-se irreversivelmente a essas enzimas, reduzindo a absorção de gordura proveniente dos alimentos em cerca de 30%. Em nível molecular as lipases pancreáticas reagem com o orlistate, e a ligação secundária do éster do anel β-lactônico é rompida e formada uma ligação covalente. Não sofre, praticamente, absorção após administração oral. Administrado concomitantemente com alimentos contendo lipídios, inibe a hidrólise dos triglicérides, reduzindo a absorção de monoglicerídeos e ácidos graxos livres. Os níveis de colesterol total e LDL-colesterol também diminuem de maneira significativa. Usando-se esquema terapêutico de 120 mg em três administrações diárias, conjuntamente com dieta hipocalórica (redução da ingestão de lipídios para 30% do total de consumo energético), contribui para uma queda calórica adicional de cerca de 200 calorias. Proporciona perda de peso gradual e proporcional à dose, atingindo, em estudos realizados, a cifra de 3 kg no sexto mês e 8,5 ± 1 kg no final de 12 meses. Associado à dieta proporciona perda de peso > 5% do peso corpóreo inicial após um ano e > 10% após 1 ou 2 anos. As doses terapêuticas situam-se na faixa de 120 a 360 mg por dia. Doses mais elevadas não aumentam substancialmente o efeito farmacológico. A manutenção sustentada dessa perda constitui uma das maiores vantagens.

Devido à absorção inadequada das gorduras, pode produzir absorção reduzida de vitaminas lipossolúveis (A, D, E, K) e principalmente de β-caroteno, porém, sem evidências de consequências clínicas. Esse inconveniente pode ser suprimido com a reposição de alimentos ricos nestas vitaminas.

Não afeta a acidez e o esvaziamento gástricos ou a dinâmica da vesícula biliar. Também não interfere na absorção e na farmacocinética de fármacos como fenitoína, varfarina, digoxina, contraceptivos orais, pravastatina ou nifedipino de liberação retardada.

FARMACODINÂMICA
- fármaco antiobesidade, redutor do peso.

FARMACOCINÉTICA
- absorção sistêmica insignificante, sem determinar acúmulo plasmático.
- *in vitro* > 99% ligam-se às proteínas plasmáticas.
- biotransformado na parede gastrintestinal formando dois metabólitos principais: M_1, proveniente da hidrólise do anel da lactona, e M_3, sendo responsáveis por 42% da concentração plasmática total. Ambos possuem atividade inibidora da lipase de 1.000 a 2.500 vezes menor que a do composto original.
- eliminado pelas fezes na quase totalidade, sendo 83,1 ± 8,1% do fármaco marcado, sob a forma intacta.
- eliminação renal cumulativa < 2%.
- tempo de excreção total de 3 a 5 dias.

INDICAÇÕES
- para redução do peso corpóreo e tratamento da obesidade em conjunto com dieta hipocalórica e exercícios.

DOSES
- 120 mg três vezes ao dia.

CONTRAINDICAÇÕES
- hipersensibilidade ao orlistat.
- gravidez e lactação.
- síndrome de má absorção.
- < 12 anos de idade.

EFEITOS ADVERSOS
- esteatorreia.
- deficiência de vitaminas lipossolúveis e β-caroteno.

INTERAÇÕES MEDICAMENTOSAS
- aumenta a concentração plasmática da pravastatina em cerca de 30%.

▸ LIPIBLOCK (Germed), 42 e 84 cáps. × 120 mg
▸ ORLISTATE (Neo-Química), 42 e 84 cáps. × 120 mg (genérico)
▸ XENICAL (Roche), 21, 42 e 84 cáps. × 120 mg

QUITOSANA

É aminopolissacarídeo derivado da quitina extraída do fitoplâncton marinho que, obtida por desacetilação, resulta num agente com estrutura semelhante à da celulose. O complexo formado é semelhante ao das fibras alimentares do tipo fruto-oligossacarídeos, resistentes às enzimas digestivas envolvendo o complexo quitosana-lipídio no intestino. A eliminação lipídica é então enormemente facilitada. Mediante a perda do grupo acetil, a sua molécula adquire cargas elétricas positivas com capacidade para atrair as gorduras ingeridas. O gel (complexo quitosana-lipídio), assim formado, é altamente resistente à ação das enzimas digestivas pancreática e intestinal e aumenta o volume das fibras de quitosana com resultante sensação de saciedade. Colesterol e triglicérides são também reduzidos e HDL-colesterol aumentado. Os resultados são um aumento da eliminação fecal de gorduras, sem provocar diarreia e perda de peso. Essa perda pode atingir até 7 kg em quatro semanas.

FARMACODINÂMICA
- agente antiobesidade.

FARMACOCINÉTICA
- após administração oral, dissolve-se no meio ácido gástrico aderindo à superfície das gotículas lipídicas com a participação do ascorbato de sódio e resultante formação de um gel (complexo quitosana-lipídio), de baixa viscosidade. Não sofre absorção intestinal.
- hidrolisada no intestino grosso por bactérias específicas.

INDICAÇÕES
- como adjuvante de dieta hipocalórica no tratamento da obesidade.

DOSES
- 425 a 800 mg, três vezes ao dia, às refeições.

CONTRAINDICAÇÕES
- hipersensibilidade à quitosana.
- gravidez.
- lactação.
- crianças.

PRECAUÇÕES
- pode diminuir a absorção de vitaminas lipossolúveis.

EFEITOS ADVERSOS
- cefaleia, náuseas, constipação.

▸ BIOLIGHT 600 (Cifarma), 60 comprimidos × 600 mg
▸ CONTROL (Farmasa), 60 comprimidos × 425 mg
▸ LIPENAN (Klinger), 30 comprimidos × 800 mg
▸ MAGRIX (Ativus), 60 comprimidos × 500 mg

RIMONABANTO

O sistema endocanabinoide pertence a um grupo endógeno de agonistas de curta duração derivados de fosfolípides e dois tipos de receptores canabinoides: CB_1 e CB_2. Nos seres humanos o CB_1 ocorre no cérebro e tecido adiposo e o CB_2 nas células imunológicas. Esses receptores, ao serem estimulados, regulam o metabolismo energético através da alteração da glicose e dos lipídios no tecido adiposo atuando em nível central e em nível periférico com aumento da ingestão dos alimentos e consequente ganho ponderal. Esse sistema apresenta-se com hiperatividade em obesos. A anandamina e o 2-AG apresentam níveis elevados no fígado e no pâncreas em animais. No ser humano os níveis de 2-AG estão aumentados na gordura visceral dos obesos. A mesma alteração é observada em obesos com diabetes melito do tipo 2.

O rimonabanto é um bloqueador seletivo de uma nova classe de bloqueadores seletivos do receptor canabinoide 1 (CB_1), com nome químico 5-(p-clorofenil)-1(2,4-diclorofenil)4-metil-N-piperidinopirazol-3-carboxamida.

Atua reduzindo a hiperatividade do sistema endocanabinoide com a melhora no metabolismo dos lípides e da glicose e a consequente regulação da ingesta de alimentos, proporcionando equilíbrio energético. Reduz o peso corpóreo e a circunferência abdominal. Reduz a hemoglobina glicada em cerca de 57% independente da perda de peso. Com o equilíbrio do metabolismo há uma queda dos triglicérides e aumento do HDL-colesterol. Dois representantes desse grupo são a anandamida e o 2-araquidonoilglicerol (2-AG).

Farmacodinâmica
- bloqueador do receptor canabinoide CB_1, fármaco antiobesidade.

Farmacocinética
- após administração de 20 mg por via oral, atinge uma concentração plasmática máxima de 196 ng/mL em cerca de 2 horas.
- ASC_{0-24h} de 2.960 ng · h/mL.
- a administração com uma refeição rica em lipídios aumenta a concentração plasmática máxima e a ASC de 67% e 48%, respectivamente.
- possui alta ligação às proteínas plasmáticas (99,9%).
- sofre biotransformação hepática utilizando o isossistema CYP3A4 e também a via da amido-hidrolase, formando metabólitos circulantes inativos.
- cerca de 86% eliminados pelas fezes e 3% pela urina.
- meia-vida de cerca de 16 dias. Ela é mais curta em pacientes japoneses e a $C_{máx}$ mais curta em pacientes africanos.
- as insuficiências hepática e renal de grau leve não afetam a sua farmacocinética de forma significativa. Contudo, a sua concentração plasmática pode aumentar em 40% na presença de insuficiência renal moderada.

Indicações
- como adjuvante da dieta e exercícios no tratamento de pacientes obesos ou com sobrepeso e fatores de riscos para diabetes melito do tipo 2 e/ou dislipidemia.

Doses
- 20 mg por via oral, uma vez ao dia antes do desjejum.

Contraindicações
- hipersensibilidade ao fármaco.
- transtornos psiquiátricos.
- gravidez e lactação.
- > 75 e < 18 anos de idade.
- pacientes com intolerância à lactose, pois a apresentação a contém.

Precauções
- vigiar a administração aos pacientes > 75 anos de idade.
- o uso concomitante de inibidores potentes da CYP3A4 pode aumentar a concentração plasmática do rimonabanto.
- o uso de inibidores da CYP3A4 pode, potencialmente, reduzir a exposição ao rimonabanto.

Efeitos adversos
- fadiga, tontura, insônia, ansiedade, humor deprimido, cefaleia.
- náusea, diarreia, gastroenterite.
- artralgia.
- dor lombar.
- bronquite, nasofaringite.

Interações medicamentosas
- o uso concomitante de cetoconazol aumenta a ASC do rimonabanto de 104%.

▶ *ACOMPLIA (Sanofi-Aventis), 28 comprimidos × 20 mg*

▶ ANTIASTÊNICOS-ENERGÉTICOS

São preparações utilizadas para tratamento de astenia e estados de fadiga. Os integrantes mais comuns destas preparações são: ácido ascórbico, ácido glutâmico, arginina, aspartato de arginina, frutose, glicose, sulbutiamina, trifosfato de adenosina, vitaminas diversas. Geralmente estes fármacos são comercializados em associações medicamentosas. Alguns, porém, são disponíveis como monofármacos; entre eles o aspartato de arginina, a levocarnitina e a sulbutiamina.

ASPARTATO DE ARGININA

Trata-se de composto obtido por hibridação molecular de dois aminoácidos alifáticos: ácido aspártico com arginina.

O ácido aspártico é usado como complemento dietético.

A arginina é essencial para o crescimento do lactente. É também usada como suplemento dietético. Ela estimula a liberação do hormônio de crescimento pela hipófise e pode ser empregada para avaliação de distúrbios de crescimento. É utilizada em certos quadros clínicos acompanhados por hiperamonemia, que produz irritabilidade, letargia, confusão, vômito, estupor e coma associados com aumento da pressão intracraniana.

O aspartato de arginina é indicado, pelos fabricantes, para tratamento de astenia e estados de fadiga no adulto e na criança.

A dose usual é de 1,5 g, dissolvido em meio copo d'água, às refeições, duas vezes ao dia, durante 15 a 30 dias.

▶ *DESFATIGAN (Ima), 20, 100, 200 e 500 comprimidos × 250 mg*
▶ *REFORGAN (Nikkho), 20 comprimidos × 250 mg*
▶ *TARGIFOR (Aventis Pharma), 20 comprimidos efervescentes × 1,5 g*

Associações
▶ *DINAVITAL C (Merck), (aspartato de arginina 1 g + ácido ascórbico 1 g por comprimido), 10 comprimidos efervescentes*
▶ *TARGIFOR C (Aventis Pharma), (aspartato de arginina 1,0 g + ácido ascórbico 1,0 g por comprimido), 16 comprimidos efervescentes*
▶ *TARGIFOR C INFANTIL (Aventis Pharma), (aspartato de arginina 0,5 g + ácido ascórbico 0,5 g por comprimido), 16 comprimidos efervescentes*

LEVOCARNITINA

É uma amina quaternária, ácido 3-hidroxi-4-N-trimetilbutírico, que pode ser sintetizada no organismo humano, no fígado, cérebro e rins a partir de lisina e metionina com a participação dos ácidos ascórbico e nicotínico e da piridoxina. São suas fontes naturais carne, ovos, peixes e leite. Embora os músculos esqueléticos e o miocárdio não sintetizem carnitina, 90% encontram-se nos primeiros. Nos tecidos e fluidos extracelulares apresenta-se sob as formas livre e esterificada, a acilcarnitina.

Como a membrana interna das mitocôndrias é impermeável aos ácidos graxos de cadeias longas, a levocarnitina (L-carnitina) exerce um papel fundamental no transporte destes, permitindo que atravessem a membrana mitocondrial e sofrendo betaoxidação, com consequente formação de acetil-CoA para participação no ciclo de Kroebs. Além disso, a L-carnitina tem papel depurador, transportando os produtos do metabolismo dos ácidos graxos para fora da mitocôndria. Regula, ainda, a relação acil-CoA/CoA livre. Em pacientes diabéticos proporciona uma melhor utilização de glicose.

Farmacodinâmica
- suplemento energético.

Farmacocinética
- 15 a 87% absorvidos no intestino delgado por mecanismos ativos e passivos.
- atinge o pico da concentração plasmática máxima em cerca de 4 horas.
- atinge o estado de equilíbrio a partir do terceiro dia.
- meia-vida de eliminação de 17 horas.
- 90% sofrem reabsorção tubular proximal.
- eliminada pelos rins nas formas livre e esterificada.

Indicações
- no tratamento da cardiomiopatia decorrente da deficiência primária de carnitina.
- coadjuvante no tratamento da insuficiência cardíaca, isquemia miocárdica e no pós-infarto do miocárdio.
- nos pacientes submetidos a hemodiálise crônica.
- para melhoria do rendimento global muscular em desportistas.
- síndrome da fadiga crônica.
- miopatia inflamatória idiopática e claudicação intermitente.
- deficiência de carnitina por ácido valproico.

Doses
- para adultos, como suplemento energético, 1 a 2 g ao dia. Para tratamento, 2 a 4 g ao dia, em duas ou três tomadas.
- para crianças, 75 a 100 mg/kg/dia divididos em duas ou três administrações.

Precauções
- vigiar a glicemia nos pacientes diabéticos.

EFEITOS ADVERSOS
- diarreia.

▶ *LEVOCARNIN (Sintofarma), cartuchos com 10 flaconetes de 10 mL × 1 g (solução oral)*

SULBUTIAMINA

Quimicamente, é análogo estrutural da tiamina, obtido por modificação da estrutura desta vitamina, mediante formação de ponte dissulfeto, introdução de um éster lipofílico e abertura do anel tiazólico. É, por isso, dotada de alta lipossolubilidade, o que favorece absorção rápida e a travessia da barreira hematencefálica. Usada na forma de *0,0*-di-isobutirato. É, pois, o dissulfeto de *0*-isobutiriltiamina.

FARMACODINÂMICA
- antiastênico.

FARMACOCINÉTICA
- administrada por via oral, é rapidamente absorvida.
- atinge concentração plasmática máxima em 45 minutos.
- distribui-se rapidamente por todo o organismo, concentrando-se principalmente no cérebro.
- após 24 horas, aproximadamente 70% da dose administrada são eliminados.
- meia-vida biológica: cerca de 5 horas.
- eliminada pela urina (50%) e pelas fezes (50%).

INDICAÇÕES
- tratamento sintomático de astenias funcionais.

DOSES
- via oral, adultos, 400 mg no desjejum; crianças, 200 mg ao dia.

CONTRAINDICAÇÕES
- hipersensibilidade à sulbutiamina.

EFEITOS ADVERSOS
- nos idosos, discreta agitação.
- alergia cutânea.

▶ *ARCALION (Servier), 60 drág. × 200 mg*

▶ DIETÉTICOS

São medicamentos utilizados para a conservação da vida, na saúde e na doença, como substitutos de alimentos normalmente ingeridos.

Uma classe importante de dietéticos é constituída por aqueles usados no tratamento da obesidade. Esta é frequentemente indesejável. Pode modificar as funções endócrinas, prejudicar a função pulmonar, causar problemas emocionais e contribuir para a morbidade e mortalidade em acidente vascular cerebral, hipertensão, diabetes melito tipo II, aterosclerose e doença da vesícula biliar.

Pode-se obter a redução de peso através de dieta equilibrada que consiste na ingestão diária de 1.500 calorias para homens e 1.000 calorias para mulheres. Esta dieta contém aproximadamente 40% de carboidratos, 30 a 35% de gordura e 25% de proteínas. Uma variedade de alimentos comuns fornece a energia necessária, aminoácidos essenciais e não essenciais, vitaminas e minerais, bem como fibras.

A manutenção da perda de peso por tempo prolongado é conseguida geralmente aumentando a ingestão de alimentos que apresentam proporção alta de fibra natural (como frutas frescas, vegetais e cereais integrais) e diminuindo a ingestão de alimentos que contêm carboidratos refinados (por exemplo, arroz polido, açúcar e farinha branca). Os alimentos ricos em fibras são absorvidos mais lentamente e, portanto, afirma-se que eles satisfazem a fome por mais tempo do que os produtos refinados.

Entre os dietéticos incluem-se: a) alimentos parenterais; b) alimentos enterais; c) suplementos alimentares; d) alimentos para recém-nascidos e lactentes; e) fibras; f) substitutos de gêneros alimentícios.

▶ Alimentos parenterais

Aos pacientes incapazes de ingerir, digerir e absorver quantidades suficientes de nutrientes do trato alimentar para manter o estado nutricional normal ou substituir os nutrientes perdidos, indica-se a nutrição parenteral total.

A primeira forma de nutrição parenteral total é a nutrição parenteral periférica, recomendada para fornecer nutrientes por 7 a 10 dias quando a ingestão oral ou entérica não é exequível nem recomendável. Usa-se este tipo de nutrição em pacientes hospitalizados. Para impedir flebite devem-se mudar os locais da injeção intravenosa cada 24 ou 48 horas. Por serem mais seguras, mais simples e mais baratas, prefere-se usar as soluções de nutrição parenteral periférica em vez da nutrição parenteral total central.

Usa-se comumente solução contendo 2,75% a 4,25% de aminoácidos, 5% a 10% de dextrose e doses de manutenção de eletrólitos, vitaminas e outros micronutrientes. As calorias, em sua maioria, são fornecidas por emulsões lipídicas administradas simultaneamente.

A segunda forma de nutrição parenteral total é a infusão venosa central. É indicada quando se necessita de apoio prolongado, como no caso de pacientes que sofrem de doenças gastrintestinais graves ou estados hipermetabólicos, pacientes tratados no lar, quando a nutrição enteral é contraindicada ou naqueles com náusea, vômitos e diarreia graves, ou pré- ou pós-cirurgia em pacientes debilitados quando é desejável a fartura para melhorar o risco cirúrgico.

As preparações para nutrição parenteral disponíveis em nosso meio estão expostas abaixo.

FRUTOSE

Também chamada levulose, corresponde à D-frutose, que existe em duas formas de equilíbrio: β-D-frutopiranose e β-D-frutofuranose. Constitui fonte de calorias, restaura a glicose sanguínea, minimiza a depleção do glicogênio hepático e exerce ação poupadora de proteína.

É convertida a glicogênio mais rapidamente do que a glicose. A infusão intravenosa produz níveis séricos mais baixos de glicose e menos glicosúria do que doses semelhantes de glicose. Não pode ser usada para tratar hipoglicemia.

FARMACODINÂMICA
- repositor de fluido e nutriente.

FARMACOCINÉTICA
- sofre biotransformação hepática por fosforilação, sendo parcialmente convertida em glicogênio e glicose hepáticas; outros metabólitos são ácido láctico e ácido pirúvico.

INDICAÇÕES
- reabastecimento de fluido com o mínimo de calorias quando se exige reposição de fluido e de calorias.

DOSES
- a dose depende da idade, peso e quadro clínico do paciente.
- não se estabeleceram a segurança e eficácia em crianças com menos de 12 anos de idade.

CONTRAINDICAÇÕES
- intolerância hereditária à frutose (deficiência de aldolase).
- diabetes melito.
- gota.
- gravidez.

PRECAUÇÕES
- deve ser administrada com cautela aos pacientes com insuficiência renal ou doença hepática grave.
- se ocorrer reação adversa, deve-se suspender a infusão.
- pode causar sobrecarga de fluido ou soluto, acarretando diluição de concentrações de eletrólitos séricos, hidratação excessiva, estados congestos ou edema pulmonar.

EFEITOS ADVERSOS
- infusão rápida de grandes quantidades pode aumentar as concentrações séricas de ácido úrico.
- resposta febril, infecção no local da injeção, trombose venosa ou flebite, extravasamento, hipervolemia.
- acidose láctica, hiperuricemia.
- nos pacientes com intolerância hereditária à glicose causa hipoglicemia, náusea, vômito, tremores, convulsões e coma.

▶ *FRUTOSE 5%-10% (Fresenius), fr. com 500 mL*
▶ *SOLUÇÃO DE FRUTOSE 5% ou 10% (Halex Istar), fr. de 500 mL*

GLICOSE

Também chamada dextrose, corresponde à D-glicopiranose. É a fonte principal de carboidratos em regimes de nutrição parenteral. Fornece 3,4 calorias por grama. A solução a 5% é isotônica e fornece cerca de 170 calorias por litro, sendo a mais utilizada; mas usam-se também soluções mais concentradas, de até 70%.

Seu emprego como antivaricoso está descrito no Capítulo 8.

Com soluções de eletrólitos, é usada na prevenção e tratamento de desidratação causada por doenças diarreicas agudas. É igualmente utilizada no tratamento de hipoglicemia.

Usada como monoidrato.

FARMACODINÂMICA
- repositor de fluido e nutriente.

FARMACOCINÉTICA
- sofre biotransformação, dando dióxido de carbono e água.

13.6 METABOLISMO E NUTRIÇÃO

INDICAÇÕES
- soluções a 5% e 10%, por infusão periférica, para fornecer calorias quando se exige reposição de fluido e calorias.
- solução a 20% (hipertônica), para quadros clínicos que exigem calorias adequadas num volume mínimo de água.
- solução a 25% (hipertônica), para episódios sintomáticos agudos de hipoglicemia no recém-nascido ou lactente mais velho a fim de restaurar os níveis de glicose sanguínea e controlar os sintomas.
- solução a 50% (hipertônica), no tratamento da hipoglicemia insulínica (hiperinsulinemia ou choque insulínico), para restaurar os níveis de glicose sanguínea.
- soluções a 10%, 20%, 30%, 40%, 50%, 60% e 70% (hipertônicas), para infusão intravenosa após misturar com outras soluções, tais como as de aminoácidos.

DOSES
- a concentração e a dose dependem da idade, peso e quadro clínico do paciente.
- a velocidade de infusão varia consideravelmente, mas a velocidade máxima média é 500 mg/kg/h em períodos não inferiores a 24 horas.
- não administrar soluções concentradas pelas vias subcutânea ou intramuscular.
- em hipoglicemia induzida por insulina, adultos, 10 a 25 g, repetindo-se a dose em casos graves: recém-nascidos, 250 a 500 mg/kg/dose (5 a 10 mL de glicose a 25% em lactente de 5 kg) para controlar hipoglicemia sintomática aguda; casos graves de lactentes maiores, podem ser necessárias doses mais altas ou repetidas até 10 ou 12 mL de glicose a 25% e, para estabilizar os níveis de glicose sanguínea, infusão intravenosa contínua subsequente de glicose a 10%.

CONTRAINDICAÇÕES
- gravidez.
- coma diabético enquanto o açúcar sanguíneo é excessivamente alto.
- hemorragia intracraniana ou intraespinhal.
- *delirium tremens* em pacientes desidratados.
- síndrome de má absorção glicose-galactose.

PRECAUÇÕES
- jamais deve ser usada a via subcutânea, pois é muito irritante, pode distender o tecido e acarretar hipodermaclise e necrose.
- evitar extravasamento na administração.
- a solução de glicose não deve ser usada como diluente para o sangue porque causa aglutinação dos eritrócitos e, provavelmente, hemólise.
- soluções intravenosas podem causar trombose se forem infundidas em veias periféricas.
- deve ser usada com cautela em pacientes com diabetes melito ou intolerância a carboidratos, bem como em lactentes de mães diabéticas.

EFEITOS ADVERSOS
- dor local, reação febril, infecção no local da injeção, necrose tecidual, trombose venosa ou tromboflebite, extravasamento, hipovolemia.
- hiperglicemia, glicosúria e diurese excessiva, se a capacidade de o paciente utilizar glicose for excedida.
- pode causar deficiência de vitaminas do complexo B.
- administração muito rápida de soluções hipertônicas pode produzir hiperglicemia significativa ou síndrome hiperosmolar e glicosúria.
- as soluções hipertônicas apresentam maior probabilidade de causar irritação; para evitar isso, administrar em veias centrais maiores.

▸ GLICOSE (Lafepe), 20 bisnagas de 500 mL a 5% amp. de 10 mL a 50%
▸ GLICOSE (Vital Brazil), soluções hipertônicas 50 amp. de 10 mL a 25% ou 50%
▸ GLICOSE 5%-10% (Fresenius), fr. com 250, 500 e 1.000 mL
▸ GLICOSE 25% (Darrow), 300 amp. de 10 mL
▸ GLICOSE 50% (Darrow), 300 amp. de 10 mL
▸ GLICOSE 50% (Darrow), 150 amp. de 20 mL
▸ GLICOSE 75% (Darrow), 100 amp. de 10 mL
▸ GLICOSE 25% e 50% (Biochimico), 50 amp. de 10 e 20 mL
▸ GLICOSE 50%-70% (Fresenius), fr. com 100 mL
▸ GLICOSE 25% (Furp), 50 amp.
▸ GLICOSE 50% (Furp), 50 amp.
▸ GLICOSE A 5% (J. P.), fr. com 125, 250, 500 e 1.000 mL
▸ GLICOSE A 5% EM SOLUÇÃO ISOTÔNICA DE CLORETO DE SÓDIO (Biosintética), fr. com 250, 500 e 1.000 mL
▸ GLICOSE A 10% (J. P.), fr. com 500 e 1.000 mL
▸ GLICOSE A 25% (Mesquita), 100 amp. de 10 mL
▸ GLICOSE A 50% (J. P.), fr. de 250 mL
▸ GLICOSE HIPERTÔNICA 25% ARISTON (Ariston), 100 amp. de 10 e 20 mL
▸ GLICOSE HIPERTÔNICA A 50% ARISTON (Ariston), 100 amp. de 10 e 20 mL
▸ HYPOFARMA GLICOSE (Hypofarma), 35 amp. plásticas de 250 mL a 5%
20 amp. plásticas de 500 mL a 5%
12 amp. plásticas de 1.000 mL a 5%
200 amp. plásticas de 10 mL a 25%
200 amp. plásticas de 10 mL a 50%
100 amp. plásticas de 20 mL a 50%
▸ SOLUÇÃO DE GLICOSE A 5% (Darrow), fr. de 250, 500 e 1.000 mL
▸ SOLUÇÃO DE GLICOSE A 5% (Biosintética), fr. de 250, 500 e 1.000 mL
▸ SOLUÇÃO DE GLICOSE A 5% (Sanobiol), fr. de 250, 500 e 1.000 mL
▸ SOLUÇÃO DE GLICOSE A 5% EM SOLUÇÃO ISOTÔNICA DE CLORETO DE SÓDIO A 0,9% — SANOBIOL (Sanobiol), produto hospitalar
▸ SOLUÇÃO DE GLICOSE 5% (Halex Istar), fr. de 50, 125, 500 e 1.000 mL
▸ SOLUÇÃO DE GLICOSE 10% (Halex Istar), fr. de 125, 250, 500 e 1.000 mL
▸ SOLUÇÃO DE GLICOSE 25% (Halex Istar), amp. de 10 mL
▸ SOLUÇÃO DE GLICOSE 50% (Halex Istar), amp. de 10 e 20 mL
fr. de 250 e 500 mL
▸ SOLUÇÃO DE GLICOSE 75% (Halex Istar), amp. de 10 mL
▸ SOLUÇÃO DE GLICOSE A 10% (Darrow), fr. de 250, 500 e 1.000 mL
▸ SOLUÇÃO DE GLICOSE A 70% (Darrow), fr. de 500 mL
▸ SOLUÇÃO DE GLICOSE A 10% — SANOBIOL (Sanobiol), produto hospitalar
▸ SOLUÇÃO DE GLICOSE A 50% (Biosintética), fr. de 250 e 500 mL
▸ SOLUÇÃO DE GLICOSE A 50% EM ÁGUA DESTILADA (Darrow), fr. de 500 mL
▸ SOLUÇÃO INJETÁVEL DE GLICOSE A 10% (Biosintética), fr. de 250, 500 e 1.000 mL
▸ SORO GLICOSADO A 5% (Gaspar Viana), amp. de 250 mL
20 amp. de 500 mL
10 amp. de 1.000 mL
▸ SORO GLICO FISIOLÓGICO (Gaspar Viana), 50 amp. de 250 mL
10 amp. de 1.000 mL
▸ SORO GLICO FISIOLÓGICO 2:1 (Gaspar Via-na), 50 amp. de 250 mL
20 amp. de 500 mL
▸ SORO GLICO FISIOLÓGICO 3:1 (Gaspar Via-na), 50 amp. de 250 mL
20 amp. de 500 mL
▸ SORO GLICOFISIOLÓGICO A 5% (J. P.), fr. com 125, 250, 500 e 1.000 mL
▸ SORO GLICOSADO A 70% (Darrow), amp. de 500 mL

AMINOÁCIDOS

▸ AMINON 3% (J. P.), solução injetável a 3%
▸ AMINON 20 (J. P.), solução injetável a 10%
▸ AMINOPLASMAL L 5-Aa (B. Braun), fr.-amp. de 100, 250, 500 e 1.000 mL
▸ AMINOPLASMAL L 10-Aa (B. Braun), fr.-amp. de 50, 250, 500 e 1.000 mL
▸ AMINORIM (J. P.), fr. de 250 mL de aminoácidos com histidina
▸ AMINOSTERIL 10% (Fresenius), fr. de 500 mL
▸ AMINOSTERIL HEPA 8% (Fresenius), fr. de 500 mL
▸ FORTEN (Farmalab-Chiesi), 10 fr. de 10 mL
▸ HEPAMINO F (B. Braun), fr. a vácuo de 100, 250 e 500 mL com 250 e 500 mL de solução
fr. a vácuo de 1.000 mL com 250 e 500 mL de solução
▸ HEPANUTRIN (J. P.), fr. de 500 mL
▸ NEFROAMINO (B. Braun), fr.-amp. de 250 e 500 mL contendo 250 mL
▸ PEDIAMINO PLM-10% (B. Braun), fr. de 50, 100 e 250 mL
▸ PORTAMIN 8% (Darrow), fr. de 500 mL
▸ SORAMIN 3% (Darrow), fr. de 500 mL
▸ SORAMIN 10% (Darrow), fr. de 50 e 500 mL

AMINOÁCIDOS + CARBOIDRATOS

▸ AMINOSTERIL NEFRO (Fresenius), fr. de 250 mL

AMINOÁCIDOS + CARBOIDRATOS + ELETRÓLITOS

▸ AMINOPED 10% (Fresenius), fr. de 100 e 150 mL
▸ AMINOPLASMAL LS 5-Aa (B. Braun), fr. de 100, 250, 500 e 1.000 mL contendo 500 mL da solução
▸ AMINOPLASMAL LS 10-Aa (B. Braun), fr.-amp. de 100, 250, 500 e 1.000 mL contendo 500 mL da solução
▸ AMINOSTERIL 10% (Fresenius), fr. de 500 mL
▸ AMINOSTERIL 800 (Fresenius), fr. de 500 mL

AMINOÁCIDOS + GLICOSE

▸ AMINOSTERIL HEPA 8%-C (Fresenius), fr. de 500 mL
▸ AMINOSTERIL NEFRO-C (Fresenius), fr. de 150 mL
▸ CONJUNTOS BRAUN PARA NUTRIÇÃO PARENTERAL (B. Braun)

LIPÍDIOS

▸ ENDOLIPID 10% (Darrow), vidro com 100 e 500 mL
▸ LIPOFUNDIN MCT/LCT (B. Braun) 10%, frasco de 100 e 500 mL
20%, frasco de 500 mL
▸ PULMO DIET (Support), envelope com 96 g

OLIGOELEMENTOS

▸ AD-ELEMENT (Darrow), 50 amp. de 2 mL
▸ PLURIMINERAL OLIGOELEMENTOS (Support), lata com 250 g de pó

DIETÉTICOS 13.7

▸ REVITAM ANTI-OX (Biolab-Sanus), 30 comprimidos revestidos
▸ SELÊNIO COMPLEXO (Fontovit), 50 comprimidos × 25 μg

▸ Alimentos enterais

São indicados aos pacientes que não podem ou não querem ingerir quantidades adequadas de alimentos ou que apresentam distúrbio digestivo, mas podem absorver quantidades apropriadas de nutrientes. Sempre que possível, devem-se preferir estes aos parenterais. São, porém, contraindicados nos seguintes casos: má absorção grave, obstrução intestinal total, vômito frequente e tendência a aspirar.

Os principais componentes de formulações enterais são: carboidratos, aminoácidos, lipídios, fibras, vitaminas e sais minerais.

▸ ENSURE HN (Abbott), lata de 237 mL
▸ ENSURE PLUS HN (Abbott), lata de 237 mL
▸ GLUTAMIN (Support), lata com 250 g
▸ HIPER DIET HIPOSSÓDICO SEM SACAROSE (Support), envelope com 92 g
▸ IMPACT (Novartis), fr. com 1.000 mL e tetraprisma de 250 mL (sabor pêssego)
▸ OLIGOSSAC (Support), lata com 400 g
▸ OSMOLITE HN (Abbott), lata de 237 mL
▸ PLURIMINERAL MACROELEMENTOS (Support), lata com 450 g
▸ PLURIVITAMIN (Support), lata com 250 g

▸ Suplementos alimentares

São preparações destinadas a corrigir determinadas deficiências alimentares. São administradas pelas vias enteral ou oral.

ÁCIDOS GRAXOS POLI-INSATURADOS

▸ BORAG (Ativus), 30 cáps.
▸ LIPCOR (Pharmacia Brasil), fr. com 45 cáps.
▸ LISACOL (Hebron), fr. com 45 cáps. × 1.000 mg
▸ LIVTEN 500 MG (Ativus), 30 cáps.
▸ LIVTEN 1000 MG (Ativus), 30 cáps.
▸ MAXIFAT (Nuteral), lata com 300 g
▸ PREVELIP (Biolab), 60 cáps. gelatinosas
▸ PROEPA (Aché), 45 cáps. × 1.000 mg 90 cáps. × 500 mg

AMINOÁCIDOS

▸ CÁPSULAS DE GELATINA PURA (Q. I. F.), 36 cáps.
▸ CASEICAL (Support), lata com 230 g
▸ DIALAMINE (Support), envelope com 60 g
▸ EL DIET (Support), envelope com 95 g
▸ GELATINA (Brasmédica), 60 cáps. × 250 mg
▸ GELATINA (Brasmédica), 50 e 100 cáps.
▸ GELATINA (Fontovit), 50 cáps.
▸ GELATINA (Ima), 100 cáps. × 300 mg
▸ HEPATO DIET (Support), envelope com 97 g
▸ MAXIGLUTAM (Nuteral), lata com 250 g
▸ MAXIPRO (Nuteral), lata com 230 g
▸ NATURAL GELATIN GILTON (Gilton), 60 e 180 cáps.
▸ NEFRO DIET (Support), envelope com 91 g
▸ ORNITARGIN (Baldacci), drág., flaconetes (10 mL), fr.-amp. (300 mL), amp. (10 mL)
▸ PEPTI DIET SEM ADIÇÃO DE SACAROSE (Support), envelope com 87 g
▸ TRAUMA DIET (Support), envelope com 91 g

BAIXO CONTEÚDO ELETROLÍTICO

▸ MAXIJOULE (Nuteral), lata com 400 g
▸ MAXIPRO (Nuteral), lata com 230 g

EXTRATOS DE SOJA INTEGRAL

▸ ISOLAC (Nutricia), 2 envelopes com 150 g
▸ ISOMIL (Abbott), lata com 400 g de pó
▸ NAN SOY (Nestlé), lata com 400 g
▸ PROSOBEE (Bristol-Myers Squibb), lata com 400 g de pó
▸ SOYA DIET (Support), envelope com 80 g
▸ SOYA DIET HIPOSSÓDICO SEM SACAROSE (Support), envelope com 80 g
▸ SOYAC (Support), lata com 300 g

SUPLEMENTOS À BASE DE CÁLCIO

▸ CALCARB (Nuteral), (carbonato de cálcio), pote com 60 e 200 comprimidos × 500 mg pote com 60 e 120 comprimidos × 1.000 mg
▸ CALCARB D (Nuteral), (carbonato de cálcio 500 mg + vitamina D 50 UI por comprimido), pote com 60 comprimidos mastigáveis sabores baunilha, pêssego e menta

SUPLEMENTO ALIMENTAR PARA DIABÉTICOS

▸ DIASIP (Support), (proteína de soja, lipídios monoinsaturados, fibras), fr. de 200 mL
▸ NOVASOURCE GC (Nestlé), tetra square com 1 L
▸ NOVASOURCE GC HP (Nestlé), sistema fechado com 1 L

SUPLEMENTO ENRIQUECIDO COM VITAMINAS E MINERAIS

▸ CALPLEX (Nuteral), pote com 60 comprimidos
▸ SELENIUM ACE (Nuteral), (vitamina A 400 μg + ácido ascórbico 30 mg + vitamina E 5 mg + selênio 35 μg, por comprimido), pote com 60 comprimidos

TRIGLICERÍDIOS

▸ TCM AGE NUTERAL (Nuteral), fr. de 250 mL
▸ TECEEME (Nutricia), fr. de 500 mL
▸ TRIGLICERIL CM (Support), fr. com 250 mL
▸ TRIGLICERIL CM COM ÁCIDOS GRAXOS ESSENCIAIS (Support), fr. com 250 mL

DIETA COMPLETA

▸ ALFARÉ (Nestlé), lata com 400 g de pó
▸ BIONORM SOLÚVEL (Merck), 6 envelopes com 40 g
▸ BIOTOTAL (Kanda), fr. de 200 mL
▸ CERELAC (Nestlé), lata com 400 g de pó
▸ DIABETIC (Novartis), embalagens tetraprisma com 250 mL
▸ ENSURE (Abbott), lata de 237 mL
▸ GI CONTROL (Novartis), embalagens tetraprisma com 250 mL (sabor baunilha)
▸ GOOD DIET (Probiótica), embalagem com 240 g
▸ HIPER DIET TCM (Support), envelope com 92 g
▸ IMPACT (Novartis), 24 latas de 250 mL 6 fr. de 1.000 mL
▸ IMPACT GLUTAMINA (Novartis), 24 latas de 250 mL 6 fr. de 1.000 mL
▸ IMPACT ORAL (Novartis), 5 envelopes de 74 g
▸ IMUNONUTRIL DIET (Support), envelope com 98 g
▸ ISOSOURCE 1,5 CAL (Nestlé), tetra square com 1 L
▸ ISOSOURCE HN PLUS (Nestlé), tetra square com 1 L
▸ ISOSOURCE SOYA (Nestlé), tetra square com 1 L
▸ ISOSOURCE SOYA FIBER (Nestlé), tetra square com 1 L
▸ ISOSOURCE STANDARD (Nestlé), tetra square com 1 L
▸ ISOSOURCE STANDARD PÓ (Nestlé), lata com 325 g
▸ MODULEN (Nestlé), lata com 400 g sabor baunilha
▸ NUTREN 1.0 (Nestlé), lata com 400 g de pó sabor baunilha
▸ NUTREN 1.0 (Nestlé), lata com 250 mL sabor baunilha
▸ NUTREN DIABETES (Nestlé), lata com 400 g de pó sabor baunilha
▸ NUTREN 1.0 ULTRAPAK (Nestlé), bolsa de 1.000 mL
▸ NUTREN JÚNIOR (Nestlé), lata com 400 g de pó sabor baunilha
▸ NUTROGAST II (Nutricia), 25 envelopes de 90 g
▸ PEPTAMEN (Nestlé), lata com 430 g de pó sabor baunilha
  lata com 250 mL sabor baunilha (líquido)
▸ PEPTAMEN JÚNIOR (Nestlé), lata com 250 mL sabor baunilha
▸ PEPTAMEN ULTRAPAK (Nestlé), bolsa de 1.000 mL
▸ PROTENAC (Enila), embalagem com 125 g
▸ REABILIT (Nuteral), lata com 445 g
▸ REABILIT IMMUNO (Nuteral), lata com 445 g
▸ REABILIT TCM (Nuteral), lata com 445 g
▸ RESOURCE DIABETIC (Novartis), embalagem com 237 mL (sabores chocolate, morango e baunilha)
▸ RESOURCE ULTRA PLUS (Novartis), embalagem tetraprisma de 250 mL (sabor baunilha)
▸ SUSTACAL (Bristol-Myers Squibb), lata com 400 g de pó com sabores baunilha, café com leite, chocolate, coco e morango
▸ TOTAL NUTRITION (Nuteral), envelope com 90 g
▸ TOTAL NUTRITION FIBER (Nuteral), envelope com 90 g
▸ TOTAL NUTRITION HIPOSSÓDICO SEM SACAROSE (Nuteral), envelope com 90 g
▸ TOTAL NUTRITION IMMUNO (Nuteral), envelope com 90 g
▸ TOTAL NUTRITION PEDIÁTRICO (Nuteral), envelope com 90 g
▸ TOTAL NUTRITION PULMO (Nuteral), envelope com 90 g
▸ TOTAL NUTRITION SOY (Nuteral), envelope com 90 g
▸ TOTAL NUTRITION SOY HIPOSSÓDICO SEM SACAROSE (Nuteral), envelope com 90 g

▸ Alimento enriquecido com vitaminas e ferro

▸ NAN 1, lata com 450 g
▸ NAN 2, lata com 450 g
▸ NAN 2 PROBIÓTICO, lata com 450 g
▸ PRÉ NAN, lata com 450 g
▸ SIMILAC ADVANCE 0 (Abbott), lata com 400 g
▸ SIMILAC ADVANCE 1 (Abbott) lata com 400 g
▸ SUSTAGEN (Bristol-Myers Squibb), lata com 400 g de pó com sabores banana, baunilha, café com leite, chocolate, coco e morango

▸ Alimento enriquecido com vitaminas e minerais

▸ MERITENE (Novartis), lata de 400 g (sabores chocolate, morango e baunilha)
  sachê de 40 g (sabor baunilha)

- MILKGEN (Nuteral), lata com 400 g sabores baunilha, chocolate e morango
- MILKGEN NATURAL SEM SACAROSE (Nuteral), lata com 400 g
- NUTRAMENT SPORT (Bristol-Myers Squibb), lata com 400 g de pó com sabores banana, baunilha, café com leite, cereja, chocolate, coco e morango

▶ Alimentos para recém-nascidos e lactentes

Destinam-se àquelas crianças que, por uma razão ou outra, não dispõem de leite humano.

- ALFARÉ (Nestlé), lata com 400 g de pó
- APTAMIL (Support), latas com 400 g
- ENFALAC PREMATURO (Bristol-Myers Squibb), lata com 400 g de pó
- NAN 1 (Nestlé), lata com 500 g de pó
- NAN 1 PRO (Nestlé), lata com 400 g
- NAN 2 (Nestlé), lata com 500 g de pó
- NAN 2 PRO (Nestlé), lata com 400 g
- NESTOGENO 1 (Nestlé), sachê de 135 g
- NESTOGENO 2 (Nestlé), lata com 400 e 800 g de pó, sachê de 135 g
- NESTOGENO PLUS (Nestlé), lata com 400 g de pó
- NIDEX (Nestlé), lata com 550 g de pó
- NURSOY (Wyeth), lata com 400 g de pó
- PEDIASURE LÍQUIDO (Abbott), lata com 237 mL (sabores baunilha, chocolate, morango)
- PEDIASURE PÓ (Abbott), lata com 400 g (sabores baunilha e chocolate)
- PELARGON (Nestlé), lata com 500 g de pó
- PREGESTIMIL (Bristol-Myers Squibb), lata com 450 g
- PRÉ NAN (Nestlé), lata com 400 g de pó

▶ Fibras

Presentes na maioria dos alimentos, as fibras desempenham a função de regular o funcionamento do intestino.

Algumas preparações farmacêuticas à base de fibras são utilizadas não só para combater a constipação intestinal, mas também em regimes de emagrecimento.

- BIOFIBER (Enila), cx. com 12 flaconetes com 10 mL
- CONFIBRA DIET (Support), envelope com 85 g
- FIBERMAIS (Nestlé), 6 sachês de 5 g
- FIBERMAIS FLORA (Nestlé), 6 sachês de 5 g
- FIBERSOURCE (Nestlé), tetra square de 1 L
- FIBRACAP (Hebron), pote com 250 g
- FIBRAPUR (Johnson & Johnson), lata com 200 g
- MAGRISAN (Baruel), 60 cáps.
- NUTREN FIBRAS (Nestlé), lata com 400 g sabor baunilha
  lata com 250 g sabor baunilha (líquido)
- REABILIT MULTIFIBER (Nuteral), lata com 445 g
- RESOURCE BENEFIBER (Novartis), lata de 200 mg sachê de 5 g
- TRIFIBRA MIX (Sanofi Winthrop), 12 e 30 envelopes × 5 g

▶ Substitutos de gêneros alimentícios

Entre estes sobressaem os substitutos do sal, do açúcar e do leite.

1. *Substitutos do sal*. São usados em regimes hipossódicos. Consistem em cloretos de potássio e de sódio.

- DIETASAL (Libbs), fr. c/ 50 g 50 envelopes de 1 g
- MINI SAL (Naturin), fr. de 75 g
- SAURITA (Zurita), 50 envelopes de 1 g

2. *Substitutos do açúcar*. São utilizados em regimes que requerem baixo teor calórico (como no controle de peso corporal), em regimes de emagrecimentos; diabéticos e pacientes que não podem fazer uso do açúcar. Chamados edulcorantes sintéticos, seu poder adoçante é dezenas e até centenas de vezes maior que o do açúcar.

São divididos em duas classes: nutritivos e não nutritivos. Para serem de utilidade geral, os não nutritivos devem apresentar alta potência de doçura, sabor que imita o da sacarose, segurança incontestável para consumo humano, termoestabilidade, estabilidade hidrolítica, hidrossolubilidade alta e rápida, preço favorável, "corpo" ou efeitos de viscosidade semelhantes aos da sacarose e não serem carcinogênicos. Embora a segurança seja a preocupação máxima, um adoçante não nutritivo deve ter sabor muito semelhante ao do açúcar, a fim de agradar o paladar dos consumidores.

A resposta de sabor doce resulta da interação eficaz do adoçante com proteína receptora localizada na periferia externa de uma célula do sabor. Esta complexação acarreta a despolarização da célula do sabor e iniciação de um sinal de sabor doce codificado ao cérebro. Como os adoçantes apresentam estrutura química muito variada, admite-se a existência de receptores múltiplos.

No Brasil são comercializados os seguintes adoçantes sintéticos: acessulfamo, aspartamo, ciclamato sódico e sacarato cálcico.

ACESSULFAMO

Corresponde ao sal potássico do dióxido de metiloxatiazinona. Seu poder adoçante é cerca de 200 vezes o do açúcar.

É completamente absorvido quando administrado por via oral. Não sofre biotransformação. É rapidamente excretado íntegro pela urina. Sua meia-vida plasmática é de 1,5 hora; isto indica que ele não se acumula no organismo.

É utilizado como edulcorante para alimentos e cosméticos. Não parece ser afetado pelo cozimento.

A ingestão diária aceitável é de até 9 mg/kg de peso corporal. Usado em associação com aspartamo.

- LINEA GOTAS (Slim), fr. c/ 110 mL

ASPARTAMO

Corresponde ao éster metílico da aspartilfenilalanina.

Na presença de umidade, hidrolisa-se para formar aspartilfenilalanina e um derivado dicetopiperazínico, que resulta em perda de doçura.

É usado em alimentos, bebidas e produtos farmacêuticos. Não tem valor nutritivo.

No trato gastrintestinal, o aspartamo é hidrolisado aos seus três constituintes primários: metanol, ácido aspártico e fenilalanina. É muito improvável que o metanol oriundo do aspartamo venha a causar intoxicação. Devido à semelhança estrutural do aspartato com o glutamato sugeriu-se que o aspartamo poderia causar risco a pessoas sensíveis ao glutamato; entretanto, isso não ocorre. O consumo modesto de aspartamo não resulta em elevações prejudiciais de fenilalanina.

Deve-se evitar o uso deste edulcorante por pacientes com fenilcetonúria. Cozimento prolongado elimina sua doçura.

Seu poder edulcorante é cerca de 200 vezes o da sacarose. Cada grama fornece aproximadamente 4 kcal.

A ingestão diária aceitável é até 40 mg/kg de peso corporal. A ingestão diária aceitável do derivado dicetopiperazínico, impureza encontrada no aspartamo, é até 7,5 mg/kg.

Os efeitos adversos do aspartamo relatados com mais frequência são sintomas neurológicos ou comportamentais, sintomas gastrintestinais e sintomas de hipersensibilidade ou dermatológicos. Certas pessoas podem manifestar sensibilidade incomum ao adoçante.

- CRISTAL DIET (Nutricia), 50 envelopes c/ 1 g
- DIETACIL (Ima), 50 envelopes c/ 1 g
- FINN (Boehringer Ingelheim) PÓ, 50 envelopes de 1 g c/ 38 mg/g
  Pó a granel, pote c/ 150 g
  Gotas, 25 mL c/ 80 mg/mL
  Comprimidos, 100 comprimidos c/ 19 mg
- START (Cibran), 50 envelopes c/ 38 mg
- SUCRET (Sintofarma), 50 envelopes c/ 40 mg
- ZEROCAL (Slim), 50 envelopes c/ 1 g

CICLAMATO SÓDICO

Corresponde ao cicloexilsulfamato sódico.

Em soluções diluídas (até cerca de 0,17%) é cerca de 30 vezes mais doce que o açúcar, mas este fator diminui em concentrações mais elevadas. Quando a concentração se aproxima de 0,5%, percebe-se sabor amargo.

Usado também nas formas de sais cálcico e potássico.

A ingestão diária aceitável é até 4 mg/kg de peso corporal. É não nutritivo.

Sofre biotransformação a cicloexilamina, que pode ter efeitos adversos graves. Por isso, seu uso como adoçante artificial em alimentos, refrigerantes e comprimidos adoçantes artificiais não é mais permitido na Inglaterra e diversos outros países.

Estudos realizados nos Estados Unidos não confirmaram os receios de que o ciclamato sódico é carcinogênico.

No Brasil é usado apenas em associação com sacarato cálcico.

CICLAMATO SÓDICO + SACARATO CÁLCICO

- ADOÇANTE DOÇURA (Bravir), 15 e 100 mL
- ADOCYL C LÍQUIDO (Virtus), 17 e 80 mL
- ADOCYL C PÓ (Virtus), 50 envelopes
- ADOCYL DIET (Virtus), 80 e 20 mL
- ADOCYL GELATINA (Virtus), envelopes c/ 14 g
- ADOCYL PUDIM (Virtus), envelopes c/ 25 g
- BELPEN ADOÇANTE (Dermopen), 30 mL
- DIETIL (Nutricia), 17, 80 e 200 mg
- SUCARYL (Abbott), 250 comprimidos 120 mL
- SUITA (Bristol-Myers Squibb), 80 mL

SACARATO CÁLCICO

É um dos sais da sacarina. Outro também usado é o de potássio. Estes sais são mais palatáveis que a sacarina.

Corresponde ao sal cálcico do dióxido de benzisotiazolona hidratado.

É cerca de 300 vezes mais doce que o açúcar.

Usado, geralmente em associação com o ciclamato sódico, em alimentos e bebidas. É estável ao calor. Não tem valor nutritivo.

A ingestão diária aceitável é até 2,5 mg/kg de peso corporal.

É rapidamente absorvido do trato gastrintestinal, sendo quase todo excretado inalterado pela urina dentro de 24 a 48 horas.

Em alguns indivíduos, provoca reações de hipersensibilidade e fotossensibilidade.

▶ *SACARINA BRASIFA (Brasifa), embal. com 80 mL*

SACARATO CÁLCICO + CICLAMATO SÓDICO

As citadas em ciclamato sódico.

3. *Substitutos do leite.* São utilizados em nutrição de crianças.

▶ *PELARGON (Nestlé), lata com 500 g de pó*
▶ *SOBEE (Bristol-Myers Squibb), lata com 400 g de pó*

▶ ANTILIPÊMICOS

Também chamados agentes hipolipêmicos, reguladores de lipídios, anti-hiperlipoproteinêmicos e hipocolesterolêmicos, são fármacos utilizados no tratamento da aterosclerose. Esta doença é causada pela deposição localizada dos lipídios plasmáticos, principalmente ésteres colesterílicos, na íntima da parede arterial formando a placa ateromatosa, ou ateroma, a lesão característica da aterosclerose.

A aterosclerose é causa da doença cardíaca coronariana, a forma mais frequente de doença cardíaca.

Fatores diversos foram apontados como causadores de aterosclerose. Os principais são hipertensão, hábito de fumar, ocupação sedentária, diabetes melito, obesidade, álcool, hereditariedade e hiperlipidemia.

O diagnóstico da hiperlipidemia baseia-se na comprovação de anormalidades lipoproteicas específicas. As lipoproteínas podem ser separadas em cinco grupos: (a) quilomícrons — são as lipoproteínas maiores e contêm cerca de 90% de triglicerídios dietéticos ou exógenos e menos de 5% de colesterol; (b) lipoproteínas de densidade muito baixa (VLDL, *very low density lipoproteins*), também chamadas pré-betalipoproteínas — contêm cerca de 60% de triglicerídios endógenos e 10 a 15% de colesterol; (c) lipoproteínas de densidade intermediária (IDL, *intermediate density lipoproteins*) — contêm menos triglicerídios e mais colesterol que o grupo anterior; (d) lipoproteínas de densidade baixa (LDL, *low density lipoproteins*), também chamadas betalipoproteínas — contêm 50% de colesterol e menos de 10% de triglicerídios; (e) lipoproteínas de densidade alta (HDL, *high density lipoproteins*), também chamadas alfa-lipoproteínas — contêm cerca de 20% a 30% de colesterol e menos de 5% de triglicerídios.

Além das lipoproteínas, há que se levar em consideração também as apoproteínas, que são os grupamentos proteicos daquelas. Frequentemente, estes grupos heterogêneos de proteínas se combinam com fosfolipídios para formar um complexo estável para solubilizar e transportar os lipídios plasmáticos.

As apoproteínas desempenham, pelo menos, três funções essenciais: (a) manter a estrutura das lipoproteínas; por exemplo, apo A-I e A-II em HDL; apo B-48 em quilomícrons e resíduos de quilomícrons; e apo B-100 em VLDL, IDL e LDL; (b) servir de ligantes de união ou locais de reconhecimento para os receptores situados nas superfícies das células para facilitar a retirada das lipoproteínas da circulação para o catabolismo; por exemplo, os receptores no fígado reconhecem a apo E e possivelmente B-48 nos resíduos de quilomícrons; (c) atuar como cofatores às enzimas compreendidas no metabolismo dos lipídios lipoproteicos na circulação; por exemplo, a apo C-II é o cofator específico para ativação da lipoproteína lipase (LPL), a enzima responsável pela hidrólise de triglicerídios.

As hiperlipoproteinemias podem ser primárias ou secundárias. As primárias são esporádicas e determinadas geneticamente. As secundárias resultam de hábitos dietéticos ou são sequelas de outras doenças ou do tratamento medicamentoso.

Para as hiperlipoproteinemias a Organização Mundial da Saúde propôs a seguinte classificação internacional:

Tipo I: Hiperquilomicronemia. Caracterizada pela presença de quilomícrons e por concentrações normais ou apenas ligeiramente aumentadas de VLDL.

Tipo IIa: Hiperβ-lipoproteinemia. Caracterizada por elevação na concentração de LDL.

Tipo IIb: Caracterizada também por elevação na concentração de LDL.

Tipo III: Padrão "β flutuante" ou "β amplo". Caracterizada pela presença de VLDL com concentração elevada anormal de "β flutuante" ou "β-VLDL" do colesterol.

Tipo IV: Hiperβ-lipoproteinemia. Caracterizada por elevação na concentração de VLDL e pela ausência de quilomícrons.

Tipo V: "Hiperpré-β-lipoproteinemia e quilomicronemia". Caracterizada por elevação na concentração de VLDL e presença de quilomícrons.

Estudos recentes indicaram que o controle de colesterol e triglicerídios elevados pode não diminuir o perigo de doença cardiovascular e a mortalidade, embora possa reduzir a incidência de infartos miocárdicos não fatais.

Para o tratamento de altas taxas de colesterol no sangue adotam-se as medidas a seguir, conforme recomendou, em 1994, o 2.º *Relatório do Expert Panel on Detection, Evaluation, and Treatment of High Blood Cholesterol in Adults* (*Adult Treatment Panel II*).

Tratamento não farmacológico (especialmente redução na ingestão dietética de ácidos graxos insaturados e colesterol, redução de peso, exercício físico e suspensão do hábito de fumar) como primeira medida a todos os pacientes e como coadjuvante a toda a terapia específica.

Se, depois de seis meses de terapia mediante dieta, não se conseguir redução adequada da LDL do colesterol, então recomenda-se adicionar o tratamento medicamentoso à terapia dietética.

O primeiro fármaco consiste geralmente em um sequestrante de ácidos biliares (como colestiramina, colestipol) ou ácido nicotínico. Os sequestrantes de ácidos biliares são úteis especialmente para o tratamento de elevações isoladas das LDL-colesterol, ao passo que o ácido nicotínico o é em pacientes em quem as concentrações das LDL-colesterol são moderadamente elevadas e que apresentam aumento em triglicerídios e nas concentrações das HDL-colesterol.

Em seguida, deve-se considerar o uso de inibidor da HMG-CoA redutase (como fluvastatina, lovastatina, pravastatina, sinvastatina). Estes fármacos são particularmente úteis em reduzir substancialmente as LDL-colesterol em pacientes com formas graves de hipercolesterolemia ou em pacientes que apresentam doença coronariana confirmada e graus menores de elevação das LDL-colesterol.

Outros antilipêmicos, como derivados do ácido fíbrico (bezafibrato, clofibrato, genfibrozila) e probucol, não são tão eficazes quanto os já citados. Os derivados do ácido fíbrico são eficazes especialmente em baixar as concentrações de triglicerídios e, em grau menor, aumentar as concentrações das HDL-colesterol. Reserva-se geralmente o tratamento com probucol a pacientes que não toleram outros fármacos que baixam o colesterol ou não respondem a eles.

Caso não se obtenha resultado adequado, o paciente deverá ser submetido a outra medicação ou associação de dois fármacos que tenham mecanismo de ação sinérgico. Apesar de a experiência com essas associações ser limitada, verificou-se que os sequestrantes de ácidos biliares junto com ácido nicotínico ou inibidor da HMG-CoA são úteis em controlar as LDL-colesterol. Entretanto, o uso da associação de inibidor da HMG-CoA com ácido nicotínico ou derivado de ácido fíbrico poderá aumentar o risco de miopatia.

Na hipótese de não se lograr o resultado desejado com os fármacos primários e as associações de fármacos, deve-se recorrer a um especialista em lipídios.

Para as mulheres pós-menopausa, outra opção para baixar as LDL-colesterol é o tratamento por estrogênios. Estes podem diminuir as LDL-colesterol e aumentar as HDL-colesterol. Recomenda-se, porém, selecionar as pacientes, levando em consideração o risco de doença coronariana e riscos potenciais de tratamento estrogênico prolongado.

Os fármacos antilipêmicos disponíveis em nosso meio podem ser agrupados nas seguintes classes: inibidores da HMG-CoA redutase, derivados do ácido fíbrico e fármacos diversos.

▶ Inibidores da HMG-CoA redutase

A 3-hidroxi-3-metilglutaril coenzima A (HMG-CoA) redutase é enzima que catalisa a etapa inicial limitante da velocidade da biossíntese do colesterol, a saber, a formação de mevalonato a partir de HMG-CoA. Os inibidores da HMG-CoA redutase são fármacos extremamente eficazes em baixar as concentrações plasmáticas das LDL-colesterol. Atuam como inibidores competitivos da referida enzima. Bloqueiam a síntese do colesterol no fígado, desencadeando assim as reações compensatórias que resultam na redução das LDL plasmáticas.

Quimicamente, consistem em sistema anelar hexaidronaftalênico ligado a dois grupamentos: um éster metilbutirato e um hidroxiácido que pode formar uma lactona de seis membros. Quanto à origem, podem ser divididos em três grupos: metabólitos fúngicos (lovastatina e pravastatina), compostos sintéticos (atorvastatina, fluvastatina, pitavastatina e rosuvastatina) e compostos semissintéticos (sinvastatina). Atorvastatina, fluvastatina e pravastatina são ativas *per se*. Lovastatina e sinvastatina são, na verdade, bioprecursores; no fígado, seu anel lactônico se abre por hidrólise química ou enzimática (ou ambos), gerando o inibidor ativo.

FARMACODINÂMICA
- antilipêmicos, inibidores da HMG-CoA redutase.

INDICAÇÕES
- adjuvantes no tratamento de hipercolesterolemia primária (hiperlipoproteinemia tipos IIa e IIb) causada por concentrações elevadas de LDL-colesterol em pacientes com risco significante de doença arterial coronariana que não responderam à dieta ou a outras medidas.

CONTRAINDICAÇÕES
- hipersensibilidade aos inibidores da HMG-CoA redutase.
- doença hepática ativa.
- lactação.
- gravidez.
- < 10 anos de idade. Para a pravastatina, < 8 anos, e para a fluvastatina, < 18 anos.

PRECAUÇÕES
- deve-se levar em consideração a relação risco/benefício quando existem os seguintes problemas médicos: alcoolismo, grande cirurgia, convulsões incontroladas, distúrbios metabólicos endócrinos ou eletrolíticos graves, doença hepática, hipotensão, infecção aguda grave, transplante de órgão com terapia imunossupressora, trauma.
- risco de desenvolvimento de insuficiência renal após rabdomiólise.
- vigiar a administração de altas doses em idosos, em portadores de disfunção hepática e/ou renal, hipotireoidismo e diabetes.

EFEITOS ADVERSOS
- mialgia, rabdomiólise, cefaleia, amnésia.
- neuropatia periférica.
- diarreia, constipação, tontura, flatulência, náusea, exantema, dor de estômago, azia.
- alteração de AST, ALT e CPK.

INTERAÇÕES MEDICAMENTOSAS
- ciclosporina, eritromicina, genfibrozila, amiodarona, verapamil ou imunossupressores podem aumentar o risco de rabdomiólise e insuficiência renal aguda.
- ciclosporina, diltiazem, eritromicina, genfibrozila ou imunossupressores podem aumentar o risco de rabdomiólise e insuficiência renal.
- deve-se descontinuar temporariamente a administração de sinvastatina ou atorvastatina quando do uso concomitante de antibiótico macrolídio ou terapêutica com antifúngico azólico.

ATORVASTATINA

É um composto quiral, um sal cálcico de um pirrol pentassubstituído e potente inibidor da HMG-CoA redutase. Atua reduzindo principalmente o colesterol total, a apolipoproteína B, principal componente do LDL-colesterol e triglicerídios. Esse efeito é mais significante que o da lovastatina, sinvastatina e pravastatina, e o grau de redução relaciona-se com a dose administrada.

Não produz alterações nos níveis de HDL-colesterol, apo A-I ou Lp(a), como acontece com outros fármacos da mesma classe. A atorvastatina e a pravastatina são compostos ativos, enquanto a lovastatina e a sinvastatina são profármacos lactônicos inativos.

FARMACOCINÉTICA
- após rápida absorção oral sofre eliminação pré-sistêmica.
- os alimentos diminuem a velocidade da absorção do fármaco, porém, não interferem no grau de absorção nem exercem influência significativa nas concentrações plasmáticas.
- rápido início da ação.
- $C_{máx}$ de 3,94 e 11,1 ng eq/mL para doses de 10 e 20 mg, respectivamente.
- $t_{máx}$ de 4,4 e 2,4 h para doses de 10 e 20 mg, respectivamente.
- 80% ligam-se às proteínas plasmáticas.
- sofre biotransformação hepática.
- excretada principalmente pela bile.

DOSES
- como dose inicial, por via oral, 10 mg ao dia. A dose pode ser aumentada até 80 mg ao dia, em dose única.
- para pacientes entre 10 e 17 anos, por via oral, 10 mg ao dia.

EFEITOS ADVERSOS
- os já citados.

INTERAÇÕES MEDICAMENTOSAS
- as já citadas.

▶ *ATORVASTATINA (EMS), 30 e 60 comprimidos × 10, 20 e 40 mg (genérico), 30 comprimidos × 80 mg (genérico)*
▶ *ATORVASTATINA (Germed), 30 comprimidos × 10, 20, 40 e 80 mg (genérico)*
▶ *ATORVASTATINA CÁLCICA (Eurofarma), 30 comprimidos × 10, 20, 40 e 80 mg (genérico)*
▶ *CITALOR (Pfizer), 10 e 30 comprimidos × 10 mg 10 comprimidos × 20 mg 30 comprimidos × 40 e 80 mg*
▶ *CORASTORVA (Abbott), 10 e 30 comprimidos × 10 mg 30 comprimidos × 20, 40 e 80 mg*
▶ *LÍPITOR (Pfizer), 10, 30 e 90 comprimidos × 10 mg 30 e 90 comprimidos × 20 mg 30 comprimidos × 40 e 80 mg*
▶ *VOLUNTA (Medley), 30 comprimidos × 10, 20, 40 e 80 mg (genérico)*

FLUVASTATINA

É produto totalmente sintético. Por apresentar o beta-hidroxiácido livre, tem atividade própria, sem precisar sofrer biotransformação.

Usada na forma de sal sódico.

FARMACOCINÉTICA
- administrada por via oral, é rápida e completamente (98%) absorvida; a presença de alimento reduz a velocidade de absorção.
- a ligação às proteínas plasmáticas é alta (mais de 98%).
- biodisponibilidade de apenas 19 a 29%, devido à eliminação pré-sistêmica extensa, podendo acumular-se nos pacientes com insuficiência hepática.
- sofre biotransformação quase completa, dando vários metabólitos, alguns ativos, mas não circulantes.
- volume de distribuição aparente: 330 L.
- meia-vida de distribuição terminal: 2,3 ± 0,9 horas.
- depuração plasmática: 1,8 ± 0,8 L/min.
- eliminada principalmente (93%) pela via biliar/fecal; menos de 6% são excretados pela urina.

DOSES
- via oral, adultos, iniciar com 40 mg da apresentação de comprimidos ou 80 mg duas vezes ao dia e 80 mg na apresentação XL.
- não se recomenda o uso de fluvastatina em menores de 18 anos.

▶ *LESCOL (Novartis), 14 e 28 comprimidos × 20 e 40 mg*
▶ *LESCOL XL (Novartis), 30 comprimidos × 80 mg*

LOVASTATINA

É produto isolado de uma cepa de *Aspergillus terreus*. Trata-se de lactona tricíclica inativa. Torna-se ativa após sofrer biotransformação em que a lactona se rompe dando o beta-hidroxiácido, que é estruturalmente semelhante ao substrato natural da HMG-CoA redutase e se liga à enzima, inibindo-a.

FARMACOCINÉTICA
- administrada por via oral, sua absorção é reduzida aproximadamente em 30% quando administrada com estômago vazio.
- a ligação às proteínas é alta (mais de 95%).
- sofre biotransformação rápida, dando por hidrólise vários metabólitos, inclusive a forma ativa, que é o beta-hidroxiácido. Não sofre biotransformação via CYP3A4.
- meia-vida: 3 horas.
- atinge a concentração máxima em 2 a 4 horas.
- duração de ação: 4 a 6 semanas.
- atravessa as barreiras hematencefálica e placentária.
- é excretada principalmente (83%) pelas fezes e parcialmente (10%) pela urina.

DOSES
- via oral, adultos, 20 mg ao dia, à noite. De acordo com a resposta clínica, essa dose pode ser aumentada até o máximo de 80 mg ao dia.
- para adolescentes de 10 a 17 anos, 10 a 40 mg ao dia.

EFEITOS ADVERSOS
- os já citados.
- impotência, insônia.
- oftalmoplegia, progressão da catarata.

▶ *LOVASTATINA (Sandoz), 30 comprimidos × 10 e 20 mg (genérico) 10 comprimidos × 40 mg (genérico)*

PITAVASTATINA

É inibidora competitiva da HMG-CoA. Seu nome químico é (+) monocálcio bis {(3R, 5S, 6E)-7-[2-ciclopropil-4-(4-fluorofenil)-3-quinolil]-3-

,5-di-hidroxi-6-heptenoato}. Comercializada como pitavastatina cálcica.

FARMACOCINÉTICA

- após administração oral, atinge sua concentração plasmática máxima em 1 h.
- a $C_{máx}$ e a ASC aumentam proporcionalmente com o aumento da dose. Quanto ao período de administração, pela manhã ou à noite, não registrou-se diferenças. Alimentos ricos em gorduras diminuem sua $C_{máx}$ sem ter influência na ASC.
- a $C_{máx}$ e a ASC são mais baixas em negros e afro-americanos (21% e 5%, respectivamente). A $C_{máx}$ e a ASC apresentam-se 60% e 54% mais elevadas nas mulheres e 10% e 30% nos idosos, respectivamente.
- em pacientes portadores de insuficiência renal moderada a importante.
- 99% ligam-se às proteínas plasmáticas, principalmente à albumina e à glicoproteína ácida α_1.
- volume de distribuição de 148 L.
- sofre biotransformação hepática através do isosistema enzimático CYP2C9 e, em menor grau, pela CYP2C8. Seu principal metabólito é uma lactona formada via um glicuronídio conjugado tipo éster da pitavastatina a partir da ação da uridina 5′difosfato glicurosiltransferase.
- 79% são eliminados pelas fezes em até 7 dias e 15% pela urina.

DOSES

- 1 a 4 mg/dia, em qualquer horário e com ou sem alimentos. Recomenda-se 2 mg/dia como dose inicial e 4 mg como dose máxima. Após a dose inicial deve-se reavaliar os níveis séricos dos lipídios e somente após resultados fazer os ajustes necessários.
- na insuficiência renal, administrar 1 mg/dia e 2 mg como dose máxima.

CONTRAINDICAÇÕES

- hipersensibilidade ao fármaco.
- doença hepática ativa.
- gravidez e lactação.
- uso concomitante de ciclosporina.
- crianças.

PRECAUÇÕES

- vigiar a administração aos pacientes com predisposição ao desenvolvimento de miopatia: ≥ 65 anos, insuficiência renal, hipotireoidismo, administração concomitante de niacina ou de fibratos.
- uso cuidadoso nos pacientes que consomem bebidas alcoólicas em quantidades significativas.
- suspender o fármaco nos casos de elevação acentuada de CK.
- avaliar as enzimas hepáticas antes de iniciar o tratamento.
- evitar o uso concomitante com genfibrozila.
- realizar exames de INR e TP regularmente embora não tenha apresentado alteração significativa em estudos clínicos quando usada em associação com a varfarina.

EFEITOS ADVERSOS

- alteração das enzimas hepáticas.
- rabdomiólise.
- dor nas extremidades e nas costas.
- constipação intestinal ou diarreia
- mialgia.
- dor abdominal, dispepsia, náuseas.
- astenia, fadiga.
- insônia, depressão.

INTERAÇÕES MEDICAMENTOSAS

- atazanavir, ciclosporina, diltiazem de ação prolongada, eritromicina, fenofibrato, genfibrozila, rifampicina aumentam a concentração plasmática da pitavastatina.
- colchicina e niacina apresentam risco em potencial para desencadeamento de miopatia e rabdomiólise quando usada concomitante com a pitavastatina.
- lopinavir/ritonavir, itraconazol reduzem as concentrações da pitavastatina.
- digoxina e toronja aumentam a ASC da pitavastatina e diminuem sua $C_{máx}$.
- pitavastatina pode aumentar a ASC e a $C_{máx}$ da varfarina.

▸ *LIVALO (Eli Lilly)*, 15 e 30 comprimidos × 2 mg
30 comprimidos × 4 mg

PRAVASTATINA

Por apresentar o beta-hidroxiácido já exposto, tem atividade própria, sem precisar sofrer biotransformação.

Usada na forma de sal sódico.

FARMACOCINÉTICA

- administrada por via oral, sua absorção é de aproximadamente 34%.
- a ligação às proteínas é alta (mais de 95%).
- sofre biotransformação, dando metabólitos inativos e pouco ativos.
- meia-vida: 1,3 a 2,7 horas.
- eliminada, em pequeníssimas quantidades, pelo leite.
- atinge a concentração máxima em aproximadamente uma hora.
- excretada principalmente (70%) pelas fezes e parcialmente (20%) pela urina.

DOSES

- para adultos, iniciar com 40 mg ao dia. De acordo com a resposta clínica, essa dose pode ser aumentada para 80 mg ao dia.
- na presença de insuficiência hepática e/ou renal significativa, iniciar com 10 mg ao dia.
- para pacientes de 8 a 13 anos, 20 mg ao dia. Para adolescentes entre 14 e 18 anos, 40 mg ao dia.

EFEITOS ADVERSOS

- os já citados.
- visão obscurecida.

INTERAÇÕES MEDICAMENTOSAS

- as já citadas.
- pode causar ligeira elevação nos níveis da digoxina sérica.

▸ *MEVALOTIN (Sankyo)*, 10 e 30 comprimidos × 10 mg
30 comprimidos × 20 mg
10 comprimidos × 40 mg
▸ *PRAVACOL (Brystol-Myers Squibb)*, 10 e 30 comprimidos × 10 mg
30 comprimidos × 20 e 40 mg
▸ *PRAVASTATINA SÓDICA (Medley)*, 30 comprimidos × 10, 20 e 40 mg (genérico)
▸ *PRAVASTATINA SÓDICA (Merck)*, 30 comprimidos × 10, 20 e 40 mg (genérico)
▸ *PRAVASTATINA SÓDICA (Neo-Química)*, 30 comprimidos × 10 e 20 mg (genérico)
▸ *PRAVASTATINA SÓDICA (Ranbaxy)*, 30 comprimidos × 10 e 20 mg (genérico)

ROSUVASTATINA

É composto sintético inibidor da HMG-CoA redutase, hidrofílico, hepatosseletivo, potente redutor do colesterol. É mais eficaz do que a atorvastatina, a sinvastatina e a pravastatina na melhora do perfil lipídico aterogênico, em portadores de hipercolesterolemia. Reduz o colesterol-LDL (C-LDL), colesterol total (C-total), triglicérides (TG) e aumenta o colesterol-HDL (C-HDL). Além disso, reduz ainda a ApoB e o colesterol-VLDL. Com uma dose inicial de 10 mg ao dia há redução do C-LDL de cerca de 46% e para a dose de 40 mg, de até 55%. O aumento do C-HDL é da ordem de 8 a 14% e a redução dos triglicérides, entre 10 e 35%. Seu efeito clínico torna-se evidente uma semana após o início do tratamento, obtendo-se uma resposta máxima em quatro semanas. As concentrações plasmáticas máximas mostram uma relação linear com o aumento das doses. Possui uma baixa penetração no tecido extra-hepático e baixo potencial de interação com o sistema isoenzimático CYP3A4 do citocromo P450. Sua administração oral é bem tolerada. Comercializado como rosuvastatina cálcica.

FARMACOCINÉTICA

- após administração oral, atinge a concentração plasmática em cinco horas.
- biodisponibilidade de cerca de 20%.
- volume de distribuição de 134 L.
- 90% ligam-se às proteínas plasmáticas, principalmente à albumina.
- cerca de 10% sofrem biotransformação hepática formando um metabólito N-desmetil-rosuvastatina, principalmente pelo citocromo P450 2C9, e um metabólito lactônico. O primeiro possui até 50% da atividade em relação ao composto inicial e o segundo é inativo.
- meia-vida de cerca de 20 horas.
- 90% excretados sob forma inalterada nas fezes e o restante pela urina.

DOSES

- como dose inicial, por via oral, 10 mg ao dia aumentando-se para 20 mg de acordo com a resposta clínica após a quarta semana. A dose de 40 mg deve ser reservada para os casos de hipercolesterolemia grave. Para pacientes em que se deseja uma terapêutica menos agressiva ou naqueles com fatores predisponentes para miopatia, 5 mg ao dia. A experiência de seu uso em crianças é ainda pequena. A dose máxima recomendada é de 40 mg ao dia.

Não são necessários ajustes de dose para os pacientes portadores de insuficiência hepática de grau leve a moderado. Na insuficiência renal recomenda-se uma dose de 5 mg ao dia para aqueles que apresentam depuração de creatinina < 30 mL/min.

CONTRAINDICAÇÕES

- hipersensibilidade ao fármaco.
- doença hepática ativa.
- elevação do nível de enzimas hepáticas > 3 vezes o limite normal.
- miopatia.

PRECAUÇÕES

- quando em uso concomitante de ciclosporina, usar a dose de 5 mg ao dia.

- quando em uso concomitante de genfibrozila, usar a dose máxima de 10 mg.

Efeitos adversos
- os já citados.
- proteinúria transitória com o uso da dose de 40 mg ao dia.

Interações medicamentosas
- as já citadas.
- o uso concomitante de antiácido contendo hidróxidos de magnésio e alumínio diminui a concentração plasmática da rosuvastatina em 50%. A administração desses fármacos após duas horas minimiza esse efeito.
- a administração simultânea com contraceptivos orais contendo estradiol e norgestrel aumenta a ASC do primeiro em 26% e a do segundo em 34%.
- o uso concomitante de eritromicina diminui a ASC e a $C_{máx}$ da rosuvastatina de 20% e 31%, respectivamente.
- itraconazol e fluconazol aumentam a ASC da rosuvastatina.

- ▶ CRESTOR (AstraZeneca), 10, 30 e 60 comprimidos × 5 mg
  10 e 30 comprimidos × 10 e 20 mg
  30 comprimidos × 40 mg
- ▶ PLENANCE (Libbs), 30 comprimidos × 10 e 20 mg
- ▶ ROSUCOR (Torrent), 30 comprimidos × 10 e 20 mg
- ▶ ROSUSTATIN (Nova Química), 60 comprimidos × 5 mg
  30 comprimidos × 10 e 20 mg
- ▶ ROSUVASTATINA CÁLCICA (EMS), 10 e 30 comprimidos × 10 mg (genérico)
  30 comprimidos × 20 mg (genérico)
- ▶ ROSUVASTATINA CÁLCICA (Germed), 30 comprimidos × 10 e 20 mg (genérico)
- ▶ ROSUVASTATINA CÁLCICA (Neo-Química), 30 comprimidos × 10 e 20 mg (genérico)
- ▶ ROSUVASTATINA CÁLCICA (Medley), 30 comprimidos × 10 e 20 mg (genérico)
- ▶ ROSUVASTATINA CÁLCICA (Sandoz), 30 comprimidos × 10 e 20 mg (genérico)
- ▶ ROSUVASTATINA CÁLCICA (Torrent), 30 e 60 comprimidos × 10 e 20 mg (genérico)
- ▶ VIVACOR (Biosintética), 10 e 30 comprimidos × 10 e 20 mg

SINVASTATINA

É derivado sintético da lovastatina. É, pois, produto semissintético.

Além das indicações de outros inibidores da HMG-CoA redutase, a sinvastatina mostrou-se útil no tratamento de doenças coronarianas.

Farmacocinética
- sofre biotransformação, dando, por hidrólise, metabólitos ativos.
- atinge a concentração máxima em 1,3 a 2,4 horas.
- excretada principalmente (60%) pelas fezes e parcialmente (13%) pela urina.

Doses
- via oral, para adultos, iniciar com 20 a 40 mg ao dia, à noite. Para os pacientes com maior risco de doença arterial coronária, diabetes, doença vascular periférica e antecedente de acidente vascular cerebral, recomenda-se iniciar com 40 mg ao dia. Para hipercolesterolemia familiar homozigótica recomendam-se 40 mg à noite ou 80 mg ao dia divididos em três doses, sendo as duas primeiras de 20 e a última de 40 mg.
- via oral, para adolescentes entre 10 e 17 anos, iniciar com 10 mg ao dia, à noite. A dose máxima recomendada é de 40 mg ao dia.

Precauções
- a dose de sinvastatina não deve ser superior a 10 mg ao dia em pacientes em uso concomitante de genfibrozila. Em geral, essa associação deve ser evitada.
- a dose de sinvastatina não deve exceder 20 mg ao dia em pacientes em uso concomitante de verapamil ou amiodarona. Há o risco de aumento da rabdomiólise na associação da sinvastatina com amiodarona.

- ▶ ANDROLIP (Andrômaco), 10 e 30 comprimidos × 10 mg
- ▶ CLINFAR (Merck), 30 comprimidos × 5 e 20 mg 10 e 30 comprimidos × 10 mg
- ▶ LIPOTEX (Medley), 30 comprimidos × 10, 20 e 40 mg
- ▶ LOVACOR (Farmasa), 30 comprimidos × 5 e 10 mg 10 comprimidos × 10 e 20 mg
- ▶ MENOCOL (Multilab), 30 comprimidos × 10, 20 e 40 mg
- ▶ MIVALEN (Ativus), 10 e 30 comprimidos × 5 e 10 mg
- ▶ SINVALIP (Sigma Pharma), 30 comprimidos × 20, 40 e 80 mg
- ▶ SINVASCOR (Baldacci), 30 comprimidos × 10 e 20 mg 10 comprimidos × 40 e 80 mg
- ▶ SINVASTACOR (Hexal), 30 comprimidos × 5, 10, 20 e 40 mg
  60 comprimidos × 20 mg
- ▶ SINVASTATINA (Biosintética), 30 comprimidos × 10, 20 e 40 mg (genérico)
  10 comprimidos × 40 e 80 mg (genérico)
- ▶ SINVASTATINA (Brainfarma), 10 comprimidos × 10 e 40 mg (genérico)
- ▶ SINVASTATINA (EMS), 30 comprimidos × 5 mg (genérico)
  10 e 30 comprimidos × 10 mg (genérico)
- ▶ SINVASTATINA (Hexal), 30 comprimidos × 5, 10, 20 e 40 mg (genérico)
- ▶ SINVASTATINA (Medley), 30 comprimidos × 5, 10 e 20 mg (genérico)
  60 comprimidos × 20 mg (genérico)
  10 e 30 comprimidos × 40 mg (genérico)
  10 comprimidos × 80 mg (genérico)
- ▶ SINVASTATINA (Novartis), 10 comprimidos × 10, 20 e 40 mg (genérico)
  30 comprimidos × 5, 10 e 20 mg (genérico)
- ▶ SINVASTATINA (Ratiopharm), 10 comprimidos × 5, 10 e 40 mg (genérico)
  30 comprimidos × 5, 10 e 20 mg (genérico)
- ▶ SINVASTATINA (Arrow), 30 comprimidos × 5, 10 e 20 mg (genérico)
- ▶ SINVASTATINA (Ranbaxy), 10 comprimidos × 10, 40 e 80 mg (genérico)
  30 comprimidos × 5, 10 e 20 mg (genérico)
- ▶ SINVASTATINA (Sandoz), 10 comprimidos × 10, 20 e 40 mg (genérico), 30 comprimidos × 5, 10, 20 e 40 mg (genérico), 60 comprimidos × 20 mg (genérico)
- ▶ SINVASTON (Sanval), 10 e 30 comprimidos × 10 e 20 mg
  10 comprimidos × 40 mg
- ▶ SINVAX (Geolab), 30 comprimidos × 20, 40 e 80 mg
- ▶ VASLIP (Biolab-Sanus), 30 comprimidos × 10, 20 e 40 mg
- ▶ VASTATIL (Cifarma), 30 comprimidos × 10 e 20 mg 10 comprimidos × 40 e 80 mg
- ▶ ZOCOR (Merck Sharp & Dohme), 30 comprimidos × 10 e 20 mg
  10 comprimidos × 40 e 80 mg

Associações
- ▶ PREVENCOR (Medley), (sinvastatina 10, 20 ou 40 mg + ácido acetilsalicílico 100 mg por comprimido), 30 comprimidos
- ▶ VYTORIN (Merck Sharp & Dohme), (sinvastatina 10, 20 ou 40 mg + ezetimiba 10 mg por comprimido), 14 e 28 comprimidos
- ▶ ZETSIM (sinvastatina 10 ou 20 mg + ezetimiba 10 mg por comprimido), 14 e 28 comprimidos (sinvastatina 40 ou 80 mg + ezetimiba 10 mg por comprimido) 14 comprimidos

▶ Derivados do ácido fíbrico

São derivados do ácido fenoxi-isobutírico. Seu efeito primário é aumentar a atividade da lipoproteína lipase que, por sua vez, promove o catabolismo das lipoproteínas ricas em triglicerídios, VLDL e IDL. Eles também podem diminuir a síntese hepática e a secreção de VLDL.

Não se conhece bem o seu mecanismo de ação, mas pode consistir na depuração hepática intensificada das VLDL e IDL, que reduziria a produção de LDL.

Os fármacos deste grupo disponíveis no Brasil são bezafibrato, ciprofibrato, etofibrato, fenofibrato e genfibrozila.

BEZAFIBRATO

Corresponde ao ácido clorobenzoilaminoetilfenoxi-isobutírico. Suas propriedades são semelhantes às do clofibrato.

Farmacodinâmica
- antilipêmico.

Farmacocinética
- biodisponibilidade: cerca de 90%.
- liga-se fortemente às proteínas plasmáticas (95% em doses terapêuticas).
- meia-vida: cerca de duas horas.
- é excretada quase inteiramente pela urina, metade na forma íntegra e metade da fração biotransformada na forma de glicuronídio.
- a eliminação é reduzida nos pacientes que sofrem de insuficiência renal.

Indicações
- as mesmas do clofibrato.

Doses
- via oral, adultos, 200 mg três vezes ao dia, podendo ser reduzida, quando a resposta terapêutica for boa, a 200 mg duas vezes ao dia; em pacientes com disfunção renal, a dose deve ser diminuída de acordo com a concentração sérica da creatinina.

Contraindicações
- as mesmas do clofibrato.

Precauções
- as mesmas do clofibrato.

Efeitos adversos
- anorexia, náusea, queimação do estômago.
- urticária, prurido.
- dores musculares, debilidade na musculatura das extremidades.
- distúrbios da potência, alopecia.

INTERAÇÕES MEDICAMENTOSAS

- potencializa o efeito anticoagulante de anticoagulantes cumarínicos ou indandiônicos.
- pode intensificar o efeito hipoglicemiante das sulfonilureias (antidiabéticos orais) e da insulina.
- anticoncepcionais orais podem alterar sua eficácia.

▶ *BEZAFIBRATO (EMS), 20 comprimidos × 200 mg (genérico)*
▶ *CEDUR (Roche), 20 drág. × 200 mg*
▶ *CEDUR RETARD (Roche), 30 comprimidos × 400 mg*

CIPROFIBRATO

Homólogo do clofibrato. Apresenta maior eficácia na redução dos triglicérides e aumento significativamente maior no HDL-colesterol que a sinvastatina, além de reduzir o LDL-colesterol.

Farmacodinâmica
- antilipêmico.

Farmacocinética
- é rapidamente absorvido do trato gastrintestinal.
- atinge a concentração plasmática máxima em 1 hora e é retardada na presença de alimentos em até 2-3 horas.
- biotransformado na forma de glicuronídio, sendo quase exclusivamente eliminado pelos rins (97%) e 3% nas fezes.
- volume de distribuição de 11,7 ± 1,97 L.
- meia-vida plasmática oscila entre 27 e 88 horas.
- depuração plasmática entre 1,35 e 1,55 mL/kg/h.

Indicações
- hiperlipemia primária resistente às medidas dietéticas incluindo hipercolesterolemia, hipertrigliceridemia e hiperlipemia mista.

Doses
- 100 mg ao dia.

Contraindicações
- as mesmas do clofibrato.

Efeitos Adversos
- cefaleia, vertigem, reações cutâneas, náuseas, vômitos, diarreia, dispepsia.
- raros casos de miopatia, devendo ter vigilância da creatinoquinase.

Interações Medicamentosas
- potencializa o efeito da varfarina.
- pode interagir com hipoglicemiantes orais.
- sua ação pode ser inibida por anticoncepcionais orais.

▶ *CIBRATO (Mantecorp), 10 e 30 comprimidos × 100 mg*
▶ *CIPROFIBRATO (Sanofi-Aventis), 30 comprimidos × 100 mg (genérico)*
▶ *LIPLESS (Biolab Sanus), 30 comprimidos × 100 mg*
▶ *OROXADIN (Sanofi-Synthélabo), 10 e 30 comprimidos × 100 mg*

ETOFIBRATO

É híbrido de dois antilipêmicos, ácido clofíbrico e ácido nicotínico, unidos por esterificação de seus grupos carboxílicos com as hidroxilas do etilenoglicol. Tem, portanto, propriedades e ações semelhantes às de ambos os componentes. Por seu duplo mecanismo de ação, reduz os níveis tanto de triglicerídios como do colesterol e proteínas de transporte.

Farmacodinâmica
- antilipêmico.

Farmacocinética
- administrado por via oral, é absorvido do trato gastrintestinal.
- sua ação tem início rápido e é prolongada (cerca de 24 horas).
- a ligação às proteínas plasmáticas é alta (80%).
- sofre biotransformação hepática, dando ácido clofíbrico e ácido nicotínico, que exercem suas ações características.

Indicações
- as mesmas do clofibrato.

Doses
- via oral, adultos, 500 mg ao dia, de preferência após o jantar.

Contraindicações
- gravidez.
- lactação.
- insuficiência hepática.
- insuficiência renal.
- insuficiência cardíaca descompensada.
- infarto do miocárdio recente.
- hemorragias agudas.
- hipoalbuminemia.
- cirrose primária.
- distúrbios da vesícula biliar.

Efeitos Adversos
- calor, eritema.
- náusea, enjoo, diarreia.
- prurido, angústia, palpitações, dores musculares.
- alopecia, impotência, diminuição da libido.

Interações Medicamentosas
- pode reforçar o efeito anticoagulante de anticoagulantes cumarínicos e indandiônicos.
- pelos seus produtos de biotransformação, ácido clofíbrico e ácido nicotínico, desloca os coagulantes orais de sua ligação à albumina, o que pode provocar hemorragia durante o tratamento.
- pode apresentar efeito aditivo com antidiabéticos.

▶ *TRICEROL (Pharmacia Brasil), 20 e 30 cáps. × 500 mg*

FENOFIBRATO

É homólogo superior do clofibrato.
Apresenta maior eficácia em reduzir a LDL-colesterol do que a genfibrozila, mas menor do que a sinvastatina.

Farmacodinâmica
- antilipêmico.

Farmacocinética
- administrado por via oral, é bem absorvido do trato gastrintestinal.
- atinge a concentração plasmática máxima em 4 horas.
- sofre biotransformação êntero-hepática extensa, dando ácido fenofíbrico; apenas 10% da dose permanecem na forma íntegra.
- a concentração plasmática média é da ordem de 15 μg/mL, para dose de 300 mg por dia; este nível permanece estável também em tratamento prolongado.
- meia-vida plasmática: cerca de 20 horas.
- é eliminado principalmente pela urina (80% da dose nas primeiras 24 horas), na forma de ácido fenofíbrico ou de seu derivado glicuronoconjugado.

Indicações
- adjuvante no tratamento de hiperlipidemias dos tipos IV, III e II, que não responderam satisfatoriamente à dieta.

Doses
- 250 mg para a apresentação cápsulas e 200 mg para a apresentação micronizada.

Contraindicações
- as mesmas do clofibrato.

Efeitos Adversos
- náusea, vômito, diarreia, dispepsia, mialgia.
- diminuição da libido, manifestações alérgicas cutâneas.
- cefaleia, alopecia.
- disúria, olígúria, hematúria, proteinúria.
- leucopenia, eosinofilia, anemia, agranulocitose.
- polifagia, aumento de peso e várias formas de arritmia cardíaca.

Interações Medicamentosas
- potencializa o efeito anticoagulante de anticoagulantes cumarínicos ou indandiônicos.
- pode intensificar o efeito hipoglicemiante das sulfonilureias antidiabéticas orais e da insulina.

▶ *FENOFIBRATO (Apotex), 30 cáps. × 200 mg (genérico)*
▶ *LIPANON (Farmasa), 30 cáps. × 250 mg*
▶ *LIPIDIL (Farmlab-Chiesi), 30 cáps. micronizadas × 200 mg*

GENFIBROZILA

Corresponde ao ácido dimetilfenoxidimetilpentanoico. É, portanto, homólogo superior do clofibrato.
Além do mecanismo já descrito para os derivados do ácido fíbrico, a genfibrozila pode também estimular a síntese de apoproteína A-1, a principal apoproteína de HDL.

Farmacodinâmica
- antilipêmico.

Farmacocinética
- administrada por via oral, é bem absorvida do trato gastrintestinal.
- sofre biotransformação hepática.
- meia-vida: dose única, 1,5 hora; doses múltiplas, 1,3 hora.
- atinge a concentração máxima em 1 a 2 horas.
- início de ação: 2 a 5 dias (redução das concentrações de VLDL plasmáticas).

- é eliminada principalmente pela urina (70%, sobretudo na forma inalterada) e parcialmente (6%) pelas fezes.

INDICAÇÕES
- tratamento de hiperlipidemia do tipo IIb e risco significante de doença arterial coronariana de pacientes que não responderam à dieta, outras medidas ou outros fármacos (sequestrantes de ácidos biliares e ácido nicotínico).

DOSES
- via oral, adultos, 1.200 mg ao dia; a dose pode ser dividida em duas tomadas, 30 minutos antes do desjejum e do jantar.

CONTRAINDICAÇÕES
- hipersensibilidade à genfibrozila.
- cirrose biliar primária.
- gravidez.
- lactação.
- menores de 2 anos de idade.

PRECAUÇÕES
- deve-se levar em consideração a relação risco/benefício quando existem os seguintes problemas médicos: cálculos biliares, doença da vesícula biliar, insuficiências hepática ou renal.

EFEITOS ADVERSOS
- dispepsia, dor abdominal, diarreia, náuseas e vômito, constipação, apendicite aguda.
- fadiga, vertigem, cefaleia, parestesia, hipoestesia.
- eczema, exantema.
- fibrilação atrial.
- anemia, leucopenia, cálculos biliares, miosite.

INTERAÇÕES MEDICAMENTOSAS
- pode aumentar significativamente o efeito anticoagulante de anticoagulantes cumarínicos ou indandiônicos.
- pode aumentar o risco de rabdomiólise se tomada concomitantemente com estatinas.

▸ *GENFIBROZILA (Apotex), 30 comprimidos × 600 mg (genérico)*
▸ *GENFIBROZILA (Biosintética), 30 comprimidos × 600 mg (genérico)*
▸ *GENFIBROZILA (EMS), 24 comprimidos × 600 mg (genérico)*
12 comprimidos × 900 mg (genérico)
▸ *GENFIBROZILA (Eurog./Legrand), 24 comprimidos × 600 mg (genérico)*
12 comprimidos × 900 mg (genérico)
▸ *GENFIBROZILA (Germed), 24 comprimidos × 600 mg (genérico)*
12 comprimidos × 900 mg (genérico)
▸ *GENFIBROZILA (Medley), 30 comprimidos × 600 mg (genérico)*
15 comprimidos × 900 mg (genérico)
▸ *LOPID (Pfizer), 24 comprimidos revestidos × 600 mg*
12 comprimidos revestidos × 900 mg

▸ Fármacos diversos

Os comercializados no Brasil são: acipimox, colestiramina, ezetimiba, piricarbato e triglicerídios marinhos ômega-3.

ACIPIMOX

Corresponde ao óxido do ácido metilpirazinocarboxílico.

FARMACODINÂMICA
- antilipêmico.

INDICAÇÕES
- tratamento de hiperlipidemias dos tipos IIa, IIb, III e IV.

DOSES
- via oral, 500 a 750 mg ao dia; os pacientes com insuficiência renal devem receber doses menores.

CONTRAINDICAÇÕES
- hipersensibilidade ao acipimox.
- gravidez.
- lactação.
- úlcera péptica.

EFEITOS ADVERSOS
- vasodilatação, com eritema, sensação de calor e prurido.
- distúrbios gastrintestinais.
- cefaleia, astenia.

▸ *OLBETAM (Pharmacia Brasil), 20 cáps. × 250 mg*

COLESTIRAMINA

Trata-se de resina permutadora de ânions. Liga-se aos ácidos biliares no intestino delgado, impedindo a reabsorção destes e produzindo um complexo insolúvel, que é excretado nas fezes. Isso resulta em retirada contínua, embora parcial, dos ácidos biliares da circulação êntero-hepática, por impedimento de sua reabsorção. O aumento da perda fecal de ácidos biliares acarreta aumento de oxidação do colesterol para ácidos biliares e diminuição dos níveis séricos de colesterol e lipoproteínas de baixa densidade.

A colestiramina é hidrofílica, mas não é solúvel em água nem hidrolisada por enzimas digestivas. Nos pacientes com obstrução biliar parcial, a redução dos níveis de ácidos biliares no soro causada pela colestiramina reduz o excesso destes ácidos depositados na derme, com consequente diminuição do prurido.

Usada como adjuvante à dieta, reduz as LDL-colesterol em 15% a 20%.

FARMACODINÂMICA
- antilipêmico, antipruritico, antidiarreico, anti-hiperoxalúrico, antídoto.

FARMACOCINÉTICA
- administrada por via oral, não é absorvida do trato gastrintestinal.
- sua ação inicia-se dentro de 24 horas e dura cerca de 2 a 4 semanas.

INDICAÇÕES
- fármaco de escolha para tratamento de hipercolesterolemia primária IIa.
- tratamento de diarreia causada por aumento de ácidos biliares no cólon após cirurgia.
- tratamento de hiperoxalúria.
- tratamento de intoxicação por superdose de glicósidos digitálicos.
- alívio de prurido associado com obstrução parcial e cirrose biliares.
- prevenção de coronariopatia em homens entre 35 e 59 anos portadores de hipercolesterolemia primária.
- alívio sintomático de diarreias subsequentes a problemas no íleo, a vagotonia ou colonização bacteriana no intestino delgado.

DOSES
- o pó nunca deve ser engolido seco, mas misturado com 120 a 180 mL de água, suco de frutas ou sopas.
- via oral, adultos, inicialmente 4 g uma ou duas vezes ao dia durante a primeira semana, conforme a tolerância permite, aumentada para 8 g duas vezes ao dia na segunda semana, e para 12 g duas vezes ao dia daí em diante; se ocorrerem reações adversas, a dose deve ser reduzida temporariamente. Crianças de mais de 6 anos, geralmente 8 g duas vezes ao dia às refeições. Para crianças menores de 6 anos, não se estabeleceu a dose.

CONTRAINDICAÇÕES
- hipersensibilidade à colestiramina.
- gravidez.
- lactação.
- atresia completa.
- constipação.
- obstrução biliar completa.
- insuficiência renal.
- fenilcetonúria.
- condições de má absorção.
- diarreia sanguinolenta ou exsudativa.

PRECAUÇÕES
- antes de iniciar o tratamento, deve-se investigar e tratar especificamente doenças que contribuem para colesterol sanguíneo aumentado, como hipotireoidismo, diabetes melito, disproteinemias, síndrome nefrótica e doença obstrutiva.
- os níveis séricos de colesterol devem ser determinados frequentemente durante os meses iniciais da terapia e periodicamente após tal início.
- se não for atingida a redução adequada do colesterol, deve-se interromper o tratamento.
- devem ser medidos periodicamente os níveis séricos de triglicerídios para verificar se têm ocorrido alterações significativas.
- como a colestiramina é capaz de ligar-se a fármacos negativamente carregados, diminuindo seus efeitos ou sua meia-vida, os pacientes deverão tomar outros medicamentos uma hora antes ou quatro a seis horas depois da colestiramina.
- em pacientes constipados, a dose deverá ser diminuída, pois pode provocar empachamento.
- não se recomenda seu uso em crianças, pois o colesterol é necessário para o desenvolvimento normal.
- em pacientes acima de 60 anos aumenta a incidência de efeitos colaterais gastrintestinais e efeitos nutricionais diversos.
- é recomendável a suplementação alimentar com vitaminas lipossolúveis, principalmente na gravidez, lactação ou uso pediátrico.

EFEITOS ADVERSOS
- empachamento, náusea, constipação, azia, flatulência.
- cálculos biliares, pancreatite, hemorragia gastrintestinal, úlcera péptica, esteatorreia ou síndrome de má absorção.
- dor epigástrica, diarreia.
- tontura, cefaleia, sonolência, zumbidos.
- doses altas podem causar hipercloremia em crianças jovens.
- perda do esmalte dos dentes.

INTERAÇÕES MEDICAMENTOSAS
- pode reduzir os efeitos dos ácidos como, por exemplo, quenodesoxicólico e ursodesoxicólico, anticoagulantes cumarínicos ou indandiônicos, barbitúricos, compostos de ferro, hormônios tireoidianos, incluindo dextrotiroxina, e vancomicina oral.
- pode reduzir a meia-vida de glicósidos digitálicos, especialmente digoxina.
- pode reduzir a absorção de amiodarona, benzilpenicilina oral, corticoides, diuréticos tiazídicos orais, fenilbutazona, metotrexato, naproxeno, paracetamol, piroxicam, propranolol oral ou tetraciclinas orais.
- pode interferir com a absorção do ácido fólico e de vitaminas lipossolúveis.
- pode retardar ou reduzir a absorção de outros medicamentos administrados concomitantemente.
- inibidores da HMG-CoA redutase (lovastatina, por exemplo) produzem efeito aditivo.

▶ DICLOFENACO COLESTIRAMINA (EMS), 10, 14 e 20 cáps. × 70 mg (genérico)
▶ DICLOFENACO COLESTIRAMINA (Eurog./Legrand), 14 e 20 cáps. × 70 mg (genérico)
▶ DICLOFENACO COLESTIRAMINA (Germed), 10, 14 e 20 cáps. × 70 mg (genérico)
▶ DICLOFENACO COLESTIRAMINA (Medley), 14 e 20 cáps. × 70 mg (genérico)
▶ DICLOFENACO COLESTIRAMINA (Novartis), 14 e 20 cáps. × 70 mg (genérico)
▶ DICLOSTIR (EMS), 10, 14 e 20 cáps. × 70 mg
▶ DRYLTAC (Legrand), 10, 14 e 20 cáps. × 70 mg
▶ QUESTRAN LIGHT (Bristol-Myers Squibb), 10 envelopes com 4,0 g/envelope

EZETIMIBA

É a (3R, 4S)-1-(p-fluorofenil)-3-[(3S)-3-(p-fluorofenil)-3-hidroxipropil]-4-(p-hidroxifenil)-2-azetidinona, pertencente a uma nova classe dos inibidores seletivos do colesterol. Atua na borda em escova da superfície apical dos enterócitos relacionados com o sistema de transporte Na$^+$–, inibindo a absorção do colesterol no intestino delgado mas sem inibir a síntese hepática do colesterol ou aumentar a excreção ácida biliar. Como consequência, há diminuição na oferta do colesterol intestinal para o fígado, redução dos estoques hepáticos e aumento da sua depuração sanguínea. Além disso, também reduz a absorção de sitosterol e campesterol. O efeito resultante é a queda dos níveis séricos de colesterol total, colesterol-LDL, Apo B e triglicérides, além do aumento do colesterol-HDL em pacientes portadores de hipercolesterolemia. A redução é >50% para o colesterol total, cerca de 18% para o colesterol-LDL e cerca de 5% para os triglicérides. O aumento do colesterol-HDL é da ordem de 3%. O uso concomitante de inibidores da HMG-CoA redutase produz um efeito aditivo sobre a redução dos componentes mencionados e na elevação do colesterol-HDL. Essa redução do colesterol-LDL pode variar entre 15 e 20%. Isso permite o uso de dose menor de uma estatina quando existe risco de complicações por esta. A ezetimiba não exerce efeito significativo nas concentrações de vitaminas lipossolúveis tais como as vitaminas A, D e E e não interfere na produção dos esteroides adrenocorticais.

FARMACODINÂMICA
- antilipêmico, inibidor da absorção do colesterol.

FARMACOCINÉTICA
- após absorção oral, atinge a concentração plasmática máxima entre 4 e 12 horas. A extensão da absorção não é afetada pelos alimentos. Contudo, a administração com alimentos com alto teor de lipídios aumenta a C$_{máx}$ em cerca de 38%. Em paciente >65 anos a concentração plasmática é duas vezes maior. Para uma dose diária de 10 mg, na presença de insuficiência hepática, há um aumento da ASC de 1,7 vez para a leve, 3 a 4 vezes para a moderada e 5 a 6 vezes para a grave. Na insuficiência renal grave, cerca de 1,5 vez.
- atinge o pico da concentração plasmática máxima entre 4 e 12 horas para a ezetimiba e entre 1 e 2 horas para o ezetimiba-glicuronídio.
- a biodisponibilidade absoluta não pode ser determinada, pois o fármaco é insolúvel nos meios aquosos utilizados para administração injetável.
- sofre glicuronidação no intestino e no fígado, formando um metabólito ativo, ezetimiba-glicuronídio, e excreções biliar e renal subsequentes. A ezetimiba e a ezetimiba-glicuronídio são os principais constituintes plasmáticos, formando 10 a 20% e 80 a 90%, respectivamente. Não é inibidora nem indutora das isoenzimas do citocromo P450.
- >90% ligam-se às proteínas plasmáticas.
- meia-vida da ezetimiba e ezetimiba-glicuronídio de cerca de 22 horas.
- 9% eliminados pelos rins, sendo o principal componente o ezetimiba-glicuronídio. 69% da ezetimiba são eliminados pelas fezes.
- 78% de uma dose radiomarcada são recuperados nas fezes e 11% na urina em um período de 10 dias.
- para uma dose diária de 10 mg administrada a pacientes entre 10 e 18 anos a farmacocinética é semelhante à dos adultos.

INDICAÇÕES
- como monoterapia, complementar à dieta, em portadores de hipercolesterolemia primária.
- uso concomitante com inibidores da HMG-CoA redutase em portadores de hipercolesterolemia primária.
- hipercolesterolemia familiar homozigótica.
- sitosterolemia homozigótica.

DOSES
- 10 mg ao dia. Pode-se associar um inibidor da HMG-CoA redutase utilizando-se as doses recomendadas para esta.
- não é necessário ajuste de dose para pacientes geriátricos, portadores de insuficiência hepática leve e insuficiência renal.
- deve ser administrada ≥2 horas antes ou ≥4 horas após a administração de um sequestrante de ácidos biliares.

CONTRAINDICAÇÕES
- hipersensibilidade à ezetimiba.
- associação com inibidores da HMG-CoA redutase na presença de doença hepática ativa ou transaminases elevadas.
- gravidez e lactação.
- <10 anos.

PRECAUÇÕES
- realizar determinação das enzimas hepáticas antes de iniciar o tratamento em associação com inibidores da HMG-CoA.
- pode produzir um aumento maior das enzimas hepáticas quando usada em associação com um inibidor da HMG-CoA redutase.
- levantar a hipótese diagnóstica de pancreatite aguda, na vigência do tratamento com ezetimiba, caso o paciente apresente dor abdominal aguda.
- fazer controle do INR.

EFEITOS ADVERSOS
- fadiga.
- dor abdominal, diarreia.
- sinusite, faringite, infecção viral.
- lombalgia, artralgia.
- tosse.
- reações de hipersensibilidade, incluindo angioedema e exantema.
- usado como monoterapia ou em associação com uma estatina: mialgia, rabdomiólise, hepatite, pancreatite aguda, trombocitopenia e interação com varfarina.

INTERAÇÕES MEDICAMENTOSAS
- o uso concomitante com a genfibrozila aumenta a biodisponibilidade da ezetimiba em 1,7 vez.
- o uso concomitante com antiácidos pode diminuir a C$_{máx}$ da ezetimiba em 30%.
- o uso concomitante de lovastatina, sinvastatina, pravastatina, atorvastatina ou fluvastatina e ezetimiba não exerce efeito significativo na biodisponibilidade daquelas.
- a associação com fenofibrato aumenta a C$_{máx}$ e ASC da ezetimiba em 64% e 48%, respectivamente.
- o uso concomitante de colestiramina diminui a ASC da ezetimiba em 80%.

▶ EZETROL (Merck Sharp & Dohme), 10 e 30 comprimidos × 10 mg
▶ ZETIA (Schering-Plough), 10 e 30 comprimidos × 10 mg

ASSOCIAÇÕES
▶ VYTORIN (Merck Sharp & Dohme), (ezetimiba 10 mg + sinvastatina 20 ou 40 mg por comprimido), 14 comprimidos, (ezetimiba 10 mg + sinvastatina 10, 20, 40 ou 80 mg por comprimido), 28 comprimidos
▶ ZETSIM (Schering Plough), (ezetimiba 10 mg + sinvastatina 10 ou 20 mg por comprimido), 14 e 28 comprimidos
(ezetimiba 10 mg + sinvastatina 40 ou 80 mg por comprimido), 14 comprimidos

PIRICARBATO

Chamado também piridinolcarbamato, corresponde ao bis(metilcarbamato) de derivado da piridina.

É antagonista da bradicinina e exerce efeitos benéficos no tratamento das complicações da aterosclerose. No Brasil é comercializado apenas em associações.

Seus efeitos adversos são distúrbios gastrintestinais e dano hepático.

ASSOCIAÇÃO
▶ DAVISTAR (Dansk-Flama), (piricarbato 150 mg + clofibrato de magnésio 300 mg por cápsula), 20 cáps.

TRIGLICERÍDIOS MARINHOS ÔMEGA-3

Consistem em mistura de triglicerídios dos ácidos graxos de peixes marinhos contendo equivalente de cerca de 18% de icosapento (ácido eicosapentanoico) e 12% de doconexento (ácido docoexanoico).

Os triglicerídios ômega-3 são precursores de eicosanoides nos peixes. Quando ingeridos pelo homem, competem com o precursor ácido araquidônico. Reduzem nele os triglicerídios plasmáticos, colesterol e lipoproteína de densidade muito baixa, exercem ação anti-inflamatória e têm efeito fibrinolítico ou antiplaquetário.

São empregados e recomendados, ao lado de dieta apropriada, em pacientes que sofrem de hipertrigliceridemia grave.

A dose é de 1.000 mg três vezes ao dia.

▶ *LIPCOR* (Pharmacia Brasil), 45 cáps. × 1.000 mg
▶ *PROEPA* (Aché), 45 cáps. × 1.000 mg
  90 cáps. × 500 mg

▶ LIPOTRÓPICOS

Lipotrópicos, também chamados hepatoprotetores e hepatotrópicos, são substâncias usadas para impedir ou diminuir infiltração anormal de lipídios no fígado. Os mais utilizados são betaína, colina e seus sais e derivados, inositol e seus ésteres, metionina e seus derivados, cianocobalamina e ácido fólico.

Não se estabeleceu a necessidade ou benefício de fármacos lipotrópicos na nutrição humana. Os fatores lipotrópicos betaína, colina e inositol não comprovaram terapeuticamente seu valor.

Alguns outros fármacos, de origem exógena, apresentam, todavia, atividade hepatoprotetora e/ou lipolítica. São silimarina e tiratricol.

A L-ornitina, um aminoácido, também é aqui descrita como hepatoprotetora.

COLINA

Corresponde à trimetiletanolamina. É precursor da acetilcolina, tendo as mesmas ações farmacológicas desta, mas é muito menos ativa.

Desempenha várias funções no organismo. Constitui componente importante de fosfolipídios; afeta a mobilização da gordura a partir do fígado. Atua como doador de metila em vários processos metabólicos; o primeiro passo é a formação de betaína, que é o doador imediato do grupo metila. Assim, a colina pode transferir um grupo metila à homocisteína para formar metionina.

As fontes de colina, que ocorrem principalmente como lecitina, incluem gema de ovo e gorduras animal e vegetal (lecitina de soja, por exemplo).

INOSITOL

É isômero da glicose. Corresponde ao hexaidroxicicloexano. Das diversas formas estereoisômeras possíveis do inositol, só o opticamente inativo *mio*inositol é nutricionalmente ativo.

Quando administrado parenteralmente, o inositol não apresenta ações farmacológicas significantes no homem, em doses de 1 a 2 g.

L-ORNITINA

Também conhecida como ácido alfa, delta-diaminovalérico e ácido 2,5-diaminopentanoico, é um aminoácido básico usado na biossíntese da L-arginina, L-prolina e poliaminas. São-lhes atribuídas propriedades anabolizantes, embora não existam evidências concretas nesse sentido. Contudo, o derivado alfacetoglutarato pode exercer ação imunomoduladora e/ou anabólica. Utilizado como aspartato, pode exercer atividade imunomoduladora e cicatricial. Nas doenças hepáticas graves, atua no ciclo da ureia diminuindo os níveis sanguíneos de amônia. Após administração oral, é rapidamente absorvida no intestino delgado através de um processo de transporte ativo dependente do sódio. No fígado, sofre biotransformação extensa formando diversos metabólitos, entre os quais L-arginina, prolina e poliaminas. O restante da L-ornitina, não biotransformada no fígado, é distribuído aos tecidos do corpo através da circulação sistêmica.

É utilizada no tratamento da hiperamonemia resultante de doença hepática aguda e/ou crônica. É contraindicada na insuficiência renal grave, na deficiência da aminotransferase delta-ornitina, durante a gravidez e na lactação.

A dose recomendada, por via oral, varia de 500 mg a 2 g, antes de deitar e com o estômago vazio. O granulado, por via oral, pode ser ingerido uma ou duas vezes ao dia com as refeições. A dose para infusão IV (carbamilaspartato) varia de 5 a 10 g por dia, sendo o máximo de 5 g/h. A dose para infusão IV deve ser diluída em soluções convencionais para esta finalidade.

Os efeitos adversos mais comuns são náuseas, vômitos, cólicas abdominais e diarreia.

▶ *HEPA-MERZ* (Biolab Sanus), 10 envelopes × 3 g (granulado) 5 amp. de 10 mL com 5 g (injetável)

METIONINA

Corresponde ao ácido aminometiltiobutírico, sendo usada na forma racêmica. É aminoácido essencial constituinte da dieta, sendo incorporada em soluções de aminoácidos para nutrição parenteral.

INDICAÇÕES

- tratamento de intoxicação causada por paracetamol para impedir dano hepático.
- tratamento de assaduras em lactentes.
- controle de odor, dermatite e ulceração causados pela urina amoniacal em adultos incontinentes.
- coadjuvante no tratamento de hepatopatias.

DOSES

- via oral, 1 g três vezes ao dia.

CONTRAINDICAÇÕES

- pacientes com doença hepática grave, pois pode precipitar encefalopatia hepática.

EFEITOS ADVERSOS

- náusea, vômito, sonolência e irritabilidade.

PRECAUÇÕES

- tomar com alimento, leite ou outro líquido.
- doses elevadas podem realçar a toxemia de doença hepática.

▶ *METIONINA* (Usmed), 20 e 100 comprimidos × 500 mg
  10 e 500 comprimidos × 1 g

SILIMARINA

É o princípio ativo extraído do fruto de *Silybum marianum*, da família das *Compositae*. Seu principal componente é o flavonoide silibinina, que é derivado da cromanona. Parece exercer efeitos hepatoprotetores aumentando a síntese de RNA no fígado por estímulo da RNA-polimerase.

FARMACODINÂMICA

- hepatoprotetor.

FARMACOCINÉTICA

- administrada por via oral, é bem absorvida do trato gastrintestinal.
- concentra-se mais no fígado e no sangue.
- atinge concentração na bile de 10 a 50 μg/mL.
- excretada principalmente pela via biliar (80 a 90%) e parcialmente (3%) pela urina.

INDICAÇÃO

- tratamento de disfunção hepática.

DOSES

- via oral, adultos, 70 a 140 mg, três vezes ao dia, após as refeições, durante 5 a 6 semanas.

CONTRAINDICAÇÕES

- hipersensibilidade à silimarina.
- gravidez.
- obstrução grave das vias biliares.

EFEITOS ADVERSOS

- gastralgias, diarreia.

▶ *ELEPARON* (Sankyo), 20 drág. × 70 mg
  fr. de 100 mL com 50 mg/5 mL
▶ *LEGALON* (Byk), 20 cáps. × 150 mg
  30 drág. × 70 mg
  fr. de 100 mL com 50 mg/5 mL (suspensão)
▶ *SÍLIVER* (Farmasa), 12 drág. × 100 mg

ASSOCIAÇÃO

▶ *SILIMALON* (Nikkho), (silimarina 70 mg + metionina 100 mg por drágea), 20 drág.

TIRATRICOL

Corresponde ao ácido 3,3',5-tri-iodotiroacético. É metabólito da tri-iodotironina, mas não conserva os efeitos do seu precursor, a não ser ação lipolítica periférica eletiva sobre os adipócitos, ação esta que se deve à inibição da fosfodiesterase.

FARMACODINÂMICA

- lipolítico.

FARMACOCINÉTICA

- administrado por via oral, é absorvido rapidamente do trato gastrintestinal.
- sofre desiodação relativamente lenta.
- eliminado principalmente pela urina, na forma de conjugados.

INDICAÇÕES

- tratamento de aumentos ponderais gerais ou localizados.
- tratamento de lipodistrofias localizadas, como obesidade e celulite.

DOSES

- via oral, 0,700 mg duas vezes ao dia, às principais refeições.

CONTRAINDICAÇÕES
- hipertireoidismo.
- gravidez.
- insuficiência coronariana.

EFEITOS ADVERSOS
- reações cutâneas do tipo alérgico.
- palpitações, taquicardia, hipernervosismo, hipertermia, sudorese.
- hipertireoidismo e hipotireoidismo causados pelo iodo.

▶ *OBELIN (Bergamo), 60 comprimidos × 0,350 mg*
▶ *TRIAC (Aché), 100 comprimidos × 0,350 mg*
▶ *TRIMAG (União Química), 50 e 100 comprimidos × 0,350 mg*

▶ ANTIDIABÉTICOS

São fármacos utilizados para regular a glicemia. Incluem insulina, hipoglicemiantes orais e hiperglicemiantes. Os dois primeiros grupos são empregados no controle do diabetes melito, distúrbio hereditário com componentes metabólicos e vasculares. O terceiro grupo é usado no tratamento de hipoglicemia.

O diabetes melito afeta 20 a 30 milhões de pessoas no mundo. Consiste em falta absoluta ou relativa de insulina. Por isso, os diabéticos podem ser: (a) dependentes de insulina e (b) insulinoindependentes; estes podem ser não obesos e obesos, os últimos sendo os mais comuns. Nos pacientes obesos os níveis de insulina endógena podem ser baixos, mas geralmente são normais ou altos; contudo, estão reduzidas a concentração e/ou afinidade dos receptores da insulina, sendo esta a causa real do diabetes insulinoindependente.

▶ Insulina

A insulina é hormônio polipeptídico constituído de duas cadeias de aminoácidos ligadas por duas pontes de sulfeto intermoleculares. É biossintetizada e armazenada nas células das ilhotas pancreáticas de Langerhans, das quais é liberada para desempenhar suas muitas funções fisiológicas, tais como: (a) ativação de sistema de transporte específico para facilitar a entrada de açúcares nos tecidos adiposo ou muscular; (b) facilitação da entrada de aminoácidos específicos no músculo; (c) aumento na síntese proteica; (d) inibição da decomposição da gordura neutra em aminoácidos graxos e prevenção da liberação destes ácidos do tecido adiposo; e (e) ativação de certas enzimas compreendidas em utilização aumentada de glicose, glicólise, glicogênese e lipogênese.

Os pacientes obesos devem primeiro ser tratados com restrição calórica, redução do peso e exercício físico. Nestes pacientes o agente hipoglicemiante constitui apenas suplemento àquelas medidas.

Sendo proteína, a insulina não pode ser administrada por via oral porque no trato gastrintestinal é digerida por proteases e outras enzimas. Por esta razão, é dada por injeção.

As preparações de insulina são ou extraídas do pâncreas bovino ou suíno ou misturas de ambos ou obtidas por um dos seguintes métodos: (a) biossíntese, usando a tecnologia do DNA recombinante; (b) semissíntese, por conversão enzimática da insulina suína à humana. As insulinas convencionais são geralmente misturas de origem bovina-suína, e as insulinas purificadas são normalmente de origem bovina ou suína. A insulina humana é produzida ou por biossíntese ou por semissíntese.

A insulina lispro é um análogo da insulina humana, sintetizada através de uma inversão da prolina e da lisina nas posições 28 e 29, respectivamente, da cadeia-B e utilizando técnica de DNA recombinante por manipulação genética de *Escherichia coli*. Possui início e duração de ação mais curtos, sendo geralmente utilizada em associação com insulina de ação longa.

Um outro tipo de análogo da insulina humana regular é a insulina aspart. É obtida, também, através de técnica de DNA recombinante utilizando *Saccharomyces cerevisae*. Difere da insulina regular pela substituição da prolina por ácido aspártico na posição B28. Possui absorção e início de ação mais rápidos e duração de ação mais curta. É utilizada concomitantemente com insulina de ação intermediária ou longa.

A insulina glargina também é obtida pela técnica do DNA recombinante por modificação genética da *Escherichia coli* em que a glicina substitui a asparagina na posição 21 da cadeia A e adicionando-se duas argininas ao terminal C da cadeia B. Possui duração longa, de cerca de 24 horas, graças à liberação gradual a partir de microprecipitados formados no tecido subcutâneo.

Quando se adiciona protamina ou zinco à insulina forma-se uma suspensão de insulina cristalizada com absorção e tempo de ação mais prolongados.

FARMACOCINÉTICA
- absorção muito variável, dependendo da sua apresentação, do local e da técnica de administração. Ela é mais rápida por administração IM do que SC. Para uma injeção de 12 U de insulina regular, a absorção é de cerca de 87 minutos na região abdominal, aumentando em outras regiões.
- distribuição celular uniforme.
- sofre biotransformação hepática e renal. As apresentações com protamina ou zinco sofrem ação enzimática subcutânea antes da absorção, liberando esses componentes.
- meia-vida variável, entre 5 e 6 minutos.
- eliminação renal variando entre 30% e 80%.

INDICAÇÕES
- tratamento de diabetes melito dependente de insulina.
- tratamento de diabetes melito insulinoindependente.
- adição a soluções de hiperalimentação a fim de facilitar a utilização de glicose em pacientes que manifestam pouca tolerância à glicose.

PRECAUÇÕES
- deve-se levar em consideração a relação risco/benefício quando existem os seguintes problemas médicos: cetoacidose diabética, diarreia devida à má absorção, distúrbios alimentares, febre alta, hipertireoidismo, hipotireoidismo, infecções graves, insuficiência hepática, insuficiência renal, náusea ou vômito, trauma ou cirurgia.
- a mudança de uma insulina por outra deve ser feita sob orientação médica, pois pode causar alterações graves da glicemia.
- durante a gravidez é mais difícil controlar o diabetes.
- o paciente deve seguir a dieta prescrita.
- o paciente deve controlar a glicemia antes e periodicamente durante viagens longas em que estiver dirigindo.

EFEITOS ADVERSOS
- reações alérgicas, tais como área eritematosa e endurecida no local da injeção.
- respostas inflamatórias locais ou infecção causadas por limpeza inadequada da pele, contaminação no local da injeção, emprego de antisséptico sensibilizante.
- lipodistrofias: lipoatrofia ou lipo-hipertrofia.
- perda temporária da acomodação visual.
- hipoglicemia, manifestada por nervosismo, fome, calor, sudorese, cefaleia e outros desconfortos.

INTERAÇÕES MEDICAMENTOSAS
- reverte os efeitos hiperglicemiantes do diazóxido tomado por via parenteral.
- adrenocorticoides, anfetaminas ou outros anorexígenos, anticoncepcionais contendo estrogênio, baclofeno, danazol, diuréticos tiazídicos, epinefrina, estrogênios, fenitoína, furosemida, glucágon, hormônios tireóideos ou triantereno podem elevar as concentrações de glicose sanguínea e aumentar a possibilidade de hiperglicemia.
- agentes antidiabéticos orais, álcool, analgésicos anti-inflamatórios não esteroides, androgênios, captopril, disopiramida, esteroides anabolizantes, fenfluramina, fenilbutazona, guanetidina, inibidores da MAO, salicilatos em doses elevadas ou tetraciclina podem aumentar o seu efeito hipoglicêmico.
- betabloqueadores podem aumentar o risco de hipoglicemia ou hiperglicemia.
- dissuasores do hábito de fumar e interrupção deste mesmo hábito podem aumentar seus efeitos terapêuticos.
- inibidores da anidrase carbônica, especialmente acetazolamida, podem diminuir a resposta hipoglicêmica.

PREPARAÇÕES DE INSULINA

As insulinas disponíveis no Brasil diferem em concentração, início de ação, duração de ação, pureza e origem, havendo diferenças entre elas. Utiliza-se a protamina e o zinco para formar uma suspensão de insulina cristalizada, o que prolonga a sua absorção e consequentemente a duração da ação. A insulina U100 (100 unidades/mL) é a concentração mais comumente utilizada.

Distinguem-se três grupos de insulinas: de ação rápida, de ação intermediária e de ação longa.

1. *Insulinas de ação rápida.* Seu início de ação é rápido, de meia hora a uma hora. Atingem o efeito máximo geralmente em duas a quatro horas. A duração de ação é de 6 a 8 horas. São constituídas pela insulina regular.

No nosso meio são utilizados três análogos da insulina humana regular: insulinas lispro, aspart e glulisina.

As insulinas lispro e aspart possuem início de ação mais rápido e duração de ação mais curta.

▶ *ACTRAPID MC (Novo Nordisk), suína, fr.-amp. de 10 mL c/ 100 U/mL*
▶ *BIOHULIN R (Biobrás), humana semissintética, fr.-amp. de 10 mL c/ 100 U/mL*
cx. c/ 3 refis de 3 mL c/ 100 U/mL

- HUMALOG (Eli Lilly), 5 refis de 3 mL com 100 U/mL
- HUMALOG MIX 25 (Lilly), (25% de insulina lispro + 75% de insulina lispro protamina), 5 refis
- HUMALOG MIX 50 (Lilly), (50% de insulina lispro + 50% de insulina lispro protamina), 5 refis
- HUMULIN R (Eli Lilly), humana biossintética, fr. de 10 mL c/ 100 U/mL
- INSULINA MISTA PURIFICADA R (Eli Lilly), fr. de 10 mL c/ 100 U/mL
- INSULINA SUÍNA PURIFICADA N (Elli Lilly), fr. de 10 mL c/ 100 U/mL
- INSULINA SUÍNA PURIFICADA R (Eli Lilly), fr. de 10 mL c/ 100 U/mL
- INSUMAN R (Novartis), fr.-amp. de 5 mL e embalagens c/ 5 cargas de 3 mL p/ uso com a caneta optipen c/ 100 U/mL
- INSUNORM R (Cellofarm), fr.-amp. de 10 mL com 100 mg/mL
- IOLIN R (Biobrás), bovina-suína, fr.-amp. de 10 mL c/ 100 U/mL
- MONOLIN R (Biobrás), suína, fr.-amp. de 10 mL c/ 100 U/mL
- NEOSULIN R (Biobrás), suína, fr.-amp. de 10 mL c/ 100 U/mL
- NOVOLIN R (Novo Nordisk), humana, fr.-amp. de 10 mL c/ 100 U/mL
- NOVOLIN R PENFILL (Novo Nordisk), 5 cart. de 1,5 mL c/ 100 U/mL
- NOVORAPID (Novo Nordisk), 5 cartuchos-carga de 3 mL c/ 100 U/mL
- NOVORAPID PENFILL (Novo Nordisk), 5 cartuchos de 3 mL com 100 U/mL

INSULINA GLULISINA

É um análogo da insulina humana recombinante com equipotência à insulina regular humana quando administrada por via intravenosa. Na sua fórmula, há a substituição da asparagina da insulina humana, na posição B3, pela lisina bem como da lisina, na posição B29, pelo ácido glutâmico. Essas duas substituições possibilitam uma absorção mais rápida. Possui início e duração de ação mais rápidos do que esta última quando é administrada por via subcutânea. Ela é cerca de duas vezes maior e reduz a glicemia em 2 horas antes em relação à insulina regular. Quando é administrada 2 minutos antes de uma refeição, permite um melhor controle pós-prandial. Quando aplicada 15 minutos após uma refeição, proporciona um controle da glicemia semelhante ao da insulina regular se esta foi usada 2 minutos antes dos alimentos. Sua atividade manifesta-se entre 10 e 20 minutos. A atividade de uma unidade da insulina glulisina possui a mesma ação redutora do nível de glicose sérica que uma unidade da insulina regular humana.

Farmacodinâmica
- insulina de ação rápida.

Farmacocinética
- quando administrada por via subcutânea possui absorção duas vezes mais rápida que a insulina regular humana.
- atinge o pico da concentração plasmática duas vezes maior. Após a administração de 0,15 U/kg por via SC, apresenta uma $T_{máx}$ de cerca de 55 minutos e uma $C_{máx}$ de 82 ± 13 μU/mL.
- volume de distribuição de 131 L após administração IV.
- meia-vida de cerca de 13 minutos após administração IV e de 42 minutos após uso SC.
- possui baixa ligação às proteínas plasmáticas.

Indicações
- tratamento de crianças e adolescentes > 6 anos de idade portadores de diabetes melito que necessitam do uso de insulina.

Doses
- a dose varia desde 0,075 U/kg até 0,4 U/kg. As doses são tateadas de um mínimo de 1 unidade até um máximo de 80 unidades. Se for necessária uma dose > 80 unidades, ela deve ser aplicada em duas ou mais injeções.

Contraindicações
- hipersensibilidade ao fármaco.
- hipoglicemia.
- gravidez e lactação.

Precauções
- a troca de um esquema de insulina para outra deve ser realizada sob supervisão médica.
- como com o uso de outras insulinas, deve-se vigiar a sua administração em todas as condições que possam produzir hipoglicemia.
- o uso da caneta para aplicação deve ser feito seguindo as orientações do fabricante.

Efeitos adversos
- hipoglicemia.
- reações alérgicas e de hipersensibilidade no local da injeção.
- lipodistrofia.

- APIDRA (Sanofi-Aventis), 1 fr.-amp. de 10 mL com 100 UI/mL (solução injetável)
- APIDRA SOLOSTAR (Sanofi-Aventis), 1 carp vd de 3 mL com 100 UI/mL + 1 sistema aplicador (solução injetável)
  1 carp vd de 3 mL com 100 UI/mL (solução injetável)

2. *Insulinas de ação intermediária.* Seu início de ação é, via de regra, de uma a três horas. Atingem o efeito máximo geralmente em 6 a 12 horas. A duração de ação é normalmente de 18 a 24 horas. Podem ser dos seguintes tipos: insulina isófana, suspensão de insulina isófana, suspensão de insulina zíncica (lenta) e suspensão de insulina lispro associada à insulina lispro protamina.

Insulina Isófana

- BIOHULIN N (Biobrás), humana, fr.-amp. de 10 mL c/ 100 U/mL
  cx. c/ 3 refis de 3 mL c/ 100 U/mL
  cx. c/ 5 refis de 1,5 mL c/ 100 U/mL
- BIOHULIN 70 N 30 R (Biobrás), humana, fr.-amp. de 10 mL c/ 100 U/mL
- BIOHULIN 80 N 20 R (Biobrás), fr.-amp. de 10 mL c/ 100 U/mL
- HUMULIN 70 N 30 R (Eli Lilly), humana, fr. de 10 mL c/ 100 U/mL
- HUMULIN 80 N 20 R (Eli Lilly), humana, fr. de 10 mL c/ 100 U/mL
- HUMULIN 90 N 10 R (Elli Lilly), humana, fr. de 10 mL c/ 100 U/mL
- HUMULIN N (NPH) (Elli Lilly), humana, fr. de 10 mL c/ 100 U/mL
- INSULINA HUMANA MONOCOMPONENTE NOVOLIN 70/30 (Novo Nordisk), fr.-amp. de 10 mL c/ 100 U/mL
  5 fr.-amp. de 1,5 mL c/ 100 U/mL
- INSULINA MISTA PURIFICADA N (Elli Lilly), fr. de 10 mL c/ 100 U/mL
- INSUMAN N (Novartis), fr.-amp. de 5 mL e embalagens c/ 5 cargas de 3 mL para uso com a caneta optipen c/ 100 U/mL
- INSUNORM N (Cellofarm), fr.-amp. de 10 mL com 100 U/mL
- IOLIN N (Biobrás), bovina-suína, fr.-amp. de 10 mL c/ 100 U/mL
- MONOLIN N (Biobrás), suína, fr.-amp. de 10 mL c/ 100 U/mL
- NEOSULIN N (Biobrás), suína, fr.-amp. de 10 mL c/ 100 U/mL
- NOVOLIN 70/30 (Roche), humana, fr.-amp. de 10 mL c/ 100 U/mL
- NOVOLIN 80/20 (Novo Nordisk), 5 cartuchos ou cargas de 3 mL
- NOVOLIN 90/10 (Novo Nordisk), 5 cartuchos ou cargas de 3 mL
- PROTAPHANE M.C. (Novo Nordisk), fr. c/ 100 U/mL

Suspensão de Insulina Isófana

- BIOHULIN L (Biobrás), humana semissintética, fr.-amp. de 10 mL c/ 100 U/mL
- NOVOLIN N (Roche), humana, 5 cartuchos de 1,5 mL c/ 100 U/mL

Suspensão de Insulina Isófana Humana e Insulina Humana

- BIOHULIN 70/30 (Biobrás), (70% NPH + 30% regular), fr. de 10 mL c/ 100 U/mL cx. c/ 3 cargas de 3 mL c/ 100 U/mL
  cx. c/ 5 cargas de 1,5 mL c/ 100 U/mL
- BIOHULIN 80/20 (Biobrás), (80% NPH + 20% regular), fr. de 10 mL c/ 100 U/mL
  cx. c/ 3 cargas de 3 mL c/ 100 U/mL
- BIOHULIN 90/10 (Biobrás), (90% NPH + 10% regular), fr. de 10 mL c/ 100 U/mL
  cx. c/ 3 cargas de 3 mL c/ 100 U/mL
  cx. c/ 5 cargas de 1,5 mL c/ 100 U/mL
- INSUMAN 85N/15R COMB (Novartis), fr.-amp. de 5 mL e embalagens c/ 5 cargas de 3 mL para uso com a caneta optipen c/ 100 U/mL
- INSUMAN 75N/25R COMB (Novartis), fr.-amp. de 5 mL e embalagens c/ 5 cargas de 3 mL para uso com a caneta optipen c/ 100 U/mL

Suspensão de Insulina Zíncica

- HUMULIN L (Elli Lilly), humana, fr. de 10 mL c/ 100 U/mL
- INSULINA MISTA PURIFICADA L (Elli Lilly), fr. de 10 mL c/ 100 U/mL
- INSULINA SUÍNA PURIFICADA L (Elli Lilly), fr. de 10 mL c/ 100 U/mL
- MONOTARD MC (Novo Nordisk), suína, fr.-amp. de 10 mL c/ 100 U/mL
- NEOSULIN L (Biobrás), suína, fr.-amp. de 10 mL c/ 100 U/mL
- NOVOLIN L (Roche), humana, fr.-amp. de 10 mL c/ 100 U/mL

Suspensão de Insulina Lispro e Insulina Lispro Protamina

- HUMALOG MIX 25 (Eli Lilly), (insulina lispro 25% + insulina lispro protamina 75%), 5 refis de 3 mL

Suspensão de Insulina Aspart e Insulina Aspart Protamina

- NOVOMIX 30 PENFILL (Novo Nordisk), (insulina aspart solúvel 30% + insulina aspart protamina 70%), cartuchos de 30 mL com 100 U/mL

ANTIDIABÉTICOS **13.19**

3. *Insulinas de ação prolongada.* Apresentam início de ação de meia a uma hora e o pico do efeito entre 2 e 12 horas. A duração da ação é entre 20 e 24 horas. É do tipo insulina zíncica ultralenta.

A insulina glargina é um novo tipo de insulina, com liberação lenta, permitindo concentração constante durante as 24 horas e com a vantagem de não proporcionar picos significativos.

▶ BIOHULIN U (Biobrás), humana, fr. de 10 mL c/ 100 U/mL
▶ LANTUS OPTISET (Aventis Pharma), caneta com 1 e 5 cargas com 3 mL (solução injetável)
▶ NOVOLIN U (Roche), humana, fr. de 10 mL c/ 100 U/mL

▶ Hipoglicemiantes orais

Eles reduzem o nível de glicose no sangue. São usados em pacientes diabéticos insulino-independentes. A administração de hipoglicemiantes orais tem sido associada com mortalidade cardiovascular aumentada em comparação com o tratamento apenas com dieta ou dieta mais insulina.

De fato, dieta e exercício são as primeiras medidas a adotar no tratamento de pacientes diabéticos. No diabético obeso, são essenciais a restrição calórica e a perda de peso. Os hipoglicemiantes orais constituem adjuvantes da dieta, e não substitutos para ela.

Os hipoglicemiantes orais pertencem aos seguintes subgrupos: sulfonilureias, biguanidas, inibidores da glicosidase, tiazolidinadionas, estimulantes da secreção de insulina não sulfonilureia, derivados da D-fenilalanina e gliptinas.

1. *Sulfonilureias.* São aparentadas às sulfonamidas, das quais se originaram por modificações moleculares. Não manifestam, porém, atividade antibacteriana. Sua estrutura geral é:

R—⌬—S(=O)(=O)—N(H)—C(=O)—N(H)—R'

Crê-se que as sulfonilureias estimulam a secreção da insulina das células beta da ilhota pancreática, reduzem a captação hepática de insulina secretada endogenamente e suprimem a liberação de glucágon.

INDICAÇÕES
- adjuvantes da dieta em pacientes com diabetes melito insulinoindependente (tipo II) cuja hiperglicemia não pode ser controlada apenas pela dieta.

CONTRAINDICAÇÕES
- hipersensibilidade às sulfonilureias.
- gravidez.
- lactação.
- acidose significante.
- cetoacidose.
- cetose significante.
- grande cirurgia.
- coma diabético.
- infecção grave.
- queimaduras graves.
- trauma grave.
- pacientes geriátricos.

PRECAUÇÕES
- deve-se levar em consideração a relação risco/benefício quando existem os seguintes problemas médicos: condição física debilitada, febre alta, insuficiência adrenal não tratada, insuficiência hepática, insuficiência hipofisária não tratada, insuficiência renal não tratada, insuficiência da tireoide, má nutrição, náusea e vômito prolongados, sensibilidade aos agentes hipoglicemiantes orais ou às sulfonamidas ou aos diuréticos tiazídicos.

EFEITOS ADVERSOS
- hipoglicemia, quando tomadas em excesso.
- náusea, plenitude epigástrica, azia.
- reações cutâneas alérgicas, eczema, prurido, eritema, urticária, erupções morbiliformes ou maculopapulares e reações liquenáceas.
- leucopenia, trombocitopenia, anemia aplástica, agranulocitose, anemia hemolítica, pancitopenia, porfiria hepática.
- reações semelhantes às causadas pelo dissulfiram, fraqueza, fadiga, parestesia, tinido, tontura, vertigem, mal-estar, cefaleia.

SUPERDOSE
- para superdose leve, ingestão imediata de uma fonte de açúcar, como glicose ou suco de frutas, e vigilância cuidadosa até o paciente estar fora de perigo.
- para superdose grave, hospitalização imediata, administração rápida de injeção de dextrose 50% e lavagem gástrica com carvão ativado; a hospitalização deve durar geralmente 24 a 48 horas, mas, no caso da clorpropamida, 3 a 5 dias ou mais tempo.

INTERAÇÕES MEDICAMENTOSAS
- diminuem a ação hiperglicêmica do diazóxido parenteral.
- podem aumentar a biotransformação da digoxina.
- adrenocorticoides, agonistas beta-adrenérgicos, anfetaminas, anticoncepcionais orais contendo estrogênios, anticonvulsivantes hidantoínicos, baclofeno, bloqueadores dos canais de cálcio, bumetanida, clortalidona, danazol, diuréticos tiazídicos, epinefrina, furosemida, glucágon, hormônios da tireoide, inibidores da anidrase carbônica, sais de potássio, salicilatos em superdoses elevadas ou triantereno podem aumentar as concentrações de glicose sanguínea.
- agentes betabloqueadores adrenérgicos, incluindo os oftálmicos, diminuem a glicogenólise e a resposta hiperglicêmica à epinefrina endógena, levando à persistência de hipoglicemia; também diminuem a liberação da insulina em resposta à hiperglicemia.
- agentes antitireoidianos aumentam o risco de agranulocitose induzida pelas sulfonilureias.
- álcool pode causar reação semelhante à provocada pelo dissulfiram.
- álcool, alopurinol, androgênios, anti-inflamatórios não esteroides, captopril, cimetidina, clofibrato, cloranfenicol, dicumarol, esteroides anabolizantes, fenfluramina, fenformina, fenilbutazona, guanetidina, inibidores da MAO, insulina, probenecida ou sulfonamidas aumentam o risco de hipoglicemia.
- anticoagulantes cumarínicos ou indandiônicos podem, inicialmente, aumentar as concentrações plasmáticas tanto destes fármacos quanto das sulfonilureias; com a continuação do tratamento, podem diminuir as concentrações plasmáticas dos anticoagulantes e aumentar a biotransformação hepática das sulfonilureias.
- cetoconazol ou miconazol diminuem a sua biotransformação.
- clorpromazina, fenitoína ou tiazídicos inibem a liberação de insulina endógena e podem causar hiperglicemia.
- depressores da medula óssea aumentam o risco de leucopenia ou trombocitopenia induzidas pelas sulfonilureias.
- fenobarbital ou rifampicina podem aumentar sua biotransformação.
- outros hemolíticos aumentam o risco de hemólise induzida pelas sulfonilureias.
- insulina pode intensificar o efeito hipoglicêmico.
- supressores de apetite podem alterar as concentrações de glicose sanguínea.

As sulfonilureias disponíveis em nosso meio consistem em um composto de primeira geração (clorpropamida) e alguns de segunda geração: glibenclamida, gliclazida, glimepirida e glipizida.

Os agentes de segunda geração são mais potentes do que o de primeira geração, mas não são mais eficazes do que a clorpropamida.

CLORPROPAMIDA

Neste fármaco, R = Cl e R' = $-CH_2CH_2CH_3$. É o hipoglicemiante oral de ação mais longa.

FARMACODINÂMICA
- antidiabético e antidiurético.

FARMACOCINÉTICA
- administrada por via oral, é absorvida rápida e completamente do trato gastrintestinal.
- a ligação às proteínas é muito alta (90%).
- sofre biotransformação hepática intensiva (80%), dando metabólitos cuja atividade se desconhece.
- meia-vida: 36 horas.
- atinge a concentração máxima em 2 a 4 horas.
- duração de ação: 24 a 48 horas.
- é eliminada pela urina, nas formas íntegra e de metabólitos; 80% a 90% de uma dose são excretados dentro de quatro dias.

INDICAÇÕES
- as já citadas.
- como terapia secundária em pacientes selecionados para tratamento do diabetes insípido central parcial.

DOSES
- via oral, deve ser individualizada; a quantidade total deve ser administrada uma vez ao dia no desjejum; pacientes de meia-idade, até 250 mg ao dia; pacientes mais idosos, 100 mg ao dia.

PRECAUÇÕES
- as já citadas.
- deve-se levar em consideração também a relação risco/benefício quando existem os seguintes problemas: insuficiência cardíaca e retenção de líquido.

EFEITOS ADVERSOS
- os já citados.

- sonolência, cólicas abdominais, convulsões, fraqueza, inconsciência, tumefação ou inchaço da face, mãos ou tornozelos.

INTERAÇÕES MEDICAMENTOSAS
- as já citadas.
- pode potencializar o efeito antidiurético de carbamazepina, clofibrato ou desmopressina.

▸ CLORPROPAMIDA (Abbott), 30 comprimidos × 250 mg
▸ CLORPROPAMIDA (Eurofarma), 30 e 100 comprimidos × 250 mg
▸ CLORPROPAMIDA (Funed), 500 comprimidos × 250 mg
▸ CLORPROPAMIDA (Furp), 500 comprimidos × 250 mg
▸ CLORPROPAMIDA (Lafepe), 500 comprimidos × 250 mg
▸ CLORPROPAMIDA (Neo-Química), 30 e 100 comprimidos × 250 mg
▸ CLORPROPAMIDA (Neovita), 30 e 100 comprimidos × 250 mg
▸ CLORPROPAMIDA (Sanval), 100 e 500 comprimidos × 250 mg
▸ DIABINESE (Pfizer), 30 e 100 comprimidos × 250 mg

GLIBENCLAMIDA

Nesta sulfonilureia, chamada nos Estados Unidos de gliburida,

Tem ligeira atividade diurética.

FARMACODINÂMICA
- antidiabético.

FARMACOCINÉTICA
- administrada por via oral, é absorvida rapidamente do trato gastrintestinal.
- atinge concentração sérica máxima em 4 a 5,3 horas após ingestão.
- a ligação, não iônica, às proteínas séricas é muito alta (90%).
- sofre biotransformação hepática, dando metabólitos fracamente ativos.
- meia-vida: 10 horas.
- duração de ação: 24 horas.
- é eliminada pela vias biliar (50%) e renal (50%).

DOSES
- via oral, deve ser individualizada. O fármaco deve ser tomado junto com a primeira refeição substancial. A dose usual inicial é 2,5 mg, chegando até a 5 mg ao dia, mas 1,25 mg pode ser adequada em pacientes mais responsivos. A dose pode ser aumentada progressivamente em 2,5 a 5 mg a intervalos semanais.

▸ AGLUCIL (Elofar), 30 comprimidos × 5 mg
▸ APEX (Davidson), 30 comprimidos × 10 mg
▸ BENCLAMIN (Cazi), 20 comprimidos × 5 mg
▸ DAONIL (Aventis), 30 comprimidos × 5 mg
▸ DIABEXIL (Dansk-Flama), 30 comprimidos × 5 mg
▸ EUGLUCON (Roche), 30 comprimidos × 5 mg
▸ GLIBEN (Cristália), 30 comprimidos × 5 mg
▸ GLIBENCLAMIDA (Abbott), 30 comprimidos × 5 mg
▸ GLIBENCLAMIDA (Apotex), 30 comprimidos × 5 mg (genérico)
▸ GLIBENCLAMIDA (Biosintética), 30 comprimidos × 5 mg (genérico)
▸ GLIBENCLAMIDA (EMS), 30 comprimidos × 5 mg (genérico)
▸ GLIBENCLAMIDA (Eurog./Legrand), 30 cáps. × 5 mg (genérico)
▸ GLIBENCLAMIDA (Germed), 30 cáps. × 5 mg (genérico)
▸ GLIBENCLAMIDA (Neo-Química), 30 comprimidos × 5 mg
▸ GLIBENCLAMIDA (Neovita), 30 comprimidos × 5 mg
▸ GLIBENCLAMIDA (Sanval), 30 e 500 comprimidos × 5 mg
▸ GLIBENCLAMIDA (Teuto-Brasileiro), 30 comprimidos × 5 mg
▸ GLIBENCLAMIDA (União Química), 20 comprimidos × 5 mg
▸ GLIBENCLAMIDA (Zydus), 30 comprimidos × 5 mg (genérico)
▸ GLICONIL (Medquímica), 30 comprimidos × 5 mg
▸ LISAGLUCON (Farmasa), 20 e 100 comprimidos × 5 mg

ASSOCIAÇÕES
▸ GLIBETA (Torrent), (cloridrato de metformina 500 mg + glibenclamida 2,5 ou 5 mg por comprimido), 10 e 30 comprimidos
▸ GLUCOVANCE (Merck), (glibenclamida 1,25, 2,5 ou 5 mg + metformina 250 ou 500 mg por comprimido), 30 comprimidos

GLICLAZIDA

Neste fármaco,

$R = CH_3$ e $R' = N$

FARMACODINÂMICA
- antidiabético.

FARMACOCINÉTICA
- administrada por via oral, é absorvida rapidamente do trato gastrintestinal.
- atinge a concentração sérica máxima em 2 a 6 horas.
- a ligação às proteínas é muito alta (94%).
- meia-vida: 12 horas.
- sofre biotransformação intensiva; o principal metabólito (2 a 3% da dose total) não apresenta atividade hipoglicemiante, mas tem propriedades hemobiológicas.
- é eliminada principalmente pela urina, na forma de metabólitos; menos de 1% da dose ingerida é eliminado na forma íntegra.

DOSES
- via oral, 160 a 240 mg ao dia, em uma única administração pela manhã, ou em duas tomadas.

▸ AZUKON MR (Torrent), 30 comprimidos × 30 mg
▸ DIAMICRON MR (Servier), 15, 30 e 60 comprimidos × 30 e 60 mg
▸ GLICLAZIDA (EMS), 30 e 60 comprimidos × 80 mg (genérico)
▸ GLICLAZIDA (Germed), 60 comprimidos × 80 mg (genérico)

GLIMEPIRIDA

Nesta sulfonilureia,

Utilizada no tratamento do diabetes melito tipo II não insulinodependente. Estimula a secreção da insulina das células betapancreáticas funcionantes e pode atuar por um mecanismo extrapancreático produzindo um aumento da sensibilidade à insulina nos tecidos periféricos, provavelmente por ativação de enzimas metabólicas, incluindo a glicerol-3-fosfatase aceltransferase. Liga-se a um complexo receptor de sulfonilureia diferente das demais sulfonilureias. Inibe, também, a produção de glicose no fígado através da diminuição da concentração intracelular de 2,6-bifosfato de frutose com consequente inibição da gliconeogênese.

FARMACOCINÉTICA
- 100% absorvida pelo trato gastrintestinal.
- concentração máxima plasmática em 2,5 horas após administração oral.
- volume de distribuição de 8,8 L.
- alta ligação proteica (> 99,5%).
- depuração de 48 mL/min.
- meia-vida plasmática de 5-8 horas.
- biotransformação hepática através de mecanismo oxidativo para um metabólito principal, um derivado ciclo-hexil hidroximetílico (M1) que é biotransformado para um derivado carboxílico (M2).
- eliminação renal em cerca de 60% da dose oral, primariamente como metabólitos M1 e M2 em 7 dias.
- eliminação fecal de aproximadamente 40%.

INDICAÇÕES
- diabetes melito do tipo II. Pode ser utilizada em associação com insulina nos casos não controlados.

DOSES
- como monoterapia inicial, via oral, 1 a 2 mg, em dose única diária no café da manhã.
- manutenção: 1 a 4 mg ao dia.
- após atingir a dose de 2 mg, aumentos adicionais de 2 mg poderão ser feitos a intervalos de 1 a 2 semanas.
- pacientes com insuficiência renal deverão receber dose de 1 mg por dia.

EFEITOS ADVERSOS
- hipoglicemia.
- alterações visuais temporárias.
- raras reações cutâneas: eritema, erupções morbiliformes ou maculopapulares, prurido, urticária.
- hiponatremia.
- sintomas gastrintestinais: diarreia, náusea, vômito, dor abdominal.
- elevação das transaminases hepáticas.
- trombocitopenia, leucopenia, anemia hemolítica.

CONTRAINDICAÇÕES
- hipersensibilidade à glimepirida.
- diabetes melito do tipo I, pré-coma ou coma diabético.

- gravidez.
- lactação.
- crianças.
- insuficiência renal ou hepática grave.

INTERAÇÕES MEDICAMENTOSAS
- potencializa a hipoglicemia em associação com outro hipoglicemiante.
- fármacos altamente ligados às proteínas, como anti-inflamatórios não esteroides, anticoagulantes (derivados cumarínicos), cloranfenicol, inibidores da MAO, probenecida, salicilatos, sulfonamidas, fibratos, fenfluramina, inibidores da ECA, disopiramida, pentoxifilina, quinolonas, tetraciclinas, podem aumentar os efeitos hipoglicemiantes das sulfonilureias.
- fármacos hiperglicemiantes, como corticosteroides, diuréticos (tiazídicos), estrogênios, isoniazida, ácido nicotínico, contraceptivos orais, fenitoína, simpaticomiméticos, hormônios tireoidianos, produzem um descontrole da glicemia.
- miconazol pode induzir à hipoglicemia intensa.
- betabloqueadores podem mascarar o efeito da hipoglicemia.

▶ *AMARYL (Aventis Pharma), 30 comprimidos × 1, 2 e 4 mg*
▶ *AZULIX (Torrent), 30 comprimidos × 1 e 2 mg*
▶ *BIOGLIC (Biolab-Sanus), 30 comprimidos × 1, 2 e 4 mg*
▶ *DIAMELLITIS (Cifarma), 30 comprimidos × 1, 2 e 4 mg*
▶ *GLIANSOR (Legrand), 30 comprimidos × 1, 2 e 4 mg*
▶ *GLIMEPIBAL (Baldacci), 30 comprimidos × 1, 2 e 4 mg*
▶ *GLIMEPIL (Farmoquímica), 30 comprimidos × 1, 2, 4 e 6 mg*
▶ *GLIMEPIRIDA (Biosintética), 30 comprimidos × 1, 2 e 4 mg (genérico)*
▶ *GLIMEPIRIDA (Eurofarma), 30 comprimidos × 2 e 4 mg (genérico)*
▶ *GLIMEPIRIDA (Merck), 30 comprimidos × 1, 2 e 4 mg (genérico)*
▶ *GLIMEPIRIDA (Novartis), 30 comprimidos × 1, 2 e 4 mg (genérico)*
▶ *GLIMESEC (Marjan), 30 comprimidos × 1, 2 e 4 mg*

ASSOCIAÇÕES
▶ *AMARYL FLEX (Sanofi-Aventis), (glimepirida 1 ou 2 mg + cloridrato de metformina 500 mg por comprimido), 60, 90, 120 e 150 comprimidos*
▶ *MERITOR (Aché), (glimepirida 2 ou 4 mg + cloridrato de metformina 1.000 mg por comprimido), 30 comprimidos*

GLIPIZIDA

Nesta sulfonilureia,

R = H$_3$C-(pirazina)-CONHCH$_2$CH$_2$-e R' = (ciclohexano)

FARMACODINÂMICA
- antidiabético.

FARMACOCINÉTICA
- administrada por via oral, é rápida e completamente absorvida do trato gastrintestinal; a presença de alimento retarda a absorção.
- a ligação não iônica, às proteínas é muito alta (98-99%).
- atinge a concentração máxima em 1 a 3,5 horas.
- meia-vida: 2 a 4 horas.
- duração de ação: 12 a 24 horas.
- sofre biotransformação hepática, dando metabólitos inativos.
- é eliminada pela urina, principalmente na forma de metabólitos; só 10% de uma dose são excretados na forma íntegra.

DOSES
- via oral, deve ser individualizada. Para maior eficácia, o fármaco deve ser administrado 30 minutos antes de uma refeição. A dose inicial é de 5 mg antes do desjejum. Pacientes idosos ou aqueles com doença hepática podem receber inicialmente 2,5 mg. Dose diária máxima: 40 mg.

▶ *GLIPIZIDA (Neo-Química), 30 comprimidos × 5 mg*
▶ *GLIPIZIDA (Teuto-Brasileiro), 30 comprimidos × 5 mg*
▶ *MINIDIAB (Pharmacia Brasil), 30 comprimidos × 5 mg*

2. *Biguanidas.* São representadas pela fórmula geral

R-NH-C(=NH)-NH-C(=NH)-NH$_2$

Elas não estimulam a secreção de insulina de modo apreciável.
Os efeitos antidiabéticos causados por elas podem resultar de um ou mais dos seguintes mecanismos: inibição da gliconeogênese hepática, diminuição da absorção intestinal da glicose, interferência com os receptores da insulina e aumento de glicólise anaeróbia, que intensifica a utilização de glicose. Doses altas parecem inibir a conversão de alanina e lactato a glicose (gliconeogênese), ao passo que doses baixas aumentam a glicólise sem inibir a gliconeogênese ou a conversão de lactato a glicose *in vitro*. Não se sabe, porém, se estes efeitos são responsáveis pela ação hipoglicêmica observada com doses usuais.
Esta família de fármacos, no Brasil, compreende a fenformina e a metformina. Elas têm sido usadas no tratamento de pacientes diabéticos insulinoindependentes, como adjuvantes da insulina. Mas, a partir de 1970, foram relatadas diversas mortes devidas à acidose láctica causada pela fenformina. Isto forçou a retirada deste fármaco do mercado em muitos países. Contudo, pode ser obtido por médicos sob condições especiais. No Brasil é comercializada normalmente.
As biguanidas podem ser usadas somente em diabetes não cetósico, com início na maturidade, em paciente que preenche *todos* os seguintes critérios: (a) é não cetósico e não responde a dieta ou dieta mais sulfonilureias; (b) não tolera sulfonilureias; (c) tem respondido ao tratamento anterior com biguanidas; (d) não há contraindicação ao uso das biguanidas; (e) não pode tomar insulina.

INDICAÇÕES
- adjuvante da dieta no controle de diabetes insulinoindependente, quando o regime alimentar sozinho não permite a normalização do peso e/ou da glicemia.

CONTRAINDICAÇÕES
- gravidez.
- diabetes insulinodependente.
- hipersensibilidade às biguanidas.
- insuficiência renal, orgânica ou funcional, mesmo moderada.
- insuficiência hepática.
- acidose láctica.
- alcoolismo agudo ou crônico.
- qualquer situação médica aguda, tais como colapso cardiovascular, insuficiência cardíaca congestiva, infarto do miocárdio, cirurgia ou septicemia.
- estados doentios que podem estar associados com hipoxemia.
- complicações agudas de diabetes, tais como acidose metabólica, coma, infecção ou gangrena.
- distúrbios gastrintestinais agudos (vômito ou diarreia) que provavelmente resultam em desidratação e azotemia pré-renal.
- outras condições que predispõem à acidose láctica.

PRECAUÇÕES
- deve-se interromper a medicação quando ocorrerem náusea, vômito, hiperventilação, mal-estar ou dor abdominal (sintomas que precedem a acidose láctica, distúrbio metabólico frequentemente mortal — a taxa de mortalidade é de aproximadamente 50%). Nestes casos deve-se avisar o médico.

EFEITOS ADVERSOS
- acidose láctica, às vezes fatal, caracterizada por níveis elevados de lactato, relação lactato/piruvato elevada e pH sanguíneo diminuído.
- náusea, vômito, hiperventilação, mal-estar ou dor abdominal podem preceder o início da acidose láctica.
- gosto metálico.
- anorexia, perda de peso; estas propriedades às vezes têm sido usadas como justificativa para associá-las com insulina.
- hipoglicemia, mas menos que as sulfonilureias.

SUPERDOSE
- tratamento de apoio intensivo.
- acidose láctica pode exigir tratamento com bicarbonato de sódio.
- hipoglicemia pode requerer a administração de glicose ou glucágon.

INTERAÇÕES MEDICAMENTOSAS
- dificultam a absorção de muitos fármacos, até da vitamina B$_{12}$.
- álcool e biguanidas potencializam a tendência de cada qual para causar elevação dos níveis de lactato sanguíneo.

FENFORMINA

Nesta biguanida,

R = (fenil)-CH$_2$CH$_2$-

Usada na forma de cloridrato.

▶ *DEBEI (Eurofarma), 20 cáps. × 50 mg*

METFORMINA

Nesta biguanida, R = (CH$_3$)$_2$–. Usada na forma de cloridrato.

Farmacocinética
- administrada por via oral, é absorvida do trato gastrintestinal.
- a ligação às proteínas é desprezível.
- não sofre biotransformação.
- biodisponibilidade: cerca de 50%.
- meia-vida: primeira fase, 2 horas (90% da dose absorvida); fase terminal, 9 a 12 horas (10% da dose).
- depuração renal no indivíduo são: 440 mL/min, em média, o que indica filtração glomerular seguida de secreção tubular.
- excretada inalterada, rápida e principalmente pela urina, e parcialmente pelas fezes.

Doses
- via oral, 850 mg duas vezes ao dia, às refeições; esta dose pode ser paulatinamente aumentada até o máximo de 3 g ao dia.

Contraindicações
- hipersensibilidade à metformina.
- desidratação, coma diabético, cetoacidose diabética, infecções graves, queimadura, traumatismo grave.
- patologias que se associam com hipoxemia: cardiorrespiratórias e cardiovasculares.
- doença hepática grave.
- doença renal ou insuficiência renal, acidose láctica.
- contrastes iodados para uso em investigação intravascular.

Precauções
- vigiar cuidadosamente a administração nos casos de diarreia ou qualquer patologia que retarde o esvaziamento gástrico. Em patologias que produzam hiperglicemia ou hipoglicemia, hiper- ou hipotireoidismo. Outros parâmetros que requerem vigilância incluem: níveis séricos de glicose, ácido fólico, vitamina B$_{12}$, hematócrito e hemoglobina, função renal.
- o uso concomitante de bebidas alcoólicas pode aumentar a hipoglicemia e aumentar as concentrações sanguíneas de lactato.

Efeitos adversos
- hipoglicemia.
- anemia megaloblástica.
- acidose láctica.
- cefaleia, anorexia, dispepsia, náusea, vômitos, perda de peso, paladar metálico, flatulência.

Interações medicamentosas
- o uso concomitante de fármacos catiônicos eliminados pelo rim, tais como digoxina, morfina, amilorida, quinidina, procainamida, quinina, trianterero, trimetoprima, cimetidina, ranitidina e vancomicina, podem aumentar as concentrações plasmáticas da metformina.
- furosemida aumenta a ASC da metformina em cerca de 15%.
- o uso concomitante dos seguintes fármacos pode aumentar a hiperglicemia: estrogênios, anticoncepcionais orais, corticosteroides, isoniazida, niacina, fenotiazinas, fenitoína, simpaticomiméticos, hormônios tireoidianos.
- fármacos que podem induzir hipoglicemia: salicilatos, sulfonilureias, sulfonamidas de ação prolongada, propranolol, clofibrato, inibidores da MAO, probenecida, rifampicina e rifabutina.

▶ *CLORIDRATO DE METFORMINA (Biobras), 30 comprimidos × 500 e 800 mg (genérico)*
▶ *CLORIDRATO DE METFORMINA (Biosintética), 30 e 60 comprimidos × 500 e 850 mg (genérico) 30 comprimidos × 1 g (genérico)*
▶ *CLORIDRATO DE METFORMINA (Brainfarma), 30 comprimidos × 500 e 850 mg (genérico)*
▶ *CLORIDRATO DE METFORMINA (Cinfa), 30 comprimidos × 500, 850 e 1.000 mg (genérico)*
▶ *CLORIDRATO DE METFORMINA (EMS), 30, 60 e 90 comprimidos × 500 e 850 mg (genérico) 30 comprimidos × 1 g (genérico)*
▶ *CLORIDRATO DE METFORMINA (Eurog./Legrand), 30 comprimidos × 500, 850 e 1.000 mg (genérico)*
▶ *CLORIDRATO DE METFORMINA (Germed), 30 e 60 comprimidos × 500 e 850 mg (genérico) 30 comprimidos × 1 g (genérico)*
▶ *CLORIDRATO DE METFORMINA (IPCA), 10, 30, 120 e 200 comprimidos × 500 e 850 mg (genérico)*
▶ *CLORIDRATO DE METFORMINA (Medley), 30 e 60 comprimidos × 500 e 850 mg (genérico) 30 comprimidos × 1 g (genérico)*
▶ *CLORIDRATO DE METFORMINA (Merck), 30 e 60 comprimidos × 500 e 850 mg (genérico) 30 comprimidos × 1 g (genérico)*
▶ *CLORIDRATO DE METFORMINA (Nova Química), 30 comprimidos × 500 e 850 mg (genérico)*
▶ *CLORIDRATO DE METFORMINA (Novartis), 30 comprimidos × 500, 850 e 1.000 mg (genérico)*
▶ *CLORIDRATO DE METFORMINA (Prati Donaduzzi), 30 comprimidos × 500 e 850 mg (genérico)*
▶ *CLORIDRATO DE METFORMINA (Ranbaxy), 30 comprimidos × 500 mg (genérico) 30 e 60 comprimidos × 850 mg (genérico)*
▶ *CLORIDRATO DE METFORMINA (Sandoz), 30 comprimidos × 500 e 850 mg (genérico) 30 comprimidos × 1 g (genérico)*
▶ *CLORIDRATO DE METFORMINA (Sanofi-Aventis), 30 e 60 comprimidos × 500 mg (genérico)*
▶ *CLORIDRATO DE METFORMINA (Teuto-Brasileiro), 30 comprimidos × 850 mg*
▶ *DIMEFOR (Eli Lilly), 30 comprimidos × 850 mg*
▶ *FORMYN (Multilab), 30 comprimidos × 500, 850 e 1.000 mg*
▶ *GLIFAGE (Merck), 30 comprimidos × 500 e 850 mg 30 comprimidos × 1 g*
▶ *GLIFAGE XR (Merck), 30 comprimidos de ação prolongada × 500 mg*
▶ *GLUCOFORMIN (Biobrás), 30 comprimidos × 500 e 850 mg*
▶ *METFORMINA (Neo-Química), 30 comprimidos × 850 mg*
▶ *METTA SR (Torrent), 30 comprimidos de ação prolongada × 500 mg*

Associações
▶ *GLUCOVANCE (Merck), (metformina 250 ou 500 mg + glibenclamida 1,25, 2,5 ou 5 mg por comprimido), 30 comprimidos*
▶ *JANUMET (Merck Sharp & Dohme), (fosfato de sitagliptina 50 mg + cloridrato de metformina 500, 850 ou 1.000 mg por comprimido), 28 e 56 comprimidos*
▶ *STARFORM (Novartis), (nateglinida 120 mg + metformina 500 mg por comprimido), 48 e 84 comprimidos (nateglinida 120 mg + metformina 850 mg por comprimido), 48 e 84 comprimidos*

3. *Inibidores da glicosidase.* O único fármaco desta classe comercializado no Brasil é a acarbose. Atua ao nível intestinal inibindo a digestão dos carboidratos.

ACARBOSE

É um oligossacarídeo complexo, obtido a partir de processos fermentativos do *Actinoplanes utabensis*, possuindo, como ingredientes ativos, amido, celulose microcristalina, estearato de magnésio e dióxido de silício coloidal. Inibe reversivelmente a α-amilase pancreática e as α-glicósido hidrolases ligadas à membrana intestinal.

A acarbose retarda a digestão dos carboidratos da dieta, reduzindo a concentração de glicose no sangue após as refeições. Em diabéticos, a inibição enzimática retarda a absorção de glicose e, em consequência, diminui a hiperglicemia pós-prandial. Quando usada com as sulfonilureias tem efeito somatório. Não aumenta a secreção de insulina.

Farmacocinética
- é parcialmente absorvida, sendo 51% da dose oral excretados pelas fezes dentro de 96 horas.
- baixa disponibilidade devido à ação local no trato gastrintestinal.
- concentração máxima plasmática de 14-24 horas.
- concentração máxima da substância ativa no plasma após 1 hora.
- biotransformada no interior do trato gastrintestinal por bactérias e enzimas digestivas.
- elimina cerca de 13 metabólitos pela urina, sendo os principais derivados de 4-metilpirogalol.
- a fração absorvida como fármaco intato é quase totalmente excretada pelos rins.
- meia-vida de eliminação de 2 horas.

Indicações
- como monoterapia é indicada como complemento da dieta para reduzir a glicemia nos pacientes com diabetes melito não insulinodependentes cuja hiperglicemia não pode ser controlada somente com a dieta. Pode ser usada em associação com as sulfonilureias apresentando efeito aditivo.

Doses
- deve ser individualizada segundo a eficácia e a tolerabilidade, não ultrapassando a dose máxima de 100 mg 3 vezes ao dia.
- iniciar com 25 mg, via oral, 3 vezes ao dia com as principais refeições.
- a dose de manutenção deve ser ajustada a intervalos de 4-8 semanas com base na tolerabilidade e na glicemia pós-prandial de 1 hora, passando para 50 mg e finalmente 100 mg 3 vezes ao dia.
- os pacientes com baixo peso corporal correm maior risco de elevação das transaminases séricas, sendo que aqueles que apresentarem peso superior a 60 kg deverão receber esquema de dose maior.
- uma dose excessiva não produz hipoglicemia.

Contraindicações
- hipersensibilidade à acarbose.
- cetoacidose diabética.
- cirrose hepática.
- doença inflamatória intestinal.
- ulceração do cólon.
- obstrução intestinal.

- gravidez e lactação.
- crianças.

Precauções
- aumento das transaminases séricas em até 15% parecendo relacionar-se com o aumento da dose. É reversível e não está associado a outras evidências de disfunção hepática. Recomenda-se controle enzimático mensal durante os seis primeiros meses após o início do tratamento, e depois, a intervalos regulares.
- as concentrações plasmáticas aumentam com os diferentes graus de insuficiência renal.
- seu uso não é recomendado nos pacientes com creatinina sérica maior que 2,0 mg/mL.

Efeitos adversos
- dores abdominais, diarreia, flatulência.
- transaminases séricas elevadas, hepatite fulminante.
- pequenas reduções do hematócrito.
- baixos níveis de cálcio e vitamina B_6 plasmática.

Interações medicamentosas
- fármacos que produzem hiperglicemia como tiazídicos, corticosteroides, fenotiazinas, produtos tireoidianos e estrogênios, anticoncepcionais orais, fenitoína, ácido nicotínico, simpaticomiméticos, bloqueadores dos canais de cálcio e isoniazida podem interferir no controle da glicemia quando usados em associação com a acarbose.
- a associação com sulfonilureias ou com insulina deve ter a glicemia vigiada rigorosamente.
- adsorventes intestinais e medicamentos à base de enzimas digestivas podem reduzir seu efeito e não devem ser ingeridos concomitantemente.
- não produz alteração da farmacocinética quando usada em associação com digoxina, nifedipino, propranolol e ranitidina.

▸ AGLUCOSE (Sigma Pharma), 30 comprimidos × 50 e 100 mg
▸ GLUCOBAY (Bayer), 30 comprimidos × 50 e 100 mg

4. *Tiazolidinodionas.* O único fármaco desta classe comercializado no Brasil é a pioglitazona. Aumenta a sensibilidade à insulina nos tecidos musculares e adiposo.

PIOGLITAZONA

É derivado tiazolidinadiônico usado como antidiabético oral. Sua molécula possui um carbono assimétrico e o composto é utilizado como uma mistura racêmica. Atua aumentando a sensibilidade à insulina nos tecidos periféricos, especialmente muscular e adiposo, e inibe a gliconeogênese hepática. Através da diminuição da resistência periférica à insulina e no fígado, aumenta a glicose disponível dependente da insulina. É agonista seletivo e muito potente do receptor-gama proliferador-ativado do peroxissoma (PPAR-γ). Além disso, tem ação secundária sobre o receptor PPAR-α, relacionado com o metabolismo lipídico. Em modelos animais de diabetes reduz a hiperglicemia, a hiperinsulinemia e a hipertrigliceridemia. Comercializada sob a forma de cloridrato.

Farmacodinâmica
- antidiabético.

Farmacocinética
- sofre rápida absorção após administração oral.
- atinge o pico da concentração plasmática máxima em duas horas. A administração com alimentos prolonga esse pico de 3 a 4 horas.
- volume de distribuição de 0,63 ± 0,41 L/kg.
- > 99% ligam-se às proteínas plasmáticas, principalmente à albumina.
- 98% dos metabólitos M-III e M-IV ligam-se à albumina.
- sofre biotransformação hepática extensa através de oxidação e hidroxilação formando metabólitos que são convertidos para conjugados glicuronídicos e sulfatos. Os metabólitos M-II e M-IV, derivados hidroxi e M-II, um cetoderivado, são farmacologicamente ativos. As isoenzimas do citocromo P450, CYP2C8 e CYP3A4, são as que possuem maior participação.
- meia-vida de 3 a 7 horas.
- depuração de 5 a 7 L/h.
- 15 a 30% são excretados pela urina e o restante pelas fezes.

Indicações
- tratamento do diabetes melito tipo 2 para aumentar o controle da glicemia como adjuvante à dieta e exercícios. Usado como monoterapia ou em associação com uma sulfonilureia, metformina ou insulina.

Doses
- como monoterapia ou em associação com outros antidiabéticos, 15 a 30 mg ao dia. A dose pode ser aumentada, de acordo com a resposta clínica, até o máximo de 45 mg/dia. A associação é indicada quando a monoterapia não produz resposta clínica. No caso de terapêutica combinada com uma sulfonilureia, deve-se reduzir a dose desta quando surgirem sinais de hipoglicemia. A associação com metformina, em geral, não requer ajuste. O uso de insulina e pioglitazona permite uma redução da dose da primeira de até 10 a 25% nos casos de sinais de hipoglicemia ou quando a glicemia < 100 mg/dL.

Contraindicações
- hipersensibilidade à pioglitazona.
- gravidez e lactação.
- diabetes melito do tipo 1.
- cetoacidose diabética.
- insuficiência hepática.
- crianças.

Precauções
- vigiar a administração com o uso concomitante de outros antidiabéticos.
- risco de ovulação em mulheres na pré-menopausa.
- pode aumentar o volume plasmático.
- dosar as enzimas hepáticas antes do início do tratamento e a cada dois meses durante o primeiro ano de tratamento. Após esse período realizar avaliações periódicas.
- realizar controle da HbA_{1c}.
- vigiar a associação com fármacos biotransformados pelo sistema enzimático P450, especialmente a isoforma CYP3A4, e com fármacos inibidores desse sistema, como cetoconazol e itraconazol.
- risco do desenvolvimento de câncer de bexiga.

Efeitos adversos
- sinais e sintomas de hipoglicemia.
- cefaleia, mialgia.
- expansão do volume plasmático, edema, hipertrofia miocárdica induzida pela pré-carga.
- diminuição do hematócrito e da hemoglobina.
- sinusite, faringite.
- alteração das enzimas hepáticas e de CPK.
- aumento de fraturas ósseas em mulheres, em tratamento prolongado.

Interações medicamentosas
- uso concomitante com contraceptivo contendo etinilestradiol e noretindrona reduz suas concentrações plasmáticas em cerca de 30%.

▸ ACTOS (Abbott), 15 comprimidos × 15, 30 e 45 mg
▸ PIOGLIT (Torrent), 30 comprimidos × 15, 30 e 45 mg
▸ STANGLIT (Libbs), 30 comprimidos × 15, 30 e 45 mg

5. *Estimulantes da secreção de insulina não sulfoniluréia.* Também conhecidos como análogos da neglitinida, são fármacos que estimulam a secreção de insulina das células pancreáticas β. O representante deste grupo comercializado no Brasil é a repaglinida.

REPAGLINIDA

É um antidiabético análogo da meglitinida, não guardando qualquer relação com as sulfonilureias. Estimula a liberação de insulina das células β do pâncreas. Essa liberação depende do nível de glicemia, diminuindo quando os níveis de glicose sanguínea são baixos. Seu mecanismo íntimo de ação consiste no fechamento dos canais de K, dependentes de ATP, das células β, por intermédio de sua despolarização e consequente abertura dos canais de cálcio. O influxo de cálcio promove a secreção de insulina. É muito seletivo, sem afetar, de forma significativa, os tecidos musculares esquelético e cardíaco.

Farmacodinâmica
- antidiabético.

Farmacocinética
- após administração oral sofre rápida absorção, sendo pouco afetada pelos alimentos.
- biodisponibilidade de cerca de 50%.
- atinge o pico da concentração plasmática máxima em 1 hora.
- a administração com alimentos diminui as $C_{máx}$ e ASC em 20% e 12,4%, respectivamente.
- 98% ligam-se às proteínas plasmáticas.
- volume de distribuição de cerca de 31 L.
- sofre biotransformação hepática por intermédio de oxidação e conjugação com o ácido glicurônico, formando três metabólitos inativos principais: uma amina aromática (M1), o ácido dicarboxílico oxidado (M2) e o acilglicuronídio (M7). A isoenzima 3A4 do citocromo P450 participa da biotransformação dos metabólitos M1 e M2.
- depuração total de cerca de 38 L/h.
- 90% eliminados pelas fezes e 8% pela urina.

Indicações
- tratamento do diabetes melito do tipo 2.

Doses
- em pacientes virgens de tratamento ou com hemoglobina glicosilada (HbA_{1c}) < 8%, iniciar com 0,5

mg por dia junto com uma refeição. Para pacientes previamente tratados com outros hipoglicemiantes orais e com HbA$_{1c}$ > 8%, 1 a 2 mg antes das refeições, em 2, 3 ou 4 tomadas. Doses posteriores deverão ser ajustadas de acordo com a glicemia, dobrando-se a dose (ou até 4 mg) em cada refeição e sempre obedecendo a um intervalo de 7 dias. A dose terapêutica varia de 0,5 a 4 mg, sendo a dose máxima recomendada de 16 mg.
- pode ser necessária a associação com metformina.

CONTRAINDICAÇÕES
- hipersensibilidade ao fármaco.
- cetoacidose diabética ou coma.
- diabetes melito do tipo 1.
- gravidez e lactação.
- crianças.

PRECAUÇÕES
- vigiar a administração aos cardiopatas.
- fazer controles regulares da glicemia.
- quando substituir outro gliceminate oral, iniciar sua administração no dia posterior. Se o hipoglicemiante for uma sulfonilureia de longa duração, vigiar a glicemia por, no mínimo, uma semana.
- a associação com metformina deve ter as doses ajustadas individualmente.
- observar a administração de agentes hiperglicemiantes: tiazídicos, corticosteroides, estrogênios, hormônios tireoidianos, fenotiazinas, fenitoína, bloqueadores dos canais de cálcio, ácido nicotínico.

EFEITOS ADVERSOS
- hipo- ou hiperglicemia.
- infecções do trato respiratório superior.
- artralgia.
- anafilaxia.
- alterações das enzimas hepáticas, leucopenia, trombocitopenia.

INTERAÇÕES MEDICAMENTOSAS
- fármacos indutores da isoenzima 3A4 podem aumentar sua biotransformação: troglitazona, barbitúricos, carbamazepina.
- eritromicina, cetoconazol e miconazol inibem sua biotransformação.
- fármacos com alta ligação às proteínas plasmáticas, tais como salicilatos, sulfonamidas, cumarínicos, cloranfenicol, bloqueadores beta-adrenérgicos, probenecida, inibidores da MAO ou anti-inflamatórios não esteroides, podem aumentar seu efeito hipoglicêmico.
- uso concomitante com genfibrozila pode aumentar a hipoglicemia.

▶ *GLUCONORM (Roche), 30 comprimidos × 0,5, 1 e 2 mg*
▶ *NOVONORM (Novo Nordisk), 30 comprimidos × 0,5, 1 e 2 mg*
▶ *PRANDIN (Medley), 30 comprimidos × 0,5, 1,0 e 2,0 mg*

6. *Derivados da D-fenilalanina*. Esta nova classe de antidiabético oral é representada por um derivado de aminoácido. No Brasil é comercializada a nateglinida.

NATEGLINIDA

É análogo do aminoácido D-fenilalanina e da meglitidina, que estimula a secreção de insulina das células β do pâncreas, interagindo com os canais de K (ATP) da membrana. Possui menor ação nos canais K (ATP) cardiovasculares do que a repaglinida e a glibenclamida. A indução da secreção de insulina é mais rápida do que a da repaglinida e de duração menor que a da repaglinida e glibenclamida. Exerce ação particularmente nos pacientes com picos hiperglicêmicos pós-prandiais, pois induz a secreção de insulina semelhante a que se observa após a administração de glicose em indivíduos normais.

FARMACODINÂMICA
- antidiabético.

FARMACOCINÉTICA
- 90% são absorvidos após administração oral. A absorção aumenta quando a dose é tomada logo antes da ingestão.
- biodisponibilidade de cerca de 72%.
- atinge o pico da concentração plasmática máxima em uma hora.
- > 98% ligam-se às proteínas plasmáticas, preferencialmente à albumina.
- sofre biotransformação hepática através de isoenzimas do citocromo P450. Seus principais metabólitos apresentam potência de 3 a 6 vezes inferior à do fármaco original.
- meia-vida de cerca de 1,4 hora.
- 85% eliminados pela urina.

INDICAÇÕES
- tratamento de portadores de diabetes melito do tipo 2 nos quais não se controla a hiperglicemia através de dieta e exercícios. Utilizado como monoterapia ou em associação com outros antidiabéticos orais.

DOSES
- como monoterapia, 120 mg de 1 até 30 minutos antes das refeições.

CONTRAINDICAÇÕES
- hipersensibilidade à nateglinida.
- diabetes melito do tipo 1.
- gravidez e lactação.
- cetoacidose diabética.

PRECAUÇÕES
- pode produzir hipoglicemia, particularmente nos pacientes submetidos a dieta e exercícios ou em uso concomitante de antidiabéticos orais.

EFEITOS ADVERSOS
- sudorese, tremores, tonturas, fadiga, fraqueza, cefaleia.
- palpitações.
- exantema, urticária, prurido.
- dor abdominal, dispepsia, diarreia.
- elevação das enzimas hepáticas.

INTERAÇÕES MEDICAMENTOSAS
- a associação com outros antidiabéticos orais pode aumentar o risco de hipoglicemia.

▶ *STARLIX (Novartis), 24, 48 e 84 comprimidos × 120 mg*

ASSOCIAÇÃO
▶ *STARFORM (Novartis), (nateglinida 120 mg + metformina 500 mg por comprimido), 48 e 84 comprimidos*
(nateglinida 120 mg + metformina 850 mg por comprimido), 48 e 84 comprimidos

7. *Gliptinas*. As incretinas são hormônios gastrintestinais que estimulam a secreção de insulina, como resposta à ingestão dos alimentos, inibem o esvaziamento gástrico e a secreção de glucágon e podem reduzir o apetite e o consumo de alimentos. Essas duas últimas ações são mediadas pelo sistema nervoso central. Os dois principais representantes das incretinas são o dipeptídio glucágon-símile (GLP-1) e o polipeptídio insulinotrópico glicosedependente (GIP). O GLP-1 é derivado do pró-glucágon, precursor do glucágon, e além de estimular a secreção de insulina produz a liberação de somatostatina.

As gliptinas pertencem a uma nova classe de fármacos antidiabéticos que inibem a dipeptidil peptidase-4 (DPP-4), uma enzima que inativa o GLP-1 e o GIP com o resultante aumento da atividade das incretinas.

Nos pacientes portadores de diabetes melito do tipo 2 a concentração plasmática do GLP-1 apresenta-se alterada mesmo com uma resposta insulinotrópica preservada. Já a resposta insulinotrópica ao GIP encontra-se muito comprometida ou mesmo ausente.

As gliptinas produzem redução da secreção de glucágon com melhora da função das células β, reduzindo a glicemia de jejum.

No Brasil são comercializadas a linagliptina, a saxagliptina, a sitagliptina e a vildagliptina.

LINAGLIPTINA

É um inibidor da 4-dipeptidilpeptidase (DPP-4) cujo nome químico é 8-[(3R)-3-aminopiperidina-1-il]-7-(but-2-in-1-il)-3-metil-1-[(4-metilquinazolina-2-il)metil]-3,7-di-hidro-1H-purina-2,6-diona.

FARMACODINÂMICA
- antidiabético.

FARMACOCINÉTICA
- após administração oral de uma dose de 5 mg, alcança a concentração plasmática máxima em cerca de 1,5 h.
- biodisponibilidade de cerca de 30%. A administração com alimentos ricos em lipídios reduz a C$_{máx}$ em 15% e aumenta a ASC em 4%.
- volume de distribuição de 1,110 L.
- ASC média de 139 nmol*h/mL e C$_{máx}$ de 8,9 nmol/L.
- a ligação proteica depende da concentração, sendo 99% em 1 nmol/L e 75-89% em ≥ 30 nmol/L. Em concentrações nas quais a DPP-4 está completamente saturada, 70 a 80% permanecem ligados às proteínas plasmáticas. A insuficiência renal ou hepática não altera o grau de ligação às proteínas plasmáticas.
- na insuficiência hepática leve, a ASC diminui em 25% e a C$_{máx}$ em 36%. Na insuficiência hepática grave, a C$_{máx}$ reduz-se em cerca de 23%.
- uma pequena parte sofre biotransformação, formando um metabólito inativo.
- meia-vida > 100 h.
- depuração renal de 70 mL/min.
- chega ao estado de equilíbrio na terceira dose.
- 90% são eliminados sob a forma inalterada, sendo 85% pela via êntero-hepática e 5% pela urina.

INDICAÇÕES
- como tratamento adjuvante da dieta e do exercício no diabetes melito tipo 2 em adultos.

DOSES
- 5 mg, uma vez por dia.

CONTRAINDICAÇÕES
- hipersensibilidade ao fármaco.
- gravidez e lactação. Categoria B da gravidez.
- crianças.

PRECAUÇÕES
- a associação com outros fármacos secretagogos da insulina pode provocar hipoglicemia.
- quando se utilizam fármacos indutores da CYP3A4 ou da P-gp, recomenda-se o uso de outra opção, em razão da redução a níveis subterapêuticos da linagliptina.
- apesar das alterações da ASC e da $C_{máx}$ na insuficiência hepática, não se recomenda ajuste da dose. Também não é necessário ajuste da dose na insuficiência renal.

EFEITOS ADVERSOS
- artralgia, dor no dorso, cefaleia.
- hipertrigliceridemia, hiperuricemia.
- tosse.
- nasofaringite.

INTERAÇÕES MEDICAMENTOSAS
- é inibidora fraca a moderada de CYP3A4.
- é substrato da glicoproteína-P (P-gp) e inibe o transporte mediado da digoxina pela P-gp, em concentrações elevadas.
- indutores da CYP3A4 ou da P-gp, como a rifampicina, diminuem a exposição à linagliptina aos níveis subterapêuticos.

▶ *TRAYENTA (Lilly), 10 e 30 comprimidos × 5 mg*

SAXAGLIPTINA

É inibidora competitiva da enzima dipeptidil peptidase-4 (DPP-4) com fórmula empírica $C_{18}H_{25}N_3O_2 \cdot H_2O$. Os alimentos estimulam o intestino delgado a liberar os hormônios tipo incretina como o peptídio-1 semelhante ao glucágon (GLP-1) e o peptídio insulinotrópico dependente da glicose (GIP), na corrente sanguínea. Estes hormônios induzem a liberação de insulina pelas células pancreáticas e são inativados pela enzima DPP-4. Além disso, o GLP-1 diminui a secreção de glucágon das células pancreáticas, diminuindo a produção da glicose no fígado. O GLP-1 apresenta concentrações diminuídas no diabetes melito do tipo 2 enquanto a resposta à insulina permanece preservada. Ao inibir a DPP-4, diminui a inativação dos referidos hormônios, com o consequente aumento sérico, reduzindo as glicemias de jejum e pós-prandial.

FARMACODINÂMICA
- antidiabético.

FARMACOCINÉTICA
- após a administração de 5 mg, atinge o pico da concentração plasmática máxima em 2 h. A 5-hidroxi-saxagliptina, um metabólito ativo, atinge a concentração plasmática máxima em 4 h.
- a concentração plasmática máxima e a ASC aumentam proporcionalmente com o aumento da dose.
- após a administração de 5 mg, apresenta uma ASC de 78 ng · h/mL para a saxagliptina e de 214 ng · h/mL para o metabólito ativo.
- liga-se fracamente às proteínas plasmáticas.
- sofre biotransformação hepática através da CYP3A4/5, produzindo um metabólito ativo que apresenta cerca da metade da potência do composto original.
- meia-vida da saxagliptina e de seu metabólito de 2,5 e 3,1 h, respectivamente.
- 22% eliminados pelas fezes e até 75%, rins.
- depuração renal de cerca de 230 mL/min.

INDICAÇÕES
- controle da glicemia juntamente com medidas dietéticas no tratamento do diabetes melito do tipo 2.

DOSES
- 2,5 ou 5 mg por dia.
- na insuficiência renal moderada ou grave, 2,5 mg por dia.

CONTRAINDICAÇÕES
- gravidez e lactação. Categoria B da FDA.
- crianças.

PRECAUÇÕES
- nos paciente submetidos a hemodiálise, deve ser administrada após o término da sessão.
- usar uma dose de 2,5 mg por dia quando são administrados concomitantemente inibidores potentes da CYP3A4/5, tais como cetoconazol, atazanavir, claritromicina, indinavir, nelfinavir, ritonavir, saquinavir, itraconazol, nefazodona e telitromicina.
- avaliar a função renal antes de iniciar o tratamento.
- vigiar a administração nos pacientes idosos devido a diminuição da função renal nesse grupo.

EFEITOS ADVERSOS
- cefaleia.
- hipoglicemia.
- reações de hipersensibilidade como urticária e edema facial.
- linfopenia.

INTERAÇÕES MEDICAMENTOSAS
- diltiazem e inibidores moderados da CYP3A4/5 (amprenavir, aprepitanto, eritromicina, fluconazol, fosamprenavir, verapamil e toronja) podem aumentar a concentração plasmática da saxagliptina.
- cetoconazol e inibidores potentes da CYP3A4/5 (atanazavir, claritromicina, indinavir, itraconazol, nefazodona, nelfinavir, ritonavir, saquinavir e telitromicina) podem aumentar a concentração plasmática da saxagliptina.

▶ *ONGLYZA (Bristol Myers) 14 e 28 comprimidos × 2,5 e 5 mg*

ASSOCIAÇÃO
▶ *KOMBIGLYZE XR (Bristol-Myers Squibb), (saxagliptina 5 mg + cloridrato de metformina 500 mg por comprimido), 14 comprimidos (saxagliptina 5 mg + cloridrato de metformina 1.000 mg por comprimido), 14 e 30 comprimidos (saxagliptina 2,5 mg + cloridrato de metformina 1.000 mg por comprimido), 14 e 60 comprimidos*

SITAGLIPTINA

É inibidora seletiva da dipeptidil peptidase-4 (DPP-4) sem inibir a DPP-8 e a DPP-9. Apresenta a fórmula empírica $C_{16}H_{15}F_6N_5O \cdot H_3PO_4 \cdot H_2O$ e a seguinte fórmula estrutural:

Há inativação de GLP-1 e GIP com o consequente aumento da liberação de insulina e diminuição dos níveis de glucágon, da glicemia de jejum e da curva glicêmica. A duração de sua atividade é de cerca de 24 horas. Em geral, não produz hipoglicemia. Na dose recomendada de 100 mg ao dia, não afeta o intervalo QT corrigido (QTc) ao eletrocardiograma. Após 3 horas da administração de 800 mg observou-se, em estudos clínicos, um aumento do QTc de cerca de 8 ms e considerado como sem significado clínico. Comercializada como fosfato.

FARMACODINÂMICA
- antidiabético oral.

FARMACOCINÉTICA
- após a administração oral de 100 mg sofre rápida absorção.
- atinge o pico da concentração plasmática máxima entre uma e quatro horas.
- a ASC aumenta proporcionalmente ao aumento da dose. Após a administração da dose inicial de 100 mg, doses subsequentes aumentam a ASC em 14%. Para uma dose de 50 mg ao dia há aumento da ASC de 1,1 a 1,6 vez na presença de insuficiência renal leve, 2 vezes na insuficiência renal moderada e 4 vezes na grave.
- a concentração plasmática máxima e a ASC aumentam em cerca de 21% e 13%, respectivamente, na presença de insuficiência hepática moderada.
- biodisponibilidade de cerca de 87%.
- volume de distribuição de cerca de 198 L.
- cerca de 38% da fração reversível ligam-se às proteínas plasmáticas.
- meia-vida de 12,4 horas.
- *in vitro*, sofre pequena biotransformação através do sistema isoenzímático da CYP3A4 e da CYP2C8.
- depuração renal de cerca de 350 mL/min.
- 87% eliminados pelos rins através de secreção tubular ativa e 13% pelas fezes. A sitagliptina é substrato do transportador-3 aniônico orgânico humano (hOAT-3) e pode estar relacionada com a sua eliminação renal. Ela é também substrato da glicoproteína-p, envolvida na mesma função.
- 13,5% são eliminados através da hemodiálise após 4 horas da dose inicial e em sessões de 4 horas.

INDICAÇÕES
- como adjuvante à dieta, no tratamento do diabetes melito do tipo 2, como monoterapia ou

em associação com metformina ou uma tiazolidinodiona quando a monoterapia não produz controle da glicemia.

Doses
- como monoterapia ou em associação com a metformina ou uma tiazolidinodiona, 100 mg ao dia.
- não é necessário ajuste da dose na insuficiência renal leve. Na insuficiência renal moderada (depuração de creatinina ≥ 30 e ≤ 50 mL/min), 50 mg ao dia. Para insuficiência renal grave ou em pacientes submetidos à diálise, 25 mg ao dia.

Contraindicações
- hipersensibilidade ao fármaco.
- crianças.
- categoria B da FDA na gravidez.
- lactação.

Precauções
- avaliar a função renal antes do início do tratamento.
- recomenda-se ajuste da dose nas insuficiências renais moderada e grave.
- pode produzir hipoglicemia.
- não há alteração significativa na função hepática no uso em pacientes portadores de insuficiência hepática leve a moderada. Não há relato de experiência com casos de insuficiência hepática grave.
- vigiar os pacientes em uso concomitante de digoxina.

Efeitos adversos
- dor abdominal, náusea, diarreia.
- hipoglicemia.
- nasofaringite, infecção do trato respiratório superior.
- cefaleia, quando em associação com a pioglitazona.
- neutrofilia.
- aumento da creatinina sérica.

Interações medicamentosas
- aumenta a concentração plasmática da digoxina em cerca de 18% e a ASC em 11%.

▶ JANUVIA (Merck Sharp & Dohme), 28 comprimidos × 100 mg

Associação
▶ JANUMET (Merck Sharp & Dohme), (fosfato de sitagliptina 50 mg + cloridrato de metformina 500, 850 ou 1.000 mg por comprimido), 28 e 56 comprimidos

VILDAGLIPTINA

É inibidora reversível e competitiva da dipeptidil peptidase-4 (DPP-4) através de uma ligação covalente. Liga-se aos sítios catalíticos S_1 e S_2. Sua cinética de ligação é lenta, dependendo do tempo e da concentração no estado de equilíbrio. Essa classe de inibidores apresenta um perfil de ligação inicial rápida, seguida de uma lenta, o que permite uma inibição duradoura. Sua afinidade pela DPP-4 é cerca de 32 a 250 vezes maior que pela DPP-8 ou pela DPP-9. Quando administrada na dose de 10 a 100 mg duas vezes ao dia, por um período de 28 dias a paciente com diabetes melito do tipo 2, inibe mais de 90% da atividade da DPP-4. Como consequência, há um aumento dos níveis plasmáticos de GLP-1 e GIP após a ingestão de alimentos. Quando usada em tratamento combinado com metformina, pioglitazona ou em pacientes mal controlados com insulina, permite um melhor controle glicêmico.

Farmacodinâmica
- antidiabético.

Farmacocinética
- sofre rápida absorção após administração oral.
- atinge a concentração plasmática máxima entre uma e duas horas. A concentração plasmática é diretamente proporcional à dose administrada.
- a ASC aumenta proporcionalmente à dose.
- biodisponibilidade de 85%.
- volume de distribuição de cerca de 70,5 L.
- é hidrolisada formando um metabólito principal inativo, LAY151. Não é indutora ou utiliza o sistema do citocromo P450 como substrato.
- meia-vida de 1,68 hora para uma dose administrada de 100 mg, duas vezes ao dia.
- depurações total e renal de 40,6 e 13 L/h, respectivamente.
- 85% eliminados pela urina e 15% pelas fezes.

Indicações
- como adjuvante à dieta no tratamento do diabetes melito do tipo 2 como monoterapia ou combinado.

Doses
- como monoterapia, 100 mg ao dia em dose única ou divididos em duas tomadas. A dose mínima eficaz é de 50 mg ao dia.
- como tratamento combinado de vildagliptina com metformina, iniciar com 100 mg de vildagliptina e 500 ou 850 mg de cloridrato de metformina por dia.

Contraindicações
- hipersensibilidade ao fármaco.
- diabetes melito do tipo 1.
- quando usada concomitantemente com o cloridrato de metformina, observar as contraindicações desta.
- crianças.
- gravidez e lactação.

Precauções
- vigiar a função renal e a administração aos idosos.
- vigiar os pacientes que dirigem veículos ou operam máquinas.

Efeitos adversos
- hipoglicemia.
- dor abdominal, náuseas, diarreia.
- tontura, cefaleia.
- infecção do trato respiratório superior, nasofaringite.
- tosse.
- dores nas costas e nas extremidades.
- diminuição dos níveis séricos de vitamina B_{12}.

Interações medicamentosas
- aumenta a concentração plasmática da furosemida.
- aumenta a ASC da metformina.

▶ GALVUS (Novartis), 14 e 28 comprimidos × 100 mg
▶ JALRA (Merck), 14, 28 e 56 comprimidos × 50 mg

Associações
▶ GALVUS MET (Novartis), (vildagliptina 100 mg + cloridrato de metformina 500 ou 850 mg por comprimido), 28 e 56 comprimidos, respectivamente
▶ JALRAMET (Merck), (vildagliptina 50 mg + cloridrato de metformina 500, 850 ou 1.000 mg por comprimido), 14 e 56 comprimidos

▶ Outros hipoglicemiantes

Aqui são descritos um peptídio sintético que apresenta propriedades miméticas da incretina, a exenatida, e um agonista do receptor do peptídio 1 semelhante ao glucágon, a liraglutida.

EXENATIDA

É um peptídio sintético que apresenta propriedades miméticas da incretina. Liga-se e ativa o receptor GLP-1 humano *in vitro*. É uma amida do ácido peptídico com 39 aminoácidos. A sequência de aminoácidos coincide com aquela do GLP-1 humano. Produz a secreção de insulina nas células pancreáticas β apenas na presença de concentrações elevadas de glicose. A secreção de insulina é produzida por meio de mecanismos que têm a participação do AMP cíclico ou outras vias intracelulares. Reduz as glicemias de jejum e pós-prandial em pacientes diabéticos do tipo 2. Ela tem a capacidade de restaurar, caracteristicamente, a primeira fase da resposta à insulina após a administração de glicose e também aumenta a segunda fase. Produz uma redução das concentrações de glucágon durante os períodos de hiperglicemia. Diminui, ainda, o esvaziamento gástrico. O mecanismo de ação é diferente de outros antidiabéticos.

Farmacodinâmica
- antidiabético.

Farmacocinética
- após administração subcutânea (SC), atinge o pico da concentração plasmática máxima em cerca de 2,1 horas.
- após administração de 10 µg SC, apresenta uma $C_{máx}$ de 211 pg/mL e ASC_{0-inf} de 1.036 pg · h/mL. A ASC aumenta proporcionalmente com o aumento da dose.
- volume de distribuição de cerca de 28,3 L.
- eliminada por filtração glomerular com posterior degradação proteolítica.
- meia-vida de 2,4 horas.
- depuração de cerca de 9,1 L/h. A depuração é pouco alterada na presença de insuficiência renal leve a moderada. Em pacientes com insuficiência renal importante e submetidos à hemodiálise a depuração da exenatida é de cerca de 0,9 L/h.

Indicações
- como tratamento adjuvante no diabetes melito do tipo 2 em uso de metformina, sulfonilureia, tiazolidinodiona ou em associações metformina-sulfonilureia e metformina-tiazolidinodiona que não apresentaram controle glicêmico adequado.

Doses
- iniciar com 5 µg, duas vezes ao dia, uma hora antes do desjejum e do jantar ou no mesmo prazo em qualquer refeição principal durante o dia. O intervalo entre estas deve ser de cerca de 6 horas. Não é aconselhável sua administração após as refeições.
- a dose pode ser aumentada para 10 µg duas vezes ao dia após um mês de tratamento. Nesses casos, acompanhar rigorosamente os pacientes com depuração de creatinina entre 30 e 50 mL/min.

Superdose
- superdose de 100 µg produziu náusea, vômito e hipoglicemia rápida.

CONTRAINDICAÇÕES
- hipersensibilidade ao fármaco.
- diabetes melito do tipo 1.
- gravidez e lactação. Categoria C da FDA.

PRECAUÇÕES
- não é necessário ajustes das dose de metformina ou tiazolidinodiona.
- quando administrada com uma sulfonilureia, a dose desta deve ser reduzida devido ao risco de hipoglicemia.
- risco potencial de desenvolver anticorpos antiexenatida após o tratamento.
- na suspeita de pancreatite, o medicamento deve ser suspenso.
- avaliar a função renal antes do início do tratamento.

EFEITOS ADVERSOS
- náusea, vômitos, diarreia, dispepsia, pancreatite.
- cefaleia, tontura.
- astenia, anorexia, hiper-hidrose.
- efeitos adversos comuns a metformina, sulfonilureia e tiazolidinodiona quando usada em associação com estas.
- reações alérgicas, disgeusia, sonolência.
- alteração da função renal, incluindo insuficiência renal aguda, principalmente em paciente com doença renal prévia ou naqueles com fatores de risco para desenvolvimento de doença renal.

INTERAÇÕES MEDICAMENTOSAS
- diminui a $C_{máx}$ da digoxina em 17% e a $T_{máx}$ em 2,5 horas.
- diminui a ASC e a $C_{máx}$ da lovastatina em 40% e 28%, respectivamente, e do $T_{máx}$ em cerca de 4 horas.
- diminui o $T_{máx}$ do lisinopril em 2 horas.
- a administração concomitante de 1 g de acetaminofeno elixir com 10 mg de exenatida, 0, 1, 2 e 4 horas após, produz diminuição da ASC do primeiro de cerca de 21%, 23%, 24% e 14%, respectivamente. A $C_{máx}$ diminuiu de 37%, 56%, 54% e 41%, respectivamente. O $T_{máx}$ aumentou de 0,6 h em um período de 0,9 h, 4,2 h, 3,3 h e 1,6 h, respectivamente.
- diminui o $T_{máx}$ da varfarina em cerca de 2 horas.

▶ **BYETTA (Eli Lilly)**, caneta preenchida de 1,2 e 2,4 mL com 250 μg/mL (solução injetável)

LIRAGLUTIDA

É um agonista do receptor do peptídio 1 semelhante ao glucágon acilado humano (GLP-1), com 97% da sequência de aminoácidos homóloga do GLP-1 (1 a 37) endógeno humano, que constitui < 20% do GLP-1 endógeno circulante, com uma substituição da arginina pela lisina na posição 34. A liraglutida é formada pela ligação do ácido graxo C-16 (ácido palmítico) com o resíduo da lisina na posição 26 do peptídio precursor. O peptídio precursor da liraglutida é produzido por um processo que inclui a expressão do DNA recombinante do *Saccharomyces cerevisiae*. A liraglutida ativa o receptor do GLP-1, encontrado na superfície da célula ligada à membrana e que se acopla à adenilciclase por meio de uma proteína G estimulatória (G_S), localizada nas células beta pancreáticas. A liraglutida promove o aumento do AMP cíclico intracelular, com a consequente liberação de insulina quando existe hiperglicemia. Além disso, ela diminui a secreção de glucágon de uma forma glicosedependente. Como efeito adicional da queda da glicemia, produz um retardamento do esvaziamento gástrico.

FARMACODINÂMICA
- antidiabético.

FARMACOCINÉTICA
- após administração subcutânea, chega à concentração plasmática máxima entre 8 e 12 h.
- para uma dose de 6 mg, a concentração plasmática máxima e a ASC são de 35 ng/mL e 960 ng·h/mL, respectivamente.
- após administrações sucessivas, há aumento proporcional da $C_{máx}$ ASC entre as doses de 0,6 e 1,8 mg.
- biodisponibilidade de 55%.
- volume de distribuição de 13 L.
- mais de 98% ligam-se às proteínas plasmáticas.
- até 24 h, o principal componente plasmático é a liraglutida sob a forma intacta. Seu metabolismo endógeno é semelhante ao das proteínas grandes, sem rota ou órgão específico de eliminação.
- meia-vida de cerca de 13 h.
- 6% são detectados na urina e 5% como metabólitos entre 6 e 8 dias.
- depuração de 1,2 L/h.
- as mulheres apresentam uma depuração cerca de 34% menor sem necessidade ajuste da dose.
- a exposição diminui com o aumento do peso.
- na insuficiência renal (IR) leve, moderada, grave e na fase final da IR, a ASC está reduzida em 35%, 19%, 29% e 30%, respectivamente.
- na insuficiência hepática leve, moderada e grave, há redução da ASC em 11%, 14% e 42%, respectivamente.

INDICAÇÕES
- para adultos, no controle da glicemia no diabetes melito do tipo 2 como adjuvante a dieta e exercícios.

DOSES
- como dose inicial, 0,6 mg/dia durante 1 semana sendo, então, aumentada para 1,2 mg. Esta dose controla os efeitos gastrintestinais porém não a glicemia. Na eventualidade de não haver resposta clinica, pode-se aumentar a dose para 1,8 mg/dia.

CONTRAINDICAÇÕES
- história familiar de carcinoma medular da tireoide.
- síndrome da neoplasia endócrina múltipla tipo 2.
- gravidez e lactação. Categoria C da FDA na gravidez.
- crianças.

PRECAUÇÕES
- provoca tumores de células C da tireoide em ratos.
- aumenta os níveis plasmáticos de calcitonina.
- pode ocorrer desenvolvimento de anticorpos antiliraglutida, predispondo a infecções, urticária e angioedema.
- retarda o esvaziamento gástrico.

EFEITOS ADVERSOS
- náuseas, vômitos, diarreia, constipação intestinal, dispepsia, pancreatite.
- cefaleia, tontura.
- dor nas costas.
- hipertensão arterial sistêmica.
- insuficiência renal aguda, piora da insuficiência renal crônica.
- infecção do trato urinário.
- nasofaringite.
- reações no local da injeção.
- carcinoma papilífero da tireoide.
- hipoglicemia.
- hiperbilirrubinemia.

INTERAÇÕES MEDICAMENTOSAS
- como pode provocar atraso do esvaziamento gástrico, pode também interferir na absorção de outros medicamentos administrados por via oral.
- reduz a ASC da digoxina em 16%, da $C_{máx}$ em 31% e provoca retardo da $T_{máx}$ de 1 para 1,5 h.
- reduz a ASC do lisinopril em 15%, da $C_{máx}$ em 27% e provoca retardo da $T_{máx}$ de 6 para 8 h.
- diminui a $C_{máx}$ da atorvastatina de 1 para 3 h.
- diminui a $C_{máx}$ do paracetamol em 31% e retarda a $T_{máx}$ em 15 min.
- aumenta a $C_{máx}$ da griseofulvina em 37%.
- diminui a $C_{máx}$ do etinilestradiol e levonorgestrel em 12 e 13%, respectivamente. A ASC do levonorgestrel aumenta em 18% e a $T_{máx}$ do etinilestradiol e do levonorgestrel se prolonga em 1,5 h.

▶ **VICTOZA (Novo Nordisk)**, 1 e 2 cáps. com 6 mg/mL (solução injetável)

▶ Hiperglicemiantes

Também chamados anti-hipoglicemiantes, são fármacos usados para neutralizar os efeitos produzidos por aumento de insulina em estados patológicos. No Brasil são disponíveis o diazóxido e o glucágon.

As reações hipoglicêmicas resultam mais comumente após administração de insulina ou de sulfonilureias. Também podem ser consequência do uso de álcool e muitos fármacos, como, por exemplo, salicilatos em doses elevadas, propranolol e outros betabloqueadores. Em caso de hipoglicemia, deve-se administrar rapidamente um carboidrato, como açúcar ou suco de frutas.

Para hipoglicemia grave em pacientes inconscientes ou estuporados, prefere-se dextrose 50% intravenosa. Entretanto, pode-se administrar glucágon pelas vias intramuscular ou subcutânea antes que chegue o socorro.

DIAZÓXIDO

É derivado tiazídico não diurético. Corresponde ao dióxido de benzotiadiazina substituída.

Administrado por via intravenosa, reduz a pressão arterial rapidamente. O efeito hipotensor resulta da vasodilatação arteriolar e da diminuição da resistência periférica. Exerce também efeito hiperglicêmico, transitório, por inibição da liberação da insulina do pâncreas. Deve ser usado apenas em pacientes hospitalizados.

FARMACODINÂMICA
- anti-hipertensivo e anti-hipoglicêmico.

FARMACOCINÉTICA
- rapidamente absorvido após administração oral.
- a ligação a proteínas plasmáticas é alta (90%), mas reduzida em uremia.
- início de ação: 1 minuto após a injeção intravenosa.

- atinge o efeito máximo em 2 a 6 minutos após a injeção intravenosa.
- sofre biotransformação hepática parcial, dando vários metabólitos.
- meia-vida: paciente normal, 21 a 36 horas (média, 28 horas); paciente anúrico, 20 a 53 horas.
- duração da ação: 2 a 12 horas.
- atravessa as barreiras placentária e hematencefálica.
- eliminado quase totalmente pela urina, cerca de 50% na forma inalterada; só pequena quantidade é excretada pelas fezes.
- depuração: 7 mL/min.
- é dialisável.

Indicações
- por via intravenosa é usado no tratamento de encefalopatia hipertensiva, hipertensão maligna, hipertensão grave associada com glomerulonefrite aguda ou crônica.
- por via oral é usado no tratamento de hipoglicemia.

Doses
- deve ser administrado sob estrita vigilância médica, de preferência em ambiente hospitalar, estando o paciente em decúbito.
- via intravenosa, adultos, 1 a 3 mg/kg administrados sem diluição e rapidamente, até o máximo de 150 mg em uma única injeção; esta dose pode ser repetida a intervalos de 5 a 15 minutos, até que se consiga redução satisfatória na pressão arterial; também pode ser administrado por infusão lenta durante 20 a 30 minutos à velocidade de 15 a 30 mg/min; a dose de 300 mg pode causar angina e infarto miocárdico e cerebral; crianças, 1 a 3 mg/kg.
- via oral, como anti-hipoglicêmico, adultos e crianças, 3 a 8 mg/kg diariamente; lactentes, 8 a 15 mg/kg diariamente; a dose deve ser administrada em duas ou três tomadas iguais.

Contraindicações
- insuficiência cardíaca ou vascular cerebral.
- hipertensão associada com aneurisma dissecante da aorta.
- aterosclerose grave.
- diabetes.
- gravidez.
- lactação.
- hipersensibilidade ao diazóxido e outros tiazídicos ou sulfamídicos.
- insuficiência ou disfunção renal.

Efeitos adversos
- retenção do sódio e água, hiperglicemia e hiperuricemia.
- distúrbios gastrintestinais, cefaleia, rubor da face, tontura, fraqueza.

Interações medicamentosas
- pode elevar a concentração de ácido úrico no sangue quando administrado concomitantemente com fármacos antigotosos (alopurinol, colchicina, probenecida).
- pode aumentar os efeitos anticoagulantes de anticoagulantes cumarínicos ou indandiônicos.
- pode diminuir os efeitos dos anticonvulsivantes hidantoínicos.
- ácido etacrínico, bumetanida, diuréticos tiazídicos, furosemida ou indapamida podem potencializar suas ações anti-hipertensiva, hiperglicêmica e hiperuricêmica.
- analgésicos anti-inflamatórios não esteroides, especialmente indometacina, ou simpatomiméticos antagonizam seu efeito hipotensor.
- agentes bloqueadores β-adrenérgicos impedem a taquicardia produzida pelo diazóxido, mas podem aumentar seu efeito hipotensor.
- outros medicamentos anti-hipertensivos, pré-anestésicos ou anestésicos usados em cirurgia, ou vasodilatadores, podem resultar em efeito hipotensor aditivo.

▶ TENSURIL (Cristália), 1 amp. de 20 mL c/ 300 mg

GLUCÁGON

É polipeptídio de cadeia reta contendo 29 resíduos de aminoácidos produzido pelas células alfa das ilhotas de Langerhans do pâncreas. Sua função normal, como a da insulina, com a qual não tem parentesco químico, consiste em controlar a homeostase de glicose, aminoácidos e provavelmente ácidos graxos livres. Entretanto, em contraste com a insulina, o glucágon apresenta potente atividade glicogenolítica e gliconeogênica. Em outras palavras, ele promove a glicogenólise e gliconeogênese hepáticas. Estimula a adenilato ciclase para produzir mais AMP cíclico, que catalisa várias reações enzimáticas. Disso resultam aumento das concentrações de glicose plasmática, efeito relaxante sobre a musculatura lisa e efeito miocárdico inotrópico. Para que o glucágon exerça efeito anti-hipoglicemiante são necessários depósitos hepáticos de glicogênio.

O glucágon comercializado no Brasil é extraído do pâncreas bovino e suíno.

Farmacodinâmica
- anti-hipoglicêmico, auxiliar de diagnóstico (do insulinoma e feocromocitoma), antídoto dos betabloqueadores adrenérgicos, bloqueadores dos canais de cálcio e quinidina, e adjuvante de antídoto dos antidepressores tricíclicos.

Farmacocinética
- administrado por via parenteral, sofre biotransformação muito rápida, principalmente hepática mas também renal, nos tecidos orgânicos e no plasma, através de proteólise enzimática.
- meia-vida plasmática: 3 a 6 minutos.
- início de ação: efeito hiperglicêmico, 5 a 20 minutos; relaxação da musculatura lisa, 1 minuto (via intravenosa) ou 4 a 10 minutos (via intramuscular).
- duração da ação da relaxação da musculatura lisa: 9 a 25 minutos (via intravenosa), 12 a 32 minutos (via intramuscular).
- é eliminado pela urina, na forma de metabólitos.

Indicações
- tratamento de hipoglicemia grave em pacientes diabéticos ou durante terapia de choque por insulina em pacientes psiquiátricos.
- adjuvante na radiografia gastrintestinal.
- diagnóstico de insulinoma e feocromocitoma.
- adjuvante no diagnóstico em exame radiológico do estômago, duodeno, intestino grosso e cólon quando um estado hipotônico é vantajoso.
- tratamento de superdose de propranolol e outros betabloqueadores.
- tratamento de intoxicação por bloqueadores dos canais de cálcio.

Doses
- vias intramuscular, intravenosa ou subcutânea, adultos e crianças, 0,5 a 1 mg; se não houver resposta em 5 a 20 minutos, repetir a dose uma ou duas vezes.

Contraindicações
- hipersensibilidade ao glucágon.
- glucagonoma.
- feocromocitoma.

Precauções
- no tratamento do choque hipoglicêmico, deve estar disponível glicogênio hepático.
- deve ser administrado com cautela aos pacientes que sofrem de insulinoma ou feocromocitoma.
- usar na gravidez somente se for claramente necessário.
- usar com cautela durante a lactação.

Efeitos adversos
- náusea e vômito.
- reações de hipersensibilidade, incluindo urticária, dificuldade respiratória e hipotensão.

Interações medicamentosas
- pode potencializar os efeitos anticoagulantes de anticoagulantes cumarínicos ou indandiônicos.

▶ GLUCAGON (Eli Lilly), fr. de 1 mL c/ 1 mg

▶ ANABOLIZANTES

São andrógenios naturais quimicamente modificados utilizados para estimular a hematopoese em algumas anemias hipoplásicas e hemolíticas refratárias. São também usados para melhorar o desempenho atlético, mas esta prática é de benefício incerto, desencorajada e até condenada. Apresentam alguma atividade androgênica, mas causam menos virilização do que os andrógenios em mulheres.

Produzem efeito anabolizante promovendo o anabolismo e estimulando o apetite se houver simultaneamente a ingestão adequada de calorias e proteínas. O efeito antianêmico decorre do aumento da produção de eritropoetina e da hemoglobina e volume dos eritrócitos.

Os esteroides anabolizantes comercializados no Brasil são nandrolona e oximetolona.

Contraindicações
- hipersensibilidade aos esteroides anabolizantes.
- gravidez.
- lactação.
- câncer disseminado de mama em mulheres com hipercalcemia.
- câncer de mama em homens.
- insuficiência hepática grave.
- hipercalcemia.
- nefrose ou fase nefrótica da nefrite.
- carcinoma da próstata.

Precauções
- devem ser evitados em crianças e adolescentes por causa de possível fechamento prematuro de epífises, desenvolvimento sexual precoce e virilização das mulheres.
- o tratamento de pacientes geriátricos do sexo masculino pode aumentar o risco de hipertrofia ou carcinoma prostático.
- deve-se levar em consideração a relação risco/benefício quando existem os seguintes problemas:

diabetes melito, doença da artéria coronariana, hipertrofia prostática benigna, infarto do miocárdio, insuficiência cardíaca, insuficiência hepática, insuficiência renal, intolerância aos androgênios ou esteroides anabolizantes.

Efeitos adversos
- náusea, vômito, diarreia, empachamento abdominal, anorexia, queimação da língua, icterícia colestática; em tratamento prolongado ou com doses elevadas, necrose hepática, carcinoma hepatocelular, peliose do fígado — esses efeitos adversos podem ser fatais.
- excitação, insônia, calafrios, confusão tóxica.
- retenção de sódio, cloreto, água, potássio, fosfatos e cálcio; edema do tornozelo; tolerância diminuída à glicose.
- cãibras musculares, fechamento prematuro de epífises em crianças, aumento do colesterol sérico, leucopenia.
- *apenas nas mulheres*, virilização: acne ou pele oleosa, hipertrofia do clitóris, rouquidão ou aprofundamento da voz, hirsutismo e perda incomum de cabelo não são reversíveis, mesmo que se suspenda prontamente o tratamento; o uso de estrogênios com androgênios não impede a virilização.
- *apenas em homens pré-púberes*, virilização: acne, hipertrofia do pênis, aumento na frequência de ereções, hirsutismo, aumento na pigmentação da pele.
- *apenas em homens pós-púberes*, irritabilidade da bexiga, dor no peito, ginecomastia, priapismo crônico, atrofia testicular; tratamento prolongado pode causar diminuição do volume seminal, alteração da libido e impotência.

Interações medicamentosas
- podem aumentar o efeito anticoagulante de anticoagulantes cumarínicos ou indandiônicos, analgésicos anti-inflamatórios não esteroides ou salicilatos em doses terapêuticas.
- podem diminuir a concentração de glicose sanguínea quando tomados concomitantemente com agentes antidiabéticos orais ou insulina.
- podem acelerar a maturação das epífises quando usados junto com somatrem ou somatropina.
- adrenocorticoides podem aumentar a possibilidade de edema.
- glicocorticoides podem promover o desenvolvimento de acne grave.
- outros medicamentos hepatotóxicos podem aumentar a incidência de hepatotoxicidade quando administrados simultaneamente com anabolizantes esteroides.

NANDROLONA

Corresponde à 19-nortestosterona. Usada na forma de 17-decanoato, éster e profármaco da nandrolona.

Farmacodinâmica
- esteroide anabolizante, antianêmico e antineoplásico.

Farmacocinética
- administrada por via intramuscular, é absorvida lentamente.
- atinge a concentração sérica máxima em 3 a 6 dias.
- meia-vida: 130 horas.
- sofre biotransformação, por oxidação enzimática do grupo 17-β-hidroxi a 17-ceto.
- é eliminada pela urina na forma de 17-cetoesteroides.

Indicações
- adjuvante no tratamento de processos catabólicos ou depletores teciduais, como infecções crônicas, grande cirurgia ou trauma grave.
- tratamento de anemia associada com insuficiência renal.
- tratamento para mitigação de câncer de mama metastático em mulheres após a menopausa, quando as pacientes não respondem a fármacos menos tóxicos, como tamoxifeno.
- tratamento de câncer de mama em mulheres na fase de menopausa que sofreram ooforectomia e apresentam tumor hormônio-responsivo.
- adjuvante no tratamento de insuficiência de crescimento em crianças causada por deficiência da somatropina.

Doses
- via intramuscular profunda, adultos, 25 a 50 mg cada três semanas; crianças com mais de 30 kg, 15 mg cada três semanas; crianças com 20 a 30 kg, 7,5 a 10 mg cada três semanas; crianças com 10 a 20 kg, 5,0 a 7,5 mg cada três semanas; crianças com menos de 10 kg, 5,0 mg cada três semanas.

▶ *DECA-DURABOLIN (Akzo)*, 1 amp. de 1 mL c/ 25 mg/mL
1 amp. de 1 mL c/ 50 mg/mL

OXIMETOLONA

Corresponde a um derivado da testosterona. O efeito antiangioedema deve-se ao aumento da concentração sérica de inibidor da esterase C1 e, como resultado, das concentrações de C2 e C4.

Farmacodinâmica
- esteroide anabolizante, antianêmico e agente antiangioedema.

Farmacocinética
- administrada por via oral, é absorvida rapidamente.
- meia-vida bifásica: primeira fase, 0,55 hora; segunda fase, 9 horas.
- é eliminada principalmente pela urina e parcialmente pelas fezes.

Indicações
- adjuvante no tratamento de processos catabólicos ou depletores teciduais, como infecções crônicas, grande cirurgia ou trauma grave.
- tratamento de anemias causadas por deficiência da medula óssea ou produção deficiente de eritrócitos.
- tratamento de câncer de mama em mulheres na fase de pré-menopausa que sofreram ooforectomia e apresentam tumor hormônio-responsivo.
- adjuvante no tratamento de insuficiência de crescimento em crianças causada por deficiência da somatropina.
- profilaxia e tratamento de angioedema hereditário.

Doses
- via oral, adultos e crianças, 1 a 5 mg/kg de peso corporal por dia; a dose usualmente eficaz é de 1 a 2 mg/kg/dia. A resposta nem sempre é imediata; sugere-se tratamento por 3 a 6 meses.

▶ *HEMOGENIN (Aventis Pharma)*, 10 comprimidos × 50 mg

FÁRMACOS PARA HIPOTIREOIDISMO

Os hormônios tireoidianos exercem efeitos tanto catabólicos (calorigênicos) quanto anabólicos. Portanto, estão compreendidos no metabolismo, crescimento e desenvolvimento, especialmente desenvolvimento do SNC dos lactentes. Os dois hormônios tireoidianos mais importantes são a liotironina (T_3) e a levotiroxina (T_4).

O hipotireoidismo clínico é geralmente de origem tireoidiana (primário); pode ser idiopático ou resultar da destruição da glândula tireoide por tratamento com iodo radiativo, radiação externa, remoção cirúrgica ou doença autoimune. Também pode ser consequência do hipopituitarismo (secundário) ou dano hipotalâmico (terciário) causados por tumor ou trauma. Hipotireoidismo grave em adultos (mixedema) pode manifestar-se gradualmente com o passar dos anos. Resistência ao hormônio tireoidiano é outra causa do hipotireoidismo.

Fármacos como ácido aminossalicílico, amiodarona (e outros com alto teor de iodo), agentes antitireoidianos, lítio e sulfonamidas podem induzir hipotireoidismo que geralmente desaparece com a suspensão do fármaco causador.

A deficiência do hormônio tireoidiano durante a infância leva ao cretinismo.

O hipotireoidismo, não importa qual sua etiologia ou gravidade, é tratado com terapia de reposição, usando-se hormônio tireoidiano. As doses devem ser individualizadas, com base na resposta clínica e resultados dos ensaios da função tireoide; variam de acordo com o tamanho e idade do paciente. O tratamento geralmente deve durar a vida toda. O hipotireoidismo congênito deve ser tratado logo que possível após o nascimento.

No passado, para tratar do hipotireoidismo, eram utilizadas a tireoidina e a tiroglobulina, extraídas da glândula tireoide de animais domesticados usados como fonte alimentar pelo homem. Atualmente, seu uso não é recomendado, pois há fármacos mais seguros. Apesar disso, no Brasil estes fazem parte de associações irracionais e perigosas utilizadas em regimes de emagrecimento.

Os fármacos para hipotireoidismo disponíveis em nosso meio são: levotiroxina sódica, liotironina e liotrix.

Farmacodinâmica
- hormônios tireoidianos, antineoplásicos e auxiliares de diagnóstico (função tireoide).

Indicações
- diagnóstico e tratamento do hipotireoidismo de qualquer etiologia, bem como de bócio simples (não endêmico) e tireoidite linfocítica crônica (de Hashimoto).
- supressão de algumas formas de bócio adenomatoso e prevenção dos efeitos bociogênicos de outros fármacos (como ácido aminossalicílico, lítio e sulfonamidas).
- profilaxia e tratamento de carcinoma da glândula tireoide tirotrofinodependente.
- auxiliares de diagnóstico da função tireoidiana.

Contraindicações
- hipertireoidismo.
- infarto do miocárdio.

- nefropatias.
- doença de Addison.

PRECAUÇÕES
- deve-se levar em consideração a relação risco/benefício quando existem os seguintes problemas médicos: condições de má absorção (como doença celíaca), doença cardiovascular (*angina pectoris*, arteriosclerose, doença arterial coronariana, hipertensão, infarto do miocárdio), histórico de hipertireoidismo, insuficiência adrenocortical, insuficiência hipofisária, sensibilidade aos hormônios tireoidianos, tireotoxicose sendo tratada com fármaco antitireoidiano.
- requer-se cautela em pacientes com hipotireoidismo ou mixedema existente há muito, que podem ser mais sensíveis aos efeitos dos hormônios tireoidianos.
- seu uso no tratamento da obesidade é desaconselhado, pois são ineficazes e doses mais elevadas podem produzir toxicidade grave quando administrados junto com aminas simpatomiméticas, como anorexígenos.
- não se justifica seu uso para o tratamento de infertilidade masculina ou feminina, a menos que este quadro clínico seja acompanhado de hipotireoidismo.
- agravam a intensidade dos sintomas causados por diabetes melito ou insípido ou insuficiência adrenal.
- recomenda-se tratar os pacientes com hipotireoidismo (mormente mixedema) com doses baixas e incrementos graduais, pois estes são particularmente sensíveis a eles.
- embora só quantidades mínimas de hormônios tireoidianos sejam excretadas no leite, deve-se usar de cautela quando se administram estes hormônios à mulher durante a fase de lactação.

EFEITOS ADVERSOS
- superdose pode causar tireotoxicose, cujos sintomas são taquicardia, arritmias cardíacas, palpitações, amplas variações da pressão do pulso, *angina pectoris*, insônia, nervosismo, tremor, cefaleia, alteração do apetite, náusea, diarreia, perda de peso, reações alérgicas, sudorese, intolerância ao calor, febre, irregularidades menstruais.
- doses excessivas em lactentes podem causar craniossinostose.
- poderá ocorrer perda parcial de cabelo em crianças durante os primeiros poucos meses de tratamento; o crescimento normal de cabelo geralmente retorna, mesmo com uso continuado.

INTERAÇÕES MEDICAMENTOSAS
- podem potencializar os efeitos dos anticoagulantes cumarínicos ou indandiônicos.
- podem exigir aumento da dose de agentes antidiabéticos orais ou insulina.
- podem acelerar o fechamento das epífises quando tomados concomitantemente com somatropina.
- podem diminuir a eficácia terapêutica dos glicosídeos digitálicos.
- tiroxina aumenta o efeito adrenérgico de catecolaminas e simpatomiméticos, intensificando o risco de insuficiência coronariana, sobretudo em pacientes que sofrem de doença arterial coronariana.
- adrenocorticoides podem alterar o estado da tireoide do paciente.
- antidepressores tricíclicos podem aumentar os efeitos terapêuticos e tóxicos de ambas as classes de fármacos.
- agentes betabloqueadores podem diminuir a conversão periférica de T_4 a T_3.
- cetamina pode produzir hipertensão acentuada e taquicardia.
- estrogênios tendem a aumentar a globulina sérica que se liga à tiroxina.
- fenitoína reduz a ligação às proteínas séricas de levotiroxina e reduz em 15% a 25% a T_4 sérica livre e total.
- indutores de enzimas hepáticas aumentam a degradação hepática da levotiroxina.
- maprotilina pode intensificar a possibilidade de arritmias cardíacas.
- salicilatos podem competir pelos locais ligantes de T_4 e T_3.
- simpatomiméticos podem aumentar seus efeitos, intensificando o risco de insuficiência coronariana, sobretudo em pacientes que sofrem de doença arterial coronariana.

LEVOTIROXINA SÓDICA

Obtida por síntese, corresponde ao sal sódico do isômero levogiro da tiroxina. É geralmente o fármaco de escolha na terapia de reposição em hipotireoidismo.

FARMACOCINÉTICA
- administrada por via oral, a absorção é incompleta e variável (50% a 75%), especialmente quando tomada na presença de alimentos.
- a ligação às proteínas é muito alta (mais de 99%), mas não firme.
- meia-vida: em eutireoidismo, 6 a 7 dias; em hipotireoidismo, 9 a 10 dias; em hipertireoidismo, 3 a 4 dias.
- sofre biotransformação, sendo aproximadamente 30% desiodados nos tecidos periféricos; pequenas quantidades são biotransformadas no fígado e excretadas na bile.
- atinge o efeito terapêutico máximo, com dose oral estável crônica, em 3 a 4 semanas.
- a ação terapêutica dura 1 a 3 semanas após a suspensão do tratamento crônico.
- quantidade mínima é excretada pelo leite.
- atravessa a barreira placentária, mas em pequena proporção.

DOSES
- via oral, adultos, inicialmente 50 a 100 µg por dia, podendo ser aumentada de 50 µg cada 3 ou 4 semanas até que a deficiência metabólica seja corrigida; dose de manutenção, 200 a 300 µg por dia. Crianças, dose inicial de 25 a 50 µg por dia, podendo ser aumentada de 25 a 50 µg cada 3 ou 4 semanas; dose de manutenção, 100 a 200 µg por dia.

▶ *EUTHYROX (Merck)*, 50 comprimidos × 25, 50, 75, 100, 125 e 150, 175 e 200 µg
▶ *LEVOID (Aché)*, 30 e 100 comprimidos × 25, 50, 75, 88, 100, 112, 125, 150, 175 e 200 µg
▶ *LEVOTIROXINA SÓDICA (Merck Serono)*, 30 comprimidos × 25, 50, 75, 100, 125, 150, 175 e 200 µg (genérico)
▶ *PURAN T-4 (Sanofi-Synthélabo)*, 30 comprimidos × 25, 50, 75, 88, 100, 112, 125, 150, 175 e 200 µg
▶ *SYNTHROID (Abbott)*, 30 e 100 comprimidos × 25, 50, 75, 88, 100, 112, 125, 150, 175, 200 e 300 µg
▶ *TETROID (Aché)*, 100 comprimidos × 50 e 100 mg

LIOTIRONINA

Obtida por síntese, corresponde ao sal sódico do isômero levogiro da tri-iodotironina. É 2,5 a 3,3 vezes mais potente do que a levotiroxina. Poderá ser preferida à levotiroxina quando se deseja efeito rápido ou rapidamente reversível, ou quando os processos de absorção gastrintestinal ou conversão periférica de T_4 a T_3 estiverem prejudicados.

FARMACOCINÉTICA
- administrada por via oral, é quase completamente (95%) absorvida e distribuída prontamente aos tecidos.
- a ligação às proteínas é muito alta (mais de 99%), mas não firme.
- meia-vida: em eutireoidismo, 1 dia; em hipotireoidismo, 1,4 dia; em hipertireoidismo, 0,6 dia.
- sofre biotransformação rápida.
- atinge o efeito terapêutico máximo, com dose oral estável crônica, em 48 a 72 horas.
- a ação terapêutica dura até 72 horas após a suspensão do tratamento crônico.
- quantidade mínima é excretada pelo leite.
- atravessa a barreira placentária, mas em pequena proporção.

DOSES
- via oral, inicialmente, 25 µg por dia; a dose pode ser aumentada de 12,5 a 25 µg em intervalos de uma ou duas semanas; dose de manutenção, 25 a 75 µg.

▶ *CYNOMEL (Enila)*, 40 comprimidos × 25 e 50 µg

LIOTRIX

Consiste em associação de levotiroxina sódica com liotironina sódica, na proporção de 4:1, respectivamente. É equivalente à levotiroxina, mas não oferece nenhuma vantagem clínica sobre esta, pois a conversão de T_4 e T_3 no tecido periférico geralmente resulta em proporção fisiológica dos dois hormônios. No coma mixedematoso, em que a conversão de T_4 a T_3 poderá ser reduzida, talvez seja vantajoso o uso de liotrix.

DOSES
- via oral, adultos, inicialmente 30 µg de levotiroxina sódica e 7,5 µg de liotironina sódica; dependendo da resposta, a dose é dobrada cada duas semanas. Crianças, as doses variam segundo a idade, obedecendo a uma tabela própria.

▶ *TYROPLUS 1 (Enila)*, 50 comprimidos (60 µg de T_4 + 15 µg de T_3)
▶ *TYROPLUS 3 (Enila)*, 50 comprimidos (180 µg de T_4 + 45 µg de T_3)

▶ FÁRMACOS ANTI-HIPERTIREOIDISMO

Também chamados fármacos antitireoidianos, são agentes utilizados no tratamento de hipertireoidismo, isto é, secreção excessiva de hormônios da tireoide. A tireotoxicose consequente é causada principalmente pela doença de Graves (bócio difuso tóxico), tireoidite, bócio multinodular tóxico e nódulos tireoides hiperfuncionantes simples. Outros meios de tratamento são compostos de iodo e cirurgia. A escolha do tratamento depende da idade e sexo do paciente, estado cardiovascular, grau de hipertireoidismo e histórico de tratamento anterior da doença.

Os pacientes que sofrem de crises tireotóxicas potencialmente fatais são tratados com fármacos antitireoidianos (de início), iodo, propranolol, hidrocortisona e glicósidos digitálicos, se necessário.

Os fármacos anti-hipertireoidismo disponíveis no Brasil são propiltiouracila e tiamazol. Também o iodeto de potássio é usado em outros países.

Propiltiouracila e tiamazol impedem a síntese de hormônios da tireoide mediante inibição da incorporação do iodo na tirosina e acoplamento de iodotirosinas; não interferem com as ações do hormônio da tireoide exógeno.

Indicações
- tratamento de hipertireoidismo, incluindo antes de cirurgia ou radioterapia.
- adjuvantes no tratamento de tireotoxicose ou crise tireotóxica.

Contraindicações
- hipersensibilidade aos fármacos anti-hipertireoidismo.
- gravidez.
- lactação.

Precauções
- deve-se levar em consideração a relação risco/benefício quando existem os seguintes problemas médicos: depressão da medula óssea, infecção, insuficiência hepática ou intolerância ao fármaco anti-hipertireoidismo prescrito.

Efeitos adversos
- prurido, exantema.
- agranulocitose, leucopenia, anemia aplástica, trombocitopenia, hipoprotrombinemia, sangramento, vasculite renal.
- artralgias, artrite, nefrite, periarterite, síndrome lúpus-símile.
- parestesias, neurite, cefaleia, vertigem, tontura, sonolência, neuropatias, depressão.
- náusea e vômito, distúrbio epigástrico, perda de paladar, linfadenopatia, sialadenopatia.
- icterícia, hepatite (que pode persistir até 10 semanas após a suspensão do fármaco).
- hipotireoidismo, tireotoxicose.

Interações medicamentosas
- adrenocorticoides podem provocar a necessidade de ajuste de doses.
- anticoagulantes cumarínicos ou indandiônicos ou heparina podem intensificar o efeito anticoagulante.
- depressores da medula óssea podem aumentar o risco de agranulocitose.
- medicamentos hepatotóxicos podem aumentar o risco de hepatotoxicidade.
- iodeto de potássio ou lítio podem potencializar os efeitos hipotireoidianos ou bociogênicos destes fármacos ou dos anti-hipertireoidismo.

PROPILTIOURACILA

Além do mecanismo comum aos dois fármacos antitireoidianos, a propiltiouracila inibe também a conversão periférica de T_4 (tiroxina) a T_3 (tri-iodotironina), o que teoricamente a torna mais eficaz que o tiamazol no tratamento de crise tireotóxica.

Farmacodinâmica
- agente anti-hipertireoidismo.

Farmacocinética
- administrada por via oral, é rapidamente absorvida do trato gastrintestinal; a absorção pode ser afetada pela presença de alimento.
- a ligação às proteínas é alta (75 a 80%).
- biodisponibilidade: 70 a 80%.
- sofre biotransformação hepática.
- atravessa a barreira placentária, podendo causar bócio e até cretinismo no feto em desenvolvimento.
- excretada no leite materno.
- meia-vida: 1 a 2 horas.
- início de ação, com doses múltiplas: 10 a 20 dias.
- atinge o efeito máximo em 2 a 10 semanas.
- é eliminada principalmente (75 a 80%) pela urina.

Doses
- via oral, adultos e adolescentes, 300 mg ao dia, em três tomadas divididas; em pacientes com hipertireoidismo grave, grandes bócios, ou ambos, a dose poderá ser aumentada para 600 mg, em três tomadas fracionadas; a dose de manutenção é de 100 a 200 mg por dia, em tomadas fracionadas. Crianças acima de 10 anos, 150 a 300 mg por dia, em doses fracionadas; crianças de 6 a 10 anos, 50 a 150 mg por dia, em doses fracionadas.

Efeitos adversos
- lesão hepática grave.

▶ *PROPILRACIL (Biolab Sanus), 30 comprimidos × 100 mg*
▶ *PROPILTIOURACIL (Pharmacia Brasil), 30 comprimidos × 100 mg*

TIAMAZOL

Chamado metimazol nos Estados Unidos, corresponde ao 1-metilimidazol-2-tiol. É cerca de dez vezes mais potente que a propiltiouracila.

Farmacodinâmica
- agente anti-hipertireoidismo.

Farmacocinética
- administrado por via oral, é rapidamente absorvido do trato gastrintestinal; a absorção pode ser afetada pelo alimento.
- não se liga às proteínas.
- sofre biotransformação rápida, o que exige administração mais frequente.
- biodisponibilidade: 70 a 80%.
- atravessa a barreira placentária.
- excretado pelo leite materno.
- meia-vida: 4 a 14 horas.
- início de ação, com doses múltiplas: 10 a 20 dias.
- atinge o efeito máximo em 2 a 10 semanas.
- eliminado principalmente (75 a 80%) pela urina, 7% na forma íntegra.

Doses
- via oral, adultos, inicialmente, por dia, 15 mg para o hipertireoidismo leve, 30 a 40 mg para o hipertireoidismo moderadamente grave e 60 mg para o hipertireoidismo grave, divididos em três tomadas a intervalos de 8 horas; manutenção, 5 a 15 mg por dia. Crianças, inicialmente, por dia, 0,4 mg/kg de peso corporal, dividida em três tomadas administradas a intervalos de 8 horas; manutenção, aproximadamente a metade da dose inicial.

▶ *TAPAZOL (Eli Lilly), 100 comprimidos × 5 mg 50 comprimidos × 10 mg*

▶ FÁRMACOS PARA HIPERPARATIREOIDISMO

O hiperparatireoidismo é um distúrbio que se caracteriza pelo funcionamento excessivo das glândulas paratireoides com o consequente aumento da produção do paratormônio (PTH), que é o principal regulador do cálcio ionizado no líquido extracelular. A variação dos níveis de cálcio permanece dentro de uma faixa com um ponto de ajuste. Quando este ponto cai para valores abaixo do nível 1, estimula-se a secreção do PTH; o contrário faz com que a secreção seja inibida. O hiperparatireoidismo produz sinais e sintomas decorrentes de hipercalcemia, hipercalciúria, calculose renal, osteoporose e fibrose cística. O primário pode resultar de adenomas, hiperplasia ou de tumores malignos da paratireoide. O tratamento definitivo é a paratireoidectomia. Em mulheres na pós-menopausa a terapia de reposição hormonal é indicada para interromper a reabsorção óssea. O raloxifeno e o ácido alendrônico também são utilizados como inibidores da reabsorção óssea. O hiperparatireoidismo secundário pode resultar de hipercalciúria renal, deficiência de vitamina D, raquitismo e deficiência nutricional de cálcio. É uma complicação frequente nos paciente com doença renal crônica submetidos a diálise. Caracteriza-se por hiperplasia das paratireoides, com elevados níveis de PTH e doença óssea com alto remanejamento. Em geral, o tratamento etiológico e a normalização dos níveis de cálcio fazem reverter o quadro; porém, pode haver indicação de paratireoidectomia. O hiperparatireoidismo secundário de longa duração e sem resposta terapêutica pode levar ao hiperparatireoidismo terciário. Uma nova classe de fármacos, a dos calcimiméticos, tem sido utilizada no tratamento do hiperparatireoidismo secundário. O único representante desta classe, comercializado no Brasil, é o cinacalcete.

CINACALCETE

É o cloridrato de N-[1-(R)-(-)-(1-naftil)etil]-3-[3-(trifluorometil)fenil]-1-amino propano, um calcimimético que aumenta a sensibilidade dos receptores detectores de cálcio ativados pelo cálcio extracelular. A sua atividade é exercida por um enantiômero potente, o R-enantiômero. O receptor detector de cálcio na superfície celular da paratireoide é o principal regulador da secreção de paratormônio (PTH). O cinacalcete diminui os níveis de PTH por meio do aumento da sensibilidade dos receptores detectores de cálcio ao cálcio extracelular, com a consequente queda dos níveis séricos de cálcio. Comercializado como cloridrato.

Farmacodinâmica
- calcimimético.

Farmacocinética
- após absorção oral, alcança a concentração plasmática máxima entre 2 e 6 h.

- $C_{máx}$ e ASC aumentam em 82 e 68%, respectivamente, após administração com uma refeição rica em lipídios, e em 65 e 50%, respectivamente, com uma refeição pobre em gorduras.
- $C_{máx}$ e ASC aumentam proporcionalmente com aumento da dose.
- a ASC aumenta em 2,4 e 4,2 vezes na insuficiência hepática moderada e grave, respectivamente.
- volume de distribuição de cerca de 1 L.
- meia-vida de 30 a 40 h. Ela aumenta em 33 e 70% na insuficiência hepática moderada e grave, respectivamente.
- estado de equilíbrio obtido em 7 dias.
- 93 a 97% ligam-se às proteínas plasmáticas.
- sofre biotransformação hepática pelas isoenzimas CYP3A4, CYP2D6 e CYP1A2 por meio de N-desacilação oxidativa, formando ácido hidrocinâmico e ácido N-hidroxi-isocinâmico. Estes últimos sofrem β-oxidação e conjugação glicínica. A N-desacilação forma metabólitos que contêm o anel de naftaleno. A oxidação desse anel forma di-hidrodióis, que são posteriormente conjugados com o ácido glicurônico. O ácido hidrocinâmico é inativo até uma concentração de 10 μM, e os conjugados glicurônicos apresentam potência insignificante.
- 80% eliminados pela urina e 15% pelas fezes.

Indicações
- tratamento do hiperparatireoidismo secundário nos pacientes portadores de insuficiência renal crônica submetidos a hemodiálise.
- tratamento da hipercalcemia nos portadores de carcinoma da paratireoide.

Doses
- para hiperpatireoidismo secundário, dose de 30 mg uma vez por dia, administrada com alimentos. A dose pode ser aumentada para 60, 90, 120 e 180 mg de maneira sequencial, até chegar a um nível de PTH de 150 a 300 pg/mL.
- para carcinoma da paratireoide, 30 mg por dia. A dose pode ser aumentada, a intervalos de 2 a 4 semanas, para 30, 60 ou 90 mg, duas vezes ao dia, de maneira incremental até 90 mg, 3 ou 4 vezes por dia.

Contraindicações
- hipersensilidade ao fármaco.
- < 18 anos de idade.
- gravidez e lactação.

Precauções
- realizar dose de PTH intacto (iPTH) 1 a 4 semanas após a administração inicial ou o ajuste da dose.
- dosar cálcio e fósforo séricos 1 semana após o início do tratamento.
- ajustes da dose devem ser feitos a cada 2 a 4 semanas.
- pode ser administrado juntamente com vitamina D.
- atenção para os níveis de calcemia. Se houver hipocalcemia, fornecer suplemento de cálcio, iniciar ou aumentar a administração de vitamina D ou suspender temporariamente o fármaco.

Efeitos adversos
- anorexia, náuseas, vômitos, diarreia.
- astenia, mialgia.
- tonturas.
- hipertensão ou hipotensão, intensificação da insuficiência cardíaca, arritmias cardíacas.
- reações de hipersensibilidade.

Interações medicamentosas
- inibidor potente da CYP3D6, mas não de CYP3A4, CYP1A2, CYP2C9 e CYP2C19.
- cetoconazol aumenta a concentração plasmática e a ASC do cinacalcete em 2,2 e 2,3 vezes, respectivamente.
- aumenta a ASC e a concentração plasmática máxima da desipramina em 3,6 vezes e 1,75 vez, respecivamente.
- o uso concomitante com amitriptilina aumenta a exposição desta em 20%.

▶ *MIMPARA (Mantecorp)*, 30 comprimidos × 30, 60 e 90 mg

FÁRMACOS QUE ATUAM NO METABOLISMO DO ÁCIDO ÚRICO

São usados para tratamento de gota tofácea e outras hiperuricemias. Compreendem o alopurinol, a benzbromarona e a probenecida, estudados no Capítulo 21, seção *Agentes antigotosos*.

AGENTES QUE AFETAM A CALCIFICAÇÃO

A seção *Água e sais minerais parenterais*, do Capítulo 14, descreve a importância do cálcio e seus sais para o funcionamento normal do organismo. Neste se estudam os agentes que afetam a calcificação.

O equilíbrio dinâmico entre o cálcio no sangue e aquele no esqueleto ósseo é regulado principalmente pelo hormônio paratireoidiano, calcitonina e vitamina D. Além destes compostos, os seguintes são também reguladores metabólicos do cálcio: ácido alendrônico, ácido clodrônico, ácido etidrônico, ácido pamidrônico, calcitriol, calcifediol, piridronato sódico, polistirenossulfonato de cálcio e raloxifeno. Eles impedem a reabsorção óssea excessiva e a deposição de cálcio nos tecidos moles. São utilizados principalmente no tratamento de estados hipercalcêmicos associados com taxas altas de perda óssea mineral, tais como hiperparatireoidismo, imobilização (principalmente doença de Paget) e distúrbios relacionados com o metabolismo ósseo. O raloxifeno é usado no tratamento da osteoporose em mulheres na pós-menopausa.

Vários outros fármacos reduzem os níveis de cálcio no organismo: adrenocorticoides, estrogênios, furosemida e plicamicina.

Na seção *Resinas permutadoras de íons*, do Capítulo 14, está descrito o polistirenossulfonato de cálcio. Neste capítulo serão estudados os outros reguladores do metabolismo do cálcio comercializados no Brasil: bifosfonatos, calcitoninas e outros fármacos.

▶ Bifosfonatos

São fármacos derivados do pirofosfato, inibidor natural da formação de cristais de fosfato de cálcio. Ao contrário do pirofosfato, que é rapidamente hidrolisado pelas fosfatases teciduais e tem meia-vida biológica curta, os bifosfonatos são biologicamente muito estáveis e resistentes à hidrólise enzimática.

Os bifosfonatos são agentes reguladores de cálcio que atuam primariamente inibindo a reabsorção óssea. Têm grande afinidade pelos cristais de fosfato cálcico, formando complexos com a hidroxiapatita dos ossos, acarretando modificação da estrutura cristalina e inibindo assim a dissolução dos cristais.

O seu efeito terapêutico deve-se à inibição da destruição dos ossos, em doenças caracterizadas por atividade osteoclástica aumentada, como hipercalcemia e osteólise tumorais. Eles diminuem os níveis séricos de cálcio por inibição da liberação aumentada de cálcio do esqueleto. Em pacientes com tumores ou metástases ósseas, evitam a destruição óssea progressiva, aliviando assim as dores ósseas subsequentes até o seu desaparecimento.

Alimentos com alto teor de cálcio, como leite e laticínios, diminuem sua absorção.

A duração do tratamento é geralmente de seis meses.

Farmacodinâmica
- inibidores da reabsorção óssea e agentes antiosteolíticos.

Indicações
- tratamento de osteólise consequente à metástase óssea de tumores sólidos (carcinoma da mama, próstata ou tireoide, por exemplo) ou em consequência de neoplasias hematológicas (mieloma múltiplo, por exemplo).
- tratamento da hipercalcemia consequente a metástases ósseas extensas, ou causada por tumores malignos, sem metástases ósseas.
- tratamento da doença óssea de Paget.
- tratamento da osteoporose em mulheres após a menopausa.

Contraindicações
- hipersensibilidade aos bifosfonatos.
- gravidez.
- lactação.
- insuficiência renal.
- inflamações agudas do trato gastrintestinal.
- distúrbios no metabolismo do cálcio.
- deficiência de vitamina D.
- crianças.

Precauções
- as cápsulas devem ser ingeridas com algum líquido, exceto leite.
- o tratamento com a solução injetável deve ser interrompido caso ocorra hipocalcemia.
- evitar o emprego de alimentos com alto teor de cálcio (leite e laticínios) e medicamentos contendo cálcio, ferro ou magnésio, bem como antiácidos.
- a solução injetável deve ser usada apenas em infusões, com solução isotônica de cloreto de sódio, em ambiente hospitalar, não devendo ser injetada diretamente na veia.
- não ingerir alimentos uma hora antes e uma hora depois da ingestão da cápsula.
- durante o tratamento devem ser efetuados regularmente controles hematológicos e da função hepática, bem como do nível sérico de fosfato.
- deve-se controlar regularmente a função renal durante a terapia.
- deve-se vigiar o nível sérico de cálcio durante o tratamento.
- a solução injetável não deve ser administrada por via intra-arterial.

AGENTES QUE AFETAM A CALCIFICAÇÃO   13.33

- deve-se usar de cautela quando forem utilizados em pacientes com distúrbios do trato gastrintestinal superior, tais como disfagia, doença esofagiana sintomática, gastrite, duodenite ou úlcera.

Efeitos adversos
- náuseas, vômitos, diarreias.
- reações de hipersensibilidade cutânea.
- proteinúria passageira, com a solução injetável.
- hipocalcemia, insuficiência renal aguda.
- linfocitopenia, trombocitopenia.
- hipomagnesemia.
- anorexia, dor abdominal, constipação, gastrite.
- distensão abdominal, disfagia, flatulência, úlcera péptica.
- hipertensão, hipotensão, dispneia noturna.
- dor generalizada, agitação, cefaleia, insônia, confusão, sonolência, letargia, convulsões.
- pirexia, reações locais graves e tromboflebite no local da injeção.

Interações medicamentosas
- antiácidos, cálcio, ferro ou magnésio interferem com sua absorção.
- antibióticos aminoglicosídicos intensificam seus efeitos hipocalcêmicos.

Os bifosfonatos comercializados no Brasil são ácido alendrônico, ácido clodrônico, ácido ibandrônico, ácido pamidrônico, ácido risedrônico e ácido zoledrônico.

ÁCIDO ALENDRÔNICO

Corresponde ao ácido amino-hidroxibutilidenobifosfônico.

Parece ser mais potente e mais bem tolerado que o ácido pamidrônico.

É usado na forma de alendronato sódico.

Farmacocinética
- tomado após jejum de uma noite, duas horas antes do desjejum, a biodisponibilidade oral é, em média, 0,75% da dose (com coeficiente de variação 55%-75%); tomado uma hora ou até 30 minutos antes do desjejum, a absorção sofre redução de 40%; essa variação na biodisponibilidade é de pequena consequência clínica; a administração pelo menos duas horas após uma refeição reduz drasticamente a absorção (80%-90%).
- após sequestração no osso, a eliminação é muito prolongada.
- meia-vida terminal: mais de 10 anos.
- excretado íntegro (cerca de 50% de uma dose) pela urina nas 72 horas após a administração.

Doses
- via oral, adultos, 10 mg uma vez ao dia; deve ser tomado pelo menos meia hora antes do primeiro alimento, bebida ou medicação do dia, unicamente com um copo cheio de água.

▶ *ALENDIL (Farmoquímica), 30 comprimidos × 5 mg*
15 e 30 comprimidos × 10 mg
4 comprimidos × 70 mg
▶ *ALENDRONATO DE SÓDIO (Arrow), 30 comprimidos × 10 mg (genérico)*
4 e 5 comprimidos × 70 mg (genérico)
▶ *ALENDRONATO DE SÓDIO (Biosintética), 15 e 30 comprimidos × 10 mg (genérico)*
▶ *ALENDRONATO DE SÓDIO (EMS), 2 e 4 comprimidos × 70 mg (genérico)*
▶ *ALENDRONATO DE SÓDIO (Eurofarma), 4 comprimidos × 70 mg (genérico)*
▶ *ALENDRONATO DE SÓDIO (Novartis), 15 e 30 comprimidos × 10 mg (genérico)*
▶ *BONALEN (Biolab-Sanus), 15 e 30 comprimidos × 13,06 mg*
▶ *ENDRONAX (Solvay Farma), 15 e 30 comprimidos × 10 mg*
4 comprimidos × 70 mg
▶ *ENDROX (Merck), 30 comprimidos × 10 mg*
▶ *FOSAMAX (Merck Sharp & Dohme), 15 e 30 comprimidos × 10 mg*
▶ *FOSAMAX D (Merck Sharp & Dohme), 4 comprimidos × 70 mg/2.800 UI*
▶ *MINUSORB (UCI-Farma), 15 e 30 comprimidos × 13,05 mg*
4 comprimidos × 91,37 mg (correspondente a 70 mg de ácido alendrônico)
▶ *OSTENAN (Marjan), 15 e 30 comprimidos × 10 mg*
2 e 4 comprimidos × 70 mg
▶ *OSTEOFORM (Sigma Pharma), 14 comprimidos × 10 mg*
▶ *OSTEOLOX (Melcon), 4 comprimidos × 70 mg*
▶ *OSTEORAL (Aché), 30 comprimidos × 10 mg*
▶ *TEROST (Ativus), 15 e 30 comprimidos × 10 mg*

Associação
▶ *ALENDIL CÁLCIO D (Farmoquímica), (ácido alendrônico 70 mg + carbonato de cálcio de ostras 1.250 mg + vitamina D 200 UI por comprimido), 4 e 60 comprimidos*

ÁCIDO CLODRÔNICO

Corresponde ao ácido diclorometileno-bifosfônico.

É usado como clodronato dissódico tetraidratado.

Farmacocinética
- é pouco absorvido do trato gastrintestinal quando administrado por via oral.
- início da ação: 48-72 horas.
- biodisponibilidade: 1-2%.
- 36% ligam-se às proteínas plasmáticas.
- distribuição óssea de 20-25%.
- volume de distribuição: 15-30 L.
- meia-vida de eliminação: cerca de duas horas.
- depuração renal de 6-7%.
- excretado principalmente pela urina, na forma inalterada.
- 5% eliminados pelas fezes.

Doses
- para hipercalcemia relacionada com câncer, hiperparatireoidismo ou doença de Paget, 300 mg IV diluídos em 500 mL de solução fisiológica e administrados em duas horas durante cinco dias consecutivos, não devendo exceder 10 dias.
- para manutenção, 800 a 3.200 mg ao dia, logo após a administração IV para manter a redução dos níveis de cálcio ou evitar a recidiva da hipercalcemia. A dose média eficaz é de 1.600 mg.
- nos hiperparatireoidismos primário e terciário, manutenção oral de 800 a 1.600 mg em dose única diária por 2 ou 3 meses. Deve ser administrado em dose única diária ou em duas doses divididas, 1 hora antes ou 1 hora depois da refeição.
- nas metástases ósseas, 1.600 mg por via oral são suficientes para reduzir a dor óssea e evitar a formação de novos focos osteolíticos.
- na doença de Paget, doses orais de 800 a 1.600 mg ao dia durante seis meses também são eficientes.
- as doses devem ser reduzidas na insuficiência renal.
- o fracionamento da dose oral em duas administrações diárias reduz os efeitos adversos gastrintestinais.

▶ *BONEFÓS (Schering), 30 cáps. × 400 mg*
5 amp. de 5 mL com 300 mg
▶ *OSTAC (Roche), 40 cáps. × 400 mg*
5 amp. de 10 mL com 300 mg

ÁCIDO IBANDRÔNICO

É um inibidor da reabsorção óssea. Seu mecanismo de ação consiste em inibir a atividade osteoclástica e reduzir a reabsorção óssea, promovendo um aumento da massa óssea.

Farmacodinâmica
- inibidor da reabsorção óssea.

Farmacocinética
- sofre absorção no trato gastrintestinal superior.
- biodisponibilidade de 0,6% após administração oral de 2,5 mg. Os alimentos o reduzem em cerca de 90%, exceto se administrado cerca de uma hora antes.
- liga-se diretamente ao osso ou é eliminado rapidamente na urina.
- volume de distribuição de cerca de 90 L.
- possui alta ligação às proteínas plasmáticas.
- não é biotransformado.
- após a administração oral de 150 mg, apresenta uma meia-vida terminal entre 37 e 157 h.
- atinge o pico da concentração plasmática máxima entre 0,5 e 2 h.
- depuração renal de 84 a 160 mL/min.
- é eliminado pelas fezes sob a forma inalterada.

Indicações
- tratamento da osteoporose em mulheres na pós-menopausa.
- prevenção da osteoporose em mulheres na pós-menopausa.

Doses
- no tratamento da osteoporose pós-menopausa, 2,5 mg/dia ou 150 mg em uma única dose por mês administrados uma hora antes de uma refeição, com água.

Contraindicações
- hipersensibilidade ao fármaco.
- na presença de alterações do metabolismo mineral ou ósseo e na hipocalcemia.
- insuficiência renal com depuração de creatinina < 30 mL/min.
- incapacidade de permanecer ereto ou sentado por 1 hora.
- categoria C da FDA na gravidez.
- lactação.
- crianças.

Precauções
- presença de osteonecrose, em pacientes com neoplasia maligna ou que estão sendo submetidos a

- quimioterapia, radioterapia ou em uso de corticosteroides.
- doença dentária preexistente, principalmente em casos de cirurgia.
- doença gastrintestinal, anemia, distúrbios da coagulação sanguínea ou infecção.
- fatores predisponentes às fraturas ósseas e ao desenvolvimento de osteoporose.
- corrigir as alterações do metabolismo do cálcio antes de iniciar o tratamento com o ácido ibandrônico.
- para evitar irritação esofágica, o paciente não deve deitar-se antes de 1 hora após a administração e após alimentar-se.
- não mastigar ou chupar o comprimido, pois pode produzir ulceração da orofaringe.
- em caso de uso mensal de uma dose de 150 mg, tomar o medicamento sempre na mesma data.
- caso haja esquecimento no uso do fármaco e se tiver ultrapassado mais de sete dias, tomar 150 mg imediatamente no dia seguinte àquele em que se lembrou, pela manhã. Não usar uma segunda dose na mesma semana. Se a próxima dose ocorrer entre 1 e 7 dias, esperar aquela data. O paciente deve então retornar ao esquema anteriormente preconizado.
- administrar com bastante água e não usar água mineral com alto teor de cálcio. Os alimentos e bebidas retardam a absorção do ácido ibandrônico.
- suplementos vitamínicos, quando necessários, só deverão ser administrados uma hora após a administração do fármaco.

Efeitos adversos
- hipertensão arterial sistêmica.
- pneumonia, bronquite, faringite.
- infecção urinária.
- esclerite, uveíte.
- reações alérgicas.
- hipercolesterolemia.
- lesão de raiz nervosa.
- osteonecrose da mandíbula.
- dor abdominal, diarreia ou constipação, dispepsia.
- cefaleia, astenia, artralgia, mialgia, tontura, insônia.
- pode diminuir a fosfatase alcalina.
- como outros bifosfonatos, pode alterar o resultado do uso de contrastes ósseos.

Superdose
- pode produzir dispepsia, úlcera gástrica, esofagite, hipocalcemia, hipofosfatemia.

Interações medicamentosas
- fármacos que alteram a absorção do ácido ibandrônico: antiácidos, suplementos de cálcio e medicamentos contendo alumínio, ferro, magnésio, vitaminas.
- a associação com outros anti-inflamatórios não hormonais pode produzir distúrbios gastrintestinais.

▶ *BONVIVA (Roche), 1 comprimido × 150 mg*
▶ *OSTEOBAN (Aché), 1 comprimido × 150 mg*
▶ *OSTEOTEC (Zodiac), 1 e 2 comprimidos × 150 mg*

ÁCIDO PAMIDRÔNICO

Corresponde ao ácido aminoidroxipropilidenobifosfônico.

É usado como pamidronato dissódico pentaidratado.

Farmacocinética
- administrado por via oral, é pouco absorvido do trato gastrintestinal.
- administrado por via intravenosa, tem alta afinidade pelo osso.
- a ligação às proteínas plasmáticas é moderada (54%).
- atinge a concentração plasmática máxima, de 9,25 nmol/g com dose de 60 mg, em uma hora.
- meia-vida: alfa, 1,6 h; beta, 27,2 h.
- depuração renal média: 69 mL/minuto.
- excretado pela urina (47 a 55% de uma dose) em 72 horas.
- a depuração hepática e metabólica é insignificante.

Doses
- não deve ser misturado com soluções para infusão contendo cálcio. O pó é diluído em 1.000 mL de cloreto de sódio isotônico estéril para injeção por infusão.
- via intravenosa, para hipercalcemia moderada associada com neoplasia, adultos, inicialmente 60 mg por infusão lenta (1 a 24 horas), dependendo da resposta do paciente. Em hipercalcemia mais grave, 90 mg. Na hipercalcemia recidivante, pode-se repetir o tratamento, após transcorridos sete dias ou mais.

Para metástases ósseas sintomáticas causadas por câncer da próstata, adultos, 30 a 60 mg duas vezes por semana ou 60 a 90 mg uma vez por mês por infusão lenta (1 a 24 horas), dependendo da resposta do paciente.

Para doença óssea de Paget, adultos, inicialmente 60 mg por infusão lenta (1 a 24 horas), dependendo da resposta do paciente. Se necessário, deve-se repetir o tratamento depois de três a seis meses.

▶ *AREDIA (Novartis), 4 fr.-amp. × 15 mg*
  2 fr.-amp. × 30 mg
  1 fr.-amp. × 60 e 90 mg
▶ *PAMIDRONATO DISSÓDICO (Eurofarma), fr.-amp. com diluente de 10 mL × 30, 60 e 90 mg (solução injetável), (genérico)*

ÁCIDO RISEDRÔNICO

Corresponde ao ácido hidroxipiridiniletilidenobifosfônico, usado no tratamento da doença de Paget. Atua ligando-se às hidroxiapatitas ósseas, inibindo os osteoclastos. Comercializado como sal monossódico.

Farmacodinâmica
- inibidor da reabsorção óssea.

Farmacocinética
- sofre rápida absorção no trato gastrintestinal superior.
- biodisponibilidade oral de 0,63%, sendo diminuída pela administração com alimentos.
- 24% ligam-se às proteínas plasmáticas.
- atinge o pico da concentração plasmática em uma hora.
- meia-vida inicial de 1,5 hora e final de 220 horas.
- a duração da ação pode atingir até 16 meses.
- depuração renal de 105 mL/min.
- cerca de 50% são eliminados pela urina em 24 horas e a parte não absorvida, pelas fezes.

Indicações
- tratamento da doença de Paget sintomática, com fosfase alcalina sérica ≥ duas vezes os níveis normais e naqueles que apresentam complicações.

Doses
- 5 mg ao dia ou 35 mg uma vez por semana ou 75 mg durante 2 dias consecutivos por mês ou 150 mg uma vez por mês.

Contraindicações
- hipersensibilidade ao fármaco.
- gravidez e lactação.
- < 18 anos.
- depuração de creatinina < 30 mL/min.

Precauções
- vigiar a administração aos pacientes com distúrbios gastrintestinais (risco de agravamento de úlcera péptica, esofagite).
- vigiar os níveis de fosfatase alcalina sérica.
- para evitar irritação do tubo digestivo, o paciente deve evitar deitar-se por cerca de 30 minutos após a administração oral.
- pode diminuir as concentrações séricas de cálcio e fósforo.

Efeitos adversos
- dor abdominal, eructação, náusea, colite.
- irite, ambliopia.
- dor óssea.
- exantema cutâneo.
- cãibras, miastenia.

Interações medicamentosas
- o uso concomitante de anti-inflamatórios não esteroides e ácido acetilsalicílico pode aumentar os efeitos adversos no tubo digestivo.
- fármacos contendo cálcio em sua composição podem diminuir a absorção do ácido risedrônico.

▶ *ACTONEL (Aventis Pharma), 14 e 28 comprimidos × 5 mg*
  2 e 4 comprimidos × 35 mg
  1 comprimido × 150 mg
▶ *OSTEOTRAT (Aché), 2 e 4 comprimidos × 35 mg*

ÁCIDO ZOLEDRÔNICO

Corresponde ao ácido imidazol-hidroxibifosfônico. É inibidor da reabsorção óssea osteoclástica mais potente do que o ácido pamidrônico, clodrônico e etidrônico.

É usado como zoledronato monoidratado.

Farmacodinâmica
- inibidor da reabsorção óssea.

Farmacocinética
- após administração IV apresenta meia-vida trifásica com distribuição inicial de $t_{1/2\alpha}$ de 0,23 hora e $t_{1/2\beta}$ de 1,75 hora e meia-vida terminal $t_{1/2\gamma}$ de 167 horas.
- não sofre biotransformação *in vivo*.
- cerca de 22% ligam-se às proteínas plasmáticas.
- 44 ± 18% são recuperados na urina dentro de 24 horas; < 3% eliminados pelas fezes.

- depuração renal de 4 ± 2,3 L/h. Depuração plasmática de 5,6 ± 2,5 L/h.

Indicações
- tratamento da hipercalcemia resultante de doença maligna.

Doses
- 4 mg, IV em dose única em, no mínimo, 15 minutos. Esta dose não deve ser ultrapassada. Tratamento adicional pode ser indicado se os níveis de cálcio não retornarem ao normal após a administração inicial, obedecendo a um intervalo mínimo de 7 dias.

Contraindicações
- hipersensibilidade ao fármaco.
- insuficiência renal grave.
- insuficiência hepática.
- gravidez e lactação.
- crianças.

Precauções
- os pacientes devem ser reidratados antes da administração do fármaco.
- a solução deve ser preparada adicionando-se 5 mL de água destilada. Em seguida, dilui-se a solução preparada em 100 mL de soro fisiológico a 0,9% ou soro glicosado a 5% e administra-se em, no mínimo, 15 minutos. Se a solução não for utilizada imediatamente, deve-se armazená-la em refrigerador em uma temperatura entre 2 e 8°C por, no máximo, 24 horas. A administração deve ser feita em via IV separada e não se deve utilizar o lactato de Ringer como diluente.
- dosar os níveis séricos de cálcio, fosfato, magnésio e creatinina antes da administração do fármaco. Vigiar os níveis séricos desses eletrólitos, da creatinina e hematócrito/hemoglobina durante o tratamento.
- os diuréticos de alça só poderão ser usados após os pacientes estarem reidratados, devendo ser vigiado o seu uso concomitante com o ácido zoledrônico.
- vigiar cuidadosamente a administração aos pacientes com alteração da função renal:
  a) naqueles com creatinina sérica normal antes do tratamento e que apresentam um aumento de 0,5 mg/dL dentro de 2 semanas até a próxima dose, suspender a administração até que a creatinina alcance, no mínimo, 10% do valor basal.
  b) naqueles com creatinina sérica anormal antes do tratamento e que apresentam um aumento de 1,0 mg/dL dentro de 2 semanas até a próxima dose, suspender a administração até que o nível alcance, no mínimo, 10% do valor basal.
- vigiar a administração aos pacientes com antecedente de asma, sensível ao ácido acetilsalicílico, devido ao risco de broncoconstrição.

Efeitos adversos
- febre, calafrios, cefaleia.
- conjuntivite.
- insônia, confusão mental, ansiedade, agitação.
- dor óssea, artralgia, dor torácica, mialgia.
- náusea, vômito, diarreia, anorexia.
- dispneia, tosse, derrame pleural.
- hipotensão arterial.
- granulocitopenia, trombocitopenia.
- reações no local da infusão: vermelhidão, edema.
- exantema, prurido.
- hipomagnesemia, hipofosfatemia, hipocalcemia, hipopotassemia.
- insuficiência renal.

Interações medicamentosas
- a administração concomitante de bifosfonatos com aminociclitóis pode exercer efeito aditivo como precipitante de hipocalcemia.
- o uso simultâneo de diuréticos de alça pode aumentar o risco de hipocalcemia.

▶ *ACLASTA (Novartis), fr. de 100 mL c/ 5 mg*
▶ *ZOMETA (Novartis), fr.-amp. c/ 5 mL de diluente × 4 mg*

▶ Calcitoninas

Consistem em hormônios polipeptídicos secretados pelas células parafoliculares da glândula tireoide nos mamíferos e pela glândula timo-branquial nas aves e peixes.

A atividade é estabelecida em unidades internacionais.

Seus efeitos hipocalcêmicos e hipofosfatêmicos devem-se predominantemente à inibição direta da reabsorção óssea pelas células osteoclásticas e osteocíticas. Além disso, elas estimulam a formação óssea pelos osteoblastos.

Elas exercem também efeito direto sobre os rins, aumentando a excreção de cálcio, fosfato e sódio mediante a inibição da reabsorção tubular, mediada em parte pelo fosfato de adenosina cíclica.

As calcitoninas disponíveis no nosso meio são a humana sintética, a sintéticas de enguia e salmão. Estas duas últimas têm potência biológica maior do que as dos mamíferos, por apresentarem maior resistência à degradação metabólica e maior afinidade por receptores específicos.

Farmacodinâmica
- inibidoras da reabsorção óssea, adjuvantes no tratamento de osteoporose e adjuvantes na terapia anti-hipercalcêmica.

Farmacocinética
- quando administradas por via oral, são rapidamente inativadas.
- após administração por injeção, sofrem biodegradação rápida, quase exclusivamente nos rins, e parcialmente no sangue e tecidos periféricos.
- não atravessam a barreira placentária.
- eliminadas principalmente pela urina (95% em 48 horas), 2,4% na forma íntegra e o restante como produtos iodados de degradação.
- o início da ação terapêutica pode levar de 6 a 24 meses de tratamento contínuo.

Indicações
- tratamento dos sintomas da doença de Paget moderada a grave.
- adjuvante no tratamento de osteoporose pós-menopausa e outras etiologias.
- adjuvante no tratamento de hipercalcemia.
- tratamento de dor óssea associada com osteoporose.

Contraindicações
- hipersensibilidade à calcitonina.
- gravidez.
- lactação.

Efeitos adversos
- rubor facial e formigamento das mãos, pés, orelhas e face.
- exantema, urticária.
- anorexia, náusea, vômito, diarreia, desconforto epigástrico, dor abdominal, paladar desagradável, cefaleia.
- aumento acentuado na excreção de sódio e água.
- dor e inflamação no local da injeção.

Interações medicamentosas
- cafeína e teofilina reduzem sua eficácia.

CALCITONINA (HUMANA)

Trata-se de polipeptídio sintético tendo a mesma frequência dos 32 aminoácidos encontrada na calcitonina humana natural. Por isso, apresenta todas as propriedades fisiológicas próprias do hormônio natural: inibe a reabsorção óssea e atua como fator regulador no metabolismo mineral ósseo alterado.

É produto liofilizado. Tem as mesmas ações e usos na doença de Paget que a calcitonina sintética do salmão. Pode ser usada por período mais prolongado que esta, pois a formação de anticorpos com o seu uso é menos comum (por ser quimicamente idêntica à calcitonina natural) e menor a hipersensibilidade às proteínas.

Farmacocinética
- veja parte geral.
- atinge a concentração máxima em 30 minutos após injeção subcutânea; 12 horas após a injeção, não se encontra mais a calcitonina na circulação.
- meia-vida de eliminação plasmática bifásica: inicial, 3 a 12 minutos; terminal, 320 minutos.
- depuração metabólica: 8,4 mL/kg/min, durante infusão intravenosa.
- volume de distribuição após injeção intravenosa única: 0,07 L/kg.

Doses
- deve ser individualizada.
- vias subcutânea ou intramuscular, adultos, doença de Paget, 0,5 mg uma vez ao dia, durante várias semanas; dose de manutenção, 0,25 mg ao dia ou em dias alternados.
- não se determinou a dose para crianças.

▶ *CIBACALCINA (Novartis), 5 amp. c/ 0,25 mg 3 amp. c/ 0,50 mg*

CALCITONINA (SINTÉTICA DE ENGUIA)

Chamada elcatonina, é polipeptídio constituído por 32 aminoácidos dispostos na mesma sequência da calcitonina de enguia, em que a ponte dissulfeto entre os aminoácidos 1 e 7 é substituída por uma ponte etilênica.

Farmacocinética
- após administração por aerossol, é rapidamente absorvida pela corrente circulatória.
- volume de distribuição: 11,4 L, o que corresponde a 0,15 L/kg, calculados para peso corporal de 75 kg.
- é quase que exclusivamente degradada nos rins.
- a ação dura de 6 a 8 horas.
- sua farmacocinética não se modifica após administração crônica (7 dias) e não desvia de forma acentuada a linearidade da dose.

Doses
- devem ser individualizadas.
- via nasal, na doença de Paget/atrofia de Sudeck, inicialmente 80 UI (40 UI/narina), administradas em dias alternados; a dose pode ser aumentada para 80 UI diárias, ou até 80 UI duas vezes ao dia; o tratamento deve continuar por 6 meses ou

mais. Na osteoporose, inicialmente 80 UI (40 UI/narina) diárias; esta dose pode ser reduzida para dias alternados durante a fase de manutenção.

▶ TURBOCALCIN (GlaxoSmithKline), fr. c/ 8 doses de 400 UI/mL (aerossol nasal)
5 amp. c/ 40 UI (injetável)

CALCITONINA (SINTÉTICA DE SALMÃO)

É polipeptídio sintético constituído de 32 aminoácidos, dispostos na mesma sequência linear encontrada na calcitonina do salmão. Difere da calcitonina humana em 16 dos 32 resíduos de aminoácidos. Sua potência, mg por mg, é maior e exerce efeito mais prolongado.

Apresenta risco maior de hipersensibilidade às proteínas e formação de anticorpos do que a calcitonina humana.

FARMACOCINÉTICA
- veja parte geral.
- a ligação às proteínas é da ordem de 30% a 40%.
- atinge o efeito máximo na hipercalcemia em 2 horas e seu efeito dura 6 a 8 horas.
- biodisponibilidade: cerca de 70%.
- atinge a concentração plasmática máxima em 1 hora.
- meia-vida após dose única: 70 a 90 minutos.
- volume de distribuição: 0,15-0,3 L/kg.

DOSES
- vias subcutânea ou intramuscular, adultos, doença de Paget, 50 a 100 UI ao dia ou em dias alternados, durante 3 a 6 meses; osteoporose pós-menopausa, 50 a 100 UI por dia ou em dias alternados; hipercalcemia, 4 UI por kg de peso corpóreo a cada 12 horas; após um ou dois dias sem resposta satisfatória, aumenta-se a dose para um máximo de 8 UI por kg de peso, a cada 12 horas.
- não se determinou a dose para crianças.

▶ ACTICALCIN (TRB-Pharma), 5 amp. c/ 50 e 100 UI fr. de 2,2 mL (16 doses) c/ 50 UI (aerossol)
▶ CALSYNAR (Aventis Pharma), intranasal, fr. de 7 doses c/ 100 UI liofilizado
6 fr.-amp. c/ 50 e 100 UI
▶ CALSYNAR (Aventis Pharma), solução, 5 seringas de 0,5 mL c/ 50 UI
5 seringas de 1 mL c/ 100 UI
6 fr.-amp. de 2 mL c/ 50 e 100 UI
▶ MIACALCIC (Novartis), 5 seringas de 0,5 mL c/ 50 UI
5 seringas de 1 mL c/ 100 UI
1 fr. c/ 14 doses de 50 UI (aerossol nasal)
▶ SEROCALCIN (Serono), 6 e 100 amp. c/ 50 e 100 UI (injetável)
1 e 10 fr. de 2 mL c/ 14 doses de 50 UI e 100 UI, respectivamente (aerossol nasal)

▶ Outros fármacos

Aqui são incluídos um derivado sintético isoflavônico, a ipriflavona, um quelato de cálcio, um antiestrogênico, o raloxifeno, um hormônio da paratireoide exógeno, a teriparatida e o ranelato de estrôncio.

IPRIFLAVONA

É um derivado flavonoide sintético usado para o tratamento da osteoporose e correspondendo à 3-fenil-7-isopropoxi-4H-1-benzopiran-4-ona. É destituído de efeito estrogênico mas potencializa o seu efeito sobre o tecido ósseo. A ação nos osteoclastos não é mediada por interação direta com os receptores estrogênicos. Inibe a reabsorção óssea através da redução do recrutamento e/ou diferenciação dos osteoclastos e promove a osteogênese. Outrossim, estimula a secreção de calcitonina estrogenoinduzida e também as sínteses da matriz proteica necessária para a mineralização e do colágeno. Ela mimetiza, portanto, o efeito protetor estrogênico no tecido ósseo por meio de um mecanismo que envolve uma via diferente daquela do estrogênio.

FARMACODINÂMICA
- inibidor da reabsorção óssea.

FARMACOCINÉTICA
- é rapidamente absorvida após administração oral.
- atinge o pico da concentração plasmática em 2 horas.
- a administração com os alimentos aumenta a sua biodisponibilidade.
- 94 a 99% ligam-se principalmente à albumina.
- sofre extensa biotransformação hepática, produzindo pelo menos cinco metabólitos hidroxilados ativos. Os metabólitos I, II e III são conjugados a proteínas plasmáticas e o metabólito V não é conjugado, sendo o mais numeroso.
- meia-vida de 9,8 horas.
- eliminada pelos rins e pelas fezes em iguais proporções, sendo que 43% de uma dose oral são recuperados na urina sob a forma de metabólitos, em 48 horas.

INDICAÇÕES
- tratamento da osteoporose em mulheres após a menopausa.

DOSES
- 200 mg três vezes ao dia durante 3 a 6 meses. A dose deve ser reduzida na insuficiência renal moderada.

CONTRAINDICAÇÕES
- hipersensibilidade à ipriflavona.

PRECAUÇÕES
- insuficiência renal produz acúmulo dos metabólitos ativos, devendo a dose ser reduzida quando a depuração de creatinina < 40 mL/min.
- cuidado no uso concomitante de teofilina.

EFEITOS ADVERSOS
- azia, dor epigástrica, diarreia.

INTERAÇÕES MEDICAMENTOSAS
- o uso concomitante de teofilina aumenta a concentração desta.

▶ OSTEOPLUS (Farmalab Chiesi), 30 cáps. × 300 mg
▶ REBONE (Aché), 30 cáps. × 300 mg

QUELATO DE GLICINATO DE CÁLCIO

É dipeptídio composto por duas moléculas de glicina ligadas ao cálcio sem sofrer hidrólise no processo digestivo. É absorvido no jejuno, por transporte ativo, permanecendo sob a forma de quelato até que a ligação seja quebrada para utilização do mineral, sem interferência dos níveis de vitamina D. Sofre biotransformação pelas vias comuns dos aminoácidos. Sua absorção, sob essa forma, é maior que a do carbonato de cálcio.

É indicado como complemento nutricional e terapêutico nas seguintes situações: prevenção de baixa densidade óssea, hipocalcemia, raquitismo, hipoparatireoidismo, prevenção de cáries dentárias, osteoporose, osteomalácia, suplemento para maturação óssea, na gestação, lactação e na pós-menopausa.

Para adultos recomendam-se 500 mg a 1 g ao dia. Para crianças e adolescentes, a metade.

Está contraindicado nos casos de hipersensibilidade ao fármaco, na hipercalcemia e na hipercalciúria.

O uso concomitante com tetraciclinas ou ferro pode diminuir a absorção destes. Também, o uso simultâneo com vitamina D pode aumentar a absorção entérica de cálcio. O cálcio pode reduzir o efeito dos bloqueadores dos canais de cálcio. Deve-se observar a administração com alimentos que podem diminuir a absorção de cálcio, como espinafre, farelo de trigo, cereais, leite e derivados, e a associação de altas doses de cálcio com digitálicos, que pode desencadear arritmias cardíacas.

▶ CALATO (Ativus), 60 comprimidos × 125 mg
Caixa com 15 envelopes com pó oral × 250 e 500 mg
▶ REPOCAL (Sigma Pharma), 15 envelopes de 3,5 g × 250 mg
15 envelopes de 7 g × 500 mg

RALOXIFENO

É um derivado 2-arilbenzotiofeno, pertencente à classe dos antiestrogênios, que atua seletivamente como um modulador do receptor estrogênico (SERM). Mimetiza os efeitos dos estrogênios no tecido ósseo produzindo aumento significativo na densidade mineral óssea, reduzindo a reabsorção e influindo positivamente no metabolismo do cálcio. Diminui as taxas do colesterol total, LDL-colesterol, lipoproteína (a) e fibrinogênio, porém, sem efeito significativo nas taxas do HDL-colesterol e dos triglicérides. É destituído de efeito proliferativo na mama e no útero. Usado sob a forma de cloridrato.

FARMACODINÂMICA
- inibidor da reabsorção óssea.

FARMACOCINÉTICA
- sofre rápida absorção, de cerca de 60%, após administração oral.
- biodisponibilidade absoluta de 2%.
- sofre eliminação pré-sistêmica extensa para conjugados glicuronídeos: raloxifeno-4'-glicuronídeo, raloxifeno-6'-glicuronídeo e raloxifeno-4'-6'-glicuronídeo.
- biotransformado no fígado.
- alta ligação proteica, principalmente albumina e α-1-ácido-glicoproteína.
- meia-vida de 27,7 horas.
- excretado principalmente pelas fezes e menos de 6% pela urina, como conjugados glicuronídeos.

INDICAÇÕES
- tratamento preventivo da osteoporose em mulheres após a menopausa.

DOSES
- a dose recomendada é de 60 mg uma vez ao dia.

CONTRAINDICAÇÕES
- hipersensibilidade ao raloxifeno.
- mulheres em idade fértil e na gravidez.
- antecedente de episódios tromboembólicos venosos.

PRECAUÇÕES
- não deve ser administrado para a reposição hormonal conjugada: estrogênio e progestogênio.
- insuficiência hepática moderada a grave.
- vigiar o tempo de protrombina/atividade enzimática.
- investigar sangramento útero-vaginal.
- não deve ser usado para tratamento de manifestações vasomotoras associadas com deficiência estrogênica, tais como rubor e ondas de calor.

EFEITOS ADVERSOS
- rubor, ondas de calor, cãibras, edema periférico.
- tromboembolismo venoso.

INTERAÇÕES MEDICAMENTOSAS
- não interage *in vitro* com varfarina, fenitoína ou tamoxifeno, porém, pode diminuir o tempo de protrombina.
- colestiramina reduz a absorção do raloxifeno.
- ampicilina reduz sua concentração.

▶ *EVISTA (Eli Lilly), 14 comprimidos × 60 mg*

RANELATO DE ESTRÔNCIO

É o sal diestrôncio formado por dois átomos de estrôncio estável e pelo grupo orgânico do ácido ranélico. Atua aumentando a replicação da célula osteoblástica, a síntese de colágeno e de proteínas não colágeno, a replicação da célula pré-osteoblástica e diminuindo a reabsorção óssea de osteoclastos maduros. Como consequência, aumenta a massa óssea estimulando o processo de mineralização óssea.

É usado no tratamento da osteoporose da pós-menopausa para reduzir o risco de fratura vertebral e do quadril. Recomenda-se uma dose de 2 g ao dia, diluídos em água e administrados por via oral.

É contraindicado nos casos de hipersensibilidade ao fármaco. Não se recomenda sua administração aos pacientes que apresentem depuração renal < 30 mL/min. Deve ser usado com cuidado em pacientes com risco de tromboembolismo venoso e naqueles com fenilcetonúria, já que a apresentação contém fenilalanina.

Seus efeitos adversos mais comuns são diarreia, principalmente nas primeiras semanas de tratamento, náusea, consistência pastosa das fezes, dermatite, eczema e cefaleia.

▶ *PROTOS (Servier), sachês com 2 g*

TERIPARATIDA

É hormônio da paratireoide obtido a partir de cepa de *Escherichia coli* e modificado por técnica do DNA recombinante. Possui uma sequência idêntica de aminoácidos 34-N-terminais dos 84 aminoácidos do hormônio da paratireoide humano. O hormônio da paratireoide (PTH) é o principal regulador do metabolismo do cálcio e do fosfato nos ossos e nos rins. A teriparatida liga-se a receptores celulares, estimulando a formação óssea nas superfícies trabecular e cortical através do aumento da atividade osteoblástica. Como consequência, há aumento da massa e da reabsorção óssea. Em mulheres na pós-menopausa portadoras de osteoporose, recebendo suplemento de cálcio e vitamina D, promove aumento da excreção do cálcio urinário. Também pode produzir fosfatúria transitória. Quando administrada com vitamina D e com cálcio, reduz o risco de fraturas vertebrais. Além disso, aumenta a densidade mineral óssea em mulheres na pós-menopausa que apresentam osteoporose. Esse mesmo efeito é verificado em homens que apresentam osteoporose hipogonadal.

FARMACODINÂMICA
- hormônio da paratireoide humano exógeno.

FARMACOCINÉTICA
- sofre absorção extensa após injeção SC.
- biodisponibilidade de 95%.
- após injeção IV, o volume de distribuição é de cerca de 0,12 L/kg.
- após a administração de 20 μg por via subcutânea, atinge o pico da concentração plasmática máxima em cerca de 30 minutos, diminuindo em três horas. As concentrações séricas de cálcio iniciam-se após 2 horas e alcançam um máximo entre 4 e 6 horas, declinando em cerca de 6 horas e retornando aos níveis basais entre 16 e 24 horas.
- meia-vida de 5 minutos quando administrada por via IV e de 1 hora quando por via SC.
- depuração de 94 L/h nos homens e 62 L/h nas mulheres.
- acredita-se que ocorra biotransformação hepática do PTH, através de mecanismos enzimáticos, com posterior eliminação renal.

INDICAÇÕES
- tratamento da osteoporose em mulheres na pós-menopausa e com alto risco de fraturas.
- tratamento da osteoporose hipogonadal em homens que necessitam de aumento da massa óssea e que apresentam risco elevado de fraturas.

DOSES
- 20 μg uma vez ao dia por via SC na coxa ou abdome. Não se recomenda prolongamento do tratamento superior a dois anos.

CONTRAINDICAÇÕES
- doença de Paget.
- radioterapia prévia.
- câncer ósseo ou metástases ósseas.
- doenças metabólicas ósseas, com exceção da osteoporose.
- hipercalcemia prévia.
- gravidez e lactação.
- crianças.

PRECAUÇÕES
- não prolongar o tratamento por mais de 2 anos.
- vigiar a administração aos pacientes portadores de urolitíase.
- pode produzir hipotensão ortostática.
- vigiar a administração aos pacientes em uso de digitálicos.
- suspender o tratamento na presença de hipercalcemia persistente.
- aumenta as concentrações séricas de ácido úrico.
- aumenta a incidência de osteossarcoma em ratos.

EFEITOS ADVERSOS
- dor no corpo, cefaleia, astenia.
- hipertensão arterial sistêmica, síncope, angina.
- constipação, náusea, diarreia, vômitos.
- alterações dentárias.
- artralgia, cãibras.
- depressão, insônia, vertigem, tonturas.
- rinite, tosse, dispneia.
- exantema, sudorese.

INTERAÇÕES MEDICAMENTOSAS
- o uso concomitante com digital pode aumentar o risco de intoxicação digitálica.

▶ *FORTÉO (Eli Lilly), caneta injetora com 3 mL × 250 μg (cada cartucho fornece 20 μg/dose/dia até 28 dias)*

▶ HORMÔNIO DO CRESCIMENTO

O hormônio de crescimento, proteína anabólica produzida pelo lobo anterior da hipófise, promove o crescimento dos tecidos e exerce efeito regulador sobre vários aspectos do metabolismo. O humano recebe o nome de somatropina.

A deficiência da secreção de somatropina durante a fase de crescimento pode ser hereditária, idiopática ou sequela de alguma afecção do SNC. Caso não seja tratada, poderá causar nanismo. Essa deficiência só pode ser sanada pela somatropina.

SOMATROPINA

Produzida biossinteticamente por DNA recombinante, a partir de uma cepa de *Escherichia coli*, modificada pela adição do gene para hormônio de crescimento humano, é quimicamente idêntica ao hormônio de crescimento. Consiste em uma única cadeia polipeptídica contendo 191 aminoácidos e ligações dissulfeto entre as posições 53 e 165 e entre 182 e 189.

Há restrições ao seu uso na Europa, atribuídas à falta de segurança com uso a longo prazo.

FARMACODINÂMICA
- hormônio de crescimento humano.

FARMACOCINÉTICA
- administrada pelas vias intramuscular ou subcutânea, sofre biotransformação hepática extensa (cerca de 90%).
- meia-vida: via intravenosa, aproximadamente 20 minutos; vias intramuscular ou subcutânea, 3 a 5 horas.
- eliminada pelas vias biliar e renal, quase toda na forma de metabólitos.

INDICAÇÕES
- tratamento a longo prazo de crianças com deficiência de crescimento causada por secreção inadequada do hormônio de crescimento endógeno.

DOSES
- devem ser individualizadas.
- vias intramuscular ou subcutânea, até 0,16 UI (0,06 mg/kg) de peso corporal três vezes por semana.

CONTRAINDICAÇÕES
- hipersensibilidade à somatropina.
- epífise consolidada.

- tumor.
- diabetes melito.

Precauções
- o tratamento deve ser orientado por médico experiente.
- os pacientes devem ser examinados com frequência para verificar se há progressão ou recidiva da doença.
- o tratamento deve continuar enquanto o paciente responde, até que o paciente adquira a estatura de adulto maduro ou até que as epífises se fechem.

Efeitos Adversos
- desenvolvimento de anticorpos à somatropina.
- hipotireoidismo.
- exantema, prurido.
- cefaleia, dor muscular localizada, fraqueza.
- hiperglicemia leve, glicosúria.
- edema leve e transitório.
- leucemia.
- resistência à insulina.
- dor e inflamação no local da injeção.

Interações Medicamentosas
- androgênios, estrogênios ou hormônios tireoidianos aceleram o fechamento das epífises.
- glicocorticoides podem inibir seu efeito.

▶ *BIOTROPIN (Enila), fr.-amp. c/ 4, 12 e 18 UI*
▶ *GENOTROPIN (Pharmacia Brasil), fr.-amp. com diluente c/ 4 UI*
fr.-amp. de duplo compartimento c/ 16 UI
▶ *HORMOTROP (Bergamo), fr.-amp. c/ 1 mL de diluente com 4 UI*
fr.-amp. c/ 2 mL de diluente com 12 UI
fr.-amp. c/ 2 mL com 16 UI
fr.-amp. c/ 2 mL de diluente com 24 UI
▶ *HUMATROPE (Eli Lilly), fr. com 4 UI (solução injetável)*
▶ *NORDIJECT (Novo Nordisk), fr.-amp. c/ 12 e 24 UI*
▶ *NORDITROPIN (Novo Nordisk), fr. de 1 mL com 4 UI (solução injetável)*
fr. de 3 mL com 12 UI/mL (solução injetável)
▶ *NORDITROPIN PENSET (Novo Nordisk), fr.-amp. de 3 mL com 12 e 24 UI (solução injetável)*
▶ *NORDITROPIN SIMPLEXX (Novo Nordisk), cartucho-carga com 1,5 mL × 5, 10 e 15 mg (solução injetável)*
▶ *SAIZEN (Sereno), 1 fr.-amp. com 4 UI*
▶ *SOMATROP (Biosintética), fr.-amp. c/ 4 UI*
▶ *SOMATROPINA HUMANA NORDITROPIN (Novo Nordisk), fr.-amp. c/ 12 e 24 UI*

FÁRMACOS INTERFERENTES NO METABOLISMO DA ÁGUA E ELETRÓLITOS

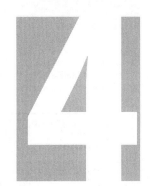

▶ **DIURÉTICOS**
Diuréticos osmóticos
Tiazidas e compostos relacionados
    bendroflumetiazida
    clortalidona
    hidroclorotiazida
Diuréticos conservadores de potássio
    amilorida
    espironolactona
    triantereno
Diuréticos de alça
    bumetanida
    furosemida
    indapamida
    piretanida

▶ **HORMÔNIO ANTIDIURÉTICO E ANÁLOGOS**
    desmopressina
    felipressina

▶ **MINERALOCORTICOIDES**
    fludrocortisona

▶ **FORNECEDORES DE ÁGUA E SAIS MINERAIS**
Água e sais minerais parenterais
    água para injeção
Sais de cálcio
    gliconato de cálcio
Sais de magnésio
    sulfato de magnésio
Sais de potássio
    cloreto de potássio
Sais de sódio
    acetato de sódio
    bicarbonato de sódio
    cloreto de sódio
Fosfatos
    fosfato de potássio
Associações de eletrólitos
Soluções para diálise
Outros sais minerais
Sais para reidratação oral
Sais de cálcio
    carbonato de cálcio
    citrato de cálcio
    cloreto de cálcio
    quelato aminoácido de cálcio

Sais de magnésio
    pidolato de magnésio
Sais de potássio
    cloreto de potássio
Sais de sódio
    bicarbonato de sódio
    citrato de sódio
    cloreto de sódio
    lactato de sódio

▶ **ACIDIFICANTES**

▶ **ALCALINIZANTES**
Soluções alcalinizantes parenterais
Alcalinizantes urinários
    citrato de potássio
Antiácidos orais

▶ **RESINAS PERMUTADORAS DE ÍONS**
    polistirenossulfonato de cálcio

Estes fármacos incluem as seguintes classes: diuréticos, hormônio antidiurético e análogos, mineralocorticoides, fornecedores de água e sais minerais, acidificantes, alcalinizantes e resinas permutadoras de íons.

▶ DIURÉTICOS

Definidos, muitas vezes impropriamente, como substâncias que aumentam o volume urinário, diuréticos são fármacos que atuam primariamente estimulando a excreção de íons Na^+, Cl^- ou HCO_3^-, principais eletrólitos do fluido extracelular. Eles também diminuem a reabsorção tubular, processo que compreende o transporte ativo de eletrólitos e outros solutos da urina tubular para as células tubulares e, a seguir, para o fluido extracelular. São empregados principalmente no alívio de edemas e como coadjuvantes no controle da hipertensão, bem como em outros distúrbios, a saber: insuficiência cardíaca congestiva crônica, insuficiência renal crônica e oligúria aguda, glaucoma, hipercalcemia, urolitíase de cálcio idiopática e diabetes insípido, no qual os tiazídicos manifestam efeito antidiurético.

Levando em consideração o efeito preponderante que produzem, distinguem-se três tipos de diuréticos:
1. Diuréticos propriamente ditos — são os que aumentam apenas a excreção de água e não de eletrólitos;
2. Natriuréticos — são os que aumentam a excreção de sódio;
3. Saluréticos — são os que aumentam a excreção de sódio e cloreto.

De acordo com sua constituição química, os diuréticos clinicamente empregados no Brasil podem ser divididos nas seguintes classes:
1. Pteridinas: triantereno.
2. Espironolactonas esteroides: espironolactona.
3. Sulfonamidas e compostos relacionados: acetazolamida, bumetanida, clopamida, furosemida, indapamida e piretanida.
4. Tiazidas e compostos relacionados: clortalidona e hidroclorotiazida.
5. Compostos diversos: ambufilina, amilorida, carbamida, cloreto de amônio, glicose, manitol e sorbitol.

As xantinas, principalmente teofilina e derivados, também foram usadas como agentes diuréticos. Mas por ser fraca sua atividade diurética e por haver fármacos mais eficientes, seu emprego principal hoje em dia é como broncodilatadores e analépticos.

Os diuréticos mais amplamente usados são geralmente divididos nas seguintes classes: diuréticos osmóticos, tiazidas e compostos relacionados, diuréticos conservadores de potássio e diuréticos de alça. Frequentemente são usados em associações com outros anti-hipertensivos.

▶ Diuréticos osmóticos

Em sua maioria são substâncias de peso molecular baixo, como ureia ou polióis: glicose, manitol e sorbitol. Sem sofrerem nenhuma biotransformação, eles são passivamente filtrados através da cápsula de Bowman nos túbulos renais, de onde não são reabsorvidos.

Estes agentes retêm água em todas as partes dos túbulos, porque têm múltiplos locais e mecanismos de ação.

Os diuréticos osmóticos são usados principalmente para diminuir a pressão intraocular e o volume vítreo antes da cirurgia ocular e para diminuir a pressão intracraniana em neurocirurgia. Com exceção do manitol (e, menos frequentemente, da ureia), não são usados como diuréticos. O manitol está descrito no capítulo 20, seção *Antiglaucomatosos*.

▶ Tiazidas e compostos relacionados

Tiazidas, também chamadas derivados da benzotiazina ou benzotiazidas, são quimicamente dióxidos de benzotiadiazina-7-sulfonamida. Tanto elas quanto os compostos relacionados são saluréticos. Inibem a reabsorção de sódio, cloreto e água. Aumentam a excreção urinária de potássio, magnésio e, em pequena escala, íons bicarbonato. O início de ação da maioria deles ocorre dentro de uma hora após a administração. Todos são ativamente secretados nos túbulos proximais. São quase idênticos em seus efeitos, diferindo somente na duração de ação e doses.

Estes fármacos são usados em descompensação cardíaca, em substituição aos demais agentes diuréticos. Podem provocar hipopotassemia e outros desequilíbrios eletrolíticos, condições passíveis de correção por ingestão de alimentos ricos em potássio, tais como bananas ou suco de laranja. A possibilidade de depleção de potássio também pode ser reduzida ao mínimo pela administração de tiazidas em associações contendo diuréticos conservadores de potássio.

As tiazidas atuam por mecanismos diversos. Seu efeito diurético resulta do aumento da excreção urinária de sódio e água por inibição da reabsorção de sódio nos túbulos distais. O efeito anti-hipertensivo decorre da diminuição da resistência periférica por efeito periférico direto sobre os vasos sanguíneos. O efeito antidiurético resulta da depleção leve de sódio e água. O efeito antiurolítico diminui a excreção urinária de cálcio por ação direta sobre o túbulo distal.

Os diuréticos tiazídicos são absorvidos rapidamente após administração oral. Atravessam a barreira placentária e são excretados no leite. Apresentam várias propriedades em comum, especialmente no que diz respeito às indicações, contraindicações, precauções, efeitos adversos e interações medicamentosas.

Indicações
- tratamento de edema associado com insuficiência cardíaca congestiva, cirrose hepática com ascite, terapia adrenocorticoide e estrogênica e algumas formas de diminuição da função renal, incluindo síndrome nefrótica, glomerulonefrite aguda e insuficiência renal crônica.
- tratamento da hipertensão, quer isolados quer em associação com outros anti-hipertensivos.
- tratamento de diabetes insípido central e nefrogênico.
- profilaxia de cálculos renais contendo cálcio.

Contraindicações
- hipersensibilidade às tiazidas e compostos aparentados.
- anúria ou descompensação renal.
- gravidez.
- lactação, durante o primeiro mês.

Precauções
- deve-se levar em consideração a relação risco/benefício quando existem os seguintes problemas: diabetes melito, gota, hipercalcemia, hipercolesterolemia, hipertrigliceridemia, hiperuricemia, hiponatremia, insuficiência hepática, lactentes ictéricos, lúpus eritematoso, pancreatite, sensibilidade aos diuréticos tiazídicos, simpatectomia.

Efeitos adversos
- desequilíbrio eletrolítico, como alcalose hipoclorêmica, hipopotassemia e hiponatremia.
- agranulocitose, reação alérgica, colecistite ou pancreatite.
- gota ou hiperuricemia.
- insuficiência hepática.
- trombocitopenia.
- diminuição da libido.
- diarreia, anorexia, hipotensão ortostática, sensibilidade aumentada da pele à luz solar.

Interações medicamentosas
- podem aumentar as concentrações de glicose no sangue quando tomados concomitantemente com agentes antidiabéticos orais ou insulina.
- podem aumentar os efeitos dos agentes bloqueadores neuromusculares não despolarizantes.
- podem aumentar o efeito da dopamina.
- podem aumentar os efeitos terapêuticos e tóxicos do lítio.
- amiodarona pode aumentar o risco de arritmias associadas com hipopotassemia.
- anticoagulantes cumarínicos ou indandiônicos podem diminuir seus efeitos.
- anti-inflamatórios não esteroides, especialmente indometacina, podem antagonizar a natriurese e aumentar a atividade da renina plasmática; podem também reduzir o efeito anti-hipertensivo e aumentar o volume urinário; além disso, podem aumentar o risco de falência renal.
- diazóxido pode causar hiperglicemia, hiperuricemia e hipotensão.
- doses altas de fármacos contendo cálcio podem causar hipercalcemia devido à excreção reduzida de cálcio.
- dopamina pode aumentar o efeito diurético.
- glicósidos digitálicos podem aumentar a possibilidade de toxicidade digitálica associada com hipopotassemia e hipomagnesemia.
- outros fármacos que causam hipopotassemia podem aumentar o risco de hipopotassemia grave.
- outros fármacos que produzem hipotensão podem potencializar os efeitos anti-hipertensivos e/ou diuréticos.
- simpatomiméticos podem antagonizar o efeito anti-hipertensivo.

No Brasil são comercializadas as seguintes tiazidas e relacionados: bendroflumetiazida, clortalidona e hidroclorotiazida.

BENDROFLUMETIAZIDA

É diurético tiazídico comercializado no Brasil em associação com a flufenazina.

Farmacocinética
- meia-vida de 8,5 horas.
- início da ação entre 1 e 2 horas.
- duração da ação entre 6 e 12 horas.
- liga-se altamente às proteínas plasmáticas.

Indicações
- tratamento sintomático da síndrome de tensão pré-menstrual.

Doses
- 2,5 mg de bendroflumetiazida associada a 1 mg de cloridrato de flufenazina, iniciando-se 10 dias antes da data provável da menstruação, em dose única diária, pela manhã.

Precauções
- pode produzir testes falso-negativos com fentolamina, fenolsulftaleína e tiramina.

▶ *DISERIN (Apsen), (bendroflumetiazida 2,5 mg + cloridrato de flufenazina 1 mg por comprimido), 20 comprimidos*

CLORTALIDONA

Sua estrutura não é tiazídica, mas a clortalidona apresenta as mesmas ações que os diuréticos tiazídicos.

Farmacocinética
- liga-se muito fortemente à anidrase carbônica nos glóbulos vermelhos.
- meia-vida: normal, 35 a 50 horas.
- início de ação diurética: duas horas.
- atinge o efeito diurético máximo dentro de duas horas.
- a ação diurética dura de 48 a 72 horas.

Doses
- via oral, adultos, 50 a 100 mg uma vez ao dia ou 100 mg em dias alternados ou três vezes por semana; crianças, 2 mg/kg três vezes por semana.

▶ *CLORTALIDONA (Abbott), 42 comprimidos × 25 mg 28 comprimidos × 50 mg*
▶ *CLORTALIDONA (EMS), 60 comprimidos × 12,5 e 25 mg (genérico)*
30 comprimidos × 50 mg (genérico)
▶ *CLORTALIDONA (Neo-Química), 42 comprimidos × 25 mg*
28 comprimidos × 50 e 100 mg
▶ *CLORTALIDONA (Ranbaxy), 42 comprimidos × 12,5 e 25 mg (genérico)*
28 comprimidos × 50 mg (genérico)
▶ *CLORTALIL (Legrand), 28 comprimidos × 50 e 100 mg*
42 comprimidos × 25 mg
▶ *DIUREFLUX (Medquímica), 42, 200, 300 e 500 comprimidos × 25 mg*
28 comprimidos × 50 e 100 mg
▶ *HIGROTON (Novartis), 42 comprimidos × 25 mg*
28 comprimidos × 50 mg
▶ *TALURON (Geolab), 42 comprimidos × 25 e 50 mg*
▶ *TEUTO CLORTALIDONA (Teuto-Brasileiro), 40 comprimidos × 25 mg*

Associações
▶ *ABLOK PLUS (Biolab Sanus), (clortalidona 12,5 mg + atenolol 50 mg por comprimido), 30 comprimidos (clortalidona 25 mg + atenolol 100 mg por comprimido), 30 comprimidos*
▶ *ATENORESE 50/12,5 (Hexal), (clortalidona 12,5 mg + atenolol 50 mg por comprimido), 30 comprimidos*
▶ *ATENORESE 100/25 (Hexal), (clortalidona 25 mg + atenolol 100 mg por comprimido), 30 comprimidos*
▶ *ATENORIC (Neo-Química), (clortalidona 25 mg + atenolol 100 mg por comprimido), 28 comprimidos*
▶ *DIUPRESS (Eurofarma), (clortalidona 50 mg + cloridrato de amilorida 5 mg por comprimido), 20 comprimidos*

- *HIGROTON-RESERPINA (Novartis), (clortalidona 50 mg + reserpina 0,25 mg por comprimido), 20 comprimidos*
- *TENORETIC (AstraZeneca), (clortalidona 12,5 mg + atenolol 50 mg por comprimido), 28 comprimidos*
- *TENORETIC (AstraZeneca), (clortalidona 25 mg + atenolol 100 mg por comprimido), 28 comprimidos*

HIDROCLOROTIAZIDA

Corresponde à di-hidroclorotiazida.

Farmacocinética
- meia-vida: normal, 15 horas.
- início de ação diurética: 2 horas.
- atinge efeito diurético máximo dentro de 4 horas.
- a ação diurética dura de 6 a 12 horas.

Doses
- via oral, adultos, inicialmente 25 a 200 mg uma ou duas vezes ao dia por vários dias; dose de manutenção, 25 a 100 mg ao dia; crianças, 2 mg/kg ao dia em duas doses; lactentes de menos de 6 meses, até 3 mg/kg diariamente em duas doses.

- *CLORANA (Sanofi-Synthélabo), 30 comprimidos × 25 mg*
  20 comprimidos × 50 mg
- *DIUREPINA (Prodotti), 20 comprimidos × 50 mg*
- *DIUREZIN (Cazi), 20 comprimidos × 25 e 50 mg*
- *DIURIX (Teuto-Brasileiro), 20 comprimidos × 25 e 50 mg*
- *DRENOL (Pharmacia Brasil), 30 comprimidos × 50 mg*
- *HIDROCLOROTIAZIDA (Biosintética), 10, 20 e 500 comprimidos × 50 mg*
- *HIDROCLOROTIAZIDA (Braskap), 10 e 500 comprimidos × 50 mg*
- *HIDROCLOROTIAZIDA (Davidson), 20 comprimidos × 25 e 50 mg*
- *HIDROCLOROTIAZIDA (EMS), 30 comprimidos × 25 mg (genérico)*
  20 comprimidos × 50 mg (genérico)
- *HIDROCLOROTIAZIDA (Funed), 500 comprimidos × 50 mg*
- *HIDROCLOROTIAZIDA (Furp), 500 comprimidos × 50 mg*
- *HIDROCLOROTIAZIDA (Hipolabor), 20 e 100 comprimidos × 50 mg*
- *HIDROCLOROTIAZIDA (Ima), 20 e 200 comprimidos × 50 mg*
- *HIDROCLOROTIAZIDA (Infabra), 20 comprimidos × 50 mg*
- *HIDROCLOROTIAZIDA (Lafepe), 500 comp. × 50 mg*
- *HIDROCLOROTIAZIDA (Neo-Química), 20 comprimidos × 50 mg*
  50 comprimidos × 50 mg
- *HIDROCLOROTIAZIDA (Neovita), 20 comprimidos × 50 mg*
- *HIDROCLOROTIAZIDA (Sanval), 20 e 500 comprimidos × 50 mg*
- *HIDROCLOROTIAZIDA (Sedabel), 20 comprimidos × 50 mg*
- *HIDROCLOROTIAZIDA (Teuto-Brasileiro), 20 comprimidos × 25 e 50 mg*
- *HIDROCLOROTIAZIDA (Vital Brazil), 10 e 500 comprimidos × 50 mg*
- *HIDROFLUX (Medquímica), 20, 200, 300 e 500 comprimidos × 50 mg*

HIDROCLOROTIAZIDA + ENALAPRIL
- *ATENS-H (Farmasa), (25 mg + 10 mg), 30 comprimidos*
- *CORRENITEC (Merck, Sharp & Dohme), (12,5 mg + 20 mg), 30 comprimidos*
- *EUPRESSIN-H (Biosintética), (25 mg + 10 mg), 30 comprimidos*
- *EUPRESSIN-H (Biosintética), (12,5 mg + 20 mg), 30 comprimidos*

Outras associações
- *ADELFAN-ESIDREX (Novartis), (hidroclorotiazida 10 mg + di-hidralazina 10 mg + reserpina 0,1 mg por comprimido), 20 comprimidos*
- *ALDAZIDA 50 (Biolab), (hidroclorotiazida 50 mg + espironolactona 50 mg por comprimido), 20 comprimidos*
- *HYDROMET (Prodome), (hidroclorotiazida 15 mg + metildopa 250 mg por comprimido), 30 comprimidos*
- *HYDROMET (Prodome), (hidroclorotiazida 25 mg + metildopa 250 mg por comprimido), 30 comprimidos*
- *IGUASSINA (Zambon), (hidroclorotiazida 50 mg + triantereno 50 mg por comprimido), 20 comprimidos*
- *LOPRIL-D (Bristol-Myers Squibb), (hidroclorotiazida 25 mg + captopril 50 mg por comprimido), 16 e 30 comprimidos*
- *MODURETIC (Prodome), (hidroclorotiazida 50 mg + cloridrato de amilorida 5 mg por comprimido), 30 comprimidos*
- *SELOPRESS (Astra), (hidroclorotiazida 12,5 mg + tartarato de metoprolol 100 mg por comprimido), 20 comprimidos*
- *TENADREN (Sigma Pharma), (hidroclorotiazida 25 mg + cloridrato de propranolol 40 mg por comprimido), 30 comprimidos*
- *TENADREN (Sigma Pharma), (hidroclorotiazida 25 mg + cloridrato de propranolol 80 mg por comprimido), 30 comprimidos*

▶ Diuréticos conservadores de potássio

São fármacos que produzem natriurese leve, promovendo a excreção de sódio e conservando o potássio por diminuir a reabsorção de sódio e a secreção de potássio no duto coletor. No Brasil são comercializados os seguintes: 1) agentes de ação direta: amilorida e triantereno; 2) antagonista da aldosterona: espironolactona.

Por serem diuréticos fracos, são geralmente utilizados em associação com os tiazídicos ou os diuréticos de alça. Essa associação reduz a excreção de potássio, diminui a incidência de hipopotassemia e pode ter efeito diurético aditivo. Visto que a hipopotassemia predispõe à toxicidade digitálica, essa associação é especialmente útil em pacientes digitalizados.

Como regra geral, os diuréticos poupadores de potássio não devem ser tomados por diabéticos, porque estes pacientes estão sujeitos à hiperpotassemia, que pode ser fatal.

Contraindicações
- hipersensibilidade aos diuréticos conservadores de potássio.
- hiperpotassemia.
- gravidez.
- lactação.

Precauções
- deve-se levar em consideração a relação risco/benefício quando existem os seguintes problemas médicos: anúria, diabetes melito, hiponatremia, insuficiências hepática ou renal, nefropatia diabética, predisposição à acidose metabólica ou respiratória.
- exige-se cautela quando empregados em pacientes gravemente doentes e naqueles que têm volumes urinários relativamente pequenos.
- recomenda-se tomar junto com as refeições ou depois delas.

Efeitos adversos
- agranulocitose, reação alérgica, anafilaxia, hiperpotassemia.

Interações medicamentosas
- podem diminuir os efeitos dos anticoagulantes cumarínicos ou indandiônicos ou da heparina.
- fármacos anti-inflamatórios não esteroides, especialmente indometacina, podem reduzir seus efeitos anti-hipertensivos; além disso, podem aumentar o risco de insuficiência cardíaca.
- fármacos anti-inflamatórios não esteroides, especialmente indometacina, betabloqueadores, captopril, ciclosporina, outros diuréticos conservadores de potássio, enalapril, heparina, leite com pouco sal, lisinopril, medicamentos contendo potássio, sangue de bancos de sangue, suplementos de potássio ou substâncias que contêm altos teores de potássio ou substitutos do sal tendem a promover acúmulo de potássio sérico e resultar em hiperpotassemia, sobretudo em pacientes com insuficiência renal.
- outros fármacos que produzem hipotensão podem potencializar seus efeitos anti-hipertensivos e/ou diuréticos.
- lítio pode provocar toxicidade do lítio por reduzir a depuração renal.
- simpatomiméticos podem reduzir seus efeitos anti-hipertensivos.

AMILORIDA

Corresponde a um derivado aminado da cloropirazinamida. Exerce efeitos diurético, anti-hipertensivo e anti-hipopotassêmico. Normalmente é usada em associação com outro diurético, para prevenir hipopotassemia. Utilizada na forma de cloridrato.

Farmacocinética
- incompletamente absorvida (15 a 20%) do trato gastrintestinal; a velocidade da absorção é aumentada após quatro horas de jejum.
- liga-se fracamente às proteínas.
- não sofre biotransformação.
- meia-vida: seis a nove horas.
- início da ação diurética: dentro de duas horas.
- atinge a concentração máxima em três a quatro horas.
- o efeito diurético máximo manifesta-se em seis a dez horas.
- a ação diurética dura 24 horas.
- é eliminada pela urina (20 a 50%), na forma inalterada, e pelas fezes (40%), na forma íntegra.

Indicações
- adjuvante no controle de estados edematosos, como insuficiência cardíaca congestiva, síndrome nefrótica e edema idiopático.

- adjuvante no tratamento da hipertensão.
- prevenção e tratamento de hipopotassemia.

ASSOCIAÇÕES
- AMILORID (Neo-Química), (cloridrato de amilorida 5 mg + hidroclorotiazida 50 mg por comprimido), 30 comprimidos
- AMIRETIC (Biolab-Sanus), (cloridrato de amilorida 5 mg + hidroclorotiazida 50 mg por comprimido), 30 comprimidos
- CLORIDRATO DE AMILORIDA + HIDROCLOROTIAZIDA (Biosintética), (cloridrato de amilorida 5 mg + hidroclorotiazida 50 mg por comprimido), comprimidos (genérico)
- CLORIDRATO DE AMILORIDA + HIDROCLOROTIAZIDA (EMS), (cloridrato de amilorida 2,5 ou 5 mg + hidroclorotiazida 25 ou 50 mg, respectivamente, por comprimido), comprimidos (genérico)
- CLORIDRATO DE AMILORIDA + HIDROCLOROTIAZIDA (Ranbaxy), (cloridrato de amilorida 2,5 ou 5 mg + hidroclorotiazida 25 ou 50 mg, respectivamente, por comprimido), comprimidos (genérico)
- DIUPRESS (Eurofarma), (cloridrato de amilorida 5 mg + clortalidona 50 mg por comprimido), 20 comprimidos
- DIURISA (Eurofarma), (cloridrato de amilorida 10 mg + furosemida 40 mg por comprimido), 20 comprimidos
- MODURETIC 50/5 (Prodome), (cloridrato de amilorida 5 mg + hidroclorotiazida 50 mg por comprimido), 30 comprimidos
- MODURETIC 25/2,5 (Prodome), (cloridrato de amilorida 2,5 mg + hidroclorotiazida 25 mg por comprimido), 30 comprimidos

ESPIRONOLACTONA

Corresponde à lactona de um esteroide estruturalmente análogo à aldosterona. Atua por antagonismo competitivo à aldosterona, potente mineralocorticoide endógeno.

Exerce efeitos diurético, anti-hipertensivo, antagonista da aldosterona, adjuvante diagnóstico, anti-hipopotassêmico.

É usada em associação com outros diuréticos, para diminuir a excreção de potássio.

FARMACOCINÉTICA
- após administração oral, é bem absorvida; a presença de alimento intensifica a absorção.
- sofre biotransformação hepática extensa e rápida, dando 25 a 30% de canrenona, metabólito ativo; durante administração prolongada, este metabólito pode chegar a 79%.
- a canrenona liga-se extensamente (98%) às proteínas plasmáticas.
- meia-vida da canrenona: 13 a 24 horas (média de 19 horas) quando administrada uma ou duas vezes ao dia; nove a 16 horas (média de 12,5 horas) quando administrada quatro vezes ao dia.
- duração da ação diurética: dois a três dias, com doses múltiplas.
- excretada no leite.
- ela e seus metabólitos podem atravessar a barreira placentária.
- eliminada na forma de metabólitos, principalmente pela urina (menos de 10% na forma íntegra) e pela via biliar/fecal.

INDICAÇÕES
- adjuvante no controle de estados edematosos, como insuficiência cardíaca congestiva, síndrome nefrótica e edema idiopático.
- adjuvante no tratamento da hipertensão.
- diagnóstico e tratamento de hiperaldosteronismo primário.
- profilaxia e tratamento de hipopotassemia.
- tratamento de síndrome de ovário policístico.
- tratamento de hirsutismo feminino.

DOSES
- via oral, adultos, 50 a 100 mg ao dia; crianças, 1 mg/kg três vezes ao dia.

EFEITOS ADVERSOS
- os já citados.
- anormalidades menstruais e sensibilidade da mama.
- ginecomastia.
- diminuição da libido e impotência.
- galactorreia.

INTERAÇÕES MEDICAMENTOSAS
- as já citadas.
- pode aumentar a meia-vida da digoxina.

- ALDACTONE (Pfizer), 30 comprimidos × 25 e 50 mg
  16 comprimidos × 100 mg
- ESPIRONOLACTONA (EMS), 30 comprimidos × 25 e 50 mg (genérico)
  15, 16 e 30 comprimidos × 100 mg (genérico)
- ESPIRONOLACTONA (Germed), 30 comprimidos × 25 e 50 mg (genérico)
  15, 16 e 30 comprimidos × 100 mg (genérico)
- SPIROCTAN (Biolab-Sanus), 30 comprimidos × 25 mg
  20 comprimidos × 100 mg

ASSOCIAÇÕES
- ALDAZIDA (Pfizer), (espironolactona 50 mg + hidroclorotiazida 50 mg por comprimido), 30 comprimidos
- LASILACTONA (Aventis Pharma), (espironolactona 100 mg + furosemida 20 mg por cápsula), 30 cáps.

TRIANTERENO

É fenilpteridinotriamina. Portanto, aparentado ao ácido fólico. Interfere com a reabsorção de sódio e potássio e secreção de íon hidrogênio no túbulo coletor cortical por ação direta. É administrado em associação com tiazídico ou diurético de alça.

FARMACOCINÉTICA
- é rápida mas incompletamente (30 a 70%) absorvido do trato gastrintestinal.
- a ligação às proteínas é moderada (67%).
- sofre biotransformação hepática.
- meia-vida: nos pacientes normais, 90 a 120 minutos; nos pacientes anúricos, 10 horas. Alguns metabólitos ativos têm meia-vida normal de até 12 horas; a meia-vida terminal é de cinco a sete horas.
- atinge a concentração máxima em duas a quatro horas.
- início de ação diurética: duas a quatro horas, com dose única.
- atinge o efeito diurético máximo em um a vários dias, com doses múltiplas.
- a ação diurética dura sete a nove horas, com dose única.
- é eliminado primariamente pela via biliar/fecal; a via secundária é a renal.

INDICAÇÕES
- as mesmas da amilorida.

CONTRAINDICAÇÕES
- as já citadas.
- hiperuricemia ou gota.
- nefrolitíase.

EFEITOS ADVERSOS
- os já citados.
- nefrolitíase, megaloblastose, fotossensibilidade, trombocitopenia.

INTERAÇÕES MEDICAMENTOSAS
- as já citadas.
- pode aumentar o ácido úrico no sangue e antagonizar alopurinol, colchicina ou probenecida.
- pode antagonizar os agentes antidiabéticos ou insulina por aumentar as concentrações de glicose no sangue.
- pode atuar como antagonista de folatos.

ASSOCIAÇÕES
- DIURANA (Sanofi-Synthélabo), (triantereno 50 mg + furosemida 40 mg por comprimido), 20 comprimidos
- IGUASSINA (Zambon), (triantereno 50 mg + hidroclorotiazida 50 mg por comprimido), 20 comprimidos

▶ Diuréticos de alça

Também chamados diuréticos de alta eficácia e saluréticos potentes, estes fármacos inibem a reabsorção de sódio e cloreto não somente nos túbulos proximais e distais, mas também no ramo ascendente da alça de Henle. A este último local de ação se deve sua alta eficácia como diuréticos.

O seu efeito anti-hipertensivo se deve à redução na resistência periférica ao fluxo sanguíneo.

O seu efeito anti-hipercalcêmico resulta do aumento na excreção urinária do cálcio.

INDICAÇÕES
- tratamento de edema associado com insuficiência cardíaca congestiva, cirrose hepática e doença renal (inclusive síndrome nefrótica).
- adjuvantes no tratamento de edema pulmonar agudo.
- tratamento de hipertensão leve a moderada, geralmente em associação com outros agentes anti-hipertensivos, e como adjuvantes no tratamento de crise hipertensiva.
- tratamento de hipercalcemia.

CONTRAINDICAÇÕES
- sensibilidade aos diuréticos de alça ou às sulfonamidas.
- gravidez.

PRECAUÇÕES
- deve ser levada em consideração a relação risco/benefício quando existem os seguintes problemas médicos: anúria, diabetes melito, gota, hiperuricemia, infarto agudo do miocárdio, insuficiência da função auditiva, insuficiência da função hepática (inclusive cirrose e ascite), insuficiência da função renal grave, pancreatite, sensibilidade ao diurético prescrito.
- recomenda-se cautela a pacientes que correm risco se ocorrer hipopotassemia, inclusive os que tomam

digitálicos e diuréticos e aqueles com arritmias ventriculares, cirrose hepática e ascite, certos estados diarreicos, estados de excesso de aldosterona com função renal normal, insuficiência cardíaca congestiva, lúpus eritematoso, nefropatia por perda de potássio.

Efeitos adversos
- exantema, hematúria, desequilíbrio eletrolítico, hemorragia gastrintestinal, gota, disfunção hepática.
- agranulocitose, leucopenia, trombocitopenia.
- ototoxicidade, pancreatite, xantopsia.
- anorexia, náusea, vômito, diarreia.
- hipotensão ortostática, distúrbio do sono, perturbação estomacal.
- vertigem, cefaleia, visão obscurecida, tontura.
- hiperuricemia, hipocloremia, hipopotassemia, azotemia, hiperglicemia, hiponatremia.

Interações medicamentosas
- podem diminuir os efeitos dos anticoagulantes cumarínicos ou indandiônicos, estreptoquinase, heparina ou uroquinase.
- fármacos anti-inflamatórios não esteroides, especialmente indometacina, podem reduzir seus efeitos natriuréticos e anti-hipertensivos.
- podem intensificar o bloqueio dos agentes bloqueadores neuromusculares não despolarizantes.
- podem aumentar a possibilidade de toxicidade digitálica associada com hipopotassemia e hipomagnesemia quando administrados concomitantemente com glicósidos digitálicos.
- podem aumentar o risco de hipopotassemia grave quando administrados junto com outros fármacos causadores desse efeito.
- podem aumentar os efeitos terapêuticos e tóxicos do lítio.
- podem aumentar o potencial para ototoxicidade e nefrotoxicidade de outros fármacos ototóxicos ou nefrotóxicos.
- álcool e outros fármacos produtores de hipotensão podem potencializar seus efeitos hipotensivos e/ou diuréticos.
- amiodarona pode aumentar o risco de arritmias associadas com hipopotassemia.
- anfotericina B parenteral pode aumentar o potencial para ototoxicidade e nefrotoxicidade.
- cisplatina pode aumentar o potencial para ototoxicidade.
- inibidores da enzima conversora da angiotensina (como captopril, enalapril e lisinopril) podem causar hipotensão súbita e grave dentro das primeiras cinco horas.
- simpatomiméticos podem reduzir os seus efeitos anti-hipertensivos.

Os diuréticos de alça comercializados no Brasil, todos contendo o grupo sulfonamídico, são: bumetanida, furosemida, indapamida e piretanida.

BUMETANIDA
É derivado aminado do ácido fenoxissulfamoilbenzoico.

Farmacodinâmica
- anti-hipertensivo, diurético.

Farmacocinética
- administrada por via oral, é quase completamente absorvida do trato gastrintestinal; a absorção é provavelmente reduzida em pacientes com intestino edematoso causado por insuficiência cardíaca congestiva ou síndrome nefrótica; nestes pacientes pode ser preferível a administração parenteral.
- a ligação a proteínas é muito alta (94 a 96%).
- biodisponibilidade: 95%.
- sofre biotransformação hepática limitada produzindo metabólitos inativos.
- volume de distribuição: 12 a 35 L.
- meia-vida: 1 a 1,5 hora.
- início da ação diurética: via oral, 30 a 60 minutos; via intravenosa, dentro de minutos.
- atinge o efeito diurético máximo: via oral, uma a duas horas; via intravenosa, 15 a 30 minutos.
- duração da ação diurética: via oral, quatro horas com dose usual (1 a 2 mg) e quatro a seis horas com doses mais elevadas; via intravenosa, 3,5 a quatro horas.
- eliminada principalmente (81%; 43% na forma íntegra) pela urina; 2% são excretados pela via biliar/fecal.

Doses
- vias oral ou parenteral, 0,5 a 2 mg por dia como tomada única; a dose poderá ser aumentada se necessário; não se determinou a dose infantil.

▶ BURINAX (Sintofarma), 20 comprimidos × 1 mg
5 e 50 amp. de 2 mL c/ 0,5 mg

FUROSEMIDA
É derivado do ácido sulfamoilantranílico.

Farmacodinâmica
- anti-hipertensivo, diurético.

Farmacocinética
- administrada por via oral, cerca de 60 a 70% de uma dose são absorvidos; o alimento pode retardar a velocidade de absorção, mas não parece alterar a biodisponibilidade do efeito diurético. A absorção é reduzida a 43 a 46% em pacientes com doença renal na fase terminal e é provavelmente reduzida em pacientes com intestino edematoso causado por insuficiência cardíaca congestiva ou síndrome nefrótica; nestes pacientes pode ser preferível a administração parenteral.
- a ligação às proteínas, quase totalmente à albumina, é muito alta (91 a 99%), sendo reduzida nos pacientes com uricemia e nefrose.
- biodisponibilidade: 60 a 69% em pacientes normais e 43 a 46% em pacientes com insuficiência renal.
- sofre biotransformação hepática.
- meia-vida: variação ampla entre indivíduos; nos pacientes normais, 1/2 a uma hora; nos pacientes anúricos, 75 a 155 minutos; nos pacientes com insuficiência renal e hepática, 11 a 20 horas; nos recém-nascidos, as meias-vidas são prolongadas.
- início da ação diurética: via oral, 20 a 60 minutos; via intravenosa, cinco minutos.
- atinge o efeito diurético máximo: via oral, uma a duas horas; via intravenosa, minutos.
- duração da ação diurética: via oral, seis a oito horas; via intravenosa, duas horas.
- atravessa a barreira placentária.
- eliminada principalmente (88%) pela urina, na forma íntegra; 12% são excretados pela via biliar/fecal. Em pacientes com insuficiência renal grave, a depuração renal é reduzida.

Doses
- via oral, adultos, inicialmente 20 a 80 mg como tomada única, aumentando-se a dose com 20 a 40 mg em intervalos de seis a oito horas, até que se obtenha a resposta desejada.
- vias intramuscular ou intravenosa, adultos, 20 a 40 mg como tomada única, ajustando-se a dose de acordo com a resposta do paciente.

Interações medicamentosas
- as já citadas.
- probenecida aumenta sua concentração sérica por inibir a secreção tubular renal ativa.

▶ CLOSENID (Ducto), 40 comprimidos × 40 mg
50 amp. de 2 mL com 20 mg/mL (solução injetável)
▶ FUROSEMIDA (Ariston), 20 e 100 comprimidos × 40 mg
▶ FUROSEMIDA (Biosintética), 30 comprimidos × 40 mg (genérico)
▶ FUROSEMIDA (Bunker), 20 comprimidos × 40 mg
▶ FUROSEMIDA (Cibran), 100 comprimidos × 40 mg
50 amp. de 2 mL c/ 10 mg/mL
▶ FUROSEMIDA (Cinfa), 30 comprimidos × 40 mg (genérico)
▶ FUROSEMIDA (Delta), 20 comprimidos × 40 mg
▶ FUROSEMIDA (EMS), 100 amp. de 2 mL c/ 10 mg/mL (genérico)
▶ FUROSEMIDA (Funed), 500 comprimidos × 40 mg
▶ FUROSEMIDA (Furp), 500 comprimidos × 400 mg
50 amp. de 2 mL c/ 20 mg (solução injetável)
▶ FUROSEMIDA (Geyer), 100 comprimidos × 40 mg
100 amp. de 2 mL c/ 20 mg
▶ FUROSEMIDA (Halex Istar), amp. de 2 mL c/ 10 mg/mL
▶ FUROSEMIDA (Hypofarma), 100 amp. de 2 mL × 10 mg/mL (genérico)
▶ FUROSEMIDA (Infabra), 20 comprimidos × 40 mg
▶ FUROSEMIDA (Lafepe), 500 comp. × 40 mg
▶ FUROSEMIDA (Neovita), 20 comprimidos × 40 mg
fr. de 120 mL × 100 mg/mL
5 e 50 amp. de 2 mL c/ 20 mg
▶ FUROSEMIDA (Sanval), 20 comprimidos × 40 mg
▶ FUROSEMIDA (Teuto-Brasileiro), 20, 100 e 300 comprimidos × 40 mg (genérico)
50 amp. de 2 mL × 10 mg/mL (genérico)
▶ FUROSEMIDA (Vital Brazil), 10 e 500 comprimidos × 40 mg
50 amp. de 2 mL c/ 10 mg/mL
▶ FUROSEMIDA 40 MG (Quimioterapia), 20 comprimidos × 40 mg
▶ FUROSEMIDE (Medley), 20 comprimidos × 40 mg
▶ FURSEMIDA (Legrand), 20 comprimidos × 40 mg
▶ LASIX (Aventis Pharma), 20 comprimidos × 40 mg
5 amp. de 10 mL c/ 10 mg
▶ LASIX LONG (Aventis Pharma), 30 cáps. × 60 mg
▶ NEOSEMID (Neo-Química), 20 comprimidos × 40 mg
▶ ROVELAN-SIMPLES (EMS), 20 comprimidos × 40 mg
50 e 100 amp. de 2 mL c/ 10 mg/mL

Associações
▶ DIURANA (Sanofi-Synthélabo), (furosemida 40 mg + triantereno 50 mg por comprimido), 20 comprimidos
▶ DIURISA (Eurofarma), (furosemida 40 mg + cloridrato de amilorida 10 mg por comprimido), 20 comprimidos
▶ FUROSEMIDE COMPOSTO (Medley), (furosemida 40 mg + cloreto de potássio 50 mg por comprimido), 20 comprimidos
▶ HIDRION (Gross), (furosemida 40 mg + cloreto de potássio 100 mg por comprimido), 20 e 30 comprimidos

14.6 FÁRMACOS INTERFERENTES NO METABOLISMO DA ÁGUA E ELETRÓLITOS

▸ LASILACTONA (Aventis Pharma), (furosemida 20 mg + espironolactona 100 mg por cápsula), 30 cáps.

INDAPAMIDA

É derivado da indolinilsulfamoilbenzamida.

Farmacodinâmica
- anti-hipertensivo, diurético.

Farmacocinética
- administrada por via oral, é rápida e completamente absorvida do trato gastrintestinal.
- a ligação às proteínas plasmáticas é alta (71 a 79%).
- sofre extensa biotransformação hepática.
- meia-vida: no sangue total, cerca de 14 horas; terminal de excreção da reatividade total da indapamida marcada com carbono 14, 26 horas.
- início da ação anti-hipertensiva: uma a duas semanas, com doses múltiplas.
- atinge a concentração plasmática máxima entre uma e duas horas após a administração oral de 5 mg. A formulação de liberação prolongada leva a uma diminuição da $C_{máx}$ de 25% para uma dose de 1,5 mg.
- atinge o efeito anti-hipertensivo máximo: dose única, aproximadamente 24 horas; doses múltiplas, oito a 12 semanas.
- a duração da ação diurética é de 24 horas; a anti-hipertensiva, de até oito semanas, com doses múltiplas.
- eliminada principalmente (70%) pela urina, 7% na forma íntegra; 23% são excretados pela via gastrintestinal (inclusive biliar).

Doses
- via oral, adultos, 1,5 mg ao dia.

▸ FLUX SR (Biolab), 15, 30 e 300 comprimidos × 1,5 mg
▸ INDAPAMIDA (Apotex), 15 e 30 comprimidos × 2,5 mg (genérico)
▸ INDAPEN SR (Torrent), 30 comprimidos × 1,5 mg
▸ NATRILIX SR (Servier), 30 comprimidos de liberação prolongada × 1,5 mg

Associação
▸ COVERSYL SR, ver perindopril

PIRETANIDA

Corresponde ao ácido fenoxipirrolidinilsulfamoilbenzoico.

Farmacodinâmica
- anti-hipertensivo, diurético.

Farmacocinética
- administrada por via oral, é quase completamente absorvida.
- liga-se extensivamente às proteínas plasmáticas.
- duração do efeito anti-hipertensivo: cerca de 24 horas.
- a diminuição da pressão arterial inicia-se lenta e suavemente durante uma a duas semanas.

Doses
- via oral, 6 a 12 mg ao dia; as cápsulas devem ser ingeridas inteiras, sem mastigar, após o desjejum ou outra refeição; a segunda cápsula não deve ser tomada à noite, devido ao efeito diurético; dose de manutenção, 6 mg ao dia.

▸ ARELIX (Aventis Pharma), 20 cáps. × 6 mg

▶ HORMÔNIO ANTIDIURÉTICO E ANÁLOGOS

O hormônio antidiurético natural é a vasopressina. No Brasil são comercializados dois de seus análogos sintéticos: desmopressina e felipressina.

DESMOPRESSINA

Corresponde à vasopressina desaminoarginina.

Seu efeito antidiurético deve-se ao aumento da reabsorção da água nos rins, resultante do aumento da permeabilidade celular dos dutos coletores, o que acarreta aumento na osmolalidade da urina com diminuição concomitante na eliminação urinária.

Julga-se que o efeito anti-hemorrágico se deve ao aumento no fator coagulante VIII (fator anti-hemofílico) e da atividade do fator de Willebrand, bem como o possível efeito sobre a parede do vaso sanguíneo.

Usada na forma de acetato. No Brasil só é comercializada a solução intranasal.

Farmacodinâmica
- antidiurético, anti-hemorrágico.

Farmacocinética
- administrada por via intranasal, 10 a 20% são absorvidos da mucosa nasal.
- sofre biotransformação renal.
- meia-vida bifásica: rápida, 7,8 minutos; lenta, 75,5 minutos.
- início da ação diurética, via intranasal: dentro de uma hora.
- início da ação anti-hemorrágica, via intravenosa: dentro de minutos.
- atinge o efeito máximo: antidiurético, via intranasal, uma a cinco horas; anti-hemorrágico, via intravenosa, 15 a 30 minutos.
- duração da ação: diurética, via intranasal, variável, seis a 24 horas; anti-hemorrágica, via intravenosa, três a 24 horas.
- excretada pelo leite.

Indicações
- tratamento de diabetes insípido.
- diagnóstico do diabetes insípido central.
- teste de função renal.
- tratamento de enurese noturna primária.
- tratamento de hemofilia A ou doença de von Willebrand.

Doses
- via intravenosa, adultos, inicialmente 0,01 mg na hora de deitar, podendo-se aumentar a dose, se necessário; a dose de manutenção é 0,001 a 0,004 mg por dia, administrada em uma, duas ou três tomadas. Crianças de três meses a 12 anos, 0,005 mg na hora de deitar, podendo-se aumentar a dose, se necessário; a dose de manutenção é 0,005 a 0,03 mg por dia.

Contraindicações
- hipersensibilidade à desmopressina.
- gravidez.

Precauções
- deve-se levar em consideração a relação risco/benefício quando existem os seguintes problemas médicos: congestão nasal, doença arterial coronariana, doença cardiovascular hipertensiva, infecção das vias respiratórias superiores, rinite alérgica, sensibilidade à desmopressina.

Efeitos Adversos
- hipertensão leve, hiponatremia.
- cefaleia, náusea, congestão nasal, rinite, cólicas abdominais, dor vulvar.

Interações Medicamentosas
- carbamazepina, clorpropamida ou clofibrato podem potencializar o seu efeito antidiurético.
- lítio ou norepinefrina podem diminuir o seu efeito antidiurético.

▸ ACETATO DE DESMOPRESSINA (Bergamo), fr.-aerossol de 2,5 e 5 mL com 0,1 mg/mL (aerossol nasal), (genérico)
▸ DDAVP (Ferring), fr. de 2,5 mL c/ 0,1 mg/mL
▸ ENCRISE (Biolab), 10 amp. de 1 mL com 20 U/mL (solução injetável)

FELIPRESSINA

Corresponde à vasopressina fenilalaninalisina.

Em nosso meio só é comercializada na forma de associações, usadas como anestésicos.

Associações
▸ CITANEST 3% COM OCTAPRESSIN (AstraZeneca), (felipressina 0,03 UI + cloridrato de prilocaína 30 mg por mL), 50 tubetes de 1,8 mL
▸ CITOCAÍNA (Cristália), (felipressina 0,03 UI + cloridrato de prilocaína 50 mg por mL), 100 e 500 tubetes de 1 mL

▶ MINERALOCORTICOIDES

São esteroides que apresentam potentes efeitos mineralocorticoides e fracos ou moderados efeitos glicocorticoides. São usados tanto na terapia de reposição quanto no tratamento de muitos quadros clínicos.

O único comercializado no Brasil é a fludrocortisona.

FLUDROCORTISONA

É derivado fluorado da cortisona. Não é adequada para uso como anti-inflamatório. Por exercer efeitos mineralocorticoides muito potentes e glicocorticoides moderados, é útil para terapia de reposição mineralocorticoide.

Usada na forma de acetato.

Farmacodinâmica
- mineralocorticoide, anti-hipotensivo, auxiliar de diagnóstico.

Farmacocinética
- administrada por via oral, liga-se altamente às proteínas.
- sofre biotransformação hepática e renal.
- meia-vida plasmática: 3,5 horas.
- meia-vida biológica: 18 a 36 horas.
- duração da ação: um a dois dias.

- excretada pela urina, a maior fração na forma de metabólitos inativos.

Indicações
- tratamento de insuficiência adrenocortical crônica primária, como terapia de reposição parcial.
- tratamento de hipotensão ortostática idiopática, em conjunto com ingestão aumentada de sódio.
- tratamento de síndrome adrenogenital perdedora de sódio.
- tratamento e auxiliar de diagnóstico da acidose tubular renal do tipo IV associada com hipoaldosteronismo hiporreninêmico.

Doses
- via oral, adultos, para insuficiência adrenocortical crônica, 0,05 a 0,1 mg diariamente, aumentada até 0,2 mg ao dia; para formas perdedoras da síndrome adrenogenital congênita, inicialmente, até 0,2 mg diariamente; esta pode ser gradualmente reduzida para 0,05 a 0,1 mg ao dia; para hipotensão ortostática idiopática, 0,05 a 0,2 mg por dia. Crianças, 0,05 a 0,1 mg por dia.

Contraindicações
- hipersensibilidade à fludrocortisona.
- gravidez.
- lactação.
- doença cardíaca.
- hipertensão ou edema periférico.
- insuficiência cardíaca congestiva.
- insuficiência renal, exceto a pacientes com acidose tubular renal do tipo IV.

Precauções
- deve-se administrar um glicocorticoide apropriado, como cortisona (10 a 37,5 mg) ou hidrocortisona (10 a 30 mg) por dia quando a fludrocortisona é usada no tratamento de insuficiência adrenocortical ou formas perdedoras de sódio da síndrome adrenogenital.
- poderá ser necessária a administração concomitante de um diurético quando se utilizar a fludrocortisona no tratamento de acidose tubular renal do tipo IV, sobretudo em pacientes que sofrem de hipertensão, insuficiência cardíaca congestiva ou insuficiência renal.
- deve-se levar em consideração a relação risco/benefício em pacientes que apresentam um ou mais dos seguintes problemas médicos: glomerulonefrite aguda, hipertireoidismo, hipotireoidismo, insuficiência hepática, nefrite crônica.

Efeitos Adversos
- hipertensão, edema periférico, hipopotassemia.
- ginecomastia em rapazes adolescentes.
- anafilaxia generalizada.
- insuficiência cardíaca congestiva.
- cefaleia, tontura.

Interações Medicamentosas
- fenitoína e rifampicina aumentam sua 6-β-hidroxilação, o que poderá exigir aumento da dose.
- glicósidos digitálicos podem aumentar o risco de arritmias cardíacas ou de intoxicação digitálica.
- fármacos que causam hipopotassemia podem aumentar o risco de hipopotassemia.
- fármacos ou alimentos que contêm sódio podem causar hipernatremia, edema e elevação da pressão arterial potencialmente grave.

▶ *FLORINEFE (Bristol-Myers Squibb), 100 comprimidos × 0,1 mg*

FORNECEDORES DE ÁGUA E SAIS MINERAIS

A função orgânica normal é mantida pela interação integrada de quase todos os órgãos vitais, tais como aparelho digestivo, pele e sistemas circulatório, respiratório e excretor. Neste processo de regulação, os fluidos e eletrólitos desempenham papel importante. A constância do meio interno — formado por uma película fina de fluido tecidual que banha a célula — chama-se homeostase.

O fluido orgânico é encontrado fora das células (fluido extracelular) e dentro delas (fluido intracelular). Os compartimentos externo e interno estão separados pela membrana celular, que é muito permeável à água. Em geral, através desta membrana mantém-se o equilíbrio osmótico. No fluido extracelular os cátions principais no plasma são sódio, potássio, cálcio e magnésio. Os ânions principais são cloreto, bicarbonato, fosfato, sulfato, lactato, citrato e proteína.

Para existir a neutralidade elétrica no fluido extracelular, a soma das concentrações de cátions deve ser igual à soma das concentrações dos ânions. Em geral, as medidas da concentração extracelular limitam-se ao bicarbonato, cloreto e sódio (ou sódio e potássio). A soma das concentrações de bicarbonato e cloreto mais as dos ânions não medidas (fosfato, proteína, sulfato, derivados de ácidos orgânicos) iguala a soma das concentrações de sódio mais as dos cátions não medidas (cálcio, magnésio, potássio).

Diversos sais minerais são essenciais para o funcionamento normal do organismo e para o crescimento e manutenção de tecidos e ossos. Eles podem ser constituintes de enzimas (cobre na dopamina-β-hidroxilase e citocromo C oxidase, zinco na anidrase carbônica) ou outras substâncias importantes (cobalto na vitamina B_{12}, iodo na tiroxina, ferro na hemoglobina). Eles regulam muitas funções fisiológicas, tais como transporte de oxigênio, contração muscular, manutenção da pressão osmótica e integridade do sistema nervoso central.

Materiais inorgânicos constituem cerca de 5% do peso corporal. Alguns estão presentes em quantidades relativamente grandes: cálcio, magnésio, fósforo, potássio, sódio, enxofre e cloreto. Outros minerais aparecem somente em quantidades diminutas: cromo, cobalto, cobre, fluoreto, iodo, ferro, manganês, molibdênio, selênio e zinco. A ingestão diária recomendada de alguns destes minerais e eletrólitos, para adultos, em miligramas, é: cálcio, 800 a 1.200; cloreto, 1.700 a 5.100; cromo, 0,05 a 0,2; fluoreto, 1,5 a 4,0; fósforo, 800 a 1.200; iodo, 110 a 150; ferro, 10 a 18; magnésio, 300 a 400; manganês, 2,5 a 5,0; molibdênio, 0,15 a 0,5; potássio, 1.900 a 5.600; selênio, 0,05 a 0,2; sódio, 1.100 a 3.300; zinco, 15.

Para corrigir alguma deficiência de sais minerais, devem ser administrados suplementos adequados destes elementos. No mercado há diversas preparações nutritivas suplementares contendo um ou mais sais minerais. Também são disponíveis no mercado muitas preparações nutritivas suplementares consistindo em associações destes minerais com vitaminas diversas (veja capítulo 15, *Vitaminas*).

Os indivíduos sãos recebem as quantidades necessárias de fluido e eletrólitos pela alimentação normal. Contudo, perda apreciável rápida de fluido orgânico e eletrólitos exige reposição destes ingredientes orgânicos normais.

Diversas causas são responsáveis pela depleção de fluido e eletrólitos. As principais são: perdas gastrintestinais (diarreia, vômito), perdas renais (doença adrenal, doença renal, diuréticos), hemorragia, ingestão insuficiente de água, queimaduras extensas, diabetes insípido e sudorese excessiva. Esta depleção pode resultar em um ou mais dos seguintes distúrbios: (a) alcalose metabólica, causada principalmente por perda excessiva de ácido clorídrico, determinados distúrbios endócrinos, diuréticos e adrenocorticoides; (b) hipopotassemia, provocada por diuréticos, ingestão dietética insuficiente de potássio, perdas gastrintestinais excessivas, atividade glicocorticoide aumentada; e (c) hipomagnesemia, produzida por má absorção, diarreia prolongada, alco-olismo crônico, diuréticos, deterioração tubular renal e outras causas.

Por outro lado, a ingestão excessiva ou produção endógena de eletrólitos, além de outras causas, pode dar origem aos seguintes distúrbios ou desequilíbrios: (a) acidose metabólica, em resultado da produção excessiva de ácido lático ou cetoácidos, insuficiência renal crônica, acidose tubular renal, diarreia e ingestão de certos fármacos; (b) hiperpotassemia, consequência de excreção insuficiente de potássio, injeção intravenosa rápida de soluções contendo potássio ou saída de potássio do interior das células; e (c) hipermagnesemia, causada pela administração prolongada de magnésio a pacientes com insuficiência renal grave.

Os estados anormais de hidratação, isto é, os distúrbios e desequilíbrios acidobásicos em fluido e eletrólitos, são corrigidos pela terapia de reposição. Nesta terapia, a água é a substância principal, usada como fluido. Sais de cálcio, magnésio, potássio e sódio são os eletrólitos principais. Algumas preparações contêm nutrientes, tais como aminoácidos e açúcares. Podem também ser utilizadas soluções aquosas mistas contendo diversos eletrólitos e um açúcar ou certos aminoácidos. Todos estes medicamentos podem ser administrados pelas vias oral e parenteral.

Pacientes hospitalizados frequentemente não estão em condições de se alimentar por via oral. A fim de manter a homeostase, eles devem receber fluido e eletrólitos por via parenteral em quantidade suficiente para compensar as perdas, principalmente pela urina e fezes. Geralmente o adulto exige cerca de 30 a 35 mL/kg/dia de fluido para manter a eliminação de urina dentro da faixa fisiológica. As necessidades de eletrólitos podem ser geralmente preenchidas por curtos períodos mediante administração lenta (24 horas) de 70 a 140 mEq/dia de sódio e 40 a 90 mEq/dia de potássio.

Os repositores podem ser divididos em dois grupos: (a) água e sais minerais parenterais; (b) outros sais minerais.

▶ Água e sais minerais parenterais

Os constituintes deste grupo são a água para injeção e os seguintes sais minerais: sais de cálcio, sais de magnésio, sais de potássio e sais de sódio, além de fosfatos, associações de eletrólitos e soluções para diálise.

14.8 FÁRMACOS INTERFERENTES NO METABOLISMO DA ÁGUA E ELETRÓLITOS

ÁGUA PARA INJEÇÃO

É a água purificada por destilação e/ou por osmose reversa e esterilizada. Não contém nenhuma substância adicionada e está isenta de pirogênios. É líquido límpido, incolor e inodoro. Deve ser preservada em recipientes herméticos. Pode ser armazenada a temperatura abaixo de 4°C ou acima de 37°C, para evitar o crescimento de microrganismos. Destina-se ao preparo de soluções parenterais.

- ÁGUA BIDESTILADA (Gaspar Viana), 25 amp. de 20 mL
  100 amp. de 2, 5 e 10 mL
- ÁGUA BIDESTILADA (União Química), 50 amp. de 5, 10 e 20 mL
- ÁGUA BIDESTILADA ARISTON (Ariston), 100 amp. de 2, 5, 10 e 20 mL
- ÁGUA DESTILADA (Brasmédica), 100 amp. de 2, 5 e 10 mL
  50 amp. de 20 mL
- ÁGUA DESTILADA (Darrow), 300 amp. de 10 mL
  150 amp. de 20 mL
- ÁGUA DESTILADA (Hipolabor), 100 amp. de 2, 5, 10 e 20 mL
- ÁGUA DESTILADA PARA INJEÇÃO GRANADO (Granado), 100 amp. de 2, 5, 10 e 20 mL
- ÁGUA DESTILADA VEAFARM (Veafarm), litro
- ÁGUA PARA INJEÇÃO (Darrow), amp. de 10 e 20 mL
- ÁGUA PARA INJEÇÃO (EMS), 100 amp. de 5 mL
- ÁGUA PARA INJEÇÃO (Furp), amp. de 10 mL
- ÁGUA PARA INJEÇÃO (Halex Istar), amp. de 10 e 20 mL
  fr. de 125, 250, 500, 1.000 e 2.000 mL
- HYPOFARMA ÁGUA PARA INJEÇÃO (Hypofarma), 100 amp. de vidro de 2, 5, 10 e 20 mL
  200 amp. plásticas de 10 mL
  100 amp. plásticas de 20 mL
  35 amp. plásticas de 250 mL
  20 amp. plásticas de 500 mL
  12 amp. plásticas de 100 mL

1. *Sais de cálcio.* O cálcio, presente no organismo em quantidade maior que qualquer outro mineral, é eletrólito essencial ao organismo. Desempenha papel importante nas funções normais do coração, músculos, nervos e coagulação sanguínea. Em indivíduos sadios, sua concentração no plasma é mantida muito próxima de 2,5 mmol/L, 50 a 60% na forma ionizada, até cerca de 10% como complexos difusíveis com ácidos orgânicos, e o restante como complexos não difusíveis com proteínas. Hipercalcemia e hipocalcemia resultam de variações na concentração do cálcio ionizado.

Os suplementos de cálcio são geralmente exigidos apenas nos casos de deficiência de cálcio dietético. Esta exigência dietética varia com a idade. É maior na infância, gravidez e lactação, devido à demanda aumentada, bem como na osteoporose e na velhice, em razão da absorção prejudicada.

Farmacocinética
- aproximadamente um quinto a um terço de cálcio administrado oralmente é absorvido do intestino delgado, dependendo da presença de metabólitos da vitamina D, pH no lúmen e fatores dietéticos.
- a ligação às proteínas é moderada, aproximadamente 45% no plasma.
- são eliminados principalmente (80%) pelas fezes e parcialmente (20%) pela urina.

Indicações
- tratamento de hipocalcemia aguda.
- tratamento de depleção de eletrólitos.
- tratamento de hiperpotassemia.
- tratamento de hipocalcemia crônica.
- adjuvante no tratamento de parada cardíaca.
- adjuvante no tratamento de hipermagnesemia.
- profilaxia da deficiência de cálcio.
- profilaxia e tratamento da osteoporose.

Contraindicações
- cálculos renais de cálcio.
- hipercalciúria.
- hipercalcemia primária ou secundária.
- sarcoidose.
- toxicidade digitálica.

Precauções
- deve-se levar em consideração a relação risco/benefício quando existem os seguintes problemas médicos: cálculos renais, outro desequilíbrio eletrolítico, desidratação, diarreia, fibrilação ventricular durante a ressuscitação cardíaca, insuficiência da função cardíaca, insuficiência renal crônica, má absorção gastrintestinal crônica.

Efeitos adversos
- anorexia, náusea, vômito, constipação, dor abdominal, secura da boca, sede e poliúria.
- bradicardia, arritmias e irritação após injeção intravenosa.

Interações medicamentosas
- podem reduzir a resposta aos bloqueadores dos canais de cálcio.
- por via parenteral geralmente revertem os efeitos de agentes bloqueadores neuromusculares não despolarizantes (com exceção do suxametônio).
- podem antagonizar o efeito da calcitonina no tratamento de hipercalcemia.
- diminuem a biodisponibilidade da fenitoína.
- podem diminuir a absorção de sais de ferro.
- por via parenteral podem aumentar o risco de arritmias cardíacas quando administrados concomitantemente com glicósidos digitálicos.
- por via parenteral podem neutralizar os efeitos do sulfato de magnésio parenteral.
- por via parenteral podem precipitar arritmias cardíacas quando administrados simultaneamente com suplementos de potássio.
- podem diminuir a absorção de tetraciclinas.
- álcool, cafeína e tabaco diminuem sua absorção.
- antiácidos contendo alumínio podem intensificar a absorção de cálcio do citrato de cálcio.
- outros medicamentos que contêm cálcio ou magnésio podem aumentar as concentrações séricas de cálcio ou magnésio em pacientes suscetíveis.
- corticosteroides podem interferir com a absorção de cálcio.
- diuréticos tiazídicos com doses elevadas de suplementos de cálcio podem causar hiperpotassemia.
- estrogênios ou anticoncepcionais orais contendo estrogênios podem aumentar a absorção de cálcio.
- fenitoína diminui sua biodisponibilidade.
- grandes quantidades de fibra ou fitatos podem reduzir a absorção de cálcio por formação de complexos não absorvíveis.
- fluoreto de sódio pode complexar-se com os íons cálcio e inibir a absorção tanto do fluoreto quanto do cálcio.
- fosfatos de potássio ou fosfatos de potássio e sódio podem aumentar o potencial para deposição de cálcio em tecidos moles se o cálcio ionizado sérico estiver alto.
- ingestão excessiva de retinol pode estimular a perda óssea e neutralizar os efeitos da suplementação de cálcio e causar hiperpotassemia.
- doses elevadas de vitamina D podem aumentar excessivamente a absorção intestinal de cálcio, elevando o risco de hiperpotassemia crônica.

Em nosso meio são disponíveis os seguintes sais de cálcio: carbonato, citrato ferroso, cloreto, fosfato dibásico, fosfato tribásico, glicerofosfato, glicobrometo, gliconato, hipofosfito, lactato, lactobionato, lactofosfato, lactogliconato. Apenas três destes sais são comercializados como monofármacos: cloreto, gliconato e lactato. Outros, bem como estes, constam de associações.

Os sais de cálcio podem ser administrados pelas vias parenteral ou oral, ou por ambas. Os administrados por via parenteral são: glicerofosfato e gliconato. O glicerofosfato é comercializado no Brasil apenas em associações.

GLICONATO DE CÁLCIO

Contém 90 mg de íon cálcio por grama.

Farmacodinâmica
- fornecedor de eletrólito, cardiotônico, anti-hiperpotassêmico, anti-hipermagnesêmico.

Doses
- via intravenosa, adultos, 1 a 2 g administrados lentamente para não exceder 5 mL por minuto; se necessário, pode-se repetir a dose. Crianças, 200 a 500 mg administrados lentamente para não exceder 5 mL por minuto; pode-se repetir a dose.

- GLUCONATO DE CÁLCIO A 10% VEAFARM (Veafarm), 100 amp. de 10 mL
- SOLUÇÃO DE GLUCONATO DE CÁLCIO A 0,5 MEQ/ML BRAUN (B. Braun), amp. de 10 mL c/ 11,21 g/100 mL
- SOLUÇÃO DE GLUCONATO DE CÁLCIO 10% (Halex Istar), amp. de 10 mL
- SOLUÇÃO INJETÁVEL DE GLUCONATO DE CÁLCIO A 10% (Granado), 100 amp. de 5 e 10 mL
- SOLUÇÃO INJETÁVEL DE GLUCONATO DE CÁLCIO A 10% ARISTON (Ariston), 10, 50 e 100 amp. de 10 mL

2. *Sais de magnésio.* O magnésio desempenha funções importantes no organismo. É cofator essencial em diversos processos bioquímicos e fisiológicos e ativa muitos sistemas enzimáticos.

A hipomagnesemia é rara. Ocorre nos alcoólatras, tetania infantil, *kwashiorkor*, síndromes de má absorção, hipo e hipertireoidismo, doenças renais, pacientes queimados tratados com banhos salinos diários, pacientes pós-operados ou aqueles com diabetes ou tratados com cisplatina ou diuréticos.

Os sais de magnésio são utilizados no tratamento de hipomagnesemia pelas vias intramuscular ou intravenosa. Quando administrados oralmente, manifestam efeito laxativo.

Os principais sais de magnésio usados como repositores são: acetato, cloreto, gliconato, pidolato e sulfato.

O magnésio é eletrólito necessário em diversos sistemas enzimáticos, contração muscular e condução nervosa.

A deficiência de magnésio pode ocorrer em síndromes de má absorção, diarreia ou esteatorreia prolongadas, alcoolismo crônico, tratamento com diuréticos.

No Brasil são comercializados, como monofármacos, o pidolato e o sulfato. O primeiro é utilizado exclusivamente por via oral e é descrito na seção *Outros sais minerais*, deste capítulo. O sulfato é usado tanto por via IV quanto pela oral.

SULFATO DE MAGNÉSIO

O sulfato de magnésio é utilizado também como relaxante uterino. Por isso, está descrito na seção *Relaxantes uterinos*, do capítulo 16.

INDICAÇÕES
- profilaxia e tratamento de hipomagnesemia.
- tratamento de convulsões.
- tratamento de tetania uterina.
- tratamento de taquicardia ventricular atípica.

DOSES
- via intravenosa, adultos e crianças mais velhas, para hipomagnesemia grave, 2 a 4 g em tomadas divididas: repete-se a administração diariamente até que os níveis séricos voltem ao normal.
- via oral, adultos e crianças mais velhas, 5 mg de magnésio/kg/dia.

▶ *SOLUÇÃO DE SULFATO DE MAGNÉSIO A 1 MEQ/ML (B. Braun), amp. de 10 mL*
▶ *SOLUÇÃO DE SULFATO DE MAGNÉSIO 50% (Halex Istar), amp. de 10 mL*
▶ *SOLUÇÃO INJETÁVEL DE SULFATO DE MAGNÉSIO A 10% VEAFARM (Veafarm), 100 amp. de 10 mL*
▶ *SULFATO DE MAGNÉSIO 1 MEQ/ML (Darrow), 300 amp. de 10 mL*
▶ *SULFATO DE MAGNÉSIO SOLUÇÃO INJETÁVEL (Ariston), 100 amp. de 10 mL a 10% e 50%*

3. *Sais de potássio*. O potássio é o principal cátion do fluido intracelular (150 a 160 mEq/L); no fluido extracelular, predomina o sódio e o conteúdo em potássio é baixo (3,5 a 5 mEq/L). Como parte integrante da enzima ligada à membrana Na^+-K^+-ATPase, está compreendido no potencial transmembrana e exerce efeitos profundos sobre o músculo, inclusive o cardíaco.

Hipopotassemia pode ocorrer em pacientes que tomam diuréticos tiazídicos ou de alça ou corticosteroides e naqueles com ingestão dietética insuficiente de potássio, perdas gastrintestinais excessivas e distúrbio tubular renal.

Para repor o potássio de que o organismo necessita, em vez de recorrer a medicamentos deve-se preferir a ingestão de alimentos ricos em potássio, como banana, batata, brócolis, couve, espinafre, feijão, iogurte, laranja, lentilhas, melancia, nozes.

Os sais de potássio são utilizados na profilaxia e tratamento de hipopotassemia. O único disponível para esse fim, como monofármaco, é o cloreto, usado pelas vias parenteral e oral.

CLORETO DE POTÁSSIO

FARMACODINÂMICA
- repositor de eletrólito.

FARMACOCINÉTICA
- eliminado principalmente pela urina (90%) e parcialmente pelas fezes (10%).

INDICAÇÕES
- profilaxia e tratamento de hipopotassemia.

DOSES
- via infusão intravenosa, lenta, adultos, 10 a 15 mEq três ou quatro vezes ao dia. Os pacientes que tomam diuréticos tiazídicos ou de alça podem exigir 80 a 100 mEq ao dia.

CONTRAINDICAÇÕES
- hiperpotassemia.
- insuficiência renal grave com oligúria, anúria ou azotemia.
- doença de Addison não tratada.
- adinamia episódica hereditária.
- desidratação aguda.

PRECAUÇÕES
- deve-se levar em consideração a relação risco/benefício quando existem os seguintes problemas médicos: acidose metabólica com oligúria, azotemia, bloqueio cardíaco grave ou completo, desidratação aguda, diarreia prolongada ou grave, doença de Addison não tratada, hipoadrenalismo, insuficiência renal crônica, miotonia congênita, motilidade gastrintestinal anormal, obstrução gastrintestinal, oligúria, paralisia periódica familiar, problemas médicos relacionados com trauma, sensibilidade ao potássio, ulceração gastrintestinal.
- não se recomenda seu uso em pacientes digitalizados com bloqueio cardíaco grave ou completo.

EFEITOS ADVERSOS
- hiperpotassemia e obstrução, hemorragia, ulceração ou perfuração gastrintestinal.
- irritação do trato alimentar.
- diarreia, náusea, desconforto abdominal, vômito.
- exantema.

INTERAÇÕES MEDICAMENTOSAS
- pode intensificar os efeitos antiarrítmicos da quinidina.
- formas de liberação lenta de cloreto de potássio podem reduzir a absorção de vitamina B_{12} do trato gastrintestinal.
- adrenocorticoides podem diminuir seus efeitos.
- anticolinérgicos ou outros fármacos com atividade anticolinérgica podem aumentar a gravidade das lesões gastrintestinais produzidas apenas pelo cloreto de potássio.
- anti-inflamatórios não esteroides podem aumentar o risco de efeitos colaterais gastrintestinais e causar hiperpotassemia.
- sais de cálcio por via parenteral podem precipitar arritmias cardíacas.
- ciclosporina pode causar hiperpotassemia devido ao hipoaldosteronismo.
- diuréticos tiazídicos podem aumentar o risco de hiperpotassemia.
- heparina aumenta o risco de hemorragia gastrintestinal.
- uso crônico ou abuso de laxativos pode reduzir as concentrações séricas de potássio.
- resinas de permuta iônica podem causar retenção de fluido devido ao aumento de ingestão de sódio.
- substitutos de sal ou inibidores da ECA (por exemplo, captopril, enalapril, lisinopril) podem causar hiperpotassemia.
- sangue de bancos de sangue, diuréticos poupadores de potássio, leite com baixo teor salino e outros fármacos contendo potássio promovem acúmulo de potássio com possível hiperpotassemia resultante, sobretudo em pacientes com insuficiência renal.

▶ *CLORETO DE POTÁSSIO 10% (Darrow), 300 amp. de 10 mL*
▶ *CLORETO DE POTÁSSIO A 10, 19 e 20% (Gaspar Viana), 100 amp. de 10 mL*
▶ *CLORETO DE POTÁSSIO A 19,1% (Darrow), 150 amp. de 20 mL*
▶ *CLORETO DE POTÁSSIO (Fármaco), 1 e 50 fr. de 100 mL c/ 60 mg/mL (solução oral), (genérico)*
▶ *CLORETO DE POTÁSSIO (Hipolabor), 100 amp. de 10 e 20 mL a 10%, 15%, 19,1% e 20% (solução injetável)*
▶ *CLORETO DE POTÁSSIO (Lafepe), 100 amp. de 10 mL a 19,1%*
▶ *CLORETO DE POTÁSSIO (Prati, Donaduzzi), 1 e 50 fr. de 100 mL c/ 900 mg/15 mL (solução oral), (genérico)*
▶ *CLORETO DE POTÁSSIO (Vital Brazil), 50 amp. de 10 mL a 10%*
▶ *CLORETO DE POTÁSSIO VEAFARM (Veafarm), fr. de 150 mL c/ 900 mg/15 mL*
▶ *HYPOFARMA CLORETO DE POTÁSSIO (Hypofarma), 100 amp. de vidro e 200 amp. plásticas de 10 mL a 10%*
100 amp. de vidro e 200 amp. plásticas de 10 mL a 19,1%
▶ *SOLUÇÃO DE CLORETO DE POTÁSSIO A 2 MEQ/ML BRAUN (B. Braun), amp. de 10 mL*
▶ *SOLUÇÃO DE CLORETO DE POTÁSSIO 15% OU 19,1% (Halex Istar), amp. de 10 mL*
▶ *SOLUÇÃO INJETÁVEL DE CLORETO DE POTÁSSIO (Ariston), soluções a 10, 15 e 20% em caixas c/ 50 ou 100 amp. de 10 e 20 mL*
solução a 19,1% em caixas c/ 50 ou 100 amp. de 10 mL
▶ *SOLUÇÃO INJETÁVEL DE CLORETO DE POTÁSSIO A 10% GRANADO (Granado), 6 e 100 amp. de 10 mL*
▶ *SOLUÇÃO INJETÁVEL DE CLORETO DE POTÁSSIO A 10% VEAFARM (Veafarm), amp. de 10 mL*
▶ *SOLUÇÃO INJETÁVEL DE CLORETO DE POTÁSSIO A 19% VEAFARM (Veafarm), amp. de 10 mL*
▶ *SOLUÇÃO INJETÁVEL DE CLORETO DE POTÁSSIO – BRASMÉDICA (Brasmédica), 100 amp. de 10 mL c/ 1 g*
▶ *SOLUÇÃO INJETÁVEL DE CLORETO DE POTÁSSIO A 19,1% BRASMÉDICA (Brasmédica), 100 amp. de 10 mL*

4. *Sais de sódio*. Sódio é o principal cátion no fluido extracelular (140 mmol/L), mas no fluido intracelular sua concentração é baixa (10 mmol/L). O sódio é encontrado também nos ossos (cerca de 450 mmol). O conteúdo total de sódio no organismo humano é cerca de 40 mmol/kg (40 mEq).

O sódio ingerido diariamente (100 a 200 mmol) é excretado principalmente pela urina. Por ajustamento da excreção renal, o organismo pode adaptar-se a uma vasta faixa de ingestões.

Os sais de sódio são utilizados para corrigir o déficit de sódio, causado quer por relação inadequada sódio:água no fluido extracelular (hiponatremia, devido à insuficiência de excreção renal), quer por perda tanto de sódio quanto de água, como nos casos de diarreia, vômito, fístulas ou drenagem gastrintestinal, doença de Addison e doença renal crônica.

14.10 FÁRMACOS INTERFERENTES NO METABOLISMO DA ÁGUA E ELETRÓLITOS

Os sais de sódio mais comumente empregados são: acetato, bicarbonato, citrato, cloreto, fosfato, lactato e sulfato. Vários deles são usados em associações. Alguns destes sais são disponíveis apenas ou também em preparações orais: bicarbonato, citrato, cloreto e lactato.

Por via parenteral são usados em nosso meio os seguintes sais de sódio: acetato, bicarbonato e cloreto.

ACETATO DE SÓDIO

O íon acetato é biotransformado, fora do fígado, a bicarbonato quase em base equimolar. Um grama de acetato de sódio fornece 7,3 mEq de sódio e de acetato.

Indicações
- tratamento de estados acidóticos.
- correção de hiponatremia em pacientes com ingestão restrita.

▶ SOLUÇÃO DE ACETATO DE SÓDIO A 2 MEQ/ML (B. Braun), amp. de 10 mL

BICARBONATO DE SÓDIO

O bicarbonato de sódio é constituinte normal dos fluidos orgânicos. Seu nível plasmático normal varia de 24 a 31 mEq/L. A concentração plasmática é regulada pelos rins. O ânion bicarbonato é considerado lábil, pois em pH adequado pode ser convertido a ácido carbônico e este, a água e dióxido de carbono. No fluido extracelular, a relação ácido carbônico/bicarbonato é normalmente de 1:20. No adulto sadio com função renal normal, quase todo o íon bicarbonato filtrado pelo glomérulo é reabsorvido, excretando-se menos de 1% pela urina.

Um grama fornece 11,9 mEq de sódio e 11,9 mEq de bicarbonato.

Em acidose leve a moderada aguda, prefere-se a via oral. Em acidose aguda grave, poderá ser administrado intravenosamente.

Farmacodinâmica
- fornecedor de eletrólito, alcalinizante urinário e sistêmico.

Farmacocinética
- no meio interno dissocia-se dando íons sódio e bicarbonato.
- por ser lábil, em pH adequado é convertido a ácido carbônico e este a dióxido de carbono.
- excretado pela urina; o dióxido de carbono formado é eliminado pelos pulmões.

Indicações
- minimizar os riscos de acidose metabólica em doença renal grave, insuficiência circulatória devido a choque ou desidratação grave, circulação extracorpórea do sangue, parada cardíaca e acidose lática primária grave.
- minimizar os riscos de acidose metabólica em diabetes não controlado.
- adjuvante no tratamento de diarreia.
- tratamento inespecífico da toxicidade.

Doses
- via intravenosa, adultos e crianças maiores, em parada cardíaca, inicialmente 1 mEq por kg de peso corporal, podendo-se repetir a dose de 0,5 mEq por kg de peso corporal cada dez minutos; em formas de acidose metabólica menos urgentes, adultos, 2 a 5 mEq por kg de peso corporal, administrada no período de 4 a 8 horas; como alcalinizante urinário, 2 a 5 mEq por kg de peso corporal, administrada no período de 4 a 8 horas.

Contraindicações
- gravidez.
- alcalose metabólica ou respiratória.
- perda de cloreto causada por vômito ou drenagem gastrintestinal.
- hipocalcemia.
- crianças com menos de dois anos de idade.

Precauções
- deve-se levar em consideração a relação risco/benefício quando existem os seguintes problemas médicos: anúria ou oligúria, hipertensão, insuficiência cardíaca congestiva ou outros quadros clínicos com retenção de sódio ou edematosos.

Efeitos adversos
- hipopotassemia, com administração excessiva.
- inchaço dos pés e parte inferior das pernas, com doses elevadas.
- alcalose metabólica e hipernatremia, com doses elevadas ou em insuficiência renal.
- hipercalcemia, com uso prolongado.

Interações medicamentosas
- pode diminuir a absorção e reduzir a eficácia de fármacos anticolinérgicos.
- pode reduzir os efeitos terapêuticos dos antidiscinéticos.
- pode diminuir a absorção dos anti-histamínicos H_2 (cimetidina, famotidina, ranitidina), das preparações ou suplementos de ferro orais e das tetraciclinas orais.
- pode reduzir acentuadamente a absorção de cetoconazol.
- pode reduzir a solubilidade do ciprofloxacino na urina.
- reduz a concentração de potássio sérico quando administrado com diuréticos conservadores de potássio.
- pode aumentar a meia-vida da efedrina e prolongar sua duração de ação.
- retarda a excreção e prolonga os efeitos da mecamilamina.
- pode reduzir a eficácia da metenamina.
- diminui a concentração de potássio sérico quando administrado concomitantemente com suplementos de potássio.
- pode aumentar a excreção renal dos salicilatos e diminuir suas concentrações séricas.
- adrenocorticoides podem causar hipernatremia.
- androgênios ou esteroides anabolizantes podem aumentar a possibilidade de edema.
- anfetaminas ou quinidina podem inibir sua excreção urinária.
- preparações contendo cálcio, leite ou laticínios podem provocar síndrome alcalina causada pelo leite.
- diuréticos de alça (bumetanida, furosemida, indapamida) e diuréticos tiazídicos podem aumentar a alcalose hipoclorêmica.

▶ BICARBONATO DE SÓDIO (Furp), 50 amp. a 8,4%
▶ BICARBONATO DE SÓDIO (Gaspar Viana), 100 amp. de 10 mL a 8,4%
▶ BICARBONATO DE SÓDIO A 10% (Lafepe), 100 amp. de 10 mL
▶ BICARBONATO DE SÓDIO (Pharmacia Brasil), fr. c/ 100 g
▶ BICARBONATO DE SÓDIO (Vital Brazil), 50 amp. de 10 mL a 8,4%
▶ HYPOFARMA BICARBONATO DE SÓDIO (Hypofarma), 35 amp. plásticas de 250 mL a 5%
35 amp. plásticas de 250 mL e 100 amp. de vidro de 10 mL a 8,4%
100 amp. de vidro de 10 mL a 10%
▶ SOLUÇÃO DE BICARBONATO DE SÓDIO A 1 MEQ/ML BRAUN (B. Braun), amp. ou fr.-amp. de 10 mL
▶ SOLUÇÃO INJETÁVEL DE BICARBONATO DE SÓDIO (Ariston), 50 e 100 amp. de 10 mL a 8,4% ou 10%
▶ SOLUÇÃO INJETÁVEL DE BICARBONATO DE SÓDIO A 3% – BRASMÉDICA (Brasmédica), 100 amp. de 10 mL
50 amp. de 20 mL
▶ SOLUÇÃO INJETÁVEL DE BICARBONATO DE SÓDIO A 3% VEAFARM (Veafarm), 100 amp. de 10 mL
▶ SOLUÇÃO INJETÁVEL DE BICARBONATO DE SÓDIO A 8,4% GRANADO (Granado), 100 amp. de 10 e 20 mL a 8,4%
▶ SOLUÇÃO INJETÁVEL DE BICARBONATO DE SÓDIO A 10% VEAFARM (Veafarm), amp. de 10 mL

CLORETO DE SÓDIO

O cloreto de sódio é o principal sal compreendido na manutenção da tonicidade do plasma. É indicado nos estados de depleção de sódio. Geralmente precisa ser administrado por via intravenosa. Nos quadros crônicos associados com depleção leve ou moderada de sódio basta a administração por via oral.

Por via parenteral usa-se a solução isotônica (0,9%) para manter o volume de fluido extracelular eficaz e circulação estável em processos cirúrgicos. A solução hipotônica (0,11 a 0,45%) é geralmente administrada com dextrose para tratamento de manutenção em pacientes que não podem ingerir fluido e nutrientes durante um a três dias. A injeção hipertônica (3 a 5%) se utiliza no tratamento de hiponatremia sintomática grave. A solução de 20% induz a morte fetal; é usada por instilação intra-amniótica transabdominal para abortar gravidez de segundo trimestre.

Um grama de cloreto de sódio fornece 17,1 mEq de sódio e de cloreto.

Farmacodinâmica
- fornecedor de eletrólito, abortivo.

Indicações
- prevenção ou tratamento de deficiências de íons cloreto e sódio.
- prevenção de cãibras musculares.
- prostração ao calor por perspiração excessiva durante exposição a temperatura alta.
- tratamento de deficiência de sódio e cloreto devido à diurese excessiva ou restrição excessiva de sal.
- solução de 20% é abortiva.

Doses
- via intravenosa, devem ser individualizadas.

Contraindicações
- hipernatremia.
- retenção de fluido.
- nos casos em que a administração de sódio ou cloreto poderá ser prejudicial.

FORNECEDORES DE ÁGUA E SAIS MINERAIS 14.11

PRECAUÇÕES
- durante os períodos de gestação ou aleitamento as mulheres devem consultar profissionais da área de saúde antes de tomar o produto.
- a infusão deve ser feita com cautela, sobretudo a pacientes com insuficiência cardíaca congestiva, insuficiência circulatória, disfunção renal ou hipoproteinemia.
- soluções hipertônicas devem ser administradas lenta e cautelosamente em volumes pequenos (200 a 400 mL), pois podem causar edema pulmonar e hiperosmolaridade.
- indivíduos com ingestão dietética adequada de sódio e função renal normal não necessitam de suplementação de cloreto de sódio.

EFEITOS ADVERSOS
- resposta febril, abscesso, dor local, necrose tecidual ou infecção no local da injeção; trombose venosa ou flebite, extravasamento, hipervolemia.
- hipernatremia, hipopotassemia.

▸ *CLORETO DE SÓDIO 0,9% (Darrow), 300 amp. de 10 mL, 150 amp. de 20 mL*
  fr. de 250, 500 e 1.000 mL
▸ *CLORETO DE SÓDIO A 0,9% (Lafepe), 20 bisnagas de 500 mL*
▸ *CLORETO DE SÓDIO A 9% (Fresenius), fr. de 250, 500 e 1.000 mL*
▸ *CLORETO DE SÓDIO 10% (Darrow), 300 amp. de 10 mL*
▸ *CLORETO DE SÓDIO 20% (Darrow), 300 amp. de 10 mL, 150 amp. de 20 mL*
▸ *HYPOFARMA CLORETO DE SÓDIO (Hypofarma), 100 amp. de vidro de 5, 10 e 20 mL a 0,9%*
  200 amp. plásticas de 10 mL a 0,9%
  35 amp. plásticas de 250 mL a 0,9%
  20 amp. plásticas de 500 mL a 0,9%
  12 amp. plásticas de 1.000 mL a 0,9%
  100 amp. de vidro de 10 mL a 10%
  200 amp. plásticas de 10 mL a 10%
  100 amp. de vidro de 10 mL a 20%
  200 amp. plásticas de 10 mL a 20%
▸ *SOLUÇÃO DE CLORETO DE SÓDIO A 9% (Darrow), fr. de 250, 500 e 1.000 mL*
▸ *SOLUÇÃO DE CLORETO DE SÓDIO A 0,9% ALCON (Alcon), 6 fr. de 250 mL*
▸ *SOLUÇÃO DE CLORETO DE SÓDIO 0,9% (Halex Istar), amp. de 10 mL*
  fr. de 125, 250, 500, 1.000 e 2.000 mL
▸ *SOLUÇÃO DE CLORETO DE SÓDIO 17,5% (Halex Istar), amp. de 10 mL*
▸ *SOLUÇÃO DE CLORETO DE SÓDIO 20% (Halex Istar), amp. de 10 e 20 mL*
▸ *SOLUÇÃO DE CLORETO DE SÓDIO 0,9% (Sanobiol), fr. de 250, 500 e 1.000 mL*
▸ *SOLUÇÃO INJETÁVEL DE CLORETO DE SÓDIO (Ariston), soluções a 0,9% e 10% em caixas c/ 100 amp. de 10 mL*
  solução a 20% em caixas c/ 100 amp. de 10 e 20 mL
▸ *SOLUÇÃO INJETÁVEL DE CLORETO DE SÓDIO A 0,9% (Biosintética), fr. de 250, 500 e 1.000 mL*
▸ *SOLUÇÃO INJETÁVEL DE CLORETO DE SÓDIO 20% (Mesquita), 100 amp. de 10 mL*
▸ *SOLUÇÃO INJETÁVEL DE CLORETO DE SÓDIO A 10% VEAFARM (Veafarm), 100 amp. de 10 mL*
▸ *SOLUÇÃO INJETÁVEL DE CLORETO DE SÓDIO A 20% VEAFARM (Veafarm), amp. de 10 e 20 mL*
▸ *SOLUÇÃO INJETÁVEL DE CLORETO DE SÓDIO A 20%, 10% e 0,9% (SOLUÇÃO FISIOLÓGICA) GRANADO (Granado), 100 amp.*
▸ *SOLUÇÃO INJETÁVEL HIPERTÔNICA DE CLORETO DE SÓDIO BRASMÉDICA (Brasmédica), 100 amp. de 10 mL c/ 1 g*
  100 amp. de 10 mL c/ 4 g

5. *Fosfatos.* O fosfato constitui o ânion principal do fluido intracelular. No organismo encontra-se principalmente como íons divalentes HPO_4 (cerca de 80%) e íons monovalentes H_2PO_4 (cerca de 20%). Participa de muitos processos fisiológicos, tais como metabolismo de carboidratos e lipídios, armazenamento e transferência de energia, formação de sistemas-tampões envolvidos no equilíbrio acidobásico e na excreção de íons hidrogênio. É constituinte de ossos e dentes em quantidades quase iguais às do cálcio. No plasma, sua faixa de concentração normal vai de 0,8 a 1,5 mmol por litro.

Na dieta típica são ingeridos diariamente cerca de 20 a 40 mmol de fósforo. A não ser em casos de pacientes que recebem nutrição parenteral total, é praticamente desconhecida a deficiência de fosfato, pois os alimentos, em sua maioria, contêm este ânion. É preferível tratar das deficiências com a ingestão de alimentos ricos em fosfato.

Os fosfatos são utilizados na profilaxia e tratamento de hipofosfatemia, na profilaxia de cálculos renais de cálcio e como adjuvantes no tratamento de infecções do trato urinário.

A administração intravenosa de fosfatos é perigosa, pois causa hipocalcemia, hipotensão e choque, infarto do miocárdio, insuficiência renal aguda e até morte. Também poderá ser fatal a deposição de fosfato de cálcio nos rins, pulmões, coração e vasos sanguíneos. Por estas razões não se justifica o uso de via intravenosa no tratamento de hipercalcemia.

O único fosfato comercializado no Brasil, como monofármaco, é o de potássio.

FOSFATO DE POTÁSSIO

Como repositor eletrolítico, modifica o estado estacionário de concentrações de cálcio, exerce efeito tamponante sobre o equilíbrio ácido-básico e influi na excreção renal do íon hidrogênio.

Sua ação antiurolítica decorre da acidificação da urina e consequente manutenção da solubilidade do cálcio, o que reduz a possibilidade de formação de cálculos renais de cálcio.

A acidificação urinária resulta da conversão do fosfato dibásico a fosfato monobásico e consequente excreção de grandes quantidades de ácido.

FARMACODINÂMICA
- fornecedor de eletrólitos, antiurolítico, acidificante.

INDICAÇÕES
- profilaxia e tratamento de hipofosfatemia.
- adjuvante no tratamento de infecções do trato urinário.
- profilaxia de cálculos renais de cálcio.

DOSES
- via intravenosa, por infusão lenta, adultos e adolescentes, equivalente a 10 mmol (310 mg) de fósforo ao dia; crianças, 1,5 a 2 mmol (46,5 a 68 mg) de fósforo ao dia.

CONTRAINDICAÇÕES
- gravidez.
- hiperfosfatemia.
- insuficiência grave da função renal.
- urolitíase.

PRECAUÇÕES
- deve-se levar em consideração a relação risco/benefício quando existem os seguintes problemas médicos: desidratação aguda, doença cardíaca especialmente em pacientes digitalizados, doença renal crônica, hipoparatireoidismo, insuficiência adrenal grave (doença de Addison), insuficiência renal grave, miotonia congênita, osteomalácia, pancreatite aguda, queimaduras graves, raquitismo, sensibilidade aos fosfatos ou potássio.

EFEITOS ADVERSOS
- retenção de fluido.
- hipernatremia.
- hiperpotassemia.
- hiperfosfatemia.
- tetania hipocalcêmica.
- altas concentrações plasmáticas de potássio podem ser fatais, devido à depressão cardíaca e arritmias.
- diarreia, náusea ou vômito, dor estomacal.

INTERAÇÕES MEDICAMENTOSAS
- pode impedir a absorção de antiácidos contendo alumínio ou magnésio, fitatos e oxalatos.
- pode aumentar o risco de deposição de cálcio nos tecidos moles se administrado concomitantemente com medicamentos contendo cálcio.
- diminui a absorção de ferro dos suplementos de ferro.
- aumenta a concentração plasmática de salicilatos.
- intensifica os efeitos da quinidina.
- diuréticos poupadores de potássio, glicósidos digitálicos em pacientes digitalizados, ou inibidores da ECA (captopril, enalapril, lisinopril) podem causar hiperpotassemia.
- diuréticos tiazídicos podem causar ou piorar dano renal.
- vitamina D em doses altas pode aumentar o potencial para hipofosfatemia.

▸ *FOSFATO DE POTÁSSIO 2 MEQ/ML (Darrow), 300 amp. de 10 mL*
▸ *SOLUÇÃO DE FOSFATO DE POTÁSSIO 2 MEQ/ML (Hypofarma), 100 amp. de 10 e 20 mL*

6. *Associações de eletrólitos.* São comercializadas diversas e algumas são amplamente usadas. Entre elas as injeções de Ringer e lactato de Ringer.

A injeção de Ringer contém 8,6 g de cloreto de sódio, 0,3 g de cloreto de potássio, 0,33 g de cloreto de cálcio e quantidade suficiente de água para injeção para perfazer 1 L.

A injeção de lactato de Ringer contém aproximadamente 2,7, 4 e 130 mEq de cálcio, potássio e sódio por litro, respectivamente, além de lactato de sódio.

Essas associações são utilizadas para repor fluidos e eletrólitos.

▸ *AD-ELEMENT (Darrow), 50 amp. de 2 mL contendo zinco, cobre, manganês e cromo (solução injetável para adultos)*
▸ *GLICO-FISIOLÓGICA 5% (Fresenius), fr. de 250, 500 e 1.000 mL*
▸ *GLICOSE A 5% EM SOLUÇÃO ISOTÔNICA DE CLORETO DE SÓDIO (Biosintética), fr. de 250, 500 e 1.000 mL*

- PED-ELEMENT (Darrow), 50 amp. de 4 mL contendo zinco, cobre, manganês e cromo (solução injetável para crianças e recém-nascidos)
- RINGER COM LACTATO DE SÓDIO (Fresenius), fr. de 500 e 1.000 mL
- RINGER COM LACTATO DE SÓDIO (J.P.), fr. de 250 e 500 mL
- RINGER COM SOLUÇÃO FISIOLÓGICA (J.P.), fr. de 250 e 500 mL
- RINGER EM SOLUÇÃO FISIOLÓGICA (Fresenius), fr. de 500 mL
- SOLUÇÃO DE RINGER (Biosintética), fr. c/ 50 mL
- SOLUÇÃO DE RINGER (Halex Istar), fr. de 250, 500 e 1.000 mL
- SOLUÇÃO DE RINGER COM LACTATO (B. Braun), emb. c/ 250 e 500 mL
- SOLUÇÃO DE RINGER COM LACTATO (Darrow), emb. c/ 500 mL
- SOLUÇÃO DE RINGER COM LACTATO (Gaspar Viana), 50 amp. de 250 mL
  20 amp. de 500 mL
- SOLUÇÃO DE RINGER COM LACTATO (Halex Istar), fr. de 250, 500 e 1.000 mL
- SOLUÇÃO DE RINGER COM LACTATO DE SÓDIO (Biosintética), fr. de 500 mL
- SOLUÇÃO DE RINGER Nº 3 (B. Braun), emb. c/ 250 e 500 mL
- SOLUÇÃO DE RINGER SIMPLES (Gaspar Viana), 20 amp. de 250 e 500 mL
- SOLUÇÃO FISIOLÓGICA DE RINGER COM LACTATO DE SÓDIO – SANOBIOL (Sanobiol), emb. c/ 500 mL e 1 L
- SOLUÇÃO FISIOLÓGICA DE RINGER-SANOBIOL (Sanobiol), emb. c/ 500 mL
- SOLUÇÃO GLICO-FISIOLÓGICA MANUTENÇÃO (Fresenius), fr. de 250, 500 e 1.000 mL
- SOLUÇÃO GLICO-FISIOLÓGICA REPARADORA (Fresenius), fr. de 250, 500 e 1.000 mL
- SOLUÇÃO GLICO-FISIOLÓGICA 2 × 1 (Halex Istar), fr. de 250 mL
- SOLUÇÃO GLICO-FISIOLÓGICA 3 × 1 (Halex Istar), fr. de 250 e 500 mL
- SOLUÇÃO GLICO-FISIOLÓGICA 4 × 1 (Halex Istar), fr. de 500 mL
- SOLUÇÃO GLICO-FISIOLÓGICA ISOTÔNICA (Halex Istar), fr. de 250, 500 e 1.000 mL
- SOLUÇÃO POLIELETROLÍTICA (Gaspar Viana), 20 amp. de 500 mL c/ 111 mmol/L de glicose
- SORO FISIOLÓGICO (Ariston), fr. de 500 mL
- SORO FISIOLÓGICO (Gaspar Viana), 25 amp. de 20 mL
  100 amp. de 2, 5 e 10 mL
- SORO FISIOLÓGICO A 9% (Gaspar Viana), 50 amp. de 250 mL
  10 amp. de 1.000 mL
- SORO FISIOLÓGICO A 0,9% (J.P.), fr. de 125, 250, 500 e 1.000 mL
- SORO FISIOLÓGICO ISOTÔNICO 9% (Brasmédica), 6 fr. de 500 mL
- SORO GLICOFISIOLÓGICO A 5% (J.P.), fr. de 125, 250, 500 e 1.000 mL
- SORO GLICOSADO A 5% (Gaspar Viana), amp. de 250 mL
  20 amp. de 500 mL
  10 amp. de 1.000 mL
- SORO GLICOSADO A 70% (Darrow), amp. de 500 mL

7. *Soluções para diálise.* São preparações de composição variada, mas geralmente contêm um ou mais eletrólitos: sódio, potássio, cálcio, magnésio, cloreto, lactato e acetato; às vezes, também dextrose ou glicose. São empregadas para retirar do organismo excessos de fluido, creatinina, eletrólitos séricos, ureia, ácido úrico e compostos tóxicos. São indicadas para o tratamento de hipercalcemia, hiperpotassemia, intoxicação com agentes dialisáveis, edema intratável e insuficiências renais crônica e aguda.

- DIÁLISE PERITONEAL A 1,5%, 7,0% (Glicolabor), fr. de 1.000 mL
- DIÁLISE PERITONEAL COM 1,5% DE DEXTROSE (Fresenius), fr. de 1 L
- DIÁLISE PERITONEAL COM 7% DE GLICOSE (Fresenius), fr. de 1 L
- HD 2,5 (B. Braun), galão c/ 3.430 ou 5.000 mL
- HD 2,5 SK (B. Braun), galão c/ 3.430 ou 5.000 mL
- HD 3,5 (B. Braun), galão c/ 3.430 ou 5.000 mL
- HD 3,5 Na 140 – K 1,5 (B. Braun), galão c/ 3.430 ou 5.000 mL
- HD 3,5 Na 135 – K 2,2 (B. Braun), galão c/ 3.430 ou 5.000 mL
- HD 3,5 sA Na 135 – K 2,2 (B. Braun), galão c/ 3.430 mL
- HD 3,5 sA Na 135 – sK (B. Braun), galão c/ 3.430 mL
- HD 3,5 sK (B. Braun), galão c/ 3.430 mL
- PERITOFUNDIN-CAPD (B. Braun), bolsa plástica com 500, 1.000 e 2.000 mL
- PERITOFUNDIN I (B. Braun), amp. de 1.000 mL
- PERITOFUNDIN II (B. Braun), amp. de 1.000 mL
- PERITOFUNDIN III AG 1,5 K3 (B. Braun), amp. de 1.000 mL
- PERITOFUNDIN III AG3 (B. Braun), amp. de 1.000 mL
- PERITOFUNDIN IHT-S (B. Braun), amp. plástica de 1.000 mL
- SOLUÇÃO CONCENTRADA PARA HEMODIÁLISE PADRÃO 120 (Fresenius), bombona de 3,43 L
- SOLUÇÃO CONCENTRADA PARA HEMODIÁLISE PADRÃO 120 (ISENTA DE POTÁSSIO) (Fresenius), bombona de 3,43 L
- SOLUÇÃO CONCENTRADA PARA HEMODIÁLISE PADRÃO 170 A – 170 C – 170 D (Fresenius), bombona de 5 L
- SOLUÇÃO DE DIÁLISE PERITONEAL 1,5% (Halex Istar), fr. de 1.000 e 2.000 mL
- SOLUÇÃO DE DIÁLISE PERITONEAL 7% (Halex Istar), fr. de 1.000 mL
- SOLUÇÃO DE DIÁLISE PERITONEAL A 1,5% (J. P.), fr. c/ 1 L
- SOLUÇÃO DE DIÁLISE PERITONEAL A 4,25% (J. P.)
- SOLUÇÃO DE DIÁLISE PERITONEAL A 7,0% (J. P.)
- SOLUÇÃO P/ DIÁLISE PERITONEAL (Gaspar Viana), 10 amp. de 1.000 mL
- SOLURIN (J. P.), galões de 3,6 L nos tipos Solurin Padrão 120, Solurin s/ Potássio 120 e Solurin p/ Diabético 120

▶ Outros sais minerais

São vários os sais minerais usados como repositores administrados por via oral. Entre estes os principais são os sais para reidratação oral. Outros são os sais de cálcio, magnésio, potássio e sódio.

1. *Sais para reidratação oral.* A solução proposta pela Organização Mundial da Saúde para reidratação oral contém: citrato trissódico dihidratado, 2,9 g/L (ou bicarbonato de sódio, 2,5 g/L, quando o citrato não é disponível); cloreto de potássio, 1,5 g/L; cloreto de sódio, 3,5 g/L; e glicose, 20,0 g/L.

No comércio há diversas preparações contendo vários sais, em diferentes concentrações, indicadas para reposição oral de água e eletrólitos na desidratação leve ou moderada, às vezes associada a gastrenterites agudas.

- EMIDRAT (EMS), fr. c/ 250, 500 e 1.000 mL (solução)
- GOLAC (Elofar), 4 envelopes de 10 g
- HIDRABENE (Legrand), 4 envelopes de 10 g
- HIDRAFIX (Altana), 25 cartuchos c/ 2 envelopes c/ 25 mL (sabores framboesa, laranja, limão, uva) fr. de 250 mL
- HIDRAFIX 90 (Altana), 2 flaconetes de 25 mL
- HIDRORAL (J. P.), fr. c/ 400 mL (solução)
- H-SAL (Zambon), 4 envelopes de 9 g
- HYDRAX 45 e 90 (Glenmark), fr. de 500 mL (sabores guaraná, coco, cereja e laranja)
  12 envelopes de 13,96 g p/ preparar 500 mL (sabores cereja e laranja)
- HYDROPLUS (Eurofarma), 2 flaconetes de 25 mL (sabores framboesa e limão)
- ISOLYTE P 45 (Darrow), fr. c/ 500 mL
- ISOLYTE P 90 (Darrow), fr. c/ 500 mL
- PEDIALYTE 45 (Abbott), fr. de 500 mL (sabores cereja, coco e maçã)
- PEDIALYTE 45 PÓ (Abbott), 12 envelopes (sabores framboesa e laranja)
- PEDIALYTE 90 PÓ (Abbott), 12 e 50 envelopes de 14,18 g (p/ 500 mL)
- PEDIALYTE 90 SOLUÇÃO (Abbott), fr. c/ 500 mL
- PÓ DE CITRATO DE SÓDIO COMPOSTO LABORSIL (Laborsil), envelope de 10 g
- REAFIX (Gemballa), 2 fr. de 30 mL (para diluição)
- REHIDRAT (Eurofarma), 4 envelopes de 10 g
- REHIDRAT 50 (Eurofarma), envelope c/ 7,337 g
- REHIDRAT 90 (Eurofarma), envelope c/ 13,95 g
- SAIS PARA REIDRATAÇÃO ORAL (Lafepe), sachês com 27,9 mg
- SOLUÇÃO INJETÁVEL REIDRATANTE DE CLORETO DE POTÁSSIO COMPOSTA VEAFARM (Veafarm), amp. de 10 mL
- SOROSIL (Laborsil), fr. c/ 250 mL (solução)

2. *Sais de cálcio.* Os utilizados por via oral, na forma de monofármacos, são carbonato, citrato, cloreto, lactato e quelato aminoácido. São também disponíveis várias associações de carbonato, cloreto, fosfato, glicerofosfato, glicobionato, lactato, lactobionato, lactofosfato e lactogliconato.

CARBONATO DE CÁLCIO

É usado como complemento das necessidades orgânicas de cálcio em estados deficientes, para o tratamento da hipocalcemia e prevenção e tratamento da osteoporose. Algumas apresentações são provenientes de conchas de ostras.

DOSES

- 1.250 mg ao dia (correspondente a 500 mg do elemento cálcio), durante a refeição.

- FRUBIASE (Boehringer Ingelheim), 10 comprimidos efervescentes × 800 mg
- NATECAL (Eurofarma), (600 mg do elemento cálcio por comprimido) × 60 comp. mastigáveis
- OS-CAL 500 (Aventis Pharma), (carbonato de cálcio de concha de ostras 1.250 mg, correspondente a 500 mg do elemento cálcio ou 50 mg por comprimido) × 60 e 75 comprimidos
- OSPORIN (Hebron), 60 comprimidos × 1.250 mg

ASSOCIAÇÕES

- *CALCIUM D₃ (Novartis), (carbonato de cálcio 600 mg + colecalciferol 200 UI por comprimido), 60 comprimidos*
- *NUTRICAL D (Farmoquímica). (carbonato de cálcio 1.250 mg + vitamina D 2 mg por comprimido), 60 comprimidos*
- *VITERCAL (Cifarma), (carbonato de cálcio 600 mg + ácido ascórbico 500 mg por comprimido), 10 comprimidos efervescentes*

CITRATO DE CÁLCIO

É o sal cálcico (2:3), do ácido 2-hidroxi-1,2,3-propanotricarboxílico tetraidratado usado como suplemento de cálcio na osteoporose pós-menopausa. O seu uso para esta finalidade baseia-se na comprovação de que a absorção do cálcio encontra-se diminuída nesse período. Contudo, vários estudos têm demonstrado que o suplemento com cálcio em mulheres após a menopausa, com ovários não funcionantes, não aumenta a densidade óssea. O citrato de cálcio também pode prevenir o desenvolvimento de cálculos renais.

FARMACODINÂMICA
- suplemento de cálcio, na prevenção e tratamento da osteoporose.

DOSES
- a dose recomendada para adultos e adolescentes é de 800 a 1.200 mg ao dia.

- *MIOCALVEN (Farmalab), 20 e 30 comprimidos × 950 mg*
- *OSTEOCALCIC (Biosintética), 30 e 60 comprimidos × 950,8 mg (equivalente a 200 mg de cálcio ionizável)*

CLORETO DE CÁLCIO

- *CLORETO DE CÁLCIO (Geyer), fr. de 60 mL c/ 24 g*
- *SOLUCALCINE (Primá), fr. de 50 mL c/ 500 mg/mL (gotas)*

QUELATO AMINOÁCIDO DE CÁLCIO

- *CALCICHELL (Ativus), 30 envelopes × 500 mg (pó oral instantâneo)*

ASSOCIAÇÕES

- *CALDÊ K₂ (Marjan), (cálcio citrato malato 250 mg + vitamina D 5 μg + vitamina K 45 μg por comprimido), 30 comprimidos*
- *CALCIGENOL IRRADIADO (Aventis), (fosfato tricálcico + fluoreto de sódio), fr. de 300 mL*
- *CALCIUM SANDOZ F (Novartis), (carbonato de cálcio 0,30 g + lactogliconato de cálcio 2,94 g por comprimido), 12 comprimidos efervescentes*
- *CALCIUM SANDOZ F (Novartis), (carbonato de cálcio 0,15 g + lactogliconato de cálcio 3,405 g por sachê), 20 sachês*
- *CALCIUM SANDOZ XAROPE (Novartis), (gliconato de cálcio 0,520 g + lactobionato de cálcio 1,213 g por 5 mL), fr. de 200 mL*
- *CALCIUM SANDOZ + VITAMINA C 1000 MG (Novartis), (carbonato de cálcio 500 mg + lactobionato de cálcio 1.000 mg + ácido ascórbico 1.000 mg por comprimido), 10 comprimidos efervescentes*
- *CITRACAL (Bayer), (citrato de cálcio 600 mg + vitamina D 200 UI), 30 e 60 comprimidos*
- *PROSSO (Eurofarma), (cálcio citrato malato 250 mg + vitamina D3 2,5 μg por comprimido), 30 comprimidos*

3. *Sais de magnésio*. São disponíveis, em associações, os seguintes: acetato, carbonato, cromato, hipossulfito, sulfato e trissilicato. O pidolato é usado como monofármaco.

PIDOLATO DE MAGNÉSIO

DOSES
- para adolescentes e adultos do sexo masculino, 270 a 400 mg ao dia em duas doses.
- para adolescentes e adultos do sexo feminino, 280 a 300 mg ao dia, em duas doses.
- para gestantes, 320 mg ao dia, em duas doses.

- *MAGNOLAT (Daudt), 12 flaconetes de 12 mL × 1,5 g (equivalente a 130 mg ou 5 mmol ou 10 mEq de elemento magnésio)*
- *PIDOMAG (Baldacci), 12 flaconetes de 10 mL × 1,5 g (equivalente a 130 mg de elemento magnésio)*

4. *Sais de potássio*. Os únicos disponíveis são o bicarbonato (apenas em associação) e o cloreto.

As preparações de potássio devem ser administradas muito cautelosamente a pacientes que sofrem de insuficiência renal, pois podem causar hiperpotassemia. Estas preparações são muito perigosas àqueles que estejam tomando diuréticos poupadores de potássio.

CLORETO DE POTÁSSIO

É o agente de escolha para tratamento de alcalose metabólica, sendo usado para repor o potássio perdido por efeito dos diuréticos tiazídicos ou de alça nos pacientes com risco de sofrer hipopotassemia, como os cirróticos ou digitalizados.

A forma líquida é a preparação de escolha para a terapia oral. Algumas preparações precisam ser diluídas antes da ingestão. Para os pacientes que não toleram a forma líquida, pode-se prescrever preparação de liberação prolongada. Esta preparação, todavia, ocasionalmente causa pequenas lesões no intestino delgado, ulceração e estenose esofágicas e perfuração da úlcera gástrica.

- *CLORETO DE POTÁSSIO (Ariston), 20 e 50 drág. c/ 0,50 g/drág.*
  vidro de 150 mL c/ 900 mg/15 mL (xarope)
- *CLORETO DE POTÁSSIO (Furp), 50 amp. 19,1%*
- *CLORETO DE POTÁSSIO (Gaspar Viana), 100 amp. a 10, 19 e 20%*
  60 fr. de 100 mL c/ 900 mg/15 mL
- *CLORETO DE POTÁSSIO ENILA (Enila), fr. de 150 mL c/ 900 mg/15 mL*
- *CLORETO DE POTÁSSIO VEAFARM (Veafarm), fr. de 150 mL c/ 900 mg/15 mL*
- *HYPOT (Hypofarma), 50 fr. de 150 mL a 6% (solução oral)*
- *REKALIUM (Hypofarma), 50 fr. de 150 mL a 6% (xarope)*
- *SLOW-K (Allergan), 20 drág. × 600 mg*
- *XAROPE DE CLORETO DE POTÁSSIO GRANADO (Granado), fr. de 180 mL c/ 900 mg/15 mL*

ASSOCIAÇÕES

- *COMPRIMIDOS EFERVESCENTES DE CLORETO DE POTÁSSIO SANDOZ (Novartis), (cloreto de potássio 600 mg + bicarbonato de potássio 400 mg por comprimido), 20 comprimidos efervescentes*
- *DIETASAL (Libbs), (cloreto de potássio 780 mg + cloreto de sódio 200 mg por grama), fr. c/ 120 g 50 env. de 1 g*

5. *Sais de sódio*. Os utilizados por via oral são: bicarbonato, citrato, cloreto e lactato.

BICARBONATO DE SÓDIO

Seu efeito antiácido resulta de sua reação química com o ácido do estômago, o que acarreta aumento do valor do pH do conteúdo estomacal e alívio da hiperacidez: $NaHCO_3 + H^+ \rightarrow Na^+ + CO_2 \uparrow + H_2O$.

O efeito alcalinizante urinário se deve ao aumento do bicarbonato plasmático e consequente elevação do pH.

FARMACODINÂMICA
- antiácido, alcalinizante urinário.

FARMACOCINÉTICA
- excretado pela urina; o CO_2 formado é eliminado pelos pulmões, ou por eructação.

INDICAÇÕES
- fármaco de escolha no tratamento de acidose metabólica.
- profilaxia de cálculos renais de ácido úrico.
- tratamento de hiperacidez.
- alcalinizante urinário.

PRECAUÇÕES
- deve-se levar em consideração a relação risco/benefício quando existem os seguintes problemas médicos: apendicite ou sintomas de apendicite, hemorragias gastrintestinais ou retal não diagnosticadas.
- não tomar concomitantemente com grandes quantidades de leite ou laticínios.
- não administrar por mais de duas semanas ou se o problema é recidivante.

- *BICARBONATO DE SÓDIO (Len), emb. de 100 g*
- *BICARBONATO DE SÓDIO 3% e 10% (Apsen), 6 fr. de 250 mL*
- *BICARBONATO DE SÓDIO 3%, 8,4% e 10% (Fresenius), fr. de 250 mL*
- *BICARBONATO DE SÓDIO A 3%, 5%, 7,5%, 8,4% e 10% (Biosintética), fr. de 250 mL*
- *BICARBONATO DE SÓDIO A 3%, 5%, 7,5%, 8,4% e 10% (J. P.), fr. de 250 mL*

CITRATO DE SÓDIO

É disponível apenas em associações.

CLORETO DE SÓDIO

Por via oral é disponível nas formas de monofármaco e de associações.

- *CLORETO DE SÓDIO A 9% (Fresenius), fr. c/ 250, 500 e 1.000 mL*

LACTATO DE SÓDIO

É comercializado apenas como monofármaco.

- *LACTATO DE SÓDIO 1/6 MOLAR (Fresenius), fr. de 500 mL*

14.14 FÁRMACOS INTERFERENTES NO METABOLISMO DA ÁGUA E ELETRÓLITOS

▶ ACIDIFICANTES

São fármacos inorgânicos ou orgânicos usados para acidificar quer o suco gástrico quer a urina.

Os acidificantes urinários produzem um ou mais dos seguintes efeitos: a) promoção de leve diurese; b) aumento da eficácia de fármacos dependentes de meio ácido; c) correção de certos desequilíbrios eletrolíticos. Os mais usados são ácido ascórbico e fosfato de potássio. O primeiro, mais usado como vitamina, está descrito no capítulo 15; o segundo, na seção *Fornecedores de água e sais minerais* deste capítulo.

▶ ALCALINIZANTES

São fármacos usados para reduzir a hiperacidez gástrica, para aliviar a dor associada com diversos distúrbios gástricos e duodenais, tais como úlcera péptica, hipercloridria e refluxo gastroesofágico e também para modificar o pH urinário. Podem ser divididos em três classes: soluções alcalinizantes, alcalinizantes urinários e antiácidos orais.

▶ Soluções alcalinizantes parenterais

São indicadas para o tratamento de hiperacidez, doenças metabólicas, diarreia grave e intoxicações medicamentosas, bem como para a profilaxia de nefrotoxicidade e litíase renal.

O fármaco mais usado como alcalinizante é o bicarbonato de sódio, administrado por injeção intravenosa. É indicado como alcalinizante sistêmico na parada cardíaca e nas formas menos urgentes de acidose. Atua também como alcalinizante urinário. Foi descrito anteriormente, na seção *Água e sais minerais parenterais* deste capítulo.

▶ Alcalinizantes urinários

São indicados como alcalinizantes do pH urinário no tratamento e prevenção da litíase urinária com formação de cálculos de oxalato de cálcio e ácido úrico e na acidose tubular renal. Os citratos utilizados nessa patologia incluem: ácido cítrico, citrato de potássio e citrato de sódio. No nosso meio o único comercializado é o citrato de potássio.

CITRATO DE POTÁSSIO

Como o citrato de sódio, é utilizado no tratamento da acidose tubular renal como antiurolítico. É biotransformado a bicarbonato com o consequente aumento do pH urinário, maior solubilidade da cistina e ionização do ácido úrico, facilitando a dissolução de cálculos urinários. Pode ainda inibir a cristalização do oxalato de cálcio. Nas doses terapêuticas recomendadas não produz alcalose sistêmica.

Farmacodinâmica
- antiurolítico.

Farmacocinética
- início de ação ocorre em cerca de uma hora.
- tempo de ação depende da dose: para uma dose única, até 12 horas; para doses múltiplas, até 3 dias.
- sofre eliminação urinária, sendo menos de 5% sob a forma inalterada.

Indicações
- tratamento da acidose tubular renal por cálculos de sais de cálcio.
- hipocitratúria com redução da excreção de oxalato de cálcio de qualquer etiologia.
- litíase por sais de ácido úrico.

Doses
- como antiurolítico ou alcalinizante urinário, na hipocitratúria leve a moderada (> 150 mg de citrato urinário/dia), iniciar com 1,08 g (10 mEq de íon potássio) três vezes ao dia juntamente com as refeições.
- na hipocitratúria grave (< 150 mg de citrato urinário/dia), 2,16 g (20 mEq de íon potássio) três vezes ao dia juntamente com as refeições ou até 30 minutos depois.
- a dose máxima recomendada é de 10,8 g ao dia (100 mEq de íon potássio).

Contraindicações
- gravidez e lactação.
- crianças.
- hiperpotassemia ou condições que a produzam.
- estados que produzam retardo na passagem do fármaco pelo trato gastrintestinal: retardos do esvaziamento gástrico, compressão esofágica, obstrução intestinal, uso de anticolinérgicos.
- úlcera péptica.
- infecção ativa do trato urinário.
- insuficiência renal.
- uso concomitante de metenamina.

Precauções
- vigiar o equilíbrio acidobásico, leucograma, hematócrito e hemoglobina, creatinina sérica, ionograma, citrato urinário, eletrocardiograma.

Efeitos adversos
- alcalose metabólica.
- hiperpotassemia.
- efeito laxante ou irritativo de contato.

Interações medicamentosas
- pode prolongar o efeito de anfetamínicos, efedrina ou pseudoefedrina, quinidina.
- o uso concomitante de antiácidos pode produzir alcalose sistêmica.
- anticolinérgicos podem produzir irritação gastrintestinal.
- risco de hiperpotassemia com uso simultâneo de fármacos que aumentem a concentração de potássio sérico.
- o uso concomitante de laxantes pode produzir efeito aditivo.
- aumenta a excreção urinária dos salicilatos.

▶ *ACALKA (Gross), 100 comprimidos × 100 mg*
▶ *LITOCIT (Apsen), 60 comprimidos × 5 e 10 mEq*

▶ Antiácidos orais

Estão descritos na seção *Antiácidos*, capítulo 10.

▶ RESINAS PERMUTADORAS DE ÍONS

São polímeros orgânicos sintéticos inertes, consistindo em cadeia hidrocarbônica à qual estão ligados grupamentos ionizáveis. Eles são capazes de permutar seus íons lábeis por íons presentes na solução com a qual entram em contato.

Há dois grupos de resinas de permuta iônica: a) permutadores aniônicos: seu grupamento ionizável é básico, tal como amina ou grupos de amônio quaternário; b) permutadores catiônicos: seu grupamento ionizável é ácido, como grupos carboxílico, fenólico ou sulfônico.

Tomadas por via oral, as resinas permutadoras de íons trocam seus íons com aqueles encontrados no trato gastrintestinal e assim modificam o equilíbrio eletrolítico do plasma. Por esta capacidade, são usadas na terapia.

A única resina permutadora de íons comercializada no Brasil é o polistirenossulfonato de cálcio.

POLISTIRENOSSULFONATO DE CÁLCIO

É resina permutadora catiônica cujo grupamento ionizável é o sulfônico e a cadeia hidrocarbônica é o polistireno. Cada grama desta resina troca cerca de 1,3 mmol (1,3 mEq) de potássio.

Farmacodinâmica
- resina permutadora catiônica.

Farmacocinética
- no meio gastrintestinal os íons cálcio são parcialmente liberados e substituídos por íons potássio; isso ocorre principalmente no intestino grosso, que excreta os íons potássio em maior grau que o intestino delgado.
- é eliminado pelas fezes.

Indicações
- prevenção e tratamento de hiperpotassemia em casos de insuficiência renal crônica e aguda.

Doses
- via oral, adultos, 15 g três ou quatro vezes ao dia; crianças, 1 g/kg de peso ao dia, em tomadas divididas.
- via retal, adultos, 30 g em veículo aquoso (200 mL de metilcelulose a 1% ou 100 mL de sorbitol); o enema deve ser retido por seis horas; crianças, igual à dose por via oral diluída em veículo aquoso igual ao do adulto.

Contraindicações
- hiperparatireoidismo, mieloma múltiplo, sarcoidose ou carcinoma metastático.
- litíase renal ou hipercalcemia.

Precauções
- dosar regularmente os eletrólitos sanguíneos, especialmente potássio, cálcio e fósforo.
- vigiar regularmente a calcemia.

Efeitos adversos
- distúrbios digestivos, como náusea e intolerância gástrica.

Interações medicamentosas
- antiácidos não absorvíveis doadores de cátions e laxantes (por exemplo, carbonato de alumínio e hidróxido de magnésio) causam alcalose sistêmica e podem reduzir a capacidade de troca da resina.

▶ *SORCAL (Wyeth), 60 env. de 30 g c/ 900 mg/g*

VITAMINAS

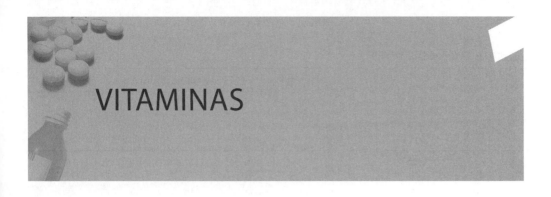
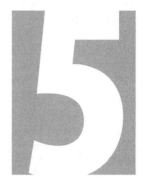

► **VITAMINAS LIPOSSOLÚVEIS**
Vitamina A
  betacaroteno
  retinol
Vitamina D
  alfacalcidol
  calcitriol
  ergocalciferol
Vitamina E
  tocoferol
Vitamina K
Outros derivados vitamínicos
  benfotiamina

► **VITAMINAS HIDROSSOLÚVEIS**
Ácido ascórbico
  ácido ascórbico
Ácido nicotínico e nicotinamida
  ácido nicotínico
  nicotinamida
Ácido pantotênico
  pantotenato de cálcio
Outras vitaminas hidrossolúveis
  biotina
  piridoxina
  riboflavina
  tiamina

► **PREPARAÇÕES MULTIVITAMÍNICAS COM OU SEM MINERAIS**
Vitaminas do complexo B
Vitaminas do complexo B + sais minerais
Multivitaminas
Multivitaminas + sais minerais
Multivitaminas + flúor
Multivitaminas + sais minerais + flúor
Vitaminas + antioxidantes

► **COENZIMAS**
Ubiquinona

Vitaminas são substâncias essenciais ao metabolismo normal dos seres vivos, sendo requeridas em quantidades diminutas. Muitas vitaminas são partes integrantes de coenzimas; isto explica seu papel essencial nos processos orgânicos. Devido às diferenças no metabolismo, uma substância pode ser vitamina para o homem e não o ser para bactérias ou protozoários e vice-versa.

Com exceção da vitamina D, que pode ser sintetizada na pele, e da nicotinamida, que é produto metabólico do triptofano, todas as vitaminas de que o ser humano necessita devem ser obtidas de fontes exógenas. Todas as vitaminas, com exceção da A e D, são sintetizadas por plantas. Entretanto, hoje em dia, a maioria é obtida por processos sintéticos industriais.

Em dieta bem equilibrada existe quantidade suficiente de vitaminas, e um indivíduo saudável não tem necessidade de ingeri-las sob forma de medicamentos. De fato, a maneira mais simples e segura de suprir o organismo com as vitaminas de que necessita é alimentação adequada e variada. Em determinadas condições, todavia, há necessidade de tomá-las em quantidades extras, com a finalidade de curar ou prevenir síndromes deficitárias específicas, tais como beribéri, escorbuto, pelagra, raquitismo e cegueira noturna. Também gestantes e algumas pessoas com dieta de baixas calorias (menos de 1.200 calorias por dia) podem necessitar de suplemento vitamínico.

A hipovitaminose e, mais raramente, a avitaminose podem resultar de: a) deficiência primária — dieta inadequada, devido à pobreza, ignorância, alcoolismo crônico, tabus alimentares, tensões traumáticas, dentição insatisfatória e outras causas; b) deficiência condicionada secundária — má absorção (anormalidade intestinal ou diarreia crônica), necessidade aumentada (durante os períodos de gravidez, lactação, crescimento e certas doenças) ou facilidades de armazenamento diminuídas (ligação proteica e transporte ao local de ação).

Dependendo de sua solubilidade, as vitaminas são classificadas em hidrossolúveis e lipossolúveis.

Estudos cuidadosos realizados pela *Food and Nutrition Board of the National Research Council* determinaram as quantidades dietéticas diárias recomendadas para cada vitamina (Quadro 15.1). Estas quantidades são geralmente maiores que as necessidades mínimas diárias. Infelizmente, o uso abusivo de vitaminas é prática comum entre nós. Preparações contendo uma única vitamina ou um grupo delas (em geral seis — hexavitaminas — ou dez — decavitaminas), algumas vezes associadas a sais minerais, são consumidas em larga escala e, na maioria dos casos, sem prescrição médica. Esta prática não é somente dispendiosa, mas também perigosa, já que a ingestão excessiva de vitaminas, principalmente das lipossolúveis, pode causar efeitos adversos graves. Assim, quantidades excessivas de vitaminas A e D e de todos os minerais produzem efeitos tóxicos, sobretudo em lactentes e crianças. A ingestão de doses elevadas de vitaminas hidrossolúveis, como ácido ascórbico e piridoxina, não tem base científica e poderá ser prejudicial à saúde.

Deste capítulo excluímos os fatores dietéticos, tais como inositol, colina e ácidos graxos essenciais, assim como substâncias que são vitaminas para outros seres vivos (bactérias, protozoários), mas não para mamíferos: ácido *p*-aminobenzoico, ácido lipoico (ácido tiótico). Igualmente são excluídas as vitaminas B_{15} (ácido pangâmico) e B_{17} (amigdalina), porque não são nem vitaminas nem nutrientes, mas substâncias tóxicas.

► VITAMINAS LIPOSSOLÚVEIS

São aquelas solúveis em lipídios: A, D, E e K. São, geralmente, armazenadas no fígado. A ingestão excessiva dessas vitaminas pode acarretar manifestações tóxicas. A deficiência produz várias doenças. Assim, a deficiência de vitamina A produz hiperceratose, xeroftalmia, ceratomalácia e cegueira noturna; de vitamina D, raquitismo em crianças em crescimento, tétano infantil e osteomalácia; de vitamina E, *kwashiorkor*, anemias macrocíticas e hemolíticas em crianças; de vitamina K, hipoprotrombinemia.

► Vitamina A

A vitamina A pré-formada ocorre em gorduras animais, em óleos de peixes (bacalhau, atum, cação, hipoglosso, rodovalho, perca), fígado, leite, queijo, manteiga, ovos e outras fontes alimentares. Vários vegetais (cenoura, mamão) possuem carotenoides, alguns dos quais apresentam atividade pró-vitamínica A, isto é, eles são transformados em vitamina A no intestino delgado e no fígado dos mamíferos.

A quantidade diária recomendada de vitamina A na dieta para adultos é de 5.000 UI (unidades internacionais). Ingestão excessiva de vitamina A (mas não de caroteno) produz síndrome tóxica conhecida como hipervitaminose A.

A suspensão do uso da vitamina causa regressão da maioria dos sintomas dentro de uma semana, mas a hiperostose permanece durante meses.

15.2 VITAMINAS

Quadro 15.1 Quantidades dietéticas diárias recomendadas, 1989*

Categoria	Idade (anos) ou condição	Peso (kg)	Altura (cm)	Proteína (g)	Vit. A (μg RE)[1]	Vit. D (μg)[2]	Vit. E (mg α-TE)[3]	Vit. K (μg)
Lactentes	0,0-0,5	6	60	13	375	7,5	3	3
	0,5-1,0	9	71	14	375	10	4	10
Crianças	1-3	13	90	16	400	10	6	15
	4-6	20	112	24	500	10	7	20
	7-10	28	132	28	700	10	7	30
Homens	11-14	45	157	45	1.000	10	10	45
	15-18	66	176	59	1.000	10	10	65
	19-24	72	177	58	1.000	10	10	70
	25-50	79	176	63	1.000	5	10	80
	51+	77	173	63	1.000	5	10	80
Mulheres	11-14	46	157	46	800	10	8	45
	15-18	55	163	44	800	10	8	55
	19-24	58	164	46	800	10	8	60
	25-50	63	163	50	800	5	8	65
	51+	65	160	50	800	5	8	65
Grávidas				60	800	10	10	65
Lactantes								
1ºˢ seis meses	–	–	–	65	1.300	10	12	65
2ºˢ seis meses	–	–	–	62	1.200	10	11	65

*Food and Nutrition Board, National Academy of Sciences–National Research Council, 1989.
[1]Equivalentes de retinol. 1 equivalente de retinol = 1 μg de retinol ou 6 μg de β-caroteno.
[2]Como colecalciferol. 10 μg colecalciferol = 400 UI de vitamina D.
[3]Equivalentes de α-tocoferol. 1 mg de α-tocoferol = 1 α-TE.
[4]1 NE (equivalente de ácido nicotínico) é igual a 1 mg de ácido nicotínico ou 60 mg de triptofano dietético.

Há duas vitaminas A: retinol, ou vitamina A₁, e vitamina A₂, ou 3,4-desidrorretinol. A usada comumente é o retinol.

Na terapêutica utiliza-se também o betacaroteno, precursor da vitamina A.

BETACAROTENO

Trata-se de um carotenoide. Dos três isômeros (alfa, beta e gama) do caroteno, o betacaroteno é o mais ativo.

Como suplemento nutricional, atua como precursor da vitamina A. Na reação de fotossensibilidade, por ser antioxidante extingue o oxigênio singlete e os radicais livres gerados quando a porfirina é exposta à luz e ao ar.

Farmacodinâmica
- suplemento nutricional (vitamina), supressor da reação de fotossensibilidade em protoporfiria eritropoética, supressor da erupção polimorfa à luz.

Farmacocinética
- administrado por via oral, é melhor absorvido na presença de gordura dietética e bile no trato intestinal.
- é armazenado em vários tecidos, principalmente nos gordurosos, e nas adrenais; pequena fração armazena-se no fígado.
- cerca de 50 a 60% são biotransformados a retinaldeído e, em seguida, este é convertido a retinol, principalmente no trato intestinal.
- atravessa a barreira placentária.
- excretado primordialmente pelas fezes.

Indicações
- profilaxia e tratamento da deficiência de vitamina A.
- profilaxia e tratamento de reação de fotossensibilidade em protoporfiria eritropoética.
- profilaxia e tratamento de erupção polimorfa à luz.

Doses
- via oral, às refeições, adultos, 30 a 300 mg ao dia, como dose única ou em tomadas divididas; crianças, 30 a 150 mg ao dia, em dose única ou em tomadas divididas.

Contraindicações
- sensibilidade ao betacaroteno.
- insuficiência hepática.
- insuficiência renal.
- hipervitaminose A.

Efeitos adversos
- carotenodermia, caracterizada pela coloração amarela das palmas das mãos, mãos, solas dos pés e face.
- artralgia, equimoses, tontura, diarreia.

Interações medicamentosas
- óleo mineral ou neomicina podem interferir com sua absorção.
- vitamina E pode facilitar sua absorção e utilização e reduzir a toxicidade da vitamina A.

▶ *BETA CAROTENO (Fontovit), 50 cáps. × 6 mg*

RETINOL

É um terpenoide, correspondente a um derivado do trimetilcicloexenilnonatetraenol.

O retinol é essencial para a função normal da retina; na forma de retinal, combina-se com a opsina, pigmento vermelho presente na retina, para formar rodopsina (púrpura visual), que é necessária para a adaptação visual à escuridão.

Outras formas, como ácido retinoico e retinol, participam do crescimento ósseo, funções ovariana e testicular e desenvolvimento embrionário, bem como da regulação do crescimento e diferenciação dos tecidos epiteliais.

É comercializado na forma de ésteres: acetato e palmitato.

Farmacodinâmica
- suplemento nutricional (vitamina).

Farmacocinética
- é rapidamente absorvido do trato gastrintestinal sadio; por ser lipossolúvel, a absorção exige a presença de sais biliares, lipase pancreática e gordura dietética. As preparações miscíveis com água são mais rapidamente absorvidas do que as soluções oleosas.
- é transportado do sangue ao fígado pelos quilomícrons da linfa.
- menos de 5% se ligam à lipoproteína no sangue (normal); a ligação à proteína pode chegar a ser de 65% no caso de ingestão excessiva, quando os depósitos hepáticos se saturam.
- a concentração sérica normal é de 80 a 300 UI/mL.
- é armazenado (primariamente como palmitato) no fígado; o fígado de adulto normal contém aproximadamente 100 a 300 μg/g, suficiente para os requisitos de retinol durante dois anos.
- é mobilizado dos depósitos hepáticos e transportado no plasma na forma de retinol-proteína ligante.
- sofre biotransformação hepática.
- é excretado principalmente na bile ligado a um glicuronídio e pequena porção pelos rins.

VITAMINAS LIPOSSOLÚVEIS **15.3**

	Vitaminas hidrossolúveis							Minerais					
Ác. ascórbico (mg)	Tiamina (mg)	Riboflavina (mg)	Ác. nicotínico (mg NE)[4]	Piridoxina (mg)	Folato (μg)	Vit. B$_{12}$ (μg)	Cálcio (mg)	Fósforo (mg)	Magnésio (mg)	Ferro (mg)	Zinco (mg)	Iodo (μg)	Selênio (μg)
30	0,3	0,4	5	0,3	25	0,3	400	300	40	6	5	40	10
35	0,4	0,5	6	0,6	35	0,5	600	500	60	10	5	50	15
40	0,7	0,8	9	1,0	50	0,7	800	800	80	10	10	70	20
45	0,9	1,1	12	1,1	75	1,0	800	800	120	10	10	90	20
45	1,0	1,2	13	1,4	100	1,4	800	800	170	10	10	120	30
50	1,3	1,5	17	1,7	150	2,0	1.200	1.200	270	12	15	150	40
60	1,5	1,8	20	2,0	200	2,0	1.200	1.200	400	12	15	150	50
60	1,5	1,7	19	2,0	200	2,0	1.200	1.200	350	10	15	150	70
60	1,5	1,7	19	2,0	200	2,0	800	800	350	10	15	150	70
60	1,2	1,4	15	2,0	200	2,0	800	800	350	10	15	150	70
50	1,1	1,3	15	1,4	150	2,0	1.200	1.200	280	15	12	150	45
60	1,1	1,3	15	1,5	180	2,0	1.200	1.200	300	15	12	150	50
60	1,1	1,3	15	1,6	180	2,0	1.200	1.200	280	15	12	150	55
60	1,1	1,3	15	1,6	180	2,0	800	800	280	15	12	150	55
60	1,0	1,2	13	1,6	180	2,0	800	800	280	10	12	150	55
70	1,5	1,6	17	2,2	400	2,2	1.200	1.200	320	30	15	175	65
95	1,6	1,8	20	2,1	280	2,6	1.200	1.200	355	15	19	200	75
90	1,6	1,7	20	2,1	260	2,6	1.200	1.200	340	15	16	200	75

INDICAÇÕES
- profilaxia e tratamento de deficiência de vitamina A.

DOSES
- doses que excedam 25.000 UI por dia não devem ser prescritas, a menos que a deficiência seja grave. Deve-se preferir a via oral, usando-se a via intramuscular apenas quando não se pode ou não se deve utilizar a via oral.
- via oral, em casos de deficiência, adultos e crianças de 8 anos, 5.000 a 10.000 UI por dia durante uma a duas semanas; em deficiência grave, 100.000 UI por dia durante três dias, seguidas por 50.000 UI por dia durante duas semanas, em seguida 10.000 a 20.000 UI por dia durante os próximos dois meses.
- via intramuscular, em deficiência grave, adultos e crianças acima de 8 anos, 50.000 a 100.000 UI por dia durante três dias, seguidas por 50.000 UI por dia durante duas semanas; 1 a 8 anos, 5.000 a 15.000 UI por dia durante 10 dias; lactentes, 5.000 a 10.000 UI por dia durante dez dias.
- por via conjuntival, 1 gota três a quatro vezes ao dia.

CONTRAINDICAÇÕES
- hipervitaminose A.

EFEITOS ADVERSOS
- só quando há consumo excessivo, isto é, no caso de hipervitaminose A, caracterizada por irritabilidade, anorexia, perda de peso, coceira, fadiga, alopecia, gengivite, mal-estar abdominal, insônia, irregularidades menstruais, hiperostoses, fechamento prematuro das epífises e outras reações adversas.
- ingestão excessiva (mais de 5.000 UI por dia) pode estimular perda óssea e neutralizar os efeitos de suplementação de cálcio, podendo causar hipercalcemia.

INTERAÇÕES MEDICAMENTOSAS
- anticoagulantes cumarínicos ou indandiônicos podem causar hipoprotrombinemia.
- anticoncepcionais orais podem aumentar sua concentração plasmática.
- colestipol, colestiramina, óleo mineral, neomicina oral ou sucralfato podem interferir com sua absorção.
- a vitamina E pode facilitar sua absorção, armazenagem hepática e utilização e reduzir a toxicidade.

ACETATO DE RETINOL

▶ *AROVIT (Roche)*, 30 drág. × 50.000 UI
▶ *VITAMINA A (Fontovit)*, 50 cáps. × 10.000 UI
▶ *VITAMINA A (Laborsil)*, 20, 24 e 100 drág. × 50.000 UI

PALMITATO DE RETINOL

▶ *AROVIT (Roche)*, 25 amp. de 1 mL c/ 300.000 UI/mL (sol. inj.)
▶ *AROVIT (Roche)*, fr. de 20 mL c/ 150.000 UI/mL (gotas)
▶ *LACRIGEL A (Novartis)*, bisnaga com 10 g c/ 12 mg/g (1.200 UI), (gel líquido)

VITAMINA A + VITAMINA D

▶ *ADEROGIL D3 (Aventis Pharma)*, (acetato de retinol 13.200 UI + colecalciferol 66.000 UI por ampola), 3 e 50 amp.
▶ *ADEROGIL D3 GOTAS (Aventis Pharma)*, (acetato de retinol 55.000 UI + colecalciferol 22.000 UI por 10 mL), fr. de 10 mL
▶ *AD-TIL (Altana)*, (acetato de retinol 50.000 UI + colecalciferol 10.000 UI por mL), fr. de 10 mL (conta-gotas)
▶ *GADUOL (Clímax)*, (vitamina A 50.000 UI + vitamina D 10.000 UI por mL), fr. de 10 mL
▶ *GOTIL-AD (Laborsil)*, (acetato de retinol 50.000 UI + ergocalciferol 10.000 UI por mL), fr. de 10 mL (gotas)
▶ *MORRUETIL ORAL (Quimioterápica Brasileira)*, (acetato de retinol 10.000 UI + ergocalciferol 2.000 UI por mL), fr. de 15 mL
▶ *VITAMINAS A + D (Sanval)*, (palmitato de retinol 3.000 UI + ergocalciferol 800 UI por mL), fr. de 10 mL (gotas)

▶ Vitamina D

Várias vitaminas D são encontradas na natureza, mas apenas as vitaminas D$_2$ (ergocalciferol) e D$_3$ (colecalciferol) possuem atividade antirraquítica igual no homem. Ambas são derivadas de esteroides e são obtidas por irradiação ultravioleta: a primeira, do ergosterol; a segunda, do 7-desidrocolesterol.

A quantidade dietética diária recomendada é de 400 UI.

A vitamina D pode ser obtida por exposição da pele aos raios solares e também por ingestão de alimentos ou medicamentos que a contenham. Boas fontes de vitamina D são diversos alimentos de origem animal: óleos de fígado de bacalhau, cação e atum, leite, ovos e fígado de vitela, de vaca e de porco.

O papel da vitamina D até há pouco tempo era considerado passivo. Trabalhos recentes provaram, porém, que seu papel é muito mais importante. Atribui-se a ela o controle ativo do mecanismo de homeostase, que por sua vez controla o metabolismo do cálcio, principalmente da mobilização do cálcio ósseo. Atualmente, considera-se sua ação semelhante à dos hormônios: é sintetizada na pele, enviada ao local de ação a distância e tem sua produção regulada por mecanismo de retroalimentação.

15.4 VITAMINAS

A vitamina D regula a absorção do cálcio através do intestino, bem como controla a eliminação de cálcio e fósforo pelos rins.

A hipovitaminose D pode ser decorrente de síndromes de má absorção, bem como manifestar-se em indivíduos que não se expõem ao sol ou em pacientes com distúrbios metabólicos. A deficiência causa hipocalcemia e hipofosfatemia, o que estimula a secreção de paratirina para restaurar os níveis de cálcio plasmáticos à custa do osso; isso produz raquitismo em lactentes e crianças e osteomalácia em adultos. A deficiência dietética é sanada prontamente com doses adequadas de vitamina D. O tratamento de outros distúrbios ficará na dependência dos níveis sanguíneos de cálcio, fosfato e paratirina, bem como do grau de distúrbio do metabolismo da vitamina D.

As vitaminas D comercializadas no Brasil são: alfacalcidol, calcitriol e ergocalciferol. Apresentam muitas propriedades em comum.

Farmacodinâmica
- suplemento nutricional (vitamina), anti-hipocalcêmico, anti-hipoparatireoide.

Farmacocinética
- são rapidamente absorvidas do intestino delgado.
- ligam-se a alfaglobulinas específicas.
- são armazenadas principalmente no fígado e outros depósitos de gordura.
- a degradação ocorre parcialmente nos rins.
- são eliminadas lentamente, a maior parte na bile; pequena porcentagem é excretada pela urina.

Indicações
- tratamento de hipocalcemia, hipofosfatemia, osteodistrofia.
- profilaxia e tratamento de deficiência de vitamina D, raquitismo, tétano.

Doses
- por via oral, devem ser administradas de preferência com alimento gorduroso; por exemplo: leite e derivados.
- como profiláticos, via oral, lactentes prematuros ou alimentados com leite materno quando este é inadequado ou lactentes tratados com fórmulas não enriquecidas, 200 a 300 UI por dia; lactentes anormalmente sensíveis ao raquitismo, até 30.000 UI por dia durante período curto; adultos, poderá ser necessária suplementação durante a gravidez e a lactação e nos idosos para garantir ingestão diária de 400 UI.
- via oral, para hipoparatireoidismo, adultos, inicialmente 50.000 a 200.000 UI por dia, logo que a tetania aguda for controlada com preparação intravenosa de cálcio; a dose de manutenção é geralmente de 25.000 a 100.000 UI por dia.

Para osteomalácia e raquitismo causados por deficiência dietética de vitamina D, adultos e crianças, inicialmente 1.000 a 2.000 UI por dia; para manutenção, 400 UI por dia.

Para raquitismo genético dependente de vitamina D, crianças, 5.000 a 50.000 UI por dia.

Para hipofosfatemia familiar ou outras formas devidas à consunção renal de fosfato (raquitismo resistente à vitamina D), crianças, 25.000 a 100.000 UI por dia em conjunto com dieta rica em suplementos de fosfato e cálcio. Adultos, 50.000 a 200.000 UI por dia em conjunto com alta ingestão de fosfato.

Para osteomalácia em síndromes de má absorção, adultos, 10.000 a 50.000 UI por dia. Crianças, 10.000 a 25.000 UI por dia. Para osteomalácia em doença hepatobiliar, adultos, 10.000 a 40.000 UI por dia. Crianças, 10.000 a 25.000 UI por dia. Para osteomalácia associada com terapia anticonvulsivante, adultos e crianças, 1.000 UI por dia.

Para osteodistrofia renal, adultos, 20.000 a 50.000 UI por dia.

Contraindicações
- hipercalcemia.
- hipervitaminose D.
- osteodistrofia renal com hiperfosfatemia.
- gravidez.
- lactação.

Efeitos Adversos
- em altas doses a vitamina D é bastante tóxica.
- em crianças a margem de segurança entre dose terapêutica e dose tóxica é pequena.
- hipervitaminose prolongada em lactentes causa atrasos mental e físico, *elfin facies*, insuficiência renal e morte.
- a hipervitaminose D é caracterizada por hipercalcemia, calcificação ectópica em tecidos moles, náusea, vômito, cefaleia e outras reações adversas de menor importância. Outros sintomas são: osteoporose, hipertensão e diminuição da função renal.
- hipercalcemia, com doses acima de 50.000 UI por dia.
- uso prolongado de doses maciças causa insuficiência renal irreversível e morte.

Interações Medicamentosas
- podem antagonizar o efeito da calcitonina no tratamento de hipercalcemia.
- podem potencializar os efeitos dos glicósidos digitálicos, resultando em arritmias cardíacas.
- antiácidos contendo alumínio podem precipitar os ácidos biliares no intestino delgado superior, diminuindo assim a absorção de vitaminas lipossolúveis.
- antiácidos contendo magnésio podem causar hipermagnesemia.
- anticonvulsivantes hidantoínicos, barbitúricos ou primidona podem reduzir seu efeito.
- preparações contendo cálcio, em doses elevadas, ou diuréticos tiazídicos podem aumentar o risco de hipercalcemia.
- colestiramina ou óleo mineral podem reduzir sua absorção intestinal.
- preparações contendo fósforo, em doses elevadas, podem aumentar o potencial para hiperfosfatemia.
- isoniazida e rifampicina interferem com seu metabolismo.

ALFACALCIDOL

É a α-hidroxivitamina D_3. No fígado é rapidamente transformado em 1,25-di-hidroxicolecalciferol. O alfacalcidol e o calcitriol são os fármacos de escolha na insuficiência renal devido à incapacidade de sintetizar o calcitriol a partir do colecalciferol e ergocalciferol e por possuírem meia-vida mais curta. Indicado na hipocalcemia associada com hipoparatiroidismo, na insuficiência renal crônica e na osteoporose. Para adolescentes e adultos recomenda-se o uso oral de 1 μg por dia com aumentos de 0,5 μg a cada duas a quatro semanas, podendo atingir-se até 2 μg por dia. Como manutenção, 0,25 a 1 μg por dia.

Farmacocinética
- sofre rápida biotransformação para 1,25-di-hidroxicolecalciferol.
- atinge o pico da concentração plasmática em cerca de 12 horas.
- duração da ação de até 48 horas.

▶ *ALFAD (Biosintética), 30 cáps. gelatinosas × 0,25 e 1,0 μg*

CALCITRIOL

É a forma ativa da vitamina D_3. Corresponde ao 1α,25-di-hidroxicolecalciferol, produto de duas hidroxilações sucessivas do colecalciferol.

O calcitriol atua ligando-se a receptor específico situado no citoplasma da mucosa intestinal, sendo, em seguida, incorporado ao núcleo, o que provavelmente leva à formação da proteína ligante de cálcio, que resulta no aumento da absorção do cálcio a partir do intestino.

Também, em conjunto com a paratirina e a calcitonina, o calcitriol regula a transferência de cálcio ósseo para o líquido extracelular, efetuando assim a homeostase do cálcio no líquido extracelular. Portanto, os dois locais de ação do calcitriol são o intestino e o osso.

Farmacocinética
- não necessita de ativação metabólica.
- meia-vida plasmática: três a seis horas.
- início de ação hipercalcêmica: duas a seis horas, quando tomado por via oral.
- administrado por via oral, leva aproximadamente três a seis horas para atingir a concentração sérica máxima, e sua ação dura três a cinco dias.
- eliminado pela via biliar/renal.

▶ *CALCIJEX (Abbott), 3 amp. de 1 mL c/ 1 μg*
▶ *ROCALTROL (Roche), 30 cáps. × 0,25 μg*
▶ *SILKIS (Galderma), bisnaga de 30 g*

ERGOCALCIFEROL

Também chamado calciferol e vitamina D_2, é obtido do ergosterol, esterol presente em fungos e leveduras, por irradiação ultravioleta. Uma vez ingerido, no fígado é biotransformado em calcifediol (25-hidroxicolecalciferol), que é transportado aos rins e convertido em calcitriol, que é a forma mais ativa da vitamina D.

Farmacocinética
- a absorção exige a presença de sais biliares.
- sofre biotransformação em duas fases, a primeira no fígado, dando calcifediol, e a segunda nos rins, formando calcitriol, o metabólito ativo.
- meia-vida plasmática: 19 a 48 horas (entretanto, é armazenado nos depósitos gordurosos no organismo por períodos prolongados).
- a ação hipercalcêmica inicia-se dentro de 12 a 24 horas e o efeito terapêutico pode levar dez a 14 dias.
- a ação, após administração oral, dura até seis meses; doses repetidas têm ação cumulativa.

▶ *SOLUÇÃO DE VITAMINA D_2 — VEAFARM (Veafarm), 100 amp. de 3 mL c/ 600.000 UI*

Associação

▶ *OSTEONUTRI (Medley), (colecalciferol 400 UI + fosfato de cálcio tribásico 600 mg por comprimido), 60 comprimidos*

VITAMINA D + VITAMINA A

▶ *Veja as especialidades arroladas em Vitamina A.*

▶ Vitamina E

É constituída de um grupo de α-, β-, γ- e δ-tocoferóis naturais que são profusamente distribuídos na natureza. As melhores fontes fornecedoras são legumes (soja), cereais (arroz, milho), óleos vegetais, ovos, manteiga. A vitamina E usada na clínica é predominantemente o α-tocoferol, especialmente o isômero (+), e a mistura racêmica.

A quantidade dietética diária recomendada é 20 a 30 UI (UI = 1 mg).

A hipovitaminose raramente ocorre, e apenas a vitamina E é eficaz para o tratamento ou prevenção desta insuficiência. A dose usual é quatro a cinco vezes a quantidade dietética recomendada.

A hipervitaminose E, que se observa somente em animais quando se lhes administram doses elevadas, causa certos sintomas indesejáveis, que são reversíveis: debilidade do músculo esquelético, distúrbio gastrintestinal e perturbação das funções reprodutoras.

TOCOFEROL

Corresponde ao tetrametiltrimetiltridecilcromanol.

É considerado como elemento nutricional essencial, embora não se conheça sua função exata. Como antioxidante, em conjunto com o selênio dietético, protege os ácidos graxos poli-insaturados nas membranas e outras estruturas celulares do ataque por parte de radicais livres e protege os eritrócitos contra a hemólise. Pode também atuar como cofator em alguns sistemas enzimáticos. Atribuem-lhe também a intensificação da utilização da vitamina A e supressão da agregação plaquetária.

A despeito de algumas alegações não comprovadas, não há nenhuma confirmação científica de que o tocoferol seja eficaz no tratamento de tromboflebite, impotência, distúrbios neuromusculares, alopecia, distúrbios inflamatórios da pele, aborto habitual, infertilidade, úlcera péptica, queimaduras, cloasmas das mãos, assaduras, distúrbios hormonais, síndrome da menopausa, bursite, doença coronariana, porfiria, picadas de abelhas. Tampouco é eficaz na prevenção da arteriosclerose ou deterioração orgânica da velhice. São igualmente sem fundamento as alegações de que aumenta a resistência física ou a capacidade sexual.

É usado nas formas livre e de acetato.

FARMACODINÂMICA
- suplemento nutricional (vitamina).

FARMACOCINÉTICA
- cerca de 20% a 80% são absorvidos do trato gastrintestinal; a absorção se processa com maior eficiência na presença de sais biliares, gordura dietética e função pancreática normal.
- liga-se a betalipoproteínas no sangue.
- armazena-se em todos os tecidos orgânicos, especialmente nos tecidos adiposos.
- sofre biotransformação hepática.
- excretado pelo leite.
- eliminado principalmente pela bile; parte é excretada pela urina.

INDICAÇÕES
- profilaxia e tratamento de deficiência da vitamina E.

DOSES
- via oral, para deficiência em adultos e crianças, quatro a cinco vezes a quantidade dietética recomendada.

CONTRAINDICAÇÕES
- hipersensibilidade à vitamina E.
- hipoprotrombinemia devido à deficiência de vitamina K.
- anemia ferropriva.

EFEITOS ADVERSOS
- fadiga, fraqueza, náusea, tontura, cefaleia, visão turva, flatulência, diarreia, dermatite, aumento da mama em homens e mulheres.

INTERAÇÕES MEDICAMENTOSAS
- pode prejudicar a resposta hematológica em pacientes com anemia ferropriva.
- pode facilitar a absorção, armazenamento hepático e utilização, e reduzir a toxicidade da vitamina A.
- grandes quantidades de hidróxido de alumínio podem precipitar os ácidos biliares no intestino delgado superior, reduzindo assim a absorção de vitaminas lipossolúveis.
- anticoagulantes cumarínicos ou indandiônicos podem causar hipoprotrombinemia.
- colestiramina ou óleo mineral podem interferir com sua absorção.
- doses elevadas de ferro podem interferir na absorção e aumentar seus requisitos diários.

▶ *CÁPSULAS DE VITAMINA E (Cazi), 30 e 100 cáps. × 100 mg*
▶ *CÁPSULAS DE VITAMINA E LABFF (Faria), 20 cáps. × 100 UI*
▶ *EMAMA (Eurofarma), 30 cáps. gelatinosas × 400 mg*
▶ *TEUTOVIT E (Teuto-Brasileiro), 30 cáps. × 400 UI*
▶ *VITAMINA E (Fontovit), 50 cáps. × 200 UI*
▶ *VITAMINA E (Q. I. F.), 20 cáps. × 100 mg*
▶ *VITAMINA E 400 MG (Brasmédica), 50 e 100 cáps.*
▶ *VITAMINA E 400 e 1.000 MG "MONTE SERRAT" (Monte Serrat), 10, 20, 50 e 100 cáps. × 400 e 1.000 mg*
▶ *ZIRVIT E (Ativus), 30 cáps.*

ACETATO DE TOCOFEROL

▶ *EPHYNAL (Roche), 30 cáps. × 400 mg*
▶ *E-RADICAPS (Sigma Pharma), 30 comprimidos mastigáveis × 400 UI*
▶ *VITA E 400 (Aché), 30 cáps. × 400 mg*

▶ Vitamina K

Esta vitamina e seus análogos estão descritos no Capítulo 9, seção *Coagulantes*.

▶ Outros derivados vitamínicos

Um derivado lipossolúvel sintético da tiamina comercializado no Brasil é a benfotiamina.

BENFOTIAMINA

É um pró-farmaco da vitamina B_1, uma S-acil da tiamina, o *S*-benzoiltiamina *O*-monofosfato, pertencente à classe dos derivados tiamínicos lipofílicos, também chamada de alitiamina. Uma das propriedades das alitiaminas resulta da abertura do anel tiazólico quando reage com compostos do enxofre encontrados em vegetais *Allium*. É mais bem absorvida do que os sais tiamínicos solúveis. Os níveis plasmáticos da tiamina são cerca de 5 vezes mais altos após a ingestão da benfotiamina. Sua biodisponibilidade é 3,6 vezes a da tiamina. Após absorção oral, sofre desfosforilação no trato intestinal pela ação da fosfatase ectoalcalina para a forma lipossolúvel *S*-benzoiltiamina. Após a entrada nas células, a molécula sofre redução catalítica por compostos sulfidrílicos e/ou benzoilação com o consequente fechamento do anel tiazólico, liberando a forma ativa da tiamina e formando ácido benzoico. A benfotiamina aumenta os níveis intracelulares do difosfato de tiamina, um cofator necessário para a ativação da transcetolase, com a consequente redução dos níveis teciduais dos precursores dos produtos finais da glicação avançada (AGE). Os níveis elevados do difosfato de adenosina aumentam a atividade da transcetolase. A transcetolase é uma enzima que direciona os AGE para a via da fosfato pentose. Os níveis mais elevados de tiamina e fosfatos encontram-se nos eritrócitos e tecidos. A biodisponibilidade é maior no tecido muscular e no cérebro do que em outros órgãos. A benfotiamina tem meia-vida maior que a da tiamina. É eficaz no tratamento da nefropatia, da retinopatia e da neuropatia diabéticas. Seu uso principal é como antioxidante e como fonte de vitamina B_1. A melhora dos sintomas é observada após 3 semanas de tratamento, sendo mais acentuada após a sexta semana.

O tratamento deve ser iniciado com 300 a 450 mg/dia durante 4 a 8 semanas. Para manutenção, recomendam-se 150 mg/dia. A única contraindicação é hipersensibilidade à benfotiamina. Quando há efeitos adversos, eles estão relacionados com as reações de hipersensibilidade, como urticária e exantema.

É contraindicada durante a gravidez, lactação e em menores de 18 anos.

▶ *MILGAMMA (Mantecorp Farmasa), 10 e 30 drágeas × 150 mg*

▶ VITAMINAS HIDROSSOLÚVEIS

São aquelas que se dissolvem em água; algumas delas, porém, são levemente solúveis em certos solventes orgânicos. Entre as vitaminas hidrossolúveis temos o ácido ascórbico, ácido nicotínico, riboflavina, tiamina, piridoxina, ácido pantotênico, biotina, ácido fólico e vitamina B_{12}.

A ingestão excessiva de vitaminas hidrossolúveis, embora seja economicamente dispendiosa, não acarreta danos graves ao organismo, já que sua toxicidade é baixa, devido, provavelmente, à rápida excreção do excesso.

A deficiência em vitaminas hidrossolúveis causa várias doenças. A deficiência em ácido ascórbico provoca o escorbuto, que consiste na degeneração do colágeno e da substância basal intercelular, resultando em distúrbios no crescimento dos ossos, sangramento das gengivas e de outras partes do corpo, perda de dentes, fragilidade capilar com consequente hemorragia cutânea e outras anormalidades. O escorbuto é mais comum nos idosos ou doentes crônicos, alcoólatras e praticantes de dietas especiais deficientes em vitamina C. A deficiência em tiamina produz beribéri, que se manifesta sob duas formas: a) beribéri seco, cujo sintoma principal é a polineuropatia; b) beribéri úmido agudo, cujos sintomas predominantes são edema e efusões serosas. A deficiência em riboflavina causa alopecia, lesões na pele, olhos, lábios, boca e órgãos genitais. A deficiência em piridoxina provoca dermatite seborreica e descamativa dos olhos e da boca, glossite e estomatite, intertrigem das mamas e região inguinal da mulher e muitas outras alterações clínicas. A deficiência em ácido nicotínico produz pelagra, cujas manifestações são lesões eritematosas simetricamente distribuídas nas superfícies expostas do corpo, tumefações vermelhas da língua e mucosas orais e distúrbios no sistema nervoso central e gastrintestinais. A deficiência em ácido pantotênico é responsável por vários desconfortos, como mal-estar, fadiga, cefaleia, náusea, distúrbios no sono e cólicas abdominais. A deficiência de biotina causa dermatite branda, letargia, náusea, dores musculares, anorexia e outros sintomas de pequena gravidade. Visto que as bactérias intestinais podem sintetizar a biotina, bem como algumas outras vitaminas do complexo B, a deficiência de biotina só se verifica quando o indivíduo ingere quantidade excessiva de clara de ovo crua, pois esta contém avidina, proteína básica que se liga avidamente à biotina formando complexo inabsorvível e que é excretado pelas fezes.

As vitaminas hidrossolúveis hoje conhecidas são: ácido ascórbico e as do complexo B — ácido fólico, ácido nicotínico, ácido pantotênico, biotina, nicotinamida, piridoxina, riboflavina, tiamina e vitamina B_{12}. O ácido fólico e a vitamina B_{12} estão descritos no capítulo 9, na seção *Fármacos antianêmicos*.

▶ Ácido ascórbico

O ácido ascórbico, ou vitamina C, está profusamente distribuído nas plantas superiores, especialmente frutas cítricas, acerola, caqui, goiaba, tomates, pimentões, ameixas e outras frutas. Apenas os primatas e a cobaia precisam dele como fator dietético. A quantidade diária recomendada é de 40 a 60 mg. A eficácia de megadoses (10 vezes a dose diária recomendada ou mais) para tratamento de vários quadros clínicos não está provada; por isso, deve-se desencorajar seu emprego até que se prove que tais megadoses são benéficas.

ÁCIDO ASCÓRBICO

Corresponde ao ácido L-ascórbico. Usado também como sal sódico ou cálcico. Atua como coenzima e, sob determinadas condições, como agente redutor e antioxidante. Direta ou indiretamente fornece elétrons a enzimas que requerem íons metálicos reduzidos. Age como cofator para prolil e lisil hidroxilases na biossíntese do colágeno. Participa também do metabolismo de ácido fólico, fenilalanina, tirosina, ferro, histamina, norepinefrina e alguns sistemas enzimáticos de fármacos, bem como da utilização de carboidratos; da síntese de lipídios, proteínas e carnitina; da função imune; da hidroxilação da serotonina; e da preservação da integridade dos vasos sanguíneos.

FARMACODINÂMICA
- suplemento nutricional (vitamina), adjuvante para auxiliar de diagnóstico, adjuvante à deferoxamina (superdose crônica de ferro), adjuvante na terapia da metemoglobinemia.

FARMACOCINÉTICA
- é rapidamente absorvido do trato gastrintestinal; a absorção pode ser reduzida com doses altas.
- a ligação às proteínas é baixa (25%).
- está presente no plasma e nas células; concentrações mais elevadas encontram-se no tecido glandular.
- sofre biotransformação hepática, sendo reversivelmente oxidado a ácido desidroascórbico; parte é biotransformada a ascorbato-2-sulfato, que é inativo, e ácido oxálico.
- atravessa a barreira placentária.
- excretado pelo leite.
- eliminado pela urina, a maior parte na forma de metabólitos.
- removível por hemodiálise.

INDICAÇÕES
- profilaxia e tratamento de deficiência de ácido ascórbico.

DOSES
- para profilaxia ou correção de deficiência, pode ser administrado na forma de suco de laranja fresco ou congelado (contém cerca de 0,5 mg de ácido ascórbico por mL).
- como profilático, vias oral ou intramuscular, lactentes, durante os primeiros seis meses de vida, 30 mg por dia; lactentes prematuros poderão exigir dose maior. Lactentes mais idosos, crianças e adultos, no mínimo 60 a 120 mL de suco de laranja ou outra fonte de ácido ascórbico ou 40 a 60 mg de ácido ascórbico cristalino por dia. Durante a gravidez, 70 mg por dia. Durante a lactação, 90 a 95 mg por dia. Nos períodos de necessidade maior (infecções, trauma etc.), 150 mg por dia.
- como tratamento terapêutico, adultos e crianças, a dieta deve ser corrigida ingerindo, pelo menos, 60 a 120 mL de suco de laranja ou outra fonte de ácido ascórbico por dia. Para tratamento de escorbuto, 100 mg três vezes por dia durante uma semana, seguidos de 100 mg por dia durante várias semanas até que se normalize a saturação. Para queimaduras graves, 200 a 500 mg por dia até completar-se a cura.

PRECAUÇÕES
- doses altas podem causar anemia hemolítica nos deficientes de G6PD.
- doses altas podem aumentar a absorção de ferro nos pacientes com anemia sideroblástica, hemocromatose ou talassemia.
- doses altas causam o risco de precipitação de pedras de oxalato em pacientes com hiperoxalúria ou oxalose, ou naqueles com cálculos renais.
- megadoses podem produzir crise de anemia falciforme.
- megadoses por administração parenteral causam grave dano renal e oxalose metastática com arritmias cardíacas.

EFEITOS ADVERSOS
- precipitação de pedras de oxalato no trato urinário.
- tontura ou desmaio, quando administrado por injeção intravenosa rápida.
- doses altas causam diarreia, rubor facial, cefaleia, disúria, náusea, vômito, cólicas estomacais.
- ingestão crônica de doses muito altas pode causar dependência; a mudança abrupta para doses moderadas normalmente adequadas pode provocar escorbuto reflexo; pode-se evitar este fenômeno reduzindo a dose de maneira gradual.

INTERAÇÕES MEDICAMENTOSAS
- pode interferir com a interação álcool-dissulfiram, especialmente com uso crônico ou quando tomado em doses altas.
- aumenta os níveis plasmáticos de etinilestradiol.
- pode intensificar a toxicidade do ferro tecidual quando tomado com deferoxamina.
- barbitúricos, primidona ou salicilatos podem aumentar sua excreção urinária.

▶ *CEBION (Merck)*, 10 comprimidos eferv. × 1 e 2 g
20 cáps. de ação retardada × 500 mg
fr. de 30 mL c/ 200 mg/mL (gotas)
▶ *CETOZONE (De Mayo)*, fr. de 15 mL c/ 100 mg/mL
▶ *CEWIN (Sanofi-Synthélabo)*, 30 comprimidos × 500 mg
fr. de 20 mL c/ 200 mg/mL (gotas)
▶ *CITRINHO (Schering-Plough)*, 20 e 50 pastilhas × 50 mg
▶ *CITROVIT (Aventis Pharma)*, 6 envelopes c/ 1 g
▶ *CITROVIT DIET (Aventis Pharma)*, 6 envelopes c/ 1 e 2 g
▶ *COMPRIMIDOS DE VITAMINA C A 0,25 MG VEAFARM (Veafarm)*, 20, 50, 100 e 1.000 comprimidos
▶ *COMPRIMIDOS DE VITAMINA C A 0,50 G VEAFARM (Veafarm)*, 100, 500 e 1.000 comprimidos
▶ *COMPRIMIDOS DE VITAMINA C DE 500 MG (Faria)*, 100 comprimidos
▶ *DRÁGEAS DE VITAMINA C 500 MG (Laborsil)*, 100 drág.
▶ *ENERGIL C (Legrand)*, 10 comprimidos eferv. × 1 e 2 g
20 comprimidos mastigáveis × 500 mg
▶ *HYVIT C (Hypofarma)*, 100 amp. de 5 mL c/ 500 e 1.000 mg
▶ *LENTO C (Eurofarma)*, 10 comprimidos eferv. × 500 mg
▶ *REDOXON (Roche)*, 10 comprimidos eferv. × 1 e 2 g
20 cápsulas × 500 mg
fr. de 20 mL c/ 200 mg/mL (gotas)
▶ *SOLUÇÃO INJETÁVEL DE VITAMINA C (Hypofarma)*, 100 amp. de 5 mL c/ 500 mg e 1 g
▶ *SOLUÇÃO INJETÁVEL DE VITAMINA C ARISTON (Ariston)*, 50 amp. de 5 mL c/ 500 mg e 1 g
▶ *SOLUÇÃO INJETÁVEL DE VITAMINA C A 500 MG BRASMÉDICA (Brasmédica)*, amp. de 5 mL
▶ *SOLUÇÃO INJETÁVEL DE VITAMINA C VEAFARM (Veafarm)*, amp. de 5 mL c/ 500 mg
▶ *SOLUÇÃO INJETÁVEL DE VITAMINA C A 1,0 G VEAFARM (Veafarm)*, 100 amp. de 5 mL c/ 1 g

VITAMINAS HIDROSSOLÚVEIS

- SOLUÇÃO ORAL DE VITAMINA C (Laborsil), fr. de 10 mL c/ 200 mg/mL (gotas)
- VAGI C (Marjan), 6 comprimidos vaginais + aplicador × 250 mg
- VI-CÊ (Novartis), 10 comprimidos eferv. × 1 g
- VITAFRAN (Faria), 20 comprimidos × 500 mg
- VITAMINA C (EMS), 50 amp. de 5 mL c/ 100 mg/mL
- VITAMINA C (Furp), 50 amp. com 500 mg/5 mL (injetável)
- VITAMINA C (Lafepe), 500 comprimidos × 500 mg 100 amp. de 5 mL c/ 500 mg
- VITAMINA C (Neo-Química), 20 comprimidos × 500 mg
  fr. de 20 e 30 mL c/ 200 mg/mL
- VITAMINA C (Prodotti), 20 comprimidos × 500 mg
  fr. de 20 mL c/ 200 mg/mL
- VITAMINA C (Teuto-Brasileiro), 20 comprimidos × 500 mg
  fr. de 20 mL c/ 200 mg/mL (gotas)
- VITAMINA C (Usmed), fr. de 15 mL c/ 200 mg/mL (gotas)
- VITAMINA C (Vital Brazil), 50 amp. de 5 mL c/ 100 mg/mL
- VITAMINA C (Vitex), amp. de 5 mL c/ 500 e 1.000 mg
- VITAMINA C (Windson), vidro de 20 mL c/ 200 mg/mL (gotas)
- VITAMINA C DE 0,500 G (Gaspar Viana), 100 amp. de 5 mL
- VITAMINA C DE 0,500 G (Gaspar Viana), 500 comprimidos
- VITAMINA C 500 MG (Neo-Química), 50 amp. de 5 mL c/ 100 mg/mL
- VITAMINA C GILTON (Gilton), 20 comprimidos × 500 mg
  fr. de 20 mL c/ 200 mg/mL (gotas)
- VITAMINA C MEDQUÍMICA (Medquímica), 20 comprimidos × 500 mg
  fr. de 20 mL × 100 mg/mL (gotas)
- VITAMINA C-500 MG GRANADO (Granado), 100 amp. de 5 mL
- VITAMINA C 500 MG INJETÁVEL (Fisioquímica), 50 amp. de 5 mL c/ 100 mg/mL
- VITAMINA C "NATUS" (Natus), 20 comprimidos × 500 mg
  fr. de 10 mL c/ 100 mg/mL
- VITAMINA C 500 MG (Pharmaway), 50 amp. de 5 mL
- VITAMINA C "SCHERING" (Schering-Plough), 20 comprimidos × 500 mg
- VITASCORB (Leofarma), 12 comprimidos × 500 mg
  fr. de 20 mL c/ 200 mg/mL (gotas)

▶ Ácido nicotínico e nicotinamida

O ácido nicotínico e a nicotinamida são encontrados em carnes de várias espécies, levedura, alguns frutos e vegetais. As fontes dietéticas são fígado, levedura, carnes e legumes.

A quantidade dietética recomendada para adultos é 13 a 20 mg equivalentes.

Ingestão excessiva ocasiona rubor facial e do pescoço, urticária, erupções cutâneas e distúrbios gastrintestinais.

É rara a deficiência por dieta inadequada. Em geral, quando ocorre, é secundária à má-absorção, em alcoólatras ou dietas especiais em que são abolidas as fontes de vitamina. O quadro clínico característico é o da pelagra, com lesões eritematosas da pele nos locais onde há exposição à luz solar, atrito ou pressão. Com o tempo surge ceratinização e hiperpigmentação. Também fazem parte do quadro a diarreia e a dor abdominal. Pode haver apatia, cefaleia. Se a pelagra evoluir, ocorre deterioração progressiva da função psíquica, com alucinações e desorientação. Às vezes sobrevém anemia macrocítica, pela deficiência concomitante do ácido fólico.

A pelagra pode estar associada com a terapia pela isoniazida (que atua competindo com o ácido nicotínico), síndrome carcinoide e cirrose hepática.

Como vitaminas, o ácido nicotínico e a nicotinamida atuam de maneira idêntica. O ácido nicotínico é convertido, *in vivo*, à nicotinamida. Esta é componente de duas coenzimas: nicotinamida adenina dinucleotídio (NAD) e nicotinamida adenina dinucleotídio fosfato (NADP). Estas coenzimas são necessárias para a respiração tecidual, glicogenólise e metabolismo de lipídios, aminoácidos, proteínas e purinas.

ÁCIDO NICOTÍNICO

Também chamado niacina, é usado para corrigir a deficiência de ácido nicotínico, na prevenção e tratamento da pelagra. É igualmente empregado como terapia adjuvante em pacientes com hiperlipidemia que não respondem adequadamente à dieta e redução de peso.

Em nosso meio o ácido nicotínico é comercializado apenas em associações com outros fármacos, principalmente com outras vitaminas.

Não é útil para o tratamento de esquizofrenia e outros distúrbios mentais não relacionados com deficiência de ácido nicotínico. Não se provou eficaz para o tratamento de acne, alucinações induzidas por fármacos, cinetose, dependência de álcool, doença vascular periférica, hanseníase, hipercinesia, prevenção de ataques cardíacos ou vasculite livedoide.

FARMACODINÂMICA
- suplemento nutricional (vitamina), anti-hiperlipidêmico.

FARMACOCINÉTICA
- é rapidamente absorvido do trato gastrintestinal, exceto em síndromes de má absorção.
- atinge a concentração sérica máxima em 45 minutos.
- sofre biotransformação hepática; o triptofano dietético é convertido pelas bactérias intestinais a ácido nicotínico e nicotinamida (cerca de 60 mg de triptofano equivalem a 1 mg de ácido nicotínico); conforme necessário, o ácido nicotínico é também convertido à nicotinamida.
- meia-vida de eliminação: aproximadamente 45 minutos.
- reduz as concentrações de triglicerídios em 20% a 40% dentro de um a quatro dias.
- reduz as concentrações de colesterol em 40% a 60% dentro de três a cinco semanas.
- eliminado pela urina, a maior parte na forma de metabólitos; só aproximadamente um terço de uma dose oral é eliminado na forma íntegra.

INDICAÇÕES
- profilaxia e tratamento de deficiência de ácido nicotínico.
- tratamento de hiperlipidemia.
- profilaxia e tratamento da pelagra.

DOSES
- 1 g três vezes ao dia, aumentando-se 500 mg/dia a cada duas a quatro semanas de acordo com as necessidades do paciente. Um esquema utilizado é da primeira à quarta semana, iniciar com 500 mg ao dia, antes de deitar, à noite. Da quinta à oitava semana, 1.000 mg ao dia e assim até a dose de 2.000 mg/dia. Não se recomenda ultrapassar a dose de 2.000 mg/dia, embora já se tenha utilizado uma dose máxima de 6 g/dia, para o adulto. Como manutenção, 1 a 2 g por dia.

CONTRAINDICAÇÕES
- disfunção hepática.
- úlcera péptica ativa.
- hipotensão grave.
- predisposição à hemorragia.

PRECAUÇÕES
- deve-se usar ácido nicotínico com cautela quando existem os seguintes quadros clínicos: diabetes melito, doença hepática, glaucoma, gota, hemorragia arterial, hipotensão, sensibilidade ao ácido nicotínico ou nicotinamida, úlcera péptica.

EFEITOS ADVERSOS
- prurido, rubor facial, cefaleia, parestesias, náuseas e outros sintomas de irritação gastrintestinal.
- doses altas podem ativar a úlcera péptica, produzir lesão hepática e hiperuricemia, ou prejudicar a tolerância à glicose.
- anafilaxia, embora raramente, quando administrado intravenosamente.

INTERAÇÕES MEDICAMENTOSAS
- pode ter efeito vasodilatador aditivo e causar hipotensão postural quando tomado concomitantemente com betabloqueadores.
- pode inibir o efeito uricosúrico da probenecida.
- isoniazida pode causar sua deficiência por inibir sua incorporação no NAD.
- lovastatina pode aumentar o risco de rabdomiólise e insuficiência renal aguda.

- ACINIC (Biolab Samus), 30 comprimidos de liberação prolongada × 500 e 750 mg
- METRI (Libbs), 30 comprimidos × 500, 750 e 1.000 mg

NICOTINAMIDA

Corresponde à amida do ácido nicotínico. Também chamada niacinamida, não apresenta atividade anti-hiperlipidêmica. Tampouco é vasodilatadora.

É usada pelo organismo como fonte de ácido nicotínico.

Comercializada geralmente na forma de associações com outros fármacos, sobretudo com vitaminas.

INDICAÇÕES
- profilaxia e tratamento da pelagra.

DOSES
- via oral (a preferida), para pelagra, adultos, inicialmente, 300 a 500 mg por dia em tomadas divididas; crianças, inicialmente, 100 a 300 mg por dia em tomadas divididas. Para manutenção, deve-se tomar polivitamínico contendo nicotinamida, tiamina, riboflavina e piridoxina, nas doses diárias recomendadas. Como suplemento dietético, 5 a 20 mg por dia.

- via intravenosa (a via parenteral preferida), para pelagra, inicialmente 25 a 100 mg cada duas ou três horas até o máximo de 1 g por dia. A administração deve ser muito lenta, na concentração de, no máximo, 10 mg/mL; pode ser diluída em 500 mL de solução de cloreto de sódio 0,9% e infundida à velocidade de 2 mg/minuto. Logo que possível, usar a via oral e introduzir dieta.
- via intramuscular, para pelagra, adultos e crianças, 50 a 100 mg por dia em cinco ou mais tomadas divididas.

▶ Ácido pantotênico

Encontra-se fartamente distribuído na natureza. São fontes ricas a geleia real, o fígado, ovos, levedura, farinha, cereais, vegetais e melaço de cana bruto. Apresenta-se como líquido viscoso instável, que é extremamente higroscópico. Por esta razão, em preparações farmacêuticas usa-se o seu sal cálcico, que é moderadamente higroscópico e estável ao ar e à luz.

Não se determinou ainda a quantidade adequada, mas é recomendável o uso diário de 5 a 10 mg.

PANTOTENATO DE CÁLCIO

Corresponde ao sal cálcico de di-hidroxidimetiloxobutilalanina.

O ácido pantotênico é precursor da coenzima A, importante no metabolismo de carboidratos, proteínas e lipídios. É usado igualmente na biossíntese de esteroides, porfirinas, acetilcolina e outras substâncias. Pode também ser necessário para a função epitelial normal.

Não há indicação para o ácido pantotênico isolado. Por isso, é comercializado na forma de associações com outras vitaminas, sobretudo as do grupo B.

FARMACODINÂMICA
- suplemento nutricional (vitamina).

FARMACOCINÉTICA
- é absorvido rapidamente do trato gastrintestinal, exceto em síndromes de má absorção.
- distribui-se nos tecidos orgânicos, principalmente na forma de coenzima A, concentrando-se mais no fígado, glândulas adrenais, coração e rins.
- não sofre biotransformação.
- é excretado principalmente (70%) pela urina, na forma íntegra; 30% são eliminados pelas fezes.

INDICAÇÕES
- profilaxia e tratamento de deficiência vitamínica.

▶ Outras vitaminas hidrossolúveis

BIOTINA

Corresponde a derivado imidazólico do ácido pentanoico.

A biotina é encontrada em diversos órgãos animais e em vários vegetais. As fontes mais ricas são levedura, fígado e gema de ovo. Por ser normalmente sintetizada pelas bactérias intestinais, só há necessidade de suplementação quando o indivíduo ingere, durante tempo prolongado, grandes quantidades de clara de ovo crua. Por isso, não se determinou a quantidade dietética mínima recomendada. Todavia, permite-se a inclusão de 0,15 mg em preparados multivitamínicos para crianças e 0,3 mg naqueles para adultos.

Esta vitamina constitui o grupo prostético de enzimas que intervêm no metabolismo de carboidratos, ácidos graxos e purinas.

A deficiência de biotina causa dermatite, anorexia, dor muscular, perda parcial da memória, depressão mental e alopecia; em crianças, dermatite seborreica.

A não ser os casos raros de deficiência, não existem usos terapêuticos claramente definidos para a biotina.

PIRIDOXINA

Piridoxina, ou vitamina B$_6$, está amplamente distribuída na natureza. As fontes dietéticas são: fígado, farelo de cereais, levedura, melaço bruto de cana, germe de trigo. Consiste em mistura de piridoxina, piridoxal e piridoxamina, que são interconvertidas no organismo. O análogo mais comum e estável é a piridoxina, usada em preparações farmacêuticas, na forma de cloridrato.

A quantidade dietética recomendada para adultos é de 1,4 a 2,0 mg diários.

A piridoxina não provou eficácia para o tratamento de acne e outras dermatoses, asma, cálculos renais, distúrbios mentais, doença de radiação, enxaquecas, estimulação do apetite e lactação, hemorroidas, intoxicação alcoólica, náusea da gravidez ou tensão pré-menstrual.

É rara a deficiência dietética. Ocorre geralmente em associação com deficiências de outras vitaminas do complexo B. É mais comum em alcoólatras e síndromes de má absorção. Alguns sintomas são atribuídos à falta de piridoxina: quilose, dermatite seborreica, glossite e estomatite.

Como vitamina, nos eritrócitos a piridoxina é convertida a fosfato de piridoxal e, em proporção menor, fosfato de piridoxamina, que atuam como coenzimas para diversas funções metabólicas que afetam a utilização de proteínas, lipídios e carboidratos. No metabolismo de proteínas, participa da conversão de triptofano a ácido nicotínico ou serotonina; e desaminação, descarboxilação, transaminação e transulfuração de aminoácidos. No metabolismo de carboidratos, é responsável pela degradação do glicogênio a glicose-1-fosfato. Participa também da síntese do ácido aminobutírico (GABA) dentro do sistema nervoso central e síntese do heme, bem como da conversão do oxalato a glicina.

Como antídoto, a piridoxina aumenta a excreção de certos fármacos (isoniazida, por exemplo) que atuam como seus antagonistas.

FARMACODINÂMICA
- suplemento nutricional (vitamina), antídoto à intoxicação por isoniazida.

FARMACOCINÉTICA
- é rapidamente absorvida do trato gastrintestinal, principalmente do jejuno, exceto em síndromes de má absorção.
- a piridoxina não se liga às proteínas plasmáticas; o fosfato de piridoxal liga-se totalmente às proteínas plasmáticas.
- armazena-se principalmente no fígado, com quantidades menores no músculo e no cérebro.
- sofre biotransformação hepática, degradando-se a ácido 4-piridóxico.
- meia-vida: 15 a 20 dias.
- é eliminada pela urina, quase que inteiramente como metabólitos; o excesso, que não é aproveitado, é excretado pela urina, grandemente na forma íntegra.
- removível por hemodiálise.

INDICAÇÕES
- profilaxia e tratamento de deficiência vitamínica.
- tratamento da intoxicação por isoniazida.

DOSES
- vias oral (preferida), intramuscular, intravenosa, em síndromes por deficiência de piridoxina, lactentes, 2 a 15 mg por dia; adultos e crianças, 10 a 250 mg por dia. Para neurite periférica induzida por fármacos, adultos e crianças, 50 a 200 mg por dia. Para profilaxia em pacientes que tomam medicamentos que afetam a disposição da piridoxina, 25 a 50 mg por dia. Para deficiência, adultos e crianças, 5 a 25 mg por dia durante três semanas, seguidos por 1,5 a 2,5 mg por dia em preparações multivitamínicas. Durante a gravidez e lactação, a mesma dose que na deficiência.

EFEITOS ADVERSOS
- neuropatia sensorial ou síndromes neuropáticas quando tomada em doses de 50 mg a 2 g por dia por tempo prolongado, progredindo desde andar vacilante e pés entorpecidos até adormecimento e desajeitamento das mãos; este quadro é reversível.
- pode inibir a lactação por supressão da prolactina.

INTERAÇÕES MEDICAMENTOSAS
- pode reduzir os níveis séricos da fenitoína e fenobarbital.
- pode reverter os efeitos antiparkinsonianos da levodopa; o mesmo não ocorre com a associação carbidopa-levodopa.
- cloranfenicol, etionamida, hidralazina, imunossupressores (como adrenocorticoides, azatioprina, ciclofosfamida, ciclosporina, clorambucila, corticotrofina, mercaptopurina), isoniazida ou penicilamina podem causar anemia ou neurite periférica por sua ação antagônica à piridoxina.
- estrogênios ou anticoncepcionais orais contendo estrogênios podem aumentar as necessidades de piridoxina.

▶ *SEIS-B (Apsen), 20 comprimidos × 100 e 300 mg*
▶ *VITAMINA B6 (Fontovit), 30 comprimidos × 40 mg*

RIBOFLAVINA

É profusamente distribuída em gêneros alimentícios animais e vegetais, tais como fígado, leite, rim, carne, ovos, ostras, germe de trigo, nabos, beterraba e farelo de arroz.

A quantidade recomendada para adultos é 1,3 a 1,7 mg diário.

A hipovitaminose caracteriza-se clinicamente por alterações da pele e da mucosa, como estomatite, glossite, dermatite seborreica, vascularização da córnea e outros sintomas oculares, como fotofobia, prurido, queimação e comprometimento da visão. Geralmente ocorre em associação com outras deficiências do complexo B.

A riboflavina, também chamada vitamina B_2, na mucosa intestinal é transformada em flavina mononucleotídio (FMN) que, no fígado, é convertido à flavina adenina dinucleotídio (FAD). FMN e FAD atuam como coenzimas, que são necessárias para a respiração tecidual normal. A riboflavina participa também da ativação da piridoxina e conversão do triptofano em ácido nicotínico. Pode estar compreendida na manutenção da integridade dos eritrócitos.

É comercializada em associação com outras vitaminas.

Farmacodinâmica
- suplemento nutricional (vitamina).

Farmacocinética
- é rapidamente absorvida do trato gastrintestinal, principalmente no duodeno; o álcool inibe sua absorção intestinal.
- riboflavina e seus metabólitos são distribuídos a todos os tecidos orgânicos e ao leite; pequena quantidade é armazenada no fígado, baço, rins e coração.
- a ligação a proteínas é moderada (60%).
- sofre biotransformação, dando flavina mononucleotídio na mucosa intestinal; este, no fígado, se converte em flavina adenina dinucleotídio.
- meia-vida, após administração oral ou intramuscular: 66 a 84 minutos.
- eliminada pela urina, quase inteiramente como metabólitos; o excesso é excretado, em grande parte na forma íntegra, pela urina; pequena porção é excretada pelas fezes.
- removível por hemodiálise.

Indicações
- profilaxia e tratamento de deficiência de riboflavina.

Doses
- via oral, 5 a 25 mg por dia, de preferência em preparações contendo as outras vitaminas do complexo B.

Interações medicamentosas
- álcool impede sua absorção intestinal.
- antidepressivos tricíclicos ou fenotiazínicos podem aumentar suas necessidades.
- probenecida diminui sua absorção gastrintestinal.

TIAMINA

Também chamada vitamina B_1, ocorre em quantidades moderadas na gema de ovo, ervilhas, farelo, arroz, feijão, nozes, levedura e alguns vegetais.

A quantidade recomendada para adultos é de 1,0 a 1,5 mg diário.

A tiamina não produz efeitos tóxicos quando administrada por via oral e o excesso é excretado rapidamente pela urina. Após administração intravenosa de grandes quantidades em pacientes sensíveis, podem ocorrer reações anafilactoides, algumas fatais.

A deficiência de tiamina causa beribéri, quadro clínico atualmente raro; é encontrado, porém, em alcoólatras, mulheres grávidas com dieta inadequada ou pessoas com má absorção, diarreia prolongada ou doenças hepáticas que acarretam utilização deficiente da tiamina.

A deficiência leve é mais comum em pessoas com dieta inadequada ou com necessidades aumentadas, como no hipertireoidismo. Os idosos requerem suplementação de 1 mg por dia.

A tiamina combina-se com o trifosfato de adenosina (ATP), formando assim o pirofosfato de tiamina, que atua como coenzima na descarboxilação de α-cetoácidos e é essencial para o metabolismo de carboidratos.

Usada na forma de cloridrato ou de nitrato.

Farmacodinâmica
- suplemento nutricional (vitamina).

Farmacocinética
- é rapidamente absorvida do trato gastrintestinal, principalmente no duodeno, exceto nas síndromes de má absorção; o álcool inibe sua absorção; a absorção oral pode ser aumentada administrando a tiamina em porções divididas junto com alimento.
- a absorção máxima, por via oral, é de 8 a 15 mg por dia.
- sofre biotransformação hepática.
- eliminada pela urina, quase inteiramente (80% a 96%) como metabólitos; o excesso é excretado nas formas íntegra e de metabólitos, também pela urina.

Indicações
- profilaxia e tratamento de deficiência de tiamina (beribéri).
- correção metabólica temporária de doenças causadas por certas deficiências enzimáticas genéricas.

Doses
- vias oral, intramuscular, intravenosa, para deficiência, 5 a 10 mg três vezes por dia.

Contraindicações
- hipersensibilidade à tiamina.

Efeitos adversos
- reação anafilática, geralmente após dose intravenosa.

▶ BECAPS 300 MG (Novaquímica Sigma Pharma), 20 cáps.
▶ BENERVA (Roche), 30 comprimidos × 300 mg
▶ COMPRIMIDOS DE VITAMINA B₁ 100 MG BRASMÉDICA (Brasmédica), 20 comprimidos
▶ COMPRIMIDOS DE VITAMINA B₁ VEAFARM (Veafarm), comprimidos × 100 mg
▶ SOLUÇÃO INJETÁVEL DE VITAMINA B₁
▶ VEAFARM (Veafarm), amp. de 1 mL c/ 100 mg
▶ VITAMINA B₁ GRANADO (Granado), 20 comprimidos × 100 mg
100 amp. de 2 mL c/ 100 mg

▶ PREPARAÇÕES MULTIVITAMÍNICAS COM OU SEM MINERAIS

Para o crescimento e manutenção dos tecidos, o organismo necessita, além de vitaminas, também de vários minerais, que são constituintes essenciais de enzimas e regulam várias funções fisiológicas, como o transporte de oxigênio, a manutenção da pressão osmótica, a contração muscular, a integridade do sistema nervoso central.

Alguns elementos apresentam-se em quantidades relativamente elevadas. São eles: cálcio, cloreto, enxofre, fósforo, magnésio, potássio e sódio. Outros comparecem como traços; são os seguintes: cobalto, cobre, cromo, ferro, fluoreto, iodo, manganês, molibdênio, selênio e zinco.

Visto que as deficiências vitamínicas clínicas são frequentemente múltiplas, manifestam-se úteis as preparações contendo polivitaminas e às vezes até sais minerais. Algumas destas preparações incluem também compostos, como bioflavonoides, colina, inositol, lecitina e metionina, cujo valor terapêutico não está comprovado.

É comum que, nas preparações multivitamínicas, a quantidade de vitaminas e sais minerais exceda em muito a quantidade dietética diária recomendada. As preparações multivitamínicas usadas como profiláticos podem conter 50% a 150% das quantidades recomendadas, exceto a vitamina D, que não pode ultrapassar esta quantidade. Estas preparações podem ser úteis durante a gravidez, lactação e outros períodos de exigências aumentadas ou durante doenças que dificultam a absorção e nos pacientes que não estão alimentando-se adequadamente. *Não devem ser usadas como suplementos dietéticos.*

A seguir arrolam-se algumas destas preparações.

▶ Vitaminas do complexo B

Várias especialidades contendo todas ou quase todas as vitaminas do complexo B, em posologias diversas, são comercializadas.

▶ BELEXA (Farmasa), fr. c/ 150 mL (xarope)
▶ BEMINAL (Whitehall), 30 comprimidos revestidos
▶ BENEROC (Bayer), 100 drág.
▶ BENEROC JÚNIOR (Bayer), fr. de 20 mL (gotas)
▶ BENORMAL (Cristália), 200 drág.
▶ BIO GARD (Fisioquímica), vidro c/ 100 mL
▶ BITUELVE 1.000 (Opofarm), amp. de 2 mL
▶ BITUELVE 5.000 (Opofarm), amp. de 2,5 mL
▶ BITUELVE 10.000 (Opofarm), amp. de 2,5 mL
▶ CITONEURIN (Merck), 20 drág.
▶ CITONEURIN 1.000 (Merck), 3 amp. de 2 mL
▶ CITONEURIN 5.000 (Merck), 20 drág.
▶ CITONEURIN 5.000 (Merck), 3 amp. de 2 mL
▶ COMPLEVITAM (Infabra), 20 e 100 drág.
fr. c/ 100 mL
▶ COMPLEXO B (EMS), 20 e 100 drág.
100 amp. de 2 mL
fr. c/ 120 mL
fr. c/ 20 mL (gotas)
▶ COMPLEXO B (Gaspar Viana), 1.000 drág.
▶ COMPLEXO B (Geyer), 100 amp. de 2 mL
100 drág.
fr. c/ 150 mL
▶ COMPLEXO B (Haller), 50 amp. de 2 mL
20 drág.
fr. c/ 100 mL
▶ COMPLEXO B (Leofarma), 20 drág.
fr. c/ 100 mL (xarope)
fr. c/ 20 mL (gotas)
▶ COMPLEXO B (Makros), 20 drág.
fr. c/ 100 mL
▶ COMPLEXO B (Neo-Química), 20 drág.
50 amp. de 2 mL
fr. c/ 100 mL (xarope)
fr. c/ 20 mL (gotas)

15.10 VITAMINAS

- COMPLEXO B (Prodotti), 20 e 30 drág. vidro c/ 100 e 120 mL (solução) fr. c/ 10 mL (gotas)
- COMPLEXO B (Q.I.F.), 20 e 100 drág. fr. c/ 100 mL
- COMPLEXO B (Roche), 100 drág. fr. c/ 20 mL (gotas)
- COMPLEXO B ARISTON DRÁGEAS (Ariston), 20, 100 e 1.000 drág.
- COMPLEXO B ARISTON SOLUÇÃO INJETÁVEL (Ariston), 100 amp. de 2 mL
- COMPLEXO B CONCENTRADO (Roche), 100 drág.
- COMPLEXO B CONCENTRADO FARIA (Faria), 25, 30 e 100 drág.
- COMPLEXO "B" INJETÁVEL (Cristália), 25, 50 e 100 amp. de 2 mL
- COMPLEXO B INJETÁVEL (Gaspar Viana), 100 amp. de 2 mL
- COMPLEXO B LABORSIL (Laborsil), fr. c/ 100 mL
- COMPLEXO B MEDQUÍMICA (Medquímica), fr. com 20 drág. fr. de 100 mL (solução oral)
- COMPLEXO VITAMINADO B "PRATA" (União Química), 5 e 20 drág. fr. c/ 100 mL
- COMPLEXO VITAMÍNICO B DRÁGEAS (Fisioquímica), 20 drág.
- COMPLEXO VITAMÍNICO B INJETÁVEL (Neo-Química), 50 amp. de 2 mL
- COMPLEXO VITAMÍNICO B GOTAS (Fisioquímica), fr. c/ 20 mL
- COMPLEXO VITAMÍNICO INJETÁVEL (Fisioquímica), 50 amp.
- COMPLEXO VITAMÍNICO XAROPE (Fisioquímica), vidro c/ 100 mL
- DEXACOBAL (União Química), 3 amp. de 2 mL
- DEXADOR (Ativus), 3 e 50 amp. de 1 e 2 mL
- DEXTROVITASE (Aché), amp. de 10 e 20 mL
- DOZBÊ (Profarb), 2 e 25 amp. de 2 mL c/ 1.000 e 5.000 μg
  1 amp. de 2 mL c/ 10.000 μg
- DOZBÊ 5.000 μg COMPRIMIDOS (Profarb), 10 comprimidos
- DOZENEURIN 5.000 (Sigma Pharma), 3 amp. de 1 mL
- DRÁGEAS DO COMPLEXO "B" — VEAFARM (Veafarm), 30, 100, 500 e 1.000 drág.
- DRÁGEAS DO COMPLEXO VITAMÍNICO B (Cazi), 20, 60 e 100 drág.
- ELIXIR DO COMPLEXO B KANDA (Kanda), fr. c/ 100 mL
- ELIXIR DE COMPLEXO VITAMÍNICO B SIMÕES (Simões), fr. c/ 60 e 100 mL
- HYPLEX B (Hypofarma), 100 amp. de 2 mL
- RECALPLEX (Cazi), fr. c/ 150 mL
- SOLUÇÃO INJETÁVEL DE COMPLEXO VITAMÍNICO B VEAFARM (Veafarm), 100 amp. de 2 mL
- STRESSCAPS (Gilton), 30 e 100 drág.
- TRIFACTA INJETÁVEL (Nikkho), ampolas de 2 mL – Vit compl. B
- VIBETRAT (Honorterápica), 1 amp. de 1 mL
- VITANEURON 5.000 μg (Luper), 3 amp. de 1 mL

▶ Vitaminas do complexo B + sais minerais

São diversas as associações encontradas em nosso meio.

- CEREBREX DRÁGEAS (Luper), 60 drág.
- DEFATIG (Allergan), 20 drág.
- 12 FER (Laborsil), fr. c/ 120 mL
- NERVOFORÇAN (Quimioterapia), fr. c/ 100 mL
- NEUROTÔNICO (EMS), fr. c/ 240 e 480 mL
- VITALER – DRÁGEAS (EMS), 20, 30 e 100 drág.

▶ Multivitaminas

São várias as especialidades contendo vitaminas diversas, em quantidades diferentes.

- ADEFORTE (Gross), 1, 3, 25 e 50 amp. de 3 mL fr. com 15 mL
- ALZEX (Ativus), 30 comprimidos
- AMPLAVIT (Honorterápica), 30 drág.
- BARIVIT (Marjan), 60 comprimidos
- CEVITA AE (Farmasa), fr. c/ 30 mL
- COMPLEXO B + VITAMINA C (Neo-Química), 20 drág.
- COMPLEXO B + VITAMINA C (Prodotti), 20 drág.
- DRÁGEAS DE COMPLEXO B + VITAMINA C (Gilton), 30 e 100 drág.
- ENERGIVIT (Aché), 30 comprimidos revestidos
- ESCLEROVITAN (Merck), 30 drág.
- ESCLEROVITAN PL (Merck), 30 cáps.
- FRUTOVITAM (Cristália), 5 e 100 amp. de 10 e 20 mL
- GLIPLEX (Farmasa), 5 e 50 amp. de 10 e 20 mL
- LAVITAN KIDS (Cimed), fr. de 120 mL
- LAVITAN MULHER (Cimed), 60 drágeas
- M.V.I. 12 OPOPLEX (ICN), 25 amp. de 10 mL
- PANVITINA B-C (Neo-Química), 20 drág. fr. c/ 150 mL
- POLIVITAMINAS (Lafepe), 50 fr. de 150 mL (elixir)
- PRIMAVIT (Leofarma), fr. c/ 20 mL (gotas)
- PROTOVIT (Roche), fr. c/ 20 mL (gotas)
- REVITAM JÚNIOR (Biolab), fr. c/ 120 mL (xarope pediátrico)
- SUPLEVIT SOLUÇÃO (EMS), fr. c/ 120 e 240 mL
- TRI-VI-SOL (Bristol-Meyers Squibb), fr. c/ 30 mL
- VITAMINAS (Elofar), fr. c/ 150 mL
- VITAMINAS DO COMPLEXO B E VITAMINA C (Kanda), 20 drág.
- VITA-PED (IQB), fr. c/ 30 mL

▶ Multivitaminas + sais minerais

Várias preparações polivitamínicas incorporam também, em quantidades diversas, alguns sais minerais.

- ANEMIX (Hebron), 30 drág. fr. c/ 150 mL
- APEFER BC (Teuto-Brasileiro), fr. c/ 240 mL
- ARTROTABS (Biolab), 30 comprimidos
- BEROCCAL (Roche), cx. c/ 30 comprimidos, tubos com 10 comprimidos efervescentes
- BEVICOMPLEX (Quimioterapia), 20 e 50 drág.
- BIO CAPS E (Infabra), 20, 50 e 100 drág.
- BIOVITAL (EMS), 25 e 50 drág.
- CALCI-PED (Stiefel), (lactato de cálcio 50 mg + fosfato de cálcio dibásico 200 mg + fluoreto de sódio 0,10 mg + colecalciferol 500 UI + cianocobalamina 10 mg + sorbitol 500 mg por 5 mL), fr. c/ 250 mL (suspensão oral)
- CALCITRAN B12 (Medley), fr. de 150 mL
- CALTRATE (Whitehall), (cálcio 600 mg + Vitamina D 200 UI por comprimido), 60 comprimidos e 28 comprimidos efervescentes
- CENTROTABS (Neo-Química), 30 comprimidos
- CENTRUM (Whitehall), 60 comprimidos revestidos
- CENTRUM SILVER (Whitehall), fr. com 100 comprimidos
- CGT (Libbs), 30 drág.
- CLUSIVOL COMPOSTO (Whitehall), fr. c/ 180 mL
- CLUSIVOL COMPRIMIDOS (Whitehall), 20 comprimidos
- COMBIRON (Aché), fr. c/ 120 mL
- COMBIRON DRÁGEAS (Aché), 30 drág.
- DAMATER (Organon), 30 cáps. gelatinosas
- ELEVIT GERIÁTRICO (Roche), 30 drág.
- ELIXIR DE VITAMINAS E SAIS MINERAIS VEAFARM (Veafarm), fr. c/ 250 e 500 mL
- FÓLIX MATER (IQB), (cianocobalamina 100 μg + fumarato ferroso 330 mg + ácido fólico 800 μg por drágea), 20 drág.
- FORTALEX (Laborsil), 50 drág.
- FORTALEX SUSPENSÃO (Laborsil), fr. c/ 120 mL
- FORTPLEX (Cazi), 60 drág.
- GERIVIX (Neo-Química), 30 drág.
- GEVRAL SUPER (Whitehall), fr. c/ 120 mL
- GLIMITON (Bristol-Myers Squibb), fr. c/ 480 mL
- GLINEON (Dovalle), fr. c/ 120 e 480 mL
- HEMO-PEB (Stiefel), (sulfato férrico 260 mg + ascorbato de sódio 56 mg + cianocobalamina 25 mg + cloridrato de tiamina 4 mg + riboflavina 1 mg + nicotinamida 10 mg + ácido pantotênico 1 mg), fr. c/ 120 mL (solução oral)
- IBEROL (Abbott), fr. c/ 120 mL fr. c/ 15 mL (gotas)
- IBEROL 500 GRADUMET (Abbott), 30 comprimidos
- KALYAMON B-12 (Janssen-Cilag), fr. c/ 250 mL
- LAVITAN A-Z (Cimed), 60 drágeas
- LUERVITT PRODUTO DIETÉTICO (Brasmédica), 20 e 200 drág.
- MATERNA (Wyeth), 30 drágeas
- MATERVIT (Farmoquímica), 30 drag.
- MINEROVIT (Cifarma), 30 comprimidos
- NAETENE (Novartis), 30 cáps.
- NATALINS FÓLICO (Bristol-Myers-Squibb), 30 drág.
- NATIVIT MINERAIS (Novaquímica Sigma Pharma), 30 drág.
- NORDEN (Akzo Organon Teknika), fr. c/ 30 drág.
- OLIGOVIT (Ativus), 30 comprimidos
- OSCÁLCIO COLOIDAL (Quimioterapia), fr. c/ 60 e 120 mL
- PANVIT F (Teuto-Brasileiro), 30 drág.
- PANVIT GERIÁTRICO (Teuto-Brasileiro), 30 drág.
- PANVIT PEDIÁTRICO (Teuto-Brasileiro), fr. c/ 100 mL
- PLEX TON (Auad), fr. c/ 100 mL
- POLI-MINER-VIT (Q.I.F), 30 e 60 drág.
- POLIPLEX (Bristol-Myers-Squibb), fr. c/ 200 mL
- POLISENG MULHER (Teuto-Brasileiro), 60 comprimidos
- POLIVITAFARM (Veafarm), fr. c/ 25, 50 e 100 drág.
- PROCAVIT (EMS), 30, 60 e 100 drág.
- RARICAL COM VITAMINAS (Janssen-Cilag), 50 drág.
  50 comprimidos revestidos
- RARICAL COM VITAMINAS INFANTIL (Janssen-Cilag), fr. c/ 120 mL
- RARIPLEX (União Química), 20 drág.
- REDVIT (Bunker), 50 e 100 drág. fr. c/ 100 mL
- REVITAM ANTISSTRESS (Biolab-Sanus), 30 comprimidos
- REVITAM PRÉ-NATAL (Abbott), 30 comprimidos
- RUBRARGIL 500 (IQB), 16 drág.
- STRESSAN (Teuto-Brasileiro), fr. com 30 comprimidos
- STRESSLIV (Cifarma), 30 comprimidos
- STRESSTABS 600 COM ZINCO (Whitehall), 30 comprimidos
- SUPLAN (Aspen), fr. c/ 150 mL
  30 comprimidos
- SUPLAN GEST (Aspen), 30 comprimidos

- *SUPLEDIM (Luper), 60 drág. fr. c/ 100 mL*
- *SUPLEVIT (EMS), 20 e 100 drág.*
- *SUPRADYN (Roche), 30 drág. tubos com 10 comprimidos efervescentes*
- *SYNCRO (Fontovit), 30 cáps. gelatinosas*
- *TERAGRAN JÚNIOR (Bristol-Myers-Squibb), fr. c/ 120 mL*
- *TERAGRAN-M (Bristol-Myers-Squibb), 30 e 50 comprimidos revestidos*
- *TERAGRAN-M PRÉ-NATAL (Bristol-Myers-Squibb), 30 drág.*
- *UNICAP PRÉ-NATAL (Pharmacia Brasil), 60 drág.*
- *UNICAP T (Pharmacia Brasil), 60 drág.*
- *UNITABLE (Quimioterapia), 20 e 50 drág.*
- *VIDYN (Sigma Pharma), 30 drág. 10 comprimidos efervescentes*
- *VI-SYNERAL PLUS (Sanofi-Synthélabo), 30 drág.*
- *VI-SYNERAL PLUS SOLUÇÃO (Sanofi-Synthélabo), fr. c/ 120 mL*
- *VITAGERAN (Gilton), 30 e 100 drág.*
- *VITAGRAM (Cazi), 10 e 50 drág.*
- *VITAMINAS + SAIS MINERAIS (Furp), 1.500 cáps.*
- *VITAMINAS E SAIS MINERAIS (I. Química e Biologia), 30 drág.*
- *VITAMINER "S" (Aventis Pharma), fr. c/ 260 mL*
- *VITANATUR (A Natureza), fr. c/ 100 mL*
- *VITA-SUPLE (Laborsil), 20, 60 e 100 drág.*
- *VITAX DERM (Ativus), 30 comprimidos*
- *VITERGAN PRÉ-NATAL (Marjan), 30 comprimidos*
- *VITRICAL (Prodotti), 50 drág.*
- *VITS (Profarb), 30 cáps. fr. c/ 100 mL*
- *VIX-PLEX (Laborsil), drág.*
- *VIX-PLEX SUSPENSÃO (Laborsil), fr. c/ 120 mL*
- *VYTINAL (Legrand), 60 comprimidos*
- *ZIRVIT 600 S (Ativus), 30 comprimidos*

▶ Multivitaminas + flúor

- *CALCIGENOL COMPOSTO B12 (Hoechst Marion Roussel), fr. c/ 250 mL*
- *FLUORNATRIUM-VIT (Odontomed), fr. c/ 10 e 20 mL*
- *NONAVIT (De Mayo), 30 drág. fr. c/ 100 e 200 mL*
- *POLY-VI-FLÚOR (Bristol-Myers-Squibb), fr. c/ 30 mL*
- *TRICÁLCIO + FLÚOR (Bergamo), fr. c/ 150 e 180 mL*
- *TRI-VI-FLÚOR (Bristol-Myers-Squibb), fr. c/ 30 mL*

▶ Multivitaminas + sais minerais + flúor

- *CALCIFEROL B$_{12}$ (EMS), fr. c/ 150 e 200 mL*
- *DORICAL (Legrand), 50 drág. fr. c/ 120 mL*
- *NATALINS COM FLÚOR (Bristol-Myers-Squibb), 30 drág.*
- *NATIVIT FLÚOR (Sigma Pharma), 30 drág.*
- *SELECTOCÁLCIO (Asta), fr. c/ 150 mL*

▶ Vitaminas + antioxidantes

- *ACCUVIT (Aché), 30 comprimidos revestidos*
- *BEMINAL PLUS (Whitehall), 30 comprimidos revestidos*
- *BIOSSEL (Aché), 30 cáps.*
- *CENALFAN PLUS (Sigma Pharma), 32 e 60 comprimidos revestidos*
- *ENERGOPLEX (Libbs), 5 e 50 amp. de 10 mL*
- *FEMINVIT (Ativus), 30 comprimidos*
- *FEMME (Aché), 30 comprimidos*
- *FEMME COM FLÚOR (Aché), 30 comprimidos*
- *GERIATON (Aché), 30 drág.*
- *NUTRIGER (Germed), 60 cápsulas gelatinosas*
- *REVITAM ANTIOX (Biolab-Sanus), 30 comprimidos revestidos*
- *VITA E (Aché), 30 cáps. gelatinosas*
- *VITERGAN ZINCO (Marjan), 30 comprimidos revestidos*
- *VITERGAN ZINCO PLUS (Marjan), 30 comprimidos revestidos*
- *ZIRVIT (Ativus), 30 comprimidos revestidos*
- *ZIRVIT PLUS (Ativus), 30 comprimidos*

▶ COENZIMAS

Coenzimas são moléculas orgânicas complexas necessárias para a atividade enzimática, sendo, ao contrário das enzimas, termoestáveis. Funcionam como transportadoras de grupos funcionais tais como: elétrons, aldeídos, grupos acila, amino etc. São provenientes de precursores dietéticos como tiamina, riboflavina, ácido nicotínico, piridoxina, biotina, vitamina B$_{12}$.

A única comercializada no Brasil é a ubiquinona.

UBIQUINONA

A ubiquinona, também chamada de ubidecarenona, coenzima Q (CoQ$_{10}$), vitamina Q$_{10}$, é uma benzoquinona substituída, lipofílica. É encontrada, parcialmente sob a forma reduzida, em todas as membranas celulares na célula humana e em lipoproteínas plasmáticas. É biossintetizada a partir da tirosina através de uma cascata de oito precursores aromáticos que, por sua vez, necessitam de diversas vitaminas. Entre elas, vitaminas B$_2$, B$_6$, B$_{12}$, C, ácido fólico, niacina, ácido pantotênico, indispensáveis à biossíntese do DNA. Tem como fontes de suprimentos carne bovina, sardinha, amendoim, espinafre. Exerce a função de transportadora de elétrons em cadeias de elétrons associadas a membranas. A sua molécula é formada por um núcleo quinona contendo dois grupamentos metóxido, um metila e uma cadeia longa de hidrocarboneto formada por dez unidades de isopreno. Exerce papel protetor em diversos sistemas biológicos, tais como: produção celular de energia como componente essencial da cadeia respiratória mitocondriana; propriedades antioxidantes com diminuição dos efeitos deletérios dos radicais livres; controle do fluxo de oxigênio intracelular; efeito protetor sobre os fosfolipídios das membranas e sobre a peroxidação das lipoproteínas de baixa densidade.

INDICAÇÕES
- está indicada como protetor do metabolismo em inúmeros processos patológicos do organismo: doenças degenerativas, cerebrovasculares, musculares, neurogênicas; diabetes melito; anormalidades metabólicas da hipertensão arterial sistêmica; cardiomiopatias; imunodeficiências; insuficiência cardíaca congestiva.

DOSES
- 10 mg três vezes ao dia ou dose única diária de 50 mg.

CONTRAINDICAÇÕES
- hipersensibilidade à ubiquinona.
- gravidez e lactação.

PRECAUÇÕES
- a inibição terapêutica da 3-hidroxi-3-metilglutaril coenzima A redutase afeta a biossíntese da ubiquinona, produzindo redução nos seus níveis.
- hipoglicemiantes orais podem inibir sua atividade.

EFEITOS ADVERSOS
- desconforto epigástrico, anorexia, náuseas, diarreia.
- elevações de AST e DHL.

- *COEX (Farmasa), 30 comprimidos × 10 mg 10 comprimidos × 50 mg*
- *VINOCARD (Marjan), 30 comprimidos × 10 mg 10 e 20 comprimidos × 50 mg*

DISTÚRBIOS HORMONAIS SEXUAIS E QUADROS CLÍNICOS RELACIONADOS

▶ **DISTÚRBIOS HORMONAIS MASCULINOS**
Androgênios
  mesterolona
  testosterona
Derivados da testosterona
  danazol
Antiandrogênios
  ciproterona
  dutasterida
  finasterida

▶ **DISTÚRBIOS HORMONAIS FEMININOS**
Estrogênios
  estradiol
  estriol
  estrogênios conjugados
  etinilestradiol
  hidroxiestrona
  mestranol
  promestrieno
  tibolona
Antiestrogênios
  ciclofenila
  clomifeno
Progestogênios
  algestona
  alilestrenol
  clormadinona
  desogestrel
  didrogesterona
  dienogeste
  drospirenona
  etinodiol
  etonogestrel
  gestodeno
  gestrinona
  hidroxiprogesterona
  levonorgestrel
  linestrenol
  medroxiprogesterona
  megestrol
  nomegestrol
  norelgestromina
  noretisterona
  norgestimato
  norgestrel
  normetandrona
  progesterona
  trimegestona
Anticoncepcionais hormonais
  Dose única mensal
  Monofásico
  Bifásico de 28 dias
  Bifásico de 22 dias
  Trifásico

▶ **GONADOTROFINAS E FÁRMACOS ESTIMULANTES DA SECREÇÃO DE GONADOTROFINAS**
  coriogonadotrofina alfa
  folitropina
  gonadotrofina coriônica
  lutropina alfa
  menotrofina
  nafarelina
  urofolitropina

▶ **ANTAGONISTAS DO HORMÔNIO LIBERADOR DA GONADOTROFINA E INIBIDORES DA PROLACTINA**
Antagonistas do hormônio liberador da gonadotrofina
  cetrorelix
  ganirelix
Inibidores da prolactina
  cabergolina

▶ **ESTIMULANTES UTERINOS**
Alcaloides do esporão de centeio
  ergometrina
  metilergometrina
Hormônios neuro-hipofisários e análogos sintéticos
  carbetocina
  oxitocina
Outros
  dinoprostona

▶ **RELAXANTES UTERINOS**
  atosibano
  isoxsuprina
  piperidolato
  ritodrina
  sulfato de magnésio
  terbutalina

Neste capítulo são estudados os seguintes tópicos: 1) distúrbios hormonais masculinos; 2) distúrbios hormonais femininos; 3) gonadotrofinas e fármacos estimulantes da secreção de gonadotrofinas; 4) estimulantes uterinos e 5) relaxantes uterinos.

▶ DISTÚRBIOS HORMONAIS MASCULINOS

Para o tratamento destes usam-se androgênios, derivados da testosterona e antiandrogênios.

▶ Androgênios

Os androgênios endógenos são responsáveis pelo crescimento e desenvolvimento normais dos órgãos sexuais masculinos e pela manutenção das características sexuais secundárias.

Os principais distúrbios causados pela deficiência ou ausência de hormônios masculinos são insuficiência testicular devido a criptorquia, torção bilateral, orquite ou agenesia testicular (síndrome de testículos desaparecidos), além de orquiectomia, deficiência de gonadotrofina ou gonadorrelina idiopáticas, ou dano hipofisário-hipotalâmico causado por cirurgia, radiação, tumores ou trauma.

Os hormônios masculinos são também usados como terapia de reposição em impotência ou para sintomas climatéricos masculinos consequentes de deficiência de androgênios.

Outro emprego destes hormônios é para estimular a puberdade. São também usados como tratamento secundário ou terciário de carcinoma da mama ou como suplementação à quimioterapia.

Certos tipos de anemia são igualmente tratados com androgênios.

Não se recomenda o uso de androgênios por parte de atletas para melhorar seu desempenho em competições esportivas, não só por causa dos graves efeitos adversos, mas também porque essa prática desqualifica os atletas.

Os androgênios atuam estimulando o crescimento e a diferenciação celulares. Na maioria dos tecidos são convertidos a 5α-di-hidrotestosterona, que suprime a gonadorrelina (GnRH), o hormônio luteinizante (LH) e a urofolitropina (FSH) mediante mecanismo de retroalimentação negativa que compreende o hipotálamo e a hipófise anterior.

Contraindicações
- hipersensibilidade aos androgênios.
- doença cardíaca, hepática ou renal graves.
- câncer de mama em homens.
- câncer da próstata.
- gravidez.

Precauções
- deve-se levar em consideração a relação risco/benefício quando existem os seguintes problemas:

16.1

alergia a esteroides anabolizantes ou androgênios, diabetes melito, doença arterial coronária, doença cardiorrenal grave, edema, hipercalcemia, hipertrofia prostática, infarto do miocárdio, insuficiência cardíaca, insuficiência hepática, insuficiência renal, nefrite, nefrose.

Efeitos adversos
- anafilaxia generalizada.
- edema, náusea, vômito, disfunção hepática.
- eritrocitose, hipercalcemia, policitemia.
- com terapia prolongada ou doses elevadas: necrose hepática, tumor hepatocelular, leucopenia, peliose hepática.
- *apenas em mulheres:* virilismo (acne, pele oleosa, hipertrofia do clitóris, perda de cabelo, rouquidão ou aprofundamento da voz, hirsutismo), irregularidades menstruais (como amenorreia).
- *apenas em homens:* acne, irritabilidade da bexiga, sensibilidade da mama, ginecomastia, priapismo, atrofia testicular, impotência, epididimite, oligospermia, diminuição da secreção de gonadotrofina.
- *apenas em pacientes geriátricos:* carcinoma prostático, hipertrofia prostática, aumento da libido.
- *em crianças:* fechamento precoce das epífises.

Interações medicamentosas
- podem aumentar o efeito anticoagulante de anticoagulantes cumarínicos ou indandiônicos.
- podem diminuir a concentração de glicose no sangue se tomados concomitantemente com agentes antidiabéticos orais ou insulina.
- adrenocorticoides ou medicamentos ou alimentos contendo sódio podem aumentar o risco de edema e promover desenvolvimento de acne grave.
- outros medicamentos hepatotóxicos podem aumentar a incidência de hepatotoxicidade.

Os androgênios comercializados no Brasil para distúrbios hormonais masculinos são mesterolona e testosterona.

MESTEROLONA

Corresponde à metildi-hidrotestosterona. Só deve ser usada por homens.

Farmacodinâmica
- androgênio.

Farmacocinética
- administrada por via oral, liga-se às proteínas mais firmemente que a testosterona.
- a concentração máxima no sangue é atingida em três horas e diminui, em seguida, até a 8.ª hora.
- excretada principalmente pela urina, nas formas de metabólitos sulfo- e glicuronoconjugados.

Indicações
- tratamento de hipogonadismo masculino por deficiência testicular primária ou gonadotrófica.
- tratamento de oligospermia e hipofructospermia.

Doses
- via oral, inicialmente, 25 mg três vezes ao dia; obtida a melhora clínica, pode-se reduzir para 25 mg uma a duas vezes ao dia. Na oligospermia, o tratamento deve abranger um ciclo completo de espermatogênese, isto é, cerca de 90 dias. No hipogonadismo, é necessário tratamento prolongado com doses elevadas.

▸ *PROVIRON (Schering do Brasil), 20 comprimidos × 25 mg*

TESTOSTERONA

É utilizada nas formas livre e de ésteres.

Farmacodinâmica
- androgênio, antineoplásico e antianêmico.

Farmacocinética
- a ligação às proteínas é muito alta (98%).
- sofre biotransformação hepática.
- meia-vida: testosterona, 10 a 100 minutos; cipionato de testosterona, aproximadamente 8 dias.
- a duração da ação depende do éster, dose e via de administração; é mais longa com enantato, seguida por cipionato, depois propionato, e mais curta com testosterona.
- é excretada principalmente (cerca de 90%) pela urina como conjugados de testosterona e seus metabólitos; cerca de 6% são excretados pelas fezes.

Indicações
- tratamento da deficiência de androgênio.
- tratamento da puberdade masculina retardada.
- tratamento de hipogonadismo.
- tratamento de câncer de mama.
- tratamento de anemia.

Doses
- via intramuscular, adultos, como terapia de reposição, 25 a 50 mg duas ou três vezes por semana; como antineoplásico, 50 a 100 mg três vezes por semana. Crianças, 12,5 a 25 mg duas ou três vezes por semana.
- usar o conteúdo de um sachê em cada aplicação sobre a pele seca dos ombros, braços ou abdome. Deve-se evitar molhar o local da aplicação até 5 horas após o seu uso.

Cipionato de testosterona

▸ *DEPOSTERON (Sigma Pharma), 1 amp. de 2 mL com 200 mg*
▸ *TESTIORMINA (Sanval), 1 amp. de 1 mL com 30 mg*

Undecanoato de testosterona

▸ *ANDROXON (Akzo Organon Teknika), 20 cáps. × 40 mg*
▸ *NEBIDO (Schering do Brasil), 1 amp. de 4 mL (solução injetável)*

Ésteres diversos

▸ *DURATESTON (Akzo Organon Teknika), 1 amp. de 1 mL com 250 mg*
▸ *ESTANDRON-P (Akzo Organon Teknika), 1 amp. de 1 mL*

▸ Derivados da testosterona

Resultaram da variação molecular da testosterona. O utilizado no Brasil é o danazol.

DANAZOL

É androgênio sintético derivado da etisterona. Apresenta ligeira atividade androgênica e não tem efeito estrogênico nem progestacional.

O efeito inibidor da gonadotrofina se deve à supressão do eixo hipófiso-ovariano por inibição da síntese e/ou da liberação de gonadotrofinas hipofisárias tanto no homem como na mulher. A regressão da endometriose é consequência da supressão da função ovariana. Seu mecanismo de ação na mastite fibrocística é desconhecido, mas talvez se deva à estimulação estrogênica em resultado da diminuição da produção ovariana de estrogênio. Seu efeito na profilaxia de angioedema hereditário resulta do aumento dos níveis séricos do inibidor da esterase C1, o que acarreta níveis séricos aumentados do componente C4 do sistema complemento.

Farmacodinâmica
- inibidor da gonadotrofina e profilático de angioedema (hereditário).

Farmacocinética
- administrado por via oral, é absorvido do trato gastrintestinal.
- sofre biotransformação hepática, dando conjugados, sulfatos e glicuronídios, metabólitos inativos.
- meia-vida: aproximadamente 4,5 horas (variável).
- início de ação na mastite fibrocística: dentro de um mês.
- atinge concentrações séricas máximas de 200 a 800 ng/mL (dose de 100 mg duas vezes ao dia) e 250 ng a 2 μg/mL (dose de 200 mg duas vezes ao dia durante 14 dias).
- o efeito anovulatório e amenorreico geralmente ocorre 6 a 8 semanas após o início do tratamento.
- é eliminado pela urina e pelas fezes.

Indicações
- tratamento da endometriose.
- tratamento da mastite fibrocística.
- tratamento da ginecomastia.
- tratamento de menorragia.
- tratamento de puberdade constitucional precoce.
- profilaxia de angioedema hereditário.

Doses
- via oral, adultos, geralmente 200 a 800 mg ao dia, divididos em duas a quatro tomadas; em mulheres, para endometriose, 200 a 800 mg por dia; para mastite fibrocística e hipertrofia da mama, 100 a 400 mg por dia; crianças, para puberdade precoce constitucional primária, 100 a 400 mg por dia.

Contraindicações
- sensibilidade ao danazol.
- gravidez.
- lactação.

Precauções
- os efeitos androgênicos podem não ser reversíveis, mesmo quando se suspende o tratamento.
- antes de iniciar o tratamento para mastite fibrocística, deve-se excluir o carcinoma da mama.
- recomenda-se cautela em crianças e adolescentes em crescimento tratados de angioedema hereditário, pois pode causar efeitos androgênicos, como desenvolvimento sexual precoce em homens e virilismo em mulheres; também pode ocorrer fechamento prematuro das epífises.
- deve-se levar em consideração a relação risco/benefício quando existem os seguintes problemas médicos: cefaleias enxaquecosas, diabetes melito,

epilepsia, insuficiência cardíaca, insuficiência hepática grave, insuficiência renal, sangramento vaginal anormal não diagnosticado, sensibilidade aos androgênios ou esteroides anabólicos.

Efeitos adversos
- acne, edema, hirsutismo moderado, diminuição do tamanho da mama, aprofundamento da voz, pele ou cabelo oleosos, aumento de peso e, raramente, hipertrofia do clitóris ou atrofia testicular.
- rubor, sudorese, vaginite, nervosismo e instabilidade emocional.
- disfunção hepática, com doses mais elevadas do que 400 mg por dia.

Interações medicamentosas
- pode intensificar os efeitos dos anticoagulantes cumarínicos ou indandiônicos.
- aumenta as concentrações plasmáticas de carbamazepina e ciclosporina e pode aumentar o risco de nefrotoxicidade.
- pode aumentar as concentrações de glicose sanguínea e resistência à insulina quando tomado concomitantemente com antidiabéticos orais ou insulina.

▶ *LADOGAL (Sanofi-Synthélabo), 50 cáps. × 50 e 100 mg*
30 cáps. × 200 mg

▶ Antiandrogênios

Estes fármacos bloqueiam a síntese ou ação dos androgênios. Os comercializados no Brasil são ciproterona, dutasterida, finasterida, flutamida e nilutamida. Os dois últimos são usados como antineoplásicos e, por isso, são descritos no capítulo 12.

CIPROTERONA

Produto sintético, que apresenta estrutura semelhante à dos hormônios sexuais naturais, podendo ser considerado como derivado da 17α-hidroxiprogesterona. Na forma de acetato é potente antagonista de androgênios; possui também atividade progestacional e suprime a secreção de gonadotrofinas. Atua como antagonista competitivo da di-hidrotestosterona pela ligação ao receptor androgênico.

Sua ação clínica resulta da inibição da produção de testosterona e da interferência na ação androgênica.

Farmacodinâmica
- antiandrogênio, antigonadotrófico e progestogênico.

Farmacocinética
- administrada por via oral, é absorvida quase que completamente, passando rapidamente à circulação.
- liga-se ao tecido adiposo, de onde é liberada regularmente.
- sofre biotransformação, sobretudo hepática.
- atinge a concentração plasmática máxima em 3 a 4 horas.
- meia-vida de eliminação: cerca de dois dias.
- é eliminada pelas vias urinárias (⅓) e fecal (⅔), 80% na forma de metabólitos, principalmente como hidroxiciproterona.

Indicações
- tratamento de hirsutismo intenso, alopecia androgênica grave, formas graves de acne e seborreia nas mulheres.
- tratamento de câncer da próstata.
- redução do impulso sexual patológico ou patologicamente aumentado no homem.

Doses
- via oral, para diminuição do impulso sexual no homem, 50 mg duas vezes ao dia, após as refeições, com um pouco de líquido, podendo-se aumentar até 100 mg duas ou três vezes ao dia; para manifestações graves de androgenização, na mulher, do 5.º ao 14.º dia do ciclo menstrual, 100 mg após as refeições, com um pouco de líquido. Obtida a cura, reduzir a dose para 25 ou 50 mg ao dia.

Contraindicações
- gravidez.
- lactação.
- hepatopatias.
- depressão crônica grave.
- antecedentes ou existência de acidentes tromboflebíticos.
- icterícia ou prurido grave durante gravidez anterior.
- antecedentes de herpes gestacional.
- síndromes de Dubin-Johnson e de Rotor.
- tumores hepáticos.
- diabetes grave.
- doenças consuntivas.
- anemia falciforme.
- pacientes que não ultrapassaram a puberdade.

Efeitos adversos
- sonolência, adinamia e diminuição da capacidade de concentração.
- alterações hepáticas, geralmente benignas.
- alterações de peso.
- *apenas no homem:* inibição da espermatogênese, podendo acarretar esterilidade temporária, impotência, ginecomastia.
- *apenas na mulher:* distúrbios menstruais, inibição da ovulação, tromboembolismo.

Interações medicamentosas
- álcool diminui ou anula seu efeito inibidor sobre o impulso sexual exagerado.

▶ *ACETATO DE CIPROTERONA (Bergamo), 20, 60, 90 e 120 comprimidos × 50 mg (genérico)*
20 comprimidos × 100 mg (genérico)
▶ *ANDROCUR (Schering do Brasil), 20 comprimidos × 50 mg*
▶ *ANDROSTERON (Bergamo), 20 comprimidos × 50 mg*
▶ *CIPROSTAT (Apsen), 20 comprimidos × 50 mg*

Associações
▶ *CIPRANE (Teuto-Brasileiro), (acetato de ciproterona 2 mg + etinilestradiol 0,035 mg por comprimido), 21 comprimidos*
▶ *DIANE-35 (Schering do Brasil), (acetato de ciproterona 2 mg + etinilestradiol 0,035 mg por drágea), 21 drágeas*

DUTASTERIDA

É um composto sintético 4-anasteroide, inibidor competitivo dos tipos 1 e 2 da 5α-redutase, enzima responsável pela conversão da testosterona para 5α-di-hidrotestosterona (DHT). Como inibidora da 5α-redutase, é mais eficaz do que a finasterida. As concentrações de PSA diminuem proporcionalmente com a redução do tamanho da próstata.

Farmacodinâmica
- redutor da hiperplasia prostática.

Farmacocinética
- Após administração oral de uma dose de 0,5 mg apresenta biodisponibilidade absoluta de cerca de 60%.
- volume de distribuição variando entre 300 e 500 L, mesmo após doses repetidas.
- as concentrações médias no sêmen são de 3,4 ng/mL durante o primeiro ano e alcançam o estado de equilíbrio em torno do sexto mês com uma dose de 0,5 mg/dia.
- cerca de 99% ligam-se à albumina e 96,6% à glicoproteína ácida α-1.
- atinge o pico da concentração plasmática máxima entre 2 e 3 horas. As concentrações plasmáticas podem reduzir-se entre 10% e 15% quando o fármaco é administrado juntamente com os alimentos.
- in vitro é biotransformada de forma extensa pela CYP3A4 formando três metabólitos principais: 4'-hidrodutasterida, 1,2-di-hidrodutasterida e 6-hidroxidutasterida, além de dois metabólitos de menor importância: 6,4-hidroxidutasterida e 15-hidroxidutasterida. Os dois primeiros possuem uma potência muito menor do que a do composto original. Contudo, a 6β-hidroxidutasterida tem uma atividade semelhante à da dutasterida.
- meia-vida terminal de cerca de 5 semanas. A meia-vida aumenta com a idade. Assim, em homens >70 anos chega a 300 h.
- eliminada principalmente pelas fezes, sendo 5% como dutasterida inalterada e 40% sob a forma de metabólitos. Mesmo até 6 meses após a interrupção do tratamento, detectam-se concentrações plasmáticas >0,1 ng/mL.

Indicações
- tratamento da hiperplasia benigna da próstata.

Doses
- por via oral, 0,5 mg por dia.

Superdose
- o uso de doses de 5 mg/dia durante 6 meses, usada em voluntários, não aumentou o número dos efeitos adversos.

Contraindicações
- hipersensibilidade ao fármaco ou a outros inibidores da 5α-redutase.
- mulheres.
- gravidez e amamentação.
- crianças.

Precauções
- pode aumentar a incidência de adenoma hepatocelular em ratos e hiperplasia das células de Leydig.
- na gestação, categoria X da FDA.
- grande volume residual na bexiga ou redução do fluxo urinário (obstrução urinária).
- pacientes em uso de dutasterida não devem doar sangue até 6 meses após a interrupção do tratamento.
- realizar toque retal antes e periodicamente após o início do tratamento.

- dosar o PSA entre o terceiro e o sexto mês após o início da terapêutica.
- as concentrações de testosterona aumentam em até 17,9% até a oitava semana do início do tratamento.
- até a 52ª semana do início da terapêutica pode haver elevação dos níveis de TSH em cerca de 12,4%.

Efeitos adversos
- reações alérgicas diversas.
- edema localizado.
- prurido, exantema, urticária.
- alteração da ejaculação, diminuição da libido, impotência.
- ginecomastia.

Interações medicamentosas
- fármacos biotransformados pelo sistema isoenzimático CYP3A4 e CYP3A5 (cetoconazol, cimetidina, ciprofloxacino, diltiazem, trolandomicina, verapamil) ou inibidos pela CYP3A4 (como o ritonavir) podem interagir com a dutasterida.

▶ *AVODART (GlaxoSmithKline), 30 cáps. × 0,5 mg*

Associação
▶ *COMBODART (GlaxoSmithKline), (dutasterida 0,5 mg + cloridrato de tansulonina 0,4 mg por cápsula), 7 e 30 cápsulas*

FINASTERIDA

É um 4-azasteroide, correspondente a derivado da androsterona.

Atua como inibidor competitivo e específico da 5α-redutase, enzima que catalisa a conversão da testosterona ao androgênio mais potente, a 5α-di-hidrotestosterona. Este processo é essencial para certas ações androgênicas. Deste modo, a finasterida bloqueia seletivamente a ação androgênica em tecidos como a próstata, em que é fundamental a produção de 5α-di-hidrotestosterona. Causa, em consequência, profunda diminuição nas concentrações da 5α-di-hidrotestosterona no plasma, na próstata e no couro cabeludo. A redução dos níveis de di-hidrotestosterona, no couro cabeludo, pode inibir o processo responsável pela redução do tamanho dos folículos capilares, levando à reversão do processo de calvície. Não afeta os pelos de outras partes do corpo. A finasterida não tem afinidade pelo receptor androgênico.

Farmacodinâmica
- antiandrogênio e inibidor da 5α-redutase.

Farmacocinética
- administrada por via oral, é bem absorvida.
- a ligação às proteínas plasmáticas é muito alta (90%).
- atinge a concentração plasmática máxima em 1 a 2 horas e o efeito máximo em 8 horas.
- biodisponibilidade média: 63%.
- atravessa a barreira hematencefálica e também aparece no sêmen.
- sofre biotransformação hepática, dando dois metabólitos ativos, com cerca de 20% da atividade do fármaco matriz.
- meia-vida: 6 horas em média em homens sadios de até 60 anos de idade e cerca de 8 horas em homens com mais de 70 anos de idade.
- a concentração de 5α-di-hidrotestosterona no soro é reduzida em 24 horas com dose única, voltando aos níveis normais dentro de duas semanas após a suspensão do tratamento; a próstata volta ao tamanho normal em cerca de 4 meses.
- excretada pelas fezes (57%) e pela urina (39%), na forma de metabólitos; a velocidade de eliminação diminui nos idosos.

Indicações
- tratamento e controle de hiperplasia prostática benigna.
- tratamento de homens com alopécia androgenética para aumentar o crescimento capilar e prevenir a queda do cabelo.

Doses
- via oral, adultos, 5 mg ao dia.
- para alopécia androgenética, 1 mg uma vez ao dia. Em geral, é necessário um uso diário durante 3 meses antes que se possa observar um aumento no crescimento capilar e/ou prevenção de queda de cabelo adicional. Recomenda-se, portanto, uso continuado para obtenção do benefício máximo.

Contraindicações
- hipersensibilidade à finasterida.
- insuficiência hepática.
- mulheres.
- crianças.

Precauções
- visto que a resposta benéfica da finasterida pode não se manifestar imediatamente, pacientes com alto volume residual de urina e/ou fluxo urinário drasticamente reduzido deverão ser cuidadosamente vigiados, para verificar se apresentam uropatia obstrutiva.
- recomenda-se que, antes de iniciar o tratamento com finasterida e periodicamente, após a terapia, os pacientes sejam examinados para verificação do câncer de próstata, por meio do toque retal.
- como a finasterida foi encontrada no sêmen, o paciente deverá evitar a exposição de sua parceira sexual, que está grávida ou poderá engravidar, ao seu sêmen ou interromper o tratamento.

Efeitos adversos
- impotência, diminuição da libido, diminuição do volume de ejaculação.

Interações medicamentosas
- anticolinérgicos ou fármacos com atividade anticolinérgica, broncodilatadores adrenérgicos, broncodilatadores xantínicos, ou descongestionantes simpatomiméticos podem precipitar ou agravar a retenção urinária.

▶ *ALFASIN (Sintofarma), 30 comprimidos × 1 mg*
▶ *CALVIN (Green Pharma), 30 comprimidos × 1 mg*
▶ *FENASTEN (Sintofarma), 15 e 30 comprimidos × 5 mg*
▶ *FENDICAL (UCI-Farma), 15, 20 e 30 comprimidos × 1 mg*
▶ *FINALOP (Libbs), 20 comprimidos × 1 mg*
▶ *FINARID (Teuto-Brasileiro), 30 comprimidos × 5 mg*
▶ *FINASTERIDA (Biossintética), 30 comprimidos × 1 e 5 mg (genérico)*
▶ *FINASTERIDA (EMS), 15 e 30 comprimidos × 1 e 5 mg (genérico)*
▶ *FINASTERIDA (Eurofarma), 30 comprimidos × 1 mg (genérico)*
15 e 30 comprimidos × 5 mg (genérico)
▶ *FINASTERIDA (Germed), 15 e 30 comprimidos × 1 e 5 mg (genérico)*
▶ *FINASTERIDA (Medley), 30 e 60 comprimidos × 1 e 5 mg (genérico)*
▶ *FINASTERIDA (Merck), 30 comprimidos × 1 e 5 mg (genérico)*
▶ *FINASTERIDA (Sandoz), 60 comprimidos × 1 mg (genérico)*
▶ *FINASTIL (Sigma Pharma), 30 comprimidos × 5 mg*
▶ *FLAXIN (Merck), 30 comprimidos × 5 mg*
▶ *NASTERID (Ativus), 15 e 30 comprimidos × 5 mg*
▶ *NASTERID A (Ativus), 30 comprimidos × 1 mg*
▶ *PRACAP (Darrow), 30 comprimidos × 1 mg*
▶ *PRONASTERON (Sanval), 15 e 30 comprimidos × 1 e 5 mg*
▶ *PROPECIA (Merck Sharp & Dohme), 30 comprimidos × 1 mg*
▶ *PROSCAR (Merck Sharp & Dohme), 15 e 30 comprimidos × 5 mg*
▶ *PROSTIDE (Libbs), 20 comprimidos × 5 mg*
▶ *REDUSCAR (UCI-Farma), 15 e 30 comprimidos × 5 mg*

▶ DISTÚRBIOS HORMONAIS FEMININOS

Estes distúrbios podem estar relacionados com os estrogênios ou os progestogênios. Ademais, os hormônios sexuais femininos são utilizados como anticoncepcionais hormonais. Por isto, este grupo de hormônios pode ser dividido nas seguintes classes: estrogênios, antiestrogênios, progestogênios e anticoncepcionais hormonais.

▶ Estrogênios

Estrogênios são hormônios sexuais femininos. Na mulher, são produzidos pelo ovário, placenta e córtex adrenal; no homem, pelos testículos e córtex adrenal. Os principais estrogênios humanos naturais são estradiol, estrona e estriol.

O estradiol é secretado pelo ovário. *In vivo* é rapidamente desidrogenado a estrona, o principal estrogênio presente no sangue. A estrona é metabolizada a estriol, o estrogênio mais abundante eliminado pela urina.

Os estrogênios são importantes no desenvolvimento e manutenção do sistema reprodutor feminino e das características sexuais secundárias. Causam diversos efeitos biológicos nos órgãos-alvo. Os principais são: no ovário, estímulo do crescimento folicular; no útero, crescimento do endométrio; na vagina, cornificação das células epiteliais; no cérvix, aumento da produção do muco cervical com diminuição da viscosidade; e na hipófise, promoção da secreção das gonadotrofinas hipofisárias.

Os principais usos clínicos dos estrogênios são: como terapia de reposição, no tratamento de determinados carcinomas e de diversas disfunções do sistema reprodutivo feminino, e como anticoncepcionais orais. Portanto, são úteis em dismenorreia, amenorreia, vaginite, endometriose, padrões de crescimento aberrantes, prevenção da lactação pós-parto, sangramento uterino anormal, hirsutismo, insuficiência do desenvolvimento ovariano e no controle de sintomas da menopausa.

Todos os estrogênios naturais são esteroides. Sua modificação molecular extensiva forneceu não só estrogênios semissintéticos mas também análogos sintéticos. Os estrogênios semissintéticos apresentam estrutura esteroide; muitos deles são derivados do estradiol, como o etinilestradiol. Os estrogênios sintéticos geralmente têm estrutura não esteroide, mas preservam ambas as hidroxilas e a distância entre seus átomos de oxigênio (cerca de 11 Å); é o caso do dietilestilbestrol; modificação molecular deste estrogênio resultou finalmente no clomifeno, que possui atividades tanto estrogênica quanto antiestrogênica.

Embora não se conheça seu exato mecanismo de ação, sabe-se que os estrogênios atuam na célula aumentando a síntese do DNA, RNA e várias proteínas nos tecidos-alvo: tálamo, hipófise, mama, útero e vagina. Eles reduzem a liberação da gonadorrelina do hipotálamo, o que resulta na redução da liberação da urofolitropina e do hormônio luteinizante da hipófise.

Devido ao risco de tromboembolismo causado pelos estrogênios, para a prevenção da gravidez deve-se utilizar produto com a menor atividade estrogênica compatível com a taxa de gravidez aceitável e a aceitação da paciente. As novas usuárias de anticoncepcionais orais devem começar usando produtos que contêm 50 μg ou menos de estrogênio.

Farmacocinética
- administrados por via oral, a absorção da maioria dos estrogênios naturais e seus derivados do trato gastrintestinal é completa.
- distribuem-se na maior parte dos tecidos, manifestando afinidade mais alta pelo tecido adiposo.
- a ligação às proteínas é moderada a alta (50-80%).
- sofrem biotransformação, primariamente hepática e parcialmente nos músculos, rins e gônadas, sendo degradados a compostos estrogênicos menos ativos conjugados com ácidos sulfúrico e glicurônico.
- são eliminados principalmente pela urina e parcialmente pelas fezes; sofrem recirculação êntero-hepática extensa.

Indicações
- tratamento de reposição hormonal (TRH) em mulheres que sofreram histerectomia.
- tratamento da deficiência de estrogênios.
- tratamento da vaginite atrófica e craurose da vulva.
- tratamento de hipogonadismo feminino e castração feminina.
- tratamento da hiperplasia escamosa vulvar.
- tratamento de insuficiência ovariana primária.
- tratamento dos sintomas vasomotores da menopausa.
- tratamento de hemorragia uterina induzida pelo desequilíbrio hormonal.
- tratamento de câncer de mama.
- tratamento paliativo do câncer da próstata.
- profilaxia da osteoporose pré- e pós-menopausa.
- profilaxia da doença aterosclerótica.

Contraindicações
- hipersensibilidade aos estrogênios.
- gravidez.
- lactação.
- crianças e adolescentes.
- câncer de mama.
- sangramento vaginal anormal não diagnosticado.
- neoplasia estrogênio-dependente.
- tromboflebite ativa ou distúrbios tromboembólicos associados ao uso prévio de estrogênio (exceto quando usados no tratamento de câncer de mama ou da próstata).

Precauções
- é importante vigilância clínica estreita de todas as mulheres que tomam estrogênios.
- podem aumentar o risco de câncer do endométrio em mulheres pós-menopausa quando tomam estrogênio sem progestogênio durante períodos prolongados.
- aumentam o risco de doença da vesícula biliar em mulheres após a menopausa.
- podem causar câncer de mama nos homens.
- podem acelerar o fechamento das epífises; por isso, não devem ser usados em crianças e adolescentes.
- podem provocar retenção de fluido.
- podem predispor o paciente a sangramento dos tecidos gengivais.
- podem causar fotossensibilidade.
- podem causar hiperplasia gengival.
- precipitam ataques de porfiria intermitente aguda.
- doses altas aumentam o risco de infarto do miocárdio, embolismo pulmonar e tromboflebite nos homens.
- deve-se usar com cautela em pacientes com doenças ósseas metabólicas associadas com hipercalcemia ou em pacientes com insuficiência renal.
- deve-se levar em consideração a relação risco/benefício quando existem os seguintes problemas médicos: disfunção hepática, doença da bexiga, doença cerebrovascular ou arterial coronariana, endometriose, fibroides uterinos, hipercalcemia em pacientes com carcinoma de mama e metástases ósseas, icterícia, porfiria hepática, sensibilidade aos estrogênios, tromboflebite ou distúrbios tromboembólicos.

Efeitos adversos
- dor ou sensibilidade da mama.
- aumento dos seios nas mulheres.
- ginecomastia.
- alteração no fluxo menstrual, amenorreia, dismenorreia, menorragia.
- tumores da mama.
- obstrução da vesícula biliar.
- hepatite.
- anorexia, náusea, vômito, cólicas abdominais, icterícia colestática, colite, pancreatite aguda, irritação e rubor da pele.
- diarreia, tontura, depressão mental, cefaleias enxaquecosas, coreia, convulsões.
- diminuição da libido nos homens.
- aumento da libido nas mulheres.
- dor no local da injeção, abscesso estéril, rubor pós-injeção.
- aumento ou diminuição de peso, agravamento da porfiria, edema periférico.

Interações medicamentosas
- reduzem o efeito dos anticoagulantes orais.
- podem aumentar o número de reações tóxicas dos antidepressores tricíclicos.
- podem causar amenorreia, interferindo com os efeitos da bromocriptina.
- podem aumentar a absorção de cálcio.
- inibem a biotransformação da ciclosporina.
- aumentam a secreção de colesterol biliar e a incidência de cálculos de colesterol.
- podem alterar a biotransformação e ligação às proteínas dos glicocorticoides, causando diminuição da depuração, aumento da meia-vida de eliminação e aumento dos efeitos terapêuticos e tóxicos destes.
- podem aumentar as necessidades de insulina nos pacientes diabéticos.
- podem interferir com o efeito terapêutico do tamoxifeno.
- antibióticos de amplo espectro que afetam profundamente a flora intestinal podem influir em sua absorção.
- barbitúricos, fenitoína, rifampicina e outros indutores microssômicos hepáticos podem reduzir os níveis de estrogênios.
- o hábito de fumar aumenta o risco de graves efeitos colaterais cardiovasculares em mulheres que tomam anticoncepcionais orais contendo estrogênios.
- medicamentos hepatotóxicos podem aumentar o risco de hepatotoxicidade.
- somatropina pode acelerar a maturação das epífises.

Os estrogênios comercializados em nosso meio são: dietilestilbestrol, estradiol, estriol, estrogênios conjugados, etinilestradiol, hidroxiestrona, mestranol, promestrieno e tibolona. O primeiro é usado como antineoplásico e está descrito no capítulo 12.

ESTRADIOL

É o principal e biologicamente mais potente estrogênio ovariano. Geralmente é usado por via intramuscular, nas formas de ésteres em óleo ou suspensão aquosa. É comercializado nas formas livre e de benzoato, hexaidrobenzoato e valerato.

O estradiol é usado também em diversas associações, para várias indicações: tratamento dos distúrbios do ciclo menstrual e do climatério (*CICLOPRIMOGYNA*, *DILENA* e *POSTOVAL*), profilaxia e terapia do abortamento de causa hormonal (*GESTADINONA*) e tratamento de hemorragias funcionais e dos distúrbios da menopausa (*TRINESTRIL AP*).

Farmacodinâmica
- estrogênio (terapia de reposição), antineoplásico e profilático da osteoporose.

Farmacocinética
- administrado pelas vias oral, sublingual, transcutânea ou vaginal, é biotransformado principalmente a estrona e conjugados.
- por ser pouco absorvido, geralmente a terapia oral é ineficaz.
- duração de ação: variável.

Indicações
- terapia de reposição estrogênica.
- tratamento de carcinoma de mama.
- tratamento de carcinoma da próstata.
- profilaxia da osteoporose pós-menopausa.

Doses
- sistema transdérmico do estradiol, adultos, na terapia de reposição, tópica, aplicado à pele duas vezes por semana, iniciando-se o tratamento geralmente com 0,05 mg, ajustando-se a dose conforme necessário para controlar os sintomas.
- para os sintomas de deficiência estrogênica na menopausa e prevenção da osteoporose, em associação com a noretisterona, 50 μg de estradiol + 140 μg de acetato de noretisterona sobre a pele cada 3 ou 4 dias, durante o ciclo de 28 dias. Pode-se administrar esta associação em um esquema de quatro sistemas transdérmicos fase 1, de estradiol 50 μg, seguidos de quatro sistemas transdérmicos fase 2, de 50 μg de estradiol + 250 μg de acetato de noretisterona. O estradiol isolado é aplicado cada 3 ou 4 dias durante os primeiros 14 dias do ciclo de 28 dias. A seguir, aplicar a fase 2 (estradiol + acetato de noretisterona) a cada 3 ou 4 dias durante os 14 dias restantes.

16.6 DISTÚRBIOS HORMONAIS SEXUAIS E QUADROS CLÍNICOS RELACIONADOS

Associações para tratamento hormonal bifásico dos distúrbios do ciclo menstrual e do climatério

Produto (Distribuidor)	Primeira fase	Segunda fase
CICLOPRIMOGYNA (Schering do Brasil)	valerato de estradiol 2 mg (11 drágeas brancas)	valerato de estradiol 2 mg + levonorgestrel 0,25 mg (10 drágeas pardo-avermelhadas)
CLIMENE (Schering do Brasil)	valerato de estradiol 2 mg (11 drágeas brancas)	valerato de estradiol 2 mg + acetato de ciproterona 1 mg (10 drágeas rosadas)
DILENA (Akzo Organon Teknika)	valerato de estradiol 2 mg (11 comprimidos brancos)	valerato de estradiol 2 mg + acetato de medroxiprogesterona 10 mg (10 comprimidos azuis)
ELAMAX (Biolab-Sanus)	valerato de estradiol 2 mg (11 drágeas brancas)	valerato de estradiol 2 mg + acetato de ciproterona 1 mg (10 drágeas rosadas)
POSTOVAL (Wyeth)	valerato de estradiol 2 mg (11 drágeas brancas)	valerato de estradiol 2 mg + levonorgestrel 0,25 mg (10 drágeas alaranjadas)

- por via oral, como valerato, 1 mg ao dia, de forma contínua, ajustando-se a dose mais baixa possível de acordo com a resposta clínica.
- 1,5 a 2,5 mg de gel por dia: duas pressões do frasco dosador, ou uma medida da régua dosadora aplicadas sobre os braços, coxas ou abdome. As aplicações são feitas do 5.º ao 25.º dia do mês, associadas a um progestágeno por via oral, do 16.º ao 25.º dia.
- para implante subcutâneo, 25 mg a cada 6 meses (um implante).
- via intramuscular, 5 mg por mês.
- por via nasal, 300 µg (2 aplicações, em cada narina) cada 24 horas em dose única, pela manhã ou à noite, de forma contínua. De acordo com a resposta clínica a dose pode ser aumentada até 600 µg/dia em 3 ou 4 aplicações diárias divididas. Como tratamento descontínuo é usado por 21 a 28 dias, seguido de uma pausa de 7 dias.

ESTRADIOL

- AERODIOL (Servier), fr. com 4,2 mL (60 aplicações) × 2,143 mg (150 µg/0,07 mL/aplicação)
- CLIMADERM 7 DIAS (Wyeth), 4 adesivos transdérmicos × 50 µg estradiol
- ESTRADELLE 7 37,5 µg (Sigma Pharma), 4 adesivos transdérmicos × 2,16 mg (37,5 µg)
- ESTRADELLE 7 50 µg (Sigma Pharma), 4 adesivos transdérmicos × 2,88 mg (50 µg)
- ESTRADERM MATRIX (Novartis), sistema transdérmico, 8 sistemas × 25, 50 e 100 mg (0,75, 1,5 e 3,0 mg de estradiol)
- ESTRADERM TTS (Novartis), 6 e 8 sistemas terapêuticos transdérmicos de 25, 50 e 100 c/ 2, 4 e 8 mg, respectivamente
- ESTRADOT (Novartis), 8 adesivos de 5 e 10 cm² × 0,78 e 1,56 mg (respectivamente), (correspondente a 50 e 100 µg de 17β-estradiol, respectivamente)
- ESTRELLE (Biolab), bisnagas de 8 g com 0,75 mg/1,25 g (gel)
- ESTREVA (Byk), gel com frasco dosador × 0,1 g
- ESTROFEM (Medley), 28 comprimidos × 1 e 2 mg
- FEM 7 (Merck), 4 sachês com 1 adesivo transdérmico × 1,5 mg (50 µg/24 h)
- HORMODOSE (Farmasa), fr. de 80 g × 0,75 mg de estradiol/dose (1,25 g)
- LINDISC (Schering), 4 sistemas transdérmicos × 3,9 mg (50 µg/24 h)
- MERIMONO (Novartis), 28 comprimidos × 1 e 2 mg
- NATIFA (Libbs), 28 comprimidos × 1 mg
- OESTROGEL (Enila), fr. e tubo dosador com 80 g × 48 mg (0,75 mg/dose)
- PRIMOGYNA (Schering do Brasil), 28 drág. × 1 mg
- RISELLE (Akzo Organon Teknika), 1 implante com 1 aplicador e 1 pinça × 25 mg
- SANDRENA (Akzo Organon Teknika), 28 sachês × 0,5 e 1 g (gel)
- SYSTEN 25/50/100 (Janssen-Cilag), 8 sistemas transdérmicos × 1,6 mg (25 µg/24 h), 3,2 mg (50 µg/24 h) e 6,4 mg (100 µg/24 h)

BENZOATO DE ESTRADIOL

- REGLOVAR (Quimioterápica Brasileira), 5 e 25 amp. de 1 mL c/ 1.000 UBI
  3 e 25 amp. de 1 mL c/ 1 e 5 mg
  vidro de 30 mL c/ 1.000 UBI p/mL

HEXAIDROBENZOATO DE ESTRADIOL

- BENZO-GINOESTRIL AP (Aventis), 2 amp. de 1 mL c/ 5 mg

ASSOCIAÇÕES

- ACTIVELLE (Medley), (estradiol 1 mg + acetato de noretisterona 0,5 mg por comprimido), 1 ou 3 estojo(s)-calendário(s) c/ 28 comprimidos
- ANGELIQ (Schering), (estradiol 1 mg + drospirenona 2 mg por comprimido), 28 comprimidos
- AVADEN (Schering do Brasil), (estradiol 1 mg + estradiol-gestodeno 1/0,025 mg cada comprimido bege e azul, respectivamente), 28 comprimidos
- ENANTATO DE NORETISTERONA + VALERATO DE ESTRADIOL (Eurofarma), (valerato de estradiol 5 mg + enantato de noretisterona 50 mg cada mL), seringa pré-carregada com 1 mL + agulha (genérico)
- ESTALIS (Novartis) (estradiol 50 µg + acetato de noretisterona 140 µg por sistema transdérmico), 8 sistemas transdérmicos
- ESTALIS SQ 50/250 (Novartis), Fase 1 (estradiol 50 µg), 4 sistemas transdérmicos + Fase 2 (estradiol 50 µg + acetato de noretisterona 250 µg), 4 sistemas transdérmicos
- ESTRACOMB TTS (Novartis), sistemas transdérmicos com cartucho-envelope com 4 Estracomb TTS sistema 1-50 (estradiol 4 mg) e 4 Estracomb TTS sistema 2-0,25/50 (acetato de noretisterona 30 mg + estradiol 10 mg)
- ESTRAGEST TTS 0,125/25 (Novartis), (estradiol 5 mg + acetato de noretisterona 15 mg por sistema transdérmico), 8 sistemas transdérmicos (25 e 125 µg, respectivamente)
- FEMOSTON 1/10 (Salvoy Farma), (estradiol 1 mg por comprimido), 14 comprimidos brancos + (estradiol 1 mg + didrogesterona 10 mg por comprimido), 14 comprimidos cinza
- FEMOSTON CONTI (Salvoy Farma), (estradiol 1 mg + didrogesterona 5 mg por comprimido), 28 comprimidos
- GESTADINONA (Schering do Brasil), (valerato de estradiol 5 mg + caproato de hidroxiprogesterona 250 mg por ampola), 1 amp. de 1 mL
- LINDISC DUO (Schering do Brasil), (fase 1: estradiol 3 mg por adesivo), (fase 2: estradiol 2,5 mg + 1 mg de levonorgestrel por adesivo), 8 adesivos transdérmicos: 4 adesivos fase 1 e 4 adesivos fase 2
- NATIFA PRO (Libbs), (estradiol 1 mg + acetato de noretisterona 0,5 mg por comprimido), 28 comprimidos
- SUPRELLE (Biolab Sanus), (estradiol 1 mg + acetato de noretisterona 0,5 mg por comprimido), 28 comprimidos
- SYSTEN CONTI (Janssen-Cilag), (estradiol 3,2 mg + acetato de noretisterona 11,2 mg por adesivo), 8 adesivos transdérmicos
- SYSTEN SEQUI (Janssen-Cilag), (estradiol 3,2 mg por adesivo transdérmico 1), (estradiol 3,2 mg + acetato de noretisterona 11,2 mg por adesivo transdérmico 2), 4 adesivos 1 e 4 adesivos 2
- TOTELLE (Wyeth), (estradiol 1 mg + trimegestona 0,125 mg cada drágea), 20 drágeas
- TRINESTRIL AP (Aventis Pharma), (hexaidrobenzoato de estradiol 3 mg + hexaidrobenzoato de testosterona 100 mg + hidroxiprogesterona 75 mg por ampola), 1 amp. c/ 2 mL

ESTRIOL

É hormônio natural, correspondente ao 16α-hidroxiestradiol. Usado nas formas livre e de succinato, este como hemostático.

DOSES

- via oral, para sintomas de deficiência estrogênica associada com a menopausa, 4 a 8 mg por

dia durante a primeira semana, seguidos de uma redução gradual durante as próximas duas semanas até alcançar o nível de manutenção de 1 a 2 mg por dia; para outros quadros clínicos, varia de 0,25 a 2 mg por dia, por uma semana ou mais.
- via tópica, para enfermidades vulvovaginais por deficiência de estrogênio, uma aplicação de creme por duas a três semanas seguida por uma terapia de manutenção de uma aplicação duas vezes por semana; para outros quadros clínicos, uma aplicação de creme por dia e, em certos casos, durante sete dias.
- succinato, via intramuscular, 20 mg.

ESTRIOL

▶ OVESTRION (Akzo Organon Teknika) comprimidos, 30 comprimidos × 1 e 2 mg
▶ OVESTRION (Akzo Organon Teknika) creme, bisnaga de 50 g c/ 1 mg/g
▶ STELE (Biolab), bisnaga de 50 g com 1 mg/g (creme vaginal)

SUCCINATO DE ESTRIOL

▶ STYPTANON (Akzo Organon Teknika), 1 fr.-amp. c/ 20 mg

ESTROGÊNIOS CONJUGADOS

Consiste em associação de sais sódicos dos ésteres sulfato de estrogênios, principalmente estrona e equilina, hormônio esteroide isolado da urina de éguas prenhes; os ésteres são semelhantes ao tipo excretado pelas éguas prenhes. São eficazes pelas vias oral, parenteral e vaginal.

Em associação com clordiazepóxido, são usados no tratamento de sintomas da menopausa, por período limitado. Deve-se preferir, entretanto, a administração de fármacos em separado.

Doses
- via oral, para sintomas de menopausa, 0,3 a 1,25 mg ao dia, ciclicamente; pode-se adicionar um progestogênio, nos últimos 10 a 13 dias; para terapia de reposição em hipogonadismo, 0,625 a 1,25 mg ao dia, ciclicamente; pode-se adicionar um progestogênio, nos últimos 10 a 13 dias; para sangramento uterino anormal, 2,5 a 5 mg ao dia, em tomadas divididas, durante uma semana; para carcinoma de mama, 10 mg três vezes ao dia durante, pelo menos, três meses; para carcinoma da próstata, 1,25 a 2,5 mg três vezes ao dia.
- via vaginal, para vaginite atrófica ou craurose da vulva, 2 a 4 g ao dia.
- via intravenosa, para sangramento uterino anormal, 20 mg inicialmente cada 4 horas por três doses, adotando-se em seguida o tratamento oral.

▶ ESTROGENON (Sanval), 21 e 28 drág. × 0,625 mg bisnaga de 25 g × 0,625 mg/g (creme vaginal)
▶ ESTRÓGENOS CONJUGADOS (Sintofarma), 21 e 28 drág. × 0,625 mg/g
▶ MENOSEDAN (Haller), 21 drág. × 0,4 mg
30 drág. × 0,625 mg
40 drág. × 1,25 mg
▶ MENOSEDAN CREME VAGINAL (Haller), bisnaga de 25 g c/ 0,625 mg/g
▶ PREMARIN CREME VAGINAL (Wyeth), bisnaga de 25 g c/ 0,625 mg/g
▶ PREMARIN DRÁGEAS (Wyeth), 28 drág. × 0,3 mg
21 e 28 drág. × 0,625 mg
28 drág. × 1,25 mg
28 drág. × 2,5 mg
▶ PREMARIN INJETÁVEL (Wyeth), fr.-amp. c/ 20 mg
▶ REPOGEN (Libbs), 28 comprimidos × 0,625 mg

Associações

▶ PREMARIN MPA (Wyeth-Whitehall), (28 drágeas de estrogênios conjugados 0,625 mg + 14 comprimidos de acetato de medroxiprogesterona 5,0 ou 10,0 mg), esquema cíclico
(28 drágeas de estrogênios conjugados 0,625 mg + 28 comprimidos de acetato de medroxiprogesterona 2,5 ou 5,0 mg), esquema contínuo
▶ PREMELLE (Wyeth), 28 drágeas de estrogênios conjugados 0,625 mg + acetato de medroxiprogesterona 2,5 mg por comprimido
▶ PREMELLE CICLO (Wyeth), (estrogênios conjugados 0,625 mg), 14 drág. + (estrogênios conjugados 0,625 mg + acetato de medroxiprogesterona 5 mg por drágea), 14 drág.
▶ PREMPRO BIFÁSICO (Sigma Pharma), (estrogênios conjugados 0,625 mg), 14 comprimidos vermelhos + (estrogênios conjugados 0,625 mg + acetato de medroxiprogesterona 5 mg), 14 comprimidos azuis
▶ PREMPRO MONOFÁSICO (Sigma Pharma), (estrogênios conjugados 0,625 mg + 2,5 de acetato de medroxiprogesterona por comprimido salmão), 28 comprimidos
(estrogênios conjugados 0,625 mg + 5 mg de acetato de medroxiprogesterona por comprimido azul), 28 comprimidos
▶ REPOGEN CICLO (Libbs), (estrogênios conjugados 0,625 mg por comprimido claro) 14 comprimidos + (estrogênios conjugados 0,625 mg + acetato de medroxiprogesterona 5 mg por comprimido escuro), 14 comprimidos escuros
▶ REPOGEN CONTI (Libbs), (estrogênios conjugados 0,625 mg + acetato de medroxiprogesterona 2,5 mg por comprimidos), 28 comprimidos
▶ SELECTA (Libbs), (estrogênios conjugados 0,45 mg + acetato de medroxiprogesterona 1,5 mg por comprimido), 28 comprimidos

ETINILESTRADIOL

Corresponde ao derivado etinílico do estradiol. É usado isoladamente e também como componente de anticoncepcionais orais. É utilizado na terapia de reposição estrogênica, no tratamento do carcinoma de mama e carcinoma da próstata e como componente de anticoncepcional oral. Em associação com outros fármacos, é usado para diversos fins: tratamento das manifestações andrógenas na mulher (*DIANE*-35) e hemorragias uterinas disfuncionais (*PRIMOSISTON ORAL*).

Farmacocinética
- é rapidamente absorvido.
- atinge concentrações máximas em 1 a 2 horas.
- sofre considerável eliminação pré-sistêmica.
- a ligação à albumina plasmática é muito alta (97% a 98%).
- meia-vida: varia de 6 a 20 horas.
- é excretado pelas fezes e urina na forma de conjugados.
- sofre alguma recirculação êntero-hepática.

Doses
- via oral, para sintomas de menopausa, 0,02 a 0,05 mg ao dia, ciclicamente; nos últimos 10 a 13 dias pode-se adicionar um progestogênio; para sangramento uterino disfuncional, 0,05 a 0,1 mg administrado junto com progestogênio nos últimos 10 a 13 dias; para carcinoma progressivo de mama, em mulheres selecionadas com menopausa, 1 mg três vezes ao dia; para carcinoma da próstata, 0,15 a 2 mg ao dia.

Associações

▶ CIPRANE (Teuto-Brasileiro), (etinilestradiol 0,035 mg por comprimido + acetato de ciproterona 2 mg), 21 comprimidos
▶ DIANE-35 (Schering do Brasil), (etinilestradiol 0,035 mg + acetato de ciproterona 2 mg por drágea), 21 drágeas
▶ DICLIN (Merck), (etinilestradiol 0,035 mg + acetato de ciproterona 2 mg por comprimido) 21 comprimidos
▶ PRIMOSISTON ORAL (Schering do Brasil), (etinilestradiol 0,01 mg + acetato de noretisterona 2 mg por comprimido), 30 comprimidos
▶ SELENE (Eurofarma), (etinilestradiol 0,035 mg + acetato de ciproterona 2 mg por drágea), 21 drágeas

HIDROXIESTRONA

É derivado sintético da estrona, hormônio natural. Usada na forma de diacetato.

Doses
- via oral, para vaginites, 200 a 300 μg ao dia, durante semanas a alguns meses; para distúrbios tróficos vulvovaginais, 200 a 300 μg ao dia até obtenção do efeito desejado; para esterilidade por insuficiência do muco cervical, 500 a 700 mg ao dia durante 8 a 10 dias que precedem a ovulação, até obtenção do efeito desejado; para vulvovaginites da menina púbere, 100 a 300 μg ao dia, durante 15 a 30 dias.
- via tópica, para vaginites, 1 a 2 aplicações vaginais ao dia, durante semanas a alguns meses; para distúrbios tróficos vulvovaginais, 1 a 2 aplicações vaginais ao dia até obtenção do efeito desejado; para esterilidade por insuficiência do muco cervical, 1 a 2 aplicações vaginais ao dia durante 8 a 10 dias que precedem a ovulação, até obtenção do efeito desejado; para vulvovaginites da menina púbere, uma aplicação vaginal ao dia, durante 15 a 30 dias.

▶ HORMOCERVIX COMPRIMIDOS (Millet Roux), 20 comprimidos × 100 μg
▶ HORMOCERVIX CREME (Millet Roux), bisnaga de 30 g c/ 100 μg/g

MESTRANOL

É estrogênio sintético. Facilmente absorvido do trato gastrintestinal e lentamente biotransformado a etinilestradiol e excretado pela urina. Componente de anticoncepcionais orais.

PROMESTRIENO

É derivado semissintético de estrogênios.

Farmacocinética
- não atravessa a mucosa vaginal em proporções significativas.

- meia-vida biológica: inferior a 24 horas.
- sofre biotransformação, mas seus metabólitos não possuem atividade hormonal.

Indicações
- tratamento de vaginites atróficas e respectivos sintomas consequentes.
- tratamento de retardo de cicatrização cervicovaginal pós-parto, pós-cirurgia.

Doses
- aplicação intravaginal, 0,01 g ao dia, durante 20 dias ou mais; a aplicação se faz preferencialmente à noite, na posição deitada, seguida de repouso por uma hora, no mínimo.

▶ COLPOTROFINE (Altana), 20 cáps. × 0,01 g (cápsulas vaginais)
bisnaga de 30 g com 1 g/ 100 g (creme vaginal)

TIBOLONA

É esteroide anabólico sintético, aparentado à pregnenona. Apresenta propriedades hormonais estrogênica, progestogênica e fracamente androgênica. Atua estabilizando o sistema hipotálamo-hipofisário após a insuficiência da função ovariana durante o climatério.

Farmacodinâmica
- hormônio de atividade estrogênica, progestogênica e androgênica fraca.

Farmacocinética
- sofre biotransformação hepática, resultando em metabólitos, alguns ativos.
- excretada, na forma de metabólitos, pela urina e fezes.

Indicações
- tratamento dos sintomas da menopausa.

Doses
- via oral, 2,5 mg ao dia, durante, pelo menos, 3 meses.

Contraindicações
- gravidez.
- distúrbios hepáticos graves.
- caso confirmado ou suspeita de tumores estrogênio-dependentes.
- distúrbios cárdio- ou cerebrovasculares.
- sangramento vaginal não diagnosticado.

Precauções
- não deve ser usada como anticoncepcional oral.
- não deve ser utilizada durante a pré-menopausa, em mulheres com ciclos regulares.
- durante o tratamento devem ser realizados exames médicos periódicos.
- doses maiores que a indicada podem causar sangramentos vaginais.
- suspender o tratamento quando surgirem sinais de processos tromboembólicos, resultados anormais para os testes da função hepática ou icterícia colestática.
- deve-se levar em consideração a relação risco/benefício quando existem os seguintes problemas médicos: disfunção renal, distúrbios no metabolismo dos carboidratos, enxaqueca, epilepsia ou hipercolesterolemia.

Efeitos adversos
- alteração do peso corpóreo, vertigem.
- dermatose seborreica, cefaleia.
- sangramento vaginal.
- alterações nos parâmetros da função hepática.
- aumento dos pelos faciais.
- desconforto gastrintestinal, edema pré-tibial.

Interações medicamentosas
- pode exacerbar a sensibilidade aos anticoagulantes.
- fármacos indutores de enzimas podem acelerar a sua biotransformação.

▶ KLIMATER (Torrent), 28 e 84 comprimidos × 2,5 mg
▶ LIBIAM (Libbs), 28 comprimidos × 2,5 mg
▶ LIVIAL (Akzo Organon Teknika), 28 comprimidos × 2,5 mg
▶ LIVOLON (Biolab Sanus), 30 comprimidos × 2,5 mg
▶ REDUCLIM (Farmoquímica), 28 comprimidos × 2,5 mg

▶ Antiestrogênios

São fármacos capazes de inibir ou modificar os efeitos causados pelos estrogênios. Os androgênios e progestogênios exercem esta ação e, por isso, alguns autores os consideram como antiestrogênios. Os verdadeiros antiestrogênios, porém, são ciclofenila e clomifeno.

CICLOFENILA

Corresponde ao diacetoxibenzidrilidenocicloexano.

Farmacodinâmica
- princípio gonadotrófico e indutor da ovulação.

Farmacocinética
- após administração oral, atinge a concentração plasmática máxima em 3 horas, em média.
- meia-vida de eliminação: 29 horas, em média, após uma tomada única, e 18 horas após tratamento de 8 dias.
- é eliminada lentamente; cerca de 60% da dose ingerida são excretados pela urina nas 96 horas em seguida à absorção.

Indicações
- *na mulher*: anovulação na ausência de atividade específica.
- *no homem*: nas esterilidades por oligospermia na ausência de atividade específica.

Doses
- via oral, na mulher, 800 mg por dia durante 5 dias (a partir do 5.º dia do ciclo menstrual); no homem, 200 a 400 mg por dia durante 3 a 6 meses.

▶ MENOPAX (Aché), 20 comprimidos × 200 mg

CLOMIFENO

Corresponde a derivado do difenilcloroetileno. É composto não esteroide com propriedades estrogênicas e antiestrogênicas.

Acredita-se que o seu efeito de estimular a ovulação se deva às suas propriedades antiestrogênicas e ao efeito direto sobre os ovários. Sua eficácia é da ordem de 30% das pacientes tratadas.
Usado na forma de citrato.

Farmacodinâmica
- princípio gonadotrófico, adjuvante no tratamento da infertilidade e adjuvante de diagnóstico.

Farmacocinética
- administrado por via oral, é rapidamente absorvido do trato gastrintestinal.
- sofre recirculação êntero-hepática.
- sofre biotransformação hepática.
- meia-vida plasmática: 5 a 7 dias.
- a ovulação ocorre geralmente 4 a 10 dias (média de 7 dias) após o último dia de tratamento.
- é eliminado principalmente pelas fezes; cerca de 50% da dose ingerida são excretados em cinco dias, mas o fármaco restante e/ou seus metabólitos aparecem nas fezes durante até 6 semanas após a administração.

Indicações
- tratamento da infertilidade feminina decorrente de anovulação em pacientes que desejam engravidar e cujos parceiros são férteis e potentes.
- tratamento da insuficiência do corpo lúteo.
- tratamento da infertilidade em homens com oligospermia.
- diagnóstico da função do eixo hipotalâmico-hipofisário-gonadal.
- estudos da função ovariana.

Doses
- via oral, 50 mg ao dia durante 5 dias, em geral a partir do 5.º dia do ciclo se ocorrer menstruação ou em qualquer período do ciclo menstrual em pacientes amenorreicas. Se ocorrer ovulação sem concepção, repete-se este ciclo até a concepção ou durante três ou quatro ciclos. Se não ocorrer ovulação, aumenta-se a dose para 100 mg ao dia durante 5 dias, após 30 dias do tratamento anterior. Repete-se este tratamento se não ocorrer ovulação sem concepção. Algumas pacientes requerem até 250 mg ao dia para induzir a ovulação.

Contraindicações
- hipersensibilidade ao citrato de clomifeno.
- gravidez.
- doença, disfunção ou insuficiência hepáticas.
- depressão mental.
- cisto ovariano, não associado com síndrome de ovário policístico.
- tromboflebite ativa.
- metrorragia de origem indeterminada.

Precauções
- deve-se realizar exame pélvico completo antes de iniciar cada ciclo de tratamento.
- os casais devem ser informados de ter relações sexuais na época ou próximo da ovulação.
- aumenta a incidência de gravidez múltipla.
- deve-se levar em consideração a relação risco/benefício quando existem os seguintes problemas médicos: endometriose, sangramento vaginal anormal não diagnosticado, sensibilidade ao clomifeno, sensibilidade às gonadotrofinas hipofisárias, síndrome dos ovários policísticos, tumores fibroides do útero.

Efeitos adversos
- formação de cisto ovariano, aumento anormal do volume ovariano, aumento de fibroide uterino, síndrome pré-menstrual.

- desconforto pélvico-abdominal.
- disfunção hepática, hepatotoxicidade.
- tromboembolismo, neoplasias.
- náusea, vômito, sensibilidade da mama.
- fogachos, cefaleia, tontura, obnubilação, nervosismo, insônia, poliúria, depressão, fadiga, urticária, dermatite alérgica, aumento de peso, perda reversível de cabelo.

▶ *CLOMID (Medley)*, 10 comprimidos × 50 mg
▶ *CITRATO DE CLOMIFENO (Neovita)*, 10 comprimidos × 50 mg
▶ *SEROFENE (Serono)*, 10 e 30 comprimidos × 50 mg

▶ Progestogênios

Também chamados progestinas, são hormônios sexuais femininos. Os naturais são secretados principalmente pelo corpo lúteo (durante o ciclo menstrual das mulheres não grávidas e durante o início da gravidez) e placenta (após as primeiras semanas da gravidez). O progestogênio natural mais abundante é a progesterona. Ela é biossintetizada a partir do colesterol via pregnenolona e serve como precursora de androgênios, estrogênios e adrenocorticoides.

A progesterona, geralmente em conexão com estrogênios, está compreendida em diversos processos fisiológicos importantes, tais como sangramento menstrual normal, liberação de óvulo e preparação do endométrio uterino para receber o óvulo fertilizado, supressão da ovulação em animal prenhe, extinção da motilidade uterina, contribuição ao desenvolvimento do tecido mamário e manutenção da gravidez.

Os progestogênios podem manifestar alguma atividade estrogênica, anabólica ou androgênica. São indicados como terapia de reposição em quadros clínicos caracterizados por insuficiência de progesterona, tais como amenorreia, sangramentos uterinos disfuncionais, dismenorreia, endometriose e síndrome pré-menstrual. São igualmente usados no tratamento de infertilidade de pacientes selecionados. São recomendados apenas como terapia adjuvante e paliativa no tratamento de carcinoma adiantado. Seu uso principal, porém, especialmente dos análogos semissintéticos ou sintéticos, é na anticoncepção.

Muitos progestogênios ora disponíveis são mais potentes, ativos por via oral e têm ação mais longa que a progesterona. Resultaram das modificações estruturais feitas nas moléculas de progesterona e testosterona.

Os progestogênios aumentam a síntese do RNA por meio da interação com cromatina (DNA). Doses mais elevadas inibem a liberação do hormônio luteinizante da hipófise anterior. Doses relativamente pequenas causam aumento na viscosidade do muco cervical.

Contraindicações
- hipersensibilidade aos progestogênios.
- aborto incompleto.
- câncer de mama ou órgãos reprodutivos, exceto em pacientes selecionadas para terapia paliativa.
- doença ou disfunção hepáticas.
- suspeita de gravidez.
- lactação.
- hemorragia vaginal.

Precauções
- com exceção da progesterona e da didrogesterona, não se recomenda seu uso durante os primeiros quatro meses de gravidez.
- não devem ser usados nos testes de diagnóstico de gravidez.
- podem precipitar porfiria intermitente aguda.
- podem predispor a paciente a sangramento dos tecidos gengivais.
- podem acarretar retenção de fluido.
- as pacientes devem submeter-se a exame físico pelo menos a cada 6 a 12 meses ou mais frequentemente, se instruídas pelo médico.
- administração contínua pode alterar o padrão menstrual da paciente e resultar em sangramento imprevisto durante o tempo de tratamento.
- quando usados como anticoncepcionais, devem ser tomados à mesma hora todos os dias do ano, sem interrupção, a despeito do ciclo menstrual.
- deve-se levar em consideração a relação risco/benefício quando existem os seguintes problemas médicos: apoplexia cerebral, asma, cefaleias enxaquecosas, depressão mental, diabetes melito, disfunção renal, distúrbios tromboembólicos, epilepsia, gravidez ectópica, hiperlipidemia, hipertensão arterial sistêmica, infarto do miocárdio, insuficiência cardíaca, intolerância aos progestogênios, tromboflebite.

Efeitos adversos
- tromboflebite, embolia pulmonar, infarto do miocárdio, distúrbios cerebrovasculares, trombose da retina.
- alterações no padrão de hemorragia vaginal.
- cefaleia, perda de coordenação súbita.
- dores no peito, na virilha ou na perna.
- dispneia súbita inexplicada, fala empastada súbita, alterações na visão.
- fraqueza, adormecimento ou dor no braço ou na perna.
- depressão mental.
- dores no estômago ou abdome.
- galactorreia, hipersensibilidade, edema.
- alterações no apetite e no peso.
- masculinização do feto feminino.
- icterícia colestática, fotossensibilidade.

Interações medicamentosas
- podem causar amenorreia e/ou galactorreia, interferindo com os efeitos da bromocriptina.

Os progestogênios comercializados em nosso meio são: algestona, alilestrenol, clormadinona, desogestrel, didrogesterona, dienogeste, drospirenona, etinodiol, etonogestrel, gestodeno, gestrinona, hidroxiprogesterona, levonorgestrel, linestrenol, medroxiprogesterona, megestrol, nomegestrol, norelgestromina, noretisterona, norgestimato, norgestrel, normetandrona, progesterona e trimegestona.

ALGESTONA

É derivada da progesterona. Usada na forma de acetofenido, em associação com derivado do etinilestradiol, como anticoncepcional oral de dose única mensal.

▶ *ALGESTONA ACETOFENIDA + ENANTATO DE ESTRADIOL (EMS)*, (algestona acetonida 150 mg + enantato de estradiol 10 mg cada mL), amp. de 1 mL (genérico)
▶ *PREGNOLAN (Cifarma)*, (algestona acetofenida 150 mg + enantato de estradiol 10 mg cada mL), amp. de 1mL (injetável)

ALILESTRENOL

É derivado da 19-nortestosterona.
Sua meia-vida terminal varia de 11 a 45 horas.

CLORMADINONA

É um progestogênio sintético derivado da 17α-hidroxiprogesterona. Inibe a secreção de gonadotrofina e quando combinado com um estrogênio exerce atividade anticoncepcional altamente eficaz, além de apresentar um efeito na melhora da seborreia, hirsutismo, acne e alopécia relacionada com androgênios. Como a ciproterona, apresenta atividade antiandrogênica através do bloqueio dos receptores androgênicos, além de reduzir a atividade da 5α-redutase da pele.

Comercializado como acetato.

Farmacodinâmica
- progestogênio.

Farmacocinética
- sofre rápida absorção após administração oral.
- apresenta alta biodisponibilidade.
- atinge a concentração plasmática máxima entre 1 e 2 horas.
- liga-se às proteínas plasmáticas.
- é armazenada no tecido adiposo.
- atinge o estado de equilíbrio em cerca de 8 dias.
- meia-vida de 34 horas.
- eliminada sob a forma de metabólitos pela urina e pelas fezes na proporção de 40:60.
- os metabólitos são eliminados pela urina sob a forma de sulfatos glicuronídicos.

Indicações
- anticoncepcional oral.

Doses
- iniciar o comprimido no primeiro dia do ciclo menstrual, uma vez ao dia, sempre no mesmo horário até o término da cartela. No caso de esquecimento da tomada, continuar a sequência no dia seguinte mesmo com essa lacuna. Falhas adicionais nas tomadas acarretam perda da segurança contraceptiva.

Interações medicamentosas
- eficácia contraceptiva diminuída com o uso concomitante de barbitúricos, rifampicina, griseofulvina, fenilbutazona, antiepilépticos, *Hypericum perforatum*.
- diminui a excreção da teofilina e da cafeína.

▶ *BELARA (Janssen-Cilag)*, (acetato de clormadinona 2 mg + etinilestradiol 0,03 mg por comprimido), 21 comprimidos.

DESOGESTREL

É derivado da 19-nortestosterona. É usado como anticoncepcional oral como monofármaco ou em associação com etinilestradiol.

▶ *CERAZETTE (Organon)*, 28 comprimidos
▶ *GRACIAL (Akzo Organon Teknika)*, (desogestrel 25 μg + etinilestradiol 40 μg por comprimido azul), (desogestrel 125 μg + etinilestradiol 30 μg por comprimido branco), 22 comprimidos (7 azuis e 15 brancos)

- IMPLANON (Organon), aplicador c/ 1 implante (4 cm × 2 mm) × 68 mg
- KELLY (Sigma Pharma), 28 comprimidos × 75 μg
- NACTALI (Libbs), 28 comprimidos × 75 μg

DIDROGESTERONA

Também chamada de di-hidrogesterona, drigesterona ou isopregnenona, é um progestogênio derivado da progesterona. Atua preparando a mucosa uterina para a nidação e diminui as contrações uterinas e das tubas uterinas. Oferece, ainda, proteção contra a hiperplasia do endométrio e/ou carcinogênese induzida por estrogênio.

Farmacodinâmica
- progestogênio.

Farmacocinética
- sofre rápida absorção após administração oral.
- sofre biotransformação formando um metabólito principal, a 20 α-di-hidrodidrogesterona (DHD).
- as concentrações plasmáticas atingidas da DHD são superiores às do composto original.
- o tempo para atingir a concentração plasmática máxima do composto original e da DHD varia entre 0,5 e 2,5 horas.
- meias-vidas terminais de didrogesterona e DHD variam entre 5 e 7 horas e 14 e 17 horas, respectivamente.
- cerca de 63% eliminados pela urina dentro de 72 horas, principalmente como conjugados glicurônicos.

Indicações
- terapia de reposição hormonal.
- tratamento da deficiência de progesterona: insuficiência do corpo lúteo, prevenção do abortamento, ameaça de abortamento, amenorreia secundária, endometriose, síndrome pré-menstrual, hiperfoliculinia, dismenorreia, metrorragia funcional.

Doses
- para dismenorreia, 10 a 20 mg ao dia do 5.º ao 25.º dia do ciclo, dependendo da indicação clínica.
- para endometriose, 10 mg duas a três vezes ao dia, do 5.º ao 25.º dia do ciclo.
- para hemorragia disfuncional, 10 mg ao dia durante 5 a 7 dias.
- para prevenção da hemorragia disfuncional, 10 mg duas vezes ao dia do 11.º ao 25.º dia do ciclo.
- na amenorreia, um estrogênio uma vez ao dia do 1.º ao 25.º dia do ciclo, concomitantemente com 10 mg de didrogesterona, duas vezes ao dia, do 11.º ao 25.º dia do ciclo.
- na síndrome pré-menstrual, 10 mg, duas vezes ao dia, do 11.º ao 25.º dia do ciclo.
- na ameaça de abortamento, 40 mg inicialmente, em dose única; depois, 10 mg cada 8 horas até a regressão dos sintomas.
- após o abortamento e nas pacientes que desejem engravidar, 10 mg, duas vezes ao dia, até a 20.ª semana de gravidez.
- para tratamento da reposição hormonal, concomitante com estrogênio contínuo, 10 mg ao dia durante 14 dias consecutivos por ciclo de 28 dias, ou, com uso de estrogênio em terapia cíclica, 10 mg ao dia durante os últimos 12 a 14 dias do uso do estrogênio. Quando os exames de ultrassonografia e/ou biopsia de endométrio revelam resposta inadequada, a dose pode ser aumentada para 20 mg/dia.
- no tratamento da infertilidade resultante de deficiência luteínica, 10 mg ao dia do 14.º ao 25.º dia do ciclo durante, no mínimo, 6 ciclos consecutivos.

- DUPHASTON (Solvay Pharma), 14 e 28 comprimidos × 10 mg

Associações
- FEMOSTON 1/10 (Salvoy Farma), (estradiol 1 mg por comprimido), 14 comprimidos brancos + (estradiol 1 mg + didrogesterona 10 mg por comprimido), 14 comprimidos cinzas
- FEMOSTON CONTI (Salvoy Farma), (estradiol 1 mg + didrogesterona 5 mg por comprimido), 28 comprimidos

DIENOGESTE

É um progestógeno que apresenta propriedades dos derivados da 19-nortestosterona e dos derivados da progesterona. Seu nome químico é (17α)-17-hidroxi-3-oxo-19-norpregna-4,9-dieno-21-nitrila. É usado como contraceptivo em associação com estradiol.

Farmacodinâmica
- contraceptivo.

Farmacocinética
- alcança a concentração plasmática máxima de 91,7 ng/mL em cerca de 1 h.
- a ASC é [ASC(0-24h)] de 964 ng/mL/h quando administrada em associação com 2 ou 3 mg de valareto de estradiol.
- biodisponibilidade de 91%.
- a administração com alimentos diminui a $C_{máx}$ em 28%.
- no plasma, a fração dominante é a inalterada.
- chega ao estado de equilíbrio em cerca de 4 h quando em associação com 2 mg de valerato de estradiol.
- 90% ligam-se às proteínas plasmáticas, principalmente albumina.
- volume de distribuição de 46 L.
- sofre hidroxilação e conjugação pelo isossistema CYP3A4.
- meia-vida de cerca de 11 h.
- eliminado pela urina.

Indicações
- contraceptivo oral.

Doses
- iniciar no primeiro dia do ciclo menstrual, seguindo a ordem da cartela, durante 28 dias consecutivos. Cada cartela subsequente deve ser iniciada no dia seguinte à ingestão do último comprimido da cartela anterior.
- no caso de uso anterior de outro método contraceptivo, como contraceptivo oral, anel vaginal ou adesivo transdérmico, seguir as seguintes recomendações: a) iniciar no dia seguinte ao uso do último comprimido de contraceptivo oral; b) iniciar no dia da retirada do anel vaginal ou adesivo transdérmico.
- mudança de método contraceptivo que usava somente progestógeno ou sistema intrauterino: (a) iniciar em qualquer dia no caso de minipílula; (b) no dia da retirada do implante intrauterino; (c) no dia previsto para a injeção seguinte. Recomenda-se utilizar, nesses casos, um método de barreira nos 9 primeiros dias de ingestão dos comprimidos.
- após abortamento no primeiro trimestre, deve-se iniciar imediatamente, sem necessidade de outros métodos contraceptivos.
- após abortamento no segundo trimestre ou parto: recomenda-se iniciar entre o 21º e o 28º dia após o procedimento. Se for iniciado em período posterior, usar método de barreira nos 9 primeiros dias da ingestão dos comprimidos. Caso já tenha ocorrido relação sexual, investigar se não há gravidez ou esperar a primeira menstruação.

Contraindicações
- risco de doenças trombóticas arteriais ou venosas.
- sangramento vaginal não diagnosticado.
- câncer de mama ou outro tipo de câncer sensível a estradiol-progestógeno.
- tumores hepáticos.
- gravidez.
- hipertensão arterial sistêmica descontrolada ou com doença vascular.

Precauções
- atenção para a administração na hipertensão arterial sistêmica.
- pequeno risco de desenvolvimento de colelitíase.
- atenção para a administração em pré-diabéticas e diabéticas. Pode diminuir a tolerância à glicose e alterar o perfil lipídico.
- hipertrigliceridemia ou antecedente familiar pode aumentar o risco de pancreatite.
- em caso de cefaleia recorrente, persistente ou grave, considerar a suspensão do fármaco.
- pode ocorrer sangramento nos três primeiros meses de uso.
- observar as pacientes com antecedente de depressão.
- pode aumentar as concentrações de globulinas ligadas à tireoide.
- pode alterar exames laboratoriais, tais como fatores de coagulação, tolerância a glicose, lipídios, proteínas ligantes.
- risco de desenvolvimento de adenomas hepáticos e de adenocarcinoma hepático com uso > 8 anos (< 1: 1.000.000).
- pode piorar o angioedema.

Efeitos adversos
- metrorragia, amenorreia, irregularidade da menstruação.
- acne.
- cefaleia.
- aumento do peso.
- náuseas e vômito.
- dor ou desconforto torácico.
- trombose vascular.
- colelitíase.
- hipertensão arterial.
- cloasma.

Interações medicamentosas
- indutores da CYP3A4 podem diminuir sua eficácia.
- inibidores potentes da CYP3A4 podem aumentar a ASC do dienogeste em 186% e a $C_{máx}$ em 94%.
- a eritromicina, uma inibidora moderada da CYP3A4, aumenta a ASC do dienogeste em 62% e a $C_{máx}$ em 33%.
- inibidores da protease aumentam as concentrações plasmáticas do diaenogeste.

- ALLURENE (Bayer), 28 comprimidos × 2 mg
- QLAIRA (Bayer), 28 comprimidos (26 comprimidos revestidos ativos e 2 comprimidos revestidos inativos); 2 comprimidos amarelo-escuros com 3 mg de valerato de estradiol; 5 comprimidos vermelho-médios (valerato de estradiol 2 mg + dienogeste 2 mg); 17 comprimidos amarelo-claros (valerato de estradiol 2 mg + deinogeste 3 mg); 2 comprimidos vermelho-escuros com 1 mg de valerato de estradiol; 2 comprimidos brancos inativos.

DROSPIRENONA

É um progestogênio sintético com fórmula molecular $C_{24}H_{30}O_3$ usado em associação com etinilestradiol como anticoncepcional. É análogo da espironolactona, possuindo atividade antimineralocorticoide. Também é desprovido de atividades androgênicas, estrogênicas, glicocorticoides ou antiglicocorticoides.

FARMACODINÂMICA
- anticoncepcional sistêmico.

FARMACOCINÉTICA
- a biodisponibilidade isolada da drospirenona é de cerca de 76%. A biodisponibilidade quando combinada ao etinilestradiol é desconhecida.
- volume de distribuição de 4 L/kg.
- após administração oral, atinge o pico da concentração plasmática máxima entre 1 e 3 horas. A $C_{máx}$ reduz-se em 40% quando administrada com alimentos, sem alterar a extensão da absorção.
- alta ligação proteica: 97%.
- sofre biotransformação principalmente por hidroxilação aromática, formando metabólitos inativos através do sistema isoenzimático 3A4. O metabólito 2-hidroxi é posteriormente biotransformado através de metilação e glicuronidação.
- meia-vida de 30 horas.
- eliminada completamente pelas fezes e pela urina após 10 dias, sendo mínima sob a forma inalterada. A excreção fecal é maior. Cerca de 38 a 47% são eliminados pela urina como conjugados glicurônicos e sulfato, e 17 a 20%, pelas fezes.

INDICAÇÕES
- para prevenção da gravidez, em combinação com estrogênio.

DOSES
- em combinação com estrogênio, 3 mg ao dia durante 21 dias do ciclo, iniciando-se no primeiro dia. Após um intervalo de sete dias reinicia-se um novo ciclo.

CONTRAINDICAÇÕES
- as mesmas dos progestogênios.
- insuficiência renal, hepática e adrenal.

PRECAUÇÕES
- as mesmas dos progestogênios. Observar também as interações medicamentosas com estrogênios, pois o etinilestradiol é usado em associação com a drospirenona.
- pode aumentar o potássio sérico.

EFEITOS ADVERSOS
- os mesmos dos progestogênios.

INTERAÇÕES MEDICAMENTOSAS
- o uso concomitante com antagonistas da aldosterona, inibidores da ECA, antagonistas do receptor da angiotensina II, anti-inflamatórios não esteroides, diuréticos poupadores de potássio e heparina pode produzir hiperpotassemia.
- pode induzir a conjugação do acetominofeno e diminuir sua concentração plasmática.
- o ácido ascórbico pode aumentar a concentração plasmática de alguns estrogênios.
- a atorvastatina aumenta a ASC do etinilestradiol, quando usada em associação com drospirenona-etinilestradiol.
- o uso concomitante com ampicilina, griseofulvina ou tetraciclina diminui a eficácia anticoncepcional.
- aumenta a depuração da morfina, temazepam, ácido acetilsalicílico ou ácido clofíbrico.

▶ *YASMIN (Schering), (drospirenona 3 mg + etinilestradiol 0,03 mg por comprimido), 21 comprimidos*

ASSOCIAÇÕES
▶ *ANGELIQ (Schering), (drospirenona 2 mg + estradiol 1 mg por comprimido), 28 comprimidos*
▶ *DIVA (drospirenona 3 mg + etinilestradiol 0,03 mg por comprimido), 21 comprimidos*
▶ *DROSPIRENONA + ETINILESTRADIOL (Medley), (drospirenona 3 mg + etinilestradiol 0,03 mg por comprimido), 21 comprimidos*
▶ *ELANI CICLO (Libbs), (drospirenona 3 mg + etinilestradiol 30 μg por comprimido), 21 comprimidos*
▶ *ELANI 28 (Libbs), (drospirenona 3 mg + etinilestradiol 3 μg por comprimido), 28 comprimidos*
▶ *IUMI (Libbs), (drospirenona 3 mg + etinilestradiol 0,02 mg por comprimido), 24 comprimidos*
▶ *YAZ (Bayer Schering Pharma), (drospirenona 3 mg + etinilestradiol 0,02 mg por comprimido), 24 comprimidos*

ETINODIOL

É derivado da 19-nortestosterona. *In vivo* sofre biotransformação à nortestosterona. Usado na forma de diacetato.

Em associação com derivado do etinilestradiol, é usado como anticoncepcional de dose única mensal por via oral.

ETONOGESTREL

É um progestogênio com fórmula molecular $C_{22}H_{28}O_2$, usado em associação com etinilestradiol como anticoncepcional. Na apresentação de anel vaginal essa combinação libera cerca de 0,120 mg de etonogestrel e 0,015 mg de etinilestradiol por dia.

FARMACODINÂMICA
- anticoncepcional.

FARMACOCINÉTICA
- após aplicação vaginal, sofre rápida absorção.
- biodisponibilidade de 100%.
- atinge concentrações séricas, na primeira semana, de 1.578 pg/mL e de 1.374 pg/mL na terceira.
- concentração plasmática máxima de 1.716 pg/mL.
- atinge o pico da concentração plasmática máxima em cerca de 200,3 horas.
- meia-vida de 29,3 horas.
- 32% ligam-se à globulina interligada ao hormônio sexual e 66% à albumina.
- depuração de 3,4 L/h.
- sofre biotransformação através do sistema isoenzimático 3A4, formando metabólitos com atividade desconhecida.
- eliminado pela bile, fezes e urina.

INDICAÇÕES
- contracepção.

DOSES
- inserir o anel na vagina, no quinto dia do ciclo ou antes, permanecendo por três semanas. Cada anel libera cerca de 0,120 mg/dia de etonogestrel. Quando usado pela primeira vez, deve-se usar outro método contraceptivo concomitante, como preservativo ou espermicida. No final da terceira semana o anel é removido. Após um intervalo de uma semana, coloca-se um novo anel, mesmo no caso de o sangramento não ter sido interrompido. Se utilizado após anticoncepcional prévio, deve ser inserido dentro de sete dias após a última tomada, não ultrapassando a data em que seria administrado o anticoncepcional oral.

CONTRAINDICAÇÕES
- as mesmas dos progestogênios.

PRECAUÇÕES
- quando houver mudança de um método contraceptivo [oral ou dispositivo intrauterino (DIU)], colocar o anel no mesmo dia da retirada do DIU, na data da aplicação prevista para a apresentação de contraceptivo injetável ou em qualquer dia, até sete dias, após a parada do medicamento oral. No caso de uso isolado de progestogênio, iniciar o uso do anel em qualquer dia do mês, sem intervalos, após a interrupção daquele. Em todos esses casos, avisar à paciente do uso adicional de outro método contraceptivo (preservativo ou espermicida) até uma semana após a colocação do anel.
- após abortamento dentro do primeiro trimestre da gravidez, iniciar o uso do anel dentro de cinco dias ou quatro semanas após a interrupção da gravidez que ocorra depois do segundo trimestre.
- pode ser iniciado cerca de quatro semanas após o parto, em mulheres que não estão amamentando.
- risco de tromboembolismo quando usado no pós-abortamento ou pós-parto.
- a ocorrência de alterações visuais em usuários de lentes de contato ou o desenvolvimento de intolerância às lentes deve ser avaliado por um oftalmologista.
- demais precauções, as mesmas dos progestogênios.

EFEITOS ADVERSOS
- os mesmos dos progestogênios.

INTERAÇÕES MEDICAMENTOSAS
- as mesmas dos progestogênios.
- o uso concomitante com alguns antibióticos, antifúngicos, anticonvulsivantes e outros fármacos pode aumentar a biotransformação dos contraceptivos esteroides: barbitúricos, carbamazepina, fenilbutazona, fenitoína, griseofulvina, rifampicina, topiramato.
- o uso concomitante com inibidores da protease do vírus HIV pode aumentar ou diminuir a ASC do progestogênio.

▶ *NUVARING (Organon), (etonogestrel 11,7 + etinilestradiol 2,7 mg por anel), cartucho com 1 anel vaginal*

GESTODENO

É derivado da 19-nortestosterona. Em associação com etinilestradiol, faz parte de anticoncepcionais orais monofásicos.

GESTRINONA

É derivado da 19-nortestosterona. Apresenta atividade antiprogesterona sobre o útero e inibe a biossíntese e/ou a liberação das gonadotrofinas por ação sobre o eixo hipotálamo-hipofisário. Possui atividade mista agonista-antagonista sobre a progesterona.

FARMACODINÂMICA
- progestogênio e antigonadotrófico.

FARMACOCINÉTICA
- início de ação: imediato.
- atinge concentração máxima em duas horas.

- meia-vida plasmática: cerca de 29 horas.
- sofre biotransformação, principalmente no fígado.
- é eliminada pela urina (45%) e pelas fezes (35%).

Indicações
- tratamento de endometriose, acompanhada ou não de esterilidade.

Doses
- via oral, 2,5 mg duas vezes por semana, sempre nos mesmos dias; o tratamento deve ser iniciado a partir do 1.º dia do ciclo menstrual e prosseguir, sem interrupção, durante seis meses.

▶ *DIMETROSE (Aventis Pharma), 8 cáps. × 2,5 mg*

HIDROXIPROGESTERONA

É usada na forma de caproato. Em associação, na forma livre.

Farmacodinâmica
- progestogênio e antineoplásico.

Farmacocinética
- meia-vida: 15 dias.

Indicações
- tratamento do desequilíbrio hormonal feminino: amenorreia e sangramento uterino funcional.
- tratamento de carcinoma do corpo lúteo.
- teste para produção de estrogênio endógeno.

Doses
- via intramuscular, 250 mg semanal, quinzenal ou mensal.

Associação
▶ *GESTADINONA — Veja em Estradiol.*

LEVONORGESTREL

É o isômero ativo do norgestrel, usado como anticoncepcional oral, tanto na forma livre quanto na de associação com etinilestradiol, em anticoncepcionais orais monofásicos e trifásicos.

Farmacocinética
- atinge concentrações máximas entre 0,5 e 2 horas.
- para a apresentação de endoceptivo, atinge concentrações plasmáticas de 150 a 200 pg/mL após as primeiras semanas da inserção na cavidade uterina, em mulheres em idade fértil, e cerca de 300 pg/mL em mulheres recebendo reposição estrogênica. Após 12, 24 e 60 meses atinge concentrações plasmáticas de 184 ± 54 pg/mL, 188 ± 47 pg/mL e 134 ± 30 pg/mL, respectivamente.

Doses
- via oral, 0,030 mg ao dia, sempre à mesma hora, começando no primeiro dia do ciclo menstrual, durante o tempo que se deseja evitar a gravidez. A paciente deve usar método adicional de anticoncepção até tomar as primeiras 14 doses de levonorgestrel.
- como contraceptivo de emergência, 0,75 mg até 72 horas após a ocorrência de uma relação sexual desprotegida, seguida de uma segunda dose 12 horas após a primeira.
- inserir uma unidade na cavidade uterina. A unidade libera inicialmente cerca de 20 μg/24 h, reduzindo-se para cerca de 11 μg/24 h após 5 anos (média de 14 μg/24 h nos primeiros 5 anos)

▶ *DIAD (Cimed), 2 comprimidos × 0,75 mg*
▶ *MINIPIL (Sigma Pharma), 35 drág. × 0,030 mg*
▶ *MIRENA (Schering Plough), endoceptivo estéril c/ insertor × 52 mg*
▶ *NORTREL (Wyeth), 35 drág. × 0,030 mg*
▶ *PILEM (União Química), 2 comprimidos × 0,75 mg*
▶ *POSLOV (Cifarma), 2 comprimidos × 0,75 mg*
▶ *POSTINOR 2 (Aché), 2 comprimidos × 0,75 mg*
▶ *POSTINOR UNO (Aché), 1 comprimido × 1,5 mg*
▶ *POZATO (Libbs), 2 comprimidos × 0,75 mg*
▶ *POZATO UNI (Libbs), 1 comprimido × 1,5 mg*

LINESTRENOL

É derivado da 19-nortestosterona. Em associação com etinilestradiol, é usado como anticoncepcional oral bifásico de 22 ou de 28 dias.

▶ *EXLUTON (Akzo Organon Teknika), 28 comprimidos × 0,5 mg*

MEDROXIPROGESTERONA

Por ser usada também como antineoplásico, está descrita no capítulo 12.

Farmacodinâmica
- progestogênio, antineoplásico e anticoncepcional sistêmico.

Indicações
- tratamento de carcinoma metastático endometrial ou renal.
- tratamento de síndrome do ovário policístico.
- tratamento de puberdade precoce.
- tratamento de amenorreia e hemorragia uterina funcional.

▶ *MEDROXON (Sanval), 5, 10 e 500 comprimidos × 10 mg*

MEGESTROL

Seu emprego é como antineoplásico; por isso, está descrito no capítulo 12.

NOMEGESTROL

É derivado da norpregnadienodiona.
Não apresenta atividades androgênica, estrogênica, anabolizante e corticosteroide. Não interfere no metabolismo glicídico.
Usado na forma de acetato.

Indicações
- tratamento de insuficiência de progesterona, como ciclos irregulares, menopausa e dismenorreia.

Doses
- via oral, adultas, 5 mg por dia, durante 10 dias do ciclo menstrual (16.º ao 25.º); a posologia e a duração podem ser modificadas de acordo com a natureza da indicação e a resposta da paciente.

Precauções
- em caso de dismenorreia, amenorreia ou hemorragias uterinas, é fundamental certificar-se da etiologia funcional da moléstia antes de iniciar o tratamento.

▶ *LUTENIL (Merck), 10 e 14 comprimidos × 5 mg*

NORELGESTROMINA

É um progestogênio, um metabólito ativo do norgestimato usado como anticoncepcional em associação com o etinilestradiol. Possui alta atividade progestogênica com mínima androgenicidade. Usado por via transdérmica.

Farmacodinâmica
- anticoncepcional sistêmico.

Farmacocinética
- após aplicação transdérmica, sofre rápida absorção. Não sofre interferência durante o banho ou sudorese.
- atinge um platô sérico após 48 horas.
- após uma semana de uso, a concentração plasmática é de cerca de 0,6 a 0,8 ng/mL.
- o estado de equilíbrio é mantido durante todo o período de uso.
- sofre biotransformação hepática formando norgestrel e diversos metabólitos conjugados e hidroxilados.
- meia-vida de cerca de 32,1 h em torno do terceiro ciclo.
- metabólitos eliminados pelas fezes e pela urina.

Indicações
- anticoncepção.

Doses
- aplicar o sistema transdérmico permanecendo por 7 dias, sendo substituído semanalmente durante três semanas. Cada sistema deve ser usado no mesmo dia da semana. Durante a quarta semana o adesivo é suspenso e aguarda-se a menstruação. Cada sistema libera 150 μg/dia.

Contraindicações
- as mesmas dos progestogênios.

Precauções
- as mesmas dos progestogênios.

Efeitos Adversos
- os mesmos dos progestogênios.

Interações Medicamentosas
- as mesmas dos progestogênios.

▶ *EVRA (Janssen-Cilag), (norelgestromina 150 mg = etinilestradiol 20 mg por adesivo), 3 adesivos transdérmicos*

NORETISTERONA

Chamada noretindrona nos Estados Unidos, corresponde a derivado da 19-nortestosterona. Usada nas formas livre e de acetato.
Faz parte de várias especialidades usadas como anticoncepcionais orais monofásicos, bifásicos de 28 dias e trifásicos (em associação com estradiol), e para a síndrome de deficiência estrogênica, incluindo a perda mineral óssea em mulheres na pós-menopausa. É também empregada em apresentações transdérmicas também em associação com estradiol.

Farmacodinâmica
- progestogênio e anticoncepcional sistêmico.

Farmacocinética
- atinge concentrações máximas entre 0,5 a 4 horas após a administração oral.
- sofre eliminação pré-sistêmica.
- biodisponibilidade: cerca de 65%.
- é biotransformada principalmente por redução seguida de conjugação.
- meia-vida terminal: varia de 5 a 14 horas.

Indicações
- tratamento de desequilíbrio hormonal feminino: amenorreia e sangramento uterino funcional.
- tratamento de endometriose.
- prevenção da gravidez.

Doses
- via oral, como anticoncepcional, 0,35 mg a partir do primeiro dia do início da menstruação; para hemorragias uterinas funcionais, 10 mg ao dia durante 10 dias.
- via oral, em associação com estrogênio, para deficiência estrogênica, inclusive na pós-menopausa para prevenção da perda mineral óssea, em geral 2 mg de estradiol juntamente com 1 mg de noretisterona ao dia, podendo ser iniciado em qualquer dia. Pode-se utilizar também a apresentação para uso trifásico.
- via transdérmica, em associação com estrogênio, aplicar os adesivos a cada 3 ou 4 dias.
- por via injetável, IM profunda, a primeira injeção deverá ser administrada no primeiro dia do ciclo menstrual. As injeções seguintes deverão ser administradas, independentemente do padrão do ciclo mestrual, em intervalos de 30 dias.

▶ *MICRONOR (Janssen-Cilag)*, 35 comprimidos × 0,35 mg
▶ *NORESTIN (Biolab-Sanus)*, 35 comprimidos × 0,35 mg

ACETATO DE NORETISTERONA

▶ *PRIMOLUT-NOR (Schering do Brasil)*, 30 comprimidos × 10 mg

Associações
▶ *CLIANE (Schering do Brasil)*, 28 comp. × 2 mg estradiol + 1 mg acetato de noretisterona
▶ *ENANTATO DE NORETISTERONA + VALERATO DE ESTRADIOL (Cifarma)*, (enantato de noretisterona 50 mg + valerato de estradiol 5 mg cada mL), 1 amp. c/1 seringa descartável (injetável)
▶ *ENANTATO DE NORETISTERONA + VALERATO DE ESTRADIOL (Eurofarma)*, (enantato de noretisterona 50 mg + valerato de estradiol 5 mg cada mL), seringa pré-enchida de 1 mL (solução injetável), (genérico)
▶ *ESTRAGEST TTS (Novartis)*, (noretisterona 0,125 mg + 17β-estradiol 25 μg), 8 adesivos
▶ *KLIOGEST (Medley)*, (acetato de noretisterona 1 mg + 17β-estradiol 2 mg), 28 comprimidos
▶ *MERICOMB (Novartis)*, (noretisterona 1 mg + valerato de estradiol 1 mg por comprimido), 28 comprimidos
▶ *MERIGEST (Novartis)*, (noretisterona 0,7 mg + valerato de estradiol 2 mg por comprimido), 28 comprimidos
▶ *MESIGYNA (Schering)*, (enantato de noretisterona 50 mg + valerato de estradiol 5 mg por mL), cartucho com 1 seringa de 1 mL com agulha
▶ *NOREGYNA (Cifarma)*, (enantato de noretisterona 50 mL + valerato de estradiol 5 mg cada mL), 1 amp. de 1 mL com 1 seringa
▶ *PRIMOSISTON ORAL (Schering do Brasil)*, (acetato de noretisterona 2 mg + etinilestradiol 0,01 mg por comprimido), 30 comprimidos
▶ *SUPREMA (Biolab-Sanus)*, (acetato de noretisterona 1 mg + estradiol 2 mg por comprimido), 28 comprimidos
▶ *TRISEQUENS (Medley)*, 12 comprimidos azuis × 2 mg de 17β-estradiol (1.ª fase), 10 comprimidos brancos (acetato de noretisterona 1 mg + 17β-estradiol 2 mg), (2.ª fase), 6 comprimidos vermelhos × 1 mg de 17β-estradiol

NORGESTIMATO

É profármaco metabolizado para formas ativas: levonorgestrel, acetato de norgestrel e norgestrel. Não sofre eliminação pré-sistêmica e pode elevar os triglicérides plasmáticos. Pode ser usado em ciclos de 21 ou de 28 dias, como anticoncepcional oral ou na reposição hormonal.

▶ *PREFEST (Janssen-Cilag)*, estradiol 1 mg, comp. cor-de-rosa + (estradiol 1 mg + norgestimato 90 μg, comp. brancos), 30 comprimidos

NORGESTREL

É derivado da 19-nortestosterona. Por ser produto racêmico, tem a metade da potência do levonorgestrel. Apresenta também efeitos antiestrogênicos. Usado apenas em associação.

Farmacodinâmica
- progestogênio e anticoncepcional sistêmico.

Indicações
- tratamento de desequilíbrio hormonal feminino: amenorreia e sangramento uterino funcional.
- prevenção da gravidez.

NORMETANDRONA

É análoga do derivado 17α-alquilado da testosterona. Em associação com metilestradiol, é usada no tratamento de amenorreia secundária.

Associação
▶ *GINECOSIDE (Darrow)*, (normetandrona 5,0 mg + metilestradiol 0,3 mg por drágea), 2 drágeas

PROGESTERONA

Em associação com butirilacetato de estradiol, é usada apenas para tratamento da amenorreia secundária. Como monoterapia, é utilizada na insuficiência lútea, irregularidade menstrual, síndrome pré-menstrual, infertilidade, pré-menopausa.

Doses
- na insuficiência lútea, por via oral, 200 a 300 mg ao dia, em duas tomadas, pela manhã e à noite do 17.º ao 26.º dia do ciclo. Por via IM, 25 mg a cada 2 ou 3 dias do 16.º ao 25.º dia do ciclo.
- na menopausa, por via oral, 200 a 300 mg ao dia, em duas tomadas, do 12.º ao 21.º dia do ciclo associados a um estrogênio.
- como complemento de terapia de reposição estrogênica, uma aplicação vaginal (45 mg), em dias alternados, durante os últimos 14 dias de cada ciclo de terapia estrogênica de 28 dias. Para distúrbios de desequilíbrio hormonal, 40 ou 90 mg, em dias alternados, durante os últimos 12 dias. Como complementação ou reposição nos esquemas de reprodução assistida, 90 mg uma ou duas vezes ao dia, continuando até 12 semanas no caso de ocorrer a concepção.

▶ *CRINONE 4% (Serono)*, 6 e 7 aplicadores c/ 45 mg
▶ *CRINONE 8% (Serono)*, 6, 7 e 15 aplicadores c/ 90 mg
▶ *EVOCANIL (Zodiac)*, 30 e 60 cáps. × 100 mg
▶ *UTROGESTAN (Enila)*, 30 cáps. × 100 mg
14 e 30 cáps. × 200 mg

Associações
▶ *GINECOSIDE (Darrow)*, solução injetável (progesterona 50,0 mg + butirilacetato de estradiol 3,0 mg por 2 mL), 1 amp. de 2 mL
▶ *HORMOGINASE (Sanval)*, (progesterona 10 mg + benzoato de estradiol 1 mg por mL), 1 amp. de 1 mL (injetável)

TRIMEGESTONA

É a 17α-metil-17β-[2(S)-hidroxi-1-oxopropil]estra-4,9-dien-3-ona, um progestogênio sintético potente, derivado da 19-norprogesterona e com alta especificidade pelo receptor da progesterona, sendo destituído de qualquer afinidade pelo receptor estrogênico. Essa afinidade é muito baixa pelos receptores androgênico, glicocorticoide e mineralocorticoide. A ligação ao receptor da progesterona é maior do que a do acetato de medroxiprogesterona, noretindrona e levonorgestrel. A resposta seletiva sobre as células epiteliais uterinas é mais intensa do que com outros progestogênios e possibilita uma atividade muito semelhante à da progesterona. O seu uso crônico antagoniza a ação do estradiol sobre o útero, porém não interfere nos efeitos benéficos daquele sobre os ossos. É utilizado em associação com um estrogênio como terapêutica de reposição hormonal em mulheres após a menopausa e prevenção da osteoporose.

Farmacodinâmica
- progestogênio.

Farmacocinética
- após uma dose de 0,5 mg, por via oral, em jejum, sofre rápida absorção. A administração com alimentos reduz a sua absorção.
- biodisponibilidade de 100%.
- atinge o pico da concentração plasmática máxima em 30 minutos.
- $C_{máx}$ de cerca de 12 a 15 ng/mL após uma dose de 0,5 mg. O uso com alimentos reduz a concentração plasmática em cerca de 50%.
- meia-vida de 15 h.
- estado de equilíbrio atingido no terceiro dia da administração inicial e concentração média de 3 ng/mL.
- 98% do fármaco original e do seu metabólito principal ligam-se às proteínas plasmáticas.
- sofre biotransformação extensa principalmente através de sulfoconjugação e em menor grau oxidação, utilizando o sistema da isoenzima CYP3A4. Forma um metabólito principal, o sulfato de trimegestona, que apresenta concentração plasmática dez vezes maior e meia-vida de cerca de 30 h. Contudo, a afinidade pelo receptor da progesterona chega a 1/10 da do composto original.
- 85% eliminados como fármaco inalterado, 5% como glicuronídio e metabólitos 1- e 6-hidroxilados. 38% eliminados na urina sob a forma de metabólitos e 54% pelas fezes.

16.14 DISTÚRBIOS HORMONAIS SEXUAIS E QUADROS CLÍNICOS RELACIONADOS

- em pacientes com depuração de creatinina <30 mL/min/1,73 m² há um aumento da sua concentração plasmática.

Indicações
- tratamento da reposição hormonal em mulheres após a menopausa.
- prevenção da osteoporose em mulheres após a menopausa.

Doses
- 0,5 mg ao dia. O tratamento é usado em associação com estradiol. Inicia-se o tratamento com estradiol durante duas semanas (dias 1 a 14 do ciclo), depois estradiol/trimegestona durante as duas semanas seguintes (dias 15 a 28 do ciclo). Em mulheres virgens de tratamento hormonal e naquelas que trocaram de terapêutica, o tratamento pode ser iniciado em qualquer dia. Naquelas que mudaram um esquema de substituição de terapêutica hormonal, iniciar a administração após o término do esquema anterior.

Contraindicações
- hipersensibilidade ao fármaco.
- antecedente ou suspeita de câncer de mama.
- insuficiência hepática.
- tumores malignos dependentes de estrogênios.
- sangramento genital de etiologia não diagnosticada.
- tromboembolismo prévio ou recente.
- doença hepática.
- porfiria.
- gravidez e lactação.

Precauções
- vigiar a administração às pacientes que tenham apresentado ou apresentem uma das seguintes situações: a) endometriose ou leiomioma; b) fator de risco de tromboembolismo; c) fator de risco para terapêutica com estrogênio, principalmente hereditariedade de câncer de mama; d) hipertensão arterial sistêmica; e) diabetes melito; f) colelitíase; g) enxaqueca ou cefaleia intensa; h) lúpus eritematoso sistêmico; i) epilepsia; j) asma brônquica; k) otosclerose.
- o fármaco deve ser suspenso na presença de aumento significativo da PA, sinais de insuficiência hepática ou icterícia, reinício de enxaqueca, gravidez.
- a presença de sangramento intermitente durante o tratamento deve ser investigada.
- fazer exame periódico das mamas e exame ginecológico.
- vigiar eventual sinal ou sintoma na área vascular cerebral.
- pode haver retenção hídrica.
- pode haver aumento acentuado de uma hipertrigliceridemia prévia e desenvolvimento de pancreatite.
- pode elevar diversas proteínas plasmáticas: globulina ligada a corticosteroide, globulina ligada a hormônio sexual, angiotensina/renina, α1-antitripsina, ceruloplasmina.

Efeitos Adversos
- dor nas mamas.
- dismenorreia, metrorragia, leucorreia.
- dor ou distensão abdominal.
- cefaleia.
- cãibras, dor nas costelas.
- depressão.
- hipertensão arterial, tromboflebite, trombose venosa profunda.
- astenia, aumento de peso, edema periférico.
- alopécia, acne, exantema, seborreia, prurido.
- colelitíase, alteração da função hepática.

Interações Medicamentosas
- pode interagir com fármacos biotransformados pelo sistema isoenzimático CYP3A4.

▶ *TOTELLE (Wyeth-Whitehall), (trimegestona 0,125 mg + estradiol 1 mg por comprimido), 28 comprimidos*

▶ Anticoncepcionais hormonais

São fármacos constituídos de hormônios sexuais femininos utilizados para a prevenção da gravidez. São chamados também de anticoncepcionais orais, disponíveis apenas para as mulheres, embora estejam sendo estudadas preparações para homens. O Quadro 16.1 dá as taxas de gravidez relatadas para os vários meios de anticoncepção. A eficácia (exceto o DIU) depende grandemente do grau de complacência.

Para melhor entender o mecanismo de ação dos anticoncepcionais hormonais, exige-se conhecimento da fisiologia do ciclo menstrual. Este ciclo é controlado por um sistema integrado que compreende duas gonadotrofinas (urofolitropina, FSH, hormônio luteinizante, LH), dois hormônios hipotalâmicos (fator liberador da urofolitropina, FRF, gonadorrelina, GnRH), o ovário e o trato reprodutivo. Os dois hormônios hipotalâmicos estimulam a liberação de FSH e LH da adeno-hipófise. Durante o ciclo menstrual ocorre variação das concentrações plasmáticas de FSH, LH, estrogênios e progesterona. No primeiro dia do ciclo (primeiro dia da menstruação), as concentrações plasmáticas de estrogênios e progesterona são baixas. Sob o estímulo de FSH e LH, diversos folículos ovarianos aumentam e começam a desenvolver-se mais rapidamente do que os outros. Alguns dias mais tarde só um folículo, em geral, atinge a fase final — a liberação do óvulo maduro. Os folículos maduros começam a secretar estrogênios, que provocam o espessamento do endométrio uterino. Aproximadamente no 14.º dia do ciclo, os estrogênios, FSH e LH atingem suas concentrações plasmáticas máximas. O nível de LH eleva-se até um pico agudo e faz com que o folículo se rompa e libere o óvulo maduro, isto é, cause a ovulação. O LH então estimula o folículo rompido a ser transformado em corpo lúteo, que começa a secretar progesterona bem como estrogênios. Os níveis aumentados destes hormônios femininos inibem o hipotálamo e a adeno-hipófise por processo de retroalimentação. Estes hormônios também induzem o endométrio a desenvolver-se. Se a fecundação não ocorrer aproximadamente no 25.º dia, o corpo lúteo começa a degenerar, diminuindo a biossíntese dos hormônios e acarretando o declínio dos níveis de estrogênios e progesterona, até que se tornem baixos demais para manter a vascularização do endométrio. Isto conduz ao fluxo do sangue interstícial, através da vagina (menstruação), que dura 4 a 6 dias. Uma vez que as concentrações de estrogênios e progesterona são agora baixas, o hipotálamo libera mais FSH, reiniciando-se o ciclo menstrual.

O ciclo menstrual apresenta, portanto, quatro fases (fase folicular, fase ovulatória, fase lútea e degeneração do corpo lúteo) e estende-se desde o início da menstruação até o próximo período da menstruação; o intervalo regular vai de 20 a 35 dias, mas a média é de 28 dias.

Se ocorrer a gravidez, o ciclo menstrual é interrompido. É igualmente interrompido por certos agentes anticoncepcionais. Teoricamente, pode-se conseguir a anticoncepção pela administração da preparação adequada antes do coito, durante o coito ou após o coito. De fato, a anticoncepção pode ser obtida por um ou mais dos seguintes meios: inibição da ovulação, prevenção da migração do óvulo, inibição da secreção hormonal que induz a preparação do endométrio, prevenção do transporte do esperma, inibição da fecundação do óvulo, inibição da nidação e bloqueio do desenvolvimento do embrião. Os anticoncepcionais hormonais podem interferir, portanto, em diversos locais.

Quadro 16.1 Taxas de gravidez relatadas para diversos meios de contracepção

Método de contracepção	Frequência média de gestações por 100 mulheres/ano
Anticoncepcionais orais	
35 μg ou mais de etinilestradiol	<1
50 μg ou mais de mestranol	<1
35 μg ou menos de etinilestradiol	>1
Somente progestogênio	3
Meios mecânicos/químicos	
dispositivo intrauterino (DIU)	<1 a 6
diafragma (com creme ou gel)	2 a 20
esponja vaginal	2 a 20
espumas por aerossol	2 a 29
condom	3 a 36
gel e creme	4 a 36
Método do ritmo (todos os tipos)	<1 a 47
método do calendário	14 a 47
método da temperatura	1 a 20
método da temperatura (relação sexual apenas na fase pós-ovulatória)	<1 a 7
método do muco	1 a 25
Nenhuma medida de contracepção	60 a 80

Os anticoncepcionais orais comercializados no Brasil consistem apenas em progestogênios ou, mais frequentemente, em associações de estrogênios com progestogênios. Estas suprimem a ovulação por inibirem as gonadotrofinas e a secreção de FSH e LH, impedindo assim o endométrio de atingir o desenvolvimento adequado para implante do óvulo e tornando o muco cervical viscoso demais para a penetração do esperma. Os progestogênios podem modificar os efeitos dos estrogênios; estes efeitos dependem do tipo ou quantidade de progestogênio presente e da razão progestogênio:estrogênio. É difícil estabelecer as doses equivalentes de progestogênios, pois a dose, a potência, o tempo de administração e a administração concomitante de estrogênio contribuem para a potência progestacional total.

Os contraceptivos contendo apenas progestogênios alteram o muco cervical, exercem efeito progestacional sobre o endométrio interferindo com a implantação e, em algumas pacientes, suprimem a ovulação.

Para efeito de uso dos anticoncepcionais orais, considera-se que o ciclo menstrual é de 28 dias. O 1.º dia do ciclo corresponde ao primeiro dia do sangramento. Dependendo do produto, a dose de anticoncepcionais orais começa no 1.º dia do ciclo, no 5.º dia do ciclo ou no primeiro domingo após o início da menstruação, e continua durante três semanas; a semana seguinte fica sem medicação ou administra-se placebo.

FARMACOCINÉTICA
- a ligação dos estrogênios às proteínas plasmáticas é moderada a alta, formando complexos com aqueles que atuam como receptores de estrogênios.
- estrogênios e progestogênios sofrem biotransformação, principalmente hepática.
- estrogênios e progestogênios são eliminados principalmente pela urina.

CONTRAINDICAÇÕES
- gravidez.
- lactação.
- anormalidades cerebrovasculares.
- câncer de mama.
- carcinoma do útero, cérvix ou vagina.
- doença arterial coronariana.
- icterícia colestática.
- infarto do miocárdio.
- neoplasmas estrogênio-dependentes.
- sangramento vaginal anormal ou não diagnosticado.
- distúrbios tromboembólicos.
- tumores hepáticos malignos.

PRECAUÇÕES
- deve-se usar a dose mais baixa de estrogênio e progestogênio que é clinicamente eficaz, para diminuir ou eliminar os efeitos adversos.
- para obter a eficácia anticoncepcional máxima, deve-se tomar a medicação exatamente conforme a orientação médica.
- tomar os comprimidos regularmente com uma refeição ou ao deitar.
- usar um segundo método de anticoncepção durante as primeiras três semanas quando se começa o uso de anticoncepcionais hormonais.
- visitas regulares ao médico pelo menos a cada 6 meses.
- usar um segundo método de anticoncepção quando se tomam medicamentos que interferem com sua eficácia.
- interromper a medicação imediatamente e consultar o médico se houver suspeita de gravidez.
- usar de cautela se for necessário tratamento de emergência ou cirurgia médica ou dentária, pois aumentam o risco de complicações trombóticas.
- caso precise realizar testes de laboratório, informar ao médico que está tomando anticoncepcionais hormonais.
- mulheres que tomam anticoncepcionais hormonais por oito anos ou mais correm risco maior de desenvolver câncer do fígado do que aquelas que não os tomam.
- podem causar retenção de fluido.
- podem causar pequeno ou grande sangramento durante os primeiros meses de terapia; se continuar depois do segundo mês, deve-se informar ao médico.
- pacientes com história de icterícia durante a gravidez têm risco aumentado de recidiva de icterícia; se ocorrer icterícia, deve-se suspender o uso.
- podem causar fotossensibilização (fotoalergia ou fototoxicidade); portanto, as pacientes devem tomar medidas preventivas contra exposição à luz ultravioleta ou solar até determinar-se a tolerância.
- há prova de associação entre os seguintes quadros clínicos e o uso de anticoncepcionais hormonais: trombose mesentérica, síndrome de Budd-Chiari, lesões neuroculares.
- pode ocorrer diminuição da fertilidade em mulheres que suspendem o tratamento; esta diminuição parece ser independente da duração do uso e decai com o tempo. Para as mulheres nulíparas há diferença apreciável 30 meses após a suspensão do tratamento; a diferença é desprezível após 42 meses. Para as mulheres páridas, não se nota diferença 30 meses após a suspensão da anticoncepção.
- podem mascarar o início do climatério.
- deve-se levar em consideração a relação risco/benefício quando existem os seguintes problemas médicos: asma, cefaleias enxaquecosas, cirurgia, depressão mental, diabetes melito, disfunção hepática, disfunção renal, doença da vesícula biliar, doença da mama, endometriose, epilepsia, fibroides uterinos, hipercalcemia, hiperlipidemia, hipertensão, icterícia, imobilização, insuficiência cardíaca, insuficiência renal, intolerância a estrogênios ou progestogênios, períodos menstruais escassos ou irregulares, porfiria hepática aguda, tuberculose, veias varicosas.

EFEITOS ADVERSOS
- podem acarretar aumento do risco de efeitos graves e/ou que representam risco de vida, como adenomas hepáticos benignos, ataque cardíaco, carcinoma hepatocelular, coágulos sanguíneos, infarto do miocárdio e problemas de fígado, útero e vesícula biliar. Nas mulheres sãs o risco de efeitos adversos graves é muito baixo, mas aumenta muito em presença de hipertensão, idade, diabetes, hiperlipidemia e obesidade.
- hábito de fumar aumenta o risco de graves efeitos cardiovasculares adversos, sobretudo para as grandes fumantes (15 ou mais cigarros por dia) e mulheres acima de 35 anos.
- fumantes com 35 anos de idade ou mais idosas e não fumantes de 40 anos ou mais idosas têm mortalidade muito alta do que as que usam outras formas de controle da natalidade.
- doses mais elevadas de estrogênios em anticoncepcionais orais aumentam o risco de coágulos sanguíneos e de doenças vasculares.
- podem causar deficiência de ácido fólico, cianocobalamina e piridoxina.
- sangramento vaginal copioso ou manchas de sangue, alteração no fluxo menstrual, dismenorreia, amenorreia, infertilidade temporária, alteração na erosão cervical e nas secreções cervicais, hiperplasia endocervical, candidíase vaginal.
- redução do tamanho do ovário, cistos ovarianos funcionais.
- icterícia colestática em mulheres que tiveram icterícia durante a gravidez ou em nulíparas com predisposição genética.
- síndrome semelhante à cistite.
- aumento gradual da pressão arterial.
- possíveis tumores da mama, melanoma maligno.
- melasmo, exantema, acne, vermelhidão ou outra irritação.
- podem causar fenômenos tromboembólicos.
- enxaqueca, depressão mental.
- aumentam a incidência de displasia cervical, carcinoma *in situ* e câncer cervical invasivo.
- alterações na mama: hipersensibilidade dolorosa, aumento, secreção, possível diminuição na lactação quando administrados imediatamente após o parto.
- alterações na curvatura da córnea, intolerância às lentes de contato.
- edema, alteração (aumento ou diminuição) de peso, tolerância reduzida à glicose, pústulas, tumores hipofisários secretores de prolactina.
- aumento ou diminuição do apetite.
- diminuição ou aumento incomuns na libido.
- náusea, vômito, cólicas abdominais, empachamento.

INTERAÇÕES MEDICAMENTOSAS
- podem aumentar as exigências de ácido fólico ou piridoxina.
- podem reduzir o efeito anticoagulante dos anticoagulantes cumarínicos ou indandiônicos.
- podem aumentar a biodisponibilidade dos antidepressores tricíclicos e da maprotilina.
- podem aumentar a concentração de glicose no sangue quando tomados simultaneamente com agentes antidiabéticos orais ou insulina.
- podem diminuir os efeitos de agentes anti-hipertensivos, agentes anticonvulsivantes ou vitaminas.
- podem causar amenorreia e/ou galactorreia, interferindo com a eficácia da bromocriptina.
- podem diminuir a biotransformação de cafeína, clordiazepóxido, corticosteroides, diazepam, fenilbutazona, fenitoína, imipramina, metoprolol.
- podem aumentar a absorção de cálcio dos suplementos de cálcio.
- podem alterar a eficácia de clofibrato, diazepam e possivelmente outros benzodiazepínicos, ou teofilina.
- podem aumentar a biotransformação de lorazepam, oxazepam e paracetamol.
- podem interferir com o efeito terapêutico do tamoxifeno.
- ampicilina, analgésicos, anticonvulsivantes, antienxaquecosos, anti-histamínicos, bacampicilina, barbitúricos, carbamazepina, cloranfenicol, di-hidroergotamina, fenilbutazona, fenitoína, fenoximetilpenicilina, griseofulvina, indutores de enzimas hepáticas, isoniazida, neomicina oral, nitrofurantoína, óleo mineral, primidona, rifampicina, sulfonamidas, tetraciclinas ou tranquilizantes podem reduzir a eficácia dos anticoncepcionais hormonais e aumentar a incidência de sangramento copioso.
- ácido ascórbico pode aumentar os níveis plasmáticos do etinilestradiol e talvez outros estrogênios.
- ciclosporina pode causar hepatotoxicidade.

- o hábito de fumar aumenta o risco de graves efeitos adversos cardiovasculares.
- medicamentos hepatotóxicos podem aumentar o risco de hepatotoxicidade dos estrogênios.

Posologia e modo de usar

A posologia e o modo de usar dos anticoncepcionais hormonais variam de acordo com o esquema.

Os anticoncepcionais orais contendo apenas progestogênio são de uso contínuo. O tratamento deve iniciar-se a partir do primeiro dia do início da menstruação. A paciente deve tomar um comprimido ao dia, de preferência à mesma hora, ininterruptamente. A medicação não deve ser suspensa durante o fluxo menstrual. Os medicamentos que usam este esquema estão expostos abaixo.

LEVONORGESTREL

▶ *NORTREL* (Wyeth), 35 drág. × 0,030 mg

NORETISTERONA

▶ *MICRONOR* (Janssen-Cilag), 35 comprimidos × 0,35 mg

Quanto aos anticoncepcionais hormonais contendo estrogênio e progestogênio, os esquemas posológicos usados entre nós são: 1) dose única mensal; 2) monofásico; 3) bifásico de 28 dias; 4) trifásico.

1. *Dose única mensal*. As preparações disponíveis em nosso meio estão expostas no Quadro 16.2.

Nas preparações na forma injetável, o conteúdo de uma ampola, 1 mL, deve ser aplicado preferencialmente na região glútea, quadrante superior externo, via intramuscular profunda, utilizando-se agulha 30 × 7 ou 30 × 8, entre o 7.º e o 10.º dia, de preferência no 8.º dia, a partir do início de cada sangramento menstrual. Em outra forma injetável utilizando a noretisterona e o estradiol, preconiza-se uma administração por via IM profunda, no primeiro dia do ciclo menstrual e depois em intervalos de 30 ± 3 dias.

Na preparação na forma de comprimidos, a paciente deve ingerir um comprimido por mês, no 23.º dia do ciclo menstrual, contando como dia primeiro o primeiro dia da menstruação.

2. *Monofásico*. É assim chamado por conter a mesma fórmula hormonal (Quadro 16.3). O estrogênio é sempre o etinilestradiol, na dose de 0,030 mg ou 0,050 mg. Os comprimidos ou drágeas são ingeridos durante 21 dias consecutivos, sempre à mesma hora do dia, preferivelmente após o jantar ou ao deitar, iniciando no 5.º dia do ciclo menstrual (o primeiro dia de sangramento é considerado o primeiro dia da menstruação); passado este período, a administração deve ser suspensa durante 7 dias; a paciente deve reiniciar a medicação no oitavo dia após ter tomado o último comprimido ou drágea. A associação etinilestradiol com gestodeno também pode ser utilizada em um esquema de 28 dias, iniciando-se no primeiro dia do ciclo.

Outras associações utilizam a combinação de etinilestradiol com linestrol administrados por 22 dias consecutivos e intervalo de 6 dias, ou etinilestradiol com gestodeno por 24 dias consecutivos.

O etinilestradiol também pode ser associado a três outros progestogênios: drospirenona, etonogestrel ou norelgestromina. No primeiro a dose do etinilestradiol é de 0,03 mg, no segundo 2,7 mg e no terceiro 0,6 mg. O etonogestrel é usado em apresentação para uso vaginal e a norelgestromina por via transdérmica.

As associações para uso pela via vaginal reduzem os efeitos adversos comuns no uso das apresentações orais. Para comprimidos vaginais utiliza-se o fármaco a partir do quinto dia do ciclo, por 21 dias consecutivos. Para os ciclos seguintes, reiniciar no oitavo dia após ter sido administrada a última dose e assim sucessivamente. O anel vaginal é usado por um período de três semanas.

3. *Bifásico de 28 dias*. No Brasil são comercializadas três preparações (Quadro 16.4). Duas delas contêm 21 ou 22 comprimidos ativos e 7 ou 6 comprimidos contendo excipientes ou vitamina; *BIOFIM* contém 14 comprimidos de mestranol, 7 de noretisterona e 7 de cloridrato de piridoxina. As cores dos comprimidos ativos e dos inativos são diferentes. Neste esquema os comprimidos devem ser tomados durante 28 dias consecutivos, de preferência sempre à mesma hora do dia; o comprimido contendo hormônios deve ser tomado no dia em que se inicia a menstruação, seguido por um comprimido por dia, durante 28 dias; os 7 ou 6 comprimidos contendo placebo ou vitamina devem ser tomados para que seja mantido o hábito diário; a cartela seguinte deverá ser iniciada logo após o término da anterior, mesmo que haja algum sangramento vaginal.

4. *Bifásico de 22 dias*. Permite um melhor controle hormonal nas pacientes que podem apresentar sangramento intermenstrual ou que não tolerem outro anticoncepcional.

Consiste em duas etapas: na primeira, apresenta uma dose maior de etinilestradiol e menor de desogestrel, nos primeiros 7 dias. Na segunda, a dose de etinilestradiol diminui e a de desogestrel é aumentada, nos 15 dias seguintes. Segue-se uma pausa de 6 dias quando se reinicia uma nova

Quadro 16.2 Anticoncepcionais hormonais de dose única mensal

Produto (Distribuidor)	Estrogênio mg	Progestogênio mg	Apresentação
ALGESTONA ACETOFENIDO + ENANTATO DE ESTRADIOL (EMS) (genérico)	enantato de estradiol	acetofenido de algestona 150	1 amp. de 1 mL
ALGESTONA ACETOFENIDA + ENANTATO DE ESTRADIOL (Glenmark), (genérico)	enantato de estradiol 10	acetofenido de algestona 150	1 amp. de 1 mL
CICLOVULAR* (Biolab-Sanus)	enantato de estradiol 10	acetofenido de algestona 150	1 amp. de 1 mL
CYCLOFEMINA (Millet Roux)	cipionato de estradiol 5	acetato de medroxiprogesterona 25	1 amp. de 0,5 mL
MESIGYNA* (Schering do Brasil)	valerato de estradiol 5	enantato de noretisterona 50	1 seringa pré-carregada de 1 mL + agulha
NOREGYNA (Cifarma)	5	50	1 amp. de 1 mL
PERLUTAN* (Boehringer)	enantato de estradiol 10	acetofenido de algestona 150	1 amp. de 1 mL
UNIDOSE† (Endoterápica do Brasil)	etinilestradiol 3,5	diacetato de etinodiol 7	1 comprimido
UNO-CICLO* (Glenmark)	enantato de estradiol 10	acetofenido de algestona 150	1 amp. de 1 mL 12 amp. de 1 mL

*via intramuscular profunda.
†via oral.

Quadro 16.3 Anticoncepcionais orais monofásicos

Produto (Distribuidor)	Estrogênio mg	Progestogênio mg	Apresentação
ADOLESS (Farmoquímica)	etinilestradiol 0,015	gestodeno 0,060	24 comprimidos brancos 4 comprimidos amarelos (inativos)
ALLESTRA 20 (Aché)	etinilestradiol 0,020	gestodeno 0,075	21 drágeas
ALLESTRA 30 (Aché)	0,030	0,075	21 drágeas
ANFERTIL (Wyeth)	etinilestradiol 0,050	norgestrel 0,500	21 comprimidos
CICLO 21 (União Química)	etinilestradiol 0,030	levonorgestrel 0,15	21 comprimidos
CICLOFEMME (Cifarma)	etinilestradiol 0,03	levonorgestrel 0,15	21 drágeas
CICLOVULON (Sanval)	etinilestradiol 0,050	noretisterona 0,250	21 comprimidos
DESOGESTREL + ETINILESTRADIOL (EMS)	etinilestradiol 0,020 ou 0,030	desogestrel 0,150	21 comprimidos
DESOGESTREL + ETINILESTRADIOL (Eurofarma), (*genérico*)	etinilestradiol 0,020	desogestrel 0,150	21 comprimidos
DIMINUT (Libbs)	etinilestradiol 0,020	gestodeno 0,075	21 comprimidos
EVANOR (Wyeth)	etinilestradiol 0,050	levonorgestrel 0,250	21 comprimidos
FEMIANE (Schering do Brasil)	etinilestradiol 0,020	gestodeno 0,075	21 drágeas
FEMINA (Aché)	etinilestradiol 0,020	desogestrel 0,150	21 comprimidos
FERANE 35 (Cifarma)	etinilestradiol 0,020	ciproterona 0,0035	21 drágeas
FERTNON (Cifarma)	etinilestradiol 0,030	gestodeno 0,075	21 drágeas
GESTINOL 28 (Libbs)	etinilestradiol 0,030	gestodeno 0,075	28 comprimidos
GESTODENO + ETINILESTRADIOL (Sandoz), (genérico)	etinilestradiol 0,015	gestodeno 0,06	24 comprimidos
GESTRELAN (Biolab-Sanus)	etinilestradiol 0,03	levonorgestrel 0,15	21 comprimidos
GINESSE (Farmoquímica)	etinilestradiol 0,0020	gestodeno 0,075	21 comprimidos
GYNERA (Schering do Brasil)	etinilestradiol 0,030	gestodeno 0,075	21 drágeas
HARMONET (Wyeth)	etinilestradiol 0,020	gestodeno 0,075	21 drágeas
LEVEL (Biolab-Sanus)	etinilestradiol 0,02	levonorgestrel 0,10	21 comprimidos
MERCILON (Akzo Organon Teknika)	etinilestradiol 0,020	desogestrel 0,150	21 comprimidos
MICRODIOL (Akzo Organon Teknika)	etinilestradiol 0,030	desogestrel 0,150	21 comprimidos
MICROPIL R 21 (Sigma Pharma)	etinilestradiol 0,020	gestodeno 0,075	21 comprimidos
MICROPIL 30	etinilestradiol 0,030	gestodeno 0,075	21 comprimidos
MICROVLAR (Schering do Brasil)	etinilestradiol 0,030	levonorgestrel 0,150	21 drágeas
MINIAN (Aché)	etinilestradiol 0,020	desostrel 0,150	21 comprimidos

(continua)

Quadro 16.3 Anticoncepcionais orais monofásicos *(continuação)*

Produto (Distribuidor)	Estrogênio mg	Progestogênio mg	Apresentação
MÍNIMA (Medley)	etinilestradiol 0,015	gestodeno 0,060	24 comprimidos amarelos 4 comprimidos inertes
MINULET (Wyeth)	etinilestradiol 0,030	gestodeno 0,075	21 drágeas
MIRANOVA (Schering)	etinilestradiol 0,02	levonorgestrel 0,10	21 drágeas
NEOVLAR (Schering do Brasil)	etinilestradiol 0,050	levonorgestrel 0,250	21 drágeas
NORDETTE (Wyeth)	etinilestradiol 0,030	levonorgestrel 0,150	21 comprimidos
NORMAMOR (União Química)	etinilestradiol 0,050	noretisterona 0,250	21 comprimidos
PREVIANE (Legrand)	etinilestradiol 0,020	gestodeno 0,075	21 comprimidos
PRIMERA (Eurofarma)	etinilestradiol 0,03	desogestrel 0,15	21 comprimidos
PRIMOVLAR (Schering do Brasil)	etinilestradiol 0,050	norgestrel 0,500	21 drágeas
TÂMISA 20 ou 30 (Eurofarma)	etinilestradiol 0,020 ou 0,030	gestodeno 0,075	21 drágeas
TANTIN (Biolab)	etinilestradiol 0,015	gestodeno 0,060	28 comprimidos
EVRA (Janssen-Cilag)	norelgestromina 6 mg	+ etinilestradiol 0,6 mg	Apresentação 3 adesivos transdérmicos
LOVELLE (Biolab-Sanus)	levonorgestrel 0,25 mg	+ etinilestradiol 0,05 mg	Apresentação 21 comprimidos vaginais
MINESSE (Wyeth-Whitehall)	gestodeno 0,060 mg	+ etinilestradiol 0,015 mg	Apresentação 24 comprimidos
MIRELLE (Schering do Brasil)	gestodeno 0,060 mg	+ etinilestradiol 0,015 mg	Apresentação 24 comprimidos
NUVARING (Organon)	etonogestrel 11,7 mg	+ etinilestradiol 2,7 mg	Apresentação 1 anel vaginal
OVORESTA (Akzo Organon Teknika)	linestrenol 0,75 mg	+ etinilestradiol 0,0375 mg	Apresentação 22 comprimidos orais
SIBLIMA (Libbs)	gestodeno 0,060 mg	+ etinilestradiol 0,015 mg	Apresentação 24 comprimidos
YASMIN (Schering)	drospirenona 3 mg	+ etinilestradiol 0,030 mg	Apresentação 21 comprimidos

Quadro 16.4 Anticoncepcionais orais bifásicos de 28 dias

Produto (Distribuidor)	Estrogênio mg	Progestogênio mg	Apresentação
ANACYCLIN (Novartis)	etinilestradiol 0,050	linestrenol 1	22 comprimidos vermelhos 6 comprimidos brancos c/ placebo
BIOFIM (União Química)	mestranol 0,080	noretisterona 2	14 comprimidos brancos c/ mestranol 7 comprimidos vermelhos c/ noretisterona 7 comprimidos amarelos c/ placebo
MEGESTRAN (Sigma Pharma)	mestranol 0,1	noretisterona 0,5	21 comprimidos brancos 7 comprimidos amarelos c/ cloridrato de piridoxina

administração. No nosso meio há uma única apresentação comercializada:

GRACIAL (Akzo Organon Teknika)	etinilestradiol 40 μg	desogestrel 25 μg	7 comprimidos azuis
	30 μg	125 μg	15 comprimidos brancos

5. *Trifásico.* Consiste em três fórmulas hormonais diferentes durante 21 dias (Quadro 16.5). O componente estrogênico, sempre etinilestradiol, geralmente permanece constante (0,030 mg ou 0,035 mg) durante as três fases, embora três preparações aumentem um pouco (0,040 mg) durante a fase 2.

Quanto aos progestogênios, na fase 1, que dura 6 ou 7 dias, sua dose é mais baixa (0,050 mg de levonorgestrel ou 0,500 mg de noretisterona). Na fase 2, que dura 5 ou 7 dias, a dose de progestogênio aumenta (0,075 mg de levonorgestrel ou 0,750 mg de noretisterona). Na fase 3, que dura 7 ou 10 dias, a dose de progestogênio aumenta mais ainda (0,125 mg de levonorgestrel ou 1.000 mg de noretisterona). Após completar a fase 3, faz-se uma semana de pausa e recomeça-se a medicação no sétimo dia. Os comprimidos de cada fase têm cores diferentes para evitar confusão.

Quadro 16.5 Anticoncepcionais orais trifásicos

Produto (Distribuidor)	Fase 1	Fase 2	Fase 3
LEVORDIOL* (Sigma Pharma)	etinilestradiol 0,030 mg + levonorgestrel 0,050 mg (6 comprimidos rosa) (do 5.º ao 10.º dia)	etinilestradiol 0,040 mg + levonorgestrel 0,075 mg (5 comprimidos amarelos) (do 11.º ao 15.º dia)	etinilestradiol 0,030 mg + levonorgestrel 0,125 mg (10 comprimidos brancos) (do 16.º ao 25.º dia)
TRINORDIOL (Wyeth)	etinilestradiol 0,030 mg + levonorgestrel 0,050 mg (6 drágeas marrons) (do 5.º ao 10.º dia)	etinilestradiol 0,040 mg + levonorgestrel 0,075 mg (5 drágeas brancas) (do 11.º ao 15.º dia)	etinilestradiol 0,030 mg + levonorgestrel 0,125 mg (10 drágeas ocres) (do 16.º ao 25.º dia)
TRINOVUM (Janssen-Cilag)	etinilestradiol 0,035 mg + noretisterona 0,500 mg (7 comprimidos brancos) (do 5.º ao 11.º dia)	etinilestradiol 0,035 mg + noretisterona 0,750 mg (7 comprimidos rosa-claro) (do 12.º ao 18.º dia)	etinilestradiol 0,035 mg + noretisterona 1.000 mg (7 comprimidos rosa-escuro) (do 19.º ao 25.º dia)
TRIQUILAR (Schering do Brasil)	etinilestradiol 0,030 mg + levonorgestrel 0,050 mg (6 drágeas) (do 5.º ao 10.º dia)	etinilestradiol 0,040 mg + levonorgestrel 0,075 mg (5 drágeas) (do 11.º ao 15.º dia)	etinilestradiol 0,030 mg + levonorgestrel 0,125 mg (10 drágeas) (do 16.º ao 25.º dia)

*Os comprimidos das três fases contêm também 10 mg de piridoxina; para completar o ciclo de 28 dias, após a fase 3, a cartela vem com 7 comprimidos salmão de piridoxina.

GONADOTROFINAS E FÁRMACOS ESTIMULANTES DA SECREÇÃO DE GONADOTROFINAS

Gonadotrofinas são hormônios glicoproteicos secretados pela hipófise anterior. Apresentam estruturas muito complexas. Contêm duas subunidades (α e β), cada qual contendo grupamentos de carboidratos e resíduos de ácido siálico. Suas subunidades α são comuns a todos eles; as especificidades são determinadas pela estrutura singular das subunidades β e grupamentos de carboidratos.

Duas são as gonadotrofinas: a) folitropina (hormônio foliculoestimulante recombinante — FSH) e urofolitropina (hormônio foliculoestimulante — FSH) — estimula o crescimento e maturação foliculares no ovário e promove a espermatogênese; e b) hormônio luteinizante, LH — estimula a ovulação e regula a secreção de progesterona nas mulheres e de testosterona nos homens.

Neste grupo de hormônios incluem-se outros quatro: coriogonadotrofina alfa, gonadotrofina coriônica, menotrofina e nafarelina.

Os pacientes tratados com gonadotrofinas e análogos devem estar sob a vigilância de médico experiente no tratamento de distúrbios ginecológicos ou endócrinos.

CORIOGONADOTROFINA ALFA

É uma gonadotrofina análoga do hormônio luteinizante hipofisário (LH), obtida através da tecnologia de DNA recombinante a partir de células ovarianas de hamster chinês.

FARMACODINÂMICA
- gonadotrofina.

FARMACOCINÉTICA
- após injeção subcutânea, biodisponibilidade de cerca de 40%.
- volume de distribuição: 5,9 ± 1 L.
- meia-vida: inicial de 4,5 ± 5 horas e terminal de 29 ± 6 horas.
- atinge o pico da concentração plasmática máxima entre 12 e 24 horas.
- cerca de 10% excretados pela urina.

INDICAÇÕES
- indução da ovulação cuja causa de infertilidade não resulta de insuficiência ovariana primária.
- indução da maturação folicular final em mulheres submetidas aos programas de reprodução humana (fertilização *in vitro* e transferência de embrião) previamente submetidas a dessensibilização hipofisária e tratadas com hormônios foliculoestimulantes.

DOSES
- 250 μg, por via subcutânea, um dia após a última dose do estimulante folicular.

CONTRAINDICAÇÕES
- hipersensibilidade ao fármaco.
- insuficiência tireoidiana e/ou adrenal descontrolada.
- hemorragia uterina.
- tumor intracraniano ou dependente de hormônio sexual.
- aumento do ovário e/ou presença de cisto de ovário.
- gravidez e lactação.
- crianças.
- idosas.

PRECAUÇÕES
- pacientes portadoras de obstrução tubária só devem ser submetidas ao tratamento se estiverem sendo submetidas a programa de fertilização *in vitro*.
- pode produzir aumento de ALT.
- vigiar a administração com ultrassonografia do útero e ovários e níveis séricos de estradiol.
- realizar teste de gravidez.

EFEITOS ADVERSOS
- síndrome de hiperestimulação ovariana.
- cisto de ovário.
- reações locais: queimação, dor.

▶ OVIDREL (Serono), fr.-amp. com 250 μg + amp. diluente de 1 mL
seringa pré-enchida de 0,5 mL com 250 μg

FOLITROPINA

É um hormônio foliculoestimulante (FSH) preparado a partir de DNA recombinante e constituído por duas glicoproteínas diferentes, α e β. A subunidade α possui 92 aminoácidos e a β, 111, e muito semelhantes à estrutura do FSH humano. É cultivado em biorreatores em células ovarianas de hamster que são modificadas geneticamente e purificadas por imunocromatografia utilizando anticorpo específico. As duas subunidades apresentam farmacodinâmica e farmacocinética praticamente indistinguíveis. Estimulam o crescimento folicular ovariano em mulheres que não são portadoras de insuficiência ovariana primária. A administração de gonadotrofina coriônica humana pode ser necessária após o início do tratamento com folitropina quando o acompanhamento cuidadoso da paciente indica um desenvolvimento folicular adequado, com a finalidade de obter a maturação final do folículo e a ovulação, para prevenir a luteinização prematura. A ação biológica da folitropina é comparável à da hipófise e ao FSH derivado da urina de mulheres na pós-menopausa.

FARMACODINÂMICA
- hormônio foliculoestimulante recombinante.

FARMACOCINÉTICA
- a velocidade de absorção é mais lenta que a de eliminação.

- após administração de dose única 150 UI por via IM ou SC, a $C_{máx}$ é de 3 ± 1 UI/L e de 9 ± 3 para doses múltiplas SC.
- o tempo para atingir a concentração plasmática máxima é de 12-16 horas para a administração SC e de cerca de 25 horas para a IM.
- biotransformação não avaliada em humanos.
- meia-vida terminal de aproximadamente 40 horas.
- biodisponibilidade de 77%.
- depuração renal após administração IV de cerca de 0,07 L/h.

INDICAÇÕES
- tratamento da infertilidade na anovulação (incluindo ovário policístico) em mulheres que não responderam à administração do citrato de clomifeno.
- para hiperestimulação ovariana controlada para induzir o desenvolvimento folicular múltiplo em programas de reprodução assistidos.

DOSES
- 50 a 100 UI/dia durante 7 dias por via SC ou IM. A dose deve ser ajustada individualmente dependendo da resposta ovariana, até que o nível de estrogênios comece a aumentar (da ordem de 40-100%). Esta pode ser aumentada semanalmente de 50 UI/dia no caso de resposta insuficiente. A dose eficaz diária é mantida até que se alcancem as condições de pré-ovulação, ou seja, quando houver evidência ultrassonográfica de um folículo dominante de pelo menos 18 mm de diâmetro e/ou quando os níveis de estradiol plasmático atingirem 300-900 pg/mL. A administração de folitropina é então interrompida e pode-se induzir a ovulação administrando gonadotrofina coriônica humana (hCG) na dose de 5.000-10.000 UI. Se os níveis de estrogênios aumentarem muito rapidamente (> o dobro/dia, durante 2 ou 3 dias consecutivos), deve-se diminuir a dose diária.
- para hiperestimulação ovariana controlada em programas de reprodução assistida, 150-225 UI ao dia, IM ou SC, começando no segundo ou terceiro dia do ciclo nos quatro primeiros dias e mantido até que seja atingido um desenvolvimento folicular adequado, de acordo com o controle das concentrações de estrogênio ou por ultrassonografia. A dose de manutenção varia de 75 a 375 UI por seis a doze dias. Quando a ultrassonografia indica a presença de pelo menos três folículos de 16-20 mm e a resposta de estradiol é boa (nível plasmático de 300-400 pg/mL) para cada folículo com diâmetro >18 mm, faz-se a indução da fase final da maturação folicular administrando-se hCG na dose única de 5.000-10.000 UI (24-48 horas após a última injeção de folitropina).

CONTRAINDICAÇÕES
- hipersensibilidade à folitropina.
- níveis elevados de FSH indicando insuficiência ovariana primária.
- disfunção adrenal ou tiroidiana descontrolada.
- lesão intracraniana orgânica (como tumor).
- sangramento uterino de etiologia desconhecida.
- cisto ovariano ou aumento de etiologia desconhecida.
- tumores do aparelho reprodutor dependentes de hormônios sexuais.
- gravidez e lactação.

PRECAUÇÕES
- risco aumentado de gestações múltiplas e gestações ectópicas (nas portadoras de anormalidades das tubas).
- uso restrito a médicos treinados no manuseio dos problemas de infertilidade.

EFEITOS ADVERSOS
- reações no local da injeção como dor, eritema, edema, prurido.
- febre, cefaleia, tontura, instabilidade emocional, artralgia.
- infecções do trato respiratório superior.
- náusea, vômitos, diarreia, flatulência, dispepsia.
- alterações na menstruação, dor na mama, cisto ovariano, moniliáse genital.
- acne.
- tromboembolismo arterial.
- hiperestimulação ovariana caracterizada por dor na região do abdome inferior, náuseas, vômitos, aumento de peso, podendo progredir para a síndrome de hiperestimulação ovariana com acúmulo de fluidos no abdome ou tórax e complicações tromboembólicas. Neste caso o tratamento com folitropina deve ser suspenso.

INTERAÇÕES MEDICAMENTOSAS
- o uso concomitante do citrato de clomifeno pode aumentar a resposta folicular.
▶ GONAL-F (Serono), 1 caneta pré-carregada com cartucho de 0,5 mL + 5 agulhas × 300 UI (22 µg/0,5 mL)
1 caneta pré-carregada com cartucho de 0,75 mL + 7 agulhas × 450 UI (33 µg/0,75 mL)
1 caneta pré-carregada com cartucho de 1,5 mL + 14 agulhas × 900 UI (66 µg/1,5 mL)
▶ PUREGON (Akzo Organon Teknika), 1 fr.-amp. de 0,5 mL com 50, 100, 150 e 200 UI
cartucho de 0,5 e 0,8 mL e 7 agulhas com 833 UI/mL (correspondentes a 10.000 UI)

GONADOTROFINA CORIÔNICA

É hormônio polipeptídico produzido pela placenta humana, constituído de duas subunidades, α e β. A subunidade α é essencialmente idêntica às subunidades das gonadotrofinas hipofisárias humanas, hormônio luteinizante e urofolitropina, bem como a subunidade α da tirotrofina (TSH). As subunidades β destes hormônios diferem na sequência dos aminoácidos.

A gonadotrofina coriônica é extraída da urina de mulheres grávidas.

Seu mecanismo de ação é quase idêntico ao do hormônio luteinizante, sendo geralmente usada para suprir deficiência em LH. Também pode ter ligeiro efeito da FSH.

Não manifesta atividade no tratamento da obesidade, não sendo eficaz para redução do peso.

FARMACODINÂMICA
- gonadotrofina, adjuvante no tratamento de criptorquia, adjuvante no tratamento da infertilidade e auxiliar de diagnóstico (de hipogonadismo).

FARMACOCINÉTICA
- desconhece-se sua biotransformação.
- meia-vida: bifásica, 11 e 23 horas.
- tempo para atingir o efeito máximo: a ovulação geralmente ocorre dentro de 32 a 36 horas após a administração.
- é eliminada pela urina, na forma íntegra; 10 a 12% dentro de 24 horas.

INDICAÇÕES
- diagnóstico e tratamento de criptorquia pré-púbere não devida à obstrução anatômica.
- tratamento de hipogonadismo masculino, isoladamente ou em associação com menotrofina ou clomifeno.
- indução da ovulação, em conjunto com menotrofina, urofolitropina ou, em alguns casos, clomifeno.
- estímulo do desenvolvimento e maturação de oócitos múltiplos, em conjunto com menotrofina ou urofolitropina, em pacientes ovulatórias que estão tentando conceber por meio de tecnologias reprodutivas assistidas, tais como transferência intrafalopiana de gameta ou fertilização in vitro.
- tratamento de insuficiência feminina do corpo lúteo.
- diagnóstico de hipogonadismo masculino.

DOSES
- via intramuscular, devem ser individualizadas; geralmente, adultos, para hipogonadismo masculino, 1.000 a 4.000 UI duas a três vezes por semana durante várias semanas ou meses; para indução da ovulação ou tecnologias reprodutivas assistidas, 5.000 a 10.000 UI um dia após a última dose de menotrofina ou urofolitropina ou cinco a nove dias após a última dose de clomifeno; para insuficiência do corpo lúteo, 1.500 UI em dias alternados desde o dia da ovulação até o dia da menstruação esperada ou gravidez confirmada — uma vez confirmada a gravidez, pode-se continuar a dose até 10 semanas da gestação; como auxiliar de diagnóstico de hipogonadismo masculino, 2.000 UI uma vez por dia durante três dias; crianças, para criptorquia pré-púbere, 1.000 a 5.000 UI duas a três vezes por semana durante várias semanas, suspendendo o tratamento quando se obtiver a resposta desejada; para diagnóstico de hipogonadismo masculino, 2.000 UI uma vez ao dia durante três dias.

CONTRAINDICAÇÕES
- carcinoma prostático ou outra neoplasia andrógenio-dependente.
- cisto ou aumento do útero.
- hipertrofia ou tumor hipofisários.
- puberdade precoce.
- sangramento vaginal anormal não diagnosticado.
- tromboflebite ativa.
- tumores fibroides do útero.

PRECAUÇÕES
- pode induzir puberdade precoce em pacientes tratados de criptorquia.
- seu uso em conjunto com menotrofina ou urofolitropina para induzir ovulação está associado com alta incidência de gestações múltiplas ou nascimentos múltiplos.
- deve-se levar em consideração a relação risco/benefício quando existem os seguintes problemas médicos: asma, cefaleias enxaquecosas, doença cardíaca, doença ovariana prostática, epilepsia, insuficiência renal, sensibilidade à gonadotrofina coriônica ou outras gonadotrofinas.

EFEITOS ADVERSOS
- aumento da mama, cansaço, cefaleia, depressão mental, dor no local da injeção, ginecomastia, irritabilidade.
- ascite sem ou com dor e efusão pleural.
- cistos ovarianos, aumento não complicado do ovário.
- edema periférico: ruptura dos cistos ovarianos, com hemoperitônio resultante.
- gravidez múltipla.
- puberdade precoce.

- síndrome de hiperestimulação ovariana.
- tromboembolismo arterial.

▶ CHORAGON (Ferring), 3 amp. c/ diluente de 3 mL
  c/ 1.500 UI
  3 amp. c/ diluente de 3 mL c/ 5.000 UI
▶ MENOPUR 75UI (Ferring), (75 UI de FSH + 75 UI
  de LH por frasco), 1 e 5 fr. c/ 5 amp. de 1 mL de
  diluente
▶ PREGNYL (Akzo Organon Teknika), 3 amp. c/
  1.500 UI
  2 amp. c/ 5.000 UI
▶ PROFASI HP (Serono), 1 amp. / fr.-amp. c/ 500,
  1.000, 2.000, 5.000 e 10.000 UI

LUTROPINA ALFA

É uma glicoproteína formada por duas subunidades diferentes, alfa e beta, ligadas por ligação não covalente. É hormônio luteinizante humano recombinante (r-hLH) produzido através de engenharia genética e obtido a partir de células de ovário de hamster chinês. A subunidade α é comum a todos os hormônios gonadotróficos e é formada por cerca de 92 aminoácidos. A subunidade β consiste em 121 aminoácidos, sendo hormônio-específica. A primeira apresenta dois sítios de glicosilação ligados aos resíduos asparagina nas posições 52 e 78, e o segundo, um único sítio no resíduo 30. Como as gonadotrofinas urinárias apresentam um perfil de isoformas diferente, elas não podem correlacionar-se com massa fixa constante. Já a lutropina α apresenta uma bioatividade constante relacionada à massa de gonadotrofina. O LH liga-se a um receptor comum à gonadotrofina coriônica humana (hCG) das células da camada granulosa e da teca ovarianas bem como às células de Leydig testiculares. Suas ações incluem a estimulação das células tecais para secretar andrógenos que são utilizados como substrato, pela aromatase, para a produção de estradiol, contribuindo para o desenvolvimento folicular. Após a ovulação, estimula a produção de progesterona pelo corpo lúteo.

Farmacodinâmica
- gonadotrofina recombinante.

Farmacocinética
- após administração IM ou SC é bem absorvido.
- biodisponibilidade de cerca de 50 a 60%.
- volume de distribuição de cerca de 10 L.
- atinge a concentração plasmática máxima em cerca de 5 horas após administração SC e em cerca de 10 horas após injeção IM.
- para a administração SC, meia-vida de 18 horas. Para a injeção IV, 10 a 12 horas.
- para administração IV, depuração total de 1,7 L/h.
- <4% eliminados pela urina sob a forma inalterada.

Indicações
- estimulação do desenvolvimento folicular em mulheres com deficiência importante de LH e FSH, em associação com hormônio foliculoestimulante.

Doses
- iniciar com 75 UI ao dia simultaneamente com 75 a 150 UI de FSH. Após 7 a 14 dias pode-se fazer um ajuste de dose com aumentos de 37,5 a 75 UI, prolongando-se a estimulação em qualquer ciclo por até 5 semanas. Na eventualidade de uma resposta excessiva, deve-se interromper a administração. O tratamento só deve ser reiniciado no próximo ciclo e com uma dose de FSH mais baixa. Por vezes uma única dose é suficiente.

Contraindicações
- hipersensibilidade às gonadotrofinas.
- carcinomas ovariano, uterino e mamário.
- tumores ativos e não tratados, do hipotálamo ou da hipófise.
- aumento do ovário ou de cisto não resultante de ovário policístico.
- hemorragias ginecológicas de etiologia desconhecida.

Precauções
- avaliar previamente, antes da administração do tratamento, a presença de hipotireoidismo, insuficiência adrenocortical, hiperprolactinemia, tumores hipofisários ou hipotalâmicos.
- risco de indução de hiperestimulação ovariana e gravidez múltipla.

▶ LUVERIS (Serono), 1, 3 e 10 fr. c/ diluente de 1 mL
  + 75 UI (solução injetável)

MENOTROFINA

Consiste em preparação purificada de gonadotrofinas extraídas da urina de mulheres pós-menopausa e que contêm hormônio luteinizante e urofolitropina na proporção aproximada de 1:1. Apresenta, por isso, efeitos destes dois hormônios. Vale dizer, estimula o crescimento e maturação folicular e causa ovulação e estimula o desenvolvimento do corpo lúteo. Prepara o folículo ovariano para a ovulação. Geralmente, após a menotrofina, é administrada a gonadotrofina coriônica para estimular a ovulação. Para induzir a espermatogênese, administra-se a gonadotrofina coriônica antes da menotrofina.

Farmacodinâmica
- gonadotrofina e adjuvante da terapia da infertilidade.

Farmacocinética
- tempo para atingir o efeito máximo: a ovulação geralmente ocorre dentro de 18 horas após a administração de gonadotrofina coriônica.
- é eliminada pela urina, 8% na forma inalterada.

Indicações
- indução da ovulação e gravidez, em conjunção com gonadotrofina coriônica.
- indução da espermatogênese em homens com hipogonadismo hipogonadotrófico primário ou secundário, em associação com gonadotrofina coriônica.
- estímulo do desenvolvimento de oócitos múltiplos em pacientes ovulatórias que estão tentando conceber por meio de tecnologias reprodutivas assistidas, tais como transferência intrafalopiana de gameta ou fertilização in vitro.

Doses
- via intramuscular, adultos, para indução de ovulação, 75 UI de FSH e 75 UI de LH uma vez ao dia durante nove a 12 dias, seguida de 5.000 a 10.000 UI de gonadotrofina coriônica um dia depois da última dose de menotrofina; para hipogonadismo hipogonadotrófico em homens, 75 UI de FSH e 75 UI de LH três vezes por semana (mais 2.000 UI de gonadotrofina coriônica duas vezes por semana) no mínimo durante quatro meses após o pré-tratamento com gonadotrofina coriônica; para tecnologias reprodutivas assistidas, 150 UI de FSH e 150 UI de LH uma vez ao dia durante sete dias ou mais, seguida por 5.000 a 10.000 UI de gonadotrofina coriônica um dia após a última dose de menotrofina; se necessário, pode-se aumentar a dose, acrescentando 75 UI de FSH e 75 UI de LH, cada quatro ou cinco dias.

Contraindicações
- gravidez.
- sangramento vaginal anormal não diagnosticado.
- cisto ou aumento do ovário não associado com síndrome ovariana policística.

Precauções
- as mesmas da gonadotrofina coriônica.
- hipertrofia ou tumor hipofisário.
- sensibilidade à menotrofina ou outras gonadotrofinas.
- síndrome ovariana policística.

Efeitos adversos
- complicações respiratórias graves.
- tromboembolismo arterial.
- *apenas em mulheres:* aumento do ovário, leve a moderado, não complicado, ou cistos ovarianos; dor, vermelhidão, inchaço ou irritação no local da injeção; síndrome de hiperestimulação ovariana grave, hipersensibilidade, reações febris.
- *apenas em homens:* eritrocitose, ginecomastia ocasional.

UROFOLITROPINA + HORMÔNIO LUTEINIZANTE

▶ HUMEGON (Akzo Organon Teknika), (75 UI + 75 UI), + 1 fr.-amp.
▶ MENOGON (Ferring), (75 UI + 75 UI), 5 fr.-amp. c/ diluente de 1 mL
▶ PERGONAL 500 (Serono), (75 UI + 75 UI), 1 amp.
▶ PERGONAL 1000 (Serono), (150 UI + 150 UI), + 1 amp.

NAFARELINA

É um decapeptídeo, agonista análogo do hormônio liberador da gonadotrofina (GnRH) utilizado no tratamento da endometriose, em que o grupo naftilamina é substituído pela glicina. Esta substituição torna a sua afinidade pelo receptor GnRH cerca de duzentas vezes maior que o GnRH, além de proporcionar maior lipofilia e resistência à degradação pelas endopeptidases. Isso provoca uma dessensibilização das gonadotrofinas hipofisárias, diminuição da produção de LH e FSH, induzindo à parada da ovulação e amenorreia e diminuindo a concentração de estradiol aos níveis de pós-menopausa, com a consequente atrofia endometrial. Pode produzir alívio dos sintomas de 3 a 6 meses após a interrupção do tratamento. Apresentado sob a forma de acetato.

Farmacodinâmica
- fármaco antiendometriose e estimulante da ovulação.

Farmacocinética
- sofre rápida absorção após aplicação nasal.
- biodisponibilidade de cerca de 2,8%.
- sofre biotransformação por hidrólise.
- $C_{máx}$ de 0,6 ng/mL e 1,8 ng/mL para doses de 200 a 400 µg, respectivamente.
- atinge o pico da concentração plasmática máxima em 10 a 40 minutos.
- 78 a 84% ligam-se às proteínas plasmáticas, principalmente albumina.
- cerca de 4 semanas são necessárias para a supressão dos esteroides gonadais.
- meia-vida de cerca de 3 horas.
- cerca de 44 a 55% de uma dose radiomarcada são coletados na urina e 19 a 44% nas fezes.

Indicações
- tratamento da endometriose genital e extragenital, incluindo o alívio da dor.

Doses
- uma aplicação nasal (200 µg) 2 vezes ao dia durante seis meses, iniciando-se no segundo ou quarto dia do ciclo menstrual. A dose pode ser aumentada para até 800 µg, nos casos em que o ciclo menstrual não é interrompido com a dose inicial.

Contraindicações
- hipersensibilidade ao fármaco.
- gravidez.
- lactação.

Precauções
- pode aumentar o risco de osteopenia.
- deve-se observar um intervalo de 30 minutos quando descongestionantes nasais são usados concomitantemente.

Efeitos Adversos
- metrorragia.
- galactorreia, cistos ovarianos.
- amenorreia, hipoestrogenismo.
- cefaleia, artralgia, exantema, labilidade emocional, rinite, alteração do peso.
- aumento da fosfatase alcalina, fosfatos sérico e urinário, fósforo plasmático, cálcio sérico.
- aumento da concentração sérica de androstenediona, estradiol, FSH, LH, progesterona, testosterona na fase inicial do tratamento e queda posterior.
- diminuição da mineralização óssea.
- eosinofilia, leucopenia.

▶ SYNAREL (Zodiac), fr. de 8 mL × 2,0 mg/dose (cada dose contém 0,100 +/− 0,02 mL, com 0,160 a 0,240 mg de nafarelina base)

UROFOLITROPINA

Também chamada hormônio foliculoestimulante (FSH), a utilizada na indústria farmacêutica é extraída da urina de mulheres pós-menopausa. É quase pura: contém menos de 1 UI de LH por ampola.

Estimula o crescimento e a maturação foliculares. Prepara o folículo ovariano para a ovulação; geralmente após a urofolitropina é administrada a gonadotrofina coriônica para estimular a ovulação.

Farmacodinâmica
- gonadotrofina e adjuvante no tratamento da infertilidade.

Farmacocinética
- tempo para atingir o efeito máximo: a ovulação geralmente ocorre 32 a 36 horas após sua administração.

Indicações
- estímulo da ovulação e indução da gravidez em pacientes com síndrome de ovário policístico que apresentam elevada razão LH/FSH e que não responderam ao tratamento com clomifeno.
- estímulo do desenvolvimento e maturação de oócitos múltiplos, em conjunto com gonadotrofina coriônica, em pacientes ovulatórias que estão tentando conceber por meio de tecnologias reprodutivas assistidas, tais como transferência intrafalopiana de gameta ou fertilização in vitro.

Doses
- via intramuscular, as doses devem ser individualizadas; geralmente 75 UI ao dia durante sete a 12 dias, segundo a resposta da paciente, seguida de 5.000 a 10.000 UI de gonadotrofina coriônica um dia após a última dose de urofolitropina. Se necessário, pode ser aumentada para 150 UI uma vez ao dia, geralmente por sete dias ou mais; para tecnologias reprodutivas assistidas, 150 UI uma vez ao dia, começando na fase folicular precoce, até que ocorra desenvolvimento folicular suficiente, seguida por 5.000 a 10.000 UI de gonadotrofina coriônica um dia após a última dose de urofolitropina.

Contraindicações
- gravidez.
- lactação.
- sangramento vaginal anormal não diagnosticado.
- insuficiência adrenal clínica.
- insuficiência da tireoide.
- cisto ovariano ou aumento não associado com síndrome ovariana policística.

Precauções
- pode causar gravidez múltipla, inclusive gestações triplas e quíntuplas; em estudos clínicos, 83% dos casos de gravidez resultaram em um só filho e 17% em múltiplos filhos.
- caso ocorra hiperestimulação, deve-se interromper o tratamento e hospitalizar a paciente.
- deve-se levar em consideração a relação risco/benefício quando existem os seguintes problemas: hipertrofia ou tumor hipofisário, sensibilidade à urofolitropina, tumores fibroides do útero.

Efeitos Adversos
- síndrome de hiperestimulação ovariana, aumento do ovário, cistos ovarianos.
- febre e calafrios, exantema ou urticária.
- hipersensibilidade dolorosa da mama.
- náusea, vômito, diarreia, cólicas abdominais, cefaleia, gravidez ectópica.

▶ METRODIN HP (Serono), amp. c/ 75 e 150 UI

▶ ANTAGONISTAS DO HORMÔNIO LIBERADOR DA GONADOTROFINA E INIBIDORES DA PROLACTINA

Aqui são descritas duas novas classes de fármacos: a dos antagonistas do hormônio liberador da gonadotrofina, representada pelo cetrorelix e pelo ganirelix, e a dos inibidores da prolactina, representada pela cabergolina.

CETRORELIX

É antagonista do fator de liberação do hormônio luteinizante (LHRH) competindo com este nos receptores das membranas celulares hipofisárias. Controla a secreção de LH e FSH de forma dose-dependente. Produz uma supressão quase imediata, sendo mantida durante todo o tratamento. Retarda o pico de LH e consequentemente a ovulação. Os efeitos antagonistas são reversíveis após a suspensão do tratamento. Comercializado como acetato.

Farmacodinâmica
- antagonista do fator de liberação do LH.

Farmacocinética
- após a administração de 3 mg, a duração da ação é de cerca de 4 dias.
- atinge a supressão de cerca de 70% ao redor do quarto dia.
- após administração SC, biodisponibilidade de 85%.
- volume de distribuição de 1,1 L/kg.
- após administrações IV e SC, meias-vidas de 12 e 30 horas, respectivamente.
- depurações plasmática e renal de 1,2 e 0,1 mL/min/kg.

Indicações
- prevenção da ovulação prematura em pacientes submetidas à estimulação ovariana controlada, seguida de coleta de oócitos e de técnicas de reprodução assistida.

Doses
- *administração matinal*: 0,25 mg/dia, em dose única por via SC na parede abdominal inferior, no quinto ou sexto dia da estimulação ovariana por gonadotrofinas urinárias ou recombinantes, e mantida durante o período de tratamento com gonadotrofina, inclusive no dia de indução ovulatória.
- *administração noturna*: 0,25 mg/dia por via SC, em dose única, iniciando no quinto dia da estimulação ovariana por gonadotrofinas urinárias ou recombinantes e mantida até a noite anterior à da indução ovulatória.
- para a apresentação de 3 mg, administrar em dose única diária, por via SC, no sétimo dia da estimulação ovariana com gonadotrofinas urinárias ou recombinantes. Se o crescimento folicular não induzir a ovulação até o quinto dia, administrar doses adicionais de 0,25 mg iniciando-se 96 horas após a injeção da dose de 3 mg e mantendo-se esta dose diária até a indução da ovulação.

Contraindicações
- hipersensibilidade ao fármaco.
- gravidez e lactação.
- menopausa.
- insuficiências hepática e renal de grau moderado a grave.

Efeitos Adversos
- eritema, prurido, edema no local da aplicação.
- cefaleia.
- náuseas.
- síndrome de hiperestimulação ovariana.

▶ CETROTIDE (Serono), 1 e 7 cartuchos c/ 1 fr.-amp. c/ 0,25 mg, 1 seringa pré-carregada com 1 mL de diluente, 1 agulha para injeção (calibre 20), 1 agulha hipodérmica para injeção SC (calibre 27), 2 toalhetes embebidos em álcool
1 fr.-amp. c/ 3 mg, 1 seringa pré-carregada com 3 mL de diluente, 1 agulha para injeção (calibre 20), 1 agulha hipodérmica para injeção SC (calibre 27), 2 toalhetes embebidos em álcool

GANIRELIX

É um decapeptídio sintético derivado do hormônio liberador da gonadotrofina (GnRH) mediante substituição de aminoácidos nas posições 1, 2, 3, 6, 8 e 10 do GnRH natural. Possui atividade altamente antagonista do GnRH. Produz um bloqueio competitivo, reversível, nos gonadotrofos hipofisários e consequente parada da secreção de gonadotrofina. Ela é mais acentuada do que aquela produzida pelo FSH. Os níveis de FSH e LH retornam à normalidade após 48 horas da suspensão do fármaco.

Comercializado como acetato.

Farmacodinâmica
- antagonista do hormônio liberador da gonadotrofina.

Farmacocinética
- atinge o pico da concentração máxima em cerca de 1,1 hora.
- $C_{máx}$ de 14,8 ng/mL.
- após administração de uma dose IV de 250 μg, o volume de distribuição é de cerca de 43,7 L.
- ASC de 96 ng·h/mL.
- *in vitro*, 81,9% ligam-se às proteínas plasmáticas humanas.
- meia-vida de 12,8 horas.
- depuração de 2,4 L/h.
- após administração radiomarcada, 50 a 70% são o principal componente plasmático até 4 horas e 17,1 a 18,4% são encontrados na urina em até 24 horas. Os principais metabólitos encontrados nas fezes são os peptídios 1-4 e 1-6.
- 75,1% recuperados na urina e 22,1% nas fezes, em até 288 horas, após administração de 1 mg de acetato de ganirelix-[^{14}C].

Indicações
- prevenção do pico prematuro de hormônio luteinizante em mulheres submetidas a hiperestimulação ovariana em técnicas de reprodução assistida.

Doses
- 250 μg por via SC, uma vez ao dia, após o início de tratamento com hormônio foliculoestimulante (FSH) no segundo ou terceiro dia do ciclo. Esta dose é mantida até o meio ou o fim da fase folicular, até o dia da administração do hormônio gonadotrófico humano (hCG). A maturação dos folículos é induzida pelo uso do hCG quando existe um número suficiente de folículos de tamanho adequado. Na eventualidade de ovários muito aumentados, em torno do último dia de uso do FSH, deve-se sustar a aplicação do hCG.

Contraindicações
- hipersensibilidade ao fármaco ou ao GnRH e seus análogos.
- gravidez.

Precauções
- o tempo da administração entre as doses de ganirelix e entre este e a de hCG não deve ser superior a 30 horas (ocorrência de pico prematuro de LH).
- na ausência de crescimento folicular, retardar o uso do ganirelix.
- o ganirelix e o FSH, embora sejam usados ao mesmo tempo, devem ser aplicados separadamente.
- o manuseio deste fármaco deve ser realizado por profissional especializado e familiarizado com o tratamento da infertilidade.
- excluir a possibilidade de gravidez antes do início do tratamento.

Efeitos adversos
- cefaleia.
- dor abdominal, náuseas.
- síndrome de hiperestimulação ovariana.
- sangramento vaginal.
- eritema no local da injeção.
- aborto.
- leucocitose, queda dos níveis de hematócrito e bilirrubina total.

▶ ORGALUTRAN (Akzo Organon Teknika), seringa de 0,5 mL com 0,25 mg

CABERGOLINA

É um derivado alcaloide do esporão de centeio, agonista dopaminérgico seletivo de ação prolongada, com nome químico 1-[(6-alilergolina-8β-il)carbonil]-1-[3-(dimetilamino)propil]-3-etilureia. Possui grande afinidade pelos receptores D_2 e pequena pelos receptores D_1, α-adrenérgicos e serotoninérgicos. Atua inibindo a síntese e a liberação de prolactina pela hipófise, por meio da estimulação direta dos receptores D_2 dos lactotrofos, sem inibir os outros hormônios da hipófise anterior.

Farmacodinâmica
- agonista dopaminérgico e inibidor da prolactina.

Farmacocinética
- sofre rápida absorção após administração oral.
- sofre pré-eliminação sistêmica.
- sofre extensa distribuição no corpo, atingindo concentração 100 vezes maior na hipófise do que no plasma.
- atinge o pico da concentração plasmática em cerca de 3 horas (30 a 70 pg/mL).
- atinge o efeito em cerca de 48 horas.
- 40 a 42% ligam-se às proteínas plasmáticas.
- duração da ação de até 14 dias.
- sofre biotransformação hepática por hidrólise da ligação acilureia e por hidrólise e N-oxidação da cadeia lateral, formando metabólitos inativos. Há participação mínima do sistema enzimático do citocromo P-450.
- meia-vida de 63 a 69 horas.
- depuração renal de cerca de 0,08 L/min.
- 72% eliminados pelas fezes e 18 a 20% pelos rins, sendo cerca de 4% sob a forma inalterada.

Indicações
- tratamento dos distúrbios hiperprolactinêmicos idiopáticos ou resultantes de adenomas hipofisários.
- tratamento da amenorreia, oligomenorreia, anovulação e galactorreia associadas com hiperprolactinemia.
- adenomas hipofisários secretores de prolactina.
- síndrome da sela vazia com hiperprolactinemia associada.

Doses
- iniciar com 0,25 mg duas vezes por semana, podendo ser aumentada, de acordo com o nível de prolactina plasmática, de 0,25 até 1 mg duas vezes por semana com um intervalo mínimo de quatro semanas entre as doses. A dose máxima recomendada é de 2 mg por semana.

Contraindicações
- hipersensibilidade ao fármaco ou a qualquer alcaloide do esporão de centeio.
- antecedente de pré-eclâmpsia ou eclâmpsia.
- hipertensão arterial sistêmica descontrolada.
- insuficiência hepática grave.
- gravidez.
- lactação.
- crianças e idosas.

Precauções
- reação cruzada com outros alcaloides do esporão de centeio.
- pode desenvolver leiomiomas e leiomiossarcomas uterinos em ratas.
- atravessa a barreira placentária em animais.

Efeitos adversos
- vertigem, alterações da concentração, alterações visuais.
- dor abdominal, anorexia, náusea, dispepsia, diarreia, flatulência.
- edema, síncope, hipotensão.
- astenia, cefaleia.

Interações medicamentosas
- efeito hipotensor aditivo com metildopa e reserpina.
- pode interferir com o efeito bloqueador da dopamina de bloqueadores dopaminérgicos, como a metoclopramida ou neurolépticos como haloperidol, fenotiazinas e tioxantênicos.

▶ DOSTINEX (Pharmacia Brasil), 2 e 8 comprimidos × 0,5 mg

▶ ESTIMULANTES UTERINOS

Também chamados agentes oxitócicos, estimulam a contração do miométrio. São utilizados para induzir o parto a termo e o aborto, para controlar ou prevenir hemorragia pós-parto ou pós-aborto e para avaliar a condição fetal em gravidez de alto risco.

Os agentes oxitócicos são potencialmente perigosos e podem causar dano e até morte do feto ou da mãe. Por isso e outros efeitos adversos, devem ser administrados sob rigorosa observação médica.

Os estimulantes uterinos disponíveis em nosso meio pertencem aos seguintes subgrupos: alcaloides do esporão de centeio e hormônios neuro-hipofisários e análogos sintéticos.

▶ Alcaloides do esporão de centeio

São produtos sintéticos, derivados do ácido lisérgico. Dois são utilizados no Brasil: ergometrina e metilergometrina.

ERGOMETRINA

Corresponde à propanolamida do ácido lisérgico. É chamada ergonovina nos Estados Unidos.

Ela estimula diretamente o músculo uterino para aumentar a força e a frequência das contrações. Também induz as contrações cervicais. O efeito oxitócico aumenta no fim da gravidez, sendo maior que seus efeitos vasculares. A vasoconstrição produzida resulta do estímulo dos receptores α-adrenérgicos e serotoninérgicos e da inibição da liberação do fator de relaxação derivado do endotélio. Sua ação como adjuvante de diagnóstico deve-se à vasoconstrição de artérias coronarianas.

Usada na forma de maleato.

Farmacodinâmica
- estimulante uterino e adjuvante de diagnóstico (de vasoespasmo coronariano).

Farmacocinética
- administrada pelas vias oral ou intramuscular, a absorção é rápida e completa.
- sofre biotransformação hepática.
- atinge concentração máxima em 60 a 90 minutos (no plasma) após dose oral.
- início de ação: a contração do útero pós-parto se dá em 6 a 15 minutos com dose oral, 2 a 3 minutos com dose intramuscular e um minuto ou menos com dose intravenosa.
- duração da ação: a contração uterina pós-parto, com dose oral, dura aproximadamente 3 horas; com dose intramuscular, também aproximadamente 3 horas; e com dose intravenosa, 45 minutos (embora as contrações rítmicas possam persistir até 3 horas).
- é excretada pelo leite.
- é eliminada pela urina, na forma de metabólitos.

Indicações
- profilaxia e tratamento de hemorragia pós-parto e pós-aborto.
- tratamento de aborto incompleto.
- diagnóstico de angina do peito.

Doses
- via oral, 0,2 a 0,4 mg duas a quatro vezes ao dia, geralmente durante dois dias.
- via intramuscular, para controlar hemorragia uterina, 0,2 mg (1 mL); a dose poderá ser repetida em duas a quatro horas se o sangramento for grave.
- via intravenosa, para controlar sangramento uterino excessivo, 0,2 mg (1 mL).

Contraindicações
- gravidez.
- indução ao parto.
- casos de aborto espontâneo ameaçado.
- reações alérgicas idiossincráticas prévias.
- angina do peito instável.
- infarto do miocárdio recente.
- acidente cerebrovascular.
- ataque isquêmico transitório.
- hipertensão grave.
- doença arterial coronariana.
- eclâmpsia ou pré-eclâmpsia.
- doença vascular periférica oclusiva.
- fenômeno de Raynaud grave.

Precauções
- pode reduzir os níveis de prolactina, o que pode diminuir a lactação.
- evitar uso prolongado; suspender o tratamento se aparecerem sintomas de ergotismo.
- não deve ser administrada antes da saída da placenta.
- doses altas administradas antes do parto podem causar tetania uterina e problemas no lactente, tais como hipoxia e hemorragia intracranial.
- deve-se levar em consideração a relação risco/benefício quando existem os seguintes problemas médicos: alergia, hipersensibilidade ou intolerância à ergometrina ou outros alcaloides do esporão do centeio, anormalidades eletrocardiográficas, desvios venoatriais, doença arterial coronariana, doença cardiovascular, estenose da valva mitral, hipocalcemia, insuficiência hepática, insuficiência renal, resposta positiva ao teste de ergometrina, sepse.

Efeitos Adversos
- fenômenos alérgicos, inclusive choque.
- bradicardia, vasoespasmo coronariano.
- parada cardíaca ou arritmias ventriculares.
- infarto do miocárdio.
- vasoespasmo periférico.
- hipertensão transitória.
- náusea, vômito, visão obscurecida, cefaleia e possivelmente convulsões e morte.
- zumbido nos ouvidos, dor no peito ou dispneia.

Interações Medicamentosas
- pode induzir vasoespasmo coronariano, diminuindo a eficácia da nitroglicerina ou de outros agentes antianginosos.
- anestésicos gerais, especialmente halotano, podem potencializar a vasoconstrição periférica.
- bromocriptina ou outros alcaloides do esporão de centeio podem causar raros casos de hipertensão, derrame cerebral, convulsões e infarto do miocárdio.
- hábito de fumar ou nicotina podem acarretar aumento da vasoconstrição.
- outros vasoconstritores ou vasopressores podem aumentar a vasoconstrição.

▶ *ERGOTRATE (Eli Lilly), 100 amp. de 1 mL c/ 0,2 mg*

METILERGOMETRINA

Corresponde à butanolamida do ácido lisérgico. Chamada metilergonovina nos Estados Unidos, é derivado metilado da ergometrina. Portanto, seu mecanismo de ação é igual ao daquela.

Usada na forma de maleato.

Farmacodinâmica
- estimulante uterino.

Farmacocinética
- a absorção é rápida após administração oral (60%) e intramuscular (78%).
- atinge a concentração máxima (3 ng/mL) dentro de 3 horas após dose oral de 250 μg.
- distribui-se rapidamente pelos tecidos.
- sofre biotransformação, principalmente hepática, com eliminação pré-sistêmica extensiva.
- meia-vida: fase alfa, 2 a 3 minutos; fase beta, 20 a 30 minutos.
- início de ação: contração do útero pós-parto: oral, 5 a 10 minutos; intramuscular, 2 a 5 minutos; intravenosa, imediato.
- duração da ação, contração do útero pós-parto: oral, aproximadamente 3 horas; intramuscular, aproximadamente 3 horas; intravenosa, 45 minutos (embora as contrações rítmicas persistam até 3 horas).
- é excretada pelo leite.
- é eliminada principalmente pela urina, na forma de metabólitos, menos de 5% na forma íntegra; e parcialmente pelas fezes.

Doses
- via oral, como estimulante uterino, 0,2 a 0,4 mg duas a quatro vezes ao dia até haver passado o perigo de atonia uterina e hemorragia.
- via intramuscular ou intravenosa, 0,2 mg, repetida em duas a quatro horas, se necessário, até cinco doses.

Contraindicações
- as mesmas da ergometrina.

Precauções
- as mesmas da ergometrina.

Efeitos Adversos
- os mesmos da ergometrina.

Interações Medicamentosas
- as mesmas da ergometrina.

▶ *METHERGIN (Novartis), 50 amp. de 1 mL c/ 0,2 mg 12 e 120 drág. c/ 0,125 mg*
▶ *METILERGOMETRINA (União Química), 12 e 500 drág. × 125 mg 50 amp. de 1 mL c/ 204 mg*
▶ *METILERGOMETRINA (Vital Brazil), 10 e 500 comprimidos × 0,125 mg 50 amp. de 1 mL c/ 0,2 mg*

▶ Hormônios neuro-hipofisários e análogos sintéticos

Este subgrupo é representado pelo hormônio neuro-hipofisário oxitocina e pelo seu análogo sintético, a carbetocina.

CARBETOCINA

É um análogo sintético da oxitocina, de ação prolongada e com as mesmas características farmacológicas e clínicas. É utilizada para prevenir a atonia uterina e a hemorragia no pós-parto após uma cesariana eletiva, com anestesia peridural ou raquiana. Não deve ser utilizada como indutora do parto ou em cesariana de urgência. É contraindicada em pacientes portadoras de doenças cardíacas graves, hipertensão arterial sistêmica, doenças endócrinas, hepáticas e renais. Administra-se em dose única de 100 μg IV em bolo, em 1 minuto, logo após o parto. O início da ação é rápido, em cerca de 2 minutos, promovendo contrações uterinas vigorosas. Cerca de 100 μg equivalem a uma infusão de oxitocina de 16 horas. Os efeitos adversos mais frequentes incluem: náuseas, vômitos, cefaleia, tremor, hipotensão, prurido, rubor, sensação de calor. É eliminada em pequenas quantidades no leite materno mas sem manifestar efeitos significativos no recém-nascido.

▶ *LONACTENE (Ferring), 5 amp. de 1 mL com 100 μg*

OXITOCINA

É octapeptídio cíclico biossintetizado no núcleo paraventricular do hipotálamo. A utilizada na indústria farmacêutica é preparada mediante fracionamento das glândulas hipofisárias posteriores de bovinos, suínos ou outros mamíferos, ou obtida por síntese.

A oxitocina estimula a contração da musculatura lisa do útero por efeito indireto, aumentando a amplitude e duração das contrações uterinas, com a consequente dilatação e esvaecimento do cérvix. A resposta uterina aumenta paulatinamente durante a gravidez e atinge seu auge no parto a termo. Exerce também fracos efeitos antidiuréticos.

Farmacodinâmica
- estimulante uterino, anti-hemorrágico, estimulante da lactação e auxiliar de diagnóstico.

Farmacocinética
- é rapidamente absorvida através das membranas mucosas nasais.
- a ligação às proteínas é baixa (30%).
- sofre biotransformação hepática e renal.
- meia-vida: 1 a 6 minutos.
- início de ação: por via retal, dentro de poucos minutos; por via intramuscular, 3 a 5 minutos; por via intravenosa, imediato — as contrações uterinas aumentam paulatinamente durante 15 a 60 minutos, em seguida se estabilizam.
- duração da ação: por via nasal, 20 minutos; por via intramuscular, 30 a 60 minutos; por via intravenosa, 20 minutos após o término da infusão — a atividade uterina diminui paulatinamente a níveis de pré-tratamento em cerca de 40 minutos.
- é eliminada pela urina, quase toda na forma de metabólitos.

Indicações
- indução não eletiva do parto.
- controle de sangramento ou hemorragia pós-parto.
- tratamento de deficiência da lactação.
- diagnóstico de sofrimento fetal.

Doses
- infusão intravenosa, para indução ou estímulo do parto, 1 mU (1 mU = 0,001 UI); a dose poderá ser aumentada até se obter resposta uterina ótima; para aborto incompleto ou terapêutico, 10 UI à velocidade de 20 a 40 mU por minuto; para controle de sangramento uterino pós-parto, 10 UI à velocidade de 20 a 40 mU por minuto.
- intramuscular, para controle de sangramento uterino pós-parto, 2 a 5 UI, após a saída da placenta; para aborto incompleto ou terapêutico, 2 a 5 UI a cada 30 a 60 minutos.
- via tópica, para estimular a lactação, uma nebulização em uma ou ambas as narinas, dois ou três minutos antes da amamentação.

Contraindicações
- gravidez.
- desproporção cefalopélvica significativa.
- apresentação ou prolapso do cordão umbilical.
- placenta prévia total.
- vasos prévios.
- aflição fetal, quando o parto não é iminente.
- padrões uterinos hipertônicos.
- emergências obstétricas que exigem intervenção cirúrgica.

Precauções
- uso prolongado causa inércia uterina ou toxemia grave.
- recomenda-se cautela a pacientes com mais de 35 anos de idade.
- deve-se levar em consideração a relação risco/benefício quando existem os seguintes problemas médicos: aborto usando solução salina hipertônica, cabeça fetal desajustada, carcinoma cervical invasivo, deslocamento prematuro da placenta, desproporção cefalopélvica limítrofe, doença cardíaca, grande cirurgia prévia do cérvix ou do útero, grande multiparidade, história passada de sepse uterina ou parto difícil ou traumático, intolerância à oxitocina ou outros oxitócicos, placenta prévia parcial, posições fetais desfavoráveis ou que necessitam de correção, prematuridade, superdistensão do útero.

Efeitos Adversos Maternais
- reação anafilática e outras alergias.
- hemorragia pós-parto.
- arritmias cardíacas.
- afibrinogenia fatal.
- náusea, vômito.
- contrações ventriculares prematuras.
- perda aumentada de sangue.
- hematoma pélvico.
- lacrimação, irritação nasal, rinorreia, reação psicótica, convulsões, sangramento ou contrações uterinas incomuns.

Efeitos Adversos Fetais
- bradicardia
- extrassístoles ventriculares e outras arritmias.
- icterícia neonatal.
- dano permanente do cérebro ou do sistema nervoso central.
- morte.

Interações Medicamentosas
- pode aumentar o efeito pressor dos simpatomiméticos.
- hidrocarbonetos anestésicos por inalação produzem diminuição da resposta uterina.
- outros oxitócicos podem acarretar hipertensão uterina, causando ruptura uterina ou laceração cervical.

▶ ORASTINA (Aventis Pharma), 50 amp. de 1 mL c/ 3 UI
▶ OXITON (União Química), 50 amp. de 1 mL c/ 5 UI
▶ SYNTOCINON (Novartis), 50 amp. de 1 mL c/ 5 UI
▶ SYNTOCINON AEROSSOL (Novartis), fr. de 5 mL c/ 40 UI

Outros
Neste subgrupo é descrita uma prostaglandina com efeito oxitócico, a dinoprostona.

DINOPROSTONA

É a prostaglandina E_2 agindo ao nível de receptores específicos de membranas acopladas além das ciclases (adenilciclase e guanilciclase). Sua ação parece desenvolver-se diretamente no miométrio, estimulando as contrações no útero grávido e assemelhando-se às contrações naturais durante o parto. Tais contrações podem induzir ao abortamento. Contudo, não tem ação na placenta fetal. Também facilita a dilatação cervical e promove a secreção de colagenase, reduzindo a rede de colágeno da cérvix. Assim, reduz o número de induções falsas de parto e a quantidade de oxitocina a ser utilizada.

Além dessas propriedades, pode ainda estimular a musculatura lisa do trato gastrintestinal, produzir broncoconstrição ou broncodilatação e vasodilatação. Devido ao seu efeito na termorregulação hipotalâmica, pode provocar hipertermia.

Farmacodinâmica
- oxitócico, agente abortivo e anti-hemorrágico.

Farmacocinética
- administrada em perfusão ou em instilação amniótica.
- por via vaginal, é absorvida em uma velocidade de 0,3 mg/h em um período de 12 horas. Os efeitos sistêmicos observados nesta via de administração são insignificantes.
- 73 a 95% ligam-se às proteínas plasmáticas.
- sofre rápida biotransformação nos tecidos locais.
- a absorção sistêmica é eliminada pelos pulmões, fígado e rins.
- meia-via <5 minutos.
- sofre degradação imediata formando a 11α-hidroxi-9,15-dioxoprost-5-enoico e inúmeros metabólitos.
- após a colocação vaginal, o início da ação ocorre dentro de 10 minutos.
- após administração vaginal de 20 mg, as contrações uterinas persistem entre 2 a 6 horas.
- 70% eliminados pelos rins e 30% pelas fezes.

Indicações
- indução do trabalho de parto.
- relaxamento cervical uterino.
- abortamento terapêutico.
- hemorragia pós-parto.
- mola hidatiforme benigna.

Doses
- para abortamento terapêutico, na apresentação de supositórios vaginais, 20 mg cada 3 a 5 horas com ajustes de acordo com a resposta clínica. A paciente deve permanecer deitada, pelo menos, 10 minutos após a colocação.
- a dose máxima cumulativa recomendada é de 240 mg. Não se recomenda seu uso contínuo por mais de dois dias.
- como relaxante cervical, na apresentação de gel vaginal, 0,5 mg aplicado no canal cervical. A paciente deve permanecer deitada entre 15 e 30 minutos após a introdução.
- a dose cumulativa máxima do gel é de 1,5 mg (7,5 mL) em 24 horas.

Contraindicações
- hipersensibilidade às prostaglandinas.
- antecedente de cirurgia uterina.
- antecedente de cesárea.

Precauções
- pode ocorrer reação cruzada de hipersensibilidade com outras prostaglandinas.
- o uso prolongado pode produzir proliferação óssea.
- categoria C da FDA na gravidez.
- na presença de infecção genital não utilizar a via extra-amniótica.
- devido à fragilidade uterina, vigiar a administração às multíparas.
- uso cuidadoso em pacientes com antecedente de gravidez gemelar (fragilidade uterina).

- presença de asma brônquica.
- ocorrência de glaucoma de ângulo fechado.

Efeitos Adversos
- reação anafilática.
- bradicardia ou taquicardia, fibrilação ventricular.
- broncoespasmo.
- dor uterina após o abortamento.
- vasoconstrição periférica, hipertensão arterial sistêmica.
- hipertonia uterina, ruptura uterina.
- endometriose.
- dor retroesternal.
- infecção local.
- náuseas e vômito, diarreia.
- cefaleia, vertigem, calafrios.

Interações Medicamentosas
- o uso concomitante com oxitócitos aumenta a hipertonia uterina, podendo provocar ruptura do útero.
- não deve ser usada como relaxante cervical ou como estimulante uterino se a paciente já estiver em uso de oxitocina ou similar.

▶ PROPESS (Ferring), blíster com um pessário vaginal × 10 mg

▶ RELAXANTES UTERINOS

Também chamados tocolíticos (*tocos*, em grego, significa nascimento), são usados em pacientes selecionadas para inibir o parto prematuro em gestações que se beneficiariam de vida uterina mais longa, geralmente 32 semanas.

As contrações uterinas podem cessar espontaneamente.

Os mais utilizados são ritodrina, terbutalina e sulfato de magnésio, nesta sequência. Outros β_2-adrenérgicos, além da ritodrina, também usados para inibir o trabalho de parto prematuro, são: fenoterol, hexoprenalina, isoxsuprina e salbutamol. Com exceção da hexoprenalina, que não é comercializada no Brasil, e da isoxsuprina, descrita a seguir, estes fármacos são estudados no capítulo 11. Aqui são descritos ainda um antiespasmódico usado em associação, o piperidolato, e um antagonista da ocitocina, o atosibano.

ATOSIBANO

É um peptídio sintético antagonista competitivo da ocitocina humana ligando-se ao seu receptor. Liga-se ainda ao receptor da vasopressina inibindo o efeito desta. Diminui as contrações uterinas quer da frequência quer do tônus. O relaxamento da musculatura uterina ocorre de forma rápida, em torno de 10 minutos, atingindo uma latência uterina estável durante 12 horas.

Farmacodinâmica
- antagonista da ocitocina humana, relaxante da musculatura uterina.

Farmacocinética
- em mulheres não grávidas, a infusão de 10 a 300 µg/min entre 6 e 12 horas apresenta um aumento da concentração plasmática proporcional à dose.
- em mulheres em trabalho de parto com infusão de 300 µg/min entre 6 e 12 horas, atinge o estado de equilíbrio em cerca de uma hora.
- volume de distribuição de 18,3 ± 6,8 L.
- meia-vidas inicial e terminal de 0,21 ± 0,01 e 1,7 ± 0,3 horas.
- 46 a 48% ligam-se às proteínas plasmáticas.
- atravessa a barreira placentária.
- é biotransformado formando dois metabólitos. O principal é o metabólito M1 com efeito semelhante ao do fármaco original.
- o composto original é encontrado em pequenas quantidades na urina.

Indicações
- retardar o trabalho de parto prematuro em mulheres com: a) contrações uterinas regulares com pelo menos 30 segundos de duração com uma frequência ≥4/min; b) dilatação cervical de 1 a 3 cm (0–3 para nulíparas) e obliteração cervical ≥50%; c) mulheres com idade ≥18 anos; d) idade gestacional entre 24 e 33 semanas, e d) frequência cardíaca fetal normal.

Doses
- administrada em três fases: infusão inicial, em bolo, de uma dose de 6,75 mg com diluente (concentrado de 7,5 mg/mL), seguida de uma infusão contínua de 300 µg/min de um concentrado de 7,5 mg/mL por um período de três horas. A terceira etapa consiste na administração de 100 µg/min em 45 minutos. A duração total do tratamento não deve ultrapassar 48 horas. A dose máxima total é de 330 mg. Pode-se seguir a tabela abaixo como esquema para infusão IV.
- caso seja necessário prolongar o tratamento, iniciar com uma injeção da solução preparada, em bolo, de 7,5 mg/mL. Em seguida, administrar em infusão IV, em uma concentração de 7,5 mg/mL.

Contraindicações
- hipersensibilidade ao fármaco.
- gestação entre 24 e 33 semanas.
- ruptura prematura da bolsa em gestação >30 semanas.
- retardo do crescimento intrauterino e frequência cardíaca fetal anormal.
- hemorragia uterina.
- infecção intrauterina.
- placenta prévia.
- descolamento prematuro de placenta.
- risco materno ou fetal.
- insuficiência renal e/ou hepática.
- gravidez múltipla.

Precauções
- no uso quando a ruptura prematura da bolsa não pode ser totalmente excluída, deve-se avaliar a possibilidade de retardar o parto, levando-se em consideração o risco do desenvolvimento de corioamnionite.
- a repetição do tratamento não deve ser superior a três tentativas.
- vigiar as contrações uterinas e a frequência cardíaca fetal.
- vigiar a possibilidade da ocorrência de hemorragia pós-parto.

Efeitos Adversos
- náusea, vômito.
- tontura, cefaleia.
- hipotensão arterial sistêmica, taquicardia.
- hiperglicemia.
- reações no local da injeção.
- febre, insônia.
- prurido, exantema.
- atonia ou hemorragia uterina.

Interações Medicamentosas
- a administração concomitante de labetalol pode acarretar diminuição da concentração plasmática deste em cerca de 36% e aumento do $T_{máx}$ de 45 minutos.

▶ TRACTOCILE (Ferring), fr. de 0,9 e 5 mL com 7,5 mg/mL (solução injetável)

ISOXSUPRINA

É derivado do benzenometanol, que está ligado a um grupo fenoxietilamino substituído.

Produz relaxação uterina mediante efeito direto sobre os músculos lisos, inibindo assim o trabalho de parto prematuro, e exerce ação antidismenorreica. Também produz vasodilatação periférica por efeito direto sobre o músculo liso vascular e a isso se deve sua ação na terapia vasospástica e dos sintomas de senilidade.

Usada na forma de cloridrato.

Farmacodinâmica
- relaxante uterino, antidismenorreico, vasodilatador periférico.

Farmacocinética
- administrada por via oral, é bem absorvida do trato gastrintestinal.
- sofre biotransformação, sendo parcialmente conjugada no sangue.
- início de ação: via oral, uma hora; via intravenosa, 10 minutos.
- meia-vida: adultos, cerca de 1,25 hora; recém-nascidos (após administração à mãe para inibir trabalho de parto prematuro), 1,5 a 8 horas.
- atravessa a barreira placentária.
- excretada principalmente pela urina; a excreção pelas fezes é insignificante.

Indicações
- profilaxia e tratamento de trabalho de parto prematuro.
- tratamento de insuficiência cerebrovascular e doença vascular periférica.
- tratamento da dismenorreia.

Doses
- via oral, adultos, às refeições, ou com leite ou antiácidos, 10 a 20 mg três ou quatro vezes ao dia.

Etapa de infusão	Conduta	Velocidade de infusão IV	Dose
1	0,9 mL IV em bolo	1 minuto	6,75 mg
2	Infusão IV em 3 h	24 mL/h	18 mg/h
3	Infusão IV subsequente	8 mL/h	6 mg/h

- via intramuscular, adultos, 5 a 10 mg duas ou três vezes ao dia.

CONTRAINDICAÇÕES
- sensibilidade à isoxsuprina.
- gravidez.
- distúrbios cardíacos.
- hipertireoidismo uterino.
- hipertensão pulmonar.
- hemorragia ou morte fetal intrauterina.

PRECAUÇÕES
- deve-se levar em consideração a relação risco/benefício quando existem os seguintes problemas médicos: asma, diabetes melito, distúrbios de hemorragia, doença arterial coronária obliterativa grave, doença cerebrovascular grave, glaucoma, hipertensão, hipotensão, infarto do miocárdio recente, pré-eclâmpsia, taquicardia.

EFEITOS ADVERSOS
- exantema, dor torácica, náusea, vômito.
- hipotensão, taquicardia, edema pulmonar.

INTERAÇÕES MEDICAMENTOSAS
- a nicotina dos cigarros, pela constrição que causa aos vasos sanguíneos, pode interferir com seus efeitos terapêuticos.

▸ *INIBINA (Apsen), 20 comprimidos × 10 mg 5 e 25 amp. de 2 mL com 10 mg*

PIPERIDOLATO

É um éster com nome químico N-etil-3-piperidil difenilacetato, antagonista dos efeitos muscarínicos da acetilcolina. Atua principalmente no tubo digestivo, diminuindo o tônus, a amplitude e a frequência do peristaltismo, o fechamento dos esfíncteres (exceto do esfíncter de Oddi). Possui, ainda, efeito antissecretor no estômago, relaxante da musculatura lisa bronquiolar, efeito midriático, antiespasmódico das fibras lisas da vesícula biliar, relaxante uterino, bloqueador da contração da bexiga e efeito cardiovascular, inicialmente bradicardia por estimulação vagal e posteriormente taquicardia (aumento do automatismo sinusal e da condução atrioventricular). Na Europa é utilizado como parassimpaticolítico e espasmolítico nos espasmos do tubo digestivo, úlcera gástrica ou duodenal, cólica hepática ou biliar, cólica nefrética, pancreatite. No Brasil é comercializado como cloridrato e utilizado, em associação, como auxiliar na prevenção das contrações uterinas prematuras.

DOSES
- 100 mg quatro vezes ao dia, dependendo da resposta clínica. A administração deve ser iniciada tão logo haja suspeita de um possível parto prematuro e mantida até a trigésima nona semana de gestação ou até o parto.

CONTRAINDICAÇÕES
- glaucoma de ângulo estreito.
- hipertireoidismo.
- adenoma de próstata.
- íleo paralítico, estenose pilórica.
- arritmias cardíacas, edema agudo de pulmão, infarto do miocárdio.
- insuficiência hepática ou renal grave.
- crianças.
- idosos.
- síndrome de Down.

PRECAUÇÕES
- ressecamento das secreções brônquicas.
- risco de taquicardia e outras arritmias cardíacas e de infarto do miocárdio.

EFEITOS ADVERSOS
- midríase, hipertensão ocular, cicloplegia, fotofobia.
- taquicardia, outras arritmias cardíacas, bloqueio atrioventricular.
- rubor facial.
- febre, delírio.
- ressecamento da pele, boca seca.
- dificuldade da fala.
- retenção urinária.
- constipação.
- hipossecreções nasal e lacrimal.
- vertigem, alterações do eletroencefalograma.

▸ *DACTIL-OB (Aventis Pharma), (cloridrato de piperidolato 100 mg + hesperidina 50 mg + ácido ascórbico 50 mg por drágea), 30 drágeas*

RITODRINA

Corresponde a derivado da hidroxifenetilamina.
É primeiramente agonista β_2-adrenérgico. Diminui a frequência, intensidade e duração das contrações uterinas por estímulo direto dos receptores β_2-adrenérgicos, mediante ativação da adenilato ciclase. Também exerce atividade β_1, causando efeitos adversos cardiovasculares, que são antagonizados por propranolol e outros β-bloqueadores.
Usada na forma de cloridrato.

FARMACODINÂMICA
- tocolítico.

FARMACOCINÉTICA
- a ligação às proteínas é baixa, quase exclusivamente (32%) à albumina.
- início de ação: por via oral, 30 a 60 minutos; por via intravenosa, 5 minutos.
- tempo para atingir a concentração sérica máxima em mulheres não grávidas: por via oral, 30 a 60 minutos; por via intravenosa, 60 minutos.
- biodisponibilidade: cerca de 30%, provavelmente por causa da eliminação pré-sistêmica.
- sofre biotransformação hepática, resultando em metabólitos inativos.
- meia-vida bifásica, após infusão intravenosa em mulheres grávidas: fase de distribuição, seis a nove minutos; fase de eliminação, duas a três horas.
- concentração sérica máxima: quando administrada por via oral, 5 a 15 ng/mL após dose de 10 mg única e repetida em mulheres não grávidas; quando administrada por via intravenosa, 32 a 52 ng/mL após infusão de 9 mg em 60 minutos em mulheres não grávidas.
- excretada pela urina, 71 a 93%, em 24 horas, na forma inalterada e de metabólitos.
- removível por diálise.

INDICAÇÕES
- profilaxia e tratamento do parto prematuro, após 20 semanas ou mais de gestação.

DOSES
- devem ser individualizadas.
- via intravenosa, inicialmente, 50 μg por minuto, aumentada pela mesma dose cada 20 minutos até controlar as contrações, continuando por mais 12 horas; dose de manutenção, 150 a 350 μg por minuto durante 12 horas após haverem terminado as contrações.
- via oral, após o controle de parto prematuro por administração intravenosa, 10 mg trinta minutos após a suspensão da infusão intravenosa, em seguida 10 mg cada duas horas durante 24 horas; dose de manutenção, 10 a 20 mg cada quatro a seis horas enquanto o médico achar desejável prolongar a gravidez.

CONTRAINDICAÇÕES
- antes da 20.ª semana da gravidez.
- alergia à ritodrina.
- anormalidade fetal conhecida.
- corioamnionite.
- distúrbios cardíacos (como arritmias).
- diabete melito não controlado.
- eclâmpsia e pré-eclâmpsia graves.
- hemorragia anteparto que exige parto imediato.
- hipertensão pulmonar.
- hipertireoidismo.
- morte fetal intrauterina.

PRECAUÇÕES
- antes de iniciar o tratamento com ritodrina, deve-se fazer o diagnóstico de parto prematuro e certificar-se da ausência de contraindicações.
- o tratamento deve ser efetuado somente em hospital equipado para tratar das complicações médicas e obstétricas potenciais.
- durante a infusão deve-se vigiar o estado de hidratação, a glicose sérica e os níveis de potássio, sobretudo em pacientes diabéticas ou naquelas que tomam diuréticos.
- deve-se levar em consideração a relação risco/benefício quando a paciente apresenta um ou mais dos seguintes problemas médicos: alergia à ritodrina, asma tratada com agonistas β-adrenérgicos e/ou esteroides, enxaqueca, hipertensão, pré-eclâmpsia leve a moderada.

EFEITOS ADVERSOS
NA MÃE
- edema pulmonar, seguido de morte, em alguns casos; por isso, se ocorrer edema pulmonar deve-se suspender o tratamento.
- taquicardia, aumento da pressão arterial sistólica e diminuição da pressão arterial diastólica.
- angina ou doença cardíaca.
- insuficiência hepática ou hepatite.
- palpitações, dor no peito.
- náusea, vômito, cefaleia, tremor, eritema.
- nervosismo, ansiedade, mal-estar e efeitos cardiovasculares.
- exantema.
- sintomas psicológicos.

NO FETO
- com administração intravenosa, taquicardia, hipoglicemia, hipocalcemia.
- com administração oral, tremores, palpitações, náuseas, pesadelos, arritmias, nervosismo.

SUPERDOSE
- lavagem gástrica ou indução de vômito, seguida de administração de carvão ativado.
- β-bloqueador, como antídoto.

Interações medicamentosas

- pode potencializar os efeitos de outros simpatomiméticos e aumentar o potencial para reações adversas destes.
- durante a administração intravenosa da ritodrina, as necessidades de insulina podem aumentar grandemente.
- β-bloqueadores podem antagonizar seus efeitos.
- diazóxido parenteral, petidina, ou anestésicos gerais potentes podem potencializar os efeitos cardiovasculares, sobretudo arritmias cardíacas ou hipotensão, da ritodrina administrada por via intravenosa.
- glicocorticoides de ação longa podem causar risco aumentado de edema pulmonar na mãe e morte desta.
- outros simpatomiméticos podem potencializar seus efeitos e aumentar o potencial para as suas reações adversas.
- sulfato de magnésio causa distúrbios cardíacos, obrigando a suspender a terapia tocolítica.

▶ *MIODRINA (Apsen), 20 comprimidos × 10 mg*
10 amp. de 5 mL com 10 mg/mL
1 amp. de 10 mL com 15 mg/mL

SULFATO DE MAGNÉSIO

É usado principalmente para prevenir ou controlar convulsões associadas com eclâmpsia ou pré-eclâmpsia graves. Pode também inibir eficazmente as contrações uterinas, desde que se usem doses maiores. Estes efeitos decorrem do efeito depressor do SNC e da redução da liberação de acetilcolina na junção mioneural, bem como da diminuição da sensibilidade da placa terminal motora à acetilcolina e da depressão da excitabilidade da membrana motora.

Farmacodinâmica

- relaxante uterino, antiarrítmico, anticonvulsivante e fornecedor de eletrólitos.

Farmacocinética

- início de ação: via intramuscular, cerca de uma hora; via intravenosa, quase imediato.
- a concentração sérica terapêutica anticonvulsivante é de 4 a 6 mEq por litro.
- duração da ação: via intramuscular, 3 a 4 horas; via intravenosa, cerca de 30 minutos.
- atravessa a barreira placentária.
- excretado pela urina.

Indicações

- tratamento de tetania uterina.
- tratamento de convulsões.
- tratamento de taquicardia ventricular atípica.
- profilaxia e tratamento de hipomagnesemia.

Doses

- vias intramuscular ou intravenosa, adultos e adolescentes, como anticonvulsivante, 1 a 5 g; como fornecedor de eletrólitos, 1 g em tomadas divididas. Crianças, via intramuscular, 20 a 40 mg por kg de peso corporal.

Contraindicações

- sensibilidade ao sulfato de magnésio.
- bloqueio cardíaco.
- dano miocárdico.
- insuficiência renal.

Precauções

- deve-se levar em consideração a relação risco/benefício quando existem os seguintes problemas médicos: doença respiratória, insuficiência da função renal grave, sensibilidade ao sulfato de magnésio.

Efeitos adversos

- colapso circulatório, depressão de reflexos, redução da frequência cardíaca.
- hipotensão transitória, hipotermia, hipotonia.
- redução da frequência respiratória.

Interações medicamentosas

- reduz os efeitos músculo-estimulantes da toxicidade do bário.
- pode causar potencialização grave e imprevista do bloqueio neuromuscular quando administrado concomitantemente com agentes bloqueadores neuromusculares.
- pode potencializar os efeitos de outros fármacos que produzem depressão do SNC.
- sais de cálcio por via intravenosa podem neutralizar os seus efeitos.
- glicósidos digitálicos podem produzir alterações de condução cardíaca e bloqueio do coração.

▶ *SOLUÇÃO DE SULFATO DE MAGNÉSIO A 1 mEq/ML/BRAUN (B. Braun), amp. de 10 mL*
▶ *SOLUÇÃO INJETÁVEL DE SULFATO DE MAGNÉSIO (Hypofarma) a 10%, 1 mEq e 50%, amp. e fr.-amp. de 5, 10, 20 e 50 mL*
▶ *SOLUÇÃO INJETÁVEL DE SULFATO DE MAGNÉSIO A 10% VEAFARM (Veafarm), 100 amp. de 10 mL*
▶ *SULFATO DE MAGNÉSIO 1 mEq/mL (Darrow), 250 amp. de 10 mL*

TERBUTALINA

É predominantemente β_2-adrenérgico, com alguma atividade β_1. Por ser usada principalmente como broncodilatador, está descrita no capítulo 11, seção *Antiasmáticos*.

Antes da introdução da ritodrina, foi muito usada para inibir o trabalho de parto prematuro, por ter eficácia equivalente à desta e efeitos adversos semelhantes. Todavia, causa maior incidência de hiperglicemia, ao passo que a ritodrina acarreta maior incidência de taquicardia.

No Brasil, não se comercializa nenhuma preparação de terbutalina para trabalho de parto prematuro.

AGENTES IMUNIZANTES

▶ **SOROS E IMUNOGLOBULINAS**

Soros
- soro antiaracnídico
- soro antibotrópico
- soro antibotrópico/crotálico
- soro antibotrópico/laquético
- soro antibotulínico
- soro anticrotálico
- soro antidiftérico
- soro antielapídico
- soro antiescorpiônico
- soro antilaquético
- soro antilonômico
- soro antirrábico
- soro antitetânico

Imunoglobulinas
- imunoglobulina antirrábica
- imunoglobulina humana
- imunoglobulina anti-Rh$_o$(D)
- imunoglobulina antitetânica

▶ **VACINAS**
- vacina contra brucelose
- vacina anticaxumba
- vacina anticólera
- vacina contra cólera e diarreia
- vacina antiesfilocócica
- vacina contra febre amarela
- vacina contra febre tifoide
- vacina contra gripe
- vacina contra *Haemophilus influenzae*
- vacina contra hepatite A
- vacina contra hepatite B
- vacina combinada contra hepatites A e B
- vacina contra hepatite B-tétano-difteria-coqueluche
- vacina contra pólio
- vacina antirrábica
- vacina antirrubéola
- vacina antissarampo
- vacina antitetânica
- vacina antituberculose
- vacina antivariólica
- vacina contra varicela
- vacina contra difteria-tétano
- vacina contra difteria-tétano-coqueluche-*Haemophilus*
- vacina contra difteria-tétano-coqueluche-poliomielite-*Haemophilus*
- vacina contra caxumba-rubéola-sarampo
- vacina adsorvida contra difteria-coqueluche-tétano-poliomielite inativada
- vacina adsorvida contra difteria-tétano-coqueluche
- vacina adsorvida contra difteria-tétano-coqueluche-hepatite B-poliomielite-*Haemophilus*
- vacina contra meningococos A e C
- vacina contra meningococos C
- vacina pneumocócica polivalente
- vacinas dessensibilizantes

Os animais em geral, inclusive o homem, estão constantemente em contato com germes causadores de doenças. A penetração desses organismos patogênicos no corpo do animal, através de uma solução de continuidade nas defesas mecânicas da pele ou das mucosas, resulta em infecção, mas não necessariamente em doença, graças à resistência do animal, mediante a qual ele elimina os germes invasores ou pelo menos impede que proliferem ou elaborem seus venenos. Essa resistência recebe o nome de imunidade.

A imunidade pode ser ativa ou passiva. A ativa resulta de uma reação do próprio organismo, provocada por uma infecção (caxumba, coqueluche, febre amarela, febre tifoide, sarampo, tifo exantemático, varicela, varíola etc.) ou por inoculação artificial (vacinoterapia); no primeiro caso é naturalmente adquirida e, no segundo, artificialmente adquirida.

A imunidade passiva resulta da introdução, no organismo, de uma globulina modificada — dita anticorpo — que tem a propriedade de neutralizar antígenos. A imunidade passiva pode ser naturalmente adquirida (como no caso da imunidade de recém-nascidos ao sarampo, à difteria, à varíola, resultante da passagem de anticorpos do organismo materno para o feto) ou artificialmente produzida (como no caso de injeção de soro contendo anticorpos).

Toxinas são substâncias tóxicas que apresentam a propriedade de induzir a formação de anticorpos, isto é, têm poder antigênico. As toxinas podem ser de origem microbiana, vegetal ou animal. Às últimas se dá, geralmente, o nome de venenos. Os anticorpos correspondentes são chamados antitoxinas e antivenenos.

As toxinas, via de regra, só produzem efeito depois de transcorrido algum tempo após a sua introdução no organismo. Fixando-se eletivamente sobre determinados tecidos, vão exercer ali sua ação; uma vez fixadas, dificilmente podem ser deslocadas; daí a importância da aplicação precoce de soros, antes que as células sensíveis se tenham impregnado de toxinas — caso contrário, a soroterapia não produzirá o efeito desejado.

As principais toxinas são as seguintes:

1) *Toxinas bacterianas,* que podem ser: a) exotoxinas — secreções tóxicas da célula bacteriana, de alto poder toxigênico, que se difundem pelo organismo; exemplos: tetânica, diftérica, botulínica, escarlatínica, estafilocócica, gangrenosa; b) endotoxinas — produtos tóxicos, dotados de poder antigênico muito fraco, que ficam retidos no interior da célula bacteriana, não se difundindo pelo organismo; exemplos: tífica, gonocócica, *coli*.

2) *Venenos:* a) ofídicos — botrópico, crotálico, elapídico, laquético; b) de aranhas; c) de escorpião; d) de lagartas.

Submetendo-se a exotoxina a um tratamento especial por formol, obtém-se produto estável e inócuo, chamado *anatoxina,* que conserva suas propriedades antigênicas e a sua capacidade de combinação para com a antitoxina; essa reação é irreversível. Por outro lado, o envelhecimento da exotoxina acarreta a sua transformação em *toxoide,* destituído de poder tóxico, mas conservando capacidade de neutralizar a respectiva antitoxina.

Para combater os efeitos das toxinas e dos venenos, recorre-se a antitoxinas e antivenenos, respectivamente, que são os anticorpos neutralizantes que se obtêm mediante a inoculação de toxinas no homem (como a diftérica, por exemplo) ou venenos em animais, produzindo anticorpos (como o crotálico, por exemplo).

Os agentes imunizantes são, portanto, produtos cuja função primordial é a defesa do organismo contra agentes infecciosos e nocivos, bem como contra células estranhas mutantes do próprio organismo. Consistem em: 1) soros e imunoglobulinas; 2) vacinas.

▶ **SOROS E IMUNOGLOBULINAS**

São produtos utilizados tanto na profilaxia quanto no tratamento destinado a conferir imunidade temporária contra exotoxinas microbianas, agentes infecciosos e venenos de artrópodes e serpentes. Provocam imunidade passiva, mediante transferência de anticorpos produzidos em outro indivíduo.

A atividade dos soros e imunoglobulinas deve-se à complexação dos anticorpos com toxina ou microrganismo infectante. Isto resulta em neutralização da atividade tóxica ou do efeito invasivo. A imunização que estes produtos conferem é de duração curta (em geral, de um a três meses).

▶ Soros*

Os soros utilizados na clínica podem ser de origem humana (soros homólogos) ou equina (soros heterólogos). Os soros heterólogos permanecem em circulação durante menor período de tempo quando comparado aos soros homólogos.

Geralmente utilizam-se soros quando: a) não existe vacina disponível e o emprego do anticorpo impede ou modifica a evolução da doença; exemplo: hepatite A; b) embora exista vacina disponível, necessita-se de proteção imediata, não se dispondo de tempo suficiente para estimular a produção de anticorpos do paciente através de imunização ativa; exemplos: profilaxia da raiva, hepatite B e sarampo; c) a doença clínica está instalada e se sabe que o anticorpo neutraliza o efeito da toxina não fixada. Exemplos: tétano, botulismo, difteria e acidentes por animais peçonhentos; d) o paciente está imunodeprimido ou imunossuprimido, sendo incapaz de produzir quantidades suficientes de anticorpos.

▶ Reações adversas

Os soros heterólogos podem desencadear reações adversas do tipo imediata ou tardia.

Reações precoces

Ocorrem nas primeiras 24 horas após o início da administração do soro, com ampla variação de intensidade. A incidência varia entre 0 e 40%, dependendo dos seguintes fatores: tipo de antiveneno, dose, via de administração, exposição prévia e sensibilidade do indivíduo. Não se sabe que fração ou propriedades do antiveneno são responsáveis pelas reações. Apresentam dois mecanismos diferentes, podendo assim ser divididas em:

a) Reação anafilática ou reagínica

É uma reação de hipersensibilidade imediata do tipo I, cuja natureza depende da interação de um antígeno (alérgeno), um anticorpo da classe IgE e células efetoras específicas (mastócitos e basófilos) que participam da síntese e liberação de mediadores, tais como: derivados do ácido araquidônico, histamina, bradicinina, serotonina, fatores quimiotáticos de eosinófilos, neutrófilos e linfócitos. A histamina parece desempenhar papel fundamental na gênese das reações, promovendo aumento da permeabilidade capilar, aumento da secreção glandular exócrina, contração da musculatura lisa, aumento da síntese de prostaglandinas, modulação da migração eosinofílica e supressão das funções das células T.

b) Reação anafilactoide

Não envolve a participação de anticorpos da classe IgE. Demonstrou-se, *in vitro*, que antivenenos possuem atividade anticomplementar, podendo as reações anafilactoides ser decorrentes da ligação súbita de complemento circulante com antiveneno. O complexo veneno-antiveneno também é capaz de ativar complemento, pela via clássica ou alternada, levando à formação de fragmentos C_{3a} e C_{5a}, também denominados anafilatoxinas. Estas são capazes de estimular mastócitos e basófilos à liberação de mediadores (histamina, leucotrienos, prostaglandinas, fator quimiotático de eosinófilos e plaquetas) e produzir, de modo direto, a contração do músculo liso, estimular a quimiotaxia de neutrófilos, aumentar a permeabilidade vascular e lisar membranas. Relata-se incidência de 3 a 54%, que é proporcional à dose de antiveneno e à velocidade de administração, diminuindo quando utilizado por via intravenosa.

Indivíduos que receberam antiveneno podem apresentar reações alérgicas mesmo sem nunca terem sido expostos a proteínas de cavalo, sugerindo que o mecanismo anafilactoide seja o responsável pela grande maioria das reações precoces à soroterapia. Clinicamente, o quadro é indistinguível, sendo as principais manifestações:

1. Cutâneas — são geralmente os primeiros aspectos observados, como rubor facial, eritema difuso em pernas e tronco, e placas urticariformes de intensidade variável.
2. Edema angioneurótico — envolve cabeça, pescoço e vias respiratórias superiores em cerca de 20% dos pacientes. O edema de laringe é extremamente raro. É a única manifestação clínica que progride lentamente após o início do quadro alérgico, exigindo observação clínica por, no mínimo, 12 horas.
3. Broncoespasmo — costuma ser transitório mas, em pacientes asmáticos, pode cursar com dificuldade na ventilação de difícil reversão.
4. Colapso cardiovascular — aspecto de maior gravidade e instalação precoce. Relacionado à vasodilatação periférica que, reduzindo o retorno venoso e a pós-carga, leva à perda de plasma, depressão cardíaca secundária a desequilíbrios ácido-básicos e no transporte de oxigênio.
5. Edema pulmonar (não cardiogênico) — é raramente descrito, porém constitui achado de necropsia em pacientes que morreram de choque anafilático.
6. Sintomas gastrintestinais — gases, cólicas abdominais, náuseas, vômitos e diarreia são, em geral, autolimitados nas primeiras 6 horas.
7. Outras — alteração na coagulação sanguínea com consequente prolongamento do tempo de coagulação e coagulação intravascular disseminada; alterações de consciência relacionadas à hipoxemia ou anafilaxia *per se*.

Uma vez instalada a reação, a administração do antiveneno deve ser interrompida e o tratamento iniciado prontamente.

Fármacos simpatomiméticos são antagonistas primários do choque anafilático, tanto por bloqueio da liberação de mediadores como por inibição dos efeitos nos órgãos-alvo. Nas reações leves e moderadas, indica-se como agente de escolha epinefrina por via intramuscular ou subcutânea na dose de 0,3 a 0,5 mL de solução 1:1.000 (0,3 a 0,5 mg) em adultos, ou 0,01 mL/kg em crianças, podendo ser repetida a cada 5 ou 10 minutos, conforme a necessidade. Os casos graves requerem injeção intravenosa de 3 a 5 mL de solução 1:10.000 (0,3 a 0,5 mg) em adultos e 0,1 mL/kg em crianças.

Aminofilina constitui fármaco útil no tratamento do broncoespasmo que persiste mesmo após o uso de epinefrina. Dose: 5-6 mg/kg IV em 20 min (ataque), seguida de infusão contínua de 0,4 a 0,9 mg/kg/h (manutenção).

O papel do anti-histamínico não é fundamental no tratamento das reações precoces. Uma vez estabilizado o quadro, pode ser administrado, sendo mais indicados: clorfenamina 5 a 10 mg/dose IV 6/6 horas (0,2 mg/kg em crianças) ou difenidramina 25 a 50 mg IV ou VO 6/6 horas (1 mg/kg em crianças). A prometazina apresenta reações adversas, principalmente em crianças, podendo causar sonolência profunda ou reação paradoxal de agitação psicomotora, devendo seu uso ser evitado.

Os corticoides, apesar de inibirem a síntese de histamina, não desempenham papel relevante no tratamento de urgência. Podem ser administrados em quantidades equivalentes a 100-200 mg de cortisol 6/6 horas IV nas primeiras 24 horas.

A correção rápida de volume é fundamental para a correção da hipovolemia. Casos leves respondem bem com infusão de solução cristaloide; já os graves necessitam de coloides para restituição e manutenção do volume intravascular.

Cessado o quadro alérgico, a soroterapia deve ser reinstituída, não se observando maiores problemas na administração intravenosa do antiveneno remanescente na maioria dos casos. A via subcutânea pode ser utilizada caso o paciente volte a apresentar graves reações ao soro.

Reações tardias

Desenvolvem-se 5 a 24 dias (em média 7) após a administração do antiveneno. A incidência é muitas vezes subestimada, uma vez que sua ocorrência nem sempre é registrada, porém relata-se em até 75% de reações tardias em indivíduos que foram tratados com antiveneno nos Estados Unidos. Quanto maior a dose de antiveneno administrada, maior é a possibilidade de aparecimento e menor o período para instalação das reações.

Assim como as reações precoces, as reações tardias são consideradas como um processo de hipersensibilidade ao soro equino, cujos mecanismos incluem a ativação do sistema complemento e a formação de imunocomplexos veneno-antiveneno. Constitui fenômeno de hipersensibilidade do tipo III (doença do soro).

O quadro clínico caracteriza-se por febre baixa, prurido ou urticária generalizada, artralgias (incluindo articulação temporomandibular), linfadenopatia, edema periarticular, proteinúria e, raramente, encefalopatia.

As reações tardias respondem bem a tratamento com corticoides: prednisolona 5 mg 6/6 horas por cinco dias (0,7 mg/kg/dia para crianças), e anti-histamínicos como clorfenamina

---
*Esta parte do capítulo é, primordialmente, de autoria de Francisco Oscar de Siqueira França e João Luiz Costa Cardoso, médicos do Hospital Vital Brazil, Instituto Butantan, São Paulo-SP.

2 mg 6/6 horas por cinco dias (0,25 mg/kg/dia para crianças).

Prevenção de reações adversas à soroterapia. Tem-se baseado na realização do teste de hipersensibilidade e na utilização prévia de anti-histamínicos.

1. Teste de sensibilidade: precedendo a administração dos soros heterólogos, tem sido recomendada a realização de testes de hipersensibilidade através das provas intradérmica ou conjuntival. Devido aos riscos de dano ocular, tem-se dado preferência à prova intradérmica.

Nos pacientes que apresentarem teste cutâneo positivo, o soro deverá ser administrado com cautela, em doses progressivamente crescentes.

Esta medida, contudo, vem sendo objeto de questionamentos, notadamente no tratamento soroterápico dos acidentes por animais peçonhentos.

O teste de sensibilidade, cutâneo ou ocular, tem sido excluído da rotina do tratamento de acidentes por animais peçonhentos em vários serviços, no Brasil e no exterior. Além de apresentar baixa sensibilidade e baixos valores preditivos na prevenção de reações precoces, este procedimento retarda o início do tratamento específico.

2. Emprego de anti-histamínicos: com a finalidade de diminuir a incidência e a intensidade das reações de hipersensibilidade aguda (anafiláticas e/ou anafilactoides), tem sido recomendada a administração de bloqueador do tipo H_1, como a prometazina, na dose de 0,5 mg/kg por via intramuscular, até no máximo de 25 mg, 15 minutos antes do início da soroterapia.

▶ Soroterapia

O êxito da soroterapia nos acidentes por animais peçonhentos está na dependência dos seguintes fatores:
1. Especificidade do antiveneno utilizado;
2. Precocidade na administração, com a finalidade de neutralizar o veneno inoculado antes que a toxina se haja fixado às células sensíveis do organismo agredido;
3. Dose: depende da gravidade do quadro clínico;
4. Dose total em uma única vez;
5. Via de administração preferencial do antiveneno é a intravenosa, diluído em solução fisiológica ou glicosada, na proporção 1:10, num período de 30 minutos. Justifica-se o uso da via subcutânea quando da administração for feita por leigos e fora do ambiente hospitalar.

No Brasil são disponíveis os seguintes soros: antiaracnídico, antibotrópico, antibotrópico/crotálico, antibotrópico/laquético, antibotulínico, anticrotálico, antidiftérico, antielapídico, antiescorpiônico, antilaquético, antilonômico, antirrábico e antitetânico.

Os soros são apresentados na forma líquida, devendo ser conservados à temperatura de 4 a 8°C, evitando o congelamento. Nestas condições, o prazo de validade é de três anos.

SORO ANTIARACNÍDICO

Consiste de uma solução purificada de imunoglobulinas específicas, obtidas de soros de equídeos hiperimunizados com veneno de escorpiões do gênero *Tityus* e venenos de aranhas dos gêneros *Phoneutria* e *Loxosceles* (Quadros 17.1 e 17.2).

▶ SORO ANTIARACNÍDICO (Butantan), 1 amp. de 5 mL
▶ SORO ANTILOXOSCÉLICO (Butantan), 1 amp. de 5 mL

SORO ANTIBOTRÓPICO

É uma solução de imunoglobulinas específicas, purificadas por digestão enzimática e concentradas, obtidas de soros de equídeos hiperimunizados com venenos de serpentes do gênero *Bothrops* (principalmente jararacas). O veneno destas serpentes é proteolítico, coagulante, hemorrágico e nefrotóxico (raro e mais tardio).

Quadro 17.1 Acidentes por *Phoneutria* sp: classificação quanto à gravidade e tratamento

Classificação	Manifestações clínicas	Tratamento Geral	Específico Soroterapia** Nº de ampolas/Via
Leve	dor na maioria dos casos; eventualmente taquicardia e agitação	observação em sala de emergência analgesia*	—
Moderado	dor intensa associada a manifestações sistêmicas: sudorese, vômitos ocasionais, sialorreia discreta e priapismo	observação em unidade de internação analgesia*	2 a 4/IV
Grave	além das manifestações citadas na forma moderada, apresenta um ou mais sintomas: vômitos intensos, convulsões, coma, insuficiência cardíaca, bradicardia, choque, edema pulmonar agudo e parada cardiorrespiratória	unidade de cuidados intensivos analgesia*	5 a 10/IV

*Analgesia: Dependendo da intensidade da dor, pode-se administrar analgésicos (geralmente metamizol sódico) por via oral ou parenteral. No local da picada, ou no tronco nervoso local pode-se infiltrar 1 a 4 mL de lidocaína a 2%, sem vasoconstritor. Caso não haja boa resposta, pode ser necessário o uso de analgésicos mais potentes, tipo petidina, por via parenteral, desde que não ocorram sintomas de depressão do sistema nervoso central.
**Soro antiaracnídico — 1 amp. de 5 mL.

Quadro 17.2 Acidente loxoscélico: classificação quanto à gravidade e tratamento

Forma clínica	Manifestações clínicas	Tratamento Geral	Específico Soroterapia* Nº de ampolas/Via
Cutânea	dor local edema local endurecido equimose/isquemia locais vesícula/bolha/necrose febre mal-estar geral exantema	anti-histamínicos analgésicos corticosteroides tópicos	5/IV
Cutâneo-visceral	além dos acima referidos: anemia aguda icterícia cutâneo-mucosa hemoglobinúria oligúria/anúria insuficiência renal aguda	correção do distúrbio hidreletrolítico hidratação parenteral diuréticos corticosteroides sistêmicos	10/IV

*Soro antiloxoscélico ou soro antiaracnídico — 1 amp. de 5 mL.

Doses e vias de administração

Caso leve	Caso moderado	Caso grave
Edema local discreto ou ausente Tempo de coagulação normal ou alterado	Edema local evidente Tempo de coagulação normal ou alterado Hemorragia(s) Sem alterações sistêmicas	Edema local evidente Tempo de coagulação normal ou alterado Hemorragia(s) Alterações sistêmicas Choque, anúria
4 ampolas	8 ampolas	12 ampolas

▶ SORO ANTIBOTRÓPICO (Butantan), amp. de 10 mL
▶ SORO ANTIBOTRÓPICO (Funed), 5 amp. de 10 mL
▶ SORO ANTIBOTRÓPICO IVB (Vital Brazil), amp. de 10 mL

SORO ANTIBOTRÓPICO/CROTÁLICO

Trata-se de uma solução de imunoglobulinas específicas, purificadas por digestão enzimática e concentradas, obtidas de soros de equídeos hiperimunizados com venenos de serpentes dos gêneros *Bothrops* e *Crotalus* (cascavéis). O veneno destas últimas é neurotóxico, nefrotóxico, miotóxico e hemolítico.

Doses e vias de administração
Acidente botrópico

Caso leve	Caso moderado	Caso grave
Edema local discreto ou ausente Tempo de coagulação normal ou alterado	Edema local evidente Tempo de coagulação normal ou alterado Hemorragia(s) Sem alterações sistêmicas	Edema local evidente Tempo de coagulação normal ou alterado Hemorragia(s) Alterações sistêmicas Choque, anúria
4 ampolas	8 ampolas	12 ampolas

Acidente crotálico

Caso moderado	Caso grave
Tempo de coagulação normal ou alterado Fácies miastênica discreta ou evidente Diplopia Mialgia discreta ou ausente Alteração ou não da cor da urina	Tempo de coagulação normal ou alterado Fácies miastênica Diplopia Mialgia Alteração da cor da urina Oligúria/anúria Insuficiência respiratória aguda (rara) Choque
10 ampolas	20 ampolas ou mais

▸ *SORO ANTIBOTRÓPICO-CROTÁLICO (Butantan), amp. de 10 mL*
▸ *SORO ANTIBOTRÓPICO-CROTÁLICO POLIVALENTE (Funed), 5 amp. de 10 mL*

SORO ANTIBOTRÓPICO/LAQUÉTICO

É uma solução de imunoglobulinas específicas, purificadas por digestão enzimática e concentradas, obtidas de soros de equídeos hiperimunizados com venenos de serpentes dos gêneros *Bothrops* e *Lachesis* (como surucucus). O veneno destas últimas é proteolítico, coagulante e neurotóxico.

Doses e vias de administração

Caso moderado	Caso grave
Edema local evidente Tempo de coagulação normal ou alterado Hemorragia(s) Sem alterações sistêmicas	Edema local evidente Tempo de coagulação normal ou alterado Hemorragia(s) Alterações sistêmicas Choque, anúria
10 ampolas	20 ampolas

▸ *SORO ANTIBOTRÓPICO-LAQUÉTICO (Butantan), amp. de 10 mL*
▸ *SORO ANTIBOTRÓPICO-LAQUÉTICO (Funed), 5 amp. de 10 mL*

SORO ANTIBOTULÍNICO

É obtido a partir de concentrados de globulinas de equinos imunizados com toxinas botulínicas dos tipos A, B e E. Deve ser administrado o mais rapidamente possível, embora não reverta os sintomas da doença após suas manifestações. A meia-vida das imunoglobulinas varia entre cinco e sete dias. Os soros são indicados para o tratamento das infecções por *Clostridium botulinum* dos Tipos A, B ou E. O tratamento com soro antibotulínico varia quanto à dose e via de administração segundo diversos autores. A dose diária recomendada, em geral, é de 0,5 mL/kg (até 40 mL no adulto) por via IM, podendo ser repetida até a regressão dos sintomas. Uma corrente defende a administração diária IV de 100.000 a 300.000 UI durante três a cinco dias. Outro esquema utiliza duas doses IV de antitoxina trivalente (A, B e E) e uma dose IM (ou de 7.500 UI de antitoxina A, 5.500 UI de antitoxina B e 8.500 UI de antitoxina E). Cerca de duas a quatro horas após a administração inicial podem-se repetir as doses do segundo esquema. Como profilaxia dos pacientes em contato com fontes de infecção, 10.000 a 50.000 UI IM. Antes de iniciar o tratamento, deve-se realizar uma dessensibilização segundo o método de Besredka. Os efeitos adversos mais comuns incluem: choque anafilático, fenômeno de Arthus e doença do soro. Não deve ser utilizado em paciente com histórico de hipersensibilidade ao soro equino.

▸ *SORO ANTIBOTULÍNICO A B (Butantan), amp. de 20 mL com 7.500 UI do tipo A e 5.500 UI do tipo B*

SORO ANTICROTÁLICO

Contém uma solução de imunoglobulinas específicas, purificadas por digestão enzimática e concentradas, obtidas de soros de equídeos hiperimunizados com venenos de serpentes do gênero *Crotalus*.

Doses e vias de administração

Caso moderado	Caso grave
Tempo de coagulação normal ou alterado Fácies miastênica discreta ou evidente Diplopia Mialgia discreta ou ausente Alteração ou não da cor da urina	Tempo de coagulação normal ou alterado Fácies miastênica Mialgia Alteração da cor da urina Oligúria/anúria Insuficiência respiratória aguda (raro) Choque
10 ampolas	20 ampolas ou mais

▸ *SORO ANTICROTÁLICO (Butantan), amp. de 10 mL*
▸ *SORO ANTICROTÁLICO (Funed), 5 amp. de 10 mL*
▸ *SORO ANTICROTÁLICO IVB (Vital Brazil), amp. de 10 mL*

SORO ANTIDIFTÉRICO

É uma solução de imunoglobulinas específicas, purificadas por digestão enzimática e concentradas, obtidas de soros de equídeos hiperimunizados com toxoide diftérico.

O soro antidiftérico é utilizado no tratamento de casos clinicamente confirmados de difteria.

A dose, na prevenção, é de 1.000 a 5.000 UI, segundo idade e circunstâncias; no tratamento, em dose única, adultos, 30.000 a 100.000 UI, e crianças, 15.000 a 60.000 UI; metade da dose é administrada por via subcutânea e, a outra, por via intramuscular.

▸ *SORO ANTIDIFTÉRICO (Butantan), 1, 5 e 10 amp. de 10 mL c/ 10.000 UI*
▸ *SORO ANTIDIFTÉRICO (Pasteur Mérieux), 20 amp. de 1 mL c/ 1.000 UI*

SORO ANTIELAPÍDICO

Trata-se de uma solução de imunoglobulinas específicas, purificadas por digestão enzimática e concentradas, obtidas de soros de equídeos hiperimunizados com venenos de serpentes do gênero *Micrurus*, da família *Elapidae* (que inclui as cobras corais venenosas). Seu veneno é neurotóxico potente.

Os acidentes com essas serpentes são raros. Entretanto, pelo risco de insuficiência respiratória aguda, devem ser considerados como graves.

A dose é de 10 ampolas, por via intravenosa.

▸ *SORO ANTIELAPÍDICO (Butantan), amp. de 10 mL*
▸ *SORO ANTIELAPÍDICO (Funed), 5 amp. de 10 mL*

SORO ANTIESCORPIÔNICO

Trata-se de uma solução de imunoglobulinas específicas, purificadas por digestão enzimática e concentradas, obtidas de soros de equídeos hiperimunizados com venenos de escorpião do gênero *Tityus* (*T. serrulatus*, escorpião amarelo; *T. bahiensis*, escorpião preto). Seu veneno provoca dor local intensa (Quadro 17.3).

▸ *SORO ANTIESCORPIÔNICO (Butantan), amp. de 5 mL*
▸ *SORO ANTIESCORPIÔNICO (Funed), 4 amp. de 5 mL*

SORO ANTILAQUÉTICO

Consiste de uma solução de imunoglobulinas específicas, purificadas por digestão enzimática e concentradas, obtidas de soros de equídeos hiperimunizados com venenos de serpentes do gênero *Lachesis*.

Doses e vias de administração

Caso moderado	Caso grave
Edema local evidente Tempo de coagulação normal ou alterado Hemorragia(s) Sem alterações sistêmicas	Edema local evidente Tempo de coagulação normal ou alterado Hemorragia(s) Alterações sistêmicas Choque, anúria
10 ampolas	20 ampolas

▸ *SORO ANTILAQUÉTICO (Butantan), amp. de 10 mL*

Quadro 17.3 Acidente escorpiônico: classificação quanto à gravidade e tratamento

Classificação	Manifestações clínicas	Tratamento Geral	Específico Soroterapia* Nº de ampolas/Via
Leve	somente presentes as manifestações locais, dor em 100% dos casos. Ocasionalmente vômitos, taquicardia e agitação de pequena intensidade	combate à dor observação quanto ao aparecimento de manifestações sistêmicas durante 6 a 12 horas, em ambiente hospitalar, principalmente crianças abaixo de 7 anos	—
Moderado	manifestações locais e alguma sintomatologia sistêmica como agitação, sonolência, sudorese, náuseas, alguns vômitos, hipertensão arterial, taquicardia e taquipneia	combate à dor observação da evolução clínica durante 12 a 24 horas, em ambiente hospitalar	2 a 4/IV (todas as crianças abaixo de 7 anos; nos demais, vide tratamento geral)
Grave	manifestações locais e sistêmicas: vômitos profusos e náuseas frequentes, sialorreia, lacrimejamento, sudorese profusa, agitação, alteração de temperatura (geralmente hipotermia), taquicardia, hipertensão arterial, alteração do ECG, taquipneia, tremores, espasmos musculares, paralisias e até convulsão pode haver evolução para casos ainda mais graves, com bradicardia, bradipneia, edema agudo de pulmão, colapso cardiocirculatório, prostração, coma e morte	combate à dor internação hospitalar cuidados intensivos, vigilância das funções vitais	5 a 10/IV (todos os pacientes)

*Soro antiescorpiônico ou antiaracnídico — 1 amp. de 5 mL.

SORO ANTILONÔMICO

Consiste em uma solução purificada de imunoglobulinas específicas, obtidas de soros de equídeos hiperimunizados com veneno das cerdas de lagartas do gênero *Lonomia*. O envenenamento produz reações locais na pele como queimação, dor, lesões papulares, prurido. As reações sistêmicas incluem mal-estar, vômitos, diarreia, lipotímia e até mais graves, como as hemorrágicas. A reação mais temida é um quadro de coagulação intravascular disseminada. Há alteração de diversos fatores de coagulação. No envenenamento por *Lonomia achelous*, há alterações de enzimas fibrinolíticas, de ativadores da protrombina, além de outros fatores, mas, principalmente, do fator XIII. No acidente por *Lonomia obliqua* as principais alterações são a ação de um ativador da protrombina chamado protease ativadora da protrombina da *Lonomia obliqua* (LOPAP), um ativador do FATOR X e uma fosfolipase chamada lonomiatoxina, porém sem atividade fibrinolítica.

No Brasil comercializa-se o soro produzido para envenenamento por *Lonomia obliqua* Walker.

O soro é administrado por via IV (duas ampolas) diluído em 60 a 80 mL de solução fisiológica, sob supervisão médica. Na impossibilidade de administração IV pode-se utilizar a via SC, não diluída.

As reações adversas são, em geral, do tipo anafilactoide e podem ocorrer nas primeiras 24 horas após a administração. As reações benignas são de caráter benigno, ocorrendo entre 5 e 24 dias após o uso do soro.

▶ *SORO ANTILONÔMICO (Butantan), amp. de 10 mL*

SORO ANTIRRÁBICO

Contém anticorpos contra o vírus causador da raiva, obtidos do soro de cavalo.

Só deve ser empregado quando não se dispuser da imunoglobulina antirrábica humana. Deve ser empregado simultaneamente com a vacina. A dose utilizada é de 40 UI/kg ou 1.000 UI/25 kg, sendo administrada metade via intramuscular e metade nas bordas da ferida.

Por ser de origem equina, o soro antirrábico pode provocar efeitos adversos de hipersensibilidade importantes. Aproximadamente 15 a 25% dos adultos tratados desenvolvem doença do soro.

▶ *SORO ANTIRRÁBICO (Butantan), amp. de 5 mL c/ 200 UI/mL*
▶ *SORO ANTIRRÁBICO (Pasteur Mérieux), 1 e 10 fr. de 5 mL c/ 1.000 UI*
▶ *SORO ANTIRRÁBICO IVB (Vital Brazil), amp. de 5 mL c/ 200 UI/mL*

SORO ANTITETÂNICO

Contém globulinas antitóxicas contra a toxina tetânica, obtidas do soro de cavalo.

Vem sendo empregado apenas quando não existe possibilidade de se obter a imunoglobulina antitetânica humana.

Na prevenção, a dose utilizada varia de 1.500 a 5.000 UI até 24 horas após o ferimento; depois de 48 horas são empregados 10.000 a 20.000 UI por via intramuscular.

Seu efeito antitetânico tem sido muito discutido, sobretudo depois de instalado o quadro clínico, pois só neutraliza a toxina circulante.

As doses utilizadas dependem do tipo e estado do ferimento.

▶ *ANTITOXINA TETÂNICA (Pasteur Mérieux), 1 seringa de 1 mL c/ 1.500 UI*
10 amp. de 1 mL c/ 1.500 UI
▶ *SORO ANTITETÂNICO (Butantan), amp. de 5 mL c/ 5.000 UI*
▶ *SORO ANTITETÂNICO IVB (Vital Brazil), amp. de 2 mL c/ 3.000 e 5.000 UI*
amp. de 5 mL c/ 5.000 UI

▶ Imunoglobulinas

São soluções (15% a 18%) de proteínas séricas estéreis, contendo anticorpos do sangue humano. Consistem em mistura de soro humano. Seu componente principal é a imunoglobulina G (95% de IgE); outras imunoglobulinas, em pequenas proporções, são IgM e IgA.

Imunoglobulinas específicas são obtidas a partir de doadores de plasma pré-selecionados por terem altos títulos do anticorpo desejado (hepatite, tétano, varicela zoster, varíola). Algumas preparações são obtidas de indivíduos hiperimunizados com vacina específica (raiva, tétano). Outras são obtidas de plasma misturado de indivíduos que apresentam títulos naturalmente altos de anticorpos a antígeno específico (hepatite B, varicela zoster).

Por serem produtos obtidos de plasma humano, as taxas de anticorpos variam de acordo com a região de onde provêm os doadores deste plasma.

As imunoglobulinas disponíveis em nosso meio são: antirrábica, humana, antipertussis, anti-Rh₀(D) e antitetânica.

IMUNOGLOBULINA ANTIRRÁBICA

É uma solução de anticorpos antirrábicos obtidos de doadores humanos, hiperimunizados com vacina antirrábica. Quando disponível, deve-se sempre preferi-la ao soro antirrábico equino. Deve ser administrada a indivíduos expostos ao vírus da raiva, o mais precocemente possível, simultaneamente com a vacina.

A dose utilizada é de 20 UI/kg, por via intramuscular, sendo a metade da dose infiltrada em torno da ferida.

IMUNOGLOBULINA HUMANA

Também chamada gamaglobulina, corresponde à fração proteica veiculadora dos anticorpos circulantes. É obtida de mistura de plasma humano de doadores sãos e comprovadamente negativos para os testes HBsAg (antígeno Austrália) e anti-HIV 1 (AIDS). Contém principal-

17.6 AGENTES IMUNIZANTES

mente imunoglobulina G, com grau de pureza mínimo de 95%.

No comércio há preparações para uso por via intramuscular e outras por via intravenosa.

INDICAÇÕES

- profilaxia de infecções virais, como hepatite A, sarampo, parotidite, poliomielite, rubéola, varicela.
- profilaxia de doenças de imunodeficiência congênita e adquirida, tais como agamaglobulinemia, hipogamaglobulinemia e imunodeficiência combinada.

DOSES

- devem ser adaptadas para cada tipo de produto, paciente (adulto ou criança) ou patologia (PTI, imunodeficiências congênitas ou adquiridas, sepse neonatal ou infecções graves).

CONTRAINDICAÇÕES

- pacientes que tiveram reação anafilática ou resposta sistêmica grave à imunoglobulina.
- gravidez.

EFEITOS ADVERSOS

- dor local, sensibilidade no local da injeção, urticária (ocasional), angioedema.
- reações anafiláticas, relacionadas com a velocidade de infusão.

▶ ARMOGLOBULINA I.V. (Centeon), fr.-amp. c/ 1,0, 2,5, 5,0 e 10 g + diluente
▶ ARMOGLOBULINA-P (Centeon), fr. de 1 g c/ 20 ml de diluente
  fr. de 2,5 g c/ 50 mL de diluente
  fr. de 5 g c/ 100 mL de diluente
  fr. de 10 g c/ 200 mL de diluente
▶ BERIGLOBINA (Aventis Behring), amp. de 2 mL c/ 320 mg
▶ GAMAGLOBULINA "BEHRING" (Aventis Behring), amp. de 2 mL c/ 320 mg + diluente
▶ GAMAGLOBULINA HUMANA "IMMUNO" 320 MG (Immuno), fr.-amp. c/ 320 mg + amp. c/ 2 mL de solvente
▶ GAMA-VENINA (Aventis Behring), fr. de infusão com 2.500 mg + diluente
▶ HAIMAVEN (BBC), fr. c/ 500, 1.000, 2.500 e 5.000 mg + diluente
▶ IMUNOGLOBULIN (Bläusiegel), fr.-amp. com 0,5 g/10 mL, 1 g/20 mL, 2,5 g/50 mL, 3 g/60 mL, 5 g/100 mL e 10 g/200 mL
▶ IMUNOGLOBULINA HUMANA ENDOVENOSA IMMUNO (Immuno), estojos c/ 250, 500, 1.000, 2.500 e 5.000 mg + solvente
▶ ISIVEN IV (Cristália), fr.-amp. de 10 mL c/ 500 mg
  fr.-amp. de 20 mL c/ 1 g
  fr.-amp. de 50 mL c/ 2,5 g
  fr.-amp. de 100 mL c/ 5 g
▶ SANDOGLOBULINA (Novartis), fr. c/ 1 g, 3 g, e 6 g e 33, 100 e 200 mL de diluente, respectivamente, c/ equipamento de transferência e sistema de infusão
▶ VEINOGLOBULINE (Pasteur Mérieux), fr. c/ 500 mg ou 2,5 g + diluente
  fr. de 5 g + diluente
▶ VENOGLOBULIN-S (United Medical), fr. de 50, 100 e 200 mL c/ 2,5 g, 5 g e 10 g, respectivamente

IMUNOGLOBULINA ANTI-RH$_0$(D)

Corresponde à fração proteica do plasma humano contendo elevado teor de anticorpos anti-Rh$_0$(D). É obtida a partir do plasma de doadores comprovadamente negativos para os testes HBsAg (antígeno Austrália) e anti-HIV 1 (AIDS). É indicada para profilaxia da sensibilização por Rh$_0$(D): 1, isto é, da eritroblastose fetal.

DOSES

- devem ser administradas somente por via intramuscular.
- profilaxia pós-parto, 300 μg (= 1.500 UI) cerca de duas horas após o parto se possível, mas não mais que 72 horas após o parto. Após o nascimento de criança com o fator D^u, recomenda-se uma dose de 500 μg (= 2.500 UI) para a mãe Rh-negativa.
- profilaxia pré-parto e pós-parto, 300 μg (= 1.500 UI) na 28.ª semana da gravidez seguida de uma dose posterior de 300 μg (= 1.500 UI) de 2 a 72 horas após o parto.
- após aborto, gravidez extrauterina ou mola hidatiforme, antes da 12.ª semana da gravidez: 120 a 150 μg (= 600 a 750 UI) se possível dentro de 72 horas após o evento; após a 12.ª semana de gravidez: 250 a 300 μg (= 1.250 a 1.500 UI) se possível dentro de 72 horas após o evento.
- após amniocentese ou biopsia do cório, 250 a 300 μg (= 1.250 a 1.500 UI) se possível dentro de 72 horas após a cirurgia.
- após transfusão de sangue Rh-incompatível, para cada 10 mL de sangue transfundido, 100 a 200 μg (= 500 a 1.250 UI) em doses divididas durante alguns dias.

▶ MATERGAM (Aventis Behring), amp. de 1,5 mL com 200 μg + diluente
▶ PARTOGAMA (Immuno), fr.-amp. c/ 250 e 300 μg + diluente

IMUNOGLOBULINA ANTITETÂNICA

Consiste na fração de plasma de doadores humanos hiperimunizados com o toxoide tetânico. É usada na profilaxia e no tratamento específico do tétano, causado pela exotoxina tetanospasmina elaborada pelo *Clostridium tetani*, bacilo fino, móvel, Grampositivo, anaeróbio, esporulado. É a primeira escolha na imunização passiva para o tétano, porque seus efeitos adversos são muito menos frequentes que com o soro antitetânico (SAT) de origem equina. Outrossim, a resposta sorológica é maior, com meia-vida mais longa (quatro semanas, em contraste com os 15 dias do SAT). É administrada exclusivamente por via intramuscular (profunda).

A dose profilática é de 250 a 500 UI, única, simultaneamente com uma dose de toxoide tetânico, em *locais diferentes*.

A dose terapêutica é usualmente de 3.000 a 6.000 UI.

▶ TETAGLOBULINE (Pasteur Mérieux), seringa c/ 250 UI
  20 amp. c/ 250 UI
▶ TETANOBULIN (Immuno), fr.-amp. c/ 250 UI + solvente
▶ TETANOGAMMA (Aventis Behring), amp. de 1 mL c/ 250 UI

▶ VACINAS

As vacinas usadas atualmente podem ser distribuídas em três grupos principais:

1) Suspensões de micróbios (bactérias, vírus) vivos atenuados natural ou artificialmente: contra a varíola, contra a raiva pelo método de Pasteur, contra a tuberculose pelo BCG (sigla composta das primeiras letras do nome Bacilo de Calmette-Guérin), contra a febre amarela, contra a poliomielite tipo Sabin e, mais modernamente, contra sarampo. As vacinas vivas são cada vez mais usadas em medicina humana e, como se sabe, muito empregadas na medicina veterinária.

2) Suspensões de germes mortos pelo calor ou por agentes químicos (fenol, formol etc.): contra a coqueluche, contra a febre tifoide, contra a cólera, contra a febre maculosa, contra a peste, contra a raiva pelo método de Semple e contra a poliomielite (vacinas tipo Salk). São extensivamente empregadas, tanto na profilaxia como no tratamento de doenças infecciosas.

3) Anatoxinas ou toxoides: diftérica, tetânica, estafilocócica. Das muitas passíveis de preparo, apenas as três mencionadas têm largo emprego, as duas primeiras na medicina preventiva e, a última, no tratamento das estafilococcias, mormente da furunculose.

Certas vacinas, como difteria-pertussis-tétano, difteria-tétano, influenzas por hemófilos do tipo b, poliomielite e sarampo-caxumba-rubéola, são utilizadas rotineiramente para imunização de crianças. Outras, como antraz, BCG, cólera, febre amarela, hepatite B, influenza, meningocócica, peste bubônica, pneumocócica, raiva e tifoide, são indicadas para os indivíduos em risco especial. As vacinas, em sua maioria, destinam-se para uso em pessoas normais, sadias.

As vacinas são utilizadas profilaticamente em geral antes da exposição à doença infecciosa. Entretanto, elas também são eficazes nos indivíduos previamente expostos a uma doença específica.

Todas as vacinas causam efeitos adversos, que são geralmente locais e transitórios, mas podem ser sistêmicos e imediatos ou retardados. Os mais comuns são reações inflamatórias no local da injeção. As reações sistêmicas, como febre, exantema e hipersensibilidade, são de ocorrência rara e regridem, em sua maioria, dentro de 48 horas.

Devem ser conservadas sob refrigeração, à temperatura de 4 a 8°C.

VACINA CONTRA BRUCELOSE

Consiste em antígenos bacterianos. É usada na profilaxia da brucelose humana, doença causada por *Brucella melitensis*, *B. abortus* e *B. suis*. Elogiada por alguns, seu valor não é reconhecido unanimemente.

A dose é 0,5 mL, repetida 15 dias depois.

▶ BRUVAC (Nikkho), fr.-amp. de 10 mL

VACINA ANTICAXUMBA

A caxumba é geralmente doença branda e de baixa letalidade; raramente provoca pancreatite, orquiepididimite ou meningoencefalite. É obtida a partir de vírus vivos atenuados cultivados em embriões de galinha. Proporciona imunidade ativa em mais de 95% dos vacinados. É utilizada em dose única de 0,5 mL, a partir de um ano de idade, por via subcutânea ou intramuscular.

Pode ser aplicada isolada ou em associação com a vacina antirrubéola e antissarampo.

É contraindicada em doença febril grave, pessoas alérgicas a proteínas do ovo, canamicina ou neomicina (antibióticos presentes em pequenas quantidades na vacina), uso de imunossupressores, gravidez, neoplasias malignas.

▸ *IMOVAX MUMPS (Pasteur Mérieux), cx. c/ 10 fr. de 1 dose + diluente*
▸ *MUMPSVAX (Prodome), fr.-amp. c/ 1 dose + diluente*

VACINA ANTICÓLERA

É preparada a partir de culturas de *Vibrio cholerae* dos sorotipos Ogawa e Inaba. A vacina contém quatro bilhões de vibriões de cada sorotipo por mL, mortos pela ação do calor e conservados em fenol. Muitos estudiosos não acreditam na eficácia desta vacina para evitar a disseminação da doença. O controle desta faz-se mais eficazmente melhorando a qualidade da água e dos alimentos. Em apenas 50% dos imunizados a vacina produz anticorpos e sua duração é muito curta, havendo necessidade de reforço a cada seis meses.

A indicação é na imunização ativa contra a cólera. A imunidade conferida é de cerca de seis meses.

É administrada por via subcutânea na região do deltoide ou do glúteo. Em adultos, a primeira dose é de 0,5 mL e, a segunda, de 1,0 mL, com intervalo de 7 a 10 dias entre as doses. Em crianças, as doses devem ser a metade ou um quarto das indicadas acima, a critério médico. Nas revacinações é indicada a aplicação de apenas uma dose de 1,0 mL.

Os efeitos adversos são astenia, cefaleia, febre, enduração e eritema, além de edema e dor no local da aplicação.

▸ *VACINA CONTRA A CÓLERA (Butantan), amp. c/ 1,0 mL*

VACINA CONTRA CÓLERA E DIARREIA

É uma suspensão oral contendo *Vibrio cholerae* O1 Inaba e O1 Ogawa biótipos clássicos inativados pelo calor, *Vibrio cholerae* O1 Inaba biótipo El Tor e O1 Ogawa biótipo clássico inativados por formalina, subunidade B recombinante da toxina da cólera (rCTB) que é produzida em *V. cholerae* O1 cepa do biótipo clássico 213. Induz a formação de anticorpos antibacterianos e contra a toxina da cólera (CTB) ao nível intestinal, impedindo que a bactéria se fixe à parede intestinal. A toxina lábil ao calor da *Escherichia coli* enterotoxigênica é muito semelhante à CTB tanto do ponto de vista estrutural quanto funcional e as duas toxinas imunologicamente apresentam reação cruzada. A eficácia de proteção da vacina atinge até 95%.

É indicada para imunização ativa contra a doença provocada pelo *Vibrio cholerae* serogrupo O1 e pode ser utilizada tanto em adultos como em crianças que se deslocam para áreas endêmicas ou epidêmicas. Sua utilização deve levar em conta as recomendações oficiais da OMS, incluindo a variabilidade epidemiológica da doença. Tampouco deve substituir as medidas preventivas.

É de uso exclusivo oral e, antes da administração, deve ser misturada com uma solução de bicarbonato de sódio usando-se cerca de 150 mL de água fria e ingerida dentro de um prazo de duas horas. Alimentos sólidos e líquidos devem ser evitados uma hora antes e depois da vacinação. A vacina é lábil ao meio ácido e como a ingestão de alimentos aumenta a produção de ácido do estômago, o seu efeito pode ser reduzido. Outras vacinas também devem obedecer ao mesmo esquema de administração respeitando o intervalo de uma hora antes e depois.

O esquema de vacinação consiste em administrar duas doses para adultos e crianças a partir de 6 anos. Crianças entre 2 e 6 anos devem receber 3 doses. O intervalo mínimo entre as doses é de uma semana. Se houver falha na administração e o intervalo entre as doses for maior que 6 semanas, o curso de imunização primária deve ser reiniciado. Recomenda-se que a imunização seja concluída cerca de 1 semana antes da possível exposição. Como manutenção, usa-se dose única de reforço após 2 anos da administração inicial para adultos e crianças maiores de 6 anos. Para crianças com idade entre 2 e 6 anos o prazo é de 6 meses. Após 2 anos, recomenda-se utilizar o esquema como o da primeira vacinação.

A vacina é contraindicada em casos de hipersensibilidade ao produto, em crianças com menos de 2 anos de idade, diarreia aguda, doença febril. Pode não induzir níveis protetores em portadores de doença avançada pelo vírus HIV.

Os efeitos adversos incluem: dor abdominal, diarreia, perda da consistência das fezes, náusea, vômitos, anorexia, desidratação, sonolência, exantema, dores articulares, febre, mal-estar, parestesia, flatulência, urticária, exantema, prurido, linfadenite, parestesias.

▸ *VACINA CONTRA CÓLERA E DIARREIA CAUSADA POR ETEC — ESCHERICHIA COLI ENTEROTOXIGÊNICA (Aventis Pasteur), fr. com 1 dose de suspensão oral – 1 sachê com granulado efervescente (adulto e pediátrico)*

VACINA ANTIESTAFILOCÓCICA

Esta anatoxina é obtida de filtrados estéreis de culturas de *Staphylococcus aureus* em meios adequados à produção da toxina. O produto é depois submetido à destoxificação pelo formaldeído, purificado e adicionado de tiomersal como conservante.

Contém toxoides estafilocócicos. É utilizada na profilaxia e tratamento de sintomas de infecções causadas por estafilococos, bem como das intoxicações estafilocócicas subsequentes ao uso de antibióticos.

As doses, por via intramuscular, são administradas com intervalo de sete dias segundo o esquema: 1.ª dose, 0,1 mL; 2.ª dose, 0,3 mL; 3.ª dose, 0,5 mL; 4.ª dose, 1,0 mL. Recomendam-se duas doses de reforço de 1,0 mL: uma no 30.º dia e outra no 60.º dia após a última dose da série básica.

É contraindicada no primeiro trimestre de gravidez.

Seus efeitos adversos são náuseas, vômitos e erupções cutâneas.

▸ *ANATOXINA ESTAFILOCÓCICA (Butantan), 6 amp. de 1 mL c/ 3 UI*
▸ *ESTAFILOIDE (I. Química e Biologia), fr.-amp. de 8 mL c/ 5 UI/mL*

VACINA CONTRA FEBRE AMARELA

É uma vacina de vírus atenuado da febre amarela, obtida a partir de embriões de galinha utilizando-se a cepa 17D-204, não inferior a 1.000 LD50 unidades. Apresenta alta taxa de soroconversão. A febre amarela é provocada por um arbovírus da família Falviviridae, do gênero *Flavovirus*. É indicada para vacinação em áreas endêmicas ou epizoóticas ou para os viajantes que visitam essas regiões. A vacina produz uma infecção subclínica com a consequente produção de células específicas B e T e o aparecimento de anticorpos. Os anticorpos aparecem entre 1 e 2 semanas da administração inicial, sendo o máximo atingido entre 3 e 4 semanas. Os anticorpos IgM surgem entre o quarto e o sétimo dia, antes da detecção de IgG. Após 4 a 6 semanas os títulos de IgM são superiores aos de IgG. Os primeiros permanecem até 18 meses após a vacinação e, provavelmente, explicam o prolongamento da imunidade por cerca de 10 anos.

Indica-se a vacinação para adultos e crianças com idade superior a 9 meses. A dose recomendada é de 0,5 mL por via subcutânea e feita, no mínimo, 10 dias antes da entrada em zona endêmica. A injeção intramuscular pode ser também utilizada de acordo com as recomendações das autoridades sanitárias. A revacinação é indicada a cada 10 anos.

É contraindicada em casos de hipersensibilidade a ovo de galinha e seus derivados, gelatina, eritromicina e canamicina, doença febril, estado geral de saúde precário, doença por deficiência imunitária congênita ou adquirida secundária a doença ou fármaco, doenças do timo, crianças com menos de 6 meses de idade, problemas hereditários de frutose, trombocitopenia, pacientes em uso de anticoagulantes ou imunossupressores e corticosteroides. O uso durante a gravidez e a lactação é contraindicado. Seu uso só é justificado em casos especiais com risco de alta exposição. Contudo, não há evidências conclusivas de que a vacina esteja associada a efeitos anormais no feto.

Pode desencadear, em pacientes com idade acima de 60 anos, a síndrome viscerotrópica relacionada à vacina da febre amarela, que aparece de 10 dias até 1 mês após a vacinação. A vacinação em crianças maiores de 6 meses e até a idade de 9 meses só deve ser feita em condições especiais de recomendações das autoridades sanitárias. No local da injeção pode aparecer hematoma. Na eventualidade de uso de outras vacinas com vírus vivos, deve-se esperar um intervalo de 2 semanas.

Os efeitos adversos incluem cefaleia, mialgia, febre, náusea, diarreia, vômitos, dor abdominal, artralgia, astenia, linfadenopatia, urticária, exantema.

▸ *VACINA CONTRA FEBRE AMARELA (Sanofi Pasteur), fr.-amp. com 1 dose de 0,5 mL + seringa com 0,5 mL de diluente*

VACINA CONTRA FEBRE TIFOIDE

Consiste de uma suspensão de bacilos mortos pelo calor e conservados em fenol de uma cepa de alta antigenicidade da *Salmonella typhi*. A vacina contém um bilhão de bacilos por mL.

É indicada para imunidade ativa contra a febre tifoide. A imunidade não ultrapassa três anos.

Sua via de administração é subcutânea, na região do deltoide ou do glúteo. Em adultos e crianças acima de dez anos, aplica-se uma dose de 0,5 mL e a segunda de 1,0 mL com intervalo de 7 a 14 dias entre as doses. Recomenda-se uma dose de reforço de 1,0 mL após um ano para os indivíduos expostos a risco.

Os efeitos adversos são febre, dor, eritema local, mialgia, cefaleia, mal-estar, astenia.

▶ *VACINA CONTRA A FEBRE TIFOIDE (Butantan), amp. c/ 1,0 mL*

VACINA CONTRA GRIPE

Trata-se de uma suspensão de vírus de influenza incidentes na população e replicados em vírus embrionados de galinha. É inativada pelo formaldeído e conservada em tiomersal.

As cepas virais recomendadas variam a cada ano e obedecem às normas recomendadas pela Organização Mundial da Saúde, possuindo, portanto, vida limitada de 1 ano. A composição da vacina para o hemisfério sul segue as recomendações feitas pelo Conselho Nacional da Austrália sobre influenza para a Oceania.

É indicada para imunização contra a gripe, sobretudo para os grupos de risco como crianças, idosos e indivíduos portadores de enfermidades crônicas de pulmão e coração.

A dose da vacina do Butantan para adultos e adolescentes é de 1 mL pelas vias intramuscular ou subcutânea e, quatro semanas depois da primeira dose, uma dose de reforço de 1 mL. Para crianças (menores de 12 anos), duas doses de 0,5 mL cada, pelas vias intramuscular ou subcutânea, com intervalo de quatro semanas entre as doses. Recomenda-se dose anual como reforço tanto para adultos quanto para crianças.

A vacina produzida pelo laboratório SmithKline Beecham recomenda, para adultos e crianças > 6 anos, 15 μg (0,5 mL) em dose única por via intramuscular ou subcutânea, sendo esta última indicada para os pacientes com trombocitopenia ou outros distúrbios da coagulação. Para crianças de 1 a 6 anos, duas doses de 0,25 mL a intervalos de 4 a 6 semanas.

O laboratório Pasteur Mérieux recomenda para a Vaxigrip a seguinte posologia: adultos e crianças maiores de 10 anos, dose única de 0,5 mL; crianças com menos de 10 anos de idade, duas doses de 0,25 mL (meia dose), com intervalo de um mês. Recomenda também administrar Vaxigrip anualmente durante o outono.

A Novartis Biociências recomenda para a Agrippal S₁, para crianças > 3 anos de idade e para adultos, dose única de 0,5 mL por via IM ou SC profunda. Para crianças de 6 a 35 meses de idade, doses de 0,25 ou 0,5 mL. Para aquelas que não foram infectadas anteriormente, administrar uma segunda dose após um intervalo de quatro semanas.

É contraindicada a indivíduos alérgicos às proteínas de ovo de galinha e para os acometidos de gripe.

Os efeitos adversos são nódulo e/ou eritema no local da aplicação.

▶ *AGGRIPAL S₁ (Novartis), seringa pré-enchida com 1 dose de 0,5 mL*
▶ *FLUARIX (GlaxoSmithKline), seringas com 0,5 mL*
▶ *VACINA CONTRA GRIPE (Butantan), amp. de 1,0 mL*
▶ *VAXIGRIP (Pasteur Mérieux), seringas c/ 0,25 e 0,5 mL*
1, 10 e 20 fr.-amp. de 0,5 mL c/ 10 doses

VACINA CONTRA *HAEMOPHILUS INFLUENZAE*

Trata-se de vacina de *Haemophilus influenzae* do tipo b (Hib) conjugada com proteína diftérica, proteína meningocócica ou proteína tetânica. Não é agente imunizante contra difteria, tétano ou meningite meningocócica; portanto, não deve ser utilizada para esse fim.

É indicada para imunização rotineira de todas as crianças acima de dois meses até cinco anos de idade contra as doenças causadas por *H. influenzae* do tipo b.

A dose, por via intramuscular, é de 0,5 mL preferencialmente aos 2 meses de idade, seguida por uma dose de 0,5 mL dois meses depois. Quando o esquema de duas doses for completado antes dos 12 meses de idade, é necessário administrar uma dose de reforço entre 12 e 15 meses de idade mas não antes de 2 meses após a segunda dose. Crianças com 15 meses de idade ou mais devem receber uma dose única de 0,5 mL.

Seus efeitos adversos são: raramente, reação anafilática, anorexia, irritabilidade, letargia, diarreia, vômito, febre, exantema, urticária, além de eritema e enduração no local da injeção.

▶ *ACT-HIB (Pasteur Mérieux), fr. com uma dose*
▶ *HIBERIX (SmithKline Beecham), fr.-amp. monodose*
▶ *HIBTITER (Wyeth), fr.-amp. contendo 1 dose*
▶ *HibTITER (Lederle), fr.-amp. estéril contendo 1 e 10 doses por unidade*
▶ *PEDVAX HIB (Merck Sharp & Dohme), cx. c/ fr.-amp. com diluente × 0,5 mL*

VACINA CONTRA HEPATITE A

Obtida a partir dos vírus da hepatite A, cepa HM 175, que se desenvolvem em culturas de células diploides humanas (MCR-5) inativadas por formalina e contendo antígenos adsorvidos em alumínio. É apresentada sob a forma de hidróxido de alumínio.

A vacina é segura e com alto poder imunológico, sendo que os anticorpos aparecem em 90% dos vacinados após uma dose inicial e dando proteção total após uma segunda dose. A cobertura protetora surge após a quarta semana da dose inicial. Um reforço é necessário após 6 a 12 meses para maior imunidade. O tempo máximo de proteção da cobertura da vacina não é conhecido, mas acredita-se que permanece por cerca de 20 anos. As pessoas com reações sorológicas positivas para o vírus da hepatite A podem ser vacinadas sem aumentar os riscos de efeitos adversos. Não é necessário realizar provas sorológicas pós-vacinação. Recomenda-se a sua administração: a) para aqueles que viajam a zonas endêmicas; b) pessoas nas quais a hepatite A constitui um risco ocupacional no trabalho ou com alto risco de transmissão; c) comportamento sexual de risco; d) consumidores de drogas injetáveis; e) pessoas submetidas a produtos do sangue. Já nas pessoas que receberam a vacina antes de 4 semanas e que serão expostas a zona de risco, deve-se administrar 0,02 mL/kg de imunoglobulina simultaneamente e em local diferente.

O modo de administração é por via intramuscular no deltoide e nunca no glúteo, devido à resposta inadequada. O esquema de vacinação da vacina *Havrix*, para adultos, consiste em 2 doses: a primeira administrada na data escolhida e a segunda 1 mês depois. A dose inicial é de 720 unidades de imunoabsorvente ligado à enzima (U.EL.) em 1 mL de suspensão. Quando necessário, a segunda dose pode ser administrada a partir de 2 semanas depois da primeira dose. Recomenda-se um reforço após 6 a 12 meses.

Para crianças > 2 anos e até 18 anos, utilizar dose de 360 U.EL. em 0,5 mL de suspensão, em 2 aplicações: a primeira dose na data escolhida e a segunda um mês depois. Como no esquema para adultos, pode ser necessária a antecipação da segunda dose. Um reforço é indicado 6 a 12 meses após a primeira dose.

O esquema de vacinação da vacina *Vaqta*, para adultos, consiste em uma única dose de 1,0 mL (50 U) da vacina, na data selecionada, e uma dose de reforço 6 a 18 meses depois. Para indivíduos com 2 a 17 anos de idade, deve-se administrar uma única dose de 0,5 mL (25 U) da vacina, na data selecionada, e uma dose de reforço 6 a 18 meses depois.

A vacina é contraindicada nos casos de hipersensibilidade aos seus componentes, gravidez, lactação, crianças menores de 2 anos, pacientes geriátricos, estados febris graves.

Atenção especial deve ser dada para administração em pacientes imunodeprimidos, ou naqueles submetidos a terapêutica imunossupressora ou radioterapia. Nesses casos o título de anticorpos obtido pode não ser adequado.

A função hepática deve ser vigiada, bem como a administração em portadores de trombocitopenia ou outros distúrbios hemorrágicos. Não deve ser administrada em mistura com outras vacinas.

Os efeitos adversos descritos incluem: reações anafiláticas, dor no local da injeção, anorexia, cefaleia, náuseas, vômitos, diarreia, artralgia, mialgia, febre, linfadenopatia. Sem relação direta: convulsões, encefalopatia, síndrome de Guillain-Barré, esclerose múltipla, neuropatia.

A administração concomitante da vacina e imunoglobulina sérica não afeta o índice de soroconversão, mas pode resultar em um título mais baixo de anticorpos. Nessa eventualidade, a aplicação deve ser feita em locais distintos.

▶ *AVAXIM (Aventis Pasteur), 1, 5, 10 e 20 seringas de 0,5 mL (uso pediátrico e adulto)*
▶ *AVAXIM 80 U (Sanofi Pasteur), seringa preenchida de 0,5 mL*
▶ *HAVRIX (GlaxoSmithKline), 10 seringas descartáveis de 0,5 mL × 360 U.EL.*
10 seringas descartáveis de 1 mL × 720 U.EL.
▶ *VAQTA (Merck Sharp & Dohme), fr.-amp. × 25 e 50 U*

VACINA CONTRA HEPATITE B

A vacina recombinante anti-hepatite B é uma suspensão estéril contendo o principal antígeno de superfície do vírus purificado (HBsAg) e adsorvida por hidróxido de alumínio. O antígeno é produzido a partir de culturas de células de uma cepa da levedura *Saccharomyces cerevisiae* sendo extraído após a fermentação, purificado e esterilizado. Como a vacina consiste em HBsAg não infeccioso, não existe risco de contrair hepatite com a vacinação. A proteção é atingida quando o nível de anticorpos contra o HBsAg é maior do que 10 UI/L. A série recomendada de 3 doses da vacina induz uma resposta imunológica em mais de 90% dos adultos e de 95% nas crianças e adolescentes. Os níveis de anticorpos produzidos pela vacinação caem após 7 anos, embora o efeito protetor contra a infecção persista.

É recomendada para neonatos, crianças, adolescentes e adultos com risco aumentado de contrair infecção, como: profissionais da área da saúde, pessoas que recebem produtos do sangue, pessoas de risco devido ao comportamento sexual, usuários de drogas injetáveis, viajantes para áreas de alta endemicidade do HBV, contato com infectados agudos. A vacina pode não prevenir a hepatite B nos pacientes que a receberam quando se encontravam no período de incubação da doença.

O esquema de vacinação consiste em 3 doses de vacina da seguinte forma: a) 1.ª dose: na data escolhida; b) 2.ª dose: um mês após a primeira injeção; c) 3.ª dose: seis meses após a primeira injeção. O volume e a dose da vacina variam de acordo com a faixa etária. Para neonatos e crianças até 10 anos, 2,5 µg em 0,25 mL de suspensão/dose (*Recombivax-HB*), ou 10 µg em 0,5 mL de suspensão/dose (*Engerix-B*) por via intramuscular na região anterolateral da coxa. Para crianças e adolescentes (11 a 19 anos), 5 µg em 0,5 mL de suspensão/dose (*Recombivax-HB*), ou 20 µg em 1,0 mL de suspensão/dose (*Engerix-B*), por via intramuscular na região deltoide. Para adultos (> 20 anos), 10 µg em 1,0 mL de suspensão/dose (*Recombivax-HB*), por via intramuscular na região deltoide, ou 20 µg em 1,0 mL de suspensão/dose (*Engerix-B*).

Para recém-nascidos de mães HbsAg-positivas, 5 µg em 0,5 mL de suspensão/dose (*Recombivax-HB*), ou 10 µg em 0,5 mL de suspensão/dose (*Engerix-B*) por via intramuscular, na região anterolateral da coxa. A primeira dose pode ser administrada por ocasião do nascimento, concomitantemente à imunoglobulina contra hepatite B, mas em local diferente (coxa oposta). A segunda dose um mês depois e a terceira, 6 meses após.

Para os casos do esquema de vacinação clássica, o reforço geralmente deve ser feito após 5 anos. Para o esquema de risco imediato, como o pico do nível de anticorpos é menor, o reforço deve ser administrado 1 ano após a primeira dose. Novo reforço somente será necessário após 8 anos.

Para os pacientes imunodeprimidos ou nos submetidos a hemodiálise, administram-se 4 doses de 40 µg/2 mL ou 2 injeções de 20 µg/mL, em locais separados (*Engerix-B*), sendo a primeira numa determinada data, a segunda 1 mês depois, a terceira 2 meses após a primeira dose. Uma quarta dose deve ser feita 6 meses após a primeira. Para a *Recombivax-HB*, 40 µg/mL em três doses, sendo a primeira numa determinada data, a segunda um mês depois e a terceira após 6 meses. Recomenda-se um reforço quando os níveis de anticorpos anti-HbsAg < 10 UI/L.

A vacina é contraindicada nos casos de hipersensibilidade aos componentes, na gravidez e na doença febril aguda grave. Não deve ser administrada na região glútea ou por via intradérmica porque não produz resposta imunológica eficaz. Também não deve ser injetada por via intravenosa. O uso durante a lactação ainda não foi avaliado.

Pode ser administrada concomitantemente com outras vacinas desde que aplicada em local diferente.

▶ *ENGERIX-B (SmithKline Beecham), uso pediátrico, 1, 10 e 25 fr.-amp. com 1 dose de 0,5 mL × 10 µg cada frasco*
uso adulto, 1, 10 e 25 fr.-amp. com 1 dose de 1 mL × 20 µg cada frasco
▶ *RECOMBIVAX (Merck Sharp & Dohme), fr. c/ 0,5 mL × 5 µg e 1,0 mL × 10 µg*
▶ *VACINA RECOMBINANTE CONTRA HEPATITE B (Butantan), fr.-amp. com 5 doses de 1,0 mL*

VACINA COMBINADA CONTRA HEPATITES A E B

É constituída por preparações do vírus da hepatite A purificado e inativado e do antígeno de superfície da hepatite B purificado, adsorvidos em hidróxido de alumínio e fosfato de alumínio.

É indicada para uso em bebês, crianças e adolescentes até 15 anos.

Recomenda-se um esquema de vacinação de três doses, sendo a primeira na data escolhida, a segunda após trinta dias e a terceira seis meses depois da primeira aplicação. Utiliza-se a via IM na face anterolateral da coxa para lactentes e no deltoide para crianças maiores e adolescentes.

▶ *TWINRIX (SmithKline Beecham), (vírus inativado hepatite A 360 U.EL. + proteína HBsAg recombinante 10 µg por 0,5 mL), seringa de vidro*

VACINA CONTRA HEPATITE B-TÉTANO-DIFTERIA-COQUELUCHE

É constituída pelos toxoides da difteria e tétano, pela bactéria inativa da coqueluche e pelo principal antígeno de superfície da hepatite B purificado, adsorvidos em sais de alumínio.

O esquema de vacinação recomendado consiste em três doses de 0,5 mL nos seis primeiros meses de vida, iniciando-se a partir da sexta semana. A primeira dose é aplicada no segundo mês de vida, a segunda no quarto e a terceira no sexto. Utiliza-se a via IM na face anterolateral da coxa. Quando a vacina contra hepatite B é administrada em um programa primário de três doses, recomenda-se uma dose de reforço 12 meses após o início do esquema inicial. Em alguns países é feito um reforço da DTP no segundo ano de vida. Nesses dois casos pode-se administrar uma dose de reforço da vacina combinada no segundo ano de vida. Na eventualidade de a vacina combinada não poder ser aplicada, deve-se fazer a administração do reforço com os antígenos individuais. Nas regiões de alta endemicidade de hepatite B recomenda-se a administração de vacina contra a hepatite B no nascimento.

▶ *TRITANRIX (GlaxoSmithKline), 1 fr.-amp. monodose × 0,5 mL*

VACINA CONTRA PÓLIO

É vacina de poliovírus inativado dos tipos 1, 2 ou 3. A dose imunizante para o tipo 1 é de 40 unidades de antígeno D; para o tipo 2, 8 unidades de antígeno D; e para o tipo 3, 32 unidades de antígeno D. Para crianças até 2 anos é utilizada por via subcutânea ou IM, aplicada preferencialmente na região glútea ou anterolateral superior da coxa. Para crianças maiores de 2 anos, na região deltoide. Recomenda-se a aplicação de 2 ou 3 doses com um intervalo de 30 dias. Para reforço, uma dose um ano após a última injeção e depois a intervalos de 10 anos.

▶ *IMOVAX POLIO (Pasteur Mérieux), cartucho c/ 1 amp. c/ 1 dose de 0,5 mL*

VACINA ANTIRRÁBICA

Contém uma suspensão de vírus rábico-fixo Pasteur, replicado em cérebro de camundongos recém-nascidos ou células diploides humanas. O vírus é inativado por irradiação ultravioleta e o produto contém até 2% de tecido nervoso (vacina de cérebro de camundongos recém-nascidos). O vírus é inativado com solução de betapropiolactona (vacina produzida em células diploides humanas).

É utilizada na profilaxia da raiva, doença fatal em 100% dos casos. A raiva tem diminuído por efeito da vacinação de animais domésticos (cães e gatos) e da quarentena e sacrifício dos animais sem dono.

A prevenção da doença pode ser efetuada antes da exposição à raiva ou depois desta. Antes da exposição devem ser vacinados os indivíduos de alto risco, como caçadores de cães sem dono, laboratoristas que trabalham no setor da raiva, veterinários e cirurgiões de cães. Após a exposição, deve ser usada apenas em casos determinados e indiscutíveis, obedecendo-se às normas específicas da OMS, a saber:

1. Verificar se o animal que mordeu o indivíduo é raivoso; se possível, capturá-lo e mantê-lo sob observação por dez dias. Entretanto, a profilaxia deve ser iniciada prontamente; caso se verifique que o animal não é raivoso, interrompe-se a vacinação.

2. Lavar abundantemente a região da mordida com água e sabão ou detergente. Também pode-se aplicar soro, imunoglobulina e substâncias inativantes do vírus.

3. Utilizar soro e vacina, concomitantemente.

4. O ferimento não deve ser suturado. Deve-se fazer profilaxia para tétano.

A preparação intramuscular é usada para a profilaxia pré e pós-exposição.

As doses devem ser adaptadas para cada tipo de produto, estado do paciente, grau e gravidade do ferimento.

▶ *HDCV (Pasteur Mérieux), cartucho com 1 fr. de uma dose e 1 seringa com 1 mL de diluente × 2,5 UI*
▶ *VACINA CONTRA A RAIVA (Butantan), amp. c/ 1 dose de 1,0 mL*
▶ *VACINA CONTRA A RAIVA IVB (Vital Brazil), 50 amp. de 1 mL*
▶ *VACINA INATIVADA CONTRA RAIVA (Pasteur Mérieux), fr. c/ 1 dose + diluente*

VACINA ANTIRRUBÉOLA

Preparada a partir de vírus vivos atenuados, em embrião de pato, rim de coelho ou de cão, ou de células diploides humanas. Pode ser aplicada isolada ou em associação com a vacina anticaxumba e antissarampo.

O objetivo primário de seu emprego é impedir a rubéola em grávidas porque a transferência transplacentária do vírus ao feto pode causar graves anormalidades congênitas.

É indicada para crianças a partir de um ano até a puberdade, meninas adolescentes e mulheres adultas com titulagem negativa de anticorpos, desde que não engravidem até três meses depois da vacinação.

A dose única, por via subcutânea ou intramuscular, é de 0,5 mL.

Suas contraindicações principais: gravidez, uso de imunoglobulinas, transfusão de sangue ou plasma há menos de três meses, doenças malignas generalizadas, doença febril, uso de corticosteroides, antineoplásicos e irradiação.

Os efeitos colaterais mais comuns são: febre, adenopatias, exantema, artrite e artralgia transitória.

▶ MERUVAX II (Prodome), fr. c/ uma dose + diluente
▶ RUDIVAX (Pasteur Mérieux) cx. c/ 10 fr. de uma dose + diluente

VACINA ANTISSARAMPO

Preparada a partir de vírus vivos atenuados. Confere proteção prolongada. Uma única dose proporciona imunidade em 97% dos vacinados.

Hoje em dia usa-se mais comumente a vacina tríplice (caxumba-rubéola-sarampo).

A dose, por via subcutânea ou intramuscular é de 0,5 mL reconstituída com seu diluente.

É contraindicada na gravidez e em doença aguda e neoplasias.

Entre os efeitos adversos sobressaem linfadenopatias, púrpura trombocitopênica, pneumonias ou convulsões febris. Embora raramente, podem surgir encefalite e encefalopatias, mas o risco destas reações é menos frequente do que no sarampo doença.

▶ ATTENUVAX (Prodome), fr.-amp. c/ uma dose + diluente
▶ ROUVAX (Pasteur Mérieux), cx. c/ 10 fr. de uma dose + diluente
▶ VACINA CONTRA O SARAMPO (Butantan), fr.-amp. c/ 5 doses + diluente

VACINA ANTITETÂNICA

O toxoide tetânico ou anatoxina tetânica é uma vacina obtida de filtrados estéreis das culturas de Clostridium tetani em meio adequado à produção de toxina, submetidos à destoxificação pelo formaldeído, purificados, adsorvidos pelo hidróxido de alumínio e adicionados de tiomersal a 0,01% como conservante.

É indicada para imunização ativa contra o tétano.

Após agitação vigorosa, é administrada por via intramuscular profunda, na região deltoide, do glúteo ou do vasto lateral da coxa. Aplicam-se duas doses com intervalo de, no mínimo, 30 dias e, no máximo, 60 dias, e uma terceira seis meses depois da segunda. A cada dez anos deverá ser aplicada uma dose de reforço.

O efeito adverso é nódulo no local da aplicação, que é reabsorvido em algumas semanas. Ocasionalmente poderá ocorrer febre moderada.

▶ TOXOIDE TETÂNICO (Butantan), amp. de 1 dose de 0,5 mL
fr.-amp. c/ 10 doses de 0,5 mL

VACINA ANTITUBERCULOSE

Conhecida como BCG (Bacilo de Calmette-Guérin), consiste na suspensão de bacilos bovinos (Mycobacterium bovis) atenuados.

A via de administração de eleição é a intradérmica, na dose de 0,1 mg; a primeira dose deve ser aplicada no recém-nascido antes de 30 dias ou, no máximo, até os oito meses de idade. A partir do primeiro mês, só deve ser aplicada após a realização do teste tuberculínico, com resultado negativo. A proteção conferida é duradoura, por volta de dez anos.

É contraindicada na gravidez, nas disgamaglobulinemias, a pacientes com infecções e àqueles que estejam usando fármacos tuberculostáticos, bem como em imunodeficiência celular e mista e tratamento com imunossupressores, incluindo corticosteroides.

Não provoca febre e mal-estar. Alguns dias após a vacinação, no local da aplicação surge um nódulo, que pode evoluir para úlcera e crosta, mas estas regridem espontaneamente, em seis a dez semanas depois da aplicação, deixando uma pequena cicatriz, que não necessita de cuidados especiais nem de curativos.

▶ VACINA BCG CONCENTRADA (Fundação Ataulpho de Paiva), amp. c/ 40 mg
▶ VACINA BCG INTRADÉRMICA (Fundação Ataulpho de Paiva), amp. c/ 2 e 5 mg (20 e 50 doses)
▶ VACINA BCG LIOFILIZADA (Butantan), 20 doses de 0,1 mL c/ amp. de 2 mL de diluente (solução fisiológica a 0,85%)
▶ VACINA BCG ORAL (Fundação Ataulpho de Paiva), flaconete c/ 100 mg

VACINA ANTIVARIÓLICA

Segundo a Organização Mundial de Saúde, a varíola foi erradicada do mundo e não se faz mais vacinação antivariólica em nenhum país do mundo. Quando ela é necessária, deverá ser requisitada ao Serviço de Saúde Pública.

A vacina antivariólica é preparada com vírus vacínico em pele de carneiro (cepa Elstree), purificado e ressuspenso em solução tamponada contendo 5% de peptona e 0,1% de fenol. O diluente que acompanha consiste de solução tamponada com 25% de glicerol.

A imunização contra a varíola deve ser efetuada a partir do sétimo mês; não há, porém, contraindicação a partir do terceiro mês.

A vacina pode ser aplicada pelas técnicas de multipuntura (com agulha bifurcada) e injeção à pressão (Ped-O-Jet).

É contraindicada a pacientes com afecções cutâneas, gravidez, neoplasias, imunodeficiências, hemopatias, doenças febris ou que usem fármacos imunossupressores.

Os principais efeitos adversos são febre, endurecimento local, reação ganglionar. As complicações produzidas pela vacina são: infecções piogênicas locais, eritema multiforme, eczema vaccinatum com mortalidade alta, encefalopatia e osteomielite.

▶ VACINA CONTRA A VARÍOLA LIOFILIZADA (Butantan), fr. c/ 25, 50 e 100 doses + amp. com diluente

VACINA CONTRA VARICELA

É uma vacina produzida a partir da cepa Oka do vírus varicela-zóster vivo, atenuado após cerca de 31 passagens por culturas de células diploides humanas.

A sua produção obedece a um ciclo que dura 50 dias e 20 fases diferentes (Varivax). Após reconstituição, cada dose contém aproximadamente 1.350 unidades formadoras de placas (UFP) do vírus da varicela Oka/Merck. A vacina Varilrix contém não menos de 2.000 UFP por dose. Para avaliação de seroconversão utiliza-se a detecção de anticorpo gpELISA > 0,3, sendo 97% em crianças de 4 a 6 semanas após a aplicação e de cerca de 99% nos adolescentes e adultos de 4 a 6 semanas após a segunda dose. A eficácia protetora é > 96% e os anticorpos estão presentes em 98,8% das crianças vacinadas após um ano e em 99,5% quatro anos depois. Acredita-se que proporcione proteção mesmo quando os anticorpos não são mensuráveis.

A vacina é, em geral, muito bem tolerada, apresentando como efeitos adversos: dor, sensibilidade, inchaço, eritema, erupção inclusive semelhante à varicela no local da injeção, prurido, hematoma, tosse, irritabilidade, fadiga, distúrbios do sono, inapetência, cefaleia, calafrios, doenças do trato respiratório superior, vômito, diarreia, artralgia, febre, pneumonite. Apesar de não terem sido relatados casos de síndrome de Reye com a vacinação, recomenda-se não se fazer uso de salicilatos nas seis semanas seguintes à aplicação pela ocorrência da síndrome em casos de infecção natural por varicela que utilizaram esse medicamento. Nos casos de pacientes que foram submetidos a transfusão de sangue ou hemoderivados, a vacinação só deve ser efetuada após cinco meses. A aplicação de imunoglobulina, após dois meses.

Os contatos vacinados possuem baixa incidência de transmissão do vírus da vacina. Também foram registrados casos de herpes-zóster após a vacinação, embora a sua incidência não seja superior àqueles que se desenvolvem com a infecção natural.

A vacina é indicada em indivíduos > 12 anos de idade por via exclusiva subcutânea na região deltoide, no lado externo, ou região anterolateral da coxa. Para crianças de 1 a 12 anos de idade a dose recomendada é de 1.350 UFP (0,5 mL após reconstituição). Adolescentes e adultos, uma dose inicial de 0,5 mL na data escolhida e uma segunda dose de 0,5 mL quatro a oito semanas após (Varivax). Deve ser administrada logo após a reconstituição, misturando-se 0,7 mL do diluente, e no máximo 30 minutos depois. Após esse período deve ser descartada. A vacina Varilrix, para > 13 anos, 2 doses com um intervalo de 6 a 10 semanas (o tablete da vacina deve ser completamente dissolvido no diluente). Pode ser administrada concomitantemente com vacina de vírus vivo de sarampo/caxumba/rubéola, contra difteria/tétano/coqueluche e contra Haemophilus B, desde que aplicadas em locais diferentes e com seringas separadas.

As contraindicações para seu uso são: antecedente de hipersensibilidade à vacina, de anafilaxia à neomicina (cada dose possui quantidades mínimas desta), discrasias sanguíneas, leucemia, linfomas, imunodeprimidos, tuberculose ativa, doença respiratória febril, infecção ativa acompanhada de febre, gravidez e lactação, crianças < 1 ano.

▶ *VACINA CONTRA VARICELA BIKEN (Aventis Pasteur), fr.-amp. c/ uma dose + 0,7 mL de diluente × ≥1.000 UFC (0,5 mL/dose)*
▶ *VARILRIX (GlaxoSmithKline), 1 fr.-amp. monodose + diluente em seringa pré-enchida × 10³·³ UFP*
▶ *VARIVAX (Merck Sharp & Dohme), 10 fr.-amp. (10 doses), com 1 dose de 0,5 mL × 1.350 UFP por frasco e 1 amp. de 0,7 mL de diluente*

VACINA CONTRA DIFTERIA-TÉTANO

Conhecida como vacina dupla, é constituída pela mistura dos toxoides diftérico e tetânico. Os toxoides são obtidos, respectivamente, de filtrados estéreis das culturas de *Corynebacterium diphtheriae* e *Clostridium tetani* em meios adequados à produção de toxinas, submetidos separadamente à destoxificação pelo formaldeído, adsorvidos pelo hidróxido de alumínio e adicionados de tiomersal a 0,01% como conservante.

É indicada para a vacinação contra a difteria e o tétano; aquela para uso adulto, em pessoas a partir de sete anos de idade; aquela para uso infantil, em crianças de dois meses a seis anos e 11 meses de idade que tenham contraindicação médica formal de receber o componente pertussis da vacina tríplice.

A vacina deve ser agitada fortemente e administrada por via intramuscular profunda, na região do deltoide, do glúteo ou do vasto lateral da coxa. A vacina uso adulto, duas doses com intervalo de, no mínimo, 30 dias e, no máximo, 60 dias entre as doses e uma terceira dose seis meses após a segunda; uma dose de reforço deverá ser aplicada a cada dez anos. A vacina uso infantil, três doses, com intervalo de 60 dias (mínimo de 30 dias) entre as doses; deve-se aplicar a primeira dose de reforço 6 a 12 meses após o término da vacina básica e, a segunda, aos 5 ou 6 anos de idade.

É contraindicada apenas na vigência de doenças agudas febris graves.

Os efeitos adversos não são graves. Poderá ocorrer dor local com vermelhidão, edema e endurado, febrícula e sensação de mal-estar, com intensidade variável e duração passageira.

▶ *DIF-TET-ALL (Novartis), 10 amp. c/ 0,5 mL (10 doses)*
▶ *VACINA DUPLA (DT) — USO ADULTO (Butantan), amp. c/ 1 dose (0,5 mL), fr.-amp. c/ 10 doses (5,0 mL)*
▶ *VACINA DUPLA (DT) — USO INFANTIL (Butantan), amp. c/ 1 dose (0,5 mL)*

VACINA CONTRA DIFTERIA-TÉTANO-COQUELUCHE-*HAEMOPHILUS*

▶ *TETRAMUNE (Wyeth), 1 fr.-amp. com dose única × 0,5 mL*
▶ *VACINA CONTRA DIFTERIA-TÉTANO-PERTUSSIS-HAEMOPHILUS (GlaxoSmithKline), fr.-amp. com dose única × 0,5 mL*

VACINA CONTRA DIFTERIA-TÉTANO-COQUELUCHE-POLIOMIELITE-*HAEMOPHILUS*

▶ *INFANRIX IPV + Hib (GlaxoSmithKline), (toxoide diftérico adsorvido 30 UI + toxoide tetânico adsorvido 40 UI + 40 D unidades antigênicas de poliovírus tipo 1 + 8 D unidades antigênicas tipo 2 + 32 D unidades antigênicas tipo 3 + PT 25 μg + FHA 25 μg + pertactin 8 μg cada 0,5 mL), fr.-amp. monodose c/ seringa diluente c/ 0,5 mL*
▶ *POLIACEL (Aventis Pasteur), 1 e 5 amp. c/ 0,5 mL de suspensão e 1 e 5 fr.-amp. c/ uma dose de liofilizado*

VACINA CONTRA CAXUMBA-RUBÉOLA-SARAMPO

Conhecida como vacina tríplice viral, consiste na suspensão de vírus causadores de caxumba, rubéola e sarampo presentes nas vacinas monovalentes. É indicada para imunização rotineira e simultânea de crianças acima de 12 meses de idade. Pode ser também usada em adolescentes e adultos que não foram vacinados contra as infecções acima citadas. Ela produz níveis de anticorpos comparáveis àqueles obtidos com o emprego de cada vacina monovalente aplicada a intervalos adequadamente espaçados. A imunidade conferida é semelhante àquela observada com as vacinas monovalentes preparadas com vírus vivos atenuados.

A dose única, por via subcutânea ou intramuscular, é de 0,5 mL.

Os efeitos adversos são geralmente os mesmos causados pelas vacinas monovalentes. É normalmente bem tolerada. Pode causar mal-estar, febre branda e linfadenopatia regional.

▶ *M-M-R II (Prodome), cx. c/ 1 ou 10 doses de vacina + diluente*
▶ *TRIMOVAX (Pasteur Mérieux), cx. com 10 fr. de uma dose + diluente*

VACINA ADSORVIDA CONTRA DIFTERIA-COQUELUCHE-TÉTANO-POLIOMIELITE INATIVADA

▶ *TETRACOQ (Pasteur Mérieux), 1 seringa de dose única de 0,5 mL*
20 seringas de dose única de 0,5 mL
▶ *TETRAXIM (Sanofi Pasteur), seringa com 0,5 mL*

VACINA ADSORVIDA CONTRA DIFTERIA-TÉTANO-COQUELUCHE

▶ *ACEL-IMUNE (Wyeth), 1 e 10 fr.-amp. c/ 5 mL (dose múltipla: 10 doses de 0,5 mL/fr.)*
5 e 10 fr.-amp. c/ 0,5 mL (dose única), (uso pediátrico)
▶ *DTCOQ/DTP (Pasteur Mérieux), 10 fr. de 10 doses de 5 mL*
10 fr. de 20 doses de 10 mL
20 amp. de dose única de 0,5 mL
▶ *PERTACEL (Aventis), 1 e 5 amp. e fr.-amp. de 0,5 mL (dose única)*
▶ *REFORTRIX (GlaxoSmithKline), (2 UI (2,5 floculação de toxoide diftérico — Lf) + 20 UI (5 Lf) de toxoide tetânico + 8 μg de PT, 8 μg de FHA e 2,5 μg de PRN por seringa) 1 seringa com 1 dose de 0,5 mL*
▶ *VACINA TRÍPLICE (DTP) (Butantan), fr.-amp. com 5 mL (10 doses) c/ 0,5 mL*

VACINA ADSORVIDA CONTRA DIFTERIA-TÉTANO-COQUELUCHE-HEPATITE B-POLIOMIELITE-*HAEMOPHILUS*

▶ *VACINA ADSORVIDA DIFTERIA-TÉTANO-PERTUSSIS, HEPATITE B, POLIOMIELITE 1, 2, 3 E HAEMOPHILUS INFLUENZAE B (GlaxoSmithKline), (30 UI de toxoide diftérico, 40 UI de toxoide tetânico, 25 μg de PT adsorvido, 25 μg de FHA adsorvida, 8 μg de PRN adsorvida, 10 μg de HBsAg recombinante adsorvida, 40 U de antígeno D de poliovírus tipo 1 (Mahoney), 8 U de antígeno D de poliovírus tipo 2 (MEF-1) e 32 U de antígeno D de poliovírus tipo 3 (Saukett), 1 e 10 fr.-amp. com dose única × 0,5 mL – 1 e 10 seringas pré-enchidas*

VACINA CONTRA MENINGOCOCOS A E C

▶ *MENINGO A + C (Pasteur Mérieux), 1 fr. de dose única + 1 seringa com 0,5 mL de diluente*

VACINA CONTRA MENINGOCOCOS C

É composta de polissacarídio capsular meningocócico purificado conjugado a 15 μg de proteína CRM$_{197}$ de *Corynebacterium diphtheriae*. Para lactentes < 12 meses, três doses de 0,5 mL cada, sendo a primeira antes dos dois meses de idade e as demais com intervalo de um mês. Para adolescentes e adultos, dose única de 0,5 mL.

Uma outra preparação utiliza polissacarídio meningocócico do grupo C, 10 μg, conjugado ao toxoide tetânico, 10-20 μg. A dose é semelhante à da anterior.

▶ *VACINA MENINGOCÓCICA CONJUGADA GRUPO C (Baxter), 5, 10 e 20 seringas pré-enchidas × 0,5 mL*
▶ *VACINA MENINGOCÓCICA CONJUGADA DO GRUPO C (Wyeth), fr.-amp. com dose única de 0,5 mL × 10 μg de oligossacarídio meningocócico do grupo C conjugado a 15 μg de proteína CRM$_{197}$*
▶ *VACINA MENINGOCÓCICA GRUPO C, CONJUGADA CRM$_{197}$ (Blaüsiegel), fr.-amp. c/ uma dose de vacina liofilizada + 1 fr. c/ diluente*

VACINA PNEUMOCÓCICA POLIVALENTE

Consiste em uma mistura de polissacarídios capsulares dos 23 tipos mais prevalentes ou invasivos de *Streptococcus pneumoniae*, sendo 90% isolados sanguíneos e, no mínimo, 85% de isolados locais estéreis. As cepas são submetidas a diversos processos para obtenção da vacina purificada: fermentação, inativação fenólica, isolamento dos antígenos de polissacarídios capsulares pelo fracionamento em álcool, purificação, formulação dos 23 antígenos em solução fisiológica, adição de fenol e finalmente esterilização. Sua eficácia varia de 48 a 81% na população global. Em grupos > 65 anos, de 61 a 75%. A efetividade em imunodeprimidos varia de 21 a 49%.

Recomenda-se seu uso nas seguintes possibilidades: a) para todos os adultos > 50 anos como rotina; b) para pacientes de 2 a 64 anos com risco aumentado de contrair doença pneumocócica (doença cardiovascular crônica, doença pulmonar obstrutiva crônica, diabetes melito, alcoolismo, hepatopatia crônica, asplenia anatômica ou funcional, residentes de ambientes especiais); c) nos pacientes imunodeprimidos > 2 anos. A vacina deve ser administrada, pelo menos, 2 semanas antes de uma esplenectomia eletiva, quimioterapia ou transplante de órgão ou medula óssea. Pode ser aplicada simultaneamente com a vacina contra gripe.

A revacinação é indicada para os maiores de 2 anos com maior risco de contrair infecção pneumocócica e para aqueles em que os níveis de anticorpos contra pneumococos apresentam-se baixos, devendo-se observar um intervalo de, no mínimo, 5 anos. Para os pacientes que receberam 2 doses, a revacinação não é indicada.

A dose usual recomendada é de 0,5 mL por via intramuscular (deltoide) ou subcutânea. As vias intravenosa e intradérmica são contraindicadas.

A vacina é, em geral, bem tolerada. Os efeitos adversos mais comuns incluem: febre, reações inflamatórias no local da injeção, astenia, linfadenite, trombocitopenia em pacientes portadores de púrpura, reações anafiláticas, artralgia, cefaleia, parestesia, síndrome de Guillain-Barré, erupções na pele. Deve-se ter cautela quanto ao aparecimento de reação de hipersensibilidade principalmente nos pacientes com grave comprometimento cardiovascular ou pulmonar nos quais esse tipo de reação pode ter consequências graves. Nas infecções respiratórias agudas acompanhadas de febre, o seu uso deve ser adiado. A aplicação na gravidez e lactação é contraindicada, bem como em crianças < 2 anos.

Uma outra forma de vacina é conjugada à proteína diftérica CRM_{197} obtida a partir de sacarídios de antígeno capsular dos sorotipos 4, 6B, 9V, 14, 18C, 19F e 23F de *Streptococcus pneumoniae*. É indicada para imunização ativa de lactentes e crianças entre seis semanas e nove anos, contra pneumonia e otite média provocada pelos sorotipos mencionados. Para lactentes, a dose recomendada como imunização primária é de quatro doses de 0,5 mL, sendo a primeira no segundo mês de vida e as demais com intervalo de 4 a 8 semanas, de tal forma que a quarta dose seja feita entre 12 e 15 meses de idade, com intervalo de dois meses após a terceira dose. Para outras faixas etárias: a) entre 7 e 11 meses de idade, 3 doses de 0,5 mL, sendo duas delas com intervalo de 4 semanas e a terceira após um ano de idade (no mínimo 2 meses após a segunda dose); b) entre 12 e 23 meses de idade, 2 doses com intervalo de dois meses; c) ≥ 24 meses até 9 anos, 1 dose. Não se recomenda seu uso em adultos.

- *LEDERLE PNU-23 (Wyeth)*, 1 e 20 fr.-amp. c/ 2,5 mL (5 doses de 0,5 mL/fr.)
- *PNEUMO 23 (Pasteur Mérieux)*, 1 seringa de dose única de 0,5 mL
- *PNEUMOVAX 23 (Merck Sharp & Dohme)*, fr. com 0,5 mL × 25 µg de cada tipo de polissacarídeo de S. pneumoniae em sol. salina isotônica
- *PREVENAR (Pfizer)*, fr.-amp. c/ dose única de 0,5 mL com 2 µg de sacarídio/sorotipo e 2 µg de proteína CRM_{197}
- *VACINA PNEUMOCÓCICA CONJUGADA 7-VALENTE (Wyeth)*, 1, 5 e 10 fr.-amp. de 0,5 mL

VACINAS DESSENSIBILIZANTES

Têm sido amplamente usadas, na tentativa de impedir determinadas reações nocivas desencadeadas pela interação antígeno-anticorpo em indivíduos alérgicos. São constituídas por antígenos inalantes, frações de poeira, de lã, de fragmentos de origem animal ou vegetal acrescidas de insetos, fungos ou bactérias inativadas.

As vias de administração normais são a subcutânea e a intradérmica; às vezes, usa-se a via intramuscular.

Os fabricantes indicam estas vacinas em casos de rinite, asma, prurido, resfriados frequentes, bronquite, conjuntivites alérgicas, infecções respiratórias frequentes, urticárias e outros.

A eficácia dessas vacinas é questionada por muitos, pois a melhora dos pacientes depende mais da retirada do agente desencadeante (quando é conhecido) do que do uso de vacinas, além de seguir as regras básicas para alérgicos: evitar contato com poeira, não fumar, revestir colchão com plástico, não usar aerossóis ou inseticidas, não usar cobertores ou agasalhos felpudos, evitar lugares úmidos e mofados, praticar esportes e exercícios ao ar livre etc.

- *ALERGOMED DEPOT (Alergomed)*, 3 fr. c/ 4,5 mL
- *ALERGOMED ORAL (Alergomed)*, 3 fr. c/ 25 mL
- *ALERGORAL (Darrow)*, fr. c/ 15 mL
- *AMINOVAC (Nikkho)*, fr. conta-gotas c/ 15 mL
- *ANTÍGENOS VAG (I. Química e Biologia)*, fr.-amp. + diluente
- *INSUVAC (Sanus)*, fr. c/ 18 mL
- *MICROVACIN (Evolabis)*, cx. c/ 45 cáps.
- *MULTIVAC VR (Nikkho)*, 30 cáps.
- *NIKKHO-VAC (Nikkho)*, fr. c/ 15 mL
- *PASPAT (Sankyo)*, 10 amp. de 0,2 mL
- *URTIVAC (Darrow)*, fr. conta-gotas c/ 15 mL
- *VAG-ORAL (I. Química e Biologia)*, fr. c/ 15 mL

Além das vacinas acima descritas, produzidas por indústrias farmacêuticas, são usadas várias outras, fornecidas por órgãos governamentais. Entre outras, as seguintes: dupla (contra difteria e tétano), antipoliomielite, amarílica (contra febre amarela), antitifóidica (contra febre tifoide e paratifoide) e antigripal.

No Brasil são comercializadas várias outras vacinas, mas sua eficácia é discutível.

ANTI-INFECCIOSOS

▶ ANTISSÉPTICOS
Álcoois
  álcool etílico
  álcool isopropílico
Aldeídos
  formaldeído
  glutaral
Amidinas e guanidinas
  clorexidina
  hexamidina
Compostos de amônio quaternário
  brometo de cetrimônio
  cetrimida
  cloreto de benzalcônio
  cloreto de benzetônio
  cloreto de cetalcônio
  cloreto de cetilpiridínio
  cloreto de dequalínio
Carbanilidas
  triclocarbana
Corantes
  cloreto de metilrosanilina
Compostos fenólicos
  clorofeno
  hexaclorofeno
  triclosana
Halogênios e halogenóforos
  hipoclorito de sódio
  iodo
  iodopovidona
Peróxidos
  permanganato de potássio
  peróxido de carbamida
  peróxido de hidrogênio
Compostos de prata
  nitrato de prata
  vitelinato de prata
Sulfonamidas
  sulfacrisoidina
  sulfanilamida
Compostos de zinco
  óxido de zinco
  sulfato de zinco
Diversos
  ictamol

▶ ANTIPROTOZOÁRIOS
Doença de Chagas
  benznidazol
Leishmaniose
  antimoniato de meglumina
Malária
  4-Aminoquinolinas
    cloroquina
    hidroxicloroquina
  8-Aminoquinolinas
    primaquina
  Diaminopirimidinas
    pirimetamina
  Derivados do quinolinometanol
    mefloquina
    quinina
  Lactonas
    artesunato
  Sulfonamidas
  Associações
    artemeter-lumefantrina
    pirimetamina-sulfadoxina
Pneumocistose
Toxoplasmose
Tricomoníase

▶ ANTIFÚNGICOS
Antibióticos
  anfotericina B
  griseofulvina
  nistatina
Halogenóforos
Derivados imidazólicos e triazólicos
  cetoconazol
  fenticonazol
  fluconazol
  itraconazol
  miconazol
  voriconazol
Derivados pirimidínicos
  flucitosina
Outros antifúngicos
  anidulafungina
  caspofungina
  micafungina

▶ SULFONAMIDAS
Sulfonamidas sistêmicas
Sulfonamidas intestinais
Sulfonamidas oftálmicas
Sulfonamidas urinárias
Sulfonamidas vaginais
Sulfonamidas para outros fins
Associações de sulfonamidas
  sulfadiazina
  sulfadoxina
  sulfamerazina
  sulfametoxazol
  sulfametoxazol-trimetoprima

▶ TUBERCULOSTÁTICOS E HANSENOSTÁTICOS
Tuberculose
  Antibióticos
  Amidas heterocíclicas
    etionamida
    pirazinamida
  Hidrazidas
    isoniazida
  Diversos
    etambutol
Hanseníase
  Antibióticos
  Sulfonas
    acedapsona
    dapsona
  Diversos
    clofazimina

▶ QUIMIOTERÁPICOS PARA OS TRATOS RESPIRATÓRIO E URINÁRIO
Nitrofuranos
  nitrofurantoína
Quinolonas
  ácido nalidíxico
  ácido oxolínico
  ácido pipemídico
  rosoxacino
Fluorquinolonas
  ciprofloxacino
  gatifloxacino
  gemifloxacino
  levofloxacino
  lomefloxacino
  moxifloxacino
  norfloxacino
  ofloxacino
  pefloxacino
Sulfonamidas
  sulfacetamida
Diversos
  fenazopiridina
  metenamina
  nitroxolina
  trimetoprima

▶ QUIMIOTERÁPICOS ANTIVIRAIS
  abacavir
  aciclovir
  adefovir
  amprenavir
  atazanavir
  delavirdina
  didanosina
  efavirenzo
  enfuvirtida
  entricitabina
  estavudina
  fanciclovir
  foscarnete
  ganciclovir
  idoxuridina
  indinavir
  lamivudina
  lopinavir/ritonavir
  maraviroque
  nelfinavir
  nevirapina
  oseltamivir
  palivizumabe
  peginterferona alfa-2b
  penciclovir
  raltegravir
  ribavirina
  ritonavir
  saquinavir
  telbivudina
  tenofovir disoproxila
  trifluridina
  tromantadina
  valaciclovir
  valganciclovir

18.2 ANTI-INFECCIOSOS

zalcitabina
zanamivir
zidovudina

▶ ANTIBIÓTICOS
Penicilinas
   amoxicilina
   ampicilina
   ampicilina benzatina
   benzilpenicilina
   benzilpenicilina benzatina
   benzilpenicilina procaína
   fenoximetilpenicilina
   metampicilina
   oxacilina

Cefalosporinas
Cefalosporinas de primeira geração
   cefadroxila
   cefalexina
   cefalotina
   cefazolina

Cefalosporinas de segunda geração
   cefaclor
   cefoxitina
   cefprozila
   cefuroxima

Cefalosporinas de terceira geração
   cefetamete pivoxila
   cefixima
   cefodizima
   cefoperazona
   cefotaxima
   cefpodoxima proxetil
   ceftazidima
   ceftriaxona

Cefalosporinas de quarta geração
   cefepima
   cefpiroma

Betalactâmicos não clássicos
   amoxicilina + clavulanato de potássio
   aztreonam
   ertapeném
   imipeném + cilastatina
   meropeném
   piperacilina + tazobactam
   sulbactam + ampicilina
   sultamicilina
   ticarcilina + clavulanato de potássio

Anfenicóis
   cloranfenicol
   tianfenicol

Tetraciclinas
   doxiciclina
   limeciclina
   minociclina
   oxitetraciclina
   tetraciclina

Polipeptídios
   bacitracina
   colistimetato sódico
   daptomicina
   fusafungina
   gramicidina
   polimixina B
   quinupristina e dalfopristina
   teicoplanina
   tirotricina
   vancomicina

Macrolídicos
   azitromicina
   claritromicina
   diritromicina
   eritromicina
   espiramicina
   miocamicina
   roxitromicina

Aminociclitóis
   amicacina
   espectinomicina
   estreptomicina
   framicetina
   gentamicina
   neomicina
   netilmicina
   tobramicina

Lincosamidas
   clindamicina
   lincomicina

Rifamicinas
   rifamicina
   rifamida
   rifampicina

Poliênicos
Antraciclinas
Oxazolidinonas
   linezolida

Diversos
   ácido fusídico
   fosfomicina
   mupirocina
   retapamulina
   telitromicina
   tigeciclina

▶ IMUNOESTIMULANTES
Adjuvantes bacterianos
   lisado bacteriano polivalente

Fatores tímicos
   extrato tímico
   timomodulina

Agentes diversos
   leflunomida

Anti-infecciosos são fármacos usados no tratamento de doenças infecciosas. Estas doenças são causadas por certas espécies de insetos, metazoários, protozoários, fungos, bactérias, riquétsias e vírus. Os agentes quimioterápicos empregados na profilaxia e tratamento destas infecções ou infestações são descritos em seções separadas deste capítulo.

Na quimioterapia, deve-se considerar sempre a íntima correlação entre três entidades — quimioterápico, parasito e hospedeiro. Cada qual delas atua sobre as duas outras. Assim, o quimioterápico age predominantemente sobre o parasito, exercendo efeito ou *estático* ou *cida*, mas também sobre o hospedeiro, embora com menor intensidade, provocando os inevitáveis efeitos adversos, dos quais nenhum fármaco está isento. O parasito pode interferir com o quimioterápico, inativando-o por mecanismos enzimáticos e com processos metabólicos e fisiológicos normais do hospedeiro, em consequência da infecção ou infestação. De modo análogo, o hospedeiro pode agir sobre ambos: sobre o quimioterápico, ao ativá-lo ou inativá-lo através de mecanismos enzimáticos, e sobre o parasito, quer fagocitando-o, quer neutralizando-o por anticorpos, por exemplo.

Os anti-infecciosos podem ser assim divididos: antissépticos, antiprotozoários, antifúngicos, sulfonamidas, tuberculostáticos e hansenostáticos, quimioterápicos para o trato urinário, quimioterápicos antivirais, antibióticos e imunoestimulantes.

▶ ANTISSÉPTICOS

Agentes antissépticos são aqueles utilizados para destruir microrganismos ou inibir sua reprodução ou metabolismo; são aplicados principalmente nas superfícies cutâneas ou mucosas e em feridas infectadas a fim de esterilizá-las. Entretanto, os especialistas, em sua maioria, não recomendam a sua aplicação em feridas, pois retardam a cicatrização e podem danificar os tecidos. Processo melhor é limpar as feridas e retirar o pus e o tecido necrótico por processos mecânicos. Os antissépticos aplicados em objetos inanimados, em ambientes e em excretas recebem o nome de desinfetantes. Os antissépticos e desinfetantes são hoje em dia fármacos muito utilizados.

Existem outros termos que possuem conotação clara em relação a antissépticos e desinfetantes: biocidas, esterilizantes e higienizantes.

O termo biocida refere-se a conservantes que impedem o ataque de fungos e bactérias a todo tipo de material orgânico, tal como papel, madeira e tecidos. Esterilizantes são substâncias que destroem todas as formas de vida; um exemplo é o óxido de etileno. Higienizantes são produtos que reduzem o número de microrganismos a níveis relativamente seguros. Todos esses agentes destroem células por coagulação ou desnaturação de proteínas protoplasmáticas, ou lise celular pela alteração estrutural da membrana celular, causando, assim, o vazamento dos compostos celulares.

Vários fatores, tais como pH, temperatura, concentração, duração do contato com os microrganismos e presença de material orgânico (sangue, pus, tecido necrótico), determinam o grau de eficácia dos antissépticos e desinfetantes.

Os antissépticos são usados quer isoladamente, quer incorporados a detergentes, sabões, desodorantes, aerossóis, talcos, dentifrícios, conservantes, anti-infecciosos urinários e diversas outras preparações. São usados extensivamente para matar bactérias, esporos, fungos, vírus e protozoários em infecções ou infestações locais e para preparar a pele em intervenções cirúrgicas.

Os desinfetantes são muito empregados em saneamento caseiro e hospitalar, para desinfetar água e utensílios em geral e para esterilizar vacinas, produtos sanguíneos e enxertos teciduais.

Os antissépticos não são desprovidos de efeitos tóxicos. A aplicação tópica pode irritar a pele e as mucosas, causando dermatite ou reações alérgicas. A absorção destes fármacos acarreta toxicidade sistêmica.

São as seguintes as classes químicas a que pertencem os antissépticos e desinfetantes: álcoois, aldeídos, amidinas e guanidinas, compostos de amônio quaternário, carbanilidas, corantes, compostos fenólicos, halogênios e halogenóforos, peróxidos, compostos de prata, sulfonamidas, compostos de zinco e diversos.

▶ Álcoois

Os álcoois são também desinfetantes, mas sua aplicação principal é como antissépticos em processos cirúrgicos. Os álcoois primários são mais ativos que os secundários, e estes, mais que os terciários. Os mais usados são o álcool etílico e o álcool isopropílico. Aplicados sobre a pele antes de injeções ou atos operatórios, reduzem a flora microbiana local. Para aumentar a ação desinfetante do álcool deve-se friccionar a pele com gaze, enquanto ele é aplicado. Em atos cirúrgicos, antes de aplicar o álcool, deve-se limpar a pele com substância desengordurante.

ANTISSÉPTICOS 18.3

ÁLCOOL ETÍLICO

Exerce ação bactericida rápida, sendo muito usado como desinfetante da pele. Já que atua por desnaturação de proteínas e este processo requer água, a solução a 70% é mais eficiente do que o álcool não diluído. É empregado também como rubefaciente e condicionador da pele em pacientes acamados. Usado igualmente como antisséptico hospitalar.

ÁLCOOL ISOPROPÍLICO

Possui atividade bactericida maior que a do etanol, pois é mais eficiente na desnaturação de proteínas. Apresenta os mesmos empregos do álcool etílico.

▶ Aldeídos

Os mais usados são formaldeído e glutaral. Os aldeídos possuem ação bactericida. Em concentrações baixas, exercem ação tóxica sobre as células e os microrganismos; em concentrações maiores, precipitam as proteínas.

FORMALDEÍDO

Também chamado aldeído fórmico ou formol, é germicida volátil potente de amplo espectro, sendo usado na forma de vapor ou solução aquosa (formalina) para a desinfecção do ambiente ou objetos (equipamento hospitalar, por exemplo) e para a conservação de peças anatômicas. O vapor é irritante quando inalado ou aplicado à pele nas concentrações exigidas para antissepsia.

É empregado em diluições diversas, para a desinfecção de mucosas e tratamento de verrugas. Age desnaturando as proteínas.

▶ SOLUÇÃO DE FORMOL A 3% (Hypofarma), amp. de 500 mL
▶ SOLUÇÃO DE FORMOL A 3% (Mesquita)

Associação
▶ GERMEKIL (Ceras Johnson), (formaldeído a 38% 2,70 g + compostos de amônio quaternário 1,00 g + álcool etílico 54,00 mL por 100 mL), 5 L

GLUTARAL

Corresponde ao glutaraldeído, dialdeído ligeiramente ácido. Alcalinizado a um pH de 7,5 a 8,5 com bicarbonato de sódio ou sal potássico aquoso, torna-se agente antimicrobiano altamente eficaz, apresentando atividade bactericida, esporicida, fungicida, tuberculocida e virucida. Mantém eficácia mesmo na presença de matéria orgânica, como muco, sangue e tecidos.

Tem ação anidrótica quando aplicado às palmas das mãos e plantas dos pés. Geralmente não é usado nas axilas, porque tem propriedades irritantes e sensibilizantes.

Seu uso principal é como esterilizante e desinfetante de material médico-cirúrgico.

▶ BRAUNDEIDE (B. Braun), bombona com 5 L
▶ GLUTACIDE II (Ceras Johnson), 2 bombonas com 5 L
▶ GLUTARALDEÍDO (Silvestre), bombona com 5 L

▶ Amidinas e guanidinas

As comercializadas no Brasil são clorexidina e hexamidina. Atuam alterando a permeabilidade da parede celular bacteriana.

CLOREXIDINA

É uma biguanida bis-hexametilênica. Atua contra bactérias gram-positivas e gram-negativas, tais como *Pseudomonas aeruginosa*. Sua eficácia não é significativamente reduzida na presença de matéria orgânica, tal como sangue. Em concentrações baixas é bacteriostática; em concentrações mais altas, é bactericida. Deve sua atividade antibacteriana à interação iônica com a parede celular bacteriana carregada negativamente; a neutralização resultante da carga no fármaco faz com que este seja adsorvido pela bactéria, com a consequente ruptura da parede celular. Além disso, a clorexidina causa precipitação da proteína plasmática.

É antisséptico bacteriano de amplo espectro, utilizada na assepsia, higiene e limpeza da pele. Usada na forma de digluconato.

▶ CHLOROHEX 2 (Ceras Johnson), 6 dispensadores de 1 L
▶ CHLOROHEX SOLUÇÃO ALCOÓLICA (Ceras Johnson), 6 fr. de 1 L
▶ CHLOROHEX TÓPICO (Ceras Johnson), embalagem com 1 L
▶ DUXIDINA (Prati-Donaduzzi), fr. de 10 e 45 mL com 10 mg/mL (sol. tópica)
▶ HIBITANE (AstraZeneca), fr. de 30 mL com 40 mg/mL
▶ MERTHIOLATE (DM), fr. de 30 mL com 10 mg/mL
▶ PERIOCHIP (AstraZeneca), 10 dispositivos × 2,5 mg

HEXAMIDINA

Trata-se de derivado de uma dibenzamidina. De ação tópica, é empregada como antisséptico nas inflamações da garganta. Usada na forma de isetionato.

Associação
▶ HEXOMEDINE COLUTÓRIO (Aventis Pharma), (hexamidina 1 mg + cloridrato de tetracaína 0,5 mg por mL), fr. nebulizador c/ 30 mL

▶ Compostos de amônio quaternário

Estes compostos apresentam um grupamento hidrofóbico e um grupo hidrofílico (amônio quaternário). Têm a vantagem de serem estáveis, incolores, inodoros e relativamente pouco tóxicos. São tensoativos catiônicos. Portanto, sua atividade é reduzida por sabões, substâncias aniônicas, íons cálcio e magnésio, sangue, soro e matéria orgânica.

São ativos contra bactérias gram-positivas e, em concentrações maiores, gram-negativas, alguns fungos (como *Candida albicans*) e certos protozoários (por exemplo, *Trichomonas vaginalis*). Os esporos bacterianos são resistentes. Algumas *Pseudomonas* sp., bem como cepas de *Mycobacterium tuberculosis*, são muito resistentes. São relativamente ineficazes contra vírus. As soluções apresentam também atividade desodorante, detergente, emulsificante, queratolítica e umectante.

Podem ser usados sobre a pele, onde sua ação detergente é frequentemente útil em limpar as feridas contaminadas. Também são usados para lavar e desinfetar recipientes e equipamentos nas indústrias alimentícias e laticínias.

São compatíveis entre si. Os álcoois intensificam sua atividade. Não devem ser usados em cavidades do corpo nem como enemas. Doses de 1 a 3 g, quando ingeridas, são fatais.

Suas propriedades antimicrobianas são limitadas; ademais, suas soluções estão sujeitas a sofrer contaminação; por isso, sua utilidade como antissépticos é frequentemente menor do que a desejada.

A ação antimicrobiana dos compostos de amônio quaternário é atribuída à alteração da permeabilidade da membrana microbiana, em resultado da desnaturação e coagulação das proteínas.

Em sua maioria são utilizados em associações medicamentosas.

No Brasil são comercializados os seguintes: brometo de cetrimônio, cetrimida, cloreto de benzalcônio, cloreto de benzetônio, cloreto de cetalcônio, cloreto de cetilpiridínio e cloreto de dequalínio.

BROMETO DE CETRIMÔNIO

Corresponde ao brometo de hexadeciltrimetilamônio.

É indicado na prevenção da assadura por fraldas e irritação da pele e também no tratamento e controle da seborreia capilar e da dermatite seborreica. Sua indicação complementar é na prevenção e tratamento da caspa e suas manifestações.

Associação
▶ DRAPOLENE (AstraZeneca), (brometo de cetrimônio 2 mg + cloreto de benzalcônio 0,2 mg por g), bisnagas c/ 40 g

CETRIMIDA

Consiste principalmente no brometo de trimetiltetradecilamônio. Manifesta fraca atividade contra germes gram-negativos.

Farmacodinâmica
- antisséptico.

Indicações
- antisséptico cutâneo, especialmente das feridas superficiais.
- antisséptico da pele antes de ato cirúrgico (preparação do campo operatório).
- tratamento de afecções dermatológicas.

Contraindicações
- hipersensibilidade aos tensoativos catiônicos.
- aplicação a mucosas genitais.

Efeitos adversos
- náusea, vômito.
- dispneia e cianose, podendo levar à asfixia.
- depressão do sistema nervoso central, hipotensão e coma.
- hemólise, na administração intrauterina ou intravenosa.
- queimaduras, com soluções concentradas.

18.4 ANTI-INFECCIOSOS

SUPERDOSE
- a ingestão oral acidental deve ser tratada em meio especializado.
- proceder à evacuação gástrica.
- antídotos: sabões, tensoativos aniônicos, ovos e leite.

ASSOCIAÇÕES
- BABIX CREME (Stiefel), (cetrimida 2 mg + cloreto de benzalcônio 0,1 mg + ergocalciferol 1.000 UI + palmitato de retinol 5.000 UI por g), bisnagas c/ 60 e 90 g
- CETRILAN (Novaquímica), (cetrimida 2 mg + cloreto de benzalcônio 0,2 mg por g), bisnaga c/ 40 g

CLORETO DE BENZALCÔNIO

Consiste em mistura de cloretos de alquilbenzildimetilamônio. Considerado como protótipo dos compostos de amônio quaternário orgânicos, é incompatível com sabões e outros tensoativos aniônicos, citratos, iodetos, nitratos, permanganatos, salicilatos, sais de prata e tartaratos. É também incompatível com ingredientes de alguns tipos de borracha ou plásticos. Ademais, é incompatível com outras substâncias, como alumínio, caulim, curativos de algodão, fluoresceína sódica, lanolina, peróxido de hidrogênio e algumas sulfonamidas.

FARMACODINÂMICA
- agente anti-infeccioso de ação rápida, com duração de ação moderadamente longa, bacteriostático ou bactericida, segundo a concentração.

INDICAÇÕES
- na forma de soluções aquosas, em diluições apropriadas, antissepsia da pele, mucosas e feridas; preparação pré-operatória da pele; tratamento de feridas; lavagem das mãos e braços do cirurgião; conservação das soluções oftálmicas; irrigações do olho, cavidades do corpo, bexiga e uretra; aplicação de duchas vaginais; como xampu em dermatite seborreica.
- na forma de tinturas e vaporizadores, preparação pré-operatória da pele e tratamento de feridas, lacerações e escoriações menores para limitar a infecção.
- na forma de pastilhas, para o tratamento de infecções superficiais da boca e da garganta.
- na forma de creme, como espermicida vaginal e no tratamento de exantema causado por fralda.

CONTRAINDICAÇÕES
- uso em curativos oclusivos, modelos e compressas anais ou vaginais, pois pode causar irritação ou queimaduras químicas.

EFEITOS ADVERSOS
- hipersensibilidade, embora raramente.
- ingestão acidental causa náusea e vômito, além de inquietação, apreensão, fraqueza, confusão, dispneia, cianose, colapso, convulsões e coma; a paralisia da musculatura respiratória pode levar à morte.

SUPERDOSE
- administração imediata de vários copos de solução de sabão suave, leite ou claras de ovo batidas em água.
- pode-se fazer lavagem gástrica com solução de sabão suave.
- para apoiar a respiração, devem-se desobstruir as vias respiratórias e administrar oxigênio.
- se necessário, empregar a respiração artificial.

▶ CLORETO DE BENZALCÔNIO (Furp), 50 fr. (solução nasal)
▶ CLORETO DE BENZALCÔNIO A 1% (Lafepe), fr. de 1.000 mL
▶ RINOX (Cibran), fr. de 30 mL com 0,1 mg/mL
▶ SOLUÇÃO DE BENZALCÔNIO (Gaspar Viana), 36 fr. de 30 mL
20 fr. de 1.000 mL

ASSOCIAÇÕES
- BABIX CREME — veja em Cetrimida
- BEBEDERMIS (Abbott), (cloreto de benzalcônio 1 mg + óxido de zinco 85 mg por g), bisnaga c/ 50 g
- CETRILAN — veja em Cetrimida
- DRAPOLENE (AstraZeneca), (cloreto de benzalcônio 0,2 mg + brometo de cetrimônio 2 mg por g), bisnagas c/ 40 g
- FLUIMUCIL SOLUÇÃO NASAL (Zambon), (cloreto de benzalcônio 50% + acetilcisteína 10 mg + cloreto de sódio 3,62 mg por mL), fr. c/ 12 mL
- FREKA DERM (Fresenius), (cloreto de benzalcônio 0,0844 g + o-fenilfenol 0,0211 g + clorofeno 0,0211 g por 100 mL), fr. com 190 mL

CLORETO DE BENZETÔNIO

Corresponde a derivado muito complexo do dimetilbenzilamônio.

Suas propriedades e usos são semelhantes aos da cetrimida.

Comercializado apenas em associações.

CLORETO DE CETALCÔNIO

Corresponde ao cloreto de benzilexadecildimetilamônio.

É usado em infecções menores do olho, boca e garganta. No Brasil é disponível apenas em associação com cloreto de cetilpiridínio.

ASSOCIAÇÃO
- PONDICILINA (Wyeth-Whitehall), (cloreto de cetalcônio 1,25 mg + cloreto de cetilpiridínio 1,25 mg por pastilha), 12 pastilhas (cereja e menta)

CLORETO DE CETILPIRIDÍNIO

Corresponde ao cloreto de 1-hexadecilpiridínio. Neste tensoativo catiônico, o nitrogênio quaternário faz parte do anel heterocíclico. A ausência do grupo benzílico talvez explique sua menor toxicidade com relação a outros compostos do mesmo grupo.

É usado em afecções da boca e da garganta.

Quando utilizado após as refeições, reduz o acúmulo de placas e a gravidade da gengivite.

▶ ACT (Johnson & Johnson), fr. de 300 mL (enxaguatório bucal)
▶ CEPACOL PASTILHAS (Aventis Pharma), caixa c/ 16 pastilhas
▶ CEPACOL SOLUÇÃO (Aventis Pharma), fr. de 200 mL

ASSOCIAÇÕES
- CEPACAÍNA (Aventis Pharma), aerossol, (cloreto de cetilpiridínio 7,5 mg + benzocaína 60 mg por 15 mL), fr. com 50 mL
- CEPACAÍNA (Aventis Pharma), pastilhas, (cloreto de cetilpiridínio 1,466 mg + benzocaína 10 mg por pastilha), 12 pastilhas
- CEPACAÍNA (Aventis Pharma), solução, (cloreto de cetilpiridínio 7,5 mg + benzocaína 20 mg por 15 mL), fr. com 100 mL
- PONDICILINA (Wyeth-Whitehall), (cloreto de cetilpiridínio 1,25 mg + cloreto de cetalcônio 1,25 mg por pastilha), 12 pastilhas (cereja e menta)
- TONSILDROPS (Eversil), (cloreto de cetilpiridínio 2,50 mg + benzocaína 2,00 mg por pastilha), 12 pastilhas

CLORETO DE DEQUALÍNIO

Corresponde a dois grupamentos de aminometilquinolínio unidos à cadeia decametilênica.

É usado em infecções da boca e da garganta.

Comercializado apenas em associação com outros fármacos.

▶ Carbanilidas

A única comercializada no Brasil é a triclocarbana.

TRICLOCARBANA

Corresponde à triclorocarbanilida. Quando submetida a temperaturas elevadas por tempo prolongado pode decompor-se, formando cloroanilinas tóxicas, que podem ser absorvidas através da pele e causar metemoglobinemia.

É usada como antimicrobiano em sabões em barra, por ser desinfetante, com ação antibacteriana e antifúngica.

▶ DERSO TCC (Parke-Davis), 1 sabonete c/ 70 g

ASSOCIAÇÃO
- STIEFDERM (Stiefel), (triclocarbana 1,2 g + triclosana 0,4 g por 80 g), sabonete de 80 g

▶ Corantes

Esta classe inclui: a) derivado da acridina: cloreto de acriflavina; b) derivados do trifenilmetano: cloreto de metilrosanilina e cloridrato de pararrosanilina. Somente o cloreto de metilrosanilina é comercializado na forma livre.

CLORETO DE METILROSANILINA

Conhecido também como violeta de genciana, corresponde a derivado do dimetilamônio.

É indicado, como agente secundário, no tratamento tópico de candidíase vulvovaginal causada por Candida sp. Embora tenha sido substituído por antifúngicos mais eficazes, é também usado no tratamento tópico de infecções cutâneas e mucocutâneas causadas por Candida albicans. Em razão de suas propriedades corantes e irritantes locais, não se recomenda seu emprego em infecções dermatofíticas.

Em alguns países é utilizado para impedir a transmissão da doença de Chagas por transfusão sanguínea; trata-se o sangue a ser transfundido com concentração de 1 mM; não se relataram efeitos adversos para os pacientes assim tratados.

▶ VIOLETA DE GENCIANA A 1% (Granado), fr. de 30 mL

▶ Compostos fenólicos

Os fenóis são venenos protoplasmáticos gerais. O próprio fenol tem mais interesse histórico do que uso clínico, porque atualmente há antissépticos mais seguros e mais potentes, tais como fenóis halogenados, que são usados principalmente como desinfetantes, visto serem demasiadamente tóxicos e cáusticos para aplicação sobre tecido vivo. A eficácia dos fenóis é, portanto, intensificada pela introdução de grupos que atraem elétrons, tais como os halogênios. A incorporação de grupamentos alquila ou alcoxila também aumenta sua atividade antisséptica.

Os compostos fenólicos disponíveis em nosso meio são: clorofeno, fenol, hexaclorofeno, hexilresorcinol, hidroxiquinolina, timol e triclosana. Somente hexaclorofeno e triclosana são comercializados na forma livre.

CLOROFENO

Corresponde ao benzilclorofenol.
É antisséptico a que se atribui atividade contra várias bactérias, fungos, protozoários e vírus. Utiliza-se no tratamento de acne e para desinfecção das mãos.

HEXACLOROFENO

Corresponde a derivado do triclorofenol.
Possui forte atividade bacteriostática. É bastante eficaz contra bactérias gram-positivas, incluindo estafilococos, mas pouco eficaz contra a maioria das bactérias gram-negativas. É utilizado como antisséptico em hospitais.

Apresenta a desvantagem de causar desequilíbrio da flora bacteriana quando usado topicamente de modo repetitivo.

A absorção percutânea de uma solução a 6% de hexaclorofeno pode causar edema cerebral, convulsões, hipovolemia, desidratação, hipertermia e problemas digestivos.

TRICLOSANA

Trata-se de derivado clorado do fenol. Exerce ação bacteriostática contra os microrganismos gram-positivos e a maioria dos gram-negativos.

É ingrediente de sabonetes e outras preparações utilizados na desinfecção das mãos de profissionais da área de saúde e em banhos.

▶ BABIX EMOLIENTE (Stiefel), fr. de 200 mL c/ 0,5 g/100 g
▶ FISOHEX II (Sterling Health), fr. de 100 mL a 1%
▶ PRODERM EMULSÃO (Galderma), fr. de 150 mL
▶ PRODERM SABONETE (Galderma), 80 g
▶ PRODERM SABONETE LÍQUIDO (Galderma), fr. de 150 mL
▶ SABOEX PLUS (Ceras Johnson)
▶ SABOEX SABONETE LÍQUIDO (Ceras Johnson), embalagens com 1 e 5 L
▶ SABONETE CREMOSO ANTISSÉPTICO (Silvestre), embalagem com 1 e 5 L
▶ SOAPEX CREMOSO (Galderma), fr. de 100, 1.000 e 5.000 mL
▶ SOAPEX SABONETE (Galderma), 80 g
▶ SOAPEX SABONETE LÍQUIDO (Galderma), fr. de 100, 1.000 e 5.000 mL
▶ SOAPEX TALCO (Galderma), tubo com 100 g

Associação
▶ M & P DRY (Biolab), (triclosana 0,3% + sesquicloridrato de alumínio 20%), bisnaga de 60 mL

▶ Halogênios e halogenóforos

Halogenóforos são complexos de cloro ou iodo e compostos orgânicos, chamados cloróforos e iodóforos, respectivamente. Os halogênios e halogenóforos atuam como antissépticos e desinfetantes. Assim, o cloro elementar é usado para desinfetar utensílios, piscinas, água potável e até tecidos. Os cloróforos são empregados principalmente para desinfecção da água. O iodo e iodóforos são usados para desinfetar a pele antes das intervenções cirúrgicas e como antissépticos em feridas. Sua atividade é reduzida na presença de matéria orgânica ou álcalis.

O número de halogênios e halogenóforos com atividade antisséptica é grande. Mas, no Brasil, são disponíveis apenas os seguintes: hipoclorito de sódio, iodo, iodopovidona e triclosana, esta última já vista entre os compostos fenólicos.

HIPOCLORITO DE SÓDIO

Tem propriedades germicidas, desodorantes e alvejantes. É eficaz contra bactérias vegetativas e vírus; exerce também alguma atividade contra esporos e fungos. É componente de águas sanitárias.

Sua solução é utilizada para desinfetar utensílios e equipamentos; não deve ser aplicada a feridas. Deve-se evitar contato da solução deste composto com a pele ou olhos.

O hipoclorito de sódio causa dermatite de contato alérgica. Suas soluções liberam ácido hipocloroso em contato com o suco gástrico; por isso, a ingestão de tais soluções causa irritação e corrosão das mucosas, acompanhadas de dor e vômito e, embora raramente, perfuração do esôfago e estômago. Para neutralizar tais efeitos, deve-se administrar água, leite ou outros demulcentes; podem ser de auxílio também antiácidos e soluções de tiossulfato de sódio a 1% a 2,5%.

▶ COLIX (Silvestre), fr. conta-gotas de 40 mL a 5% fr. de 1 L a 5%
▶ HIPOCLORITO DE SÓDIO 1% (Furp), fr. de 1 L
▶ HIPOCLORITO DE SÓDIO 2,5% (Furp), fr. de 30 mL
▶ HIPOCLORITO DE SÓDIO A 2,5% (Lafepe), 50 fr. de 50 mL
▶ NELSON (Darrow), bombona de 5.000 mL a 2,5%
▶ SOLUÇÃO DE HIPOCLORITO DE SÓDIO A 2,5% (Gaspar Viana), fr. com 10 mL
▶ VIREX (Ceras Johnson), bombona com 5 L

IODO

Este potente agente antimicrobiano, em concentrações e duração de exposição adequadas, pode destruir todas as bactérias conhecidas, fungos, vírus, protozoários e fermentos. Esta ação, que é rápida, deve-se à captura de elétrons, por parte do iodo, de muitas moléculas orgânicas, como amido, glicose, glicóis, lipídios, proteínas e aminoácidos.

O iodo é usado ou como solução ou como tintura. A solução de iodo (2% de iodo e 2,4% de iodeto de potássio em água) é usada para impedir as infecções microbianas em lacerações superficiais. A tintura de iodo (solução de 2% de iodo elementar com 2,4% de iodeto de potássio em água e 44 a 50% de álcool) é empregada topicamente para a descontaminação da pele intacta antes da injeção intravenosa ou para obter sangue para estudos de cultura microbiana. A solução forte (solução de Lugol) é administrada a pacientes com hipertireoidismo durante dez dias antes da cirurgia.

Pode-se usar iodo para desinfetar água quando não se dispõe de outro método.

Qualquer preparação de iodo pode causar reações de hipersensibilidade. Por afetarem a mucosa gastrintestinal, às vezes se ingerem soluções de iodo com objetivos suicidas. Os antídotos são suspensões de amido ou proteínas ou soluções de tiossulfato de sódio.

▶ IODEX (Novamed), fr. de 28 g com 5,0 g/100 g

Associação
▶ IODEX (Novamed), (iodo ressublimado 5 g + salicilato de metila 5 g por 100 g), fr. de 28 g

IODOPOVIDONA

Trata-se de um complexo de iodo com polividona, polímero sintético. Liberta iodo lentamente e este halogênio é que atua como agente antisséptico, sendo usado topicamente na pele e nas mucosas. Este fármaco é, portanto, forma latente de iodo, que comparece na proporção de 10%. Embora seja menos irritante do que a tintura de iodo, alguns pacientes podem manifestar reações alérgicas à iodopovidona.

▶ POVIDINE TINTURA (Ceras Johnson), 6 fr. de 1 L
▶ POVIDINE TÓPICO (Ceras Johnson), 6 fr. de 1 L
▶ PREP CARE TÓPICO (Galderma), 30 fr. de 50 mL a 1% 6 fr. de 1 L a 1%
▶ SABOFEN (Geyer), fr. de 100 e 1.000 mL a 1% e 10% sabonetes de 50 e 100 g

IODOPOVIDONA A 1% + LAURILSULFATO

▶ BRAUNOSAN (B. Braun), fr. de 1 L
▶ PREP CARE DEGERMANTE (Galderma), 6 fr. de 1 L

▶ Peróxidos

Os peróxidos têm algum efeito bactericida devido à liberação de oxigênio nascente. Entretanto, seu uso vem diminuindo. Em sua maioria, são considerados obsoletos. Os disponíveis em nosso meio são: permanganato de potássio, peróxido de carbamida e peróxido de hidrogênio.

PERMANGANATO DE POTÁSSIO

É indicado para limpar e desodorizar reações eczematosas supurativas e ferimentos. Apresenta os seguintes efeitos adversos: irritação das mucosas e tingimento da pele e das roupas.

Seu uso é na forma de compressas úmidas ou banhos, em soluções a 0,025% a 0,1%.

▶ PERMANGANATO DE POTÁSSIO (Sanval), 10 vidros c/ comprimidos × 100 mg

18.6 ANTI-INFECCIOSOS

PERÓXIDO DE CARBAMIDA

Quimicamente corresponde a $CO(NH_2)_2 \cdot H_2O_2$. Também chamado peróxido de ureia e ureia peróxido de hidrogênio, consiste em composto de adição de ureia ao peróxido de hidrogênio, em proporções equimoleculares. Geralmente contém 34 a 35% de peróxido de hidrogênio.

Em contato com os tecidos decompõe-se em seus integrantes, que exercem sua ação separadamente.

É utilizado para o preparo extemporâneo de peróxido de hidrogênio. Tem sido usado para infecções do ouvido, boca e pele. Emprega-se também como removedor do cerume no canal auditivo e como auxiliar no tratamento de otites média e externa.

▶ ACERATUM (Delta), fr. de 10 mL
▶ OTICERIM (Daudt Oliveira), fr. de 8 mL c/ 0,10 g/mL

PERÓXIDO DE HIDROGÊNIO

Mais conhecido como água oxigenada (H_2O_2), decompõe-se rapidamente em oxigênio e água, por ação da catalase, enzima presente no sangue e na maioria dos tecidos; o oxigênio liberado tem fraca ação bactericida, mas desprende as massas de detrito infectado nas feridas. Exerce efeito reduzido sobre a pele intacta, pois o oxigênio é liberado lentamente.

É indicado para desinfecção da pele, especialmente para limpar e desodorizar feridas e úlceras. A solução de 10 volumes é instilada com frequência no ouvido externo para ajudar a retirar o cerume. As concentrações usadas são de 3% (10 volumes) ou 6% (20 volumes). Nunca deve ser empregado para irrigar cavidades, pois pode causar hemiplegia.

▶ ÁGUA OXIGENADA 10 VOLUMES VEAFARM (Veafarm)
▶ ÁGUA OXIGENADA A 10 E 20 VOL. GRANADO (Granado), fr. de 100 mL a 10 e 20 volumes
▶ PERÓXIDO DE HIDROGÊNIO 10 VOL. (Lafepe), fr. de 1.000 mL

▶ Compostos de prata

Prata e sais de prata exercem efeito antibacteriano em concentração muito baixa (1 parte em 20 milhões). A esta atividade, que muitos metais pesados manifestam, se dá o nome de *ação oligodinâmica*. Os compostos de prata eram muito usados no passado, mas foram substituídos por agentes mais eficazes.

Os comercializados em nosso meio são o nitrato de prata e o vitelinato de prata.

NITRATO DE PRATA

Possui propriedades cáusticas, adstringentes e antissépticas. Aplicado em concentrações baixas é bactericida; solução de 1:1.000 destrói rapidamente a maioria dos microrganismos; solução de 1:10.000 é bacteriostática. A ação germicida se deve à precipitação de proteínas bacterianas pelos íons de prata liberados.

Em muitos países é obrigatório por lei instilar duas gotas de solução a 1% no saco conjuntival do recém-nascido para impedir a oftalmia *neonatorum*.

Empregam-se soluções aquosas a 0,5% para as queimaduras de segundo e terceiro graus, para impedir infecções causadas por *Pseudomonas aeruginosa*, *Proteus* ou outros microrganismos. Às vezes se aplicam soluções a 0,01% a 0,03% para irrigar a uretra e a bexiga.

Os efeitos adversos principais são: conjuntivite, depleção de sódio e cloreto e descoramento da pele causado pela argiria. Quando ingerido, o nitrato de prata é altamente tóxico ao trato gastrintestinal e ao sistema nervoso central. Se for engolido, poderá causar gastrenterite grave, que poderá ser fatal. Para retirar o produto químico deve-se fazer lavagem gástrica com cloreto de sódio.

▶ NITRATO DE PRATA (Furp), 45 fr. com 10 mg/mL (solução oftálmica)

VITELINATO DE PRATA

Consiste em uma combinação de prata e substâncias proteicas. Contém de 19 a 23% de prata metálica.

É antisséptico e adstringente para uso tópico. Sua solução apresenta propriedades antibacterianas, atribuídas à prata ionizada. É usado, na forma de colírio, para tratamento de conjuntivites. Também encontra emprego como ingrediente de soluções descongestionantes nasais.

▶ ARGIROL 10% (Frumtost), fr. conta-gotas de 5 mL c/ 100 mg/mL
▶ COLÍRIO DE ARGIROL A 2% (Fisioquímica), fr. de 10 mL
▶ COLÍRIO DE ARGYROL A 1% (Quimioterápica Brasileira), fr. de 10 mL

▶ Sulfonamidas

As utilizadas como antissépticos são a sulfacrisoidina e a sulfanilamida.

SULFACRISOIDINA

Também chamada carboxissulfamidocrisoidina, é a forma latente da sulfanilamida, em que o ácido 3,5-diaminobenzoico está ligado à sulfanilamida por ligação azoica.

É usada para assepsia de queimaduras e ferimentos. No Brasil é comercializada também na forma de associações indicadas como antissépticas e coadjuvantes no tratamento das afecções da mucosa orofaríngea.

▶ COLUBIAZOL (Aventis Pharma) solução, fr. de 30 mL c/ 5 g/100 mL

ASSOCIAÇÕES
▶ COLUBIAZOL (Aventis Pharma) pastilhas (sulfacrisoidina 60 mg + benzocaína 5 mg + cloreto de cetilpiridínio 1,5 mg por pastilha), 12 pastilhas
▶ COLUBIAZOL (Aventis Pharma) aerossol (sulfacrisoidina 5 g + benzocaína 1 g + cloreto de benzalcônio 0,050 g por 100 mL), fr. c/ 20 mL

SULFANILAMIDA

É a primeira e mais simples das sulfonamidas. Exerce ação bacteriostática por antagonismo competitivo com o ácido *p*-aminobenzoico.

Utilizada apenas no tratamento de vulvovaginite por *Candida albicans*.

Seus efeitos adversos são irritações locais, reações alérgicas, prurido e urticária.

▶ SULFANILAMIDA PÓ MEDIC (Medic), tubo com 10 g

▶ Compostos de zinco

São antissépticos suaves, adstringentes, antiperspirantes e corrosivos. Atuam precipitando as proteínas; sua ação antibacteriana pode dever-se também a outros mecanismos.

Os principais compostos de zinco são: óxido, peróxido e sulfato. Em geral, integram associações medicamentosas.

ÓXIDO DE ZINCO

É indicado para irritações leves da pele, queimaduras menores, eczema, escoriações, pele esfolada e assaduras.

▶ PASTA DE ÓXIDO DE ZINCO DE UNNA VEAFARM (Veafarm), latas com 250, 500 e 1.000 g
▶ SANIDERM (Knoll), bisnaga c/ 60 g (creme)

ASSOCIAÇÕES
▶ DERMODEX (Bristol-Myers Squibb), (óxido de zinco 200 mg + nistatina 100.000 UI por grama), tubo de 60 g
▶ DERMOGLÓS (Galderma), (óxido de zinco 0,4 g + óleo de fígado de bacalhau 0,1358 g por grama), bisnaga com 45 g (pomada)
▶ DERMOSTATIN (Legran-SEM-Sigma Pharma), (óxido de zinco 200 mg + nistatina 100.000 UI cada grama), bisnaga de 60 g
▶ HIPOGLÓS (Procter & Gamble), (óxido de zinco 150 mg + retinol 5.000 UI + colecalciferol 900 UI cada grama), bisnagas de 45, 90 e 135 g
▶ PRATIDERM (Prati, Donaduzzi), (óxido de zinco 200 mg + nistatina 100.000 UI cada grama), bisnaga de 60 g

SULFATO DE ZINCO

A solução de sulfato de zinco instilada no olho apresenta propriedades adstringentes suaves. Só ou em associação com um descongestionante, é eficaz no alívio temporário de desconforto causado por irritação ocular menor. Pode atuar eliminando o muco da superfície ocular.

▶ COLÍRIO HONFAR (Honorterápica), fr. de 20 mL
▶ ZINCO (Fontovit), 50 comprimidos × 50 mg
▶ ZINCOPAN (Günther), 20 drág. × 50 mg

ASSOCIAÇÃO
▶ COLÍRIO GEOLAB (Geolab), (sulfato de zinco 0,30 mg + nafazolina 0,15 mg por mL), fr. de 20 mL (solução oftálmica)

▶ Diversos

São, em geral, integrantes de sabonetes e de outros antissépticos de uso tópico. Os principais são: ácido dodecilaminopropil-β-aminobutírico, ácido lauriloxipropil-β-aminobutírico e ictamol.

ICTAMOL

Corresponde ao sulfoictiolato de amônio.

É queratoplástico, emoliente e antisséptico. Proposto no tratamento de eczemas.

▶ SABONETE ANTISSÉPTICO ICTIOL (Granado), sabonete de 90 g

Associação
▶ STERLANE (Aventis), (ácido dodecilaminopropil-β-aminobutírico 1,00 g + ácido lauriloxipropil-β-aminobutírico 1,00 g + cloreto de benzalcônio 0,50 g por 100 mL), fr. com 120 e 5.000 mL

ANTIPROTOZOÁRIOS

No Capítulo 10, *Fármacos do trato gastrintestinal*, foram estudados os quimioterápicos antiprotozoários que atuam sobre os agentes etiológicos do trato gastrintestinal. Neste serão vistos aqueles que apresentam ação sistêmica, isto é, os causadores da doença de Chagas, leishmaniose, malária, pneumocistose, toxoplasmose e tricomoníase.

Doença de Chagas

Também chamada tripanossomíase americana, é causada pelo flagelado *Trypanosoma cruzi*, que é transmitido ao homem pela picada do "barbeiro", inseto dos gêneros *Triatoma*, *Panstrongylus* e *Rhodnius*. Pode ser transmitido por transfusão sanguínea; outrossim, a infecção pode ser congênita.

A forma clínica da doença de Chagas geralmente evolui para cronicidade, comprometendo o coração (miocardite chagásica) e outros órgãos, como o esôfago e o intestino grosso, produzindo os chamados "mega" (megaesôfago, megacolo).

O único fármaco disponível no Brasil é o benznidazol.

BENZNIDAZOL

É derivado do 2-nitroimidazol. Seu mecanismo de ação é desconhecido. É possível, porém, que seu efeito não dependa — como no caso de nitrofuranos e nitroimidazóis — da redução do grupo nitro e geração de radicais livres. Durante o tratamento, os pacientes devem permanecer sob observação médica, com controle especial do hemograma.

Farmacodinâmica
- tripanocida contra *T. cruzi*.

Farmacocinética
- administrado por via oral, é rápida e quase completamente absorvido do trato gastrintestinal.
- a ligação a proteínas plasmáticas é da ordem de 44%.
- atinge concentração plasmática máxima (2,22 a 2,81 μg/mL) em 2 a 4 horas.
- meia-vida: aproximadamente 12 horas.
- a biotransformação é apenas parcial, encontrando-se o fármaco no organismo principalmente na forma inalterada.
- excretado pela urina e pelas fezes, nas formas inalterada e de metabólitos.

Indicações
- tratamento da doença de Chagas.

Doses
- via oral, adultos, 5 a 7 mg/kg de peso corporal, em duas tomadas, uma após o desjejum e outra após o jantar, com intervalo aproximado de 12 horas entre elas; o tratamento deve ser mantido durante 30 a 60 dias consecutivos; crianças com menos de 12 anos de idade, especialmente aquelas na fase aguda da doença, poderão receber doses maiores (até o máximo de 10 mg/kg de peso corporal) durante os primeiros 10 a 20 dias do tratamento.

Contraindicações
- insuficiência hepática ou renal.
- afecções neurológicas.
- gravidez.
- distúrbios da crase sanguínea.

Efeitos adversos
- náuseas, vômito, dor abdominal.
- graves reações cutâneas, às vezes acompanhadas de febre e púrpura.
- sintomas de polineurites periféricas.
- cefaleia, vertigem, fadiga.
- leucopenia, trombocitopenia.

Interações medicamentosas
- álcool pode intensificar seus efeitos adversos.

▶ ROCHAGAN (Roche), 100 comprimidos × 100 mg

Leishmaniose

A leishmaniose resulta da invasão do tecido reticuloendotelial pela *Leishmania*, transmitida ao homem por um mosquito do gênero *Phlebotomus* ou *Lutzomyia*, a partir de um reservatório constituído por roedores ou outros pequenos animais.

O gênero *Leishmania* apresenta duas formas de vida: a) extracelular, livre, que se desenvolve no mosquito (hospedeiro intermediário) e introduzida no homem pela picada desse mosquito, e b) forma intracelular, que parasita o homem.

No Brasil ocorrem duas formas de leishmaniose: a forma visceral, também chamada calazar, e mais grave, é causada pela *L. donovani*; a leishmaniose tegumentar americana, ou mucocutânea, tem como agente etiológico a *L. braziliensis*.

O tratamento de escolha é o antimoniato de meglumina, ativo em todas as formas da leishmaniose. Como alternativa para o tratamento da leishmaniose mucocutânea usa-se a anfotericina B (ver seção *Fungicidas*, neste capítulo).

ANTIMONIATO DE MEGLUMINA

É composto antimonial pentavalente. *In vivo* é reduzido à forma ativa trivalente. Esta reage com os grupos tiólicos presentes em sistemas enzimáticos essenciais do parasito, formando ligação covalente e assim causa seus efeitos tóxicos.

Farmacodinâmica
- leishmanicida.

Farmacocinética
- excretado rapidamente, quase totalmente em 24 horas e totalmente em 48 horas.

Indicações
- tratamento de leishmaniose visceral e leishmaniose mucocutânea.

Doses
- via intramuscular profunda, adultos, 60 a 100 mg/kg de peso, ou 12 a 20 mL da solução para um paciente de 60 kg, injetada de uma só vez; crianças, 2 a 3 mL/10 kg em dose única diária. Nas duas primeiras injeções, aplicar apenas a metade.

O tratamento comporta, em geral, duas séries de 10 a 20 injeções, no ritmo de 1 por dia, com repouso de 15 dias entre uma e outra.

Contraindicações
- tuberculose pulmonar.
- insuficiência hepática ou renal grave.
- miocardite.
- gravidez.

Efeitos adversos
- náusea, vômito, exantema, febre, acessos de tosse.
- cefaleia, síncope, dor abdominal, dispneia.

Superdose
- tratamento com o antídoto dimercaprol.

▶ GLUCANTIME (Aventis Pharma), 25 amp. de 5 mL c/ 1,50 g (correspondente a 425 mg de antimônio)/5 mL

Malária

A malária é a mais importante doença parasitária das regiões tropicais.

Os agentes etiológicos pertencem ao gênero *Plasmodium* e são transmitidos ao homem pela picada de mosquitos do gênero *Anopheles*. As espécies que parasitam o homem são: *P. falciparum*, *P. malariae*, *P. ovale* (não existente no Brasil) e *P. vivax*. A malária é também transmitida por transfusão de sangue.

O quadro clínico manifesta-se basicamente por episódios de febre elevada, com tremores musculares acentuados, que ocorrem a cada três ou quatro dias, conforme a espécie. Com a passagem do tempo sobrevém o comprometimento hepático.

Na malária é importante não apenas tratar os doentes, mas também destruir os focos de mosquitos transmissores.

Os agentes antimaláricos podem ser classificados de acordo com a fase do ciclo reprodutivo do *Plasmodium* em que agem:

1. Esquizonticidas teciduais usados na profilaxia; destroem as formas intra-hepáticas que posteriormente invadirão os eritrócitos. Entre eles se encontra a primaquina.

2. Esquizonticidas teciduais para prevenir recidivas; agem nas formas latentes no fígado. Quando usados como esquizonticidas sanguíneos podem levar à cura total. Incluem-se nesta classe a pirimetamina e a primaquina.

3. Esquizonticidas sanguíneos usados para cura clínica ou supressão; agem nas formas assexuadas que se encontram nos eritrócitos. Desta classe fazem parte os agentes de ação rápida, como amodiaquina, artesunato, cloroquina, hidroxicloroquina, mefloquina e quinina, e os de ação lenta, como pirimetamina, sulfonamidas e sulfonas.

4. Gametociticidas; destroem as formas sexuadas do parasito. São cloroquina, primaquina e quinina.

5. Esporonticidas; inibem ou impedem a formação de oocistos e esporozoítos nos mosquitos

que se alimentam no hospedeiro. São desta classe a primaquina e a pirimetamina.

Na prática usa-se o seguinte esquema:

a) infecção por qualquer uma das quatro espécies de *Plasmodium* sensíveis à cloroquina: fosfato de cloroquina, tanto para profilaxia como para o tratamento de ataques não complicados; é disponível na forma oral e na injetável.

b) infecção por *P. falciparum* resistente à cloroquina: pirimetamina-sulfadoxina, nos casos sensíveis à associação, para profilaxia, e sulfato de quinina por via oral ou dicloridrato de quinina por via intravenosa, mais pirimetamina-sulfadoxina ou pirimetamina-sulfametoxipiridazina, para tratamento.

Os quimioterápicos antimaláricos disponíveis em nosso meio pertencem aos seguintes grupos químicos: 4-aminoquinolinas, 8-aminoquinolinas, diaminopirimidinas, derivados do quinolinometanol e sulfonamidas, além de associações e certos antibióticos.

1. *4-Aminoquinolinas*. Incluem a cloroquina e seus sais e a hidroxicloroquina. Usadas principalmente como antimaláricos, são igualmente ativas na amebíase extraintestinal, além de outras doenças.

Seu mecanismo de ação é desconhecido. Há, entretanto, algumas hipóteses para explicá-lo. A mais conhecida afirma que estes antimaláricos se intercalam no DNA do protozoário, impedindo que ele se replique; isto impede a síntese proteica através da destruição do ribossomo.

Outra hipótese relaciona sua ação antimalárica ao efeito deletério que exercem sobre as estruturas membranosas dos plasmódios e eritrócitos resultante da complexação das 4-aminoquinolinas com a ferriprotoporfirina IX (hemina), liberada durante a degradação da hemoglobina em eritrócitos parasitados.

A hipótese mais recente tenta explicar a ação não só das 4-aminoquinolinas, mas também dos outros antimaláricos esquizonticidas, como sendo decorrência da alteração do pH lisossômico, parcialmente porque os antimaláricos são bases fracas.

No tratamento supressivo, as 4-aminoquinolinas inibem a fase eritrocítica do desenvolvimento dos plasmódios. Em crises agudas da malária, elas interrompem a esquizogonia eritrocítica do parasito. Por concentrarem-se nos eritrócitos parasitados, exercem ali sua toxicidade seletiva contra as fases eritrocíticas da infecção causada pelos plasmódios.

Pacientes intolerantes a uma 4-aminoquinolina podem ser intolerantes também a outras 4-aminoquinolinas. Há resistência cruzada entre elas.

Para reduzir ao mínimo a irritação gastrintestinal que provocam, elas devem ser tomadas junto com as refeições ou com leite.

Contraindicações
- hipersensibilidade às 4-aminoquinolinas.
- insuficiência da função hepática.
- alcoolismo ativo ou tratado.
- discrasias sanguíneas graves.
- distúrbios neurológicos graves.
- distúrbios gastrintestinais graves.
- retinopatia.
- gravidez.
- lactação.
- deficiência da glicose-6-fosfato desidrogenase (G-6-PD).
- porfiria.
- psoríase.

Precauções
- nos tratamentos prolongados devem ser realizados os exames descritos abaixo.
- hemograma completo mensalmente; se surgirem discrasias sanguíneas graves deve-se cogitar da suspensão da 4-aminoquinolina.
- exames neuromusculares, incluindo reflexos dos joelhos e tornozelos, periodicamente para detectar fraqueza muscular; se esta ocorrer, deve-se suspender o tratamento com 4-aminoquinolina.
- exames oftalmológicos, antes do tratamento e pelo menos a cada três meses durante o tratamento; se ocorrer qualquer anormalidade retiniana ou visual, a medicação deve ser imediatamente suspensa e o paciente, observado atentamente, visto que alterações na retina ou distúrbios visuais podem progredir mesmo após a suspensão do tratamento.

Efeitos adversos
- náusea, vômito, diarreia, fadiga, lassidão, prurido, exantema, cefaleia, vertigem.
- pigmentação azulada reversível do palato, das unhas e da pele.
- hipotensão e alterações eletrocardiográficas.
- tontura, perda de apetite, cólicas abdominais.
- irritação gastrintestinal.
- anemia aplástica, agranulocitose, leucopenia ou trombocitopenia.
- hepatite.
- distúrbios visuais, retinopatia irreversível e cegueira.
- polineurite, ototoxicidade, convulsões ou neuromiopatia.
- exacerbação da porfiria.
- ataques graves de psoríase.
- opacidades córneas, ceratopatia.
- superdose aguda pode causar colapso cardiovascular, convulsões, parada respiratória e cardíaca, e morte, especialmente em lactentes e crianças.

CLOROQUINA

É derivado clorado da 4-aminoquinolina, tendo na cadeia lateral o grupo dietilmetilbutil. É indicada no tratamento supressivo e tratamento de crises agudas de malária causadas por *P. malariae*, *P. ovale*, *P. vivax* e *P. falciparum*. A cura radical, porém, exige a administração simultânea ou subsequente de primaquina, em se tratando de *P. vivax* e *P. ovale*, em que há recaídas.

Usada como dicloridrato (solução injetável), difosfato (comprimidos) e sulfato (comprimidos).

Farmacodinâmica
- antimalárico, amebicida, antirreumático, anti-hipercalcêmico e supressor do lúpus eritematoso e da porfiria cutânea tardia.

Farmacocinética
- administrada por via oral, é muito rápida e completamente absorvida do trato gastrintestinal.
- extensamente distribuída nos tecidos do organismo.
- acumula-se em altas concentrações em alguns tecidos, tais como rins, fígado, pulmões e baço.
- liga-se fortemente a células contendo melanina, como aquelas dos olhos e da pele.
- liga-se moderadamente (55%) às proteínas.
- sofre biotransformação parcial (cerca de 30%) no fígado, dando metabólitos desalquilados, menos ativos.
- meia-vida: 70 a 120 horas, dependendo da dose.
- atinge concentração plasmática máxima dentro de 1 a 2 horas.
- atravessa a barreira placentária.
- excretada no leite.
- excretada muito lentamente pela urina, 50 a 70% na forma inalterada e cerca de 25% como metabólito desetilado; a acidificação da urina aumenta a excreção renal em 20 a 90%.
- é retida em certos tecidos (pulmões, rins, fígado, olhos) durante meses ou anos, sendo excretada na urina meses e até anos após a suspensão do tratamento.

Indicações
- profilaxia e tratamento de crises agudas de malária causadas por *Plasmodium vivax*, *P. malariae*, *P. ovale* e cepas sensíveis de *P. falciparum*.
- tratamento de amebíase extraintestinal.
- tratamento de abscesso hepático amebiano, como fármaco de segunda escolha.
- tratamento de hipercalcemia em pacientes sarcoides.
- tratamento de artrite reumatoide.
- tratamento de lúpus eritematoso.
- tratamento de artrite juvenil.
- tratamento da erupção polimorfa à luz.
- tratamento de porfiria cutânea tardia.
- tratamento de urticária solar e vasculite cutânea crônica que não respondem a outro tratamento.

Doses
- via oral, para profilaxia da malária, adultos, 500 mg de fosfato (= 300 mg da base), uma vez por semana, sempre no mesmo dia de cada semana, começando duas semanas antes de ir para a zona endêmica até 8 semanas após deixá-la; crianças, 5 mg/kg semanalmente, mas não deve exceder a dose de adulto apesar do peso, obedecendo ao mesmo esquema para adultos.
- via oral, para tratamento das crises agudas de malária, adultos, dose inicial de 1 g de fosfato (= 600 mg da base), seguida de 500 mg (= 300 mg da base) após 6 horas e 500 mg por mais dois dias; crianças, 10 mg/kg inicialmente, seguida de 5 mg/kg após 6 horas e 5 mg/kg por mais dois dias.
- via intramuscular, para tratamento de crises agudas de malária, adultos, 3 mg da base do dicloridrato por kg, inicialmente, repetida a intervalos de 6 horas (máximo 900 mg/24 horas); a dose usual é de 200 mg a cada 6 horas por 3 dias; crianças, 2 a 3 mg/kg, inicialmente, repetida, se necessário, a intervalos de 6 horas (máximo 5 mg/kg/24 horas). A via intramuscular somente deve ser usada em crianças quando absolutamente necessário; a injeção deve ser diluída e administrada muito lentamente. Esta via deve ser substituída, tanto em adultos quanto em crianças, logo que possível, pela via oral.
- via oral, para amebíase extraintestinal, adultos, 1 g de fosfato (= 600 mg da base), seguida de 500 mg/dia, por duas a três semanas. O tratamento é geralmente associado com um eficaz amebicida intestinal. Crianças, 10 mg/kg por dia durante três semanas.
- via oral, como antirreumático, adultos, até 4 mg/kg ao dia.
- via oral, como supressor de lúpus eritematoso, até 4 mg/kg ao dia.

- via oral, como supressor da erupção polimorfa à luz, 250 mg duas vezes ao dia por duas semanas, seguida de 250 mg uma vez ao dia.

INTERAÇÕES MEDICAMENTOSAS
- pode causar trombocitopenia aos tratados com heparina.
- álcool ou medicamentos hepatotóxicos podem aumentar a incidência de hepatotoxicidade.
- antiácidos à base de trissilicato de magnésio e produtos contendo caulim + pectina podem reduzir sua absorção.
- fenilbutazona ou ouro podem causar dermatite.
- penicilamina pode aumentar o potencial para graves reações adversas hematológicas, renais ou epidérmicas.

DICLORIDRATO DE CLOROQUINA

▶ *CLOPIRIM (Quimioterápica Brasileira), 50 amp. de 3 mL c/ 150 mg*
▶ *DICLORIDRATO DE CLOROQUINA — SOLUÇÃO INJETÁVEL — 150 MG (Kinder), amp. de 3 mL c/ 50 mg/mL*

DIFOSFATO DE CLOROQUINA

▶ *CLOPIRIM (Quimioterápica Brasileira), 10 e 200 cáps. × 400 mg*
▶ *CLOROQUINA (Bergamo), 40 comprimidos × 250 mg*
▶ *CLOROQUINA (Kinder), 60 comprimidos × 250 mg 50 amp. de 3 mL c/ 150 mg*
▶ *DICLOKIN (Kinder), comprimidos × 250 mg amp. × 150 mg*
▶ *DIFOSFATO DE CLOROQUINA FARMOQUÍMICA 250 MG (Farmoquímica), 60 e 200 comprimidos × 250 mg*
▶ *DIFOSFATO DE CLOROQUINA KINDER (Kinder), 60 e 200 comprimidos × 250 mg*

SULFATO DE CLOROQUINA

▶ *CLOPIRIM (Quimioterápica Brasileira), 10 comprimidos × 250 mg*

HIDROXICLOROQUINA

É derivado da cloroquina, dela diferindo apenas por ter substituído pela hidroxila o hidrogênio final de um dos grupos etila da cadeia lateral. Sua indicação é a mesma da cloroquina.

Usada na forma de sulfato.

FARMACODINÂMICA
- a mesma da cloroquina.

FARMACOCINÉTICA
- administrada por via oral, é rapidamente absorvida do trato gastrintestinal.
- extensivamente distribuída nos tecidos do organismo, concentrando-se nos olhos, rins, baço, fígado, pulmões, coração e cérebro.
- sua concentração nos eritrócitos é 2 a 5 vezes mais alta que no plasma.
- liga-se moderadamente (45%) às proteínas.
- biodisponibilidade: 74%.
- atravessa a barreira placentária.
- volume aparente de distribuição: 5,5 L (no sangue) e 44,3 L (no plasma).
- sofre biotransformação hepática parcial, dando metabólitos desetilados ativos.
- meia-vida de eliminação terminal: no sangue, cerca de 50 dias; no plasma, aproximadamente 32 dias.
- atinge a concentração do estado estacionário no sangue em 6 meses: 948 ng/mL com dose de 200 mg e 1.895 ng/mL com dose de 400 mg.
- leva aproximadamente 3,2 horas (faixa: 2 a 4,5 horas) para atingir a concentração máxima.
- excretada no leite.
- excretada muito lentamente pela urina, 25% na forma inalterada; pode persistir na urina durante meses ou anos após a suspensão do tratamento; a excreção é aumentada pela acidificação e diminuída pela alcalinização da urina; é excretada também pela via biliar.
- não é removível por hemodiálise em quantidades apreciáveis.

INDICAÇÕES
- profilaxia e tratamento de crises agudas de malária causadas por *Plasmodium malariae*, *P. ovale*, *P. vivax* e cepas sensíveis de *P. falciparum*.
- tratamento de artrite reumatoide aguda ou crônica.
- tratamento de lúpus eritematoso discoide e sistêmico crônicos.
- tratamento de artrite juvenil.
- tratamento de hipercalcemia em pacientes sarcoides.
- tratamento da erupção polimórfica à luz.
- tratamento de porfiria cutânea tardia.
- tratamento de urticária solar e vasculite cutânea crônica que não respondem a outro tratamento.

DOSES
- deve ser tomada com alimento ou leite, pois pode causar distúrbio gastrintestinal.
- via oral, na crise aguda de malária, adultos e adolescentes, 800 mg seguida de 400 mg após 6 a 8 horas e mais 400 mg diários em dois dias subsequentes; em crianças, dose total de 32 mg/kg, administrada parceladamente em 3 dias. No tratamento supressivo, 400 mg (adultos) e 6,5 mg/kg (crianças com idade superior a 3 anos), a intervalos semanais.
- via oral, na artrite reumatoide, adultos, 400 a 600 mg diários inicialmente, reduzindo para 200 a 400 mg diários quando se verifica a resposta terapêutica, em geral após 4 a 12 semanas.
- via oral, no lúpus eritematoso, adultos, 400 mg uma a duas vezes por dia, reduzindo-se a dose para 200 a 400 mg diários.
- via oral, na supressão da erupção polimórfica à luz, adultos, 200 mg duas ou três vezes ao dia.

CONTRAINDICAÇÕES
- as já citadas.
- uso simultâneo de produtos hepatotóxicos.
- crianças até 3 anos de idade.
- uso pediátrico prolongado.

INTERAÇÕES MEDICAMENTOSAS
- antagoniza os efeitos de colinérgicos como neostigmina e piridostigmina.
- aumenta a concentração sérica da digoxina.
- antiácidos diminuem sua absorção.
- cimetidina aumenta sua concentração plasmática e diminui sua biotransformação.
- fenilbutazona ou compostos de ouro podem aumentar o risco de dermatite grave.
- fármacos hepatotóxicos podem causar hepatotoxicidade.
- penicilamina pode aumentar o potencial para graves reações adversas hematológicas, renais ou epidérmicas.

▶ *PLAQUINOL (Sanofi-Synthélabo), 20 comprimidos × 400 mg*
▶ *REUQUINOL (Apsen), 30 comprimidos × 400 mg*
▶ *SULFATO DE HIDROXICLOROQUINA (Sanofi-Aventis), 30 comprimidos × 400 mg (genérico)*

2. **8-Aminoquinolinas.** A melhor atividade antimalárica dos quimioterápicos reside nos compostos que apresentam o grupo 6-metoxi e uma cadeia lateral de 4 a 6 átomos de carbono. O único representante em nosso meio é a primaquina.

PRIMAQUINA

Corresponde à 6-metoxi-8-quinolinil-1,4-pentanodiamina. Tem atividade sobre todas as fases dos parasitos causadores da malária, exceto em certas espécies de *P. falciparum* resistentes à cloroquina. Antes do tratamento devem ser feitas determinações da G-6-PD e, durante o tratamento, realizados semanalmente exames hematológicos (hemograma e determinações de hemoglobina).

Deve ser tomada junto com refeições ou antiácidos para reduzir ao mínimo a irritação gástrica. Quando utilizada para impedir recidivas, deve ser administrada concomitantemente com cloroquina ou logo após ela. Seu mecanismo de ação antimalárica é semelhante ao das 4-aminoquinolinas.

Além de ser antimalárico, tem sido usada para controlar a parasitemia na doença de Chagas, mas é ineficaz contra os parasitos intracelulares.

Usada na forma de fosfato.

FARMACODINÂMICA
- antimalárico.

FARMACOCINÉTICA
- rápida e completamente absorvida do trato gastrintestinal.
- extensamente distribuída pelo organismo.
- volume aparente de distribuição: 243 ± 70 L.
- atinge concentração plasmática máxima (50 a 104 ng/mL) dentro de 2 a 3 horas; em seguida, a concentração cai rapidamente.
- meia-vida: 6 horas.
- sofre biotransformação rápida, dando pelo menos três metabólitos, principalmente a carboxiprimaquina, o mais importante metabólito encontrado no plasma humano, onde atinge concentração mais de 10 vezes maior que a da primaquina; este metabólito atóxico é também eliminado mais lentamente; em doses múltiplas se acumula; os três metabólitos são menos ativos que a primaquina, mas, excetuada a carboxiprimaquina, sua atividade hemolítica é maior que a da primaquina.
- depuração: 24 ± 7,4 L/hora.
- somente pequena fração é excretada pela urina na forma inalterada; a maior parte é excretada em 24 horas na forma de metabólitos.

INDICAÇÕES
- profilaxia, prevenção de recidivas e tratamento (cura radical) da malária causada por *P. vivax* e *P. ovale*.
- por ter efeito gametocidicida, pode ser usada nos pacientes em recuperação da malária por *P. falciparum*.
- tratamento de pneumonia causada por *Pneumocystis carinii* em associação com clindamicina.

18.10 ANTI-INFECCIOSOS

Doses
- via oral, para tratamento da malária (cura radical) ou para prevenção de recidivas, adultos, 15 mg da base/kg e, crianças, 0,3 mg/kg, durante 14 dias, de preferência após cloroquina ou outro antimalárico, dado nos três primeiros dias de ataque agudo.

Contraindicações
- hipersensibilidade à primaquina.
- gravidez.
- histórico familiar ou pessoal de anemia.
- deficiência de G-6-PD.
- deficiência de adenina dinucleotídio metemoglobina redutase.
- doenças sistêmicas manifestadas por tendência à granulocitopenia, tais como artrite reumatoide e lúpus eritematoso.
- psoríase.

Efeitos adversos
- hemólise intravascular em pacientes com deficiência de G-6-PD ou de nicotinamida dinucleotídio metemoglobina redutase.
- anemia hemolítica, metemoglobinemia e leucopenia, com doses altas.
- cólicas abdominais, náusea, vômito, cefaleia, distúrbio de acomodação visual, prurido.
- exacerbação da psoríase.
- escurecimento da urina (consequência da anemia hemolítica devido à deficiência de G-6-PD).
- tontura, obnubilação, cansaço ou fraqueza incomuns, respiração difícil (devidos à metemoglobinemia).

Interações medicamentosas
- depressores da medula óssea e outros hemolíticos podem aumentar os efeitos leucopênicos.
- mepacrina pode aumentar os seus efeitos tóxicos.

▶ PRIMAQUINA (Quimioterápica Brasileira), 15 e 555 comprimidos × 15 mg
▶ PRIMAQUINA KINDER (Kinder), 25 e 1.000 comprimidos × 15 mg

3. *Diaminopirimidinas*. Sua estrutura assemelha-se ao grupamento pteridínico do ácido di-hidrofólico. A atividade antimalárica se deve à inibição seletiva da di-hidrofolato redutase, enzima que catalisa a conversão do ácido di-hidrofólico ao ácido tetraidrofólico do *Plasmodium*. Esta inibição interfere com a biossíntese que leva à formação de bases purínicas e pirimidínicas constituintes do DNA e eventualmente à morte do plasmódio. Embora não tenham ação seletiva sobre a enzima do parasito, elas ligam-se à di-hidrofolato redutase dos plasmódios muito mais firmemente do que à isoenzima do hospedeiro. Ademais, o hospedeiro não é perigosamente afetado por esta reação bloqueada, porque o ácido folínico necessário é suprido pelo alimento.

O representante comercializado no Brasil é a pirimetamina.

PIRIMETAMINA

Corresponde à 5-(4-clorofenil)-6-etil-2,4-pirimidinodiamina.

É ativa contra as formas eritrocíticas assexuadas e, em grau menor, formas teciduais da malária causada por *P. falciparum*. Não destrói os gametócitos, mas impede a esporogonia no mosquito. Usada sozinha não produz cura radical da malária *vivax* ou *ovale*, porque não mata as fases hepáticas latentes dos parasitos causadores dessas doenças.

Visto que os parasitos desenvolvem rapidamente resistência à pirimetamina, para a supressão de *P. falciparum* resistente à cloroquina ela é administrada principalmente com sulfonamidas, que inibem a di-hidropteroato sintase. A associação pirimetamina-sulfonamida é sinérgica, porquanto a produção de tetrafolato é inibida em duas fases sequenciais em sua biossíntese. No entanto, existem cepas de *P. falciparum* resistentes à associação.

A pirimetamina deve ser tomada com alimentos, para diminuir os distúrbios gastrintestinais. Em tratamentos prolongados, deve-se fazer acompanhamento hematológico; em caso de alterações, o fármaco deve ser suspenso e iniciada a administração de ácido folínico, na dose de 3 a 9 mg por via intramuscular, ou 10 mg por via oral, até normalização dos valores.

Farmacodinâmica
- antimalárico, toxoplasmicida e ativo na pneumonia causada por *Pneumocystis carinii*.

Farmacocinética
- administrada por via oral, é bem absorvida do trato gastrintestinal.
- extensamente distribuída pelo organismo, concentrando-se mais nos eritrócitos, leucócitos, rins, pulmões, fígado e baço.
- liga-se fortemente às proteínas plasmáticas.
- sofre biotransformação hepática.
- meia-vida de eliminação: 110 horas (faixa: 55 a 150 horas).
- atinge concentração plasmática máxima dentro de 1,5 a 8 horas (média: 2 a 4 horas).
- atravessa a barreira placentária.
- excretada no leite.
- excretada principalmente pela urina, 20 a 30% na forma inalterada; a excreção urinária pode persistir por 30 dias ou mais; pequena fração é excretada pelas fezes.

Indicações
- profilaxia da malária causada por *Plasmodium falciparum* sensível, em associação com sulfadoxina ou dapsona.
- profilaxia da malária causada por *P. vivax*, em associação com cloroquina e dapsona.
- tratamento de ataques não complicados de malária por *P. falciparum* resistente à cloroquina, em associação com quinina ou uma sulfapirimidina (sulfadiazina, por exemplo).
- tratamento de toxoplasmose causada por *Toxoplasma gondii*, em associação com uma sulfapirimidina.
- tratamento de pneumonia causada por *Pneumocystis carinii*, em associação com sulfadoxina.
- profilaxia e tratamento da isosporíase, causada por *Isospora belli*, em associação com sulfadoxina.

Doses
- via oral, para profilaxia da malária, adultos e crianças acima de 10 anos, 25 mg uma vez por semana; crianças entre 3 e 10 anos, 12,5 a 25 mg, uma vez por semana; crianças abaixo de 2 anos, 5,25 a 12,5 mg, uma vez por semana. Como os níveis plasmáticos são atingidos rapidamente, o esquema pode ser iniciado um dia antes de ir para a zona endêmica e mantido por 6 a 8 semanas após retorno.
- via oral, para tratamento da malária, associação com sulfonamida (ver adiante a associação pirimetamina-sulfadoxina).
- via oral, para toxoplasmose, adultos, inicialmente 50 a 100 mg diariamente, por 1 a 3 dias, seguida de 25 mg/dia durante 3 a 4 semanas mais 2 a 4 g de sulfadiazina, seguida por 1 g cada 4 a 6 horas, durante 3 a 4 semanas; crianças, 2 mg/kg/dia durante três dias (máximo, 25 mg/dia), em seguida 1 mg/kg/dia durante quatro semanas; esta dose deve ser administrada com 100 a 200 mg/kg/dia de sulfadiazina.
- via oral, para profilaxia de infecção por *Pneumocystis carinii*, associação com sulfonamida (ver adiante a associação pirimetamina-sulfadoxina).
- via oral, para tratamento da isosporíase, 50 a 75 mg/dia durante 3 a 4 semanas; para profilaxia, 25 mg/dia ou 25 mg em associação com 500 mg de sulfadoxina uma vez por semana.

Contraindicações
- gravidez.
- lactação.
- discrasias sanguíneas.
- anemia megaloblástica devida à deficiência de folato.
- distúrbios convulsivos.
- deficiência de G-6-PD.
- insuficiência da função hepática.

Efeitos adversos
- alteração ou perda do paladar, irritação da língua e da garganta.
- anemia hemolítica em pacientes com deficiência de G-6-PD.
- anorexia, vômito, anemia megaloblástica, leucopenia, trombocitopenia e pancitopenia, com doses altas.

Interações medicamentosas
- outros antifólicos podem causar anemia megaloblástica.
- depressores da medula óssea podem aumentar os efeitos leucopênicos e/ou trombocitopênicos.

▶ DARAPRIM (GlaxoSmithKline), 100 comprimidos × 25 mg

4. *Derivados do quinolinometanol*. Esta classe é representada pela mefloquina e quinina.

MEFLOQUINA

Aparentada quimicamente à quinina. Apresenta o grupo 4-quinolinometanol ligado ao grupamento piperidinil-2,8-(trifluormetila).

É esquizonticida sanguíneo. Embora não se conheça exatamente o seu mecanismo de ação, ela atua como inibidor da replicação dos parasitos eritrocíticos assexuados. Pode também inibir a síntese do ácido nucleico e a síntese proteica. Por ser base fraca, pode elevar o pH intravesicular das vesículas ácidas do *Plasmodium* e impedir seu crescimento.

Usada na forma de cloridrato.

Farmacodinâmica
- antimalárico.

Farmacocinética
- administrada por via oral, é bem absorvida do trato gastrintestinal.

- a velocidade de absorção é geralmente rápida, mas em alguns pacientes pode ser prolongada.
- em pacientes gravemente doentes (como naqueles com malária cerebral), a absorção pode ser incompleta.
- distribui-se amplamente a vários órgãos e tecidos, concentrando-se nos eritrócitos.
- a ligação às proteínas é muito alta (98%).
- atinge as concentrações plasmáticas máximas (290 a 340 ng/mL com dose de 250 mg e 540 a 1.240 ng/mL com dose de 1 g) em 7 a 24 horas.
- biodisponibilidade: acima de 85%.
- meia-vida aparente de distribuição: média de 20 L/kg.
- meia-vida de eliminação: 13 a 24 dias (média de cerca de três semanas).
- sofre biotransformação hepática parcial, dando principalmente o metabólito ácido carboxílico, que é inativo no *P. falciparum*.
- excretada parcialmente (3% a 4% da dose) no leite materno.
- depuração, essencialmente hepática: aproximadamente 30 mL/min.
- excretada sobretudo pelas fezes, muito lentamente, em parte como glicuronídio, e 5% pela urina, na forma íntegra.

INDICAÇÕES
- tratamento de malária causada por *Plasmodium falciparum* ou *P. vivax*.
- profilaxia e tratamento de malária causada por *P. falciparum* resistente à cloroquina ou sulfadoxina-pirimetamina.
- profilaxia de malária causada por *P. vivax, P. ovale* e *P. malariae*.

DOSES
- via oral, para profilaxia da malária, adultos, 250 mg da base, uma vez por semana, começando uma semana antes de entrar na área malarígena e continuar por quatro semanas após sair da área; crianças, 4 mg/kg semanalmente (dose máxima, 250 mg), começando uma semana antes de entrar na área malarígena e continuar por quatro semanas após sair da área.
- via oral, para tratamento da malária, adultos, 1,25 g da base como dose única; crianças, 25 mg/kg como dose única.

CONTRAINDICAÇÕES
- hipersensibilidade à mefloquina ou fármacos aparentados (quinina, por exemplo).
- gravidez.
- lactação.
- insuficiências hepática e renal.
- crianças com peso inferior a 15 kg ou menos de dois anos.

PRECAUÇÕES
- tomar com alimentos e copo cheio de água.
- pacientes sensíveis a quinina, quinidina ou fármacos aparentados podem ser sensíveis também à mefloquina.
- deve-se avaliar a relação risco/benefício nos seguintes quadros clínicos: bloqueio cardíaco do 1º ou 2º graus, distúrbios convulsivos, distúrbios psíquicos ou epilepsia.

EFEITOS ADVERSOS
- náusea, vômito, mialgia, anorexia, sonolência, diarreia, dor abdominal, cefaleia, tinido, exantemas.
- bradicardia, prurido, distúrbios emocionais, astenia, vertigem grave, obnubilação.
- convulsões, psicose.
- leucopenia, trombocitopenia.
- alteração nos testes de função hepática.

INTERAÇÕES MEDICAMENTOSAS
- pode diminuir as concentrações séricas do ácido valproico.
- aumenta a possibilidade de efeitos adversos da quinina.
- pode reduzir a eficácia da vacina contra febre tifoide.
- antagonistas do cálcio, betabloqueadores, halofantrina, quinidina ou quinina podem causar bradicardia, prolongamento do segmento QT ou parada cardíaca.
- cloroquina pode aumentar o risco de convulsões.

▶ MEFLOQUINA (Silvestre Labs), 5 e 500 comprimidos × 250 mg
▶ MEPHAQUIN (Mepha), 4, 100 e 1.000 comprimidos revestidos × 250 mg

QUININA

É alcaloide extraído de espécies de *Cinchona*, plantas da família Rubiaceae. Contém um grupo quinolínico unido através de uma ligação alcoólica secundária a um anel quinuclidínico; o anel quinolínico apresenta um grupo metoxi e o quinuclidínico, um grupo vinila.

A quinina atua primariamente como esquizonticida sanguíneo. É também gametocicida para *P. vivax* e *P. malariae*, mas não para *P. falciparum*. É mais tóxica e menos eficaz que a cloroquina. Contudo, é valiosa para o tratamento de doença grave causada por cepas de *P. falciparum* resistentes à cloroquina e outros fármacos. Seu mecanismo de ação antimalárica é análogo ao das 4-aminoquinolinas.

Como antimiotônico, a quinina aumenta o período refratário do músculo esquelético por ação direta sobre a fibra muscular diminuindo assim a resposta à estimulação tetânica.

Para diminuir a irritação gastrintestinal, deve ser tomada com alimentos ou após as refeições.

Usada como dicloridrato (injeção intravenosa) e sulfato (comprimidos).

FARMACODINÂMICA
- antimalárico e antimiotônico.

FARMACOCINÉTICA
- administrada por via oral, é rápida e quase totalmente absorvida.
- atinge a concentração plasmática máxima dentro de 1 a 3 horas.
- liga-se fortemente (70%) às proteínas.
- é extensamente distribuída nos tecidos: fígado, pulmões, rins e baço.
- sofre biotransformação principalmente hepática.
- meia-vida média: 8,5 horas (5 a 16 horas).
- atravessa a barreira placentária.
- excretada principalmente na forma de metabólitos, alguns hidroxilados, pela urina, cerca de 10% na forma inalterada; a excreção é aumentada na urina ácida; pequena fração é eliminada pelas fezes.

INDICAÇÕES
- tratamento da malária resistente à cloroquina ou outros fármacos causada por *P. falciparum*, em associação com pirimetamina mais sulfadiazina ou sulfadoxina.
- profilaxia e tratamento de cãibras noturnas das pernas, incluindo as associadas com artrite, diabetes, veias varicosas, tromboflebite, arteriosclerose e deformidades estáticas do pé.
- tratamento de miotonia congênita.

DOSES
- expressas em termos da base.
- sulfato, via oral, para malária por *P. falciparum* resistente à cloroquina, adultos, 650 mg a cada oito horas, no mínimo por três dias, junto com 25 mg de pirimetamina duas vezes ao dia durante os primeiros três dias e 2 g de sulfadiazina ao dia durante os primeiros cinco dias; ou 650 mg a cada oito horas durante, pelo menos, três dias com a administração consecutiva de 250 mg de tetraciclina a cada seis horas por 10 dias; ou 650 mg a cada oito horas durante, pelo menos, três dias com a administração concomitante de 1,5 g de sulfadoxina e 75 mg de pirimetamina em dose única; crianças, 25 mg/kg/dia em tomadas divididas a cada oito horas durante sete a dez dias.
- dicloridrato, para tratamento de malária grave ou quando não há absorção por via oral garantida, adultos, 600 mg (ou 10 mg/kg) em 300 mL de cloreto de sódio a 0,9%, por infusão lenta (uma ou, de preferência, quatro horas), a cada seis a oito horas (máxima: 1,8 g); crianças, 12,5 mg/kg, por infusão lenta (uma ou, de preferência, quatro horas), repetida em seis a oito horas, se a dose oral não for tolerada (máxima, 25 mg/kg/dia).
- sulfato, via oral, para cãibras noturnas das pernas, adultos, 260 mg ao deitar; pode-se tomar uma dose adicional de 260 mg após o jantar.
- sulfato, via oral, como antimiotônico, adultos, 300 a 600 mg duas ou três vezes ao dia; não se determinou dose para crianças.

CONTRAINDICAÇÕES
- hipersensibilidade à quinina.
- gravidez.
- lactação.
- asma.
- deficiência de G-6-PD.
- neurite óptica.
- zumbido nos ouvidos.
- histórico de febre hemoglobinúrica e púrpura trombocitopênica.
- miastenia grave.
- hipoglicemia.

PRECAUÇÕES
- deve ser usada com cautela em pacientes com fibrilação atrial e naqueles com antecedentes do angioedema cutâneo ou distúrbios auditivos e visuais.

EFEITOS ADVERSOS
- cinchonismo: zumbido nos ouvidos, cefaleia, náusea, vômito, diarreia, distúrbios visuais, alterações na acuidade auditiva.
- hemólise aguda, anemia hemolítica, púrpura trombocitopênica, agranulocitose, hipotrombinemia.
- febre, inquietação, confusão, síncope, excitação, delírio, hipotermia.
- dor epigástrica, hepatite.
- erupções cutâneas, prurido, rubor, sudorese, edema facial, sintomas asmáticos.
- sintomas anginosos.
- dose excessiva pode causar cegueira, queda da pressão arterial, depressão da respiração, convulsões, paralisia, colapso cardiovascular, coma e morte.

18.12 ANTI-INFECCIOSOS

- hipotensão e insuficiência circulatória aguda, pela via intravenosa.
- cardiotoxicidade, principalmente pela via intravenosa.

INTERAÇÕES MEDICAMENTOSAS

- pode diminuir a depuração plasmática e prolongar a duração de ação da alfentanila.
- pode potencializar os efeitos hipotrombinêmicos dos anticoagulantes cumarínicos ou indandiônicos.
- pode antagonizar o efeito dos medicamentos com ação bloqueadora neuromuscular, como antimiastênicos sobre o músculo esquelético.
- pode potencializar os efeitos de agentes bloqueadores neuromusculares, especialmente brometo de pancurônio, cloreto de suxametônio e cloreto de tubocurarina.
- pode aumentar os níveis séricos da digitoxina ou digoxina.
- pode interferir com as determinações dos 17-hidroxicorticosteroides.
- alcalinizantes urinários (acetazolamida e bicarbonato de sódio, por exemplo) podem aumentar seus níveis sanguíneos.
- antagonistas de cálcio (nifedipino, verapamil) podem alterar as concentrações séricas dos fármacos na forma livre, não ligada.
- antiácidos contendo alumínio podem retardar ou diminuir sua absorção.
- anti-histamínicos, buclizina, fenotiazínicos, meclozina ou tioxantênicos podem mascarar os sintomas de ototoxicidade, como zumbido nos ouvidos, tontura ou vertigem.
- outros hemolíticos, outros inibidores de enzimas hepáticas, outros medicamentos neurotóxicos ou outros medicamentos ototóxicos podem aumentar o potencial para toxicidade.
- quinidina pode aumentar a possibilidade de cinchonismo.

DICLORIDRATO DE QUININA

▶ PALUQUINA (Quimioterápica Brasileira), 50 amp. × 500 mg
▶ QUININO INJETÁVEL (Kinder), 5 amp. de 5 mL c/ 600 mg

SULFATO DE QUININA

▶ PALUQUINA (Quimioterápica Brasileira), 10 e 200 comprimidos × 500 mg
10 e 200 cáps. × 500 mg
▶ QUININA (Vital Brazil), 10 e 500 comprimidos × 500 mg
▶ QUININO COMPRIMIDOS (Kinder), 60 e 200 comprimidos × 325 mg
▶ SULFATO DE QUININA FARMOQUÍMICA (Farmoquímica), 24, 50, 100, 500 e 1.000 comprimidos × 500 mg

5. *Lactonas*. O único atualmente usado é o artesunato.

ARTESUNATO

Corresponde ao éster hemissuccinato da artemisinina, lactona sesquiterpênica isolada dos extratos da planta chinesa *Artemisia annua*, tradicionalmente usada para o tratamento da malária. Atua provocando degeneração nas membranas mitocondrial e nuclear dos plasmódios.

É ativo contra *Plasmodium vivax* e cepas de *P. falciparum*, tanto as sensíveis como as resistentes à cloroquina, bem como em malária cerebral.

O artesunato é esquizonticida, agindo no estágio eritrocítico, assexuado, interrompendo a esquizogonia eritrocítica. Sua principal vantagem sobre outros agentes antimaláricos é a velocidade de ação. Produz depuração mais rápida da parasitemia que quinina, cloroquina ou mefloquina no tratamento de malária *falciparum*.

Pode ser considerado bioprecursor da di-hidroartemisinina, metabólito ativo, pois é rapidamente hidrolisado a este composto antes de penetrar a circulação sistêmica.

O tratamento deve durar no mínimo cinco dias e apresenta taxa de cura de mais de 90%.

Quando utilizado em associação com mefloquina, produz efeito sinérgico.

Usado como artesunato sódico.

FARMACODINÂMICA
- antimalárico.

FARMACOCINÉTICA
- é bem absorvido e distribuído pelo organismo.
- sofre hidrólise rápida, dando o metabólito ativo, a di-hidroartemisinina, antes de penetrar a circulação sistêmica.

INDICAÇÕES
- tratamento da malária causada por *P. falciparum* e *P. vivax*, inclusive as formas de *P. falciparum* resistentes a outros agentes antimaláricos.
- tratamento da malária cerebral.

DOSES
- via oral, adultos, 1º dia, 200 mg a cada 12 horas; 2º ao 5º dia, 100 mg a cada 12 horas; crianças, 2 a 4 anos, 1/4 da dose de adulto; 5 a 8 anos, meia dose de adulto; 9 a 15 anos, 3/4 da dose de adulto.
- via retal, adultos e crianças, 200 mg pela manhã e 200 mg à noite, durante dois dias.

CONTRAINDICAÇÕES
- gravidez.
- lactação.

EFEITOS ADVERSOS
- náusea, vômito, tontura.
- neurotoxicidade.
- diminuição de reticulócitos, aumento das transaminases.
- taquicardia, bloqueio atrioventricular de primeiro grau.
- embora raramente, com superdose, dor abdominal passageira, diarreia e tenesmo.

INTERAÇÕES MEDICAMENTOSAS
- mefloquina produz efeito sinérgico.

▶ ARTESUNATO SÓDICO (Silvestre Labs), 20, 500 e 1.000 comprimidos × 50 mg
▶ PLASMOTRIM (Mepha), 12, 120 e 1.200 comprimidos revestidos × 50 mg
4 e 100 supositórios × 200 mg

6. *Sulfonamidas*. Por serem usadas mais como antibacterianos, são descritas na seção *Sulfonamidas*.

As empregadas em malária são: sulfadiazina, sulfadoxina e sulfametoxipiridazina. São utilizadas apenas em associações.

7. *Associações*. Atuam por dois mecanismos, exercendo efeito sinérgico. São utilizadas principalmente em infecções resistentes à cloroquina ou a outros antimaláricos. As mais usadas são as associações de pirimetamina-sulfadoxina e artemeter-lumefantrina.

ARTEMETER-LUMEFANTRINA

O artemeter é uma lactona análoga da artemisinina. A lumefantrina resulta de uma mistura racêmica da síntese do fluoreno e pertence à classe química dos aril-aminoálcoois. Ambos atuam no vacúolo alimentar dos protozoários do gênero *Plasmodium*, interferindo na conversão do grupo heme, um intermediário tóxico da degradação da hemoglobina em hemozoína, um pigmento malárico não tóxico. Podem, ainda, inibir a síntese dos ácidos nucleicos e, consequentemente, das proteínas. Elimina os gametócitos com maior rapidez do que os antimaláricos não artemisinínicos e, em geral, não induz resistência. É particularmente eficaz contra as cepas resistentes de *Plasmodium falciparum*.

FARMACODINÂMICA
- antimalárico.

FARMACOCINÉTICA
- o artemeter sofre rápida absorção após administração oral. A lumefantrina é altamente lipofílica e sua absorção inicia-se após 2 horas da administração inicial.
- o artemeter atinge o pico da concentração plasmática máxima em cerca de 2 horas. A lumefantrina, entre 6 e 8 horas.
- a ingestão de alimentos aumenta a absorção dos dois fármacos.
- 97,9% do artemeter e 99,9% da lumefantrina ligam-se às proteínas plasmáticas.
- sofre extensa eliminação pré-sistêmica.
- sofre biotransformação hepática. O artemeter forma um metabólito ativo principal, a di-hidroartemisinina, através de desmetilação utilizando o sistema do citocromo CYP3A4/5. A lumefantrina sofre N-desbutilação através do sistema CYP3A4. A inibição do sistema CYP2D6 foi comprovada *in vitro*.
- a meia-vida de eliminação do artemeter é de cerca de 2 horas. A da lumefantrina, de cerca de 2 a 3 dias em voluntários sãos e de 4 a 6 dias nos pacientes portadores de *Plasmodium falciparum*.

INDICAÇÕES
- tratamento de infecções por *Plasmodium falciparum* ou infecções mistas com inclusão deste. É eficaz contra cepas resistentes a outros antimaláricos.
- tratamento de emergência de pacientes portadores de *P. falciparum*.

DOSES
- 80 mg de artemeter + 480 mg de lumefantrina (4 comprimidos), em dose única, repetindo-se após 8, 24 e 48 horas.
- em pacientes em regiões resistentes a diversos fármacos e nos não imunes, 80 mg de artemeter + 480 mg de lumefantrina (4 comprimidos) por três dias consecutivos, a partir do diagnóstico confirmado e após 8 horas. Em seguida, duas vezes ao dia nos dois dias posteriores, num total de 24 comprimidos.
- no tratamento de urgência, utiliza-se o mesmo esquema anterior.

- para crianças de 15 a < 25 kg, um comprimido inicialmente e depois 8, 24 e 48 horas após, num total de quatro comprimidos.
- para crianças de 25 a < 35 kg, inicialmente 3 comprimidos em dose única e depois 8, 24 e 48 horas após, num total de 12 comprimidos.
- para crianças em regiões resistentes a diversos fármacos e nas não imunes: a) naquelas com 10 a < 15 kg, 1 comprimido inicialmente e após 8 horas. Depois, duas vezes ao dia por 2 dias (total de 6 comprimidos); b) para aquelas de 15 a < 25 kg, 2 comprimidos inicialmente e 8 horas após. Em seguida, duas vezes ao dia por 2 dias (total de 12 comprimidos); c) para crianças de 25 a < 35 kg, inicialmente 3 comprimidos em dose única e 8 horas após. Depois, duas vezes ao dia por 2 dias, num total de 18 comprimidos.
- para tratamento de emergência, utiliza-se o mesmo esquema anterior.
- na eventualidade de recorrência da infecção, pode-se usar o mesmo esquema terapêutico inicial.

Contraindicações
- hipersensibilidade ao fármaco.
- insuficiência hepática e/ou renal grave.

Precauções
- não há estudos clínicos da avaliação no tratamento de malária cerebral ou nas formas complicadas, com insuficiência renal e/ou edema pulmonar.
- como com outros antimaláricos, pode produzir aumento do intervalo QT ao eletrocardiograma.
- vigiar a administração aos pacientes que apresentam aversão aos alimentos, pois o risco de recorrência é maior.
- advertir os pacientes que operam máquinas ou conduzem veículos, pois pode produzir astenia e/ou fadiga.
- no caso de aversão aos alimentos (comum nos portadores de malária aguda), o medicamento pode ser ingerido com líquidos. Os alimentos devem ser estimulados tão logo haja tolerância devido à melhor absorção na presença destes. Na presença de vômitos, pode-se protelar a dose para uma hora depois.

Efeitos adversos
- cefaleia, tonturas, distúrbios do sono.
- palpitações, prolongamento do intervalo QT ao ECG.
- dor abdominal, anorexia, diarreia, náuseas, vômitos.
- exantema, prurido.
- artralgia, mialgias.
- aumento de ALT.

Interações medicamentosas
- *In vitro*, a lumefantrina inibe o sistema isoenzimático CYP2D6 e pode interferir na farmacocinética de fármacos que sejam biotransformados pela mesma via.

▶ COARTEM (Novartis), (artemeter 20 mg + lumefantrina 120 mg por comprimido), 400 comprimidos

PIRIMETAMINA-SULFADOXINA

Nesta associação a proporção de pirimetamina para sulfadoxina é de 1:20. Ela exerce efeito sinérgico, pois atua por bloqueio sequencial de duas enzimas — di-hidrofolato redutase e di-hidropteroato sintase — compreendidas na síntese do ácido folínico dentro dos parasitos.

Algumas cepas de *P. falciparum* podem desenvolver resistência à associação.

Quando se administra a associação, deve-ser fazer hemograma regularmente. Deve-se suspender o tratamento ao primeiro aparecimento de erupção cutânea, caso se notar redução significativa na contagem de quaisquer elementos figurados ou a ocorrência de infecções bacterianas ou fúngicas ativas. Para combater a leucopenia ou trombocitopenia, deve-se administrar leucovorina, 5 a 15 mg por via intramuscular diariamente por três dias ou mais.

Durante o tratamento há que se evitar exposição prolongada ao sol.

Deve ser tomada junto com as refeições ou com um copo d'água.

Farmacodinâmica
- antimalárico, eficaz na profilaxia de pneumonia por *Pneumocystis carinii*.

Farmacocinética
- cada componente tem a sua farmacocinética própria.

Indicações
- como agente primário, no tratamento da malária causada por *P. falciparum* resistente à cloroquina.
- como agente secundário, na profilaxia da malária causada por *P. falciparum* resistente à cloroquina e sensível à associação, em viajantes para as áreas em que esta doença é endêmica.
- profilaxia da pneumonia por *Pneumocystis carinii* em pacientes com AIDS.

Doses
- via oral, para crise aguda de malária, adultos, 2 a 3 comprimidos como dose única, administrada sozinha ou sequencialmente com quinina para tratamento de malária por *P. falciparum*; crianças de 9 a 14 anos de idade, 2 comprimidos; de 4 a 8 anos, 1 comprimido; de um mês a 4 anos, ½ comprimido.
- via oral, para profilaxia da malária, 1 comprimido cada sete dias, ou 2 comprimidos uma vez cada 14 dias; crianças de 9 a 14 anos de idade, ¾ de comprimido uma vez cada sete dias, ou 1½ comprimido uma vez cada 14 dias; de 4 a 8 anos, ½ comprimido uma vez cada sete dias, ou 1 comprimido uma vez cada 14 dias; de um mês a 4 anos, ¼ de comprimido cada sete dias ou ½ comprimido cada 14 dias.

Contraindicações
- as dos componentes.

Efeitos adversos
- os mesmos dos componentes.

Interações medicamentosas
- aquelas da pirimetamina e sulfadoxina.
- depressores da medula óssea podem aumentar os efeitos leucopênicos e/ou trombocitopênicos.

▶ FANSIDAR (Roche), (pirimetamina 25 mg + sulfadoxina 500 mg por comprimido e por ampola), 50 comprimidos
30 amp. de 2,5 mL

▶ Pneumocistose

Infecção pulmonar causada pelo *Pneumocystis carinii*, agente oportunista frequente em pacientes imunodeprimidos (por quimioterapia, corticoidoterapia, síndrome de imunodeficiência adquirida).

A disseminação desta parasitose tem aumentado nos últimos anos, pela maior frequência da AIDS; cerca de 70 a 80% dos pacientes com AIDS contraem a doença.

O tratamento de escolha é a associação sulfametoxazol + trimetoprima. Menos eficaz é a pentamidina.

▶ Toxoplasmose

O agente etiológico é o *Toxoplasma gondii*, protozoário obrigatoriamente intracelular. É parasito de gato e outros felinos. O homem, hospedeiro intermediário, se contamina em contato próximo com felinos.

A doença pode ser congênita ou adquirida. A forma congênita causa lesões graves do sistema nervoso central, com retardo mental importante, coriorretinite e hepatosplenomegalia. Pode ser fatal.

Na forma adquirida pode ocorrer mal-estar, febre, mialgia, linfadenopatia e coriorretinite. A doença pode ser especialmente grave nos pacientes com AIDS.

O diagnóstico clínico é difícil, pois se confunde com outras doenças infecciosas. Existem, porém, reações sorológicas específicas.

O tratamento de escolha é a associação pirimetamina + sulfadiazina. Nos pacientes com coriorretinite grave, recomenda-se adicionar um corticosteroide ao regime terapêutico.

▶ Tricomoníase

É infecção vaginal causada por *Trichomonas vaginalis*. Este parasito habita o trato geniturinário do hospedeiro humano, produzindo vaginite nas mulheres e uretrite nos homens. A transmissão ocorre principalmente por contato sexual. É mais comum em mulheres no período reprodutivo, podendo apresentar várias recidivas. O diagnóstico é feito pela identificação do agente na secreção vaginal, confirmando o quadro clínico que se caracteriza por corrimento amarelo com mau cheiro, inflamação da mucosa vaginal e alteração cervical.

O tratamento de escolha é metronidazol. Outros nitroimidazóis (tinidazol, por exemplo) também são eficazes. Ambos os parceiros sexuais devem ser tratados.

▶ ANTIFÚNGICOS

Também chamados antimicóticos, antifúngicos são fármacos usados no tratamento de micoses. Estas podem ser divididas em dois grupos principais: micoses sistêmicas ou profundas e micoses superficiais. Neste capítulo são estudados os antifúngicos ativos nas micoses sistêmicas (Quadro 18.1). Os ativos nas micoses superficiais são descritos no Capítulo 19.

Antes do tratamento de qualquer infecção que se julgue ser de origem fúngica, deve-se identificar o agente etiológico, porque os antifúngicos são geralmente inativos contra bactérias e muitos têm espectro de ação estreito.

Os antifúngicos sistêmicos disponíveis em nosso meio podem ser assim divididos: anti-

Quadro 18.1 Micoses subcutâneas e sistêmicas e seu tratamento

Tipo de micose	Agente infectante	Fármaco de escolha	Fármaco alternativo
ASPERGILOSE Disseminada ou Pulmonar (invasiva) Pulmonar (não invasiva)*	*Aspergillus fumigatus*	anfotericina B (intravenosa)	itraconazol (oral)
BLASTOMICOSE Disseminada ou Pulmonar (crônica) Pulmonar (aguda, autolimitada)*	*Blastomyces dermatitidis*	anfotericina B (intravenosa)	itraconazol (oral) cetoconazol (oral)
CANDIDÍASE SISTÊMICA Disseminada ou Invasiva Mucocutânea crônica	*Candida albicans* *Candida krusei* *Candida parakrusei* *Candida parapsilosis*	anfotericina B (intravenosa) com ou sem flucitosina (oral) cetoconazol (oral)	fluconazol (oral) itraconazol (oral) anfotericina B (intravenosa) fluconazol (oral) itraconazol (oral)
Orofaríngica/esofágica (pacientes imunocomprometidos)		fluconazol (oral)	itraconazol (oral) cetoconazol (oral) anfotericina B (intravenosa)
COCCIDIOIDOMICOSE Meningítica Crônica (progressiva) ou Disseminada (não meningítica) Pulmonar (aguda, autolimitada)*	*Coccidioides immitis*	anfotericina B (intratecal mais intravenosa) anfotericina B (intravenosa)	fluconazol (oral ou intravenosa) itraconazol (oral) cetoconazol (oral) fluconazol (oral)
CROMOMICOSE Subcutânea	vários fungos dimorfos	itraconazol (oral)	flucitosina (oral) com ou sem anfotericina B (intravenosa) cetoconazol (oral)
CRIPTOCOCOSE Disseminada ou Meningítica Localizada (não meningítica)	*Cryptococcus neoformans*	anfotericina B (intravenosa) com ou sem flucitosina (oral) anfotericina B (intravenosa) com ou sem flucitosina (oral)	fluconazol (oral ou intravenosa) itraconazol (oral) cetoconazol (oral) fluconazol (oral) itraconazol (oral)
ESPOROTRICOSE Disseminada ou Extracutânea Cutâneo-linfática	*Sporothrix schenkii*	anfotericina B (intravenosa) iodeto de potássio (oral) ou itraconazol (oral)	itraconazol (oral) cetoconazol (oral) cetoconazol (oral)
FICOMICOSE Rinocerebral Pulmonar Gastrintestinal ou Disseminada	*Phycomycetes*	anfotericina B (intravenosa)	
HISTOPLASMOSE Disseminada ou Cavitária crônica Pulmonar (aguda, autolimitada)*	*Histoplasma capsulatum*	anfotericina B (intravenosa)	itraconazol (oral) cetoconazol (oral) fluconazol (oral)
MADUROMICOSE	*Nocardia sp.* *Actinomyces sp.*	sulfonamida penicilina ou tetraciclina	
PARACOCCIDIOIDOMICOSE Linfático-cutânea e/ou Linfático-visceral	*Paracoccidioides brasiliensis*	itraconazol (oral)	cetoconazol (oral) anfotericina B (intravenosa)

*A infecção pulmonar não progressiva geralmente não exige tratamento.

bióticos, halogenóforos, derivados imidazólicos e triazólicos, derivados pirimidínicos e outros antifúngicos.

▶ Antibióticos

Os três antibióticos usados como antifúngicos sistêmicos no Brasil são: anfotericina B, griseofulvina e nistatina.

ANFOTERICINA B

É antibiótico poliênico produzido pelo *Streptomyces nodosus*. Em concentrações baixas inibe o crescimento de fungos, protozoários e algas. Concentrações altas próximas do limite de tolerância no homem são fungicidas.

In vitro é ativa contra muitas espécies de fungos. *Aspergillus fumigatus, Blastomyces dermatitidis, Candida* sp., *Coccidioides immitis, Cryptococcus neoformans, Histoplasma capsulatum, Mucor mucedo, Rhodotorula* sp. e *Sporothrix schenkii* são inibidos por concentrações de 0,03 a 1 μg/mL. Não tem efeito sobre bactérias, riquétsias e vírus.

Sua atividade antifúngica se deve à sua maior afinidade pelo ergosterol da membrana celular dos fungos do que pelo colesterol das células dos mamíferos, como os eritrócitos. A ligação ao ergosterol nas membranas da célula fúngica altera a permeabilidade seletiva, possibilitando que, através do poro formado, extravasem íons potássio, fosfatos inorgânicos, ácidos carboxílicos, aminoácidos e ésteres fosfato, resultando na inibição do crescimento dos fungos. A anfotericina B não tem ação sobre as bactérias, porque as membranas destes microrganismos não possuem ergosterol.

É usada primariamente para o tratamento de pacientes com infecções fúngicas progressivas e potencialmente fatais. Não deve ser utilizada para tratar as formas clinicamente inaparentes comuns de doença fúngica e que apresentam somente provas cutâneas ou sorológicas positivas.

FARMACODINÂMICA
- antifúngico de amplo espectro, ativo por via sistêmica em quase todas as micoses profundas com risco de vida, e antiprotozoário.

FARMACOCINÉTICA
- não é absorvida por via oral, devendo ser usada a via intravenosa (para infecções sistêmicas) ou intratecal (para meningite coccidioide).
- é distribuída a vários órgãos.
- volume de distribuição: cerca de 4 L/kg nos adultos, 0,38 a 8,33 L/kg nas crianças e 1,50 a 9,44 L/kg nos recém-nascidos.
- a ligação às proteínas é muito alta (91 a 95%).
- desconhecem-se as vias metabólicas.
- meia-vida bifásica: uma inicial, curta, de cerca de 24 horas para adultos, 5,54 a 40,3 horas nas crianças e 18,8 a 62,5 horas nos recém-nascidos, seguida de fase de eliminação terminal mais lenta, com meia-vida de cerca de 15 dias.
- atinge concentração plasmática máxima de 0,5 a 2 μg/mL, após infusão intravenosa inicial de 1 a 5 mg por dia.
- atravessa a barreira placentária.
- eliminada muito lentamente, principalmente pela urina, 2 a 5% de uma dose na forma biologicamente ativa; cerca de 40% são eliminados durante um período de sete dias; é detectada na urina durante, pelo menos, sete semanas após o término da terapia; a excreção biliar na forma ativa é mínima.
- quase não é removível por hemodiálise ou diálise peritoneal.

INDICAÇÕES
- tratamento, por via parenteral, de infecções fúngicas da bexiga urinária e do trato urinário.
- tratamento, por via parenteral, de blastomicose, candidíase disseminada, candidúria, coccidioidomicose, criptococose, endocardite fúngica, esporotricose disseminada, histoplasmose, leishmaniose mucocutânea americana (não é o fármaco de escolha), meningite fúngica, meningoencefalite amebiana primária, mucormicose, paracoccidioidomicose e septicemia fúngica.
- tratamento, por via tópica, de candidíase cutânea e mucocutânea; mas foi suplantada por antifúngicos tópicos mais eficazes (ciclopirox e imidazólicos).

DOSES
- alguns cuidados devem ser tomados com a anfotericina B, pois é fármaco instável, dependendo da exposição ao calor, pH baixo etc. O pó deve ser mantido sob refrigeração e a suspensão preparada deve ser usada no mesmo dia.
- via de aplicação: intravenosa, por infusão lenta. A dose deve ser individualizada, de acordo com a gravidade da infecção e a tolerância do paciente. A infusão deve ser administrada por 2 a 6 horas e, no início do tratamento, tanto para adultos quanto para crianças, a dose não deve ultrapassar 0,25 mg/kg/dia; em geral é utilizada uma dose de ataque de 1 mg. A dose pode ser aumentada em 5 a 10 mg por dia ou em dias alternados, atingindo-se a manutenção com 0,4-0,6 mg/kg/dia. Os aumentos de dose, bem como a frequência dos mesmos, devem ser ajustados de 1 a 1,2 mg/kg em dias alternados, para minimizar o problema de flebite e efeitos adversos agudos. Em geral, no decorrer do tratamento a dose total de 30 mg/kg (1 a 3 g) pode ser administrada num período de 6 a 10 semanas, mas muitas infecções fúngicas requerem vários meses de terapia. Recomenda-se a retirada gradativa da anfotericina B, quando for prevista interrupção de mais de 7 dias.

CONTRAINDICAÇÕES
- hipersensibilidade à anfotericina B.
- gravidez.
- insuficiência renal.

PRECAUÇÕES
- geralmente é necessário tratamento prolongado (2 a 4 meses), sendo comum a ocorrência de reações desagradáveis, algumas das quais perigosas; por isso deve ser utilizada só em pacientes hospitalizados ou naqueles sob observação médica rigorosa.
- devem-se efetuar testes de ureia plasmática e creatinina, pelo menos uma vez por semana.
- quando se interrompe a medicação por mais de 7 dias, deve-se reiniciar a terapia com uma dose mínima (0,25 mg/kg) e aumentá-la gradualmente.
- a dose total diária nunca deve exceder 1,5 mg/kg/dia.

EFEITOS ADVERSOS
- reações febris agudas, com tremores generalizados, 15 a 20 minutos após a aplicação; o uso prévio de adrenocorticoides pode diminuir essas reações.
- dor generalizada, incluindo dores musculares e articulares.
- toxicidade cardiovascular, incluindo arritmias.
- distúrbios neurológicos.
- reações anafilactoides.
- intolerância, que pode ser reduzida pela administração de ácido acetilsalicílico ou anti-histamínicos.
- náusea, vômito, anorexia, diarreia, cefaleia, dispepsia, mal-estar, perda de peso.
- hipopotassemia, hipomagnesemia, azotemia, acidose tubular renal, hipostenúria, nefrocalcinose.
- insuficiência renal aguda, anúria, oligúria.
- aumento da creatinina sérica.
- dor no local da injeção, com flebite e tromboflebite.
- queda do hematócrito.
- anemia normocítica e normocrômica.

INTERAÇÕES MEDICAMENTOSAS
- pode aumentar os efeitos depressores da medula óssea de outros depressores da medula óssea, de medicamentos que causam discrasia sanguínea, ou da radioterapia.
- produz efeitos aditivos ou sinérgicos com a flucitosina e outros antibióticos (rifampicina, tetraciclina).
- pode induzir hipopotassemia quando tomada concomitantemente com glicósidos digitálicos ou bloqueadores neuromusculares não despolarizantes.
- adrenocorticoides, corticotrofina ou inibidores da anidrase carbônica podem resultar em hipopotassemia grave induzida pela anfotericina B.
- alguns agentes antineoplásicos (mostardas nitrogenadas, por exemplo) podem aumentar sua toxicidade renal.
- diuréticos depletores de potássio ou outros medicamentos nefrotóxicos podem potencializar sua nefrotoxicidade.

▶ ABELCET (Merck-Bagó), fr. de 20 mL com 5 mg/mL
▶ AMBISOME INJETÁVEL (United Medical), 10 fr.-amp. com 50 mg
▶ AMPHOCIL (AstraZeneca), fr.-amp. c/ 50 e 500 mg
▶ FUNGIZON (Bristol-Myers Squibb), fr. c/ 50 mg

ASSOCIAÇÕES
▶ TALSUTIN (Bristol-Myers Squibb), (anfotericina B 50 mg + cloridrato de tetraciclina 100 mg por 4 g), tubo c/ 60 g
▶ TERICIN AT (Ativus), (anfotericina B 50 mg + cloridrato de tetraciclina 100 mg por 4 g), bisnaga c/ 60 g
▶ TETRACICLINA + ANFOTERICINA B (Ativus), (cloridrato de tetraciclina 25 mg + anfotericina B 12,5 mg cada grama), bisnagas de 40 g + 10 aplicadores (creme vaginal), (genérico)
▶ TETRACICLINA + ANFOTERICINA B (Cristália), (cloridrato de tetraciclina 25 mg + anfotericina B 12,5 mg cada grama), bisnagas de 45 g (creme), (genérico)
▶ TETRACICLINA + ANFOTERICINA B (EMS), (cloridrato de tetraciclina 25 mg + anfotericina B 12,5 mg cada grama), bisnagas de 45 g (creme), (genérico)
▶ TETRACICLINA + ANFOTERICINA B (Medley), (cloridrato de tetraciclina 100 mg + anfotericina B 50 mg cada 4 g), bisnagas de 45 g (creme vaginal), (genérico)

GRISEOFULVINA

É isolada da cultura de certas cepas de *Penicillium griseofulvum* ou obtida por síntese. Tem ação sistêmica sobre espécies de fungos dos gêneros *Epidermophyton, Microsporum* e *Trichophyton*, que causam infecções dermatofíticas. É fármaco de escolha em infecções da tinha do couro cabeludo e infecções da tinha moderadas e graves da barba, unhas, palmas das mãos e plantas dos pés. Em conjunto com a griseofulvina podem ser administrados antifúngicos tópicos para alívio local. Não é eficaz para infecções bacterianas ou por *Candida*. Não se recomenda seu emprego em infecções menores ou triviais que responderão a agentes tópicos.

A griseofulvina exerce efeito fungicida limitado a microrganismos que se encontram ativamente em crescimento, basicamente por inibição da mitose fúngica ao ligar-se à proteína microtubular intracelular. Ela deposita-se nas células precursoras da queratina da pele, cabelo e unhas, tornando a queratina resistente à invasão fúngica. Ao passo que a queratina se desprende, é substituída por tecido saudável.

FARMACODINÂMICA
- antifúngico com ação sobre espécies causadoras de dermatomicoses.

FARMACOCINÉTICA
- a absorção no preparado microcristalino é variável, de 25 a 75% da dose oral; no preparado ultramicrocristalino, é quase completa; a absorção é significativamente intensificada pela administração junto com uma refeição gordurosa ou após ela.
- sofre biotransformação hepática extensa.
- meia-vida: aproximadamente 24 horas.
- atravessa a barreira placentária.
- durante administração por tempo prolongado, deposita-se na pele, cabelo e unhas, sendo ativamente secretada das glândulas sudoríparas mesócrinas.
- atinge a concentração sérica máxima (0,5 a 2 µg/mL) aproximadamente quatro horas após administração de uma dose de 500 mg de griseofulvina microcristalina ou 250 mg de griseofulvina ultramicrocristalina.
- excretada pela urina, menos de 1% de uma dose como fármaco íntegro; a griseofulvina não absorvida é excretada inalterada pelas fezes.
- níveis plasmáticos podem ser detectados durante quatro dias após a suspensão da terapia.

INDICAÇÕES
- tratamento de onicomicose, *tinea barbae, tinea capitis, tinea corporis, tinea cruris* e *tinea pedis*.

DOSES
- via oral, adultos, 500 mg por dia para *tinea capitis, tinea corporis* e *tinea cruris* e 750 mg a 1 g por dia para infecções mais graves, como *tinea pedis* e onicomicoses. O tempo de tratamento varia com a localização e vai de duas a seis semanas para as tinhas e de quatro a seis meses para onicomicoses; crianças, entre 15 e 25 kg de peso corporal, 125 a 250 mg por dia; acima de 25 kg, 250 a 500 mg por dia.

CONTRAINDICAÇÕES
- hipersensibilidade à griseofulvina.
- gravidez.
- porfiria.
- insuficiência hepatocelular.
- lúpus eritematoso ou síndromes lupoides.

PRECAUÇÕES
- é essencial o diagnóstico correto do microrganismo invasor.
- nos tratamentos prolongados, devem-se acompanhar as funções hepática, renal e hematopoética.
- como a griseofulvina pode causar fotossensibilidade, o paciente deve ser alertado para evitar exposição prolongada à luz solar.
- a medicação deve continuar até que o microrganismo infectante seja completamente erradicado. Por exemplo: *tinea capitis*, 4 a 6 semanas; *tinea corporis*, 2 a 4 semanas; *tinea pedis*, 4 a 8 semanas; onicomicose — unhas da mão, pelo menos 4 meses, unhas do pé, pelo menos 6 meses.

EFEITOS ADVERSOS
- erupção cutânea, urticária.
- náusea, vômito, desconforto epigástrico, diarreia, cefaleia, estomatite, fadiga, tontura, insônia, confusão mental.
- leucopenia, granulocitopenia, neurite periférica e proteinúria são mais raras e geralmente associadas com uso prolongado.
- fotossensibilização.

INTERAÇÕES MEDICAMENTOSAS
- pode potencializar os efeitos do álcool e provocar taquicardia, diaforese e rubor.
- pode diminuir os efeitos dos anticoagulantes cumarínicos ou indandiônicos.
- pode diminuir os efeitos dos anticoncepcionais orais contendo estrogênio e aumentar o sangramento intermenstrual.
- barbitúricos ou primidona podem diminuir seus efeitos antifúngicos.

▶ *FULCIN (AstraZeneca), 20 comprimidos × 500 mg*
▶ *SPOROSTATIN (Schering Plough), 20 comprimidos × 500 mg*

NISTATINA

É antifúngico poliênico isolado do *Streptomyces noursei*, com ação fungistática e fungicida contra fungos e leveduras. Provavelmente age ligando-se aos esteróis da membrana celular do fungo, com subsequente alteração da permeabilidade dessa membrana. É usada tanto por via oral quanto topicamente. Não tem efeito sobre a flora normal do intestino. Seu uso limita-se ao tratamento de infecções da pele e das mucosas causadas por todas as espécies do gênero *Candida*. É disponível nas formas de drágeas, suspensão oral, creme vaginal e em várias associações tópicas nas formas de pomada e creme dermatológicos. É tóxica demais para uso parenteral.

FARMACODINÂMICA
- antifúngico com ação predominante sobre várias espécies de *Candida*.

FARMACOCINÉTICA
- não é absorvido do trato gastrintestinal.
- as concentrações de nistatina na saliva são mantidas acima daquelas exigidas *in vitro* para inibir o crescimento de espécies de *Candida* clinicamente significantes durante aproximadamente duas horas após o início da dissolução oral da nistatina.
- eliminada quase totalmente pelas fezes, na forma inalterada.

INDICAÇÕES
- por via oral, tratamento e profilaxia de candidíase orofaríngea.
- por aplicação tópica, tratamento de candidíase cutânea, candidíase mucocutânea crônica, *tinea barbae* e *tinea capitis*.
- por aplicação vaginal, tratamento de candidíase vulvovaginal.

DOSES
- via oral, adultos, 500.000 a 1.000.000 U (na forma de comprimidos), três vezes por dia; deve-se continuar o tratamento por 48 horas, no mínimo, após a cura clínica, a fim de impedir recaída; adultos e crianças, 400.000 a 600.000 U (na forma de suspensão), quatro vezes por dia (meia dose em cada lado da boca), mantidas na boca durante algum tempo.
- via vaginal, 100.000 a 200.000 U (na forma de creme), diariamente, durante duas semanas.
- via tópica, aplicar às áreas afetadas duas a três vezes diariamente, ou como indicado, até completar-se a cura.

CONTRAINDICAÇÕES
- hipersensibilidade à nistatina.
- gravidez.

EFEITOS ADVERSOS
- náusea, vômito, diarreia, dor estomacal.
- irritação cutânea, na aplicação tópica.
- irritação vaginal, na aplicação vaginal.

▶ *ALBISTIN (Cazi), 16 e 500 drág. × 500.000 UI*
▶ *ALBISTIN CREME VAGINAL (Cazi), bisnaga c/ 60 g*
▶ *ALBISTIN SUSPENSÃO ORAL (Cazi), fr. de 60 mL c/ 100.000 UI/mL*
▶ *FUNGISTATINA (Medquímica), fr. de 50 mL c/ 100.000 UI/mL (suspensão oral)*
▶ *MICOSTALAB (Multilab), bisnagas de 60 g com 10 aplicadores c/ 100.000 UI/4 g (creme vaginal)*
▶ *MICOSTATIN CREME VAGINAL (Bristol-Myers Squibb), 40 e 60 g c/ 100.000 UI/4 g*
▶ *MICOSTATIN DRÁGEAS (Bristol-Myers Squibb), 16 drág. × 500.000 UI*
▶ *MICOSTATIN PASTILHAS (Bristol-Myers Squibb), 64 pastilhas c/ 200.000 UI/pastilha*
▶ *MICOSTATIN SUSPENSÃO ORAL (Bristol-Myers Squibb), fr. de 50 e 120 mL c/ 100.000 UI/mL*
▶ *NISTATINA (Cristália), 1, 25 e 50 fr. de 50 mL c/ 100.000 UI/mL (genérico)*
bisnaga com 60 g c/ aplicador c/ 25.000 UI/g (creme vaginal), (genérico)
▶ *NISTATINA (Delta), 16 drág. × 500.000 UI bisnaga de 40 g com aplicador (creme vaginal) 16 comprimidos vaginais com aplicador*
fr. de 50 mL c/ 100.000 UI/mL (suspensão oral)
▶ *NISTATINA (Ducto), fr. c/ 100.000 UI/g (suspensão oral)*
▶ *NISTATINA (Ducto), fr. de 50 mL × 100.000 UI/mL (suspensão oral), (genérico)*
bisnaga de 60 g (creme vaginal)
▶ *NISTATINA (Elofar), bisnaga de 40 g c/ aplicador (creme vaginal)*
▶ *NISTATINA (EMS), bisnaga com 60 g c/ 25.000 UI/g (genérico)*
▶ *NISTATINA (Eurofarma), bisnagas de 60 g × 25.000 UI/g (creme vaginal), (genérico)*
▶ *NISTATINA (Prati, Donaduzzi), 200 fr. de 30 mL c/ 100.000 UI/mL (suspensão oral), (genérico)*
fr. de 50 mL c/ 100.000 UI/mL (suspensão oral), (genérico)
bisnagas de 50 e 60 g c/ 25.000 UI/g (creme vaginal), (genérico)
▶ *NISTATINA (Green Pharma), 1 e 50 fr. de 50 mL c/ 100.000 UI/mL (suspensão oral)*

ANTIFÚNGICOS **18.17**

- NISTATINA (Luper), 16 drág. × 500.000 UI fr. de 50 mL c/ 100.000 UI/mL (suspensão oral)
- NISTATINA (Medley), bisnaga c/ 25.000 UI/g (creme vaginal), (genérico)
- NISTATINA (Medley), bisnaga de 60 g (creme vaginal)
- NISTATINA (Neo-Química), 12 comprimidos × 500.000 UI
  bisnaga de 60 g c/ 100.000 UI/4 g (creme vaginal) fr. de 50 mL c/ 100.000 UI/mL (suspensão oral), (genérico)
- NISTATINA (Prodotti), fr. de 50 mL c/ 100.000 UI/mL
- NISTATINA (Ranbaxy), 1, 25 e 50 bisnagas com aplicador c/ 25.000 UI/g (genérico)
- NISTATINA (Teuto-Brasileiro), 18 drág. × 500.000 UI fr. de 50 mL × 100.000 UI/mL
  bisnaga c/ 60 g c/ aplicador c/ 25.000 UI/g (creme vaginal), (genérico)
- NISTATINA CREME VAGINAL (Bergamo), bisnaga de 60 g c/ aplicador
- NISTATINA CREME VAGINAL (Green Pharma), 1 e 50 bisnagas de 60 g c/ aplicador
- NISTATINA CREME VAGINAL (Luper), bisnaga de 60 g c/ aplicador
- NISTATINA CREME VAGINAL (Sanval), bisnaga de 60 g c/ 25.000 UI/g
- NISTATINA DRÁGEAS (Sanval), 16 drág. × 500.000 UI
- NISTATINA SUSPENSÃO (Elofar), fr. de 50 mL c/ 100.000 UI/mL
- NISTATINA SUSPENSÃO ORAL (Sanval), fr. de 40 mL c/ 100.000 UI/mL
- TRICOCET (Legrand), 16 drág. × 500.000 UI fr. de 40 e 50 mL c/ 100.000 UI/mL (suspensão oral)
  tubo de 50 e 60 mg c/ 100.000 UI/4 g (creme vaginal)

ASSOCIAÇÕES

- COLPIST MT (Ativus), (nistatina 100.000 UI + benzoilmetronidazol 250 mg + cloreto de benzalcônio 5 mg cada 4 g), bisnaga de 40 g c/ 10 aplicadores de 4 g
- COLPISTAR (Farmoquímica) (metronidazol 250 mg + nistatina 100.000 UI + cloreto de benzalcônio 5 mg + lisozima 10 mg cada 4 g), tubo com 40 e 10 aplicadores
- COLPISTATIN (Aché), (metronidazol 250 mg + nistatina 100.000 UI + cloreto de benzalcônio 5 mg cada 4 g), bisnaga c/ 40 g com 10 aplicações
- COLPOLASE (De Mayo), (nistatina 100.000 UI + tinidazol 150 mg + sulfato de neomicina 35.000 UI + sulfato de polimixina B 35.000 UI cada 4 g), bisnaga c/ 60 g c/ 12 aplicadores (nistatina 100.000 UI + tinidazol 150 mg + sulfato de neomicina 35.000 UI + sulfato de polimixina B 35.000 UI por cápsula vaginal), cx. c/ 12 unidades
- DERMODEX (Bristol-Myers Squibb), (nistatina 100.000 UI + óxido de zinco 200 mg por grama), tubo de 60 g
- DERMOSTATIN (Legrand-EMS-Sigma Pharma), (nistatina 100.000 UI + óxido de zinco 200 mg cada grama), bisnaga de 60 g
- DONNAGEL (IQB), (metronidazol 500 mg + nistatina 100.000 UI + cloreto de benzalcônio 5 mg + ureia 50 mg cada 4 g), tubo com 45 g com 10 aplicadores descartáveis
- GINEC (Klinger), (nistatina 100.000 UI + tinidazol 150 mg + sulfato de polimixina B 35.000 UI + neomicina 35.000 UI cada 4 g), bisnaga de 60 g com 12 aplicadores (creme vaginal)
- GINESTATIN (Akzo Organon Teknika), (metronidazol 500 mg + nistatina 100.000 UI + cloreto de benzalcônio 5 mg), bisnaga com 80 g com aplicador
- GINOMETRIM COMPRIMIDO VAGINAL (Nikkho), (tinidazol 150 mg + nistatina 100.000 UI + gentamicina 1 mg + cloreto de benzalcônio 5 mg por comprimido), 10 comprimidos vaginais
- GYNAX-N (Aspen), (dexametasona 0,32 mg + nistatina 100.000 UI + sulfato de neomicina 10 mg + tirotricina 2 mg + propionato de sódio 50 mg + ácido bórico 300 mg por cada 5 g de creme vaginal), bisnaga de 60 g com 1 ou 10 aplicadores de 5 g
- NISTATINA + ÓXIDO DE ZINCO (EMS), (nistatina 100.000 UI + óxido de zinco 200 mg cada grama), bisnagas de 60 g (pomada) (genérico)
- NISTATINA + ÓXIDO DE ZINCO (Eurog./Legrand), (nistatina 100.000 UI + óxido de zinco 200 mg cada grama), bisnagas de 60 g (pomada) (genérico)
- NISTATINA + ÓXIDO DE ZINCO (Germed), (nistatina 100.000 UI + óxido de zinco 200 mg cada grama), bisnagas de 60 g (pomada) (genérico)
- NISTATINA + ÓXIDO DE ZINCO (Medley), (nistatina 100.000 UI + óxido de zinco 200 mg cada grama), bisnagas de 60 g (genérico)
- NISTATINA + ÓXIDO DE ZINCO (Neo-Química) (nistatina 100.000 UI + óxido de zinco 200 mg cada grama), bisnaga de 60 g (pomada), (genérico)
- POLIGINAX (Solvay Pharma), (nistatina 100.000 UI + sulfato de polimixina B 35.000 UI + sulfato de neomicina 35.000 UI + tinidazol 150 mg cada grama), bisnagas de 60 g + aplicador (creme), 12 óvulos vaginais com aplicador
- PRATIDERM (Prati, Donaduzzi), (nistatina 100.000 UI + óxido de zinco 200 mg cada grama), bisnaga de 60 g
- TRIVAGEL-N (Marjan), (nistatina 100.000 UI + fosfato de dexametasona 0,32 mg + sulfato de neomicina 10 mg + tirotricina 2 mg + propionato de sódio 50 mg + ácido bórico 150 mg cada 5 g), bisnagas de 60 g com 10 aplicadores descartáveis de 5 g

Halogenóforos

Deste grupo, só o iodeto de potássio é disponível em nosso meio, mas apenas em associação com outros fármacos. Ele está descrito no Capítulo 11, seção *Expectorantes*.

O iodeto de potássio, solução saturada, é o tratamento de escolha para esporotricose linfocutânea.

A dose, por via oral, é de 1 mL de solução saturada (1 g/mL), três vezes por dia; a dose é aumentada em 1 mL/dia até o máximo de 12 a 15 mL, dependendo da tolerância. Em geral, são necessárias 6 a 8 semanas de tratamento para o desaparecimento das lesões, recomendando-se a seguir a manutenção por mais um mês.

Se ocorrerem sinais de toxicidade, como náusea, salivação, lacrimejamento, rinite, coriza, queimação da boca e da garganta, acne pustular no tórax, a dose deve ser reduzida.

Derivados imidazólicos e triazólicos

Constituem grupo numeroso. Os imidazólicos são cetoconazol, fenticonazol e miconazol. Os triazólicos são fluconazol, itraconazol e voriconazol. Outros membros deste grupo são de aplicação tópica, descritos no Capítulo 19.

Os triazólicos sistêmicos são mais lentamente biotransformados e exercem menos efeito sobre a síntese dos esteróis humanos do que os imidazólicos.

Estes compostos devem sua ação antifúngica à inibição do sistema citocrômico que causa a 14-desmetilação do lanesterol, o precursor do ergosterol, impedindo assim a sua biossíntese; este efeito altera a permeabilidade da membrana da célula fúngica, o que acarreta a parada do crescimento ou a morte do fungo.

CETOCONAZOL

É fungistático, mas, dependendo da concentração, pode ser fungicida. Tem atividade contra infecções clínicas causadas por *Blastomyces dermatitidis*, *Candida* sp., *Coccidioides immitis*, *Histoplasma capsulatum*, *Paracoccidioides brasiliensis*, *Phialophora* sp., *Trichophyton* sp., *Epidermophyton* sp. e *Microsporum* sp. É ativo também contra *Pityrosporum orbiculare* (antigamente chamado *Malassezia furfur*) e *Cryptococcus neoformans*. Não é para uso oftálmico.

Além de inibir a biossíntese do ergosterol, ou outros esteróis, o cetoconazol também inibe a biossíntese de triglicerídios e fosfolipídios por parte dos fungos; ademais, inibe a atividade enzimática oxidativa e peroxidativa, o que resulta na formação intracelular de concentrações tóxicas de peróxido de hidrogênio, o que pode contribuir para a deterioração das organelas subcelulares e necrose celular. Na *Candida albicans*, inibe a transformação dos blastóforos na forma micelial invasiva.

É empregado na forma de nitrato.

FARMACODINÂMICA
- antifúngico de amplo espectro com ação sistêmica e tópica, antiadrenal e antineoplásica.

FARMACOCINÉTICA
- é bem absorvido por via oral, mas, por ser francamente dibásico, requer acidez para dissolução e absorção.
- volume de distribuição: aproximadamente 0,36 L/kg.
- a ligação a proteínas é alta (85 a 92%).
- sofre biotransformação hepática, principalmente por oxidação e degradação dos anéis imidazólico e piperazínico, O-desalquilação oxidativa e hidroxilação aromática a vários metabólitos inativos.
- meia-vida bifásica: fase alfa, 1,4 a 3,3 horas durante as primeiras 10 horas; fase beta, 8 horas daí em diante.
- atinge pico plasmático de 3,5 µg/mL uma a duas horas após a administração de dose única de 200 mg, administrada junto com refeição.
- atinge a concentração sérica máxima em 1 a 4 horas.
- atravessa a barreira placentária.
- praticamente não atravessa a barreira hematoliquórica.
- é excretado pelo leite.
- excretado principalmente pela bile; cerca de 13% são excretados pela urina, 2 a 4% na forma inalterada.
- praticamente não é absorvido através da pele e mucosas; portanto, sua formulação tópica tem ação exclusivamente local.

INDICAÇÕES
- tratamento de infecções fúngicas da bexiga e do trato urinário.

- tratamento de blastomicose pulmonar e disseminada, candidíase cutânea, candidíase disseminada, candidíase mucocutânea crônica, candidíase orofaríngea, candidíase vulvovaginal, candidúria, carcinoma prostático, coccidioidomicose, cromomicose, dermatite seborreica, esporotricose disseminada, histoplasmose, onicomicose, paracoccidioidomicose, paroníquia, pneumonia fúngica, septicemia fúngica, síndrome de Cushing, tinea barbae, tinea capitis, tinea corporis, tinea cruris, tinea pedis e tinea versicolor.
- profilaxia de micoses em pacientes imunodeprimidos.

Doses

- via oral, adultos, inicialmente 200 mg uma vez por dia; em infecções muito graves, ou se a resposta clínica é insuficiente, 400 mg uma vez por dia; crianças de mais de dois anos, 3 a 6 mg/kg/dia como dose diária única.

O tempo mínimo para tratamento da candidíase é de uma a duas semanas; na candidíase mucocutânea crônica geralmente é necessária terapia de manutenção; na candidíase vaginal, 200 mg/dia, durante cinco dias, com tratamento simultâneo do parceiro sexual. Para as demais formas de micoses sistêmicas é indicado período de seis meses de tratamento. Para as onicomicoses pode ser necessário tratamento prolongado, de até seis meses. De modo geral, a via oral não deve ser usada para tratar as dermatomicoses.

No uso profilático em pacientes imunodeprimidos, 400 mg/dia para adultos e 6 mg/kg/dia para crianças.
- via tópica, aplicação diária de uma dose única nas áreas afetadas.

Contraindicações

- hipersensibilidade aos antifúngicos imidazólicos.
- gravidez.
- lactação.
- acloridria ou hipocloridria.
- alcoolismo.
- insuficiência hepática.

Precauções

- têm sido registrados casos de hepatotoxicidade do tipo hepatocelular, principalmente nos tratamentos prolongados, por via oral. A maioria era de pacientes tratados de onicomicoses. Nesses casos, a função hepática deve ser observada periodicamente. Pode ocorrer redução dos níveis de testosterona; estes voltam ao normal após interrupção do fármaco.

Efeitos adversos

- náusea, vômito, dor abdominal, diarreia, hepatotoxicidade.
- cefaleia, tontura, sonolência, fotofobia.
- exantema, prurido, erupção cutânea.
- icterícia, elevação das transaminases, alteração das provas de função hepática, geralmente nos tratamentos prolongados; caso surjam essas alterações, o tratamento deve ser suspenso.
- ginecomastia, impotência, diminuição da libido, oligospermia, irregularidades menstruais.
- irritação e ardor no local da aplicação, com a forma tópica.

Interações medicamentosas

- pode aumentar os efeitos dos anticoagulantes cumarínicos ou indandiônicos.
- aumenta as concentrações plasmáticas da ciclosporina, o que resulta em nefrotoxicidade e aumento da concentração de creatinina sérica.
- inibe a disposição e prolonga os efeitos da supressão renal da metilprednisolona.
- álcool ou outros medicamentos hepatotóxicos podem aumentar a incidência de hepatotoxicidade.
- álcool pode reagir com o cetoconazol e causar reação semelhante à do dissulfiram.
- antiácidos, anticolinérgicos ou antagonistas do receptor H_2 podem aumentar o pH gastrintestinal e resultar em redução acentuada na absorção do cetoconazol.
- fenitoína pode resultar em alterações da biotransformação do cetoconazol ou de ambos os fármacos.
- agentes hipoglicemiantes podem causar hipoglicemia grave.
- isoniazida ou rifampicina podem diminuir significativamente suas concentrações séricas.

▶ ARCOLAN SHAMPOO (Galderma), fr. com 100 mL × 20 mg/g
▶ CANDIDERM (Aché), bisnaga de 30 g c/ 20 mg/g (creme)
▶ CANDORAL (Aché), 10 e 30 comprimidos × 200 mg
▶ CETOCONALAB (Multilab), 10 comprimidos × 200 mg
▶ CETOCONAZOL (Abbott), 10 comprimidos × 200 mg
▶ CETOCONAZOL (Apotex), 10 comprimidos × 200 mg (genérico)
▶ CETOCONAZOL (Bergamo), 10 comprimidos × 200 mg
bisnaga de 20 g c/ 20 mg/g (creme)
▶ CETOCONAZOL (Biosintética), bisnaga de 30 g com 20 mg/g (genérico)
▶ CETOCONAZOL (Cristália), bisnaga com 30 g c/ 20 mg/g (creme), (genérico)
fr. de 100 mL com 20 mg/g (xampu), (genérico)
▶ CETOCONAZOL (EMS), 10 comprimidos × 200 mg (genérico)
bisnaga com 30 g c/ 20 mg/g (creme), (genérico)
▶ CETOCONAZOL (Eurog./Legrand), 10 comprimidos × 200 mg (genérico)
▶ CETOCONAZOL (Germed), 10 comprimidos × 200 mg (genérico)
▶ CETOCONAZOL (Medley), bisnaga de 30 g com 20 mg/g (creme), (genérico)
10 e 30 comprimidos × 200 mg (genérico)
▶ CETOCONAZOL (Neo-Química), 10 comprimidos × 200 mg
bisnaga com 30 g c/ 20 mg/g (creme), (genérico)
▶ CETOCONAZOL (Prati, Donaduzzi), bisnagas de 30 g com 20 mg/g (creme), (genérico)
fr. de 100 mL com 20 mg/g (xampu), (genérico)
▶ CETOCONAZOL (Ranbaxy), 10 e 30 comprimidos × 200 mg (genérico)
▶ CETOCONAZOL (Ratiopharm), 10 e 30 comprimidos × 200 mg (genérico)
▶ CETOCONAZOL (Teuto-Brasileiro), 10 e 30 comprimidos × 200 mg
▶ CETOCONAZOL (Teuto-Brasileiro), bisnaga com 30 g × 20 mg/g (creme), (genérico)
▶ CETONAX (Janssen-Cilag), 10 e 20 comprimidos × 200 mg
▶ CETONAX CREME (Janssen-Cilag), bisnagas de 20 e 30 g c/ 20 mg/g
▶ CETONAX XAMPU (Janssen-Cilag), fr. c/ 100 mL c/ 20 mg/g
▶ CETONEO (Neo-Química), bisnaga de 30 g com 20 mg/g (creme dermatológico)
▶ CETONIL (Stiefel), 10 e 30 comprimidos × 200 mg
▶ CETONIL CREME (Stiefel), bisnaga de 20 g c/ 20 mg/g
▶ CETONIL XAMPU (Stiefel), fr. de 100 mL c/ 20 mg/g
▶ CETOZOL (Cazi), 20 comprimidos × 200 mg
▶ CETOZOL CREME (Cazi), bisnaga de 20 g c/ 20 mg/g
▶ CETOZOL XAMPU (Cazi), fr. c/ 100 mL c/ 20 mg/g
▶ FUNGONAZOL (Medquímica), 10 e 20 comprimidos × 200 mg
fr. de 100 mL (xampu)
▶ KETOCON (Cibran), 10 e 30 comprimidos × 200 mg
▶ KETONAN (Marjan), 10 comprimidos × 200 mg
▶ KETONAN CREME (Marjan), bisnaga de 30 g c/ 20 mg/g
▶ KETONAN XAMPU (Marjan), fr. c/ 100 mL c/ 20 mg/g
▶ MICONAN (Ativus), 10 comprimidos × 200 mg, bisnaga de 30 g c/ 20 mg/g (creme), fr. de 100 mL c/ 20 mg/mL (xampu)
▶ NIZORAL (Janssen-Cilag), 10 e 30 comprimidos × 200 mg
▶ NIZORAL CREME (Janssen-Cilag), bisnagas de 30 g c/ 20 mg/g
▶ NIZORAL XAMPU (Janssen-Cilag), fr. c/ 100 mL c/ 20 mg/g
▶ SIOCONAZOL (Prati, Donaduzzi), 10 e 300 comprimidos × 200 mg
50 bisnagas de 30 g c/ 20 mg/g (creme)
▶ ZOLMICOL (Geolab), bisnaga com 30 g com 20 mg/g (creme dermatológico)
10 e 30 comprimidos × 200 mg

Associações

▶ CETOCONAZOL + DIPROPIONATO DE BETAMETASONA (EMS), (cetoconazol 20 mg + dipropionato de betametasona 0,5 mg cada grama), bisnagas de 30 g (creme e pomada), (genérico)
▶ CETOCONAZOL + DIPROPIONATO DE BETAMETASONA (Eurofarma), (cetoconazol 20 mg + dipropionato de betametasona 0,5 mg cada grama), bisnagas de 30 g (creme e pomada), (genérico)
▶ CETOCONAZOL + DIPROPIONATO DE BETAMETASONA (Medley), (cetoconazol 20 mg + dipropionato de betametasona 0,5 mg cada grama), bisnagas de 30 g (creme e pomada), (genérico)
▶ CETOCONAZOL + DIPROPIONATO DE BETAMETASONA (Ranbaxy), (cetoconazol 20 mg + dipropionato de betametasona 0,5 mg cada grama), bisnagas de 30 g (genérico)
▶ CETOCONAZOL + DIPROPIONATO DE BETAMETASONA + SULFATO DE NEOMICINA (EMS), (cetoconazol 20 mg + dipropionato de betametasona 0,5 mg + sulfato de neomicina 2,5 mg cada grama), bisnagas de 30 g (creme e pomada), (genérico)
▶ CETOCONAZOL + DIPROPIONATO DE BETAMETASONA + SULFATO DE NEOMICINA (Eurofarma), (cetoconazol 20 mg + dipropionato de betametasona 0,5 mg + sulfato de neomicina 2,5 mg cada grama), bisnagas de 30 g (creme e pomada), (genérico)
▶ CETOCONAZOL + DIPROPIONATO DE BETAMETASONA + SULFATO DE NEOMICINA (Eurog./Legrand), (cetoconazol 20 mg + dipropionato de betametasona 0,5 mg + sulfato de neomicina 2,5 mg cada grama), bisnagas de 30 g (creme e pomada), (genérico)
▶ CETOCONAZOL + DIPROPIONATO DE BETAMETASONA + SULFATO DE NEOMICINA (Germed), (cetoconazol 20 mg + dipropionato de betametasona 0,5 mg + sulfato de neomicina 2,5 mg cada grama), bisnagas de 30 g (creme e pomada), (genérico)
▶ CETOCONAZOL + DIPROPIONATO DE BETAMETASONA + SULFATO DE NEOMICINA (Medley), (cetoconazol 20 mg + dipropionato de betametasona 0,5 mg + sulfato de neomicina 2,5 mg cada grama), bisnagas de 30 g (creme e pomada), (genérico)

ANTIFÚNGICOS

▶ CETOCONAZOL + DIPROPIONATO DE BETAMETASONA + SULFATO DE NEOMICINA (Prati Donaduzzi), (cetoconazol 20 mg + dipropionato de betametasona 0,5 mg + sulfato de neomicina 2,5 mg cada grama), bisnagas de 30 g (creme e pomada), (genérico)
▶ CETOCONAZOL + DIPROPIONATO DE BETAMETASONA + SULFATO DE NEOMICINA (Teuto-Brasileiro), (cetoconazol 20 mg + dipropionato de betametasona 0,5 mg + sulfato de neomicina 2,5 mg cada grama), bisnagas de 30 g (creme e pomada), (genérico)
▶ TROK (Eurofarma), (cetoconazol 20 mg + dipropionato de betametasona 0,64 mg cada grama), bisnagas com 10 g (pomada)
▶ TROK-N (Eurofarma), (cetoconazol 20 mg + dipropionato de betametasona 0,64 mg + neomicina 2,89 mg cada grama), bisnagas com 10 g (creme ou pomada)

FENTICONAZOL

É derivado imidazólico com propriedades antifúngicas, ativo contra *Candida albicans, Epidermophyton, Microsporum, Trichophyton* e *Malassezia furfur*, além de ação antibacteriana principalmente contra *Gardnerella vaginalis*. Atua, ainda, sobre a *Trichomonas vaginalis*. Seu mecanismo de ação é duplo: a) inibindo a produção do ergosterol da membrana fúngica e b) inibindo a secreção das proteases ácidas pela *Candida*. Esta última propriedade o diferencia dos outros compostos imidazolínicos antifúngicos, como o fluconazol, o cetoconazol, o econazol e o miconazol, que não a apresentam. Apresenta atividade fungicida cerca de 8 vezes superior à do miconazol e de 16 vezes à do clotrimazol em pH 4. Comercializado como nitrato.

Farmacodinâmica
- antifúngico de amplo espectro.

Farmacocinética
- após aplicação vaginal, < 3% sofrem absorção sistêmica.
- após aplicação vaginal de 200 a 1.000 mg apresenta concentrações na mucosa de 22,3 a 30,8 mg/kg após três horas, e entre 2,85 e 5,1 mg/kg após 12 horas.

Indicações
- tratamento da candidíase da mucosa genital.

Doses
- 600 mg por via vaginal, na apresentação de óvulo ou creme (cerca de 5 g), uma vez à noite ao deitar, por sete dias consecutivos. Como prevenção da reinfecção o parceiro deve receber tratamento local simultâneo, com creme, aplicado na glande e prepúcio e mantido até o desaparecimento das lesões.

Contraindicações
- hipersensibilidade ao fenticonazol.
- gravidez e lactação.

Efeitos adversos
- sensação de queimação vaginal.
- eritema local.

▶ FENTIZOL (Aché), bisnaga c/ 40 g c/ 7 aplicadores de 5 g (creme vaginal a 2%)
óvulo vaginal c/ aplicador × 600 mg
bisnaga de 30 g a 2% (creme dermatológico uso adulto e pediátrico)
fr. de 30 mL com 20 mg/mL (aerossol)
▶ LOMEXIN (Altana), óvulo vaginal com aplicador × 600 mg
bisnaga de 40 g c/ 7 aplicadores vaginais (creme vaginal a 2%)

FLUCONAZOL

É agente antifúngico bis-triazólico, com atividade sobre várias espécies de fungos causadores de micoses profundas e mucocutâneas, como *Cryptococcus neoformans, Histoplasma capsulatum, Paracoccidioides brasiliensis* e várias espécies de *Candida*. É ativo pelas vias oral e intravenosa. Não se observou atividade antiandrogênica com o fluconazol.

Farmacodinâmica
- antifúngico sistêmico de amplo espectro.

Farmacocinética
- quase completamente absorvido do trato gastrintestinal.
- biodisponibilidade: superior a 90% (em jejum) e 87% (após administração intraperitoneal).
- volume de distribuição: 0,7-1,0 L/kg.
- a ligação às proteínas é baixa (11%), o que possibilita distribuição rápida nos fluidos e tecidos: 52 a 85% no liquor em pacientes com meningite fúngica.
- sofre biotransformação hepática parcial (menos de 10%).
- meia-vida: no soro, em pacientes normais, 30 horas (faixa de 20 a 50 horas); em pacientes com insuficiência renal, 98 a 125 horas; no liquor é mais longa com doses altas.
- tempo para atingir a concentração máxima: no soro, após administração oral, 1 a 2 horas; após administração intraperitoneal, aproximadamente 7 horas; no liquor, 4 a 8 horas após dose de 50 mg por dia, via oral; 4 a 12 horas após dose de 100 mg por dia, via oral.
- concentração máxima quando administrado por via oral: no soro, 4,5 a 8 μg/mL após 100 mg/dia; no liquor 2,0 a 2,3 μg/mL após 50 mg/dia; 3,4 a 6,2 μg/mL após 100 mg/dia.
- excretado principalmente pela urina, mais de 80% na forma inalterada e 11% na forma de metabólitos; o resto, pelas fezes, na forma inalterada.
- removível parcialmente (38 a 50%) por hemodiálise.

Indicações
- tratamento de candidíase esofágica, candidíase orofaríngea e candidíase sistêmica.
- tratamento e supressão de meningite criptocócica.

Doses
- vias oral ou intravenosa (a infusão deve ser administrada lentamente, durante 30 a 60 minutos), adultos, candidíase esofágica, 200 mg no primeiro dia, depois 100 mg uma vez por dia durante, pelo menos, três semanas e, pelo menos, durante duas semanas após a resolução dos sintomas; podem ser usados até 400 mg uma vez por dia, dependendo da resposta clínica; candidíase orofaríngea, 200 mg no primeiro dia, em seguida 100 mg uma vez por dia durante, pelo menos, duas semanas; candidíase sistêmica, 400 mg no primeiro dia, em seguida 200 mg uma vez por dia durante, pelo menos, quatro semanas e durante, pelo menos, duas semanas, após a resolução dos sintomas; tratamento de meningite criptocócica, 400 mg uma vez por dia até obter-se resposta clínica clara, em seguida 200 a 400 mg uma vez por dia durante, pelo menos, 10 a 12 semanas até o liquor se tornar negativo; terapia supressiva de meningite criptocócica, 200 mg uma vez por dia.
- os adultos com insuficiência renal poderão necessitar de redução da dose.
- vias oral ou intravenosa, crianças de 3 a 13 anos de idade, 3 a 6 mg/kg uma vez ao dia.

Contraindicações
- hipersensibilidade aos antifúngicos imidazólicos e triazólicos.
- insuficiência renal.
- gravidez.
- lactação.
- menores de 3 anos.

Efeitos adversos
- náusea, cefaleia, dor abdominal, vômito, diarreia e flatulência.
- erupção cutânea, lesões bolhosas ou eritemas multiformes.
- esfoliação cutânea, incluindo síndrome de Stevens-Johnson.
- hepatotoxicidade.

Interações medicamentosas
- aumenta a concentração plasmática da ciclosporina e das sulfonilureias orais.
- pode diminuir a biotransformação da fenitoína, aumentando suas concentrações plasmáticas.
- pode diminuir a biotransformação da varfarina, o que resulta em aumento do tempo de protrombina.
- rifampicina pode aumentar sua biotransformação, diminuindo sua concentração plasmática.

▶ CANDIZOL (Aché), 2 cáps. × 150 mg
▶ FENTIZOL (Aché), bisnaga de 40 g a 2% (cremes dermatológico e ginecológico)
▶ FLUCONAL 150 (Libbs), 1 cáps. × 150 mg
▶ FLUCONAZOL (Bergamo), 8 cáps. × 50 e 100 mg
1 e 2 cáps. × 150 mg
fr. c/ 50 mg/5 mL (suspensão)
▶ FLUCONAZOL (Biosintética), 1 e 2 cáps. × 150 mg (genérico)
▶ FLUCONAZOL (Cazi), 8 cáps. × 50 e 100 mg
1 cáps. × 150 mg
▶ FLUCONAZOL (EMS), 1 e 2 cáps. × 150 mg (genérico)
▶ FLUCONAZOL (Eurofarma), 6 bolsas plásticas de 100 mL com 2 mg/mL (solução injetável), (genérico)
▶ FLUCONAZOL (Germed), 1 e 2 cáps. × 150 mg (genérico)
▶ FLUCONAZOL (Green Pharma), 1 cáps. × 150 mg
▶ FLUCONAZOL (Halex Istar), fr. de 50 e 100 mL c/ 2 mg/mL
▶ FLUCONAZOL (Medley), 1 e 2 cáps. × 150 mg (genérico)
▶ FLUCONAZOL (Neo-Química), 1 e 2 cáps. × 150 mg (genérico)
▶ FLUCONAZOL (Sanval), 8 cáps. × 100 mg
1 e 50 cáps. × 150 mg
▶ FLUCONAZOL (Teuto-Brasileiro), 8 cáps. × 50 e 100 mg
fr. de 100 mL × 2 mg/mL (IV)
fr. com 250 mg/5 mL (suspensão)

18.20 ANTI-INFECCIOSOS

- FLUCONAZOL (Zydus), 1 e 2 comprimidos × 150 mg (genérico)
- FLUCONAZOL 200 MG (Ariston), fr. de 100 mL × 200 mg (injetável)
- FLUCONAZON (Medquímica), 8 cáps. × 50 e 100 mg 1 e 2 cáps. × 150 mg
- FLUCONED (Neo-Química), 1 cáps. × 150 mg
- FLUNAZOL (Sintofarma), 1 cáps. × 150 mg
- FLUTEC (Sandoz), 1 e 2 comprimidos × 150 mg
- HICONAZOL (Halex Istar), 1 e 10 fr. de 50 mL com 2 mg/mL (solução injetável)
  1 e 10 fr. de 100 mL com 2 mg/mL (solução injetável)
  1 e 10 bolsas plásticas de 50 mL com 2 mg/mL (solução injetável)
  1 e 10 bolsas plásticas de 100 mL com 2 mg/mL (solução injetável)
- LERTUS (Zodiac), 7 cáps. × 50 mg
  10 e 20 cáps. × 100 mg
  1 e 2 cáps. × 150 mg
  10 cáps. × 200 mg
  fr.-amp. de 100 mL c/ 200 mg
- PANTEC (Cifarma), 1 cáps. × 150 mg
- TRIAZOL (Biolab-Sanus), 8 cáps. × 100 mg
  1 e 2 cáps. × 150 mg
  fr. de 100 mL c/ 200 mg (solução injetável)
- UNIZOL (Farmoquímica), 1, 2 e 4 cáps. × 150 mg
- ZELIX (Ativus), 1 e 2 cáps. × 150 mg
- ZOLANIX (Stiefel), 1 cáps. × 150 mg
- ZOLTEC (Pfizer), 8 cáps. × 50 e 100 mg
  fr. de 100 mL c/ 2 mg/mL
- ZOLTEC 150 mg (Pfizer), 1 e 2 cáps. × 150 mg

ITRACONAZOL

Tal como o fluconazol, é bis-triazólico. Sua estrutura química é muito semelhante à do cetoconazol. Apresenta amplo espectro de ação. É ativo em infecções causadas por dermatófitos, como *Trichophyton* sp., *Microsporum* sp. e *Epidermophyton floccosum*. Mostra também atividade em leveduras (*Candida albicans*, *Pityrosporum* sp.), *Aspergillus* sp. e várias outras espécies de fungos. Não tem atividade antiandrogênica.

FARMACODINÂMICA
- antifúngico sistêmico e superficial.

FARMACOCINÉTICA
- após administração oral, sofre intensa biotransformação hepática.
- a ligação às proteínas é muito alta (99%).
- biodisponibilidade é máxima quando ingerido imediatamente após uma refeição.
- atinge concentração plasmática máxima (150 ng/mL) em 3 a 4 horas após administração de dose única.
- eliminação bifásica, com meia-vida terminal de um dia.
- em administração prolongada, atinge o estado de equilíbrio em 7 a 10 dias, e níveis plasmáticos de aproximadamente 350 ng/mL.
- os níveis nos tecidos queratinosos, mormente na pele, são 5 vezes superiores aos plasmáticos.
- os níveis terapêuticos na pele persistem por 2 a 4 semanas após o término do tratamento de 4 semanas.
- os níveis terapêuticos na mucosa vaginal são mantidos por dois dias após o término de tratamento com doses diárias de 200 mg por 3 dias.
- excretado pelas fezes (3 a 18% na forma íntegra) e pela urina (40% da dose na forma de metabólitos e menos de 0,03% na forma inalterada); é eliminado também pela secreção sebácea e pelo suor.

INDICAÇÕES
- tratamento de micoses sistêmicas: aspergilose, blastomicose, candidíase, cromomicose, esporotricose, histoplasmose e paracoccidioidomicose.
- tratamento de micoses superficiais: candidíase oral, candidíase vulvovaginal, ceratite micótica, dermatofitoses, onicomicose, pitiríase versicolor, *tinea corporis*, *tinea cruris*, *tinea manuum* e *tinea pedis*.

DOSES
- deve ser administrado imediatamente após uma refeição.
- via oral, em micoses sistêmicas, 100 mg ao dia, até o desaparecimento dos sintomas e sinais ou até negativação dos exames micológicos; em casos graves, pode-se aumentar a dose para 200 mg por dia.
- via oral, em micoses superficiais: candidíase oral, 100 mg ao dia, durante 15 dias; candidíase vaginal, 200 mg pela manhã e à noite por um dia; ceratite micótica, 200 mg ao dia, durante 15 dias; pitiríase versicolor, 200 mg uma vez ao dia durante 5 dias; *tinea corporis*, *tinea cruris*, *tinea manuum*, *tinea pedis*, 100 mg ao dia durante 15 dias.

CONTRAINDICAÇÕES
- hipersensibilidade aos antifúngicos imidazólicos.
- gravidez.
- lactação.
- insuficiência cardíaca ou disfunção ventricular.
- hepatopatias.
- crianças.

EFEITOS ADVERSOS
- náusea, dor abdominal, dispepsia.
- cefaleia.
- insuficiência cardíaca congestiva.

INTERAÇÕES MEDICAMENTOSAS
- antiácidos e anti-histamínicos H_2 reduzem sua absorção.
- fenitoína ou rifampicina reduzem os seus níveis sanguíneos.

- ESTIRANOX (Green Pharma), 4 e 15 cáps. × 100 mg
- ITRACONAZOL (Bergamo), 10 cáps. × 100 mg
- ITRACONAZOL (Brainfarma), 4, 10 e 15 cáps. gelatinosas × 100 mg (genérico)
- ITRACONAZOL (Ranbaxy), 4, 10 e 15 cáps. gelatinosas × 100 mg (genérico)
- ITRACONAZOL (Ratiopharm), 4, 10 e 15 cáps. gelatinosas × 100 mg (genérico)
- ITRACONAZOL (Royton), 4 e 10 cáps. × 100 mg
- ITRANAX (Janssen-Cilag), 4, 10, 15 cáps. c/ 100 mg
- ITRASPOR (Sigma Pharma), 4 e 14 cáps. × 100 mg
- SPORANOX (Janssen-Cilag), 4, 10, 15 e 28 cáps. c/ 100 mg
- TRACONAL (Aché), 4 e 10 cáps. × 100 mg
- TRACOZON (Ariston), 15 cáps. × 100 mg
- TRANAZOL (Farmasa), 4, 10 e 15 cáps. × 100 mg
- TRIAZOL (Biolab Sanus), 8 cáps. × 50 e 100 mg
  1 e 2 cáps. × 150 mg
  fr. de 100 mL com 2 mg/mL (solução injetável)

MICONAZOL

Este antifúngico inibe o crescimento de dermatófitos comuns: *Trichophyton rubrum*, *T. mentagrophytes*, *Epidermophyton floccosum*, *Candida albicans* e *Pityrosporum orbiculare*. Suas ações fungistáticas são semelhantes às do cetoconazol. É indicado apenas no tratamento de infecções fúngicas sistêmicas graves. Por via intravenosa, consiste em fármaco de segunda escolha. Foi substituído pela anfotericina B sistêmica, fluconazol e cetoconazol, que são mais eficazes e menos tóxicos.

É usado na forma de nitrato.

FARMACODINÂMICA
- antifúngico de amplo espectro, ativo pelas vias sistêmica e tópica.

FARMACOCINÉTICA
- após administração intravenosa de 1 g, atinge concentrações séricas máximas de 7,5 a 10 μg/mL.
- a ligação a proteínas é alta (91 a 93%).
- administrado intravaginalmente, pequenas quantidades são absorvidas sistemicamente.
- sofre biotransformação hepática extensa, dando principalmente metabólitos inativos.
- meia-vida: alfa, inicial, de 20 a 30 minutos, seguida por uma intermediária, de 30 a 60 minutos; beta, terminal, de cerca de 20 horas, não sendo influenciada pela insuficiência renal.

INDICAÇÕES
via parenteral
- tratamento de infecções da bexiga.
- tratamento de candidíase disseminada, candidíase mucocutânea crônica, coccidioidomicose, criptococose, paracoccidioidomicose, petrielidiose e septicemia fúngica.

via intratecal
- tratamento de meningite fúngica.

via tópica
- tratamento de candidíase cutânea, paroníquia, *tinea barbae*, *tinea capitis*, *tinea corporis*, *tinea cruris*, *tinea pedis* e *tinea versicolor*.

via vaginal
- tratamento de candidíase vulvovaginal.

DOSES
- via intravenosa, adultos, a dose, dividida em três infusões diárias, depende da micose: candidíase, 600 mg a 1,8 g durante 1 a 20 semanas; coccidioidomicose, 1,8 a 3,6 g durante 3 a 20 semanas; criptococose, 1,2 a 2,4 g durante 3 a 12 semanas; paracoccidioidomicose, 200 mg a 1,2 g durante 2 a 16 semanas; petrielidiose, 600 mg a 3 g durante 5 a 20 semanas; crianças de um ano ou mais de idade, 20 a 40 mg/kg/dia, não excedendo 15 mg/kg por dose.
- via tópica, aplicar duas vezes por dia (de manhã e à noite) quantidade suficiente para cobrir a área afetada, geralmente durante duas semanas e, nas infecções das plantas dos pés, durante quatro semanas.
- via intravaginal, inserir profundamente na vagina uma aplicação de creme, durante sete dias.

CONTRAINDICAÇÕES
- hipersensibilidade aos antifúngicos imidazólicos.
- gravidez.
- porfiria.
- menores de dois anos.

EFEITOS ADVERSOS
- tromboflebite, trombocitose, prurido, exantema.
- hiponatremia, anemia.
- taquipneia, taquicardia, taquicardia ventricular.
- agregação eritrocitária.

- aumento do tempo de protrombina.
- náusea, vômito, diarreia, anorexia.
- reações febris, tontura, rubor, reações anafilactoides.
- ardor, prurido, irritação no local da aplicação; para evitar flebite deve-se variar o local de infusão.

INTERAÇÕES MEDICAMENTOSAS
- pode aumentar os efeitos de anticoagulantes cumarínicos ou indandiônicos.
- pode aumentar as concentrações séricas da ciclosporina e da fenitoína.
- pode aumentar os efeitos das sulfonilureias hipoglicemiantes causando hipoglicemia grave por inibir a biotransformação dos antidiabéticos orais.
- anfotericina B antagoniza seus efeitos.
- isoniazida ou rifampicina diminuem significativamente suas concentrações séricas.

▶ *ANFUGITARIN (Blaüsiegel)*, bisnagas de 80 g com 20 mg/d e aplicador (creme vaginal)
▶ *DAKTARIN (Janssen-Cilag)*, fr. de 30 mL de loção cremosa c/ 20 mg/g
▶ *DAKTARIN GEL ORAL (Janssen-Cilag)*, bisnagas de 40 g c/ 20 mg/g
▶ *DAKTARIN PÓ (Janssen-Cilag)*, embalagem de 30 g c/ 20 mg/g
▶ *DAKTOZOL (Neo-Química)*, fr. de 30 mL × 20 mg/g (loção cremosa)
▶ *GINEDAK (Akzo Organon Teknika)*, bisnagas de 80 g de creme c/ 100 mg/4 g
▶ *GINODEX (Calbos)*, bisnagas de 80 g de creme c/ 20 mg/g
▶ *GYNO-DAKTARIN (Janssen-Cilag)*, bisnagas de 80 g de creme c/ 20 mg/g
▶ *MICOFIM (Elofar)*, bisnagas de 28 g de creme c/ 20 mg/g
  embalagem de 30 g de pó c/ 20 mg/g
▶ *MICOGYN (Elofar)*, bisnagas de 80 g de creme c/ 20 mg/g
▶ *MICOLESS (Novaquímica Sigma Pharma)*, fr. de 30 mL de loção c/ 20 mg/g
▶ *NITRATO DE MICONAZOL (Blaüsiegel)*, bisnaga de 80 g c/ 20 mg/g + 14 aplicadores (genérico)
▶ *NITRATO DE MICONAZOL (Cristália)*, fr. de 30 mL com 20 mg/g (loção cremosa), (genérico)
▶ *NITRATO DE MICONAZOL (EMS)*, fr. de 30 g com 20 mg/g (pó tópico), (genérico)
▶ *NITRATO DE MICONAZOL (Eurog./Legrand)*, fr. de 30 g com 20 mg/g (loção cremosa), (genérico) bisnaga de 80 g + 14 aplicadores (creme vaginal), (genérico)
▶ *NITRATO DE MICONAZOL (Geolab)*, 1 e 60 bisnagas de 28 g c/ 20 mg/g (creme), (genérico)
▶ *NITRATO DE MICONAZOL (Germed)*, fr. de 30 g com 20 mg/g (loção cremosa), (genérico) bisnagas de 80 g com 20 mg/g + 14 aplicadores (creme vaginal), (genérico)
▶ *NITRATO DE MICONAZOL (Medley)*, fr. de 30 g com 20 mg/g (loção cremosa), (genérico) bisnagas de 80 g com 20 mg/g (creme vaginal), (genérico)
▶ *NITRATO DE MICONAZOL (Neo-Química)*, bisnaga de 28 g com 20 mg/g (creme), (genérico) fr. de 30 mL com 20 mg/mL (loção), (genérico)
▶ *NITRATO DE MICONAZOL (Prati, Donaduzzi)*, 1 e 200 fr. de 30 g c/ 20 mg/g (loção), (genérico) 1 e 50 bisnagas de 80 g + aplicador c/ 20 mg/g (creme vaginal), (genérico) 50 bisnagas de 60 g + aplicador c/ 20 mg/g (creme vaginal), (genérico) bisnagas de 28 g com 20 mg/g (creme dermatológico), (genérico)
▶ *NITRATO DE MICONAZOL (Teuto-Brasileiro)*, fr. de 30 mL × 20 mg/mL (loção), (genérico) bisnaga de 80 g c/ 20 mg/g (creme), (genérico)
▶ *VODOL (União Química)*, bisnagas de 28 g de creme c/ 20 mg/g
  fr. de 30 mL de loção c/ 20 mg/mL
  embalagem de 30 g de pó c/ 20 mg/g

ASSOCIAÇÕES
▶ *GINO-PLETIL (Pharmacia Brasil)*, (nitrato de miconazol 20 mg + tinidazol 30 mg por grama), bisnaga c/ 40 g e 7 aplicadores (creme vaginal)
▶ *GINOSUTIN M (Akzo Organon Teknika)*, (nitrato de miconazol 100 mg + tinidazol 150 mg cada 5 g), bisnaga c/ 80 g c/ aplicador (creme vaginal)
▶ *GYNOMAX (FQM)*, (tinidazol 150 mg + tioconazol 100 mg cada 5 g), bisnaga com 35 g c/ 7 aplicadores (creme vaginal)
▶ *TINIDAZOL + NITRATO DE MICONAZOL (Teuto-Brasileiro)*, (tinidazol 30 mg + nitrato de miconazol 20 mg cada grama) bisnaga de 40 g + 7 aplicadores (creme vaginal), (genérico)

VORICONAZOL

É um derivado triazólico com propriedades antifúngicas. Difere do fluconazol pela adição de um grupo metila à estrutura principal propila e substituição do anel triazólico por um grupo fluoropirimidínico. Atua inibindo o citocromo P-450 fúngico através da desmetilação do 14-α-lanosterol com a consequente diminuição do ergosterol celular. É ativo, *in vitro*, contra *Aspergillus fumigatus*, *A. flavus*, *A. niger*, *A. terreus*, *Scedosporium apiospermum*, *Fusarium* spp. (*Fusarium solani*). Em estudos clínicos foi ativo contra *Aspergillus* spp., *Fusarium* spp., *Scedosporium* spp. Em infecções tratadas provocadas por *Aspergillus fumigatus* os resultados foram satisfatórios em 59% e em 50% com espécies não *fumigatus*. Em estudo comparativo com a anfotericina B, foi mais eficaz no tratamento da aspergilose invasiva. A atividade clínica também foi eficaz em 63% dos casos tratados com infecção por *Scedosporium apiospermum*.

FARMACODINÂMICA
- antifúngico sistêmico.

FARMACOCINÉTICA
- após administração oral a biodisponibilidade é de cerca de 96%.
- atinge a concentração plasmática máxima entre uma e duas horas.
- a administração com alimentos ricos em lipídios reduz a concentração plasmática máxima de 34% e a ASC de 24%.
- a concentração plasmática máxima e a ASC são maiores nas mulheres. Nos idosos, as concentrações plasmáticas também são mais elevadas: entre 80 e 90%.
- volume de distribuição de 4,6 L.
- o estado de equilíbrio é atingido em cerca de 24 horas, para doses de ataque por via IV ou oral. Para o esquema de duas doses ao dia, sem utilização de dose de ataque, o estado de equilíbrio é atingido em torno do sexto dia.
- sofre biotransformação hepática através do sistema enzimático do citocromo P450 envolvendo as isoenzimas CYP2C19, CYP2C9 e CYP3A4, principalmente a primeira. O principal metabólito é o N-óxido.
- cerca de 58% ligam-se às proteínas plasmáticas.
- 80 a 83% de uma dose radiomarcada são recuperados na urina, sendo a maioria dentro de 96 horas. Menos de 2% são encontrados na urina sob a forma inalterada.
- na presença de insuficiência renal de grau moderado (depuração de creatinina entre 30 e 50 mL/min), há aumento de 50% na $C_{máx}$ e de quatro vezes da ASC do veículo IV, éter sulfobutil betaciclodextrina sódico (SBECD).
- o voriconazol é dialisado com uma depuração de 121 mL/min e o veículo IV (SBECD) é hemodialisado com uma depuração de 55 mL/min.

INDICAÇÕES
- tratamento da aspergilose invasiva e de outras infecções fúngicas provocadas por *Scedosporium apiospermum* e *Fusarium* spp., inclusive *Fusarium solani*.

DOSES
- iniciar com o esquema de dose de ataque por via IV para obter uma concentração plasmática mais próxima do estado de equilíbrio, no primeiro dia. Passa-se, então, para o uso oral de acordo com a indicação clínica.
- para o tratamento de aspergilose invasiva e infecções produzidas por *Fusarium* spp. e por *Scedos-*

Peso (kg)	Volume da solução de 10 mg/mL necessário para diferentes doses		
	3 mg/kg (frascos)	4 mg/kg (frascos)	6 mg/kg (frascos)
30	9,0 mL (1)	12 mL (1)	18 mL (1)
35	10,5 mL (1)	14 mL (1)	21 mL (2)
40	12,0 mL (1)	16 mL (1)	24 mL (2)
45	13,5 mL (1)	18 mL (1)	27 mL (2)
50	15,0 mL (1)	20 mL (1)	30 mL (2)
55	16,5 mL (1)	22 mL (1)	33 mL (2)
60	18,0 mL (1)	24 mL (2)	36 mL (2)
65	19,5 mL (1)	26 mL (2)	39 mL (2)
70	21,0 mL (2)	28 mL (2)	42 mL (3)
75	22,5 mL (2)	30 mL (2)	45 mL (3)
80	24,0 mL (2)	32 mL (2)	48 mL (3)
85	25,5 mL (2)	34 mL (2)	51 mL (3)
90	27,0 mL (2)	36 mL (2)	54 mL (3)
95	28,5 mL (2)	38 mL (2)	57 mL (3)
100	30,0 mL (2)	40 mL (2)	60 mL (3)

porium apiospermum, iniciar com uma dose de ataque de 6 mg/kg IV, em duas doses com intervalo de 12 horas, seguida de uma dose de manutenção de 4 mg/kg cada 12 horas. A dose deve ser reconstituída em 19 mL de água destilada, obtendo-se um volume de 20 mL e contendo uma concentração de 10 mg/mL. Em seguida, dilui-se a solução de acordo com o peso do paciente observando-se a tabela disposta anteriormente. É muito importante obter o volume necessário da solução a ser adicionada a um diluente compatível, devendo-se desprezar, no mínimo, igual volume do diluente do frasco a ser usado. Dessa forma obtém-se a concentração desejada. O volume restante do frasco deve ser tal, que quando a solução de 10 mg/mL for adicionada forneça uma concentração final que não seja menor que 0,5 mg/mL nem maior que 5 mg/mL. A solução final deve ser infundida entre 1 e 2 horas com uma concentração máxima de 3 mg/mL. São soluções compatíveis: cloreto de sódio a 0,9%, glicose a 5% e lactato de Ringer, glicose a 5% e cloreto de sódio a 0,45%, glicose a 5%, glicose a 5% e 20 mEq de cloreto de potássio, cloreto de sódio a 0,45%, glicose a 5% e cloreto de sódio a 0,9%.
- o tratamento deve ser passado para a via oral tão logo o paciente tenha boa tolerabilidade. Para > 40 kg, utilizar uma dose de manutenção de 200 mg cada 12 horas. Para < 40 kg, 100 mg cada 12 horas.
- caso a resposta clínica seja inadequada, aumentar a dose individual de 200 para 300 mg. Para < 40 kg aumentar de 100 para 150 mg cada 12 horas.
- na eventualidade de intolerância, reduzir a manutenção IV para 3 mg/kg cada 12 horas. A administração oral deve ser reduzida por etapas de 50 mg até um nível mínimo de 200 mg 12/12 h. Para < 40 kg, 100 mg 12/12 h.
- pode-se usar concomitantemente a fenitoína no caso de aumentar-se a dose de voriconazol para 5 mg/kg 12/12 h, IV, ou de 200 para 400 mg 12/12 h, VO. Para < 40 kg, de 100 para 200 mg 12/12 h.
- a duração do tratamento depende da gravidade da doença, da resposta clínica e da recuperação da imunossupressão.

Contraindicações
- hipersensibilidade ao voriconazol e/ou a qualquer de seus componentes.
- uso concomitante com fármacos biotransformados pela isoenzima CYP3A4 como terfenadina, astemizol, cisaprida, primozida ou quinidina, pois podem produzir aumento do intervalo QT e aparecimento de taquicardia ventricular tipo *torsades de pointes*.
- uso concomitante com fármacos cuja concentração é aumentada de forma significativa (sirolimus, rifabutina, alcaloides do esporão do centeio) ou que produzem diminuição excessiva da concentração do voriconazol (rifampicina, carbamazepina, barbitúricos de ação prolongada, rifabutina).
- gravidez e lactação.
- pacientes com intolerância à galactose, pois contém lactose em sua composição, bem como na deficiência de lactase e na síndrome de má absorção de glicose-galactose.
- cirrose hepática grave.
- < 12 anos.

Precauções
- observar atentamente as concentrações de administração e suas diluições (veja em doses).
- vigiar o aparecimento de reações tipo anafilaxia, durante a infusão IV.
- os pacientes devem abster-se de dirigir veículos à noite, pois o voriconazol pode produzir borramento da visão e/ou fotofobia. Devem também evitar o manuseio de máquinas que possam causar dano no caso do aparecimento de perturbações visuais.
- avaliar as funções renal e hepática antes de iniciar o tratamento. Na vigência de qualquer efeito de comprometimento hepático, suspender o tratamento. Na cirrose de grau leve a moderado pode-se utilizar a mesma dose de ataque padrão e reduzir a dose de manutenção pela metade.
- o voriconazol possui efeito teratogênico em ratos.
- embora produza aumento da concentração plasmática máxima e da ASC em idosos, não há necessidade de ajuste da dose.
- na presença de insuficiência renal de grau moderado a grave, deve-se utilizar o tratamento por via oral devido ao acúmulo de SBECD presente na apresentação IV. Se o caso clínico justificar a administração IV, recomenda-se vigiar cuidadosamente a função renal.
- com o uso concomitante de fenitoína, reduzir a dose de manutenção do voriconazol de 4 mg/kg para 5 mg/kg cada 12 horas por via IV e de 200 para 400 mg 12/12h, VO.

Efeitos adversos
- febre, calafrios, cefaleia, dor torácica ou abdominal.
- visão anormal, fotofobia, cromatopsia, hemorragia ocular.
- náusea, vômitos, alteração do teste de função hepática, diarreia, xerostomia, icterícia (inclusive colestática), hemorragia gastrintestinal, duodenite, dispepsia, disfagia, esofagite, flatulência.
- anemia, pancitopenia, trombocitopenia, leucopenia.
- taquicardia, hipo- ou hipertensão, vasodilatação.
- aumento de fosfatase alcalina, enzimas hepáticas (incluindo AST e ALT), hipopotassemia, hipomagnesemia, bilirrubinas, creatinina.
- edema periférico.
- tonturas, alucinações.
- prurido, exantema, síndrome de Stevens-Johnson.
- insuficiência renal aguda e outras alterações da função renal, albuminúria, aumento sérico de ureia, hipercalcemia, hiperpotassemia, hipernatremia, hematúria, hidronefrose, oligúria ou anúria, incontinência ou retenção urinária.
- hemorragia uterina ou vaginal.
- insuficiência adrenal, diabetes insípido, hipo- ou hipertireoidismo.
- artralgia, artrite, necrose óssea, mialgia, miastenia, miopatia, osteomalácia, osteoporose.
- tosse, dispneia, epistaxe, hemoptise, edema pulmonar, pneumonia, outras síndromes respiratórias, alteração da voz.
- surdez, dor no ouvido.

Interações medicamentosas
- fármacos que diminuem a concentração de voriconazol e têm seu uso concomitante contraindicado: a) rifampicina: diminui a $C_{máx}$ e a ASC de 93% e 96%, respectivamente; b) carbamazepina e barbitúricos de ação prolongada (fenobarbital).
- cimetidina aumenta a $C_{máx}$ e a ASC de 18% e 23%, respectivamente.
- fármacos que têm suas concentrações plasmáticas aumentadas pelo voriconazol e cujo uso concomitante está contraindicado: a) sirolimus: aumento de 90%; b) terfenadina, astemizol, cisaprida, primozida e quinidina: biotransformação inibida pelo voriconazol; c) alcaloides do esporão de centeio.
- aumenta a $C_{máx}$ e a ASC da ciclosporina de 1 e 1,7 vez, respectivamente.
- aumenta a $C_{máx}$ e a ASC do tacrolimus de 2 e 3 vezes, respectivamente.
- uso simultâneo com varfarina duplica o tempo de protrombina.
- risco em potencial: fármacos com os quais não foram realizados estudos clínicos, mas que possuem risco potencial: a) anticoagulantes cumarínicos: podem ter suas concentrações aumentadas; b) estatinas: inibição da biotransformação da lovastatina; c) benzodiazepínicos: inibem a biotransformação do midazolam *in vitro*; d) bloqueadores dos canais de cálcio: inibição da biotransformação do felodipino com aumento de sua concentração; sulfonilureias: aumento das concentrações da tolbutamida, glipizida, gliburida; e) aumento das concentrações dos alcaloides da vinca: vincristina e vimblastina.
- fenitoína diminui a $C_{máx}$ e ASC do voriconazol em 50% e 70%, respectivamente.
- omeprazol aumenta a $C_{máx}$ e ASC do voriconazol de 15% e 40%, respectivamente.
- inibe a biotransformação de inibidores da protease do vírus HIV (saquinavir, amprenavir, nelfenavir), *in vitro*.
- inibidores da transcriptase reversa (delavirdina e efavirenzo) inibem a biotransformação do voriconazol, *in vitro*.

▶ V FEND (Pfizer), 14 comprimidos × 50 e 200 mg fr.-amp. com 200 mg (pó para infusão IV)

▶ Derivados pirimidínicos

O único comercializado no Brasil é a flucitosina.

FLUCITOSINA
Corresponde à 5-fluorcitosina. Tem atividade clínica contra *Candida* sp., *Cryptococcus neoformans*, *Torulopsis glabrata* e os agentes da cromomicose. No interior da célula fúngica sofre biotransformação, liberando fluoruracila. Este antagonista metabólico é então incorporado ao ácido ribonucleico e assim inibe a biossíntese do ácido nucleico e de proteínas fúngicas, causando a morte da célula fúngica. A célula do hospedeiro não converte grandes quantidades de flucitosina a fluoruracila, o que explica a toxicidade seletiva da flucitosina contra os fungos. Sua atividade antifúngica é intensificada pela administração em associação com anfotericina B ou com derivados imidazólicos. No tratamento de doença fúngica disseminada, geralmente administra-se flucitosina concomitantemente com anfotericina B parenteral por causa do desenvolvimento rápido de resistência quando a flucitosina é administrada sozinha.

Farmacodinâmica
- antifúngico de ação sistêmica.

Farmacocinética
- é rapidamente e bem absorvida do trato gastrintestinal.
- biodisponibilidade: 78 a 90%.

- é distribuída amplamente pelo organismo.
- a ligação a proteínas é baixa (2 a 4%).
- atravessa a barreira placentária.
- não sofre biotransformação significativa.
- meia-vida: pacientes com função renal normal, 2,5 a 6 horas; pacientes com insuficiência renal, 12 a 250 horas.
- atinge a concentração sérica máxima de 30 a 40 μg/mL em 1 a 2 horas.
- excretada principalmente pela urina, 80 a 90% na forma inalterada.
- facilmente removível por hemodiálise ou diálise peritoneal.

INDICAÇÕES
- tratamento de infecções fúngicas do trato urinário.
- tratamento de candidíase disseminada, criptococose, cromomicose, endocardite fúngica, meningite fúngica, pneumonia fúngica e septicemia fúngica.

DOSES
- via oral, 50 a 150 mg/kg/dia, de 6 em 6 horas.

CONTRAINDICAÇÕES
- hipersensibilidade à flucitosina.
- gravidez.
- lactação.

PRECAUÇÕES
- deve ser administrada com cautela a pacientes com insuficiência renal ou hepática ou com depressão da medula óssea.

EFEITOS ADVERSOS
- náusea, vômito, diarreia, exantema, anemia.
- leucopenia, trombocitopenia.
- hepatite ou icterícia.
- confusão, alucinações, fotossensibilidade, cefaleia, sedação e vertigem.

INTERAÇÕES MEDICAMENTOSAS
- pode aumentar os efeitos depressores da medula óssea dos fármacos que causam discrasias sanguíneas, outros depressores da medula óssea e radioterapia.
- anfotericina B pode ter efeitos aditivos ou ligeiramente sinérgicos; entretanto, a associação dos dois quimioterápicos possibilita a diminuição da dose diária da anfotericina B, reduzindo seu risco de nefrotoxicidade.
- citarabina antagoniza sua atividade antifúngica por inibição competitiva.

▶ ANCOTIL (Roche), 50 comprimidos × 500 mg

▶ Outros antifúngicos

Neste grupo são descritos três antifúngicos pertencentes à classe dos inibidores da glucana, representados por anidulafungina, caspofungina e micafungina.

ANIDULAFUNGINA

É um lipopeptídio semissintético obtido a partir da fermentação do *Aspergillus nidulans*. Pertence à classe da equinocandina e inibe a síntese do 1,3-β-D-glucana que é um componente natural das paredes celulares fúngicas. Possui atividade contra *Candida albicans*, *C. glabrata*, *C. parapsilosis* e *C. tropicalis*.

FARMACODINÂMICA
- antifúngico.

FARMACOCINÉTICA
- após administração IV, atinge o estado de equilíbrio em 24 horas.
- para uma dose de ataque/manutenção de 70/35 mg, apresenta uma $C_{máx}$ de 3,55 (13,2) mg, uma ASC de 42,3 (14,5) mg · h/L e meia-vida de 43,2 (17,7) horas, respectivamente. A depuração para as mesmas doses é de cerca de 0,84 (13,5) L/h.
- volume de distribuição de 30 a 50 L.
- mais de 99% ligam-se às proteínas plasmáticas.
- sofre degradação química formando um peptídio inativo de anel aberto. Este é novamente convertido a metabólitos peptídicos para serem finalmente eliminados.
- não exerce atividade como indutora ou substrato do sistema enzimático CYP P450.
- 30% eliminados pelas fezes em 9 dias sendo < 10% como fármaco original.
- < 1% eliminado pela urina.

INDICAÇÕES
- tratamento da candidemia e de outras infecções por *Candida*, como abscesso intra-abdominal e peritonite.
- tratamento da candidíase esofágica.

DOSES
- para candidemia e outras infecções por *Candida*, 200 mg como dose de ataque por via IV, no primeiro dia, seguidos de 100 mg por dia nos dias posteriores. O tratamento deve ser instituído por, no mínimo, 14 dias e prolongar-se de acordo com a resposta clínica.
- para candidíase esofágica, 100 mg como dose de ataque, por via IV, no primeiro dia, seguidos de 50 mg por dia durante, no mínimo, 14 dias e até 7 dias após o desaparecimento dos sintomas.

CONTRAINDICAÇÕES
- hipersensibilidade ao fármaco.
- gravidez. Categoria C da FDA.
- lactação.
- crianças.

PRECAUÇÕES
- pacientes portadores de infecção pelo vírus HIV podem apresentar recidiva após o término do tratamento.
- o fármaco deve ser diluído em diluente que acompanha o produto e depois diluído em soro glicosado a 5% ou soro fisiológico a 0,9%. Diluir 50 mg com 15 mL de diluente, produzindo uma concentração de 3,33 mg/mL. Em seguida, transferir para um frasco de soro glicosado ou de soro fisiológico. A velocidade de infusão deve ser de 1,1 mg/min.
- vigiar a administração aos portadores de insuficiência hepática.
- não é dialisável.

EFEITOS ADVERSOS
- dor abdominal, constipação ou diarreia, dispepsia, incontinência fecal, náuseas, vômito.
- colestase, necrose hepática, alterações das provas de função hepática.
- edema periférico, rigidez.
- coagulopatia, trombocitopenia.
- dor ocular, distúrbios visuais.
- fibrilação atrial, bloqueio de ramo direito, arritmia sinusal, extrassistolia ventricular, prolongamento do QTc.
- elevações de amilase, bilirrubinas, CPK, creatinina, γ-GT, lipase, ureia, aumento ou diminuição das plaquetas, hipopotassemia, aumento do tempo de protrombina.
- diminuição do magnésio sérico.
- hipercalcemia, hiperglicemia, hiperpotassemia, hipernatremia.
- cefaleia, convulsões, tonturas.
- tosse.
- edema angioneurótico, prurido, eritema, urticária, sudorese.
- calor, hipotensão ou hipertensão, tromboflebite superficial.

INTERAÇÕES MEDICAMENTOSAS
- a ciclosporina aumenta a ASC de cerca de 22%.

▶ ECALTA (Pfizer), fr.-amp. com 100 mg + 1 fr.-amp. de diluente

CASPOFUNGINA

É composto lipopeptídico semissintético obtido a partir da fermentação do *Glarea lozoyensis* e pertencente a uma nova classe de fármacos antifúngicos, a dos inibidores da síntese da glucana. Inibe a síntese da β-(1,3)-D-glucana, que é um componente da parede celular de muitos fungos filamentosos e de leveduras. Comercializada como acetato.

FARMACODINÂMICA
- antifúngico.

FARMACOCINÉTICA
- após administração IV, apresenta uma primeira fase α com meia-vida entre 9 e 11 horas e queda de cerca de 10 vezes das concentrações plasmáticas após 48 horas. Uma segunda fase γ apresenta meia-vida entre 40 e 50 horas.
- cerca de 97% ligam-se às proteínas plasmáticas.
- mínima distribuição nos eritrócitos; 92% distribuem-se aos tecidos entre 36 e 48 horas após a administração de uma dose de 70 mg.
- sofre hidrólise, N-acetilação e degradação química a um composto peptídico de anel aberto. A primeira forma aminoácidos e derivados, incluindo di-hidroxiomotirosina e N-acetil-di-hidroxiomotirosina, os quais são encontrados na urina.
- depuração renal do fármaco original de cerca de 0,15 mL/min e depuração total de 12 mL/min.
- 35% eliminados pelas fezes e 41% pela urina, destes últimos cerca de 1,4% sob a forma inalterada.

INDICAÇÕES
- tratamento da aspergilose invasiva em pacientes que não respondem ou que apresentam intolerância a outras formas de tratamento. Não é utilizado como terapêutica de primeira escolha.

DOSES
- como dose de ataque, 70 mg no primeiro dia, seguidos de 50 mg por dia, por infusão IV, administrados em cerca de uma hora. A duração do tratamento dependerá da resposta clínica. Não se recomendam doses > 70 mg. A caspofungina deve ser diluída em solução de soro fisiológico a 0,9%. Para a dose de 70 mg, diluir em 10,5 mL de SF, podendo ser armazenado por até 1 hora em

temperatura < 25°C. Depois transferir 10 mL para um frasco com 250 mL de SF. *In vitro*, é ativo contra *Aspergillus fumigatus*, *Aspergillus flavus* e *Aspergillus terreus*.

Contraindicações
- hipersensibilidade ao fármaco.
- insuficiência hepática grave.
- < 18 anos.
- uso concomitante de ciclosporina.
- tratamento > 2 semanas.
- gravidez e lactação.

Precauções
- reduzir as doses, na presença de insuficiência hepática de grau moderado, para 35 mg/dia.
- pode produzir elevações de AST e ALT.
- com o uso simultâneo de efavirenzo, nelfinavir, nevirapina, fenitoína, rifampicina, dexametasona ou carbamazepina, aumentar as doses subsequentes da caspofungina para 70 mg (após a dose de ataque) nos pacientes que não respondem ao tratamento.
- não misturar a caspofungina com soluções que contenham glicose bem como com outros medicamentos.

Efeitos Adversos
- febre, astenia, fadiga, calafrios, sensação de calor, cefaleia.
- anorexia, náuseas, vômitos, diarreia.
- rubor da face e do pescoço.
- mialgia, parestesia, tremor.
- flebite e/ou tromboflebite na linha venosa.
- taquicardia.
- taquipneia.
- eritema, erupções cutâneas, sudorese.

Interações Medicamentosas
- o uso concomitante com ciclosporina produz elevações de AST e ALT.
- produz redução da ASC do tacrolímus de 20% e $C_{máx}$ de 16%.
- ciclosporina aumenta a ASC da caspofungina de 35%.

▶ **CANCIDAS (Merck Sharp & Dohme), fr.-amp. × 50 e 70 mg (55,5 e 77,7 mg de acetato de caspofungina, respectivamente)**

MICAFUNGINA

É um lipopeptídio semissintético, uma equinocandina, obtido a partir da modificação química da fermentação do *Coleophoma empetri* F-I 1899. Inibe a síntese de 1,3-β-D-glucana, que é integrante da parede celular fúngica. Comercializada como micafungina sódica.

Farmacodinâmica
- antifúngico.

Farmacocinética
- sua concentração aumenta proporcionalmente com o aumento da dose.
- > 99% ligam-se às proteínas plasmáticas, principalmente à albumina e, em menor grau, à glicoproteína ácida α_1.
- o perfil farmacocinético varia com a dose em diferentes ensaios clínicos, ver quadro adiante.
- sofre hidroxilação por meio da CYP3A4, formando um metabólito M-5. Os metabólitos M-1 e M-2 são formados pela via da arilsulfatase e metiltransferase, respectivamente.
- cerca de 71% eliminados pelas fezes e 11,6% pela urina.

Indicações
- tratamento da candidíase esofágica, como alternativa aos antifúngicos azólicos.
- profilaxia da infecção por *Candida* em pacientes submetidos a transplante de células-tronco. Pode ser usado nos casos de contraindicações do uso de outros antifúngicos, efeitos adversos, ou resistentes ao fluconazol ou intolerância à anfotericina B.

Doses
- para tratamento da candidíase disseminada aguda, peritonite por *Candida* e abscesso, 100 mg 1 vez/dia, para > 40 kg, por infusão IV e para ≤ 40 kg, 2 mg/kg/dia. No caso de resposta clínica inadequada, a dose pode ser aumentada para 200 mg/dia ou 4 mg/kg/dia durante 14 dias e mantida até o desaparecimento dos sintomas ou culturas negativas.
- na esofagite por *Candida*, dose de 150 mg 1 vez/dia para > 40 kg ou 3 mg/kg/dia para ≤ 40 kg mantida até 1 semana após o desaparecimento dos sintomas.
- como profilaxia de infecções por *Candida* em receptores de transplante de células-tronco, 50 mg/dia para > 40 kg ou 1 mg/kg/dia para ≤ 40 kg, durante 19 dias (6 a 51 dias).
- para > 16 anos, mesma dose de adultos.
- para < 16 anos, na candidíase invasiva, mesmo esquema de adultos. Na profilaxia de infecção por *Candida*, dose de 50 mg/dia para > 40 kg ou 1 mg/kg/dia para ≤ 40 kg, mantida até 1 semana depois da recuperação do número de neutrófilos.

Contraindicações
- hipersensibilidade à micafungina.
- gravidez (categoria C da FDA) e lactação.
- < 2 anos de idade.

Precauções
- diluir a micafungina em 5 mL de solução de cloreto de sódio 0,9% ou glicose 5%, fornecendo uma concentração de 10 mg/mL. O concentrado reconstituído será diluído até um volume final de 100 mL. A infusão IV deve ser feita em 1 h de modo lento. Deverá ser utilizada imediatamente após o preparo e protegida da luz.
- atenção para a função renal.
- risco de maiores reações adversas em < 2 anos de idade, principalmente hepáticas.

Efeitos Adversos
- náuseas, vômito, dor abdominal, dispepsia, constipação intestinal, disgeusia, hepatotoxicidade.
- cefaleia, tontura, delírio, sonolência.
- exantema, prurido.
- pirexia, calafrios, flebite.
- inflamação no local da infusão.
- aumento de AST, ALT, fosfatase alcalina, DHL, hipomagnesemia, linfopenia, eosinofilia.
- leucopenia, neutropenia, trombocitopenia, hiperbilirrubinemia, hipocalcemia, hipopotassemia.
- aumento da ureia plasmática, insuficiência renal.
- hemólise.

Interações Medicamentosas
- o uso concomitante do sirolimo aumenta a ASC deste em 23%.
- o uso concomitante de nifedipino aumenta a ASC deste em 18% e a $C_{máx}$ em 42%.

▶ **MYCAMINE (Astellas), frascos de 50 e 100 mg (solução injetável)**

▶ SULFONAMIDAS

Foram os primeiros agentes quimioterápicos eficazes usados no homem para profilaxia e cura de infecções bacterianas. Constituíam a principal terapêutica antibacteriana antes do advento da penicilina. Apesar do aparecimento de inúmeros antibióticos, as sulfonamidas continuam tendo papel importante no tratamento de infecções de vários tipos.

Apresentam a seguinte estrutura geral:

$$H_2N-C_6H_4-SO_2-NH-R$$

Encerram, portanto, o grupamento sulfanilamido, p-NH_2-C_6H_4-SO_2NH-, às vezes substituído em ambas as extremidades. O grupo p-NH_2 é essencial para a atividade; quando este é substituído, *in vivo* deve regenerar o grupo NH_2 para que a sulfonamida seja ativa.

As sulfonamidas são pós cristalinos brancos, geralmente pouco solúveis em água, mas seus sais sódicos são facilmente hidrossolúveis.

Dose	50 mg	100 mg	150 mg	3 mg/kg	4 mg/kg	6 mg/kg	8 mg/kg
$C_{máx}$ (µg/mL)	5,1 ± 1,0	10,1 ± 2,6	16,4 ± 6,5	21,1 ± 2,84	29,2 ± 6,2	38,4 ± 6,9	60,8 ± 26,9
ASC_{0-24} (µg·h/mL)	54 ± 13	115 ± 25	167 ± 40	234 ± 34	339 ± 72	479 ± 157	663 ± 212
t1/2 (h)	15,6 ± 2,8	16,9 ± 4,4	15,2 ± 2,2	14 ± 1,4	14,2 ± 3,2	14,9 ± 2,6	17,2 ± 2,3
Cl (mL/min/kg)	0,300 ± 0,063	0,301 ± 0,086	0,297 ± 0,081	0,214 ± 0,031	0,204 ± 0,036	0,224 ± 0,064	0,223 ± 0,08
Distribuição (L/kg)	0,39 ± 0,11						

Espectro antimicrobiano

As sulfonamidas são ativas contra bactérias gram-positivas e gram-negativas, bem como contra determinados protozoários e alguns fungos. As bactérias sensíveis são: algumas cepas de *Bacillus anthracis*, *Brucella*, *Calymmatobacterium granulomatosus*, *Corynebacterium diphtheriae*, *Haemophilus ducreyi*, *H. influenzae*, *Pseudomonas pseudomallei*, *Streptomyces pneumoniae*, *S. pyogenes*, *Vibrio cholerae* e *Yersinia pestis*. São também sensíveis *Actinomyces*, *Chlamydia trachomatis*, *Nocardia* sp. e os protozoários *Plasmodium falciparum* e *Toxoplasma gondii*. A *Escherichia coli* é também sensível quando presente no trato urinário.

O uso indiscriminado das sulfonamidas para tratamento da gonorreia levou ao aparecimento de resistência e, por isso, passaram a ser indicados outros quimioterápicos.

Resistência

Durante o tratamento com sulfonamidas pode ocorrer resistência. Essa resistência pode ser mediada por cromossomos ou transferida por fatores R. A resistência pode ocorrer por: a) superprodução de ácido *p*-aminobenzoico; b) diminuição da afinidade da enzima di-hidropteroato sintase pela sulfonamida; c) diminuição da permeabilidade da bactéria ao fármaco; d) aumento da inativação da sulfonamida.

Existe resistência cruzada entre as sulfonamidas. A resistência de vários agentes patogênicos às sulfonamidas é um dos fatores limitantes de seu uso.

Mecanismo de ação

As sulfonamidas são anti-infecciosos bacteriostáticos de amplo espectro. Como análogos estruturais do ácido *p*-aminobenzoico (PABA), inibem competitivamente a di-hidropteroato sintase, enzima bacteriana que catalisa a incorporação do PABA no ácido di-hidrofólico. Isto impede a biossíntese do ácido di-hidrofólico e diminui a quantidade de ácido tetraidrofólico metabolicamente ativo, cofator para a biossíntese de purinas, timidina e DNA. A consequência é a parada de crescimento das bactérias. No homem, o ácido di-hidrofólico é obtido do ácido fólico contido nos alimentos; por isso, as sulfonamidas não afetam as células de mamíferos.

A ação das sulfonamidas é antagonizada pelo PABA e seus derivados (como procaína, tetracaína) e pela presença de pus ou produtos de degradação dos tecidos, que fornecem as substâncias necessárias para o crescimento bacteriano.

Farmacocinética

- as administradas por via oral são rapidamente absorvidas do trato gastrintestinal; o alimento pode retardar a velocidade de absorção, mas não afeta significativamente a extensão da absorção; cerca de 70% a 100% de uma dose oral são absorvidos.
- distribuem-se por todos os tecidos do organismo.
- atravessam a barreira placentária.
- ligam-se a proteínas em graus variados.
- níveis séricos de 5 mg% a 15 mg% de sulfonamida "livre" podem ser terapeuticamente eficazes para a maioria das infecções.
- são excretadas no leite.
- sofrem biotransformação hepática, primariamente por acetilação a metabólitos inativos que retêm a toxicidade do composto matriz; pode ocorrer conjugação glicuronídica hepática; a biotransformação aumenta na insuficiência renal e diminui na insuficiência hepática.
- excretadas pela urina, por filtração glomerular, com alguma secreção tubular e reabsorção dos fármacos ativos e dos metabólitos; a excreção aumenta na urina alcalina; pequenas quantidades são excretadas nas fezes, bile e outras secreções orgânicas.

Contraindicações

- hipersensibilidade às sulfonamidas.
- discrasias sanguíneas.
- deficiência de G-6-PD.
- insuficiência hepática ou renal.
- porfiria.
- gravidez.
- lactação.
- asma brônquica.
- menores de 1 mês de idade (sulfacitina, a menores de 14 anos).

Precauções

- pacientes intolerantes a uma sulfonamida podem também ser intolerantes a outras sulfonamidas.
- pacientes intolerantes a diuréticos tiazídicos, furosemida, inibidores da anidrase carbônica ou sulfonilureias podem também ser intolerantes às sulfonamidas.
- os efeitos leucopênicos ou trombocitopênicos podem resultar em aumento da incidência de determinadas infecções microbianas, atraso na cura e hemorragia gengival.
- durante o tratamento manter ingestão adequada de fluido.
- tomar as doses no tempo certo.
- realizar hemograma regularmente.

Efeitos adversos

- reações graves, incluindo morte, em consequência da síndrome de Stevens-Johnson, necrólise epidérmica tóxica, necrose hepática fulminante, agranulocitose, anemia aplástica e outras discrasias sanguíneas.
- prurido ou erupção cutânea.
- dor nas juntas e músculos.
- dificuldade de deglutir.
- fotossensibilidade.
- febre.
- epiderme pálida, dor de garganta, hemorragia ou contusão incomum, vermelhidão, bolhas, descamação ou desprendimento da pele.
- cansaço ou fraqueza incomuns.
- hepatite.

Interações medicamentosas

- podem reduzir os efeitos dos anticoncepcionais orais contendo estrogênios.
- têm efeito sinérgico com a eritromicina.
- podem potencializar os efeitos da fenilbutazona.
- competem com metotrexato e tolbutamida por excreção tubular renal.
- podem interferir com os efeitos bactericidas das penicilinas.
- podem exigir aumento de vitamina K.
- podem diminuir a depuração da zidovudina e assim potencializar a toxicidade desta.
- aminobenzoatos antagonizam seu efeito bacteriostático.
- anestésicos locais do tipo éster que são biotransformados em PABA ou derivados do PABA antagonizam seu efeito antibacteriano.
- anticoagulantes cumarínicos ou indandiônicos, anticonvulsivantes hidantoínicos, antidiabéticos orais, anti-inflamatórios não esteroides, diuréticos tiazídicos, fenilbutazona, metotrexato, probenecida ou salicilatos podem ser deslocados dos locais de ligação a proteínas e/ou a biotransformação pode ser inibida, resultando em efeitos ou toxicidade aumentados ou prolongados.
- outros fármacos fotossensibilizantes podem provocar efeitos fotossensibilizantes aditivos.
- outros hemolíticos podem aumentar o potencial para efeitos tóxicos.
- outros fármacos hepatotóxicos podem aumentar a incidência de hepatotoxicidade.
- metenamina ou fármacos contendo metenamina podem aumentar o risco de cristalúria.
- probenecida diminui sua secreção tubular, resultando em concentrações séricas totais aumentadas e mais prolongadas.

Classificação

Dos vários critérios para isto, o mais usado é a aplicação terapêutica. Por este critério, as sulfas são divididas em sistêmicas, intestinais, oftálmicas, urinárias, vaginais e para outros empregos. Há, ainda, sulfas para uso veterinário e associações de sulfas, com outras sulfonamidas ou com quimioterápicos diversos.

1. *Sulfonamidas sistêmicas*. São empregadas em infecções sistêmicas. Segundo a duração de ação, são divididas em três grupos principais: de ação curta, de ação intermediária e de ação longa.

a) *sulfas de ação curta*. São rapidamente absorvidas e rapidamente excretadas. Suas meias-vidas variam de 4 a 7 horas. São administradas cada 4 a 8 horas. São as preferidas para infecções sistêmicas, pois a aplicação poderá ser suspensa se ocorrer reação adversa grave. As mais importantes são: sulfamerazina, sulfametizol e sulfatiazol.

b) *sulfas de ação intermediária*. São absorvidas e excretadas um pouco mais lentamente do que as sulfonamidas de ação curta. Suas meias-vidas situam-se geralmente na faixa de 10 a 12 horas. São administradas duas vezes por dia. São úteis no tratamento de infecções urinárias e outras que exigem tratamento prolongado. Os principais representantes são: sulfadiazina e sulfametoxazol.

c) *sulfas de ação longa*. São absorvidas rapidamente, mas excretadas lentamente. Suas meias-vidas são, geralmente, de 35 a 40 horas; contudo, uma tem vida mais longa: sulfadoxina, 7 a 9 dias; esta é, portanto, de ação ultralonga.

As sulfonamidas de ação longa podem ser administradas uma ou duas vezes por semana. Devem ser usadas somente sob circunstâncias extraordinárias, pelas seguintes razões: não oferecem vantagens clínicas sobre as sulfas de ação curta; podem não atravessar a barreira hematencefálica tão facilmente quanto as sulfas de ação curta; visto que são eliminadas lentamente, podem atingir concentração perigosa no sangue, especialmente em pacientes com insuficiência renal. Por estas razões e porque produzem reações de hipersensibilidade tais como a síndrome de Stevens-Johnson, não são mais comercializadas em alguns países.

Exemplos de sulfas de ação longa são: sulfadoxina e sulfametoxipiridazina.

2. *Sulfonamidas intestinais*. São discutidas no Capítulo 10.

3. *Sulfonamidas oftálmicas.* São usadas no tratamento de conjuntivite, outras infecções oculares superficiais, tracoma, ou outras infecções por *Chlamydia*. São aplicadas por via tópica. A única disponível em nosso meio é sulfacetamida.

4. *Sulfonamidas urinárias.* São utilizadas em infecções urinárias, porque são rapidamente absorvidas, mas lentamente excretadas pelos rins e assim atingem ali concentração alta. São descritas na seção *Quimioterápicos para os tratos respiratório e urinário*, deste capítulo.

5. *Sulfonamidas vaginais.* São discutidas no Capítulo 19.

6. *Sulfonamidas para outros fins.* Além dos empregos acima mencionados, algumas sulfas são eficazes em outros quadros clínicos: mafenida e sulfacrisoidina são usadas topicamente para assepsia de queimaduras e ferimentos.

7. *Associações de sulfonamidas.* São comercializadas diversas associações de sulfas diferentes ou de sulfas com outros quimioterápicos.

a) *associações de sulfas.* Com o objetivo de reduzir a absorção por parte da mucosa vaginal, três sulfas foram associadas em uma única preparação, para prevenção e tratamento de infecções cervicais e vaginais: sulfadiazina, sulfamerazina e sulfametazina. Contudo, sua eficácia é incerta.

b) *associações de sulfas com outros quimioterápicos.* As racionais contêm uma sulfa associada com pirimetamina ou trimetoprima.

SULFADIAZINA

Nesta sulfa R =

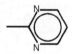

É usada também em associação com outras sulfas (tríplices sulfas) e com trimetoprima. Tem ação intermediária.

Doses
- via oral, adultos, dose de ataque de 2 a 4 g; dose de manutenção, 2 a 4 g/dia em 3 a 6 tomadas; crianças e lactentes acima de dois meses, 75 mg/kg inicialmente e, a seguir, 150 mg/kg/dia a cada 4 a 6 horas. Não exceder 6 g por dia.

▶ SULFADIAZINA (Furp), 500 comprimidos × 500 mg
▶ SULFADIAZINA (Neo-Química), 4 comprimidos × 500 mg
▶ SULFADIAZINA CATARINENSE (Catarinense), 4 e 200 comprimidos × 500 mg
▶ SULFADIAZINA DE PRATA (Prati, Donaduzzi), fr. de 50 g com 10 mg/g (creme), (genérico)

Associações
▶ TRIGLOBE (AstraZeneca), (sulfadiazina 410 mg + trimetoprima 90 mg por comprimido), 20 comprimidos
▶ TRIGLOBE (AstraZeneca), (sulfadiazina 205 mg + trimetoprima 45 mg por 5 mL), fr. de 100 mL
▶ TRIGLOBE F (AstraZeneca), (sulfadiazina 820 mg + trimetoprima 180 mg por comprimido), 10 comprimidos

SULFADOXINA

Nesta sulfonamida o grupo R é

Em associação com pirimetamina, é usada na profilaxia e tratamento da malária causada por *P. falciparum* resistente à cloroquina e sensível à associação. Isolada, atualmente é pouco usada. Tem ação ultralonga.

Farmacocinética
- administrada por via oral, é rapidamente absorvida do trato gastrintestinal.
- atinge concentração sérica máxima, de aproximadamente 50 a 75 μg/mL, em 2,5 a 6 horas.
- amplamente distribuída aos tecidos e fluidos orgânicos.
- ligação a proteínas é alta (90 a 95%).
- meia-vida: 7 a 9 dias.
- cerca de 5% estão presentes no sangue na forma acetilada e 2% como glicuronídio.
- lentamente excretada, recuperando-se apenas 8% na urina em 24 horas e cerca de 30% em 7 dias; cerca de 60% são excretados como derivado acetilado e cerca de 10% como glicuronídio.

Doses
- via oral, inicialmente 2 g, seguida de 1 a 1,5 g por semana.

Associação
▶ FANSIDAR (Roche), (sulfadoxina 500 mg + pirimetamina 25 mg por comprimido), 50 comprimidos (sulfadoxina 400 mg + pirimetamina 20 mg por ampola), 30 amp. de 2,5 mL

SULFAMERAZINA

Nesta sulfa de ação curta R =

Suas ações e empregos são semelhantes aos do sulfametoxazol. Geralmente é administrada em associação com outras sulfas. É usada mais em medicina veterinária.

SULFAMETOXAZOL

É de ação intermediária, tendo grupo R =

É usado na forma de associação, principalmente com trimetoprima.

Farmacodinâmica
- antibacteriano e antiprotozoário.

Farmacocinética
- a ligação a proteínas é moderada a alta.
- sofre biotransformação parcial (15-25%).
- volume de distribuição: 0,36 L/kg.
- removível por hemodiálise.

Indicações
- tratamento de infecções bacterianas do trato urinário (principalmente pielonefrite, pielite e cistite), por clamídias, de ferimentos por queimadura, do trato geniturinário.
- tratamento de conjuntivite de inclusão, linfogranuloma venéreo, malária causada por *P. falciparum* resistente à cloroquina (em associação com outros antimaláricos), nocardiose, otite média aguda causada por *Haemophilus influenzae* (em associação com penicilina ou eritromicina), paracoccidioidomicose, portadores meningocócicos, sinusite, toxoplasmose (em associação com pirimetamina), tracoma.
- profilaxia de febre reumática.

SULFAMETOXAZOL-TRIMETOPRIMA

É associação na proporção de 5 partes de sulfametoxazol para 1 parte de trimetoprima, por peso.

É ativa *in vitro* contra muitas bactérias gram-negativas e gram-positivas. Entre as gram-negativas entéricas aeróbias são muito sensíveis as seguintes: *Escherichia coli*, *Proteus mirabilis*, *Salmonella* (inclusive *S. typhi*), *Shigella* e *Citrobacter*, *Klebsiella pneumoniae*, *Proteus* indol-positivo, *Serratia marcescens*, *Enterobacter* e *Providencia stuartii* são moderadamente sensíveis.

Outros bacilos gram-negativos sensíveis são: *Haemophilus influenzae*, *Vibrio cholerae*, *Yersinia pestis*, *Acinetobacter*, *Bordetella pertussis*, *Brucella*, *Gardnerella vaginalis*, *Haemophilus ducreyi*, *Pseudomonas pseudomallei*, *P. cepacia*, *Flavobacterium meningosepticum*, *Yersinia enterocolitica* e *Aeromonas hydrophila*. Geralmente *Bacteroides* e *Fusobacterium*, assim como *P. aeruginosa*, são resistentes.

Cepas de *Neisseria gonorrhoeae* e *N. meningitidis*, em sua maioria, são sensíveis.

Bactérias gram-positivas são, em sua maioria, sensíveis *in vitro*, embora essa sensibilidade nem sempre corresponda àquela *in vivo* com as doses habituais. *Nocardia*, *Chlamydia trachomatis* e *Pneumocystis carinii* são sensíveis.

As micobactérias em geral são resistentes, assim como o *Treponema pallidum* e *Mycoplasma* sp.

Resistência

É menos frequente com a associação do que com os componentes isolados, embora ainda haja controvérsia a respeito. A associação foi introduzida com base não só no sinergismo de ação como também pela menor possibilidade de emergência de resistência.

A resistência à associação pode dever-se ao aumento dos níveis de di-hidrofolato redutase, à produção de enzima com características alteradas ou à diminuição da permeabilidade da célula bacteriana à trimetoprima.

Mecanismo de ação

A associação exerce efeito sinérgico, pois atua por bloqueio sequencial de duas enzimas — di-hidrofolato redutase e di-hidropteroato sintase — compreendidas na biossíntese do ácido folínico dentro dos parasitos.

SULFONAMIDAS 18.27

Farmacodinâmica
- antibacteriano de amplo espectro, geralmente bactericida nas doses usuais.

Farmacocinética
- cada componente da associação tem sua farmacocinética própria; apesar de não serem idênticas, são suficientemente semelhantes para considerá-la racional.
- tanto o sulfametoxazol quanto a trimetoprima são bem absorvidos do trato intestinal superior.
- atinge concentrações plasmáticas máximas de aproximadamente 20 μg/mL de sulfametoxazol e 1 μg/mL de trimetoprima em 1 a 4 horas.
- quando administrada cada 12 horas, por via oral, atinge o estado de equilíbrio em dois a três dias em concentrações aproximadamente 50% mais elevadas do que as atingidas com dose única.
- cerca de 70% de sulfametoxazol e 44% de trimetoprima estão ligados a proteínas plasmáticas.
- volume de distribuição: sulfametoxazol — 0,21 L/kg; trimetoprima — 1,8 L/kg.
- por suas propriedades lipofílicas, a trimetoprima atinge concentrações consideravelmente mais altas em vários tecidos e fluidos do que o sulfametoxazol.
- atravessa a barreira placentária.
- excretada pelo leite.
- eliminada primariamente pela urina, por filtração glomerular e secreção tubular.
- cerca de 20 a 30% do sulfametoxazol são excretados pela urina como fármaco ativo; o restante, na forma de metabólitos acetilados e conjugados glicuronídios.
- cerca de 50 a 60% de uma dose de trimetoprima são recuperados na urina dentro de 24 horas, 80% dos quais na forma inalterada; o resto é excretado na forma de metabólitos inativos.
- meias-vidas: sulfametoxazol — 10 a 12 horas; trimetoprima — 9 a 11 horas.
- pode acumular-se se a dose não for reduzida.
- nos pacientes que sofrem de insuficiência renal grave podem-se atingir níveis terapêuticos da trimetoprima, mas não do sulfametoxazol.
- sulfametoxazol acetilado e trimetoprima podem ser removidos por hemodiálise, embora os metabólitos do sulfametoxazol possam acumular-se e causar cristalúria.

Indicações
- tratamento de infecções bacterianas do trato urinário causadas por *E. coli*, *Klebsiella* sp., *Enterobacter* sp., *P. mirabilis* e *Morganella morganii*.
- tratamento da exacerbação aguda de bronquite crônica em adultos causada por *Haemophilus influenzae* ou *Streptococcus pneumoniae*.
- tratamento de enterocolite causada por *Shigella flexneri* e *S. sonnei*.
- tratamento de otite média aguda em crianças causada por *H. influenzae* e *S. pneumoniae*; não é indicada para uso profilático ou por tempo prolongado.
- agente de primeira escolha para tratamento de pneumonia causada por *Pneumocystis carinii*; contudo, em pacientes com AIDS, alguns médicos preferem pentamidina como agente de eleição, pois é menos tóxica e mais eficaz nestes pacientes.
- tratamento de infecções por clamídias, de ferimentos por queimaduras, por *Haemophilus*, intra-abdominais, ósseas, do trato biliar e do trato geniturinário.
- tratamento de cancroide, diarreia de viajantes, endocardite bacteriana, febre paratifoide e tifoide quando o cloranfenicol ou a ampicilina são contraindicados, gonorreia, granuloma inguinal, linfogranuloma venéreo, nocardiose, paracoccidioidomicose, portadores meningocócicos e sinusite.
- profilaxia de diarreia de viajantes, febre reumática e infecções bacterianas do trato urinário.

Doses
- o tratamento deve continuar pelo menos 10 a 14 dias em exacerbações agudas de bronquite crônica, 7 a 14 dias em infecções do trato urinário, 5 dias em shigelose, 10 dias em infecções da otite média aguda em crianças, 14 dias em pneumonia por *Pneumocystis carinii*, 14 dias em infecções do trato urinário superior e 1 ou 2 dias ou dose única em infecções do trato urinário inferior.
- via oral, como antibacteriano, adultos, geralmente 800 mg de sulfametoxazol e 160 mg de trimetoprima cada 12 horas para a maioria das infecções; em circunstâncias especiais a pacientes com doença grave ou com risco de vida, administram-se doses mais elevadas; deve-se reduzir a dose em pacientes com insuficiência renal.
- via oral, crianças acima de dois meses, 40 mg/kg de sulfametoxazol e 8 mg/kg de trimetoprima por dia, dividida em duas tomadas, a cada 12 horas.
- via intravenosa, para infecções graves do trato urinário e shigelose, adultos com função renal normal e crianças com mais de dois meses de idade, 8 a 10 mg/kg (baseada no componente trimetoprima) por dia, em duas a quatro administrações diárias; nas infecções por *P. carinii*, 15 a 20 mg/kg (baseada no componente trimetoprima) por dia em três ou quatro tomadas.

Contraindicações
- hipersensibilidade a sulfametoxazol e/ou trimetoprima.
- anemia megaloblástica devida à deficiência de folato.
- gravidez.
- lactação.
- insuficiência hepática ou renal.
- menores de dois meses de idade.

Efeitos adversos
- aqueles devidos ao sulfametoxazol e trimetoprima, principalmente os indicados abaixo.
- erupções cutâneas, prurido, eritema, dermatite.
- eosinofilia, agranulocitose, aplasia medular, anemia hemolítica.
- calafrios, febre, vasculite alérgica, síndrome do tipo lúpus eritematoso, anafilaxia.
- náusea, vômito, anorexia, glossite, estomatite.
- dor e irritação local na administração intravenosa.

Interações medicamentosas
- pode diminuir o efeito terapêutico da ciclosporina e aumentar o risco de nefrotoxicidade.
- pode diminuir a depuração hepática da fenitoína e prolongar sua meia-vida.
- pode potencializar o efeito depressor da medula óssea causado pelo metotrexato.
- pode prolongar o tempo de protrombina dos pacientes que recebem varfarina.
- pode aumentar a resposta hipoglicêmica das sulfoniluréias.
- diuréticos causam hiponatremia.
- diuréticos tiazídicos provocam maior incidência de trombocitopenia.
- o sulfametoxazol pode ser deslocado de seus sítios de ligação por certos fármacos ácidos, como ácido salicílico, dicumarol e fenilbutazona.

SULFAMETOXAZOL 200 mg + TRIMETOPRIMA 40 mg por 5 mL de suspensão

- *ASSEPIUM (Gross), fr. de 50 e 100 mL*
- *BACFAR (Elofar), fr. de 50 e 100 mL*
- *BACGEN (União Química), fr. de 50 mL*
- *BACRIS (Cristália), fr. de 50 mL*
- *BAC SEPTIN (Gilton), fr. de 50 e 100 mL*
- *BAC-SULFITRIN (Ducto), fr. de 50 mL*
- *BACTERACIN (Teuto-Brasileiro), fr. de 100 mL*
- *BACTRICIN (Marjan), fr. de 100 mL*
- *BACTRIM (Roche), fr. de 100 mL*
- *BACTRISAN (Sanval), fr. de 50 mL*
- *BAXAPRIL (Brasmédica), fr. de 60 e 100 mL*
- *BENECTRIN (Legrand) fr. de 50 e 100 mL*
- *BINOCTRIN (Cazi), fr. de 50 mL*
- *DIENTRIN (Sanofi-Synthélabo), fr. de 60 mL*
- *DUOCTRIN (Haller), fr. de 100 mL*
- *ECTRIN (EMS), fr. de 50 e 100 mL*
- *ESPECTRIN (GlaxoSmithKline), fr. de 50 e 100 mL*
- *ESPECTROPRIMA (Fármaco), fr. de 60 mL*
- *IMUNEPRIM (I. Química e Biologia), fr. de 50 mL*
- *INFECTERACIN (Quimioterapia), fr. de 60 e 100 mL*
- *INFECTRIN (Boehringer Ingelheim), fr. de 50 e 120 mL*
- *LEOTRIM (Leofarma), fr. de 50 mL*
- *LUPECTRIN (Luper), fr. de 100 mL*
- *NEOTRIN (Neo-Química), fr. de 60 mL*
- *QIFTRIM (Q.I.F.), fr. de 60 mL*
- *QUIMIO-PED (Stiefel), fr. de 100 mL*
- *SEPTIOLAN (Climax), fr. de 100 mL*
- *SILPIN (Laborsil), fr. de 50 mL*
- *SULFAMETOXAZOL + TRIMETOPRIMA (Braskap), fr. de 100 mL*
- *SULFAMETOXAZOL + TRIMETOPRIMA (Furp), 50 fr.*
- *SULFAMETOXAZOL + TRIMETOPRIMA (Neo Química), fr. de 60 e 100 mL (genérico)*
- *SULFAMETOXAZOL + TRIMETOPRIMA (Vital Brazil), 50 fr. de 50 mL*
- *TEUTRIN (Teuto-Brasileiro), fr. de 60 mL*
- *TRIMETROPIM (Prodotti), fr. de 50 e 100 mL*
- *TRIMETROPIN (Bergamo), fr. de 50 mL*
- *TRIMEXAZOL PEDIÁTRICO (Sanofi-Synthélabo), fr. de 50 e 100 mL*

SULFAMETOXAZOL 400 mg + TRIMETOPRIMA 80 mg por comprimido ou por 5 mL de suspensão

- *ASSEPIUM (Gross), 20 comprimidos*
- *BACFAR (Elofar), 20 e 100 comprimidos*
- *BACGEN (União Química), 20 comprimidos*
- *BACRIS (Cristália), 200 comprimidos*
- *BAC SEPTIN (Gilton), 20, 48 e 100 comprimidos*
- *BAC-SULFITRIN (Fisioquímica), 12 e 60 comprimidos*
- *BACTERACIN (Teuto-Brasileiro), 12 e 20 comprimidos*
- *BACTRICIN (Marjan), 20 comprimidos*
- *BACTRIM (Roche), 20 comprimidos*
- *BACTRIM F (Roche), fr. de 100 mL*
- *BACTRIM INFUSÃO VENOSA (Roche), 50 amp.*
- *BACTRISAN (Sanval), 20 comprimidos*
- *BACTROPIN (Cimed), 12 comprimidos*
- *BAXAPRIL (Brasmédica), 20 comprimidos*
- *BENECTRIN (Legrand), 20 e 50 comprimidos*
- *BINOCTRIN (Cazi), 12 e 20 comprimidos*
- *DIENTRIN (Sanofi-Synthélabo), 12 e 120 comprimidos*
- *DUOCTRIN (Haller), 20 comprimidos*
- *ECTRIN (EMS), 10, 20, 50 e 100 comprimidos*
- *ECTRIN INJETÁVEL I.V. (EMS), 1, 3 e 50 amp. de 5 mL*
- *ESPECTRIN (GlaxoSmithKline), 20 comprimidos*
- *ESPECTROPRIMA (Prati, Donaduzzi), 20 e 300 comprimidos*
- *50 fr. de 60 mL*

- IMUNEPRIM (I. Química e Biologia), 20 comprimidos
- INFECTERACIN (Quimioterapia), 20 comprimidos
- INFECTRIN (Boehringer Ingelheim), 20 comprimidos fr. de 100 mL
- LEOTRIM (Leofarma), 20 comprimidos
- LUPECTRIN (Luper), 12 comprimidos
- NEOTRIN (Neo-Química), 20 comprimidos
- QIFTRIM (Q.I.F.), 12, 20 e 100 comprimidos
- ROYTRIN (Royton), 20, 48 e 100 comprimidos
- SEPTIOLAN (Climax), 20 comprimidos
- SILPIN (Laborsil), 12 e 100 comprimidos
- SULFAMETOXAZOL + TRIMETOPRIMA (Apotex), 20 comprimidos (genérico)
- SULFAMETOXAZOL + TRIMETOPRIMA (Braskap), 20 comprimidos
- SULFAMETOXAZOL + TRIMETOPRIMA (EMS), 20 comprimidos (genérico)
- SULFAMETOXAZOL + TRIMETOPRIMA (Furp), 500 comprimidos
- SULFAMETOXAZOL + TRIMETOPRIMA (Hexal), (genérico)
- SULFAMETOXAZOL + TRIMETOPRIMA (Lafepe), 500 comprimidos fr. de 50 mL
- SULFAMETOXAZOL + TRIMETOPRIMA (Neo-Química), (genérico)
- SULFAMETOXAZOL + TRIMETOPRIMA (Teuto-Brasileiro), 20 e 100 comprimidos (genérico)
- SULFAMETOXAZOL + TRIMETOPRIMA (Vital Brazil), 10 e 500 comprimidos
- TEUTRIN (Teuto-Brasileiro), 20 e 100 comprimidos
- TRIMETROPIN (Bergamo), 12, 16 e 20 comprimidos
- TRIMEXAZOL (Sanofi-Synthélabo), 20 e 100 comprimidos

SULFAMETOXAZOL 800 MG + TRIMETOPRIMA 160 MG POR COMPRIMIDO OU POR AMPOLA DE 3 ML

- BACTERACIN F (Teuto-Brasileiro), 10 comprimidos
- BACTRICIN F (Marjan), 10 comprimidos
- BACTRIM F (Roche), 10 comprimidos
- BECALTRIN F (Natus), 20 e 100 comprimidos
- BACFAR (Elofar), 10 comprimidos
- BENECTRIN F (Legrand), 10 comprimidos
- DUOCTRIN 800 (Haller), 10 comprimidos
- ESPECTRIN-D (GlaxoSmithKline), 10 comprimidos
- INFECTRIN F (Boehringer Ingelheim), 10 comprimidos
- LEOTRIM F (Leofarma), 10 comprimidos
- SULFAMETOXAZOL + TRIMETOPRIMA (Apotex), 10 comprimidos (genérico)
- SULFAMETOXAZOL + TRIMETOPRIMA (EMS), 10 comprimidos (genérico) 50 amp. (genérico)
- SULFAMETOXAZOL + TRIMETOPRIMA (Hexal), 10 comprimidos (genérico)
- TEUTRIN F (Teuto-Brasileiro), 12 comprimidos
- TRIMEXAZOL 800 (Sanofi-Synthélabo), 10 comprimidos
- TRIMEXAZOL INJETÁVEL (Sanofi-Synthélabo), 6 e 100 amp.

TUBERCULOSTÁTICOS E HANSENOSTÁTICOS

São fármacos usados para o tratamento de doenças parasitárias causadas por micobactérias responsáveis, respectivamente, pela tuberculose e hanseníase. O agente etiológico principal da tuberculose é o *Mycobacterium tuberculosis*, e o da hanseníase, *M. leprae*.

Tuberculose

O bacilo da tuberculose se transmite pelo contato direto com pacientes bacilíferos. Uma vez no organismo humano pode dar origem ao complexo primário, ou seja, à imunidade adquirida, que mantém o bacilo quiescente por muitos anos, ou pode dar início a uma infecção ativa. Dependendo das condições gerais da pessoa contaminada, como estado nutricional, imunidade, idade e outras patologias de base e também da carga bacilífera, da rapidez com que se estabeleça o diagnóstico e se inicie o tratamento, a tuberculose pode evoluir para cura completa ou levar ao êxito letal.

A quimioterapia é a única arma eficaz no tratamento da doença ativa. Por isso a imunização com a vacina BCG adquire muita importância. Em nosso meio é a primeira a ser administrada, de acordo com o calendário oficial.

Como o bacilo da tuberculose tem crescimento lento e a monoterapia pode levar ao aparecimento de resistência, o tratamento deve ser feito sempre com associação de quimioterápicos, reservando-se a monoterapia apenas para a profilaxia, tanto em adultos como em crianças.

A forma mais comum da tuberculose é a pulmonar; pode, porém, ocorrer em vários outros órgãos, como rins, ossos, genitais e meninges. A meningite tuberculosa é grave e, principalmente em crianças, pode deixar sequelas neurológicas graves.

O tratamento deve ser feito em regime ambulatorial em serviço de saúde e diretamente observado – tratamento diretamente observado (TDO).

O tratamento das formas ativas de tuberculose é feito sempre com esquema tríplice na fase inicial. Usa-se atualmente a associação de isoniazida, rifampicina e pirazinamida em todas as formas pulmonares e extrapulmonares, exceto meningite. Geralmente esta associação é mantida por dois meses, seguida de mais quatro meses com rifampicina e isoniazida. Nas formas extrapulmonares, a isoniazida pode ser mantida por mais seis meses, a critério médico.

O Comitê Técnico Assessor do Programa Nacional de Controle da Tuberculose, do Ministério da Saúde, introduziu o etambutol para o tratamento de primeira linha. Portanto, os fármacos indicados são a rifampicina, a isoniazida, a pirazinamida e o etambutol para adultos e maiores de 10 anos de idade, durante dois meses, seguidos de rifampicina e isoniazida por 4 meses, em um total de 6 meses de tratamento. Para menores de 10 anos, recomenda-se rifampicina, isoniazida e pirazinamida, na primeira fase (fase 1 ou ataque), e rifampicina e isoniazida na segunda (fase 2 ou de manutenção) – esquemas 1, 2, 3 e 4. Também pode ser usado durante qualquer período da gestação. Nos casos de resposta inadequada ao tratamento ou de tuberculose extrapulmonar, o tratamento na segunda fase pode ser prolongado por 3 meses. Em caso de falência do tratamento, os casos devem ser reavaliados com testes de sensibilidade aos fármacos e escolha da terapêutica mais adequada.

Contraindicações ao tratamento

Como regra geral, não há contraindicações ao tratamento da tuberculose. Tratando-se de doença grave, uma vez diagnosticada deve ser tratada obrigatoriamente. É evidente que cuidados devem ser tomados em relação a pacientes portadores de problemas basais que comprometam as funções hepática e renal, assim como diabéticos e alcoólatras.

Atualmente verifica-se com frequência a associação da tuberculose com AIDS, principalmente em adultos. O tratamento deve ser orientado com o mesmo esquema preconizado para casos novos, vigiando-se rigorosamente o paciente, em especial se houver comprometimento da função hepática.

Gravidez

A tuberculose durante a gravidez deve ser tratada. Já se confirmou o uso da isoniazida sem alterações para o feto. Tampouco foram relatados

Esquema 1 Tratamento básico para adultos e maiores de 10 anos de idade

Fármaco	Peso (kg)	Dose diária (mg)	Duração (meses)	Fase
Rifampicina	20-35	300	2	1
Isoniazida		150		
Pirazinamida		800		
Etambutol		550		
Rifampicina	36-50	450	2	1
Isoniazida		225		
Pirazinamida		1.200		
Etambutol		825		
Rifampicina	> 50	600	2	1
Isoniazida		300		
Pirazinamida		1.600		
Etambutol		1.100		
Rifampicina	20-35	300	4	2
Isoniazida		200		
Rifampicina	36-50	450	4	2
Isoniazida		300		
Rifampicina	> 50	600	4	2
Isoniazida		400		

Esquema 2 Tratamento básico para crianças

Fármaco	Peso (kg)	Dose diária	Duração (meses)	Fase
Rifampicina	até 20	10 mg/kg	2	1
Isoniazida		10 mg/kg	2	1
Pirazinamida		35 mg/kg	2	1
Rifampicina	20-35	300 mg	2	1
Isoniazida		200 mg	2	1
Pirazinamida		1.000 mg	2	1
Rifampicina	36-50	450 mg	2	1
Isoniazida		300 mg	2	1
Pirazinamida		1.500 mg	2	1
Rifampicina	> 50	600 mg	2	1
Isoniazida		400 mg	2	1
Pirazinamida		2.000 mg	2	1
Rifampicina	até 20	10 mg/kg	4	2
Isoniazida		10 mg/kg	4	2
Rifampicina	20-35	300 mg	4	2
Isoniazida		200 mg	4	2
Rifampicina	36-50	450 mg	4	2
Isoniazida		300 mg	4	2
Rifampicina	> 50	600 mg	4	2
Isoniazida		400 mg	4	2

Esquema 3 Tratamento da tuberculose meningoencefálica para adultos e maiores de 10 anos de idade

Fármaco	Peso (kg)	Dose diária (mg)	Duração (meses)	Fase
Rifampicina	20-35	300	2	1
Isoniazida		150	2	1
Pirazinamida		800	2	1
Etambutol		550	2	1
Rifampicina	36-50	450	2	1
Isoniazida		225	2	1
Pirazinamida		1.200	2	1
Etambutol		825	2	1
Rifampicina	>50	600	2	1
Isoniazida		300	2	1
Pirazinamida		1.600	2	1
Etambutol		1.100	2	1
Rifampicina	20-35	300	7	2
Isoniazida		200	7	2
Rifampicina	36-50	450	7	2
Isoniazida		300	7	2
Rifampicina	>50	600	7	2
Isoniazida		400	7	2

efeitos adversos com a rifampicina e o etambutol, havendo vários casos tratados com esses quimioterápicos. O esquema terapêutico que apresenta o menor risco ao feto parece ser a associação de isoniazida, etambutol e rifampicina.

Apenas a estreptomicina é contraindicada no primeiro trimestre da gravidez, porém seu uso atualmente é indicado apenas nos casos de resistência ao esquema com rifampicina, isoniazida e pirazinamida.

Quimioterapia

Os tuberculostáticos disponíveis em nosso meio pertencem aos seguintes grupos: antibióticos, amidas heterocíclicas, hidrazidas e diversos.

1. *Antibióticos*. Os utilizados no tratamento da tuberculose são estreptomicina e rifampicina, descritas adiante, neste mesmo capítulo na seção *Antibióticos*.

2. *Amidas heterocíclicas*. As usadas em tuberculose são etionamida e pirazinamida.

ETIONAMIDA

Corresponde à 2-etil-4-piridinocarbotioamida. Quimicamente está relacionada com a isoniazida, com um décimo da ação desta, mas não há resistência cruzada entre elas. Contra o *Mycobacterium tuberculosis* exerce ação bacteriostática.

Inibe a síntese peptídica bloqueando a incorporação de aminoácidos contendo enxofre (cisteína e metionina); a privação das proteínas essenciais conduz à morte das micobactérias.

Farmacodinâmica
- antimicobacteriano, ativo contra agentes etiológicos da tuberculose e da hanseníase.

Farmacocinética
- rapidamente absorvida do trato gastrintestinal.
- amplamente distribuída à maioria dos tecidos e fluidos, incluindo o liquor.
- biodisponibilidade: 80%.
- a ligação a proteínas é baixa (10%).
- sofre biotransformação, provavelmente hepática, dando o sulfóxido, que é ativo, e metabólitos inativos.
- meia-vida: 3 horas.
- atravessa a barreira placentária.
- atinge a concentração sérica máxima dentro de 3 horas.
- excretada pela urina, 1% na forma inalterada, até 5% como metabólito ativo e o restante como metabólitos inativos.

Indicações
- tratamento de tuberculose, em associação com outros quimioterápicos, após falência com os quimioterápicos primários (estreptomicina, etambutol, isoniazida, rifampicina).
- tratamento de hanseníase, em associação com outros quimioterápicos.
- tratamento de meningite tuberculosa e infecções micobacterianas atípicas.

Doses
- ver Esquema 3, de tratamento da tuberculose.

Contraindicações
- hipersensibilidade grave à etionamida.
- insuficiência hepática grave.
- diabetes melito.
- lactação.
- crianças.

Efeitos adversos
- neurite periférica, por atuar como antagonista da piridoxina ou aumentar a excreção renal desta; poderá ser necessário compensar a perda de piridoxina.
- náusea, vômito, diarreia, sabor metálico na boca, salivação.
- hepatite, icterícia, estomatite.
- depressão mental, sonolência, astenia, visão turva, neurite óptica, distúrbios olfativos, parestesias, cefaleia, tremores e sintomas reumáticos.
- hipotensão postural, erupção cutânea, acne, alopecia, trombocitopenia, ginecomastia, impotência, menorragia, dificuldade aumentada de controlar o diabetes melito.
- aumento das transaminases.

Interações medicamentosas
- outros fármacos neurotóxicos podem aumentar o potencial para neurotoxicidade, como neurite óptica e periférica.
- outros tuberculostáticos podem intensificar seus efeitos adversos.

PIRAZINAMIDA

Estruturalmente análoga da nicotinamida, corresponde à pirazinocarboxamida. Exerce ação

Esquema 4 Tratamento da tuberculose meningoencefálica para menores de 10 anos de idade

Fármaco	Peso (kg)	Dose diária	Duração (meses)	Fase
Rifampicina	até 20	10 mg/kg	2	1
Isoniazida		10 mg/kg	2	1
Pirazinamida		35 mg/kg	2	1
Rifampicina	20-35	300 mg	2	1
Isoniazida		200 mg	2	1
Pirazinamida		1.000 mg	2	1
Rifampicina	36-50	450 mg	2	1
Isoniazida		300 mg	2	1
Pirazinamida		1.500 mg	2	1
Rifampicina	>50	600 mg	2	1
Isoniazida		400 mg	2	1
Pirazinamida		2.000 mg	2	1
Rifampicina	até 20	10 mg/kg	7	2
Isoniazida		10 mg/kg	7	2
Rifampicina	20-35	300 mg	7	2
Isoniazida		200 mg	7	2
Rifampicina	36-50	450 mg	7	2
Isoniazida		300 mg	7	2
Rifampicina	>50	600 mg	7	2
Isoniazida		400 mg	7	2

bactericida contra o *Mycobacterium tuberculosis*. Pouco se conhece sobre seu mecanismo de ação.

FARMACODINÂMICA
- ativa contra o bacilo da tuberculose, especialmente nas formas intracelulares.

FARMACOCINÉTICA
- bem absorvida do trato gastrintestinal.
- amplamente distribuída pelo organismo, incluindo o liquor.
- atinge o pico plasmático em cerca de duas horas.
- sofre biotransformação, principalmente hepática, dando, por hidrólise, o ativo ácido pirazinoico que, hidroxilado, fornece o ácido 5-hidroxipirazinoico, o principal produto de excreção.
- excretada pelo leite.
- meia-vida de eliminação: 10 a 16 horas.
- excretada principalmente por filtração glomerular, cerca de 70% de uma dose aparecem na urina dentro de 24 horas, principalmente como metabólitos, e 3 a 14% na forma inalterada.

INDICAÇÕES
- tratamento de tuberculose nas formas pulmonar e extrapulmonar, exceto meningite, quando ocorre falência dos quimioterápicos de primeira linha, mas sempre em associação com outros tuberculostáticos.

DOSES
- ver Esquemas 1 e 3, de tratamento da tuberculose.

CONTRAINDICAÇÕES
- grave dano hepático.
- porfiria.
- crianças.
- uso concomitante com rifampicina no tratamento de tuberculose latente.

PRECAUÇÕES
- só usar sob estrita vigilância médica e quando houver possibilidade de realizar testes frequentes e confiáveis da função hepática e ácido úrico no sangue.
- realizar testes da função hepática antes do tratamento e a cada duas a quatro semanas durante o tratamento.
- usar com cautela em pacientes com histórico de gota ou diabetes melito e nos pacientes com porfiria intermitente.
- suspender o tratamento e não o recomeçar se ocorrerem sinais de dano hepatocelular ou hiperuricemia acompanhados de artrite gotosa aguda.

EFEITOS ADVERSOS
- hepatotoxicidade, aparentemente relacionada com a dose: hepatomegalia, esplenomegalia, icterícia e, raramente, atrofia amarela aguda fulminante e morte.
- hiperuricemia, que costuma ser frequente e geralmente assintomática; se surgirem sintomas de gota e não for possível suspender o tratamento, administrar um agente uricosúrico (alopurinol, probenecida).
- anorexia, náusea, vômito, artralgias, mal-estar, febre, disúria.
- dificuldade aumentada de controlar diabetes melito.

INTERAÇÕES MEDICAMENTOSAS
- probenecida bloqueia sua excreção.
- em associação com rifampicina pode produzir lesões hepáticas e morte, em pacientes portadores de tuberculose latente.

▶ PIRAZINAMIDA (Furp), 500 comprimidos × 500 mg
▶ PIRAZINAMIDA (Green Pharma), 300 comprimidos × 500 mg
  fr. de 150 mL × 30 mg/mL (suspensão)
▶ PIRAZINAMIDA (Lafepe), 500 comp. × 500 mg
  fr. de 150 mL × 30 mg/mL
▶ PIRAZINAMIDA (Neovita), 100 e 500 comprimidos × 500 mg
  fr. de 150 mL × 30 mg/mL (suspensão)
▶ PIRAZINAMIDA (Sanval), 20 comprimidos × 500 mg
  fr. de 150 mL a 3%

3. *Hidrazidas*. A única usada em nosso meio é isoniazida.

ISONIAZIDA

É a hidrazida do ácido 4-piridinocarboxílico. Manifesta seletividade acentuada pelas micobactérias, como *Mycobacterium tuberculosis* e *M. kansasii*. É bacteriostática para bacilos em repouso, mas bactericida para microrganismos que se dividem rapidamente. É ainda, como fármaco isolado, o melhor agente contra o bacilo da tuberculose no que se refere a ação, toxicidade, facilidade de administração e custo. Pode ser usada isoladamente na profilaxia da tuberculose, tanto em adultos como em crianças. No tratamento da doença é sempre associada a outros tuberculostáticos.

Seu mecanismo de ação pode estar relacionado com a inibição da síntese de ácido micólico e ruptura da parede celular dos microrganismos sensíveis.

FARMACODINÂMICA
- bactericida para as formas intra e extracelulares do *Mycobacterium tuberculosis*.

FARMACOCINÉTICA
- administrada por via oral, é rapidamente absorvida do trato gastrointestinal; contudo, pode sofrer significativa eliminação pré-sistêmica; o alimento diminui a absorção e a biodisponibilidade.
- amplamente distribuída a todos os fluidos e tecidos, incluindo liquor.
- volume de distribuição: 0,57 a 0,76 L/kg.
- biodisponibilidade: cerca de 90%.
- atravessa a barreira placentária.
- excretada pelo leite materno em cerca de 20% da concentração sérica.
- a ligação a proteínas é muito baixa (0 a 10%).
- sofre biotransformação hepática; é acetilada pela N-acetiltransferase a N-acetilisoniazida; a seguir é biotransformada a ácido isonicotínico e monoacetilidrazina; esta última é responsável pela hepatotoxicidade via formação de um metabólito intermediário reativo ao ser N-hidroxilado.
- meia-vida: adultos, acetiladores rápidos, 0,5 a 1,6 hora; acetiladores lentos, 2 a 5 horas; com doença hepática aguda e crônica, pode ser prolongada (6,7 vs. 3,2 horas em controles); crianças de 1,5 a 15 anos, 2,3 a 4,9 horas; recém-nascidos, mais longa, talvez devido à capacidade limitada de acetilação.
- atinge concentração sérica máxima, de 3 a 7 µg/mL após dose de 300 mg via oral, dentro de 1 a 2 horas.
- excretada principalmente (75 a 95%) pela urina, sobretudo na forma de metabólitos inativos; do total excretado, 93% ocorrem na forma acetilada nos acetiladores rápidos e 63% nos acetiladores lentos; o restante da isoniazida encontra-se na forma livre ou conjugada; pequenas quantidades são excretadas pelas fezes.
- removível em proporção significativa (73% em cinco horas) por hemodiálise; a diálise peritoneal é de benefício limitado.

INDICAÇÕES
- tratamento de todas as formas de tuberculose, em associação com outros tuberculostáticos.
- tratamento de meningite tuberculosa.
- tratamento de infecções micobacterianas não tuberculosas.
- profilaxia de todas as formas de tuberculose.

Doses
- ver Esquemas 1 e 2, de tratamento da tuberculose.
- via oral ou intramuscular, adultos, para quimioprofilaxia, 300 mg uma vez por dia; crianças, para terapia preventiva, 10 mg/kg diariamente (máximo, 300 mg) em uma única dose.

Contraindicações
- hipersensibilidade à isoniazida, etionamida, pirazinamida, ácido nicotínico ou outros fármacos quimicamente relacionados.
- insuficiência renal.
- insuficiência hepática.
- epilepsia.
- alcoolismo.
- lactação.
- porfiria.

Efeitos adversos
- hepatite grave e às vezes fatal, que pode ocorrer mesmo após muitos meses de tratamento e está relacionada com a idade; o risco de hepatite aumenta com o consumo diário de álcool.
- fadiga, fraqueza, mal-estar, anorexia, náusea, vômito.
- neuropatia periférica quando se usam doses elevadas ou nos casos em que há fatores de risco preexistentes; nestas circunstâncias devem-se administrar 10 mg de piridoxina profilaticamente, desde o início do tratamento.
- agranulocitose, anemia hemolítica, sideroblástica ou aplástica, trombocitopenia e eosinofilia.
- deficiência de piridoxina, pelagra, ginecomastia, hiperglicemia, acidose metabólica.
- febre, erupções cutâneas, icterícia.
- convulsões, encefalopatia tóxica, neurite e atrofia ópticas, diminuição de memória, psicose tóxica.

Interações medicamentosas
- pode causar deficiência de ácido nicotínico por inibir a incorporação deste ao NAD.
- pode aumentar os efeitos dos anticoagulantes cumarínicos ou indandiônicos.
- pode diminuir a biotransformação dos benzodiazepínicos, fenitoína e teofilina e assim aumentar os efeitos destes fármacos.
- aumenta os níveis séricos e a toxicidade da carbamazepina.
- diminui as concentrações séricas do cetoconazol.
- pode aumentar a incidência de efeitos do dissulfiram sobre o sistema nervoso.
- pode aumentar a formação de metabólito fluorado inorgânico potencialmente nefrotóxico se usado concomitantemente com enflurano.
- álcool, ingerido diariamente, pode aumentar a incidência de hepatotoxicidade induzida pela isoniazida e a sua biotransformação.
- antiácidos, especialmente os que contêm alumínio, podem retardar e diminuir sua absorção e suas concentrações séricas.
- corticosteroides podem aumentar sua biotransformação hepática e/ou sua excreção, diminuindo as concentrações séricas e a eficácia da isoniazida, sobretudo em aceladores rápidos.
- etionamida pode intensificar os efeitos colaterais hepatotóxicos e neurotóxicos tanto dela quanto da isoniazida.
- outros fármacos hepatotóxicos podem aumentar o potencial para hepatotoxicidade.
- outros fármacos neurotóxicos podem causar neurotoxicidade aditiva.
- certos peixes e queijos, ricos em tiramina e histamina, podem provocar efeitos alérgicos por inibição da monoamino-oxidase e diamino-oxidase pela isoniazida.
- rifampicina pode aumentar o risco de hepatotoxicidade.

▶ *ISONIAZIDA (Furp), 20 e 500 comprimidos × 100 mg*
▶ *ISONIAZIDA (Green Pharma), 500 comprimidos × 100 mg*
▶ *ISONIAZIDA (Lafepe), 500 comp. × 100 mg*
▶ *ISONIAZIDA (Neovita), 100 e 500 comprimidos × 100 mg*

Associações
▶ *ISONIAZIDA + RIFAMPICINA (Furp), (isoniazida 100 mg + rifampicina 150 mg por cápsula), 500 cáps. (isoniazida 200 mg + rifampicina 300 mg por cápsula), 500 cáps.*
▶ *ISONIAZIDA + RIFAMPICINA (Lafepe), (isoniazida 100 mg + rifampicina 150 mg por comprimido), 500 comprimidos. (isoniazida 200 mg + rifampicina 300 mg por cápsula), 500 cáps.*
▶ *RIFAMPICINA + ISONIAZIDA (Sanval), (isoniazida 100 mg + rifampicina 150 mg por cápsula), 30 cáps.*
▶ *RIFAMPICINA + ISONIAZIDA (Sanval), (isoniazida 200 mg + rifampicina 300 mg por cápsula), 30 cáps.*

4. *Diversos.* O único disponível no Brasil é o etambutol.

ETAMBUTOL

Corresponde à bis(1-hidroximetilpropil)etilenodiamina. Atua como bacteriostático contra *Mycobacterium tuberculosis*, *M. bovis* e a maioria das cepas de *M. kansasii*. Inibe a biossíntese de metabólitos celulares impedindo a incorporação de ácido micólico na parede celular micobacteriana e, assim, causa a morte da micobactéria. É eficaz apenas contra os bacilos que se encontram ativamente em crescimento. Não se verificou resistência cruzada com outros tuberculostáticos.
É usado na forma de dicloridrato.

Farmacodinâmica
- antimicobacteriano, ativo contra o bacilo da tuberculose.

Farmacocinética
- administrado por via oral, é rapidamente absorvido do trato gastrintestinal e amplamente distribuído à maioria dos tecidos e órgãos, exceto o líquor; nos eritrócitos atinge concentração igual ou maior do que a do plasma, o que proporciona efeito de depósito durante 24 horas.
- não atravessa meninges intactas, mas 10 a 50% podem atravessar as meninges de pacientes com meningite tuberculosa.
- volume de distribuição: 1,6 L/kg.
- liga-se fracamente às proteínas (20-30%).
- depuração: 8,6 ± 0,8 mL/min/kg.
- sofre biotransformação hepática, dando cerca de 15% de metabólitos inativos: um aldeído e um derivado de ácido dicarboxílico.
- biodisponibilidade: 77% ± 8%.
- atravessa a barreira placentária.
- meia-vida: pacientes com função renal normal, 3 a 4 horas; pacientes com insuficiência renal, até 8 horas.
- atinge a concentração sérica máxima — de 2 a 5 µg/mL após dose de 25 mg/kg — dentro de 2 a 4 horas.
- excretado pelo leite.
- eliminado principalmente (até 80% em 24 horas) pela urina, pelo menos 50% na forma inalterada e até 15% como metabólitos inativos; o resto (20 a 22%) é excretado pelas fezes, na forma inalterada.
- é removível em grande parte por diálise.

Indicações
- tratamento de tuberculose pulmonar, em associação com outros tuberculostáticos.
- tratamento de meningite tuberculosa.
- tratamento de infecções micobacterianas atípicas.

Doses
- ver Esquemas 2 e 3, de tratamento da tuberculose.

Contraindicações
- hipersensibilidade ao etambutol.
- neurite óptica.
- insuficiência renal.
- lactação.
- menores de 13 anos.

Efeitos adversos
- o mais frequente é a toxicidade ocular, que é dose-relacionada; em geral as alterações visuais são reversíveis, mas em alguns casos podem levar até um ano para desaparecerem completamente; isso se deve a uma neurite retrobulbar; entretanto, raramente ocorre com as doses recomendadas.
- gota aguda, hiperuricemia.
- reações anafiláticas, dermatite, prurido.
- anorexia, náusea, vômito, dor abdominal.
- cefaleia, confusão mental, desorientação, alucinações.

Interações medicamentosas
- outros fármacos neurotóxicos podem aumentar o potencial para neurotoxicidade, como neurite óptica e periférica.
- sais de alumínio podem diminuir sua eficácia.

▶ *ETAMBUTOL (Furp), 500 comprimidos × 400 mg*
▶ *ETAMBUTOL (Neovita), 50 comprimidos × 400 mg fr. de 200 mL × 25 mg/mL (xarope)*

▶ Hanseníase

A transmissão da hanseníase ainda não está completamente esclarecida. O risco pelo contágio direto com pacientes parece não ser tão grande quanto se supunha no passado. O bacilo está presente nas lesões da pele e no material da secreção nasal e pode ser transmitido a pessoas que entram em contato direto com ele; entretanto, sabe-se hoje que apenas indivíduos sensíveis desenvolvem a doença.

Distinguem-se quatro formas de hanseníase: indeterminada, tuberculoide, dimorfa e lepromatosa. A primeira pode regredir espontaneamente ou evoluir para a forma tuberculoide.

As diferentes formas clínicas de hanseníase, por sua vez, foram distribuídas em cinco grupos diferentes, subdividindo o tipo de hanseníase dimorfa em três subgrupos: tuberculoide dimorfa (TD), lepromatosa dimorfa (LD) e mesodimorfa (MD).

Para fins de prognóstico, tratamento determinante e duração da terapia, a hanseníase é dividida em duas grandes classes: a) hanseníase paucibacilar, que inclui a indeterminada (I), a tuberculoide (TT) e a tuberculoide dimorfa (TD); b) hanseníase multibacilar, que abrange a lepromatosa (LL), a lepromatosa dimorfa (LD) e a mesodimorfa (MD).

A hanseníase é mais bem tratada por médicos especialistas. O tratamento consiste em administrar quimioterápicos, com os seguintes objetivos amplos: a) fazer com que o paciente se torne não infeccioso; b) impedir que a micobactéria causadora da hanseníase continue a multiplicar-se; c) evitar as reações ou tratar delas.

A quimioterapia da hanseníase apresenta, porém, alguns problemas: resistência do bacilo à dapsona e persistência do *M. leprae* mesmo na presença de concentrações bactericidas de hansenostáticos.

Em 1982, para o tratamento da hanseníase a Organização Mundial da Saúde recomendou os regimes padrões expostos no Quadro 18.2.

Os hansenostáticos disponíveis em nosso meio pertencem aos seguintes grupos: antibióticos, sulfonas e diversos.

1. *Antibióticos*. O único é a rifampicina, descrita com pormenores na seção *Antibióticos*.

A rifampicina é muito mais rapidamente bactericida para *M. leprae* do que os outros fármacos atualmente em uso. A concentração inibitória mínima é menos de 1 µg/mL. Contudo, a monoterapia com este fármaco deu origem a cepas de *M. leprae* resistentes a ele. Por isso, e porque a resistência à dapsona é predominante, a Organização Mundial da Saúde recomendou o emprego de associação de dois ou mais quimioterápicos (veja Quadro 18.2). A infectividade dos pacientes hansenostáticos é rapidamente revertida por tratamento que inclui a rifampicina.

2. *Sulfonas*. As usadas no tratamento da hanseníase são acedapsona e dapsona.

ACEDAPSONA

Corresponde à bis(4-acetamidofenil)-sulfona. É, portanto, a diacetildapsona, forma latente e de longa duração da dapsona. Suas propriedades, ações e empregos são semelhantes aos da dapsona, à qual é biotransformada.

É utilizada no tratamento da hanseníase, em associação com outros hansenostáticos, e na profilaxia da hanseníase.

As doses, por via intramuscular, para adultos e crianças com mais de 7 anos, são 225 mg a cada 75 dias; para crianças entre 6 meses e 7 anos, 150 mg a cada 75 dias.

DAPSONA

É a 4,4'-diaminodifenilsulfona. Contra o *Mycobacterium leprae* exerce ação tanto bactericida quanto bacteriostática, por mecanismo de ação semelhante ao das sulfonamidas. Isto é, inibe a biossíntese proteica por antagonismo competitivo com o ácido *para*-aminobenzoico. Também pode atuar como inibidor da di-hidrofolato redutase.

Como supressor da dermatite herpetiforme, seu mecanismo de ação é desconhecido, mas não se deve ao seu efeito bacteriostático. Pode atuar como inibidor enzimático ou agente oxidante. Ademais, exerce numerosos efeitos imunológicos, o que poderia explicar a supressão da dermatite herpetiforme.

A dapsona continua a ser o fármaco de escolha na hanseníase. Ela tem sido empregada sozinha, tanto no tratamento como na profilaxia da hanseníase. Mas devido à incidência cada vez maior de microrganismos resistentes às sulfonas, agora recomenda-se que seja administrada com outros hansenostáticos, principalmente rifampicina. O tratamento é lento, sendo necessários vários anos para que o paciente seja considerado realmente negativo. Obtém-se um estado inativo quando o material de biopsia ou raspado de pele é negativo e não se encontre evidência de sinais clínicos por, ao menos, um ano.

Farmacodinâmica

- hansenostático, supressor da dermatite herpetiforme, antiprotozoário e antifúngico.

Farmacocinética

- administrada por via oral, é rápida e quase completamente absorvida do trato gastrintestinal.
- biodisponibilidade: 70 a 80%.
- distribui-se bem por todo o organismo, encontrando-se em todos os tecidos, sobretudo fígado, músculos, rins e pele.
- a ligação às proteínas é alta (70 a 90%).
- atravessa a barreira placentária.
- volume de distribuição: 1,5 L/kg.
- sofre biotransformação hepática, dando principalmente dapsona monoacetilada e dapsona hidroxilamina, ambas com atividade baixa e que não contribuem para o efeito terapêutico da dapsona.
- depuração: 0,60 ± 0,17 mL/min/kg.

- meia-vida: 10 a 50 horas (média, 28 horas).
- atinge a concentração sérica máxima dentro de 2 a 6 horas, mas é variável.
- os picos de concentração sérica atingidos são: com uma única dose de 50 mg, 0,63 a 0,72 µg/mL; com uma única dose de 100 mg, 1,7 a 1,9 µg/mL; no estado de equilíbrio, 3,13 a 3,26 µg/mL.
- excretada pelo leite em grandes quantidades.
- excretada principalmente pela urina (70 a 85%), na forma inalterada e de metabólitos, como conjugados *N*-glicuronídio e *N*-sulfamato; fração pequena de fármaco livre é excretada pela bile, mas ela entra na circulação êntero-hepática, o que explica a persistência da dapsona no plasma durante várias semanas após a suspensão do tratamento.

Indicações

- tratamento de todos os tipos de hanseníase causada por *Mycobacterium leprae*.
- tratamento de dermatite herpetiforme, dermatose pustular subcorniana, granuloma anular, lesões penfigoides com manifestações orais, lúpus eritematoso sistêmico, micetoma actinomicótico, piodermia gangrenosa, pneumonia causada por *Pneumocystis carinii* (às vezes em associação com trimetoprima), policondrite recidivante.
- profilaxia de malária resistente à cloroquina causada por *Plasmodium falciparum*, em associação com pirimetamina.
- profilaxia de malária causada por *Plasmodium vivax*, em associação com cloroquina e pirimetamina.

Doses

- via oral, adultos e crianças, 100 mg ao dia, geralmente com outros quimioterápicos.

Contraindicações

- alergia às sulfonas.
- anemia grave.
- deficiência de G-6-PD.
- deficiência de metemoglobina redutase.
- insuficiência hepática.
- insuficiência renal.

Efeitos Adversos

- gota aguda, hiperuricemia.
- anemia hemolítica, mais grave nos deficientes de G-6-PD.
- metemoglobinemia, leucopenia, agranulocitose.
- anorexia, náusea, vômito, tontura, dor abdominal, taquicardia.
- cefaleia, insônia, nervosismo, confusão mental, desorientação, alucinações.
- síndrome sulfônica.

Interações Medicamentosas

- aminobenzoatos antagonizam seu efeito bacteriostático no tratamento da hanseníase, mas não no tratamento de dermatite herpetiforme.
- antifólicos (como pirimetamina) podem aumentar a probabilidade de reações hematológicas; o emprego simultâneo causa agranulocitose durante o segundo ou terceiro mês de tratamento.
- carvão ativado pode diminuir a absorção gastrintestinal e a reciclagem êntero-hepática.
- outros hemolíticos podem aumentar o potencial para efeitos tóxicos colaterais.
- probenecida reduz sua excreção urinária, aumentando as concentrações plasmáticas.
- rifampicina diminui de 7 a 10 vezes os níveis da dapsona por acelerar a depuração plasmática.
- trimetoprima aumenta as concentrações plasmáticas tanto dela própria quanto da dapsona.

Quadro 18.2 Regimes padrões recomendados pela Organização Mundial da Saúde para a quimioterapia da hanseníase

Formas paucibacilares (I, TT, TD)
  rifampicina: 600 mg uma vez por mês, durante seis meses. Sob vigilância médica.
  dapsona: 100 mg (1 a 2 mg/kg) diariamente, durante seis meses. Autoadministrada.
  Recomenda-se que o tratamento continue durante quatro anos, no mínimo.

Formas multibacilares (LL, LD, MD)
  rifampicina: 600 mg uma vez por mês para pacientes com peso acima de 35 kg; 450 mg para aqueles com menos de 35 kg. Sob vigilância médica.
  dapsona: 100 mg por dia (1 a 2 mg/kg). Autoadministrada.
  clofazimina: 300 mg uma vez por mês, sob vigilância médica, e 50 mg por dia, autoadministrada.
  Período de tratamento: dois anos, no mínimo (preferivelmente até esfregaço negativo)

Quando a clofazimina for inaceitável, poderá ser substituída pela etionamida 250 a 375 mg (5 a 10 mg//kg) diariamente, autoadministrada.

- DAPSONA (Furp), 20 e 500 comprimidos × 100 mg
- DAPSONA (Neovita), 100 comprimidos × 100 mg
- TEUTO DAPSONA (Teuto-Brasileiro), 100 e 200 comprimidos × 100 mg

3. *Diversos.* São disponíveis a clofazimina e a etionamida. A etionamida está descrita entre os tuberculostáticos.

CLOFAZIMINA

É corante fenazínico altamente lipofílico de estrutura complexa. Exerce efeito bactericida lento contra a *M. leprae*. Não se conhece precisamente o seu mecanismo de ação. Inibe o crescimento da micobactéria e liga-se preferencialmente ao DNA micobacteriano. Para evitar o aparecimento de resistência deve-se associá-la com dapsona ou rifampicina.

Deve ser administrada junto com refeições.

Farmacodinâmica
- bactericida contra *M. leprae* e anti-inflamatório no controle de reações do eritema nodoso lepromatoso.

Farmacocinética
- administrada por via oral, sua absorção é variável, de 45 a 62%.
- deposita-se primariamente no tecido adiposo e células do sistema reticuloendotelial.
- meia-vida longa: aproximadamente 10 dias após uma dose única; 2 a 3 meses após administração repetida.
- sofre biotransformação, dando dois metabólitos conjugados e um não conjugado; não se sabe se os metabólitos são ativos.
- após quatro anos de tratamento, atinge a concentração sérica média de 0,7 µg/mL com dose de 100 mg/dia; 1,0 µg/mL com dose de 300 mg/dia e 1,4 µg/mL com dose de 400 mg/dia.
- atravessa a barreira placentária.
- excretada pelo leite.
- excretada lentamente, a maior parte na forma inalterada; menos de 1% aparece na urina; até 50% são recuperados, na forma inalterada, nas fezes; pequenas quantidades são excretadas pelo escarro, secreção das glândulas sebáceas e suor.

Indicações
- tratamento de hanseníase lepromatosa, incluindo a resistente à dapsona.
- tratamento de hanseníase lepromatosa complicada por reações do eritema nodoso lepromatoso; poderá ser administrada em associação com adrenocorticoides se houver perigo de ocorrer dano ao nervo ou ulceração da pele.

Doses
- via oral, adultos, para hanseníase resistente à dapsona e hanseníase multibacilar sensível à dapsona, 100 mg/dia, em associação com um ou mais hansenostáticos durante 3 anos, seguida de monoterapia com 100 mg/dia; para eritema nodoso lepromatoso, 100 a 200 mg/dia até 3 meses.

Contraindicações
- intolerância à clofazimina.
- gravidez.
- lactação.
- problemas gastrintestinais.
- insuficiência hepática.
- crianças.

Efeitos adversos
- coloração da pele em tom avermelhado no início e depois tendendo ao marrom; as lesões da doença se tornam hiperpigmentadas, podendo chegar ao cinza-escuro e preto; esta coloração poderá levar vários meses e até anos para desaparecer após a conclusão do tratamento; a urina, suor e lágrimas também podem adquirir coloração avermelhada.
- diminuição do suor e da secreção lacrimal e fotossensibilidade.
- reações gastrintestinais, como náusea, vômito e diarreia, podem ocorrer com doses elevadas; em alguns casos pode haver quadro abdominal com dor sugerindo obstrução intestinal.

- CLOFAZIMINA (Brasmédica), 30 cáps. × 50 mg 15 cáps. × 100 mg
- CLOFAZIMINA (Neovita), 100 cáps. × 100 mg

QUIMIOTERÁPICOS PARA OS TRATOS RESPIRATÓRIO E URINÁRIO

Os quimioterápicos para o trato urinário, também chamados antissépticos urinários e anti-infecciosos urinários, são usados em infecções do trato geniturinário. Há muitos quimioterápicos sistêmicos que manifestam também atividade neste tipo de infecção. Entre outros, os seguintes: certas penicilinas (amoxicilina, ampicilina, benzilpenicilina, carbenicilina, metampicilina), algumas cefalosporinas (cefalotina, cefazolina, cefoxitina), determinados aminociclitóis (amicacina, estreptomicina, gentamicina, neomicina, netilmicina, sisomicina, tobramicina), lincosamidas (clindamicina, lincomicina) e certas tetraciclinas (doxiciclina, minociclina, oxitetraciclina e tetraciclina).

Mas os quimioterápicos que atuam predominante ou exclusivamente nas infecções do trato urinário pertencem a uma das seguintes classes: nitrofuranos, quinolonas, fluorquinolonas, sulfonamidas e diversos.

Algumas fluorquinolonas são também utilizadas em infecções respiratórias.

▶ Nitrofuranos

Em nosso meio são comercializados alguns destes compostos, descritos em outras seções. O único com atividade em infecções urinárias, porém, é a nitrofurantoína.

NITROFURANTOÍNA

Corresponde a um nitrofurano hidantoínico. É antibacteriano de amplo espectro, ligeiramente ácido, em geral bactericida em concentrações terapêuticas, que são atingidas apenas na urina. É ativa nas infecções do trato urinário causadas por *Klebsiella* sp., *Escherichia coli*, enterococos, *Staphylococcus aureus*, *Enterobacter* sp. e *Proteus* sp. Apresenta a vantagem de raramente, durante tratamento prolongado, ocorrer resistência bacteriana a ela.

Seu mecanismo de ação compreende sua redução, por flavoproteínas bacterianas, a intermediários altamente reativos e de vida curta que podem causar dano ao DNA e a morte da célula bacteriana.

Farmacodinâmica
- antibacteriano urinário.

Farmacocinética
- administrada por via oral, a forma microcristalina é rápida e completamente absorvida no intestino delgado; a forma macrocristalina é mais lentamente absorvida e geralmente causa menor irritação gastrintestinal; a presença de alimento no intestino diminui a velocidade de absorção, mas parece aumentar a biodisponibilidade.
- atinge concentrações altas na urina e nos rins; as concentrações séricas são muito baixas.
- a duração das concentrações urinárias terapêuticas aumenta de duas horas quando é administrada com alimentos.
- cerca de 60% de uma dose ligam-se reversivelmente às proteínas plasmáticas.
- atravessa a barreira placentária.
- atravessa a barreira hematencefálica.
- cerca de dois terços de uma dose são rapidamente biotransformados e inativados na maioria dos tecidos orgânicos, especialmente no fígado.
- meia-vida: 20 minutos a uma hora.
- atinge na urina a concentração de aproximadamente 200 µg/mL nos pacientes com função renal normal.
- eliminada principalmente pela urina, primariamente por filtração glomerular e parcialmente por secreção tubular; 30 a 40% são excretados rapidamente na forma inalterada; a forma microcristalina é excretada mais lentamente; nos pacientes com insuficiência renal o fármaco ativo acumula-se e pode atingir concentrações tóxicas; pode também ser excretada na bile.

Indicações
- profilaxia e tratamento de infecções bacterianas do trato urinário inferior.

Doses
- via oral, com alimentos, para tratamento, adultos, 50 a 100 mg três ou quatro vezes ao dia; crianças, 5 a 7 mg/kg ao dia em quatro porções. Para profilaxia, adultos, 50 a 100 mg ao deitar; crianças, 1 mg/kg/dia.

Contraindicações
- hipersensibilidade aos nitrofuranos.
- gravidez a termo.
- lactação.
- lactentes até um mês de idade, por causa da possibilidade de anemia devida a sistemas enzimáticos imaturos.
- deficiência de G-6-PD.
- neuropatia periférica.
- porfiria.
- doença pulmonar.
- insuficiência renal.

Precauções
- suspender o seu uso em caso de aparecimento de sinais de toxicidade pulmonar.

Efeitos adversos
- anorexia, náusea, vômito, diarreia, dor abdominal; estes efeitos são mais raros com preparação macrocristalina; a administração com alimento poderá controlar estes efeitos colaterais.
- pneumonite aguda, dispneia ou tosse persistente.

- neuropatia periférica.
- angioedema, urticária, exantema, prurido.
- leucopenia, granulocitopenia, eosinofilia e anemia megaloblástica.
- icterícia colestática.
- danos hepatocelulares.
- distúrbios neurológicos.

Interações medicamentosas

- antagoniza o efeito antibacteriano das quinolonas.
- anticolinérgicos e alimento aumentam sua biodisponibilidade.
- outros hemolíticos e outros fármacos hepatotóxicos podem aumentar o potencial para efeitos tóxicos.
- outros fármacos neurotóxicos podem aumentar o potencial para neurotoxicidade.
- probenecida ou sulfimpirazona diminuem a depuração renal e aumentam seus níveis séricos.
- trissilicato de magnésio reduz tanto a velocidade quanto a extensão da absorção.

► *HANTINA (Apsen), fr. de 120 mL com 5 mg/mL (suspensão oral)*
► *MACRODANTINA (Mantecorp), 24 cáps. × 100 mg*
► *NITROFURANTEÍNA (Teuto), 28 cáps. × 100 mg (genérico)*
► *UROGEN (Prodotti), 20 e 30 drág. × 50 e 100 mg*

► Quinolonas

Apresentam a seguinte estrutura geral ou isóstera:

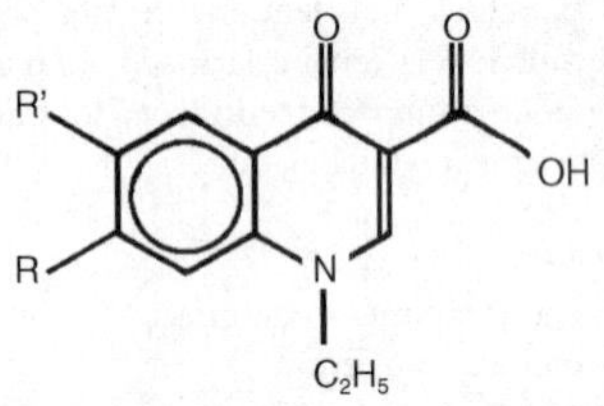

São, predominantemente, ativas contra bactérias gram-negativas. As espécies de *Pseudomonas* e as bactérias gram-positivas, incluindo estafilococos e enterococos, não são sensíveis a elas.

Atuam intracelularmente inibindo a subunidade A da enzima DNA-girase, essencial para a síntese do DNA bacteriano. Os microrganismos não desenvolvem resistência a elas rapidamente. Há resistência cruzada entre elas.

Compreendem os seguintes fármacos: ácido nalidíxico, ácido oxolínico, ácido pipemídico e rosoxacino.

As quinolonas concentram-se somente na urina; por isso, são indicadas apenas no tratamento de infecções do trato urinário. Devem ser ingeridas com bastante líquido. Não é necessário ajustamento do pH urinário.

Contraindicações

- hipersensibilidade às quinolonas.
- gravidez.
- lactação.
- insuficiência hepática.
- insuficiência renal.
- deficiência de G-6-PD.
- menores de 15 anos de idade.
- histórico de crises convulsivas.

Precauções

- durante o tratamento deve-se evitar exposição aos raios ultravioleta, devido ao risco de fotossensibilização; se esta ocorrer, é preciso suspender a terapia.
- se o tratamento durar mais de duas semanas, devem-se fazer hemograma e testes das funções renal e hepática.
- devem ser usadas com cautela em pacientes com insuficiência hepática, epilepsia ou arteriosclerose cerebral grave.

Efeitos adversos

- sonolência, fraqueza, cefaleia, tontura, vertigem.
- distúrbios visuais.
- dor abdominal, náusea, vômito, diarreia.
- exantema, prurido, urticária, angioedema, eosinofilia, artralgia, reação anafilactoide.
- trombocitopenia, leucopenia ou anemia hemolítica, às vezes associada com deficiência de G-6-PD.
- devem ser usadas com cautela em pacientes com insuficiência hepática, epilepsia ou arteriosclerose cerebral grave.

ÁCIDO NALIDÍXICO

Corresponde a um derivado do ácido naftiridinocarboxílico. Nas concentrações normalmente encontradas clinicamente, é bactericida contra a maioria dos bacilos gram-negativos (exceto *Pseudomonas*) que comumente causam infecções do trato urinário: *Proteus* sp., *Klebsiella* sp., *Enterobacter* e *Escherichia coli*. Alguns patógenos que não infectam o trato urinário, inclusive *Brucella* e algumas cepas de *Salmonella* e *Shigella*, são também sensíveis a ele.

Com o advento das fluorquinolonas, tende a tornar-se obsoleto.

Farmacodinâmica

- antibacteriano urinário.

Farmacocinética

- administrado por via oral, é rápida e quase completamente (96%) absorvido do trato gastrintestinal; a absorção pode ser retardada se administrado junto com alimentos.
- ligação a proteínas: fármaco inalterado, muito alta (93%); metabólito ativo, moderada (63%).
- não se acumula nos tecidos; só os rins têm níveis mais altos que o plasma.
- concentrações terapeuticamente ativas (25 a 250 μg/mL após dose única de 0,5 a 1 g e 100 a 500 μg/mL com administração continuada) são atingidas apenas na urina; dois terços correspondem ao ácido nalidíxico e um terço é representado pelo seu metabólito ácido hidroxinalidíxico.
- sofre biotransformação hepática; 30% são biotransformados a ácido hidroxinalidíxico,16 vezes mais ativo que o ácido nalidíxico; tanto o fármaco íntegro quanto o metabólito ativo são rapidamente conjugados a metabólitos inativos; a biotransformação pode variar amplamente entre os indivíduos; na urina, o ácido hidroxinalidíxico representa 80 a 85% da atividade antibacteriana.
- tanto o ácido nalidíxico quanto o metabólito ativo se distribuem à maioria dos tecidos, sobretudo rins.
- biodisponibilidade: aproximadamente 96%.
- traços do fármaco atravessam a barreira placentária.
- excretado pelo leite.
- meia-vida: no soro, 1,1 a 2,5 horas no paciente com função renal normal, até 21 horas na insuficiência renal; na urina, 6 horas.
- atinge a concentração sérica máxima em 1 a 2 horas (no paciente com função renal normal).
- tempo para alcançar a concentração máxima na urina: 3 a 4 horas.
- excretada quase exclusivamente pela urina, 2 a 3% na forma inalterada, 13% como ácido hidroxinalidíxico e cerca de 85% como conjugados glicuronídios inativos; é rápida e quase completamente eliminado dentro de 24 horas; o fármaco ativo não se acumula nos pacientes que sofrem de insuficiência renal, mas os metabólitos inativos se acumulam e podem ser tóxicos; 4 a 5% são excretados pelas fezes, por não terem sido absorvidos.

Indicações

- tratamento de infecções bacterianas não complicadas do trato urinário inferior (por exemplo, cistite); contudo, preferem-se geralmente outros fármacos: sulfametoxazol + trimetoprima, ampicilina, amoxicilina, nitrofurantoína, norfloxacino, ciprofloxacino.
- profilaxia das infecções bacterianas do trato urinário inferior; contudo, preferem-se outros fármacos: sulfametoxazol + trimetoprima, trimetoprima ou nitrofurantoína.

Doses

- via oral, adulto inicialmente 1 g cada seis horas por uma a duas semanas; a dose de manutenção é de 500 mg cada seis horas.

Interações medicamentosas

- pode potencializar os efeitos dos anticoagulantes cumarínicos ou indandiônicos por deslocá-los dos sítios de ligação a proteínas.
- nitrofurantoína interfere com os seus efeitos terapêuticos.

► *ÁCIDO NALIDÍXICO (Neo-Química), 56 comprimidos × 500 mg*
► *NALURIL (Cazi), 56 comprimidos × 500 mg*
► *WINTOMYLON (Sanofi-Synthélabo), 56 comprimidos × 500 mg*
fr. de 60 mL c/ 250 mg/5 mL

ÁCIDO OXOLÍNICO

Estruturalmente é derivado do ácido 6,7-metilenodioxiquinolinocarboxílico. Seu espectro de ação é idêntico ao do ácido nalidíxico. Pode ser tratamento alternativo de infecções do trato urinário não complicadas por bacteremia em pacientes hipersensíveis a penicilinas, cefalosporinas ou sulfonamidas, ou para tratamento de infecções altamente resistentes a outra terapia.

Apresenta a vantagem sobre o ácido nalidíxico por precisar ser administrado apenas duas vezes por dia, e não quatro.

Farmacodinâmica

- antibacteriano urinário.

Farmacocinética

- administrado por via oral, é pouco porém rapidamente absorvido do trato gastrintestinal, mas os níveis máximos atingidos no sangue e nos tecidos são inadequados para uso sistêmico eficaz.
- a ligação a proteínas é alta: 80 a 85%.

- após administração oral de dose única de 750 mg atinge a concentração sérica de 1,3 μg/mL; após doses múltiplas (750 mg duas vezes por dia durante 10 dias), a de 8 μg/mL.
- atinge pico de concentração plasmática dentro de 30 a 60 minutos.
- meia-vida: 5 h 30 minutos.
- excretado pelo leite.
- sofre biotransformação hepática extensa, dando alguns metabólitos ativos.
- excretado principalmente pela urina, nas formas íntegra e de metabólitos glicuroconjugados e não glicuroconjugados; é parcialmente eliminado pelas fezes.

INDICAÇÕES
- tratamento de infecções do trato urinário agudas não complicadas do adulto.

DOSES
- via oral, adultos, 750 mg de manhã e à noite, de preferência após as refeições, durante uma ou várias semanas, segundo a natureza da infecção.

INTERAÇÕES MEDICAMENTOSAS
- potencializa os efeitos dos anticoagulantes cumarínicos ou indandiônicos.

▸ URILIN (Faria), 8 comprimidos × 750 mg

ÁCIDO PIPEMÍDICO

Corresponde a um derivado do ácido pirimidinocarboxílico. Seu espectro de ação é idêntico ao do ácido nalidíxico. É usado na forma tri-hidratada.

FARMACODINÂMICA
- antibacteriano urinário.

FARMACOCINÉTICA
- administrado por via oral, é rápida e quase completamente (cerca de 80%) absorvido do trato gastrintestinal; meia-vida de absorção: 0,37 h.
- a ligação a proteínas é da ordem de 20%.
- atinge concentrações plasmáticas máximas de 3,5 μg/mL uma hora após a administração.
- as concentrações urinárias médias são cerca de 510 μg/mL nas primeiras 6 horas e 131 μg/mL entre 9 e 12 horas após administração.
- sofre biotransformação muito fraca (inferior a 4%), dando ácido acetilpipemídico, ácido formilpipemídico e ácido oxopipemídico, cada qual representando menos de 2% do ácido pipemídico excretado; estes metabólitos são 3 a 10 vezes menos ativos do que o ácido pipemídico.
- excretado pelo leite.
- atravessa a barreira hematencefálica.
- meia-vida de eliminação: 3 a 4 horas.
- excretado pelos rins, e cerca de 50 a 85% de uma dose aparecem na urina dentro de 24 horas.
- as concentrações urinárias geralmente excedem 100 μg/mL até 12 horas após doses de 400 ou 500 mg.

INDICAÇÕES
- tratamento de infecções agudas ou recidivantes do trato urinário do adulto.

DOSES
- via oral, adultos, 400 mg pela manhã e 400 mg à noite, preferivelmente após as refeições, durante 10 dias.

INTERAÇÕES MEDICAMENTOSAS
- manifesta às vezes antagonismo com cloranfenicol, polimixinas e tetraciclinas.

▸ BALUROL (Baldacci), 20 cáps. × 400 mg
▸ ELOFURAN (Elofar), 18 cáps. × 400 mg
▸ PIPRAM (Rhodia), 20 cáps. × 400 mg
▸ PIPUROL (Zambon), 20 cáps. × 200 e 400 mg fr. de 120 mL c/ 200 mg/5 mL (xarope)
▸ UROXINA (Farmalab), 20 cáps. × 400 mg

ROSOXACINO

Corresponde a um derivado do ácido piridinoquinolinocarboxílico. É ativo contra *Neisseria gonorrhoeae*, inclusive contra cepas resistentes às penicilinas, e vários outros microrganismos: *Escherichia coli, Klebsiella pneumoniae, Staphylococcus aureus, Proteus* sp., por exemplo.

FARMACODINÂMICA
- antibacteriano urinário.

FARMACOCINÉTICA
- administrado por via oral, é bem absorvido.
- a ligação a proteínas é da ordem de 70%.
- atinge concentração plasmática máxima de aproximadamente 6,0 μg/mL após dose única de 250 mg.
- excretado principalmente pela urina; cerca de 50% de uma dose são recuperados dentro de 24 horas.

INDICAÇÕES
- tratamento de gonorreia, quando as bactérias são resistentes, ou o paciente é hipersensível, à penicilina.

DOSES
- via oral, adultos, 300 mg, preferivelmente com estômago vazio.

▸ ERADACIL (Sanofi-Synthélabo), 2 cáps. × 150 mg

▸ Fluorquinolonas

Apresentam a seguinte estrutura geral:

São isósteros das quinolonas, como ácido nalidíxico. Diferem delas por terem o grupo 7-piperazinil e um átomo de flúor na posição 6 do esqueleto 4-oxo-1,4-di-hidroquinolínico. São consideradas quinolonas de segunda geração. O lomefloxacino, que apresenta *dois* átomos de flúor (o segundo na posição 8), é tido como de terceira geração.

As fluorquinolonas são bactericidas. A presença do grupo piperazínico confere-lhes atividade antipseudomonas, ao passo que o átomo de flúor faz aumentar a potência contra microrganismos gram-negativos em geral e ampliar o seu espectro de ação para incluir os gram-positivos. Assim, elas são ativas contra ampla variedade de microrganismos aeróbios. São, pois, anti-infecciosos de amplo espectro. Entretanto, são geralmente inativas contra bactérias anaeróbias.

Elas atuam intracelularmente inibindo a subunidade A da enzima DNA-girase, essencial para a síntese do DNA bacteriano. Os microrganismos não desenvolvem resistência a elas rapidamente. Há resistência cruzada entre elas. Não exibem, porém, resistência cruzada com ácido nalidíxico.

Durante o tratamento com fluorquinolonas os pacientes devem ingerir muito líquido e evitar a ingestão concomitante de antiácidos que contenham alumínio ou magnésio.

A principal indicação das fluorquinolonas é no tratamento de infecções bacterianas do trato urinário. Mas atuam também em determinadas infecções sistêmicas causadas por microrganismos sensíveis a elas.

A presença de alimento no estômago parece diminuir a absorção das fluorquinolonas. Suas atividades não são afetadas pela presença de soro, mas estas diminuem na urina ácida.

As fluorquinolonas devem ser usadas com cautela em pacientes com arteriosclerose cerebral ou epilepsia. Não se recomenda seu uso a menores de 18 anos de idade, porquanto se verificou que causam artropatia em animais imaturos.

CONTRAINDICAÇÕES
- hipersensibilidade às quinolonas.
- gravidez.
- lactação.
- lactentes, crianças e adolescentes.
- distúrbios neurológicos.
- insuficiência hepática.
- insuficiência renal.
- deficiência de G-6-PD.

EFEITOS ADVERSOS
- náusea, cefaleia, tontura.
- dor abdominal, dispepsia, flatulência, anorexia, vômito, diarreia, estomatite.
- colite pseudomembranosa.
- mal-estar, sonolência, fraqueza, insônia, inquietação, agitação.
- depressão, alucinações, distúrbios visuais, psicose, crises convulsivas.
- erupção cutânea, prurido, rubor, edema facial, fotossensibilização.
- eosinofilia, leucopenia, trombocitopenia, aumento nas transaminases séricas.
- aumento da ureia, bilirrubina e creatinina séricas.
- hipotensão, taquicardia.
- hiperglicemia, cristalúria e hematúria.
- pode aumentar o risco do desenvolvimento de tendinite, inclusive com ruptura de tendão.

INTERAÇÕES MEDICAMENTOSAS
- reduzem a biotransformação hepática e depuração da cafeína e da teofilina.
- podem aumentar o efeito nefrotóxico da ciclosporina.
- alcalinizantes urinários (como bicarbonato de sódio, citratos, inibidores da anidrase carbônica) podem reduzir sua solubilidade na urina e causar cristalúria e nefrotoxicidade, embora a incidência seja rara.
- antiácidos contendo alumínio, cálcio e magnésio, sucralfato ou sulfato ferroso reduzem sua absorção.

- nitrofurantoína pode antagonizar seu efeito antibacteriano.
- probenecida diminui sua secreção tubular renal em cerca de 50%.
- pode aumentar os efeitos da varfarina.

As fluorquinolonas comercializadas no Brasil são: ciprofloxacino, gatifloxacino, gemifloxacino, levofloxacino, lomefloxacino, moxifloxacino, norfloxacino, ofloxacino e pefloxacino.

CIPROFLOXACINO

Neste quimioterápico sintético,

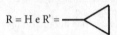

Por atingir níveis terapêuticos na maioria dos tecidos e fluidos, é indicado não só para infecções do trato urinário mas também para infecções sistêmicas. Tem aplicação terapêutica muito mais ampla que o norfloxacino.

É usado na forma de monocloridrato monoidratado.

FARMACODINÂMICA
- anti-infeccioso de amplo espectro, ativo contra ampla gama de microrganismos aeróbios gram-positivos e gram-negativos.

FARMACOCINÉTICA
- administrado por via oral, é rapidamente absorvido do trato gastrintestinal, com o estômago vazio.
- amplamente distribuído por todo o organismo, especialmente nos rins, bexiga, fígado, pulmões, tecido ginecológico e tecido prostático; as concentrações teciduais não raro excedem a do soro; no liquor, porém, sua concentração é apenas 10% da sérica.
- volume de distribuição: 2 a 3 L/kg.
- biodisponibilidade: 70-80%.
- a ligação a proteínas é baixa (20-40%).
- sofre biotransformação, possivelmente hepática, dando quatro metabólitos, que são ativos, mas menos ativos do que o ciprofloxacino.
- meia-vida de eliminação: função renal normal, cerca de 4 horas; insuficiência renal, 6 a 8 horas.
- atinge concentração sérica máxima, com estômago vazio, 1 a 2 horas após administração oral; com alimento, aproximadamente 2 horas.
- a média da concentração sérica máxima é de 1,2 a 1,4 μg/mL após dose oral de 250 mg; 2,4 a 2,6 μg/mL após dose oral de 500 mg; e 3,4 a 4,3 μg/mL após dose oral de 750 mg.
- atravessa a barreira placentária.
- a concentração na bile é diversas vezes mais alta que as concentrações séricas.
- a concentração na urina é mais de 200 μg/mL durante as primeiras duas horas após dose de 250 mg.
- depuração renal: aproximadamente 5 mL/min/kg.
- excretado pelo leite.
- aproximadamente 30 a 45% são excretados na forma inalterada pela urina, e cerca de 15% na forma de metabólitos; a excreção completa-se virtualmente dentro de 24 horas; 20 a 35% são excretados pelas fezes em 5 dias; pequenas quantidades são excretadas na bile.
- hemodiálise ou diálise peritoneal remove menos de 10% do ciprofloxacino do sangue.

INDICAÇÕES
- tratamento de infecções bacterianas do trato urinário, ósseas, da pele e tecidos moles e do trato respiratório inferior.
- tratamento de cancroide causado por *Haemophilus ducreyi*, gastrenterite bacteriana, gonorreia e prostatite bacteriana.
- tratamento de diarreia causada por *Campylobacter jejuni*, *Escherichia coli*, *Shigella* ou enteropatógenos desconhecidos.
- tratamento de pneumonia causada por *Enterobacter cloacae*, *Escherichia coli*, *Haemophilus influenzae*, *Haemophilus parainfluenzae*, *Klebsiella pneumoniae*, *Proteus mirabilis*, *Pseudomonas aeruginosa*.
- tratamento de uretrite gonocócica.
- tratamento de conjuntivite bacteriana e úlceras corneais bacterianas.

DOSES
- via oral, para infecções ósseas, da pele e tecido mole e pneumonia, 500 a 750 mg cada 12 horas durante 7 a 14 dias; para diarreia, 500 mg cada 12 horas durante 5 a 7 dias; para uretrite gonocócica, 250 a 500 mg como dose única; para infecções do trato urinário, 250 a 500 mg cada 12 horas durante 7 a 14 dias, infecções graves ou complicadas poderão exigir tratamento prolongado.
- IV, para infecções ósseas e articulares, pneumonia, infecções por germes gram-negativos, infecções da pele e tecidos moles, 400 mg cada 12 horas administrados em uma hora. Para infecções urinárias, 200 a 400 mg cada 12 horas durante 1 a 2 semanas. Infecções mais graves podem necessitar de tratamento prolongado.

INTERAÇÕES MEDICAMENTOSAS
- as já citadas.
- interage com a fenitoína, o que pode elevá-la a nível tóxico ou reduzir o controle de convulsões.
- pode intensificar a ação da glibenclamida e da varfarina.
- didanosina reduz sua absorção.
- metoclopramida acelera sua absorção.

▶ BIAMOTIL (Allergan), fr. conta-gotas de 5 mL c/ 3 mg/mL (colírio)
bisnaga de 3,5 g c/ 3 mg/g (pomada oftálmica)
▶ BIAMOTIL OTOLÓGICO (Allergan), fr. de 10 mL c/ 5 mg/mL
▶ CIFLOX (Aché), 6 e 14 comprimidos × 250 e 500 mg
▶ CILOXAN (Alcon), fr. de 5 mL c/ 3,0 mg/mL (colírio)
bisnaga de 3,5 g c/ 3 mg/g (pomada oftálmica)
▶ CINOFLAX (Ativus), 6 e 14 comprimidos × 250 e 500 mg
▶ CIPRO (Bayer), 6 e 14 comprimidos × 250 e 500 mg
fr. de 100 e 200 mL a 0,2%
▶ CIPRO XR (Bayer), 3 comprimidos × 500 mg
7 comprimidos × 1.000 mg
▶ CIPROCIN (Eurofarma), 1 fr.-amp. de 100 mL c/ 200 mg (uso IV)
▶ CIPROFLOX (Hebron), 6 e 14 comprimidos × 250 e 500 mg
▶ CIPROFLOXACINA (Ariston), 10 e 100 comprimidos × 500 mg
1, 5 e 20 amp. de 10 mL c/ 100 mg
fr. de 100 mL c/ 200 mg (solução injetável)
▶ CIPROFLOXACINA (Halex Istar), fr. de 100 e 200 mL × 2 mg/mL
▶ CIPROFLOXACINA (Neo-Química), 14 comprimidos × 250 mg
6 comprimidos × 500 mg
▶ CIPROFLOXACINA (Neovita), 6 e 14 comprimidos × 250 e 500 mg
10 comprimidos × 750 mg
▶ CIPROFLOXACINO (Eurofarma), fr.-amp. de 100 mL × 2 mg/mL (genérico)
▶ CIPRONID (Ducto), 6 comprimidos × 250 mg 6 e 14 comprimidos × 500 mg
▶ CIPROXAN (Royton), 6 e 14 comprimidos × 250 e 500 mg
▶ CIPROXIL (Haller), 6 e 14 comprimidos × 250 e 500 mg
▶ CLORIDRATO DE CIPROFLOXACINA (Royton), 6 e 14 comprimidos × 500 mg
▶ CLORIDRATO DE CIPROFLOXACINO (AB Farmo), 6, 10, 14 e 20 comprimidos × 250 e 500 mg (genérico)
▶ CLORIDRATO DE CIPROFLOXACINO (Arrow), 6 e 14 comprimidos × 250 e 500 mg (genérico)
▶ CLORIDRATO DE CIPROFLOXACINO (Cinfa), 6 e 14 comprimidos × 250 e 500 mg (genérico)
▶ CLORIDRATO DE CIPROFLOXACINO (EMS), 6 e 14 comprimidos × 250 e 500 mg (genérico)
bisnagas de 3,5 g com 3,5 mg/g (pomada oftálmica), (genérico)
fr. de 5 mL c/ 3 mg/mL (solução oftálmica), (genérico)
▶ CLORIDRATO DE CIPROFLOXACINO (Eurog./Legrand), bisnagas de 3,5 g c/ 3,5 mg/g (pomada oftálmica), (genérico)
▶ CLORIDRATO DE CIPROFLOXACINO (Geolab), 14 comprimidos × 500 mg (genérico)
▶ CLORIDRATO DE CIPROFLOXACINO (Germed), bisnagas de 3,5 g c/ 3,5 mg/g (pomada oftálmica), (genérico)
fr. de 5 mL c/ 3 mg/mL
▶ CLORIDRATO DE CIPROFLOXACINO (Hexal), 6 comprimidos × 250 mg (genérico)
6 e 14 comprimidos × 500 mg (genérico)
▶ CLORIDRATO DE CIPROFLOXACINO (Mepha), 6, 14 e 36 comprimidos × 250 e 500 mg (genérico)
▶ CLORIDRATO DE CIPROFLOXACINO (Merck), 6 e 14 comprimidos × 500 mg (genérico)
▶ CLORIDRATO DE CIPROFLOXACINO (Multilab), 14 comprimidos × 500 mg (genérico)
▶ CLORIDRATO DE CIPROFLOXACINO (Neo-Química), 14 comprimidos × 500 mg (genérico)
fr. de 5 mL com 3,5 mg/mL (solução oftálmica), (genérico)
▶ CLORIDRATO DE CIPROFLOXACINO (Novartis), 10 comprimidos × 250 e 500 mg (genérico)
▶ CLORIDRATO DE CIPROFLOXACINO (Ranbaxy), 6, 10 e 14 comprimidos × 250 mg (genérico)
6, 14 e 20 comprimidos × 500 mg (genérico)
▶ CLORIDRATO DE CIPROFLOXACINO (Ratiopharm), 6 e 14 comprimidos × 250 e 500 mg (genérico)
▶ CLORIDRATO DE CIPROFLOXACINO (Zydus), 14 comprimidos × 500 mg (genérico)
▶ FLOXOCIP (Merck), 6 e 14 comprimidos × 500 mg
▶ HIFLOXAN (Halex Istar), fr. e bolsas de 100 e 200 mL c/ 200 e 400 mg, respectivamente
▶ NIXIN (Mepha), 6, 14 e 50 comprimidos revestidos × 250, 500 e 750 mg
▶ OTOFOXIN (Zambon), fr. de 10 mL com 5,8 mg/mL (solução otológica)
▶ PROCIN (Schering-Plough), 6 e 10 comprimidos × 250 e 500 mg
▶ PROFLOX (Sigma Pharma), 10 comprimidos × 500 e 750 mg
▶ PROXACIN (Neo-Química), 6 comprimidos × 250 mg
6 e 14 comprimidos × 500 mg
fr. de 5 mL c/ 3,5 mg/mL (solução oftálmica)
▶ QUINOFLOX (Biolab Sanus), 6, 10 e 14 comprimidos × 250 e 500 mg
5 amp. de 10 mL c/ 100 mg

Associações

- BIAMOTIL D (Allergan), (cloridrato de ciprofloxacino 3,5 mg + dexametasona 1 mg), fr. com 5 mL (colírio)
(cloridrato de ciprofloxacino 3,5 mg + dexametasona 1 mg), bisnaga com 3,5 g (pomada oftálmica)
- CILODEX (Alcon), (cloridrato de ciprofloxacino 3,5 mg + dexametasona 1,0 mg cada mL), fr. de 5 mL (suspensão oftálmica)
(cloridrato de ciprofloxacino 3,5 mg + dexametasona 1,0 mg cada g), bisnaga de 3,5 g (pomada oftálmica)
- CIPRIXINDEXA (Geolab), (cloridrato de ciprofloxacino 3,5 mg + dexametasona 1 mg cada mL), fr. de 5 mL (colírio)
- CLORIDRATO DE CIPROFLOXACINO + DEXAMETASONA (EMS) (cloridrato de ciprofloxacino 3,5 mg + dexametasona 1 mg cada mL), fr. de 5 mL (solução oftálmica), (genérico)
- OTOCIRIAX (Farmoquímica), (cloridrato de ciprofloxacino 2 mg + hidrocortisona 10 mg cada mL), fr. de 5 mL (suspensão otológica)

GATIFLOXACINO

É uma 8-metoxifluorquinolona, um composto racêmico exibindo propriedades antibacterianas idênticas para os enantiômeros R- e S-. Inibe a DNA-girase e a topoisomerase IV bacterianas. O grupo 8-metoxi parece ser responsável por sua maior atividade e baixa formação de mutantes resistentes de bactérias gram-positivas. Pode apresentar resistência cruzada com outras fluorquinolonas. É ativo contra germes gram-negativos e gram-positivos: a) gram-positivos aeróbicos: *Staphylococcus aureus* (cepas sensíveis à meticilina), *Streptococcus pneumoniae* (cepas sensíveis à penicilina); b) gram-negativos: *Escherichia coli, Haemophilus influenzae, Haemophilus parainfluenzae, Klebsiella pneumoniae, Moraxella catarrhalis, Neisseria gonorrhoeae, Proteus mirabilis*; c) Outros microrganismos: *Chlamydia pneumoniae, Legionella pneumophila, Mycoplasma pneumoniae*.

Farmacodinâmica
- anti-infeccioso bactericida de amplo espectro.

Farmacocinética
- bem absorvido após administração oral.
- biodisponibilidade de 96%.
- apresenta farmacocinética semelhante para as vias de administração oral e IV.
- para uma dose de 200 mg, a concentração plasmática máxima é de 2 ± 0,4 μg/mL e 2,2 ± 0,3 μg/mL para administrações oral e IV, respectivamente.
- o tempo para atingir a concentração plasmática é de cerca de 1 hora.
- para a solução oftálmica a 0,3% e 0,5%, os níveis séricos são abaixo do limite de quantificação.
- para uma dose de 200 mg, meia-vida de 7,8 horas para administração oral e 11,1 para a IV. A meia-vida não depende da dose administrada e varia de 7 a 14 horas.
- para administração IV de 200 mg, volume de distribuição de cerca de 1,9 L/kg.
- concentrações de estado de equilíbrio atingidas no terceiro dia.
- depuração renal de cerca de 151 mL/min para uma dose oral de 400 mg e de 124 mL/min para a IV.
- > 70% eliminados pela urina sob a forma inalterada e < 1% como metabólitos etilenodiamina e metiletilenodiamina. Cerca de 5% são eliminados pelas fezes.

Indicações
- exacerbação de uma infecção bacteriana aguda da bronquite crônica provocada por *Streptococcus pneumoniae, Haemophilus influenzae, Haemophilus parainfluenzae, Moraxella catarrhalis* ou *Staphylococcus aureus*.
- sinusite aguda por *Streptococcus pneumoniae* ou *Haemophilus influenzae*.
- pneumonia adquirida na comunidade e consequente a *Streptococcus pneumoniae, Haemophilus influenzae, Haemophilus parainfluenzae, Moraxella catarrhalis, Staphylococcus aureus, Mycoplasma pneumoniae, Chlamydia pneumoniae, Legionella pneumophila*.
- infecções urinárias por *Escherichia coli, Klebsiella pneumoniae, Proteus mirabilis*.
- Infecções uretrais ou cervicais por *Neisseria gonorrhoeae*.

Doses
- para pacientes com função renal normal: a) 400 mg, por via oral ou IV, por 7 a 10 dias, na exacerbação bacteriana aguda de uma bronquite crônica, infecções complicadas do trato urinário e na pielonefrite aguda; b) 400 mg, por via oral ou IV, por 10 dias, na sinusite aguda; c) 400 mg, por via oral ou IV, durante 7 a 14 dias, na pneumonia; d) 400 mg, por via oral ou IV, em dose única, durante 3 dias, nas cistites e em dose única de 400 mg na gonorreia não complicada. A administração IV deve ser feita em infusão, durante 60 minutos, podendo ser utilizadas as seguintes soluções: soro glicosado a 5%, soro fisiológico a 0,9%, lactato de Ringer, glicose a 5% ou água destilada.
- na insuficiência renal: para depuração de creatinina ≥ 40 mL/min, doses inicial e de manutenção de 400 mg/dia; para depuração de creatinina < 40 mL/min, dose inicial de 400 mg/dia e para manutenção, 200 mg/dia; nos pacientes submetidos à diálise peritoneal ou hemodiálise, 400 mg/dia com dose inicial e 200 mg/dia para manutenção.
- para conjuntivite, no primeiro e no segundo dia, 1 gota a cada duas horas até oito vezes por dia. Do terceiro ao sétimo dia, 1 gota até 4 vezes por dia.

Contraindicações
- hipersensibilidade ao fármaco.
- gravidez e lactação.
- < 18 anos.
- pacientes com QT prolongado ao eletrocardiograma, com hipopotassemia ou em uso de antiarrítmicos da classe IA ou III.

Precauções
- à semelhança de outras quinolonas, pode produzir alterações no SNC: agitação, insônia, ansiedade, pesadelos, paranoia.
- vigiar cuidadosamente a administração aos pacientes portadores de insuficiência renal.
- vigiar a glicemia.
- administrar cerca de 4 horas antes do uso concomitante de sulfato ferroso, compostos multivitamínicos contendo magnésio ou zinco e antiácidos.
- vigiar os pacientes que apresentem inflamação ou rotura de um tendão.
- vigiar os pacientes que apresentarem diarreia (possibilidade de colite pseudomembranosa).
- vigiar os pacientes idosos devido à queda da função renal.

Efeitos Adversos
- diarreia, náusea, vômitos, dor abdominal.
- cefaleia, tonturas.
- parestesia, insônia, pesadelos, tremores, vertigem.
- exantema, hiperidrose.
- disúria, hematúria.
- risco, em potencial para desenvolver prolongamento do intervalo QT ao eletrocardiograma.
- irritação da conjuntiva, aumento do lacrimejamento, ceratite, conjuntivite papilar, hemorragia conjuntival, dor ocular, edema palpebral, diminuição da acuidade visual, xeroftalmia, distúrbio gustativo.

Interações Medicamentosas
- probenecida aumenta a ASC em 42% e a meia-vida em 44%.
- antiácidos reduzem a sua concentração plasmática.
- aumenta a concentração plasmática da digoxina.

- TEQUIN (Bristol-Myers Squibb), 7 e 42 comprimidos × 400 mg
- ZYMAR (Allergan), fr. de 5 mL a 0,3% (solução oftálmica)

GEMIFLOXACINO

É antibiótico antibacteriano de largo espectro pertencente à classe das fluorquinolonas. Atua contra germes gram-positivos e gram-negativos com atividade bactericida em concentrações mínimas. É inibidor da girase e da topoisomerase IV do DNA necessárias para o crescimento bacteriano. Age contra microrganismos gram-positivos aeróbicos tais como *Streptococcus pneumoniae*, inclusive aqueles resistentes à penicilina, cefalosporinas de segunda geração, macrolídios, tetraciclinas e sulfametoxazol-trimetoprima. Os gram-negativos incluem: *Haemophilus influenzae, Haemophilus parainfluenzae, Klebsiella pneumoniae, Moraxella catarrhalis*. Possui, ainda, atividade contra *Chlamydia pneumoniae* e *Mycoplasma pneumoniae*. Comercializado como mesilato.

Farmacodinâmica
- antibiótico bactericida de largo espectro.

Farmacocinética
- apresenta farmacocinética linear entre doses de 40 e 640 mg com mínimo acúmulo após doses diárias sucessivas até 640 mg por dia, durante 7 dias.
- sofre rápida absorção após administração oral sem apresentar diferença quando administrado com alimentos ricos em lipídios.
- atinge o estado de equilíbrio em torno do terceiro dia.
- atinge o pico da concentração plasmática máxima entre 0,5 e 2 horas.
- após a administração de uma dose de 320 mg apresenta biodisponibilidade de cerca de 71%.
- 60 a 70% ligam-se às proteínas plasmáticas.
- a presença de insuficiência renal não modifica a ligação às proteínas plasmáticas de forma significativa.
- na presença de insuficiência hepática há um aumento da concentração plasmática máxima de 25% e da ASC de 34%, não sendo, entretanto, consideradas alterações significativas.

- possui excelente distribuição por todos os tecidos, principalmente no tecido pulmonar.
- 61 ± 9,5% são excretados pelas fezes e 36 ± 9,3% pela urina sob a forma inalterada e de metabólitos. Os principais metabólitos eliminados são o N-acetilgemifloxacino, o E-isômero do gemifloxacino e um composto carbamil glicuronídio. Não há participação relevante do sistema do citocromo P450 na biotransformação do gemifloxacino.
- depuração renal de cerca de 11,6 ± 3,9 L/h.
- a hemodiálise remove cerca de 20 a 30% de uma dose oral do gemifloxacino plasmático.
- meia-vida de 7 ± 2 horas.

INDICAÇÕES
- tratamento da exacerbação aguda de bronquite crônica provocada por *Streptococcus pneumoniae*, *Haemophilus influenzae*, *Haemophilus parainfluenzae* ou *Moraxella catarrhalis*.
- tratamento da pneumonia adquirida na comunidade provocada por *S. pneumoniae*, incluindo as cepas resistentes, *Haemophilus influenzae*, *Moraxella catarrhalis*, *Mycoplasma pneumoniae*, *Chlamydia pneumoniae* ou *Klebsiella pneumoniae*.

DOSES
- tratamento da exacerbação aguda de bronquite crônica, 320 mg uma vez ao dia durante 5 dias.
- tratamento da pneumonia adquirida na comunidade, de grau leve a moderado, 320 mg ao dia durante 7 dias.
- para pacientes portadores de insuficiência renal com depuração da creatinina ≤ 40 mL/min e naqueles submetidos à hemodiálise ou diálise peritoneal, 160 mg uma vez ao dia.
- na presença de insuficiência hepática não é necessário fazer ajuste da dose.

CONTRAINDICAÇÕES
- hipersensibilidade ao fármaco.
- gravidez e lactação.
- < 18 anos de idade.

PRECAUÇÕES
- como com outras fluorquinolonas, pode, potencialmente, prolongar o intervalo QT ao eletrocardiograma.
- como com outras fluorquinolonas, pode, potencialmente, produzir neuropatia periférica e ruptura de tendões.
- deve ser usado cuidadosamente em pacientes portadores de doenças do sistema nervoso central.
- pode produzir colite pseudomembranosa.
- pode produzir fotossensibilização da pele.
- a administração concomitante de antiácidos contendo magnésio ou alumínio, de sulfato ferroso, de multivitaminas contendo zinco ou cátions metálicos ou de didanosina, deve ser feita cerca de 3 horas antes ou 2 horas depois da administração do gemifloxacino.

EFEITOS ADVERSOS
- náusea, vômitos, diarreia, dispepsia, constipação, flatulência, boca seca.
- urticária, exantema.
- dor abdominal, cefaleia, tontura, tremor, vertigem, alterações visuais.
- fadiga, cãibras.
- alteração do paladar.
- leucopenia, trombocitopenia, aumento de ALT, AST, CPK, γ-GT, fosfatase alcalina, bilirrubina total, ureia, creatinina, hipo- ou hipercalcemia, hiperpotassemia, hiponatremia, diminuição da albumina e das proteínas totais, diminuição ou aumento do hematócrito, diminuição ou aumento da hemoglobina.

INTERAÇÕES MEDICAMENTOSAS
- o uso concomitante com antiácidos contendo alumínio e magnésio diminui a ASC do gemifloxacino em 85% e sua concentração plasmática máxima de cerca de 87%.
- a administração simultânea de carbonato de cálcio pode diminuir a ASC e a $C_{máx}$ de forma não significativa.
- quando o sucralfato é administrado cerca de 3 horas antes do gemifloxacino, há uma diminuição da ASC do gemifloxacino de cerca de 53% e da $C_{máx}$ de 69%. A administração 2 horas após o gemifloxacino não produz alteração significativa na sua biodisponibilidade.
- o uso com contraceptivos orais à base de estrogênio/progestogênio reduz a ASC e a $C_{máx}$ do gemifloxacino em 19% e 12%, respectivamente.
- a cimetidina produz um aumento da ASC e da $C_{máx}$ do gemifloxacino de 10% e 6%, respectivamente.
- o omeprazol aumenta a ASC e a $C_{máx}$ do gemifloxacino de 10% e 11%, respectivamente.
- a probenecida reduz a depuração do gemifloxacino em cerca de 50%, com o consequente aumento da ASC de 45% e da sua meia-vida de 1,6 hora.
- não afeta a farmacocinética da digoxina nem da varfarina.

▶ *FACTIVE (Aché), 5 e 7 comprimidos × 320 mg*

LEVOFLOXACINO

É o (-)-(S)-enantiômero do racemato ofloxacino. Ativo contra bactérias gram-positivas e gram-negativas, enterobactérias e bactérias gram-negativas não fermentadoras, como *P. aeruginosa* e *Actinobacter* sp., encontradas em infecções hospitalares, além de microrganismos atípicos como *Chlamydia pneumoniae*, *C. trachomatis*, *Mycoplasma pneumoniae*, *Legionella pneumophila*, *Ureaplasma* sp. Possui atividade potente contra *S. pneumoniae*, *S. pyogenes*, *S. agalactiae* e *Staphylococcus aureus* sensível à meticilina. A atividade contra *Enterococcus faecalis* é moderada. É inativo contra espiroquetas, como *Treponema pallidum*, *Borrelia burgdorferi* e espécies de *Leptospira* sp.

FARMACODINÂMICA
- anti-infeccioso bactericida de amplo espectro.

FARMACOCINÉTICA
- após administração oral sofre rápida absorção, não sendo afetado significativamente pelos alimentos.
- atinge o pico da concentração máxima, de cerca de 2,8 µg/mL e 5,2 µg/mL, entre 1 e 2 horas após administração oral de doses de 250 mg e 500 mg, respectivamente, e dentro de 1 hora após administração IV de 500 mg.
- possui baixa penetração no fluido cerebroespinal.
- biodisponibilidade oral de cerca de 99%.
- volume de distribuição entre 89 e 112 L.
- 30 a 40% ligam-se às proteínas plasmáticas, principalmente à albumina.
- meia-vida plasmática de 6 a 8 horas.
- depuração renal de 5,7 a 9,2 L/h/1,72 m² e encontra-se diminuída na insuficiência renal.
- 70% excretados pelos rins, dentro de 24 horas, sob forma inalterada e < 4% pelas fezes.
- pouco removível por diálise peritoneal ou hemodiálise.

INDICAÇÕES
- infecções do trato respiratório superior e inferior, incluindo sinusite, exacerbações agudas de bronquite crônica e pneumonia.
- infecções da pele e tecido subcutâneo, tais como impetigo, abscessos, furunculose, celulite e erisipela.
- infecções do trato urinário, incluindo pielonefrite.
- osteomielite.

DOSES
- para exacerbação de bronquite crônica, 250 a 500 mg a cada 24 horas, por via oral, durante 7 dias.
- para pneumonia, 500 mg, por VO ou IV, cada 12 ou 24 horas por 7 a 14 dias.
- para sinusite, 500 mg, VO, cada 24 horas, por 10 a 14 dias.
- nas infecções da pele e do tecido subcutâneo, 250 a 500 mg, VO, cada 12 ou 24 horas, durante 7 a 10 dias.
- nas infecções, complicadas, do trato urinário e na pielonefrite aguda, 250 mg, VO ou IV, cada 24 horas durante 10 dias.
- na osteomielite, 500 mg, VO ou IV, cada 24 horas por 6 a 12 semanas.
- nos pacientes com insuficiência renal, com depuração de creatinina ≤ 50 mL/min.

▶ *LEVAFLOX (HalexIstar), bolsa plástica de 50 e 100 mL com 5 mg/mL*

Depuração de creatinina (mL/min)	Ajuste posológico de acordo com a dose diária		
	1 × 250 mg	1 × 500 mg	2 × 500 mg
20-50	dose inicial: 250 mg, seguida por 250 mg/dia	dose inicial: 500 mg, seguida por 250 mg/dia	dose inicial: 500 mg, seguida por 250 mg de 12/12 h
10-19	dose inicial: 250 mg, seguida por 125 mg a cada 48 h	dose inicial: 500 mg, seguida por 125 mg/dia	dose inicial: 500 mg, seguida por 125 mg de 12/12 h
< 10*	dose inicial: 250 mg, seguida por 125 mg a cada 48 h	dose inicial: 500 mg, seguida por 125 mg/dia	dose inicial: 500 mg, seguida por 125 mg/dia

*Em pacientes com depuração de creatinina < 10 mL/min, especialmente aqueles que não estão em hemodiálise, deve-se evitar a dose mais elevada (500 mg, duas vezes ao dia).

QUIMIOTERÁPICOS PARA OS TRATOS RESPIRATÓRIO E URINÁRIO **18.39**

▸ *LEVAQUIN (Janssen-Cilag), 3, 7, 10 e 50 comprimidos × 250 mg*
7, 10 e 50 comprimidos × 500 mg
fr.-amp. de 20 mL c/ 25 mg/mL (para injeção IV)
bolsa flexível de 50 mL de solução diluída em glicose a 5% × 250 mg
bolsa flexível de 100 mL de solução diluída em glicose a 5% × 500 mg
▸ *LEVCIN (Sandoz), 7 comprimidos × 250 mg 3, 7 e 10 comprimidos × 500 mg*
▸ *LEVOFLOXACINO (Brainfarma), 7 comprimidos × 250 e 500 mg (genérico)*
▸ *LEVOFLOXACINO (EMS), 7 comprimidos × 500 mg (genérico)*
▸ *LEVOFLOXACINO (Eurofarma), 7 comprimidos × 250 mg (genérico)*
7 e 10 comprimidos × 500 mg (genérico)
▸ *LEVOFLOXACINO (Ranbaxy), 7 comprimidos × 250 e 500 mg (genérico)*
▸ *LEVOFLOXACINO (Ratiopharm), 7 e 14 comprimidos × 250 e 500 mg (genérico)*
▸ *LEVOXIN (Apsen), 3 e 7 comprimidos × 250 mg 3, 7 e 10 comprimidos × 500 mg*
▸ *TAMIRAM (Eurofarma), 7 e 10 comprimidos × 500 mg*
▸ *TAVANIC (Aventis Pharma), 3 e 7 comprimidos × 250 mg*
7 comprimidos × 500 mg
fr. de 100 mL × 5 mg/mL (solução p/ infusão IV)

LOMEFLOXACINO

Nesta fluorquinolona, R = H e R′ = C_2H_5. Apresenta ainda mais um átomo de flúor (na posição 8) e um grupo CH_3 na posição 3 da piperazina.

Tem vida mais longa do que as outras fluorquinolonas; por isso, é administrada uma vez por dia.

Usada na forma de cloridrato.

Farmacodinâmica
- anti-infeccioso de amplo espectro, ativo contra ampla gama de microrganismos aeróbios gram-positivos e gram-negativos.

Farmacocinética
- administrado por via oral, é completa e rapidamente absorvido pelo trato gastrintestinal.
- a ligação às proteínas é baixa (10%).
- sofre biotransformação muito reduzida (5%).
- biodisponibilidade: 95 a 98%.
- volume de distribuição: 1,8-2,5 L/kg.
- atinge a concentração sérica máxima, de 3 a 5,2 μg/mL com dose de 400 mg, em 1,5 hora.
- a concentração urinária máxima, com dose de 400 mg, é menos de 300 μg/mL.
- meia-vida: função renal normal, 7 a 8 horas; insuficiência renal, 21 a 45 horas.
- excretada principalmente pela urina; apenas cerca de 2% de uma dose são eliminados pela via biliar.
- hemodiálise ou diálise peritoneal removem menos de 3% de uma dose.

Indicações
- tratamento de infecções bacterianas do trato urinário.
- tratamento de exacerbações bacterianas de bronquite.
- profilaxia de infecções do trato urinário em pacientes que vão submeter-se a procedimentos cirúrgicos transuretrais.
- em oftalmologia, tratamento de infecções bacterianas do segmento anterior do olho: blefarites, conjuntivites.

Doses
- via oral, adultos, para tratamento, 400 mg ao dia, durante 10 dias; para profilaxia, 400 mg como dose única 2 a 6 horas antes de iniciar o procedimento cirúrgico.
- para infecções bacterianas do segmento anterior do olho, 1 gota, 2 a 3 vezes ao dia, no saco conjuntival durante 7 a 9 dias. No início do tratamento, recomendam-se 5 gotas com intervalo de 20 minutos ou durante 6 a 10 horas, 1 gota/h.

Efeitos adversos
- hipo- ou hiperglicemia.
- insuficiência hepática, hepatite, síndrome hepatorrenal.

▸ *MAXAQUIN (Pharmacia Brasil), 3 e 7 comprimidos × 400 mg*
▸ *MEFLOX (Mantecorp), 3 e 7 comprimidos × 400 mg*
▸ *OKACIN (Novartis), fr. de 5 mL com 3 mg/mL (colírio)*

MOXIFLOXACINO

É uma fluorquinolona que apresenta uma função metoxi na posição 8 e um grupo diazabiciclonil configurado-S,S na posição 7. Sua ação bactericida é resultante da inibição das topoisomerases II e IV, sendo o grupo metoxi-C8 responsável por uma maior atividade contra bactérias gram-positivas. Pode apresentar resistência cruzada com outras fluorquinolonas. É ativo contra microrganismos gram-positivos: *Staphylococcus aureus* e *Streptococcus pneumoniae*; microrganismos gram-negativos: *Haemophilus influenzae, Haemophilus parainfluenzae, Klebsiella pneumoniae, Moraxella catarrhalis* e outros microrganismos: *Chlamydia pneumoniae* e *Mycoplasma pneumoniae*. Comercializada sob a forma de cloridrato.

Farmacodinâmica
- anti-infeccioso bactericida de amplo espectro.

Farmacocinética
- bem absorvido após administração oral.
- biodisponibilidade de 90%.
- atinge o pico da concentração plasmática em cerca de 1 a 3 horas. A concentração plasmática é crescente com as doses.
- 50% ligam-se às proteínas plasmáticas.
- volume de distribuição de 1,7 a 2,7 L/kg.
- bem distribuído na saliva, secreções nasais e brônquicas, mucosa dos seios da face, tecido subcutâneo e músculo esquelético.
- sofre biotransformação hepática mediante conjugação, formando um metabólito sulfato (M1) correspondente a 38% e 14% um conjugado glicurônico (M2). A concentração plasmática do primeiro é de < 10% em relação ao composto original e a do segundo, 40%.
- 45% eliminados sob a forma inalterada, sendo 20% pela urina e 25% pelas fezes.
- depuração total de 12 ± 2 L/h e renal de 2,6 ± 0,5 L/h.

Indicações
- sinusite bacteriana aguda ocasionada por *Streptococcus pneumoniae, Haemophilus influenzae* ou *Moraxella catarrhalis*.
- exacerbação da bronquite bacteriana aguda ocasionada por *Streptococcus pneumoniae, Haemophilus influenzae, Haemophilus parainfluenzae, Klebsiella pneumoniae, Staphylococcus aureus* ou *Moraxella catarrhalis*.
- pneumonia adquirida na comunidade, por *Streptococcus pneumoniae, Haemophilus influenzae, Mycoplasma pneumoniae, Chlamydia pneumoniae* ou *Moraxella catarrhalis*.
- tratamento da conjuntivite bacteriana causada por germes gram-positivos: *Corynebacterium* species, *Micrococcus luteus, Staphylococcus aureus, Staphylococcus epidermidis, Staphylococcus haemolyticus, Staphylococcus hominis, Staphylococcus wameri, Streptococcus pneumoniae, Streptococcus viridans*, e gram-negativos: *Acinetobacter iwoffii, Haemophilus influenzae, Haemophilus parainfluenzae* e também *Chlamydia trachomatis*.

Doses
- por via oral ou IV, 400 mg ao dia.
- para uso oftálmico, 1 gota, 3 vezes por dia, durante 7 dias.

Contraindicações
- hipersensibilidade ao moxifloxacino ou a outras quinolonas.
- gravidez e lactação.
- < 18 anos.
- em pacientes com intervalo QT prolongado ao eletrocardiograma.
- uso concomitante com antiarrítmicos dos grupos IA e III.

Precauções
- vigiar cuidadosamente a administração aos pacientes que usarem fármacos que possam prolongar o intervalo QT.
- vigiar a administração a pacientes com patologias do SNC ou em condições que predisponham à convulsão.
- deve ser suspensa se houver qualquer manifestação de exantema ou na presença de sinais inflamatórios ou rotura de tendão.
- na presença de diarreia deve-se suspeitar de colite pseudomembranosa.
- administrar cerca de 4 horas e 8 horas depois da ingestão de antiácidos, sucralfato, cátions metálicos ou multivitaminas.
- a solução para infusão IV deve ser aplicada durante 60 minutos. Pode ser administrada diretamente ou em um tubo T juntamente com soluções compatíveis, como soro fisiológico a 0,9%, glicose a 5%, 10% ou 40%, Ringer-lactato. Soluções incompatíveis são as de cloreto de sódio a 10% e 20% e bicarbonato de sódio a 4,2% e 8,4%.

Efeitos adversos
- náusea, vômito, diarreia, dor abdominal, dispepsia, hepatite fulminante.
- cefaleia, tontura, alteração do paladar.
- palpitação, vasodilatação, taquicardia, hipertensão ou hipotensão, edema.
- alteração de enzimas hepáticas, trombocitopenia, leucopenia, eosinofilia, hiperglicemia.
- artralgia, mialgia.

Interações medicamentosas
- antiácidos, sucralfato, cátions metálicos e multivitaminas podem formar quelatos no uso concomitante de quinolonas. A administração com antiácidos contendo alumínio, magnésio ou cálcio, sucralfato, ferro, multivitaminas contendo ferro

18.40 ANTI-INFECCIOSOS

ou zinco ou com fármacos contendo cátions di ou trivalentes (didanosina) pode interferir na absorção das quinolonas.

- AVALOX (Bayer), 5 e 7 comprimidos × 400 mg bolsa de 250 mL com 400 mg (solução para infusão)
- VIGAMOX (Alcon), fr. de 5 mL a 0,5% × 5 mg/mL

NORFLOXACINO

Nesta fluorquinolona, R = H e R' = C_2H_5. Por atingir concentrações altas apenas na urina e baixa no plasma, seu uso maior é no tratamento de infecções do trato urinário.

Farmacodinâmica
- anti-infeccioso de amplo espectro, ativo contra ampla gama de microrganismos aeróbios gram-positivos e gram-negativos.

Farmacocinética
- é rápida, mas incompletamente absorvido do trato gastrintestinal com estômago vazio.
- biodisponibilidade: 30 a 40%.
- amplamente distribuído à maioria dos fluidos e tecidos do organismo; concentrações substanciais são atingidas nos rins, urina, fezes e bile.
- volume de distribuição; 3,2 L/kg.
- a ligação a proteínas é baixa (10 a 15%).
- sofre biotransformação, possivelmente hepática, dando seis metabólitos, alguns dos quais podem ser ativos e aparecem na urina.
- atinge concentração sérica máxima em uma a duas horas.
- meia-vida: função renal normal, 3-4 horas; insuficiência renal, 6-9 horas.
- a média da concentração sérica máxima é de aproximadamente 1,4 a 1,6 μg/mL uma a duas horas após dose de 400 mg e aproximadamente 2,5 μg/mL uma a duas horas após dose de 800 mg.
- a concentração na urina com função renal normal é de aproximadamente 98 a 200 μg ou mais por mL duas a três horas após dose única de 400 mg; a concentração urinária permanece acima de 30 μg por mL durante, pelo menos, 12 horas depois; na insuficiência renal grave, aproximadamente 20 a 25 μg/mL após dose de 400 mg.
- depuração renal: cerca de 300 mL/min.
- excretado pela urina, 26 a 32% na forma inalterada dentro de 24 a 48 horas, 5 a 8% como metabólitos; nos idosos (65 a 75 anos), a excreção é mais lenta; 28 a 30% são excretados na bile e/ou pelas fezes.
- menos de 10% são removíveis por hemodiálise.

Indicações
- tratamento de infecções bacterianas do trato urinário.
- tratamento de escolha de gastrenterite bacteriana.
- tratamento de gonorreia ou uretrite gonocócica.
- tratamento de prostatite bacteriana.

Doses
- via oral, para infecções do trato urinário, 400 mg cada 12 horas durante três dias; para infecções complicadas do trato urinário, 400 mg cada 12 horas durante 10 a 21 dias; para gastrenterite bacteriana, 400 mg cada 8 a 12 horas durante cinco dias; para gonorreia ou uretrite gonocócica, 800 mg como dose única.

- CHIBROXIN (Merck Sharp & Dohme), fr. de 5 mL c/ 3 mg/mL (solução oftálmica)
- FLOXACIN (Merck Sharp & Dohme), 6 e 14 comprimidos × 400 mg
- FLOXIMED (Medquímica), 14 comprimidos × 400 mg
- FLOXINOL (Millet Roux), 14 comprimidos × 400 mg
- NORACIN (Cibran), 14 comprimidos × 400 mg
- NORFLOXACINA (Luper), 14 comprimidos × 400 mg
- NORFLOXACINA (Sanval), 14 comprimidos × 400 mg
- NORFLOXACINA (União Química), 14 comprimidos × 400 mg
- NORFLOXACINA 400 MG (Bergamo), 14 comprimidos × 400 mg
- NORFLOXACINO (Apotex), 6 a 14 comprimidos × 400 mg (genérico)
- NORFLOXACINO (Biosintética), 7 e 14 comprimidos × 400 mg (genérico)
- NORFLOXACINO (Brainfarma), 6 e 14 comprimidos × 400 mg (genérico)
- NORFLOXACINO (EMS), 14 comprimidos × 400 mg (genérico)
- NORFLOXACINO (Eurog./Legrand), 14 comprimidos × 400 mg (genérico)
- NORFLOXACINO (Germed), 14 comprimidos × 400 mg (genérico)
- NORFLOXACINO (Medley), 6 e 14 comprimidos × 400 mg (genérico)
- NORFLOXACINO (Merck), 6 e 14 comprimidos × 400 mg (genérico)
- NORFLOXACINO (Novartis), 14 comprimidos × 400 mg (genérico)
- NORFLOXACINO (Prati, Donaduzzi), 7, 14, 70 e 140 comprimidos × 400 mg (genérico) 280 e 420 comprimidos × 400 mg (genérico)
- NORFLOXACINO (Ranbaxy), 6, 10, 14 e 20 comprimidos × 400 mg (genérico)
- NORFLOXACINO (Ratiopharm), 6 e 14 comprimidos × 400 mg (genérico)
- NORFLOXACINO (Royton), 14 e 700 comprimidos × 400 mg
- NORFLOXACINO (Sandoz), 14 comprimidos × 400 mg (genérico)
- NORFLOXACINO (Teuto-Brasileiro), 14 comprimidos × 400 mg (genérico)
- NORFLOXIL (Green Pharma), 6 e 14 comprimidos × 400 mg
- QUINOFORM (EMS), 14 comprimidos × 400 mg
- RESPEXIL (Prodome), 14 comprimidos × 400 mg
- URITRAT (Libbs), 6 e 14 comprimidos × 400 mg
- UROFLOX (Farmion), 14 e 100 comprimidos × 400 mg
- UROPLEX (Sintofarma), 14 comprimidos × 400 mg
- UROSEPTAL (Merck-Bagó), 20 comprimidos × 400 mg

OFLOXACINO

Nesta fluorquinolona R = CH_3 e R' =
—CH—CH_2—O—
|
CH_3

(o oxigênio está ligado ao anel que contém o átomo de flúor).

Suas ações são semelhantes às do norfloxacino.

Seu uso está restrito a hospitais.

Farmacodinâmica
- anti-infeccioso bactericida de amplo espectro.

Farmacocinética
- administrado por via oral, é rapidamente absorvido.
- é distribuído rapidamente para os tecidos e fluidos orgânicos.
- a ligação a proteínas é fraca (20 a 25%).
- volume de distribuição: 0,9-1,8 L/kg.
- sofre biotransformação reduzida, dando metabólitos inativos.
- atinge concentração sérica máxima média de 2,3 μg/mL após 0,7 h e 10,7 μg/mL cerca de 1,2 h após administração oral de 200 e 600 mg, respectivamente; no liquor, a concentração é de 14 a 60% da sérica.
- biodisponibilidade: cerca de 95%.
- meia-vida de eliminação: função renal normal, 5 a 7 horas; insuficiência renal, 15 a 60 h.
- excretado pelo leite.
- cerca de 90% são excretados pela urina na forma inalterada, recuperando-se 73% de uma dose dentro de 24 horas e cerca de 80% dentro de 48 horas; cerca de 5% são excretados na forma de metabólitos.
- é parcialmente removível por hemodiálise (10-30%) e por diálise peritoneal (2-10%).

Indicações
- as mesmas do norfloxacino.
- tratamento de exacerbações bacterianas de bronquite.
- tratamento de infecções da pele e tecidos moles.
- tratamento de pneumonia estreptocócica e bacteriana causada por germes gram-negativos.

Doses
- via oral, 200 a 400 mg duas vezes ao dia, durante 5 a 10 dias, dependendo da infecção e sua gravidade, mas não deve exceder quatro semanas.

- FLOXSTAT (Janssen-Cilag), 10, 14 e 20 comprimidos × 200 mg
  10 comprimidos × 400 mg
  1 fr.-amp. de 10 mL c/ 400 mg
- OFLOX (Allergan), fr. de 5 mL
- OFLOXACINO (Alcon), fr. de 5 mL a 0,3% (solução oftálmica)
- OFLOXACINO (EMS), fr. de 5 mL a 0,3% (solução oftálmica), (genérico)
- OFLOXACINO (Eurog./Legrand), fr. de 5 mL a 0,3% (solução oftálmica), (genérico)
- OFLOXACINO (Germed), fr. de 5 mL a 0,3% (solução oftálmica), (genérico)
- OFLOXACINO (Teuto-Brasileiro), fr. de 10 mL com 40 mL (solução injetável), (genérico)
- OFLOXAN (Janssen-Cilag), 6, 10, 14 e 20 comprimidos × 200 mg
- QUINOXAN (Teuto-Brasileiro), 6 e 10 comprimidos × 200 e 400 mg

PEFLOXACINO

Nesta fluorquinolona R = CH_3 e R' = C_2H_5.

Suas ações são semelhantes às do norfloxacino. Seu uso é restrito a hospitais.

É empregado na forma de mesilato di-hidratado.

Farmacodinâmica
- anti-infeccioso de amplo espectro.

Farmacocinética
- administrado por via oral, é rapidamente absorvido.

- distribuído à maioria dos tecidos e fluidos orgânicos, inclusive liquor; as concentrações na bile 2 a 12 horas após ingestão do fármaco são de duas a cinco vezes maiores do que as concentrações no plasma.
- ligação a proteínas é fraca (20 a 30%).
- biodisponibilidade quando administrado por via oral: próxima de 100%.
- sofre biotransformação, dando vários metabólitos; um é o norfloxacino; outro é o N-óxido de pefloxacino.
- meia-vida: bifásica — uma fase curta, de 9 minutos, e outra longa, de 11,5 horas.
- produz concentrações médias no muco bronquial de 9, 11, 8,1 e 14,1 μg/mL após 1, 2, 3 e 4 horas, respectivamente.
- após administração oral de 800 mg as concentrações de pefloxacino e norfloxacino durante as primeiras 24 horas são de 42 e 80 μg/mL, respectivamente.
- atinge a concentração plasmática máxima média de 3,80 μg/mL.
- cerca de 14% de uma dose oral são excretados inalterados pela urina; o total de pefloxacino e seus metabólitos identificados recuperados na urina é de 59%.
- cerca de 8,7% de uma dose são recuperados na urina dentro de 72 horas como pefloxacino e 20,2% como norfloxacino.
- é pouco removível por hemodiálise.

Doses
- via oral, 400 mg de manhã e à noite (a cada 12 horas), durante as refeições.
- via intravenosa, por infusão lenta (uma hora), 400 mg diluídos em 250 mL de solução glicosada a 5% duas vezes ao dia, de manhã e à noite.

▶ MESILATO DE PEFLOXACINO (Teuto-Brasileiro), 10 e 20 comprimidos × 400 mg
▶ PEFLACIN (Aventis Pharma), 2 e 10 comprimidos × 400 mg
10 amp. de 5 mL c/ 400 mg
▶ PEFLOXACINA 400 MG (Ariston), 2, 10 e 20 comprimidos × 400 mg
10 amp. de 5 mL c/ 400 mg

▶ Sulfonamidas

As sulfonamidas usadas em infecções urinárias são sulfacetamida, sulfadiazina, sulfametizol, sulfametoxazol e sulfametoxipiridazina. Sulfadiazina, sulfametoxazol e sulfametoxipiridazina são descritas na seção *Sulfonamidas* deste capítulo, por manifestarem primordialmente ação sistêmica.

SULFACETAMIDA

Nesta sulfonamida de ação curta, R = —COCH₃, vale dizer, ela é N-sulfanililacetamida, usada na forma de sal sódico.

É rapidamente absorvida do trato gastrintestinal. Sua meia-vida varia de 7 a 12,8 horas. Sua excreção, rápida, é pela urina, a maior fração na forma inalterada.

Por via oral, é usada em infecções urinárias. Por via tópica, é utilizada em infecções ginecológicas, oftálmicas e de pele.

Como anti-infeccioso urinário, em nosso meio é disponível apenas em associação com outros antibacterianos.

No Capítulo 20 são fornecidas mais informações sobre esta sulfonamida.

Associação
▶ VAGI-SULFA (Janssen-Cilag), (sulfacetamida 28,6 mg + sulfabenzamida 37,0 mg + sulfatiazol 34,2 mg + ureia 6,4 mg por g), bisnaga de 80 g com aplicador

▶ Diversos

Os anti-infecciosos urinários desta classe são: fenazopiridina, metenamina, nitroxolina e trimetoprima.

FENAZOPIRIDINA

Corresponde à fenilazodiaminopiridina. Trata-se de corante vermelho. Não é antisséptico do trato urinário. Contudo, é excretada na urina, onde exerce efeito analgésico sobre a mucosa do trato urinário. Por isso, é usada para aliviar a dor, ardência, micção imperiosa e frequência do ato de urinar associadas com a irritação do trato urinário inferior. Estes sintomas podem ser consequência de infecção, cirurgia, trauma, endoscopia e cateterização.

Não se conhece seu mecanismo de ação. Ela exerce ação anestésica local ou analgésica tópica sobre a mucosa do trato urinário. É compatível com terapia antibacteriana e pode auxiliar no alívio da dor e desconforto antes que o quimioterápico antibacteriano controle a infecção. Não deve ser usada por mais de 48 horas, pois não há prova de que, após dois dias, proporcione benefício maior do que o quimioterápico antibacteriano isoladamente.

No mercado brasileiro, existem muitas associações de agentes antibacterianos (sobretudo sulfametoxazol + trimetoprima) com fenazopiridina; todavia, prefere-se utilizar o fármaco isolado.

É usada na forma de cloridrato.

Farmacodinâmica
- analgésico urinário.

Farmacocinética
- sofre biotransformação hepática.
- eliminada rapidamente pela urina: até 90% de uma dose dentro de 24 horas, cerca de 40% na forma inalterada e 50% como anilina e seus metabólitos, principalmente *p*-aminofenol e paracetamol.

Indicação
- tratamento da irritação do trato urinário.

Doses
- via oral, adultos e adolescentes, 200 mg três vezes ao dia, após as refeições; crianças, 4 mg/kg três vezes ao dia, após as refeições.

Contraindicações
- hipersensibilidade à fenazopiridina.
- hepatite grave.
- insuficiência renal.
- gravidez.

Efeitos adversos
- cefaleia, tontura, indigestão, cólicas ou dor abdominal.
- dermatite alérgica.

- anemia hemolítica, metemoglobinemia, toxicidade renal e hepática, sobretudo com superdoses ou uso prolongado.
- coloração amarelada da pele e das escleróticas, que é indício de acúmulo causado pela insuficiência da excreção renal; quando isto ocorre, deve-se interromper o tratamento.
- coloração vermelha ou alaranjada da urina, manchas da roupa.

▶ PYRIDIUM (Zodiac), 25 drág. × 100 mg
18 drág. × 200 mg

Outra associação
▶ MINAZOL (Honorterápica), (cloridrato de fenazopiridina 50 mg + nitroxolina 50 mg por drágea), 20 drág.

METENAMINA

Corresponde à hexametilenamina; é profármaco do formaldeído. Na urina ácida hidrolisa-se lentamente a amônio e formaldeído.

Virtualmente todas as bactérias e fungos são sensíveis ao formaldeído, na concentração de cerca de 20 μg/mL. Julga-se que o formaldeído atua por desnaturação de proteínas. O efeito poderá ser bacteriostático ou bactericida, dependendo do pH urinário, volume e velocidade do fluxo. A administração concomitante de ácidos fracos, como ascórbico, hipúrico ou mandélico, ou cloreto de amônio, auxilia a diminuir o pH urinário e liberar o formaldeído.

Não se desenvolve resistência ao formaldeído.

A metenamina não é recomendada para tratamento de infecções agudas do trato urinário.

É usada nas formas livre e de sulfossalicilato.

Farmacodinâmica
- antibacteriano urinário.

Farmacocinética
- a absorção da metenamina é rápida, mas 10 a 30% são hidrolisados pelo suco gástrico se não estiver na forma entérica; os sais são absorvidos rapidamente do trato gastrintestinal.
- é livremente distribuída aos tecidos e fluidos orgânicos, mas isso não é clinicamente significativo porque a metenamina não se hidrolisa em pH maior que 6,8.
- volume de distribuição: aproximadamente 0,56 L/kg.
- parte do formaldeído liberado pela metenamina se liga a substâncias na urina e tecidos adjacentes.
- em pH 5,0 a 5,5 são necessárias cerca de duas horas para gerar níveis bactericidas de formaldeído, que podem ser mantidos até por seis horas.
- atravessa a barreira placentária.
- excretada pelo leite.
- meia-vida: aproximadamente 4,3 horas.
- tempo para o formaldeído atingir a concentração urinária máxima (pH 5,6): metenamina — 0,5 a 1,5 hora; sais — 2 a 8 horas.
- a metenamina é excretada rápida e quase completamente (90%) pela urina dentro de 24 horas; deste total, em pH 5, aproximadamente 20% são de formaldeído; os sais de metenamina são excretados em grande parte (40%) inalterados dentro de 8 horas por filtração glomerular e secreção tubular.

Indicações
- profilaxia e tratamento de infecções bacterianas recidivantes do trato urinário; preferem-se, toda-

via, outros fármacos, como trimetoprima + sulfametoxazol, trimetoprima, nitrofurantoína.

Doses
- via oral, adultos e crianças de mais de 12 anos, 1 g duas vezes ao dia, de manhã e à tarde; crianças de 6 a 12 anos, 500 mg a 1 g duas vezes ao dia, de manhã e à tarde.

Contraindicações
- hipersensibilidade à metenamina.
- desidratação grave.
- insuficiência hepática grave.
- insuficiência renal grave.

Precauções
- a urina deve ter pH ácido (5,5 ou mais baixo), o que se consegue evitando comidas alcalinizantes e ingerindo grandes doses (4 g ou mais) de ácido ascórbico ou cloreto de amônio.
- deve-se evitar a ingestão de substâncias que podem aumentar o pH urinário, como frutos cítricos, leite e laticínios, antiácidos contendo carbonato ou bicarbonato de sódio.
- não se devem ingerir quantidades copiosas de fluidos, pois o aumento de diurese pode aumentar o pH urinário.
- o medicamento deve ser tomado após as refeições e ao deitar, caso ocorram náusea ou irritação gastrintestinal.

Efeitos adversos
- doses altas causam irritação da bexiga, micção dolorosa e frequente e hematúria intensa.
- erupções cutâneas, cristalúria ou hematúria.
- náusea, vômito.

Interações medicamentosas
- alcalinizantes urinários (como antiácidos contendo cálcio ou magnésio, inibidores da anidrase carbônica, citratos, bicarbonato de sódio) ou diuréticos tiazídicos podem alcalinizar a urina e, assim, reduzir a eficácia da metenamina por inibirem sua conversão a formaldeído.
- em urina ácida a metenamina libera o formaldeído, que pode formar um precipitado insolúvel com o sulfametizol ou sulfatiazol, e pode também aumentar o perigo de cristalúria.

Associação
▶ SEPURIN (Gross), (metenamina 120 mg + cloreto de metiltionínio 20 mg por drágea), 20 drág.

NITROXOLINA

Corresponde ao 5-nitro-8-quinolinol. Como fenol que é, atua desnaturando e coagulando proteínas bacterianas. É bacteriostático e bactericida de amplo espectro, sendo ativa contra germes gram-positivos e gram-negativos e *Candida*.

Farmacodinâmica
- antibacteriano urinário.

Farmacocinética
- é muito rápida e totalmente absorvida, no estômago.
- sofre biotransformação hepática, dando metabólitos derivados hidrossolúveis facilmente excretados, o que evita o risco de acumulação.
- atinge a concentração máxima na urina dentro de três horas após a ingestão.
- excretada rápida e maciçamente pela urina, em parte na forma inalterada e parcialmente na forma de glicuroconjugado.

Indicações
- tratamento de infecções agudas e crônicas do trato urinário inferior.
- tratamento de infecções urinárias ligadas a malformações renais e urogenitais.

Doses
- via oral, 300 a 400 mg por dia; crianças, 10 a 20 mg/kg por dia. As doses devem ser em tomadas divididas, de preferência antes das refeições, durante 10 dias, no mínimo; se necessário, o tratamento deverá ser renovado.

Contraindicações
- insuficiência hepática.
- insuficiência renal.

Precauções
- não deve ser tomada em associação com outros medicamentos que contêm hidroxiquinolina ou seus derivados.
- o tratamento não deve prolongar-se por mais de quatro semanas sem novo exame médico.

Efeitos adversos
- neurite periférica.

Associações
▶ MINAZOL (Honorterápica), (nitroxolina 50 mg + cloridrato de fenazopiridina 50 mg por drágea), 20 drág.
▶ URETIL (União Química), (nitroxolina 50 mg + cloridrato de fenazopiridina 50 mg por drágea), 10 e 20 drág.
▶ UROTRIL (Q.I.F.), (nitroxolina 50 mg + cloridrato de fenazopiridina 50 mg por cápsula), 20 cáps.

TRIMETOPRIMA

Corresponde ao trimetoxifenilmetil da piridinodiamina. Apresenta estrutura que lembra remotamente a do ácido fólico; daí ser considerada antifólico não clássico.

In vitro é ativa contra muitos cocos gram-positivos, inclusive *Staphylococcus aureus*, *S. saprophyticus*, *Streptococcus pyogenes*, *S. pneumoniae* e *S. viridans*. É variável sua atividade contra *Enterococcus faecalis*. Também são sensíveis a ela alguns bacilos gram-positivos, como *Corynebacterium diphtheriae* e *Listeria monocytogenes*. *Clostridium perfringens* e a maioria dos anaeróbios são resistentes.

Os cocos gram-negativos, *Neisseria gonorrhoeae* e *N. meningitidis* manifestam resposta variável, mas muitas cepas são resistentes.

A maioria dos bacilos aeróbios gram-negativos é sensível; entre eles, os seguintes: *Escherichia coli*, *Enterobacter*, *Klebsiella*, *Proteus mirabilis*, *Serratia marcescens*, *Salmonella*, *Shigella* e *Haemophilus influenzae*. Entretanto, *Bacteroides*, *Pseudomonas aeruginosa* e outros anaeróbios são resistentes.

A trimetoprima é também ativa contra *Pneumocystis carinii*, *Toxoplasma* sp. e plasmódios que causam a malária.

Mycobacterium tuberculosis, *Mycoplasma* sp. e *Treponema pallidum* são resistentes. A trimetoprima não é eficaz contra fungos ou vírus.

A resistência à trimetoprima pode ocorrer ou por alteração da natureza da di-hidrofolato redutase (aumento dos níveis enzimáticos e/ou redução da afinidade dela pela trimetoprima) ou por redução da permeabilidade da bactéria ao fármaco.

A trimetoprima age como inibidor irreversível da di-hidrofolato redutase, enzima que catalisa a conversão do ácido di-hidrofólico à sua forma funcional, o ácido tetraidrofólico. Assim interfere com a síntese bacteriana de proteínas e ácidos nucleicos. A di-hidrofolato redutase bacteriana liga-se à trimetoprima cerca de 50.000 a 60.000 vezes mais firmemente que a isoenzima dos mamíferos.

Se durante o tratamento ocorrerem discrasias sanguíneas, a trimetoprima deve ser suspensa e administrado folinato cálcico 3 a 6 mg por via intramuscular diariamente por três dias ou 5 a 15 mg por via oral diariamente, durante três dias.

Em nosso meio a trimetoprima é disponível apenas em associações com sulfonamidas. Com essa associação ocorre sinergismo, atribuído à inibição da produção do tetraidrofolato em duas fases sequenciais de sua biossíntese.

Farmacodinâmica
- antibacteriano de amplo espectro.

Farmacocinética
- administrada por via oral, é rápida e quase completamente (90 a 100%) absorvida do trato gastrintestinal.
- ligação a proteínas: moderada a alta (40 a 70%).
- distribuída rápida e extensamente a diversos tecidos e fluidos do organismo, concentrando-se mais na bile, liquor, tecido e fluido prostáticos, rins, urina, pulmões e vagina do que no soro.
- atravessa prontamente a barreira placentária.
- volume de distribuição: 1,8 ± 0,2 L/kg.
- sofre biotransformação hepática, dando 10 a 20% de metabólitos inativos por O-desmetilação, N-oxidação anelar e α-hidroxilação; os metabólitos podem ser livres ou conjugados.
- meia-vida: função renal normal — 8 a 10 horas; pacientes anúricos — até 20 a 50 horas.
- atinge concentração sérica máxima, de aproximadamente 1 μg/mL com dose de 100 mg, dentro de uma a quatro horas.
- concentração média urinária: aproximadamente 90 a 100 μg/mL.
- excretada pela urina, 40 a 60% em 24 horas, primariamente por filtração glomerular e secreção tubular; deste total, 80 a 90% são excretados na forma inalterada e o restante é excretado como metabólitos inativos; a excreção aumenta quando a urina é ácida e diminui quando é alcalina; pequenas quantidades (cerca de 4%) são excretadas pelas fezes.
- removível em quantidades significativas por hemodiálise.

Indicações
- tratamento inicial de infecções agudas, não complicadas, do trato urinário, causadas por *Escherichia coli*, *Proteus mirabilis*, *Klebsiella pneumoniae*, espécies de *Enterobacter* e espécies coagulase-negativas de *Staphylococcus*, incluindo *S. saprophyticus*; não é ativa contra *Pseudomonas aeruginosa*. Contudo, para essas infecções prefere-se frequentemente uma sulfonamida, ampicilina ou amoxicilina.
- tratamento de infecções do trato geniturinário, como prostatite bacteriana crônica.

- profilaxia de infecções bacterianas recidivantes do trato urinário; para esta indicação prefere-se atualmente a associação sulfametoxazol-trimetoprima.
- tratamento e profilaxia da diarreia do viajante.
- em associação com dapsona, tratamento da pneumonia causada por *Pneumocystis carinii*; mas para esta infecção deve-se empregar apenas a associação sulfametoxazol-trimetoprima.

DOSES
- via oral, adultos e crianças maiores de 12 anos, 100 mg cada 12 horas durante 10 dias, ou 200 mg uma vez por dia durante 10 dias; pacientes com insuficiência renal, 50 mg cada 12 horas; crianças até 12 anos de idade, não se determinou a dose.

CONTRAINDICAÇÕES
- hipersensibilidade à trimetoprima.
- insuficiência da função hepática ou renal.
- portadores de anemia megaloblástica por deficiência de ácido fólico.
- gravidez.
- lactação.
- menores de 12 anos.

EFEITOS ADVERSOS
- erupções cutâneas, prurido, dermatite exfoliativa.
- dor epigástrica, náusea, vômito, glossite.
- trombocitopenia, leucopenia, neutropenia, anemia megaloblástica e metemoglobinemia, quando se usam doses elevadas ou durante tratamento prolongado e nos pacientes com deficiência de folato.
- febre, elevação da transaminase e bilirrubina séricas, níveis aumentados de ureia e creatinina.

INTERAÇÕES MEDICAMENTOSAS
- interage bidirecionalmente com dapsona, o que resulta em concentrações plasmáticas mais elevadas de ambos os fármacos em pacientes com AIDS tratados de pneumonia por *Pneumocystis carinii*.
- pode intensificar os efeitos farmacológicos da fenitoína.
- aumenta a concentração plasmática da procainamida.
- outros antifólicos (como metotrexato, por exemplo) podem causar anemia megaloblástica.
- depressores da medula óssea podem aumentar os efeitos leucopênicos e/ou trombocitopênicos.
- rifampicina pode aumentar significativamente sua excreção e reduzir a meia-vida de eliminação.

▶ QUIMIOTERÁPICOS ANTIVIRAIS

São substâncias usadas no tratamento e profilaxia de doenças causadas por vírus.

Segundo recente classificação (1992), os vírus que infectam o homem e as doenças típicas que causam são:

1. Vírus RNA

a. *Arenaviridae*: coriomeningite linfocítica, febre de Lassa.
b. *Bunyaviridae*: arbovírus, hantavírus.
c. *Caliciviridae*: agente Norwalk.
d. *Coronaviridae*: coronavírus.
e. *Flaviviridae*: febre amarela, vírus da dengue (1 a 4), vírus da hepatite C.
f. *Orthomyxoviridae*: vírus da influenza A, B e C.
g. *Paramyxoviridae*: sarampo, caxumba, parainfluenza (bronquite, pneumonia).
h. *Picornaviridae*: coxsackievírus (de A_1 a B_{16}), vírus órfão, meningite asséptica, poliovírus (de 1 a 3), rinovírus, vírus da hepatite A.
i. *Pneumoviridae*: vírus sincicial respiratório.
j. *Rabdoviridae*: raiva.
k. *Reoviridae*: rotavírus.
l. *Retroviridae*: HIV, HTLV-I e HTLV-III.
m. *Togaviridae*: rubéola.

2. Vírus DNA

a. *Adenoviridae*: adenovírus humano (1 a 47)*
b. *Filoviridae*: vírus Ebola.
c. *Hepadnaviridae*: hepatite B.
d. *Herpesviridae*: herpes simples 1, 2 e 3, varicela-zóster, Epstein-Barr, citomegalovírus, herpes 6.
e. *Papovaviridae*: papovavírus, SV 40, papilomavírus.
f. *Parvoviridae*: parvovírus B_{19} (eritema infeccioso).
g. *Poxviridae*: varíola, vacínia, molusco contagioso.

Para a profilaxia das mais graves doenças virais, os únicos recursos disponíveis e confiáveis são as vacinas. Para tratamento de outras e de algumas das preveníveis com vacinas, as preparações recomendadas são os soros (ver Capítulo 17).

Os quimioterápicos antivirais comercializados no Brasil são: abacavir, aciclovir, adefovir, amantadina, amprenavir, atazanavir, delavirdina, didanosina, efavirenzo, enfuvirtida, entricitabina, estavudina, fanciclovir, foscarnete, ganciclovir, idoxuridina, indinavir, interferona alfa, interferona beta, lamivudina, lopinavir-ritonavir, maraviroque, nelfinavir, nevirapina, oseltamivir, palivizumabe, peginterferona alfa-2b, penciclovir, raltegravir, ribavirina, ritonavir, saquinavir, telbivudina, tenofovir disoproxila, trifluridina, tromantadina, valaciclovir, valganciclovir, zalcitabina, zanamivir e zidovudina.

A amantadina está descrita no Capítulo 1, na seção *Fármacos antiparkinsonianos*. Interferona alfa e interferona beta, por serem mais utilizadas no tratamento de leucemia tricocítica, estão descritas no Capítulo 12, na seção *Agentes diversos*.

ABACAVIR

É um profármaco, análogo carbocíclico do nucleosídio 2-desoxiguanosina, inibidor da transcriptase reversa do vírus HIV. Necessita sofrer fosforilação para tornar-se ativo, sem competir com a fosforilação de outros análogos nucleosídios. Inibe, de forma competitiva, a 2'-desoxiguanidina (dGTP) incorporando-se à cadeia lateral de ácido nucleico e impedindo a adição de novas bases. *In vitro*, demonstra sinergismo com outros antirretrovirais. Em pacientes virgens de tratamento, demonstra potência semelhante à dos inibidores da protease. O desenvolvimento de resistência é lento

---

*Os números entre parênteses (adenovírus humano 1 a 47) indicam que existem 47 tipos diferentes de adenovírus humano.

e as mutações mais comuns são M184V e L74V. Em geral, mantém-se ativo contra isolados de HIV-1 resistentes a outros antirretrovirais.

FARMACODINÂMICA
- quimioterápico antiviral sistêmico.

FARMACOCINÉTICA
- sofre rápida absorção após administração oral, sem sofrer influência dos alimentos.
- sofre extensa biotransformação hepática, por intermédio da álcool-desidrogenase e de glicuronidação, produzindo os metabólitos 5'-carboxilato e 5'-glicuronídio, respectivamente.
- biodisponibilidade de cerca de 83%.
- concentração plasmática máxima de cerca de 3,0 mg/mL nos adultos e 3,8 mg/mL nas crianças nas doses de 600 mg/24 h e 8 mg/kg, respectivamente.
- tempo para atingir a concentração plasmática máxima de cerca de 1,5 hora.
- meia-vida plasmática: 1,5 hora.
- 49% ligam-se às proteínas plasmáticas.
- penetra no líquido cefalorraquidiano.
- 16% são eliminados pelas fezes e < 2% pela urina, sob a forma inalterada.

INDICAÇÕES
- tratamento da infecção pelo vírus HIV-1 e HIV-2.

DOSES
- por via oral, para adultos, 300 mg duas vezes ao dia.
- por via oral, para crianças, 8 mg/kg duas vezes ao dia, até a dose máxima de 600 mg/dia.

CONTRAINDICAÇÕES
- hipersensibilidade ao fármaco.
- gravidez.
- lactação.

PRECAUÇÕES
- vigiar a administração aos pacientes com intolerância à frutose, pois a solução oral contém sorbitol.
- realizar teste de pesquisa do alelo HLA-B*5701 antes do início do tratamento devido ao risco de desenvolvimento de reações graves de hipersensibilidade, incluindo febre, exantema, sintomas gastrintestinais, respiratórios.

EFEITOS ADVERSOS
- cefaleia, mal-estar, fadiga.
- náuseas, vômitos.
- erupção cutânea.
- alterações dos níveis das enzimas hepáticas.

▶ ZIAGENAVIR (GlaxoSmithKline), 60 comprimidos × 300 mg
fr. c/ 240 mL c/ seringa dosadora × 20 mg/mL (solução oral)

ASSOCIAÇÃO
▶ TRIOVIR (GlaxoSmithKline), (abacavir 300 mg + lamivudina 150 mg + zidovudina 300 mg por comprimido), 60 comprimidos

ACICLOVIR

É análogo acíclico da desoxiguanosina. *In vitro* é altamente ativo contra o *Herpes simplex* (HSV), tipos I e II, o vírus *Varicella zoster* e o citomegalovírus. Seu mecanismo de ação está esclarecido. Pela ação catalítica das timidinoquinases dos vírus *Herpes simplex* e *Varicella zoster,* às quais o fármaco se liga 200 vezes mais firmemente que à enzima celular, o aciclovir é convertido ao monofosfato de aciclovir, um nucleotídio, que é convertido ao difosfato pela guanilatoquinase celular e ao trifosfato por várias enzimas celulares. O trifosfato interfere com a polimerase dos vírus citados e inibe a replicação do DNA, o que acarreta a morte dos vírus. Esta ação é seletiva; para inibir o crescimento das células do hospedeiro seria necessária concentração 3.000 vezes maior do que a atingida nos vírus.

FARMACODINÂMICA
- quimioterápico antiviral.

FARMACOCINÉTICA
- administrado por via oral, é parcialmente absorvido do trato gastrintestinal; a absorção não é significativamente afetada por alimento; a absorção percutânea é baixa.
- amplamente distribuído aos tecidos e fluidos orgânicos, concentrando-se mais nos rins, fígado e intestinos; as concentrações no liquor são aproximadamente 50% das concentrações plasmáticas.
- ligação a proteínas é baixa (9-33%).
- biodisponibilidade: 20% (faixa de 15 a 30%).
- atravessa a barreira placentária.
- sofre biotransformação hepática, dando um metabólito inativo.
- meia-vida: via oral — adultos, 3,3 horas; via intravenosa — adultos, 2,5 horas; em pacientes anúricos, 19,5 horas.
- atinge a concentração sérica máxima em 1,7 h quando administrado por via oral e aproximadamente uma hora (fim da infusão), quando infundido por via intravenosa.
- concentração sérica máxima média, no estado de equilíbrio: por via oral, adultos, 200 mg cada 4 horas — 0,56 μg/mL; 400 mg cada 4 horas — 1,2 μg/mL; 600 mg cada 4 horas — 1,3 μg/mL; 800 mg cada 4 horas — 1,55 μg/mL; por via intravenosa, adultos, 5 mg/kg cada 8 horas — 9,8 μg/mL; 10 mg/kg cada 8 horas — 22,9 μg/mL; 15 mg/kg cada 8 horas — 23,6 μg/mL; crianças (1 a 18 anos de idade), 250 mg/m² cada 8 horas — 20,7 μg/mL; 500 mg/m² cada 8 horas — 20,7 μg/mL; recém-nascidos (0 a 3 meses de idade), 5 mg/kg cada 8 horas — 6,8 μg/mL; 10 mg/kg cada 8 horas — 13,8 μg/mL; 15 mg/kg cada 8 horas — 19,4 μg/mL. A infusão intravenosa deve ser lenta, durante uma hora.
- excretado quase totalmente pela urina, por filtração glomerular e secreção tubular; menos de 2% são eliminados pelas fezes e apenas traços pelos pulmões; cerca de 14% de uma dose oral são excretados inalterados pela urina; aproximadamente 70 a 75% de uma dose intravenosa são eliminados inalterados pela urina dentro de 6 horas, 80 a 95% dentro de 12 horas e mais de 95% dentro de 24 horas.

INDICAÇÕES
- tratamento de encefalite por herpes simples (fármaco de escolha), herpes genital, herpes simples, herpes simples disseminado em recém-nascidos, herpes-zóster, herpes-zóster oftálmico, varicela.
- profilaxia de encefalite por herpes simples, herpes genital, herpes zoster.

DOSES
- via oral, adultos, 200 mg quatro vezes ao dia durante 10 dias.
- via intravenosa, por infusão lenta (período de uma hora), 5 mg/kg cada 8 horas durante 5 a 7 dias; para encefalite por *H. simplex,* 10 mg/kg cada 8 horas.
- via tópica, aplicação do creme para cobrir todas as lesões, usando dedeira ou luva de borracha para impedir a disseminação da infecção, cada 3 horas, 6 vezes ao dia durante 7 dias.

CONTRAINDICAÇÕES
- hipersensibilidade ao aciclovir.
- gravidez.
- lactação.
- anormalidades neurológicas.

EFEITOS ADVERSOS
(*quando administrado por via intravenosa*)
- inflamação ou flebite no local da injeção.
- falência renal aguda.
- alterações encefalopáticas, obnubilação, anorexia, náusea, vômito.
- elevações transitórias de creatinina sérica, erupções ou urticária.
- diaforese, hematúria, hipotensão, cefaleia, trombocitose.

(*quando administrado por via oral*)
- náusea ou vômito, anorexia, diarreia, dor abdominal, cefaleia.
- obnubilação, tontura, erupções cutâneas, edema, adenopatia inguinal, dor de garganta.
- anafilaxia, febre.
- alucinações, confusão mental, convulsões.
- linfadenopatia.
- leucopenia, alterações das enzimas hepáticas.
- edema periférico.
- eritema multiforme, prurido, urticária, necrólise epidérmica tóxica, síndrome de Stevens-Johnson.

INTERAÇÕES MEDICAMENTOSAS
- interferona ou metotrexato intratecal pode resultar em anormalidades neurológicas.
- outros fármacos nefrotóxicos podem aumentar o potencial para nefrotoxicidade, sobretudo na presença de insuficiência renal.
- probenecida reduz a secreção tubular renal.
- zidovudina produz letargia extrema.

▸ *ACIBIO (Biofarma),* 25 comprimidos × 200 mg
70 comprimidos × 400 mg
bisnaga de 10 g com 50 mg/g
▸ *ACICLOFAR (Belfar),* 25 comprimidos × 200 mg
bisnaga de 10 g com 50 mg/g
▸ *ACICLOMED (Cimed),* bisnaga de 10 g com 50 mg/g (creme)
▸ *ACICLOR (Hertz),* 25 comprimidos × 200 mg
bisnaga de 10 g com 50 mg/g (creme)
▸ *ACICLOVIR (Abbott),* bisnaga com 10 g × 50 mg/g
▸ *ACICLOVIR (Apotex),* 10 e 25 comprimidos × 150 e 300 mg (genérico)
▸ *ACICLOVIR (Bergamo),* 25 comprimidos × 200 mg
70 comprimidos × 400 mg
bisnaga de 10 g c/ 50 mg/g (creme)
▸ *ACICLOVIR (Biosintética),* 20 e 500 comprimidos × 200 mg
▸ *ACICLOVIR (Blaüsiegel),* bisnaga de 10 g c/ 50 mg/g (creme), (genérico)
▸ *ACICLOVIR (Cristália),* bisnaga com 10 g c/ 50 mg/g (creme), (genérico)
▸ *ACICLOVIR (EMS),* bisnaga com 10 g c/ 50 mg/g (creme), (genérico)
▸ *ACICLOVIR (Eurofarma),* 5, 25 e 50 fr.-amp. c/ 250 mg (solução injetável), (genérico)
▸ *ACICLOVIR (Geolab),* bisnaga de 10 g com 50 mg/g (genérico)
▸ *ACICLOVIR (Hexal),* 25 comprimidos × 200 mg (genérico)
▸ *ACICLOVIR (Knoll),* bisnaga com 10 g × 50 mg/g (creme), (genérico)
▸ *ACICLOVIR (Medley),* bisnaga de 10 g com 50 mg/g (creme), (genérico)
▸ *ACICLOVIR (Merck),* 25 comprimidos × 200 mg (genérico)
70 comprimidos × 400 mg (genérico)
▸ *ACICLOVIR (Prati, Donaduzzi),* bisnagas de 10 e 100 g com 50 mg/g (creme), (genérico)
▸ *ACICLOVIR (Ranbaxy),* 10, 25 comprimidos × 200 mg (genérico)
10, 25 e 70 comprimidos × 400 mg (genérico)
▸ *ACICLOVIR (Sanval),* 70 comprimidos × 200 mg
bisnaga de 10 g c/ 50 mg/g (creme)
▸ *ACICLOVIR (Teuto-Brasileiro),* bisnaga com 10 g c/ 50 mg/g (genérico)
▸ *ACICLOVIR (União Química),* 30 comprimidos × 200 mg
▸ *ACICLOVIR 5% (Cristália),* bisnaga c/ 10 g (creme)
▸ *ACICLOVIR COMPRIMIDO (Neo-Química),* 25 comprimidos × 200 mg
70 comprimidos × 400 mg
▸ *ACICLOVIR CREME (Neo-Química),* bisnaga c/ 10 g
▸ *ACICLOVIR CREME (União Química),* bisnaga c/ 10 g
▸ *ACIVERAL (Bunker),* 25 comprimidos × 200 mg
bisnaga de 10 g com 50 mg/g (creme)
▸ *ACIVIRAX (Cifarma),* 25 comprimidos × 200 mg
bisnaga de 10 g com 50 mg/g (creme)
▸ *ANCLOMAX (Blaüsiegel),* 20 comprimidos × 200 e 400 mg
▸ *ANTIVIRAX (EMS),* 30 comprimidos × 200 mg bisnaga c/ 10 g a 5% (creme)
▸ *AVIRAL (Medley),* 25 comprimidos × 200 mg bisnaga de 10 e 15 g c/ 50 mg/g
▸ *EXAVIR (UCI-Farma),* 25 comprimidos × 200 mg
70 comprimidos × 400 mg
bisnaga com 10 g (creme) × 50 mg/g
▸ *EZOPEN (Teuto-Brasileiro),* 25 comprimidos × 200 mg
▸ *EZOPEN CREME (Teuto-Brasileiro),* bisnaga com 10 g
▸ *HERPESIL (Sandoz/Hexal),* bisnaga de 10 g com 50 mg/d (creme dermatológico)
▸ *HPVir (Geolab),* bisnagas de 10 g com 50 mg/g (creme)
▸ *VERAC (Darrow),* 20 comprimidos × 200 mg bisnaga com 10 g com 50 mg/g (creme)
▸ *ZOVIRAX (GlaxoSmithKline),* 25 comprimidos × 200 mg
70 comprimidos × 400 mg
bisnaga de 10 g × 50 mg/g (creme)
bisnaga de 4,5 g × 0,03 g/g (pomada oftálmica)
5 fr. × 250 mg (sol. injetável IV)

ADEFOVIR

É um diéster, profármaco do grupo ativo adefovir. É nucleotídio acíclico análogo do monofosfato de adenosina. O profármaco sofre fosforilação através de cinases celulares para formar o metabólito ativo difosfato de adefovir. Sua ação consiste em inibir a polimerase do DNA do vírus HBV competindo com o substrato natural, trifosfato de desoxiadenosina. Além disso, interfere na cadeia do DNA quando se incorpora ao DNA viral. Comercializado como adefovir dipivoxila.

FARMACODINÂMICA
- antiviral sistêmico.

Farmacocinética

- após administração oral de uma dose de 10 mg, apresenta biodisponibilidade de 59%, não sendo afetada quando administrado com os alimentos.
- volume de distribuição de 392 mL/kg e de 352 mL/kg após administração IV de 1 e 3 mg/kg/dia, respectivamente.
- ligação proteica ≤ 4%.
- o profármaco adefovir pivoxila é rapidamente biotransformado formando adefovir.
- na sua biotransformação, não utiliza o sistema isoenzimático CYP1A2, CYP2C9, CYP2C19, CYP2D6, CYP2A4.
- meia-vida de cerca de 7,48 horas.
- atinge a concentração plasmática máxima entre 0,58 e 4 horas após a administração de 10 mg.
- cerca de 45% sofrem eliminação renal através de filtração glomerular e secreção tubular ativa.
- cerca de 35% são removíveis por hemodiálise.

Indicações

- tratamento de variantes do vírus da hepatite B recombinante que apresentam mutações associadas lamivudina-resistentes — L528M, M522I M552V, L28M/M552V — presentes no gene da polimerase do DNA do HBV. Variantes do vírus HBV que apresentam mutações da polimerase do DNA — T476N e R ou W501Q — e associadas à resistência à imunoglobulina da hepatite B também são suscetíveis ao adefovir in vitro.
- tratamento de adultos com hepatite crônica do tipo B que apresentem replicação viral e/ou elevações persistentes de AST, ALT ou de doença ativa comprovada histologicamente.

Doses

- para o tratamento da hepatite B crônica, 10 mg, por via oral, uma vez ao dia.
- fazer ajuste da dose na presença de depuração de creatinina < 50 mL/min: a) 20–40 mL/min, 10 mg a cada 48 horas; b) 10–19 mL/min, 10 mg a cada 72 horas; c) pacientes submetidos à hemodiálise, 10 mg a intervalos de 7 dias.

Contraindicações

- hipersensibilidade ao fármaco.
- infecção pelo vírus HIV.
- gravidez e lactação. Categoria C da FDA, na gravidez.
- crianças.

Precauções

- vigiar as provas de função hepática.
- pode produzir exacerbação da hepatite.
- vigiar cuidadosamente a função hepática, pois seu uso crônico pode produzir nefrotoxicidade.
- vigiar a administração aos pacientes idosos.

Efeitos adversos

- piora da hepatite após a suspensão do tratamento.
- nefrotoxicidade.
- aparecimento de resistência ao vírus HIV em pacientes que foram tratados da hepatite B infectados por aquele vírus.
- o uso de nucleosídios análogos pode provocar acidose lática e hepatomegalia e esteatose hepática, que podem levar à morte, principalmente no sexo feminino.
- alteração da função hepática, insuficiência hepática, aumento da creatinina sérica.
- tosse, faringite.
- prurido, exantema.
- hematúria, glicosúria.
- astenia, cefaleia.
- dor abdominal, diarreia, dispepsia, flatulência, náusea.
- alteração de AST, ALT, amilase.

Interações medicamentosas

- ibuprofeno administrado em uma dose de 800 mg três vezes ao dia aumenta a exposição do adefovir em 23%.
- amiciclítois, ciclosporina, anti-inflamatórios não esteroides, tacrolimo e vancomicina podem induzir à nefrotoxicidade.
- análogos dos nucleosídios podem levar à acidose lática e à hepatomegalia grave com esteatose. O tratamento deve ser suspenso se houver qualquer evidência de acidose lática.
- o uso de fármacos que agem na função renal pode alterar a concentração plasmática quer desses fármacos, quer do adefovir.

▶ **HEPSERA (GlaxoSmithKline), 30 comprimidos × 10 mg**

AMPRENAVIR

É inibidor da protease do vírus HIV-1 e 2 com nome químico (3S)-tetraidro-3-furil N-[(1S,2R)-3-(4-amino-N-isobutilbenzeno-sulfonamido)-1-benzil-2-hidroxipropil]carbamato. Liga-se ao local ativo da protease, bloqueando o processamento dos precursores polipeptídicos gag e gag-pol com a consequente formação de partículas virais imaturas. Como não inibe as proteases aspartato celulares humanas, possui alta seletividade pelas proteases do vírus HIV. In vivo, sua atividade antirretroviral é comparável e às vezes superior a outros inibidores da protease. Possui atividade sinérgica in vitro com o abacavir, zidovudina, didanosina e saquinavir, e aditiva com o ritonavir, indinavir e nelfinavir. O uso simultâneo com lamivudina/zidovudina reduz os níveis plasmáticos do RNA do vírus HIV-1 com declínio médio > 2,16 $\log_{10}$ cópias/mL em cerca de 12 semanas. Apresenta excelente penetração nos tecidos corporais e reduz os níveis de HIV-1 no sêmen. O seu perfil de resistência torna-o um fármaco útil no tratamento de resgate. As mutações mais comuns no gene da protease do vírus HIV-1 ocorrem por meio de substituições dos aminoácidos nas posições M46I/L, I47V, I50V, I54L/V e I84V e no local da clivagem pI/p6 e pI7/p24, porém, determinando pouca resistência cruzada com outros inibidores da protease.

Farmacodinâmica

- quimioterápico antiviral sistêmico.

Farmacocinética

- sofre rápida absorção após administração oral.
- atinge o pico da concentração plasmática máxima em 1 a 2 horas para a apresentação de cápsulas e 0,75 hora para a solução oral. A administração com alimentos ricos em lipídios diminui suas $C_{máx}$ e ASC.
- a $C_{máx}$ aumenta de forma proporcional à dose com doses orais entre 300 e 1.200 mg.
- a solução oral possui biodisponibilidade cerca de 14% menor do que a apresentação em cápsulas.
- sofre biotransformação hepática através do sistema enzimático do citocromo P450, isoforma CYP3A4, formando dois metabólitos principais resultantes da oxidação dos grupos do tetraidrofurano e da anilina.
- 90% ligam-se às proteínas plasmáticas, principalmente à glicoproteína ácida α1.
- volume de distribuição de cerca de 450 L.
- baixa penetração no líquido cefalorraquidiano.
- meia-vida de cerca de 8 horas.
- após administração de dose marcada, 75% e 14% recuperados nas fezes e urina respectivamente, sendo que dois metabólitos são responsáveis por mais de 90% das amostras marcadas, nas fezes.

Indicações

- para tratamento da infecção pelo vírus HIV, combinado a outros antirretrovirais.

Doses

- para adultos e adolescentes de 13 a 16 anos, 1.200 mg duas vezes ao dia.
- para crianças de 4 a 12 anos e adolescentes com peso < 50 kg, 20 mg/kg duas vezes ao dia, ou 15 mg/kg três vezes ao dia (apresentação em cápsulas), até a dose máxima de 2.400 mg/dia.
- para a solução oral, para crianças, recomenda-se a dose de 22,5 mg/kg duas vezes ao dia, ou 17 mg/kg três vezes ao dia até a dose máxima de 2.800 mg/dia.

Contraindicações

- hipersensibilidade ao fármaco.
- gravidez.
- lactação.
- > 65 anos.
- crianças < 4 anos.

Precauções

- para pacientes com comprometimento hepático moderado, administrar a dose de 450 mg duas vezes ao dia. Para comprometimento grave, 300 mg duas vezes ao dia.
- como as apresentações do amprenavir possuem altas doses de vitamina E, esta pode provocar a exacerbação de distúrbios da coagulação de deficiência de vitamina K provocados por má absorção ou terapêutica com anticoagulante.
- como acontece com outros inibidores da protease, pode ocorrer acúmulo de gordura corporal.
- pacientes diabéticos podem ter a hiperglicemia agravada.
- não é necessário ajuste posológico de zidovudina, lamivudina ou abacavir. O uso concomitante de didanosina pode interferir na absorção do amprenavir e deve ser administrado com, pelo menos, uma hora de intervalo.
- possibilidade de reação cruzada com sulfonamidas.

Efeitos adversos

- náuseas, vômitos, dor abdominal, diarreia.
- parestesia oral ou perioral.
- erupção cutânea, síndrome de Stevens-Johnson.
- hiperglicemia.
- aumento dos lipídios séricos.
- anemia hemolítica.

Interações medicamentosas

- a administração concomitante de bepridil, cisaprida, di-hidroergotamina, ergotamina, midazolam, rifampicina e triazolam pode diminuir a biotransformação destes e não devem ser administrados em associação. A rifampicina reduz a $C_{máx}$ do amprenavir em 90%.
- vigiar os pacientes que usem simultaneamente amiodarona, lidocaína, quinidina, varfarina ou antidepressivos tricíclicos.
- fenobarbital, fenitoína e carbamazepina podem diminuir a concentração plasmática do amprenavir.

- pode aumentar a concentração plasmática das estatinas, diltiazem, nircadipino, nifedipino e nimodipino.
- aumenta a concentração plasmática da sildenafila.
- aumenta a concentração plasmática do itraconazol e este, a do amprenavir.
- pode reduzir a eficácia dos contraceptivos orais.
- antiácidos podem interferir na sua absorção.

▶ AGENERASE (GlaxoSmithKline), 480 cáps. gelatinosas × 50 mg
240 cáps. gelatinosas × 150 mg
fr. com 240 mL (solução oral) × 15 mg/mL

ATAZANAVIR

É um azapeptídio inibidor da protease do vírus HIV-1. Inibe a fabricação das poliproteínas Gag e Gag-Pol nas células infectadas do HIV-1 e impede a formação de vírions maduros. Pode exercer atividade *in vitro* variando entre aditiva e antagonista quando usado em associação com abacavir, delavirdina, efavirenzo e nevirapina. E aditiva, também *in vitro*, com aprenavir, didanosina, enfuvirtida, entricitabina, estavudina, indinavir, lamivudina, lopinavir, nelfinavir, ritonavir, tenofovir, saquinavir, zalcitabina, zidovudina e fármacos usados no tratamento da hepatite, como o adefovir e ribavirina. Em estudos clínicos em pacientes virgens de tratamento contra o HIV-1 e que apresentaram uma falha viral, observou-se uma mutação I50L juntamente com a A71V. Já nos estudos em pacientes previamente tratados e que utilizaram atazanavir ou atazanavir/ritonavir, observou-se falha viral com desenvolvimento de mutações e resistência que estava relacionada a diversos inibidores da protease. Pode haver resistência cruzada com inibidores da protease. Comercializado com sulfato.

Farmacodinâmica
- antiviral sistêmico.

Farmacocinética
- após administração sofre absorção rápida. A administração concomitante com os alimentos aumenta a biodisponibilidade.
- a administração com alimentos mais leves, com uma dose de 400 mg, demonstrou um aumento de 70% na ASC e de 57% na concentração plasmática máxima. A administração com alimentos ricos em lipídios mostrou um aumento de 35% na ASC e nenhuma alteração na $C_{máx}$. Contudo, a administração com qualquer tipo de alimento, em relação à em jejum, reduz tanto a ASC quanto a $C_{máx}$ em 50%.
- o tempo para atingir a concentração plasmática máxima é de cerca de 2,5 h, em pacientes voluntários normais, e de cerca de 2 h, nos infectados.
- concentração plasmática de 2.298 ng/mL, 29 dias após a administração de uma dose de 400 mg, em pacientes infectados.
- é bem distribuído no líquor e no sêmen.
- cerca de 86% ligam-se às proteínas plasmáticas, principalmente à albumina e à glicoproteína ácida α-1.
- sofre biotransformação hepática através do sistema isoenzimático CYP3A4, mediante monooxigenação e desoxigenação como mecanismo principal. Utiliza ainda outras vias, em menor grau, como a glicuronização, N-desacilação, hidrólise e oxigenação com desidrogenação. Também é inibidor da CYP3A4 e UGT1A1. Os seus metabólitos não são ativos.
- meia-vida de 7 horas em adultos com função hepática preservada. Nos pacientes com alteração da função hepática ela se prolonga até cerca de 12,1 h.
- 79% eliminados pelas fezes, sendo 20% sob a forma inalterada; 13% eliminados pelos rins, sendo 7% sob a forma inalterada.

Indicações
- tratamento da infecção pelo vírus HIV-1 em associação com outros antirretrovirais.

Doses
- 400 mg, por via oral, uma vez ao dia, juntamente com os alimentos. Para paciente em tratamento experimental, 300 mg/dia juntamente com ritonavir, 100 mg/dia, com os alimentos.
- para as associações com outros fármacos, observar os seguintes esquemas, sendo que, em geral, o atazanavir é administrado juntamente com os alimentos:
  a) 400 mg de atazanavir + 50% de redução da dose de claritromicina.
  b) atazanavir + didanosina: administrar o primeiro 2 horas antes ou 1 hora após a segundo.
  c) atazanavir 400 mg/dia + 50% de redução da dose de diltiazem.
  d) atazanavir 300 mg/dia + ritonavir 100 mg + efavirenzo 600 mg, em doses diárias administradas com os alimentos.
  e) atazanavir 400 mg/dia + rifabutina 150 mg em dias alternados ou 3 vezes por semana.
  f) atazanavir 300 mg/dia + ritonavir 100 mg ao dia, com os alimentos.
  g) atazanavir 400 mg/dia + sildenafila 25 mg a intervalos de 48 horas.
  h) atazanavir 400 mg/dia + tadalafila 10 mg a cada 72 horas.
  i) atazanavir 300 mg/dia + ritonavir 100 mg/dia + 300 mg/dia tenofovir. Não se deve administrar atazanavir isoladamente com tenofovir.
  j) atazanavir 400 mg/dia + vardenafila 2,5 mg a cada 72 horas.

Contraindicações
- hipersensibilidade ao atazanavir.
- gravidez e lactação.
- crianças.
- insuficiência hepática grave.
- uso concomitante com benzodiazepínicos, derivados do *ergot*, cisaprida, pimozida.

Precauções
- categoria B da FDA durante a gravidez.
- pode produzir hiperbilirrubinemia, aumento pre-existente do intervalo PR ao eletrocardiograma, desencadear hiperglicemia ou piorar o diabetes melito, e, ainda, aumento do sangramento em portadores de hemofilia A ou B.
- aumenta a sua concentração na presença de insuficiência hepática. Nesse caso a dose deve ser reduzida na presença de insuficiência hepática de grau moderado.
- aumento das transaminases que pode ser mais acentuado se estiver presente hepatite B ou C.
- risco do desencadeamento de acidose lática em pacientes obesos quando em uso concomitante de análogos nucleosídios.
- fazer avaliações periódicas dos níveis séricos de AST, ALT, FA, amilase, bilirrubina total, lipase, eletrocardiograma e INR.
- em caso de esquecimento do uso de uma dose e se estiver próximo em até 6 h da próxima dose, desconsiderar uma dose adicional e voltar ao esquema das doses habituais. Em nenhuma hipótese deve-se dobrar a dose.

Efeitos adversos
- tem-se observado uma redistribuição do acúmulo de gordura corporal em pacientes que são tratados com inibidores da protease, inclusive aumento das mamas e fisionomia cushingoide, embora essa relação não tenha sido definitivamente confirmada.
- desenvolvimento de síndrome de acidose lática e hiperlactatemia nos pacientes que usam atazanavir em conjunto com análogos nucleosídios, principalmente em mulheres obesas.
- hipersensibilidade ao atazanavir.
- reações alérgicas.
- diabetes melito ou hiperglicemia.
- lipodistrofia, icterícia.
- cefaleia.
- náusea e/ou vômito.
- exantema.
- febre, fadiga, artralgia, insônia.
- neuropatia periférica.

Superdose
- pode produzir icterícia, prolongamento do intervalo PR e bloqueio bifascicular assintomático ao eletrocardiograma.

Interações medicamentosas
- o uso concomitante com fármacos biotransformados pela isoenzima CYP3A4 ou UGT1A1 pode provocar aumento da concentração plasmática daqueles. Em geral, não se deve administrar o atazanavir com os seguintes fármacos: rifampicina, irinotecana, benzodiazepínicos, derivados do *ergot*, cisaprida, lovastatina e sinvastatina, pimozida, indinavir, inibidores da bomba protônica e *Hypericum perforatum*. Outras interações estão descritas a seguir.
- pode aumentar o efeito antiarrítmico da amiodarona, bepridil, lidocaína sistêmica, quinidina.
- administrar 2 h antes ou 1 h após o uso concomitante de antiácidos e protetores gástricos.
- aumenta a concentração da atorvastatina.
- não deve ser usada em associação com cisaprida ou pimozida devido ao alto risco de arritmias cardíacas.
- reduzir a dose de claritromicina devido ao risco de prolongamento do intervalo QTc.
- aumenta as concentrações da ciclosporina, sirolimo e tacrolimo.
- indutores da CYP3A4 podem aumentar a depuração do atazanavir, e os inibidores desta isoenzima podem aumentar a sua concentração plasmática.
- administrar atazanavir e didanosina separadamente: o primeiro com alimentos e o segundo em jejum.
- o uso concomitante de di-hidroergotamina, ergonovina, ergotamina ou metilergonovina está contraindicado devido ao risco em potencial de desenvolvimento de toxicidade aguda por *ergot*.
- aumenta as concentrações de diltiazem, felodipino, nifedipino, nicardipino e verapamil.
- o uso concomitante e isolado de atazanavir com efavirenzo diminui a exposição ao primeiro. Nesse caso deve-se administrar um terceiro fármaco, como o ritonavir.
- os antagonistas dos receptores H_2 podem diminuir a concentração do atazanavir e devem ser admi-

nistrados com um longo intervalo após a dose do antiviral.
- a administração concomitante com indinavir aumenta o risco de hiperbilirrubinemia.
- o uso concomitante com irinotecana inibe a UGT e aumenta a concentração daquela.
- a associação de atazanavir com ritonavir e cetoconazol ou itraconazol aumenta as concentrações dos dois últimos.
- o uso com sinvastatina ou lovastatina aumenta muito o risco de rabdomiólise e deve ser evitado.
- a associação com midazolam ou triazolam está contraindicada devido ao risco aumentado de depressão respiratória.
- a associação com nevirapina deve ser evitada porque diminui a ação do atazanavir.
- aumenta as concentrações de anticoncepcionais orais contendo etinilestradiol e noretindrona.
- os inibidores da bomba protônica não devem ser usados simultaneamente, pois diminuem as concentrações do atazanavir.
- aumenta as concentrações da rifabutina. Reduzir as doses desta.
- o uso com rifampicina reduz a concentração plasmática e ASC de cerca de 90%.
- o uso com ritonavir aumenta a concentração do atazanavir, e sua dose deve ser reduzida.
- aumenta a concentração do saquinavir.
- aumenta as concentrações da sildenafila, tadalafila e vardenafila com consequente aumento dos efeitos adversos desses.
- o uso com *Hypericum perforatum* reduz as concentrações de atazanavir e não se recomenda esta associação.
- como o tenofovir diminui a exposição ao atazanavir, ele só deve ser associado quando usado juntamente com o ritonavir.
- pode aumentar o efeito dos antidepressivos tricíclicos.
- o uso concomitante com voriconazol aumenta as concentrações do atazanavir. Não se deve utilizar a associação do voriconazol com atazanavir + ritonavir.
- pode aumentar as concentrações da varfarina.

▶ REYATAZ (Bristol-Myers Squibb), 60 cáps. × 150 e 200 mg

DELAVIRDINA

É inibidor da transcriptase reversa não nucleosídico usado no tratamento da infecção pelo vírus HIV-1, com nome químico: piperazina,1-[3-[(1-metil-etil)amino]-2-piridinil]-4-[[5-[(metil-sulfonil)amino]-1-H-indol-2-il]carbonil]-monometanossulfonato. Liga-se diretamente à transcriptase reversa bloqueando as atividades das polimerases do DNA, RNA-dependentes e DNA-dependentes. Não exerce atividade contra a transcriptase reversa do vírus HIV-2 e das DNA polimerases humanas α, γ ou δ, além da cepa *grupo O* do vírus HIV-1. Atua sinergicamente com uso concomitante de zidovudina, didanosina, zalcitabina, lamivudina, interferona-α e inibidores das proteases. Como monoterapia, pode ter sua potência reduzida de 50 a 500 vezes ao redor da oitava semana de tratamento. Em associação com zidovudina, ocorrem mutações, em análises genotípicas, principalmente na posição 103 e em menor grau nas 181 e 236, que se relacionam com o aparecimento de resistência cruzada com outros inibidores da transcriptase reversa. Apresentada sob a forma de mesilato.

Farmacodinâmica
- quimioterápico antiviral sistêmico.

Farmacocinética
- absorvida rapidamente após administração oral.
- atinge o pico da concentração plasmática em cerca de uma hora.
- o alimento reduz a $C_{máx}$ em 60%. Doses múltiplas administradas com alimento apresentam redução da $C_{máx}$ de cerca de 22%.
- biodisponibilidade de 85 ± 25%. A dissolução prévia, em água, aumenta a biodisponibilidade em 20%.
- 98% ligam-se às proteínas plasmáticas, principalmente à albumina.
- sofre biotransformação hepática mediada pela isoenzima CYP3A do citocromo P450, porém dados de análises *in vitro* sugerem a utilização da CYP2D6.
- as principais vias de biotransformação são a N-desacilação e desidroxilação piridínica.
- a depuração oral diminui cerca de 22 vezes com o aumento da dose de 60 para 1.200 mg/dia.
- meia-vida de 2 a 11 horas.
- 44% eliminados pelas fezes e 51% pela urina. Menos de 5% são recuperados na urina sob forma inalterada.

Indicações
- tratamento de infecção pelo vírus HIV-1 concomitantemente com outros agentes antirretrovirais.

Doses
- 400 mg três vezes ao dia.

Contraindicações
- hipersensibilidade à delavirdina.
- gravidez e lactação.

Precauções
- vigilância na administração a portadores de insuficiência hepática.
- suspender o tratamento na vigência de eritema ou exantema grave acompanhado de febre, sudorese, conjuntivite, lesões orais, dores articulares, formação de bolhas na pele.
- não foram realizados estudos em < 16 anos.

Efeitos adversos
- fadiga, cefaleia.
- náusea, vômito, diarreia, anorexia, estomatite.
- alterações de enzimas hepáticas.
- exantema maculopapular, prurido.
- intolerância ao álcool, hipo- ou hiperpotassemia.
- síndrome de Stevens-Johnson.

Interações medicamentosas
- o uso concomitante com anti-histamínicos, hipnóticos sedativos, antiarrítmicos, bloqueadores dos canais de cálcio, alcaloides do esporão de centeio, anfetaminas e cisaprida exerce efeitos aditivos.
- antiácidos reduzem sua absorção.
- uso concomitante de rifabutina diminui sua concentração e a delavirdina aumenta a concentração da primeira.
- rifampicina reduz a concentração da delavirdina em 100%.
- fenitoína, fenobarbital e carbamazepina reduzem sua concentração.
- cimetidina, famotidina, nizatidina e ranitidina diminuem sua absorção.
- uso conjunto de didanosina e delavirdina reduz as concentrações de ambas em 20%.
- aumenta a concentração do indinavir e a dose deste deve ser reduzida.
- ASC do saquinavir aumenta cerca de 5 vezes quando usado simultaneamente.

▶ RESCRIPTOR (Pharmacia & Upjohn), 360 cáps. × 100 mg

DIDANOSINA

Corresponde à didesoxi-inosina. Trata-se, portanto, de nucleosídeo sintético estruturalmente aparentado à inosina.
Sofre biotransformação intracelular dando trifosfato de didesoxiadenosina, metabólito ativo que inibe a transcriptase reversa, com o que a replicação do HIV é suprimida.

Farmacodinâmica
- quimioterápico antiviral.

Farmacocinética
- administrada por via oral, é bem absorvida; a presença de alimento diminui a absorção em 50%.
- atravessa a barreira hematencefálica, distribuindo-se no liquor, cerca de 19 a 21% da concentração plasmática uma hora após dose única em adultos, e 12 a 85% 1,5 a 3,5 h após dose única em crianças.
- biodisponibilidade muito variável: adultos, 33 a 37%; crianças, 19 a 42%.
- volume de distribuição: adultos, média de 0,7 a 1,0 L/kg; crianças, cerca de 35,6 L/m² de área corporal.
- é rapidamente biotransformada intracelularmente ao seu metabólito ativo, o trifosfato de didesoxiadenosina.
- atravessa a barreira placentária.
- meia-vida: adultos, aproximadamente 1,5 h; crianças, cerca de 0,8 h.
- atinge a concentração plasmática máxima (aproximadamente 1,6 µg/mL) em 0,5 a 1 h.
- eliminada pela urina (50%) por filtração glomerular e secreção tubular direta.

Indicações
- tratamento da síndrome de imunodeficiência adquirida (AIDS) em adultos e crianças de mais de 6 meses de idade com infecção adiantada por HIV que são intolerantes à zidovudina.

Doses
- via oral, adultos e adolescentes, com estômago vazio, pacientes com peso inferior a 60 kg, 125 mg cada 12 horas; pacientes com peso igual ou superior a 60 kg, 200 mg cada 12 horas.
- via oral, crianças, com estômago vazio, a dose recomendada é de 100 mg/m² cada 12 horas.

Contraindicações
- hipersensibilidade à didanosina.
- gravidez.
- lactação.
- alcoolismo ativo.
- fenilcetonúria.
- gota.
- hipertrigliceridemia.
- insuficiência hepática.
- insuficiência renal.
- neuropatia periférica.

- pancreatite.
- quadros clínicos que requerem restrição de sódio.
- hiperuricemia.

EFEITOS ADVERSOS
- neuropatia periférica, pancreatite, hepatite.
- anemia, leucopenia, granulocitopenia, trombocitopenia.
- febre, calafrios, prurido, erupção cutânea.
- despigmentação retinal, convulsões.
- cefaleia, insônia, irritabilidade, inquietação, ansiedade.
- diarreia, náusea, vômito, dor abdominal.
- hipertensão porta não relacionada à cirrose.

INTERAÇÕES MEDICAMENTOSAS
- pode diminuir a absorção de cetoconazol e dapsona.
- pode causar diminuição das concentrações plasmáticas de quimioterápicos fluorquinolônicos ou tetraciclinas.
- pode causar pancreatite, às vezes fatal, se usada concomitantemente com fármacos associados com pancreatite.
- por causar neuropatia periférica, deve-se evitar o seu uso concomitante com outros medicamentos que provocam neuropatia.

▸ *DIDANOSIN (Blaüsiegel), 60 comprimidos × 25, 50 e 100 mg*
▸ *DIDANOSINA (Bergamo), 60 comprimidos × 100 mg*
▸ *DIDANOSINA (Cristália), 20 e 60 comprimidos × 100 mg*
▸ *DIDANOSINA (Lafepe), 60 comprimidos × 25, 50 e 100 mg*
  fr. c/ pó para solução × 1, 2 e 4 g
▸ *DIDANOSINA (Vital Brazil), 60 comprimidos × 25 e 100 mg*
▸ *DIDAX (Eurofarma), 60 comprimidos × 25 e 100 mg*
▸ *VIDEX (Bristol-Myers Squibb), 60 comprimidos × 25, 50 e 100 mg*

EFAVIRENZO

Corresponde à (S)-6-cloro-4-(ciclopropiletinil)-1,4-di-hidro-4-(trifluorometil)-2H-3,1-benzoxazin-2-ona, inibidor não nucleosídico da transcriptase reversa com atividade específica contra o vírus HIV-1. Não exerce ação contra a transcriptase reversa do HIV-2 e contra as DNA polimerases humanas alfa, beta, gama e delta. Como com outros inibidores da transcriptase reversa (ITR), desenvolve resistência ao vírus quando usado como monoterapia e, portanto, deve ser usado em associação com outros antirretrovirais. *In vitro* observa-se mutação > 90% na posição 103 (lisina-asparagina) e o desenvolvimento de resistência cruzada com outros ITR mas não com inibidores da protease.

FARMACODINÂMICA
- quimioterápico antiviral sistêmico.

FARMACOCINÉTICA
- após administração oral atinge o pico da concentração plasmática de 3 a 5 horas.
- concentração plasmática de equilíbrio atingida de 6 a 10 dias.
- a biodisponibilidade aumenta em cerca de 50% se administrado com alimentação rica em lipídios.
- alta ligação proteica: > 99%, principalmente à albumina.
- sofre biotransformação hepática utilizando o sistema enzimático do citocromo P450, principalmente as isoenzimas CYP3A4 e CYP2B6.
- meia-vida de 52 a 76 horas.
- 14-34% eliminados pela urina, na forma de metabólitos, e 16-61% pelas fezes.

INDICAÇÕES
- tratamento da infecção pelo vírus HIV-1 em associação com outros agentes antirretrovirais.

DOSES
- 600 mg, por via oral, ao dia juntamente com outros ITS ou inibidores da protease. Deve-se evitar a administração com alimentos ricos em lipídios.
- para crianças > 3 anos e pesando entre 10 e 40 kg, dose diária de acordo com a tabela a seguir.

Peso	Dose (mg)
10 a < 15	200
15 a < 20	250
20 a < 25	300
25 a < 32,5	350
32,5 a < 40	400
≥ 40	600

CONTRAINDICAÇÕES
- hipersensibilidade ao efavirenzo.
- gravidez e lactação.
- uso concomitante de astemizol, cisaprida, midazolam, triazolam ou derivados do esporão do centeio, devido à competição com a isoenzima CYP3A4.
- crianças < 3 anos ou < 13 kg.

PRECAUÇÕES
- usar concomitantemente com outros agentes antirretrovirais, devido ao aparecimento de resistência quando usado como monoterápico.
- pode produzir depressão aguda, inclusive tentativa de suicídio em paciente com antecedente de doença psiquiátrica.
- vigiar as enzimas hepáticas nos pacientes com antecedente de hepatite B ou C.
- vigiar a taxa de colesterol.

EFEITOS ADVERSOS
- fadiga, tontura, cefaleia, sudorese.
- náusea, vômito, diarreia, boca seca, pancreatite, hepatite.
- alteração da concentração, insônia ou sonolência, depressão, nervosismo.
- exantema.
- hematúria.
- intolerância ao álcool.

INTERAÇÕES MEDICAMENTOSAS
- uso concomitante com nelfinavir aumenta a concentração deste em cerca de 21%.
- diminui a concentração do indinavir em 16% e do saquinavir em 50%.
- uso simultâneo com ritonavir aumenta ASC de ambos em 20%.
- rifamicina reduz sua concentração plasmática em 20%.
- reduz a concentração da claritromicina em 26%.
- aumenta a ASC do etinilestradiol em 37%.

▸ *STOCRIN (Merck Sharp & Dohme), 30 cáps. × 50 e 100 mg*
  90 cáps. × 200 mg

ENFUVIRTIDA

Pertence à terceira classe de antiviral utilizado no tratamento de infecção pelo vírus HIV-1, denominada inibidores de fusão. É um peptídio sintético constituído por 36 aminoácidos que possui um terminal-N acetilado e um terminal-C constituído por uma carboxamida. Liga-se, fora da célula e com alta especificidade, à cadeia de repetição heptavalente (HR1) da glicoproteína gp41 do vírus HIV. Dessa maneira, inibe o rearranjo estrutural e bloqueia a entrada viral na célula. Através desse novo mecanismo de ação, possui baixo potencial de resistência cruzada com classes de antirretrovirais. Também possui atividade *in vitro* contra vírus R5 e X4, porém não exerce qualquer ação sobre o vírus HIV-2. Além disso, exibe efeitos sinérgicos quando utilizada em associação com outras classes de antivirais, como efavirenzo, indinavir, lamivudina, nelfinavir e zidovudina.

FARMACODINÂMICA
- antiviral.

FARMACOCINÉTICA
- após administração SC de 90 mg a biodisponibilidade absoluta é de 84,3% ± 15,5%.
- ASC de 55,8 ± 12,1 µg/mL/h. ASC 12 h de 48,7 ± 19,1 µg/mL/h. A ASC do metabólito M3 é de 2,4% a 15% da ASC da enfuvirtida.
- volume de distribuição de cerca de 5,5 ± 1,1 L.
- 92% ligam-se às proteínas plasmáticas, principalmente à albumina e em menor grau à glicoproteína ácida α-1.
- em estudos *in vitro* sofre hidrólise ao nível hepático, formando um metabólito desaminado M3, no resíduo fenilanínico do terminal-C.
- meia-vida de cerca de 3,8 ± 0,6 h.
- atinge o pico da concentração plasmática máxima em cerca de 4 horas.
- $C_{máx}$ de 5,0 ± 1,7 µg/mL.
- depuração de 24,8 ± 4,1 mL/h/kg. Depuração em associação com outros antirretrovirais de cerca de 30,6 ± 10,6 mL/h/kg. A depuração é inferior a cerca de 20% no sexo feminino. A diminuição da depuração é diretamente proporcional à redução do peso.

INDICAÇÕES
- tratamento da infecção pelo vírus HIV-1 em combinação com outros fármacos antirretrovirais e que apresentam sinais de replicação viral apesar do tratamento anterior com outros antirretrovirais. É necessário que a enfuvirtida seja administrada com pelo menos um outro antirretroviral e que tenha atividade demonstrada *in vitro* de acordo com testes de resistência ao HIV e histórico do fármaco.

DOSES
- para adultos, 90 mg, por via subcutânea, duas vezes ao dia, aplicados na parte superior do braço, face anterior da coxa ou abdome.
- para crianças > 6 anos até adolescentes de 16 anos, 2 mg/kg, por via SC, duas vezes ao dia e nos mesmos locais indicados para os adultos. Pode-se obedecer à seguinte tabela para facilitar a administração:

Peso (kg)	Dose por injeção (mg/dose)	Volume injetado (90 mg de enfuvirtida/mL)
11–15,5	27	0,3 mL
15,6–20	36	0,4 mL
20,1–24,5	45	0,5 mL
24,6–29	54	0,6 mL
29,1–33,5	63	0,7 mL
33,6–38	72	0,8 mL
38,1–42,5	81	0,9 mL
≥ 42,6	> 94	1,0 mL

- dose máxima para crianças: 90 mg duas vezes ao dia.
- para pacientes geriátricos, observar a mesma dose dos pacientes adultos.

CONTRAINDICAÇÕES
- hipersensibilidade à enfuvirtida.
- gravidez e lactação.
- < 6 anos de idade.
- presença de fatores de risco para pneumonia: carga viral inicial alta, contagem de células CD4 baixa, uso de fármacos por via IV, doença pulmonar prévia, tabagismo.

PRECAUÇÕES
- uma vez preparada a solução para injeção, deve ser administrada imediatamente. Em caso de conservação sob refrigeração, deve ser utilizada em até 24 horas. Após retirada do refrigerador, a solução deve retornar à temperatura ambiente e ser inspecionada, devendo apresentar-se clara, transparente e sem bolhas. Os pacientes devem ser orientados quanto à aplicação do produto, e a primeira injeção deve ser administrada sob a supervisão de um profissional treinado.
- vigiar a ocorrência de reações no local da injeção, tais como celulite.
- o uso isolado da enfuvirtida pode desencadear o desenvolvimento de resistência viral ao fármaco bem como aos outros fármacos da mesma classe.
- vigiar a administração aos pacientes que dirigem veículos ou operam máquinas, pois pode produzir tonturas.

EFEITOS ADVERSOS
- reações de hipersensibilidade: calafrios, elevação de transaminases, febre, hipotensão, náuseas, vômitos. Reações imunológicas primárias. Glomerulonefrite. Desconforto respiratório. Síndrome de Guillain-Barré. Nestes casos deve-se suspender imediatamente o tratamento, e este não deverá ser reiniciado posteriormente.
- dor, eritema, edema, prurido, equimose, nódulos ou cistos, no local da injeção. Esses sinais podem aparecer entre três a sete dias do início do tratamento, mas podem surgir após o sétimo dia.
- neuropatia periférica, paralisia do sexto nervo.
- pancreatite.
- pneumonia.
- conjuntivite, sinusite.
- insuficiência renal.
- papiloma dérmico.
- infecção no local da injeção.
- ansiedade, astenia, depressão, insônia, tonturas.
- anorexia, xerostomia, alteração do paladar, diarreia ou constipação, dor no abdome superior.
- tosse.
- perda de peso.
- linfadenopatia, herpes.
- neutropenia, trombocitopenia.
- aumento dos seguintes exames laboratoriais: aumento de AST, ALT, CPK, gama-GT, eosinófilos, triglicérides, amilase, lipase, hemoglobina.

INTERAÇÕES MEDICAMENTOSAS
- não se espera alteração na biotransformação de fármacos que utilizam o sistema isoenzimático CYP450, pois a enfuvirtida não é seu inibidor. Tampouco inibe a biotransformação dos fármacos que utilizam o isossistema CYP3A4, CYP2D6, CYP1A2, CYP2C19 e CYP2E1 como substrato.

▶ *FUZEON (Roche), 60 fr.-amp. com 108 mg (90 mg de enfuvirtida com 1,1 mL de solução reconstituída) + 60 fr. de água estéril para injeção + 60 seringas de 3 mL (para preparar a solução) + 60 seringas de 1 mL + 1 recipiente para coleta de material perfurocortante*

ENTRICITABINA/TENOFOVIR

A entricitabina é a 5-fluoro-1-(2R,5S)-[2-(hidroximetil)-1,3-oxatiolan-5-il]citosina. É um enantiômero (–), análogo *tio* da citidina, com flúor na posição-5. É inibidor da transcriptase reversa do vírus HIV-1. A combinação entricitabina/tenofovir é utilizada em associação com outros antirretrovirais no tratamento de infecção pelo vírus HIV-1 tanto em adultos como em crianças maiores de 12 anos. O tenofovir será descrito adiante neste capítulo, bem como algumas características de suas interações medicamentosas.

FARMACODINÂMICA
- antiviral.

FARMACOCINÉTICA
- após administração oral, é rapidamente absorvida atingindo a concentração plasmática máxima entre 1 e 2 h.
- baixa ligação às proteínas plasmáticas, de cerca de menos de 4%.
- 86% são eliminados através de filtração glomerular e secreção tubular renal ativa, sendo 13% sob a forma de metabólitos: diastereômeros 3′-sulfóxido e ácido glicurônico conjugado.
- meia-vida de cerca de 10 h.

INDICAÇÃO
- tratamento de adultos e crianças > 12 anos com infecção por vírus HIV-1, em associação com outros fármacos antirretrovirais.

DOSES
- para adultos e crianças > 12 anos com peso ≥ 35 kg, 200 mg de entricitabina/300 mg de tenofovir, 1 vez/dia administrados com ou sem alimentos
- na insuficiência renal, com a depuração da creatinina entre 30 e 49 mL/min, a dose deve ser ajustada de acordo com a tabela a seguir.

Dose para pacientes com depuração de creatinina alterada

Depuração da creatinia (mL/min)	≥ 50	30-49	< 30 (incluindo pacientes em hemodinálise)
Intervalo da dose	Cada 24 h	Cada 48 h	Não administrar

- não é necessário ajuste de dose na insuficiência renal leve (depuração da creatinina entre 50 e 80 mL/min).

CONTRAINDICAÇÕES
- portadores de hepatite B.
- associação com fármacos nefrotóxicos.
- associação com lamivudina isoladamente ou nas combinações abacavir/lamivudina, abacavir/lamivudina/zidovudina, lamivudina/zidovudina ou com adefovir.
- categoria B da FDA, na gravidez.
- lactação.

PRECAUÇÕES
- suspender o tratamento em caso de hepatotoxicidade importante ou de dados clínicos ou laboratorias de acidose lática.
- realizar testes laboratoriais de hepatite B antes de iniciar o tratamento.
- realizar depuração de creatinina e de fórforo sérico antes de iniciar o tratamento. Vigiar a função renal em pacientes com depuração de creatinina entre 30 e 49 mL/min.
- realizar densitometria óssea em pacientes com antecedente de fratura óssea ou com fatores de risco para osteoporose ou perda óssea.
- regimes terapêuticos com nucleosídios triplos devem ser usados com precaução, pois podem ser menos eficazes do que outros que utilizem um inibidor da transcriptase reversa não nucleosídico ou um inibidor da protease do HIV-1.
- como profilaxia pré-exposição, só se justifica como parte de um programa que inclua outras medidas preventivas, pois nem sempre é eficaz na prevenção da infecção pelo vírus HIV-1.
- vigiar a administração em idosos.

EFEITOS ADVERSOS
- diarreia, náuseas, vômitos, dor abdominal.
- fadiga.
- cefaleia, tonturas.
- depressão, insônia.
- exantema, hiperpigmentação.
- infecção do trato respiratório superior.
- qualquer alteração laboratorial de grau ≥ 3.
- artralgia, dor nas costas, neuropatia periférica, mialgia.
- febre, anemia.
- aumento das bilirrubinas e da amilase. Aumento ou diminuição da glicose sérica. Hipercolesterolemia, hipertrigliceridemia, aumento da CPK. Diminuição da hemoglobina, neutropenia < 750/mm^3. Aumento de AST e ALT. Proteinúria.
- efeitos pós-comercialização: reações alérgicas, acidose lática, hipocalemia, hipofosfatemia, pancreatite, esteatose hepática, hepatite, osteomalacia, rabdomiólise, insuficiência renal aguda, síndrome de Fanconi, necrose tubular aguda, tubulopatia renal proximal, nefrite intersticial.

INTERAÇÕES MEDICAMENTOSAS
- vigiar a administração com didanosina. Para pacientes com < 60 kg, a dose de didanosina deve ser reduzida para 250 mg; em caso de efeitos adversos, o fármaco deve ser suspenso.

- o atazanavir aumenta as concentrações do tenofovir (associação entricitabina/tenofovir).
- não se recomenda a administração de atanazavir sem ritonavir quando se utiliza entricitabina/tenofovir. Nesse caso, a dose de atazanavir deve ser de 300 mg com 100 mg de ritonavir.
- lopinavir/ritonavir aumenta as concentrações do tenofovir.
- fármacos eliminados por filtração glomerular podem aumentar as concentrações da entricitabina, tenofovir e/ou outros medicamentos administrados conjuntamente, tais como: aciclovir, adefovir, dipivoxila, cidofovir, ganciclovir, valaciclovir e valganciclovir.

▸ TRUVADA (United Medical), (entricitabima 200 mg + tenofovir 300 mg por comprimido), 30 comprimidos

ESTAVUDINA

Corresponde à 2',3'-didesidro-3'-desoxitimidina. É, pois, análogo nucleosídico da timidina. Atua sobre o vírus HIV, causador da AIDS.

Após ser fosforilada rapidamente por ação enzimática até a forma de trifosfato de estavudina, metabólito ativo, compete com o substrato natural, o trifosfato de desoxitimidina; assim inibe a transcriptase reversa do vírus da imunodeficiência humana (HIV) e, consequentemente, sua replicação. Inibe também a síntese do DNA viral por interrupção da cadeia de DNA devido à ausência do grupo 3'-hidroxila, que é necessário para elongação do DNA. Além disso, o trifosfato de estavudina inibe a beta e gama polimerase do DNA celular e reduz de maneira acentuada a síntese do DNA mitocondrial.

A estavudina não cura a infecção pelo HIV e os pacientes podem continuar a adquirir doenças associadas com a AIDS ou infecções pelo HIV, inclusive infecções oportunistas. Não reduz a incidência ou frequência de doenças relacionadas à AIDS. O tratamento com estavudina não comprovou reduzir o risco de transmissão do HIV para outras pessoas através do contato sexual ou contaminação sanguínea.

Farmacodinâmica
- quimioterápico antiviral sistêmico.

Farmacocinética
- após administração oral, é rapidamente absorvida do trato gastrintestinal; a presença de alimento no estômago acarreta diminuição de cerca de 45% na concentração plasmática máxima, embora não cause alteração da disponibilidade sistêmica.
- atravessa a barreira hematencefálica e distribui-se no liquor; é igualmente distribuída entre as hemácias e o plasma.
- a ligação às proteínas séricas é desprezível.
- biodisponibilidade absoluta média: adultos, 86,4%; crianças, 78,5%.
- atinge a concentração plasmática máxima (aproximadamente 1,4 μg/mL após dose oral de 70 mg) em 0,5 a 1,5 h.
- volume médio aparente de distribuição: adultos, 0,8 a 1,1 L/kg; crianças, cerca de 0,68 L/kg.
- sofre biotransformação dando trifosfato de estavudina, o substrato ativo para a transcriptase reversa do HIV.
- meia-vida de eliminação: adultos, 1 a 1,6 h (média, 1,44 h); crianças, 0,9 a 1,1 h (média, 0,91 h); adultos com insuficiência renal, aproximadamente 4,8 h.
- depuração diminui à medida que diminui a depuração da creatinina; por isso, deve-se reduzir a dose em pacientes com insuficiência renal.
- excretada pela urina (39 ± 23% da dose) por filtração glomerular e secreção tubular na forma inalterada em 6 a 24 horas; cerca de 50% são eliminados por via não renal.

Indicações
- tratamento da infecção adiantada por vírus da imunodeficiência humana (HIV), embora a zidovudina deva ser a terapia inicial porque prolonga a sobrevida em pacientes com esta infecção.
- tratamento da síndrome de imunodeficiência adquirida (AIDS).

Doses
- via oral, pacientes com peso inferior a 60 kg, 30 mg cada 12 horas; pacientes com peso superior a 60 kg, 40 mg cada 12 horas; nos pacientes com insuficiência renal, as doses devem ser diminuídas:

depuração da creatinina L/min	dose recomendada por peso do paciente	
	> 60 kg	< 60 kg
> 50	40 mg cada 12 h	30 mg cada 12 h
26-50	20 mg cada 12 h	15 mg cada 12 h
10-25	20 mg cada 24 h	15 mg cada 24 h

- não se estabeleceram a segurança e a eficácia da estavudina em crianças.

Contraindicações
- hipersensibilidade à estavudina.
- gravidez.
- lactação.
- insuficiência hepática.
- insuficiência renal.
- neuropatia periférica.

Precauções
- visto que o maior efeito adverso da estavudina é a neuropatia periférica (15 a 21%), deve-se interromper o tratamento se ela se desenvolver.
- pacientes com história prévia de pancreatite devem ser observados, pois estudos clínicos indicam que ela ocorre em 1% dos tratados com estavudina e pode ser fatal.
- vigiar a ocorrência de hiperlactacidemia.

Efeitos adversos
- neuropatia periférica, caracterizada por dormência, formigamento ou dor nos pés e nas mãos.
- cefaleia, calafrios/febre, astenia, dor abdominal, dor nas costas, indisposição, reação alérgica, síndrome de gripe, dor pélvica, neoplasias.
- dor torácica, vasodilatação, hipertensão, distúrbios vasculares periféricos, síncope.
- diarreia, náuseas e vômitos, anorexia, dispepsia, constipação, estomatite ulcerativa, estomatite aftosa, pancreatite.
- linfoadenopatia.
- perda de peso.
- mialgia, fraqueza muscular principalmente em portadores do vírus HIV em uso de antirretrovirais, artralgia.
- sintomas neurológicos periféricos, insônia, ansiedade, depressão, nervosismo, tontura, confusão, enxaqueca, sonolência, tremor.
- dispneia, pneumonia, asma.
- erupção cutânea, sudorese, prurido, erupção cutânea maculopapular, neoplasia cutânea benigna, urticária, dermatite esfoliativa.
- conjuntivite, alterações visuais.
- disúria, dor genital, dismenorreia, vaginite.
- neutropenia, trombocitopenia, anemia, leucopenia, fosfatase alcalina aumentada.

Interações medicamentosas
- cisplatina, cloranfenicol, dapsona, didanosina, etambutol, etionamida, fenitoína, hidralazina, isoniazida, lítio, metronidazol, nitrofurantoína, vincristina ou zalcitabina poderão produzir ou exacerbar o efeito tóxico de neuropatia periférica e, por isso, devem ser evitados durante o tratamento com estavudina ou utilizados com cautela.

▸ ESTAVUDINA (AB Farmo), 60 cáps. gelatinosas × 40 mg (genérico)
▸ ESTAVUDINA (Lafepe), 60 cáps. × 30 e 40 mg
▸ ESTAVUDINA (Ranbaxy), 10 e 60 cáps. × 30 e 40 mg (genérico)
▸ ESTAVUDINA (Vital Brazil), 60 cáps. × 15, 20, 30 e 40 mg
▸ ZERITAVIR (Bristol-Myers Squibb), 60 cáps. × 20 e 40 mg

FANCICLOVIR

É o éster diacetil do 6-desoxi penciclovir, que é um composto guanina antiviral. O fanciclovir é biotransformado para penciclovir na parede intestinal. Através de hidrólise enzimática, no intestino, um primeiro grupo éster é removido. O segundo grupo éster é removido no fígado, ocorrendo em seguida uma oxidação na posição 6 da purina e formando o penciclovir, que é o composto ativo. O penciclovir não é bem absorvido, ao contrário do fanciclovir, mas penetra tanto nas células infectadas por vírus como nas células não infectadas, tornando-se altamente seletivo. Esta seletividade ocorre porque a formação do composto ativo, o trifosfato de penciclovir (PCV-TP), depende da atividade da timidinoquinase viral. Ocorrem então diversas fosforilações, e o tempo em que o PCV-TP permanece na célula é capaz de inibir a replicação viral. A fosforilação permite a formação de dois enantiômeros (R) e (S), sendo que este último é estruturalmente semelhante ao trifosfato de desoxiguanosina 9dGTP, um substrato para a DNA-polimerase viral. É ele quem compete com a dGTP pela incorporação no DNA, impedindo a replicação viral. É ativo contra os herpesvírus humanos HSV-1, HSV-2, VZV, vírus Epstein-Barr e citomegalovírus, além de ser também ativo contra o vírus da hepatite B.

Farmacodinâmica
- antiviral.

Farmacocinética
- após administração oral sofre extensa absorção.
- biodisponibilidade de 77%.
- sofre extensa eliminação pré-sistêmica para transformar-se em penciclovir.
- após administração em jejum o penciclovir atinge a concentração plasmática máxima em 1 hora e a quantidade de fanciclovir convertida em penciclovir não é afetada pelos alimentos.
- < 25% ligam-se às proteínas plasmáticas.
- volume de distribuição: 1 L/kg.
- meia-vida plasmática: 2,2 horas.
- depuração renal do penciclovir: 25-30 L/h.
- 73% eliminados pelos rins e 27% pelas fezes, sendo o penciclovir o principal metabólito na urina.

INDICAÇÕES
- tratamento de infecções agudas por herpes zoster e herpes genital.

DOSES
- no herpes-zóster, 250 mg 3 vezes ao dia por 7 dias.
- no herpes genital, 250 mg 3 vezes ao dia por 5 dias.
- nas infecções recorrentes do herpes genital, 125 mg 2 vezes ao dia por 5 dias.
- não é necessário ajuste posológico no idoso ou na insuficiência hepática.
- na insuficiência renal, para a depuração de creatinina (DC) de 30-59 mL/min/1,73 m², 250 mg duas vezes ao dia, para o tratamento de infecções por herpes zoster e primeiro episódio de herpes genital. Para DC entre 10 e 20 mL/min/1,73 m², 250 mg uma vez ao dia. Nas infecções recorrentes do herpes genital, para DC entre 30 e 59 mL/min/1,73 m², não fazer ajuste posológico. Para DC entre 10 e 29 mL/min/1,73 m², 125 mg uma vez ao dia.
- nos pacientes submetidos à hemodiálise recomenda-se um intervalo de 48 horas entre as doses, para os períodos entre as diálises.

CONTRAINDICAÇÕES
- hipersensibilidade ao fanciclovir.
- gravidez e lactação.
- crianças.

EFEITOS ADVERSOS
- cefaleia.
- náuseas, vômitos, diarreia.

INTERAÇÕES MEDICAMENTOSAS
- nenhuma interação significativa.

▶ FAMVIR (Novartis), 10 comprimidos × 125 mg
21 comprimidos × 250 mg
▶ FAMVIR P (GlaxoSmithKline), tubo de 5 g × 0,01 g/g de creme a 1%
▶ FAMVIR TILTAB (GlaxoSmithKline), 10 comprimidos × 125 mg
21 comprimidos × 250 mg
▶ FANCLOMAX (Bläusiegel), 10 comprimidos × 125 mg
7 e 63 comprimidos × 250 mg
▶ PENVIR (Sigma Pharma), 10 comprimidos × 125 mg
21 comprimidos × 500 mg

FOSCARNETE

É antiviral derivado do ácido fosfônico. Inibe a replicação viral através de bloqueio não competitivo do local de ligação do pirofosfato da DNA polimerase viral, evitando a clivagem do pirofosfato do trifosfato desoxinucleosídeo e o alongamento da cadeia de DNA viral. Ao contrário do ganciclovir e do aciclovir, não necessita da timidina cinase viral para sua ativação. Com a interrupção do tratamento, a replicação viral volta a ocorrer. Além disso, inibe, in vitro, a replicação viral de todos os herpesvírus: *HSV-1* e *HSV-2*, *Varicella-zoster*, *Epstein-Barr*, *HHV-6* e *Citomegalovirus*. Atua ainda inibindo competitivamente a transcriptase reversa do vírus HIV e a DNA polimerase do vírus da hepatite B. Usado como foscarnete sódico hexaidratado.

FARMACODINÂMICA
- antiviral.

FARMACOCINÉTICA
- pouco absorvido após administração oral.
- biodisponibilidade: 12-22%.
- sofre sequestração para cartilagem e osso.
- nos infectados pelo vírus HIV a concentração no líquor é de cerca de 43% daquela no plasma.
- volume de distribuição: 0,4-0,6 L/kg.
- 14 a 17% ligam-se às proteínas plasmáticas.
- não sofre biotransformação.
- tempo para atingir a concentração plasmática máxima: final da infusão IV.
- depuração plasmática após administração IV: 130-160 mL/min.
- depuração renal de cerca de 130 mL/min.
- meia-vida de 2-4 horas.
- > 80% eliminados na urina na forma inalterada. Pode ocorrer reabsorção tubular.

INDICAÇÕES
- tratamento da retinite por citomegalovírus em portadores do vírus HIV.
- infecções por citomegalovírus, incluindo aquelas com pneumonia ou doença gastrintestinal.
- infecções mucocutâneas por vírus *Herpes simplex* que não respondem ao aciclovir em pacientes imunodeprimidos.
- infecções por vírus *Varicella-zoster* em pacientes infectados por vírus HIV.

DOSES
- para tratamento de indução da retinite por citomegalovírus, para adultos e adolescentes, infusão IV de 60 mg/kg administrados em 1 hora em bomba de infusão, a cada oito horas durante 14 a 21 dias, de acordo com a resposta clínica. Para administração em veia periférica, deve ser diluído em solução glicosada a 5% ou fisiológica.
- para manutenção, infusão IV de 90 a 120 mg/kg administrados em 2 horas com bomba de infusão, uma vez por dia.
- para tratamento de infecções mucocutâneas por *Herpes simplex* e *Varicella-zoster*, infusão IV de 40 mg/kg administrados em 1 hora com bomba de infusão, a cada oito horas por 14 a 21 dias, de acordo com a resposta clínica. A dose deve ser ajustada se a depuração de creatinina < 1,6 mL/kg/min.
- para adultos com insuficiência renal, a dose varia de acordo com a depuração de creatinina relacionada na tabela adiante.

CONTRAINDICAÇÕES
- hipersensibilidade ao foscarnete.
- gravidez e lactação.
- crianças.

PRECAUÇÕES
- observar o ajuste da dose nos idosos.
- pode produzir diminuição na concentração de hemoglobina, com piora de eventual anemia.
- os pacientes devem ser hidratados antes e durante o tratamento para evitar dano renal.
- reduzir a dose na insuficiência renal.

EFEITOS ADVERSOS
- necrose tubular aguda, diabetes insípido.
- anemia, granulocitopenia.
- neurotoxicidade: tremor, fasciculação muscular, convulsão, formigamento labial, dor ou adormecimento das mãos e pés.
- flebite.
- ulcerações da boca, garganta, pênis, vulva.
- dor abdominal, anorexia, náusea, vômito.
- aumento de AST, ALT, fosfatase alcalina, fosfato sérico, bilirrubinas.
- fosfato sérico pode também estar diminuído, bem como o cálcio total.
- aumento da creatinina sérica.
- magnésio e potássio séricos podem estar diminuídos.

INTERAÇÕES MEDICAMENTOSAS
- o uso concomitante de fármacos nefrotóxicos, como aminociclitóis e anfotericina B, aumenta o risco de dano renal.
- a associação com pentamidina IV pode produzir nefrotoxicidade, hipocalcemia e hipomagnesemia.
- zidovudina produz efeito aditivo.

▶ FOSCAVIR INTRAVENOSO (AstraZeneca), fr. de 250 mL × 24 mg/mL

GANCICLOVIR

É um nucleósido sintético análogo à guanina e estruturalmente semelhante ao aciclovir, com nome químico 9-(1-3-di-hidroxi-2-propoximetil)

tratamento de indução		
depuração de creatinina (mL/kg/min)	retinite por citomegalovírus cada 8 horas (mg/kg)	vírus *Herpes simplex* cada 8 horas (mg/kg)
> 1,6	60	40
1,6-1,4	55	37
1,4-1,2	49	33
1,2-1,0	42	28
1,0-0,8	35	24
0,8-0,6	28	19
0,6-0,4	21	14
< 0,4	tratamento não recomendado	

tratamento de manutenção da retinite por citomegalovírus	
depuração de creatinina (mL/kg/min)	infusão única dose: mg/kg/dia durante 2 horas
> 1,4	90-120
1,4-1,2	78-104
1,2-1,0	75-100
1,0-0,8	71-94
0,8-0,6	63-84
0,6-0,4	57-76
< 0,4	tratamento não recomendado

guanina. É apresentado como sal sódico. No meio intracelular é convertido à forma de trifosfato de ganciclovir, que possui atividade antiviral, através de fosforilações. Essas reações são mais rápidas em células infectadas. É ativo contra citomegalovírus (CMV), vírus do herpes simples 1 e 2, vírus Epstein-Barr e vírus da varicela-zóster. O trifosfato de ganciclovir inibe, de modo competitivo, a polimerase do DNA viral de forma mais intensa do que a polimerase celular através da inibição competitiva da incorporação da desoxiguanosina trifosfato ao DNA pela DNA polimerase e término do alongamento do DNA viral resultante da incorporação do trifosfato de ganciclovir ao DNA viral. Pode ocorrer resistência viral.

Farmacodinâmica
- antiviral.

Farmacocinética
- sofre pequena absorção após administração oral.
- biodisponibilidade de 5 a 9%.
- distribui-se em todos os tecidos do corpo.
- atravessa as barreiras placentária e hematencefálica.
- volume de distribuição de cerca de 0,74 L/kg.
- baixa ligação proteica: 1 a 2%.
- biotransformação desprezível.
- concentração plasmática máxima de 8,27 a 9 µg/mL.
- meia-vida plasmática de 2,9 horas para administração IV e 3,1 a 5,5 para administração oral.
- atinge a concentração plasmática máxima em 1,8 h em jejum e em 3 h quando administrada com alimentos.
- eliminação completa por via renal sob forma inalterada.

Indicações
- prevenção e tratamento de infecção pelo citomegalovírus em pacientes imunodeprimidos que apresentam risco de vida ou de perda da visão.
- na polirradiculopatia provocada por citomegalovírus, como complicação em pacientes portadores de AIDS/SIDA.

Doses
- para retinite por citomegalovírus, 5 mg/kg, IV, administrada em 1 hora, de 12/12 h por 2 a 3 semanas. Para manutenção, 5 mg/kg, IV, em 1 hora, uma vez ao dia, durante cinco dias. Por via oral, utilizada apenas como manutenção, 1 g três vezes por dia. A dose deve ser reduzida na insuficiência renal: para depuração da creatinina, de 50-69 mL/min, 1,5 g/dia; 25-49 mL/min, 1,0 g/dia; 10-24 mL/min, 500 mg/dia; < 10 mL/min, 500 mg três vezes por semana.
- para infecção por citomegalovírus (profilaxia), 5 mg/kg, IV, administrada em 1 hora, a intervalo de 12 horas, por 1 a 2 semanas. Depois, a mesma dose, uma vez por dia durante 1 semana. Para pacientes com disfunção renal: depuração de creatinina ≥ 70 mL/min, 5 mg/kg a cada 12 h para indução e 5 mg/kg uma vez por dia para manutenção; depuração entre 50 e 69 mL/min, indução de 2,5 mg/kg cada 12 h e 2,5 mg/kg uma vez/dia como manutenção; depuração entre 25 e 49 mL/min, indução de 2,5 mg/kg cada 24 h e manutenção de 1,25 mg/kg uma vez ao dia; depuração entre 10 e 24 mL/min, indução de 1,25 mg/kg cada 24 h e manutenção de 0,625 mg/kg uma vez ao dia; depuração < 10 mL/min, indução de 1,25 mg/kg três vezes por semana, após a hemodiálise e manutenção de 0,625 mg/kg três vezes por semana.
- para uso pediátrico não há dose estabelecida. Tem-se administrado dose de 7,5 a 10 mg/kg de 12/12 ou de 8/8 horas e durante o período estabelecido nos esquemas anteriores. Para manutenção, 2,5 a 5 mg/kg por dia.

Contraindicações
- gravidez.
- lactação.
- hipersensibilidade ao ganciclovir.
- pacientes geriátricos.

Precauções
- o uso de ganciclovir tem sido limitado em pacientes < 12 anos.

Efeitos Adversos
- neutropenia e trombocitopenia.
- possui propriedades carcinogênicas em animais e deve ser considerado um carcinogênico em potencial para os seres humanos.
- pode produzir mutações.
- pode alterar a espermatogênese e provocar infertilidade nas mulheres.
- anemia.
- alterações mentais.
- flebite.
- endoftalmite, descolamento de retina, hemorragia subconjuntival, fibrose da esclerótica, para os casos de administração intravítreo.
- distúrbios gastrintestinais.

Interações Medicamentosas
- acentuação da depressão da medula óssea se associada com fármacos que produzem discrasias sanguíneas, radioterapia.
- a associação com didanosina aumenta a área sob a curva desta última.
- o uso concomitante com imipeném/cilastatina pode provocar convulsão.
- ciclosporina e anfotericina B podem precipitar insuficiência renal.
- a probenecida pode diminuir a depuração do ganciclovir.
- o uso concomitante com zidovudina pode produzir alterações hemáticas.
- alterações de AST, ALT, bilirrubinas.

▶ CYMEVENE (Roche), fr.-amp. de 10 mL × 500 mg
▶ CYMEVIR (Halex Istar), 25 fr.-amp. de 10 mL com diluente × 500 mg (sol. injetável para infusão IV) 1 e 10 bolsas plásticas de 250 e 500 mL × 1 mg/mL de soro glicosado a 5% ou cloreto de sódio a 0,9% (sol. injetável para infusão IV)
▶ GANCICLOVIR (Lafepe), 5 fr.-amp. com 5 diluentes × 500 mg
▶ GANCICLOVIR (Lafepe), 25 fr.-amp. com 25 amp. de diluentes de 10 mL e 25 filtros esterilizantes × 500 mg
▶ GANCICLOVIR SÓDICO (Eurofarma), fr.-amp. com diluente de 10 mL × 500 mg (genérico)
▶ GANCIVIR (Eurofarma), fr.-amp. com diluente × 500 mg
▶ GANVIRAX (Blaüsiegel), 40 cáps. × 250 mg
▶ GANYCLOV (Royton), fr.-amp. de 10 mL × 500 mg

IDOXURIDINA

Corresponde à 2'-desoxi-5-iodouridina. Como análogo estrutural da timidina, inibe irreversivelmente a incorporação desta no DNA viral, o que resulta na síntese de DNA anômalo. Alterando a síntese do DNA normal fica impedida a reprodução do vírus *Herpes simplex*. A idoxuridina é também incorporada no DNA dos mamíferos.

Algumas cepas de *Herpes simplex* parecem ser resistentes à idoxuridina.

Farmacodinâmica
- antiviral oftálmico.

Farmacocinética
- é rapidamente inativada por desaminases ou nucleotidases.
- penetra pouco a córnea e por isso é ineficaz no tratamento de irite ou infecções estromais profundas.
- atravessa a barreira placentária.

Indicações
- tratamento de ceratite causada pelo vírus *Herpes simplex* e vírus da vacínia.
- tratamento de ceratoconjuntivite causada pelo vírus *Herpes simplex*.

Doses
- via tópica, aplicar pomada no interior do saco conjuntival do olho afetado cinco vezes ao dia (a última ao deitar); o tratamento não deve continuar por mais de 21 dias ou por mais de 3 a 5 dias após ocorrer a cura.
- via tópica, instilar uma gota da solução oftálmica cada hora durante o dia e cada duas horas durante a noite.

Contraindicações
- hipersensibilidade à idoxuridina ou a iodo ou preparações contendo iodo.
- gravidez.
- lactação.
- primeiras semanas após transplante de córnea.

Efeitos Adversos
- irritação, ardor, prurido, inflamação e edema nos olhos ou pálpebras.
- fotofobia, reações alérgicas.
- pequenos defeitos puntiformes no epitélio da córnea.
- turvação da córnea.
- fluxo excessivo de lágrimas.
- visão obscurecida.

Interações Medicamentosas
- o ácido bórico pode interagir com ingredientes inativos em algumas formulações da idoxuridina, resultando em formação de precipitado; além disso, o ácido bórico pode interagir com conservantes, especialmente concentrações mais altas de tiomersal, em outras formulações da idoxuridina, resultando em aumento da toxicidade ocular.

▶ HERPESINE (Nikkho), fr. de 10 mL + comprimidos de 10 mg p/ mistura
▶ IDU (Allergan), bisnaga de 3,5 g c/ 5 mg/g (pomada oftálmica)

INDINAVIR

Pertence à categoria dos inibidores da protease, ao contrário da zidovudina, didanosina, zalcitabina e estavudina, que são inibidores da transcriptase reversa. O sulfato de indinavir tem a seguinte estrutura química, contendo cinco centros quirais:

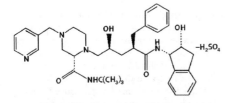

A protease do HIV é um dímero constituído de duas subunidades e cliva a ponte peptídica entre a fenilalanina e a prolina, com a finalidade de liberar as proteínas virais gag e gag-pol. A adição de um inibidor de protease com afinidade pelo local ativo da molécula de protease interrompe a clivagem das cadeias de gag e pol. Como consequência, ocorrem importantes reduções no RNA viral e aumentos significativos de células CD4.

O indinavir inibe a protease purificada do HIV-1 e HIV-2, sem efeito significativo sobre outras proteases como a renina humana, a catepsina D humana, a elastase humana e o fator Xa humano. Possui uma seletividade 10 vezes superior para o HIV-1 em relação ao HIV-2.

Farmacodinâmica
- quimioterápico antiviral sistêmico.

Farmacocinética
- rápida absorção por via oral, sendo mais completa quando em jejum.
- $T_{máx}$ de 0,8 hora.
- $C_{máx}$ de acordo com a dose: para 400 mg, 700 mg e 1.000 mg, valores da $C_{máx}$ de 4.481, 9.854,2 e 16.379,7 μM, respectivamente.
- não se liga fortemente às proteínas plasmáticas (39% não ligados).
- meia-vida plasmática de 1,8 hora.
- depuração renal de 116 mL/min e independente da concentração das doses.
- atravessa a barreira hematencefálica.
- atravessa a barreira placentária.
- excretado pelo leite.
- excretado pela bile.
- rápida distribuição no sistema linfático.
- sofre biotransformação hepática, sendo as principais vias metabólicas: a) glicuronidação no nitrogênio da piridina, b) piridina n-oxidação, c) para-hidroxilação do grupo fenilmetil, d) 3'hidroxilação do grupamento indano e e) N-dipiridometilação.
- os metabólitos não possuem efeito inibitório significativo da protease, *in vivo*.
- eliminado 83% pelas fezes e 19% pela urina.

Indicações
- tratamento de infecção pelo HIV-1 em adultos. Não cura a doença e os pacientes podem continuar a desenvolver as infecções oportunistas associadas.

Doses
- 800 mg, via oral, cada oito horas como monoterapia ou em associação com outros agentes antivirais.

Contraindicações
- hipersensibilidade ao indinavir.

Precauções
- na insuficiência hepática leve a moderada devida a cirrose, reduzir a dose para 600 mg cada oito horas.
- não há estudos conclusivos nos pacientes com insuficiência renal.
- reduzir da dose na nefrolitíase e estimular a hidratação adequada.
- o uso concomitante dos seguintes fármacos deve ser evitado: terfenadina, astemizol e cisaprida, porque a competição pelo citocromo P3A4 pode inibir suas biotransformações e gerar arritmias cardíacas.
- a rifampicina pode diminuir as concentrações plasmáticas do indinavir por ser uma potente inibidora da CYP3A4 do citocromo P450.
- foi observada resistência cruzada entre indinavir e ritonavir.

Efeitos Adversos
- em geral, é bem tolerado, não ocorrendo neuropatia, pancreatite ou supressão da medula óssea.
- a maioria dos efeitos adversos é leve, não necessitando interrupção do tratamento.
- astenia, fadiga.
- edema.
- febre.
- distensão abdominal, anorexia, diarreia, boca seca, dispepsia, flatulência, icterícia, náusea, vômito.
- linfadenopatia.
- mialgias.
- depressão, tontura, cefaleia, insônia, nervosismo, diminuição da atividade mental, hipoestasia.
- alopécia, pele seca, eritema, prurido, erupção cutânea.
- visão embaçada, alteração do paladar.
- alterações de AST/ALT, bilirrubinas, proteinúria.

Interações Medicamentosas
- não foram observadas interações significativas entre o indinavir e zidovudina, sulfametoxazol-trimetoprima, fluconazol, isoniazida e noretindrona/etinilestradiol.
- claritromicina, quando usada em associação, compete pelo local ativo da enzima CYP3A4 do citocromo P450 com discreto aumento na AUC.
- quando utilizado com a rifabutina, o indinavir inibe sua biotransformação com o consequente aumento da concentração da primeira. Nesse caso, a dose de rifabutina deve ser reduzida pela metade.
- o cetoconazol aumenta a concentração do indinavir, devendo ser feita a redução deste para 600 mg cada oito horas.
- embora não sejam conhecidos dados da farmacocinética na interação rifampicina-indinavir, como ela é potente indutora da CYP3A4 do citocromo P450, esta associação não é recomendada.
- o uso simultâneo de terfenadina, astemizol ou cisaprida pode criar o potencial para o desenvolvimento de arritmias cardíacas.

▶ *CRIXIVAN (Merck Sharp & Dohme), 360 cáps. × 200 mg*
180 cáps. × 400 mg
▶ *SULFATO DE INDINAVIR (Ranbaxy), 10 e 180 cáps. × 400 mg (genérico)*

LAMIVUDINA

É o enantiômero negativo da 2'-desoxi-3'tiacitidina. Os enantiômeros positivos e negativos possuem atividade *in vitro* contra o vírus HIV, porém o enantiômero negativo é mais ativo e menos tóxico. Atua contra os vírus HIV-1 e HIV-2, incluindo os casos resistentes à zidovudina. É fosforilada intracelularmente, formando um metabólito ativo, o 5'-trifosfato (trifosfato de lamivudina — L-TP), que inibe a transcriptase reversa via cadeia terminal do DNA viral.

Também é utilizada no tratamento da hepatite B produzindo diminuição do DNA e replicação do vírus HBV.

Farmacodinâmica
- quimioterápico antiviral sistêmico.

Farmacocinética
- sofre rápida absorção.
- biodisponibilidade de 80 a 88% em adultos e adolescentes e de 66 a 68% em crianças.
- os alimentos retardam o tempo para atingir os picos das concentrações séricas, embora não haja diferença significativa na biodisponibilidade.
- distribuição extensa.
- atravessa as barreiras hematencefálica e placentária.
- volume de distribuição: aproximadamente 1,3 L/kg.
- baixa ligação proteica (36%).
- sofre biotransformação produzindo um único metabólico ativo, o transulfóxido.
- meia-vida de 2 a 11 horas em adultos e 1,7 a 2 horas em crianças.
- meia-vida na insuficiência renal: depuração da creatinina, 10 a 40 mL/min — aproximadamente 13,6 horas; depuração da creatinina < 10 mL/min — aproximadamente 19,4 horas.
- $T_{máx}$ de 3,2 horas com alimentação e 1 hora em jejum.
- $C_{máx}$ para adultos e adolescentes — 2 mg/kg: 1,5 μg/mL; para crianças — 8 mg/kg: 1,1 μg/mL.
- eliminada pelos rins, sendo 68 a 71% sob a forma inalterada, na urina. Cerca de 5,2% do transulfóxido são excretados na urina em 12 horas.
- depuração renal maior do que a filtração glomerular.
- não se sabe se é removida por hemodiálise ou diálise peritoneal.

Indicações
- tratamento de infecção pelo vírus HIV-1 e HIV-2. Pode ser utilizada em associação com a zidovudina produzindo ação sinérgica e melhor eficácia do que quando ambas são usadas isoladamente.

Doses
- para adultos e adolescentes com mais de 50 kg, 150 mg, por via oral, três vezes ao dia associada à zidovudina, 200 mg três vezes ao dia.
- para adultos com menos de 50 kg, 2 mg/kg, por via oral, 2 vezes ao dia em associação com zidovudina, 200 mg três vezes ao dia.
- para crianças de 3 meses a 12 anos, via oral, 4 mg/kg até 150 mg por dose, 2 vezes ao dia em combinação com zidovudina, 180 mg/m² de superfície corporal, de 6 em 6 horas.
- para tratamento da hepatite B, 100 a 300 mg ao dia, em dose única.

Contraindicações
- hipersensibilidade à lamivudina.
- pancreatite ou antecedente de pancreatite em grupos pediátricos tratados com monoterapia com lamivudina.
- neuropatia periférica.
- insuficiência renal.
- gravidez.

Precauções
- vigiar as alterações de AST, ALT e amilase sérica.
- elevação de triglicérides.
- não é conhecido se é eliminada pelo leite materno.

EFEITOS ADVERSOS

- como é usada em associação com zidovudina e outros fármacos antivirais, podem ser observados efeitos adversos como pancreatite, neuropatia periférica e anormalidades hematológicas, e devem ser diferenciados.
- pancreatite.
- anemia.
- exantema.
- tosse.
- tontura, fadiga, cefaleia, insônia.
- cólicas abdominais, diarreia, vômito.

INTERAÇÕES MEDICAMENTOSAS

- evitar a associação de lamivudina com fármacos ou outras substâncias que possam produzir pancreatite, como álcool, didanosina, pentamidina IV, sulfonamidas ou zalcitabina.
- evitar o uso concomitante com fármacos que produzem neuropatia periférica, como dapsona, didanosina, isoniazida, estavudina ou zalcitabina.
- associação com indinavir produz diminuição de 6% na área sob a curva (ASC) da lamivudina e aumento de 35% da ASC da zidovudina.
- associação com sulfametoxazol-trimetoprima aumenta a ASC da lamivudina em 44% e diminuição de 30% na sua depuração renal.
- o uso concomitante com zidovudina aumenta o pico da concentração plasmática da lamivudina em 39%.

▶ *EPIVIR (GlaxoSmithKline), 60 comprimidos × 150 mg fr. de 240 mL × 10 mg/mL*
▶ *LAMIDEN (Eurofarma), 60 comprimidos × 150 mg fr. de 240 mL × 10 mg/mL*
▶ *LAMIVUDINA (Lafepe), 35 fr. com 60 comp. × 150 mg*
▶ *LAMIVUDINA (Ranbaxy), 10 e 60 comprimidos × 150 mg (genérico)*
▶ *LAMIVUDINA (Vital Brazil), 60 e 3.000 comprimidos × 150 mg fr. de 150 e 240 mL × 10 mg/mL*
▶ *VUDIRAX (Blaüsiegel), 60 comprimidos × 150 mg*
▶ *ZEFFIX (GlaxoSmithKline), 14 e 28 comprimidos × 100 mg*

ASSOCIAÇÕES

▶ *BIOVIR (GlaxoSmithKline), (lamivudina 150 mg + zidovudina 300 mg por comprimido), 60 comprimidos*
▶ *TRIOVIR (GlaxoSmithKline), (lamivudina 150 mg + zidovudina 300 mg + abacavir 300 mg por comprimido), 60 comprimidos*

LOPINAVIR/RITONAVIR

A associação lopinavir/ritonavir é utilizada para tratamento de infecção pelo vírus HIV em combinação com outros agentes antirretrovirais. As propriedades do ritonavir já estão descritas neste capítulo. O lopinavir é um inibidor da protease do vírus HIV, sendo uma pirimidinoacetamida com fórmula molecular $C_{37}H_{48}N_4O_5$. O ritonavir usado em conjunto com o lopinavir produz inibição da isoenzima CYP3A com consequente aumento dos seus níveis plasmáticos. Ao evitar a clivagem da poliproteína gag-pol formam-se partículas virais imaturas. A susceptibilidade reduzida ao lopinavir foi de < 10 vezes em 93% dos pacientes com ≤ 400 cópias/mL de RNA plasmático do HIV em comparação com a terapêutica com efavirenzo, com susceptibilidade reduzida ≥ 10 vezes em 65%.

FARMACODINÂMICA

- quimioterápico antiviral sistêmico.

FARMACOCINÉTICA

- a administração de 400/100 mg (lopinavir/ritonavir) durante 3 a 4 semanas produz uma concentração plasmática de 9,6 ± 4,4 µg/mL para o lopinavir, atingindo o pico da concentração plasmática máxima em cerca de 4 horas.
- a administração com alimentos aumenta a ASC e a $C_{máx}$ do lopinavir em 48 e 23%, respectivamente.
- 99% ligam-se às proteínas plasmáticas: glicoproteína ácida-α_1 e albumina, principalmente a primeira.
- sofre biotransformação hepática via CYP3A, formando cerca de 13 metabólitos. O ritonavir é inibidor desta isoenzima, interferindo na biotransformação do lopinavir e aumentando sua concentração. *In vitro*, produz inibição da CYP2D6, num grau menor que da CYP3A.
- meia-vida de 5 a 6 horas.
- depuração de 6 a 7 L/h.
- cerca de 10,4 ± 2,3% e 82,6 ± 2,5% de lopinavir/ritonavir marcados são recuperados na urina e nas fezes, respectivamente, após 8 dias. Cerca de 9,85% do lopinavir sob a forma inalterada são eliminados pelas fezes e 2,2% pela urina.

INDICAÇÕES

- tratamento de infecção pelo vírus HIV em combinação com outros antirretrovirais.

DOSES

- 400/100 mg de lopinavir/ritonavir duas vezes ao dia, administrados com alimentos. Quando se utiliza uma combinação de tratamento de efavirenzo ou nevirapina e houver suspeita de suscetibilidade reduzida ao lopinavir, deve-se aumentar a dose de lopinavir/ritonavir para 533/133 mg duas vezes ao dia.
- para crianças > 6 meses e < 12 anos e de 7 a < 15 kg, 12/3 mg/kg de lopinavir/ritonavir, duas vezes ao dia. Para crianças de 15 a 40 kg, 10/2,5 mg/kg. A dose máxima recomendada para > 40 kg é de 400/100 mg, duas vezes ao dia.
- para terapêutica combinada de efavirenzo ou nevirapina com lopinavir/ritonavir, em crianças de 7 a < 15 kg, 13/3,25 mg/kg duas vezes ao dia até o máximo de 533/133 mg para > 50 kg e numa faixa etária entre 6 meses e 12 anos. A dose máxima é

Fármaco associado	Efeito na concentração do lopinavir ou outro fármaco	Ação
efavirenzo, nevirapina	lopinavir	↑ concentração de lopinavir
delavirdina	lopinavir	↑ concentração de lopinavir
didanosina		administrar 1 hora antes ou duas horas após o lopinavir/ritonavir
amprenavir, indinavir, saquinavir		↑ amprenavir, indinavir, saquinavir
ritonavir	lopinavir	↑ lopinavir
antiarrítmicos		↑ antiarrítmicos
varfarina		alterada
carbamazepina, fenobarbital, fenitoína	lopinavir	↓ lopinavir
claritromicina		↑ claritromicina
cetoconazol, triconazol		↑ cetoconazol, triconazol
bloqueadores dos canais de cálcio		↑ di-hidropiridínicos
dexametasona	lopinavir	↓ lopinavir
dissulfiram, metronidazol		reações tipo dissulfiram devido ao conteúdo alcoólico da apresentação do lopinavir/ritonavir
sildenafila		↑ sildenafila
atorvastatina, cerivastatina		↑ atorvastatina, cerivastatina
ciclosporina, sirolimo		↑ ciclosporina, sirolimo
metadona		↓ metadona
etinilestradiol		↓ etinilestradiol

recomendada na vigência de suspeita de suscetibilidade reduzida ao lopinavir.

Contraindicações
- hipersensibilidade à associação lopinavir/ritonavir.
- gravidez e lactação.
- crianças < 6 meses.
- administração concomitante com fármacos biotransformados preferencialmente pelo sistema enzimático CYP3A ou CYP2D6: flecainida, propafenona, astemizol, terfenadina, di-hidroergotamina e derivados, cisaprida, pimozida, midazolam, triazolam, lovastatina, sinvastatina e *Hypericum perforatum*.

Precauções
- vigiar a administração aos portadores de insuficiência hepática devido ao risco do aumento da concentração plasmática do lopinavir.
- hemorragia em portadores de hemofilias A e B tratados com inibidores da protease.
- pode produzir acúmulo ou redistribuição da gordura corporal, com consequente obesidade, aumento da gordura dorsocervical, emagrecimento periférico e aparência cushingoide.
- pode produzir aumento dos níveis plasmáticos de colesterol total e dos triglicérides.
- pode produzir hiperglicemia.

Efeitos Adversos
- astenia, cefaleia, insônia, dor abdominal.
- diarreia, náuseas, vômitos, colecistite, pancreatite, gastrite, enterocolite, flatulência.
- palpitação, hipertensão, vasculite, trombose venosa profunda.
- exantema cutâneo, alopécia, descoloração da pele, prurido.
- anemia, leucopenia, linfadenopatia.
- alterações visuais e do paladar.
- ginecomastia, alteração da ejaculação, alterações urinárias.
- hiperglicemia, hiperuricemia, aumento das enzimas hepáticas, aumento de CPK e da amilase, hipercolesterolemia, hipertrigliceridemia.

Interações Medicamentosas
- o uso concomitante de fármacos biotransformados pelo sistema isoenzimático CYP3A com lopinavir/ritonavir podem ter suas concentrações plasmáticas muito elevadas.
- indutores da CYP3A podem aumentar a depuração do lopinavir com a consequente diminuição da sua concentração plasmática.
- a associação com sildenafila pode aumentar os efeitos desta.
- o uso concomitante de atorvastatina ou cerivastatina aumenta o risco de rabdomiólise.
- risco potencial de reduzir as concentrações plasmáticas de zidovudina e abacavir.
- outras interações importantes estão relacionadas no quadro apresentado anteriormente.

▶ **KALETRA (Abbott),** *(lopinavir 133,3 mg + ritonavir 33,3 mg por cápsula), 180 cáps.*
(lopinavir 400 mg + ritonavir 100 mg cada 5 mL),
fr. de 160 mL (solução oral)
5 fr. de 60 mL

MARAVIROQUE

É um novo antiviral pertencente a uma nova classe terapêutica denominada antagonista do correceptor CCR5. Age ligando-se seletivamente ao receptor CCR5 da quemocina humana encontrada na membrana celular. Impede a interação do HIV-1 gp 120 e da CCR, necessária para o HIV-1 CCR5-trópico entrar nas células. Contudo, a entrada da CXCR4-trópica e do HIV-1 dualtrópico não são inibidas. Apresenta a fórmula molecular $C_{29}H_{41}F_2N_5O$.

Farmacodinâmica
- antiviral.

Farmacocinética
- após administração oral de doses que variam entre 1 e 1.200 mg atinge a concentração plasmática máxima entre 0,5 e 4 horas.
- biodisponibilidade de 23% para uma dose de 100 mg e de 33% para a de 300 mg.
- alimentos ricos em lipídios reduzem a concentração plasmática máxima e a ASC de 33%.
- 76% ligam-se às proteínas plasmáticas apresentando moderada afinidade pela albumina e pela glicoproteína α1-ácida.
- volume de distribuição de 194 L.
- sofre biotransformação hepática mediada principalmente pela isoenzima CYP3A, formando metabólito principal, uma amina secundária obtida por N-desacilação.
- meia-vida de 14 a 18 horas.
- 76% eliminados pelas fezes e 20% pela urina.

Indicações
- tratamento de infecção pelo vírus HIV-1 CCR5-trópico com evidências de replicação viral e a presença de cepas resistentes a outros antirretrovirais.

Doses
- a dose varia dependendo dos outros antivirais administrados concomitantemente e baseia-se na tabela a seguir.

Associação de medicamentos	Maraviroque
Inibidores da CYP3A4 - inibidores da protease, exceto tripanavir, ritonavir - delavirdina - cetoconazol, itraconazol, claritromicina - inibidores potentes da CYP3A4, como nefazodona e telitromicina	150 mg duas vezes ao dia
Outros medicamentos - tripanavir, ritonavir, todos os inibidores da transcriptase reversa e enfuvirtida	300 mg duas vezes ao dia
Indutores da CYP3A4 - efavirenzo - rifampicina - carbamazepina, fenobarbital e fenitoína	600 mg duas vezes ao dia

Contraindicações
- hipersensibilidade ao maraviroque.
- gravidez e lactação.
- < 16 anos de idade.

Precauções
- usar com cuidado na presença de insuficiência renal e de insuficiência hepática.

Efeitos Adversos
- tonturas, depressão, distúrbios do sono.
- parestesia, anormalidades sensoriais, neuropatia periférica, alterações da consciência.
- sintomas urinários.
- exantema, alterações glandulares apócrinas.
- prurido, dermatite e eczema.
- lipodistrofia.
- neoplasia benigna da pele.
- alterações vasculares hipertensivas.

Interações Medicamentosas
- pode interagir com fármacos inibidores e indutores da CYP3A4.
- o uso concomitante com *Hypericum perforatum* diminui a concentração de maraviroque.

▶ **CELSENTRI (Pfizer),** 60 comprimidos × 300 mg

NELFINAVIR

É um inibidor da protease do vírus HIV. É ativo contra várias cepas laboratoriais de HIV-1 e vários isolados clínicos de HIV-1 e cepa HIV-2 ROD. Sua denominação química é [3S-[2(2S*3S*).3α.4aβ.8aβ]]-N-(1,1-dimetiletil)decaidro-2-[2-hidroxi-3-[(3-hidroxi-2-metilbenzoil)amino]-4-(feniltio)butil]-3-isoquinolinocarboxamidamonometanossulfonato. Quando associado com inibidores da transcriptase reversa exerce efeito desde aditivo (didanosina, estavudina) até sinérgico (zidovudina, lamivudina, zalcitabina). Já o uso concomitante com outros inibidores da protease (ritonavir, saquinavir ou indinavir) pode resultar em efeitos desde antagonistas até sinérgicos. Possui potência comparável a outros inibidores de protease e boa tolerabilidade. Isolados de HIV-1 *in vitro* podem apresentar sensibilidade reduzida, sendo a mutação mais frequente a do aminoácido 30, porém sem relevância clínica estabelecida. A possibilidade de resistência cruzada foi observada em isolados clínicos previamente tratados com ritonavir, *in vitro*, com redução da sensibilidade do nelfinavir. Apresentado sob a forma de mesilato.

Farmacodinâmica
- quimioterápico antiviral sistêmico.

Farmacocinética
- após administração oral, 78% são absorvidos.
- concentração plasmática atingida entre 2 e 4 horas.
- as concentrações plasmáticas máximas e ASC são duas a três vezes maiores nos pacientes alimentados do que em jejum.
- volume de distribuição de 2 a 7 L/kg.
- 98% ligam-se às proteínas plasmáticas.
- sofre biotransformação hepática pela via do citocromo P450, principalmente a isoenzima CYP3A4, produzindo um metabólito oxidativo principal que apresenta atividade antiviral *in vitro* comparável ao fármaco precursor.
- meia-vida plasmática de 3,5 a 5 horas.
- 87% eliminados pelas fezes, sendo 78% sob a forma de metabólitos oxidativos e 22% sob a forma inalterada. Cerca de 1 a 2% eliminados pela urina.

Indicações
- tratamento de infecção pelo vírus HIV-1.

18.56 ANTI-INFECCIOSOS

Doses
- para adultos, 750 mg três vezes ao dia, ingerido com alimento.
- para crianças (2-13 anos), 20 a 30 mg/kg/dose, três vezes ao dia, com alimento.

Contraindicações
- hipersensibilidade ao fármaco ou a quaisquer de seus componentes.
- associação com terfenadina ou astemizol.

Precauções
- cautela quando administrado a pacientes portadores de insuficiência hepática.
- possibilidade de sangramento aumentado em pacientes com hemofilia dos tipos A e B.

Efeitos adversos
- reações alérgicas, dor lombar, febre, cefaleia.
- anorexia, dispepsia, epigastralgia, sangramento gastrintestinal, hepatite, ulcerações na boca, pancreatite, vômitos.
- anemia, leucopenia, trombocitopenia.
- artralgia, artrite, cãibras, mialgia, miastenia, miopatia.
- ansiedade, depressão, tonturas, instabilidade emocional, hipercinesia, insônia, enxaqueca, parestesia, convulsões, distúrbios do sono.
- dispneia, faringite, rinite, sinusite.
- dermatite, foliculite, prurido, sudorese, urticária, erupção maculopapular.
- irite aguda e distúrbios oculares.
- litíase renal, disfunção sexual.
- hiperlipidemia, hiperuricemia, hipoglicemia, alterações de fosfatase alcalina, amilase, CK, DHL, AST, ALT e gama-GT.

Interações medicamentosas
- o uso concomitante de fármacos que têm sua biotransformação mediada pela isoenzima CYP3A4 do citocromo P450 pode alterar a farmacocinética dos dois.
- a associação com terfenadina ou astemizol pode produzir arritmias cardíacas graves.
- o uso concomitante de indinavir, saquinavir, aumenta a ASC plasmática de nelfinavir em 83% e 18% e daqueles em 51% e 392%, respectivamente.
- o ritonavir aumenta a ASC plasmática do nelfinavir em 152%.
- saquinavir e cetoconazol aumentam suas ASC plasmáticas em 18% e 35%, respectivamente.
- a associação com zidovudina reduz a ASC plasmática desta.
- a rifabutina reduz a ASC plasmática do nelfinavir em 32% e aumenta a ASC daquela em 207%.
- a rifampicina reduz a ASC plasmática do nelfinavir em 82%.
- a administração simultânea de etinilestradiol e noretindrona, e nelfinavir, produz redução nas concentrações plasmáticas dos dois primeiros.

▶ VIRACEPT (Roche), 270 comprimidos × 250 mg fr. com 144 g de pó (solução oral) × 50 mg/g (1 g/colher medida rasa)

NEVIRAPINA

É um composto nucleosídico membro da classe dos dipiridodiazepinônicos com denominação química 11-ciclopropil-5,1-di-hidro-4-metil-6H-dipiridol [3,2-b:2',3'-e] [1,4] diazepin-6-ona. É inibidor específico, não competitivo, da transcriptase reversa (TR) do HIV-1. Atua ligando-se diretamente à enzima TR, ao nível dos resíduos da tirosina localizados nas posições 181 e 188 da subunidade p66 da TR bloqueando as atividades das polimerases RNA-dependentes e DNA-dependentes do vírus HIV-1. Como acontece com outros inibidores da transcriptase reversa, a nevirapina não precisa ser fosforilada para exercer atividade contra o HIV-1. Não compete com os nucleosídios trifosfatados. Não possui atividade contra as DNA-polimerases humanas do HIV-2. Quando usada isoladamente pode ocorrer resistência rápida dos vírus HIV-1, devido à redução da suscetibilidade provocada por mutações nos resíduos aminoácidos da TR (103, 106, 108, 181, 188 e 190). Exerce atividade antiviral sinérgica quando associada com outros compostos nucleosídicos inibidores da TR, como ZDV, didanosina, zalcitabina e estavudina. Como os inibidores de proteases atuam em diferentes sistemas enzimáticos, não se espera resistência cruzada entre inibidores da TR e aqueles.

Farmacodinâmica
- antiviral sistêmico.

Farmacocinética
- sofre rápida absorção após administração oral.
- biodisponibilidade > 90% e não afetada pelos alimentos.
- sofre biotransformação hepática pelas isoenzimas do citocromo P450, principalmente CYP3A.
- meia-vida de cerca de 45 horas.
- $C_{máx}$ de 2 μg/mL.
- atinge a concentração de pico em 4 horas.
- 60% ligam-se às proteínas plasmáticas.
- altamente lipofílica.
- volume de distribuição: 1,21 ± 0,9 L/kg.
- atravessa as barreiras hematencefálica e placentária.
- excretado no leite materno.
- > 80% de metabólitos radiomarcados eliminados pela urina sob a forma de derivados hidroxilados e 10% pelas fezes.

Indicações
- tratamento de infecção pelo vírus HIV-1 em combinação com análogos nucleosídicos.

Doses
- 200 mg uma vez ao dia durante 14 dias, seguido por 200 mg, 2 vezes ao dia.

Contraindicações
- hipersensibilidade à nevirapina.
- insuficiência hepática.
- gravidez e lactação.
- crianças.

Precauções
- vigiar alterações nas provas de função hepática.
- suspender a nevirapina se ocorrer erupção cutânea de grau acentuado.

Efeitos adversos
- erupções cutâneas.
- síndrome de Stevens-Johnson.
- dor abdominal, náuseas, vômitos, diarreia, hepatite, estomatite.
- fadiga, febre, cefaleia, tontura.
- leucopenia.
- linfadenopatia.
- neuropatia periférica.
- alterações de AST, ALT, GGT.

Interações medicamentosas
- associação com cimetidina aumenta a concentração da nevirapina.
- uso concomitante dos seguintes fármacos pode diminuir as suas concentrações: contraceptivos orais, indinavir, saquinavir, rifabutina, rifampicina, varfarina.
- associação com antibióticos macrolídeos aumenta a concentração da nevirapina.
- uso simultâneo de didanosina, zalcitabina, zidovudina, cetoconazol não produz alterações significativas.

▶ NEVIRAPINA (AB Farmo), 60 comprimidos × 200 mg (genérico)
▶ NEVIRAPINA (Ranbaxy), 10 e 60 comprimidos × 200 mg (genérico)
▶ VIRAMUNE (Boehringer Ingelheim), 60 comprimidos × 200 mg

OSELTAMIVIR

É o fosfato (1:1), etiléster do (3R,4R,5S)-4-acetilamino-5-amino-3(1-etilpropoxi)-1-cicloexeno-1-ácido carboxílico, um antiviral ativo contra o vírus influenza do tipo A. É um profármaco que sofre hidrólise do grupo éster formando o fármaco ativo, o carboxilato de oseltamivir. Exerce sua atividade antiviral por meio da inibição da neuramidase viral com a consequente modificação tanto na agregação das partículas virais quanto na sua liberação. A ocorrência de resistência é baixa. In vitro foi observada resistência cruzada entre oseltamivir e zanamivir.

Farmacodinâmica
- antiviral sistêmico.

Farmacocinética
- após administração oral é absorvido pelo trato gastrintestinal, sofrendo biotransformação hepática por intermédio de esterases, formando o composto ativo, o carboxilato de oseltamivir.
- após administração de 150 mg, atinge a concentração plasmática de 65,2 ng/mL para o composto original e 348 ng/mL para o carboxilato.
- volume de distribuição do carboxilato de oseltamivir é de cerca de 23 a 26 L.
- ligação proteica de cerca de 42% para o oseltamivir e 3% para o composto ativo.
- meia-vida de 1 a 3 horas.
- depuração renal: 18,8 L/h.
- > 99% do carboxilato eliminados pela urina e < 20% pelas fezes.

Indicações
- tratamento da infecção aguda pelo vírus influenza tipo A em adultos que apresentem sintomas até 48 horas do início destes.

Doses
- 150 mg por via oral, em duas doses divididas, durante 5 dias.

Contraindicações
- hipersensibilidade ao oseltamivir.
- gravidez e lactação.
- < 18 anos.
- insuficiência renal (depuração de creatinina < 10 mL/min).
- como profilático da gripe.
- para tratamentos repetitivos.

PRECAUÇÕES
- vigiar a administração aos portadores de doença cardíaca ou pulmonar crônica e na insuficiência renal.
- não interfere na vacinação antigripal.
- na insuficiência renal com depuração de creatinina < 30 mL/min, 75 mg ao dia por 5 dias.
- pode produzir convulsão, diminuição do nível de consciência, distúrbio do comportamento, alucinação e delírio.

EFEITOS ADVERSOS
- náusea, vômitos, diarreia.
- tosse, bronquite.
- cefaleia, insônia, vertigem, tonturas, fadiga.
- dor abdominal.

INTERAÇÕES MEDICAMENTOSAS
- probenecida aumenta a concentração do carboxilato de oseltamivir em cerca de duas vezes.

▶ TAMIFLU (Roche), 10 cáps. gelatinosas × 75 mg

PALIVIZUMABE

É anticorpo monoclocal obtido por tecnologia do DNA recombinante formado por sequências de anticorpos humanos (95%) e murinos (5%), atuando no sítio antigênico A da proteína F do vírus sincicial respiratório (VSR). A sequência da cadeia humana pesada é derivada da IgG1 e de regiões variadas dos genes Cor e Cess V_H. Já a cadeia leve deriva-se da Cκ e de regiões variadas do gene K104 V_L com Jκ-4. Atua inibindo a replicação do VSR.

FARMACODINÂMICA
- quimioterápico antiviral.

FARMACOCINÉTICA
- para dose de 15 mg/kg IM a concentração plasmática atingida é crescente: 37 ± 21 μg/mL para a primeira injeção, 57 ± 41 μg/mL após a segunda, 68 ± 51 μg/mL após a terceira e 72 ± 50 μg/mL após a quarta.
- meia-vida de cerca de 18 dias.

INDICAÇÕES
- para tratamento preventivo de infecção do trato respiratório inferior em pacientes pediátricos, provocada pelo VSR.

DOSES
- 15 μg/kg IM uma vez por mês, sendo a primeira dose administrada antes do início da temporada da maior ocorrência de contaminação pelo VSR, preferencialmente na face anterolateral da coxa. Doses subsequentes são administradas durante a estação de VSR.

CONTRAINDICAÇÕES
- hipersensibilidade ao fármaco.

EFEITOS ADVERSOS
- náuseas e vômitos.
- eritema no local da injeção.
- exantema.
- otite média, rinite, faringite.
- febre, tosse, sibilos, bronquiolite, pneumonia, asma.
- elevação de ALT.

▶ SYNAGIS (Abbott), fr.-amp. × 100 mg (dose única c/ pó para reconstituição)

PEGINTERFERONA ALFA-2b

Também conhecida como PEG-interferona alfa-2b, é diéster da monocarboxi-interferona alfa-2b acoplado a uma cadeia única linear de polietilenoglicol através de uma ligação covalente e obtida por peguilação que ocorre, em geral, na posição N(delta)(1) da cadeia imidazólica. Este processo consiste em ligar uma proteína a um polietilenoglicol (PEG) com a finalidade de aumentar sua atividade. O sítio primário de ligação é à histidina 34 da interferona-2b e os secundários à cisteína N-terminal, resíduos lisina-31, -121 e -134. Possui ação semelhante à da interferona-2b, porém com propriedades farmacocinéticas muito mais duradouras: absorção mais extensa, meia-vida maior e depuração menor. O perfil de segurança é semelhante ao da interferona-2b. Liga-se a receptores específicos da membrana celular, induzindo a atividade de determinadas enzimas, inibindo a proliferação celular. Aumenta ainda a hiperatividade fagocitária dos macrófagos e a atividade dos linfócitos por células-alvo e inibe a replicação viral de células infectadas. No tratamento da hepatite C produz normalização da ALT mais rápida do que a interferona-2b, um efeito anti-inflamatório maior e melhor índice de resposta virológica sustentada. Quando usada concomitantemente com a ribavarina, o efeito antiviral também é muito mais evidente. Seus efeitos adversos são da ordem de até 17% e maiores com a associação com a ribavarina. Contudo, a incidência de efeitos adversos mais graves, em todos os grupos estudados, foi menor que 1%. Podem permanecer por meses após a interrupção do tratamento.

FARMACODINÂMICA
- quimioterápico antiviral, imunomodulador.

FARMACOCINÉTICA
- após administração subcutânea, atinge a concentração plasmática máxima entre 15 e 44 horas e mantida por 48 a 72 horas. A $C_{máx}$ e a ASC aumentam com as doses, sendo a primeira dez vezes maior do que aquela nos pacientes tratados com interferona alfa e a segunda, cinquenta vezes. Em > 65 anos os parâmetros farmacocinéticos são semelhantes.
- volume de distribuição de 0,99 L/kg.
- t ½ k_a de 4,6 horas e meia-vida de cerca de 40 horas. Em relação à interferona alfa, apresenta uma meia-vida cinco vezes maior.
- depuração de cerca de 22 mL/kg/h.
- 30% eliminados pelos rins. A depuração reduz-se em 50% nos pacientes com depuração < 50 mL/min. Em relação à interferona alfa, sua depuração é cerca de sete vezes menor.

INDICAÇÕES
- tratamento de adultos e < 18 anos portadores de hepatite crônica C, como monoterapia ou em associação com a ribavarina.

DOSES
- 0,5 ou 1,0 μg/kg SC uma vez por semana por, no mínimo, seis meses. Esta dose pode ser prolongada por até um ano nos pacientes que apresentem perda de detecção de HCV-RNA em seis meses. O volume a ser injetado depende da sua concentração e do peso do paciente:

Peso (kg)	Concentração	Quantidade (μg)	Volume em mL a ser administrado
≤ 45	50 μg por 0,5 mL	40	0,4
46-56		50	0,5
57-72	80 μg por mL	64	0,4
73-88		80	0,5
89-106	120 μg por mL	96	0,4
107-136		120	0,5
137-160	150 μg por 0,5 mL	150	0,5

- para o tratamento associado com a ribavarina, 1,5 μg/kg/semana de peginterferona-2b por via SC. A dose de ribavarina é ajustada de acordo com a tabela a seguir e administrada a cada 12 horas, com a alimentação. O volume de peginterferona-2b a ser injetado depende da sua concentração e do peso do paciente:

Peso (kg)	Concentração	Quantidade (μg)	Volume em mL administrado
< 40	50 μg/0,5 mL	50	0,5
40-50	80 μg/mL	64	0,4
51-60		80	0,5
61-75	120 μg/mL	96	0,4
76-85		120	0,5
> 95	150 μg/mL	150	0,5

A dose recomendada de ribavarina é de 800 mg por dia em duas tomadas.

CONTRAINDICAÇÕES
- hipersensibilidade ao fármaco ou à ribavarina.
- < 18 anos.
- gravidez e lactação.
- homens em uso de peginterferona/ribavarina cujas mulheres estejam grávidas.
- hepatite autoimune.
- doença hepática descompensada.
- doenças que produzem alteração da hemoglobina, como talassemia maior, anemia falciforme.
- associação com ribavarina em cardiopatas graves.

PRECAUÇÕES
- na eventualidade do aparecimento de efeitos adversos (inclusive contagem de neutrófilos < 750 células/mm³ e/ou contagem de plaquetas < 50.000/mm³), reduzir a dose da peginterferona-2b em 50% da dose inicial. Caso persistam, descontinuar o tratamento.
- não usar em pacientes que foram submetidos a transplantes de fígado ou de outros órgãos, naqueles que foram submetidos a outros tratamentos com interferona alfa sem resposta favorável e naqueles infectados também pelos vírus HIV ou HBV.
- vigiar cuidadosamente a administração aos pacientes com depuração da creatinina < 50 mL/min.
- acompanhamento hematológico, bilirrubinas, AST, ALT, ácido úrico e outras avaliações bioquímicas do sangue antes de iniciar o tratamento, na segunda, quarta, oitava e décima segunda semana e depois a intervalos de seis semanas. Dosar o TSH a cada 12 semanas. O RNA HCV deve ser repetido a cada seis meses.

- vigiar a administração aos portadores de cardiopatia. O ECG deve ser realizado antes do início do tratamento.
- realizar teste de gravidez antes do tratamento e depois mensalmente, até seis meses após a interrupção do mesmo.
- número baixo de pacientes investigados < 65 anos.
- vigiar o uso concomitante com ribavarina.
- suspender o tratamento nos casos em que os níveis de HCV permaneçam elevados após seis meses de administração.
- pode produzir alteração da fertilidade.
- teratogênico em animais.

Efeitos adversos
- reação inflamatória no local da injeção.
- boca seca, alteração do paladar, sudorese, rubor, astenia, fadiga, cefaleia, febre, dor torácica, tontura.
- anorexia, náuseas, vômitos, diarreia, dor abdominal, dispepsia.
- mialgias.
- alopécia, prurido, exantema.
- insônia, suicídio, ideia homicida, depressão, recidiva de vício em droga ilícita, comportamento agressivo, psicose, alucinações.
- citopenia grave, anemia hemolítica.
- hipo- e/ou hipertiroidismo.
- alterações de ALT.
- hipotensão, taquicardia e outras arritmias, angina, infarto do miocárdio e cardiomiopatia.
- dispneia, infiltrado pulmonar, pneumonia, bronquiolite, sarcoidose.
- colite ulcerativa ou hemorrágica, às vezes fatal.
- pancreatite, por vezes fatal.
- agravamento das afecções autoimunes.
- cegueira, hemorragias da retina, neurite do nervo ótico.
- anafilaxia.
- hiperbilirrubinemia e hiperuricemia.

Interações medicamentosas
- não parece inibir as isoenzimas CYP1A2, 2C8/9, 2D6, 3A4 e N-acetiltransferase.

▶ PEGASYS (Roche), fr.-amp. de 1 mL com 180 μg
▶ PEGINTRON (Schering-Plough), fr.-amp. c/ 0,7 mL de diluente × 80, 100 e 120 μg/0,5 mL

PENCICLOVIR

É um antiviral com denominação química 2-amino-1,9-di-hidro-9-[4-hidroxi-3-(hidroximetil) butil]-6H-purin-6-ona. É um profármaco, um metabólito ativo do fanciclovir. Possui atividade contra o vírus *Herpes simplex* tipos 1 e 2 e contra o vírus *Varicella zoster*.

Farmacodinâmica
- antiviral.

Farmacocinética
- após penetração na célula contaminada, sofre fosforilação formando um derivado trifosfato que inibe a replicação viral através da inibição da polimerase do DNA.
- cerca de 20% ligam-se às proteínas plasmáticas.
- meia-vida de duas horas.
- eliminado por via renal.

Indicações
- tratamento do herpes labial (*Herpes simplex*) por via tópica.

Doses
- aplicar o creme sobre a lesão a 1% de 6 a 8 vezes ao dia durante 4 dias.

Contraindicações
- hipersensibilidade ao penciclovir ou aos outros componentes da formulação.
- gravidez e lactação.
- crianças.

Precauções
- não usar em membranas mucosas.

Efeitos adversos
- ardência cutânea, formigamento, entorpecimento.

▶ PENVIR LÁBIA (Sigma Pharma), bisnagas de 2 e 5 g a 1% (creme)
▶ VECTAVIR (Novartis), tubo de 5 g com 0,01g/g (creme a 1%)

RALTEGRAVIR

É o sal monopotássico do N-[(4-fluorofenil) metil]-1,6-di-hidro-5-hidroxi-1-metil-2-[1-metil-1-[[(5-metil-1,3,4-oxadiazol-2-il)carbonil]amino]etil]-6-oxo-4-pirimidinocarboxamida, um antiviral anti-HIV-1. Inibe a integrase do HIV-1 que impede a inserção covalente do DNA linear do HIV-1 no genoma do hospedeiro e impossibilitando a formação do pró-vírus do HIV-1, evitando a propagação da infecção. Não exerce atividade inibidora das fosforiltransferases humanas, incluindo as DNA polimerases α, β e γ. A replicação viral é inibida em cerca de 95% em cultura de linfócitos T. Exerce, ainda, efeito aditivo quando usado em associação com antivirais inibidores da transcriptase reversa, inibidores da protease ou a enfuvirtida. Mutações responsáveis por resistência ao raltegravir ocorrem na sequência de codificação da integrase do HIV-1 por substituição de um aminoácido na posição Q148 ou em outras posições como Y143C/H/R.

Farmacodinâmica
- quimioterápico antiviral sistêmico.

Farmacocinética
- após a administração oral atinge o pico da concentração plasmática máxima em 3 horas.
- a administração rica em lipídios diminui a $C_{máx}$ em 34%, aumenta a ASC em 19%, retarda o $T_{máx}$ e aumenta a C_{12h} de cerca de 8,5 vezes.
- o estado de equilíbrio é atingido em cerca de 2 dias.
- 83% ligam-se às proteínas plasmáticas.
- meia-vida de 9 horas. Apresenta uma meia-vida da fase-α de cerca de 1 hora.
- no fígado, sofre glicuronidação mediante a ação da enzima UGT1A1.
- 51% são eliminados pelas fezes e 32% pela urina. Dois componentes principais são detectados na urina, sendo cerca de 9% como raltegravir e 23% como um glicuronídio. Este último é formado com a ação da enzima UGT1A1.

Indicações
- tratamento da infecção pelo vírus HIV-1 em combinação com outros antirretrovirais.

Doses
- 400 mg duas vezes por dia.

Contraindicações
- gravidez e lactação.
- < 16 anos de idade.

Precauções
- como com o uso de outros antivirais; pode produzir infecções oportunísticas.

Efeitos adversos
- náusea, diarreia, dor abdominal, vômito.
- cefaleia, astenia, fadiga, tontura.
- pirexia.
- lipodistrofia adquirida.
- alterações de creatinina, AST e ALT.

Interações medicamentosas
- possui baixa probabilidade de alterar fármacos biotransformados pelo sistema isoenzimático CYP3A4.
- rifampicina, tripanavir/ritonavir reduzem a concentração plasmática do raltegravir.
- atazanavir e atazanavir/ritonavir aumentam a concentração plasmática do raltegravir.

▶ ISENTRESS (Merck Sharp & Dohme), 60 comprimidos × 400 mg

RIBAVIRINA

Corresponde a análogo sintético nucleosídico estruturalmente aparentado à guanina.

É agente virustático. Julga-se que age como inibidor competitivo das enzimas celulares que atuam sobre guanosina e xantosina. A ribavirina é transportada rapidamente para o interior das células agindo dentro daquelas infectadas pelos vírus. Ali é logo fosforilada pela adenosinoquinase, dando metabólitos mono, di e trifosfato de ribavirina. O último é inibidor competitivo de várias enzimas, causando finalmente a inibição da síntese proteica. Isso impede ou inibe grandemente a replicação e dispersão dos vírus a outras células.

A ribavirina manifesta atividade antiviral de amplo espectro *in vitro* contra diversos vírus DNA ou RNA.

Farmacodinâmica
- quimioterápico antiviral.

Farmacocinética
- administrada por via oral, é rapidamente absorvida do trato gastrointestinal, com cerca de 45% de biodisponibilidade.
- é distribuída ao plasma, secreção do trato respiratório e eritrócitos.
- grandes quantidades de trifosfato de ribavirina são sequestradas pelos eritrócitos e aí ficam durante semanas; mais de 67% chegam ao liquor após administração prolongada.
- atravessa a barreira placentária.
- excretada pelo leite.
- volume de distribuição: 647 a 802 L.
- meia-vida de eliminação: 0,5 a 2 h; nos eritrócitos, 40 dias.
- meia-vida terminal: 27 a 36 h; estado estacionário, cerca de 150 h.
- atinge a concentração plasmática máxima (cerca de 5 micromols por L) em 1 a 1,5 h.
- excretada principalmente pela urina, em parte na forma íntegra.

Indicações
- tratamento de escolha de doença do trato respiratório inferior (como bronquiolite e pneumonia) causada por vírus sincicial respiratório em lactentes e crianças pequenas.
- tratamento, como agente de segunda escolha, de influenza A e B.

- profilaxia e tratamento da febre de Lassa.
- tratamento de febre hemorrágica viral.

DOSES
- via oral, adultos e adolescentes, 500 mg de 6 em 6 horas durante 7 a 10 dias. Crianças de 6 a 9 anos, 400 mg de 6 em 6 horas durante 7 a 10 dias. Não se determinou a dose para crianças menores de 6 anos de idade.

CONTRAINDICAÇÕES
- hipersensibilidade à ribavirina.
- gravidez.
- lactação.
- anemia grave.
- doença cardíaca grave.

EFEITOS ADVERSOS
- anemia.
- fadiga, insônia, cefaleia, prurido, edema ocular.
- anorexia, náusea.
- erupção cutânea.
- ataque cardíaco em consequência da anemia.

INTERAÇÕES MEDICAMENTOSAS
- inibe a fosforilação da zidovudina à sua forma ativa de trifosfato.

▶ REBETOL (Schering-Plough), 40, 60 e 120 cáps. × 200 mg
▶ RIBAVIRIN (Blaüsiegel), 20, 40 e 60 cáps. × 250 mg
▶ RIBAVIRINA (Biosintética), 20, 30, 60 e 90 cáps. × 100 mg
20, 30, 60 e 90 cáps. × 250 mg
fr. de 100 mL × 50 mg/5 mL (xarope)
▶ VIRAMID (ICN), 10 amp. de 4 mL com 100 mg
1, 3 e 4 fr.-amp. de 100 mL × 6 g (aerossol)
▶ VIRAZOLE (UCI-Farma), 20 cáps. × 100 mg
20 e 60 cáps. × 250 mg
fr. de 100 mL com 50 mg/5 mL (xarope)

RITONAVIR

É um inibidor de protease com fórmula molecular $C_{37}H_{48}N_6O_5S_2$ utilizado no tratamento de infecção por HIV-1 e HIV-2 e possui a seguinte estrutura química:

É um inibidor competitivo peptidomimético que se liga ao local ativo da protease do HIV, interferindo na produção das cadeias de gag e gag-pol. Tem pouca atividade inibitória contra as proteases aspartil humanas e possui maior efeito contra a protease do HIV-1. Diminui os níveis de RNA do HIV e aumenta as contagens de CD4.

Pode ser utilizado como monoterapia ou em associação com outros fármacos. Nos estudos realizados, mostrou-se mais eficaz quando usado isoladamente ou na associação com zidovudina ou zalcitabina do que quando estas últimas eram opções únicas.

FARMACODINÂMICA
- quimioterápico antiviral sistêmico.

FARMACOCINÉTICA
- após administração oral de 600 mg, concentração de pico atingida em 4 horas.
- biodisponibilidade não determinada em humanos, mas em estudos com animais > 90%.
- meia-vida plasmática de 3-5 horas.
- $C_{máx}$ de 11,2 mg/mL.
- C_{nadir} de 3,7 mg/mL.
- volume de distribuição de 0,41 L/kg após dose única de 600 mg.
- ligação às proteínas plasmáticas de 98-99%, principalmente albumina sérica e α1-glicoproteína ácida humana.
- depuração em estado de equilíbrio: 9 L/h.
- sofre biotransformação hepática, sendo 4 metabólitos identificados nas fezes e urina. O principal é um metabólito de oxidação, o isopropiltiazol (M2), que possui atividade antiviral semelhante ao ritonavir, mas encontrado em concentrações plasmáticas pequenas.
- 86% excretados nas fezes e 11% na urina.
- farmacocinética não avaliada nas insuficiências renal e hepática.

INDICAÇÕES
- antirretroviral utilizado no tratamento da infecção pelo HIV.

DOSES
- por via oral, 600 mg 2 vezes ao dia (6 cápsulas ou 7,5 mL a cada 12 horas). Na eventualidade de intolerância gastrintestinal pode-se usar aumento progressivo das doses, iniciando-se com 300 mg 2 vezes ao dia, 400 mg 2 vezes ao dia nos segundos e terceiros dias, 500 mg 2 vezes ao dia no quarto e 600 mg duas vezes ao dia a partir do quinto dia. Porém, os efeitos deste esquema ainda não foram estabelecidos a longo prazo.
- não há interferência se administrado com alimentos.

CONTRAINDICAÇÕES
- hipersensibilidade ao ritonavir.
- como é inibidor de biotransformações mediadas pelo P_{450}, deve-se evitar administração concomitante de fármacos que interfiram em enzimas do citocromo P_{450}: meperidina, piroxicam, propoxifeno, amiodarona, propafenona, quinidina, rifabutina, astemizol, terfenadina, cisaprida, clozapina, alprazolam, clorazepato, diazepam, estazolam, flurazepam, midazolam, triazolam, zolpidem.

PRECAUÇÕES
- mesmo cuidado já mencionado em contraindicações com relação à biotransformação hepática.
- segurança não avaliada na gravidez.
- desconhece-se se é excretado pelo leite humano.
- segurança em crianças < 12 anos não estabelecida.
- identificados isolados clínicos de HIV-1 com sensibilidade reduzida ao ritonavir (mutação na posição 82 do gene protease), porém a diminuição no efeito antiviral é pequena. Não é esperada resistência cruzada entre ritonavir e inibidores da transcriptase reversa, e a resistência cruzada para outros inibidores de protease ainda não foi totalmente avaliada.

EFEITOS ADVERSOS
- náusea, vômito, dor abdominal, diarreia.
- parestesias, perioral e periférica.
- alteração do paladar.
- astenia.
- cefaleia.
- alterações de GGT, AST, ALT, CPK, triglicérides cujas consequências clínicas significativas ainda não foram observadas.

INTERAÇÕES MEDICAMENTOSAS
- como o ritonavir tem grande afinidade pelas enzimas do citocromo P_{450}, os fármacos que são metabolizados pelas mesmas enzimas podem interagir em potencial. Além dos mencionados em contraindicações, os seguintes fármacos ou classes de fármacos: imunossupressores, antibióticos macrolídeos, vários esteroides, outros inibidores da protease do HIV, anti-histamínicos não sedativos, antagonistas do canal de cálcio, antidepressivos tricíclicos, outros antidepressivos (fluoxetina, paroxetina, sertralina), carbamazepina, claritromicina, sulfametoxazol/trimetoprima, teofilina, varfarina.

▶ NORVIR (Abbott), embalagens com 2 frascos com 84 cáps. × 100 mg
fr. de 240 mL × 80 mg/mL

SAQUINAVIR

É um inibidor da protease do vírus HIV evitando a clivagem das cadeias gag e pol e apresentado sob a forma de mesilato, possuindo a fórmula estrutural:

FARMACODINÂMICA
- quimioterápico antiviral sistêmico.

FARMACOCINÉTICA
- absorção incompleta por via oral e extensa eliminação pré-sistêmica.
- após administração de 600 mg por via oral, atinge o pico de concentração plasmática de 66 ng/mL em cerca de 3 horas.
- biodisponibilidade absoluta de 4% e que aumenta com a administração de alimentos.
- atividade antiviral em concentrações < 0,1 nmol/mL.
- volume de distribuição de 700 L após administração IV de 12 mg.
- depuração plasmática de 100 L/h.
- ligação proteica: 98%.
- concentrações mínimas no líquido cefalorraquiano.
- biotransformação hepática dando compostos mono e di-hidroxilados inativos.
- 88% eliminados pelas fezes e 1% pela urina após administração oral.
- depuração sistêmica de 1,14 L/h/kg após doses IV de 6,36 e 72 mg.
- meia-vida de eliminação de 13 horas.
- duração média de ação de 8 horas.

INDICAÇÕES
- tratamento de infecção pelo HIV.

DOSES
- como monoterapia ou em associação com análogo nucleoglicosídico, 200 mg três vezes ao dia, 2 horas após uma refeição completa. As doses recomendadas para o uso concomitante com zalcitabina e zidovudina são de 0,75 e 200 mg três vezes ao dia, respectivamente.

CONTRAINDICAÇÕES
- hipersensibilidade ao saquinavir.

ANTI-INFECCIOSOS

PRECAUÇÕES
- segurança não avaliada durante a gravidez, em seres humanos.
- não se sabe se é excretado no leite materno.
- não foi estabelecido o perfil de segurança em pacientes menores de 16 anos.
- vigilância na insuficiência hepática.
- potencial de resistência cruzada com outros inibidores da protease não estabelecido.

EFEITOS ADVERSOS
- ocorrem em menos de 2% dos casos.
- desconforto abdominal, diarreia, vômito.
- elevação de enzimas hepáticas, hipoglicemia.
- ulceração da mucosa oral.
- parestesia, cefaleia.
- distúrbios visuais, blefarite, irritação do olho.
- anemia, pancitopenia, trombocitopenia.
- astenia, dor musculoesquelética.
- erupções cutâneas.
- aumento prostático.
- aumento dos intervalos PR e QT ao eletrocardiograma.
- efeitos adversos maiores podem ser observados quando utilizadas associações com outros antivirais.

INTERAÇÕES MEDICAMENTOSAS
- não deve ser administrado com rifampicina, pois esta reduz em 80% as concentrações do saquinavir.
- rifabutina reduz as concentrações plasmáticas do saquinavir em 40%.
- fármacos que atuam na isoenzima CYP3A4, como fenobarbital, fenitoína, dexametasona e carbamazepina, podem reduzir as concentrações plasmáticas do saquinavir.
- uso concomitante de terfenadina ou astemizol pode elevar suas concentrações plasmáticas com consequente prolongamento do intervalo QT e efeitos cardiovasculares graves.
- associação com cetoconazol aumenta a concentração do saquinavir.
- bloqueadores dos canais de cálcio, clindamicina, quinidina e triazolam podem ter suas concentrações plasmáticas elevadas quando usados em associação com saquinavir.
- resistência cruzada com inibidores da transcriptase reversa improvável.

▶ FORTOVASE (Roche), 180 cáps. × 200 mg
▶ INVIRASE (Roche), 270 cáps. × 200 mg
▶ MESILATO DE SAQUINAVIR (Bergamo), 270 cáps. × 200 mg

TELBIVUDINA

É um análogo sintético nucleosídico da timidina, ativo contra o vírus da hepatite B. É o enantiômero β-L da timidina com fórmula molecular $C_{10}H_{14}N_2O_5$. Atua na polimerase do DNA do vírus HBV. A telbivudina 5'-trifosfato compete com o substrato natural timidina 5'-trifosfato na polimerase do DNA do vírus HBV (transcriptase reversa) e inibe sua replicação. Não inibe as polimerases α, β e γ do DNA das células humanas. Na concentração de 0,2 μM inibe 50% da síntese do DNA viral. Possui atividade aditiva quando usada concomitantemente com adefovir em culturas celulares. Não tem ação sobre o vírus HIV-1. Pode ocorrer resistência após 16 semanas de tratamento devido a substituições de aminoácido: rtM204I, rtL80I/V, rtA181T, rtL180M e rtL229W/V. Pode ocorrer resistência cruzada com análogos nucleosídios do HBV.

FARMACODINÂMICA
- antiviral.

FARMACOCINÉTICA
- após administração oral de 600 mg, atinge o pico da concentração plasmática máxima entre uma e quatro horas. Não sofre influência da administração concomitante com alimentos.
- ASC de cerca de 26,1 ± 7,2 μg·h/mL.
- atinge o estado de equilíbrio entre 5 e 7 dias.
- meia-vida de cerca de 15 horas. Meia-vida terminal de cerca de 40 a 49 horas.
- baixa ligação às proteínas plasmáticas (3,3%).
- eliminada pelos rins sob a forma inalterada. Cerca de 42% são recuperados na urina em sete dias após a administração de uma dose de 600 mg.

INDICAÇÕES
- tratamento de adultos portadores de hepatite B crônica com sinais de replicação viral ou com evidência de elevação persistente de ALT ou AST ou de doença histológica ativa.

DOSES
- para adultos e adolescentes ≥ 16 anos de idade, 600 mg ao dia. Não existe prazo determinado para a duração do tratamento.
- para os pacientes com depuração de creatinina < 50 mL/min ou submetidos à hemodiálise, observar o seguinte esquema: a) depuração de creatinina ≥ 50 mL/min, 600 mg ao dia; b) depuração de creatinina entre 30 e 49 mL/min, 600 mg cada 48 horas; c) depuração de creatinina < 30 mL/min, 600 mg cada 72 horas; d) < 15 mL/min, 600 mg cada 96 horas.
- não é necessário ajuste da dose na presença de insuficiência hepática.

CONTRAINDICAÇÕES
- hipersensibilidade ao fármaco.
- transplantados hepáticos.
- gravidez e lactação.
- crianças.

PRECAUÇÕES
- pode ocorrer exacerbação da hepatite B em pacientes que interrompem o tratamento.
- pode produzir miopatia. O tratamento deve ser interrompido nesses casos.
- vigiar a administração com fármacos que podem potencialmente provocar miopatia.
- reduzir a dose nos pacientes portadores de insuficiência renal.

EFEITOS ADVERSOS
- mal-estar, fadiga, tontura.
- pirexia.
- artralgia, sintomas relacionados ao sistema muscular.
- dor abdominal, náusea, vômito, diarreia, gastrite, dispepsia.
- tosse, infecção do trato respiratório superior, dor faringofaríngea.
- cefaleia.
- aumento de CK, ALT, ALT, lipase, amilase, bilirrubina total.
- neutropenia, trombocitopenia.
- neuropatia periférica.

INTERAÇÕES MEDICAMENTOSAS
- fármacos usados em associação e que alterem a função renal podem alterar as concentrações plasmáticas da telbivudina.

▶ SEBIVO (Novartis), 28 comprimidos × 600 mg

TENOFOVIR DISOPROXILA

É um sal do ácido fumárico derivado do éster bis-isopropoxicarboniloximetil derivado do tenofovir. O fumarato de tenofovir disoproxila é convertido, in vivo, através de hidrólise do diéster ao tenofovir, que é um nucleotídio análogo do 5'-monofosfato de adenosina. Ele sofre, em seguida, fosforilações mediadas por enzimas celulares para formar o difosfato de tenofovir. Exerce atividade inibitória da transcriptase reversa do HIV-1 contra as variedades A, B, C, D, E, F, G e O. Essa ação inibitória é exercida através de um mecanismo competitivo com o substrato natural, o 5'-trifosfato de desoxiadenosina, após a incorporação pelo DNA. O difosfato de tenofovir possui pouca atividade inibitória das polimerases α e β do DNA e da polimerase γ do DNA mitocondrial. Quando usado em combinação com outros inibidores nucleosídicos e não nucleosídicos da transcriptase reversa e inibidores da protease exerce efeito sinérgico. Os vírus HIV-1 podem apresentar redução na suscetibilidade ao tenofovir de 2 a 4 vezes, através de mutação no K65R da transcriptase reversa. Pode ocorrer resistência cruzada entre alguns inibidores desta. A mutação no K65R também pode aparecer em pacientes tratados com abacavir, didanosina ou zalcitabina. Essa sucetibilidade também foi observada com a entricitabina e a lamivudina. Mutações que também ocorreram em M41L, D67N, K70R, L210W, T215Y/F ou K219Q/E/N demonstraram diminuição da suscetibilidade ao tenofovir de cerca de 31,1 vezes. É comercializado como fumarato.

FARMACODINÂMICA
- antiviral.

FARMACOCINÉTICA
- biodisponibilidade de 25%.
- após a administração oral de 300 mg, atinge a concentração plasmática máxima em cerca de 1 ± 0,4 hora. Os níveis atingidos de C_{max} e ASC são, respectivamente, 296 ± 90 ng/mL e 2.287 ± 685 ng·h/mL. A administração com alimentos aumenta a ASC em 40% e a $C_{máx}$ em 14%.
- 0,7 a 7,2% ligam-se às proteínas plasmáticas.
- volume de distribuição de 1,3 ± 0,6 e 1,2 ± 0,4 L/kg após administração IV de 1 mg/kg e 3 mg/kg de tenofovir, respectivamente.
- meia-vida de 17 horas.
- 70 a 80% são eliminados na urina sob a forma inalterada dentro de 72 horas. Sua eliminação ocorre por filtração glomerular e por secreção tubular ativa. Pode ocorrer competição com os fármacos eliminados pela mesma via.
- na presença de insuficiência renal, com depuração de creatinina < 50 mL/min, há um aumento da $C_{máx}$ e da ASC.
- é removível por hemodiálise com um coeficiente de extração de 54%.

INDICAÇÕES
- tratamento da infecção por vírus HIV-1 em associação com outros antivirais.

DOSES
- 300 mg uma vez por dia.
- na presença de insuficiência renal a dose deve ser ajustada.

CONTRAINDICAÇÕES
- hipersensibilidade ao fármaco.
- hepatite B.

- não deve ser usado em associação com entricitabina + tenofovir disoproxila e a combinação efavirenzo/entricitabina/tenofovir disoproxila.
- gravidez e lactação.
- < 18 anos de idade.

Precauções
- o tratamento deve ser suspenso se houver o aparecimento de acidose metabólica ou insuficiência hepática.
- dosar a creatinina sérica antes do início do tratamento.
- a associação com didanosina deve ser usada com cuidado. Em caso de aparecimento de efeitos adversos desta, ela deve ser interrompida.
- atazanavir e a associação lopinavir/ritonavir aumentam a concentração do tenofovir.
- a associação com fármacos que diminuem a função renal pode aumentar as concentrações do tenofovir.
- não se deve usar associado com atazanavir isoladamente. Porém, a associação atazanir 300 mg/ritonavir 100 mg pode ser usada.
- como com outros antirretrovirais, deve-se estar atento quanto ao aparecimento do aumento da gordura corpórea e da síndrome da reconstituição imunológica.
- pode provocar o aparecimento de osteomalácia. Os pacientes com problemas ósseos devem ser vigiados.

Efeitos adversos
- diarreia, náusea, vômitos, dor abdominal, flatulência.
- fadiga, febre, astenia.
- infecções do trato respiratório superior, sinusite, nasofaringite.
- tontura, sonolência, cefaleia.
- depressão, insônia, sonhos anormais.
- exantema.
- lipodistrofia.
- neuropatia periférica.
- hipercolesterolemia, hipertrigliceridemia, aumento de creatinoquinase AST e ALT e da amilase.
- hiperglicemia.
- hematúria.
- contagem de leucócitos < 750/mm³.
- reações alérgicas.
- acidose lática, hipofosfatemia.
- miopatia, osteomalácia.
- insuficiência renal.
- hepatite, pancreatite.
- dispneia.
- perda de peso, hiper-hidrose.

Interações medicamentosas
- aumenta a $C_{máx}$ e a ASC da didanosina.
- diminui a ASC e a C_{min} do atazanavir.

▶ VIREAD (United Medical), 30 comprimidos × 300 mg

TRIFLURIDINA

Também chamada trifluortimidina, por ser derivado da timidina, dela divergindo por ter o grupo 5-metila substituído pelo grupamento 5-trifluormetila. É antimetabólito competitivo da timidina. Inibe irreversivelmente a incorporação desta no DNA viral, o que resulta na biossíntese de DNA anômalo, que é incapaz de reproduzir ou infectar ou destruir o tecido. Infelizmente, ela é inespecífica, pois se incorpora igualmente no DNA dos mamíferos.

É considerada pela maioria das autoridades como superior à idoxuridina, podendo ser útil quando os pacientes não respondem à idoxuridina ou vidarabina, ou quando estes são hipersensíveis à idoxuridina.

Farmacodinâmica
- antiviral oftálmico.

Farmacocinética
- administrada topicamente, ocorre penetração intraocular.
- meia-vida: 12 a 18 minutos.

Indicações
- tratamento de ceratoconjuntivite e ceratite epitelial recidivante causadas pelo vírus *Herpes simplex*, tipos 1 e 2.

Doses
- via tópica, aplicar 3 a 5 mm da pomada no saco conjuntival inferior, três a quatro vezes ao dia.

Contraindicações
- sensibilidade à trifluridina.

Efeitos adversos
- ceratite epitelial, ceratite puntata superficial, ceratoconjuntivite seca.
- hiperemia, hipersensibilidade.
- pressão intraocular aumentada.
- edema de pálpebra.
- ardência, pungência.

▶ ZOST (Allergan), bisnaga de 3,5 g com 10 mg/g (pomada)

TROMANTADINA

Corresponde a derivado da amantadina, tendo ligado a esta o grupamento dimetilamino-etoxiacetamida. Apresenta ação virustática contra herpes simples e herpes-zóster. No tratamento de *herpes orofacialis* recidivante é equivalente ao aciclovir.

Usada como cloridrato.

Farmacodinâmica
- quimioterápico antiviral.

Indicações
- tratamento de infecções por herpes simples da pele e mucosas, principalmente na fase inicial, e recidivantes.
- tratamento de eczema herpético.
- tratamento de manifestações dérmicas de herpes-zóster.

Doses
- via tópica, três vezes ao dia ou mais, quantidade suficiente de gel sobre as lesões para cobrir totalmente o foco herpético; em seguida, friccionar suavemente.

Contraindicações
- hipersensibilidade à tromantadina.
- no herpes zoster, se durante o tratamento ocorrer aumento de eritema, inchaço ou formação de lesões com propagação sobre as regiões cutâneas não atingidas.

Precauções
- não deve ser usada em caso de formação muito acentuada de vesículas, principalmente se estiverem abertas.
- o tratamento deve ser suspenso se não houver melhora dentro de dois dias.

Efeitos adversos
- hipersensibilidade da pele (alergia de contato), manifestada na forma de pele avermelhada, aumento de prurido, formação de vesículas e nódulos.

▶ HERPEX GEL (Pharmacia Brasil), bisnaga de 10 g c/ 10 mg/g (gel)

VALACICLOVIR

É um éster L-valina do aciclovir, um nucleósido análogo da guanina. É inibidor específico do herpesvírus com atividade *in vitro* contra o vírus *Herpes simplex* (VHS) tipos 1 e 2, vírus *Varicella-zoster* (VVZ), *Citomegalovírus* (CMV), vírus *Epstein-Barr* (VEB) e *Herpesvírus humano 6* (VHH-6).

O valaciclovir é um profármaco e é quase completamente convertido a aciclovir e L-valina. Sofre fosforilação pela timidina cinase para monofosfato de aciclovir, que é convertido a difosfato e trifosfato de aciclovir por enzimas celulares. O aciclovir é convertido seletivamente ao trifosfato ativo por células infectadas pelo herpesvírus. O trifosfato de aciclovir inibe a replicação do DNA do herpesvírus através de uma inibição competitiva da polimerase viral do DNA.

Farmacodinâmica
- antiviral.

Farmacocinética
- rápida absorção do trato gastrintestinal, sendo convertido ao componente ativo aciclovir por pré-eliminação intestinal e biotransformação hepática.
- biodisponibilidade de 54% e não afetada por alimentos.
- amplamente distribuído nos tecidos e fluidos corporais, sendo as concentrações mais elevadas nos rins, fígado e intestinos, sendo que no líquor são 50% das do plasma.
- atravessa a barreira placentária.
- o valaciclovir liga-se às proteínas de 13 a 18%.
- sofre biotransformação hepática de 99%.
- convertido a metabólitos inativos, pelo álcool e desidrogenase aldeídica.
- meia-vida < 30 minutos.
- tempo da concentração de pico entre 1,6 e 2,1 horas.
- eliminado pela urina sob a forma de aciclovir e do metabólito 9-carboximetoximetil-guanina.

Indicações
- tratamento de infecções pelo vírus *Varicella-zoster* (herpes-zóster).

Doses
- como antiviral, para uso oral, 1 g três vezes ao dia durante sete dias.
- eficácia e segurança não avaliadas em crianças.
- em idosos não é necessário modificar a dose, exceto nos casos de insuficiência renal significativa — depuração de creatinina < 10/0,17 (mL/min)(mL/s), para 500 mg ao dia.

Contraindicações
- hipersensibilidade ao valaciclovir, aciclovir ou quaisquer dos seus componentes.

Efeitos adversos
- cefaleia, tontura, fadiga, distúrbios gastrintestinais.
- alucinações, confusão mental, delírio, ataxia, disartria, convulsões, psicose e estupor.

Precauções
- atravessa a barreira placentária.
- não segurança de administração na gravidez.
- encontrado no leite em concentrações de 0,6 a 4,1 vezes as plasmáticas.
- doses devem ser ajustadas na insuficiência renal significativa.

18.62 ANTI-INFECCIOSOS

INTERAÇÕES MEDICAMENTOSAS
- cimetidina e probenecida diminuem a velocidade de conversão de valaciclovir para aciclovir. Há redução da depuração renal do aciclovir com consequente aumento na concentração plasmática do aciclovir.

▶ VALTREX (GlaxoSmithKline), 10 e 42 comprimidos × 500 mg

VALGANCICLOVIR

É um profármaco do ganciclovir resultante da mistura de dois diastereômeros. Estes são convertidos ao ganciclovir através de esterases hepáticas e intestinais. Sua ação antiviral resulta da inibição da síntese do DNA viral mediada pelo trifosfato de ganciclovir.

Comercializado como cloridrato.

FARMACODINÂMICA
- antiviral

FARMACOCINÉTICA
- sofre absorção do trato gastrintestinal apresentando biodisponibilidade de cerca de 60%.
- após administração IV apresenta volume de distribuição de cerca de 0,7 L/kg.
- após administração oral, sofre hidrólise no fígado e na parede intestinal, formando o ganciclovir.
- atinge o pico da concentração plasmática máxima entre 1 e 3 horas.
- para concentrações séricas entre 0,5 e 51 μg/mL, apresenta ligação proteica entre 1% e 2%.
- meia-vida de 4,08 horas.
- é totalmente eliminado pelos rins, através de secreção tubular ativa e de filtração glomerular, sob a forma inalterada.
- durante diálise, as concentrações do ganciclovir são reduzidas em 50%.

INDICAÇÕES
- tratamento da retinite por citomegalovírus em pacientes portadores do vírus HIV.

DOSES
- 900 mg duas vezes ao dia durante três semanas, administrados com os alimentos. Como manutenção, 900 mg/dia.
- na presença de insuficiência renal, obedecer ao seguinte esquema: a) depuração de creatinina entre 40 e 59 mL/min, 450 mg duas vezes ao dia durante 3 semanas. Para manutenção, 450 mg/dia; b) depuração de creatinina entre 25 e 39 mL/min, 450 mg/dia durante 3 semanas. Para manutenção, 450 mg/dia cada dois dias; c) depuração entre 10 e 24 mg/mL, 450 mg/dia cada dois dias durante 3 semanas. Como manutenção, 450 mg/dia duas vezes por semana.

CONTRAINDICAÇÕES
- hipersensibilidade ao valganciclovir ou ao ganciclovir.
- contagem leucocitária < 500 células/μL, hemoglobina < 8 g/dL ou contagem de plaquetas < 25.000/μL.
- depuração de creatinina < 10 mL/min e nos pacientes submetidos a hemodiálise porque a dose necessária é < 450 mg.
- gravidez e lactação.
- crianças.

PRECAUÇÕES
- vigiar a administração aos portadores de insuficiência renal e nos idosos.
- recomendar higiene oral devido ao risco de infecção bacteriana secundária a leucopenia e/ou trombocitopenia.
- fazer controle da contagem dos leucócitos, hemoglobina, contagem de plaquetas, depuração de creatinina.
- fazer acompanhamento oftalmológico com intervalo de quatro a seis semanas.

EFEITOS ADVERSOS
- anemia, leucopenia, trombocitopenia.
- febre, cefaleia, deslocamento de retina.
- hemorragia, reações de hipersensibilidade.
- alucinações, psicose, insônia, convulsões, tremor generalizado.
- dor abdominal, hepatite, diarreia, vômitos.
- elevação da concentração de creatinina, insuficiência renal, hematúria.
- neuropatia periférica.

SUPERDOSE
- hidratação adequada.
- diálise para reduzir as concentrações do ganciclovir.
- uso de fatores de estimulação hematopoética.

INTERAÇÕES MEDICAMENTOSAS
- o uso concomitante de fármacos depressores da medula óssea e radioterapia pode exercer efeito aditivo na depressão da medula óssea.
- o uso concomitante com didanosina aumenta a ASC desta em mais 50%.
- o uso concomitante de micofenolato e na presença de insuficiência renal pode ter a concentração sérica elevada tanto do micofenolato quanto do valganciclovir.
- o uso de probenecida aumenta a ASC do ganciclovir de cerca de 53% e diminui a sua depuração de creatinina de cerca de 22%.
- zidovudina pode acentuar a neutropenia e anemia.

▶ VALCYTE (Roche), 60 comprimidos × 450 mg

ZALCITABINA

Corresponde à didesoxicitidina. Trata-se, pois, de nucleosídio sintético estruturalmente aparentado à citidina.

In vivo sofre fosforilação pelas enzimas celulares dando trifosfato de didesoxicitidina, metabólito ativo que inibe a transcriptase reversa, suprimindo assim a replicação viral. Atua igualmente como terminador da elongação da cadeia. Sua potência contra o HIV, in vitro, é cerca de 10 vezes maior que a da zidovudina.

FARMACODINÂMICA
- quimioterápico antiviral.

FARMACOCINÉTICA
- administrada por via oral, é bem absorvida; a presença de alimento reduz a concentração plasmática máxima e dobra o tempo para atingi-la.
- a ligação às proteínas é baixa: menos de 4%.
- atravessa a barreira hematencefálica, distribuindo-se no liquor.
- biodisponibilidade: adultos, maior do que 80%; crianças, 54%.
- volume de distribuição: adultos, cerca de 0,54 L/kg; crianças, aproximadamente 9,3 L/m^2.
- sofre biotransformação intracelular, dando trifosfato de didesoxicitidina, o metabólito ativo; parece não sofrer biotransformação hepática significativa.
- meia-vida: função renal normal — adultos, 1 a 3 horas; crianças (de 6 meses a 13 anos), cerca de 50 minutos; insuficiência renal, adultos, até 8,5 horas; meia-vida intracelular do metabólito ativo: 2,6 a 10 horas.
- atinge a concentração plasmática máxima (de 7,6 ng/mL após dose única de 0,5 mg e 25,2 ng/mL após dose única de 1,5 mg) em 1 a 2 horas.
- eliminada principalmente pela urina, 70% na forma íntegra; menos de 10% são excretados pelas fezes.

INDICAÇÕES
- tratamento da síndrome de imunodeficiência adquirida (AIDS) e da infecção adiantada pelo vírus da imunodeficiência humana (HIV), em associação com zidovudina.

DOSES
- via oral, adultos e adolescentes, 0,75 mg em associação com 200 mg de zidovudina, a cada oito horas; para adultos com insuficiência renal, a dose deve ser reduzida.
- não se determinou a dose para menores de 13 anos de idade.

CONTRAINDICAÇÕES
- alcoolismo ativo.
- hipertrigliceridemia.
- pancreatite.
- insuficiência hepática.
- insuficiência renal.
- neuropatia periférica.

EFEITOS ADVERSOS
- neuropatia periférica, artralgia, mialgia, hipersensibilidade, ulcerações da boca e da garganta.
- neutropenia, leucopenia.
- pancreatite.
- dor abdominal, cefaleia, náusea, diarreia.

INTERAÇÕES MEDICAMENTOSAS
- pode causar pancreatite, às vezes fatal, se usada concomitantemente com fármacos associados com o desenvolvimento de pancreatite.
- por causar neuropatia periférica, deve-se evitar o seu uso simultâneo com outros fármacos que provocam neuropatia.
- aminoglicosídios ou anfotericina B podem aumentar sua toxicidade, por interferirem com a sua depuração renal.

▶ CITAVIR (Eurofarma), 100 comprimidos × 0,75 mg
▶ HIVID (Roche), 100 comprimidos laqueados × 0,375 mg
  100 comprimidos laqueados × 0,750 mg
▶ ZALCITABIN (Cristália), 100 comprimidos × 0,375 e 0,75 mg
▶ ZALCITABINA (Bergamo), 10 comprimidos × 0,375 e 0,75 mg
▶ ZALCITABINA (Lafepe), 100 comprimidos × 0,375 e 0,75 mg

ZANAMIVIR

É o 5-(acetilamino)-4-[aminoiminometilamino]-2,6-anidro-3,4,5-trideoxi-D-glicero-D-galactono-2-ácido enônico, um antiviral utilizado para uso exclusivo inalatório. Inibe a neuraminidase do vírus influenza alterando a agregação das partículas virais e sua liberação. In vitro, inibe o vírus influenza, sendo 50 e 90% das concentrações na faixa de 0,005 a 16 μM e 0,05 a > 100 μM, respectivamente.

FARMACODINÂMICA
- quimioterápico antiviral.

FARMACOCINÉTICA
- 4 a 17% da dose inalada são absorvidos por via sistêmica.

- atinge a concentração plasmática máxima de 17 a 142 ng/mL dentro de 1 a 2 horas após uma dose de 10 mg.
- ASC varia de 111 a 1.364 ng/h/mL.
- < 10% ligam-se às proteínas plasmáticas.
- meia-vida varia de 2,5 a 5,1 horas.
- eliminado por via renal como fármaco inalterado. Parte do fármaco não absorvido é eliminado pelas fezes.
- depuração de 2,5 a 10,9 L/h.

Indicações
- para tratamento de infecção, não complicada, pelo vírus influenza A, em adultos e crianças >12 anos e que apresentem sintomatologia por mais de dois dias. Cerca de 11% dos casos tratados incluíram o vírus B.

Doses
- para pacientes > 12 anos, 10 mg em duas inalações (cada inalação fornece 5 mg) duas vezes ao dia durante cinco dias. As duas primeiras doses devem ser instituídas, no primeiro dia, com no mínimo um intervalo de 2 horas. Nos dias posteriores esse intervalo deve ser de 12 horas. O tratamento deve ser iniciado tão logo comecem os sintomas e não existe garantia de eficácia se iniciado após o segundo dia.

Contraindicações
- hipersensibilidade ao fármaco.
- gravidez.
- lactação.
- crianças < 12 anos.
- > 65 anos.
- insuficiência renal.
- paciente com sintomas com mais de 48 horas de duração.
- asma ou doença pulmonar obstrutiva crônica.

Precauções
- extrema cautela na administração a portadores de doença pulmonar obstrutiva crônica, pois pode produzir broncoespasmo.

Efeitos adversos
- sinais e sintomas nasais, bronquite, tosse, sinusite, infecções do nariz, ouvido e garganta.
- cefaleia, tontura, febre, mialgia, urticária.
- náusea, vômitos, diarreia.
- neutropenia, linfopenia, alterações das enzimas hepáticas.

▶ RELENZA (GlaxoSmithKline), 5 rotadiscos × 20 doses (4 doses/rotadiscos e 5 mg/dose) com 1 inalador discohaler

ZIDOVUDINA

É análogo estrutural da timidina. Atua sobre o vírus HIV, causador da AIDS. Após ser fosforilada intracelularmente por ação enzimática até a forma de trifosfato, compete com o substrato natural, o trifosfato de timidina, pela incorporação nas cadeias crescentes da DNA polimerase RNA-dependente (transcriptase reversa), inibindo deste modo a sequência do DNA. Tem afinidade 100 a 300 vezes maior pela transcriptase reversa do HIV do que pela do mamífero. É virustática.

A zidovudina não cura a infecção por HIV; os pacientes tratados com ela podem continuar a desenvolver complicações relacionadas com a AIDS, incluindo infecções oportunistas. Ela não é eficaz no tratamento de infecções causadas por germes gram-positivos, gram-negativos, citomegalovírus, vacínia, *Herpes simplex*, *Varicella zoster*, anaeróbios, micobactérias ou fungos. Não reduz o risco de transmissão de HIV e outros através do contato sexual ou contaminação sanguínea.

Farmacodinâmica
- quimioterápico antiviral sistêmico.

Farmacocinética
- após administração oral, é rápida e quase completamente absorvida do trato gastrintestinal.
- sofre eliminação pré-sistêmica, e por isso sua biodisponibilidade é de aproximadamente 65% (faixa, 52-75%); quando administrada junto com refeição rica em gorduras, a velocidade e extensão da absorção podem diminuir.
- atravessa a barreira hematencefálica; a distribuição ao líquor chega a ser aproximadamente 50% da concentração do plasma em adultos.
- atravessa a barreira placentária e atinge, no feto, concentração semelhante à dos níveis plasmáticos nos adultos.
- concentra-se no sêmen dos pacientes infectados pelo HIV, atingindo níveis 1,3 a 20,4 vezes maiores do que aqueles no soro.
- volume de distribuição: adultos e crianças, 1,4 a 1,7 L/kg.
- a ligação a proteínas é baixa (30 a 38%).
- sofre biotransformação hepática; é biotransformada por conjugação glicuronídica ao metabólito maior e inativo, 3'-azido-3'-desoxi-5'-O-beta-D-glicopiranuronosiltimidina (GAZT).
- meia-vida: da zidovudina, em adultos (vias oral e intravenosa) — função renal normal — 1,0 h (faixa, 0,8 a 1,2 h); insuficiência renal — 1,4 a 2,9 h; cirrose — aproximadamente 1,0 a 1,8 h; da GAZT, em adultos (vias oral e intravenosa) — função renal normal — aproximadamente 1 hora; insuficiência renal — 8,0 h; anúria — 29 a 94 h; cirrose — aproximadamente 2,4 h.
- atinge a concentração máxima no soro em 0,5 a 1,5 h e, no líquor, 1 h após o término da infusão de uma hora.
- o pico da concentração sérica, após infusão intravenosa de 1 mg/kg (pelo período de uma hora), é de 0,40 a 0,68 μg/mL; após administração oral de 2 mg/kg, de 0,41 a 0,54 μg/mL; após infusão intravenosa contínua em crianças (14 meses a 12 anos de idade), de 0,5 mg/kg/h, de 0,51 μg/mL.
- nos adultos, a zidovudina é excretada 14 a 18% rapidamente pela urina, por filtração glomerular e secreção tubular; a GAZT é recuperada na urina, aproximadamente 60 a 74%; em crianças (14 meses a 12 anos), a zidovudina é excretada 30% pelos rins; a GAZT é recuperada 45% na urina.

Indicações
- agente primário no tratamento da doença causada pelo vírus da imunodeficiência humana (HIV) em pacientes adultos e crianças acima de três meses de idade.
- profilaxia de profissionais da área de saúde que corram risco de contrair a infecção por HIV após exposição ocupacional.

Doses
- via oral, adultos e adolescentes, 100 mg cada 4 horas; crianças de 3 a 12 anos de idade, 180 mg/m² cada seis horas; crianças até 3 meses de idade, não se determinou a dose.
- via intravenosa, adultos e adolescentes, 1 a 2 mg/kg infundidos pelo período de uma hora, a cada quatro horas; crianças, 120 mg/m², infundidos pelo período de uma hora, cada seis horas.

Contraindicações
- hipersensibilidade à zidovudina.
- gravidez.
- lactação.
- depressão da medula óssea.
- deficiência de ácido fólico ou vitamina B_{12}.
- insuficiência hepática.

Efeitos adversos
- granulocitopenia, anemia, leucopenia, alteração na contagem de plaquetas.
- dor abdominal, náusea, anorexia, mal-estar.
- atrofia muscular, hipersensibilidade dolorosa, fraqueza.
- confusão, mania, convulsões.
- cefaleia, insônia, mialgia, hiperpigmentação das unhas.

Interações medicamentosas
- fármacos que causam discrasia sanguínea, outros depressores da medula óssea ou terapia por radiação podem causar mielossupressão aditiva ou sinérgica.
- probenecida aumenta suas concentrações séricas e aumenta a meia-vida de eliminação.

▶ RETROVIR (GlaxoSmithKline), 100 cáps. × 100 mg
40 cáps. × 250 mg
fr. de 200 mL com 10 mg/mL (solução oral)
▶ REVIRAX (Blaüsiegel), 100 cáps. × 100 mg
40 cáps. × 250 mg
▶ ZIDIX (Eurofarma), 100 cáps. × 100 mg
fr. de 200 mL c/ 10 mg/mL
▶ ZIDOVIR (Cristália), 100 cáps. × 100 mg
fr. de 200 mL c/ 100 mg/mL (xarope)
fr.-amp. de 20 mL c/ 10 mg/mL (injetável)
▶ ZIDOVUDINA (Furp), 5.000 cáps. × 100 mg
50 fr. a 0,2% (xarope)
▶ ZIDOVUDINA (Lafepe), 10 e 100 cáps. × 100 mg
10 e 100 cáps. × 250 mg
fr. de 200 mL × 10 mg/mL (xarope)
▶ ZIDOVUDINA (Prodotti), fr.-amp. de 20 mL c/ 10 mg/mL
▶ ZIDOVUDINA (Sanval), 100 cáps. × 100 mg
fr. de 500 mL com 5 mg/mL (xarope)
▶ ZIDOVUDINA (Teuto-Brasileiro), 100 cáps. × 100 mg
40 cáps. × 250 mg
fr. de 200 mL c/ 10 mg/mL

Associações
▶ ZIDOVUDINA + LAMIVUDINA (Ranbaxy), (zidovudina 300 mg + lamivudina 150 mg por comprimido), 10 e 60 comprimidos (genérico)
▶ TRIOVIR (GlaxoSmithKline), (zidovudina 300 mg + lamivudina 150 mg + abacavir 300 mg por comprimido), 60 comprimidos

▶ ANTIBIÓTICOS

Antibióticos são substâncias químicas específicas produzidas por organismos vivos, bem como seus análogos estruturais obtidos por síntese ou semissíntese, capazes de inibir, em concentrações baixas, processos vitais de uma ou mais espécies de microrganismos. São utilizados para vários fins, principalmente para combater infecções, incluindo as gastrintestinais.

É comum o uso e até abuso de antibióticos para tratamento de quadros clínicos (como febre de etiologia desconhecida) e infecções virais (como caxumba, sarampo e varicela) que não respondem à antibioticoterapia. Igualmente, em pelo menos 90% de infecções do aparelho respiratório superior os antibióticos são totalmente ineficazes e, portanto, inúteis.

Quanto à sensibilidade dos microrganismos aos vários antibióticos, a maneira mais usada para sua avaliação é através de discos de papel de filtro embebidos no antibiótico testado, em quantidades específicas. Os discos são colocados na superfície de placas de ágar, nas quais anteriormente se fez cultura do microrganismo examinado. Embora alguns fatores possam influir no resultado, este método, conhecido como antibiograma, é o mais utilizado na prática e permite estabelecer a sensibilidade dos microrganismos aos diversos antibióticos.

Os antibióticos ativos contra infecções podem ser divididos nos seguintes grupos: penicilinas, cefalosporinas, betalactâmicos não clássicos, anfenicóis, tetraciclinas, polipeptídios, macrolídicos, aminociclitóis, lincosamidas, rifamicinas, poliênicos, antraciclinas.

1. *Penicilinas*. São derivadas do ácido 6-aminopenicilânico. Apresentam todas a seguinte estrutura:

Por terem o anel betalactâmico (fundido com o anel tiazolidínico), são conhecidas também, junto com as cefalosporinas, como antibióticos betalactâmicos. Os anéis fundidos não estão situados no mesmo plano; formam entre si um ângulo de 117°. O anel betalactâmico é muito tenso, o que explica a sua alta reatividade. São inativadas por hidrólise e pelas enzimas acilases e betalactamases. O anel betalactâmico intacto é essencial para a atividade biológica, ao passo que a cadeia lateral determina o espectro antibacteriano, a sensibilidade a ácidos e betalactamases e as propriedades farmacocinéticas.

As penicilinas mais antigas, como benzilpenicilina, são extraídas de culturas de *Penicillium chrysogenum*; as mais recentes são semissintéticas, pois foram obtidas mediante a incorporação, por via sintética, de grupamentos químicos especiais ao ácido 6-aminopenicilânico.

Apresentam duas características fundamentais que fazem delas a classe de antibióticos mais usados: alta eficácia e baixa toxicidade. Todos os tipos de penicilina atravessam a placenta. As de baixa ligação proteica atingem concentrações séricas no feto equivalentes às maternas, após 30 a 60 minutos. Parecem não ser teratogênicas no homem, embora nem todas tenham sido submetidas a estudos na gravidez.

Sua ação antibacteriana (a maioria delas tem ação bactericida) se deve à inibição da enzima transpeptidase, que catalisa a biossíntese da última etapa da formação da parede celular. Em resultado, a forte pressão interna da bactéria causa ruptura desta parede e expulsão do citoplasma bacteriano, com morte subsequente do microrganismo. Portanto, as penicilinas e outros betalactâmicos (como cefalosporinas) matam somente as bactérias em crescimento. Por esta razão não é racional administrar concomitantemente uma penicilina, que é bactericida, com quimioterápicos bacteriostáticos, como clindamicina, cloranfenicol, eritromicina, sulfonamidas ou tetraciclinas.

Os principais efeitos adversos das penicilinas são as reações de hipersensibilidade. Os primeiros testes de hipersensibilidade utilizavam injeção intradérmica de pequena quantidade de benzilpenicilina. Além de não ser fidedigno, este procedimento é perigoso, pois até pequena quantidade de penicilina pode causar reações graves e até morte em indivíduos sensíveis. As preparações que predizem acuradamente as reações às penicilinas são a benzilpeniciloilpolilisina e a mistura determinante menor de penicilina.

A resistência dos microrganismos às penicilinas limita o seu espectro de ação. Os microrganismos tornam-se resistentes às penicilinas principalmente por um ou mais dos seguintes mecanismos: a) inativação por betalactamases bacterianas; b) permeabilidade diminuída da célula bacteriana à penicilina, o que impede o antibiótico de atingir as proteínas ligantes apropriadas; c) alteração nas proteínas ligantes a penicilinas que impedem a ligação à penicilina; d) tolerância.

Do ponto de vista clínico, o mecanismo de resistência adquirida mais importante é a produção de enzimas (betalactamases) inativantes por estafilococos e bactérias gram-negativas. As betalactamases rompem o anel betalactâmico do núcleo da penicilina e assim a inativam. As betalactamases estafilocócicas podem ser transferidas de uma bactéria para outra por transdução. São consideradas penicilinases verdadeiras porque inativam as moléculas de penicilinas, mas não as cefalosporinas. Algumas penicilinas (cloxacilina, dicloxacilina, meticilina, nafcilina, oxacilina) são resistentes às penicilinases estafilocócicas e são preferidas para infecções estafilocócicas.

Entre várias outras classificações, as penicilinas podem ser assim divididas: resistentes a ácidos, resistentes à betalactamase, resistentes a ácidos e à betalactamase, de amplo espectro e latentes.

Contraindicações
- hipersensibilidade às penicilinas, cefalosporinas, cefamicinas ou penicilamina.
- gravidez.
- lactação.
- insuficiência renal.

Precauções
- pacientes intolerantes a uma penicilina podem ser intolerantes também a outras.
- pacientes intolerantes a cefalosporinas, griseofulvina ou penicilamina podem também ser intolerantes às penicilinas.
- em tratamentos prolongados com penicilinas pode ocorrer superinfecção por fungos ou bactérias.

Efeitos adversos
- reações de hipersensibilidade, que vão desde erupções cutâneas até o choque anafilático (1 a 10%); pacientes hipersensíveis a uma penicilina são hipersensíveis a todas e também às cefalosporinas.
- anemia, trombocitopenia, púrpura trombocitopênica, eosinofilia, leucopenia, agranulocitose.
- mononucleose infecciosa.
- náusea, vômito, diarreia.
- colite pseudomembranosa.
- erupções maculopapulares eritematosas, urticária.
- em tratamentos prolongados, superinfecção por microrganismos resistentes.

Interações medicamentosas
- doses altas por via intravenosa podem causar defeitos hemostáticos e alterar a coagulação, se tomadas concomitantemente com heparina ou anticoagulantes orais.
- betabloqueadores podem aumentar o risco e gravidade de reações anafiláticas.
- cloranfenicol diminui-lhes o efeito e aumenta a sua própria meia-vida.
- probenecida diminui sua secreção tubular e prolonga seus níveis sanguíneos.
- quimioterápicos bacteriostáticos que inibem a síntese proteica (clindamicina, cloranfenicol, eritromicina, sulfonamidas, tetraciclinas) podem interferir com o efeito bactericida das penicilinas; contudo, às vezes, em pacientes pediátricos se administra ampicilina ou benzilpenicilina associadas ao cloranfenicol.

Tratamento de superdose ou hipersensibilidade
- administração de anti-histamínicos e, se necessário, adrenocorticoides sistêmicos.
- reações anafilactoides graves exigem tratamento de emergência imediato, que consiste em epinefrina parenteral, oxigênio, adrenocorticoides intravenosos e tratamento das vias respiratórias (incluindo intubação).

No tratamento de moléstias infecciosas são utilizadas as seguintes penicilinas: amoxicilina, ampicilina, ampicilina benzatina, benzilpenicilina, benzilpenicilina benzatina, benzilpenicilina procaína, fenoximetilpenicilina, metampicilina e oxacilina.

AMOXICILINA

Nesta penicilina semissintética o grupo R é

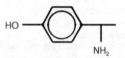

Sua estrutura é quase igual à da ampicilina, dela divergindo apenas por apresentar, no grupo já citado, a hidroxila em vez de hidrogênio, como na ampicilina.

Por apresentar o grupo amino, ionizável, seu espectro de ação é amplo, essencialmente idêntico ao da ampicilina. Apresenta, sobre esta, as seguintes vantagens: é mais completamente absorvida do trato gastrintestinal (melhor biodisponibilidade), a presença de alimento não interfere tanto com a absorção e causa menor incidência de diarreia, sobretudo em crianças. Contudo, contra *Shigella* sp. é menos ativa do que a ampicilina. Por isso, e por ser mais bem absorvida do que esta, não é utilizada para tratamento de infecções gastrintestinais causadas por este microrganismo.

É acidorresistente, mas sofre inativação por efeito das betalactamases produzidas por várias bactérias. Usada apenas por via oral, na forma tri-hidratada.

Farmacodinâmica
- antibiótico bactericida de amplo espectro.

Farmacocinética
- administrada por via oral, é estável no suco gástrico, e entre 75 e 90% são absorvidos do trato gastrintestinal; a presença de alimento não afeta apreciavelmente a absorção.
- cerca de 20% ligam-se às proteínas plasmáticas.
- atinge a concentração sérica máxima dentro de duas horas.
- sofre biotransformação apenas parcial (10%), dando ácido peniciloico correspondente, inativo.
- meia-vida: nos pacientes normais, uma hora; nos pacientes anúricos, 8 a 16 horas.
- volume de distribuição: 0,25 a 0,42 L/kg.
- atravessa a barreira placentária.
- excretada pelo leite.

- as concentrações séricas depois de dose única de 500 mg são de 3 μg/mL após 45 minutos, 7 a 7,5 μg/mL após 1 a 2 horas e traços após 8 horas.
- é rapidamente eliminada, principalmente pela urina, entre 50 e 70% na forma inalterada e cerca de 20% na forma de ácido peniciloico; sua excreção é retardada pela administração concomitante de probenecida.
- cerca de 60% de uma dose oral são excretados pela urina dentro de 6 a 8 horas.
- removível por hemodiálise.

Indicações
- tratamento de infecções de feridas causadas por queimaduras da pele e do tecido mole, do trato biliar e do trato geniturinário.
- tratamento de bronquite, doença gonocócica, faringite bacteriana, febre tifoide, otite média aguda, sinusite.

Doses
- via oral, adultos e crianças com mais de 20 kg de peso, 750 mg a 1,5 g diariamente (em alguns adultos, doses de até 1 g cada 4 horas); crianças com menos de 20 kg, 20 a 40 mg/kg diariamente. Estas doses são administradas a intervalos de 8 horas. Em infecções mais graves se usam doses mais altas. Nos pacientes com insuficiência renal grave, a dose não deve exceder 500 mg cada 12 horas.

Contraindicações
- as já citadas.
- mononucleose infecciosa.
- infecções causadas por estafilococos penicilinor-resistentes e nas produzidas por bacilo piociânico, riquétsias e vírus.

Interações medicamentosas
- as já citadas.
- alopurinol aumenta o risco de acidentes cutâneos.
- ▶ AMOX (EMS), 21 cáps. × 500 mg
- ▶ AMOXICILINA (Abbott), 12 cáps. × 500 mg
  12 e 24 cáps. × 500 mg (genérico)
  fr. de 120 mL com 250 mg/5 mL (solução oral)
- ▶ AMOXICILINA (Apotex), 21 cáps. × 500 mg (genérico)
  fr. de 150 mL com 250 mg/5 mL (suspensão oral), (genérico)
- ▶ AMOXICILINA (Bergamo), 10 cáps. × 500 mg
  fr. de 60 e 100 mL com 125 e 250 mg/5 mL
- ▶ AMOXICILINA (Brainfarma), fr. de 150 mL com 50 mg/mL (suspensão oral), (genérico)
- ▶ AMOXICILINA (Ducto), 6 cáps. × 500 mg
  fr. de 80 mL com 250 mg/5 mL (suspensão)
- ▶ AMOXICILINA (EMS), 15 e 21 cáps. × 500 mg (genérico)
  fr. de 100 mL com 50 mg/mL (genérico)
- ▶ AMOXICILINA (Eurofarma), 15, 21 e 30 cáps. × 500 mg (genérico)
  14 comprimidos × 875 mg (genérico)
  fr. de 150 mL com 125, 250, 400, 500 mg/5 mL (suspensão), (genérico)
- ▶ AMOXICILINA (Furp), 50 fr. a 50% (suspensão oral)
  500 comprimidos × 500 mg
  50 fr. com 250 mg/mL (suspensão oral)
  50 fr. com 500 e 1.000 mg (solução injetável)
- ▶ AMOXICILINA (Green Pharma), 12 e 24 cáps. × 250 e 500 mg
  fr. de 45 e 150 mL com 125 mg/5 mL (suspensão)
  fr. de 60 e 150 mL com 250 mg/5 mL (suspensão)
- ▶ AMOXICILINA (Medley), 15, 21, 30, 150 e 210 cáps. gelatinosas × 500 mg (genérico)
  fr. de 150 mL com 125, 250 e 500 mg/5 mL (suspensão), (genérico)
- ▶ AMOXICILINA (Novartis), 16, 20 e 30 cáps. × 500 mg (genérico)
- ▶ AMOXICILINA (Ranbaxy), 6 e 20 cáps. gelatinosas × 500 mg (genérico)
  fr. de 150 mL com 50 mg/mL (genérico)
- ▶ AMOXICILINA (Ratiopharm), 6, 21 e 30 cáps. × 500 mg (genérico)
- ▶ AMOXICILINA (Sanval), 15 e 21 cáps. × 500 mg (genérico)
  fr. de 150 mL com 250 mg/5 mL (suspensão)
- ▶ AMOXICILINA (Teuto-Brasileiro), 21 e 30 cáps. × 500 mg (genérico)
- ▶ AMOXICILINA (União Química), fr. de 150 mL com 50 mg/mL (pó p/ suspensão oral), (genérico)
- ▶ AMOXICILINA ROYTON (Royton), 10, 100 e 1.000 cáps. × 250 e 500 mg
  1, 10 e 50 fr. de 60 mL com 125 e 250 mg/5 mL
- ▶ AMOXIFAR (Farmoquímica), 6 e 18 cáps. × 250 e 500 mg
  fr. de 45 e 120 mL com 125 e 250 mg/5 mL
- ▶ AMOXIL (GlaxoSmithKline), 15, 21 e 30 cáps. × 500 mg
  fr. com 80 e 150 mL × 125 mg (suspensão oral)
  fr. de 150 mL × 250 e 500 mg (suspensão oral)
- ▶ AMOXIL BD (GlaxoSmithKline), 14 comprimidos × 875 mg
  fr. com 100 mL × 200 e 400 mg
- ▶ AMOXI-PED (Stiefel), fr. de 80 mL × 125 mg/ 5 mL
  fr. de 150 mL × 250 e 500 mg/5 mL
- ▶ ARIPROXINA (Ariston), 12 e 100 cáps. × 500 mg
- ▶ CAMOXIN (Glenmark), 21 cáps. × 500 mg fr. de 150 mL c/ pó para suspensão c/ 250 e 500 mg
- ▶ CIBRAMOX (Cibran), 9 cáps. × 250 e 500 mg
  fr. de 45 mL com 125 e 250 mg/5 mL
- ▶ DUCTOCILINA (Ducto), 12 cáps. × 500 mg
  fr. de 150 mL com pó para suspensão × 250 mg/mL
- ▶ DUZIMICIN (Prati, Donaduzzi), 12 e 300 cáps. × 500 mg
  1 e 50 fr. de 150 mL com 250 mg/5 mL (suspensão oral)
  50 fr. de 60 mL com 250 mg/5 mL (suspensão oral)
- ▶ FLEMOXON SOLUTAB (Merck), 15 comprimidos solúveis × 750 mg
- ▶ HICONCIL (Bristol-Myers Squibb), 12 e 24 cáps. × 500 mg
  fr. de 150 mL com 125, 250 e 500 mg/5 mL
- ▶ MEDXIL (Medquímica), 12 e 21 cáps. × 500 mg
  fr. com pó p/ suspensão de 80 e 150 mL × 250 mg/50 mL (suspensão oral)
- ▶ NOVOCILIN (Aché), 21 e 30 cáps. × 500 mg
  20 comprimidos × 875 mg
  fr. de 150 mL × 250 mg/5 mL
  fr. de 100 mL × 400 mg/5 mL
- ▶ NOVOXIL (Luper), fr. de 60 mL com 250 mg/5 mL
- ▶ OCYLIN BD ((Multilab), 14 comprimidos × 875 mg
- ▶ OXYLIN (Multilab), fr. de 150 mL com 250 ou 500 mg/5mL (suspensão oral)
- ▶ PENVICILIN (Gemballa), 18 cáps. × 250 e 500 mg
  fr. de 90 mL com 125 e 250 mg/5 mL
- ▶ POLIMOXIL (EMS), 6 e 12 cáps. × 500 mg
  fr. de 60 mL com 250 mg/5 mL
- ▶ VELAMOX (Sigma Pharma), 18 comprimidos × 500 mg
  fr. de 150 mL × 250 mg/5 mL (suspensão oral)
- ▶ VELAMOX BD (Sigma Pharma), 12 comprimidos × 1 g, 14 comprimidos × 875 mg
  fr. de 100 mL com 400 mg/5 mL (suspensão oral)

AMOXICILINA 500 mg + ÁCIDO CLAVULÂNICO 125 mg POR COMPRIMIDO OU 10 mL DE SUSPENSÃO

- ▶ CLAVOXIL (Química Haller), 12 e 18 comprimidos
  fr. com 75 mL

Outras associações
- ▶ CLAVULIN I.V. (GlaxoSmithKline), (amoxicilina 500 mg + ácido clavulânico 100 mg por frasco-ampola), 1 fr.-amp.
  (amoxicilina 1.000 mg + ácido clavulânico 200 mg por frasco-ampola), 1 fr.-amp.
- ▶ NOVOCILIN BALSÂMICO (Aché), (amoxicilina 500 mg + cloridrato de bromexina 8 mg por cápsula), 21 cáps.
  (amoxicilina 250 mg + cloridrato de bromexina 8 mg cada 5 mL), fr. c/ 8,4 g de granulado + 105 mL de diluente (suspensão)
- ▶ TRIFAMOX IBL 250 (Merck-Bagó) (amoxicilina 25 mg + sulbactam 25 mg por mL), fr. c/ 30 g de pó p/ preparo de 60 mL (suspensão)
- ▶ TRIFAMOX IBL 500 (Merck-Bagó), (amoxicilina 250 mg + sulbactam 250 mg por comprimido), 8 e 16 comprimidos
  (amoxicilina 50 mg + sulbactam 50 mg por mL), fr. de 60 mL
- ▶ TRIFAMOX IBL 750 (Merck-Bagó), (amoxicilina 500 mg + sulbactam 250 mg), fr.-amp. c/ 5 mL de diluente
- ▶ TRIFAMOX IBL 1000 (Merck-Bagó), (amoxicilina 500 mg + sulbactam 500 mg por comprimido), 8 comprimidos
- ▶ TRIFAMOX IBL 1500 (Merck-Bagó), (amoxicilina 1.000 mg + sulbactam 500 mg), fr.-amp. c/ 5 mL de diluente

AMPICILINA

O grupamento R desta penicilina semissintética é C_6H_5—CH—
                                                      |
                                                     NH_2

O grupo amino, ionizável, confere-lhe amplo espectro de ação, muito maior que o da benzilpenicilina. É ativa contra certas bactérias gram-negativas aeróbias, incluindo *Escherichia coli*, *Neisseria gonorrhoeae*, *Haemophilus influenzae*, *Proteus mirabilis*, *Salmonella* sp. (incluindo *S. typhosa*), *Shigella* sp. e enterococos. É também eficaz no tratamento de meningite devida a *N. meningitidis* e em infecções causadas por microrganismos gram-positivos sensíveis, como estafilococos, estreptococos e pneumococos sensíveis à benzilpenicilina.

Sofre inativação por efeito das betalactamases produzidas por várias bactérias. É usada nas formas anidra, tri-hidratada e sódica, bem como nas formas de depósito, isto é, ligada à benzatina ou à probenecida.

Pode ser administrada pelas vias oral, intramuscular e intravenosa.

Farmacodinâmica
- antibiótico bactericida de amplo espectro.

Farmacocinética
- administrada por via oral, é estável no suco gástrico; somente 35 a 50% de uma dose são absorvidos pelo trato gastrintestinal; a presença de alimento diminui ligeiramente a absorção oral.
- liga-se fracamente (20%) às proteínas.
- atinge a concentração sérica máxima em 1,5 a 2 horas.
- é distribuída ao fluido extracelular, atingindo concentrações altas na bile e na urina.
- sofre biotransformação hepática apenas parcial (12 a 50%).
- o pico plasmático após dose única de 500 mg por via intramuscular é de 8 μg/mL dentro de uma hora; após dose por via intravenosa de 1 g, é de 40 μg/mL; após dose por via oral de 500 mg é de 2,5 a 5 μg/mL dentro de duas horas.
- após administração intravenosa as concentrações persistem por 6 horas e após administração intramuscular ou oral, por 8 horas.
- a concentração inibitória mínima para a maioria dos germes sensíveis é de 0,02 a 5 μg/mL.
- meia-vida: pacientes normais, 1 a 1,5 hora; pacientes anúricos, 8 a 12 horas; recém-nascidos, 1,7 a 4 horas.
- volume de distribuição: 0,28 L/kg.

18.66 ANTI-INFECCIOSOS

- excretada pelo leite.
- atravessa a barreira placentária.
- excretada principalmente pela urina, entre 25 e 60% na forma inalterada quando administrada pela via oral e 50 a 85% quando administrada pela via intramuscular.
- removível por hemodiálise.

INDICAÇÕES
- tratamento de infecções de feridas devidas a queimaduras, causadas por *Haemophilus*, da pele e do tecido mole, do trato biliar e do trato gastrintestinal causadas por germes sensíveis.
- tratamento de abscesso cerebral, artrite gonocócica, bronquite, endocardite bacteriana, enterocolite causada por *Haemophilus*, faringite bacteriana, febre paratifoide, febre tifoide, gonorreia, listeriose, meningite causada por *Escherichia coli*, meningite causada por *Haemophilus influenzae*, meningite meningocócica, otite média aguda, pneumonia por *Haemophilus influenzae*, pneumonia por *Proteus mirabilis*, septicemia bacteriana, sinusite, uretrite gonocócica.

DOSES
- via oral, de preferência uma hora antes ou duas horas depois das refeições, adultos e crianças com mais de 20 kg, 250 a 500 mg de 6 em 6 horas; crianças com menos de 20 kg, 50 a 100 mg/kg/dia em tomadas igualmente divididas de 6 em 6 horas.
- via intramuscular, adultos e crianças com mais de 20 kg, 250 a 500 mg de 6 em 6 horas; crianças com menos de 20 kg, 100 a 200 mg/kg/dia, em tomadas igualmente divididas, de 6 em 6 horas; lactentes com mais de 7 dias de idade, 75 mg/kg/dia, em tomadas igualmente divididas, de 8 em 8 horas; lactentes com menos de 7 dias, 50 mg/kg/dia, em tomadas iguais, de 12 em 12 horas.
- via intravenosa, adultos e crianças com mais de 20 kg, 250 a 500 mg de 6 em 6 horas; na meningite bacteriana, 150 a 500 mg/kg/dia. Crianças com menos de 20 kg, 100 a 200 mg/kg/dia em tomadas iguais de 6 em 6 horas; na meningite bacteriana, 150 a 250 mg/kg/dia (até o máximo de 400 mg/kg). Lactentes de mais de 7 dias, 75 mg/kg/dia, em tomadas iguais, de 8 em 8 horas; na meningite bacteriana, 150 a 200 mg/kg/dia, em tomadas iguais, de 6 em 6 ou de 8 em 8 horas. Lactentes de menos de 7 dias, 50 mg/kg/dia, em tomadas iguais, de 12 em 12 horas; na meningite bacteriana, 100 mg/kg/dia, em tomadas iguais, de 12 em 12 horas.

CONTRAINDICAÇÕES
- as já mencionadas.
- infecções por vírus do grupo herpes, especialmente a mononucleose infecciosa.

EFEITOS ADVERSOS
- os já citados.
- colite pseudomembranosa associada a antibióticos.
- lesões da pele, incluindo a síndrome de Stevens-Johnson potencialmente fatal.

INTERAÇÕES MEDICAMENTOSAS
- as já indicadas.
- pode diminuir a eficácia dos anticoncepcionais orais contendo estrogênio.
- alopurinol pode aumentar a incidência de exantemas.

▶ AMBEZETAL (Cimed), 6, 12 e 18 cáps. × 500 mg
▶ AMPICIL (Medley), 6 e 48 cáps. × 500 mg
fr. de 60 mL com 250 mg/5 mL (suspensão)
25 fr.-amp. × 500 mg
10 fr.-amp. × 1 g
▶ AMPICILAB (Multilab), 10 cáps. × 500 mg
fr. de 60 mL com 250 mg/5 mL (suspensão oral)
▶ AMPICILASE (Teuto-Brasileiro), 10 cáps. × 500 mg
fr. de 60 mL com 250 mg/5 mL (suspensão)
fr.-amp. × 500 e 1.000 mg
▶ AMPICILINA (Abbott), 12 cáps. × 500 mg (genérico)
fr. de 60 mL c/ 250 mg/5 mL (suspensão), (genérico)
▶ AMPICILINA (Ariston), 12 e 100 cáps. × 500 mg
▶ AMPICILINA (Ariston), 100 fr.-amp. × 500 e 1.000 mg
▶ AMPICILINA (Bergamo), fr. de 60 mL com 250 mg/5 mL (suspensão)
10 comprimidos × 500 mg
▶ AMPICILINA (Braskap), 10 cáps. × 500 mg
10 comprimidos × 500 mg
fr. de 60 mL com 250 mg/5 mL
▶ AMPICILINA (Bunker), 6 e 12 cáps. × 500 mg fr. de 60 mL com 250 mg/5 mL (suspensão)
▶ AMPICILINA (Delta), 6 e 12 cáps. × 500 mg
fr. de 60 mL com 250 mg/5 mL (suspensão)
▶ AMPICILINA (EMS), 6 e 12 comprimidos × 500 mg e 1 g
8 e 100 cáps. × 500 mg
1 e 50 fr.-amp. × 250, 500 e 1.000 mg
fr. de 60 mL com 250 mg/5 mL (suspensão)
▶ AMPICILINA (EMS), 6, 12 e 24 comprimidos × 500 mg (genérico)
fr. de 60 mL c/ 3,0 g de pó p/ reconstituição × 250 mg/5 mL (genérico)
fr. de 150 mL c/ 7,5 g de pó p/ reconstituição × 250 mg/5 mL (genérico)
fr.-amp. c/ 500 e 1.000 mg (sol. inj.), (genérico)
▶ AMPICILINA (Eurofarma), 12 e 18 cáps. gelatinosas × 500 mg (genérico)
▶ AMPICILINA (Faria), 10 cáps. × 500 mg
▶ AMPICILINA (Green Pharma), 10 e 100 cáps. × 500 mg
fr. de 60 mL com 250 mg/5 mL (suspensão)
▶ AMPICILINA (Infabra), 6 cáps. × 250 e 500 mg
fr. de 60 mL com 250 mg/5 mL (suspensão)
▶ AMPICILINA (Lafepe), 500 comprimidos × 500 mg
▶ AMPICILINA (Legrand), 6 e 12 cáps. × 500 mg
fr. de 60 mL com 250 mg/5 mL (suspensão)
fr.-amp. × 250, 500 e 1.000 mg
▶ AMPICILINA (Luper), 12, 24, 30 e 600 comprimidos × 500 mg (genérico)
▶ AMPICILINA (Neo-Química), fr. de 60 e 150 mL com 50 mg/mL (suspensão oral), (genérico)
▶ AMPICILINA (Novartis), 12 e 24 comprimidos × 500 mg (genérico)
▶ AMPICILINA (Prodotti), 6, 8, 12 e 200 cáps. × 250 e 500 mg
fr.-amp. × 250 e 500 mg
fr. de 60 mL com 125 e 250 mg
▶ AMPICILINA (Royton), 10 cáps. × 500 mg
fr. de 60 mL com 250 mg/5 mL (suspensão)
▶ AMPICILINA (Sanval), 10 cáps. × 500 mg
10 comprimidos × 500 mg
▶ AMPICILINA (Teuto-Brasileiro), 6 cáps. × 500 mg
fr. de 60 mL com 250 mg/5 mL
▶ AMPICILINA (União Química), 6, 12 e 18 comprimidos × 500 mg
1 e 50 fr.-amp. × 500 e 1.000 mg
fr. de 60 mL com 250 mg/5 mL (suspensão)
▶ AMPICILINA (Vital Brazil), 10 e 500 comprimidos × 500 mg
▶ AMPICILINA BRASMÉDICA (Brasmédica), 6 e 12 comprimidos × 250 e 500 mg
fr. de 60 mL com 125 e 250 mg/5 mL (suspensão)
1 e 25 fr.-amp. × 500 e 1.000 mg
▶ AMPICILINA DUCTO (Ducto), 6 cáps. × 500 mg
fr. de 60 mL com 250 mg/5 mL (suspensão)
fr.-amp. de 500 e 1.000 mg
▶ AMPICILINA GILTON (Gilton), 6 e 120 cáps. × 500 mg
12 cáps. × 250 mg
▶ AMPICILINA INJETÁVEL (Legrand), 50 fr.-amp. × 250, 500 e 1.000 mg
▶ AMPICILINA SÓDICA (Bristol-Myers Squibb), 50 fr.-amp. × 500 e 1.000 mg
▶ AMPICILINA SÓDICA (Prodotti), fr.-amp. c/ 5 mL de diluente × 500 mg e 1 g (genérico)
▶ AMPICILINA SÓDICA (Ranbaxy), fr.-amp. de 5 mL c/ 500 mg e 1 g (genérico)
▶ AMPICILINA SÓDICA (Teuto-Brasileiro), fr.-amp. c/ 500 e 1.000 mg (genérico)
▶ AMPIFAR (Farmoquímica), 24 cáps. × 250 e 500 mg
12 comprimidos × 1.000 mg
fr. de 60 mL com 125 mg/5 mL (suspensão)
fr. de 120 mL com 250 mg/5 mL (suspensão)
▶ AMPISPECTRIM (Q.I.F.), 6 a 12 cáps. × 500 mg
8 e 16 cáps. × 250 mg
▶ AMPITOTAL (Eurofarma), 6 cáps. × 500 mg
10 fr.-amp. × 500 mg e 1 g
fr. de 60 mL com 125 e 250 mg/mL (suspensão)
▶ AMPITOTAL SUSPENSÃO (Eurofarma), fr. de 60 mL com 125 e 250 mg/mL (suspensão)
▶ AMPLACILINA (Eurofarma), 12 cáps. × 250 e 500 mg
fr.-amp. × 500 e 1.000 mg
fr. de 60 mL com 250 mg/5 mL
6 comprimidos × 1 g
▶ AMPLIMED (Medquímica), 12 cáps. × 250 e 500 mg
300, 600 e 900 cáps. × 500 mg
fr. de 100 mL × 250 mg/5 mL (suspensão oral)
50 fr. de 60 mL × 250 mg/5 mL (suspensão oral)
▶ AMPLITOR (Cibran), 6, 18 e 100 cáps. × 500 mg
6, 36 e 100 cáps. × 250 mg
1 fr.-amp. × 250, 500 e 1.000 mg
fr. de 60 mL com 125 e 250 mg/5 mL (suspensão)
▶ AMPLOFEN (Merck), 20 cáps. × 500 mg
fr. de 60 mL com 250 mg/5 mL (suspensão)
▶ BACTERINIL (Luper), 8 cáps. × 250 e 500 mg
fr. de 60 mL com 250 mg/5 mL (suspensão)
▶ BINOTAL (Bayer), 18 comprimidos × 500 e 1.000 mg
▶ CÁPSULAS DE AMPICILINA TRIHIDRATADA (Bergamo), 6 cáps. × 500 mg
▶ CILIPEN (Elofar), 6 cáps. × 500 mg
fr. de 60 mL com 250 mg/5 mL (suspensão)
▶ GRAMCILINA (Medley), 8 cáps. × 250 e 500 mg
fr.-amp. × 250, 500 e 1.000 mg
fr. de 60 mL com 250 mg/mL (suspensão)
▶ MAKROCILIN (Makros), 8 comprimidos × 500 mg
▶ NATUSCILIN (Neovita), 6 cáps. × 500 mg
▶ PRATICILIN (Prati, Donaduzzi), 300 cáps. × 500 mg
50 fr. de 60 mL com 250 mg/5 mL (suspensão oral)
▶ RESPICILIN (Haller), 21 cáps. × 500 mg
sachê com granulado 1 diluente × 125 e 250 mg/5 mL (150 mL suspensão)

AMPICILINA + PROBENECIDA (PARA GONORREIA)

▶ GONOCILIN (União Química), 7 cáps. de ampicilina anidra 500 mg + 2 comprimidos de probenecida
▶ GONOL (Neo-Química), ampicilina 3,5 g + probenecida 1,0 g (dose única oral)
▶ GONOPAC (Ducto), fr. de 60 mL (suspensão)
▶ GONORREL'S (Gilton), vidro com 60 mL (dose única)
▶ PROBECILIN (Eurofarma), fr.-amp. de ampicilina + 2 comprimidos de probenecida

AMPICILINA BENZATINA

Constitui forma de depósito da ampicilina. É sal pouco solúvel em água. A base benzatina confere ao antibiótico ação mais prolongada. No Brasil é comercializada apenas em associação com a ampicilina sódica, geralmente na proporção de 5:1.

AMPICILINA BENZATINA 250 MG + AMPICILINA SÓDICA 50 MG POR FRASCO-AMPOLA, CÁPSULA OU 5 ML DE SOLUÇÃO

▶ AMPIZAM (Frumtost), fr.-amp.
▶ AMPLOTAL (Hosbon), fr.-amp.
▶ BENZOTAL (Biosintética), fr.-amp.

- ▶ *DURAPEN (De Mayo), fr.-amp.*
- ▶ *OPTACILIN (Altana), fr.-amp.*

AMPICILINA BENZATINA 500 MG + AMPICILINA SÓDICA 100 MG POR FRASCO-AMPOLA, CÁPSULA OU 5 mL DE SOLUÇÃO

- ▶ *AMPIZAM (Allergan), fr.-amp.*
- ▶ *AMPLOTAL (Medley), fr.-amp.*
- ▶ *BENZOTAL (Biosintética), fr.-amp.*
- ▶ *DURAPEN (De Mayo), fr.-amp.*
- ▶ *OPTACILIN (Altana), fr.-amp.*

AMPICILINA BENZATINA, 1.000 MG + AMPICILINA SÓDICA 100 MG POR FRASCO-AMPOLA, CÁPSULA OU 5 mL DE SOLUÇÃO

- ▶ *AMPLOTAL (Medley), fr.-amp.*
- ▶ *BENZOTAL (Biosintética), fr.-amp.*
- ▶ *DURAPEN (De Mayo), fr.-amp.*
- ▶ *OPTACILIN (Altana), fr.-amp.*

BENZILPENICILINA

É penicilina natural, acidolábil, produzida pelo *Penicillium chrysogenum*; o grupo R é $C_6H_5-CH_2-$. Nos Estados Unidos seu nome oficial é penicilina G.

In vitro é ativa contra a maioria das bactérias gram-positivas (exceto os estafilococos produtores de betalactamases), cocos gram-negativos e bactérias anaeróbias (exceto o grupo de *Bacteroides fragilis*). São sensíveis a ela também os espiroquetas e certos bacilos gram-negativos. Contudo, as Enterobacteriaceae e *Pseudomonas aeruginosa* são resistentes.

Apresenta alto índice quimioterápico, tem preço baixo e é frequentemente o fármaco de escolha para infecções causadas por germes sensíveis. É usada pelas vias oral, intramuscular e intravenosa. A via oral só deve ser usada para infecções benignas ou estabilizadas, porque, por esta via, o fármaco é absorvido erraticamente, sendo destruído pelo suco gástrico. Para produzir concentrações séricas altas rapidamente, a benzilpenicilina é administrada pelas vias intramuscular ou intravenosa, preferindo-se a última quando se indicam doses elevadas para infecções graves (por exemplo, meningite pneumocócica, endocardite enterocócica e gangrena gasosa). Deve ser administrada quer uma hora antes, quer duas a três horas depois de uma refeição.

É usada nas formas livre e de sais sódico ou potássico, bem como em formas de depósito, ligada ou à benzatina ou à procaína.

FARMACODINÂMICA
- antibiótico bactericida de espectro estreito.

FARMACOCINÉTICA
- administrada por via oral, é absorvida errática e incompletamente; cerca de 15 a 30% de uma dose são absorvidos, principalmente no duodeno; a presença de alimento diminui a absorção; a absorção em recém-nascidos e nos idosos é maior porque o pH gástrico é maior.
- sofre biotransformação parcial (20%), dando derivados inativos do ácido peniciloico.
- aproximadamente 60% se ligam a proteínas, primariamente albumina.
- 30 a 60 minutos após dose de 500 mg (800.000 unidades) em pacientes em jejum os níveis séricos máximos do fármaco total situam-se entre 1,5 e 2,5 μg/mL; os níveis máximos do fármaco livre são 0,6 a 1 μg/mL.
- atinge a concentração sérica máxima em 1 a 2 horas, quando administrada por via oral, 15 a 30 minutos após injeção intramuscular e imediatamente, depois de administração intravenosa; os níveis são geralmente 4 a 5 vezes mais altos do que os atingidos após administração oral.
- meia-vida: 0,5 a 0,7 h nos pacientes normais; 2,5 a 10 h nos pacientes anúricos; 1,4 a 3 h nos recém-nascidos; a administração concomitante de probenecida prolonga a meia-vida.
- atravessa a barreira placentária.
- excretada pelo leite.
- volume de distribuição: 0,2 L/kg.
- é distribuída rapidamente a muitos tecidos e fluidos orgânicos, atingindo concentrações elevadas na bile e na urina.
- é fraca a penetração no liquor, no humor aquoso e na próstata, mas na presença de inflamação podem ser atingidas concentrações terapêuticas para germes sensíveis.
- é rapidamente eliminada; entre 60% e 90% de uma dose são excretados pela urina dentro de uma hora, principalmente por secreção tubular renal; pequena fração é excretada pelas fezes; apenas 20% de uma dose são recuperados como fármaco íntegro.
- removível por hemodiálise.

INDICAÇÕES (POR VIA ORAL)
- tratamento de erisipelas, faringite bacteriana, febre recorrente, gengivostomatite ulcerativa necrosante, infecções da pele e dos tecidos moles, pneumonia pneumocócica.
- profilaxia de febre reumática e de infecções de feridas por queimaduras.

INDICAÇÕES (POR VIA PARENTERAL)
- tratamento de abscesso cerebral, actinomicose, antraz, artrite gonocócica, difteria, endocardite bacteriana, endocardite gonocócica, febre por mordida de rato, febre recorrente, gengivostomatite ulcerativa necrosante, infecções do trato geniturinário, listeriose, meningite estafilocócica, meningite estreptocócica, meningite meningocócica, meningite por *Pasteurella multocida*, pericardite bacteriana, pneumonia anaeróbia, pneumonia estafilocócica, pneumonia estreptocócica, pneumonia meningocócica, pneumonia pneumocócica, pneumonia por *Proteus mirabilis*, septicemia bacteriana, sífilis.
- profilaxia de difteria, endocardite bacteriana, infecções de feridas por queimaduras.

DOSES
- via oral, adultos e crianças de mais de 12 anos, 1.600.000 a 3.200.000 unidades por dia em doses divididas em quatro tomadas; crianças com menos de 12 anos, 40.000 a 80.000 unidades/kg diariamente em tomadas divididas cada 6 a 8 horas.
- via intramuscular ou intravenosa, a dose diária total e a via de administração dependem do tipo e gravidade da infecção; por exemplo, usam-se doses elevadas por via intravenosa em meningite, algumas formas de endocardite e infecções clostrídicas graves; em geral, adultos, 1.200.000 a 24.000.000 de unidades diariamente, em tomadas divididas, a cada 4 horas, ou por infusão intravenosa constante; crianças, 100.000 a 250.000 unidades/kg diariamente em tomadas divididas cada 4 horas; lactentes de mais de 7 dias e pesando mais de 2 kg, 100.000 unidades/kg diariamente em tomadas divididas cada 6 horas; lactentes de mais de 7 dias e pesando menos de 2 kg, 75.000 unidades/kg diariamente em tomadas divididas cada 8 horas; de menos de 7 dias e pesando mais de 2 kg, 50.000 unidades/kg diariamente em tomadas divididas cada 8 horas; de menos de 7 dias e pesando menos de 2 kg, 50.000 unidades/kg diariamente em tomadas divididas cada 12 horas; as doses para todos os lactentes, no caso de meningite, devem ser o dobro das doses acima citadas.

INTERAÇÕES MEDICAMENTOSAS
- as já citadas.
- pode interagir com outros medicamentos nefrotóxicos.
- captopril, diuréticos poupadores de potássio, enalapril, lisinopril, outros medicamentos que contêm potássio ou suplementos de potássio, quando tomados concomitantemente com benzilpenicilina potássica por via parenteral tendem a promover o acúmulo de potássio sérico, podendo causar hiperpotassemia, sobretudo em pacientes que sofrem de insuficiência renal.
- colestiramina e colestipol podem retardar ou diminuir sua absorção.
- sucos de frutos ácidos e outras bebidas ácidas podem inativá-la.

BENZILPENICILINA POTÁSSICA

- ▶ *BENZILPENICILINA (Eurofarma), 50 fr.-amp.* × *5.000.000 UI (genérico)*
- ▶ *CRISTALPEN (Biolab Sanus), 50 fr.-amp.* × *5.000.000 UI*
- ▶ *MEGAPEN (Eurofarma), 25 e 50 fr.-amp.* × *1, 5 e 10 milhões de UI*
- ▶ *PENICILINA G POTÁSSICA (Teuto-Brasileiro), 1 e 25 fr.-amp.* × *1.000.000 UI*
  25 fr.-amp. × *5.000.000 UI*
- ▶ *PENICILINA G POTÁSSICA (Wyeth), 25 fr.-amp.* × *5.000.000 e 10.000.000 UI*
- ▶ *PENICILINA G POTÁSSICA CRISTALIZADA (Prodotti), fr.-amp.* × *1, 5 e 10 milhões de UI*

BENZILPENICILINA POTÁSSICA 100.000 UI + BENZILPENICILINA PROCAÍNA 300.000 UI POR FRASCO-AMPOLA

- ▶ *BENAPEN (Biolab-Sanus), 100 fr.-amp.*
- ▶ *BENZILPENICILINA (Prodotti), 50 fr.-amp.*
- ▶ *BENZILPENICILINA 400.000 UI (Prodotti), 50 fr.-amp.*
- ▶ *BENZILPENICILINA G PROCAÍNA/POTÁSSICA (Furp), 50 fr.-amp.*
- ▶ *CIBRAMICINA (Cibran), 50 fr.-amp.*
- ▶ *DESPACILINA (Bristol-Myers Squibb), 1 e 100 fr.-amp.*
- ▶ *ISACILIN (Eurofarma), 1 e 50 fr.-amp.*
- ▶ *LINFOCILIN (Climax), 1 fr.-amp.*
- ▶ *PENICILINA G POTÁSSICA + PROCAÍNA (EMS), 50 fr.-amp.*
- ▶ *WYCILLIN R (Eurofarma), 100 fr.-amp.*

BENZILPENICILINA BENZATINA

Constitui forma de depósito da benzilpenicilina. É pouco solúvel em água. Por isso, é administrada a intervalos mais longos que a benzilpenicilina. Embora os níveis séricos atingidos sejam baixos, eles são prolongados e terapeuticamente eficazes para certas infecções causadas por microrganismos altamente sensíveis, como *Treponema pallidum* e *Streptococcus pyogenes*. É usada apenas por via intramuscular, embora seja ativa também por via oral.

FARMACOCINÉTICA
- administrada por injeção intramuscular, libera lentamente o fármaco ativo do depósito tecidual no local da injeção.

- atinge nível sérico máximo de pico tipo platô baixo (0,1 µg/mL 24 horas após dose de 1.200.000 U por via intramuscular).
- parte de uma dose do fármaco persiste no soro até 30 dias.

Indicações
- tratamento de bouba, erisipelas, erisipeloide, faringite bacteriana, pinta, sífilis.
- profilaxia de febre reumática.

Doses
- via intramuscular, adultos, 1.200.000 unidades em dose única; crianças com mais de 25 kg, 900.000 unidades em dose única; crianças com menos de 25 kg, 50.000 U/kg, em dose única.
- via intramuscular, para sífilis precoce, 2.400.000 unidades em dose única; para sífilis de um ano de duração (exceto neurossífilis), 2.400.000 unidades semanalmente durante três semanas consecutivas (total de 7.200.000 unidades); para sífilis em crianças, 50.000 U/kg, em dose única.

▸ *AMPIRETARD (Cibran), 50 fr.-amp. × 600.000 e 1.200.000 UI*
▸ *BENZETACIL (Eurofarma), fr.-amp. × 600.000 e 1.200.000 UI*
▸ *BENZILPENICILINA BENZATINA (Eurofarma), 10, 25, 50 e 100 fr.-amp. c/ 4 mL de diluente × 150.000 e 300.000 UI/mL (genérico)*
▸ *BENZILPENICILINA BENZATINA (Lafepe), 50 fr.-amp. × 600.000 e 1.200.000 UI*
▸ *BENZILPENICILINA BENZATINA (Neo-Química), 1 e 50 fr.-amp. × 600.000 e 1.200.000 UI*
▸ *BENZILPENICILINA G BENZATINA (Furp), 50 fr. com 600.000 e 1.200.000 UI*
▸ *LONGACILIN (Biolab Sanus), 50 fr.-amp. × 600.000, 1.200.000 e 2.400.000 UI*
▸ *NORMABENZIL (Farmoquímica), fr.-amp. × 300.000, 600.000 e 1.200.000 UI*
▸ *PENICILINA G BENZATINA (Cibran), 50 fr.-amp. × 600.000 UI*
▸ *PENICILINA G BENZATINA (EMS), 50 fr.-amp. × 2.400.000 UI*
▸ *PENICILINA G BENZATINA (Prodotti), fr.-amp. × 300.000, 600.000, 1.200.000 e 2.400.000 UI*
▸ *PENICILINA G BENZATINA (Teuto-Brasileiro), 50 fr.-amp. × 600.000 e 1.200.000 UI*
▸ *PENICILINA G BENZATINA 600.000 e 1.200.000 U ENDOTERÁPICA (Endoterápica), 1 e 50 fr.-amp.*
▸ *PENICILINA G BENZATINA ARISTON (Ariston), 1 e 50 fr.-amp. × 600.000 e 1.200.000 UI*

BENZILPENICILINA PROCAÍNA

Consiste em forma de depósito da benzilpenicilina. É pouco solúvel em água. Apresenta nível sérico terapêutico prolongado para certos germes sensíveis. Por isso, pode-se usar intervalo mais longo entre as administrações.

Farmacocinética
- administrada por injeção intramuscular, libera lentamente o quimioterápico ativo do depósito tecidual no local da injeção.
- atinge o nível sérico de pico tipo platô de aproximadamente 3 µg/mL após uma dose de 1.200.000 unidades por via intramuscular dentro de uma a quatro horas e cai lentamente durante 15 a 20 horas.
- geralmente 60 a 90% de uma dose são excretados pela urina dentro de 24 a 36 horas.
- parte de uma dose do fármaco persiste no soro durante 5 a 7 dias após a injeção.

Indicações
- tratamento de antraz, bouba, difteria, endocardite bacteriana, erisipelas, erisipeloide, faringite bacteriana, febre por mordida de rato, febre recorrente, gengivostomatite ulcerativa necrosante, gonorreia, infecções da pele e dos tecidos moles, pinta, pneumonia estreptocócica, pneumonia meningocócica, pneumonia pneumocócica, sífilis.
- profilaxia de endocardite bacteriana.

Doses
- via intramuscular, adultos e crianças, 600.000 a 1.200.000 unidades por dia em uma ou duas tomadas, dependendo do quadro clínico a ser tratado; geralmente bastam 10 a 14 dias de tratamento; recém-nascidos, 50.000 unidades/kg uma vez por dia.
- via intramuscular, para gonorreia, 4.800.000 unidades injetadas em dois locais, associada com probenecida oral.
- via intramuscular, para sífilis primária, secundária e latente de menos de um ano de duração, 2.400.000 unidades por dia, mais probenecida (1 g por dia via oral) durante 10 dias; crianças, 50.000 U/kg por dia.

Interações Medicamentosas
- as já indicadas.
- devido à presença da procaína, pode ocorrer sensibilidade com outros anestésicos locais do tipo éster.

Associações
As mesmas já vistas em benzilpenicilina potássica.

FENOXIMETILPENICILINA

Nesta penicilina, cujo nome oficial nos Estados Unidos é penicilina V, o grupo R é C_6H_5-O-CH_2-. Ela foi obtida por via biossintética, acrescentando ao meio de cultura do *Penicillium* o 2-fenoxietanol. Hoje em dia é obtida por via semissintética.

Sua atividade contra a maioria das bactérias gram-positivas é comparável à da benzilpenicilina. Não raro é preferida para infecções (como faringite estreptocócica) que exigem administração oral. Entretanto, é menos ativa do que a benzilpenicilina contra bactérias gram-negativas, especialmente *Haemophilus* e *Neisseria*, não sendo, por isso, indicada para infecções causadas por estes microrganismos.

É inativada pelas betalactamases. Por ser estável no suco gástrico, é ativa por via oral. Quando administrada em doses equivalentes às da benzilpenicilina proporciona concentrações plasmáticas duas a cinco vezes maiores. Por isso e por apresentar menor variabilidade individual na absorção, é frequentemente preferida para administração oral. Deve ser administrada de preferência 30 minutos antes ou, pelo menos, duas horas depois das refeições.

Farmacodinâmica
- antibiótico bactericida de espectro estreito.

Farmacocinética
- cerca de 60% de uma dose oral são absorvidos rapidamente do trato gastrintestinal, principalmente do duodeno; a presença de alimento não altera significativamente a absorção.
- distribui-se no volume do fluido extracelular, ligando-se altamente (80%) às proteínas plasmáticas.
- sofre biotransformação hepática parcial (56%), dando derivados do ácido peniciloico.
- atinge a concentração plasmática máxima (3 a 5 µg/mL) após 30 a 60 minutos; os picos do fármaco livre são cerca de 0,8 µg/mL.
- meia-vida: 30 a 60 minutos nos pacientes com função renal normal; 4 horas nos pacientes com insuficiência renal.
- atravessa a barreira placentária.
- volume de distribuição: 0,2 L/kg.
- excretada rapidamente por secreção do túbulo renal, nas formas íntegra (20 a 40%) e na de metabólitos; pequena fração é excretada na bile; a probenecida retarda a eliminação.

Indicações
- tratamento de infecções da pele e dos tecidos moles.
- tratamento de actinomicose, antraz, faringite bacteriana, endocardite bacteriana, erisipelas, gengivostomatite ulcerativa necrosante.
- profilaxia de febre reumática (mas o quimioterápico de escolha é a benzilpenicilina benzatina).

Doses
- via oral, adultos, 125 a 500 mg quatro vezes diariamente (na insuficiência renal, a dose não deve exceder 250 mg cada seis horas); crianças, 25 a 50 mg/kg diariamente em tomadas divididas cada seis a oito horas.

Interações Medicamentosas
- as já mencionadas.
- pode diminuir a eficácia dos anticoncepcionais orais e aumentar a hemorragia.
- neomicina por via oral pode diminuir sua absorção.

▸ *FENOXIMETILPENICILINA (Teuto-Brasileiro). 12 comprimidos × 500.000 UI (genérico)*
▸ *FENOXIMETILPENICILINA POTÁSSICA (EMS), fr.-amp. c/ 8.000 UI/mL (genérico)*
▸ *FENOXIMETILPENICILINA POTÁSSICA (Eurofarma), 12 comprimidos × 500.000 UI (genérico) fr. com 60 mL de diluente × 80.000 UI/mL (genérico)*
▸ *MERACILINA (Aché), 20 e 250 comprimidos × 500.000 UI*
▸ *ORACILIN (Legrand), fr. de 60 mL c/ 400.000 UI/5 mL*
▸ *PENCILIN V (Teuto-Brasileiro), 12 comprimidos × 500.000 UI*
▸ *PENICILINA V Legrand (EMS), 12 comprimidos × 500.000 e 1.200.000 UI*
▸ *PEN-VE-ORAL (Eurofarma), 12 comprimidos × 500.000 UI fr. de 60 mL c/ 400.000 UI/5 mL (solução oral)*

METAMPICILINA

Nesta penicilina semissintética o grupamento R é C_6H_5—CH— | N = CH_2

É forma latente mais estável da ampicilina. Em consequência, suas ações e usos são semelhantes. Usada na forma de sal sódico.

Farmacodinâmica
- antibiótico bactericida de amplo espectro.

Farmacocinética
- após administração oral, regenera quase completamente a ampicilina; portanto, a forma circulante é constituída principalmente pela ampicilina.

- a concentração sérica média é de 1,75 μg/mL uma hora após tomada de 1 g por via oral.
- a concentração sérica média é de 1,50 μg/mL 15 minutos após a absorção oral de 27 a 37 mg/kg.
- atinge a concentração sérica máxima (5,2 μg/mL) dentro de duas horas no adulto e entre a primeira hora (4,95 μg/mL) e a quarta (5,45 μg/mL) na criança.
- excretada principalmente pela urina (30 a 40% da dose absorvida) e menos na bile (10 a 15%), nas formas íntegra e de ampicilina.

Doses
- via oral, adultos, 250 a 500 mg cada 6 a 8 horas; crianças, 25 a 50 mg/kg cada 6 horas.
- via parenteral, adultos, 500 a 1.500 mg diariamente; crianças, 25 a 50 mg/kg cada 6 horas.

▶ GRAMCILINA (Medley), 8 cáps. × 250 e 500 mg
1 fr.-amp. × 250, 500 e 1.000 mg
fr. de 60 mL c/ 250 mg/5 mL
▶ PRAVACILIN (Abbott), 12 cáps. × 500 mg
1 fr.-amp. × 500 e 1.000 mg

OXACILINA

Nesta penicilina semissintética, resistente à betalactamase e estável ao suco gástrico, o grupo R é

É aparentada à dicloxacilina. Pode ser administrada pelas vias oral, intramuscular e intravenosa.

Seu uso principal é no tratamento de infecções graves causadas por *Staphylococcus aureus*. Constitui alternativa à dicloxacilina para o tratamento de infecções leves a moderadas por *S. aureus* da pele e tecidos moles, trato respiratório e geniturinário e articulações.

É usada na forma de sal sódico monoidratado.

Farmacodinâmica
- antibiótico bactericida de espectro estreito.

Farmacocinética
- administrada por via oral, apenas 30 a 33% são absorvidos do trato gastrintestinal; a presença de alimento diminui a absorção.
- a ligação a proteínas é muito alta (90 a 93%).
- atinge a concentração sérica máxima em 30 minutos (solução via oral), uma hora (cápsula) e 30 minutos (via intramuscular).
- atinge níveis séricos máximos totais de 4 a 6 μg/mL em cerca de uma hora, após dose de 500 mg; os níveis máximos do fármaco livre são de 0,6 μg/mL.
- atinge níveis séricos máximos de 14 a 16 μg/mL após 30 a 60 minutos de injeção intramuscular de 500 mg.
- atinge o nível sérico máximo de aproximadamente 40 μg/mL após dose intravenosa de 1 g.
- meia-vida: cerca de 30 minutos nos pacientes com função renal normal; 30 a 60 minutos nos pacientes com função renal prejudicada.
- sofre biotransformação hepática parcial (49%).
- volume de distribuição: 0,2 L/kg.
- excretada com rapidez, principalmente por secreção tubular renal, 40% na forma íntegra; a probenecida retarda a excreção.
- não é removível por diálise.

Indicações
- tratamento de infecções de feridas por queimaduras, da pele e tecidos moles, do trato biliar.
- tratamento de meningite estafilocócica, pneumonia estafilocócica, septicemia bacteriana, sinusite.
- profilaxia de endocardite bacteriana.

Doses
- via oral, pelo menos uma hora antes ou duas horas depois das refeições, adultos e crianças com mais de 40 kg, 500 mg a 1 g cada quatro a seis horas; crianças com menos de 40 kg, 50 e 100 mg/kg diariamente em tomadas igualmente divididas cada seis horas.
- vias intramuscular e intravenosa, adultos, 2 a 12 g ao dia em tomadas igualmente divididas cada quatro a seis horas; crianças, 100 a 200 mg/kg diariamente em tomadas igualmente divididas cada quatro a seis horas; lactentes com mais de 7 dias e pesando mais de 2 kg, 150 mg/kg ao dia em tomadas igualmente divididas cada seis horas; lactentes com mais de 7 dias e pesando menos de 2 kg, 100 mg/kg ao dia em tomadas igualmente divididas cada oito horas; lactentes com menos de 7 dias e pesando mais de 2 kg, 75 mg/kg ao dia em tomadas igualmente divididas cada oito horas; lactentes com menos de 7 dias e pesando menos de 2 kg, 50 mg/kg ao dia em tomadas igualmente divididas cada 12 horas.

Interações medicamentosas
- as já mencionadas.
- pode interagir com outros fármacos nefrotóxicos.

▶ OXACIL (Biochímico), 50 fr.-amp. c/ 500 mg
▶ OXACILINA (Biolab Sanus), 50 fr.-amp. c/ diluente × 500 mg
▶ OXACILINA (Prodotti), 20 e 100 cáps. × 250 mg
8 e 48 cáps. × 500 mg
1 e 100 fr.-amp. × 500 mg
▶ OXACILINA (Royton), 50 fr.-amp. c/ 500 mg
▶ OXACILINA (Teuto-Brasileiro), 50 fr.-amp. c/ diluente × 500 mg (genérico)
▶ OXACILINA ROYTON (Royton), fr.-amp. × 500 mg
▶ OXACILINA SÓDICA (Eurofarma), fr.-amp. c/ 500 mg (genérico)
▶ OXACILINA SÓDICA (Prodotti), fr.-amp. c/ 5 mL de diluente × 500 mg (genérico)
▶ OXACILINA SÓDICA (Teuto-Brasileiro), 50 fr.-amp. c/ diluente de 3 mL × 500 mg (genérico)
▶ STAFICILIN-N (Bristol-Myers Squibb), 50 fr.-amp. × 500 mg

2. *Cefalosporinas*. São derivadas do ácido 7-aminocefalosporânico. Apresentam, em geral, a seguinte estrutura:

Os anéis fundidos não são coplanares, mas apresentam um ângulo, embora maior do que nas penicilinas. Seu mecanismo de ação e demais propriedades são análogos aos das penicilinas. São bactericidas de amplo espectro com alto índice quimioterápico.

Embora as estruturas químicas das cefalosporinas sejam semelhantes às das penicilinas, é baixa (menos de 5%) a hipersensibilidade cruzada entre elas. Entretanto, não devem ser usadas cefalosporinas em pacientes que apresentaram reações de hipersensibilidade imediata (por exemplo, urticária, broncoespasmo, angioedema ou anafilaxia) às penicilinas. Tais pacientes devem ser tratados com antibióticos que não contêm anel betalactâmico.

Costuma-se dividir as cefalosporinas em primeira, segunda, terceira e quarta gerações. Os grupos são divididos por espectro bacteriano; ao progredir da primeira à quarta geração, vai ampliando-se o espectro contra germes gram-negativos, ocorre perda de eficácia contra microrganismos gram-positivos, aumenta a eficácia contra micróbios resistentes e sobe o custo. Dentro de cada grupo, a diferenciação é principalmente pela farmacocinética. Os da primeira e segunda gerações não são considerados antibióticos de primeira escolha para o tratamento da maioria das infecções, preferindo-se antibióticos igualmente ativos e menos dispendiosos.

Contraindicações
- hipersensibilidade às cefalosporinas.
- gravidez.
- lactação.
- insuficiência renal.

Precauções
- pacientes intolerantes a uma cefalosporina podem ser intolerantes a outras cefalosporinas.
- pacientes intolerantes a penicilinas, derivados de penicilinas ou penicilamina podem ser intolerantes também a cefalosporinas.
- em tratamentos prolongados, podem favorecer superinfecção por fungos ou bactérias.
- podem ser nefrotóxicas, e por isso devem ser usadas com cautela na presença de insuficiência renal.

Efeitos adversos
- reações de hipersensibilidade, como erupções cutâneas maculopapulares.
- pirose, anorexia, náusea, vômito, diarreia, glossite, dor abdominal, flatulência, dispepsia, colite (inclusive colite pseudomembranosa).
- dor no local da injeção intramuscular ou tromboflebite após administração intravenosa.
- eosinofilia, neutropenia transitória, linfocitose, leucocitose, leucopenia, trombocitopenia, agranulocitose, granulocitopenia, anemia hemolítica.
- hipotensão, febre, dispneia e pneumonia intersticial.
- superinfecção, principalmente por *Pseudomonas*, *Candida* e enterococos.
- elevação dos valores dos 17-cetoesteroides urinários.

Interações medicamentosas
- agentes bacteriostáticos podem interferir com sua ação bactericida.
- agentes nefrotóxicos, como antibióticos aminoglicosídicos, colistina, polimixina B e vancomicina aumentam a probabilidade de nefrotoxicidade.
- diuréticos de alça potentes podem aumentar a possibilidade de toxicidade renal.

18.70 ANTI-INFECCIOSOS

- probenecida geralmente aumenta e prolonga seus níveis plasmáticos, inibindo competitivamente a secreção tubular renal.

a. *Cefalosporinas de primeira geração*

Têm espectro antibacteriano semelhante. Apresentam boa atividade contra bactérias gram-positivas e atividade relativamente modesta contra alguns microrganismos gram-negativos. Os cocos gram-positivos, em sua maioria (exceto os enterococos, e estafilococos resistentes à meticilina), são sensíveis. Têm boa atividade contra *Escherichia coli*, *Klebsiella pneumoniae* e *Proteus mirabilis*. Podem ser indicadas em infecções leves a moderadas do trato respiratório, do trato urinário, da pele e estruturas da pele e ósseas causadas por microrganismos sensíveis nas quais os antibióticos preferidos são ineficazes ou não podem ser tolerados.

Podem ser associadas com um aminociclitol para infecções graves por *Klebsiella* (pneumonia, por exemplo).

Constituem alternativas às penicilinas antiestafilocócicas ou antiestreptocócicas quando o paciente é alérgico às penicilinas em infecções como artrite séptica, endocardite causada por *Staphylococcus aureus* e *Streptococcus viridans*, osteomielite, piodermias graves, pneumonia estafilocócica e pneumonia pneumocócica (não raro o fármaco preferido é a eritromicina).

São usadas na profilaxia antimicrobiana em procedimentos cirúrgicos, preferindo-se a cefazolina porque produz concentrações séricas mais elevadas e tem meia-vida de eliminação mais longa.

As cefalosporinas de primeira geração disponíveis em nosso meio são: cefadroxila, cefalexina, cefalotina e cefazolina. A cefazolina é geralmente a preferida, por suas melhores propriedades farmacocinéticas e causar menos dor do que as outras quando administrada intramuscularmente. Contudo, alguns médicos preferem a cefalotina para infecções estafilocócicas graves, como endocardite, por ser mais resistente às beta-lactamases estafilocócicas.

Nenhuma destas cefalosporinas é eficaz contra infecções por *Enterococcus faecalis*. Tampouco são eficazes na meningite.

INDICAÇÕES
- tratamento de infecções, causadas por bactérias sensíveis, de feridas por queimaduras, ósseas e das articulações, da pele e tecidos moles.
- tratamento de bacteremia e endocardite, otite e pneumonia bacterianas.
- tratamento de infecções dos tratos respiratório inferior e urinário que não respondem a outros medicamentos ou durante a gravidez.
- profilaxia perioperatória quando a contaminação for considerada de alto risco.

CEFADROXILA

Nesta cefalosporina,

$R = HO-$⟨phenyl⟩$-$, $R' = CH_3$ e $R'' = H$.

É usada na forma monoidratada. Administrada por via oral.

FARMACODINÂMICA
- antibiótico bactericida.

FARMACOCINÉTICA
- administrada por via oral, é rapidamente absorvida do trato gastrintestinal; a presença de alimento parece não afetar a absorção.
- a ligação a proteínas é baixa (15 a 20%).
- distribui-se à maioria dos tecidos e fluidos orgânicos, mas não atinge concentrações terapêuticas no liquor mesmo na presença de inflamação.
- biodisponibilidade: 95%.
- não sofre biotransformação.
- atravessa a barreira placentária.
- meia-vida: função renal normal, 1,2 a 1,5 hora; função renal prejudicada, 20 a 25 horas.
- atinge o pico da concentração sérica, de 16 µg/mL após dose de 500 mg e 28 µg/mL após dose de 1 g, em 1,5 a 2 horas.
- a concentração máxima na urina é de 1.800 µg/mL após dose de 500 mg.
- volume de distribuição: 0,31 L/kg.
- excretada principalmente (93% em 24 horas) pela urina, por filtração glomerular e secreção tubular; a probenecida não afeta a excreção.
- removível por hemodiálise.

DOSES
- via oral, adultos, 1 a 2 g ao dia em tomadas igualmente divididas cada 12 horas ou uma vez cada 24 horas; crianças, 30 mg/kg ao dia em tomadas divididas cada 12 horas; as doses ou frequência das tomadas devem ser modificadas dependendo do grau de insuficiência renal, gravidade da infecção e suscetibilidade do microrganismo causador da infecção.

▸ *CEFADROX (Medquímica), 8 cáps. × 500 mg fr. de 80 mL × 250 mg/5 mL (suspensão oral)*
▸ *CEFADROXIL (Abbott), 8 cáps. × 500 mg (genérico) fr. de 100 mL com 50 mg/mL (pó para suspensão oral), (genérico)*
▸ *CEFADROXIL (EMS), fr. de 100 mL × 500 mg/5 mL (suspensão oral), (genérico)*
▸ *CEFADROXIL (Eurofarma), 8 cáps. × 500 mg (genérico)*
fr. de 100 mL com 250 mg/5 mL (suspensão oral), (genérico)
fr. de 100 mL com 500 mg/5 mL (suspensão oral), (genérico)
▸ *CEFADROXIL (Novartis), 8 cáps. × 500 mg (genérico)*
▸ *CEFADROXIL 250 (Novartis), fr. de 100 mL com 50 mg/mL (suspensão oral), (genérico)*
▸ *CEFADROXIL 500 (Novartis), fr. de 100 mL com 100 mg/mL (suspensão oral), (genérico)*
▸ *CEFADROXIL (Ranbaxy), 4 e 20 cáps. gelatinosas × 500 mg (genérico)*
fr. de 50 e 100 mL com 50 e 100 mg/mL (suspensão oral), (genérico)
▸ *CEFADROXIL (Ratiopharm), 8 cáps. × 500 mg (genérico)*
▸ *CEFADROXILA (Apotex), 8 e 20 cáps. × 500 mg (genérico)*
▸ *CEFADROXILA (Medley), 8 cáps. gelatinosas × 500 mg (genérico)*
fr. de 100 mL com 250 e 500 mg/5 mL (pó para suspensão oral), (genérico)
▸ *CEFADROXILA (Neo-Química), 8 cáps. × 500 mg fr. de 100 mL c/ 250 mg/5 mL*
▸ *CEFAMOX (Bristol-Myers Squibb), 8 e 48 cáps. × 500 mg*
10 comprimidos × 1 g
fr. de 80 mL com 250 mg/5 mL (suspensão oral)
▸ *CEFANAXIL (Teuto-Brasileiro), 8 cáps. × 500 mg*
▸ *DROCEF (Eurofarma), 8 cáps. × 500 mg*
fr. de 80 mL com 250 mg/5 mL (suspensão oral)

CEFALEXINA

Nesta cefalosporina

$R = $⟨phenyl⟩$-$, $R' = CH_3$ e $R'' = H$.

É usada nas formas monoidratada, de lisinato e de sal sódico.

FARMACODINÂMICA
- antibiótico bactericida.

FARMACOCINÉTICA
- administrada por via oral, é rápida e quase completamente absorvida do trato gastrintestinal; o alimento retarda a absorção, mas não afeta a quantidade total do antibiótico absorvido.
- a ligação às proteínas é baixa (10 a 15%).
- é amplamente distribuída no organismo, mas não penetra o liquor em quantidades significativas mesmo na presença de inflamação.
- não sofre biotransformação.
- biodisponibilidade: 95%.
- meia-vida: função renal normal, 0,9 a 1,2 hora; função renal prejudicada, 5 a 30 horas.
- volume de distribuição: 0,26 L/kg.
- atinge a concentração sérica máxima, em 1 hora, de 9 µg/mL após dose de 250 mg, 18 µg/mL após dose de 500 mg e 32 µg/mL após dose de 1 g.
- atinge o pico da concentração na urina de 1.000 µg/mL após dose de 250 mg, 2.200 µg/mL após dose de 500 mg e 5.000 µg/mL após dose de 1 g.
- excretada pelo leite.
- excretada principalmente pela urina, por filtração glomerular e secreção tubular (80% em 6 horas e 90% em 8 horas, na forma íntegra); pequena fração é excretada na bile.
- removível por diálise peritoneal e moderadamente por hemodiálise.

DOSES
- via oral, adultos, 1 a 4 g ao dia, fracionados em quatro tomadas, de seis em seis horas; crianças, 25 a 50 mg/kg ao dia, fracionados em quatro tomadas, de seis em seis horas; para infecções graves, pode-se dobrar a dose.
- pacientes com deficiência renal exigem alterações nas doses e/ou na frequência da administração.

▸ *CEFAGEL (Multilab), 10 cáps. × 500 mg*
▸ *CEFALEXIN (União Química), fr. de 100 mL com 250 mg/5 mL*
▸ *CEFALEXINA (Abbott), 8 cáps. × 500 mg*
▸ *CEFALEXINA (Apotex), 8, 10 e 40 comprimidos × 500 mg (genérico)*
▸ *CEFALEXINA (Brainfarma), 8 comprimidos × 500 mg (genérico)*
▸ *CEFALEXINA (EMS), 8 e 10 comprimidos × 500 mg (genérico)*
8 comprimidos × 1 g (genérico)
fr. de 100 mL com 50 mg/mL (suspensão oral), genérico
▸ *CEFALEXINA (Eurofarma), 8 e 40 comprimidos × 500 mg (genérico)*
fr. de 100 mL com 250 mg/5 mL (genérico)
fr. de 100 mL × 50 mg/mL (suspensão oral), (genérico)
▸ *CEFALEXINA (Furp), 500 cáps. × 500 mg*
50 fr. com 125 mg/5 mL (suspensão oral)
▸ *CEFALEXINA (Germed), 8 comprimidos × 1 g (genérico)*

ANTIBIÓTICOS **18.71**

- CEFALEXINA (Green Pharma), 1 e 50 fr. de 60 mL com 250 mg/5 mL
- CEFALEXINA (Hexal), 8 comprimidos × 500 mg (genérico)
- CEFALEXINA (Infabra), 6 drág. × 500 mg fr. de 60 mL c/ 250 mg/5 mL (suspensão oral)
- CEFALEXINA (Lafepe), 100 cáps. × 500 mg
- CEFALEXINA (Medley), 8, 10 e 40 cáps. gelatinosas × 500 mg (genérico)
  fr. de 100 mL com 50 e 100 mg/mL (suspensão oral) (genérico)
- CEFALEXINA (Novartis), 10, 40 e 200 comprimidos × 500 mg (genérico)
- CEFALEXINA (Ranbaxy), 8, 20 e 40 comprimidos × 500 mg (genérico)
- CEFALEXINA (Ratiopharm), 8, 10 e 20 comprimidos × 500 mg (genérico)
- CEFALEXINA (Sandoz), 10, 40 e 200 comprimidos × 500 mg (genérico)
  8 cáps. × 500 mg (genérico)
- CEFALEXINA (Teuto-Brasileiro), 8 e 40 comprimidos × 500 mg
  fr. de 100 mL com 250 mg/5 mL (pó p/ suspensão oral), (genérico)
  50 fr. de 60 mL com 250 mg/5 mL (pó p/ suspensão oral), (genérico)
  fr. de 60 mL × 250 mg/5 mL (suspensão)
- CEFAPOREX (Haller), fr. de 60 mL com 250 mg/5 mL
- CEFAXON (Ariston), 8 e 100 cáps. × 500 mg
- CELEN AF (Ranbaxy), 4 e 20 comprimidos × 375 e 750 mg
- CELEXIN (Schering-Plough), 8 e 40 cáps. gelatinosas × 500 mg
- CELEXIN BD 375 (Schering-Plough), 4, 10, 14 e 100 comprimidos
- CELEXIN BD 750 (Schering-Plough), 4, 10, 14 e 100 comprimidos
- CEPOREXIN (GlaxoSmithKline), 8 e 40 comprimidos × 500 mg
- KEFLEX (Bagó), 8 e 40 drág. × 500 e 1.000 mg
  fr. de 60 e 100 mL com 250 mg/5 mL (suspensão)
  fr. de 15 mL com 100 mg/mL (gotas)

CEFALOTINA

Nesta cefalosporina,

$$R = \underset{S}{\bigcirc} - CH_2 - CO -,$$
$$R' = CH_2 - O - CO - CH_3 \text{ e } R'' = H.$$

Embora seja inativada pelas betalactamases das bactérias gram-negativas, é altamente resistente às betalactamases estafilocócicas.

É administrada pelas vias intramuscular e intravenosa, preferindo-se esta última, pois a primeira é dolorida. Usada na forma de sal sódico.

Farmacodinâmica
- antibiótico bactericida.

Farmacocinética
- após administração parenteral, penetra muitos tecidos e fluidos orgânicos, mas não atinge concentrações terapêuticas no liquor, mesmo na presença de inflamação.
- cerca de 70% de uma dose ligam-se às proteínas plasmáticas.
- sofre biotransformação hepática parcial (20 a 30%), dando metabólito desacetilado, que é menos ativo.
- administrada por via intramuscular, atinge a concentração sérica máxima, em meia hora, de 10 μg/mL após dose de 500 mg e 20 μg/mL após dose de 1 g; atinge a concentração máxima, na urina, de 800 μg/mL após dose de 500 mg e 2.500 μg/mL após dose de 1 g.
- administrada por via intravenosa, atinge a concentração sérica máxima, em 15 a 30 minutos, de 30 μg/mL após dose de 1 g e 80 a 100 μg/mL após dose de 2 g.
- meia-vida: função renal normal, 30 a 55 minutos; função renal prejudicada, 3 a 18 horas.
- volume de distribuição: 0,26 ± 0,11 L/kg.
- atravessa a barreira placentária.
- excretada pelo leite.
- eliminada principalmente (70 a 80%) pela urina, por secreção tubular, 50% na forma íntegra; em 6 horas, 60 a 70% são excretados na forma íntegra e 30% na forma de desacetilcefalotina.
- removível por diálise peritoneal e moderadamente por hemodiálise.

Doses
- via intramuscular profunda, adultos, 500 mg a 1 g de quatro em quatro horas ou de seis em seis horas (até 2 g cada quatro horas = 12 g por dia para as infecções graves); crianças, 80 a 160 mg/kg/dia em tomadas divididas.
- via intravenosa, adultos, 4 a 12 g por dia dissolvidos em cloreto de sódio ou dextrose e administrados lentamente em infusão lenta (até 60 minutos) em tomadas divididas, cada três ou seis horas; lactentes e crianças, 80 a 160 mg/kg/dia em tomadas divididas, cada quatro a seis horas.

- CEFALIN (EMS), 1 e 50 fr.-amp. × 1 g
- CEFALOT (Teuto-Brasileiro), 1 e 50 fr.-amp. com diluente × 500 e 1.000 mg
- CEFALOTINA (Ariston), fr.-amp. × 1 g
- CEFALOTINA (Furp), 50 fr. com 1 g/mL
- CEFALOTINA CIBRAN (Cibran), fr.-amp. × 1 g
- CEFALOTINA SÓDICA (AB Farmo), fr.-amp. com pó para sol. c/ amp. de diluente de 10 mL × 1 g (genérico)
  fr. com pó para sol. c/ amp. de diluente de 5 mL × 1 g (genérico)
- CEFALOTINA SÓDICA (Eurofarma), fr.-amp. c/ 1 g (solução injetável), (genérico)
- CEFALOTINA SÓDICA (EMS), 1 e 50 fr.-amp. c/ 1 g e 5 mL de diluente (genérico)
  50 fr.-amp. com diluente de 5 mL c/ 1.000 mg (genérico)
- CEFALOTINA SÓDICA (Teuto-Brasileiro), fr.-amp. c/ 1 g (solução injetável), (genérico)
- CEFALOTINA TAMPONADA (Furp), 50 fr.-amp. c/ 1 g e 5 mL de diluente
- KEFLIN (ABL), 50 fr.-amp. × 1 g

CEFAZOLINA

Nesta cefalosporina,

$$R = \underset{N}{\underset{\|}{N}}\underset{N}{\overset{N}{\diagdown}} N - CH_2 - CO -,$$

$$R' = -CH_2 - S - \underset{S}{\diagdown\!\!\!\diagup} - CH_3 \text{ e } R'' = H.$$

É inativada pelas betalactamases. Apresenta propriedades superiores às da cefalotina (ligação mais alta às proteínas, volume mais baixo de distribuição e velocidade mais lenta de eliminação), que concorrem para que atinja concentrações séricas mais altas e mais prolongadas.

Utilizada na forma de sal sódico, pelas vias intramuscular e intravenosa.

Farmacodinâmica
- antibiótico bactericida de amplo espectro.

Farmacocinética
- liga-se fortemente (85%) às proteínas plasmáticas.
- penetra muitos tecidos, atingindo concentrações adequadas na bile e concentrações altas na urina.
- não sofre biotransformação.
- administrada por via intramuscular, atinge concentração sérica máxima, em uma a duas horas, de 17 μg/mL após dose de 250 mg, 38 μg/mL após dose de 500 mg e 64 μg/mL após dose de 1 g.
- atinge a concentração máxima, na urina, acima de 1.000 μg/mL após dose de 500 mg e 4.000 μg/mL após dose de 1 g.
- administrada por via intravenosa, atinge a concentração sérica máxima, no fim da infusão, de 188 μg/mL após dose de 1 g.
- meia-vida: 1,4 a 1,8 h, nos pacientes com função renal normal; 3 a 42 horas, nos pacientes com função renal prejudicada.
- volume de distribuição: 0,12 ± 0,03 L/kg.
- atravessa a barreira placentária.
- excretada pelo leite.
- excretada principalmente pela urina, por filtração glomerular e secreção tubular; 56 a 90% são eliminados dentro de 6 horas na forma íntegra e 70 a 100% dentro de 24 horas, também na forma inalterada.
- removível por diálise peritoneal e moderadamente por hemodiálise.

Doses
- vias intramuscular ou intravenosa, adultos, para infecções moderadas, 250 a 500 mg de 8 em 8 horas; para infecções graves, 500 mg a 1 g de 6 em 6 h ou de 8 em 8 h; para infecções com risco de vida (endocardite, septicemia), 6 a 8 g/dia, por via intravenosa; crianças e lactentes de mais de um mês de idade, 25 a 50 mg/kg/dia em 3 ou 4 tomadas (dose total não deve exceder 100 mg/kg, mesmo em casos graves).

- CEFAZOLIN (Biochímico), fr.-amp. c/ 1 g
- CEFAZOLINA 1 G (Ariston), 20 fr.-amp. c/ 1 g
- CEFAZOLINA SÓDICA (AB Farmo), 1, 25 e 50 fr.-amp. c/ amp. de 10 mL de diluente × 1 g (genérico)
- CEFAZOLINA SÓDICA (Bergamo), fr.-amp. c/ 250, 500 e 1.000 mg
- CEFAZOLINA SÓDICA (Eurofarma), 25 fr.-amp. c/ 1 g (solução injetável), (genérico)
- CEFAZOLINA SÓDICA (Teuto-Brasileiro), fr.-amp. c/ 1 g (solução injetável), (genérico)
- CEFTRAT (União Química), fr.-amp. c/ 1 g
- KEFAZOL (Eli Lilly), fr.-amp. × 250, 500 e 1.000 mg

b. *Cefalosporinas de segunda geração*

Seu espectro de ação é semelhante ao das cefalosporinas de primeira geração, por via oral. Mas elas são geralmente mais ativas contra bactérias gram-negativas.

Apresentam atividade intensificada contra *Escherichia coli, Klebsiella* sp. e *Proteus mirabilis*. Têm, igualmente, atividade maior *in vitro* contra número maior de bactérias gram-negativas, incluindo *Haemophilus influenzae*, *Proteus* indol-positivos, *Neisseria meningitidis*, *Neisseria gonorrhoeae* e algumas cepas de espécies de *Serratia* e *Enterobacter*. Estas cefalosporinas manifestam atividade ligeiramente menor ou variável contra a maioria dos cocos gram-positivos. Nenhuma dessas cefalosporinas apresenta atividade contra *Pseudomonas aeruginosa* ou *Acinetobacter*.

As cefalosporinas comercializadas no Brasil são: cefaclor, cefoxitina, cefprozila e cefuroxima.

Indicações
- tratamento de infecções de feridas por queimaduras, ósseas e das articulações, da pele e tecidos moles, do trato respiratório inferior e do trato urinário.
- tratamento de bacteremia, meningite e pneumonias.
- profilaxia perioperatória durante certos procedimentos cirúrgicos.

CEFACLOR

Nesta cefalosporina,

$R = $ (fenil com NH$_2$), $R' = Cl$ e $R'' = H$.

Constitui alternativa às associações eritromicina/sulfisoxazol, sulfametoxazol/trimetoprima e amoxicilina/clavulanato de potássio para otite média aguda e sinusite aguda causadas por cepas resistentes de microrganismos.

Produz reações semelhantes à doença do soro com maior frequência.

É administrada por via oral. Usada na forma monoidratada.

Farmacodinâmica
- antibiótico bactericida de amplo espectro.

Farmacocinética
- administrada por via oral, é bem absorvida do trato gastrintestinal; a presença de alimento retarda a absorção e diminui o nível do pico em 25 a 50%, mas não afeta o total de fármaco absorvido.
- a ligação a proteínas é baixa a moderada (25%).
- biodisponibilidade: 95%.
- meia-vida: função renal normal, 36 a 54 minutos; função renal prejudicada, 2,3 a 2,8 horas.
- atinge a concentração sérica máxima, em 30 a 60 minutos, de 7 μg/mL após dose de 250 mg, 13 μg/mL após dose de 500 mg e 23 μg/mL após dose de 1 g.
- atinge a concentração máxima, na urina, de 600 μg/mL após dose de 250 mg e 900 μg/mL após dose de 500 mg.
- atravessa a barreira placentária.
- volume de distribuição: 0,24 a 0,36 L/kg.
- não sofre biotransformação.
- excretada pelo leite.
- excretada principalmente (60 a 85% em 8 horas) pela urina, na forma íntegra.
- moderadamente removível por hemodiálise.

Doses
- via oral, adultos e adolescentes, 250 a 500 mg cada oito horas; lactentes de mais de um mês de idade, 6,7 a 13,4 mg/kg cada oito horas; lactentes até um mês de idade, não se determinou a dose.

Efeitos adversos
- reações semelhantes à doença do soro.

▶ CECLOR (Sigma Pharma), fr. de 80 mL com 250 mg/5 mL e 375 mg/mL (sabores frutas e morango, respectivamente), (suspensão oral)
▶ CECLOR AF (Sigma Pharma), 10 drág. × 500 e 750 mg
14 drág. × 750 mg
▶ CEFACLOR (Apotex), 10 cáps. × 250 mg (genérico)
▶ CEFACLOR (EMS), 10 cáps. × 250 e 500 mg (genérico) fr. de 80 mL com 250 e 375 mg/5 mL (suspensão oral), (genérico)
▶ CEFACLOR (Eurog./Legrand), 10 cáps. × 250 e 500 mg (genérico)
▶ CEFACLOR (Germed), 10 cáps. × 250 e 500 mg (genérico)
fr. de 80 mL com 250 e 375 mg/5 mL (suspensão oral), (genérico)
▶ CEFACLOR (Medley), 10 cáps. × 500 mg (genérico) fr. de 80 mL com 50 e 75 mg/mL (suspensão oral), (genérico)
▶ CEFACLOR (Novartis), 10 cáps. gelatinosas × 500 mg (genérico)
▶ CEFACLOR (Ranbaxy), 10 comprimidos × 250, 375, 500 e 750 mg (genérico)
▶ CEFACLOR (Ratiopharm), 10 cáps. × 250 e 500 mg (genérico)
▶ CLORCIN-PED (Stiefel), fr. de 100 mL × 250 e 375 mg/5 mL (suspensão oral)
▶ FACLOR (Novartis), 10 cáps. × 500 mg
80 mL × 250 mg/5 mL (suspensão oral)
80 mL × 375 mg/5 mL (suspensão oral)
▶ FACLOR AP (Novartis), 10 drág. × 375 e 750 mg
▶ PLECOR (Teuto-Brasileiro), 10 cáps. × 500 mg
▶ REFLAX (Merck), 10 cáps. × 500 mg
▶ REFLAX AP (Merck), 10 comprimidos × 375 mg
▶ REFLAX 250 (Merck), fr. p/ 80 mL de suspensão reconstituída c/ 250 mg/5 mL

CEFOXITINA

Nesta cefalosporina que, na verdade, é uma cefamicina,

$R = $ (tiofeno)$-CH_2-CO-$,

$R' = -CH_2-O-CO-NH_2$

e $R'' = -OCH_3$.

A presença de um grupo 7α-metoxi lhe confere alto grau de resistência às betalactamases. É a cefalosporina mais ativa contra o grupo de *Bacteroides fragilis*; mas cerca de 20% são resistentes.

É usada na forma de sal sódico pelas vias intramuscular e intravenosa.

Farmacodinâmica
- antibiótico bactericida de amplo espectro.

Farmacocinética
- a ligação às proteínas plasmáticas é moderada a forte (70 a 80%).
- administrada por via intramuscular, atinge concentração sérica máxima, em 20 a 30 minutos, de 24 μg/mL após dose de 1 g; atinge a concentração máxima na urina, de mais de 3.000 μg/mL, após dose de 1 g.
- administrada por via intravenosa, atinge concentração sérica máxima, ao término da infusão (5 minutos), de 110 μg/mL após dose de 1 g.
- sofre biotransformação mínima (0,2-5%), dando metabólito inativo.

- volume de distribuição: 0,13 a 0,22 L/kg.
- meia-vida: função renal normal, 40 a 60 minutos; função renal alterada, 2 a 20 horas.
- atravessa a barreira placentária.
- eliminada principalmente (85% em 6 horas e 89% em 8 horas) pela urina, por filtração glomerular e secreção tubular, na forma íntegra.
- removível moderadamente por diálise peritoneal e não significativamente por hemodiálise.

Indicações
- as já citadas.
- tratamento de infecções gonocócicas, intra-abdominais de origem hospitalar (em associação com um aminociclitol), infecções pélvicas ginecológicas (às vezes em associação com outro quimioterápico).

Doses
- vias intramuscular ou intravenosa, adultos, 1 g cada 6 ou 8 horas (total: 3 a 4 g/dia); para infecções graves, 1 g cada 4 horas ou 2 g cada 6 ou 8 horas (total: 6 a 8 g/dia); para infecções com risco de vida, 2 g cada 4 horas ou 3 g cada 6 horas (total: 12 g/dia); crianças e lactentes de mais de 3 meses, 80 a 160 mg/kg/dia de 4 em 4 horas ou de 6 em 6 horas.

Efeitos adversos
- os já citados.
- crianças de três meses de idade e maiores, incidência aumentada de eosinofilia e de aspartato aminotransferase.

▶ CEFOXITINA 1 G (Ariston), 1 e 20 fr.-amp. c/ 500 e 1.000 mg
▶ CEFOXITINA SÓDICA (Eurofarma), fr.-amp. × 1 g (genérico)
▶ FOXTIL (União Química), fr.-amp. c/ 1 g
▶ MEFOXIN (Merck Sharp & Dohme), fr.-amp. × 1 e 2 g
▶ PROPOTEN (Biochímico), fr.-amp. c/ 1 g

CEFPROZILA

Na sua estrutura o C_3 contém um grupo 1-propenil e no C_7 há um p-hidroxifenol. O grupo R aparece tanto ligado na configuração *cis* quanto na *trans*.

Consiste na combinação de dois compostos isômeros: o principal possui o grupo 3-(1-propenil) na configuração *cis*, presente em 90% da mistura. O outro componente apresenta um grupo na configuração *trans* e está presente em 10% da mistura, sendo idênticos quanto à toxicologia, farmacocinética e à estabilidade química. É usado por via oral na forma monoidratada.

Farmacodinâmica
- antibiótico de amplo espectro.

Farmacocinética
- 95% são absorvidos pelo trato gastrintestinal.
- biodisponibilidade de 94%.
- não há interação significativa com os alimentos.
- meia-vida plasmática maior que o cefaclor e cefalexina (1,3 hora).

- excretado, na maioria, sob forma não metabolizada (78% na urina e 20% pelas fezes), pelos rins.
- baixa ligação às proteínas plasmáticas (36%).
- volume plasmático de 6,2, 9,3 e 17,7 µg/mL após 1,5 hora para doses de 250 mg, 500 mg e 1 g respectivamente.
- após administração das doses de 250 mg, 500 mg e 1 g atinge as concentrações plasmáticas máximas de 6,2 ± 0,6 µg/mL, 9,3 ± 1,1 e 17,7 ± 2,2 em 0,9 e 1,1 hora, respectivamente.
- ajustar a dose em pacientes com depuração renal ≤ 30 mL/min e naqueles submetidos a hemodiálise.
- não é necessário reduzir a dose na insuficiência hepática.
- atravessa a barreira placentária.
- excretado pelo leite.

INDICAÇÕES
- infecções do trato respiratório superior incluindo faringite, amigdalite, sinusite e otite média.
- infecções do trato respiratório incluindo bronquite e pneumonia.
- infecções da pele e estruturas cutâneas.

DOSES
- nas infecções do trato respiratório superior, 500 mg cada 24 horas; sinusites, 250 a 500 mg cada 12 horas.
- nas infecções do trato respiratório inferior, 500 mg cada 12 horas.
- nas infecções do trato urinário, 500 mg cada 24 horas.
- nas infecções da pele e estruturas subcutâneas, 250 mg cada 12 horas ou 500 mg cada 24 horas.

EFEITOS ADVERSOS
- os já citados.
- pacientes com fenilcetonúria devem ser alertados de que o cefprozil contém 28 mg de fenilalanina para cada 5 mL.
- discretas elevações de AST, ALT, fosfatase alcalina e bilirrubinas.
- em pacientes com disfunção renal grave, reduzir a dose pela metade.

▶ *CEFZIL (Bristol-Myers Squibb), 10 comprimidos × 500 mg*
fr. de 100 mL com 250 mg/5 mL (suspensão)

CEFUROXIMA

Nesta cefalosporina,

R = (grupo furano com N—OCH₃)

R' = —CH₂—O—CO—NH₂ e R" = H.

Apresenta atividade *in vitro* contra *Escherichia coli* e outras Enterobacteriaceae maior do que as cefalosporinas mais antigas. É mais estável contra certas betalactamases, sendo a única cefalosporina da segunda geração que penetra adequadamente o liquor; por isso, dentre as parenterais, parece ser a mais útil clinicamente, sobretudo na meningite causada por patógenos comuns. É mais eficaz que o cefaclor e a cefalexina no tratamento de infecções complicadas do trato urinário.

Não causa hipoprotrombinemia nem reação semelhante à provocada pelo dissulfiram.

É comercializada nas formas de sal sódico e de éster 1-acetoxietílico (cefuroxima axetila, profármaco).

Administrada pelas vias oral e parenteral.

FARMACODINÂMICA
- antibiótico bactericida de amplo espectro.

FARMACOCINÉTICA
- administrada por via oral, é absorvida incompletamente do trato gastrintestinal.
- a ligação a proteínas é moderada (33%).
- não sofre biotransformação; mas o profármaco é rapidamente hidrolisado a cefuroxima.
- biodisponibilidade: após a ingestão de alimento, 52%; com estômago vazio, 36%.
- penetra as meninges inflamadas e atinge concentrações no liquor adequadas ao tratamento de meningite bacteriana.
- atravessa a barreira placentária.
- meia-vida: função renal normal, 1,3 h; função renal prejudicada, 17 h; nos recém-nascidos, pode ser três a cinco vezes mais longa do que nos adultos.
- volume de distribuição: 0,19 L/kg.
- administrada por via oral, atinge a concentração sérica máxima, em duas horas, de 2 µg/mL após dose de 125 mg, 4 µg/mL após dose de 250 mg e 7 µg/mL após dose de 500 mg.
- administrada por via intramuscular, atinge a concentração sérica máxima, em 45 minutos, de 27 µg/mL após dose de 750 mg; a concentração máxima na urina, após dose de 750 mg, é de 1.300 µg/mL.
- administrada por via intravenosa, atinge a concentração sérica máxima, ao término da infusão, de 50 µg/mL após dose de 750 mg e 100 µg/mL após dose de 1,5 g; a concentração máxima na urina é de 1.150 µg/mL após dose de 750 mg e 2.500 µg/mL após dose de 1,5 g.
- excretada principalmente pela urina, por filtração glomerular e secreção tubular; 48 a 52% são eliminados dentro de 12 horas; o total excretado em 24 horas chega a 90-95%.
- removível moderadamente por hemodiálise e não significativamente por diálise peritoneal.

DOSES
- por via oral, em adultos, para o tratamento da bronquite, 250 a 500 mg de 12/12 h durante 5 a 10 dias.
- por via oral, em adultos, para tratamento de infecções da pele e tecidos moles, 250 a 500 mg de 12/12 h durante 10 dias.
- por via oral, para adultos, no tratamento da gonorreia não complicada, 1 g em dose única.
- por via oral, para adultos, na fase inicial da doença de Lyme, 500 mg de 12/12 h durante 10 dias.
- por via oral, para adultos, no tratamento da sinusite ou amigdalite, 250 mg de 12/12 h durante 10 dias.
- por via oral, para adultos, no tratamento da pneumonia, 500 mg de 12/12 h durante 10 dias.
- por via oral, para adultos, no tratamento de infecções não complicadas do trato urinário, 250 mg de 12/12 h de 7 a 10 dias.
- para crianças, por via oral, no tratamento de infecções das vias respiratórias superiores, 250 mg de 12/12 h durante 10 dias.

CEFUROXIMA AXETILA

▶ *AXETIL CEFUROXIMA (Ranbaxy), 10 comprimidos × 250 e 500 mg (genérico)*

▶ *ZINNAT (GlaxoSmithKline), 10 comprimidos × 250 mg*
14 e 20 comprimidos × 500 mg
fr. de 50 e 70 mL com 250 mg/5 mL (suspensão oral)

CEFUROXIMA SÓDICA

▶ *CEFUROXIMA SÓDICA (AB Farmo), fr.-amp. com amp. diluente de 6 mL × 750 mg (genérico)*
▶ *CEFUROXIMA SÓDICA 750 MG (Bergamo), fr.-amp. c/ 750 mg*
▶ *CEFUROXIMA SÓDICA (Eurofarma), 50 fr. com diluente × 750 mg (genérico)*
▶ *CEFUROXIMA SÓDICA (Novartis), fr. com 6 mL de diluente × 750 mg (genérico)*
▶ *ZINACEF (GlaxoSmithKline), fr.-amp. × 750 mg*

c. *Cefalosporinas de terceira geração*

São geralmente menos ativas que as cefalosporinas da primeira e segunda gerações contra cocos gram-positivos, mas são mais potentes contra as Enterobacteriaceae, incluindo as cepas produtoras de betalactamases. Em sua maioria, apresentam alto grau de estabilidade na presença de betalactamases e, portanto, manifestam excelente atividade contra um espectro mais amplo de bactérias gram-negativas, incluindo cepas produtoras de penicilinase de *Neisseria gonorrhoeae*, *Haemophilus influenzae* e a maioria das Enterobacteriaceae (*Citrobacter*, *Escherichia coli*, *Enterobacter*, *Klebsiella*, *Morganella*, *Proteus*, *Providencia*, *Salmonella*, *Serratia* e *Shigella*).

Entre os membros desta classe, a ceftazidima é a que manifesta maior atividade contra *Pseudomonas aeruginosa*, seguindo-se a cefoperazona.

Ceftazidima e ceftriaxona são eficazes contra meningite causada por *Haemophilus influenzae*.

Cefotaxima e ceftriaxona suplantaram a ampicilina e o cloranfenicol para o tratamento inicial de meningite causada por *H. influenzae* tipo b. Estas cefalosporinas são consideradas como alternativas à benzilpenicilina associada ao cloranfenicol para o tratamento inicial de meningite pediátrica; os pediatras, em sua maioria, preferem a monoterapia com uma dessas cefalosporinas, não só pela conveniência de utilizar um só fármaco mas também para evitar a toxicidade e problemas associados com a administração do cloranfenicol (por exemplo, necessidade de vigiar a concentração sérica).

Em geral, as cefalosporinas de terceira geração não oferecem vantagens clínicas sobre as da primeira geração para infecções (outras que não a meningite) causadas por bactérias gram-positivas. São, porém, quimioterápicos de escolha para algumas infecções, como, por exemplo, meningite causada por bactérias gram-negativas entéricas. Todavia, custam mais que outros quimioterápicos, mas apresentam menor toxicidade e maior eficácia.

Estas cefalosporinas manifestam, *in vitro*, sinergismo com os aminociclitóis (amicacina, gentamicina, netilmicina ou tobramicina) contra certas cepas suscetíveis e resistentes de *Pseudomonas aeruginosa*, *Serratia marcescens* e outras Enterobacteriaceae, incluindo *E. coli*, *Enterobacter cloacae*, *Klebsiella pneumoniae* e *Proteus mirabilis*.

As cefalosporinas de terceira geração são usadas nas seguintes circunstâncias: a) quando as bactérias são resistentes a outros antibióticos, menos onerosos (penicilinas, cefalosporinas mais antigas), mas são sensíveis a uma cefalosporina de terceira geração; b) quando, sendo igualmente eficazes, são preferíveis aos aminociclitóis por causa da ototoxicidade e da nefrotoxicidade; c) em determinadas infecções graves, como pneumonia causada por *Klebsiella pneumoniae*, em lugar de antibióticos menos onerosos; d) na suspeita de infecções causadas por bactérias possivelmente produtoras de betalactamases; nesses casos deve-se utilizar uma cefalosporina de terceira geração que apresente estabilidade frente às betalactamases.

Os microrganismos desenvolvem rapidamente resistência a estas cefalosporinas. Recomenda-se, portanto, seu uso judicioso.

As cefalosporinas de terceira geração disponíveis em nosso meio são: cefetamete pivoxila, cefixima, cefodizima, cefoperazona, cefotaxima, cefpodoxima proxetil, ceftazidima e ceftriaxona. Com exceção da cefetamete pivoxila, cefixima e cefpodoxima proxetil, que são administradas por via oral, todas as outras são administradas unicamente pelas vias intramuscular e intravenosa.

Indicações

- tratamento de infecções de feridas por queimaduras, ginecológicas, intra-abdominais, ósseas e das articulações, da pele e tecidos moles, complicadas do trato urinário; algumas dessas infecções são adquiridas em hospitais.
- tratamento de escolha das seguintes infecções pediátricas causadas por *Haemophilus influenzae* tipo b: artrite séptica, bacteremia, epiglotite aguda, meningite do recém-nascido (em associação com ampicilina), osteomielite, pneumonia.
- tratamento de bacteremia, pneumonia.

CEFETAMETE PIVOXILA

Esta cefalosporina foi obtida por latenciação: a cefetamete, que é ativa, foi quimicamente transformada em éster inativo; este é suficientemente lipofílico em pH neutro, o que permite sua absorção passiva do trato gastrintestinal; hidrólise posterior libera o antibiótico ativo. A cefetamete pivoxila é, pois, um profármaco, uma pró-cefalosporina.

Neste novo antibiótico R é igual ao da cefotaxima, R' = CH_3 e R" = H; por esterificação, o H da função carboxílica foi substituído pelo grupo pivoxila [-CH_2-O-CO-C(CH_3)$_3$].

Farmacodinâmica
- antibiótico bactericida de amplo espectro.

Farmacocinética
- administrada por via oral, é bem absorvida; a absorção aumenta na presença de alimento.
- liga-se fracamente às proteínas (22%).
- sofre hidrólise pré-sistêmica rápida pelas esterases liberando a cefetamete, o fármaco ativo.
- a cefetamete atinge concentração plasmática máxima (4 mg/mL) quatro horas após a ingestão de 500 mg de cefetamete pivoxila com uma refeição.
- biodisponibilidade: em jejum, 41%; na presença de alimento, 50%.
- volume de distribuição: 0,3 L/kg.
- meia-vida plasmática: 2,2 a 2,8 horas.
- depuração: 140 mL/min.
- excretada pela urina, quase inteiramente por filtração glomerular.

Indicações
- tratamento de pneumonia, exacerbação aguda de bronquite crônica, sinusite, faringite.
- tratamento de broncopneumonia, bronquite aguda, otite média e faringoamigdalite.
- tratamento de infecções do trato urinário, como uretrite gonocócica.

Doses
- deve ser tomada uma hora antes ou uma hora depois das refeições.
- via oral, adultos e adolescentes, 500 mg duas vezes ao dia; crianças com menos de 12 anos, 10 mg/kg duas vezes ao dia, durante sete dias; para infecções gonocócicas e do aparelho urinário não complicadas em mulheres, 1.500 a 2.000 mg por dia.

Nos pacientes com insuficiência renal moderada a grave (depuração de creatinina < 40 mL/minuto), deve-se ajustar a dose.

▶ GLOBOCEF (Roche), 8 comprimidos × 500 mg
fr. de 100 mL com 250 mg/5 mL (suspensão pediátrica)

CEFIXIMA

Nesta cefalosporina,

R = H_2N—[thiazole ring]—C(=N-O-CH_2-COOH)—

R' = CH=CH_2 e R" = H.

A cefixima foi obtida mediante introdução da cadeia lateral 2-aminotiazolina, que é semelhante a resíduo de aminoácido, na posição 7 do núcleo da cefalosporina.

Ela apresenta alta atividade contra *S. pyogenes*, *S. pneumoniae* e todos os bacilos gram-negativos, incluindo as cepas produtoras de betalactamase, *H. influenzae*, *Moraxella (Branhamella) catarrhalis* e *N. gonorrhoeae*. Tem pouca atividade contra estafilococos e nenhuma contra *P. aeruginosa*.

Usada na forma tri-hidratada.

Farmacodinâmica
- antibiótico bactericida de amplo espectro.

Farmacocinética
- administrada por via oral, é lentamente absorvida; a presença de alimento não afeta a extensão, mas apenas a velocidade, da absorção.
- a ligação às proteínas é alta (cerca de 70%).
- atinge a concentração plasmática máxima (2,0 a 2,6 mg/L após dose única de 200 mg) geralmente em 3 ou 4 horas.
- biodisponibilidade: 48% a 52%, dependendo da dose.
- volume aparente de distribuição: 6,7 L, após uma única dose intravenosa; no estado estacionário, 16,8 L.
- não sofre biotransformação.
- meia-vida de eliminação: cerca de 3 horas.
- depuração sistêmica: 4,4 L/h.
- cerca de 12 a 20% de uma dose de 200 mg são recuperados inalterados em 24 horas na urina.
- excretada primariamente pela urina, na forma íntegra.

Indicações
- tratamento de infecções respiratórias inferiores: pneumonia, broncopneumonia, bronquite crônica.
- tratamento de infecções otorrinolaringológicas: faringite, amigdalite, otite média, sinusite.
- tratamento de infecções genitúrinárias: cistite, cistouretrite, pielonefrite, colecistite, colangite.
- tratamento de infecções gonocócicas: uretrite gonocócica, cervicite.

Doses
- via oral, adultos, 400 mg como dose única ou em duas tomadas; crianças, 8 mg/kg uma vez ao dia ou em duas tomadas.

▶ CEFIX (Haller), 5 cáps. × 400 mg
fr. de 50 e 100 mL com 100 mg/5 mL (suspensão)
▶ CEFIXIMA (Neo-Química), 5 cáps. × 400 mg
fr. de 50 mL com 100 mg/5 mL (suspensão)
▶ CEFNAX (Teuto-Brasileiro), 5 cáps. × 400 mg
▶ PLENAX (Merck), 5 cáps. × 400 mg
1 fr. com 26,5 g de pó para preparar 50 mL de suspensão com 100 mg/5 mL

CEFODIZIMA

É derivada da cefotaxima. De fato, nesta cefalosporina o grupamento R é igual ao da cefotaxima, isto é, aminotiazólico,

R' = —CH_2—S—[thiazole ring with CH_3]—CH_2COOH

e R" = H.

O grupamento R intensifica a atividade antibacteriana, especialmente contra as Enterobacteriaceae. O grupo R' aumenta a atividade contra germes gram-positivos.

A cefodizima é ineficaz contra *Pseudomonas* sp., *Acinetobacter* sp., *Enterococcus faecalis*, *Listeria*, *Mycoplasma*, *Chlamydia*.

É usada na forma de sal dissódico.

Farmacodinâmica
- antibiótico bactericida de amplo espectro.

Farmacocinética
- administrada parenteralmente, é rápida e amplamente distribuída nos líquidos do organismo e penetra bem os tecidos, alcançando níveis altos, que excedem as concentrações inibitórias mínimas para a maioria dos patógenos.
- não sofre biotransformação.
- excretada principalmente pela urina.

Indicações
- tratamento de infecções não complicadas do aparelho geniturinário inferior, em mulheres.
- tratamento de infecções do aparelho urinário inferior ou superior.
- tratamento de infecções do aparelho respiratório superior.
- tratamento de gonorreia.

DOSES

- vias intramuscular ou intravenosa, em infecções geniturinárias, 1 a 2 g uma vez ao dia; em infecções do aparelho respiratório inferior, 1 g cada 12 horas; em gonorreia, 0,25 a 0,5 g como dose única.

A dose deve ser diminuída nos pacientes com insuficiência renal.

- ▶ CEFODIZIMA SÓDICA (Bergamo), 1 e 5 fr.-amp. c/ 1 e 2 g
- ▶ TIMECEF 1,0 (Aventis Pharma), 1 fr.-amp. × 1,0 g
- ▶ TIMECEF 2,0 (Aventis Pharma), 1 fr.-amp. × 2,0 g

CEFOPERAZONA

Nesta cefalosporina, R é grupo piperazínico altamente substituído,

$$R' = -CH_2-S-\text{(tetrazol-CH}_3\text{)} \text{ e } R'' = H.$$

O grupo volumoso em R lhe confere melhor atividade contra *Pseudomonas aeruginosa* que outras cefalosporinas de terceira geração, com exceção da ceftazidima, mas diminui sua estabilidade frente a certas betalactamases. O grupamento metiltiotetrazol em R' aumenta sua atividade antibacteriana e ajuda a impedir sua biotransformação, mas está associado com hipoprotrombinemia e, ocasionalmente, hemorragia, e com reação semelhante à do dissulfiram, quando a cefalosporina é ingerida com álcool.

É usada na forma de sal sódico.

FARMACODINÂMICA
- antibiótico bactericida de amplo espectro.

FARMACOCINÉTICA
- a ligação às proteínas é alta (82-93%).
- volume de distribuição: 0,14 a 0,20 L/kg.
- penetra a maioria dos fluidos e tecidos orgânicos, concentrando-se principalmente na bile.
- não sofre biotransformação.
- meia-vida: função renal normal, 1,6-2,6 h; função renal alterada, 2,8-4,2 h.
- administrada por via intramuscular, atinge a concentração sérica máxima, em uma a duas horas, de 65-75 μg/mL após dose de 1 g e 97 μg/mL após dose de 2 g; atinge concentração máxima na urina de 1.000 μg/mL após dose de 2 g.
- administrada por via intravenosa, atinge a concentração sérica máxima, ao término da infusão, de 153 μg/mL após dose de 1 g, 252 μg/mL após dose de 2 g, 340 μg/mL após dose de 3 g e 506 μg/mL após dose de 4 g; atinge a concentração máxima na urina, de mais de 2.200 μg/mL, após dose de 2 g.
- atravessa a barreira placentária.
- acumula-se nos pacientes que sofrem de insuficiências renal e hepática combinadas.
- excretada pela urina, por filtração glomerular, 20 a 30% na forma inalterada; cerca de 70% são excretados na bile na forma íntegra; a probenecida não afeta a excreção.
- ligeiramente removível por hemodiálise.

INDICAÇÕES
- as já citadas.
- tratamento de infecções hospitalares causadas por *Pseudomonas aeruginosa*, como alternativa à ceftazidima.

DOSES
- vias intramuscular (profunda) e intravenosa, adultos, 2 a 4 g por dia fracionada em tomadas iguais a cada 12 horas; em infecções graves ou causadas por microrganismos menos sensíveis, pode-se aumentar a dose (até 8 g/dia) e/ou frequência da administração (a cada 8 horas); crianças, 100 a 150 mg/kg diariamente fracionada em tomadas iguais a cada 8 a 12 horas.
- nos pacientes com disfunção hepática e doença renal grave, a dose não deve exceder 1 a 2 g por dia, devendo-se medir as concentrações séricas.

- ▶ CEFOPERAZONA (Teuto-Brasileiro), fr.-amp. c/ 1 g
- ▶ TRICEF (Bergamo), 1 e 50 fr.-amp. c/ 1 g

CEFOTAXIMA

Nesta cefalosporina, R =

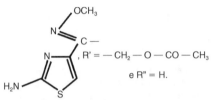

O grupamento R aminotiazólico intensifica a atividade antibacteriana, especialmente contra Enterobacteriaceae. O grupo metoximino confere estabilidade contra hidrólise por muitas betalactamases.

É usada na forma de sal sódico.

FARMACODINÂMICA
- antibiótico bactericida de amplo espectro.

FARMACOCINÉTICA
- a ligação às proteínas é moderada (38%).
- sofre biotransformação parcial (30 a 50%), dando metabólitos inativos e um ativo, a 3-desacetilcefotaxima, que é quatro a oito vezes menos ativa que a cefotaxima.
- meia-vida: função renal normal, 1 h; função renal alterada, 3 h.
- meia-vida da desacetilcefotaxima: 1,6 h.
- penetra o liquor na presença de inflamação, atingindo concentrações terapêuticas para vários patógenos.
- administrada pela via intramuscular, atinge concentração sérica máxima, em meia hora, de 21 μg/mL após dose de 1 g.
- administrada pela via intravenosa, atinge a concentração máxima de 102 μg/mL após dose de 1 g e 214 μg/mL após dose de 2 g.
- volume de distribuição: 0,25 a 0,39 L/kg.
- atravessa a barreira placentária.
- excretada principalmente pela urina, por filtração glomerular e secreção tubular, 50 a 60% na forma inalterada em 6 horas e 15 a 25% na forma de metabólito ativo.
- removível moderadamente por hemodiálise e não significativamente por hemólise peritoneal.

INDICAÇÕES
- as já citadas.
- tratamento de infecções gonocócicas do recém-nascido, de crianças e de adultos.
- tratamento das últimas fases da doença de Lyme.
- tratamento de escolha de meningite em adultos e crianças.

EFEITOS ADVERSOS
- os já citados.
- morte do tecido da pele no local da injeção, exigindo frequentemente enxerto de pele.

DOSES
- vias intramuscular (profunda) ou intravenosa, adultos, 1 a 4 g por dia, em duas ou três aplicações, dependendo do microrganismo infectante, local da infecção e gravidade do quadro clínico; em casos graves, até 10 g por dia; crianças, 50 a 100 mg/kg, em duas ou três aplicações; em infecções mais graves, pode-se aumentar a dose até 150 mg/kg.

- ▶ CEFOTAXIMA (Teuto-Brasileiro), fr.-amp. c/ 500 e 1.000 mg
- ▶ CEFOTAXIMA 1 G (Ariston), 1 e 20 fr.-amp. c/ 1 g
- ▶ CEFOTAXIMA SÓDICA (AB Farma), fr.-amp. c/ amp. diluente de 5 mg L × 1 g (genérico)
  fr.-amp. c/ amp. diluente de 5 mL × 500 mg (genérico)
  fr.-amp. c/ amp. diluente de 10 mL × 1 g (genérico)
- ▶ CEFOTAXIMA SÓDICA (Eurofarma), fr.-amp. × 1 g (genérico)
- ▶ CEFOTAXIMA SÓDICA (Ranbaxy), amp. de 5 mL c/ 500 e 1.000 mg (genérico)
- ▶ CLAFORAN (Aventis Pharma), fr.-amp. × 500 mg e 1 g

CEFPODOXIMA PROXETIL

É um betalactâmico semissintético, profármaco pertencente ao grupo das cefalosporinas de terceira geração e obtido pela esterificação da molécula original. Atua contra a maioria das bactérias, particularmente naquelas responsáveis por infecções do trato respiratório superior. As gram-positivas mais sensíveis incluem: *Streptococcus pneumoniae, Streptococcus* sp. (exceto *S. pneumoniae*), *Propionebacterium acnes, Corynebacterium diphtheriae*. E as gram-negativas: *Haemophilus influenzae, H. parainfluenzae, B. catarrhalis, N. meningitidis, N. gonorrhoeae* produtoras e não produtoras de betalactamases, *Escherichia coli, K. pneumoniae, K. oxytoca, P. mirabilis, P. vulgaris, Citrobacter diversus, Salmonella* spp., *Providencia* spp., *Shigella* spp., *Pasteurella multocida, Fusobacterium.*

FARMACODINÂMICA
- antibiótico bactericida de amplo espectro.

FARMACOCINÉTICA
- após administração por via oral a absorção média é de 50% e é aumentada quando ingerida com alimentos.
- a biodisponibilidade é reduzida por fármacos que aumentam o pH gástrico, como os antagonistas H_2.
- possui baixa ligação às proteínas plasmáticas (40%).
- alto volume de distribuição (30 a 35 L), com excelente distribuição nos tecidos, principalmente parênquima pulmonar, mucosa brônquica, líquido pleural, tonsilas e líquido intersticial.
- após administração oral de 100 mg apresenta $C_{máx}$ de 1 a 1,2 mg/L, e após 200 mg, $C_{máx}$ de 2,2 a 2,5 mg/L.
- $T_{máx}$ após 2 a 3 horas.
- pico plasmático entre 2,4 e 2,9 horas.
- hidrolisada por esterases da parede intestinal.
- meia-vida de eliminação de 2,2 a 2,5 horas.
- 80% eliminados sob forma inalterada, na urina.

INDICAÇÕES
- infecções com doença broncopulmonar obstrutiva crônica.
- pneumonias bacterianas.
- sinusites.
- amigdalites crônicas ou recorrentes.

DOSES
- a dose diária é de 200 mg a cada 12 horas para pneumonias e sinusites e 100 mg a intervalos de 12 horas para bronquite aguda, faringite e amigdalite.
- na insuficiência renal com depuração da creatinina < 40 mL/min, reduzir a dose pela metade e administrar como dose única diária.
- para crianças a dose média é de 8 mg/kg/dia (até 200 mg), divididas em duas doses com intervalos de 12 horas.

EFEITOS ADVERSOS
- reações anafiláticas diversas são raras: angioedema, broncoespasmo.
- reações cutâneas: prurido, urticária, púrpura.
- reações gastrintestinais: náuseas, vômitos, dor abdominal, diarreia.
- pode apresentar teste de Coombs positivo.
- elevação moderada de AST, ALT, fosfatase alcalina e HDL-colesterol.
- pode ocorrer reação falso-positiva para o teste de glicose urinária.
- sistema hemático: leucocitose, eosinofilia, linfocitose, granulocitose, basofilia, trombocitose, diminuição da hemoglobina, leucopenia, trombocitopenia.
- alteração da função renal, principalmente se administrada com um aminociclitol ou diurético potente.
- não deve ser administrada em associação com fármacos que favoreçam a estase fecal.

CONTRAINDICAÇÕES
- pacientes alérgicos às cefalosporinas.
- gravidez e lactação.
- crianças < 15 dias.

PRECAUÇÕES
- pode haver reação cruzada com as penicilinas e outras cefalosporinas em pacientes com sensibilidade prévia.
- tonturas e vertigens podem ocorrer durante o tratamento, e os pacientes que dirigem veículos e operam máquinas devem ser advertidos.
- colite pseudomembranosa associada a *Clostridium difficile*.

INTERAÇÕES MEDICAMENTOSAS
- o uso concomitante de fármacos que elevam o pH gástrico reduz a biodisponibilidade.

▶ *CEFPODOXINA PROXETIL (Ranbaxy)*, 10 comprimidos × 100 e 200 mg (genérico)
fr. de 100 mL com 8 mg/mL (solução oral), (genérico)
▶ *ORELOX (Aventis Pharma)*, 10 comprimidos × 100 e 200 mg
fr. de 100 mL com 8 mg/mL (suspensão oral)

CEFTAZIDIMA

Nesta cefalosporina, R é expansão do grupo R da cefotaxima; em vez de metoxi-imino, contém um grupo 2-carboxi-2-oxipropanimino;

$$R' = -CH_2-N^+\bigcirc \quad e\ R'' = H.$$

Apresenta estrutura zwitteriônica, como as cefalosporinas de quarta geração.

A cadeia lateral carboxílica reduz sua atividade contra os cocos gram-positivos, mas aumenta sua atividade contra *Pseudomonas aeruginosa*. Em associação com um aminociclitol, é a cefalosporina de terceira geração mais útil para o tratamento de meningite causada por *P. aeruginosa*; a alternativa é penicilina antipseudomonal associada a um aminociclitol.

Usada na forma de pentaidrato.

FARMACODINÂMICA
- antibiótico bactericida de amplo espectro.

FARMACOCINÉTICA
- a ligação às proteínas é muito baixa (menos de 10%).
- meia-vida: função renal normal, 2 h; função renal alterada, 13 h; no recém-nascido, pode ser 3 a 4 vezes mais longa que no adulto.
- não sofre biotransformação.
- volume de distribuição: 0,21 a 0,28 L/kg.
- penetra o liquor na presença de inflamação e atinge concentrações terapêuticas para vários patógenos.
- é distribuída a vários tecidos e fluidos orgânicos, atingindo concentrações altas na urina.
- administrada pela via intramuscular, atinge a concentração sérica máxima, em uma hora, de 17 µg/mL após 500 mg e 39 µg/mL após dose de 1 g; atinge concentração máxima, na urina, de 2.100 µg/mL após dose de 500 mg.
- administrada pela via intravenosa, atinge a concentração sérica máxima, ao término da infusão, de 42 µg/mL após dose de 500 mg, 69 µg/mL após dose de 1 g e 170 µg/mL após dose de 2 g; atinge concentração máxima, na urina, de 12,10 mg/mL após dose de 2 g.
- atravessa a barreira placentária.
- excretada principalmente pela urina, por filtração glomerular, 80 a 90% em 24 horas, na forma íntegra; a probenecida não afeta a excreção.
- removível por diálise peritoneal e significativamente por hemodiálise.

INDICAÇÕES
- as já citadas.
- tratamento de infecções hospitalares causadas por *Pseudomonas aeruginosa*, em associação com um aminociclitol.

DOSES
- vias intramuscular (profunda) ou intravenosa, adultos, 1 a 6 g diariamente, fracionada em tomadas iguais administradas a cada 8 ou 12 horas; lactentes e crianças com mais de dois meses de idade, 20 a 100 mg/kg/dia, fracionada em duas ou três tomadas; recém-nascidos e lactentes até dois meses de idade, 25 a 60 mg/kg/dia, fracionada em duas aplicações.

▶ *CEFTAZIDIMA (AB Farma)*, fr.-amp. c/ amp. diluente de 10 mL × 1 g (genérico)
▶ *CEFTAZIDIMA (Bergamo)*, fr.-amp. × 1 e 2 g
▶ *CEFTAZIDIMA (Eurofarma)*, fr.-amp. c/ 1 g (solução injetável), (genérico)
▶ *CEFTAZIDIMA 1 G (Ariston)*, 1 e 20 fr.-amp. × 1 g
▶ *CETAZ IM/IV (União Química)*, fr.-amp. c/ 1 g
▶ *FORTAZ (GlaxoSmithKline)*, 1 fr.-amp. × 1 e 2 g
▶ *KEFADIM (Eli Lilly)*, 1 fr.-amp. × 1 g
▶ *TAZIDEN (Eurofarma)*, 1 fr.-amp. × 1 g
▶ *TEUTO CEFTAZIDIMA (Teuto-Brasileiro)*, fr.-amp. c/ diluente de 10 mL × 1 e 2 g

CEFTRIAXONA

Nesta cefalosporina, o grupo R aminotiazólico é igual ao da cefotaxima,

$$R' = -CH_2S\text{-(triazinona com N-CH}_3\text{)}-OH \quad e\ R'' = H.$$

A maior vantagem é a sua meia-vida longa, permitindo esquema posológico de dose única diária.

FARMACODINÂMICA
- antibiótico bactericida de amplo espectro.

FARMACOCINÉTICA
- a ligação às proteínas plasmáticas é alta a muito alta (83-96%).
- volume de distribuição: 0,12 a 0,14 L/kg.
- é distribuída a vários tecidos, atingindo concentrações altas na bile e na urina.
- penetra o liquor na presença de inflamação, atingindo concentrações terapêuticas para vários patógenos.
- não sofre biotransformação.
- meia-vida: via intramuscular, função renal normal, 5,8-8,7 h; função renal prejudicada, 11,4-15,7 h; via intravenosa, função renal normal, 4,3-4,6 h.
- acumula-se nos pacientes com insuficiências renal e hepática combinadas.
- administrada por via intramuscular, atinge a concentração sérica máxima, em duas a três horas, de 43 µg/mL após dose de 500 mg e 76 µg/mL após dose de 1 g; atinge o pico de concentração, na urina, de 425 µg/mL após dose de 500 mg e 628 µg/mL após dose de 1 g.
- administrada por via intravenosa, atinge a concentração sérica máxima, ao término da infusão, de 82 µg/mL após dose de 500 mg, 151 µg/mL após dose de 1 g e 257 µg/mL após dose de 2 g; atinge o pico de concentração, na urina, de 526 µg/mL após dose de 500 mg, 995 µg/mL após dose de 1 g e 2,692 mg/mL após dose de 2 g.
- atravessa a barreira placentária.
- excretada principalmente pela urina, 33 a 67% em 24 horas, na forma íntegra; a probenecida não afeta a excreção; o resto é secretado na bile, sendo eliminado pelas fezes na forma de metabólitos inativos.
- não é removível por diálise.

INDICAÇÕES
- as já citadas.
- tratamento de escolha de infecções gonocócicas disseminadas em adultos e crianças.

ANTIBIÓTICOS **18.77**

- tratamento de escolha de infecções gonocócicas do recém-nascido.
- tratamento de escolha para cancroide causado por *Haemophilus ducreyi*.
- tratamento de escolha de gonorreia não complicada em adultos, inclusive as formas anorretal, cervical, faringiana e uretral desta infecção.
- tratamento das últimas fases da doença de Lyme.
- tratamento de meningite de adultos e crianças.

DOSES

- vias intramuscular (profunda) ou intravenosa, adultos, geralmente 1 a 2 g uma vez ao dia (ou fracionada cada 12 horas), dependendo do tipo e gravidade da infecção (dose máxima, 4 g); para infecções gonocócicas não complicadas, 250 mg por via intramuscular como dose única; lactentes e crianças, para infecções graves outras que não meningite, 50 a 75 mg/kg/dia (dose máxima, 2 g ao dia) em tomadas igualmente divididas cada 12 horas; para meningite, 100 mg/kg/dia (dose máxima, 4 g) em tomadas divididas cada 12 horas, sem ou com dose de ataque de 75 mg/kg.

EFEITOS ADVERSOS

- os já citados.
- formação de "lodo biliar" ou pseudolitíase na bexiga, que pode conduzir a sinais e sintomas de colecistite.

PRECAUÇÕES

- risco de precipitação quando administrada em associação com soluções contendo cálcio. Não se deve misturar infusões de ceftriaxona e soluções contendo cálcio, inclusive infusão de nutrição parenteral, mesmo quando em vias de administração separadas.

▶ *AMPLOSPEC (Biochímico), fr.-amp. c/ 1 g*
▶ *CEFTRIAX (Sigma Pharma), fr.-amp. com pó para reconstituição com 2 mL de diluente × 250, 500 e 1.000 mg*
  fr.-amp. com pó para reconstituição com 3,5 mL × 1 g
▶ *CEFTRIAXONA (Bergamo), fr.-amp. c/ 250, 500 e 1.000 mg*
▶ *CEFTRIAXONA (Prodotti), fr.-amp. c/ 250, 500 e 1.000 mg*
▶ *CEFTRIAXONA (Royton), fr.-amp. c/ 1 g*
▶ *CEFTRIAXONA (Sanval), fr.-amp. c/ 1 g*
▶ *CEFTRIAXONA SÓDICA (AB Farmo), fr.-amp. c/ amp. de 5 mL de diluente × 500 mg (genérico)*
  fr.-amp. c/ amp. diluente de 10 mL × 1 g (genérico)
▶ *CEFTRIAXONA SÓDICA (EMS), 1 e 5 fr.-amp. c/ diluente de 2 mL c/ 250 mg (genérico)*
  1 e 5 fr.-amp. c/ diluente de 2 e 5 mL c/ 500 mg (genérico)
  1 e 5 fr.-amp. c/ diluente de 3, 5 e 10 mL c/ 1.000 mg (genérico)
▶ *CEFTRIAXONA SÓDICA (Eurofarma), fr.-amp. × 500 e 1.000 mg (genérico)*
▶ *CEFTRIAXONA SÓDICA (Neo-Química), fr.-amp. c/ 50 mL de diluente × 1 g (genérico)*
▶ *CEFTRIAXONA SÓDICA (Novartis), amp. × 500 e 1.000 mg (genérico)*
▶ *CEFTRIAXONA SÓDICA (Prodotti), fr.-amp. × 500 mg e 1 g (genérico)*
▶ *CEFTRIAXONA SÓDICA (Ranbaxy), amp. de 5 mL c/ 500 mg (genérico)*
  amp. de 10 mL c/ 1.000 mg (genérico)

▶ *ROCEFIN (Roche), inj. intramuscular, 1 fr.-amp. × 250 mg, 500 mg e 1 g*
▶ *ROCEFIN (Roche), inj. intravenosa, 1 fr.-amp. × 500 mg e 1 g*
▶ *TRIAXIN (Eurofarma), inj. intravenosa, 1 fr.-amp. × 500 mg e 1 g*
▶ *TRIAXON (Teuto-Brasileiro), fr.-amp. c/ 5 mL de diluente × 500 mg*
  fr.-amp. c/ 10 mL de diluente × 1 g
▶ *TRIOXINA (União Química), fr.-amp. × 1 g (IM) c/ diluente solução lidocaína 3,5 mL*
  fr.-amp. × 1 g c/ diluente água estéril 10 mL

d. *Cefalosporinas de quarta geração*

Apresentam estrutura zwitteriônica, isto é, são íons dipolares: têm carga negativa no ácido carboxílico do núcleo da cefalosporina e carga positiva no nitrogênio do anel lateral do grupamento R". Isso contribui para penetração mais rápida nas membranas das células de germes gram-negativos. Sua baixa afinidade pela maioria das betalactamases do tipo I resulta na degradação enzimática significativamente reduzida em comparação com outras cefalosporinas.

Nestas cefalosporinas, o grupamento R, na posição 7, é igual ao da cefotaxima, isto é, aminotiazolilmetoxi-imino. Este grupo, por ser volumoso, impede a aproximação das enzimas ao anel betalactâmico, o que confere estabilidade às betalactamases, e aumenta a sua atividade contra os germes gram-negativos.

A introdução de um grupo de amônio quaternário na posição 3, por sua vez, resulta no aumento da potência contra germes gram-positivos.

As cefalosporinas de quarta geração têm afinidade acentuadamente reduzida pela betalactamase e permeabilidade à membrana externa aumentada em comparação com as cefalosporinas de terceira geração.

Seu espectro de ação assemelha-se ao das cefalosporinas de terceira geração, mas são mais ativas contra estafilococos, enterococos, *Citrobacter* sp., algumas *Enterobacteriaceae* e *Pseudomonas aeruginosa*.

Manifestam atividade mais intensa contra cepas de *Enterobacter cloacae* com betalactamase deprimida do que as cefalosporinas de terceira geração cefotaxima e ceftriaxona.

Em suma, as cefalosporinas de quarta geração apresentam espectro mais amplo de atividade antibacteriana e são menos sensíveis à hidrólise por algumas betalactamases do que as de terceira geração.

Em ensaios clínicos as cefalosporinas de quarta geração mostraram-se eficazes contra os seguintes microrganismos:
1) GRAM-POSITIVOS: *Staphylococcus aureus*, *Staphylococcus* sp. coagulase negativa (*S. epidermidis*, *S. saprophyticus*, *S. hominis*, *S. warnieri*), estreptococos hemolítico e não hemolítico, *Streptococcus pyogenes* (grupo A), estreptococos dos sorogrupos B e F, *Streptococcus pneumoniae*, *S. agalactiae*, *S. bovis*, estreptococos do grupo *viridans*, *Enterococcus faecalis*, *Corynebacterium* sp.;
2) GRAM-NEGATIVOS: *Escherichia coli*, *Enterobacter* sp., *Klebsiella* sp., *Proteus* sp. indol positivos e negativos, *Morganella morganii*, *Providencia* sp., *Citrobacter* sp., *Salmonella* sp., *Shigella* sp., *Hafnia alvei*, *Serratia marcescens*, *Pasteurella multocida*, *Haemophilus influenzae* e outras espécies de *Haemophilus*, *Aeromonas hydrophila*, *Capnocytophaga* sp., *Campylobacter jejuni*, *Gardnerella*

vaginalis, *Legionella* sp., *Moraxella catarrhalis*, *Neisseria* sp., *Pseudomonas aeruginosa* e outras espécies de *Pseudomonas*, *Acinetobacter calcoaceticus*, *Bacteroides* sp., *Yersinia enterocolitica*.

As cefalosporinas de quarta geração já disponíveis no Brasil são: cefepima e cefpiroma.

INDICAÇÕES

- tratamento de infecções do trato respiratório inferior, incluindo bronquite e pneumonia.
- tratamento de infecções complicadas do trato urinário, incluindo pielonefrite, e infecções não complicadas.
- tratamento de infecções da pele, estruturas cutâneas, ósseas e tecidos moles.
- tratamento de septicemia/bacteremia.
- tratamento de infecções em pacientes neutropênicos/imunocomprometidos.

CEFEPIMA

Nesta cefalosporina, R é igual ao da cefotaxima e

$$R" = -CH_2-\overset{+}{N}\underset{CH_3}{\overset{}{\bigcirc}}$$

Apesar de apresentar vantagens sobre as cefalosporinas de terceira geração, não é mais eficaz do que a cefazidima e cefotaxima em ensaios clínicos. Ela é tão eficaz quanto estas no tratamento de bacteremia e infecções do trato respiratório inferior, trato urinário, pelve, pele e estruturas cutâneas.

Sua atividade contra microrganismos gram-negativos é semelhante à da maioria das cefalosporinas de terceira geração. Manifesta fraca atividade contra *Bacteroides* sp.

A cefepima é ativa contra a maioria das cepas dos seguintes microrganismos gram-positivos aeróbios: *Staphylococcus aureus*, *S. epidermidis*, *S. hominis*, *S. saprophyticus*; *Streptococcus pyogenes*, *S. agalactiae*, *S. pneumoniae*, *S. bovis*, estreptococos *viridans*, outros estreptococos.

É também ativa contra os seguintes germes gram-negativos aeróbios: *Pseudomonas* sp., *Escherichia coli*, *Klebsiella* sp., *Enterobacter* sp., *Proteus* sp., *Acinetobacter calcoaceticus*, *Aeromonas hydrophila*, *Capnocytophaga* sp., *Citrobacter* sp., *Campylobacter jejuni*, *Gardnerella vaginalis*, *Haemophilus ducreyi*, *H. influenzae*, *H. parainfluenzae*, *Hafnia alvei*, *Legionella* sp., *Morganella morganii*, *Moraxella catarrhalis*, *Neisseria gonorrhoeae*, *N. meningitidis*, *Providencia* sp., *Salmonella* sp., *Serratia* sp., *Shigella* sp., *Yersinia enterocolitica*.

A cefepima é igualmente ativa contra a maioria das cepas dos seguintes anaeróbios: *Bacteroides* sp., *Clostridium perfringens*, *Fusobacterium* sp., *Mobiluncus* sp., *Peptostreptococcus* sp., *Veillonella* sp.

É usada na forma de monocloridrato monoidratado.

FARMACODINÂMICA

- administrada por via intramuscular, é rapidamente absorvida e amplamente distribuída a tecidos e fluidos do organismo.
- liga-se fracamente a proteínas (16 a 19%).
- atinge a concentração sérica máxima (30 mg/mL após dose de 1 g por via intramuscular 65 a 70 mg/

mL após dose de 1 g por via intravenosa) em 1 a 1,5 hora.
- sofre biotransformação mínima.
- meia-vida de eliminação: cerca de 2 horas.
- biodisponibilidade: cerca de 100%; após doses intramusculares múltiplas, não ocorre acúmulo de fármaco, mas a meia-vida prolonga-se levemente (2,0 a 2,4 horas).
- depuração: 122 a 155 mL/min.
- depuração renal: 80%.
- volume de distribuição: 17 a 18 L.
- excretada predominantemente pela urina, por filtração glomerular, na forma íntegra; cerca de 80% da dose administrada são recuperados na urina.

Indicações
- as já arroladas.
- tratamento de infecções intra-abdominais, incluindo peritonite e infecções do trato biliar.
- tratamento de infecções ginecológicas.

Doses
- adultos, infecções leve a moderada do trato urinário, 500 mg a 1 g, cada 12 horas, por via intravenosa ou intramuscular; outras infecções leve a moderada diferentes das infecções do trato urinário, 1 g cada 12 horas por via intravenosa ou intramuscular; infecções graves, 2 g cada 12 horas, por via intravenosa; infecções muito graves ou com risco de vida, 2 g cada 8 horas, via intravenosa.
- em pacientes com disfunção renal (depuração de creatinina < 30 mL/min), a dose deve ser ajustada.

Contraindicações
- hipersensibilidade aos antibióticos betalactâmicos.
- gravidez.
- lactação.
- crianças menores de 12 anos.

Efeitos adversos
- náusea, erupção cutânea, diarreia, vômito.
- prurido, febre, urticária, anafilaxia e/ou reação anafilática.
- constipação, dor abdominal, dispepsia.
- dor torácica, taquicardia.
- tosse, dor de garganta, dispneia.
- cefaleia, tontura, insônia, dor, parestesia, ansiedade, confusão mental, convulsões.
- anemia, sudorese, edema periférico, candidíase oral, dor nas costas.
- vaginite.

▶ CEFEPIM (União Química), fr.-amp. c/ 1 g e amp. c/ 3 mL de diluente
▶ CLORIDRATO DE CEFEPIMA (AB Farmo), 1 e 25 fr.-amp. c/ amp. diluente de 3 mL × 1 g (genérico)
▶ CLORIDRATO DE CEFEPIMA (ABL), fr.-amp. c/ diluente × 1 e 2 g (genérico)
▶ CLORIDRATO DE CEFEPIMA (Eurofarma), fr.-amp. c/ diluente × 1 e 2 g (genérico)
▶ MAXCEF (Bristol-Myers Squibb), 1 fr.-amp. × 500 mg, 1 g e 2 g

CEFPIROMA

Nesta cefalosporina, R é igual ao da cefotaxima.

$R = H_2N$ — (estrutura tiazol com =N—OCH$_3$)

e

$R' = $ —CH$_2$—N$^+$ (anel bicíclico)

Apresenta espectro de ação extremamente amplo, incluindo cepas bacterianas resistentes à cefotaxima e ceftazidima. É altamente ativa em concentrações baixas contra grupos de bactérias gram-negativas aeróbias em que ocorre frequentemente resistência a cefalosporinas, como espécies de *Pseudomonas*, *Staphylococcus*, *Enterobacter*, *Acinetobacter* e *Citrobacter*. É extremamente ativa contra estreptococos beta-hemolíticos e estafilococos sensíveis à meticilina.

In vitro manifesta maior grau de atividade que outras cefalosporinas contra bactérias gram-negativas, mas menor atividade contra cocos gram-positivos.

Em ensaios clínicos a cefpiroma mostrou-se eficaz contra os seguintes microrganismos: 1) GRAM-POSITIVOS: *Staphylococcus aureus*, *Staphylococcus* sp. coagulase negativa (*S. epidermidis*, *S. saprophyticus*, *S. hominis*, *S. warnieri*), estreptococos hemolítico e não hemolítico, *Streptococcus pyogenes* (grupo A), estreptococos dos soro-grupos B e F, *Streptococcus pneumoniae*, *S. agalactiae*, estreptococos do grupo *viridans*, *Enterococcus faecalis*, *Corynebacterium* sp.; 2) GRAM-NEGATIVOS: *Escherichia coli*, *Enterobacter* sp., *Klebsiella* sp., *Proteus* sp. indol positivos e negativos, *Morganella morganii*, *Providencia* sp., *Citrobacter* sp., *Salmonella* sp., *Hafnia alvei*, *Serratia marcescens*, *Pasteurella multocida*, *Haemophilus influenzae* e outras espécies de *Haemophilus*, *Moraxella catarrhalis*, *Neisseria* sp., *Alcaligines* sp., *Pseudomonas aeruginosa* e outras espécies de *Pseudomonas*, *Acinetobacter calcoaceticus*, *Bacteroides* sp.

É usada na forma de sulfato.

Farmacodinâmica
- antibiótico bactericida de amplo espectro.

Farmacocinética
- administrada por via intravenosa, liga-se fracamente (menos de 10%) às proteínas, distribuindo-se nos fluidos orgânicos rápida e amplamente.
- tem excelente penetração tecidual, atingindo concentrações que excedem a concentração máxima inibitória de muitos patógenos.
- não sofre biotransformação em grau apreciável.
- acumula-se nos pacientes com insuficiência renal.
- meia-vida: pacientes normais, duas horas; pacientes com doença renal na última fase, 14,5 h.
- volume de distribuição no estado de equilíbrio: 17,7 L após uma dose única e 15,3 L após dose múltipla.
- eliminada primariamente pela urina, quase exclusivamente por filtração glomerular; 70% a 90% de uma dose são encontrados na urina dentro de 24 horas; menos de 5% são excretados pela bile.
- removível por hemodiálise.

Indicações
- tratamento de infecções do trato respiratório inferior, infecções complicadas do trato urinário inferior e superior, infecções cutâneas e do tecido mole.
- tratamento de febre em pacientes neutropênicos, bacteremia e septicemia.

Doses
- vias intravenosa direta ou por infusão intravenosa, adultos, infecções complicadas do trato urinário inferior, 1 g cada 12 horas; infecções complicadas do trato urinário superior, 2 g cada 12 horas; infecções cutâneas e do tecido mole, 1 g cada 12 horas; infecções do trato respiratório inferior, 1 a 2 g cada 12 horas; septicemia/bacteremia, 2 g cada 12 horas; febre em pacientes neutropênicos, 2 g cada 12 horas.
- em pacientes com insuficiência renal, deve-se reduzir a dose de acordo com a depuração da creatinina.

Contraindicações
- hipersensibilidade às cefalosporinas.
- gravidez.
- lactação.

Efeitos adversos
- erupção, urticária, prurido.
- febre medicamentosa.
- reações alérgicas agudas graves.
- distúrbios do paladar.
- cefaleia e, muito raramente, convulsão.
- náuseas, vômitos, dor abdominal.
- diarreia grave e persistente, que pode estar relacionada à colite pseudomembranosa; neste caso deve-se suspender o tratamento com cefpiroma ou outros medicamentos que inibam o peristaltismo intestinal.
- uso prolongado pode causar granulocitopenia e, mais raramente, agranulocitose.
- trombocitopenia, eosinofilia e, muito raramente, anemia hemolítica.
- inflamação e dor no local da injeção.

Interações medicamentosas
- manifesta ação sinérgica contra bactérias gram-positivas e gram-negativas quando associada com antibióticos aminoglicosídios.
- exerce ação sinérgica, especialmente contra estafilococos resistentes à meticilina, quando associada com ofloxacino ou vancomicina.

▶ CEFROM (Aventis Pharma), 1 e 5 fr.-amp. de 2 mL com 250 mg
1 e 5 fr.-amp. de 5 mL com 500 mg
1 e 5 fr.-amp. de 10 mL com 1 g
1 e 5 fr.-amp. de 100 mL com 1 g
1 e 5 fr.-amp. de 20 mL com 2 g
1 e 5 fr.-amp. de 100 mL com 2 g

3. *Betalactâmicos não clássicos*. São antibióticos que contêm anel betalactâmico, às vezes fundido com anel de cinco ou seis membros, mas diferindo estruturalmente das penicilinas e/ou cefalosporinas em uma ou mais características fundamentais, bem como em propriedades biológicas. Alguns são obtidos por fermentação, ao passo que outros são preparados por síntese total ou parcial.

No Brasil, são comercializados o ácido clavulânico (em associação com a amoxicilina ou ticarcilina), o aztreonam, o imipeném (associado à cilastatina sódica), o ertapeném, o meropeném, o tazobactam (associado à piperacilina), o sulbactam (associado à ampicilina) e a sultamicilina.

AMOXICILINA + CLAVULANATO DE POTÁSSIO

A amoxicilina está descrita na parte anterior desta seção.

O ácido clavulânico é produzido por *Streptomyces clavuligerus*. Apresenta estrutura aparentada à das penicilinas. Usado na forma de sal de potássio, é inibidor das betalactamases. Atua como molécula "suicida" ligando-se irreversivelmente aos centros ativos de betalactamases bacterianas e inativando-as. Manifesta boa atividade contra as betalactamases mediadas por plasmídeos clinicamente importantes frequentemente responsáveis pela transferência de resistência a fármacos. Assim, protege a amoxicilina da degradação enzimática, ampliando o seu espectro de ação para incluir as bactérias normalmente resistentes a ela e outros antibióticos betalactâmicos.

Farmacodinâmica
- antibiótico bactericida de amplo espectro.

Farmacocinética
- amoxicilina e clavulanato de potássio são bem absorvidos do trato gastrintestinal; a associação é estável na presença de suco gástrico e não é afetada por alimentos.
- a ligação a proteínas é baixa: amoxicilina, 20%; ácido clavulânico, 30%.
- ambos os componentes se distribuem à maioria dos tecidos e fluidos orgânicos.
- amoxicilina sofre biotransformação hepática da ordem de 28 a 50%; ácido clavulânico é mais extensivamente biotransformado.
- amoxicilina atinge a concentração sérica média de 4,4 μg/mL e 7,6 μg/mL uma a duas horas após administração de 250 e 500 mg, respectivamente, e ácido clavulânico, de 2,3 μg/mL.
- meia-vida de eliminação: amoxicilina, 1,3 hora; ácido clavulânico, 1,0 h; a eliminação é prolongada nos pacientes com insuficiência renal.
- ambos os componentes atravessam a barreira placentária.
- aproximadamente 50 a 70% da amoxicilina e 25 a 40% do ácido clavulânico são excretados inalterados pela urina nas primeiras seis horas após a administração de uma única dose.
- probenecida retarda a excreção da amoxicilina, mas não do ácido clavulânico.
- amoxicilina e ácido clavulânico são removíveis por hemodiálise.

Indicações
- tratamento de infecções bacterianas do trato urinário, de feridas por queimadura, da pele e tecidos moles, do trato biliar e do trato respiratório inferior.
- tratamento de bronquite crônica, cancroide, otite média aguda, pneumonia por *Haemophilus influenzae*, pneumonia por *Moraxella catarrhalis*, sinusite.

Doses
- via oral, adultos e crianças maiores de 12 anos, 1 comprimido de 625 mg três vezes ao dia (de 8 em 8 horas), durante 5 a 10 dias; crianças de 6 a 12 anos, 5 mL da associação na forma de suspensão 3 vezes ao dia durante 5 a 10 dias; crianças de 9 meses a 5 anos, 2,5 mL da suspensão três vezes ao dia durante 5 a 10 dias. Nos casos leves pode-se administrar a associação a cada 12 horas.

Contraindicações
- hipersensibilidade aos componentes da associação.
- gravidez.
- lactação.
- insuficiência renal.

Efeitos adversos
- diarreia, náusea, erupções cutâneas e urticária, vômito e vaginite.
- mal-estar abdominal, tontura, flatulência e cefaleia.
- anemia hemolítica, trombocitopenia, púrpura trombocitopênica, eosinofilia, leucopenia e agranulocitose.
- colite pseudomembranosa.
- mononucleose infecciosa.

▶ AMOXICILINA + CLAVULANATO DE POTÁSSIO (Brainfarma), (500 mg + 125 mg por cápsula), 6 e 18 cáps. (genérico)
(50 mg + 12,5 mg cada mL), fr. de 75 mL (genérico)
▶ AMOXICILINA + CLAVULANATO DE POTÁSSIO (Hexal), (amoxicilina 400 mg + clavulanato de potássio 57 mL cada 5 mL), fr. de 70 mL (pó para suspensão oral)
▶ AMOXICILINA + CLAVULANATO DE POTÁSSIO (Novartis), (amoxicilina 500 mg + clavulanato de potássio 125 mg por comprimido), 12 comprimidos (genérico)
(amoxicilina 875 mg + clavulanato de potássio 125 mg por comprimido), 12 comprimidos (genérico)
▶ AMOXICILINA + CLAVULANATO DE POTÁSSIO 125 (Novartis), (25 mg de amoxicilina + 6,25 mg de clavulanato de potássio por mL), fr. de 100 mL (suspensão oral), (genérico)
▶ AMOXICILINA + CLAVULANATO DE POTÁSSIO 250 (Novartis), (50 mg de amoxicilina + 12,5 mg de clavulanato de potássio por mL), fr. de 100 mL (suspensão oral), (genérico)
▶ AMOXICILINA + CLAVULANATO DE POTÁSSIO 875 (Novartis), (875 mg de amoxicilina + 125 mg de clavulanato de potássio por comprimido), 12 comprimidos (genérico)
▶ AMOXICILINA + CLAVULANATO DE POTÁSSIO (Ranbaxy), (amoxicilina 500 mg + clavulanato de potássio 125 mg por comprimido), 6 e 18 comprimidos (genérico)
(amoxicilina 400 mg + clavulanato de potássio 57 mg cada 5 mL), fr. de 70 mL (suspensão oral), (genérico)
(amoxicilina 250 mg + clavulanato de potássio 62,5 mg cada 5 mL), fr. de 75 mL (suspensão oral), (genérico)
▶ BETACLAV BD (Ranbaxy), (amoxicilina 875 mg + ácido clavulânico 125 mg por comprimido), 4 e 12 comprimidos
(amoxicilina 200 mg + ácido clavulânico 28,5 mg cada 5 mL), fr. de 70 mL (suspensão oral) (amoxicilina 400 mg + ácido clavulânico 57 mg cada 5 mL), fr. de 70 mL (suspensão oral)
▶ CLAVOXIL (Haller), (amoxicilina 500 mg + ácido clavulânico 125 mg por comprimido), 12 e 18 comprimidos
(amoxicilina 250 mg + ácido clavulânico 62,5 mg por 5 mL), fr. de 75 mL
▶ CLAVULIN (GlaxoSmithKline), (amoxicilina 500 mg + clavulanato de potássio 125 mg por comprimido), 12 e 18 comprimidos
(amoxicilina 125 mg + clavulanato de potássio 31,25 mg cada 5 mL), fr. de 75 mg (suspensão oral)
(amoxicilina 250 mg + clavulanato de potássio 62,5 mg cada 5 mL), fr. de 75 mL (suspensão oral)
▶ CLAVULIN BD (GlaxoSmithKline), (amoxicilina 875 mg + clavulanato de potássio 125 mg por comprimido), 12 comprimidos
(amoxicilina 200 mg + clavulanato de potássio 28,5 mg por 5 mL), fr. de 70 mL
▶ CLAVULIN ES (GlaxoSmithKline), (amoxicilina 600 mg + clavulanato de potássio 42,9 mg cada 5 mL), fr. de 50 e 100 mL (suspensão oral)
▶ CLAVULIN I. V. (GlaxoSmithKline), (amoxicilina sódica 500 mg + clavulanato de potássio 100 mg por frasco-ampola), 1 fr.-amp.
(amoxicilina sódica 1.000 mg + clavulanato de potássio 200 mg por frasco-ampola), 1 fr.-amp.
▶ NOVAMOX (Aché), (amoxicilina tri-hidratada 500 mg + clavulanato de potássio 125 mg por comprimido), 15 e 21 comprimidos revestidos
(amoxicilina tri-hidratada 250 mg + clavulanato de potássio 62,5 mg por 5 mL), fr. de 75 mL + fr. de 65 mL de diluente e fr. de 105 mL + fr. de 90 mL de diluente
▶ NOVAMOX 2X (Aché), (amoxicilina tri-hidratada 875 mg + clavulanato de potássio 125 mg por comprimido), 14 e 20 comprimidos
(amoxicilina tri-hidratada 400 mg + clavulanato de potássio 57 mg por 5 mL), fr. com pó para preparação de suspensão de 70 mL + fr. com 60 e 100 mL de diluente + seringa dosadora de 10 mL
▶ SIGMA-CLAV BD (Sigma Pharma), (amoxicilina 500 mg + ácido clavulânico 125 mg por comprimido), 12 e 18 comprimidos
(amoxicilina 875 mg + ácido clavulânico 125 mg por comprimido), 12 e 14 comprimidos (amoxicilina 40 mg + ácido clavulânico 5,70 mg por mL), fr. de 70 e 140 mL (suspensão oral)
(amoxicilina 80 mg + ácido clavulânico 11,40 mg por mL), fr. de 70 e 140 mL (suspensão oral)

AZTREONAM

Corresponde ao primeiro antibiótico betalactâmico monocíclico (monobactâmico) sintético:

Contém o grupo sulfônico na posição 1 do anel betalactâmico; este grupo ativa o anel. A cadeia lateral na posição 3 e o grupo metila na posição 4 conferem-lhe o espectro antibacteriano específico e a estabilidade frente à betalactamase. Apresenta, por isso, alta resistência às betalactamases. Atua apenas contra microrganismos gram-negativos aeróbios.

Seu mecanismo de ação é semelhante ao de outros antibióticos betalactâmicos: inibe a biossíntese da parede celular bacteriana por ligar-se à proteína 3 fixadora de penicilina (PBP-3) de bactérias gram-negativas. É ativo contra a maioria das Enterobacteriaceae, incluindo *Escherichia coli*, *Klebsiella*, *Proteus*, *Providencia*, *Salmonella*, *Serratia*, *Shigella* e *Yersinia* spp. Algumas cepas de *Citrobacter* e *Enterobacter* spp. são resistentes. É também ativo contra *Pseudomonas aeruginosa*. Cepas de outras *Pseudomonas* sp. são, em sua maioria, insensíveis. Tem boa atividade contra *Haemophilus influenzae* e *Neisseria gonorrhoeae*.

É usado apenas como alternativo aos aminoglicosídios ou cefalosporinas da terceira geração. Seu uso é restrito a hospitais.

Farmacodinâmica
- antibiótico bactericida totalmente sintético ativo contra amplo espectro de patógenos gram-negativos aeróbios.

Farmacocinética
- por via oral, sua absorção é quase nula (menos de 1%).
- administrado por via intramuscular, é completamente absorvido.
- distribui-se rápida e amplamente nos líquidos e tecidos orgânicos, inclusive na bile.
- volume de distribuição: 0,11 a 0,36 L/kg.
- a ligação às proteínas é moderada: cerca de 60%.
- sofre biotransformação apenas parcial (6 a 16%), produzindo metabólitos inativos por ruptura do anel betalactâmico.
- meia-vida: adultos, 1,4 a 2,2 h (maior nos pacientes com insuficiência renal); crianças, 1,5 a 1,7 h.
- atinge a concentração sérica máxima, com dose de 1 g, de aproximadamente 45 µg/mL, em 0,6 a 1,3 h por via intramuscular, e de 125 µg/mL em 2,4 h por via intravenosa.
- a concentração máxima na bile é de 43 µg/mL após dose intravenosa de 1 g.
- a concentração na urina é de 500 a 1.200 µg/mL duas horas após doses intramusculares de 500 e 1.000 mg, respectivamente; e de 1.100, 3.500 e 6.600 µg/mL duas horas após infusões intravenosas de 500, 1.000 e 2.000 mg, respectivamente.
- atravessa a barreira placentária e entra na circulação fetal.
- excretado pelo leite.
- eliminado principalmente pela urina, 60 a 75% na forma íntegra dentro de 8 horas, por secreção tubular e filtração glomerular, completando-se a excreção em 12 horas; também os metabólitos inativos são excretados pela urina.
- cerca de 1,5 a 3,5% de uma dose são excretados inalterados pelas fezes após administração parenteral; também os metabólitos inativos são eliminados pelas fezes.
- removível parcialmente (27 a 58% em 4 horas) por hemodiálise e, em proporção menor, por diálise peritoneal.

Indicações
- *usado somente como agente de segunda escolha.*
- tratamento de bronquite e pneumonia causadas por bactérias gram-negativas aeróbias.
- tratamento de infecções da pele e das estruturas cutâneas, cistite, infecções bacterianas das vias urinárias, infecções ginecológicas e intra-abdominais, infecções ósseas e das articulações e septicemia.

Doses
- via intramuscular profunda, adultos, 1 a 2 g cada 8 a 12 horas; crianças, 30 a 50 mg/kg de peso corporal cada 6 ou 8 horas, dependendo da gravidade da infecção.
- via intravenosa, adultos, lentamente (3 a 5 minutos por injeção e 20 a 60 minutos por infusão), 1 a 2 g cada 8 a 12 horas; crianças, 30 a 50 mg/kg de peso corporal cada 6 ou 8 horas, dependendo da gravidade da infecção.
- as doses devem ser reduzidas na insuficiência renal grave.

Contraindicações
- alergia ao aztreonam ou anafilaxia aos antibióticos betalactâmicos.
- gravidez.
- lactação.
- cirrose.
- insuficiência renal ou hepática.

Efeitos Adversos
- anafilaxia, erupção cutânea, prurido, rubor.
- flebite, tromboflebite.
- eosinofilia, neutropenia, anemia.
- cólicas abdominais ou estomacais, náusea, vômito, diarreia, alterações no paladar.
- dor e edema após injeção intramuscular.

Interações Medicamentosas
- é quimicamente incompatível com metronidazol, nafcilina sódica e vancomicina quando diluído no mesmo frasco para infusão intravenosa ou na mesma seringa.

▶ AZACTAM (Bristol-Myers Squibb), fr.-amp. × 0,5 e 1,0 g 1 3 mL de diluente
▶ AZEUS (Novafarma), fr.-amp. × 1 g (solução injetável)

ERTAPENÉM

É um carbapeném, o 1β-metil-carbapeném, e apresenta a seguinte estrutura química:

Possui amplo espectro de ação, sendo ativo contra bactérias gram-positivas e gram-negativas aeróbicas e anaeróbicas. Sua ação resulta da inibição da síntese da parede celular mediada através de sua ligação às proteínas ligadoras de penicilina (PBP). Tem maior afinidade pelas PBP 1a, 1b, 2, 3, 4 e 5, da *Escherichia coli*, principalmente as PBP 2 e 3. Ele também é muito estável à hidrólise pela maioria das β-lactamases, com exceção das metalo-β-lactamases. Seu espectro de ação é mais estreito que o imipeném/cilastatina e o meropeném. Difere do imipeném por ser mais ativo, *in vitro*, contra *Enterobacteriaceae* e menos ativo para germes gram-positivos e pneumococos altamente resistentes à penicilinase. Também apresenta pouca ou nenhuma atividade contra *P. aeruginosa* e *Acinetobacter*. As bactérias mais suscetíveis incluem: a) Aeróbicas gram-positivas: *Staphylococcus aureus* (somente cepas sensíveis à meticilina), *Streptococcus agalactiae*, *Streptococcus pneumoniae* (somente cepas sensíveis à penicilina), *Streptococcus pyogenes*; b) Aeróbicas gram-negativas: *Escherichia coli*, *Haemophilus influenzae* (somente cepas com resposta negativa às β-lactamases), *Klebsiella pneumoniae*, *Moraxella catarrhalis*; c) Bactérias anaeróbicas: *Bacteroides fragilis*, *Bacteroides distasonis*, *Bacteroides ovatus*, *Bacteroides thetaiotaomicron*, *Bacteroides uniformis*, *Clostridium clostridioforme*, *Eubacterium lentum*, *Peptostreptococcus species*, *Porphyromonas asaccharolytica*, *Prevotella bivia*. A seleção antimicrobiana deve basear-se nos testes de suscetibilidade de acordo com as concentrações inibitórias antimicrobianas mínimas (MIC).

Comercializado como ertapeném sódico.

Farmacodinâmica
- antibiótico bactericida de amplo espectro.

Farmacocinética
- após administrações IV e IM, atinge as concentrações plasmáticas máximas de 155 µg/mL em cerca de 30 minutos e de 67 µg/mL em duas horas, respectivamente.
- não produz acúmulo após doses múltiplas.
- para a apresentação IM, após reconstituição com cloridrato de lidocaína a 1% sem vasoconstritor, a biodisponibilidade é de 90%.
- liga-se extensamente às proteínas plasmáticas, principalmente à albumina. Em adultos jovens normais as concentrações plasmáticas são inversamente proporcionais à ligação proteica.
- volume de distribuição de 8,2 L.
- sofre hidrólise do anel betalactâmico formando um metabólito principal inativo.
- em estudos realizados em hepatócitos humanos, *in vitro*, não inibe as biotransformações mediadas pelas isoenzimas 1A2, 2C9, 2C19, 2D6, 2E1 e 3A4. Também não é substrato para o transporte mediado pela P-glicoproteína.
- meia-vida de cerca de 4 horas.
- depuração plasmática de cerca de 1,8 L/h.
- excretado pelo leite materno.
- eliminado principalmente pelos rins. Após administração radiomarcada de 1 g IV, 80% são recuperados na urina e 10% nas fezes.

Indicações
- tratamento de infecções complicadas, de grau moderado a grave, provocadas por microrganismos sensíveis: a) intra-abdominais; b) pele e anexos; c) pélvicas, incluindo endometriose pósparto, abortamento séptico e infecções ginecológicas pós-cirúrgicas; d) trato urinário, incluindo pielonefrite.

Doses
- 1 g por via IV ou IM, em dose única diária. Para a apresentação IV, o conteúdo de 1 g deve ser diluído em 10 mL de água para injeção ou cloreto de sódio a 0,9% e posteriormente transferido para 50 mL de cloreto de sódio a 0,9% e administrado em 30 minutos. A apresentação IM é reconstituída em cloridrato de lidocaína a 1% e administrada em musculatura profunda (região glútea ou musculatura lateral da coxa). A duração do tratamento varia de acordo com o tipo de infecção complicada: a) intra-abdominais, durante 5 a 14 dias; b) pele e anexos, 7 a 14 dias; c) trato urinário, 10 a 14 dias; e d) infecções pélvicas, 3 a 10 dias.
- não é necessário ajuste de dose na presença de insuficiência hepática ou em função da idade do paciente.

- na insuficiência renal com depuração de creatinina ≤ 30 mL/min/1,73 m², 500 mg ao dia.
- em pacientes submetidos a hemodiálise que receberam a dose de 500 mg até 6 horas antes do início do procedimento, deve-se administrar uma dose adicional de 150 mg após a sessão. Se a administração inicial for, no mínimo, 6 horas antes da hemodiálise, não é necessário fazer dose suplementar.

Contraindicações
- hipersensibilidade ao fármaco e outros betalactâmicos.
- para a administração IM, hipersensibilidade aos anestésicos locais do tipo amida.
- gravidez e lactação.
- < 18 anos.

Precauções
- pode produzir convulsões em pacientes portadores de afecções neurológicas e/ou comprometimento da função renal.
- fazer investigação cuidadosa de histórico de reações de hipersensibilidade, incluindo às penicilinas, à cefalosporina e a outros betalactâmicos, antes da sua administração.
- vigiar a apresentação eventual de colite pseudomembranosa.
- não foram realizados estudos a longo prazo sobre o risco potencial carcinogênico em seres humanos.

Efeitos Adversos
- complicações venosas resultantes da infusão, flebite e tromboflebite.
- cefaleia, febre, edema.
- prurido, exantema.
- agitação, confusão mental, desorientação, sonolência, convulsões.
- dor abdominal, diarreia, náuseas, vômitos.
- dispneia, tosse.

Interações Medicamentosas
- a administração concomitante com probenecida reduz a depuração renal do ertapeném. Há um aumento da ASC de cerca de 25% e redução das depurações plasmática e renal de 20% e 35%, respectivamente. Aumenta, ainda, a meia-vida do ertapeném entre 4 e 4,8 horas.
- diminui a concentração plasmática do ácido valproico de 60 a 100%.

▶ INVANZ (Merck Sharp & Dohme), fr.-amp. com 1 g

IMIPENÉM + CILASTATINA

O imipeném é um carbapeném, pois o anel de cinco membros das penicilinas clássicas tem ligação dupla e o seu átomo de S foi substituído pelo grupo CH_2:

Corresponde ao derivado monoidratado do N-formimidoil da tienamicina, antibiótico isolado de *Streptomyces cattleya*. Sua potente atividade antibacteriana depende da dupla influência ativante da tensão anelar e dos efeitos eletrônicos da ligação dupla adjacente.

Este carbapeném é o antibiótico bactericida de espectro mais amplo atualmente disponível. É ativo contra grande variedade de microrganismos gram-positivos e gram-negativos aeróbios e anaeróbios. Resiste às betalactamases, mas quando administrado sozinho é biotransformado pela enzima renal desidropeptidase I. Seu mecanismo de ação é semelhante ao dos outros antibióticos betalactâmicos: liga-se às proteínas penicilinoligantes situadas nas membranas citoplásmicas e assim inibe a biossíntese da parede da célula bacteriana, provocando consequentemente lise e morte do microrganismo. Não é absorvido do trato gastrintestinal; por isso, deve ser administrado por via parenteral, no caso intravenosa.

A cilastatina, análoga estrutural do imipeném, é inibidora da desidropeptidase I renal, que bloqueia a biotransformação renal do imipeném e, assim, aumenta substancialmente sua concentração no trato urinário.

Na associação imipeném + cilastatina ambos os fármacos comparecem na proporção ponderal 1:1.

Seu uso é restrito a hospitais.

Farmacodinâmica
- antibiótico bactericida de amplo espectro.

Farmacocinética
- imipeném distribui-se rápida e amplamente na maioria dos tecidos e fluidos.
- ligação a proteínas: imipeném — cerca de 20%; cilastatina — aproximadamente 40%.
- quando administrado sozinho, o imipeném é hidrolisado nos rins pela desidropeptidase I; a cilastatina, inibidora desta enzima, impede esta biotransformação.
- meia-vida de eliminação: adultos, com função renal normal, imipeném, cerca de uma hora; cilastatina, cerca de uma hora; com insuficiência renal, imipeném, 2,9 a 4 horas; cilastatina, 13,3 a 17,1 horas; recém-nascidos, imipeném, 1,7 a 2,4 horas; cilastatina, 3,8 a 7,6 horas.
- imipeném atinge, após infusão durante 20 minutos, a concentração sérica máxima de aproximadamente 14 a 24, 21 a 58 e 41 a 83 µg/mL após dose intravenosa de 250 mg, 500 mg e 1 g, respectivamente.
- cilastatina atinge, após infusão durante 20 minutos, a concentração sérica máxima de aproximadamente 15 a 25, 31 a 49 e 56 a 80 µg/mL após dose intravenosa de 250 mg, 500 mg e 1 g, respectivamente.
- aproximadamente 70 a 76% do imipeném, na forma íntegra, são excretados pela urina em 10 horas e cerca de 20 a 25% por mecanismo não renal (talvez 1 a 2% pelas fezes).
- cerca de 75% da cilastatina são excretados, na forma íntegra, pela urina e 12% na forma de conjugado N-acetilado.
- removível substancialmente (73 a 90%) por hemodiálise.

Indicações
- tratamento de infecções ginecológicas, intra-abdominais, ósseas e articulares, da pele e dos tecidos moles, polimicrobicas, do trato respiratório inferior e do trato urinário.
- tratamento de endocardite e septicemia bacteriana.

Doses
- via intravenosa, por infusão lenta, para infecções leves, 250 a 500 mg cada 6 horas; para infecções moderadas, 500 mg cada 6 a 8 horas a 1 g cada 8 horas; para infecções graves e/ou com risco de vida, 500 mg cada 6 horas a 1 g cada 6 a 8 horas.
- doses mais baixas são usadas no tratamento de infecções causadas por microrganismos gram-positivos, anaeróbios e gram-negativos altamente sensíveis. Infecções causadas por outros microrganismos gram-negativos exigem doses mais elevadas.
- adultos com disfunção renal podem exigir redução na dose: disfunção leve, 500 mg cada 6 a 8 h; disfunção moderada, 500 mg cada 8 a 12 h; disfunção grave, 250 a 500 mg cada 12 h.

Contraindicações
- hipersensibilidade aos componentes da associação.
- gravidez.
- lactação.
- insuficiência renal.
- distúrbios do sistema nervoso central.
- crianças menores de 12 anos.

Efeitos Adversos
- mioclonias, estados confusionais e convulsões.
- flebite, tromboflebite.
- náusea, diarreia, vômito, colite pseudomembranosa, colite hemorrágica, gastrenterite, dor abdominal, glossite, azia.
- tontura, sonolência.
- hipotensão, palpitações, taquicardia.
- exantema, urticária, prurido, febre.
- superinfecção.
- eosinofilia, leucopenia, neutropenia, agranulocitose, trombocitopenia, trombocitose, queda na taxa de hemoglobina.
- anafilaxia grave, até fatal.

Interações Medicamentosas
- mistura no mesmo frasco ou recipiente com antibióticos aminoglicosídicos pode inativar ambos; se for preciso administrar concomitantemente outros antibióticos, deve ser em locais diferentes.
- por ser bactericida de amplo espectro, não deve ser associado a outros antibióticos.
- diminui a concentração plasmática do ácido valproico de 60 a 100%.

▶ *IMIPENEM + CILASTATINA (ABL), fr.-amp. c/ pó para diluição + 1 bolsa sist. fechado × 500 mg (genérico)*
▶ *IMIPENEMA + CILASTATINA SÓDICA (Bergamo), fr.-amp. c/ 500 mg*
▶ *TIENAM IM (Merck Sharp & Dohme) (imipeném 500 mg + cilastatina sódica 500 mg por frasco de 120 mL)*
▶ *TIENAM IV (Merck Sharp & Dohme) (imipeném 500 mg + cilastatina sódica 500 mg por frasco-ampola de 20 mL)*
▶ *TIEPEM (Biochimico), (imipeném 500 mg + cilastatina sódica 500 mg), fr. com pó para solução injetável*

MEROPENÉM

É um carbapeném de amplo espectro diferindo do imipeném pela presença de um grupo CH_3 no C1 e no C2 por

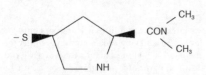

Atua contra quase todas as bactérias aeróbicas, fastidiosas e anaeróbicas, e os microrganismos de crescimento rápido são mortos entre 2 e 8 horas.

O grupo metil do C1 possui maior resistência à di-hidropeptidase-I renal do que o imipeném e o substituto no C2 aumenta sua atividade contra *P. aeruginosa* e outras bactérias gram-negativas, além de reduzir a ação pró-convulsivante relativa ao imipeném. Exerce sua ação bactericida penetrando na célula e interagindo com as proteínas ligadoras de penicilina (PBP) e interferindo na síntese da parede celular bacteriana. Possui alta afinidade pelas PBP_2, PBP_3 e PBP_4 da *P. aeruginosa* e da *E. coli* e pelas PBP_1, PBP_2 e PBP_4 do *Staphylococcus aureus*. É estável frente às β-lactamases e cefalosporinases de germes gram-positivos e gram-negativos mas não às metalo-β-lactamases. É discretamente menos ativo do que o imipeném contra estafilococos e enterococos, porém, de 4 a 8 vezes mais ativo que o imipeném contra *Haemophilus influenzae* e a maioria das pseudomonas. Como outros betalactâmicos, não atua contra *Stenotrophomonas maltophilia*. É potente contra os aeróbios nutricionalmente fastidiosos, como *Neisseria meningitidis* e *M. catarrhalis*, e contra os anaeróbios, como *Bacteroides* e inúmeras espécies de *Clostridium*. É mais potente do que os aminociclitóis. Sua atividade bactericida com relação à proporção concentração bactericida mínima (CBM):concentração inibitória mínima (CIM) é ≤ 8% para microrganismos aeróbicos e anaeróbicos gram-positivos e gram-negativos. Pode apresentar resistência cruzada a outros carbepenêmicos. *In vitro* pode exercer sinergismo com aminociclitóis contra alguns isolados de *P. aeruginosa*. Devido ao amplo espectro de ação, é usado em grande variedade de infecções bacterianas como monoterapia, mas pode ser associado a glicopeptídicos e aminociclitóis.

Farmacodinâmica
- antibiótico bactericida de amplo espectro.

Farmacocinética
- amplamente distribuído nos tecidos e fluidos corporais, inclusive no fluido cerebroespinal.
- baixa ligação proteica, de cerca de 2%.
- atinge o pico da concentração plasmática cerca de 1 hora após a administração. A administração em bolo produz um aumento de 2 vezes nos picos de concentração plasmática, comparado com a infusão IV por 30 minutos, mas com concentrações semelhantes para ambos os métodos de administração após 1 hora.
- após infusão, os picos de concentração plasmática são de 11 μg/mL, 23 μg/mL, 49 μg/mL e 115 μg/mL para doses de 250 mg, 500 mg, 1 g e 2 g, respectivamente.
- a ASC está diretamente relacionada à dose acima da faixa clinicamente relevante (250 mg-2 g) e é proporcional à dose.
- meia-vida de 1 hora para administração IV e de 1,5 hora para a IM.
- excretado via filtração glomerular e secreção tubular ativa, rapidamente sob forma inalterada, sendo 99% da radioatividade recuperada na urina e 2,1% nas fezes. 70% da dose administrada são recuperados na urina.
- removível por hemodiálise.

Indicações
- infecções do trato respiratório superior.
- infecções do trato geniturinário, incluindo as complicadas.
- infecções ginecológicas, incluindo aquelas do pós-parto.
- infecções cutâneas.
- meningite.
- septicemia.
- infecções em pacientes imunodeprimidos.

Doses
- para adultos, 500 mg a 1 g, dependendo da gravidade da infecção, para administração IV em 15 a 30 minutos ou em bolo em 3 a 5 minutos, cada 8 horas.
- na meningite, 2 g cada 8 horas.
- na neutropenia, 1 g cada 8 horas.
- para adultos com insuficiência renal: para depuração de creatinina de 26-50 mL/min, 1 g cada 12 horas; depuração de 10-25 mL/min, 500 mg cada 12 horas; e depuração < 10 mL/min, 500 mg cada 24 horas.
- a administração em hemodiálise é recomendada no final do procedimento, para reinstituir-se tratamento efetivo. Não existe experiência com diálise peritoneal.
- para administração IM, em glúteo, em adultos, em infecções moderadas, 500 mg cada 8 ou 12 horas. Se for necessária dose > 500 mg em qualquer administração, recomenda-se a via intravenosa.
- para adultos com insuficiência renal recomenda-se uma dose IM de 500 mg cada 12 horas.
- a segurança e a eficácia da administração IM, em crianças, não foram determinadas.
- para crianças de 3 meses até 12 anos a dose varia de 10 a 40 mg/kg a cada 8 horas, dependendo da infecção. Para infecções intra-abdominais, 20 mg/kg IV, por infusão, administrados em 15 a 30 minutos ou em bolo, em 3 a 5 minutos. Para meningite, 40 mg/kg. Para crianças com peso > 50 kg, deve-se utilizar a dose de adulto.

Contraindicações
- hipersensibilidade ao fármaco.
- hipersensibilidade à penicilina, a carbapenêmicos e outros β-lactâmicos.
- crianças < 3 meses.
- gravidez.
- lactação.

Precauções
- nos idosos, levar em consideração a diminuição da função renal.
- observar histórico de colite pseudomembranosa devido à ocorrência do crescimento de microrganismos resistentes.
- não existem estudos sobre carcinogenicidade.
- os tempos de tromboplastina parcial ativado e de protrombina podem estar diminuídos ou aumentados.
- pode aumentar discretamente AST, ALT, DHL, bilirrubinas, fosfatase alcalina (FA), ureia e creatinina.
- pode diminuir o número de leucócitos e a hemoglobina.
- pode diminuir ou aumentar o número de plaquetas.
- não associar com probenecida.
- avaliar o risco-benefício nas doenças do SNC (lesões cerebrais ou com convulsões). Os pacientes em uso de anticonvulsivantes devem mantê-los.
- a apresentação para uso IM deve ser preparada imediatamente antes do uso e não deve ser aplicada por via IV. Mantém potência satisfatória por 1 hora após o preparo, em temperatura ambiente (15-25°C), e por 4 horas, sob refrigeração (4°C).
- a apresentação para uso IV, em bolo, deve ser reconstituída em água estéril para injeção, para fornecer uma solução final de 50 mg/mL: 500 mg para 10 mL ou 1 g para 20 mL. Para uso IV, em infusão, pode ser reconstituído com um fluido de infusão compatível e posteriormente diluído, de tal maneira que a concentração final varie entre 1 mg/mL e 20 mg/mL. Não deve, ainda, ser misturado ou adicionado a outras soluções que contenham outros fármacos.

Efeitos Adversos
- inflamação no local da injeção.
- exantema, prurido, urticária, tromboflebite.
- náusea, vômito, diarreia.
- eosinofilia, neutropenia, trombocitopenia, teste de Coombs positivo.
- aumento de AST, ALT, FA, DHL.
- cefaleia, parestesia.
- colite pseudomembranosa.

Interações Medicamentosas
- probenecida compete com o meropeném pela secreção tubular ativa, inibindo a excreção renal, aumentando a meia-vida e a concentração plasmáticas daquele em 38% e 56%, respectivamente.

▶ MERONEM (AstraZeneca), cartuchos com 10 fr.-amp. × 500 mg e 1 g (uso IV)
fr.-amp. acompanhado de amp. de 2 mL de diluente (carbonato de cálcio) × 500 mg (uso IM)
▶ MEROPENEM (ABL), fr.-amp com 1 g (genérico)
▶ MEROPENEM (Eurofarma), fr.-amp com 500 e 1.000 mg (genérico)

PIPERACILINA + TAZOBACTAM

É uma associação formada por um antibiótico semissintético, a piperacilina sódica, e por um inibidor da betalactamase, o tazobactam sódico, de uso exclusivo intravenoso e/ou intramuscular. A piperacilina é um derivado da D (-)-α-aminobenzilpenicilina pertencente à classe da ureidopenicilina. O tazobactam deriva-se da penicilina e é uma sulfona do ácido penicilânico.

A piperacilina inibe a síntese das paredes celulares das bactérias gram-positivas, gram-negativas e anaeróbicas, ligando-se às proteínas fixadoras de penicilinas com consequente destruição da forma celular, inibição da divisão celular e produzindo aberrações nas paredes celulares. O tazobactam amplia o espectro da piperacilina. Em relação a outros inibidores de betalactamases, como o ácido clavulânico e o sulbactam, o tazobactam tem efeito inibitório potente sobre as enzimas produzidas por bactérias gram-negativas com afinidade especial pelas da Classe I, sendo 20 a 100 vezes maior do que a do sulbactam. Ao contrário do ácido clavulânico, é pobre indutor dessas betalactamases, com pequeno ou nenhum antagonismo à atividade da piperacilina. É eficaz contra a cefalosporinase da *P. aeruginosa* e contra a betalactamase PSE-1 da *P. aeruginosa*. A piperacilina, embora apresente instabilidade variável às betalactamases, tem seu espectro de ação aumentado quando associada ao tazobactam, englobando diversos microrganismos produtores de betalactamases. Quando comparada às outras penicilinas, a associação apresenta atividade superior, tanto contra enterobactérias resistentes à ticarcilina quanto contra cepas de *B. fragilis* resistentes à cefoxitina/cefotetan.

Esta associação é muito ativa contra microrganismos sensíveis à piperacilina, bem como naqueles produtores de β-lactamases e resistentes à piperacilina. Atua contra cepas produtoras ou não de betalactamases. As bactérias gram-positivas incluem: *Streptococcus pneumoniae, Streptococcus pyogenes, Streptococcus bovis, Streptococcus agalactiae, Streptococcus viridans, Enterococcus faecalis, Staphylococcus aureus, Staphylococcus epidermidis*. Bactérias gram-negativas: *Escherichia coli, Citrobacter* (inclusive *C. freundii, C. diversus*), *Klebsiella* sp. (inclusive *K. oxytoca, K. pneumoniae*), *Enterobacter* (inclusive *E. cloacae, E. aerogenes*), *Proteus vulgaris, Morganella morganii, Serratia* sp. (inclusive *S. marcescens, S. liquefaciens*), *Pseudomonas aeruginosa*, outras *Pseudomonas* sp. (inclusive *Burkholderia cepacia, P. fluorescens*), *Neisseria gonorrhoeae, Moraxella catarrhalis, Acinetobacter* sp., *Haemophilus influenzae, Haemophilus parainfluenzae, Yersinia* sp. E bactérias anaeróbias: *Bacteroides fragilis, Bacteroides* sp., *Purotella* sp., *Peptostreptococcus* sp., *Porphyromonas, Fusobacterium* sp., *Clostridium* sp., *Veillonella* sp.

Em relação à ceftazidima, é mais eficaz contra *S. aureus, S. epidermidis, E. faecalis, S. pneumoniae, M. morganii* e *X. maltophilia*. Comparada ao imipeném/cilastatina, a associação possui maior atividade contra *P. aeruginosa, M. morganii* e *P. vulgaris*. É de 2 a 32 vezes mais ativa do que a ticarcilina/clavulanato contra *E. coli, K. pneumoniae, P. mirabilis, Salmonella/Shigella* sp., *Proteus* sp. e *M. morganii*. É mais ativa contra *B. fragilis* do que a ampicilina, ceftizoxima, ciprofloxacino e clindamicina.

Farmacodinâmica
- antibiótico bactericida de amplo espectro.

Farmacocinética
- a forma mais comum de administração é a IV, mas a associação é bem absorvida quando administrada por via IM.
- biodisponibilidade após injeção IM de 71% para a piperacilina e de 84% para o tazobactam.
- as concentrações plasmáticas de piperacilina após a administração de 2,25 e 4,5 g da associação são de 237 μg/mL e de 364 μg/mL, respectivamente, cerca de 5 minutos após a infusão IV; 134 e 298 μg/mL após 30 minutos. As concentrações de tazobactam após administração das mesmas doses após 5 e 30 minutos são de, respectivamente, 23,4 e 34,3 μg/mL e de 14,8 e 33,8 μg/mL.
- após injeção IM, as concentrações plasmáticas máximas de piperacilina e tazobactam são alcançadas dentro de 40 a 50 minutos.
- meia-vida plasmática após infusão IV de 0,7 a 1,2 hora. Para a apresentação IM, a meia-vida de eliminação é cerca de 50% maior para a piperacilina e 20% para o tazobactam.
- a meia-vida da associação aumenta com a diminuição da depuração da creatinina, sendo necessário um ajuste da dose quando a depuração da creatinina é < 40 mL/min. Também se apresenta aumentada na disfunção hepática.
- 21% da piperacilina e 23% do tazobactam ligam-se às proteínas plasmáticas.
- ambas são amplamente distribuídas nos tecidos e fluidos corporais.
- a piperacilina sofre biotransformação hepática a um metabólito com pouca atividade. O tazobactam é biotransformado a um metabólito inativo.
- 68 e 80% de uma dose administrada de piperacilina e tazobactam, respectivamente, são excretados na urina sob a forma inalterada. Menos de 2% da combinação são eliminados pela bile.
- 30 a 40% da associação são removíveis por hemodiálise e 6 a 21% por diálise peritoneal.

Indicações
- infecções do trato respiratório inferior, do trato urinário, intra-abdominais, da pele e suas estruturas, infecções ginecológicas, osteoarticulares, infecções bacterianas em neutropênicos (associada a aminociclitol), septicemia, infecções polimicrobianas.

Doses
- deve ser administrada por infusão IV lenta em 20 a 30 minutos.
- para adultos e crianças > 12 anos a dose recomendada é de 4,5 g cada 8 horas. A dose total diária depende da gravidade e da localização da infecção, podendo variar de 2,25 a 4,5 g cada 6 a 8 horas.
- para pacientes neutropênicos recomendam-se 4,5 g cada 6 a 8 horas, associando-se um aminociclitol.
- na insuficiência renal com depuração de creatinina > 40 mL/min, 3,375 g de 6/6 h. Para depuração entre 20 e 40 mL/min, 2,25 g de 6/6 h. Para < 20 mL/min, 2,25 g de 8/8 h. Nos pacientes submetidos a hemodiálise, 2,25 g de 8/8 h e 0,75 g após cada diálise.
- para administração IV deve-se reconstituir cada frasco-ampola com o volume de diluentes compatíveis: cloreto de sódio a 0,9%, água estéril para injeção (50 mL), água bacteriostática para injeção com álcool benzílico ou água bacteriostática para injeção com parabeno. A solução reconstituída poderá ainda ser diluída ao volume desejado usando-se diluentes compatíveis para uso IV: cloreto de sódio a 0,9%, água estéril para injeção, dextrose a 5%, dextran a 6% em solução salina, dextrose a 5% + cloreto de sódio a 0,9% e lactato de Ringer. Quando a solução preparada é conservada sob refrigeração para uso em até 24 horas, exibe incompatibilidade quando diluída com lactato de Ringer. Para uso com lactato de Ringer, a piperacilina/tazobactam deve ser reconstituída com 0,9% de cloreto de sódio e administrada dentro de 2 horas.
- a associação não deve ser misturada com outros fármacos.
- não deve ser usada com soluções que contenham bicarbonato.

Contraindicações
- hipersensibilidade à associação ou a quaisquer penicilinas e/ou cefalosporinas, ou inibidores da betalactamase.
- gravidez e lactação.
- crianças < 12 anos.

Precauções
- o uso prolongado pode produzir o desenvolvimento de candidíase oral.

Efeitos Adversos
- diarreia, náusea, vômito, alteração na consistência das fezes.
- reações no local da injeção: dor, hiperemia, eritema maculopapular, urticária, eczema, edema, tromboflebite.
- dispneia, ansiedade, insônia, febre, agitação, dores torácica e abdominal, mialgia, artralgia.
- hipotensão, íleo paralítico, síncope.
- arritmias cardíacas.
- aumentos de AST e ALT.
- leucopenia, trombocitopenia, teste de Coombs positivo, tempo de protrombina e tempo de tromboplastina parcial prolongados.
- proteinúria, hematúria e piúria.
- aumento da creatinina e da ureia.
- nefrite intersticial.
- hepatite colestática.
- relaxamento muscular prolongado.

Interações Medicamentosas
- a administração concomitante de probenecida aumenta a meia-vida da associação e diminui a depuração renal.
- a tobramicina diminui a ASC, a depuração renal e a recaptação urinária.
- pode ocorrer inativação de aminociclitóis.
- a piperacilina associada ao uso de vecurônio prolonga o seu efeito bloqueador neuromuscular.
- diminui a concentração plasmática do ácido valproico de 60 a 100%.

▶ **PIPERACILINA SÓDICA + TAZOBACTAM SÓDICO** (Eurofarma), 10 fr.-amp. com 2,25 mg (genérico) 10 fr.-amp. com 4,5 mg (genérico)
▶ **TAZOCIN** (Wyeth), fr.-amp. com pó liófilo injetável × 2,25 g (2 g de piperacilina + 250 mg de tazobactam) e 4,5 g (4 g de piperacilina + 500 mg de tazobactam)
▶ **TAZPEN** (Cellofarm), fr.-amp. (piperacilina 2 g + tazobactam 250 mg)
fr.-amp. (piperacilina 4 g + tazobactam 500 mg)

SULBACTAM + AMPICILINA

É um inibidor irreversível das betalactamases que ocorre em organismos penicilinorresistentes, incluindo aquelas produzidas por *Bacteroides, Haemophilus, Klebsiella* sp. e *N. gonorrhoeae*. Parece ser menos potente que o ácido clavulânico contra diversas betalactamases tais como as estafilocócicas, enzimas tipo TEM, principalmente as cepas de *E. coli* e outros patógenos produzindo betalactamases TEM-1 e TEM-2, e as presentes em *B. fragilis*. Como o sulbactam sódico liga-se às proteínas ligadoras de penicilinas, algumas cepas tornam-se ainda mais suscetíveis à combinação do que aos antibióticos betalactâmicos isolados.

A combinação sulbactam + ampicilina é ativa contra um amplo espectro de bactérias gram-positivas e gram-negativas, incluindo *Streptococcus pneumoniae, Streptococcus faecalis, Haemophilus influenzae* e *parainfluenzae, Branhamella catarrhalis*, anaeróbios (incluindo *Bacteroides fragilis*), *E. coli, Klebsiella* sp., *Proteus* sp., *Morganella morganii, Citrobacter* sp., *Enterobacter* sp., *N. meningitidis* e *N. gonorrhoeae*.

Farmacocinética
Ambos possuem farmacocinética semelhante.
- após administração de 2 g de ampicilina + 1 g de sulbactam os picos séricos, são, respectivamente, 120 μg/mL e 60 μg/mL.

- 38% do sulbactam circulante estão ligados às proteínas plasmáticas.
- distribui-se primordialmente no fluido extracelular.
- altas concentrações na urina.
- concentrações adequadas na bile, fluido peritoneal, escarro, fluido do ouvido médio, pus, trato genital feminino e tecidos da mucosa intestinal.
- pode penetrar no líquido cefalorraquiano na presença de meningite bacteriana.
- atravessa a barreira placentária.
- encontrado no leite materno.
- 75-85% eliminados de forma inalterada pela urina após 8 horas.
- meia-vida de eliminação de 1 hora.

Indicações
- infecções do trato respiratório, incluindo sinusite, otite média e epiglotite; pneumonias bacterianas; infecções do trato urinário incluindo pielonefrite; infecções intra-abdominais; colecistite; endometrite e celulite pélvica; septicemia bacteriana; infecções da pele e tecidos moles; infecções ósseas e das articulações e infecções gonocócicas. Também no perioperatório para reduzir a incidência de infecções em ferimentos pós-operatórios em pacientes submetidos a cirurgias pélvica e abdominal, nos casos em que está presente contaminação peritoneal.

Doses
- a dose de sulbactam + ampicilina deve ser administrada por via exclusivamente injetável e varia de 1,5 a 3 g (1 a 2 g de ampicilina e 500 mg a 1 g de sulbactam) cada 6 horas, como antibacteriano, por via IM ou IV. Infecções menos graves podem ser tratadas a cada 12 horas.
- para gonorreia: 1,5 g IM, em dose única com 1 g de probenecida por via oral.
- a dose para recém-nascidos, na primeira infância e em crianças, é de 150 mg/kg/dia (correspondendo a 50 mg/kg/dia de sulbactam e 100 mg/kg/dia de ampicilina), administrada a cada 6-8 horas.
- durante a primeira semana de vida a administração é feita a cada 12 horas.
- a média pode variar de 5 a 14 dias e pode estender-se.
- nos casos mais graves pode ser necessária uma dose maior de ampicilina.
- na profilaxia cirúrgica, dose de 1,5-3,0 g no início da anestesia, podendo ser repetida a cada 6-8 horas. Interrompe-se seu uso 24 horas após a maioria dos procedimentos cirúrgicos.
- pode ser administrada por via intramuscular ou intravenosa.
- as soluções diluídas devem ser administradas dentro de 8 horas, se mantidas em temperatura ambiente, e dentro de 48 horas, se mantidas sob refrigeração.
- a solução para uso intramuscular deve ser usada dentro de 1 hora após a reconstituição.
- administração intravenosa: deve ser reconstituída com o diluente (água destilada). O sulbactam é compatível com a maioria das soluções intravenosas, mas o mesmo não acontece com a ampicilina, sendo pouco estável em soluções glicosadas. Não deve ser também misturado com produtos sanguíneos ou hidrolisados de proteínas.
- a ampicilina e, desta maneira, a combinação sulbactam + ampicilina é incompatível com aminoglicosídeos e não deve ser administrada no mesmo frasco.

Contraindicações
- alergia à penicilina ou às betalactamases.
- afecções hemorrágicas.
- insuficiência cardíaca.
- fibrose cística.
- doença gastrintestinal ativa.
- mononucleose infecciosa.
- insuficiência renal.

Precauções
- uso na gravidez e lactação: estudos de reprodução animal não têm revelado evidências de alterações da fertilidade ou danos ao feto, porém a segurança não foi estabelecida.
- no caso de superinfecção o fármaco deve ser suspenso.
- vigilância, no uso prolongado, das funções renais, hepática e hematológica.
- pode haver reação alérgica cruzada a outras penicilinas e inibidores de betalactamases.
- atenção especial aos pacientes com dieta restritiva de sódio, pois 1,5 g de sulbactam + ampicilina injetável contém 115 mg de sódio.

Efeitos Adversos
- reações alérgicas.
- leucopenia ou neutropenia.
- plaquetopenia.
- colite.
- convulsões.
- reações gastrintestinais.
- elevações transitórias de AST/ALT.
- flebite.

Interações Medicamentosas
- as mesmas recomendações que para a ampicilina.

▶ **SULBACTAM SÓDICA + AMPICILINA SÓDICA** (Eurofarma), (sulbactam 500 mg + ampicilina 1.000 mg), 30 fr.-amp. (genérico)
(sulbactam 1.000 mg + ampicilina 2.000 mg), 30 fr.-amp. (genérico)
▶ **TRIFAMOX IBL 250** (Merck-Bagó), (amoxicilina 25 mg + sulbactam 25 mg por mL),
fr. com 3 g de pó para preparo de 60 mL (suspensão oral)
▶ **TRIFAMOX IBL 500** (Merck-Bagó), (amoxicilina 50 mg + sulbactam 50 mg por mL),
fr. com 30 g de pó para preparo de 60 mL (suspensão oral)
▶ **TRIFAMOX IBL 500** (Merck-Bagó), (amoxicilina 250 mg + sulbactam 250 mg por comprimido), 8 e 16 comprimidos
▶ **TRIFAMOX IBL 750** (Merck-Bagó), (amoxicilina 500 mg + sulbactam 250 mg), pó injetável com ampola diluente de 5 mL
▶ **TRIFAMOX IBL 1000** (Merck-Bagó), (amoxicilina 500 mg + sulbactam 500 mg por comprimido), 8 comprimidos
▶ **TRIFAMOX IBL 1500** (Merck-Bagó), (ampicilina 1 g + sulbactam 500 mg), pó injetável com ampola diluente de 5 mL
▶ **TRIFAMOX IBL BD** (Merck-Bagó), (amoxicilina 875 mg + sulbactam 125 mg por comprimido), 14 comprimidos
(amoxicilina 200 mg + sulbactam 50 mg cada mL), fr. com 15 e 30 g de pó para reconstituição de 30 e 60 mL, respectivamente
▶ **UNASYN** (Pfizer), 30 fr.-amp. 1,5 g (0,5/1,0 g) com diluente
30 fr.-amp. 3,0 g (1,0/2,0 g) com diluente

SULTAMICILINA

É profármaco resultante da associação sulbactam/ampicilina, através de uma dupla ligação éster ao grupo metileno e ativo por via oral. A sua hidrólise no epitélio intestinal libera os compostos ativos sulbactam e ampicilina em uma proporção equimolar. O espectro de ação terapêutica é semelhante ao da associação sulbactam/ampicilina IV. A administração de probenecida permite atingir níveis séricos mais prolongados de sulbactam/ampicilina. Comercializado como tosilato.

Farmacodinâmica
- antibiótico bactericida de amplo espectro.

Farmacocinética
- após absorvida no trato intestinal, é hidrolisada liberando sulbactam e ampicilina. A absorção desta última aumenta em cerca de 90%.
- o pico da concentração plasmática de ampicilina é cerca de 3,5 vezes maior do que quando administrada isoladamente.
- biodisponibilidade de cerca de 90% em relação à forma sulbactam/ampicilina IV.
- eliminada pelos rins.
- como na forma IV, meia-vida de eliminação de uma hora.

Indicações
- tratamento da sinusite, otite média, amigdalites.
- bronquite, pneumonia bacteriana.
- pielonefrite e outras infecções do trato urinário.
- uretrite gonogócica não complicada.
- tratamento sequencial com sulbactam/ampicilina oral após terapêutica inicial com a forma sulbactam/ampicilina injetável.

Doses
- para adultos e crianças > 30 kg, 375 a 750 mg duas vezes ao dia durante 5 a 14 dias.
- para adultos com uretrite gonocócica, 2,25 g em dose única.
- para crianças < 30 kg, 25 a 50 mg/kg/dia em duas doses.

Contraindicações
- em geral, as mesmas da associação sulbactam/ampicilina IV.

Precauções
- na presença de insuficiência renal, com depuração de creatinina < 30 mL/min, diminuir a frequência das administrações de acordo com aquelas observadas para a ampicilina.

Efeitos Adversos
- os mesmos da associação sulbactam/ampicilina IV.

Interações Medicamentosas
- as mesmas da ampicilina.

▶ **UNASYN ORAL** (Pfizer), 10 comprimidos × 375 mg
fr. de 60 mL c/ pó para suspensão oral × 250 mg/5 mL

TICARCILINA + CLAVULANATO DE POTÁSSIO

A associação comercializada no Brasil contém 3,0 g de ticarcilina e 0,1 g de clavulanato de potássio.

A ticarcilina é penicilina semissintética, em que

R =

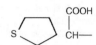

É usada na forma de sal dissódico. Suas características e propriedades são semelhantes às das demais penicilinas. É antibiótico antipseudomonal de amplo espectro, ativo *in vitro* contra a maioria das bactérias gram-positivas (exceto alguns enterococos e estafilococos que produzem betalactamase e resistentes à meticilina), cocos gram-negativos e apresenta espectro maior que o da ampicilina contra bacilos gram-negativos. Contudo, as cepas de bacilos gram-negativos que produzem betalactamase podem inativar a ticarcilina.

O clavulanato de potássio está descrito na monografia *amoxicilina + clavulanato de potássio*. Sua associação com a ticarcilina expande a atividade desta, para incluir as cepas suscetíveis de bactérias gram-positivas e gram-negativas, até as anaeróbias.

Farmacodinâmica
- antibiótico bactericida de amplo espectro.

Farmacocinética
- após infusão intravenosa (30 minutos), as concentrações séricas máximas (330 μg/mL para a ticarcilina e 8 μg/mL para o ácido clavulânico) são atingidas ao término da infusão.
- a ligação às proteínas é moderada (45%) para a ticarcilina e baixa (9%) para o ácido clavulânico.
- meia-vida: função renal normal — ticarcilina, 68 minutos; ácido clavulânico, 64 minutos; insuficiência renal — ticarcilina, 15 horas.
- ticarcilina sofre biotransformação hepática mínima.
- após infusão intravenosa, as concentrações de ticarcilina na urina geralmente excedem 1.500 μg/mL e as do ácido clavulânico, 40 μg/mL; cerca de 4 a 6 horas depois caem para 190 μg/mL e 2 μg/mL, respectivamente.
- cerca de 55 a 60% de ticarcilina e 35 a 45% de ácido clavulânico são excretados inalterados pela urina durante as primeiras 6 horas após a administração de uma dose única.
- probenecida retarda a excreção da ticarcilina, mas não do ácido clavulânico.
- tanto a ticarcilina quanto o ácido clavulânico são removíveis por hemodiálise ou diálise peritoneal.

Indicações
- tratamento de infecções ósseas e das articulações.
- tratamento de infecções do trato biliar.
- tratamento de infecções intra-abdominais causadas por anaeróbios.
- tratamento de pneumonia.
- tratamento de septicemia bacteriana.
- tratamento de infecções da pele e tecidos moles.
- tratamento de infecções bacterianas do aparelho geniturinário.

Dose
- via intravenosa intermitente durante 30 minutos, adultos pesando em torno de 60 kg, para infecções sistêmicas do aparelho geniturinário, 3,1 g cada 4 a 6 horas; para infecções ginecológicas moderadas, 200 mg/kg/dia em tomadas divididas cada 6 horas; para infecções graves, 300 mg/kg/dia em tomadas divididas cada 4 horas. Para pacientes pesando menos de 60 kg, 200 a 300 mg/kg/dia em tomadas divididas cada 4 a 6 horas.
- as doses para pacientes com insuficiência renal devem ser ajustadas para a ticarcilina.

Contraindicações
- hipersensibilidade aos componentes da associação.
- gravidez.
- lactação.
- distúrbios gastrintestinais.
- menores de 12 anos de idade.
- disfunção renal grave.

Precauções
- pacientes alérgicos a qualquer penicilina devem ser considerados alérgicos a esta associação.
- se ocorrer reação alérgica, deve-se interromper o tratamento.
- ticarcilina interfere com anticoagulantes e outros medicamentos que afetam a coagulação.

Efeitos adversos
- exantema, prurido, urticária, mialgia, artralgia, mal-estar torácico, febre medicamentosa, calafrios e reações anafilactoides.
- cefaleia, tontura, hiperirritabilidade neuromuscular ou crises convulsivas.
- alterações do paladar e do olfato, flatulência, estomatite, náusea, vômito, diarreia, dor epigástrica, colite pseudomembranosa.
- trombocitopenia, leucopenia, neutropenia, eosinofilia, redução da hemoglobina ou hematócrito, prolongamento dos tempos de protrombina e sangramento.
- dor, ardência, edema e endurecimento no local da injeção e tromboflebite nos locais da infusão intravenosa.
- hipernatremia e hipopotassemia.

▶ **TIMENTIN (GlaxoSmithKline)**, *(ticarcilina sódica 3,0 g + clavulanato de potássio 0,1 g por frasco-ampola)*, 1 fr.-amp. de 3,1 g com diluente

4. **Anfenicóis.** Este grupo compreende o cloranfenicol e seus análogos sintéticos. São antibióticos de amplo espectro, com ação bacteriostática, mas podem ser bactericidas se usados em concentrações altas.

Por serem lipossolúveis, os anfenicóis atravessam a membrana da célula bacteriana e se ligam reversivelmente à subunidade 50 S dos ribossomos bacterianos, impedindo assim a transferência de aminoácidos às cadeias peptídicas crescentes, talvez por inibição da enzima peptidiltransferase. Isso impede a formação da ligação peptídica e, portanto, a biossíntese proteica, o que acarreta o efeito antibacteriano.

Em nosso meio são disponíveis dois anfenicóis: cloranfenicol e tianfenicol.

CLORANFENICOL

Isolado primeiramente do *Streptomyces venezuelae*, é hoje obtido por síntese. Corresponde a D-(*treo*)-N-(1,1'-di-hidroxi-1-*p*-nitrofenilisopropil)dicloroacetamida.

É ativo *in vitro* contra grande variedade de bactérias (gram-positivas, gram-negativas, aeróbias e anaeróbias), riquétsias, clamídias, espiroquetas e micoplasmas.

Por ser muito tóxico e causar discrasias sanguíneas graves e fatais (anemia aplástica, anemia hipoplástica, trombocitopenia e granulocitopenia), o cloranfenicol deve ser reservado para infecções graves em que antibacterianos menos tóxicos são ineficazes ou contraindicados. Não deve ser empregado no tratamento de infecções triviais (por exemplo, gripe, resfriados, infecções da garganta), infecções que não as indicadas, nem na profilaxia de infecções bacterianas. Não é eficaz em portadores da febre tifoide, que devem ser tratados com ampicilina, amoxicilina ou sulfametoxazol-trimetoprima.

É usado tanto na forma livre quanto nas formas latentes de ésteres, que *in vivo* liberam o cloranfenicol: cinamato, estearato, hemissuccinato, palmitato e succinato sódico. As formas livres de estearato (insípido) e de palmitato (insípido) são usadas por via oral; as de hemissuccinato e succinato, por via intravenosa.

Farmacodinâmica
- antibiótico bacteriostático de amplo espectro.

Farmacocinética
- administrado por via oral, é rápida e completamente absorvido do trato gastrintestinal.
- difunde-se rapidamente, sendo extensa, mas não uniformemente, distribuído no organismo, atingindo as concentrações mais altas no fígado e nos rins, altas na urina e mais baixas no cérebro e no líquor.
- biodisponibilidade: 76 a 93%.
- atravessa prontamente a barreira placentária, alcançando concentrações séricas fetais 30 a 80% das concentrações séricas maternas.
- volume de distribuição: 0,92 L/kg.
- a ligação a proteínas é baixa a moderada (50 a 60%).
- atinge a concentração máxima em 1 a 3 horas, quando tomado por via oral.
- cerca de 2 a 3 horas após dose oral de 15 mg/kg, atinge concentração plasmática máxima de 10 a 20 μg/mL.
- sofre biotransformação hepática; cerca de 90% são conjugados a glicuronídio inativo.
- o palmitato é hidrolisado, liberando o cloranfenicol no trato gastrintestinal.
- o succinato é hidrolisado, liberando o cloranfenicol no plasma, fígado, pulmões e rins.
- meia-vida: adultos, com funções renal e hepática normais, 1,5 a 3,5 horas; adultos com insuficiência renal, 3 a 4 horas; adultos com grave insuficiência hepática, prolongada. Lactentes: 1 a 2 dias de idade, 24 horas ou mais; 10 a 16 dias de idade, 10 horas.
- excretado pelo leite.
- eliminado principalmente pela urina, 5 a 10% na forma inalterada dentro de 24 horas, 80% como metabólitos inativos; pequena fração é excretada pelas fezes.

Indicações
- tratamento de escolha da febre tifoide aguda.
- tratamento de infecções por *Haemophilus influenzae* do tipo b resistente à ampicilina (incluindo artrite séptica, celulite, epiglotite, meningite, pneumonia, septicemia), intra-abdominais e ósseas.
- tratamento de abscesso cerebral, actinomicose, antraz, brucelose, febre recorrente, febre paratifoide, febre Q, granuloma inguinal, meningite estreptocócica, meningite meningocócica, peste bubônica, pinta, pústula riquetsiana, septicemia bacteriana, sinusite.
- tratamento tópico de infecções oculares superficiais.
- tratamento de blefarite bacteriana, blefaroconjuntivite, conjuntivite bacteriana aguda, ceratite bacteriana e ceratoconjuntivite bacteriana.

ANTI-INFECCIOSOS

- tratamento tópico de infecções superficiais do canal do ouvido externo, mastoidite aguda e otite média crônica secretora.
- tratamento tópico de úlcera dérmica.
- profilaxia e tratamento de pequenas infecções bacterianas da pele.

Doses

- vias oral e intravenosa, adultos, 50 mg/kg/dia em tomadas divididas cada seis horas para a maioria das indicações (por exemplo, febre tifoide, infecções por riquétsias); 100 mg/kg/dia em tomadas divididas cada seis horas para meningite e abscesso cerebral; crianças, 50 a 75 mg/kg/dia em tomadas divididas cada seis horas; recém-nascidos, dose total de 25 mg/kg/dia, de 12 em 12 horas.
- via tópica, no olho, uma ou duas gotas instiladas no saco conjuntival, três ou quatro vezes ao dia.
- via tópica, no canal do ouvido, duas ou três gotas cada seis a oito horas.

Contraindicações

- hipersensibilidade aos anfenicóis.
- gravidez.
- lactação.
- recém-nascidos e lactentes prematuros.
- depressão da medula óssea.
- insuficiência renal.
- na aplicação ótica, membrana timpânica perfurada.

Efeitos adversos

- discrasias sanguíneas.
- febre, exantemas, angioedema, urticária, anafilaxia.
- cefaleia, depressão leve, confusão mental, delírio, neurite óptica e periférica.
- náusea, vômito, glossite, estomatite, diarreia e enterocolite.
- superinfecção, em tratamento prolongado.
- síndrome cinzenta, resultando em 40% de mortes.

Interações medicamentosas

- pode aumentar os efeitos depressores da medula óssea de anticonvulsivantes hidantoínicos, medicamentos que causam discrasias sanguíneas, outros depressores da medula óssea ou radioterapia.
- pode reduzir a eficácia de anticoncepcionais orais contendo estrogênio quando usados concomitantemente por muito tempo.
- inibe a biotransformação de ciclofosfamida, clorpropamida, dicumarol, fenitoína, fenobarbital, tolbutamida.
- pode antagonizar os efeitos da eritromicina e lincosamidas.
- pode diminuir a resposta hematológica dos sais de ferro.
- pode reduzir a absorção da hidroxocobalamina.
- reduz o efeito das penicilinas.
- pode intensificar o efeito hipoglicemiante das sulfonilureias.
- paracetamol pode aumentar seus efeitos.
- rifampicina pode reduzir os seus níveis séricos.

CLORANFENICOL

- AMPLOBIOTIC (Prati, Donaduzzi), 24 e 300 cáps. × 250 e 500 mg
- CLORAMED (Medquímica), 12 cáps. × 250 mg fr. de 60 mL × 125 mg/5 mL (suspensão oral)
- CLORANFENICOL (Bergamo), fr.-amp. c/ 500 e 1.000 mg
- CLORANFENICOL (Braskap), 10 cáps. × 250 mg 10 comprimidos × 250 mg
- CLORANFENICOL (Eurofarma), 20 cáps. × 250 e 500 mg
  50 fr.-amp. × 1 g
- CLORANFENICOL (Lafepe), 100 cáps. × 250 mg frascos de 50 mL × 250 mg/mL (suspensão)
- CLORANFENICOL (Neo-Química), 4 e 100 comprimidos × 250 mg
- CLORANFENICOL (Sanval), 20 comprimidos × 250 mg
- CLORANFENICOL (Teuto-Brasileiro), 100 cáps. × 250 mg
- CLORANFENICOL 1 G ARISTON (Ariston), 1 e 50 fr.-amp. c/ 1 g
- CLORANFENICOL DRÁGEAS PRODOTTI (Prodotti), 20 e 100 drág. × 250 mg
- CLORANFENICOL GILTON (Gilton), 20 e 100 drág. × 250 mg
  fr. de 100 mL com 160 mg/5 mL

CINAMATO DE CLORANFENICOL

- FARMICETINA (Pharmacia Brasil), fr. de 100 mL c/ 43,56 mg/mL (xarope)

ESTEARATO DE CLORANFENICOL

- QUEMICETINA XAROPE (Pharmacia Brasil), vidro de 100 mL c/ 156 mg/5 mL

HEMISSUCCINATO DE CLORANFENICOL

- CLORANFENICOL (Neo-Química), 50 fr.-amp. × 1,0 g
- CLORANFENICOL INJETÁVEL PRODOTTI (Prodotti), 1 fr.-amp. × 500 mg
- QUEMICETINA INJETÁVEL (Pharmacia Brasil), 50 fr.-amp. × 250 mg e 1 g
- SINTOMICETINA (Medley), 3 e 100 fr.-amp. × 1 g 10 cáps. × 250 mg

PALMITATO DE CLORANFENICOL

- CLORANFENICOL SUSPENSÃO PRODOTTI (Prodotti), fr. de 60 mL com 160 mg/5 mL
- QUEMICETINA (Pharmacia Brasil), 10 e 20 drág. × 250 mg
  20 e 100 drág. × 500 mg
  fr. de 100 mL c/ 156 mg/5 mL (xarope)
- SUSPENSÃO DE CLORANFENICOL (Fisioquímica), fr. de 100 mL com 150 mg/mL

SUCCINATO SÓDICO DE CLORANFENICOL

- CLORANFENICOL 1,0 g ARISTON (Ariston), 1 e 50 fr.-amp.

CLORANFENICOL OFTÁLMICO

- CLORANFENICOL (Allergan), fr. de 10 mL com 4 mg/mL (colírio)
- CLORANFENICOL (Neo-Química), fr. de 8 mL com 4 mg/mL (colírio)
- CLORANFENICOL COLÍRIO A 0,4% PRODOTTI (Prodotti), fr. de 5 mL
- CLORANFENICOL 0,5% GILTON (Gilton), fr. de 5 mL (colírio)
  bisnaga com 3,5 g (pomada oftálmica)
- CLORANFENICOL SOLUÇÃO OFTÁLMICA (União Química), fr. de 10 mL (colírio)
- CLORFENIL (Allergan), fr. de 5 mL (colírio) bisnaga com 3,5 g (pomada oftálmica)
- COLÍRIO DE CLORANFENICOL (Brasmédica), fr. de 10 mL
- COLÍRIO DE CLORANFENICOL (Fisioquímica), fr. de 10 mL
- COLÍRIO DE CLORANFENICOL (Neo-Química), fr. de 8 mL
- COLÍRIO DE CLORANFENICOL (Teuto-Brasileiro), fr. de 8 mL
- COLÍRIO DE CLORANFENICOL CIMED (Cimed), fr. de 10 mL

CLORANFENICOL OTOLÓGICO

- CLORANFENICOL SOLUÇÃO OTOLÓGICA (Ducto), fr. de 10 mL

Associação

- FARMICETINA P7 (Pharmacia Brasil), (cloranfenicol 0,50 mg + dicloridrato monoidrato de laurogadina cada 100 g) bisnaga com 30 g (pomada dermatológica)

TIANFENICOL

Obtido pelo método de modificação molecular de planejamento de fármacos, é análogo do cloranfenicol, dele divergindo estruturalmente por ter o grupo metilsulfonila, CH_3SO_2, em lugar do grupo nitro, NO_2. Sua atividade assemelha-se à do cloranfenicol. Entretanto, é igualmente eficaz e mais altamente bactericida contra espécies de *Haemophilus* e *Neisseria*. Suas indicações, contraindicações, efeitos adversos e interações medicamentosas são semelhantes às do cloranfenicol, com que apresenta resistência cruzada.

Contudo, algumas espécies resistentes ao cloranfenicol podem ser sensíveis ao tianfenicol.

Seu poder depressor reversível da medula óssea dose-dependente é maior do que o do cloranfenicol. Todavia, não parece induzir anemia aplástica nem causar síndrome cinzenta em recém-nascidos.

O tianfenicol é utilizado nas formas livre e de acetilcisteinato, glicinato, hidroxi-isoftalato de glicinato e palmitato. Usado pelas vias oral, intramuscular e intravenosa e também na forma de supositório.

Farmacodinâmica

- antibiótico de amplo espectro.

Farmacocinética

- é rápida e totalmente absorvido do trato gastrintestinal.
- difunde-se largamente sob forma ativa nos tecidos e humores do organismo, onde atinge concentrações eficazes.
- liga-se fracamente (10%) às proteínas.
- a concentração plasmática máxima é de 6,25 μg/mL 1,5 a 2 horas após administração oral de 1 g; 11 μg/mL uma hora após dose única de 1,5 g; 22 μg/mL após dose única de 3 g por via intramuscular; 53 μg/mL após administração de 1,5 g por via intravenosa.
- meia-vida: 2 a 3 horas, mais prolongada nos pacientes anúricos.
- não sofre nenhuma biotransformação; apenas 5 a 10% são conjugados com o ácido glicurônico no fígado.

- excretado pelo leite.
- atravessa a barreira placentária.
- excretado na forma inalterada pela urina (70% da dose administrada), bile (5 a 6%) e fezes (20%).

Doses
- via oral, adultos, 1,5 g ao dia, fracionados em três tomadas; crianças, 25 a 50 mg/kg/dia.
- vias intramuscular ou intravenosa, adultos, 750 mg duas a três vezes ao dia; crianças, 25 a 30 mg/kg/dia.
- via tópica, adultos, 250 mg em cada aplicação, uma a duas vezes ao dia.
- as doses devem ser reduzidas em pacientes com insuficiência renal, mas provavelmente não naqueles com insuficiência hepática.

TIANFENICOL
▶ *GLITISOL (Zambon), 10 cáps. × 250 mg*
▶ *GLITISOL G (Zambon), 2 envelopes × 2,5 g*
▶ *GLITISOL 500 (Zambon), 20 cáps. × 500 mg*

GLICINATO DE TIANFENICOL
▶ *GLITISOL (Zambon), fr.-amp. c/ 250 e 750 mg*

PALMITATO DE TIANFENICOL
▶ *GLITISOL SUSPENSÃO PEDIÁTRICA (Zambon), fr. de 60 mL c/ 25 mg/mL*

5. *Tetraciclinas*. São caracterizadas por um esqueleto octaidronaftacênico comum, sistema formado por quatro anéis fundidos, e espectro de ação amplo. Os primeiros membros foram isolados de culturas de espécies de *Streptomyces*. Outras tetraciclinas, com propriedades melhoradas, foram preparadas por processos semissintéticos. Algumas foram obtidas por síntese total.

As tetraciclinas apresentam a seguinte estrutura geral:

Em soluções de pH entre 2 e 6 as tetraciclinas sofrem epimerização no átomo de carbono 4. As epitetraciclinas são muito menos ativas que os isômeros naturais; apresentam apenas 5% da atividade das tetraciclinas originais.

Estes antibióticos, geralmente bacteriostáticos nos níveis sanguíneos atingidos clinicamente, interferem na síntese de proteínas bloqueando a ligação do aminoacil tRNA (RNA de transferência) ao complexo ribossômico mRNA (RNA mensageiro). Esta ligação reversível ocorre principalmente na subunidade ribossômica 30 S dos microrganismos sensíveis. Embora possam também inibir a síntese proteica em mamíferos, elas acumulam-se mais nas células bacterianas.

As tetraciclinas apresentam muitas características comuns. As substituições da estrutura básica determinam as diferenças em ações farmacológicas. Em geral estes antibióticos são divididos em três classes: 1) de ação curta (8 a 9 horas): oxitetraciclina, tetraciclina; 2) de ação intermediária (12 a 14 horas): demeclociclina e metaciclina, que não são disponíveis no Brasil; e 3) de ação longa (16 a 18 horas): doxiciclina, minociclina.

Diversas espécies de bactérias são resistentes às tetraciclinas. Resistência a uma tetraciclina geralmente implica resistência a todas.

Algumas tetraciclinas são disponíveis em associação com outros fármacos, principalmente com antifúngicos (anfotericina B, por exemplo). Não há nenhuma prova de que essas associações sejam vantajosas.

FARMACOCINÉTICA
- são rapidamente distribuídas à maioria dos fluidos orgânicos, tendendo a localizar-se nos ossos, fígado, baço, liquor e dentes.
- atingem concentrações séricas máximas dentro de 2 a 4 horas, após administração oral.
- atravessam a barreira placentária.
- são excretadas pelo leite.
- são eliminadas pelos rins, na forma íntegra, via filtração glomerular, e pelas fezes, também na forma inalterada, via secreção biliar, secreção gastrintestinal ou má absorção.

INDICAÇÕES
- tratamento de infecções de feridas por queimaduras, geniturinárias, intra-abdominais, da pele e tecidos moles, tifosas, do trato biliar e do trato urinário.
- tratamento de infecções causadas por *Acinetobacter* sp., *Actinomyces* sp., *Bacteroides* sp., *Bartonella bacilliformis*, *Brucella* sp., *Campylobacter fetus*, *Clostridium* sp., *Enterobacter aerogenes*, *Escherichia coli*, *Francisella tularensis*, *Listeria monocytogenes*, *Mycoplasma pneumoniae*, *Neisseria gonorrhoeae*, *Shigella* sp., *Streptococcus pneumoniae*, *Vibrio cholerae*, *Yersinia pestis*.
- tratamento de *acne vulgaris*, actinomicose, antraz, artrite gonocócica, bouba, bronquite, brucelose, conjuntivite de inclusão, enterocolite por *Shigella*, faringite bacteriana, febre Q, febre recorrente, gengivostomatite ulcerativa necrosante, granuloma inguinal, linfogranuloma venéreo, otite média aguda, peste bubônica, pinta, pneumonia por *Haemophilus influenzae*, pneumonia por *Klebsiella*, pneumonia micoplásmica, psitacose, pústula riquetsiana, septicemia bacteriana, sífilis, sinusite, tracoma, tularemia, uretrite gonocócica.

CONTRAINDICAÇÕES
- hipersensibilidade às tetraciclinas.
- gravidez.
- lactação.
- crianças abaixo de 12 anos.
- insuficiência renal (exceto doxiciclina e minociclina).

PRECAUÇÕES
- pacientes intolerantes a uma tetraciclina podem ser intolerantes também a outras tetraciclinas.
- com exceção da doxiciclina e minociclina não devem ser usadas em pacientes que sofrem de disfunção renal.
- não usar tetraciclinas com prazo vencido, pois seus produtos de degradação são altamente nefrotóxicos e podem produzir uma síndrome semelhante à de Fanconi.
- não devem ser usadas pela gestante e por crianças menores de 12 anos, pois podem causar descoloração permanente e calcificação inadequada dos dentes e hipoplasia do esmalte dos dentes. A administração a crianças abaixo de 12 e acima dos 8 anos deve levar em consideração a relação risco/benefício.
- as tetraciclinas sistêmicas concorrem para o desenvolvimento de candidíase oral.
- deve-se evitar a ingestão simultânea de laticínios (leite, queijo), antiácidos, laxativos ou produtos contendo ferro; se for preciso tomar antiácido, este deve ser ingerido três horas depois da tetraciclina.
- devem ser tomadas com estômago vazio, pelo menos uma hora antes ou duas horas depois das refeições, com um copo cheio (240 mL) d'água.
- as preparações intramusculares devem ser injetadas em músculo relativamente grande, através de injeção profunda.
- o tratamento deve continuar durante, pelo menos, 24 a 48 horas após cessarem os sintomas da infecção; todas as infecções por estreptococos beta-hemolíticos do grupo A devem ser tratadas por, pelo menos, 10 dias.

EFEITOS ADVERSOS
- anorexia, pirose, náusea, vômito, diarreia, flatulência.
- secura da boca, estomatite, glossite, melanoglossia pilosa, faringite, disfagia, proctite, rouquidão, úlceras esofagianas.
- exacerbação da disfunção renal nos pacientes com insuficiência renal.
- dano hepático que, às vezes, é associado com pancreatite.
- reações de fotossensibilidade após exposição ao sol e outras fontes de luz ultravioleta.
- dermatite esfoliativa, urticária, angioedema, púrpura não trombocitopênica idiopática e exacerbações do lúpus eritematoso sistêmico.
- anemia hemolítica, trombocitopenia, púrpura trombocitopênica, neutropenia, eosinofilia, leucocitose.
- tromboflebite no local da injeção intravenosa.
- exantemas maculopapulosos e eritematosos, onicólise.
- superinfecção, sobretudo em tratamento prolongado.
- descoloração dos dentes de lactentes e crianças.
- cólicas ou ardência do estômago.
- prurido das áreas retal ou genital.
- elevação do nitrogênio ureico do sangue, devido à sua ação antianabólica.
- hipertensão intracraniana benigna.

INTERAÇÕES MEDICAMENTOSAS
- podem potencializar os efeitos dos anticoagulantes cumarínicos.
- podem diminuir a eficácia dos anticoncepcionais contendo estrogênios.
- podem aumentar a biodisponibilidade da digoxina.
- podem produzir efeitos fotossensibilizantes aditivos com outros medicamentos fotossensibilizantes.
- podem reduzir parcialmente o efeito anticoagulante da heparina.
- podem interferir com o efeito bactericida das penicilinas.
- bicarbonato de sódio e outros produtos alcalinizantes podem diminuir sua absorção por alteração do pH gástrico.
- cátions divalentes ou trivalentes (por exemplo Fe^{++}, Mg^{++}, Zn^{++}, Ca^{++}, Al^{+++}) podem quelar as tetraciclinas, formando complexos não absorvíveis; por isso, não devem ser administradas junto

com antiácidos, catárticos contendo tais cátions, leite ou laticínios, ou preparações minerais e vitamínicas.
- colestipol ou colestiramina podem impedir sua absorção.
- teofilina pode aumentar a incidência de efeitos gastrintestinais adversos.

As tetraciclinas utilizadas no tratamento de infecções sistêmicas são: doxiciclina, limeciclina, minociclina, oxitetraciclina e tetraciclina.

DOXICICLINA

Nesta tetraciclina sintética, R e R' = H, R" = CH_3 e R"' = OH. Ela não sofre epimerização. Ao contrário de outras tetraciclinas, sua absorção não é afetada pela ingestão concomitante de alimentos e leite, pois sua afinidade pelo cálcio é baixa.

Apresenta certas vantagens farmacocinéticas sobre as outras tetraciclinas, sendo mais ativa contra alguns microrganismos. É a tetraciclina de escolha para determinadas indicações, como doença inflamatória pélvica, exacerbação aguda da bronquite crônica e em pacientes com insuficiência renal. Entretanto, é consideravelmente mais cara que a tetraciclina.

Usada na forma de cloridrato.

Farmacodinâmica
- antibiótico bacteriostático de amplo espectro.

Farmacocinética
- administrada por via oral, é quase completamente (93%) absorvida.
- liga-se fortemente (93%) às proteínas.
- após administração de dose de 200 mg, atinge concentração sérica máxima de 2,6 µg/mL em duas horas, diminuindo para 1,45 µg/mL em 24 horas.
- parcialmente inativada por biotransformação hepática.
- meia-vida: 12 a 22 horas.
- volume aparente de distribuição: 50 L/kg.
- excretados 42% pela urina em 72 horas nos indivíduos normais, e apenas 1 a 5% nos pacientes com grave insuficiência renal.
- não é removida por hemodiálise.

Indicações
- as já citadas.
- tratamento de infecções não complicadas do trato geniturinário e do reto causadas por *Chlamydia trachomatis*, de infecções micobacterianas atípicas e de infecções causadas por *Neisseria meningitidis*.
- tratamento de diarreia do viajante, gonorreia, malária, *falciparum* resistente à cloroquina, uretrite não gonocócica causada por *Chlamydia trachomatis* e *Ureaplasma urealyticum*, vaginite por *Gardnerella vaginalis*.
- profilaxia da diarreia do viajante.

Doses
- via oral, adultos e crianças acima de 8 anos e pesando 45 kg ou mais, 200 mg no primeiro dia em duas tomadas a intervalos de 12 horas, seguida de 100 mg por dia em dose única ou fracionada em duas tomadas cada 12 horas, ou, para infecções mais graves, 100 mg cada 12 horas; crianças acima de 8 anos e pesando menos de 45 kg, 4,4 mg/kg no primeiro dia fracionada em duas tomadas a intervalos de 12 horas, seguida por 2,2 mg/kg diariamente como dose única ou em duas tomadas cada 12 horas; para infecções mais graves, 2,2 mg/kg cada 12 horas.

Interações Medicamentosas
- as já citadas.
- barbitúricos, carbamazepina ou fenitoína podem diminuir suas concentrações séricas devido à indução da atividade enzimática microssômica.

▶ CLORIDRATO DE DOXICICLINA (Apotex), 15 comprimidos × 100 mg (genérico)
▶ CLORIDRATO DE DOXICICLINA (EMS), 15 comprimidos × 100 mg (genérico)
▶ CLORIDRATO DE DOXICICLINA (Eurog./Legrand), 15 comprimidos × 100 mg (genérico)
▶ CLORIDRATO DE DOXICICLINA (Germed), 15 comprimidos × 100 mg (genérico)
▶ CLORIDRATO DE DOXICICLINA (Ranbaxy), 15 comprimidos × 100 mg (genérico)
▶ DOCICICLINA MONOHIDRATADA (Hexal), 15 e 20 comprimidos (genérico)
▶ DOXICICLINA (Neo-Química), 15 drág. × 100 mg
▶ DOXICICLINA (Neovita), 3 e 15 drág. × 100 mg fr. de 60 mL com 50 mg/5 mL (xarope)
▶ DOXICICLINA (Sanval), 15 drág. × 100 mg
▶ DOXICICLINA (Teuto-Brasileiro), 3 e 15 drág. × 100 mg
fr. de 60 mL × 50 mg/5 mL (xarope)
▶ DOXICICLINA (União Química), 15 drág. × 100 mg
▶ PROTECTINA (Gross), 15 cáps. × 100 mg
5 e 10 cáps. × 200 mg
▶ VIBRAMICINA (Pfizer), 3 e 15 drág. × 100 mg
20 comprimidos solúveis × 100 mg

LIMECICLINA

É uma forma latente de tetraciclina também chamada de tetraciclinametileno lisina.

Atua contra diversos microrganismos, incluindo *Brucella, Pasteurella, Chlamydiae, Propionebacterium acnes, Gonococcus, Haemophilus, Lepstospiras, Mycoplasma pneumoniae, Ureaplasma urealyticum, Rickettsiae, Treponema pallidum, Vibrio cholerae*. Atua sobre a síntese proteica das bactérias inibindo a fixação do aminoacetil-T RNA ao ribossomo 30S. Apresenta resistência cruzada com todas as tetraciclinas exceto com a minociclina, em que a resistência é parcial.

Farmacodinâmica
- antibacteriano.

Farmacocinética
- sofre absorção superior à da tetraciclina quando administrada por via oral.
- após a administração de 500 mg, por via oral, atinge o pico da concentração plasmática entre 2 e 4 horas.
- cerca de 32 a 64% ligam-se às proteínas plasmáticas.
- apresenta boa difusão na maioria dos tecidos, sendo menor no líquido cefalorraquidiano.
- meia-vida de 8 a 10 horas.
- excretada no leite materno.
- eliminada principalmente pelos rins e pela via biliar.
- não é eliminada por diálise.

Indicações
- tratamento da brucelose, cólera, tifo epidêmico, tifo murino, pneumonia atípica, febre Q, infecção por *Mycoplasma*, psitacose, acne, uretrite por *Chlamydia*, ornitose, borreliose, doença da arranhadura do gato.

Doses
- 600 a 900 mg ao dia em duas ou três tomadas.
- para o tratamento da acne, 300 mg ao dia cada 12 horas durante 10 a 15 dias. Como manutenção, 500 mg ao dia em dose única ou 300 mg cada 2 dias de 12/12 h.

Contraindicações
- hipersensibilidade ao fármaco.
- gravidez e lactação.
- crianças < 8 anos de idade.

Precauções
- os antiácidos à base de cálcio, alumínio ou magnésio e os medicamentos contendo ferro devem ser administrados 2 horas antes da limeciclina.
- pode produzir resultados falso-positivos de glicose na urina e interferir nas determinações fluorimétricas de catecolaminas na urina, produzindo valores elevados.

Efeitos Adversos
- reações alérgicas, fotossensibilização, exantema, prurido.
- anorexia, dor epigástrica, náusea, vômito, diarreia, síndrome coleriforme, enterocolite desinteriforme.
- candidíase digestiva, bucal, vulvovaginal, glossite, prurido anal.
- esteatose hepática, insuficiência hepática aguda.
- febre.
- insuficiência renal aguda.
- hipertensão intracraniana.
- alteração da coloração dos dentes, hipoplasia do esmalte dentário se usada em crianças < 8 anos de idade.
- coloração negra da língua.
- icterícia.
- bloqueio neuromuscular.
- síndrome lúpica.
- anemia megaloblástica em tratamento prolongado.

Interações Medicamentosas
- o uso concomitante de retinoides pode produzir hipertensão intracraniana.
- o uso concomitante com antiácidos à base de cálcio, magnésio ou alumínio ou medicamentos contendo ferro pode reduzir a ação da limeciclina.

▶ TETRALYSAL (Galderma), 16 e 28 cáps. × 150 e 300 mg

MINOCICLINA

Nesta tetraciclina semissintética, R, R' e R" = H e R"' = $N(CH_3)_2$. Pode ser tomada junto com alimentos ou leite, se ocorrer irritação gastrintestinal, sem que isto afete sua absorção. Pode ser usada por pacientes com insuficiência renal.

A toxicidade vestibular limita o seu uso clínico. É consideravelmente mais dispendiosa que a tetraciclina.

Usada na forma de cloridrato.

Farmacodinâmica
- antibiótico bacteriostático de amplo espectro.

Farmacocinética
- administrada por via oral, é quase totalmente (95%) absorvida.
- liga-se fortemente (76%) às proteínas.
- atinge concentrações altas na saliva, escarro e lágrimas.

- parcialmente inativada por biotransformação hepática.
- meia-vida: 11 a 23 horas.
- volume de distribuição: 0,14-0,7 L/kg.
- excretada principalmente pela urina, 6% na forma inalterada.
- não é removida por hemodiálise.

INDICAÇÕES
- as já citadas.
- tratamento de infecções não complicadas do trato geniturinário causadas por *Chlamydia trachomatis* e *Ureaplasma urealyticum*, de infecções micobacterianas atípicas, de infecções causadas por *Mycobacterium marinum* e de infecções causadas por *Neisseria meningitidis*.
- tratamento de nocardiose (como alternativa às sulfonamidas), portadores meningocócicos assintomáticos para eliminar *Neisseria meningitidis* da nasofaringe.

DOSES
- via oral, adultos e crianças com mais de 12 anos, 200 mg inicialmente e, a seguir, 100 mg de 12 em 12 horas; crianças de 8 a 12 anos, 4 mg/kg inicialmente, seguida por 2 mg/kg cada 12 horas.

EFEITOS ADVERSOS
- os já citados.
- tontura, obnubilação, hipertensão intracraniana benigna.
- pigmentação da pele e das membranas mucosas.
- exantemas exfoliativos graves.
- dano hepático.

▶ *CLORIDRATO DE MINOCICLINA (Ranbaxy), 9 e 30 comprimidos × 100 mg (genérico)*
▶ *MINODERM (Stiefel), 10 e 30 comprimidos × 100 mg*
▶ *MINOMAX (Wyeth), 9 e 30 comprimidos × 100 mg*

OXITETRACICLINA

É tetraciclina natural, isolada de *Streptomyces rimosus*, em que R e R' = OH, R" = CH$_3$ e R''' = H.

Suas propriedades são semelhantes às da tetraciclina, mas seu custo é consideravelmente mais alto. Não deve ser usada em pacientes com insuficiência renal.

Usada nas formas livre e de cloridrato.

FARMACODINÂMICA
- antibiótico bacteriostático de amplo espectro.

FARMACOCINÉTICA
- administrada por via oral, é parcialmente (58%) absorvida.
- liga-se fracamente (35%) às proteínas.
- meia-vida: 9 horas nos pacientes normais, 47 a 66 horas nos anúricos.
- volume de distribuição: 0,9 a 1,9 L/kg.
- excretada principalmente pela urina, 70% na forma inalterada.
- removível por hemodiálise.

DOSES
- via oral, adultos, 1 a 2 g por dia em quatro tomadas igualmente divididas de 6 em 6 horas; crianças acima de 8 anos, 25 a 50 mg/kg diariamente em quatro tomadas igualmente divididas.
- via intravenosa, adultos, 500 mg a 1 g por dia fracionada em duas tomadas cada 12 horas; crianças acima de 8 anos, 10 a 20 mg por dia em duas tomadas a intervalos de 12 horas.

EFEITOS ADVERSOS
- os já citados.
- pode causar dor intensa e irritação local quando administrada por via intramuscular.

▶ *TERRAMICINA (Pfizer), 100 cáps. × 500 mg fr. de 120 mL com 125 mg/5 mL (xarope)*

ASSOCIAÇÃO
▶ *TERRAMICINA (Pfizer), (oxitetraciclina 50 mg + lidocaína 20 mg por mL), 5 amp. de 2 mL (solução intramuscular)*

TETRACICLINA

Foi obtida por hidrogenólise da 7-clorotetraciclina. Nela, R e R''' = H, R' = OH e R" = CH$_3$.

É a tetraciclina mais amplamente usada, principalmente por ser a mais barata.

Usada nas formas livre, de cloridrato e de fosfato.

FARMACODINÂMICA
- antibiótico bacteriostático de amplo espectro e agente antiacne.

FARMACOCINÉTICA
- administrada por via oral, é muito absorvida (77%) do trato gastrintestinal.
- liga-se moderadamente (65%) às proteínas.
- meia-vida: 8 horas nos pacientes normais, 57 a 108 horas nos anúricos.
- volume de distribuição: 1,3-1,6 L/kg.
- excretada principalmente pela urina, 60% na forma inalterada.
- removível por hemodiálise.

INDICAÇÕES
- as já citadas.
- tratamento de infecções não complicadas do trato geniturinário causadas por *Chlamydia trachomatis* e *Ureaplasma urealyticum*, de infecções retais não complicadas causadas por *Chlamydia trachomatis* e de infecções causadas por *Neisseria meningitidis*.
- tratamento de amebíase extraintestinal (concomitante ou subsequentemente com metronidazol), gonorreia, malária, rosácea ocular.
- tratamento de úlcera dérmica.
- tratamento de infecções oculares superficiais.
- tratamento de blefarite bacteriana, blefaroconjuntivite, conjuntivite bacteriana, meibomite, ceratite bacteriana e ceratoconjuntivite bacteriana.
- tratamento de infecções por *Chlamydia* e rosácea ocular.
- profilaxia da oftalmia do recém-nascido causada por *N. gonorrhoeae* e *Chlamydia trachomatis*.

DOSES
- via oral, adultos, 250 a 500 mg cada seis horas; crianças acima de 8 anos, 25 a 50 mg/kg ao dia em quatro tomadas divididas.
- via intramuscular, adultos e crianças pesando mais de 40 kg, 250 mg por dia ou 300 mg em tomadas divididas em intervalos de 8 a 12 horas; crianças acima de 8 anos pesando menos de 40 kg, 15 a 25 mg/kg ao dia até o máximo de 250 mg em injeção diária única ou em tomadas divididas a intervalos de 8 a 12 horas.
- via intravenosa, adultos, 250 a 500 mg a intervalos de 12 horas (máximo, 500 mg cada seis horas); crianças acima de 8 anos, 12 mg/kg ao dia em tomadas divididas cada 12 horas.
- via tópica, na conjuntiva, fina camada de pomada.

TETRACICLINA

▶ *TETRACICLINA (Furp), 500 cáps. × 250 e 500 mg*
▶ *TETRACICLINA ENDOTERÁPICA (Endoterápica), 4 e 100 cáps. × 500 mg*
▶ *TETRACICLINA LUPER (Luper), 8, 16 e 100 cáps. × 500 mg fr. com 125 mg/10 mL (suspensão)*

CLORIDRATO DE TETRACICLINA

▶ *AMBRA-SINTO T (Medley), fr. de 30 e 60 mL com 100 mg/5 mL (suspensão)*
▶ *CÁPSULAS DE CLORIDRATO DE TETRACICLINA 250 E 500 MG SANVAL (Sanval), 100 cáps.*
▶ *CÁPSULAS DE TETRACICLINA (Bergamo), 100 cáps. × 250 e 500 mg*
▶ *CÁPSULAS DE TETRACICLINA A 500 MG (Laborsil), 100 cáps.*
▶ *CLORIDRATO DE TETRACICLINA DOVALLE (Dovalle), 100 cáps. × 250 e 500 mg*
▶ *CLORIDRATO DE TETRACICLINA (Teuto-Brasileiro), 8 cápsulas × 500 mg*
▶ *INFEX CÁPSULAS (Elofar), 100 cáps. × 500 mg*
▶ *MULTIGRAN (Prati, Donaduzzi), 300 cáps. × 500 mg*
▶ *STATINCLYNE (Cazi), 8 e 100 cáps.*
▶ *TERACITON (Ariston), 12 e 100 cáps. × 500 mg*
▶ *TETRACICLINA (Braskap), 10 cáps. × 250 e 500 mg*
▶ *TETRACICLINA (Cibran), 500 cáps. × 250 mg*
▶ *TETRACICLINA (Green Pharma), 100 cáps. × 250 e 500 mg*
▶ *TETRACICLINA (Lafepe), 100 cáps. × 250 mg*
▶ *TETRACICLINA (Neo-Química), 4 e 100 cáps. × 500 mg*
▶ *TETRACICLINA (Neovita), 10 cáps. × 250 e 500 mg*
▶ *TETRACICLINA (Usmed), 100 cáps. × 250 e 500 mg*
▶ *TETRACICLINA GILTON (Gilton), 12 cáps. × 250 mg 6 e 120 cáps. × 500 mg fr. de 60 mL com 250 mg/5 mL*
▶ *TETRACICLINA MEDIC (Medic), cáps. × 250 e 500 mg fr. de 60 e 100 mL com 250 e 500 mg/5 mL (xarope)*
▶ *TETRACICLINA 250/500 MG (Teuto-Brasileiro), 100 cáps.*
▶ *TETRAMED (Medquímica), 100 cáps. × 500 mg*

FOSFATO DE TETRACICLINA

▶ *TETRACICLINA (EMS), 4 e 100 cáps. × 250 e 500 mg fr. de 60 mL com 100 mg/5 mL*
▶ *TETRACICLINA (Faria), 8 cáps. × 250 e 500 mg*
▶ *TETRACICLINA 250 E 500 MG (Ariston), 100, 500 e 1.000 cáps. × 250 e 500 mg*
▶ *TETRACICLINA SUSPENSÃO (Usmed), fr. de 60 mL com 100 mg/5 mL*
▶ *TETREX (Bristol-Myers Squibb), 8 e 100 cáps. × 500 mg*

TETRACICLINA TÓPICA

▶ *POMADA DE TETRACICLINA (Cazi), bisnaga com 20 g*
▶ *POMADA OFTÁLMICA DE TETRACICLINA (Medic), bisnaga com 3,5 g*
▶ *POMADA OFTÁLMICA DE TETRACICLINA A 0,5% (EMS), bisnaga com 5 g*
▶ *POMADA OFTÁLMICA DE TETRACICLINA A 0,5% APSEN (Apsen), bisnaga com 3,5 g*

- POMADA OFTÁLMICA DE TETRACICLINA SANVAL (Sanval), bisnaga com 3,5 g
- TETRACICLINA (União Química), bisnaga com 3,5 g (pomada)
- TETRACICLINA ARISTON POMADA OFTÁLMICA (Ariston), bisnaga com 3,5 g

6. *Polipeptídios*. Apresentam estrutura polipeptídica, geralmente complexa, sendo predominantemente cíclica.

A atividade antibacteriana destes antibióticos está intimamente relacionada com sua estrutura química; variação química, ainda que diminuta, não raro resulta em alteração acentuada de suas propriedades biológicas. Ademais, antibióticos peptídicos de estruturas muito diferentes podem inibir o crescimento de bactérias pelo mesmo mecanismo de ação.

Os polipeptídios comercializados no Brasil são: bacitracina, bleomicina, colistimetato sódico, dactinomicina, daptomicina, fusafungina, gramicidina, polimixina B, quinupristina e dalfopristina, teicoplanina, tirotricina e vancomicina. Bleomicina e dactinomicina são antineoplásicos; por isso, são descritos no Capítulo 12. Bleomicina, teicoplanina e vancomicina são, na verdade, glicopeptídios.

BACITRACINA

É mistura de antibióticos polipeptídicos produzidos por uma cepa de *Bacillus subtilis* e *B. licheniformis*. Seu maior componente é a bacitracina A.

Age inibindo a formação das cadeias lineares do peptidoglicano, que são os componentes principais da parede da célula bacteriana. É ativa contra a maioria das bactérias gram-positivas, incluindo estafilococos, estreptococos, e *Clostridium difficile*. Atua também contra *Neisseria* e *Haemophilus influenzae*, mas os microrganismos gram-negativos são, em sua maioria, resistentes. Ela não é eficaz contra *Pseudomonas aeruginosa*. É usada nas formas livre e de sal zíncico.

A bacitracina tem ação bactericida. Não é significativamente absorvida quando aplicada por via tópica; por isso, pode ser usada durante a gravidez e a lactação. Por ser altamente nefrotóxica, deve-se evitar sua administração sistêmica.

Seu emprego mais comum, por via tópica, é para infecções do olho e da pele causadas por bactérias gram-positivas sensíveis (estafilococos, estreptococos, por exemplo). Frequentemente é associada a corticosteroides e/ou a outros antibióticos pouco absorvidos, como neomicina e polimixina B, para ampliar seu espectro antimicrobiano. Esta última associação, na forma de pomada, é indicada no tratamento de infecções bacterianas menores da pele e da úlcera dérmica. Na forma de solução oftálmica, é usada no tratamento de blefarite bacteriana, blefaroconjuntivite, conjuntivite bacteriana, ceratite bacteriana e ceratoconjuntivite bacteriana.

BACITRACINA ZÍNCICA 250 UI + NEOMICINA 5 MG POR G DE POMADA

- BACIGEN (Cazi), bisnaga com 20 g embalagem com 20 g (pó)
- BACITRACINA ZÍNCICA + SULFATO DE NEOMICINA (Neo-Química), bisnaga com 10 g
- CICATRENE (GlaxoSmithKline), bisnaga com 20 g
- DERMACETIN-PED (Stiefel), bisnagas com 15 e 50 g
- DERMASE (Sanval), bisnaga com 10 g
- NEBACETIN (Altana), bisnaga com 15 e 50 g aerossol com 30 mL
- NEBACIDERME (Multilab), bisnagas de 10 g (pomada)
- NEOMICINA + BACITRACINA (Lafepe), 50 bisnagas de 10 g
- NEOTOP (Medley), bisnaga com 10 g
- NEOTRICIN (Legrand), bisnaga com 15 g
- SULFATO DE NEOMICINA + BACITRACINA (EMS), 15 e 50 g bisnagas (genérico)
- SULFATO DE NEOMICINA + BACITRACINA (Medley), bisnagas de 15 e 50 g (genérico)

COLISTIMETATO SÓDICO

Também denominado mesilato sódico de colistina, é antibiótico polipeptídico da família das polimixinas, grupo da polimixina E. É ativo contra *Pseudomonas aeruginosa, E. coli, Klebsiella, Enterobacter, Salmonella, Shigella, Haemophilus, B. pertussis, Pasteurella, Citrobacter, Acinetobacter*. Atua diretamente sobre a membrana citoplasmática bacteriana, como agente surfactante, inserindo-se nas camadas proteicas e lipídicas e alterando sua permeabilidade. Apresenta resistência cruzada com a polimixina B.

FARMACODINÂMICA
- antibiótico polipeptídico.

FARMACOCINÉTICA
- reabsorção lenta após administração IM.
- após injeção IM atinge o pico sérico de 5 a 8 μg/mL em duas horas e de 16 μg/mL por via IV.
- meia-vida de 2,25 horas.
- sofre hidrólise formando colistina.
- eliminado por via renal e diálise peritoneal. Cerca de 45% da dose administrada por via IM é eliminada dentro de 4 horas e 65 a 75% em 24 horas.
- excretado no leite materno.
- atravessa as barreiras placentária e hematencefálica.
- liga-se fracamente às proteínas plasmáticas: cerca de 15%.

INDICAÇÕES
- tratamento de infecções agudas ou crônicas ocasionadas por certas cepas resistentes de bacilos gram-negativos, principalmente aquelas por *Pseudomonas aeruginosa*.

DOSES
- para adultos e crianças com função renal normal, 2,5 a 5 mg/kg/dia, por via IM ou IV, fracionados em duas a quatro doses. Para os obesos, a dose deve basear-se no peso ideal.
- o frasco de 150 mg deve ser reconstituído em 2 mL de água destilada, fornecendo uma concentração de 75 mg/mL.
- na presença de insuficiência renal, obedecer ao seguinte esquema: a) na insuficiência renal de grau leve (creatinina entre 1,3 e 1,5 mg%), 75 a 115 mg duas vezes ao dia; b) na insuficiência renal de grau moderado (creatinina entre 1,6 e 2,5 mg%), 66 a 150 mg uma ou duas vezes ao dia (desde que o total diário fique na faixa entre 133 e 150 mg), e c) na insuficiência renal de grau importante (creatinina > 2,6 mg%), 100 a 150 mg cada 36 horas. Isso permite uma dose diária total de 150 a 230 mg (2,5 a 3 mg/kg/dia) para o primeiro grupo, 133 a 150 mg (2,5 mg/kg/dia) para o segundo e 100 mg (1,5 mg/kg/dia) para o terceiro.
- a dose máxima recomendada é de 5 mg/kg/dia.

SUPERDOSE
- pode produzir bloqueio neuromuscular e insuficiência renal.

CONTRAINDICAÇÕES
- hipersensibilidade às polimixinas.
- insuficiência renal de grau importante.
- uso intraperitoneal.
- gravidez e lactação.
- uso concomitante de aminociclitóis, polimixina e cefalotina sódica.

PRECAUÇÕES
- vigiar cuidadosamente a administração na presença de insuficiência renal.
- os pacientes que dirigem veículos ou operam máquinas devem ser advertidos quanto ao aparecimento de distúrbios neurológicos: parestesias, formigamento das extremidades, prurido, vertigem, tontura.
- pode produzir miastenia ou parada respiratória no caso de superdose ou após injeção IM.
- vigiar quanto ao aparecimento de colite pseudomembranosa.
- vigiar a administração às crianças, pois os sintomas de toxicidade podem não ser relatados nesse grupo.

EFEITOS ADVERSOS
- febre.
- vômitos.
- dor no local da injeção.
- erupção cutânea, reações alérgicas.
- hipotonia muscular, síndrome miastênica.
- depressão e/ou paralisia respiratória.
- bloqueio neuromuscular, polineurite, parestesias peribucal e das extremidades.
- tontura, vertigem, crise convulsiva, excitação psicomotora, ataxia, disartria, síndrome meníngea, fala arrastada.
- nefropatia intersticial aguda, insuficiência renal, proteinúria, aumento sérico da ureia.
- eosinofilia, leucopenia.

INTERAÇÕES MEDICAMENTOSAS
- o uso concomitante com aminociclitóis ou polimixina pode interferir na transmissão neuromuscular. Também os relaxantes musculares curariformes e outros podem potencializar o efeito do bloqueio neuromuscular.
- cefalotina sódica pode aumentar a nefrotoxicidade.

- COLIS-TEK (Opem), fr.-amp. com 150 mg

DAPTOMICINA

É um complexo lipopeptídico cíclico obtido a partir da fermentação do *Streptomyces roseorporus*. Liga-se à membrana bacteriana produzindo um efluxo de potássio e consequente despolarização do potencial de membrana, inibição proteica e da síntese de DNA e RNA, levando à morte celular.

FARMACODINÂMICA
- antibiótico bactericida.

FARMACOCINÉTICA
- o estado de equilíbrio é atingido com a terceira dose diária.
- volume de distribuição de 0,09 L/kg.
- 90 a 93% ligam-se às proteínas plasmáticas de forma reversível, principalmente à albumina.
- não é conhecido o local de sua biotransformação, porém não é inibidora ou indutora das isoenzimas do sistema do citocromo P450. Metabólitos inalterados são detectados na urina.
- para doses de 4, 6 e 8 mg/kg atinge pico médio da concentração plasmática após 7 dias de 57,8; 98,6; e 133 µg/mL uma vez ao dia, respectivamente.
- atinge o pico da concentração plasmática máxima entre 30 e 60 minutos.
- meia-vida varia de 8,1 a 9,39 horas.
- meia-vida na presença de insuficiência renal após a infusão IV de 4 mg/kg varia de acordo com a depuração de creatinina: 9,39 h para depuração de creatinina > 80 mL/min; 10,75 h entre 50 e 80 mL/min; 14,7 h entre 30 até < 50 mL/min; 27,83 h quando < 30 mL/min e 29,81 h em pacientes submetidos a hemodiálise.
- 78% eliminados pelos rins e 5,7% pelas fezes. Cerca de 15% são recuperados em 4 h nos pacientes hemodialisados e 11% naqueles em diálise peritoneal.
- a depuração plasmática aumenta em 18% e 46% nas obesidades moderada e importante, respectivamente. A ASC também aumenta entre 30% e 31% nas obesidades moderada e importante, respectivamente.

INDICAÇÕES
- tratamento de infecções da pele e partes moles provocadas por cepas de bactérias gram-positivas incluindo *Staphyloccocus aureus* e aquelas resistentes à meticilina, *Streptococcus pyogenes*, *Streptococcus agalactiae*, *Streptococcus dysgalactiae subsp. equisilis* e *Enterococcus faecalis* com cepas susceptíveis à vancomicina.
- tratamento da bacteriemia produzida por *Staphylococcus aureus*, inclusive endocardite infecciosa suscetível ou resistente à meticilina.

DOSES
- para infecções da pele, por infusão IV lenta com cloreto de sódio a 0,9% durante 30 minutos, 4 mg/kg em dose única a cada 24 horas durante 7 a 14 dias.
- na insuficiência renal com depuração de creatinina ≥ 30 mL/min, 4 mg/kg por dia ou 6 mg/kg por dia na bacteriemia. Para depuração de creatinina < 30 mL/min e na hemodiálise, 4 mg/kg ou 6 mg/kg por dia na bacteriemia em dose única diária a cada 48 horas.
- na bacteriemia, inclusive endocardite infecciosa do lado direito, por infusão IV lenta com cloreto de sódio a 0,9%, em dose única, cada 24 horas durante 2 a 6 semanas. Não se recomenda seu uso após 28 dias de tratamento.

CONTRAINDICAÇÕES
- hipersensibilidade ao fármaco.
- gravidez e lactação. Categoria B da FDA.
- < 18 anos.

PRECAUÇÕES
- uso concomitante com estatinas pode aumentar o seu efeito sobre a musculatura esquelética.
- vigiar a administração durante os 7 primeiros dias de tratamento nos pacientes em uso de varfarina com acompanhamento do INR.
- suspender a administração nos pacientes com níveis séricos de CPK > 5 vezes o valor normal.
- fazer avaliações semanais dos níveis de CPK.
- vigiar o aparecimento de miopatia ou rabdomiólise.
- pode desencadear pneumonia eosinofílica.

EFEITOS ADVERSOS
- colite pseudomembranosa.
- anemia.
- infecções fúngicas.
- hipotensão arterial.
- insuficiência renal.
- infecções do trato urinário.
- constipação, diarreia, náusea, vômito, dispepsia.
- cefaleia.
- tontura, dispneia, febre, insônia.
- exantema, prurido.
- artralgia.
- pode diminuir o nível sérico da fosfatase alcalina em 1% a 2%.
- pode aumentar o nível sérico de CPK.
- pode alterar as enzimas hepáticas em 3% dos pacientes.

INTERAÇÕES MEDICAMENTOSAS
- tobramicina aumenta a concentração plasmática e a ASC da daptomicina em 12,7% e 8,7%, respectivamente. A $C_{máx}$ e a ASC da tobramicina são reduzidas em 10,7% e 6,6%, respectivamente.

▶ *CUBICIN (Novartis), fr.-amp. com 500 mg (solução injetável).*

FUSAFUNGINA

É antibiótico depsipeptídico isolado de culturas de *Fusarium lateritium*. Exerce ação antimicrobiana estritamente local. Apresenta também propriedades anti-inflamatórias.

Mostra-se ativa nas infecções causadas por estreptococos do grupo A, estafilococos, pneumococos, algumas cepas de *Neisseria*, alguns germes anaeróbios, *Candida albicans* e *Mycoplasma pneumoniae*.

A fusafungina é utilizada no tratamento de infecções e inflamações do trato respiratório superior e dos brônquios.

INDICAÇÕES
- tratamento de sinusite, rinite e coriza.
- tratamento de faringite e amigdalite.
- tratamento de estados pós-amigdalectomia.
- tratamento de laringite, traqueíte, bronquite.
- tratamento e prevenção das exacerbações agudas da bronquite crônica.

DOSES
- na forma de aerossol, nas infecções agudas, 4 inalações 4 vezes ao dia pela boca e/ou em cada narina, durante 10 dias, no máximo; nas infecções crônicas (bronquites crônicas), 3 frascos durante 3 meses.

CONTRAINDICAÇÕES
- hipersensibilidade à fusafungina.
- crianças com idade inferior a 30 meses.

EFEITOS ADVERSOS
- reações locais orofaríngeas.
- crises de espirro.

▶ *LOCABIOTAL (Servier), fr. de 20 mL c/ 1,18 g/100 g (aerossol, contendo partículas micronizadas do antibiótico)*

GRAMICIDINA

É isolada de culturas do *Bacillus brevis*. Pode ser obtida a partir da tirotricina, da qual é um dos principais componentes.

Suas ações são semelhantes às da bacitracina e da tirotricina. É demasiadamente tóxica para ser administrada sistemicamente. Em associação com outros fármacos, é usada para tratamento, por via tópica, de infecções sensíveis.

POLIMIXINA B

É um dos componentes de um grupo de polipeptídios aparentados isolados de culturas de cepas de *Bacillus polymyxa*.

Como tensoativo catiônico que é, exerce seu efeito bactericida por interagir com componentes fosfolipídicos nas membranas citoplásmicas de bactérias sensíveis, afetando, assim, a integridade osmótica da membrana celular e alterando sua permeabilidade, o que acarreta o extravasamento do conteúdo celular.

É ativa apenas contra microrganismos gram-negativos, especialmente *Pseudomonas aeruginosa*, além de *Escherichia coli*, *Klebsiella pneumoniae* e *Enterobacter aerogenes*. É usada na forma de sulfato.

Seu uso parenteral é muito limitado, por ser extremamente nefrotóxica e neurotóxica. Seu emprego principal é nas infecções graves causadas por cepas de *P. aeruginosa* (ou outros gram-negativos aeróbios) resistentes a outros antibióticos (aminociclitóis, penicilinas normalmente ativas contra *P. aeruginosa*) ou quando os pacientes não os toleram ou são alérgicos a eles.

É usada em associação com outros antibióticos pouco absorvidos e/ou corticosteroides para tratamento de piodermatoses primárias e secundárias. Seu emprego mais comum, porém, também em associação, por via tópica, é no tratamento de infecções oculares, do ouvido e da pele. Assim, em associação com neomicina, com ou sem bacitracina, por via tópica, é usada no tratamento de úlcera dérmica e na profilaxia de infecções bacterianas menores da pele.

A associação com gramicidina e neomicina, em solução oftálmica, é indicada no tratamento de infecções oculares e no tratamento de blefarite bacteriana, blefaroconjuntivite, conjuntivite bacteriana, ceratite bacteriana e ceratoconjuntivite bacteriana.

Associada com neomicina e hidrocortisona, em suspensão oftálmica, é indicada em infecções oculares; em solução ótica, a mesma associação é usada para tratamento de infecções do canal do ouvido externo e da cavidade mastoidectômica, além do tratamento de otite média supurativa crônica.

Usada por via tópica, seu efeito adverso mais comum é a hipersensibilidade. Não é absorvida de maneira significativa quando aplicada à pele; por isso, pode ser utilizada durante a gravidez e a lactação.

▶ *SULFATO DE POLIMIXINA B (Eurofarma), 5 fr.-amp. com 500 mg (genérico)*

ASSOCIAÇÕES
▶ *CONJUNTIN (Allergan), (polimixina B + neomicina + lidocaína), fr. de 5 mL (colírio)*
▶ *ELOTIN (Elofar), (polimixina B + neomicina), fr. de 5 mL (colírio)*

▶ GINEC (Klinger), (sulfato de polimixina B 35.000 UI + sulfato de neomicina 35.000 UI + nistatina 100.000 + tinidazol 150 mg cada 4 g), bisnaga de 60 g c/ 12 aplicadores (creme vaginal)
▶ LIDOSPORIN (Zest), (polimixina B 12.000 UI + lidocaína 45,4 mg por mL), fr. de 10 mL (solução otológica)
▶ MAXITROL (Alcon), (polimixina B + neomicina + dexametasona), fr. conta-gotas de 5 mL (colírio) bisnaga com 3,5 g (pomada oftálmica)
▶ OFTICOR (Allergan), (polimixina B 6.000 UI + framicetina 5 mg + dexametasona 1 mg por mL), fr. de 5 mL (colírio)
(polimixina B 6.000 UI + framicetina 5 mg + dexametasona 1 mg por g), bisnaga de 3,5 g (pomada oftálmica)
▶ OFTRIM (Allergan), (polimixina B + framicetina + gramicidina), fr. de 5 mL (colírio)
bisnaga com 3,5 g (pomada oftálmica)
▶ OTOMIXYN (EMS), (polimixina B 11.000 UI + neomicina 3,280 mg + fluocinolona 0,275 mg + lidocaína 20 mg), fr. de 5 mL (solução otológica)
▶ OTOSPORIN (Farmoquímica), (polimixina B 10.000 UI + neomicina 5 mg + hidrocortisona 10 mg por mL), fr. de 10 mL (solução otológica)
▶ OTOSYLASE (Geolab), (fluocinolona acetonida 0,250 mg + sulfato de polimixina B 10.000 UI + sulfato de neomicina 3,5 mg + cloridrato de lidocaína 20 mg por mL), fr. de 10 mL (solução otológica)
▶ OTOSYNALAR (Roche), (polimixina B 11.000 UI + fluocinolona 0,275 mg + neomicina 3,85 mg + lidocaína 0,02 g por mL), fr. de 5 mL (solução otológica)
▶ PANOTIL (Zambon), (sulfato de polimixina B 10.000 UI + sulfato de neomicina 10 mg + acetato de fludrocortisona 1 mg + cloridrato de lidocaína 40 mg por mL), fr. de 8 mL
▶ POLYSPORIN (Pfizer), (sulfato de polimixina B 5.000 UI + sulfato de neomicina 3,5 mg + bacitracina zíncica 400 UI cada grama), bisnaga de 14,2 g (pomada)
▶ TERRAMICINA COM SULFATO DE POLIMIXINA B (Pfizer), (polimixina B 10.000 UI + oxitetraciclina 5 mg por grama), bisnaga com 3,5 g (pomada oftálmica)
▶ TERRAMICINA COM SULFATO DE POLIMIXINA B (Pfizer), (polimixina B 10.000 UI + oxitetraciclina 30 mg por grama), bisnagas com 15 e 30 g (pomada tópica)

QUINUPRISTINA E DALFOPRISTINA

São antibióticos polipeptídicos derivados da pristinamicina, um depsipeptídio. Os depsipeptídios possuem resíduos hidróxi e de aminoácidos unidos por ligações de éster e amida. A quinupristina deriva-se da pristinamicina I e a dalfopristina, da pristinamicina II. A combinação quinupristina-dalfopristina contém 30 partes de quinupristina e 70 partes de dalfopristina. São usados no tratamento de infecções produzidas por *Enterococcus faecium* resistentes à vancomicina. São antibióticos bacteriostáticos contra o *Enterococcus faecium* e bactericidas contra cepas de estafilococos tanto sensíveis como resistentes à meticilina. Não atuam sobre o *Enterococcus faecalis*. A quinupristina inibe a fase final da síntese proteica no ribossomo bacteriano, enquanto a dalfopristina inibe a fase inicial. Ambos atuam de maneira sinérgica e altamente eficaz *in vitro* do que quando usados separadamente. Comercializado para uso intravenoso.

Farmacodinâmica
• antibiótico polipeptídico.

Farmacocinética
• a distribuição de quinupristina e dalfopristina sob a forma inalterada é de cerca de 19% e 11%, respectivamente.
• volume de distribuição de 0,45 L/kg para a quinupristina e de 0,24 L/kg para a dalfopristina.
• ligam-se moderadamente às proteínas plasmáticas.
• sofrem biotransformação hepática produzindo diversos metabólitos ativos: a quinupristina é biotransformada em metabólitos conjugados cisteínicos e em glutationa. A dalfopristina sofre hidrólise formando metabólitos não conjugados. São, ainda, inibidores do sistema isoenzimático 3A4 do citocromo P450.
• o pico da concentração plasmática é de 3,2 μg/mL para uma dose de 7,5 mg/kg a cada 8 horas para a quinupristina e de 7,96 μg/mL para uma dose de 7,5 mg/kg a cada 8 horas para a dalfopristina. Em pacientes com índice de massa ≥ 30 a concentração plasmática da quinupristina aumenta em cerca de 30% e a da dalfopristina, de 40%.
• 75 a 77% eliminados pelas fezes; 15% da quinupristina e 19% da dalfopristina eliminados pelos rins. Não são eliminados através de diálise peritoneal ou hemodiálise.

Indicações
• tratamento de infecções bacterianas graves produzidas por *Enterococcus faecium* resistentes à vancomicina.
• tratamento de infecções complicadas da pele e anexos da pele ocasionadas por *Staphylococcus aureus* ou *Streptococcus pyogenes*.

Doses
• para o tratamento da septicemia bacteriana, 7,5 mg/kg de 8/8 horas em infusão IV. A duração do tratamento depende do local da infecção e da sua gravidade.
• para o tratamento de infecções complicadas da pele e seus anexos, 7,5 mg/kg cada 12 horas durante, no mínimo, 7 dias.
• a dose da combinação quinupristina-dalfopristina obedece à razão 30:70, ou seja, 500 mg da apresentação contém 150 mg de quinupristina e 350 mg de dalfopristina.

Contraindicações
• hipersensibilidade ao fármaco.
• < 16 anos de idade.
• gravidez e lactação.

Precauções
• categoria B da FDA na gravidez.
• pacientes alérgicos a outras estreptograminas podem apresentar reação cruzada com a quinupristina-dalfopristina.
• vigiar a função hepática.
• deve ser administrada separadamente de outros medicamentos.
• a reconstituição é feita utilizando-se a combinação quinupristina-dalfopristina com 5 mL de glicose a 5% ou água destilada, e a infusão deve ser feita em 250 mL de soro glicosado (SG) a 5%. A solução deve conter 100 mg/mL de quinupristina-dalfopristina. Caso ocorra algum sinal inflamatório no local da infusão, pode-se diluir a combinação em 500 ou 750 mL de SG a 5%.
• a solução diluída, após o preparo, permanece estável por cerca de 5 horas em temperatura ambiente e por 54 horas se guardada a uma temperatura entre 2 e 8°C.
• a combinação não é compatível com solução salina. Contudo, é compatível com aztreonam 20 mg/mL, ciprofloxacino 1 mg/mL, cloreto de potássio 40 mEq/L, fluconazol 2 mg/mL, haloperidol 0,2 mg/mL e metoclopramida 5 mg/mL.

Efeitos adversos
• reações inflamatórias no local da infusão.
• dor articular, mialgia, tromboflebite.
• dor torácica, enterocolite pseudomembranosa, exantema, urticária.
• palpitações.
• cefaleia, náusea, vômitos, diarreia ou constipação.
• tonturas, confusão mental, cãibras, parestesia, hipertonia.
• aumento de AST, ALT, DHL, bilirrubinas, ureia, glicose, hematócrito, hemoglobina, plaquetas.

Interações medicamentosas
• como inibidora do sistema isoenzimático 3A4 do citocromo P450, pode interferir naqueles fármacos que sejam biotransformados ou utilizam esse isossistema como substrato.
• não usar concomitantemente fármacos biotransformados pela isoenzima 3A4 que prolonguem o QTc.
• pode alterar a biotransformação da digoxina principalmente se a combinação quinupristina-dalfopristina for utilizada no tratamento de infecção ocasionada por *E. lentium*.
• aumenta as concentrações plasmáticas do astemizol, carbamazepina, ciclosporina, cisaprida, delavirdina, diazepam, diltiazem, disopiramida, docetaxel, indinavir, lidocaína, lovastatina, metilprednisolona midazolam, nevirapina, nifedipino, paclitaxel, quinidina, ritonavir, tacrolimo, terfenadina, verapamil e vimblastina.

▶ SYNERCID (Aventis Pharma), (quinupristina 150 mg + dalfopristina 350 mg), 10 fr.-amp. com pó para diluição (solução injetável)

TEICOPLANINA

É complexo glicopeptídico produzido por cepa de *Actinoplanes teichomyceticus*. Consiste em cinco componentes principais diferenciados por um grupamento de ácido graxo específico.
Atua inibindo a síntese de peptidoglicano na parede celular das bactérias gram-positivas. Aparentada estruturalmente à vancomicina, tem duração de ação mais longa e pode ser administrada pelas vias intramuscular e intravenosa. É utilizada no tratamento de infecções bacterianas graves causadas por microrganismos gram-positivos, sobretudo estafilococos, e como alternativa à vancomicina no tratamento de infecções graves por germes gram-positivos.

Farmacodinâmica
• antibiótico bactericida.

Farmacocinética
• não é absorvida quando administrada por via oral.
• administrada por via intramuscular, é bem absorvida, atingindo biodisponibilidade de cerca de 90% e concentração plasmática máxima de 7 μg/mL depois de duas horas.
• administrada por via intravenosa, uma dose de 400 mg atinge concentração plasmática máxima, de 20 a 50 μg/mL, em uma hora.
• difunde-se bem em vários órgãos e tecidos.

- a ligação às proteínas é alta (90 a 95%).
- tem farmacocinética trifásica: distribuição bifásica (0,6 e 22 h) e eliminação prolongada.
- meia-vida terminal: 30 a 160 horas (média de cerca de 60 horas), porém mais prolongada nos pacientes com insuficiência renal.
- depuração: plasmática, 13,6 mL/h/kg; renal, 10,9 mL/h/kg.
- excretada quase inteiramente (80%) por filtração glomerular, na forma íntegra.

INDICAÇÕES
- como alternativa à vancomicina no tratamento de infecções graves causadas por germes gram-positivos em que não se podem usar outros quimioterápicos.
- profilaxia e tratamento de endocardite bacteriana e peritonite associada à diálise peritoneal crônica ambulatorial.
- tratamento de infecções ósseas e das articulações.
- tratamento de infecções de pele e tecidos moles.
- tratamento de infecções respiratórias.

DOSES
- vias intramuscular ou intravenosa lenta (diretamente, durante 3 a 5 minutos, ou por infusão, em 30 minutos), adultos, 400 mg inicialmente, seguida por 200 mg nos dias seguintes; crianças, 6 mg/kg cada 12 horas.

CONTRAINDICAÇÕES
- hipersensibilidade à teicoplanina ou vancomicina.
- gravidez.
- lactação.
- insuficiência renal.

EFEITOS ADVERSOS
- febre, calafrios, erupção cutânea, prurido, broncoespasmo, choque anafilático.
- trombocitopenia, leucopenia, eosinofilia, neutropenia, trombocitose.
- ototoxicidade, enfraquecimento da função renal.
- náusea, vômitos, diarreia.
- tontura, cefaleia.
- dor, eritema e tromboflebite no local da administração.

INTERAÇÕES MEDICAMENTOSAS
- as soluções de teicoplanina e aminoglicosídios são incompatíveis e não devem ser misturadas antes da injeção.

▶ TARGOCID (Aventis Pharma), fr.-amp. × 200 e 400 mg
▶ TEICON (Ariston), 1 e 10 fr.-amp. × 200 e 400 mg + amp. diluente de 3 mL

TIROTRICINA

É isolada de culturas de *Bacillus brevis*; seu nome deve-se ao fato de haver sido extraída pela primeira vez de culturas de bacilos do solo pertencentes ao grupo *Tyrothrix* de bactérias. A tirotricina consiste em mistura constituída principalmente por gramicidina e tirocidina; ambos os componentes são misturas de antibióticos polipeptídicos.

In vitro é ativa contra muitas bactérias gram-positivas. Isolada ou em associação com outros fármacos, sobretudo antimicrobianos, é utilizada por via tópica no tratamento de infecções da pele e da boca.

A tirotricina é demasiadamente nefrotóxica e hepatotóxica para ser administrada sistemicamente. Não deve ser instilada nas cavidades nasais nem em cavidades fechadas do organismo.

VANCOMICINA

Consiste em glicopeptídio anfotérico tricíclico de alto peso molecular (cerca de 1.500) isolado de cultura de *Nocardia (Streptomyces) orientalis.*

É ativa primariamente contra cocos gram-positivos, sendo altamente eficaz contra *Staphylococcus aureus* e *S. epidermidis*. Atua também contra estreptococos (*Streptococcus pyogenes, S. pneumoniae, S. viridans* e *S. bovis),* enterococos (*Streptococcus faecalis), Clostridium difficile* e *Corynebacterium* sp. Não tem atividade contra bacilos gram-negativos e micobactérias.

Por não apresentar relação química com outros antibióticos, não ocorre resistência cruzada.

Inibe a síntese do peptidoglicano integrante da parede celular das bactérias gram-positivas ligando-se firmemente a precursores desta estrutura, e assim provoca a destruição da célula por lise.

Usada na forma de cloridrato. Nos EUA comercializa-se a apresentação para uso por via oral. No Brasil somente é comercializada a apresentação injetável.

FARMACODINÂMICA
- antibiótico bactericida para a maioria dos microrganismos gram-positivos e bacteriostático para os enterococos.

FARMACOCINÉTICA
- pouco absorvida por via oral, por isso é usada por via intravenosa.
- dose intravenosa de 1 g em adultos produz concentrações plasmáticas de 15 a 30 μg/mL uma a duas horas após a infusão.
- liga-se moderadamente (30%) a proteínas.
- difunde-se a vários fluidos e tecidos orgânicos.
- sofre biotransformação, possivelmente hepática.
- atravessa a barreira placentária.
- meia-vida: adultos, 4 a 11 horas (média: 6 horas) nos pacientes normais, 6 a 10 dias nos pacientes com insuficiência renal; crianças, 2 a 4 horas.
- cerca de 90% da dose injetada são excretados na forma íntegra pela urina, dentro de 24 horas, por filtração glomerular; pequena fração é excretada pela bile.
- não é significativamente removível por hemodiálise.

INDICAÇÕES POR VIA ORAL
- tratamento de colite pseudomembranosa associada a antibióticos, diarreia associada a antibióticos, enterocolite estafilocócica. (Por esta via não é eficaz no tratamento de outras infecções intestinais, nem em infecções sistêmicas.)

INDICAÇÕES POR VIA INTRAVENOSA
- tratamento de infecções estafilocócicas (em pacientes que não podem tomar antibióticos betalactâmicos ou não respondem a eles), ósseas e perioperatórias.
- tratamento de abscesso cerebral, endocardite bacteriana, erisipelas, meningite estafilocócica, meningite estreptocócica, septicemia bacteriana.
- profilaxia de endocardite bacteriana.

DOSES
- via oral, para tratamento de colite, adultos, 125 a 500 mg cada seis horas; crianças, 50 mg/kg/dia, em tomadas divididas cada seis horas.
- via intravenosa, por infusão lenta (no mínimo, 60 minutos), adultos, 500 mg cada seis horas; recém-nascidos, 15 mg/kg cada 12 horas; lactentes de 8 a 12 dias de idade, 15 mg/kg cada oito horas; lactentes maiores e crianças, 10 mg/kg cada seis horas.

CONTRAINDICAÇÕES
- hipersensibilidade à vancomicina.
- gravidez.
- insuficiência renal.
- história de perda de audição ou surdez.

EFEITOS ADVERSOS
- nefrotoxicidade, ototoxicidade.
- extravasão no local da injeção pode causar necrose e tromboflebite.
- dano hepático.
- náusea, calafrios, febre, urticária e erupções maculosas.
- eosinofilia, reações anafilactoides.
- superinfecção.
- hipotensão, se administrada rapidamente.

INTERAÇÕES MEDICAMENTOSAS
- ácido acetilsalicílico e outros salicilatos, ácido etacrínico parenteral, aminoglicosídios, anfotericina B parenteral, bacitracina parenteral, bumetanida parenteral, cefalosporinas, ciclosporina, cisplatina, furosemida parenteral ou polimixinas podem aumentar o seu potencial para nefrotoxicidade e/ou ototoxicidade.
- anti-histamínicos, buclizina, fenotiazínicos, meclozina ou tioxantênicos podem mascarar os sintomas de ototoxicidade.
- colestiramina antagoniza a vancomicina por via oral.

▶ CLORIDRATO DE VANCOMICINA (Eurofarma), fr.-amp. × 500 mg (genérico)
▶ VANCLOMIN (Teuto-Brasileiro), fr.-amp. c/ 500 mg
▶ VANCOCID (Biochímico), fr.-amp. c/ 500 mg
▶ VANCOCINA (Eli Lilly), fr. de 10 mL c/ 500 mg
▶ VANCOMICINA (Biosintética), fr.-amp. c/ 500 mg
▶ VANCOMICINA 500 MG (Ariston), 1 e 20 fr.-amp. c/ 500 mg
▶ VANCOMICINA 500 MG (União Química), fr.-amp. c/ 500 mg
▶ VANCOMICINA ROYTON (Royton), 25 fr.-amp. c/ 500 mg

7. *Macrolídicos.* Estes antibióticos são produzidos por espécies de *Streptomyces*. Caracterizam-se por cinco traços químicos comuns: uma lactona macrocíclica (daí o nome *macrolídico*), um grupo cetônico, um ou dois aminoaçúcares, um açúcar neutro e grupo dimetilamino no resíduo de açúcar, o que explica a basicidade destes antibióticos e possibilita o preparo de sais.

Estes antibióticos são bacteriostáticos e eficazes somente contra microrganismos que se dividem ativamente; em concentrações elevadas ou contra germes altamente sensíveis poderão ser bactericidas. Ligam-se reversivelmente às subunidades 50S dos ribossomos bacterianos 70S ou próximo do sítio P ou doador, de modo a bloquear a ligação do tRNA a este sítio. Isto impede a translocação dos peptídios do sítio aceptor A ao sítio doador e, em consequência, a síntese proteica subsequente é inibida. Não se ligam, todavia, aos ribossomos 80S dos mamíferos, o que explica em parte sua toxicidade seletiva. Os sítios de ligação dos antibióticos macrolídicos se sobrepõem aos dos anfenicóis e lincosamidas; portanto, a ligação de um destes antibióticos ao ribossomo bacteriano poderá inibir a atividade do outro. Por isso, estes antibióticos não devem ser utilizados concomitantemente.

No Brasil são comercializados os seguintes antibióticos macrolídicos: azitromicina, claritromicina, eritromicina, espiramicina, miocamicina e roxitromicina.

AZITROMICINA

Aparentada estruturalmente à eritromicina, é obtida por semissíntese. Corresponde ao primeiro membro da classe de antibióticos denominados azalídios.

Diferencia-se da eritromicina em dois aspectos: sua lactona é constituída por 15 membros e contém um átomo de nitrogênio, ao passo que a da eritromicina é de 14 membros e não tem átomo de nitrogênio. A inserção do átomo de nitrogênio confere à azitromicina caráter anfofílico, devido à presença de dois grupamentos amínicos básicos. Isso facilita sua passagem através das membranas celulares e sua concentração nos tecidos. A expansão da lactona macrocíclica e a presença do átomo de nitrogênio como parte do anel lactônico são responsáveis pelas melhores características farmacológicas e microbiológicas da azitromicina: seu espectro de ação é mais amplo frente aos microrganismos gram-positivos, sua difusão tecidual é mais rápida e mais elevada e sua meia-vida biológica é mais prolongada do que a de outros macrolídicos. Essas propriedades possibilitam que o tratamento de infecções com a azitromicina se reduza a apenas três dias.

É muito mais estável em meio ácido do que a eritromicina.

A azitromicina tem espectro de ação semelhante ao da eritromicina. É, porém, menos ativa do que a eritromicina contra estreptococos e estafilococos, mas tem maior atividade do que esta contra alguns patógenos gram-negativos, como *Haemophilus influenzae* e *Moraxella catarrhalis*. Apresenta igualmente atividade contra alguns microrganismos da família Enterobacteriaceae, como *Escherichia coli* e espécies de *Salmonella* e *Shigella*. Tem também atividade contra o protozoário *Toxoplasma gondii*.

Seu mecanismo de ação é igual ao da eritromicina.

É usada na forma di-hidratada.

FARMACODINÂMICA
- antibiótico bacteriostático.

FARMACOCINÉTICA
- administrada por via oral, é amplamente distribuída no organismo; a presença de alimento reduz a absorção.
- a ligação às proteínas é fraca (12%).
- biodisponibilidade: 37%.
- atinge a concentração plasmática máxima, de 0,4 μg/L, em duas a três horas, após uma dose.
- volume de distribuição, após administração intravenosa: 31,1 L/kg.
- as concentrações nos tecidos são muito mais altas do que aquelas no sangue; nos leucócitos atinge níveis elevados.
- meia-vida sérica terminal após administração intravenosa: 68 horas.
- meia-vida tecidual: dois a quatro dias.
- excretada na bile, nas formas íntegra e de metabólitos.
- cerca de 6% da dose oral e 4,5% da dose intravenosa são eliminados pela urina.

INDICAÇÕES
- tratamento de infecções do trato respiratório inferior, inclusive bronquite e pneumonia.
- tratamento de infecções da pele e tecidos moles.
- tratamento de otite média.
- tratamento de infecções do trato respiratório superior, inclusive sinusite e faringite/tonsilite.
- tratamento de infecções genitais não complicadas causadas por *Chlamydia trachomatis* e *Neisseria gonorrhoeae*.

DOSES
- as doses devem ser administradas pelo menos uma hora antes ou duas horas depois das refeições.
- via oral, adultos, uretrites ou cervicites causadas por *Chlamydia trachomatis*, 1 g como dose única; infecções das vias respiratórias superiores e inferiores, da pele e tecidos moles e infecções odonto-estomatológicas, 500 mg por dia, durante três dias consecutivos; crianças, 10 mg/kg/dia durante três dias consecutivos.
- para tratamento de adultos com doença inflamatória pélvica produzida por microrganismos sensíveis, administração IV, em infusão, de 500 mg ao dia em dose única durante um ou dois dias. Deve-se prosseguir o tratamento com a administração oral de 250 mg por dia, em dose única, durante sete dias.

CONTRAINDICAÇÕES
- hipersensibilidade à azitromicina e outros macrolídios.
- gravidez.
- lactação.
- insuficiência hepática.

PRECAUÇÕES
- pode produzir prolongamento do intervalo QT ao eletrocardiograma.

EFEITOS ADVERSOS
- diarreia, fezes amolecidas, desconforto abdominal (dor, cólica), náusea, vômito e flatulência.
- erupções cutâneas, angioedema e anafilaxia.

INTERAÇÕES MEDICAMENTOSAS
- pode aumentar os níveis da digoxina.
- alcaloides do esporão de centeio podem acelerar o ergotismo.
- antiácidos reduzem sua concentração máxima.

▶ ASTRO (Eurofarma), 2 e 3 comprimidos × 500 mg
fr. com 600 mg c/ 1 fr. diluente com 9 mL e seringa dosadora × 200 mg/5 mL (suspensão oral)
▶ AZI (Sigma Pharma), 3 comprimidos × 500 mg
1 comprimido × 1.000 mg
fr. c/ pó para reconstituição com diluente a 22,5 mL × 900 mg (200 mg/5 mL), (suspensão oral)
fr. c/ pó para reconstituição com diluente a 37,5 mL × 1.500 mg (200 mg/5 mL), (suspensão oral)
▶ AZIDROMIC (Royton), fr. com diluente e dosador × 600 e 900 mg (200 mg/5 mL), (suspensão oral)
▶ AZIMIX (Ativus), 4 e 6 comprimidos × 250 mg
2 e 3 comprimidos × 500 mg
fr. de pó oral com diluente × 600 e 900 mg (200 mg/5 mL da suspensão)
▶ AZITRAX (Farmoquímica), 2 e 3 comprimidos × 500 mg
4 e 6 cáps. × 250 mg
embalagens com pó × 600 e 900 mg (200 mg/5 mL suspensão oral)
▶ AZITRAX GU (Farmoquímica), 1 e 2 comprimidos × 1 g
▶ AZITROLAB (Multilab), 3 comprimidos × 500 mg
1 comprimido × 1 g
fr. de 15 e 22,5 mL com 200 mg/mL (suspensão oral)
▶ AZITROMED (Medquímica), fr. com pó e diluente + 1 adaptador c/ 200 mg/5 mL (suspensão oral)
▶ AZITROMICINA (Eurofarma), 3 e 60 comprimidos × 500 mg (genérico)
▶ AZITROMICINA (Farmas), 3 comprimidos × 500 mg (genérico)
▶ AZITROMICINA (Neo-Química), fr. c/ pó para suspensão + fr. de diluente + dosador com 200 mg/5 mL (600 ou 900 mg de suspensão oral), (genérico)
▶ AZITROMICINA (Novartis), 2 e 3 comprimidos × 500 mg (genérico)
▶ AZITROMICINA (Ranbaxy), fr. de 15 e 22,5 mL com 40 mg/mL (suspensão oral), (genérico)
▶ AZITROMICINA (Ratiopharm), 2 e 3 comprimidos × 500 mg (genérico)
▶ AZITROMICINA (Sigma Pharma), 3 comprimidos × 500 mg
1 comprimido × 1.000 mg
fr. com pó p/ reconstituição, com diluente a 22,5 mL × 900 mg (200 mg/5 mL), (uso pediátrico)
fr. com pó p/ reconstituição, com diluente a 37,5 mL × 1.500 mg (200 mg/mL), (uso adulto e pediátrico)
▶ AZITROMICINA (Teuto-Brasileiro), 4 e 6 cáps. × 250 mg
▶ AZITROMICINA DIIDRATADA (Teuto-Brasileiro), 2 e 3 comprimidos × 500 mg (genérico)
▶ AZITROMIN (Farmasa), 4 e 6 cáps. × 250 mg
fr. contendo 600 e 900 mg com 200 mg/5 mL
▶ AZITRON (Cifarma), 6 comprimidos × 250 mg
3 comprimidos × 500 mg
fr. com pó com 15 mL após reconstituição × 600 mg (suspensão oral)
fr. com pó com 22,5 mL após reconstituição × 900 mg (suspensão oral)
▶ AZITROXIL (De Mayo), 4 e 6 cáps. × 250 mg 2 e 3 comprimidos × 500 mg
fr. com pó para suspensão e diluente × 200 mg/ 5 mL
▶ CLINDAL AZ (Merck), 2, 3 e 5 comprimidos × 500 mg
▶ NOVATREX (Aché), 2 e 3 comprimidos × 500 mg
fr. de 10 e 15 mL × 600 e 900 mg respectivamente (suspensão)
▶ OCTAVAX (Neovita), 4 cáps. × 250 mg
2 comprimidos × 500 mg
▶ SELIMAX (Libbs), 2 e 3 comprimidos × 500 mg fr. c/ flaconete de água destilada p/ reconstituição × 600 e 900 mg (40 mg/mL)
▶ SELIMAX PULSO (Libbs), 9 comprimidos × 500 mg
▶ TROMIX (Ariston), 3 e 36 comprimidos × 500 mg
▶ ZIMICINA (Hexal), 2, 3 e 5 comprimidos × 500 mg
fr. de 15 mL × 600 mg (suspensão oral)
fr. de 22,5 mL × 900 mg (suspensão oral)
▶ ZITROMAX (Pfizer), 4 e 6 cáps. × 250 mg
fr. contendo 600 e 900 mg com 200 mg/5 mL
2 e 3 comprimidos × 500 mg
fr. × 500 mg (pó p/ solução para infusão IV)
▶ ZITROMIL (GlaxoSmithKline), 3 comprimidos × 50 mg
fr. de 50 mL com pó para suspensão com 11 mL de diluente × 600 mg (suspensão oral)
fr. de 50 mL com pó para suspensão com 17 mL de diluente × 900 mg (suspensão oral)

CLARITROMICINA

Derivada da eritromicina, a claritromicina dela difere pela presença do grupo metoxila em vez de hidroxila na posição 6 do anel lactônico. Essa substituição impede a degradação e aumenta a biodisponibilidade deste antibiótico semissintético, em comparação com a eritromicina, que é degradada em meio ácido, dando produtos tóxicos responsáveis pelos efeitos adversos gastrintestinais. Ademais, é mais potente do que a eritromicina contra muitos microrganismos sensíveis a este antibiótico natural.

A claritromicina penetra melhor as membranas externas das bactérias gram-positivas do que a eritromicina. É de natureza mais básica do que a eritromicina e isso aumenta a atividade contra bactérias gram-positivas e gram-negativas. Sua potência equivale a duas a quatro vezes à da eritromicina. Mostra-se ativa contra *Haemophilus influenzae, Neisseria gonorrhoeae, N. meningitidis* e espécies de *Bacillus, Campylobacter, Chlamydia, Mycoplasma, Helicobacter* e *Legionella*. Age sobre *Toxoplasma* sp. quando administrada isoladamente ou associada com pirimetamina.

Ela inibe os microrganismos *Mycobacterium avium, M. chelonae* e *M. fortuitum* e é eficaz contra *Streptococcus pneumoniae*. Sua eficácia contra *M. avium*, que está frequentemente presente em pacientes com AIDS, é maior que as da rifapentina e azitromicina.

Farmacodinâmica
- antibacteriano sistêmico.

Farmacocinética
- administrada por via oral, é bem absorvida do trato gastrintestinal; a presença de alimento diminui a velocidade, mas não a extensão da absorção.
- biodisponibilidade: cerca de 55%.
- é amplamente distribuída nos tecidos e líquidos orgânicos, atingindo concentrações altas na mucosa nasal, amígdalas e particularmente nos pulmões; penetra rapidamente leucócitos e macrófagos.
- ligação às proteínas: 65 a 75%.
- sofre biotransformação hepática por hidrólise, desmetilação e hidroxilação; um dos metabólitos, a 14-hidroxiclaritromicina, tem atividade comparável à da claritromicina e pode atuar sinergicamente com o fármaco íntegro contra *Haemophilus influenzae*.
- meia-vida: nos pacientes com função renal normal, claritromicina, 3 a 7 horas; 14-hidroxiclaritromicina, 5 a 7 horas; nos pacientes com insuficiência renal, claritromicina, cerca de 22 horas; 14-hidroxiclaritromicina, cerca de 47 horas.
- atinge a concentração sérica máxima em cerca de duas horas.
- concentração sérica máxima: claritromicina, 1 a 3 μg/mL; 14-hidroxiclaritromicina, 0,6 a 1 μg/mL.
- excretada pelo leite.
- eliminada principalmente pela urina, 20 a 30% como fármaco íntegro e 10 a 15% como 14-hidroxiclaritromicina; só 4% de uma dose são excretados pelas fezes.

Indicações
- tratamento de infecções da pele e tecidos moles.
- tratamento de exacerbações bacterianas da bronquite.
- tratamento de faringite estreptocócica.
- tratamento de pneumonia causada por estreptococos e micoplasmas.
- tratamento de sinusite aguda maxilar.
- tratamento, em associação com outros antibacterianos, do complexo *Mycobacterium avium* em pacientes com AIDS.

Doses
- via oral, adultos, 250 a 500 mg cada 12 horas durante 7 a 14 dias.

Contraindicações
- hipersensibilidade à claritromicina e outros macrolídicos.
- insuficiência renal grave.
- gravidez.
- lactação.
- crianças com menos de 12 anos de idade.

Efeitos adversos
- cefaleia, dispepsia, náusea, diarreia, dor abdominal.
- alteração da função hepática, icterícia.
- rabdomiólise.
- erupção cutânea, paladar anormal.
- trombocitopenia, hepatite.

Interações medicamentosas
- aumenta significativamente a área sob a curva concentração-tempo (AUC) quando tomada concomitantemente com carbamazepina ou teofilina.
- interage com a varfarina, acarretando possivelmente hemorragia anormal.
- diminui a concentração sérica máxima, abaixa a AUC e reduz o tempo para atingir a concentração máxima da zidovudina.
- interage com inibidores da HMG-CoA redutase.

▶ *CLAMICIN (Medley), 8 e 12 comprimidos × 250 mg*
10 e 14 comprimidos × 500 mg
▶ *CLARITAB (Aché), 14 comprimidos × 500 mg*
▶ *CLARITROMICINA (Bergamo), 8 e 10 comprimidos × 250 e 500 mg*
fr. de 50 mL com 125 mg/5 mL (suspensão)
▶ *CLARITROMICINA (EMS), 10 e 14 comprimidos × 500 mg (genérico)*
fr. de 60 mL com 25 e 50 mg/mL (suspensão oral), (genérico)
▶ *CLARITROMICINA (Eurofarma), fr.-amp. com diluente × 500 mg (genérico)*
▶ *CLARITROMICINA (Medley), 10, 14 e 210 comprimidos × 250 mg (genérico)*
10, 14, 20, 200 e 210 comprimidos × 500 mg (genérico)
▶ *CLARITROMICINA (Merck), 10 e 14 comprimidos × 500 mg (genérico)*
▶ *CLARITROMICINA (Neo-Química), 8 e 12 comprimidos × 250 mg*
▶ *CLARITROMICINA (Novartis), 7, 14 e 56 comprimidos × 500 mg (genérico)*
▶ *CLARITROMICINA (Ranbaxy), 4 e 20 comprimidos × 250 mg (genérico)*
fr. de 60 mL com 25 e 50 mg/mL (suspensão oral), (genérico)
▶ *CLARITROMICINA (Ratiopharm), 8 comprimidos × 250 mg (genérico)*
10 e 14 comprimidos × 500 mg (genérico)
▶ *HELICOCID (Sigma Pharma), 14 e 28 comprimidos × 500 mg*
▶ *KLARICID (Abbott), 8 e 12 comprimidos × 250 mg*
10 e 14 comprimidos × 500 mg
fr. de 60 mL com grânulos p/ suspensão pediátrica × 125 e 250 mg/5 mL
fr.-amp. com 10 mL de diluente × 500 mg
▶ *KLARICID UD (Abbott), 7 e 10 comp. de liberação prolongada × 500 mg*
▶ *LAGUR (Boehringer Ingelheim), 8 comprimidos × 250 mg*
10 e 14 comprimidos × 500 mg
fr. com 50 mL × 125 e 250 mg/5 mL (suspensão pediátrica)
▶ *LAGUR UD (Boehringer Ingelheim), 6 e 10 comprimidos de liberação prolongada × 500 mg*

DIRITROMICINA

Derivado da eritromicina, dela divergindo pela presença, na posição 11, de grupo imino unido a longa cadeia lateral que se liga ao carbono 9 do anel macrolídico. É, pois, azalídio, como azitromicina e roxitromicina.

É ativa contra a maioria das cepas de microrganismos gram-positivos e gram-negativos.

Seu mecanismo de ação é igual ao da eritromicina. Mas seu perfil farmacocinético é melhor; seu grau maior de lipofilicidade explica seu maior volume de distribuição e sua melhor penetração tecidual, permitindo concentrações teciduais altas e prolongadas com posologia conveniente de uma dose por dia.

Farmacodinâmica
- antibacteriano sistêmico.

Farmacocinética
- administrada por via oral, é rapidamente absorvida e amplamente distribuída por todo o organismo; a presença de alimento no estômago aumenta ligeiramente sua absorção.
- atinge a concentração plasmática máxima (0,41 a 0,48 μg/mL) em cerca de 4 horas; as concentrações teciduais superam, em geral, 20 a 30 vezes os níveis plasmáticos.
- sofre hidrólise não enzimática, dando a eritromicilamina, metabólito ativo; tanto o fármaco íntegro como seu metabólito sofrem pouca ou nenhuma biotransformação hepática.
- a ligação às proteínas, tanto da eritromicina quanto do seu metabólito ativo, varia entre 15% e 30%.
- biodisponibilidade: 10%.
- meia-vida de eliminação: 44 horas.
- eliminação corporal total: 226 a 1.040 mL/min.
- a depuração de creatinina é menor nos pacientes com insuficiência renal.
- a diritromicina e a eritromicilamina são excretadas principalmente (81 a 97%) por via hepática e parcialmente (10%) pela urina.

Indicações
- tratamento de faringite e amigdalite causadas por *S. pyogenes* (estreptococos beta-hemolíticos do grupo A), embora a penicilina seja o fármaco de escolha.
- tratamento de bronquite aguda e exacerbações agudas de bronquite crônica causadas por *S. pneumoniae, S. pyogenes*, estreptococos (grupo *viridans*), *S. aureus, M. catarrhalis* e *H. influenzae*.
- tratamento de pneumonia causada por *S. pneumoniae, M. pneumoniae, L. pneumophila, M. catarrhalis* e *Chlamydia pneumoniae*.
- tratamento de infecções e estruturas tegumentares causadas por *S. aureus, S. epidermidis* e *S. pyogenes* (estreptococos beta-hemolíticos do grupo A).

Doses
- via oral, adultos, 500 mg uma vez ao dia, junto com alimentos ou dentro de uma hora após a

refeição, durante 7 a 14 dias, dependendo da infecção a ser tratada: 7 dias para bronquite aguda, exacerbação aguda da bronquite crônica e infecções da pele e tegumento; 10 dias para faringite e amigdalite; 10 a 14 dias, para pneumonia. Não é necessário ajustar a dose em idosos ou em pacientes com insuficiência renal ou hepática levemente alterada.

CONTRAINDICAÇÕES
- hipersensibilidade a antibióticos macrolídios.
- gravidez.
- lactação.
- insuficiência hepática.
- crianças menores de 5 anos.

EFEITOS ADVERSOS
- dor abdominal, diarreia, náusea, vômito, dispepsia, flatulência, anorexia.
- erupção cutânea, urticária, prurido.
- cefaleia, tontura, insônia, sonolência.
- trombocitopenia transitória, leucopenia, eosinofilia.
- vasodilatação.
- vaginite, moniliase vaginal.

INTERAÇÕES MEDICAMENTOSAS
- pode diminuir a depuração hepática da teofilina, acarretando aumento nas concentrações séricas desta.
- por ser derivado da eritromicina, poderá interagir com os seguintes fármacos: ácido valproico, alfentanila, anticoagulantes, astemizol, bromocriptina, carbamazepina, ciclosporina, digoxina, disopiramida, ergotamina, fenitoína, hexobarbital, levostatina, terfenadina, triazolam, varfarina.
- antiácidos ou anti-histamínicos H_2 diminuem sua absorção e, portanto, sua biodisponibilidade.

▶ DYNABAC (Eli Lilly), 10 e 14 drág. × 250 mg

ERITROMICINA

É obtida por fermentação de cultura de uma cepa de *Streptomyces erythreus*. Consiste em mistura que contém não menos de 90% de eritromicina A, cerca de 10% de eritromicina B e traços de eritromicina C.

A eritromicina tem espectro de ação relativamente amplo. É ativa contra a maioria dos germes gram-positivos e alguns gram-negativos, actinomicetos, micoplasmas, espiroquetas, clamídias, riquétsias e certas micobactérias atípicas.

É quimioterápico de escolha no tratamento de infecções causadas pelos seguintes germes: *Bordetella pertussis, Corynebacterium diphtheriae, C. minutissimum, Entamoeba histolytica, Haemophilus influenzae, Legionella pneumophila* e *Mycoplasma pneumoniae*.

Como fármaco alternativo é utilizada no combate a várias infecções para as quais os quimioterápicos de eleição são penicilinas ou tetraciclinas, quando estas são contraindicadas ou não toleradas ou os pacientes são hipersensíveis a elas.

Diversos microrganismos mostram-se resistentes à eritromicina. Os mecanismos de resistência são vários: diminuição da ligação do antibiótico ao seu local alvo e redução da permeabilidade da parede celular bacteriana à eritromicina são os principais.

A eritromicina é empregada como base livre ou na forma de sal (estearato) ou ésteres (estolato e etilsuccinato). Estearato e etilsuccinato são formas latentes da eritromicina. A base é extremamente amarga e pouco solúvel em água. O estearato é insípido e praticamente insolúvel em água, sendo usado para comprimidos e suspensões de administração oral. Os ésteres são insípidos e quase insolúveis em água, sendo adequados à incorporação em suspensões orais.

Pacientes intolerantes a uma forma de eritromicina podem ser intolerantes também a outras formas.

FARMACODINÂMICA
- antibiótico bacteriostático de amplo espectro, podendo ser bactericida em concentrações altas.

FARMACOCINÉTICA
- a base é acidolábil, sendo inativada pelo suco gástrico; por isso é administrada na forma de comprimidos revestidos ou drágeas que se desintegram no duodeno; sua absorção é retardada pelo alimento.
- os sais e ésteres são acidoestáveis e, por isso, são bem absorvidos; a absorção do estolato e do etilsuccinato não é afetada pelo alimento.
- rapidamente distribuída à maioria dos fluidos orgânicos, exceto o líquor.
- a ligação às proteínas é alta (70 a 75%, da base) ou muito alta (96%, do estolato).
- volume de distribuição: 0,72 L/kg.
- atravessa a barreira placentária.
- atinge as concentrações mais altas no fígado, bile e baço; adequadas, nos líquidos pleural e ascítico; 33% das concentrações plasmáticas, nas secreções prostática e seminal.
- administrada por via oral, leva 1 a 4 horas para atingir o pico de concentração sérica.
- após dose única por via oral, o pico sanguíneo varia com a forma e a quantidade administrada: base, 250 mg, 0,3-1,0 µg/mL após 4 horas: base, 500 mg, 0,3-1,9 µg/mL após 4 horas; estearato, 250 mg (em jejum), 0,2-1,3 µg/mL após 3 horas; estearato, 500 mg (em jejum), 0,4-1,8 µg/mL após 3 horas; estearato, 500 mg (após refeição), 0,1-0,4 µg/mL após 3 horas; estolato, 250 mg, 1,4-1,7 µg/mL após 2 a 4 horas; estolato, 500 mg, 4,2 µg/mL (fármaco íntegro) e 1,1 µg/mL (base livre) após 3,5-4 horas; etilsuccinato, 500 mg, 1,5 µg/mL (fármaco íntegro) e 0,6 µg/mL (base livre) após 0,5-2,5 horas.
- o pico sanguíneo na apresentação de lactobionato, para uma dose de 500 mg, é de cerca de 10 µg/mL.
- a base sofre biotransformação hepática parcial, dando metabólitos inativos.
- o etilsuccinato é hidrolisado à base livre no trato gastrintestinal e no sangue.
- no trato gastrintestinal o estolato é dissociado ao éster propanoato, é absorvido e, em seguida, parcialmente hidrolisado à base livre no sangue.
- o estearato é dissociado à base livre no trato gastrintestinal.
- meia-vida: 1,4 a 2 horas, nos pacientes normais; 4,8 a 6 horas, nos anúricos.
- excretada pelo leite.
- concentrada no fígado e excretada na bile.
- eliminada pela urina, 2 a 5% na forma íntegra quando a administração é oral e 10 a 15% quando dada por via intravenosa; pequena fração é excretada pelas fezes.
- não é removível por hemodiálise.

INDICAÇÕES
- tratamento de infecções clamídicas, de ferimentos por queimadura, oculares, da pele e do tecido mole, do trato geniturinário.
- tratamento de *acne vulgaris*, actinomicose, antraz, blefarite bacteriana, blefaroconjuntivite, cancroide, conjuntivite bacteriana, conjuntivite clamídica, difteria, doença do legionário, enterocolite por *Campylobacter*, éctima, erisipelas, erisipeloide, eritrasma, faringite bacteriana, febre recorrente, gonorreia endocervical, gonorreia uretral, granuloma inguinal, linfogranuloma venéreo, listeriose, meibomite, otite média aguda, pertússis, pneumonia clamídica, pneumonia micoplásmica, pneumonia pneumocócica, ceratite bacteriana, ceratoconjuntivite bacteriana, septicemia bacteriana, sífilis, sinusite, tracoma, uretrite não gonocócica.
- profilaxia de conjuntivite neonatal, difteria, endocardite bacteriana, febre reumática, oftalmia do recém-nascido.
- preparação pré-operatória do intestino.

DOSES
- via oral, adultos, 250 a 500 mg cada seis horas; para infecções graves, até 4 g diariamente, em tomadas divididas; crianças, 30 a 50 mg/kg/dia, fracionada em quatro porções, tomadas cada seis horas; para infecções graves a dose pode ser dobrada.
- para adultos e adolescentes, 250 a 500 mg IV ou 3,75 a 5 mg/kg, com intervalos de 6 horas. A dose máxima recomendada é de 4 g ao dia.
- para crianças, 3,75 a 5 mg/kg IV, com intervalo de 6 horas.
- aplicação tópica, uma ou duas vezes por dia.

CONTRAINDICAÇÕES
- hipersensibilidade à eritromicina.
- gravidez.
- insuficiência hepática.
- porfiria.

EFEITOS ADVERSOS
- mal-estar, náusea, vômito, cólica abdominal, diarreia.
- colite pseudomembranosa.
- urticária, erupções cutâneas, febre, eosinofilia, anafilaxia.
- perda de audição.
- arritmia ventricular.
- hepatite colestática, especialmente com o estolato.
- tromboflebite no local da injeção intravenosa.
- superinfecção.

INTERAÇÕES MEDICAMENTOSAS
- pode alterar a depuração da azatioprina.
- pode inibir a biotransformação da carbamazepina e, assim, potencializar os seus efeitos.
- pode deslocar o cloranfenicol e as lincosamidas da ligação às subunidades 50S dos ribossomos bacterianos ou impedir esta ligação, antagonizando os efeitos destes antibióticos.
- aumenta as concentrações plasmáticas da ciclosporina e pode aumentar o risco de nefrotoxicidade.
- pode intensificar o efeito da digoxina.
- aumenta a concentração plasmática da disopiramida.
- inibe a biotransformação da ergotamina e aumenta o vasoespasmo.
- interfere com o efeito bactericida das penicilinas no tratamento da meningite ou em outras situações em que é necessário efeito bactericida rápido.
- pode prolongar excessivamente o tempo de protrombina e aumentar o risco de hemorragia, especialmente nos idosos, quando tomada concomitantemente com a varfarina.

- pode diminuir a depuração hepática da teofilina, resultando em aumento nas concentrações séricas da teofilina e/ou toxicidade.
- inibe a biotransformação do triazolam e, assim, aumenta a concentração plasmática deste.
- outros medicamentos hepatotóxicos podem aumentar o potencial para hepatotoxicidade.
- outros medicamentos ototóxicos com doses altas de eritromicina em pacientes com insuficiência renal podem aumentar o potencial para ototoxicidade.

ERITROMICINA

- ERITROMICINA (Furp), 500 comprimidos × 250 mg
  50 fr. com 125 mg/5 mL (suspensão oral)
- ERITROMICINA (Lafepe), fr. de 60 mL × 25 mg/mL (suspensão oral)
- ERITROMICINA (Vital Brazil), 10 e 500 comprimidos × 250 mg
  50 fr. de 60 mL c/ 250 mg/5 mL (suspensão)
- ERYACNEN 2 (Galderma), bisnaga com 60 g a 2% (gel)
- ERYACNEN 4 (Galderma), bisnaga com 60 g a 4% (gel)
- ILOSONE TÓPICO SOLUÇÃO (Eli Lilly), fr. de 120 mL c/ 20 mg/mL
- PANTOMICINA TÓPICA (Abbott), fr. de 60 mL c/ 20 mg/mL
- RUBROMICIN (Fármaco), 12 e 300 comprimidos × 250 e 500 mg
  fr. de 60 mL com 125 e 250 mg/5 mL (suspensão oral)
- STIEMYCIN (Stiefel), fr. de 120 mL c/ 20 mg/mL (solução tópica)
  bisnaga com 60 g de gel
- SUSPENSÃO DE ERITROMICINA (Bergamo), fr. de 50, 60 e 100 mL c/ 125 e 250 mg/mL

ESTEARATO DE ERITROMICINA

- ERIBIOTIC (Teuto-Brasileiro), 12 cáps. × 250 e 500 mg
  fr. de 60 mL com 125 mg/mL (suspensão)
- ERITROMICINA (Braskap), 10 cáps. × 500 mg
  10 comprimidos × 500 mg
  fr. de 60 mL com 125 mg/5 mL
- ERITROMICINA 250 MG (Brasmédica), 12 e 100 cáps.
- ILOBRON (Haller), 10 drág. × 500 mg
  fr. de 50 mL com 250 mg/5 mL (suspensão)
- ILOTREX (União Química), 10 drág. × 500 mg
  fr. de 60 mL com 125 mg/5 mL (suspensão)
- PANTOMICINA (Abbott), 20 e 120 comprimidos revestidos × 250 mg
  10 e 120 comprimidos revestidos × 500 mg
  vidro de 100 mL com 125 mg/5 mL (suspensão)
  vidro de 50 mL com 250 mg/5 mL (suspensão)
- PLENOMICINA (Cibran), 12 e 100 comprimidos × 250 e 500 mg
  fr. de 60 mL com 125 e 250 mg/5 mL (suspensão)

ESTOLATO DE ERITROMICINA

- ERIFLOGIN (Asta), 20 comprimidos × 250 mg
  14 e 48 comprimidos × 500 mg
  fr. com 100 mL × 125 mg/5 mL (suspensão)
  fr. com 100 mL × 250 mg/5 mL (suspensão)
- ERITREX (Aché), 21 comprimidos × 500 mg
  fr. de 105 mL c/ 125 mg/5 mL (suspensão)
- ERITRIN (Hebron), 24 comprimidos × 500 mg fr. de 120 mL c/ 250 e 500 mg/5 mL
- ERITROFAR (Elofar), 8 drág. × 500 mg
  fr. de 60 mL com 125 e 250 mg/5 mL (suspensão)
- ERITROMED (Medquímica), 12 cáps. × 250 mg
  8 comprimidos × 500 mg
  fr. de 100 mL × 125 mg/5 mL (suspensão oral)
  fr. de 50 mL × 250 mg/5 mL (suspensão oral)
- ERITROMICINA (Bergamo), 8 e 12 comprimidos × 250 e 500 mg
- ERITROMICINA (Gilton), 12 cáps. × 250 mg
  6 e 96 cáps. × 500 mg
- ERITROMICINA (Neo-Química), 12 comprimidos × 250 e 500 mg
  fr. de 60 mL c/ 125 e 250 mg/5 mL
- ERITROMICINA (Sanval), 10 cáps. × 250 mg
  fr. de 50 mL com 125 e 250 mg/5 mL (suspensão)
- ERITROMICINA CIBRAN (Cibran), 12 cáps. × 250 mg
  8 comprimidos × 500 mg
  fr. de 60 mL c/ 125 e 250 mg/mL (suspensão)
- ERITROMICINA 250 MG LUPER (Luper), fr. de 60 mL c/ 250 mg/5 mL
- ESTOLATO DE ERITROMICINA (Prodotti), 10 drág. × 250 e 500 mg
  fr. de 50 e 60 mL c/ 125 e 250 mg/mL
- ILOCIN (Haller), 12 drág. × 250 mg
  8 drág. × 500 mg
  fr. de 60 mL com 125 mg/5 mL (suspensão)
  fr. de 40 mL com 250 mg/5 mL (suspensão)
- ILOSONE (Eli Lilly), 20 cáps. × 250 mg
  10 e 48 drág. × 500 mg
  fr. de 15 mL c/ 100 mg/mL (5 mg/gota)
  fr. de 100 mL c/ 125 mg/5 mL (suspensão)
  fr. de 50 e 100 mL c/ 250 mg/5 mL (suspensão)
  bisnaga de 60 g com 20 mg/g (gel)
- KANAZIMA (Kinder), 8 e 16 cáps. × 250 mg
  fr. de 60 mL c/ 250 mg/5 mL (suspensão)
- LISOTREX (Profarb), 16 comprimidos × 250 mg
  fr. de 60 mL c/ 125 mg/5 mL (suspensão)
- ORTOCICLINA (Makros), 8 e 60 comprimidos × 250 mg
  fr. de 60 mL com 125 mg/5 mL (suspensão)
- RUBROMICIN (Prati, Donaduzzi), 300 comprimidos × 250 e 500 mg
  60 fr. de 50 mL com 125 e 250 mg/5 mL (suspensão oral)
- SUSPENSÃO DE ERITROMICINA (Laborsil), fr. de 60 mL com 125 mg/5 mL (suspensão)
- SUSPENSÃO DE ERITROMICINA BRASMÉDICA (Brasmédica), fr. de 60 mL c/ 125 mg/5 mL

ESTOLATO DE ERITROMICINA 250 MG + CLORIDRATO DE BENZIDAMINA 25 MG POR CÁPSULA OU 10 ML

- ERIFLOGIN (Asta), 16 cáps.
  fr. de 100 mL (suspensão)
- TROMAXIL (Opem), 1 e 10 fr.-amp. × 1.000 mg (solução para uso IV)

ESPIRAMICINA

Consiste em mistura de três antibióticos macrolídicos isolada de culturas de *Streptomyces ambofaciens*. Seu espectro de ação antimicrobiana é semelhante aos da eritromicina e clindamicina. É bacteriostática nas concentrações séricas, mas pode ser bactericida nas concentrações teciduais.

Inibe a síntese proteica por ligar-se à subunidade 50S dos ribossomos bacterianos e interferir com a translocação.

Os microrganismos desenvolvem resistência a este antibiótico, inclusive resistência cruzada entre espiramicina, eritromicina e oleandomicina.

FARMACODINÂMICA
- antibiótico antibacteriano e toxoplasmicida.

FARMACOCINÉTICA
- administrada por via oral, é absorvida irregular e parcialmente (20 a 50%) do trato gastrintestinal.
- é amplamente distribuída a todo o organismo, atingindo concentrações altas nos pulmões, amígdalas, brônquios e seios da face.
- sofre biotransformação hepática, dando metabólitos mais ativos.
- atinge concentrações plasmáticas máximas, dentro de 2 a 4 horas, de 1 µg/mL após dose de 1 g.
- as concentrações sanguíneas máximas são mantidas por 4 a 6 horas após uma dose única.
- a ingestão de alimento junto com o fármaco reduz significativamente sua biodisponibilidade e a concentração sérica máxima em cerca de 70%, além de retardar em duas horas o tempo para atingir o pico.
- atravessa a barreira placentária.
- excretada pelo leite.
- as concentrações séricas bacteriostáticas situam-se na faixa entre 0,1 e 3,0 µg/mL, e as bactericidas, entre 8 e 64 µg/mL.
- meia-vida de distribuição: 10,2 ± 3,72 minutos.
- meia-vida de eliminação: 5 a 8 horas.
- excretada primariamente na bile, em que atinge concentrações 15 a 40 vezes maiores do que as concentrações séricas; apenas cerca de 2% de uma dose são recuperados na urina após 36 horas.

INDICAÇÕES
- tratamento de infecções bacterianas causadas por germes sensíveis.
- tratamento da toxoplasmose, como alternativa à pirimetamina.

DOSES
- via oral, adultos, duas horas antes ou três horas depois das refeições, inicialmente 1 g três vezes ao dia; a dose pode ser aumentada até 2 a 4 g ao dia fracionada em duas a três tomadas.

CONTRAINDICAÇÕES
- hipersensibilidade aos antibióticos macrolídicos.
- disfunção hepática.
- gravidez.
- lactação.

EFEITOS ADVERSOS
- hepatotoxicidade.
- náusea, vômito, diarreia e indigestão.
- fadiga, sudorese, epistaxe, opressão no tórax, sensação de frescor na boca ou faringe.
- colite aguda.

- ROVAMICINA (Aventis Pharma), 16 cáps. × 250 mg
  16 comprimidos × 1.500.000 UI

MIOCAMICINA

É antibiótico macrolídico semissintético derivado de midecamicina A$_1$, isolada de cultura de *Streptomyces mycarofaciens*.

In vitro manifesta atividade contra *Staphylococcus aureus*, até contra cepas resistentes à eritromicina.

Como os macrolídicos em geral, atua inibindo a síntese proteica.

FARMACODINÂMICA
- antibiótico bacteriostático.

Farmacocinética
- sofre biotransformação, dando vários metabólitos.

Indicações
- tratamento de amigdalites e outras infecções bacterianas do trato respiratório causadas por germes sensíveis.

Doses
- via oral, 30 a 45 mg/kg/dia de 12 em 12 horas.

Contraindicações
- hipersensibilidade à miocamicina.
- gravidez.
- insuficiência hepática.
- insuficiência renal.

Efeitos adversos
- náuseas, vômitos, desconforto abdominal, cólicas, diarreia.
- exantemas macropapulares.
- superinfecção.
- prurido, urticária, angioedema.
- distúrbios respiratórios.
- fenômenos anafiláticos.

Interações medicamentosas
- pode inibir a ação bactericida de cefalosporinas e penicilinas.
- antagoniza os efeitos das lincosamidas.
- pode aumentar os níveis séricos da carbamazepina e da ergotamina.
- anticoncepcionais orais podem causar icterícia e prurido.

▶ MIDECAMIN (Merck), 10 comprimidos × 600 mg

ROXITROMICINA

É derivado semissintético da eritromicina. Difere desta por ter, na posição 9, em vez do átomo de oxigênio, o grupamento O-[(2-metoxi-etoxi)metil]oxima. Seu espectro de ação é semelhante ao da eritromicina. É tão ativa ou ligeiramente menos ativa que a eritromicina. Seu mecanismo de ação é igual.

Farmacodinâmica
- antibiótico bacteriostático.

Farmacocinética
- administrada por via oral, é rapidamente absorvida do trato gastrintestinal e detectada no plasma após 15 minutos; a absorção diminui se tomada depois, mas não antes, de uma refeição.
- distribui-se amplamente nos tecidos e líquidos orgânicos.
- a ligação às proteínas plasmáticas é alta (96%); a fixação se dá principalmente à α_1-glicoproteína ácida; esta ligação é saturável.
- início de ação: rápido.
- atinge a concentração máxima, de 6 a 8 μg/mL, em cerca de duas horas.
- atinge o estado de equilíbrio, após doses repetidas de 150 mg a cada 12 horas durante 10 dias, entre o segundo e o quarto dias; neste estado, as concentrações plasmáticas são: máxima, 9,3 mg/L; mínima, 3,6 mg/L.
- concentração 12 horas após uma dose: 1,8 mg/L, em média.
- sofre biotransformação apenas parcial, no fígado, dando três metabólitos, sendo a descladinose roxitromicina o mais abundante.
- meia-vida de eliminação: 8 a 13 horas (10,5 h em média), mais prolongada em crianças.
- eliminada parcialmente (< 0,05%) pelo leite materno
- excretada principalmente pelas fezes, nas formas íntegra (mais de 50%) e de metabólitos, pela urina (7 a 12%) e pelo ar expirado, na forma de CO_2 (15%).

Indicações
- tratamento de infecções bacterianas causadas por germes sensíveis.

Doses
- via oral, adultos 300 mg por dia, em duas tomadas (uma em jejum e outra à noite, com intervalo de 12 horas), de preferência antes das refeições, durante 10 dias; crianças de 1 mês a 13 anos, 5 a 8 mg/kg/dia, em tomadas divididas.

Contraindicações
- hipersensibilidade a antibióticos macrolídicos.
- gravidez.
- lactação.
- insuficiência hepática.

Efeitos adversos
- náusea, vômito, diarreia, epigastralgias.
- erupção cutânea, cefaleia, tontura, fraqueza.
- alterações no hemograma.

Interações medicamentosas
- aumenta as taxas plasmáticas de bromocriptina e ciclosporina.
- alcaloides do esporão do centeio podem causar manifestações de ergotismo.

▶ FLOXID (Sintofarma), 5 comprimidos × 300 mg
▶ ROTRAM (Ranbaxy), 10 comprimidos × 50 e 100 mg
5 comprimidos × 300 mg
▶ ROXINA (Cazi), 10 comprimidos × 50 e 100 mg 5 comprimidos × 300 mg
▶ ROXITROM (Biolab Sanus), 10 comprimidos × 150 mg
5 comprimidos × 300 mg
▶ ROXITROMICINA (Novartis), 5 comprimidos × 300 mg (genérico)
▶ ROXITROMICINA (Sanval), 10 comprimidos × 150 mg
▶ ROXITROMICINA (Teuto-Brasileiro), 10 comprimidos × 150 mg
▶ RULID (Aventis Pharma), 8, 10 e 16 comprimidos × 150 mg
▶ RULID 300 (Aventis Pharma), 5 e 10 comprimidos revestidos × 300 mg
8 comprimidos revestidos × 150 mg

8. *Aminociclitóis.* São antibióticos que consistem em misturas de carboidratos básicos, hidrossolúveis, estreitamente relacionados que formam cloridratos ou sulfatos cristalinos. Esta classe inclui tanto os antibióticos aminoglicosídicos, que contêm um aminoaçúcar, como os antibióticos que possuem um ciclitol ou aminociclitol, mas não aminoaçúcar.

Em sua maioria são preparados por fermentação, a partir de várias espécies de microrganismos, principalmente *Streptomyces* e *Micromonospora*. Alguns são produtos semissintéticos, obtidos por modificação molecular de outros aminociclitóis.

O mecanismo de ação dos aminociclitóis está relativamente bem esclarecido. Eles são transportados ativamente através da membrana celular bacteriana, unem-se irreversivelmente a uma ou mais proteínas receptoras específicas com a subunidade 30S dos ribossomos bacterianos e interferem com o complexo de iniciação entre o RNA mensageiro e a subunidade 30S. Com isso podem causar leitura errada do DNA; disso resulta biossíntese de proteínas não funcionais, impossibilitando a síntese de proteínas e causando a morte da célula.

Enquanto a maioria de outros antibióticos que interferem com a síntese proteica são apenas bacteriostáticos, os aminociclitóis são bactericidas; ignora-se a causa disso.

O uso indiscriminado dos aminociclitóis resultou no surgimento de cepas resistentes. A resistência bacteriana a estes antibióticos se deve a três mecanismos: alteração do ribossomo, diminuição da captação do antibiótico e inativação enzimática dos quimioterápicos. O último mecanismo é o mais importante.

Os aminociclitóis são ativos contra bacilos gram-negativos e alguns germes gram-positivos, mas não exercem atividade contra os microrganismos anaeróbios. São indicados no tratamento de infecções sistêmicas graves em que antibacterianos menos tóxicos são ineficazes ou contraindicados. Não são indicados rotineiramente no tratamento de infecções estafilocócicas, visto que existem antibacterianos menos tóxicos. Tampouco são rotineiramente indicados no tratamento inicial de infecções do trato urinário não complicadas, a menos que o microrganismo patológico seja resistente a outros antibacterianos menos tóxicos. Como regra geral, o tratamento com aminociclitóis não deve exceder 10 dias de duração. É possível a ocorrência de resistência cruzada entre eles.

São sensíveis aos aminociclitóis as seguintes Enterobacteriaceae: *Escherichia coli*, *Enterobacter* sp., *Klebsiella* sp., *Serratia* sp., *Proteus mirabilis*, *Proteus* indol-positivos (*Providencia rettgeri*, *Morganella morganii*, *Proteus vulgaris*), *Providencia stuarti* e *Citrobacter* sp. Embora *Salmonella* e *Shigella* sp., bem como *Acinetobacter* e *Haemophilus* sp., sejam geralmente sensíveis, para o combate contra estes germes usam-se outros antibióticos eficazes e menos tóxicos.

A *Pseudomonas aeruginosa* é sensível à tobramicina (a mais ativa), gentamicina, amicacina e netilmicina. Este microrganismo não é, porém, sensível a outros aminociclitóis. Para o tratamento de infecções sistêmicas graves causadas por *P. aeruginosa* se usam aminoclitóis associados com penicilina ou cefalosporina ativas contra pseudomonas, devido ao possível efeito sinérgico.

Os aminociclitóis são também ativos contra *Staphylococcus aureus,* mas raramente são usados como tratamento único porque há outros antibióticos menos tóxicos (penicilinas resistentes à betalactamase, cefalosporinas, clindamicina, vancomicina).

A estreptomicina é usada primariamente como tuberculostático, sendo ativa contra *Mycobacterium tuberculosis* e *M. bovis.* É também fármaco de escolha para o tratamento de infecções causadas por *Francisella tularensis* e *Yersinia pestis,* sendo usada frequentemente para as infecções por *Brucella*. Visto que muitos outros bacilos gram-negativos são resistentes, raramente se usa estreptomicina no combate a infecções causadas por estes microrganismos.

Os aminociclitóis são mais ativos no meio alcalino. Por isso, a alcalinização da urina com bicarbonato pode ser benéfica no tratamento de infecções do trato urinário.

A neomicina, um dos aminociclitóis, não deve ser usada em lactentes nem em crianças. A neomicina não se recomenda mais no tratamento de infecções gastrintestinais. A sua toxicidade potencial desaconselha seu emprego, por via parenteral, para qualquer indicação. A neomicina parenteral foi substituída por quimioterápicos mais seguros e mais eficazes.

Para o tratamento de determinadas infecções, associam-se os aminociclitóis com outros antibióticos. As razões são as seguintes: 1) obter efeito antibacteriano sinérgico; 2) impedir o surgimento de bactérias resistentes aos antibióticos; 3) expandir o espectro antimicrobiano. Empregam-se frequentemente as seguintes associações:

1) Aminociclitol ativo contra pseudomonas (amicacina, gentamicina, netilmicina, sisomicina, tobramicina) com penicilina ativa contra pseudomonas (carbenicilina) para infecções graves causadas por *Pseudomonas aeruginosa*.

2) Aminociclitol ativo contra pseudomonas com penicilina e/ou cefalosporina ativas contra pseudomonas em pacientes imunocomprometidos leucopênicos febris.

3) Estreptomicina ou gentamicina com benzilpenicilina, ampicilina ou vancomicina contra muitos enterococos (por exemplo, *Streptococcus faecalis* e *S. viridans*).

4) Aminociclitol com penicilina resistente à betalactamase ou vancomicina contra *Staphylococcus aureus*.

5) Aminociclitol ativo contra pseudomonas com quimioterápico eficaz contra o grupo de *Bacteroides fragilis* (por exemplo, cefoxitina, clindamicina, cloranfenicol, metronidazol, penicilina ativa contra pseudomonas) para o tratamento de sepse abdominal ou pélvica ou profilaxia de cirurgia colorretal ou urológica contaminada.

6) Aminociclitol ativo contra pseudomonas com outro antibiótico quando se deseja ampliar o espectro antimicrobiano (por exemplo, com ampicilina para meningite de recém-nascido ou infecções do trato biliar).

7) Neomicina oral com eritromicina é o regime de escolha para profilaxia de cirurgia colorretal eletiva.

Farmacocinética

- quando administrados por via oral são pouco absorvidos do trato gastrintestinal intacto, mas acumulam-se em pacientes com insuficiência renal; por via intramuscular, são rápida e completamente (100%) absorvidos; por aplicação tópica, pouco penetram através da pele intacta, mas pode ocorrer absorção considerável através da pele lesada, como nos queimados.
- são distribuídos ao fluido extracelular, atingindo concentrações altas na urina e baixas na bile, leite, humor aquoso, secreções brônquicas, escarro e liquor.
- são também distribuídos a todos os tecidos do organismo, atingindo concentrações altas no fígado, pulmões e, especialmente, rins, e concentrações mais baixas no músculo, gordura e osso.
- não atravessam a barreira hematencefálica.
- atravessam a barreira placentária.
- volume de distribuição: adultos, 0,26 L/kg; crianças, 0,2 a 0,4 L/kg; recém-nascidos, 0,58 a 0,68 L/kg; pacientes com fibrose cística, 0,30 a 0,39 L/kg.
- ligam-se fracamente (0 a 10%) às proteínas.
- não sofrem biotransformação.
- meia-vida de distribuição: 5 a 15 minutos.
- meia-vida de eliminação: adultos normais, 2 a 4 horas; pacientes com insuficiência renal, até 100 horas; pacientes com fibrose cística, 1 a 2 horas; crianças, 2,5 a 4 horas; recém-nascidos, 5 a 8 horas.
- tempo para atingir a concentração máxima: por via intramuscular, 30 a 90 minutos; por via intravenosa, 30 minutos após infusão de 30 minutos, ou 15 minutos após infusão de uma hora.
- os picos das concentrações séricas em adultos com função renal normal:
amicacina — intramuscular: 5 mg/kg, 16 μg/mL; 7,5 mg/kg, 21 μg/mL; intravenosa por infusão durante 30 minutos: 7,5 mg/kg, 38 μg/mL (no fim da infusão).
espectinomicina — intramuscular: 2 g, 100 μg/mL; 4 g, 160 μg/mL.
estreptomicina — intramuscular: 1 g, 25 a 50 μg/mL.
gentamicina — intramuscular ou intravenosa: 1 mg/kg, 4 μg/mL; 1,5 mg/kg, 6 μg/mL.
netilmicina — intramuscular: 2 mg/kg, 5,5 μg/mL; 3 mg/kg, 8,8 μg/mL; intravenosa por infusão durante 30 minutos: 2 mg/kg, 11,8 μg/mL (no fim da infusão); 3 mg/kg, 15,6 μg/mL (no fim da infusão).
sisomicina — intramuscular: 1 g, 4 μg/mL.
tobramicina — intramuscular ou intravenosa: 1 mg/kg, 4 μg/mL.
- a concentração da netilmicina na bile equivale a 10% das concentrações séricas, podendo variar até 25% das concentrações séricas nos pacientes com função hepática anormal.
- são excretados, quase inteiramente na forma inalterada, pela urina, por filtração glomerular; pequenas quantidades são excretadas na bile; 70 a 95% da dose são recuperados na urina em 24 horas.
- são removíveis por hemodiálise; em cada período de 4 a 6 horas são removidos até 50% do aminociclitol presente no sangue.
- a diálise peritoneal é menos eficaz do que a hemodiálise; ela remove aproximadamente 25% de uma dose em 48 a 72 horas.

Indicações

- tratamento de infecções intra-abdominais (incluindo peritonite), ósseas e das articulações, da pele e tecidos moles, do sistema nervoso central (incluindo meningite e ventriculite), do trato biliar e urinárias.
- tratamento de pneumonia e septicemia.
- estreptomicina é usada no tratamento de brucelose, granuloma inguinal, peste bubônica, tuberculose e tularemia.

Contraindicações

- alergia aos aminociclitóis.
- gravidez.
- miastenia grave.
- parkinsonismo.
- deterioração do oitavo nervo craniano.
- desidratação ou insuficiência renal.

Precauções

- pacientes intolerantes a um aminociclitol podem ser intolerantes também a outros aminociclitóis.
- durante o tratamento com aminociclitóis é preciso fazer testes de audiograma, determinação da função renal, determinação da função vestibular, determinação da concentração sérica do aminociclitol e exame de urina tipo 1; para a estreptomicina, além dos testes acima, é preciso realizar testes de estimulação calórica para toxicidade vestibular.
- lactentes prematuros e recém-nascidos são mais sensíveis à toxicidade renal por causa de sua capacidade renal imatura.
- os pacientes geriátricos podem correr o risco de toxicidade renal por causa da diminuição da função renal em decorrência da idade.
- deve-se evitar o uso concomitante de outros medicamentos, especialmente outros medicamentos nefrotóxicos ou ototóxicos, outros bloqueadores neuromusculares ou indometacina intravenosa em recém-nascidos prematuros.

Efeitos adversos

- proteinúria, hematúria e cilindros renais granulares, azotemia, oligúria, aumento do nitrogênio proteico, do nitrogênio não proteico e da creatinina sérica.
- aumento de transaminases séricas, da desidrogenase lática sérica e da bilirrubina, hepatomegalia, necrose hepática.
- agranulocitose transitória, leucopenia, leucocitose, trombocitopenia, eosinofilia, pancitopenia, anemia, anemia hemolítica.
- zumbido nos ouvidos, tontura, vertigem, paralisia vestibular (gentamicina) e surdez parcial reversível ou irreversível.
- confusão, desorientação, depressão, letargia, depressão respiratória, nistagmo, perturbações visuais, ambliopia, cefaleia, febre, delírio (tobramicina).
- púrpura, exantema, urticária, edema angioneurótico, prurido, dermatite esfoliativa, alopecia, reações anafilactoides, edema laringiano.
- adormecimento, formigamento da pele, parestesia perioral ou periférica, tremor, convulsões, contração muscular, fraqueza muscular, bloqueio neuromuscular.
- náusea, vômito, anorexia, perda de peso, hipersalivação, estomatite.
- fibrose pulmonar, miocardite (estreptomicina), palpitações, esplenomegalia, artralgia, hipotensão, hipertensão, hiperpotassemia, doença do soro (estreptomicina), necrose epidérmica tóxica (estreptomicina e neomicina).
- irritação ou dor no local da injeção intramuscular.

Superdose

- hemodiálise ou diálise peritoneal.
- tratamento sintomático.

Interações medicamentosas

- dois ou mais aminociclitóis, administrados concomitantemente, ou capreomicina podem aumentar o potencial para ototoxicidade, nefrotoxicidade e bloqueio neuromuscular; pode ocorrer perda de audição e esta progredir até surdez, geralmente permanente.
- neomicina oral pode potencializar a ação dos anticoagulantes cumarínicos.
- ácido acetilsalicílico e outros salicilatos, ácido etacrínico, anfotericina B parenteral, bacitracina parenteral, bumetanida parenteral, cefalotina, ciclosserina, cisplatina, furosemida parenteral, manitol ou vancomicina podem aumentar o potencial para ototoxicidade e/ou nefrotoxicidade.

Contudo, às vezes é necessário administrar aminociclitóis e vancomicina concomitantemente na profilaxia da endocardite causada por estreptococos e *Corynebacteria* sp., no tratamento de infecções estafilocócicas resistentes ou nos pacientes alérgicos à penicilina. Nestes casos é preciso exercer vigilância apropriada.

- anestésicos gerais da classe dos hidrocarbonetos halogenados, transfusões maciças de sangue contendo citrato, agentes bloqueadores neuromusculares ou suxametônio podem intensificar o bloqueio neuromuscular, resultando em fraqueza prolongada do músculo esquelético e depressão ou paralisia respiratória.
- antibióticos betalactâmicos podem inativá-los em pacientes com insuficiência renal.
- anti-histamínicos, buclizina, fenotiazínicos, meclozina ou tioxantênicos podem mascarar os seus sintomas de ototoxicidade.
- hipnoanalgésicos podem causar efeitos depressores respiratórios centrais aditivos, podendo resultar em aumento ou prolongamento da depressão ou paralisia respiratória.
- indometacina intravenosa no recém-nascido prematuro pode diminuir sua depuração renal.
- polimixinas parenterais podem aumentar o potencial para nefrotoxicidade e/ou bloqueio neuromuscular, resultando em fraqueza do músculo esquelético e depressão ou paralisia respiratória.

A duração usual do tratamento das doenças sensíveis aos aminociclitóis é 7 a 14 dias; em infecções complicadas, poderá ser necessário tratamento mais longo.

Os aminociclitóis comercializados no Brasil são: amicacina, espectinomicina, estreptomicina, framicetina, gentamicina, neomicina, netilmicina e tobramicina. São todos usados na forma de sulfato, com exceção da espectinomicina, que é usada na forma de cloridrato.

AMICACINA

É derivado acilado semissintético da canamicina A. Essa modificação molecular protege os grupos hidroxila e amino das enzimas que inativam os aminociclitóis. Contudo, é sensível a duas destas enzimas: acetiltransferase e a enzima adenililante. Apresenta, porém, alta resistência à inativação enzimática. Por isso, é a preferida para tratamento inicial de infecções causadas por bactérias gram-negativas aeróbias resistentes a outros aminociclitóis.

Seu espectro de atividade antimicrobiana é o mais amplo da classe dos aminociclitóis. É bastante utilizada em hospitais em que é relativamente comum a existência de microrganismos resistentes à gentamicina e à tobramicina.

Doses

- vias intramuscular e intravenosa, adultos e crianças com função renal normal, 15 mg/kg/dia em tomadas iguais de 8 em 8 ou de 12 em 12 horas; a dose total para adultos não deve exceder 1,5 g/dia; geralmente em infecção urinária são suficientes 250 mg de 12 em 12 horas; recém-nascidos com função renal normal, ataque de 10 mg/kg; a seguir 7,5 mg/kg a cada 12 horas. Com função renal alterada, as doses devem ser adaptadas.

▶ *AMICACIL (Teuto-Brasileiro)*, 1 e 50 amp. de 2 mL × 100, 250 e 500 mg
▶ *AMICACINA (Ariston)*, 1 amp. c/ 100, 250 e 500 mg
▶ *AMICACINA (Biochímico)*, fr.-amp. de 2 mL c/ 100, 250 e 500 mg
▶ *AMICACINA (Halex Istar)*, amp. de 2 mL com 100, 250 e 500 mg
▶ *AMICACINA (Neo-Química)*, 50 amp. de 1 mL c/ 100 mg
50 amp. de 2 mL c/ 250 e 500 mg
▶ *AMICACINA (Royton)*, 50 amp. c/ 100 e 500 mg
▶ *AMIKIN (Cibran)*, 1 e 50 amp. de 2 mL c/ 100 e 500 mg
1 e 100 amp. de 2 mL c/ 250 mg
▶ *BACTOMICIN (EMS)*, 1 e 50 amp. de 2 mL com 100, 250 e 500 mg
▶ *NOVAMIN (Bristol-Myers Squibb)*, amp. de 2 mL c/ 100, 250 e 500 mg
▶ *SULFATO DE AMICACINA (EMS)*, 50 amp. de 2 mL c/ 100 mg
50 amp. de 4 mL c/ 1.000 mg (genérico)
▶ *SULFATO DE AMICACINA (Eurofarma)*, amp. com 2 mL c/ 100 e 500 mg (genérico)
▶ *SULFATO DE AMICACINA (Teuto-Brasileiro)*, amp. de 2 mL c/ 100, 250 e 500 mg (genérico)

ESPECTINOMICINA

Contém o grupo actinamina. É isolada de culturas de *Streptomyces spectabilis*.

A espectinomicina é indicada como quimioterápico de segunda escolha no tratamento de gonorreia endocervical, retal e uretral causada por *Neisseria gonorrhoeae* penicilinorresistente ou em pacientes alérgicos a penicilinas.

Doses

- via intramuscular profunda, para gonorreia endocervical, retal ou uretral, adultos, 2 g como dose única; para gonorreia disseminada, 2 g cada 12 horas durante três dias; crianças com mais de 45 kg de peso, 2 g como dose única; crianças com até 45 kg de peso, 40 mg/kg de peso corporal como dose única; lactentes, não se recomenda seu emprego.

▶ *TROBICIN (Pharmacia Brasil)*, fr.-amp. c/ 3,2 mL de diluente com 2 g

ESTREPTOMICINA

É isolada de culturas do *Streptomyces griseus*. Sua atividade bactericida se exerce contra grande variedade de bactérias gram-negativas aeróbias e certas micobactérias. Hoje é pouco usada, pois existem aminociclitóis mais eficazes (amicacina, gentamicina, netilmicina e tobramicina) e agentes tuberculostáticos mais seguros (etambutol, isoniazida e rifampicina).

Com exceção da tuberculose, que exige tratamento prolongado, raramente é necessário administrar estreptomicina por mais de 7 a 10 dias.

Doses

- via intramuscular, adultos, 15 a 25 mg/kg/dia, em tomadas divididas, de 12 em 12 horas; crianças, 20 a 40 mg/kg/dia, em tomadas divididas, de 12 em 12 horas; recém-nascidos e prematuros, 10 a 20 mg/kg/dia, em tomadas divididas, de 12 em 12 horas. Para tularemia e peste bubônica, adultos, 2 g/dia em tomadas divididas cada 12 horas. Para brucelose, 1 g/dia em tomadas divididas cada 12 horas junto com tetraciclina. Para tuberculose, adultos, 20 mg/kg uma vez por dia durante duas a três semanas; depois disso, 1 g em dias alternados e, em seguida, 1 g duas vezes por semana. A dose deve ser reduzida em idosos, crianças, adultos baixos e pacientes com insuficiência renal.

FRAMICETINA

Também chamada neomicina B, é produzida por certas cepas de *Streptomyces fradiae* ou *S. decaris*. Suas ações são semelhantes às da neomicina.

É usada por via tópica no tratamento de infecções da pele, olho e ouvido, geralmente em associação com outros fármacos, sobretudo gramicidina.

Associações

▶ *FONERGIN (Aventis Pharma)*, (sulfato de framicetina 5 mg + prednisolona 0,2 mg + gramicidina 0,2 mg + cloridrato de amilocaína 0,4 mg + cloridrato de procaína 0,6 mg por pastilha), 12 pastilhas
(sulfato de framicetina 1 g + prednisolona 20 mg + cloridrato de amilocaína 40 mg + cloridrato de procaína 120 mg cada 100 mL), fr. de 15 mL (aerossol)
▶ *OFTICOR (Allergan)*, (sulfato de framicetina 5 mg + sulfato de polimixina B 6.000 UI + metassulfobenzoato sódico de dexametasona 1,5 mg por mL), fr. de 5 mL (colírio)

GENTAMICINA

Consiste em mistura de três antibacterianos muito aparentados, obtidos de culturas de *Micromonospora purpurea*. Embora seja importante para o tratamento de muitas infecções causadas por bactérias gram-negativas, o surgimento de germes resistentes em alguns hospitais constitui problema grave e poderá limitar o emprego futuro deste quimioterápico.

A associação de gentamicina com benzilpenicilina ou ampicilina exerce efeito sinérgico contra os enterococos (por exemplo, *Streptococcus faecalis*), sendo este o regime de escolha para o tratamento de endocardite enterocócica.

Doses

- vias intramuscular ou intravenosa (para uso IV diluir em dextrose a 5% ou solução isotônica de cloreto de sódio e administrar lentamente, por 30 minutos), adultos, 3 a 5 mg/kg/dia, em tomadas divididas, cada 8 horas; crianças, 6 a 7,5 mg/kg/dia, em tomadas divididas, cada 8 horas; recém-nascidos e prematuros, 5 mg/kg/dia, em tomadas divididas, cada 12 horas.

Com função renal alterada, as doses devem ser adaptadas, de acordo com a depuração da creatinina.

Pacientes submetidos à diálise, adultos, 1 a 1,7 mg/kg no final de cada período de 6 horas de diálise; crianças, 2 mg/kg no final de cada período de 6 horas de diálise.

- via tópica: pode ser usada em vários preparados dermatológicos e oftálmicos, tanto isoladamente como em associação.
- via intratecal, como adjuvante no tratamento da meningite, adultos, 4 a 8 mg uma vez por dia; crianças e lactentes acima de 3 meses, 1 a 2 mg uma vez por dia.

ANTIBIÓTICOS   18.101

- AMPLOMICINA (Cibran), 2 e 100 amp. de 1 mL c/ 10, 20 e 40 mg
  2 e 100 amp. de 1,5 mL c/ 60 mg
  2 e 100 amp. de 2 mL c/ 80, 120 e 160 mg
- AMPLOMICINA 280 MG (Cibran), 1 e 12 amp. de 2 mL com 280 mg
- GARAMICINA CREME (Schering-Plough), bisnagas com 10, 30 e 45 g a 0,1%
- GARAMICINA INJETÁVEL (Schering-Plough), 20 mg, 2 amp. de 1 mL com 20 mg
  40 mg, 2 amp. de 1 mL com 40 mg
  60 mg, 2 amp. de 1,5 mL com 40 mg
  80 mg, 2 amp. de 2 mL com 40 mg
  120 mg, 2 amp. de 1,5 mL com 80 mg
  160 mg, 1 amp. de 2 mL com 80 mg
  280 mg, 1 amp. de 2 mL com 140 mg
- GENTAMICINA (Allergan), fr. de 5 mL com 5 mg/mL (colírio)
  bisnaga de 3,5 g com 5 mg/g (pomada oftálmica)
- GENTAMICINA (Ariston), 2 amp. de 1 mL com 20 e 40 mg
  2 amp. de 1,5 mL com 60 mg
  2 amp. de 2 mL com 80, 160 e 280 mg
- GENTAMICINA (Brasmédica), 2, 10 e 50 amp. de 1 mL com 10, 20 e 40 mg
  2, 10 e 50 amp. de 2 mL com 60, 80, 120 e 160 mg
  2, 10 e 50 amp. de 5 mL com 280 mg
- GENTAMICINA (EMS), 2 e 50 amp. de 1 mL com 10, 20, 40 e 60 mg
  2 e 50 amp. de 2 mL com 80 mg
  1 amp. de 2 mL com 160 e 280 mg
- GENTAMICINA (Furp), 50 amp. de 1 mL com 40 e 80 mg
- GENTAMICINA (Legrand), bisnaga de 3 g com 3 mg/g (uso oftálmico)
- GENTAMICINA (Luper), 2 amp. com 20 mg
  1 amp. com 80 e 280 mg
- GENTAMICINA (Neo-Química), 1 amp. de 2 mL com 80, 160 e 280 mg
- GENTAMICINA LEGRAND POMADA OFTÁLMICA (EMS), bisnaga de 3 g com 3 mg/g
- GENTAMICINA POMADA OFTÁLMICA (Brasmédica), bisnaga de 3 g
- GENTAMICINA POMADA OFTÁLMICA (Legrand), bisnaga de 3 g
- GENTAMICINA ROYTON (Royton), 1 e 50 amp. de 1 mL c/ 10 e 40 mg
  1 e 50 amp. de 2 mL c/ 80, 160 e 280 mg
- GENTAPLUS (Abbott), 2 e 100 amp. de 1 mL c/ 10, 20 e 40 mg
  2 e 100 amp. de 1,5 mL c/ 60 e 120 mg
  2 e 100 amp. de 2 mL c/ 80 mg
  1 amp. de 2 mL c/ 160 e 280 mg
- GENTAXIL (Haller), 2 amp. de 1 mL c/ 10 e 20 mg
  2 amp. de 2 mL c/ 40, 60, 80 e 120 mg
  1 amp. de 2 mL c/ 160 e 280 mg
- SEPTOPAL (Merck), 10 ou 30 pérolas em fio cirúrgico polifílico c/ 4,5 mg/pérola
- SOLUÇÃO INJETÁVEL DE GENTAMICINA (EMS), 2 amp. de 1 mL com 10, 20, 40, 60 e 80 mg
  amp. de 2 mL com 160 e 280 mg
- SULFATO DE GENTAMICINA (Cristália), bisnagas de 30 g com 1 mg/g (creme), (genérico)
- SULFATO DE GENTAMICINA (Ducto), 50 amp. de 1 mL com 20 mg (genérico)
- SULFATO DE GENTAMICINA (EMS), 2 e 50 amp. de 2 mL c/ 80 mg (genérico)
  1 amp. de 2 mL c/ 160 e 280 mg (genérico)
- SULFATO DE GENTAMICINA (Neo-Química), amp. de 2 mL com 40 mg/mL (genérico)
- SULFATO DE GENTAMICINA (Prodotti), 15, 25, 50 e 100 amp. de 2 mL com 40 mg/mL (genérico)
- SULFATO DE GENTAMICINA (Sanval), 6 amp. de 1 mL com 10 e 40 mg
  6 e 100 amp. de 2 mL com 80 mg

Associações
- GARASONE (Mantecorp), (sulfato de gentamicina 3 mg + fosfato sódico de betametasona 1 mg por mL), fr. com 10 mL (solução oftálmica)
- QUADRIDERM (Schering-Plough), (gentamicina 1 mg + valerato de betametasona 0,5 mg + tolnaftato 10 mg + glioquinol 10 mg cada grama), bisnagas de 20 g (pomada e creme dermatológico)

NEOMICINA

Produzida por fermentação de *Streptomyces fradiae*, é o aminociclitol mais tóxico.

Com mais frequência é usada topicamente para tratar das infecções do olho, ouvido e pele, não raro como componente de uma associação de antibióticos. Por via oral é utilizada para obter efeitos antibacterianos locais. É empregada também, por via oral, na hiperlipoproteinemia do tipo IIa. Pode ser usada oralmente como adjuvante no tratamento de coma hepático, visto que reduz o número de bactérias produtoras de amônio no trato intestinal.

Em associação com eritromicina é frequentemente o regime de escolha para profilaxia em cirurgia colorretal eletiva.

Não se deve utilizar a neomicina por via parenteral para infecções sistêmicas devido aos graves efeitos ototóxicos e nefrotóxicos.

É usada nas formas de palmitato ou sulfato.

Doses
- via oral, adultos, 2 a 4 g/dia; crianças, 50 a 100 mg/kg/dia.
- via tópica, para infecções oculares, 1 a 2 gotas de colírio, em cada olho, duas a três vezes por dia; para infecções cutâneas por germes sensíveis, leve camada da pomada uma ou duas vezes por dia.

- NEOMICINA POMADA (Dermopen), bisnagas de 10 e 20 g com 3,5 mg/g
- NEOMICINA POMADA (Elofar), bisnaga de 20 g c/ 5 mg/g
- POMADA DE NEOMICINA (Infabra), bisnaga de 20 g/ c/ 3,5 mg/g
- POMADA DE NEOMICINA (União Química), bisnaga de 20 g c/ 3,5 mg/g
- POMADA DE NEOMICINA BRASMÉDICA (Brasmédica), bisnaga de 20 g c/ 3,5 mg/g
- POMADA DE NEOMICINA "MEDIC" (Medic), bisnaga de 10 g c/ 3,5 mg/g

NEOMICINA 5 MG + BACITRACINA ZÍNCICA 250 UI POR G DE POMADA

- BACIGEN (Cazi), bisnaga com 20 g
  embalagem com 20 g (pó)
- BACITRACINA ZÍNCICA + SULFATO DE NEOMICINA (Neo-Química), bisnaga com 10 g
- CICATRENE (GlaxoSmithKline), bisnaga com 20 g
- DERMACETIN-PED (Stiefel), bisnagas com 15 e 50 g
- DERMASE (Sanval), bisnaga com 10 g
- NEBACETIN (Altana), bisnaga com 15 e 50 g
  aerossol com 30 mL
- NEBACIDERME (Multilab), bisnagas de 10 g (pomada)
- NEOMICINA + BACITRACINA (Lafepe), bisnagas de 10 g (pomada)
- NEOTOP (Medley), bisnaga com 10 g
- NEOTRICIN (Legrand), bisnaga com 15 g
- SULFATO DE NEOMICINA + BACITRACINA (EMS), bisnagas de 50 g (pomada), (genérico)
- SULFATO DE NEOMICINA + BACITRACINA (Medley), bisnagas de 15 e 50 g (pomada), (genérico)
- SULFATO DE NEOMICINA + BACITRACINA (Prati, Donaduzzi), bisnagas de 15 e 50 g (pomada), (genérico)

NEOMICINA + DEXAMETASONA

- DECADRON (Aché), fr. com 5 mL
- DEXACORT (Gemballa), bisnaga com 10 g (creme) bisnagas com 10 e 30 g (pomada)
- DEXAVISION (Teuto-Brasileiro), fr. com 5 mL (colírio)
- NEOCORTIN (Legrand), fr. com 5 mL (solução oto-oftálmica)

Outras Associações
- BETNOVATE-N (GlaxoSmithKline), (neomicina 5 mg + betametasona 1 mg por g), bisnaga com 30 g
- DRENISON N (Eli Lilly), (neomicina 0,125 mg + fludroxicortida 5 mg por g), bisnaga com 45 g (creme e pomada)
- ESPERSON N (Aventis Pharma), (neomicina 5 mg + desoximetasona 2,5 mg por g), bisnaga com 20 g
- LOCORTEN N (Novartis), (neomicina 5 mg + flumetasona 0,2 mg por g), tubo com 15 g (creme e pomada)
- NEOCINOLON (Teuto-Brasileiro), (neomicina 10 mg + acetonido de fluocinolona 0,5 mg/g), bisnagam com 20 g (pomada)
- OTOSPORIN (Farmoquímica), (neomicina 5 mg + hidrocortisona 10 mg + polimixina B 10.000 UI por mL), fr. com 10 mL
- POLYSPORIN (Pfizer), (sulfato de neomicina 3,5 mg + sulfato de polimixina B 5.000 UI + bacitracina zíncica 400 UI cada grama), bisnaga de 14,2 g (pomada)

NETILMICINA

É derivada 1-*N*-etil da sisomicina, sendo obtida por via semissintética. Como a amicacina, não é biotransformada pela maioria das enzimas inativantes de aminociclitóis. Pode ser ativa contra certas bactérias que são resistentes à gentamicina.

A netilmicina é primariamente ativa contra bactérias gram-negativas aeróbias; é também ativa contra *Staphylococcus aureus*. Tem sido empregada em associação com carbenicilina para o tratamento de infecções graves causadas por *Pseudomonas aeruginosa*.

Doses
- vias intramuscular ou intravenosa, pacientes com função renal normal, adultos, 4 a 6,5 mg/kg/dia, em tomadas igualmente divididas, a cada 8 ou 12 horas; crianças, 6 a 7 mg/kg/dia, em tomadas iguais, a cada 8 horas; recém-nascidos acima de uma semana, 7,5 a 9 mg/kg/dia, em tomadas iguais, a cada 12 horas; recém-nascidos abaixo de uma semana e prematuros, 6 mg/kg/dia, em tomadas iguais, a cada 12 horas. Nos pacientes com insuficiência renal devem-se modificar as doses, de acordo com as concentrações séricas.

▶ NETROMICINA (Schering-Plough), 2 amp. de 1,5 mL com 15 e 150 mg
2 amp. de 1 mL com 50 mg

TOBRAMICINA

É um complexo produzido por *Streptomyces tenebrarius*. Sua atividade antimicrobiana e várias outras propriedades são semelhantes às da gentamicina.

A maioria dos organismos gram-positivos, com exceção de *Staphylococcus aureus*, é resistente à tobramicina.

Doses

- vias intramuscular ou intravenosa, indivíduos com função renal normal, adultos, 3 a 5 mg/kg/dia, em três tomadas igualmente divididas, cada 8 horas; crianças, 6 a 7,5 mg/kg/dia, em três tomadas igualmente divididas, cada 8 horas; prematuros ou recém-nascidos até uma semana de idade, até 4 mg/kg/dia em duas tomadas igualmente divididas, cada 12 horas; nos pacientes com insuficiência renal, as doses devem ser ajustadas.
- via tópica, um centímetro da pomada no olho afetado duas a três vezes por dia; em infecções graves, um centímetro da pomada no olho a cada três ou quatro horas até obter melhora.
- via tópica, uma ou duas gotas da solução no olho afetado a cada quatro horas; nas infecções graves, duas gotas no olho de hora em hora até obter melhora.

▶ TOBRAGAN (Allergan), fr. de 5 mL c/ 3 mg/mL (solução oftálmica)
▶ TOBRAMICINA (Alcon), fr. de 5 mL a 0,3% (solução oftálmica), (genérico)
▶ TOBRAMICINA (Biosintética), fr. de 5 mL a 0,3% (solução oftálmica), (genérico)
▶ TOBRAMICINA (Cristália), fr. de 5 mL a 0,3% (genérico)
▶ TOBRAMINA (Eli Lilly), 2 amp. de 1,5 mL c/ 75 mg
5 amp. de 3 mL c/ 150 mg
▶ TOBREX (Alcon), fr. conta-gotas de 5 mL c/ 3 mg/mL (solução oftálmica)
bisnaga c/ 3,5 g (pomada oftálmica)

TOBRAMICINA 0,3 MG + DEXAMETASONA 0,1 MG POR ML OU G

▶ TOBRADEX (Alcon), fr. conta-gotas de 5 mL (solução oftálmica)
▶ TOBRADEX (Alcon), bisnaga c/ 3,5 g (pomada oftálmica)
▶ TOBRAMICINA + DEXAMETASONA (Allergan), fr. de 5 mL (susp. oftálmica), (genérico)
▶ TOBRAMICINA 1 DEXAMETASONA (Biosintética), fr. de 5 mL (solução oftálmica), (genérico)

9. *Lincosamidas*. São antibióticos derivados do aminoácido propil-higrínico ou pipecólico unido por ligação amídica a um derivado contendo enxofre de uma octose. Suas estruturas contêm uma função básica, o nitrogênio pirrolidínico, pela qual formam facilmente sais hidrossolúveis.

Geralmente as lincosamidas são agentes bacteriostáticos, mas em concentrações altas ou quando usadas contra microrganismos altamente sensíveis podem ser bactericidas. Elas ligam-se exclusivamente às subunidades 50S dos ribossomos bacterianos e impedem a formação da ligação peptídica, inibindo assim a síntese proteica.

Os microrganismos desenvolvem resistência às lincosamidas, que apresentam resistência cruzada.

As lincosamidas têm somente uso limitado por causa dos seus graves efeitos adversos, principalmente a colite pseudomembranosa, causada pela toxina secretada por cepas de *Clostridium difficile*. Esta colite, que é também causada por ampicilina e cefalosporinas, pode ser fatal. Ela é mais comum em mulheres de meia-idade e idosas, especialmente após intervenção cirúrgica. Por isso, as lincosamidas devem ser reservadas para as infecções graves em que os agentes antimicrobianos menos tóxicos não são apropriados. Para o tratamento da colite pseudomembranosa usa-se vancomicina.

O espectro de ação das lincosamidas é relativamente amplo. Elas são ativas contra a maioria das bactérias gram-positivas e diversas gram-negativas anaeróbias. A clindamicina é mais potente que a lincomicina.

Os germes gram-positivos normalmente sensíveis às lincosamidas são: estreptococos (*Streptococcus pneumoniae, S. pyogenes* e *S. viridans*), estafilococos (*Staphylococcus aureus, S. epidermidis, S. pyogenes*), *Corynebacterium diphtheriae* e *Nocardia asteroides*.

Entre os anaeróbios são sensíveis as *Bacteroides* sp. (inclusive *B. fragilis*), *Eubacterium* sp., *Peptococcus* sp., *Propionibacterium* sp., clostrídios (*Clostridium perfringens, C. tetani*), diversas *Actinomyces* sp. À clindamicina, mas não à lincomicina, são também sensíveis *Fusobacterium* sp., *Veillonella* sp. e estreptococos microaerofílicos.

Conquanto as cepas de *Mycoplasma pneumoniae*, em sua maioria, sejam sensíveis, para o tratamento de infecções por esse agente preferem-se outros antibióticos (por exemplo, eritromicina, tetraciclina). As bactérias gram-negativas aeróbias (por exemplo, Enterobacteriaceae, *Haemophilus influenzae, Neisseria meningitidis*), na maioria, são resistentes. Também o são espécies diversas de *Nocardia*. Levedos, fungos e vírus são igualmente resistentes.

Contraindicações

- hipersensibilidade às lincosamidas ou doxorrubicina.
- gravidez.
- lactação.
- doença gastrintestinal.
- insuficiência hepática grave.
- insuficiência renal grave.

Efeitos adversos

- colite grave e possivelmente fatal, caracterizada por diarreia persistente, cólicas abdominais e até perda de sangue e muco. O exame endoscópico poderá revelar colite pseudomembranosa, que poderá começar até várias semanas após a interrupção do tratamento com lincosamidas; neste caso deve-se interromper imediatamente a medicação e tratar o paciente com vancomicina.
- náusea, vômito.
- exantema maculopapular, prurido, urticária, erupções cutâneas.
- leucopenia e eosinofilia transitórias, agranulocitose, trombocitopenia.
- icterícia e anormalidades na função hepática.
- azotemia, oligúria e/ou proteinúria.
- hipotensão e alterações eletrocardiográficas, quando se administram doses intravenosas altas rapidamente.

Interações medicamentosas

- podem antagonizar o efeito de antimiastênicos sobre o músculo esquelético.
- podem causar efeitos depressores respiratórios centrais aditivos dos hipnoanalgésicos opioides, possivelmente acarretando depressão ou paralisia respiratória aumentada ou prolongada.
- anestésicos gerais inalantes ou agentes bloqueadores neuromusculares podem intensificar o bloqueio neuromuscular, resultando em fraqueza do músculo esquelético e depressão ou paralisia respiratória.
- antidiarreicos adsorventes podem diminuir a absorção das lincosamidas quando estas são administradas concomitantemente por via oral.
- antidiarreicos antiperistálticos (como opiáceos, difenoxilato, loperamida) podem prolongar ou piorar a colite pseudomembranosa por retardar a eliminação da toxina.
- cloranfenicol ou eritromicina podem deslocá-las da ligação às subunidades 50S dos ribossomos bacterianos ou impedir essa ligação, antagonizando assim seu efeito.

Duas são as lincosamidas disponíveis em nosso meio: clindamicina e lincomicina, ambas usadas na forma de sais.

CLINDAMICINA

É derivado semissintético obtido por 7-cloro-substituição do grupo 7-hidroxila da lincomicina. É mais ativa e causa menos efeitos adversos do que esta.

A clindamicina é usada nas formas de cloridrato e de fosfato. As suas formas latentes, o cloridrato do palmitato e o fosfato, só se tornam ativas após liberarem, por hidrólise, a clindamicina.

Farmacodinâmica
- antibiótico antibacteriano e antiprotozoário.

Farmacocinética

- administrada por via oral, é rapidamente absorvida do trato gastrintestinal, não sendo inativada pelo suco gástrico; cerca de 90% são absorvidos quando tomada com estômago vazio; a absorção não é afetada pelo alimento.
- é ampla e rapidamente distribuída à maioria dos fluidos e tecidos, exceto liquor.
- atravessa rapidamente a barreira placentária.
- excretada pelo leite.
- volume de distribuição: adultos, 0,66 L/kg; crianças, 0,86 L/kg.
- a ligação a proteínas é muito alta (92-94%).
- sofre biotransformação, principalmente hepática; os principais metabólitos são N-desmetilclindamicina (mais ativa do que o fármaco matriz) e sulfóxido de clindamicina (menos ativo); as formas latentes, o cloridrato do palmitato e o fosfato, são hidrolisadas *in vivo* à clindamicina.
- meia-vida: função renal normal, adultos, 2,4 a 3,0 horas; lactentes e crianças, 2,5 a 3,4 horas; lactentes prematuros, 6,3 a 8,6 horas; em insuficiência renal do estágio final ou insuficiência hepática grave, meia-vida ligeiramente aumentada (3 a 5 horas nos adultos).
- atinge a concentração máxima de 2,5 a 3,6 µg/mL em 45 minutos a 1 hora quando administrada por via oral (150 e 300 mg, respectivamente); 1 hora (crianças) e 3 horas (adultos), se tomada por via intramuscular; e no fim da infusão, quando inje-

tada por via intravenosa; por esta última via, os níveis séricos máximos de 7, 10, 11 e 14 μg/mL são atingidos após infusões de 300 mg (durante 10 minutos), 600 mg (durante 20 minutos), 900 mg (durante 30 minutos), e 1,2 g (durante 45 minutos), respectivamente.
- aproximadamente 10% de uma dose total são excretados pela urina e 3,6% pelas fezes, como fármaco ativo; o resto é eliminado na forma de metabólitos inativos.
- não é removível por hemodiálise nem por diálise peritoneal.

INDICAÇÕES
- tratamento de infecções intra-abdominais, ósseas e das articulações, da pele e tecidos moles, do trato geniturinário.
- tratamento de *acne vulgaris*, actinomicose, erisipelas, malária, otite média supurativa crônica, pneumonia anaeróbia, pneumonia estafilocócica, pneumonia pneumocócica, pneumonia por *Pneumocystis carinii*, septicemia, sinusite, toxoplasmose do sistema nervoso central, úlceras dérmicas.

DOSES
- via oral, cloridrato, adultos, para infecções graves, 150 a 300 mg cada seis horas; para infecções mais graves, 300 a 450 mg cada seis horas; crianças, para infecções graves, 8 a 16 mg/kg/dia em três ou quatro tomadas igualmente divididas; para infecções mais graves, 16 a 20 mg/kg/dia em 3 ou 4 tomadas igualmente divididas.
- via oral, cloridrato do palmitato, adultos e crianças pesando mais de 10 kg, para infecções graves, 8 a 12 mg/kg/dia em 3 ou 4 tomadas igualmente divididas; para infecções graves, 13 a 16 mg/kg/dia em 3 ou 4 tomadas igualmente divididas; para infecções mais graves, 17 a 25 mg/kg/dia em 3 ou 4 tomadas igualmente divididas; crianças pesando 10 kg ou menos, 37,5 mg três vezes ao dia, no mínimo.
- via intramuscular, fosfato, adultos, para infecções graves, 600 mg a 1,2 g diariamente em duas, três ou quatro tomadas igualmente divididas; para infecções mais graves, 1,2 a 2,7 g diariamente em duas, três ou quatro tomadas igualmente divididas; crianças e lactentes de mais de um mês, para infecções graves, 15 a 25 mg diariamente em três ou quatro tomadas igualmente divididas; para infecções mais graves, 25 a 40 mg/kg diariamente em três ou quatro tomadas igualmente divididas.
- via intravenosa, fosfato, adultos, para infecções graves, 600 mg a 1,2 g diariamente em duas, três ou quatro tomadas igualmente divididas; para infecções mais graves, 1,2 a 2,7 g diariamente em duas, três ou quatro tomadas igualmente divididas; crianças e lactentes de mais de um mês, para infecções graves, 15 a 25 mg/kg/dia, em duas, três ou quatro tomadas igualmente divididas; para infecções mais graves, 25 a 40 mg/kg/dia em três ou quatro tomadas igualmente divididas.
- 100 mg, equivalente a um aplicador cheio com 5 g do creme, por via intravaginal, durante 3 a 7 dias consecutivos, de preferência ao deitar.

CLORIDRATO DE CLINDAMICINA

- *CLORIDRATO DE CLINDAMICINA (Bergamo)*, 16 cáps. × 150 e 300 mg
- *CLORIDRATO DE CLINDAMICINA (Ranbaxy)*, 10, 16, 20 e 100 cáps. gelatinosas × 300 mg (genérico)
- *CLORIDRATO DE CLINDAMICINA (Teuto-Brasileiro)*, 6 cáps. × 300 mg (genérico)
- *DALACIN C (Pharmacia Brasil)*, 16 cáps. × 300 mg
  amp. de 4 mL c/ 300 mg
  amp. de 4 mL c/ 600 mg
  10 fr.-amp. de 6 mL c/ 900 mg
- *DALACIN T (Pharmacia Brasil)*, fr. de 30 mL com aplicador c/ 10 mg/mL (solução tópica)
- *DALACIN V (Pharmacia Brasil)*, bisnaga com 20 g c/ 3 aplicadores × 20 mg/g (creme vaginal)
- *HYLINC (Hypofarma)*, 50 amp. de 1 mL c/ 300 mg
  50 amp. de 2 mL c/ 600 mg

FOSFATO DE CLINDAMICINA

- *ANAEROCID (Sigma Pharma)*, bisnaga de 40 g com 20 mg/g com 7 aplicadores (creme vaginal)
- *DALACIN-C INJETÁVEL (Pharmacia Brasil)*, 1 amp. de 2 mL com 300 mg
  1 amp. de 4 mL com 600 mg
- *FOSFATO DE CLINDAMICINA (EMS)*, bisnagas de 45 g com 10 mg/g (gel), (genérico) bisnagas de 20 g com 20 mg/g (creme vaginal), (genérico)
- *FOSFATO DE CLINDAMICINA (Eurofarma)*, amp. de 2 e 4 mL e 10 fr.-amp. de 6 mL × 150 mg/mL (genérico)
- *FOSFATO DE CLINDAMICINA (Eurog./Legrand)*, bisnagas de 45 g com 10 mg/g (gel), (genérico) bisnagas de 20 g com 20 mg/g (creme vaginal), (genérico)
- *FOSFATO DE CLINDAMICINA (Germed)*, bisnagas de 45 g com 10 mg/g (gel), (genérico) bisnagas de 20 g com 20 mg/g (creme vaginal), (genérico)
- *FOSFATO DE CLINDAMICINA (União Química)*, 50 amp. de 2 mL com 150 mg/mL (solução injetável), (genérico)
  50 amp. de 4 mL com 600 mg (solução injetável), (genérico)
- *HYCLIN (Hypofarma)*, 50 amp. de 4 mL c/ 150 mg/mL

LINCOMICINA

É obtida de culturas do actinomiceto *Streptomyces lincolnensis*.

Tem sido usada no tratamento de infecções graves causadas por cepas sensíveis de estafilococos, estreptococos e pneumococos. Contudo, em geral foi substituída por agentes antibacterianos mais seguros e mais eficazes. Por exemplo, seu derivado, clindamicina, é mais ativo e causa menos efeitos adversos. Por isso, a lincomicina é considerada obsoleta e há poucas razões válidas, se houver, para o seu emprego. Usada nas formas livre e de cloridrato.

FARMACODINÂMICA
- antibiótico antibacteriano.

FARMACOCINÉTICA
- administrada por via oral, é rapidamente absorvida do trato gastrintestinal; cerca de 20 a 30% são absorvidos quando ingerida com estômago vazio; a absorção diminui se for ingerida com alimentos.
- é ampla e rapidamente distribuída à maioria dos fluidos e tecidos, exceto liquor.
- a ligação às proteínas diminui com o aumento das concentrações plasmáticas, sendo da ordem de 28 a 86% (média, 70 a 75%).
- atravessa a barreira placentária, atingindo cerca de 25% das concentrações séricas maternas.
- excretada no leite.
- sofre biotransformação, presumivelmente hepática; os metabólitos não foram completamente caracterizados.
- meia-vida: função renal normal, 5,4 horas (variação de 4 a 6 horas); doença renal no estágio final, 10 a 20 horas: insuficiência renal, quase o dobro.
- atinge a concentração sérica máxima em 2 a 4 horas quando administrada por via oral, em meia-hora se tomada por via intramuscular e no fim da infusão, se injetada por via intravenosa.
- a eliminação é pelas vias renal e biliar; após 24 horas recuperam-se na urina 10 a 47% do fármaco na forma inalterada após dose intramuscular, 13 a 72% após dose intravenosa e 3 a 13% após dose oral com estômago vazio; cerca de 30 a 40% de uma dose oral são excretados inalterados pelas fezes dentro de 72 horas.
- não é removível por hemodiálise nem pela diálise peritoneal.

DOSES
- via oral, adultos, para infecções graves, 500 mg cada 8 horas; para infecções mais graves, 500 mg cada 6 horas; crianças e lactentes de mais de um mês, para infecções graves, 30 mg/kg/dia, dividida em três ou quatro tomadas iguais; para infecções mais graves, 60 mg/kg/dia, dividida em três ou quatro tomadas iguais.
- via intramuscular, adultos, para infecções graves, 600 mg cada 24 horas; para infecções mais graves, 600 mg cada 12 horas ou mais frequentemente; crianças e lactentes de mais de um mês, para infecções graves, 10 mg/kg/dia; para infecções mais graves, 10 mg/kg/dia cada 12 horas ou mais frequentemente.
- via intravenosa, adultos, para infecções graves, 600 mg a 1 g cada 8 a 12 horas; para infecções mais graves, a dose pode ser aumentada até o máximo de 8 g diariamente; crianças e lactentes de mais de um mês, 10 a 20 mg/kg/dia, em duas ou três tomadas igualmente divididas.

- *CLORIDRATO DE LINCOMICINA (EMS)*, 50 amp. de 1 mL amp. c/ 300 mg (genérico)
  1 e 50 amp. de 2 mL c/ 600 mg
- *CLORIDRATO DE LINCOMICINA (Neo-Química)*, amp. de 1 mL × 300 mg/mL
  50 amp. de 2 mL c/ 600 mg (genérico)
- *CLORIDRATO DE LINCOMICINA (Teuto-Brasileiro)*, amp. de 2 mL × 300 mg/mL (genérico)
- *FRADEMICINA (Pharmacia Brasil)*, 12 cáps. × 500 mg
  fr. de 60 mL c/ 250 mg/5 mL (xarope)
  amp. de 1 mL c/ 300 mg
  1 amp. de 2 mL c/ 600 mg
- *LINCOFLAN (Bunker)*, 6 e 12 cáps. × 500 mg
  fr. de 60 mL com 250 mg/5 mL (xarope)
  amp. de 1 mL c/ 300 mg
  amp. de 2 mL c/ 600 mg
- *LINCOMICINA (Green Pharma)*, amp. de 1 mL com 300 mg
  amp. de 2 mL c/ 600 mg
- *LINCOMICINA (Neo-Química)*, 1 amp. de 1 mL c/ 300 mg
  1 amp. de 2 mL c/ 600 mg
- *LINCOMICINA (Sanval)*, 1 e 10 amp. de 1 mL c/ 300 mg
  1 e 10 amp. de 2 mL c/ 600 mg
- *LINCOMICINA (Teuto-Brasileiro)*, amp. com 2 mL × 600 mg (genérico)
- *LINCOMICINA ROYTON (Royton)*, 8 cáps. × 250 e 500 mg
  fr. de 60 mL c/ 250 mg/5 mL (xarope)
  amp. de 1 mL c/ 300 mg

amp. de 2 mL c/ 600 mg
amp. de 3,3 mL c/ 1 g
▶ LINCO-PLUS (Cibran), 12 cáps. × 500 mg
fr. de 60 mL com 250 mg/5 mL (xarope)
1 amp. de 1 mL c/ 300 mg
1 amp. de 2 mL c/ 600 mg
1 amp. de 3,34 mL c/ 1 g
▶ MACROLIN (Haller), 1 amp. de 1 mL c/ 300 mg
1 amp. de 2 mL c/ 600 mg
1 fr.-amp. c/ 1 g

10. *Rifamicinas*. Foram primeiro isoladas em 1959 do actinomiceto chamado então *Streptomyces mediterranei*, mas reclassificado em 1969 como *Nocardia mediterranea*. As rifamicinas fazem parte de complexo de, no mínimo, cinco antibióticos diferentes. São os antibióticos mais importantes da classe maior chamada *ansamicinas*, assim denominadas por terem um grupamento aromático e uma longa ponte macrocíclica alifática, chamada *ansa* (que, em latim, significa alça), entre duas posições não adjacentes do núcleo aromático. Elas são ativas contra bactérias gram-positivas, o *Mycobacterium tuberculosis* e o *M. leprae*.

As rifamicinas têm uma cadeia *ansa* de 17 membros e o seu núcleo aromático é o naftaleno. As comercializadas no Brasil são: rifamicina, rifamida e rifampicina.

RIFAMICINA

Corresponde à rifamicina SV sódica, antibiótico semissintético derivado da rifamicina S. Pode também ser obtida diretamente de certos mutantes de *Nocardia mediterranea*. É ativa contra os microrganismos gram-positivos e alguns gram-negativos e também contra *M. tuberculosis*. Exerce ação bactericida.

FARMACODINÂMICA
- antibacteriano de amplo espectro.

FARMACOCINÉTICA
- não é absorvida do trato gastrintestinal.
- a ligação às proteínas é alta (85%).
- a difusão é boa no tecido hepático e relativamente fraca nos outros tecidos.
- não se identificou produto de biotransformação.
- meia-vida: curta, de aproximadamente uma hora, para uma dose de 250 mg administrada por via intravenosa, via de administração, aliás, desaconselhável.
- atinge concentrações plasmáticas máximas de 2 μg/mL em duas horas após dose de 250 mg por via intravenosa.
- excretada principalmente na bile e somente pequenas quantidades aparecem na urina.

INDICAÇÕES
- tratamento de infecções causadas por germes sensíveis gram-positivos (principalmente estafilococos, sempre em associação com outros quimioterápicos) e gram-negativos.

DOSES
- via intravenosa (desaconselhada), adultos e crianças com mais de 25 kg, 500 mg a 1 g, diluídos em soro fisiológico ou glicosado isotônico, gota a gota; crianças menores, 10 a 30 mg/kg/dia, igualmente fracionada e de acordo com a gravidade e extensão do processo infeccioso. As doses citadas devem ser fracionadas em duas ou três injeções ao dia.
- via tópica, pulverizar a área afetada a cada 6 a 8 horas (aerossol) ou instilar duas gotas no conduto auditivo, duas ou três vezes ao dia (solução otológica), ou fazer três a quatro aplicações ao dia nas partes infectadas (pomada dermatológica).

CONTRAINDICAÇÕES
- hipersensibilidade às rifamicinas.
- icterícia.
- gravidez.
- insuficiência hepática.
- insuficiência renal.

EFEITOS ADVERSOS
- náusea, diarreia.
- erupção cutânea.
- coloração vermelho-alaranjada à urina, fezes, saliva, escarro, suor e lágrimas.
- elevação da bilirrubina e/ou das transaminases.

▶ *RIFAMICINA (Cristália), fr. de 20 mL × 20 e 30 comprimidos × 2,5 e 5 mg (genérico)*
▶ *RIFAMICINA (EMS), fr. de 20 mL com 10 mg/mL (aerossol), (genérico)*
▶ *RIFAMICINA (Eurofarma), fr. de 20 mL com 10 mg/mL (aerossol), (genérico)*
▶ *RIFAMICINA (Eurog./Legrand), fr. de 20 mL com 10 mg/mL (aerossol), (genérico)*
▶ *RIFAMICINA (Germed), fr. de 20 mL com 10 mg/mL (aerossol), (genérico)*
▶ *RIFAMICINA (Neo-Química), fr. de 20 mL com 10 mg/mL (aerossol), (genérico)*
▶ *RIFAMICINA SV SÓDICA (Neo-Química), fr. aerossol de 20 mL com 10 mg/mL (genérico)*
▶ *RIFOCINA (Aventis Pharma), 5 amp. c/ 75 e 150 mg 10 amp. c/ 500 mg*
▶ *RIFOCINA SPRAY (Aventis Pharma), fr. de 20 g c/ 10 mg/mL*

ASSOCIAÇÃO
▶ *RIFOCORT (Medley), (rifamicina 1,5 mg + acetato de prednisolona 5 mg por g), bisnaga de 10 g*

RIFAMIDA

Corresponde à dietilamida da rifamicina B, antibiótico da família das rifamicinas. Tem atividade contra *M. tuberculosis* e várias outras bactérias.

INDICAÇÕES
- tratamento de processos específicos por *M. tuberculosis*, em associação com outros quimioterápicos.
- tratamento de infecções por germes gram-positivos (estafilococos, estreptococos, pneumococos), sempre em associação com outros quimioterápicos.
- tratamento de infecções por germes gram-negativos.

DOSES
- por injeção, adultos, 300 a 450 mg repartidos em intervalos de tempo iguais; crianças, 6 a 30 mg/kg, em duas a três doses, regularmente repartidas nas 24 horas. Em casos graves, as doses podem ser aumentadas. Deve-se continuar a administração por alguns dias após o desaparecimento da febre.

CONTRAINDICAÇÕES
- hipersensibilidade às rifamicinas.
- icterícia.
- gravidez.
- lactação.
- insuficiência hepática grave.
- obstrução total dos ductos biliares.

EFEITOS ADVERSOS
- erupção cutânea.
- edema de glote.
- choque anafilático.
- coloração vermelho-alaranjada à urina, fezes, saliva, escarro, suor e lágrimas.
- náusea, diarreia, elevação da bilirrubina e/ou de transaminases.

INTERAÇÕES MEDICAMENTOSAS
- reduz a eficácia, por diminuir a concentração sérica, de anticoagulantes, anticoncepcionais orais, antidiabéticos orais, glicósidos digitálicos.

▶ *RIFOCINA M (Aventis Pharma), 5 amp. × 75 e 150 mg (solução injetável)*

RIFAMPICINA

Este antibiótico semissintético, obtido daquele isolado de *Nocardia mediterranei*, é ativo contra *Mycobacterium tuberculosis*, *M. leprae* e várias outras espécies de microrganismos patogênicos, principalmente *Staphylococcus aureus*, *S. epidermidis*, *Neisseria meningitidis*, *Legionella pneumophilia*, *Haemophilus influenzae*, *Streptococcus pyogenes* (grupo A), *S. pneumoniae*, *S. agalactiae* (grupo B).

A rifampicina inibe a biossíntese do RNA bacteriano por ligar-se fortemente à subunidade beta da RNA polimerase dependente do DNA, impedindo a ligação da enzima ao DNA, bloqueando assim a iniciação da transcrição do RNA e, por consequência, a síntese do RNA em bactérias sensíveis.

FARMACODINÂMICA
- antibiótico de amplo espectro.

FARMACOCINÉTICA
- administrada por via oral, é bem absorvida do trato gastrintestinal.
- difunde-se à maioria dos tecidos e fluidos orgânicos, incluindo o liquor, em que as concentrações são aumentadas se as meninges estiverem inflamadas.
- a ligação às proteínas é alta (89%).
- sofre biotransformação hepática pré-sistêmica, sendo rapidamente desacetilada a 25-O-desacetilrifampicina, que é também ativa; outros metabólitos são rifampicina quinônica, desacetilrifampicina quinônica e 3-formilrifampicina.
- meia-vida de absorção: aproximadamente 0,6 hora.
- meia-vida de eliminação: inicialmente, 3 a 5 horas; com administração repetida, 2 a 3 horas.
- atinge a concentração plasmática máxima: por via oral, adultos, de 7 a 9 μg/mL após dose de 600 mg, e crianças (6 a 58 meses de idade), de aproximadamente 11 μg/mL após dose de 10 mg; por via intravenosa, adultos, de aproximadamente 17,5 μg/mL após infusão (durante 30 minutos) de 600 mg, e crianças (3 meses a 12 anos de idade), aproximadamente 26 μg/mL após infusão (durante 30 minutos) de 300 mg por m^2.
- atinge a concentração plasmática máxima em 1,5 a 4 horas; esta concentração pode diminuir e atrasar após administração com alimento.

- atravessa a barreira placentária.
- excretada pelo leite.
- excretada principalmente (60 a 65%) pela bile e parcialmente (6 a 15% como fármaco inalterado, 15% como metabólito ativo e 7% como derivado 3-formil, inativo) pela urina.
- não se acumula em pacientes com insuficiência renal; a velocidade de excreção aumenta durante os primeiros 6 a 10 dias de tratamento; após doses altas, a excreção poderá ser mais lenta.
- não é removível por hemodiálise.

Indicações
- tratamento inicial e retratamento da tuberculose, em associação com outros tuberculostáticos.
- tratamento de portadores meningocócicos assintomáticos.
- tratamento da hanseníase, em associação com outros hansenostáticos.
- tratamento de meningite tuberculosa.
- tratamento de infecções micobacterianas atípicas, em associação com outros quimioterápicos.
- tratamento de infecções graves causadas por espécies de *Staphylococcus*, em associação com vancomicina intravenosa.

Doses
- ver Esquemas 1 e 2, de tratamento da tuberculose, e Quadro 18.1, de tratamento da hanseníase, na seção *Tuberculostáticos e hansenostáticos*.
- via oral, para profilaxia de doença meningocócica, adultos, 600 mg duas vezes ao dia durante dois dias; crianças de 1 mês a 12 anos, 10 mg/kg duas vezes ao dia durante dois dias.
- via oral, para profilaxia de *H. influenzae* tipo B, adultos e crianças, 20 mg/kg uma vez ao dia (máximo, 600 mg ao dia) durante quatro dias; lactentes de menos de um mês, 10 mg/kg uma vez ao dia.
- via intravenosa, adultos, a mesma dose que na via oral; esta via deve ser reservada aos pacientes que não podem tomar o fármaco por via oral.

Contraindicações
- hipersensibilidade à rifamicina.
- gravidez.
- lactação.
- alcoolismo.
- insuficiência renal.
- porfiria.
- menores de um mês de idade.
- associação com pirazinamida no tratamento de tuberculose latente.

Precauções
- fazer determinação periódica da função hepática e do hemograma.
- utilizar doses menores em insuficiência hepática; ocorreram mortes de pacientes que tomaram rifampicina com outros agentes hepatotóxicos.
- a administração deve ser regular e contínua.

Efeitos adversos
- icterícia assintomática.
- mal-estar abdominal, dor muscular e articular.
- alteração da função hepática em pacientes que já tenham comprometimento desse órgão.
- prurido e erupção cutânea.
- coloração vermelho-alaranjada da urina, fezes, saliva, escarro, suor e lágrimas.
- reação do tipo imunológico em pacientes com tratamento intermitente, com doses elevadas, de até 1.200 mg; nestes casos ocorrem dispneia, chiado, púrpura e leucopenia.

Superdose
- lavagem estomacal seguida de instilação de pasta fluida de carvão ativado.
- antiemético para controlar náusea e vômito graves.
- diurese ativa para promover a excreção do fármaco.
- no caso de pacientes com insuficiência hepática grave que dura mais de 24 a 48 horas, poderá ser necessária hemodiálise extracorpórea.

Interações medicamentosas
- pode aumentar a biotransformação de anestésicos gerais hidrocarbônicos por inalação (exceto isoflurano), acarretando risco maior de hepatotoxicidade.
- acelera a biotransformação e, assim, reduz a eficácia, por diminuir a concentração sérica, de anticoagulantes cumarínicos e indandiônicos, anticoncepcionais orais contendo estrogênios, azatioprina, carbamazepina, cetoconazol, ciclosporina, cimetidina, clofibrato, cloranfenicol, corticosteroides, corticotropina, dacarbazina, dapsona, diazepam, digitoxina, digoxina, disopiramida, doxiciclina, estrogênios, fenitoína, glicósidos digitálicos, haloperidol, hexobarbital, metoprolol, propranolol, quinidina, sulfonilureias, tiroxina, trimetoprima, varfarina, verapamil, xantinas.
- pode reduzir a meia-vida e aumentar a atividade leucopênica da ciclofosfamida.
- pode intensificar os efeitos adversos da etionamida.
- aumenta a degradação hepática da levotiroxina.
- álcool ou paracetamol pode aumentar a incidência de hepatotoxicidade induzida pela rifampicina e a sua biotransformação.
- cetoconazol oral, isoniazida ou miconazol parenteral podem aumentar o risco de hepatotoxicidade.
- depressores da medula óssea podem aumentar os efeitos leucopênicos e/ou trombocitopênicos.
- dissulfiram inibe a sua biotransformação e pode causar o seu acúmulo.
- outros fármacos hepatotóxicos podem aumentar o potencial para hepatotoxicidade.

▶ *RIFALDIN (Aventis Pharma), 4 e 100 cáps. × 300 mg*
fr. de 60 mL c/ 100 mg/5 mL (suspensão)
fr. de 5 mL c/ 150 mg/mL (gotas pediátricas)
▶ *RIFAMPICINA (Furp), 500 cáps. × 300 mg*
▶ *RIFAMPICINA (Green Pharma), 20 e 100 cáps. ×*
300 mg
▶ *RIFAMPICINA (Lafepe), 500 comp. × 300 mg*
fr. de 50 mL × 20 mg/mL
▶ *RIFAMPICINA (Neo-Química), 10 cáps. × 300 mg*
▶ *RIFAMPICINA (Neovita), 30 cáps. × 300 mg*
▶ *RIFAMPICINA (Sanval), 10 cáps. × 300 mg*
fr. de 50 mL com 20 mg/mL (suspensão)
▶ *RIFAMPICINA (União Química), 10 cáps. × 300 mg*
fr. de 50 mL com 20 mg/mL
▶ *RIFAMPICINA (Vital Brazil), fr. de 50 mL*
c/ 20 mg/mL

RIFAMPICINA 300 MG + ISONIAZIDA 200 MG POR CÁPSULA

▶ *RIFAMPICINA + ISONIAZIDA (Sanval), 10 cáps.*
▶ *RIFAMPICINA + ISONIAZIDA (União Química),*
500 cáps.
500 comprimidos

RIFAMPICINA 150 MG + ISONIAZIDA 100 MG POR CÁPSULA

▶ *RIFAMPICINA + ISONIAZIDA (Sanval), 30 cáps.*

▶ *RIFAMPICINA + ISONIAZIDA (União Química),*
500 cáps.
500 comprimidos

11. *Poliênicos.* Os antibióticos poliênicos são produzidos por diversas cepas de *Streptomyces*. Caracterizam-se por um amplo anel contendo um grupo funcional de lactona e uma sequência de duplas ligações conjugadas, que formam sua fração cromofórica. Devido à sua estrutura macrolídica, poder-se-iam estudar os polienos como subclasse dos antibióticos macrolídicos e não como classe separada. São todos pouco solúveis em água e auto-oxidáveis sob a ação da luz. Apresentam-se na forma de pós cristalinos de cor amarelo-pálida. Quanto à sua reatividade química, podem ser ácidos, básicos, anfóteros ou não iônicos.

De acordo com o número de duplas ligações presentes no sistema conjugado, os polienos classificam-se em tri, tetra, penta, hexa e heptaenos.

Não possuem atividade antibacteriana e antirriquétsias, mas agem contra fungos e leveduras. Por isso, estão descritos na seção *Antifúngicos* deste capítulo. Os comercializados no Brasil são anfotericina B, mepartricina e nistatina.

12. *Antraciclinas.* Estes antibióticos, em sua maioria tetracíclicos, são derivados da antraquinona, cromóforo constituído de três anéis hexagonais planos e coplanares. São geralmente produzidos por *Streptomyces*.

No Brasil são comercializadas as seguintes antraciclinas: daunorrubicina, doxorrubicina e epirrubicina. São todas usadas como antineoplásicos. Por isso, são descritas no Capítulo 12.

13. *Oxazolidinonas.* Esta nova classe de antibióticos é derivada da 3-aril-2-oxazolidinona, que inibe a síntese proteica bacteriana de cepas de estafilococos, estreptococos e enterococos. A partir das (5S)-(acetamidometil)-2-oxazolidinonas são sintetizadas as (R)-5-(hidroximetil)-2-oxazolidinonas através da reação dos N-litioarilcarbamatos com o (R)-glicidil-butirato. O único representante comercializado no Brasil é um derivado morfolínico, a linezolida.

LINEZOLIDA

É fármaco bacteriostático ativo contra estafilococos e enterococos e bactericida contra a grande maioria dos estreptococos, com nome químico (S)-N-[[3-[3-fluoro-4-(4-morfolinil)fenil]-2-oxo-5-oxazolidinil]metil]acetamida. É particularmente eficaz contra estafilococos resistentes à meticilina, pneumococos resistentes à penicilina, *Enterococcus faecalis* e *Enterococcus faecium* resistentes à vancomicina. Possui, ainda, atividade bactericida contra algumas cepas de pneumococos, *Bacteroides fragilis* e *C. perfringens*.

Atua inibindo a síntese proteica bacteriana ligando-se ao sítio do RNA ribossômico 23S da subunidade 50S, impedindo a formação do complexo de iniciação 70S e impedindo o início do processo de translação, fundamental para a bactéria.

Farmacodinâmica
- antibiótico bacteriostático e bactericida de amplo espectro.

FARMACOCINÉTICA

- sofre absorção rápida e completa após administração oral.
- biodisponibilidade total.
- volume de distribuição de 40 a 50 L.
- após dose de 600 mg cada doze horas, por via oral ou IV, atinge concentração plasmática de 21,2 μg/mL e 15,1 μg/mL, respectivamente.
- atinge o pico da concentração plasmática máxima entre uma e duas horas.
- baixa ligação às proteínas plasmáticas.
- sofre biotransformação através da oxidação do anel morfolínico, formando dois metabólitos inativos: um metabólito ácido aminoetoxiacético e uma hidroximetilglicina. Parece não haver participação do sistema enzimático do citocromo P450.
- meia-vida de 4,5 a 5,5 horas.
- depurações total e renal de 120 e 50 mL/min, respectivamente.
- 10, 30 e 40% de uma dose administrada aparecem na urina como metabólito A, metabólito B e sob a forma inalterada, respectivamente.
- 3 e 6% dos metabólitos A e B são eliminados pelas fezes, respectivamente.
- removível por hemodiálise.

INDICAÇÕES

- tratamento, por via oral ou IV, de pneumonia adquirida na comunidade ocasionada por cepas de *Streptococcus pneumoniae* suscetíveis à penicilina e cepas de *Staphylococcus aureus* suscetíveis à meticilina.
- tratamento, por via oral ou IV, de pneumonia em ambiente hospitalar ocasionada pelos germes anteriormente mencionados.
- tratamento, por via oral ou IV, de infecções complicadas de tecidos moles e da pele, ocasionadas por *Staphylococcus aureus* suscetíveis ou resistentes à meticilina, por *Streptococcus pyogenes* ou *Streptococcus agalactiae*.
- tratamento, por via oral, de infecções não complicadas da pele e tecidos moles ocasionadas por cepas de *S. aureus* ou *S. pyogenes* suscetíveis à meticilina.
- tratamento, por via oral ou IV, de infecções ocasionadas por *Enterococcus faecium* resistentes à vancomicina.

DOSES

- para pneumonia adquirida na comunidade, em ambiente hospitalar, ou para infecções complicadas da pele e tecidos moles, 600 mg cada 12 horas, por VO ou IV, por 10 a 14 dias.
- para infecções não complicadas da pele e tecidos moles, 400 mg cada 12 horas, por 10 a 14 dias.
- para infecções por *Enterococcus faecium* resistentes à vancomicina, 600 mg, por VO ou IV, por 14 a 28 dias.
- a dose máxima recomendada é de 1.200 mg ao dia.

CONTRAINDICAÇÕES

- hipersensibilidade à linezolida.
- gravidez e lactação.
- crianças.

PRECAUÇÕES

- a administração IV deve ser feita em um intervalo de 30 a 120 minutos.
- o fármaco deve ser administrado isoladamente, com via apropriada.
- é incompatível para administração com: anfotericina B, ceftriaxona, clorpromazina, diazepam, eritromicina, pentamidina, fenitoínas, sulfametoxazol-trimetoprima.
- vigiar a administração aos portadores de insuficiência hepática e/ou renal leve a moderada.
- o consumo concomitante de mais de 100 mg de tiramina pode produzir hipertensão arterial sistêmica.
- vigiar o desencadeamento de colite pseudomembranosa, nos pacientes com diarreia.
- tratamento por duas ou mais semanas pode desencadear trombocitopenia.
- cada 5 mL da apresentação de suspensão oral contêm 20 mg de fenilalanina.

EFEITOS ADVERSOS

- diarreia, vômitos, náusea, constipação, disgeusia.
- insônia, febre, tonturas.
- exantema, trombocitopenia.
- alterações das provas de função hepática.
- neuropatia periférica.

INTERAÇÕES MEDICAMENTOSAS

- com o uso concomitante de dopamina e epinefrina, diminuir as doses.
- aumento da pressão arterial com uso concomitante de pseudoefedrina.
- pode haver diminuição das taxas de hemoglobina, das plaquetas e dos leucócitos.
- pode haver aumento de AST, ALT, DHL, FA, amilase, lipase, ureia, creatinina e bilirrubina total.

▶ ZYVOX (Pharmacia Brasil), 10 comprimidos × 600 mg
10 bolsas de 300 mL c/ 2 mg/mL (solução para infusão IV)

14. *Diversos*. São antibióticos cuja estrutura não é, em geral, aparentada à de antibióticos já descritos, exceto a nova classe dos cetolídicos, que são derivados semissintéticos dos macrolídicos, cujo representante é a telitromicina e a classe das glicilciclinas com um único fármaco comercializado no Brasil, a tigeciclina, um análogo da tetraciclina. Os apresentados aqui são ácido fusídico, fosfomicina, mupirocina, retapamulina, telitromicina e tigeciclina.

ÁCIDO FUSÍDICO

É antibiótico de estrutura esteroide, isolado de culturas de *Fusidium coccineum*. Exerce ação potente contra estafilococos, incluindo algumas cepas resistentes à meticilina e outros antibióticos. É menos potente contra estreptococos do grupo A, enterococos, *Corynebacterium diphtheriae* e *Clostridium* sp. Algumas espécies de bactérias gram-negativas são também sensíveis ao ácido fusídico: *Neisseria* sp. e *Bacteroides fragilis*, esta última menos que as primeiras. Manifesta alguma atividade contra *Mycobacterium tuberculosis*.

Atualmente está sendo submetido a ensaios clínicos no tratamento da AIDS; nesta infecção, seu mecanismo de ação é desconhecido.

Sua atividade antibacteriana se deve à inibição da síntese proteica. Exerce ações tanto bacteriostática quanto bactericida.

Os microrganismos desenvolvem resistência ao ácido fusídico rapidamente. É usado na forma de sal sódico.

FARMACODINÂMICA

- antibiótico de ação tópica.

FARMACOCINÉTICA

- por ser tensoativo e ter caráter tanto lipofílico quanto hidrofílico, penetra bem a pele intacta, sendo encontrado em todas as camadas dos tecidos cutâneos e subcutâneo.

INDICAÇÕES

- tratamento de infecções de feridas por queimadura, de eritrasma, e de infecções bacterianas menores da pele causadas por estafilococos e estreptococos.

DOSES

- aplicar sobre a área afetada da pele duas a três vezes por dia, durante sete dias.

CONTRAINDICAÇÕES

- hipersensibilidade ao ácido fusídico.
- lactação.
- gravidez.

EFEITOS ADVERSOS

- irritação e sensibilização, especialmente com uso prolongado.
- risco de superinfecção ou micose.

PRECAUÇÕES

- não se deve introduzir a pomada nos olhos, pois o fusidato sódico provoca irritação conjuntival.
- a duração do tratamento deve ser limitada, para retardar o surgimento de cepas resistentes de microrganismos e para evitar a superinfecção.

▶ VERUTEX (Roche), bisnaga c/ 10 g a 2% (creme)

ASSOCIAÇÃO

▶ VERUTEX B (Roche), (ácido fusídico (2%) 2 g + valerato de metametasona (0,1%) 100 mg cada grama), bisnagas de 10 e 15 g (creme)

FOSFOMICINA

Isolada de culturas de *Streptomyces fradiae*, corresponde ao ácido 1,2-epoxipropilfosfônico.

In vitro é ativa contra muitas bactérias gram-positivas e gram-negativas, incluindo *Staphylococcus aureus*, alguns estreptococos, a maioria das Enterobacteriaceae, *Haemophilus influenzae*, *Neisseria* sp. e algumas cepas de *Pseudomonas aeruginosa*. *Bacteroides* sp. não são sensíveis.

Atua como inibidor da enzima piruviltransferase, que catalisa a primeira fase da formação da parede celular bacteriana e assim causa lise da bactéria.

Os microrganismos desenvolvem resistência à fosfomicina rapidamente. Para retardar o surgimento da resistência, é indispensável utilizar a fosfomicina em associação com outros antibióticos.

É usada na forma de trometamol (uso oral).

FARMACODINÂMICA

- antibiótico bactericida de amplo espectro.

FARMACOCINÉTICA

- administrada por via oral, é bem absorvida; o alimento retarda a absorção.
- a ligação a proteínas é baixa (menos de 10%).
- é amplamente distribuída nos líquidos orgânicos, inclusive no liquor.
- não sofre biotransformação.
- meia-vida: por via parenteral, 1,5 a 2 h; por via oral, 3 h.

- atravessa a barreira placentária.
- excretada pelo leite.
- excretada principalmente (80 a 85%) pela urina, na forma íntegra, por filtração glomerular, dentro de 24 horas; pequena fração é excretada pelas fezes.
- removível por diálise.

Indicações
- tratamento de infecções não complicadas das vias urinárias baixas.

Doses
- via oral, adultos, 3 g em tomada única, de preferência antes de deitar, após ter esvaziado a bexiga. Nos casos mais complicados (idosos, acamados, infecções recorrentes), outra dose de 3 g após 24 horas.

Contraindicações
- hipersensibilidade à fosfomicina.
- lactação.
- lactentes até 4 kg de peso.

Efeitos adversos
- diarreia, pirose, náusea, sensação de queimação anal.
- erupção cutânea.

Interações medicamentosas
- vários antibióticos (aminociclitóis, cefalosporinas, cloranfenicol, eritromicina, lincomicina, penicilinas, rifampicina, tetraciclinas) exercem efeito sinérgico.
- metoclopramida diminui sua absorção.

▸ MONURIL (Zambon), 1 envelope c/ 3 g (para uso em adulto)

MUPIROCINA

É isolada de culturas de *Pseudomonas fluorescens*. Manifesta atividade contra a maioria das cepas de estafilococos e estreptococos, bem como contra algumas bactérias gram-negativas. São sensíveis a ela também cepas de *Staphylococcus aureus* resistentes à meticilina.

Atua inibindo a síntese proteica das bactérias ligando-se reversível e especificamente à isoleucil transfer-RNA sintetase bacteriana.

Não se observou resistência cruzada da mupirocina com os grupos principais de outros antibióticos.

Farmacodinâmica
- antibiótico bacteriostático e bactericida de amplo espectro.

Farmacocinética
- somente pequenas quantidades de mupirocina aplicada por via tópica são absorvidas na circulação sistêmica, em que é rapidamente biotransformada a ácido mônico.

Indicações
- tratamento tópico de várias infecções dermatológicas bacterianas.

Doses
- aplicar uma fina camada do creme sobre a área afetada três vezes ao dia; se não houver resposta clínica em 3 a 5 dias, o tratamento deve ser reavaliado.

Contraindicações
- hipersensibilidade à mupirocina.
- gravidez.
- lactação.
- insuficiência renal.

Efeitos adversos
- prurido, erupção cutânea, náusea, eritema, edema, sensação de ardência e de ferroada, ressecamento da pele, dermatite de contato.
- uso prolongado pode causar superinfecção.

Precauções
- evitar uso em lesões extensas, pois o veículo macrogol é nefrotóxico.
- não é indicada para uso oftalmológico ou intranasal.
- caso ocorra sensibilização ou irritação química, deve-se interromper o tratamento.

▸ BACROCIN (ICN), bisnaga com 15 g × 20 mg/g (creme)
▸ BACTROBAN (GlaxoSmithKline), bisnagas de 15 g c/ 20 mg/g (creme)
▸ MUPIROCINA (Cristália), bisnaga de 15 g com 20 mg/g (creme), (genérico)

RETAPAMULINA

É um antibiótico semissintético pleuromutilínico com fórmula molecular $C_{30}H_{47}NO_4S$. É agente antibacteriano derivado da pleuromutilina isolada a partir da fermentação do *Citopilus passeckerianus* e possui atividade contra *Staphylococcus aureus* e *Streptococcus pyogenes*. Atua inibindo seletivamente a síntese proteica bacteriana na subunidade 50S no ribossomo de forma diferente de outros antibióticos. O sítio de ligação ocorre na proteína L3 ribossômica localizada no sítio P do ribossomo e no centro da peptidil transferase. As pleuromitilinas inibem a transferência do peptidil, bloqueando interações no sítio P, e evitam a formação de novas subunidades 50S. É antibiótico bacteriostático. Não apresenta resistência cruzada com outras classes de antibióticos. Há dois mecanismos responsáveis pela redução da sua suscetibilidade: mutações na proteína L3 e um mecanismo de efluxo.

Farmacodinâmica
- antibiótico bacteriostático.

Farmacocinética
- após aplicação tópica a exposição sistêmica é baixa.
- atinge uma concentração plasmática máxima de 3,5 ng/mL após a aplicação em 800 cm² de pele intacta, no sétimo dia. A aplicação sobre pele lesada de 200 cm² permite determinar uma $C_{máx}$ de 11,7 ng/mL no primeiro dia e 9 ng/mL no sétimo.
- 94% ligam-se às proteínas plasmáticas, não dependendo da sua concentração.
- sofre biotransformação através de mono-oxidação e N-desmetilação utilizando o sistema isoenzimático CYP3A4 e formando numerosos metabólitos.
- como possui baixa exposição sistêmica, sua eliminação em humanos não foi investigada.

Indicações
- para pacientes > 9 meses de idade, tratamento em uso tópico do impetigo provocado por *Staphylococcus aureus* ou *Streptococcus pyogenes*.

Doses
- aplicar uma fina camada do produto em uma área total até 100 cm² nos adultos e 2% da área de superfície corpórea em > 9 meses, duas vezes ao dia durante 5 dias. A área tratada pode ser coberta com gaze ou outro curativo. Cada grama da apresentação contém 10 mg de retapamulina.

Contraindicações
- < 9 meses de idade.
- gravidez e lactação. Categoria B da FDA.

Precauções
- na presença de irritação da pele, o fármaco deve ser suspenso.
- não deve ser aplicado sobre mucosas.

Efeitos adversos
- irritação no local da aplicação, prurido, parestesia, pirexia.
- diarreia, náusea.
- cefaleia.
- aumento de creatinafosfoquinase.

Interações medicamentosas
- o uso concomitante de 200 mg de cetoconazol produz aumento da $C_{máx}$ e da ASC da retapamulina de cerca de 81%. Devido à baixa exposição sistêmica é improvável sua interação medicamentosa com outros fármacos substratos e o citocromo P450.

▸ ALTARGO (GlaxoSmithKline), tubos de 5, 10 e 15 g × 10 mg/g (pomada a 1%).

TELITROMICINA

É composto semissintético pertencente a uma nova classe de antimicrobianos denominada cetolídicos. É obtida a partir da remoção do resíduo de açúcar L-cladinose na posição 3 do anel da macrolactona e substituição por um grupo ceto. O grupo 3-ceto não permite a indução da resistência macrolídica e é muito estável em meio ácido. Os cetolídicos C11-C12 são resistentes à hidrólise além de atuarem em nível ribossômico, em comparação com a eritromicina A. É inibidor da peptidil transferase que bloqueia o ciclo de alongamento da proteína bacteriana. Possui amplo espectro de ação, atuando contra *Streptococcus pneumoniae, Haemophilus influenzae, Moraxella catarrhalis, Streptococcus pyogenes, Chlamydia pneumoniae, Legionella pneumophila* e *Mycoplasma pneumoniae*. É particularmente eficaz contra germes que apresentam resistência aos antibióticos betalactâmicos e macrolídicos e não induz resistência cruzada a outros antimicrobianos do grupo macrolídico-lincosamida-estreptogramina B. Sua atividade contra cocos gram-positivos, tanto *in vitro* quanto *in vivo*, é maior do que a da azitromicina e da claritromicina. Sua eficácia na cura de pneumonia adquirida em uma comunidade é entre 86 e 95%. Para sinusite maxilar, entre 73 e 91%. Para tratamento com duração entre 7 e 10 dias, é comparável a 3 g/dia de amoxicilina ou 1 g/dia de claritromicina. Nas exacerbações de bronquite crônica, em esquema de 5 dias, mostrou potência semelhante à da cefuroxima axetila 1 g/dia durante 10 dias ou 500 mg de amoxicilina + 125 mg de ácido clavulânico cada oito horas durante 3 dias.

Farmacodinâmica
- antibiótico de amplo espectro.

Farmacocinética
- cerca de 90% são absorvidos após administração oral e sem influência dos alimentos.
- sofre pré-eliminação sistêmica.
- biodisponibilidade de 57,5%.
- volume de distribuição após infusão IV de cerca de 2,9 L/kg.
- atinge o pico da concentração plasmática máxima em uma hora. Após administração em doses única e múltiplas as $C_{máx}$ são de 1,9 e 2,3 mg/L, respectivamente.
- sofre biotransformação hepática principalmente pelas vias 3A4 formando quatro metabólitos principais: um derivado ácido, um álcool, uma N-desmetildesosamina e um N-óxido piridina, com certa atividade antibacteriana *in vitro* mas sem efeito terapêutico significativo.
- 60 a 70% ligam-se às proteínas plasmáticas, principalmente albumina.
- meia-vida de cerca de 10 horas.
- depuração renal de 12,5L/h.
- um terço de uma dose é eliminada pelas fezes e pela urina.

Indicações
- tratamento de pneumonia adquirida em uma comunidade.
- tratamento de exacerbação de bronquite crônica.
- tratamento de sinusite aguda.
- tratamento de amigdalite e/ou faringite provocada por *S. pyogenes*.

Doses
- para exacerbação bacteriana aguda de bronquite crônica, sinusite aguda, amigdalite, faringite, 800 mg uma vez ao dia, por via oral, durante 5 dias.
- para pneumonia adquirida na comunidade, 800 mg uma vez ao dia durante 7 a 10 dias.

Contraindicações
- hipersensibilidade à telitromicina.
- gravidez e lactação.
- paciente com histórico de síndrome do QT longo.
- associação com derivados alcaloides do esporão do centeio.
- pacientes portadores de miastenia grave.

Precauções
- avaliar cuidadosamente a associação com inibidores competitivos da CYP2D6 devido à inibição competitiva pela telitromicina.
- na vigência da associação de telitromicina com teofilina, observar um intervalo mínimo de uma hora para minimizar uma eventual intolerância gastrintestinal.

Efeitos adversos
- diarreia, náuseas, vômitos, tonturas, dor gastrintestinal, flatulência, icterícia colestática.
- exantema, urticária, prurido.
- cefaleia, vertigem.
- insônia, sonolência, nervosismo.
- alterações do paladar.
- aumento de AST, ALT, FA.
- arritmias cardíacas, hipotensão, bradicardia.
- deve-se suspender o fármaco caso apareçam sinais e/ou sintomas de problemas hepáticos.

Interações medicamentosas
- itraconazol e cetoconazol aumentam as concentrações plasmáticas da telitromicina.
- a administração concomitante de telitromicina com fármacos biotransformados pelo sistema isoenzimático CYP3A4 aumenta os níveis plasmáticos destes últimos (veja Tabela A.14, no apêndice).
- a associação com alcaloides do esporão do centeio pode produzir vasoconstrição grave.
- pode aumentar a concentração plasmática da digoxina.

▶ KETEK (Aventis), 10 e 14 comprimidos × 400 mg

TIGECICLINA

É análogo da tetraciclina, a 9-tert-butil-glicilamido, e derivado da minociclina, pertencente a uma nova classe química de antibióticos denominada gliciclina para uso intravenoso. Apresenta um grupamento glicilamido na posição 9 da minociclina.

Age inibindo a translação proteica na bactéria ligando-se à subunidade 30S do ribossomo e assim bloqueando a entrada das moléculas de aminoacil tRNA no sítio A do ribossomo. Assim, previne a incorporação de resíduos de aminoácidos impedindo a formação de cadeias longas. Sua grande vantagem é que não sofre ação dos dois mecanismos de resistência às tetraciclinas — efluxo macrolídico e proteção ribossômica — além de não apresentar resistência cruzada com outros antibióticos. É antibiótico bacteriostático de amplo espectro. É ativa contra germes gram-positivos aeróbicos tais como *Enterococcus faecalis, Staphylococcus aureus, Streptococcus agalactiae, Streptococcus anginosus* grp., *Streptococcus pyogenes* e gram-negativos aeróbicos como *Citrobacter freundii, Enterobacter cloacae, Escherichia coli, Klebsiella oxytoca, Klebsiella pneumoniae*. Também atua sobre microrganismos anaeróbicos com *Bacteroides fragilis, Bacteroides thetaiotaomicron, Bacteroides uniformis, Bacteroides vulgatus, Clostridium perfrigens, Peptostreptococcus micros*.

Farmacodinâmica
- antibiótico de amplo espectro.

Farmacocinética
- após administração IV, 71 a 89% ligam-se às proteínas plasmáticas.
- não sofre biotransformação extensa.
- volume de distribuição entre 500 e 700 L.
- para uma dose de 100 mg IV os parâmetros farmacocinéticos são os que seguem.
- atinge uma concentração plasmática máxima de 0,90 μg/mL. Concentra-se predominantemente na vesícula biliar, pulmões e cólon.
- ASC de 5,19 μH/mL.
- meia-vida de cerca de 21,8 h.
- depuração renal de 38 mL/min.
- eliminada pelas fezes e na urina sob as formas inalteradas, um metabólito glicuronídico, outro N-acetílico e um epímero da tigeciclina; 59% são eliminados pela via biliar e 33% pela urina, sendo 22% sob a forma inalterada.
- na presença de insuficiência hepática de grau moderado, a sua depuração reduz-se em cerca de 25% e a meia-vida prolonga-se em cerca de 23%. Já na insuficiência hepática de grau importante, a depuração reduz-se em 55% e a meia-vida prolonga-se em 43%.

Indicações
- tratamento de infecções susceptíveis em pacientes > 18 anos de idade, tais como infecções complicadas da pele e anexos.
- tratamento de infecções intra-abdominais susceptíveis.

Doses
- como dose inicial, 100 mg IV seguidos de 50 mg de 12/12 h e administrados entre 30 e 60 minutos durante 5 a 14 dias. A duração do tratamento depende do local da infecção e da gravidade.
- na insuficiência hepática de grau importante deve-se administrar uma dose inicial de 100 mg seguida de uma dose de manutenção de 25 mg a um intervalo de 12 horas e sob vigilância rigorosa.
- não é necessário ajuste da dose na presença de insuficiência renal ou nos pacientes submetidos à hemodiálise.
- cada dose deve ser reconstituída com 5,3 mL de cloreto de sódio a 0,9% ou glicose a 5%, obtendo-se uma concentração de 10 mg/mL. Após a dissolução completa, adicionar 5 mL da solução reconstituída a 100 mL de uma solução para infusão IV. A concentração máxima do frasco deve ser de 1 mg/mL. A solução adquire uma coloração amarela ou laranja, caso contrário deve ser desprezada. O período de conservação após a reconstituição é de até 6 h em temperatura ambiente e de até 24 h se conservada entre 2°C e 8°C. Em caso de utilizarem-se outros fármacos na mesma via de administração, lavar a via, antes da infusão, com solução salina a 0,9% ou glicose a 5%. Além do cloreto de sódio a 0,9% e da glicose a 5%, é ainda compatível para administração concomitante com dobutamina, dopamina, solução de Ringer, lidocaína, cloreto de potássio, cloridrato de ranitidina e teofilina. É incompatível para administração com anfotericina B, clorpromazina, metilprednisolona e voriconazol.

Contraindicações
- hipersensibilidade à tigeciclina.
- gravidez. Categoria C da FDA.
- lactação.
- < 18 anos de idade. Pode provocar descoloração dentária se usado em < 8 anos de idade.

Precauções
- uso cuidadoso nas infecções intra-abdominais secundárias à perfuração intestinal, com desencadeamento de septicemia e choque séptico.
- pode produzir colite pseudomembranosa.
- pode facilitar o desenvolvimento de microrganismos resistentes, incluindo fungos.

Efeitos adversos
- dor abdominal, constipação, diarreia, dispepsia, náusea, vômito.
- abscesso.
- dor nas costas, febre, cefaleia, dor no corpo.
- infecção.
- cicatrização anormal.
- hipotensão e/ou hipertensão arterial, flebite, edema periférico.
- leucocitose, anemia, trombocitopenia.
- insônia, tontura.
- dispneia, tosse.
- exantema, prurido, sudorese.
- reações no local da aplicação.
- alterações de fosfatase alcalina, amilase, bilirrubinas, ureia, hiperglicemia, hipopotassemia, hipoproteinemia, DHL, AST, ALT.

INTERAÇÕES MEDICAMENTOSAS
- aumenta a concentração plasmática máxima da digoxina de cerca de 13% e sem afetar a ASC ou sua depuração, não sendo necessária nenhuma modificação da dose.
- o uso concomitante com varfarina produz uma diminuição da depuração da R-varfarina e da S-varfarina de 40% e 23%, respectivamente, e um aumento da ASC de 68% e 29%, respectivamente. Contudo, não altera o INR de forma significativa. Ao contrário, o tempo de protrombina e outros testes de coagulação devem ser vigiados.
- não inibe a biotransformação que utiliza os isossistemas 1A2, 2C8, 2C9, 2C19, 2D6 e 3A4.

▶ TYGACIL (Wyeth), 10 fr.-amp. com 50 mg (pó liófilo injetável)

▶ IMUNOESTIMULANTES

Também chamados imunomoduladores e imunorreguladores, são agentes que podem estimular o sistema imune. Podem também controlar a resposta imunológica por meio da imunossupressão. Os disponíveis em nosso meio podem ser divididos em três grupos: adjuvantes bacterianos, fatores tímicos e agentes diversos.

▶ Adjuvantes bacterianos

No Brasil são comercializados: *Corynebacterium parvum*, extrato metanólico de BCG e lisado bacteriano polivalente. Estimulam as funções dos monócitos, linfócitos e outras. Os dois primeiros, por serem usados no tratamento de neoplasias, estão descritos na seção *Agentes diversos* do Capítulo 12.

LISADO BACTERIANO POLIVALENTE

É imunoestimulante extraído de frações de oito bactérias: *Haemophilus influenzae, Streptococcus (Diplococcus) pneumoniae, Klebsiella pneumoniae, Klebsiella ozaenae, Staphylococcus aureus, Streptococcus pyogenes, Streptococcus viridans* e *Moraxella (Neisseria, Branhamella) catarrhalis*. Cada bactéria foi cultivada separadamente, morta e fracionada com posterior purificação e liofilização. Atua sobre os macrófagos e os linfócitos regulando o metabolismo oxidativo dos primeiros, estimulando a produção de óxido nítrico e de superóxido, promovendo a destruição dos agentes invasores. Estimula, ainda, a fagocitose dos patógenos, antígenos virais e células tumorais, produção de citocinas (IL-1, IL-2, PGE_2 e TNF-α), inclusive por meio dos linfócitos T-citotóxicos. Os fibroblastos pulmonares desempenham um papel importante na liberação destas citocinas que estimulam a atividade das células B e T e a produção de IgA.

FARMACODINÂMICA
- imunoestimulante nos processos respiratórios.

INDICAÇÕES
- tratamento coadjuvante nas infecções respiratórias.

DOSES
- 7 mg ao dia, em jejum, durante dez dias.
- para prevenção das recidivas, 7 mg ao dia durante os dez primeiros dias de cada mês, por três meses consecutivos.
- para crianças, 3,5 mg ao dia, seguindo o esquema para os adultos.

CONTRAINDICAÇÕES
- hipersensibilidade ao fármaco.
- primeiro trimestre da gravidez.

EFEITOS ADVERSOS
- náuseas e diarreia.
- exantema e urticária.
- tosse, dispneia, asma.
- febre, fadiga.

▶ BRONCHO-VAXOM (Altana), 10 cáps. × 3,5 e 7 mg

▶ Fatores tímicos

O epitélio da glândula timo sintetiza muitos fatores hormonoides que desempenham papel importante na regulação e diferenciação dos linfócitos T. Do timo foram isolados diversos fatores ativos. Eles participam da maturação dos precursores das células T e promovem a diferenciação e proliferação de células T maduras.

O interesse por extratos brutos dos hormônios tímicos como imunomoduladores tem diminuído desde que se podem obter imunoestimulantes mais bem definidos por tecnologia de DNA recombinante.

No Brasil são comercializados o extrato tímico, a timomodulina e a timostimulina. Esta última, por ser adjuvante no tratamento de neoplasias, está descrita na seção *Agentes diversos*, Capítulo 12.

EXTRATO TÍMICO

Consiste em polipeptídios dialisados do timo de vitelo. Corresponde ao fator tímico do soro. Contém 1 mg/mL, além de 1 U do fator de transferência (5 × 10⁸ linfócitos).

INDICAÇÕES
- tratamento imunomodulador de afecções acompanhadas de desequilíbrio do sistema imunitário.

DOSES
- via subcutânea, 1 mg dissolvido em 1 mL de soro fisiológico, uma vez ao dia ou em dias alternados.

▶ TIMOSAN (Fundação Ataulpho de Paiva), fr.-amp. de 1 mL × 1 mg
10, 15, 20 e 30 comprimidos sublinguais × 1 mg
10, 15, 20 e 30 comprimidos × 5 mg
fr. de 100 mL com 1 mg/mL (xarope)
fr. de pó liofilizado × 1 mg

TIMOMODULINA

Trata-se de fator hormonal polipeptídico, obtido de lisado parcial ácido do timo de vitelo e purificado por processo especial, contendo 25% do polipeptídio com peso molecular abaixo de 10.000 dáltons.

A timomodulina difere da timostimulina por possuir ação imunomoduladora e atividade mielomoduladora, sendo, pois, imunomielomoduladora. Tanto *in vitro* quanto *in vivo* apresenta a capacidade de proteger os leucócitos e eritrócitos dos danos causados por radiação e quimioterapia. Tem também a capacidade de ativar o compartimento T e B alterado por processos patológicos ou degenerativos (senilidade).

Por sua dupla atividade, imunomoduladora e mielomoduladora, a timomodulina diferencia-se dos demais extratos hormonais tímicos até agora estudados. Além disso, é o único extrato tímico eficaz por via oral.

INDICAÇÕES
- tratamento da síndrome leucopênica primária e secundária.
- prevenção de leucopenia causada por agentes mielotóxicos.
- déficit da anticorpopoiese — imunoestimulante — imunomielomodulador.
- adjuvante no tratamento de infecções virais ou bacterianas.

DOSES
- via oral, adultos, 80 a 160 mg por dia; crianças, 3 a 4 mg/kg/dia em duas tomadas.

CONTRAINDICAÇÕES
- hipersensibilidade à timomodulina.
- primeiro trimestre da gravidez.
- lactação.

EFEITOS ADVERSOS
- reações alérgicas.

▶ LEUCOGEN (Aché), 20 cáps. × 80 mg
fr. de 120 mL c/ 20 mg/5 mL (xarope)

▶ Agentes diversos

Neste grupo o único fármaco comercializado no Brasil é a leflunomida.

LEFLUNOMIDA

É uma inibidora da di-hidro-orotato desidrogenase, enzima participante da síntese pirimidínica, com nome químico N-(4'-trifluorometilfenil)-5-metilisoxazol-4-carboxamida, exercendo atividade antiproliferativa linfocitária. Retarda a progressão da artrite reumatoide, com alívio importante da sintomatologia, possuindo eficácia semelhante à do metotrexato e da sulfassalazina. Os benefícios do tratamento aparecem dentro de 4 semanas e sua eficácia é observada em até 2 anos.

FARMACODINÂMICA
- imunomodulador, antiproliferativo, anti-inflamatório.

FARMACOCINÉTICA
- após administração oral sofre biotransformação hepática formando um metabólito ativo principal, M1 e metabólitos secundários, sendo a 4-trifluorometilanilina detectada em níveis baixos.
- o metabólito M1 atinge o pico da concentração plasmática em 6 a 12 horas.
- meia-vida do metabólito M1 de cerca de 2 semanas.

- volume de distribuição de cerca de 0,13 L/kg.
- alta ligação proteica: > 99%.
- depuração de cerca de 31 mL/h.
- 48% eliminados pelas fezes e 43% pela urina.

Indicações
- tratamento da artrite reumatoide.

Doses
- como ataque, 100 mg ao dia por 3 dias seguidos.
- como manutenção e como dose máxima recomendada, 20 mg ao dia. De acordo com a resposta clínica, esta dose pode ser reduzida.

Contraindicações
- hipersensibilidade à leflunomida.
- gravidez e lactação.
- homens e mulheres com intenção de procriar.
- insuficiências renal e hepática.
- < 18 anos.
- imunodeficiência grave, displasia medular óssea, infecções graves.
- uso concomitante de vacinas, antimaláricos, metais para uso oral ou IM, D-penicilamina, azatioprina e metotrexato.

Precauções
- avaliar a função hepática antes e mensalmente após o início do tratamento. Dentro de 6 meses do início do tratamento pode ocorrer lesão hepática grave, inclusive com casos fatais.
- a dose deve ser reduzida se AST > 2 vezes o valor normal. Se > 2 e < 3 vezes, realizar biopsia hepática. O tratamento deverá ser suspenso de AST > 3 vezes os valores basais.
- observado aumento da carcinogênese em animais.
- apresenta efeito uricosúrico.
- após interrupção do tratamento dosar níveis plasmáticos do metabólito M1, devendo ser inferiores a 0,02 µg/mL. Administrar colestiramina na dose de 8 g, 3 vezes ao dia, durante 11 dias. Sem a utilização deste processo de eliminação do fármaco, o processo poderá prolongar-se até 2 anos.

Efeitos adversos
- febre, mal-estar, dor articular, pélvica ou lombar.
- hipertensão, angina do peito, palpitação.
- anorexia, diarreia, náusea, vômitos, melena, colite, constipação, gastrenterite, gastrite.
- lesões hepáticas graves, incluindo hepatite e alterações das enzimas hepáticas.
- diabetes melito, hipertiroidismo.
- anemia.
- hiperglicemia, hipopotassemia, hiperlipemia.
- artralgia, sinovites, artrose, bursite, cãibras, mialgia, necrose óssea, rotura de tendão.
- alterações dermatológicas: alopécia, eczema, exantema, herpes, descoloração.
- alterações oculares: visão turva, catarata, conjuntivite.
- infecção urinária, albuminúria, cistite, hematúria, disúria.
- alterações menstruais, prostáticas.
- neuropatia periférica.

Interações medicamentosas
- o uso concomitante de fármacos hepatotóxicos aumenta o risco de lesão hepática.
- rifampicina aumenta a concentração plasmática do metabólito M1 em 40%.
- colestiramina diminui sua concentração plasmática.
- aumenta a concentração plasmática do diclofenaco e ibuprofeno em 13 e 50%, respectivamente.
- aumenta a concentração plasmática da tolbutamida.

▶ *ARAVA (Aventis Pharma), 3 comprimidos × 100 mg*
30 comprimidos × 20 mg

PREPARAÇÕES PARA A PELE E MEMBRANAS MUCOSAS

▶ **ANTI-INFECCIOSOS TÓPICOS E RELACIONADOS**
Antibióticos tópicos
  mepartricina
Sulfonamidas tópicas
  mafenida
  sulfacetamida
  sulfadiazina de prata
  sulfanilamida
  sulfatiazol
Fungicidas tópicos
  Ácidos e derivados
    ácido benzoico
    ácido propiônico
    ácido salicílico
    ácido undecilênico
  Antibióticos
  Derivados imidazólicos e triazólicos
    bifonazol
    butoconazol
    clotrimazol
    econazol
    flutrimazol
    isoconazol
    oxiconazol
    sertaconazol
    terconazol
    tioconazol
  Fenóis
    clioquinol
    clorquinaldol
  Compostos de amônio quaternário
  Sulfonamidas
  Tionocarbamatos
    tolciclato
    tolnaftato
  Diversos
    amorolfina
    butenafina
    ciclopirox
    policressuleno
    terbinafina
Escabicidas e pediculicidas
  benzoato de benzila
  bioaletrina
  deltametrina
  permetrina
  sulfiram
  tiabendazol
Outros anti-infecciosos tópicos
  dietilcarbamazina
  iodopovidona
  lisozima
  nitrofural

▶ **FÁRMACOS ANTI-INFLAMATÓRIOS LOCAIS**
  etofenamato
  fusafungina
  pimecrolimo
  polissulfato de mucopolissacarídio

▶ **ANTIPRURÍTICOS E ANESTÉSICOS APLICADOS LOCALMENTE**
  capsaicina

▶ **ADSTRINGENTES LOCAIS**
Sais metálicos
  nitrato de cério
  subnitrato de bismuto
Produtos orgânicos
  asiaticósido

▶ **DETERGENTES LOCAIS**
  laurilsulfato

▶ **EMOLIENTES, DEMULCENTES E PROTETORES**
  dexpantenol
  ureia

▶ **FÁRMACOS QUERATOLÍTICOS E QUERATOPLÁSTICOS**
  ácido aminolevulínico
  ácido azelaico
  ácido salicílico
  acitretina
  adapaleno
  alcatrão
  benzoperóxido
  calcipotriol
  ditranol
  enxofre
  imiquimode
  isotretinoína
  piritiona zíncica
  sulfeto de selênio
  tazaroteno
  tretinoína

▶ **OUTROS FÁRMACOS APLICADOS LOCALMENTE**
Rubefacientes
Cáusticos e estípticos
Agentes pigmentantes
  metoxissaleno
Agentes despigmentantes
  hidroquinona
  mequinol
Substâncias antissolares
  Antissolares físicos
  Antissolares químicos
Repelentes de insetos
Estimulantes do crescimento de cabelo
  ditranol
  estradiol
  minoxidil
Mucopolissacaridases
  hialuronidase
  tiomucase
Antiulcerosos dérmicos
  clostebol

Este capítulo trata das seguintes classes de fármacos: anti-infecciosos tópicos e relacionados; fármacos anti-inflamatórios locais; antipruríticos e anestésicos aplicados localmente; adstringentes locais; detergentes locais; emolientes, demulcentes e protetores; fármacos queratolíticos e queratoplásticos; outros fármacos aplicados localmente.

▶ **ANTI-INFECCIOSOS TÓPICOS E RELACIONADOS**

Compreendem os seguintes grupos: antibióticos tópicos, sulfonamidas tópicas, fungicidas tópicos, escabicidas e pediculicidas, outros anti-infecciosos tópicos.

▶ **Antibióticos tópicos**

Os mais antigos já foram vistos no Capítulo 18: bacitracina, neomicina, nistatina, tetraciclina e tirotricina, usados geralmente em associação com outros fármacos. A eritromicina é usada também em associação para o tratamento da acne.

A OMS não recomenda a associação de antibióticos com corticoides.

Outro antibiótico descrito aqui é a mepartricina.

ERITROMICINA + ACETATO DE ZINCO

▶ ZINERYT (Eurofarma), (eritromicina 40 mg + acetato de zinco 12 mg por mL), cartucho c/ 2 fr. (pó e veículo) com 30 mL após reconstituição

MEPARTRICINA

Derivado semissintético de antibiótico poliênico produzido por uma cepa de *Streptomyces*

19.2 PREPARAÇÕES PARA A PELE E MEMBRANAS MUCOSAS

aureofaciens. Apresenta atividades antifúngica e antiprotozoária. Seu mecanismo de ação é semelhante ao dos demais antibióticos poliênicos, isto é, altera a permeabilidade da membrana citoplasmática por efeito da interação com o esterol desta membrana.

Usada também na forma de laurilsulfato.

INDICAÇÕES
- tratamento de vulvovaginites causadas por *Trichomonas vaginalis* e/ou *Candida albicans*.

DOSES
- creme vaginal: 5 g (um aplicador cheio), à noite, introduzidos profundamente na vagina, durante 15 dias consecutivos.
- granulado: 1 mL da suspensão (10.000 UI) colocado na cavidade oral, quatro vezes ao dia, até dois dias após o desaparecimento da moníliase bucal.
- óvulos: um óvulo à noite, introduzido profundamente na vagina, durante 15 dias consecutivos.
- drágeas: duas drágeas após o almoço e duas drágeas após o jantar, durante três dias consecutivos.

CONTRAINDICAÇÕES
- hipersensibilidade à mepartricina.
- gravidez.
- lactação.

EFEITOS ADVERSOS
- fenômenos de sensibilização.
- cefaleia, náusea, cólicas abdominais, prurido corporal, vômito, diarreia.

ASSOCIAÇÃO
▶ *TRICANGINE-A (Aché), (mepartricina 25.000 UI + tetraciclina 0,100 g por 5 g), bisnaga de 78 g (creme vaginal)*
(mepartricina 25.000 UI + tetraciclina 0,100 g por óvulo), 15 óvulos vaginais

▶ Sulfonamidas tópicas

As sulfonamidas de uso tópico, em sua maioria, são as vaginais. As principais, frequentemente empregadas em associações, são: sulfacetamida, sulfanilamida e sulfatiazol. Os fabricantes indicam cremes ou óvulos destas sulfas para o tratamento de vaginite causada por *Candida albicans, Gardnerella vaginalis* ou *Trichomonas vaginalis*, ou para alívio dos quadros clínicos, mas sua eficácia é incerta. Para este tipo de vaginite o fármaco atualmente recomendado é o metronidazol, por via oral.

Para profilaxia e tratamento de infecções bacterianas utilizam-se mafenida e sulfadiazina de prata.

As propriedades das sulfonamidas sistêmicas estão descritas no Capítulo 18. As tópicas apresentam também certas características comuns. Sua estrutura geral é:

$$R'HN - \underset{4}{C_6H_4} - \underset{1}{S}(=O)_2 - NHR$$

FARMACOCINÉTICA
- são absorvidas da mucosa vaginal e aparecem na circulação fetal.

CONTRAINDICAÇÕES
- deficiência de G6PD.
- deficiência hepática.
- porfiria.
- insuficiência renal.
- sensibilidade às sulfonamidas, diuréticos tiazídicos, furosemida, inibidores da anidrase carbônica ou sulfonilureias.

PRECAUÇÕES
- pacientes sensíveis a uma sulfonamida podem ser sensíveis também a outras sulfonamidas.
- pacientes sensíveis aos diuréticos tiazídicos, furosemida, inibidores da anidrase carbônica ou sulfonilureias podem ser sensíveis também às sulfonamidas.
- o emprego de sulfonamidas tópicas pode conduzir à sensibilização resultando em reações de hipersensibilidade com uso tópico ou sistêmico subsequente da medicação.
- usar medidas higiênicas para curar a infecção e impedir a reinfecção.
- fazer o parceiro sexual usar preservativo para impedir reinfecções; continuar a medicação se a relação sexual ocorrer durante o tratamento.

EFEITOS ADVERSOS
- prurido, queimação, erupção cutânea, vermelhidão, edema ou outro sinal de irritação.

MAFENIDA

Corresponde à 4-aminometilbenzenossulfonamida.

Exerce ação tópica contra bactérias e fungos. Seu espectro de atividade antibacteriana é semelhante ao da sulfadiazina de prata.

É indicada para profilaxia e tratamento de infecções bacterianas e fúngicas de feridas causadas por queimaduras.

No Brasil é comercializada apenas em associação com outros fármacos e indicada para otites, mastoidites, eczemas e otalgias (*OTOSULF*, Millet Roux).

SULFACETAMIDA

Descrita no Capítulo 20, pois é usada também no tratamento de infecções oculares.

ASSOCIAÇÃO
▶ *PARAQUEIMOL (Asta), (sulfacetamida sódica 3,7 g + trietanolamina 1,0 g por 50 g), bisnaga de 50 g*

SULFADIAZINA DE PRATA

Nesta sulfa, R = piridinila (ligado ao N_1), em vez de H há um átomo de prata; R' = H.

Ela exerce efeito bactericida contra muitos microrganismos gram-positivos e gram-negativos, bem como contra leveduras e *Candida albicans*. Seu espectro de atividade antibacteriana é semelhante ao da mafenida. Ela atua sobre a membrana celular e a parede celular das bactérias.

É disponível numa base hidrofílica contendo o fármaco na forma micronizada.

FARMACODINÂMICA
- antibacteriano tópico e antifúngico tópico.

FARMACOCINÉTICA
- aplicada topicamente, a absorção sistêmica varia, dependendo da porcentagem da área da superfície corporal à qual foi aplicada e da extensão do dano tecidual.
- pode atingir concentrações terapêuticas (até 8 a 12 mg por 100 mL) quando usada em áreas extensas do corpo.

INDICAÇÕES
- fármaco de primeira escolha na prevenção e tratamento de infecções bacterianas e fúngicas de feridas causadas por queimaduras.
- tratamento tópico de infecções bacterianas da pele e da úlcera dérmica.

DOSES
- antes de aplicar o fármaco, devem-se limpar as áreas afetadas e promover o desbridamento da ferida; em seguida aplicar camada de 1,5 mm por toda a superfície lesada, uma ou duas vezes ao dia.

CONTRAINDICAÇÕES
- as já citadas.
- gravidez a termo.
- crianças prematuras e recém-nascidos no 1º mês de vida, quando a área a ser tratada for superior a 25% da superfície corporal queimada.

EFEITOS ADVERSOS
- os já citados.
- leucopenia transitória.

▶ *DERMAZINE (Silvestre), tubos de 15 g com 10 mg/g (creme)*
pote de 400 g com 10 mg/g (creme)
▶ *SULFADIAZINA DE PRATA (Prati, Donaduzzi), potes de 400 g com 100 mg/g (creme), (genérico)*
bisnagas de 30 g com 10 mg/g (creme), (genérico)
bisnagas de 1 a 50 g com 10 mg/g (creme), (genérico)

ASSOCIAÇÃO
▶ *DERMACERIUM (Silvestre Labs), (sulfadiazina de prata 0,1% + nitrato de cério 0,4% cada grama), tubos de 15, 30, 50 e 120 g*
potes de 400 g

SULFANILAMIDA

Nesta sulfa, R = R' = H. No Brasil, é usada na forma livre e principalmente em associações para infecções da pele. Deve ser utilizada apenas no tratamento de vulvovaginite por *Candida albicans*. Não é eficaz na vaginite por *Trichomonas vaginalis* ou *Haemophilus vaginalis*. Não se deve usar a sulfonamida em pó na vagina.

▶ *SULFANILAMIDA PÓ MEDIC (Medic), tubo com 10 g*

SULFATIAZOL

Nesta sulfa, R = [estrutura tiazol] ; R' = H.

É usado em associações principalmente com outras sulfas, para o tratamento de vaginite.

Associação
► VAGI-SULFA (Janssen-Cilag), (sulfatiazol 34,2 mg + sulfabenzamida 37,0 mg + sulfacetamida 28,6 mg por g), bisnaga de 80 g

► Fungicidas tópicos

São quimioterápicos usados no tratamento das micoses superficiais, também chamadas dermatofitoses (Quadro 19.1). As micoses sistêmicas foram estudadas no Capítulo 18.

Os fungicidas tópicos disponíveis no Brasil podem ser divididos nas seguintes classes: ácidos e derivados, antibióticos, derivados imidazólicos e triazólicos, fenóis, compostos de amônio quaternário, sulfonamidas, tionocarbamatos e diversos.

1. *Ácidos e derivados.* Os comercializados no Brasil são: ácido benzoico, ácido propiônico, ácido salicílico, ácido undecilênico, propionato de cálcio, propionato de sódio, undecilinato de sódio e undecilinato de zinco. São todos usados em associações medicamentosas.

ÁCIDO BENZOICO

Suas atividades antibacteriana e antifúngica se devem ao ácido não dissociado; por isso, é eficaz em pH 4 ou abaixo deste e relativamente inativo em pH acima de 5.

É de uso tópico. Emprega-se também como conservante em formulações farmacêuticas, cosméticos e alimentos, às vezes na forma de sais de sódio ou potássio. Como antifúngico, é disponível apenas em associações.

ÁCIDO BENZOICO + ÁCIDO SALICÍLICO + IODO (USO TÓPICO)

► *BALSODERMA (Granado), fr. com 30 mL*
► *DERMYCOSE (Primá), vidro com 50 mL*
► *MICOTIAZOL (Cazi), fr. com 30 mL*

ÁCIDO BENZOICO + ÁCIDO SALICÍLICO + ÁCIDO UNDECILÊNICO (USO TÓPICO)

► *MICOZ (Q.I.F.), fr. com 30 mL*

ÁCIDO PROPIÔNICO

Ele e seus sais de cálcio e sódio são agentes antifúngicos eficazes contra *Epidermophyton*, *Microsporum* e *Trichophyton* sp. Todos eles são usados topicamente para o tratamento de infecções dermatofíticas.

Associações
► *ANDRIODERMOL LÍQUIDO (União Química), (ácido propiônico 30 mg + propionato de sódio 50 mg + ácido undecilênico 40 mg + undecilinato de sódio 150 mg + hexilresorcinol 0,5 mg por mL), fr. c/ 50 mL*
► *ANDRIODERMOL PÓ (União Química), (propionato de cálcio 60 mg + ácido undecilênico 2 mg + undecilinato de zinco 150 mg + hexilresorcinol 0,5 mg por g), embalagem c/ 50 g*

ÁCIDO SALICÍLICO

Altera a queratina e tem fraca atividade antibacteriana e antifúngica. Por sua ação queratolítica, em associação com outros antifúngicos é usado para tratamento de infecções fúngicas superficiais.

Em concentrações acima de 20%, o ácido salicílico é usado principalmente no controle de verrugas e calos, conforme descrito na seção *Fármacos queratolíticos e queratoplásticos* deste capítulo.

ÁCIDO SALICÍLICO + ENXOFRE

► *DERMIC SABONETE (Kinder), sabonete com 65 g*
► *SALDER S (Medley), sabonete com 80 g*
► *SALISOAP LOÇÃO (Galderma), fr. com 100 mL*
► *SALISOAP XAMPU (Galderma), fr. com 200 mL*
► *SASTID SABONETE (Stiefel), sabonete com 80 g*
► *SASTID XAMPU (Stiefel) uso tópico*

ÁCIDO UNDECILÊNICO

Corresponde ao ácido 10-undecinoico.

Junto com o undecilinato de sódio ou de zinco, e associado a outros antifúngicos, é usado no tratamento tópico de *tinea cruris*, *tinea pedis* e outras infecções por *tinea*. Todavia, segundo alguns especialistas, foi suplantado por antifúngicos tópicos mais eficazes (imidazóis e tolnaftato).

Sua ação é fungistática. O zinco presente no componente undecilinato de zinco proporciona ação adstringente benéfica que ajuda a reduzir a inflamação.

Associações
► *ACIDERN (Sanval), (ácido undecilênico 280 mg + cloridrato de lidocaína 17 mg + triacetina 142 mg por 40 mL), fr. c/ 40 mL (aerossol)*
► *ANDRIODERMOL LÍQUIDO (Biolab Sanus), (ácido undecilênico 40 mg + undecilinato de sódio 150 mg + ácido propiônico 30 mg + propionato de sódio 50 mg + hexilresorcinol 0,5 mg por mL), fr. c/ 50 mL*
► *ANDRIODERMOL PÓ (Biolab Sanus), (ácido undecilênico 2 mg + undecilinato de zinco 150 mg + propionato de cálcio 60 mg + hexilresorcinol 0,5 mg por g), embalagem c/ 50 g*

Quadro 19.1 Micoses superficiais e seu tratamento

Tipo de infecção	Agente infectante	Quimioterápico de escolha
1) Infecções por dermatófitos		
Tinea barbae	bactérias, fungos	itraconazol
Tinea capitis (do couro cabeludo, pelada)	Trichophyton tonsurans	itraconazol
	T. schoenleini	sertaconazol
	T. violaceum	
	Mycrosporum audouini	
	M. canis	
	M. gypseum	
Tinea corporis	Trichophyton sp.	itraconazol
Tinea cruris	Trichophyton sp.	itraconazol
		griseofulvina (2ª opção)
Tinea pedis	T. mentagrophytes	itraconazol
	Epidermophyton floccosum	sertaconazol
Tinea unguium	Trichophyton sp.	itraconazol
		sertaconazol
2) Infecções por leveduras		
Candidíase (monilíase)	Candida albicans	nistatina
		imidazóis
		ciclopirox
3) Pitiríase versicolor	Pityrosporum orbiculare	sulfeto de selênio
	(antigamente Malassezia furfur)	enxofre pulverizado
		cetoconazol
		sertaconazol

19.4 PREPARAÇÕES PARA A PELE E MEMBRANAS MUCOSAS

2. *Antibióticos.* Os mais usados são griseofulvina e nistatina que, por serem também sistêmicos, foram estudados no Capítulo 18.

3. *Derivados imidazólicos e triazólicos.* Constituem o grupo mais numeroso e mais importante. Os imidazólicos são: bifonazol, butoconazol, clotrimazol, econazol, flutrimazol, isoconazol, miconazol (que apresenta também ação sistêmica), oxiconazol, sertaconazol, terconazol e tioconazol. Os triazólicos são itraconazol e terconazol.

Alguns destes compostos são conhecidos como vaginais: clotrimazol, econazol, terconazol e tioconazol. Estes são indicados no tratamento tópico de candidíase (moniliase) vulvovaginal em mulheres grávidas (apenas no segundo e terceiro trimestres) e não grávidas. Não são eficazes no tratamento de vulvovaginite causada por outros patógenos comuns, tais como *Trichomonas vaginalis* ou *Gardnerella vaginalis*.

Os derivados imidazólicos e triazólicos são fungistáticos, mas, dependendo das concentrações atingidas no fungo, podem ser fungicidas. Atuam inibindo a biossíntese de ergosterol ou outros esteróis, danificando a membrana da parede celular fúngica e alterando sua permeabilidade, o que possibilita a perda de elementos intracelulares essenciais. Ademais, podem inibir a biossíntese fúngica de triglicerídios e fosfolipídios. Outrossim, inibem a atividade enzimática oxidativa e peroxidativa, com a consequente formação de concentrações tóxicas de peróxido de hidrogênio, o que pode acarretar deterioração de organelas subcelulares e necrose celular.

São contraindicados aos que apresentam hipersensibilidade a eles.

Efeitos adversos
- queimação, prurido, corrimento ou outra irritação vaginal não presente antes do tratamento.
- erupção cutânea ou urticária.
- cólicas ou dor abdominal ou estomacal.
- ardência ou irritação do pênis do parceiro sexual.
- cefaleia.

Precauções
- usar medidas higiênicas para curar a infecção e impedir a reinfecção.
- o parceiro sexual deve usar preservativo e talvez seja necessário tratamento concomitante.
- utilizar ducha para propósitos higiênicos antes da próxima dose; evitar usar ducha durante a gravidez.
- se ocorrer sensibilização ou irritação, deve-se interromper o tratamento.

BIFONAZOL

É um antimicótico de amplo espectro, derivado imidazólico substituído e corresponde ao (1[4-bifenilil]-fenilmetil)-1H-imidazol. Possui um mecanismo de ação sequencial através da inibição do citocromo P450 dependente da desmetilação-C14 de esteróis e da inibição direta da HMG-CoA-redutase. Esta última ação é seletiva contra dermatófitos sem afetar as enzimas de mamíferos. É ativo contra infecções fúngicas superficiais, como por dermatófitos, candidíase cutânea, pitiríase versicolor e até algumas bactérias gram-positivas. A ação *in vitro* contra os dermatófitos é fungicida e contra as leveduras, fungistática. Pode ainda ser útil para o tratamento das onicomicoses quando usado em associação com ureia: bifonazol a 1% e ureia a 40%. Sua eficácia é semelhante à de outros antifúngicos, incluindo clotrimazol, econazol, miconazol, oxiconazol e sulconazol, porém, com a vantagem de uma única administração diária. Possui um alto poder de penetração na pele.

Farmacodinâmica
- antimicótico de amplo espectro.

Farmacocinética
- após uso tópico em pele sã a absorção é < 1% se utilizado sob a forma de creme ou solução.
- a absorção em peles com sinais flogísticos ocorre em uma proporção de 3 a 4% da dose administrada e maior do que a aplicação em peles normais.
- a quantidade absorvida é eliminada 45% pela urina e 39% nas fezes.
- eliminação terminal após absorção é de até 5 dias.
- a meia-vida de uma administração IV varia de 7 a 42 horas.

Indicações
- no tratamento de micoses superficiais por dermatófitos, leveduras, hifomicetos e outros fungos, tais como: *Malassezia furfur, Tinea manuum, Tinea corporis, Tinea inguinalis*. Também contra *Corynebacterium minutissimum*.

Doses
- aplicar sobre a área afetada uma vez ao dia devendo-se, no caso de creme, friccionar uma fina camada na quantidade de cerca de 1/2 centímetro. A duração do tratamento varia de acordo com o tipo de afecção: para micoses do pé e interdigital, 3 semanas; micose do corpo, da mão e das pregas da pele, 2 a 3 semanas; pitiríase versicolor e eritrasma, 2 semanas e candidíase cutânea superficial, 2 a 4 semanas.

Contraindicações
- hipersensibilidade ao bifonazol.
- gravidez e lactação.

Efeitos adversos
- eritema, queimação ou irritação da pele.

▶ MYCOSPOR (Bayer), *creme dermatológico, bisnaga × 15 g (10 mg de bifonazol para cada grama do creme); solução, frasco spray (10 mg/mL) com 15 mL*

BUTOCONAZOL

É derivado imidazólico, semelhante ao clotrimazol, com atividade antifúngica e particularmente eficaz contra infecções vaginais produzidas por *Candida albicans*. Comercializado sob a forma de nitrato.

Farmacodinâmica
- antifúngico.

Farmacocinética
- após administração intravaginal, cerca de 5,5% são absorvidos sistemicamente.
- atinge o pico da concentração plasmática entre 12 e 24 horas após administração vaginal.

Indicações
- tratamento de infecções micóticas vulvovaginais produzidas por *Candida albicans*.

Doses
- 100 mg, por via intravaginal, uma vez por dia à noite ao deitar, durante três dias. Esta dose pode ser repetida se necessário.

Contraindicações
- hipersensibilidade ao fármaco e a outros imidazólicos.
- primeiro trimestre da gravidez.
- lactação.
- crianças < 12 anos.

▶ GYNAZOLE-1 (Sigma Pharma), *aplicador pré-envasado com 5 g (creme vaginal a 2%)*

CLOTRIMAZOL

Inibe o crescimento de dermatófitos patogênicos, leveduras e *Pityrosporum orbiculare*. *In vitro* manifesta atividade fungicida contra *Trichophyton rubrum, T. mentagrophytes, Epidermophyton floccosum, Microsporum canis* e *Candida albicans*.

Não deve ser utilizado para processos oftalmológicos.

É usado pelas vias oral, tópica e vaginal.

Farmacodinâmica
- antifúngico de amplo espectro com ação tópica; apresenta também alguma atividade antibacteriana.

Farmacocinética
- é pouco e irregularmente absorvido, mesmo quando ingerido.
- parece ligar-se à mucosa oral, da qual é lentamente liberado.
- quando deglutido, o clotrimazol absorvido é biotransformado rapidamente no fígado a compostos inativos; induz a atividade enzimática microssômica hepática, o que acelera seu próprio catabolismo.
- a concentração atingida na saliva é suficiente para inibir a maioria das espécies de *Candida* presentes na saliva.
- duração de ação: até 3 horas.
- quando administrado intravaginalmente, 3 a 10% são absorvidos.
- atinge a concentração sérica máxima de 0,03 µg/mL 24 horas após a administração de 100 mg de creme vaginal e 0,01 µg/mL 24 horas após administração de 50 mg de creme.
- excretado pelas fezes.

Indicações
- tratamento das seguintes formas de candidíase: *barbae, capitis, corporis, cruris*, cutânea orofaringiana, *pedis*, versicolor, vulvovaginal.
- tratamento da paroníquia.
- profilaxia da candidíase orofaringiana.

Doses
- via tópica, aplicação de quantidade suficiente de creme, solução ou loção para cobrir a área afetada e áreas circundantes duas vezes ao dia (de manhã e à noite).
- via intravaginal, 100 mg inseridos na vagina à noite durante sete dias ou uma aplicação de creme inserida na vagina à noite durante 7 a 14 dias.

ANTI-INFECCIOSOS TÓPICOS E RELACIONADOS 19.5

CONTRAINDICAÇÕES
- hipersensibilidade aos antifúngicos imidazólicos.
- primeiro trimestre da gravidez.
- crianças até 5 anos de idade.

▶ *CANESTEN (Bayer), bisnaga de 50 g com 0,50 g/ 50 g (creme)*
aerossol de 30 mL com 0,30 g/ 30 mL
▶ *CLOMAZEN (União Química), bisnaga c/ 20 g de creme c/ 10 mg/g*
▶ *CLONASTEN (Teuto-Brasileiro), bisnaga com 50 g*
▶ *CLOTRIGEL (Glenmark), bisnaga de 20 g com 50 mg/g com 3 aplicadores (creme vaginal)*
▶ *CLOTRIMAZOL (EMS), bisnaga c/ 20 g c/ 10 mg/g (genérico)*
▶ *CLOTRIMAZOL (Green Pharma), 1 e 50 bisnagas c/ 50 g (creme)*
▶ *CLOTRIMAZOL (Medley), bisnagas de 20 e 35 g com 10 mg/g (creme e creme vaginal, respectivamente), (genérico)*
bisnaga de 20 g com 20 mg/g (creme vaginal), (genérico)
▶ *CLOTRIMAZOL (Neo-Química), bisnaga com 20 e 50 g c/ 10 mg/g (creme), (genérico)*
▶ *CLOTRIMAZOL (Prati, Donaduzzi), bisnaga de 30 g com 10 mg/g (creme), (genérico)*
▶ *CLOTRIMAZOL (Prodotti), bisnagas de 20 g c/ 10 mg/g (creme), (genérico)*
▶ *CLOTRIMAZOL (Teuto-Brasileiro), bisnaga de 50 g com 10 mg/g (creme dermatológico), (genérico)*
▶ *CLOTRIMIX (Medley), bisnaga c/ 20 g a 1% (creme)*
▶ *DERMOBENE (Legrand), bisnaga de 20 g c/ 10 mg/g (creme)*
fr. de 20 mL c/ 10,0 mg/mL (solução)
▶ *GINO-CLOTRIMIX (Medley), bisnaga de 60 g c/ 50 mg/5 g (creme)*
▶ *MICOTRIZOL (Eurofarma), bisnaga de 20 g com 0,20 g/ 20 g (creme)*
fr. de 20 mL de solução com 0,20 g/20 mL

ASSOCIAÇÕES
▶ *BAYCUTEN-N (Bayer), (clotrimazol 1 g + dexametasona 0,040 g por 100 g), bisnaga de 40 g*
▶ *CLOTRIMAZOL (Multilab), bisnaga de 20 g com 10 mg/g (creme), (genérico)*
▶ *CLOTRIMAZOL + ACETATO DE DEXAMETASONA (Prati, Donaduzzi), (clotrimazol 10 mg + acetato de dexametasona 0,4 mg cada grama) bisnaga de 40 g (creme), (genérico)*
▶ *CLOTRIMAZOL + ACETATO DE DEXAMETASONA (EMS), (clotrimazol 10 mg + acetato de dexametasona 0,4 mg cada grama), bisnaga de 40 g (creme), (genérico)*
▶ *CLOTRIMAZOL + ACETATO DE DEXAMETASONA (Medley), (clotrimazol 10 mg + acetato de dexametasona 0,4 mg cada grama), bisnaga de 40 g (creme), (genérico)*

ECONAZOL

In vitro tem atividade antifúngica contra os dermatófitos, *Trichophyton rubrum*, *T. mentagrophytes*, *T. tonsurans*, *Microsporum canis*, *M. audouini*, *M. gypseum* e *Epidermophyton floccosum*, leveduras, *Candida albicans* e *Pityrosporum orbiculare* e certas bactérias gram-positivas.
Usado na forma de nitrato.

FARMACODINÂMICA
- antifúngico de amplo espectro, com ações tópica e vaginal. É antibacteriano ativo contra certas bactérias gram-positivas.

FARMACOCINÉTICA
- após aplicação tópica, a absorção sistêmica é mínima.
- após administração intravaginal, pequenas porções são absorvidas sistemicamente.
- alguns minutos após a aplicação tópica pode-se detectar o econazol na camada córnea da pele em quantidades muito superiores à concentração inibitória mínima.
- administrado intravaginalmente, pequenas quantidades são absorvidas sistemicamente.
- excretado pela urina e pelas fezes; menos de 1% da dose aplicada é recuperado na urina e fezes.

INDICAÇÕES
- tratamento das seguintes formas de candidíase: *barbae*, *capitis*, *corporis*, *cruris*, cutânea, *pedis*, versicolor, vulvovaginal.
- tratamento da paroníquia.

DOSES
- via tópica, aplicação de quantidade suficiente para cobrir as áreas afetadas duas vezes por dia (de manhã e à noite).
- via intravaginal, 150 mg uma vez por dia ao deitar durante três dias, repetindo-se a dose, se necessário.

CONTRAINDICAÇÕES
- hipersensibilidade aos antifúngicos imidazólicos.

▶ *LIMPELE (Dovalle), bisnaga ou pote com 35 g (creme)*
fr. com 50 g (emulsão)
▶ *MICOSTYL (Stiefel), fr. de 30 mL de loção cremosa c/ 1 g/100 mL*
bisnaga de 25 g de creme c/ 1 g/ 100 g

FLUTRIMAZOL

É um derivado imidazólico com atividade antifúngica e nome químico 1-[(2-fluorofenil)(4-fluorofenil)fenilmetil]-1H-imidazol. Possui atividade contra dermatófitos, leveduras e germes saprófitas e com eficácia semelhante à do clotrimazol e superior à do bifonazol. Seu modo de ação é semelhante ao de outros antifúngicos imidazólicos: inibe a biossíntese do ergosterol através do bloqueio da ação da 14 α-dimetilase.

FARMACODINÂMICA
- antifúngico.

FARMACOCINÉTICA
- após aplicação tópica, menos de 1% é absorvido por via cutânea.
- concentração sérica mínima.
- cerca de 0,5% de uma dose administrada é recuperada na urina.

INDICAÇÕES
- tratamento das micoses cutâneas superficiais, tais como as produzidas por dermatófitos, leveduras, pitiríase versicolor.

DOSES
- aplicar em quantidade suficiente para cobrir a região afetada, uma vez ao dia.

CONTRAINDICAÇÕES
- hipersensibilidade ao fármaco ou a outros imidazólicos.
- gravidez e lactação.
- crianças.

PRECAUÇÕES
- não deve ser aplicado sobre mucosas.

EFEITOS ADVERSOS
- queimação, irritação, eritema na região aplicada.

▶ *MICETAL (Biosintética), bisnaga de 15 e 30 g com 0,01 g/g (creme)*
fr. de 30 mL com 0,01 g/mL (solução tópica em aerossol)

ISOCONAZOL

É eficaz contra dermatófitos (*Trichophyton*, *Epidermophyton*, *Microsporum*), leveduras (*Candida*, *Pityrosporum*), certos fungos (*Aspergillus*, *Nocardia*, *Streptomyces*), bacilos e cocos gram-positivos (estreptococos, estafilococos). É primariamente fungistático, mas por contato mais prolongado pode tornar-se fungicida. Deve-se evitar contato com a conjuntiva ocular.
Usado como nitrato.

FARMACODINÂMICA
- antifúngico de amplo espectro e bactericida ativo sobre os germes gram-positivos.

FARMACOCINÉTICA
- aplicado na pele, concentra-se principalmente na camada córnea, onde atinge concentrações fungicidas, sendo fracamente absorvido.
- aplicado na vagina, a absorção não chega a atingir 10%; com dose de 5 mg por cm^2, depois de 4 horas, a concentração média é de cerca de 340 μg/mL; depois de 14 horas, 1.500 μg/mL, que se mantém pelo menos por 72 horas.
- a fração absorvida (menos de 10%) é rápida e completamente biotransformada e excretada.

INDICAÇÕES
- tratamento local de micoses superficiais da pele.
- tratamento de micoses vaginais e vulvovaginais.
- tratamento de pitiríase versicolor.
- tratamento de eritrasma.

DOSES
- via tópica, aplicar duas vezes ao dia sobre a zona afetada, durante duas a quatro semanas; após a cura clínica recomenda-se continuar o tratamento durante mais duas semanas para evitar recidivas.
- via vaginal, introduzir 600 mg de creme com aplicador profundamente na vagina, durante sete dias consecutivos, sempre à noite, antes de dormir, para que o produto fique o maior tempo possível dentro da cavidade vaginal; introduzir o óvulo profundamente na vagina, com auxílio da dedeira.
- no caso de tratamento de parceiro sexual com fim profilático, o creme deve ser aplicado sobre a glande e prepúcio, duas vezes ao dia por cerca de uma semana.

CONTRAINDICAÇÕES
- hipersensibilidade aos imidazóis.
- gravidez.
- lactação.

▶ *GINOMONIPAX (Haller), cx. com 1 cáp. vaginal com 2 dedeiras descartáveis × 600 mg*

bisnaga de 40 g com 7 aplicadores × 10 mg/g (creme vaginal)
- GINOTRAX (Ativus), bisnaga de 40 g com 7 aplicadores de 5 g × 50 mg/5 g (creme vaginal); cx. com 1 óvulo e 2 dedeiras × 600 mg
- GYNO-ICADEN (Schering do Brasil), bisnaga de 40 g com 10 mg/g (creme)
caixa com 1 óvulo com 600 mg
- GYNO-MYCEL (Biolab Sanus), bisnaga de 40 g com 10 mg/g (creme)
- ICADEN (Schering do Brasil), bisnaga de 20 g com 10 mg/g (creme)
fr. de 20 mL com 10 mg/mL (solução)
tubo de 30 mL com 10 mg/mL (aerossol)
- MYCEL (Biolab Sanus), bisnaga de 15 g c/ 10 mg/g (creme)
fr. de 20 mL com 10 mg/mL (solução)
- NITRATO DE ISOCONAZOL (Ativus), bisnagas de 40 g com 10 mg/g + 7 aplicadores (creme vaginal), (genérico)
- NITRATO DE ISOCONAZOL (Cristália), 1, 25 e 50 bisnagas de 20 g com 10 mg/g (creme), (genérico)
- NITRATO DE ISOCONAZOL (EMS), bisnagas de 20 e 40 g com 10 mg/g (creme vaginal), (genérico)
- NITRATO DE ISOCONAZOL (Eurog./Legrand), bisnagas de 20 e 40 g com 10 mg/g (creme vaginal), (genérico)
- NITRATO DE ISOCONAZOL (Germed), bisnagas de 20 e 40 g com 10 mg/g (creme vaginal), (genérico)
- NITRATO DE ISOCONAZOL (Medley), bisnagas de 40 g com 10 mg/g + 7 aplicadores (creme vaginal), (genérico)
- NITRATO DE ISOCONAZOL (Neo-Química), bisnagas de 40 g com 10 mg/g + 7 aplicadores (creme vaginal), (genérico)
- NITRATO DE ISOCONAZOL (Prati, Donaduzzi), bisnagas de 20 g com 10 mg/g (creme), (genérico)
bisnagas de 40 g + 7 aplicadores com 10 mg/g (creme vaginal), (genérico)

OXICONAZOL

É ativo contra dermatófitos (*Trichophyton, Epidermophyton* e *Microsporum*), leveduras (especialmente *Candida albicans*), fungos leveduriformes (*Pityrosporum orbiculare*) e infecções mistas, por fungos e bactérias gram-positivas.
Usado na forma de nitrato.

FARMACODINÂMICA
- antifúngico tópico de amplo espectro e com ação contra bactérias gram-positivas (estafilococos e estreptococos).

FARMACOCINÉTICA
- cinco horas após aplicação de 2,5 mg/cm² de creme, atinge concentração de 16,2, 3,64 e 1,29 micromoles na epiderme, estrato córneo superior e estrato córneo mais profundo, respectivamente.
- menos de 0,3% da dose aplicada é recuperado na urina cinco dias após a aplicação.

INDICAÇÕES
- tratamento tópico de *tinea corporis, tinea cruris* e *tinea pedis*.

DOSES
- via tópica, aplicar sobre as lesões cutâneas uma vez ao dia, de preferência à noite, durante, pelo menos, três semanas; para impedir recidivas, o tratamento deve continuar por uma a duas semanas após a completa recuperação da pele.

CONTRAINDICAÇÕES
- hipersensibilidade aos imidazóis.
- gravidez.
- lactação.

- OCERAL (Roche), bisnaga de 20 g c/ 10 mg/g (creme)
fr. de 20 mL c/ 10 mg/mL (solução)
- OXIPELLE (ICN Farmacêutica), bisnaga de 20 g c/ 10 mg/g (creme)
fr. de 20 mL c/ 10 mg/mL (solução)
- OXITRAT (ICN), bisnaga c/ 20 g c/ 10 mg/g (creme)
fr. de 20 mL c/ 10 mg/mL (solução)

SERTACONAZOL

O sertaconazol é um antimicótico para uso tópico e é um benzotiofeno 3,7-dissubstituído. A estrutura do benzotiofeno tem grande atividade antifúngica, menor toxicidade e elevada lipofilia em relação a outros antifúngicos. A sua atividade é dependente da presença do átomo de cloro e do radical azólico. É ativo contra um amplo espectro de dermatófitos, leveduras e fungos (*Trichophyton, Microsporum, Epidermophyton, Candida albicans, Candida tropicalis, Pityrosporum orbiculare* e *Aspergillus*). Possui excelente atividade contra a *C. albicans* sorotipo A resistente e aos imidazólicos, à *C. albicans* resistente, à *5-fluocitosina* e ao *Scopulariopsis brevicularis*, além de bactérias gram-positivas causadoras de infecções secundárias.
Atua diretamente na estrutura do fungo, na membrana plasmática, através do seu anel benzotiofeno que mimetiza o anel indol do triptofano com quem possui semelhança estrutural. Como os fungos necessitam do triptofano que penetra pela membrana celular, o sertaconazol interagiria com componentes da membrana provocando a formação de poros, fendas e canais com a consequente ruptura da membrana e destruição da célula invasora.

FARMACODINÂMICA
- antifúngico para uso tópico.

FARMACOCINÉTICA
- excelente absorção cutânea e absorção sistêmica quase nula.
- boa disponibilidade nos estratos internos da epiderme.
- elevada lipofilia.
- 59% da dose aplicada detectados nas camadas profundas da epiderme após 2-4 horas da aplicação.
- 72% encontrados após 24 horas.
- níveis renais e hepáticos do sertaconazol e seus metabólitos insignificantes.

INDICAÇÕES
Comprimido vaginal
- tratamento das vulvovaginites por *Candida* e outros patógenos sensíveis ao sertaconazol.

Creme
- tratamento da *Tinea pedis, Tinea corporis, Tinea cruris, Tinea barbae, Tinea manus*, candidíases.

Gel
- tratamento tópico das micoses e infecções por *Pityrosporum sp.* e *Pityriasis capitis*.

Pó
- tratamento tópico das infecções cutâneas e ungueais produzidas por *Candida* e dermatófitos, com exsudato, especialmente intertrigo.

Solução
- tratamento tópico das micoses superficiais.

DOSES
Comprimido vaginal, creme, gel, pó e solução
- para uso vaginal, 500 mg em dose única, uma vez ao dia. Para o creme, 1 a 2 vezes ao dia sobre as lesões procurando abranger 1 cm de pele íntegra ao redor da região afetada. Para o gel, aplicar nas áreas afetadas da pele, pelos ou cabelos, 2 vezes por semana por 2 a 4 semanas deixando atuar por 3 a 5 minutos antes de enxaguar. Para o pó e solução, 1 ou 2 vezes ao dia sobre as lesões. A duração do tratamento varia de acordo com o agente etiológico e com a localização da infecção.

CONTRAINDICAÇÕES
- não há contraindicações específicas.

PRECAUÇÕES
- hipersensibilidade ao sertaconazol.
- evitar contato com os olhos.
- pode ocorrer leve sensação transitória de ardor e ressecamento cutâneos nos primeiros dias de tratamento.
- não há relatos de toxicidade materna durante a gravidez, nem de malformações orgânicas fetais. Avaliar o risco-benefício na gravidez e lactação.

EFEITOS ADVERSOS
- boa tolerabilidade.
- reação eritematosa discreta e transitória.

INTERAÇÕES MEDICAMENTOSAS
- não são descritas.

- GYNO-ZALAIN (Pharmacia Brasil), bisnaga com 40 mg + 7 aplicadores c/ 20 mg/g (creme vaginal)
- ZALAIN (Pharmacia Brasil), bisnaga com 20 g c/ 20 mg/g (creme)
fr. com 20 g c/ 20 mg/g (pó)
fr. de 80 mL c/ 20 mg/mL (gel tópico)
fr. de 20 mL c/ 20 mg/mL (aerossol)

TERCONAZOL

É derivado triazólico. Apresenta atividade fungicida contra *Candida albicans*. O diagnóstico deve ser confirmado por esfregaço ou cultura.

FARMACODINÂMICA
- antifúngico vaginal.

FARMACOCINÉTICA
- após administração intravaginal, aproximadamente 5 a 8% são absorvidos nas pacientes histerectomizadas e cerca de 12 a 16% em pacientes não histerectomizadas, com ligações tubárias.
- meia-vida aparente: 4 horas.
- concentrações plasmáticas permanecem em níveis não detectáveis após 16 horas, indicando absorção lenta.
- após administração oral, 32 a 56% são excretados pela urina e 47 a 52% pelas fezes.

INDICAÇÕES
- tratamento de candidíase vulvovaginal.

DOSES
- via intravaginal, adultos, aplicar profundamente 5 g de creme com aplicador uma vez ao dia, durante sete dias consecutivos; ou um óvulo uma vez ao

dia ao deitar durante três dias consecutivos. O efeito do terconazol não é afetado pela menstruação.

CONTRAINDICAÇÕES
- hipersensibilidade aos derivados triazólicos.
- primeiro trimestre de gravidez.
- lactação.

- ▶ GINCONAZOL (Hebron), bisnaga de 30 g c/ 5 aplicadores com 8 mg/g (creme vaginal)
- ▶ GYNO-FUNGISTAT (Janssen-Cilag), bisnaga de 30 g c/ 40 mg/5 g de creme
  óvulo de 240 mg
- ▶ GYNO-FUNGIX (Janssen-Cilag), bisnaga de 30 g c/ 40 mg/5 g de creme
  óvulo de 240 mg

TIOCONAZOL

Apresenta amplo espectro de atividade antimicrobiana, incluindo dermatófitos *(Candida albicans, Pityrosporum orbiculare)* e algumas bactérias.

FARMACODINÂMICA
- antifúngico tópico.

FARMACOCINÉTICA
- após administração dérmica ou vaginal, pequenas quantidades são absorvidas sistemicamente.
- atinge concentração plasmática média de 18 μg/L (faixa, 10 a 35 μg/L) oito horas após uma única dose de creme.

INDICAÇÕES
- tratamento de candidíase vulvovaginal.
- tratamento de *tinea corporis, tinea cruris, tinea pedis* e *tinea versicolor*.

DOSES
- via tópica, aplicar tanto a loção como o creme nas áreas afetadas duas vezes ao dia. O pó é recomendado como profilático para uso nos espaços interdigitais e dobras cutâneas.
- via vaginal, inserir profundamente na vagina o conteúdo de creme de um aplicador à noite, durante 3 a 14 dias, ou um óvulo, em aplicação única.

CONTRAINDICAÇÕES
- hipersensibilidade aos antifúngicos imidazólicos.
- primeiro trimestre da gravidez.

- ▶ GINO-TRALEN (Pfizer), cartucho de 4,6 g com 65 mg/g (pomada vaginal)
  óvulo c/ 300 mg
- ▶ GYNOPAC (Farmoquímica), (tioconazol 100 mg + tinidazol 150 mg cada 5 g + secnidazol 1.000 mg cada comprimido), 7 aplicadores descartáveis + 2 comprimidos (creme vaginal/comprimidos)
- ▶ TINAZOL a 28% (Darrow), fr. de 12 mL (solução p/ unhas)
- ▶ TIOCONAZOL (EMS), fr. de 30 g c/ 10 mg/g (pó e loção), (genérico)
- ▶ TIOCONAZOL (Eurofarma), bisnagas de 30 g c/ 10 mg/g (creme), (genérico)
- ▶ TIOCONAZOL (Medley), bisnagas de 30 g c/ 10 mg/g (creme), (genérico)
  fr. de 30 g c/ 10 mg/g (loção dermatológica), (genérico)
- ▶ TIOCONAZOL (Prati, Donaduzzi), bisnagas e fr. de 30 g c/ 30 mg/g (creme e loção), (genérico)
- ▶ TRALEN (Pfizer), bisnaga de 30 g a 1% (creme dermatológico)
  fr. de 30 g a 1% (pó dermatológico)
  fr. de 30 g a 1% (loção dermatológica)
  fr. de 12 mL com 280 mg/g (solução para unhas)

ASSOCIAÇÕES
- ▶ CARTRAX (Pfizer), (tioconazol 100 mg + tinidazol 150 mg cada 5 g de creme), bisnaga com 35 g com 7 aplicadores (creme vaginal)
- ▶ GYNBEN (UCI-Farma), (tioconazol 100 mg + tinidazol 150 mg cada 5 gramas), bisnaga de 35 g com 7 aplicadores (creme vaginal)
- ▶ GYNOPAC (Farmoquímica), (tioconazol 100 mg + tinidazol 150 mg cada 5 g) + (secnidazol 1 g por comprimido), bisnagas de 35 g com 7 aplicadores + 2 comprimidos
- ▶ TAKIL (Marjan), (tioconazol 100 mg + tinidazol 150 mg por grama), bisnaga de 35 g com 7 aplicadores (creme vaginal)
- ▶ TIOCONAZOL + TINIDAZOL (Ativus), (tioconazol 20 mg + tinidazol 30 mg cada grama), bisnagas de 35 g + 7 aplicadores (creme vaginal), (genérico)
- ▶ TIOCONAZOL + TINIDAZOL (EMS), (tioconazol 20 mg + tinidazol 30 mg cada grama), bisnaga de 35 g (creme vaginal), (genérico)
- ▶ TIOCONAZOL + TINIDAZOL (Eurog./Legrand), (tioconazol 20 mg + tinidazol 30 mg cada grama), bisnagas de 35 g (creme vaginal), (genérico)
- ▶ TIOCONAZOL + TINIDAZOL (Medley), (tioconazol 20 mg + tinidazol 30 mg por grama), bisnaga de 35 g (genérico)
- ▶ TIOCONAZOL + TINIDAZOL (Prati, Donaduzzi), (tioconazol 20 mg + tinidazol 30 mg cada grama), bisnagas de 35 g (creme vaginal), (genérico)
- ▶ VULNAGEN (Neo-Química), (tioconazol 20 mg + tinidazol 30 mg cada grama), bisnaga de 35 g + 7 aplicadores (creme vaginal)

4. *Fenóis*. Os comercializados no Brasil são clioquinol, clorquinaldol e timol. São encontrados apenas em associações medicamentosas.

CLIOQUINOL

Corresponde ao 5-cloro-7-iodo-8-quinolinol. É antibacteriano de amplo espectro. Não se conhece precisamente seu mecanismo de ação. Quando aplicado topicamente apresenta atividade antibacteriana e antifúngica.

A preparação oral foi retirada do mercado em muitos países, até no Brasil, pois é dotada de potencial apreciável para produzir neuropatia mielo-óptica subaguda (SMON).

Em nosso meio é disponível apenas em associações com glicocorticoides, para uso tópico. Estas associações são indicadas para tratamento de dermatite atópica e de contato, eczema, foliculite, intertrigo, prurido anogenital ou infecções bacterianas menores da pele.

FARMACODINÂMICA
- antibacteriano tópico, antifúngico tópico.

FARMACOCINÉTICA
- aplicado por via tópica, é rápida e extensivamente absorvido.

INDICAÇÕES
- tratamento tópico de distúrbios inflamatórios da pele.
- tratamento tópico de *Tinea barbae, T. capitis, T. pedis* e outras infecções fúngicas menores.
- tratamento de úlcera dérmica.
- profilaxia e tratamento de infecções bacterianas da pele.

CONTRAINDICAÇÕES
- sensibilidade ao clioquinol ou outros fármacos contendo halogênio (cloro ou iodo).
- crianças com menos de 2 anos de idade.

EFEITOS ADVERSOS
- sensibilização da pele.

ASSOCIAÇÕES
- ▶ HIDROCORTE (Legrand), (clioquinol 0,03 g + hidrocortisona 0,01 g por grama), bisnaga com 20 g
- ▶ LOCORTEN-VIOFÓRMIO (Novartis), (clioquinol 3% + pivalato de flumetasona 0,02%), tubos com 15 g (creme e pomada)
- ▶ VIOFÓRMIO-HIDROCORTISONA (Novartis), (clioquinol 3% + hidrocortisona 2%), bisnaga com 20 g

ASSOCIAÇÃO
- ▶ CLIOQUINOL + HIDROCORTISONA (EMS), bisnagas de 20 g c/ 30 mg/g (creme), (genérico)

CLORQUINALDOL

Corresponde a derivado diclorado do quinolinol.

ASSOCIAÇÃO
- ▶ BI-NERISONA (Schering do Brasil), (clorquinaldol 10 mg + valerato de diflucortolona 1 mg por grama), bisnaga de 15 g

5. *Compostos de amônio quaternário*. São mais usados como antissépticos, descritos no Capítulo 18. O disponível em nosso meio é o cloreto de dequalínio, comercializado apenas em associações medicamentosas.

6. *Sulfonamidas*. As utilizadas no tratamento de infecções fúngicas são mafenida, sulfadiazina, sulfadoxina e sulfametoxipiridazina. Elas estão descritas com pormenores em seção deste capítulo e no Capítulo 18.

7. *Tionocarbamatos*. São dimetiltiocarbonilatos de derivados do naftaleno. Exercem atividade contra várias espécies de *Epidermophyton, Microsporum* e *Trichophyton*, bem como contra *Pityrosporum orbiculare*. Seu mecanismo de ação é desconhecido, mas parece que atuam por inibição da síntese do ergosterol. Deformam as hifas e tolhem o crescimento do micélio em microrganismos sensíveis.

São fungicidas de espectro estreito, de uso tópico, utilizados nas formas de creme, loção e pó. Deve-se evitar o seu contato com os olhos.

Os comercializados no Brasil são tolciclato e tolnaftato.

TOLCICLATO

FARMACOCINÉTICA
- depois de 5 dias de tratamento, a porcentagem do fármaco absorvido é cerca de 8% da dose administrada.

- depois de 6 horas da aplicação cutânea, o nível plasmático é insignificante (3 ± 0,2 µg/mL).

INDICAÇÕES
- tratamento de *tinea corporis, tinea cruris, tinea pedis* e *tinea versicolor*.
- tratamento de eritrasma.

DOSES
- via tópica, aplicar o creme ou loção duas a três vezes por dia nas zonas afetadas, friccionando levemente; o tratamento deve ser mantido durante algumas semanas; o pó é usado principalmente na prevenção de recidivas, especialmente nos espaços interdigitais dos pés e outras dobras cutâneas. Para evitar recidivas, o tratamento deve continuar por duas semanas após a cura.

CONTRAINDICAÇÕES
- hipersensibilidade ao tolciclato e análogos.
- gravidez.
- lactação.

▶ TOLMICOL CREME 1% (Pharmacia Brasil), bisnaga de 30 g c/ 1 g/100 g
▶ TOLMICOL LOÇÃO 1% (Pharmacia Brasil), fr. de 30 mL c/1 g/100 mL
▶ TOLMICOL PÓ 0,5% (Searle), fr. de 30 g c/ 0,5 g/100 g

TOLNAFTATO

Em onicomicose e infecções crônicas do couro cabeludo, como adjuvante do tolnaftato exige-se um antifúngico oral, como griseofulvina. Quando as infecções fúngicas das palmas das mãos e das plantas dos pés são refratárias crônicas ao tolnaftato, o tratamento pode exigir antifúngico oral, além do tolnaftato como adjuvante. No Brasil, é comercializado apenas em associação.

8. *Diversos*. Os principais são: amorolfina, butenafina, ciclopirox, enxofre, policressuleno, sulfeto de selênio e terbinafina. Enxofre e sulfeto de selênio são mais usados como antisseborreicos e estudados na seção *Fármacos queratolíticos e queratoplásticos*.

AMOROLFINA

Corresponde a derivado metilado da pentilfenilpropilmorfolina.
Atua interferindo com a síntese de esteróis essenciais ao funcionamento das membranas da célula fúngica.
Usada como cloridrato.

FARMACODINÂMICA
- fungicida tópico.

FARMACOCINÉTICA
- administrada na forma de creme, penetra rápida e completamente a pele.
- administrada na forma de esmalte terapêutico, penetra e propaga-se através da unha.
- a absorção sistêmica é insignificante.

INDICAÇÕES
- na forma de creme, tratamento de dermatomicoses (várias formas de *tinea*), candidíase cutânea e pitiríase versicolor.
- na forma de esmalte terapêutico, tratamento de onicomicoses causadas por dermatófitos, leveduras e fungos filamentosos não dermatófitos.

DOSES
- creme, nas áreas afetadas da pele, uma vez ao dia (à noite); o tratamento deve continuar sem interrupção até a cura clínica e durante vários dias após a cura, o que leva pelo menos duas a três semanas e, na micose dos pés, até seis semanas.
- esmalte terapêutico, na unha afetada da mão ou do pé, uma ou duas vezes por semana, depois de lixar a área afetada da unha o mais profundamente possível e desengordurar a superfície da unha com compressa embebida em álcool isopropílico; o tratamento deve continuar até completa regeneração da unha, podendo levar seis meses para as unhas das mãos e nove a 12 meses para as unhas dos pés.

CONTRAINDICAÇÕES
- hipersensibilidade à amorolfina.
- crianças pequenas.
- lactentes.
- áreas extensas ou gravemente atingidas ou sob forma de curativos em mulheres grávidas ou lactantes.

EFEITOS ADVERSOS
- ligeira irritação da pele na forma de eritema, prurido ou leve sensação de queimadura, após aplicação do creme.
- leve ardência na região das unhas, após aplicação do esmalte.

▶ LOCERYL (Galderna), bisnaga de 20 g com 2,5 mg/g (creme)
fr. de 2,5 mL com 50 mg/mL (esmalte)

BUTENAFINA

É antifúngico sintético da classe das benzilaminas e relacionado às alilaminas. Acredita-se que atue através da epoxidação do esqualeno bloqueando a biossíntese do ergosterol, essencial para as membranas dos fungos. Pode agir como fungicida ou fungistático, dependendo da dose empregada. É eficaz contra *Epidermophyton floccosum, Malassezia furfur, Trichophyton mentagrophytes, Trichophyton rubrum* e *Trichophyton tonsurans*. Comercializado como cloridrato.

FARMACODINÂMICA
- antifúngico.

FARMACOCINÉTICA
- a administração de uma dose de 6 mg produz uma concentração plasmática máxima de 1,4 ± 0,8 ng/mL, e de 20 mg, 5 ± 2 ng/mL.
- atinge o pico da concentração plasmática máxima em 15 ± 8 horas para uma dose de 6 mg e de 6 ± 6 h.
- AUC_{0-24h} de 23,9 ± 11,3 ng·h/mL para a dose de 6 mg e 87,8 ± 45,3 ng·h/mL para a dose de 20 mg.
- meia-vida variando entre 35 e > 150 h.
- A concentração plasmática, com aplicação da apresentação em creme dermatológico, variou de níveis indetectáveis até 0,3 ng/mL.
- sofre hidroxilação na cadeia da t-butil, sendo o metabólito eliminado pela urina.

INDICAÇÕES
- tratamento tópico da ptiríase versicolor provocada pela *M. furfur*.

DOSES
- aplicar o creme a 1%, uma vez ao dia, durante 2 semanas.

CONTRAINDICAÇÕES
- hipersensibilidade ao fármaco.
- gravidez e lactação.
- < 12 anos de idade.

PRECAUÇÕES
- não indicado para uso oftálmico ou vaginal.
- suspender o tratamento em caso de aparecimento de irritação da pele.
- não foram realizadas avaliações terapêuticas quanto ao potencial carcinogênico.

EFEITOS ADVERSOS
- queimação, prurido, sensação de picada.
- dermatite de contato, eritema, irritação da pele.

▶ TEFIN (Brainfarma), bisnagas de 10 e 30 g com 10 mg/g (creme dermatológico)

CICLOPIROX

Corresponde a um derivado da cicloexilpiridinona. É fungicida *in vitro* contra *Trichophyton rubrum, T. mentagrophytes, Epidermophyton floccosum, Microsporum canis* e *Candida albicans*. Seu mecanismo de ação consiste na inibição do transporte de certos substratos essenciais (aminoácidos, por exemplo) para o interior das células fúngicas; também interfere na biossíntese de proteínas, RNA e DNA nas células fúngicas em crescimento.

Usado na forma de olamina. Deve-se evitar contato com os olhos.

FARMACODINÂMICA
- fungicida tópico de amplo espectro; tem alguma atividade contra ampla variedade de bactérias gram-positivas e gram-negativas.

FARMACOCINÉTICA
- aplicado topicamente, a absorção é rápida, mas mínima (1,3% da dose).
- a ligação a proteínas é alta (94 a 97%).
- meia-vida: 1,7 hora.
- porção absorvida é rápida e quase completamente excretada pela urina; a excreção pelas fezes é desprezível.

INDICAÇÕES
- como fármaco de primeira escolha, no tratamento tópico de candidíase cutânea, *tinea corporis, tinea cruris, tinea pedis* e *tinea versicolor*.
- como fármaco secundário, no tratamento de onicomicose *(tinea unguium)*.

DOSES
- via tópica, aplicar pequena quantidade da solução duas vezes ao dia (de manhã e à noite), friccionando suavemente sobre a região afetada. O tratamento deve continuar por duas a quatro semanas ou mais.

CONTRAINDICAÇÕES
- hipersensibilidade ao ciclopirox.
- gravidez.
- menores de 10 anos.

EFEITOS ADVERSOS
- queimação, prurido, rubor, edema ou outros sinais de irritação.

- CICLOPIROX OLAMINA (Medley), fr. de 15 mL com 10 mg/mL (solução tópica), (genérico)
  bisnagas de 20 g com 10 mg/g (creme), (genérico)
- CICLOPIROX OLAMINA (Prati, Donaduzzi), fr. de 15 mL com 10 mg/mL (solução tópica), (genérico)
- FUNGIROX CREME (UCI-Farma), bisnaga c/ 20 g × 10 mg/g
- FUNGIROX ESMALTE (UCI-Farma), fr. c/ 3 g de solução, 12 lixas para unha e 12 lenços embebidos em álcool isopropílico a 70% × 80 mg (ciclopirox)
- FUNGIROX SOLUÇÃO (UCI-Farma), fr. de 15 mL × 10 mg/mL
- GINO-LOPROX (Aventis Pharma), bisnaga de 35 g (creme vaginal)
- LOPROX (Aventis Pharma), bisnaga de 20 g c/ 10 mg/g (creme dermatológico)
  fr. de 15 mL c/ 10 mg/g (solução tópica)
- LOPROX NL (Aventis Pharma), fr. com 3 g de solução com 12 lixas, 12 lenços embebidos em álcool isopropílico a 70% e 2 cartelas com 15 adesivos (esmalte terapêutico para unhas)
- MICOLIV (Farmalab), bisnaga de 30 g c/10 mg/g (creme vaginal)

POLICRESULENO

Consiste em polímero de condensação do ácido hidroximetilbenzenossulfônico com formaldeído.

Caracteriza-se pelo elevado grau de acidez (pH 0,6). É usado como hemostático tópico e antisséptico, bem como em infecções ginecológicas.

- ALBOCRESIL (Altana), fr. de 12 mL a 36% (solução)
  bisnaga de 50 g com 0,18 g/10 g (gel)
  caixa com 6 óvulos com 0,09 g/óvulo

Associações
- POLICRESULENO + CLORIDRATO DE CINCHOCAÍNA (Medley), (policresuleno 0,1 g + cloridrato de cinchocaína 0,01 g cada grama), bisnagas de 30 g + 10 aplicadores (genérico)
- PROCTYL (Altana), (policresuleno 0,1 g + cloridrato de cinchocaína 0,01 g por grama), bisnaga com 25 g (pomada)
- PROCTYL (Altana), (policresuleno 0,24 g + cloridrato de cinchocaína 0,024 g por supositório), 10 supositórios.

TERBINAFINA

Corresponde à metanamina de derivado do naftaleno. É fungistático e fungicida. Sua ação fungistática se deve à interferência com a síntese e crescimento da membrana. A ação fungicida resulta da inibição da esqualeno epoxidase, enzima chave na biossíntese do ergosterol fúngico, com a consequente morte da célula fúngica. *In vitro*, inibe a CYP2D6.

Usada na forma de cloridrato.

Embora usada como antifungicida tópico, pode também ser administrada por via oral para tratamento de micoses superficiais.

Farmacodinâmica
- antifúngico.

Farmacocinética
- aplicada topicamente, poderá ocorrer absorção limitada.
- após administração oral, é bem absorvida pelo trato gastrintestinal.
- atinge o pico da concentração plasmática máxima em cerca de duas horas.
- biodisponibilidade entre 70 e 80%, sem ser afetada pela administração conjuntamente com alimentos.
- lipofílica.
- volume de distribuição de cerca de 948 L.
- > 99% ligam-se às proteínas plasmáticas.
- sofre pré-eliminação sistêmica.
- sofre extensa biotransformação hepática através de N-desmetilação, formando quinze metabólitos inativos. Há pequena participação do sistema enzimático do citocromo P450.
- meia-vida de distribuição de cerca de 4,6 horas.
- cerca de 75% da dose absorvida são eliminados pela urina, principalmente na forma de metabólitos, e 20% pelas fezes.

Indicações
- tratamento tópico de primeira escolha de *tinea corporis*, *tinea cruris* e *tinea pedis*.

Doses
- via tópica, adultos, aplicar o creme à pele e áreas vizinhas, uma a duas vezes por dia, durante uma semana, pelo menos; o tratamento não deve exceder 4 semanas.
- para tratamento de onicomicoses, adultos e adolescentes, 250 mg uma vez ao dia, por via oral, durante seis a doze semanas. Para *tinea capitis*, VO, 250 mg uma vez ao dia, durante quatro a seis semanas. Para *tinea corporis* e *tinea cruris*, VO, 250 mg uma vez ao dia, durante duas a quatro semanas. Para *tinea pedis*, VO, 250 mg uma vez ao dia durante duas a seis semanas.

Contraindicações
- alergia à terbinafina.
- insuficiência hepática.
- crianças.

Precauções
- pode produzir insuficiência hepática. Realizar avaliação da função hepática antes de iniciar o tratamento.
- na presença de insuficiência renal, reduzir a dose em 50%.
- realizar avaliação da função hepática antes do início do tratamento e após, a intervalos regulares, principalmente em pacientes com alguma alteração da função hepática, alcoólatras ou fazendo uso de fármacos com potencial de hepatotoxicidade.

Efeitos adversos
- vermelhidão, prurido ou sensação de ardor.
- insuficiência hepática.
- hepatite, neutropenia, síndrome de Stevens-Johnson, necrose epidérmica tóxica.
- náuseas, vômitos, diarreia, anorexia, alteração do paladar.

- CLORIDRATO DE TERBINAFINA (Apotex), 14 e 28 comprimidos × 250 mg (genérico)
- CLORIDRATO DE TERBINAFINA (EMS), bisnaga de 20 g com 10 mg/g (creme), (genérico)
  14 comprimidos × 125 mg (genérico)
  7, 14 e 28 comprimidos × 250 mg (genérico)
- CLORIDRATO DE TERBINAFINA (Eurofarma), 14 comprimidos × 250 mg (genérico)
  bisnagas de 20 g com 10 mg/g (creme), (genérico)
- CLORIDRATO DE TERBINAFINA (Medley) bisnagas de 20 g com 10 mg/g (creme), (genérico)
  7, 14 e 28 comprimidos × 125 e 250 mg (genérico)
- CLORIDRATO DE TERBINAFINA (Prati, Donaduzzi), fr. de 30 mL com 10 mg/g (solução tópica), (genérico)
  bisnaga de 20 g com 10 mg/g (creme), (genérico)
- CLORIDRATO DE TERBINAFINA (Ranbaxy), 14 e 28 comprimidos × 250 mg (genérico)
- FINEX (Sintofarma), bisnaga de 20 g com 10 mg/g (creme)
- LAMISIL (Novartis), 14 comprimidos × 125 mg
  7, 14 e 28 comprimidos × 250 mg
  bisnaga com 20 g a 1% (creme) gel com 20 e 30 g
  fr. de 30 mL a 1% (solução tópica e aerossol)

▶ Escabicidas e pediculicidas

Escabicidas são fármacos usados no tratamento de escabiose, infestação parasitária da pele causada por carrapatos (sarna), *Sarcoptes scabiei* var. *hominis*. Os quimioterápicos mais usados são: benzoato de benzila, deltametrina, lindano, sulfiram e tiabendazol.

Pediculicidas são agentes usados no tratamento de pediculose, infestação parasitária da pele causada pelo *Pediculus capitis* (piolho da cabeça), *Pediculus corporis* (piolho corporal) e *Phthirus pubis* (piolho pubiano). Os fármacos disponíveis em nosso meio são: benzoato de benzila, bioaletrina, deltametrina, lindano, permetrina e sulfiram.

No tratamento destas ectoparasitoses, além da administração de quimioterápicos devem ser adotadas as seguintes normas de higiene:

1. Ferver as roupas de cama e de uso pessoal, mantendo-as limpas;
2. Manter as unhas curtas e limpas; no caso de pediculose e ftiríase, manter os cabelos curtos e limpos;
3. Evitar exagero no coçar e colocar luvas de proteção nas crianças;
4. Procurar descobrir possíveis portadores e possíveis contatos com eles ou seus objetos de uso;
5. Tratar todos os familiares, para evitar transmissão dos parasitos;
6. Alertar responsáveis por instituições coletivas frequentadas pelo portador do parasito.

BENZOATO DE BENZILA

Corresponde ao éster fenilmetílico do ácido benzoico. É relativamente pouco tóxico. Não há provas de que ele seja absorvido através da pele em quantidades suficientes para causar toxicidade sistêmica. Em animais de laboratório, causa incoordenação progressiva, estímulo do sistema nervoso central, convulsões e morte; este pode ser o seu mecanismo de ação.

É usado nas formas de loção e sabonete.

Farmacodinâmica
- escabicida e pediculicida.

Farmacocinética
- após ser absorvido, é biotransformado a ácido hipúrico.

19.10 PREPARAÇÕES PARA A PELE E MEMBRANAS MUCOSAS

INDICAÇÕES
- tratamento da escabiose.
- tratamento de pediculoses.

DOSES
- loção: após lavar-se completamente com água e sabão durante 10 minutos, aplica-se uma preparação contendo aproximadamente 25% de fármaco ao corpo inteiro abaixo do pescoço; uma vez seca esta aplicação, pode-se reaplicar o medicamento e lavar o resíduo 24 horas depois. Pode-se aplicar o benzoato de benzila toda noite ou uma noite sim outra não por três aplicações.
- sabonete: lavar cuidadosamente a parte afetada pela escabiose ou por pediculose, produzindo espuma densa que deverá permanecer na pele até secar.

CONTRAINDICAÇÕES
- hipersensibilidade ao fármaco.
- gravidez.
- lesões da pele, feridas e queimaduras ou condições que possibilitem maior absorção.

PRECAUÇÕES
- evitar contato com os olhos e com o meato uretral.
- não deve nunca ser ingerido.

EFEITOS ADVERSOS
- irritação local.
- no caso de absorção maior que a comum, podem ocorrer vertigem, cefaleia, náuseas, vômito, diarreia, convulsões, dispneias, cianose, colapso circulatório e exantemas.

▶ *ACARCID EMULSÃO 25% (Cristália)*, fr. de 100 mL
▶ *ACARSAN (Biosintética)*, vidros de 80 mL c/ 0,25 g/mL (emulsão tópica)
▶ *BENZOATO DE BENZILA (Bergamo)*, vidros de 60 e 100 mL c/ 250 mg/mL
▶ *BENZOATO DE BENZILA (Cimed)*, vidro c/ 60 mL
  sabonete de 60 g c/ 4,5 g
▶ *BENZOATO DE BENZILA (Delta)*, fr. de 60 mL
▶ *BENZOATO DE BENZILA (Ducto)*, sabonete de 60 g
▶ *BENZOATO DE BENZILA (Lafepe)*, 50 fr. de 100 mL com 25 mg/mL (solução tópica)
▶ *BENZOATO DE BENZILA (Luper)*, fr. de 100 mL
  sabonete de 60 g
▶ *BENZOATO DE BENZILA (Neo-Química)*, fr. de 60 mL c/ 250 mg/mL
▶ *BENZOATO DE BENZILA (Osório de Moraes)*, fr. de 60 mL
▶ *BENZOATO DE BENZILA (Sanval)*, fr. de 100 mL c/ 0,25 g/mL
▶ *BENZOATO DE BENZILA ROYTON (Royton)*, caixas com 1 ou 50 fr. de 100 mL
▶ *BENZOATO DE BENZILA SABONETE MEDICINAL (Medic)*, sabonete de 50 g
▶ *EMULSÃO DE BENZOATO DE BENZILA COMPOSTA (Dermopen)*, fr. de 60 e 100 mL
▶ *MITICOÇAN LÍQUIDO (Aché)*, fr. de 100 mL
▶ *MITICOÇAN SABONETE (Aché)*, sabonete de 75 g c/ 8,0 g
▶ *SABONETE MEDICINAL BENZOATO DE BENZILA (Brasmédica)*, sabonete de 70 g
▶ *SARNODEX (Bunker)*, fr. de 60 mL
  bisnaga de 30 g
  sabonete de 60 g
▶ *SCABIOID (Legrand)*, fr. de 60 e 100 mL

BENZOATO DE BENZILA + TRICLOSANA, SABONETE DE 70 G

▶ *ACARSAN SABONETE MEDICINAL (Biosintética)*

BIOALETRINA

Também chamada depaletrina, é derivado piretroide. Utilizada por via tópica, em associação com o butóxido de piperonila, no tratamento de pediculose.

Usada também para combater insetos caseiros.

ASSOCIAÇÕES
▶ *SARNAPIN (Dovalle)*, (bioaletrina 0,0066 g + butóxido de peiperonil 0,0264 g + fenvalerato emulsionável 20% cada 100 g), fr. c/ 100 mL (xampu)
  sabonete de 35 e 70 g
▶ *VAPIO (AEROSSOL) (Millet Roux)*, (bioaletrina + butóxido de piperonila + petróleo purificado), fr. de 145 mL com 90 g de substância (aerossol)

DELTAMETRINA

Também chamada decametrina, é derivado piretroide. Mostra atividade contra insetos, ligando-se seletivamente às fibras nervosas de artrópodos e, exercendo efeito bloqueador sobre elas, causa paralisia dos insetos.

É exclusivamente de uso tópico, nas formas de loção e xampu.

FARMACODINÂMICA
- escabicida e pediculicida.

FARMACOCINÉTICA
- praticamente não é absorvida através da pele.

INDICAÇÕES
- profilaxia e tratamento de escabiose e pediculose.

DOSES
- loção: friccionar toda a região afetada, deixando permanecer até o próximo banho.
- xampu: aplicar, friccionando levemente, nas áreas atingidas, de preferência durante o banho; deixar as áreas atingidas ensaboadas durante cinco minutos; enxaguar bem; usar durante quatro dias consecutivos e repetir o esquema sete dias depois do primeiro uso.

CONTRAINDICAÇÕES
- hipersensibilidade à deltametrina.
- gravidez.
- lactação.
- lesões da pele que possibilitem maior absorção.

PRECAUÇÕES
- não deve ser ingerida ou usada perto das cavidades naturais (olhos ou boca, nariz, orelhas, ânus, genitais).
- evitar o contato com alimentos.

EFEITOS ADVERSOS
- erupções cutâneas, irritação ocular e da pele.
- caso seja absorvida, podem ocorrer cefaleia e distúrbios respiratórios gastrintestinais e neurológicos.

▶ *DELTACID (Solvay Farma)*, fr. de 100 mL c/ 20 mg (loção e xampu)
  sabonete de 70 g c/ 30 mg/100 g
▶ *DELTALAB (Multilab)*, fr. de 100 mL com 20 mg/100 mL (loção e xampu)
▶ *DELTAMETRIL (Medquímica)*, fr. de 100 mL (loção e xampu)
  sabonetes de 30 g
▶ *DELTAMETRINA (Luper)*, fr. de 100 mL c/ 20 mg (loção e xampu)
▶ *DELTAMITREN (Teuto-Brasileiro)*, fr. de 100 mL (loção e xampu)
▶ *ESCABIN (Virtus)*, fr. de 60 e 100 mL c/ 1 g/100 mL (loção)
  fr. de 100 mL c/ 1 g/100 mL (xampu)
  bisnaga de 60 g c/ 1 g/100 g (creme)
  sabonete de 60 g c/ 1 g/100 g
▶ *ESCABRON (Hebron)*, fr. de 100 mL c/ 20 mg (loção)
  sabonete de 60 g c/ 30 mg/100 g
  fr. de 100 mL c/ 20 mg (xampu)
  bisnaga de 60 g c/ 20 mg/100 g (creme)
▶ *HEXAFEN (EMS)*, fr. de 100 mL c/ 20 mg (loção e xampu)

DELTAMETRINA 0,2 MG + BUTÓXIDO DE PIPERONILA 1 MG POR ML

▶ *DELTACID PLUS (Solvay Farma)*, fr. de 100 mL (loção e xampu)
  fr. de 100 mL (xampu, fragrância flor do campo ou fragrância maçã verde)
▶ *NOPUCID COMPOSTO (Aventis Pharma)*, fr. de 100 mL (loção e xampu)
  fr. de 130 mL (aerossol)

PERMETRINA

Derivado do ácido ciclopropanocarboxílico, consiste em mistura dos isômeros *cis* e *trans* de piretroide sintético, como a deltametrina.

Liga-se à membrana da célula nervosa do piolho e, assim, interrompe a corrente do canal de sódio que regula a polarização da membrana. Isso retarda a polarização e causa a paralisia do inseto. É ativa contra piolhos, carrapatos, ácaros e pulgas.

FARMACODINÂMICA
- pediculicida.

FARMACOCINÉTICA
- menos de 2% da dose aplicada são absorvidos sistemicamente.
- sofre biotransformação rápida por hidrólise da função éster dando metabólitos inativos.
- a ação dura 14 dias.
- excretada primariamente pela urina.

INDICAÇÕES
- tratamento de infestação por *P. humanus* variedade *capitis* e seus ovos.

DOSES
- aplicar o creme uma única vez no couro cabeludo, podendo-se repetir o tratamento sete dias depois.

CONTRAINDICAÇÕES
- inflamação aguda do couro cabeludo.

PRECAUÇÕES
- evitar contato com os olhos e lavá-los completamente se o fármaco cair neles acidentalmente.

EFEITOS ADVERSOS
- prurido, ardência, vermelhidão, adormecimento, edema, exantema, pungência ou formigamento do couro cabeludo.

▶ *CLEAN HAIR (Neo-Química)*, fr. de 60 mL
▶ *KWELL (Stafford-Miller)*, fr. de 60 mL a 1% (creme capilar)

- *NEDAX (Stiefel), fr. de 120 mL c/ 1 g/100 mL*
  fr. de 60 e 100 mL c/ 1 g/100 mL (loção)
  sabonete de 80 g c/ 1 g/100 g
- *PEDILETAN (Cimed), fr. de 60 e 120 mL (suspensão)*
  fr. de 100 mL (xampu)
  sabonete de 60 g
- *PERMETRIL (Medquímica), fr. de 60 mL (creme capilar)*
- *PERMETRINA (Luper), fr. de 60 mL (creme capilar)*
- *PERMETRINA (Teuto-Brasileiro), fr. de 60 g (gel)*

SULFIRAM

Corresponde à diamida tetraetiltiodicarbônica. É comercializado nas formas de solução e sabonete.

FARMACODINÂMICA
- praguicida e acaricida.

FARMACOCINÉTICA
- é pouco absorvido através da pele.
- rapidamente excretado, na forma íntegra, pela urina.

INDICAÇÕES
- profilaxia e tratamento de escabiose e pediculose.
- substituto do sabão comum em residências, escolas, hospitais e asilos onde haja pessoas infestadas por essas parasitoses.

DOSES
- escabiose: tomar banho morno com o sabonete e espalhar a solução (na diluição 1:1 em água) por todas as partes do corpo; esperar secar bem, antes de se vestir.
- pediculose e outras ectoparasitoses: lavar a área infestada com sabonete, enxaguar e espalhar, com esponja, a solução (diluída com a mesma quantidade de água); depois de 8 horas lavar a área infestada para remover o líquido aplicado; em seguida, passar pente fino para remover os parasitos; repetir o tratamento depois de sete dias.

CONTRAINDICAÇÕES
- hipersensibilidade ao sulfiram.

PRECAUÇÕES
- evitar o consumo de álcool 48 horas antes e depois do tratamento, pois causa o mesmo efeito que o dissulfiram.
- evitar contato com os olhos e a boca.

EFEITOS ADVERSOS
- erupção eritematosa.
- tontura, fadiga, cefaleia e dermatites.

- *MONOSSULFIRAM (Bergamo), fr. de 100 mL*
- *MONOSSULFIRAM 25% (Sanval), fr. de 100 mL com 0,25 g/mL*
- *MONOSSULFIRAM (Teuto-Brasileiro), fr. de 100 mL*
- *SULFIRAM (Neo-Química), fr. de 100 mL × 25 g*
- *TETMOSOL (AstraZeneca), fr. de 100 mL c/ 0,25 g/mL*
  sabonete de 80 g c/ 4 g

TIABENDAZOL

Está descrito no Capítulo 10, na seção *Anti-infecciosos do trato gastrintestinal*. É, porém, usado igualmente em escabiose, administrado por via oral ou aplicado topicamente na forma de solução a 10%.

TIABENDAZOL + SULFATO DE NEOMICINA

- *DERMS (União Química), bisnaga com 30 g*
- *DERMS SABONETE (União Química), caixa com 1 sabonete*
- *FOLDERM POMADA (Kinder), bisnaga com 20 g (pomada)*
- *MICOPLEX (Cazi), bisnaga com 45 g (pomada)*
- *THIABENA POMADA (UCI-Farma), bisnagas de 45 g c/ 50 mg/g*

▶ Outros anti-infecciosos tópicos

As principais infecções tópicas são causadas por helmintos (Quadro 19.2). As infecções gastrintestinais por estes parasitos são estudadas no Capítulo 10, seção *Anti-infecciosos do trato gastrintestinal*.

Os fármacos disponíveis no mercado mundial para o tratamento das infecções tópicas são: albendazol, dietilcarbamazina, gentamicina, ictamol, iodopovidona, lisozima, niclosamida, nitrato de prata, nitrofural, praziquantel e tiabendazol. Gentamicina e nitrato de prata (vistos no Capítulo 18), além de iodopovidona e nitrofural, são usados no tratamento de queimaduras infectadas. No Capítulo 10 estão descritos os outros, exceto dietilcarbamazina, iodopovidona, lisozima e nitrofural.

Todos os fármacos mencionados acima, exceto dietilcarbamazina, são comercializados no Brasil. Entretanto, por ser utilizada para tratamento de algumas parasitoses causadas por nematódeos (ver Quadro 19.2), julga-se importante incluí-la neste *Dicionário*.

DIETILCARBAMAZINA

É a dietilmetilpiperazinocarboxamida. Ela destrói as microfilárias de *Wuchereria bancrofti, Burgia malayi, B. timori, Loa loa, Onchocerca volvulus* e, em grau menor, as da *Mansonella perstans*.

Usada na forma de citrato.

FARMACODINÂMICA
- anti-helmíntico.

FARMACOCINÉTICA
- após administração oral, é rapidamente absorvida.
- é distribuída amplamente por todos os compartimentos do organismo, exceto tecido adiposo.
- atinge concentração sérica máxima (80 a 200 ng/mL após dose única de 50 mg) dentro de 1 a 2 horas.
- parcialmente biotransformada ao N-óxido de dietilcarbamazina.
- excretada principalmente pela urina, sobretudo como metabólito N-óxido, em 48 horas; cerca de 4 a 5% são eliminados pelas fezes.

INDICAÇÕES
- fármaco de escolha no tratamento de filaríase *bancrofti* e da loaiase.
- fármaco secundário no tratamento curativo (administrada antes ou depois da terapia com suramina sódica) de oncocercíase.
- fármaco de escolha no tratamento de eosinofilia tropical.

DOSES
- via oral, no tratamento de infecções causadas por *Loa loa, W. bancrofti, B. malayi, B. timori* e *M. perstans*, adultos, 50 mg no primeiro dia, 50 mg três vezes no segundo dia, 100 mg três vezes no terceiro dia, 2 mg/kg três vezes nos dias 4 a 21; crianças, 25 a 50 mg no primeiro dia, 25 a 50 mg

Quadro 19.2 Anti-helmínticos de eleição e secundários usados no tratamento de helmintíases teciduais

Doença parasitária	Helminto	Fármacos de escolha	Fármacos secundários
NEMATODA			
Dipetalonemíase	Dipetalonema perstans	dietilcarbamazina	mebendazol
Filaríase *bancrofti*	Wuchereria bancrofti	dietilcarbamazina	
Larva migrans cutânea	Ancylostoma braziliense	tiabendazol	
Larva migrans visceral	Toxocara canis	tiabendazol ou	
	Toxocara cati	dietilcarbamazina	
Triquiníase	Trichinella spiralis	tiabendazol	dietilcarbamazina seguida por suramina sódica
CESTÓIDEA			
Cisticercose	Cysticercus cellulosae	praziquantel	albendazol
Neurocisticercose			
Dipilidíase	Dipylidium caninum	niclosamida ou praziquantel	
Hidatidose	Echinococcus granulosus	Cirurgia	albendazol ou mebendazol
	Echinococcus multilocularis		

três vezes no segundo dia, 50 a 100 mg três vezes no terceiro dia, 2 mg/kg nos dias 4 a 21.
- via oral, nas infecções por *O. volvulus*, a dose é a metade da anterior.

CONTRAINDICAÇÕES
- hipersensibilidade à dietilcarbamazina.
- oncocercíase ocular.

EFEITOS ADVERSOS
- cefaleia, tontura, fadiga, náusea, vômito.
- reações alérgicas, que geralmente desaparecem em três a sete dias.

IODOPOVIDONA

Consiste em complexo de iodo com o polímero polivinilpirrolidona, contendo 9 a 12% de iodo. Este iodóforo libera iodo gradualmente e em concentração baixa. Apresenta amplo espectro antimicrobiano *in vitro*. Retém a atividade germicida do iodo sem causar irritação à pele e membranas das mucosas.

FARMACODINÂMICA
- desinfetante e antisséptico.

FARMACOCINÉTICA
- em condições normais, se as queimaduras não excedem 15 a 20% da superfície corporal, não é significativamente absorvida para a circulação sistêmica.
- atinge a concentração máxima em dois a três dias.

INDICAÇÕES
- profilaxia e tratamento de sepse por queimadura.

CONTRAINDICAÇÕES
- gravidez.
- lactação.

EFEITOS ADVERSOS
- dor leve quando aplicada a queimaduras, mas é menos irritante e menos tóxica que as soluções aquosas e alcoólicas do iodo elementar.

▶ MARCODINE DP (Cristália), bisnaga de 100 g (pomada)
▶ MARCODINE MC TINTURA (Cristália), fr. de 1 L
▶ MARCODINE SCRUB (Cristália), fr. de 30 mL
▶ MARCODINE TÓPICO (Cristália), fr. de 30 mL e 1 L
▶ POVIDINE TINTURA (Ceras Johnson), 6 fr. de 1 L
▶ POVIDINE TÓPICO (Ceras Johnson), 6 fr. de 1 L
▶ PREP CARE (Galderma), fr. de 50 mL a 1%
▶ SABOFEN (Geyer), sabonete de 50 e 100 mg fr. de 100 e 1.000 mL

LISOZIMA

Também chamada muramidase, é enzima encontrada nas lágrimas, muco nasal, leite, saliva, soro e em grande número de tecidos e secreções de diferentes animais, vertebrados e invertebrados, na clara do ovo, no látex de várias plantas e em alguns mofos. A usada na clínica é extraída da clara do ovo.

Sua estrutura consiste em uma cadeia polipeptídica única de 129 subunidades de aminoácidos de 20 espécies diferentes ligadas por quatro pontes cruzadas de dissulfeto.

É mucopolissacaridase ativa contra bactérias gram-positivas, nas quais provavelmente atua transformando polissacarídios insolúveis da parede celular em mucopeptídios solúveis. Julga-se que também seja ativa contra alguns vírus e certas bactérias gram-negativas.

Como cloridrato, é indicada no tratamento de infecções virais, como herpes zoster e outras. Utilizada também em associação com outros agentes antibacterianos para aumentar sua atividade.

▶ MURAZYME (Evolabis), bisnaga de 20 g com 20 mg/g

NITROFURAL

Antigamente chamado nitrofurazona, corresponde à semicarbazida do nitrofuraldeído. É bactericida, atuando sobre muitos germes gram-positivos, mormente estafilococos, presentes em infecções superficiais. Cepas de *Pseudomonas* e outros microrganismos gram-negativos não são suficientemente sensíveis. Por isso, seu emprego restringe-se ao tratamento de queimaduras infectadas de segundo e terceiro graus; entretanto, mesmo para esse fim prefere-se a sulfadiazina de prata.

É usado também em associações com corticosteroides ou antibióticos, como bacitracina ou tirotricina.

O nitrofural é tóxico quando administrado por via oral, causando hemólise e neuropatia periférica grave. Por isso, foi retirado do comércio em alguns países e, em outros, como no Brasil, seu uso é permitido apenas por via tópica.

FARMACODINÂMICA
- antibacteriano tópico.

FARMACOCINÉTICA
- aplicado por via tópica, na circulação sistêmica não são absorvidas quantidades significativas do fármaco.

INDICAÇÕES
- quimioterápico de escolha para o tratamento de infecções estafilocócicas da pele resistentes a outros fármacos.
- tratamento, por aplicação local, de infecções de feridas, queimaduras e úlceras da pele.
- preparo de superfícies antes de enxerto de pele.

DOSES
- via tópica, na concentração de 0,2% aplicar uma vez por dia; o tratamento deve prosseguir até ocorrer cura satisfatória.

CONTRAINDICAÇÕES
- hipersensibilidade ao nitrofural.
- insuficiência renal.
- gravidez.
- lactação.

PRECAUÇÕES
- pode dar origem a superinfecção.

EFEITOS ADVERSOS
- dermatite de contato alérgica.

▶ ALIVIODERM (Q.I.F.), bisnaga de 20 g (pomada) fr. de 30 mL (solução)
▶ CAZIDERM (Cazi), bisnaga de 20 g (pomada) fr. de 30, 50 e 100 mL (solução)
▶ CLEANBAC (Prati, Donaduzzi), 100 bisnagas de 30 g com 2 mg/g (pomada) 24 potes de 500 g com 2 mg/g (pomada)
▶ FURACIN (Mantecorp), bisnaga de 30 g com 2 mg/g (pomada) pote de 500 g com 2 mg/g (pomada) fr. de 30 e 500 mL com 2 mg/mL (solução)
▶ NITROFURAL (Neo-Química), bisnagas de 30 g com 2 mg/g (genérico)
▶ NITROFURAZONA (Brasmédica), potes de 120 e 500 mg (pomada)
▶ NITROFURAZONA 0,2% (Lafepe), bisnagas de 20 g (pomada) potes de 500 g (pomada)
▶ POMADA DE NITROFURAZONA BRASMÉDICA (Brasmédica), bisnaga de 30 g

▶ FÁRMACOS ANTI-INFLAMATÓRIOS LOCAIS

São fármacos utilizados para debelar a inflamação nas partes superficiais do organismo. Os anti-inflamatórios sistêmicos são estudados no Capítulo 21, no qual são descritos também alguns que apresentam igualmente atividade por via tópica: benzidamina, diclofenaco sódico, fentiazaco, flurbiprofeno e indometacina. Aqui também é descrito um imunomodulador com propriedades anti-inflamatórias na pele, o pimecrolimo. Os anti-inflamatórios que são utilizados unicamente por via tópica são: etofenamato, fusafungina, pimecrolimo, polissulfato de mucopolissacarídio e corticosteroides. Estes últimos estão descritos no Capítulo 21.

ETOFENAMATO

É derivado trifluorado do ácido antranílico muito substituído. Exerce efeitos analgésico, anti-inflamatório e antirreumático.

FARMACODINÂMICA
- anti-inflamatório.

FARMACOCINÉTICA
- penetra rapidamente através da pele, atingindo os tecidos afetados.

INDICAÇÕES
- alívio de dor reumática e muscular.

DOSES
- via tópica, aplicar o gel a 5%, 3 ou 4 vezes ao dia, friccionando levemente; deve-se continuar o tratamento até o desaparecimento dos sintomas.

CONTRAINDICAÇÕES
- hipersensibilidade ao etofenamato.

PRECAUÇÕES
- não deve ser aplicado sobre as mucosas, feridas, queimaduras e áreas eczematosas.

EFEITOS ADVERSOS
- irritação cutânea.

▶ ASPISPORT (Bayer), bisnaga com 30 g a 5% (gel)
▶ BAYRO GEL (Bayer), bisnaga de 40 g c/ 50 mg/g

FUSAFUNGINA

É antibiótico depsipeptídico extraído de *Fusarium lateritium*. Exerce atividade contra microrganismos gram-positivos e gram-negativos e também contra *Candida albicans*. Apresenta igualmente atividade anti-inflamatória. É usada na forma de aerossol no tratamento de infecções do trato respiratório.

▶ *LOCABIOTAL (Servier), fr. de 20 mL c/ 0,25 g/ 100 mL (aerossol)*

PIMECROLIMO

É um derivado macrolactâmico da ascomicina, inibidor seletivo da produção e liberação de citocinas pós-inflamatórias e de mediadores nas células T e nos mastócitos.

Liga-se seletivamente à macrofilina-12 e inibe a fosfatase calcineurina. Como consequência, há uma inibição da ativação das células T. A síntese de interleucina-2, interferona gama (tipo Th1), interleucina-4 e interleucina-10, em células T humanas, é inibida. Pode, ainda, prevenir a liberação de citocinas inflamatórias e de mediadores dos mastócitos *in vitro* após a estimulação pelo antígeno IgE. Todas essas ações não afetam o crescimento dos ceratinócitos, dos fibroblastos ou de linhagens de células endoteliais. Possui grande atividade anti-inflamatória, sendo tão eficaz quanto o 17-propionato de clobetasol e a fluticasona. Em animais não produz alteração da textura da pele, e sua penetração cutânea é semelhante à do tacrolimo. O potencial de comprometimento imunológico sistêmico é muito baixo. Uso dermatológico.

Farmacodinâmica
- imunomodulador.

Farmacocinética
- quando administrado por via oral é biotransformado pelo sistema isoenzimático CYP3A4 formando inúmeros metabólitos O-desmetilados. Não há evidência de que seja biotransformado na pele.
- 74 a 87% ligam-se às proteínas plasmáticas.
- a concentração plasmática pode variar de indetectável até 2 ng/mL.
- após administração oral, 78,4% são eliminados pelas fezes sob a forma de metabólitos, sendo < 1% como fármaco inalterado.

Indicações
- tratamento da dermatite atópica de grau leve a moderado em pacientes > 2 anos de idade, a curto ou longo prazo, quando outros tratamentos são inadequados.
- tratamento a curto prazo da dermatite atópica de grau leve a moderado em crianças < 2 anos de idade.

Doses
- aplicar uma fina camada do creme a 1% na pele afetada, duas vezes ao dia, com leve fricção. O tratamento deve prolongar-se até que os sinais e sintomas desapareçam.

Contraindicações
- hipersensibilidade ao fármaco.
- infecções agudas cutâneas.
- dermatite atópica infectada.
- pacientes imunodeprimidos.
- síndrome de Netherton.
- < 2 anos de idade.
- categoria C da FDA na gravidez.
- lactação.

Precauções
- carcinogênico em animais.
- pode produzir câncer de pele.
- vigiar a administração aos pacientes portadores de doença eritrodérmica.

Efeitos adversos
- os efeitos adversos seguintes baseiam-se em risco em potencial.
- hipersensibilidade ao pimecrolimo.
- infecção da pele.
- reações no local da aplicação: prurido, queimação, edema, exantema.
- bronquite, otite, gastroenterite, faringite estreptocócica.
- infecção viral.
- urticária, acne.
- molusco contagioso.
- herpes.
- vômito.

Interações medicamentosas
- risco em potencial de interação medicamentosa com os inibidores da CYP3A4.

▶ *ELIDEL (Novartis), bisnagas com 15 e 30 g com 10 mg/g (creme dermatológico)*

POLISSULFATO DE MUCOPOLISSACARÍDIO

Trata-se de um heparinoide (veja Capítulo 9), com propriedades anticoagulantes e anti-inflamatórias. Ele inibe a trombina e a tromboplastina, estimula a fibrinólise, favorece a circulação sanguínea e linfática local e o metabolismo do tecido conectivo. É útil para a profilaxia e o tratamento de quadros clínicos em que é indicada a terapia anticoagulante: tromboflebite, flebite, varizes, úlcera da perna, infiltração inflamatória, hematomas e processos de cicatrização.

Doses
- via tópica, espalhar 1 a 2 g de pomada ou gel na região afetada, praticando leve fricção.

▶ *HIRUDOID GEL (Sankyo), bisnaga de 40 g c/ 3 mg/g*
▶ *HIRUDOID POMADA (Sankyo), bisnaga de 40 g c/ 3 mg/g*
▶ *HIRUDOID 500 (Sankyo), bisnaga de 40 g c/ 5 mg/g*

▶ ANTIPRURÍTICOS E ANESTÉSICOS APLICADOS LOCALMENTE

Consistem em fármacos utilizados para aliviar pruridos e a dor por eles provocada.

O prurido, vulgarmente chamado coceira, pode acompanhar doença cutânea primária ou ser sintoma, às vezes único, de doenças sistêmicas.

Algumas das afecções cutâneas que causam prurido são picadas de insetos, urticária, dermatite atópica, dermatite de contato, dermatite herpetiforme, pediculose, escabiose, líquen plano e miliária.

Muito comuns são os pruridos anal e vulvar.

O prurido anal deve-se à irritação das terminações nervosas da pele perianal. Uma das causas mais frequentes dessa patologia são as verminoses, principalmente enterobíase. Outras causas são: hemorroidas do III grau, corrimento vaginal, escabiose, pediculose, micose, alergias e falta de higiene local.

O prurido vulvar pode decorrer em consequência de uma série de fatores, tais como: rica vascularização e inervação; grande número de glândulas sebáceas e sudoríparas; atrito e exposição a traumatismo; contato com urina, fezes e secreções do aparelho genital. As causas locais mais comuns são as infecções por parasitos, como candidíase e tricomoníase; menos comuns são enterobíase, escabiose e pediculose. Entre as causas gerais, sobressaem as enfermidades, como uremia, linfoma, hepatopatias e neoplasias malignas. Fatores psicogênicos também podem causar prurido.

O primeiro passo no tratamento dos pruridos consiste em determinar a sua causa e afastá-la. As infecções por parasitos são tratadas com quimioterápicos específicos. Pode-se recorrer também à utilização de sedativos, anti-histamínicos orais, anestésicos locais, corticoides, psicoterapia e hipnose.

Por exemplo, o tratamento de hemorroidas consiste no uso de pomadas à base de hialuronidase, corticoides e anestésicos locais. No Brasil são também comercializados, para o mesmo fim, isolados ou em associações medicamentosas, produtos que se alega serem úteis em distúrbios venosos, mas cuja eficácia em hemorroidas não está devidamente comprovada. Entre eles, os seguintes: diosmina, dobesilato de cálcio, escina e seu sal sódico, hesperidina, tribenosido e troxerrutina, os dois últimos descritos na seção *Fármacos antivaricosos*, do Capítulo 8, e, os outros, na seção *Hemostípticos*, do Capítulo 9.

A capsaicina possui ações analgésica e antiprurítica e é descrita neste capítulo.

CAPSAICINA

Encontrada na natureza, deriva-se de planta da família das *Solanaceae*. É agente neuropeptídico ativo que interfere na síntese, no estoque e na liberação da substância P, relacionada com a transmissão da dor. É também liberada nos tecidos intra-articulares, interferindo nos processos inflamatórios, principalmente da artrite reumatoide. O alívio da dor é obtido através da depleção da substância P nas terminações nervosas periféricas. Usada exclusivamente como fármaco para aplicação tópica.

Farmacodinâmica
- analgésico.
- antiprurítico.

Indicações
- como analgésico em artrites, neuralgia pós-herpes zoster e de outras etiologias.
- alívio do prurido resultante de contato com a água e no prurido relacionado com hemodiálise.

Doses
- aplicar fina camada do creme na região afetada, 3 a 4 vezes ao dia, esfregando até que desapareça completamente. O alívio dos sintomas é obtido dentro de 2 a 4 semanas.

19.14 PREPARAÇÕES PARA A PELE E MEMBRANAS MUCOSAS

CONTRAINDICAÇÕES
- crianças < 2 anos.
- pele irritada.
- hipersensibilidade ao fármaco.
- gravidez e lactação.

PRECAUÇÕES
- não foram realizados estudos em > 65 anos.
- a inalação do fármaco pode produzir irritação respiratória.
- lavar as mãos após o uso do fármaco, a não ser que esteja sendo aplicado para lesões naquelas regiões.

EFEITOS ADVERSOS
- sensação de ardor e queimação no local da aplicação durante os primeiros dias de tratamento (relacionados com o mecanismo de ação da capsaicina).
- tosse.

▶ MOMENT (Apsen), bisnaga de 50 g a 0,025% e 0,075% (0,25 e 0,75 mg/g, respectivamente), (creme)

ASSOCIAÇÕES
▶ PROCTIUM (Allergan), (dobesilato de cálcio + cloridrato de lidocaína + prednisolona), tubo c/ 18 g (pomada)
▶ PROCTO-GLYVENOL (Novartis), (tribenósido 400 mg + lidocaína 40 mg por supositório), 5 supositórios
▶ PROCTO-GLYVENOL (Novartis), (tribenósido 5 g + cloridrato de lidocaína 2 g por 100 g), bisnaga de 15 g (creme)
▶ ULTRAPROCT (Schering do Brasil), (cloridrato de cinchocaína a 0,5% + fluocortolona a 0,15% + undecilinato de clemizol a 1%), bisnaga de 10 g (pomada)
▶ ULTRAPROCT (Schering do Brasil), (cloridrato de cinchocaína 1 mg + fluocortolona 1 mg + undecilinato de clemizol 5 mg por supositório), 6 supositórios
▶ VENALOT H (Altana), (cumarina 200 mg + heparina 2.000 U por 40 mL), fr. de 40 mL

▶ ADSTRINGENTES LOCAIS

São fármacos que diminuem a permeabilidade da membrana celular. São usados como cicatrizantes, para secar, endurecer e proteger a pele. Este grupo é constituído principalmente de duas classes de fármacos: sais metálicos e produtos orgânicos.

1. *Sais metálicos*. São, especialmente, de alumínio, bismuto, cério, cálcio, ferro, prata e zinco. Os principais são: calamina, nitrato de prata, óxido de zinco, subnitrato de bismuto e sulfato de zinco. Nitrato de prata e sulfato de zinco estão descritos no Capítulo 18. Calamina e óxido de zinco são comercializados apenas em associações.

NITRATO DE CÉRIO

É um membro do grupo dos lantanídios, um elemento raro com propriedades biológicas diversas muito semelhantes à do cálcio. Usado sob a forma de nitrato e em associação com a sulfadiazina, é empregado no tratamento de queimaduras profundas. Produz calcificação do tecido conjuntivo superficial com poucas alterações das camadas profundas da derme. Em geral, usa-se o nitrato de cério a 0,4% com a sulfadiazina de prata a 0,1% de forma precoce, ou seja, até 48 horas após a queimadura. Indica-se para as queimaduras em adultos com comprometimento ≥ 20% e em crianças ≥ 10%, devendo ser aplicado uma ou duas vezes por dia por um período de 10 dias, sob a forma de curativos, sendo que o desbridamento cirúrgico deve ser realizado o mais cedo possível.

▶ DERMACERIUM (Silvestre Labs), (sulfadiazina de prata a 0,1% + nitrato de cério a 0,4% cada grama), tubos de 15, 30, 50 e 120 g
potes de 400 g

SUBNITRATO DE BISMUTO

Protege a membrana gastrintestinal na presença de enterite infecciosa e tóxica, quando administrado por via oral. Mas é muito tóxico por esta via. Por isso é utilizado nas formas de gel, pó e pomada, no tratamento de eritemas, intertrigos e ulcerações simples, via tópica.

▶ SÉNOPHILE (Primá), bisnaga com 20 g c/ 0,10 g/g (pomada)
tubo c/ 150 g com 1 g/100 g (pó)
▶ ULCEROSOL (Rio Preto), 20 e 40 comprimidos × 300 mg
fr. de 500 e 1.000 mL com 300 mg/15 mL

2. *Produtos orgânicos*. Os principais são: ácido tânico, alantoína e asiaticósido. O ácido tânico é usado como acaricida (ACAROSOL, Bravir); a alantoína, apenas em associação (PRODERM EMULSÃO, LACTREX, Galderma). Esta última também é utilizada como anti-inflamatório e antiproliferante, em associação com heparina sódica e extrato de *Allium cepa* L. (*Liliaceae*) (CONTRACTUBEX, Biolab-Sanus).

ASIATICÓSIDO

Princípio ativo da *Centella asiatica*, da família das umbelíferas. Consiste em grupamento trissacarídio ligado à aglicona, que é o ácido asiático. É indicado no tratamento de feridas, como cicatrizante.

▶ CENTELLA ASIATICA NATURAL (Fontovit), 50 cáps. × 300 mg

▶ DETERGENTES LOCAIS

São substâncias tensoativas que se concentram nas interfaces óleo-água e possuem propriedades emulsificantes.
O disponível no Brasil é o laurilsulfato, comercializado em associação com outros fármacos.

LAURILSULFATO + TRICLOSANA

▶ KOP-DERM (Kopkins), solução e sabonete
▶ SABOEX SABONETE CREMOSO (Ceras Johnson), embalagens de 1 e 5 L

▶ EMOLIENTES, DEMULCENTES E PROTETORES

Emolientes são fármacos usados topicamente para suavizar e lubrificar a pele e mucosas. São, em sua maioria, substâncias oleosas ou graxas. Em geral, são usados em associações. Exemplos: azeite, carmelose, cera branca, dexpantenol, espermacete, glicerol, glicol propilênico, ictamol, lanolina, macrogóis, manteiga de cacau, metilcelulose, óleo de algodão, óleo de amêndoa, óleo de amendoim, óleo de milho, óleo mineral, parafina, parafina líquida, petrolato, sorbitol e ureia.

DEXPANTENOL

Corresponde a derivado da butanamida. É análogo do ácido pantotênico.
Alivia o prurido e auxilia a cicatrização de lesões da pele por estimular a epitelização e granulação em eczemas e dermatoses leves, picadas de insetos e escoriações de pouca gravidade.
É usado também na prevenção e tratamento de rágadas dos mamilos e assaduras das nádegas do lactente.
O dexpantenol é contraindicado a pacientes hipersensíveis ao fármaco.
A pomada é aplicada em camada fina, uma a três vezes ao dia. Nas rágadas dos mamilos, é aplicado em compressas, imediatamente após cada mamada. Para curativo oclusivo, irrigação ou lavagem de feridas, utiliza-se a solução pura ou diluída pela metade com água destilada.

▶ BEPANTOL (Bayer), fr. de 50 mL a 5% (solução tópica)
▶ BEPANTOL BABY (Bayer), bisnagas de 30 g c/ 50 mg/g (creme)
▶ BEPANTOL DERMA (Bayer), fr. de 50 mL a 5% e bisnagas de 20 g a 5%
▶ TEUPANTOL (Teuto-Brasileiro), bisnaga de 30 g com 50 mg/g (pomada)

UREIA

Também chamada carbamida, por aplicação tópica promove a hidratação e remoção de queratina em excesso na pele seca e quadros clínicos hiperqueratóticos. É, pois, emoliente para pele seca e áspera.
É indicada no tratamento de ictiose e distúrbios hiperqueratóticos da pele.
A aplicação tópica pode ser irritante à pele sensível.
O tratamento consiste em aplicar, por via tópica, o creme ou a solução a 10%, duas a três vezes à área afetada.

▶ NUTRAPLUS (Galderma), bisnaga com 60 g fr. com 120 mL a 10%
▶ UREADIN 10 (Medley), fr. de 150 mL com 0,1 g/g (loção)
▶ UREADIN 20 (Medley), bisnaga de 50 g com 0,2 g/g (creme)
▶ UREADIN FACIAL (Medley), bisnaga com 50 g a 5%

ASSOCIAÇÃO
▶ SANISKIN (Saniplan), (ureia + ácido caprílico + ácido cáprico + ácido caproico + ácido linoleico + lecitina + palmitato de retinol + acetato de tocoferol + parafina líquida + propilenoglicol + álcool cetearil + óleo mineral + lanolina alcoólica + ceteareth-10, fenoxietanol + ciclometicona + poliquaternium + BHT + EDTA dissódico), fr. de 200 mL

Demulcentes são fármacos que agem revestindo e protegendo as mucosas, por estimular a produção de saliva e muito provavelmente por exercer leve ação anestésica e anti-irritante. São úteis em casos de ingestão de venenos corrosivos ou irritantes, úlcera péptica, gastrite, faringite e tosse. A esta classe pertencem os seguintes: acácia, ágar, alginato de sódio, carmelose, glicerol, glicol propilênico, goma arábica, macrogóis, mel, metilcelulose, tragacanta.

Protetores, ou agentes de barreira, são fármacos que protegem a pele e as mucosas do contato com agentes potencialmente irritantes. São geralmente usados na forma de pós, mas podem ser encontrados em cremes, loções, pastas, pomadas e unguentos. Agem absorvendo os agentes irritantes. Os mais utilizados são: ácido bórico, alginatos e derivados, amido, bálsamo do Peru, bentonita, benzoína, calamina, carbonato de cálcio, carbonato de magnésio, carmelose, caseína, cera de abelha, ceras minerais, ceras vegetais, colódio, dimeticona, dióxido de titânio, estearato de magnésio, estearato de zinco, etilcelulose, gelatina de zinco, hiprolose, licopódio, metilcelulose, nitrocelulose, óxido de titânio, óxido de zinco, parafina, pectina, petrolato, piroxilina, pó de alumínio, sais de zinco, silicato de sódio, silicona, subcarbonato de bismuto, talco, tragacanta.

CARMELOSE SÓDICA

▶ SALIVAN (Apsen), fr. de 50 mL com 10 mg/mL (solução oral tópica)

ASSOCIAÇÕES

▶ CALADERM (Glenmark), (calamina 10 mg + cloridrato de difenidramina 80 mg + cânfora 1 mg cada grama), fr de 100 mL (loção)
▶ CALADRYL (Pfizer), (calamina 80 mg + cloridrato de difenidramina 10 mg + cânfora 1 mg + glicerol 0,02 mL por mL), fr. de 120 mL (loção) (calamina 80 mg + cloridrato de difenidramina 10 mg + cânfora 1 mg por grama), bisnaga com 28 g (creme) (calamina 80 mg + cloridrato de difenidramina 10 mg + cânfora 0,9 mg por mL), fr. de 200 mL (aerossol)
▶ CALAMINA (Luper), (calamina 80 mg + óxido de zinco 80 mg + cloridrato de difenidramina 10 mg + cânfora 50 mg + glicerina 0,2 mL por mL), fr. de 100 mL
▶ CALAMINA (Neo-Química), (calamina + cloridrato de difenidramina + cânfora), fr. de 80 e 120 mL (loção)
▶ CALAMINA (Sedabel), (calamina + cloridrato de difenidramina + cânfora), bisnaga com 120 g (creme)
▶ CALAMINA COMPOSTA (Bunker), (calamina 80 mg + cloridrato de difenidramina 10 mg + cânfora 1 mg + glicerol 0,002 mL por mL), fr. de 120 mL
▶ CALAMINA COMPOSTA (EMS), fr. de 100 mL (loção)
▶ CALAMINA COMPOSTA (Teuto-Brasileiro), fr. de 120 mL

▶ FÁRMACOS QUERATOLÍTICOS E QUERATOPLÁSTICOS

São agentes usados no tratamento de várias dermatoses, tais como erupções liquenificadas papulomatosas crônicas, dermatite atópica e seborreica, eczema, psoríase, acne, condiloma acuminado, ceratoses actínicas pré-malignas múltiplas e infecções fúngicas superficiais. São também úteis em diversos outros distúrbios; por exemplo, o ácido salicílico é eficiente na remoção de calosidades e verrugas.

Nesta classe incluem-se os seguintes fármacos: ácido azelaico, ácido aminolevulínico, ácido benzoico, ácido lático, ácido salicílico, acitretina, adapaleno, alcatrão, benzoperóxido, calcipotriol, ditranol, enxofre, imiquimode, fluoruracila, isotretinoína, piritiona zíncica, resorcinol, sulfeto de selênio, tazaroteno, tretinoína. Vários deles são usados em associações.

ÁCIDO AMINOLEVULÍNICO

É o cloridrato de 5-amino-4-ácido oxopentanoico, um precursor da protoporfirina IX (PpIX) que é um fotossensibilizador. O ácido aminolevulínico (ALA) participa da primeira etapa bioquímica para formação do heme. A exposição à luz, com determinado comprimento de onda, produz uma reação fotodinâmica na PpIX na presença de oxigênio. A luz, ao ser absorvida, atua sob a molécula de porfirina com a transferência da PpIX para o oxigênio molecular que pode reagir para formar superóxido e radicais livres.

FARMACODINÂMICA
- precursor da protoporfirina IX, fotossensibilizador.

FARMACOCINÉTICA
- biodisponibilidade oral de 50 a 60%.
- concentração plasmática máxima de 4,65 ± 0,94 µg/mL.
- as concentrações foram mais baixas que as de ALA e abaixo dos níveis de detecção (10 ng/mL) após 10 a 12 horas.
- a ALA não apresenta fluorescência, ao contrário da PpIX, que mostra um nível elevado. A intensidade da fluorescência é atingida em cerca de 11 ± 1 h na ceratose actínica e de 12 ± 1 h na pele perilesional.
- meia-vida da ALA é de 0,70 ± 0,18 h após uma dose oral e de 0,83 ± 0,05 h para uma dose IV.
- meia-vida da fluorescência para as lesões de cerca de 30 ± 10 h e de 28 ± 6 h para a pele perilesional.

INDICAÇÕES
- tratamento da ceratose actínica não espessa e não pigmentada da face ou do couro cabeludo.
- tratamento do carcinoma basocelular superficial e/ou nodular na falha de outras terapias.

DOSES
- aplicar uma camada do creme de cerca de 1 mm de espessura, com uma espátula, sobre a lesão e de 5 a 10 mm da pele normal ao redor da lesão. Cobrir a área a ser tratada com um curativo oclusivo por cerca de 3 horas. Após esse período remover o curativo e limpar a região com solução salina. Em seguida, expor a lesão à luz vermelha com espectro contínuo de 75 J/cm². A intensidade da exposição não deve ultrapassar 200 mW/cm². Lesões múltiplas podem ser tratadas em uma mesma sessão. Após 3 meses, avaliar a resposta ao tratamento, preferencialmente com estudo histopatológico. O tratamento pode ser repetido em caso de insucesso inicial.

CONTRAINDICAÇÕES
- hipersensibilidade ao fármaco.
- gravidez e lactação.
- carcinoma basocelular esclerodermiforme.
- porfiria.
- crianças e idosos.

PRECAUÇÕES
- durante a aplicação, o paciente e o aplicador devem usar óculos escuros de proteção correspondente ao espectro da luz da lâmpada. A região perilesional não necessita de proteção.

EFEITOS ADVERSOS
- dor no local da aplicação.
- queimação, prurido, formigamento, eritema, edema.
- ulceração.
- sangramento.
- formação de pústulas.
- disestesia.
- erosão.
- eritema.
- cefaleia, náusea, irritação nos olhos, tontura, fadiga.

INTERAÇÕES MEDICAMENTOSAS
- o uso de fotossensibilizadores como griseofulvina, diuréticos tiazídicos, sulfonilureias, fenotiazinas, sulfonamidas, tetraciclinas e amiodarona pode aumentar potencialmente a fotossensibilidade.

▶ METVIX (Galderma), bisnagas de 2 g com 160 mg/g (creme dermatológico)

ÁCIDO AZELAICO

Corresponde ao ácido nonanodioico, ou seja, ácido 1,7-heptanodicarboxílico.

Inibe o crescimento de bactérias do gênero *Propionibacterium* (*Corynebacterium acnes*) que participam do desenvolvimento da acne e impedem a formação de ácidos graxos que estimulam esta afecção.

INDICAÇÕES
- tratamento de acne vulgar.

DOSES
- via tópica, por até seis meses, aplicar o creme a 20% duas vezes ao dia (de manhã e à noite) nas regiões afetadas, friccionando cuidadosamente.

CONTRAINDICAÇÕES
- alergia ao ácido azelaico.

PRECAUÇÕES
- evitar contato com os olhos; se isto ocorrer, lavá-los com bastante água.

EFEITOS ADVERSOS
- rubefação, esfoliação, prurido e ardor, no início do tratamento.
- irritação ocular se houver contato com os olhos.

▶ AZELAN (Schering do Brasil), bisnaga de 30 g com 200 mg/g

ÁCIDO SALICÍLICO

Já visto na seção *Fungicidas tópicos*. Mas seu emprego maior é como queratolítico. Ele facilita a

19.16 PREPARAÇÕES PARA A PELE E MEMBRANAS MUCOSAS

descamação por solubilizar o cimento intercelular que liga as escamas no estrato córneo, soltando assim a queratina. Exerce também ação antisséptica suave. Como queratolítico, as concentrações situam-se entre 3% e 6%; concentrações acima de 6% são destrutivas aos tecidos. Em concentrações de 5% a 17% é usado principalmente no controle de verrugas e calos.

Farmacodinâmica
- queratolítico tópico, agente antiacne, antisseborreico, antipsórico tópico, cáustico.

Indicações
- tratamento de acne vulgar, caspa, dermatite seborreica do couro cabeludo, psoríase e distúrbios hiperqueratóticos da pele.

Doses
- via tópica, aplicar na área afetada a preparação adequada.

Contraindicações
- sensibilidade ao ácido salicílico.
- gravidez.
- lactação.

Precauções
- só para uso externo.
- evitar contato com os olhos, face, órgãos genitais e mucosas.

Efeitos Adversos
- irritação da pele.
- salicilismo.

Interações Medicamentosas
- emprego concomitante de ácido salicílico com sabões abrasivos, preparações para acne, preparações contendo álcool, cosméticos ou sabões com forte efeito secante podem causar efeito irritante ou secante cumulativo, resultando em irritação excessiva da pele.

▶ A CURITYBINA EMPLASTRO (União Química)
▶ A CURITYBINA PASTA (União Química)
▶ IONIL PLUS (Galderma), fr. com 120 e 240 mL (xampu)

ÁCIDO SALICÍLICO + ENXOFRE

▶ DERMAX (Galderma), sabonete com 65 g
▶ DERMIC CREME (Kinder), bisnaga de 30 g (creme)
▶ DERMIC SABONETE (Kinder), sabonete com 65 g
▶ SALDER S (Medley), sabonete com 80 g
▶ SALISOAP (Galderma), sabonete de 80 g
▶ SALISOAP LOÇÃO (Galderma), fr. de 100 mL
▶ SALISOAP XAMPU (Galderma), fr. de 200 mL
▶ SASTID LÍQUIDO (Stiefel), fr. com 100 mL
▶ SASTID SABONETE (Stiefel), sabonete com 80 g
▶ SASTID XAMPU (Stiefel), fr. de 120 mL

Outras Associações

▶ DIPROSALIC (Mantecorp), (ácido salicílico 30 mg + dipropionato de betametasona 0,64 mg por grama), bisnaga de 30 g (pomada) (ácido salicílico 20 mg + dipropionato de betametasona 0,64 mg por mL), fr. de 30 mL (solução)
▶ DUOFILM (Stiefel), (ácido salicílico 16,5 g + ácido láctico 14,52 g por 100 mL), fr. de 15 mL
▶ DUOFILM PLANTAR (Stiefel), (ácido salicílico 27 g + ácido láctico 5 g por 100 mL), fr. de 15 mL
▶ KALOSTOP (Q.I.F.), (ácido salicílico 12,6 g + ácido láctico 12,6 g por 100 mL), fr. de 5 mL
▶ SALIC (Darrow), (ácido salicílico 14,52 g + ácido lático 16,50 g + colódio flexível 100 g), fr. de 15 mL

ACITRETINA

É um análogo aromático sintético do ácido retinoico. Corresponde ao ácido 9(4-metoxi-2, 3,6-trimetil-fenil)-3,7-dimetil-2,4,6,8-nonatetraenoico. Atua no alívio dos sintomas produzidos pela psoríase e pelas disceratoses, normalizando a proliferação e a diferenciação celulares, com efeitos colaterais toleráveis. O mecanismo íntimo de ação é desconhecido. A acitretina demonstrou ser teratogênica.

Farmacodinâmica
- estabilizadora da queratinização.

Farmacocinética
- após absorção oral atinge a concentração plasmática máxima em 1 a 4 horas.
- biodisponibilidade de cerca de 60% e melhor quando administrada com alimentos.
- altamente lipofílica, penetrando rapidamente nos tecidos corpóreos.
- alta ligação proteica, principalmente à albumina: > 90%.
- sofre biotransformação hepática por glucuronidação e ruptura da cadeia lateral, formando o isômero 13-cis, que é teratogênico.
- meia-vida de eliminação de cerca de 50 horas para a acitretina e de 60 horas para o seu principal metabólito, a cis-acitretina; 99% da substância ativa são eliminados dentro de 36 dias.
- pode ocorrer a formação de etretinato, cuja meia-vida é de cerca de 120 dias, também teratogênico. A reesterificação da acitretina ao etretinato resulta na perda das vantagens metabólicas da acitretina.
- atravessa a barreira placentária.
- excretada pelo leite materno.
- excretada sob a forma de seus metabólitos, por vias hepática e renal.

Indicações
- distúrbios severos da ceratinização, como psoríase eritrodérmica, psoríase pustular localizada ou generalizada, ictiose congênita, pitiríase rubra pilar, doença de Darier.
- outros distúrbios severos da ceratinização da pele.

Doses
- para adultos, administrar uma dose inicial diária de 25 a 30 mg por duas a quatro semanas.
- para manutenção, 25 a 50 mg durante seis a oito semanas. A dose máxima recomendada é de 75 mg.
- para distúrbios mais leves da ceratinização, usar a dose de manutenção. Procurar escolher a menor possível, que poderá ser de 20 mg e não ultrapassando 50 mg.
- para crianças a dose diária recomendada é de 0,5 mg/kg, podendo ser aumentada até 1 mg/kg/dia durante um período limitado e não excedendo 35 mg/dia. Só deverá ser utilizada, em crianças, quando todas as alternativas terapêuticas já tenham sido esgotadas.

Contraindicações
- hipersensibilidade à acitretina.
- gravidez e lactação.
- doação de sangue pelos usuários da acitretina até dois anos após o tratamento.
- insuficiência hepática e/ou renal.
- dislipidemias.
- uso concomitante de vitamina A e de tetraciclinas.
- nos pacientes com pressão intracraniana aumentada.

Precauções
- o uso em mulheres com potencial de engravidar devem utilizar medidas anticoncepcionais quatro semanas antes do início do tratamento e até dois anos após o término.
- avaliar a função hepática antes do tratamento e a cada uma ou duas semanas durante os dois primeiros meses após o início da terapêutica e posteriormente, a intervalos trimestrais. Se ocorrerem alterações, fazer avaliações semanais. Caso a função hepática não retorne ao normal, o tratamento deve ser suspenso e as avaliações prolongadas por cerca de três meses.
- vigiar os níveis de colesterol e triglicérides.
- vigiar a glicemia, pois pode melhorar ou piorar a tolerância à glicose.
- realizar exames periódicos quanto ao aparecimento de anormalidades ósseas, principalmente os parâmetros de crescimento e desenvolvimento ósseo, em crianças.
- evitar exposição ao sol.

Efeitos Adversos
- altamente teratogênico.
- ressecamento dos lábios, queilites e rágades da comissura labial.
- ressecamento e lesões inflamatórias das mucosas e epitélios de transição, com hemorragias nasais, conjuntivite.
- secura da boca e sensação de sede.
- adelgaçamento e descamação da pele, principalmente na palma das mãos e na planta dos pés.
- queda dos cabelos, unhas quebradiças e paroníquia.
- hiperostose e calcificação extraóssea.
- cefaleia, diminuição da visão noturna, mialgia, dores ósseas.
- alteração das enzimas hepáticas.
- elevações reversíveis de colesterol e triglicérides.

Interações Medicamentosas
- uso concomitante de vitamina A e outros retinoides pode provocar hipervitaminose A.
- reduz a ligação proteica da fenitoína.
- não foram ainda observadas interações com digoxina, cimetidina e anticoncepcionais orais.
- o uso concomitante com metotrexato aumenta o risco de hepatite.
- o uso simultâneo de tetraciclinas pode aumentar a pressão intracraniana.

▶ NEOTIGASON (Roche), 100 cáps. × 10 e 25 mg

ADAPALENO

É derivado do ácido naftoico com atividade retinoide, usado no tratamento da acne vulgar. Liga-se aos receptores do ácido retinoico na zona de diferenciação terminal da epiderme, sendo mais ativo do que a tretinoína na modulação da diferenciação celular. Atua sobre o processo anormal de queratinização e diferenciação epidérmica, induzindo a diferenciação normal das células epiteliais foliculares. Também possui atividade anti-inflamatória, inibindo a resposta quimiotáxica dos polimorfonucleares e o metabolismo oxidativo do ácido araquidônico.

FÁRMACOS QUERATOLÍTICOS E QUERATOPLÁSTICOS

Farmacodinâmica
- agente antiacne tópico.

Farmacocinética
- penetra rapidamente na unidade pilossebácea, sendo encontrado em quantidades significativas na epiderme e na derme. Cerca de 0,01% penetra através da pele.

Indicações
- tratamento de acne vulgar.

Doses
- aplicar uma fina camada sobre a área comprometida, uma vez ao dia, preferencialmente à noite.

Contraindicações
- hipersensibilidade ao adapaleno.
- gravidez e lactação.

Precauções
- evitar contato com as membranas mucosas, pálpebras ou com a pele, apresentando eczema ou ferimento.
- na eventualidade de uso prévio de fármacos esfoliativos, usá-lo somente após melhora da irritação.
- evitar exposição solar e à luz ultravioleta.
- não fazer uso concomitante de produtos à base de álcool, de fragrâncias ou cosméticos.

Efeitos Adversos
- irritação da pele durante as duas semanas iniciais de tratamento.

Interações Medicamentosas
- não fazer uso concomitante de outros retinoides.

▶ ADACNE (Glenmark), bisnagas de 30 g com 1 mg/g (gel)
▶ ADAPALENO (Biosintética), bisnagas de 30 g a 0,1% (gel líquido), (genérico)
▶ ADAPALENO (EMS), bisnagas de 30 g com 1 mg/g (creme e gel), (genérico)
▶ ADAPALENO (Medley), bisnagas de 30 g a 0,1% (gel líquido), (genérico)
▶ ADAPEL (Medley), bisnaga de 20 g com 1 mg/g (gel)
▶ DERIVA MICRO (Glenmark), bisnaga de 30 g com 1 mg/g em microesferas (gel)
▶ DIFFERIN (Galderma), bisnagas de 30 g 1 mg/g bisnagas de 30 g com 3 mg/g (gel)

ALCATRÃO

É subproduto na destilação destrutiva da hulha. Consiste em mistura complexa de vários hidrocarbonetos policíclicos, fenóis e bases orgânicas. Não se conhece bem o seu mecanismo de ação, mas sabe-se que elimina a pele hiperplásica em alguns distúrbios proliferativos. No homem apresenta as seguintes ações: antisséptica, antipruritica, antibacteriana, antifúngica, antiparasitária, queratoplástica e acantólica.

Farmacodinâmica
- queratolítico tópico, antipsórico, antissebor-reico.

Indicações
- tratamento de caspa, dermatite seborreica, dermatite atópica, eczema e psoríase.

Contraindicações
- intolerância ao alcatrão.
- inflamação aguda, feridas abertas, ou infecção da pele.

Precauções
- evitar contato com os olhos.
- proteger a área tratada da luz solar direta por 72 horas após a aplicação do medicamento.

Efeitos Adversos
- dermatite de contato irritante ou alérgica.
- foliculite.
- exantemas.
- irritação da pele.

Interações Medicamentosas
- outros medicamentos fotossensibilizantes podem causar efeitos fotossensibilizantes aditivos.

▶ IONIL T PLUS (Biosintética), fr. de 120 mL (xampu)
▶ SABONETE MEDICINAL DE ALCATRÃO (Granado), sabonete de 90 g

BENZOPERÓXIDO

Corresponde ao peróxido de benzoíla. Usado também como escabicida e pediculicida. Atua liberando lentamente oxigênio ativo, resultando em ação antibacteriana contra o *Propionibacterium acnes*. Exerce também efeito queratolítico. É comercializado nas formas de solução, gel e loção.

Farmacodinâmica
- queratolítico tópico e agente antiacne tópico.

Farmacocinética
- é absorvido através da pele.
- na pele é biotransformado a ácido benzoico.
- cerca de 5% do fármaco é absorvido e eliminado sem alteração pela urina.
- o quadro clínico melhora em 4 a 6 semanas.
- eliminado pela urina, na forma de ácido benzoico.

Indicações
- tratamento de acne vulgar leve a moderada.
- tratamento de úlceras de decúbito ou estase.

Doses
- via tópica, antes de deitar-se aplicar o benzoperóxido às áreas acneicas com as pontas dos dedos, espalhando cuidadosamente; se a tolerância local for boa, podem-se fazer duas e, mais tarde, três aplicações diárias.

Contraindicações
- hipersensibilidade ao fármaco.
- gravidez.
- lactação.
- crianças com menos de 12 anos de idade.

Precauções
- somente para uso externo.
- evitar contato com os olhos, pálpebras, cílios, sobrancelhas, lábios e mucosas; se isto ocorrer, lavar rapidamente com água.
- pode causar descoramento do cabelo; se isto ocorrer, lavar rapidamente com água.

Efeitos Adversos
- dermatite de contato.
- efeito irritante.
- erupção cutânea.
- secagem ou descamação da pele.

Interações Medicamentosas
- o uso concomitante de preparações para acne com benzoperóxido pode causar efeito irritante ou secante cumulativo.

▶ ACNESAN (Whitehall), tubo de 20 g
▶ ACNEZIL (Cimed), bisnaga de 20 g a 5%
▶ BENZAC AC (Galderma), bisnaga de 60 g a 2,5, 5 e 10% (gel)
▶ BENZAC AC WASH (Galderma), bisnaga de 60 g a 5%
▶ BENZAC WASH (Galderma), fr. de 60 g
▶ BENZAGEL 5% e 10% (Galderma), fr. de 60 g (gel para acne)
▶ BENZASHAVE (Galderma), fr. de 70 g (gel para barbear)
▶ DERMOXYL (Stiefel), bisnaga de 45 g de gel-5 e gel-10
  fr. de 30 mL de loção-5 e loção-10
▶ PANOXYL (Stiefel), bisnaga de 45 g de gel-5 e gel-10
▶ SOLUGEL (Stiefel), bisnaga de 45 g de gel a 4%
▶ SOLUGEL PLUS (Stiefel), bisnaga de 45 g de gel a 8%

CALCIPOTRIOL

É derivado da vitamina D. Ensaios realizados *in vitro* indicam que parece induzir a diferenciação e suprimir a proliferação de queratinócitos. Normaliza, assim, a proliferação e diferenciação celular anormal da pele psoríaca.

Farmacodinâmica
- antipsórico.

Indicações
- tratamento da psoríase vulgar.

Doses
- via tópica, aplicar a pomada na área afetada duas vezes ao dia; a dose semanal não deve ultrapassar 100 g.

Contraindicações
- sensibilidade ao calcipotriol.
- gravidez.
- lactação.
- pacientes com distúrbios no metabolismo do cálcio.
- crianças.

Precauções
- não deve ser usado na região facial, pois pode causar irritação na pele.
- lavar as mãos após manipular o produto.

Efeitos Adversos
- irritação local transitória.
- dermatite facial ou perioral.
- hipercalcemia, com uso excessivo.

▶ DAIVONEX (Roche), bisnaga de 30 g c/ 50 μg/g (pomada)

Associação
▶ DAIVOBET (Roche), (hidrato de calcipotriol 50 μg + dipropionato de betametasona 0,5 mg cada grama), bisnaga de 100 g (pomada)

DITRANOL

Corresponde à 1,8-di-hidroxiantrona. Ele reduz a atividade mitótica da epiderme hiperplásica e assim restaura a velocidade normal da proliferação e queratinização das células epidérmicas.

FARMACODINÂMICA
- antipsórico tópico e estimulante do crescimento de cabelo na alopecia areata.

FARMACOCINÉTICA
- aplicado topicamente, é pouco absorvido através da pele.

INDICAÇÕES
- tratamento tópico de psoríase quiescente ou crônica da pele e do couro cabeludo.
- tratamento tópico de alopecia areata.

DOSES
- via tópica, adultos, leve camada aplicada uma vez por dia, de preferência à noite.

CONTRAINDICAÇÕES
- hipersensibilidade ao ditranol.
- erupções agudas ou presença de inflamação da pele, inclusive foliculite.

EFEITOS ADVERSOS
- vermelhidão ou outra irritação da pele.
- erupção cutânea.
- conjuntivite grave, ceratite ou opacidade da córnea, se entrar em contato com o olho.

INTERAÇÕES MEDICAMENTOSAS
- outros fármacos fotossensibilizantes podem causar efeitos fotossensibilizantes aditivos.

▶ ANTRANOL (Stiefel), bisnaga de 60 g a 1 e 2% (pomada)

ENXOFRE

O enxofre apresenta ações queratolítica, germicida, fungicida e parasiticida. Sua atividade germicida talvez se deva à sua conversão em ácido pentatiônico por células epidérmicas ou por determinados microrganismos.

FARMACODINÂMICA
- queratolítico tópico, agente antiacne, antisseborreico, escabicida.

INDICAÇÕES
- tratamento de acne vulgar, dermatite seborreica e escabiose.

PRECAUÇÕES
- evitar contato com os olhos.
- não usar quantidade maior do que a recomendada.

EFEITOS ADVERSOS
- irritação da pele.
- vermelhidão ou escamação da pele.
- secura incomum da pele.

INTERAÇÕES MEDICAMENTOSAS
- o uso concomitante de enxofre com sabões abrasivos, preparações para acne, preparações contendo álcool, cosméticos ou sabões com forte efeito secante pode causar efeito irritante ou secante, resultando em irritação excessiva da pele.
- compostos de mercúrio usados concomitantemente com enxofre podem resultar em reação química que libera sulfeto de hidrogênio, que, além de apresentar odor fétido, pode ser irritante e tingir de preto a pele.

▶ SABONETE ENXOFRE (Bravir), sabonete de 90 g
▶ SABONETE MEDICINAL SULFUROSO (Granado), sabonete de 90 g
▶ SABONETE SULFUROSO (Bravir), sabonete de 90 g

ENXOFRE + ÁCIDO SALICÍLICO
VEJA ÁCIDO SALICÍLICO + ENXOFRE

OUTRAS ASSOCIAÇÕES
▶ ACNASE (Zurita), (enxofre + benzoperóxido), bisnaga c/ 15 g (creme)
frasco c/ 30 mL (loção)
▶ BENOXYL N.º 1 (Stiefel), (enxofre 0,075 g + benzoperóxido 1,5 g por 30 mL), fr. de 30 mL (loção)
▶ BENOXYL N.º 2 (Stiefel), (enxofre 0,600 g + benzoperóxido 1,5 g por 30 mL), fr. de 30 mL (loção)
▶ BENOXYL N.º 3 (Stiefel), (enxofre 1,5 g + benzoperóxido 2 g por 30 mL), fr. de 30 mL (loção)
▶ SABONETE DE SELÊNIO E ENXOFRE (Granado), sabonete de 90 g

IMIQUIMODE

É uma imidazoquinolina com nome químico 1-(2-metilpropil)-1H-imidazol[4,5-c]quinolina-4-amina e utilizado por via tópica como imunomodulador. Embora seu mecanismo íntimo de ação não seja bem conhecido, regula a resposta imunomoduladora estimulando a produção do fator de necrose tumoral alfa (TNF-alfa), indução de citocinas, incluindo interferona-alfa (IFN-alfa), IFN-gama e interleucina-12. Não exerce efeito direto viral nas células infectadas.

FARMACODINÂMICA
- imunomodulador, antiviral.

FARMACOCINÉTICA
- sofre absorção mínima pela pele (< 1%).

INDICAÇÕES
- tratamento do condiloma acuminado.

DOSES
- aplicar o creme em fina camada, 3 vezes por semana, ao deitar. Não ultrapassar 16 semanas de tratamento.

CONTRAINDICAÇÕES
- hipersensibilidade ao fármaco.
- gravidez e lactação.
- < 12 anos.
- dermatite genital ou cirurgia genital recente.

PRECAUÇÕES
- na eventualidade de ocorrerem reações cutâneas importantes, remover o creme através de lavagem com água e sabão.
- não é recomendado para lesões perianais e genitais que foram previamente tratadas recentemente. Usar somente após a cicatrização da pele.
- postergar por vários dias nova aplicação em caso de aparecimento de reações cutâneas.
- evitar relações sexuais sem que a pele tenha sido lavada, após o uso do creme.

EFEITOS ADVERSOS
- erosão ou escoriação da pele, formação de crostas, ulceração, vesículas, eritema, prurido, queimação, hipopigmentação.
- infecção fúngica.
- cefaleia, mialgia e sintomas semelhantes ao da gripe.

▶ ALDARA (Schering), 12 sachês × 250 mg (creme)
▶ IMOXY (Medley), 6 e 12 sachês com 250 mg (creme dermatológico a 5%)
▶ IXIUM (Farmoquímica), 12 sachês de 250 mg com 50 mg/g (creme)

ISOTRETINOÍNA

Corresponde ao ácido *cis*-retinoico, derivado da vitamina A. É isômero sintético da tretinoína.

Ela diminui o tamanho das glândulas sebáceas e inibe sua atividade, reduzindo assim a secreção do sebo. Isso explica seu efeito na acne cística. Tem também ações antiqueratinizante e anti-inflamatória.

FARMACODINÂMICA
- agente antiacne sistêmico, estabilizador da queratinização, agente antirrosácea sistêmico.

FARMACOCINÉTICA
- administrada por via oral, é rapidamente absorvida do trato gastrintestinal; a presença de alimentos aumenta a absorção.
- a ligação à proteína é muito alta (99,9%), quase exclusivamente à albumina.
- atravessa a barreira placentária.
- sofre biotransformação hepática e provavelmente na parede estomacal, dando vários metabólitos, entre os quais a 4-oxo-isotretinoína (o principal), a tretinoína e a 4-oxo-tretinoína.
- meia-vida de eliminação: isotretinoína — 7 a 39 horas (média, 20 horas); 4-oxo-isotretinoína — 17 a 50 horas (média, 25 horas).
- atinge a concentração plasmática máxima em cerca de três horas, após dose de 80 mg; a 4-oxo-isotretinoína, em 6 a 20 horas.
- concentração plasmática máxima: isotretinoína — 98 a 535 ng/mL (média, 262 ng/mL) após dose de 80 mg; 4-oxo-isotretinoína, 87 a 399 ng/mL.
- concentração sanguínea no estado de equilíbrio: 160 ± 19 ng/mL, após doses de 40 mg duas vezes por dia.
- excretada pelas vias biliar e renal.
- sofre recirculação êntero-hepática.

INDICAÇÕES
- tratamento de acne cística grave e acne conglobata resistentes a outras formas de tratamento.
- tratamento de foliculite causada por germes gram-negativos.
- tratamento de rosácea grave.
- tratamento de hidradenite supurativa.
- correção de distúrbios de ceratinização graves, como ictiose lamelar e outras, pitiríase rósea, ceratose folicular (doença de Darier) e ceratose palmar e plantar.

DOSES
- devem ser individualizadas.
- via oral, adultos, às refeições, 0,5 mg/kg/dia; manutenção, 0,1-1,0 mg/kg/dia; o tratamento dura geralmente 16 semanas.
- para uso tópico, aplicar uma vez ao dia preferencialmente à noite, cobrindo a área afetada, por 6 a 8 semanas.

CONTRAINDICAÇÕES
- as mesmas do etretinato.

PRECAUÇÕES
- só deve ser usada quando receitada por dermatologista e com acompanhamento médico constante.
- pacientes tratados com isotretinoína não devem doar sangue durante o tratamento ou por vários anos após o tratamento, para evitar o risco de malformações fetais em mulheres que receberem tal sangue.
- os pacientes devem evitar exposição ao sol.
- deve-se examinar a função hepática um mês antes do início do tratamento e um mês depois do tratamento, bem como a cada três meses; nos pacientes de alto risco (com diabetes, obesidade, alcoolismo ou distúrbios do metabolismo lipídico), este exame deve ser repetido com maior frequência.
- em tratamento prolongado, devem-se determinar os lipídios sanguíneos a cada três meses, pelo menos.
- em pacientes portadores ou com suspeita de diabetes, recomenda-se a verificação frequente dos níveis de glicose sanguínea.
- caso ocorram sintomas de doença inflamatória do intestino, distúrbios visuais ou pseudotumor cerebral deve-se interromper o tratamento e o paciente deve ser encaminhado para os necessários cuidados médicos.
- deve-se levar em consideração a relação risco/benefício quando existem os seguintes problemas médicos: diabetes melito e predisposição à hipertrigliceridemia.
- vigiar os pacientes com tendência a depressão e/ou suicídio.

EFEITOS ADVERSOS
- os mesmos do etretinato.

INTERAÇÕES MEDICAMENTOSAS
- as mesmas do etretinato.

▶ ACNIL (Cristália), 30 cáps. × 10 e 20 mg
▶ CECMOIN (Ranbaxy), 30 cáps. × 10 e 20 mg bisnagas c/ 10, 25 e 30 g c/ 0,5 mg/g (gel)
▶ ISOTRETINOÍNA (Ranbaxy), 30 comprimidos × 10 e 20 mg (genérico)
▶ ISOTREX GEL (Stiefel), bisnaga com 30 g
▶ LURANTAL (Schering do Brasil), 30 cáps. × 20 mg
▶ ROACUTAN (Roche), 30 cáps. × 10 e 20 mg

PIRITIONA ZÍNCICA

Corresponde ao derivado zíncico do óxido de piridinotiol. É agente citostático, agindo por mecanismo antimitótico, com a consequente redução na velocidade de renovação celular. Julga-se que manifesta toxicidade inespecífica às células epidérmicas. Liga-se fortemente ao cabelo e às camadas externas da pele. Apresenta também ações bacteriostática e fungistática; não se sabe, porém, se estas contribuem para os seus efeitos antisseborreicos.

FARMACODINÂMICA
- antisseborreico.

INDICAÇÕES
- tratamento de caspa e dermatite seborreica do couro cabeludo.

DOSES
- aplicar o xampu sobre os cabelos previamente molhados com água, massageando suavemente por alguns minutos e enxaguar com água. Se necessário, repetir a aplicação.

CONTRAINDICAÇÕES
- sensibilidade ao fármaco.

PRECAUÇÕES
- evitar contato com os olhos; se isto ocorrer, lavá-los com água.

EFEITOS ADVERSOS
- irritação da pele.

▶ SHAMPOO ZN (Stiefel), fr. de 120 mL a 1%

SULFETO DE SELÊNIO

Parece ter efeito antimitótico, reduzindo assim a renovação de células epidérmicas. Apresenta também atividades irritante, antibacteriana e antifúngica leve, que podem contribuir para sua eficácia como antisseborreico.

FARMACODINÂMICA
- antisseborreico.

INDICAÇÕES
- tratamento de caspa, dermatite seborreica do couro cabeludo e *tinea versicolor*.

DOSES
- aplicar o xampu sobre os cabelos previamente molhados em água, massageando suavemente por alguns minutos, e enxaguar com água. Se necessário, repetir a aplicação.

CONTRAINDICAÇÕES
- sensibilidade ao fármaco.
- inflamação ou exsudação aguda da pele.

PRECAUÇÕES
- evitar contato com os olhos.

EFEITOS ADVERSOS
- irritação da pele.
- secura e falta de oleosidade incomuns do cabelo.
- aumento na perda normal de cabelo.

▶ SELSUN AZUL (Abbott), fr. de 100 e 200 mL
▶ SELSUN AZUL CONDICIONADOR (Abbott)
▶ SELSUN OURO (Abbott), fr. de 100 mL

TAZAROTENO

É um derivado da tretinoína da classe dos acetilênicos, um profármaco que é convertido ao ácido tazarotênico que é o fármaco ativo. Este liga-se aos três membros do receptor do ácido retinoico: RARα, RARβ e RARγ, com maior seletividade pelos dois últimos. Desconhece-se o seu mecanismo de ação, mas, em experimentos animais em camundongos, bloqueia a atividade da ornitina descarboxilase, enzima relacionada com a proliferação celular. Bloqueia, ainda, a manifestação de um marcador inflamatório, o MRP8 presente na epiderme de portadores de psoríase e inibe a formação da placa corneificada de queratinócitos característica da psoríase. Induz também a expressão do gene TIG3, que é um supressor tumoral, apresentando efeitos diferentes na diferenciação e proliferação dos queratinócitos. Como resultado, há uma restauração da morfologia cutânea, redução dos marcadores inflamatórios ICAM-1 e HLA-DR e diminuição dos marcadores da hiperplasia epidérmica (transglutaminase ceratinocítica, involucrina e ceratina 16).

A eficácia terapêutica é evidente após uma semana de tratamento e na apresentação a 0,1%, porém aumenta a incidência dos efeitos adversos em relação à apresentação a 0,05%.

FARMACODINÂMICA
- antipsoríase.

FARMACOCINÉTICA
- após aplicação local sofre hidrólise por ação da estearase, formando o metabólito ativo, o ácido tazarotênico.
- a $C_{máx}$ do ácido tazarotênico é de 2,31 ± 2,78 ng/mL após 8 horas da administração da dose final em um estudo de 14 dias com aplicação do creme a 0,1%.
- sofre biotransformação formando os metabólitos principais sulfóxidos e sulfonas, que são eliminados pelas fezes e pela urina.
- 2 a 3% sofrem absorção sistêmica após aplicação tópica. A concentração plasmática é, em geral, < 0,1 ng/mL.
- meia-vida de cerca de 18 horas.

INDICAÇÕES
- tratamento tópico da placa da psoríase e da acne vulgar.

DOSES
- aplicar uma fina camada do gel sobre as lesões uma vez ao dia (cerca de 2 mg/cm²).

CONTRAINDICAÇÕES
- hipersensibilidade ao fármaco.
- gravidez e lactação.
- < 12 anos.
- pacientes com irritação da pele provocada pelos raios solares ou por outras causas.

PRECAUÇÕES
- o tazaroteno é teratogênico em animais e deve-se realizar teste de gravidez duas semanas antes do início do tratamento.
- aplicar o gel exclusivamente sobre as lesões evitando o contato com a pele sã.
- evitar a exposição aos raios solares usando protetores solares e roupas que cubram as áreas afetadas.
- vigiar a administração de fármacos que produzam fotossensibilidade, tais como: tiazídicos, tetraciclinas, fluorquinolonas, fenotiazínicos, sulfonamidas, amiodarona.
- suspender o uso ao menor sinal de irritação da pele. Ao reintroduzir o tratamento, optar pela menor dose eficaz.
- observar as temperaturas ambientes extremamente baixas e o vento, pois podem produzir irritação da pele.
- aplicar sobre a pele seca.

EFEITOS ADVERSOS
- irritabilidade da pele, prurido, descamação, queimadura, eritema, eczema, dor local, pele seca, edema periférico, agravamento da psoríase.

INTERAÇÕES MEDICAMENTOSAS
- evitar associação com cosméticos ou outros produtos que produzam irritação da pele. Nesses casos

postergar o início do tratamento até que a pele não apresente sinais de irritação.

▶ *ZORAC (Allergan), tubo de alumínio com 30 g × 0,5 e 1 mg/g (0,05 e 0,1%, respectivamente), (gel tópico)*

TRETINOÍNA

Corresponde ao ácido *trans*-retinoico, derivado da vitamina A. Parece atuar aumentando a mitose e a renovação das células epidérmicas, diminuindo assim a coesividade das células epiteliais foliculares. Isso facilita a extrusão de comedões existentes e pode impedir a formação de novos comedões.

FARMACODINÂMICA
• agente antiacne tópico, queratolítico tópico.

FARMACOCINÉTICA
• é absorvida parcialmente.
• cerca de 5% da dose aplicada topicamente são recuperados na urina.

INDICAÇÕES
• tratamento de acne vulgar, ictiose lamelar, ceratose folicular e verruga plana.

DOSES
• via tópica, cobrir a área afetada uma vez por dia, espalhando o medicamento suavemente sobre as lesões.

CONTRAINDICAÇÕES
• sensibilidade ao fármaco.
• eczema.
• eritema solar.
• gravidez.
• lactação.

PRECAUÇÕES
• evitar aplicação perto dos olhos, pálpebras, boca, narinas e mucosas.
• deve-se reduzir ou evitar a exposição à luz solar.
• poderá haver exacerbação temporária da acne durante as primeiras semanas de tratamento, devido à ação em profundidade do fármaco, mas a terapia deverá continuar.
• em casos de irrigação intensa, deve-se interromper o tratamento.
• não se recomenda o uso simultâneo de benzoperóxido sobre a mesma área da pele, porque há incompatibilidade física entre os dois fármacos.

EFEITOS ADVERSOS
• fotossensibilização.
• hipopigmentação ou hiperpigmentação.
• eritema intenso e descamação nos locais da aplicação.

INTERAÇÕES MEDICAMENTOSAS
• emprego concomitante de tretinoína com sabões abrasivos, preparações para acne, preparações contendo álcool, cosméticos ou sabões com forte efeito secante podem causar efeito irritante ou secante cumulativo, resultando em irritação excessiva da pele.

▶ *RETIN-A (Janssen-Cilag), bisnaga de 25 g a 0,05% e 0,025%*
bisnaga de 25 g a 0,025% (gel)
▶ *RETINOVA (Janssen-Cilag), bisnaga com 20 g c/ 0,5 mg/g*
▶ *VITANOL-A (Stiefel), bisnaga de 25 g a 0,05% e 0,1% (creme)*
bisnaga de 25 g a 0,01%, 0,025% e 0,05% (gel)
fr. de 50 mL c/ 0,46 mg/mL (loção)

▶ OUTROS FÁRMACOS APLICADOS LOCALMENTE

Entre eles citam-se alguns anti-inflamatórios, descritos no Capítulo 21.

Outros grupos são: rubefacientes, cáusticos e estípticos, agentes pigmentantes, agentes despigmentantes, substâncias antissolares, repelentes de insetos, estimulantes do crescimento de cabelo e mucopolissacaridases.

▶ Rubefacientes

Também chamados vasodilatadores externos e revulsivos, são fármacos aplicados topicamente para causar reação hiperêmica. O resultado é alívio de dores nas vísceras e músculos, muito provavelmente por vasodilatação da região dolorida. O uso destes agentes está atualmente restrito para alívio de dores em artrite, mialgias e desconfortos relacionados. Os principais rubefacientes são: alcatrão de pinho, bálsamo do Peru, cânfora, éter, eucaliptol, mentol e salicilato de metila. Estes compostos usam-se, geralmente, em associações.

IODO + SALICILATO DE METILA

▶ *IODEX (Novamed), tubo com 28 g*

MENTOL + SALICILATO DE METILA

▶ *BÁLSAMO ANALGÉSICO (Infabra), tubos com 10, 20 e 30 g*
▶ *BÁLSAMO BENGUÉ (Novamed), bisnaga c/ 20 g (pomada)*
▶ *BÁLSAMO BENGUÉ GEL (Novamed), bisnaga c/ 20 g (gel)*

CÂNFORA + MENTOL + SALICILATO DE METILA

▶ *ALIVIADOR (Brasileiro de Biologia), aerossol, pomada, xampu*
▶ *BENEGEL POMADA (Legrand), tubos com 20, 45 e 60 g (pomada)*
▶ *GELOL (DM), 50 envelopes*
bisnagas com 20 e 45 g (pomada)
fr. com 60 mL (aerossol)

▶ Cáusticos e estípticos

Cáusticos são agentes dermatológicos usados para remover certos tecidos, destruir agentes nocivos e estancar hemorragia. Exemplos: ácido nítrico, dióxido de carbono, nitrato de prata, papaína e solução de cloreto de alumínio.

Estípticos são agentes que, além dos efeitos citados anteriormente, causam precipitação de proteínas celulares e promovem exsudato inflamatório que leva à formação de cicatriz. Neste grupo temos: ácido acético glacial, alúmen secativo e fenol.

▶ Agentes pigmentantes

Agentes pigmentantes ou melanizantes são substâncias que aumentam a pigmentação em peles hipopigmentadas, como no caso do vitiligo. Os mais usados são os psoralenos, que são furocumarinas amplamente distribuídas na natureza. A ação pigmentante dos psoralenos resulta dos efeitos fotossensibilizantes, porque se concentram nos melanócitos. Em consequência, aumenta a resposta da pele à ação da luz e isto aumenta a produção de melanina, que é o pigmento da pele.

Um psoraleno comercializado no Brasil é o metoxissaleno.

METOXISSALENO

É um psoraleno, o 8-metoxipsoraleno, um composto da classe dos furocumarínicos utilizado como agente estimulador da melanina, fotoprotetor e fotossensibilizador. Seu mecanismo de ação é desconhecido, mas acredita-se que seja responsável por um aumento da atividade da tirosinase nos melanócitos e inibição da síntese de DNA e da divisão celular. Para que atue, é necessária a presença de melanócitos e exposição à luz ultravioleta, sendo o efeito fotoprotetor resultante da produção de melanina. Seu início de ação varia de acordo com a indicação terapêutica. Como protetor solar, uma hora; para tratamento do vitiligo, até seis meses, e na psoríase, cerca de dez semanas.

FARMACODINÂMICA
• agente hiperpigmentante, antipsoríase.

FARMACOCINÉTICA
• após administração oral, 95% são absorvidos do trato gastrintestinal.
• atinge o pico da concentração plasmática máxima entre 1,5 e 6 horas.
• alta ligação às proteínas plasmáticas.
• é ativado por comprimento de onda longa UVA, na faixa de 320 a 400 nm, além de sofrer biotransformação hepática adicional.
• meia-vida varia de 1,1 a 2 horas.
• duração da ação: oito horas.
• 90% eliminados pela urina, em cerca de 12 horas, sob a forma de metabólitos hidrolisados ou conjugados glicurônicos e 4 a 10% pelas fezes.

INDICAÇÕES
• tratamento do vitiligo.
• tratamento da psoríase refratária a outras terapêuticas.
• tratamento paliativo de alterações da pele na presença de micose fúngica e que não responderam a outras formas de terapêutica.

DOSES
• para adultos portadores de vitiligo, por via oral, no desjejum, 20 mg ao dia em uma ou duas administrações. Deve-se ministrar a dose de duas a quatro horas antes da exposição aos raios UVA, durante duas ou três vezes por semana, sempre com intervalo mínimo de 48 horas entre as doses. As exposições à luz solar não devem ser superiores a 15 minutos em pacientes com pele clara, 20 minutos com pele morena e 25 minutos com pele escura.

- para uso com luz artificial, o tempo de exposição deve ser a metade daquele necessário para produzir eritema com exposição à luz solar ou de acordo com a dose fototóxica mínima.
- a dose pode ser calculada observando-se a tabela abaixo:

Peso (kg)	Dose (mg)
< 30	10
30-50	20
51-65	30
66-80	40
81-90	50
91-115	60
> 115	70

- no tratamento da psoríase e da micose fúngica, por via oral, 0,6 mg/kg, 2 horas antes da exposição aos raios UVA, 2 ou 3 vezes por semana. Após a 15ª administração, a dose pode ser aumentada de 10 mg de acordo com o tempo de exposição e tipo de pele.
- para cálculo do tempo de exposição observar a seguinte tabela:

$$\text{Tempo de exposição (minutos)} = \frac{\text{Dose UVA desejada (J/cm}^2)}{0,06 \times \text{irradiação (mW/cm}^2)}$$

- para > 12 anos observar as mesmas doses dos adultos.

Contraindicações
- reações idiossincráticas aos psoralenos.
- melanoma ou antecedente de melanoma.
- carcinoma invasivo de células escamosas.
- afaquia.
- gravidez e lactação.
- < 12 anos.

Precauções
- risco aumentado de desenvolver carcinoma de células escamosas, principalmente nos pacientes com fatores predisponentes, incluindo pele sensível à luz, histórico de câncer, exposição à radiação ionizante, tratamento prévio e prolongado com UVB, alcatrão, compostos arsenicais, mustarda nitrogenada, terapia citotóxica.
- embora seja utilizado em pacientes pediátricos, não foram realizados estudos mais aprofundados sobre os efeitos adversos nesse grupo.
- os pacientes devem abster-se de exposição ao sol 24 horas antes do uso do fármaco e devem usar protetores oculares de raios UV durante as 24 horas seguintes. As lentes devem fornecer proteção total, sem permitir a entrada de luz. O metoxissaleno pode ligar-se às proteínas e componentes do DNA do cristalino de forma irreversível, levando à formação de catarata. A exposição à luz solar deve ser evitada até 8 horas após a administração da dose, mesmo que indireta. Em caso de impossibilidade dessa medida, usar luvas, chapéu e protetor solar (mínimo de 15) em área exposta, inclusive lábios.
- em portadores de psoríase, os cremes protetores não devem ser aplicados sobre as áreas a serem tratadas. Proteger a pele sã abdominal e torácica e os órgãos genitais por cerca de 1/3 do tempo inicial de exposição e até que o bronzeado seja obtido. Também não devem ser expostos à luz solar nas 48 horas subsequentes.

Tipo de pele	Antecedentes	Radiação recomendada (Joules/cm²)
I	Sempre se queima, nunca se bronzeia (portadores de psoríase devem ser classificados como tipo I para cálculo da dose de UVA)	0,5
II	Sempre se queima, bronzeados ocasionais	1,0
III	Algumas vezes se queima, bronzeados frequentes	1,5
IV	Nunca se queima, bronzeados frequentes	2,0
V	Moderadamente pigmentada	2,5
VI	Negra	3,0

- realizar exame oftalmológico antes do início do tratamento e, no mínimo, uma vez por ano.
- portadores de patologias que apresentam maior fotossensibilidade não devem submeter-se ao tratamento com metoxissaleno.
- realizar exames laboratoriais periódicos, inclusive de função hepática, principalmente nos pacientes submetidos a tratamento prolongado.
- eritema e queimadura são somatórios.
- vigiar os pacientes com doença cardiovascular.

Efeitos adversos
- náusea.
- cefaleia.
- vertigem.
- diarreia.
- edema.
- excitação psicomotora.
- depressão.
- fotossensibilização, sensação de queimação cutânea.
- síndrome lúpica.
- agravamento de porfiria cutânea.
- melanoma.
- prurido.

Interações medicamentosas
- fotossensibilidade aditiva com uso concomitante de alimentos contendo furocumarínicos: figo, lima, salsa, mostarda, cenoura, aipo.
- uso concomitante de outros fotossensibilizantes: alcatrão de ulha, antralina, griseofulvina, fenotiazinas, ácido nalidíxico, salicilamidas halogenadas, sulfonamidas, tetraciclinas e corantes como azul de metileno, azul de toluidina, rosa-bengala, alaranjado de metila.

▸ OXSORALEN (ICN), 20, 30, 50 e 100 cáps. gelatinosas × 10 mg

▶ Agentes despigmentantes

Agentes despigmentantes ou desmelanizantes são produtos que ajudam a reduzir a hiperpigmentação em certos casos, tais como inflamação crônica da pele, sardamento profundo, cloasma gravídico e fotossensibilização causada por certos perfumes.

Os mais usados são a hidroquinona e seus derivados e o mequinol, que agem inibindo a tirosinase e assim impedem a formação de melanina.

HIDROQUINONA

É composto despigmentante que atua como um substrato da tirosinase, competindo com a tirosina e inibindo a formação de melanina. É utilizada no tratamento de despigmentação de manchas dermatológicas como melasmas, sardas e lentigos senis. É contraindicada nos pacientes com hipersensibilidade ao fármaco, em crianças < 12 anos, em gestantes, durante o período de lactação, na pele irritada ou com queimadura solar, na região dos cílios e nos supercílios. O seu uso é limitado a pequenas áreas do corpo. Após o tratamento deve-se evitar exposição aos raios solares. Deve-se também fazer teste cutâneo prévio, com aplicação em pequena área da pele por um período de 24 horas. Pode provocar como reações adversas tópicas: eritema, sensação de queimação local, manchas marrons nas unhas, hiperpigmentação. O uso concomitante com fármacos contendo peróxido de benzoíla ou peróxido de hidrogênio pode provocar escurecimento temporário da pele. Em geral, recomenda-se aplicação na área afetada, em uma fina camada, duas vezes ao dia até obter-se o efeito desejado. Caso a resposta não ocorra até dois meses, deve-se suspender o tratamento.

▸ CLAQUINONA (Germed), bisnaga de 30 g com 40 mg/g (creme dermatológico)
▸ SOLAQUIN (ICN), bisnaga de 30 g com 40 mg/100 g (creme)

Associações
▸ GLYQUIN (ICN), (hidroquinona 40 mg + ácido glicólico 100 mg por grama), fr. com 28 g (creme)
▸ HORMOSKIN (Germed), (hidroquinona 4% + tretinoína 0,05% + fluocinolona acetonida 0,01%), bisnagas de 15 e 30 g (creme dermatológico)
▸ TRIDERM (Medley), (fluocinolona 0,1 mg + hidroquinona 40 mg + tretinoína 0,5 mg cada grama), bisnaga com 15 g (creme)

▶ TRI-LUMA (Galderma), (hidroquinona 40 mg + acetonido de fluocinolona 0,1 mg + tretinoína 0,5 mg cada grama), bisnaga de 15 g (creme)

MEQUINOL

É agente despigmentante pertencente à classe química dos fenóis com fórmula química metoxi-4-fenol. Produz despigmentação reversível com desaparecimento da melanina a partir da camada basal até as camadas epidérmicas superiores. Seu uso é exclusivamente externo, aplicando-se uma fina camada sobre a área a ser despigmentada. Deve-se evitar sua aplicação em zonas com queimaduras solares ou outras irritações da pele, em mucosas e na região próxima aos olhos, bem como exposição aos raios solares. Está contraindicado aos pacientes que apresentem hipersensibilidade ao fármaco. As reações adversas mais frequentes são eritema e sensação de queimação local.

▶ LEUCODIN (Darrow), bisnaga de 30 g com 100 mg/g (pomada)
bisnaga de 30 g com 100 mg/g (creme)

▶ Substâncias antissolares

São produtos que impedem queimaduras causadas pelas radiações solares. Pertencem a duas classes diferentes:

1. *Antissolares físicos*. São opacos a todos os comprimentos de onda da luz e impedem as queimaduras solares através do chamado efeito "guarda-chuva", isto é, formam barreira mecânica à luz solar. Exemplos destes produtos são unguentos contendo alumina, bentonita, carbonato de cálcio, carbonato de magnésio, óxido de magnésio, óxido de titânio, óxido de zinco, sulfato de bário, talco, terra diatomácea.

2. *Antissolares químicos*. Absorvem uma porção específica do espectro da luz ultravioleta. A radiação ultravioleta que causa queimadura solar e bronzeado situa-se na faixa de 290 a 320 nm. Comprimentos de onda de luz acima desta faixa podem estimular bronzeado de curta duração por oxidar (escurecer) a melanina na pele. Comprimentos de onda abaixo de 290 nm são filtrados pelo ozônio na atmosfera. São utilizados: a) ácido aminobenzoico e derivados: ácido *p*-aminobenzoico, lisadimato, padimato, roxadinato; b) antranilatos: antranilato de metila; c) benzofenonas: dioxibenzona (benzofenona-8), oxibenzona (benzofenona-3) e sulibenzona (benzofenona-4); d) cinamatos: octocrileno, octilmetoxicinamato; e) dibenzoilmetanos: avobenzona; f) salicilatos: homossalato, octilsalicilato, salicilato de trolamina e g) agentes diversos: fenilbenzimidazol.

▶ EPISOL GEL (Mantecorp), (benzofenona-3 a 5% + octilmetoxicinamato a 7,5% + salicilato de homomentila a 5%), fr. de 118 mL
▶ EPISOL INFANTIL 30 (Mantecorp), (benzofenona-3 a 4% + octilmetoxicinamato a 5% + salicilato de homomentila a 5% + salicilato de octila a 5%), fr. de 120 mL
▶ EPISOL LOÇÃO FPS 45 (Mantecorp), (benzofenona-3 a 6% + octilmetoxicinamato a 7,5% + salicilato de octila a 5% + octocrileno a 8%), fr. de 120 mL (loção)
▶ EPISOL OIL FREE FPS 15 (Mantecorp), (benzofenona-3 a 2,5% + octilmetoxicinamato a 7,5%), fr. de 120 mL (loção)
▶ EPISOL OIL FREE FPS 30 (Mantecorp), (benzofenona-3 a 3% + octilmetoxicinamato a 7,5% + salicilato de homomentila a 8% + salicilato de octila a 5%), fr. de 120 mL (loção)
▶ EPISOL OIL FREE FPS 45 (Mantecorp), (benzofenona-3 a 6% + octilmetoxicinamato a 7,5% + salicilato de homomentila a 8% + salicilato de octila a 5%), fr. de 120 mL (loção)
▶ EPISOL SPRAY FPS 30 (Mantecorp), (benzofenona-3 a 2% + oximetoxicinamato a 7,5% + salicilato de homomentila a 5% + butilmetoxidibenzoilmetano a 2% + salicilato de octila a 5%), fr. de 112 mL (aerossol)
▶ EPISOL ULTRA FPS 50 (Mantecorp), fr. de 100 g (loção)
▶ EPISOL UVA LOÇÃO FPS 15 (Mantecorp), (benzofenona-3 a 3% + octilmetoxicinamato a 7,5% + butilmetoxidibenzoilmetano a 3%), fr. de 120 mL
▶ EPISOL UVA LOÇÃO FPS 30 (Mantecorp), (benzofenona-3 a 3% + octilmetoxicinamato a 7,5% + butilmetoxidibenzoilmetano a 2% + salicilato de homomentila a 8% + salicilato de octila a 5%), fr. de 120 mL
▶ ISDIN EXTREM INFANTIL CREME FPS 30 (Medley), (etil-hexil metoxicinamato 9,5% + dióxido de titânio/octildodecanol/ciclometicona 17,5% + outros), bisnaga de 50 g (creme)
▶ ISDIN EXTREM UVA LOÇÃO FPS 25 (Medley), (etil-hexil metoxicinamato 9% + outros), fr. de 125 mL (loção)
▶ ISDIN EXTREM UVA GEL CREME FPS 25 (Medley), (etil-hexil metoxicinamato 9% + outros), bisnaga com 47 g (gel creme)
▶ ISDIN INFANTIL LOÇÃO 40 FPS (Medley), (octilmetoxicinamato 9% + dióxido de titânio/octildodecanol/ciclometicona 16,7% + outros), fr. de 125 mL (loção)
▶ ISDIN LOÇÃO SPRAY FPS 25 (Medley), fr. de 125 mL
▶ ISDIN ULTRA 65 (Medley), bisnaga de 50 g
▶ ISDIN ULTRA 65 COLOR (Medley), bisnaga de 50 g
▶ ISDIN ULTRA 90 (Medley), bisnaga de 50 g
▶ NEUTROGENA BLOQUEADOR SOLAR FPF 15 (Janssen-Cilag), (metoxicinamato de octila 7,5% + benzofenona-3 a 3% + avobenzona 2%), fr. de 118 mL
▶ NEUTROGENA BLOQUEADOR SOLAR FPF 30 (Janssen-Cilag), (metoxicinamato de octila 7,5% + homossalato 6,5% + salicilato de octila 5% + benzofenona-3 a 3% + avobenzona 2%), fr. de 118 mL
▶ NEUTROGENA BLOQUEADOR SOLAR FPF 45 (Janssen-Cilag), (metoxicinamato de octila 7,5% + homossalato 15% + avobenzona 2% + benzofenona-3 a 6% + salicilato de octila 5%), fr. de 118 mL
▶ PHOTOPROT FPS 100 COLOR CLARO E ESCURO (Biolab), fr. c/ 40 mL
▶ SPECTRABAN (Stiefel), (benzofenona 5 g + homossalato 5 g + octilmetoxicinamato 7,5 g cada 100 g), spray e gel FPS 20
▶ SPECTRABAN ULTRA (Stiefel), (benzofenona 3 g + butil metoxibenzoilmetano 2 g + p-dimetilaminobenzoato-2-etil-hexila 8 g), loção cremosa FPS 30

▶ Repelentes de insetos

São produtos químicos aplicados sobre a pele para impedir a aproximação e picadas de mosquitos, moscas e outros artrópodos. Os mais usados são butopironoxil, dietiltoluamida, etoexadiol, ftalato de dibutila e ftalato de dimetila.

▶ Estimulantes do crescimento de cabelo

Em nosso meio são disponíveis o ditranol, a finasterida e o minoxidil. Para o tratamento da alopecia areata também são utilizados diversos corticosteroides por via tópica, incluindo beclometasona, betametasona, clobetasona, desoximetasona, fluocinolona, fluticasona, hidrocortisona, metilprednisolona, mometasona, triancinolona, entre outros. O 17-α-estradiol também é utilizado no tratamento da alopecia androgenética. Aqui estão descritos o ditranol, o minoxidil e o 17-α-estradiol. A finasterida é descrita no Capítulo 16.

DITRANOL

Usado mais como antipsórico. É, todavia, também utilizado no tratamento tópico de alopecia areata.
A dose é aplicação diária de pomada no couro cabeludo.

▶ ANTRANOL (Stiefel), bisnaga de 60 g a 1 e 2% (pomada)

ESTRADIOL

O 17-α-estradiol possui menor afinidade pelos receptores do estrogênio. *In vitro*, estimula a atividade proliferativa de células matrizes capilares humanas e antagoniza os efeitos inibitórios da testosterona e di-hidrotestosterona sobre os folículos capilares. Acredita-se que exerça efeito inibitório da testosterona 5-α-redutase, na pele.
Sofre rápida biotransformação, e cerca de 3% são eliminados pela urina principalmente sob a forma de glicuronídio.
É usado como estimulante do crescimento de cabelo, por via tópica, em consequência de diminuição da fase anágena do desenvolvimento capilar em alopética androgenética de grau leve a moderado, em ambos os sexos.
Evitar seu uso nos casos de hipersensibilidade ao produto, gravidez e lactação. Os efeitos adversos mais comuns são prurido, queimação e eritema do couro cabeludo.
Aplica-se no couro cabeludo cerca de 3 mL. Uma resposta adequada surge, em geral, após 30 dias. Quando há melhora clínica, o tratamento pode ser reduzido para uma aplicação a cada 2 ou 3 dias.

▶ AVICIS (Galderma), fr. de 100 mL com 0,25 mg/mL (solução capilar)

MINOXIDIL

Utilizado também como anti-hipertensivo (Capítulo 8).
Seu mecanismo de ação como estimulante do crescimento de cabelo não está esclarecido. Aventa-se a hipótese de que o efeito por ele produzido seja resultado da vasodilatação, estimulação dos folículos capilares quiescentes e estimulação das células dos folículos capilares.
É usado no tratamento tópico de alopecia androgenética em homens e mulheres. O efeito só aparece, em cerca de um terço dos pacientes, após

4 meses de duas aplicações diárias, continuando por um ano. A suspensão do tratamento acarreta a perda progressiva do cabelo.

Seus efeitos adversos são: dermatite, foliculite, alopecia aumentada, ardência do couro cabeludo, tontura, eczema, cefaleia, obnubilação, distúrbios visuais, diminuição da libido.

A dose é de 1 mL de uma solução a 2% duas vezes ao dia.

▸ *MINOXIDINE (Sanval), fr. de 30 e 60 mL com 20 mg/mL*
▸ *NEOXIDIL (Galderma), fr. de 60 mL com 20 mg/mL*
▸ *REGAINE (Pharmacia Brasil), fr. de 60 mL a 2% (solução tópica)*
fr. de 60 mL a 2% aerossol + extensor + conta-gotas (solução tópica)
fr. de 60 mL a 5% c/ bomba aerossol + conta-gotas (solução tópica)

▸ Mucopolissacaridases

São enzimas que despolimerizam principalmente o ácido hialurônico, mucopolissacarídio componente de substância básica proteica ou cimento tecidual dos espaços teciduais.

Exercem ação específica sobre o ácido hialurônico, componente fundamental do tecido conjuntivo, reduzindo sua viscosidade e tornando os tecidos mais permeáveis aos líquidos injetados.

São utilizadas para acelerar a velocidade de absorção e diminuir o desconforto causado por injeção subcutânea ou intramuscular de líquidos, para promover a reabsorção dos líquidos em excesso e sangue extravasados nos tecidos e para aumentar a eficácia dos anestésicos locais.

Os fabricantes das mucopolissacaridases definem seus produtos em termos de unidades redutoras de turbidez (TRU = *turbidity-reducing unit*) ou unidades de viscosidade. As soluções para injeção geralmente contêm 150 TRU ou 500 unidades de viscosidade dissolvidas em 1 mL de solução isotônica de cloreto de sódio.

As mucopolissacaridases disponíveis em nosso meio são hialuronidase e tiomucase.

HIALURONIDASE

É preparada a partir dos testículos e sêmen de mamíferos.

Para evitar dispersão da infecção, não deve ser injetada na área ou próxima da área infectada. Não deve ser administrada por injeção intravenosa.

▸ *HYALOZIMA CREME (Apsen), pote com 30 g fr. -amp. com 39.900 TRU*
▸ *HYALOZIMA 2.000 UTR (Apsen), cx. c/ 3 doses*
▸ *HYALOZIMA 20.000 UTR (Apsen), cx. c/ 3 doses*

TIOMUCASE

Apresenta propriedades semelhantes às da hialuronidase. Todavia, despolimeriza também o sulfato de condroitina.

▸ *THIOMUCASE CREME (Sanofi-Synthélabo), bisnaga de 45 g com 135 TRU*
▸ *THIOMUCASE DRÁGEAS (Sanofi-Synthélabo), 20 drág. com 25 TRU*
▸ *THIOMUCASE SUPOSITÓRIOS (Sanofi-Synthélabo), 6 supositórios c/ 1.000 TRU*

▸ Antiulcerosos dérmicos

A ação de fármacos com propriedades antiulcerosas dérmicas é questionada por muitos autores. Com esta finalidade são usadas, no Brasil, as enzimas proteolíticas colagenase e fibrinolisina associada à desoxirribonuclease e o clostebol, um esteroide anabolizante. O uso desses agentes tem por finalidade a remoção do tecido necrótico, exsudatos purulentos, sangue e o acúmulo de fibrina e facilitar a cicatrização. Outros métodos de debridação são mais eficazes. Contudo, parecem exercer melhor ação nas úlceras com tecido necrótico conjuntivo amarelado. Devem ser suspensos quando a base da úlcera apresenta-se limpa. São usados em associações com tiomersal, cloranfenicol ou gentamicina.

Embora a associação de fibrinolisina com antibióticos seja considerada irracional, muitos produtos são utilizados no Brasil há anos, pois os resultados clínicos às vezes são controversos. As associações de fibrinolisina com antibióticos incluem: CAUTEREX COM GENTAMICINA (*Aché*), FIBRASE (*Pfizer*), FIBRINASE (*Cristália*), GINO CAUTEREX (*Aché*), GINO FIBRASE (*Pfizer*), PROCUTAN (*Sankyo*). Associações de fibrinolisina com tiomersal: FIBRABENE (*Legrand*). Associações de colagenase e protease: IRUXOL MONO (*Abbott*); de colagenase com cloranfenicol: IRUXOL (*Abbott*) e KOLLAGENASE COM CLORANFENICOL (*Cristália*); de closbetol com neomicina: TROFODERMIN CREME (*Pharmacia Brasil*) e TROFODERMIN CREME GINECOLÓGICO (*Pharmacia Brasil*).

Outros agentes cicatrizantes são utilizados como adjuvantes na regeneração dos tecidos: o ácido hialurônico e o acetato de clostebol. O primeiro é indicado para o tratamento de úlceras de origem vascular, de decúbito ou resultantes de queimaduras (HYALUDERMIN, TRB *Pharma*). O clostebol é utilizado em erosões e ulcerações cutâneas tanto em aplicações na pele como para uso ginecológico.

CLOSTEBOL

Também chamado de clortestosterona, é o acetato de cloro-4-oxo-3-androsteno-4-il-17-beta pertencente à classe dos esteroides. É anabolizante esteroide. Atua através da estimulação da síntese proteica, aumentando a massa muscular, a matriz óssea, e com efeito antagonista dos efeitos catabolizantes dos corticoides. É usado como anabolizante, estimulante da hematopoiese e em associação com o sulfato de neomicina como agente cicatrizante em erosões e ulcerações cutâneas, dermatoses erosivas da pele e mucosas, fissuras e rágades das mamas ou anais, feridas infectadas, radiodermites e queimaduras. Ainda, como creme ginecológico no tratamento das vaginites e cervicites erosivas que ocorrem no pós-parto, nos pós-operatórios de intervenções ginecológicas ou após radioterapia. Não deve ser utilizado durante a gravidez e lactação e na presença de insuficiência renal. É contraindicado nos casos de hipersensibilidade ao fármaco. Especial cuidado ao usar na face, não devendo entrar em contato com os olhos. Como efeitos adversos, com o uso tópico, pode produzir prurido e exantema cutâneos. Como não é utilizado, no Brasil, como anabolizante, por outra via de administração, não são mencionados aqui os efeitos secundários próprios dos anabolizantes.

Para uso tópico, aplica-se fina camada do creme sobre a região afetada uma ou duas vezes por dia. Como creme ginecológico, o conteúdo de um aplicador cheio, uma ou duas vezes por dia. Comercializado como acetato.

▸ *NOVADERM (Zambon), (acetato de clostebol 5 mg + sulfato de neomicina 5 mg cada grama), bisnaga com 30 g (creme)*
bisnaga com 40 ou 45 g + 8 aplicadores (creme ginecológico)

MEDICAMENTOS OFTÁLMICOS, OTOLÓGICOS E NASOFARÍNGEOS

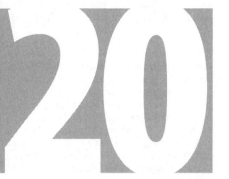

▶ **MEDICAMENTOS OFTÁLMICOS**

Agentes anti-infecciosos
  Antibióticos
    besifloxacino
  Sulfonamidas
    sulfacetamida
  Outros agentes anti-infecciosos
Anti-inflamatórios
    loteprednol
Anestésicos tópicos
Mióticos
    carbacol
    pilocarpina
Midriáticos e cicloplégicos
    ciclopentolato
    fenilefrina
    tropicamida
Antiglaucomatosos
  Colinérgicos
  Adrenérgicos
    apraclonidina
    brimonidina
    dipivefrina
  Betabloqueadores
    betaxolol
    levobunolol
    timolol
  Hiperosmóticos
    glicerol
    manitol
  Inibidores da anidrase carbônica
    acetazolamida
    brinzolamida
  Diversos
    bimatoprosta
    dorzolamida
    latanoprosta
    tafluprosta
    travoprosta
    unoprostona
Outros medicamentos oftálmicos
  Descongestionantes oculares
    fenilefrina
    nafazolina
    oximetazolina
    tetrizolina
  Antialérgicos
    ácido cromoglícico
    ácido isospaglúmico
    lodoxamida
  Anti-histamínicos
    olopatadina
  Adstringentes
    sulfato de zinco
  Demulcentes
    ácido poliacrílico
    álcool polivinílico
    hipromelose
    sulfato de condroitina
  Desidratantes corneais
  Fármacos anticatarata
    pirenoxina
  Corantes
    fluoresceína
  Soluções irrigantes
  Lubrificantes e reumidificantes para lentes de contato
  Bloqueadores neuromusculares
    toxina botulínica tipo A
  Fotossensibilizadores
    verteporfina
  Antiproliferativo das células vasculares
    ranibizumabe
  Associações

▶ **MEDICAMENTOS OTOLÓGICOS**

Agentes anti-infecciosos
  Antibióticos
  Outros quimioterápicos
Anti-inflamatórios
Anestésicos tópicos
Cerumenolíticos e emolientes do cerume
    hiperol

▶ **MEDICAMENTOS NASOFARÍNGEOS**

Agentes anti-infecciosos
  Antibióticos
  Outros agentes anti-infecciosos
Anti-inflamatórios
Anestésicos tópicos
Descongestionantes nasofaríngeos
Outros medicamentos nasofaríngeos

Este capítulo inclui os fármacos utilizados topicamente tanto em infecções quanto em outros quadros clínicos que afetam o olho, ouvido, nariz e garganta. Podem ser divididos em medicamentos oftálmicos, medicamentos otológicos e medicamentos nasofaríngeos.

▶ MEDICAMENTOS OFTÁLMICOS

São aqueles usados no tratamento de infecções ou afecções do olho. Podem ser distribuídos nos seguintes grupos: agentes anti-infecciosos, anti-inflamatórios, anestésicos tópicos, mióticos, midriáticos e cicloplégicos, antiglaucomatosos e outros medicamentos oftálmicos. Em sua maioria, integram associações.

▶ Agentes anti-infecciosos

Seu emprego é no tratamento de infecções oftálmicas. Estas são causadas principalmente por bactérias e também, com intensidade menor, por vírus, fungos e amebas.

As infecções oculares mais comuns são: blefarite, conjuntivite, ceratite e endoftalmite.

A blefarite é causada, com frequência, por *Staphylococcus aureus*.

A conjuntivite pode ser bacteriana ou viral. A bacteriana é mais comumente produzida por *Staphylococcus aureus*, *Streptococcus pneumoniae*, *Hemophilus influenzae*, *Moraxella lacunata*. As infecções por *Hemophilus* e *Chlamydia trachomatis* são muito mais comuns em crianças e recém-nascidos, respectivamente. Outros microrganismos que causam conjuntivite são: *Neisseria gonorrhoeae* e *N. meningitidis*. A conjuntivite viral é produzida por adenovírus.

Os agentes etiológicos da ceratite bacteriana são, na ordem decrescente de frequência: *S. aureus*, *Pseudomonas aeruginosa*, *Streptococcus pneumoniae*, *Klebsiella pneumoniae*, *Moraxella* e Enterobacteriaceae (*E. coli*, *Proteus*, *Citrobacter*, *Enterobacter* e *Serratia*). A ceratite viral é causada por vírus do DNA: herpes simples, varicela-zóster, citomegalovírus, vírus Epstein-Barr, adenovírus e papilomavírus. A ceratite fúngica tem, como agentes etiológicos, mais de 100 variedades de fungos, principalmente *Aspergillus* (geralmente *A. fumigatus*), *Fusarium solani*, *Candida albicans*, *Cephalosporium* e *Curvularia*. A ceratite amebiana é causada por *Toxoplasma gondii* e *Acanthamoeba*.

Os principais microrganismos causadores da endoftalmite são: *S. aureus*, *S. epidermidis*, *Streptococcus*, *Pseudomonas*, *Proteus* e *Bacillus cereus*.

Em sua maioria, as infecções oculares podem ser tratadas apenas com medicação tópica. Em infecções graves, porém, a terapia tópica deve ser associada ao tratamento sistêmico.

Os agentes anti-infecciosos oftálmicos são aplicados topicamente na forma de soluções, suspensões ou pomadas no tratamento das infecções da conjuntiva, da córnea e das pálpebras. As soluções ou suspensões, instiladas em gotas, são empregadas em processos mais graves. As pomadas apresentam efeito mais prolongado, mas sua absorção é menor e podem obstruir a visão diurna.

20.1

Três grupos de agentes anti-infecciosos são usados em infecções oftálmicas: antibióticos, sulfonamidas e outros agentes anti-infecciosos.

1. *Antibióticos.* Os antibióticos utilizados em preparações oftálmicas são: ácido fusídico, amicacina, ampicilina, bacitracina, besifloxacino, benzilpenicilina, carbenicilina, cefalotina, cefazolina, ciprofloxacino, cloranfenicol, clortetraciclina, eritromicina, framicetina, fusafungina, gentamicina, gramicidina, neomicina, oxacilina, oxitetraciclina, polimixina B, tetraciclina, tobramicina e vancomicina.

Estes antibióticos estão descritos no capítulo 18, em que se dão seus nomes comerciais, quando são disponíveis como monofármacos. Todavia, alguns são comercializados também, ou exclusivamente, em associações. Neste capítulo descreve-se o besifloxacino.

BESIFLOXACINO

É a 8-clorofluorquinolona com um grupo N-1 ciclopropil que atua em bactérias gram-positivas e gram-negativas por meio de um mecanismo de inibição da girase do DNA e da topoisomerase IV bacteriana. Esta última é uma enzima necessária à divisão do cromossomo do DNA essencial para a replicação da célula. Sua ação bactericida ocorre dentro de uma diluição das concentrações inibitórias mínimas (MIC). Como o mecanismo de ação das fluorquinolonas é diferente daquele dos amiciclitóis, antibióticos macrolídios e betalactâmicos, o besifloxacino pode ser ativo contra bactérias resistentes a esses antibióticos. Estudos *in vitro* têm demonstrado reação cruzada com outras fluorquinolonas.

É ativo contra as seguintes bactérias: CDC corineoforme do grupo G, *Corynebacterium pseudodiphtericum*, *Corynebacterium striatum*, *Haemophilus influenzae*, *Moraxella lacunata*, *Staphylococcus aureus*, *Staphylococcus epidermidis*, *Staphylococcus hominis*, *Staphylococcus lugdunensis*, *Streptococcus* do grupo *mitis*, *Streptococcus oralis*, *Streptococcus pneumoniae* e *Streptococcus salivarius*. Comercializado como cloridrato para uso oftálmico.

Farmacodinâmica
- antibiótico bactericida de amplo espectro.

Farmacocinética
- concentração plasmática máxima < 1,3 ng/mL.
- concentração plasmática máxima média de cerca de 0,37 ng/mL no primeiro dia da aplicação e de 0,43 ng/mL no sexto dia.
- meia-vida de 7 h.

Indicações
- tratamento da conjuntivite bacteriana sensível às bactérias mencionadas na introdução.

Doses
- pingar a solução oftálmica no olho afetado, 3 vezes/dia, durante 7 dias.

Contraindicações
- classificada como categoria C da FDA, na gravidez.
- lactação.
- < 1 ano de idade.

Precauções
- o uso prolongado pode criar resistência bacteriana e crescimento de fungos.

- evitar o uso de lentes de contato durante o tratamento.

Efeitos adversos
- eritema conjuntival.
- visão embaçada, dor, irritação e prurido oculares.
- cefaleia.

▶ *BESIVANCE (Bausch Lomb), frascos de 5 mL a 0,6%, suspensão oftálmica*

Associação
▶ *POLIPRED (Allergan), (sulfato de neomicina 5,0 mg + sulfato de polimixina B 10.000 U + acetato de prednisolona 5,0 mg + álcool polivinílico 14 mg por mL), fr. de 5 mL*

2. *Sulfonamidas.* A única utilizada em preparações oftálmicas é a sulfacetamida sódica. Seu emprego em infecções urinárias está descrito no capítulo 18.

SULFACETAMIDA

É de ação curta. Exerce efeito bacteriostático contra microrganismos comumente isolados de infecções piogênicas cutâneas secundárias. Utilizada como sal sódico.

Em associação com sulfabenzamida e sulfatiazol, é usada na forma de creme vaginal.

Farmacodinâmica
- quimioterápico bacteriostático.

Farmacocinética
- aplicada no olho, concentrações altas são atingidas nos tecidos e fluidos oculares.
- pode ser absorvida pelo sangue quando a conjuntiva estiver inflamada.

Indicações
- tratamento de blefarite, blefaroconjuntivite, conjuntivite, ceratite e ceratoconjuntivite bacterianas.
- tratamento de tracoma ou outras infecções por clamídias.

Doses
- via tópica, aplicar à conjuntiva uma camada fina (usando aproximadamente 1 cm da pomada) a cada 6 horas e ao deitar, ou 1 a 3 gotas de colírio de duas em duas horas ou de quatro em quatro horas.

Contraindicações
- hipersensibilidade às sulfonamidas, diuréticos tiazídicos, furosemida, inibidores da anidrase carbônica e sulfonilureias.
- gravidez.
- lactação.
- menores de 12 anos.

Efeitos adversos
- síndrome de Stevens-Johnson.
- lúpus eritematoso sistêmico.
- prurido, vermelhidão, edema ou outros sinais de irritação.

Interações medicamentosas
- é incompatível com sais de prata.

Associações
▶ *ISOPTO CETAPRED (Alcon), (sulfacetamida sódica 0,1 g + acetato de prednisolona 0,0025 g por g),*

bisnaga de 3,5 g (pomada oftálmica) (sulfacetamida sódica 0,1 g + acetato de prednisolona 0,0025 g + hipromelose 0,0025 g por mL), fr. de 5 mL (suspensão oftálmica)
▶ *SULNIL (Allergan), (sulfacetamida sódica 100 mg + cloranfenicol 5 mg por mL), fr. de 5 mL (sulfacetamida sódica 100 mg + cloranfenicol 10 mg por g), bisnaga com 3,5 g (pomada oftálmica)*

3. *Outros agentes anti-infecciosos.* Além dos antibióticos e das sulfonamidas, para o tratamento de infecções oftálmicas usam-se também os seguintes quimioterápicos: a) antibacterianos: nitrato de prata, ofloxacino, vitelinato de prata; b) antifúngicos: miconazol; c) antivirais: aciclovir, idoxuridina, interferona alfa, interferona beta.

Estes agentes anti-infecciosos estão todos descritos no capítulo 18, em que se dão também seus nomes comerciais.

▶ Anti-inflamatórios

Os anti-inflamatórios usados no tratamento de afecções oculares pertencem a duas classes: a) derivados do ácido arilacético: diclofenaco, ibuprofeno e indometacina; um derivado heteroarilacético, o cetorolaco, está descrito no capítulo 1, como analgésico; b) glicocorticoides: betametasona, clobetasona, dexametasona, fluocinolona, fluormetolona, hidrocortisona e prednisolona.

São descritos no capítulo 21, em que se arrolam também seus nomes comerciais. Aqui é descrito um corticosteroide sintético, o loteprednol.

A ciclosporina, um imunossupressor, também é utilizada como anti-inflamatório oftálmico na ceratoconjuntivite sica e está descrita no capítulo 22.

LOTEPREDNOL

É corticosteroide sintético com estrutura química semelhante à de outros corticosteroides, diferindo pela ausência do grupo cetona na posição 20. É utilizado em oftalmologia como anti-inflamatório. Comercializado como etabonato.

Farmacodinâmica
- corticosteroide, anti-inflamatório oftálmico.

Farmacocinética
- absorção sistêmica insignificante.
- sofre biotransformação extensa, formando metabólitos inativos do ácido carboxílico.

Indicações
- conjuntivite, conjuntivite alérgica sazonal.
- como anti-inflamatório no pós-operatório de cirurgia ocular.
- afecções inflamatórias do globo ocular.

Doses
- para tratamento da conjuntivite alérgica sazonal, 1 gota da solução a 0,2%, quatro vezes ao dia.
- nas afecções inflamatórias do globo ocular, 1 ou 2 gotas da solução a 0,5%, quatro vezes ao dia. A dose pode ser aumentada na primeira semana de tratamento, nas duas primeiras indicações, até 1 gota com um intervalo de uma hora.
- no pós-operatório de cirurgia ocular, 1 ou 2 gotas da solução a 0,5%, quatro vezes ao dia, começan-

do-se 24 horas após o início da cirurgia durante duas semanas.

PRECAUÇÕES
- não interromper o tratamento precocemente.
- na gestação, categoria C.
- uso cuidadoso e sob vigilância em casos de glaucoma, cirurgia de catarata e doenças que produzam adelgaçamento da córnea ou da esclerótica.

CONTRAINDICAÇÕES
- hipersensibilidade ao fármaco ou a outros corticosteroides.
- infecções oculares purulentas, fúngicas, ceratite por Herpes simplex, ceratite dendrítica.
- doenças virais oculares e infecções por micobactérias.

EFEITOS ADVERSOS
- os mesmos que outros corticosteroides exercem sobre o olho.
- alterações visuais, conjuntivite ou ceratoconjuntivite, secreção ocular, glaucoma, uveíte, alterações na córnea, quemose, eritema palpebral.
- cefaleia, prurido, ardência após aplicação.

▶ ALREX (Bausch & Lomb), fr. de 5 mL a 0,2% (solução oftálmica)

▶ Anestésicos tópicos

São aplicados topicamente no olho a fim de anestesiar a conjuntiva e a córnea. A anestesia de superfície é suficiente em procedimentos superficiais. Também podem ser utilizados como adjuvantes aos anestésicos injetados localmente para operações em estruturas mais profundas.

Os anestésicos tópicos produzem anestesia adequada da córnea em um minuto após a instilação. O efeito dura cerca de 15 minutos. Pode-se aumentar a duração do efeito anestésico mediante aplicação repetida.

Estes fármacos devem ser aplicados apenas pelos médicos especialistas ou sob sua supervisão. Jamais podem ser dados aos pacientes para automedicação. O seu uso prolongado poderá acarretar perda de visão permanente.

Os anestésicos locais usados para anestesia de superfície são: bupivacaína, lidocaína, proximetacaína e tetracaína. Estão descritos no capítulo 4, em que se arrolam também seus nomes comerciais.

▶ Mióticos

São fármacos parassimpatomiméticos ou anticolinesterásicos que, aplicados topicamente no olho, produzem constrição da pupila, contração do músculo ciliar e abaixamento da pressão intraocular.

Os comercializados no Brasil são carbacol e pilocarpina.

CARBACOL

Corresponde ao cloreto de carbamilcolina. É agente colinérgico. Estimula diretamente os receptores colinérgicos, mas também pode atuar indiretamente promovendo a liberação de acetilcolina e por uma fraca ação anticolinesterásica. Reduz a pressão intraocular por 24 a 48 horas após a cirurgia.

FARMACODINÂMICA
- miótico, antiglaucomatoso.

FARMACOCINÉTICA
- tempo para atingir o efeito máximo: miose, 2 a 5 minutos.
- duração da ação: miose, cerca de 24 horas.
- redução da pressão intraocular: 24 a 48 horas.

INDICAÇÕES
- produção de miose pupilar durante a cirurgia.
- tratamento de glaucoma de ângulo aberto.
- tratamento de glaucoma de ângulo agudo (o fármaco de escolha é a pilocarpina).
- tratamento de glaucoma de ângulo agudo, durante ou após a iridectomia.
- tratamento de glaucoma secundário.

DOSES
- irrigação intraocular da câmara anterior com 0,5 mL da solução.

CONTRAINDICAÇÕES
- hipersensibilidade ao carbacol.

PRECAUÇÕES
- deve ser usado com cautela em pacientes com insuficiência cardíaca aguda, asma brônquica, úlcera péptica, hipertireoidismo, espasmos gastrintestinais, obstrução do trato urinário e doença de Parkinson.

EFEITOS ADVERSOS
- dificuldade na acomodação visual.
- rubor facial, sudorese, mal-estar epigástrico, asma, cólicas abdominais, diarreia.
- aumento da secreção lacrimal.
- vasodilatação conjuntival.
- espasmo do músculo ciliar.

SUPERDOSE
- sulfato de atropina, por via parenteral, como antídoto aos efeitos sistêmicos do carbacol.

INTERAÇÕES MEDICAMENTOSAS
- alcaloides da beladona oftálmicos ou ciclopentolato podem interferir com sua ação antiglaucomatosa.
- flurbiprofeno oftálmico pode torná-lo ineficaz.

▶ MIOSTAT (Alcon), 12 amp. de 1,5 mL c/ 0,1 mg/mL

PILOCARPINA

É alcaloide, de estrutura imidazolmetilfuranônica, extraído de Pilocarpus jaborandi. Por ser parassimpatomimético, estimula diretamente os receptores colinérgicos. Produz miose mediante contração do músculo do esfíncter da íris. Causa também constrição do músculo ciliar, o que resulta em melhor acomodação. Ademais, acarreta redução da pressão intraocular.

A pilocarpina é o miótico de escolha para tratamento inicial e de manutenção em vários tipos de glaucoma.

Usada na forma de cloridrato.

FARMACODINÂMICA
- miótico, antiglaucomatoso.

FARMACOCINÉTICA
- após a instilação, a miose começa em 10 a 30 minutos.
- atinge a redução máxima da pressão intraocular em duas a quatro horas.
- duração da ação: miose, de 4 a 8 horas; redução da pressão intraocular, 4 a 14 horas.

INDICAÇÕES
- indução de miose pós-operatória ou de miose após oftalmoscopia.
- tratamento de glaucoma de ângulo aberto ou agudo.
- tratamento de glaucoma de ângulo agudo durante ou após a iridectomia.
- tratamento de glaucoma secundário.

DOSES
- via tópica, para glaucoma de ângulo agudo, instilar frequentemente (cada 15 minutos) duas a três gotas (geralmente soluções a 1% ou 2%); para preparação pré-operatória, instilar solução a 2% duas ou três vezes durante a hora antes da cirurgia; para outras indicações, em geral, instilar duas a três gotas nos olhos afetados de 4 em 4 ou de 6 em 6 horas.

CONTRAINDICAÇÕES
- hipersensibilidade à pilocarpina.
- em casos de iridociclite.

EFEITOS ADVERSOS
- pungência e irritação local.
- espasmo ciliar, miose.

INTERAÇÕES MEDICAMENTOSAS
- impede os efeitos midriáticos dos alcaloides oftálmicos da beladona ou do ciclopentolato.
- alcaloides oftálmicos da beladona ou ciclopentolato podem interferir com sua ação antiglaucomatosa.

▶ ISOPTO CARPINE 2% e 4% (Alcon), fr. c/ 10 mL
▶ PILOCARPINA 1%, 2% e 4% (Allergan), fr. de 10 mL (colírio)

▶ Midriáticos e cicloplégicos

Midriáticos são fármacos que provocam a dilatação da pupila. Cicloplégicos são os que causam a paralisia da acomodação.

Os fármacos usados como midriáticos e cicloplégicos pertencem a duas classes: antimuscarínicos e simpatomiméticos. Os antimuscarínicos são: atropina, ciclopentolato, homatropina e tropicamida; atropina e homatropina estão descritas na seção Anticolinérgicos, do capítulo 6. O único simpatomimético é a fenilefrina.

CICLOPENTOLATO

Corresponde a um derivado do ácido hidroxiciclopentilbenzenoacético.

Como anticolinérgico, bloqueia as respostas do músculo do esfíncter da íris e o músculo que acomoda o corpo ciliar ao estímulo por parte da acetilcolina, acarretando assim dilatação da pupila e paralisia da acomodação. Seu efeito midriático pode ser maior do que o de outros fármacos cicloplégicos, sendo intensificado pela fenilefrina.

Usado na forma de cloridrato.

FARMACODINÂMICA
- cicloplégico, midriático.

FARMACOCINÉTICA
- o início da ação é rápido.
- atinge o efeito máximo em 25 a 75 minutos.
- a duração da ação é curta.
- a recuperação completa da acomodação ocorre geralmente em 6 a 24 horas, mas em algumas pessoas pode levar vários dias.

INDICAÇÕES
- para midríase e cicloplegia em condições pré- e pós-operatórias.
- tratamento de uveíte.
- profilaxia de sinéquias posteriores.
- adjuvante em procedimentos diagnósticos, como oftalmoscopia.

DOSES
- via tópica, adultos, uma gota no saco conjuntival.

CONTRAINDICAÇÕES
- sensibilidade ao ciclopentolato.
- glaucoma de ângulo agudo ou predisposição a ele.
- pressão intraocular excessiva.
- paralisia espástica, em crianças.

PRECAUÇÕES
- pacientes devem ser aconselhados a não dirigir antes de duas horas após a dilatação da pupila.

EFEITOS ADVERSOS
- ataxia, alucinações, convulsões, agitação, hiperatividade, incoerência na conversação, principalmente em crianças e indivíduos debilitados.
- taquicardia, vasodilatação, retenção urinária, diminuição da motilidade intestinal, decréscimo da secreção salivar.

SUPERDOSE
- o antídoto de escolha para efeitos sistêmicos é a fisostigmina, por via intravenosa.

INTERAÇÕES MEDICAMENTOSAS
- pode interferir com a ação antiglaucomatosa do carbacol ou pilocarpina.
- carbacol e pilocarpina impedem o seu efeito midriático.

▶ CICLOPLÉGICO (Allergan), fr. de 5 mL c/ 10 mg/mL

FENILEFRINA

É amina simpatomimética de ação direta, que estimula os receptores alfa-adrenérgicos; deste estímulo resultam seus efeitos midriático e descongestionante oftálmico. Produz midríase sem cicloplegia.

A solução a 10% é indicada quando se desejam dilatação rápida da pupila e redução da congestão no leito capilar.

A fenilefrina é mais usada como descongestionante nasal; por isso, está também descrita na seção *Fármacos para o resfriado comum*, do capítulo 11.

FARMACODINÂMICA
- midriático, descongestionante oftálmico, auxiliar de diagnóstico oftálmico.

FARMACOCINÉTICA
- atinge o efeito midriático máximo em 60 a 90 minutos.
- sua ação dura 3 a 7 horas (solução a 10%).
- a recuperação ocorre em cerca de seis horas.

INDICAÇÕES
- produção de dilatação da pupila antes da cirurgia intraocular.
- produção de midríase pré-operatória.
- profilaxia e tratamento de uveíte com sinéquias posteriores.
- procedimentos diagnósticos em midríase.

DOSES
- via tópica, adultos, uma gota no saco conjuntival.

CONTRAINDICAÇÕES
- sensibilidade à fenilefrina.
- predisposição ao glaucoma de ângulo agudo.
- hipertensão.
- hipotensão ortostática idiopática.
- doença coronariana.
- diabetes melito.
- alterações arterioscleróticas adiantadas.
- pacientes idosos ou debilitados.
- lactação.
- gravidez.

EFEITOS ADVERSOS
- dor passageira, aumento transitório na pressão intraocular, glaucoma de ângulo agudo, retração notável da pálpebra.
- taquicardia, hipertensão, bradicardia reflexa, dor anginal, arritmias ventriculares, infarto do miocárdio, insuficiência cardíaca, parada cardíaca, hemorragia subaracnoide; estas reações sistêmicas às vezes se observam quando se instila repetidamente concentração forte.

INTERAÇÕES MEDICAMENTOSAS
- antidepressivos tricíclicos, inibidores da MAO ou maprotilina podem potencializar seu efeito pressor.

▶ FENILEFRINA 10% (Allergan), fr. de 5 mL c/ 100 mg/mL (colírio)

TROPICAMIDA

Trata-se da benzenoacetamida de derivado da piridina.

Seu mecanismo de ação é o mesmo do ciclopentolato, pois é antimuscarínico como aquele.

FARMACODINÂMICA
- cicloplégico, midriático, auxiliar em diagnóstico.

FARMACOCINÉTICA
- o início de ação é rápido.
- atinge o efeito máximo em 20 a 40 minutos.
- a duração da ação é curta: cicloplegia (residual), 2 a 6 horas; midríase (residual), aproximadamente 7 horas.

INDICAÇÕES
- para midríase e cicloplegia em algumas condições pré e pós-operatórias.
- auxílio em procedimentos diagnósticos.

DOSES
- via tópica, adultos, 1 gota no saco conjuntival.

CONTRAINDICAÇÕES
- sensibilidade à tropicamida.
- predisposição ao glaucoma de ângulo agudo.
- paralisia espástica, em crianças.

EFEITOS ADVERSOS
- reações psicóticas, distúrbios de comportamento e colapso cardiorrespiratório, sobretudo em crianças.
- alucinações, confusão, taquicardia, rubor facial, exantema, sede ou secura da boca.

SUPERDOSE
- o antídoto de escolha para efeitos sistêmicos é a fisostigmina, por via intravenosa.

▶ MYDRIACYL 1% (Alcon), fr. c/ 5 mL (colírio)

▶ Antiglaucomatosos

São fármacos utilizados no tratamento de glaucoma, distúrbio caracterizado por aumento da pressão intraocular, com consequente alteração da papila óptica (fundoscopia) e do campo visual.

Na maioria dos casos, o glaucoma resulta da dificuldade de saída do humor aquoso, secretado pelos processos ciliares na câmara posterior do olho.

De acordo com o fator causal, os glaucomas podem ser classificados em primários, secundários e congênitos.

Os glaucomas primários provêm de causas desconhecidas e são: glaucoma crônico simples ou de ângulo aberto e glaucoma de ângulo fechado (ou agudo).

Os glaucomas secundários são resultantes de moléstias anteriores, usualmente uveíte, tumor intraocular ou uma catarata aumentada.

Os glaucomas congênitos (ou infantis) são causados por desenvolvimento imperfeito da câmara anterior do olho.

O glaucoma absoluto é o último estágio de qualquer tipo de glaucoma não controlado.

O tratamento do glaucoma visa a diminuir a pressão intraocular, seja por meio de agentes antiglaucomatosos, seja por meio de cirurgia a *laser* ou convencional.

O objetivo final da utilização dos antiglaucomatosos é conseguir redução da pressão intraocular elevada, a fim de evitar a lesão das fibras do nervo óptico e, assim, impedir a perda de visão. Eles reduzem a pressão intraocular por um dos seguintes mecanismos: a) aumento do fluxo de saída do humor aquoso: adrenérgicos e colinérgicos; b) diminuição da produção de humor aquoso: betabloqueadores e inibidores da anidrase carbônica; c) redução transitória do volume do líquido intraocular: colinérgicos.

Os antiglaucomatosos pertencem a uma das seguintes classes: colinérgicos, adrenérgicos, betabloqueadores, hiperosmóticos, inibidores da anidrase carbônica e diversos.

1. *Colinérgicos*. São usados como mióticos e já foram descritos neste capítulo: carbacol e pilocarpina.

2. *Adrenérgicos*. Consistem na apraclonidina, brimonidina, epinefrina, descrita no capítulo 11, e seu profármaco dipivefrina.

APRACLONIDINA

É agonista α_2-adrenérgico seletivo, redutor da pressão intraocular. Por meio dessa estimulação, diminui o fluxo do humor aquoso sem influência cardiovascular significativa. É utilizada exclusivamente para uso oftalmológico. A sua aplicação aos pacientes concomitantemente tratados com betabloqueadores ou inibidores da anidrase carbônica poderá não fornecer queda adicional da pressão intraocular. Comercializada sob a forma de cloridrato.

FARMACODINÂMICA
- antiglaucomatoso.

FARMACOCINÉTICA
- após aplicação do fármaco a 0,5% atinge a concentração máxima de 0,9 ng/mL.
- início da ação de cerca de 1 hora.
- atinge o efeito pleno entre 3 e 5 horas após a sua administração.
- meia-vida: 8 horas.

INDICAÇÕES
- tratamento do glaucoma de ângulo aberto.

DOSES
- para adolescentes e adultos com glaucoma de ângulo aberto, 0,28 mg da solução a 0,5% (1 gota) em cada olho, duas ou três vezes ao dia.
- para adolescentes e adultos com hipertensão ocular, 0,57 mg da solução a 1% (1 gota) na conjuntiva ocular, 1 hora antes e depois da intervenção a *laser*.

CONTRAINDICAÇÕES
- hipersensibilidade ao fármaco.
- gravidez.
- lactação.
- crianças.

PRECAUÇÕES
- vigiar a administração aos pacientes com doença cardiovascular.
- pode aumentar os estados depressivos.
- vigiar os pacientes portadores de insuficiências renal e hepática.

EFEITOS ADVERSOS
- reações alérgicas.
- blefarite, conjuntivite, ceratite, erosão da córnea, edema ocular, visão borrada, retração palpebral, sensação de corpo estranho no olho.
- arritmias cardíacas.
- depressão, tontura, dispneia, asma brônquica.

INTERAÇÕES MEDICAMENTOSAS
- o uso concomitante com inibidores da MAO pode exercer efeito aditivo.

▶ *IOPIDINE 0,5% (Alcon), fr. de 5 mL*

BRIMONIDINA

É um agonista α_2-adrenérgico altamente seletivo utilizado no tratamento do glaucoma de ângulo aberto ou na hipertensão ocular. Assemelha-se estruturalmente à apraclonidina e à clonidina, distinguindo-se destas por seu anel de quinoxilina e substituição do bromo pelo cloro no anel de benzeno, permitindo aumento da seletividade aos receptores α_2 em relação aos α_1. É 28 vezes mais seletivo ao receptor α_2 que a apraclonidina e 10 vezes mais que a clonidina. Seu mecanismo de ação é exercido pela estimulação do receptor α_2 produzindo a queda da pressão intraocular, diminuindo a produção do humor aquoso e também aumentando a drenagem úveoescleral do humor aquoso. É destituído de efeitos cardiovasculares ou pulmonares significativos. Usado sob a forma de tartarato.

FARMACODINÂMICA
- fármaco antiglaucoma e anti-hipertensivo ocular.

FARMACOCINÉTICA
- após administração ocular sofre alguma absorção sistêmica, sendo bem distribuída na córnea, conjuntiva, íris, corpo ciliar e humor aquoso.
- sofre extensa biotransformação hepática.
- pico da concentração plasmática atingido entre 1 e 4 horas.
- meia-vida de cerca de 3 horas para o fármaco absorvido e na circulação sistêmica.
- atinge o pico do seu efeito em 2 horas.
- a eliminação, para a brimonidina sistêmica, ocorre primordialmente através dos rins sob a forma intacta ou de metabólitos.

INDICAÇÕES
- tratamento do glaucoma de ângulo aberto e da hipertensão ocular.

DOSES
- 2 mg de brimonidina a 0,2% (1 gota), através de uso tópico na conjuntiva, 3 vezes ao dia.
- a sua segurança para uso pediátrico ainda não foi determinada.

CONTRAINDICAÇÕES
- gravidez e lactação.
- crianças.
- associação com inibidores da MAO.

PRECAUÇÕES
- os efeitos não foram avaliados nos pacientes idosos.

EFEITOS ADVERSOS
- reações alérgicas.
- cefaleia.
- hiperemia ocular.
- folículos conjuntivais, blefarite.
- sensação de ardência ocular, alterações visuais.
- hemorragia conjuntival, erosão da córnea.
- náuseas e vômitos.
- hipertensão arterial.
- mialgias.
- síncope.
- entupimento nasal, espirros.

INTERAÇÕES MEDICAMENTOSAS
- como os agonistas α_2-adrenérgicos podem produzir hipotensão e diminuição da frequência cardíaca, a associação com fármacos que atuam nesses parâmetros, como anti-hipertensivos, deve ser vigiada.
- o uso concomitante de depressores do sistema nervoso central pode aumentar os seus efeitos.
- a associação com antidepressivos tricíclicos pode interferir no efeito anti-hipertensivo ocular devido à interferência destes sobre as catecolaminas circulantes.

▶ *ALPHAGAN (Allergan), (tartarato de brimonidina a 0,2%) frascos com 5 mL de solução oftálmica estéril*
▶ *DEXTROTARTARATO DE BRIMONIDINA (Medley), fr. de 5 mL a 0,2% (sol. oftálmica), (genérico)*
▶ *TARTARATO DE BRIMONIDINA (Alcon), fr. de 5 mL com 2 mg/mL (sol. oftálmica), (genérico)*
▶ *TARTARATO DE BRIMONIDINA (Geolab), fr. de 5 mL com 1,5 e 2 mg/mL (genérico)*

DIPIVEFRINA

Corresponde ao dipivalato da epinefrina, formado pela diesterificação da epinefrina por ácido piválico. Essa modificação molecular transforma a epinefrina em fármaco latente e aumenta o seu caráter lipofílico.

Por suas propriedades lipofílicas, a dipivefrina penetra o epitélio córneo mais rapidamente do que a epinefrina e reduz a pressão intraocular em concentração mais baixa. Dentro do olho a dipivefrina, por ação das esterases, libera a epinefrina, adrenérgico que intensifica o fluxo de saída do humor aquoso.

Usada na forma de cloridrato.

FARMACODINÂMICA
- antiglaucomatoso.

FARMACOCINÉTICA
- a ação inicia-se em 30 minutos.
- atinge o efeito máximo em cerca de uma hora.

INDICAÇÕES
- tratamento de glaucoma de ângulo aberto.
- tratamento de glaucoma secundário.

DOSE
- via tópica, uma gota de solução a 0,1% no saco conjuntival cada 12 horas.

CONTRAINDICAÇÕES
- sensibilidade à dipivefrina e epinefrina.
- predisposição ao glaucoma de ângulo agudo.

EFEITOS ADVERSOS
- queimação, ardência e irritação oculares.
- conjuntivite alérgica ou folicular durante tratamento prolongado.
- edema macular cistoide.
- sensibilidade aumentada dos olhos à luz.

INTERAÇÕES MEDICAMENTOSAS
- betaxolol, levobunolol ou timolol oftálmicos podem provocar efeito aditivo em reduzir a pressão intraocular.

▶ *PROPINE (Allergan-Lok), fr. de 10 mL a 0,1% (colírio)*

3. *Betabloqueadores.* Os comercializados no Brasil são betaxolol, levobunolol e timolol. Na seção *Antiarrítmicos*, do capítulo 8, se fornecem dados sobre os betabloqueadores.

Estes fármacos reduzem a pressão intraocular antagonizando o efeito das catecolaminas circulantes sobre os receptores seletivos (β_1) e não seletivos (β_2) no epitélio ciliar, diminuindo assim a produção do humor aquoso.

Levobunolol e timolol são não seletivos, ao passo que o betaxolol é seletivo para o receptor β_1. Todos os três betabloqueadores reduzem a pressão intraocular no mínimo por 12 horas.

Os betabloqueadores são úteis no tratamento inicial e de manutenção. Causam menos efeitos colaterais locais que os mióticos. Por isso, são mais bem tolerados pelos pacientes que apresentam acomodação ativa ou catarata.

INDICAÇÕES
- tratamento de glaucoma de ângulo aberto.
- tratamento de glaucoma em olhos afácicos.
- tratamento de glaucoma secundário.
- tratamento de glaucoma de ângulo agudo, durante e após a iridectomia.
- tratamento de glaucoma maligno.
- tratamento de hipertensão ocular.

- adjuvante no tratamento de glaucoma de ângulo agudo.

CONTRAINDICAÇÕES
- hipersensibilidade ao betabloqueador.
- asma brônquica.
- bradicardia sinusal.
- bloqueio atrioventricular de segundo e terceiro graus.
- choque cardiogênico.
- insuficiência cardíaca comprovada.

PRECAUÇÕES
- deve ser usado com cautela por pacientes com diabetes melito, falência cardíaca, glaucoma de ângulo agudo, hipertireoidismo, insuficiência da função pulmonar, miastenia grave ou tireotoxicose.

EFEITOS ADVERSOS
- reações de sensibilidade.
- vermelhidão conjuntival.
- sensação de ardor e fotofobia.

INTERAÇÕES MEDICAMENTOSAS
- dipivefrina pode exercer efeito aditivo em reduzir a pressão intraocular.
- inibidores da MAO e mióticos produzem efeito aditivo.

BETAXOLOL

Tem os grupos ciclopropilmetoxietila e metiletilaminopropanol ligados ao anel aromático. Atua primariamente sobre os receptores β_1. É especialmente útil em pacientes com doença pulmonar.
Usado na forma de cloridrato.

FARMACOCINÉTICA
- pode ser absorvido sistemicamente.
- a ação inicia-se em 30 minutos e dura 12 horas.
- atinge o efeito máximo em duas horas.

DOSE
- via tópica, uma gota de solução a 0,5% no saco conjuntival, duas vezes ao dia.

▶ *BETOPTIC (Alcon), fr. de 5 mL c/ 5 mg/mL (colírio)*
▶ *BETOPTIC S (Alcon), fr. de 5 mL c/ 2,5 mg/mL (colírio)*
▶ *CLORIDRATO DE BETAXOLOL (Alcon), fr. de 5 mL a 5% (genérico)*
▶ *CLORIDRATO DE BETAXOLOL (Cristália), 25 fr. de 5 mL c/ 0,5% (genérico)*
▶ *CLORIDRATO DE BETAXOLOL (EMS), fr. de 5 mL com 5 mg/mL (sol. oftálmica), (genérico)*
▶ *CLORIDRATO DE BETAXOLOL (Eurog./Legrand), fr. de 5 mL c/ 5 mg/mL (sol. oftálmica), (genérico)*
▶ *CLORIDRATO DE BETAXOLOL (Germed), fr. de 5 mL c/ 5 mg/mL (sol. oftálmica), (genérico)*
▶ *VISOPTIC (Geolab), fr. de 50 mL com 5 mg/mL (solução oftálmica)*

LEVOBUNOLOL

É derivado da naftalenona, com cadeia lateral longa. Apresenta ação não seletiva prolongada. É tão eficaz quanto o timolol e mais eficaz que o betaxolol.
Usado como cloridrato.

FARMACOCINÉTICA
- pode ser absorvido sistemicamente.
- a ação inicia-se em uma hora e dura até 24 horas.
- atinge o efeito máximo em duas a seis horas.

DOSE
- via tópica, uma gota de solução a 0,5% no saco conjuntival, uma ou duas vezes ao dia.

▶ *BETAGAN (Allergan), fr. de 5 mL a 0,5% (colírio)*

TIMOLOL

Está descrito na seção *Antiarrítmicos*, do capítulo 8. Além de antiglaucomatoso, é antiarrítmico, anti-hipertensivo e antianginoso.
Usado como maleato.

FARMACOCINÉTICA
- a ação inicia-se em 30 minutos e dura até 24 horas.
- atinge o efeito máximo em uma a duas horas.

DOSE
- via tópica, uma gota de solução a 0,25% ou 0,50% no saco conjuntival, uma ou duas vezes ao dia.

▶ *GLAUCOTRAT (Genom), fr. de 5 mL a 0,25% e 0,5% (solução oftálmica)*
▶ *GLAUTIMOL (Alcon), fr. de 5 mL a 0,5% (colírio)*
▶ *MALEATO DE TIMOLOL (Alcon), fr. de 5 mL a 0,5% (solução oftálmica), (genérico)*
▶ *MALEATO DE TIMOLOL (Allergan), fr. de 5 mL a 0,25% (genérico) fr. de 5 e 10 mL a 0,5% (colírio), (genérico)*
▶ *MALEATO DE TIMOLOL (Apotex), fr. de 5 mL a 0,5% (solução oftálmica), (genérico)*
▶ *MALEATO DE TIMOLOL (Biosintética), fr. de 5 mL a 0,5% (solução oftálmica), (genérico)*
▶ *MALEATO DE TIMOLOL (Cristália), fr. de 5 mL a 0,5% (solução oftálmica), (genérico)*
▶ *MALEATO DE TIMOLOL (Neo-Química), fr. de 5 mL com 5 mg/mL (solução oftálmica) (genérico)*
▶ *MALEATO DE TIMOLOL (Teuto-Brasileiro), fr. de 5 mL a 0,5% (solução oftálmica), (genérico)*
▶ *NYOLOL (Novartis), fr. conta-gotas de 5 mL com 1 mg/mL (gel oftálmico)*
▶ *TIMABAK 0,5% (Allergan), fr. de 5 mL (solução oftálmica)*
▶ *TIMOLOL (Allergan), fr. de 5 mL c/ 2,5 e 5,0 mg/mL (colírio)*
▶ *TIMOPTOL (Merck Sharp & Dohme), fr. de 5 mL a 0,25% e 0,5% (colírio)*

4. *Hiperosmóticos*. Os mais utilizados são glicerol e manitol. Suas soluções hipertônicas produzem diurese rápida pela inibição da reabsorção de água e sódio no túbulo proximal e na alça de Henle. São empregados principalmente para reduzir a pressão intracraniana em pacientes de neurocirurgia e em cirurgia oftálmica para diminuir o humor vítreo.

Atuam por efeito osmótico. Aumentando a osmolaridade do sangue, provocam a saída de líquido do globo ocular. Também podem diminuir a produção de humor por efeito sobre os osmorreceptores oftálmicos.

Os hiperosmóticos causam queda imediata e acentuada na pressão intraocular e redução do humor vítreo. Usualmente são eficazes mesmo naqueles que não respondem aos mióticos e inibidores da anidrase carbônica.

GLICEROL

Conhecido também por glicerina, é o 1,2,3-propanotriol. No capítulo 10 está descrita sua atividade como laxante.

FARMACODINÂMICA
- antiglaucomatoso sistêmico, diurético.

FARMACOCINÉTICA
- a ação se inicia em 10 minutos e dura aproximadamente 5 horas.
- atinge o efeito máximo em 60 a 90 minutos.
- sofre biotransformação hepática rápida.
- é eliminado pela urina; cerca de 7 a 14% de uma dose podem ser excretados na forma inalterada dentro de 2,5 horas.

INDICAÇÕES
- redução da pressão intraocular e volume vítreo antes de cirurgia de catarata e iridectomia.
- tratamento, por período curto, de alguns glaucomas secundários.

DOSES
- via oral, adultos e crianças, 1 a 1,5 g/kg, como solução a 50% ou 75%; o fármaco pode ser administrado mais de uma vez diariamente, se necessário.

PRECAUÇÕES
- deve ser usado com cautela em pacientes que apresentam algum dos seguintes problemas: desidratação grave, diabetes melito, doença coronariana, doença renal ou sensibilidade ao glicerol.

EFEITOS ADVERSOS
- cefaleia, náusea e vômito.
- diarreia, tontura, secura da boca ou sede aumentada.
- hiperglicemia, glicosúria.
- confusão e amnésia em pacientes mais idosos.
- edema pulmonar.
- desidratação.

INTERAÇÕES MEDICAMENTOSAS
- pode potencializar os efeitos diuréticos e redutores da pressão intraocular dos diuréticos e inibidores da anidrase carbônica.

▶ *SOLUÇÃO DE GLICERINA 6% (Halex Istar), fr. de 1.000 mL*
▶ *SOLUÇÃO DE GLICERINA 12% (Halex Istar), fr. de 250 e 500 mL*

MANITOL

Trata-se de um hexitol.

FARMACODINÂMICA
- antiglaucomatoso sistêmico, diurético, anti-hemolítico.

FARMACOCINÉTICA
- permanece no compartimento extracelular; quando o manitol atinge concentrações muito altas no plasma ou o paciente tem acidose, o manitol pode atravessar a barreira hematencefálica e causar aumento reflexo na pressão intracraniana.
- a ação diurética inicia-se em 1 a 3 horas; a redução na pressão do líquor e intraocular ocorre 15 minutos após o início da infusão.
- sofre biotransformação hepática, apenas ligeira, a glicogênio.
- atinge a redução máxima na pressão intraocular em 30 a 60 minutos após a injeção.

MEDICAMENTOS OFTÁLMICOS 20.7

- meia-vida: aproximadamente 100 minutos; pode aumentar até 36 horas em insuficiência renal aguda.
- a redução na pressão do liquor persiste por 3 a 8 horas após a interrupção da infusão.
- a redução na pressão intraocular persiste por 4 a 8 horas.
- é eliminado pela urina; 80% de dose intravenosa de 100 g aparecem na urina dentro de 3 horas.

Doses
- via intravenosa, adultos e crianças, 0,5 a 2 g/kg como solução a 20%; esta solução é infundida durante um período de 30 a 60 minutos; geralmente basta a dose de 1 g/kg.

Contraindicações
- anúria.
- desidratação grave.
- hemorragia intracraniana.
- congestão pulmonar ou edema pulmonar graves.

Precauções
- deve ser usado com cautela em pacientes que apresentam algum dos seguintes problemas: insuficiência cardiopulmonar, hiperpotassemia ou hiponatremia, hipovolemia, insuficiência renal ou sensibilidade ao manitol.

Efeitos Adversos
- cefaleia, náusea, vômito, desidratação e diurese intensa.
- calafrios, tontura e dor torácica.
- agitação, desorientação, convulsões e reações anafilactoides.
- edema pulmonar ou hemorragia intracraniana.
- dificuldade de urinar.
- congestão pulmonar.
- edema dos pés ou tornozelos.

Interações Medicamentosas
- pode aumentar a possibilidade de toxicidade digitálica dos glicósidos digitálicos.
- pode potencializar os efeitos diuréticos e redutores da pressão intraocular de outros diuréticos, incluindo inibidores da anidrase carbônica.

▶ *HYPOFARMA MANITOL (Hypofarma), 35 fr. de 250 mL a 20%*
▶ *MANITOL 3% (Lafepe), fr. de 500 mL*
▶ *MANITOL 20% (Apsen), 5 fr. c/ 250 e 500 mL*
▶ *MANITOL a 20% (J. P.), fr. c/ 250 e 500 mL*
▶ *SOLUÇÃO DE MANITOL a 20% (B. Braun), fr. c/ 250 mL*
▶ *SOLUÇÃO DE MANITOL a 20% (Biosintética), fr. c/ 250 mL*
▶ *SOLUÇÃO DE MANITOL a 20% (Gaspar Viana), 50 amp. × 250 mL*
20 amp. × 500 mL
▶ *SOLUÇÃO DE MANITOL 20% (Halex Istar), fr. de 250 e 500 mL*
▶ *SOLUÇÃO DE MANITOL a 20% SANOBIOL (Sanobiol), fr. c/ 250 mL*
▶ *SOLUÇÃO INJETÁVEL DE MANITOL (Hypofarma), fr. c/ 50, 250 e 500 mL a 20%*

5. *Inibidores da anidrase carbônica.* Entraram inicialmente na terapêutica como diuréticos, mas seu efeito sobre a pressão intraocular não depende da diurese. Sua ação em glaucoma deve-se à redução da produção do humor aquoso em cerca de 50% por bloqueio da anidrase carbônica ocular no epitélio ciliar. A acidose sistêmica coadjuva no efeito hipotensivo ocular.

São usados sistemicamente. O seu emprego maior é para tratamento por tempo prolongado de vários tipos de glaucomas refratários a outros agentes antiglaucomatosos (mióticos de ação curta, betabloqueadores, epinefrina). São utilizados com agentes osmóticos, mióticos e betabloqueadores para o tratamento de urgência de glaucoma de ângulo agudo, pois diminuem a pressão atrás da íris e assim auxiliam na abertura do ângulo. Antes de ato cirúrgico só devem ser usados por *pouco tempo*, pois a diminuição da pressão pode mascarar o fato de que o ângulo permanece parcialmente fechado. Muitos pacientes não podem tolerá-los em tratamento prolongado devido aos efeitos adversos.

Os inibidores da anidrase carbônica comercializados no Brasil são a acetazolamida e a brinzolamida.

ACETAZOLAMIDA

É a *N*-[5-(aminossulfonil)-1,3,4-tiadiazol-2-il]acetamida. Trata-se, pois, de composto sulfonamídico.

Seu uso principal é no tratamento de glaucoma. Mas pode também ser utilizado como anticonvulsivante, na profilaxia do mal agudo das alturas, como diurético, como antiurolítico e na paralisia familial periódica.

O efeito anticonvulsivante da acetazolamida é atribuído à inibição da anidrase carbônica no SNC; isto pode aumentar a tensão de dióxido de carbono e acarretar retardo na condução neuronal. Sua ação profilática do mal agudo das alturas talvez se deva à acidose metabólica por ela produzida, causando diurese e/ou resultando em impulso respiratório e tensão de oxigênio arterial aumentados. A ação diurética é consequência da diurese alcalina induzida pelo abaixamento da concentração hidrogeniônica no túbulo renal e aumento da excreção de bicarbonato, sódio, potássio e água. O efeito antiurolítico deve-se à alcalinização da urina, o que aumenta a solubilidade do ácido úrico e cistina na urina, reduzindo assim a formação de cálculos renais. Seu efeito antiparalítico na paralisia familial periódica decorre da estabilização das membranas musculares contra os fluxos anormais dos íons potássio.

Farmacodinâmica
- antiglaucomatoso, anticonvulsivante, diurético urinário, antiurolítico, antiparalítico e agente contra o mal agudo das alturas.

Farmacocinética
- administrada por via oral, é bem absorvida e amplamente distribuída no organismo, atingindo as concentrações máximas nos tecidos que contêm altas concentrações de anidrase carbônica, especialmente eritrócitos e córtex renal; penetra também o humor aquoso.
- a ligação às proteínas é muito alta (93%).
- meia-vida: 10 a 15 horas.
- não sofre biotransformação.
- o início de ação se dá em 2 horas, a concentração plasmática máxima é atingida em 2 a 4 horas e a ação dura 8 a 12 horas.
- pode ser excretada pelo leite.
- atinge a concentração plasmática máxima de 12 a 27 μ/mL com dose de 500 mg.
- excretada pela urina, na forma inalterada; 90 a 100% de uma dose são eliminados dentro de 24 horas.

Indicações
- adjuvante no tratamento dos seguintes tipos de glaucoma: de ângulo aberto, de ângulo agudo, maligno e secundário.
- auxiliar na redução da pressão intraocular antes da cirurgia de glaucoma.
- adjuvante no tratamento de convulsões de ausência, tônico-clônicas generalizadas e parciais.
- profilaxia e redução dos sintomas do mal agudo das alturas.
- tratamento da toxicidade causada por certos medicamentos fracamente ácidos.
- tratamento de miotonia congênita.
- tratamento intermitente de mulheres que têm convulsões na menstruação.
- tratamento de formas hipo e hipercalêmicas de paralisia familial periódica.
- profilaxia de cálculos renais de ácido úrico ou cistina.

Doses
- via oral, adultos e adolescentes, 250 mg uma a quatro vezes ao dia; crianças, 10 a 15 mg/kg de peso corporal.

Contraindicações
- hipersensibilidade à acetazolamida.
- insuficiência hepática, renal e suprarrenal.
- cálculo renal.
- insuficiência adrenocortical.
- desequilíbrio eletrolítico.
- obstrução pulmonar grave.
- gravidez.
- lactação.

Precauções
- os pacientes sensíveis às sulfonamidas podem ser sensíveis também à acetazolamida.
- durante o tratamento é imprescindível controle rigoroso do equilíbrio eletrolítico; evita-se a hipopotassemia com a administração de potássio.
- hemogramas devem ser realizados regularmente para detectar agranulocitose ou trombocitopenia.
- recomenda-se ingestão abundante de líquido para evitar formação de cálculos renais.

Efeitos Adversos
- acidose hiperpotássica e hiperclorêmica.
- púrpura trombocitopênica.
- miopia transitória.
- hirsutismo reversível.
- anorexia, náusea, vômito, diarreia, diurese, perda de peso, gosto metálico na boca.
- nervosismo, depressão, bolos histéricos, letargia, confusão, desorientação, tontura, sonolência, ataxia, tremor, zumbidos nos ouvidos, parestesia, distúrbios neuropsíquicos em cirróticos.
- exantema, prurido.
- agranulocitose, leucopenia, pancitopenia e trombocitopenia.
- litíase renal, pancreatite, hepatite.
- distúrbios urinários, hematúria, cristalúria.

Interações Medicamentosas
- pode intensificar ou prolongar o efeito terapêutico e/ou efeitos colaterais de anfetamínicos, anticolinérgicos (especialmente atropina e derivados) ou quinidina.
- pode intensificar a osteopenia induzida por barbitúricos, carbamazepina, fenitoína e outros anticonvulsivantes hidantoínicos, ou primidona.
- pode intensificar o bloqueio dos bloqueadores neuromusculares não despolarizantes.

- pode reduzir a solubilidade do ciprofloxacino.
- pode intensificar os efeitos de outros diuréticos e de glicósidos digitálicos.
- pode aumentar a meia-vida da efedrina e a excreção de lítio.
- pode reduzir a eficácia da metenamina e retardar a excreção renal da mexiletina.
- pode aumentar o risco de intoxicação por salicilatos.
- manitol ou ureia podem aumentar a redução da pressão intraocular e a diurese.
- ácido acetilsalicílico reduz sua excreção.

▶ *DIAMOX (Genom), 25 comprimidos × 250 mg*

BRINZOLAMIDA

É uma sulfonamida, inibidora da anidrase carbônica. Acredita-se que retarde a formação de íons bicarbonato com consequente diminuição no transporte de sódio e água. A secreção do humor aquoso diminui, com queda da pressão intraocular.

Farmacodinâmica
- antiglaucomatoso.

Farmacocinética
- sofre absorção após instilação ocular.
- distribui-se extensamente nos eritrócitos, ligando-se à anidrase carbônica.
- meia-vida de cerca de 111 dias.
- sofre biotransformação formando o metabólito N-desetilbrinzolamida, que se liga à anidrase carbônica na presença da brinzolamida.
- níveis de concentração plasmática do composto original e da N-desetilbrinzolamida menores que os do limite de quantificação (10 ng/mL).
- 60% ligam-se às proteínas plasmáticas.
- cerca de 60% são eliminados pelos rins; 20% são recuperados na urina sob a forma de metabólitos. Outros metabólitos encontrados em menor quantidade são a N-desmetoxipropila e a O-desmetila.

Indicações
- no tratamento da hipertensão intraocular e no glaucoma de ângulo aberto.

Doses
- 1 gota, no olho afetado, 3 vezes ao dia.

Contraindicações
- hipersensibilidade à brinzolamida ou às sulfonamidas.
- gravidez e lactação.
- crianças.
- insuficiência renal grave.
- acidose renal hiperclorêmica.
- uso concomitante com inibidores da anidrase carbônica.

Precauções
- vigiar a administração aos usuários de lentes de contato, pois os inibidores da anidrase carbônica podem alterar a hidratação da córnea. Também apresenta, na composição do produto comercializado, o cloreto de benzalcônio, que pode ser absorvido pelas lentes de contato. Nesse caso, os pacientes devem esperar cerca de 15 minutos para a colocação das lentes.
- vigiar a administração aos pacientes diabéticos e com ressecamento ocular.
- como pode produzir turvamento visual, os pacientes que conduzem veículos ou operam máquinas devem ser notificados desse risco.
- vigilância cuidadosa na presença de insuficiência hepática.

Efeitos Adversos
- blefarite, sensação de corpo estranho no olho, dor ou secreção ocular, reações alérgicas oculares, ceratoconjuntivite, hiperemia, diplopia.
- dermatite, alopécia.
- cefaleia, tontura, alteração do paladar, rinite, sensação de queimação local.
- dor renal.

Interações Medicamentosas
- efeitos aditivos se usada em associação com inibidores da anidrase carbônica.
- risco de efeitos adversos se usada concomitantemente com salicilatos.

▶ *AZOPT (Alcon), fr. de 5 mL a 1% (suspensão oftálmica)*

6. *Diversos*. Este grupo é representado pelo bimatoprost, dorzolamida, latanoprost, tafluprosta, travoprost e unoprostona.

BIMATOPROSTA

É uma prostamida e análogo sintético da prostaglandina $F_{2\alpha}$, obtida a partir de uma anandamida envolvendo a COX-2, utilizado como redutor da pressão intraocular. Atua imitando os efeitos das prostamidas que existem naturalmente, aumentando o fluxo de saída do humor aquoso através das malhas trabeculares e vias uveoesclerais. Ao contrário das prostaglandinas, não possui ação estimulante dos receptores prostanoides, mitogênica ou contrátil uterina.

Farmacodinâmica
- antiglaucomatoso.

Farmacocinética
- após aplicação oftálmica atinge o pico da concentração plasmática em cerca de 10 minutos. Os níveis plasmáticos caem abaixo do nível detectável de 0,025 ng/mL cerca de 1,5 hora após a administração.
- a queda da pressão intraocular ocorre cerca de 4 horas após a administração e atinge um efeito máximo entre 8 e 12 horas.
- o estado de equilíbrio é atingido geralmente na primeira semana, apresentando níveis de $C_{máx}$ e ASC semelhantes entre 7 e 14 dias.
- não produz acúmulo sistêmico.
- volume de distribuição de 0,67 L/kg.
- cerca de 12% não se ligam às proteínas plasmáticas.
- sofre oxidação, N-desetilação e glicuronidação, formando metabólitos.
- meia-vida de cerca de 45 minutos após administração de uma dose IV marcada.
- depuração total de 1,5 L/kg/h.
- 67% eliminados pela urina e 25% pelas fezes.

Indicações
- tratamento do glaucoma de ângulo aberto ou da hipertensão intraocular que não responde ou apresenta intolerância a outras terapêuticas.

Doses
- aplicar uma gota no(s) olho(s) comprometido(s) uma vez ao dia, em geral à noite.

Contraindicações
- hipersensibilidade ao bimatoprosta.
- glaucoma de ângulo fechado, inflamatório ou neovascular.
- gravidez e lactação.
- crianças.

Precauções
- retirar as lentes de contato antes do uso do medicamento, recolocando-as após 15 minutos.
- pode alterar gradualmente a cor da íris e do tecido periorbitário, principalmente de um pigmento de tonalidade marrom; pode também causar hiperpigmentação e crescimento dos cílios. As alterações mencionadas podem ser irreversíveis. As alterações da cor da íris podem ser notadas após meses ou anos de uso e tendem a espalhar-se de maneira concêntrica para a periferia. Os pacientes devem ser acompanhados a curto prazo para observação da evolução dessas alterações.
- pode produzir ceratite bacteriana como consequência de contaminação do recipiente do fármaco.
- uso cuidadoso em portadores de inflamação intraocular.
- pode produzir borramento transitório da visão.
- vigiar a administração aos pacientes com comprometimento da cápsula posterior do cristalino ou com tendência a edema de mácula.
- vigiar cuidadosamente a administração aos pacientes portadores de insuficiência renal e/ou hepática.
- em caso de acidente ocular, infecção ou qualquer outra manifestação ocular, avisar imediatamente o médico.
- no caso de uso concomitante de outros fármacos oftálmicos, obedecer a um intervalo de 5 minutos entre a administração de cada um deles.

Efeitos Adversos
- prurido ocular, hiperemia da conjuntiva, crescimento e hiperpigmentação dos cílios, hiperpigmentação da íris, secura ocular, visão borrada, sensação de corpo estranho, dor ocular, eritema de pálpebra, irritação ocular, fotofobia, conjuntivite alérgica, astenopia, edema de conjuntiva.
- infecções principalmente do trato respiratório superior.
- cefaleia, astenia, hirsutismo, alterações dos testes de função hepática.

▶ *LUMIGAN (Allergan), fr. conta-gotas c/ 3 mL com 0,3 mg/mL (0,3%), (solução oftálmica)*

DORZOLAMIDA

É uma sulfonamida usada como agente antiglaucomatoso e inibidor da anidrase carbônica. Atua inibindo a anidrase carbônica II nos processos ciliares do olho, com consequente diminuição dos íons bicarbonato e redução no transporte de sódio e de líquido. A secreção do humor aquoso é então reduzida, com queda da pressão intraocular. Apresentada sob a forma de cloridrato.

Farmacodinâmica
- antiglaucomatoso.

FARMACOCINÉTICA

- sofre absorção sistêmica após administração ocular.
- início da ação em cerca de duas horas.
- sofre biotransformação hepática produzindo um único metabólito ativo, o derivado N-desetil, com menor efeito sobre a anidrase carbônica II, mas num grau muito maior sobre a anidrase carbônica I.
- acumula-se nos eritrócitos ligando-se à anidrase carbônica II.
- o metabólito N-desetil também se liga à anidrase carbônica I nos eritrócitos.
- 33% ligam-se às proteínas plasmáticas.
- meia-vida terminal de até quatro meses.
- eliminada pela urina na forma inalterada e como N-desetil.

INDICAÇÕES

- tratamento da pressão intraocular aumentada em pacientes com: hipertensão ocular, glaucoma de ângulo aberto e outros glaucomas secundários de ângulo aberto.
- como terapia adjuvante em associação com betabloqueadores.
- como monoterapia nos pacientes que não responderam aos betabloqueadores ou naqueles nos quais são contraindicados.

DOSES

- 20 mg (2%) ou 1 gota na conjuntiva ocular afetada três vezes ao dia.
- quando usado conjuntamente com um betabloqueador oftálmico, 20 mg (1 gota) duas vezes ao dia, no olho afetado.

CONTRAINDICAÇÕES

- hipersensibilidade à dorzolamida.
- gravidez e lactação.
- crianças.
- insuficiência hepática.
- antecedente de litíase renal.
- pacientes com depuração de creatinina < 30 mL/min.
- uso concomitante de nitrato de prata (incompatibilidade com as sulfonamidas).

PRECAUÇÕES

- reação cruzada de hipersensibilidade com outros inibidores da anidrase carbônica ou sulfonamidas, diuréticos tiazídicos, antidiabéticos orais.
- mecamilamina, quinidina ou anfetaminas, quando usadas em associação, devem ter suas doses reduzidas.
- quando outro fármaco antiglaucomatoso for substituído pela dorzolamida, utilizá-la somente no dia posterior à suspensão do primeiro.
- se for utilizado outro fármaco oftalmológico, guardar um intervalo de 10 minutos entre as administrações.

EFEITOS ADVERSOS

- reação alérgica ocular.
- iridociclite, ceratite superficial.
- exantema.
- litíase urinária.
- gosto amargo na boca, náuseas, cefaleia, fadiga, visão borrada, fotofobia, lacrimejamento.

INTERAÇÕES MEDICAMENTOSAS

- quinidina, anfetaminas e mecamilamina aumentam os efeitos adversos resultantes da eliminação reduzida.

▶ *CLORIDRATO DE DORZOLAMIDA 2%* (Biosintética), fr. de 5 mL (solução oftálmica), (genérico)
▶ *OCUPRESS* (Genom), fr. de 5 mL a 2% (solução oftálmica)
▶ *TRUSOPT* (Merck Sharp & Dohme), fr. c/ 5 mL × 20 mg (solução oftálmica a 2%)

ASSOCIAÇÃO
▶ *COSOPT* (Merck Sharp & Dohme), (dorzolamida 20 mg + timolol 5 mg por mL), fr. de 5 e 10 mL

LATANOPROSTA

É um profármaco, um éster isopropil, análogo da prostaglandina $F_{2\alpha}$, que reduz a pressão intraocular através do aumento da drenagem do humor aquoso, possivelmente uveoescleral.

FARMACODINÂMICA
- antiglaucomatoso.

FARMACOCINÉTICA
- sofre absorção pela córnea e hidrólise por esterases ao latanoprosta ácido, que é a forma ativa.
- a forma ácida do latanoprosta sofre biotransformação hepática através de betaoxidação, fornecendo principalmente os metabólitos 1,2-dinor e 1,2,3,4-tetranor.
- início da ação 3-4 horas.
- pico da concentração no humor aquoso: 2 horas.
- pico do efeito: 8-12 horas.
- volume de distribuição: 0,16 ± 0,02 L/kg.
- 88% eliminados pelos rins.

INDICAÇÕES
- tratamento do glaucoma de ângulo aberto.

DOSES
- 1 gota na conjuntiva (1,5 μg), uma vez por dia, à noite.

CONTRAINDICAÇÕES
- hipersensibilidade ao latanoprosta ou ao cloreto de benzalcônio.
- gravidez.
- lactação.
- crianças.
- insuficiências hepática e renal.

PRECAUÇÕES
- não se conhece ainda o efeito do latanoprosta em pacientes idosos.
- se houver hiperpigmentação acentuada da íris, o fármaco deve ser suspenso.

EFEITOS ADVERSOS
- hiperpigmentação da íris.
- visão borrada, dor ocular, edema, eritema ou desconforto ocular, ressecamento da conjuntiva, fotofobia, lacrimejamento.
- reações alérgicas na pele, tipo exantema.
- angina de peito, dor torácica, infecção respiratória alta.

INTERAÇÕES MEDICAMENTOSAS
- o uso de soluções contendo timerosal juntamente com latanoprosta produz precipitação.
- o latanoprosta contém cloreto de benzalcônio, podendo ser absorvido por lentes de contato. As lentes devem ser removidas antes da administração e recolocadas somente depois de 15 minutos.

▶ *DRENATAN* (Germed), fr. de 25 mL com 50 μg/mL (solução oftálmica)
▶ *XALATAN* (Pharmacia Brasil), fr. 2,5 mL × 50 μg/mL (solução oftálmica estéril)

ASSOCIAÇÃO
▶ *XALACOM* (Pharmacia Brasil), (latanoprost 50 μg + maleato de timolol 5 mg cada mL), fr. de 2,5 mL

TAFLUPROSTA

É análogo fluorado da prostaglandina $F_{2\alpha}$. Atua como agonista do receptor F, um receptor da prostaglandina $F_{2\alpha}$, reduzindo a pressão intraocular por meio do aumento do efluxo uveoescleral. Seu efeito aparece entre 2 a 4 h após a administração atingindo o máximo após 12 h.

FARMACODINÂMICA
- antiglaucomatoso.

FARMACOCINÉTICA
- após instilação, é absorvido pela córnea.
- atinge a concentração plasmática máxima em cerca de 10 min.
- a ASC média é de cerca de 394 pg · min/mL.
- sofre hidrólise formando um metabólito ácido ativo, o ácido tafluproste.

INDICAÇÕES
- para o tratamento do glaucoma de ângulo aberto.

DOSES
- uma gota no saco conjuntival, do olho afetado, 1 vez/dia.

CONTRAINDICAÇÕES
- gravidez e lactação. Categoria C da FDA.
- crianças.

PRECAUÇÕES
- administração cuidadosa em pacientes portadores de inflamação intraocular ou de fator de risco de edema macular e nos afácicos.
- pode ser usado com outros redutores da pressão intraocular. Nesse caso, devem ser administrados com um intervalo de 5 min.
- a solução é para ser usada imediatamente após aberta e deve ser descartada após o uso pois a esterilidade pode não ser mantida.

EFEITOS ADVERSOS
- hiperpigmentação da íris, do tecido periorbitário e dos cílios resultante de aumento do conteúdo de melanina nos melanócitos. Isso ocorre com o tratamento prolongado. Em geral, a hiperpigmentação da íris é permanente. A hiperpigmentação periorbitária e dos cílios pode ser reversível com a suspensão do tratamento. A alteração da cor da íris pode ser notada após meses ou anos. A alteração dos cílios é caracterizada por aumento no comprimento, na coloração, na espessura, no formato e no número.
- edema macular.
- hiperemia da conjuntiva.
- sensação de picada, irritação no olho, prurido ocular.
- catarata.
- xeroftalmia, dor ocular.
- visão borrada.
- irite, uveíte.

▶ *SAFLUTAN* (Merck Sharp & Dohme), 30 flaconetes de 0,3 mL com 4,5 μg (15 μg/mL)

TRAVOPROSTA

É um análogo sintético da prostaglandina $F_{2\alpha}$ e agonista do receptor prostanoide FP. É um profármaco, um éster isopropílico. Atua reduzindo a pressão intraocular através do aumento do fluxo de saída uveoescleral.

Farmacodinâmica
- antiglaucomatoso.

Farmacocinética
- sofre absorção através da córnea.
- atinge o pico da concentração plasmática máxima em 30 minutos.
- início do efeito em cerca de duas horas.
- efeito máximo após 12 horas.
- na córnea, é hidrolisado por esterases ao composto ativo, um ácido livre. Em seguida é biotransformado formando metabólitos inativos via beta-oxidação da cadeia alfa, formando os análogos 1,2-dinor e 1,2,3,4-tetranor.
- o ácido livre sofre rápida eliminação.
- uma hora após a administração os níveis plasmáticos estão abaixo dos níveis de quantificação.

Indicações
- tratamento do glaucoma de ângulo aberto ou da hipertensão ocular refratários a outros tratamentos ou com intolerância a outros antiglaucomatosos.

Doses
- recomenda-se a administração de uma gota por dia no olho afetado.

Contraindicações
- hipersensibilidade ao travoprost.
- gravidez e lactação.
- crianças.

Precauções
- pode produzir alteração irreversível da cor da íris e tecido periorbitário (pálpebra), além de alteração da cor e crescimento dos cílios. A alteração da cor da íris é resultante do aumento dos melanossomos dos melanócitos e ocorre lentamente, podendo ser percebida até meses depois do início do tratamento.
- vigiar a administração aos pacientes portadores de uveíte e/ou irite.
- vigiar a administração aos portadores de insuficiência hepática e/ou renal.
- o produto possui cloreto de benzalcônio em sua apresentação e pode ser absorvido por lentes de contato. As lentes devem ser removidas antes do uso e recolocadas cerca de 15 minutos após.
- pacientes grávidas devem evitar contato mesmo com a pele, pois o produto pode ser absorvido. Em caso de contato acidental, lavar a área afetada com água e sabão.

Efeitos adversos
- hiperemia da conjuntiva.
- alteração da cor da íris, pálpebra, cílios ou crescimento dos cílios.
- diminuição da acuidade visual, prurido, visão turva, dor, sensação de corpo estranho, ceratite, fotofobia, hemorragia subconjuntival, lacrimejamento, catarata.
- eventos não oculares: angina do peito, bradicardia, ansiedade, artrite, dor nas costas, bronquite, distúrbio gastrintestinal, cefaleia, hipertensão ou hipotensão, distúrbios da próstata, incontinência urinária, infecção do trato urinário.

▸ *TRAVATAN (Alcon), fr. de 2,5 mL a 0,004% × 0,040 mg/mL*

Associação
▸ *DUO-TRAVATAN (Alcon), (travoprost 0,040 mg + maleato de timolol 0,5 mg cada mL), fr. de 2,5 mg*

UNOPROSTONA

É um composto docosanoide, análogo estrutural de um derivado do ácido araquidônico, usado no tratamento do glaucoma de ângulo aberto. Atua diminuindo a pressão intraocular através do aumento do fluxo de saída do humor aquoso. Comercializado como unoprostona isopropílica.

Farmacodinâmica
- antiglaucomatoso.

Farmacocinética
- sofre absorção pelos epitélios da córnea e da conjuntiva. Sua absorção sistêmica é insignificante.
- nos epitélios conjuntival e corneano é hidrolisada à forma de ácido livre através da ação da esterase.
- meia-vida de cerca de 14 minutos.
- uma hora após a administração, os níveis plasmáticos do ácido livre caem abaixo do limite mínimo de quantificação — 0,25 ng/mL.
- eliminada pelos rins.

Indicações
- tratamento da hipertensão ocular ou do glaucoma de ângulo aberto nos pacientes que não respondem ou não sejam tolerantes a outros fármacos.

Doses
- uma gota no olho afetado, duas vezes ao dia, como monoterapia ou em associação com outros antiglaucomatosos tópicos oftálmicos. No caso de dois fármacos, obedecer a um intervalo de, no mínimo, 5 minutos entre eles.

Contraindicações
- hipersensibilidade à unoprostona ou ao cloreto de benzalcônio.
- gravidez e lactação.
- crianças.

Precauções
- vigiar a administração aos pacientes portadores de processo inflamatório intraocular.
- pode produzir hiperpigmentação da íris (pigmentação marrom). Esta ocorre de maneira gradual e pode tornar-se permanente.
- retirar as lentes de contato antes da administração (o cloreto de benzalcônio é absorvido pelas lentes). Poderão ser recolocadas 15 minutos após.
- usar apenas a dose recomendada.
- evitar contaminação ao aplicar.

Efeitos adversos
- queimação, picadas, prurido, secura ocular, aumento dos cílios.
- catarata, lesões da córnea, hemorragia ocular, hemorragia retiniana, visão anormal, diplopia, lacrimejamento anormal.
- depósitos na córnea com borramento da visão, hiperpigmentação da íris.

▸ *RESCULA (Novartis), fr. de 5 mL com 1,2 mg/mL (colírio)*

▸ Outros medicamentos oftálmicos

Os principais membros deste grupo são: descongestionantes oculares, antialérgicos, anti-histamínicos, adstringentes, demulcentes, desidratantes corneais, fármacos anticatarata, corantes, soluções irrigantes, lubrificantes e reumidificantes para lentes de contato e bloqueadores neuromusculares.

1. *Descongestionantes oculares.* São adrenérgicos de uso tópico. Seu uso como descongestionantes nasais está descrito no capítulo 11. Como aminas simpatomiméticas de ação direta atuam sobre os receptores alfa-adrenérgicos nas arteríolas da conjuntiva para produzir vasoconstrição, diminuindo assim a congestão conjuntival. Os mais usados, geralmente na forma de cloridratos, são: fenilefrina, nafazolina, oximetazolina e tetrizolina. Em geral, são utilizados em associações com outros fármacos.

A fenilefrina atinge o efeito midriático máximo em 15 a 90 minutos, e a ação dura 3 a 7 horas. Com nafazolina a ação inicia-se em 10 minutos e dura 2 a 6 horas. Com oximetazolina a ação inicia-se em 5 minutos e dura cerca de 6 horas.

Os descongestionantes oculares são usados no tratamento da vermelhidão ocular. A dose é de uma a duas gotas instiladas até quatro vezes por dia. São contraindicados aos que sofrem de glaucoma de ângulo agudo ou têm predisposição a ele.

Dose excessiva e/ou uso prolongado pode causar aumento na irritação da conjuntiva e nos efeitos colaterais sistêmicos. O uso por tempo prolongado pode causar hiperemia reativa.

Estes fármacos devem ser usados com cautela por pacientes que apresentam um dos seguintes problemas médicos: doença cardiovascular, doença ocular grave, ferimento ocular, infecção ocular, hipertensão, hipertireoidismo e intolerância aos adrenérgicos.

Os antidepressivos tricíclicos ou maprotilina podem potencializar o efeito pressor dos descongestionantes oculares, caso ocorra absorção sistêmica significativa.

CLORIDRATO DE OXIMETAZOLINA

▸ *OXILIN (Allergan), fr. c/ 15 mL (colírio)*

Associações
▸ *CLARIL (Alcon), (cloridrato de nafazolina 0,25 mg + maleato de feniramina 3 mg por mL), fr. c/ 15 mL (colírio)*
▸ *COLÍRIO LEGRAND DE SULFATO DE ZINCO E NAFAZOLINA (Legrand), (cloridrato de nafazolina 0,15 mg + sulfato de zinco 0,3 mg por mL), fr. c/ 20 mL*
▸ *FLUO-VASO (Allergan), (cloridrato de nafazolina 0,5 mg + acetonido de fluocinolona 0,25 mg + sulfato de neomicina 7 mg + sulfato de zinco 4 mg por mL), fr. c/ 5 mL*
▸ *LERIN (Zodiac), (cloridrato de nafazolina 0,5 mg + fenolsulfonato de zinco 1 mg + sulfato de berberina 0,025 mg por mL), fr. c/ 24 mL*
▸ *ZINCOLOK (Allergan), (cloridrato de nafazolina 0,5 mg + sulfato de zinco 2,5 mg por mL), fr. c/ 10 mL*

2. *Antialérgicos.* Os disponíveis em nosso meio são: ácido cromoglícico, ácido isospaglú-

mico, cetotifeno e lodoxamida. O cetotifeno está descrito no capítulo 11.

ÁCIDO CROMOGLÍCICO

Corresponde a um derivado do ácido bis(4-oxocromeno-2-carboxílico). Atua inibindo a histamina, leucotrienos e outras substâncias que causam reações de hipersensibilidade quando liberados dos mastócitos, provavelmente mediante interferência com o transporte de cálcio através das membranas dos mastócitos.

Usado na forma de sal dissódico, também como profilático da asma, antialérgico nasal e antialérgico sistêmico (veja capítulo 11).

Farmacodinâmica
- antialérgico oftálmico, estabilizador do mastócito.

Farmacocinética
- é pouco absorvido, sistemicamente, apenas cerca de 0,03% após uma única administração.
- o início do efeito terapêutico ocorre usualmente dentro de poucos dias.

Indicações
- tratamento de conjuntivite alérgica.
- tratamento de conjuntivite papilífera gigante.
- tratamento de ceratoconjuntivite alérgica.
- tratamento de ceratoconjuntivite vernal.

Doses
- via tópica, adultos e crianças, uma ou duas gotas instiladas 4 a 6 vezes ao dia; a eficácia depende do uso profilático regular, e os sintomas podem não melhorar até que as gotas sejam usadas por muitos dias.

Contraindicações
- hipersensibilidade ao ácido cromoglícico.
- crianças abaixo de 4 anos de idade.

Efeitos adversos
- irritação ocular, inclusive blefarite.
- ardência transitória.
- prurido, eritema e quemose.

▶ CROMABAK (Allergan), fr. de 10 mL a 2% (colírio)
▶ CROMOGLICATO DISSÓDICO (Alcon), fr. de 5 mL a 5% (colírio), (genérico)
▶ CROMOGLICATO DISSÓDICO (Apotex), 25 amp. de 2 mL c/ 10 mg/mL (solução para nebulização), (genérico)
▶ CROMOLERG 2% (Allergan), fr. c/ 5 mL (colírio)
▶ CROMOLERG 4% (Allergan), fr. c/ 5 mL (colírio)
▶ MAXICROM 2% (Alcon), fr. c/ 5 mL (colírio)
▶ MAXICROM 4% (Alcon), fr. c/ 5 mL (colírio)
▶ OPTICROM 2% (Fisons), fr. c/ 5 mL (colírio)

ÁCIDO ISOSPAGLÚMICO

Corresponde ao ácido acetilaspartilglutâmico. Atua inibindo a desgranulação dos mastócitos da mucosa conjuntival, o que resulta na inibição da liberação dos mediadores químicos da inflamação responsáveis pelos sintomas da alergia. Também bloqueia a ativação do complemento, mediador que amplifica os fenômenos inflamatórios e de liberação da histamina.

Usado na forma de sal de sódio.

Farmacodinâmica
- antialérgico oftálmico.

Farmacocinética
- penetra bem a conjuntiva, onde atinge concentração elevada durante diversas horas.
- apresenta boa disponibilidade conjuntival sem passagem pela circulação geral.

Indicações
- tratamento de conjuntivites e blefaroconjuntivites de origem alérgica.

Doses
- via tópica, adultos e crianças, instilar no saco conjuntival uma gota quatro vezes ao dia (colírio).
- para rinites, 1 nebulização em cada narina cinco vezes ao dia.

Contraindicações
- hipersensibilidade ao ácido isospaglúmico.
- gravidez.

Precauções
- pacientes que usam lentes de contato só podem utilizar o medicamento durante o período em que estiverem sem as lentes.

Efeitos adversos
- ardência transitória.

▶ NAAXIA (Allergan), fr. de 5 mL c/ 60 mg/mL (colírio)

LODOXAMIDA

Corresponde ao éster dietílico de derivado muito substituído do ácido acético. Atua inibindo a reação de hipersensibilidade imediata tipo 1 e assim impede a liberação antígeno-específica induzida pela histamina. Além disso, impede a liberação de outros mediadores inflamatórios do mastócito (por exemplo, SRS-A, substâncias de reação lenta de anafilaxia, também conhecidas como péptido-leucotrienos) e inibe a quimiotaxia do eosinófilo. Previne igualmente o transporte de cálcio através das membranas dos mastócitos durante a estimulação do antígeno.

Usada na forma de trometamol.

Farmacodinâmica
- antialérgico oftálmico, estabilizador do mastócito.

Farmacocinética
- instilada no olho na dose indicada, não aparece no plasma.
- meia-vida de eliminação: 8,5 horas na urina.
- excretada principalmente pela urina.

Indicações
- tratamento de conjuntivite vernal.
- tratamento de ceratite vernal.
- tratamento de ceratoconjuntivite vernal.

Doses
- via tópica, adultos e crianças, uma ou duas gotas da solução oftálmica a 0,1% em cada olho, quatro vezes por dia, em intervalos regulares durante três meses, embora se observe efeito terapêutico dentro de sete dias.
- não se estabeleceram a segurança e a eficácia em crianças até dois anos de idade.

Contraindicações
- sensibilidade à lodoxamida.
- gravidez.
- lactação.

Precauções
- lodoxamida é exclusivamente para uso tópico; não deve ser injetada.
- usuários de lentes de contato gelatinosas devem evitar o uso de lentes durante o tratamento.

Efeitos adversos
- desconforto moderado e transitório, como queimação, ardor, prurido ou lacrimejamento.
- sensação de corpo estranho, fotofobia, dor ocular aguda, secreções, blefarite, quemose.
- tontura, cefaleia.
- ceratite ou ceratopatia.
- erupção cutânea.

▶ ALOMIDE (Alcon), fr. conta-gotas de 5 mL com 1 mg/mL (solução oftálmica estéril)

3. *Anti-histamínicos*. Geralmente em associação com descongestionantes oculares, os anti-histamínicos H_1 são usados para o tratamento de conjuntivite alérgica. Há pouca prova de que estes produtos impedem ou aliviam sintomas de conjuntivite alérgica.

Os anti-histamínicos H_1 usados no Brasil são antazolina, olopatadina e feniramina, na forma de sais (fosfato, maleato ou mesilato) e sempre em associações com nafazolina.

OLOPATADINA

É um anti-histamínico do receptor H_1, com propriedades estabilizadoras dos mastócitos inibindo a liberação de histamina. Usado em oftalmologia.

Farmacodinâmica
- anti-histamínico H_1.

Farmacocinética
- após uso oftálmico não produz concentrações plasmáticas mensuráveis.
- meia-vida de cerca de três horas.
- cerca de 60% a 70% são eliminados pelos rins sob a forma inalterada, e sob a forma de dois metabólitos: monodesmetil e N-óxido.

Indicações
- tratamento da conjuntivite alérgica.
- prevenção do prurido secundário à conjuntivite alérgica.

Doses
- para adultos, adolescentes e crianças, uma gota, no olho afetado, de uma solução a 0,1% duas vezes ao dia a cada 6 a 8 horas ou uma gota da solução a 0,2% uma vez por dia.

Contraindicações
- hipersensibilidade ao fármaco.
- gravidez e lactação.
- crianças < 3 anos de idade.

Efeitos adversos
- sinais e sintomas semelhantes ao do resfriado.
- astenia.

- dor nas costas.
- visão turva, sensação de queimação, prurido, formigamento e secura oftálmica, edema palpebral.
- alteração do paladar.
- hiperemia, ceratite.
- dor no olho.
- náusea.
- tosse.

▶ *PATANOL S (Alcon), fr. de 2,5 mL a 0,2% (solução oftálmica)*

4. *Adstringentes*. O único comercializado no Brasil é o sulfato de zinco. Apresenta propriedades antissépticas e adstringentes suaves. Nas concentrações usadas em colírios, pode remover o muco da superfície do olho. Geralmente na forma de associação com um descongestionante, é usado para o alívio temporário de mal-estar causado por irritação ocular menor.

Os efeitos adversos causados são ferroada ou ardência transitórias.

SULFATO DE ZINCO + CLORIDRATO DE NAFAZOLINA

▶ *COLÍRIO LEGRAND DE SULFATO DE ZINCO E NAFAZOLINA (Legrand), (sulfato de zinco 0,3 mg + cloridrato de nafazolina 0,15 mg por mL), fr. c/ 20 mL*
▶ *ZINCOLOK (Allergan), (sulfato de zinco 2,5 mg + nafazolina 0,5 mg por mL), fr. c/ 10 mL*

5. *Demulcentes*. Os utilizados no Brasil são ácido poliacrílico, álcool polivinílico, hipromelose e sulfato de condroitina.

ÁCIDO POLIACRÍLICO

É o carbômero 980 NF, um polímero hidrofílico com alto peso molecular. Os polímeros do ácido poliacrílico possuem capacidade bioadesiva e são usados em odontologia, em associações, como componente do cimento ionomérico de vidro. Em oftalmologia é utilizado como lubrificante, formando um filme transparente na superfície do olho, substituindo, temporariamente, a lágrima na síndrome do olho seco. Após instilação, distribui-se rapidamente pela conjuntiva e pela córnea, formando uma película protetora com longa duração, com estabilidade de até seis horas.

FARMACODINÂMICA
- lubrificante oftálmico, substituto da lágrima.

FARMACOCINÉTICA
- devido ao seu alto peso molecular, é improvável sua absorção.

INDICAÇÕES
- como substituto da lágrima na síndrome de ressecamento ocular, película lacrimal patológica ou insuficiente, fechamento insuficiente da pálpebra.

DOSES
- 1 gota, 3 a 4 vezes ao dia, ou com maior frequência de acordo com a resposta clínica.

CONTRAINDICAÇÕES
- hipersensibilidade ao fármaco.
- gravidez e lactação.

PRECAUÇÕES
- obedecer a um intervalo de 5 minutos entre as aplicações com o uso concomitante de outros fármacos oftálmicos. Nesses casos, o ácido poliacrílico deve ser o último a ser instilado.
- deve-se ter cuidado ao operar máquinas ou dirigir veículos, devido a eventual perturbação visual.

EFEITOS ADVERSOS
- ardência ocular, adesão de pálpebras, visão turva, diminuição temporária da acuidade visual.

▶ *VISCOTEARS (Novartis), tubo de 10 g com 2 mg/g (gel líquido oftálmico)*

ÁLCOOL POLIVINÍLICO

Consiste em resina sintética representada pela fórmula $(-CH_2CHOH-)_n$, em que o valor médio de n é de 500 a 5.000.

É tensoativo não iônico usado como agente estabilizante e como lubrificante em diversas preparações oftálmicas; por exemplo, lágrimas artificiais e soluções para lentes de contato. É utilizado também para aumentar a viscosidade das preparações oftálmicas, prolongando assim o contato do ingrediente ativo com o olho.

Outro emprego: preparação de geleias, que secam rapidamente quando aplicadas à pele para formar filme plástico solúvel.

▶ *LACRIL (Allergan), fr. de 15 mL com 14 mg/mL*

HIPROMELOSE

Conhecida nos Estados Unidos como hidroxipropilmetilcelulose, consiste em éter misto de celulose, contendo proporção variável de grupos metoxila e 2-hidroxipropila.

É usada na preparação de soluções oftálmicas. Prolonga a ação dos colírios. Emprega-se em colírios alcalinos como lágrimas artificiais para impedir dano à córnea em pacientes com ceratoconjuntivite seca ou ceratite, bem como durante procedimentos gonioscópicos. É também usada para umedecer as lentes de contato duras e para lubrificar olhos artificiais.

▶ *ARTELAC (Bausch & Lomb), fr. de 10 mL c/ 3,2 mg/mL (solução oftálmica)*
▶ *FILMCEL 0,5% (Allergan), fr. conta-gotas de 10 mL c/ 5 mg/mL*
▶ *GENTEAL (Novartis), fr. de 10 e 15 mL com 3 mg/mL (solução oftálmica)*
tubo com 10 g com 3 mg/mL (gel para lubrificação ocular)

ASSOCIAÇÕES
▶ *LACRIMA (Alcon), (hipromelose 3 mg + dextrano 70 1 mg + cloreto de benzalcônio 0,1 mg por mL), fr. de 15 mL*
▶ *LACRIMA PLUS (Alcon), (hipromelose 3 mg + dextrano 70 1 mg + poliquartênio-1 0,01 mg por mL), fr. de 15 mL*
▶ *TRISORB (Alcon), (hipromelose 3 mg + dextrano 70 1 mg + glicerol 2 mg cada mL), fr. de 15 mL (solução oftálmica)*

SULFATO DE CONDROITINA

É um mucopolissacarídio de origem natural. Quando aplicado no olho, restaura as camadas mucínicas e aquosas do filme lacrimal. Possui uma tensão superficial isotônica, pH, índice de refração e viscosidade semelhantes à da lágrima.

É indicado no tratamento sintomático da deficiência lacrimal na presença de sensação de queimação, dor ocular, ceratoconjuntivite seca, olho seco senil e como auxiliar da reepitelização corneana.

Os efeitos adversos mais comuns são a hiperemia da conjuntiva e a sensação de ardência.

Em geral, instilam-se 1 ou 2 gotas na conjuntiva ocular de 4 a 5 vezes por dia.

▶ *DUNASON (Alcon), fr. de 15 mL com 0,03 g/mL (solução oftálmica)*

ASSOCIAÇÃO
▶ *CONDROFLEX (Zodiac), (condroitina 1,2 g + sulfato de glicosamina 1,5 g cada sachê), 15 sachês*

6. *Desidratantes corneais*. Aplicam-se topicamente para reduzir o edema corneal. Atuam tornando hipertônico o filme lacrimoso pré-corneal, o que resulta na extração de água do epitélio corneal. São eficazes no tratamento de edema epitelial para clarear a córnea e melhorar a acuidade visual. Podem causar ardência transitória. Os mais utilizados são glicerol anidro e solução hipertônica de cloreto de sódio.

O glicerol anidro é utilizado antes da oftalmoscopia ou gonioscopia, quando a córnea é demasiadamente edematosa para permitir o diagnóstico. Embora seja muito eficaz como desidratante corneal, a instilação é dolorida. Não é bem tolerado em tratamento prolongado. Para facilitar o diagnóstico, antes do exame instilam-se uma a três gotas. Antes, porém, deve-se instilar um anestésico tópico. O glicerol causa mais ardência do que o cloreto de sódio.

A solução hipertônica de cloreto de sódio é usada para tratamento prolongado de edema epitelial proveniente de extração de catarata, transplante de córnea, trauma, ou erosões corneais recidivantes. No tratamento de ceratopatia bolhosa em pacientes com edema corneal de duração longa, o uso de lente de contato hidrofílica suave ajuda na obtenção de melhores resultados, pois a lente geralmente alivia a dor, pode auxiliar na patologia corneal e, de vez em quando, até melhora a acuidade visual. Para tratamento corneal, instilam-se uma ou duas gotas cada três ou quatro horas ou conforme necessário.

7. *Fármacos anticatarata*. O disponível em nosso meio é a pirenoxina.

PIRENOXINA

Também chamada de catalino, é derivada do ácido piridofenoxazinocarboxílico.

Ela inibe competitivamente a ação dos quinoides que desnaturam e tornam insolúvel o cristalino e assim mantém a claridade deste.

INDICAÇÕES
- tratamento de catarata senil prematura.

DOSES
- instilar 1 a 2 gotas em cada olho, 6 vezes ao dia, a intervalos regulares de tempo.

MEDICAMENTOS OFTÁLMICOS 20.13

Efeitos adversos
- ceratite superficial difusa, blefarite ciliar, infiltração conjuntival, ardência ou prurido; se ocorrer um destes sintomas, deve-se suspender imediatamente a instilação do fármaco.

▶ CLARVISOL (Allergan), 1 comprimido de 0,75 mg e 1 frasco com 15 mL de veículo

8. *Corantes*. O único utilizado em nosso meio é a fluoresceína sódica. Corresponde à resorcinolftaleína sódica. É aplicada topicamente para diagnosticar úlceras corneais e lesões oculares, para contraste de fundo de olho. É usada também para a adaptação de lentes de contato.

▶ FLUORESCEÍNA (Allergan), fr. de 3 mL c/ 10 mg/mL

9. *Soluções irrigantes*. São utilizadas para limpar os tecidos oculares. Podem ser de aplicação externa ou interna.

As soluções irrigantes internas são administradas durante a cirurgia ocular para irrigar a câmara anterior, os músculos extraoculares, ou sistema lacrimal. Consistem de soluções salinas equilibradas, fisiológicas, estéreis e isotônicas aos tecidos oculares. Estão isentas de partículas, contendo os íons essenciais ao metabolismo celular normal: sódio, potássio, cálcio e magnésio.

As soluções irrigantes externas são utilizadas para lavar o olho a fim de remover os corpos estranhos, os poluentes atmosféricos, os produtos químicos e os gases para irrigação após os procedimentos diagnósticos e cirúrgicos. Contêm os íons sódio, potássio, cálcio e magnésio, além de cloreto de benzalcônio e/ou edetato sódico; algumas preparações incorporam ácido bórico, borato de sódio e outras apresentam carboximetilcelulose sódica, muito semelhante à composição das lágrimas naturais.

▶ BSS (Alcon), bolsa plástica estéril de 250 mL
▶ BSS PLUS (Alcon), 1 e 6 fr. de 500 mL contendo 480 mL (Parte I) 1 e 6 fr. de 20 mL (Parte II)
▶ FRESH TEARS (Allergan), fr. de 15 mL a 0,5%

10. *Lubrificantes e reumidificantes para lentes de contato*. São várias as preparações comercializadas, contendo substâncias diversas, como álcool polivinílico, cloreto de sódio, dextrano, edetato dissódico, pancreatina ou outras.

As principais preparações são:

▶ ADAPETTES (Alcon)
▶ FLEX-CARE (Alcon)
▶ LACRIL (Allergan)
▶ OPTI-CLEAN (Alcon)
▶ OPTI-FREE LIMPADOR DIÁRIO (Alcon)
▶ OPTI-FREE LIMPADOR ENZIMÁTICO (Alcon)
▶ OPTI-FREE SOLUÇÃO MULTIAÇÃO (Alcon)
▶ OPTI-FREE SOLUÇÃO UMIDIFICANTE (Alcon)
▶ OPTI-SOAK (Alcon)
▶ OPTI-TEARS (Alcon)
▶ PLIAGEL (Alcon)
▶ POLYCLENS (Alcon)
▶ POLYZYM (Alcon)
▶ SOACLENS (Alcon)
▶ SOLUÇÃO DE CLORETO DE SÓDIO A 0,9% ALCON (Alcon)
▶ SOLUÇÃO DE CLORETO DE SÓDIO A 0,9% GREEN'S (Gilton)
▶ SOLUÇÃO DE CLORETO DE SÓDIO 0,9% (Sanobiol)

11. *Bloqueadores neuromusculares*. São fármacos que atuam na junção neuromuscular interferindo na liberação de acetilcolina. Aqui é descrita a toxina botulínica tipo A que, por seu largo uso em oftalmologia, é descrita neste capítulo.

TOXINA BOTULÍNICA TIPO A

É desenvolvida a partir de uma cultura de *Clostridium botulinum* purificada e liofilizada em meio contendo amina N-Z e extrato de levedura. Obtém-se um complexo cristalino formado por uma proteína ativa de alto peso molecular, associado a uma proteína hemaglutinina através de precipitações em meio ácido. Em seguida, este complexo é redissolvido em uma solução salina e contendo albumina, para depois ser filtrado. Só deve ser usado após reconstituição em solução salina estéril.

Ela bloqueia a transmissão neuromuscular na placa motora, inibindo irreversivelmente a liberação da acetilcolina dependente do cálcio e produzindo desnervação funcional muscular. A desnervação química provoca atrofia muscular com a produção de receptores de acetilcolina extrajuncionais, mas podendo ser reversível. No tratamento do blefarospasmo reduz as contrações anormais, enquanto no do estrabismo induz ao alongamento do músculo injetado e encurtamento correspondente daquele antagonista.

O início da ação no tratamento do blefarospasmo ocorre dentro de três dias, atingindo o efeito desejado entre uma e duas semanas. Já no tratamento do estrabismo a ação inicia-se entre um e dois dias e é evidente dentro da primeira semana. A duração do efeito terapêutico é de cerca de três meses para o primeiro e entre duas e seis semanas para o segundo. Esta eficácia no espasmo hemifacial pode chegar até a seis meses.

Farmacodinâmica
- bloqueador neuromuscular.

Indicações
- tratamento do blefarospasmo, inclusive aquele com distonia, blefarospasmo essencial benigno e alterações do VII nervo.
- para o estrabismo horizontal até 50 dioptrias, estrabismo vertical, paralisia do VI nervo superior a um mês de duração.
- espasmos facial e hemifacial.
- distonia focal da mão.
- rugas faciais hiperfuncionais.
- hiperidrose axilar e das palmas da mão.
- como tratamento complementar da espasticidade dinâmica de membros superiores e inferiores em pacientes pediátricos com paralisia cerebral.
- síndrome de Frey.

Doses
- a dose varia de acordo com o fabricante, com volume variável a ser injetado. Em geral, varia entre 0,05 e 0,15 mL/músculo. No tratamento inicial usar a dose mais baixa possível e as maiores somente para os desvios mais acentuados. Cerca de metade dos pacientes necessitam de doses suplementares. A dose máxima recomendada para qualquer músculo não deve ser maior que 25 U. As doses abaixo são recomendadas para adultos e crianças > 12 anos.
- para o estrabismo vertical ou o horizontal com menos de 20 dioptrias, 1,25 a 2,5 U por via IM em qualquer músculo. No estrabismo horizontal de 20 a 50 dioptrias, 2,5 a 5 U IM, em qualquer músculo.
- para paralisia do VI nervo ≥ 1 mês de duração, 1,5 a 2,5 U no músculo reto medial.
- no blefarospasmo, 1,25 a 2,5 U como dose inicial, injetados nos músculos orbiculares pré-tarsais lateral e medial da pálpebra superior e no orbicular pré-septal lateral da pálpebra inferior. Pode-se efetuar administração adicional de 2,5 a 5 U na porção orbital do músculo orbicular no arco zigomático.
- no torcicolo espasmódico, entre 140 e 280 U. Esta dose deve ser avaliada para cada caso de acordo com hipertrofia muscular, dor, posições da cabeça e pescoço e peso corpóreo.

Contraindicações
- hipersensibilidade à toxina.
- gravidez e lactação.
- < 12 anos.
- paralisia cerebral com contraturas fixas.

Precauções
- pacientes cardíacos e sedentários devem reassumir suas atividades paulatinamente após a administração da toxina.
- pacientes com antecedentes de botulismo podem desenvolver anticorpos que interferem no tratamento.
- só deve ser aplicado por profissional com experiência no seu manuseio, principalmente com conhecimento de anatomia neuromuscular e orbitária.
- a redução do ato de piscar pode conduzir a exposição da córnea e ulceração.
- avaliar a sensação da córnea em pacientes previamente submetidos a cirurgia.
- evitar aplicação em áreas da pálpebra inferior para evitar o ectrópio.

Efeitos adversos
- erupção da pele, edema local, alterações da sensibilidade.
- febre, artralgia, cefaleia, fraqueza geral, vertigem, depressão.
- parestesia, hipertonia.
- náuseas, vômitos.
- desorientação espacial, diplopia, distúrbios do equilíbrio, ptose palpebral, desvio vertical, redução do ato de piscar, perfuração do globo ocular, lacrimejamento, ectrópio, entrópio, lagoftalmia, ceratite.

Interações medicamentosas
- efeitos potencializados com o uso concomitante de aminociclítois e de fármacos que interferem na transmissão neuromuscular.

▶ BOTOX (Allergan), fr.-amp. × 50 e 200 UI (pó para reconstituição)
▶ BOTULIFT (Bergamo), 1 e 5 fr.-amp. com 100 U
▶ DYSPORT (Biosintética), fr.-amp. com 500 U
▶ PROSIGNE (Cristália), fr.-amp. com 100 U

12. *Fotossensibilizadores*. O único comercializado no Brasil, para uso em oftalmologia, é a verteporfina.

VERTEPORFINA

É um derivado monoacíclico da benzoporfirina BPD-MA$_D$, ativado pela luz, usado como adjuvante no tratamento da degeneração macular. É constituído por dois regioisômeros cujas denominações químicas são: 9-metil(I) e 13-metil(II) *trans*-(±)-18-etenil-4,4a-di-hidro-3,4-bis(metoxicarbonil)-4a,8,14,19-tetrametil-23H,25H-benzo[b]porfina-9,13-dipropanoato. Sofre ativação da luz não térmica (comprimento de onda de 689 nm) e, na presença de oxigênio, há a formação de um oxigênio singleto e de radicais altamente reativos que provocam lesões no endotélio neovascular com a consequente liberação de fatores vasoativos produzindo vasoconstrição, agregação plaquetária, formação do coágulo e, finalmente, oclusão vascular. No plasma, é transportada principalmente por lipoproteínas. Possui alta seletividade pelas células com rápida proliferação, incluindo as células endoteliais da neovasculatura da coroide. O resultado final é a oclusão temporária dessa neovasculatura.

Farmacodinâmica
- fotossensibilizador, adjuvante no tratamento da degeneração macular.

Farmacocinética
- é transportada pelas lipoproteínas plasmáticas, distribuindo-se nos tecidos normais e por maior tempo em tecidos proliferativos e tumores.
- volume de distribuição de 0,5 L/kg.
- sofre biotransformação hepática limitada formando o metabólito diácido através de esterases hepática e plasmática.
- atinge a concentração plasmática máxima de 1,5 a 3,5 µg/mL após infusão IV de 6 a 12 mg/m² de superfície corpórea, respectivamente.
- 90% ligam-se às lipoproteínas, sendo 6% à albumina; 10% ligam-se às células sanguíneas.
- o regioisômero BPD-MA$_D$ fornece uma concentração plasmática máxima superior ao BPD-MA$_C$ após infusão IV. Na presença de insuficiência hepática a meia-vida se prolonga de cerca de 20%.
- meia-vida de cerca de 6 a 7 horas para o BPD-MA$_C$ e de 4 a 6 horas para o BPD-MA$_D$.
- 90% eliminados pelas fezes e menos de 1% pela urina.

Indicações
- tratamento da degeneração macular senil em pacientes com degeneração macular (neovascularização coroideana).

Doses
- fase 1: 6 mg/m² de superfície corpórea, IV, diluídos em 30 mL de solução para infusão e administrados durante 10 minutos (3 mL/min); fase 2: ativação da verteporfina por luz vermelha não térmica (comprimento de onda de cerca de 690 nm) 15 minutos após a administração. Na aplicação utiliza-se um diodo *laser* por uma lâmpada de fenda com aparelho de fibra ótica e lente de contato adequada. Recomenda-se uma intensidade luminosa de 600 nW/cm² por 83 segundos, fornecendo a dose de luz necessária de 50 J/cm².
- o fármaco é reconstituído adicionando-se 7 mL de água para injeção, fornecendo 7,5 mL e contendo 2 mg/mL de verteporfina. Em seguida, dilui-se em soro glicosado a 5% formando um volume total de 30 mL para administração por infusão IV.

Contraindicações
- hipersensibilidade à verteporfina ou a qualquer um dos excipientes.
- gravidez e lactação.
- crianças.
- fotossensibilidade.
- porfiria.

Precauções
- evitar extravasamento durante a aplicação. Proteger a área, ao redor do local da injeção, da incidência de luz direta até que o edema e a descoloração desapareçam. Essa medida visa evitar queimadura local. Usar luvas e protetores oculares durante a aplicação. Em pacientes idosos, usar a maior veia possível.
- avaliar a maior dimensão linear da lesão neovascular da coroide através de angiografia com fluoresceína e fotografia de fundo de olho. A zona abrangida deve cobrir toda a neovascularização e outros tecidos ligados à fluoresceína. A margem nasal da área tratada deve estar a menos de 200 µm da margem temporal do disco óptico.
- após a administração IV evitar a exposição da pele ou dos olhos à luz direta por cerca de 5 dias. Se o paciente tiver que expor-se à luz exterior, proteger a pele exposta usando roupa e óculos escuros adequados. Protetores ultravioleta não são seguros contra as reações de hipersensibilidade porque a verteporfina na pele é ativada por luz visível.
- após o tratamento, recomenda-se que os pacientes não fiquem no escuro e exponham-se à luz natural do ambiente interior. Essa medida inativará a verteporfina.
- pacientes só deverão ser submetidos a novo tratamento em caso de não ocorrer deficiência visual após a terapêutica inicial. Aqui, deve-se aguardar a recuperação do campo visual.
- nos pacientes com lesões bilaterais, deve-se tratar inicialmente apenas um olho. Após uma semana, na ausência de complicações, pode-se iniciar o tratamento do outro olho. Avaliar o caso clínico quanto à segurança do uso concomitante para os dois olhos. Se houve tratamento prévio e a tolerância foi satisfatória, pode-se instituir essa conduta. Neste caso tratar inicialmente o olho mais comprometido, instituindo a segunda fase cerca de 15 minutos após a infusão IV. Passa-se ao segundo olho utilizando-se a mesma dose do primeiro e não devendo ultrapassar-se o tempo limite de 20 minutos para a fase 2 nesta aplicação.
- no caso da necessidade de cirurgia de urgência dentro de 48 horas após o tratamento, proteger a pele e os olhos da ação direta de luz intensa.
- não foram realizadas avaliações quanto ao efeito carcinogênico.
- vigiar a administração na presença de insuficiência hepática.

Efeitos adversos
- borramento da visão, diminuição da acuidade visual, defeitos do campo visual, dor ocular, ressecamento ocular, diplopia, hemorragia sub-retiniana ou do vítreo, perda importante da visão equivalente a 4 linhas ou mais, alterações do lacrimejamento, catarata, conjuntivite.
- anemia.
- hipertensão arterial sistêmica, fibrilação atrial.
- comprometimento vascular periférico.
- câncer gastrintestinal.
- reações no local da aplicação.
- cefaleia, artralgia, vertigem, astenia, distúrbios do sono, náuseas.
- fotossensibilidade.
- diminuição da acuidade auditiva.
- albuminúria, elevação da creatinina sérica e dos testes de função hepática, leucocitose ou leucopenia.

Interações medicamentosas
- o uso concomitante de radioterapia, polimixina B e/ou bloqueadores do canal de cálcio pode aumentar a recaptação da verteporfina pelo endotélio vascular.
- fármacos que diminuem a formação do coágulo, que produzem vasoconstrição ou os agregantes plaquetários podem diminuir a eficácia da verteporfina.
- fármacos que diminuem os resíduos de radicais e o oxigênio ativo, tais como betacaroteno, dimetil sulfóxido, etanol e manitol, podem diminuir a atividade terapêutica.
- griseofulvina, fenotiazinas, sulfonamidas, hipoglicemiantes orais do subgrupo da sulfonilureia, tetraciclinas, diuréticos tiazídicos e outros agentes fotossensibilizantes podem aumentar a fotossensibilidade.

▶ VISUDYNE (Novartis), fr.-amp. com 15 mg

13. *Antiproliferativo das células vasculares*.
O único comercializado no Brasil, usado em oftalmologia, é ranibizumabe.

RANIBIZUMABE

É anticorpo monoclonal recombinante humano do isotipo IgG1 capa, inibidor do fator de crescimento A (VEGF-A) endotelial vascular. É obtido a partir da *E. coli* utilizando um meio nutriente contendo tetraciclina. Age ligando-se ao sítio receptor das formas ativas do VEGF-A e impede a interação com os receptores VEGFR1 e VEGFR2, na superfície endotelial, diminuindo a proliferação celular, a exsudação vascular e a neoformação vascular.

Farmacodinâmica
- anticorpo monoclonal recombinante, antiproliferativo das células vasculares.

Farmacocinética
- após administração intravítreo, atinge a concentração plasmática máxima em um dia. A concentração sérica é cerca de 90.000 vezes inferior à da concentração do vítreo.
- a administração mensal em portadores de degeneração macular neovascular relacionada à idade produz concentrações plasmáticas máximas variando entre 0,3 ng/mL e 2,36 ng/mL.
- a meia-vida de eliminação do vítreo é de cerca de 9 dias.

Indicações
- tratamento da degeneração macular neovascular relacionada com a idade.

Doses
- 0,5 mg intravítreo, uma vez por mês, com intervalo de cerca de 28 dias.

Superdose
- doses de 1 mg podem produzir inflamação intra-ocular.

Contraindicações
- infecções oculares ou perioculares.

- hipersensibilidade ao fármaco.
- categoria C na gravidez.
- lactação.

EFEITOS ADVERSOS
- endoftalmite, descolamento de retina, catarata traumática.
- hemorragia da conjuntiva, dor ocular, aumento da pressão intraocular, irritação ocular.
- prurido ocular, lacrimejamento, sensação de corpo estranho no olho.
- blefarite, distúrbios visuais, hiperemia ocular, maculopatia, xeroftalmia, degeneração retiniana.
- hemorragia de vítreo, hemorragia no local da injeção.
- hipertensão arterial sistêmica.
- cefaleia, artralgia, tosse, nasofaringite, anemia.
- náusea.

▶ *LUCENTIS (Novartis), fr.-amp. de 0,3 mL com 10 mg/mL (solução injetável)*

14. *Associações.* Além de medicamentos oftálmicos, na forma de colírios, contendo um só fármaco, no Brasil são comercializadas várias associações de dois ou mais fármacos. Todavia, sempre que possível deve-se preferir o emprego de monofármacos.

▶ *ALBASSOL (Allergan), (álcool polivinílico 14,0 mg + cloridrato de nafazolina 0,5 mg + fosfato de antazolina 5,0 mg por mL), fr. c/ 15 mL (colírio)*
▶ *CLARIL (Alcon), (cloridrato de nafazolina 0,25 mg + maleato de feniramina 3 mg por mL), fr. c/ 15 mL (colírio)*
▶ *COLIZIN (Sedabel), (cloridrato de fenilefrina 1,25 mg + maleato de clorfenamina 1,00 mg por mL), fr. c/ 10 mL (colírio)*
▶ *LERIN (Allergan), (cloridrato de nafazolina 0,500 mg + fenolsulfonato de zinco 1,000 mg + sulfato de berberina 0,025 mg por mL), fr. c/ 24 mL (colírio)*
▶ *MIRABEL (Allergan), (cloridrato de tetrizolina 0,5 mg + sulfato de zinco 1 mg por mL), fr. c/ 10 mL (colírio)*
▶ *VASTRICTOL (Allergan), (nitrato de nafazolina 0,5 mg + sulfato de zinco 4,0 mg por mL), fr. c/ 10 mL (colírio)*
▶ *VISLIN (Alcon), (cloridrato de tetrizolina 0,5 mg + cloreto de metiltionínio 0,015 mg por mL), fr. de 15 mL (colírio)*
▶ *VISODIN (Allergan), (cloreto de metiltionínio 0,015 mg + cloridrato de tetrizolina 0,500 mg + hipromelose 0,200 mg por mL), fr. c/ 24 mL (colírio)*

▶ MEDICAMENTOS OTOLÓGICOS

São aqueles usados no tratamento de infecções ou afecções do ouvido. Podem ser distribuídos nos seguintes grupos: agentes anti-infecciosos, anti-inflamatórios, anestésicos tópicos, cerumenolíticos e emolientes do cerume.

▶ Agentes anti-infecciosos

Seu emprego é no tratamento de otite externa. As infecções otológicas são produzidas ou por bactérias ou por fungos. As principais bactérias patogênicas são *Pseudomonas aeruginosa, Staphylococcus aureus* e espécies de *Proteus*. Outras incluem *Escherichia coli, Enterobacter aerogenes* e espécies de *Klebsiella, Salmonella* e *Shigella*. Os fungos são principalmente *Candida* e *Aspergillus*, responsáveis por cerca de 10% de todos os casos de otite externa.

Dois grupos de agentes anti-infecciosos são usados em infecções otológicas: antibióticos e outros quimioterápicos.

1. *Antibióticos.* Os antibióticos utilizados em preparações otológicas são: cloranfenicol, neomicina, polimixina B e tirotricina.

Estes antibióticos estão descritos no capítulo 18, em que se dão seus nomes comerciais, quando são disponíveis como monofármacos. Todavia, alguns são comercializados também, ou exclusivamente, em associações, seja com outros quimioterápicos, seja com fármacos de outros grupos, principalmente anti-inflamatórios e anestésicos tópicos.

CLORANFENICOL + CLORIDRATO DE LIDOCAÍNA, FRASCO DE 10 ML

▶ *CLORANFENICOL SOLUÇÃO OTOLÓGICA PRODOTTI (Prodotti)*
▶ *CLORANFENICOL OTOLÓGICO (Luper)*
▶ *COLÍRIO DE SULFATO DE ZINCO E NAFAZOLINA (Legrand), (cloridrato de nafazolina 0,15 mg + sulfato de zinco 0,3 mg por mL), fr. c/ 20 mL*
▶ *OTOMICINA GOTAS (Medley)*
▶ *OUVIDONAL (Neo-Química)*
▶ *SOLUÇÃO DE CLORANFENICOL (Natus)*
▶ *SOLUÇÃO OTOLÓGICA DE CLORANFENICOL (Cimed)*
▶ *SOLUÇÃO OTOLÓGICA DE CLORANFENICOL (Laborsil)*

OUTRAS ASSOCIAÇÕES
▶ *ADERMYKON-C (Allergan), (cloranfenicol 20 mg + clorfenesina 50 mg + cloridrato de lidocaína 5 mg + ureia 60 mg por mL), fr. c/ 10 mL (gotas)*
▶ *LIDOSPORIN (Zest), (sulfato de polimixina B 12.000 UI + lidocaína 45,4 mg por mL), fr. c/ 10 mL*
▶ *OTOCIRIAX (Farmoquímica), (ciprofloxacino 2 m + hidrocortisona 10 mg por mL) fr. c/ 5 mL (solução otológica)*
▶ *OTO-XILODASE (Apsen), (sulfato de neomicina 40 mg + lidocaína 400 mg + hialuronidase liofilizada 800 UTR), fr. c/ 8 mL*

2. *Outros quimioterápicos.* Além dos antibióticos, no tratamento de infecções otológicas usam-se os seguintes quimioterápicos: a) antibacterianos: ácido bórico, clorfenesina, fenol, nitrofural; b) antifúngicos: ácido bórico, ácido salicílico, clorfenesina, fenol.

São integrantes de associações, a maioria antes descrita, e nas indicadas adiante.

ASSOCIAÇÕES
▶ *OTO-BETNOVATE (Farmoquímica), (clorfenesina 0,010 g + valerato de betametasona 0,001 g + cloridrato de tetracaína 0,005 g por mL), fr. de 5 mL*
▶ *OTONAX (Sanval), (fenol 4 mg + cloridrato de procaína 50 mg por mL), fr. c/ 10 mL (solução otológica)*
▶ *TIMPANOL (Q.I.F.), (fenol 4 mg + cloridrato de procaína 50 mg por mL), fr. c/ 10 mL (solução otológica)*

▶ Anti-inflamatórios

Os anti-inflamatórios usados no tratamento de afecções oculares são glicocorticoides, a saber: betametasona, fludrocortisona, fluocinolona e hidrocortisona.

São descritos no capítulo 21, em que se arrolam também seus nomes comerciais, quando não constam de associações. Estas, em sua maioria, estão arroladas no item antibióticos, desta seção.

▶ Anestésicos tópicos

São constituintes de associações otológicas, já vistas. Os principais anestésicos tópicos usados em preparações otológicas são: lidocaína, procaína e tetracaína.

ASSOCIAÇÕES
▶ *AUDITOL (Sanofi-Synthélabo), (procaína 0,20 g + fenazona 0,50 g por 10 mL), fr. c/ 10 mL (solução otológica)*
▶ *OTOLOIDE (Honorterápica), (cloridrato de procaína 50 mg + fenol 4 mg por mL), fr. c/ 10 mL (solução otológica)*
▶ *OTONAX (Sanval), (cloridrato de procaína 50 mg + fenol 4 mg por mL), fr. c/ 10 mL (solução otológica)*
▶ *TIMPANOL (Q.I.F.), (cloridrato de procaína 50 mg + fenol 4 mg por mL), fr. c/ 10 mL (solução otológica)*

▶ Cerumenolíticos e emolientes do cerume

De natureza hidrofóbica e provavelmente bacteriostática e fungistática, o cerume é produzido pelas glândulas apócrinas e sebáceas do terço externo do meato auditivo. Quando endurece, o cerume forma uma espécie de tampo. Por isso, deve ser removido por lavagem periódica, com soluções contendo carbonato de sódio, glicerol, parafina líquida ou peróxido de hidrogênio. Estas soluções amolecem o cerume, separam a superfície dos tecidos mortos dos tecidos vivos e facilitam a extração com sonda de sucção.

Outros fármacos utilizados, geralmente em associações, para retirada do cerume são: borato de hidroxiquinolina (antibacteriano e antifúngico), hiperol (resultante da reação perborato de sódio + H_2O + ureia), peróxido de carbamida (antisséptico), fenazona (analgésico e antipirético), tiossulfato de sódio (antifúngico) e trietanolamina (tensoativo). O peróxido de carbamida está descrito na seção *Antissépticos*, capítulo 18.

BORATO DE HIDROXIQUINOLINA

HIPEROL

Fármaco resultante da reação do perborato de sódio, H_2O e ureia. O perborato de sódio se decompõe em peróxido de hidrogênio e peróxido de sódio, o qual, em contato com rolha de cerume, promove sua dissolução. O peróxido de sódio tem propriedades acidificantes, desinfetantes e desodorantes enquanto a ureia age como acidificante, apresentando propriedades desinfetantes. Como resultado, promove o desprendimento da rolha de cerume. Sua excreção é local. É indicado como removedor de cerume e coadjuvante no tratamento das otites médias e externas. Não é indicado em casos de hipersensibilidade ao fármaco. A dose recomendada é de 5 gotas instiladas no ouvido, 3 a 4 vezes/dia, durante 3 a 4 dias.

▶ OTICERIN (Daudt), fr. de 8 mL com 100 mg (solução otológica)
▶ OTO-CER (Allergan), fr. de 10 mL c/ 0,4 mg/mL

ASSOCIAÇÕES
▶ CERUMIN (Alcon), (borato de hidroxiquinolina 0,4 mg + trietanolamina 140 mg por mL), fr. c/ 8 mL
▶ HIPEROL (Daudt), (perborato de sódio + H₂O + ureia), fr. de 80 mL (solução otológica)

▶ MEDICAMENTOS NASOFARÍNGEOS

São aqueles usados no tratamento de infecções ou afecções do nariz e/ou da faringe. Podem ser distribuídos nos seguintes grupos: agentes anti-infecciosos, anti-inflamatórios, anestésicos tópicos, descongestionantes nasofaríngeos e outros medicamentos nasofaríngeos.

▶ Agentes anti-infecciosos

Seu emprego é no tratamento de infecções nasais e infecções orofaríngeas.

As infecções nasais são causadas principalmente por estafilococos. Não há nenhuma prova de que as preparações nasais anti-infecciosas tópicas tenham valor terapêutico.

As infecções orofaríngeas causadas por estreptococos são sensíveis à penicilina por via sistêmica.

Dois grupos de agentes anti-infecciosos são usados em infecções nasofaríngeas: antibióticos e outros agentes anti-infecciosos.

1. *Antibióticos.* Os antibióticos usados em preparações nasofaríngeas são: framicetina, fusafungina, gramicidina, lomefloxacino, neomicina e tirotricina. Estes antibióticos estão descritos no capítulo 18, em que se dão seus nomes comerciais, quando são disponíveis como monofármacos. Todavia, alguns são comercializados também, ou exclusivamente, em associações, seja com outros antibióticos, seja com fármacos de outros grupos, principalmente anestésicos tópicos, seja com ambos.

ASSOCIAÇÕES
▶ AMIDALIN (Q.I.F.), (tirotricina 1 mg + benzocaína 5 mg por pastilha), 20 pastilhas
▶ CLORASSEPTIC-PASTILHAS (Legrand), (tirotricina 1 mg + benzocaína 5 mg por pastilha), 10 e 12 pastilhas
▶ FONERGIN (Aventis Pharma), (sulfato de framicetina 5 mg + gramicidina 0,2 mg + cloridrato de amilocaína 0,4 mg + procaína 0,6 mg + prednisolona 0,2 mg por pastilha), 12 pastilhas
▶ FONERGIN SPRAY (Aventis Pharma), (sulfato de framicetina 1 g + gramicidina 5 mg + cloridrato de amilocaína 40 mg + procaína 120 mg + prednisolona 20 mg por 100 mL), fr. nebulizador com 15 mL ou 15,2 g

2. *Outros agentes anti-infecciosos.* Além dos antibióticos, para o tratamento de infecções nasofaríngeas usam-se também os seguintes quimioterápicos: a) antissépticos: brometo de cetrimônio, cloreto de benzalcônio e cloreto de cetilpiridínio; b) antivirais: interferona alfa. Todos estão descritos no Capítulo 18, nas seções respectivas.

Os antissépticos fazem parte de associações, em que os componentes principais são os antibióticos.

▶ Anti-inflamatórios

São usados três glicocorticoides: dexametasona, fluprednisolona e prednisolona; todos integram associações com antibióticos.

▶ Anestésicos tópicos

Utilizados em associações com antibióticos, são os seguintes: amilocaína, benzocaína, lidocaína e procaína.

▶ Descongestionantes nasofaríngeos

Os usados como tais são aminas simpatomiméticas, algumas apenas em associações, descritas na seção *Fármacos para o resfriado comum*, no Capítulo 11.

▶ Outros medicamentos nasofaríngeos

Entre estes sobressaem a acetilcisteína, os anti-histamínicos, o ácido isospaglúmico, os antissépticos, o cloreto de sódio e a celulose natural inerte. Os antissépticos são descritos no Capítulo 18; o ácido isospaglúmico, neste capítulo e os demais, no Capítulo 11.

ÁCIDO ISOSPAGLÚMICO

▶ RHINAAXIA (Allergan), fr. nebulizador c/ 26 mL × 49 mg/mL

ASSOCIAÇÕES
▶ FLUIMUCIL SOLUÇÃO NASAL (Zambon), (acetilcisteína 10 mg + cloreto de benzalcônio 50% + cloreto de sódio 3,62 mg por mL), fr. c/ 12 mL
▶ RINOFLUIMUCIL (Zambon), (acetilcisteína 10 mg + acetato de fludrocortisona 0,03 mg + cloreto de benzalcônio 0,125 mg + sulfato de tuaminoeptano 5 mg por mL), fr. c/ 12 mL (gotas)

CELULOSE NATURAL INERTE

▶ NASALEZE (Mantecorp), fr. com 500 mg de pó de celulose natural com 200 doses

ANTIRREUMÁTICOS

▶ AGENTES ANTI-INFLAMATÓRIOS NÃO ESTEROIDES

Salicilatos
Derivados da 5-pirazolona
    aminofenazona
    bumadizona
    fenilbutazona
    oxifembutazona
Derivados do ácido arilacético
    Derivados do ácido fenilacético
        aceclofenaco
        diclofenaco
    Derivados do ácido fenilpropiônico
        cetoprofeno
        flurbiprofeno
        loxoprofeno
        pranoprofeno
    Derivados de ácidos heteroarilacéticos
        etodolaco
        fentiazaco
        glucametacina
        indometacina
Fenamatos
    ácido tolfenâmico
    etofenamato
Oxicams
    lornoxicam
    meloxicam
    piroxicam
    tenoxicam
Outros compostos ácidos
    ácido hialurônico
    hilano GF-20
    nimessulida
Compostos heterocíclicos não ácidos
    benzidamina
    epirizol
Compostos diversos
    celecoxibe
    diacereína
    etoricoxibe
    nabumetona
    serrapeptase

▶ CORTICOSTEROIDES

Vias de administração
Glicocorticoides por via sistêmica
Glicocorticoides por inalação local
Glicocorticoides por instilação nasal
Glicocorticoides por aplicação oftálmica
Glicocorticoides por aplicação ótica
Glicocorticoides por aplicação tópica
    beclometasona
    betametasona
    clobetasol
    clobetasona
    deflazacorte
    desonida
    desoximetasona
    dexametasona
    diflucortolona
    fludroxicortida
    flumetasona
    acetonido de fluocinolona
    fluocortolona
    fluormetolona
    fluprednideno
    halcinonida
    hidrocortisona
    metilprednisolona
    mometasona
    prednicarbato
    prednisolona
    prednisona
    rimexolona
    triancinolona

▶ FÁRMACOS QUE DEBELAM O PROCESSO DA DOENÇA

Compostos de ouro
    auranofina
Imunossupressores
Fármacos diversos
    abatacepte
    adalimumabe
    cloroquina
    etanercepte
    glicosamina
    infliximabe
    sulfato de condroitina
    tocilizumabe

▶ AGENTES ANTIGOTOSOS

Fármacos usados em artrite gotosa aguda
    colchicina
Fármacos usados para gota tofácea e outras hiperuricemias
    alopurinol
    benzbromarona
    probenecida

São fármacos utilizados no tratamento de doenças artríticas. Estas são geralmente caracterizadas por inflamação e perda tecidual nas articulações. As doenças artríticas podem ser de etiologia desconhecida (artrite reumatoide, artrite reumatoide juvenil, espondilite anquilosante, artrite psoriática e síndrome de Reiter) ou osteoartrite (doença articular degenerativa). Os antirreumáticos reduzem a dor e a inflamação, mantêm a mobilidade articular e impedem a deformidade na artrite.

Neste capítulo são também incluídos os agentes anti-inflamatórios, os fármacos que debelam o processo da doença e os agentes antigotosos. Também chamados antiflogísticos, os anti-inflamatórios são fármacos usados para debelar a inflamação, processo mórbido que afeta alguma parte do organismo, processo este caracterizado por calor excessivo, edema, dor e rubor; do ponto de vista químico, podem ser não esteroides ou corticosteroides. Portanto, este capítulo compreende quatro classes de fármacos: agentes anti-inflamatórios não esteroides, corticosteroides, fármacos que debelam o processo da doença e agentes antigotosos.

▶ AGENTES ANTI-INFLAMATÓRIOS NÃO ESTEROIDES

Pertencem a estruturas químicas diferentes. Embora a função ácida não seja essencial para a atividade anti-inflamatória, estes fármacos são — em sua grande maioria — moléculas ácidas arílicas ou seus precursores metabólicos e apresentam dois ou três anéis aromáticos ou heteroaromáticos, quer fundidos, quer lineares e preferivelmente não planos; a presença de um halogênio ou átomo ou grupo isóstero geralmente intensifica sua atividade.

Atuam inibindo a atividade da enzima cicloxigenase, que catalisa a biossíntese das prostaglandinas e tromboxanos a partir do ácido araquidônico.

Os agentes anti-inflamatórios não esteroides são utilizados para o alívio sintomático da dor e inflamação associadas com doenças artríticas. Eles reduzem a inflamação, mas não eliminam a causa subjacente do processo patogênico. Em sua maioria, manifestam também atividade analgésica-antipirética (veja seção *Analgésicos-antipiréticos*, Capítulo 1).

Estes agentes podem ser divididos nos seguintes grupos: salicilatos, derivados da 5-pirazolona, derivados do ácido arilacético, fenamatos, oxicams, outros compostos ácidos, compostos heterocíclicos não ácidos e compostos diversos.

21.2 ANTIRREUMÁTICOS

▶ Salicilatos

Os comercializados no Brasil são: ácido acetilsalicílico, diflunisal, salicilamida e salicilato de sódio. Por serem usados mais como analgésicos-antipiréticos, estão descritos no Capítulo 1.

▶ Derivados da 5-pirazolona

Em sua maioria são derivados da 3,5-pirazolidinodiona. Devido à presença dos prótons ionizáveis de β-dicetonas enólicas ou potencialmente enólicas, são compostos ácidos.

Estes fármacos apresentam propriedades anti-inflamatória, antipirética e analgésica. São frequentemente mais eficazes na artrite gotosa aguda e espondilite anquilosante do que na artrite reumatoide e outras artropatias. São também ativos em bursite, capsulite e peritendinite. Devido aos seus potenciais efeitos adversos graves (discrasias sanguíneas, exantemas, distúrbios gastrintestinais, retenção de água e edema), devem ser utilizados apenas por períodos curtos.

No Brasil são comercializados os seguintes derivados da 5-pirazolona: aminofenazona, bumadizona, fenilbutazona e oxifembutazona.

AMINOFENAZONA

Chamada aminopirina nos Estados Unidos, corresponde à dimetilaminofenazona.

De acordo com a Organização Mundial da Saúde (*Consolidated List of Products whose Consumption and/or Sale have been Banned, Withdrawn, Severely Restricted or not Approved by Governments*, 1987), "a aminofenazona foi utilizada como agente anti-inflamatório e analgésico durante quase 100 anos. Entretanto, seu uso ultimamente foi associado a casos de depressão da medula óssea e agranulocitose. Mais recentemente surgiram alegações de que apresenta potencial carcinogênico. Produtos contendo aminofenazona foram formalmente retirados do mercado em muitos países e a venda foi voluntariamente suspensa em outros. Alhures, porém, medicamentos contendo este ingrediente continuam amplamente disponíveis".

No Brasil, a aminofenazona é comercializada apenas em associação com fenilbutazona.

BUMADIZONA

Corresponde à monodifenilidrazida do ácido butilpropanodioico. É o principal produto da hidrólise da fenilbutazona.

É usada na forma de sal cálcico hemi-hidratado.

Sofre biotransformação a fenilbutazona e oxifembutazona.

A dose usada, por via oral, é de 220 mg duas ou três vezes por dia, inicialmente, e 110 mg duas ou três vezes por dia para manutenção.

▶ *EUMOTOL* (Byk), 20 drág. × 220 mg

FENILBUTAZONA

Corresponde à butildifenilpirazolidinodiona.

O seu emprego apresenta risco significativo de agranulocitose e anemia aplástica, maior nos idosos. Por isso, é recomendada somente para quadros clínicos artríticos graves a pacientes que não respondem a agentes anti-inflamatórios não esteroides menos tóxicos. Em muitos países é aprovada apenas para espondilite anquilosante grave que não responde a outros anti-inflamatórios não esteroides.

Deve ser administrada imediatamente após as refeições ou com alimento ou antiácidos, para diminuir a irritação gástrica.

É usada nas formas livre e de sais cálcico ou sódico.

FARMACODINÂMICA
- anti-inflamatório, antipirético e analgésico.

FARMACOCINÉTICA
- após a administração oral, é rápida e completamente absorvida.
- atinge concentrações plasmáticas máximas (43 µg/mL com dose de 300 mg) dentro de 2,5 ± 1,4 hora.
- a ligação às proteínas é alta (98%).
- é biotransformada no fígado, dando principalmente oxifembutazona, que sofre glicuronidação, sendo excretada predominantemente (61 a 75%) pela urina, na forma de metabólitos; 25 a 27% são eliminados pelas fezes; menos de 5% são excretados na forma inalterada.
- excretada pelo leite.
- meia-vida de eliminação: 84 ± 23 horas.
- pode permanecer no organismo 7 a 10 dias após a última dose.

INDICAÇÕES
- tratamento de quadros clínicos graves ou gota em pacientes que não respondem a agentes anti-inflamatórios não esteroides menos tóxicos.

DOSES
- via oral, adultos, 300 a 600 mg diariamente em três ou quatro tomadas iguais durante uma semana; se não houver resposta adequada, deve-se suspender o tratamento.

CONTRAINDICAÇÕES
- hipersensibilidade aos derivados pirazolônicos.
- gravidez.
- lactação.
- menores de 15 anos.
- maiores de 60 anos.
- insuficiência cardíaca.
- depressão da medula óssea.
- hipertensão arterial grave.
- discrasias sanguíneas.
- doenças hepática ou renal graves.
- úlcera péptica ativa.

PRECAUÇÕES
- deve-se realizar hemograma e exame de urina antes de iniciar o tratamento; estes testes devem ser repetidos a intervalos regulares.
- os pacientes devem ser alertados para não exceder a dose recomendada e suspender a administração do fármaco e avisar o médico quando surgirem efeitos adversos, como febre, dor de garganta, lesões orais, dispepsia, dor epigástrica, sangramento incomum, fezes pretas, sintomas de anemia, erupções cutâneas, aumento de peso significativo ou edema.
- em tratamento prolongado, quando este for necessário, deve-se usar a menor dose.

EFEITOS ADVERSOS
- anemia aplástica, agranulocitose, depressão da medula óssea, trombocitopenia, pancitopenia, leucopenia, anemia, anemia hemolítica.
- mal-estar abdominal, náusea, dispepsia.
- erupções cutâneas.
- edema, retenção de líquido.
- vômito, distensão abdominal com flatulência, constipação, diarreia, esofagite, gastrite, aumento da glândula salivar, estomatite, ulceração e perfuração do trato intestinal, exacerbação da doença de Crohn, anemia por hemorragia gastrintestinal, hepatite.
- urticária, choque anafilático, artralgia, febre, vasculite, síndrome de Lyell, doença do soro, síndrome de Stevens-Johnson, ativação do lúpus eritematoso sistêmico, agravamento da arterite temporal.
- prurido, eritema nodoso, eritema multiforme, púrpura não trombocitopênica.
- retenção de sódio e cloreto, retenção de líquido e diluição do plasma, insuficiência coronariana congestiva, acidose metabólica, alcalose respiratória, hipertensão, pericardite, miocardite intersticial.
- hematúria, proteinúria, obstrução ureteral, anúria, glomerulonefrite, necrose tubular aguda, necrose cortical, cálculos renais, síndrome nefrótica, insuficiência renal, nefrite intersticial.
- cefaleia, sonolência, agitação, estados confusionais e letargia, tremores, adormecimento, fraqueza.
- hiperglicemia.
- perda de audição, tinido.

INTERAÇÕES MEDICAMENTOSAS
- desloca outros fármacos, por exemplo, outros agentes anti-inflamatórios, anticoagulantes orais, antidiabéticos orais, fenitoína, sulfonamidas e valproato sódico dos locais de ligação sérica, aumentando assim a atividade, a duração do efeito e a toxicidade dos fármacos deslocados.
- pode reduzir os efeitos anti-hipertensivos dos diuréticos.
- pode diminuir as concentrações séricas dos glicosídeos digitálicos.
- pode potencializar os efeitos da insulina, metotrexato, sulfonamidas e sulfonilureias.
- aumenta a concentração sérica do lítio.
- reduz a captação de iodo pela tireoide.
- álcool diminui a capacidade psicomotora.
- álcool, glicocorticoides ou suplementos de potássio podem aumentar o risco de efeitos adversos gastrintestinais, incluindo ulceração ou hemorragia.
- barbitúricos, clorfenamina, corticosteroides, prometazina, rifampicina ou outros indutores de enzimas hepáticas podem diminuir sua meia-vida.
- colchicina aumenta o risco de efeitos adversos hematológicos.
- colestiramina reduz sua absorção.
- cortisona, dicumarol ou digitoxina podem induzir sua biotransformação microssômica hepática.
- medicamentos que causam dermatite, como cloroquina, aumentam a possibilidade de reações dermatológicas graves.
- outros medicamentos que causam discrasias sanguíneas, depressores da medula óssea ou radioterapia aumentam o potencial para agranulocitose ou outros efeitos adversos hematológicos graves.
- metilfenidato prolonga sua meia-vida e assim aumenta sua toxicidade.
- metotrexato aumenta o risco de agranulocitose ou depressão da medula óssea.
- paracetamol por tempo prolongado aumenta o risco de efeitos renais adversos.

- penicilamina aumenta o risco de graves efeitos adversos hematológicos e/ou renais.
- sulfonamidas potencializam seus efeitos.

FENILBUTAZONA

▶ *BUTAZOLIDINA (Novartis), 20 drág. × 200 mg 5 amp. de 3 mL com 600 mg*
▶ *BUTAZONIL (Teuto-Brasileiro), 20 drág. × 200 mg*

FENILBUTAZONA CÁLCICA

▶ *BUTAZONA CÁLCICA (Boehringer Ingelheim), 100 drág. × 200 mg*
▶ *FENILBUTAZONA (Neo-Química), 20 e 200 drág. × 200 mg*

OXIFEMBUTAZONA

Corresponde à hidroxifenilbutazona. É metabólito da fenilbutazona, com propriedades semelhantes às desta. No Brasil é comercializada apenas em associações, geralmente irracionais, como, por exemplo, com glicocorticoides ou paracetamol.

▶ Derivados do ácido arilacético

Em sua maioria apresentam em comum as seguintes características estruturais: um grupo carboxílico, separado por um átomo de carbono de um núcleo aromático plano; a este núcleo podem estar ligados grupos lipofílicos volumosos. A presença de um substituinte α-metila (como nos derivados do ácido fenilpropiônico) realça a potência. São, portanto, moléculas ácidas.

Estes fármacos atuam inibindo a atividade da ciclo-oxigenase, enzima que converte o ácido araquidônico a endoperóxidos cíclicos, precursores de prostaglandinas. As prostaglandinas E_2 e PGI_2 (prostaciclina) são vasodilatadores potentes; aumentam a permeabilidade vascular e assim causam as reações inflamatórias. Os efeitos terapêuticos dos anti-inflamatórios não esteroides, bem como seus efeitos adversos, podem estar relacionados com a síntese destas prostaglandinas.

Todos estes fármacos apresentam ações analgésica, antipirética e anti-inflamatória.

INDICAÇÕES
- tratamento de artrite reumatoide, espondilite anquilosante, inflamação não reumática, osteoartrite.
- alívio da dor e outros sintomas de dismenorreia primária.
- tratamento de quadros clínicos não reumáticos dolorosos.

CONTRAINDICAÇÕES
- hipersensibilidade aos anti-inflamatórios não esteroides.
- gravidez.
- lactação.
- discrasias sanguíneas.
- depressão da medula óssea.
- doença cardíaca grave.
- falência cardíaca incipiente grave.
- doença hepática grave.
- doença renal grave.
- úlcera péptica ativa.
- sintomas de pólipos nasais associados com broncoespasmo, ou angioedema, anafilaxia ou outras reações alérgicas graves induzidas pelo ácido acetilsalicílico ou outros anti-inflamatórios não esteroides.

PRECAUÇÕES
- ingerir os medicamentos com alimento ou após as refeições para reduzir a indisposição gastrintestinal.
- pacientes sensíveis a um dos anti-inflamatórios não esteroides podem ser sensíveis também a outros.
- visto que os anti-inflamatórios não esteroides prejudicam a agregação plaquetária e prolongam o tempo de sangramento, estes medicamentos devem ser utilizados cautelosamente em pacientes com distúrbios de sangramento.
- considerando que os idosos podem desenvolver com maior probabilidade efeitos hepáticos ou renais ao tomar anti-inflamatórios não esteroides e sofrer ulceração ou hemorragia gastrintestinais que podem ter consequências graves, até morte, recomenda-se cautela no uso destes fármacos por parte desses pacientes.

EFEITOS ADVERSOS
- náusea, vômito, diarreia, constipação, dor gástrica, dispepsia, flatulência, estomatite.
- sangramento, úlceras, perfurações.
- tontura, obnubilação, sonolência, cefaleia, confusão.
- urticária, exantema, fotossensibilidade e prurido, necrólise epidérmica tóxica, eritema multiforme.
- insuficiência renal, síndrome nefrótica com nefrite intersticial, hiperpotassemia, hiponatremia e necrose papilar.
- sensibilidade, irritação ou ulceração da mucosa oral.
- zumbido nos ouvidos, perda de audição, visão borrada, alteração no paladar.
- taquicardia, palpitações.
- leucopenia e/ou trombocitopenia, que podem acarretar aumento na incidência de infecção microbiana, atraso na cura e hemorragia gengival.

INTERAÇÕES MEDICAMENTOSAS
- deslocam outros fármacos, por exemplo, outros agentes anti-inflamatórios, anticoagulantes orais, antidiabéticos orais, ciclosporina, fenitoína, nifedipino, valproato sódico e verapamil dos locais de ligação sérica, aumentando assim a atividade, a duração do efeito e a toxicidade dos fármacos deslocados.
- podem reduzir os efeitos anti-hipertensivos dos diuréticos.
- podem potencializar os efeitos da insulina, metotrexato, sulfonamidas e sulfonilureias.
- aumentam a concentração sérica do lítio.
- ácido acetilsalicílico aumenta os efeitos adversos gastrintestinais e o risco de sangramento.
- álcool, glicocorticoides ou suplementos de potássio aumentam o risco de efeitos adversos gastrintestinais, incluindo ulceração ou hemorragia.
- outros medicamentos que causam discrasias sanguíneas, depressores da medula óssea ou radioterapia aumentam o potencial para agranulocitose ou outros efeitos adversos hematológicos graves.
- outros inibidores da agregação plaquetária aumentam o risco de hemorragia.
- outros medicamentos nefrotóxicos aumentam o risco e/ou gravidade dos efeitos adversos renais.
- metotrexato aumenta o risco de agranulocitose ou depressão da medula óssea, às vezes fatal.
- paracetamol por tempo prolongado aumenta o risco de efeitos renais adversos.
- probenecida diminui a excreção e aumenta as concentrações séricas de outros anti-inflamatórios não esteroides.

Os derivados do ácido arilacético podem ser subdivididos nos seguintes subgrupos: derivados do ácido fenilacético, derivados do ácido fenilpropiônico e derivados de ácidos heteroarilacéticos.

1. *Derivados do ácido fenilacético.*

ACECLOFENACO

É análogo estrutural do diclofenaco, dele diferindo por possuir a mais o grupo —CH_2COOH na cadeia lateral ligada ao grupo fenila.

FARMACODINÂMICA
- anti-inflamatório, analgésico.

FARMACOCINÉTICA
- administrado por via oral, é rapidamente absorvido do trato gastrintestinal; a presença de alimento afeta apenas a velocidade de absorção, mas não sua extensão.
- início de ação: 30 minutos.
- atinge a concentração plasmática máxima em 1 a 3 horas.
- biodisponibilidade: 100%.
- meia-vida de eliminação: cerca de 4 horas.
- sofre biotransformação extensa, dando vários metabólitos: glicuronídeos de aceclofenaco, diclofenaco, hidroxiaceclofenaco e hidroxidiclofenaco; o metabólito principal é o hidroxiaceclofenaco.
- excretado na forma íntegra e de metabólitos, na forma de conjugados, principalmente pela urina e, em grau menor, pelas fezes.

DOSES
- via oral, adultos, 100 mg cada 12 horas.

▶ *ACECLOFENACO (EMS), bisnagas de 30 g com 15 mg/g (creme dermatológico), (genérico)*
▶ *ACECLOFENACO (Ranbaxy), 12 e 24 comprimidos × 100 mg (genérico)*
▶ *PROFLAM (Brystol-Myers Squibb), 12 e 24 comp. × 100 mg*
▶ *PROFLAM CREME (Brystol-Myers Squibb), tubos com 30 g*

DICLOFENACO

Corresponde ao ácido 2,6-diclorofenilaminobenzenoacético. É usado nas formas livre, de dietilamônio, de sal potássico, de resinato, de sal sódico e associado à colestiramina.

FARMACODINÂMICA
- antirreumático, anti-inflamatório e antidismenorreico.

FARMACOCINÉTICA
- administrado por via oral, é rápida e completamente absorvido; a absorção é menor quando ingerido com alimentos.
- por via oftálmica apresenta absorção sistêmica limitada.

21.4 ANTIRREUMÁTICOS

- a biodisponibilidade do diclofenaco ligado à colesteramina é de cerca de 54%, em comparação com as outras apresentações (78%).
- a ligação a proteínas plasmáticas é alta (99,5%).
- cerca de 40 a 50% de uma dose sofrem eliminação pré-sistêmica.
- sofre biotransformação, dando vários metabólitos inativos e um, 4'-hidroxidiclofenaco, com atividade anti-inflamatória fraca.
- atinge a concentração máxima em 10 a 30 minutos com preparação não entérica e em duas a três horas com preparação entérica.
- meia-vida de eliminação: duas a três horas.
- volume aparente de distribuição: 0,12 a 0,55 L/kg.
- atravessa rapidamente a barreira placentária.
- depuração: 15,8 a 21,0 L/kg.
- excretado pelo leite.
- excretado em 96 horas, 5 a 10% na forma conjugada mas inalterado, pela urina, e menos de 5% na bile.

Doses
- via oral, adultos, 50 mg duas ou três vezes ao dia ou 75 mg duas vezes ao dia.
- como anti-inflamatório oftálmico, após cirurgia de catarata, uma gota no olho afetado quatro vezes ao dia iniciando-se 24 horas após o procedimento cirúrgico e mantendo-se por duas semanas. Na prevenção ou redução de miose intraoperatória, uma gota até cinco vezes durante as 3 horas que antecedem o procedimento. Posteriormente, a intervalos de 15 minutos (15, 30 e 45 minutos após), prolongando-se de acordo com a resposta clínica.

Efeitos adversos
- os já citados.
- lesão hepática.

DICLOFENACO DIETILAMÔNIO

- ALGI-TANDERIL SOFT GEL (Klinger), tubos de 60 g c/ 1,16 g/100 g (gel)
- BIOFENAC GEL (Aché), bisnaga de 30 g a 1%
- CATAFLAM EMULGEL (Novartis), tubo de 60 g c/ 1 g/100 g
- CATAFLAM SOLUÇÃO TÓPICA (Novartis), fr. aerossol de 85 mL com 11,6 mg
- CLOFENAK GEL (Medley), bisnaga de 60 g a 1%
- DELTAREN (Delta), bisnaga de 30 g a 1%
- DICLOFEN GEL (Biolab), bisnaga de 60 g a 1%
- DICLOFENACO DIETILAMÔNIO (Biosintética), bisnaga de 60 g c/ 10 mg/g (gel), (genérico)
- DICLOFENACO DIETILAMÔNIO (Cristália), bisnagas de 60 g c/ 10 mg/g (gel), (genérico)
- DICLOFENACO DIETILAMÔNIO (Eurofarma), bisnagas de 60 g c/ 10 mg/g (gel), (genérico)
- DICLOFENACO DIETILAMÔNIO (Medley), bisnaga com 60 g c/ 10 mg/g (gel), (genérico)
- DICLOFENACO DIETILAMÔNIO (Neo-Química), bisnagas de 60 g c/ 10 mg/g (gel), (genérico)
- DICLOFENACO DIETILAMÔNIO (Prati, Donaduzzi), bisnaga de 60 g c/ 10 mg/g (gel), (genérico)
- DICLOFENACO DIETILAMÔNIO (Teuto-Brasileiro), bisnaga de 60 g c/ 10 mg/g (gel), (genérico)
- FENAREN GEL (União Química), bisnaga de 30 g c/ 60 mg/g
- NEOCOFLAN (Neoquímica), bisnagas de 60 g c/ 10 mg/g (gel)
- POLTAX FLAN (Geolab), bisnagas de 60 g com 11,6 mg/g (gel)
- VOLTAFLEX GEL (EMS), bisnaga de 30 g c/ 10 mg/g
- VOLTRIX GEL (Bunker), bisnaga de 30 g c/ 11,60 mg/g

DICLOFENACO POTÁSSICO

- BENEVRAN (Legrand), 10 comprimidos × 50 mg
- CATAFLAM (Novartis), 20 drág. × 50 mg
  5 supos. × 12,5, 25 e 75 mg
  fr. de 120 mL com 2 mg/mL (suspensão oral)
- CATAFLAM D (Novartis), 20 comprimidos dispersíveis × 44,3 mg
- CATAFLAM INJETÁVEL (Novartis), 3 e 50 amp. de 3 mL c/ 75 mg/3 mL
- CLOFENAK (Medley), 10 comprimidos × 50 mg
- DELTAREN (Delta), 10 comprimidos × 50 mg
  10 drág. × 100 mg
  3 amp. de 3 mL × 75 mg
- DICLOFEN (Pharmacia Brasil), 20 drág. × 50 mg
  3 a 5 amp. de 3 mL × 75 mg
- DICLOFENACO POTÁSSICO (Abbott), 20 comprimidos × 50 mg
  suspensão oral com 20 mL × 50 mg (gotas)
- DICLOFENACO POTÁSSICO (Apotex), 20 comprimidos × 50 mg (genérico)
- DICLOFENACO POTÁSSICO (Brainfarma), 10 e 20 comprimidos × 50 mg (genérico)
- DICLOFENACO POTÁSSICO (Medley), 20 comprimidos × 50 mg (genérico)
- DICLOFENACO POTÁSSICO (Neovita), 20 drág. × 50 mg
  fr. de 10 mL c/ 15 mg/mL
  3 e 50 amp. de 3 mL c/ 75 mg
- DICLOFENACO POTÁSSICO (Novartis), 20 drág. × 50 mg (genérico)
- DICLOFENACO POTÁSSICO (Prodotti), 20 comprimidos × 50 mg
  20 drág. de ação prolongada × 100 mg
  5 supos. × 12,5, 25 e 75 mg
  fr. de 20 mL c/ 15 mg/mL
- DICLOFENACO POTÁSSICO (Ranbaxy), 10, 20 e 40 drág. × 50 mg (genérico)
- DICLOFENACO POTÁSSICO (Teuto-Brasileiro), 3, 5, 25, 50 e 100 amp. de 3 mL c/ 25 mg/mL (genérico)
- DICLOFENAX (Infabra), 10 drág. × 50 e 100 mg
- DICLOKALIUM (Prati, Donaduzzi), 20 e 500 comprimidos × 50 mg
- FENAFLAN (Teuto-Brasileiro), 10 comprimidos × 50 mg
  3 amp. de 3 mL c/ 75 mg
- FLOGAN (Merck), 20 comprimidos × 50 mg
  5 supos. × 75 mg
  5 supos. × 12,5 mg (infantil)
  3 e 50 amp. de 3 mL × 75 mg
- FLOGAN AI (Merck), 10 comprimidos × 100 mg
  20 comprimidos × 12,5 e 50 mg
- FLOGONAC (Haller), 20 drág. × 50 mg
  3 amp. de 3 mL × 75 mg
  frasco conta-gotas de 20 mL × 15 mg/mL
- PROBENXIL (Honorterápica), 10 drág. × 50 mg
- VOLTRIX (Bunker), 10 drág. × 50 e 100 mg
  fr. de 10 mL c/ 15 mg/mL (gotas)
  10 a 50 amp. de 3 mL × 75 mg

DICLOFENACO RESINATO

- ALGI-TANDERIL GOTAS (Klinger), fr. de 20 mL com 15 mg/mL
- BENEVRAN (Legrand), fr. de 10 mL c/ 15 mg/mL (gotas)
- BIOFENAC (Aché), fr. de 10 e 20 mL c/ 15 mg/mL (gotas)
- CATAFLAM (Novartis), fr. de 20 mL c/ 15 mg/mL (gotas)
- CLOFENAK (Medley), fr. de 10 mL c/ 15 mg/mL (gotas)
- DELTAREN (Delta), fr. de 15 mL c/ 15 mg/mL
- DICLOFEN (Pharmacia Brasil), fr. de 15 mL c/ 15 mg/mL
- DICLOFENACO (Medley), fr. de 20 mL c/ 15 mg/mL (gotas) (genérico)
- DICLOFENACO RESINATO (Biosintética), fr. de 20 mL c/ 15 mg/mL (suspensão oral), (genérico)
- DICLOFENACO RESINATO (EMS), fr. de 20 mL c/ 15 mg/mL (gotas), (genérico)
- DICLOFENACO RESINATO (Eurog./Legrand), fr. de 20 mL c/ 15 mg/mL (gotas), (genérico)
- DICLOFENACO RESINATO (Germed), fr. de 20 mL c/ 15 mg/mL (gotas), (genérico)
- DICLOFENACO RESINATO (Teuto-Brasileiro), fr. de 20 mL c/ 15 mg/mL (gotas), (genérico)
- FENAFLAN (Teuto-Brasileiro), fr. de 15 mL c/ 15 mg/mL (gotas)
- FENAREN (União Química), fr. de 10 mL c/ 15 mg/mL (gotas)
- FLOGAN (Merck), fr. de 20 mL c/ 15 mg/mL (gotas)
- VOLTAFLEX (EMS), fr. de 10 mL c/ 15 mg/mL (gotas)

DICLOFENACO SÓDICO

- ANA-FLEX (Günther), 20 comprimidos × 50 mg
  5 e 50 amp. de 3 mL c/ 75 mg/mL
  6 supos. × 50 mg
- ARTREN (Merck), 10 cáps. gelatinosas × 100 mg
  5 e 50 amp. de 3 mL c/ 75 mg
  5 supos. × 50 mg
- BENEVRAN (Legrand), 10 e 20 drág. × 50 mg
  3 amp. de 3 mL c/ 75 mg
- BIOFENAC (Aché), 10 e 20 comprimidos × 50 mg
- BIOFENAC C.L.R. (Aché), 14 comprimidos de crono-liberação × 75 mg
- BIOFENAC DI (Aché), 20 comprimidos de degradação instantânea × 50 mg
- BIOFENAC (Aché), 10 e 20 cáps. × 100 mg
- DELTAFLOGIN (Delta), 10 comprimidos revestidos entéricos × 50 mg
  10 comprimidos revestidos de ação prolongada × 100 mg
  5 a 50 amp. de 3 mL × 75 mg
- DICLOFENACO SÓDICO (Abbott), 20 comprimidos × 50 mg
- DICLOFENACO SÓDICO (Biosintética), 30 comprimidos × 50 mg (genérico)
- DICLOFENACO SÓDICO (Brainfarma), 10 e 20 comprimidos × 50 mg (genérico)
- DICLOFENACO SÓDICO (Davidson), 20 comprimidos × 50 mg
  10 comprimidos ação retardada × 100 mg
- DICLOFENACO SÓDICO (Ducto), 5 e 50 amp. c/ 25 mg/mL (genérico)
- DICLOFENACO SÓDICO (EMS), 20 comprimidos × 50 mg (genérico)
  5 amp. de 3 mL c/ 25 mg/mL (genérico)
- DICLOFENACO SÓDICO (Eurofarma), 5, 25 e 50 amp. de 3 mL c/ 25 mg/mL (genérico)
- DICLOFENACO SÓDICO (Hexal), 20 comprimidos × 50 mg (genérico)
- DICLOFENACO SÓDICO (Knoll), 20 comprimidos × 50 mg (genérico)
- DICLOFENACO SÓDICO (Medley), 20 comprimidos × 50 mg (genérico)
  5 amp. de 3 mL c/ 25 mg/mL
- DICLOFENACO SÓDICO (Neo-Química), 20 comprimidos × 50 mg
  5 e 50 amp. de 3 mL c/ 75 mg genérico)
  fr. de 5 mL com 1 mg/mL (colírio), (genérico)
- DICLOFENACO SÓDICO (Neovita), 20 drág. × 50 mg
  3 e 50 amp. de 3 mL c/ 75 mg
- DICLOFENACO SÓDICO (Novartis), 20 comprimidos × 50 mg (genérico)

AGENTES ANTI-INFLAMATÓRIOS NÃO ESTEROIDES   21.5

- *DICLOFENACO SÓDICO (Prodotti), 20 comprimidos × 50 e 100 mg*
  5 supositórios × 50 mg
  5 e 50 amp. de 3 mL × 75 mg (genérico)
- *DICLOFENACO SÓDICO (Rambaxy), 20 e 100 comprimidos × 50 mg (genérico)*
- *DICLOFENACO SÓDICO (Ratiopharm), 10 e 20 comprimidos × 50 mg (genérico)*
- *DICLOFENACO SÓDICO (Royton), 20 comprimidos × 50 mg*
  50 cáps. × 75 mg
  5 e 50 amp. c/ 25 mg/mL
- *DICLOFENACO SÓDICO (Sanval), 20 e 500 comprimidos × 50 mg*
  2 amp. de 3 mL c/ 75 mg
- *DICLOFENACO SÓDICO (Teuto-Brasileiro), amp. c/ 25 mg/mL (genérico)*
- *DICLOFENACO SÓDICO (União Química), 50 amp. de 3 mL c/ 25 mg/mL (genérico)*
- *DICLOFENACO SÓDICO SR (Ratiopharm), 10 comprimidos × 100 mg (genérico)*
- *DICLOGENOM (Genom), fr. de 5 mL com 1 mg/mL (colírio)*
  bisnaga com 3,5 g com 1 mg/g (pomada oftálmica)
- *DICLONATRIUM (Prati, Donaduzzi), 20 e 500 comprimidos × 50 mg*
- *DICLOSÓDICO (Multilab), 20 comprimidos × 50 mg*
- *DICLOTAREN (Bergamo), 20 comprimidos revestidos × 50 mg*
- *DIOXAFLEX (Bagó), 20 comprimidos × 50 e 100 mg*
  15 comprimidos × 75 mg
  bisnaga de 50 g (gel)
- *DORGEN (Cazi), 20 comprimidos × 50 mg*
  5 amp. de 3 mL c/ 75 mg
- *FENAFLAN (Teuto-Brasileiro), bisnagas de 30 g com 11,6 g/g (gel)*
- *FENAREN (União Química), 20 comprimidos × 50 mg*
  10 comprimidos AP × 100 mg
  10 e 50 amp. de 3 mL c/ 75 mg
- *FENBURIL (De Mayo), 10 cáps. × 100 mg*
- *FLANAREN (Teuto-Brasileiro), 20 comprimidos × 50 mg*
  5 e 50 amp. de 3 mL c/ 75 mg
- *FLODIN DUO (Zodiac), 10 comprimidos × 150 mg*
- *FLOGIREN (Sanval), 20 comprimidos × 25 mg*
  2 amp. de 3 mL c/ 75 mg
- *HYNAREM (Hypofarma), 100 amp. de 3 mL c/25 mg/mL*
- *INFLAMEX (Medquímica), 20, 200, 300 e 500 comprimidos × 50 mg*
  5 e 50 amp. c/ 75mg
- *INFLAREN (Cibran), 20 comprimidos revestidos × 50 mg*
  5 supos. × 50 mg
  5 amp. de 3 mL c/ 75 mg
- *INFLAREN RETARD (Cibran), 10 cáps. × 100 mg*
- *ORTOFLAN (Medley), 20 comprimidos × 50 mg*
  5 amp. de 3 mL c/ 75 mg
- *ORTOFLAN RETARD (Medley), 10 comprimidos × 100 mg*
- *REUMAREN (Q.I.F.), 20 comprimidos × 50 mg*
  5 amp. de 3 mL c/ 75 mg
- *SODIX (Geolab), 20 comprimidos × 50 mg*
- *STILL (Allergan), fr. de 5 mL c/ 1 mg/mL (colírio)*
  bisnaga de 3,5 g c/ 1 mg/g (pomada oftálmica)
- *VENDREX (IQB), 20 comprimidos × 50 mg*
- *VOLTAFLEX (EMS), 10 e 20 comprimidos × 50 mg*
  10 comprimidos AP × 100 mg
  3 e 50 amp. de 3 mL c/ 75 mg
- *VOLTAREN (Novartis), 20 comprimidos × 50 mg*
  5 supos. × 50 mg
- *VOLTAREN COLÍRIO (Novartis), fr. de 5 mL com 1 mg/mL (solução oftálmica)*
- *VOLTAREN COLÍRIO DU (Novartis), flaconete de 0,3 mL com 1 mg*
- *VOLTAREN EMULGEL (Novartis), bisnaga com 60 g c/ 10 mg/g*
- *VOLTAREN INJETÁVEL (Novartis), 5 e 50 amp. de 3 mL c/ 75 mg*
- *VOLTAREN RETARD (Novartis), 10 comprimidos de liberação gradativa × 100 mg*
- *VOLTAREN SR 75 (Novartis), 20 comprimidos de liberação gradativa × 75 mg*

DICLOFENACO + COLESTIRAMINA

- *DICLOFENACO COLESTIRAMINA (Novartis), (diclofenaco-colestiramina), 14 e 20 cáps. × 70 mg*
- *DICLOSTIR (EMS), 10, 14 e 20 cáps. × 70 mg*
- *FLOTAC (Novartis), (diclofenaco 70 mg + colesteramina 70 mg por cápsula), 20 cáps.*

DICLOFENACO + CIANOCOBALAMINA + PIRIDOXINA + TIAMINA

- *ALGINAC (Merck), (diclofenaco sódico 50 mg + cianocobalamina 1.000 µg + cloridrato de piridoxina 50 mg + mononitrato de tiamina 50 mg por comprimido), 14 e 30 comprimidos (diclofenaco sódico 75 mg cada 2 mL), amp. II + (cianocobalamina 5.000 µg + cloridrato de piridoxina 100 mg + mononitrato de tiamina 100 mg cada mL), amp. I*

2. *Derivados do ácido fenilpropiônico.* Os comercializados no Brasil são: cetoprofeno, flurbiprofeno, ibuprofeno, loxoprofeno, naproxeno e pranoprofeno. Ibuprofeno e naproxeno são mais usados como analgésicos e antipiréticos; por isso, estão descritos na seção correspondente do Capítulo 1.

CETOPROFENO

Corresponde ao ácido benzoilmetilbenzenoacético.

FARMACODINÂMICA
- antirreumático, anti-inflamatório, analgésico, antigotoso, antidismenorreico e supressor da cefaleia vascular.

FARMACOCINÉTICA
- administrado por via oral, é rápida e completamente absorvido; a presença de alimento diminui a velocidade, mas não a extensão, da absorção.
- a ligação a proteínas é alta (99%), mas diminui nos pacientes com cirrose hepática e nos idosos.
- atinge a concentração máxima (0,7-0,9 µg/mL com dose de 50 ou 100 mg) em 0,5 a 2 horas.
- sofre biotransformação hepática.
- meia-vida de distribuição: 20 minutos.
- meia-vida de eliminação média: 5 horas nos idosos e 3 horas nos jovens.
- cerca de 60% da dose são excretados pela urina, principalmente como glicuronídio (apenas até 10% na forma inalterada), e 40% pela circulação êntero-hepática.

INDICAÇÕES
- as já citadas.
- tratamento de artrite gotosa aguda e artrite psoriática.
- profilaxia e tratamento de cefaleia vascular.
- alívio de dor leve a moderada.

DOSES
- via oral, adultos, 75 mg três vezes por dia ou 50 mg quatro vezes por dia. Nos pacientes idosos e naqueles com insuficiência renal, a dose deve ser reduzida à metade.
- nas apresentações de adesivos transdérmicos, aplicar um adesivo no local da dor, cada 12 horas.

- *ALGIPROFEN (Inaf), 24 cáps. × 50 mg*
  10 supos. × 100 mg
  2 e 6 amp. × 50 mg
- *ARTRINID (Biolab Sanus), 24 comprimidos × 50 mg*
  6 e 50 amp. de 2 mL c/ 100 mg
- *ARTROSIL (Aché), 10 e 20 cápsulas × 160 e 320 mg*
- *BI-PROFENID (Aventis Pharma), 10 comprimidos × 150 mg*
- *CETOPROFENO (Apotex), 10 comprimidos × 200 mg (genérico)*
- *CETOPROFENO (Cristália), 50 fr.-amp. × 100 mg (solução injetável), (genérico)*
- *CETOPROFENO (EMS), 24 cáps. × 50 mg (genérico)*
  fr. de 20 mL × 20 mg/mL (solução oral), (genérico)
  bisnaga de 30 g com 25 mg/g (gel), (genérico)
- *CETOPROFENO (Eurofarma), 6 amp. de 2 mL c/ 100 mg (IM), (genérico)*
  fr.-amp. c/ 100 mg (IV), (genérico)
- *CETOPROFENO (Germed), bisnagas de 30 g com 25 g/g (gel), (genérico)*
- *CETOPROFENO (Medley), 20 comprimidos × 100 mg (genérico)*
  bisnaga de 20, 30 e 60 g com 25 mg/g (gel), (genérico)
  fr. de 20 mL com 20 mg/mL (solução oral), (genérico)
- *CETOPROFENO (Ranbaxy), 20 comprimidos × 100 mg (genérico)*
- *CETOPROFENO (Sanofi-Aventis), fr. de 20 mL com 20 mg/mL (gotas), (genérico)*
- *CETOPROFENO (Teuto), fr. de 20 mL com 20 mg/mL (solução oral), (genérico)*
  bisnaga de 30 g com 25 mg/g (gel), (genérico)
- *KETOP (Biobrás), 6 adesivos transdérmicos × 30 mg*
- *PROFENID (Aventis Pharma), 24 cáps. × 50 mg*
  10 supos. × 100 mg
  2 a 6 amp. de 2 mL c/ 100 mg
- *PROFENID ENTÉRICO (Aventis Pharma), 20 comprimidos × 100 mg*
- *PROFENID GEL (Aventis Pharma), bisnaga de 30 g c/ 25 mg/g*
- *PROFENID GOTAS (Aventis Pharma), fr. de 20 mL c/ 20 mg/mL*
- *PROFENID RETARD (Aventis Pharma), 10 comprimidos × 200 mg*

FLURBIPROFENO

Corresponde ao ácido fluormetilbifenilacético.

FARMACODINÂMICA
- antirreumático, anti-inflamatório e antidismenorreico.

FARMACOCINÉTICA
- administrado por via oral, é rapidamente absorvido.
- a ligação a proteínas é alta (99%).
- atinge a concentração máxima (4,4 µg/mL com dose de 100 mg) em 1,5 hora.
- sofre oxidação metabólica no fígado, formando pelo menos três intermediários hidroxilados diferentes no anel fenílico não substituído.
- meia-vida de distribuição: 3 horas.
- meia-vida de eliminação: 5,7 horas.
- atravessa a barreira placentária.
- excretado pelo leite.

21.6 ANTIRREUMÁTICOS

- eliminado completamente, em 24 horas, pela urina, tanto na forma íntegra (20 a 25%) como na de metabólitos, principalmente conjugados com sulfato e glicuronídio.

INDICAÇÕES
- as já citadas.
- alívio de dor leve a moderada.

DOSES
- via oral, adultos, 200 a 300 mg por dia em duas a quatro tomadas; as doses individuais não devem exceder 100 mg; não se recomenda dose acima de 300 mg.

▶ OCUFEN (Allergan), fr. de 5 mL (solução oftálmica)
▶ TARGUS LAT (Abbott), 1 e 2 sachês com 5 adesivos transdérmicos × 40 mg

LOXOPROFENO

É um profármaco, anti-inflamatório não esteroide derivado do ácido fenilpropiônico, possuindo ações anti-inflamatória, analgésica periférica potente e antitérmica. Atua inibindo a cicloxigenase-2 (COX-2) e, em consequência, a produção de prostaglandinas. Possui ação erosiva gástrica menor do que outros anti-inflamatórios não esteroides graças à sua característica farmacocinética como profármaco. Em relação ao cetoprofeno, naproxeno e indometacina, possui ação analgésica cerca de 10 a 20 vezes maior. Comercializado como loxoprofeno sódico.

FARMACODINÂMICA
- anti-inflamatório.

FARMACOCINÉTICA
- após administração oral é rapidamente absorvido.
- sofre pré-eliminação sistêmica.
- sofre biotransformação hepática mediada pela carbonilredutase, formando um metabólito principal, trans-OH e o metabólito cis-OH.
- volume de distribuição de 7,6 L e 47,4 L para o loxoprofeno sob a forma inalterada e para o metabólito trans-OH, respectivamente.
- atinge o pico da concentração plasmática máxima entre 30 e 50 minutos.
- $C_{máx}$ de 5,04 ± 0,27 μg/mL e 0,85 ± 0,02 μg/mL para o metabólito sob a forma inalterada e o metabólito trans-OH, respectivamente.
- meia-vida de cerca de 1 hora e 15 minutos.
- > 90% ligam-se às proteínas plasmáticas.
- excretado pela urina, sob a forma inalterada e de metabólitos. A excreção é completa após cerca de 12 horas.

INDICAÇÕES
- tratamento da artrite reumatoide, osteoartrite, processos inflamatórios osteomusculares.
- como analgésico e anti-inflamatório em pós-operatório de cirurgias.
- como anti-inflamatório e antitérmico em patologias agudas do trato respiratório superior.

DOSES
- 60 mg três vezes ao dia. A dose máxima recomendada é de 180 mg ao dia.

CONTRAINDICAÇÕES
- hipersensibilidade ao loxoprofeno.
- portadores de úlcera péptica gastroduodenal.
- discrasias sanguíneas.
- insuficiência hepática e/ou renal.
- asma brônquica induzida por anti-inflamatórios.
- gravidez e lactação.
- crianças.

PRECAUÇÕES
- vigiar a administração aos pacientes idosos.

EFEITOS ADVERSOS
- cefaleia, sonolência.
- dor abdominal, anorexia, náusea, vômitos, diarreia, constipação, pirose, dispepsia, úlcera péptica.
- erupção cutânea, prurido.
- palpitações, choque.
- leucopenia, trombocitopenia, anemia hemolítica, anemia aplástica.
- síndrome de Stevens-Johnson.
- insuficiência renal aguda, síndrome nefrótica.
- alterações das enzimas hepáticas.

INTERAÇÕES MEDICAMENTOSAS
- pode aumentar o efeito dos anticoagulantes e hipoglicemiantes orais.
- o uso concomitante com fluorquinolônicos pode induzir a convulsão.
- pode reduzir os efeitos de derivados benzotiazínicos.

▶ LOXONIN (Sankyo), 15 e 30 comprimidos × 60 mg

PRANOPROFENO

Corresponde ao ácido metilbenzopiranopiridinoacético. Em nosso meio é disponível apenas na forma de colírio.

FARMACODINÂMICA
- anti-inflamatório, analgésico e antipirético.

INDICAÇÕES
- tratamento de inflamações oculares do segmento externo e anterior.
- tratamento de inflamação pós-operatória.

DOSE
- via tópica, duas gotas em cada olho, 4 vezes ao dia.

▶ DIFEN (Allergan), fr. de 5 mL c/ 1 mg/mL

3. *Derivados de ácidos heteroarilacéticos.* Os disponíveis em nosso meio são: cetorolaco, etodolaco, fentiazaco, glucametacina e indometacina. O cetorolaco está descrito no Capítulo 1, como analgésico.

ETODOLACO

É um derivado do ácido piranoindolacético e está quimicamente relacionado com o grupo da indometacina. É um anti-inflamatório não esteroide. O mecanismo de ação é semelhante ao de outros anti-inflamatórios não esteroides.

FARMACODINÂMICA
- anti-inflamatório.

FARMACOCINÉTICA
- início da ação: 30 minutos.
- atinge o pico da concentração plasmática máxima em 2,7 e 3,7 h.
- pico do efeito entre 1 e 2 h.
- duração do efeito entre 4 e 12 h.
- meia-vida de 6 a 7 h.
- possui atividade uricosúrica.
- diminui a função renal. Com o uso de doses de 500 mg cada 12 horas há recuperação da função renal mesmo antes da administração da próxima dose.

INDICAÇÕES
- tratamento da osteoartrite e para alívio da dor, gota aguda, dismenorreia e dor de outra etiologia que não a reumática, mesmo as vasculares.

DOSES
- por via oral, 400 mg duas, três ou quatro vezes por dia, como dose inicial. De acordo com a resposta clínica, a dose pode ser ajustada para cada caso. Uma dose de manutenção pode variar entre 600 e 1.200 mg por dia. Alguns pacientes respondem bem com uma administração de 400 mg/dia.
- como analgésico, 400 mg/dia inicialmente, seguido de 200 a 400 mg de 6/6 ou de 8/8 h.
- recomenda-se como dose máxima 20 mg/kg/dia para pacientes < 60 kg e 1,2 g para aqueles > 60 kg.

CONTRAINDICAÇÕES
- categoria C da FDA na gravidez.
- lactação.
- crianças.

PRECAUÇÕES
- as já citadas para outros anti-inflamatórios.
- derivados metabólicos do etodolaco podem produzir testes falso-positivos de bilirrubina em exame de urina. Também na determinação de cetonas.

EFEITOS ADVERSOS
- os já citados no grupo de derivados do ácido heteroarilacético.

INTERAÇÕES MEDICAMENTOSAS
- as já citadas para outros anti-inflamatórios.

▶ FLANCOX (Apsen), 30 comprimidos × 300 mg 20 comprimidos × 400 mg

FENTIAZACO

Corresponde a derivado do ácido tiazolacético. É usado nas formas livre e de sal cálcico.

FARMACODINÂMICA
- analgésico, anti-inflamatório e antipirético.

FARMACOCINÉTICA
- administrado por via oral, é rapidamente absorvido.
- atinge concentração plasmática máxima dentro de 60 a 90 minutos.
- a ligação às proteínas plasmáticas do fentiazaco e do seu metabólito é alta (90%).
- meia-vida de eliminação: duas horas e meia a quatro horas e meia.
- sofre hidroxilação metabólica rápida.
- excretado, sobretudo na forma de metabólitos, essencialmente pela bile; a eliminação pela urina (20% da dose administrada) se faz na forma de hidroxifentiazaco livre e conjugado.

DOSES
- via oral, adultos, 100 a 200 mg três vezes por dia, durante as refeições.

CONTRAINDICAÇÕES
- as já citadas.
- menores de 15 anos.

INTERAÇÕES MEDICAMENTOSAS
- as já citadas.
- ticlopidina pode aumentar a atividade antiagregante plaquetária.

▶ *ATILAN (Zambon), 20 drág.* × *100 e 200 mg*

GLUCAMETACINA

Corresponde à glicosamida da indometacina. É, pois, profármaco desta, tendo, portanto, propriedades análogas às da indometacina.

É usada na forma de monoidrato, na dose de 140 mg três vezes ao dia.

▶ *TEOREMIN 140 (Aché), 18 cáps.* × *140 mg*

INDOMETACINA

Corresponde a derivado do ácido indolacético.

É o fármaco de escolha em espondilite anquilosante. Para outras indicações (com exceção da síndrome de Bartter), é recomendada apenas para os pacientes que não respondem a agentes anti-inflamatórios não esteroides menos tóxicos.

A indometacina também é utilizada para tratamento do fechamento do ducto arterial (Persistência do Canal Arterial) em prematuros.

FARMACODINÂMICA
- analgésico, anti-inflamatório e antipirético.

FARMACOCINÉTICA
- é rápida e quase completamente (90%) absorvida após administração oral; a presença de alimento retarda a absorção, mas não a extensão desta.
- a ligação às proteínas plasmáticas é alta (cerca de 90%).
- o início de ação antigotosa se dá em 2 a 4 horas.
- atinge o efeito máximo em 2 a 5 dias.
- sofre biotransformação hepática por desmetilação, desacetilação e conjugação.
- meia-vida: 5 a 10 horas.
- atinge a concentração sérica máxima (0,8-2,5 µg/mL com dose de 25 mg e 2,5-4 µg/mL com dose de 50 mg) em 0,5 a 2 horas.
- atravessa a barreira placentária.
- excretada pelo leite.
- eliminada principalmente (cerca de 60%) pela urina (10 a 20% na forma inalterada) e o resto (33%) pelas fezes (15% na forma inalterada).

INDICAÇÕES
- as já citadas.
- tratamento de artrite gotosa aguda, das complicações reumáticas associadas com doença óssea de Paget, da condrocalcinose, da doença de Reiter, da síndrome de Bartter.
- profilaxia e tratamento de cefaleia vascular.
- alívio da dor, febre e inflamação associadas com pericardite.
- fechamento do ducto arterial na Persistência do Canal Arterial.

DOSES
- via oral, adultos, inicialmente 25 mg duas ou três vezes por dia; se for tolerada, a dose pode ser aumentada por 25 ou 50 mg a intervalos semanais até atingir o máximo de 150 a 200 mg por dia. A indometacina deve ser administrada após as refeições ou com alimento ou um antiácido para reduzir a irritação gastrintestinal.
- supositórios, adultos, 50 mg quatro vezes por dia; crianças, 1,5 a 2,5 mg/kg/dia, dividida em 3 ou 4 tomadas. Para garantir absorção máxima, o supositório deve ser retido pelo menos uma hora depois da inserção.
- no tratamento da Persistência do Canal Arterial, em prematuros com menos de 48 h de vida: 1ª dose 0,2 mg/kg, via oral, seguida de 2 doses de 0,1 mg/kg cada 12 h; prematuros de 2-7 dias: 1ª dose de 0,2 mg/kg seguida de 2 doses iguais à primeira cada 12 h; prematuros acima de 7 dias: 1ª dose de 0,2 mg/kg seguida de 2 doses de 0,25 mg/kg cada 12 h.

CONTRAINDICAÇÕES
- as já arroladas.
- menores de 14 anos.
- para tratamento da Persistência do Canal Arterial: ureia > 30 mg/dL, creatinina plasmática > 1,8 mg/dL, diurese < 60 mL/kg/h, plaquetas < 60.000/mm^3, sangramento clínico, suspeita de enterocolite necrotizante.

EFEITOS ADVERSOS
- os já citados, especialmente os seguintes: oligúria, sangramento, enterocolite necrotizante, perfuração intestinal.

INTERAÇÕES MEDICAMENTOSAS
- as já citadas.
- potencializa os efeitos de anticoagulantes cumarínicos ou indandiônicos, heparina ou agentes trombolíticos.
- bloqueia o aumento da atividade da renina plasmática induzida por bumetanida, furosemida ou indapamida.
- pode causar morte aos que tomam infusões de metotrexato.
- inibe competitivamente a glicuronidação hepática e aumenta a depuração da zidovudina, potencializando a toxicidade desta.
- o ácido acetilsalicílico diminui sua biodisponibilidade.
- aminoglicosídios ou glicósidos digitálicos diminuem sua depuração renal.
- diflunisal causa hemorragia gastrintestinal fatal.
- diuréticos poupadores de potássio aumentam o risco de hiperpotassemia.
- probenecida diminui sua depuração renal e biliar e aumenta sua concentração plasmática.

▶ *AGILISIN (Sankyo), fr. de 50 mL (aerossol)*
▶ *INDOCID (Aspen), 30 cáps.* × *25 e 50 mg*
▶ *INDOCID COLÍRIO (Merck Sharp & Dohme), fr. de 5 mL com 10 mg/mL*

▶ Fenamatos

São derivados do ácido antranílico. Os disponíveis em nosso meio são o ácido flufenâmico, comercializado apenas em associação com outros fármacos (*MOBILISIN COMPOSTO, Luitpold*), o ácido tolfenâmico e o etofenamato.

ÁCIDO TOLFENÂMICO

Corresponde ao ácido *N*-(3-cloro-*o*-tolil)-antranílico. É tão eficaz quanto a ergotamina em reduzir a intensidade e duração dos ataques enxaquecosos e tem menos efeitos adversos. Na dose de 300 mg seu efeito profilático da enxaqueca equivale ao de 120 mg de propranolol diariamente. É inibidor potente da prostaglandina sintetase, pelo menos tão eficaz quanto a indometacina e, portanto, inibe a síntese de prostaglandinas. Bloqueia também os receptores destas.

FARMACODINÂMICA
- analgésico, anti-inflamatório e antipirético.

FARMACOCINÉTICA
- administrado por via oral, é quase completamente absorvido do trato gastrintestinal.
- atinge a concentração plasmática máxima em cerca de 2 a 8 horas.
- a ligação às proteínas é muito alta (99%).
- sofre biotransformação hepática e tanto o fármaco matriz quanto os metabólitos são conjugados ao ácido glicurônico.
- meia-vida: cerca de 2 horas.
- excretado principalmente (90%) pela urina na forma de conjugados e parcialmente (10%) pelas fezes.

INDICAÇÕES
- tratamento de distúrbios inflamatórios e reumáticos.
- profilaxia e tratamento de enxaqueca.

DOSES
- via oral, adultos, 200 mg três vezes ao dia.

CONTRAINDICAÇÕES
- gravidez.
- úlcera péptica ativa.
- insuficiência renal.
- insuficiência hepática.
- crianças.

PRECAUÇÕES
- deve ser usado com cautela em pacientes com história de úlcera gastrintestinal e funções renal e hepática reduzidas.

EFEITOS ADVERSOS
- náusea, vômito, diarreia, dor gástrica, dispepsia.
- prurido, urticária, exantema, eritema.
- disúria leve sob a forma de ardência, que diminui com o aumento de ingestão de líquidos.
- cefaleia, vertigem, euforia, tremor, dispneia, fadiga, broncoespasmo, infiltração pulmonar, crise asmática.
- anemia hemolítica, leucopenia, trombocitopenia.
- distúrbios reversíveis da função hepática e hepatite tóxica.
- sudorese, rubor, eczema, edema.
- hematúria, úlcera gástrica, úlcera esofágica, icterícia.
- amnésia, distúrbios menstruais, hipertonia, hiperestesia.
- dor torácica, febre, perda de peso, alergia.

INTERAÇÕES MEDICAMENTOSAS
- potencializa a ação dos anticoagulantes.
- reduz o efeito dos diuréticos de alça.

▶ *FENAMIC (Enila), 10 comprimidos* × *200 mg*

ETOFENAMATO

Este antranilato tem cadeia lateral longa e o grupo trifluormetila ligado ao átomo de nitrogênio. É analgésico e anti-inflamatório tópico.

É utilizado no alívio de dor reumática e muscular.

▶ BAYRO GEL (Bayer), bisnaga com 40 g de gel

▶ Oxicams

São carboxamidas heterocíclicas derivadas do dióxido de 4-hidroxitiazina. Embora sua estrutura não contenha ácido carboxílico, eles são compostos de ácidos devido ao substituinte 4-hidroxienólico.

Os disponíveis no Brasil são lornoxicam, meloxicam, piroxicam e tenoxicam.

LORNOXICAM

É um anti-inflamatório não esteroide da classe dos oxicams. Sua ação anti-inflamatória resulta da inibição da ciclo-oxigenase e da síntese de prostaglandina com a consequente dessensibilização dos nociceptores periféricos. Apresenta, ainda, propriedades analgésicas. Não tem efeitos sobre a temperatura do corpo, a frequência cardíaca e a respiratória ou sobre a pressão arterial sistêmica. Seu nome químico é (36)-6-cloro-3-[hidroxi(piridin-2-ilamino)metileno]-2-metil-2,3-di-hidro-4H-tieno[2,3-e][1,2]tiazin-4-ona 1,1-dióxido.

FARMACODINÂMICA
- anti-inflamatório.

FARMACOCINÉTICA
- após administração oral, sofre rápida absorção do trato gastrintestinal.
- alcança a concentração plasmática máxima entre 1 e 2 h. A administração com alimentos reduz a $C_{máx}$ em cerca de 30%, aumenta o $T_{máx}$ de 1,5 a 2,3 h e reduz sua absorção em até 20%.
- biodisponibilidade de 90 a 100%.
- meia-vida de 3 a 4 h.
- 99% ligam-se às proteínas plasmáticas.
- sofre biotransformação hepática extensa por meio de hidroxilação e é mediada pela isoenzima CYP2C9, formando um metabólito inativo, o 5-hidroxilornoxicam.
- 50% eliminados pelas fezes e 42% pelos rins, principalmente como 5-hidroxilornoxicam. Dois terços sofrem eliminação hepática.
- a sua depuração encontra-se reduzida em 30 a 40% em > 65 anos de idade.
- em pacientes com doença hepática crônica, sofre acúmulo em tratamento com duração > 7 dias com doses diárias de 12 e 16 mg.

INDICAÇÕES
- como analgésico e anti-inflamatório na osteoartrite e na artrite reumatoide.

DOSES
- como analgésico, 8 a 16 mg divididos em 2 ou 3 doses. A dose máxima recomendada é de 16 mg/dia.
- na osteoartrite e na artrite reumatoide, iniciar com 12 mg/dia em 2 ou 3 doses. A dose máxima recomendada é de 12 mg/dia.
- em caso de insuficiência renal ou hepática moderada, a dose máxima recomendada é de 12 mg dividida em 2 ou 3 administrações.

CONTRAINDICAÇÕES
- hipersensibilidade ao fármaco.
- trombocitopenia.
- insuficiência cardíaca congestiva grave.
- hemorragia, incluindo gastrintestinal e cerebrovascular.
- antecedente de úlcera péptica, hemorragia gastrintestinal ou perfuração relacionadas com o uso prévio de anti-inflamatórios não esteroides.
- insuficiência renal ou hepática grave.
- até o terceiro trimestre da gravidez.
- lactação.
- < 18 anos de idade.
- uso concomitante com anti-inflamatórios não esteroides.

PRECAUÇÕES
- administrar com cuidado nos portadores de insuficiência renal leve a moderada.
- Atenção para a administração aos pacientes com distúrbios da coagulação em vigilâncias clínica e laboratorial.
- em caso de insuficiência hepática, realizar avaliação laboratorial regular.
- realizar exames hematológicos, provas de funções hepática e renal em tratamento > 3 meses.
- Atenção para as funções hepática e renal em > 65 anos de idade.

EFEITOS ADVERSOS
- náuseas, dor abdominal, dispepsia, diarreia, vômito, constipação intestinal, flatulência, eructação, boca seca, úlcera gástrica, úlcera duodenal, ulceração da boca, melena, hematêmese, estomatite, esofagite, disfagia, glossite.
- reações de hipersensibilidade.
- anemia, trombocitopenia, leucopenia, equimose, aumento do tempo de sangramento.
- anorexia, perda de peso.
- insônia, depressão, confusão, nervosismo, agitação.
- cefaleia, tontura, sonolência, parestesia, disgeusia, tremor, enxaqueca.
- conjuntivite, distúrbios visuais.
- tinito, desmaio.
- taquicardia, palpitações, edema, insuficiência cardíaca.
- hipertensão arterial sistêmica, hemorragia, hematoma, edema.
- aumentos de ALT e AST.
- exantema, prurido, hiper-hidrose, urticária, alopecia, dermatite, púrpura, síndrome de Stevens-Johnson, necrólise epidérmica tóxica.
- artralgia, dor óssea, espasmos musculares, mialgia.
- noctúria, afecções da micção, hiperuricemia e aumento da creatinina sérica.

INTERAÇÕES MEDICAMENTOSAS
- cimetidina aumenta a concentração plasmática do lornoxicam.
- anti-inflamatórios não esteroides podem aumentar os efeitos dos anticoagulantes.
- diminui o efeito da fenprocumona, dos inibidores da ECA, dos diuréticos tiazídicos e os de alça.
- diminui a eficácia dos betabloqueadores.
- reduz a depuração da digoxina.
- o uso concomitante com corticosteroides aumenta o risco de ulceração gastrintestinal ou hemorragia.
- o uso concomitante com quinolona aumenta o risco de convulsões.
- antiadesivos plaquetários, outros anti-inflamatórios não esteroides e inibidores da recaptação da serotonina aumentam o risco de hemorragia.
- aumenta as concentrações plasmáticas do metotrexato.
- pode aumentar a concentração plasmática de lítio.
- aumenta a concentração plasmática de ciclosporina.
- sulfonilureias aumentam o risco de hipoglicemia.
- indutores e inibidores da CYP2C9 apresentam interações com o lornoxicam.
- o uso com tacrolimo aumenta o risco de nefrotoxicidade.

▶ XEFO (Biolab), 20 comprimidos × 8 mg

MELOXICAM

Corresponde ao dióxido de derivado da 4-hidroxibenzotiazinacarboxamida com a estrutura química 4-hidroxi-2-metil-N-(5-metil-2-tiazolil)-2H-1,2-benzotiazina-3-carboxamida-1,1-dióxido. Possui maior atividade inibitória da ciclo-oxigenase (COX-2) em comparação com o diclofenaco, ibuprofeno, naproxeno, indometacina, piroxicam e nimessulida, cuja ação relaciona-se mais com a COX-1. É mais potente que outros anti-inflamatórios.

FARMACOCINÉTICA
- é quase totalmente absorvido por via oral.
- atinge concentrações plasmáticas máximas após 5-6 horas.
- ligação à albumina maior que 99%.
- biodisponibilidade oral de 89%.
- início de ação ocorre antes do $T_{máx}$.
- biotransformação quase completa.
- eliminação via renal e pelas fezes, sendo que menos de 0,25% de forma inalterada pela urina e 1,6% nas fezes.
- depuração renal de 0,42-0,48 L/h.
- meia-vida de eliminação de ± 20 horas.
- atinge concentrações estáveis após 3-5 dias.

INDICAÇÕES
- potente anti-inflamatório e analgésico.
- tratamento sintomático de osteoartrose, artrite reumatoide, osteoartrites.

DOSES
- osteoartrite: 7,5 mg uma vez ao dia.
- artrite reumatoide: 15 mg uma vez ao dia. De acordo com a resposta terapêutica, a dose pode ser reduzida para a metade.

CONTRAINDICAÇÕES
- hipersensibilidade ao meloxicam.
- gravidez e lactação.
- úlcera péptica.
- insuficiências hepática e renal graves.
- pacientes que tenham apresentado asma, pólipos nasais ou urticária após o uso de ácido acetilsalicílico ou outros anti-inflamatórios não esteroides.
- crianças e adolescentes menores de 15 anos.

PRECAUÇÕES
- afecções do trato gastrintestinal superior. Interromper o tratamento se ocorrerem úlcera péptica,

sangramento gastroduodenal, reações cutâneo-mucosas.
- menor tolerabilidade em idosos, debilitados ou desnutridos.
- em pacientes com insuficiência renal leve a moderada não há efeito relevante na dose de 7,5 mg ao dia.

Efeitos Adversos
- náusea e dispepsia (efeitos gastrintestinais menores que outros anti-inflamatórios).
- colite.
- prurido, erupção cutânea.
- tonturas, cefaleia.
- edemas.
- anemia.
- asma.
- são raras as alterações na função renal.

Interações Medicamentosas
- não interage com digoxina, metotrexato, furosemida, cimetidina, antiácidos, aspirina, varfarina.
- vigilância quando administrado em associação com lítio.
- em doses muito elevadas (> 4 mg/kg) intensifica o aumento no tempo de protrombina causado pela femprocumona, em ratos.

▶ BIOFLAC (Cristália), 10 comprimidos × 7,5 e 15 mg
  amp. de 1,5 mL com 15 mg
▶ INICOX (Farmoquímica), 10 comprimidos × 15 mg
▶ INICOX DP (Farmoquímica), 5 comprimidos × 15 mg
▶ LEUTROL (Abbott), 10 comprimidos × 7,5 e 15 mg
  5 fr.-amp. de 1,5 mL × 15 mg
▶ LOXAM (Neo-Química), 10 comprimidos × 7,5 mg
▶ LOXIFLAN (Farmasa), 10 comprimidos × 7,5 mg
▶ MELOTEC (EMS), 10 comprimidos × 7,5 e 15 mg
▶ MELOXICAM (Ativus), 5 amp. de 1,5 mL com 10 mg/mL (genérico)
▶ MELOXICAM (Biosintética), 10 comprimidos × 7,5 e 15 mg (genérico)
▶ MELOXICAM (EMS), 10 comprimidos × 7,5 e 15 mg (genérico)
▶ MELOXICAM (Eurofarma), 10 comprimidos × 7,5 e 15 mg (genérico)
  5 amp. com 1,5 mL × 15 mg (injetável) (genérico)
▶ MELOXICAM (Eurog./Legrand), 10 comprimidos × 7,5 e 15 mg (genérico)
▶ MELOXICAM (Farmasa), 5 amp. de 1,5 mL com 10 mg/mL (genérico)
▶ MELOXICAM (Germed), 10 comprimidos × 7,5 e 15 mg (genérico)
▶ MELOXICAM (Medley), 10 comprimidos × 7,5 e 15 mg (genérico)
▶ MELOXICAM (Merck), 10 comprimidos × 7,5 e 15 mg (genérico)
▶ MELOXICAM (Neo-Química), 10 comprimidos × 15 mg (genérico)
▶ MELOXICAM (Ranbaxy), 10 comprimidos × 7,5 e 15 mg (genérico)
▶ MELOXICAM (Zydus), 10 comprimidos × 7,5 e 15 mg (genérico)
▶ MELOXIL (Ativus), 10 comprimidos × 7,5 e 15 mg
▶ MEVAMOX (Teuto-Brasileiro), 10 comprimidos × 7,5 mg
▶ MOVATEC (Boehringer), 10 comprimidos × 7,5 e 15 mg
  cx. com 5 amp. de 1,5 mL × 15 mg

PIROXICAM

Corresponde ao dióxido de derivado da 4-hidroxibenzotiazinacarboxamida.

É disponível também na forma de complexo de inclusão com a betaciclodextrina. O complexo betaciclodextrina-piroxicam, por ter solubilidade maior, pode ter início de ação mais rápido.

Farmacodinâmica
- analgésico, anti-inflamatório e antipirético.

Farmacocinética
- administrado por via oral, é rapidamente absorvido.
- a ligação às proteínas é alta (99%).
- atinge os níveis plasmáticos máximos em 3 a 5 horas.
- início de ação: 2 a 4 horas.
- duração da ação: 24 horas.
- atinge o estado de equilíbrio dinâmico (3 a 5 μg/mL) em 7 a 12 dias com dose de 20 mg por dia.
- com uma única dose de 20 mg atinge a concentração máxima de 1,5 a 2 μg/mL.
- excretado pelo leite.
- sofre biotransformação hepática extensa, principalmente por hidroxilação e conjugação subsequente com ácido glicurônico.
- meia-vida de eliminação média: 50 horas (faixa de 30 a 86 horas).
- volume aparente de distribuição: 0,12 a 0,14 L/kg.
- excretado pelas vias urinária (66%, menos de 5% na forma inalterada) e biliar (33%).

Indicações
- tratamento de artrite gotosa aguda, artrite reumatoide, condrocalcinose, espondilite anquilosante, inflamação não reumática, osteoartrite.

Doses
- via oral, adultos, 20 mg por dia como dose única ou em tomadas divididas; não se determinou a dose para crianças.

Contraindicações
- hipersensibilidade aos oxicams.
- gravidez.
- lactação.
- menores de 18 anos.
- úlcera péptica; hemorragia gastrintestinal intensa.
- pacientes que desenvolveram asma, pólipo nasal, angioedema ou urticária induzidos por ácido acetilsalicílico ou outros anti-inflamatórios não esteroides.
- supositório não deve ser usado em pacientes com lesões inflamatórias do reto e do ânus, ou pacientes com história recente de sangramento anal ou retal.

Precauções
- como diminuem os níveis de hemoglobina e hematócrito, estes devem ser determinados periodicamente.
- inibe a agregação plaquetária e prolonga o tempo de sangramento.
- deve ser usado com cautela em pacientes com insuficiência cardíaca, hipertensão ou outros quadros clínicos que predispõem à retenção de líquido, bem como em pacientes com insuficiência renal.

Efeitos Adversos
- dor e desconforto abdominais, estomatite, constipação, diarreia, anorexia, indigestão.
- sangramento gastrintestinal, perfuração e úlcera.
- edema, principalmente do tornozelo.
- anemia aplástica.
- pancreatite.
- insuficiência cardíaca, infarto do miocárdio.
- dermatite esfoliativa, pênfigo vulgar fatal, eritema multiforme, fotossensibilidade.

Interações Medicamentosas
- as mesmas dos derivados do ácido arilacético.
- pode potencializar os efeitos de anticoagulantes cumarínicos ou indandiônicos, heparina ou agentes trombolíticos.
- o ácido acetilsalicílico diminui sua biodisponibilidade.

▶ ANARTRIT (Q.I.F.), 12 cáps. × 10 e 20 mg
▶ FELDENE (Pfizer), 10 e 15 cáps. × 20 mg
  10 comp. de dissolução instantânea × 20 mg
  10 comp. sublinguais × 20 mg
  10 supos. × 20 mg
  2 amp. de 2 mL c/ 40 mg
  bisnaga de 30 g c/ 5 mg/g (gel 0,5%)
▶ FELDOX (Farmion), 15 cáps. × 10 mg
  8 e 15 cáps. × 20 mg
  6 supos. × 30 mg
  fr. de 10 mL c/ 9 mg/mL (gotas)
▶ FELNAN (EMS), 12 e 15 cáps. × 20 mg
▶ FLAMOSTAT (Honorterápica), 12 cáps. × 20 mg
  fr. de 10 mL c/ 10 mg/mL (gotas)
▶ FLOGOXEN (Medley), 15 cáps. × 10 e 20 mg
  fr. de 10 mL c/ 9 mg/mL (gotas)
▶ INFLAMENE (Farmalab-Chiesi), 8 e 15 cáps. × 20 mg
  10 supos. × 30 mg
  fr. de 10 mL c/ 9 mg/mL (gotas)
▶ INFLAMENE CREME (Farmalab-Chiesi), bisnaga de 50 g c/ 0,50 g/50 g
▶ INFLANAN (Marjan), 16 cáps. × 10 e 20 mg
  fr. de 15 mL c/ 10 mg/mL (gotas)
▶ INFLANAN CREME (Marjan), bisnaga de 30 g
▶ INFLANOX (Farmacoquímica), 8 e 15 cáps. × 20 mg
  fr. de 10 mL c/ 9 mg/mL
▶ INFLAX (Ativus), 8 a 16 cáps. × 20 mg
  16 cáps. × 10 mg
  fr. de 10 mL c/ 10 mg/mL (gotas)
▶ LISEDEMA (Climax), 15 cáps. × 10 e 20 mg
▶ PIROXENE (Sintofarma), 15 comprimidos revestidos × 10 mg
  8 cáps. ou comprimidos revestidos × 20 mg
  fr. de 10 mL c/ 10 mg/mL (gotas)
▶ PIROXICAM (Abbott), 20 cáps. × 20 mg
▶ PIROXICAM (Apotex), 10 e 15 cáps. × 20 mg (genérico)
▶ PIROXICAM (Ativus), bisnagas de 30 g com 5 mg/g (gel), (genérico)
  2 amp. de 2 mL com 20 mg/mL (solução injetável), (genérico)
▶ PIROXICAM (Biosintética), 15 cáps. × 20 mg (genérico)
▶ PIROXICAM (Elofar), 16 cáps. × 20 mg
  fr. de 10 mL c/ 9 mg/mL (gotas)
▶ PIROXICAM (EMS), 10 e 15 comprimidos × 20 mg (genérico)
▶ PIROXICAM (Eurog./Legrand), bisnagas de 30 g com 0,5 mg/g (gel), (genérico)
▶ PIROXICAM (Germed), 10 e 15 cáps. × 20 mg (genérico)
  bisnagas de 30 g c/ 5 mg/g (gel), (genérico)
▶ PIROXICAM (Green Pharma), 10 e 100 cáps. × 10 e 20 mg
▶ PIROXICAM (Hexal), 10 comprimidos × 20 mg (genérico)
▶ PIROXICAM (Merck), 20 cáps. × 20 mg (genérico)
▶ PIROXICAM (Neo-Química), 10 e 15 cáps. × 20 mg (genérico)
▶ PIROXICAM (Prodotti), 10 cáps. × 10 e 20 mg

21.10 ANTIRREUMÁTICOS

- PIROXICAM (Ranbaxy), 10 cáps. × 20 mg (genérico)
  bisnagas de 30 g c/ 5 mg/g (gel), (genérico)
- PIROXICAM (Teuto-Brasileiro), 15 cáps. × 10 e 20 mg
  fr. de 15 mL c/ 10 mg/mL (gotas)
- PIROXICAM CREME (Teuto-Brasileiro), bisnaga de 30 g
- PIROXIFLAM (Sankyo), 15 cáps. × 10 e 20 mg
  10 supos. × 30 mg
  fr. de 10 mL c/ 10 mg/mL (gotas)
- PIROXIL (Sanval), 10 cáps. × 10 e 20 mg
- PIROXIPLUS (Hebron), 8 cáps. × 20 mg

BETACICLODEXTRINA-PIROXICAM

- BREXIN (Gross), 5 comprimidos × 20 mg (de piroxicam)
  5 supos. × 20 mg
  10 envelopes de pó c/ 20 mg/envelope
- CICLADOL (Pharmacia Brasil), 5 comprimidos × 20 mg
- FLOGENE (Aché), 5 e 10 cáps. × 20 mg
  fr. de 20 mL × 10 mg/mL (gotas)

TENOXICAM

Corresponde ao dióxido de derivado de 4-hidroxitienotiazinacarboxamida. É, pois, isóstero do piroxicam. Consequentemente, apresenta propriedades semelhantes.

Farmacocinética
- após administração oral, é totalmente absorvido.
- atinge concentrações plasmáticas máximas dentro de duas horas.
- a ligação às albuminas séricas é alta (mais de 99%).
- com doses de 20 mg por dia, atinge o estado de equilíbrio dinâmico (10 a 15 μg/mL) dentro de 10 a 15 dias.
- sofre biotransformação quase completa.
- meia-vida de eliminação média: 72 horas (faixa 42 a 98 horas).
- excretado pelas vias urinárias (até dois terços da dose, principalmente na forma de metabólito inativo) e biliar (sobretudo na forma de conjugado glicurônico).

Doses
- via oral, adultos, 20 mg uma vez ao dia.
- vias intramuscular ou intravenosa, 20 mg uma vez ao dia.
- via retal, um supositório de 20 mg uma vez ao dia.

- INFLAGEL (EMS), 10 comprimidos × 20 mg
  5 supositórios × 20 mg
- LEGIL (Millet Roux), 10 comprimidos × 20 mg
- TENOTEC (Aché), 10 comprimidos × 20 mg
- TENOXEN (Biosintética), 5 e 10 comprimidos × 20 mg
  10 supos. × 20 mg
- TENOXICAM (Apotex), 10 comprimidos × 20 mg (genérico)
- TENOXICAM (EMS), 10 comprimidos × 20 mg (genérico)
- TENOXICAM (Eurofarma), 5 e 50 fr.-amp. com 2 mL de diluente × 20 mg (genérico)
- TENOXICAM (Neo-Química), 10 comprimidos × 20 mg
- TENOXICAM (Ranbaxy), 10 comprimidos × 20 mg (genérico)
- TENOXIL (Medquímica), 10 comprimidos × 20 mg
- TILATIL (Roche), 10 comprimidos × 20 mg
  5 fr.-amp. × 20 mg
  5 supositórios × 20 mg
  6 envelopes × 20 mg (granulado)
  cx. com 5 amp. × 40 mg

▶ Outros compostos ácidos

Os comercializados em nosso meio são ácido hialurônico, hilano GF-20 e nimessulida.

ÁCIDO HIALURÔNICO

Trata-se de polímero natural da classe dos glicosaminoglicanos (mucopolissacarídios ácidos). É componente importante de todas as matrizes extracelulares e está presente em concentração particularmente elevada nas cartilagens e no líquido sinovial.

O princípio ativo utilizado em especialidades farmacêuticas é uma fração do ácido hialurônico de alto peso molecular, com alto grau de pureza e de definição molecular. A infiltração deste na articulação artrósica acarreta a normalização da fluidez ou viscoelasticidade do líquido sinovial e a ativação do processo de regeneração tecidual da cartilagem articular. Isso resulta no equilíbrio funcional da articulação.

É usado na forma de sal sódico.

Farmacodinâmica
- agente viscoelástico e antiartrósico.

Farmacocinética
- administrado parenteralmente, sofre metabolismo fisiológico, integrando-se nas vias metabólicas comuns das hexoses.
- distribui-se rapidamente nos tecidos articulares e ali permanece vários dias.
- atinge a concentração máxima no líquido sinovial.
- excretado principalmente pela urina.

Indicações
- tratamento de doenças degenerativas das articulações.
- adjuvante em cirurgias ortopédicas.

Doses
- via intra-articular, 20 mg uma vez por semana, durante cinco semanas.

Contraindicações
- hipersensibilidade ao ácido hialurônico.
- hepatopatia grave.

Precauções
- a infiltração intra-articular deve ser feita observando as normas técnicas e de assepsia necessárias.

Efeitos adversos
- dor no local da infiltração.

- POLIREUMIN (TRB Pharma), fr.-amp. de 2 mL com 20 mg
- SUPRAHYAL (Zodiac), 1 seringa pré-enchida de 2,5 mL com 25 mg
- SUPRATLYAL (Zodiac), 1 e 5 seringas pré-enchidas de 2,5 mL com 25 mg

HILANO GF-20

O hilano GF-20 é um derivado do ácido hialurônico, proveniente da combinação do hilano A e do hilano B e usado para o tratamento da dor na osteoartrose do joelho nos pacientes que não responderam a outras terapêuticas. A duração do efeito terapêutico é de 12 a 26 semanas. Sua viscoelasticidade é superior à do ácido hialurônico. O mecanismo de ação não é totalmente conhecido, mas promove seu efeito terapêutico através da viscossuplementação, protegendo as células da cartilagem contra danos físicos e químicos.

Farmacodinâmica
- agente viscoelástico, analgésico e antiartrósico.

Farmacocinética
- é eliminado pelo organismo pelas mesmas vias que o ácido hialurônico.

Indicações
- para tratamento da dor associada com a osteoartrose do joelho, como um substituto temporário e suplemento para o líquido sinovial.

Doses
- 16 mg, intra-articular, por três aplicações consecutivas com intervalo de uma semana. A dose máxima recomendada é de seis injeções no período de seis meses com intervalo mínimo de 4 semanas entre cada série de tratamento.

Contraindicações
- hipersensibilidade ao hilano GF.
- gravidez e lactação.
- crianças.
- idosos.
- na presença de estase venosa ou linfática da perna, grande derrame intra-articular, em articulações infeccionadas ou com inflamação grave.
- doença dermatológica.

Precauções
- pacientes com hipersensibilidade ao ácido hialurônico e proteínas de aves podem apresentar hipersensibilidade cruzada.

Efeitos adversos
- problemas respiratórios.
- dermatite, prurido, exantema.
- edema do joelho, dor no local da injeção.

Interações medicamentosas
- preparações dermatológicas contendo sais de amônio podem causar precipitação do ácido hialurônico.
- não injetar concomitantemente anestésicos ou outros medicamentos, pois pode produzir diluição do hilano GF.

- SYNVISC (Novartis), cx. com 1 seringa de 2 mL para uso intra-articular × 8 mg/mL

NIMESSULIDA

Corresponde à nitrofenoxifenimetanossulfonamida. É disponível também na forma de complexo de inclusão com a betaciclodextrina.

Farmacodinâmica
- analgésico, anti-inflamatório e antipirético.

FARMACOCINÉTICA
- administrada por via oral, é bem absorvida pelo trato gastrintestinal.
- atinge o pico plasmático de 4,5 µg/mL em uma a duas horas.
- meia-vida plasmática: 2 a 3 horas.
- duração da ação: 6 a 8 horas.
- excretada principalmente (73%) pela urina e parte menor (24%) pelas fezes; cerca de 98% da dose são eliminados em 24 horas.

INDICAÇÕES
- tratamento de estados flogísticos dolorosos e não dolorosos, acompanhados ou não por febre, inclusive os relacionados ao aparelho osteoarticular.

DOSES
- via oral, adultos, 50 a 100 mg duas vezes ao dia, após as refeições.

CONTRAINDICAÇÕES
- hipersensibilidade à nimessulida e a outros anti-inflamatórios não esteroides.
- gravidez.
- lactação.
- hemorragia gastrintestinal.
- úlcera duodenal em fase ativa.
- disfunções hepática ou renal graves.

PRECAUÇÕES
- deve ser administrada com cautela a pacientes com histórico de doenças hemorrágicas, portadores de afecções do trato gastrintestinal superior e em pacientes sob tratamento com anticoagulantes e outros fármacos inibidores da agregação plaquetária.
- pacientes em tratamento com fármacos de limitada tolerabilidade gástrica devem ser submetidos a rigoroso controle médico.
- deve-se suspender o tratamento e proceder a exame oftalmológico caso ocorram perturbações visuais em pacientes que apresentam histórico de alterações oculares devidas a outros fármacos anti-inflamatórios não esteroides.
- nos pacientes com insuficiência renal é necessário reduzir a dose.
- pacientes idosos devem usar de cautela ao tomar o fármaco.

EFEITOS ADVERSOS
- febre, náuseas, gastralgias.
- cefaleia, sonolência, vertigem, ulcerações pépticas, sangramento gastrintestinal.
- alteração importante da função hepática.
- erupções cutâneas do tipo alérgico.

INTERAÇÕES MEDICAMENTOSAS
- álcool e outros irritantes da mucosa gástrica podem aumentar os respectivos potenciais gastrolesivos.
- anticoagulantes orais aumentam o risco de hemorragias gastrintestinais.

▶ ANTIFLOGIL (Farmasa), 12 comprimidos × 100 mg
fr. de 15 mL c/ 50 mg/mL (gotas)
▶ DEFLOGEN (Biolab Sanus), 8 e 15 comprimidos × 100 mg
fr. de 60 mL c/ 50 mg/5 mL (suspensão)
▶ DELTAFLAN (Delta), 12 comprimidos × 100 mg
fr. de 60 mL c/ 50 mg/5 mL (suspensão)
▶ FASULIDE (Bunker), 12 comprimidos × 100 mg
fr. de 60 mL c/ 50 mg/5 mL (suspensão)
fr. de 15 mL c/ 50 mg/mL (gotas)
▶ FLOGILID (Luper), 12 comprimidos × 100 mg
fr. de 60 mL c/ 10 mg/mL (suspensão)
fr. de 15 mL c/ 50 mg/mL (gotas)
▶ FLOGIN-PED (Stiefel), fr. c/ 15 mL × 50 mg/mL (gotas)
▶ LEGRAND NIMESULIDE (Legrand), 12 comprimidos × 100 mg
fr. de 15 mL c/ 50 mg/mL (gotas)
▶ LIDAFLAN (Biochímico), 12 comprimidos × 100 mg
fr. de 60 mL c/ 50 mg/mL (suspensão)
fr. de 15 mL c/ 50 mg/mL (gotas)
▶ NEOSULIDA (Neo-Química), 12 comprimidos × 100 mg
fr. de 15 mL c/ 50 mg/mL (gotas)
▶ NIMEFLAN (Infabra), 12 comprimidos × 100 mg
fr. de 60 mL × 50 mg/5 mL (suspensão oral)
fr. de 15 mL × 50 mg (gotas)
▶ NIMESILAN (Sigma Pharma), 12 comprimidos × 100 mg
fr. de 15 mL × 2,5 mg/gota (gotas)
▶ NIMESULIDA (Abbott), 12 comprimidos × 100 mg
▶ NIMESULIDA (Brainfarma), 12 comprimidos × 100 mg (genérico)
▶ NIMESULIDA (Cristália), fr. de 15 mL c/ 50 mg/mL (suspensão), (genérico)
▶ NIMESULIDA (EMS), 12 comprimidos × 100 mg (genérico)
fr. de 15 mL com 50 mg/mL (genérico)
▶ NIMESULIDA (Eurofarma), fr. de 15 mL com 50 mg/mL (suspensão oral), (genérico)
▶ NIMESULIDA (Farmasa), 12 comprimidos × 100 mg (genérico)
▶ NIMESULIDA (Medley), 12 comprimidos × 100 mg (genérico)
fr. de 15 mL c/ 50 mg/mL (suspensão oral), (genérico)
▶ NIMESULIDA (Novartis), 10 e 20 comprimidos × 100 mg (genérico)
▶ NIMESULIDA (Teuto-Brasileiro), fr. de 15 mL com 50 mg/mL (suspensão oral/gotas), (genérico)
▶ NIMESULIN (Cifarma), 12 comprimidos × 100 mg
▶ NISALGEN (UCI-Farma), 12 comprimidos × 100 mg
frasco com 60 mL (suspensão oral a 1%)
frasco com 15 mL (suspensão oral gotas a 5%)
▶ NISALGEN GEL 5% (UCI-Farma), bisnaga de 40 g
▶ NISUFLAN (Cazi), 12 comprimidos × 100 mg
▶ NISULID (Aché), 12 comprimidos × 100 mg
12 envelopes × 100 mg (granulado)
fr. de 60 mL c/ 10 mg/mL (suspensão oral)
12 supos. × 50 e 100 mg
fr. de 15 mL c/ 50 mg/mL (gotas)
▶ NISULID DISPERSÍVEL (Aché), 12 comp. dispersíveis × 100 mg
▶ NISULID GEL (Aché), tubo de 40 g (gel a 2%)
▶ SCAFLAM (Mantecorp), 12 comprimidos × 100 mg
12 envelopes de 2 g c/ 100 mg (granulado)
fr. de 60 mL c/ 10 mg/mL (suspensão oral)
8 supos. × 50 e 100 mg
fr. de 15 mL c/ 50 mg/mL (gotas)
bisnaga de 20 e 30 g c/ 30 mg/g (gel)
▶ SINTALGIN (Sintofarma), 12 comprimidos × 100 mg
fr. de 60 mL c/ 10 mg/mL (suspensão oral)
fr. de 15 mL c/ 50 mg/mL (gotas)

NIMESSULIDA-BETACICLODEXTRINA

▶ MAXSULID (Farmasa), 10 comprimidos × 400 mg (correspondente a 100 mg de nimessulida)

▶ Compostos heterocíclicos não ácidos

São comercializados a benzidamina, o epirizol e a etenzamida (também chamada etoxibenzamida), esta última apenas em associação.

BENZIDAMINA

É derivado do indazol, contendo um grupo benzílico e uma cadeia oxipropanamínica.
Usada na forma de cloridrato.

FARMACODINÂMICA
- analgésico, anti-inflamatório e antipirético.

INDICAÇÕES
- tratamento de estados inflamatórios.
- tratamento de tumefações edematosas de origem cirúrgica, traumática ou inflamatória.
- adjuvante no tratamento de dores musculares e articulares.

DOSES
- via oral, adultos, 50 mg 3 a 4 vezes ao dia; crianças, 50 mg 1 a 2 vezes ao dia; deve ser ingerida durante ou após as refeições, para evitar distúrbios gástricos.
- via tópica, friccionar sobre a área cutânea afetada 2 a 4 vezes ao dia.

CONTRAINDICAÇÕES
- hipersensibilidade à benzidamina.
- gravidez.
- lactação.
- insuficiências hepática ou renal graves.

EFEITOS ADVERSOS
- náuseas, sensação de queimação, ardor epigástrico.
- insônia, tontura, taquicardia.
- aplicação tópica pode causar eritema ou exantema, além de fotossensibilidade.
- superdose causa agitação, ansiedade, alucinação e convulsão.

▶ BENFLOGIN (Aché), 20 drág. × 50 mg
fr. de 20 mL c/ 30 mg/mL (gotas)
▶ BENZIFLEX (EMS), fr. de 20 mL c/ 30 mg/mL
20 drágeas × 50 mg
▶ BENZITRAT (Biolab-Sanus), 30 comprimidos × 50 mg
fr. de 20 mL c/ 30 mg/mL (gotas)
▶ BENZITRAT COLUTÓRIO (Biolab-Sanus), fr. com 150 mL
▶ BENZITRAT SPRAY (Biolab-Sanus), fr. de 30 mL c/ 1,5 mg/mL (aerossol)
▶ CICLINALGIN (Ima), 8 cáps. × 50 mg
fr. de 60 mL c/ 50 mg/5 mL (xarope)
▶ CIFLOGEX (Cimed), 12 e 100 drág. × 50 mg
fr. de 10 mL c/ 30 mg/mL (gotas)
bisnaga de 15 g c/ 50 mg/g (geleia)
12 pastilhas × 3 mg
fr. de 100 a 120 mL c/ 1,5 mg/mL
▶ FLOGORAL AEROSSOL (Aché), fr. de 30 mL c/ 1,5 mg/mL
▶ FLOGORAL COLUTÓRIO (Aché), fr. de 150 mL c/ 1,5 mg/mL
▶ FLOGORAL CREME DENTAL (Aché), bisnaga de 70 g c/ 5 mg/g
▶ FLOGORAL PASTILHAS (Aché), 12 past. × 3 mg
▶ FLOGO-ROSA (Aché), fr. de 100 mL c/ 0,5 mg/10 mL
10 envelopes de 9,4 g c/ 0,5 mg
▶ NEOFLOGIN (Neo-Química), 20 drág. × 50 mg
fr. de 20 mL c/ 30 mg/mL
▶ TOP FLOG (União Química), 12 pastilhas × 3 mg
fr. de 100 mL c/ 1,5 mg/mL

EPIRIZOL

Também chamado mepirizol, é derivado da pirazolmetilpirimidina.

21.12 ANTIRREUMÁTICOS

FARMACODINÂMICA
- analgésico, anti-inflamatório.

DOSES
- via oral, adultos, até 600 mg ao dia em tomadas divididas.

EFEITOS ADVERSOS
- distúrbios gastrintestinais, estomatite.
- exantema.
- tontura, cefaleia, edema dos dedos.
- ansiedade, sonolência, zumbido.

▶ *MEBRON (Nikkho), 20 comprimidos × 100 mg*

▶ Compostos diversos

Os comercializados em nosso meio são: celecoxibe, diacereína, etoricoxibe, nabumetona e serrapeptase.

CELECOXIBE

É um derivado pirazol substituído, inibidor da cicloxigenase-2 (COX-2) e, portanto, da síntese de prostaglandina, com nome químico 4-[5-(4-metilfenil)-3-(trifluorometil)-1H-pirazol-1-il] benzenossulfonamida. Exerce ação anti-inflamatória, analgésica e antipirética. Não exerce influência sobre a COX-1 e, portanto, com menor possibilidade de efeitos adversos no trato gastrintestinal, rins e plaquetas.

FARMACODINÂMICA
- anti-inflamatório, antipirético, analgésico.

FARMACOCINÉTICA
- atinge a concentração plasmática máxima em cerca de três horas após administração oral. A administração com alimentos retarda a $C_{máx}$ em uma a duas horas e aumenta a ASC em 10 a 20%.
- antiácidos diminuem a sua concentração plasmática em cerca de 37%.
- cerca de 97% ligam-se às proteínas plasmáticas, principalmente à albumina.
- volume de distribuição de cerca de 400 L.
- sofre biotransformação mediada principalmente pela isoenzima 2C9 do citocromo P450 formando três metabólitos inativos: alcoólico, um metabólito correspondente do ácido carboxílico e um conjugado glicuronídico.
- meia-vida de 11 horas.
- 57% eliminados pelas fezes e 27% pela urina, correspondendo o metabólito do ácido carboxílico ao componente principal.
- depuração plasmática de cerca de 500 mL/min.

INDICAÇÕES
- para alívio dos sinais e sintomas da osteoartrite.
- para alívio dos sinais e sintomas da artrite reumatoide em adultos.

DOSES
- para osteoartrite, 200 mg por via oral em dose única ou a cada 12 horas.
- para artrite reumatoide, 100 e 200 mg duas vezes ao dia.

CONTRAINDICAÇÕES
- hipersensibilidade ao fármaco.
- reação alérgica às sulfonamidas.
- antecedente de asma brônquica, urticária ou alergia ao ácido acetilsalicílico ou outros anti-inflamatórios não esteroides.
- gravidez.
- lactação.
- úlcera gástrica ou duodenal.
- insuficiência renal.
- < 18 anos.

PRECAUÇÕES
- administração cuidadosa nos pacientes com desidratação, hipertensão arterial e insuficiência cardíaca.
- observar as taxas de hematócrito e hemoglobina.

EFEITOS ADVERSOS
- como com outros anti-inflamatórios não esteroides, pode produzir necrose papilar renal.
- pode produzir elevação das enzimas hepáticas, principalmente AST e ALT.
- alteração da taxa de ureia, hiperglicemia, hipopotassemia, aumento da creatinina.
- dor abdominal, náuseas, diarreia, dispepsia, flatulência, esofagite, gastrite, diverticulite, gastroenterite, melena.
- cefaleia, tontura, insônia, alucinação, depressão, agitação, pesadelos, amnésia.
- hipertensão, angina, infarto do miocárdio, edema.
- agravamento de reações alérgicas.
- herpes, infecções bacterianas, moniliase.
- neuralgia, neuropatia, parestesia, cãibras.
- dismenorreia, neoplasia mamária, vaginite.
- anemia, trombocitopenia, epistaxe.
- disúria, hematúria, incontinência urinária, cistite, afecções prostáticas.
- catarata, conjuntivite, glaucoma.

INTERAÇÕES MEDICAMENTOSAS
- pode interferir em fármacos biotransformados pela isoenzima 2C9 do citocromo P450. Também pode afetar, potencialmente, fármacos biotransformados pela isoenzima 2D6.
- pode diminuir a eficácia anti-hipertensiva dos inibidores da ECA e o efeito natriurético da furosemida e tiazídicos.
- a administração simultânea com ácido acetilsalicílico pode agravar os distúrbios gastrintestinais.
- fluconazol aumenta sua concentração plasmática.
- o uso concomitante de lítio aumenta a concentração plasmática deste em 17%.
- pode produzir aumento significativo da concentração da varfarina.

▶ *CELEBRA (Pfizer), 20 cáps. × 100 mg*
10 e 30 cáps. × 200 mg

DIACEREÍNA

É uma antraquinona com nome químico ácido 9-10 di-hidro, 4-5 di-hidroxi, 9-10 dioxo-2 antraceno carboxílico. Inibe a produção da interleucina 1 e de proteases e radicais livres de oxigênio envolvidos nos processos da degradação cartilaginosa. Diferente dos anti-inflamatórios não esteroides, não possui ação sobre a síntese de prostaglandina, tromboxanos ou leucotrienos. Possui boa tolerância gástrica. Em geral, a ação antiálgica ocorre entre duas e quatro semanas do início do tratamento.

FARMACODINÂMICA
- anti-inflamatório, antiartrose.

FARMACOCINÉTICA
- após uma dose oral de 50 mg, atinge o pico da concentração plasmática máxima entre 2 e 3 horas com uma concentração de 3 mg/L.
- sua biodisponibilidade aumenta em cerca de 25% quando administrada com alimentos.
- 99% ligam-se às proteínas plasmáticas, principalmente à albumina.
- meia-vida de cerca de 4 a 5 horas.
- sofre desacetilação a reína, que é o metabólito ativo, e glicuro- e sulfoconjugação.
- 30% são excretados pela urina, sendo 80% sob as formas sulfo- e glicuroconjugadas e 20% sob a forma inalterada.
- biodisponibilidade e meia-vida estão duplicados na presença de insuficiência renal.

INDICAÇÕES
- tratamento sintomático da osteoartrose.

DOSES
- 50 mg duas vezes ao dia.
- recomenda-se administrar 50 mg por dia, nas duas primeiras semanas, seguidas por 100 mg em período não inferior a seis meses. O tratamento pode ser prolongado de acordo com a resposta clínica.

CONTRAINDICAÇÕES
- hipersensibilidade ao fármaco.
- insuficiência hepática grave.
- crianças.
- gravidez e lactação.

PRECAUÇÕES
- na presença de insuficiência renal grave, reduzir a dose pela metade.
- como o efeito terapêutico ocorre entre a segunda e a quarta semana do início do tratamento, podem-se utilizar fármacos anti-inflamatórios e analgésicos nesse período.

EFEITOS ADVERSOS
- diarreia.
- dor abdominal.
- hepatite.

▶ *ARTRODAR (TRB Pharma), 30 cáps. × 50 mg*

ETORICOXIBE

É anti-inflamatório não esteroide, com nome químico 5-cloro-6'-metil-3-[4-(metilsulfonil) fenil]-2-3'-bipiridina. Produz inibição potente e altamente seletiva da cicloxigenase-2 (COX-2). Possui também ação analgésica e antipirética. Como não inibe a COX-1, os efeitos sobre sinais e sintomas clínicos gastrintestinais são reduzidos. A administração de doses múltiplas de até 150 mg/dia até nove dias não exerce ação sobre o tempo de sangramento ou sobre a agregação plaquetária.

FARMACODINÂMICA
- anti-inflamatório.

FARMACOCINÉTICA
- após absorção oral, atinge o pico da concentração plasmática em cerca de uma hora.
- biodisponibilidade de cerca de 100%.
- volume de distribuição de 120 L.
- ASC > em pacientes portadores de insuficiência hepática.

- sofre biotransformação pelas enzimas do citocromo P450 formando cinco metabólitos. O principal, 6'-ácido carboxílico, é formado a partir da oxidação do 6'-hidroximetil. Os metabólitos são inativos ou apresentam fraca atividade como inibidores da COX-2.
- 92% ligam-se às proteínas plasmáticas.
- meia-vida de 22 horas.
- depuração da creatinina de cerca de 50 mL/min.
- após administração de uma dose IV marcada radioativamente, 70% são recuperados na urina e 20% nas fezes como metabólitos. Menos de 2% foram recuperados sob a forma integral.

INDICAÇÕES
- tratamento dos sinais e sintomas da osteoartrite aguda ou crônica e da artrite reumatoide.
- tratamento da fase aguda da gota.
- tratamento das dores aguda e crônica.

DOSES
- para osteoartrite, 60 mg uma vez ao dia.
- para artrite reumatoide, 90 mg uma vez ao dia.
- para crise aguda de gota, 120 mg uma vez ao dia durante o período sintomático agudo.
- como analgésico, 120 mg uma vez ao dia. Para dor crônica, 60 mg uma vez ao dia.
- na presença de insuficiência hepática a dose deverá ser reduzida, sendo que a dose máxima recomendada é de 60 mg em dias alternados.

CONTRAINDICAÇÕES
- hipersensibilidade ao fármaco.
- gravidez e lactação.
- crianças.
- insuficiências hepática e/ou renal graves.

PRECAUÇÕES
- vigiar a administração aos pacientes portadores de insuficiências hepática e renal.
- portadores de desidratação importante devem ser hidratados antes do início do tratamento.
- vigiar a administração aos portadores de retenção hídrica, edema, hipertensão arterial sistêmica, insuficiência cardíaca congestiva.
- os pacientes com antecedente de úlcera gastrintestinal podem apresentar sangramento.
- administração cuidadosa aos portadores de crises agudas de asma, urticária ou rinite provocada por salicilatos ou inibidores inespecíficos da cicloxigenase.
- pode mascarar a febre.
- deve-se vigiar a toxicidade do metotrexato quando se utilizam doses de etoricoxibe > 90 mg ao dia.

EFEITOS ADVERSOS
- fadiga, astenia, cefaleia.
- dispepsia, náuseas, pirose.
- retenção hídrica, edema, hipertensão.
- aumentos de AST e ALT.
- úlcera do trato gastrintestinal superior.

INTERAÇÕES MEDICAMENTOSAS
- o uso concomitante com varfarina aumenta o tempo de protrombina em 13%.
- a associação com rifampicina reduz a ASC do etoricoxibe em 65%.
- aumenta a concentração plasmática do metotrexato em 28% e reduz sua depuração renal em 13%.
- pode aumentar a concentração sérica de lítio.
- pode aumentar o risco de ulceração gastrintestinal quando usado em associação com ácido acetilsalicílico.

- o uso concomitante com anticoncepcionais orais contendo etinilestradiol aumenta a ASC deste em 50 a 60%.

▶ ARCOXIA (Merck Sharp & Dohme), 14 comprimidos × 60 e 90 mg

NABUMETONA

Corresponde à 4-(6-metoxi-2-naftil)-2-butanona. Trata-se de um profármaco, que sofre biotransformação hepática, dando a substância ativa, o ácido 6-metoxi-2-naftilacético, que é potente inibidor da síntese de prostaglandinas, ao passo que o fármaco íntegro é fraco inibidor desta mesma enzima.
Tem propriedades analgésicas e anti-inflamatórias.

FARMACODINÂMICA
- antirreumático.

FARMACOCINÉTICA
- administrada por via oral, é absorvida do trato gastrintestinal.
- sofre biotransformação rápida no fígado, dando seu metabólito principal, o ácido 6-metoxi-2-naftilacético.
- o ácido 6-metoxi-2-naftilacético, metabólito ativo, liga-se altamente a proteínas plasmáticas.
- meia-vida do ácido 6-metoxi-2-naftilacético: 12 a 36 horas.
- excretada principalmente pela urina.

INDICAÇÕES
- tratamento de artrite reumatoide.
- tratamento de osteoartrite.

DOSES
- via oral, inicialmente 1 g por dia, em dose única, à noite.

CONTRAINDICAÇÕES
- hipersensibilidade à nabumetona.
- gravidez.
- lactação.
- úlcera péptica.
- cefaleia, sedação, tontura.
- erupções cutâneas, prurido.

EFEITOS ADVERSOS
- anemia aplástica, leucopenia e trombocitopenia.

▶ RELIFEX (GlaxoSmithKline), 20 comprimidos × 500 mg

SERRAPEPTASE

É enzima proteolítica produzida por um microrganismo da *Serratia* sp. Apresenta potentes ações anti-inflamatória, antiedema, decomposição da bradicinina e lise de coágulo de fibrina.
Alivia a inflamação e o edema, lisa e remove fluido purulento viscoso e exerce ação de limpeza de focos.

FARMACODINÂMICA
- anti-inflamatório antiedema.

INDICAÇÕES
- tratamento de inflamação após cirurgia e trauma.

- tratamento da inflamação nas seguintes doenças: sinusite, ingurgitamento do peito, cistite, epididimite, perisserotinite e abscesso alveolar.
- tratamento da dificuldade de expectoração em bronquite, tuberculose pulmonar e asma brônquica.
- tratamento da dificuldade de expectoração após anestesia.

PRECAUÇÕES
- deve ser administrada com cautela em pacientes com distúrbio de coagulação sanguínea ou insuficiências hepática ou renal graves.

EFEITOS ADVERSOS
- erupção cutânea ou vermelhidão.
- diarreia, anorexia, desconforto gástrico, náusea ou vômito.
- tendência à hemorragia.

INTERAÇÕES MEDICAMENTOSAS
- pode intensificar o efeito dos anticoagulantes.

▶ DANZEN (Allergan), 24 comprimidos × 5 mg
▶ DANZEN F (Allergan), 24 comprimidos × 10 mg

▶ CORTICOSTEROIDES

São esteroides, derivados do núcleo ciclopentanoperidrofenantreno. As características estruturais comuns a todos eles e essenciais à sua atividade são 21 átomos de carbono, uma ligação dupla entre os átomos C_4 e C_5, um grupo cetônico no C_3 e um grupo α-cetol em C_{20} e C_{21}. Os glicocorticoides, que são os utilizados como antirreumáticos, contêm um átomo de oxigênio em C_{11} e um α-cetol (OH) em C_{17}:

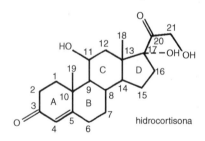

A introdução de ligação dupla entre C_1 e C_2 e do substituinte 6α-F aumenta expressivamente tanto a atividade glicocorticoide como a anti-inflamatória. A introdução do substituinte 9α-F, por sua vez, intensifica a atividade glicocorticoide porque aumenta a acidez da hidroxila OH na posição 11β e a torna mais resistente à oxidação.

Os glicocorticoides exercem potentes efeitos anti-inflamatórios estimulando a biossíntese da proteína lipomodulina que, por sua vez, inibe a ação enzimática da fosfolipase A_2. Deste modo é impedida a liberação do ácido araquidônico e, em consequência, não se formam seus metabólitos, como prostaglandinas, tromboxanos e leucotrienos, que são mediadores da inflamação.

Em geral, os glicocorticoides são usados como ésteres (acetato, benzoato, butirato, diacetato, dipropionato, valerato), acetonidos ou sais (fosfato sódico, succinato sódico). Os ésteres e acetonidos são na verdade profármacos, porque

21.14 ANTIRREUMÁTICOS

Quadro 21.1 Potências aproximadas de glicocorticoides

Glicocorticoides	Potência mineralocorticoide ou retentora de sódio	Potência glicocorticoide ou anti-inflamatória
DE AÇÃO CURTA (8-12 HORAS)		
cortisona	0,8	0,8
hidrocortisona	1	1
DE AÇÃO INTERMEDIÁRIA (12-36 HORAS)		
metilprednisolona	0,5	5
prednisolona	0,8	4
prednisona	0,8	4
triancinolona	0	5
DE AÇÃO LONGA (36-72 HORAS)		
betametasona	0	25-30
dexametasona	0	25-30

in vivo, por hidrólise, os fármacos matrizes são liberados. A duração de ação destes procorticoides é, portanto, mais longa que a dos compostos originais.

A Organização Mundial da Saúde recomenda não associar corticosteroides com antibióticos.

Em sua maioria os glicocorticoides são insolúveis ou praticamente insolúveis em água. Mas as formas fosfato sódico ou succinato sódico são solúveis em água; portanto, podem ser administradas pelas vias intravenosa ou intramuscular.

As potências de alguns glicocorticoides estão arroladas no Quadro 21.1.

Os glicocorticoides comercializados no Brasil são: beclometasona, betametasona, clobetasona, clobetasol, deflazacorte, desonida, desoximetasona, dexametasona, diflucortolona, fludroxicortida, flumetasona, acetonido de fluocinolona, fluormetolona, fluocortolona, fluprednideno, halcinonida, hidrocortisona, metilprednisolona, prednicarbato, prednisolona, prednisona e triancinolona.

Vias de administração

As vias de administração dependem da natureza da doença e da condição do paciente. Deve-se usar a via oral toda vez que for possível. Na impossibilidade de usar esta via, emprega-se temporariamente a intramuscular. A via parenteral preferida, porém, é a intravenosa (Quadro 21.2).

As preparações de depósito podem ser injetadas pelas vias intra-articular (em artrite reumatoide, por exemplo), extra-articular (em bursite, tenossinovite, distúrbios inflamatórios teciduais não infecciosos localizados, por exemplo) e intralesional (psoríase, queloide, por exemplo). A injeção intrassinovial pode produzir efeitos sistêmicos e locais. Deve-se evitar a injeção local em junta previamente inflamada. Os corticosteroides não devem ser injetados em juntas instáveis.

A via retal é usada em inflamações intestinais e a tópica, em distúrbios dermatológicos.

Os glicocorticoides são administrados por: 1) via sistêmica; 2) inalação local; 3) instilação nasal; 4) aplicação oftálmica; 5) aplicação ótica; 6) aplicação tópica.

Glicocorticoides por via sistêmica

Constituem grupo muito numeroso: betametasona, deflazacorte, dexametasona, hidrocortisona, metilprednisolona, prednisolona, prednisona, triancinolona.

Indicações

- adjuvantes no tratamento de distúrbios reumáticos, como artrite gotosa aguda, artrite psoriática, artrite reumatoide (inclusive artrite reumatoide juvenil), bursite aguda e subaguda, epicondilite, espondilite anquilosante, osteoartrite pós-traumática, sinovite de osteoartrite, tenossinovite inespecífica aguda.
- tratamento de insuficiência adrenocortical aguda, crônica ou secundária.
- tratamento de choque.
- tratamento de distúrbios alérgicos, do colágeno, dermatológicos, gastrintestinais, hematológicos, oftálmicos, orais, respiratórios.
- tratamento de doenças neurológicas.
- tratamento de inflamação não reumática.
- tratamento de síndrome nefrótica.
- tratamento de tireoidite não supurativa.
- tratamento de triquinose com envolvimento neurológico ou do miocárdio.
- tratamento de tumores císticos de um tendão ou aponeurose.
- adjuvantes no tratamento de neoplasias.
- profilaxia da síndrome de dificuldade respiratória do recém-nascido.
- profilaxia e tratamento de rejeição de órgão em transplante.

Contraindicações

- hipersensibilidade aos glicocorticoides.
- gravidez.
- lactação.
- colite ulcerativa inespecífica, diverticulite, esofagite, gastrite, úlcera péptica.
- diabetes melito.
- doença cardíaca, insuficiência cardíaca congestiva, hipertensão, insuficiência renal grave.
- glaucoma de ângulo aberto.
- infecções fúngicas sistêmicas.
- insuficiência hepática.
- miastenia grave.
- osteoporose.
- síndrome de imunodeficiência adquirida (AIDS).

Precauções

- os corticosteroides podem ativar a amebíase latente; por isso, recomenda-se tratar desta parasitose antes de iniciar o tratamento com corticosteroides.
- durante o tratamento com glicocorticoides, os pacientes não devem ser vacinados contra a varíola.
- os corticosteroides devem ser usados com cautela em pacientes com herpes simples ocular por causa da possível perfuração da córnea.
- a suspensão brusca de corticosteroides, após terapia prolongada, pode resultar em sintomas da síndrome de abstinência corticosteroide, como febre, mialgia, artralgia e mal-estar.
- a redução da dose deve ser gradual, para evitar o aparecimento de insuficiência adrenocortical secundária induzida pelos corticosteroides.

Efeitos adversos

- reações gastrintestinais.

Quadro 21.2 Vias de administração parenteral

Corticosteroide	Sistêmica IM	Sistêmica IV	Sistêmica SC	Local IA	Local IB	Local IL	Local IS	Local ST	Local IT
betametasona									
fosfato sódico	X	X		X		X		X	
acetato-fosfato sódico	X			X		X	X	X	
dexametasona									
acetato	X			X		X		X	
fosfato sódico	X	X		X		X	X	X	
hidrocortisona									
suspensão	X								
acetato				X	X	X		X	X
succinato sódico	X	X							
metilprednisolona									
acetato	X			X		X		X	
succinato sódico	X	X							
prednisolona									
acetato	X								
triancinolona									
acetonido	X			X	X	X			X

Abreviaturas: Sistêmica — IM = intramuscular; IV = intravenosa; SC = subcutânea. Local — IA = intra-articular; IB = intrabursal; IL = intralesional; IS = intrassinovial; ST = tecido mole; IT = intraturbinata.

- edema.
- hipopotassemia.
- osteoporose.
- osteonecrose.
- equilíbrio nitrogenado negativo.
- agravamento de diabetes.
- supressão do crescimento.
- miopatia.
- euforia, insônia, aumento de apetite, nervosismo, irritabilidade e hipercinesia.
- aumento da pressão intraocular.
- desenvolvimento de quadro clínico cushingoide.
- eritema facial, rubor, urticária e outras reações alérgicas, anafiláticas ou de hipersensibilidade.
- acne, hirsutismo, distúrbios menstruais, aumento de peso.
- cefaleia, hipertensão, impotência, hiperidrose, vertigem.
- hepatomegalia, hiperlipidemia, aceleração da aterosclerose.
- pancreatite crônica.
- perfuração intestinal.

INTERAÇÕES MEDICAMENTOSAS

- podem aumentar os requisitos de ácido fólico, em pacientes tratados por tempo prolongado.
- geralmente diminuem, mas podem aumentar os efeitos de anticoagulantes cumarínicos ou indandiônicos, estreptoquinase, heparina ou uroquinase.
- podem intensificar a ação dos bloqueadores neuromusculares não despolarizantes.
- podem diminuir os efeitos dos diuréticos e vice-versa.
- podem aumentar a biotransformação hepática e/ou excreção da isoniazida.
- podem diminuir os efeitos da suplementação de potássio.
- podem aumentar a excreção dos salicilatos.
- álcool ou analgésicos anti-inflamatórios não esteroides podem aumentar o risco de ulceração gastrintestinal ou hemorragia.
- androgênios ou esteroides anabolizantes podem aumentar o risco de edema e, também, promover o desenvolvimento de acne grave.
- anfotericina B parenteral ou inibidores da anidrase carbônica podem causar hipopotassemia grave.
- antiácidos ou colestiramina podem diminuir seus efeitos farmacológicos.
- antidepressores tricíclicos não aliviam, e podem exacerbar, distúrbios mentais induzidos por adrenocorticoides.
- antimuscarínicos, especialmente atropina e compostos aparentados, podem aumentar a pressão intraocular.
- ciclosporina diminui a depuração metabólica da prednisolona.
- efedrina, fenitoína, fenobarbital ou rifampicina podem aumentar a depuração metabólica dos adrenocorticoides.
- eritromicina pode inibir a biotransformação da metilprednisolona.
- estrogênios ou anticoncepcionais orais contendo estrogênios podem alterar sua biotransformação e a ligação às proteínas, resultando em depuração diminuída, meia-vida de eliminação aumentada e efeitos terapêuticos e tóxicos destes fármacos.
- glicósidos digitálicos podem aumentar a possibilidade de arritmias ou toxicidade digitálica associada com hipopotassemia.
- hormônios tireoidianos podem acarretar a necessidade de ajustamento das doses de adrenocorticoides.
- outros agentes imunossupressores podem aumentar o risco de infecções e desenvolvimento de linfomas ou outros distúrbios linfoproliferativos causados por doses imunossupressoras de glicocorticoides.
- agentes que induzem as enzimas hepáticas podem diminuir seu efeito.
- mitotano suprime a função adrenocortical.
- medicamentos ou alimentos que contêm sódio podem causar edema e aumento da pressão arterial.
- vacinas com vírus atenuados ou outras imunizações podem potencializar a replicação do vírus da vacina, aumentando assim o risco do paciente de desenvolver a doença viral e/ou diminuir a capacidade de formação de anticorpos, por parte do paciente.

▶ Glicocorticoides por inalação local

A este grupo pertencem beclometasona, dexametasona e triancinolona.

INDICAÇÕES
- tratamento de asma brônquica crônica.

CONTRAINDICAÇÕES
- bronquiectasia moderada a grave.

PRECAUÇÕES
- podem mascarar ou retardar a recuperação dos pacientes com infecção ativa, não tratada, da boca, garganta ou pulmões.

▶ Glicocorticoides por instilação nasal

Deste grupo fazem parte betametasona e dexametasona.

INDICAÇÕES
- tratamento de rinite perene.
- tratamento de distúrbios alérgicos nasais.
- tratamento de quadros clínicos inflamatórios nasais não infecciosos.
- tratamento de pólipo nasal.
- profilaxia e tratamento de rinite sazonal.
- profilaxia de pólipo nasal pós-cirúrgico.

PRECAUÇÕES
- deve-se levar em consideração a relação risco/benefício quando o paciente apresentar os seguintes problemas: cirurgia nasal recente, glaucoma, herpes simples ocular, hipotireoidismo, infecções por microrganismos, insuficiência hepática, intolerância aos adrenocorticoides, tuberculose latente ou ativa do trato respiratório, úlceras do septo nasal.

▶ Glicocorticoides por aplicação oftálmica

Neste grupo são incluídos os seguintes: betametasona, dexametasona, fluormetolona, hidrocortisona, prednisolona e rimexolona.

INDICAÇÕES
- tratamento de distúrbios oftálmicos.

CONTRAINDICAÇÕES
- doenças fúngicas oculares.
- doença viral aguda infecciosa.
- ceratite superficial aguda por herpes simples.
- tuberculose ocular ativa.

PRECAUÇÕES
- podem aumentar a formação de catarata ou a pressão intraocular nos pacientes que têm catarata ou diabetes melito.
- podem precipitar ou exacerbar o glaucoma crônico de ângulo aberto.
- podem exacerbar ou favorecer infecções secundárias naqueles que sofrem de outras infecções da córnea ou conjuntiva.
- podem resultar em perfuração ocular nos pacientes que sofrem adelgaçamento da córnea ou esclerótica.

INTERAÇÕES MEDICAMENTOSAS
- uso crônico ou intensivo pode aumentar a pressão intraocular e diminuir a eficácia dos agentes antiglaucoma.
- anticolinérgicos, especialmente atropina e compostos aparentados, podem aumentar o risco de hipertensão intraocular nos pacientes que usam adrenocorticoides por tempo prolongado.
- lentes de contato aumentam o risco de infecção.

▶ Glicocorticoides por aplicação ótica

Deste grupo fazem parte betametasona, dexametasona e hidrocortisona.

INDICAÇÕES
- tratamento de otite externa alérgica.
- tratamento de líquen simples crônico.
- tratamento de otite externa eczematoide crônica.
- tratamento de otite externa seborreica.
- adjuvante no tratamento de otite infecciosa.

CONTRAINDICAÇÕES
- infecções fúngicas do ouvido.
- otite média crônica.
- perfuração da membrana do tímpano.
- ceratite superficial aguda por herpes simples.
- tuberculose do ouvido.
- doença viral infecciosa aguda.

▶ Glicocorticoides por aplicação tópica

Constituem o grupo mais numeroso: beclometasona, betametasona, clobetasol, clobetasona, desonida, desoximetasona, dexametasona, diflucortolona, fludroxicortida, flumetasona, acetonido de fluocinolona, fluocortolona, fluprednideno, halcinonida, hidrocortisona, metilprednisolona, prednicarbato e triancinolona.

INDICAÇÕES
- tratamento de distúrbios dermatológicos.
- tratamento de doenças retais.
- tratamento de lesões orais inflamatórias ou ulcerativas.

PRECAUÇÕES
- podem exacerbar a atrofia dermatológica preexistente.

21.16 ANTIRREUMÁTICOS

- podem exacerbar a infecção no local de tratamento, se não for usado concomitantemente um agente antimicrobiano apropriado.
- podem causar perda do controle de diabetes melito.
- podem aumentar a pressão intraocular nos pacientes que sofrem de glaucoma.
- podem promover a progressão da catarata.
- podem exacerbar ou reativar a tuberculose.

Efeitos Adversos
- atrofia da pele, dermatite de contato, dermatite perioral, erupções acneiformes, estrias.
- foliculite, furunculose, hiperestesia, hipertricose, hipopigmentação.
- infecção secundária da pele, irritação retal, laceração e maceração da pele, miliária rubra.
- perda de cabelo, pioderma, prurido, púrpura, pústulas.
- queimadura, secura da boca, telangiectasia.
- vesiculação.

BECLOMETASONA

Apresenta ligação dupla em C_1-C_2, átomo de cloro ligado ao C_9 e CH_3 em C_{16}.

É usada por inalação oral, instilação nasal e aplicação tópica. Seu emprego maior é como antiasmático. Por isso, está descrita no Capítulo 11.

BETAMETASONA

Difere da beclometasona por ter um átomo de flúor, em vez de cloro.

Usada nas formas livre, de ésteres (acetato, benzoato, dipropionato e valerato) e de sal (fosfato dissódico).

É utilizada por via sistêmica e por aplicações oftálmica, ótica e tópica.

Empregada nas seguintes formas farmacêuticas: comprimidos, creme, pomada, solução e xarope.

Farmacodinâmica
- adrenocorticoide, anti-inflamatório e imunossupressor.

Farmacocinética
- o início de ação é rápido.
- a ligação às proteínas é alta.
- atinge o efeito máximo em 1 a 2 horas.
- duração da ação: 3,25 dias.
- meia-vida plasmática: 3 a 5 horas.
- meia-vida biológica (tecidual): 36 a 54 horas.
- sofre biotransformação hepática.
- excretada pela urina.

Doses
- via oral, betametasona, inicialmente 0,6 a 7,2 mg/dia; fosfato sódico de betametasona, inicialmente até 9 mg/dia.
- para aplicação oftálmica, 1 a 2 gotas a 0,1% com intervalo de uma ou duas horas.

Efeitos Adversos
- os já citados.
- quando usada em solução oftálmica: uso frequente ou intensivo pode retardar a cicatrização da córnea; outros efeitos: acuidade visual e defeitos de campo, adelgaçamento da córnea e/ou perfuração do globo ocular, catarata posterior subcapsular, dano ao nervo óptico, glaucoma, hipertensão ocular, infecção ocular secundária.
- quando usada por via tópica: a absorção percutânea causa hiperglicemia, glicosúria e supressão do eixo adrenal-pituitário-hipotalâmico; outros efeitos: adormecimento dos dedos, atrofia da pele, dermatite de contato, foliculite, furunculose, hiperestesia, infecção secundária da pele, irritação retal, pioderma, púrpura, pústulas, telangiectasia, vesiculação.

▸ BETAMETASONA (EMS), fr. de 120 mL com 0,1 mg/mL (elixir), (genérico)
fr. de 15 mL com 0,5 mg/mL (gotas), (genérico)
▸ BETAMETASONA (Eurofarma), 20 comprimidos × 0,5 mg (genérico)
10 comprimidos × 2 mg (genérico)
fr. de 120 mL com 0,5 mg/5 mL (elixir), (genérico)
fr. de 15 mL com 0,5 mg/mL (gotas), (genérico)
▸ BETAMETASONA (Medley), fr. de 120 mL com 0,1 mg/mL (elixir), (genérico)
▸ BETAMETASONA (Prati, Donaduzzi), fr. de 15 mL com 0,5 mg/mL (gotas)
fr. de 120 mL com 0,5 mg/5 mL (elixir)
▸ BETNELAN (Farmoquímica), 16 comprimidos × 0,5 mg
▸ CELESTONE (Mantecorp), 20 comprimidos × 0,5 mg
10 comprimidos × 2,0 mg
fr. de 15 mL com 0,5 mg/mL (conta-gotas)
fr. de 120 mL com 0,5 mg/5 mL (elixir)

BENZOATO DE BETAMETASONA

▸ SENSITEX (Kinder), bisnaga de 20 g (pomada)
fr. de 50 e 100 mL

DIPROPIONATO DE BETAMETASONA

▸ DIPROPIONATO DE BETAMETASONA (EMS), bisnagas de 30 g com 0,5 mg/g (creme e pomada), (genérico)
▸ DIPROPIONATO DE BETAMETASONA (Eurog./Legrand), bisnagas de 30 g com 0,5 mg/g (creme e pomada), (genérico)
▸ DIPROPIONATO DE BETAMETASONA (Geolab), bisnaga de 30 g com 0,64 mg/g (creme), (genérico)
▸ DIPROPIONATO DE BETAMETASONA (Germed), bisnagas de 30 g com 0,5 mg/g (creme e pomada), (genérico)
▸ DIPROPIONATO DE BETAMETASONA (Ranbaxy), bisnaga de 30 g com 0,5 mg/g (creme), (genérico)
▸ DIPROSOLON (Laborsil), bisnaga de 10 g (creme)
▸ DIPROSONE (Mantecorp), bisnaga de 30 g com 0,5 mg/g (correspondente a 0,64 mg de dipropionato de betametasona), (creme e pomada)
fr. de 30 mL com 0,5 mg/g (correspondente a 0,64 mg de dipropionato de betametasona), (loção)
▸ DIPROSONE LOÇÃO (Mantecorp), fr. de 30 mL com 0,64 mg/g
▸ DIPROTOP (Darrow), bisnaga com 30 g c/ 0,64 mg/g (creme e pomada)
fr. de 30 mL com 0,64 mg/g (loção)

FOSFATO DISSÓDICO DE BETAMETASONA

▸ CELESTONE INJETÁVEL (Schering-Plough), 25 amp. de 1 mL c/ 4 mg

VALERATO DE BETAMETASONA

▸ BENEVAT (Teuto-Brasileiro), bisnaga de 30 g (creme)
fr. de 50 mL (loção)

▸ BETADERM CAPILAR (Stiefel), fr. de 30 mL (tópico)
▸ BETADERM POMADA E CREME (Stiefel), bisnaga de 15 g
▸ BETNOVATE (GlaxoSmithKline), bisnaga de 30 g com 1 mg/g (creme e pomada)
▸ BETNOVATE CAPILAR (GlaxoSmithKline), fr. de 50 g a 0,1%
▸ BETNOVATE LOÇÃO (GlaxoSmithKline), fr. de 50 g a 0,1%
▸ DERMOVAL (Luper), bisnaga de 15 g
▸ VALERATO DE BETAMETASONA (Ativus), bisnagas de 15 e 30 g com 1 mg/g (creme), (genérico)
▸ VALERATO DE BETAMETASONA (EMS), bisnagas de 30 g com 1 mg/g (creme e pomada), (genérico)
fr. de 50 g com 1 mg/g (loção capilar), (genérico)
▸ VALERATO DE BETAMETASONA (Eurog./Legrand), bisnagas de 30 g com 1 mg/g (creme e pomada), (genérico)
▸ VALERATO DE BETAMETASONA (Eurofarma), bisnagas de 30 g com 1 mg/g (creme e pomada), (genérico)
▸ VALERATO DE BETAMETASONA (Germed), bisnagas de 30 g com 1 mg/g (creme e pomada), (genérico)
▸ VALERATO DE BETAMETASONA (Medley), bisnagas com 15 e 30 g com 1 mg/g (pomada), (genérico)
bisnagas de 15 e 30 g com 1 mg/g (creme), (genérico)
fr. com 50 g com 1 mg/g (loção dermatológica ou solução capilar), (genérico)
▸ VALERATO DE BETAMETASONA (Neo-Química), bisnaga de 30 g com 1,22 mg/g (creme), (genérico)
▸ VALERATO DE BETAMETASONA (Prati, Donaduzzi), bisnagas de 30 g com 1 mg/g (creme), (genérico)

Associações

▸ BETAMETASONA + MALEATO DE DEXCLORFENIRAMINA (Prati, Donaduzzi), (betametasona 0,05 mg + maleato de dexclorfeniramina 0,4 mg cada mL) 1 e 200 fr. de 120 mL (xarope), (genérico)
▸ CANDICORT (Aché), (cetoconazol 20 mg + dipropionato de betametasona 0,5 mg por grama), bisnaga c/ 30 g (creme e pomada)
▸ CELESTAMINE (Mantecorp), (betametasona 0,25 mg + maleato de dexclorfeniramina 2 mg cada 5 mL), fr. de 120 mL (xarope)
(maleato de dexclorfeniramina 2 mg + betametasona 0,25 g por mL), fr. de 20 mL (gotas)
▸ CELESTONE SOLUSPAN (Mantecorp), (acetato de betametasona 3 mg + fosfato dissódico de betametasona 3 mg por ampola), 1 amp. de 1 mL
▸ CETOCONAZOL + DIPROPIONATO DE BETAMETASONA (Medley), (cetoconazol 20 mg + dipropionato de betametasona 0,5 mg por grama), bisnagas de 30 g (creme e pomada), (genérico)
▸ DIPROCORT (Cifarma), (dipropionato de betametasona 5 mg + fosfato dissódico de betametasona 2 mg cada mL), amp. de 1 mL
▸ DIPROGENTA (Mantecorp), (dipropionato de betametasona 0,5 mg + gentamicina 1 mg cada grama de creme ou pomada), bisnaga c/ 30 g
▸ DIPROPIONATO DE BETAMETASONA + ÁCIDO SALICÍLICO (EMS), (dipropionato de betametasona 0,5 mg + ácido salicílico 30 mg cada grama), bisnagas de 30 g (pomada) (genérico)
▸ DIPROPIONATO DE BETAMETASONA + ÁCIDO ACETILSALICÍLICO (Medley), (dipropionato de betametasona 0,5 mg + ácido acetilsalicílico 30 mg cada grama), bisnagas de 30 g (pomada) (genérico)
▸ DIPROPIONATO DE BETAMETASONA + ÁCIDO SALICÍLICO (Merck), (dipropionato de betametasona 0,5 mg + ácido salicílico 30 mg cada grama), bisnagas de 30 g (pomada) (genérico)

- DIPROPIONATO DE BETAMETASONA + ÁCIDO SALICÍLICO (Prati, Donaduzzi), (dipropionato de betametasona 0,64 mg + ácido acetilsalicílico 20 mg cada mL), fr. de 30 mL (solução tópica), (genérico)
- DIPROPIONATO DE BETAMETASONA + ÁCIDO SALICÍLICO (Teuto-Brasileiro), (dipropionato de betametasona 0,64 mg + ácido acetilsalicílico 30 mg cada grama), bisnagas de 30 g (genérico)
- DIPROPIONATO DE BETAMETASONA + SULFATO DE GENTAMICINA (EMS), (dipropionato de betametasona 0,5 mg + sulfato de gentamicina 1 mg cada grama), bisnagas de 30 g (creme e pomada) (genérico)
- DIPROPIONATO DE BETAMETASONA + SULFATO DE GENTAMICINA (Eurog./Legrand), (dipropionato de betametasona 0,5 mg + sulfato de gentamicina 1 mg cada grama), bisnagas de 30 g (creme e pomada) (genérico)
- DIPROPIONATO DE BETAMETASONA + SULFATO DE GENTAMICINA (Germed), (dipropionato de betametasona 0,5 mg + sulfato de gentamicina 1 mg cada grama), bisnagas de 30 g (creme e pomada) (genérico)
- DIPROPIONATO DE BETAMETASONA + SULFATO DE GENTAMICINA (Medley), (dipropionato de betametasona 0,5 mg + sulfato de gentamicina 1 mg por grama), bisnagas de 30 e 45 g (creme), (genérico)
- DIPROPIONATO DE BETAMETASONA + SULFATO DE GENTAMICINA (Ranbaxy), (dipropionato de betametasona 0,5 mg + sulfato de gentamicina 1,0 mg cada grama), bisnagas de 30 g (creme), (genérico)
- DIPROSALIC (Mantecorp), (dipropionato de betametasona 0,64 mg + ácido salicílico 30 mg por grama), bisnaga c/ 30 g (dipropionato de betametasona 0,64 mg + ácido salicílico 20 mg por mL), fr. c/ 30 mL
- DIPROSPAN (Mantecorp), (dipropionato de betametasona 5 mg + fosfato dissódico de betametasona 2 mg por ampola), 1 amp. de 1 mL
- DIPROSPAN HYPAK — idem
- DUOFLAM (Cristália), (dipropionato de betametasona 6,43 mg + fosfato dissódico de betametasona 2,63 mg cada mL), amp. de 1 mL c/ 1 seringa (solução injetável)
- NOVACORT (Aché), (dipropionato de betametasona 0,5 mg + cetoconazol 20 mg + sulfato de neomicina por grama), bisnaga c/ 30 g (creme ou pomada)
- TROK (Eurofarma), (dipropionato de betametasona 0,64 mg + cetoconazol 20 mg cada grama), bisnagas com 10 g (pomada)
- TROK-N (Eurofarma), (dipropionato de betametasona 0,64 mg + cetoconazol 20 mg + neomicina 2,89 mg cada grama), bisnagas com 10 g (creme ou pomada)
- VALERATO DE BETAMETASONA + SULFATO DE GENTAMICINA (EMS), (valerato de betametasona 1 mg + sulfato de neomicina 5 mg cada grama), bisnagas de 30 g (creme e pomada), (genérico)
- VALERATO DE BETAMETASONA + SULFATO DE GENTAMICINA (Eurog./Legrand), (valerato de betametasona 1 mg + sulfato de neomicina 5 mg cada grama), bisnagas de 30 g (creme e pomada), (genérico)
- VALERATO DE BETAMETASONA + SULFATO DE GENTAMICINA (Germed), (valerato de betametasona 1 mg + sulfato de neomicina 5 mg cada grama), bisnagas de 30 g (creme e pomada), (genérico)
- VALERATO DE BETAMETASONA + SULFATO DE GENTAMICINA (Prati, Donaduzzi), (valerato de betametasona 1 mg + sulfato de neomicina 5 mg cada grama), bisnagas de 30 g (creme e pomada), (genérico)
- VALERATO DE BETAMETASONA + SULFATO DE GENTAMICINA + TOLNAFTATO + CLIOQUINOL (Brainfarma), (0,5 mg + 1 mg + 10 mg + 10 mg por grama), bisnagas de 20 g (creme), (genérico)
- VALERATO DE BETAMETASONA + SULFATO DE GENTAMICINA + CLIOQUINOL + TOLNAFTATO (EMS), (0,5 mg + 1 mg + 10 mg + 10 mg cada grama), bisnagas de 20 g (creme e pomada), (genérico)
- VALERATO DE BETAMETASONA + SULFATO DE GENTAMICINA + CLIOQUINOL + TOLNAFTATO (Eurofarma), (0,5 mg + 1 mg + 10 mg + 10 mg cada grama), bisnagas de 20 g (creme e pomada), (genérico)
- VALERATO DE BETAMETASONA + SULFATO DE GENTAMICINA + CLIOQUINOL + TOLNAFTATO (Farmasa), (0,5 mg + 1 mg + 10 mg + 10 mg cada grama), bisnagas de 20 g (creme e pomada), (genérico)
- VALERATO DE BETAMETASONA + SULFATO DE GENTAMICINA + TOLNAFTATO + CLIOQUINOL (Medley), (valerato de betametasona 0,5 mg + sulfato de gentamicina 1,0 mg + tolnaftato 10 mg + clioquinol 10 mg cada grama), bisnagas de 20 g (pomada), (genérico)
- VALERATO DE BETAMETASONA + SULFATO DE GENTAMICINA + TOLNAFTATO + CLIOQUINOL (Neo-Química), (valerato de betametasona 0,5 mg + sulfato de gentamicina 1,0 mg + tolnaftato 10 mg + clioquinol 10 mg cada grama), bisnagas de 20 g (genérico)
- VALERATO DE BETAMETASONA + SULFATO DE GENTAMICINA + CLIOQUINOL + TOLNAFTATO (Prati, Donaduzzi), (0,5 mg + 1 mg + 10 mg + 10 mg cada grama), bisnagas de 20 g (creme e pomada), (genérico)

CLOBETASOL

Apresenta ligação dupla em C_1-C_2, átomo de flúor ligado ao C_9, CH_3 em C_{16} e átomo de cloro (em vez de OH) em C_{21}. Tem alto grau de atividade glicocorticoide e grau baixo de atividade mineralocorticoide.

Usado na forma de propionato, por via tópica, como creme ou solução. Não se recomenda seu emprego a menores de 12 anos.

Farmacodinâmica
- anti-inflamatório tópico e adrenocorticoide tópico.

Farmacocinética
- pode ser absorvido da pele normal intacta e causar efeitos sistêmicos.
- inflamação e/ou outras doenças da pele podem aumentar a absorção percutânea.
- excretado pela urina e na bile.

Doses
- via tópica, aplicar creme ou solução sobre a pele duas a três vezes por dia.

Efeitos adversos
- os mesmos da betametasona (via tópica).

- CLOBESOL (ICN), bisnaga de 30 g com 0,5 mg/g (creme)
- CLOB-X (Galderma), bisnaga c/ 30 g × 0,5 mg/g (gel, creme, pomada)
  fr. gotejador com 50 g × 0,5 mg/g (solução tópica capilar)
  fr. de 30, 59 e 118 mL a 0,5 mg/mL (loção)
- DERMACARE (Darrow), bisnaga com 15 g com 0,5 mg/g (creme)
- PROPIONATO DE CLOBETASOL (Ativus), bisnagas de 30 g com 0,5 mg/g (creme), (genérico)
- PROPIONATO DE CLOBETASOL (EMS), bisnaga de 30 g com 0,5 mg/g (creme e pomada), (genérico)
  fr. de 50 g com 0,5 mg/g (loção capilar), (genérico)
- PROPIONATO DE CLOBETASOL (Eurofarma), bisnaga de 30 g com 0,5 mg/g (creme e pomada), (genérico)
- PROPIONATO DE CLOBETASOL (Eurog./Legrand), bisnaga de 30 g com 0,5 mg/g (creme e pomada), (genérico)
  fr. de 50 g com 0,5 mg/g (loção capilar), (genérico)
- PROPIONATO DE CLOBETASOL (Medley), bisnaga de 30 g com 0,5 mg/g (creme e pomada), (genérico)
  fr. de 50 g com 0,5 mg/g (loção capilar), (genérico)
- PROPIONATO DE CLOBETASOL (Merck), bisnaga de 30 g com 0,5 mg/g (creme e pomada), (genérico)
  fr. de 50 g com 0,5 mg/g (loção capilar), (genérico)
- PROPIONATO DE CLOBETASOL (Neo-Química), bisnaga de 30 g com 0,5 mg/g (creme e pomada), (genérico)
- PROPIONATO DE CLOBETASOL (Prati, Donaduzzi), bisnaga de 30 g com 0,5 mg/g (creme e pomada), (genérico)
- PROPIONATO DE CLOBETASOL (Teuto-Brasileiro), bisnaga de 30 g com 0,5 mg/g (creme e pomada), (genérico)
- PSOREX (GlaxoSmithKline), bisnaga de 30 g com 0,5 mg/g (creme e pomada)
- PSOREX CAPILAR (GlaxoSmithKline), fr. de 50 g com 0,5 mg/g (solução)

CLOBETASONA

Apresenta ligação dupla em C_1-C_2, átomo de flúor ligado ao C_9, grupo cetônico (C=O) em vez de C—OH na posição 11, CH_3 em C_{16} e cloro (em lugar de OH) em C_{21}. Sua potência é média.

Usada na forma de butirato, por via tópica, como colírio, creme ou pomada.

Farmacodinâmica
- anti-inflamatório tópico e adrenocorticoide tópico.

Efeitos adversos
- os mesmos da betametasona (via tópica).

- EUMOVATE (GlaxoSmithKline), bisnaga de 15 g a 0,05% (creme ou pomada)

DEFLAZACORTE

Apresenta ligação dupla em C_1-C_2, o grupo $OCOCH_3$ em vez de OH no C_{21} e o grupamento

$$\cdots N = \begin{cases} CH_3 \\ O \end{cases}$$

ligado a $C_{17}-C_{16}$ em vez de OH unido ao C_{17}.

Usado na forma de comprimidos, na dose de 6 a 90 mg por dia. Suas propriedades são semelhantes às de outros corticosteroides, mas relata-se que seus efeitos adversos são menos intensos.

21.18 ANTIRREUMÁTICOS

- CALCORT (Aventis Pharma), 20 comprimidos × 6 mg
  10 comprimidos × 30 mg
- CORTAX (Ativus), 20 comprimidos × 6 mg
  10 comprimidos × 30 mg
- DEFLANIL (Libbs), 10 comprimidos × 7,5 e 30 mg
- DEFLAZACORTE (EMS), 20 comprimidos × 6 mg (genérico)
  10 comprimidos × 30 mg (genérico)
- DEFLAZACORTE (Eurog./Legrand), 20 comprimidos × 6 mg (genérico)
  10 comprimidos × 30 mg (genérico)
- DEFLAZACORTE (Germed), 20 comprimidos × 6 mg (genérico)
  10 comprimidos × 30 mg (genérico)
- DENACEN (Marjan), 20 comprimidos × 6 mg 10 comprimidos × 30 mg

DESONIDA

Apresenta ligação dupla em $C_1 - C_2$ e o grupo

$$-O-C(CH_3)_2$$
$$\,|$$
$$-O$$

ligado a $C_{16} - C_{17}$.

Usada geralmente como creme, loção e unguento, por via tópica. Suas propriedades são semelhantes às do clobetasol.

Farmacodinâmica

- anti-inflamatório tópico, antiprurítico, vasoconstritor e adrenocorticoide tópico.

- DESONIDA (EMS), bisnagas de 30 g c/ 0,5 mg/g (creme e pomada), (genérico)
  fr. de 30 g c/ 1 mg/mL (loção capilar), (genérico)
  fr. de 60 g c/ 0,5 mg/g (loção cremosa), (genérico)
- DESONIDA (Eurog./Legrand), bisnagas de 30 g c/ 0,5 mg/g (creme e pomada), (genérico)
  fr. de 30 g c/ 1 mg/mL (loção capilar), (genérico)
  fr. de 60 g c/ 0,5 mg/g (loção cremosa), (genérico)
- DESONIDA (Germed), bisnagas de 30 g c/ 0,5 mg/g (creme e pomada), (genérico)
  fr. de 30 g c/ 1 mg/mL (loção capilar), (genérico)
  fr. de 60 g c/ 0,5 mg/g (loção cremosa), (genérico)
- DESONIDA (Medley), bisnagas de 30 g c/ 0,5 mg/g (creme), (genérico)
  fr. de 60 g c/ 0,5 mg/g (loção cremosa), (genérico)
- DESONOL CREME (Medley), bisnaga de 30 g a 0,05%
- DESONOL LOÇÃO CAPILAR (Medley), fr. de 30 g a 0,1%
- DESONOL POMADA (Medley), bisnaga de 30 g a 0,05%
- DESOWEN (Galderma), bisnaga c/ 30 g (0,05%), (creme)
  bisnaga c/ 60 g (0,05%), (solução)
- STERONIDE 0,1% (Galderma), bisnaga de 15 g (creme)
  fr. de 30 g (loção capilar)

DESOXIMETASONA

Apresenta ligação dupla em $C_1 - C_2$, átomo de flúor em C_9 e CH_3 em C_{16}.

Usada por via tópica. Suas propriedades são semelhantes às da betametasona e clobetasol.

Farmacodinâmica

- anti-inflamatório tópico e adrenocorticoide tópico.

- ESPERSON (Aventis Pharma), bisnaga de 20 g c/ 2,5 mg/g (creme)

DEXAMETASONA

Apresenta ligação dupla em $C_1 - C_2$, átomo de flúor ligado ao C_9 e CH_3 em C_{16}. É, pois, derivado fluorado da prednisolona.

Usada nas formas livre e como acetato, benzoato e fosfato dissódico.

Empregada por via sistêmica e por inalação local, instilação nasal e aplicações oftálmica, ótica e tópica.

Farmacodinâmica

- adrenocorticoide, antiasmático, antialérgico, anti-inflamatório, imunossupressor, antiemético (na quimioterapia do câncer), agente de diagnóstico (da síndrome de Cushing) e auxiliar de diagnóstico (da depressão endógena).

Farmacocinética

- rapidamente absorvida do trato gastrintestinal, mucosa nasal, pulmões e olho, dependendo da via de administração utilizada.
- 10 a 25% de uma dose inalada oralmente se depositam na traqueia e brônquios.
- início de ação: rápido.
- a ligação à albumina e transcortina é alta (65 a 90%).
- o efeito máximo é atingido em 1 a 2 horas (dexametasona, via oral) ou 8 horas (acetato de dexametasona, via intramuscular).
- sofre biotransformação primariamente hepática e parcialmente pulmonar.
- duração da ação: 2,75 dias (dexametasona, via oral); 6 dias (acetato de dexametasona, via intramuscular); 7 a 21 dias (acetato de dexametasona, vias intra-articular, intralesional e tecido mole); 3 a 21 dias (fosfato sódico de dexametasona, vias intra-articular, intralesional, intrassinovial e tecido mole).
- excretada pelo leite.
- meia-vida plasmática: 3 a 4,5 horas.
- meia-vida biológica (tecidual): 36 a 54 horas.
- eliminada pela urina.

Doses

- via oral, as doses são variáveis e devem ser individualizadas na base da doença e da resposta do paciente; a dose inicial varia de 0,75 a 9 mg ao dia, dependendo da doença que está sendo tratada.
- via intra-articular ou intralesional, 0,2 a 6 mg inicialmente e repetidos a intervalos de 3 dias ou 3 semanas, se necessário.
- via IM ou IV, 0,5 a 9 mg cada 24 horas.
- no edema cerebral, 10 mg IV seguidos de 4 mg IM a intervalos de 6 horas até a melhora clínica. Para manutenção, 2 mg IM cada 8 a 12 horas.
- para choque circulatório, 20 mg IV seguidos de 3 mg/kg/24 h em infusão contínua ou 1 mg/kg em dose única.
- para crianças, na insuficiência adrenocortical, IM, 23,3 μg (0,0233 mg)/kg/dia divididos em 3 doses e a cada 3 dias.
- inalação local, adultos, inicialmente 300 mg de fosfato de dexametasona três ou quatro vezes ao dia; a dose deve ser diminuída de acordo com a resposta do paciente; para alguns bastam 200 mg duas vezes ao dia.
- instilação nasal, adultos, inicialmente 200 mg de fosfato de dexametasona em cada narina duas ou três vezes ao dia; a dose de manutenção pode ser de 100 mg duas vezes ao dia.
- aplicação oftálmica, adultos, uma ou duas gotas de colírio a 0,1% quatro a seis vezes ao dia ou pequena quantidade de pomada no fundo do saco conjuntival quatro vezes ao dia.
- via tópica, aplicar à pele creme ou solução a 0,1% duas a quatro vezes ao dia.

Contraindicações

- as já citadas.
- gravidez.
- lactação.
- tuberculose pulmonar.
- herpes simples.
- viroses em geral.
- doença de Cushing.
- amebíase ou estrongiloidíase.
- pós-operatórios imediatos.
- menores de seis anos.

Efeitos adversos

- os já citados.
- psicoses.
- catarata subcapsular em crianças.
- redução do nível de defesa contra infecções.

- BEXETON (Geolab), fr. de 120 mL com 0,1 mg/mL (elixir)
- DECADRON (Aché), 20 comprimidos × 0,5 e 0,75 mg
  10 comprimidos × 4 mg
  fr. de 120 mL c/ 0,5 mg/5 mL (elixir)
  fr. de 20 mL (solução nasal)
- DEXAFLAN (Hebron), 10 comprimidos × 2 e 4 mg
  fr. de 120 mL c/ 0,5 mg/5 mL (elixir)
- DEXAMETASONA (Cristália), 1, 25, e 50 fr. de 120 mL c/ 0,1 mg/mL (elixir), (genérico)
- DEXAMETASONA (EMS), fr. de 120 mL com 0,1 mg/mL (elixir), (genérico)
  20 comprimidos × 0,5 e 0,75 mg (genérico)
  10 comprimidos × 4 mg (genérico)
- DEXAMETASONA (Eurog./Legrand), 20 comprimidos × 0,5 e 0,75 mg (genérico)
  10 comprimidos × 4 mg (genérico)
- DEXAMETASONA (Furp), 150 bisnagas a 0,1% (creme)
  500 comprimidos × 0,5 mg
- DEXAMETASONA (Germed), 20 comprimidos × 0,5 e 0,75 mg (genérico)
  10 comprimidos × 4 mg (genérico)
- DEXAMETASONA (Neo-Química), 10 comprimidos × 0,5 mg
  fr. de 120 mL c/ 0,5 mg/5 mL (elixir)
- DEXAMETASONA (Prati, Donaduzzi), fr. de 120 mL com 0,5 mg/5 mL (elixir), (genérico)
- DEXAMETASONA (Sanval), 20 comprimidos × 0,5 mg
  fr. de 120 mL c/ 0,1 mg/mL (elixir) (genérico)
  bisnaga de 10 g a 0,1% (creme)
- DEXAMETASONA (Teuto-Brasileiro), fr. de 100 mL × 0,1 mg/mL (elixir), (genérico)
- DEXAMETASONA (União Química), 50 fr. de 150 mL c/ 0,1 mg/mL
- DEXAMETASONA ELIXIR (União Química), 1 e 50 fr. de 150 mL c/ 0,1 mg/mL
- DEXAMINOR (Allergan), fr. de 5 mL c/ 0,05 mg/mL (colírio)
  bisnaga de 3,5 g c/ 0,05 mg/g (pomada oftálmica)
- MAXIDEX (Alcon), fr. de 5 mL c/ 0,001 g/mL (colírio)
  bisnaga de 3,5 g c/ 1 mg/g (pomada)
- MINIDEX (Alcon), fr. de 5 mL c/ 0,05 mg/mL (solução oftálmica)
  bisnaga de 3,5 g c/ 0,05 mg/g (pomada oftálmica)

ACETATO DE DEXAMETASONA

- ACETATO DE DEXAMETASONA (Geolab), bisnagas de 10 g com 1 mg/g (creme dermatológico), (genérico)
- ACETATO DE DEXAMETASONA (Prati, Donaduzzi), bisnagas de 10 g com 1 mg/g (creme), (genérico)
- CORTITOP (Multilab), bisnagas de 10 g com 1 mg/g (creme)
- DECADRONAL (Aché), fr.-amp. de 2 mL c/ 8 mg/mL
- DEXADERMIL CREME (Legrand), bisnaga de 10 g c/ 1 mg/g (creme)
- DEXAMETASONA (Leofarma), bisnaga de 10 g (creme)
- DEXAMETASONA (União Química), bisnaga de 10 g c/ 1 mg/g (creme)
- DEXAMETASONA 0,1% (Sanval), bisnaga de 10 g c/ 1 mg/g (creme)
- DEXAMETASONA CREME (Infabra), bisnaga de 10 g (creme)
- DEXAMETASONA CREME (Teuto-Brasileiro), bisnaga de 10 mg (creme)
- DEXAMETASONA EMS (EMS), 10 comprimidos × 0,5 mg
- POMADA DE DEXAMETAZONA "MEDIC" (Medic), bisnaga de 10 g

FOSFATO DISSÓDICO DE DEXAMETASONA

- DECADRON INJETÁVEL (Prodome), 2 amp. de 1 mL c/ 2 mg
  fr.-amp. de 2,5 mL c/ 4 mg
- DEXAMETASONA (Bioquímico), 80 comprimidos × 0,5 e 0,75 mg
  15 comprimidos × 1,5 mg
  10 comprimidos × 4 mg
  fr. de 120 mL c/ 0,1 mg/mL
  fr.-amp. de 2,5 mL c/ 4 mg/mL
- DEXAMETASONA (Eurofarma), 1 e 50 fr.-amp. de 2,5 mL c/ 4 mg
- DEXAMETASONA (Hipolabor), 20 comprimidos × 50 mg
  bisnaga de 10 g c/ 10 mg/g (creme)
  25 fr.-amp. de 1 e 2,5 mL c/ 2 e 4 mg
- DEXAMETASONA (Hypofarma), 50 amp. de 1 e 2,5 mL c/ 2 e 4 mg (genérico)
- DEXAMETASONA EMS (EMS), 1 e 50 fr.-amp. de 2,5 mL c/ 4 mg/mL (injetável)
- DEXAMETASONA INJETÁVEL (União Química), 50 amp. de 2,5 mL c/ 4,4 mg/mL
- DEXAMETAZONA SOLUÇÃO OFTÁLMICA (Brasmédica), fr. de 15 mL
- FOSFATO DISSÓDICO DE DEXAMETASONA (EMS), 50 fr.-amp. de 2,5 mL × 4 mg/mL (genérico)
- FOSFATO DISSÓDICO DE DEXAMETASONA (Eurofarma), 1 amp. de 2,5 mL c/ 4 mg/mL (genérico)
  50 fr.-amp. de 2,5 mL c/ 4 mg/mL (genérico)
- FOSFATO DISSÓDICO DE DEXAMETASONA (Teuto-Brasileiro), amp. de 1 mL × 2 mg (genérico)
  amp. de 2,5 mL × 4 mg/mL (genérico)

FOSFATO DISSÓDICO DE DEXAMETASONA 1 MG + SULFATO DE NEOMICINA 3,5 MG (EQUIVALENTE A 5 MG DE NEOMICINA) POR G OU ML

- DECADRON (Prodome), fr. de 5 mL (colírio)
- DEXAMETASONA CREME (Neo-Química), bisnaga de 10 g
- DEXAVISON (Teuto-Brasileiro), fr. de 5 mL (colírio)

Outras Associações

- DECADRON (Prodome), (fosfato dissódico de dexametasona 0,5 mg + cloridrato de fenilefrina 5 mg + sulfato de neomicina 3,5 mg por mL), fr. de 10 mL (solução nasal)
- DEXACLOR (Hebron), (dexametasona 300 mg + cloranfenicol 250 mg cada 60 g), bisnaga de 60 g c/ 10 aplicadores (creme vaginal)
- DEXA-CITONEURIN (Merck), amp. I (cloridrato de tiamina 100 mg + cloridrato de piridoxina 100 mg + cianocobalamina 5.000 μg), amp. de 2 mL + amp. II (acetato de dexametasona 4 mg), amp. de 1 mL
- DEXACRONOBÊ (Biolab Sanus), (cobamamida 5.000 μg + cloridrato de tiamina 100 mg + cloridrato de piridoxina 100 mg cada 2 mL da amp. A), (acetato de dexametasona 4 mg por mL da amp. B), 3 amp. de 1 mL (A) e 3 amp. de 2 mL (B)
- DUO-DECADRON (Aché), (acetato de dexametasona 8 mg + fosfato dissódico de dexametasona 2 mg por mL), 1 fr.-amp. de 2 mL
- EMISTIN (EMS), 20 comprimidos fr. c/ 100 mL
- HIDROCIN (Aché), (fosfato dissódico de dexametasona 0,50 mg + sulfato de neomicina 5 mg + cloridrato de nafazolina 0,75 mg por mL), fr.-nebulizador c/ 10 mL

DIFLUCORTOLONA

Apresenta ligação dupla em C_1-C_2, átomo de flúor em C_6 e C_9 e CH_3 em C_{16}.
Usada como valerato, por aplicação tópica. Suas propriedades são semelhantes às da betametasona e clobetasol.

Farmacodinâmica

- anti-inflamatório tópico e adrenocorticoide tópico.

Doses

- via tópica, aplicar creme, pomada ou unguento a 0,1% uma a três vezes ao dia.

- NERISONA (Schering do Brasil), bisnaga de 15 g c/ 1 mg/g (creme, pomada)

Associação

- BI-NERISONA (Schering do Brasil), (valerato de diflucortolona 1 mg + clorquinaldol 10 mg por grama), bisnaga de 15 g

FLUDROXICORTIDA

Também chamada flurandrenolona e flurandrenolida, apresenta átomo de flúor unido ao C_6 e grupo

$$-O-C(CH_3)_2$$
$$\quad\quad\quad |$$
$$\quad\quad\quad -O$$

ligado a $C_{16}-C_{17}$.
Usada por aplicação tópica.

Farmacodinâmica

- anti-inflamatório tópico e adrenocorticoide tópico.

- DRENISON (Biolab Sanus), bisnaga de 30 g c/ 0,125 mg/g (creme e pomada)
  fr. de 30 mL com 0,5 mg/mL (loção)

Associações

- DRENIFÓRMIO CREME (Eli Lilly), (fludroxicortida 0,125 mg + clioquinol 30 mg por grama), bisnaga de 45 g
- DRENISON N (Biolab Sanus), (fludroxicortida 0,125 mg + sulfato de neomicina 5 mg por grama), bisnaga de 30 g (creme e pomada)

FLUMETASONA

Apresenta ligação dupla em C_1-C_2, átomo de flúor em C_6 e C_9 e grupo CH_3 em C_{16}.
Tem potência baixa.
É utilizada na forma de pivalato, por aplicação tópica. No Brasil é disponível em associação com outros fármacos.

Associações

- LOCORTEN (Novartis), (pivalato de flumetasona 0,02% + sulfato de neomicina 0,5%), tubo com 15 g (creme e pomada)
- LOCORTEN-VIOFÓRMIO (Novartis), (pivalato de flumetasona 0,02% + clioquinol 3%), tubo com 15 g (creme e pomada)
- LOSALEN (Novartis), (pivalato de flumetasona 0,02% + ácido salicílico 3%), tubo com 30 g (pomada)

ACETONIDO DE FLUOCINOLONA

Apresenta ligação dupla em C_1-C_2, átomo de flúor em C_6 e C_9 e a ligação

$$-O-C(CH_3)_2$$
$$\quad\quad\quad |$$
$$\quad\quad\quad -O$$

em $C_{16}-C_{17}$.
Usada por aplicação tópica.

Farmacodinâmica

- anti-inflamatório tópico e adrenocorticoide tópico.

- SYNALAR (Aventis Pharma), bisnaga de 15 g c/ 0,25 mg/g (creme)
  fr. de 60 mL c/ 0,1 mg/mL (solução)
- SYNALAR PEDIÁTRICO CREME (Aventis Pharma), bisnaga de 30 g c/ 0,1 mg/g
- SYNALAR POMADA (Aventis Pharma), bisnaga de 10 g c/ 0,25 mg/g
- SYNALAR RETAL POMADA (Aventis Pharma), bisnaga de 15 g c/ 0,1 mg/g

FLUOCORTOLONA

Apresenta ligação dupla em C_1-C_2, átomo de flúor em C_6 e grupo CH_3 em C_{16}.
É utilizada nas formas de caproato e pivalato, por aplicação tópica. Em associação com outros fármacos, é usada para tratamento de hemorroidas, nas formas de pomada e supositório.

Associações

- ULTRAPROCT (Schering do Brasil), (fluocortolona 0,15% + cloridrato de cinchocaína 0,5% + undecilenato de clemizol 1%), bisnaga com 10 g (pomada)
- ULTRAPROCT (Schering do Brasil), (fluocortolona 1 mg + cloridrato de cinchocaína 1 mg + undecilenato de clemizol 5 mg por supositório), 6 supositórios

FLUORMETOLONA

Apresenta ligação dupla em C_1-C_2, CH_3 em C_6 e átomo de flúor em C_9.

Usada na forma de acetato, em suspensão oftálmica.

Farmacodinâmica
- anti-inflamatório oftálmico e adrenocorticoide oftálmico.

▶ *FLORATE (Alcon), fr. de 5 mL c/ 1 mg/mL (suspensão oftálmica)*
▶ *FLUMEX (Allergan), fr. de 5 mL c/ 2,5 mg/mL (suspensão oftálmica)*
fr. de 10 mL c/ 1 mg/mL (suspensão oftálmica)
▶ *FLUTINOL (Latinofarma), frascos de 5 mL a 0,1%*

FLUPREDNIDENO

Apresenta ligação dupla em C_1-C_2, átomo de flúor em C_9 e CH_2 em C_{16}.

Usado na forma de acetato, em aplicação tópica.

No Brasil só é disponível em associação com gentamicina e cloxiquina.

Associações
▶ *EMECORT (Merck), (acetato de fluprednideno 1 mg + sulfato de gentamicina 1,67 mg por g), bisnaga c/ 10 g (creme)*
▶ *PAN-EMECORT (Merck), (acetato de fluprednideno 1 mg + sulfato de gentamicina 1,67 mg + 5-cloro-8-hidroxiquinolina 5 mg por g), bisnagas c/ 10 e 30 g (creme)*

HALCINONIDA

Apresenta átomo de flúor em C_9, grupo

$$-O-\overset{\underset{|}{O}}{C}(CH_3)_2$$

ligado a $C_{16}-C_{17}$ e átomo de cloro (em vez de OH) ligado ao C_{21}.

Usada por aplicação tópica.

Farmacodinâmica
- anti-inflamatório tópico e adrenocorticoide tópico.

▶ *HALOG CAPILAR (Bristol-Myers Squibb), fr. de 30 mL a 0,1%*
▶ *HALOG CREME (Bristol-Myers Squibb), tubo de 30 g a 0,1%*
tubo de 60 g a 0,025%
▶ *HALOG POMADA (Bristol-Myers Squibb), tubo de 30 g a 0,1%*
tubo de 60 g a 0,025%

HIDROCORTISONA

É adrenocorticoide natural, que apresenta atividades glicocorticoide e mineralocorticoide.

Utilizada nas formas livre, de acetato, butirato e succinato sódico.

Usada por via sistêmica e por aplicações oftálmica, ótica e tópica.

Farmacodinâmica
- anti-inflamatório, imunossupressor, vasoconstritor e adrenocorticoide.

Farmacocinética
- administrada por via oral, é rapidamente absorvida do trato gastrintestinal, atingindo a concentração sérica máxima em cerca de uma hora.
- a ligação às proteínas é alta (mais de 90%).
- meia-vida biológica: cerca de 100 minutos.
- administrada por via intramuscular, é absorvida mais lentamente, não se recomendando mais seu uso por esta via.
- aplicada topicamente, pode ser absorvida em quantidade suficiente para produzir efeitos sistêmicos.
- sofre biotransformação hepática e renal, dando formas degradadas, como tetraidrocortisona e tetraidrocortisol.
- excretada pela urina, principalmente na forma de glicuronídios conjugados, junto com pequena proporção de hidrocortisona íntegra.

Doses
- vias oral, intramuscular ou intravenosa, as doses são variáveis e devem ser individualizadas na base da doença e da resposta do paciente; a dose inicial varia de 100 a 500 mg ao dia, dependendo da doença tratada.
- aplicação oftálmica, adultos, uma fina camada de creme ou pomada três ou quatro vezes ao dia.
- aplicação ótica, adultos, uma fina camada de creme ou pomada no canal do ouvido externo duas ou três vezes ao dia, inicialmente, diminuindo-se a frequência da aplicação ao passo que a inflamação regride.
- aplicação tópica, uma camada fina de creme ou pomada uma a quatro vezes por dia.
- nos distúrbios anorretais, 2 supositórios por dia, pela manhã e à noite.

▶ *NUTRACORT (Galderma), bisnaga de 15 g c/ 0,01 g/g (creme)*
▶ *STIEFCORTIL (Stiefel), bisnagas de 15 e 30 g c/ 10 mg/g (creme)*
bisnagas de 15 e 30 g c/ 10 mg/g (pomada)
fr. de 60 mL c/ 10 mg/mL (loção capilar)

ACETATO DE HIDROCORTISONA
▶ *ACETATO DE HIDROCORTISONA (Ativus), bisnagas de 15 e 30 g (creme), (genérico)*
▶ *ACETATO DE HIDROCORTISONA (Prati, Donaduzzi), bisnagas de 30 g com 10 mg/g (creme), (genérico)*
▶ *ACETATO DE HIDROCORTISONA (Teuto-Brasileiro), bisnagas de 15 e 30 g com 10 mg/g (creme dermatológico), (genérico)*
▶ *BERLISON (Schering do Brasil), bisnaga de 15 g c/ 10 mg/g (pomada)*
bisnaga de 15 g c/ 11,2 mg/g (creme)
▶ *POMADA DE HIDROCORTISONA (Bergamo), bisnaga de 15 g c/ 5 mg/g*

BUTIRATO DE HIDROCORTISONA
▶ *LOCOID (Eurofarma), tubos de 15 g com 1 mg/g (creme)*
fr. de 30 g com 1 mg/g (emulsão)

SUCCINATO SÓDICO DE HIDROCORTISONA
▶ *ANDROCORTIL (Teuto-Brasileiro), fr.-amp. com 100 mg e amp. diluente de 2 mL*
fr.-amp. com 500 mg e amp. diluente de 4 mL
▶ *CORTISONAL (União Química), 1 fr.-amp. de 2 mL c/ 100 mg*
1 fr.-amp. de 4 mL c/ 500 mg
▶ *CORTIZOL (EMS), 1 e 50 fr.-amp. c/ 100 e 500 mg*
▶ *FLEBOCORTID (Aventis), fr.-amp. de 2 mL c/ 100 mg*
fr.-amp. de 3 mL c/ 300 mg
fr.-amp. de 5 mL c/ 500 mg
▶ *SOLU-CORTEF (Pharmacia Brasil), fr.-amp. c/ 100 e 500 mg*
▶ *SUCCINATO SÓDICO DE HIDROCORTISONA (EMS), fr.-amp. c/ 100 e 500 mg (genérico)*
▶ *SUCCINATO SÓDICO DE HIDROCORTISONA (Eurofarma), fr.-amp. c/ 100 e 500 mg (genérico)*

VALERATO DE HIDROCORTISONA
▶ *WESTCORT (Bristol-Myers Squibb), bisnaga c/ 15 g × 2 mg (creme ou pomada)*

Associação

HIDROCORTISONA + OXITETRACICLINA
▶ *TERRA-CORTRIL (Pfizer), (cloridrato de oxitetraciclina 30 mg + hidrocortisona 30 mg cada grama), bisnaga com 15 g*

HIDROCORTISONA + ASSOCIAÇÕES
▶ *ANUSOL HC (Pfizer), (acetato de hidrocortisona 3 mg + resorcinato de bismuto 50 mg + óxido de zinco 313,5 mg + galato básico de bismuto 64,1 mg + benzoato de benzila 34,2 mg + bálsamo do Peru 51,3 g cada supositório), 6 supositórios (acetato de hidrocortisona 2,5 mg + resorcinato de bismuto 17,5 mg + óxido de zinco 107,5 mg + galato básico de bismuto 22,5 mg + benzoato de benzila 12,5 mg + bálsamo do Peru 18,75 mg cada grama), bisnaga de 15 g com 1 aplicador (pomada)*
▶ *HEMODASE (Vitapan), (hidrocortisona 5 mg + lidocaína 20 g + subgalato de bismuto 20 mg + óxido de zinco 100 mg cada grama), bisnagas de 25 g (pomada)*
▶ *HEMORFREE (Teuto-Brasileiro), (acetato de hidrocortisona 5 mg + subgalato de bismuto 20 mg + lidocaína 20 g + óxido de zinco 100 mg cada grama), bisnaga de 25 g com 5 aplicadores (pomada)*

METILPREDNISOLONA

Apresenta ligação dupla em C_1-C_2 e o grupo CH_3 ligado a C_6.

Usada nas formas livre e de acetato e succinato sódico.

Utilizada por via sistêmica.

Farmacodinâmica
- anti-inflamatório e adrenocorticoide.

Farmacocinética
- administrada por via oral, a forma livre atinge o efeito máximo em 1 a 2 horas e a ação dura 1,25 a 1,5 dia.
- administrada por via intramuscular, o acetato tem início de ação lento (6 a 48 horas), atinge o efeito máximo em 4 a 8 dias e a ação dura 1 a 4 semanas.
- administrada pelas vias intramuscular ou intravenosa, o início de ação do succinato sódico é rápido.
- o aceponato é hidrolisado na epiderme e derme a 17-propionato de 6α-metilprednisolona que se liga firmemente ao receptor de corticosteroide. Este, após atingir a circulação sistêmica, é conjugado com ácido glicurônico formando um metabólito inativo.
- meia-vida plasmática: mais de 3,5 horas.
- meia-vida biológica (tecidual): 18 a 36 horas.
- excretada pela urina (30%) e pela bile.

Doses

- vias intramuscular ou intravenosa, nas formas de ésteres, o equivalente a 10 a 40 mg de metilprednisolona, repetida se necessário.
- aplicar localmente, nas regiões afetadas, gotejando, uma vez ao dia, aplicando leve fricção. A duração do tratamento não deve exceder 4 semanas.
- para o creme, aplicar uma camada fina uma vez ao dia nas regiões afetadas, por no máximo 12 semanas, no adulto, e 4 semanas, em crianças.

▶ *ALERGOLON (Biolab Sanus), 210 comprimidos × 4 mg*

ACEPONATO DE METILPREDNISOLONA

▶ *ADVANTAN (Schering), cartucho com fr. gotejador c/ 20 mL de solução × 1 mg/mL*
bisnaga com 15 g × 1 mg/g

ACETATO DE METILPREDNISOLONA

▶ *DEPO-MEDROL (Pharmacia Brasil), fr. de 2 mL c/ 40 mg/mL (injetável)*

SUCCINATO SÓDICO DE METILPREDNISOLONA

▶ *SOLU-MEDROL (Pharmacia Brasil), fr.-amp. c/ diluente × 40, 125, 500 e 1.000 mg*
▶ *UNIMEDROL (União Química), fr.-amp. com diluente × 125 e 500 mg*

MOMETASONA

É derivado não fluorado contendo um grupo (S) 17-hidroxil substituído. É usado como creme, unguento, loção ou aerossol nasal, apresentando absorção tópica de 5 a 6%. Comercializada sob a forma de furoato. Como aerossol nasal atinge níveis indetectáveis no plasma. O uso desta apresentação, na rinite alérgica, proporciona a melhora dos sintomas dentro de 2 dias e o benefício máximo é atingido em 1 a 2 semanas.

Farmacodinâmica
- anti-inflamatório nasal e tópico antipruriginoso e adrenocorticoide tópico.

Dose
- para adolescentes e adultos, com rinite alérgica, 0,2 mg (200 μg) ao dia, administrados em duas atomizações (cada atomização fornece 50 μg/atomização) em cada narina.
- para manutenção, 100 μg/dia.
- como creme ou loção, aplicar uma vez ao dia.

Efeitos adversos
- os já citados.

▶ *CUTISONE (Ranbaxy), bisnaga de 20 g com 1 mg/g (pomada e creme)*
▶ *DERMOTIL (Mantecorp), bisnagas de 20 g com 1 mg/g (pomada dermatológica)*
▶ *ELOCOM (Schering-Plough), bisnagas com 20 g × 10 g/g (0,1%)*
▶ *FUROATO DE MOMETASONA (Biosintética), bisnagas de 20 g com 1 mg/g (genérico)*
▶ *FUROATO DE MOMETASONA (EMS), bisnagas de 20 g com 1 mg/g (creme e pomada), (genérico)*
▶ *FUROATO DE MOMETASONA (Eurofarma), bisnaga de 20 g a 0,1% (creme e pomada), (genérico)*
▶ *NASONEX (Schering-Plough), fr. com 18 g × 50 μg/atomização (120 atomizações)*
▶ *OXIMAX (Mantecorp), 30 cápsulas × 200 e 400 μg com inalador*
30 cápsulas × 200 e 400 μg (refil)
▶ *TOPISON (Libbs), bisnaga de 20 g com 1 mg/g (creme ou pomada)*

PREDNICARBATO

É corticosteroide não halogenado. Apresenta ligação dupla em C_1–C_2, o grupo $OOCOCH_2CH_3$ (em vez de OH) no C_{17} e o grupo $OOCCH_2CH_3$ (em lugar de OH) no C_{21}.

Utilizado por via tópica, geralmente na forma de creme, no tratamento de diversos distúrbios cutâneos e/ou exsudativos.

▶ *DERMATOP (Aventis Pharma), bisnagas de 10 e 20 g c/ 2,5 mg/g (creme)*
▶ *INVEX (Sintofarma), (prednicarbato 2,5 mg + álcool benzílico 10 mg por grama de creme), bisnagas com 10 e 20 g*

PREDNISOLONA

Diferencia-se da hidrocortisona por apresentar ligação dupla C_1–C_2.

Usada nas formas livre e de acetato.

No Brasil é disponível como monofármaco e em associações, principalmente com antibióticos.

▶ *ACETATO DE PREDNISOLONA (Alcon), fr. de 5 mL a 1% (solução oftálmica), (genérico)*
▶ *PREDSIM (Mantecorp), 10 e 20 comprimidos × 5 mg*
10 comprimidos × 20 mg
fr. de 20 mL com 0,5 mg/gota (gotas)
fr. de 60 e 100 mL com 3 mg/mL e pipeta dosadora (solução oral)

FOSFATO SÓDICO DE PREDNISOLONA

▶ *FOSFATO SÓDICO DE PREDNISOLONA (Medley), fr. de 100 mL com 1 mg/mL (solução oral), (genérico)*
▶ *FOSFATO SÓDICO DE PREDNISOLONA (Prati, Donaduzzi), fr. de 100 mL com 1 mg/mL (solução oral), (genérico)*
fr. de 100 mL c/ 3 mg/mL (solução oral), (genérico)
▶ *PREDNISOLON (Aventis Pharma), fr. de 100 mL c/ 1 mg/mL*

Associações
▶ *PRED FORT (Allergan), fr. de 10 mL (acetato)*
▶ *PRED MILD (Allergan), fr. de 5 e 10 mL × 1,2 mg por mL (acetato), solução oftálmica*
▶ *PRELONE (Aché), 20 comprimidos × 5 mg*
10 comprimidos × 20 mg
fr. de 60 e 120 mL c/ pipeta dosadora com 3 mg/mL

Associação
▶ *RIFOCORT (Medley), (acetato de prednisolona + rifamicina), bisnaga de 10 g (pomada)*

PREDNISONA

Apresenta ligação dupla em C_1–C_2 e o grupo cetônico (C=O) em vez de C–OH na posição 11. É a pró-prednisolona.

Usada por via sistêmica.

Farmacodinâmica
- anti-inflamatório, adrenocorticoide, imunossupressor e antiasmático.

Farmacocinética
- administrada por via oral, é rapidamente absorvida do trato gastrintestinal, atinge o efeito máximo em 1 a 2 horas e sua ação dura 1,25 a 1,5 dia.
- a ligação a proteínas é alta a muito alta.
- sofre biotransformação hepática, dando prednisolona, o metabólito ativo.
- sua biodisponibilidade pode, sob algumas circunstâncias, ser menos confiável que a da prednisolona; por isso, prefere-se hoje esta última.
- meia-vida plasmática: 3,4 a 3,8 horas.
- meia-vida biológica (tecidual): 18 a 36 horas.
- excretada principalmente pela urina, na forma de prednisolona e seus metabólitos conjugados.

Doses
- via oral, adultos e adolescentes, 5 a 60 mg ao dia em tomada única ou em mais tomadas; crianças, 140 μg a 2 mg/kg de peso corporal ao dia em 3 ou 4 tomadas.

▶ *ARTINIZONA (Teuto-Brasileiro), 20 comprimidos × 5 e 20 mg*
▶ *METICORTEN (Schering-Plough), 20 comprimidos × 5 mg*
10 comprimidos × 20 mg
▶ *PREDNISONA (Brainfarma), 20 comprimidos × 5 mg (genérico)*
10 comprimidos × 20 mg (genérico)
▶ *PREDNISONA (EMS), 20 comprimidos × 5 mg (genérico)*
10 comprimidos × 20 mg (genérico)
▶ *PREDNISONA (Eurog./Legrand), 40 comprimidos × 5 mg (genérico)*
10 comprimidos × 20 mg (genérico)
▶ *PREDNISONA (Eurofarma), 20 comprimidos × 5 mg (genérico)*
10 comprimidos × 20 mg (genérico)
▶ *PREDNISONA (Germed), 20 comprimidos × 5 mg (genérico)*
10 comprimidos × 20 mg (genérico)
▶ *PREDNISONA (Neo-Química), 20 comprimidos × 5 mg (genérico)*
10 e 20 comprimidos × 20 mg (genérico)
▶ *PREDNISONA (Sanval), 10 comprimidos × 20 mg (genérico)*
20 comprimidos × 5 e 20 mg (genérico)
▶ *PREDNISONA (Teuto-Brasileiro), 10 comprimidos × 20 mg (genérico)*

RIMEXOLONA

É um derivado da prednisolona, apresentando um grupo CH_3 no C_{17} e um grupo CH_2CH_3 no C_{21}. É altamente potente para uso oftálmico, possuindo atividade anti-inflamatória cerca de dez vezes superior à da prednisolona e duas vezes a da dexametasona, com a vantagem de exercer pouca influência na pressão intraocular.

É utilizada principalmente no pós-operatório de cirurgia oftalmológica e nas uveítes anteriores.

Farmacodinâmica
- corticosteroide, anti-inflamatório oftálmico.

Farmacocinética
- sofre absorção sistêmica.

- no estado de equilíbrio atinge a concentração plasmática de cerca de 150 pg/mL.
- meia-vida de 1 a 2 horas.
- sofre biotransformação extensa.
- 80% excretados pelas fezes sob a forma ativa e como metabólitos.

Os metabólitos possuem pouca atividade nos receptores glicocorticoides.

INDICAÇÕES
- como anti-inflamatório no pós-operatório de cirurgias oftalmológicas.
- iridociclite.
- conjuntivite alérgica.

DOSES
- no pós-operatório de cirurgia de catarata, 1 ou 2 gotas, 4 vezes ao dia, iniciando-se 24 horas após a intervenção e prolongando-se por 2 semanas.
- na uveíte anterior observar o seguinte esquema: a) primeira semana: 1 a 2 gotas a intervalos de uma hora; b) segunda semana: 1 gota cada 2 horas; c) terceira semana: 1 gota, 4 vezes ao dia; d) quarta semana: 1 gota, 2 vezes ao dia, nos 4 primeiros dias; depois, 1 gota por dia durante 3 dias.
- para conjuntivite alérgica: 1 a 2 gotas, 4 vezes ao dia durante 2 semanas.

CONTRAINDICAÇÕES
- hipersensibilidade ao fármaco.
- ceratite herpética.
- ceratoconjuntivite.
- gravidez e lactação.
- crianças.
- infecções oculares purulentas, virais e por fungos.

PRECAUÇÕES
- como com outros corticosteroides oftálmicos, pode produzir retardo da cicatrização.
- seu uso prolongado pode produzir hipertensão intraocular com lesão do nervo óptico e catarata subcapsular.

EFEITOS ADVERSOS
- edema da conjuntiva, visão turva, edema de córnea, ulceração da córnea, hiperemia, sensação de corpo estranho, aumento da pressão intraocular, ceratite, dor ocular.

▶ VEXOL (Alcon), fr. de 50 mL a 1%

TRIANCINOLONA

Apresenta ligação dupla em C_1-C_2, átomo de flúor em C_9 e hidroxila em C_{16}.

Utilizada na forma de acetonido.

Usada por via sistêmica, por inalação local e por aplicação tópica, nas formas de comprimidos, creme, pomada, injetável, orabase e solução tópica.

FARMACODINÂMICA
- anti-inflamatório, adrenocorticoide, imunossupressor, vasoconstritor e antiasmático.

FARMACOCINÉTICA
- administrada por via oral, a base é bem absorvida do tubo digestivo, difunde-se bem nos tecidos, atinge o efeito máximo em 1 a 2 horas e sua ação dura 2,25 horas.
- administrada por via intramuscular, o início de ação do acetonido é lento (24 a 48 horas) e sua ação dura 1 a 6 semanas.
- inalado localmente, o acetonido é rapidamente absorvido do tecido pulmonar; o início de ação se dá geralmente em 1 a 2 semanas.
- aplicado topicamente, o acetonido pode ser parcialmente absorvido pela via transcutânea.
- a ligação à albumina e transcortina é alta (65 a 90%).
- sofre biotransformação hepática, principalmente, e pulmonar, parcialmente.
- meia-vida plasmática: 2 a menos de 5 horas (via oral); 60 a 120 minutos (inalação local).
- meia-vida biológica (tecidual): 18 a 36 horas.
- excretada pela urina e pelas fezes.

DOSES
- as doses devem ser individualizadas, dependendo da entidade patológica específica a ser tratada e da resposta do paciente; variam de 4 a 48 mg por dia; geralmente doses mais baixas são suficientes em afecções de menor gravidade.
- para tratamento das rinites alérgicas sazonal e perene, para adultos e crianças > 12 anos, 220 μg uma vez ao dia, no período de uma até três semanas. O medicamento deve ser suspenso se após esse período não houver melhora do quadro.
- após controle da sintomatologia, reduzir a dose para 110 μg ao dia.
- por via intramuscular, para adultos, 40 a 80 mg na região glútea. A dose pode ser repetida em intervalos de 4 semanas. Para crianças entre 6 e 12 anos de idade, 40 mg a cada 4 semanas, de acordo com a resposta clínica, ou 0,03 a 0,2 mg/kg com intervalos de 1 a 7 dias.
- para administração intralesional, 1 mg em diferentes pontos com uma distância de 1 cm.
- para uso intra-articular ou intrabursal, 25,5 a 5 mg, para pequenas articulações.

PRECAUÇÕES
- injeções no tecido celular subcutâneo podem produzir atrofias irreversíveis.

ACETONIDO DE TRIANCINOLONA

▶ ACETONIDA DE TRIANCINOLONA (EMS), bisnagas de 10 g com 1 mg/g (pomada), (genérico)
▶ ACETONIDA DE TRIANCINOLONA (Prati, Donaduzzi), bisnagas de 10 g (pomada), (genérico)
▶ ACETONIDA DE TRIANCINOLONA (Germed), bisnagas de 10 g com 10 mg/g (pomada), (genérico)
▶ AZMACORT (Aventis Pharma), inalador oral para 240 ativações × 60 mg
▶ NASACORT (Aventis Pharma), aerossol com 17,5 mL com 120 doses × 55 μg/dose (550 μg/mL)
▶ OMCILON A Orabase (Bristol-Myers Squibb), tubos de 10 g c/ 1 mg/g
▶ THERACORT 40 (TheraSkin), fr.-amp. de 1 mL com 40 mg/mL (suspensão injetável)
▶ TRIANCIL (Apsen), 1 e 5 fr.-amp. de 1 e 5 mL × 20 mg/mL

ASSOCIAÇÕES

▶ ACETONIDO DE TRIANCINOLONA + SULFATO DE NEOMICINA + GRAMICIDINA + NISTATINA (Eurofarma), (acetonido de triancinolona 1 mg + sulfato de neomicina 2,5 mg + gramicidina 0,25 mg + nistatina 100.000 U cada grama), bisnagas de 30 g (pomada dermatológica)
▶ OMCILON-A (Bristol-Myers Squibb) (acetonido de triancinolona 0,2% + ácido salicílico 2,0%), fr. de 20 mL (solução tópica)
▶ OMCILON-A "M" (Bristol-Myers Squibb), (acetonido de triancinolona 1 mg + sulfato de neomicina 2,5 mg da base + gramicidina 0,25 mg + nistatina 100.000 unidades por grama), tubo de 30 g (creme e pomada)
▶ TRIANCINOLONA ACETONIDA + SULFATO DE NEOMICINA + GARAMICINA + NISTATINA (NeoQuímica), (triancinolona acetonida 1 mg + sulfato de neomicina 2,5 mg + garamicina 0,25 mg + nistatina 100.000 UI cada grama), bisnaga de 30 g (pomada), (genérico)

▶ FÁRMACOS QUE DEBELAM O PROCESSO DA DOENÇA

Consistem em grupo de compostos de estrutura química e mecanismo de ação diferentes. Diferem dos outros anti-inflamatórios em vários aspectos. Não curam a artrite reumatoide, mas melhoram o estado de saúde dos pacientes. São usados nos casos em que os outros anti-inflamatórios não se provaram eficazes. Devem ser administrados por profissionais experientes e treinados.

Esta classe pode ser dividida em: compostos de ouro, imunossupressores e fármacos diversos.

▶ Compostos de ouro

O efeito clínico predominante causado por estes compostos parece ser a supressão da sinovite da fase ativa da doença reumatoide. Não se conhece o mecanismo exato de sua ação, mas vários foram propostos: inibição dos sistemas sulfidrílicos, alteração ou inibição de diversos sistemas enzimáticos, supressão da atividade fagocítica dos macrófagos e leucócitos polimorfonucleares, alteração da biossíntese do colágeno, alteração da resposta imune.

O único disponível em nosso meio é a auranofina.

FARMACODINÂMICA
- antirreumáticos.

INDICAÇÕES
- tratamento de artrite reumatoide adulta e juvenil, artrite psoriática e síndrome de Felty.

CONTRAINDICAÇÕES
- efeitos adversos graves associados com tratamento prévio com compostos de ouro, como reações anafiláticas, enterocolite necrotizante, fibrose pulmonar, dermatite esfoliativa, aplasia da medula óssea ou outros distúrbios hematológicos graves.

EFEITOS ADVERSOS
- distúrbios gastrintestinais, especialmente diarreia, presente em cerca de 50% dos pacientes.
- erupções cutâneas (em cerca de 30% dos pacientes), estomatite (em 10% dos pacientes).
- alopecia e conjuntivite.
- proteinúria.
- discrasias sanguíneas.

INTERAÇÕES MEDICAMENTOSAS
- depressores da medula óssea, outros medicamentos que causam dermatite ou outros fármacos hepatotóxicos ou nefrotóxicos podem provocar toxicidade aditiva.
- penicilamina pode aumentar o risco de graves efeitos adversos hematológicos e/ou renais.

AURANOFINA

Consiste em derivado tiólico de glicopiranose em que o átomo de ouro está ligado à trietilfosfina. Contém 29% de ouro.

Farmacocinética
- após administração oral, atinge níveis plasmáticos máximos em 1,5 a 2,5 horas.
- cerca de 25% do ouro em uma dose são absorvidos do trato gastrintestinal.
- a ligação a proteínas é moderada; no sangue, cerca de 60% do ouro estão ligados às proteínas plasmáticas; o resto está presente nos eritrócitos.
- sofre biotransformação tão rápida que, no sangue, não se detecta a molécula intacta.
- meia-vida de eliminação: no sangue, 21 a 31 dias (média: 26 dias); no tecido: 42 a 128 dias (média: 80 dias).
- leva três meses para atingir a concentração de estado de equilíbrio, que é de cerca de 69 μg/mL com a administração de 6 mg por dia.
- excretada principalmente pelas fezes (85% do ouro recuperável) e parcialmente (15%), pela urina.

Doses
- via oral, a dose ótima é de 6 mg por dia administrada em uma ou duas tomadas; podem ser usadas doses menores se esta não for tolerada.

Superdose
- interrupção da terapia e administração de dimercaprol.

▶ RIDAURA (GlaxoSmithKline), 20, 30, 60 e 90 comprimidos × 3 mg

▶ Imunossupressores

A justificativa para o emprego dos imunossupressores no tratamento da artrite é o fato de que o sistema imune parece estar compreendido na patogênese da doença. Apresentam ação semelhante à dos compostos de ouro. São alternativas úteis nos casos em que os pacientes não respondem aos compostos de ouro, à cloroquina ou à penicilamina.

Os fármacos deste grupo disponíveis em nosso meio são: azatioprina, ciclofosfamida, clorambucila e metotrexato. Eles são eficazes no tratamento de artrite reumatoide. Seu emprego principal, porém, é como antineoplásicos; por isso, estão descritos no Capítulo 12.

▶ Fármacos diversos

Os comercializados no Brasil são abatacepte, adalimumabe, cloroquina, etanercepte, glicosamina, infliximabe, penicilamina, sulfato de condroitina e tocilizumabe. Por ser agente quelante, a penicilamina está descrita no Capítulo 23.

ABATACEPTE

É uma proteína de fusão, solúvel, obtida a partir do antígeno 4 citotóxico humano associado ao linfócito T (CTLA-4) e que se liga à porção modificada FC da imunoglobulina humana G1 (IgG1). Foi desenvolvido utilizando tecnologia do DNA recombinante em um sistema de células de mamíferos. É um inibidor das células T, ligando-se ao CD80 e CD86 e impedindo a interação com o CD28. Isso permite um coestímulo para a ativação linfocitária T. Sabe-se que os linfócitos T estão relacionados com a patogenia da artrite reumatoide. Sua ação *in vitro* diminui a proliferação de células T e reduz a produção do fator de necrose tumoral α das citocinas, da interferona γ e da interleucina-2.

Farmacodinâmica
- imunomodulador, inibidor das células T.

Farmacocinética
- apresenta um perfil farmacocinético variável quando administrado na dose de 10 mg/kg, em dose única, em indivíduos normais e após doses múltiplas nos portadores de artrite reumatoide (AR).

Indicações
- redução dos sinais e sintomas da artrite reumatoide de grau moderado a importante, com resposta inadequada ao tratamento com outros fármacos antirreumáticos.

Doses
- para pacientes com < 60 kg, 500 mg (2 fr.-amp.); entre 60 e 100 kg, 750 mg (3 fr.-amp.), e > 100 kg, 1 g (4 fr.-amp.). As doses são administradas por infusão IV durante 30 minutos. O fármaco é comercializado como pó liofilizado e deve ser diluído em 10 mL de água destilada estéril, utilizando-se uma seringa sem silicone e agulha 18-21. Em seguida, esta solução deve ser diluída em soro fisiológico a 0,9% usando-se o mesmo volume da solução reconstituída: para 2 frascos, 20 mL; para 3, 30 mL, e para 4, 40 mL. A solução é então colocada na bolsa de infusão e misturada suavemente. A concentração final será de 5, 7,5 ou 10 mg/mL de acordo com a quantidade de frascos usados: 2, 3 ou 4, respectivamente. A solução deve ser desprezada se houver sinais de descoloração.

Contraindicações
- hipersensibilidade ao fármaco.
- categoria C da gravidez.
- lactação.
- crianças.

Precauções
- vacinas só devem ser utilizadas 3 meses após a interrupção do tratamento.
- vigiar a administração aos pacientes com doença pulmonar obstrutiva crônica.
- realizar pesquisa de tuberculose antes de iniciar o tratamento.

Efeitos adversos
- cefaleia, náuseas, nasofaringite, infecção do trato respiratório superior.
- tontura, tosse, dispepsia, hipertensão.
- câncer de pulmão, linfoma.

Interações medicamentosas
- o uso concomitante com antagonistas dos fatores de necrose tumoral pode provocar infecções graves.

▶ ORENCIA (Brystol-Myers Squibb), fr.-amp. com 250 mg

ADALIMUMABE

É um anticorpo monoclonal humano recombinante obtido através de engenharia genética. É a imunoglobulina G_1, dímero do dissulfeto da cadeia pesada D2E7 monoclonal humana com a cadeia κ dos anticorpos monoclonais humanos D2E7. Liga-se seletivamente aos fatores de necrose tumoral alfa (TNF_α) bloqueando sua interação com os receptores TNF de superfície celular p55 e p75, sem inativar a linfotoxina (TNF_β). Exerce ainda efeito diminuindo a proteína C reativa, metaloproteinases MMP-1 e MMP-3, IL-6 e a velocidade de eritrossedimentação.

Farmacodinâmica
- imunomodulador, antirreumático.

Farmacocinética
- biodisponibilidade de cerca de 64% após administração subcutânea (SC) de uma dose de 40 mg.
- volume de distribuição entre 4,7 a 6 L.
- distribuição terminal entre 10 e 20 dias.
- atinge o pico da concentração plasmática em 131 ± 56 horas, com uma concentração sérica de 4,7 ± 1,6 μg/mL.
- depuração sistêmica de cerca de 12 mL/h, diminuindo em pacientes entre 40 e 75 anos ou mais.

Indicações
- diminuição dos sinais e sintomas da artrite reumatoide grave, bem como para reduzir a progressão da doença em pacientes adultos que não responderam a outros antirreumáticos. O tratamento pode ser associado ou não ao metotrexato ou outros antirreumáticos.

Doses
- para o tratamento da artrite reumatoide, 40 mg por via SC, uma vez por semana, como monoterapia.
- em associação com metotrexato, corticosteroides, anti-inflamatórios não esteroides, analgésicos ou outros antirreumáticos, uma vez por semana, alternadamente.

Contraindicações
- hipersensibilidade ao fármaco.
- infecções ativas, principalmente tuberculose, incluindo as localizadas e as crônicas.
- gravidez e lactação.
- crianças.
- na presença de imunossupressão.
- uso concomitante de vacinas de vírus vivos.

Precauções
- vigiar a administração aos pacientes idosos devido à maior incidência de infecções e doenças malignas nesse grupo. Os pacientes portadores de artrite reumatoide, principalmente os que apresentam doença ativa, apresentam maior risco de desenvolver linfoma.
- investigar se os pacientes residiram em regiões endêmicas de tuberculose e histoplasmose antes de iniciar o tratamento.
- os fármacos bloqueadores TNF podem piorar o quadro de doenças dismielinizantes.
- pode produzir autoanticorpos.
- o produto deve ser mantido sob refrigeração e protegido da luz. A administração deve ser supervisionada e orientada por um médico.

Efeitos adversos
- agranulocitose, pancitopenia.
- celulite, colecistite, colelitíase.
- infecções, septicemia, herpes zoster, reativação de tuberculose.
- síndrome lúpica.
- sinais e sintomas semelhantes aos do linfoma.
- broncoespasmo, pneumonia, derrame pleural.

21.24 ANTIRREUMÁTICOS

Parâmetro farmacocinético	Voluntários normais	Pacientes portadores de artrite reumatoide
$C_{máx\ (\mu g/mL)}$	292 (175-427)	295 (171-398)
Meia-vida (dias)	16,7 (12-23)	13,1 (8-25)
Depuração sistêmica (mL/h/kg)	0,23 (0,16-0,30)	0,22 (0,13-0,47)
Volume de distribuição (L/kg)	0,09 (0,09-0,13)	0,07 (0,02-0,13)

- diversas formas de carcinomas: mama, gastrintestinal, pele, urogenital.
- dispneia, desmaio, taquicardia ou bradicardia.
- insuficiência cardíaca congestiva, angina, infarto do miocárdio, pericardite, derrame pericárdico.
- necrose hepática.
- encefalopatia hipertensiva.
- cetose.
- esclerose múltipla.
- trombose venosa dos membros inferiores.
- alterações vasculares.
- dor abdominal, cefaleia, dor no local da injeção, exantema.

Interações medicamentosas
- a administração concomitante de metotrexato diminui a depuração do adalimumabe entre 29 e 44%.
- a terapêutica concomitante com imunossupressores pode predispor os pacientes a complicações.

▶ HUMIRA (Abbott), 2 seringas de 1 mL com 40 mg/0,8 mL

CLOROQUINA

Descrita no Capítulo 18, seção *Fármacos antiprotozoários*, apresenta atividade antiartrítica. A cloroquina é prescrita para o tratamento de artrite reumatoide e artrite reumatoide juvenil, geralmente como tratamento de segunda escolha.

ETANERCEPTE

É uma proteína produzida por engenharia genética com tecnologia de DNA recombinante a partir de células ovarianas de hamster. É obtido mediante a fusão do domínio de ligação extracelular do receptor 2 do fator de necrose tumoral humana (FNT) com o domínio Fc da IgG_1 humana. Este último possui as regiões CH_2 e CH_3 e é desprovido da região CH_1. O FNT é uma citocina que existe naturalmente e está envolvida com as reações imunológicas e inflamatórias. O etanercepte liga-se especificamente ao FNT, inativando-o. Pode, ainda, regular as respostas induzidas pelo FNT, tais como migração leucocitária e níveis séricos de citocinas e metaloproteinase-3. Pode ser usado concomitantemente com metotrexato, glicocorticoides, salicilatos, anti-inflamatórios não esteroides ou analgésicos.

Farmacodinâmica
- antirreumático.

Farmacocinética
- após a administração subcutânea de 25 mg, atinge o pico da concentração plasmática máxima em cerca de 72 horas, com uma variação entre 48 e 96 horas.
- a administração da mesma dose, duas vezes por semana, durante seis meses produz uma concentração plasmática máxima de $2,4 \pm 1$ µg/mL. O pico da concentração aumenta de duas a sete vezes.
- A ASC aumenta de cerca de quatro vezes, sob a mesma condição anterior.
- biodisponibilidade de 58%.
- volume de distribuição de $13,9 \pm 9,4$ L.
- meia-vida de cerca de 70 horas.
- depuração média de 160 mL/h.

Indicações
- tratamento dos sinais e sintomas e inibição da progressão do dano estrutural provocados pela artrite reumatoide em atividade, de grau moderado a grave.
- tratamento dos sinais e sintomas da artrite reumatoide juvenil de grau moderado a grave.
- tratamento da espondilite anquilosante de grau moderado a grave que não responde à terapêutica com anti-inflamatórios.

Doses
- para adultos e como dose máxima, 25 mg por via subcutânea, duas vezes por semana.
- para pacientes entre 4 e 17 anos, 0,4 mg/kg por via subcutânea, duas vezes por semana, com um intervalo entre 72 e 96 horas entre as doses.

Contraindicações
- hipersensibilidade ao fármaco ou qualquer de seus componentes.
- crianças < 4 anos.
- gravidez e lactação.
- afecções desmielinizantes.
- diabetes melito.
- imunodeficiência, infecções graves e doença maligna.
- anormalidades hematológicas.
- uso concomitante de vacinas.

Precauções
- escolha um local para administração na coxa, barriga ou parte posterior do braço, escolhendo um local diferente a cada nova aplicação e obedecendo a uma distância de, no mínimo, 3 cm do local da aplicação anterior.
- não foram realizados estudos de longo prazo sobre o potencial carcinogênico e sobre a fertilidade.
- a solução de etanercepte deve ser administrada imediatamente após a reconstituição e não deve ser congelada. Se não for imediatamente usada, guardar sob refrigeração com temperatura entre 2°C e 8°C e usada dentro de 6 horas.
- vigiar a administração aos pacientes portadores de insuficiência cardíaca.

Efeitos adversos
- reações no local da administração: dor, eritema e/ou prurido, edema, sangramento, hematomas.
- infecção, com febre e calafrios. Infecções graves produzidas por bactérias, micobactérias, inclusive tuberculose, vírus e fungos.
- náusea e vômitos, anorexia, astenia.
- frequência e incidência de novas doenças malignas semelhantes às esperadas nas populações estudadas. Relatos do surgimento de doenças malignas comprometendo diversas regiões, na pós-comercialização.
- aumento de autoanticorpos: anticorpos antinucleares, anti-DNA e anticardiolipina.
- abscesso abdominal, artrite séptica, celulite, colecistite.
- hipertensão ou hipotensão arterial.
- pneumonia, bronquite.
- pielonefrite.
- neurite ótica.
- septicemia.
- anemia aplástica e outras formas de anemia, leucopenia, trombocitopenia.
- efeitos no SNC sugestivos de esclerose múltipla, mielite transversa, convulsões.

▶ ENBREL (Wyeth), fr.-amp. com 25 mg

GLICOSAMINA

A glicosamina, na forma de sulfato, é encontrada no organismo humano e estimula a síntese de proteoglicanos nos condrócitos e de ácido hialurônico no líquido sinovial. A biotransformação da glicose propicia a distribuição de glicosamina na articulação. A sua diminuição ao nível articular tem-se relacionado com a artrose e a osteoartrite. Ela parece ter um papel na recuperação da degeneração cartilaginosa, através da substituição da matriz hialínica e interferindo na sua degradação. Como consequência, retarda a progressão da osteoartrite. Sua ação, no alívio dos sintomas, é comparável à do ibuprofeno. Comercializada com sulfato.

Farmacodinâmica
- anti-inflamatório, estimulador da síntese de proteoglicanos.

Farmacocinética
- após administração oral sofre absorção quase total.
- biodisponibilidade absoluta de cerca de 44%.
- sofre eliminação pré-sistêmica.
- liga-se às proteínas plasmáticas.
- atinge o pico da concentração plasmática entre 8 e 10 horas.
- após administração IV, meia-vida inicial de cerca de 0,28 hora. Meia-vida terminal entre 70 e 95 horas.
- cerca de 28% de uma dose radiomarcada são recuperados na urina e < 1% nas fezes.
- parâmetros farmacocinéticos semelhantes para as administrações IV e IM. Na administração oral, a concentração plasmática é cerca de cinco vezes menor, bem como a ASC: < 26%. Esses níveis plasmáticos mais baixos estão relacionados com a eliminação pré-sistêmica.

Indicações
- tratamento da artrose, primária ou secundária, da osteocondrose, espondilose, condromalácia patelar, periartrite escapuloumeral.

Doses
- iniciar com 500 mg duas vezes ao dia, para comprometimento leve. Para casos graves, 500 mg três vezes ao dia durante oito semanas.

- para manutenção, 500 mg duas vezes ao dia.
- a duração nos casos leves a moderados dependerá da resposta clínica. Para os graves, recomenda-se uma duração de cerca de oito semanas.
- por via IM é comercializada, no Brasil, a associação sulfato de glicosamina com lidocaína. Após diluição, com o diluente à base de dietanolamina, aplicar por via IM duas vezes por semana.

CONTRAINDICAÇÕES
- hipersensibilidade ao fármaco.
- gravidez e lactação.
- fenilcetonúria.

EFEITOS ADVERSOS
- cefaleia.
- prurido.
- desconforto gástrico, diarreia, náuseas.
- para a apresentação injetável, observar os mesmos efeitos adversos da administração da lidocaína.

INTERAÇÕES MEDICAMENTOSAS
- pode aumentar a absorção de tetraciclina.
- pode diminuir as absorções de penicilina e cloranfenicol.

▶ *DINAFLEX (Zodiac), 10, 20, 30 e 60 cáps. × 250 e 500 mg*
15 e 30 sachês de dose única × 1,5 g (pó granulado)
▶ *FAXIMIN (Sandoz), 15 sachês × 1,5 g*
▶ *GLUCOREUMIN (Zambon), 30 sachês com 1,50 g de pó p/ uso oral*

ASSOCIAÇÕES
▶ *ARTROLIVE (Aché), (sulfato de glicosamina 500 mg + sulfato de condroitina 400 mg por cápsula), 30 e 90 cáps.*
▶ *CONDROFLEX (Zodiac), (sulfato de glicosamina 1,5 g + condroitina 1,2 g cada sachê), 15 sachês com 4,135 g*
▶ *INJEFLEX (Zodiac), (sulfato de glicosamina 400 mg + cloridrato de lidocaína 10 mg cada 2 mL), 2, 4 e 6 amp. de 2 mL + (etanolamina 24 mg cada mL), 2, 4 e 6 amp. diluentes de 1 mL*

INFLIXIMABE

É um anticorpo monoclonal quimérico, humano-murino, que se liga especificamente às formas solúveis e transmembrânicas dos fatores de necrose tumoral alfa (TNF$_\alpha$), formando complexos estáveis e neutralizando sua ação biológica, inibindo sua ligação com seus receptores. Contudo, não neutraliza a linfotoxina α (TNF$_\beta$), uma citocina que utiliza os mesmos receptores que os TNF$_\alpha$. As propriedades relacionadas com os TNF$_\alpha$ incluem a indução de citocinas antiproliferativas (interleucinas 1 e 6), aumento da permeabilidade endotelial e consequente migração leucocitária, ativação da atividade de neutrófilos e eosinófilos, dentre outras. É utilizado no tratamento da artrite reumatoide e na doença de Crohn. Na primeira, reduz a infiltração de células inflamatórias em processos inflamatórios articulares, a adesão celular e a degradação tecidual, reduzindo os níveis de interleucina 6 sérica e de proteína C reativa. Na segunda, reduz a infiltração de células inflamatórias em áreas afetadas do intestino, além de promover queda significativa da proteína C reativa.

FARMACODINÂMICA
- imunomodulador, anti-inflamatório e antirreumático.

FARMACOCINÉTICA
- após administração de doses IV únicas de 1, 3, 5, 10 ou 20 mg/kg, produz aumentos da concentração plasmática máxima proporcionais à dose e na ASC.
- para doses de 3, 5 ou 10 mg/kg as $C_{máx}$ foram de 77, 118 e 277 µg/mL, respectivamente.
- volume de distribuição médio de 3 a 4,1 L.
- meia-vida terminal varia de 8 a 10 dias.
- pode ser detectado no soro por até 8 semanas após a administração inicial.
- não produz acúmulo após administrações repetidas a intervalos de 4 ou 8 semanas.

INDICAÇÕES
- tratamento dos sinais e sintomas da artrite reumatoide, em associação com metotrexato, em pacientes portadores da doença de grau moderado a grave e com resposta inadequada ao metotrexato.
- tratamento dos sinais e sintomas e manutenção da remissão clínica em portadores de doença de Crohn, de grau moderado a grave, e com resposta inadequada à terapêutica convencional.
- redução do número de fístulas enterocutâneas drenadas, em portadores de doença de Crohn fistulizante.

DOSES
- para artrite reumatoide, inicialmente, infusão IV de 3 mg/kg por um período de 2 horas. A mesma dose adicional deve ser administrada na segunda e na sexta semana após a primeira infusão, e depois a cada 8 semanas. Após 22 semanas de tratamento, pode-se aumentar a dose para até 10 mg/kg. Deve ser utilizado em associação com o metotrexato.
- para doença de Crohn moderada a grave, 5 mg/kg em infusão IV em um período de 2 horas.
- para doença de Crohn fistulizante, dose de 5 mg/kg em infusão IV em um período de 2 horas seguida por doses adicionais idênticas na segunda e na sexta semana após a infusão inicial.
- em caso de recorrência dos sintomas da doença de Crohn, pode-se fazer nova administração após 14 semanas da infusão inicial.

CONTRAINDICAÇÕES
- hipersensibilidade ao fármaco.
- insuficiência cardíaca congestiva.
- gravidez e lactação.
- crianças.

PRECAUÇÕES
- a administração depois de um intervalo sem o fármaco, de 2 a 4 anos, está associada a uma reação de hipersensibilidade tardia em pacientes com doença de Crohn. Após um intervalo, sem fármaco, de 15 semanas não se pode recomendar a reinfusão.
- observar os pacientes por até 2 horas após a infusão para verificar o aparecimento de efeitos adversos.
- se ocorrerem reações agudas, reduzir ou interromper a infusão de acordo com a resposta clínica.
- podem ocorrer reações alérgicas graves em pacientes que apresentam anticorpos antiquiméricos humanos, principalmente naqueles intolerantes ao metotrexato ou a outros imunossupressores não corticosteroides e que interromperam o tratamento antes ou durante o tratamento com o infliximabe.
- pode afetar as respostas imunológicas normais e predispor os pacientes a infecções oportunistas, principalmente tuberculose. Portanto, os pacientes devem ser cuidadosamente vigiados quanto ao risco de infecções ou quando forem submetidos a cirurgia.
- o fármaco deve ser suspenso em caso de infecção.
- utilizar medidas contraceptivas, pelo menos até 6 meses após o último tratamento com o fármaco.
- alertar os pacientes com fadiga para evitar atividades de dirigir ou operar máquinas.
- deve ser administrado por uso exclusivo IV e sob a supervisão de médicos especializados no diagnóstico e no tratamento da artrite reumatoide ou de doenças inflamatórias intestinais.
- reconstituir cada frasco do fármaco com 10 mL de água destilada usando seringa com calibre 21 (0,8 mm) ou menor. Após, deixar a solução repousar por cerca de cinco minutos e, em seguida, diluir o volume total da dose da solução reconstituída em 250 mL em soro fisiológico a 0,9%. A solução deve ser administrada até 3 horas após a reconstituição.

EFEITOS ADVERSOS
- febre, calafrios, tonturas.
- náuseas, diarreia, dor abdominal, vômito, dispepsia.
- infecções do trato respiratório superior, tosse, faringite, sinusite, dispneia.
- prurido, exantema.
- insuficiência cardíaca congestiva.
- alteração da função hepática.
- cefaleia.
- fadiga, dor torácica, artralgia, mialgia.
- depressão, insônia.
- hipertensão.
- desenvolvimento de linfoma.

INTERAÇÕES MEDICAMENTOSAS
- a administração concomitante com metotrexato, azatioprina e/ou 6-mercaptopurina reduz a formação de anticorpos contra o infliximabe.

▶ *REMICADE (Schering-Plough), fr.-amp. com 100 mg*

SULFATO DE CONDROITINA

O sulfato de condroitina, como outra indicação (como medicamento oftalmológico), está descrito no Capítulo 20. Aqui ele é introduzido como outra opção terapêutica.

O sulfato de condroitina sódica é um polímero utilizado como acelerador da calcificação. Atua aumentando a absorção intestinal de cálcio e diminuindo a osteólise. É indicado para o tratamento da artrose do joelho e no combate à osteomalácia. Recomenda-se uma dose de 500 mg a 2 g em duas tomadas diárias.

ASSOCIAÇÃO
▶ *ARTROLIVE (Aché), (sulfato de condroitina 500 mg + sulfato de glicosamina 400 mg por cápsula), 30 cáps.*

TOCILIZUMABE

É anticorpo monoclonal humanizado anti-IL-6 (anti-interleucina 6) pertencente à subclasse das imunoglobulinas (Ig) IgG1. Liga-se especificamente aos receptores sIL-6R e mIL-6R da membrana, inibindo a sinalização intracelular mediada pelos complexos sIL-6R e mIL-6R para codificação da produção de IL-6. Diversos tipos celulares produzem a IL-6, uma citocina pró-inflamatória pleiotrópica que participa na regulação dos processos fisiológicos e patológicos sistêmicos, como a indução da secreção de imunoglobulinas. Participa da ativação de células T, indução de proteínas hepáticas e estimulação da hematopoiese. Ela relaciona-se, ainda, com a patogenia de diversas enfermidades, inclusive as inflamatórias, a osteoporose e neoplasia. Produz redução rápida na concentração da proteína C reativa, amiloide A sérico e na velocidade de hemossedimentação. Eleva, também, os níveis de hemoglobina através da produção de hepcidina que é estimulada pela IL-6 com o consequente aumento da disponibilidade de ferro.

Farmacodinâmica
- anticorpo monoclonal, anti-inflamatório.

Farmacocinética
- para uma dose de 8 mg/kg administrados durante 4 semanas, apresenta uma ASC média no estado de equilíbrio de 35.000 ± 15.500 h · µg/mL, $C_{mín}$ de 9,74 ± 10,5 µg/mL e $C_{máx}$ de 183 ± 85,6 µg/mL.
- possui eliminação bifásica.
- volume de distribuição de 6,4 L, no estado de equilíbrio.
- depuração de 12,5 mL/h.
- meia-vida depende da concentração. A meia-vida diminui com concentrações decrescentes no intervalo entre doses, de 14 para 8 dias.

Indicação
- tratamento da artrite reumatoide ativa moderada a importante após resposta inadequada com outros fármacos, incluindo o metotrexato.

Dose
- para adultos, 8 mg/kg, administrados por via IV em dose única a intervalo de quatro semanas, com um tempo de infusão de uma hora.

Contraindicações
- hipersensibilidade ao fármaco.
- não deve ser associado com outros fármacos biológicos para artrite reumatoide.
- gravidez e lactação.
- crianças.
- infecções.
- insuficiência hepática.

Precauções
- pode reativar tuberculose pregressa.
- não fazer uso concomitante de vacinas vivas e/ou atenuadas.
- pode produzir aumento das transaminases, principalmente se com uso conjunto com metotrexato.
- realizar, periodicamente, eletrocardiograma, ecocardiograma e análises sanguíneas.
- contém açúcar.
- o uso concomitante com fármacos substratos do sistema CYP450 pode interferir na concentração destes, e a dose do tocilizumabe deve ser ajustada.
- deve ser preparado por um profissional de saúde e misturado com soro fisiológico para infusão IV.

Efeitos adversos
- infecções das vias respiratórias superiores, celulite, herpes simples, herpes zoster, diverticulite.
- úlcera oral, gastrite, estomatite.
- erupção, prurido, urticária.
- cefaleia, tonturas.
- aumento das transaminases, bilirrubina.
- leucopenia, neutropenia.
- hipercolesterolemia, hipertrigliceridemia.
- hipertensão arterial sistêmica.
- reações de hipersensibilidade.

Interação medicamentosa
- fármacos substratos do sistema CYP450 (como varfarina, ciclosporina) podem ter suas concentrações alteradas com o uso concomitante do tocilizumabe.

▶ ACTEMRA (Roche), fr-amp. com 80 mg/4 mL ou 200 mg/10 mL (solução injetável para infusão IV)

▶ AGENTES ANTIGOTOSOS

São fármacos usados no tratamento ou controle da gota, doença que se caracteriza por hiperuricemia e por episódios de artrite aguda, grave. Se não for tratada, pode passar por quatro estágios: hiperuricemia assintomática, artrite gotosa aguda, período intercrítico assintomático e gota tofácea crônica com artrite crônica.

O tratamento da gota visa, principalmente, a dois objetivos: a) terminar o processo inflamatório de ataque agudo; b) reduzir a hiperuricemia a fim de impedir a formação de depósitos de urato e ataques recidivantes e promover a resolução de tofos em gota tofácea.

▶ Fármacos usados em artrite gotosa aguda

Para o tratamento de ataques agudos de gota são usadas doses elevadas de analgésicos anti-inflamatórios não esteroides, como diclofenaco, indometacina, naproxeno e piroxicam, já descritos na seção correspondente deste capítulo. A colchicina poderá ser alternativa, mas raramente é indicada.

COLCHICINA

É alcaloide extraído de *Colchicum autumnale*. Consiste em três anéis fundidos, dos quais dois são heptagonais.

Não se conhece o mecanismo exato da ação da colchicina. Acredita-se que atua sobre os leucócitos polimorfonucleares e reduz a fagocitose e a produção de ácido láctico, diminuindo assim a deposição de cristais de urato e interrompendo parte do processo inflamatório. Pode também interferir com a formação de cininas e leucotrienos. É muito provável que seu efeito antimitótico não esteja compreendido na ação antigotosa.

Farmacodinâmica
- agente antigotoso, supressor da febre familiar do Mediterrâneo, supressor da condrocalcinose, supressor da amiloidose, antiosteolítico e supressor da dermatite herpetiforme.

Farmacocinética
- administrada por via oral, é rapidamente absorvida do trato gastrintestinal.
- a ligação a proteínas é baixa (30%).
- atinge a concentração máxima no plasma, de 2,2 ng/mL após dose de 2 mg, em 0,5 a 2 horas, e o efeito máximo no alívio da dor e inflamação em 24 a 48 horas após a primeira dose oral; o edema pode ceder em 72 horas ou mais.
- início de ação: 12 horas.
- concentra-se nos leucócitos periféricos e pode persistir até durante 10 dias ou mais após cessar a administração.
- sofre biotransformação hepática.
- meia-vida bifásica: cerca de 20 minutos para distribuição e cerca de uma hora para eliminação, após administração intravenosa de 2 mg.
- volume aparente de distribuição: 2 L/kg.
- excretada principalmente pelas fezes e 5 a 20% pela urina.

Indicações
- tratamento de artrite gotosa crônica, para alívio dos ataques agudos.
- tratamento sintomático de amiloidose, condrocalcinose, dermatite herpetiforme, doença de Paget.
- profilaxia e tratamento de artrite gotosa aguda, febre familiar do Mediterrâneo crônica.

Doses
- via oral, adultos, inicialmente 1 mg seguido de 0,5 mg de duas em duas horas.
- por via oral, como profilático da gota, 0,5 a 0,6 mg por dia, como dose inicial. Raramente a dose precisa ser aumentada: 0,5 a 0,6 mg duas ou três vezes por dia.
- por via oral, para os ataques agudos de gota, 0,5 a 1,2 mg; depois, 0,5 a 0,6 mg a cada hora ou de duas em duas horas, ou ainda, 1 a 1,2 mg de duas em duas horas até o alívio da dor ou que apareçam náuseas e/ou vômitos.
- a dose máxima recomendada é de 2,5 mg nas primeiras 24 horas e a dose cumulativa máxima em quatro dias é de 6 mg.

Contraindicações
- hipersensibilidade à colchicina.
- crianças menores de 2 anos de idade.
- discrasias sanguíneas conhecidas ou cálculos renais de ácido úrico.
- gravidez.
- insuficiência hepática e/ou renal grave.

Precauções
- reduzir a dose na presença de insuficiência renal e/ou hepática leve a moderada e em paciente < 50 kg.

Efeitos adversos
- depressão da medula óssea com anemia aplástica, agranulocitose, trombocitopenia.
- neurite periférica, púrpura, miopatia, alopecia, azoospermia reversível.
- vômito, diarreia, dor abdominal e náusea, em aproximadamente 80% dos pacientes, mormente quando se usam doses máximas.
- dermatoses.
- miopatia, rabdomiólise.

Interações medicamentosas
- aumenta os efeitos depressores da medula óssea de outros depressores da medula óssea, de medicamentos que causam discrasias sanguíneas ou da terapia radiativa, e também o risco de outros efeitos hematológicos tóxicos.
- dificulta a absorção de vitamina B_{12}.

- aumenta a sensibilidade aos depressores do sistema nervoso central e intensifica a resposta aos agentes simpatomiméticos.
- agentes acidificantes inibem seu efeito.
- ácido etacrínico, agentes antineoplásicos, bumetanida, diazóxido, diuréticos tiazídicos, furosemida, pirazinamida ou triantereno podem aumentar as concentrações séricas de ácido úrico e diminuir a eficácia do tratamento profilático da gota.
- agentes alcalinizantes potencializam seus efeitos.
- álcool aumenta o risco de toxicidade gastrintestinal, especialmente em alcoólatras; aumenta também as concentrações do ácido úrico no sangue e pode diminuir a eficácia do tratamento profilático da gota.
- fármacos anti-inflamatórios não esteroides, especialmente fenilbutazona, aumentam o risco de leucopenia, trombocitopenia ou depressão da medula óssea, bem como o de ulceração gastrintestinal ou hemorragia.

▶ COLCHCINA (Apsen), 20 comprimidos × 0,5 mg
▶ COLCHIN (Green Pharma), 20 comprimidos × 0,5 mg
▶ COLCHIS (Apsen), 20 comprimidos × 0,5 mg
▶ COLCITRAT (UCI-Farma), 20 comprimidos × 0,5 mg
▶ REUGOT (Igefarma), 20 comprimidos × 0,5 mg

▶ Fármacos usados para gota tofácea e outras hiperuricemias

Para reduzir a hiperuricemia usam-se alopurinol, benzbromarona, probenecida e sulfimpirazona. Estes fármacos não devem ser utilizados no tratamento de ataques agudos porque são ineficazes e podem exacerbar ou precipitar ataque agudo. No Brasil são comercializados apenas os três primeiros.

ALOPURINOL

Corresponde à 4-hidroxipirazolpirimidina. É isóstero da hipoxantina.

O alopurinol e seu metabólito oxipurinol reduzem a biossíntese de ácido úrico a partir da hipoxantina. Eles atuam como inibidores da xantino oxidase, enzima que converte a hipoxantina à xantina e esta a ácido úrico. O alopurinol liga-se 15 vezes mais firmemente à xantino oxidase do que o seu próprio substrato natural, a xantina. Outrossim, o alopurinol aumenta a reutilização da hipoxantina e da xantina na síntese de nucleotídios e ácidos nucleicos. Assim, ele reduz as concentrações do ácido úrico no soro e na urina e impede ou diminui a deposição de urato e, consequentemente, a ocorrência ou progressão da artrite gotosa e nefropatia por urato.

A administração de probenecida ou sulfimpirazona junto com alopurinol produz efeito aditivo.

Farmacodinâmica
- anti-hiperuricêmico, agente antigota e antiurolítico (cálculos de ácido úrico; cálculos de oxalato de cálcio).

Farmacocinética
- administrado por via oral, cerca de 90% de uma dose única de 300 mg são absorvidos do trato gastrintestinal.
- sofre biotransformação, principalmente no fígado; cerca de 70% de uma dose são biotransformados no metabólito ativo oxipurinol.
- nem o alopurinol nem o oxipurinol se ligam às proteínas plasmáticas.
- atinge concentrações séricas máximas, de 1,4 ± 0,23 ng/mL, em 1 a 2 horas; o oxipurinol, o metabólito principal, atinge a concentração máxima, de 5,20 ± 0,65 ng/mL, em 5,2 a 6,5 horas.
- meia-vida: alopurinol — 1,3 ± 0,1 hora; oxipurinol — 21,2 ± 0,4 hora, podendo ser bem mais longa em pacientes com insuficiência renal.
- início de ação: ocorre redução significativa de concentração sérica de ácido úrico geralmente dentro de dois ou três dias.
- excretado pelo leite.
- excretado pela urina, 10% de uma dose na forma de alopurinol e cerca de 70% como oxipurinol; o resto, pelas fezes ou outras vias, provavelmente como alopurinol não absorvido.
- tanto o alopurinol como o oxipurinol são dialisáveis.

Indicações
- tratamento de escolha de gota tofácea crônica.
- profilaxia e tratamento de hiperuricemia.
- profilaxia e tratamento de nefropatia por ácido úrico.
- profilaxia de cálculos renais de ácido úrico e de oxalato de cálcio.

Doses
- devem ser individualizadas para obter o nível de urato sérico desejado; em geral, por via oral, 100 mg/dia, aumentada por 100 mg a intervalos de no mínimo um mês; a dose de manutenção deve ser reduzida nos pacientes com insuficiência renal.
- para hiperuricemias secundárias, adultos, 100 a 200 mg por dia; crianças de 6 a 10 anos, com doença neoplásica, 300 mg por dia; menores de 6 anos, 150 mg por dia.

Contraindicações
- intolerância ao alopurinol.
- doença hepática.
- gravidez.
- lactação.
- diabetes melito.
- hipertensão.

Precauções
- visto que o alopurinol pode aumentar a frequência de ataques de artrite gotosa aguda, durante os primeiros períodos de terapia, deve-se administrar profilaticamente um agente anti-inflamatório não esteroide, ou colchicina.
- tomar o fármaco após as refeições, ingerir bastante líquido e manter a urina neutra ou, de preferência, ligeiramente alcalina.
- a acidificação urinária com doses elevadas de ácido ascórbico pode aumentar a possibilidade de formação de cálculos renais.
- evitar consumir álcool em quantidades elevadas, pois este poderá aumentar as concentrações de ácido e reduzir a eficácia do fármaco.
- usar de cautela caso ocorra sonolência.
- reduzir a posologia nos pacientes com disfunção hepática ou renal grave.
- suspender o tratamento quando ocorrer erupção cutânea ou outra prova de intolerância ao fármaco.

Efeitos adversos
- erupção cutânea esfoliativa eritematosa, prurido, febre, disfunção hepática, disfunção renal.
- catarata.
- náusea, vômito, diarreia, mal-estar abdominal, sonolência, cefaleia, alterações do paladar.
- hepatotoxicidade.
- agranulocitose, anemia, anemia aplástica, depressão da medula óssea, leucopenia, pancitopenia e trombocitopenia.

Interações medicamentosas
- pode inibir a biotransformação enzimática de anticoagulantes cumarínicos ou indandiônicos.
- reduz a biotransformação de azatioprina ou mercaptopurina.
- aumenta a toxicidade de agentes citotóxicos, como ciclofosfamida.
- pode inibir a secreção tubular renal de clorpropamida.
- doses altas (600 mg por dia) podem diminuir a depuração de teofilina.
- acidificantes urinários aumentam a possibilidade de formação de cálculos renais.
- ácido etacrínico, agentes antineoplásicos, álcool, bumetanida, diazóxido, diuréticos tiazídicos, furosemida, mecamilamina, pirazinamida ou triantereno podem aumentar as concentrações séricas de ácido úrico.
- amoxicilina ou ampicilina aumentam significativamente a possibilidade de erupção cutânea.
- dacarbazina, por inibir a xantino oxidase, pode causar efeitos hipouricêmicos aditivos.
- probenecida aumenta a excreção urinária do oxipurinol, mas os efeitos anti-hiperuricêmicos dos dois fármacos são aditivos e resultam em benefício terapêutico.
- vidarabina sistêmica aumenta o risco de neurotoxicidade, anemia, dor, náusea, prurido e tremores.

▶ ALLOPURINOL (Asta), 24 comprimidos × 100 mg
16 comprimidos × 300 mg
▶ ALOPURINOL (Apotex), 30 comprimidos × 300 mg (genérico)
▶ ALOPURINOL (EMS), 8, 16 e 30 comprimidos × 300 mg (genérico)
▶ ALOPURINOL (Hexal), 30 comprimidos × 300 mg (genérico)
▶ ALOPURINOL (Sanval), 20 e 500 comprimidos × 100 mg
▶ LABOPURINOL (Evolabis), 24 comprimidos × 100 mg
16 comprimidos × 300 mg
▶ ZILOPUR (Aspen), 30 comprimidos × 100 e 300 mg
▶ ZYLORIC (Aspen), 30 comprimidos × 100 e 300 mg

BENZBROMARONA

Corresponde a um derivado do etilbenzofurano ligado ao grupo 4-hidroxi-3,5-dibromofenilcetona.

Reduz as concentrações plasmáticas do ácido úrico provavelmente bloqueando a reabsorção tubular; também pode aumentar a eliminação intestinal de ácido úrico.

Farmacodinâmica
- agente uricosúrico.

Farmacocinética
- administrada por via oral, é bem absorvida do trato gastrintestinal; a absorção parece ser afetada pelo tamanho das partículas.

- sofre biotransformação hepática, dando benzarona e bromobenzarona, ambas com atividade uricosúrica.
- excretada principalmente pelas fezes e parcialmente pela urina.

Indicações
- tratamento de hiperuricemia.

Doses
- via oral, 50 a 200 mg ao dia.

Precauções
- a fim de reduzir o risco de ataque agudo de gota, pode-se administrar antes a colchicina.
- não se deve iniciar o tratamento durante ataque agudo de gota.
- recomenda-se ingestão de líquido e ajuste do pH urinário para reduzir o risco de cálculos renais.
- deve ser usada com cautela nos pacientes com insuficiência renal.
- é considerada insegura em pacientes com porfiria aguda porque se mostrou porfirinogênica em sistemas *in vitro*.

Efeitos Adversos
- distúrbios gastrintestinais, especialmente diarreia.
- pode precipitar ataque agudo de gota e sintomas renais de depósitos de urato.

Interações Medicamentosas
- doses mais elevadas do que as normalmente usadas na terapêutica podem aumentar a atividade anticoagulante dos anticoagulantes cumarínicos orais.
- salicilatos antagonizam seus efeitos.

▶ *NARCARICINA (Evolabis), 20 comprimidos × 100 mg*

PROBENECIDA

Corresponde ao ácido dipropilaminossulfonilbenzoico. É agente uricosúrico.

Como agente antigota e anti-hiperuricêmico, atua inibindo competitivamente a reabsorção ativa do urato no túbulo renal proximal, aumentando assim a excreção urinária de ácido úrico. Em consequência, a probenecida pode diminuir ou impedir a formação de tofos e alterações crônicas nas articulações, promover a resolução dos depósitos existentes de urato e, após vários meses de tratamento, reduzir a frequência de ataques agudos de gota.

Atua como inibidor competitivo da excreção de ácidos orgânicos fracos, como penicilinas e algumas cefalosporinas, nos túbulos renais proximal e distal. Deste modo aumenta as concentrações sanguíneas e prolonga a ação destes antibióticos.

A probenecida pode não ser eficaz em pacientes que sofrem de insuficiência renal crônica. Geralmente não é usada em pacientes com mais de 60 anos. Não é indicada em ataques agudos de artrite gotosa.

No Brasil, a probenecida é comercializada apenas em associação com penicilinas.

Farmacodinâmica
- agente antigota, anti-hiperuricêmico e adjuvante à antibioticoterapia.

Farmacocinética
- após administração oral, é rápida e completamente absorvida.
- a ligação a proteínas, principalmente à albumina, é alta a muito alta.
- atinge concentração plasmática máxima nos adultos, de menos de 30 µg/mL, em duas a quatro horas após dose única de 1 g, e de 150 a 200 µg/mL em quatro horas após dose única de 2 g; crianças, três a nove horas após dose única de 25 mg/kg de peso corporal.
- atinge efeito uricosúrico máximo em 30 minutos.
- a concentração plasmática terapêutica para o efeito uricosúrico é de 100 a 200 µg/mL; para a supressão da excreção da penicilina é de 40 a 60 µg/mL.
- meia-vida de eliminação: 4,2 horas após dose de 0,5 g e 6 a 12 horas após dose de 2 g.
- sofre rápida e extensa biotransformação hepática por oxidação da cadeia lateral e glicuronidação.
- atravessa a barreira placentária.
- excretada pela urina, principalmente como acil-glicuronídios e metabólitos oxidados; apenas 5 a 10% de uma dose são eliminados na forma íntegra dentro de 24 a 48 horas.
- a excreção depende do pH urinário, sendo maior em urina alcalina.

Indicações
- tratamento de artrite gotosa crônica.
- tratamento de hiperuricemia.
- adjuvante à antibioticoterapia.

Doses
- devem ser individualizadas a fim de obter o nível de urato sérico desejado; em geral, por via oral, adultos, 250 mg por dia durante uma semana ou mais, dependendo da resposta; a dose é então aumentada lentamente a intervalos de uma a duas semanas até a dose mínima necessária para manter os níveis de urato sérico normais; geralmente basta 1 g/dia.

Contraindicações
- hipersensibilidade à probenecida.
- cálculos renais, especialmente cálculos de ácido úrico.
- taxa de filtração glomerular menos de 50% da normal.
- discrasias sanguíneas.
- menores de dois anos de idade.

Precauções
- visto que nos meses iniciais de tratamento podem ocorrer ataques agudos de gota, durante este período deve ser administrada junto com colchicina.
- não se deve começar o tratamento antes de duas a três semanas após cessar o ataque gotoso agudo.
- pode exacerbar discrasias sanguíneas.
- deve ser administrada com alimentos ou antiácidos para minimizar a irritação gástrica.

Efeitos Adversos
- anorexia, náusea, vômito.
- cefaleia, reações de hipersensibilidade, dermatite alérgica, febre alérgica.
- anemia, tontura, rubor, frequência urinária, cólica renal.
- anemia hemolítica, anemia aplástica, leucopenia.
- síndrome nefrótica, necrose hepática.

Interações Medicamentosas
- pode diminuir a secreção tubular renal de aciclovir e dos aminossalicilatos, resultando em aumento da toxicidade e/ou das concentrações séricas destes fármacos.
- inibe a excreção e pode aumentar os níveis plasmáticos de ácido pantotênico, cetoprofeno, clofibrato, dapsona, indometacina, mesalazina, metotrexato, naproxeno, nitrofurantoína, rifampicina, sulfonamidas, sulfonilureias.
- pode antagonizar a natriurese e aumentar a atividade da renina plasmática causada por bumetanida, furosemida ou indapamida.
- diminui a secreção tubular renal de algumas cefalosporinas, do ciprofloxacino e das penicilinas.
- aumenta e prolonga os efeitos anticoagulantes da heparina.
- aumenta a excreção urinária de oxipurinol, o metabólito ativo do alopurinol; contudo, a associação dos dois fármacos produz efeitos anti-hiperuricêmicos aditivos.
- diminui a absorção gastrintestinal da riboflavina.
- pode aumentar os efeitos farmacológicos do tiopental.
- pode inibir a glicuronidação da zidovudina, aumentando o risco de toxicidade.
- ácido etacrínico, álcool, diazóxido, diuréticos tiazídicos, mecamilamina, pirazinamida ou trianereno podem aumentar as concentrações séricas de ácido úrico; para controlar a hiperuricemia e a gota, poderá ser necessário ajuste da dose da probenecida.
- agentes antineoplásicos que têm atividade citolítica rápida podem causar nefropatia ácida e aumentar as concentrações séricas de ácido úrico.
- salicilatos inibem sua atividade uricosúrica.

PROBENECIDA + AMPICILINA

▶ *GONOCILIN (União Química), 7 cáps. + 2 comprimidos (probenecida)*
▶ *GONOPAC (Ducto), vidro com 60 mL (dose única)*
▶ *GONORREL'S (Gilton), vidro com 60 mL (dose única)*

FÁRMACOS IMUNOSSUPRESSORES

azatioprina
basiliximabe
ciclosporina
daclizumabe
efalizumabe
everolimo
glatirâmer
imunoglobulina antitimócitos humanos
micofenolato mofetila
micofenolato sódico
muromonabe-CD3
sirolimo
tacrolimo

São utilizados para diminuir ou anular as reações imunológicas responsáveis pelas manifestações clínicas que sobrevêm após transplantes de órgãos ou da medula óssea. Cuidadosamente selecionados e administrados, permitem que os transplantes se realizem atualmente com êxito.

Visto que estes fármacos, em sua maioria, suprimem todas as respostas imunológicas, as infecções causadas por vírus, fungos e bactérias constituem as principais causas de óbitos nos receptores de transplantes.

Os pacientes que recebem transplantes devem ser tratados continuamente com imunossupressores, exceto no caso de isoenxertos, em que esta terapia pode ser interrompida. Nas primeiras semanas após o transplante ou durante as crises de rejeição, o tratamento com imunossupressores é comumente intensivo. Superada a crise de rejeição, as doses são reduzidas, o que resulta em menor incidência de efeitos adversos.

A ação dos agentes imunossupressores é geralmente inespecífica. Alguns, entretanto, apresentam certo grau de especificidade. Por exemplo, a ciclosporina afeta primariamente a função dos linfócitos T inibindo a produção de linfocinas; o muromonabe-CD3 bloqueia a geração e função das células efetoras T que participam da rejeição do enxerto.

Os principais imunossupressores usados no Brasil são: azatioprina, basiliximabe, ciclosporina, daclizumabe, efalizumabe, everolimo, glatirâmer, imunoglobulina antitimócitos humanos, micofenolato mofetila, micofenolato sódico, muromonabe-CD3, sirolimo e tacrolimo. Estes fármacos só devem ser usados por médicos com experiência em terapia imunossupressora e no tratamento de pacientes submetidos a transplantes. Os pacientes devem ser tratados em locais com equipe e aparelhagem adequadas para a prestação de serviços que venham a ser necessários, em consequência de efeitos adversos dos transplantes. Os médicos que os utilizam devem estar familiarizados com os riscos da terapia imunossupressora.

Para tratamento de distúrbios autoimunes usam-se frequentemente agentes antineoplásicos, como ciclofosfamida, clorambucila e metotrexato, estudados no Capítulo 12.

Um outro fármaco com propriedade imunossupressora específica é utilizado no tratamento da esclerose múltipla, o glatirâmer.

AZATIOPRINA

É derivado nitroimidazólico da mercaptopurina, à qual é rapidamente convertida *in vivo*, e tem ação biológica semelhante à desta. Consiste, pois, em profármaco da mercaptopurina.

Como imunossupressor, atua por antagonismo metabólico, inibindo a síntese de DNA, RNA e proteínas; também pode interferir com o metabolismo celular e inibir a mitose.

Desconhece-se o mecanismo de ação em artrite reumatoide e outras doenças imunológicas, mas talvez esteja relacionado com a imunossupressão.

FARMACODINÂMICA
- agente imunossupressor, antirreumático, supressor (anti-inflamatório) de doença intestinal, supressor do lúpus eritematoso.

FARMACOCINÉTICA
- é bem absorvida do trato gastrintestinal.
- a ligação a proteínas é baixa (30%).
- sofre biotransformação rápida e intensa, dando principalmente dois metabólitos ativos, mercaptopurina e ácido 6-tioinosínico; outras biotransformações ocorrem no fígado, sobretudo por ação da xantino oxidase, e nos eritrócitos.
- atinge concentração sérica máxima em 1 a 2 horas.
- meia-vida: aproximadamente 5 horas (fármaco íntegro e metabólitos).
- doses habituais produzem níveis sanguíneos baixos (menos de 1 µg/mL) de azatioprina e mercaptopurina.
- início de ação: 6 a 8 semanas, na artrite reumatoide; 4 a 8 semanas, em outros distúrbios inflamatórios.
- atravessa a barreira placentária.
- os efeitos clínicos da ação imunossupressora persistem por períodos longos após a depuração do medicamento.
- eliminada pelas vias biliar e renal, 1 a 2% na forma íntegra.
- é parcialmente removível por hemodiálise.

INDICAÇÕES
- adjuvante para prevenção de rejeição em homotransplante renal.
- prevenção de rejeição em transplante pancreático, hepático e cardíaco.
- tratamento de artrite reumatoide, cirrose biliar, colite ulcerativa, dermatomiosite sistêmica (poliomiosite), glomerulonefrite, hepatite crônica ativa, lúpus eritematoso sistêmico, miastenia grave, miopatia inflamatória, pênfigo, penfigoide, síndrome nefrótica.

DOSES
- vias oral e intravenosa, inicialmente, 3 a 5 mg/kg/dia como dose única, começando no dia do transplante; para manutenção, 1 a 3 mg/kg/dia.

CONTRAINDICAÇÕES
- hipersensibilidade à azatioprina e à mercaptopurina.
- gravidez.
- lactação.
- pacientes com artrite reumatoide previamente tratados com agentes alquilantes (ciclofosfamida, clorambucila) poderão correr risco proibitivo de neoplasia.

PRECAUÇÕES
- a imunossupressão crônica com azatioprina aumenta o risco de neoplasia. Os médicos que utilizam este fármaco devem estar familiarizados com este risco e também com o potencial teratológico e mutagênico tanto a homens quanto a mulheres e com possíveis toxicidades hematológicas.
- deve ser prescrita somente se o paciente puder ser adequadamente controlado quanto aos efeitos tóxicos durante todo o período de tratamento.

- durante as oito primeiras semanas de terapia devem ser realizados semanalmente hemogramas, inclusive contagem de plaquetas.
- os pacientes devem ser instruídos a relatar imediatamente qualquer evidência de infecção, contusão ou sangramento inesperados ou quaisquer outras manifestações de depressão da medula óssea.

Efeitos adversos
- leucopenia, trombocitopenia, anemia megaloblástica e depressão grave da medula óssea.
- tontura, náusea, vômito, diarreia, esteatorreia.
- erupções cutâneas, alopecia, febre, artralgias, dores musculares.
- suscetibilidade a infecções viróticas, fúngicas e bacterianas.
- pneumonite reversível.

Interações medicamentosas
- pode intensificar os efeitos depressores de outros depressores da medula óssea ou radioterapia.
- antagoniza o efeito de miorrelaxantes não despolarizantes (tubocurarina, por exemplo) e potencializa o bloqueio neuromuscular causado pelo suxametônio e fármacos análogos.
- alopurinol, por inibir o metabolismo mediado pela xantino oxidase, pode intensificar sua atividade e toxicidade.
- medicamentos que causam discrasia sanguínea podem aumentar seus efeitos leucopênicos e/ou trombocitopênicos.
- fármacos que induzem (fenitoína, fenobarbital, rifampicina) ou inibem (cetoconazol, eritromicina) enzimas microssômicas hepáticas podem alterar sua depuração.
- outros imunossupressores, como ciclofosfamida, ciclosporina, clorambucila, glicocorticoides, mercaptopurina ou muromonabe-CD3, podem aumentar o risco de infecção e desenvolvimento de neoplasma.
- visto que os mecanismos de defesa normais podem ser suprimidos pelo tratamento com azatioprina, a administração concomitante com vacina de vírus inativados pode diminuir a resposta de anticorpo do paciente; calcula-se que deve haver intervalo de três meses a um ano entre a administração de azatioprina e a vacina de vírus inativados.
- considerando que o tratamento com azatioprina pode suprimir os mecanismos de defesa normais, o emprego concomitante com vacina de vírus vivos atenuados pode potencializar a replicação dos vírus da vacina, pode intensificar os efeitos adversos dos vírus da vacina e/ou pode reduzir a resposta de anticorpo do paciente à vacina; calcula-se que deve haver intervalo de três meses a um ano entre a administração de azatioprina e a vacina de vírus vivos atenuados.

▶ *AZATIOPRINA (Furp), 500 comprimidos × 50 mg*
▶ *IMUNEM (Cristália), 200 comprimidos × 50 mg*
▶ *IMURAN (GlaxoSmithKline), 200 comprimidos × 50 mg*

BASILIXIMABE

É anticorpo monoclonal humano e murino, obtido através de tecnologia de DNA recombinante, usado como imunossupressor. Liga-se à subunidade α do receptor da interleucina-2 (IL-2), inibindo a ligação desta. Como resultado, impossibilita a ativação linfocitária mediada através desse receptor e, portanto, a reação imunológica. É utilizado em associação com ciclosporina e corticosteroides.

Farmacodinâmica
- imunossupressor.

Farmacocinética
- volume de distribuição de 8,6 ± 4,1, 10,1 ± 7,6 e 5,2 ± 2,8 L para adultos, adolescentes e crianças, respectivamente.
- meia-vida de 7,2 ± 3,2, 7,2 ± 3,6 e 11,5 ± 6,3 para os três grupos etários como anteriormente.
- após administração IV, duração de ação para ligar-se à subunidade α de cerca de 36 ± 14 dias.
- depuração total de 41 ± 19 mL/h.
- nas concentrações > 0,2 μ/mL ocorre a ligação à subunidade α.
- atravessa a barreira placentária.

Indicações
- para tratamento preventivo da rejeição aguda de transplante renal, concomitantemente com o uso de ciclosporina e corticosteroides.

Doses
- para adultos, infusão IV de 20 mg duas horas antes do transplante, administrados em 20 a 30 minutos e repetida quatro dias após a cirurgia.
- para crianças, 12 mg/m² de superfície corpórea, duas horas antes do transplante, administrados em 20 ou 30 minutos e repetida como para os adultos. A dose máxima recomendada é de 20 mg por infusão.

Contraindicações
- hipersensibilidade ao basiliximabe.
- gravidez e lactação.
- infecção em atividade.
- doença maligna.

Precauções
- pode produzir maior incidência de infecções dentárias. Deve-se fazer tratamento dentário antes de iniciar a terapêutica.
- vigiar os sinais vitais durante sua administração.
- vigiar as incisões cirúrgicas quanto ao aparecimento de infecção.
- observar os pacientes em uso concomitante de outros imunossupressores que não a ciclosporina ou corticosteroides.

Efeitos adversos
- reações de hipersensibilidade, inclusive anafilaxia.
- astenia, tontura, febre, tremor das mãos e dos pés.
- dor abdominal, dor nas costas.
- hematoma, hiperplasia gengival.
- vômito, hemorragia digestiva.
- tosse, dispneia.
- hipertensão arterial, edema.
- infecções, faringite, candidíase.
- disúria, retenção urinária.
- aumento das taxas de ureia, creatinina e ácido úrico.
- aumento ou diminuição das concentrações séricas de cálcio, glicose e potássio.
- diminuição do magnésio e do fosfato séricos e das plaquetas.

Interações medicamentosas
- não produz efeito imunossupressor aditivo quando usado com ciclosporina e corticosteroides.

▶ *SIMULECT (Novartis), fr. c/ pó liofilizado × 20 mg com amp. de diluente de 5 mL*

CICLOSPORINA

É oligopeptídio cíclico apolar, muito hidrofóbico, produzido pelo fungo *Tolypocladium inflatum Gams* e constituído de 11 resíduos de aminoácidos.

Não se conhece exatamente seu mecanismo de ação. Parece que atua sobre diversos aspectos da resposta imune das células T. Não causa supressão da medula óssea.

Farmacodinâmica
- agente imunossupressor.

Farmacocinética
- é absorvida de maneira variável e incompletamente do trato gastrintestinal.
- biodisponibilidade: cerca de 30%, mas pode aumentar com o aumento da dose e duração do tratamento.
- a absorção pode ser diminuída após transplante de fígado ou em pacientes com doença hepática ou insuficiência da função gastrintestinal.
- a ligação às proteínas, principalmente às lipoproteínas, é muito alta (90%).
- é extensivamente biotransformada no fígado e alguns de seus metabólitos possuem propriedades imunossupressoras.
- meia-vida: crianças, aproximadamente 7 horas (faixa, 7 a 19 horas); adultos, aproximadamente 19 horas (faixa, 10 a 27 horas).
- leva 3,5 horas para atingir a concentração máxima no plasma e no sangue.
- é distribuída amplamente fora do volume sanguíneo: 33-47% encontram-se no plasma, 4-9% nos linfócitos, 5-12% nos granulócitos e 41-58% nos eritrócitos.
- volume de distribuição: 1 a 13 L/kg.
- atinge concentrações no sangue total 2 a 9 vezes maiores que no plasma.
- atravessa a barreira placentária.
- excretada no leite.
- eliminada principalmente na bile; só 6% são eliminados pela urina, 0,1% na forma íntegra.
- não é dialisável.

Indicações
- transplante de órgãos: prevenção da rejeição do enxerto em transplantes de rim, fígado, coração, coração-pulmão combinadamente, pulmão e pâncreas; tratamento da rejeição de transplantes em pacientes que foram previamente tratados com outros agentes imunossupressores.
- transplante de medula óssea: prevenção de rejeição do enxerto após transplante de medula óssea; prevenção ou tratamento da reação enxerto *versus* receptor (GVHD = *graft-versus-host disease*).
- como anti-inflamatório oftálmico, na ceratoconjuntivite sica, em cujos casos a secreção lacrimal está diminuída.

Doses
- vias oral ou intravenosa, a dose deve ser determinada cuidadosamente para cada paciente: é rotineiramente administrada junto com adrenocorticoides.
- uma gota em cada olho, duas vezes ao dia, a cada 12 horas.

Contraindicações
- hipersensibilidade à ciclosporina e/ou óleo de rícino polioxietilado (presente no concentrado para infusão intravenosa).

- gravidez.
- lactação.
- pacientes com varicela (existente ou recente) ou herpes-zóster.
- infecção ocular ativa.

Precauções
- somente médicos com experiência em terapia imunossupressora e no controle de transplantes de órgãos ou pacientes com transplante de medula óssea devem usar ciclosporina.
- deve-se administrar ciclosporina com adrenocorticoides, mas não com outros agentes imunossupressores. A imunossupressão causada pela ciclosporina pode aumentar a suscetibilidade à infecção e provocar o possível desenvolvimento de linfoma.
- durante o tratamento devem-se vigiar as funções renal e hepática.
- deve-se evitar ingestão elevada de potássio e de diuréticos poupadores de potássio.
- para uso oftálmico, se o paciente fizer uso de lentes de contato, retirá-las antes da aplicação e somente recolocá-las 15 minutos depois.

Efeitos adversos
- disfunção renal, hipertensão, hirsutismo e nefrotoxicidade.
- tromboembolia, hepatotoxicidade, hiperplasia gengival.
- ardência ocular, hiperemia, dor ocular, prurido, sensação de corpo estranho, distúrbio visual.

Interações medicamentosas
- analgésicos anti-inflamatórios não esteroides podem aumentar o risco de insuficiência renal.
- androgênios, cetoconazol, cimetidina, danazol, diltiazem, eritromicina, estrogênios, itraconazol, miconazol, nicardipino, prednisolona, prednisona ou verapamil aumentam suas concentrações plasmáticas e podem aumentar o risco de hepatotoxicidade e nefrotoxicidade.
- sangue de banco de sangue, captopril, diuréticos poupadores de potássio, enalapril, lisinopril, leite com baixo teor de sal, medicamentos contendo potássio ou substitutos de sal podem resultar em hiperpotassemia.
- carbamazepina, cilastatina ou sulfametoxazol-trimetoprima diminuem seus níveis sanguíneos.
- indutores de enzimas hepáticas (fenitoína, fenobarbital, rifampicina) podem intensificar sua biotransformação.
- outros agentes imunossupressores, como azatioprina, ciclofosfamida, clorambucila, mercaptopurina ou muromonabe-CD3, podem aumentar o risco de infecção e desenvolvimento de distúrbios linfoproliferativos.
- lovastatina em pacientes com transplante de coração pode estar associada com risco aumentado de rabdomiólise e insuficiência renal aguda.
- outros medicamentos nefrotóxicos (anfotericina B, antibióticos aminociclitóis, melfalano, trimetoprima) podem intensificar sua nefrotoxicidade.
- visto que os mecanismos de defesa normais podem ser suprimidos pelo tratamento com a ciclosporina, a administração concomitante com vacina de vírus inativados pode diminuir a resposta de anticorpo do paciente; calcula-se que deve haver intervalo de três meses a um ano entre a administração de ciclosporina e a vacina de vírus inativados.
- considerando que o tratamento com ciclosporina pode suprimir os mecanismos de defesa normais, o emprego concomitante com vacina de vírus vivos atenuados pode potencializar a replicação dos vírus da vacina, pode intensificar os efeitos adversos dos vírus da vacina e/ou pode reduzir a resposta de anticorpo do paciente à vacina; calcula-se que deve haver intervalo de três meses a um ano entre a administração de ciclosporina e a vacina de vírus vivos atenuados.

▸ *CICLOSPORINA (Abbott), 30 e 50 cáps. gelatinosas × 25, 50 e 100 mg (genérico)*
fr. de 50 mL com 100 mg/mL (solução oral), (genérico)
▸ *CICLOSPORINA (Biosintética), fr. de 50 mL c/ 100 mg/mL (solução oral)*
▸ *CICLOSPORINA (Hexal), 20 e 200 cáps. × 25 mg (genérico)*
10, 50 e 200 cáps. × 100 mg (genérico)
▸ *CICLOSPORINA (Sigma Pharma), 50 cáps. gelatinosas × 25, 50 e 100 mg (genérico)*
▸ *RESTASIS (Allergan), 32 flaconetes a 0,05% (solução oftálmica)*
▸ *SANDIMMUN (Novartis), fr. de 50 mL c/ 100 mg/mL (solução oral)*
10 amp. de 5 mL c/ 50 mg/mL
10 amp. de 1 mL c/ 50 mg/mL
50 cáps. × 25, 50 e 100 mg
▸ *SANDIMMUN NEORAL (Novartis), 50 cáps. de gelatina mole × 25, 50, 100 mg de ciclosporina*
▸ *SIGMASPORIM (Sigma Pharma), 50 cáps. × 25, 50 e 100 mg*
fr. de 50 mL c/ 100 mg/mL
▸ *SIGMASPORIM MICRO-ORAL (Sigma Pharma), 50 cáps. × 25, 50 e 100 mg*
fr. de 50 mL c/ 100 mg/mL

DACLIZUMABE

É anticorpo monoclonal desenvolvido através de tecnologia de DNA recombinante e constituído de 90% de origem humana e 10% murina. É antagonista do receptor da interleucina-2 (IL-2) impedindo sua ligação, com a consequente diminuição da resposta imunológica dos linfócitos T. Sua ligação é altamente seletiva, fixando-se às subunidades α ou Tac do complexo receptor. Quando associado à ciclosporina e à prednisolona, reduz tanto a incidência quanto a gravidade da rejeição aguda.

Farmacodinâmica
- imunossupressor.

Farmacocinética
- volume de distribuição de cerca de 0,074 L/kg, sendo de 0,031 e 0,0425 L/kg para os volumes central e periférico, respectivamente.
- o pico da concentração plasmática é de cerca de 32 ± 22 µg/mL e ocorre em torno da quinta dose.
- concentração terapêutica plasmática de cerca de 5 a 10 µg/mL. Os níveis séricos para a saturação completa dos receptores Tac e para bloquear as respostas dos linfócitos T ativados é de 5 a 10 µg/mL.
- meia-vida de eliminação de 11 a 38 dias.
- atravessa a barreira placentária.

Indicações
- profilaxia da rejeição aguda em pacientes que receberam transplante renal.

Doses
- 1 mg/kg IV diluído em 50 mL de soro fisiológico a 0,9%, administrados por um período de 15 minutos 24 horas antes do transplante e a intervalos de 14 dias num esquema de 5 doses. Doses subsequentes poderão ser administradas um dia antes ou depois da data programada.

Contraindicações
- hipersensibilidade ao daclizumabe.
- gravidez e lactação.

Precauções
- a administração em crianças demonstra maior incidência de casos de hipertensão arterial sistêmica e de desidratação.
- pode desencadear infecções.
- pode desencadear reações alérgicas.
- pode produzir hiperglicemia.
- como com outros imunossupressores, pode correlacionar-se com uma maior incidência do desenvolvimento de neoplasias malignas.
- vigiar os níveis de glicemia, pressão arterial, frequências cardíaca e respiratória.

Efeitos adversos
- febre, fraqueza, cefaleia, insônia.
- dispneia, dor torácica.
- taquicardia, hipotensão, edema pulmonar.
- diarreia ou constipação, náusea, vômitos, dor torácica.
- hiperglicemia.
- infecções.
- edema periférico.

Interações medicamentosas
- a associação com outros imunossupressores e anti-infecciosos não produz interações significativas.

▸ *ZENAPAX (Roche), fr. c/ 5 mL de solução para infusão c/ 25 mg*

EFALIZUMABE

É um anticorpo monoclonal recombinante do isotipo capa IgG1 obtido a partir de células ovarianas do hamster chinês. Liga-se especificamente às CD11a e aos antígenos de função leucocitária (LFA-1), diminuindo a ação sobre a superfície celular das CD11a. Apresenta adesão leucocitária às outras células inibindo a ligação da LFA-1 à molécula de adesão intercelular ICAM-1, o que contribui para a manutenção dos linfócitos T com ativação, aderência ao endotélio e migração aos locais de inflamação, inclusive para a célula psorítica.

Farmacodinâmica
- imunossupressor, antipsorítico.

Farmacocinética
- biodisponibilidade SC de 50%.
- atinge o estado de equilíbrio em cerca de 4 semanas.
- a concentração plasmática é de cerca de 12 µg/mL.
- depuração média de 24 mL/kg/dia e varia com o peso do paciente.

Indicações
- tratamento dos pacientes >18 anos de idade portadores de placas psoríticas crônicas graves com indicação para terapêutica sistêmica ou fototerapia.

Doses
- 0,7 mg/kg por via SC como dose inicial e doses subsequentes de 1 mg/kg, com intervalos semanais.

22.4 FÁRMACOS IMUNOSSUPRESSORES

CONTRAINDICAÇÕES
- hipersensibilidade ao efalizumabe.
- gravidez e lactação.
- <18 anos de idade.
- infecção ativa importante.
- pacientes submetidos à fototerapia.
- uso concomitante com vacinas a partir de organismos vivos, atenuados ou acelulares ou com outros imunossupressores.
- histórico de doença maligna.
- trombocitopenia.

PRECAUÇÕES
- categoria C da FDA para a gravidez.
- pacientes idosos podem apresentar maior predisposição ao desenvolvimento de infecções.
- pode produzir elevação dos níveis de fosfatase alcalina, AST, ALT e linfocitose.
- vigiar a administração nas primeiras 24 a 48 horas quanto ao desenvolvimento de efeitos adversos.

EFEITOS ADVERSOS
- hipersensibilidade ao efalizumabe.
- presença de infecções graves, abscessos.
- artrite.
- bronquite, celulite, gastrenterite, pneumonia, meningite séptica ou asséptica, legioneolose, osteomielite vertebral, sepse.
- hepatite, desenvolvimento de malignidade (principalmente na pele), eritrodermia, piora da psoríase, presença de pústulas, alterações sensioneurais, surdez, sialadenite, mielite transversa.
- trombocitopenia.
- febre, cefaleia, mialgia, náuseas, acne, artralgia, edema periférico, dor no dorso.

INTERAÇÕES MEDICAMENTOSAS
- o uso concomitante com outros imunossupressores aumenta o risco de infecção ou do desenvolvimento de malignidade.

▶ *RAPTIVA (Serono), 4 bandejas com 1 fr.-amp. + 1 seringa pré-enchida de 1,3 mL de diluente*

EVEROLIMO

É um análogo do sirolimo. Atua ligando-se à imunofilina citosólica FKBP12, sendo esta ligação mais fraca do que aquela do sirolimo. Sua atividade imunossupressora e antiproliferativa ocorre tardiamente no ciclo celular (fase G_1 tardia), quando comparada à do tacrolimo ou à da ciclosporina, e é tão eficaz quanto à do sirolimo. A modificação na cadeia 2-hidroxietil propicia um melhor perfil farmacocinético. Não altera a farmacocinética da ciclosporina e deve ser utilizado em associação com esta. Outrossim, parece ser menos nefrotóxico. Em comparação com o micofenolato mofetila, não parece apresentar eficácia superior. É utilizado como alternativa ao tratamento com o sirolimo para uso em combinação com ciclosporina/esteroides.

FARMACODINÂMICA
- imunossupressor, antiproliferativo.

FARMACOCINÉTICA
- embora os dados sobre biodisponibilidade oral na apresentação de comprimidos padrões não estejam disponíveis, possui absorção mais estável. A biodisponibilidade para comprimidos dispersíveis é da ordem de 90%.
- em pacientes transplantados de fígado a absorção não é afetada por derivação biliar, via de administração ou pós-transplante. Contudo, está diminuída nos pacientes transplantados de pulmão, com fibrose cística. Após uma alimentação rica em lipídios, a $T_{máx}$ pode ser retardada de cerca de 2,5 horas e a $C_{máx}$ pode ser reduzida em até 50%, sem afetar a extensão da absorção.
- em transplantados de pulmão, sem fibrose cística, a farmacocinética é semelhante à dos transplantados renais.
- atinge o pico da concentração plasmática máxima em cerca de três horas. Em transplantados renais, médias de 2, 6 e 10 ng/mL para doses de 0,5, 1 e 2 mg, respectivamente.
- ASC de 8, 28 e 56 ng × h/mL para doses de 0,5, 1 e 2 mg, respectivamente. Na presença de insuficiência hepática de grau moderado, para uma dose de 2 mg, a ASC é cerca de 115% maior.
- estado de equilíbrio atingido em cerca de sete dias.
- sofre biotransformação hepática provavelmente utilizando a via do citocromo P450-3A4 formando os seguintes metabólitos: a) hidroxieverolimo, o metabólito principal e que apresenta ASC de 50% da do composto original; b) desmetileverolimo, com ASC 2/3 da do hidroxieverolimo; c) di-hidroxieverolimo, com ASC cerca de 50% da do hidroxieverolimo, e d) everolimo com anel aberto, com atividade desconhecida e ASC de cerca de 12% da do metabólito principal. Também é inibidor competitivo da CYP2D6.
- meia-vida de cerca de 18 a 35 horas. Ela é prolongada para cerca de 79 horas após uma dose de 2 mg, na presença de insuficiência hepática de grau moderado.
- é excretado no leite materno e apresenta depuração renal mínima.

INDICAÇÕES
- tratamento preventivo da rejeição em transplantados renais, para uso exclusivo em associação com ciclosporina e/ou corticosteroides.

DOSES
- para prevenção da rejeição no transplante renal, a dose varia entre 1 e 4 mg por dia, em duas doses divididas, juntamente com os esquemas orais de ciclosporina/corticosteroides, sempre iniciando-se dentro das primeiras 48 horas do transplante. Na presença de insuficiência hepática de grau leve a moderado, a dose deve ser reduzida em 50% e ajustada até se obter a melhor concentração terapêutica eficaz.

CONTRAINDICAÇÕES
- hipersensibilidade ao fármaco.
- crianças.

PRECAUÇÕES
- hipersensibilidade prévia ao sirolimo ou ao tacrolimo.
- pode exacerbar infecções bacterianas, fúngicas ou virais.
- pode produzir hipercolesterolemia e hipertrigliceridemia. Observação cuidadosa aos pacientes com doença coronária.
- administração cuidadosa aos pacientes diabéticos, pois pode produzir efeitos hiperglicêmicos e aumentar o risco de infecção.
- pode provocar mielossupressão.
- hepatotóxico em potencial.
- realizar exames periódicos dos lipídios, leucograma, função renal, função hepática, glicemia, biopsias.
- não se recomenda a associação com fármacos fortes inibidores e/ou indutores do sistema CYP3A4 e/ou com fármacos que afetem a P-glicoproteína.

EFEITOS ADVERSOS
- leucopenia, trombocitopenia, pancitopenia.
- cefaleia, tonturas.
- náuseas, vômitos, diarreia, dor abdominal, alteração da função hepática.
- hipercolesterolemia, hipertrigliceridemia.
- aumento da creatinina sérica.
- hipertensão, tromboembolismo venoso.
- faringite, pneumonia, sinusite, herpes e outras infecções virais, infecções fúngicas.
- mialgia.
- erupção cutânea.

INTERAÇÕES MEDICAMENTOSAS
- administração cuidadosa aos pacientes em uso concomitante de fármacos biotransformados pelos sistemas CYP3A4 e CYP2D6.
- evitar vacinação com vírus vivos.

▶ *CERTICAN (Novartis), 60 comprimidos × 0,5 e 0,75 mg*
  60 comprimidos dispersíveis × 0,1 e 0,25 mg

GLATIRÂMER

É constituído por polipeptídeos sintéticos contendo quatro aminoácidos naturais: ácido L-glutâmico, L-alanina, L-tirosina e L-lisina, usado no tratamento da esclerose múltipla. O seu mecanismo de ação é desconhecido, mas se acredita que atue suprimindo a ativação das células T antigênicas de mielina específicas através da competição no local de histocompatibilidade do complexo classe II e induzindo as células antigênicas supressoras específicas. Ele reduz a incidência da encefalomielite alérgica. Sua ação principal, contudo, é na diminuição das recorrências da doença. Usado sob a forma de acetato.

FARMACODINÂMICA
- modificador da resposta imunológica na esclerose múltipla.

FARMACOCINÉTICA
- estudos farmacocinéticos não foram realizados em seres humanos. Acredita-se que uma parte do fármaco injetado por via SC sofre hidrolisação local. Outra parte entra no sistema linfático.

INDICAÇÕES
- na redução da frequência das recidivas da esclerose múltipla.

DOSES
- 20 mg ao dia através de injeção subcutânea.

CONTRAINDICAÇÕES
- hipersensibilidade ao fármaco.
- gravidez e lactação.
- crianças.
- idosos.
- insuficiência renal.

PRECAUÇÕES
- pode afetar o sistema imunológico.
- a administração deve ser feita exclusivamente por via subcutânea.

MICOFENOLATO SÓDICO 22.5

EFEITOS ADVERSOS
- reações no local da injeção.
- vasodilatação, dor torácica, astenia, artralgia, hipertonia, ansiedade.
- palpitações.
- náusea, diarreia.
- linfadenopatia.
- prurido, exantema, hiperidrose.
- incontinência urinária.

INTERAÇÕES MEDICAMENTOSAS
- não parece interagir com corticosteroides e interferona beta.

▸ *COPAXONE (Biosintética), 26 fr.-amp. com 28 ampolas de 1 mL de diluente × 20 mg*

IMUNOGLOBULINA ANTITIMÓCITOS HUMANOS

Também chamada globulina antitimocítica, consiste em antissoro contra células tímicas. É uma solução purificada e concentrada de imunoglobulinas antitimócitos T humanos, obtidas pela hiperimunização de cavalos ou de coelhos com timócitos T humanos. Sua purificação permite a obtenção de níveis adequados de atividade com baixa concentração proteica. Suprime a imunidade celular e poupa a resposta humoral do receptor de órgão transplantado, preservando assim as defesas contra muitas infecções bacterianas. É adjuvante de outros agentes imunossupressores, pois permite o uso destes em doses menores e menos tóxicas. Seu emprego aumenta as taxas de sobrevida dos enxertos.

Deve ser administrada por via intravenosa profunda. Uma hora antes da primeira infusão, administram-se anti-histamínicos, também intravenosamente. Em seguida, após diluída em soro fisiológico ou glicosado, infunde-se a imunoglobulina antitimocítica, na maioria dos casos associada a corticoides, em veias de grande calibre com grande fluxo. A injeção deve ser administrada a um fluxo médio, lento e regular (8 a 12 horas). Calcula-se a dose ótima de acordo com o peso corporal e a tolerância: em geral, cerca de 1 frasco/10 kg/dia, mas, em crises de rejeição ou em casos de doença de enxerto contra hospedeiro, graves e corticorresistentes, até 2 frascos/10 kg/dia.

A duração do tratamento depende das indicações e terapia associadas. No tratamento de rejeição aguda grave, 1 a 2 frascos de 5 mL/10 kg/dia, até o completo desaparecimento das reações clínicas e biológicas. Na profilaxia da crise de rejeição, 1 frasco de 5 mL/10 kg/dia durante uma a três semanas. Na anemia aplástica, 1 a 2 frascos de 5 mL/10 kg/dia durante cinco dias consecutivos. Em outros transplantes (coração, fígado, pâncreas), geralmente 1 a 2 frascos de 5 mL/10 kg/dia até desaparecerem os sinais e sintomas clínicos.

Seus efeitos adversos são calafrio, febre, eritema e, mais raramente, reação anafilática.

▸ *GAT-GLOBULINA ANTITIMOCITÁRIA (Butantan), amp. de 5 mL com 150 mg*
▸ *LYMPHOGLOBULINE (Aventis Pasteur), fr. de 5 mL c/ 100 mg*
▸ *THYMOGLOBULINE (Aventis Pasteur), fr.-amp. c/ 25 mg + diluente*

MICOFENOLATO MOFETILA

É um profármaco do ácido micofenólico (MPA) resultante da fermentação de diversas espécies de fungos *Penicillium*, usado como imunossupressor. A deficiência hereditária da síntese de purinas (adenosina e guanosina) associa-se ao processo de imunodeficiência, resultante da diminuição no número e nas funções dos linfócitos T e B. Atua através do mecanismo de potente inibição de uma enzima-chave, a inosina monofosfato desidrogenase, da síntese da guanosina que não é incorporada ao DNA. Os nucleotídios guanosina ativam, ainda, outras enzimas-chave no controle da síntese do DNA linfocitário: fosforribosilpirofosfato sintetase e ribonucleótido redutase. A síntese de DNA linfocitário é alterada com consequente efeito antiproliferativo.

A adição de guanosina ou de desoxiguanosina reverte os efeitos citostáticos do MPA.

FARMACODINÂMICA
- imunossupressor.

FARMACOCINÉTICA
- após administração oral, é rápida e completamente absorvida sem sofrer influência do alimento sobre a sua extensão, porém, diminuindo a concentração plasmática máxima em 40%.
- sofre pré-eliminação sistêmica para o metabólito ativo, MPA.
- biodisponibilidade de 94%.
- 97% ligam-se às proteínas plasmáticas.
- 82% do MPAG ligam-se à albumina em transplantados renais estáveis.
- a ligação do MPA pode estar reduzida em pacientes com função retardada do enxerto ou com comprometimento renal crônico grave, devido à competição do MPA com o MPAG.
- $C_{máx}$ de 24,5 ± 9,5 μg/mL.
- $T_{máx}$ de 0,80 ± 0,36 μg/mL.
- ASC 75% maior no comprometimento renal grave, porém com diferenças não significativas entre os grupos.
- 87% excretados pela urina como ácido micofenólico glicuronídio (MPAG) sob a forma inativa.
- também excretada pela bile, sofrendo recirculação enteroepática após reglucuronidação do MPAG com consequente aparecimento de concentrações plasmáticas elevadas do MPA cerca de 6 a 12 horas após a dose.
- não removível por hemodiálise.

INDICAÇÕES
- na profilaxia da rejeição de órgãos e tratamento de rejeição refratária de órgãos em pacientes recebendo transplantes renais alogênicos.
- deve ser usado com uso simultâneo de ciclosporina e corticosteroides.

DOSES
- para o tratamento profilático da rejeição, iniciar com 1 g duas vezes ao dia, por via oral, dentro de 72 horas após o transplante.
- para rejeição refratária, 1,5 g duas vezes ao dia.
- para pacientes com insuficiência renal crônica grave (depuração de creatinina < 25 mL/min/1,73 m²), fora do período imediatamente após o transplante, evitar doses > 2 g por dia.

CONTRAINDICAÇÕES
- hipersensibilidade ao fármaco.
- crianças.
- gravidez e lactação.

PRECAUÇÕES
- pacientes imunodeprimidos têm maior risco de desenvolver linfomas ou outros tumores malignos, principalmente da pele.
- susceptibilidade às infecções.
- vigiar quanto ao aparecimento de neutropenia severa (leucócitos < 500/L). Realizar hemograma completo semanalmente durante o primeiro mês de tratamento, quinzenalmente no segundo e terceiro meses e mensalmente ao longo do primeiro ano.
- observar sangramento digestivo.
- na presença de insuficiência renal crônica severa, evitar doses > 2 g/dia.

EFEITOS ADVERSOS
- náusea, vômitos, diarreia, dispepsia, moníliase oral.
- dispneia, faringite, aumento da tosse, infecção respiratória.
- vertigem, insônia, tremor.
- herpes simples, acne, carcinoma de pele.
- febre, dor no peito, dor nas costas, dor abdominal, cefaleia, astenia, infecção, septicemia.
- anemia, leucopenia, trombocitopenia, leucocitose, aplasia eritrocitária.
- hipertensão, edema.
- hiperpotassemia ou hipopotassemia, hiperglicemia, hipofosfatemia, hipercolesterolemia.
- disfunções do trato urinário, hidronefrose, albuminúria, pielonefrite, disúria, impotência.
- alteração das enzimas hepáticas.
- artralgia, mialgia, câimbras, miastenia.
- catarata, conjuntivite, ambliopia.

INTERAÇÕES MEDICAMENTOSAS
- uso concomitante de aciclovir aumenta a concentração deste.
- antiácidos diminuem sua absorção.
- colesteramina diminui a ASC do MPA em 40%.
- fármacos que interferem na recirculação êntero-hepática reduzem a sua eficácia.

▸ *CELLCEPT (Roche), 50 comprimidos × 500 mg 100 cáps. × 250 mg*
▸ *MICOFENOLATO DE MOFETILA (Cellofarm) 50 comprimidos × 500 mg (genérico)*

MICOFENOLATO SÓDICO

É o sal sódico do ácido micofenólico (MPA). Difere do micofenolato mofetila por já possuir o componente ativo, enquanto aquele é um profármaco. O mecanismo de ação é semelhante, porém com menos efeitos adversos gastrintestinais. Possui eficácia terapêutica semelhante à do micofenolato mofetila.

FARMACODINÂMICA
- imunossupressor.

FARMACOCINÉTICA
- sofre absorção extensa após administração oral. A apresentação em comprimidos revestidos permite dissolução em meio alcalino do intestino delgado.
- biodisponibilidade de 71%.
- atinge o pico da concentração plasmática máxima entre 1,5 e 2 horas. O uso concomitante com alimentos ricos em lipídios diminui a $C_{máx}$ de 33%. Após 6 a 8 horas detecta-se um segundo pico do MPA devido à circulação êntero-hepática. A $C_{máx}$

também pode aumentar na presença de condições que produzam hipoproteinemia e com o uso de fármacos com alta ligação proteica.
- sofre pequena eliminação pré-sistêmica.
- volume de distribuição de 50 L.
- sofre biotransformação formando um metabólito inativo, o ácido micofenólico glicuronídio (MPAG).
- o MPA e o MPAG ligam-se altamente às proteínas plasmáticas: 97% e 82%, respectivamente.
- a meia-vida do MPA é de cerca de 11,7 horas. A do MPAG, de 15,7 horas.
- depuração de cerca de 0,45 L/h. O MPA livre aumenta de forma significativa na presença de insuficiência renal. As depurações do MPA e do MPAG não são afetadas pela hemodiálise.
- excretado principalmente pela urina como MPAG e outra parte eliminada pela bile, dependente da circulação êntero-hepática.

Indicações
- profilaxia da rejeição de órgãos em pacientes submetidos a transplante renal alogênico e com uso concomitante de ciclosporina e corticosteroides.

Doses
- 720 mg duas vezes ao dia, 24 horas após o transplante.

Contraindicações
- hipersensibilidade ao fármaco ou ao micofenolato mofetila.
- gravidez e lactação.
- crianças e adolescentes (dados clínicos limitados).
- na deficiência da hipoxantina-guanidina fosforribosil-transferase: síndromes de Lesch-Nyhan e Kelley-Seegmiller.

Precauções
- realizar teste de gravidez dentro de uma semana antes da administração às mulheres. Utilizar meios contraceptivos durante e até seis semanas após a interrupção do tratamento. Recomendam-se, em geral, dois métodos contraceptivos simultâneos ou a abstenção sexual.
- risco aumentado do desenvolvimento de câncer de pele, linfomas e outras neoplasias malignas. Os pacientes devem ser aconselhados a usar roupas adequadas e protetores solares.
- pode exercer efeito genotóxico.
- vigiar as contagens sanguíneas: semanalmente durante o primeiro mês de tratamento e depois, duas vezes por mês no segundo e no terceiro mês; após, mensalmente no restante do primeiro ano. Se ocorrer neutropenia ($< 1,5 \times 10^3/\mu L$), o tratamento deve ser suspenso.
- vigiar o aparecimento de infecções e sangramento.
- uso cuidadoso nos portadores de doença gastrintestinal aguda.
- vigiar cuidadosamente os pacientes com insuficiência renal crônica grave (depuração de creatinina < 10 mL/min).
- não foram realizados estudos da associação com outros agentes imunossupressores.
- não se recomenda o uso concomitante de antiácidos contendo magnésio e hidróxido de alumínio.

Efeitos Adversos
- infecções oportunísticas: herpes simples e candidíase.
- leucopenia, anemia, trombocitopenia.
- cefaleia, febre, fadiga.
- tosse.
- diarreia, náusea, vômito, dispepsia, constipação, dor abdominal, distensão abdominal, flatulência, gastrite, fezes moles.
- alteração das provas de função hepática, diminuição da contagem de células sanguíneas e aumento da creatinina sérica.

Interações Medicamentosas
- o uso concomitante com antiácidos contendo magnésio e hidróxido de alumínio diminui a exposição sistêmica ao MPA de 37% e de 25% na sua concentração plasmática.

▶ MYFORTIC (Novartis), 120 comprimidos × 180 e 360 mg

MUROMONABE-CD3

O nome muromonabe provém da expressão *Murine Monoclonal Antibody*; a designação CD3 denota a especificidade do anticorpo, a saber, *Cell Differentiation*, grupamento 3.

Corresponde a um anticorpo monoclonal, de origem murina, específico para o antígeno T3 (ou CD3) de células T humanas, que atua como imunossupressor. Trata-se de uma imunoglobulina IgG_{2a} bioquimicamente purificada com uma cadeia pesada de aproximadamente 50.000 dáltons e uma cadeia leve de aproximadamente 25.000 dáltons. É dirigido para se ligar a uma glicoproteína com peso molecular de 20.000, que fica na superfície das células T humanas e assim bloqueia tanto a geração como a função das células efetoras. O muromonabe-CD3 não causa mielossupressão.

Farmacodinâmica
- anticorpo monoclonal, imunossupressor.

Farmacocinética
- o número de células T circulantes CD3 positivas é reduzido dentro de minutos após a administração.
- leva três dias para atingir o nível de equilíbrio: 0,9 µg/mL.
- o número de células T circulantes CD3 positivas retorna aos níveis de pré-tratamento dentro de uma semana após a suspensão da terapia com o muromonabe-CD3.

Indicações
- tratamento de rejeição aguda dos transplantes renais (aloenxertos), geralmente em associação com azatioprina, ciclosporina e/ou adrenocorticoides.
- tratamento de rejeição aguda de transplantes hepáticos e cardíacos.

Doses
- via intravenosa, adultos e adolescentes, 5 mg por dia, por infusão rápida, durante 10 a 14 dias; crianças com menos de 12 anos, 100 µg/kg/dia, durante 10 a 14 dias. Para diminuir a incidência de reações adversas à primeira dose, deve-se administrar succinato sódico de metilprednisolona por via intravenosa na dose de 1,0 mg/kg, antes de muromonabe-CD3, e de succinato sódico de hidrocortisona por via intravenosa na dose de 100 mg, 30 minutos após a administração de muromonabe-CD3.

Contraindicações
- lactação.
- hipersensibilidade ao muromonabe-CD3 ou a qualquer outro produto de origem murina.
- febre acima de 37,8°C.
- sobrecarga de líquidos.
- pacientes com varicela (existente ou recente), herpes-zóster ou infecção.

Precauções
- só deve ser usado por médicos com experiência em terapia imunossupressora e no tratamento de pacientes submetidos a transplante renal. Os pacientes devem ser tratados em locais com equipe e aparelhagem adequadas para ressuscitação cardiopulmonar. Tem ocorrido edema pulmonar grave em pacientes que tenham sobrecarga líquida antes do tratamento com este medicamento.
- se a temperatura do paciente exceder 37,8°C, ela deve ser baixada por antipiréticos antes da administração do muromonabe-CD3.

Efeitos Adversos
- pirexia, calafrios, dor torácica, dispneia, sibilação, náusea, vômito, diarreia, tremor, cefaleia, taquicardia.
- edema pulmonar grave.

Interações Medicamentosas
- outros agentes imunossupressores, como azatioprina, ciclofosfamida, ciclosporina, clorambucila, glicocorticoides ou mercaptopurina, podem aumentar o risco de infecção e desenvolvimento de distúrbios linfoproliferativos.
- visto que os mecanismos de defesa normais podem ser suprimidos pelo tratamento com muromonabe-CD3, a administração concomitante com vacinas de vírus inativados pode diminuir a resposta de anticorpo do paciente; calcula-se que deve haver intervalo de três meses a um ano entre a administração de muromonabe-CD3 e a vacina de vírus inativados.
- considerando que o tratamento com muromonabe-CD3 pode suprimir os mecanismos de defesa normais, o emprego concomitante com uma vacina de vírus vivos atenuados pode aumentar os efeitos adversos desta e/ou pode reduzir a resposta de anticorpo do paciente à vacina; calcula-se que deve haver intervalo de três meses a um ano entre a administração de muromonabe-CD3 e a vacina de vírus vivos atenuados.

▶ ANTI CD3 (Butantan), amp. de 5 mL com 5 mg
▶ ORTHOCLONE OKT-3 (Janssen-Cilag), 5 amp. de 5 mL c/ 5 mg/ampola

SIROLIMO

Também chamado rapamicina, é lactona macrocíclica derivada do *Streptomyces hygroscopicus*, usado na prevenção da rejeição do transplante renal. Inibe a proliferação e a ativação de linfócitos T-estimulados através da inibição de interleucinas IL-2, IL-4 e IL-5. Sua ação inibitória faz-se também sobre a produção de anticorpos.

Farmacodinâmica
- imunossupressor.

Farmacocinética
- sofre rápida absorção após administração oral. Alimentos ricos em lipídios retardam a absorção.
- biodisponibilidade de cerca de 14%.
- volume de distribuição de 12 ± 7,52 L/kg.
- atinge o pico da concentração plasmática de 1 a 3 horas.

- duração do efeito até 6 meses após a interrupção da terapêutica.
- 92% ligam-se às proteínas plasmáticas, principalmente à albumina e α_1-glicoproteína ácida.
- sofre extensa biotransformação hepática através do sistema enzimático do citocromo P450 (3A4), a hidroxissirolimo, desmetilsirolimo e hidroximetilsirolimo.
- 91% eliminados pelas fezes e cerca de 2,2% pela urina.

Indicações
- tratamento preventivo da rejeição no transplante renal.

Doses
- como dose oral de ataque, 6 mg. Como manutenção, 2 mg ao dia.
- para adolescentes > 40 kg, como ataque, 3 mg/m² de superfície corporal, seguidos de 1 mg/m² por dia.
- na insuficiência hepática reduzir a dose a um terço.

Contraindicações
- hipersensibilidade ao sirolimo.
- gravidez e lactação.
- < 13 anos.
- > 65 anos.
- uso concomitante de vacinas de vírus vivos: sarampo, caxumba, rubéola, poliomielite oral, BCG, febre amarela, varicela e tifo-TY21a.
- neoplasia maligna (aumento da susceptibilidade ao linfoma).
- herpes-zóster.
- transplante hepático e/ou de pulmão.

Precauções
- realizar tratamento dentário, quando necessário, antes de iniciar a terapêutica devido ao risco de infecções.
- diminuir as doses na insuficiência hepática leve a moderada.
- a imunossupressão pode exacerbar infecções.
- vigiar as concentrações séricas de ureia, creatinina, colesterol, triglicérides e o leucograma.

Efeitos adversos
- dor torácica, dispneia.
- anemia, trombocitopenia.
- fibrilação atrial.
- hipercolesterolemia, hipertrigliceridemia, hiper- ou hipopotassemia, hipofosfatemia, aumento da creatinina sérica, leucocitose ou leucopenia, plaquetopenia.
- edema periférico, exantema.
- astenia, dor abdominal, artralgia.
- diarreia, náusea, vômito.
- cefaleia, tremor.

Interações medicamentosas
- aminociclitóis ou anfotericina B exercem efeito aditivo na diminuição da função renal.
- o uso concomitante de fármacos biotransformados pelo sistema da isoenzima CYP3A4 do citocromo P450 pode elevar a sua concentração: clotrimazol, fluconazol, itraconazol, bromocriptina, nicardipino, verapamil, cimetidina, danazol, cisaprida, metoclopramida, claritromicina, eritromicina, indinavir, ritonavir, ciclosporina, diltiazem, cetoconazol, suco de toronja.
- risco aumentado de rabdomiólise quando usado em associação com inibidores da HMG-CoA redutase.
- a rifampicina aumenta a depuração do sirolimo.
- diminui a resposta imunológica às vacinas de vírus inativados.

▶ RAPAMUNE (Wyeth), 30 sachês com 1 mL × 1 mg/mL (solução oral).
fr. de 60 mL × 1 mg/mL (solução oral)
60 drágeas × 1 mg
30 drágeas × 2 mg

TACROLIMO

É imunossupressor macrolídio produzido pelo *Streptomyces tsukubaensis*. Acredita-se que ele forme um complexo com as proteínas ligantes FK 506 (FKBP) que inibem a calcineurina fosfatase, e esta inibe a manifestação do gene da interleucina-2. A ação final é a inibição dos linfócitos T. Pode, ainda, ligar-se ao receptor esteroide e inibir a transcrição das citocinas inflamatórias.

Farmacodinâmica
- imunossupressor.

Farmacocinética
- sofre rápida absorção através do trato gastrintestinal, porém incompleta. A administração concomitante com alimentos diminui a sua velocidade de absorção. A extensão da absorção depende do tipo de alimento, principalmente lipídios, com diminuição da ASC e $C_{máx}$.
- biodisponibilidade média de cerca de 27%, sendo menor no grupo pediátrico.
- volume de distribuição varia entre 5 e 65 L/kg.
- atinge o pico da concentração plasmática máxima em até quatro horas.
- sofre biotransformação hepática através do sistema enzimático do citocromo P450 CYP3A. *In vitro*, os mecanismos envolvidos na biotransformação são a desmetilação e a hidroxilação, formando um metabólito principal, o 13-desmetiltacrolimo.
- alta ligação proteica (de até 99%), principalmente à albumina e à glicoproteína ácida-α_1.
- meia-vida de 0,9 hora.
- após administração IV, depuração de cerca de 0,040 L/h/kg para pacientes voluntários sadios, 0,083 L/h/kg para transplantados renais e 0,053 L/h/kg para transplantados hepáticos.
- eliminação bifásica entre 3,5 e 4,5 horas. < 1% eliminado pela urina sob a forma inalterada.
- depuração aumentada em crianças.
- não é eliminado por hemodiálise.

Indicações
- tratamento e profilaxia da rejeição de órgãos em pacientes submetidos a transplantes alogênicos de fígado, rins, coração, pâncreas, pulmões.
- tratamento da uveíte grave refratária a outras terapêuticas.

Doses
- como profilático da rejeição em transplante hepático, renal ou de outros órgãos sólidos, ou tratamento da rejeição e também da uveíte grave, por via oral, inicialmente 0,1 a 0,15 mg/kg/dia em duas administrações.
- para crianças, 0,1 a 0,3 mg/kg/dia, em duas administrações. Tanto neste grupo quanto em adultos, a dose deve ser ajustada de acordo com as concentrações plasmáticas. Os pacientes pediátricos necessitam de doses maiores que a dos adultos para manter as mesmas concentrações.
- para crianças e adultos nos quais a administração oral não é possível, utilizar uma dose de 0,01 a 0,05 mg/kg/dia em infusão IV seis horas após o transplante e fazendo ajustes de acordo com a concentração plasmática do fármaco. A solução injetável deve ser diluída em soro fisiológico ou glicosado a 5%.

Contraindicações
- hipersensibilidade ao fármaco.
- alergia ao óleo de rícino hidrogenado polioxil 60 ou seus derivados.
- neoplasia maligna.
- gravidez e lactação.

Precauções
- pode aumentar o risco de infecções dentárias.
- pode exacerbar varicela, herpes-zóster, diabetes melito, hepatite, além de alterar as funções renal e neurológica.
- recomenda-se a administração simultânea de corticosteroides adrenais.
- para administração IV, não misturar o tacrolimo ou infundido com soluções alcalinas.
- suco de toronja aumenta sua concentração no sangue.
- vigiar os exames laboratoriais das funções hepática e renal, eletrólitos, hemograma completo com contagem de plaquetas e glicemia. As concentrações do tacrolimo no sangue variam de acordo com o protocolo e o tipo de transplante. Em geral, a maioria dos pacientes transplantados hepáticos apresentam-se estáveis com concentrações sanguíneas entre 5 e 20 ng/mL, enquanto os renais, entre 7 e 20 ng/mL nos três primeiros meses. Após esse período até 1 ano após transplante renal, entre 5 e 15 ng/mL.
- seu uso tópico pode produzir câncer de pele.

Efeitos adversos
- astenia, cefaleia.
- anorexia, dor abdominal, diarreia, náuseas, vômitos.
- nefrotoxicidade ou hepatotoxicidade.
- ansiedade, agitação, insônia, confusão mental, depressão, tonturas, alucinações, convulsões.
- derrame pleural.
- exantema, prurido.
- cardiomiopatia, dispneia, hipertensão arterial, hipertrofia miocárdica reversível.
- hiperglicemia, hiperpotassemia, hipomagnesemia.
- anafilaxia.

Interações medicamentosas
- fármacos que podem atuar como inibidores do tacrolimo e aumentar sua concentração plasmática: bromocriptina, cimetidina, claritromicina, clotrimazol, danozol, diltiazem, etinilestradiol, eritromicina, fluconazol, itraconazol, cetoconazol, nifedipino, omeprazol, verapamil.
- dexametasona e rifampicina podem agir como indutores e diminuir a concentração plasmática do tacrolimo.
- aumenta a biodisponibilidade da ciclosporina com consequente aumento da imunossupressão e risco de nefrotoxicidade.

22.8 FÁRMACOS IMUNOSSUPRESSORES

- como o tacrolimo é degradado em meio alcalino, fármacos como óxido de magnésio e bicarbonato de sódio podem diminuir sua biodisponibilidade.
- o uso de fármacos poupadores de potássio pode acarretar hiperpotassemia.
- pode diminuir a resposta imunológica à vacinação com vírus inativado e exacerbar a reação viral com vacinas de vírus vivos.
- o uso concomitante de fármacos que atuam sobre a função renal pode deteriorá-la.
- o uso concomitante de muromonabe-CD3 pode aumentar o risco de desenvolvimento de uma complicação linfoproliferativa pós-transplante.
- exames laboratoriais que podem apresentar-se alterados durante o tratamento:
  a) aumento de: AST, ALT, fosfatase alcalina, bilirrubinas, glicose, colesterol, triglicérides, fosfato, potássio, ureia e creatinina. As alterações das provas de função hepática e renal podem indicar hepatotoxicidade; b) diminuição de: cálcio, magnésio, hematócrito, hemoglobina, plaquetas; c) leucocitose ou leucopenia.

▶ *PROGRAF (Janssen-Cilag), 100 cáps. × 1 mg*
50 cáps. × 5 mg
10 amp. de 1 mL com 5 mg (solução injetável)
▶ *PROTOPIC (Roche), bisnaga de 10 g com 0,3 e 1 g/g (pomada)*
▶ *TARFIC (Libbs), 100 cáps. × 1 mg*
50 cáps. × 5 mg bisnagas de 10 ou 30 g a 0,03% ou 0,1% (pomada)

FÁRMACOS DIVERSOS

▶ **AUXILIARES DE DIAGNÓSTICOS**
Meios de contraste radiográfico
Metais pesados
   sulfato de bário
Óleos iodados
   óleo iodado
Compostos orgânicos iodados
   acetrizoato de meglumina
   ácido iocetâmico
   ácido iopanoico
Amidotrizoatos
   amidotrizoato de cálcio, meglumina e sódico
   amidotrizoato de meglumina
   amidotrizoato de meglumina e sódico
   amidotrizoato sódico
   iobitridol
   iodamida
   ioexol
   iopamidol
   iopidol e iopidona
   iotroxato de meglumina
   ioxaglato de meglumina e sódico
   ioxitalamato de meglumina
   ioxitalamato de meglumina e etanolamina
   ioxitalamato de meglumina e sódico
Compostos de gadolínio
   ácido gadoxético
   gadobutrol
   gadodiamida
   gadopentetato de dimeglumina
   gadoterato de meglumina
Outros auxiliares de diagnósticos
   antígenos cutâneos para testes de hipersensibilidade tardia
   fluoresceína
   óxido de ferro supermagnético
   perflutreno
   protirrelina
   tetracosactida
   tirotropina alfa

▶ **ANTÍDOTOS, AGENTES QUELANTES E OUTROS**
Antídotos
Antídotos farmacológicos específicos
   folinato cálcico
Antagonistas de narcóticos
   nalorfina
   naloxona
   naltrexona
Antimiastênicos
   neostigmina
   piridostigmina
Antagonista dos ansiolíticos benzodiazepínicos
   flumazenil
Reativador da acetilcolinesterase
   pralidoxima
Antídotos farmacológicos inespecíficos
   amifostina
   anticonvulsivantes
   cloreto de metiltionínio
   sulfato de magnésio
   xarope de ipeca
Agentes adsorventes
   atapulgita ativada
   carvão ativado
   caulim leve
   antídoto universal
Agentes quelantes
   deferasirox
   deferoxamina
   dexrazoxano
   dimercaprol
   penicilamina
Outros fármacos

▶ **FÁRMACOS USADOS NA RETENÇÃO URINÁRIA**
Colinérgicos
   betanecol
Bloqueadores α-adrenérgicos
   tansulosina

▶ **FÁRMACOS USADOS NA DISFUNÇÃO ERÉTIL**
   alprostadil
   apomorfina
   fentolamina
   lodenafila
   sildenafila
   tadalafila
   vardenafila

▶ **DISSUASORES DE ÁLCOOL**
   acamprosato
   dissulfiram

▶ **AUXILIARES NO ABANDONO DO TABAGISMO**
   bupropiona
   nicotina
   vareniclina

▶ **FÁRMACOS PARA O PREPARO CERVICAL E INDUÇÃO DO TRABALHO DE PARTO**
   misoprostol

▶ **FÁRMACOS ODONTOLÓGICOS APLICADOS TOPICAMENTE**
   fluoreto de sódio

Neste capítulo estudam-se: 1) auxiliares de diagnósticos; 2) antídotos, agentes quelantes e outros; 3) fármacos usados na retenção urinária; 4) fármacos usados na disfunção erétil; 5) dissuasores de álcool; 6) auxiliares no abandono do tabagismo; 7) fármacos para o preparo cervical e indução do trabalho de parto; e 8) fármacos odontológicos aplicados topicamente.

▶ AUXILIARES DE DIAGNÓSTICOS

São substâncias utilizadas para examinar o organismo a fim de detectar anomalias de suas funções.

Os auxiliares de diagnósticos podem ser divididos em: 1) meios de contraste radiográfico e 2) outros auxiliares de diagnósticos.

▶ Meios de contraste radiográfico

Mais comumente conhecidos como radiopacos e a classe mais importante de auxiliares de diagnósticos, são substâncias que absorvem os raios X quando estes atravessam o organismo e, consequentemente, produzem uma sombra de contraste positivo em estruturas de tecidos moles durante a radiografia (Quadro 23.1). Por outro lado, os gases (ar, oxigênio ou dióxido de carbono) produzem uma sombra de contraste negativo. Quando um radiopaco e um gás são usados simultaneamente, o procedimento recebe o nome de contraste duplo. Tomografia é o procedimento que permite visualizar planos selecionados do paciente.

Os radiopacos devem apresentar as seguintes propriedades características: radiopacidade satisfatória, baixa toxicidade e boa tolerância, concentração seletiva nos órgãos-alvo, inércia farmacológica e excreção rápida e total.

Estes fármacos são divididos em quatro grupos: metais pesados, óleos iodados, compostos orgânicos iodados e compostos de gadolínio.

1. *Metais pesados*. O único representante deste grupo é o sulfato de bário.

23.2 FÁRMACOS DIVERSOS

Quadro 23.1 Principais procedimentos radiográficos para visualizar órgãos após administração de radiopacos

Procedimento	Órgãos visualizados
Amniografia	Saco amniótico
Angiocardiografia	Vasos sanguíneos e coração
Angiografia	Vasos sanguíneos
Aortografia	Aorta
Arteriografia	Artérias
Artrografia	Articulações
Broncografia	Pulmões
Cisternografia	Cisternas basais do cérebro
Colangiografia	Vesícula biliar e ductos biliares
Colangiopancreatografia	Todas as porções da árvore biliar
Colecistografia	Vesícula biliar
Discografia	Disco vertebral
Encefalografia	Cérebro
Epidurografia	Espaço epidural
Esofagografia	Esôfago
Esplenografia	Baço
Esplenoepatografia	Baço e fígado
Esplenoportografia	Vasos do sistema porta
Fistulografia	Fístula
Gastrografia	Estômago
Hepatografia	Fígado
Herniografia	Hérnia
Histerossalpingografia	Útero e trompas
Laringografia	Laringe
Linfadenografia	Nodos linfáticos
Linfangiografia	Vasos linfáticos
Mamografia	Mama
Mielografia	Medula espinal e espaço subaracnóideo
Nefrotomografia	Parênquima renal
Pancreatografia	Pâncreas
Pelviografia	Pelve
Pielografia	Rins e ureter
Radiculografia	Radícula
Salpingografia	Trompas de Falópio
Uretrografia	Uretra
Urografia	Trato urinário
Venografia	Sistema venoso
Ventriculografia	Ventrículos do cérebro
Vesiculografia	Vesículas seminais

SULFATO DE BÁRIO

Contém não menos que 97,5% e não mais que 100,5% de sulfato de bário. O sulfato de bário para suspensão é mistura de não menos que 90% de sulfato de bário e um ou mais agentes dispersantes ou suspendentes. Pode conter também outros adjuvantes farmacotécnicos.

INDICAÇÕES
- meio de contraste, por via oral, para exame, por meio de raios X, do trato alimentar, geralmente na forma de suspensão; por enema, para exame, por meio de raios X, do cólon.

DOSES
- via oral, suspensão de 200 a 300 g.
- via retal, enema contendo 400 a 750 g.

CONTRAINDICAÇÕES
- obstrução do cólon.
- perfuração suspeita do trato gastrintestinal.
- fístula traqueoesofagiana.

PRECAUÇÕES
- vômito subsequente à administração oral poderá acarretar pneumonite de aspiração.
- deve ser administrado com cautela na presença de lesões obstrutivas do intestino delgado e em pacientes com estenose pilórica.
- a perfuração do intestino poderá acarretar peritonite, aderências, granulomas e até morte.
- aconselha-se cautela em pacientes que manifestaram hipersensibilidade anterior ao fármaco.

EFEITOS ADVERSOS
- reações de hipersensibilidade, diarreia e cólicas.
- usado como enema poderá causar constipação, impactação, obstrução, apendicite e arritmias cardíacas e exacerbar a colite ulcerativa.
- extravasamento no interior do cólon pode causar formação de êmbolos e acarretar a morte.

▶ BARIOGEL (Cristália), copos com 150 g de pó copos de 200 mL c/ 200 g de suspensão
▶ BARIOPAC (Darrow), embalagem c/ 150 mL de suspensão
embalagem c/ 150 e 220 g de pó
▶ BARIOTEST (Schering do Brasil), embalagem c/ 150 mL de suspensão
▶ NEOBAR (Merck), fr. de 150 mL c/ 150 g em suspensão
▶ TELEBAR E-Z HD (Guerbet), pote c/ 340 mg de sulfato de bário HD + envelope c/ 4 g de granulado efervescente gerador de gás

2. *Óleos iodados*. Os átomos de iodo são radiopacos e podem ser facilmente incorporados dentro de moléculas com toxicidade relativamente baixa. Os radiopacos aumentam a absorção dos raios X que atravessam o organismo, delineando as estruturas corporais. Sua opacidade aos raios X é dependente da concentração atingida no órgão a ser visualizado. O grau de opacidade é diretamente proporcional ao conteúdo de iodo do composto. Os óleos iodados são adequados como meios de contraste para a visualização de tecidos moles através de raios X.

De origem vegetal, os óleos iodados contêm cerca de 40% de iodo, incorporado aos diversos óleos por adição covalente às duplas ligações através de reação com ácido iodídrico. O único disponível no Brasil é o óleo iodado.

ÓLEO IODADO

É o éster etílico dos ácidos graxos iodados do óleo de papoula. Contém 48% de iodo.

FARMACOCINÉTICA
- após injeção intralinfática, é transportado pela via sanguínea ao fígado e pulmões.
- é rapidamente degradado nos alvéolos pulmonares.
- libera iodo, que é eliminado pela urina na forma de iodetos.
- pode persistir algumas semanas ou meses após a linfografia.

INDICAÇÕES
- linfografia.

DOSES
- via intralinfática, 5 a 7 mL para a opacificação de um membro, isto é, 10 a 14 mL para uma linfografia bilateral.

CONTRAINDICAÇÕES
- parotidite aguda.

PRECAUÇÕES
- utilizar com precaução em pacientes com antecedentes alérgicos.
- deve-se usar de extrema cautela ao usar em pacientes sensíveis a compostos iodados ou a outros meios de contraste.
- as explorações tireoidianas devem ser praticadas antes do exame radiológico, pois a linfografia satura a tireoide com iodo por alguns meses.
- não injetar pelas vias intra-arterial, intratecal ou intravenosa.
- não utilizar em zona hemorrágica ou traumatizada.

EFEITOS ADVERSOS
- embolia pulmonar.

▶ LIPIODOL ULTRAFLUIDO (Guerbet), 2 e 10 amp. de 5 mL

3. *Compostos orgânicos iodados*. São vários os disponíveis em nosso meio. Seu grau de opacidade é diretamente proporcional ao seu conteúdo em iodo. Podem ser divididos em iônicos e não iônicos e, adicionalmente, monoméricos e diméricos.

Os compostos iônicos monoméricos consistem em sais de ácido tri-iodobenzoico substituído; são hidrossolúveis e têm viscosidade comparativamente baixa em solução. A toxicidade desses compostos pode dever-se principalmente à hiperosmolalidade. Deste grupo fazem parte a iodamida e sais dos ácidos amidotrizoico, iocetâmico, iopanoico e ioxitalâmico.

Os meios de contraste não iônicos monoméricos e iônicos diméricos, por terem osmolalidade menor, causam dor vascular menos intensa e efeitos colaterais hemodinâmicos mais reduzidos. Os compostos não iônicos monoméricos são: ioexol e iopamidol. Os meios de contraste iônicos diméricos incluem a adipiodona e sais dos ácidos iocármico, ioglicâmico e ioxáglico.

Para administração intravenosa formulam-se soluções dos sais de cálcio, meglumina ou sódio, com o objetivo de obter compostos com as seguintes propriedades: opacidade máxima aos raios X, inércia farmacêutica, alta solubilidade em água, estabilidade química, excreção seletiva, baixa viscosidade e efeito osmótico mínimo. As preparações orais devem possuir, adicionalmente, propriedades hidrofílicas e lipofílicas adequadas.

Os meios de contraste iodados intravasculares são, em sua maioria, rapidamente excretados pelos rins e são usados para exame dos sistemas urinário e sanguíneo (meios urográficos e angiográficos). Os principais são iodamida, iopamidol e sais dos ácidos amidotrizoico, iotalâmico e ioxáglico.

Os compostos excretados primariamente pelo fígado são utilizados para exame do trato biliar (meios colecistográficos). Geralmente são administrados pela via oral; são os seguintes: ácido iocetâmico e ácido iopanoico. Por via intravenosa são usados sais de adipiodona e do ácido ioglicâmico.

Dois meios de contraste — iopidol e iopidona — que são derivados da piridinona e contêm apenas dois átomos de iodo são usados em associação, em broncografia e laringografia.

Cuidados gerais
- os meios de contraste iodados devem ser administrados sempre sob a vigilância médica e por pessoal bem treinado.
- pacientes sensíveis ao iodo ou outros meios de contraste iodados podem também ser sensíveis a agentes de contraste radiopaco.
- após administração de um meio de contraste iodado, a captação de iodo pela tireoide poderá permanecer bloqueada por alguns dias, às vezes até duas semanas.
- poderá ser necessário medir a pressão arterial durante exame em pacientes com feocromocitoma.
- para evitar irritação pelo frio, aconselha-se aquecer previamente o meio de contraste à temperatura do corpo.
- em caso de administração intravenosa, é conveniente ter pronta uma via de acesso ao sistema cardiovascular, como medida de precaução para enfrentar os possíveis acidentes.

Posologia e modo de usar
- deve-se consultar a bula ou outra literatura dos fabricantes dos meios de contraste para cientificar-se das técnicas e procedimentos específicos para a administração destes fármacos, bem como das respectivas doses.
- não se recomendam, em geral, testes de sensibilidade, visto que reações graves ou fatais aos meios de contraste não são possíveis de predizer; ademais, estes testes podem causar reações graves ou fatais.
- recomenda-se hidratação adequada para todos os pacientes.
- para reduzir ao mínimo a incidência e gravidade das reações que os meios de contraste podem causar, é comum o pré-tratamento com corticoides e/ou anti-histamínicos; a adição de efedrina pode impedir as reações anafilactoides.
- os pacientes que recebem meios de contraste devem ser observados durante a injeção intravascular e, pelo menos, 30 a 60 minutos depois; após administração intratecal ou epidural, devem ser observados pelo menos durante 12 horas ou até 24 horas.
- quando se usa a via intratecal pode ser usado pré-tratamento com barbitúricos ou fenitoína em pacientes sujeitos a convulsões mas que não estão sendo tratados com anticonvulsivantes.
- quando se usa a via intravascular, os meios de contraste não iônicos inibem a coagulação sanguínea, *in vitro*, menos do que os iônicos.
- devem ser feitas medições da pressão arterial durante exame com administração intravascular, especialmente em pacientes com feocromocitoma ou suspeita deste.
- recomenda-se eletrocardiograma para a detecção precoce de arritmias durante arteriografia coronariana e angiocardiografia.

Generalidades sobre efeitos adversos
- os efeitos adversos, em sua maioria, são geralmente autolimitados.
- podem variar diretamente com a concentração do agente de contraste, da quantidade e da técnica usada, e da patologia subjacente.
- aumento na osmolalidade, volume, concentração, viscosidade e velocidade de administração da solução podem aumentar a incidência e gravidade dos efeitos adversos.
- a incidência global de efeitos adversos com meios de contraste não iônicos é menor do que com os iônicos.
- meios de contraste não iônicos produzem alterações menores e menos graves na hemodinâmica cardíaca (bradicardia, hipotensão) e eletrocardiogramas que os iônicos durante angiografia cardíaca.
- agentes de osmolalidade baixa causam menos calor e dor quando injetados do que os agentes de osmolalidade alta.

Tratamento de efeitos adversos
- para tratar de efeitos adversos graves é necessário, entre outras coisas, que seja assegurada em tempo uma via intranasal aberta para eventuais medidas terapêuticas e que medicamentos adequados (corticoides, anti-histamínicos etc.), tubo traqueal e equipamento para respiração artificial com oxigênio estejam à mão. Deve-se cuidar, todavia, para não misturar para injeção conjunta o anti-histamínico ou o corticoide com o meio de contraste.
- para tratar de reações alérgicas menores, administra-se por via intravenosa um anti-histamínico, como cloridrato de difenidramina (exceto em pacientes epilépticos).
- para tratar de reações anafilactoides do tipo alérgico, deve-se administrar por via intravenosa, lentamente, infusão de 0,1 mg de epinefrina.
- para aliviar broncoespasmo leve a moderado, administra-se por via subcutânea 0,1 a 0,2 mg de epinefrina, exceto a pacientes que sofrem de hipertensão.
- para tratar de parada cardíaca, administra-se, pelas vias intracardíaca ou intravenosa, 0,1 a 1 mg de epinefrina.
- para restaurar a pressão arterial, administram-se fluidos e/ou vasopressores por via intravenosa.
- para controlar convulsões, administram-se 5 a 10 mg de diazepam por via intravenosa ou fenobarbital sódico pelas vias intravenosa ou intramuscular à velocidade que não exceda 30 a 60 mg por minuto.

Os compostos orgânicos iodados utilizados como meios de contraste radiográficos disponíveis no Brasil são: acetrizoato de meglumina, ácido iocetâmico, ácido iopanoico, amidotrizoato de meglumina, amidotrizoato sódico, amidotrizoato de meglumina e sódio, amidotrizoato de cálcio, meglumina e sódio, iobitridol, iodamida, ioexol, iopamidol, iopidol e iopidona, ioxaglato de meglumina e sódio, ioxitalamato de meglumina, ioxitalamato de meglumina e etanolamina, ioxitalamato de meglumina e sódio.

ACETRIZOATO DE MEGLUMINA

É sal do ácido acetrizoico, ou acetamidotri-iodobenzoico, meio de contraste iônico monomérico de alta osmolalidade. Usa-se o acetrizoato de meglumina adicionado de polividona em quantidade suficiente para obter-se viscosidade de 1 poise a 37°C; seu teor de iodo é de 25% e o pH é de 7,3.

Farmacodinâmica
- auxiliar de diagnóstico radiopaco.

Farmacocinética
- é rapidamente eliminado.

Indicações
- histerossalpingografia.
- uretrografia.

Doses
- via intrauterina, 10 a 20 mL em histerossalpingografia; o exame deve ser efetuado na primeira metade do ciclo menstrual.
- via uretral, 3 mL; ao retirar o cateter, podem ser adicionados 2 mL para visualizar a uretra.

Contraindicações
- gravidez.
- hipersensibilidade ao iodo ou outros meios de contraste iodados.
- febre.
- metrite do colo ou do corpo do útero.
- infecção grave do útero e seus anexos.

▶ **VASURIX POLIVIDONA** (Guerbet), 1 e 50 fr.-amp. de 20 mL

ÁCIDO IOCETÂMICO

Corresponde a derivado da tri-iodofenilalanina. É meio de contraste iônico monomérico de alta osmolalidade. Contém 62% de iodo.

Farmacodinâmica
- auxiliar de diagnóstico radiopaco (distúrbios da vesícula biliar).

23.4 FÁRMACOS DIVERSOS

FARMACOCINÉTICA
- é bem absorvido por difusão passiva através da mucosa gastrintestinal, primariamente do intestino delgado.
- a ligação à albumina plasmática é alta.
- sofre biotransformação hepática, sendo convertido primariamente a conjugados radiopacos do ácido glicurônico; nesta biotransformação, libera iodeto inorgânico.
- leva 10 a 15 horas para atingir a opacificação da vesícula biliar.
- é excretado pelo leite.
- é eliminado pela urina e pelas fezes; a maior parte da dose administrada é excretada dentro de uma semana; 62% da dose são excretados em 24 horas após a administração.

INDICAÇÕES
- colecistografia oral.

DOSES
- via oral, 3 g, com água e sem mastigar, 10 a 14 horas antes do exame radiológico; jantar duas horas antes da ingestão do fármaco, evitando alimentos que provoquem gases, como feijão, leite, ovos, manteiga, azeite, frutas frescas, produtos defumados, pão fresco ou integral, verduras ou legumes (exceto cenoura).

CONTRAINDICAÇÕES
- gravidez.
- doença hepatorrenal avançada.
- hipersensibilidade aos meios de contraste iodados.
- hipertireoidismo grave.
- insuficiência cardíaca grave.
- insuficiência circulatória grave.
- insuficiência renal grave.

PRECAUÇÕES
- recomenda-se hidratação adequada antes da administração.
- não se recomenda sua administração dentro de 24 horas antes ou depois da adipiodona meglumina.
- deve-se levar em consideração a relação risco/benefício quando existem os seguintes problemas médicos: alergias ou asma, desidratação, hipertireoidismo, hiperuricemia, insuficiência arterial coronária, insuficiência hepática grave avançada, insuficiência renal, sensibilidade aos meios de contraste iodados.

EFEITOS ADVERSOS
- hipersensibilidade.
- diarreia, náusea e vômito.
- espasmos ou cólicas abdominais ou estomacais.
- dificuldade de urinar, tontura, cefaleia, azia.

INTERAÇÕES MEDICAMENTOSAS
- pode bloquear a excreção hepática da adipiodona meglumina, aumentando o risco de efeitos adversos.
- agentes urográficos (como sais de diatrizoato, iodamida, sais de iotalamato e sais de ioxaglato) podem aumentar o risco de toxicidade renal se administrados depois do ácido iocetâmico.

▶ *COLEBRINA (Schering do Brasil), 6 comprimidos × 500 mg*

ÁCIDO IOPANOICO

Corresponde a derivado tri-iodado do ácido benzenopropanoico. É meio de contraste iônico monomérico. Contém 66,68% de iodo.

FARMACODINÂMICA
- auxiliar de diagnóstico radiopaco (distúrbios da vesícula biliar).

FARMACOCINÉTICA
- administrado por via oral, é absorvido por difusão passiva através da mucosa gastrintestinal.
- a ligação à albumina plasmática é alta.
- sofre biotransformação hepática, dando ésteres glicurônidos, que são, então, ativamente excretados nos dutos hepáticos e concentrados pela vesícula biliar.
- atinge o máximo de opacificação em 14 a 19 horas, mas uma visualização adequada para o diagnóstico pode ocorrer em 5 a 6 horas.
- é excretado pelo leite.
- a maior parte da dose administrada é eliminada em uma semana: 75% pela urina e 25% pelas fezes.

INDICAÇÕES
- colecistografia oral.
- colangiografia oral.

DOSES
- via oral, adultos e crianças de mais de 23 kg de peso, 3 g, com água, à noite, após jantar isento de gorduras, cerca de 14 horas antes de exame radiológico. Para exame repetido no mesmo dia da colecistografia inicial, podem-se administrar mais 3 g. Não se recomenda o uso de doses altas ou repetidas durante vários dias, especialmente em pacientes geriátricos.
- via oral, crianças até 13 kg, 150 mg/kg de peso corporal; de 13 a 23 kg, 2 g.

CONTRAINDICAÇÕES
- hipersensibilidade aos meios de contraste iodados.
- gravidez.
- lactação.
- insuficiência hepática grave.
- insuficiência renal grave.
- insuficiência cardíaca.
- doença de Basedow.
- distúrbios gastrintestinais graves.

PRECAUÇÕES
- as mesmas do ácido iocetâmico.

EFEITOS ADVERSOS
- os mesmos do ácido iocetâmico.

INTERAÇÕES MEDICAMENTOSAS
- as mesmas do ácido iocetâmico.

▶ *TELEPAQUE (Sanofi-Synthélabo), 6 e 30 envelopes × 500 mg*

4. *Amidotrizoatos.* São sais do ácido amidotrizoico, chamado diatrizoico nos Estados Unidos e que corresponde ao ácido diacetamidotriiodobenzoico. É usado nas formas de sais de meglumina, sódio e cálcio. São meios de contraste iônicos monoméricos.

FARMACODINÂMICA
- agentes de contraste radiopacos.

FARMACOCINÉTICA
- administrados por via oral, são parcialmente absorvidos do trato gastrintestinal.
- administrados por injeção no baço ou no disco intervertebral (apenas o amidotrizoato de meglumina), são rapidamente absorvidos.
- administrados por instilação intravesical, pequenas quantidades são absorvidas através da bexiga.
- após administração intravascular, são rapidamente distribuídos por todo o fluido extracelular.
- a ligação às proteínas é muito baixa.
- meia-vida: função renal normal, 30 a 60 minutos; insuficiência renal grave, 20 a 140 h.
- após administração intravenosa rápida, atingem a concentração máxima imediatamente, mas a concentração cai rapidamente dentro de 5 a 10 minutos.
- quando administrados intravenosamente, atravessam a barreira placentária e são distribuídos nos tecidos fetais.
- são eliminados principalmente pela urina (95 a 100% de dose intravascular dentro de 24 horas) em pacientes com função renal normal; e também pelas fezes: 1 a 2% de dose intravascular em pacientes com função renal normal e 10 a 50% em pacientes com insuficiência renal grave.
- são excretados íntegros pelo leite.
- são removidos por diálise peritoneal ou hemodiálise.

DOSES
- variam em função do tipo de exame e do paciente.

CONTRAINDICAÇÕES
- gravidez.

PRECAUÇÕES
- recomenda-se suspender a lactação durante, pelo menos, 24 horas após a administração de amidotrizoatos.
- recomenda-se hidratação adequada dos lactentes, crianças, jovens e idosos antes da administração de amidotrizoatos.
- deve-se levar em consideração a relação risco/benefício quando existem os seguintes problemas médicos:

  1) para todos os procedimentos que exigem administração intravascular: alergias, anemia falciforme, asma, convulsões recentes, feocromocitoma, desidratação, hipertireoidismo, insuficiência cardiovascular grave, insuficiência renal, sensibilidade aos meios de contraste iodados.

  2) para radiografia gastrintestinal: desidratação, obstrução gastrintestinal.

  3) para angiocardiografia: cianose em lactentes, estenose aórtica, estenose mitral, hipertensão pulmonar grave, insuficiência cardíaca, isquemia miocárdica.

  4) para angiografia central: aumento da pressão intracranial, arteriosclerose cerebral, espasmo vascular.

  5) para angiografia cerebral: arteriosclerose avançada, descompensação cardíaca, embolia cerebral recente, enxaqueca, hemorragia subaracnóidea, hipertensão grave, hemocistinúria, senilidade, trombose.

  6) para arteriografia periférica: doença de Buerger, isquemia grave.

  7) para colangiografia trans-hepática percutânea: defeitos de coagulação, como tempos de protrombina prolongados.

  8) para tomografia computadorizada do cérebro: lesões cerebrais (primárias ou metastáticas), hemorragia cranial subaracnóidea.

  9) para esplenoportografia: defeitos de coagulação (tempos de protrombina prolongados e trombocitopenia significante), inflamação do baço.

  10) para urografia excretora: anúria ou diabetes melito.

11) para urografia retrógrada: cateterização ureteral, infecção do trato urinário superior aguda, obstrução à endoscopia.

12) para venografia periférica: estase venosa, flebite, infecção local, isquemia grave, obstrução do sistema venoso, trombose.

13) para artrografia: infecção na articulação a ser examinada ou próximo dela.

14) para discografia: infecção ou ferimento próximo da região a ser examinada, infecção respiratória superior.

Efeitos adversos
- distensão pielorrenal.
- reação pseudoalérgica.
- dor e mal-estar abdominal ou estomacal.
- calafrios, febre, náusea e vômito.
- broncoespasmo ou edema pulmonar.
- efeitos cardiotóxicos, com redução da força contrátil e fibrilação ventricular.
- convulsões.
- inchaço da laringe.
- efeitos vasovagais, com bradicardia e hipotensão.
- tosse, vasodilatação arteriolar.
- reação psicossomática.
- efeito hiperosmótico.

Interações medicamentosas
- betabloqueadores podem aumentar o risco de reação anafilactoide moderada a grave e exacerbar os efeitos hipotensores dos amidotrizoatos.
- agentes colecistográficos orais podem aumentar o risco de toxicidade renal se amidotrizoatos forem administrados intravenosamente logo depois, especialmente em pacientes com insuficiência hepática.
- agentes hipertensivos podem aumentar os efeitos neurológicos dos amidotrizoatos quando administrados antes destes.
- outros medicamentos hipotensores podem causar hipotensão excessiva se tomados concomitantemente com amidotrizoatos administrados por via intravascular.
- outros medicamentos nefrotóxicos podem aumentar a nefrotoxicidade se tomados concomitantemente com amidotrizoatos administrados por via intravascular.
- quimopapaína pode aumentar o risco de toxicidade.

AMIDOTRIZOATO DE CÁLCIO, MEGLUMINA E SÓDICO

Cada 100 mL da solução contêm 1,36 g de amidotrizoato de cálcio, 9,10 g de amidotrizoato de meglumina e 19,20 g de amidotrizoato de sódio. O conteúdo de iodo é de 165 mg/mL.

Indicações
- urografia por infusão intravenosa.
- tomografia computadorizada.
- arteriografia renal e seletiva.
- cistografia retrógrada.
- urografia retrógrada.

AMIDOTRIZOATO DE MEGLUMINA

É o sal de meglumina do ácido amidotrizoico. Contém 47,05% de iodo. Não contém íons sódio, responsáveis por parte das alterações cardiocirculatórias e da tendência em produzir convulsões causadas pela administração de contrastes radiológicos.

Indicações
- cistouretrografia retrógrada.
- pielografia retrógrada.
- histerossalpingografia.
- via oral/retal: radiografia gastrintestinal.
- via intravascular: angiocardiografia, angiografia, aortografia, arteriografia, venografia periférica, angiografia cerebral ou periférica, colangiografia direta operatória, colangiografia direta pós-operatória, colangiografia percutânea trans-hepática, visualização do cérebro por tomografia computadorizada, visualização do corpo por tomografia computadorizada, esplenoportografia, urografia excretora, urografia retrógrada, mamografia de contraste, amniografia.
- via intrassinovial: artrografia.
- via intradiscal: discografia.

Precauções
- não usar para mielografia, pois a injeção mesmo de pequena quantidade no espaço subaracnóideo pode produzir convulsões e ser fatal.

▶ *HYPAQUE-M 50% (Sanofi-Synthélabo), fr.-amp. de 20 mL*
▶ *HYPAQUE-M 60% (Sanofi-Synthélabo), fr.-amp. de 30 e 50 mL a 60%*
▶ *HYPAQUE-M 75% (Sanofi-Synthélabo), fr.-amp. de 20 mL*
▶ *HYPAQUE-M 76% (Sanofi-Synthélabo), fr.-amp. de 50 mL c/ equipo*

AMIDOTRIZOATO DE MEGLUMINA E SÓDICO

Contém dois sais do ácido amidotrizoico.

Indicações
- histerossalpingografia.
- via oral/retal: radiografia gastrintestinal, adjuvante da tomografia computadorizada para visualização do corpo, tratamento do íleo de mecônio em lactentes.
- via intravascular: angiocardiografia, arteriografia, angiografia cerebral, aortografia, venografia (central ou periférica), colangiografia direta operatória, colangiografia direta pós-operatória, colangiografia percutânea trans-hepática, coronariografia, visualização do cérebro por tomografia computadorizada, visualização do corpo por tomografia computadorizada, esplenoportografia, urografia excretora, urografia retrógrada, nefrotomografia, mamografia de contraste.
- via intrassinovial: artrografia.
- via intradiscal: discografia.

▶ *HYPAQUE M-75% (Sanofi-Synthélabo), 1 e 10 fr.-amp. de 20 mL*
▶ *HYPAQUE M-76% (Sanofi-Synthélabo), 1 e 10 fr. de 20 mL*
   1 fr.-amp. de 50 e 100 mL
▶ *TRAZOGRAF 60% (Darrow), fr.-amp. de 10 e 50 mL*
▶ *UROGRAFINA 292 (Schering do Brasil), amp. de 20 mL*
   fr.-amp. de 50 e 100 mL
▶ *UROGRAFINA 370 (Schering do Brasil), amp. de 20 mL*
   fr. de 50 e 100 mL

AMIDOTRIZOATO SÓDICO

É o sal sódico do ácido amidotrizoico. Contém 59,87% de iodo, em solução aquosa a 50%, que é estável, de pH 7 a 7,5, podendo ser esterilizado em alta temperatura sem sofrer alteração.

Indicações
- pielografia retrógrada.
- histerossalpingografia.
- via oral/retal: radiografia gastrintestinal, tratamento do íleo de mecônio em lactentes.
- via intravascular: angiografia cerebral, aortografia, arteriografia e venografia intraóssea, colangiografia direta operatória, colangiografia direta pós-operatória, colangiografia percutânea trans-hepática, visualização do cérebro por tomografia computadorizada, visualização do corpo por tomografia computadorizada, esplenoportografia, urografia excretora, urografia retrógrada.

▶ *HYPAQUE 50% (Sanofi-Synthélabo), 1 e 10 fr.-amp. de 20 mL*
   1 fr.-amp. de 50 mL

IOBITRIDOL

É um agente de contraste tri-iodado, não iônico, de baixa osmolalidade, marcador do fluido extracelular, distribuindo-se no espaço intersticial e sem penetrar nas células. Não se liga às proteínas, não atravessa a barreira hematencefálica ou a placentária e é eliminado através da filtração glomerular sem ser absorvido. Caracteriza-se por apresentar dois grupamentos carboíla terciários substituídos e um terceiro anilido hidroxilado substituído que permite a sua distribuição hidrofílica. A sua molécula estabiliza a esfera hidrofílica ao redor do anel de benzeno tri-iodado, impossibilitando o acesso aos átomos de iodo. Usado como meio de contraste em urografia e angiografia.

Indicações
- como meio de contraste em angiografias periférica e cerebral e tomografia computadorizada.

Contraindicações
- na mielografia.

Efeitos adversos
- calor, rubor, náuseas, vômitos.
- alterações respiratórias, neurossensoriais e cardiovasculares, choque, colapso cardiovascular.

▶ *HENETIX 300 (Guerbet), cartuchos com 1 fr.-amp. de 50 ou 100 mL*
   caixa múltipla com 25 fr.-amp. de 20 ou 50 mL
▶ *HENETIX 350 (Guerbet), cartuchos com 1 fr.-amp. de 50 ou 100 mL*
   caixa múltipla com 25 fr.-amp. de 50 mL

IODAMIDA

Corresponde à meglumina de ácido tri-iodobenzoico substituído. Contém aproximadamente 46,3% de iodo. É meio de contraste iônico monomérico de alta osmolalidade.

Indicações
- urografia intravenosa, intramuscular e retrógrada.
- angiografia.

23.6 FÁRMACOS DIVERSOS

- amniografia.
- artrografia.
- colangiografia intraoperatória.
- esplenoportografia.
- fistulografia.
- histerossalpingografia.
- vesiculografia.

CONTRAINDICAÇÕES
- gravidez.
- hipersensibilidade aos meios de contraste iodados.
- hipertireoidismo manifesto.
- insuficiência cardíaca descompensada.
- insuficiência hepática grave.
- insuficiência renal grave.
- mieloma múltiplo.
- enfisema pulmonar.
- tireotoxicose.
- arteriosclerose cerebral.
- diabetes juvenil ou existência prolongada de diabetes.
- convulsões de origem cerebral.
- bócio nodular brando.

PRECAUÇÕES
- a exploração deve ser feita com o paciente em jejum e convenientemente hidratado.
- nos dois dias anteriores ao exame devem ser evitados alimentos flatulentos, como legumes, saladas, frutas, pão integral, verduras cruas.
- é recomendável a administração de laxantes antes do exame.
- em lactentes e crianças pequenas, não se deve manter carência prolongada de alimentos, nem administrar laxante antes do exame.
- em pacientes com feocromocitoma, recomenda-se o uso prévio de alfabloqueadores.
- se aparecerem sinais precursores de estado de choque, deve-se suspender a administração do fármaco e, se necessário, iniciar o tratamento de emergência adequado.

EFEITOS ADVERSOS
- reações de hipersensibilidade, incluindo choque.
- sensação de calor, náusea.
- prurido, espirros, bocejos repetidos e acessos de tosse, que podem ser precursores de estado de choque.

▶ UROMIRON (Schering do Brasil), amp. de 20 mL c/ 0,65 g/mL
  frasco de 50 mL c/ 0,65 g/mL
▶ UROMIRON-INFUSÃO (Schering do Brasil), 1 fr. de 250 mL c/ 260 mg/mL

IOEXOL

Corresponde à tri-iodoisoftalamida substituída. É meio de contraste não iônico monomérico de baixa osmolalidade. Contém 46% de iodo.

FARMACOCINÉTICA
- administrado por via intratecal, difunde-se para cima através do liquor.
- administrado por via intravenosa, distribui-se rapidamente por todo o fluido extracelular.
- instilado por via intravesical, pequenas quantidades são absorvidas através da bexiga.
- instilado por via intrauterina, a maior parte do meio dentro da cavidade uterina é descarregada na vagina imediatamente após o término do processo.
- a ligação às proteínas é muito baixa.
- atinge concentração sérica máxima imediatamente quando administrado por via intravascular, mas cai rapidamente ao passo que o ioexol é distribuído por toda parte do compartimento extravascular.
- meia-vida de eliminação: aproximadamente duas horas em pacientes com função renal normal.
- é eliminado principalmente pela urina, sobretudo por filtração glomerular, quando administrado pelas vias intratecal, intravascular, intraductal ou intrassinovial, 88 a 90% na forma íntegra dentro de 24 horas; quando administrado pela via oral, só 0,1 a 0,5% da dose é excretado pela urina; quando administrado por via tópica, o ioexol absorvido é eliminado íntegro pela urina, e o não absorvido é expelido por esvaziamento espontâneo ou vaginalmente, dependendo do processo.

INDICAÇÕES
- via intratecal: mielografia.
- via intravascular: angiocardiografia, angiografia, aortografia, arteriografia, herniografia, venografia, urografia, visualização por tomografia computadorizada (para determinar a presença e extensão de neoplasmas ou outras lesões e para avaliar lesões no fígado, pâncreas, rins, aorta, mediastino, pelve, cavidade abdominal e espaço retroperitoneal).
- via intraductal: pancreatografia endoscópica retrógrada, colangiopancreatografia endoscópica retrógrada.
- via intrassinovial: artrografia.
- via oral: adjuvante da visualização por tomografia computadorizada, radiografia gastrintestinal.
- via tópica: cistouretrografia retrógrada, histerossalpingografia.

CONTRAINDICAÇÕES
- gravidez.
- infecção do trato genital.

PRECAUÇÕES
- pacientes sensíveis ao iodo ou outros meios de contraste iodados podem também ser sensíveis ao ioexol.
- recomenda-se cautela após cirurgia cervical ou uterina a fim de evitar o risco de complicações.
- não se recomenda lactação durante, pelo menos, 24 horas após sua administração.
- crianças correm risco maior de sofrer graves efeitos adversos.
- desidratação e/ou risco de insuficiência renal podem ser exacerbados pelo ioexol em lactentes, crianças, jovens e idosos, sobretudo aqueles com poliúria, oligúria, diabetes ou desidratação preexistente; recomenda-se hidratação adequada antes da administração do ioexol.
- quando se usa por via intravascular, podem ser necessárias determinações da pressão arterial.
- idosos podem requerer dose menor.
- deve-se levar em consideração a relação risco/benefício quando existem os seguintes problemas médicos:
  1) para todos os procedimentos (especialmente aqueles que exigem administração intratecal ou intravascular): alergias, asma, desidratação, insuficiência renal, sensibilidade aos meios de contraste iodados.
  2) para uso intratecal: alcoolismo crônico, epilepsia, esclerose múltipla, hemorragia subaracnóidea, infecção local ou sistêmica significante.
  3) para uso intravascular: anemia falciforme, feocromocitoma, hipertireoidismo.
  4) para angiocardiografia: hipertensão pulmonar grave, insuficiência cardíaca incipiente.
  5) para arteriografia cerebral: arteriosclerose avançada, descompensação cardíaca, embolia cerebral recente, hipertensão grave, homocistinúria, senilidade, trombose.
  6) para arteriografia periférica: doença de Buerger, isquemia grave associada com infecção ascendente.
  7) para urografia excretora: anúria, diabetes melito.
  8) para artrografia: infecção na articulação a ser examinada ou perto dela.
  9) para histerossalpingografia: doença inflamatória pélvica aguda.

EFEITOS ADVERSOS
- todos os procedimentos: reação pseudoalérgica.
- via intratecal ou intravascular: broncoespasmo ou edema pulmonar, cefaleia, hipotensão grave, náusea, vômito.
- via intravascular: convulsões, efeitos cardiotóxicos com taquicardia ou fibrilação ventriculares.
- via intratecal: anorexia, aumento da sensibilidade dos olhos à luz, aumento da sudorese, dificuldade de urinar, efeitos sobre o sistema nervoso central, irritação das meninges, sonolência.
- via intrassinovial: dor articular ou exacerbação de dor existente, inchaço nas articulações.
- via oral: diarreia benigna transitória.
- via intraductal, em colangiopancreatografia endoscópica retrógrada (ERCP): pancreatite.

INTERAÇÕES MEDICAMENTOSAS
- pode aumentar o risco de hipotensão grave se tomado concomitantemente com outros fármacos hipotensores.
- pode aumentar o potencial para hepatotoxicidade se administrado pelas vias intratecal ou intravascular concomitantemente com outros fármacos nefrotóxicos.
- betabloqueadores podem aumentar o risco de reação anafilactoide moderada a grave e exacerbar os efeitos hipotensores.
- agentes colecistográficos orais podem aumentar o risco de toxicidade renal.

▶ OMNIPAQUE 180 (Sanofi-Synthélabo), fr.-amp. de 10 e 15 mL (180 mg I/mL)
▶ OMNIPAQUE 240 (Sanofi-Synthélabo), fr.-amp. de 10 mL (240 mg I/mL)
▶ OMNIPAQUE 300 (Sanofi-Synthélabo), fr.-amp. de 20 e 50 mL (300 mg I/mL)
▶ OMNIPAQUE 350 (Sanofi-Synthélabo), fr.-amp. de 50 mL (350 mg I/mL)

IOPAMIDOL

Corresponde a um ácido tri-iodoisoftálico substituído. É meio de contraste não iônico monomérico de baixa osmolalidade.

FARMACOCINÉTICA
- a ligação às proteínas é muito alta.
- meia-vida de eliminação: aproximadamente 2 horas, com a função renal normal.
- atinge a concentração sérica máxima imediatamente, quando administrado por via intramuscular, mas a concentração diminui rapidamente quando o iopamidol se distribui por todo o compartimento extravascular.
- tempo para opacificação máxima: mielografia-padrão — imediata e dura até 30 minutos; mielografia por tomografia computadorizada — 4 horas;

intravascular — 5 a 40 minutos; urografia — 5 a 15 minutos.
- é eliminado principalmente pela urina; 35 a 40% de uma dose são excretados inalterados dentro de uma hora, e 80 a 90% em 8 horas; nos pacientes com insuficiência renal, a excreção é prolongada.

Indicações
- via intratecal: cisternografia por tomografia computadorizada, mielografia (padrão ou por tomografia computadorizada).
- via intravascular: angiocardiografia, angiografia, aortografia, arteriografia, herniografia, venografia, visualização do cérebro e do corpo por tomografia computadorizada, urografia excretora.
- via intraductal: colangiopancreatografia endoscópica retrógrada, pancreatografia endoscópica retrógrada.
- via intrassinovial: artrografia.

Contraindicações
- gravidez.
- hipertireoidismo manifesto.

Precauções
- pacientes sensíveis ao iodo ou outros meios de contraste iodados podem ser sensíveis também ao iopamidol.
- interromper a amamentação temporariamente durante, pelo menos, 24 horas após a administração do iopamidol.
- a exploração deve realizar-se com o paciente em jejum e convenientemente hidratado.
- nos dias anteriores ao exame, devem ser evitados alimentos flatulentos, como legumes, frutas, pão integral e verduras cruas.
- na véspera do exame, não se deve jantar depois das 18 horas; em seguida, recomenda-se administrar um laxante.
- quando se usa a via intravascular, são necessárias determinações da pressão arterial.
- deve-se levar em consideração a relação risco/benefício quando existem os seguintes problemas médicos:
  1) para todos os procedimentos: alergias ou asma, desidratação, insuficiência renal grave, sensibilidade aos meios de contraste iodados.
  2) via intratecal: alcoolismo crônico, epilepsia, esclerose múltipla, hemorragia subaracnóidea, infecção local ou sistêmica significante.
  3) via intravascular: anemia falciforme, feocromocitoma, hipertireoidismo.
  4) para angiocardiografia: hipertensão pulmonar grave, insuficiência cardíaca.
  5) para arteriografia cerebral: arteriosclerose avançada, descompensação cardíaca, embolia cerebral recente, hipertensão grave, homocistinúria, senilidade, trombose.
  6) para arteriografia periférica: doença de Buerger, isquemia grave.
  7) para urografia excretora: anúria, diabetes melito.
  8) para artrografia: infecção na articulação a ser examinada ou próxima dela.

Efeitos adversos
- todos os procedimentos: reação pseudoalérgica.
- vias intratecal ou intravascular: cefaleia, broncoespasmo ou edema pulmonar, hipotensão, náusea, vômito.
- via intratecal: anorexia, aumento de sudorese, dificuldade de urinar, dor nas costas, dor ou cãibras nas pernas, efeitos musculoesqueléticos, efeitos sobre o sistema nervoso central, irritação meníngea, sonolência, sensibilidade aumentada dos olhos à luz, tontura.
- via intravascular: efeitos cardiotóxicos com taquicardia ou fibrilação, obnubilação, paladar incomum, vasodilatação arteriolar, visão obscurecida.

Interações medicamentosas
- antidepressivos tricíclicos ou fármacos que produzem estimulação do sistema nervoso central, fenotiazínicos, ou inibidores da MAO podem causar risco maior de convulsões.
- betabloqueadores podem aumentar o risco de reação anafilactoide moderada a grave; também podem ser exacerbados efeitos hipotensivos.
- agentes colecistográficos orais podem aumentar o risco de toxicidade renal.
- outros fármacos que produzem hipotensão podem aumentar o risco de hipotensão grave.
- outros fármacos nefrotóxicos podem aumentar o potencial para nefrotoxicidade.

▶ *IOPAMIRON 200 (Schering do Brasil), 1 amp. de 10 mL (contém 200 mg de iodo por mL)*
▶ *IOPAMIRON 300 (Schering do Brasil), 1 amp. de 10 mL; 1 amp. de 20 mL; 1 fr. de 50 mL (todos contendo 300 mg de iodo por mL)*
▶ *IOPAMIRON 370 (Schering do Brasil), 1 amp. de 20 mL; 1 fr. de 50 mL (todos contendo 370 mg de iodo por mL)*

IOPIDOL E IOPIDONA

Ambos os componentes são derivados da diiodopiridinona. Consiste em mistura de 46 g de iopidol e 30,5 g de iopidona em 100 mL de suspensão aquosa cristalina. Contém 50% de iodo.

Farmacocinética
- é eliminado principalmente por expectoração sem liberar o iodo, e parcialmente por fagocitose.

Indicações
- broncografia.
- laringografia.

Contraindicações
- hipersensibilidade ao iodo.
- afecções pulmonares agudas.
- crises evolutivas de tuberculose pulmonar.
- hemoptise recente.
- insuficiência cardíaca.
- insuficiência hepática grave.
- insuficiência renal grave.
- insuficiência respiratória grave.

Precauções
- usar com cautela em pacientes que apresentam asma, bronquiectasia ou enfisema pulmonar.
- dose excessiva pode acarretar colapso lobar.
- é desaconselhável praticar broncografia bilateral; se for necessário fazer exploração bilateral dos brônquios, deve-se manter intervalo de alguns dias entre cada exame.
- frequentemente se administra atropina antes da radiografia a fim de evitar excesso de fluido.
- deve-se administrar anestésico local potente para evitar reações fatigantes ao paciente: tosse excessiva, elevação da temperatura e, sobretudo, entrada de cristais de produto nos alvéolos.

Efeitos adversos
- reações de intolerância ao iodo: edema da mucosa, que pode causar retenção prolongada do produto de contraste.
- ligeiros acessos febris, às vezes acompanhados de tosse, dispneia e colapso lobar transitório.
- acidentes pulmonares do tipo pneumopatia.
- granulomas inflamatórios a corpo estranho.

▶ *HYTRAST (Guerbet), 1 e 10 fr.-amp. de 20 mL*

IOTROXATO DE MEGLUMINA

Corresponde ao sal de meglumina do ácido iotróxico, que é dímero de derivado do ácido tri-iodobenzoico. Consiste em meio de contraste iônico dimérico contendo seis átomos de iodo.

Indicações
- colangiocistografia intravenosa.

▶ *BILISCOPIN (Schering do Brasil), 1 amp. de 30 mL*

IOXAGLATO DE MEGLUMINA E SÓDICO

Contém dois sais do ácido ioxáglico, que é o ácido isoftalâmico muito substituído, contendo seis átomos de iodo. É agente de contraste radiopaco iônico dimérico de baixa osmolalidade.

O composto usado é mistura que contém, em cada 100 mL, 19,65 g de sal de sódio e 39,30 g de sal de meglumina; a concentração da solução é 59% e o teor de iodo é de 320 mg/mL. Por ser menos hipertônico que os agentes hidrossolúveis tri-iodados, provoca diurese osmótica mais fraca e causa opacidade mais forte das camadas excretoras renais. Por apresentar baixa osmolalidade e teor de sódio próximo ao do plasma, é o meio de contraste preferido para exames cardíacos.

Farmacodinâmica
- auxiliar de diagnóstico radiopaco (doença cardíaca, doença vascular, doença articular, distúrbios do trato urinário, distúrbios cerebrais), meio de contraste radiopaco realçado em tomografia computadorizada.

Farmacocinética
- administrado por via intravascular, é rapidamente distribuído por todo o fluido extracelular.
- a ligação às proteínas é muito baixa.
- atravessa a barreira placentária.
- meia-vida com função normal: fase alfa (distribuição), 12 minutos em média (faixa de 4 a 17 minutos); fase beta (eliminação), 92 minutos em média (faixa de 61 a 140 minutos).
- atinge a concentração máxima no plasma (2,1 mg/mL — faixa de 1,8 a 2,8 mg/mL) em dois minutos (média de 1 a 3 minutos).
- nos pacientes com função renal normal é eliminado principalmente pela urina; cerca de 50% da dose intravascular são eliminados na forma íntegra dentro de 2 horas e 90% dentro de 24 horas.
- nos pacientes com insuficiência renal grave, a eliminação pelas fezes via trato biliar pode tornar-se a rota primária.
- excretado pelo leite.
- removível por diálise peritoneal ou hemodiálise.

Indicações
- via intravascular: angiocardiografia, angiografia, aortografia, arteriografia, venografia, urografia

excretora, visualização do cérebro por tomografia computadorizada, visualização do corpo por tomografia computadorizada.
- via intrassinovial: artrografia.

CONTRAINDICAÇÕES
- gravidez.

PRECAUÇÕES
- não usar por via subaracnóidea, pois pode induzir convulsões e causar a morte.
- medir a pressão arterial durante aproximadamente 10 minutos após a administração intra-arterial.
- recomenda-se cautela ao usar em pacientes que sofreram transplante de rim recente.
- efetuar eletrocardiograma para detecção precoce de arritmias durante a arteriografia coronária.
- evitar amamentação durante 24 horas após sua administração.
- hidratar lactentes, crianças e idosos antes da sua administração por via intravascular.
- deve-se levar em consideração a relação risco/benefício quando existem os seguintes problemas médicos:
   1) para todos os procedimentos: alergias ou asma, anemia falciforme, convulsões recentes, desidratação, doença cardiovascular grave, feocromocitoma, hemorragia cranial subaracnóidea, hipertensão grave, hipertireoidismo, insuficiência hepática grave, insuficiência renal, sensibilidade aos meios de contraste iodados.
   2) para angiocardiografia: cianose em lactentes, hipertensão pulmonar grave, insuficiência cardíaca incipiente.
   3) para angiografia cerebral: arteriosclerose avançada, descompensação cardíaca, embolia cerebral recente, enxaqueca, hemorragia subaracnóidea, hemocistinúria, senilidade, trombose.
   4) para arteriografia periférica: doença de Buerger, isquemia.
   5) para arteriografia coronária: infarto do miocárdio.
   6) para arteriografia coronária seletiva: hipotensão, insuficiência cardíaca incipiente.
   7) para venografia periférica: estase venosa, flebite, infecção local, isquemia grave, obstrução do sistema venoso, trombose.
   8) para urografia excretora: anúria, diabetes melito, insuficiência cardíaca congestiva.
   9) para artrografia: infecção na articulação a ser examinada ou próxima dela.

EFEITOS ADVERSOS
- todos os procedimentos: reação pseudoalérgica.
- via intravascular: broncoespasmo ou edema pulmonar, convulsões, diminuição da força contrátil do coração, fibrilação ventricular e outros efeitos cardiotóxicos, edema da laringe, efeitos vasovagais com bradicardia e hipotensão, náusea ou vômito, ondas de calor, dor no peito, calafrios, tontura ou obnubilação, cefaleia, alterações na visão, fraqueza, tremor, inchaço ou dor no local da injeção.
- via intrassinovial: dor ou exacerbação de dor existente na articulação.

INTERAÇÕES MEDICAMENTOSAS
- betabloqueadores podem aumentar o risco de reação anafilactoide moderada a grave.
- agentes colecistográficos orais podem aumentar o risco de toxicidade renal.
- outros fármacos hipotensores podem aumentar o potencial para nefrotoxicidade.
- vasopressores podem aumentar os efeitos neurológicos, inclusive paralisia permanente.

▶ HEXABRIX 320 (Guerbet), 4 e 20 fr.-amp. de 10 mL
1 e 25 fr.-amp. de 50 mL
1 fr.-amp. de 100 mL, com suporte e equipo especial

IOXITALAMATO DE MEGLUMINA

Corresponde ao sal de meglumina do ácido acetamido-hidroxietiltri-iodoisoftalâmico, iônico monomérico de alta osmolalidade. Contém 30% de iodo nas apresentações concentradas (30, 50, 100, 130 mL) e 14% na apresentação diluída.

INDICAÇÕES
- tomografia computadorizada (infusão).
- aortografia.
- urografia excretora.
- angiografias periférica e cerebral.

CONTRAINDICAÇÕES
- gravidez.
- hipersensibilidade ao fármaco.
- mieloma múltiplo.
- insuficiência hepática grave.
- insuficiência renal grave.

PRECAUÇÕES
- não usar por via subaracnóidea.

EFEITOS ADVERSOS
- náusea, vômito.
- dor no local da injeção.

▶ TELEBRIX 30 MEGLUMINA (Guerbet), 1 e 25 fr.-amp. de 30 e 50 mL
1 e 10 fr.-amp. de 100 e 130 mL

IOXITALAMATO DE MEGLUMINA E ETANOLAMINA

É mistura de dois sais do ácido ioxitalâmico, na proporção de 1:2, em solução aquosa. Contém 32% de iodo.

As propriedades vasodilatadoras da etanolamina permitem obter imagens venosas de qualidade; é produto sem sódio com teor médio de iodo e de baixíssima viscosidade; isso justifica sua utilização quase exclusiva em arteriografia.

INDICAÇÕES
- arteriografias seletivas.
- arteriografia dos membros inferiores.
- arteriografia cerebral.

CONTRAINDICAÇÕES
- insuficiência hepática grave.
- insuficiência renal grave.
- mieloma múltiplo.

▶ VASOBRIX 32 (Guerbet), 1 e 50 amp. de 20 mL

IOXITALAMATO DE MEGLUMINA E SÓDICO

Consiste na mistura de dois sais do ácido ioxitalâmico, em solução aquosa.

INDICAÇÕES
- urografia.
- angiografia.
- arteriografia.
- tomografia computadorizada.
- aortografia.
- flebografia.
- histerossalpingografia.
- ventriculografia.

CONTRAINDICAÇÕES
- as mesmas do ioxitalamato de meglumina e etanolamina.

PRECAUÇÕES
- não usar por via subaracnóidea.

▶ TELEBRIX CORONAR (Guerbet), 1 e 25 fr.-amp. de 50 mL
1 e 10 fr.-amp. de 100 mL
▶ TELEBRIX 38 (Guerbet), 1 e 50 fr.-amp. de 20 mL
1 e 25 fr.-amp. de 30 e 50 mL
10 fr.-amp. de 100 mL

5. *Compostos de gadolínio*. São compostos de estrutura macrocíclica, cuja cavidade é muito específica ao íon gadolínio (Gd^{31}): ácido gadopentético e ácido gadotérico. São usados na forma de sais de meglumina. Os disponíveis em nosso meio são: o ácido gadoxético, o gadobutrol, a gadodiamida, o gadopentetato de dimeglumina e o gadoterato de meglumina.

A eficácia paramagnética de íon Gd^{31} se deve à presença de sete elétrons desemparelhados, o que provoca diminuição do tempo de relaxamento T$_1$, permitindo melhor contraste de imagem.

ÁCIDO GADOXÉTICO

É o (4S)-4-(4-etoxibenzil)-3,6,9-ácido triazaundecanedioico, um complexo gadolínico, usado como meio de contraste para ressonância magnética. Seu efeito é mediado pelo ácido gadoxético, um complexo iônico composto por gadolínio (III) e ácido etoxibenzil-dietilenotriaminopenta-acético. O encurtamento do tempo de relaxamento *spin-lattice* ocasiona um aumento do sinal de intensidade com o consequente aumento do contraste da imagem de determinados tecidos.

FARMACODINÂMICA
- meio de contraste para ressonância magnética.

FARMACOCINÉTICA
- após administração por via intravenosa, o volume de distribuição é de cerca de 0,21 L/kg.
- < 10 % ligam-se às proteínas plasmáticas.
- não atravessa a barreira hematencefálica.
- meia-vida de 1 h.
- não sofre biotransformação.
- depuração renal de 120 mL/min. Em pacientes com insuficiência renal moderada, observa-se uma ASC de 237 μmol·h/L e meia-vida de 2,2 h. Naqueles com insuficiência renal grave, a ASC aumenta para 903 μmol·h/L e meia-vida até 20 h.
- na presença de insuficiência hepática leve à moderada, há aumento leve a moderado da ASC e da meia-vida. Na insuficiência hepática grave, a ASC aumenta até 259 μmol·h/L. Nesse caso, a meia-vida é de 2,6 h.
- cerca de 30% são eliminados por diálise.
- eliminado pelos rins e pelo fígado. Cerca de 55% são eliminados pelas fezes.

INDICAÇÕES
- para adultos, meio de contraste de ressonância magnética para lesões hepáticas focais.

DOSES
- para adultos, 0,1 mL/kg, IV, em bolo, administrando-se em 2 mL/s.

CONTRAINDICAÇÕES
- hipersensibilidade ao fármaco.
- uso intramuscular.
- gravidez e lactação.
- < 18 anos.

PRECAUÇÕES
- pode causar fibrose sistêmica nefrogênica em pacientes com insuficiência renal. Recomenda-se realizar avaliação da função renal antes da administração.
- vigiar a administração em portadores de doença cardiovascular grave.
- pode produzir aumento do intervalo QT ao eletrocardiograma.

EFEITOS ADVERSOS
- náuseas.
- tontura, cefaleia, sensação de calor, mal estar.
- tremor, parestesia, disgeusia, parosmia, acatisia.
- sialorreia ou boca seca.
- hipertensão arterial sistêmica, palpitação.
- choque anafilático.
- bloqueio de ramo, prolongamento do intervalo QT ao eletrocardiograma.
- exantema, prurido.

INTERAÇÕES MEDICAMENTOSAS
- rifampicina bloqueia a captação hepática do ácido gadoxético, reduzindo o efeito de contraste
- pode aumentar, em até 24 h, os valores séricos do ferro se foram usados métodos complexométicos.

▶ *PRIMOVIST (Bayer), 1 seringa pré-carregada de 10 mL com 181,43 mg/mL*

GADOBUTROL

O complexo de gadolínio (10-[(1SR, 2RS),2-3-di-hidroxi-1-hidroxi-metilpropil]-1,4,7,10-tetra-azaciclo-dodecano-1,4,7-ácido triacético) é um contraste paramagnético não iônico usado em ressonância magnética. Apresenta uma estrutura macrocíclica. Na sequência em gradiente eco ponderada em T2*, a indução das flutuações do campo magnético local pelo gadolínio provoca uma diminuição do sinal dos tecidos e leva a diferentes períodos de relaxamento, mesmo em baixas concentrações. A relaxividade a um pH de 7 a 40°C, determinada pela influência do tempo de relaxamento *spin-lattice* dos prótons na água, é cerca de 3,58 L/nmol·s, e o tempo de relaxamento *spin-spin* é cerca de 3,99 L/nmol·s. O ligante macrocíclico forma um complexo firme com o gadolínio paramagnético com alta estabilidade tanto *in vivo* quanto *in vitro*. O gadobutrol é hidrossolúvel com um coeficiente de distribuição entre o do *n*-butanol e tampona a um pH de 7,6, de cerca de 0,006. Não apresenta ligação às proteínas ou interação inibitória com enzimas. Seu potencial na indução de reações anafiláticas é improvável, pois não ativa o sistema de complemento. A opacificação das estruturas a serem examinadas é observada em até 15 min e pode persistir por 45 min. Apresenta quase o dobro da relaxividade T1 e T2 de outros agentes em toda a extensão dos campos magnéticos.

FARMACODINÂMICA
- meio de contraste para ressonância magnética.

FARMACOCINÉTICA
- após administração por via intravenosa, distribui-se rapidamente no espaço extracelular.
- não atravessa a barreira hematencefálica. Apresenta baixa transferência à placenta e ao leite materno.
- farmacocinética variável, dependendo da dose: até 0,4 nmol/kg, o nível plasmático diminui após uma fase de distribuição com meia-vida de cerca de 90 min, que é idêntica à velocidade de eliminação renal. Na dose de 0,1 nmol/kg, quando se dosa 0,59 nmol de gadobutrol/L no plasma 2 min após a injeção e 0,3 nmol de gadobutrol/L no plasma 60 min após a administração, mais de 50% são eliminados pela urina em 2 h. Na dose de 0,1 nmol de gadobutrol/kg, cerca de 100,3 ± 2,6% da dose é excretada pelos rins em 72 h. Menos de 1% é eliminado pelas fezes.
- eliminado pelos rins sob a forma inalterada por meio de filtração glomerular.
- depuração renal de 120 mL/min.

INDICAÇÕES
- meio de contraste para ressonância magnética cranial e espinal.
- meio de contraste de pré-eliminação em estudos de perfusão cerebral.

DOSES
- para exame de ressonância cranial ou espinal, 0,1 mL/kg, por via intravenosa, a uma velocidade de infusão de 2 mL/s. Quando se necessita de melhor investigação diagnóstica, administra-se uma nova injeção de 0,1 ou 0,2 mL/kg com velocidade de infusão de 2 mL/s, cerca de 30 min após a administração inicial.
- para estudos de perfusão cerebral, na sequência de gradiente eco T2-imagem ponderada, administra-se 0,3 mL/kg por via intravenosa com uma velocidade de infusão de 5 mL/s, com o auxílio de uma bomba injetora.
- em caso de insuficiência renal, a dose deve ser limitada a 0,1 mL/kg.

CONTRAINDICAÇÕES
- hipersensibilidade ao gadobutrol ou a um de seus componentes.
- gravidez e lactação.
- crianças.

PRECAUÇÕES
- suspender a amamentação por 24 h após a administração de gadobutrol.
- a eliminação do gadobutrol é muito retardada na insuficiência renal e, em casos graves, deve ser removido por hemodiálise, usando-se, no mínimo, três sessões dentro de 5 dias da administração.
- deve ser administrado exclusivamente por via intravenosa.
- a seringa deve ser preparada imediatamente antes da injeção. O tubo da injeção deve ser trocado a cada administração. Qualquer resíduo de contraste nos tubos deve ser eliminado dentro de 8 h.
- seguir rigorosamente as recomendações das normas de segurança dos exames de ressonância magnética.
- o gadobutrol deve ser administrado com o paciente deitado.
- observar o paciente até 30 min após a administração do gadobutrol.

EFEITOS ADVERSOS
- náuseas, vômitos.
- reações alérgicas da pele e das mucosas.
- sensação de frio.
- calor e dor no local da injeção.
- cefaleia.
- convulsões, vasodilatação, tonturas, calafrios, síncope.
- alteração do paladar e do olfato após injeção em bolo.
- dor nos tecidos em caso de injeção paravascular.

▶ *GADOVIST (Bayer), frascos de 15 mL com 604,72 mg/mL (solução injetável)*

GADODIAMIDA

É um quelato de gadolínio não iônico utilizado como meio de contraste extracelular para imagens obtidas por ressonância magnética. É formado pelo gadolínio (III) ácido dietilenotriaminopentacético na concentração de 500 mM e um complexo sódio-cálcio na concentração de 25 mM. Colocada num campo magnético, ela diminui os tempos de relaxamento longitudinais, principalmente o T1, nas regiões analisadas, com o consequente aumento do sinal. Embora não atravesse a barreira hematencefálica, o rompimento desta ou a presença de vascularização anormal presente em neoplasias, abscessos ou infartos permite o seu acúmulo nestas lesões. Possui osmolalidade 2,8 vezes maior que a do plasma a 37°C.

FARMACOCINÉTICA
- após administração IV distribui-se rapidamente no fluido extracelular.
- meia-vida de 80 minutos.
- cerca de 85% de uma dose IV são recuperados na urina em cerca de 4 horas e mais de 95% em 72 horas.
- biotransformação hepática insignificante.
- não atravessa a barreira hematencefálica.

INDICAÇÕES
- como meio de contraste IV para imagens de ressonância magnética em lesões do sistema nervoso central.

DOSES
- para adultos, 0,1 mMol/kg administrado IV, em bolo. A dose máxima total não deve ultrapassar 20 mL.

CONTRAINDICAÇÕES
- hipersensibilidade à gadodiamida.
- insuficiência renal com depuração < 30 mL/min.
- gravidez.
- lactação.
- < 18 anos.

PRECAUÇÕES
- vigiar a administração aos pacientes com alteração da função renal.
- vigiar os pacientes com antecedentes de reações anafiláticas.

23.10 FÁRMACOS DIVERSOS

- recomenda-se não fazer análise do ferro e cálcio séricos, por métodos complexométricos, de 12 a 24 horas após a administração da gadodiamida, pois pode haver alteração nos resultados.

EFEITOS ADVERSOS
- cefaleia, tontura, sensação de calor.
- dor abdominal, anorexia, náuseas, vômitos, melena.
- artralgia.
- parestesia, convulsão, tremor, ataxia, distúrbio da personalidade, sonolência.
- prurido, urticária, exantema, descoloração da pele.
- modificações do paladar, zumbidos, distúrbios da visão.
- insuficiência renal.
- elevações do ferro sérico de 8 a 48 horas após a administração.

▶ *OMNISCAN (Sanofi-Synthélabo), 1 fr.-amp. de 10 ou 15 mL*

GADOPENTETATO DE DIMEGLUMINA

É sal do ácido gadoliniodietilenotriamino-penta-acético.

FARMACODINÂMICA
- meio de contraste para ressonância magnética.

FARMACOCINÉTICA
- meia-vida de eliminação: 1,6 ± 0,13 hora (média).
- é eliminado pela urina; aproximadamente 83% da dose são excretados dentro de 6 horas.

INDICAÇÕES
- visualização do cérebro por ressonância magnética.
- visualização de lesões espinais por ressonância magnética.

DOSES
- via intravenosa, adultos e adolescentes, 93,8 mg (0,2 mL) por kg de peso corporal, administrados à velocidade que não exceda 10 mL por minuto. Não se estabeleceram eficácia e segurança para crianças até dois anos de idade.

PRECAUÇÕES
- deve-se levar em consideração a relação risco/benefício quando existem os seguintes problemas médicos: anemia hemolítica, epilepsia, hipotensão, insuficiência renal grave, sensibilidade ao gadopentato de dimeglumina.

EFEITOS ADVERSOS
- reação alérgica, convulsões, hipotensão grave.
- frio no local da injeção.
- cefaleia, náusea.
- agitação, tontura, secura da boca, febre, aumento da salivação, dor e/ou queimação no local da injeção.
- zumbido nos ouvidos, dor estomacal, vasodilatação.
- vômito, fraqueza ou cansaço.

▶ *MAGNEVISTAN (Schering do Brasil), fr.-amp. de 10 e 15 mL*

GADOTERATO DE MEGLUMINA

Corresponde a derivado do tetrazaciclodode-canotetracetatogadolinato.

FARMACODINÂMICA
- meio de contraste para ressonância magnética.

INDICAÇÕES
- realce de contraste da imagem por ressonância magnética em neurorradiologia, radiologia abdominal e patologia tumoral primária dos ossos e partes moles, em adultos e crianças.

DOSES
- via intravenosa, 0,2 mL/kg de peso corporal.

CONTRAINDICAÇÕES
- pacientes portadores de marcapasso e clipe metálico vascular.
- gravidez.

PRECAUÇÕES
- recomenda-se controle clínico nos casos de insuficiência renal.
- a injeção deve ser estritamente intravenosa.

EFEITOS ADVERSOS
- o extravasamento da injeção pode causar reações locais.

▶ *DOTAREM (Guerbet), 1 fr.-amp. de 10 mL c/ 377 mg/mL 1 fr.-amp. de 15 mL c/ 377 mg/mL*

▶ Outros auxiliares de diagnósticos

Estes agentes são usados para detectar anormalidades ou disfunção patológica de diversos órgãos do corpo humano. Podem ser convenientemente classificados de acordo com o seu emprego:

1. *Cicloplégicos*: tropicamida.
2. *Deficiência de folatos*: ácido fólico.
3. *Deficiência de vitamina B_{12}*: cianocobalamina, hidroxicobalamina.
4. *Estudos brônquicos*: acetilcisteína.
5. *Função adreno-hipofisária*: tetracosactida.
6. *Função do eixo hipotalâmico-pituitário-gonadal*: citrato de clomifeno.
7. *Função do ovário*: citrato de clomifeno.
8. *Função respiratória fetal*: oxitocina.
9. *Função da tireoide*: levotiroxina sódica, liotironina, liotrix, protirrelina, tirotropina alfa.
10. *Gastroscopia*: dimeticona.
11. *Gonioscopia*: hipromelose.
12. *Hiperaldosteronismo primário*: espironolactona.
13. *Hipogonadismo*: gonadotrofina coriônica.
14. *Lesões hepáticas*: óxido de ferro supermagnético.
15. *Medidas cardiovasculares*: fluoresceína, perflutreno.
16. *Miastenia grave*: neostigmina.
17. *Midriáticos*: fenilefrina, tropicamida.
18. *Procedimentos de lentes de contato*: hipromelose.
19. *Radiografia hipotônica*: glucagon.
20. *Radiografia do intestino*: dimeticona.
21. *Reserva placentária*: oxitocina.
22. *Testes de hipersensibilidade tardia*: antígenos cutâneos.

Com exceção de antígenos cutâneos, fluoresceína, protirrelina e tetracosactida, que serão vistos nesta seção, todos os fármacos citados acima, desde que comercializados no Brasil, encontram-se descritos em outras partes do *Dicionário*.

ANTÍGENOS CUTÂNEOS PARA TESTES DE HIPERSENSIBILIDADE TARDIA

Consistem em um controle de glicerol e sete antígenos: tetânico, diftérico, *Streptococcus* (grupo C), tuberculina, *Candida albicans*, *Trichophyton* (mentagrófitos) e *Proteus mirabilis*.

▶ *MULTITEST (Aventis Pasteur), kit com aplicador plástico*

FLUORESCEÍNA

Corresponde ao sal dissódico de derivado da benzofuranoxantenona. É corante amarelo hidrossolúvel, que produz cor fluorescente verde intensa em solução alcalina, como o humor aquoso. É ativada por luz azul e ultravioleta.

FARMACODINÂMICA
- agente diagnóstico.

INDICAÇÕES
- via intravenosa, auxiliar de diagnóstico em angiografia oftálmica, incluindo exame de fundo de olho; avaliação da vasculatura da íris; distinção entre tecido viável e não viável; observação do fluxo aquoso; diagnóstico diferencial de tumores malignos e não malignos; determinação do tempo de circulação e da adequação.
- via tópica, adaptação a lentes de contato; diagnóstico de planimetria; abrasão ocular por corpos estranhos, lesões herpéticas ou por lentes de contato; teste de permeabilidade do canal lacrimal; determinação da perfeição pós-operatória de ângulo esclerocorneal.
- auxiliar de diagnóstico em detectar determinadas doenças vasculares da retina.

DOSES
- via intravenosa, adultos, 500 mg; crianças, 15 mg/kg.
- via tópica, 2 a 3 gotas na conjuntiva do olho a ser examinado, retirando-se o excesso por lavagem antes da observação da lesão.

CONTRAINDICAÇÕES
- hipersensibilidade à fluoresceína ou qualquer outro componente do produto.
- gravidez.
- lactação.

PRECAUÇÕES
- pode descorar as lentes.
- o extravasamento da injeção pode causar grave dano ao tecido local.
- não utilizar com lentes de contato (moles) de hidrogel.

EFEITOS ADVERSOS (VIA INTRAVENOSA)
- náusea, vômito, cefaleia, distúrbio gastrintestinal, síncope, hipotensão e outros sintomas e sinais de hipersensibilidade.
- parada cardíaca, isquemia arterial basilar.
- tromboflebite no local da injeção.

AUXILIARES DE DIAGNÓSTICOS **23.11**

- choque grave, convulsões e até morte, embora raramente.
- descoramento temporário da pele, que fica amarelada.
- extravasamento no local da injeção causa dor intensa no local e dolorimento obtuso no braço que recebeu a injeção.

▶ FLUORESCEÍNA (Allergan), fr. de 3 mL (colírio)

ÓXIDO DE FERRO SUPERMAGNÉTICO

É composto formado por nanopartículas de óxido de ferro supermagnético correspondente a 89.600 mg de ferro, utilizado como meio de contraste para ressonância magnética. A configuração cristalina do óxido de ferro sólido com partículas de diâmetro médio de 150 nm é estabilizada por citrato e dextran e confere ao produto suas propriedades superparamagnéticas. Ao redor de cada partícula produz uma alteração do campo magnético com diminuição do sinal IRM nos tecidos impregnados. O produto tem predileção pelo tecido hepático. Após administração IV é rapidamente impregnado no fígado com obtenção de imagem de boa qualidade entre 30 minutos e 6 horas. Sua eliminação ocorre em alguns dias, sendo o ferro incorporado ao metabolismo normal principalmente na hemoglobina. Em geral, é muito bem tolerado sem afetar os sistemas cardiovascular, renal ou pulmonar.

Farmacodinâmica
- meio de contraste.

Indicações
- detecção de lesões hepáticas por ressonância magnética.

Doses
- inicialmente, 15 μmoles Fe/kg ou 0,075 mL/kg, via IV diluídos em 100 mL de solução isotônica de glicose a 5% em infusão lenta por, no mínimo, 30 minutos.

Contraindicações
- hipersensibilidade ao produto.
- gravidez e lactação.
- < 18 anos.
- nos portadores de hemocromatose.

Precauções
- a administração deve ser suspensa se o paciente apresentar dor lombar, dor torácica, dispneia ou hipotensão arterial.
- a reutilização do produto só pode ser feita após um intervalo de duas semanas.
- na presença de patologias com esplenomegalia pode haver redução da eficácia diagnóstica.
- os efeitos adversos são mais frequentes nos cirróticos.
- incompatível para diluição com cloreto de sódio a 0,9%.

Efeitos adversos
- náuseas, dor lombar, reação anafilática, dispneia, rubor, variação da pressão arterial.
- eritema local e pigmentação reversível da pele na eventualidade de extravasamento perivascular acidental.

▶ ENDOREN (Guerbet), (óxido de ferro supermagnético 126,500 mg + D-manitol 490,400 mg + ácido cítrico 2,714 mg + dextran 60,800 mg cada 8 mL), amp. com 8 mL

PERFLUTRENO

Também chamado de perfluoropropano, é um meio de contraste ecocardiográfico e para ultrassonografia abdominal que, após ativado, libera microesferas. As microesferas contêm octafluoropropano e são revestidas por uma camada externa lipídica formada por um sal monossódico, o (R) ácido hexadecanoico, 1-[(fosfonoxi),metil]-1,2-etanodi-il éster (DPPA), o sal (R)-4-hidroxi-N,N,N-trimetil-10-oxo-7-[(1-oxo-hexadecil) oxi]-3,4,9-trioxa-4-fosfapentacosano-1-amínio, 4-óxido, (DPPC) e o sal monossódico (R)-α-[6-hidroxi-6-óxido-9-[(1-oxa-hexadecil) oxi]-5,7,11-trioxa-2-aza-6-fosfa-hexacos-1-il]-ω-metoxipoli(ox-1,2-etanedi-il) (MPEG5000 DPPE). Após ativação, cada mL da suspensão contém o máximo de $1,2 \times 10^{10}$ microesferas de perflutreno e 150 μL/mL de octafluoropropano. Cada microesfera possui um diâmetro médio de 1,1-3,3 μm, sendo o máximo de 20 μm.

Farmacodinâmica
- contraste ecocardiográfico.

Farmacocinética
- o octafluoropropano (OFP) é um gás estável que não sofre biotransformação.
- os componentes fosfolipídicos das microesferas são biotransformados formando ácidos graxos livres.
- cerca de 10 minutos após a administração, o OFP não é mais detectado no sangue ou no ar expirado.
- meia-vida de 1,3 minuto.
- após a administração em bolo de uma dose de 10 μL/kg, aumenta o comprimento da borda endocárdica tanto no final da sístole quanto no final da diástole, nos cortes apical 4 câmaras e apical 2 câmaras, além do aumento da cavidade ventricular esquerda. A acurácia da avaliação da contratilidade da parede ventricular aumentou em 42 a 71% dos pacientes. Contudo, a avaliação da fração de ejeção não mostrou diferença significativa quando comparada com a imagem de base.

Indicações
- como meio de contraste ecocardiográfico para opacificar a câmara ventricular esquerda e permitir uma melhor delimitação da borda endocárdica do ventrículo esquerdo.

Doses
- por via IV, em bolo, após reconstituição, 10 μL/kg administrados em 30 a 60 segundos, seguidos de 10 mL de solução fisiológica. Após 30 minutos, pode-se administrar uma segunda dose no caso de desejar-se prolongar a eficácia do contraste.
- a solução para infusão IV é preparada com 1,3 mL de perflutreno adicionando-se 1,3 mL de solução fisiológica sem conservantes. A velocidade inicial de infusão deve ser de 4 mL/minuto e ajustada de acordo com a qualidade da imagem. Não se deve ultrapassar a velocidade de 10 mL/minuto.
- a dose máxima recomendada é de duas doses em bolo ou uma dose por infusão IV.
- o ecocardiograma deve ser realizado imediatamente após a infusão. Comparar as imagens com o exame prévio, não contrastado.

Contraindicações
- hipersensibilidade ao octafluoropropano.
- em pacientes com *shunts* cardíacos.
- insuficiência cardíaca congestiva clinicamente instável ou com piora.
- infarto agudo do miocárdio ou síndromes coronarianas agudas.
- arritmias ventriculares graves e/ou correlacionadas com intervalo QT longo no eletrocardiograma.
- enfisema pulmonar importante, embolia pulmonar.
- hipertensão pulmonar.
- injeção intra-arterial.
- gravidez e lactação. Categoria B da FDA, na gestação.
- crianças.

Precauções
- o produto só deve ser administrado após ativação prévia por 45 segundos no aparelho vialmix. Após a ativação, o fármaco adquire o aspecto de uma suspensão leitosa, podendo ser usado em seguida. Se o produto não for utilizado dentro de 5 minutos, as microesferas devem ser agitadas manualmente e invertendo-se o frasco antes de ser aspirado com uma seringa. O produto final pode ser usado até 12 horas após o preparo no vialmix, desde que as microesferas sejam reagitadas manualmente. Após a retirada com uma seringa, o produto deve ser usado imediatamente.
- índices mecânicos de ultrassom > 0,8 podem romper as microesferas e produzir arritmias cardíacas ventriculares.
- pode aumentar o QTc ao eletrocardiograma.
- pode causar obstrução vascular.
- o contraste não foi utilizado em pacientes submetidos à ventilação mecânica.
- não há estudos realizados na presença de insuficiência hepática e/ou renal.

Efeitos adversos
- reações no local da administração, urticária, prurido, exantema.
- dor nas costas e dor torácica.
- cefaleia, tontura, febre, síncope.
- náusea, dispepsia, boca seca.
- vermelhidão.
- artralgia.
- leucocitose, leucopenia.
- tosse, hipoxemia, dispneia.
- hipertonia, cãibras, parestesia.
- albuminúria.
- linfadenopatia.
- alteração da visão, alteração do paladar, diminuição da audição.
- alteração do eletrocardiograma, bradicardia, taquicardia, palpitação, hipertensão, hipotensão.
- reações cardiopulmonares graves, incluindo óbitos, podendo ocorrer até 30 minutos após a administração do fármaco.

▶ DEFINITY (Bristol-Myers Squibb), 4 fr. com 1,5 mL (suspensão injetável)

PROTIRRELINA

Também chamada de hormônio de liberação de tireotropina (TRH), é peptídio utilizado como agente diagnóstico na investigação da função tireoidiana, avaliando a reserva hipofisária de TRH.

Farmacodinâmica
- agente diagnóstico de avaliação da função tireoidiana.

INDICAÇÕES
- avaliação funcional da tireoide.

DOSES
- para adultos, IV, 250 a 500 μg pela manhã, em jejum.
- para crianças, 200 μg/m² de superfície corpórea, em infusão IV de duas horas.

CONTRAINDICAÇÕES
- hipersensibilidade ao fármaco.
- gravidez.

▶ TRH FERRING 0,2 MG (Ferring), 5 amp. de 10 mL c/ 0,2 mg

TETRACOSACTIDA

Chamada cosintropina nos Estados Unidos, é peptídio sintético correspondente aos resíduos dos aminoácidos 1 a 24 da corticotrofina humana, que é constituída de 39 resíduos de aminoácidos.

Tem atividade imunogênica menor do que a corticotrofina porque a cadeia de aminoácidos em que reside a maior parte da atividade antigênica (aminoácidos 25 a 39) não está presente.

A tetracosactida estimula a síntese de esteroides adrenais (como hidrocortisona, cortisona, substâncias androgênicas e quantidade limitada de aldosterona) nos pacientes com função adrenocortical normal, mas não aumenta a concentração plasmática da hidrocortisona em portadores de insuficiência adrenocortical primária ou secundária. É preferível à corticotrofina para diagnosticar a insuficiência adrenocortical primária porque é menos alergênica.

FARMACODINÂMICA
- agente diagnóstico.

FARMACOCINÉTICA
- após administração intravenosa ou subcutânea, o aumento máximo na concentração plasmática da hidrocortisona ocorre aproximadamente dentro de 45 a 60 minutos.

INDICAÇÕES
- adjuvante no diagnóstico da insuficiência adrenocortical.

DOSES
- adultos, vias intramuscular, subcutânea ou intravenosa, 0,25 mg; crianças, via intramuscular, 0,125 mg.

CONTRAINDICAÇÕES
- alergia a tetracosactida ou corticotrofina.
- distúrbios alérgicos.

EFEITOS ADVERSOS
- anafilaxia generalizada.
- febre ligeira, náusea, vômito.

INTERAÇÕES MEDICAMENTOSAS
- pode ser inativada pelas enzimas contidas no sangue total ou no plasma.

▶ CORTROSINA (Akzo Organon Teknika), 1 amp. × 0,25 mg + diluente

▶ CORTROSINA DEPOT (Akzo Organon Teknika), 1 fr.-amp. de 2 mL × 0,5 mg

TIROTROPINA ALFA

É uma glicoproteína constituída por subunidades interconectadas por ligações não covalentes: uma subunidade formada de resíduos de 92 aminoácidos com dois sítios de glicosilação N-ligados e uma subunidade beta de 118 resíduos com um único sítio de glicosilação. Em comparação com o hormônio estimulante da tireoide hipofisário (TSH), possui a mesma sequência de aminoácidos. Ela é obtida através de técnica do DNA recombinante. Como resultado, possui ação farmacológica muito semelhante ao TSH humano.

A tirotropina alfa liga-se aos receptores das células epiteliais da tireoide normal ou às células neoplásicas malignas da tireoide e estimula a captação do iodo, a síntese e a secreção de tiroglobulina (Tg), tri-iodotironina (T_3) e tiroxina (T_4). O exame de Tg é utilizado na investigação do câncer residual dessa glândula.

FARMACODINÂMICA
- TSH recombinante.

FARMACOCINÉTICA
- após administração por via IM, atinge concentrações de 116 ± 38 μm/L entre 3 e 24 horas.
- meia-vida de cerca de 25 horas.
- parece haver participações hepática e renal na sua eliminação.

INDICAÇÕES
- como agente adjuvante no diagnóstico do exame de tiroglobulina associado ou não à investigação por cintilografia com iodo radioativo, em pacientes portadores de câncer de tireoide bem diferenciado.

DOSES
- duas doses de 0,9 mg por via IM com intervalo de 24 horas ou três doses com intervalo de 72 horas.
- para investigação por cintilografia com iodo radioativo, a administração deste deve ser feita 24 horas após a última administração da tirotropina alfa.

CONTRAINDICAÇÕES
- hipersensibilidade à tirotropina alfa.
- gravidez e lactação.
- < 16 anos.

PRECAUÇÕES
- levar em consideração a possibilidade do desenvolvimento de anticorpos antitiroglobulina que podem mascarar o resultado do exame de Tg.
- a tirotropina alfa deve ser usada exclusivamente por via IM.
- vigiar a administração aos pacientes previamente tratados com TSH bovino e que desenvolveram reação de hipersensibilidade.
- pode aumentar a concentração de TSH. Deve-se vigiar a administração aos pacientes cardíacos e com tecido tireoidiano residual.
- não está indicada como estimulante da captação de iodo radioativo na radioterapia ablativa do câncer de tireoide.
- deve ser manuseada por médicos habilitados no tratamento de pacientes com câncer de tireoide.

EFEITOS ADVERSOS
- cefaleia, astenia, febre.
- náuseas, vômitos.
- tonturas, parestesia.
- reação de hipersensibilidade manifestada por exantema, urticária, prurido.

▶ THYROGEN (Biolab Sanus), 2 fr. com 1,1 mg

▶ ANTÍDOTOS, AGENTES QUELANTES E OUTROS

São agentes utilizados principalmente no tratamento de intoxicação ou envenenamento causados pela ingestão de fármacos, venenos ou outros produtos químicos, ou no tratamento de distúrbios fisiológicos diversos.

Em intoxicações ou envenenamentos devem-se levar em consideração quatro elementos básicos: avaliação, tratamento de apoio, término da exposição e terapia específica.

Primeiramente deve-se determinar: 1) se o tóxico representa risco de vida; 2) se pode ser perigoso; 3) se é inofensivo.

O tratamento de apoio consiste em medidas destinadas a diminuir os sintomas de intoxicação ou envenenamento.

Deve-se, concomitantemente, eliminar o veneno ou tóxico dos locais onde foi aplicado (roupa, olhos, cabelos) e destoxificar o paciente. A destoxificação inicial pode ser efetuada por êmese induzida ou lavagem gástrica, irrigação de todo o intestino, gastroscopia ou cirurgia, hemodiálise, hemoperfusão e plasmaférese.

Finalmente aplica-se a terapia específica, que se exige em apenas cerca de 2% dos casos de intoxicação. Esta terapia consiste no emprego de antídotos, agentes quelantes e outros.

▶ Antídotos

Também chamados destoxificantes, são fármacos que neutralizam as intoxicações ou venenos atuando por mecanismos químicos, mecânicos ou fisiológicos. Atualmente, as intoxicações, em sua maioria, principalmente as provocadas pelos próprios pacientes, resultam de fármacos, sobretudo álcool, analgésicos e antipiréticos, antidepressores, ansiolíticos, hipnóticos, neurolépticos e sedativos.

Os antídotos podem ser divididos em três grupos: antídotos farmacológicos específicos, antídotos farmacológicos inespecíficos e agentes adsorventes.

1. *Antídotos farmacológicos específicos*. Estes fármacos são usados no tratamento de intoxicações causadas por substâncias específicas. Os mais usados são:

1. Acetilcisteína, para envenenamento grave por paracetamol.
2. Anti-histamínicos, como antídotos para histamina e histamínicos.
3. Atropina, no tratamento de intoxicação por inibidores da acetilcolinesterase.
4. Etanol, para retardar a velocidade de formação de metabólitos tóxicos do metanol e etilenoglicol.
5. Fisostigmina, para intoxicação anticolinérgica central grave.

6. Flumazenil, como antagonista dos ansiolíticos benzodiazepínicos.
7. Folinato de cálcio, como antídoto aos antagonistas do ácido fólico: metotrexato, por exemplo.
8. Nalorfina e naloxona, como antagonistas de narcóticos.
9. Neostigmina e piridostigmina, como antimiastênicos.
10. Nitrito de amila, nitrito de sódio e tiossulfato de sódio, para tratamento de envenenamento por cianeto.
11. Pralidoxima, como reativador da acetilcolinesterase.
12. Protamina, como antídoto da heparina.
13. Sulfato cúprico, como antídoto do fósforo.

Os fármacos citados anteriormente, em sua maioria, estão descritos em capítulos anteriores. Nesta seção descrevem-se o folinato cálcico, os antagonistas de narcóticos, os antimiastênicos, o antagonista dos ansiolíticos benzodiazepínicos e o reativador da acetilcolinesterase.

FOLINATO CÁLCICO

Também chamado leucovorina, é derivado formílico do ácido tetraidrofólico, um metabólito do ácido fólico e coenzima essencial para a síntese de timidilatos. Antagoniza os efeitos tóxicos do metotrexato. Este último inibe a di-hidrofolato redutase, não permitindo a formação de tetraidrofolato e, em consequência, de timidina e interrompendo a síntese de DNA e de RNA. Ao contrário do ácido fólico, não sofre redução pela di-hidrofolato redutase e, portanto, não é afetado pelo bloqueio enzimático produzido pelos antagonistas do ácido fólico. As sínteses de purina e timidina podem, então, processar-se. Usado na forma de sal de cálcio.

Farmacodinâmica
- antídoto aos antagonistas do ácido fólico.

Farmacocinética
- sofre rápida absorção após administração oral.
- biodisponibilidade de 97%, 75% e 37% para doses orais de 25, 50 e 100 mg, respectivamente.
- início da ação de 20 a 30 minutos após administração oral, 10 a 20 minutos após injeção IM e < 5 minutos após injeção IV.
- atinge o pico da concentração plasmática em 1,72 ± 0,8 hora após administração oral e 0,71 ± 0,09 hora após injeção IM.
- duração da ação de 3 a 6 horas.
- atravessa a barreira hematencefálica.
- sofre biotransformação no fígado e na mucosa intestinal. O principal metabólito ativo é o 5-metiltetraidrofolato. A biotransformação é mais lenta com a administração parenteral.
- meia-vida de cerca de 6 horas.
- 90% eliminados pelos rins e 5 a 8% pelas fezes.

Indicações
- antídoto dos efeitos tóxicos dos antagonistas do ácido fólico, como metotrexato, pirimetamina ou trimetoprima.
- uso concomitante com fluorouracil, para aumentar a eficácia deste, no tratamento quimioterápico do câncer colorretal avançado.
- tratamento da anemia megaloblástica por deficiência de folatos.

Doses
- como antídoto ao metotrexato, para adultos e adolescentes, 10 mg/m² de superfície corporal (base) cada 6 horas, por via oral, IM ou IV até que as concentrações séricas de metotrexato sejam < 5 × 10⁻⁸ M. Se o nível de creatinina sérica > 50% em relação ao nível basal, após 24 horas da administração do metotrexato ou se a concentração deste > 5 × 10⁻⁶ M, usar a dose de 100 mg (base)/m² de superfície corporal a cada 3 horas, por via IV, até que os níveis do metotrexato se reduzam.
- como antídoto à pirimetamina ou trimetoprima, como prevenção, 400 µg (0,4 mg) a 5 mg (base), por via oral ou IM, juntamente com cada dose do antagonista do ácido fólico. Como tratamento, 5 a 15 mg por dia, por via oral ou IM.
- para tratamento da anemia megaloblástica resultante de deficiência de folatos, 1 mg (base), por via oral ou IM, por dia.

Contraindicações
- anemia perniciosa ou megaloblástica por deficiência de vitamina B₁₂.
- gravidez e lactação.

Precauções
- vigilância nos casos de disfunção renal, ascite, acidúria, desidratação, obstrução intestinal, derrame pleural e/ou peritoneal.
- vigiar a função renal nos idosos.

Efeitos adversos
- hipersensibilidade ao folinato cálcico.
- reações alérgicas tipo exantema, urticária e prurido.
- convulsões em crianças.

Interações medicamentosas
- antagoniza o efeito anticonvulsivante de barbitúricos, fenitoína ou primidona.
- potencializa o efeito de fármacos depressores do SNC devido ao teor alcoólico da apresentação oral.
- uso concomitante com fluorouracil pode aumentar o efeito deste.

▶ *CALFOLIN (Eurofarma), 10 comprimidos × 15 mg fr.-amp. × 50 mg*
▶ *CYTOSAFE FOLINATO DE CÁLCIO (Pharmacia Brasil), 5 fr.-amp. com 5 mL c/ 50 mg*
▶ *FOLINATO DE CÁLCIO (Eurofarma), amp. c/ 50 mg (solução injetável), (genérico)*
▶ *ISOVORIN (Wyeth), 10 comprimidos × 7,5 mg fr.-amp. com 25 e 175 mg*

a. *Antagonistas de narcóticos*. São fármacos que impedem ou suprimem a depressão respiratória causada pela morfina e compostos aparentados. São utilizados para combater os efeitos da superdose de hipnoanalgésicos e alguns para o tratamento de viciados em narcóticos.

Sua estrutura assemelha-se à dos hipnoanalgésicos. Em geral, a única diferença é o grupo ligado ao átomo de nitrogênio. Nos hipnoanalgésicos este é metila. Nos antagonistas é usualmente alila ou ciclopropilmetila, substituintes de alta reatividade, além de terem tamanho volumoso em comparação com o grupo metílico dos hipnoanalgésicos. Muitos deles são parcialmente agonistas.

O efeito dos antagonistas de narcóticos se deve à competição com os hipnoanalgésicos pelos mesmos receptores.

No Brasil são comercializados: nalorfina, naloxona e naltrexona.

NALORFINA

Corresponde à *N*-alilnormorfina. É antagonista dos efeitos depressores respiratórios da morfina e dos morfinomiméticos, aumentando ao mesmo tempo a amplitude e o ritmo da respiração. Também tem propriedades hipnoanalgésicas, mas não é adequada para uso como analgésico devido aos seus efeitos adversos desagradáveis.

Em diversos países, a nalorfina foi retirada do comércio devido à alta incidência de efeitos psicóticos adversos. Usada como cloridrato.

Farmacodinâmica
- antagonista dos narcóticos opioides.

Farmacocinética
- provavelmente sofre eliminação pré-sistêmica.
- é extensivamente biotransformada no fígado.
- atravessa a barreira placentária.
- é excretada pela urina.

Doses
- via intravenosa, como antagonista da depressão respiratória no adulto, 5 a 10 mg, repetida cada 10 a 15 minutos, conforme necessário; como profilático da asfixia do recém-nascido, 5 a 10 mg administrados à mãe 15 minutos antes do parto; tratamento da asfixia do recém-nascido, 0,1 a 0,2 mL diluídos em 2 mL de soro fisiológico na veia do cordão umbilical.
- via intramuscular ou por perfusão, tratamento da depressão respiratória da criança por hipersensibilidade ao difenoxilato e à codeína, 4 a 8 mg.

Contraindicações
- morfinômanos.
- pacientes anestesiados com éter.

Efeitos adversos
- sonolência, miose, disforia, letargia e, às vezes, euforia.
- náusea, hipotensão postural, transpiração, bradicardia.
- depressão respiratória, efeitos psicóticos perturbadores.
- síndrome de abstinência suave após administração prolongada.

▶ *CLORIDRATO DE NALORFINA (Janssen-Cilag), 6 amp. de 1 mL c/ 5 mg*

NALOXONA

Quimicamente, é a *N*-alilnoroximorfona. Ela reverte e inibe os efeitos dos hipnoanalgésicos deslocando-os de seus receptores. Usada como cloridrato.

Farmacodinâmica
- antagonista dos narcóticos opioides.

Farmacocinética
- o início da ação, quando administrada por via intravenosa, é de 1 ou 2 minutos e, por via intramuscular, 2 a 5 minutos.
- atinge o efeito máximo em 5 a 15 minutos.

- volume aparente de distribuição: cerca de 2,8 L/kg.
- o tempo de ação depende da dose e da via de administração; em geral, é de cerca de uma hora.
- atravessa a barreira placentária.
- a meia-vida é de cerca de 50 minutos em pacientes normais e 30 minutos naqueles em que as enzimas microssômicas foram induzidas; por isso, para tratar da depressão respiratória poderão ser necessárias doses repetidas.
- sofre considerável eliminação pré-sistêmica.
- é excretada junto com os metabólitos, no total de 70%, dentro de 72 horas, pela urina.

Indicações
- fármaco de escolha para reverter a depressão respiratória causada por hipnoanalgésicos; por não produzir depressão respiratória, pode ser administrada a pacientes mesmo sem confirmação de intoxicação narcótica.
- reversão da depressão respiratória em recém-nascidos causada por doses elevadas de morfinomiméticos usados pela mãe durante o trabalho de parto.
- diagnóstico de dependência ou suspeita de uso ilícito de hipnoanalgésicos.

Doses
- via intravenosa, para depressão respiratória causada por superdose de hipnoanalgésicos, 2 mg e, em caso de necessidade, mais 2 a 4 mg; por ter meia-vida curta, doses adicionais poderão ser necessárias a intervalos de 20 a 60 minutos; para depressão respiratória pós-operatória causada por hipnoanalgésicos, 0,1 a 0,2 mg a intervalos de dois a três minutos até atingir o efeito desejado.
- vias intravenosa, intramuscular ou subcutânea, para reverter a depressão respiratória induzida por hipnoanalgésicos em recém-nascidos, 0,01 mg/kg inicialmente, seguida por dose igual em 3 a 5 minutos se não houver resposta.

Contraindicações
- alergia à naloxona.

Precauções
- deve-se levar em consideração a relação risco/benefício quando existem os seguintes problemas médicos: reação alérgica à naloxona, dependência ou hábito de opioides, irritabilidade cardíaca.

Efeitos adversos
- taquicardia ou fibrilação.
- elevação ou diminuição da pressão arterial.
- náusea, vômito, sudorese.
- nervosismo, inquietação, irritabilidade.
- síndrome de abstinência em pacientes dependentes de morfinomiméticos.

Interações medicamentosas
- reverte os efeitos analgésicos e colaterais de hipnoanalgésicos e pode precipitar sintomas de abstinência em pacientes fisicamente dependentes.

▶ *NARCAN (Cristália), 10 e 100 amp. de 1 mL c/ 0,4 mg*

NALTREXONA

É antagonista opioide derivado da morfina utilizado como adjuvante no tratamento de desintoxicação em pacientes dependentes dos opioides. Inibe competitivamente as ações destes, ligando-se aos receptores opioides no SNC, bloqueando a euforia e a dependência física. Pode ainda atenuar a euforia induzida pelo alcoolismo.

Farmacodinâmica
- antagonista opioide.

Farmacocinética
- sofre rápida e quase completa absorção após administração oral.
- sofre pré-eliminação sistêmica.
- cerca de 98% sofrem biotransformação hepática formando um metabólito principal ativo, o 6-β-naltrexol.
- 21% ligam-se às proteínas plasmáticas.
- atinge o pico da concentração plasmática em 1 hora e independentemente da dose.
- meia-vida de cerca de 4 horas.
- meia-vida de 6-β-naltrexol de cerca de 13 horas.
- duração da ação dependente da dose: 24, 48 e 72 horas para 50, 100 e 150 mg, respectivamente.
- 60% eliminados pela urina, sendo 48% inalterados ou como 6-β-naltrexol e menos de 2% sob a forma inalterada.

Indicações
- tratamento da dependência dos opioides.
- tratamento do alcoolismo.

Doses
- para tratamento da dependência dos opioides, iniciar com 25 mg por via oral. Na ausência de sinais de abstinência, administrar dose adicional de 25 mg uma hora depois.
- para manutenção, 50 mg ao dia.
- para manutenção alternativa, 350 mg por semana em um dos seguintes esquemas: a) 50 mg/dia de segunda a sexta-feira e 100 mg aos sábados; b) 100 mg a cada 48 horas; c) 100 mg às segundas e quartas-feiras e 150 mg às sextas-feiras; d) 150 mg a cada 72 horas.
- para tratamento do alcoolismo, 50 mg/dia por via oral, por até 12 semanas.

Contraindicações
- hipersensibilidade à naltrexona.
- em pacientes em uso de opioides.
- gravidez e lactação.
- idosos.
- crianças.
- síndromes de abstinência aguda de opioides.

Precauções
- suspender vários dias antes de uma cirurgia eletiva, se for necessário o uso de um opioide.
- a administração de doses elevadas de opioides para antagonizar o bloqueio da naltrexona pode produzir depressão respiratória grave ou colapso circulatório.

Efeitos adversos
- exantema.
- ardência nos olhos, visão turva, edema ocular.
- dispneia.
- ansiedade, confusão mental, alucinações, tremor.
- desconforto à micção.
- ulceração gastrintestinal, dor abdominal, diarreia, náusea, vômito.
- hipertensão, taquicardia.
- febre, cefaleia, mialgia.
- coriza.
- doses elevadas podem produzir alterações das enzimas hepáticas.

Interações medicamentosas
- a administração com opioides pode precipitar síndrome de abstinência.
- o uso concomitante de tioridazina produz sonolência e letargia.
- efeito aditivo com fármacos hepatotóxicos.

▶ *REVIA (Cristália), 30 e 50 comprimidos × 50 mg*

b. *Antimiastênicos.* São fármacos que inibem a destruição da acetilcolina pela acetilcolinesterase, facilitando assim a transmissão de impulsos através da junção mioneural. Como antídotos dos bloqueadores neuromusculares não despolarizantes, complexam-se reversivelmente com os receptores, impedindo que a acetilcolina se ligue a eles.

São chamados antimiastênicos porque sua indicação principal é no diagnóstico e tratamento da miastenia grave. Diferem na duração de ação e nos efeitos adversos.

Precauções
- ingerir com alimento ou com leite para diminuir a possibilidade de efeitos adversos.
- usar com cautela durante a lactação.
- não se determinou sua eficácia e segurança em crianças.
- deve-se usar de cautela no paciente pós-cirúrgico porque os fármacos podem exacerbar os problemas respiratórios causados pela dor pós-operatória, sedação, secreções retidas ou atelectasia.
- deve-se levar em consideração a relação risco/benefício quando existem os seguintes problemas médicos: asma brônquica, atelectasia pós-operatória, bradicardia, arritmias cardíacas, epilepsia, hipertireoidismo, infecções do trato urinário, obstrução mecânica dos tratos intestinal ou urinário, oclusão coronariana recente, pneumonia, sensibilidade aos fármacos, úlcera péptica.
- risco aumentado de perfuração intestinal nos casos de integridade estrutural localizada ou difusa da parede gastrintestinal.

Efeitos adversos
- erupção cutânea, tromboflebite.
- diarreia, aumento da sudorese, salivação intensa, náusea ou vômito, cólicas ou dores estomacais.
- micção imperiosa, aumento das secreções brônquicas, pupilas incomumente pequenas, lacrimejamento incomum.

Superdose
- suspensão temporária do tratamento.
- administração de 2 a 4 mg de atropina por via intravenosa.

Interações medicamentosas
- reduzem a biotransformação dos anestésicos locais derivados de éster, acarretando aumento do risco de toxicidade.
- podem prolongar o bloqueio da fase I de agentes bloqueadores despolarizantes, como o suxametônio.
- anticolinérgicos, sobretudo atropina e fármacos aparentados, podem mascarar os sinais de dose excessiva de antimiastênicos e impedir o reconhecimento precoce de crise colinérgica.
- antibióticos aminoglicosídicos (canamicina, estreptomicina, neomicina), anestésicos hidro-

carbônicos por inalação, doses elevadas de anestésicos locais administrados por via parenteral, capreomicina, lidocaína intravenosa, lincomicina, polimixinas ou quinina podem antagonizar seus efeitos sobre o músculo esquelético.
- outros inibidores da colinesterase podem acarretar toxicidade aditiva.
- corticosteroides podem diminuir seus efeitos.
- magnésio, procainamida ou quinidina podem antagonizar seus efeitos.

Dois antimiastênicos são comercializados no Brasil: neostigmina e piridostigmina.

NEOSTIGMINA

Corresponde a derivado do trimetilbenzenamínio.

Como auxiliar de diagnóstico na miastenia grave, aumenta a força muscular nos pacientes, prolongando a duração da acetilcolina na placa motora terminal.

É usada nas formas de brometo e de metilsulfato, este último administrado parenteralmente.

Farmacodinâmica
- antimiastênico, inibidor da colinesterase, antídoto ao bloqueio neuromuscular não despolarizante (só por via parenteral) e auxiliar de diagnóstico (só por via parenteral).

Farmacocinética
- administrada por via oral, é pouco absorvida do trato gastrintestinal.
- administrada por via parenteral, é rapidamente absorvida.
- liga-se às proteínas fracamente (15-25%).
- início de ação: via oral, 45-75 minutos; via intramuscular, 20-30 minutos; intravenosa, 4-8 minutos.
- sofre biotransformação plasmática e hepática.
- biodisponibilidade oral: 1-2%.
- volume de distribuição: via intramuscular, 0,74 ± 0,2 L/kg; via intravenosa, 0,37 ± 1,08 L/kg.
- meia-vida de distribuição: via intramuscular, 3,6 ± 1,2 minutos; via intravenosa, 5,4 minutos.
- meia-vida de eliminação: via intramuscular, 77,4 ± 48 minutos; via intravenosa, 24-79,2 minutos.
- tempo para atingir a concentração plasmática máxima: via oral, 1-2 horas; via parenteral, 0,5 hora.
- concentração plasmática máxima, via oral, 1-5 µg/mL.
- atinge o efeito máximo, via parenteral, em 30 minutos.
- duração de ação: via oral, 3-6 horas; via intramuscular, 2-4 horas; via intravenosa, 2-4 horas.
- é eliminada pela urina, cerca de 50% na forma inalterada.
- depuração: via intramuscular, 0,55 ± 0,14 L/h/kg; via intravenosa, 0,24-1,0 L/h/kg.

Indicações
- profilaxia e tratamento de miastenia grave.
- antídoto à tubocurarina e outros agentes bloqueadores neuromusculares não despolarizantes.
- profilaxia e tratamento de íleo gastrintestinal pós-operatório.
- profilaxia e tratamento de retenção urinária não obstrutiva pós-operatória.
- profilaxia da retenção urinária pós-operatória.
- auxiliar de diagnóstico na miastenia grave.

Doses
- via oral, a dose deve ser individualizada segundo a resposta do paciente; em geral, adultos, inicialmente, 15 mg cada três a quatro horas; crianças, 2 mg/kg ao dia em tomadas divididas.
- via intramuscular subcutânea, em miastenia grave quando não é exequível a terapia oral, adultos, 0,5 mg; lactentes e crianças, 0,01 a 0,04 mg/kg cada duas a três horas.
- via intravenosa (a preferida), a velocidade de infusão é de 4 mg no período de 24 horas.

▶ *NORMASTIG (União Química), 50 amp. de 1 mL com 0,5 mg/mL*
▶ *PROSTIGMINE (ICN), 50 amp. de 1 mL c/ 0,5 mg*

PIRIDOSTIGMINA

Quimicamente, é derivado do metilpiridínio. Usada na forma de brometo.

Farmacodinâmica
- antimiastênico, inibidor da colinesterase e antídoto ao bloqueio neuromuscular não despolarizante (só por via parenteral).

Farmacocinética
- administrada por via oral, é pouco absorvida do trato gastrintestinal.
- não se liga às proteínas.
- sofre biotransformação plasmática e hepática.
- biodisponibilidade oral: 10-20%.
- volume de distribuição: via intravenosa, 1,03-1,76 L/kg.
- meia-vida de distribuição: via intravenosa, 7,2-8,4 minutos.
- meia-vida de eliminação: via intravenosa, 63-112 minutos.
- início de ação: via oral, 45-75 minutos; via intramuscular, 20-30 minutos; via intravenosa, 4-8 minutos.
- tempo para atingir a concentração plasmática máxima: via oral, 1-2 horas.
- concentração plasmática máxima, via oral, 40-60 µg/mL, após uma única dose oral de 60 mg.
- atinge o efeito máximo, via oral, em 60 a 120 minutos.
- duração de ação: via oral, 3-6 horas; via intramuscular, 2-4 horas; via intravenosa, 2-4 horas.
- é eliminada pela urina.
- depuração, via intravenosa, 0,52-1,0 L/h/kg.

Indicações
- tratamento de miastenia grave.
- antídoto à tubocurarina e outros bloqueadores neuromusculares não despolarizantes.

Doses
- via oral, a dose deve ser individualizada; geralmente, adultos, inicialmente, 30 a 60 mg cada três a quatro horas; crianças, 7 mg/kg diariamente em tomadas divididas.
- via intramuscular ou intravenosa (a preferida), quando não é exequível a terapia oral, adultos, 2 mg cada duas a três horas; lactentes recém-nascidos de mães miastênicas, 0,05 a 0,15 mg/kg.

Efeitos Adversos
- os já citados.
- pode produzir grau e incidência significativamente menor de bradicardia, salivação e estimulação gastrintestinal que a neostigmina.

▶ *MESTINON (ICN), 60 comprimidos × 60 mg*

c. *Antagonista dos ansiolíticos benzodiazepínicos.*
Trata-se do flumazenil.

FLUMAZENIL

É quimicamente aparentado aos benzodiazepínicos. Atua como antagonista relativamente específico dos ansiolíticos benzodiazepínicos.

Farmacodinâmica
- antagonista de tempo de ação reduzido dos ansiolíticos benzodiazepínicos.

Farmacocinética
- administrado por via intravenosa, é extensivamente distribuído no organismo.
- a ligação às proteínas é da ordem de 50%, dois terços à albumina.
- sofre biotransformação hepática extensa, sendo rapidamente depurado do sangue.
- volume de distribuição: 1,1 L/kg.
- meia-vida de eliminação: 49 a 58 minutos.
- menos de 0,1% de uma dose é excretado inalterado pela urina; 99% são eliminados por via extrarrenal.

Indicações
- encerramento da anestesia geral induzida e mantida com benzodiazepínicos.
- controle da intoxicação por benzodiazepínicos.
- diagnóstico para confirmar ou excluir a presença de intoxicação por benzodiazepínicos.

Doses
- em anestesiologia, via intravenosa, 0,2 mg em 15 segundos; se o grau de consciência desejado não for atingido, administram-se doses subsequentes de 0,1 mg a cada 60 segundos até a dose total de 1 g.
- em terapia intensiva, via intravenosa, inicialmente 0,3 mg em 15 segundos, seguida de doses de 0,3 mg a cada 60 segundos até atingir o nível de consciência desejado (dose máxima, 2 g).
- em ressedação, via intravenosa, infusão contínua de 0,1 a 0,4 mg/hora.

Contraindicações
- epilépticos submetidos à terapia prolongada com benzodiazepínicos.
- sensibilidade ao flumazenil.
- gravidez.

Precauções
- a dose deve ser administrada lentamente por via intravenosa por anestesista ou médico experiente.
- por ter duração curta, os pacientes tratados com flumazenil devem ficar sob observação; poderão ser necessárias doses adicionais.
- o tratamento por várias semanas poderá causar síndromes de abstinência.
- os pacientes não devem operar máquinas ou dirigir veículos durante as primeiras 24 horas após a administração, pois o efeito do benzodiazepínico poderá reaparecer.

▶ *FLUMAZEN (União Química), 5 amp. de 5 mL com 0,50 mg (solução injetável)*
▶ *FLUMAZENIL (Eurofarma), 5, 25 e 50 amp. de 5 mL com 0,1 mg/mL (solução injetável), (genérico)*
▶ *LANEXAT (Roche), 5 amp. de 5 mL com 0,5 mg*

d. *Reativador da acetilcolinesterase.* O único disponível em nosso meio é a pralidoxima.

PRALIDOXIMA

Corresponde à oxima do 2-formil-1-metil-piridínio.

Ela reativa a acetilcolinesterase inativada por fosforilação de praguicida organofosforado ou composto relacionado, restabelecendo assim a função da enzima. Ela não antagoniza os efeitos sobre a junção neuromuscular dos anticolinesterásicos do tipo carbamato, neostigmina e piridostigmina usados no tratamento de miastenia grave.

Usada na forma de mesilato.

Farmacodinâmica
- reativador da acetilcolinesterase e antídoto químico dos inseticidas organofosforados.

Farmacocinética
- é absorvida rapidamente do trato gastrintestinal.
- atinge concentrações plasmáticas mais rapidamente quando administrada pelas vias intramuscular ou intravenosa.
- distribui-se pelo líquido extracelular.
- não se liga às proteínas plasmáticas nem passa rapidamente para o sistema nervoso central.
- tem ação relativamente curta.
- meia-vida média: 1,7 hora.
- é excretada rapidamente pela urina, parcialmente na forma íntegra e parcialmente como metabólito produzido pelo fígado.

Indicações
- adjuvante da atropina no tratamento de intoxicação grave por praguicidas organofosforados e produtos químicos com atividade anticolinesterásica.
- controle de dose excessiva por anticolinesterásicos usados no tratamento de miastenia grave.

Doses
- a pralidoxima deve ser usada somente em conjunção com atropina; via intravenosa, adultos, 2 a 4 mg de atropina após oxigenação adequada, repetindo-se esta dose a intervalos de 5 a 10 minutos até que as secreções sejam inibidas ou surjam sinais de toxicidade atropínica; crianças, 0,02 mg/kg de atropina inicialmente e repetida a intervalos de 5 a 10 minutos até que as secreções salivares sejam inibidas. Após a atropina, adultos, 1 g de pralidoxima preferivelmente diluído em 100 mL de injeção de cloreto de sódio é infundido durante período de 30 minutos ou injetado a velocidade que não exceda 200 mg/minuto; se a resposta for inadequada, pode-se repetir dentro de uma hora; crianças, 25 mg/kg (máxima, 1 g) usando o mesmo procedimento; se a infusão não for exequível, pode-se injetar uma solução a 5% por um período de cinco minutos.

Contraindicações
- hipersensibilidade ao fármaco.
- gravidez.

Precauções
- deve ser usada sempre sob a supervisão de médico e o paciente deve ser observado cuidadosamente durante, pelo menos, 48 a 72 horas.
- antes de administrar atropina e pralidoxima, nos casos de envenenamento por ingestão, deve-se remover o agente tóxico, procedendo-se à lavagem gástrica com solução bicarbonatada, adicionada de carvão ativado, ou então provocar o vômito mediante a administração de água salgada morna. Nos casos de envenenamento por contato de partes do corpo com o inseticida, trocar a roupa do paciente por outra limpa, após lavar com água fria e sabão todas as partes atingidas pelo tóxico, praticando-se esta operação com a proteção de luvas de borracha.
- não é ativa no tratamento de envenenamento devido a fósforo, fosfatos inorgânicos ou organofosforados sem atividade anticolinesterásica.
- deve ser administrada por infusão lenta.
- a dose deve ser reduzida em pacientes com insuficiência renal.
- deve-se evitar o uso de aminofilina, fenotiazínicos, morfina, reserpina, suxametônio e teofilina nos intoxicados com organofosforados.
- é mais eficaz se administrada imediatamente após o envenenamento; em geral, pouco efeito produz se for administrada mais de 36 horas após ocorrer a intoxicação.
- usar com cautela em lactantes.
- durante o tratamento, evitar que o paciente use leite ou alimentos gordurosos.

Efeitos adversos
- tontura, diplopia, acomodação prejudicada, cefaleia, sonolência, náusea, taquicardia, aumento da pressão arterial sistólica e diastólica, hiperventilação, fraqueza muscular — é possível que estes efeitos se devam à atropina ou ao organofosforado, pois é difícil diferenciá-los.
- dor leve a moderada no local da injeção 40 a 60 minutos após a injeção intravenosa.

Interações medicamentosas
- potencializa os efeitos dos barbitúricos.

▶ *CONTRATHION (Aventis), 5 fr. de 200 mg (uso parenteral)*

2. *Antídotos farmacológicos inespecíficos.* São fármacos utilizados no tratamento de intoxicações causadas por substâncias inespecíficas. Por exemplo:

a. Amifostina, empregada como redutor dos efeitos tóxicos em tratamento quimioterápico com ciclofosfamida, mitomicina C ou cisplatina.

b. Anticonvulsivantes, usados no envenenamento por convulsivantes.

c. Cloreto de metiltionínio (mais comumente chamado azul de metileno), usado no tratamento de metemoglobinemia induzida por fármacos.

d. Sulfato de magnésio, utilizado em hipomagnesemia.

e. Xarope de ipeca, empregado como emético no tratamento de superdose medicamentosa e em alguns casos de envenenamento.

AMIFOSTINA

É um profármaco, o S-2[3-aminopropilamino]-etil-fosforotioato, que é rapidamente biotransformado no composto ativo, o [2-(3-aminopropilamino)]etanetiol, através de desfosforilação mediada pela fosfatase alcalina presente nas membranas plasmáticas do endotélio arteriolar de diversos tecidos e naquelas do epitélio tubular proximal dos rins. É usada para reduzir a toxicidade renal que ocorre com a terapêutica com cisplatina no tratamento avançado do câncer ovariano. O composto ativo penetra nas células e atua doando íons hidrogênio aos radicais livres, diminuindo o teor de oxigênio e ligando-se aos metabólitos ativos dos agentes antineoplásicos. Os efeitos tóxicos dos antineoplásicos são assim enormemente aliviados. Sua principal vantagem é que protege as células normais de diversos tecidos, exceto da medula espinhal e do cérebro, sem proteger as células malignas. Diminui a toxicidade hematológica da ciclofosfamida, carboplatina e mitomicina, a febre relacionada com a neutropenia proporcionando melhor evolução clínica, menos dias de internação e da terapêutica com antibióticos.

Farmacodinâmica
- citoprotetor, agente antitóxico contra os efeitos adversos de antineoplásicos.

Farmacocinética
- após administração IV é rapidamente biotransformado, sofrendo hidroxilação pela fosfatase alcalina ao metabólito ativo, o tiol WR-1065. Outros metabólitos formados são: WR-33278, WR-1065 (dissulfeto simétrico), WR-1065-cisteína, WR-1065-glutationa e cisteamina.
- meia-vida bifásica. Inicial de 0,8 hora com a formação de dissulfetos, que são eliminados de 8,4 a 13,4 horas. Meia-vida do metabólito ativo de cerca de 7,3 ± 3,6 horas.
- não produz acúmulo após múltiplas doses.

Indicações
- tratamento da redução da toxicidade resultante da quimioterapia intensiva com agentes alquilantes e platina, em pacientes com câncer.

Doses
- 910 mg/m² reconstituídos em 9,5 mL de solução de cloreto de sódio a 0,9% e administrados por infusão IV por um período de 15 minutos, uma vez ao dia, iniciando-se 30 minutos antes da sessão de quimioterapia. Se ocorrer hipotensão arterial, a infusão deve ser interrompida. Ela poderá ser reiniciada após estabilização da pressão arterial. Na impossibilidade de completar-se a dose total inicial, utilizar no próximo ciclo 740 mg/m².

Contraindicações
- hipersensibilidade à amifostina ou ao manitol.
- gravidez e lactação.
- > 70 anos.
- crianças.

Precauções
- administrar antieméticos antes e durante a administração da amifostina.
- vigiar a calcemia por um período de 24 horas.
- vigiar a pressão arterial a intervalos de 5 minutos durante a administração.

Efeitos adversos
- hipotensão arterial.
- náuseas, vômitos.
- ondas de calor ou calafrios, tonturas, sonolência, soluços.
- hipocalcemia.
- necrose epidérmica tóxica, síndrome de Stevens-Johnson, eritema polimórfico, toxidermia, exantema.

INTERAÇÕES MEDICAMENTOSAS
- uso concomitante de anti-hipertensivos potencializa a hipotensão.

▶ ETHYOL (Schering-Plough), (amifostina + manitol) fr.-amp. de 10 mL × 500 mg (pó liofilizado)

3. *Agentes adsorventes*. Estes fármacos são utilizados como adjuvantes no tratamento de envenenamento agudo, porque reduzem a absorção intestinal de alguns fármacos. Os mais comumente usados são:

a. Atapulgita ativada; ela tem altas propriedades absorventes e adsorventes e pode ser utilizada para adsorver alguns alcaloides, bactérias, corantes, odores, toxinas e vírus; é também usada como adjuvante farmacotécnico.

b. Carvão ativado.

c. Caulim leve, usado na diarreia, administrado por via oral, em doses de 15 a 75 g; ele adsorve substâncias tóxicas e outras do trato alimentar e aumenta o volume das fezes; externamente, é usado como pó de empoar e como ingrediente de pós para toucador.

d. Antídoto universal, mistura de duas partes de carvão ativado, uma parte de óxido de magnésio e uma parte de ácido tânico.

▶ Agentes quelantes

Os usados em medicina são compostos quimicamente estáveis, solúveis em água e não iônicos. São também conhecidos como antagonistas de metais. Eles formam complexos solúveis ou quelantes com íons metálicos e promovem a excreção de metais do organismo pelos rins em forma relativamente atóxica. Sua aplicação principal é no tratamento de envenenamento por metais pesados e vários distúrbios fisiológicos. São também usados para outros propósitos, tais como: redução do cálcio sanguíneo, impedimento da absorção do cálcio em hipercalcemia, prevenção de cálculos em cistinúria e prevenção dos efeitos tóxicos da doxorrubicina.

Os agentes quelantes disponíveis em nosso meio são deferasirox, deferoxamina, dexrazoxano, dimercaprol e penicilamina.

DEFERASIROX

É agente quelante de ferro tridentado com alta seletividade pelo ferro III ligando-se na proporção 2:1. Possui baixa afinidade pelo zinco e pelo cobre. Foi desenvolvido para o tratamento da sobrecarga de ferro resultante de transfusão sanguínea. É eficaz no tratamento da betatalassemia. Apresenta excelente tolerância.

FARMACODINÂMICA
- agente quelante de ferro.

FARMACOCINÉTICA
- Após absorção oral, atinge a concentração plasmática máxima entre 1,5 e 4 horas.
- biodisponibilidade absoluta de 70%.
- a ASC eleva-se de 13 a 25% quando administrado cerca de 30 minutos antes das refeições. A administração com um jejum convencional aumenta a ASC em cerca de 50%.
- alta ligação proteica (99%), principalmente albumina.
- a ASC e a $C_{máx}$ aumentam proporcionalmente com a dose.
- volume de distribuição de cerca de 14 L.
- sofre biotransformação hepática através de glicuronidação utilizando principalmente o sistema UGT1A1 e UGT1A3 e posterior excreção biliar. Os metabólitos glicurônicos parecem sofrer desconjugação intestinal e reabsorção. O metabólito oxidativo biotransformado (8%) via CYP450 não tem importância significativa.
- meia-vida de 8 a 16 horas.
- crianças e adolescentes apresentam uma depuração renal maior.
- excreção urinária < 0,1%.
- 84% são eliminados pelas fezes.
- não há dados de estudos de farmacocinética em pacientes idosos e na presença de insuficiência hepática e/ou renal.

INDICAÇÕES
- tratamento da sobrecarga crônica de ferro consequente a transfusões sanguíneas, em adultos e crianças > 2 anos.

DOSES
- como dose inicial, 20 mg/kg/dia. Pode-se utilizar uma dose de 30 mg/kg/dia em pacientes que receberam mais de 14 mL/kg/mês de hemácias (mais de 4 unidades para o adulto).
- para pacientes que receberam menos de 7 mL/kg/mês de hemácias, usar uma dose inicial de 10 mg/kg/dia.
- para pacientes bem controlados com dexferroxamina, a dose inicial corresponde à metade da dose desta.
- os ajustes de doses podem ser feitos por etapas de 5 a 10 mg/kg de acordo com a resposta clínica.
- a dose máxima recomendada é < 30 mg/kg/dia.

CONTRAINDICAÇÕES
- hipersensibilidade ao fármaco.
- crianças < 2 anos.
- gravidez e lactação.

PRECAUÇÕES
- acompanhar os níveis de ferritina sérica mensalmente.
- ajustar a dose a cada 3 a 6 meses.
- deve-se suspender o tratamento se a ferritina sérica < 500 µg/L.
- a administração deve ser feita em jejum, pelo menos 30 minutos antes de uma refeição, sempre no mesmo horário.
- dissolver os comprimidos, por agitação, em água ou suco de laranja até a dissolução completa. Eventuais resquícios devem ser novamente dispersos em água ou suco de laranja e, em seguida, ingeridos.
- vigiar a administração aos pacientes portadores de insuficiência renal e/ou hepática. Se houver aumento progressivo da creatinina sérica o fármaco deve ser suspenso tanto para adultos quanto para crianças.
- a dose deve ser reduzida para 10 mg/kg/dia se os pacientes adultos apresentarem aumento de creatinina sérica > 50% do valor médio e, para crianças, se houver aumento acima dos valores normais em duas avaliações consecutivas.
- realizar periodicamente testes auditivos e oftalmológicos.
- vigiar o peso corpóreo e o crescimento em pacientes pediátricos.
- a apresentação comercializada apresenta lactose na sua composição.
- não deve ser administrado juntamente com medicamentos antiácidos que contenham alumínio.
- a biodisponibilidade aumenta quando administrado com uma refeição rica em lipídios.

EFEITOS ADVERSOS
- dor abdominal, diarreia, náuseas, vômitos, dispepsia, distensão abdominal, ulceração e hemorragia do trato gastrintestinal superior.
- erupção cutânea, distúrbios da pigmentação.
- aumentos leves da creatinina sérica, proteinúria.
- insuficiência renal aguda.
- síndrome de Fanconi.
- alteração das transaminases hepáticas, hepatite, colelitíase.
- diminuição da acuidade auditiva.
- catarata.
- ansiedade, distúrbios do sono.
- dor faringolaríngea.
- pirexia, edema, fadiga.

INTERAÇÕES MEDICAMENTOSAS
- possui afinidade pelo alumínio, embora menor que pelo ferro.

▶ EXJADE (Novartis), 28 comp. dispersíveis × 125, 250 e 500 mg

DEFEROXAMINA

Obtida do *Streptomyces pilosus*, é quelante do ferro altamente específico. Manifesta forte afinidade pelo ferro trivalente (íon férrico), ligando-se a ele para formar ferrioxamina, complexo estável e hidrossolúvel que é excretado pela urina. Complexa-se, assim, com o ferro sérico livre, o ferro da ferritina e da hemossiderina, mas apresenta afinidade mínima pelo ferro da transferrina. Outrossim, não remove o ferro da hemoglobina, mioglobina e citocromos. Teoricamente, 100 mg de deferoxamina são capazes de ligar-se aproximadamente a 8,5 mg de íon férrico.

Usada na forma de mesilato.

FARMACODINÂMICA
- agente quelante.

FARMACOCINÉTICA
- administrada por via oral, é pouco absorvida do trato gastrintestinal; portanto, deve ser administrada por via parenteral.
- é rapidamente biotransformada pelos tecidos e pelas enzimas plasmáticas.
- volume aparente de distribuição: cerca de 60% do peso corporal.
- meia-vida de distribuição: cerca de 1 hora.
- meia-vida de eliminação: cerca de 6 horas.
- é excretada rapidamente pela urina, após administração intravenosa, na forma de ferrioxamina, que confere à urina cor rosa-laranja característica; cerca de um terço é excretado pelas fezes.
- a excreção urinária do complexo ferrioxamina é responsável pela eliminação de dois terços de ferro.
- é prontamente dialisável.

INDICAÇÕES
- adjuvante no tratamento de intoxicação aguda por ferro.
- tratamento da intoxicação crônica por ferro.
- tratamento da intoxicação por alumínio.

23.18 FÁRMACOS DIVERSOS

Doses
- vias intramuscular ou intravenosa, inicialmente, 1 g, seguida por 500 mg cada quatro horas por duas doses; a seguir, 500 mg cada quatro a 12 horas, não excedendo 6 g em 24 horas.

Contraindicações
- gravidez.
- crianças até 3 anos de vida.
- doença renal grave ou anúria.
- hemocromatose primária.

Precauções
- deve-se levar em consideração a relação risco/benefício quando existem os seguintes problemas médicos: anúria ou oligúria, doença renal grave, sensibilidade à deferoxamina.

Efeitos Adversos
- reação alérgica.
- insuficiência auditiva ou visual.
- dor ou inchaço no local da injeção.
- desconforto abdominal ou estomacal.
- diarreia, dificuldade de urinar.
- hipotensão, taquicardia, eritema e urticária, quando a injeção intravenosa é aplicada rapidamente.
- febre, cãibras nas pernas.
- trombocitopenia.

Interações Medicamentosas
- ácido ascórbico administrado oralmente ou em doses baixas, 150 a 250 mg por dia, pode melhorar sua ação quelante e aumentar a quantidade de ferro excretada.

▶ DESFERAL (Novartis), 5 fr.-amp. c/ 5 amp. diluentes × 500 mg

DEXRAZOXANO

É agente quelante, um derivado cíclico lipofílico do ácido etilenodiamina tetra-acético (EDTA). Após hidrólise, é convertido, no meio intracelular, a um composto quelante de anel aberto. Parece interferir na formação de radicais livres mediados pelo ferro que estão relacionados com a cardiomiopatia induzida pela antraciclina, sem interferir com a atividade antitumoral. Comercializado como cloridrato.

Farmacodinâmica
- fármaco quelante.

Farmacocinética
- é rapidamente distribuído.
- volume de distribuição: 25 L/m².
- ligação proteica muito baixa às proteínas plasmáticas: < 2%.
- sofre biotransformação formando um metabólito diamida-diácido e seus derivados.
- meia-vida de eliminação de cerca de 2,5 horas.
- 40 a 60% eliminados pelos rins.
- não se sabe se é removido por diálise.
- não atravessa a barreira hematencefálica de forma significativa.

Indicações
- para redução da incidência e gravidade de cardiomiopatia relacionada com a administração de doxorrubicina, em mulheres submetidas ao tratamento de câncer de mama que receberam uma dose cumulativa de 300 mg/m² e que necessitem de um tratamento prolongado. Não se recomenda a utilização no início da terapêutica. Comercializado como cloridrato.
- prevenção de cardiotoxicidade produzida pela epirrubicina.
- cardioproteção durante o tratamento com antraciclinas.

Doses
- para cardiomiopatia, utilizar uma dose de 10 partes de dexrazoxano para 1 parte de doxorrubicina. Um esquema alternativo é de 500 mg/m² de dexrazoxano para cada 50 mg/m² de doxorrubicina repetido a intervalos de 3 semanas, de acordo com a resposta clínica. Pode-se fazer a administração em bolo, lentamente, ou por infusão IV rápida, sendo que a doxorrubicina deve ser aplicada até 30 minutos após o uso do dexrazoxano. A injeção em bolo deve ser diluída em 25 a 50 mL de lactato de sódio (solução final de 10 mg/mL). A solução reconstituída pode ser diluída em uma solução de cloreto de sódio a 0,9% ou soro glicosado a 5% para uma concentração final de 1,3 a 5 mg/mL.

Contraindicações
- hipersensibilidade ao fármaco.
- gravidez e lactação.
- > 65 anos.
- crianças e adolescentes.

Precauções
- realizar avaliação cardiológica periódica.
- devido ao risco de depressão da medula óssea, realizar hemograma completo rotineiramente.
- deve ser utilizado por profissionais familiarizados com o uso de antineoplásicos.
- após o preparo, a solução é estável por 6 horas e não deve ser misturada com outros fármacos.

Efeitos Adversos
- em geral, resultantes do uso de fluoruracila, doxorrubicina ou ciclofosfamida.
- dor no local da injeção.
- flebite.
- coloração escura das unhas.
- leucopenia, trombocitopenia.
- em crianças, leucemia mieloide aguda e síndrome mielodisplásica.
- mielossupressão em adultos.

▶ CARDIOXANE (Zodiac), fr.-amp. com 500 mg

DIMERCAPROL

Também chamado dimercaptopropranolol, é um agente quelante de metais pesados, arsênico e mercúrio. Atua através dos grupos tióis que competem com aqueles dos sistemas enzimáticos e fixam-se aos metais. Possui grande afinidade pelos metais pesados. Age, ainda, aumentando o efeito hipotensor da bradicina, inibe a oxidase citocrômica e pode produzir vasoconstrição periférica.

Farmacodinâmica
- agente quelante.

Farmacocinética
- após administração IM, atinge a concentração plasmática máxima entre 30 minutos e 2 horas.
- sofre boa absorção cutânea após aplicação local.
- uma parte da dose absorvida sofre conjugação glicurônica.
- eliminada por via renal em menos de 4 horas. Eliminada completamente em 24 horas.

Indicações
- tratamento da intoxicação por mercúrio, arsênico, sais de ouro, bismuto, chumbo e doença de Wilson.

Doses
- 12 a 18 mg/kg, por via IM profunda, em 4 a 6 aplicações por dia nos dois primeiros dias. Seis a 12 mg/kg no terceiro dia, em 2 a 4 administrações. Em seguida, 6 mg/kg em duas tomadas. As injeções devem ser administradas obedecendo-se um intervalo de 4 horas.

Contraindicações
- intoxicação por cádmio, ferro ou selênio.
- insuficiência hepática e/ou renal grave.

Precauções
- vigiar a administração aos pacientes portadores de insuficiência hepática e/ou renal, hipertensão arterial sistêmica, cardiopatia, deficiência de G6PD.
- não há informação sobre seu uso na gestação.

Efeitos Adversos
- náuseas, vômitos, dor abdominal.
- hipertensão arterial sistêmica, taquicardia.
- ansiedade, cefaleia, parestesia, cãibras, mialgia, sialorreia, febre.
- irritação local.
- anemia hemolítica.

▶ DIMERCAPROL (Aventis Pharma), amp. de 1 mL com 100 mg/mL (solução injetável)

PENICILAMINA

Quimicamente, é a 3-mercapto-D-valina. Sua ação quelante se deve à capacidade de quelar metais pesados — arsênio, chumbo, cobre, ferro, mercúrio — formando complexos estáveis e solúveis que são prontamente excretados pela urina. Não se conhece seu mecanismo de ação como antirreumático, mas talvez compreenda o melhoramento da função linfocítica. Sua ação antiurolítica resulta da reação química com cistina, formando o dissulfeto de penicilamina-cisteína, que é mais solúvel que a cistina, sendo rapidamente excretado pela urina.

Seu mecanismo de ação na artrite reumatoide é desconhecido; contudo, tem atividade imunossupressora e parece afetar os níveis do complexo imune, quiçá exercendo efeito sobre as células T.

Por causar reações adversas graves, deve ser reservada a pacientes com doença ativa grave que não responderam a outros medicamentos. Só deve ser aplicada por médicos experientes com o fármaco e os pacientes devem estar sob vigilância estreita.

Farmacodinâmica
- agente quelante, antirreumático, antiurolítico e antídoto.

Farmacocinética
- administrada por via oral, é rapidamente e bem absorvida (40 a 70%) do trato gastrintestinal.
- a ligação às proteínas, principalmente albumina, é alta (80%).

- atinge a concentração plasmática máxima em cerca de duas horas.
- sofre biotransformação hepática complexa, dando cinco metabólitos que foram identificados.
- início de ação: doença de Wilson, 1 a 3 meses; artrite reumatoide, 2 a 3 meses.
- meia-vida de eliminação: cerca de uma hora.
- é eliminada rapidamente pela urina, 22% de uma dose dentro de 24 horas; 50% são eliminados pelas fezes.
- seus metabólitos podem ser detectados na urina por até três meses após a suspensão do tratamento.

INDICAÇÕES
- tratamento da doença de Wilson.
- tratamento da artrite reumatoide.
- tratamento da síndrome de Felty.
- tratamento de vasculite reumatoide.
- tratamento de cistinúria.
- tratamento da intoxicação por metal pesado.
- profilaxia de cálculos renais por cistina.

DOSES
- via oral, para doença de Wilson, adultos e crianças mais velhas, inicialmente 250 mg quatro vezes ao dia; lactentes de mais de 6 meses e crianças jovens recebem 20 mg/kg; para artrite, adultos, inicialmente 125 mg/dia em tomada única, antes da refeição, aumentando-se a dose em 125 mg/dia a intervalos de dois a três meses até 500 mg/dia; crianças, inicialmente, 5 mg/kg/dia, podendo-se aumentar a dose para 10 a 15 mg/kg/dia após dois meses; na intoxicação por metais pesados, a dose varia de acordo com o metal intoxicante: intoxicação aguda por arsênio, adultos e crianças, 100 mg/kg/dia em quatro tomadas divididas antes das refeições até o máximo de 1 g/dia durante cinco dias; envenenamento por chumbo, adultos e crianças, 600 mg/m² ao dia até que a concentração do chumbo permaneça abaixo de 50 μg/dL do sangue total (geralmente quatro semanas até alguns meses); intoxicação aguda por mercúrio, adultos, 250 mg quatro vezes ao dia, e crianças, 100 mg/kg/dia durante 3 a 10 dias; para cistinúria, adultos, inicialmente, 1 g (aumentando paulatinamente a 2,5 g, se necessário) ao dia em quatro tomadas divididas, e crianças jovens e lactentes, 30 mg/kg/dia em quatro tomadas divididas.

CONTRAINDICAÇÕES
- sensibilidade à penicilamina.
- gravidez.
- lactação.
- agranulocitose ou anemia aplásica.
- lúpus eritematoso.
- insuficiência renal.

PRECAUÇÕES
- deve ser tomada com estômago vazio, uma hora antes ou duas horas depois das refeições e, no mínimo, uma hora distante da administração de qualquer outro fármaco, alimento ou leite.
- durante tratamento prolongado, os pacientes devem receber 25 mg/dia de piridoxina, devido às exigências aumentadas desta vitamina.
- os efeitos leucopênicos e trombocitopênicos da penicilamina podem aumentar a incidência de infecção microbiana, cura retardada e sangramento gengival.
- pode causar ulceração oral.
- informar ao paciente que melhoras ocorrerão só de 6 a 12 semanas após o início do tratamento.
- exames de sangue, incluindo contagem de plaquetas, e de urina devem ser feitos de 15 em 15 dias nos dois primeiros meses de tratamento e depois de mês em mês.

EFEITOS ADVERSOS
- reação alérgica, úlceras, febre, estomatite ou máculas brancas na boca, exantema morbiliforme.
- agranulocitose, anemia aplástica, glomerulopatia, anemia hemolítica, leucopenia, trombocitopenia, linfadenopatia.
- perda de paladar, proteinúria, anorexia.
- hipoglicemia.
- bronquiolite obstrutiva.
- dermatite esfoliativa.
- icterícia colestática.
- lúpus eritematoso sistêmico.
- síndrome de Goodpasture.
- necrólise, neurite, pancreatite.
- reativação da úlcera péptica.
- síndrome de miastenia grave, polimiosite, pênfigo.
- zumbido nos ouvidos.
- prurido, dor epigástrica, náusea, vômito, diarreia.

INTERAÇÕES MEDICAMENTOSAS
- pode causar anemia ou neurite periférica se tomada concomitantemente com piridoxina.
- pode reduzir os níveis séricos da digoxina.
- 4-aminoquinolinas, depressores da medula óssea, imunossupressores (excetuando glicocorticoides) ou compostos de ouro podem aumentar os graves efeitos adversos hematológicos e/ou renais.
- antiácidos, sais de ferro e alimento podem diminuir sua absorção e, portanto, os seus efeitos.

▶ *CUPRIMINE (Prodome), 50 cáps. × 250 mg*

▶ Outros fármacos

Entre estes fármacos podem ser incluídos os seguintes, alguns já vistos entre os antídotos, a saber: bicarbonato de sódio, carvão ativado, cloreto de amônio e xarope de ipeca.

O bicarbonato de sódio e o cloreto de amônio são utilizados para alterar o pH e, assim, acelerar a eliminação dos tóxicos.

O carvão ativado adsorve a toxina e, deste modo, neutraliza seu efeito.

O xarope de ipeca, por atuar localmente sobre a mucosa gástrica e centralmente sobre a zona desencadeadora do quimiorreceptor, induz o vômito.

▶ FÁRMACOS USADOS NA RETENÇÃO URINÁRIA

São usados para o tratamento da retenção urinária com a finalidade de proporcionar o esvaziamento da bexiga. Atuam por dois mecanismos principais: aumentando o tônus do músculo detrusor da bexiga e sua contração ou reduzindo a resistência. No Brasil são comercializados o betanecol, um colinérgico, e três bloqueadores α-adrenérgicos, doxazosina, prazosina e tansulosina. A doxazosina e a prazosina são descritas no Capítulo 8, em *Inibidores adrenérgicos*, como agentes anti-hipertensivos. Outros fármacos que também auxiliam o esvaziamento da bexiga são a neostigmina, descrita neste capítulo em *Antídotos*, e o baclofeno, descrito no Capítulo 5 em *Miorrelaxantes*.

▶ Colinérgicos

Este grupo é representado pelo betanecol.

BETANECOL

É um éster sintético relacionado com a acetilcolina. É agente colinérgico muscarínico seletivo que atua nas células efetoras autônomas da musculatura lisa da bexiga e do trato gastrintestinal, liberando a acetilcolina das terminações nervosas. Produz aumento do tônus do músculo detrusor urinário, produzindo contrações suficientes para iniciar a micção e esvaziar a bexiga. Exerce, ainda, atividade sobre as motilidades gástrica e intestinal e aumenta a pressão do esfíncter esofágico inferior. Sua grande vantagem é que não sofre hidrólise pela colinesterase e possui ação mais duradoura. Os efeitos cardiovasculares e nicotínicos são mínimos.

FARMACODINÂMICA
- colinomimético estimulante da musculatura lisa da bexiga.

FARMACOCINÉTICA
- após administração oral tem seu início de ação dentro de 30 minutos.
- o efeito máximo ocorre após 60 a 90 minutos.
- duração da ação de cerca de 1 hora, podendo chegar até seis horas quando utilizadas doses de 300 a 400 mg.
- administração por injeção subcutânea produz ação mais intensa.
- efeitos muscarínicos surgem cerca de 5 a 15 minutos após administração subcutânea, alcançando o máximo em 15 a 30 minutos e desaparecendo em duas horas.
- as doses que estimulam a micção, defecação e que aumentam o peristaltismo, em geral, não são estimulantes de músculos voluntários e dos gânglios.
- não atravessa a barreira hematencefálica.
- biotransformação e excreção não foram ainda completamente descritas.

INDICAÇÕES
- tratamento da retenção urinária não obstrutiva (funcional) aguda pós-operatória e pós-parto e da retenção urinária causada pela atonia neurogênica da bexiga.

DOSES
- a dose recomendada varia de 10 a 50 mg três a quatro vezes ao dia, dependendo do tipo e da gravidade da retenção urinária. O fármaco deve ser administrado com o estômago vazio para evitar a ocorrência de náuseas e vômitos. A dose mínima eficaz é determinada usando-se, inicialmente, 5 a 10 mg e repetindo esta dose a cada uma ou duas horas até obter-se o efeito desejado ou até que a dose máxima de 50 mg tenha sido administrada. O efeito pode surgir após 30 minutos ou demorar até 90 minutos.

- a dose usual é de 5 mg (1 mL), podendo doses menores de 2,5 mg ser eficazes. A dose mínima eficaz é determinada administrando-se 2,5 mg (0,5 mL) por via subcutânea, repetida a cada 15 ou 30 minutos, até obter o efeito desejado ou até o máximo de quatro doses. A menor dose eficaz pode ser repetida três a quatro vezes ao dia. A resposta terapêutica é mais rápida com esta via de administração.

Contraindicações
- hipersensibilidade ao betanecol.
- gravidez e lactação.
- crianças < 12 anos.
- hipertiroidismo.
- úlcera péptica latente ou ativa.
- asma brônquica.
- bradicardia ou hipotensão, instabilidade vasomotora, insuficiência coronária.
- epilepsia, parkinsonismo.
- obstrução mecânica da bexiga ou com atividade muscular aumentada da bexiga ou do trato gastrintestinal, cirurgia recente com ressecção na bexiga ou abdome, cirurgia gastrintestinal, distúrbios espásticos gastrintestinais, inflamações agudas.

Precauções
- a apresentação para uso subcutâneo não deve ser utilizada para aplicação intramuscular ou intravenosa sob risco de ocorrer sintomatologia de superdose colinérgica.
- pode ocorrer refluxo ureteral na eventualidade de não ocorrer relaxamento do esfíncter da bexiga.
- na presença de bacteriúria, um refluxo ureteral poderá causar infecção renal.
- risco de obstrução intestinal nas helmintíases intestinais intensas.
- pode aumentar as taxas de AST, amilase e lipase séricas devido à estimulação do esfíncter de Oddi e da secreção pancreática.

Superdose
- administrar atropina por via subcutânea na dose de 0,5 mg a cada duas horas. A administração IV é reservada para evitar os efeitos cardiovasculares ou broncoconstrictores graves.

Interações medicamentosas
- inibidores da colinesterase podem aumentar seu efeito.
- uso concomitante de bloqueadores ganglionares pode produzir hipotensão severa.
- procainamida e quinidina podem antagonizar os efeitos colinérgicos do betanecol.

▶ *LIBERAN (Apsen), 30 comprimidos × 5, 10 e 25 mg cx. c/ 6 amp. de 1 mL × 5 mg (solução injetável subcutânea)*

▶ Bloqueadores α-adrenérgicos

Este grupo é representado pela tansulosina.

TANSULOSINA

É uma metoxibenzenossulfonamida pertencente à classe dos inibidores α-adrenérgicos, usada no tratamento da hipertrofia prostática benigna (HPB). Exerce antagonismo seletivo no receptor $α_1$-A, predominante na próstata e apresentando menos efeitos cardiovasculares em relação aos outros α-bloqueadores, com baixo risco de redução da pressão arterial e excelente tolerabilidade. Antagoniza os efeitos dos inibidores adrenérgicos do colo da bexiga, uretra, cápsula e estroma prostáticos. Como outros bloqueadores da mesma classe, produz relaxamento da musculatura lisa prostática e uretral, melhorando o fluxo urinário e os sintomas decorrentes da hipertrofia prostática. Apresentado sob a forma de cloridrato.

Farmacodinâmica
- inibidor α-adrenérgico, para tratamento da HPB.

Farmacocinética
- sofre absorção gradual e quase completa após administração oral.
- biodisponibilidade de cerca de 100%.
- concentração plasmática máxima de cerca de 27 ng/mL, sendo a concentração plasmática estável atingida no quinto dia.
- atinge o pico da concentração plasmática em 6 horas, prolongando-se em cerca de 1 hora se administrada com alimentos.
- volume de distribuição de 0,21 L/kg.
- 99% ligam-se às proteínas plasmáticas, principalmente às glicoproteínas ácidas $α_1$.
- sofre biotransformação hepática lenta, produzindo metabólitos sob a forma inalterada e com alta afinidade pelos receptores $α_1$-A e $α_1$-B.
- 76% eliminados pela urina, com aproximadamente 9% da dose diária na forma inalterada.
- depuração sistêmica de 48 mL/min. Na insuficiência renal moderada a eliminação está diminuída relacionando-se com a fração não ligada no plasma.
- meia-vida de eliminação de cerca de 13 horas e terminal de 22 horas.

Indicações
- tratamento dos sintomas decorrentes da HPB.

Doses
- 0,4 mg uma vez ao dia, após o desjejum.

Contraindicações
- hipersensibilidade à tansulosina.
- antecedente de hipotensão ortostática.
- insuficiência hepática grave.
- insuficiência renal grave.

Precauções
- pode produzir hipotensão.

Efeitos adversos
- cefaleia, sonolência, astenia.
- congestão nasal.
- hipotensão postural, vertigem, síncope.
- taquicardia.

Interações medicamentosas
- diclofenaco, furosemida e varfarina podem aumentar a depuração da tansulosina.
- o uso concomitante de cimetidina aumenta a concentração plasmática desta em 36%.
- a associação com outros antagonistas dos receptores adrenérgicos pode causar hipotensão.

▶ *CLORIDRATO DE TANSULOSINA (Medley), 30 cáps. × 0,4 mg (genérico)*
▶ *CONTIFLO OD (Ranbaxy), 20 e 30 cáps. de liberação prolongada × 0,4 mg*
▶ *OMNIC (Eurofarma), 20 cáps. × 0,4 mg*
▶ *SECOTEX (Boehringer), 20 e 30 cáps. × 0,4 mg*
▶ *TAMSULON (Zodiac), 20 e 30 cáps. × 0,4 mg*
▶ *TASULIL (Geolab), 30 cáps. × 0,4 mg.*

▶ FÁRMACOS USADOS NA DISFUNÇÃO ERÉTIL

A ereção tem a participação de fatores neuronais, humorais e locais, atuando sobre mecanismos reflexos mediados através de reflexos integrados na medula espinal sacrolombar e desencadeados pela combinação de diversos fatores, incluindo o controle central e a estimulação reflexa. Um dos papéis mais importantes é desempenhado pelo controle do tônus da musculatura lisa no interior do pênis através de contração-relaxamento. Impulsos parassimpáticos originados na região sacral da medula espinal utilizam a via dos nervos pélvicos e são conduzidos até o pênis. Mas é o complexo contração-relaxamento que desempenha um papel importante na fisiologia da ereção. O fenômeno de contração depende primordialmente da liberação de norepinefrina a partir de uma estimulação simpática tônica, atuando sobre os receptores $α_1$ das células musculares lisas. Têm participação nesse processo a angiotensina II produzida localmente, a endotelina-1, a arginina-vasopressina e o neurotransmissor peptídeo Y. Algumas prostaglandinas podem atuar tanto nessa contração como no relaxamento. A etapa do relaxamento da musculatura lisa é controlada pela participação direta do óxido nítrico, além de outras substâncias. No interior da célula estimula a enzima guanilato ciclase, responsável pela conversão do trifosfato de guanosina (GTP) ao monofosfato de guanosina cíclico (GMPc), com a consequente estimulação da enzima proteína-quinase G induzindo à queda da concentração do Ca^{+2} e ao relaxamento da musculatura lisa dos corpos cavernosos. O nível de GMPc no interior da célula é o fator determinante do grau de relaxamento muscular liso. A enzima fosfodiesterase exerce papel fundamental, pois é responsável pela conversão do GMPc a GMP.

A função sexual masculina diminui com o aumento da idade e a libido decresce paralelamente com a queda da ereção. De acordo com os dados do Massachusetts Male Ageing Study (Feldman, 1994), com 1.290 homens entre 40 e 70 anos, a disfunção erétil (DE) apresentava-se de forma completa em 9,6% dos casos, 25,2% como moderada e 17,2% como mínima. A DE tem etiologia inorgânica (psicogênica) e/ou orgânica. Dentre os fatores orgânicos associados à DE são incluídos: a) doenças neurológicas: acidente vascular cerebral, epilepsia, lesão da medula espinal, demência, esclerose múltipla; b) doenças endócrinas: doenças da tireoide, hipogonadismo, hiperprolactinemia; c) doenças cardiovasculares: aterosclerose, incluindo infarto miocárdico e HAS; d) doenças sistêmicas: diabetes melito, hemocromatose, insuficiência renal crônica, neoplasias, hepatopatias, artrites; e) fatores diversos: alcoolismo, tabagismo, intervenções cirúrgicas, drogas.

O tratamento medicamentoso só deve ser instituído após uma avaliação cuidadosa pelo especialista no intuito de proporcionar uma terapêutica correta para cada caso. A escolha do procedimento dependerá da etiologia da impotência e inclui programas de orientação psicológica, cirurgia vascular, implante de próteses, hormônios, tratamento do diabetes melito e de outras doenças, supressão do tabagismo, do álcool e de fármacos que possam exercer influência na libido e na potência. Contudo, foram os vasodilatadores que desempenham e ainda contribuem de modo significativo nesse campo. A partir da década de 1980 a papaverina, usada isoladamente ou em associação com a fentolamina, foi muito utilizada para injeções no corpo cavernoso. As complicações do tratamento com fármacos vasoativos provocou um declínio nessa opção terapêutica. O advento de novos vasodilatadores revolucionou o tratamento clínico.

Aqui são incluídos o alprostadil, uma prostaglandina; a apomorfina, um agonista seletivo dos receptores da dopamina; a fentolamina, um bloqueador dos receptores adrenérgicos, e os inibidores da fosfodiesterase: lodenafila, sildenafila, tadalafila e vardenafila.

ALPROSTADIL

É uma prostaglandina E_1, PGE_1, que produz vasodilatação por ação direta na musculatura lisa vascular e é encontrada nas vesículas seminais e no plasma seminal. Sua administração intracavernosa produz relaxamento da musculatura lisa peniana e bloqueio adrenérgico do tônus, induzindo assim a ereção. O uso sistêmico também acarreta efeito no canal arterial: previne o fechamento espontâneo após o nascimento e reduz a resistência vascular pulmonar. Inibe a agregação plaquetária e a ativação do fator X. Exerce ainda um efeito fibrinolítico através da estimulação do ativador do plasminogênio tissular.

Utilizado, no Brasil, para injeção intracavernosa.

Farmacodinâmica
- estimulador da ereção peniana.

Farmacocinética
- após injeção intracavernosa sofre biotransformação local, não sendo detectado, nem seus metabólitos, na circulação sistêmica.
- com o uso sistêmico sofre biotransformação pulmonar.
- administrado por via intravenosa, é rapidamente distribuído.
- após uso IV, meia-vida de 5 a 10 minutos.
- níveis plasmáticos de equilíbrio após infusão de 4 horas têm meia-vida de 33 horas.
- tempo do pico de ação na coarctação aórtica é de cerca de 3 horas, e nas cardiopatias congênitas cianogênicas, de cerca de 30 minutos. No uso intracavernoso, cerca de 20 minutos.
- a ação dura enquanto a infusão IV é mantida, e o canal arterial pode fechar em 1 ou 2 horas após a interrupção. Para aplicação intracavernosa, duração da ação de 1 a 3 horas e relacionada com a dose.
- eliminado pelos rins através de seus metabólitos, em 24 horas.

Indicações
- o alprostadil intracavernoso é indicado para o tratamento da disfunção erétil.

Doses
- para a disfunção erétil arteriogênica ou devido a outras causas orgânicas, a dose inicial recomendada é de 5 μg, sendo os ajustes posteriores feitos com acréscimos de 5 μg até, geralmente, 20 μg. A dose inicial de 2,5 μg é indicada se a disfunção for de origem neurogênica ou psicogênica. Não são recomendadas doses maiores que 60 μg, e a frequência das injeções não deve ser superior a uma vez por dia e não mais que três vezes por semana. Recomenda-se que a dose administrada produza uma duração da ereção não superior a 1 hora. A injeção deve ser administrada usando agulha com diâmetro de 27-30. Deve-se utilizar o diluente de 1 mL de cloreto de sódio a 0,9%.
- para aplicação intrauretral com o produto apresentado como um bastonete com o medicamento na forma de gel, 250 μg, podendo ser aumentada gradualmente até 500 ou 1.000 μg, numa única dose cada 24 horas.
- 0,05 a 0,1 μg/kg/min IV, por infusão contínua, em veia de grande calibre. Em geral recomenda-se uma dose inicial de 0,1 μg/kg/min. A velocidade de infusão pode ser reduzida quando o nível terapêutico é atingido (aumento da pO_2 em casos de restrição ao fluxo pulmonar ou aumento da pressão arterial e do pH). A dose pode ser reduzida de 0,1 a 0,05 para 0,025 a 0,01 μg/kg/min. Caso não haja resposta à dose de 0,05 μg/kg/min, ela pode ser aumentada para 0,04 μg/kg/min. Contudo, doses maiores não produzem aumento do efeito.
- diluir 1 mL do fármaco em solução de cloreto de sódio ou soro fisiológico. O produto não diluído pode reagir com o revestimento plástico da bolsa de infusão, criando uma solução turva. Nesse caso, o frasco deve ser desprezado, como também após 24 horas do preparo.

Contraindicações
- hipersensibilidade ao alprostadil.
- em patologias que podem predispor ao priapismo, como anemia falciforme, mieloma múltiplo ou leucemia.

Precauções
- pode ocorrer ereção prolongada ou priapismo.
- risco de sangramento em pacientes que estejam usando fármacos que produzam hipoprotrombinemia, trombocitopenia ou ulceração gastrintestinal: anticoagulantes, derivados cumarínicos, heparina, antiadesivos plaquetários, trombolíticos, simpaticomiméticos alfa-adrenérgicos, principalmente metaraminol, epinefrina e fenilefrina.
- risco de hipotensão quando usado com outros vasodilatadores.

Efeitos adversos
- dor do pênis durante a ereção.
- hematoma no local da injeção.
- fibrose, eritema, desvios penianos, depósitos de hemossiderina no pênis.
- eventos clínicos sistêmicos incluem: hipotensão arterial, arritmias cardíacas, cefaleias, tonturas, choque vagal e colapso.
- com o uso sistêmico podem ocorrer aumento de bilirrubinas e diminuição de cálcio sérico e glicose. A concentração de potássio sérico pode estar aumentada ou diminuída.

Interações medicamentosas
- como descrito em precauções.

▶ *APLICAV (Libbs), estojo com fr.-amp. × 5, 10 e 20 μg e seringa de vidro, solução diluente e compressa de álcool*
▶ *CAVERJECT (Pharmacia Brasil), estojo com fr.-amp. × 10, 20 μg e seringa estéril com 1 mL de água bacteriostática, 2 agulhas estéreis*
▶ *MUSE (AstraZeneca), cx. com 1 e 6 envelopes × 250, 500 e 1.000 μg (sistema intrauretral)*
▶ *PROSTAVASIN (Biosintética), 10 amp. c/ 20 μg*
▶ *PROSTIN VR (Pfizer), fr.-amp. de 1 mL com 500 μg (solução injetável)*

APOMORFINA

É um composto dibenzoquinoleínico, derivado alcaloide, agonista seletivo dos receptores de dopamina D_2, D_3 e D_4. Sua seletividade por esses receptores é de cerca de 10 a 100 vezes maior do que pelos receptores D_1 e D_5. Atua na região do hipotálamo responsável pela ereção, mediando a transmissão dos impulsos nervosos através das vias específicas com efeitos resultantes nas ações do óxido nítrico e conversão ao GMPc. Não possui qualquer atividade semelhante à morfina.

Foi inicialmente utilizado como emético e posteriormente, na Europa, como antiparkinsoniano, por administração subcutânea. Sua mais recente indicação é para uso no tratamento da disfunção erétil do pênis. Produz um efeito favorável sobre a ereção entre 45 e 50% dos casos. Comercializado como cloridrato.

Farmacodinâmica
- estimulante da ereção.

Farmacocinética
- é rapidamente absorvido após administração sublingual.
- início da ação entre 16 e 21 minutos.
- atinge o pico da concentração plasmática entre 40 e 60 minutos.
- sofre eliminação pré-sistêmica, apresentando entre 1 e 2% de sua atividade após administrações IV e subcutânea. Após ingestão oral é totalmente ineficaz.
- biodisponibilidade entre 17 e 18%.
- cerca de 90% ligam-se às proteínas plasmáticas, principalmente à albumina.
- sofre biotransformação extensa principalmente com conjugação com o ácido glicurônico ou com sulfato. Também sofre N-desmetilação formando norapomorfina que, por sua vez, é convertida a conjugados sulfatos e glicurônicos. O sulfato de apomorfina é o metabólito principal, enquanto os derivados glicurônicos e a norapomorfina apresentam baixas concentrações no plasma e são inativos. Não interfere com outros fármacos biotransformados pelos isossistemas CYP 1A2, 3A4, 2C9, 2C19 ou 2D6.
- meia-vida de 3 horas.
- a $T_{máx}$ é cerca de 36% maior e a $C_{máx}$ 21% menor nos pacientes idosos.
- na insuficiência renal leve a ASC é maior em cerca de 4%, 52% na moderada e 67% na grave. A meia-vida terminal aumenta de 0,24 h para cada 10 mL/min/1,73 m² de diminuição na depuração da creatinina.
- na presença de insuficiência hepática há aumentos da $C_{máx}$ e da ASC entre 16 e 62% e 35 e 68%, respectivamente. As meias-vidas prolongam-se em 3,5 horas.
- deve-se administrar água antes do uso sublingual para facilitar a dissolução do comprimido.

Indicações
- tratamento da disfunção erétil do pênis.

23.22 FÁRMACOS DIVERSOS

Doses
- 2 mg inicialmente, por via sublingual, 20 minutos antes da relação sexual. De acordo com a resposta clínica, esta dose pode ser aumentada para 3 mg, observando-se um intervalo mínimo de 8 horas.
- em pacientes portadores de insuficiência renal a dose não deve ultrapassar 2 mg.
- na insuficiência hepática observar a mesma dose para a insuficiência renal. Doses subsequentes devem ser vigiadas para cada caso em particular.

Contraindicações
- hipersensibilidade à apomorfina.
- uso em mulheres.
- < 18 anos.
- angina instável, IAM recente, insuficiência cardíaca grave, hipotensão arterial.
- uso concomitante de outros agonistas centrais da dopamina ou seus antagonistas.
- uso simultâneo com outros fármacos utilizados no tratamento da disfunção erétil.

Precauções
- pode desencadear síndrome vasovagal.
- vigiar a administração aos pacientes que dirigem veículos ou operam máquinas. Os pacientes que utilizarem o fármaco devem abster-se dessas atividades até 2 horas após sua administração.
- vigiar a administração aos portadores de insuficiência renal e/ou hepática.
- uso cuidadoso nos pacientes com deformidade peniana (angulação, fibrose, doença de Peyronie).
- vigiar os pacientes portadores de hipertensão arterial sistêmica e aqueles com tendência à hipotensão postural (idosos).

Efeitos Adversos
- cefaleia, náuseas, tonturas.
- sonolência, sensação de fogacho, sudorese.
- dor, tosse.
- alterações do paladar.
- hipotensão, hipotensão postural, piora da angina, síndrome vasovagal.

Interações Medicamentosas
- o uso concomitante de bebidas alcoólicas pode aumentar o risco de hipotensão.
- a administração simultânea com nitratos e anti-hipertensivos pode aumentar o risco de hipotensão.
- o uso seguro com antieméticos foi apenas testado com ondansetrona, proclorperazina e domperidona.

▶ UPRIMA (Abbott), 2 e 4 comprimidos × 2 e 3 mg

FENTOLAMINA

É derivado imidazolínico, bloqueador competitivo dos receptores adrenérgicos α_1 e α_2. Utilizado anteriormente como vasodilatador sistêmico, é administrado por via oral para tratamento da disfunção erétil. Nos corpos cavernosos promove bloqueio pré-sináptico dos referidos receptores com consequente diminuição do cálcio intracelular, vasodilatação da musculatura lisa trabecular e relaxamento da musculatura lisa. Acredita-se que também exerça ação não adrenérgica nas células endoteliais ao nível dos corpos cavernosos, mediada pelo óxido nítrico, aumentando o nível de GMPc. O efeito resultante é um maior afluxo sanguíneo cavernoso e ereção peniana. A fentolamina atua ainda como antagonista da resposta vasoconstritora às infusões de epinefrina e norepinefrina. Em doses baixas possui um efeito inotrópico dominante. Com doses maiores predomina o efeito vasodilatador promovendo hipotensão arterial. É capaz, também, de bloquear os receptores 5-HT promovendo a liberação de histamina pelos mastócitos, estimulando a motilidade gastrintestinal e a secreção ácida do estômago.

Farmacodinâmica
- vasodilatador, relaxante da musculatura lisa dos corpos cavernosos.

Farmacocinética
- sofre rápida e completa absorção após administração oral.
- atinge as concentrações plasmáticas máximas de 22 a 46, 19,3 ± 8,2 e 46 ± 21,5 ng/mL para as doses de 20, 40 e 80 mg, respectivamente. A administração com alimentos pode diminuir as concentrações plasmáticas em cerca de 31%.
- o tempo da concentração plasmática máxima é de cerca de meia a uma hora para dose de 20 mg e de 0,69 ± 0,25 e 0,67 ± 0,26 hora para as doses de 40 e 80 mg, respectivamente.
- sofre extensa biotransformação hepática por meio de oxidação, conjugação e metoxilação.
- 54% ligam-se às proteínas plasmáticas.
- meia-vida de cerca de duas horas.
- 90% eliminados em 24 horas, sendo 70% pela urina e 20% pelas fezes. Os metabólitos glicuronídico e carboxilado são os principais encontrados na urina.

Indicações
- tratamento da disfunção erétil do pênis.

Doses
- 40 mg uma vez ao dia, 30 minutos antes da relação sexual, observando-se um intervalo de uma hora antes e duas horas após as refeições.

Contraindicações
- hipersensibilidade à fentolamina.
- úlcera gástrica ou duodenal.

Precauções
- avaliar cuidadosamente a administração em pacientes com patologias cardiovasculares. Vigiar a administração a pacientes idosos.

Efeitos Adversos
- cefaleia, tontura, insônia, depressão, rinite.
- taquicardia, hipotensão, dispneia.
- náuseas.

Interações Medicamentosas
- o uso concomitante com bloqueadores alfa-adrenérgicos, bloqueadores de canais de cálcio e inibidores da ECA não produziu efeitos adversos nos estudos realizados.

▶ HERIVYL (Libbs), 4 comprimidos × 40 mg
▶ REGITINA (Novartis), 1 e 4 comprimidos × 40 mg
▶ VASOMAX (Schering-Plough), 2 e 4 comprimidos × 40 mg
▶ VIGAMED (Cimed), 2 e 4 comprimidos × 40 mg

LODENAFILA

É um inibidor da fosfodiesterase 5 (PDE5), um pró-farmaco apresentado como um dímero constituído por dois monômeros de lodenafila ligados por uma ponte de CO_3 com nome químico ácido carbônico bis[2-[4-[4-etóxi-3-(1-metil-7-oxo-3-propil-6,7-di-hidro-1H-pirazolol[4,3-d]piridino-5-il)fenilsulfonil]pi-perazino-1-il]etil] diéster. Após hidrólise, libera o composto ativo, a lodenafila. Esta mostra potência superior à da sildenafila. Não altera de forma significativa a pressão arterial sistêmica, a frequência cardíaca e o intervalo QT ao eletrocardiograma. Suas propriedades farmacocinéticas são dependentes da dose. Comercializada como carbonato.

Farmacodinâmica
- relaxante da musculatura lisa dos corpos cavernosos.

Farmacocinética
- após a administração oral de 40, 80 e 160 mg, atinge as concentrações plasmáticas máximas (médias) de 7,35, 14,57 e 32,24 ng/mL, respectivamente.
- para doses de 40, 80 e 160 mg, ASC (média) de 17,24, 36,52 e 82,68 ng-h/mL, respectivamente.
- meia-vida de cerca de 2,4 h, em média.
- duração da ação de até 6 h.
- a administração com alimentos ou com álcool aumenta o $T_{máx}$ e da ASC.
- sofre biotransformação hepática e hidrólise formando o metabólito ativo lodenafila.

Indicações
- tratamento da disfunção erétil.

Doses
- 80 mg, uma vez ao dia, uma hora antes da relação sexual.

Contraindicações
- hipersensibilidade ao fármaco.
- uso concomitante com nitratos.
- mulheres e crianças.

Precauções
- pode produzir hipotensão ortostática se usada em associação com alfabloqueadores.

Efeitos Adversos
- cefaleia, rinite, rubor, tontura.
- distúrbio visual.
- dispepsia, gastroenterite, náuseas.
- lombalgia, boca seca, cãibra.
- fadiga, calor, agitação.
- hiperemia da conjuntiva, dor ocular, lacrimejamento.
- dor precordial.

Superdose
- doses únicas de até 160 mg mostraram boa tolerância em ensaios clínicos, embora a dose recomendada seja de 80 mg ao dia.

Interações Medicamentosas
- a associação com alfabloqueadores pode produzir hipotensão ortostática.
- a administração com nitratos pode produzir hipotensão grave.
- inibidores da isoenzima 3A4 e 2C9 podem retardar a biotransformação da lodenafila.

▶ HELLEVA (Cristália), 2 e 4 comprimidos × 80 mg

SILDENAFILA

É a 1-[[3-(6,7-di-hidro-1-metil-7-oxo-3-propil-1-H-pirazolo[4,3-d]pirimidin-5-il)-4-etóxi-fenil] sulfonil]-4-metilpiperazina, inibidora seletiva da fosfodiesterase 5 (PDE5). A PDE5 é a enzima responsável pela degradação da guanosina 3'5' monofosfato cíclico (GMPc). A PDE5 é muito abundante nos corpos cavernosos, músculo liso pulmonar e nas plaquetas. O mecanismo bioquímico responsável pela sua ação resulta da liberação de óxido nítrico a partir da estimulação sexual. Este, por sua vez, ativa a enzima guanilato ciclase, que produz um aumento dos níveis de GMPc produzindo diminuição do cálcio intracelular e relaxamento da musculatura lisa vascular e trabecular dos corpos cavernosos, com consequente influxo sanguíneo e ereção do pênis. Não exerce efeito relaxante diretamente sobre os corpos cavernosos, mas aumenta o efeito relaxante do óxido nítrico sobre os mesmos. Atua seletivamente e tem efeito mais potente sobre a PDE5, sendo 80 vezes superior à PDE1, 1.000 vezes à PDE1, PDE2, PDE3 e PDE4. A seletividade é 4.000 vezes superior à da PDE3, enzima relacionada no processo de contratilidade cardíaca e cerca de 10 vezes à da PDE6, envolvida na fototransdução da retina. O efeito sobre a PDE6 pode ser responsável por alterações leves e transitórias na distinção de cores, principalmente azul e verde. Após administração oral de doses de 100 mg pode produzir diminuição da pressão arterial sistólica de 8,4 mmHg, na posição supina, e de 5,5 mmHg na diastólica semelhante à produzida após administração IV de 40 mg em portadores de cardiopatia isquêmica e relacionada com sua ação sobre a PDE5 da musculatura lisa vascular.

Também tem sido usada para o tratamento da hipertensão pulmonar, independente da etiologia, embora os mecanismos íntimos ainda não estejam completamente esclarecidos. Acredita-se que, em casos de hipertensão pulmonar importante, a angiopoetina-1 e o receptor-2 morfogenético ósseo (BMPR-2) estejam envolvidos. Ela produz uma redução da resistência vascular pulmonar, da pressão média da artéria pulmonar e um aumento do débito cardíaco. Apresentada sob a forma de citrato.

Farmacodinâmica
- relaxante da musculatura lisa dos corpos cavernosos.

Farmacocinética
- após administração oral sofre rápida absorção, que é reduzida na presença de alimentos ricos em lipídios, com retardo da $T_{máx}$ de cerca de 1 hora e redução na $C_{máx}$ de 29%.
- biodisponibilidade de 40%.
- atinge a concentração plasmática máxima entre 30 e 120 minutos.
- volume de distribuição de 105 L.
- 96% ligam-se às proteínas plasmáticas, incluindo o metabólito principal, o N-desmetil.
- sofre biotransformação hepática mediada pelas isoenzimas do citocromo P450, CYP 3A4 como via principal e CYP 2C9 como via secundária, através de N-desmetilação. O metabólito principal, N-desmetil, possui seletividade pelas fosfodiesterases semelhante à do fármaco inalterado e com potência inibitória reduzida em 50%.
- meia-vida do fármaco sob forma inalterada e do N-desmetil de cerca de 4 horas.
- 80% eliminados pelas fezes e 13% pela urina.
- nos idosos observa-se redução da depuração do fármaco.
- na insuficiência renal grave (depuração de creatinina, 30 mL/min), aumento da ASC de 100% e $C_{máx}$ de 88%.
- na insuficiência hepática, aumento da ASC de 84% e da $C_{máx}$ de 47%.

Indicações
- tratamento da disfunção erétil do pênis.

Doses
- para adultos a dose recomendada é de 50 mg em dose única, uma hora antes da relação sexual. A dose pode ser aumentada para 100 mg ou diminuída para 25 mg de acordo com a eficácia e a tolerabilidade. A frequência máxima de administração é de uma vez por dia.
- para pacientes > 65 anos, insuficiência hepática e insuficiência renal grave, recomenda-se iniciar com uma dose de 25 mg ao dia.

Contraindicações
- hipersensibilidade à sildenafila.
- pacientes em uso de nitratos ou quaisquer formas doadoras de óxido nítrico.

Precauções
- usar com cautela nos portadores de deformação anatômica do pênis (angulação, doença de Peyronie) ou com condições que predispõem ao priapismo (anemia falciforme, mieloma múltiplo, leucemia).
- cautela nos portadores de úlcera péptica, distúrbios hemorrágicos e retinite pigmentosa.
- na presença de insuficiência renal grave e insuficiência hepática, recomenda-se reduzir a dose.

Efeitos adversos
> 2%
- cefaleia, rubor, tontura.
- dispepsia, diarreia.
- congestão nasal.
- alterações visuais, como visão turva e distinção de azul e verde.
- exantema.

< 2%
- edema facial, reação de fotossensibilidade, choque, astenia, dor abdominal, dor torácica.
- angina de peito, bloqueio atrioventricular, síncope, taquicardia, hipotensão, trombose cerebral, insuficiência cardíaca.
- vômito, glossite, colite, gastrite, esofagite, hemorragia retal, enzimas hepáticas alteradas.
- hiperglicemia ou hipoglicemia, hiperuricemia, hipernatremia.
- artrite, mialgia, rotura de tendão, sinovite.
- ataxia, hipertonia, neuralgia, parestesia, tremor, depressão, insônia, sonolência, pesadelos, hiperestesia.
- dispneia, asma, sinusite, laringite, bronquite, tosse.
- urticária, herpes simples, prurido, sudorese, dermatite esfoliativa.
- fotofobia, midríase, conjuntivite, dor ocular, catarata, perda súbita da visão, surdez.
- cistite, nictúria, incontinência urinária, ejaculação anormal, edema genital.

Interações medicamentosas
- cimetidina aumenta as concentrações da sildenafila em 56%.
- eritromicina (inibidora da CYP 3A4) aumenta a ASC daquele em 182%.
- inibidores potentes da CYP 3A4, como cetoconazol, itraconazol ou mibefradil modificam a farmacocinética da sildenafila.
- rifampicina diminui a concentração plasmática daquele.
- ASC do N-desmetil aumenta em 62% com uso concomitante de diuréticos poupadores de potássio e de alça e de 102% por β-bloqueadores não específicos.
- potencializa os efeitos hipotensores dos nitratos.

▶ *CITRATO DE SILDENAFILA (EMS)*, 1, 2 e 4 comprimidos × 25 e 100 mg (genérico)
1, 2, 4, 8 e 12 comprimidos × 50 mg (genérico)
▶ *CITRATO DE SILDENAFILA (Eurofarma)*, 1, 2 e 4 comprimidos × 25 e 50 mg (genérico)
▶ *CITRATO DE SILDENAFILA (Germed)*, 4 comprimidos × 25 mg (genérico)
1, 2, 4 e 8 comprimidos × 50 mg (genérico)
4 comprimidos × 100 mg (genérico)
▶ *CITRATO DE SILDENAFILA (Medley)*, 2 e 4 comprimidos × 25 mg (genérico)
1, 2, 4 e 8 comprimidos × 50 mg (genérico)
1, 2 e 4 comprimidos × 100 mg (genérico)
▶ *CITRATO DE SILDENAFILA (Sandoz)*, 4 comprimidos × 25 mg (genérico)
1, 2, 4 e 8 comprimidos × 50 mg (genérico)
4 comprimidos × 100 mg (genérico)
▶ *CITRATO DE SILDENAFILA (Teuto Brasileiro)*, 1, 2, 4 e 8 comprimidos × 50 mg (genérico)
▶ *REVATIO (Pfizer)*, 90 comprimidos × 20 mg
▶ *VIAGRA (Pfizer)*, 2, 4 e 8 comprimidos × 50 mg
4 comprimidos × 25 e 100 mg
8 comprimidos × 50 mg
▶ *VIASIL (Teuto Brasileiro)*, 1, 2, 4 e 8 comprimidos × 50 mg

TADALAFILA

É inibidor potente, seletivo, reversível, da fosfodiesterase 5 (PDE5) com fórmula empírica $C_{22}H_{19}N_3O_4$. Possui estrutura química muito diferente daquela da sildenafila e vardenafila e duração do efeito mais prolongada por apresentar uma meia-vida de cerca de 17,5 horas. Isso permite ter uma relação sexual até 24 horas após a dose inicial, mantendo uma ereção satisfatória. Também sua eficácia pode ser observada até 16 minutos após a administração. É 10.000 vezes mais seletiva para a PDE5 do que para a PDE1, PDE2, PDE3, PDE4 e PDE7 até PDE10. Há de destacar-se sua maior ação sobre a PDE5 em relação à PDE3, relacionada com a contratilidade miocárdica. Também, sua seletividade pela PDE5 sobre a PDE6, enzima responsável pela fototransdução, é cerca de 700 vezes maior. Não produz alterações significativas nas pressões arteriais sistólica e diastólica, na frequência cardíaca, na acuidade visual, nos eletrorretinogramas, na pressão intraocular e na pupilometria.

Uso exclusivo para homens. Não exerce efeito na ausência da estimulação sexual.

Farmacodinâmica
- relaxante da musculatura lisa dos corpos cavernosos.

Farmacocinética
- é rapidamente absorvida após administração oral sem sofrer interferência dos alimentos.
- atinge o pico da concentração plasmática máxima em cerca de duas horas.
- volume de distribuição de 63 L.
- 94% ligam-se às proteínas plasmáticas.
- menos de 0,0005% distribuem-se no sêmen.

- sofre biotransformação hepática utilizando a isoenzima CYP 3A4 e formando um metabólito principal, o glicuronídio metilcatecol. Este é 13.000 vezes menos potente.
- para doses variando entre 2,5 e 20 mg, a ASC cresce linearmente com seus aumentos. Ela é cerca de 25% maior nos idosos. A ASC apresenta-se também aumentada nas insuficiências renais leve e moderada. Em diabéticos é cerca de 19% menor.
- meia-vida de 17,5 horas.
- depuração de 2,5 L/h, sendo menor nos idosos.
- 61% eliminados pelas fezes e 36% na urina como metabólitos inativos.

INDICAÇÕES
- tratamento da disfunção erétil do pênis.

DOSES
- 20 mg, por via oral, de 30 minutos a 12 horas antes da relação sexual.
- recomenda-se uma única dose diária.
- na insuficiência renal leve a moderada a dose máxima recomendada é de 10 mg.

CONTRAINDICAÇÕES
- hipersensibilidade à tadalafila.
- intolerância à galactose, deficiência da lactase e má absorção de glicose-galactose.
- uso concomitante com nitratos.
- doenças cardiovasculares, incluindo: infarto do miocárdio com menos de 90 dias, angina instável, angina durante as relações sexuais, insuficiência cardíaca classe II da NYHA nos 6 meses anteriores, arritmias não controladas, hipotensão, hipertensão arterial sistêmica não controlada, acidente vascular cerebral há até 6 meses.
- uso concomitante com outros fármacos utilizados no tratamento da disfunção erétil.
- < 18 anos.

PRECAUÇÕES
- uso cuidadoso em pacientes com predisposição ao priapismo e naqueles com deformação peniana, como angulação ou doença de Peyronie.
- não foram realizados estudos de avaliação em pacientes com lesões da medula espinhal.
- realizar avaliação cardíaca antes de iniciar o tratamento.
- vigiar cuidadosamente a administração nas insuficiências renal e hepática importantes.
- vigiar a administração a pacientes que trabalham com máquinas ou que dirigem veículos.

EFEITOS ADVERSOS
- cefaleia, tonturas.
- dispneia.
- rubor.
- congestão nasal.
- mialgia, lombalgia.
- edema palpebral, hiperemia da conjuntiva e alterações na visão de cor em < 0,1%, perda súbita da visão.

SUPERDOSE
- com doses únicas de até 500 mg e doses múltiplas diárias de até 100 mg, os efeitos adversos são semelhantes àqueles com doses menores.

INTERAÇÕES MEDICAMENTOSAS
- pode aumentar a hipotensão quando usada concomitantemente com anti-hipertensivos e com nitratos.
- aumenta a biodisponibilidade do etinilestradiol e da terbutalina.
- o uso concomitante com teofilina produz discreto aumento da frequência cardíaca.
- inibidores da CYP 3A4 podem aumentar sua concentração plasmática. O cetoconazol aumenta a ASC da tadalafila em 107%.
- indutores da CYP 3A4 podem reduzir sua concentração plasmática. A rifampicina diminui a ASC da tadalafila em 88%.

▶ CIALIS (Lilly), 2, 4 e 8 comprimidos × 20 mg

VARDENAFILA

É inibidora potente e seletiva da fosfodiesterase 5 (PDE5), com estrutura química muito semelhante à da sildenafila e com fórmula química $C_{23}H_{32}N_6O_4S$. Sua potência sobre a PDE5 é cerca de 15 vezes maior que sobre a PDE6, 130 vezes maior que sobre a PDE1, 300 vezes maior que sobre a PDE11 e mais de 1.000 vezes maior que sobre a PDE2 a PDE10. Em relação à sildenafila, sua atividade é 10 vezes mais potente na inibição da PDE5. Possui menor afinidade para a PDE6, encontrada na retina, do que a sildenafila. Também a afinidade é menor pela PDE11, encontrada nos testículos, do que a sildenafila e tadalafila. Não produz alterações significativas da pressão arterial (PA): para doses de 20 e 40 mg a queda da PA sistólica é de cerca de 6,9 e 4,3 mm de Hg, respectivamente. É eficaz no tratamento da disfunção erétil de diversas causas: disfunção de origem psicogênica, mista, orgânica, em idosos, na depressão, em pacientes tratados com anti-hipertensivos, em diabéticos e em pacientes submetidos a prostatectomia com preservação nervosa. Não foram realizadas avaliações em lesões da medula espinal e em outras doenças do sistema nervoso central, bem como em doenças hemorrágicas. Seu uso não é recomendado para mulheres.

Comercializada como cloridrato tri-idratado.

FARMACODINÂMICA
- relaxante da musculatura lisa dos corpos cavernosos.

FARMACOCINÉTICA
- sofre rápida absorção após administração oral. Ela é reduzida quando usada concomitante com alimentos ricos em lipídios.
- atinge o pico da concentração plasmática máxima em cerca de 60 minutos, em média, podendo ocorrer em até 15 minutos.
- biodisponibilidade de 15%.
- cerca de 0,00012% são encontrados no sêmen.
- a ASC e a $C_{máx}$ aumentam proporcionalmente à dose. Na presença de insuficiência renal grave, a ASC estava aumentada em 21%. Na insuficiência hepática leve a ASC e a $C_{máx}$ aumentaram em 17% e 22%, respectivamente, e em 160% e 133% na moderada.
- volume de distribuição de 208 L.
- 95% da vardenafila e seu metabólito M1 ligam-se às proteínas plasmáticas.
- sofre biotransformação hepática através da isoenzima CYP 3A4 e também pelas CYP 3A5 e 2C, produzindo um metabólito principal M1 resultante de desmetilação. Ele apresenta seletividade semelhante à do fármaco original.
- meia-vida de cerca de quatro horas.
- depuração de cerca de 56 L/h. Ela encontra-se reduzida em pacientes idosos.
- 91 a 95% eliminados nas fezes e 2 a 6% pela urina.

INDICAÇÕES
- tratamento da disfunção erétil do pênis.

DOSES
- 10 mg, por via oral, 25 a 60 minutos antes da relação sexual, em dose única diária. De acordo com sua eficácia e tolerabilidade, esta dose pode ser reduzida para 5 mg ou aumentada para 20 mg. A dose máxima recomendada é de 20 mg.
- na presença de insuficiência hepática leve a moderada e na insuficiência renal grave, 5 mg.
- com o uso concomitante de eritromicina, 5 mg.

CONTRAINDICAÇÕES
- hipersensibilidade ao fármaco.
- uso concomitante de nitratos.
- uso concomitante com inibidores potentes da CYP 3A4, com outros fármacos utilizados no tratamento da disfunção erétil do pênis e com α-bloqueadores.
- doença cardiovascular grave. Acidente vascular cerebral e infarto do miocárdio nos últimos 6 meses, angina instável.
- hipotensão arterial sistêmica (PA < 90/50 mm de Hg).
- insuficiência hepática e/ou renal grave.
- doenças degenerativas da retina.
- < 18 anos.

PRECAUÇÕES
- realizar avaliação cardiológica antes de iniciar o tratamento.
- uso cuidadoso em pacientes com antecedentes de deformação anatômica do pênis (angulação, doença de Peyronie) e em condições que predispõem ao priapismo.
- vigiar a administração aos pacientes que dirigem veículos ou operam máquinas.

EFEITOS ADVERSOS
- cefaleia e rubor.
- coriza.
- dispepsia.
- tonturas.
- hipotensão ou hipertensão, síncope.
- lombalgia.
- distúrbios visuais na discriminação do azul/verde e púrpura, perda súbita da visão.
- priapismo.
- efeitos cardiovasculares graves: acidente vascular cerebral, infarto do miocárdio, morte súbita, arritmias ventriculares em associação com outro fármaco da mesma classe.

SUPERDOSE
- doses de até 80 mg foram bem toleradas. Contudo, ocorreram casos de lombalgia.

INTERAÇÕES MEDICAMENTOSAS
- inibidores da CYP 3A4 podem reduzir a depuração da vardenafila e aumentar a ASC e a $C_{máx}$.
- o uso concomitante de eritromicina aumenta a ASC da vardenafila em 4 vezes e a $C_{máx}$ em 3 vezes.
- o suco de toranja produz aumentos discretos dos níveis plasmáticos da vardenafila.
- como com outros inibidores da PDE5, pode produzir hipotensão arterial sistêmica com uso concomitante de nitratos e anti-hipertensivos.

- em doses elevadas, potencializa o efeito antiagregante do nitroprusseto sódico.

▶ LEVITRA (Bayer), 4 comprimidos × 5 mg
1, 2 e 4 comprimidos × 10 mg
2, 4 e 8 comprimidos × 20 mg
▶ VIVANZA (Medley), 2 e 4 comprimidos × 5 e 10 mg
4 comprimidos × 20 mg

▶ DISSUASORES DE ÁLCOOL

São fármacos utilizados como adjuvantes à psicoterapia para auxiliar os pacientes a diminuir ou abandonar o consumo de álcool. Contudo, não se determinou sua eficácia no tratamento prolongado do alcoolismo crônico.

Quando o indivíduo toma álcool após a ingestão destes fármacos, podem resultar reações graves, tais como depressão respiratória acentuada, colapso cardiovascular, arritmias cardíacas, insuficiência cardíaca congestiva, inconsciência, convulsões e até morte.

Os dissuasores de álcool comercializados no Brasil são o acamprosato e o dissulfiram. A naltrexona, um antagonista dos opioides, também pode ser utilizada como dissuasor do álcool e encontra-se descrita em *Antagonistas de narcóticos*, neste capítulo.

ACAMPROSATO

Também chamado de acetil-homotaurinato de cálcio, é o ácido 3-acetamido-1-propanossulfônico, utilizado como antagonista da síndrome de dependência alcoólica.

Possui estrutura química semelhante à do ácido gama-aminobutírico. O seu mecanismo íntimo de ação ainda não é totalmente conhecido, porém, parece afetar os mecanismos neurotransmissores, inibindo a hiperexcitabilidade neuronal através de um antagonismo da atividade excitatória aminoácida e reduzindo as correntes iônicas de cálcio.

Interage com os receptores GABA, reduzindo os potenciais pós-sinápticos excitatórios dos aminoácidos excitatórios L-glutamato, L-aspartato, L-homocisteato e N-metil-D-aspartato. Estes últimos estão relacionados com a indução da dependência alcoólica.

É destituído de efeitos hipnóticos, antidepressivos, ansiolíticos ou relaxantes musculares. Sua eficácia é dose-dependente e aumentada pelo dissulfiram.

Farmacodinâmica
- antagonista da síndrome da dependência alcoólica.

Farmacocinética
- sofre moderada e lenta absorção após administração oral. A presença de alimentos a diminui.
- volume de distribuição de cerca de 20 L.
- não sofre biotransformação.
- não se liga às proteínas plasmáticas.
- 50% eliminados pela urina na forma de acetil-homotaurina inalterada e o restante pela bile.
- meia-vida de cerca de três horas após administração IV e de cerca de dez vezes maior quando administrado em preparação entérica.
- após doses repetidas de 666 mg três vezes ao dia atinge o estado de equilíbrio entre 5 e 7 dias em concentrações plasmáticas de 370 a 650 μg/L.
- a insuficiência hepática ou o alcoolismo crônico não modifica sua farmacocinética.

Indicações
- tratamento da síndrome de dependência alcoólica.

Doses
- 1.332 mg em três administrações por dia para pacientes < 60 kg e 2 g/dia para aqueles > 60 kg.

Contraindicações
- hipersensibilidade ao acamprosato.
- gravidez.
- lactação.
- idosos.
- insuficiência renal.

Efeitos adversos
- prurido.
- náusea, dor abdominal, diarreia.
- eritema cutâneo.
- diminuição ou aumento da libido.

▶ CAMPRAL (Merck), 42, 60, 84, 120 e 180 comprimidos × 333 mg

DISSULFIRAM

É derivado do tiuram.

Inibe irreversivelmente a aldeído-desidrogenase, enzima responsável pela oxidação do acetaldeído, metabólito do etanol, a ácido acético. O acúmulo do acetaldeído provoca os sinais e sintomas que ocorrem após a ingestão do etanol por parte dos pacientes tratados com dissulfiram. A hipotensão observada deve-se à inibição da biossíntese da norepinefrina pelo dietilditiocarbamato, o principal metabólito do dissulfiram.

As principais manifestações da reação álcool-dissulfiram são: dispneia, rubor, náusea, sede, dor abdominal ou do peito, palpitação e vertigem. Também podem ocorrer taquicardia, hiperventilação, hiperidrose, vômito, síncope e confusão. Observa-se igualmente queda da pressão arterial. A reação dura 30 minutos a várias horas e sua intensidade varia de indivíduo para indivíduo, sendo geralmente proporcional à quantidade de álcool ingerida, à dose de dissulfiram e ao tempo transcorrido desde sua administração.

Reações graves, entre as quais depressão respiratória, insuficiência circulatória aguda, infarto do miocárdio, arritmias, insuficiência cardíaca congestiva, síncope e convulsões, poderão ser fatais.

Quando ocorrerem reações graves, o paciente deve inalar mistura de oxigênio (95%) e dióxido de carbono (5%), devendo-se optar por outro tratamento sintomático.

Farmacodinâmica
- dissuasor do abuso de álcool.

Farmacocinética
- administrado por via oral, 70 a 90% de uma dose são absorvidos rapidamente.
- sofre biotransformação hepática, sendo em primeiro lugar reduzido a dietilditiocarbamato, que é metilado, glicuronidado ou sulfatado e sofre oxidação à dietilamina e dissulfeto de carbono.
- início de ação: 1 a 2 horas.
- meia-vida: dados não são disponíveis para a maior parte dos metabólitos; mas a inibição da aldeído-desidrogenase se desenvolve lentamente em 12 horas e é irreversível.
- duração da ação: até 14 dias após a última dose.
- é eliminado principalmente pela urina, na forma de metabólitos; alguns são também exalados, como o dissulfeto de carbono.
- cerca de 20% de uma dose permanecem no corpo durante uma semana ou mais.
- aproximadamente 5 a 20% de uma dose são excretados pelas fezes na forma inalterada.

Indicações
- tratamento de alcoolismo crônico, em conjunto com medidas de apoio e psicoterapêuticas.

Doses
- via oral, adultos, 250 mg ao dia (máximo, 500 mg ao dia); às vezes o tratamento dura meses e até anos.

Contraindicações
- sensibilidade ao dissulfiram.
- gravidez.
- doença cardíaca isquêmica sintomática.
- trombose coronariana.
- psicose.
- depressão.
- neuropatia.

Precauções
- pacientes sensíveis a outros derivados do tiuram podem também ser sensíveis ao dissulfiram.
- deve-se levar em consideração a relação risco/benefício quando existem os seguintes problemas médicos: cirrose hepática grave, dano cerebral, depressão, dermatite de contato eczematosa alérgica, diabetes melito, distúrbios cardiovasculares, epilepsia, hipotireoidismo, insuficiência hepática, insuficiência pulmonar grave, insuficiência renal, nefrite crônica ou aguda, psicoses, sensibilidade ao dissulfiram e compostos que contêm o grupo tiuram.

Efeitos adversos
- neurotoxicidade, incluindo neurite óptica.
- neurite periférica ou polineurite.
- reações psicóticas, como depressão grave, esquizofrenia, mania, encefalopatia.
- dispneia, hipotensão, taquicardia.
- hepatite ou lesões hepáticas mais graves levando à morte.
- náuseas, vômitos, vertigem.
- sonolência, cefaleia, impotência.
- gosto metálico ou semelhante ao de alho na boca.
- fadiga incomum.
- erupções acneiformes, dermatite alérgica.

Interações medicamentosas
- pode diminuir a depuração plasmática e prolongar a duração da ação da alfentanila.
- pode aumentar o efeito anticoagulante de anticoagulantes cumarínicos ou indandiônicos.
- pode aumentar as concentrações séricas de anticonvulsivantes hidantoínicos, como fenitoína e seus congêneres.
- pode aumentar a concentração plasmática de clonazepam.
- pode diminuir a depuração plasmática de clordiazepóxido e diazepam.
- pode realçar os efeitos dos depressores do SNC.

- pode aumentar a incidência de efeitos sobre o SNC quando tomado concomitantemente com isoniazida.
- pode aumentar o potencial para neurotoxicidade de medicamentos neurotóxicos.
- ácido ascórbico pode interferir com a reação álcool-dissulfiram.
- álcool ou produtos contendo álcool tomados dentro de 14 dias do tratamento com dissulfiram produzem reação álcool-dissulfiram.
- amoxicilina e associação com clavulanato, ou bacampicilina, por serem biotransformados parcialmente a álcool e acetaldeído, poderão causar interação álcool-dissulfiram.
- depressores do SNC podem intensificar seus efeitos depressores.
- metronidazol pode causar confusão e reações psicóticas.
- midazolam pode diminuir sua eliminação pré-sistêmica.
- exposição a solventes orgânicos que contêm álcool, acetaldeído ou análogos estruturais pode causar reações álcool-dissulfiram.
- tranilcipromina pode causar toxicidade.

▶ ANTIETANOL (Aventis Pharma), 20 comprimidos × 250 mg

▶ AUXILIARES NO ABANDONO DO TABAGISMO

São produtos utilizados para auxiliar os fumantes a abandonar o vício. No Brasil são comercializados: nicotina em apresentação transdérmica, a bupropiona e a vareniclina, para uso oral.

Estes produtos diminuem os sintomas da abstinência, como irritabilidade, fadiga, cefaleia, sonolência e ânsia de fumar.

BUPROPIONA

É um antidepressivo da classe das fenilacetanonas e relacionado com as feniletilaminas, possuindo estrutura química semelhante à dietilpropiona, com nome químico (±)-1-(3-clorofenil)-2-[(1,1-dimetiletil)amino]-1-propanona. É inibidor fraco da recaptação de norepinefrina, serotonina e dopamina. O seu mecanismo como dissuasor do fumo ainda é desconhecido, porém não tem relação com a nicotina ou outros dissuasores. *In vitro*, aumenta as concentrações intersticiais de dopamina no *nucleus accumbens* diminuindo a saciedade pelo fumo. Não inibe a MAO nem interfere com a nicotina ou fármacos relacionados. Comercializado na forma de cloridrato.

Farmacodinâmica
- dissuasor do fumo e antidepressivo.

Farmacocinética
- após administração oral, atinge o pico da concentração plasmática em cerca de 3 horas.
- o alimento pode aumentar a $C_{máx}$ em até 11%, a ASC em 17% e a $T_{máx}$ em 1 hora mas não as velocidades e a extensão da absorção.
- 84% ligam-se às proteínas plasmáticas.
- volume de distribuição de 1.950 L para uma dose única de 150 mg.
- sofre biotransformação hepática extensa, por meio de hidroxilação do grupo *tert*-butila da bupropiona e/ou redução do grupo carbonila, formando os metabólitos ativos: hidroxibupropiona e os isômeros amino-álcoois da bupropiona, *treo* e *eritro*. A formação da hidroxibupropiona é mediada pela isoenzima CYP2B6, do citocromo P450. A oxidação da cadeia lateral da bupropiona forma um metabólito urinário principal, um conjugado glicínico do ácido metaclorobenzoico. Em animais, a hidroxibupropiona possui potência semelhante à do composto original e os outros metabólitos, cerca de um décimo até 50%.
- depuração total varia de 135 a 209 L/hora para duas doses únicas de 150 mg. Para doses de 150 mg de 12/12 horas, cerca de 160 L/hora.
- meia-vida de 21 horas.
- meia-vida da hidroxibupropiona de cerca de 20 horas (± 25%); para os amino-álcoois *treo* e *eritro*, 37 horas (± 35%) e 33 horas (± 30%), respectivamente.

Indicações
- auxiliar no abandono do tabagismo para pacientes > 18 anos.

Doses
- iniciar com 150 mg/dia, por via oral, durante 3 dias aumentando-se para 300 mg/dia a intervalos de 12 horas. Doses sucessivas devem obedecer a um intervalo mínimo de 8 horas. Deve-se observar um limite de 150 mg por dose e não devendo ultrapassar 300 mg/24 h. O tratamento deve ser instituído por 7 a 12 semanas. Se após a sétima semana não houver resposta clínica adequada, deve-se suspender o tratamento. Recomenda-se que a terapêutica seja iniciada com o paciente ainda fumando, com data de interrupção do fumo programada dentro das duas semanas seguintes do início do tratamento.
- para tratamento da depressão maior, a dose inicial recomendada é de 150 mg ao dia por 3 dias. Se a dose inicial for bem tolerada, aumentar a dose diária para 300 mg fracionada em duas tomadas, mantendo um intervalo mínimo de 8 horas entre as doses. A eficácia do tratamento geralmente aparece até a terceira semana. A dose máxima recomendada é de 400 mg ao dia. Como manutenção, 150 a 300 mg/dia.

Contraindicações
- hipersensibilidade ao fármaco.
- gravidez.
- lactação.
- < 18 anos.
- distúrbios convulsivos, bulimia ou anorexia nervosa.
- em pacientes que usem outro fármaco contendo bupropiona.
- uso concomitante de inibidores da MAO.

Precauções
- vigiar a possibilidade de reação de anafilaxia.
- vigiar os pacientes coronarianos e hipertensos (risco hipertensivo arterial).
- reduzir a dose na insuficiência renal e/ou hepática.
- vigilância nos pacientes idosos.

Efeitos adversos
- insônia ou sonolência, tremor, tontura, depressão, agitação, convulsões, cefaleia.
- febre, dor torácica, astenia.
- taquicardia, hipotensão ou hipertensão, síncope.
- secura na boca, náuseas, vômitos, anorexia.
- reações anafilactoides.

Interações medicamentosas
- interação medicamentosa em potencial com fármacos biotransformados pela isoenzima CYP2B6 do citocromo P450.
- risco aumentado de convulsão com uso concomitante de antidepressivos, levodopa, inibidores da MAO, álcool.
- cimetidina pode inibir a sua biotransformação.
- uso concomitante de antipsicóticos, teofilina, corticosteroides ou supressão brusca de benzodiazepínicos pode interferir no limiar convulsivo.

▶ CLORIDRATO DE BUPROPIONA (Eurofarma), 30 e 60 comprimidos × 150 mg (genérico)
▶ WELLBUTRIN (GlaxoSmithKline), 30 comprimidos × 150 mg
▶ ZETRON (Libbs), 30 comprimidos × 150 mg
▶ ZYBAN (GlaxoSmithKline), 60 comprimidos × 150 mg

NICOTINA

É o principal alcaloide do tabaco. Em geral, os fumantes com forte dependência física da nicotina têm maior probabilidade de beneficiar-se do seu uso. Todavia, o emprego de produtos contendo nicotina deve ser acompanhado por programas de educação, aconselhamento e apoio psicológico.

Os preparados disponíveis em nosso meio consistem em nicotina inserida em sistema terapêutico transdérmico e tabletes mastigáveis. Este último sob a forma de resinato. Seu uso por mais de 12 a 20 semanas, dependendo do produto, não foi avaliado e não é recomendado.

A nicotina atua como agonista nos receptores nicotínicos nos sistemas nervosos periférico e central, produzindo, em doses baixas, estímulo e, em doses elevadas, depressão em todos os gânglios autonômicos. A administração intermitente de nicotina afeta as vias neuro-hormonais e acarreta liberação de acetilcolina, norepinefrina, dopamina, serotonina, betaendorfinas, somatropina, hidrocortisona e corticotrofina. Na apresentação em goma de mascar, a nicotina é liberada do produto pela saliva alcalina.

Farmacodinâmica
- auxiliar no abandono do tabagismo.

Farmacocinética
- a nicotina do sistema transdérmico penetra rapidamente a pele por difusão, torna-se biodisponível na corrente sanguínea e passa para o leite. Com a goma de mascar, o pH de 8,5 proporciona uma absorção rápida na mucosa bucal. No estômago o pH ácido não permite uma absorção significativa.
- a ligação às proteínas é baixa (menos de 5%).
- sofre biotransformação, primariamente hepática; pequenas quantidades são biotransformadas nos rins e pulmões; os principais metabólitos são cotinina e *N*-óxido de nicotina, farmacologicamente inativos.
- meia-vida: nicotina, 1 a 2 horas; cotinina, 15 a 20 horas.
- na apresentação transdérmica, atinge a concentração plasmática máxima (16 a 23 ng/mL) em 4 a 9 horas. Com a goma de mascar é de 15 a 30 minutos.

- depuração plasmática: 0,92 a 2,43 L/minuto.
- excretada pelo leite.
- atravessa a barreira placentária.
- excretada pela urina, 10 a 20% na forma íntegra; até 30% podem ser excretados em urina acidificada (pH < 5) e com aumento do débito urinário.

Indicações
- tratamento de dependência à nicotina, como auxiliar no abandono do tabagismo.

Doses
- aplicar o sistema transdérmico à pele limpa e seca do tronco ou braço, sem pelos e sem irritações, uma vez por dia, pressionando levemente as bordas do disco (não a parte central), sempre em locais diferentes; o tratamento não deve ultrapassar 20 semanas.
- para a goma de mascar, 2 a 4 mg de acordo com a resposta clínica (média de 20 mg/dia). A dose máxima recomendada é de 96 mg/dia.

Contraindicações
- hipersensibilidade ou alergia à nicotina.
- gravidez.
- lactação.
- *angina pectoris* grave.
- arritmias cardíacas graves.
- acidente vascular cerebral recente.
- infarto pós-miocárdico.
- dermatoses que podem complicar o tratamento.
- presença ou agravamento de dores torácicas.
- não fumantes, fumantes ocasionais ou crianças.

Precauções
- não deve ser aplicada em não fumantes, fumantes ocasionais ou crianças.
- não fumar durante o tratamento.
- não aplicar novo disco se surgir reação alérgica.
- não usar discos por mais de 20 semanas.
- o tratamento com a goma de mascar não deve ultrapassar 6 meses, para não provocar dependência.
- superdose de nicotina pode ser fatal, sobretudo em crianças pequenas.
- se o paciente é incapaz de abandonar o tabagismo até a quarta semana de terapia, deve-se suspender o tratamento.
- deve-se levar em consideração a relação risco/benefício quando existem os seguintes problemas médicos: *angina pectoris*, arritmias cardíacas, diabetes melito insulino-dependente, doenças de pele, doenças vasospásticas, feocromocitoma, hipertensão, hipertireoidismo, infarto do miocárdio, úlcera péptica.

Efeitos adversos
- fibrilação atrial.
- reações de hipersensibilidade, eritema, prurido, exantema ou urticária.
- náusea, vômito, hipersalivação, dor abdominal, diarreia, sudorese.
- cefaleia, tontura, baba, confusão, fraqueza, distúrbios de audição e visão.
- bradicardia, aumento de apetite, ardência no local da aplicação.

Interações medicamentosas
- pode aumentar os efeitos terapêuticos de broncodilatadores, dextropropoxifeno, insulina, propranolol e, possivelmente, outros betabloqueadores.

▶ *NICORETTE (Pfizer), 45 tabletes × 2 mg/g (goma de mascar)*
▶ *NICORETTE (Pharmacia & Upjohn), 45 tabletes mastigáveis × 2 mg (goma de mascar)*
▶ *NICORETTE (Pfizer), 30 gomas mastigáveis × 4 mg*
▶ *NICORETTE MINT (Pharmacia Brasil), 45 tabletes × 2 mg/g (goma de mascar)*
▶ *NICOTINELL TTS 10 (Biosintética), 28 sistemas transdérmicos com 17,5 mg de nicotina*
▶ *NICOTINELL TTS 20 (Biosintética), 28 sistemas transdérmicos com 35 mg de nicotina*
▶ *NICOTINELL TTS 30 (Biosintética), 28 sistemas transdérmicos com 52,5 mg de nicotina*
▶ *NIQUITIN (GlaxoSmithKline), 36 pastilhas × 2 e 4 mg, 7 adesivos × 7, 14 e 21 mg (adesivos)*

VARENICLINA

É agonista seletivo parcial dos subtipos dos receptores $\alpha_4\beta_2$ nicotínico-acetilcolina. Possui alta afinidade na sua ligação com esses receptores e estimula a atividade mediada pelos receptores em um nível bem inferior ao da nicotina. Assim, bloqueia a ligação da nicotina com os receptores, impedindo que a nicotina exerça ação estimulante no sistema mesolímbico. Acredita-se que este sistema esteja envolvido com o hábito de fumar. A seletividade pelos receptores $\alpha_4\beta_2$ é cerca de 500 vezes maior do que pelos receptores nicotínicos $\alpha_3\beta_4$, 20.000 vezes do que pelos $\alpha_1\beta_\gamma\delta$ e maior que 20.000 pelos receptores não nicotínicos e transportadores. Liga-se ainda com moderada afinidade, aos receptores 5-HT3. O grau de manutenção da abstinência ao fumo, após nove semanas, em comparação à bupropiona é cerca de 14% maior.

Farmacodinâmica
- fármaco antitabagismo.

Farmacocinética
- após administração oral, sofre absorção completa e atinge a concentração plasmática máxima entre 3 e 4 horas.
- atinge o estado de equilíbrio, após a adiministração de doses múltiplas, em cerca de 4 dias.
- alta biodisponibilidade que não é afetada se administrada com alimentos.
- menos de 20% ligam-se às proteínas plasmáticas.
- sofre biotransformação mínima. Não inibe os sistemas isoenzimáticos 1A2, 2A6, 2B6, 2C8, 2C9, 2C19, 2D6, 2E1, 3A4 e 3A5. Também não é indutora das isoenzimas 1A2 e 3A4.
- meia-vida de 24 horas.
- cerca de 92% são eliminados pelos rins através de filtração glomerular e secreção tubular ativa através do cátion orgânico OCT2.
- na presença de insuficiência renal de graus moderado e severo a sua concentração aumenta em cerca de uma vez e meia e 2,1 vezes, respectivamente.
- removível por hemodiálise.
- a sua farmacocinética não mostra diferenças significativas quanto a sexo, raça, idade, grau do tabagismo e uso concomitante de outros fármacos, nem sofre alterações na presença de insuficiência hepática.

Indicações
- tratamento do tabagismo.

Doses
- a administração deve obedecer ao seguinte esquema: a) do primeiro ao terceiro dia, 0,5 mg uma vez por dia; b) do quarto ao sétimo dia, 0,5 mg duas vezes por dia e c) no oitavo dia, 1 mg duas vezes ao dia até o final do tratamento por, no mínimo, 12 semanas. Em caso de sucesso da terapêutica, fazer um segundo esquema de mais 12 semanas.
- para os pacientes que não conseguiram deixar de fumar ou que voltaram a fumar no período inicial das 12 semanas, repetir o tratamento.
- a dose pode ser reduzida em caso de intolerância ao fármaco.
- na presença de insuficiência renal de grau leve a moderado não é necessário ajuste da dose.
- na presença de insuficiência renal de grau importante, iniciar com 0,5 mg por dia, sendo a dose máxima permitida de 0,5 mg duas vezes ao dia. Na presença de insuficiência renal ou nos pacientes submetidos à hemodiálise, a dose máxima recomendada é de 0,5 mg por dia.

Contraindicações
- hipersensibilidade ao fármaco.
- gravidez e lactação. Categoria C da FDA, na gravidez.
- < 18 anos de idade.

Precauções
- vigiar a administração aos pacientes portadores de insuficiência renal.
- instruir o paciente a estabelecer uma data em que deseje parar de fumar e então iniciar o tratamento uma semana antes da data prevista.
- o fármaco deve ser administrado após uma refeição e com um copo d'água.

Efeitos adversos
- insônia, cefaleia, distúrbios do sono.
- alterações do comportamento.
- náuseas, constipação, diarreia, flatulência, vômitos, dor abdominal, dispepsia, xerostomia.
- hiperglicemia.
- letargia, disgeusia.
- fadiga, astenia.
- dispneia, rinorreia.
- exantema, prurido.
- aumento ou diminuição do apetite.
- depressão e suicídio.
- outros efeitos adversos observados e não diretamente relacionados como sendo provocados pelo fármaco: anemia, linfadenopatia, leucocitose, trombocitopenia, esplenomegalia, angina do peito, arritmias cardíacas, hipertensão arterial sistêmica, vertigem, síncope, surdez, gengivite, calafrios, pirexia, diabetes, hiperlipemia, hipopotassemia ou hiperpotassemia, artrite, miosite, disartria, ansiedade, depressão, agitação, agressão, desorientação, diminuição da libido, disfunção erétil, mudança do humor, poliúria, retenção urinária, distúrbio menstrual, acne, dermatite, eczema, hiperidrose, epistaxe, asma.

▶ *CHAMPIX (Pfizer), 11 comprimidos × 0,5 mg + 42 comprimidos × 1 mg (kit início de tratamento)*
112 comprimidos × 1 mg (kit manutenção de tratamento)
168 comprimidos × 1 mg (kit tratamento de reforço)
11 comprimidos × 0,5 mg + 154 comprimidos × 1 mg (kit tratamento completo)

FÁRMACOS PARA O PREPARO CERVICAL E INDUÇÃO DO TRABALHO DE PARTO

Os fármacos utilizados na indução do trabalho de parto incluem a oxitocina e prostaglandinas. Em nosso meio emprega-se um análogo da prostaglandina E_1, o misoprostol.

MISOPROSTOL

É derivado sintético da prostaglandina E_1 e está descrito no capítulo 10 como fármaco inibidor da secreção gástrica e agente antiulceroso péptico, gástrico e duodenal. Também é utilizado para o preparo cervical e a indução do trabalho de parto. Atua diretamente nos receptores das prostaglandinas produzindo dilatação do colo e estimulando a contração do miométrio com a consequente maturação do colo e indução do parto. Pode ser empregado pelas vias oral, sublingual e vaginal. Por via vaginal, proporciona o uso de uma menor dose de oxitocina. A dose de 25 µg permite uma maior segurança em relação à de 50 µg, com aparecimento de menos efeitos adversos, incluindo anormalidades da contração uterina (taquissistolia), hemorragia pós-parto, eliminação de mecônio, ruptura uterina e a vantagem de não alterar os batimentos fetais. Nos EUA não é aprovado pelo FDA com esta finalidade. Contudo, tem sido utilizado com excelentes resultados em outros países, inclusive no Brasil. Em nosso meio é comercializado somente na apresentação vaginal.

Farmacodinâmica
- pré-indutor do amadurecimento do colo uterino e indutor do trabalho de parto.

Farmacocinética
- absorção vaginal mais lenta do que a da via oral.
- atinge o pico da concentração plasmática em cerca de 2 horas.
- $C_{máx}$ de cerca de 125,2 ± 57,1 pg/mL. A concentração plasmática cai de forma lenta, atingindo cerca de 50% da $C_{máx}$ entre 4 e 6 horas após a administração inicial.

Indicações
- interrupção da gravidez em gestações a termo ou próximas ao termo.
- indução do parto com feto morto, antes das 30 semanas.

Doses
- 25 µg (conteúdo de um comprimido), por via vaginal. Quando houver indicação para interrupção da gestação, ao redor da trigésima semana, podem-se utilizar 50 µg no caso de resposta insatisfatória.
- para indução do parto com feto morto, antes da trigésima semana, 50 µg. Após 6 horas, não havendo uma resposta, deve-se aumentar a dose para 100 µg. Observar um intervalo mínimo de 6 horas entre as doses.

Contraindicações
- hipersensibilidade às prostaglandinas.
- doença vascular cerebral.
- insuficiência coronariana.
- cicatriz uterina, cesárea prévia.
- ingestão de anti-inflamatórios não esteroides até quatro horas antes do uso do misoprostol.

Precauções
- observar um intervalo mínimo de seis horas entre a administração das doses.
- não deve ser utilizado na presença de contratilidade uterina (duas ou mais contrações em 10 minutos).

Efeitos adversos
- diarreia.
- cefaleia.
- dor abdominal.
- taquissistolia.
- hemorragia pós-parto.
- ruptura uterina.
- eliminação de mecônio.

▶ PROSTOKOS (Hebron), 10 comprimidos vaginais × 25 µg

FÁRMACOS ODONTOLÓGICOS APLICADOS TOPICAMENTE

No tratamento de infecções que acometem os dentes usam-se diversos antibióticos e antimicóticos; a profilaxia, por sua vez, é feita com antissépticos.

Para aliviar a dor de dentes utilizam-se anestésicos locais, principalmente benzocaína, bupivacaína e lidocaína.

A inflamação é combatida por anti-inflamatórios, principalmente benzidamina e triancinolona, e derivados desta.

A prevenção da cárie efetua-se pelo fluoreto de sódio.

Diversos sais são utilizados como adjuvantes na prevenção e formação da placa e para diminuir a hipersensibilidade, que podem acompanhar diversas periodontopatias: carbonatos de cálcio e magnésio, sulfatos de sódio e potássio, monofluorofosfato de sódio, laurilsulfato de sódio, nitrato de potássio. Este último, usado em dentifrícios a 5%, diminui a hipersensibilidade dentária. Estas medidas não substituem outros tratamentos adequados para diversas periodontopatias.

FLUORETO DE SÓDIO

Incorpora-se no cristal apatita do osso e dos dentes e o estabiliza. Atua promovendo a remineralização de esmalte descalcificado e pode interferir com o crescimento e desenvolvimento das bactérias da placa dentária. Depositando-se na superfície do esmalte dos dentes, aumenta a resistência a ácido e ao desenvolvimento de cárie.

Farmacodinâmica
- profilático da cárie dentária e suplemento nutricional.

Farmacocinética
- é rápida e quase completamente absorvido do trato gastrintestinal.
- armazena-se no osso e nos dentes em desenvolvimento.
- atinge a concentração sérica máxima dentro de 30 a 60 minutos.
- atravessa rapidamente a barreira placentária.
- traços são excretados pelo leite.
- é eliminado primariamente pela urina (cerca de 50%) e pequenas quantidades pelas fezes e pelo suor.

Indicações
- profilaxia da cárie dentária em crianças.

Doses
- a dose depende do teor de flúor na água consumida pela população; em geral, para crianças de seis meses a 13 anos, até 1 mg ao dia.

Contraindicações
- gravidez.
- lactação.
- artralgia ou ulceração gastrintestinal.
- insuficiência renal grave.
- água potável fluoretada.

Precauções
- não deve ser usado quando a água potável contém mais de 0,7 ppm de fluoreto.
- deve-se levar em consideração a relação risco/benefício quando existem os seguintes problemas médicos: fluorose dentária alta, prevalência desta em outros membros da comunidade imediata.

Efeitos adversos
- doses excessivas causam fluorose dos dentes e alterações ósseas (inclusive osteomalácia e osteoesclerose), se tomado durante os anos de formação de dentes.
- distúrbio estomacal.
- ulceração das membranas mucosas orais.
- dor de ossos, rigidez, ou descoramento dos dentes.
- sintomas de superdose aguda: fezes pretas, vômito sanguinolento, diarreia, sonolência, desmaio, náusea e vômito, respiração superficial, aumento da salivação, cólicas ou dor estomacais, tremores, excitação incomum, lacrimejamento, fraqueza.

Interações medicamentosas
- tomado concomitantemente com suplementos de cálcio pode fazer com que os íons cálcio se complexem com o fluoreto e inibam a absorção tanto de fluoreto quanto de cálcio.
- hidróxido de alumínio pode diminuir sua absorção e aumentar sua excreção fecal.

▶ FLUODEL (Q. I. F.), 30 comprimidos × 2,21 mg fr. com 200 mL de solução
▶ FLUORDENT (Johnson & Johnson), solução dental
▶ FLUORETO DE SÓDIO PRIMÁ (Primá), fr. de 20 mL c/ 1 mg/mL (solução)
▶ FLUORNATRIUM (Odontomed), 30 e 100 comprimidos × 2,21 mg
fr. de 20 mL c/ 0,1 mg/mL (gotas)
▶ NOVODENTIN (Faria), 20 comprimidos × 2,21 mg

OUTROS USOS TERAPÊUTICOS

24

▶ **FÁRMACOS GERIÁTRICOS E TÔNICOS**
Geriátricos
Medicamentos geriátricos no Brasil
    fosfatidilserina
    ioimbina
Tônicos

▶ **DISPOSITIVOS INTRAUTERINOS**

▶ **ESPERMICIDAS**
    nonoxinol

▶ **TESTES DE GRAVIDEZ**

▶ **FÁRMACOS COM OUTROS USOS TERAPÊUTICOS**
    miglustate

Neste capítulo se estudarão: 1) fármacos geriátricos e tônicos; 2) dispositivos intrauterinos; 3) testes de gravidez.

▶ FÁRMACOS GERIÁTRICOS E TÔNICOS

▶ Geriátricos

São medicamentos destinados a idosos.

Define-se como idoso a pessoa com 65 anos ou mais. Ele representa cerca de 20% da população. A fisiologia geriátrica comprovou que a pessoa idosa saudável é substancial e mensuravelmente diferente de seu equivalente mais jovem. Tais alterações afetam a farmacodinâmica e farmacocinética dos fármacos.

Os idosos são acometidos por uma variedade de doenças para as quais usam uma multiplicidade de fármacos, não raro de efeito intenso e potencialmente muito tóxicos. Eles utilizam igualmente considerável número de medicamentos por conta própria. Isso faz com que o potencial de interações farmacológicas adversas aumente exponencialmente.

Entre os idosos ocorre aumento da incidência de cardiopatias (como arritmias e infarto do miocárdio), doença renal, artrites, aterosclerose, osteoporose, diabetes, distúrbios gastrintestinais, diminuição nas respostas imunológicas humorais e celulares e várias deficiências da sensibilidade e musculoesqueléticas. Cerca de 80% dos idosos apresentam, no mínimo, uma doença crônica. Determinadas doenças são comuns apenas nos idosos: hidrocefalia de pressão normal (HPN), hipotermia acidental (HA), incontinência urinária.

A depressão é provavelmente o distúrbio psiquiátrico mais comum entre pessoas com mais de 65 anos. Com o avanço da idade aumentam as psicoses orgânicas, outras doenças afetivas, os estados paranoides, a hipocondria e o suicídio; todas essas afecções podem também ter apresentações atípicas.

Por sofrer mais doenças que o jovem, o idoso usa mais medicamentos. Os agentes mais comumente prescritos para os idosos são fármacos cardiovasculares (digitálicos, diuréticos e anti-hipertensivos), psicotrópicos e analgésicos. Entre os fármacos usados por conta própria, os mais populares são analgésicos, laxativos, antiácidos e vitaminas. Os cinco medicamentos mais utilizados por conta própria são ácido acetilsalicílico, complexos vitamínicos, vitamina E, complexos vitamínicos com minerais e ácido ascórbico. Em consequência deste grande consumo de medicamentos, é alta a incidência de efeitos adversos a fármacos. Os principais são: cardiotoxicidade por digitálicos devido ao uso simultâneo de diuréticos depletores de potássio, úlceras pépticas por adrenocorticoides e anti-inflamatórios não hormonais, depressão respiratória por hipnoanalgésicos, torpor, confusão e até mesmo excitação, por sedativos e ansiolíticos.

▶ Medicamentos geriátricos no Brasil

Na década de 50, a professora Anna Aslan e seus colegas, do Instituto Parhon de Geriatria, Bucarest, afirmaram que a injeção intramuscular de procaína, além de outros efeitos, rejuvenescia os pacientes senis. Estudos controlados realizados por outros autores provaram que não há nenhum fundamento científico para tal afirmação. A despeito disso, no mercado brasileiro há várias especialidades que consistem em associações de procaína com outros ingredientes: sais minerais, vitaminas e androgênios, por exemplo.

Outras especialidades ditas geriátricas comercializadas no Brasil são associações de vitaminas e sais minerais contendo também outros produtos. É discutível sua eficácia como geriátricos, já que não se comprovou que os idosos que consomem dieta adequada necessitam de quantidade maior de vitaminas e sais minerais do que outros adultos saudáveis. A suplementação de vitaminas e sais minerais só é recomendada a idosos que não se alimentam adequadamente.

Para os homens idosos que sofrem de impotência, a ioimbina poderá ser benéfica.

FOSFATIDILSERINA

Constituinte da lecitina, um fosfolipídio, é obtida do cérebro bovino. Ela intervém diretamente nos processos bioquímicos do envelhecimento.

É administrada por via oral e excretada pelas vias fecal e urinária.

INDICAÇÃO
- tratamento de síndromes primária e secundária de deterioração cognitiva senil e pré-senil.

DOSES
- via oral, adultos, 100 a 200 mg ao dia, com as refeições.

CONTRAINDICAÇÕES
- hipersensibilidade à fosfatidilserina.
- gravidez.
- lactação.

EFEITOS ADVERSOS
- náuseas.

INTERAÇÕES MEDICAMENTOSAS
- a administração simultânea com anticoagulantes poderá impor redução das respectivas doses.

▶ *BROS (TRB Pharma), 20 cáps. × 100 mg*

IOIMBINA

É alcaloide indolalquilamínico estruturalmente semelhante à reserpina. É extraída

24.1

24.2 OUTROS USOS TERAPÊUTICOS

da casca de *Corynanthe yohimbe* e *Rauwolfia serpentina*. Trata-se de um bloqueador alfa$_2$-adrenérgico. Não se conhece perfeitamente seu mecanismo de ação na impotência. Contudo, o efeito benéfico sobre a capacidade erétil pode ser consequência do bloqueio dos receptores alfa$_2$-adrenérgicos que causam a liberação da norepinefrina. Além disso, esse efeito pode dever-se também a outros neurotransmissores, como dopamina e serotonina, e aos receptores colinérgicos. O efeito desejado pode aparecer duas a três semanas após o início do tratamento, que deve ser realizado sob a supervisão de médico experiente no uso da ioimbina.

Utilizada na forma de cloridrato.

Farmacodinâmica
- agente da terapia da impotência.

Farmacocinética
- administrada por via oral, é rapidamente absorvida; a absorção se completa geralmente em 45 a 60 minutos.
- biodisponibilidade: varia de 7 a 87% (média, 33%).
- parece sofrer biotransformação extensiva, quiçá no fígado ou no rim.
- meia-vida de eliminação: cerca de 36 minutos.
- o início da ação terapêutica se dá aproximadamente em duas a três semanas.
- é eliminada pela urina, menos de 1% na forma íntegra.

Indicação
- tratamento da impotência erétil.

Doses
- via oral, 5 a 10 mg três vezes ao dia; se ocorrerem efeitos colaterais, pode-se reduzir a dose à metade, voltando-se a aumentar a dose paulatinamente.

Contraindicações
- *angina pectoris*.
- doença cardíaca.
- hipertensão.
- insuficiência renal.

Precauções
- durante o tratamento devem-se vigiar a pressão arterial e as medidas da frequência cardíaca.
- deve-se levar em consideração a relação risco/benefício quando existem os seguintes problemas médicos: depressão ou outra doença psiquiátrica, insuficiência hepática, sensibilidade à ioimbina.

Efeitos adversos
- aumento da pressão arterial, aumento da frequência cardíaca.
- tontura, cefaleia, irritabilidade, nervosismo ou inquietação.
- náusea ou vômito, rubor, sudorese, tremor.

Interações medicamentosas
- pode antagonizar os efeitos de antidepressivos ou outros fármacos modificadores do humor.
- pode antagonizar os efeitos anti-hipertensivos dos agentes anti-hipertensores.

▶ YOHYDROL (Riedel-Zabinka), 10 e 30 comprimidos × 5 mg
▶ YOMAX (Apsen), 60 comprimidos × 5,4 mg

▶ Tônicos

De acordo com o órgão ou sistema sobre o qual atuam, são qualificados como cardíacos, digestivos, hemáticos, nervinos, vasculares, uterinos e gerais, já descritos em capítulos anteriores.

▶ DISPOSITIVOS INTRAUTERINOS

Chamados abreviadamente DIU, consistem em mecanismos de formatos variados (S duplo, espiral, número 7, T) fabricados com materiais diversos (borracha de látex, polietileno — às vezes com sulfato de bário) e, em certos casos, contendo progesterona ou íons de cobre.

O formato dos DIU é tal que facilita a introdução deles na cavidade uterina. Quando corretamente adaptado, o DIU auxilia a impedir que o esperma penetre o canal cervical, além de manter o espermicida no local.

Os DIU em forma de T ou de 7, cobertos com cobre, são mais eficazes. Os que contêm progesterona são substituídos anualmente; os que contêm cobre, a cada dois anos. O cobre liberado atua como espermaticida, matando os espermatozoides na cavidade uterina ou pelo menos inutilizando-os e impedindo que subam pela trompa uterina e se unam com o óvulo, fertilizando-o.

Os DIU não são tão eficazes quanto os anticoncepcionais orais. Todavia, apresentam algumas vantagens: seus efeitos são limitados ao trato genital feminino e a colocação depende somente de uma decisão da mulher.

Indicam-se DIU nos casos em que há a necessidade de anticoncepção eficaz, por período longo e de modo reversível. São recomendados para uso durante o período de aleitamento materno, pois não interferem na lactação. Outrossim, à medida que aumentam a idade e a paridade da mulher, elevam-se sua eficácia e tolerância, e diminui a incidência de efeitos colaterais. A probabilidade de ocorrência de gravidez com o uso de DIU é da ordem de 1%. Se esta ocorrer, o DIU deverá ser retirado imediatamente.

A eficácia do DIU começa a manifestar-se dentro de 1 a 3 meses após sua inserção; portanto, durante este período é preciso usar outro método anticoncepcional.

Contraindicações
- gravidez ou suspeita de gravidez.
- infecção pélvica aguda ou subaguda.
- malformações uterinas, como útero bicorno ou didelfo.
- presença ou suspeita de neoplasia uterina.
- sangramento genital de etiologia desconhecida.

Precauções
- deve-se levar em consideração a relação risco/benefício quando existem os seguintes problemas médicos: afecções pélvicas de natureza inflamatória e recorrente, alergia ao cobre, alterações de coagulação ou existência de algum tratamento com anticoagulantes, alterações no metabolismo do cobre, anemias, anomalias da cavidade uterina congênitas ou adquiridas incompatíveis com a permanência do DIU contendo cobre, antecedente de gravidez ectópica, cardiopatias valvares, cervicite aguda, estenose do canal cervical, hipermenorreia ou dismenorreia intensas, nuliparidade, prolapso uterino.

Efeitos adversos
- aborto espontâneo, aborto séptico.
- septicemias, perfuração do útero e colo uterino.
- incrustação, fragmentação do DIU.
- infecção pélvica, vaginite, leucorreia, erosão cervical.
- gravidez ectópica (tubária).
- expulsão completa ou parcial do DIU.
- pequeno sangramento intermenstrual, prolongamento do fluxo menstrual.
- anemia, dor e cólica, dor lombar, dispareunia, dismenorreia.
- reação cutânea alérgica urticariforme.
- episódios neurovasculares, incluindo bradicardia e síncope secundária à inserção.
- perfuração do abdome pode resultar em aderências abdominais, perfuração intestinal, obstrução intestinal e massas císticas pélvicas.

▶ MULTILOAD Cu 375 (Akzo Organon Teknika), uma unidade

▶ ESPERMICIDAS

São fármacos aplicados localmente na vagina com a finalidade de prevenir a fertilização do óvulo, matando os espermatozoides. Podem ser usados em associação com diafragma ou preservativo. São comercializados na forma de cremes, geleias, esponjas, supositórios.

NONOXINOL

É tensoativo não iônico, um éter nonilfenil do polietileno glicol possuindo cadeias com comprimentos diferentes. É usado como espermicida e como barreira contraceptiva. Produz efeitos contra bactérias e vírus rompendo as membranas celulares e os invólucros virais. Exerce também atividade antimicrobiana contra *Chlamydia trachomatis* e *Trichomonas vaginalis*. Seu efeito como barreira pode proteger contra doenças sexualmente transmissíveis.

Em animais tem-se observado sua absorção através da mucosa vaginal, porém não existem dados sobre esse efeito no ser humano. O mesmo tem sido descrito quanto à sua eliminação pelas fezes e pela urina. Contudo, pode provocar ruptura das células do epitélio vaginal. Devido à semelhança histológica da mucosa vaginal com a bucal, existe a possibilidade de o nonoxinol ser absorvido para a circulação sistêmica. Possui excelente aderência à mucosa da vagina e o seu início de ação é praticamente imediato após a aplicação.

Como gel, deve ser usado em uma única aplicação na vagina, na posição sentada ou deitada e num intervalo que não ultrapasse uma hora antes da relação sexual, e a cada nova relação, ou se decorrer mais de uma hora após a aplicação do produto, este deve ser reutilizado. Quando usado com preservativos, aplicar na parte externa dos mesmos. É importante que a mulher também o aplique. Para o diafragma, colocar o equivalente a duas colheres das de chá do gel na cúpula e ao redor da borda do diafragma que fica em contato com a cérvice 20 minutos antes da relação. Não se recomenda o uso do diafragma por mais de 24 horas. Não aplicá-lo na borda da proteção cervical para não interferir na sucção contra a cérvice. A higiene pessoal deverá ser feita de 6 a 8 horas após o coito, não sendo recomendada ducha vaginal.

- NEOXYNOL (Neovita), bisnaga de 100 g com aplicador × 2 g
- PRESERV GEL (Blaüsiegel), bisnaga de 40 g e 8 aplicadores
  bisnaga de 50 g e 10 aplicadores
  bisnaga de 5 g

TESTES DE GRAVIDEZ

Estes testes são muito simples e podem ser realizados em casa até pela própria mulher interessada. Contudo, podem dar resultados falsos. Aquelas que os realizam devem estar cientes disso e dos problemas, pois vários fatores podem interferir com os resultados: espécimes contaminados e terapia concomitante, por exemplo.

Baseiam-se na medida do aumento de gonadotrofina coriônica humana na urina de mulheres com o auxílio de anticorpos específicos.

- CLEARBLUE EASY (Wyeth-Whitehall), cx. com 1 teste
- CLEARPLAN (Wyeth-Whitehall), kit para 5 testes
- DETECT BABY (Blaüsiegel), bastão de teste para quantificação de 25 μUI de βHcg mL de urina em embalagem com 1
- MAXTEST (Neoquímica), 1 kit
- PREDICTOR (Akzo Organon Teknika), 1 tubo-teste

FÁRMACOS COM OUTROS USOS TERAPÊUTICOS

Aqui é descrito um inibidor competitivo e reversível da glicosilceramida sintetase e usado no tratamento da doença de Gaucher do tipo 1.

MIGLUSTATE

É um análogo da D-glicose, um glicídio imino N-acilado inibidor competitivo e reversível da glicosilceramida sintetase, enzima que participa da primeira etapa da síntese dos glicosfingolipídios. Seu nome químico é 1,5(butilimino)-1,5-didesoxi-D-glicitol. Com a redução dos glicosfingolipídios a enzima glicocerebrosidase torna-se mais eficaz. A deficiência de glicocerebrosidase é típica da doença de Gaucher e participa na degradação da glicosfingolipidioglicosilceramida.

Farmacodinâmica
- inibidor da glicosilceramida sintetase.

Farmacocinética
- após a administração oral de 100 mg, atinge a concentração plasmática máxima entre 2 e 2,5 horas.
- a concentração plasmática apresenta uma fase de distribuição curta e uma eliminação longa.
- biodisponibilidade de cerca de 97%.
- meia-vida de 6 a 7 horas.
- o estado de equilíbrio é atingido entre 1,5 e 2 dias.
- volume de distribuição de cerca de 83 a 105 L.
- não se liga às proteínas plasmáticas.
- eliminada pelos rins sob a forma inalterada.
- a depuração do miglustate está reduzida em 40% a 60% na presença de insuficiência renal de grau leve a moderado.

Indicações
- tratamento da doença de Gaucher do tipo 1.

Doses
- 100 mg, três vezes ao dia.
- na presença de insuficiência renal leve a dose recomendada é de 100 mg duas vezes ao dia e na insuficiência renal moderada, 100 mg uma vez por dia.

Contraindicações
- hipersensibilidade ao fármaco.
- gravidez e lactação.
- crianças.
- insuficiência renal grave.

Precauções
- realizar avaliação neurológica a intervalos de 6 meses devido à possibilidade de desenvolver neuropatia periférica.
- o tratamento deve ser realizado sob a supervisão de um médico com experiência no tratamento da doença de Gaucher.
- a dose pode ser reduzida se na presença de tremor e diarreia. No caso de piora desses efeitos adversos a administração do fármaco deve ser interrompida.

Efeitos adversos
- tremor.
- diarreia, dor abdominal, flatulência, náusea, vômito, anorexia, dispepsia.
- perda de peso.
- cefaleia, tontura, cãibras, parestesia, enxaqueca.
- trombocitopenia.
- alterações menstruais.

Interações medicamentosas
- pode aumentar a depuração da imiglucerase em cerca de 70%.

- ZAVESCA (Actelion), 90 cáps. × 100 mg

APÊNDICE

Este apêndice apresenta os valores laboratoriais de referência, tabelas, fórmulas e outros dados de importância para consulta e de auxílio na complementação diagnóstica. A seção A contém os valores de referência de laboratórios com as técnicas reconhecidas internacionalmente e as mais frequentes no nosso país além de outros dados de interesse. A seção B apresenta os parâmetros referentes à área de Pediatria.

Apresentamos abaixo os prefixos com os respectivos fatores decimais, os símbolos e as abreviações.

Prefixo	Símbolo	Fator
mega	M	10^6
kilo	kg	10^3
hecto	h	10^2
deca	da	10^1
deci	d	10^{-1}
centi	c	10^{-2}
mili	m	10^{-3}
micro	μ	10^{-6}
nano	n	10^{-9}
pico	p	10^{-12}

SÍMBOLOS

>	maior do que
≥	maior do que ou igual a
<	menor do que
≤	menor do que ou igual a
±	mais ou menos
≈	aproximadamente igual a

ABREVIAÇÕES

a	ano, anos		mol	mol
d	dia, dias		mmol	milimol
g	grama		mOsmol	miliosmoles
h	hora		RN	recém-nascido
Hb	hemoglobina		s	segundo, segundos
kg	quilograma		U	unidade internacional de atividade enzimática
m	mês			
MB	isoenzima cardíaca da CK		UI	unidade internacional de atividade hormonal
mEq/L	miliequivalente por litro			
min	minuto, minutos		UKA	unidade King-Armstrong
mm³	milímetros cúbicos		V	volume
mmHg	milímetros de mercúrio		VCM	volume corpuscular médio

A.1

A. VALORES LABORATORIAIS DE REFERÊNCIA

A.1. Fluidos corporais e outros dados de massa

VOLUME TOTAL: 50% (obeso) a 70% (longilíneo) do peso corpóreo:
  Intracelular: 30 a 40% do peso corpóreo
  Extracelular: 20 a 30% do peso corpóreo

SANGUE: VOLUME TOTAL: Homem: 69 mL/kg de peso
  Mulher: 65 mL/kg de peso

VOLUME PLASMÁTICO: Homem: 39 mL/kg peso
  Mulher: 40 mL/kg peso

SÉRIE VERMELHA

Hemácias (por mm³): Homem   4.500.000 a 6.000.000
  Mulher   4.000.000 a 5.500.000
  Recém-nascido 5.000.000 a 7.000.000

Hematócrito: Homem 38-54%
  Mulher 36-47%

Hemoglobina: Homem   14-18 g
  Mulher   12-16 g
  Criança   12-14 g
  Recém-nascido 14,5-24,5 g

V.G. (valor globular) 1
H.C.M. (hemoglobina corpuscular média) 27 a 33 µg
V.C.M. (volume corpuscular médio) 82 a 92 µ³
C.H.C.M. (concentração de hemoglobina corpuscular média) 32 a 36%

Reticulócitos: Adulto   0,5 a 1,5% do número de hemácias
  Recém-nascido 2 a 4% do número de hemácias

VELOCIDADE DE HEMOSSEDIMENTAÇÃO

Westergreen: > 50 anos: Homem: 0-20 mm primeira h
  Mulher: 0-30 mm primeira h

< 50 anos: Homem: 0-15 mm primeira h
  Mulher: 0-20 mm primeira h

Wintrobe: Homem: 0-15 mm primeira h
  Mulher: 0-19 mm primeira h

SÉRIE BRANCA

TOTAL: Adulto   4.500-10.000/mm³
  Criança 4.500-13.500/mm³

CONTAGEM DIFERENCIAL

Neutrófilos: Segmentados 40-70%
  Mielócitos   0%
  Metamielócitos   0%
  Bastonetes   1-5%
Basófilos   0-3%
Eosinófilos 0-4%
Linfócitos   20-50%
Monócitos   2-6%

PLAQUETAS 130.000-400.000/mm³

MIELOGRAMA (Punção esternal)

Mieloblastos   0,3-5,0%
Promielócitos   1,0-8,0%
Mielócitos neutrófilos 5,0-19%
  eosinófilos   0,5-3%
  basófilos   0-0,5%
Normoblastos   7-32%
Pronormoblastos   1-8%
Megaloblastos   0-0,5%
Linfócitos   3-17%
Plasmócitos   0-2%
Monócitos   0,5-5%
Megacariócitos   0,03-3%
Células reticulares   0,1-2%

COAGULAÇÃO SANGUÍNEA

Tempo de coagulação (Lee White)   4-19 min
Tempo de sangramento (Duke)   1-3 min
  (Ivy)   1-6 min
Retração do coágulo: Início —   30 min a 2 h
  Término —   em 24 h
Retração do coágulo (Rosenfeld)   40-60%

Tempo de protrombina (Quick)   14-18 s
Atividade enzimática   85-100%
Consumo de protrombina (Quick mod.)   25 s
Fator V (Owen)   50-150%
Fator VII (Owen)   65-135%
Fator VIII (Owen)   55-145%
Fator IX (Owen)   60-140%
Fator X (Owen)   45-155%
Fator XII (Owen)   50-150%
Tempo de trombina   17-24 s
Tempo de tromboplastina parcial (Proctor-Rappaport) 45-60 s
Tempo de tromboplastina parcial ativada   35-45 s

A.2. Componentes químicos do sangue

Alfa₁-glicoproteína ácida (nefelometria)	41 a 121 mg/dL
Ácido úrico (soro): homem	2,5-8,0 mg%
mulher	1,5-6,0 mg%
Bilirrubina total (Malloy-Evelyn)	0,3-1,0 mg%
Bilirrubina direta	0,1-0,3 mg%
Bilirrubina indireta	0,2-0,7 mg%
Cálcio total (plasma)	9-11 mg%
	4,5-5,5 mEq/L
Cálcio ionizado	4,5-5,6 mg%
	2,3-2,8 mEq/L
Cloretos (soro)	98-106 mEq/L
Colesterol total: < 29 anos	< 200 mg%
30-39 anos	< 225 mg%
> 40 anos	< 240 mg%
Colesterol total desejável	< 170 mg%
Colesterol moderado	171 a 200 mg%
Colesterol alto	> 210 mg%
Colesterol HDL homem	> 45 mg%
Colesterol HDL mulher	> 55 mg%
Colesterol LDL desejável	< 100 mg%
Colesterol LDL risco moderado	101 a 140 mg%
Colesterol LDL risco alto	> 141 mg%
Creatinina (soro — colorimétrico)	< 1,4 mg%
Ferro (soro — colorimétrico)	50-150 µg/dL
Fibrinogênio	200-400 mg%
Glicose (enzimático)	< 100 mg%
Glicose pós-prandial	< 140 mg%
Hemoglobina glicosilada (glicada), (A1C)	< 6,5%

Imunoglobulinas (soro): IgA	90-325 mg%
IgD	0-8 mg%
IgE	< 0,025 mg%
IgG	800-1.500 mg%
IgM	45-150 mg%
Lipídios totais (soro)	385-675 mg%
Mucoproteínas (colorimétrico — em tirosina)	2,4-4,5 mg%
Mucoproteínas	75-90 mg%
Proteínas totais (soro)	5,5-8,0 g%
Proteínas (frações — soro): Albumina	3,5-5,0 g%
	50-60%
Globulina	2,0-3,5 g%
	40-50%
Alfa₁	0,2-0,4 g%
	4,2-7,2%
Alfa₂	0,5-0,9 g%
	6,8-12%
Beta	0,6-1,1 g%
	9,3-15%
Gama	0,7-1,7 g%
	13-23%
Sódio (soro)	136-145 mEq/L
Triglicerídios (soro — colorimétrico)	Até 30 anos até 140 mg%
	30-40 anos até 150 mg%
	40-50 anos até 160 mg%
	50-60 anos até 190 mg%
Ureia (soro — colorimétrico)	15-40 mg%

APÊNDICE **A.3**

A.2.1. VALORES DE REFERÊNCIA DO CT, LDL-C, HDL-C E DOS TRIGLICERÍDIOS EM ADULTOS (IDADE ≥ 20 ANOS)

Lipídios	Desejáveis	Valores (mg/dL) Limítrofes	Aumentados
CT	< 200	200-239	≥ 240
LDL-C	< 130	130-159	≥ 160
HDL-C	≥ 35	—	—
TG	< 200	—	≥ 200

GEPA — Grupo de Estudo e Pesquisa em Aterosclerose; Sociedade Brasileira de Cardiologia.

A.2.2. VALORES DE REFERÊNCIA DO CT, LDL-C, HDL-C E DOS TRIGLICERÍDIOS ENTRE 2 E 19 ANOS DE IDADE

Lipídios	Idade (anos)	Desejáveis	Valores (mg/dL) Limítrofes	Aumentados
CT		< 170	170-199	≥ 200
LDL-C		< 110	110-129	≥ 130
HDL-C*	< 10	≥ 40	—	—
	10-19	≥ 35	—	—
TG	< 10	≤ 100	—	> 100
	10-19	≤ 130	—	> 130

*Valores referenciais de acordo com as recomendações de Kwiterovich.

▶ A.3. Provas sorológicas

AIDS (SIDA) — ANTI-HIV: ELISA (ensaio enzimático): negativa
Western blot (imunoeletroforese): negativa

ASLO (Antiestreptolisina O — Rautz-Randall): até 160 U Todd

Chagas (reação de Machado-Guerreiro/fixação do complemento): negativa até 1,3 U
duvidosa de 1,4-1,9 U
positiva > 2 U

Chagas (hemaglutinação indireta): positiva quando há aglutinação pelo menos no 1º tubo à diluição > 1:20

Chagas (imunofluorescência): positiva se título > 1:30
Mononucleose (monoteste): negativa
Paul-Bunnel-Davidsohn (mononucleose): positiva a partir da 2ª semana se título > 1:32
Proteína C Reativa: negativa
Proteus 0 × 19 (Weil-Felix): sem significado até 1:100
Prova em látex: negativa
Rubéola: não imune — até 1:10
imune — 1:20 ou >
doença ativa — alteração de 2 títulos no intervalo de 21 dias
Sabin-Feldman: positiva para toxoplasmose se título > 1:256
Waaler-Rose: positiva se título > 1:32
Widal: a partir da 2ª semana positiva se título > 1:100 para febre tifoide

Hepatite viral

Hepatite A (HAV): IgM anti-HAV na fase aguda ou fases precoces da convalescença
IgG anti-HAV — positiva por anos
Hepatite B (HBV): HBsAg positiva no soro (infecção aguda ou crônica)
Hepatite C (HCV): anti-HCV no soro (doença aguda, geralmente até o 6º mês)
Hepatite D (HDV, agente delta): anti-HD soro (hepatite aguda D — baixo título; hepatite crônica D — alto título)
Sífilis: VDRL: positiva diluição ≥ 1:16
KAHN: negativa
KLINE: negativa

▶ A.4. Enzimas plasmáticas e outros componentes químicos do sangue

Aldolase	0-6 U/L
Alanina aminotransferase (ALT) — Thefeld (TGP)	H < 40 U/L a 37°C M < 31 U/L a 37°C
Amilase (Somogyi)	80-150 U
Aspartato aminotransferase (AST) — Thefeld (TGO)	H < 37 U/L a 37°C M < 31 U/L a 37°C
Creatina fosfoquinase (CPK) — Oliver-Rosalki	0-70 U/L
Creatina fosfoquinase (CPK) — Tanzer-Gilvarg	0-20 U/L
Creatina fosfoquinase (CPK) — UV (Uniteste e AA) a 37°C	
Homens	24-195 U/L
Mulheres	24-170 U/L
Creatina fosfoquinase fração 2 (MB) — CKMB	< 5% do total
Creatina fosfoquinase fração 2 (MB) — CKMB UV (Uniteste-monoclonal) a 37°C	0-25 U/L
Desidrogenase hidroxibutírica	53-140 U/L
Desidrogenase lática (Wrobleski)	200-450 U/mL
Desidrogenase lática (Wacker)	60-100 U/mL
Fosfatase ácida (Bodansky)	0,5-2 U
Fosfatase ácida (King-Armstrong)	1-5 U
Fosfatase alcalina (adultos) — King-Armstrong	4-14 U
Fosfatase alcalina (adultos) — Bodansky	2-4 U
Fosfatase alcalina (Merckotest)	H até 43 U/L M até 40 U/L
Homocisteína (HPLC)	até 9 μmol/L
Lipoproteína a (nefelometria)	< 30 mg/L
Mioglobina (nefelometria)	< 70 μg/L
Transaminase oxalacética (TGO) Karmen	15-40 U/mL
Reitman-Frankel	18-40 U/mL
Transaminase pirúvica (TGP) Karmen	6-35 U/mL
Reitman-Frankel	5-35 U/mL
Troponina I (Fluorimetria)	< 0,1 ng/mL
Troponina T	< 0,1 ng/mL

▶ A.5. Provas de função hepática

Bilirrubina total	0,3-1,0 mg%
Bilirrubina direta	0,1-0,3 mg%
Bilirrubina indireta	0,2-0,7 mg%
Bilirrubinúria	negativa
Bromossulfaleína	retenção < 5% no soro após 45 min injeção de 5 mg/kg peso
Colesterol total	< 240 mg%
Colesterol (ésteres)	100-180 mg%
Colesterol (fração éster colest. total)	50-75%
Colesterol (fração livre e colest. total)	20-30%
Colinesterase (soro)	0,5-1,3 unidade pH
Fosfatase alcalina	veja enzimas plasmáticas
Ferro sérico	80-180 L μg%
Gamaglutamiltranspeptidase (gama GT)	M: 6-28 U/L (Szasz) F: 4-18 U/L
Proteínas totais/eletroforese	veja componentes químicos do sangue
Tempo de protrombina	veja coagulação sanguínea
Transaminase (TGO/TGP)	veja enzimas plasmáticas
Provas de floculação (normal)	
Cefalina colesterol	de 0 a +
Turvação do timol	de 0 a 4 U
Floculação do timol	ausência de turvação
Prova de Gross	até + +
Vermelho coloidal	até +
Sulfato de zinco	até 16 U
Sulfato de cádmio	ausência de turvação
Urobilinogênio (urinário)	3 mg em 24 h
Urobilinogênio (fezes)	40-280 mg/24 h
Tempo de circulação porta	14-58 s

A.4 APÊNDICE

▶ A.6. Endocrinologia/Hormônios

Aldosterona: Romani:		5-30 μg/24 h
Cortisol:	8 h da manhã:	140-690 nmol/L (5-25/μg/dL)
	4 h da tarde:	80-330 nmol/L (3-12/μg/dL)

Esteroides adrenais — Excreção urinária

Aldosterona:	14-53 nmol/d (5-19/μg/d)
Cortisol livre:	54-275 nmol/d (20-100/μg/d)
17-Hidroxicorticosteroides:	5,5-28 μmol/d (2-10 mg/d)
17-Cetosteroides: Homem:	24-88 μmol/d (7-25 mg/d)
Mulher:	14-52 μmol/d (4-15 mg/d)

Estradiol
- Mulher: 70-220 pmol/L (20-60 pg/mL), maior na ovulação
- Homem: < 180 pmol/L (< 50 pg/mL)

Gonadotrofinas coriônicas (imunológico): 33-60 μg/24 h
- 4ª a 6ª semana: 1.000 UI/L
- 6ª a 12ª semana: 20.000-100.000 UI/L
- 12ª sem. — parto: 2.000-40.000 UI/L

Gonadotrofinas hipofisárias (FSH):		Gorbman-Tyndale: 5-25 u.c./24 h
Gonadotrofinas hipofisárias (FSH):		Midgley: 4-40 mUI
Luteinizante (LH): Imunológico:	1ª fase:	150-600 UI/24 h
	2ª fase:	20-100 UI/L
Luteinizante (LH): Midgley:	fase extraovular:	40-100 ng/mL
	metade do ciclo:	100-180 ng/mL
	pré e pós-menopausa:	200-500 ng/mL
Pregnanodiol: Kopper:	1ª fase:	0,5-1,5 mg/24 h
	2ª fase:	2,2-4 mg/24 h
	10ª a 18ª sem.:	5-25 mg/24 h
	18ª a 28ª sem.:	13-42 mg/24 h
	28ª a 32ª sem.:	27-47 mg/24 h

Progesterona: Homens, moças pré-púberes, mulheres na fase pré-ovulatória e mulheres pós-menopausa: < 6 nmol/L (2 ng/mL)
Mulheres, fase lútea, pico: > 16 nmol/L (> 5 ng/mL)

Renina-angiotensina: Brown	deitado:	0,3-1,4 ng/mL/h
	em pé:	0,7-2,5 ng/mL/h
Testosterona:	Mulheres:	< 3,5 nmol/L (< 1 ng/mL)
	Homens:	10-35 nmol/L (3-10 ng/mL)
	Meninos pré-púberes e meninas:	0,17-0,7 nmol/L (0,05-0,2 ng/mL)

Testes de função tireoidiana

Captação de iodo radioativo, 24 h:	5-30% (variação em áreas diferentes dependente do consumo de iodo)
T3, resina, captação:	25-35% (variável entre laboratórios)
TSH (hormônio tireoestimulante):	< 5 mU/L (< 5 μU/mL)
Tiroxina (T4), radioimunoensaio no soro:	64-154 nmol/L (5-12 μg/dL)
Tri-iodotironina (T3), plasma:	1,1-2,9 nmol/L (70-190 ng/dL)

▶ A.7. Eletrólitos plasmáticos

CÁTIONS	Valores normais em mg%	Valores normais em mEq/L
Sódio	313-333	136-145
Potássio	14-19	3,5-5,0
Cálcio	9,0-10,5	4,5-5,3
Magnésio	1,4-2,4	1-2

ÂNIONS	Valores normais em mg%	Valores normais em mEq/L
Bicarbonato	58-62	26-28
Cloretos	349-371	100-106
Fosfatos	3,0-4,5	2,0-3,0
Sulfatos	1,6-2,4	1,0-1,5
Proteínas	6,5-8,0	16-19

▶ A.8. Aparelho digestivo

SUCO GÁSTRICO

Volume nas 24 horas:	2-3 L
Volume noturno:	600-700 mL
Volume basal jejum:	30-70 mL/h
pH:	1,6-1,8

COMPOSIÇÃO QUÍMICA

Cloreto	150-500 mg%
Acidez total	10-50 unidades clínicas
Acidez livre	0-30 unidades clínicas
Ácido úrico	0,8-2,0 mg%
Muco	presente
Bile	eventualmente

PÂNCREAS

Amilase (soro) (Somogyi)	80-150 U
Lipase (soro) — (Cherry-Crandall)	0,2-1,5 mL de 1/20 NaOH

Teste da secretina (função pancreática exócrina: 1 U/kg peso IV):

Volume (suco pancreático):	> 2,0 mL/kg em 80 min
Concentração de bicarbonato:	> 80 mmol/L (> 80 mEq/L)

▶ A.9. Líquido cefalorraquidiano (LCR)

A. EXAME QUÍMICO

Cálcio	4,1-5,9 mg/100 mL
Cloro	410-470 mg/100 mL
Glicose	40-70 mg/100 mL
Magnésio	1-3 mg/100 mL
Potássio	8-15 mg/100 mL
Potássio	2-3,8 mEq/L
Proteínas	20-45 mg/100 mL
Sódio	297-352 mg/100 mL
Sódio	129-152 mEq/L
Ureia	10-30 mg/100 mL

B. CARACTERES FÍSICOS

Aspecto	claro
Pressão (lombar)	100-200 mm de água (decúbito)
Pressão (sentado)	200-250 mm de água

C. EXAME CITOLÓGICO

Leucócitos	< 4/mm³
Contagem específica	
Linfócitos	95%
Monócitos	3-5%
Neutrófilos	0-2%

D. REAÇÕES COLOIDAIS

Reação do ouro coloidal (Lange) Curva normal:	000.000.000.000
Reação do benjoim coloidal (Guillain, Laroche e Lechelle) Curva normal:	00000.00000.00000.0 22222.22210.00000.0
Reação de Takata-Ara:	negativa

APÊNDICE **A.5**

▶ **A.10. Exame do esperma (espermograma)**

1. CARACTERÍSTICAS:

Viscosidade comparada à água	6,45
Densidade	1,020 a 1,040
Aspecto	branco opalescente
pH	8,1-8,4
Volume ejaculado	3-5 mL
Autoliquefação a 20°C	10-30 min
Espermatozoides	80-150 milhões/mL
Morfologia	80-100% normais
Motilidade na 1ª hora	75-100%
Motilidade após 6 horas	25-40%
Motilidade após 24 horas	10%
Fosfatase ácida (Kind & King)	1.000-2.500 UKA/mL
Urobilinogênio	40-200 mg/24 h

2. COMPOSIÇÃO QUÍMICA:

Proteínas	1,58-1,80 mg/100 mL
Aminoácidos	31-56 mEq/L
Cloretos	230-280 mEq/L
Glicose	380-610 mg/100 mL
Fósforo inorgânico	40-50 mg/100 mL
Fósforo total (ácido solúvel)	95 mg/100 mL
Fósforo	13-30 mg/100 mL
Colesterol	80 mg/100 mL
Ácido lático	36-51 mg/100 mL
Fosfatase ácida	540-4.000 UKA
Fosfatase alcalina	0,1 a 1 UKA
Hialuronidase	100 U/100 mL

3. ELEMENTOS FIGURADOS:

Espermatozoides:

Contagem global	média 100.000.000/mL
Formas anormais	menos de 20%

Motilidade:

(Weisman):

Imóveis	menos de 15%
Ligeiramente móveis	menos de 15%
Grau moderado de motilidade	no mínimo 75%
Movimento normal	no mínimo 75%

(Kaufman):

61% mantêm-se móveis	no fim de 12 h
46% mantêm-se móveis	no fim de 48 h
28% mantêm-se móveis	no fim de 72 h

▶ **A.11. Urina**

1. CARACTERÍSTICAS GERAIS

Cor	Âmbar		
Densidade	Recém-nascido		1,012
	Lactente		1,002-1,006
	Adulto		1,002-1,035
Osmolalidade			38-1.400 mOsm/kg de água
pH			4,6-8,0
Volume:			
	Recém-nascido		30-60 mL/24 h
	Criança	3-10 dias	100-300 mL/24 h
		10 dias a 2 meses	250-450 mL/24 h
		2 meses a 1 ano	400-500 mL/24 h
		1 ano a 5 anos	500-700 mL/24 h
		5 anos a 8 anos	650-1.000 mL/24 h
		8 anos a 14 anos	1.000-1.400 mL/24 h
	Adulto		1.000-1.500 mL/24 h

2. VALORES ENCONTRADOS NA URINA NORMAL

EXAME	VALORES	VOLUME NECESSÁRIO
Acetona	0	2 mL
Aldosterona	6-25 µg/24 h	volume de 24 h
Ácido úrico	0,5 g/24 h	volume de 24 h
Amoníaco	0,5 g/24 h	volume de 24 h
Amilase	30-250 U Somogyi/h	volume de 24 h
Cálcio	150 mg/24 h	volume de 24 h
Catecolaminas:		
Epinefrina	menos de 10 µg/dia	volume de 24 h
Norepinefrina	menos de 100 µg/dia	volume de 24 h
17-Cetosteroides		
(por dia)	Idade/Homem/Mulher	
	10 a. 1-4 mg 1-4 mg	
17-Cetosteroides (por dia)	Idade/Homem/Mulher	
	20 a. 6-21 4-16	
	30 a. 8-26 4-14	
	50 a. 5-18 3-9	
	70 a. 2-10 1-7	
Cloreto	10 g/24 h	volume de 24 h
Contagem de Addis		
cilindro hialino	0-5.000/12 h	
leucócitos	1.800.000/12 h	
hemácias	500.000/12 h	
Creatinina	15-25 mg/kg/24 h	volume de 24 h
depuração	80-110 mL/min	
	1,73 m^3 sup.	
Fenilpirúvico, ácido	0	urina recente
Fenolsulfoftaleína	20-40% em 15 min	volume de 15 min
	35-65% em 30 min	volume de 30 min
	> 65% em 2 h	volume de 2 h
Fluoreto	< 1 mg/24 h	volume de 24 h
Fósforo inorgânico	1 g/24 h	volume de 24 h
Frutose	0	50 mL
Glicose	0	volume de 24 h
Hemoglobina	0	urina recente
17-Hidroxicorticos-		
teroide	3-8 mg/dia	volume de 24 h
Potássio	2-100 mEq ou 2,5-3,5 g	
Proteína	< 150 mg/24 h	volume de 24 h
Sódio	130-260 mEq ou 4-6 g	
Sólidos totais	50-70 g/24 h	volume de 24 h
Ureia	15 g/24 h	volume de 24 h
Urobilinogênio	até 1 U Ehrlich	urina da tarde
VMA (ácido vanil-		
mandélico)	até 9 mg/24 h	urina de 24 h

A.12. Dados de interesse geral

A.12.1. CÁLCULO DA DATA ESTIMADA DO PARTO
(Regra de Nagele)

DATA ESTIMADA DO PARTO (DEP) = mês do primeiro dia do último ciclo menstrual − 3 meses + 7 dias (os 3 meses são subtraídos do mês em que ocorreu a última menstruação e os 7 dias são somados ao primeiro dia da última menstruação)

VARIAÇÃO DO PESO DURANTE A GESTAÇÃO

	%
Até a 40ª semana	24,1
Perda de peso antes do parto	1,58
Perda de peso durante o parto	7,74
Perda de peso nos primeiros 10 dias seguintes ao parto	3,77
Perda de peso durante as 5 últimas semanas do puerpério	1,11

A.12.2. ADMINISTRAÇÃO DE LÍQUIDOS E ELETRÓLITOS

$$N^\circ \text{ gotas por minuto} = \frac{\text{volume de líquido em mL}}{3 \times n^\circ \text{ de horas}}$$

$$N^\circ \text{ de horas} = \frac{\text{volume de líquido em mL}}{3 \times n^\circ \text{ gotas por minuto}}$$

A.12.3. EQUILÍBRIO ACIDOBÁSICO

VALORES NORMAIS DA GASOMETRIA (ARTERIAL)

	ADULTO	LACTENTE	RN
pH	7,35-7,45	7,39 ± 0,02	7,38 ± 0,03
pCO_2 (mmHg)	36-44	33,8 ± 3,7	33,6 ± 3,4
pO_2 (mmHg)	80-100	70 ± 10	55 ± 5
BICARBONATO (mEq/L)	22-24	21,1 ± 1,9	11,5 ± 1,6
BE (Excesso de base)	−2 a +2	−3,2 ± 1,7	−3,1 ± 1,7

A.12.4. CATETERISMO CARDÍACO

VALORES HEMODINÂMICOS NORMAIS

CÂMARA/VASO	PRESSÕES (mmHg) MÉDIA	VARIAÇÃO	OXIMETRIA
Veia cava	6	1-10	Sup: 14,0 ± 1 vol% (70 ± 5) Inf: 16,0 ± 1 vol% (80 ± 5)
Átrio direito			
média	2,8	1-5	
onda "a"	5,8	2,5-70	
onda "c"	3,8	1,5-6,0	
onda "x"	1,7	0-5	15,0 ± 1 vol% (75 + 5)
onda "v"	4,6	2,0-7,5	
onda "y"	2,4	0-6,0	
Ventrículo direito			
sistólica	25	17-32	15,2 ± 1 vol% (75 + 5)
diastólica	4	1-7	
Artéria pulmonar			
média	15	9-19	15,2 ±1 vol% (75 + 5)
sistólica	25	17-32	
diastólica	9	4-13	
Capilar pulmonar			
média	9	4-13	19,5-19,9 vol% (97-99%)
Átrio esquerdo			
média	7,9	2-12	
onda "a"	10,4	4-16	
onda "v"	12,8	6-21	
Ventrículo esquerdo			
sistólica	130	90-140	
diastólica	7	4-12	
Artéria braquial			
sistólica	130	90-140	
diastólica	70	60-90	18,9-19,3 vol% (94-96%)
média	85	70-105	
			Hb = 15 g%

A.13. Aparelho respiratório

FREQUÊNCIA RESPIRATÓRIA:
- homem: 14-18/min
- mulher: 16-20/min
- recém-nascido: 30-50/min
- prematuros: 31-114/min

FUNÇÃO PULMONAR

1. Volume corrente	500 mL	
2. Volume de reserva inspiratório	2.500 mL	
3. Volume de reserva expiratório	1.200 mL	
4. Volume residual	1.200 mL	
5. Ventilação-minuto	7 a 8 L	
6. Capacidade vital	4.800 mL	
7. Capacidade inspiratória	3.600 mL	
8. Capacidade residual funcional	2.400 mL	
9. Capacidade pulmonar total	6 L	
10. Capacidade respiratória máxima	100-180 L	
11. Volume expiratório forçado no 1º segundo	83%	
12. Volume expiratório máximo no 2º segundo	93%	
13. Volume expiratório máximo no 3º segundo	97%	
14. Índice de ventilação aéreo	0,8-1,2	
15. Índice de reserva ventilatória	> 90%	
16. Índice de dispneia	0,10	
17. Tempo de capacidade vital	3 segundos	
18. Consumo de oxigênio	250-350 mL	
19. Equivalente respiratório	< 30	
20. Fluxo expiratório máximo	> 400 mL/min	
21. Fluxo inspiratório máximo	> 300 mL/min	
22. Espaço morto respiratório	150 mL	
23. Volume-minuto	6.000 mL/min	
24. Complacência pulmonar	0,21/mL H_2O	
25. Complacência toracopulmonar	0,11/mL H_2O	
26. Sangue arterial: saturação de O_2	97,1%	
tensão de O_2	95 mmHg	
tensão de CO_2	40 mmHg	
27. Gás alveolar: pressão parcial de O_2	104 mmHg	
pressão parcial de CO_2	40 mmHg	
28. Relação ventilação alveolar/fluxo capilar	0,8	

A.14. Sistema isoenzimático do citocromo P-450 (CYP-450)

Isoenzima	Fármacos biotransformados	Fármacos inibidores	Fármacos indutores
CYP1A2	amitriptilina * clomipramina * clozapina ♦ etinilestradiol ↗ fluvoxamina * imipramina * paracetamol ● propranolol ☒■ riluzol ⓐ tacrina ❖ teofilina ⊕ varfarina ○	cimetidina ♣ ciprofloxacino ♠ diltiazem ☒■ fluvoxamina * fluoxetina * mexiletina ☒ norfloxacino ♠ paroxetina * sertralina * tacrina ❖ ticlopidina ○ verapamil ☒■	fenitoína ▽ fenobarbital ▽ omeprazol ♣♣
CYP2C9/2C10	amitriptilina * celecoxibe # diclofenaco # fenitoína ▽ ibuprofeno # montelucaste ✿ naproxeno # piroxicam # rosiglitazona ◗ sildenafila ✤ tamoxifeno ☾	amiodarona ☒ cimetidina ♣ fluconazol ¶ fluvastatina ♥ lovastatina ♥ metronidazol ¶❖ paroxetina * ritonavir ✺ sertralina * sulfametoxazol-trimetoprima ♠ zafirlucaste ✿	fenobarbital ▽ rifampicina ♠
CYP2C18/2C19	diazepam ☑ fenitoína ▽ imipramina * lansoprazol ♣♣ omeprazol ♣♣ propranolol ☒■☯	cetoconazol ¶ fluoxetina * fluvoxamina *	fenitoína ▽ rifampicina ♠

A.8 APÊNDICE

▶ **A.14. Sistema isoenzimático do citocromo P-450 (CYP-450) (Cont.)**

CYP2D6

amitriptilina *	amiodarona ⊠	não
captopril ■	cimetidina ♣	
carvedilol ⦵		
codeína ⊕ ⊕		
clomipramina *		
clozapina ◆		
delavirdina ❦		
fluoxetina *		
haloperidol ◆		
imipramina *		
metoprolol ⊠■⦵		
mexiletina ⊠		
nortriptilina *		
paroxetina *		
propafenona ⊠		
propranolol ⊠■⦵		
quinidina ⊠		
risperidona ◆		
ritonavir ❦		
sertralina *		
timolol ⊟		
tramadol ☑☑		
venlafaxina *		

CYP2E1

enflurano ⚭	dissulfiram ⚘	isoniazida ♠
halotano ⚭	isoniazida ♠	
isoflurano ⚭		
isoniazida ♠		
paracetamol ●		
teofilina ⊕		

CYP3A4/3A5

alprazolam ☑	bromocriptina ∇	carbamazepina ∇
amiodarona ⊠	cetoconazol ¶	dexametasona ✓
amitriptilina *	ciclosporina ✖	fenitoína ∇
astemizol ⋎	cimetidina ♣	fenobarbital ∇
atorvastatina ♥	claritromicina ♠	rifampicina ♠
buspirona ⊘	danazol ⤯	
carbamazepina ∇	delavirdina ❦	
cerivastatina ♥	dextropropoxifeno ☑☑	
ciclosporina ✖	diltiazem ⊠■	
cisaprida →	ergotamina ✦	
claritromicina ♠	eritromicina ♠	
clomipramina *	etinilestradiol ⤯	
clozapina ◆	fluconazol ¶	
corticosteroides ✓	fluvoxamina *	
delavirdina ❦	fluoxetina *	
diazepam ☑	gestodeno ⤯	
diltiazem ⊠■	indinavir ❦	
ebastina ⋎	itraconazol ¶	
efavirenzo ❦	miconazol ¶	
eritromicina ♠	midazolam ☑	
etinilestradiol ⤯	nefazodona *	
felodipino ■	nelfinavir ❦	
imipramina *	nifedipino ■	
indinavir ❦	omeprazol ♣♣	
lercanidipino ■	paroxetina *	
lidocaína ⊠ Ⅱ	progesterona ⤯	
lovastatina ♥	ritonavir ❦	
nefazodona *	saquinavir ❦	
nelfinavir ❦	sertralina *	
nifedipino ■	testosterona ⤯	
nisoldipino ■	verapamil ⊠■	
nitrendipino ■	zafirlucaste ⊛	
propafenona ⊠		
quinidina ⊠		
repaglinida ◗		
ritonavir ❦		
saquinavir ❦		
sertralina *		
sildenafila ‡		
sinvastatina ♥		
terfenadina ⋎		
varfarina ⊙		
verapamil ⊠■		

Classes de fármacos: ● analgésico; Ⅱ anestésico local; ⚭ anestésico geral; ☑ ansiolítico; ⦵ antianginoso; ⊠ antiarrítmico; ⊛ antiasmático; ∇ anticonvulsivante; ✧ antidemência; * antidepressivo; ◗ antidiabético; ⊚ antiesclerose lateral amiotrófica; ✦ antienxaqueca; ⊙ antitrombótico; ¶ antifúngico; ⊟ antiglaucomatoso; ■ anti-hipertensivo; ⋎ anti-histamínico; ♣ anti-histamínico H₂; ♠ anti-infeccioso; ♥ antilipêmico; ⊍ antineoplásico; ✧ antiprotozoário; ◆ antipsicótico; # antirreumático; ⊕ ⊕ antitussígeno; ❦ antiviral; ♣♣ bloqueador da bomba protônica; ⊕ broncodilatador; ✓ corticosteroide; ☑☑ hipnoanalgésico; → estimulante peristáltico; ⚘ dissuasor do álcool; ⊘ dissuasor do fumo; ✖ imunossupressor; ⤯ hormônio; ‡ relaxante da musculatura lisa dos corpos cavernosos.

B. VALORES DE REFERÊNCIA EM PEDIATRIA

B.1. Valores sanguíneos normais em pediatria

Albumina (soro)
- prematuro 3,0-4,2 g/dL
- recém-nascido 3,6-5,4 g/dL
- lactente 4,0-5,0 g/dL
- após 3,5-5,0 g/dL

Amilase (Beckman — soro)
- RN 5-65 U/L
- > 1 ano 25-125 U/L

Antiestreptolisina O (ASLO) < 166 U Todd

Bicarbonato (soro)
- arterial 21-28 mmol/L
- venoso 22-29 mmol/L

Bilirrubina: Total (soro):

	Prematuro, mg/dL	A termo, mg/dL
Cordão umbilical	< 2,0	< 2,0
0-1 d	< 8,0	< 6,0
1-2 d	< 12,0	< 8,0
2-5 d	< 16,0	< 12,0
Subsequente	< 0,2-1,0	< 0,2-1,0

Conjugada (direta): 0-0,2 mg/dL

Cálcio total (soro):
- Cordão 9,0-11,5 mg/dL
- RN 9,0-10,6 mg/dL
- 24-48 h 7,0-12,0 mg/dL
- 4-7 d 9,0-10,9 mg/dL
- Criança 8,8-10,8 mg/dL
- Subsequente 8,4-10,2 mg/dL

Cloreto (soro):
- Cordão 96-104 mmol/L
- RN 97-110 mmol/L
- Subsequente 98-106 mmol/L

Colesterol total:
- Cordão 45-100 mg/dL
- RN 53-135 mg/dL
- Lactente 70-175 mg/dL
- Criança 120-200 mg/dL

Colesterol total ideal: Criança 60-150 mg/dL

Contagem de plaquetas: sangue total $\times 10^3/mm^3$
- RN 84-478
- Após 1 semana níveis semelhantes aos do adulto 150-400

Creatinina (Jaffe, cinético ou enzimático) (soro) mg/dL
- Cordão 0,6-1,2
- RN 0,3-1,0
- Lactente 0,2-0,4
- Criança 0,3-0,7
- Adolesc. 0,5-1,0

Creatinina (endógena) depuração (soro ou plasma e urina): RN: 40-65 mL/min/1,73 m²

Creatinoquinase (CK, CPK; 30º) — total (soro):
- RN: 68-580 U/L
- Fração 2 (MB) < 5% do total

Eritrócito (sangue total): milhões de céls./mm³
- Cordão 3,9-5,5
- 1-3 d 4,0-6,6
- 1 sem 3,9-6,3
- 2 sem 3,6-6,2
- 1 m 3,0-5,4
- 2 m 2,7-4,9
- 3-6 m 3,1-4,5
- 0,5-2 a 3,7-5,3
- 2-6 a 3,9-5,3
- 6-12 a 4,0-5,2

Glicose (soro): mg/dL
- Cordão 45-96
- Prematuro 20-60
- Neonato 30-60
- RN 40-60
- Criança 60-100

Hematócrito — sangue total — % de papa de hemácias calculado a partir do VCM e da hemácia (deslocamento eletrônico ou *laser*)
- 1 d 48-69
- 2 d 48-75
- 3 d 44-72
- 2 m 28-42
- 6-12 a 35-45

Hemoglobina (Hb) — sangue total — g/dL
- 1-3 d 14,5-22,5
- 2 m 9,0-14,0
- 6-12 a 11,5-15,5

Hemoglobina glicosilada — sangue total —
- Eletroforese 5,6-7,5% da Hb total

Lactato desidrogenase (LDH/DHL) — soro — U/L
- RN 160-450
- Lactente 100-250
- Criança 60-170

Leucócitos — contagem (sangue total) — $\times$ 1.000 céls./mm³
- Nascimento 9,0-30,0
- 24 h 9,4-34,0
- 1 m 5,0-19,5
- 1-3 a 6,0-17,5
- 4-7 a 5,5-15,5
- 8-13 a 4,5-13,5

Diferencial (sangue total) %
- Neutrófilos (bastonetes) 3-5
- Neutrófilos (segmentados) 54-62
- Linfócitos 25-33
- Monócitos 3-7
- Eosinófilos 1-3
- Basófilos 0-0,75

Líquido cefalorraquidiano:
- Prematuro
  - 0-25 mononucleares
  - 0-100 polimorfonucleares
  - 0-1.000 hemácias
- RN
  - 0-20 mononucleares
  - 0-70 polimorfonucleares
  - 0-800 hemácias

A.10 APÊNDICE

▶ B.1. Valores sanguíneos normais em pediatria (Cont.)

Neonato		0-5 mononucleares
		0-25 polimorfonucleares
		0-50 hemácias
	pressão	70-180 mm de água
Potássio — soro —		mmol/L
	RN	3,9-5,9
	Lactente	4,1-5,3
	Criança	3,4-4,7
Proteína — total —		g/dL
	Prematuro	4,3-7,6
	RN	4,6-7,4
	Criança	6,2-8,0
Proteína — eletroforese — albumina		g/dL
	Prematuro	3,0-4,2
	RN	3,6-5,4
	Lactente	4,0-5,0
	Criança	3,5-5,0
globulina alfa$_1$		
	Prematuro	0,1-0,5
	RN	0,1-0,3
	Lactente	0,2-0,4
	Criança	0,2-0,3
globulina alfa$_2$		
	Prematuro	0,3-0,7
	RN	0,3-0,5
	Lactente	0,5-0,8
	Criança	0,4-1,0
globulina beta		
	Prematuro	0,3-1,2
	RN	0,2-0,6

	Lactente	0,5-0,8
	Criança	0,5-1,1
globulina gama		
	Prematuro	0,3-1,4
	RN	0,2-1,0
	Lactente	0,3-1,2
	Criança	0,7-1,2
Sódio — soro ou plasma		mmol/L
	RN	134-146
	Lactente	139-146
	Criança	138-145
Tempo de coagulação		5-10 min
Tempo de sangria		2-5 min (Duke)
Tempo de protrombina		63-100% de atividade
Transaminase glutâmico-oxalacética (TGO):		
	Primeiros 2 meses	até 200 U Sigma
	Outras idades	até 40 U Sigma
Transaminase glutâmico-pirúvica (TGP):		
	Primeiros 2 meses	até 200 U Sigma
	Outras idades	até 35 U Sigma
Triglicerídios (soro)		mg/dL
	sangue cordão	10-98
	0-5 a	30-86
	6-11 a	31-108
	12-15 a	36-138
	16-19 a	40-163
Ureia (plasma): RN		5-15 mg%
	Outras idades	10-30 mg%

B.1.2. VALORES DE REFERÊNCIA LIPÍDICA PROPOSTOS PARA A FAIXA ETÁRIA DE 2 A 19 ANOS*

LIPÍDIOS	DESEJÁVEIS (mg/dL)	LIMÍTROFES (mg/dL)	AUMENTADOS (mg/dL)
Colesterol total	< 150	150-169	> 170
LDL-colesterol	< 100	100-129	> 130
HDL-colesterol	> 45		
Triglicerídios	< 100		

*Diretriz de Prevenção da Aterosclerose na Infância e na Adolescência, SBC, Dez, 2005.

▶ B.2. Valores hemodinâmicos normais em pediatria (mmHg)

CÂMARA	NEONATAL	PÓS-NATAL
Átrio direito	média 0-4	onda "a" 5-8; "v" 2-6 média 2-6
Ventrículo direito	35-80/1-5	15-25/2-5
Artéria pulmonar	35-80/20-50 média 25-60	15-25/8-12 média 10-16
Átrio esquerdo	—	onda "a" 6-12/"v" 8-15 média 5-10
Ventrículo esquerdo	—	80-130/5-10
Artéria sistêmica	65-80/45-60 média 60-65	90-130/60-80 média 70-95

▶ B.3. Necessidades calóricas diárias

IDADE	CALORIAS POR m^2 DE ÁREA CORPORAL	CALORIAS POR kg/PESO
Abaixo de 1 ano	110	1.000
De 1 a 5 anos	110	1.000
De 5 a 10 anos	80-65	1.000
De 10 a 15 anos	65-50	1.000

▶ B.4. Outros cálculos de interesse em pediatria

A. CÁLCULO DE DOSE DE FÁRMACOS PARA POSOLOGIA*

1. Fórmula de Clark: dose infantil $= \dfrac{peso}{70} \times$ dose do adulto

2. Fórmula de Dilling: $\dfrac{\text{idade em anos} \times \text{dose do adulto}}{20}$

3. Fórmula de Augsberger:
   Dose infantil: $4 \times$ idade em anos $+$ 20% da dose do adulto
   Cálculo fracionado de acordo com a fórmula acima:

Idade	Dose do adulto
3 meses	1/5
1 ano	1/4
3 anos	1/3
5 anos	2/5
7 anos	1/2
10 anos	3/5
12 anos	2/3

*Regras aproximadas.

B. NECESSIDADES CALÓRICAS

Atividade física média: 15-25 kcal/kg/24 h
1º ano de vida: 80-120 cal/kg
Anos subsequentes: Decréscimo de 10 cal/kg para cada período de 3 anos

B.5. Dados referentes a lactentes e crianças

B.5.1. MOVIMENTOS RESPIRATÓRIOS E PULSAÇÕES

IDADE	MOVIMENTOS	PULSAÇÕES
Recém-nascido	35-40	140
Até 1 ano	25-34	110-140
2 a 5 anos	20-25	102-112
5-10 anos	18-25	90-110

B.5.2. DESENVOLVIMENTO PSICOMOTOR DO BEBÊ

Sustenta a cabeça	3 meses
Mantém-se sentado	6 meses
Põe-se em pé	9 meses
Anda	9-14 meses

B.5.3. PRESSÃO ARTERIAL

IDADE (anos)	MENINOS SISTÓLICA (mmHg)	MENINOS DIASTÓLICA (mmHg)	MENINAS SISTÓLICA (mmHg)	MENINAS DIASTÓLICA (mmHg)
Até 3	80	50	—	—
12	104 ± 14	71 ± 10	104 ± 15	71 ± 14
13	106 ± 12	70 ± 10	105 ± 14	70 ± 10
14	111 ± 13	68 ± 10	108 ± 14	68 ± 11
15	110 ± 14	69 ± 10	105 ± 13	68 ± 11

B.5.4. ESCALA DE APGAR

CRITÉRIO	VALOR 0	1	2
Cor	Azul-pálida	Corpo rosa extremidades azuis	Todo rosa
Frequência cardíaca	Ausente	< 100	> 100
Respiração	Ausente	Irregular lenta	Boa Chorando
Resposta reflexa a cateter nasal	Nenhuma	Careta	Espirra Tosse
Tono muscular	Flácido	Alguma reflexão ou extensão	Ativa

B.5.5. NECESSIDADES DIÁRIAS MÉDIAS DE ÁGUA

	PREMATURO	A TERMO	> 1 ANO	
			1 ano	130 mL/kg
Dia 1	60-70 mL/kg	70 mL/kg	2 anos	120 mL/kg
Dia 2	80-90 mL/kg	80 mL/kg	3 anos	110 mL/kg
Dia 3	100-110 mL/kg	90 mL/kg	4 anos	100 mL/kg
Dia 4	120-140 mL/kg	100 mL/kg	6 anos	90 mL/kg
Até 30º dia	150 mL/kg	130-150 mL/kg	8 anos	80 mL/kg
			10 anos	70 mL/kg
			12 anos	60 mL/kg

B.5.6. TEMPO DE ERUPÇÃO DOS DENTES

DENTES DECÍDUOS	Nº	ÉPOCA DE ERUPÇÃO (meses)	DENTES PERMANENTES	Nº	ÉPOCA DE ERUPÇÃO (anos)
Incisivos centrais inferiores	2	5-9	Primeiros molares	4	5-7
Incisivos centrais superiores	2	8-12	Incisivos	8	6-8
Incisivos laterais superiores	2	10-12	Bicúspides	8	9-12
Incisivos laterais inferiores	2	12-15	Caninos	4	10-13
Primeiros molares	4	10-16	Segundos molares	4	11-13
Caninos	4	16-20	Terceiros molares	4	17-25
Segundos molares	4	20-30	—		—

B.5.7. VARIAÇÕES DE PESO DO LACTENTE DURANTE OS PRIMEIROS DIAS DE VIDA

HORAS	DIAS	PERDA NATURAL
0-12	1	81 g
12-24		58 g
24-36	2	52 g
36-48		12 g
HORAS	DIAS	AUMENTO
48-60	3	8 g
60-72	—	25 g
72-84	4	20 g
84-96	—	30 g
96-108	5	25 g
108-120	—	25 g
120-132	6	20 g
132-144	—	16 g

B.5.8. PESO E ESTATURA

	MENINOS		MENINAS	
IDADE	Peso (kg)	Estatura (cm)	Peso (kg)	Estatura (cm)
0 mês	3,251	50	3,086	49
3 meses	6,390	61	5,898	60
6 meses	7,845	66	7,237	65
9 meses	9,076	71	8,408	69
12 meses	10,120	75	9,435	73
18 meses	11,765	82	11,143	80
2 anos	12,999	87	12,512	86
3 anos	14,869	95	14,683	95
4 anos	16,629	101	16,595	102
5 anos	18,673	107	18,563	108
6 anos	21,043	114	20,674	113
7 anos	23,584	120	22,901	119
8 anos	26,094	126	25,202	125
9 anos	28,481	131	27,634	130
10 anos	30,916	135	30,456	135
11 anos	33,983	139	34,239	141
12 anos	38,836	144	39,972	147

B.5.9. ESQUEMA DE IMUNIZAÇÃO INFANTIL

TEMPO	VACINAS	COMENTÁRIOS
Primeira visita	DTP-1*; OPV-1** (se a criança > 15 meses) Hep B-1$$$	DTP, OPV e MMR podem ser administradas a crianças > 15 meses
0-1 mês	BCG-ID$$	Intradérmica, podendo ser administrada de 0-14 anos
1 mês após 1ª dose	Hep B-2	
1ª DTP, OPV 2 meses após	DTP-2; OPV-2	
2ª DTP	DTP-3	Uma dose adicional de OPV nesta época de uso opcional em áreas de alto risco de exposição à pólio
6 meses após a 1ª dose	Hep B-3	
6-12 meses após 3ª DTP	DTP-4; OPV-3	
24 meses	Hib	Vacina de *Haemophilus influenzae* b
Pré-escola*** (4-6 anos)	DTP-5; OPV-4	Preferencialmente durante a entrada na escola ou antes
> 2 anos	Hep A#	1ª dose na data selecionada e 2ª dose 6 a 18 meses após
14-16 anos	Td****	Repetir a cada 10 anos ao longo da vida
5 anos após 1ª dose	Hep B	Reforço após 5 anos

*DTP, vacina de toxoides da difteria e tétano com pertússis.
**OPV, vacina oral de poliovírus atenuado contendo poliovírus tipos 1, 2 e 3.
$MMR, vírus vivo do sarampo, caxumba e rubéola.
***A dose da pré-escola não é necessária se a 4ª dose de DTP e a 3ª dose de OPV forem administradas depois do 4º aniversário.
****Td, toxoide tetânico e diftérico adulto em combinação; contém a mesma dose de toxoide tetânico que DTP ou toxoide diftérico e tetânico (DT) pediátricos e uma dose reduzida de toxoide diftérico.
$$BCG-ID, vacina de bacilo bovino atenuado da tuberculose.
$$$Hep B, vacina recombinante anti-hepatite B de vírus purificado (HBsAg). Para outros esquemas de vacinação e reforço em casos especiais, ver a descrição da vacina.
#Hep A, vacina dos vírus da hepatite A de culturas de células diploides humanas e inativadas por formalina.

▼

C. DADOS DE INTERESSE GERAL

▶ C.1. Perda aquosa diária em indivíduos normais e em repouso

	Lactentes	Crianças	Adultos
Urina	200-500	500-800	800-1.000
Fezes	25-40	40-100	100
Respiração insensível	75-300	300-600	600-1.000
TOTAL	300-840	840-1.500	1.500-2.000

▶ C.2. Avaliação de área queimada em adultos (Regra dos nove)

Cabeça e pescoço	9% da área de superfície corporal
Cada mão e braço (incluindo o deltoide)	9%
Cada pé e perna até a prega glútea inferior	18%
Região anterior e posterior tórax, incluindo nádegas	18% cada
Períneo	1%

*Em crianças usar a tabela de Lund-Browder.

▶ C.3. Categorias da gravidez baseadas no efeito dos fármacos*

Categoria	Efeito Farmacológico
A	Os estudos realizados não demonstraram efeito sobre o feto no primeiro trimestre nem evidência de risco nos restantes.
B	Estudos de reprodução animal não demonstraram risco para o feto e não existem estudos adequados em mulheres.
C	Estudos de reprodução animal demonstraram efeito adverso no feto. Não há estudos adequados em seres humanos, e o fármaco pode ser utilizado na eventualidade de os benefícios serem superiores aos riscos.
D	Evidência de risco para o feto humano baseado em reação adversa observada em experiências, após comercialização ou estudos em humanos. O fármaco pode ser utilizado se os benefícios forem maiores em caso de risco de vida, doença grave ou na impossibilidade do uso de outros fármacos.
X	Estudos em animais ou em seres humanos demonstraram anormalidade(s) fetal(is), ou se existir evidência de risco para o feto humano, por reação adversa em experiências ou após comercialização, e se o risco de utilização do fármaco for maior que os potenciais benefícios.

*Adotada pela FDA.

C.4. Novas advertências sobre fármacos – OMS 2013.*

Fármaco	Novas observações
Buflomedil	Devido aos efeitos cardiovasculares e neurológicos graves foi suspenso de comercialização na Europa.
Citalopram	Doses de 60 mg/dia podem afetar a atividade elétrica cardíaca e induzir arritmias fatais.
Drospirenona	Risco de trombose.
Escitalopram	Pode causar prolongamento do intervalo QT ao eletrocardiograma e está contraindicado em pacientes com síndrome do QT longo ou com QT prolongado de outras etiologias.
Finasterida/Dutasterida	Risco de desenvolver câncer de próstata.
Gadolínio	Fibrose nefrogênica sistêmica.
Ondansetrona	Prolongamento do intervalo QT ao eletrocardiograma.

*Observações anuais da Organização Mundial de Saúde sobre fármacos. *WHO Drug Information*. World Health Organization, 2012.

ÍNDICE DE FÁRMACOS POR NOMES GENÉRICOS

Além de fármacos, com os respectivos nomes genéricos, incluem-se outros produtos, que não possuem nomes genéricos, e são grafados em itálico para diferenciá-los dos primeiros.

A

Abacavir, 18.43
Abatacepte, 21.23
Abciximabe, 9.20
Acácia, 19.15
Acamprosato, 23.25
Acarbose, 13.22
Acebrofilina, V. Teofilinato de ambroxol
Aceclofenaco, 21.3
Acedapsona, 18.32
Acefilinato de heptaminol, 11.16
Acefilinato de heptaminol + cinarizina, 11.16
Acessulfamo, 13.8
Acetaminofeno, V. Paracetamol
Acetato de dexametasona, 21.19
Acetato de hidrocortisona, 21.20
Acetato de metilprednisolona, 21.21
Acetato de noretisterona, 16.13
Acetato de noretisterona + etinilestradiol, 16.7
Acetato de retinol, 15.3
Acetato de sódio, 14.10
Acetato de tocoferol, 15.5
Acetazolamida, 20.7
Acetilcisteína, 11.4, 20.15, 23.10
Acetofenido de algestona + enantato de estradiol, 16.17
Acetonido de fluocinolona, 21.19
Acetrizoato de meglumina, 23.3
Acevaltrato, 1.13
Aciclovir, 18.43
Ácido acético glacial, 19.20
Ácido acetilsalicílico, 1.32-1.33, 9.15, 11.8, 24.1
Ácido acetilsalicílico (assoc.), 1.33
Ácido acetilsalicílico + ácido ascórbico, 1.33
Ácido acetilsalicílico + cafeína, 1.33
Ácido acetilsalicílico + dextropropoxifeno, 1.29
Ácido acetilsalicílico tamponado, 1.33
Ácido acexâmico, 9.19
Ácido alendrônico, 13.33
Ácido aminocaproico, 9.27
Ácido aminolevulínico, 19.15
Ácido aminossalicílico, 13.25
Ácido ascórbico, 15.6, 24.1
Ácido ascórbico + ácido acetilsalicílico, 1.33
Ácido ascórbico + ácido fólico, 9.5
Ácido ascórbico + aspartato de arginina, 13.4
Ácido azelaico, 19.15
Ácido benzoico, 19.3
Ácido benzoico + ácido salicílico + ácido undecilênico, 19.3
Ácido benzoico + ácido salicílico + iodo, 19.3

Ácido clavulânico + amoxicilina, 18.65, 18.74
Ácido clodrônico, 13.33
Ácido cromoglícico, 7.8, 11.20, 20.11
Ácido cromoglícico (assoc.), 11.20
Ácido desidrocólico, 10.14, 10.28
Ácido docoexanoico, 13.15
Ácido eicosapentanoico, 13.15
Ácido espaglumínico, 7.4
Ácido flufenâmico, 21.7
Ácido fólico, 9.5
Ácido fólico + ferromaltose, 9.6
Ácido folínico, 9.6
Ácido fusídico, 18.106, 20.2
Ácido gadoxético, 23.8
Ácido hialurônico, 21.10
Ácido ibandrônico, 13.33
Ácido iocetâmico, 23.3-23.4
Ácido iopanoico, 23.4
Ácido isospaglúmico, 20.11, 20.16
Ácido láctico + ácido salicílico, 19.15
Ácido mefenâmico, 1.40
Ácido nalidíxico, 18.34
Ácido nicotínico, 13.9, 15.7
Ácido nítrico, 19.19
Ácido oxolínico, 18.34
Ácido pamidrônico, 13.34
Ácido pipemídico, 18.35
Ácido poliacrílico, 20.11
Ácido propiônico, 19.3
Ácido propiônico (assoc.), 19.3
Ácido risedrônico, 13.34
Ácido salicílico, 19.3, 19.15, 20.14
Ácido salicílico + ácido benzoico + ácido undecilênico, 19.3
Ácido salicílico + ácido benzoico + iodo, 19.3
Ácido salicílico + ácido láctico, 19.16
Ácido salicílico + enxofre, 19.3, 19.16
Ácido tânico, 19.14
Ácido tolfenâmico, 21.7
Ácido tranexâmico, 9.27
Ácido undecilênico, 19.3
Ácido undecilênico (assoc.), 19.3
Ácido undecilênico + ácido benzoico + ácido salicílico, 19.3
Ácido ursodesoxicólico, 10.30
Ácido valproico, 1.18
Ácido zoledrônico, 13.34
Ácidos graxos poli-insaturados, 13.7
Acipimox, 13.14
Acitretina, 19.16
Adalimumabe, 21.23
Adapaleno, 19.16
Adefovir, 18.44
Adenosina, 8.14
Adipato de piperazina, 10.20
Adrenalina, V. Epinefrina
Ágar, 10.13, 19.14
Agomelatina, 3.19

Água oxigenada, V. Peróxido de hidrogênio
Água para injeção, 14.8
Alantoína, 19.14
Albendazol, 10.17
Albumina, 9.29
Albuterol, V. Salbutamol
Alcachofra, 10.29
Alcaçuz, 11.7
Alcaçuz + cássia + coentro + sene + tamarindo, 10.15
Alcatrão, 19.17
Alcatrão de pinho, 19.19
Álcool etílico, 18.3
Álcool isopropílico, 18.3
Álcool polivinílico, 20.12
Álcool polivinílico (assoc.), 20.12
Aldeído fórmico, V. Formaldeído
Aldosterona, 14.3
Alentuzumabe, 12.31
Alfacalcidol, 15.4
17-Alfaestradiol, 19.22
Alfentanila, 1.5
Alfuzosina, 8.23
Algestona, 16.9, 16.15
Alginato de sódio, 19.14
Alilestrenol, 16.9
Alimentos enterais, 13.7
Alimentos para recém-nascidos e lactentes, 13.8
Alisquireno, 8.35
Alizaprida, 10.32
Almitrina, 2.1
Alopurinol, 21.27
Alprazolam, 3.2
Alprostadil, 23.21
Alteplase, 9.25
Alúmen secativo, 19.20
Alumina, 19.21
Amantadina, 1.24
Ambrisentana, 8.44
Ambroxol, 11.5
Ambufilina, 11.16
Amicacina, 18.100, 20.2
Amido, 19.14
Amidotrizoato de cálcio, meglumina e sódico, 23.5
Amidotrizoato de meglumina, 23.5
Amidotrizoato de meglumina e sódico, 23.5
Amidotrizoato sódico, 23.5
Amifostina, 23.16
Amilocaína, 20.15
Amilorida, 14.3
Amilorida + clortalidona, 14.2
Amilorida + furosemida, 14.5
Amilorida + hidroclorotiazida, 14.3
Aminaftona, 9.28
Amineptina, 3.16
Aminoácidos, 13.6, 13.7
Aminoácidos + carboidratos, 13.6

Aminoácidos + carboidratos + eletrólitos, 13.6
Aminoácidos + glicose, 13.6
Aminofenazona, 21.2
Aminofilina, 2.2, 11.16
Aminoglutetimida, 12.32
Aminopirina, V. Aminofenazona
Amiodarona, 8.12-8.13
Amissulprida, 3.10
Amitriptilina, 3.16
Amitriptilina (assoc.), 1.45, 3.15
Amitriptilina + clordiazepóxido, 3.3
Amorolfina, 19.8
Amoxicilina, 18.64
Amoxicilina + clavulanato de potássio, 18.79
Amoxilina + clavulanato de potássio, V. Amoxicilina + clavulanato de potássio
Ampicilina, 18.65, 20.2
Ampicilina + probenecida, 18.66, 21.28
Ampicilina benzatina, 18.66
Ampicilina benzatina + ampicilina sódica, 18.66, 18.67
Amprenavir, 18.45
Anastrozol, 12.27
Anfotericina B, 18.15
Anfotericina B + tetraciclina, 18.15
Anidulafungina, 18.23
Anlodipino, 8.17
Antazolina, 7.4, 20.11
Antídoto universal, 23.16
Antígenos cutâneos para testes de hipersensibilidade tardia, 23.10
Antimoniato de meglumina, 18.7
Antipirina, V. Fenazona
Apixabana, 9.13
Apolato sódico + nicotinato de benzila, 9.11
Apomorfina, 10.36, 23.21
Apraclonidina, 20.4
Aprepitanto, 10.36
Aprotinina, 9.28
Aripiprazol, 3.13
Artemeter-lumefantrina, 18.12-18.13
Artesunato, 18.12
Asenapina, 3.14
Asiaticósido, 19.14
Aspartamo, 13.8
Aspartato de arginina, 13.4
Aspartato de arginina + ácido ascórbico, 13.4
Associações de eletrólitos, 14.11
Atapulgita ativada, 23.16
Atazanavir, 18.46
Atenolol, 8.21
Atenolol + clortalidona, 8.21, 14.2
Atenolol + nifedipino, 8.22
Ativador tecidual do plasminogênio humano recombinante, V. Alteplase
Atorvastatina, 13.10
Atosibano, 16.26

I.G.1

I.G.2 ÍNDICE DE FÁRMACOS POR NOMES GENÉRICOS

Atropina, 6.2, 20.3, 23.12
Atropina + difenoxilato, 10.24
Auranofina, 21.23
Azacitidina, 12.10
Azatadina, 7.4
Azatadina + pseudoefedrina, 7.4, 11.10
Azatioprina, 22.1-22.2
Azelastina, 7.4
Azitromicina, 18.94
Aztreonam, 18.79

B

Bacitracina, 18.90, 20.2
Bacitracina zíncica + neomicina, 18.90
Baclofeno, 5.2
Bálsamo de tolu, 11.7
Bálsamo do Peru, 19.15, 19.20
Bambuterol, 11.12
Bametano, 8.48
Bamifilina, 11.16
Barbexaclona, 1.14
Basiliximabe, 22.2
BCG intravesical, 12.32
Beclometasona, 7.8, 11.17, 21.16
Beclometasona + salbutamol, 11.15
Beladona, 6.2
Benazepril, 8.27
Benciclano, 8.48
Bendroflumetiazida, 14.2
Benfotiamina, 15.5
Benserazida + levodopa, 1.25
Bentonita, 19.15
Benzbromarona, 21.27
Benzidamina, 21.11
Benzilpenicilina, 18.67, 20.2
Benzilpenicilina benzatina, 18.67
Benzilpenicilina potássica, 18.67
Benzilpenicilina procaína, 18.68
Benzilpenicilina procaína + benzilpenicilina potássica, 18.67
Benznidazol, 18.7
Benzoato de benzila, 19.9
Benzoato de benzila + triclosana, 19.10
Benzoato de estradiol, 16.6
Benzocaína, 4.1-4.2, 20.15, 23.25
Benzocaína (assoc.), 4.2, 20.15
Benzocaína + cloreto de cetilpiridínio, 4.2, 18.4
Benzoilmetronidazol, 10.25
Benzoína, 19.14
Benzoperóxido, 19.17
Benzoperóxido + enxofre, 19.18
Beractanto, 11.25
Besilato de atracúrio, 5.4
Besilato de cisatracúrio, 5.5
Betacaroteno, 15.2
Betaciclodextrina-piroxicam, 21.10
Betaína, 13.15
Betaistina, 1.48
Betametasona, 7.8, 20.2, 21.14, 21.16
Betanecol, 23.19
Betaxolol, 20.6
Bevacizumabe, 12.33
Bezafibrato, 13.12
Besifloxacino, 20.2
Bicalutamida, 12.26
Bicarbonato de sódio, 14.10, 14.13, 23.19
Bifonazol, 19.4
Bilastina, 7.5
Bimatoprosta, 20.8
Bioaletrina, 19.10
Bioaletrina (assoc.), 19.10
Biotina, 15.8
Biperideno, 1.21
Bisacodil, 10.14
Bisoprolol, 8.22
Bleomicina, 12.17
Boldo, 10.29
Borato de hidroxiquinolina, 20.15
Borato de hidroxiquinolina + trietanolamina, 20.15

Borato de sódio, 20.12
Bortezomibe, 12.33
Bosentana, 8.44
Brimonidina, 20.5
Brinzolamida, 20.8
Bromazepam, 3.2
Brometo de cetrimônio, 18.3, 20.14
Brometo de cetrimônio + cloreto de benzalcônio, 18.3
Brometo de ipratrópio, 11.21
Brometo de ipratrópio + fenoterol, 11.21
Brometo de otilônio, 6.4
Brometo de pancurônio, 5.6
Brometo de pinavério, 6.7
Brometo de propantelina, 6.4
Brometo de rocurônio, 5.6
Brometo de tiotrópio, 11.21
Brometo de vecurônio, 5.7
Bromexina, 11.6
Bromexina (assoc.), 11.6
Bromexina + sulfoguaiacol, 11.6
Bromocriptina, 1.21
Bromofórmio, 11.2
Bromoprida, 10.32
Bronfeniramina, 7.3
Bronfeniramina + fenilefrina, 11.9
Brovanexina, 11.6
Buclizina, 1.48, 7.4, 10.32
Budesonida, 11.18
Buflomedil, 8.48
Bumadizona, 21.2
Bumetanida, 14.5
Bupivacaína, 4.3, 20.2, 23.25
Bupivacaína + epinefrina, 4.3
Bupivacaína + glicose, 4.3
Buprenorfina, 1.28
Bupropiona, 23.26
Buspirona, 3.4
Busserrelina, 12.29
Bussulfano, 12.6
Butambeno, 4.2
Butamirato, 11.2
Butenafina, 19.8
Butirato de hidrocortisona, 21.20
Butirilacetato de estradiol + progesterona, 16.13
Butoconazol, 19.4
Butopironoxil, 19.21
Butóxido de piperonila + deltametrina, 19.10

C

Cabergolina, 16.23
Cafeína, 2.2, 11.8
Cafeína + ácido acetilsalicílico, 1.33
Cafeína + paracetamol, 1.35
Cafeína + propifenazona, 1.37
Calamina, 19.14
Calcifediol, 13.27, 15.4
Calciferol, V. Ergocalciferol
Calcipotriol, 19.17
Calcitonina (humana), 13.35
Calcitonina (sintética de enguia), 13.35
Calcitonina (sintética de salmão), 13.36
Calcitriol, 15.4
Cambendazol, 10.18
Camilofina, 6.7
Camilofina + dimeticona, 6.7
Candesartano, 8.35
Cânfora, 11.3
Cânfora + mentol + salicilato de metila, 19.20
Capecitabina, 12.11
Caproato de hidroxiprogesterona + valerato de estradiol, 16.6
Capsaicina, 19.13
Captopril, 8.28
Captopril + hidroclorotiazida, 8.28
Carbacol, 20.3, 20.4
Carbamazepina, 1.16
Carbamida, V. Ureia

Carbasalato cálcico, 11.8
Carbazocromo, 9.18
Carbetapentano, V. Pentoxiverina
Carbetocina, 16.24
Carbidopa + levodopa, 1.26
Carbinoxamina, 7.2
Carbocisteína, 11.6
Carbonato de cálcio, 14.12
Carbonato de cálcio (assoc.), 10.9, 19.14, 19.21
Carbonato de lítio, 1.44, 3.18
Carbonato de magnésio, 14.13, 19.14, 19.21
Carbonato de magnésio + hidróxido de alumínio, 10.11
Carboplatina, 12.15
Carisoprodol, 5.1
Carisoprodol (assoc.), 5.1
Carmelose, 10.13, 19.15
Carmustina, 12.5-12.6
Carvão ativado, 23.19
Carvedilol, 8.22
Cáscara sagrada, 10.14
Caseína, 19.14
Caspofungina, 18.23
Cássia, 10.14
Cássia + alcaçuz + coentro + sene + tamarindo, 10.15
Catalino, V. Pirenoxina
Caulim, 23.16
Cefaclor, 18.72
Cefadroxila, 18.70
Cefalexina, 18.70
Cefalotina, 18.71, 20.2
Cefazolina, 18.71, 20.2
Cefepima, 18.77
Cefetamete pivoxila, 18.74
Cefixima, 18.74
Cefodizima, 18.74
Cefoperazona, 18.75
Cefotaxima, 18.75
Cefoxitina, 18.72
Cefpiroma, 18.78
Cefpodoxima proxetil, 18.75
Cefprozila, 18.72
Ceftazidima, 18.76
Ceftriaxona, 18.76
Cefuroxima, 18.73
Cefuroxima axetila, 18.73
Cefuroxima sódica, 18.73
Celecoxibe, 21.12
Cetamina, 1.7
Cetirizina, 7.6
Cetoconazol, 18.17-18.18, 19.3
Cetoprofeno, 21.5
Cetorolaco, 1.38
Cetotifeno, 7.4, 11.22
Cetrimida, 18.3
Cetrimida (assoc.), 18.4
Cetrorelix, 16.22
Cetuximabe, 12.34
Cianocobalamina, 9.4, 13.15
Ciclamato sódico, 13.8
Ciclamato sódico + sacarato cálcico, 13.8
Ciclesonida, 11.18
Ciclobenzaprina, 5.2
Ciclofenila, 16.8
Ciclofosfamida, 12.4, 22.1
Ciclopentolato, 20.3
Ciclopirox, 18.15, 19.8
Ciclosporina, 22.2-22.3
Cilastatina + imipeném, 18.81
Cilazapril, 8.29
Cilostazol, 9.21
Cimetidina, 10.2
Cinacalcete, 13.31
Cinamato de cloranfenicol, 18.86
Cinarizina, 8.49
Cinarizina + acefilinato de heptaminol, 11.16
Cinchocaína, 4.3
Cinchocaína (assoc.), 4.3
Cipionato de testosterona, 16.2

Ciproeptadina, 1.50, 7.1, 7.4
Ciproeptadina + cobamamida, 9.4
Ciprofibrato, 13.13
Ciprofloxacino, 10.23, 18.36
Ciproterona, 16.3, 16.5
Ciproterona + etinilestradiol, 16.3, 16.7
Cisaprida, 10.30
Cisplatina, 12.16
Citalopram, 3.19
Citarabina, 12.12
Citicolina, 2.4
Citrato de bismuto ranitidina, 10.3
Citrato de cálcio, 14.13
Citrato de piperazina, 10.20
Citrato de potássio, 14.14
Citrato de sódio, 14.13
Cladribina, 12.14
Claritromicina, 18.95
Clavulanato de potássio + amoxicilina, 18.79
Clemastina, 1.50, 7.5
Clemizol, 7.4
Clindamicina, 18.102
Clioquinol, 10.23, 19.7
Clioquinol + flumetasona, 21.19
Clobazam, 3.2
Clobetasol, 21.14, 21.17
Clobetasona, 20.2, 21.14, 21.17
Clobutinol, 11.2
Clobutinol + doxilamina, 11.2
Clofazimina, 18.33
Clofibrato, 9.15, 13.9, 13.12
Clofibrato + piricarbato, 13.15
Clofibrato + tartarato de nicotinila, 13.15
Clomifeno, 16.8, 23.9
Clomipramina, 3.16
Clonazepam, 1.15
Clonidina, 8.39
Clonixinato de lisina, 1.40
Clopamida + pindolol, 8.16
Cloperastina, 11.2
Clopidogrel, 9.21
Clorambucila, 12.4-12.5, 22.1
Cloranfenicol, 18.85, 20.2, 20.15
Cloranfenicol (assoc.), 20.15
Cloranfenicol oftálmico, 18.86
Cloranfenicol otológico, 18.86
Clorazepato dipotássico, 3.3
Clordiazepóxido, 3.3
Clordiazepóxido + amitriptilina, 3.3
Cloreto de alcurônio, 5.4
Cloreto de alumínio, 19.20
Cloreto de amônio, 23.18
Cloreto de benzalcônio, 18.4, 20.14
Cloreto de benzalcônio (assoc.), 18.4, 20.14
Cloreto de benzalcônio + brometo de cetrimônio, 18.4
Cloreto de benzalcônio + fenilefrina, 11.9
Cloreto de benzalcônio + nafazolina, 11.9
Cloreto de benzetônio, 18.4
Cloreto de cálcio, 14.12
Cloreto de cálcio (assoc.), 14.12
Cloreto de cetalcônio, 18.4
Cloreto de cetalcônio + cloreto de cetilpiridínio, 18.4
Cloreto de cetilpiridínio, 18.4, 20.14
Cloreto de cetilpiridínio + benzocaína, 18.4
Cloreto de cetilpiridínio + cloreto de cetalcônio, 18.4
Cloreto de dequalínio, 18.4, 19.7
Cloreto de metilrosanilina, 18.4
Cloreto de metiltionínio (assoc.), 20.13
Cloreto de metiltionínio + metenamina, 18.39
Cloreto de metiltionínio + tetrizolina, 20.13
Cloreto de potássio, 14.9, 14.13
Cloreto de potássio + bicarbonato de potássio, 14.13

ÍNDICE DE FÁRMACOS POR NOMES GENÉRICOS I.G.3

Cloreto de potássio + cloreto de sódio, 14.13
Cloreto de potássio + furosemida, 14.5
Cloreto de sódio, 11.8, 14.10-14.11, 14.13, 20.12
Cloreto de sódio + cloreto de potássio, 14.13
Cloreto de sódio + nafazolina, 11.9
Cloreto de suxametônio, 5.4
Clorexidina, 18.3
Clorfenamina, 7.3, 11.10
Clorfenamina (assoc.), 11.10
Clorfenamina + fenilefrina, 11.9, 20.13
Clorfenesina, 20.15
Clorfeniramina, V. Clorfenamina
Clorfenoxamina, 7.2
Cloridrato de clindamicina, 18.96
Cloridrato de oximetazolina, 20.10
Cloridrato de tetraciclina, 18.89
Cloridrato de tetrizolina (assoc.), 20.10
Clormadinona, 16.9
Clormezanona, 5.2
Clorofeno, 18.5
Cloroquina, 18.8-18.9, 21.24, V. Dicloridrato de cloroquina; Difosfato de cloroquina
Clorpromazina, 3.5
Clorpropamida, 13.19
Clorquinaldol, 19.7
Clortalidona, 14.2
Clortalidona + amilorida, 14.2
Clortalidona + atenolol, 8.21, 14.2
Clortalidona + reserpina, 8.41, 14.3
Clortetraciclina, 20.2
Clostebol, 19.23
Clotrimazol, 19.4
Cloxazolam, 3.3
Clozapina, 3.7
Cobamamida, 9.4
Cobamamida + ciproeptadina, 9.4
Codeína, 11.2
Codeína + feniltoloxamina, 11.3
Codeína + paracetamol, 1.34, 11.3
Coentro + alcaçuz + cássia + sene + tamarindo, 10.15
Colagenase, 19.22
Colchicina, 21.26
Colecalciferol, 15.4
Colestiramina, 13.14
Colina, 13.16, 15.9
Colistimetato sódico, 18.90
Colódio, 19.14
Complexo protrombínico anti-hemofílico humano, 9.17
Complexo protrombínico humano, 9.17
Concentrado do fator IX humano, V. Fator IX de coagulação do sangue humano liofilizado
Coriogonadotrofina alfa, 16.19
Cortisona, 21.13
Corynebacterium parvum, 12.34
Cosintropina, V. Tetracosactida
Creosoto, 11.7
Crioprecipitado anti-hemofílico liofilizado, 9.17
Cromoglicato dissódico, V. Ácido cromoglícico
Cumarina + heparina, 9.11
Cumarina + troxerrutina, 9.28

D

Dabigatrana, 9.13
Dacarbazina, 12.7
Daclizumabe, 22.3
Dactinomicina, 12.17
Dalteparina sódica, 9.12
Danazol, 16.2-16.3
Dantroleno, 5.2-5.3
Dantrona, 10.14
Dapsona, 18.32
Daptomicina, 18.90
Darifenacina, 6.5

Daunorrubicina, 12.18
Decametrina, V. Deltametrina
Deferasirox, 23.17
Deferiprona, 9.7
Deferoxamina, 23.17
Deflazacorte, 21.17
Degarelix, 12.35
Delapril, 8.29
Delavirdina, 18.47
Deltametrina, 19.10
Deltametrina + butóxido de piperonila, 19.10
Depaletrina, V. Bioaletrina
Desatinibe, 12.35
Desflurano, 1.2
Deslanósido, 8.2
Desloratadina, 7.6
Desmopressina, 9.18, 14.6
Desogestrel, 16.9
Desogestrel + etinilestradiol, 16.17
Desonida, 21.18
Desoximetasona, 21.14, 21.18
Desvenlafaxina, 3.20
Dexametasona, 7.8, 11.8, 12.24, 20.2, 20.15, 21.18
Dexametasona (assoc.), 7.8
Dexbronfeniramina + pseudoefedrina, 11.10
Dexclorfeniramina, 7.3
Dexmedetomidina, 1.45
Dexpantenol, 19.14
Dexrazoxano, 23.18
Dextrano 40, 9.30
Dextrano 70, 9.30
Dextrometorfano, 11.3
Dextropropoxifeno, 1.29
Dextropropoxifeno + ácido acetilsalicílico, 1.29
Dextrose, V. Glicose
Diacereína, 21.12
Diálise, V. Soluções para diálise
Diatrizoato, V. Amidotrizoato
Diazepam, 1.16
Diazóxido, 13.27
Dibucaína, V. Cinchocaína
Dibunato sódico, 11.3
Dibunato sódico (assoc.), 11.3
Dicicloverina, 6.5
Diclofenaco, 20.2, 21.3-21.4
Dicloridrato de cloroquina, 18.9
Dicloridrato de quinina, 18.12
Didanosina, 18.47
Didrogesterona, 16.10
Dienogeste, 16.10
Dietilcarbamazina, 19.11
Dietilestilbestrol, 12.25
Dietilpropiona, V. Anfepramona
Dietiltoluamida, 19.21
Difenidramina, 1.48, 7.2-7.3, 11.10
Difenilpiralina, 7.4
Difenoxilato, 10.24
Difenoxilato + atropina, 10.24
Diflucortolona, 21.14, 21.19
Difosfato de cloroquina, 18.9
Digitoxina, 8.3
Digoxina, 8.3
Di-hidralazina, 8.42
Di-hidralazina (assoc.), 8.42
Di-hidroergocristina, 8.49
Di-hidroergocristina (assoc.), 8.49
Di-hidroergocristina + flunarizina, 8.49
Di-hidroergotamina, 1.41
Di-hidroergotamina (assoc.), 1.42
Di-hidrovaltrato, 1.12
Diltiazem, 8.32
Dimenidrinato, 1.49
Dimenidrinato + piridoxina, 1.49
Dimercaprol, 23.18
Dimeticona, 10.11-10.12, 19.15, 23.10
Dimeticona + camilofina, 6.7
Dimeticona + hidróxido de alumínio, 10.11
Dimeticona + magaldrato, 10.10
Dinitrato de isossorbida, 8.15

Dinoprostona, 16.25
Diosmina, 9.28
Diosmina + hesperidina, 9.27
Dióxido de carbono, 19.19
Dióxido de titânio, 19.14
Dipiridamol, 9.22
Dipirona, V. Metamizol
Dipivefrina, 20.5
Diritromicina, 18.95
Disopiramida, 8.7
Dispositivos intrauterinos, 24.2
Dissulfiram, 23.25
Ditranol, 19.17, 19.22
Dobesilato de cálcio, 9.28
Dobesilato de cálcio (assoc.), 19.14
Dobutamina, 8.4
Docetaxel, 12.23
Docusato sódico, 10.14
Docusato sódico + bisacodil, 10.14
Dolasetrona, 10.34
Domperidona, 10.32
Donepezila, 2.4
Dopamina, 8.4-8.5
Dornase alfa, 11.25
Dorzolamida, 20.8
Doxazosina, 8.24
Doxiciclina, 18.88
Doxilamina, 7.3
Doxilamina (assoc.), 7.3
Doxilamina + clobutinol, 11.2
Doxorrubicina, 12.18
Droperidol, 3.8, 10.31
Droperidol + citrato de fentanila, 1.8, 3.9
Dropropizina, 11.4
Drospirenona, 16.11
Drotrecogina alfa, 9.22
Duloxetina, 3.21
Dutasterida, 16.3

E

Ebastina, 7.7
Econazol, 19.5
Edetato dissódico, 20.12
Efalizumabe, 22.3
Efavirenzo, 18.48
Efedrina, 11.9, 11.12
Efedrina (assoc.), 11.9
Efedrina + teofilina, 11.17
Elcatonina, V. Calcitonina (sintética de enguia)
Eletrólitos, V. Associações de eletrólitos
Elixir paregórico, 10.23
Embonato de pirantel, 10.16, 10.21
Embonato de pirvínio, 10.19
Enalapril, 8.29
Enalapril + hidroclorotiazida, 8.30, 14.3
Enantato de estradiol + acetofenido de algestona, 16.15
Enantato de flufenazina, 3.5
Enemas, 10.15
Enflurano, 1.2
Enfuvirtida, 18.48
Enoxaparina sódica, 9.12
Entacapona, 1.26
Entricitabina/tenofovir, 18.49
Enxofre, 19.18
Enxofre + ácido salicílico, 19.3, 19.18
Enxofre + benzoperóxido, 19.18
Epinastina, 7.7
Epinefrina, 7.8, 11.12, 20.4
Epinefrina + bupivacaína, 4.3
Epinefrina + lidocaína, 4.5
Epirizol, 21.11
Epirrubicina, 12.19
Epoetina, 9.6
Eptacog alfa, 9.18
Erdosteína, 11.6
Ergocalciferol, 15.4
Ergometrina, 16.23
Ergonovina, V. Ergometrina
Ergotamina, 1.42
Ergotamina (assoc.), 1.42

Eritromicina, 18.96, 20.2
Eritromicina + acetato de zinco, 19.1
Erlotinibe, 12.36
Ertapeném, 18.80
Escina, 9.28, 19.13
Escitalopram, 3.21
Escopolamina, 6.2-6.3, 10.31
Esmolol, 8.10
Esomeprazol, 10.4
Espectinomicina, 18.100
Espiramicina, 18.97
Espironolactona, 14.4, 23.10
Espironolactona + furosemida, 14.4, 14.5
Espironolactona + hidroclorotiazida, 14.3, 14.4
Esponja de gelatina absorvível, 9.19
Estavudina, 18.50
Estazolam, 1.9
Estearato de cloranfenicol, 18.86
Estearato de eritromicina, 18.97
Estearato de magnésio, 19.14
Estearato de zinco, 19.14
Ésteres diversos da testosterona, 16.2
Estolato de eritromicina, 18.97
Estolato de eritromicina + benzidamina, 18.97
Estradiol, 16.5, 16.6, 19.22
Estreptomicina, 18.27, 18.100
Estreptoquinase, 9.26
Estricnina, 10.28
Estriol, 16.6, 16.7
Estrogênios conjugados, 9.18, 16.7
Etafedrina, 11.13
Etambutol, 18.31
Etanercepte, 21.24
Etanol, 23.12
Etanolamina, 8.45
Etansilato, 9.19
Etaverina, 6.7
Éter, 1.2, 19.19
Etilcelulose, 19.14
Etilefrina, 8.46
Etinilestradiol, 16.7, 16.15
Etinilestradiol + acetato de noretisterona, 16.7
Etinilestradiol + ciproterona, 16.3, 16.7
Etinilestradiol + desogestrel, 16.17
Etinilestradiol + diacetato de etinodiol, 16.17
Etinilestradiol + gestodeno, 16.17
Etinilestradiol + levonorgestrel, 16.17
Etinilestradiol + linestrenol, 16.17
Etinilestradiol + noretisterona, 16.7, 16.17
Etinilestradiol + norgestrel, 16.17
Etinodiol, 16.11
Etionamida, 18.29
Etodolaco, 21.6
Etoexadiol, 19.21
Etofamida, 10.25
Etofenamato, 19.12, 21.8
Etofibrato, 13.13
Etomidato, 1.7
Etonogestrel, 16.11
Etopósido, 12.22
Etoricoxibe, 21.12
Etoxibenzamida, V. Etenzamida
Everolimo, 22.4
Eucaliptol, 19.19
Exemestano, 12.27
Exenatida, 13.26
Extrato metanólico de BCG, 12.36
Extrato tímico, 18.109
Extratos de soja integral, 13.7
Ezetimiba, 13.15

F

Famotidina, 10.3
Fanciclovir, 18.50
Fator VIII de coagulação do sangue humano liofilizado, 9.17

I.G.4 ÍNDICE DE FÁRMACOS POR NOMES GENÉRICOS

Fator IX de coagulação do sangue humano liofilizado, 9.17
Fedrilato, 11.3
Felipressina, 14.6
Felipressina + prilocaína, 4.5, 14.6
Felodipino, 8.18
Femprocumona, 9.16
Fenazona, 1.35, 20.15
Fenazona + procaína, 1.35
Fenazopiridina, 1.44, 18.41
Fenazopiridina (assoc.), 18.41
Fenazopiridina + metenamina, 18.41
Fenazopiridina + nitroxolina, 18.41
Fenazopiridina + sulfametoxazol + trimetoprima, 18.41
Fenfluramina, 13.2
Fenformina, 13.21
Fenilbutazona, 21.2
Fenilbutazona cálcica, 21.3
Fenilbutazona + paracetamol, 1.35
Fenilefrina, 8.46, 11.9, 20.4
Fenilefrina (assoc.), 11.9
Fenilefrina + bronfeniramina, 11.9
Fenilefrina + cloreto de benzalcônio, 11.9
Fenilefrina + clorfenamina, 11.9
Feniltoloxamina, 7.3
Feniltoloxamina + codeína, 11.3
Fenindamina, 11.11
Fenindamina (assoc.), 11.11
Feniramina, 7.4
Fenitoína, 1.15, 8.6
Fenobarbital, 1.11, 1.14
Fenofibrato, 13.13
Fenol, 18.4, 19.20
Fenol + procaína, 4.2
Fenolftaleína, 10.14
Fenoprofeno, 1.37
Fenoterol, 11.13, 16.23
Fenoterol + brometo de ipratrópio, 11.20
Fenoxazolina, 11.9
Fenoximetilpenicilina, 18.68
Fentanila, 1.5
Fentanila + droperidol, 1.8, 3.9
Fentiazaco, 21.6
Fenticonazol, 18.19
Fentolamina, 23.22
Ferriprotinato, 9.2
Ferromaltose, 9.2
Ferromaltose + ácido fólico, 9.6
Fexofenadina, 7.7
Fibra dietética, 10.13
Fibras, 13.8
Fibrina, 9.19
Fibrinogênio, 9.17
Fibrinolisina, 9.26
Filgrastim, 9.8
Finasterida, 16.4
Fisostigmina, 23.12
Fitomenadiona, 9.17
Flavoxato, 6.7
Flucitosina, 18.22
Fluconazol, 18.19
Fludarabina, 12.14
Fludrocortisona, 14.6, 20.14
Fludroxicortida, 21.14, 21.19
Flufenazina, 3.5
Flumazenil, 23.15
Flumetasona, 21.19
Flumetasona + ácido salicílico, 21.19
Flumetasona + clioquinol, 21.19
Flunarizina, 1.45, 8.49
Flunarizina + di-hidroergocristina, 8.49
Flunisolida, 11.19
Flunitrazepam, 1.9
Fluocinolona, 20.2, 20.14
Fluocortolona, 21.19
Fluoresceína, 23.11
Fluoreto de sódio, 23.28
Fluormetolona, 20.2, 21.19
Fluoruracila, 12.12
Fluoxetina, 3.22
Flupirtina, 1.45

Fluprednideno, 21.20
Fluprednisolona, 20.15
Flurandrenolida, V. Fludroxicortida
Flurandrenolona, V. Fludroxicortida
Flurazepam, 1.10
Flurbiprofeno, 21.5
Flutamida, 12.26
Fluticasona, 11.19
Flutrimazol, 19.5
Fluvastatina, 13.10
Fluvoxamina, 3.23
Folinato cálcico, 23.13
Folitropina, 16.19
Fondaparinux, 9.14
Formaldeído, 18.3
Formaldeído (assoc.), 18.3
Formestano, 12.27
Formol, V. Formaldeído
Formoterol, 11.13
Foscarnete, 18.50
Fosfatidilserina, 24.1
Fosfato de potássio, 14.11
Fosfato de tetraciclina, 18.89
Fosfato dissódico de dexametasona, 21.19
Fosfestrol, 12.25
Fosfomicina, 18.106
Fosinopril, 8.30
Fotemustina, 12.6
Framicetina, 18.100, 20.2
Framicetina (assoc.), 20.14
Frângula, 10.14
Frutose, 13.5
Ftalato de dibutila, 19.21
Ftalato de dimetila, 19.21
Fumarato ferroso, 9.3
Fumária, 10.29
Furazolidona, 10.28
Furosemida, 14.5
Furosemida + amilorida, 14.5
Furosemida + cloreto de potássio, 14.5
Furosemida + espironolactona, 14.4, 14.5
Furosemida + trianetereno, 14.5
Fusafungina, 18.91, 19.13, 20.2, 20.14

G

Gabapentina, 1.19
Gadobutrol, 23.9
Gadodiamida, 23.9
Gadopentetato de dimeglumina, 23.10
Gadoterato de meglumina, 23.9
Galantamina, 2.4
Ganciclovir, 18.51
Ganirelix, 16.22
Gás hilariante, V. Óxido nitroso
Gatifloxacino, 18.37
Gefitinibe, 12.36
Gemifloxacino, 18.37
Gencitabina, 12.13
Genfibrozila, 13.13
Gentamicina, 18.100, 19.11, 20.2
Gestodeno, 16.11
Gestodeno + etinilestradiol, 16.15
Gestrinona, 16.11
Glatirâmer, 22.4
Glibenclamida, 13.20
Gliburida, V. Glibenclamida
Glicerina, V. Glicerol
Glicerol, 10.15, 11.3, 19.14, 20.6, 20.11
Glicinato de tianfenicol, 18.87
Gliclazida, 13.20
Gliconato de cálcio, 14.8
Glicosamina, 21.24
Glicose, 8.45, 13.5, 14.1
Glicose + bupivacaína, 4.3
Glimepirida, 13.20
Glipizida, 13.21
Globulina antimocítica, V. Imunoglobulina antitimócitos humanos
Glucágon, 13.28, 23.10

Glucametacina, 21.7
Gluconato ferroso, 9.3
Glutaral, 18.3
Glutaraldeído, V. Glutaral
Goma arábica, 19.14
Goma caraia, V. Goma estercúlia
Goma estercúlia, 10.13
Gonadotrofina coriônica, 16.20
Goserrelina, 12.29
Gramicidina, 18.91, 20.2, 20.14
Granissetrona, 10.35
Grindélia, 11.7
Griseofulvina, 18.15-18.16, 19.3
Guaifenesina, 11.7
Guaifenesina (assoc.), 11.7
Guaifenesina + terbutalina, 11.7, 11.15
Guanabenzo, 8.39

H

Halcinonida, 21.20
Haloperidol, 3.9, 10.31
Halotano, 1.3
Hemissuccinato de cloranfenicol, 18.86
Heparina, 9.10
Heparinoides, 9.11
Hesperidina, 9.28, 19.13
Hesperidina + diosmina, 9.28
Hexaclorofeno, 18.5
Hexaidrobenzoato de estradiol, 16.6
Hexamidina, 18.3
Hexamidina + tetracaína, 18.3
Hexilresorcinol, 18.4
Hexoprenalina, 16.23
Hialuronidase, 19.23
Hidralazina, 8.42
Hidroclorotiazida, 14.3
Hidroclorotiazida (assoc.), 14.3
Hidroclorotiazida + amilorida, 14.3
Hidroclorotiazida + captopril, 8.26, 14.3
Hidroclorotiazida + enalapril, 8.30, 14.3
Hidroclorotiazida + espironolactona, 14.3, 14.4
Hidroclorotiazida + lisinopril, 8.31
Hidroclorotiazida + metildopa, 8.40, 14.3
Hidroclorotiazida + metoprolol, 8.11, 14.3
Hidroclorotiazida + propranolol, 8.11, 14.3
Hidroclorotiazida + trianetereno, 14.3
Hidrocortisona, 20.2, 20.14, 21.20
Hidroquinona, 19.21
Hidrotalcita (assoc.), 10.11
Hidroxicarbamida, 12.37
Hidroxicloroquina, 18.9
Hidróxido de alumínio, 10.9
Hidróxido de alumínio (assoc.), 10.9
Hidróxido de alumínio + carbonato de magnésio, 10.11
Hidróxido de alumínio + dimeticona, 10.11
Hidróxido de alumínio + hidróxido de magnésio, 10.11
Hidróxido de alumínio + hidróxido de magnésio + carbonato de cálcio, 10.11
Hidróxido de alumínio + hidróxido de magnésio + dimeticona, 10.11
Hidróxido de alumínio + hidróxido de magnésio + oxetacaína, 10.11
Hidróxido de alumínio + hidróxido de magnésio + trissilicato de magnésio, 10.11
Hidróxido de alumínio + trissilicato de magnésio, 10.11
Hidróxido de magnésio, 10.11
Hidróxido de magnésio + carbonato de cálcio + hidróxido de alumínio, 10.11
Hidróxido de magnésio + dimeticona + hidrotalcita, 10.11

Hidróxido de magnésio + dimeticona + hidróxido de alumínio, 10.11
Hidróxido de magnésio + hidróxido de alumínio + oxetacaína, 10.11
Hidróxido de magnésio + hidróxido de alumínio + trissilicato de magnésio, 10.11
Hidroxiestrona, 16.7
Hidroxinaftoato de befênio, 10.17
Hidroxiprogesterona, 16.12
Hidroxipropilmetilcelulose, V. Hipromelose
Hidroxiquinolina, 18.4
Hidroxizina, 1.48, 7.4
Hidroxocobalamina, 9.5, 23.9
Hilano GF-20, 21.10
Hiosciamina, 6.3
Hiperol, 20.15
Hipoclorito de sódio, 18.5
Hiprolose, 19.14
Hipromelose, 20.12, 23.10
Hipromelose (assoc.), 20.12
Homatropina, 6.3, 20.3
Homatropina (assoc.), 6.4
Hormônio folículo-estimulante (FHS), V. Urofolitropina
Hormônio inibidor do hormônio do crescimento, V. Somatostatina

I

Ibopamina, 8.5
Ibuprofeno, 1.37, 20.2, 21.5
Ibuprofeno + paracetamol, 1.35
Icosapento, 13.15
Ictamol, 18.6, 19.11
Ictamol (assoc.), 18.7
Idarrubicina, 12.19
Idoxuridina, 18.52, 20.2
Ifosfamida, 12.5
Imatinibe, 12.37
Imipeném + cilastatina, 18.81
Imipramina, 3.16
Imiquimode, 19.18
Imunoglobulina anti-RH₀(D), 17.6
Imunoglobulina antirrábica, 17.5
Imunoglobulina antitetânica, 17.6
Imunoglobulina antitimócitos humanos, 22.5
Imunoglobulina humana, 17.5-17.6
Indacaterol, 11.14
Indapamida, 14.6
Indinavir, 18.52
Indometacina, 20.2, 21.7
Infliximabe, 21.25
Inositol, 13.16, 15.9
Insulina glulisina, 13.18
Insulina isófana, 13.18, V. Suspensão de insulina isófana
Insulina zíncica, 13.18, V. Suspensão de insulina zíncica
Interferona alfa, 12.38, 20.2, 20.14
Interferona beta, 12.39, 20.2
Interferona de fibroblastos, V. Interferona beta
Interleucina-2, 12.39
Iobitridol, 23.5
Iodamida, 23.5-23.6
Iodeto de isopropamida, 10.2
Iodeto de potássio, 11.7, 18.14, 18.17
Iodeto de potássio + teofilinato de colina, 11.17
Iodo, 13.25, 18.5
Iodo + ácido benzoico + ácido salicílico, 19.3
Iodo + salicilato de metila, 19.20
Iodopovidona, 18.5, 19.12
Ioexol, 23.6
Ioimbina, 24.1-24.2
Iopamidol, 23.6-23.7
Iopidol e iopidona, 23.7
Iotroxato de meglumina, 23.7

ÍNDICE DE FÁRMACOS POR NOMES GENÉRICOS

Ioxaglato de meglumina e sódico, 23.8
Ioxitalamato de meglumina, 23.8
Ioxitalamato de meglumina e etanolamina, 23.8
Ioxitalamato de meglumina e sódico, 23.8
Ipeca, 23.15
Ipriflavona, 13.36
Irbesartano, 8.36
Irinotecana, 12.40
Isoconazol, 19.5
Isoflupredona (assoc.), 7.8
Isoflurano, 1.3
Isometepteno, 1.41
Isoniazida, 15.6, 15.8, 18.30
Isoniazida + rifampicina, 18.31
Isotipendil, 7.5
Isotretinoína, 19.18
Isoxsuprina, 16.26
Ispagula, 10.13
Ispagula + sene, 10.15
Isradipino, 8.18
Itraconazol, 18.20, 19.3
Ivabradina, 8.20
Ivermectina, 10.21

J

Jurubeba, 10.29

L

Lacidipino, 8.33
Lactato de sódio, 14.13
Lactulose, 10.15
Lamivudina, 18.53
Lamotrigina, 1.18
Lanolina, 19.14
Lanreotida, 12.30
Lansoprazol, 10.5
Lapatinibe, 12.41
Latanoprosta, 20.9
Laurilsulfato, 19.13
Laurilsulfato + triclosana, 19.14
Lauromacrogol 400, V. Polidocanol
Laxantes (assoc.), 10.15
Lecitina, 15.9
Leflunomida, 18.109
Leite de magnésia, V. Hidróxido de magnésio
Lenograstim, 9.8
Lercanidipino, 8.33
Letrozol, 12.28
Leuprorrelina, 12.30
Levamisol, 10.19
Levanlodipino, 8.33
Levarterenol, V. Norepinefrina
Levobunolol, 20.6
Levobupivacaína, 4.3
Levocabastina, 7.5
Levocarnitina, 13.4
Levocetirizina, 7.8
Levodopa, 1.25
Levodopa + benserazida, 1.26
Levodopa + carbidopa, 1.26
Levodropropizina, 11.4
Levofloxacino, 18.38
Levomepromazina, 1.46
Levonorgestrel, 16.12
Levonorgestrel + etinilestradiol, 16.16
Levosimendana, 8.5
Levotiroxina sódica, 13.30, 23.10
Levulose, V. Frutose
Licopódio, 19.14
Lidocaína, 4.4, 8.6, 11.3, 20.2, 20.14
Lidocaína (assoc.), 4.4, 19.14
Lidocaína + epinefrina, 4.5
Lidocaína + norepinefrina, 4.5
Lidocaína + polimixina B, 18.91
Lidocaína + prilocaína, 4.5
Lidocaína + tribenósido, 4.5, 19.14

Limeciclina, 18.88
Linagliptina, 13.24
Lincomicina, 18.103
Lindano, 19.10
Linestrenol, 16.12
Linestrenol + etinilestradiol, 16.16
Linezolida, 18.105
Liotironina, 13.30, 23.10
Liotrix, 13.30, 23.10
Lipídios, 13.6
Liraglutida, 13.27
Lisado Bacteriano Polivalente, 18.109
Lisinopril, 8.30
Lisinopril + hidroclorotiazida, 8.31
Lisozima, 19.12
Lissurida, 1.22
Lodenafila, 23.22
Lodoxamida, 20.11
Lomefloxacino, 18.39
Lomifilina + di-hidroergocristina, 8.48
Lomustina, 12.6
Loperamida, 10.24
Lopinavir/Ritonavir, 18.54
Loratadina, 7.8
Loratadina + pseudoefedrina, 11.10
Lorazepam, 3.3
L-ornitina, 13.16
Lornoxicam, 21.8
Losartano, 8.36
Losartano + besilato de anlodipino, 8.37
Losartano + hidroclorotiazida, 8.37
Lotepredpol, 20.2
Lovastatina, 13.10
Loxoprofeno, 21.6
Lumiracoxibe, 21.12
Lutropina Alfa, 16.20

M

Macrogol 3350, 10.15
Mafenida (assoc.), 19.2, 19.7
Magaldrato, 10.10
Magaldrato + dimeticona, 10.10
Maleato de levomepromazina, 1.46
Manidipino, 8.34
Manitol, 14.1, 20.6
Maprotilina, 3.23
Maraviroque, 18.55
Mebendazol, 10.18, 19.11
Mebeverina, 6.8
Meclizina, V. Meclozina
Meclozina, 1.49
Medroxiprogesterona, 12.25, 16.12
Mefloquina, 18.10-18.11
Megestrol, 12.25, 16.12
Melfalano, 12.5
Meloxicam, 21.8
Memantina, 1.24
Menotrofina, 16.21
Mentol, 11.3
Mentol + cânfora + salicilato de metila, 19.20
Mentol + salicilato de metila, 19.20
Mepartricina, 19.1-19.2
Mepartricina, laurilsulfato de, 19.2
Meperidina, V. Petidina
Mepiramina, 7.3
Mepirizol, V. Epirizol
Mequinol, 19.22
Mequitazina, 7.9
Mercaptopurina, 12.14
Meropeném, 18.81
Mesalamina, V. Mesalazina
Mesalazina, 10.8
Mesilato de di-hidroergocristina, 8.49
Mesna, 12.41
Mesterolona, 16.2
Mestranol, 16.7
Mestranol + noretisterona, 16.16
Metadona, 1.29
Metamizol, 1.35
Metamizol sódico, 1.35, 11.8
Metampicilina, 18.68
Metaproterenol, V. Orciprenalina

Metaraminol, 8.47
Metenamina, 18.41
Metenamina + cloreto de metiltionínio, 18.42
Metenamina + fenazopiridina, 18.41
Metformina, 13.22
Metilcelulose, 10.13, 19.14
Metildigoxina, 8.3
Metildopa, 8.40
Metildopa + hidroclorotiazida, 8.40, 14.3
Metilergometrina, 16.24
Metilergonovina, V. Metilergometrina
Metilestradiol + normetandrona, 16.13
Metilfenidato, 2.3
Metilprednisolona, 21.14, 21.20
Metimazol, V. Tiamazol
Metionina, 13.16, 15.9
Metisergida, 1.42
Metixeno, 1.21
Metoclopramida, 10.33
Metoprolol, 8.10
Metoprolol + hidroclorotiazida, 8.11, 14.3
Metotrexato, 12.7-12.9, 22.1
Metotrimeprazina, V. Levomepromazina
Metoxifenamina, 11.9
Metoxissaleno, 19.20
Metronidazol, 10.25-10.26, 18.17, 19.2
Mexiletina, 8.8
Mianserina, 3.24
Micafungina, 18.24
Micofenolato mofetila, 22.5
Micofenolato sódico, 22.5
Miconazol, 18.20, 19.3, 20.2
Midazolam, 1.10
Miglustat, 24.3
Milrinona, 8.6
Miltefosina, 12.42
Minociclina, 18.88
Minoxidil, 8.43, 19.22
Miocamicina, 18.97
Mirtazapina, 3.24
Misoprostol, 10.4, 23.28
Mitomicina, 12.20
Mitotano, 12.42
Mitoxantrona, 12.43
Moclobemida, 3.17
Modafinila, 2.3
Molgramostim, 9.9
Mometasona, 21.21
Mononitrato de isossorbida, 8.15
Montelucaste, 11.22
Morfina, 1.29
Moxifloxacino, 18.39
Moxonidina, 8.40
Mucilóide hidrofílico de psílio, 10.13
Multivitaminas, 15.10
Multivitaminas + flúor, 15.11
Multivitaminas + sais minerais, 15.10
Multivitaminas + sais minerais + flúor, 15.11
Mupirocina, 18.107
Muramidase, V. Lisozima
Muromonabe-CD3, 22.6

N

Nabumetona, 21.13
Nadolol, 8.11
Nadroparina cálcica, 9.12
Nafarelina, 16.21
Nafazolina, 11.9, 20.10
Nafazolina (assoc.), 11.9, 20.11
Nafazolina + cloreto de benzalcônio, 11.9
Nafazolina + cloreto de sódio, 11.9
Naftidrofurila, 8.50
Nalbufina, 1.30
Nalorfina, 23.14
Naloxona, 23.13
Naltrexona, 23.14
Nandrolona, 13.29
Naproxeno, 1.38, 21.5

Naratriptana, 1.43
Nateglinida, 13.24
Nebivolol, 8.23
Nedocromil, 11.20
Nefazodona, 3.25
Nelfinavir, 18.55
Neomicina, 18.100, 19.1, 20.2, 20.14
Neomicina (assoc.), 18.101
Neomicina + bacitracina zíncica, 18.90, 18.101
Neomicina + dexametasona, 18.101
Neomicina + polimixina B, 18.91
Neomicina + tiabendazol, 19.11
Neostigmina, 5.4, 23.15
Nesiritida, 8.51
Netilmicina, 18.101
Nevirapina, 18.56
Niacina, V. Ácido nicotínico
Niacinamida, V. Nicotinamida
Nicergolina, 8.50
Niclosamida, 10.21, 19.11
Nicotina, 23.26
Nicotinamida, 15.7
Nicotinato de benzila + apolato sódico, 9.11
Nicotinato de benzila + heparina, 9.10
Nicotinato de metila + sulfomucopolissacarídio, 9.11
Nifedipino, 8.18
Nifedipino + atenolol, 8.22
Nifuroxazida, 10.23
Nilutamida, 12.27
Nimessulida, 21.10
Nimessulida-betaciclodextrina, 21.11
Nimodipino, 8.50
Nimorazol, 10.27
Niquetamida, 2.2
Nisoldipino, 8.19
Nistatina, 18.16-18.17, 19.1, 19.3
Nitazoxanida, 10.28
Nitrato de cério, 19.14
Nitrato de prata, 18.6, 19.11, 19.20
Nitrazepam, 1.10
Nitrendipino, 8.34
Nitrito de amila, 23.12
Nitrito de sódio, 23.12
Nitrocelulose, 19.14
Nitroferrocianeto sódico, V. Nitroprusseto de sódio
Nitrofural, 19.12, 20.14
Nitrofurantoína, 18.33
Nitrofurazona, V. Nitrofural
Nitroglicerina, 8.16
Nitroprusseto de sódio, 8.43
Nitroxolina, 18.42
Nitroxolina + fenazopiridina, 18.42
Nizatidina, 10.3
Nomegestrol, 16.12
Nonoxinol, 24.2
Norelgestromina, 16.12
Norepinefrina, 8.47
Norepinefrina + lidocaína, 4.5
Noretindrona, V. Noretisterona
Noretisterona, 16.12, 16.16
Noretisterona + etinilestradiol, 16.18
Noretisterona + mestranol, 16.18
Norfloxacino, 10.23, 18.40
Norgestimato, 16.13
Norgestrel, 16.13
Norgestrel + etinilestradiol, 16.18
Normetandrona, 16.13
Normetandrona + metilestradiol, 16.13
Nortriptilina, 3.16
Noscapina, 11.3
Noz vômica, 10.28

O

Octreotida, 12.31
Ofloxacino, 10.23, 18.40, 20.2
Olanzapina, 3.8
Óleo de rícino, 10.14
Óleo iodado, 23.2

I.G.6 ÍNDICE DE FÁRMACOS POR NOMES GENÉRICOS

Óleo mineral, 10.15
Oligoelementos, 13.6
Olmesartano, 8.37
Olopatadina, 20.11
Omalizumabe, 11.23
Omeprazol, 10.6
Ondansetrona, 10.35
Oprelvecina, 9.7
Orfenadrina, 5.3
Orlistate, 13.3
Oseltamivir, 18.56
Oxacilina, 18.69, 20.2
Oxaliplatina, 12.16
Oxamniquina, 10.20
Oxazepam, 3.4
Oxcarbazepina, 1.17
Oxeladina, 11.3
Oxetacaína (assoc.), 10.11
Oxibutinina, 6.6
Oxicodona, 1.30
Oxiconazol, 19.6
Óxido de ferro supermagnético, 23.11
Óxido de magnésio, 19.21
Óxido de titânio, 19.14, 19.21
Óxido de zinco, 18.6, 19.14, 19.21
Óxido nitroso, 1.4
Oxifembutazona, 21.3
Oxifembutazona + paracetamol, 1.35
Oxigênio, 1.4
Oximetazolina, 11.10, 20.10
Oximetolona, 13.29
Oxipirantel, 10.21
Oxitetraciclina, 18.89, 20.2
Oxitetraciclina + lidocaína, 18.89
Oxitetraciclina + polimixina B, 18.92
Oxitocina, 16.24, 23.10
Oxomemazina, 7.4

P

Paclitaxel, 12.24
Paliperidona, 3.11
Palivizumabe, 18.57
Palmitato de cloranfenicol, 18.86
Palmitato de colfoscerila, 11.25
Palmitato de pipotiazina, 3.6
Palmitato de retinol, 15.3
Palmitato de tianfenicol, 18.87
Pancreatina, 10.29
Pancrelipase, 10.30
Pantoprazol, 10.7
Pantotenato de cálcio, 15.8
Papaína, 19.20
Papaverina, 6.7, 8.51
Paracetamol, 1.34-1.35, 11.8
Paracetamol (assoc.), 1.35
Paracetamol + cafeína, 1.35
Paracetamol + cafeína + carisoprodol, 1.35
Paracetamol + codeína, 1.35, 11.3
Paracetamol + fenilbutazona, 1.35
Paracetamol + ibuprofeno, 1.35
Paracetamol + oxifembutazona, 1.35
Parafina, 19.14
Parafina líquida, 19.14, 20.14
Paratirina, 15.4
Parecoxibe, 1.46
Pargeverina, 6.8
Paroxetina, 3.25
Pectina, 19.14
Pefloxacino, 10.23, 18.40
Pegfilgrastim, 9.9
Peginterferona alfa-2b, 18.57
Pemetrexede, 12.9
Penciclovir, 18.57
Penfluridol, 3.10
Penicilamina, 23.18
Penicilina G, V. Benzilpenicilina
Penicilina V, V. Fenoximetilpenicilina
Pentetrazol, 2.2
Pentobarbital, 1.11
Pentoxifilina, 9.22
Pentoxiverina, 11.2

Perflutreno, 23.11
Pergolida, 1.22
Periciazina, 3.6
Perindopril, 8.31
Permanganato de potássio, 18.5
Permetrina, 19.10
Peróxido de benzoíla, V. Benzoperóxido
Peróxido de carbamida, 18.6, 20.15
Peróxido de hidrogênio, 18.6, 20.14
Peróxido de ureia, V. Peróxido de carbamida
Petidina, 1.31
Petrolato, 19.14
Picossulfato sódico, 10.14
Picrotoxina, 2.1
Pidolato de magnésio, 14.13
Pilocarpina, 20.3
Pimecrolimo, 19.13
Pimetixeno, 7.5
Pimozida, 3.10
Pindolol, 8.16
Pindolol + clopamida, 8.16
Pioglitazona, 13.23
Pipazetato, 11.3
Piperacilina + tazobactam, 18.82
Piperazina, 10.20
Piperazina hexaidratada, 10.20
Piperidolato, 16.27
Pipotiazina, 3.6
Piracetam, 2.5
Pirantel, 10.21
Pirazinamida, 18.29
Pirenoxina, 20.12
Piretanida, 14.6
Piribedil, 8.51
Piricarbato, 13.15
Piricarbato + clofibrato, 13.15
Piridostigmina, 5.4, 23.15
Piridoxina, 15.8
Piridoxina + dimenidrinato, 1.49
Pirilamina, V. Mepiramina
Pirimetamina, 18.10, 18.25
Pirimetamina + sulfadiazina, 18.13
Pirimetamina + sulfadoxina, 18.13
Pirimetamina + sulfametoxipiridazina, 18.26
Piritiona zíncica, 19.19
Piroxicam, 21.9
Piroxilina, 19.14
Pitavastatina, 13.10
Pizotifeno, 1.43
Plasma, 9.29
Podofilotoxina, 12.22
Policarbofila, 10.13
Policressuleno, 19.9
Polidocanol, 8.45
Poligelina, 9.30
Polimixina B, 18.91, 20.2, 20.14
Polimixina B (assoc.), 18.91
Polimixina B + lidocaína, 18.91
Polimixina B + neomicina, 18.91
Polimixina B + oxitetraciclina, 18.92
Polissulfato de mucopolissacarídio, 9.11, 19.13
Polistirenossulfonato de cálcio, 13.27, 14.14
Pralidoxima, 23.16
Pramipexol, 1.22
Pranoprofeno, 21.6
Prasugrel, 9.23
Pravastatina, 13.11
Praziquantel, 10.21, 19.11
Prazosina, 8.24
Prednazolina, 11.10
Prednicarbato, 21.21
Prednisolona, 20.2, 20.15, 21.21
Prednisolona + rifamicina, 18.104
Prednisona, 12.24, 21.21
Pregabalina, 1.47
Prilocaína, 4.5
Prilocaína + felipressina, 4.5, 14.6
Prilocaína + lidocaína, 4.5
Primaquina, 18.9-18.10

Primidona, 1.14
Probenecida, 21.28
Probenecida + ampicilina, 18.66, 21.28
Procaína, 4.2, 20.14
Procaína + fenazona, 1.35
Procaína + fenol, 4.2
Procainamida, 8.7
Procarbazina, 12.43
Progesterona, 16.13
Progesterona + butirilacetato de estradiol, 16.13
Promestrieno, 16.7
Prometazina, 1.49, 7.4
Propafenona, 8.9
Proparacaína, V. Proximetacaína
Propatilnitrato, 8.16
Propifenazona (assoc.), 1.37
Propiltiouracila, 13.31
Propionato de cálcio, 19.3
Propionato de sódio, 19.3
Propofol, 1.7-1.8
Propranolol, 1.44, 8.11
Propranolol + hidroclorotiazida, 8.11, 14.3
Protamina, 9.16, 23.12
Protirrelina, 23.11
Proxifilina, 11.17
Proxifilina (assoc.), 11.17
Proximetacaína, 4.2, 20.2
Pseudoefedrina, 7.8, 11.10
Pseudoefedrina (assoc.), 7.8, 11.10
Pseudoefedrina + azatadina, 11.10
Pseudoefedrina + dexbronfeniramina, 11.10
Pseudoefedrina + loratadina, 11.10
Pseudoefedrina + triprolidina, 11.10

Q

Quelato de glicinato de cálcio, 13.36
Quelato de glicinato de ferro, 9.3
Quenodiol, V. Ácido quenodesoxicólico
Quetiapina, 3.7
Quimotripsina, 11.4
Quinapril, 8.31
Quinidina, 8.8
Quinina, 18.11, V. Dicloridrato de quinina; Sulfato de quinina
Quinupristina e dalfopristina, 18.92
Quitosana, 13.3

R

Rabeprazol, 10.7
Racecadotrila, 10.24
Raloxifeno, 13.36
Raltegravir, 18.58
Raltitrexato, 12.9-12.10
Ramipril, 8.32
Ranelato de estrôncio, 13.37
Ranibizumabe, 20.14
Ranitidina, 10.3
Reboxetina, 3.26
Remifentanila, 1.6
Repaglinida, 13.23
Reserpina, 8.41
Reserpina + clortalidona, 8.41
Resorcinol, 19.15
Retapamulina, 18.107
Retinol, 15.2-15.3
Ribavirina, 18.58
Riboflavina, 15.8
Rifamicina, 18.104
Rifamicina + prednisolona, 18.104
Rifamida, 18.104
Rifampicina, 18.28, 18.30, 18.104
Rifampicina + isoniazida, 18.31, 18.105
Rilmenidina, 8.41
Riluzol, 1.19
Rimexolona, 21.21
Rimonabanto, 13.3
Risperidona, 3.12
Ritodrina, 16.27
Ritonavir, 18.59

Rituximabe, 12.44
Rivaroxabana, 9.14
Rivastigmina, 2.5
Rizatriptana, 1.43
Roflumilaste, 11.24
Ropinirol, 1.23
Ropivacaína, 4.5
Rosoxacino, 18.35
Rosuvastatina, 13.11
Roxitromicina, 18.98
Rupatadina, 7.9
Rutina, V. Rutósido
Rutósido, 9.28

S

Sacarato cálcico, 13.9
Sacarato cálcico + ciclamato sódico, 13.9
Sacarato de óxido de ferro, 9.3
Sacarina, 13.9
Sais de cálcio (assoc.), 14.12
Sais minerais + vitaminas do complexo B, 15.9
Sais para reidratação oral, 14.12
Salbutamol, 11.14, 16.23
Salbutamol (assoc.), 11.15
Salbutamol + beclometasona, 11.15
Salicilamida, 1.34
Salicilato de metila + cânfora + mentol, 19.20
Salicilato de metila + iodo, 19.20
Salicilato de metila + mentol, 19.20
Salicilato de sódio, 1.34
Salmeterol, 11.15
Saquinavir, 18.59
Saxagliptina, 13.25
Secnidazol, 10.27
Selegilina, 1.25
Semente de plantago, V. Ispagula
Sene, 10.14
Sene + alcaçuz + cássia + coentro + tamarindo, 10.15
Sene + ispagula, 10.15
Serrapeptase, 21.13
Sertaconazol, 19.6
Sertralina, 3.26
Sevoflurano, 1.4
Sibutramina, 13.2
Sildenafila, 23.22
Silicato de sódio, 19.14
Silicona, 19.14
Silimarina, 13.16
Sinvastatina, 13.11
Sirolimo, 22.6
Sitagliptina, 13.25
Sobrerol, 11.7
Solifenacina, 6.6
Soluções para diálise, 14.12
Somatostatina, 9.19
Somatropina, 13.37
Sorafenibe, 12.44
Sorbitol, 14.1, 19.14
Soro antiaracnídico, 17.3
Soro antibotrópico, 17.3
Soro antibotrópico/crotálico, 17.4
Soro antibotrópico/laquético, 17.4
Soro antibotulínico, 17.4
Soro anticrotálico, 17.4
Soro antidiftérico, 17.4
Soro antielapídico, 17.4
Soro antiescorpiônico, 17.4
Soro antilaquético, 17.4
Soro antilonômico, 17.5
Soro antirrábico, 17.5
Soro antitetânico, 17.5
Soro de reidratação oral, 10.23
Sotalol, 8.12
Subcitrato de bismuto coloidal, 10.8
Subnitrato de bismuto, 19.14
Substitutos do leite, 9.8
Succinato de estriol, 9.19, 16.7
Succinato sódico de cloranfenicol, 18.86

ÍNDICE DE FÁRMACOS POR NOMES GENÉRICOS I.G.7

Succinato sódico de hidrocortisona, 21.20
Succinato sódico de metilprednisolona, 21.21
Succinilcolina, V. Cloreto de suxametônio
Sucralfato, 10.9
Sufentanila, 1.6
Sulbactam + ampicilina, 18.83
Sulbutiamina, 13.5
Sulfacetamida, 18.25, 18.41, 20.2
Sulfacetamida (assoc.), 18.41, 19.2, 20.2
Sulfacrisoidina, 18.6, 18.25
Sulfacrisoidina (assoc.), 18.6
Sulfadiazina, 18.26, 18.41, 19.7
Sulfadiazina + trimetoprima, 18.26
Sulfadiazina de prata, 19.2
Sulfadoxina, 18.26, 19.7
Sulfadoxina + pirimetamina, 18.13
Sulfamerazina, 18.26
Sulfametizol, 18.25, 18.37
Sulfametoxazol, 18.26, 18.38
Sulfametoxazol + trimetoprima, 18.13, 18.26
Sulfametoxazol-trimetoprima, 18.26
Sulfametoxipiridazina, 18.26, 19.7
Sulfanilamida, 18.6, 19.2
Sulfassalazina, 10.22
Sulfatiazol, 18.25, 19.3
Sulfato cúprico, 23.12
Sulfato de bário, 23.2
Sulfato de cloroquina, 18.9
Sulfato de condroitina, 20.12, 21.25
Sulfato de magnésio, 14.9, 16.28, 23.15
Sulfato de quinidina, 8.8
Sulfato de quinina, 18.12
Sulfato de zinco, 18.6, 19.14
Sulfato de zinco + cloridrato de nafazolina, 20.12
Sulfato ferroso, 9.3
Sulfeto de selênio, 19.7, 19.19
Sulfiram, 19.11
Sulfoguaiacol, 11.7
Sulfoguaiacol (assoc.), 11.7
Sulfomucopolissacarídio, 9.11
Sulfomucopolissacarídio + nicotinato de metila, 9.11
Sulpirida, 3.11
Sultamicilina, 18.84
Sumatriptana, 1.44
Sunitinibe, 12.45
Suspensão de Insulina Isófana, 13.18
Suspensão de Insulina Zíncica, 13.18

T

Tacrina, 3.27
Tacrolimo, 22.7
Tadalafila, 23.23
Tafluprosta, 20.9
Talco, 19.14, 19.21
Tamarindo + alcaçuz + cássia + coentro + sene, 10.15
Tamoxifeno, 12.28
Tansulosina, 23.20
Tartarato de nicotinila + clofibrato, 13.15
Tartarato de tolterodina, 6.4
Tazaroteno, 19.19
Teclozana, 10.25
Tegaserod, 10.31
Teicoplanina, 18.92
Telbivudina, 18.60
Telitromicina, 18.107
Telmisartano, 8.38
Temozolomida, 12.7
Tenecteplase, 9.26
Tenipósido, 12.23
Tenitramina, 8.16
Tenofovir disoproxila, 18.60
Tenoxicam, 21.10
Teofilina, 2.2, 11.17
Teofilina (assoc.), 11.17
Teofilina + efedrina, 11.17

Teofilinato de ambroxol, 11.17
Teofilinato de colina, 11.17
Teofilinato de colina + iodeto de potássio, 11.17
Terazosina, 8.25
Terbinafina, 19.9
Terbutalina, 11.15, 16.28
Terbutalina + guaifenesina, 11.7, 11.15
Terconazol, 19.6
Teriparatida, 13.36
Terlipressina, 8.47
Terra diatomácea, 19.21
Testes de gravidez, 24.3
Testosterona, 12.25, 16.2
Tetracaína, 4.2, 20.2, 20.14
Tetracaína + hexamidina, 18.3
Tetraciclina, 18.89, 20.2, V. Cloridrato de tetraciclina
Tetraciclina + anfotericina B, 18.15
Tetraciclina tópica, 18.89
Tetracosactida, 23.12
Tetramisol, 10.20
Tetrizolina, 20.10
Tetrizolina (assoc.), 20.10
Tiabendazol, 10.18, 19.11
Tiabendazol + neomicina, 19.11
Tiamazol, 13.31
Tiamina, 15.9
Tianeptina, 3.28
Tianfenicol, 18.86
Tiaprida, 3.11
Tibolona, 16.8
Ticagrelor, 9.23
Ticarcilina + clavulanato de potássio, 18.84
Ticlopidina, 9.24
Tigeciclina, 18.108
Timol, 19.7
Timolol, 8.12, 20.6
Timomodulina, 18.109
Timostimulina, 18.46
Tinidazol, 10.27, 18.17
Tioconazol, 19.7
Tiocolchicósido, 5.3
Tioguanina, 12.15
Tiomucase, 19.23
Tiopental, 1.4
Tioridazina, 3.6
Tiossulfato de sódio, 20.15, 23.12
Tiratricol, 13.16
Tirofibana, 9.24
Tirotricina, 18.93, 19.1, 20.14
Tirotropina alfa, 23.12
Tizanidina, 5.3
Tobramicina, 18.102, 20.2
Tocilizumabe, 21.25
Tocoferol, 15.5
Tolcapona, 1.27
Tolciclato, 19.7
Tolnaftato, 19.8
Topiramato, 1.20
Topotecana, 12.46
Toremifeno, 12.29
Toxina botulínica tipo A, 20.13
Tragacanta, 19.14
Tramadol, 1.31
Trandolapril, 8.32
Tranilcipromina, 3.17
Tranilcipromina + trifluoperazina, 3.6, 3.17
Transtuzumabe, 12.46
Trapidil, 9.25
Travoprosta, 20.10
Trazodona, 3.28
Tretinoína, 12.47, 19.20
Triancinolona, 21.14, 21.22
Triantereno, 14.4
Triantereno + furosemida, 14.4, 14.5
Triantereno + hidroclorotiazida, 14.4
Triazolam, 1.10
Tribenósido, 8.46, 19.13
Tribenósido + lidocaína, 4.5, 8.46
Triclocarbana, 18.4
Triclosana, 18.5

Triclosana + benzoato de benzila, 19.10
Trietanolamina, 20.15
Trietanolamina + borato de hidroxiquinolina, 20.15
Trietiodeto de galamina, 5.5-5.6
Triexifenidil, 1.21
Trifluoperazina, 3.6
Trifluoperazina + tranilcipromina, 3.6, 3.17
Trifluridina, 18.61
Triflusal, 9.25
Triglicerídios, 13.7
Triglicerídios marinhos ômega-3, 13.15
Trimebutina, 6.8, 10.35
Trimegestona, 16.13
Trimetazidina, 8.20
Trimetoprima, 18.26, 18.42
Trimetoprima + sulfadiazina, 18.26
Trimetoprima + sulfametoxazol, 18.27
Tripelenamina, 7.3
Triprolidina, 7.4
Triprolidina + pseudoefedrina, 11.10
Tripsina, 11.4
Triptorrelina, 12.30
Trissilicato de magnésio (assoc.), 10.11
Trissilicato de magnésio + hidróxido de alumínio, 10.11
Tromantadina, 18.61
Trombina, 9.19
Tromboplastina, 9.20
Tromboplastina (assoc.), 9.19
Tropicamida, 20.4, 23.10
Tropissetrona, 10.36
Troxerrutina, 8.46, 9.29
Troxerrutina + cumarina, 9.28
Tuaminoeptano, 11.10

U

Ubiquinona, 15.11
Undecanoato de testosterona, 16.2
Undecilinato de sódio, 19.3
Undecilinato de zinco, 19.3
Unoprostona, 20.10
Urapidil, 8.42
Ureia, 19.14
Ureia peróxido de hidrogênio, V. Peróxido de carbamida
Urofolitropina, 16.22
Ursodiol, V. Ácido ursodesoxicólico

V

Vacina adsorvida contra difteria-coqueluche-tétano-poliomielite inativada, 17.11
Vacina adsorvida contra difteria-tétano-coqueluche, 17.11
Vacina adsorvida contra difteria-tétano-coqueluche-hepatite B-poliomielite-Haemophilus, 17.11
Vacina anticaxumba, 17.6-17.7
Vacina anticólera, 17.7
Vacina antiestafilocócica, 17.7
Vacina antirrábica, 17.9
Vacina antirrubéola, 17.9
Vacina antissarampo, 17.10
Vacina antitetânica, 17.10
Vacina antituberculose, 17.10
Vacina antivariólica, 17.10
Vacina combinada contra hepatites A e B, 17.9
Vacina contra brucelose, 17.6
Vacina contra caxumba-rubéola-sarampo, 17.11
Vacina contra cólera e diarreia causada por ETEC — Escherichia coli Enterotoxigênica, 17.7
Vacina contra difteria-tétano, 17.11
Vacina contra difteria-tétano-coqueluche-Haemophilus, 17.11
Vacina contra difteria-tétano-coqueluche-poliomielite-Haemophilus, 17.11

Vacina contra febre amarela, 17.7
Vacina contra febre tifoide, 17.7
Vacina contra gripe, 17.8
Vacina contra Haemophilus influenzae, 17.8
Vacina contra hepatite A, 17.8
Vacina contra hepatite B, 17.8
Vacina contra hepatite B-tétano-difteria-coqueluche, 17.9
Vacina contra meningococos A e C, 17.11
Vacina contra meningococos C, 17.11
Vacina contra pólio, 17.9
Vacina contra varicela, 17.10
Vacina pneumocócica polivalente, 17.11
Vacinas dessensibilizantes, 17.12
Valaciclovir, 18.61
Valepotriatos, 1.12
Valerato de betametasona, 21.16
Valerato de estradiol + caproato de hidroxiprogesterona, 16.6
Valerato de estradiol + levonorgestrel, 16.5
Valganciclovir, 18.62
Valsartano, 8.38
Valtrato, 1.13
Vancomicina, 18.93, 20.2
Vardenafila, 23.24
Vareniclina, 23.27
Varfarina, 9.16
Vasopressina, 14.6
Vemurafenibe, 12.47
Venlafaxina, 3.28
Veraliprida, 3.11
Verapamil, 1.45, 8.13-8.14
Verteporfina, 20.13
Vigabatrina, 1.19
Vildagliptina, 13.26
Vimblastina, 12.20
Vimpocetina, 2.6
Vincamina, 8.51
Vincristina, 12.21
Vinorelbina, 12.21
Violeta de genciana, V. Cloreto de metilrosanilina
Vitamina A, 15.1
Vitamina A + vitamina D, 15.3
Vitamina B₁, V. Tiamina
Vitamina B₂, V. Riboflavina
Vitamina B₆, V. Piridoxina
Vitamina C, V. Ácido ascórbico
Vitamina D, 15.3-15.4
Vitamina D + vitamina A, 15.4
Vitamina D₂, V. Ergocalciferol
Vitamina E, 15.5, 24.1
Vitamina K, 15.5
Vitaminas do complexo B, 15.9
Vitaminas do complexo B + sais minerais, 15.10
Vitaminas + antioxidantes, 15.11
Vitaminas + sais minerais, 15.10
Vitelinato de prata, 18.6, 20.2
Vitelinato de prata (assoc.), 18.6
Voriconazol, 18.21

X

Xarope de ipeca, 10.36, 23.19
Xilometazolina, 11.10

Z

Zafirlucaste, 11.24
Zalcitabina, 18.62
Zaleplona, 1.12
Zanamivir, 18.62
Zidovudina, 18.63
Ziprasidona, 3.13
Zolmitriptana, 1.44
Zolpidem, 1.12
Zopiclona, 1.11
Zuclopentixol, 3.6

ÍNDICE DE FÁRMACOS POR NOMES COMERCIAIS

A

A Curitybina, 19.16
AAS, 1.33
AAS Protect, 1.33
Abelcet, 18.15
Abilify, 3.14
Ablok, 8.21
Ablok Plus, 8.21, 14.2
Acalka, 14.14
Acarcid Emulsão 25%, 19.10
Acarosol, 19.14
Acarsan, 19.10
Accolate, 11.25
Accolate Pediátrico, 11.25
Accupril, 8.31
Accuvit, 15.11
Acebrofilina, 11.17
Aceclofenaco, 21.3
Acel-Imune, 17.11
Aceratum, 18.6
Acetato de Ciproterona, 16.3
Acetato de Desmopressina, 14.6
Acetato de Dexametasona, 21.19
Acetato de Hidrocortisona, 21.20
Acetato de Medroxiprogesterona, 12.25
Acetato de Megestrol, 12.26
Acetato de Prednisolona, 21.21
Aceticil, 1.33
Acetilcisteína, 11.5
Acetin, 1.33
Acetofen, 1.34
Acetonida de Triancinolona, 21.22
Acfol, 9.6
Acibio, 18.44
Aciclofar, 18.44
Aciclomed, 18.44
Aciclor, 18.44
Aciclovir, 18.44
Aciclovir Comprimido, 18.44
Aciclovir Creme, 18.44
Acidern, 19.3
Ácido Acetil Salicílico, 1.33
Ácido Acetilsalicílico, 1.33
Ácido Fólico, 9.6
Ácido Mefenâmico, 1.40
Ácido Nalidíxico, 18.34
Ácido Valproico, 1.18
Acifólico, 9.6
Acinic, 15.7
Aciveral, 18.44
Acivirax, 18.44
Aclasta, 13.35
Acnase, 19.18
Acnesan, 19.17
Acnezil, 19.17
Acnil, 19.19
Acomplia, 13.4
Act, 18.4
Actemra, 21.26
Act-Hib, 17.8

Acticalcin, 13.36
Actifedrin, 11.10
Actilyse, 9.26
Actiprofen, 1.38
Activelle, 16.6
Actonel, 13.34
Actos, 13.23
Actrapid MC, 13.17
Acular, 1.39
Acular LS, 1.39
Adacne, 19.17
Adalat, 8.19
Adapaleno, 19.17
Adapel, 19.17
Adapettes, 20.13
Adeforte, 15.10
Ad-Element, 13.6, 14.11
Adelfan-Esidrex, 8.42, 14.3
Adenocard Injetável, 8.14
Adermykon-C, 20.15
Aderogil D3, 15.3
Adnax, 11.9, 11.10
Adoçante Doçura, 13.8
Adocyl, 13.8
Adoless, 16.17
Adrenalina, 11.13
Adrenoplasma, 9.18
Adrenoxil, 9.18
Adriblastina, 12.19
Ad-Til, 15.3
Advantan, 21.21
Advil, 1.38
Aerocort S, 11.15
Aerodiol, 16.6
Aeroflux Edulito, 11.7, 11.15
Aerogold, 11.15
Aerojet, 11.15
Aerolin, 11.15
Aeromed, 11.15
Aero-Ped, 11.15
Aerotide, 11.15, 11.18
Aerotrat, 11.15
Aethoxysklerol, 8.46
Afrin, 11.10
Agarol, 10.15
Agasten, 1.51, 7.5
Agenerase, 18.46
Aggripal S₁, 17.8
Agilisin, 21.7
Agiolax, 10.16
Aglucil, 13.20
Aglucose, 13.23
Agrastat, 9.25
Agreal, 3.11
Água Bidestilada, 14.8
Água Destilada, 14.8
Água Oxigenada, 18.6
Água para Injeção, 14.8
Aires, 11.5
Akineton, 1.21
Akineton Retard, 1.21

Alba-3, 10.17
Albassol, 20.15
Alben, 10.17
Albendazol, 10.17
Albistin, 18.16
Albital 20% IV, 9.29
Albocresil, 19.9
Albumina Humana, 9.29
Albumina "Sclavo", 9.29
Albutein, 9.29
Alcachofra, 10.29
Alcalone Plus, 10.12
Alca-Luftal, 10.12
Alcytam, 3.20
Aldactone, 14.4
Aldara, 19.18
Aldazida 50, 14.3, 14.4
Aldecina Nasal, 11.18
Aldecina Oral, 11.18
Aldomet, 8.40
Aldotensin, 8.40
Alektos, 7.6
Alendil, 13.33
Alendil Cálcio D, 13.33
Alendronato de Sódio, 13.33
Alendronato Sódico, 13.32
Alenia, 11.14, 11.18
Alerfin, 11.18
Alergaliv, 7.8
Alergogel, 11.11
Alergolon, 21.21
Alergomed Depot, 17.12
Alergomed Oral, 17.12
Alergoral, 17.12
Alergotox Nasal, 11.9, 11.11
Alexan, 12.12
Alfad, 11.15, 15.4
Alfaepoetina, 9.7
Alfaré, 13.7, 13.8
Alfasin, 16.4
Alfenta, 1.5
Algedrox, 10.12
Algestona Acetofenida + Enantato de Estradiol, 16.9, 16.16
Algestona Acetofenido + Enantato de Estradiol, 16.16
Algexin, 6.3
Algi Flamanil, 1.35
Algi-Danilon, 1.35
Algifen, 1.35
Algiflan, 1.35
Alginac, 21.5
Algi-Peralgin, 1.35
Algiprofen, 21.5
Algi-Tanderil, 1.35
Algi-Tanderil Gotas, 21.4
Algi-Tanderil Soft Gel, 21.4
Alicura, 1.33
Alidor, 1.33
Alimax, 9.11
Alimta, 12.9

Alin, 10.17
Aliviador, 19.20
Alivioderm, 19.12
Alivium, 1.38
Alka-Seltzer, 1.33
Alkeran, 12.5
Allegra, 7.8
Allegra Pediátrico, 7.8
Allestra, 16.17
Allexofedrin D, 7.8, 11.10
Alloferine, 5.4
Allopurinol, 21.27
Allurene, 16.10
Alois, 1.25
Alomide, 20.11
Alopurinol, 21.27
Alphagan, 20.5
Alprazolam, 3.2
Altrox, 3.2
Altargo, 18.107
Altiva, 7.8
Altrox, 3.2
Alveofact, 11.25
Alvesco, 11.19
Alzex, 15.10
Amaryl, 13.21
Amaryl Flex, 13.21
Ambezetal, 18.66
Ambisome Injetável, 18.15
Ambra-Sinto T, 18.89
Ambroten, 11.5
Ambroxmed, 11.5
Ambroxol, 11.5
Amicacil, 18.100
Amicacina, 18.100
Amidalin, 20.16
Amikin, 18.100
Amilorid, 14.4
Amilorida + Hidroclorotiazida, 14.4
Aminofilina, 11.16
Aminon, 13.6
Aminoped, 13.6
Aminoplasmal, 13.6
Aminorim, 13.6
Aminosteril, 13.6
Aminovac, 17.12
Amiobal, 8.13
Amiodarona, 8.13
Amiretic, 14.4
Amitriptilina, 3.15
Amlocor, 8.17
Amloprax, 8.17
Amox, 18.65
Amoxicilina, 18.65
Amoxicilina + Clavulanato de Potássio, 18.79
Amoxifar, 18.65
Amoxil, 18.65
Amoxil BD, 18.65
Amoxi-Ped, 18.65

I.C.1

I.C.2 ÍNDICE DE FÁRMACOS POR NOMES COMERCIAIS

Amphocil, 18.15
Ampicil, 18.66
Ampicilab, 18.66
Ampicilase, 18.66
Ampicilina, 18.66
Ampicilina Sódica, 18.66
Ampifar, 18.66
Ampiretard, 18.68
Ampispectrim, 18.66
Ampitotal, 18.66
Ampizan, 18.67
Amplacilina, 18.66
Amplavit, 15.10
Amplictil, 3.5
Amplimed, 18.66
Amplitor, 18.66
Amplium, 10.27
Amplobiotic, 18.86
Amplofen, 18.66
Amplomicina, 18.101
Amplospec, 18.77
Amplotal, 18.67
Amplozol, 10.17
Amytril, 3.16
Anabron, 11.5
Anacidron-H, 10.10
Anacyclin, 16.18
Anador, 1.36
Anaerocid, 18.103
Ana-Flex, 21.4
Anafranil, 3.16
Analgex, 1.36
Anandron, 12.27
Anartrit, 21.9
Anastrazol, 12.27
Anatensol, 3.6
Anatensol-Depot, 3.6
Anatoxina Estafilocócica, 17.7
Anatyl, 1.34
Anclomax, 18.44
Ancoron, 8.13
Ancotil, 18.23
Andantol, 7.5
Andolba, 4.2
Andriodermal, 19.3
Androcortil, 21.20
Androcur, 16.3
Androlip, 13.12
Androsteron, 16.3
Androxon, 16.2
Andursil, 10.12
Anemix, 15.10
Anestalcon, 4.2
Anfertil, 16.17
Anflat, 10.11
Anfugitarin, 18.21
Angeliq, 16.6, 16.11
Angino-Rub Solução Nasal, 11.9
Angio II, 8.38
Angiodarona, 8.13
Angiolong, 8.33
Angiolong AP, 8.32
Angipress, 8.21
Angipress CD, 8.21
Anlo, 8.17
Anlodibal, 8.17
Annita, 10.29
Ansienon, 3.4
Ansilive, 1.16
Ansitec, 3.4
Antagon, 10.4
Antak, 10.4
Anti CD3, 22.6
Antietanol, 23.26
Antiflogil, 21.11
Antígenos Vag, 17.12
Antigeron, 8.49
Antitermin, 1.33
Antitoxina Tetânica, 17.5
Antivirax, 18.44
Antranol, 19.18, 19.22
Antux, 11.4
Anusol HC, 21.20
Anzemet IV, 10.35
Anzopac, 10.6

Anzoprol, 10.6
Apefer BC, 15.10
Apex, 13.20
Apidra, 13.18
Apidra Solostar, 13.18
Aplicav, 23.21
Apomorfina, 23.21
Apraz, 3.2
Apresolina, 8.43
Aprovel, 8.36
Aprozide, 8.36
Aptamil, 13.8
Aracytin, 12.12
Aradois, 8.37
Aradois-H, 8.37
Aramin, 8.47
Arartan, 8.37
Arava, 18.110
Arcalion, 13.5
Arcolan Shampoo, 18.18
Arcoxia, 21.13
Aredia, 13.34
Arelix, 14.6
Argirol, 18.6
Argyrophedrine, 11.9
Arilin, 8.29
Arimidex, 12.27
Ariproxina, 18.65
Aristab, 3.14
Arixtra, 9.14
Armoglobulina I.V., 17.6
Armoglobulina-P, 17.6
Aromasin, 12.27
Aropax, 3.26
Arovit, 15.3
Artane, 1.21
Artelac, 20.12
Artesunato Sódico, 18.12
Artinizona, 21.21
Artren, 21.4
Artril, 1.38
Artrinid, 21.5
Artrodar, 21.12
Artrolive, 21.25
Artrosil, 21.5
Artrotabs, 15.10
Asalit, 10.8
Ascarical, 10.21
Ascaridil, 10.20
Ascarin, 10.20
Ascaverm, 10.20
Asdron, 11.22
Asilone, 10.12
Asmalergin, 11.22
Asmaliv, 11.15
Asmax, 11.22
As-med, 1.33
Asmen, 11.22
Asmofen, 11.22
Aspirina, 1.33
Aspirina-C, 1.33
Aspirina Forte, 1.33
Aspirina Prevent, 1.33
Aspisin, 1.33
Aspisport, 19.12
Assepium, 18.27
Assert, 3.27
Astramorph, 1.30
Astro, 18.94
Atacand, 8.36
Atelidona, 8.21
Atenase, 10.22
Atenobal, 8.21
Atenol, 8.21
Atenolab, 8.21
Atenolol, 8.21
Atenolol + Clortalidona, 8.21
Atenopress, 8.21
Atenorese, 8.21, 14.2
Atenoric, 8.21, 14.2
Atens, 8.29
Atens-H, 8.30, 14.3
Atensina, 8.39
Aterogrel, 9.21
Ateroide Pomada, 9.11

Atilan, 21.7
Atlansil, 8.13
Atmos, 8.18
Atorvastatina, 13.10
Atossion, 11.4
Atrop, 6.2
Atropina, 6.2
Atrovent, 11.21
Atrovex, 6.3
Attenuvax, 17.10
Aturgyl, 11.9
Auditol, 1.35, 20.15
Auran, 1.18
Aurorix, 3.17
Avaden, 16.6
Avalox, 18.40
Avamys, 11.20
Ávapro, 8.36
Avastin, 12.33
Avaxim, 17.8
Averpan, 10.18
Avicis, 19.22
Aviral, 18.44
Avodart, 16.4
Avonex, 12.39
Axetil Cefuroxima, 18.73
Axid, 10.3
Axonium, 3.8
Azactam, 18.80
Azatioprina, 22.2
Azelan, 19.15
Azelast, 7.5
Azeus, 18.80
Azi, 18.94
Azidromic, 18.94
Azimix, 18.94
Azitrax, 18.94
Azitrolab, 18.94
Azitromed, 18.94
Azitromicina, 18.94
Azitromin, 18.94
Azitron, 18.94
Azitroxil, 18.94
Azmacort, 21.22
Azopt, 20.8
Azukon MR, 13.20
Azulfin, 10.23
Azulix, 13.21

B

Babix, 18.4, 18.5
Bacfar, 18.27
Bacgen, 18.27
Bacigen, 18.90, 18.101
Bacitracina Zíncica + Sulfato de Neomicina, 18.90, 18.101
Baclofen, 5.2
Baclofeno, 5.2
Baclon, 5.2
Bacris, 18.27
Bacrocin, 18.107
Bac Septin, 18.27
Bac Sulfitrin, 18.27
Bacteracin, 18.27
Bacteracin F, 18.28
Bacterinil, 18.66
Bactomicin, 18.100
Bactricin, 18.27
Bactricin F, 18.28
Bactrim, 18.27
Bactrim F, 18.27, 18.28
Bactrisan, 18.27
Bactroban, 18.107
Bactropin, 18.27
Bagren, 1.22
Balcor, 8.33
Balcor IV, 8.33
Balcor Retard, 8.33
Bálsamo Analgésico, 19.20
Bálsamo Bengué Gel, 19.20
Balsoderma, 19.3
Balurol, 18.35
Bambec, 11.12

Bamifix, 11.17
Baralgin, 1.36
Bariogel, 23.2
Bariopac, 23.2
Bariotest, 23.2
Barivit, 15.10
Baxapril, 18.27
Baycuten-N, 19.5
Bayro Gel, 19.12, 21.8
Bebedermis, 18.4
Bebulin, 9.17
Becaltrin F, 18.27
Becaps 300 Mg, 15.9
Becenun, 12.6
Beclort, 11.18
Beclosol Aerosol, 11.18
Beclosol Aerossol Aquoso Nasal, 11.18
Beclotamol, 11.15
Belara, 16.9
Belexa, 17.5
Belpen Adoçante, 13.8
Beminal, 15.9, 15.11
Benadryl, 11.11
Benalet, 11.11
Benalet TSC, 11.3
Benapen, 18.67
Benclamin, 13.20
Bendrax, 10.18
Benectrin, 18.27
Benectrin F, 18.28
Benefix, 9.17
Benegel Pomada, 19.20
Benegrip, 11.10
Benepax, 3.26
Beneroc, 11.13, 15.9
Beneroc Júnior, 11.13, 15.9
Benerva, 15.9
Benestare, 10.13
Benevat, 21.16
Benevran, 21.4
Benflogin, 21.11
Benicar, 8.37
Benicar ANLO, 8.37
Benicar HCT, 8.37
Benormal, 15.9
Benotrin, 1.38
Benoxyl, 19.18
Bentiamin, 10.17
Bentyl, 6.6
Benzac, 19.17
Benzagel, 19.17
Benzashave, 19.17
Benzetacil, 18.68
Benziflex, 21.11
Benzilpenicilina, 18.67
Benzilpenicilina Benzatina, 18.68
Benzitrat, 21.11
Benzoato de Benzila, 19.10
Benzo-Ginoestril AP, 16.6
Benzoilmetronidazol, 10.26
Benzoilmetronidazol + Nistatina + Cloreto de Benzalcônio, 10.26
Benzotal, 18.67
Bepantol, 19.14
Bepantol Baby, 19.14
Bepantol Derma, 19.14
Bequidril, 11.11
Beriglobina, 17.6
Berlison, 21.20
Beroccal, 15.10
Berotec, 11.13
Berotec Xarope Pediátrico, 11.13
Besedan, 11.2
Besilapin, 8.17
Besilato de Anlodipino, 8.17-8.18
Besilato de Atracúrio, 5.5
Besivance, 20.2
Betacard Plus 50, 8.22
Betacard Plus 100, 8.22
Beta Caroteno, 15.2
Betaclav BD, 18.79
Betaderm, 21.16
Betaderm Capilar, 21.16
Betadine, 1.48
Betaferon, 12.39

ÍNDICE DE FÁRMACOS POR NOMES COMERCIAIS — I.C.3

Betagan, 20.6
Betalor, 8.18, 8.22
Betametasona, 21.16
Betametasona + Maleato de Dexclorfeniramina, 21.16
Betaserc, 1.48
Betnelan, 21.16
Betnovate, 18.101, 21.16
Betoptic, 20.6
Bevicomplex, 15.10
Bexeton, 21.18
Bextra, 1.47
Bezafibrato, 13.13
Bialerge, 11.9
Biamotil, 18.37
Biamotil D, 18.37
Biamotil Otológico, 18.36
Bicarbonato de Sódio, 14.10, 14.13
Biconcor, 8.22
Biliscopin, 23.7
Bi-Nerisona, 19.7, 21.19
Binoctrin, 18.27
Binotal, 18.66
Bioact-D, 12.18
Bio Caps E, 15.10
Biocord ER, 8.19
Biofenac, 21.4
Biofenac Gel, 21.4
Biofiber, 13.8
Biofim, 16.18
Bioflac, 21.9
Bio Gard, 15.9
Bioglic, 13.21
Biohulin, 13.17, 13.19
Biolight, 13.3
Biomag, 13.3
Bionorm Solúvel, 13.7
Bioprazol, 10.6
Biossel, 15.11
Biototal, 13.7
Biotropin, 13.38
Biovir, 18.54
Biovital, 15.10
Bipasmin, 6.8
Biperideno, 1.21
Bi-Profenid, 21.5
Bisolvon, 11.6
Bissulfato de Clopidogrel, 9.21
Bituelve, 15.9
Blaubimax, 9.29
Blauferon-A, 12.39
Blauferon-B, 12.39
Blenoxane, 12.17
Bleomicina, 12.17
Blopress, 8.36
Boldo, 10.29
Bonalen, 13.33
Bonefós, 13.33
Bonviva, 13.34
Borag, 13.7
Botox, 20.13
Botulift, 20.13
B-platin, 12.16
Branta, 8.18, 8.37
Brator, 8.38
Brator-H, 8.38
Braundeide, 18.3
Braunosan, 18.5
Bravan, 8.38
Brevibloc, 8.10
Brexin, 21.10
Bricanyl, 11.7, 11.16
Bricanyl Broncodilatador, 11.16
Bricanyl Expectorante, 11.7
Brilinta, 9.24
Brismucol, 11.17
Bromazepam, 3.2
Brometo de Ipratrópio, 11.21
Brometo de N-Butil Escopolamina, 6.3
Brometo de N-Butil Escopolamina + Dipirona Sódica, 6.3
Brometo de Pinavério, 6.7
Bromidrato de Fenoterol, 11.13
Bromopan, 10.32
Bromoprida, 10.32

Bromuc, 11.5
Broncatar, 11.6
Broncho-Vaxom, 18.109
Bronco-Ped, 11.7
Brondilat, 11.6, 11.17
Bronfilil, 11.17
Bronquimucil, 11.6
Bros, 24.1
Brozepax, 3.2
Bruvac, 17.6
BSS, 20.13
Buclina, 10.32
Budecort Aqua, 11.18
Budiair Spray Jet, 11.18
Bufedil, 8.49
Buferin, 1.33
Bupivacaína, 4.3
Burinax, 14.5
Buscofem, 1.38
Buscopan, 6.3
Buscopan Composto, 6.3
Buscopan Duo, 6.3
Buscopan Plus, 6.3
Busonid, 11.18
Buspanil, 3.4
Buspar, 3.4
Butazil, 1.35
Butazolidina, 21.3
Butazona Cálcica, 21.3
Butazonil, 21.3
Butilbrometo de Escopolamina, 6.3
Butovent Pulvinal, 11.15
B-Vesil, 10.29
Byetta, 13.27

C

CAAS, 1.33
Caduet, 8.18
Cafergot, 1.42
Caladerm, 19.15
Caladryl, 19.15
Calamina, 19.15
Calato, 13.36
Calcarb, 13.7
Calcichell, 14.13
Calciferol B$_{12}$, 15.11
Calcigenol Composto B$_{12}$, 15.11
Calcigenol Irradiado, 14.13
Calcijex, 15.4
Calci-Ped, 15.10
Calcitran B12, 15.10
Calcium-D$_3$, 14.13
Calcium Sandoz, 14.13
Calcort, 21.18
Caldè K$_2$, 14.13
Calfolin, 9.6, 23.13
Calmociteno, 1.16
Calmogenol, 3.3
Calplex, 13.7
Calpol, 1.34
Calsynar, 13.36
Caltrate, 15.10
Caltren, 8.35
Calvin, 16.4
Cambem, 10.18
Camoxin, 18.65
Campath, 12.32
Campral, 23.25
Camptosar, 12.41
Cancidas, 18.24
Candesartano Cilexetila, 8.36
Candicort, 21.16
Candiderm, 18.18
Candizol, 18.19
Candoral, 18.18
Canesten, 19.5
Capilarema, 9.28
Capoten, 8.28
Cápsulas de Ampicilina Trihidratada, 18.66
Cápsulas de Cloridrato de Tetraciclina, 18.89
Cápsulas de Gelatina Pura, 13.7

Cápsulas de Tetraciclina, 18.89
Cápsulas de Vitamina E, 15.5
Captil, 8.28
Captolab, 8.28
Capton, 8.28
Captopril, 8.28
Captopril + Hidroclorotiazida, 8.28
Carbamazepina, 1.17
Carbidopa + Levodopa, 1.26
Carbocisteína, 11.6
Carbolim, 3.19
Carbolitium, 3.19
Carbonato de Lítio, 3.19
Carboplatina, 12.16
Carboplatino, 12.16
Cardalin, 8.19
Cardblock, 8.11
Cardilol, 8.22
Cardio AAS, 1.33
Cardioxane, 23.18
Cardix, 8.11
Cardizem, 8.33
Carduran, 8.24
Carduran XL, 8.24
Cartrax, 19.7
Carvedilol, 8.22, 8.23
Caseical, 13.7
Casodex, 12.26
Cataflam, 21.4
Catoprol, 8.28
Cauterex, 19.23
Caverdilat, 8.22
Caverject, 23.21
Caziderm, 19.12
Cebion, 15.6
Cebralatx, 9.21
Cebrilin, 3.26
Ceclor, 18.72
Ceclor AF, 18.72
Cecmoin, 19.19
Cedilanide, 8.7
Cedrin, 7.4, 11.10
Cedur, 13.13
Cefaclor, 18.72
Cefadrox, 18.70
Cefadroxil, 18.70
Cefadroxila, 18.70
Cefagel, 18.70
Cefalex, 1.34
Cefalexin, 18.70
Cefalexina, 18.70
Cefalin, 18.71
Cefalina, 1.41
Cefalium, 1.35, 1.42
Cefaliv, 1.42
Cefalot, 18.71
Cefalotina, 18.71
Cefalotina Sódica, 18.71
Cefalotina Tamponada, 18.71
Cefamox, 18.70
Cefanaxil, 18.70
Cefaporex, 18.71
Cefaxon, 18.71
Cefazolin, 18.71
Cefazolina, 18.71
Cefazolina Sódica, 18.71
Cefepim, 18.78
Cefix, 18.74
Cefixima, 18.74
Cefnax, 18.74
Cefodizima Sódica, 18.75
Cefoperazona, 18.75
Cefotaxima, 18.75
Cefoxitina 1 G, 18.72
Cefoxitina Sódica, 18.72
Cefpodoxima Proxetil, 18.76
Cefrom, 18.78
Ceftazidima, 18.76
Ceftrat, 18.71
Ceftriax, 18.77
Ceftriaxona, 18.77
Ceftriaxona Sódica, 18.77
Cefuroxima Sódica, 18.73
Cefzil, 18.73

Celance, 1.22
Celapram, 3.20
Celebra, 21.12
Celen AF, 18.71
Celestamine, 21.16
Celestone, 21.16
Celexin, 18.71
Celexin BD, 18.71
Cellcept, 22.5
Celsentri, 18.55
Cenalfan Plus, 15.11
Centella Asiatica Natural, 19.14
Centrotabs, 15.10
Centrum, 15.10
Cepacaína, 4.2, 18.4
Cepacol, 18.4
Ceporexin, 18.71
Cerazette, 16.9
Cerebrex Drágeas, 15.10
Cerelac, 13.7
Certican, 22.4
Cerumin, 20.16
Cessaverm, 10.18
Cestox, 10.21
Cetaz IM/IV, 18.76
Cetilplex, 11.5
Cetirtec, 7.6
Cetoconalab, 18.18
Cetoconazol, 18.18
Cetoconazol + Dipropionato de Betametasona, 18.18, 21.16
Cetoconazol + Dipropionato de Betametasona + Sulfato de Neomicina, 18.18
Cetonax, 18.18
Cetoneo, 18.18
Cetonil, 18.18
Cetoprofeno, 21.5
Cetorolaco de Trometamina, 1.39
Cetozol, 18.18
Cetozone, 15.6
Cetrilan, 18.4
Cetrizin, 7.6
Cetrolac, 1.39
Cetrotide, 16.22
Cetynol, 1.34
Cevita AE, 15.10
Cewin, 15.6
CGT, 15.10
Champix, 23.27
Cheracap, 11.9, 11.10
Chibroxin, 18.40
Chlorohex, 18.3
Chophytol, 10.29
Choragon, 16.20
Cialis, 23.24
Cibacalcina, 13.35
Cibalena-A, 1.33, 1.35
Cibramicina, 18.67
Cibramox, 18.65
Cibrato, 13.13
Cicatrene, 18.90, 18.101
Cicladol, 21.10
Ciclinalgin, 21.11
Ciclo 21, 16.17
Ciclofemme, 16.17
Ciclopirox Olamina, 19.9
Cicloplégico, 20.4
Cicloprimogyna, 16.6
Ciclosporina, 22.3
Ciclovular, 16.16
Ciclovulon, 16.17
Ciflogex, 21.11
Ciflox, 18.36
Cilipen, 18.66
Cilodex, 18.37
Ciloxan, 18.36
Cimegripe, 1.35
Cimetidan, 10.2
Cimetidina, 10.2
Cimetil, 10.3
Cimetilab, 10.3
Cimex-Retard, 10.3
Cinageron, 8.49
Cinarizina, 8.49

I.C.4 ÍNDICE DE FÁRMACOS POR NOMES COMERCIAIS

Cincordil, 8.15
Cinetol, 1.21
Cinoflax, 18.36
Cintilan, 2.5
Cipramil, 3.20
Ciprane, 16.3, 16.7, 16.17
Ciprixindexa, 18.37
Cipro, 18.36
Cipro XR, 18.36
Ciprocin, 18.36
Ciprofibrato, 13.13
Ciproflox, 18.36
Ciprofloxacina, 18.36
Ciprofloxacino, 18.36
Cipronid, 18.36
Ciprostat, 16.3
Ciproxan, 18.36
Ciproxil, 18.36
Cisplatex, 12.16
Cisplatina, 12.16
Cisplatinum, 12.16
Cisplatyl, 12.16
Cisticid, 10.21
Citalopram, 3.20
Citalor, 13.10
Citanest 3% com Octapressin, 4.5, 14.6
Citarax, 12.12
Citavir, 18.62
Citocaína, 4.5, 14.6
Citoneurin, 15.9
Citostal, 12.6
Citracal, 14.13
Citrato de Clomifeno, 16.9
Citrato de Sildenafila, 23.23
Citrato de Tamoxifeno, 12.29
Citrinho, 15.6
Citrovit, 15.6
Città, 3.20
Cizax, 5.2
Claforan, 18.75
Clamicin, 18.95
Claquinona, 19.21
Claril, 20.10, 20.15
Claripex AL, 13.13
Claritab, 18.95
Claritin, 7.8
Claritin D, 7.8, 11.10
Claritromicina, 18.95
Clarvisol, 20.13
Claudic, 9.21
Clavoxil, 18.65, 18.79
Clavulin, 18.79
Clavulin BD, 18.65, 18.79
Clavulin ES, 18.79
Clavulin I.V., 18.79
Clean Hair, 19.10
Cleanbac, 19.12
Clearblue Easy, 24.3
Clearplan, 24.3
Clenil, 11.18
Clenil A, 11.18
Clenil Compositum A, 11.15
Clenil Nasal Aquoso, 11.18
Clenil Pulvinal, 11.18
Clenil 50 μg Spray, 11.18
Clenil 250 μg Spray, 11.18
Clexane, 9.12
Cliane, 16.13
Climaderm, 16.6
Climatidine, 10.3
Climene, 16.6
Clindal AZ, 18.94
Clinfar, 13.12
Clioquinol + Hidrocortisona, 19.7
Clistin, 7.8
Clobesol, 21.17
Clob-X, 21.17
Clofazimina, 18.33
Clofenak, 21.4
Clomazen, 19.5
Clomid, 16.9
Clonasten, 19.5
Clonazepam, 1.16

Clonidina, 8.39
Clonotril, 1.16
Clopin, 9.22
Clopirim, 18.9
Clopixol, 3.7
Clopixol Acuphase, 3.7
Clopixol Depot, 3.7
Cloquinona, 19.21
Cloramed, 18.86
Clorana, 14.3
Cloranfenicol, 18.86, 20.15
Cloranfenicol Colírio, 18.86
Clorasseptic-Pastilhas, 20.16
Clorcin-Ped, 18.72
Cloreto de Benzalcônio, 18.4
Cloreto de Cálcio, 14.13
Cloreto de Potássio, 14.9, 14.13
Cloreto de Sódio, 14.11, 14.13
Clorevan, 7.2
Clorevan Creme, 7.2
Clorfenil, 18.83
Cloridrato de Ambroxol, 11.5
Cloridrato de Amilorida + Hidroclorotiazida, 14.4
Cloridrato de Amiodarona, 8.13
Cloridrato de Amitriptilina, 3.16
Cloridrato de Betaxolol, 20.6
Cloridrato de Biperideno, 1.21
Cloridrato de Bromexina, 11.6
Cloridrato de Bupropiona, 23.26
Cloridrato de Buspirona, 3.4
Cloridrato de Cefepima, 18.78
Cloridrato de Ciclobenzaprina, 5.2
Cloridrato de Cimetidina, 10.3
Cloridrato de Ciprofloxacina, 18.36
Cloridrato de Ciprofloxacino, 18.36
Cloridrato de Ciprofloxacino + Dexametasona, 18.37
Cloridrato de Clindamicina, 18.103
Cloridrato de Clobutinol, 11.2
Cloridrato de Clomipramina, 3.16
Cloridrato de Clonidina, 8.39
Cloridrato de Diltiazem, 8.33
Cloridrato de Dobutamina, 8.4
Cloridrato de Dopamina, 8.5
Cloridrato de Dorzolamida, 20.9
Cloridrato de Doxiciclina, 18.88
Cloridrato de Doxorrubicina, 12.19
Cloridrato de Fenoxazolina, 7.7, 11.9
Cloridrato de Fexofenadina, 7.8
Cloridrato de Fluoxetina, 3.23
Cloridrato de Granisetrona, 10.35
Cloridrato de Hidroxizina, 7.4
Cloridrato de Irinotecano, 12.41
Cloridrato de Lidocaína, 4.4
Cloridrato de Lincomicina, 18.103
Cloridrato de Maprotilina, 3.24
Cloridrato de Metformina, 13.22
Cloridrato de Metoclopramida, 10.34
Cloridrato de Mianserina, 3.24
Cloridrato de Minociclina, 18.89
Cloridrato de Mitoxantrona, 12.43
Cloridrato de Nafazolina, 11.9
Cloridrato de Nalorfina, 23.13
Cloridrato de Nortriptilina, 3.17
Cloridrato de Ondansetrona, 10.35
Cloridrato de Oximetazolina, 11.10
Cloridrato de Papaverina, 6.7
Cloridrato de Paroxetina, 3.26
Cloridrato de Procaína, 4.2
Cloridrato de Propranolol, 8.11
Cloridrato de Ranitidina, 10.4
Cloridrato de Selegilina, 1.26
Cloridrato de Sertralina, 3.27
Cloridrato de Sibutramina, 13.3
Cloridrato de Sotalol, 8.12
Cloridrato de Tansulosina, 23.20
Cloridrato de Terazosina, 8.25
Cloridrato de Terbinafina, 19.9
Cloridrato de Tetraciclina, 18.89
Cloridrato de Tetraciclina + Anfotericina B, 18.15
Cloridrato de Ticlopidina, 9.24

Cloridrato de Tramadol, 1.32
Cloridrato de Vancomicina, 18.93
Cloridrato de Venlafaxina, 3.29
Cloridrato de Verapamil, 8.14
Cloroquina, 18.9
Clorpromazina, 3.5
Clorpropamida, 13.20
Clortalidona, 14.2
Clortalil, 14.2
Closecs, 10.24
Closenid, 14.5
Clotrigel, 19.5
Clotrimazol, 19.5
Clotrimazol + Acetato de Dexametasona, 19.5
Clotrimix, 19.5
Cloxazolam, 3.3
Clozal, 3.3
Clusivol, 15.10
Coartem, 18.13
Cobactin, 9.5
Codaten, 11.3
Codein, 11.3
Codergine, 8.49
Codex, 1.35
Codrinan, 2.2, 11.17
Coex, 15.11
Cofasol, 10.20
Cognex, 3.27
Colchicina, 21.27
Colchin, 21.27
Colchis, 21.27
Colcitrat, 21.27
Coldrin, 11.9
Colebrina, 23.4
Colírio de Argirol, 18.6
Colírio de Cloranfenicol, 18.86
Colírio de Sulfato de Zinco e Nafazolina, 20.15
Colírio Geolab, 18.6
Colírio Honfar, 18.6
Colírio Legrand de Sulfato de Zinco e Nafazolina, 20.10, 20.12, 20.15
Colis-tek, 18.90
Colix, 18.5
Colizin, 20.15
Colpist MT, 18.17
Colpistar, 18.17
Colpistatin, 18.17
Colpolase, 18.17
Colpotrofine, 16.8
Coltrax, 5.3
Colubiazol, 4.2, 18.6
Combiron, 15.10
Combivent, 11.15
Combodart, 16.4
Compath, 12.32
Complevitam, 15.9
Complexo B, 15.9
Complexo B Medquímica, 15.10
Complexo B + Vitamina C, 15.10
Complexo Vitaminado B "Prata", 15.10
Complexo Vitamínico B, 15.10
Complexo Vitamínico B Injetável, 15.10
Complexo Vitamínico Xarope, 15.10
Comprimidos de Acetato de Medroxiprogesterona, 12.25
Comprimidos de Ácido Acetilsalicílico, 1.33
Comprimidos de Cloridrato de Papaverina, 6.7
Comprimidos de Difenilhidantoinato de Sódio, 1.15
Comprimidos de Medroxiprogesterona, 12.25
Comprimidos de Propranolol, 8.11
Comprimidos de Tetramizol, 10.20
Comprimidos de Vitamina B1, 15.9
Comprimidos de Vitamina C, 15.6
Comprimidos Efervescentes de Cloreto de Potássio, 14.13
Comtan, 1.27
Concerta, 2.3

Concor, 8.22
Condroflex, 20.12, 21.25
Confibra Diet, 13.8
Conidrin, 11.9
Conjuntin, 18.91
Conjuntos Braun para Nutrição Parenteral, 13.6
Conmel, 1.36
Contiflo OD, 23.20
Contracept, 12.25
Contractubex, 19.14
Contrathion, 23.16
Control, 13.3
Copaxone, 22.5
Co-Pressotec, 8.30
Corastorva, 13.10
Cor Mio, 8.13
Cordarex, 8.18
Cordipina, 8.18
Corediol, 8.23
Coreg, 8.23
Co-Renitec, 8.30, 14.3
Corgard, 8.11
Coristina D, 11.9
Coronar, 8.15
Correnitec, 14.3
Cortasm, 11.18
Cortax, 21.18
Cortisonal, 21.20
Cortitop, 21.19
Cortizol, 21.20
Cortrosina, 23.12
Corus, 8.37
Corus-H, 8.37
Corymunun Injetável, 12.35
Cosmegen, 12.18
Cosopt, 20.9
Co-Tareg, 8.38
Cotazym-F, 10.30
Coumadin, 9.16
Coversyl, 8.31
Coversyl Plus, 8.31
Coversyl SR, 14.6
Cozaar, 8.37
C-platin, 12.16
Creon, 10.30
Crestor, 13.12
Crinone, 16.13
Cristal Diet, 13.8
Cristalpen, 18.67
Crixivan, 18.53
Cromabak, 20.11
Cromoglicato Dissódico, 11.20, 20.11
Cromolerg, 20.11
Cronobê, 9.5
Cronodipin, 8.19
Cronogeron, 8.49
Cronomet, 1.26
Cubicin, 18.91
Cuprimine, 23.19
Curosurf, 11.25
Cutisone, 21.21
Cyclofemina, 16.16
Cycrin, 12.25
Cymbalta, 3.21
Cymevene, 18.52
Cymevir, 18.52
Cynomel, 13.30
Cynt, 8.41
Cytosafe Carboplatina, 12.16
Cytosafe Etoposido, 12.22
Cytosafe Folinato de Cálcio, 23.13
Cytosafe Metotrexato, 12.9
Cytosafe Sulfato de Vincristina, 12.21
Cytotec, 10.4

D

Dacarb, 12.7
Dactil-OB, 16.26
Dactinomicina, 12.18
Daflon, 9.28

ÍNDICE DE FÁRMACOS POR NOMES COMERCIAIS I.C.5

Daforin, 3.23
Daivobet, 19.17
Daivonex, 19.17
Daktarin, 18.21
Daktozol, 18.21
Dalacin C, 18.103
Dalacin T, 18.103
Dalacin V, 18.103
Dalmadorm, 1.10
Dalsy, 1.38
Damater, 15.10
Danilon, 1.38
Dantrolen, 5.3
Danzen, 21.13
Daonil, 13.20
Dapsona, 18.33
Daraprim, 18.10
Dart, 10.34
Daunoblastina, 12.18
Daunoxome, 12.18
Davistar, 13.15
Daxas, 11.24
Dazol, 10.17
DDAVP, 14.6
Debefenium, 10.17
Debei, 13.21
Decadron, 18.101, 21.18, 21.19
Decadron Injetável, 21.19
Decadronal, 21.19
Deca-Durabolin, 13.29
Decongex Plus, 7.3
Defatig, 15.10
Definity, 23.11
Deflanil, 21.18
Deflazacorte, 21.18
Deflogen, 21.11
Delakete, 8.29
Deltacid, 19.10
Deltaflan, 21.11
Deltaflogin, 21.4
Deltalab, 19.10
Deltametril, 19.10
Deltametrina, 19.10
Deltamitren, 19.10
Deltaren, 21.4
Denacen, 21.18
Deocil, 1.39
Depakene, 1.18
Depakote, 1.18
Depakote ER, 1.18
Depo-Medrol, 21.21
Depo-Provera, 12.25
Deposteron, 16.2
Depramina, 3.17
Deprax, 3.23
Depress, 3.23
Deprilan, 1.26
Deprozol, 10.27
Deriva Micro, 19.17
Dermacare, 21.17
Dermacerium, 19.2, 19.14
Dermacetin, 18.90, 18.101
Dermase, 18.90, 18.101
Dermatop, 21.21
Dermax, 19.16
Dermazine, 19.2
Dermic, 19.3, 19.16
Dermobene, 19.5
Dermodex, 18.6, 18.17
Dermoglós, 18.6
Dermomax, 4.4
Dermostatin, 18.6, 18.17
Dermotil, 21.21
Dermoval, 21.16
Dermoxyl, 19.17
Derms, 19.11
Dermycose, 19.3
Derso TCC, 18.4
Desalex, 7.6
Descon, 1.35
Deserila, 1.42
Desfatigan, 13.4
Desferal, 23.18
Desloratadina, 7.6
Desogestrel + Etinilestradiol, 16.17

Desonida, 21.18
Desonol, 21.18
Desowen, 21.18
Despacilina, 18.67
Destilbenol, 12.25
Detec Baby, 24.3
Detrusitol, 6.5
Dexa-Citoneurin, 21.19
Dexaclor, 21.19
Dexacobal, 15.10
Dexacort, 18.101
Dexacronobê, 21.19
Dexadermil Creme, 21.19
Dexador, 15.10
Dexaflan, 21.18
Dexametasona, 21.18, 21.19
Dexaminor, 21.18
Dexavision, 18.101, 21.19
Dex-Clorfeniramina, 7.3
Dexclorfeniramina, 7.3
Dextran, 9.30
Dextro-Clorofeniramina, 7.3
Dextrotartarato de Brimodina, 20.5
Dextrovitase, 15.10
Diabetic, 13.7
Diabexil, 13.20
Diabinese, 13.20
Diad, 16.12
Dialamine, 13.7
Diálise Peritoneal, 14.12
Diamellitis, 13.21
Diamicron MR, 13.20
Diamox, 20.8
Diane-35, 16.3, 16.7
Diarresec, 10.24
Diasip, 13.7
Diazefast, 1.16
Diazepam, 1.16
Dicetel, 6.7
Dicinone, 9.19
Diclin, 16.7
Diclofen, 21.4
Diclofenaco Colestiramina, 13.15, 21.5
Diclofenaco Dietilamônio, 21.4
Diclofenaco Potássico, 21.4
Diclofenaco Resinato, 21.4
Diclofenaco Sódico, 21.4
Diclofenaco Sódico SR, 21.5
Diclofenax, 21.4
Diclogenom, 21.5
Diclokalium, 21.4
Diclokin, 18.9
Diclonatrium, 21.5
Dicloridrato de Cetirizina, 7.6
Dicloridrato de Cloroquina-Solução Injetável, 18.9
Diclosódico, 21.5
Diclostir, 13.15, 21.5
Diclotaren, 21.5
Dicorantil, 8.7
Didanosin, 18.48
Didanosina, 18.48
Didax, 18.48
Dieloft TPM, 3.27
Dienpax, 1.16
Dientrin, 18.27
Dietacil, 13.8
Dietasal, 13.8, 14.13
Dietil, 13.8
Difen, 21.6
Difenidramina, 7.3
Differin, 19.17
Difosfato de Cloroquina, 18.9
Dif-tet-all, 17.11
Digecap, 10.33
Digedrat, 6.8
Digeplus, 10.30
Digerex, 10.33
Digesan, 10.33
Digesprid, 10.33
Digestil, 10.33
Digestina, 10.33
Digeston, 10.33
Digitaline Nativelle, 8.3
Digitoxina, 8.3

Digoxina, 8.3
Dihydergot Spray Nasal, 1.42
Dilabronco, 11.17
Dilacor, 8.14
Dilacoron, 8.14
Dilacoron Retard, 8.14
Dilaflux, 8.19
Dilatrend, 8.23
Dilcor, 8.33
Dilena, 16.6
Diltin, 10.14
Diltipress, 8.33
Diltizem, 8.33
Diltor CD, 8.33
Dimefor, 13.22
Dimercaprol, 23.18
Dimetapp, 11.10
Dimetapp Expectorante, 11.10
Dimethicone, 10.11
Dimeticona, 10.11
Dimeticona + Metilbrometo de Homatropina, 10.12
Dimetrose, 16.12
Dimezin, 10.11
Diminut, 16.17
Dimorf, 1.30
Dimorf LC, 1.30
Dimorf SP, 1.30
Dinaflex, 21.25
Dinavital C, 13.4
Diocomb SI, 8.38
Dioctosal, 10.15
Diosmin, 9.25
Diovan, 8.39
Diovan Amlo, 8.39
Diovan Amlo Fix, 8.18, 8.38
Diovan HCT, 8.39
Diovan Triplo, 8.39
Dioxaflex, 21.5
Dipiridamol, 9.22
Dipiron, 1.36
Dipirona, 1.36
Dipirona Magnesiana, 1.37
Diprin, 1.36
Diprivan, 1.8
Diprocort, 21.16
Diprogenta, 21.16
Dipropionato de Betametasona, 21.16
Dipropionato de Betametasona + Ácido Acetilsalicílico, 21.16
Dipropionato de Betametasona + Sulfato de Gentamicina, 21.17
Diprosalic, 19.16, 21.17
Diprosolon, 21.16
Diprosone, 21.16
Diprospan, 21.16, 21.17
Diprotop, 21.16
Diprox, 10.6
Diserin, 14.2
Disgren, 9.25
Dislax, 10.14
Disofrol, 11.10
Ditran, 8.16
Diupress, 14.2, 14.4
Diurana, 14.4, 14.5
Diureflux, 14.2
Diurepina, 14.3
Diurezin, 14.3
Diurisa, 14.4, 14.5
Diurix, 14.3
Diva, 16.11
Divelol, 8.23
Dobtan, 8.4
Dobutamina, 8.4
Dobutrex, 8.4
Docetaxel, 12.24
Dociciclina Monohidratada, 18.87
Dogmatil, 3.11
Dogmatil Gotas Pediátricas, 3.11
Dolamin, 1.41
Dolamin Flex, 1.41, 5.2
Dolantina, 1.31
Dolo Moff, 1.30
Dolobene Gel, 9.11
Dolosal, 1.31

Doloxene-A, 1.29, 1.34
Donaren, 3.28
Donnagel, 18.17
Dopamin, 8.5
Dopamina, 8.5
Dopcor HCT, 8.39
Dopergin, 1.22
Doraliv, 1.38
Doran, 1.36
Doretrim, 1.38
Dorex, 1.35
Dorgen, 21.5
Dorical, 15.11
Dôrico, 1.34
Dôrico Flash, 1.34
Doril, 1.33
Doril P Gotas, 1.36
Dorilax, 1.35, 5.1
Dorless, 1.32
Dormire, 1.10
Dormonid, 1.10
Dormonid Injetável, 1.10
Dostinex, 16.23
Dotarem, 23.10
Doxiciclina, 18.88
Doxilamina, 11.2
Doxina, 12.19
Doxium 500, 9.28
Doxorrubicina, 12.19
Doxuran, 8.24
Dozbê, 15.10
Dozeneurin, 15.10
Drágeas de Complexo B + Vitamina C, 15.10
Drágeas de Sulfato Ferroso, 9.3
Drágeas de Vitamina C, 15.6
Drágeas do Complexo B, 15.10
Drágeas do Complexo Vitamínico B, 15.10
Dramamine, 1.49
Dramin, 1.49
Dramin B6, 1.49
Dramin Capsgel, 1.49
Drapolene, 18.3, 18.4
Drenatan, 20.9
Drenifórmio, 21.19
Drenison, 18.101, 21.19
Drenol, 14.3
Drenotosse, 11.11
Drocef, 18.70
Droperidol, 3.9
Dropropizina, 11.4
Drospirenona + Etinilestradiol, 16.11
Droxaine, 10.12
Dryltac, 13.15
DTCOQ/DTP, 17.11
DTN-FOL, 9.6
Ductocilina, 18.65
Dulcolax, 10.14
Dunason, 20.12
Duoctrin, 18.27
Duo-Decadron, 21.19
Duodopa, 1.26
Duofilm, 19.16
Duoflam, 21.17
Duomet, 10.3
Duo-Travatan, 20.10
Duovent, 11.13, 11.21
Duphalac, 10.15
Duphaston, 16.10
Durapen, 18.67
Durateston, 16.2
Durogesic, 1.25
Duspatalin, 6.8
Duxidina, 18.3
Duzimicin, 18.65
Dynabac, 18.96
Dysport, 20.13

E

Ebastel, 7.7
Ebix, 1.25
Ebrantil, 8.42

I.C.6 ÍNDICE DE FÁRMACOS POR NOMES COMERCIAIS

Ecalta, 18.23
Ecasil, 1.33
Ecator, 8.32
Ecator Anlo, 8.32
Ecator H, 8.32
Ectrin, 18.27
Edhanol, 1.14
Efedrin, 11.9
Efexor, 3.29
Efexor XR, 3.29
Effient, 9.23
Efortil, 8.46
Efurix, 12.13
Ekson, 1.26
El Diet, 13.7
Elamax, 16.6
Elani 28, 16.11
Elani Ciclo, 16.11
Eleparon, 13.16
Elepril, 1.26
Elevit Geriátrico, 15.10
Elidel, 19.13
Eliquis, 9.14
Elixir de Complexo Vitamínico B, 15.10
Elixir de Vitaminas e Sais Minerais, 15.10
Elixir do Complexo B, 15.10
Elocom, 21.21
Elofuran, 18.35
Elotin, 18.91
Eloxatin, 12.17
Elozima, 10.30
Elum, 3.3
Emama, 15.5
Emecort, 21.20
Emend, 10.37
Emidrat, 14.12
Emistin, 21.19
Emla, 4.5
Emoclot D.I., 9.17
Emulsão de Benzoato de Benzila, 19.10
Enablex, 6.5
Enalabal, 8.29
Enalapress, 8.29
Enalapril, 8.29
Enalatec, 8.30
Enantato de Noretisterona + Valerato de Estradiol, 16.6, 16.13
Enatec, 8.30
Enatec F, 8.30
Enbrel, 21.24
Encrise, 14.6
Endofolin, 9.6
Endolipid, 13.6
Endoren, 23.11
Endosalil, 1.33
Endronax, 13.33
Endrox, 13.33
Enema de Fosfato de Sódio Composto, 10.16
Enema de Glicerina, 10.16
Enema de Sorbitol + Dioctilsulfossuccinato de Sódio, 10.16
Energil C, 15.6
Energivit, 15.10
Energoplex, 15.11
Enfalac Prematuro, 13.8
Enflurano, 1.2
Enfluthane, 1.2
Enfol, 9.6
Engerix-B, 17.9
Engov, 1.34
Enoxalow, 9.12
Ensure, 13.7
Entocort Cápsulas, 11.18
Entocort Enema, 11.18
Enzicoba, 9.5
Epelin, 1.15
Epez, 2.4
Ephynal, 15.5
Epidona, 1.14
Epilenil, 1.18
Epinefrina, 11.13
Epirrubicina, 12.19
Episol, 19.22

Epivir, 18.54
Epósido, 12.21
Eprex, 9.7
Equilid, 3.11
Eradacil, 18.35
E-Radicaps, 15.5
Eranz, 2.4
Eraverm, 10.18
Erbitux, 12.34
Erdotin, 11.7
Ergotrate, 1.42, 16.24
Eribiotic, 18.97
Eriflogin, 18.97
Eritós, 11.4
Eritrex, 18.97
Eritrin, 18.97
Eritrofar, 18.97
Eritromax, 9.7
Eritromed, 18.97
Eritromicina, 18.97
Erradic, 10.7
Eryacnen, 18.97
Escabin, 19.10
Escabron, 19.10
Escandine, 8.5
Esclerovitan, 15.10
Escopolamina, 6.3
Esmeron, 5.7
Esomeprazol magnésio, 10.5
Esomeprazol magnésio tri-hidratado, 10.5
Esop, 10.5
Espasmacid, 10.12
Espasmo Luftal, 6.4
Espasmo-Silidron, 6.7
Espectrin, 18.27
Espectrin-D, 18.28
Espectroprima, 18.27
Esperson, 18.101, 21.18
Espironolactona, 14.4
Espran, 3.22
Esquidon, 3.13
Estafiloide, 17.7
Estalis, 16.6
Estalis SQ, 16.6
Estandron-P, 16.2
Estavudina, 18.50
Estiranox, 18.20
Estolato de Eritromicina, 18.97
Estomagel, 10.12
Estracomb TTS, 16.6
Estradelle 7, 16.6
Estraderm Matrix, 16.6
Estraderm TTS, 16.6
Estradot, 16.6
Estragest TTS, 16.6, 16.13
Estrelle, 16.6
Estreva, 16.6
Estrofem, 16.6
Estrogenon, 16.7
Estrógenos Conjugados, 16.7
Etambutol, 18.31
Ethamolin, 8.45
Ethyol, 23.17
Etidine, 10.3
Etildopanan, 8.40
Etiogyn Metronidazol, 10.26
Etomidato, 1.7
Etopos, 12.22
Etoposido, 12.22
Etrane, 1.2
Eucil, 10.34
Eufilin, 11.16
Eufor 20, 3.23
Eugerial, 8.51
Euglucon, 13.20
Eulexin, 12.26
Eumotol, 21.2
Eumovate, 21.17
Eupept, 10.6
Eupressin, 8.30
Eupressin-H, 8.30, 14.3
Euprostatin, 8.24
Euthyrox, 13.30
Eutonis, 3.3

Evanor, 16.17
Evergin, 1.37
Evista, 13.37
Evocanil, 16.13
Evocarb, 12.16
Evodazin, 12.7
Evoposdo, 12.22
Evotaxel, 12.24
Evoterin, 12.41
Evoxali, 12.17
Evra, 16.12, 16.18
Exavir, 18.44
Excedrin, 1.35
Exelmin, 10.18
Exelon, 2.6
Exforge HCT, 8.39
Exjade, 23.17
Exluton, 16.12
Exodus, 3.22
Exosurf, 11.25
Expecdilat, 11.17
Expectuss Xarope, 11.5
Extrato de Alcachofra, 10.29
Extrato Metanólico de BCG, 12.36
Ezetrol, 13.15
Ezobloc, 10.5
Ezopen, 18.44
Ezulen, 12.17

F

Faclor, 18.72
Faclor AP, 18.72
Factive, 18.38
Facyl 500, 10.27
Facyl M, 10.27
Falmonox, 10.25
Famodine, 10.3
Famoset, 10.3
Famox, 10.3
Famoxil, 10.3
Famvir, 18.50
Famvir P, 18.50
Famvir Tiltab, 18.50
Fanclomax, 18.50
Fansidar, 18.13, 18.26
Fareston, 12.29
Farlutal, 12.25
Farlutal AD, 12.25
Farmicetina, 18.86
Farmicetina P7, 18.86
Farmorubicina CS, 12.19
Farmorubicina RD, 12.19
Fasigyn, 10.27
Fastfen, 1.7
Fasulide, 21.11
Faximin, 21.25
Febralgin, 1.34
Febupen, 1.35
Feiba Immuno, 9.17
Feldene, 21.9
Feldox, 21.9
Feller, 10.18
Felnan, 21.9
Felodipino, 8.18
Fem 7, 16.6
Femara, 12.28
Femiane, 16.17
Femina, 16.17
Feminvit, 15.11
Femme, 15.11
Femme Fólico, 9.6
Femoston 1/10, 16.6, 16.10
Femoston Conti, 16.6, 16.10
Fenaflan, 21.4, 21.5
Fenalerg, 1.50
Fenamic, 21.5
Fenaren, 21.5
Fenaren Gel, 21.4
Fenasten, 16.4
Fenburil, 21.5
Fendical, 16.4
Fenergan, 1.50
Fenergan Expectorante, 11.7

Fenilbutazona, 21.3
Fenilefrin, 8.47
Fenilefrina, 20.4
Fenirax, 7.3
Fenitoína, 1.15
Fenobarbital, 1.14
Fenocris, 1.14
Fenofibrato, 13.13
Fenoximetilpenicilina, 18.68
Fenoximetilpenicilina Potássica, 18.68
Fenozan, 11.13
Fentanil, 1.5
Fentil, 3.16
Fentizol, 18.19
12 Fer, 15.10
Ferane 35, 16.17
Fer-In-Sol, 9.3
Ferrin, 9.3
Ferriprox, 9.7
Fertnon, 16.17
Fexo D, 7.8
Fexodane, 7.8
Fibermais, 13.8
Fibermais Flora, 13.8
Fibersource, 13.8
Fibrabene, 19.23
Fibracap, 10.13, 13.8
Fibrapur, 13.8
Fibrase, 19.23
Fibrinase, 19.23
Fibrinol, 9.19
Filgrastine, 9.8
Filgrastrim, 9.8
Filmcel, 20.12
Finalop, 16.4
Finarid, 16.4
Finasterida, 16.4
Finastil, 16.4
Finex, 19.9
Finigás, 10.11
Finn, 13.8
Firmagon, 12.35
Fisiofer, 9.2
Fisohex II, 18.5
Flagass, 10.11
Flagass Baby, 10.12
Flagyl, 10.25, 10.26
Flamanan, 1.35
Flamostat, 21.9
Flanaren, 21.5
Flanax, 1.38
Flancox, 21.6
Flatex, 10.11
Flavenos 200, 9.28
Flaxedil, 5.6
Flaxin, 16.4
Flazol, 10.26
Flebocortid, 21.20
Fleet Enema, 10.16
Flemoxon Solutab, 18.65
Flexalgin, 1.35
Flex-Care, 20.13
Flextoss, 11.4
Flixonase, 11.20
Flixotide, 11.20
Flodin Duo, 21.5
Flogan, 21.4
Flogan AI, 21.4
Flogene, 21.10
Flogilid, 21.11
Flogin-PED, 21.11
Flogiren, 21.5
Flogonac, 21.4
Flogoral, 21.11
Flogo-Rosa, 21.11
Flogoxen, 21.9
Florate, 21.20
Florinefe, 14.7
Flotac, 21.5
Floxacin, 18.40
Floxid, 18.98
Floximed, 18.40
Floxinol, 18.40
Floxocip, 18.36
Floxstat, 18.40

ÍNDICE DE FÁRMACOS POR NOMES COMERCIAIS I.C.7

Fluagel, 10.10
Fluarix, 17.8
Fluccil, 10.34
Fluconal, 18.19
Fluconazol, 18.19
Fluconazon, 18.20
Fluconed, 18.20
Fludara, 12.14
Fludilat, 8.48
Flufenan, 3.6
Flufenan Depot, 3.6
Fluibron, 11.5
Fluibron A, 11.5
Fluicis, 11.5
Fluidin, 11.5
Fluimucil, 11.5, 18.4, 20.16
Fluimucil D, 11.5
Fluimucil Nasal, 11.5, 20.16
Fluir, 11.14
Flumazen, 23.15
Flumazenil, 23.15
Flumex, 21.20
Flunarin, 8.50
Flunazol, 18.20
Flunitec, 11.19
Fluodel, 23.28
Fluordent, 23.28
Fluoresceína, 20.12, 23.11
Fluoreto de Sódio, 23.28
Fluornatrium, 23.28
Fluornatrium-Vit, 15.11
Fluoro-Uracil, 12.13
Fluorouracil, 12.13
Fluorouracila, 12.13
Fluothane, 1.3
Fluo-Vaso, 20.10
Fluoxetina, 3.23
Flusten, 11.7
Flutamida, 12.26
Flutec, 18.20
Flutican, 11.20
Fluticaps, 11.20
Flutinol, 21.20
Flutivate, 11.20
Fluvert, 8.50
Flux SR, 14.6
Fluxene, 3.23
Fluxocor, 9.22
Fluxol, 11.5
Folacin, 9.6
Foldan, 10.19
Folderm, 10.19, 19.11
Folin, 9.6
Folinato de Cálcio, 23.13
Fólix Mater, 15.10
Fonergin, 18.100, 20.16
Fontol 650, 1.33
Foradil, 11.14
Forane, 1.4
Foraseq, 11.14, 11.18
Formare, 11.14
Formocaps, 11.14
Formyn, 13.22
Fortalex, 15.10
Fortaz, 18.76
Forten, 13.6
Fortéo, 13.37
Fortovase, 18.60
Fortplex, 15.10
Fosamax, 13.33
Fosamax D, 13.33
Foscavir Intravenoso, 18.51
Fosfato de Clindamicina, 18.103
Fosfato de Potássio, 14.11
Fosfato Dissódico Dexametasona, 21.19
Fosfato Sódico de Prednisolona, 21.21
Foxtil, 18.72
Fradermicina, 18.103
Fragmin, 9.12
Fraxiparina, 9.13
Freegas, 10.12
Freenal, 11.10
Freka Derm, 18.4
Fresh Tears, 20.13
Frisium, 3.3

Frontal, 3.2
Frontal XR, 3.2
Frubiase, 14.12
Frutarine, 10.16
Frutose, 13.5
Frutovitam, 15.10
Fulcin, 18.16
Fumarato de Bisoprolol, 8.22
Fumarato de Cetotifeno, 11.22
Fungirox, 19.9
Fungistatina, 18.16
Fungizon, 18.15
Fungonazol, 18.18
Furacin, 19.12
Furazolidona, 10.28
Furoato de Mometasona, 21.21
Furosemida, 14.5
Furosemide, 14.5
Furosix, 1.17
Furp-Captopril, 8.28
Fursemida, 14.5
Fuzeon, 18.49
Fymnal, 11.13

G

Gabaneurin, 1.19
Gabapentina, 1.19
Gadovist, 23.9
Gaduol, 15.3
Galvus, 13.26
Galvus MET, 13.26
Gamaglobulina, 17.6
Gamalat, 10.12
Gama-Venina, 17.6
Ganciclovir, 18.52
Ganciclovir Sódico, 18.52
Gancivir, 18.52
Ganvirax, 18.52
Ganyclov, 18.52
Garamicina, 18.101
Garasone, 18.101
Gardenal, 1.14
Gaspiren, 10.6
Gastran, 10.12
Gastrium, 10.6
Gastri-Vyr, 10.11
Gastrodine, 10.3
Gastropan, 10.7
Gat-Globulina Antitimocitária, 22.5
Gaviz, 10.11
Gelatina, 13.7
Gel de Hidróxido de Alumínio, 10.10
Gel de Lidocaína, 4.4
Gelfoam, 9.19
Gelmax, 10.11
Gelol, 19.20
Gelusil, 10.12
Gemzar, 12.13
Genfibrozila, 13.14
Genotropin, 13.38
Gentamicina, 18.101
Gentaplus, 18.101
Gentaxil, 18.101
Genteal, 20.12
Genurin-S, 6.8
Genuxal, 12.4
Geodon, 3.13
Geophagol, 10.18
Geriaton, 15.11
Gerivix, 15.10
Germekil, 18.3
Gestadinona, 16.6, 16.12
Gestinol 28, 16.17
Gestodeno + etinilestradiol, 16.17
Gestrelan, 16.17
Gevral Super, 15.10
Gi Control, 13.7
Giarlam, 10.28
Ginconazol, 19.7
Ginec, 18.17, 18.92
Ginecoside, 16.13
Ginedak, 18.21
Ginesse, 16.17

Ginestatin, 18.17
Gino Cauterex, 19.23
Gino Fibrase, 19.23
Gino-Clotrimix, 19.5
Ginodex, 18.21
Gino-Loprox, 19.9
Ginometrim Comprimido Vaginal, 18.17
Ginometrim Oral, 10.27
Ginomonipax, 19.5
Gino-Pletil, 18.21
Ginosutin, 10.27
Ginosutin M, 18.21
Gino-Tralen, 19.7
Ginotrax, 19.6
Ginovagin, 10.26
Glaucotrat, 20.6
Glautimol, 8.12, 20.6
Gliadel Wafer, 12.6
Gliansor, 13.21
Gliben, 13.20
Glibenclamida, 13.20
Glibeta, 13.20
Glicerina, 10.15, 10.16
Gliclazida, 13.20
Glico-Fisiológica 5%, 14.11
Gliconil, 13.20
Glicose, 8.45, 13.6, 14.11
Glifage, 13.22
Glifage XR, 13.20, 13.22
Glimepibal, 13.21
Glimepil, 13.21
Glimepirida, 13.21
Glimesec, 13.21
Glimiton, 15.10
Glineon, 15.10
Glioten, 8.30
Gliotenzide, 8.30
Glipex, 15.10
Glipizida, 13.21
Glipzida, 13.21
Glitisol, 18.87
Glitisol Suspensão Pediátrica, 18.87
Glivec, 12.38
Globocef, 18.74
Glucagon, 13.28
Glucantime, 18.7
Glucobay, 13.23
Glucoformin, 13.22
Gluconato de Cálcio, 14.8
Gluconorm, 13.24
Glucoreumin, 21.25
Glucovance, 13.20, 13.22
Glutacide II, 18.3
Glutamin, 13.7
Glutaraldeído, 18.3
Glypressin, 8.48
Glyquin, 19.21
Glyvenol, 8.46
Golac, 14.12
Gonal-F, 16.20
Gonapeptyl Depot, 12.30
Gonocilin, 18.66, 21.28
Gonol, 18.66
Gonopac, 18.66, 21.28
Gonorrel's, 18.66, 21.28
Good Diet, 13.7
Gopten, 8.32
Gotas Binelli, 11.3
Gotil-AD, 15.3
Gracial, 16.9, 16.18
Gramcilina, 18.66, 18.69
Granocyte, 9.9
Granulokine, 9.8
Gran-Verm, 10.18
Gripcaps C, 11.9
Gripeonil, 1.34
Gripotermon, 1.34
Guaifenesina, 11.7
Guttalax, 10.14
Gynax-N, 18.17
Gynazole-1, 19.4

Gynben, 19.7
Gynera, 16.17
Gynergene, 1.42
Gyno-Daktarin, 18.21
Gyno-Fungistat, 19.7
Gyno-Fungix, 19.7
Gyno-Icaden, 19.6
Gynomax, 18.21
Gyno-Mycel, 19.6
Gynopac, 10.27, 19.7
Gyno-Zalain, 19.6

H

H. Bacter, 10.7
H. Bacter IBP, 10.6
Haemaccel, 9.30
Haimaven, 17.6
Halcion, 1.11
Haldol, 3.9
Haldol Decanoato, 3.9
Halog, 21.20
Haloperidol, 3.9
Halotano, 1.3
Hantina, 18.34
Harmolax, 10.15
Harmonet, 16.17
Havrix, 17.8
HD, 14.12
HDCV, 17.9
Helicocid, 18.95
Helicopac, 10.6
Helifenicol, 11.3
Heliklar, 10.6
Helleva, 23.22
Hemax Eritron, 9.7
Hemodase, 21.20
Hemogenin, 13.29
Hemo-Peb, 15.10
Hemoprex, 9.7
Hemorfree, 21.20
Henetix 300, 350, 23.5
Hepamax-S, 9.11
Hepa-merz, 13.16
Hepamino F, 13.7
Hepanutrin, 13.6
Heparina, 9.11
Heparina Sódica, 9.11
Hepato Diet, 13.7
Hepatobyl, 10.14, 10.28
Hepsera, 18.45
Herceptin, 12.47
Herivyl, 23.22
Herpesil, 18.44
Herpesine, 18.52
Herpex Gel, 18.61
Hexabrix 320, 23.8
Hexafen, 19.10
Hexomedine Colutório, 18.3
Hiberix, 17.8
Hibitane, 18.3
Hibtiter, 17.8
Hibutan, 8.4
Hiconazol, 18.20
Hiconcil, 18.65
Hidantal, 1.15
Hidrabene, 14.12
Hidrafix, 14.12
Hidrion, 14.5
Hidrocin, 21.19
Hidroclorotiazida, 14.3
Hidrocorte, 19.7
Hidroflux, 14.3
Hidroral, 14.12
Hidróxido de Alumínio, 10.10
Hidroxogel, 10.12
Hifloxan, 18.36
Higroton, 14.2
Higroton-Reserpina, 8.42, 14.3
Hioscina, 6.3
Hiper Diet Hipossódico sem Sacarose, 13.7
Hiper Diet TCM, 13.7

I.C.8 ÍNDICE DE FÁRMACOS POR NOMES COMERCIAIS

Hiperol, 20.16
Hipertil, 8.29, 8.34
Hipocatril, 8.28
Hipoclorito de Sódio 2,5%, 18.5
Hipoglós, 18.6
Hipress, 8.37
Hirudoid, 9.11, 19.13
Histamin, 7.3
Hivid, 18.62
Holoxane, 12.5
Hormocervix, 16.7
Hormodose, 16.6
Hormoginase, 16.13
Hormoskin, 19.21
Hormotrop, 13.38
Hpvir, 18.44
H-Sal, 14.12
Humalog, 13.18
Humalog Mix, 13.18
Humatrope, 13.38
Humectol D, 10.14
Humegon, 16.21
Humira, 21.24
Humulin R, 13.18
Hyalozima, 19.23
Hyaludermin, 19.23
Hycamtin, 12.46
Hycimet, 10.4
Hyclin, 18.103
Hydergine, 8.49
Hydrax, 14.12
Hydrea, 12.37
Hydren, 11.13
Hydromet, 8.40, 14.3
Hydroplus, 14.12
Hyfilina, 11.16
Hylinc, 18.103
Hynalgin, 1.36
Hynaren, 21.5
Hypaque, 23.5
Hypaque-M, 23.5
Hyperium, 8.41
Hyplex B, 15.10
Hypnol, 1.11
Hypnomidate, 1.7
Hypocaína, 4.4
Hypocina, 6.3
Hypofarma Água para Injeção, 14.8
Hypofarma Bicarbonato de Sódio, 14.10
Hypofarma Cloreto de Potássio, 14.9
Hypofarma Cloreto de Sódio, 14.11
Hypofarma Enema de Glicerina, 10.16
Hypofarma Glicose, 13.6
Hypofarma Manitol, 20.7
Hyponor, 8.48
Hyposil, 10.34
Hypot, 14.13
Hypoverin, 6.7
Hystin, 7.3
Hytrast, 23.7
Hytrin, 8.25
Hytropin, 6.2
Hyvit B12, 9.5
Hyvit C, 15.6
Hyzaar, 8.37

I

Iberin Fólico Gradumet, 9.6
Iberol, 15.10
Iberol 500 Gradumet, 15.10
Ibufran, 1.38
Ibuprofeno, 1.38
Icaden, 19.6
Ictus, 8.23
Idu, 18.51
Ifosfamida, 12.5
Iguassina, 14.3, 14.4
Ilobron, 18.97
Ilocin, 18.97
Ilosone, 18.97
Ilotrex, 18.97
Ilsatec, 10.6
Imigran, 1.44

Imipenem + Cilastatina, 18.81
Imipenema + Cilastatina Sódica, 18.81
Imodium Plus, 10.24
Imosec, 10.24
Imovane, 1.12
Imovax Mumps, 17.7
Imovax Pólio, 17.9
Imoxy, 19.18
Impact, 13.7
Implanon, 16.10
Imunem, 22.2
Imuneprim, 18.27, 18.28
Imunoglobulin, 17.6
Imunoglobulina Humana
  Endovenosa, 17.6
Imunonutril Diet, 13.7
Imunoparvum, 12.35
Imuran, 22.2
Incontinol, 6.6
Incoril AP, 8.33
Indapamida, 14.6
Indapen SR, 14.6
Inderal, 8.11
Indocid, 21.7
Indocid Colírio, 21.7
Infanrix IPV, 17.11
Infecteracin, 18.27, 18.28
Infectrin, 18.27, 18.28
Infectrin F, 18.28
Infex Cápsulas, 18.89
Inflagel, 21.10
Inflamene, 21.9
Inflamex, 21.5
Inflanan, 21.9
Inflanox, 21.9
Inflaren, 21.5
Inflaren Retard, 21.5
Inflax, 21.9
Infralax, 1.35
Inibina, 16.27
Inicox, 21.9
Injeflex, 21.25
Injetrax, 10.35
Inotam, 8.4
Inotropisa, 8.5
Inoval, 1.8, 3.9
Insulina Humana Monocomponente
  Novolin 70/30, 13.18
Insulina Mista Purificada, 13.17, 13.18
Insulina Suína Purificada, 13.17, 13.18
Insuman, 13.18
Insunorm N, 13.18
Insunorm R, 13.17
Insuvac, 17.12
Intal, 11.20
Intal Nasal, 11.20
Interferon, 12.39
Interferon Alfa-2B, 12.39
InterIf, 12.39
Interleukin, 12.40
Intron-A, 12.39
Invanz, 18.81
Invega, 3.12
Invex, 21.21
Invirase, 18.60
Iodepol BD, 11.17
Iodex, 18.5, 19.20
Iolin R, 13.18
Ionil Plus, 19.16
Ionil T Plus, 19.17
Iopamiron, 23.7
Iopidine, 20.5
Ipsilon, 9.27
Iressa, 12.37
Iridux, 8.50
Iruxol, 19.23
Isacilin, 18.67
Iscover, 9.22
Isdin, 19.22
Isentress, 18.58
Isiven IV, 17.6
Iskemil, 8.49
Isketam, 2.5, 8.49
Iskevert, 8.49
Isocord, 8.15

Isodex, 9.30
Isoflurane, 1.4
Isolac, 13.7
Isolyte, 14.12
Isomil, 13.7
Isoniazida, 18.31
Isoniazida + Rifampicina, 18.31
Isopto Carpine, 20.3
Isopto Cetapred, 20.2
Isordil, 8.15
Isordil Ap, 8.15
Isosource, 13.7
Isossorbida, 8.15
Isothane, 1.4
Isotretinoína, 19.19
Isotrex Gel, 19.19
Isovorin, 23.13
Itraconazol, 18.20
Itranax, 18.20
Itraspor, 18.20
Iumi, 16.11
Ivermec, 10.22
Ixium, 19.18

J

Jabra, 13.26
Jalra, 13.26
Jalramet, 13.26
Janumet, 13.22, 13.26
Januvia, 13.26
Jumexil, 1.26
Jurubeba Atibaia, 10.29

K

Kabikinase, 9.26
Kaletra, 18.54
Kalostop, 19.16
Kalyamon B-12, 15.10
Kanakion, 9.17
Kanakion MM, 9.18
Kanazima, 18.97
Karvil, 8.23
Katadolon, 1.46
Kefadim, 18.76
Kefazol, 18.71
Keflex, 18.71
Keflin Neutro, 18.71
Kelly, 16.10
Ketalar, 1.7
Ketamin, 1.7
Ketamin S, 1.7
Ketek, 18.108
Ketocon, 18.18
Ketonan, 18.18
Ketop, 21.5
Kiatrium, 1.16
Kindelmin, 10.18
Kineprid, 10.31
Kinnoferon 2A, 12.39
Kitnos, 10.25
Klaricid, 18.95
Klaricid UD, 18.95
Klimater, 16.8
Kliogest, 16.13
Klispel, 10.6
Kolantyl, 10.11
Kollagenase com Cloranfenicol, 19.23
Kolpitrat, 10.26
Kombiglyze, 13.25
Kop-Derm, 19.14
Kryobulin, 9.17
Kwell, 19.10
Kytril, 10.35

L

Label, 10.4
Labirin, 1.48
Labopurinol, 21.27

Lacipil, 8.33
Lacrigel A, 15.3
Lacril, 20.12, 20.13
Lacrima, 20.12
Lactato de Sódio, 14.13
Lactrex, 19.14
Lactulona, 10.15
Ladogal, 16.3
Lagur, 18.95
Lagur UD, 18.95
Lamictal, 1.19
Lamiden, 18.54
Lamisil, 19.9
Lamitor, 1.19
Lamivudina, 18.54
Lamotrigina, 1.19
Lanexat, 23.15
Lanitop, 8.4
Lanogastro, 10.6
Lanoxin, 8.3
Lansodom, 10.6
Lansoprazol, 10.6
Lansoprid, 10.6
Lantus Optiset, 13.19
Lanvis, 12.15
Lanz, 10.6
Lanzol, 10.6
Lasilactona, 14.4, 14.6
Lasix, 14.5
Lavitan A-Z, 15.10
Laxol, 10.14
Laxtam, 10.16
L-Carbocisteína, 11.6
Lectrum, 12.30
Lederle Pnu-23, 17.12
Legalon, 13.16
Legil, 21.10
Legrand Nimesulide, 21.11
Lendianon, 19.10
Lentaron Depot, 12.28
Lento C, 15.6
Leotrim, 18.27, 18.28
Leotrim F, 18.28
Leponex, 3.7
Leptard, 1.18
Lerin, 20.10, 20.15
Lertus, 18.20
Lescol, 13.10
Letansil, 1.16
Leucin, 9.8
Leucocitim, 9.9
Leucodin, 19.21
Leucogen, 18.109
Leucomax, 9.9
Leucovorin, 9.6
Leucovorina, 9.6
Leukeran, 12.5
Leustatin, 12.14
Leutrol, 21.9
Levaflox, 18.38
Levaquin, 18.39
Levcin, 18.39
Level, 16.17
Leverctin, 10.22
Levitra, 23.25
Levocarb, 1.26
Levocarnin, 13.5
Levofloxacino, 18.39
Levoid, 13.30
Levordiol, 16.19
Levorin, 9.6
Levotiroxina Sódica, 13.30
Levoxin, 18.39
Levozine, 1.46
Lexapro, 3.22
Lexfast, 3.2
Lexotan, 3.2
Libiam, 16.8
Liberan, 23.20
Lidaflan, 21.11
Lidocaína, 4.4
Lidocaína com Epinefrina, 4.5
Lidosporin, 18.92, 20.15
Limbitrol, 3.3, 3.16
Limpele, 19.5

Lincoflan, 18.103
Lincomicina, 18.103
Linco-Plus, 18.104
Lindane, 19.10
Lindano, 19.10
Lindisc, 16.6
Lindisc Duo, 16.6
Linea Gotas, 13.8
Linfocilin, 18.67
Lioram, 1.12
Lioresal, 5.2
Lipanon, 13.13
Lipcor, 13.7, 13.16
Lipenan, 13.3
Lipiblock, 13.3
Lipidil, 13.13
Lipiodol Ultra-Fluido, 23.2
Lípitor, 13.10
Lipless, 13.13
Lipofacton, 13.13
Lipofundin MCT/LCT, 13.6
Lipotex, 13.12
Liquemine, 9.11
Liquemine Subcutâneo, 9.11
Lisacol, 13.7
Lisaglucon, 13.20
Lisapres, 8.40
Lisedema, 21.9
Lisinopril, 8.31
Lisinopril + Hidroclorotiazida, 8.31
Lisinovil, 8.31
Lisodren, 12.43
Lisotrex, 18.97
Listril, 8.31
Litocit, 14.14
Livalo, 13.10
Livial, 16.8
Livolon, 16.8
Livostin Gotas Oculares, 7.5
Livostin Spray Nasal, 7.5
Livten, 13.7
Lobopurinol, 21.27
Locabiotal, 18.91, 19.13
Loceryl, 19.8
Locoid, 21.20
Locorten, 21.19
Locorten N, 18.101
Locorten-Viofórmio, 19.7, 21.19
Logat, 10.4
Lombalgina, 1.38
Lomepral, 10.6
Lomexin, 18.19
Lomir, 8.18
Lomotil, 10.24
Lonactene, 16.24
Longacilin, 18.68
Longactil, 3.5
Loniten, 8.43
Lonium, 6.4
Lopid, 13.14
Lopigrel, 9.22
Loprazol, 10.6
Lopressor, 8.11
Lopril-D, 8.29, 14.3
Loprox, 19.9
Loprox NL, 19.9
Loradine, 7.8
Loralerg, 7.8, 11.10
Loranil, 7.8
Loranil-D, 11.10
Loratadina, 7.8, 11.10
Lorax, 3.3
Lorazefast, 3.3
Lorazepam, 3.3
Lorazepax, 3.3
Lorelin Depot, 12.30
Loremix, 7.8
Lorin Depot, 12.30
Lorsacor, 8.37
Losacoron, 8.37
Losalen, 21.19
Losartana Potássica, 8.37
Losartana Potássica + Hidroclorotiazida, 8.37
Losartano Potássico, 8.36

Losartec, 8.37
Losartion, 8.37
Losatal, 8.37
Losec, 10.6
Losec Mups, 10.6
Lotar, 8.18, 8.37
Lotensin, 8.28
Lotensin-H, 8.28
Lovacor, 13.12
Lovastatina, 13.10
Lovelle, 16.18
Lowpress, 8.43
Loxam, 21.9
Loxiflan, 21.9
Loxonin, 21.6
Lozap, 10.6
Lozeprel, 10.6
Lucentis, 20.14
Ludiomil, 3.24
Luervitt, 15.10
Lufisan, 10.12
Luftal, 10.12
Luftal Max, 10.12
Lumigan, 20.8
Lupectrin, 18.27
Lupron, 12.30
Lurantal, 19.19
Lutamidal, 12.26
Lutenil, 16.12
Luteon, 12.25
Luveris, 16.20
Luvox, 3.23
Lymphoglobuline, 22.5
Lyrica, 1.48

M

Maalox Plus, 10.12
Mabthera, 12.44
Macrodantina, 18.34
Macrolin, 18.104
Magnésia Bisurada, 10.11
Magnevistan, 23.10
Magnolat, 14.13
Magnopyrol, 1.37
Magnostase, 10.24
Magrisan, 10.13, 13.8
Magrix, 13.3
Makrocilin, 18.66
Maleato de Dexclorfeniramina, 7.3
Maleato de Dexclorfeniramina + Betametasona, 7.3-7.4
Maleato de Enalapril, 8.30
Maleato de Enalapril + Hidroclorotiazida, 8.30
Maleato de Midazolam, 1.10
Maleato de Timolol, 8.12, 20.6
Malena, 8.30
Maliasin, 1.14
Manitol, 20.7
Manivasc, 8.34
Mansil, 10.21
Mantidan, 1.24
Marax, 11.17
Marcaína, 4.3
Marcaína com Epinefrina, 4.3
Marcaína Pesada, 4.3
Marcodine, 19.12
Marcoumar, 9.16
Marevan, 9.16
Materfolic, 9.6
Matergam, 17.6
Materna, 15.10
Matervit, 15.10
Maxalt, 1.44
Maxapran, 3.20
Maxaquin, 18.39
Maxcef, 18.78
Maxicrom, 11.20, 20.11
Maxidex, 21.18
Maxidrate, 11.8
Maxifat, 13.7

Maxiglutam, 13.7
Maxijoule, 13.7
Maxiliv, 1.36
Maxipro, 13.7
Maxitrol, 18.92
Max-Pax, 3.4
Maxsulid, 21.11
Maxtest, 24.3
Meben, 10.18
Mebendazol, 10.18
Mebendazol + Tiabendazol, 10.18
Mebendazotil, 10.18
Mebendil, 10.18
Mebenix, 10.17
Mebron, 21.12
Meclin, 1.49
Medgeron, 8.49
Medicaína, 4.5
Medpress, 8.40
Medroxiprogesterona, 12.24
Medroxon, 16.12
Medxil, 18.65
Mefloquima, 18.11
Meflox, 18.39
Mefoxin, 18.72
Megapen, 18.67
Megestat, 12.26
Megestran, 16.18
Megestrol, 12.26
Melhoral, 1.33
Melleril, 3.6
Melotec, 21.9
Meloxicam, 21.9
Meloxil, 21.9
Menelat, 3.25
Meningo A + C, 17.11
Menocol, 13.12
Menogon, 16.21
Menopax, 16.8
Menopur 75 UI, 16.20
Menosedan, 16.7
Mentabom, 10.18
Mephaquin, 18.11
Mepraz, 10.6
Meprazol, 10.6
Meracilina, 18.68
Mercilon, 16.17
Mericomb, 16.13
Merigest, 16.13
Merimono, 16.6
Meritene, 13.7
Meritor, 13.21
Meronem, 18.82
Meropenem, 18.82
Merthiolate, 18.3
Meruvax II, 17.10
Mesacol, 10.8
Mesalazina, 10.8
Mesigyna, 16.13, 16.16
Mesilato de Bromocriptina, 1.22
Mesilato de Doxazosina, 8.24
Mesilato de Pefloxacino, 18.41
Mesilato de Saquinavir, 18.60
Mesmerin, 3.4
Mesna, 12.42
Mestinon, 23.15
Metadon, 1.29
Metalyse, 9.27
Metamucil, 10.13
Metformina, 13.22
Metformina + Glibenclamida, 13.20, 13.22
Methergin, 16.24
Methotrexate, 12.9
Meticorten, 21.21
Metildopa, 8.40
Metilergometrina, 16.24
Metilpress, 8.40
Metionina, 13.16
Metoclopramida, 10.34
Metoprolol, 8.11
Metotrexato, 12.8

Metovit, 10.34
Metrexato, 12.9
Metri, 15.7
Metrodin HP, 16.22
Metronidazol, 10.25, 10.26
Metronix, 10.26
Metta SR, 13.22
Metvix, 19.15
Mevalotin, 13.11
Mevamox, 21.9
Mexitil, 8.9
Miacalcic, 13.36
Micardis, 8.38
Micardis Anlo, 8.38
Micardis HCT, 8.38
Micetal, 19.5
Micofenolato de Mofetila, 22.5
Micofim, 18.21
Micogyn, 18.21
Micoless, 18.21
Micoliv, 19.9
Miconan, 18.18
Micoplex, 19.11
Micostalab, 18.16
Micostatin, 18.16
Micostyl, 19.5
Micotiazol, 19.3
Micotrizol, 19.5
Micoz, 19.3
Microdiol, 16.17
Micronor, 16.13, 16.16
Micropil, 16.16
Micropil R 21, 16.17
Microvacin, 17.12
Microvlar, 16.17
Midazolam, 1.10
Midecamin, 18.98
Miflasona, 11.18
Miflonide, 11.18
Migral, 1.42
Migraliv, 1.42
Migrane, 1.42
Milgamma, 15.5
Milkgen, 13.8
Miltex, 12.42
Mimpara, 13.32
Minazol, 18.41, 18.42
Minerovit, 15.10
Minesse, 16.18
Mini Sal, 13.8
Minian, 16.17
Minidex, 21.18
Minidiab, 13.21
Mínima, 16.17
Minipil, 16.12
Minipress SR, 8.25
Minoderm, 18.89
Minomax, 18.89
Minoxidil, 8.43
Minoxidine, 19.23
Minulet, 16.17
Minusorb, 13.33
Miocalven, 14.13
Miocor, 8.13
Miodaron, 8.13
Miodon, 8.13
Miodrina, 16.27
Mioflex, 1.35
Mionevrix, 5.1
Miosan, 5.2
Miostat, 20.3
Mirabel, 20.15
Miranova, 16.18
Mirapex, 1.23
Mirelle, 16.18
Mirena, 16.12
Mirtazapina, 3.25
Mirtax, 5.2
Mitexan, 12.42
Miticoçan, 19.10
Mitocin, 12.20
Mitoxantrona, 12.43
Mivalen, 13.12
M-M-R II, 17.11
Moben, 10.18

I.C.10 ÍNDICE DE FÁRMACOS POR NOMES COMERCIAIS

Mobilisin Composto, 21.7
Moclobemida, 3.17
Modulen, 13.7
Moduretic 25/2,5, 14.4
Moduretic 50/5, 14.3
Moment, 19.14
Monoclate-P, 9.17
Monocordil, 8.15
Monolin R, 13.18
Monolin N, 13.18
Mononine, 9.17
Mononitrato de Isossorbida, 8.15
Monoplus, 8.30
Monopril, 8.30
Monossulfiram, 19.11
Monotard MC, 13.18
Monozol, 10.17
Montelair, 11.23
Monuril, 18.107
Moratus, 3.26
Morruetil Oral, 15.3
Motilium, 10.33
Motrin, 1.38
Movatec, 21.9
M & P DRY, 18.5
M.S. Long, 1.30
MST Continus, 1.30
Mucibron, 11.5
Mucocistein, 11.6
Mucoclean, 11.5
Mucodestrol, 11.6
Mucofan, 11.6
Mucoflux, 11.6
Mucolin, 11.5
Mucolisil, 11.6
Mucolitic, 11.6
Mucolitil, 11.6
Mucosolvan, 11.5
Mucotoss, 11.6
Multicor, 8.14
Multielmin, 10.18
Multigen-AL, 17.12
Multigran, 18.89
Multiload, 24.2
Multipressim, 8.30
Multitest, 23.10
Multivac VR, 17.12
Multizol, 10.18
Mumpsvax, 17.7
Muphoran, 12.6
Mupirocina, 18.107
Murazyme, 19.12
Muricalm, 7.5
Muse, 23.21
Muvinlax, 10.15
Muvinor, 10.13
M.V.I. 12 Opoplex, 15.10
Mycamine, 18.24
Mycel, 19.6
Mycospor, 19.4
Mydriacyl, 20.4
Myfortic, 22.6
Mylanta Plus, 10.12
Myleran, 12.6

N

Naabak, 7.4
Naaxia, 20.11
Nactali, 16.10
Naetene, 15.10
Naldecon, 11.9
Naldecon Bebê, 11.9
Naldecon Dia, 11.9
Naldecon Noite, 11.9
Naldecon Pediátrico, 7.2
Nalginin, 1.36
Naluril, 18.34
Nan, 13.7, 13.8
Naprix, 8.32
Naprix A, 8.32
Naprosyn, 1.38
Naproxeno, 1.38
Naproxeno Sódico, 1.38

Naramig, 1.43
Narcan, 23.14
Narcaricina, 21.28
Naridrin, 11.10
Narix, 11.8, 11.9
Naropin, 4.5
Nasacort, 21.22
Nasaleze, 20.16
Nasivin, 11.10
Nasonex, 21.21
Nasterid, 16.4
Nasterid A, 16.4
Natalins com Flúor, 15.11
Natalins Fólico, 15.10
Natecal, 14.12
Natifa, 16.6
Natifa Pro, 16.6
Nativit Flúor, 15.11
Nativit Minerais, 15.10
Natrecor, 8.52
Natrilix SR, 14.6
Natulanar, 12.44
Natural Gelatin, 13.7
Naturetti, 10.16
Natuscilin, 18.66
Natusgel, 10.10, 10.11
Nausedron, 10.35
Navelbine, 12.22
Navoban, 10.36
Navotrax, 1.16
Naxogin, 10.27
Nebacetin, 18.90, 18.101
Nebaciderme, 18.90, 18.101
Nebido, 16.2
Nebilet, 8.23
Neblock, 8.23
Necamin, 10.18
Nedax, 19.11
Nefro Diet, 13.7
Nefroamino, 13.6
Nelson, 18.5
Nemesil, 11.22
Neo Decapeptyl, 12.30
Neobar, 23.2
Neocaína, 4.3
Neocinolon, 18.101
Neocoflan, 21.4
Neocortin, 18.101
Neoflogin, 21.11
Neolapril, 8.30
Neomicina + Bacitracina, 18.90, 18.101
Neomicina Pomada, 18.101
Neosemid, 14.5
Neosoro, 11.8
Neosulida, 21.11
Neosulin, 13.18
Neotenol, 8.21
Neotigason, 19.16
Neotop, 18.90, 18.101
Neotoss, 11.4
Neotricin, 18.90, 18.101
Neotrin, 18.27, 18.28
Neovermin, 10.18
Neovlar, 16.18
Neoxidil, 19.23
Neoxynol, 24.3
Neozine, 1.46
Nepresol, 8.43
Nerisona, 21.19
Nervium, 3.2
Nervoforçan, 15.10
Nesoro, 11.8
Nestogeno, 13.8
Netromicina, 18.102
Neulastim, 9.10
Neuleptil, 3.6
Neumega, 9.7
Neurilan, 3.2
Neurium, 1.19
Neurolil, 1.12
Neurontin, 1.19
Neurotônico, 15.10
Neurotrypt, 3.16
Neutraforte Suspensão, 10.12
Neutran, 10.11

Neutrofer, 9.3
Neutrogena, 19.22
Nevirapina, 18.56
Nevralgina, 1.36
Nexavar, 12.45
Nexium, 10.5
Nexium IV, 10.5
Nexvep, 12.22
Niar, 1.26
Nicord, 8.18
Nicorette, 23.27
Nicorette Mint, 23.27
Nicotinell TTS, 23.27
Nidex, 13.8
Nifedipina, 8.19
Nifedipina Retard, 8.19
Nifedipino, 8.19
Nifelat, 8.22
Nikkho-Vac, 17.12
Nilperidol, 1.5
Nimbium, 5.5
Nimeflan, 21.11
Nimesilan, 21.11
Nimesulida, 21.11
Nimesulin, 21.11
Nimodipino, 8.51
Nimotop, 8.51
Nipride, 8.44
Niquitin, 23.27
Nisalgen, 21.11
Nisalgen Gel 5%, 21.11
Nistatina, 18.16, 18.17
Nistatina + Óxido de Zinco, 18.17
Nistazol, 10.26
Nisuflan, 21.11
Nisulid, 21.11
Nitradisc, 8.16
Nitrapan, 1.10
Nitrato de Isoconazol, 19.6
Nitrato de Miconazol, 18.21
Nitrato de Prata, 18.6
Nitrazepam, 1.10
Nitrazepol, 1.10
Nitrencord, 8.35
Nitrendipino, 8.35
Nitroderm TTS, 8.16
Nitrofural, 19.12
Nitrofurantéina, 18.34
Nitrofurazona, 19.12
Nitronal, 8.16
Nitrop, 8.44
Nitroprus, 8.44
Nixin, 18.36
Nizoral, 18.18
Noacid, 10.10
Noan, 1.16
Noctal, 1.9
Noctiden, 1.12
Noex, 11.18
Nolvadex, 12.29
Nonavit, 15.11
Noodipina, 8.51
Nootron, 2.5
Nootropil, 2.5
Noprop, 10.7
Nopucid, 19.10
Noracin, 18.40
Norcuron, 5.7
Norden, 15.10
Nordette, 16.18
Nordiject, 13.38
Norditropin, 13.38
Norditropin Simplexx, 13.38
Norelbin, 12.22
Noregyna, 16.13, 16.16
Norestin, 16.13
Norfloxacina, 18.40
Norfloxacino, 18.40
Norfloxil, 18.40
Noripurum, 9.3
Noripurum Fólico, 9.6
Noripurum Intramuscular, 9.3
Noripurum Vitaminado, 9.3
Normabenzil, 18.68
Normamor, 16.16

Normastig, 23.15
Norogil, 8.49
Nortec, 3.23
Norton, 8.51
Nortrel, 16.12, 16.16
Norvasc, 8.18
Norvir, 18.59
Notuss, 11.11
Novabupi, 4.4
Novacort, 21.17
Novaderm, 19.23
Novalgina, 1.36
Novamin, 18.100
Novamox, 18.79
Novanlo, 8.34
Novantrone, 12.43
Novasource, 13.7
Novasource GC, 13.7
Novativ, 3.27, 15.11
Novatrex, 18.94
Novatropina, 6.4
Novazepam, 3.2
Novo Rino-S, 11.8
Novocilin, 18.65
Novocilin Balsâmico, 18.65
Novodentin, 23.28
Novofer, 15.10
Novolax, 10.16
Novolin, 13.18
Novolin R Penfill, 13.18
Novomix 30 Penfill, 13.18
Novonorm, 13.24
Novorapid, 13.18
Novoseven, 9.18
Novoxil, 18.65
Nubain, 1.30
Nujol, 10.15
Nupercainal, 4.3
Nursoy, 13.8
Nutracort, 21.20
Nutrament Sport, 13.8
Nutraplus, 19.14
Nutren, 13.7, 13.8
Nutrical D, 14.13
Nutriger, 15.11
Nutrizim, 10.30
Nutrogast, 13.7
Nuvaring, 16.11, 16.18
Nyolol, 20.6

O

Obelin, 13.17
Oceral, 19.6
Octavax, 18.94
Octelmin, 10.18
Ocufen, 21.6
Ocupress, 20.9
Ocylin, 18.65
Ocylin BD, 18.65
Oddibil, 10.29
Odrik, 8.32
Oestrogel, 16.6
Oflox, 18.40
Ofloxacino, 18.40
Ofloxan, 18.40
Ofticor, 18.92, 18.100
Oftrim, 18.92
Ogastro, 10.6
Okacin, 18.39
Olbetam, 13.14
Olcadil, 3.3
Óleo Mineral, 10.15
Oleptal, 1.18
Oligossac, 13.7
Oligovit, 15.10
Olmetec, 8.37
Olmetec HCT, 8.38
Omcilon, 21.22
Omep, 10.6
Omepramix, 10.7
Omeprasec, 10.6
Omeprazol, 10.6, 10.7
Omnaris, 11.19

Omnic, 23.20
Omnipaque, 23.6
Omniscan, 23.10
Onbrize, 11.14
Onco BCG, 12.33
Onco BCG Oral, 12.36
Oncovin, 12.21
Ondansetrona, 10.35
Onglyza, 13.25
Ontrax, 10.35
Opinox, 3.8
O-plat, 12.17
Oprazon, 10.7
Optacilin, 18.67
Optalidon, 1.37
Opti-Clean, 20.13
Opticrom, 20.11
Opti-Free, 20.13
Optilar, 1.39
Opti-Soak, 20.12
Opti-Tears, 20.13
Oracilin, 18.68
Orap, 3.10
Orastina, 16.25
Orelox, 18.76
Orencia, 21.23
Orgalutran, 16.23
Orimeten, 12.32
Orlistate, 13.3
Ormigrein, 1.42
Ornitargin, 13.7
Oroxadin, 13.13
Orthoclone OKT-3, 22.6
Ortociclina, 18.97
Ortoflan, 21.5
Ortoflan Retard, 21.5
Ortoserpina, 8.42
Ortovermin, 10.20
Os-Cal 500, 14.12
Oscálcio Coloidal, 15.10
Osmolite HN, 13.7
Osporin, 14.12
Ostac, 13.33
Ostenan, 13.33
Osteoban, 13.34
Osteocalcic, 14.13
Osteoform, 13.33
Osteolox, 13.33
Osteonutri, 15.5
Osteoplus, 13.36
Osteoral, 13.33
Osteotec, 13.34
Ostreotrat, 13.34
Oticerim, 18.6
Oticerin, 20.16
Oto-Betnovate, 20.15
Oto-Cer, 20.16
Otociriax, 18.37, 20.15
Otofoxin, 18.36
Otoloide, 20.15
Otomicina Gotas, 20.15
Otomixyn, 18.92
Otonal, 1.35
Otonax, 4.2, 20.15
Oto-Rinil, 11.10
Otosporin, 18.92, 18.101
Otosulf, 19.2
Otosylase, 18.92
Otosynalar, 18.92
Oto-Xilodase, 20.15
Otrivina, 11.10
Ouvidonal, 20.15
Ovestrion, 16.7
Ovidrel, 16.19
Ovoresta, 16.18
Oxacil, 18.69
Oxacilina, 18.69
Oxacilina Sódica, 18.69
Oxaliplatina, 12.17
Oxcarb, 1.18
Oxcarbazepina, 1.18
Oxcord, 8.19
Oxcord Retard, 8.19
Oxigen, 8.51
Oxilin, 20.10

Oximax, 21.21
Oxipelle, 19.6
Oxis Turbuhaler, 11.14
Oxiton, 16.25
Oxitrat, 19.6
Oxsoralen, 19.21
Oxycontin, 1.31
Oxylin, 18.65

P

P & U Cisplatina, 12.16
P & U Tamoxifeno, 12.29
Paceflex, 1.35, 5.1
Pacemol, 1.34
Paclitaxel, 12.24
Paluquina, 18.12
Pamelor, 3.17
Pamergan, 1.50
Pamidronato Dissódico, 13.34
Pancrease, 10.30
Pancuron, 5.6
Pan-Emecort, 21.20
Panfugan, 10.18
Pangest, 10.33
Pangest Retard, 10.32
Pankreoflat, 10.30
Panotil, 18.92
Panoxyl, 19.17
Pantec, 18.20
Pantelmin, 10.18
Pantocal, 10.7
Pantomicina, 18.97
Pantonax, 10.7
Pantoprazol, 10.7
Pantozol, 10.7
Pantozol EV, 10.7
Pantrat, 10.7
Panvit, 15.10
Panvitina B-C, 15.10
Paracetamol, 1.34
Paracetamol + Cloridrato de Pseudoefedrina, 1.35
Paraplatin, 12.16
Paraqueimol, 19.2
Parartrin, 1.38
Parasin, 10.17
Paratram, 1.32
Parcel, 1.35, 1.42
Parelmin, 10.18
Parenzyme Analgésico, 1.35
Parexel, 12.24
Pariet, 10.8
Parkinsol, 1.21
Parlodel, 1.22
Parlodel SRO, 1.22
Parnate, 3.18
Partogama, 17.6
Paspat, 17.12
Passifuril, 10.23
Pasta de Óxido de Zinco de Unna, 18.6
Patanol S, 20.11
Pavulon, 5.6
Paxan, 3.26
Paxel, 12.24
Paxil CR, 3.26
Paxtrat, 3.26
Pazolini, 1.16
Ped-Element, 14.12
Pedialyte, 14.12
Pediamino, 13.6
Pediasure, 13.8
Pediletan, 19.11
Pedvax HIB, 17.8
Peflacin, 18.41
Pefloxacina, 18.41
Pegasys, 18.57
Pegintron, 18.57
Pelargon, 13.8, 13.9
Pencilin V, 18.68
Penicilina G Benzatina, 18.68
Penicilina G Potássica, 18.67
Penicilina V, 18.68

Pentasa, 10.8
Pentazole, 10.18
Pentox, 9.23
Pentoxifilina, 9.23
Pen-Ve Oral, 18.68
Penvicilin, 18.65
Penvir, 18.50
Penvir Lábia, 18.58
Peprazol, 10.7
Pepsamar, 10.10
Pepsogel, 10.11
Peptamen, 13.7
Pepti Diet sem Adição de Sacarose, 13.7
Peptulan, 10.9
Pergalen, 9.11
Pergonal, 16.21
Periatin, 1.50
Pericor, 8.31
Peridal, 10.33
Periochip, 18.3
Periodontil, 10.26
Peritofundin, 14.12
Perlutan, 16.16
Permanganato de Potássio, 18.5
Permetril, 19.11
Permetrina, 19.11
Peróxido de Hidrogênio, 18.6
Persantin, 9.22
Pertacel, 17.11
Photoprot, 19.22
Picolax, 10.14
Pidomag, 14.13
Pilem, 16.12
Pilensar, 19.10
Pilocarpina, 20.3
Pílulas de Creosoto, 11.7
Pionax, 19.10
Pioglit, 13.23
Piperacilina Sódica + Tazobactam Sódico, 18.83
Pipercream, 10.20
Piportil, 3.6
Piportil L4, 3.6
Pipram, 18.35
Pipurol, 18.35
Piracetam, 2.5
Piralex, 1.37
Piramin, 1.34
Pirazinamida, 18.30
Piroxene, 21.9
Piroxicam, 21.9
Piroxiflam, 21.10
Piroxil, 21.10
Piroxiplus, 21.10
Plactosse, 11.3
Plagex, 10.34
Plagrel, 9.22
Plaketar, 9.24
Plamet, 10.33
Plantax, 10.16
Plaquemax, 9.7
Plaquinol, 18.9
Plasil, 10.34
Plasmotrin, 18.12
Plastenan, 19.4
Platinil, 12.16
Platiran, 12.16
Plavix, 9.22
Plavix Protect, 9.22
Plecor, 18.72
Plenacor, 8.21
Plenance, 13.12
Plenax, 18.74
Plenomicina, 18.97
Plenty, 13.3
Pletil, 10.27
Plex Ton, 15.10
Pliagel, 20.13
Plurair, 11.20
Plurimec, 10.22
Plurimineral Macroelementos, 13.7
Plurimineral Oligoelementos, 13.6
Pluriverm, 10.18
Plurivitamin, 13.7
Pneumo 23, 17.12

Pneumolat, 11.15
Pneumovax 23, 17.12
Pó de Citrato de Sódio Composto, 14.12
Polaramine, 7.3, 11.7, 11.10
Polaramine Expectorante, 11.7
Poliacel, 17.11
Polibiotic, 10.26
Policresuleno + Cloridrato de Cinchocaína, 19.9
Poliginax, 18.17
Poli-Miner-Vit, 15.10
Polimoxil, 18.65
Poliplex, 15.10
Polipred, 20.2
Polireumin, 21.10
Poliseng Mulher, 15.10
Politelmin, 10.18
Polivitafarm, 15.10
Polivitaminas, 15.10
Poltax Flan, 21.4
Polyclens, 20.13
Polysporin, 18.92, 18.101
Poly-VI-Flúor, 15.11
Polyzym, 20.13
Pomada de Dexametazona, 21.19
Pomada de Hidrocortisona, 21.20
Pomada de Neomicina, 18.101
Pomada de Nitrofurazona, 19.12
Pomada de Tetraciclina, 18.89
Pomada Oftálmica de Tetraciclina, 18.90
Pondera, 3.26
Pondicilina, 18.4
Ponsdril, 1.40
Ponstan, 1.40
Portamin, 13.6
Poslov, 16.12
Postafen, 10.32
Postinon Uno, 16.12
Postinor 2, 16.12
Postoval, 16.6
Povidine, 18.5, 19.12
Pozato, 16.12
Pozato Uni, 16.12
Pracap, 16.4
Pradaxa, 9.13
Prandin, 13.24
Praticilin, 18.66
Pratiderm, 18.6, 18.17
Pratiprazol, 10.7
Pravacilin, 18.69
Pravacol, 13.11
Pravastatina Sódica, 13.11
Prazol, 10.6
Prazy, 10.7
Precedex, 1.45
Pred Fort, 21.21
Pred Mild, 21.21
Predictor, 24.3
Prednisolon, 21.21
Prednisona, 21.21
Predsim, 21.21
Prefest, 16.13
Pregestimil, 13.8
Pregnolan, 16.9
Pregnyl, 16.20
Prelone, 21.21
Premarin, 16.7
Premelle, 16.7
Premelle Ciclo, 16.7
Prempro Bifásico, 16.7
Prempro Monofásico, 16.7
Pré Nan, 13.7, 13.8
Prep Care, 19.12
Prep Care Degermante, 18.5
Prep Care Tópico, 18.5
Preptin, 1.50
Prepulsid, 10.31
Preserv Gel, 24.3
Pressat, 8.18
Pressel H, 8.30
Pressoflux, 8.11
Pressotec, 8.30
Presstopril, 8.28
Prevelip, 13.7

Í NDICE DE FÁRMACOS POR NOMES COMERCIAIS I.C.11

I.C.12 ÍNDICE DE FÁRMACOS POR NOMES COMERCIAIS

Prevenar, 17.12
Prevencor, 1.34, 13.12
Previane, 16.18
Prexige, 21.12
Pridecil, 10.33
Prilcor, 8.31
Prilpressin, 8.28
Primacor, 8.6
Primaquina, 18.10
Primasone, 7.9
Primavit, 15.10
Primera, 16.18
Primidona, 1.14
Primogyna, 16.6
Primolut-Nor, 16.13
Primosiston, 16.7, 16.13
Primovist, 23.9
Primovlar, 16.18
Prinivil, 8.31
Prinzide, 8.31
Pristiq, 3.21
Pristonal, 10.3
Pritor, 8.38
Privina, 11.9
Probec, 11.5
Probecilin, 18.66
Probenxil, 21.4
Procamide, 8.8
Procavit, 15.10
Procept, 12.25
Procimax, 3.20
Procin, 18.36
Procoralan, 8.20
Proctium, 9.28, 19.14
Procto-Glyvenol, 4.5, 8.46, 19.14
Proctyl, 19.9
Procutan, 19.23
Proderm, 18.5
Proderm Emulsão, 18.5, 19.14
Prodil, 8.24
Proepa, 13.7, 13.16
Profarsol, 10.20
Profasi HP, 16.20
Profenid, 21.5
Profilasmin-Ped, 11.22
Proflam, 21.3
Proflam Creme, 21.3
Proflox, 18.36
Profol, 10.32
Profolen, 1.8
Prograf, 22.8
Progresse, 1.19
Proleukin, 12.40
Prolift, 3.26
Prolopa, 1.26
Prolopa Dispersível, 1.26
Prometax, 2.6
Prometazina, 1.50
Pronasteron, 16.4
Propecia, 16.4
Propess, 16.26
Propilracil, 13.31
Propiltiouracil, 13.31
Propine, 20.5
Propionato de Clobetasol, 21.17
Propofol, 1.8
Propoten, 18.72
Propranolol, 8.11
Proscar, 16.4
Prosigne, 20.13
Prosobee, 13.7
Prosso, 14.13
Prostavasin, 23.21
Prostide, 16.4
Prostigmine, 23.15
Prostin VR, 10.6, 23.21
Prostokos, 23.28
Protamina, 9.16
Protanol, 3.16
Protaphane M.C., 13.18
Protectina, 18.88
Protenac, 13.7
Prothromplex-T, 9.17
Protopic, 22.8
Protos, 13.37

Protovit, 15.10
Provera, 12.25
Proviron, 16.2
Proxacin, 18.36
Prozac, 3.23
Prozac Durapac, 3.22
Prozen, 3.23
Prurifen, 11.22
Pruritrat, 19.10
Prurizin, 7.4
Psicosedin, 3.3
Psiquial, 3.23
Psorex, 21.17
Pulmicort, 11.18
Pulmo Diet, 13.6
Pulmotosse, 11.11
Pulmozyme, 11.25
Puran T-4, 13.30
Puregon, 16.20
Puri-Nethol, 12.15
Purol, 10.15
Pylorid, 10.3
Pyloripac, 10.6
Pyloritrat IBP, 10.6
Pyridium, 18.41
Pyr-Pam, 10.19
Pyverm, 10.19

Q

Qiftrim, 18.27, 18.28
Qlaira, 16.10
Quadriderm, 18.101
Quelicin, 5.4
Quemicetina, 18.86
Quemicetina Injetável, 18.86
Questran Light, 13.15
Quimio-Ped, 18.27
Quinicardine, 8.8
Quinidine Duriles, 8.8
Quinina, 18.12
Quinino, 18.12
Quinoflox, 18.36
Quinoform, 18.40
Quinoxan, 18.40
Quintelmin, 10.18

R

Rabietal, 10.8
Radan, 10.4
Rafex, 7.8
Ramipril, 8.32
Raniblock, 10.4
Ranidin, 10.4
Ranitidil, 10.4
Ranitidina, 10.4
Ranitil, 10.4
Rapamune, 22.7
Rapifen, 1.5
Raptiva, 22.4
Rarical com Vitaminas, 15.10
Rariplex, 15.10
Rasilez, 8.35
Rasilez Amlo, 8.35
Rasilez HCT, 8.35
Rauserpin, 8.42
Razapina, 3.25
Reabilit, 13.7
Reabilit Multifiber, 13.8
Reafix, 14.12
Rebaten LA, 8.11
Rebetol, 18.59
Rebif, 12.39
Rebone, 13.36
Recalplex, 15.10
Recombivax, 17.9
Recormon, 9.7
Redoxon, 15.6
Reduclim, 16.8
Reductil, 13.3
Redulip, 13.3
Redupress, 8.37

Reduscar, 16.4
Redvit, 15.10
Reflax, 18.72
Reflax 250, 18.72
Reflax AP, 18.72
Reforgan, 13.4
Refortrix, 17.11
Regaine, 19.23
Regalil, 10.4
Regitina, 23.22
Reglovar, 16.6
Rehidrat, 14.12
Rekalium, 14.13
Relenza, 18.63
Relifex, 21.13
Reliser, 12.30
Remeron, 3.25
Remicade, 21.25
Reminyl, 2.5
Reminyl ER, 2.5
Renipress, 8.30
Renitec, 8.30
Rennie, 10.11
Reopro, 9.21
Reparil, 9.28
Repocal, 13.36
Repogen, 16.7
Repogen Ciclo, 16.7
Repogen Conti, 16.7
Requip, 1.23
Rescold, 11.10
Rescriptor, 18.47
Rescula, 20.10
Reserpina Cristalizada, 8.42
Resfriliv, 1.35
Resfry, 11.10
Resfryneo, 1.35
Resource Benefiber, 13.8
Resource Diabetic, 13.8
Resource Ultra Plus, 13.7
Respexil, 18.40
Respicilin, 18.66
Respidon, 3.13
Resprin, 11.9
Restasis, 22.3
Retemic, 6.6
Retin-A, 19.20
Retinova, 19.20
Retrovir, 18.63
Reugot, 21.27
Reumaren, 21.5
Reuplex, 1.35
Reuquinol, 18.9
Reutrexato, 12.9
Revatio, 23.23
Revectina, 10.22
Revenil, 11.13
Revenil Expectorante, 11.7
Revia, 23.14
Revimine, 8.5
Revirax, 18.63
Revitam Anti-Ox, 13.7, 15.11
Revitam Anti-Stress, 15.10
Revitam Júnior, 15.10
Revitam Pré-natal, 15.10
Revivan, 8.5
Reyataz, 18.47
Rheomacrodex, 9.30
Rhinaaxia, 20.16
Rhinodex, 11.10
Ribavirin, 18.59
Ribavirina, 18.59
Ridaura, 21.23
Rifaldin, 18.105
Rifamicina SV Sódica, 18.104
Rifampicina, 18.105
Rifampicina + Isoniazida, 18.31, 18.105
Rifocina, 18.104
Rifocort, 18.104, 21.21
Rilan, 11.20
Rilutek, 1.20
Ringer com Lactato de Sódio, 14.12
Ringer com Solução Fisiológica, 14.12
Ringer em Solução Fisiológica, 14.12
Rinidal, 11.10

Rinisone, 11.10
Rino-Azetin, 7.5
Rinoben, 11.8
Rinofluimucil, 11.10, 20.16
Rino-Lastin, 7.5
Rinolon, 11.9
Rinosbon, 11.9
Rinosoro, 11.8
Rinox, 11.10, 18.4
Riopan Plus, 10.10
Riselle, 16.6
Risperdal, 3.13
Risperidon, 3.13
Risperidona, 3.13
Ritalina, 2.3
Ritmonorm, 8.9
Rivotril, 1.16
Roacutan, 19.19
Rocaltrol, 15.4
Rocefin, 18.77
Rochagan, 18.7
Roferon-A, 12.39
Rohypnol, 1.10
Romeran, 5.7
Ronvan, 12.25
Rosucor, 13.12
Rosustatin, 13.12
Rosuvastatina Cálcica, 13.12
Rotram, 18.98
Rouvax, 17.10
Rovamicina, 18.97
Rovelan-Simples, 14.5
Roxflan, 8.18
Roxina, 18.98
Roxitrom, 18.98
Roxitromicina, 18.98
Roytrin, 18.26
Rubex, 12.19
Rubina, 12.19
Rubranova, 9.5
Rubrargil 500, 15.10
Rubrargil, Minerais, 15.10
Rubromicin, 18.97
Rudivax, 17.10
Rulid, 18.98
Rupafin, 7.9

S

Saboex, 18.5, 19.14
Sabofen, 18.5, 19.12
Sabonete Antisséptico Ictiol, 18.7
Sabonete Cremoso Antisséptico, 18.5
Sabonete de Selênio e Enxofre, 19.18
Sabonete Enxofre, 19.18
Sabonete Medicinal Benzoato de Benzila, 19.10
Sabonete Medicinal de Alcatrão, 19.17
Sabonete Medicinal Sulfuroso, 19.18
Sabonete Sulfuroso, 19.18
Sabril, 1.19
Sacarina Brasifa, 13.9
Saflutan, 20.9
Sais para Reidratação Oral, 14.12
Saizen, 13.38
Salbutalin, 11.15
Salbutamol, 11.15
Salder S, 19.3, 19.16
Salic, 19.16
Salisoap, 19.3, 19.16
Salivan, 19.15
Salsep, 11.8
Saltamol, 11.15
Sanafen, 1.38
Sandimmun, 22.3
Sandoglobulina, 17.6
Sandomigran, 1.43
Sandostatin, 12.31
Sandostatin Lar, 12.31
Sandrena, 16.6
Saniderm, 18.6
Saniskin, 19.14
Santussal, 7.5, 11.17
Saphris, 3.14

ÍNDICE DE FÁRMACOS POR NOMES COMERCIAIS I.C.13

Saridon, 1.35, 1.37
Sarnapin, 19.10
Sarnodex, 19.10
Sarpiol, 19.10
Sastid, 19.3, 19.16
Saurita, 13.8
Scabioid, 19.10
Scaflam, 21.11
Sebivo, 18.60
Secnidal, 10.27
Secnidazol, 10.27
Secni-Plus, 10.27
Secnix, 10.27
Secnizol, 10.27
Secotex, 23.20
Seczol, 10.27
Sedalgina, 1.41
Sedatoss, 11.3
Seis-B, 15.8
Seki, 11.2
Selecta, 16.7
Selectocálcio, 15.11
Selene, 16.7
Selênio Complexo, 13.7
Selenium ACE, 13.7
Selimax, 18.94
Seloken, 8.11
Selopress, 8.11, 14.3
Selopress Zok, 8.11
Selozok, 8.11
Selsun, 19.19
Selvigon, 11.3
Semap, 3.10
Sénophile, 19.14
Sénophile Pomada, 19.14
Sensitex, 21.16
Sensitram, 1.32
Septiolan, 18.27, 18.28
Septopal, 18.101
Sepurin, 18.42
Sercerin, 3.27
Serenata, 3.26
Seretide Diskus, 11.15, 11.20
Serevent, 11.15
Sermion, 8.50
Serobif, 12.39
Serocalcin, 13.36
Serofene, 16.9
Seroquel, 3.8
Serzone, 3.24
Setux, 11.3
Sevocris, 1.4
Sevorane, 1.4
Shampoo ZN, 19.19
Sibelium, 8.50
Siblima, 16.18
Sifrol, 1.23
Sigma-Clav BD, 18.79
Sigmaliv, 7.7
Sigmasporim, 22.3
Silencium, 11.3
Silidron, 10.12
Siilif, 6.7
Siligel, 10.11
Silimalon, 13.16
Sílíver, 13.16
Silkis, 15.4
Silomat Plus, 11.2
Silpin, 18.27, 18.28
Siludrox, 10.12
Simdax, 8.6
Simeco Plus, 10.12
Simeticona, 10.12
Similac, 13.7
Simulect, 22.2
Sinemet, 1.26
Sinergen, 8.18, 8.30
Singulair, 11.23
Sintalgin, 21.11
Sintomicetina, 18.86
Sinvalip, 13.12
Sinvascor, 13.12
Sinvastacor, 13.12
Sinvastatina, 13.12
Sinvaston, 13.12

Sinvax, 13.12
Sioconazol, 18.18
Sirben, 10.18
Sirdalud, 5.3
Slenfig, 13.3
Slow-K, 14.13
Soaclens, 20.13
Soapex, 18.5
Sobee, 13.9
Sobrepin, 11.7
Socian, 3.10
Sodix, 21.5
Solaquin, 19.21
Solucalcine, 14.13
Solução Concentrada para
 Hemodiálise, 14.12
Solução de Acetato de Sódio, 14.10
Solução de Aminofilina, 11.16
Solução de Atropina, 6.2
Solução de Benzalcônio, 18.4
Solução de Bicarbonato de Sódio, 14.10
Solução de Cloranfenicol, 20.15
Solução de Cloreto de Potássio, 14.9
Solução de Cloreto de
 Sódio, 14.11, 20.13
Solução de Cloridrato de Procaína, 4.2
Solução de Diálise Peritoneal, 14.12
Solução de Dipirona, 1.37
Solução de Dipirone A, 1.37
Solução de Enema de Glicerina, 10.16
Solução de Formol, 18.3
Solução de Fosfato de Potássio, 14.11
Solução de Frutose, 13.5
Solução de Glicerina, 10.16, 20.6
Solução de Glicose, 8.45, 13.6
Solução de Gluconato de Cálcio, 14.8
Solução de Hipoclorito de Sódio, 18.5
Solução de Manitol, 20.7
Solução de Metamizol, 1.37
Solução de Metilbrometo de
 Homatropina, 6.4
Solução de Metronidazol, 10.26
Solução de Ringer, 14.12
Solução de Ringer com Lactato, 14.12
Solução de Sulfato de
 Magnésio, 14.9, 16.28
Solução de Vitamina D$_2$, 15.4
Solução Enema de Glicerina, 10.16
Solução Fisiológica de Ringer, 14.12
Solução Fisiológica Nasal, 11.8
Solução Glicerinada, 10.16
Solução Glico-Fisiológica, 14.12
Solução Hipertônica de Glicose, 13.6
Solução Injetável de Aminofilina, 11.16
Solução Injetável de Bicarbonato de
 Sódio, 14.10
Solução Injetável de Cloreto de
 Potássio, 14.9
Solução Injetável de Cloreto de
 Sódio, 14.11
Solução Injetável de Cloridrato de
 Lidocaína, 4.4
Solução Injetável de Cloridrato de
 Morfina, 1.30
Solução Injetável de Cloridrato de
 Papaverina, 6.7
Solução Injetável de Cloridrato de
 Procaína, 4.2
Solução Injetável de Complexo
 Vitamínico B, 15.10
Solução Injetável de Dextran 40 e
 Glicose, 9.30
Solução Injetável de
 Gentamicina, 18.101
Solução Injetável de Gliconato de
 Cálcio, 14.8
Solução Injetável de Glicose, 8.44, 13.6
Solução Injetável de Gluconato de
 Cálcio, 14.8
Solução Injetável de Lidocaína, 4.4
Solução Injetável de Manitol, 20.7
Solução Injetável de Metamizol, 1.37
Solução Injetável de Procaína, 4.2
Solução Injetável de Sulfato de
 Atropina, 6.2

Solução Injetável de Sulfato de
 Magnésio, 14.9, 16.28
Solução Injetável de Vitamina B$_1$, 15.9
Solução Injetável de Vitamina B$_{12}$, 9.4
Solução Injetável de Vitamina C, 15.6
Solução Injetável Hipertônica de
 Cloreto de Sódio, 14.11
Solução Injetável Reidratante de
 Cloreto de Potássio Composta, 14.12
Solução Milesimal de Adrenalina, 11.13
Solução Oral de Dipirona, 1.37
Solução Oral de Vitamina C, 15.7
Solução Otológica de
 Cloranfenicol, 20.15
Solução para Diálise Peritoneal, 14.12
Solução Polieletrolítica, 14.12
Solu-Cortef, 21.20
Solugel, 19.17
Solu-Medrol, 21.21
Solurin, 14.12
Solustrep, 9.26
Somalgin, 1.33
Somalgin Cardio, 1.33
Somalium, 3.2
Somaplus, 1.16
Somatrop, 13.38
Somatropina Humana
 Norditropin, 13.38
Somatuline LP, 12.31
Somazina, 2.4
Sonata, 1.12
Sonebon, 1.10
Sonin, 7.5
Sonrisal, 1.34
Soramin, 13.6
Sorcal, 14.14
Sorine, 11.8, 11.10
Sorine H, 11.8
Sorine Infantil, 11.8
Sorine SSC, 11.8
Soro Antiaracnídico, 17.3
Soro Antibotrópico, 17.3
Soro Antibotrópico-Crotálico, 17.4
Soro Antibotrópico-Laquético, 17.4
Soro Antibotulínico, 17.4
Soro Anticrotálico, 17.4
Soro Antidiftérico, 17.4
Soro Antielapídico, 17.4
Soro Antiescorpiônico, 17.4
Soro Antilaquético, 17.4
Soro Antilonômico, 17.5
Soro Antiloxoscélico, 17.3
Soro Antirrábico, 17.5
Soro Antitetânico, 17.5
Soro Fisiológico, 14.12
Soro Glico Fisiológico, 13.6, 14.12
Soro Glicosado, 13.6, 14.12
Sorosil, 14.12
Sotacor, 8.12
Soya Diet, 13.7
Soyac, 13.7
Spectraban, 19.22
Spectraban Ultra, 19.22
Spidufen 400, 1.38
Spidufen 600, 1.38
Spiriva, 11.22
Spiroctan, 14.4
Splendil, 8.18
Sporanox, 18.20
Sporostatin, 18.16
Spray Antisséptico, 4.5
Sprycel, 12.36
Stablon, 3.28
Staficilin-N, 18.69
Stalevo, 1.27
Standor, 1.40
Stanglit, 13.23
Starform, 13.22, 13.24
Starlix, 13.24
Start, 13.8
Statinclyne, 18.89
Stavigile, 2.4
Stelapar, 3.6, 3.18
Stelazine, 3.6
Stele, 16.7

Sterlane, 18.7
Steronide, 21.18
Stiefcortil, 21.20
Stiefderm, 18.4
Stiemycin, 18.97
Stilamin, 9.18
Still, 21.5
Stilnox, 1.12
Stocrin, 18.48
Stomakon, 10.3
Stomet, 10.3
Stongel, 10.11
Streptase, 9.26
Streptonase, 9.26
Stressan, 15.10
Stresscaps, 15.10
Stressliv, 15.10
Stresstabs 600 com Zinco, 15.10
Stugeron, 8.49
Styptanon, 9.19, 16.7
Sucaryl, 13.8
Succinato de Sumatriptana, 1.44
Succinato Sódico de
 Hidrocortisona, 21.20
Sucrafilm, 10.9
Sucret, 13.8
Sufenta, 1.7
Suita, 13.8
Sulbactam Sódica + Ampicilina
 Sódica, 18.84
Sulfadiazina, 18.26
Sulfadiazina de Prata, 18.26, 19.2
Sulfametoxazol +
 Trimetoprima, 18.27, 18.28
Sulfanilamida Pó Medic, 18.6, 19.2
Sulfato de Amicacina, 18.100
Sulfato de Atropina, 6.2
Sulfato de Efedrina, 11.9
Sulfato de Gentamicina, 18.101
Sulfato de Hidroxicloroquina, 18.9
Sulfato de Indinavir, 18.53
Sulfato de Magnésio, 14.9, 16.28
Sulfato de Morfina, 1.30
Sulfato de Neomicina +
 Bacitracina, 18.90, 18.101
Sulfato de Polimixina B, 18.91
Sulfato de Quinina, 18.12
Sulfato de Salbutamol, 11.15
Sulfato de Terbutalina, 11.16
Sulfato de Terbutalina +
 Guaifenesina, 11.16
Sulfato de Vinblastina, 12.21
Sulfato de Vincristina, 12.21
Sulfato Ferroso, 9.3
Sulfiram, 19.11
Sulnil, 20.2
Sumax, 1.44
Superan, 10.32
Superhist, 11.11
Suplan, 15.10
Supledim, 15.11
Suplevit, 15.11
Suplevit Solução, 15.10
Supositórios de Glicerina, 10.15
Supradyn, 15.11
Suprahyal, 21.10
Suprane, 1.2
Supratlyal, 21.10
Suprefact Depot, 12.29
Suprelle, 16.6
Suprema, 16.13
Sureptil, 11.16
Surfactil-Expectorante, 11.5
Survanta, 11.25
Survector, 3.16
Suspensão de Cloranfenicol, 18.86
Suspensão de Eritromicina, 18.97
Sustacal, 13.7
Sustagen, 13.7
Sustrate, 8.16
Sutent, 12.46
Sylador, 1.32
Symbicort, 11.14, 11.18
Synagis, 18.57
Synalar, 21.19

Synalar Pediátrico Creme, 21.19
Synarel, 16.22
Syncro, 15.11
Synercid, 18.92
Synthroid, 13.30
Syntocinon, 16.25
Synvisc, 21.10
Syscor AP, 8.19
Systen, 16.6
Systen Conti, 16.6
Systen Sequi, 16.6

T

Tacrinal, 3.27
Tachosil, 9.17
Tagamet, 10.3
Takil, 19.7
Talerc, 7.7
Talerc D, 7.7
Talofilina, 2.2, 11.17
Talsutin, 18.15
Taluron, 14.2
Tamarine, 10.16
Tamcore, 8.38
Tamiflu, 18.57
Tamiram, 18.39
Tâmisa, 16.18
Tamoxifen, 12.29
Tamoxifeno, 12.29
Tamoxin, 12.29
Tamsulon, 23.20
Tandrex-A, 1.35
Tandrilax, 1.35, 5.1
Tantin, 16.18
Tapazol, 13.31
Tarceva, 12.36
Tareg, 8.38
Tarfic, 22.8
Targifor, 13.4
Targocid, 18.93
Targus Lat, 21.6
Tartarato de Brimonidina, 20.5
Tartarato de Metoprolol, 8.11
Tartarato de Zolpidem, 1.12
Tarvexol, 12.24
Tasmar, 1.27
Tasulil, 23.20
Tavanic, 18.39
Taxilan, 12.24
Taxofen, 12.29
Taxol, 12.24
Taxotere, 12.24
Tazepin, 10.4
Taziden, 18.76
Tazocin, 18.83
Tazpen, 18.83
TCM Age Nuteral, 13.7
Teceeme, 13.7
Tecnoflut, 12.27
Tecnomet, 12.9
Tecnoplatin, 12.15
Tecnotax, 12.29
Tecnotecan, 12.41
Tecnovorin, 9.6
Tecta, 10.7
Tefin, 19.8
Teflut, 12.27
Tegretard, 1.17
Tegretol, 1.17
Tegretol CR, 1.17
Teicon, 18.93
Telbivudina, 18.59
Telebar E-Z HD, 23.2
Telebrix, 23.8
Telepaque, 23.4
Temgesic, 1.28
Temodal, 12.7
Tenadren, 8.12, 14.3
Tenelid, 8.40
Tenitrat, 10.18
Tenoplatin, 12.16
Tenoretic, 8.22, 14.3
Tenotec, 21.10

Tenoxen, 21.10
Tenoxican, 21.10
Tenoxil, 21.10
Tensaliv, 8.18
Tensioval, 8.40
Tensodin, 8.18
Tensuril, 13.28
Teoden, 11.15
Teofilab, 11.17
Teofilina, 2.2, 11.17
Teolong, 2.2, 11.17
Teomuc, 11.5
Teophyl Chronocaps, 11.17
Teoremin 140, 21.7
Tequin, 18.37
Teraciton, 18.89
Teragran, 15.11
Tericin AT, 18.15
Termigripe "C", 11.10
Terost, 13.33
Terra-Cortril, 21.20
Terramicina, 18.89
Terramicina com Sulfato de
   Polimixina B, 18.92
Testiormina, 16.2
Tetaglobuline, 17.6
Tetanobulin, 17.6
Tetanogamma, 17.6
Tetmosol, 19.11
Tetracaína, 4.2
Tetraciclina + Anfotericina, 18.15, 18.89
Tetraciclina Endoterápica, 18.89
Tetracoq, 17.11
Tetrahelmin, 10.18
Tetralysal, 18.88
Tetramed, 18.89
Tetramizol (Tetramizotil), 10.20
Tetramune, 17.11
Tetraxim, 17.11
Tetrex, 18.89
Tetroid, 13.30
Teupantol, 19.14
Teuto Ceftazidima, 18.76
Teuto Clortadilidona, 14.2
Teuto Dapsona, 18.33
Teutovit E, 15.5
Teutrin, 18.27, 18.28
Theracort, 21.22
Thiaben, 10.19
Thiabena Pomada, 19.11
Thiabendazol, 10.19
Thiomucase, 19.23
Thionembutal, 1.5
Thiopental, 1.5
Thymoglobuline, 22.5
Thyrogen, 23.12
Tiabendazol, 10.19
Tiabendazol Pomada, 10.19
Tiabiose, 10.19
Tiapridal, 3.11
Ticlid, 9.24
Ticlobal, 9.24
Tienam, 18.81
Tiepem, 18.81
Tilade, 11.21
Tilatil, 21.10
Timabak 0,5%, 20.6
Timasen, 1.32
Timasen SR, 1.32
Timecef, 18.75
Timentin, 18.85
Timolol, 8.12, 20.6
Timoptol, 8.12, 20.6
Timoptol-XE, 8.12
Timosan, 18.109
Timpanol, 4.2, 20.15
Tinazol, 19.7
Tinidazol, 10.27
Tinidazol + Nitrato de
   Miconazol, 10.27
Tioconazol, 19.7
Tioconazol + Tinidazol, 19.7
Tiorfan, 10.25
Tissucol, 9.28
Tobradex, 18.102

Tobragan, 18.102
Tobramicina, 18.102
Tobramicina + Dexametasona, 18.102
Tobramina, 18.102
Tobrex, 18.102
Tofranil, 3.17
Tolmicol, 19.8
Toloxin, 1.37
Tolrest, 3.27
Tolvon, 3.24
Tomudex, 12.10
Tonopan, 1.37, 1.42
Tonsildrops, 4.2, 18.4
Top Flog, 21.11
Topamax, 1.20
Topiramato, 1.20
Topison, 21.21
Toplexil, 11.7
Toplexil Pediátrico, 11.7
Toptil, 1.20
Toradol, 1.39
Toragesic, 1.39
Torlós, 8.37
Torlós-H, 8.37
Torval CR, 1.18
Tossestop, 11.11
Total Nutrition, 13.7
Totelle, 16.6, 16.14
Toxoide Tetânico, 17.10
TP-1 Serono, 12.46
Tracleer, 8.45
Traconal, 18.20
Tracozon, 18.20
Tracrium, 5.5
Tractocile, 16.26
Tracur, 5.5
Tralen, 19.7
Tramaden, 1.32
Tramadol, 1.32
Tramal, 1.32
Tramal Retard, 1.32
Tranazol, 18.20
Trandor, 1.37
Tranquinal, 3.2
Transamin, 9.28
Transpulmin, 11.7
Tranxilene, 3.3
Trasylol, 9.28
Trauma Diet, 13.7
Travatan, 20.10
Travisco, 9.25
Travogyn, 10.27
Trayenta, 13.25
Trazograf, 23.5
Trental, 9.23
TRH Ferring, 23.12
Triac, 13.17
Triancil, 21.22
Triancinolona + sulfato de neomicina +
   garamicina + nistatina, 21.22
Triatec, 8.32
Triatec D, 8.32
Triatec Prevent, 8.32
Triaxin, 18.77
Triaxon, 18.77
Triazol, 18.20
Tricálcio + Flúor, 15.11
Tricangine, 19.2
Tricef, 18.75
Tricerol, 13.13
Tricilon, 12.25
Tricocel, 10.21
Tricocet, 18.17
Triderm, 19.21
Tridil, 8.16
Triexidyl, 1.21
Triexiphenidil, 1.21
Trifacta Injetável, 15.9
Trifamox IBL, 18.65, 18.84
Trifedrin, 11.10
Trifibra Mix, 10.13, 13.8
Trigliceril, 13.7
Triglobe, 18.26
Trilax, 1.35
Trileptal, 1.18

Tri-Luma, 19.22
Trimag, 13.17
Trimetroprim, 18.27
Trimetropin, 18.27, 18.28
Trimexazol, 18.27, 18.28
Trimexazol Pediátrico, 18.27
Trimovax, 17.11
Trinestril AP, 16.6
Trinizol, 10.27
Trinodazol, 10.26
Trinordiol, 16.19
Trinovum, 16.19
Triovir, 18.43, 18.54, 18.63
Trioxina, 18.77
Triquilar, 16.19
Trisequens, 16.13
Trisorb, 20.12
Tritanrix, 17.9
Trivagel-n, 18.17
Trivastal, 8.51
Tri-VI-Flúor, 15.11
Tri-VI-Sol, 15.10
Trobicin, 18.100
Trofodermin Creme, 19.23
Trofodermin Creme
   Ginecológico, 19.23
Trok, 18.19, 21.17
Trok-N, 18.19, 21.17
Tromaxil, 18.97
Trombofob, 9.11
Trometanol Cetorolaco, 1.39
Tromix, 18.94
Trusopt, 20.9
Truvada, 18.49
Tryptanol, 3.16
Turbocalcin, 13.35
Tussiflex D, 11.4
Twinrix, 17.9
Tygacil, 18.109
Tykerb, 12.41
Tylaflex, 1.34
Tylalgin, 1.34
Tylalgin Caf, 1.35
Tylenol, 1.34
Tylenol DC, 1.35
Tylenol Sinus, 1.35
Tylephen, 1.35
Tylex, 1.35, 11.3
Tyroplus, 13.30

U

Ulcedine, 10.3
Ulcenax, 10.3
Ulcenon, 10.3
Ulcerosol, 19.14
Ulcimet, 10.3
Ulcinax, 10.3
Ulcoren, 10.4
Ulcozol, 10.7
Ulcumex, 10.3
Ulgastrin, 10.3
Ultiva, 1.6
Ultrafer, 9.3
Ultraproct, 4.3, 19.14, 21.19
Unasyn, 18.84
Unasyn Oral, 18.84
Unguento Picrato de
   Butesin, 4.2
Unicap Pré-Natal, 15.11
Unicap T, 15.11
Unidose, 16.16
Unigyn, 10.27
Unimedrol, 21.21
Uniprofen, 1.38
Unitable, 15.11
Unizol, 18.20
Uno-Ciclo, 16.16
Unoprost, 8.24
Up Mep, 10.3
Uprima, 23.22
Urbanil, 3.3
Ureadin, 19.14
Uretil, 18.42

Urilin, 18.35
Uritrat, 18.40
Uroflox, 18.40
Urogen, 18.34
Urografina, 23.5
Uromiron, 23.6
Uroplex, 18.40
Uroseptal, 18.40
Urotril, 18.42
Uroxina, 18.35
Ursacol, 10.30
Urtivac, 17.12
Utrogestan, 16.13
Uxalum, 12.17

V

V Fend, 18.22
Vacina adsorvida difteria-tétano-pertussis-hepatite B, poliomielite 1, 2, 3 e haemophilus influenzae B, 17.11
Vacina BCG, 17.10
Vacina Contra a Cólera, 17.7
Vacina Contra Cólera e Diarreia Causada por ETEC — *Escherichia coli* Enterotoxigênica, 17.7
Vacina Contra Febre Amarela, 17.7
Vacina Contra a Febre Tifoide, 17.8
Vacina Contra a Raiva, 17.9
Vacina Contra a Varíola Liofilizada, 17.10
Vacina contra difteria-tétano-pertussis-haemophilus, 17.11
Vacina Contra Gripe, 17.8
Vacina Contra o Sarampo, 17.10
Vacina Contra Varicela Biken, 17.11
Vacina Dupla (DT), 17.11
Vacina Inativada Contra Raiva, 17.9
Vacina Meningocócica Conjugada Grupo C, 17.11
Vacina Meningocócica Grupo C, Conjugada CRM$_{197}$, 17.11
Vacina Pneumocócica Conjugada 7-Valente, 17.12
Vacina Recombinante Contra Hepatite B, 17.9
Vacina Tríplice, 17.11
Vagi C, 15.7
Vagi-Sulfa, 18.41, 19.3
Vag-Oral, 17.12
Valcyte, 18.62
Valdoxan, 3.19
Valerato de Betametasona, 21.16
Valerato de Betametasona + Sulfato de Gentamicina + Clioquinol + Tolnaftato, 21.17
Valium, 1.16
Valix, 1.16
Valmane, 1.13
Valpakine, 1.18
Valtrex, 18.62
Valtrian, 8.37
Vanclomin, 18.93
Vancocid, 18.93
Vancocina, 18.93
Vancomicina, 18.93
Vannair, 11.14
Vapio, 19.10
Vaqta, 17.8
Varilrix, 17.11
Varivax, 17.11
Vascase, 8.29
Vascase Plus, 8.29
Vasclin, 8.16
Vasculat, 8.48
Vasicor, 8.19
Vaslip, 13.12
Vasobrix 32, 23.8
Vasogard, 9.21
Vasojet, 8.31
Vasomax, 23.22
Vasopril, 8.30
Vasopril Plus, 8.30
Vastarel, 8.20

Vastarel MR, 8.20
Vastatil, 13.12
Vastrictol, 20.15
Vasurix Polividona, 23.3
Vaxigrip, 17.8
Vazy, 13.3
Veafarm, 15.9
Vectarion, 2.2
Vectavir, 18.58
Veinoglobuline, 17.6
Velamox, 18.65
Velamox BD, 18.65
Velban, 12.21
Velcade, 12.34
Venalot, 9.29
Venalot H, 9.11, 19.14
Vendrex, 21.5
Venoglobulin-S, 17.6
Venoruton, 9.29
Venostasin, 9.28
Vepesid, 12.22
Verac, 18.44
Veracoron, 8.14
Veralpress, 8.14
Verapamil, 8.14
Vermectil, 10.22
Vermepen, 10.18
Vermiclase, 10.17
Vermifran, 10.20
Vermil, 10.18
Vermilen, 10.20
Vermirax, 10.18
Vermonon, 10.18
Vermoplex, 10.18
Vermoral, 10.18
Verotina, 3.23
Vertix, 8.50
Vertizine D, 8.50
Verutex, 18.106
Verutex B, 18.106
Vesanoid, 12.47
Vesicare, 6.6
Vessel, 8.49
Vexell, 8.16
Vexol, 21.22
Viagra, 23.23
Viasil, 23.23
Vibetrat, 15.10
Vibral, 11.4
Vibramicina, 18.88
Vi-Cê, 15.7
Vicog, 2.6
Victoza, 13.27
Victrix, 10.7
Vidaza, 12.11
Videx, 18.48
Vidyn, 15.11
Vigamed, 23.22
Vigamox, 18.40
Vimovo, 10.5
Vincagil, 8.51
Vincristin, 12.21
Vincristina, 12.21
Vinocard, 15.11
Viofórmio-Hidrocortisona, 19.7
Violeta de Genciana, 18.4
Viracept, 18.55
Viramid, 18.59
Viramune, 18.56
Virazole, 18.59
Viread, 18.61
Virex, 18.5
Viscotears, 20.12
Viskaldix, 8.16
Visken, 8.16
Vislin, 20.15
Visodin, 20.15
Visonest, 4.2
Visoptic, 20.6
Visudyne, 20.14
Vi-Syneral Plus, 15.11
Vita E, 15.11
Vita E 400, 15.5

Vitafran, 15.7
Vitageran, 15.11
Vitagram, 15.11
Vitaler, 15.10
Vitamina A, 15.3
Vitamina B Granado, 15.9
Vitamina B6, 15.8
Vitamina B-12, 9.4
Vitamina C, 15.7
Vitamina C Medquímica, 15.7
Vitamina E, 15.5
Vitaminas A + D, 15.3
Vitaminas do Complexo B e Vitamina C, 15.10
Vitaminas e Sais Minerais, 15.11
Vitaminer "S", 15.11
Vitanatur, 15.11
Vitaneuron, 15.10
Vitanol-A, 19.20
Vita-Ped, 15.10
Vitascorb, 15.7
Vita-Suple, 15.11
Vitax Derm, 15.11
Vitercal, 14.13
Vitergan Pré-Natal, 15.11
Vitergan Zinco, 15.11
Vitrical, 15.11
Vits, 15.11
Vivacor, 13.12
Vivanza, 23.25
Vix-Plex, 15.11
Vodol, 18.21
Volibris, 8.44
Voltaflex, 21.4, 21.5
Voltaflex Gel, 21.4
Voltaren, 21.5
Voltaren Colírio, 21.5
Voltaren Colírio DU, 21.5
Voltrix, 21.4
Volunta, 13.10
Vomix, 10.34
Vonau Flash, 10.35
Vudirax, 18.54
Vulnagen, 19.7
Vumon, 12.23
Vytinal, 15.11
Vytorin, 13.12, 13.15

W

Warfarin, 9.16
Wartec, 12.23
Wellbutrin, 23.26
Wellferon, 12.39
Westcort, 21.20
Winter AP, 11.10
Wintomylon, 18.34
Wycillin R, 18.67

X

Xalacom, 20.9
Xalatan, 20.9
Xarelto, 9.15
Xarope de Cloreto de Potássio, 15.11
Xarope de Piperazina, 10.20
Xarope de Sulfato Ferroso, 9.3
Xarope 44E, 11.3, 11.7
Xarope Vick de Guaifenesina, 11.7
Xatral, 8.24
Xatral LP, 8.24
Xatral OD, 8.24
Xefo, 21.8
Xeloda, 12.12
Xenical, 13.3
Xigris, 9.22
Xolair, 11.23
Xylestesin, 4.4
Xylestesin Odontológico, 4.5
Xylocaína, 4.5
Xyloproct, 4.5

Y

Yasmin, 16.11, 16.18
Yaz, 16.11
Yohydrol, 24.2
Yomax, 24.2

Z

Zaarpress, 8.37
Zaarpress HCT, 8.37
Zadine, 10.4
Zaditen, 11.22
Zalain, 19.6
Zalcitabin, 18.62
Zalcitabina, 18.62
Zanidip, 8.33
Zargus, 3.13
Zavedos, 12.19
Zavesca, 24.3
Zeffix, 18.54
Zelboraf, 12.48
Zelix, 18.20
Zelmac, 10.31
Zenapax, 22.3
Zentel, 10.17
Zeritavir, 18.50
ZeroCal, 13.8
Zestoretic, 8.31
Zestril, 8.31
Zetalerg, 7.6
Zetia, 13.15
Zetir, 7.6
Zetitec, 11.22
Zetron, 23.26
Zetsim, 13.12, 13.15
Ziagenavir, 18.43
Zidix, 18.63
Zidovir, 18.63
Zidovudina, 18.63
Zidovudina + Lamivudina, 18.63
Zilopur, 21.27
Zimicina, 18.94
Zinacef, 18.73
Zinco, 18.6
Zincolok, 20.10, 20.12
Zincopan, 18.6
Zineryt, 19.1
Zinetrin, 7.6
Zinnat, 18.73
Ziprol, 10.7
Zirvit, 15.5, 15.11
Zitromax, 18.94
Zitromil, 18.94
Zocor, 13.12
Zoflux, 8.24
Zofran, 10.35
Zoladex, 12.30
Zoladex LA, 12.30
Zolanix, 18.20
Zolben, 10.18
Zolmicol, 18.18
Zoloft, 3.27
Zoltec, 18.20
Zometa, 13.35
Zomig, 1.44
Zomig OD, 1.44
Zopiclona, 1.12
Zorac, 19.20
Zost, 18.61
Zovirax, 18.44
Zurcal, 10.7
Zyban, 23.26
Zylium, 10.4
Zyloric, 21.27
Zymar, 18.37
Zyplo, 11.4
Zyprexa, 3.8
Zyprexa Zydis, 3.8
Zyrtec, 7.6
Zyvox, 18.106
Zyxem, 7.8

ÍNDICE REMISSIVO

A

Acidente(s)
- escorpiônico, 17.5
- loxoscélico, 17.3
- por *Phoneutria* sp., 17.3

Acidificantes, 14.14

Ácido
- arilacético, derivados do, 21.3
- ascórbico, 15.6
- fíbrico, derivados do, 13.12
- fólico, análogos do, 12.7
- nicotínico, 15.7
- pantotênico, 15.8
- úrico, fármacos que atuam no metabolismo do, 13.32
- valproico e derivados, 1.18

Adrenocorticoides, 12.24
Adjuvantes bacterianos, 18.108
Adstringentes locais, 19.14

Agente(s)
- alquilantes, 12.3
- - mostardas nitrogenadas, 12.4
- - nitrosureias, 12.5
- - sulfonato de alquila, 12.6
- - triazenos, 12.6
- anti-infecciosos, 20.16
- anti-inflamatórios não esteroides, 21.1
- - compostos
- - - ácidos, 21.9
- - - diversos, 21.12
- - - heterocíclicos não ácidos, 21.11
- - derivados da(o)
- - - 5-pirazolona, 21.2
- - - ácido arilacético, 21.3
- - - fenamatos, 21.7
- - - oxicams, 21.8
- - - salicilatos, 21.2
- - antigotosos, 21.26
- - antineoplásicos, 12.1-12.47
- - - antibióticos, 12.17
- - - antimetabólicos, 12.7
- - - classificação, 12.3
- - - compostos de platina, 12.15
- - - hormônios e análogos, 12.24
- - - produtos vegetais, 12.20
- - despigmentantes, 19.21
- - diversos, 5.1
- - imunizantes, 17.1-17.12
- - - soros e imunoglobulinas, 17.1
- - - vacinas, 17.6
- - pigmentantes, 19.20
- - que afetam a calcificação, 13.32
- - - bifosfonatos, 13.32
- - - calcitoninas, 13.35
- - quelantes, 23.11, 23.17

Agonistas
- α₂ de ação central, 8.39
- β-adrenérgicos, 11.11

Água e sais minerais
- fornecimento de, 14.7
- parenterais, 14.7

Albumina, 9.28
Alcalinizantes, 14.14
- urinários, 14.14

Alcaloides do(a)
- beladona e derivados, 6.1
- esporão de centeio, 16.23
- vinca, 12.20

Álcool(is), 18.2
- dissuasores de, 23.24

Aldeídos, 18.3

Alimento(s)
- enriquecido com vitaminas e
- - ferro, 13.7
- - minerais, 13.7
- enterais, 13.7
- para recém-nascidos e lactentes, 13.8
- parenterais, 13.5

Amebíase, 10.24
Amidas, derivados de, 4.2
Amidinas, 18.3
Aminas simpatomiméticas, 11.8
Amônio quaternário, compostos de, 6.4, 10.17, 18.3
Anabolizantes, 13.28
Analgésicos, 1.39, 11.8
Analgésicos-antipiréticos, 1.32

Análogos
- ácido fólico, 12.7
- gonadorrelina, 12.29
- pirimidinas, 12.10
- purinas, 12.13
- somatostatina, 12.30

Analépticos, 2.1
Anatoxina, 17.1

Androgênios, 12.25, 16.1

Anestesia com
- halutano, 5.6
- óxido nitroso-opiáceo-oxigênio, 5.6

Anestésicos
- locais, 4.1
- gerais, 1.2
- intravenosos, 1.4
- por inalação, 1.2
- tópicos, 20.3, 20.16

Anorexígenos, 13.1

Antagonista(s)
- adrenérgicos de ação periférica, 8.41
- de anticoagulantes, 9.16
- do hormônio liberador da gonadotrofina e inibidores da prolactina, 16.22
- dos receptores imidazolínicos, 8.40

Antiácidos
- associações com outros fármacos, 10.11
- isolados, 10.9
- mistura de, 10.10
- orais, 14.14

Antialérgicos, 7.1-7.9
- anti-histamínicos H₁, 7.1
- glicocorticoides, 7.9
- outros, 7.9

Antiandrogênios, 12.26, 16.3

Antianêmicos
- antimacrocíticos, 9.3
- antimicrocíticos, 9.2
- renais, 9.6

Antianginosos, 8.20

Antiasmáticos, 11.11
- agonistas β-adrenérgicos, 11.11
- anti-histamínicos, 11.22
- anticolinérgicos, 11.21
- asma, 11.11
- bronquite crônica, 11.11
- enfisema, 11.11
- glicocorticoides, 11.17
- inibidores da liberação da histamina, 11.20
- metilxantinas, 11.16

Antiastênicos-energéticos, 13.4
Antibióticos, 12.17, 18.15, 18.63
- para infecções gastrintestinais, 10.22
- tópicos, 19.1

Anticoagulantes, antagonistas de, 9.16

Anticolinérgicos, 6.1, 11.21
- centrais, 1.21

Anticoncepcionais
- hormonais, 16.14
- - de dose única mensal, 16.16
- orais
- - bifásicos, 16.18
- - monofásicos, 16.17
- - trifásicos, 16.19

Antidepressivos, 3.14
- diversos, 3.19

Antidiabéticos, 13.17
- hiperglicemiantes, 13.27
- hipoglicemiantes orais, 13.19
- insulina, 13.17

Antidiarreicos, 10.23
Antidopaminérgicos, 10.32
Antídotos, 23.12

Antieméticos, 10.31
- anti-histamínicos, 10.32
- anticolinérgicos, 10.31
- antidopaminérgicos, 10.32
- antisserotoninérgicos, 10.34

Antiepilépticos, 1.13
Antiestrogênios, 12.27, 16.8
Antifibrinolíticos, 9.27
Antifúngicos, 18.13, 18.23
Antiglaucomatosos, 20.4
Anti-helmínticos, 10.16
- usados no tratamento de helmintíases teciduais, 19.11

Anti-hipertensivos pulmonares, 8.44
Anti-hipertireoidismo, fármacos, 13.30
Anti-histamínicos, 10.32, 11.8, 11.10
- H₁, 7.1
- - ações de grupos de, 7.2
- - de primeira geração, 7.2
- - de segunda geração, 7.5

Anti-infecciosos, 18.1-18.110
- do trato gastrintestinal
- - anti-helmínticos, 10.16
- - antibióticos para infecções gastrintestinais, 10.22
- - quimioterápicos para infecções gastrintestinais, 10.23
- - sulfonamidas para infecções gastrintestinais e outros usos, 10.22
- no tratamento da otite externa, 20.14
- oftálmicos, 20.1
- tópicos relacionados, 19.1
- - escabicidas, 19.9
- - fungicidas tópicos, 19.3
- - pediculicidas, 19.9
- - sulfonamidas tópicas, 19.2

Anti-inflamatórios
- afecções oculares, 20.2, 20.15
- locais, fármacos, 19.12

Antilipêmicos, 13.9

Antimetabólicos, análogos
- das pirimidinas, 12.10
- das purinas, 12.13
- do ácido fólico, 12.7

Antineoplásicos
- associação de, 12.3
- resistência aos quimioterápicos, 12.3

Antiprotozoários, 18.7
Antipruriginosos centrais, 1.50
Antipruríticos e anestésicos aplicados localmente, 19.13
Antipsicóticos, 3.4

Antirreumáticos, 21.1-21.28
- agentes
- - anti-inflamatórios não esteroides, 21.1
- - antigotosos, 21.25
- - corticosteroides, 21.13
- fármacos que debelam o processo da doença, 21.22

Antissépticos, 18.2
Antitrombóticos, 9.20

Antitussígenos, 11.1
- centrais, 11.2
- periféricos, 11.3

Antiúlceras, fármacos, 10.2
Antiulcerosos dérmicos, 19.23

Aparelho respiratório, fármacos do, 11.1-11.24

Artrite gotosa aguda, fármacos para, 21.26

Asma, 11.11

Associações de antiácidos com outros fármacos, 10.11
- fórmulas das, 10.12

Aterosclerose, fármacos contra, 8.44

Autacoides, 11.19

I.R.1

I.R.2 ÍNDICE REMISSIVO

Auxiliares
- no abandono do tabagismo, 23.26
- diagnósticos, 23.1-23.11
- - meios de contraste radiográfico, 23.1

B

Balantidíase, 10.28
Barbitúricos, 1.4, 1.11, 1.13
Beladona e derivados, alcaloides da, 6.1
- usados como sedativos-hipnóticos, 1.9
Benzodiazepínicos, 1.8, 1.15, 3.1, 5.1
Benzotiazolilpiperazínicos, 3.13
Betabloqueadores, 8.9
Bifosfonatos, 13.32
Bloqueadores
- α-adrenérgicos, 23.20
- despolarizantes, 5.3
- não despolarizantes, 5.4
- seletivos do canal de cálcio, 8.13, 8.17
Bronquite crônica, 11.11
Butirofenômicos, 3.8

C

Calcificação, agentes que afetam a, 13.32
Calcitoninas, 13.35
Câncer, 12.1
- tratamento do, 12.2
Carbanilidas, 18.4
Cáusticos, 19.20
Catárticos, 10.12
- associações, 10.15
- enemas, 10.15
- estimulantes, 10.13
- formadores de massa, 10.13
- lubrificantes, 10.15
- salinos, 10.14
Cerume, emolientes do, 20.15
Cerumenolíticos, 20.15
Ciclo celular, 12.2
Ciclopirrolonas, 1.11
Cicloplégicos, 20.3
Cloreto de sódio, 11.8
Coagulantes, 9.16
Cobalaminas, 9.4
Coccidiose, 10.28
Coenzimas, 15.11
Coleréticos, 10.29
Colinérgicos, 23.19
Compostos
- ácidos, 21.9
- amínicos terciários sintéticos, 6.5
- de amônio quaternário, 6.4, 10.17, 18.3
- de ouro, 21.22
- de platina, 12.15
- de prata, 18.6
- de zinco, 18.6
- diversos, 21.12
- fenólicos, 18.5
- heterocíclicos não ácidos, 21.11
- tricíclicos, 3.15
Corantes, 18.4
Corticosteroides
- potências aproximadas, 21.13
- vias de administração, 21.14

D

Demulcentes, 19.14
Depressores do sistema nervoso central, 1.1-1.51
Derivado(s)
- 5-pirazolona, 21.2
- ácido
- - arilacético, 21.3
- - arilpropiônicos, 1.37
- - fíbrico, 13.12
- - heteroarilacéticos, 1.38
- amidas, 4.2
- ésteres, 4.1
- GABA, 1.19
- imidazólicos, 18.17
- p-aminofenol, 1.34
- pirazolona, 1.35
- pirimidínicos, 18.22
- triazólicos, 18.17
Descongestionantes
- nasais, 11.8
- nasofaríngeos, 20.16
Detergentes locais, 19.14
Di-hidropiridínicos, estrutura geral dos, 8.17
Dibenzazepinas, 1.16
Dibenzodiazepínicos, 3.7
Dibenzo-oxepino pirróis, 3.14
Dibenzotiazepínicos, 3.7
Dientamebíase, 10.28
Dietéticos, 13.5
- alimentos
- - enriquecido com vitaminas e
- - - ferro, 13.8
- - - minerais, 13.8
- - para recém-nascidos e lactentes, 13.8
- - parenterais, 13.5
- - fibras, 13.8
- - substitutos de gêneros alimentícios, 13.8
- suplementos alimentares, 13.7
Difenilbutilamínicos, 3.10
Difteria-tétano, vacina contra, 17.11
Digestivos
- coleréticos, 10.29
- enzimas digestivas, 10.29
- estomáquicos, 10.29
- fármacos análogos, 10.30
Dilatadores dos vasos coronarianos, 8.15
Disfunção erétil, fármacos usados na, 23.20
Dispositivos intrauterinos, 24.2
Dissuasores de álcool, 23.25
Distúrbios
- do ciclo menstrual e do climatério, tratamento hormonal bifásico, 16.6
- gastrintestinais, fármacos antiprotozoários para, 10.24
- hormonais
- - femininos
- - - anticoncepcionais hormonais, 16.14
- - - antiestrogênios, 16.8
- - - estrogênios, 16.4
- - - progestogênios, 16.9
- - masculinos
- - - androgênios, 16.1
- - - antiandrogênios, 16.3
- - sexuais e quadros clínicos relacionados, 16.1-16.28
- pulmonares, fármacos para, 11.24
Diuréticos
- conservadores de potássio, 14.3
- de alça, 14.4
- osmóticos, 14.1
- tiazidas e compostos relacionados, 14.2
Doença de Chagas, 18.7

E

ECA, inibidores da, 8.25
Eméticos, 10.37
Emolientes do cerume, 20.15
Enemas, 10.16
Enfisema, 11.11
Enzimas digestivas, 10.29
Escabicidas, 19.9
Espasmolíticos, 6.1-6.8, 10.2
- anticolinérgicos, 6.1
- musculotrópicos, 6.6
Espermicidas, 24.2
Esporão de centeio, alcaloides de, 16.23
Ésteres, derivados de, 4.1
Estimulante(s), 10.13
- do crescimento de cabelo, 19.22
- do sistema nervoso central, 2.1-2.6
- - analépticos, 2.1
- - nootrópicos, 2.4
- - psicoestimulantes, 2.3
- - respiratórios, 2.1
- uterinos
- - alcaloides do esporão de centeio, 16.23
- - hormônios neuro-hipofisários e análogos sintéticos, 16.23
Estípticos, 19.20
Estomáquicos, 10.29
Estrogênios, 12.25, 16.4
Expectorantes
- estimulantes, 11.7
- sedativos, 11.7

F

Fármaco(s)
- antianêmicos, 9.1
- antiarrítmicos
- - classe
- - - I, estabilizantes de membrana, 8.7
- - - II, β-bloqueadores, 8.9
- - - III, que prolongam o potencial de ação, 8.13
- - - IV, bloqueadores seletivos do canal de cálcio, 8.13
- - - outros, 8.14
- - classificação, 8.6
- antienxaqueca, 1.41
- anti-hipertensivos, 8.20
- anti-hipertireoidismo, 13.30
- anti-inflamatórios locais, 19.12
- antineutropênicos, 9.8
- antiobesidade, 13.1, 13.3
- antiparkinsonianos, 1.20
- antiprotozoários para distúrbios gastrintestinais
- - amebíase, 10.25
- - balantidíase, 10.27
- - coccidiose, 10.27
- - dientamebíase, 10.27
- - giardíase, 10.27
- antissecretores
- antiúlceras, 10.2
- - espasmolíticos, 10.2
- antivaricosos, 8.45
- antivertiginosos, 1.48
- aplicados localmente, 19.20
- agentes
- - despigmentantes, 19.21
- - pigmentantes, 19.20
- - antiulcerosos dérmicos, 19.23
- - cáusticos e estípticos, 19.20
- - estimulantes do crescimento de cabelo, 19.22
- - mucopolissacaridases, 19.23
- - repelentes de insetos, 19.22
- - rubefacientes, 19.20
- - substâncias antissolares, 19.22
- cardiovasculares, 8.1-8.51
- - anti-hipertensivos, 8.20
- - antiarrítmicos, 8.6
- - antivaricosos, 8.44
- - contra aterosclerose, 8.45
- - dilatadores dos vasos coronarianos, 8.15
- - para insuficiência cardíaca congestiva, 8.2
- - vasodilatadores, 8.47
- com outros usos terapêuticos, 24.3
- contra a aterosclerose, 8.45
- de coagulação sanguínea e hemostípticos, 9.10
- diversos, 23.1-23.27
- antídotos, agentes quelantes e outros, 23.12
- auxiliares
- - diagnósticos, 23.1
- - no abandono do tabagismo, 23.25
- - dissuasores de álcool, 23.24
- - odontológicos aplicados topicamente, 23.27
- - para o preparo cervical e indução do trabalho de parto, 23.27
- - usados na
- - - disfunção erétil, 23.20
- - - retenção urinária, 23.19
- do aparelho respiratório, 11.1-11.25
- - antiasmáticos, 11.11
- - antitussígenos, 11.1
- - expectorantes, 11.7
- - para distúrbios pulmonares, 11.25
- - para resfriado comum, 11.8
- - tensoativos pulmonares, 11.25
- do sangue e sistema hematopoético, 9.1-9.29
- - antianêmicos, 9.1
- - antineutropênicos, 9.8
- - de coagulação sanguínea e hemostípticos, 9.10
- do trato gastrintestinal, 10.1-10.36
- - anti-infecciosos, 10.16
- - antiácidos, 10.9
- - antidiarreicos, 10.23
- - antieméticos, 10.31
- - antiprotozoários para distúrbios gastrintestinais, 10.24
- - antissecretores, 10.2
- - catárticos, 10.12
- - digestivos, 10.29
- - eméticos, 10.36
- - estabilizantes da membrana, 8.7
- geriátricos, 24.1
- imunossupressores, 22.1-22.8
- interferentes no metabolismo da água e eletrólitos, 14.1-14.13
- - acidificantes, 14.14
- - alcalinizantes, 14.14
- - diuréticos, 14.1
- - - conservadores de potássio, 14.3
- - - de alça, 14.4
- - - osmóticos, 14.1
- - fornecedores de água e sais minerais, 14.7
- - hormônio antidiurético e análogos, 14.6
- - mineralocorticoides, 14.6
- - resinas permutadoras de íons, 14.14
- - tiazidas e compostos relacionados, 14.2
- liberadores de dopamina, 1.23
- odontológicos aplicados topicamente, 23.28
- para
- - artrite gotosa aguda, 21.26
- - hiperparatireoidismo, 13.31
- - hipotireoidismo, 13.29
- - insuficiência cardíaca congestiva
- - - glicósidos digitálicos, 8.2
- - - inotrópicos, 8.4
- - resfriado comum
- - - aminas simpatomiméticas, 11.8
- - - analgésicos, 11.8
- - - anti-histamínicos, 11.8, 11.10
- - - cloreto de sódio, 11.8
- - - descongestionantes nasais, 11.8
- - - sintomatologia neurovegetativa, 3.29
- psicotrópicos, 3.1-3.28
- - antidepressivos, 3.14
- - antipsicóticos, 3.4
- - para sintomatologia neurovegetativa, 3.28
- - sedativos ansiolíticos, 3.1
- que afetam a dopamina cerebral, 1.21
- que atuam
- - no metabolismo do ácido úrico, 13.32
- - sobre o sistema nervoso periférico, 4.1-4.5
- - - anestésicos locais, 4.1
- - - derivados de ésteres, 4.1

ÍNDICE REMISSIVO **I.R.3**

- que debelam o processo da doença
- - compostos de ouro, 21.22
- - imunossupressores, 21.23
- que prolongam o potencial de ação, 8.12
- queratolíticos e queratoplásticos, 19.15
- usados
- - em artrite gotosa aguda, 21.26
- - na disfunção erétil, 23.20
- - na retenção urinária, 23.19
- - no tratamento de neuralgias, 1.39
- - para gota tofácea e outras hiperuricemias, 21.27
Fatores tímicos, 18.109
Fenamatos, 1.40, 21.7
Fenotiazínicos, 3.4
- estrutura geral dos, 3.5
Fibrinolíticos, 9.25
Folatos, 9.5
Formadores de massa, 10.13
Fórmulas das associações de antiácidos com outros fármacos, 10.12
Fornecedores de água e sais minerais, 14.7
Fungicidas tópicos, 19.3

G

GABA, derivados do, 1.19
Gêneros alimentícios, substitutos de, 13.8
Giardíase, 10.28
Glicocorticoides, 7.9, 11.17
- aplicação
- - oftálmica, 21.15
- - ótica, 21.15
- - tópica, 21.15
- inalação local, 21.15
- instilação nasal, 21.15
- via sistêmica, 21.14
Glicósidos digitálicos, 8.2
Gonadorrelina, análogos da, 12.29
Gonadotrofinas, fármacos estimulantes da secreção de, 16.19
Gota tofácea e outras hiperuricemias, fármacos usados para, 21.26
Gravidez
- taxa para diversos meios de contracepção, 16.14
- testes de, 24.3
Guanidinas, 18.3

H

Halogênios, 18.5
Halogenóforos, 18.5
Hanseníase, 18.31
Hansenostáticos, 18.28
Helmintíases teciduais, anti-helmínticos usados no tratamento, 19.11
Hemostípticos, 9.28
Hidantoínas, 1.15
Hiperglicemiantes, 13.27
Hipnoanalgésicos, 1.27
Hipoglicemiantes orais, 13.19
Hipotireoidismo, fármacos para, 13.29
Histamina, inibidores da liberação da, 11.20
Hormônio(s), 12.24
- adrenocorticoides, 12.24
- análogos
- - da gonadorrelina, 12.29
- - da somatostatina, 12.30
- androgênios, 12.25
- antiandrogênios, 12.26
- antidiurético, 14.6
- antiestrogênios, 12.27
- do crescimento, 13.37
- estrogênios, 12.25
- inibidores de aromatase, 12.27

- neuro-hipofisários e análogos sintéticos, 16.24
- progestogênios, 12.25

I

Imidazolínicos, antagonistas dos receptores, 8.40
Imidazopiridínicos, 1.12
Imunoestimulantes, 18.109
Imunoglobulinas, 17.5
Imunossupressores, 21.23
Indução do trabalho de parto, fármacos para, 23.27
Infecção(ões)
- gastrintestinais
- - antibióticos para, 10.22
- - quimioterápicos para, 10.23
- - sulfonamidas para, 10.22
Inibidor(es) da(de)
- adrenérgicos, 8.21
- aromatase, 12.27
- ECA, 8.25
- - estrutura química das três classes de, 8.27
- - mecanismo de ação, 8.26
- - propriedades farmacocinéticas dos, 8.27
- HMG-CoA redutase, 13.9
- liberação da histamina, 11.20
- MAO, 3.17
- renina, 8.35
Inotrópicos, 8.4
Insuficiência cardíaca congestiva, fármacos para, 8.2
Insulina, 13.17
Isósteros, 1.40

L

Leishmaniose, 18.7
Lipotrópicos, 13.16
Lítio, sais de, 3.17
Lubrificantes, 10.15

M

Malária, 18.7
Medicamentos
- geriátricos no Brasil, 24.1
- nasofaríngeos, 20.16
- oftálmicos, 20.1
- - agentes anti-infecciosos, 20.1
- - anestésicos tópicos, 20.3
- - anti-inflamatórios, 20.2
- - antiglaucomatosos, 20.4
- - midriáticos e cicloplégicos, 20.3
- - mióticos, 20.3
- otológicos
- - agentes anti-infecciosos, 20.15
- - anestésicos tópicos, 20.15
- - anti-inflamatórios, 20.15
- - cerumenolíticos e emolientes do cerume, 20.15
Metabolismo
- da água e eletrólitos, fármacos interferentes no, 14.1-14.14
- e nutrição, 13.1-13.38
- - agentes que afetam a calcificação, 13.32
- - anabolizantes, 13.28
- - anorexígenos e outros fármacos antiobesidade, 13.1
- - anti-hipertireoidismo, fármacos, 13.30
- - antiastênicos-energéticos, 13.4
- - antidiabéticos, 13.17
- - antilipêmicos, 13.9
- - dietéticos, 13.5

- - fármacos que atuam no metabolismo do ácido úrico, 13.32
- - hipotireoidismo, fármacos para, 13.29
- - hormônio do crescimento, 13.37
- - lipotrópicos, 13.16
Metilxantinas, 11.16
Micoses
- subcutâneas e sistêmicas, 18.14
- superficiais, 19.3
Midriáticos, 20.3
Minerais, 14.12
Mineralocorticoides, 14.6
Miorrelaxantes, 5.1-5.7
- centrais, 5.1
- periféricos, 5.3
Mióticos, 20.3
Mistura de antiácidos, 10.10
Mostardas nitrogenadas, 12.4
Mucopolissacaridases, 19.23
Musculotrópicos, 6.6, 6.7

N

Neoplasia, 12.1
Neuralgias, fármacos usados no tratamento de, 1.39
Nicotinamida, 15.6
Nitrosureias, 12.5
Nootrópicos, 2.4

O

Ortopramidas, 3.10
Ouro, compostos de, 21.22
Oxicams, 21.8

P

p-aminofenol, derivados do, 1.34
Papaverina e derivados, 6.7
Pediculicidas, 19.9
Pele e membranas mucosas, preparações para, 19.1-19.23
Peróxidos, 18.5
Pirazolona, derivados da, 1.35
Pirazolopirimidínicos, 1.12
Pirimidinas, análogos das, 12.10
Pirimidinonas, 3.11
Plasma, 9.29
Platina, compostos de, 12.15
Pneumocistose, 18.13
Podofilotoxinas, 12.22
Poligelina, 9.29
Potencial de ação, fármacos que prolongam o, 8.12
Prata, compostos de, 18.6
Preparações
- multivitaminas com ou sem minerais
- - multivitaminas mais
- - - flúor, 15.10
- - - sais minerais, 15.10
- - vitaminas do complexo B, 15.9
- - - mais sais minerais, 15.10
- - vitaminas mais antioxidantes, 15.11
- para pele e membranas mucosas, 19.1-19.23
- - adstringentes locais, 19.14
- - anti-infecciosos tópicos e relacionados, 19.1
- - antipruríticos e anestésicos aplicados localmente, 19.13
- - detergentes locais, 19.14
- - emolientes, demulcentes e protetores, 19.14
- - fármacos
- - - anti-inflamatórios locais, 19.12
- - - aplicados localmente, 19.20
- - - queratolíticos e queratoplásticos, 19.15

Preparo cervical, fármacos para, 23.28
Pressão arterial para maiores de 18 anos, classificação, 8.21
Procedimentos radiográficos para visualizar órgãos após radiopacos, 23.2
Produtos vegetais
- alcaloides da vinca, 12.20
- podofilotoxinas, 12.22
- taxanos, 12.23
Progestogênios, 12.25, 16.9
Protetores, 19.14
Psicoestimulantes, 2.3
Purinas, análogos das, 12.13

Q

Queratolíticos, 19.15
Queratoplásticos, 19.15
Quimioterápicos
- antivirais, 18.43
- para os tratos respiratório e urinário, 18.33
Quinolinônicos, 3.13
Quinolonas, 18.34

R

Reação(ões)
- adversas à soroterapia, prevenção, 17.3
- anafilactoide, 17.2
- anafilática, 17.2
Receptores da angiotensina II, antagonistas do, 8.35
Relaxantes uterinos, 16.26
Renina, inibidores da, 8.34
Repetelentes de insetos, 19.22
Resfriado comum, fármacos para, 11.8
Resinas permutadoras de íons, 14.14
Retenção urinária, fármacos usados na
- bloqueadores α-adrenérgicos, 23.19
- colinérgicos, 23.19
Rubefacientes, 19.20

S

Sais
- de lítio, 3.17
- minerais, 14.12
- - água e, fornecimento, 14.7
Salicilatos, 21.2
Salinos, 10.15
Sangue
- e frações do, 9.29
- substitutos do, 9.29
Sedativo(s), 1.12
- ansiolíticos, 3.1
Sedativos-hipnóticos, 1.8
Sintomatologia neurovegetativa, fármacos, 3.28
Soluções alcalinizantes parenterais, 14.14
Somatostatina, análogos da, 12.30
Soros, 17.2
- imunoglobulinas e, 17.1
- - reações adversas, 17.2
- - soroterapia, 17.3
Soroterapia, 17.3
Striatum, 1.20
Substâncias antissolares, 19.22
Substitutos de gêneros alimentícios, 13.8
Sulfas, 18.25
Sulfonamidas, 18.6, 18.24, 18.41
- tópicas, 19.2
Suplementos alimentares, 13.7

T

Tabagismo, auxiliares no abandono do, 23.25

Taxa de gravidez para diversos meios de contracepção, 16.14
Taxanos, 12.23
Tensoativos pulmonares, 11.25
Teste de gravidez, 24.3
Tiazidas e compostos relacionados, 14.2
Tienobenzodiazepínicos, 3.8
Tioxantênicos, 3.6
Tônicos, 24.2
Toxinas bacterianas, 17.1
Toxoplasmose, 18.13
Trato gastrintestinal, fármacos do, 10.1-10.36
Triazenos, 12.6
Triazínicos, 1.18
Tricomoníase, 18.13
Tuberculose, 18.28
Tuberculostáticos, 18.28

V

Vacinas, 17.6
Vasoconstritores, 8.46
Vasodilatadores, 8.48
- diretos, 8.42
Vasos coronarianos, dilatadores dos, 8.15
Venenos, 17.1
Vinca, alcaloides da, 12.20
Vitaminas, 15.1-15.11
- A, 15.1
- coenzimas, 15.11
- D, 15.3
- do complexo B, 15.9
- E, 15.5
- hidrossolúveis
- - ácido
- - - ascórbico, 15.6
- - - nicotínico, 15.7
- - - pantotênico, 15.8
- - biotina, 15.8
- - nicotinamida, 15.7
- - piridoxina, 15.8
- - riboflavina, 15.8
- - tiamina, 15.9
- K, 15.5
- lipossolúveis, 15.1
- quantidades dietéticas recomendadas, 15.2

Z

Zinco, compostos de, 18.6

ENDEREÇOS DE LABORATÓRIOS

▶ A

▶ AB FARMO
AB Farmo Química Ltda.

04523-001 — São Paulo-SP
Av. Macuco, 726 — 8º andar
        (11) 2161-0606
Fax   2161-0801
E-mail: abfarmoquimica@abfarmoquimica.com.br

▶ ABBOTT
Abbott Laboratórios do Brasil Ltda.

MATRIZ:
04566-905 — São Paulo-SP
Rua Michigan, 735 — Brooklin
        (11) 5536-7000
Fax   5536-7373
SAC   0800-7031050
E-mail: abbottcenter@abbott.com
Internet: www.abbottbrasil.com.br

ESCRITÓRIOS REGIONAIS:
BELO HORIZONTE
30140-081 — Belo Horizonte-MG
Av. Bernardo Monteiro, 890 — conjunto 1101 — Funcionários
        (31) 3213-9094
        3273-2556
Fax   3224-7227

PORTO ALEGRE
90470-000 — Porto Alegre-RS
Av. Nilo Peçanha, 730 — Conj. 305 — Bla (box 12) Petrópolis
      (51) 3330-2777/0242/3111/1201
Fax   3331-0931

RECIFE
51020-020 — Recife-PE
Av. Conselheiro Aguiar, 2333 — sala 209 — Centro Empresarial João Roma — Boa Viagem
        (81) 3465-8299
Fax   3465-2880

RIO DE JANEIRO
22710-104 — Rio de Janeiro-RJ
Estrada dos Bandeirantes, 2400 — Jacarepaguá
      (21) 2444-2557/2661
Fax   2444-2647/2426-1017

SÃO PAULO
01309-001 — São Paulo-SP
Rua Luís Coelho, 223 — 5º andar — Cerqueira Cesar
        (11) 255-8556
Fax   258-5374

▶ ABL
Antibióticos do Brasil Ltda.

13150-000 — Cosmópolis-SP
Rodovia General Milton T. de Souza, 332 Km 135
        (19) 3872-9300
SAC   0800-7015456
Internet: www.ablbrasil.com.br

▶ ACHÉ
Aché Laboratórios Farmacêuticos S/A

MATRIZ:
07034-904 — Guarulhos-SP
Rodovia Presidente Dutra, km 227
        (11) 2608-6000
Fax   2608-7392
TELEPESQUISA   0800-555571
Internet: www.ache.com.br
E-mail: ache@ache.com.br

FILIAIS:
NORDESTE
60150-161 — Fortaleza-CE
Av. Santos Dumont, 2828 — Salas 1601/1604 — Aldeota
Fone/Fax: (85) 486-1263

53110-710 — Recife-PE
Av. Agamenon Magalhães, 2615 — Salas 901/908
        (81) 3221-1973
        3221-0703
Fax   3222-3547

41820-021 — Salvador-BA
Av. Tancredo Neves, 2421 — 11º andar — Salas 1101/1110 — Pituba
        (71) 342-6570
Fax   342-3150

▶ ACTELION
Actelion Pharmaceuticals do Brasil

MATRIZ:
22250-040 — Rio de Janeiro-RJ
Praia de Botafogo, 501 — Bloco Pão de Açúcar 1º andar — Botafogo
        (21) 3266-6200
Fax   3266-6213
SAC   0800-7270207
E-mail: info.brasil@actelion.com
Internet: www.actelion.com

▶ AKZO ORGANON
(Ver Organon)

▶ AKZO ORGANON TEKNIKA
(Ver Organon)

▶ ALCON
Alcon Laboratórios do Brasil S/A

MATRIZ:
04583-110 — São Paulo-SP
Av. Dr. Chucri Zaidan, 246 — 3º andar — Vila Cordeiro
        (11) 3732-4000
Fax   5504-8980
SAC   0800-7077908
E-mail: maria.contreras@alconlabs.com
Internet: www.alconlabs.com.br

▶ ALERGOMED
(Ver Daudt Oliveira)

▶ ALLERGAN
Allergan Produtos Farmacêuticos Ltda.

FÁBRICA:
07030-000 — Guarulhos-SP
Av. Guarulhos, 3180 — Ponte Grande
        (11) 3048-0500
Fax   3849-1663
SAC   0800-144077
Informe médico   0800-174077
Internet: www.allergan.com.br

FILIAIS:
04548-005 — São Paulo-SP
Av. Dr. Cardoso de Melo, 1855 — 13º andar
        (11) 3048-0503/0504
Fax   829-8720

30160-040 — Belo Horizonte-MG
Rua Rio de Janeiro, 243 — sala 805
Tel/Fax   (31) 224-9362

80020-000 — Curitiba-PR
Rua Voluntários da Pátria, 475 — sala 1303
Tel/Fax   (41) 224-1873

90030-002 — Porto Alegre-RS
Rua Voluntários da Pátria, 75 — sala 51
Tel/Fax (51) 221-3196

50060-080 — Recife-PE
Rua do Hospício, 194 — sala 202 Boa Vista
(81) 9952-7903

20021-180 — Rio de Janeiro-RJ
Rua da Lapa, 180 — salas 801/803
(21) 2232-1987
Fax 2232-2941

40060-000 — Salvador-BA
Av. 7 de Setembro, 120 — sala 506
(71) 243-0216

60055-110 — Fortaleza-CE
Rua Pedro Borges, 33 — sala 316
(85) 226-1404

▶ ALTANA PHARMA
(Ver Nycomed)

▶ ANDRÔMACO
(Ver Teuto)
Internet: www.andromaco.com.br

▶ APOTEX
Apotex do Brasil Ltda.

FÁBRICA:
13251-800 — Itatiba-SP
Rua Eugênio Estoco, 251
Fone/Fax (11) 4487-6500

ESCRITÓRIO PRINCIPAL:
04717-004 — São Paulo-SP
Rua Alexandre Dumas, 2100 — 11º andar — Cj. 112 — Chácara Santo Antônio
Fone/Fax (11) 5188-5711

FILIAIS DE VENDAS:
05406-050 — São Paulo-SP
Rua Teodoro Sampaio, 1020 — Cj. 1301/1305 — Pinheiros
(11) 3082-0399
Fax 3082-7762

22640-904 — Rio de Janeiro-RJ
Av. das Américas, 500 — Bloco 13 — Sl. 216 — Barra da Tijuca
(21) 3982-2480
Fax 3982-2486

▶ APSEN
Apsen do Brasil Indústria Química e Farmacêutica Ltda.

MATRIZ:
04755-020 — São Paulo-SP
Rua La Paz, 37 — Santo Amaro
(11) 5645-5011
Fax 5645-5078
Central de atendimento 0800-165678
Internet: www.apsen.com.br
E-mail: apsen@apsen.com.br

▶ ARISTON
Ariston Indústrias Químicas e Farmacêuticas Ltda.

MATRIZ:
05566-000 — São Paulo-SP
Rua Adherbal Stresser, 84 — Rodovia Raposo Tavares, Km 18,5 — Jardim Arpoador — Cx. Postal 11.015
(11) 3783-8000
Fax 3783-8097
E-mail: mkt@ariston.com.br
Internet: www.ariston.com.br

▶ ARMOUR
Armour Farmacêutica Ltda. Grupo Rhône-Poulen Rorer
(Ver Aventis Behring)

▶ ARROW
Arrow Farmacêutica S/A

20251 — Rio de Janeiro-RJ
Rua Barão de Petrópolis, 311
(21) 3293-9517
Fax 3293-9513

▶ ASPEN
Aspen Pharma

FÁBRICA:
29161-376 — Serra-ES
Av. Acesso Rodoviário, Módulo 01, Quadra 09
(27) 2121-9255

ESCRITÓRIO:
22640-102 — Rio de Janeiro-RJ
Avenida das Américas, 3500 — Bloco 03 — 5º andar — Condomínio Le Monde — Barra da Tijuca
(21) 3544-6900

▶ ASTA
(Ver Aché)

▶ ASTELLAS
Astellas Farma Brasil Imp. e Dist. de Medicamentos Ltda.

04794-000 — São Paulo-SP
Av. das Nações Unidas, 14171 — Sala 302 — Torre B
(11) 3027-4550
SAC 0800-6007080
Internet: www.astellasfarma.com.br

▶ ASTRAZENECA
AstraZeneca do Brasil Ltda.

MATRIZ:
06700-000 — Cotia-SP
Rodovia Raposo Tavares, km 26,9
Cx. Postal 1.510
(11) 3737-4364
Fax 4612-2216
SAC 0800-145578
Internet: www.astrazeneca.com.br

FILIAIS:
024517-140 — São Paulo-SP
Rua Ubaíra, 22 — Moema
Fone/Fax (11) 240-8857
240-7832
241-1874

14020-260 — Ribeirão Preto-SP
Av. Pres. Vargas, 2011 — Sala 163
Fone/Fax (16) 623-0799
620-7858
620-7969

30170-020 — Belo Horizonte-MG
Praça Carlos Chagas, 49 — 5º andar
Fone/Fax (31) 292-2832
291-5937

90230-091 — Porto Alegre-RS
Rua Ernesto da Fontoura, 1.479 — Salas 601/602
Fone/Fax (51) 343-3181
337-4628

20090-000 — Rio de Janeiro-RJ
Av. Rio Branco, 12 — 13º andar
Fone/Fax (21) 2263-3236
2233-5076

51020-040 — Recife-PE
Av. Eng. Domingos Ferreira, 4.023 — Sala 602 Boa Viagem
Fone/Fax (81) 3465-4281
3465-7903

▶ ATIVUS
Ativus Farmacêutica Ltda.

13270-000 — Valinhos-SP
Estrada da Fonte Mércia, 2050 — São Pedro
Caixa Postal 489
(19) 3849-8600
Fax 3849-8686
Ativus line 0800-551767
Internet: www.ativus.com.br
E-mail: ativus@ativus.com.br

▶ AVENTIS BEHRING
(Ver Sanofi-Aventis)

▶ AVENTIS PASTEUR
(Ver Sanofi-Aventis)

▶ AVENTIS PHARMA
(Ver Sanofi-Aventis)

ESCRITÓRIOS REGIONAIS:
04795-916 — São Paulo-SP
Av. das Nações Unidas, 22428 — Santo Amaro
(11) 546-0871
Fax 546-6890

14015-120 — Ribeirão Preto-SP
Rua Rui Barbosa, 1145 — Cj. 102 e 104
Ed. St. Moritz VI — Seixas
(16) 610-7712
636-7053
Fax 610-5735

20080-003 — Rio de Janeiro-RJ
Av. Marechal Floriano, 19 — sala 1303
(31) 2253-1740
Fax 2263-3459

30315-250 — Belo Horizonte-MG
Rua Venezuela, 208 — Sion
(31) 3285-4673
Fax 3285-3997

90480-003 — Porto Alegre-RS
Rua Carlos Gomes, 111 — sala 302 — Higienópolis
Fone/Fax (51) 328-2611
328-1125

50070-270 — Recife-PE
Rua Gal. Joaquim Inácio, 412 — salas 701 e 702 — Boa Vista
(81) 3231-1657
3231-1495
Fax 3231-0454

ENDEREÇOS DE LABORATÓRIOS — E.L.3

60150-160 — Fortaleza-CE
Av. Santos Dumont, 1740 — salas 209/211
Aldeota
                             (85) 244-3796
                                    261-7921
                                    224-1277
Fax   261-5321

80530-010 — Curitiba-PR
Rua Mateus Leme, 2671 — sobreloja
Centro Cívico
                             (41) 252-7576
Fax   252-7179

▶ B

▶ BAGÓ
Laboratórios Bagó Ltda.

MATRIZ:
22713-010 — Rio de Janeiro-RJ
Rua Cônego Felipe, 365 — Taquara
                             (21) 2159-2600
Fax   2159-2604
SAC   0800-2826569
E-mail: farma@merck.com.br
Internet: www.bago.com.br

▶ BALDACCI
Laboratórios Baldacci S/A

MATRIZ:
04039-033 — São Paulo-SP
Rua Pedro de Toledo, 519/520 —
                             (11) 5085-4444
Fax   5549-8169
SAC   0800-133222
Internet: www.lbaldacci.com.br
E-mail: sac@lbaldacci.com.br

FILIAIS:
01418-001 — São Paulo-SP
Alameda Santos, 1470 — Conj. 105/6
Cerqueira César
                             (11) 3171-1392
Fax   3289-8796
E-mail: filialsp@lbaldacci.com.br

32310-000 — Contagem-MG
Av. João Cesar de Oliveira, 1298
Sala 902 — Eldorado
                             (31) 3351-5758
Fax   3397-9234
E-mail: filialbh@lbaldacci.com.br

90410-003 — Porto Alegre-RS
Av. Protásio Alves, 2959 — Conj. 303
Petrópolis
                             (51) 3334-4202
E-mail: filialpoa@lbaldacci.com.br

22631-020 — Rio de Janeiro-RJ
Rua Gildásio Amado, 55 — Sala 1512
Barra da Tijuca
                             (21) 2492-4069
                                   2492-4091
Fax   2492-4045
E-mail: filialrio@lbaldacci.com.br

80530-000 — Curitiba-PR
Av. Marechal Deodoro, 630 — Conj. 505
C. Cívico
                             (41) 3324-7658
E-mail: filial.ctba@lbaldacci.com.br

50070-310 — Recife-PE
Rua Barão de São Borja, 62 — Sala 201
Boa Vista
                             (81) 3222-0803
E-mail: reg.recife@lbaldacci.com.br

▶ BARRENNE
Barrenne Indústria Farmacêutica Ltda.

MATRIZ:
20941-070 — Rio de Janeiro-RJ
Av. Pedro II, 296
                             (21) 2580-1606
Fax   2585-5984
Internet: www.barrenne.com.br

▶ BARUEL
Chimica Baruel Ltda.

04571-010 — São Paulo-SP
Av. Engenheiro Luiz Carlos Berrini, 1.140 —
5º andar
Brooklin Novo   (11) 5505-3401
Fax   5505-3403

▶ BAUSCH & LOMB
Bausch & Lomb Indústria Ótica Ltda.

91110-010 — Porto Alegre-RS
Rua Dona Alzira, 139
Fone/Fax   (51) 3393-2000
SAC   0800-133222
E-mail: sac@bausch.com.br
Internet: www.bausch.com.br

▶ BAXTER BIOSCIENCE
Baxter Hospitalar Ltda.

MATRIZ:
04726-980 — São Paulo-SP
Av. Alfredo Egídio de Souza Aranha, 100
— Bloco C — 7º andar
Chácara Santo Antônio
                             (11) 5694-8500
Fax   5694-8563
SAC   0800-125522
E-mail: bioscience@baxter.com
Internet: www.baxter.com.br

▶ BAYER
Bayer S/A

MATRIZ:
04779-900 — São Paulo-SP
Rua Domingos Jorge, 1.000 — 7º andar
                             (11) 5694-5166
Fax   5694-5869
Internet: www.bayer.com.br

14010-000 — Ribeirão Preto-SP
Rua Gal. Osório, 362 — 2º andar — sala 205
                             (16) 625-4140
Fax   625-9928

ESCRITÓRIOS REGIONAIS:
14010-180 — Ribeirão Preto-SP
Rua Sete de Setembro, 590 — 12º andar
Sala 121 — Centro
                             (16) 625-4140
Fax   625-9928

20031-004 — Rio de Janeiro-RJ
Rua Senador Dantas, 75 — 13º andar
Sala 1308 — Centro
                             (21) 2524-4123
                                  2524-4124
Fax   2524-4127

40170-130 — Salvador-BA
Av. Anita Garibaldi, 1815 — Sala 217
Bloco A — Ondina

80240-210 — Curitiba-PR
Av. República Argentina, 50/10º andar
Sala 192 — Batel

▶ B. BRAUN
Laboratórios B. Braun S/A

FÁBRICA/ESCRITÓRIO CENTRAL:
24151-000 — São Gonçalo-RJ
Av. Eugênio Borges, 1.092 e
Av. Jequitibá, 9 — Arsenal
                             (21) 2602-3131
Caixa Postal   100.165
Fax   2602-3403
SAC   0800-227286

▶ BELFAR
Belfar Ind. Farmacêutica Ltda.

31560-220 — Belo Horizonte-MG
Rua Alair Marques Rodrigues, 516
                             (31) 3492-1100
Fax   3492-1122
Internet: www.belfar.com.br

▶ BERGAMO
Laboratório Químico Farmacêutico
Bergamo Ltda.

MATRIZ:
06765-000 — Taboão da Serra-SP
Rua Rafael de Marco, 43 — Pque.
Ind. Jardim das Oliveiras
Fone/Fax   (11) 2187-0198
SAC   0800-113653
Televendas   0800-7707235
E-mail: sac@laboratoriobergamo.com.br
Internet: www.laboratoriobergamo.com.br

▶ BIOBRÁS
(Ver Novo Nordisk)

▶ BIOCHÍMICO
Instituto Biochímico Ltda.

MATRIZ:
27580-000 — Penedo-RJ
Rodovia Presidente Dutra, km 310
                             (11) 2156-8999
Fax   3341-3080
SAC   0800-238999
E-mail: sabio@biochimico.ind.br

▶ BIOCHÍMICO-AURENTIS
Divisão Aurentis Farmacêutica Ltda.

04562-080 — São Paulo-SP
Rua André Ampère, 34 — 9º andar
Brooklin
                             (11) 5505-4236
Fax   5505-3536

▶ BIOFARMA
Biofarma Farmacêutica Ltda.

MATRIZ:
04823-010 — São Paulo-SP
Rua Prof. Roldão de Barros, 271 — Rio Bonito

E.L.4 ENDEREÇOS DE LABORATÓRIOS

Fax	(11) 5662-2201
	5663-9365
SABI	0800-7724202
Internet: www.biofarmafarmaceutica.com.br	

▶ BIOLAB-SANUS
Biolab Sanus Farmacêutica Ltda.

MATRIZ:
04311-900 — São Paulo-SP
 Av. do Café, 277 — 7º andar — Torre A/B —
 Vila Guarani

	(11) 5586-2000
Fax	5586-2040
SAC	0800-111559
Internet: www.biolabfarma.com.br	

▶ BIOSINTÉTICA
Laboratório Biosintética Ltda.

MATRIZ:
04795-000 — São Paulo-SP
 Av. das Nações Unidas, 22428

	(11) 5546-6822
Fax	5546-6800
Biosintética Assistance	0800-151036
Internet: www.biosintetica.com.br	

REGIONAL SÃO PAULO CAPITAL E INTERIOR
04795-000 — São Paulo-SP
 Av. das Nações Unidas, 22428
 Prédio 40 — Térreo

	(11) 5546-6742
Fax	5546-6781

REGIONAL MINAS GERAIS/GOIÁS
30112-000 — Belo Horizonte-MG
 Rua Fernandes Tourinho, 470 — salas 1105 a 1108

	(31) 3284-2722
Fax	3284-3211

REGIONAL RIO DE JANEIRO/ESPÍRITO SANTO
22640-102 — Rio de Janeiro-RJ
 Av. das Américas, 4200 — Bloco 4 — salas 415/416
 Barra da Tijuca

	(21) 3416-9168
Fax	3416-9169

REGIONAL SUL
90480-003 — Porto Alegre-RS
 Av. Carlos Gomes, 281 — salas 407/408
 Petrópolis

	(51) 3379-0927
Fax	3379-0926

REGIONAL NORTE/NORDESTE
50070-270 — Recife-PE
 Rua Joaquim Inácio, 412 — sala 902 — Ilha do Leite

	(81) 3221-8259

▶ BLAÜSIEGEL
Blaüsiegel Indústria e Comércio Ltda.

MATRIZ:
06705-030 — Cotia-SP
 Rodovia Raposo Tavares, km 30,5, 2833

	(11) 4615-9400
Fax	4615-9401
SAM	0800-7046399
Outras localidades	0800-7012528
E-mail: sam@blausiegel.net	
Internet: www.blausiegel.net	

FILIAIS:
20271-300 — Rio de Janeiro-RJ
 Rua Paulo Fernandes, 17ᴬ — 3º andar
 Praça da Bandeira

Fone/Fax	(21) 2273-4145
	2273-4381
	2273-4034
E-mail: filialblausiegel@uol.com.br	

30150-270 — Belo Horizonte-MG
 Rua dos Otoni, 712 — Sala 202
 Santa Efigênia

Fone/Fax	(31) 3273-0524
	3273-0523
E-mail: filialmg@blausiegel.com.br	

90410-003 — Porto Alegre-RS
 Av. Protásio Alves, 3161 — Conj. 403
 Petrópolis

Fone/Fax	(51) 3338-8068
E-mail: cezar0709@hotmail.com	

60135-180 — Fortaleza-CE
 Rua Tomás Acioli, 840 — Joaquim Távora

Fone/Fax	(85) 246-3560
	246-3562
	494-0893
E-mail: filialce01@blausiegel.net	

▶ BOEHRINGER INGELHEIM
Boehringer Ingelheim do Brasil Química e Farmacêutica Ltda.

MATRIZ:
05805-000 — São Paulo-SP
 Av. Maria Coelho Aguiar, 215 — Bloco F
 3º andar — Jardim São Luís —
 Santo Amaro

	(11) 3741-2181
Fax	3741-1678
SAC	0800-7016633
Internet: www.boehringer-ingelheim.com.br	

REGIONAIS:
São Paulo Capital/Interior
04062-003 — São Paulo-SP
 Av. Indianópolis, 2504 — Planalto Paulista

	(11) 5581-2676
Fax	578-3456

Rio de Janeiro
22640-102 — Rio de Janeiro-RJ
 Av. das Américas, 4200 — Bloco 4 — sala 301
 Barra da Tijuca

	(21) 3150-2662
Fax	3416-9102

Sul
80620-100 — Curitiba-PR
 Rua Santa Catarina, 65 — 1º andar

	(41) 243-4244
Fax	243-9851

▶ BRAINFARMA
Brainfarma Indústria Química e Farmacêutica Ltda.

22775-111 — Rio de Janeiro-RJ
 Estrada dos Bandeirantes, 3191 — Parte 1
 Jacarepaguá

	(21) 3342-7000
Fax	2445-8000
Central de atendimento	0800-7708422
E-mail: atendimento@brainfarma.com.br	

MATRIZ:
20941-050 — Rio de Janeiro-RJ
 Rua Hermes Fontes, 170 — São Cristóvão

	(21) 3082-3535
Fax	3082-3529
E-mail: cif@infolink.com.br	

▶ BRASILEIRO DE BIOLOGIA
Laboratório Brasileiro de Biologia Ltda.

MATRIZ E FÁBRICA:
20710-230 — Rio de Janeiro-RJ
 Rua Alan Kardec, 66

	(21) 2501-9783
Fax	2281-6598

▶ BRISTOL-MYERS SQUIBB
Bristol-Myers Squibb Brasil S/A

MATRIZ:
04743-903 — São Paulo-SP
 Rua Carlos Gomes, 924
 Santo Amaro

	(11) 3882-2000
Fax	0800-120120
DDG	0800-160160
E-mail: sac@bristol.com.br	
Internet: www.bristol.com.br	

FILIAIS:
04603-002 — São Paulo-SP
 Av. Vereador José Diniz, 3135 — 11º andar
 Campo Belo

	(11) 530-3404
Fax	530-8937

13026-010 — Campinas-SP
 Rua Barão de Paranapanema, 146 — Bloco C
 — cj. 53/54
 Bosque

	(19) 252-2269
	(19) 253-4032
Fax	253-3988
	253-7322

20020-010 — Rio de Janeiro-RJ
 Av. Pres. Antônio Carlos, 51 — 18º andar
 — Grupo 1.801 B
 Centro

	(21) 3220-9169
	3220-8619
	3240-9113
Fax	3220-8619
	3240-9092

82510-180 — Curitiba-PR
 Rua Costa Rica, 390
 Bacacheri

	(41) 256-7624
	256-6484
Fax	256-4783

30170-090 — Belo Horizonte-MG
 Rua Marília de Dirceu, 226 — 7º andar
 Lourdes

	(31) 275-1683
	275-3254

69170-251 — Fortaleza-CE
 Av. Senador Virgílio Távora, 1.701
 Dionísio Torres

	(85) 244-1304
	244-1486

▶ BUNKER
Bunker Indústria Farmacêutica Ltda.

MATRIZ:
04810-050 — São Paulo-SP
 Rua Aníbal dos Anjos Carvalho, 212
 Cidade Dutra

	(11) 5666-0266
Fax	5666-0739
Internet: www.bunker.com.br	

▶ BUTANTAN
Instituto Butantan

05503-900 — São Paulo-SP
 Av. Vital Brazil, 1.500

	(11) 3726-8381

ENDEREÇOS DE LABORATÓRIOS **E.L.5**

Fax 3726-9257
3726-1505
Internet: www.butantan.gov.br
E-mail: instituto@butantan.gov.br

▶ BYK
(Ver Altana Pharma)

▶ C

▶ CATARINENSE
Laboratório Catarinense S/A

MATRIZ:
89204-001 — Joinville-SC
Rua Dr. João Colin, 1.053

Fone/Fax (47) 451-9000
SAC 0800-474222

▶ CAZI
Cazi Química Farmacêutica — Indústria e Comércio Ltda.

MATRIZ:
06612-090 — São Paulo-SP
Rua Antônio Lopes, 17 — Jardim Alvorada

(11) 4707-5155
Fax 4707-5144
SAC 0800-7706632

▶ CELLOFARM
Cellofarm Ltda.

FÁBRICA:
UNIDADE VITÓRIA
29161-376 — Serra-ES
Av. Acesso Rodoviário — Quadra 09 — Módulo 01 — TIMS
(27) 2121-9255
Fax 2121-9215

UNIDADE CAMPOS
28110-000 — Campos dos Goytacazes-RJ
Estrada Dr. Lourival Martins, 926/928 — Donana
(22) 2101-2300

ESCRITÓRIO RIO DE JANEIRO:
22793-080 — Rio de Janeiro-RJ
Av. das Américas, 8445/1414 — Barra da Tijuca
(21) 2105-6305
Fax 2105-6309

ESCRITÓRIO SÃO PAULO:
03422-000 — São Paulo-SP
Av. Guilherme Giorge, 541 — Vila Carrão
(11) 6197-9816
SAC 0800-262395
E-mail: cellofarm@cellofarm.com.br
Internet: www.cellofarm.com.br

▶ CIBRAN
Companhia Brasileira de Antibióticos — Cibran

FÁBRICA E SEDE:
24840-000 — Rio de Janeiro-RJ
Rodovia BR 101 — km 273
Tanguá — 5º Distrito de Itaboraí — RJ
(21) 2747-1156
SAC 0800-265944

▶ CIFARMA
Cifarma Científica Farmacêutica Ltda.

FÁBRICA:
74675-090 — Goiânia-GO
BR 153, km 5,5, saída para Anápolis
(62) 4012-4012
Internet: www.cifarma.com.br

MATRIZ:
33040-130 — Santa Luzia-MG
Av. das Indústrias, 3651 — Bicas
(31) 3641-4100

▶ CILAG
(Ver Janssen-Cilag)

▶ CIMED
Cimed Indústria Farmacêutica Ltda.

01228-200 — São Paulo-SP
Av. Angélica, 2510 — 5º andar
(11) 2244-7200
SAC 0800-7013113
Internet: www.cimed.ind.br

▶ CINFA
Cinfa Brasil Ltda.

12952-818 — Atibaia-SP
Rua Tégula, 888 Unidade 15 — Ed. F
(11) 4414-5999
Fax 4414-5998

▶ CLÍMAX
Laboratório Clímax S/A

MATRIZ:
04015-011 — São Paulo-SP
Rua Joaquim Távora, 780-822
(11) 5573-2666
Fax 5579-0654
SAC 0800-7742224
E-mail: climax@snet.com.br

▶ CRISTÁLIA
Cristália Produtos Químicos Farmacêuticos Ltda.
UNIDADE I
MATRIZ:
13970-000 — Itapira-SP
Rodovia Itapira/Lindóia, km 14 — Ponte Preta
(19) 3843-9500
Fax 3843-9510
SAC 0800-7011918
Internet: www.cristalia.com.br
E-mail: dac@cristalia.com.br

UNIDADE II
FÁBRICA/ADMINISTRAÇÃO:
13970-000 — Itapira-SP
Av. Pauletti, 363 — Nova Itapira
(19) 3863-9500
Fax 3863-9580

UNIDADE III
FÁBRICA:
05359-000 — São Paulo-SP
Av. Nossa Senhora da Assunção, 574 — Butantan
(11) 212-4544
Fax 212-4074

FILIAIS:
05359-001 — São Paulo-SP
Av. Nossa Senhora da Assunção, 574 — Butantan
Fone/Fax (11) 3731-2666

13070-551 — Itapira-SP
Av. Francisco José de Camargo Andrade, 792 — Jardim Chapadão
(19) 243-2099

20090-033 — Rio de Janeiro-RJ
Av. Rio Branco, 26 — 4º andar — Centro
(21) 2223-0330
Fax 2253-6001

30150-320 — Belo Horizonte-MG
Rua Piauí, 69 — sala 1110 — Sta. Efigênia
Fone/Fax (31) 241-4804
241-3892
241-6160

90470-300 — Porto Alegre-RS
Av. Palmeira, 18 — cj. 605 — Petrópolis
Fone/Fax (51) 334-1889
334-9633

Curitiba-PR
Av. Água Verde, 452 — cj. 01 — Água Verde
Fone/Fax (41) 333-7173

74270-230 — Goiânia-GO
Rua C-210 — Quadra 525 — Lote 3 — Jardim América
Fone/Fax (62) 251-9798

41858-900 — Salvador-BA
Av. Antônio Carlos Magalhães, 1034 — Ala A Pituba Pq. Center
Fone/Fax (71) 353-2793

50070-420 — Recife-PE
Rua Estado de Israel, 334 — sala 304 — Ilha do Leite
Fone/Fax (81) 3423-7316

60150-161 — Fortaleza-CE
Av. Santos Dumont, 2849 — Aldeota
Fone/Fax (85) 3244-3196
3261-0036

▶ D

▶ DAIICHI SANKYO
Daiichi Sankyo Brasil Farmacêutica Ltda.
FÁBRICA:
06455-960 — Barueri-SP
Alameda Xingu, 766 — Alphaville
(11) 4689-4500
Fax 4195-0218

ESCRITÓRIO:
04583-110 — São Paulo-SP
Av. Dr. Chucri Zaidan, 920 — Vila Cordeiro
(11) 5186-4500
Fax 5186-4501
SAC 0800-556596
Internet: www.daiichisankyo.com.br

▶ DANSK-FLAMA
Dansk-Flama Instituto de Fisiologia Aplicada Ltda.

MATRIZ:
20251-061 — Rio de Janeiro-RJ
Rua Barão de Petrópolis, 311
(21) 2502-8080
Fax 2273-0546
E-mail: danskflama@uol.com.br

▶ DARROW
Darrow Laboratórios S/A

E.L.6 ENDEREÇOS DE LABORATÓRIOS

FÁBRICA:
25845-000 — Areal-RJ
BR 040 km 37 s/nº
                           (21) 2257-2211
Fax   2257-2470
SAC   0800-218150
Internet: www.darrow.com.br

MATRIZ:
22775-055 — Rio de Janeiro-RJ
Av. Luis Carlos Prestes, 350/117
Barra da Tijuca
                           (21) 3575-8150
Fone/Fax   3575-8152
SAC   0800-218150
E-mail: darrow@darrow.com.br
Internet: www.darrow.com.br

ESCRITÓRIO SÃO PAULO:
01509-001 — São Paulo-SP
Rua José Getúlio, 579 — Conj. 41
Aclimação
                           (11) 3207-2800
Fax   3277-3496

▶ DAUDT OLIVEIRA
Laboratório Daudt Oliveira S/A

MATRIZ:
21540-100 — Rio de Janeiro-RJ
Rua Simões da Mota, 57 — Turiaçu
Fone/Fax   (21) 3369-8500
Internet: www.laboratoriodaudt.com.br
E-mail: daudt@infolink.com.br

▶ DAVIDSON
Davidson Química e Farmacêutica Ltda.

24751-000 — Rio de Janeiro-RJ
Rua Eugênio Borges, 950 — São Gonçalo
                           (21) 2701-5050
Fax   2701-5252

▶ DE MAYO
"De Mayo" Indústrias Químicas e
Farmacêuticas Ltda.

MATRIZ:
20251-061 — Rio de Janeiro-RJ
Rua Barão de Petrópolis, 109
                           (21) 2293-1409
Fax   2213-5670
E-mail: haller@haller.ind.br

▶ DELTA
Instituto Terapêutico Delta Ltda.

MATRIZ:
03477-000 — São Paulo-SP
Rua Eng. Guilherme Cristiano Frender, 87
Vila Antonieta
                           (11) 6724-5311
Fax   6724-6480
SAC   0800-1770033
E-mail: lab_delta@uol.com.br

▶ DM
DM Indústria Farmacêutica Ltda.

MATRIZ:
06465-090 — Barueri-SP
Av. Fernando Cerqueira César Coimbra, 1000 —
Alphaville
                           (11) 4166-1068
Fax   4166-4850
Internet: www.dm-monange.com.br

▶ DORSAY
Dorsay Indústria Farmacêutica Ltda. (Ver DM)

▶ DOVALLE
Farmoterápica Dovalle Indústria Química e
Farmacêutica Ltda.

MATRIZ:
88708-080 — Tubarão-SC
Rodovia SC, 438 — km 3
                           (48) 3628-0337
Caixa Postal 458

▶ DUCTO
Laboratório Ducto Indústria Farmacêutica Ltda.

MATRIZ:
75133-600 — Anápolis-GO
Rua VPR 3 — Quadra 2-A — Módulos 20/21 —
Distrito Agro-Industrial de Anápolis
                           (62) 3310-5700
Fax   3310-5757
SAC   0800-7049909
E-mail: ducto@ducto.com.br
Internet: www.ducto.com.br

E

▶ ELI LILLY
Eli Lilly do Brasil Ltda.

04703-0020 — São Paulo-SP
Av. Morumbi, 8.264 — Brooklin
Cx. Postal 21313
Fax   (11) 2144-6911
Div. Médica   2144-6994
Div. Hospitalar   2144-6021
Lilly SAC   0800-7010444
Internet: www.lilly.com

14015-130 — Ribeirão Preto-SP
Rua Bernardino de Campos, 1.001 — cj. 301/302
Higienópolis   (16) 610-2775
Fax   610-3286

22735-030 — Rio de Janeiro-RJ
Av. Luis Carlos Prestes, 350 — sala 211
Ed. Barra Trade II — Barra da Tijuca
                           (21) 2430-8833
                                2430-8834
Fax   3325-5778

90480-003 — Porto Alegre-RS
Av. Carlos Gomes, 53 — cj. 504 Auxiliadora
                           (51) 328-3788
Fax   328-6646

51021-040 — Recife-PE
Av. Eng. Domingos Ferreira, 4.023 — sala 102
Boa Viagem
                           (81) 3465-2360
Fax   3465-5927

▶ ELOFAR
Laboratório Farmacêutico Elofar Ltda.

MATRIZ:
88070-790 — Florianópolis-SC
Rua Tereza Cristina, 67 — Estreito
                           (48) 3027-1344
Fax   3027-1099
SAC   (48) 248-5205
E-mail: elofar@elofar.com.br

▶ EMS
EMS Indústria Farmacêutica Ltda. (Empresa do
grupo Sigma Pharma)

MATRIZ:
131186-481 — Hortolândia — São Paulo
Rodovia SP 101, km 8 — Parque Odmar
                           (11) 3887-9800
Fax   3887-9824
SAC   0800-191914
Internet: www.ems.com.br
E-mail: telepesquisa@nquimica.com.br

UNIDADE SÃO BERNARDO DO CAMPO:
09720-470 — São Bernardo do Campo
                           (11) 4339-1677
Fax   4339-1744

▶ EUROFARMA
Eurofarma Laboratórios Ltda.

ADMINISTRAÇÃO:
04603-003 — São Paulo-SP
Av. Vereador José Diniz, 3.465 — Campo Belo
                           (11) 5090-8600
Fax   5090-8742
Hotline   0800-141993
E-mail: euroatende@billi.com.br
Internet: www.eurofarma.com.br

MATRIZ:
04602-005 — São Paulo-SP
Rua Barão do Triunfo, 1.440 — Campo Belo
                           (11) 5090-8600
Fax   5090-8743

▶ EVERSIL
Eversil Produtos Farmacêuticos Indústria e
Comércio Ltda.

MATRIZ:
04826-230 — São Paulo-SP
Rua Agostinho Teixeira de Lima, 99-A
Bairro Jd. Sertãozinho
                           (11) 5928-0010
Fax   5520-0010
SAC   0800-0141952
Internet: www.eversil.com.br
E-mail: eversil@eversil.com.br

▶ EVOLABIS
Evolabis Produtos Farmacêuticos Ltda.

04542-050 — São Paulo-SP
Rua Urussuí, 92 — 10º andar — conj. 101/104 —
Itaim Bibi
                           (11) 3168-0718
Fax   3168-2196
SAC   0800-7077499
Internet: www.evolabis.com.br

F

▶ FARIA
Laboratório Farmacêutico Faria Ltda.

MATRIZ:
36020-170 — Juiz de Fora-MG
Rua Cel. Delfino Nonato de Faria, 151
                           (32) 3215-3694
Fax   3211-4731
E-mail: laboratoriofaria@jfnet.com.br

FÁRMACO
(Ver Prati, Donaduzzi)

FARMALAB-CHIESI
Farmalab — Indústrias Químicas e
Farmacêuticas Ltda.

FÁBRICA:
06513-001 — Santana do Parnaíba-SP
Rua Dr. Giacomo Chiesi, 151 — Estrada dos
Romeiros, km 39,2
                     (11) 4622-8500
Fax   4154-1063
Chiesi Line   0800-114525
Internet: www.chiesibrasil.com.br
E-mail: cientifico@chiesibrasil.com.br

ESCRITÓRIO SUL:
81070-430 — Curitiba-PR
Rua Deputado Estefano Mikelita, 125 — sala 1001
— Portão
                     (41) 3329-9019
Fax   3329-9025

ESCRITÓRIO SP:
01451-913 — São Paulo-SP
Av. Brigadeiro Faria Lima, 1811 — 12º andar —
Jardim Paulistano
                     (11) 3095-2300
Fax   3095-2357
SAC   0800-114525

ESCRITÓRIO RIO:
22775-055 — Rio de Janeiro-RJ
Av. Luis Carlos Prestes, 350 — sala 303 — Barra
da Tijuca
                     (21) 3328-4267

FARMASA
Laboratório Americano de Farmacoterapia S/A

FÁBRICA 1:
04560-908 — São Paulo-SP
Rua Nova York, 245 — Brooklin
                     (11) 5049-6200
Fax   5049-6266
SAC   0800-114033

FÁBRICA 2:
20940-010 — Rio de Janeiro-RJ
Rua Antunes Maciel, 86 — São Cristóvão
                     (21) 2589-8973
Fax   2589-9817

ESCRITÓRIOS REGIONAIS:
30150-320 — Belo Horizonte-MG
Rua Piauí, 217 — salas 201/202 — Sta. Efigênia
                     (31) 241-4751
                           241-1419
Fax   241-3799
E-mail: coeste@farmasa.com.br

80420-090 — Curitiba-PR
Av. Batel, 1.230 — conj. 402 — Batel
                     (41) 342-5256
Fax   342-5056
E-mail: sul@farmasa.com.br

60050-130 — Fortaleza-CE
Rua Felino Barroso, 92 — sala C7 — Fátima
                     (85) 221-1040
Fax   226-2869
E-mail: fort@farmasa.com.br

50070-310 — Recife-PE
Rua Barão de São Borja, 62 — sala 302 — Boa
Vista

Fone/Fax   (81) 3221-4937
E-mail: recife@farmasa.com.br

20040-009 — Rio de Janeiro-RJ
Av. Rio Branco, 277 — conj. 1604/1605
                     (21) 2240-1364
Fax   2220-9899
E-mail: rio@farmasa.com.br

41820-021 — Salvador-BA
Av. Tancredo Neves, 2.421 — salas 508/509 —
Pituba
                     (71) 342-2977
                           342-6032
Fax   341-9365
E-mail: nordeste@farmasa.com.br

04021-000 — São Paulo-SP
Rua Sena Madureira, 328 — Vila Clementino
                     (11) 5081-8569
Fax   5084-2767
E-mail: spcap@farmas.com.br

14015-120 — Ribeirão Preto-SP
Rua Ruy Barbosa, 1.145 — sala 13 —
Higienópolis
Fone/Fax   (16) 636-3101
                           636-6513
                           636-8176
                           636-8195
E-mail: spint@farmasa.com.br

FARMION
Laboratório Brasileiro de Farmacologia Ltda.

MATRIZ:
04658-240 — São Paulo-SP
Av. Celso dos Santos, 579 — Vila Constância
                     (11) 5562-0742
Fax   5564-3581
E-mail: fmq@fmq.com.br

FARMOQUÍMICA
Farmoquímica S/A
MATRIZ:
22775-030 — Rio de Janeiro-RJ
Av. Luiz Carlos Prestes, 410 — Grupo 208
Barra da Tijuca
                     (21) 2122-6100
Fax   2104-9527
SAC   0800-250110
Internet: www.farmoquimica.com.br
E-mail: farmoquimica@farmoquimica.com.br

FÁBRICA:
24751-000 — São Gonçalo-RJ
Av. Dr. Eugênio Borges, 1.635
                     (21) 2601-5335
Fax   2601-5335

FERRING
Laboratórios Ferring Ltda.

05455-050 — São Paulo-SP
Praça São Marcos, 624 — 1º andar — Vila Ida
                     (11) 3024-7500
Fax   3024-7522
SAC   0800-7724654
E-mail: ADM@ferring.com.br
Internet: www.ferring.com.br

FONTOVIT
Fontovit Laboratórios Ltda.

MATRIZ:

04714-001 — São Paulo-SP
Rua Antonio das Chagas, 858-862 — Chácara
Santo Antonio — Santo Amaro
                     (11) 5182-9655
Fax   5182-9604
SAC   0800-106022
Internet: www.fontovit.com.br
E-mail: fontovit@fontovit.com.br

FQM
Farmoquímica S.A.

22775-055 — Rio de Janeiro-RJ
Av. Luiz Carlos Prestes, 410 — sala 208
                     (21) 2122-6100
SAC   0800-250110
Internet: www.fqm.com.br

FRESENIUS
Fresenius Kabi Brasil Ltda.

MATRIZ/FÁBRICA:
13088-100 — Campinas-SP
Rua Francisco Pereira Coutinho, 347
                     (19) 3756-3855
Fax   3256-3023
E-mail CPD: cpdfrese@correionet.com.br
Marketing: mktkabi@correionet.com.br

FILIAIS:
02515-010 — São Paulo-SP
Rua Jaguarete, 248 — Casa Verde
                     (11) 3857-2177
                           3857-2862
Fax   3856-0658
E-mail: fresesp@zaz.com.br

20710-300 — Rio de Janeiro-RJ
Rua Cabuçu, 116 — Lins de Vasconcelos
                     (21) 2241-7924
Fax   2241-0165
E-mail: freserj@zaz.com.br

30140-090 — Belo Horizonte-MG
Rua Gonçalves Dias, 229 — 4º andar — Conj.
406 — Funcionários
                     (31) 3225-9646
Fax   3225-9843
E-mail: filial.bhz@zaz.com.br

14015-050 — Ribeirão Preto-SP
Rua Américo Brasiliense, 1524 — sala 23
                     (16) 625-1824
Fax   636-6543
E-mail: freserp@zaz.com.br

61700-000 — Aquiraz-CE
Rodovia CE 040 — km 10
                     (85) 260-2586
Fax   260-2596
E-mail: filialce@zaz.com.br

90245-050 — Porto Alegre-RS
Rua Amynthas Jaques de Moraes, 145 —
Depósito 3 — Humaitá
                     (51) 374-7527
Fax   374-3744
E-mail: fresepa@zaz.com.br

DISTRIMEDIC:
13089-070 — Campinas-SP
Rua Candido Portinari, 814
                     (19) 3256-4266
Fax   3256-8611
E-mail: mellilo@supernet.com.br

ENDEREÇOS DE LABORATÓRIOS

▶ FUNDAÇÃO ATAULPHO DE PAIVA
Liga Brasileira Contra a Tuberculose — Instituto Viscondessa de Moraes

MATRIZ:
20941-070 — Rio de Janeiro-RJ
Avenida Pedro II, 260 — São Cristóvão
                      (21) 2589-8368
Fax   2589-8934

▶ FUNED
Fundação Ezequiel Dias
Divisão de Imunobiológicos — Produção de Soros Antiofídicos

MATRIZ:
30550-010 — Belo Horizonte-MG
Rua Conde Pereira Carneiro, 80
                      (31) 3371-9510
                      3371-9509
                      3371-9513
Fax   3371-9511

▶ FURP
Fundação para o Remédio Popular

07043-902 — Guarulhos-SP
Rua Endres, 1800
Caixa Postal 1003
                      (11) 2423-6000
Fax   2421-3585
SAC   0800-551530
E-mail: sac@furp.com.br
Internet: www.furp.com.br

▶ G

▶ GALDERMA
Galderma Brasil Ltda.

04551-060 — São Paulo-SP
Rua Funchal, 418 — Vila Olímpia
                      (11) 3524-6392
Fax   3524-6329
SAC   0800-155552
Internet: www.galderma.com.br

▶ GASPAR VIANA
Química Farmacêutica Gaspar Viana S/A

MATRIZ:
60135-130 — Fortaleza-CE
Rua Joaquim Torres, 74/168 — Piedade — Cx. Postal 462
                      (85) 3255-4200
Internet: www.gasparviana.com.br
E-mail: comercial@gasparviana.com.br

▶ GEMBALLA
Laboratório Gemballa Ltda.

MATRIZ:
89160-000 — Rio do Sul-SC
Av. 7 de Setembro, 50
Caixa Postal 60
                      (47) 3522-7249
SAC   0800-478100
Internet: www.gembala.com.br
E-mail: gemballa@rsol.com.br

▶ GENOM
Genom Farmacêutica Ltda.

04071-900 — São Paulo-SP
Av. Bandeirantes, 5386
                      (11) 5586-2600
SAC   0800-111559

▶ GEOLAB
Geolab Indústria Farmacêutica Ltda.

75133-600 — Anápolis-GO
VP 1 B, Quadra 8, Módulos 1 a 8
                      (62) 4015-4000
Fax   4015-4079
SAC   0800-7016080

▶ GERMED
(Divisão da EMS Ind. Farmacêutica Ltda. — Ver Sigma Pharma)

▶ GEYER
Geyer Medicamentos S/A

MATRIZ:
90220-110 — Porto Alegre-RS
Rua Pelotas, 320 — Floresta
                      (51) 3228-2111
Fax   3228-2356

▶ GILTON DO BRASIL
Gilton do Brasil Indústria Química e Farmacêutica Ltda.

MATRIZ:
03072-010 — São Paulo-SP
Rua Cláudio Furquim, 21/25 — Tatuapé
                      (11) 217-2576
Fax   295-0884

▶ GLAXOSMITHKLINE
GlaxoWellcome S/A
22783-110 — Rio de Janeiro-RJ
Estrada dos Bandeirantes, 8464 — Jacarepaguá
                      (21) 2141-6000
Fax   2141-6001
SAC   0800-7012233
E-mail: sac.brasil@gsk.com
Internet: www.gsk.com.br

ESCRITÓRIOS REGIONAIS:

REGIONAL RIO/NORDESTE FARMA
22621-200 — Rio de Janeiro-RJ
Av. Olegário Maciel, 260 — Cobertura 1 — Barra da Tijuca
                      (21) 3982-7200
                      3982-7201
                      3982-7202
                      3982-7203
Fax   3982-7211
                      3982-7213

UNIDADE ESPECIAL — DIVISÃO DE VACINAS
22621-200 — Rio de Janeiro-RJ
Av. Olegário Maciel, 260 — Cobertura 1 — Barra da Tijuca
                      (21) 3982-7200
                      3982-7216
                      3982-7218
Fax   3982-7217
                      3982-7219

REGIONAL SUDOESTE
90430-000 — Porto Alegre-RS
Rua Mostardeiro, 392 — 3º andar — Moinhos de Vento
                      (51) 3346-7999

REGIONAL CENTRO-NORTE
30150-341 — Belo Horizonte-MG
Rua Grão Pará, 737 — Sala 801 — Santa Efigênia
                      (31) 3241-5361

REGIONAL SÃO PAULO/VACINAS/DIVISÃO COMERCIAL
04063-004 — São Paulo-SP
Av. Indianópolis, 2029 — Planalto Paulista
Farma Comercial   (11) 6853-0800
Vacinas   6853-0888
Fax   5071-4459

▶ GLENMARK
Glenmark Farmacêutica Ltda.

04717-911 — São Paulo-SP
Rua Alexandre Dumas, 17711 — 3º andar
                      (11) 5504-2700

▶ GLOBO
Laboratório Globo Ltda.

FÁBRICA:
33350-000 — São José da Lapa-MG
Rodovia MG 424 — km 8,8
                      (31) 3623-3500
Fax   3623-3518
SAC   0800-312125
E-mail: sig@laboratorioglobo.com.br
Internet: www.laboratorioglobo.com.br

▶ GRANADO
Casa Granado Laboratórios, Farmácias e Drogarias S/A

MATRIZ:
20010-000 — Rio de Janeiro-RJ
Rua 1º de Março, 14/16 — Centro
                      (21) 3231-6746
Fax   2221-5589
Internet: www.granado.com.br

▶ GREEN PHARMA
Green Pharma Química Farmacêutica Ltda.

MATRIZ:
75133-600 — Anápolis-GO
Quadra 2-A — Módulos 32/35 — Distrito Agro-Industrial de Anápolis
                      (62) 3310-6400
Fax   3310-6401
E-mail: greenph@genetic.com.br
Internet: www.greenpharma.com.br

▶ GROSS
Laboratório Gross S/A

MATRIZ:
20775-020 — Rio de Janeiro-RJ
Rua Padre Ildefonso Peñalba, 389
                      (21) 2199-7777
Fax   2199-7783
SAC   0800-7097770
SIG   0800-7097774
E-mail: sac@gross.com.br
Internet: www.gross.com.br

FILIAL:
04082-000 — São Paulo-SP
 Av. Iraí, 143 — Sala 91 — Indianópolis

▶ GUERBET
Guerbet Produtos Radiológicos Ltda.

MATRIZ:
22710-561 — Rio de Janeiro-RJ
 Rua André Rocha, 3000 — Jacarepaguá
                              (21) 2444-9999
 Fax   2445-6447
 Internet: www.guerbet.com.br

▶ GÜNTHER
Produtos Farmacêuticos Günther do Brasil Ltda.

MATRIZ:
05412-002 — São Paulo-SP
 Rua João Moura, 1.151 — Pinheiros
                              (11) 3897-7999
                                   3085-3272
 E-mail: guntherbrasil@terra.com.br

▶ H

▶ HALEX ISTAR
Halex Istar Indústria Farmacêutica Ltda.

MATRIZ:
74775-027 — Goiânia-GO
 BR 153 — km 03 — Chácara Retiro
                              (62) 3265-6500
 Fax   3265-6505
 SAC   0800-6466500
 E-mail: hi@halexistar.com.br
 Internet: www.halexistar.com.br

▶ HALLER
Química Haller Ltda.

MATRIZ:
21061-090 — Rio de Janeiro-RJ
 Av. Além Paraíba, 104 — Higienópolis
                              (21) 2260-1932
 Fax   2260-0988

▶ HEBRON
Hebron S/A Indústrias Químicas e Farmacêuticas

MATRIZ:
55000-000 — Caruaru-PE
 Rodovia BR 232 — km 136 — s/nº
 Distrito Industrial
                              (81) 3722-1333
 Fax   3722-1488

DIRETORIAS REGIONAIS:
66045-000 — Belém-PA
 Trav. Pe. Eutíquio, 3.134 — Condor
 Telefax   (91) 249-3122

51021-310 — Recife-PE
 Rua Ribeiro de Brito, 573 — 6º andar
                              (81) 3464-9294
 Fax   3464-9268

21031-620 — Rio de Janeiro-RJ
 Rua Pereira Landin, 31 — Ramos
                              (21) 2560-9735

01050-070 — São Paulo-SP
 Rua Álvaro de Carvalho, 48 — Conjs. 93/94, 9º andar — Centro
 Telefax   (11) 231-1882

▶ HERTZ
Kley Hertz S/A

FÁBRICA/MATRIZ:
90220-150 — Porto Alegre-RS
 Rua Comendador Azevedo, 224 — Bairro Floresta
                              (51) 3346-8488
 SAC   0800-7012517
 Internet: www.kleyhertz.com.br

▶ HEXAL
(Ver Novartis/Sandoz)

86183-600 — Ambé-PR
 Rodovia Celso Garcia Cid PR-445 — km 87
                              (43) 3174-8000
 Fax   3174-8410
 SAC   0800-4008399

▶ HYPOFARMA
Instituto de Hypodermia e Farmácia S.A.

33805-330 — Ribeirão das Neves-MG
 Rua Dr. Irineu Marcellini, 303 — São Geraldo
                              (31) 3626-9000
 Fax   3626-9044
 SAC   0800-315144
 Internet: www.hypofarma.com.br

▶ I

▶ ICN
Farmacêutica Ltda.
(Ver Valeant Farmacêutica do Brasil Ltda.)

▶ IMA
Instituto de Medicamentos e Alergia Ima Ltda.

MATRIZ:
20715-310 — Rio de Janeiro-RJ
 Rua Araújo Leitão, 193
                              (21) 2501-0248
 Fax   2218-1651

▶ IMUNNO
Imunno Produtos Biológicos e Químicos Ltda.

MATRIZ:
04753-080 — São Paulo-SP
 Rua Engenheiro Francisco Pitta Brito, 779 — 4º andar
                       (11) 5541-8922 Ramal 2391
 Fax   5524-6366
 SAC   0800-240797

FILIAL:
22451-120 — Rio de Janeiro-RJ
 Rua Adolfo Lutz, 82
                              (21) 2512-9882
 Fax   2259-7149

▶ INFABRA
Infabra Indústria Farmacêutica Brasileira Ltda.

MATRIZ:
20960-140 — Rio de Janeiro-RJ
 Rua Conselheiro Mayrink, 365 — Jacaré
                              (21) 2487-6305
 Fax   2487-6309
 SAC   0800-262395
 E-mail: infabra@infabra.com.br

▶ IODO-SUMA
Laboratório Iodo-Suma Ltda.

MATRIZ:
36880-000 — Muriaé-MG
 Av. Constantino Pinto, 104 — Cx. Postal 25
                                   722-3155

▶ IPCA
Laboratórios IPCA do Brasil Ltda.

04715 — São Paulo-SP
 Rua Américo Brasiliense, 2171 — Conj. 1309
                              (11) 5181-7500
 Fax   5181-9680

▶ I. QUÍMICA E BIOLOGIA
Instituto de Química e Biologia S/A

MATRIZ:
24140-210 — Niterói-RJ
 Rua A, nº 20 — Caramujo
                              (21) 2625-6767
 Fax   2625-1702

▶ I.Q.C.
Instituto Químico Campinas S/A
Laboratório Hosbon S/A
(Ver Medley)

▶ ITAFARMA
Laboratórios Itafarma Ltda.

ADMINISTRAÇÃO:
06715-795 — Cotia-SP
 Rua Itafarma, 88 — Jardim Cláudio
                              (11) 4613-8888
 Fax   4613-8873
 SAC   0880-554401
 Internet: www.itafarma.com.br
 E-mail: laboratório@itafarma.com.br

▶ J

▶ JANSSEN-CILAG
Janssen-Cilag Farmacêutica Ltda.

FÁBRICA:
12237-350 — São José dos Campos-SP
 Rodovia Presidente Dutra, km 154
                              (12) 332-3100

MATRIZ:
04578-000 — São Paulo-SP
 Av. das Nações Unidas, 12.995 — 29º andar

05501-900 — São Paulo-SP
 Rua Gerivatiba, 207 — 11º andar — Butantan
                              (11) 3030-4700
 Fax   3030-4989
 SAC   0800-118514
 INFOC   0800-7013017
 Internet: www.janssen-cilag.com.br

FILIAIS:
04109-080 — São Paulo-SP
 Rua Paiaguás, 10 Aclimação
                              (11) 549-5399
 Fax   573-2427

13416-016 — Piracicaba-SP
 Rua Alfredo Guedes, 2.020 — cj. 11
 Cidade Alta
                              (19) 433-0601
                                   434-3631

E.L.10 ENDEREÇOS DE LABORATÓRIOS

14085-370 — Ribeirão Preto-SP
Rua da Redenção, 104 Jardim Mosteiro
(16) 610-8363
610-5863
Fax 636-3953

22775-030 — Rio de Janeiro-RJ
Av. Luis Carlos Prestes, 410 — salas 101/103
Barra da Tijuca
(21) 2430-9534
2430-9535
2430-9536
2430-9583
Fax 2430-9584

30140-130 — Belo Horizonte-MG
Rua Tomé de Souza, 67 — sala 102
Funcionários
(31) 281-4291
281-3322
Fax 281-4291

90540-090 — Porto Alegre-RS
Travessa Saúde, 22 — cj. 401 Auxiliadora
(51) 337-0700
337-0676
Fax 334-0688

80250-100 — Curitiba-PR
Rua Cel. Dulcídio, 2.000 — cj. 01
Água Verde
(41) 244-1386
243-5285
Fax 244-8471

74120-080 — Goiânia-GO
Rua 18, 110 — sala 401 Setor Oeste
(62) 215-1008
214-1519

41850-000 — Salvador-BA
Av. Antônio Carlos Magalhães, 10.334 — Pituba
Parque Center Ala B — salas 101/103 Itaigara
(71) 358-6567
Fax 358-8157

51021-330 — Recife-PE
Rua Ernesto de Paula Santos, 340 Boa Viagem
(81) 3465-4238
Fax 3465-3405

60150-162 — Fortaleza-CE
Av. Santos Dumont, 3.060 — salas 113/114
Aldeota
(85) 244-2180
244-7358
Fax 224-9269

▶ **JOHNSON & JOHNSON**
Johnson & Johnson Indústria e Comércio Ltda.

MATRIZ:
05501-900 — São Paulo-SP
Rua Gerivativa, 207
(11) 3030-8122

ESCRITÓRIOS/VENDAS:
13015-001 — Campinas-SP
Rua Barão de Jaguara, 655 — 19º andar
(192) 36-9953
36-7568

17043-060 — Bauru-SP
Rua Antonio Alves, 21-25
Bairro Altos da Cidade
(142) 34-2896
34-1927
Fax 23-5854

30150-220 — Belo Horizonte-MG
Av. Francisco Sales, 329 — lj. 10 Floresta
(31) 213-1200
Fax 213-1377

80010-050 — Curitiba-PR
Rua Emiliano Perneta, 297 — salas 12 e 14 — Centro
(41) 223-9307
Fax 323-1019

88015-201 — Florianópolis-SC
Av. Rio Branco, 155 — sala 105
Torre 1 — Centro Executivo Planel Tower
Tel./Fax (482) 22-6236

60411-170 — Fortaleza-CE
Rua Napoleão Laureano, 364 — Bairro Fátima
(85) 272-3350
272-6984
Fax 227-5685

74075-410 — Goiânia-GO
Pça. Nicolau Limongi, 58 — qd. 22A — lote 10
— Setor Aeroporto
(62) 212-8384
Fax 224-7808

90480-003 — Porto Alegre-RS
Av. Carlos Gomes, 111 — sala 401
(51) 328-6766
Fax 328-2280

51020-030 — Recife-PE
Av. Eng. Domingos Ferreira, 2.377 —
Boa Viagem
(81) 465-4238
Fax 465-3405

20020-010 — Rio de Janeiro-RJ
Av. Pres. Antônio Carlos, 51 — 4º andar — Ed.
Pres. Wilson
(21) 2532-3554
2532-0645
Fax 2532-0472

40852-900 — Salvador-BA
Av. Antônio Carlos Magalhães, 846 — sala 151
Itaigara
(71) 353-6553
Fax 353-6419

▶ **J.P.**
J.P. Indústria Farmacêutica S/A

MATRIZ:
14095-000 — Ribeirão Preto-SP
Av. Castelo Branco, 999
Cx. Postal 899
(16) 3512-3500
Fax 3512-3512
SAC 0800-183111
Internet: www.jpfarma.com.br
E-mail: jp@jpfarma.com.br

▶ **K**

▶ **KINDER**
Laboratórios Kinder S/A

MATRIZ:
75133-600 — Anápolis-GO
Rua VPR 1, Quadra 2-A — Módulo 5
D.A.I.A. — Distrito Agro-Industrial de
Anápolis
Fone/Fax (62) 4014-5000
SAC 0800-7071770
Internet: www.kinder.ind.br

▶ **KLINGER**
Laboratórios Klinger do Brasil Ltda.

MATRIZ:
04576-060 — São Paulo-SP
Rua Samuel Morse, 120 — Conj. 73
Brooklin Novo
(11) 5504-2700
Fax 5504-2727

FÁBRICA:
09633-010 — São Bernardo do Campo-SP
Rua Assahí, 45 — Rudge Ramos
(11) 4362-4660
SAC 0800-559491
Internet: www.labklinger.com.br

▶ **KNOLL**
(Ver Abbott)

▶ **L**

▶ **LABORATÓRIO VITEX**
Uma Divisão de Dansk-Flama Instituto de
Fisiologia Aplicada Ltda.

MATRIZ:
20251-061 — Rio de Janeiro-RJ
Rua Barão de Petrópolis, 311
(21) 2502-8080
Fax 2273-6546

FILIAL:
30112-020 — Belo Horizonte-MG
Av. Getúlio Vargas, 668 — sala 1.301
(31) 261-5677

▶ **LABORSIL**
Laborsil Indústria Farmacêutica Ltda.

MATRIZ:
59290-000 — São Gonçalo do Amarante-RN
Rod. 160/RN — km 22 — Distrito Industrial
(84) 227-2231
(84) 227-2241
Fax 227-2290

▶ **LAFEPE**
Laboratório Farmacêutico do Estado de
Pernambuco S/A

MATRIZ:
52171-010 — Recife-PE
Largo de Dois Irmãos, 1.117
Caixa Postal 5.035 (81) 3267-1129
Fax 3267-1103
SAC 0800-811121
E-mail: lefdep05@fisepe.pe.gov.br
Internet: www.fisepe.pe.gov.br/lafepe

▶ **LATINOFARMA**
Latinofarma Indústrias Farmacêuticas Ltda.

06711-270 — Cotia-SP
(11) 4612-1538
Fax 4612-6349
E-mail: latinofarma@latinofarma.com.br
Internet: www.latinofarma.com.br

▶ **LEGRAND**
Legrand — Divisão da EMS Indústria
Farmacêutica Ltda.
(Ver EMS)

▶ LEOFARMA
Leofarma Comércio e Indústria Ltda.

MATRIZ:
36700-000 — Leopoldina-MG
  Av. Getúlio Vargas, 645
                              (32) 3441-2155
  Fax   3441-3928

▶ LIBBS
Libbs Farmacêutica Ltda.

MATRIZ:
01140-050 — São Paulo-SP
  Rua Josef Kryss, 250 — Parque Ind. Tomas Edson
  Fone/fax   (11) 3879-2500
  SAC   0800-135044
  Internet: www.libbs.com.br
  E-mail: libbs@libbs.com.br

▶ LUNDBECK
Lundbeck Brasil Ltda.

MATRIZ:
22290-160 — Rio de Janeiro-RJ
  Rua Lauro Müller, 116 – Salas 2202 a 2205 — Botafogo
                              (21) 3873-3000
  Fax   6693-0498
  SAC   0800-2824445
  E-mail: calbra@lundbeck.com
  Internet: www.lundbeck.com

▶ LUPER
Luper Indústria Farmacêutica Ltda.

MATRIZ:
04120-050 — São Paulo-SP
  Rua Dr. Thirso Martins, 100 — Vila Mariana
                              (11) 5574-5720
                                   5549-0714
  Internet: www.luper.com.br

FILIAL:
12900-000 — Bragança Paulista-SP
  Av. Francisco Samuel Lucchesi Filho, 1.039
                              (11) 7844-1066

▶ M

▶ MANTECORP
Mantecorp Indústria Química e Farmacêutica Ltda.

FÁBRICA:
22775-111 — Rio de Janeiro-RJ
  Estrada dos Bandeirantes, 3091 — Jacarepaguá
                              (21) 2126-3000
  Fax   3342-7157

ESCRITÓRIO ADMINISTRATIVO:
04714-002 — São Paulo-SP
  Rua Antônio das Chagas, 1657 — Chácara Santo Antônio
                              (11) 5188-5150
  Fax   5188-5358

FILIAIS:

SUL/OESTE
80610-260 — Curitiba-PR
  Av. República Argentina, 3021 — Sl. 311
  Tel/fax   (41) 3024-6273

NORDESTE
50070-310 — Recife-PE
  Rua Barão de São Borja, 62 — Sl. 401/402
                              (81) 3423-8600
  Fax   3423-8752

▶ MARJAN
Marjan Indústria e Comércio Ltda.

MATRIZ:
04676-070 — São Paulo-SP
  Rua Gibraltar, 165 — Stº Amaro
                              (11) 5642-9888
  Fax   5641-6009
  E-mail: marjan@marjan.com.br

▶ MEDIC
Medic Industrial Farmacêutica Ltda.

MATRIZ:
20960-140 — Rio de Janeiro-RJ
  Rua Conselheiro Mairink, 362 — Jacaré
                              (21) 3278-7804
                                   3278-7814
                                   3278-7774
  Fax   3279-0476
  E-mail: medic@uol.com.br

▶ MEDLEY
Medley S/A Indústria Farmacêutica

MATRIZ:
13080-180 — Campinas-SP
  Rua Macedo Costa, 55 — Santa Genebra
                              (19) 2117-8222
                                   2117-8392
  Fax   2117-8227
  Internet: www.medley.com.br

REGIONAL RIO DE JANEIRO
22640-100 — Rio de Janeiro-RJ
  Av. das Américas, 700 — Città América — Bl. 03 — Sl. 229 — Barra da Tijuca
                              (21) 2494-9063
  Fax   3153-7465

REGIONAL NORTE/NORDESTE
60160-230 — Fortaleza-CE
  Av. Dom Luiz, 500 — Sl. 1103 — Meireles
                              (85) 3458-1559
  Fax   3458-7071

REGIONAL SUL
90540-020 — Porto Alegre-RS
  Rua Barão de Cotegipe, 149 — São João
  Tel/fax   (51) 3325-0404
                                   3361-5370
                                   3325-0261

REGIONAL SÃO PAULO CAPITAL
04716-003 — São Paulo-SP
  Rua Fernandes Moreira, 1166 — 5º andar
  Conj. 52 — Chácara Santo Antônio
                              (11) 5185-4543
  Fax   5181-1637

REGIONAL CENTRO-OESTE
74120-020 — Goiânia-GO
  Rua 10, 250 — Sl. 806 — Setor Oeste
                              (62) 3214-1101

▶ MEDQUÍMICA
Medquímica Indústria Farmacêutica Ltda.

36080-300 — Juiz de Fora-MG
  Rua Martinho Gonçalves, 235
                              (32) 2101-4000
  SAC   0800-324087
  E-mail: medquimica@artnet.com.br
  Internet: www.medquimica.com.br

▶ MEPHA
Mepha Investigação, Desenvolvimento e Fabricação Farmacêutica Ltda.

06460-120 — Barueri-SP
  Av. Ceci, 820 — Tamboré
                              (11) 4133-2440
  Fax   4191-0776
  SAC   0800-7735060

▶ MERCK
Merck S/A Indústrias Químicas

MATRIZ:
22710-571 — Rio de Janeiro-RJ
  Estrada dos Bandeirantes, 1.099
  Cx. Postal 70.560 — CEP 22740-362
                              (21) 2444-2000
  Fax   2444-2263
  SAC   0800-265900
  Internet: www.merck.com.br

ESCRITÓRIOS REGIONAIS:
50070-030 — Recife-PE
  Rua José de Alencar, 44 — 9º and.
  Ed. Ambassador — B. Vista
                              (81) 3221-2294
  Fax   3221-5113

01528-000 — São Paulo-SP
  Rua Mazzini, 173 — Cambuci
                              (11) 279-7422
  Fax   279-7422
                                   ramal 166

▶ MERCK SHARP & DOHME
Merck Sharp & Dohme Farmacêutica e Veterinária Ltda.

ESCRITÓRIO CENTRAL:
04717-004 — São Paulo-SP
  Rua Alexandre Dumas, 2.092
  Chácara Santo Antônio
                              (11) 5189-7700
  Fax   5181-0701
  On Line   0800-122232
  E-mail: online@merck.com
  Internet: www.msdonline.com.br

FILIAIS:
13130-560 — Campinas-SP
  Rua 13 de Maio, 815 — cj. 2 Sousas
                              (19) 758-2000
  Fax   258-2261

22050-000 — Rio de Janeiro-RJ
  Av. N. S. Copacabana, 788 — 4º andar
  Copacabana — Caixa Postal 1.970
                              (21) 2255-1802
  Fax   2255-1042

82510-060 — Curitiba-PR
  Rua México, 190 — 1º andar
                              (41) 256-6547
                                   257-3747

50020-000 — Recife-PE
  Av. Dantas Barreto, 1.186 — 18º andar — sala 1802 — Centro
  Caixa Postal 570
                              (81) 3224-4534
  Fax   3224-2304

E.L.12 ENDEREÇOS DE LABORATÓRIOS

▶ MILLET ROUX
Produtos Farmacêuticos Millet Roux Ltda.

MATRIZ:
22250-040 — Rio de Janeiro-RJ
Praia de Botafogo, 440 — 25º andar
    (21) 2539-0608
Fax   2286-1086
Internet: www.milletroux.com.br

FÁBRICA:
20251-250 — Rio de Janeiro-RJ
Rua Eliseu Visconti, 5 — Catumbi
    (21) 2502-1212

FILIAIS:
30120-080 — Belo Horizonte-MG
Rua Caetés, 530 — 9º andar Ed. Cartacho
    (31) 201-5221

60055-400 — Fortaleza-CE
Av. Aguanambi, 790 — sala 12 Fátima
    (85) 254-7203

91010-003 — Porto Alegre-RS
Av. Assis Brasil, 3.090 — sala 226
Cristo Redentor
    (51) 361-2198

50070-030 — Recife-PE
Rua José de Alencar, 44/sala 135 Bloco A — Boa Vista
    (81) 3221-4824

01049-010 — São Paulo-SP
Rua Quintino de Andrade, 219 — Cj. 92 Centro
    (11) 259-1440

▶ MONTE SERRAT
Laboratório Farmacêutico Monte Serrat Ltda.

MATRIZ:
05432-040 — São Paulo-SP
Rua Padre João Gonçalves, 58
    (11) 3032-8079
Fax   3812-8249

▶ MULTILAB
(Ver Takeda Brasil)

▶ N

▶ NATUREZA
A Natureza Produtos Farmacêuticos Ltda.

MATRIZ:
06835-580 — Embu-SP
Estrada de Itapecirica da Serra, 2.137
    (11) 4241-9335
Fax   7404-3502
E-mail: anatureza@anatureza.com.br

▶ NEO-QUÍMICA
Laboratório Neo-Química Comércio & Indústria Ltda.

MATRIZ:
75133-600 — Anápolis-GO
Rua VPR 01 Quadra 2-A, Módulo 04 D.A.I.A. (Distrito Agro-Industrial de Anápolis)
    (62) 3310-2500
Fax   3310-2450
Sac   0800-99990
Internet: www.neoquimica.com.br
E-mail: neoquim@neoquimica.com.br

▶ NEOVITA
Instituto Farmoterápico Neovita Ltda.

MATRIZ E FÁBRICA:
20910-240 — Rio de Janeiro-RJ
Rua Dr. Rodrigues de Santana, 80 — Benfica
    (21) 3860-0069
Fax   3890-2878

▶ NESTLÉ
Nestlé Industrial e Comercial Ltda.

MATRIZ:
04578-902 — São Paulo-SP
Av. das Nações Unidas, 12.495 — 17º andar
    (11) 5508-7984
Serviço de informação ao profissional de saúde   0800-7702461
Internet: www.nestle.com.br

▶ NIKKHO
Química e Farmacêutica Nikkho do Brasil Ltda.

MATRIZ:
21920-240 — Rio de Janeiro-RJ
Rua Jaime Perdigão, 431-445 — Ilha do Governador
    (21) 3393-4266
Fax   3393-1343

▶ NOVAFARMA
Novafarma Indústria Farmacêutica Ltda.

MATRIZ:
75080-420 — Anápolis-GO
Av. Brasil Norte, 1255 — Cidade Jardim
    (62) 3310-8200
SAC   0800-9794544

▶ NOVAMED
(Ver Novaquímica Sigma Pharma)

▶ NOVARTIS BIOCIÊNCIAS S/A

MATRIZ:
4706-900 — São Paulo-SP
Rua Prof. Vicente Rao, 90 — 6º andar — Brooklin
    (11) 5532-7122
Fax   5532-4228
TELEPESQUISA   0800-113003
Internet: www.novartisfarma.com.br
E-mail: sic.novartis@pharma.novartis.com.br

REGIONAL SUL
80020-010 — Curitiba-PR
Praça Osório, 400 — 15º andar — Conj. 1.501 — Centro
    (41) 223-2975
    222-4754
Fax   224-9362

REGIONAL SÃO PAULO — CAPITAL
04709-900 — São Paulo-SP
Rua Henri Dunant, 712 — Chácara Santo Antônio
    (11) 247-8751
    247-8233
Fax   246-7309

REGIONAL SÃO PAULO — INTERIOR
14010-100 — Ribeirão Preto-SP
Rua Visconde de Inhaúma, 580 — Cjs. 109 a 112 — Centro
    (16) 610-0299
    610-1635
Fax   610-2271

REGIONAL RIO DE JANEIRO
22261-020 — Rio de Janeiro-RJ
Rua Mário Pederneiras, 55 — Botafogo
    (21) 2527-8080
Fax   2286-8919

REGIONAL BELO HORIZONTE
30140-072 — Belo Horizonte-MG
Rua Aimorés, 2.602-A — Santo Agostinho
    (31) 337-8283
Fax   337-8821

REGIONAL NORTE/NORDESTE
51021-310 — Recife-PE
Rua Ribeiro de Brito, 573 — salas 301 a 305 — Boa Viagem
    (81) 3465-3944
Fax   3465-9141

▶ NOVO NORDISK
Novo Nordisk Farmacêutica do Brasil Ltda.

MATRIZ:
83707-660 — Araucária-PR
Rua Professor Francisco Ribeiro, 683 — Barigui

FILIAL:
05001-400 — São Paulo-SP
Av. Francisco Matarazzo, 1500 — 12º e 13º andares — Água Branca
    (11) 3868-9100
Fax   3868-9111
Internet: www.novonordisk.com.br

▶ NUTERAL
Nuteral Indústria de Formulações Nutricionais Ltda.

UNIDADE INDUSTRIAL E ADMINISTRAÇÃO:
60.862-810 — Fortaleza-CE
Rua Rosita, 80 — Rodovia BR 116, km 6 — Barroso
    (85) 3276-1048
Fax   3276-3138
Atendimento ao consumidor: 0800-853200
Internet: www.nuteral.com
E-mail: nuteral@nuteral.com

DISTRIBUIDORES E REPRESENTANTES AUTORIZADOS:

NORTE

PARÁ
Aguilera & Pinheiro
Av. B, 146 — Apto. C — Conj. Costa e Silva Souza — Belém-PA
Fone/Fax   (91) 231-8264

NORDESTE

BAHIA
40140-030 — Salvador-BA
Farmácia de Cidade
Rua César Zama, 199 — Lj. 2 — Barra
    (71) 264-2773
Fax   267-2254

CEARÁ
60135-101 — Fortaleza-CE
Ícone Representações Ltda.
Av. Antônio Sales, 2187 — Sala 303 — Joaquim Távora
    (85) 261-2775

ENDEREÇOS DE LABORATÓRIOS **E.L.13**

Estar Bem
Rua Costa Barros, 1691
(85) 224-2376

Bienutrir
Av. Pontes Vieira, 1198 — Bl. A, Lj. 2
(85) 257-9243

Farmácias Pague Menos
Rua Senador Pompeu, 1520
0800-851313

PERNAMBUCO
52051-310 — Recife-PE
Fortmed
Rua Bela Vista, 113 — Casa Amarela
Fone/Fax   (81) 3441-9455

SUDESTE

MINAS GERAIS
30280-310 — Belo Horizonte-MG
Disk Die
Rua Jordão, 6 — Esplanada
Fone/Fax   (31) 3467-4033

ESPÍRITO SANTO
29100-201 — Vila Velha-ES
Hospidrogas
Rua Lucino das Neves, 1230
Fone/Fax   (27) 3329-0976

RIO DE JANEIRO
24070-000 — Niterói-RJ
Farmakus
Rua Andrade Pinto, 350 — Lj. B — Fátima
Fone   (21) 2620-1993/2719-7694

22070-010 — Rio de Janeiro-RJ
Farmácia Apolo
Av. N. S. Copacabana, 1212 — Copacabana
(21) 2523-3684
Fax   2247-1685

SÃO PAULO
05409-010 — São Paulo-SP
Fórmula Medicinal
Rua Oscar Freire, 1560 — Jardim América
(11) 3082-8582
Fax   3898-2514

CENTRO-OESTE

GOIÁS
74055-010 — Goiânia-GO
DL
Av. Independência, 3679 — Centro
(62) 224-8490
Fax   3942-0543

DISTRITO FEDERAL
71680-357 — Brasília-DF
MN Representações
SHIS QI Cond. Ville de Montagne — Quadra 20 — Lote 35

MATO GROSSO DO SUL
LC Nutricional
Rua Vitório Zeolla, 983 — Carandá — Bosque I
(67) 382-3046
Fax   3029-1696

SUL
RIO GRANDE DO SUL
91060-410 — Porto Alegre-RS
Medicor
Rua Sérgio Jungblut Dieterich, 820 — Depósito 22 — São Sebastião
Fone/Fax   (51) 3344-8384

▶ **NUTRICIA**
Nutricia S/A Produtos Dietéticos e Nutricionais

MATRIZ:
20070-001 — Rio de Janeiro-RJ
Rua da Alfândega, 108 — Grupo 201 — Centro
(21) 2509-7461
Fax   2509-1096

▶ **NYCOMED**
Nycomed Pharma Ltda.

04709-011 — São Paulo-SP
Rua do Estilo Barroso, 721
Fone   (11) 5188-4400
Fax   5183-6615
SAC   0800-142222

▶ **O**

▶ **ODONTOMED**
Laboratório Odontomed Indústria e Comércio Ltda.

MATRIZ:
04142-081 — São Paulo-SP
Av. Bosque da Saúde, 1.088
(11) 276-8908
275-2279

▶ **OPEM PHARMACEUTICALS**
Opem Representação Importadora Exportadora e Distribuidora Ltda.

01307-000 — São Paulo-SP
Rua Frei Caneca, 348/356 — Consolação
(11) 3123-6800
Fax   3257-7573
E-mail: opempharma@uol.com.br
Internet: www.opempharma.com.br

▶ **ORGANON DO BRASIL**
Organon do Brasil Indústria e Comércio Ltda.

MATRIZ:
04747-900 — São Paulo-SP
Rua João Alfredo, 353 — Santo Amaro
(11) 3882-4500
Fax   3882-4583
SAC   0800-7042590
E-mail: helpline@organon.com.br
Internet: www.organon.com.br

▶ **OSÓRIO DE MORAES**
Laboratório Osório de Moraes Ltda.

MATRIZ:
32210-001 — Cidade Industrial/MG
Contagem — Av. Cardeal Eugênio Pacelli, 2.281 — Cx. Postal 288 — Cidade Industrial
(31) 3361-0844
Fax   3361-8045
SAC   0800-310884
E-mail: lom@prodesigner.com.br

▶ **P**

▶ **PARKE-DAVIS**
(Ver Pfizer)

▶ **PFIZER**
Laboratórios Pfizer Ltda.

FÁBRICA:
07190-916 — Guarulhos-SP
Av. Pres. Tancredo A. Neves, 1.111
Vila Fátima
(11) 6464-7344
Fax   6464-1491
TELEPESQUISA   0800-167575
Internet: www.pfizer.com.br

MATRIZ:
04717-904 — São Paulo-SP
Rua Alexandre Dumas, 1.860 — Chácara Sto. Antônio
(11) 5185-8500
Fax   5185-8520

REGIONAIS:
30150-310 — Belo Horizonte-MG
Rua Ceará, 195 — sala 708 Santa Efigênia
(31) 241-4401
Fax   241-4752

90620-000 — Porto Alegre-RS
Av. Princesa Isabel, 844 — Cj. 302 Santana
(51) 217-6222
Fax   217-5385

50100-080 — Recife-PE
Rua Dr. Carlos Chagas, 136 Santo Amaro
(81) 3421-3405
Fax   3421-4027

14025-120 — Ribeirão Preto-SP
Rua Rui Barbosa, 1.145 — sala 42 Ed. Saint Moritz
(16) 625-7051
Fax   635-9052

20260-131 — Rio de Janeiro-RJ
Rua Haddock Lobo, 369 — salas 608/609 Tijuca
(21) 2569-0588 R: 2112/2609
Fax   2204-2566

▶ **PHARMACIA BRASIL**
(Ver Pfizer)

09583-906 — São Paulo-SP
Rua Dr. Chucri Zaidan, 940 — 7º andar — V. Cordeiro
(11) 5508-3000
Fax   3457-0050
SAC   0800-551800

▶ **PRATI, DONADUZZI**
Prati, Donaduzzi & Companhia Ltda.

85903-630 — Toledo-PR
Rua Mitsugoro Tanaka, 145 — Centro Ind. Nilton Arruda
Fone/Fax   (45) 3252-3313
SAC   0800-7099333
E-mail: pratidonaduzzi@pratidonaduzzi.com.br
Internet: www.pratidonaduzzi.com.br

▶ **PRIMÁ**
Laboratórios Primá S/A Indústria e Comércio

MATRIZ:
20510-040 — Rio de Janeiro-RJ
Rua Juparanã, 62 — Andaraí
(21) 2572-3855
Fax   2571-3198

E.L.14 ENDEREÇOS DE LABORATÓRIOS

▶ PROCTER & GAMBLE
Procter & Gamble do Brasil S/A

MATRIZ:
05805-000 — São Paulo-SP
Av. Maria Coelho Aguiar, 215 Bl. E —
4º andar
                              (11) 3748-0264
Fax   848-0280
SAC   0800-7015515
Internet: www.procter.com.br

▶ PRODOTTI
Prodotti Laboratório Farmacêutico Ltda.

MATRIZ:
04724-001 — São Paulo-SP
Av. João Dias, 1.084 — Santo Amaro
                              (11) 5696-5300
Fax   5696-5256

FILIAL I:
03052-000 — São Paulo-SP
Rua José de Alencar, 166 — Brás
                              (11) 948-4222
Fax   693-4009

FILIAL II:
04723-001 — São Paulo-SP
Av. João Dias, 1.084 — Santo Amaro
                              (11) 541-9344

▶ Q

▶ QUIMIOTERAPIA
Instituto Nacional de Quimioterapia Ltda.

04760-040 — São Paulo-SP
Rua Antônio Foster, 85 — V. Socorro
Fone/fax   (11) 5522-9779
E-mail: inqlb@terra.com.br

▶ QUIMIOTERÁPICA BRASILEIRA
Quimioterápica Brasileira Ltda.

MATRIZ:
38400-410 — Uberlândia-MG
Rua São Januário, 712 — Tubalina
                              (34) 3238-3111
Fax   3238-2934
E-mail: quimioterapica@terra.com.br

▶ QUIRAL
Quiral Química do Brasil Ltda.

MATRIZ:
36036-230 — Juiz de Fora-MG
Rua José Lourenço, 245
                              (32) 3691-6600
Fax   3691-6601
SAC   0800-321536
E-mail: quiral@quiral.com.br
Internet: www.quiral.com.br

▶ R

▶ RANBAXY
Ranbaxy Farmacêutica Ltda.

24751-000 — São Gonçalo-RJ
                              (21) 3605-2409
Fax   3605-2405
E-mail: ranbaxy@ranbaxy.com.br
Internet: www.ranbaxy.com.br

▶ RATIOPHARM
(Ver Mepha)

▶ RIO PRETO
Laboratório Farmacêutico Rio Preto Ltda.

MATRIZ:
15030-150 — São José do Rio Preto-SP
Rua Profa. Zulmira Salles, 1.318
                              (17) 212-2000
Fax   212-2230

▶ ROCHE
Produtos Roche Químicos e Farmacêuticos S/A

MATRIZ:
05321-900 — São Paulo-SP
Av. Eng. Billings, 1.729 — Jaguaré
Caixa Postal 6.364 — CEP 01064-970
Fone   (11) 3719-4566
Fax   3719-4981
TELEPESQUISA   (0800) 115567
Internet: www.roche.com.br

FÁBRICA:
22710-105 — Rio de Janeiro-RJ
Estrada dos Bandeirantes, 2.020
Jacarepaguá — Cx. Postal 70.600 —
CEP 22741-970
— End. Teleg. PROROCHE
                              (21) 3089-2100
Fax   2445-2064

▶ ROYTON
Royton Química Farmacêutica Ltda.

09961-350 — Diadema-SP
Av. Casa Grande, 850
Fone/Fax   (11) 2107-9000
SAC   0800-559060
Internet: www.royton.com.br

▶ S

▶ SANDOZ
Sandoz do Brasil Indústria Farmacêutica Ltda.

86183-600 — Cambe-PR
Rodovia Celso Garcia Cid PR-445, Km 87
                              (43) 3174-8000
Fax   3174-8410
SAC   0800-4008399

▶ SANIPLAN
Saniplan Essential Products Ltda.

MATRIZ:
22231-100 — Rio de Janeiro-RJ
Rua Marquês de Pinedo, 71 — Laranjeiras
                              (21) 2554-7997
                                   2554-7995
Fax   2553-2537
SAC   0800-242233
Internet: www.saniplan.com.br
E-mail: saniplan@saniplan.com.br

FÁBRICA:
25845-000 — Areal-RJ
BR 040 — km 35 — Alberto Torres
                              (21) 2258-1133
Fax   2258-1135

▶ SANKYO PHARMA BRASIL
(Ver Daiichi Sankyo)

▶ SANOBIOL
Laboratório Sanobiol Ltda.

MATRIZ:
04761-020 — São Paulo-SP
Rua Olinda, 184 — Capela Socorro
                              (11) 5523-6199
Fax   5686-8979

▶ SANOFI-AVENTIS
Sanofi-Aventis Farmacêutica Ltda.

05677-000 — São Paulo-SP
Av. Major Sylvio de M. Padilha, 5200
                              (11) 3759-6000
SAC   0800-7030014

▶ SANOFI-PASTEUR
Sanofi Pasteur Ltda.

04552-905 — São Paulo-SP
Rua do Rócio, 351 — 10º andar
                         0800-119020/0800-148480

▶ SANVAL
Sanval Comércio e Indústria Ltda.

FÁBRICA:
04802-000 — São Paulo-SP
Av. Nicolau Alayon, 441 — Interlagos
                              (11) 5666-8100
Fax   5666-8664
Internet: www.sanval.com.br

MATRIZ:
04761-050 — São Paulo-SP
Rua Lagrange, 401 — Socorro
                              (11) 5693-4400
Fax   5521-9233
SAC   0800-176777
E-mail: vendas@sanval.com.br
Internet: www.sanval.com.br

▶ SCHERING DO BRASIL
Schering do Brasil Química e Farmacêutica Ltda.

MATRIZ:
04708-010 — São Paulo-SP
Rua Cancioneiro de Évora, 255 —
Santo Amaro
                              (11) 2186-3000
Fax   2186-3084
SAC   0800-7021241
E-mail: info@schering.com.br
Internet: www.schering.com.br

04576-050 — São Paulo-SP
Rua James Watt, 142 — 15º andar — Conj. 151
Fone/Fax   (11) 5505-7027
                                 5505-7028

30150-320 — Belo Horizonte-MG
Rua Piauí, 217 — salas 307/308 —
Santa Efigênia
                              (31) 241-4353
                                 241-2006
Fax   241-4353

80010-120 — Curitiba-PR
Al. Dr. Muricy, 473 — 3º andar — Conj. 08 — Centro
(41) 224-2171
Fax 224-2171

74115-030 — Goiânia-GO
Av. República do Líbano, 2.417 — Cj. 603/604
Ed. Palladium Center — Setor Oeste
Fone/Fax (62) 215-1476
215-1489

90240-541 — Porto Alegre-RS
Av. Amazonas, 619 — São Geraldo
(51) 342-9701
325-1381
Fax 342-9701

51020-020 — Recife-PE
Av. Conselheiro Aguiar, 2.333 — 1º andar — Cj. 105 — Ed. Empresarial João Roma — Boa Viagem
(81) 326-3352
3465-0638
Fax 3326-3352

20021-060 — Rio de Janeiro-RJ
Av. Beira-Mar, 200 — 5º andar
Conj. 504/506
(21) 2220-9167
2220-9117
Fax 2220-9167

▶ SCHERING-PLOUGH
Schering-Plough Produtos Farmacêuticos Ltda.

MATRIZ:
25055-009 — Duque de Caxias-RJ
Rodovia Washington Luís, 4370 — Galpão A
(21) 2126-1800

FILIAIS:
06741-050 — Cotia-SP
Av. Sir Henry Wellcome, 335 — Jardim Moinho Velho
(11) 4613-4000
Fax 4613-4098

04551-000 — São Paulo-SP
Rua Olimpíadas, 205 — 14º/15º andares — Vila Olímpia
(11) 3169-7800

▶ SEDABEL
Laboratório Sedabel Ltda.

MATRIZ:
25085-000 — Duque de Caxias-RJ
Rodovia Washington Luís, 1.308 — km 4,5 — Estrada Rio—Petrópolis-D.C.
(21) 2671-3636
2771-3711
SAC 0800-213636

▶ SERONO
Serono Produtos Farmacêuticos Ltda.

MATRIZ:
06460-080 — Barueri-SP
Al. Arapoema, 480 — Tamboré
(11) 3897-1290
Fax 3897-1291
TELEPESQUISA 0800-113320
Internet: www.serono.com.br

▶ SERVIER
Servier do Brasil Ltda.

MATRIZ:
22775-113 — Rio de Janeiro-RJ
Estrada dos Bandeirantes, 4211 — Curicica-Jacarepaguá
(21) 2142-1414
Fax 2142-1415
SAC 0800-7033431

FÁBRICA:
25660-001 — Petrópolis-RJ
Rua Bingen, 1.251 — Bingen
(24) 2237-0573
Fax 2243-5796
Internet: www.servier.fr

FILIAIS:
20720-320 — Rio de Janeiro-RJ
Rua Mário Piragibe, 23 — Lins de Vasconcelos
(21) 2597-2832
Fax 2593-0774

01311-200 — São Paulo-SP
Av. Paulista, 1.439 — Cj. 144 — Cerqueira César
(11) 3141-9441
Fax 3141-2841

▶ SIGMA PHARMA
Sigma Pharma Ltda.

MATRIZ:
13186-481 — Hortolândia-SP
Rodovia SP 101 — km 8
(19) 3887-9800
Fax 3887-9824
SAC 0800-191222
E-mail: sac.sigma@sigmapharma.com.br
Internet: www.sigmapharma.com.br

▶ SILVESTRE LABS
Silvestre Labs. Quím. & Farm. Imp. e Exp. Ltda.

MATRIZ:
21941-904 — Rio de Janeiro-RJ
Av. Carlos Chagas Filho, 791 — Polo de Biotecnologia do Rio de Janeiro — Cidade Universitária — Ilha do Fundão
(21) 2142-7777
Fax 2142-7734
E-mail: silvestrelabs@silvestrelabs.com.br
Internet: www.silvestrelabs.com.br

▶ SIMÕES
Laboratório Simões Ltda.

MATRIZ:
20260-100 — Rio de Janeiro-RJ
Rua Pereira de Almeida, 102/104
Fone/Fax (21) 2502-7000

▶ SINTOFARMA
(Ver Solvay Farma)

▶ SMITHKLINE BEECHAM
(Ver GlaxoSmithKline)

▶ SOLVAY FARMA
Solvay Farma Ltda.

MATRIZ:
06760-100 — Taboão da Serra-SP
Rua Salvador Branco de Andrade, 93
Jardim São Miguel
(11) 4788-8900
Fax 4788-8908

ADMINISTRAÇÃO:
04578-000 — São Paulo-SP
Av. das Nações Unidas, 12995 — 29º andar — Brooklin Novo
(11) 5508-1900
5508-1906
SAC 0800-141500
Internet: www.solvayfarma.com.br

▶ STAFFORD MILLER
(Ver GlaxoSmithKline)

▶ STIEFEL
Laboratórios Stiefel Ltda.

MATRIZ:
07250-000 — Guarulhos-SP
Av. Narain Singh, 400 — Centro Industrial de Guarulhos — Bonsucesso
(11) 6404-8000
Fax 6480-4152
Internet: www.stiefel.com.br
E-mail: stiefel@stiefel.com.br

▶ SUPPORT
Support Produtos Nutricionais Ltda.

MATRIZ:
04547-130 — São Paulo-SP
Alameda Vicente Pinzón, 173 — 2º andar
(11) 3896-7600
Fax 3849-7433
SAC 0800-7077789
Internet: www.suportnet.com.br

▶ SYDNEY ROSS
The Sydney Ross Co. (Ver SmithKline Beecham)

▶ T

▶ TAKEDA BRASIL
(Nycomed Pharma e Multilab)

MATRIZ:
04709-011 – São Paulo-SP
Rua do Estilo Barroco, 721 – Santo Amaro
Fone (11) 5188-4400

FÁBRICA:
13820-000 – Jaguariúna-SP
Rodovia SP 340, Km 133 + 500 m, s/n
Fone (19) 3847-5580
SAC 0800-7710345
Internet: www.takedabrasil.com.br

▶ TEUTO-BRASILEIRO
Laboratório Teuto-Brasileiro Ltda.

MATRIZ:
75133-600 — Anápolis-GO
VP 7-D-Mód. 11 — Qd. 13 — DAIA
(62) 3310-2000
Fax 3310-2005
SAC 0800-621800
Internet: www.teuto.com.br

FILIAL MINAS GERAIS:
32220-000 — Contagem-MG
Rua Barbosa Lima, 227 — Vila Rui Barbosa
Fax (31) 362-5488

E.L.16 ENDEREÇOS DE LABORATÓRIOS

FILIAL RIO DE JANEIRO:
20960-100 — Rio de Janeiro-RJ
  Rua Conde de Porto Alegre, 57 — Rocha
Fax (21) 2501-4499

FILIAL SÃO PAULO:
06453-000 — Barueri-SP
  Calçada das Camélias, 34
  Centro Comercial Alphaville
Tel/Fax (11) 7295-6400

▶ TORRENT
Torrent do Brasil Ltda.

04565-001 — São Paulo-SP
  Rua Flórida, 1738 — 5º andar
(11) 5501-2585
Fax 5501-2582
SAC 0800-7708818
Internet: www.torrent.com.br

▶ TRB PHARMA
Trb Pharma Indústria Química e Farmacêutica Ltda.

13086-903 — Campinas-SP
  Av. Giuseppina V. Di Napoli, 1100
(19) 3787-3000
Fax 3249-0102
Internet: www.trbpharma.com.br
E-mail: trb@trbpharma.com.br

▶ U

▶ UCI-FARMA
UCI-Farma Indústria Farmacêutica Ltda.

MATRIZ:
09725-310 — S. B. do Campo-SP
(11) 4336-7510
Fax 4125-5253
SAC 0800-195388
Internet: www.uci-farma.com.br

REPRESENTAÇÕES:
74690-450 — Goiânia-GO
  Rua R, 20 — Qd. 18 — Lt. 03
(62) 205-2353

49019-900 — Aracaju-SE
  Rua João Pessoa, 320 — Sala 701
(79) 222-4215

67120-000 — Ananindeua-PA
  Rodovia Trancoqueiro, 145 — B. Una
(91) 279-2714

31170-220 — Belo Horizonte-MG
  Rua Cardeal Stepnac, 694-A
(31) 484-2330

78050-080 — Cuiabá-MT
  Rua Topázio, 310 — Bosque da Saúde
(65) 642-3830

79110-040 — Campo Grande-MS
  Rua Barão de Ladário, 155
(67) 761-7737

80420-000 — Curitiba-PR
  Av. 7 de Setembro, 5.402 — Sala 138
(41) 342-3706

60150-110 — Fortaleza-CE
  Rua Franklin Távora, 351
(85) 226-1753

69044-000 — Manaus-AM
  Av. Des. João Machado, 1.118-b
  Sala 03 — Alvorada
(92) 237-5657

90440-051 — Porto Alegre-RS
  Rua Quintino Bocaiúva, 27 — Sala 228 —
  Floresta
(51) 342-8321

78904-130 — Porto Velho-RO
  Av. Guanabara, 3.030
(69) 224-1719

52011-180 — Recife-PE
  Rua Jacobina, 143
(81) 221-0787

20520-110 — Rio de Janeiro-RJ
  Rua Gal. Caldwell, 276 — Sala 201 — Centro
(21) 2240-6337

40015-070 — Salvador-BA
  Rua Cons. Dantas, 22/24 — Sala 807 —
  Comércio
(71) 241-1486

29122-290 — Vila Velha-ES
  Rua Santa Rosa, 26/206
(27) 722-3755

▶ UNIÃO QUÍMICA
(Grupo da Biolab)
União Química Farmacêutica Nacional S/A

ESCRITÓRIO-MATRIZ:
04071-900 — São Paulo-SP
  Av. dos Bandeirantes, 5.386 —
  Planalto Paulista
(11) 5586-2000
Fax 5586-2118
DDG 0800-111559
Internet: www.uniaoquimica.com.br

FÁBRICA:
06900-000 — Embu-Guaçu-SP
  Rua Cel. Luiz Tenório de Brito, 90
Telex (11) 71965 UQFN
    496-2400
Fax 496-2572

FILIAIS:
20930-010 — Rio de Janeiro-RJ
  Rua Prof. Ester de Melo, 223 — Sala 201
  Benfica
Fone/Fax (21) 3860-8144

31255-620 — Belo Horizonte-MG
  Rua Líbero Badaró, 360 — Loja 01 — Santa Rosa
(31) 427-4088

14090-040 — Ribeirão Preto-SP
  Rua José da Silva, 916 — Jardim Paulista
(16) 632-1315
Fax 632-1848

DIVISÃO NATURIN
05858-004 — São Paulo-SP
  Estrada de Itapecerica, 23.480
  Capão Redondo
(11) 5511-1963
Fax 5511-7277
DDG 0800-111559

▶ UNITED MEDICAL
United Medical Ltda.

MATRIZ:
04085-000 — São Paulo-SP

Av. dos Imarés, 401 — Moema
(11) 5090-7233
Fax 5090-7239
SAC 0800-7705180
Internet: www.unitedmedical.com.br
E-mail: unitedmedical@unitedmedical.com.br

▶ USMED
Laboratório Usmed Ltda.

MATRIZ:
32310-510 — Contagem-MG
  Rua Ana Ribeiro, 164
Fone/Fax (31) 2559-0009

▶ V

▶ VALEANT
Valeant Farmacêutica do Brasil Ltda.

MATRIZ/FÁBRICA:
13063-000 — Campinas-SP
  Rua Mário Junqueira da Silva, 736/766
(19) 3741-5555
Fax 3242-8306
SAC 0800-166116
E-mail: sac@valeant.com
Internet: www.valeant.com

▶ VEAFARM
Laboratório Veafarm Ltda.

LABORATÓRIO:
04406-130 — São Paulo-SP
  Rua Prof. Moacir Eik Alvaro, 322 —
  Vila Império
(11) 5563-4331

▶ VITAL BRAZIL
Instituto Vital Brazil S/A

MATRIZ:
24230-340 — Niterói-RJ
  Rua Vital Brazil Filho, 64
  Cx. Postal 100.028
(21) 2711-0012
    2711-3131
Fax 2610-3299

▶ VITAPAN
Vitapan Indústria Farmacêutica Ltda.

MATRIZ:
75132-020 — Anápolis-GO
  Rua VPR 01 — Quadra 2A — Módulo 1
(62) 3902-6100
Fax 3902-6199
SAC 0800-622929
E-mail: vitapan@vitapna.com.br
Internet: www.vitapan.com.br

▶ W

▶ WHITEHALL
(Ver Wyeth)

▶ WYETH
Laboratórios Wyeth-Whitehall Ltda.

MATRIZ:
04717-910 — São Paulo-SP
  Rua Alexandre Dumas, 2.200
  Cx. Postal 7.156
(11) 5180-0700

Fax 5181-9007
URL 0800-160625
Internet: www.wyeth.com.br

FILIAIS:
04571-090 — São Paulo-SP
Rua Sansão Alves dos Santos, 76 — 3º andar — Brooklin Novo
(11) 5505-2901
5505-3674
5505-2876
Fax 5505-3473
DDG 0800-160625

30150-311 — Belo Horizonte-MG
Rua Ceará, 1.566 — 9º andar — Bairro Funcionários
(31) 282-7750
Fax 282-8071

80230-100 — Curitiba-PR
Rua Des. Westphalen, 868 — 12º andar
(41) 222-6580
Fax 222-7674

60150-161 — Fortaleza-CE
Av. Santos Dumont, 2.849 — 6º andar — Salas 601/2/3
(85) 261-8949

50070-190 — Recife-PE
Rua Mário Domingos, 91 — Cjs. 101/3/5 — Boa Vista
(81) 3231-2667
Fax 3231-2375

20261-232 — Rio de Janeiro-RJ
Rua Santa Alexandrina, 336 — Rio Comprido
(21) 2503-6699
Fax 2293-2382

41820-000 — Salvador-BA
Av. Antônio Carlos Magalhães, 3.247 — Salas 1.001/1.004 — Iguatemi
(71) 351-6166
Fax 351-6165

Z

▶ **ZAMBON**
Zambon Laboratórios Farmacêuticos Ltda.

MATRIZ:
04296-090 — São Paulo-SP
Rua Descampado, 63 — Vila Vera
Cx. Postal 5.531
(11) 6948-9330
Fax 6947-7538
Zambon line 0800-177011
Internet: www.zambon.com.br

FILIAIS:
30111-040 — Belo Horizonte-MG
Avenida Santos Dumont, 482 — Conj. 410/11/14
(31) 273-1167
Fax 273-1167

80020-000 — Curitiba-PR
Rua Voluntários da Pátria, 475 — Cj. 1.905
(41) 224-1246

60035-100 — Fortaleza-CE
Rua Pedro I, 233 — Apto. 303 — Centro
(85) 226-3533

74080-020 — Goiânia-GO
Rua 85, 450 — Setor Sul
(62) 224-5008
Fax 224-5008

90020-171 — Porto Alegre-RS
Rua General Vitoriano, 291 — Cj. 485
(51) 226-2711
226-2854

50050-000 — Recife-PE
Rua Aurora, 295 — 9º andar — sala 916
(81) 222-0528

14010-130 — Ribeirão Preto-SP
Rua Cerqueira César, 481 — Conj. 205
(16) 634-0526
Fax 634-0526

20030-002 — Rio de Janeiro-RJ
Av. Graça Aranha, 19 — 8º andar — Conj. 803
(21) 2240-9026
Fax 2240-8226

40050-120 — Salvador-BA
Rua Capelinha do Tororó, 01 — 3º andar — Tororó
(71) 243-1128

01034-040 — São Paulo-SP
Rua do Seminário, 169 — 1º andar — sala 11
(11) 227-4919

▶ **ZEST**
Zest Farmacêutica Ltda.
(Ver Farmoquímica)

▶ **ZODIAC**
Zodiac Produtos Farmacêuticos S.A.

MATRIZ:
12400-000 — Pindamonhangaba-SP
Rua Suíça, 3.400 — Água Preta
Fone/Fax (12) 3644-8444
E-mail: zodiac@zodiac.com.br

▶ **ZURITA**
Zurita Laboratório Farmacêutico Ltda.

MATRIZ:
13600-000 — Araras-SP
Rua Domingos Graziano, 104
Cx. Postal 145
(19) 3541-1611
Fax 3541-2052
Internet: www.zurita.com.br

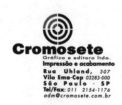

Cromosete
Gráfica e editora ltda.
Impressão e acabamento
Rua Uhland, 307
Vila Ema-Cep 03283-000
São Paulo - SP
Tel/Fax: 011 2154-1176
adm@cromosete.com.br